Das Krebsproblem

Einführung in die allgemeine Geschwulstlehre
für Studierende, Ärzte und Naturwissenschaftler

von

Prof. Dr. med.
Karl-Heinrich Bauer
Dr. med. h. c., Dr. jur. h. c.
em. Direktor der Chirurgischen Klinik
der Universität Heidelberg

Zweite völlig neu bearbeitete Auflage

Mit 216 zum Teil farbigen Abbildungen

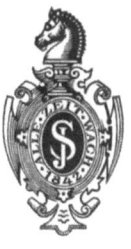

Springer-Verlag
Berlin · Göttingen · Heidelberg
1963

Alle Rechte, insbesondere das der Übersetzung in fremde Sprachen, vorbehalten.

Ohne ausdrückliche Genehmigung des Verlages ist es auch nicht gestattet, dieses Buch oder Teile daraus auf photomechanischem Wege (Photokopie, Mikrokopie) oder auf andere Art zu vervielfältigen.

ISBN-13: 978-3-642-86063-8   e-ISBN-13: 978-3-642-86062-1
DOI: 10.1007/978-3-642-86062-1

Copyright by Springer-Verlag OHG, Berlin · Göttingen · Heidelberg 1949

© by Springer-Verlag OHG / Berlin · Göttingen · Heidelberg 1963

softcover reprint of the hardcover 2nd edition 1963

Library of Congress Catalog Card Number 63-14304

Die Wiedergabe von Gebrauchsnamen, Handelsnamen, Warenbezeichnungen usw. in diesem Werk berechtigt auch ohne besondere Kennzeichnung nicht zu der Annahme, daß solche Namen im Sinne der Warenzeichen- und Markenschutz-Gesetzgebung als frei zu betrachten wären und daher von jedermann benutzt werden dürften

Erste Auflage

gewidmet
seinen Schülern und Freunden

Rudolf Geissendörfer
Frankfurt

Karl Kindler
Iserlohn

Zweite Auflage

seiner getreuesten Mitarbeiterin

Frau Ingeborg Bauer

zugeeignet

Vorwort

ὅσων ὄψις ἀκοὴ μάθησις, ταῦτα ἐγὼ προτιμέω.

Dem, was ich geschaut, gehört, gelernt habe, gebe ich Vorrang.

HERAKLIT*

Das Buch, lange Jahre vergriffen, will in seiner völligen Neubearbeitung noch mehr als in der Erstfassung den Versuch unternehmen, all die vielen, schier unübersehbaren Einzelheiten der statistischen, klinisch-pathologischen und experimentellen Krebsforschung, zusammen mit den Ergebnissen der Krebsdiagnostik, Krebsbehandlung und Krebsverhütung, dem heutigen Stand unseres Wissens entsprechend — zu einem geschlossenen *Gesamtbild des Krebsgeschehens* zu vereinigen. Es gilt eben auch für den Krebs der Satz: Das Ganze ist mehr als die Summe seiner Teile.

Niemandem drängt sich die Gesamtheit der Krebsfragen mehr auf als wie dem *Krebskliniker*. Für ihn ist alle Grundlagenforschung Voraussetzung seines ärztlichen Denkens und Handelns, zugleich wird er in seiner täglichen Arbeit aber auch konfrontiert mit der Krebskrankheit in ihren hunderterlei Gestalten, und dies nicht nur in ihren Anfängen, den verschiedenen Stadien und ihren Symptomen, sondern auch in ihren individuellen Abläufen und Rückwirkungen auf den Menschen. Ferner obliegt dem Kliniker alle Krebsdiagnostik und Krebstherapie, aber auch sozial und menschlich wird er für die Krebskranken ein Teil ihres Schicksals. Übersehen wir schließlich nicht: Er ist durch die Beseitigung von Vorkrebskrankheiten usw. auch in die Krebsverhütung aktiv eingeschaltet.

So wird man es auch verstehen, daß unter den Krebsklinikern gerade ein *Chirurg* mit einem besonders großen Krebskrankengut, gestützt auf Pathologie, Erbbiologie und Klinik und immer wieder ausgehend von den harten Erlebnissen seiner täglichen Arbeit, den Schritt zu einer Gesamtschau aller Krebsfragen zu machen versucht. Wer eine umfassende Synthese wagt, muß von vornherein um Nachsicht bitten. Es ist natürlich einem einzelnen versagt, alle irgendwie hereinspielenden fernen Fachgebiete selbst genügend zu beherrschen. Man erwarte also nicht alle spezialistischen Details, sondern nur die Auswertung für den Menschen, denn der Ursprung des Krebsproblems ist stets der krebskranke Mensch. So weit auch die Krebsforschung vom Kranken wegführen mag, Prüfstein und Endziel aller Arbeit am Krebsproblem ist doch immer wieder der krebskranke Mensch selbst, allein schon nach dem Gewicht der großen Zahl, denn gehen beim Experiment die Zahlen vielleicht in die Tausende, so gehen sie beim Menschen in die vielen Millionen, und dies alljährlich und allüberall auf Erden. Das Krebsproblem ist längst ein Anliegen der ganzen Menschheit geworden. Auch an seiner Dringlichkeit hat das Krebsproblem nichts eingebüßt. Im Gegenteil: Von den Menschen, die sterben, stirbt ein ständig höherer Prozentsatz an Krebs. In der Bundesrepublik Deutschland beträgt er zur Zeit 21,4 %, d. h. jeder fünfte Mensch stirbt an Krebs. Noch 1900 war es jeder dreißigste.

---

* HERAKLIT, Urworte der Philosophie. Dtsch. Übersetzung v. G. BURCKHARDT, Insel-Verl. 1957, S. 6/7.

Die große Fülle neu auszuwertenden Tatsachenmaterials brachte es mit sich, daß der Text von 750 auf 1099 Seiten, die Zahl der Abbildungen von 71 auf 216 und die Zahl der Kapitel von 12 auf 18 erweitert werden mußte. Das frühere Kapitel „Krebsbeeinflussung im Experiment" wurde auf die entsprechenden Abschnitte der einschlägigen Einzelkapitel verteilt. Neu eingefügt sind die Kapitel „Angeborene Geschwülste und Tumoren des Jugendalters", die „Pathogenese maligner Tumoren" und das Schlußkapitel über „Krebs und Öffentlichkeit". Der frühere Sammelabschnitt „Krebsbehandlung, Krebsheilung, Krebsverhütung" wurde entsprechend den vielfachen und großen Fortschritten auf den Hauptgebieten der Krebsbekämpfung zu selbständigen neuen Kapiteln über „operative Krebsbehandlung", über „Strahlentherapie", über „Chemotherapie", über „Krebsheilung und Krebsprognostik", über „Krebsverhütung" sowie über „Krebs und Öffentlichkeit" ausgestaltet. In den beiden letzten Kapiteln waren vor allem die Arbeiten der von der Deutschen Forschungsgemeinschaft eingesetzten wissenschaftlichen Kommissionen und die in der Bundesrepublik Deutschland in den Jahren 1959—1962 erlassenen Gesetze zur Gesundheitspolitik mit zu berücksichtigen.

Nach wie vor steht die *„Mutationstheorie der Geschwulstentstehung"* im Mittelpunkt des Buches. Diese Krebstheorie basiert auf der Vorstellung, daß unbeschadet all der großen Vielgestaltigkeit der Krebsarten im Grunde doch etwas Einheitliches alle Krebsformen im Innersten verbindet und daß dieses Einheitliche auch einheitlich zu erfassen und einheitlich durchzuführen sein müsse. So wird diese Theorie gewissermaßen der rote Faden, der durch das Labyrinth der vielen und so ganz verschiedenen Krebsteilfragen hindurch- und zum krebsbedrohten Menschen zurückfinden lassen soll.

Auf der anderen Seite hat sich eine Art Strukturwandlung des Buches insofern vollzogen, als — unter steter Mitberücksichtigung der grundlegenden Bedeutung experimenteller Krebsforschung — das *Krebsgeschehen am Menschen* stärker in den Vordergrund tritt. Es hat dies einen Grund nicht nur in der schon erwähnten Zunahme des prozentualen Anteils der Krebsverstorbenen an der Gesamtsterblichkeit, in der Umkehr der Geschlechtsrelation beim Krebs, in den Verschiebungen in der Rangordnung der Organkrebse, und vielen anderen Umwälzungen im Krebsgeschehen beim Menschen, sondern vor allem auch in den doch recht beachtlichen Fortschritten der Krebsdiagnostik und Krebstherapie und als Auswirkung beider in den beträchtlichen Steigerungen der Krebsheilziffern in den letzten 20 Jahren. Bei den Genitalkrebsen der Frau werden heute mehr als 50% aller Formen endgültig geheilt, und bei vielen Organkrebsen reichen heute im Stadium I die Heilziffern an 90% und mehr heran. Andererseits ist der Magenkrebs, bislang und auch heute noch der wichtigste Organkrebs, in den meisten Kulturländern im Rückgang begriffen. Das alles nährt die Hoffnung, daß das Krebsproblem — auf lange Sicht wenigstens — in einem gewissen Ausmaß lösbar sein müsse.

Neu im Kampf gegen den Krebs ist die Hilfe des Gesetzgebers. Selbstverständlich gibt es keine Krebsgesetze nach Art der Seuchengesetze, denn Krebs ist nicht infektiös und für Dritte nicht ansteckend. Gibt es auch keine Krebsepidemie, so gibt es eine Endemie krebsbegünstigender und krebserzeugender Schädigungen, in der Hauptsache chemischer und physikalischer Art. Die in verschiedenen Kulturländern in Gang befindliche Sanierung unserer Umwelt (Luft, Wasser, Lebens- und Genußmittel, Strahlungen) hat eben nicht nur eine allgemein gesundheitspolitische, sondern bis zu einem gewissen Grade zugleich auch eine Bedeutung hinsichtlich einer Minderung der Krebsgefährdung. Die neuen Gesetze der Bundesrepublik sind implicite bis zu einem gewissen Grad auch Antikrebsgesetze. Hier zeigt sich wirklich der vielgerühmte „Silberstreif am Horizont".

Zum Schluß habe ich vielen getreuen Helfern für ihre Unterstützung zu danken, allen voran den Sekretärinnen Frau ELISABETH FINCKH geb. WIRTH, Frl. ANNELIESE LUTZ, Frau LENE PETZOLD geb. BRAUN und Frl. CHARLOTTE NENNINGER für alle mühselige Kleinarbeit der Literaturbeschaffung, Registrierung, der Manuskriptgestaltung usw. Herrn Dr. GERHARD OTT danke ich für seine nimmermüde Mithilfe bei der Auswertung und graphischen Darstellung neuen statistischen Materials und für die Abfassung des umfangreichen Sachregisters, Herrn Gerichtsassessor EBERHARD HAYN dafür, daß er es dankenswerterweise auf sich nahm, die Fahnenkorrekturen betr. die gesetzgeberischen Maßnahmen auf ihre Vollständigkeit zu prüfen, zu ergänzen, zu erweitern und überhaupt mich juristisch zu beraten. Zum Schluß noch herzlichsten Dank an Herrn Dr. Dr. h. c. FERDINAND SPRINGER und seinen Verlag für die immer ebenso warmherzige wie nachsichtige Unterstützung und für die, wie ich glaube, mustergültige Ausstattung des Buches.

Hat sich so das Buch entsprechend den Wandlungen im Krebsgeschehen beim Menschen in seiner inneren Struktur gewandelt und stark erweitert, so sind andererseits Motiv, Diktion und Zielsetzung die gleichen geblieben wie in der ersten Auflage: „Ausgelöst ist dieses Buch durch das Mit-Leiden mit so vielen Krebskranken, diktiert ist es in der Sprache und dem Vorstellungsgehalt der ‚Mutationstheorie der Geschwulstentstehung‘, als Ziel setzt es sich, mitzuhelfen an der Lösung des größten Problems unserer zeitgenössischen Medizin."

Heidelberg, den 18. März 1963   K. H. BAUER

Inhaltsverzeichnis

I. Wesen der Krebskrankheit

Einleitung 1

Erstes Kapitel. **Krebs als Krankheit** 2
  1. Die Klinik als Anfang aller Krebsfragen 2
  2. Begriffsbestimmung. Abgrenzung. Klassifizierung 4
    a) Was ist Krebs 4
    b) Abgrenzung der malignen gegenüber den benignen Tumoren 6
    c) Klassifizierung der Tumoren 6
  3. Allgemeine Symptomatologie der Krebskrankheit 9
    a) Vorgeschichte und Latenzzeit 9
    b) Klinische Krankheitssymptome 11
    c) Metastasierung 16
    d) Rezidivbildung 22
  4. Rückwirkungen von Krebsgeschwülsten auf den Organismus 23
    a) Intoxikation und Krebskachexie 23
    b) Die seelischen Rückwirkungen der Krebskrankheit 26
    c) Krankheitsdauer 27
    d) Todesursachen bei Krebskranken 28
  5. Krebskrankheit und Krebsverursachung 29
    a) Berufskrebs 30
    b) Inkorporierung carcinogener Stoffe 35
    c) Krebs durch körpereigene Ursachen 35
    d) Krebsbegünstigung durch Lebensgewohnheiten sowie durch Fremdstoffe in Nahrungs- und Genußmitteln 35
  6. Vorkrebskrankheiten (Praeneoplasie) 36
    a) Reizpraecancerosen 37
    b) Praeneoplasien auf der Grundlage von Systemerkrankungen, Gewebsmißbildungen und benignen Tumoren 37
    c) Reiztheorie der Geschwulstentstehung 39
    Zusammenfassung 40
  Literatur 42

Zweites Kapitel. **Krebsstatistik** 44
  1. Formen der Krebsstatistik 44
    a) Morbiditätsstatistiken 45
    b) Sektionsstatistiken 46
    c) Todesursachenstatistik 47
  2. Häufigkeit der Geschwulstkrankheiten 49
    a) Krebs im Vergleich mit anderen Todesursachen 49
    b) Organverteilung der Geschwulstkrankheiten 51
    c) Rückschlüsse aus den Krebssterbeziffern auf die Krebskrankenzahlen . . . 51
  3. Krebszunahme 51
  4. Krebszahl beim gleichen Kranken 58
  5. Geschlecht und Alter 63
    a) Krebs und Geschlecht 63
    b) Krebs und Alter 67
  6. Statistik der Sarkome 73
    a) Häufigkeitsverhältnis zwischen Carcinom und Sarkom 73
    b) Sarkom und Alter 74
    c) Die Geschlechtsverteilung der Sarkome 75
    d) Die Organ- und Gewebsverteilung der Sarkome 76

7. Geschwulstkrankheiten als soziales Problem 76
     a) Soziale Krebsverbreitung 77
     b) Beruf und Krebs 78
  8. Krebsendemiologie 82
  9. Statistik der Tiertumoren 87
  Literatur 92

Drittes Kapitel. **Allgemeine Krebspathologie** 94
  1. Aufbau und Grundeigenschaften der Geschwülste 94
     a) Die Zellnatur der Tumoren 94
     b) Das Tumorwachstum 95
     c) Einteilung und Benennung der Geschwülste nach ihrer Histogenese 96
        α) Dermoidcysten und Teratome 100
        β) Sonstige Mischgeschwülste 101
     d) Kennzeichen des Krebswachstums 105
  2. Morphologie der Praecancerosen und Praesarkomatosen 115
  3. Das „Carcinoma in situ". 121
  4. Histologie und Cytologie der Tumoren 123
     a) Histologie der Tumoren 123
     b) Cytoplasma 127
     c) Zellkern 127
     d) „Geschlechtschromatin" und Tumorzellen 129
     e) Histochemie und Cytochemie 132
  5. Experimentelle Krebsmorphologie 133
     a) Entwicklungsmechanik und Entwicklungsphysiologie 133
     b) Impftumoren 136
     c) Gewebezüchtung 139
        Zusammenfassung 143
  Literatur 144

Viertes Kapitel. **Biochemie des Krebsgeschehens** 148
  1. Anorganische Stoffe 149
  2. Organische Stoffe 151
     a) Lipoide 151
     b) Kohlenhydrate 152
     c) Aminosäuren, Proteine 153
     d) Biochemie des Zellkerns 156
  3. Vorbemerkungen über Wirkstoffe und Krebsgeschehen 159
  4. Enzymsysteme, Stoffwechsel und Krebsgeschehen 160
     a) Enzyme des Kohlenhydratstoffwechsels und der biologischen Oxydation . . . 160
     b) Enzyme des Fettstoffwechsels 166
     c) Enzyme der Eiweißstoffe 166
     d) Enzyme des Nucleinsäurestoffwechsels 167
     e) Sonstige Enzyme 167
  5. Vitamine und Krebs 168
  6. Geschwulstgeschehen und Hormone 171
     a) Hormonstörungen und Krebs 172
     b) Hormonbildende Geschwülste endokriner Drüsen 182
        Zusammenfassung 200
  Literatur 201

II. Krebsentstehung

Fünftes Kapitel. **Krebs und Vererbung** 207
  1. Genetik der Tumoren bei Tieren 208
  2. Geschlecht und Rasse als genetische Faktoren 217
  3. Familien- und Stammbaumforschung 224
  4. Zwillingsforschung und Geschwulstvererbung 229
  5. Erbliche Praeblastomatosen 236
     Zusammenfassung 244
  Literatur 245

Inhaltsverzeichnis

Sechstes Kapitel. Angeborene Geschwülste und Tumoren des Jugendalters 249

1. Häufigkeitsverhältnisse 250
   a) Todesursachenstatistik 250
   b) Morbiditätsstatistik. 255
2. Hauptformen angeborener Tumoren 256
   a) Mißbildungstumoren 256
   b) Dysontogenetische Tumoren 262
   c) Angeborene Geschwülste der mesenchymalen Gewebsreihe 270
   d) Neuroektodermale Geschwulstsyndrome 273
   e) Tumoren im Zusammenhang mit der Placentation 276
3. Blastogenese angeborener Tumoren 277
   a) Keimversprengung 278
   b) Tumorinduktion während der Ontogenese 278
   c) Transplacentare Tumorübertragung und Tumorauslösung 279
   d) Tumorauslösung durch Bestrahlungen in der Schwangerschaft 281
   e) Übertragung tumorauslösender Stoffe mit der Muttermilch 282
   f) Tumorinduktion durch blastogene Noxen in früher Kindheit 282
4. Angeborene und frühkindliche Tumoren der Keimdrüsen und anderer endokriner Organe 284
   a) Angeborene Störungen als „Chromosomenkrankheiten" 284
   b) Genetisch bedingte Keimdrüsenstörungen und Keimdrüsentumoren 287
   c) Hodentumoren bei Kryptorchismus. 288
   d) Maligne Hodentumoren 290
   e) Ovarialtumoren 291
   f) Andere frühkindliche Tumoren endokriner Organe 292

   Zusammenfassung 293

   Literatur 296

Siebentes Kapitel. Infektion und Krebsentstehung 300

1. Parasiten und Tumorgenese 301
   a) Parasitär ausgelöste Tumoren beim Menschen 301
   b) Parasitär induzierte Tumoren bei Tieren 302
   c) Die infektiös-parasitäre Theorie der Krebsentstehung 304
2. Infekte und Tumorgenese 304
   a) Chronisch-bakterielle Infekte und Praecancerosen 305
   b) Tuberkulose und Krebs 306
   c) Carcinom- bzw. Sarkomentwicklung bei chronischer Enterocolitis 307
3. Virustumoren 308
   a) Allgemeines über Viren 308
   b) Virustumoren bei Tieren 311
4. Virusbedingte Geschwülste beim Menschen. 318
   a) Virusinduzierte Wucherungen geschwulstartiger Natur beim Menschen 319
   b) Virusbedingtheit des Morbus Hodgkin und der Leukosen? 320
5. Virustheorie der Geschwulstentstehung 320

   Zusammenfassung. 326

   Literatur 327

Achtes Kapitel. Krebs durch chemische Stoffe 330

1. Krebs durch Mineralien und Metalle. 331
   a) Der Arsenkrebs 331
   b) Krebs bei Asbestose 334
   c) Der Chromatkrebs 335
   d) Der „Metallkrebs" 336
   e) Staubinhalation und Bronchialkrebs 339
2. Krebs durch Anilinderivate (aromatische Amine) 341
   a) „Anilinkrebs" 342
   b) Tumoren durch Derivate des 4-Amino-diphenyls 344
   c) Maligne Tumoren durch Azofarbstoffe. 346
   d) Krebs durch sonstige Anilinderivate 353

3. Der Teerkrebs und Krebs durch Benzolderivate 353
   a) Teerberufskrebs 354
   b) Der experimentelle Teerkrebs 356
   c) Die carcinogenen Kohlenwasserstoffe des Teers 358
   d) Wirkungsweise der krebserzeugenden Kohlenwasserstoffe 367
   e) Carcinogene Kohlenwasserstoffe mit brustkrebsinduzierender Wirkung 370
4. Andere Krebsnoxen chemischer Natur 370
   a) Styryl 430 370
   b) Stickstoff-Lost 371
   c) Urethan 371
   d) Säuren und Laugen 371
   e) Weitere cancerogene Stoffe 372
5. Krebs durch körpereigene Stoffe 372
   a) Strukturelle Verwandtschaft carcinogener Kohlenwasserstoffe mit körpereigenen Substanzen 373
   b) Klinische Hinweise auf körpereigene Carcinogene 373
   c) Beziehungen von Cholesterin und Steroidhormonen zu carcinogenen Kohlenwasserstoffen 374
   d) Intermediäre Stoffwechselprodukte als Carcinogene 376
   e) Naturstoffe als Carcinogene 378
6. Kunststoffe 379
7. Wechselwirkung zwischen cancerogenen Stoffen und Tumorviren 384
8. Chemische Noxen in Trinkwasser, Nahrungs-, Genuß- und Arzneimitteln 386
   a) Chemonoxen im Trink- bzw. Gebrauchswasser 387
   b) Ernährung und Krebs 388
   c) Krebsfördernde Genußmittel 400
   d) Krebsbegünstigung durch Arzneimittel und Kosmetica 410
   e) Sonstige krebsbegünstigende Umweltfaktoren chemischer Natur 414
   Literatur 421

Neuntes Kapitel. **Krebs durch physikalische Einwirkungen** 428
1. „Trauma" und Krebs 429
   a) Einmaliges Trauma und Tumorentstehung 429
   b) Kriegsverwundung und Geschwulstentstehung 431
   c) Gleichartige, wiederholte Traumen und Geschwulstauslösung 431
   d) Trauma und Krebs im Experiment 432
   e) Traumabedingte Einbringung carcinogener Noxen 432
2. Tumorinduktion durch thermische Noxen 433
   a) Vorbemerkungen über elektromagnetische Wellenstrahlungen 433
   b) Krebs durch langdauernde Hitzeeinwirkungen 435
   c) „Brandnarbenkrebs" als Spätfolge einmaliger schwerer Verbrennung 436
   d) Thermische Noxen und experimentelle Krebserzeugung 437
3. Tumorinduktion durch ultraviolette Strahlen 438
   a) Die Rolle der UV-Strahlen bei der Entstehung menschlicher Hautcarcinome . 438
   b) Die Carcinogenität der UV-Strahlen im Tierexperiment 439
   c) Biochemie und Biophysik der blastogenen Wirkung der UV-Strahlen 440
4. Röntgenstrahlen und Krebs 442
   a) Der Röntgenberufskrebs 442
   b) Der Röntgenkrebs bestrahlter Kranker 443
   c) Die Röntgenpraecancerose 446
   d) Die Carcinogenität von Röntgenstrahlen im Experiment 447
5. Radioaktivität und Krebs 448
   a) Vorbemerkungen 448
   b) Radium und Krebs 453
   c) Maligne Tumoren durch Stoffe der Thoriumreihe 456
   d) Praeblastomatosen durch radioaktive Gewebs- und Organschädigung 467
   e) Krebsgefährdung aus erhöhter Radioaktivität von Luft, Wasser und Nährstoffen 468
   f) Kosmische Strahlen und Krebs 472
   Literatur 475

Zehntes Kapitel. Pathogenese maligner Tumoren (Blastogenese) 480
  1. Cancerisierung von Praeblastomatosen 482
     a) Gutartige Tumoren als Ausgangspunkt maligner Blastome 482
     b) Tumorartige Hyperplasien als Vorstufe maligner Geschwülste 483
     c) Durch carcinogene Einwirkungen bedingte Praeblastomatosen 484
  2. Klinische Symblasto- bzw. Syncarcinogenese 486
     a) Kombination carcinogener Noxen (Klinische Beispiele) 487
     b) Die Kombination carcinogener Noxen mit nicht-krebsspezifischen Schädigungen 489
  3. Symblastogenese im Tierversuch 493
     a) Beispiele ungewollt syncarcinogenetischer Tierexperimente 493
     b) Genetische Faktoren bei der Symblastogenese 494
     c) Kombination von carcinogenen mit nicht-krebsspezifischen Einwirkungen . . . 494
     d) Kombination verschiedener Carcinogene 500
  4. Mechanismus der Geschwulstentstehung 502
     a) Morphologie der Cancerisierung 502
     b) Biochemie der Cancerisierung 504
     c) Quantitative Analyse der Blastogenese 505
     d) Carcinogenese bei Abbruch blastogener Einwirkungen 507
  5. Antiblastogenese 509
     a) Resistenz und Abwehr gegen blastogene Einwirkungen beim Menschen 509
     b) ,,Immunisierung" als Antiblastogenese im Tierexperiment 512
     c) Hormonelle Antiblastogenese 512
     d) Operative Anticarcinogenese 514
     e) Antiblastogenese mittels chemischer Substanzen 515
        Zusammenfassung 517
     Literatur 518

Elftes Kapitel. Die Mutationstheorie der Geschwulstentstehung 521
  1. Krebsentstehung als Problem der Genetik 523
     a) Geschwulstgeschehen als zellbiologisches Problem 524
     b) Krebszellenentstehung als Sonderfall cellulärer Variation 524
     c) Allgemeines über Keimzellmutationen 525
     d) Durch Keimzellmutationen bedingte Geschwulstbildungen beim Menschen . . . 528
  2. Krebszellenentstehung durch Mutation somatischer Zellen 531
     a) Somatische Mutationen in Klinik und Biologie 531
     b) Angeborene Tumoren im Licht des Mutationsgeschehens 535
     c) Chromosomenzahl-Mutationen 540
  3. Parallelität mutagener und carcinogener Wirkung 545
     a) Mutationsauslösung und Krebserzeugung durch gleiche chemische Mittel . . . 546
     b) Parallelität mutationsauslösender und krebserzeugender Strahlung 550
     c) Die Relation: mutagen/carcinogen/carcinokolytisch 553
  4. Die Cancerisierung als Mutation wachstumsregulatorischer Erbstrukturen somatischer Zellen 557
     a) Postulat eines cellulären Regulationsfaktors 557
     b) Die biophysikalische Treffertheorie 558
     c) Atom- und molekular-physikalische Betrachtungsweise 561
  5. Die Bewährung der Mutationstheorie gegenüber den Grundtatsachen des Geschwulstgeschehens 567
     a) Mutationstheorie und Biologie der Tumoren 567
     b) Grundtatsachen der Krebsstatistik im Lichte der Mutationstheorie 572
     c) Mutationstheorie und klinische Geschwulstpathologie 576
        Zusammenfassung 583
     Literatur 586

Zwölftes Kapitel. Krebsdiagnostik beim Menschen 590
  1. Allgemeine klinische Diagnostik 591
  2. Histo- und Cytodiagnostik maligner Tumoren 603
  3. Die Endoskopie als Hilfsmittel der Krebsdiagnostik 609
  4. Röntgendiagnostik und Krebserkennung 611
     a) Röntgendiagnostik ohne Kontrastmittel 612
     b) Röntgendiagnostik mit Hilfe von Kontrastmitteln 614

5. Radioaktive Isotope im Dienste der Tumordiagnostik ... 621
Vorbemerkungen ... 621
6. Operativ-diagnostische Methoden ... 624
7. Biochemische Krebsdiagnostik ... 630
8. Die Krebsfrühdiagnose aus der Sicht der Praxis ... 639
Zusammenfassung ... 645

Literatur ... 646

III. Krebsbehandlung und Krebsverhütung

Dreizehntes Kapitel. Operative Krebsbehandlung ... 654
1. Allgemeine cancerologische Vorbemerkungen ... 655
   a) Örtlich-umschriebener Krebsbeginn als Voraussetzung radikal-operativer Krebstherapie ... 655
   b) Die Sonderstellung der Krebsoperationen ... 656
   c) Operabilität bzw. Inoperabilität maligner Tumoren ... 657
   d) Fortschritte der allgemeinen Chirurgie und Krebsoperationen ... 660
   e) Die Indikation zu Krebsoperationen ... 663
2. Die Radikaloperation ... 664
   a) Die Exstirpation eines Tumors weit im Gesunden ... 666
   b) Die Totalexstirpation des tumortragenden Organs bzw. Organteiles ... 666
   c) Die Radikaloperation unter Mit-Exstirpation des regionären Lymphabflußgebietes 667
   d) Das Monobloc-Prinzip der Krebs-Radikaloperation ... 668
   e) Die forciert-erweiterte bzw. ultraradikale Krebsoperation ... 670
   f) Das zwei- und mehrzeitige Vorgehen ... 673
   g) Wiederherstellungschirurgie nach Geschwulstoperation ... 675
3. Rezidivoperationen ... 676
   a) Pseudorezidive ... 676
   b) Operationen wegen echter Tumorrezidive ... 676
4. Operationen wegen haematogener Geschwulstmetastasen ... 678
   a) Operationen bei Lungenmetastasen ... 679
   b) Operationen wegen Lebermetastasen ... 679
   c) Operationen wegen Hirnmetastasen ... 681
   d) Operationen wegen sonstiger hämatogener Metastasen ... 682
5. Palliativoperationen ... 682
   a) Palliativexstirpationen von Organkrebsen ... 683
   b) Die Umgehungsanastomosen ... 683
   c) Entlastungsoperationen ... 685
   d) Fisteloperationen ... 685
   e) Versorgung tumorbedingter pathologischer Frakturen ... 686
   f) Eingriffe bei krebsbedingten Schmerzzuständen ... 688
6. Sarkomoperationen ... 690
7. Operative Endokrinotherapie ... 693
   a) Operationen bei Tumoren endokriner Organe ... 694
   b) Orchi- bzw. Ovariektomie und „antihormonelle" Therapie bei Carcinomen sekundärer Geschlechtsorgane ... 697
   c) Die bilaterale Adrenalektomie ... 702
   d) Ausschaltung der Hypophyse bei inkurablen Krebskranken ... 705
   Zusammenfassung ... 712

Literatur ... 714

Vierzehntes Kapitel. Strahlentherapie maligner Tumoren ... 716
1. Theorie der therapeutischen Strahlenwirkung ... 718
   a) Strahlengenetik ... 719
   b) Treffertheorie ... 720
   c) Die krebsheilende Wirkung strahlender Energien ... 721
   d) Grenzen der Bestrahlungsmöglichkeiten ... 722
   e) Strahlenempfindlichkeit der Tumoren und Strahlenresistenz ... 722
2. Indikationsstellung in der Strahlentherapie ... 723
3. Röntgentherapie ... 725

4. Wechselverhältnis von Strahlentherapie und operativer Behandlung 731
   a) Operation oder Bestrahlung 731
   b) Die postoperative Nachbestrahlung 732
   c) Die praeoperative Bestrahlung 733
5. Geschwulsttherapie mit Radium und künstlich radioaktiven Isotopen 735
   a) Radiumbestrahlung 735
   b) Strahlentherapie mit Hilfe künstlich radioaktiver Isotope 736
      α) Die intrakavitäre Isotopotherapie 737
      β) Die Einbringung radioaktiver Stoffe in die Blutbahn zur Strahlenbehandlung
         maligner Blutkrankheiten 740
      γ) Strahlentherapie mit Hilfe organspezifisch gespeicherter radioaktiver Isotopen 741
6. Supervolttherapie 745
7. Strahlenschäden 746
   Zusammenfassung 748
   Literatur 751

Fünfzehntes Kapitel. **Chemotherapie maligner Tumoren** 755
1. Allgemeine Vorbemerkungen 755
   a) Zur Geschichte der medikamentösen Behandlung des Krebses 755
   b) Experimentelle Chemotherapie maligner Tumoren 756
2. „Antihormonelle Therapie" bei Carcinomen hormonabhängiger Organe 761
   a) Die „antiandrogene" Therapie beim Prostatacarcinom 763
   b) Die „anti-oestrogene" Behandlung des Mammacarcinoms 769
   c) Die antihormonelle Therapie bei späterer Reaktivierung von Carcinomen hormon-
      abhängiger Organe 773
   d) Hormontherapie bei Genital-Carcinomen und anderen malignen Tumoren . . . 775
   e) Die Behandlung maligner Tumoren mit Cortison und mit ACTH 777
   Zusammenfassung 778
3. Antimitotica in der Krebstherapie 779
   a) Antimitotica im Experiment 779
   b) Mitosegifte in der Therapie menschlicher Tumoren 781
4. Chemotherapie maligner Tumoren mit mutagen wirkenden Stoffen 783
   a) Arsen 783
   b) Benzol 784
   c) Carcinogene Kohlenwasserstoffe 784
   d) N-Lostverbindungen und andere Mutagene 786
5. Antimetaboliten in der Krebstherapie 797
6. Antibiotika in der Krebstherapie 800
7. Kombination operativer Maßnahmen mit carcinokolytischer Chemotherapie . . . 801
   a) „Chemotherapeutische Rezidivprophylaxe" nach Krebsoperationen 802
   b) Operative Eingriffe als Hilfsmittel örtlicher oder regionaler Carcinokolyse . . 804
8. Das therapeutische Prinzip der Syncarcinokolyse 808
   Anhang: Unspezifische Behandlung Krebskranker 815
   a) Fragen der Ernährung von Krebskranken 816
   b) „Unspezifische Reizkörpertherapie" 819
   c) „Immunotherapie" bei Krebs 820
   d) Nicht-operative Schmerzbekämpfung 821
   e) Versuche einer „Krebstherapie mit physikalischen Methoden" 822
   f) Die pflegerische und seelische Betreuung unheilbarer Krebskranker 824
   Schlußbetrachtung über die Chemotherapie maligner Tumoren 826
   Literatur 828

Sechzehntes Kapitel. **Krebsheilung — Krebsprognostik** 834
1. Spontanheilung maligner Tumoren? 834
2. Therapeutische Krebsheilung 838
3. Heilziffern bei den häufigsten Organkrebsen 841
   a) Heilziffern beim Magenkrebs 841
   b) Heilziffern beim Bronchialkrebs 846
   c) Heilziffern bei den Genitalkrebsen der Frau 849
   d) Heilziffern beim Brustkrebs 854
   e) Heilziffern beim Dickdarm- und Mastdarmkrebs 859
   f) Sonstige Heilziffern 862
4. Heilergebnisse bei Sarkomen 868
5. Absolute Heilziffern aller Krebserkrankungen 872
   Zusammenfassung 876
   Literatur 878

Siebzehntes Kapitel. **Krebsverhütung** 880
  1. Krebsverhütung als Problem 880
    a) Krebsprophylaxe und „Altersfaktor" 880
    b) Krebsverhütung und Krebsnoxen 883
  2. Geschwulstverhütung im Tierexperiment 885
    a) Immunisierung gegen Krebs? 885
    b) Tumorprophylaxe durch Anticarcinogenese 886
  3. Massenexperimente der Krebsverhütung beim Menschen 889
    a) Modell einer operativen Krebsprophylaxe: die rituelle Beschneidung 889
    b) Jodprophylaxe des Kropfes und der malignen Struma 892
    c) Verhütung von Berufskrebsen durch Vermeidung carcinogener Berufsnoxen . . 893
  4. Verhütung eines Krebses durch Beseitigung seines Vorkrebses 896
    a) Konservative Behandlung praeceröser Krankheitszustände 897
    b) Krebsverhütung durch operative Beseitigung von Praecancerosen 898
  5. Krebsverhütung durch Vermeidung carcinogener Noxen in der Atemluft 905
    a) Bronchialkrebsprophylaxe allgemein 905
    b) Industriebedingte Gefährdung und Möglichkeiten ihrer Verhütung 907
    c) Individuelle Bronchialkrebsprophylaxe 912
  6. Vermeidung einer peroralen Zufuhr carcinogener Noxen 917
    a) Chemonoxen aus dem Wasser 918
    b) Minderung von Fremdstoffen in Nahrungs- und Genußmitteln 920
  7. Krebsprophylaxe in Diagnostik und Therapie 925
    a) Vermeidung krebsbegünstigender Medikamente 925
    b) Vermeidung von Strahlenschäden 929
    c) Strahlenschutz und Strahlenschutzstoffe 930
    Zusammenfassung 932
  Literatur 934

Achtzehntes Kapitel. **Krebs und Öffentlichkeit** 936
  1. Aufgabe und Ziel einer öffentlichen Krebsbekämpfung 937
  2. Ärztlich-soziale Maßnahmen im Dienste der Krebsbekämpfung 938
    a) Vorsichts- und Reihenuntersuchungen 938
    b) Krebsberatungsstellen 940
    c) Invalidisierung von Krebskranken nach abgeschlossener Behandlung 941
    d) Begutachtung bei Krebserkrankungen 942
    e) Krebskrankheit und Versicherungsschutz 949
  3. Organisation der Krebsbekämpfung und Krebsverhütung 951
    a) Die Krebsbekämpfung und Krebsverhütung in Kliniken, Bestrahlungsabteilungen usw. 951
    b) Institute für experimentelle Krebsforschung 952
    c) Das wissenschaftliche Schrifttum über Tumoren 955
    d) Nationale Krebsorganisationen 955
    e) Genesungskrankenhäuser für Krebskranke nach abgeschlossener Behandlung . . 957
  4. Maßnahmen der Krebs-Aufklärung 958
    a) Laienaufklärung 958
    b) Aufklärung des Krebskranken 958
    c) Aufklärung der Ärzte 960
    d) Krebsaufklärung durch Organe der Publizistik 961
  5. Gesetzgeberische Maßnahmen zur Minderung der Krebsgefahr 962
    a) Vorbemerkungen 962
    b) Gesetzliche Maßnahmen zur Reinhaltung der Luft 965
    c) Gesetzliche Maßnahmen zur Reinhaltung des Wassers 975
    d) Lebensmittelgesetzgebung. Allgemeine Vorbemerkungen 978
    e) Arzneimittelgesetz 991
    f) Strahlenschutzverordnungen 993
    Zusammenfassung 997
  Literatur 999

Schlußzusammenfassung und Gesamtbilanz 1001

Namenverzeichnis 1010

Sachverzeichnis 1068

I. Wesen der Krebskrankheit

Einleitung

Die natürlichen Lebensbedingungen sind von der modernen Zivilisation zerstört; da dies so ist, ist die Wissenschaft vom Menschen die notwendigste von allen Wissenschaften geworden.

Alexis CARREL[1]

Von HIPPOKRATES stammt das Wort: „Man kann das Spezielle und das Einzelne nicht begreifen, wenn man nicht das Ganze überschaut." Beim Krebsproblem ist eine *Gesamtschau* nur möglich, wenn man die *menschliche Krebspathologie* ebenso überblickt, wie das Wesentliche der z. T. ultraspezialistischen *experimentellen Krebsforschung*. Man darf eben nicht übersehen, Krebs ist zwar kein ausschließlich menschenspezifisches Problem, humanspezifisch aber ist seine große Häufigkeit, seine fortgesetzte Zunahme[2], die Verteilung auf alle Organe und Gewebe und seine Verursachung.

Krebs ist ein *Morbus sui generis*. Er ist mit keiner anderen Krankheit vergleichbar. Krebs ist die einzige Erkrankung, die unbehandelt in jedem Falle zum Tode führt. Krebsgeschehen ist eben ex natura canceris *irreversibel*, ins Menschliche übersetzt — wenigstens für die Mehrzahl der Krebserkrankungen — tragisch unwiderrufliches Schicksal. Kein Zweifel: das Krebsproblem ist *das dringlichste Problem der heutigen Medizin* und dringlich genug auch für die Naturwissenschaften.

Krebs hat es immer schon gegeben. Es war der „*Spontankrebs*" früherer Zeiten, der Krebs gewissermaßen aus den „natürlichen" inneren Ursachen der Abnutzung und des Alterns und aus den gegebenen Ursachen der äußeren Umwelt. Was heute als alarmierend empfunden wird, ist der offenkundig ganz „unnatürliche" Zuwachs an Krebskrankheiten. Das *Plus an Krebs* liefert erst und *nur der „induzierte" Krebs* d. h. der durch neuzeitliche exogene Schädigungen mannigfacher Art ausgelöste Krebs. Das ist es, was beunruhigt: Seit der Jahrhundertwende nimmt die Krebskrankheit ständig steigend an Häufigkeit zu. Zur Zeit stirbt jeder 5. Mensch an Krebs. So ist der Krebs die Krankheitsgeißel unserer Tage und damit dem vergleichbar geworden, was im Mittelalter die großen Seuchen (Pest, Cholera, Fleckfieber und Pocken) gewesen sind.

Man hat gegen diesen Vergleich polemisiert und auf die *Herz- und Kreislaufkrankheiten* als „*Haupttodesursache*" hingewiesen. Doch welch ein Trugschluß! Wohl rangieren in der traditionellen Statistik die Krankheiten des Kreislaufapparates mit 21,6% gruppenmäßig an der Spitze der Todesursachen. Doch erstens, was wird in dieser Krankheitsgruppe nicht alles Heterogenes zusammengepreßt: Krankheiten der Kranzgefäße ebenso, wie solche des Herzklappen- oder des Herzmuskels, solche der Blutgefäße, wie solche der Nieren, Schlaganfälle ebenso,

---

[1] ALEXIS CARREL: Der Mensch, das unbekannte Wesen.
[2] In dem Sinne: von den Menschen, die sterben, stirbt ein immer höherer Prozentsatz an Krebs.

wie Lungenembolien und der Hochdruck ebenso wie der Coronarinfarkt! Kurzum, die Krankheiten des Kreislaufapparates marschieren nur an der Spitze, weil man hier allzuviel mitmarschieren läßt. Zum zweiten: 79,1%, also volle vier Fünftel der Herz-Kreislauf-Toten haben das 60. Lebensjahr bereits überschritten. Das Maximum der Herz-Kreislauf-Verstorbenen liegt in der Altersgruppe zwischen dem 75. und 80. Lebensjahr. Wie oft also ist dieser Tod nur eine Variante des physiologischen Alterstodes!

Krebs dagegen reicht von den Neugeborenen bis zum höchsten Alter, er ist eine einheitliche Todesursache und als solcher in seiner großen Häufigkeit heute unbestreitbar der *Menschheitsfeind Nr. 1* geworden.

Die Ausrottung aller Seuchen verdankt der Mensch der Wissenschaft und Technik. Es besteht aber, so paradox es zunächst scheint, zwischen der Verhütung jener damaligen Seuchen und der Krebshäufigkeit von heute ein Zusammenhang, denn vornehmlich der Verhütung jener Seuchen und der Senkung der Sterblichkeit an den Infektionskrankheiten verdankt der heutige Mensch die Verlängerung seiner Lebensdauer (von durchschnittlich 33 Jahren im Mittelalter) auf über 69 Jahre und damit erst die Erreichung des „Krebsalters" als Grundvoraussetzung der Krebszunahme überhaupt.

Wissenschaft und Technik hatten aber noch eine zweite bedeutsame Folge: unbewußt und ungewollt haben sie den heutigen Menschen (neben mancherlei alten) vielen neuen chemischen und physikalischen *Krebsnoxen*[1] ausgesetzt. Es werden tragische Beispiele und viele Beweisgründe gebracht werden, welche dartun, daß tatsächlich Krebs im wesentlichen einen *Tribut an die erhebliche Lebensverlängerung und an* so manche *Schäden unserer Zivilisation* darstellt. Und doch hat in Anbetracht der Aussicht, daß von je 100 Millionen heute lebender Menschen abendländischer Zivilisation über 20 Millionen der Krebskrankheit erliegen werden, die Menschheit nur eine Hoffnung: die Lösung des Krebsproblems durch die Wissenschaft. Niemand weiß, wieweit wir noch davon entfernt sind. Sicher aber ist, daß die letzten 40 Jahre auf diesem Gebiet mehr wissenschaftliche Erkenntnisse gezeitigt haben, als die ganzen 4000 Jahre Medizin zusammen zuvor.

Heute stehen wir mitten im *Wettlauf* zwischen *Krebsbehandlung und Krebsverhütung*. Noch bis vor kurzem waren Früh-Erfassung, Früh-Erkennung und Früh-Behandlung die Kampfparolen. Diese drei „Frühs" haben ihre Gültigkeit behalten. Konkurrierend tritt die *Frühverhütung* hinzu. Kein Zweifel, der Kampf gegen den Krebs ist in eine *neue Ära* eingetreten.

Erstes Kapitel

Krebs als Krankheit

An isolierten, im Glase gezüchteten Zellen wird das Krebsrätsel nicht gelöst werden, sondern am geschwulstkranken Organismus. M. BORST (1931)

1. Die Klinik als Anfang aller Krebsfragen

Der Anfang aller Wissenschaft ist die Empirie, die Ableitung der Erkenntnis aus der täglichen Erfahrung. So ist die Grundwissenschaft vom Krebs die ärztliche Beobachtung und die *Klinik der Krebskrankheit Anfang aller Krebsfragen*.

Der Pathologe sieht zumeist das Ende, der Kliniker den Anfang und Verlauf der Krankheit, der Pathologe das Schlußbild nach Überwältigung des Organismus,

---

[1] Krebsnoxen von (lat.) noxa = Schädigung, Krankheitsursache.

d. h. sub specie mortis, der Kliniker den Kranken noch im Kampf des Organismus und alles sub specie vitae et sanationis.

Schon hierin zeigt sich ein wichtiger Unterschied zwischen Pathologie und Klinik. Die Ärzte, die täglich und stündlich mit dem Krebs im Kampfe stehen, sollten sich auch durch die experimentellen Forschungen, so wichtig sie sind, nicht von der klinischen Plattform abdrängen lassen. Über wie viele menschliche Krebsformen vermag das Experiment am Tier überhaupt nichts auszusagen, und wie viele Laborexperimente an Tieren haben überhaupt keine Beziehungen mehr zum Krebsproblem, so wie es der Mensch darbietet! Immer wieder zeigt sie auf, daß das Maß aller Dinge auch in der Krebsforschung der Mensch, hier der an Krebs leidende Kranke ist. In immer neuen Variationen wird sich bestätigen, daß der *Mensch* im allgemeinen und der „Kulturmensch" im besonderen das *Hauptversuchsobjekt* in diesem gewaltigen Naturexperiment der *Krebsentstehung* ist, mehr denn jedes Versuchstier der Laboratoriumsforschung, selbst wenn deren Zahlen in die Hunderttausende gingen. Beim Menschen gehen sie in die Millionen, jahraus, jahrein und überall auf Erden.

Als Kliniker muß man dem Kliniker BERMAN (1955) vollauf zustimmen, wenn er aus Anlaß einer Konferenz über experimentelle Hepatome feststellt, daß bei den experimentell erzeugten Tumoren *nie auf den klinischen Verlauf bei den Versuchstieren* bezug genommen und primitive Dinge wie Anämie, Gelbsucht usw. nicht berücksichtigt werden, was um so mehr zu bedauern sei, als die auf solchen Konferenzen der Experimentatoren besprochenen Tumoren von menschlichen Geschwulstkrankheiten radikal verschieden seien.

Die breite Basis, auf der alle Krebsforschung ruht, ist also zunächst die *ärztliche Beobachtung*. Nur der klinisch tätige Arzt sieht die Krebskrankheit von ihrem ersterkennbaren Beginn über die ganze Zeit ihres Verlaufs bis zu ihrem Ende abrollen. Er allein kennt die Hunderte von Variationen zum Thema „Krebs", er allein kann Lebensgewohnheiten und Besonderheiten seiner Kranken erforschen. Nur er sieht die Heilung und behält geheilte Krebskranke im Gesichtsfeld. Er allein kann am Menschen prüfend Umschau halten nach neuen Krebsursachen und damit nach neuen Möglichkeiten der Krebsverhütung.

Die größten, ja schlechthin entscheidenden *Fortschritte der Krebsforschung* haben ja auch *am Krankenbett ihren Anfang* genommen. Nur kurz sei verwiesen auf des englischen Chirurgen PERCIVAL POTT „Schornsteinfegerkrebs" (1775), als die erste klinische Beobachtung über den Zusammenhang zwischen Krebs und Beruf, auf des deutschen Chirurgen VOLKMANN (1875) erste Beobachtung des Hautkrebses bei Teerarbeitern als Ausgangspunkt der ganzen, heute weitverzweigten Chemie krebserzeugender Stoffe, auf den Frankfurter Chirurgen L. REHN (1885), dessen Erkennung des Blasenkrebses der Anilinarbeiter völlig neue Einblicke in das Wesen äußerer Krebsschäden und — was ebenso wichtig ist — in die Möglichkeiten einer wirksamen Krebsverhütung eröffnet hat. Ferner sei darauf hingewiesen, daß wiederum empirische Beobachtungen am Krankenbett es waren, die auf dem Weg über den „Röntgenkrebs" der ersten Röntgenologen (FRIEBEN 1902) und über den „Lichtkrebs" auf der Haut von Landleuten und Seefahrern der Physik die Tore zur Miterforschung des Krebsproblems öffneten. Kein Zweifel: die ersten Pioniere der Krebsforschung waren Ärzte, am krebskranken Menschen tätige Ärzte, deren Feststellungen wegweisend für die experimentelle Forschung geworden sind.

Auch heute noch ist die *Klinik* immer *der letzte Prüfstein* für neue Forschungsergebnisse, Prüfstein ebenso für neue Theorien, wie für neue Methoden der Krebsdiagnostik. Weiterhin ist ausschließlich die Klinik der Ort, wo alle Krebsforschung in die schließlich allein befreiende Tat, in die *Krebsbehandlung* und *Krebsheilung* umgesetzt wird. Alles andere ist ja nur Mittel zu diesem Zweck!

Auch die *Krone aller Krankheitsbekämpfung*, die *Krebsverhütung*, hat in der Klinik und ihren Feststellungen der vielen Arten von Berufskrebs ihren Ursprung, und es wird gezeigt werden, daß sich die Hoffnung auf weitere Krebsverhütung wieder zunächst auf die Erkenntnisse der klinischen Medizin wird stützen müssen.

2. Begriffsbestimmung. Abgrenzung. Klassifizierung

a) Was ist Krebs? Der Geschwulstbegriff hat viele Wandlungen (Näheres bei BÜNGELER 1950) durchgemacht. Vom Standpunkt des Klinikers ist *Krebs* eine von körpereigenen, in ihrem Zellerbgut für dauernd abgeänderten Zellen sich ableitende Neubildung von Geweben, welche durch autonomes, fortgesetztes Wuchern eine immer weitergehende Zerstörung von Geweben und Organen, dadurch wiederum immer schwerere Krankheitserscheinungen hervorruft und unbehandelt stets den Tod des Individuums herbeiführt.

Schon aus der schließlichen Vernichtung des Organismus geht hervor: *Krebs ist eine Erkrankung wider alle Natur*[1]. Krebs ist irgendwie ein Widerspruch zur Grundordnung des Lebens. Ein Organismus ist immer ein harmonisch geordnetes Ganzes, in dem alle Teile zielstrebig zusammenwirken, um alle wesentlichen Funktionen harmonisch zu koordinieren und das Leben zu erhalten. Der Krebs dagegen steht von allem Anfang an im Gegensatz zu der naturgewollten Organisation des Körpers. Er wächst in dem Maße, wie er zugleich zerstört. Im selben Umfange, wie der Krebs stärker und stärker wird, im selben Maße wird der Organismus schwächer und schwächer. Er dient in nichts anderen Teilen des Organismus. Im Gegenteil, wie ein Parasit zwingt er seinen Wirtskörper auch noch, ihm bevorzugt alle Wuchs- und Nährstoffe zu liefern und er tyrannisiert den befallenen Körper schließlich noch nach der Richtung, daß er ihn seine eigenen Stoffwechselprodukte aufzunehmen, zu verarbeiten und auszuscheiden nötigt. Als eine andersgesetzliche Gewebsneubildung durchbricht der Krebs also die natürliche Ordnung im Organismus, wächst nach eigenen Gesetzen heran, zerstört, alle Gewebsschranken durchbrechend, Organe und Gewebe, um schließlich, sofern nicht selbst ausgerottet, den Organismus und damit selbstmörderisch — darin liegt der letzte Widersinn seines Wesens! — auch sich selbst zu vernichten.

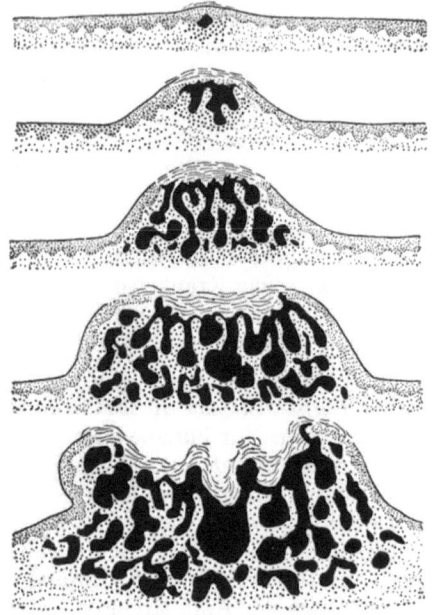

Abb. 1. Entstehung und Wachstum eines geschwürig zerfallenden Hautkrebses.
(Schema nach RIBBERT-HAMPERL)

Selbstverständlich manifestiert sich die *Krebskrankheit* ganz verschieden je nach dem Sitz der Geschwulst, je nach Organ und Gewebe, je nach ihrem bio-

---

[1] Schon GALEN (131—201 n. Chr.) schied die Geschwülste und Anschwellungen in solche, die in Übereinstimmung mit der Natur (z. B. gravider Uterus) stehen, in solche, die einen Exzeß der Natur (wie z. B. der Callus luxurians) darstellen und in „tumores praeter naturam".

logischen Charakter, je nach Alter und Körperzustand des Befallenen und je nach den Beziehungen zu lebenswichtigen Organen bzw. Funktionen. Mit anderen Worten, die Krebskrankheit hat eine außerordentliche Variationsbreite. Jeder Krebs hat gewissermaßen seine eigene Individualität, seine eigene spezielle Symptomatologie, sein für ihn charakteristisches Wachstumstempo, seine Verlaufsart und demzufolge eine von Fall zu Fall verschiedene Diagnostik und Behandlung.

Es wird sich später zeigen, formalgenetisch verdankt der Krebs seine *Entstehung* dem plötzlichen Auftreten körpereigener, aber zugleich andersgesetzlicher und daher naturwidriger Zellen mit der Fähigkeit und der Tendenz der schrankenlosen Vermehrung und Gewebszerstörung, zunächst in der nahen, später in der ferneren Umgebung und schließlich der Absiedelung in völlig abgelegene Gebiete.

Von den Wirbellosen angefangen, kommt Krebs bis zu den Säugetieren *bei allen Tieren*, besonders aber beim Menschen in allen Geweben und Organen vor. Wenn die Häufigkeit auch eine sehr verschiedene ist, potentiell ist *die Fähigkeit, an Krebs zu erkranken, eine Eigenschaft aller Organe und aller Gewebe ohne Ausnahme.*

J. HUXLEY (1959) geht in der Rückwärtsverfolgung der *Tumoren bei den verschiedenen Lebewesen* sehr viel weiter zurück als wir. Er beginnt bei den höheren *Pflanzen* und sieht „Wurzelhalsgallen, Wundtumoren und genetisch bedingte Tumoren" als erste Stufe in der „Naturgeschichte der Tumoren" an. Er verweist auf Spontantumoren bei *Crustaceen, Insekten, Tunicaten, Cephalopoden* usw. Eine große Rolle spielen bei ihm genetisch genau analysierte Tumoren bei *Drosophila*. Er zitiert aber selber eine Reihe von Autoren, die den Charakter echter Tumoren in Zweifel ziehen.

Das alte griechische Wort für Krebs — *Carcinom* (von καρκινοσ = Krebs) — geht auf HIPPOKRATES und das lateinische Wort für Krebs *Cancer* auf CELSUS zurück[1]. Beide Bezeichnungen sind noch heute in Gebrauch.

Von den Grundbegriffen *Carcinom* bzw. *Cancer* leiten sich die meisten der gebräuchlichen *Unterbegriffe* ab:

Carcinogen bzw. *cancerogen* (für eine geschwulsterzeugende Einwirkung).

Carcinogenese (Lehre von der Krebsentstehung) mit den weiteren Subtermini: *Anticarcinogenese* (gegen die Geschwulstentstehung gerichtete Einflüsse), *Co-carcinogenese* oder — auch sprachlich besser — *Syncarcinogenese* (bei der Geschwulsterzeugung zusammenwirkende Faktoren).

Cancroid (eine weitgehend ausgereifte, organoid aufgebaute, klinisch meist relativ gutartige Geschwulst),

carcinolytisch (krebszerstörende Einwirkung),

carcinokolytisch (von κολύειν = hemmen: krebswachstumshemmende Einwirkungen),

Carcinologie bzw. (mehrgebraucht) *Cancerologie* (die Lehre von der Krebskrankheit),

carcinomatös (krebsig),

Carcinosis (Krebsaussaat z. B. auf Pleura oder Peritoneum),

Carcino- bzw. *Cancerophobie* (Krebsangst bei objektiv fehlendem Befund).

Die Begriffe *Carcinom* und *Cancer* sollten jedoch *auf die eigentlichen Krebsgeschwülste*, d. h. auf solche von *epithelialer Herkunft beschränkt* bleiben. Wenn diese auch die große Mehrzahl der bösartigen Geschwülste ausmachen, so bleibt aber doch noch das Bedürfnis nach anderen umfassenderen Begriffen.

Der Begriff *Neoplasma* (= Neubildung) leitet sich ab von νέος (neu) und πλάσμα (Formation, Bildung) und gibt in Ableitungen wie *Neoplasie, Präneoplasie, neoplastisch* und *präneoplastisch* willkommene Abwechslungsmöglichkeiten in der sprachlichen Darstellung von Krebsfragen.

---

[1] „Wie eine Krabbe ihre Gliedmaßen aus allen Teilen ihres Körpers nach außen streckt, so schwellen bei dieser Krankheit die Venen auf, breiten sich aus und bilden eine ähnliche Figur", sagte GALEN. Aber es wird auch behauptet, daß der Krebs seinen Namen daher erhalten hat, daß er den Teilen, die er ergreift, hartnäckig anhaftet wie eine Krabbe.

PAULUS VON AEGINA
(zit. nach G. W. GRAY: Auf Vorposten der Medizin).

Das Wort *Blastom* und seine Ableitungen *blastomatös, Blastocytom, blastomogen* usw. sind weniger in Gebrauch, da die Sprachwurzel βλαστόσ = Keim in vielen Zellbezeichnungen, wie Erythro-, Myeloblast usw., ebenso wie in der Embryologie in den Ausdrücken Blastem, Blastomeren, Blastula usw. Verwendung findet.

Auch der Ausdruck *Tumor* (von lat. tumere = schwellen) ist manchmal mißverständlich. Er gehört ja nicht nur zu den alten Symptomen der Entzündung (rubor, calor, dolor, tumor), sondern wird besonders klinisch sehr viel als Sammelbegriff (z. B. ,,Mediastinaltumoren", ,,Hirntumoren") für ganz heterogene Dinge verwendet. Oft findet der Begriff ,,Tumor" seine Anwendung in Verbindung mit dem Namen des Autors, der den betr. Tumor als erster beschrieb: Brenner-, Grawitz-, Krukenberg-, Pancoast-, Wilms-Tumor u. a. m.

Endlich muß noch der Sprachwurzel ὄγκοσ = Geschwulst gedacht werden. Sie pflegt zwar nur in ihren Ableitungen *onkogen, Onkogenese, Onkologie, onkotrop* verwendet zu werden, sie hat aber den Vorteil, neutral und umfassend zu sein.

Schwer vertretbar ist unseres Erachtens der Ausdruck ,,*Malignom*". Man kann die Endigung ,,-om" an viele Substantiva anhängen. In Verbindung mit einem Adjektiv sollte man vorsichtig sein. Man endigt sonst beim Benignom, Gigantom u. dgl. mehr.

b) Abgrenzung der malignen gegenüber den benignen Tumoren. In diesem Punkte gibt es gewisse Unterschiede in der Auffassung der Pathologen und Kliniker. Weil es histologisch untrüglich sichere Malignitätszeichen für alle Tumoren nicht gibt, und weil Übergänge häufig sind, wollen seit Borst (1928) manche Pathologen einen grundsätzlichen Unterschied zwischen bösartig und gutartig nicht gelten lassen. In diesem Buch wird jedoch die Trennung zwischen maligne und benigne prinzipiell durchgeführt und zwar aus rein klinischen Gründen. Der Kliniker kann hierin ausschließlich morphologische Gesichtspunkte nicht gelten lassen. Es ist zuzugeben, daß es sicher rein gutartige Geschwülste gibt, die gelegentlich das Leben direkt bedrohen. Zum Beispiel können manche Adenome endokriner Organe durch ein Übermaß an Hormonausschüttung (Thyroxin! Insulin! Adrenalin!) oder kleine Tumoren bei extrem ungünstiger Lokalisation Hirnventrikel! Bronchiallichtung! Choledochus!) durch Verlegung lebenswichtiger Hohlsysteme unmittelbar lebensbedrohlich werden. Doch handelt es sich hier um seltene, dann aber gut übersehbare Sonderfälle. Sprechen wir von einer malignen Geschwulst, so gehört klinisch-prospektiv der lebensbedrohliche und bei Nichtausrottung lebensvernichtende Charakter stets und unabdingbar zum Wesen des blastomatös Malignen.

In Anerkennung der praktischen Notwendigkeiten sind dann auch andere Krebsmorphologen, wie Siegmund (1941), Zollinger (1946), Rössle (1949), W. Fischer (1949), Hamperl (1951) usw. dem Standpunkt Borsts nicht beigetreten. Der Kliniker wird natürlich alle diagnostischen Hilfsmittel (s. Kap. 12) heranziehen, um zu einer Entscheidung zu gelangen, und wenn dies nicht möglich sein sollte, durch die Beobachtung des weiteren Verlaufes die Diagnose eines malignen Tumors sichern.

c) Klassifizierung der Tumoren. Die Gesamtheit der eigentlichen Krebsgeschwülste in *2 große Klassen,* in die der **Carcinome** und **Sarkome** eingeteilt zu haben, ist das Verdienst des Anatomen Waldeyer.

Unter **Carcinom** faßt man alle malignen Tumoren, die von epithelialen Organen und Geweben, einschließlich ihrer Drüsenanhänge, entwicklungsgeschichtlich also von Geweben des Ekto-, Ento- oder Mesoderms ausgehen, zusammen.

Unter **Sarkom** (von σάρξ = Fleisch) versteht man jene bösartigen Geschwülste, die von den Stütz-, Binde- und Füllselgeweben, entwicklungsgeschichtlich also nur von Abkömmlingen des Mesenchyms ihren Ausgangspunkt nehmen. Ihre Benennung im einzelnen richtet sich in der Nomenklatur von BORST (1924) nach den Organen bzw. Geweben, denen sie entstammen. Sie ist also eine histogenetische. Man bezeichnet beispielsweise bei den *mesenchymalen Geschwülsten* je nach dem Muttergewebe die gutartigen Formen als Fibrom, Osteom, Lymphangiom, Neurinom (von Nervenscheiden ausgehend) usw. und die bösartigen Formen als Fibrosarkom, Chondrosarkom, Lymphosarkom usw. Man unterscheidet sie also zugleich nach ihrer Leistung hinsichtlich der Produktion von Stützsubstanz, je nachdem, ob sie Schleim-, Knorpel-, Knochengewebe oder dgl. bilden.

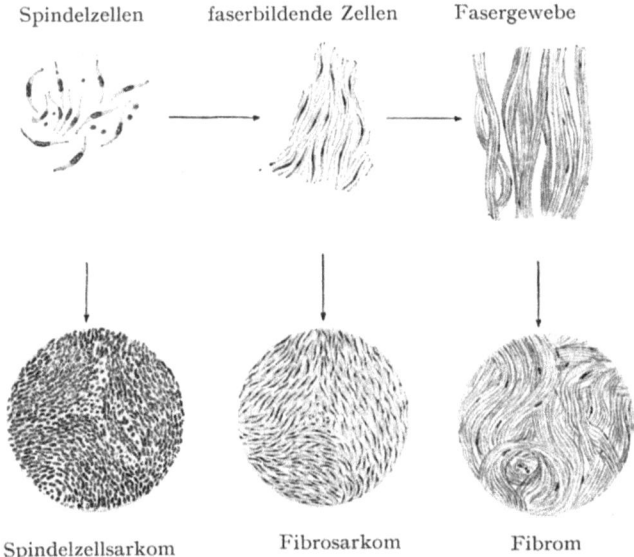

Abb. 2. Parenchym und Stroma bei 3 Geschwulsttypen der Bindesubstanzreihe (Nach HUECK 1941)

Die Abb. 2 zeigt nach HUECK (1941) am Beispiel solcher Bindesubstanzgeschwülste die Unterschiede im Aufbau von Fibromen, Fibrosarkomen und Spindelzellsarkomen durch den Vergleich mit den Ausgangszellen und ihrer Entwicklung von Spindelzellen zu faserbildenden Zellen und dann zum reifen Fasergewebe. Während aber ontogenetisch die 3 Stadien von der unreifen, noch nicht ausdifferenzierten zur reifen Zelle schnell durchlaufen werden, wird im Spindelzellsarkom das rein zellige, im Fibrosarkom das noch zellreiche Stadium mit spärlicher faseriger Zwischensubstanz für dauernd festgehalten, während das Fibrom mit seiner Zellarmut und seinem Faserreichtum der voll ausgereiften gutartigen Form entspricht.

Wir schlagen damit zum ersten Male ein Thema an, das in immer neuen Variationen immer wiederkehren wird, die Feststellung, daß jeder Krebsgeschwulst ihr eigener *biologischer Charakter* zukommt und daß dieser ihr biologischer Charakter sehr wesentlich bestimmt wird durch den *Verlust an Höhe der Gewebsdifferenzierung*, der seinerseits wieder mit einer *Enthemmung der Zellteilung* und dadurch indirekt mit einem *Zuwachs an Wachstumsenergie* vergesellschaftet zu sein pflegt. In allem also ist die *Geschwulstzelle* eine *defekte Zelle*. Sehr viele Funktionen sind verlorengegangen, „man möchte fast sagen, alle altruistischen zugunsten der egoistischen" (W. FISCHER 1943).

Bei *epithelialen Geschwülsten* (Abb. 3) legen sich die Zellen zwar auch zu geordneten Haufen und Verbänden zusammen, sie verlassen aber den Mutterboden und dringen in die Tiefe. Auch hier werden je nach der Höhe der Differenzierung unreife bis weitgehend ausdifferenzierte Krebsformen unterschieden, und zwar entsprechen

a dem undifferenzierten Epithel das Carcinom simplex *(a¹)*,
b dem Plattenepithel das Plattenepithelcarcinom *(b¹)*,
c dem verhornenden Plattenepithel das verhornende Plattenepithelcarcinom *(c¹)*,
d den soliden Drüsenschläuchen das Adenocarcinoma solidum *(d¹)*,
e den hohlen Drüsenschläuchen das eigentliche Adenocarcinom *(e¹)*.

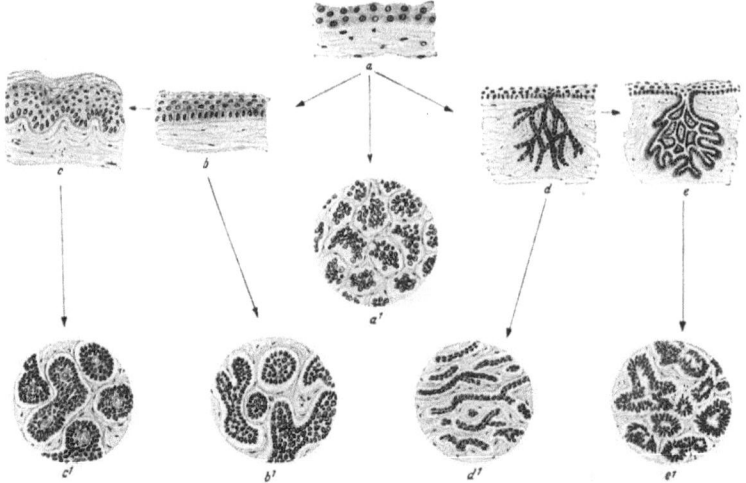

Abb. 3. Carcinome je nach ihrer Differenzierungshöhe im Vergleich mit ihren epithelialen Ausgangsgeweben (s. Text). (Nach Hueck 1941)

Bei den epithelialen Geschwülsten erfolgt die *Benennung* nach dem Muttergewebe, dem Differenzierungsgrad und dem Organ, dem sie entstammen: z. B. Adenocarcinoma ventriculi, Cystadenoma mammae, Carcinoma solidum scirrhosum der Mamma, Carcinoma gelatinosum recti u. dgl.

Eine gewisse Sonderstellung beanspruchen sehr weitgehend ausgereifte epitheliale Tumoren, die wohl auch infiltrierend wachsen, trotzdem aber relativ gutartig (daher auch **semimaligne Tumoren** genannt) bleiben, da sie zwar stets rezidivieren, wenn bei der Exstirpation etwas zurückbleibt, die andererseits aber fast nie metastasieren, jedoch schließlich doch maligne werden, wenn nichtradikale Operationen wiederholte Reize zu Proliferation abgeben. Dazu gehören die *Basaliome* der Haut (nicht heilende, langsam fortschreitende Hautcarcinome alter Leute), die vom epithelialen Teil der Zahnanlage ausgehenden *Adamantinome*, den Schleimdrüsen entstammenden *Cylindrome* und endlich die *Bronchialadenome*, die *Carcinoide* der Appendix, des Magens, Dünndarms, Rectums usw. Unter den Bindesubstanzgeschwülsten gehören hierher leicht rezidivierende *Fibrome*, die *Epuliden* der Kiefer und die *braunen Tumoren* bei Ostitis fibrosa localisata, ferner die sog. *Parotismischtumoren*.

Es ist eindrucksvoll, daß bei aller Vielfältigkeit der Formen die Carcinome als Geschwülste der (äußeren und inneren) Epithelzellen eine völlig andere Welt darstellen, als die aus den verschiedenen Formen der Stützgewebe sich ableitenden Sarkome. Die Kluft ist groß, es gibt keine Übergänge, aber es gibt Kombinationen: die **Mischgeschwülste**. Die große Mehrzahl der Mischgeschwülste ist gutartig und nach Herkunft und Aufbau vor allem für den Morphologen überaus interessant. Man unterscheidet einfache Mischgeschwülste, die sich aus verschiedenen Geweben der Bindesubstanzreihe zusammensetzen (die mesenchymalen Mischtumoren), solche, die aus Epithelien und Bindesubstanzen bestehen (Fibroepitheliome) und Mischgeschwülste aus Teilen aller 3 Keimblätter. Im großen Krebsgeschehen spielen die Mischgeschwülste nur eine beschränkte Rolle. Klinisch sind sie meist ausgezeichnet durch ihre scharfe Abgrenzung, rundliche Form, höckrig-knollige Oberfläche und insbesondere durch den häufigen Gehalt an Cysten. Sie wachsen aus sich selbst heraus, rein „expansiv" und entarten nur selten maligne. Auf die spezielle Morphologie aller 3 Hauptklassen von Geschwülsten wird im 3. Kapitel und hinsichtlich ihrer Genese im 10. Kapitel näher eingegangen werden.

Zum **Wesen der malignen Tumoren** gehört ihr selbständiges, im Vergleich mit dem Verhalten aller anderen Gewebe *autonomes Wachstum*, sodann ihre ungehemmte Wucherungs- und damit *Zerstörungsfähigkeit*, drittens ihre Verbreitung im Organismus nicht nur durch Einwuchern in Nachbargebilde, sondern auch durch Tochterabsiedelungen (*Metastasierung*) meist auf dem Blut- oder Lymphwege und endlich die Rückfallneigung (*Rezidivbildung*) aus unzerstört gebliebenen Krebsresten.

Diese Feststellungen bestätigen, daß der Krebs wirklich eine *Krankheit sui generis*, d. h. mit keiner anderen Krankheitsgruppe vergleichbar ist. Am deutlichsten wird dies bei der Gegenüberstellung mit den Infektionskrankheiten. Auch die Infektion ist einem cellulären Kampf vergleichbar, einem Kampf der Zellen des Organismus gegen die Zellen der Bakterien. Krebs ist gleichfalls ein cellulärer Kampf, aber, wenn man so will, ein Bruderkampf, ein Kampf der Körperzellen gegen ihre eigenen entarteten Geschwisterzellen. Bei der Infektion gibt es entweder Sieg der einen oder Sieg der anderen und nur selten den Waffenstillstand der Symbiose. Beim Krebs gibt es, wenn er nicht ausgerottet wird, nur Kampf bis zur Vernichtung und Selbstvernichtung. Den Krebszellen nützt der Sieg über ihre Geschwisterzellen und über den Organismus nichts. Er bedeutet zugleich ihren eigenen Untergang.

3. Allgemeine Symptomatologie der Krebskrankheit

Die bekannt hohe Krebssterblichkeit hat eine ihrer Wurzeln in der *Symptomarmut des Krebsbeginns*.

Für das so häufige Magencarcinom z. B. haben LINDENSCHMIDT (1948) und JELINEK (1952) Erhebungen über die Vorgeschichte Magenkrebskranker im Zusammenhang mit Diagnostik und Operabilität gemacht. LINDENSCHMIDT fordert anstelle der „üblichen kurzen Kliniksanamnese" u. a. die sorgfältige Zurückverfolgung der Vorgeschichte bis in die allerersten Anfänge. Aber auch das bietet noch nicht letzte Gewähr, fand ja JELINEK unter 263 Fällen 47mal, das sind in 17,2%, völlige Symptomfreiheit. 67,7% seiner Magenkrebsfälle waren inoperabel. Die langdauernde Symptomlosigkeit bzw. Symptomarmut so vieler Krebse ist auch der Grund, weswegen die vor allem in den USA eingerichteten „Krebserkennungszentren" gerade bei den Magen-Darm-Krebsen nur so wenig erreichen (vgl. WHITE 1953). Insbesondere macht der Krebs im Anfang so gut wie nie Schmerzen. Würde er dies tun, so würde nur ein Bruchteil der Kranken daran sterben.

a) Vorgeschichte und Latenzzeit. Die Symptomarmut spiegelt sich besonders deutlich in der *Vorgeschichte* der Krebskranken wider. Selbstverständlich sind die Anamnesen bei den verschiedenen Krebsformen und verschiedenen Krebslokalisationen sehr verschieden, aber fast durchweg ist *der schleichende Beginn* den meisten gemeinsam. Da sich die Krebsgeschwülste aus mikroskopisch kleinen Anfängen entwickeln, so ist es klar, daß das für die Heilung günstigste Stadium, der Übergang von der Gesundheit zur Krebskrankheit, stets unmerklich verläuft. Gerade deshalb gewöhnt sich der Kranke an die ersten Symptome, auch wenn schon welche bestehen. Es besteht eben keine Cäsur. So kommt es, daß der Kranke, auch wenn er etwas bemerkt, meistens nicht gleich den Arzt aufsucht. Nur beim Brustkrebs der Frau kommt es öfter vor, daß die Kranken angeben, daß sie erst vor ganz kurzem plötzlich zu ihrem Schrecken „einen Knoten in der Brust" gefühlt haben. Meist zeigt die Untersuchung aber auch hier, daß die Geschwulst, allein schon der Größe nach zu schließen, bereits länger bestehen muß. In der Regel können die Kranken bei der Erhebung der Anamnese den Beginn ihrer ersten Selbstbeobachtungen nicht genau angeben. Stets aber reicht der Krankheitsbeginn weiter zurück als die Anamnese.

Es ergibt sich nun die scheinbar paradoxe Feststellung, daß eine *lange Anamnese* meist eine relative Gutartigkeit und damit eine ceteris paribus *günstigere Prognose* beweist. Der Kliniker findet eben immer wieder bestätigt, daß jede Krebsgeschwulst ihren besonderen biologischen Charakter aufweist, und daß jede ihre eigenen Gesetze des Wachstums in sich trägt. Handelt es sich nun um einen relativ gutartigen Tumor, so wächst er langsam, macht wenig Symptome, führt den Kranken erst spät zum Arzt, bedingt somit eine lange Anamnese, aus der man umgekehrt dann nachträglich und meist zuverlässig auf eine relativ ausgereifte Geschwulst schließen darf. Bei vielen Geschwülsten (besonders bei Hirntumoren, beim Magen- und Darmkrebs) ist dies sowohl diagnostisch, wie prognostisch verwertbar.

Umgekehrt berichtet die Anamnese z. B. von Kranken mit Basalzellcarcinomen der Haut nicht selten von einer plötzlichen *Wesensänderung* einer bis dahin rein örtlich und langsam, also relativ gutartig sich entwickelnden Geschwulst. Ja, es gibt bestimmte Geschwülste, die, wie die sog. Melanome, in dem üblen Rufe stehen, diagnostische Eingriffe, wie Probeexcisionen u. dgl., geradezu mit überstürztem Wachstum und einer stürmischen Metastasierung zu beantworten, so daß bei ihnen manche vor jeder operativen Intervention warnen. Mit anderen Worten: der bisherige Verlauf, erschlossen aus der Anamnese, liefert hinsichtlich des biologischen Charakters wichtige klinische Anhaltspunkte.

Selbstverständlich ist der Krankheitsbeginn nach der Anamnese nicht identisch mit dem Krebsbeginn im Gewebe selbst. Die Frage nach der *Latenzzeit*, d. h. dem *Intervall zwischen Krebsverursachung und erster Krebsmanifestation* ist daher von großem Interesse. Es wird sich zeigen, daß die experimentelle Krebsforschung auf diese Frage gut Antwort zu geben vermag. Es gibt aber auch beim Menschen Beobachtungen, die den Wert von Experimenten besitzen.

So beschreibt FISCHER-WASELS (1928) den Fall eines 30jährigen Mannes, der 35 Tage nach einer Kampfgasvergiftung ein winziges, aber deutliches Epiglottiscarcinom aufwies. TOURAINE und ROUZAUD (1941) teilen einen Fall von cancer „suraign" mit, bei dem einer Verbrennung an der Unterlippe mit einer Zigarette der Krebs in 3 Wochen folgte. ASKANAZY (1931) berichtet über 2 Beobachtungen, bei denen in der einen bei einem 66jährigen Gießereiarbeiter ein Plattenepithelkrebs der Wange 30 Tage nach einer Brandverletzung mit der Flamme folgte, in der anderen entwickelte sich ein als vorhornendes Plattenepithelcarcinom auch histologisch gesicherter Handrückenkrebs bei einem 67jährigen Mann 16 Tage nach einer Verletzung mit einem Eisenstück. Auch sonst gibt es über Hautkrebse nach Verbrennungen eine Reihe von Beobachtungen (s. 8. Kapitel, S. 435), bei denen ähnlich kurze Zeitangaben sich finden. Erstaunlich kurz ist die Entstehungszeit von 9 Wochen für ein an einem Anus praeter naturalis entstandenes Adeno-Ca. (GÜTHERT 1948).

Auf der anderen Seite zeigt das ganze Heer von Berufskrebsen, daß zwischen der Einwirkung einer genau definierbaren Krebsnoxe und den ersten Krebssymptomen Jahre, ja Jahrzehnte dazwischenliegen können. Das Problem der Latenz ist ein Teilproblem hoher Wertigkeit. Das 7.—10. Kapitel wird viele Beiträge zu dieser Frage bringen.

b) Klinische Krankheitssymptome, die allen Krebsformen gemeinsam wären, gibt es nicht. Vielmehr wechseln die Symptome, je nach dem Sitz der Erkrankung und je nach dem Organ, welches befallen wird. Der **Schmerz** ist nicht konstant und fehlt im Beginn meist ganz. Wenn er aber auftritt, so gibt er wichtige diagnostische Hinweise. Ist ein „Knoten in der Brust" bei einer Frau zugleich auch schmerzhaft, so erhöht dies sogleich die Wahrscheinlichkeit der Malignität. Manche Organkrebse der Bauchhöhle, z. B. des Magens oder Dickdarms werden von Kranken als schmerzhaft empfunden und deswegen oft erstaunlich gut lokalisiert. Auch bei kindlichen Knochensarkomen geht die Schmerzhaftigkeit oft dem Tastnachweis voraus. Knochenmetastasen z. B. werden nur in 47% der obduzierten Fälle klinisch diagnostiziert. Die Verdachtsdiagnose wird aber klinisch gestellt, sobald „rheumaartige" Dauerschmerzen, vor allem „im Kreuz" (90% aller Knochenmetastasen betreffen die Wirbelsäule! WALTHER 1939) auf das Knochensystem hinweisen, auch wenn die Knochenmetastasen teils wegen ihrer Kleinheit, teils weil sie noch keine Knochensubstanz zerstört haben, röntgenologisch noch nicht faßbar sind.

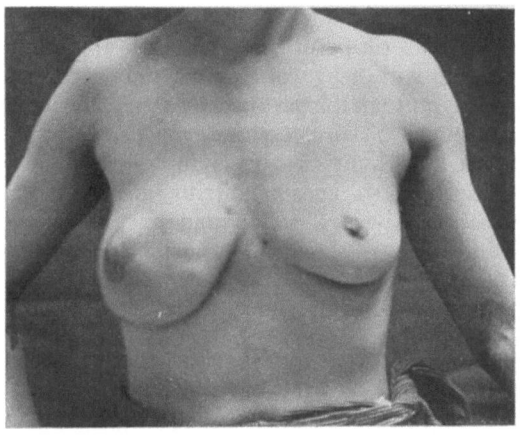

Abb. 4. In Knotenform auftretender Tumor der Brustdrüse (Cystadenoma papilliferum) mit Vergrößerung derselben

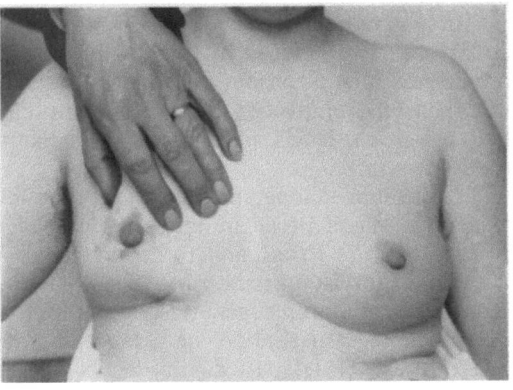

Abb. 5. Durch krebsige Bindegewebsschrumpfung bedingte Organverkleinerung bei einem Scirrhus mammae (Einziehung der Haut im Bereich der unteren Brustfalte)

Ganz allgemein kann man sagen, daß das den meisten Krebsen gemeinsame Hauptsymptom die Geschwulstbildung, der „tumor" im eigentlichen Sinne des Wortes, ist. Beispiele sind die tastbaren, später auch sichtbaren Knoten in der weiblichen Brust (Abb. 4), an der Zunge, im Bereich der Gliedmaßen usw. In der Tiefe, der Bauchhöhle und im Beckenraum werden Geschwülste für den Kranken erst erkennbar, wenn sie durch mechanische Behinderung, Verlegung einer Lichtung oder Druck auf Nachbarorgane das Augenmerk auf sich gelenkt haben. Im Bereiche der Schädel- und Brusthöhle sowie des Wirbelkanals entziehen die knöchernen Wandungen die Krebsgeschwulst der Tast- und Sichtbarkeit.

Unbeschadet ihres Charakters als „Geschwulst" können bestimmte Krebse auch zu einer *Organverkleinerung* führen, wenn sie durch Anregung schrumpfender

Bindegewebsentwicklung, z. B. die weibliche Brustdrüse zur Verkleinerung, gleichzeitig zum Hochstand der Brust und zur Einziehung der Brustwarze zwingen (Abb. 5). Auch am Magen (sog. Feldflaschenmagen) und am Darm kommen solche zu narbenartigen Verengungen und damit zur Organverkleinerung führende Krebse vor, am eindrucksvollsten am Dickdarm und Rectum.

Geschwulstsyndrome. Die meisten Krebse, vor allem viele Organkrebse, bedingen besonders in den fortgeschrittenen Stadien eine Vielzahl meist sich erst allmählich folgender klinischer Symptome. Auf ihrer Auswertung und richtigen Kombinatorik beruht ja schließlich alle klinische Krebsdiagnostik (Kap. 12).

Nun wird heute, oft in übertriebener Form, dem Symptom das *Syndrom* und der Symptomatologie die *Syndromatologie* gegenübergestellt. Man sollte jedoch von einem *Syndrom* (von συνδρόμειν = Zusammentreffen) nur dann sprechen, wenn ein Komplex von Symptomen regelmäßig und gleichzeitig — letzteres entscheidet! — zusammentrifft und aus einer Wurzel gespeist wird. Den Begriff *Geschwulstsyndrom* sollte man nur gebrauchen, wenn ein gut- oder bösartiger Tumor aus ursächlich einheitlicher Gegebenheit einen in sich irgendwie zusammengehörigen Komplex von gleichzeitigen, aber unter sich verschiedenen Einzelsymptomen bedingt und unterhält. Genetisch am weitesten, nämlich bis in das Erbgut einer Familie reichen die *Geschwulstsyndrome auf erblicher Basis* zurück: z. B. bei multiplen Exostosen, bei der Ollierschen Wachstumsstörung, der Recklinghausenschen Neurofibromatose, dem Xeroderma pigmentosum, der systematisiert mit Pigmentanomalien oder noch mit Bindegewebstumoren kombinierten Polyposis intestini (Peutz-Jeghers-Syndrom) und vielen anderen Erbkrankheiten. Doch soll darauf und auf die angeborenen Geschwulstsyndrome erst im 5. Kap. näher eingegangen werden.

Im postnatalen Leben gibt es zahlreiche *Geschwulstsyndrome bei Tumoren endokriner Organe*, so z. B. beim Morbus Cushing, bei der Akromegalie, beim adrenogenitalen Syndrom und vielen anderen „Hormonkrankheiten", bei denen Gruppensymptome meist durch eine Hormonüberproduktion ausgelöst und unterhalten werden. Doch soll davon erst im Kap. „Biochemie der Tumoren" näher die Rede sein.

In Zusammenhang mit der Symptomatologie der Tumorkrankheiten interessieren an dieser Stelle am meisten die *Tumorsyndrome*, die *durch* eine besondere *Lokalisation des Primärtumors* bedingt sind. Wie die Tab. 1 erkennen läßt, sind dabei die Einzelsymptome zunächst scheinbar schwer miteinander vereinbar, im Grunde aber zusammengehörig und dadurch pathognomonisch.

Am häufigsten sind solche *Syndrome* natürlich *im Bereich des Hirnschädels und des Gehirns*. Hier ist das in der Tabelle erwähnte Cushing-Syndrom nur ein beliebiges, aber repräsentatives Beispiel für manche andere. Erwähnt sei z. B. noch das auf Pinealome verdächtige *Vierhügelsyndrom* (Pubertas praecox durch Epiphysenausschaltung, vertikale Blicklähmung bei Lichtstarre der Pupillen und Konvergenzschwäche, vertikaler Nystagmus, zentrale Schwerhörigkeit, Ataxie- und Stauungspapille), das *Chiasmasyndrom* (bilaterale Hemianopsie, Augenhintergrundsveränderungen, Veränderungen der Sella turcica, psychische Störungen usw.) oder das KENNEDY-Syndrom (primäre Opticusatrophie auf der Tumorseite mit Sehstörungen und Stauungspapille auf der Gegenseite des Tumors, evtl. Riechstörungen und psycho-neurologischen Stirnhirnsymptomen).

Es darf aber nicht verschwiegen werden, daß manche Bedenken dafür sprechen, diese Symptomenkomplexe aus dem eigenen Begriff Tumorsyndrom auszuschalten, kann ja die gleiche Symptomenkombination außer den Tumoren auch sonst, z.B. durch entzündliche Prozesse, Abscesse o. dgl. ausgelöst werden.

Gelegentlich verraten sich bestimmte Krebse durch *Fernsymptome*. So stellt manchmal z. B. eine *„Osteoarthropathie hypertrophiante pneumique"* (Morbus Bamberger-Marie) ein *Frühsymptom* für das medulläre Bronchialcarcinom dar. Polyarthritische Beschwerden, periostale Auflagerungen an den Diaphysen von Röhrenknochen, Trommelschlegelfinger usw. gehen den ersten Lungensymptomen oft lange Monate voraus. Über einschlägige Beobachtungen aus der Heidelberger Chirurgischen Klinik haben GEHRIG und KAULBACH (1958) berichtet.

Tabelle 1. *Tumorsyndrome, bedingt durch eine besondere Lokalisation des Primärtumors*

Syndrombezeichnung	Einzelsymptome	Pathognomonisch für:
Pancoast-Syndrom	Beschattung im Lungenspitzenbereich, Rippen-bzw.Wirbelusuren Neuralgien des Plexus brachialis, Hornersche Trias	peripheres Bronchialcarcinom im Bereich des Sulcus pulmonalis der Lungenspitze
Cushing-Syndrom	Schwindel, Schwerhörigkeit, Hörstörungen, homolaterale Lähmung des VI. und VII. Hirnnerven	Tumor im Kleinhirn-Brückenwinkel (meist Acusticustumor)
Syndrom: „Raumbeengung" im vorderen Mediastinum	Ausstrahlende Schmerzen, Arm Husten, Dyspnoe, Heiserkeit Einflußstauung, Trachealverdrängung	Tumor im vord. Mediastinum
Syndrom: „Mediastinaltumor mit Rückenmarkssymptomen"	Symptome eines Tumors im hinteren Mediastinum „Kompressionssyndrom des Rückenmarks in gleicher Höhe"	„Sanduhrgeschwulst" extraduraler Rückenmarkstumor mit mediastinalem Tumoranteil; schmale Geschwulstbrücke im Foramen intervertebrale
Courvoisier-Terrier-Syndrom („Bard-Pic-Syndrom")	Prall-elastische Stauungsgallenblase, kompletter Ikterus, acholische Stühle, Röntgenologisch: Aussparung im Duodenum	Carcinom der Papilla Vateri
Trotter-Syndrom	Einseitige Neuralgie im Unterkiefer-, Ohr- und Zungenber., Homolaterale Mittelohrtaubheit, Parese des weichen Gaumens, (Später) Trismus und praeaurikuläre Schwellung	Epipharynxtumor (Druck auf N. mandibularis Verschluß, der Tuba Eustachii, Infiltration der Gaumenmuskeln)
Trachealstenosen-Syndrom	Hochgradiges Lungenemphysem „Bronchialasthma", Hypoxämieschäden des Gehirns	Carcinom der Bifurkation der Trachea
Meigs-Syndrom	Tumoren im Abdomen „Peritonismus", Ascites, Hydrothorax	Ovarialtumoren (meist Fibrome, Thecazelltumoren, Ovarialcarcinome)
Adam-Stokes-Kragen	Einflußstauung, Venektasien, Atemnot	intrathorakaler Tumor

Tatsächlich sind die meisten Krebssymptome bereits **Symptome von Komplikationen.** So macht z. B. der Magenkrebs gewöhnlich erst Erscheinungen, wenn er den Magenausgang, den Mageneingang oder die Lichtung der Magenmitte zu verlegen beginnt, das Bronchialcarcinom erst, wenn es das Bronchialrohr einengt und der Nierenkrebs erst, wenn er durch Einbruch ins Nierenbecken über die ableitenden Harnwege nach außen zu bluten anfängt.

Nicht selten unterhalten Krebsgeschwülste **Fieber,** auch bei nichtulcerierten und nichtinfizierten Tumoren. Besonders die bösartigen Knochengeschwülste Jugendlicher und hier wiederum vor allem sind die sog. Ewing-Sarkome häufig von Fieber begleitet. Mehrfache einschlägige Fälle sind von FR. KÖNIG (1937) mitgeteilt. Daß das Fieber von der Geschwulst selbst ausgelöst wird, geht daraus hervor, daß sich die betreffenden Partien heiß anfühlen und wesentlich erhöhte Hauttemperaturen über der Geschwulst erkennen lassen. Es ist dies ja oft wesentlich mit der Grund, warum Knochensarkome so oft mit subakuten Osteomyelitiden verwechselt werden. Eine andere Geschwulstart, die gleichfalls häufig ohne Infekt und ohne Ulceration zu Fieber Anlaß gibt, ist das Hypernephrom.

Eig. Beob.: (Frau C. H. J. Nr. 4883, 1946 u. 677, 1949) 1929 *Hypernephrom*, Nephrektomie. 1945 Feststellung einer eigroßen Lungenspätmetastase und eines Spätrezidivs in der Nephrektomienarbe. Wochenlang hohe Temperaturen. Kein Rückgang derselben trotz 9,2 Mill. E. Penicillin und 28 g Badional. Nach der Exstirpation des apfelgroßen Narbenrezidivs schlagartiger Temperaturabfall, schnelle Erholung und Wiedergewinn der alten Leistungsfähigkeit. Monatelange Auslandsreise.

Auch *bei Magencarcinomen* kommen malariaartige *Fieberschübe* vor. HARTMANN (1950) fand bei 281 Magenkrebsfällen der Heidelberger Medizinischen Klinik in 7,5% der Fälle intermittierende Fieberparoxysmen mit z. T. hohem Fieberanstieg und Abfall nach wenigen Stunden. Antibiotica hatten keinen Einfluß, ein Hinweis darauf, daß autolytisch zerfallene Eiweißprodukte als Quelle der Fieberschübe anzusehen sind. Auch bei Colon- und Rectumcarcinomen werden solche Fieberattacken beobachtet.

Stets handelt es sich um Tumoren, die zugleich mit starker Erhöhung der Blutkörperchensenkungsgeschwindigkeit einhergehen, und stets schwindet das Fieber mit der radikalen Entfernung der Geschwulst, alles Beweise, daß Tumoren, vor allem solche mit reichlichen Nekrosen, Fieber unterhalten können, aber natürlich nicht müssen.

Ein häufiger Hinweis ist die **Geschwürsbildung.** Nichtheilende Geschwüre der äußeren Haut, der Zunge, der Wange oder bei innerer Betrachtung am Rachen, im Kehlkopf oder in der Speiseröhre, bei Cystokopie in der Blase oder bei Kolposkopie am Gebärmuttermund stellen oft Frühsymptome krebsiger Gewebsentartung dar. Viele Carcinome, besonders solche des Magens, des Oesophagus, des Colons, Rectums, der Bronchien usw. sehen wir praktisch nur im Stadium der Ulceration. Gehört bei diesen die Ulceration zur Charakteristik dieser Carcinome, so ist bei cutanen Melanomen die Geschwürsbildung ein signum mali ominis (vgl. TOMPKINS 1953).

Nicht selten verraten sich sonst okkulte Krebse durch **Blutungen** z. B. bei Magenkrebs. Auch der Gebärmutterkrebs macht sich am ehesten durch regelwidrige Blutungen unbestimmter, wechselnder Zeitdauer bemerkbar. Vor allem sind es auch Geschwülste der Harnwege, die bei der Auffälligkeit des Blutes im menschlichen Harn frühzeitig die Kranken alarmieren. Man kann sagen, daß oft genug eine vom Arzt ernst genommene Blutung ein Glücksfall für den krebsbefallenen Menschen ist, da gerade durch die Blutung häufig Frühstadien des Krebses erkannt werden.

In anderen Fällen verraten sich Krebse dem Kranken durch **Stenosierung innerer Hohlsysteme,** so z. B. der Speiseröhrenkrebs durch Schwierigkeiten beim Herunterschlucken grober Speisen. Am Magen verlegt der Krebs den Magenausgang oft so frühzeitig, daß die Störungen in der Magenentleerung den Kranken alarmieren. Im Darmkanal führen Krebse durch Verengerung der Lichtung zu Anfällen von Stuhl- und Windverhaltung oder gar von Darmverschluß, alles Symptome, die sich aus der Einengung normaler Lichtungen erklären.

Wieder andere Krebse machen ihre Haupterscheinungen durch **Verdrängung von Nachbarorganen.** So verdrängen *Hirngeschwülste* oft die Hirnkammern, ja weitgehend sogar die ganze andere Hirnhälfte, und verraten sich durch Druckerscheinungen von seiten der Nachbarbezirke oder durch allgemeine Hirndrucksteigerung. Gerade bei Hirntumoren spielt das „volumen auctum" rein mechanisch eine große Rolle. Die „Massenverschiebung", die Einklemmung von Kleinhirn und medulla oblongata ins foramen magnum der Schädelbasis, teilweise und völlige Liquorsperren, allgemeine Drucksteigerung u. a. sind Verdrängungsspecifica von Hirngeschwülsten. Sie alle spielen in der klinischen Diagnostik der Hirntumoren eine große Rolle. Rückenmarkgeschwülste drücken das Rückenmark gegen die Wände des Wirbelkanals und machen sich infolgedessen durch Reiz- oder Lähmungserscheinungen bestimmter Rückenmarkssegmente oder der ihnen zugehörigen Rückenmarksnerven bemerkbar. Eine wichtige Rolle spielen die Verdrängungserscheinungen bei Krebsgeschwülsten der Bauchhöhle. So können z. B. Nierentumoren oder solche der Bauchspeicheldrüse den Zwölffingerdarm oder benachbarte Dickdarmabschnitte in charakteristischer Form zur Seite schieben. Zahlreiche Arbeiten befassen sich mit Tumoren des kleinen Beckens (gestielte Fibrome, Ovarial- und sonstige Cysten, Beckenchondrome), die als Geburtshindernis wirken (Einzelheiten s. b. DAVIS 1950).

Einen Maßstab für das Wachstumstempo von Carcinomen liefert u. a. auch das „*stumme Intervall*" zwischen den z. B. bei Magenresektionen in der Resektionslinie zurückgelassenen Tumorresten und dem Wiederauftreten neuer Symptome.

FRIESEN (1949) hat bei 6 einschlägigen Kranken solche Untersuchungen angestellt und ein stummes Intervall von durchschnittlich 20 Monaten festgestellt. Erstaunlicherweise war bei 5 Fällen von Resektionen im Tumorgewebe die durchschnittliche Überlebenszeit mit 21,8 Monaten fast identisch mit der Überlebenszeit für sonstige Magenkrebsektionen mit 22,4 Monaten.

Klinisch wichtig (Prognose!) ist das **Wachstumstempo** einer Geschwulst. Es variiert von einem über Jahre hinaus kaum merklichen Wachstum, z. B. gelegentlich beim Scirrhus mammae, bis zur großen Wachstumsgeschwindigkeit.

v. HOCKER (1943) beschreibt bei einem 28jährigen Mann einen Magenkrebs, der sich ausweislich von Röntgenbildern in $3^1/_2$ Monaten zu einem großen schüsselförmigen Tumor entwickelt hat. Nach 2 weiteren Monaten Wirbelmetastasen und Kachexie mit tödlichem Ausgang nach weiteren 2 Monaten. Der Dichter LUDWIG THOMA bemerkte die ersten Erscheinungen seines Magenkrebses Anfang Juli 1921, bei der Operation war das Carcinom bereits inoperabel, Ende August verstarb er bereits.

Andererseits beschreiben METZGER u. Mitarb. (1939) einen Bronchialkrebs, der sich über mindestens 6, wenn nicht 7 Jahre hinzog. In einer Arbeit von BOESCH (1935) werden Fälle von Scirrhus mammae mitgeteilt, die einen Verlauf von 12 bzw. 20, ja 23 Jahren aufweisen.

Für ein infiltrierend wachsendes, malignes Chondrom der Lendenwirbelsäule nimmt OHEIM (1936) andererseits eine mindestens 25jährige Entwicklungszeit an.

Eine andere Gruppe von Krebsen macht besondere Erscheinungen durch **Perforation in Nachbarorgane**. So kann ein Magenkrebs ins Quercolon einbrechen und dadurch schlagartig durch Colospasmen neue Schmerzen und durch eine weitgehende Ausschaltung des Dünndarms schnellen Kräfteschwund auslösen. Krebse der Speiseröhre perforieren oft in die Trachea und rufen dadurch Krampfhusten, Tracheobronchitiden, Aspirationspneumonien u. dgl. hervor. Bronchialcarcinome der Oberlappen rufen, sobald sie in die Pleurakuppel einbrechen, durch Plexusneuralgien, Rippenusuren, Hornersches Symptom ein charakteristisches „Pancoast-Syndrom" hervor. Jeder solche Einbruch vermindert die Aussichten der Heilung erheblich.

Wachstum und Einbrüche in Nachbarorgane hat man auch dazu benutzt, um eine klinische **Stadieneinteilung** bestimmter Organkrebse durchzuführen. Als Beispiel sei das *Cervixcarcinom* gewählt. Seine Klasseneinteilung war 1937 schon durch den Völkerbund geregelt. Sie wurde inzwischen 1950 auf dem 4. amerikanischen Kongreß für Geburtshilfe und Gynäkologie modifiziert. Es bedeuten

Stadium 0: „carcinoma in situ" d. h. noch vor Einbruch in die tieferen Gewebe intraepitheliales Carcinom (Näheres 3. Kapitel),

Stadium I: auf Cervix beschränkt,
Stadium II : Vagina befallen, unteres Drittel frei,
Stadium III: Beckenwand erreicht, unteres Drittel der Vagina mitbefallen,
Stadium IV: Blase oder Rectum oder beides mitbefallen.

Man kann es nicht gerade als glücklich ansehen, wenn ein Stadium, in dem schon etwas Krebsiges da ist, als Stadium 0 bezeichnet wird. Schließlich kommt es jedoch auf die Bewährungsprobe einer solchen Einteilung an (Näheres 3. Kapitel).

c) Metastasierung. Nach der Fähigkeit des schrankenlosen Wachstums und der Gewebszerstörung ist die *Metastasierung*, d. h. die diskontinuierliche Verschleppung von Geschwulstkeimen an andere Körperstellen, ein Hauptsymptom der Krebskrankheit. Die Geschwulstmetastase ist vergleichbar der Kolonie eines Mutterlandes: auf einen neuen Boden verpflanzt, vermehren sich die Zellelemente nach den Wachstumsgesetzen, die sie mitgebracht haben, entwickeln eine neue gleichartige Geschwulst als selbständige Kolonie im Kampf mit den Körperzellen, die sie an Ort und Stelle angetroffen haben.

Dem *Kranken* selbst bleibt die Metastasierung meist lange verborgen. Wenn er sie bemerkt, dann entweder an hart sich anfühlenden „Drüsen" [bei

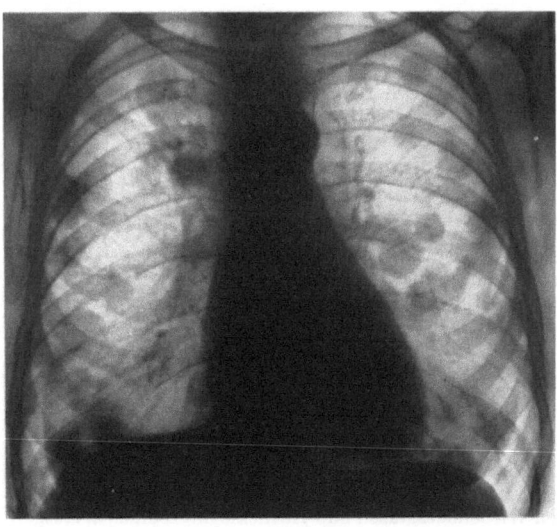

Abb. 6. Vielfache Lungenmetastasen bei einem primären Knochensarkom

Lymphdrüsenmetastasen, z. B. am Halse, in der Axilla, in den Leisten oder auch (selten) im Leib] oder an „Knötchen" und Knoten in der Haut (bei Hautmetastasen) oder an „rheumatoiden" Knochenschmerzen bei Knochenmetastasen. Lungen-, Leber- und Hirnmetastasen werden von Kranken meist fehlgedeutet.

Zellenverschleppung an andere Körperstellen gibt es auch sonst, besonders nach Traumen. Fett-, Knochenmarks-, Leber-, Placentazellen und andere aus dem Gewebsverband abgelöste Zellen gehen jedoch ausnahmslos, vor allem in der Lunge, zugrunde. *Krebszellen* werden gleichfalls vielfach vernichtet oder vorsichtiger ausgedrückt: Krebszellen „gehen" bei der Metastasierung oft genug „nicht an", ein ansehnlicher Anteil aber kann überleben, neu Wurzel fassen, d. h. Ernährungs- bzw. Gefäßanschluß finden, und sich dann weiter entwickeln.

Diese Entwicklung von Metastasen ist von Organ zu Organ und von Gewebssystem zu Gewebssystem sehr verschieden. Gleichviel ob die *Krebszellverschleppung* auf ihren Hauptwegen, dem Lymph- oder Blutwege, erfolgt, jedesmal zeigt sich, daß die *verschiedenen Organe* und Gewebe für die Absiedelung von Krebszellen ganz *verschieden empfänglich* sind. Man muß sich jedoch vor der Wunschtraumvorstellung hüten, als bewiese das „Nichtangehen" von Krebszellen gleich eine gegen den Krebs gerichtete Organ- oder Gewebsresistenz oder gar eine „Krebsimmunität". Wenn z. B. das ganze mächtige Muskelsystem auch bei massiver Kreislaufüberschwemmung mit Krebszellen so gut wie nie „Muskelmetastasen" aufweist, so beweist das noch keine „Tumorresistenz" des Muskelgewebes, sondern legt nur die Vermutung nahe, daß Krebszellen dort ebenso wenig „angehen" können wie vergleichsweise Weizenkörner auf Dünensand. Jedenfalls kann man als *Hauptregel* den Satz aufstellen, daß die *Metastasierung* vor allem *in* denjenigen Organen erfolgt, deren *Aufgabe* es schon physiologisch ist, *ortsfremde Bestandteile* aus dem Lymph- und Blutstrom *abzufangen*.

Die Lymphdrüsen (meist in der Richtung des Lymphstromes), die Leber (im Mündungsgebiet der Pfortader), die Lungen (im Auffangstromnetz des Lungenkreislaufes), die peripheren Organe und Gewebe im Ausbreitungsgebiet des großen arteriellen Kreislaufs filtern die in den Saftstrom, in die Lymph- oder Blutbahn eingedrungenen Krebszellen ab und lassen sie sich ansiedeln oder nicht ansiedeln. In letzterem Falle gehen sie zugrunde, was M. B. SCHMIDT schon 1903 nachgewiesen hat.

So wird es verständlich, daß bei der *Metastasierung* Lymphdrüsen, Leber, Lunge, Knochenmark, seröse Häute und Nieren besonders *gefährdet* sind, während umgekehrt Muskulatur, Sehnen, Bänder, Fettgewebe, Gehirn (für bestimmte Formen), Nebennieren, Milz, die Mamma (außer solchen von der anderen Seite), der Uterus, die Schleimhäute des Magen-Darm-Kanals usw. weitgehend geschützt sind. Das Gehirn, sonst selten von Metastasen befallen, wird andererseits von ganz bestimmten Tumoren für ihre Metastasierung geradezu bevorzugt, so vom Chorionepitheliom, vom Hypernephrom und Bronchialcarcinom.

Ganz auffällig ist ferner die *Bevorzugung des Knochensystems* bei Carcinomen endokriner Organe (Schilddrüse, Hoden und Nebennierenrinde) und von Organen, die unter hormonalem Einfluß stehen (bestimmte Carcinome der Prostata und Mamma). Für den Kliniker sind die Knochenmetastasen besonders bedeutungsvoll, einmal weil sie den Rückschluß auf (primäre und sekundäre) Lungenherde mit großer Sicherheit zulassen (WALTHER 1939), ferner weil sie oft die histologische Diagnostik aus dem Sternalpunktat gestatten und vor allem weil ein Teil dieser und gerade dieser Carcinomformen der „antihormonellen" (s. 15. Kap.) und vor allem auch der operativen Endokrinotherapie (s. 13. Kap.) zugänglich sind.

Unbeschadet vieler Gleichartigkeiten bei der Metastasierung verschiedener Tumoren, läßt sich andererseits aber sagen: unter den hauptsächlichsten Formen von Organkrebsen trägt je nach Sitz, Ausbreitung, Differenzierungshöhe und biologischem Charakter (Wachstumstempo!) *jeder einzelne Tumor* gewissermaßen seine *eigene Metastasierungstendenz* als Test seines „tumorindividuellen" Wesens in sich.

Sonderregeln unterliegt nur die *Metastasierung der Hirntumoren*. Hier ist bei den meisten Gruppen eine „echte Metastasierung in den Körper ... trotz anders lautender Berichte des Schrifttums nicht gesichert" (ZÜLCH 1956). Vielmehr erfolgt, wenn man von gelegentlichen operativen Verimpfungsmetastasen und von Metastasen mesodermaler Tumoren (maligne Meningeome) absieht, die Metastasierung vornehmlich auf dem Liquorwege. Typisch sind dafür dann zuckergußartige Auflagerungen auf dem Gehirn oder Rückenmark, die allerdings manchmal von primären Sarkomatosen der Hirnhäute schwer unterscheidbar sind.

Gar nicht selten sind *Metastasen das erste klinische Symptom* einer bis dahin — oft sogar noch für längere Zeit — latenten Primärgeschwulst. Bekannt sind jene Fälle von axillaren Drüsenmetastasen bei Frauen, bei denen die Brustdrüsen völlig unverdächtig erscheinen. Wird dann nach Ausschluß anderer Drüsenkrebse die Mamma amputiert, dann wird oft ein eventuell erst erbsengroßes Ca. gefunden. (6 einschlägige Fälle bei WESTERMEYER 1948). Berüchtigt sind die oft schon eigroßen melanotischen Metastasen von erst mühsam entdeckten, harmlos erscheinenden pigmentierten Naevi (Beispiele b. ACKERMAN 1948). Andere Beispiele sind die schon von MORGAGNI beobachtete, heute als „Virchowsche Drüse" bezeichnete Frühmetastase in der linken Supraclaviculargrube bei Magenkrebs.

Ein solcher Krebs kann also lange Zeit ein *okkulter Krebs*, ein „ruhender", d. h. ein maligner Tumor ohne alle Symptome sein.

WEINBERGER und STEFFEN (1951) fanden in 5 Fällen bereits ausgedehnte axilläre Metastasen ohne alle sonstigen klinischen Erscheinungen. Nach Ausschluß anderweitiger möglicher Primärtumoren wurde die gleichseitige Ablatio mammae ausgeführt. In allen 5 Fällen fand sich ein meist nur erbsengroßes Mamma-Ca. OWEN u. Mitarb. (1954) fanden unter 5451 histologisch gesicherten Mammacarcinomen der Mayoklinik 27 solcher „okkulter" Carcinome, deren Größe dann — nach ihrer Entdeckung durch die axillaren Metastasen — von nur mikroskopischer Größe bis zu 2 cm im Durchmesser schwankte.

Dramatisch tritt gelegentlich eine Metastase als erstes klinisches Symptom in Erscheinung, wenn eine *Knochenmetastase* ohne Prodromalerscheinungen zu einer *Spontanfraktur* eines statisch wichtigen Knochens (Femur, Schenkelhals) führt. Nicht so selten kommen auch Hirntumoren zur Operation, die sich bei der histologischen Untersuchung als Metastasen eines bisher klinisch stummen Primärtumors erweisen.

Doch dürfen solche durch ihre Metastasen entdeckte okkulte Carcinome nicht verwechselt werden mit Krebsen, die als „carcinoma in situ" (Näheres Kapitel 3) Carcinome werden können, aber noch keine sind.

Auch bei malignen *Hodentumoren* sind oft genug erst die Metastasen das erste Symptom des bis dahin symptomlosen Tumors (vgl. LINDGREN 1951).

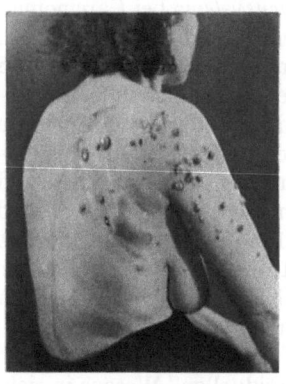

Abb. 7. Von einem malignen Melanom ausgehende multiple Hautmetastasen der Rückenhaut als Folge einer Lymphangiosis der Hautlymphgefäße (Eig. Beobachtung)

Sehr eigenartig ist die nicht ganz seltene *doppelseitige Metastasierung in endokrine Drüsen*. Am bekanntesten sind die sog. *Krukenbergtumoren* bei Frauen mit Magenkrebs. Es handelt sich dabei um bilaterale Metastasen in den Ovarien. Wir haben in Heidelberg bei generalisierten Metastasen nach Mammacarcinom 10 mal die doppelseitige Adrenalektomie ausgeführt und dabei in 5 Fällen *doppelseitige Nebennierenmetastasen* angetroffen (K. H. BAUER 1953). Es erscheint nach solchen und ähnlichen klinischen Beobachtungen wie beispielsweise bei den „Krukenbergtumoren" wahrscheinlich, daß die bei bestimmten Krebsformen verschleppten Krebszellen auf hormonell aktivem Terrain besonders leicht zu Metastasen sich entwickeln.

Ein klinisches Sonderproblem der Krebsabsiedelung ist die *Metastasierung in die Haut*. Regionalmultiple Hautmetastasen sind an sich selten, aber stets von übler Prognose. Am häufigsten kommen sie vor bei Mammacarcinomen, vor allem als Vorstufe des «cancer en cuirasse», sodann bei malignen Melanomen (Abb. 7) und gelegentlich bei Sarkomen.

Man fragt sich: Wie kann es überhaupt zu einer ausgebreiteten Hautmetastasierung kommen, da doch der Lymphstrom proximal- und nicht distalwärts gerichtet ist? Tatsächlich zeigt die klinische Beobachtung, daß sich die Hautmetastasen von dem betr. primären Herd aus exzentrisch, d. h. per continuitatum, also innerhalb des Gewebsspalten- und Lymphcapillargebietes kontinuierlich, mithin auf dem Wege einer Lymphangiosis der Hautlymphgefäße fortentwickeln. Die schlechte Prognose aller solcher Hautmetastasen rührt daher, daß es nur besonders bösartigen Krebstumoren gelingt, sich so schnell gewissermaßen gegen den Lymphstrom auszubreiten.

Die Metastasierung ist klinisch außerdem noch von Bedeutung hinsichtlich der *Beurteilung des Verlaufscharakters* der betreffenden Krebsgeschwulst. Gerade große, also expansiv wachsende Krebse, z. B. des Magens oder Darmes, machen oft auffallend wenig oder spät Metastasen, während die ausgedehntesten Metastasierungen sehr oft kleinen Carcinomen zugehören. R. SCHMIDT (1938) sprach sogar in Anbetracht von „Zwergkrebsen" mit Riesenmetastasen und „Riesenkrebsen" ohne Metastasen von einem „Gesetz des umgekehrt proportionalen Verhaltens zwischen Primärtumor und Metastasierung". Es ist daher falsch, wenn große Tumoren, nur weil sie groß sind (gerade beim häufigsten Krebs, dem Magenkrebs, trifft dies oft zu!), von vornherein als inoperabel bezeichnet werden. Genau umgekehrt ist es meist so, daß die Größe ihr vorwiegend expansives Wachstum beweist, und expansiv wachsende Krebse sind häufig relativ ausgereift und daher wenig oder spät metastasierend und deswegen meist besonders aussichtsreich für Radikaloperationen. Auch Röntgenaufnahmen können über den Charakter manchmal Aufschluß geben. Ein osteolytischer Charakter von Knochenmetastasen spricht z. B. für einen schnell, osteoblastischer, sklerosierender Charakter für einen langsam, relativ „benigne" wachsenden Primärtumor. So sind neben Alter, Konstitution, Rückwirkungen auf den Organismus usw. die Art und das Tempo der örtlichen Ausbreitung und der Metastasierung die Hauptanhaltspunkte für die individuelle Prognostik. Es ist sicher kennzeichnend, daß die Geschwulstmorphologie, gleichviel ob es sich um die Schätzung des Malignitätsgrades aus dem histologischen Bild („histological grading", s. 3. Kapitel) oder um den Versuch, Metastasierungsfähigkeit als Maß der Malignität auszuwerten (WALTHER 1939) handelt, stets auf morphologischem Wege nur zu „Gruppenprognosen" gelangt. WALTHER selbst gibt zu, daß aus dem histologischen Bilde Abstufungen der Malignität *nicht* herauszulesen sind und daß für die individuelle Prognosestellung die „klinischen Faktoren" mitberücksichtigt werden müssen.

Der Verlaufscharakter einer Krebsgeschwulst verrät sich auch durch das *Tempo der Metastasierung*. Es ist einleuchtend, daß Tumoren, bei denen gewissermaßen jede verschleppte Zelle eine Metastase ergibt, sehr früh, umgekehrt, daß Geschwülste, deren Zellen noch vielfach von dem noch weitgehend gesunden Körper vernichtet werden, viel später oder sehr spät metastasieren. Für die Biologie der Geschwülste ist es daher von großer Bedeutung, zuverlässige Beweise zu erhalten, daß Metastasen nach örtlich erwiesener Heilung als *Spätmetastasen*, d. h. noch lange jenseits der 5-Jahresgrenze auftreten.

GULEKE (1942) sah in 2 Fällen von Rectumcarcinom bei völligem Fehlen sonstiger Krebsherde Leber- bzw. Lungenmetastasen erst 6 und 7 Jahre nach der Radikaloperation auftreten (Tod erst 7¹/₂ Jahre nach der Operation).

HART (1912) berichtet über einen Fall, bei dem 22 Jahre nach einem Adenomyom des Uterus noch Lungenmetastasen beobachtet wurden. Bei RIBBERT (1914) findet sich ein Fall zitiert, wo 24 Jahre nach Entfernung eines Melanosarkoms eine Spätmetastase auftrat. DOYLE (1952) gar sah eine Peritonealcarcinose erst 41 Jahre nach einem Mammacarcinom auftreten. Jede andere Herkunft der Adeno-Ca-Zellen konnte durch Obduktion ausgeschlossen werden.

Solche Fälle — weitere Beispiele folgen — beweisen, daß *Krebszellen über lange Jahre*, ja Jahrzehnte *latent* liegen bleiben, dann aber noch nach Jahr und Tag Ausgangspunkt von Spätmetastasen werden können. Solch lange Latenzzeiten sind zugleich ein harter Prüfstein für alle Krebstheorien.

Das Problem bekommt eine besondere klinische Bedeutung, wenn es sich um *solitäre Spätmetastasen* handelt. Daß gewisse Tumoren relativ häufig Solitärmetastasen machen, haben SCHINZ und ÜHLINGER (1933) am Beispiel hypernephroider Nierencarcinome dargetan. Besonders wichtig sind — mit der Zeit steigt natürlich die Gewähr des Solitären — die solitären Spätmetastasen.

So teilte RIEDER (1925) 2 Fälle mit, wo es in dem einen Falle nach 10 und im anderen Fall nach 23 Jahren noch zu einer isolierten Spätmetastase nach primärer und örtlicher Krebsheilung gekommen war. In dem einen Falle war 1913 ein Dickdarmkrebs durch Darmresektion geheilt, 1923 erfolgte der Tod an einer isolierten Krebsmetastase der Wirbelsäule, während sonst die Sektion keinerlei weitere Metastasen ergab. In einem 2. Falle wurde 1870 ein Cancroid im Gesicht operativ entfernt; 1893 erfolgte eine 2. Operation wegen einer isolierten Tibiametastase, histologisch vom gleichen Bau wie der Primärtumor.

Der Verfasser beobachtete u. a. folgende Fälle.

Im 1. Fall entwickelte sich *5 Jahre* nach Exstirpation eines Ovarialcarcinoms eine gut bewegliche faustgroße Metastase im großen Netz. Bei der Exstirpation fand sich kein Anhaltspunkt für eine weitere Metastase im Abdomen. Bei einer späteren Cholecystektomie wurde die Bauchhöhle erneut revidiert und frei befunden. Die Kranke ist bis zur letzten Nachricht frei von weiteren Metastasen geblieben.

Im 2. Fall (M. H., 57 j. ♀, Nr. 69/47) trat *10 Jahre* nach einer Ablatio mammae wegen Mammacarcinom eine solitäre Spätmetastase im re. Femurschaft mit Spontanfraktur auf, ohne daß weitere Metastasen im durchröntgten Knochensystem und in den Lungen sich gefunden hätten.

Im 3. Fall (L. F., J. Nr. 872/46) bekam ein 43 jähriger Mann *9 Jahre* nach einer Nephrektomie wegen Hypernephroms eine apfelgroße Metastase im re. Lungenunterlappen. Die Überlegung ging dahin, daß es sich um eine solitäre Spätmetastase handeln müsse, da andere Metastasen in den 9 Jahren wahrscheinlich zur Manifestation gekommen wären. Es wurde daher am 11. 11. 49 die operative Entfernung des ganzen re. Unterlappens samt der Metastase durchgeführt. Der Kranke hat über 20 Pfund zugenommen und sich auch sonst gut erholt, ist aber später an neuen Metastasen verstorben.

Im 4. Falle (M. K., 70 j. ♀, 1947) entwickelte sich eine isolierte Spätmetastase *26 Jahre* nach Heilung eines Cancroids der Stirne durch Radiumbestrahlung (1921). Nach 11 Jahren (1932) kam es zu einem Rezidiv, das auf Röntgenbestrahlung ausheilte und eine noch jetzt sichtbare pigmentierte Narbe zurückließ. 1947 entwickelte sich eine kleinapfelgroße Drüsenmetastase unter dem linken Unterkieferwinkel, die nach der Exstirpation histologisch ein unreifes Carcinom ergab, welches vom Pathologen als Spätmetastase des früher bestrahlten Hautcarcinoms angesprochen wurde.

Solche Fälle zeigen, a) daß auch Rezidivfreiheit von 5 Jahren noch keine Dauerheilung zu beweisen braucht, b) daß die Entfernung eines Krebses auch dann noch von großem Nutzen sein kann, wenn die Metastasierung zum Zeitpunkt der Operation bereits erfolgt ist, c) daß Krebszellen buchstäblich über Jahre und Jahrzehnte latent im Organismus zu leben vermögen, bis sie eines Tages aus sich heraus doch noch eine Metastase entwickeln.

Für den Kliniker ergibt sich natürlich die Frage: Soll ein klinisch als *Solitärmetastase* anzusprechender Tumor *noch operiert* werden, als ob es sich gewissermaßen um einen operablen Primärtumor handelt ? Wir kommen auf dieses Sonderproblem bei der operativen Krebstherapie (Kap. 13) noch zurück. Hier nur so viel, daß *Metastasenoperationen* am Gehirn, bei Bronchialkrebs und bei malignen Melanomen gegenüber den nicht-operierten Patienten keinen Gewinn an Lebensverlängerung zu bringen pflegen (s. auch PERESE 1959).

Daß *Metastasen* nach Entfernung oder strahlentherapeutischer Heilung von Primärtumoren *sich zurückbilden*, kommt vielleicht häufiger vor, als es beweisbar ist.

BAENSCH (1922) sah in 6 Fällen bestrahlter Tumoren, wie nach Rückgang des Primärtumors auch die nicht bestrahlten Drüsenmetastasen sich zurückbildeten. JANKER (1938) berichtet über 2 eigene Beobachtungen von Metastasenrückbildung nach histologisch gesicherten Carcinomen. Das eine Mal handelt es sich um eine große Drüsenmetastase am Halse nach Kehlkopfcarcinom, die sich nach einem riesigen Glutaealabsceß mit hochfieberhaftem Verlauf zurückbildete. Das zweite Mal verschwanden röntgenologisch nachgewiesene Lungenmetastasen (6 Abbildungen!) nach Entfernung eines Hodencarcinoms und Bestrahlung retroperitonealer Drüsen. JANKER stellt im Anschluß daran 24 weitere Fälle aus der Literatur zusammen, bei denen es zu einem Spontanrückgang oder zur Spontanheilung von malignen Tumoren und ihren Metastasen gekommen sein soll (s. auch 16. Kapitel).

Bei den meisten solitären Spätmetastasen wird man ein Nichtangehen und dann allmähliches Absterben der zum Zeitpunkt der Tumorentfernung noch vorhandenen anderweitig verschleppten Krebszellen annehmen dürfen. Daß verschleppte Krebszellen vom gesunden Gewebe „vernichtet" werden, ist nie bewiesen. Daß sie liegen bleiben können und nicht anzugehen brauchen, dafür spricht auch, daß nach diagnostischen Probepunktionen von Tumoren, die immer noch oft und viel zu oft ausgeführt werden, im Punktionskanal unverhältnismäßig selten Implantationsmetastasen entstehen, obgleich bei positiver Tumorpunktion angenommen werden muß, daß beim Herausziehen der Nadel Zellmaterial von der Punktionskanüle abgestreift und direkt ins Gewebe des Punktionskanals eingebracht wird.

Bei der Frage, welcher Art denn solche Anlässe für das plötzliche Wachsen solcher bis dahin latenter Tumorherde sein könnten, muß auf all die Beobachtungen Bezug genommen werden, die dartun, daß jeder Reiz, der reparative *Zellteilungsvorgänge* in Gang zu setzen vermag, *latente Krebsnester zu plötzlichem Wachstum* und zu alsbaldiger Metastasierung zu *veranlassen* imstande ist. Es wird von mancherlei solchen Anlässen noch die Rede sein. In diesem Zusammenhang sei nur der Fälle gedacht, bei denen damit gerechnet werden muß, daß der Arzt selbst das örtliche Tumorwachstum oder die Metastasierung angeregt und in Gang gesetzt hat.

Beispiel: Fall H. Qu., 67 j. ♂, 1941). 5 Monate nach einer auswärts unter der irrtümlichen Diagnose Pylorusulcus vorgenommenen Gastroenterostomie finden sich jetzt bei einem immer noch kleinen Carcinom des Pyloruskanals sowohl Metastasen an der Gastroenterostomie als auch an der zusätzlichen Braunschen Enteroanastomose und in der Bauchschnittnarbe. Es ist wohl kein Zweifel möglich, daß es sich um eine durch Instrumente des ersten Operateurs verimpfte, also um eine sog. Implantationsmetastasierung gehandelt hat.

Eine ähnliche Beobachtung teilen BRANDES u. Mitarb. (1946) mit. Bei einer Brustkrebsoperation mußte eine Epidermistransplantation nach THIERSCH von der Haut des Oberschenkels vorgenommen werden. 2 Monate nachher war die Entnahmestelle am Oberschenkel mit Krebsknoten gespickt. Als Übertragungsweg wurden die Handschuhe des Operateurs angesehen, da Instrumente und Wäsche gewechselt wurden, die Handschuhe aber nur abgespült waren. Versuchsweise gelang es, aus dem Waschwasser von Handschuhen, die bei der Exstirpation carcinomatöser Leistendrüsen getragen worden waren, lebensfähige Krebszellen abzuzentrifugieren.

Es ist angesichts solcher Möglichkeiten der Geschwulstverimpfung verständlich, daß die Operateure bei Krebsoperationen ängstlich darauf bedacht sind, möglichst nirgends mit Krebsgewebe in instrumentelle Berührung zu kommen, und, wo dies zu befürchten ist, elektrochirurgisches Vorgehen vorziehen, denn an der Operationselektrode werden Krebszellen durch die Thermocoagulation sicher vernichtet.

Schwerwiegend ist die wesensähnliche Frage, ob die Gefahr besteht, daß durch diagnostische Probeexcisionen eine Metastasierung angebahnt werden kann. An dieser Stelle darüber nur so viel, daß ganz sicher Probeexcisionen durch Eröffnung von Saftspalten, Blut- und Lymphgefäßen dem Einbruch von Krebszellen in die Abtransportwege Vorschub leisten, insbesondere aber, daß sie durch Anregung von reparativen Zellteilungsvorgängen die örtliche Ausbreitung der Tumoren begünstigen. Wie man sich dagegen, soweit als möglich, schützt, davon wird bei der Besprechung der Probeexcision als Hilfsmittel der Krebsdiagnostik (s. 12. Kapitel) die Rede sein.

Noch einer klinisch wichtigen Eigentümlichkeit der Metastasen sei gedacht: Die *Metastasen* leisten zwar im allgemeinen keine positive Arbeit für den Körper. Daß *Metastasen* aber *vikariierend* die *Funktion einer* exstirpierten *endokrinen Drüse* übernehmen können, beweisen einige wichtige Beobachtungen.

In einem viel, aber auch vielfach falsch zitierten Fall von EISELSBERG (1894) kam es nach der von BILLROTH ausgeführten Totalexstirpation eines Schilddrüsencarcinoms 1886 (!) zu einer Cachexia thyreopriva, die jedoch wieder schwand, als im Sternum eine faustgroße Metastase auftrat. Als dann durch EISELSBERG 1892 die Metastase entfernt wurde, kehrte die strumipriva Kachexie (allerdings kompliziert durch eine schwere Tetanie) wieder.

In einer ähnlichen Beobachtung des Verfassers (G. Pr., 55 j. ♂, Nr. 2778/39 und 190/44) ging nach Entfernung eines malignen Phaeochromocytoms (des Nebennierenmarkes) (1930) der hohe Blutdruck mit Werten bis 240 mm Hg wieder bis auf unter 100 mm zurück, um aber 1944 mit dem Auftreten von Lebermetastasen und eines Rezidivs wieder zurückzukehren.

In solchen Fällen von Tumoren endokriner Organe ist die funktionelle Leistung von Metastasen besonders sinnfällig. Es ist aber klar, daß sie manchmal auch in anderen Fällen vorliegt, auch wenn sie schwerer oder nicht erkennbar ist. Es ist dies nicht gleichgültig. Es wird sich zeigen, daß biochemische Besonderheiten von Primärgeschwulst und Metastasen umgekehrt den Hebelarm bieten, um an solche Krebszellen gerade wegen ihrer biochemischen Sonderstellung chemotherapeutisch, bestimmte krebshemmende Agentien heranzubringen.

d) Rezidivbildung. Auch die *Rezidivbildung* nicht radikal entfernter oder strahlengeschädigter Geschwülste vermittelt über die rein klinische Bedeutung hinaus einige biologische Aspekte. Klinisch bedeutet das Wiederauftreten einer Krebsgeschwulst nach vermeintlich radikaler Entfernung zumeist eine Wendung zu infauster Prognose. Immerhin erbringen Nachoperationen bei Rezidiven oft noch Heilung, wenn die nachträglichen Eingriffe radikal genug ausgeführt werden können.

Zwei *Rekordbeispiele*: a) Beobachtung von Hoffmann (1894). Bereits $2^1/_2$ Monate nach einer Ablatio mammae wegen eines zweifaustgroßen Fibrosarkoms kam es — stets im subcutanen Fettgewebe und stets ohne Drüsenbeteiligungen — zu nicht weniger als 12 Rezidiven, die allesamt operiert und alle als echte Rezidive auch histologisch bestätigt wurden. Nach der Exstirpation des 12. Rezidives blieb die Kranke nahezu 4 Jahre rezidivfrei, um dann erst einer allgemeinen Metastasierung zu erliegen. — b) Beobachtung K. A. Busse (1949): Ein im 25. Lebensjahr erstmals beobachtetes Myxosarkom führte in den nächsten 25 Jahren zu 30 Metastasen und 27 Rezidiven!! Nach immer neuen Operationen und Bestrahlungen kam die Pat. schließlich im 50. Lebensjahr ad exitum.

Wir hörten, daß der biologische Charakter eines Tumors sich durch verschiedene Verhaltungsweisen zu manifestieren vermag. Bei der Rezidivbildung verrät er sich auch noch durch das *stumme Intervall*, d. h. durch die Zeitspanne zwischen der Zurücklassung von Tumorresten bei der Operation und dem Wiederauftreten erster Krankheitssymptome. Besonders bei Krebsen von Hohlorganen (Magen-Darm-Kanal, Bronchien, Blase usw.) läßt sich durch Untersuchung der Resektionslinie der Beweis für die Zurücklassung von Geschwulstgewebe leicht erbringen.

Für den *Magenkrebs* hat Friesen (1949) an 6 Fällen gezeigt, daß das stumme Intervall im Durchschnitt 20 Monate dauert. Ein Patient mit Resektion von 70% des Magens war 30 Monate beschwerdefrei und wurde nach 45 Monaten re-reseziert. Die durchschnittliche Überlebenszeit der im Tumorgewebe Resezierten betrug 21,8 Monate.

Krebstheoretisch wichtig sind die *Spätrezidive*, d. h. diejenigen Krebsrückfälle, die noch später als nach 5 Jahren auftreten. Sie sind selten und machen 2—3% der „geheilten" Fälle aus.

Fritz König referiert (1935) über 5 Fälle, bei denen die Rezidive zum Teil in der Narbe 10, 11 und 18 Jahre nach der Operation auftraten. Derra und Blittersdorf (1940) z. B. teilen Rezidive 11 bzw. 14 Jahre ‚Gordon Taylor (1947) 32 Jahre nach der Mammaamputation mit. Hartmann Paris (1942) verfügt über 123 eigene Beobachtungen von Spätrezidiven, einmal nach 46(!) Jahren. Arnsperger, (1905) fand bei Mammacarcinomen noch 16—19 Jahre nach der „Radikaloperation" Spätrezidive des histologisch genau gleichen Geschwulsttyps. Letztere Fälle sind um so beweisender, je seltener die Geschwulstart ist. Dixon und Kratzer (1951) beschrieben ein Leiomyosarkom des Magenstumpfes 23 Jahre nach der Magenresektion wegen eines Leiomyosarkoms und ein Lymphosarkom des Magens 25 Jahre nach der Resektion wegen der gleichen Geschwulstform.

Solche Fälle beweisen zusammen mit den Spätmetastasen, daß *Krebszellen, solange sie nicht von einem Zellteilungsreiz getroffen werden, lange Jahre latent* in den Geweben zu liegen befähigt sein können.

Die umfassendste *Erhebung über Spätrezidive* und Spätmetastasen verdanken wir Bade (1948). Der Untersuchung liegen 4769 Geschwulstkranke, deren Behandlung 5 Jahre und länger zurückliegt, zugrunde. Die Hauptbeispiele seien nebenstehend aufgeführt (Tabelle 2).

Tabelle 2

Krebsart	Zahl der Fälle	Zahl der Spätrezidive und Metastasen	Längstes Intervall Jahre
Brustkrebs	793	21	25
Uteruscarcinom	663	10	22
Unterlippenkrebs	148	6	14
Zungenkrebs	138	5	15
Hautkrebs	768	4	9

Insgesamt wurden 58 Fälle ermittelt, bei denen es sich 55 mal mit größter Wahrscheinlichkeit um ein echtes Rezidiv und nicht um einen neuen Tumor handelte. Die Prognose der Spätrückfälle erscheint günstiger als die der Frührezidive und Frühmetastasen.

Solche Erfahrungen sind auch krebstheoretisch wichtig, denn sie sind schwer vereinbar mit dem von dem Zoologen KRÖNING (1937) eingenommenen Standpunkt, wonach Spätrezidive, da die Krebszelle kurzlebig sei, „immer neu entstandene Tumoren" seien. Das mag bei lokalen Spätrezidiven einmal der Fall sein, es ist aber ausgeschlossen bei den oben (s. S. 19) erwähnten Fällen von isolierten Spätmetastasen. Bei ihnen ist eine Neuentstehung ausgeschlossen, denn wie sollte in der Lunge ein Hypernephrom (Beobachtung des Verf. s. o. S. 20) oder wie in der Tibia ein Plattenepithelcarcinom neu entstehen? *Krebslatenz über viele Jahre* ist eine klinisch und pathologisch-anatomisch völlig *gesicherte Tatsache*.

Es gibt auch maligne *Spätrezidive* und Spätmetastasen *primär anscheinend gutartiger Geschwülste*.

Am häufigsten kommt dies bei *Strumen* vor. So teilt z. B. HUBER (1954) 20 solcher Fälle mit. Meist dachte man bei der primären Kropfoperation weder klinisch, noch histologisch an Malignität. Dreimal hatte der Kliniker ausgesprochenen Verdacht auf Bösartigkeit, den der Pathologe nicht bestätigte, während der weitere Verlauf dem Kliniker recht gab. Im Falle eines 12jährigen Mädchens handelte es sich klinisch und histologisch um ein sicher gutartiges Cystadenoma papilliferum. 12 Jahre später kam es zu einem malignen Rezidiv mit Metastasen. In 3 Fällen betrug die Zwischenzeit zwischen 25 und 38 Jahren, so daß man in diesen Fällen sicher schließen darf, daß es sich um eine sekundäre Krebsumwandlung im Reststumpf primär gutartiger Strumen gehandelt hat (siehe Nachträge).

4. Rückwirkungen von Krebsgeschwülsten auf den Organismus

Wie das 3. Kapitel zeigen wird, entstehen alle Krebsgeschwülste aus Zellen. Krebszellen sind irgendwie — davon später — entartete Körperzellen, gewissermaßen also Kinder des eigenen Organismus. Damit, daß diese Krebszellen normale Gewebe und Organe zerstören, vernichten sie im übertragenen Sinne ihre Geschwister, schließlich den gesamten Organismus und damit letzten Endes sich selber. Auf dem Wege von der ersten Krebsentstehung bis zur Vernichtung des Organismus liegen wesentliche Rückwirkungen auf den Gesamtorganismus selbst.

a) Intoxikation und Krebskachexie. An erster Stelle ist hier zu nennen die *Intoxikation* des krebskranken Organismus *durch Stoffwechselprodukte*, die das Krebsgewebe an den Wirtsorganismus abgibt. Schon bei Geschwülsten, die noch nicht unmittelbar lebenswichtige Organe zerstören, sind oft Kräfteverfall, Störungen der Blutbildung, Blutarmut u. dgl. als Zeichen der allgemeinen Intoxikation zu erkennen. Diese Art Krebsvergiftung des Organismus wird noch beschleunigt, sobald zu den Stoffwechselprodukten der lebenden Krebszellen selbst noch Giftstoffe aus dem Gewebszerfall von schnell absterbenden Krebsgeschwülsten hinzukommen. Bei sehr rasch wachsenden Geschwülsten hält die Gefäßneubildung und der neue Gefäßanschluß nicht Schritt mit den Bedürfnissen der rapiden Krebswucherung. Viele Krebszellen verfallen dabei dem Zelltod. Ihre Zellbestandteile und Zellgifte gelangen jedoch resorptiv in den Kreislauf und beschleunigen die allgemeinen Vergiftungserscheinungen des Organismus.

Noch schwerwiegender wirken sich alle diese Erscheinungen aus, wenn zu der Intoxikation durch die lebenden und toten Geschwulstzellen noch eine dritte Vergiftungsquelle, die toxische Schädigung durch eine *bakterielle Infektion der Krebsgeschwulst*, hinzukommt. Ein nicht geringer Teil der Krebsgeschwülste, so z. B. die der Brustdrüse, fast alle der Haut, der Zunge, des Magen-Darm-Kanals, neigen zum geschwürigen Zerfall, so daß hinzutretende bakterielle Infektionen die allgemeine Intoxikation weiter noch steigern.

Am meisten Rückwirkungen erwartet man vom *Blut* der Krebskranken. Als Transportorgan für Körperflüssigkeiten und für alle Formen von Wirkstoffen kommt es mit dem Tumor und seinem Nachbargewebe in unmittelbare Berührung. Man sollte daher annehmen, daß vom Tumorgewebe aus ans Blut abgeführte abnorme Stoffwechselprodukte usw. den Tumor selbst zu verraten in der Lage seien. Tatsächlich kommen, allerdings in einem recht beschränkten Umfange, diagnostisch verwertbare Veränderungen vor. Von ihnen soll jedoch erst bei der Krebsdiagnostik (12. Kapitel, S. 600) die Rede sein.

Hinsichtlich der *Eiweißstoffe, Kohlenhydrate, Fette, Lipoide* usw. ist es nach der großen Übersicht von HINSBERG (1942) geradezu enttäuschend, daß die zahllosen Untersuchungen meist nur völlig widersprechende Ergebnisse gezeitigt haben. So zeigt der absolute Eiweißgehalt des Serums keine irgendwie konstanten oder charakteristischen Abweichungen. Auch der als Index für den Kohlenhydratstoffwechsel maßgebliche Blutzucker ist meist normal. Nur nach Zuckerbelastung ist eine verstärkte Hyperglykämie und eine Abflachung des Kurvenverlaufes, bei Kachektischen noch mit zusätzlicher Verzögerung relativ häufig nachweisbar. Auch die *Milchsäurewerte* im Blute — Tumorgewebe selbst produziert Milchsäure in erheblich höherem Maße (s. 4. Kapitel) — sind selten erhöht, da die Milchsäureproduktion im Tumorgewebe nie so groß ist, daß sie für den ganzen Körper eine nennenswerte Erhöhung zur Folge hätte.

Die Rückwirkungen auf das Blut sind in der Hauptsache wohl deswegen so gering, weil der Organismus über ausgedehnte Regulationsmechanismen verfügt, die die Zusammensetzung der Körperflüssigkeiten sehr lange konstant erhalten und die erst versagen, wenn es dem Ende zugeht. Vielleicht hängen die Widersprüche in den Untersuchungsergebnissen damit zusammen, daß zu oft krebskrank = krebskrank gesetzt und zu wenig nach Art der Organ- und nach Art der Geschwulstform differenziert wird. Was für Hautkrebse gilt, braucht noch lange nicht für das Uterus- oder Magen-, für das Mamma- oder Prostatacarcinom zu gelten. In 97% der Fälle (GRAFE 1936), also sehr konstant, ist die Erhöhung der *Blutkörperchensenkungsgeschwindigkeit*. Sie besitzt hohe diagnostische Bedeutung (s. 12. Kapitel, S. 599).

Sehr häufig sind bei Krebskranken *Anämien*. Abgesehen von den geschwulstartigen Erkrankungen des Blutes selbst sind sie meist nur Folge von Ulcerationen von Krebsgeschwülsten und, als Folge derer wieder, Folge von Arrosionsblutungen. Doch gibt es auch überwiegend toxische Anämien, vor allem bei Krebsen des Darmkanals, soweit sie zu chronischem Ileus Anlaß geben. Knochen —, in Wirklichkeit ja Knochenmarkmetastasen, haben im allgemeinen keine Beziehung zu Anämien (SHEN und HOMBURGER 1951).

So nimmt es nicht Wunder, daß Anämien und die Autointoxikation des Organismus durch Geschwulststoffwechsel- und Zerfallsprodukte und bakterielle Toxine den Organismus häufig dem Stadium entgegenführen, welches man als

„Krebskachexie" zu bezeichnen pflegt. Es ist das jenes eigenartige Bild vieler Krebskranker, welches sich sofort im Gesamteindruck verrät und dessen Einzelkomponenten sich aus der allgemeinen Abmagerung, dem sichtbaren Kräfteverfall, der fahlen und blassen Gesichtsfarbe, der sekundären Anämie und dem Nachlassen des Turgors der Gewebe ergeben.

Die „Krebskachexie" ist jedoch durchaus *nichts Krebsspezifisches*. Man sieht nicht nur manche Kranke mit großen malignen Geschwülsten, z. B. retroperitonealen Sarkomen. die überhaupt nicht kachektisch aussehen. Andere Kranke verlieren ihre Kachexie, obgleich sie ihren Krebs behalten, wenn man z. B. bei einem Mastdarmkrebs einen Anus praeternaturalis anlegt und so die Passagebehinderung behebt. Das kachektische Aussehen ist eben nicht schlechthin Krebsfolge, sondern Folge des Tumorzerfalls oder Folge schwerer Organstörungen. Kachektisches Aussehen gibt es auch bei anderen schweren Organerkrankungen, die zu Blutungen, Passagehindernissen, Ulcerationen usw. führen. Kachexie ist also bei Krebs häufig, aber nicht für Krebs spezifisch. Es gibt also keine Krebskachexie, aber eine Kachexie bei Krebskranken. Aber niemals führt die Krebskachexie zum Rückgang des Krebses selbst.

Tritt aber erst eine Kachexie auf, so wird sie noch gesteigert und beschleunigt, sobald der Krebs auch die Nahrungszufuhr oder die Nahrungsverwertung beeinträchtigt. So sehen wir die stärksten Grade der Kachexie dort, wo Krebse z. B. des Oesophagus oder der Cardia unmittelbar die Nahrungszufuhr behindern oder blockieren oder bei Lebermetastasen die Nahrungsverwertung beeinträchtigen oder bei Krebs im Darmkanal durch chronischen Subileus auch noch eine chronische Intoxikation durch den rückgestauten Darminhalt verursachen.

Als ein auch für den Laien sinnfällig erkennbares Symptom aufgehobener Nahrungsverwertung seien 2 Fälle von Sigmacarcinom angeführt, die nach längerem Vorstadium schließlich zu einem Ileus geführt hatten. In dem einen Fall eines 63jährigen Mannes (F. K.) fanden sich bei der Anlegung einer Darmfistel noch völlig unverdaute Pfifferlinge, die 17 Tage zuvor genossen waren; in einem 2. Falle einer 69jährigen Frau waren die Pfifferlinge objektiv erweisbar 23 Tage vorher gegessen und bei Anlegung einer Coecalfistel völlig unverdaut zutage gefördert worden.

In die Aufklärung der Kachexie bei Krebskranken hat die Biochemie der Tumoren einiges Licht gebracht. Schon seit FRIEDRICH V. MÜLLER (1889) führt man einen Teil der Kachexie auf den bei Krebskranken gesteigerten Stoffverbrauch zurück. F. MÜLLER wies nach, daß auch bei normaler Nahrungszufuhr die Stoffwechselbilanz dauernd negativ bleibt, der Substanzverlust also die Einfuhr übersteigt. Auch am Grundumsatz gemessen zeigt sich, daß Krebskranke, auch ohne daß die Schilddrüse direkt beteiligt ist, in 50—75% Steigerungen bis zu +47% erfahren (vgl. GRAFE 1928). Der Beweis dafür, daß diese gesteigerten Verbrennungsprozesse durch den Krebs selbst unterhalten wurden, wird dadurch erbracht, daß mit Entfernung des Tumors auch die Kachexie schwindet. KULENKAMPFF (1935) hat am Beispiel der inoperablen Mastdarmkrebse gezeigt, daß schon die Verschorfung des Carcinoms ausreichen kann, um den Körper von der Einschwemmung der toxischen Zellprodukte zu bewahren und das Allgemeinbefinden erheblich zu bessern. In neuer Zeit hat sich KARITZKY (1951) mit der Krebskachexie befaßt und vor allem auch therapeutische Ratschläge erteilt.

Die *Wasserstoffionenkonzentration* ist im krebskranken Organismus nur im Stadium der Kachexie im Sinne einer Alkalose verändert. Sie wird bekanntlich innerhalb sehr enger Grenzen (zwischen $p_H = 7{,}3$ und $7{,}5$), durchschnittlich bei einem p_H-Wert von $7{,}36$, festgehalten. Im krebskranken Organismus (vgl. Zusammenstellung bei HINSBERG 1942) wurden Werte außerhalb der physiologischen Schwankungsbreite sonst nicht gefunden; alkalotische Werte bei

Kachexie sind jedoch nicht anders als bei andersartigen Kachexien zu werten. Krebsspezifische Werte gibt es jedenfalls nicht.

Die Ursachen aller dieser Vorgänge, die zu Kachexie führen, sind komplexer Natur. Sicher ist bisher nur das eine, daß es ein spezifisches „Krebsgift" nicht gibt und daß die große Verschiedenheit der Kachexie zusammenhängt mit der Verschiedenheit der Zerfallsprodukte, die die verschiedenen Krebsarten an den Organismus abgeben. Die einzelnen Stoffe dieser Giftbildner sind noch nicht bekannt, ebensowenig ihr Angriffspunkt und ihre Wirkungsweise im Organismus. Sicher ist auch, daß die Kachexie weitgehend parallel geht mit der Quantität des Gewebszerfalls. KONSULOFF (1937) sieht die Hauptbedeutung der Kachexie darin, daß (im Experiment!) der Tumor bei Unterernährung stärker an Gewicht abnimmt als das Körpergewebe selbst. Die klinische Erfahrung jedoch geht dahin, daß Krebsgeschwülste an Größe zunehmen, so viel auch der Körper abnimmt.

Nur ausnahmsweise kommt es auch bei langdauernder Krebskrankheit umgekehrt zu einer „paradoxen *Fettsucht*" (MATHIAS), sei es als Folge einer Metastasierung in eine für den Fettstoffwechsel bedeutungsvolle Gegend (Hypophyse, Infundibulargegend, WOHLWILL), sei es als „anoxämische Fettsucht", wie sie bei schweren Anämien auch sonst beobachtet wird (MATHIAS 1931).

Den schwersten Fall von *Mastfettsucht* beobachteten wir bei der auf S. 191 geschilderten Kranken mit einem Inselzellcarcinom mit ausgedehntesten, Insulin ausschüttenden Metastasen. Sie bekam einen hypoglykämischen Kollapszustand nach dem anderen, die immer wieder Kohlenhydrat-, insbesondere Traubenzuckerzufuhr erforderlich machten. Auf diese Weise entwickelte sich — das Gegenstück einer Krebskachexie! — eine schwere Fettsucht (72,1 kg bei einer Körpergröße von etwa 160 cm). Daß die Patientin überhaupt den Jahrestag ihrer Probelaparotomie erlebte, ist bemerkenswert, daß sie dies im Zustand der Mastfettsucht tat, verdankte sie ausschließlich der hormonalen Leistung ihrer Carcinomzellen und der zur Abwehr der Insulinausschüttung notwendigen hochgradigen Kohlenhydratzufuhr. Das Ganze ein hormonaler Stoffwechselversuch großer Zeitdauer und großen Ausmaßes!

Eine der relativ häufigen Rückwirkungen der Krebskrankheit auf den Organismus ist die *Erzeugung hypovitaminotischer Zustände*. Vor allem kommt es meist zu einem hohen Vitamin C-Defizit (STEPP und SCHRÖDER 1936) und im Gefolge derselben auch zu einer krankhaften Vitamin A-Ausscheidung, die ihrerseits wiederum eine Hypovitaminose A bedingt (E. SCHNEIDER 1937). Im Zustand der Kachexie kann es schließlich auch zu einer Hypovitaminose B_1 kommen, die bis zum völligen Schwinden des Vitamins sowohl im Urin, wie im Serum führen kann (E. SCHNEIDER 1938). Die Hypovitaminosen sind sicherlich nicht Ursache, sondern Folge der Krebserkrankung, vor allem Folge der Mangelernährung, wie sie sich vor allem bei den Krebsen des Magen-Darm-Kanals regelmäßig einstellt.

b) Die seelischen Rückwirkungen der Krebskrankheit *auf den Patienten.* Weitaus die meisten Kranken wissen von ihrer Krankheit, die wenigsten von der Krebsnatur derselben. Manche fragen: „Ist es Krebs?" Die meisten sind schnell ablenkbar durch die Umschreibung (z. B. Magenausgangsverengerung statt Magenkrebs). Immer wieder erstaunlich ist die Strohhalmpsychologie des unheilbar Krebskranken. Er will nur, daß „etwas geschieht". Er stimmt jedem therapeutischen Vorschlag zu und hält jede symptomatische Besserung für eine kurative. Das Schlimmste, was ihm passieren kann, ist das Weiter- und Abgeschobenwerden und das Gefühl, Last zu sein für die Angehörigen. Er lebt schließlich vom Letzten, der Hoffnung — und wäre es die auf ein Wunder. Am unheilbar Krebskranken enthüllt sich wahres Arzttum. Wie oft ist hier der Arzt des Kranken letzter Freund!

Die Tragik so vieler Krebstodesfälle — wie sollte es anders sein? — hat auch literarisch ihren Niederschlag gefunden, am ergreifendsten wohl in einem Gedicht von THEODOR STORM, als er an einem Magenkrebs erkrankt war.

Beginn des Endes

Ein Punkt nur ist es, kaum ein Schmerz,
Nur ein Gefühl, empfunden eben:
Und dennoch spricht es stets darein.
Und dennoch stört es dich zu leben.

Wenn du es andern klagen willst,
So kannst du's nicht in Worte fassen.
Du sagst dir selber: „Es ist nichts!"
Und dennoch will es dich nicht lassen.

So seltsam fremd wird dir die Welt,
Und leis verläßt dich alles Hoffen,
Bis du es endlich, endlich weißt,
Daß dich des Todes Pfeil getroffen.

Neben dieser Psychologie des Krebskranken mit all seinen Gefühlen des Schwindens der Kräfte gibt es noch die Angst vor der Gewißheit. Es sind das die Kranken, die ihre mahnenden Krankheitserscheinungen geflissentlich übersehen, den Krebs ahnen, aber die Eröffnung der Diagnose fürchten, den Gang zum Arzt immer wieder hinausschieben, immer neue Gründe dafür suchen und die Angst vor dem späteren Tod durch die Angst vor der alsbaldigen Operation verdrängen. Diese *echte*, begründete *Carcinophobie* ist schuld an vielen Fällen zu später Diagnose und zu später Therapie. Das Gegenstück ist die bekannte *Carcinophobie der Psychopathen*, jene eingebildete, durch nichts begründete Krebsangst neurasthenischer Individuen, die jedes belanglose körperliche Symptom in ein vermeintliches Krebssymptom umdeuten. Und doch ist gerade bei *Neuropathen* besondere Vorsicht geboten. Schließlich bekommt ja auch eine Hysterika mit der gleichen Wahrscheinlichkeit ein Carcinom, wie seelisch Robuste. Carcinophobie darf also ein Carcinom nicht ausschließen.

Natürlich haben bestimmte Geschwülste, wenn man so sagen darf, ihre eigene *Psychiatrie*. Es sei nur an psychische Erregungszustände z. B. beim Inselzelladenom oder an die Psychiatrie der Hirngeschwülste (Näheres bei WALTER-BÜEL 1951), vor allem auch bei Kindern und Jugendlichen (CORBOZ 1958) erinnert.

c) Krankheitsdauer Schließlich führen alle Krebsgeschwülste den Tod herbei, sofern sie nicht durch Operation oder Bestrahlung geheilt werden konnten. Der Krankheitsverlauf und die *Krankheitsdauer* zeigen allerdings je nach Sitz und Art der Geschwulst größte Unterschiede. Es gibt einerseits Krebsformen mit ganz rapidem Verlauf, Fälle, bei denen die Krebsgeschwülste, wie man treffend sagt, zusehends wachsen und unbeeinflußbar in wenigen Monaten das Leben auslöschen, andererseits Krebse, die nur ganz langsam an Größe zunehmen, spät und da nur spärlich metastasieren und über viele Jahre mit dem Leben vereinbar bleiben. Eine rapide verlaufende Krebsform zeigt das Chorionepitheliom beim Manne.

JÜNGLING (1937) beschreibt z. B. einen Fall — andere gleichen ihm völlig —, bei dem zum Zeitpunkt, als die Hodengeschwulst „nicht größer als eine kleines Erbse war", beide Lungen bereits mit zehnpfennig- bis fünfmarkstückgroßen Metastasen übersät waren. Trotz Operation, Bestrahlung usw. trat der Tod bereits $8^1/_2$ Wochen nach Beginn der ersten Beschwerden und $3^1/_2$ Wochen nach der Klinikaufnahme ein.

Einen ähnlichen *Fall eines ektopischen Chorionepithelioms* im vorderen Mediastinum *bei einem 35j. Mann* hat PORTMANN (1959) veröffentlicht. Das Leiden führte von den ersten klinischen Symptomen an in 7 Wochen zum Tode. Der Tumor war von omnipotenten Zellen innerhalb des Thymus ausgegangen und hatte in kurzer Frist zu ausgedehnten Lungenmetastasen und zum Tode durch Einwachsen in den Herzbeutel geführt.

Die Zeit von der ersten Krebsmanifestation bis zum Tod an Krebs (klinische Krebskrankheitsdauer) variiert vornehmlich je nach der Gewebsreife erheblich. 4 Beispiele von einem *Verlauf bis zu 25 Jahren* mögen dies dartun.

1. *Fall*, Fr. Z. (Chir. Klinik Heidelberg Nr. 3483/1932, 2129/1935, 3551/1936). 64 j. ♂. Seit 1927 langsam wachsende Geschwulst am Oberschenkel. Histol.: Spindelzellsarkom. Ab 1930 Rezidiv, 4 mal nachoperiert, 1938 Amputation. *Verlauf über 11 Jahre verfolgt.*

2. *Fall*, H. R. 38 j. ♂ (Chir. Klinik Heidelberg Nr. 2069/1936). Seit 1921 Geschwulst der Ellenbeuge, 1926 Geschwulst kartoffelgroß: Fasciensarkom, operativ entfernt. Nach ¹/₂ Jahr lokales Rezidiv, 1936 Rezidiv faustgroß, Tod an Lungenmetastasen. *Verlauf über 15 Jahre verfolgbar.*

3. *Fall*, J. V., 65 j. ♀ (Chir. Klinik Heidelberg Nr. 2485/1931). Seit 1925 Geschwulst an der Wade, 1927 Exstirpation mit Ausräumung der Leistendrüsen: Rundzellsarkom. 1931 Excision eines 1., 1934 eines 2. Rezidivs. 1937 Tod an Lebermetastasen. *Verlauf über 12 Jahre.*

4. *Fall*, G. W. (Chir. Univ. Klinik Heidelberg, J. Nr. 769/1959 u. 201/60) 43 j. ♀ 1935 erstmalige Feststellung eines zunächst stecknadelkopfgroßen Knötchens an der re. Stirnseite. 1936 operative Entfernung. Nach wenigen Wochen Rezidiv. Dann Rö.-Bestrahlung. Hautcarcinom histologisch gesichert. Erneutes Rezidiv 1938 zweimal bestrahlt. 1940 „Radikaloperation" mit Entfernung des darunter gelegenen Schädelknochens mit anschließender Hauttransplantation. Mehrere Jahre scheinbar rezidivfrei. 1948 erneute Operation mit anschließender Plastik. Seitdem wechselnde Bestrahlungs- und operative Behandlung mit immer weiterer serpiginöser Ausbreitung über Stirn, Nasenwurzel, Augenbrauen, Knochen streckenweise sequestiert, Dura in 2-Markstückgröße freiliegend. Erneute Probeexcisionen ergaben mehrfache Rezidive. 1960 ungeheilt, aber frei von sonstigen klinischen Erscheinungen. Guter Allgemeinzustand. *Verlauf bislang über 25 Jahre verfolgt!*

Es spricht vieles dafür, daß der *Verlaufscharakter* einer Krebsgeschwulst schon bei der ersten Entstehung determiniert ist und daß er nur selten sich noch nachträglich ändert. Immer wieder zeigt sich, daß die Heilaussichten der einzelnen Krebsformen ganz verschieden sind je nach der morphologischen Reife der Geschwülste, die einen wesentlichen, wenn auch nicht allein maßgeblichen Ausdruck für den biologischen Grundcharakter darstellt. Der Kliniker gebraucht gerne das Paradoxon von der relativen Benignität maligner Tumoren, um damit auszudrücken, daß er den biologischen Charakter bewußt in sein Kalkül bei der Indikation und Prognose mit einbezieht.

d) Todesursachen bei Krebskranken. Der *tödliche Ausgang* eines Krebses hängt sehr wesentlich von der Lokalisation ab. ASKANAZY (1931) berichtet von einem Carcinom im Ductus hepaticus von nur 1 cm Länge, welches durch schweren Ikterus ohne Metastasen das Leben vernichtete. Auch im Gehirn können schon erbsgroße Krebsgeschwülste infolge Verlegung des Kanalsystems der Hirnventrikel durch Liquorsperre und demzufolge akutem Hirndruck das Leben schnell bedrohen. Allen solchen Beispielen ist die mechanische Verlegung eines lebenswichtigen Hohlsystems durch eine Krebsgeschwulst gemeinsam. Andererseits können an nicht lebenswichtigen Körperabschnitten, besonders an den Gliedmaßen, aber auch im Bereich des Gesichtsschädels Geschwülste oft riesige Größe erreichen, bevor sie durch sekundäre Komplikationen zum Tode führen.

Es ist nun aber durchaus nicht immer so, daß der Kranke, dessen Krebs nicht heilbar ist, nun auch unmittelbar am Krebse selbst stirbt. Sehr oft erliegt der Kranke interkurrenten *Komplikationen*. Es ist dies auch der Grund, weshalb der Arzt die oft an ihn gestellte Frage, wie lange der Krebskranke noch zu leben haben würde, nur selten exakt beantworten kann.

COCCHI (1941) hat der Frage der *Todesursachen bei Krebskranken* eine Untersuchung gewidmet und die unmittelbaren Todesursachen von 373 obduzierten Krebskranken festgestellt. Es ergaben sich folgende Prozentzahlen:

Pulmonale Komplikationen	34,3%
Generalisierte Metastasierungen	20,8%
Kachexie ohne Metastasierungen	6,1%
Kachexie mit Metastasierungen	27,0%
Verblutungen	10,1%
Kardiale Komplikationen	6,1%
Lungenembolie	2,9%

Es zeigte sich ferner, daß die Todesursachen je nach der Krebslokalisation sehr verschieden sind. Die Verblutung spielt z. B. eine sehr große Rolle beim Speiseröhrenkrebs, fehlt aber beim Brustkrebs vollständig. Auch sind die Todesursachen verschieden je nach Alter. Ins 7. Lebensjahrzehnt fallen die meisten Sterbefälle Lungenkomplikationen zur Last. Bei jungen Krebskranken treten die Lungenkomplikationen zurück, sie sterben dafür in größerer Anzahl an Kachexie. Von den Todesursachen stehen in unmittelbarer Abhängigkeit vom Krebs die generalisierte Metastasierung, während die Blutung oft nur als mittelbare Wirkung des Krebses angesehen werden muß. Nimmt man alles in allem, so gehen aber doch 75% aller Kranken an Krebs und seinen unmittelbaren Folgen zugrunde. Immerhin sind in dem Material von COCCHI 25% der Kranken nicht an ihrem Krebs verstorben.

Speziell für das Cervixcarcinom [DE ALVAREZ (1947) 55 Todesfälle] stehen urologisch Todesursachen (Urämie bzw. Pyelonephritis durch Ureterkompression) mit 40% vor den pulmonalen mit 31%.

Plötzlicher Tod durch Tumoren ist charakteristisch für Arrosionsblutungen der Aorta bei Oesophaguscarcinomen, für Apoplexien bei Phaeochromocytomen mit exzessiv hohen Blutdruckwerten, für perakuten hypoglykämischen Schock bei Inselzelladenomen des Pankreas, bei diffusem Rhabdomyom des Herzens (BROGHAMMER 1959) (hier stets bei Jugendlichen!) u. a. m.

5. Krebskrankheit und Krebsverursachung

Es sind immer eindrucksvolle Erlebnisse und häufige Erfahrungen vorausgegangen, wenn ein Volk für einen bestimmten Tatbestand in seinen Sprachschatz ein bestimmtes Wort einfügt. Das deutsche Wort „*Krebsschaden*" bezeugt, daß die Vorstellung, gewisse Schädigungen führen zum Krebs, im Bewußtsein und im Mitteilungsbedürfnis der Menschen schon längst fest verankert ist.

Im wissenschaftlichen Sprachgebrauch sprechen wir von *Krebsnoxen* und verstehen darunter krebserzeugende Agentien, besonders solche chemischer Art, ferner physikalische „onkogene", d. h. tumorinduzierende Einwirkungen und endlich alle jene Schädigungen, die neben sonstigen Wirkungen die Krebsentstehung begünstigen.

Der Krebs als Krankheit wird oft zur Quelle der Erkenntnis hinsichtlich seiner Verursachung. „Während wir die Prozesse untersuchen, die eine Zelle krebsig machen, sollten wir nicht vergessen, die Faktoren zu prüfen, die einen Menschen zu einem Krebspatienten machen" (CLEMMESEN 1951). Man kann ohne Einschränkung sagen: es gibt *keine Krebsursache* und Krebsnoxe, *die nicht zuerst* durch die behandelnden Ärzte am krebskranken Menschen *erkannt* worden wäre. Auch *Einzelbeobachtungen* am *Krankenbett* können wegweisend sein, ja sogar fast die Beweiskraft eines Experimentes besitzen. Dafür 2 Beispiele!

1. *Eig. Beob.*: 30jährige Frau. Fortgeschrittener Hautkrebs am Daumen mit bereits ausgedehnten Krebsmetastasen in der Achselhöhle. Auffallend a) das für ein Hautcarcinom unverhältnismäßig junge Alter, b) der bei Hautkrebs ungewohnt bösartige Verlauf und c) das Fehlen jeglicher sonstiger Hautveränderungen in der Umgebung. Nach der alten klinischen Regel: „Hautkrebs entsteht nicht aus heiler Haut", wird nach der Möglichkeit einer besonderen Ursache gefahndet und eruiert, daß der Hautkrebs alsbald nach der Behandlung einer Warze mit einem Hühneraugenmittel entstanden war. Die Nachforschung ergab, daß auch schon anderweitig (BUSSE 1936) eine durchaus gleichartige Beobachtung gemacht worden war.

2. DREYFUSS (1936): 2 Geschwister bekamen schon im frühen Alter (unter 40) Lungenkrebs. Es ergab sich: beide haben 12 Jahre lang unfreiwillig *Eisenoxydstaub* eingeatmet. Ihre Mutter war Heimarbeiterin, polierte zu Hause Schrauben und streute dabei auf eine rotierende Stahlscheibe Eisenoxydpulver. Die beiden Kranken hatten 12 Jahre lang im gleichen Raum gelebt. Eine Schwester, die 8 Jahre außerhalb des Hauses verlebt hatte, blieb verschont.

1940 hat CAMPBELL die lungenkrebserzeugende Wirkung von Eisenoxydstaub im Experiment bei Mäusen nachgewiesen.

Immer ist der Entwicklungsgang der gleiche: ärztliche Beobachtung erkennt zuerst irgendeine Krebsursache als solche. Sodann sichert sie die Statistik (s. 2. Kapitel, S. 56) als reell, die pathologische Anatomie klärt die Geschwulstart und die mikroskopischen Besonderheiten, dann kommt das Experiment mit der naturwissenschaftlichen Kennzeichnung von Noxe, Dosis, Maß, Zahl, Zeit usw. Schließlich zieht die Krebsbekämpfung aus allem das Facit der Krebsverhütung.

a) Berufskrebs. Geschichtlich gesehen wurde der eben gekennzeichnete Weg erstmals bei Beziehungen zwischen *Beruf* und *Krebs* gegangen. Der Berufskrebs hat seine große Bedeutung für alle Krebsforschung (auch für die experimentelle!) darin, daß es sich eben hier um Krebse handelt, deren Ursachen bekannt und damit für die weitere Forschung ausbaufähig sind.

Berufskrebse treffen nur *Organe* und *Gewebe*, die irgendwie *Umwelteinflüssen* ausgesetzt sind, gleichviel ob im direkten Kontakt (wie bei der Haut) oder inhaliert (wie beim Chromat-, Asbest- oder Schneeberger Lungenkrebs) oder im Ausscheidungsorgan (wie beim Blasenkrebs der Anilinarbeiter) oder gespeichert, wie bei den Knochensarkomen der Leuchtzifferblattmalerinnen.

Aufschlußreich ist die *Gegenprobe:* es gibt z. B. *keine Berufskrebse des Gehirns* — es ist durch die Blutliquorschranke weitestgehend gegen Fremdstoffeinwirkungen geschützt —, *keine Berufskrebse der Leber:* sie entgiftet und wandelt als Schutzorgan zugeführte Stoffe um, bevor sie carcinogen wirken.

(Zusammenfassende Darstellungen bei TEUTSCHLÄNDER (1928, 29, 31, 33), JAKOBS (2930) KELLER (1930), CAROZZI (1934), KOELSCH (1935), K. H. BAUER (1937), STAEMMLER (1937), BAADER (1937), GROSS (1940), HUGUENIN (1941), HUEPER (1942), HENRY (1947), SCHWARZ und PECK (1947), CHIURCO (1956)).

Jahrtausende alt ist der erste Berufskrebs der Kulturmenschheit der *Bilharziakrebs der Fellachen* (s. S. 301) in Ägypten. Aus dem 15. Jahrhundert stammt der Bericht des Schneeberger Arztes AGRICOLA über die „Bergkrankheit" (Bronchialkrebs) der Schneeberger Grubenarbeiter (Näheres S. 455). Wie schon kurz erwähnt, entdeckte 1775 der Londoner Chirurg PERCIVAL POTT den Rußkrebs der Schornsteinfeger als ersten Berufskrebs überhaupt. Genau 100 Jahre später, 1875, erkannte der Chirurg VOLKMANN in Halle — 15 Jahre nach Gründung der ersten Teerfabriken im dortigen Braunkohlengebiet — den so bedeutungsvoll gewordenen Teerkrebs. Endlich erkannte in Frankfurt a. M. der Chirurg REHN 1895 den Blasenkrebs der Fuchsinarbeiter als Berufskrebs und brachte ihn sogleich folgerichtig mit ganz bestimmten, chemischen Substanzen in Beziehung.

Der Begriff „*Berufskrebs*" besagt zunächst nur, daß bestimmte langdauernde Berufstätigkeiten ganz bestimmte Krebse in solcher Häufung nach sich ziehen, daß aus der Regelmäßigkeit des Krebseffektes auf eine Verursachung durch eine zunächst noch unbekannte Krebsnoxe geschlossen werden muß. Die betreffende Noxe wird als **„carcinogen"**[1] bezeichnet.

Aus Gründen der historischen Entwicklung sei mit der größten Gruppe von Berufskrebsen, denen durch *Ruß, Teer, Pech* und ihren Derivaten begonnen und der ganze, lange Entwicklungsgang in eine einzige Tabelle (3) unter Aufführung der Erstentdecker des betreffenden Berufskrebses zusammengedrängt. Man bleibe sich aber bewußt, welch eine Fülle sorgfältiger Beobachtung am Krankenbett

---

[1] Der Ausdruck stammt, soweit bis jetzt bekannt, von I. PAGET und findet sich das erste Mal in seinen Lectures on surgical pathology (1853, zit. nach HADDOW und KON 1947).

Die betreffende Stelle lautet: "... is there one material for cancer, one *carcinogen*, which, like an organic radical, may form different yet closely allied compounds, in its combinations with the various substances provided by different bloods, or different parts?"

darin eingeschlossen und welch ein Segen von dieser ersten Aufklärung exogener Krebsursachen ausgegangen ist, sind ja alle diese Berufskrebse nicht nur der Ausgangspunkt der heute so weit entwickelten Wissenschaft von den Krebsursachen und der Anlaß von vielen erfolgreichen Krebsexperimenten, sondern zugleich der Erstanfang der Krebsverhütung geworden. Früher war jede Krebskrankheit hinsichtlich ihrer Verursachung von tiefem Geheimnis umhüllt, heute

Tabelle 3. *Berufskrebs durch Ruß, Teer, Pech und ihre Derivate*

Entdecker und Jahr	Berufsart	Schädigende Noxen	Vorwiegende Krebslokalisation
PERCIVAL POTT 1775	Schornsteinfeger	Ruß	Scrotum
MANOVRIER 1874	Brikettarbeiter	Pech	Augenlider, Lippen, Scrotum
VOLKMANN 1875	Teerarbeiter	Teer	Scrotum
	Paraffinarbeiter	Mineralöle	Hände, Scrotum
	Hochofenarbeiter	Teer, Hitze	Hände, Scrotum
O'DONOVAN 1920	Dachpappenarbeiter	Anthracenöl, Teer	Hände
	Naphthaarbeiter	Naphtha	Vorderarm, Scrotum
STAHR 1921	Schuster	Pech	Daumen
SOUTHAM und WILSON 1922	Baumwollspinner	Tonschieferöle	Scrotum
SCHÜRCH 1931	Korksteinarbeiter	Teer, Asphalt, Pech	Scrotum
SHAMBAUGH 1935	Fischer	Teer	Lippen
	Schwellenholzarbeiter	Kreosot	Haut
KURODA und KAWAHATA 1936	Generatorgasarbeiter	Pechsubstanzen (Pechöl, Teergas, Kreosot, Naphthalin)	Lunge

Tabelle 4. *Berufskrebs durch chemische Stoffe verschiedener Art*

Entdecker	Berufsart	Schädigende Noxe	Vorwiegende Krebslokalisation
JOHN AYRTON 1820	Kupferschmelzer Zinngießer Schafwäscher	Arsen	Gesicht, Extremitäten (bes. Hände, Fußsohle)
BILHARZ 1852	Fellachen	Parasitäre Gifte	Blase, Harnwege, Colon (Bilharziakrebs)
L. REHN 1895	Anilinarbeiter	Anilin, Fuchsin, β-Naphthylamin	Harnwege, bes. Blase
ASKANAZY 1900	Haff-Fischer	Parasitäre Gifte	Gallengänge
GLOINE 1931	Asbestarbeiter	Asbest	Lunge
BETKE 1933	Chromarbeiter	Chromate, Chromfarben	Lunge
	Nickelarbeiter	Nickel, Kupfer	Nase, Lunge

ist nach den Methoden, wie sie die Berufskrebse inauguriert haben, manche Krebsnoxe klar erkannt, experimentell geprüft und vielfach vermeidbar geworden. Bei keiner einzigen anderen Krankheit sind so viele verschiedene Krankheitsursachen bekannt geworden (s. Kapitel 5—8), wie beim Krebs.

Spricht man von Berufskrebs, so verbindet man damit die Vorstellung der Krebslokalisation am Ort der Noxenwirkung. Diese Vorstellung ist jedoch nur bedingt richtig. Tatsächlich steigt die *allgemeine Krebsgefährdung* der Berufskrebsnoxen Exponierten weit über den Durchschnitt an. HILL und LEWIS (1948) z. B. fanden bei Arbeitern einer Fabrik, die anorganische Arsenverbindungen herstellt, 29% Krebstodesfälle gegenüber 13% im Vergleich mit 3 anderen Berufsgruppen.

Der Überschuß betraf die Arbeiter der chemischen Prozesse einschließlich der Ingenieure und Packer, fehlte jedoch völlig bei anderen Arbeitern der gleichen Fabrik, z. B. den Druckern, Kistenmachern usw. Der Unterschied kann unmöglich bloß auf Zufall beruhen.

Solche Beobachtungen zeigen, wie wichtig die *Berufsdifferenzierung beim Krebsbefall* wäre. Vorläufig sind einschlägige Erhebungen größeren Stiles nur in England, vor allem durch E. L und N. M. KENNAWAY (1947) angestellt.

Bei der Lokalisation fällt das sehr häufige *Befallensein des Scrotums* (s. Monographie von HENRY 1946) auf. Hier kommen zahlreiche Begünstigungen zusammen die Haut ist faltenreich (die Substanzen bleiben leicht haften), sie wird, sobald sie durch Schweiß und Ruß oder dgl. gereizt ist, wegen Schmerzhaftigkeit mangelhaft gereinigt, sie wird durch die verschmierte Arbeitskleidung gescheuert, und endlich ist der in der Scrotalhaut wegen der Löslichkeit vieler dieser Stoffe im Fett ihrer reichlichen Talgdrüsen die Resorption der Noxen besonders stark. Diese Kombination mehrfacher, aber ungünstiger Faktoren, die dann erst die spezielle Lokalisation bestimmen, spielt gerade bei Berufskrebsen eine große Rolle. Man spricht in solchen Fällen von *Syncarcinogenese*, ein Begriff, dem ein eigener Abschnitt (10. Kapitel, S. 486) gewidmet sein wird als Ausdruck dafür, wie groß seine Bedeutung gerade bei den häufigen Krebsen ist.

Im nächsten Kapitel wird an zwei Beispielen (S. 78) dargestellt werden, inwieweit sich solche klinischen Beobachtungen statistisch zweifelsfrei sichern lassen. Im 7., 8. und 9. Kapitel wird sich zeigen, daß gerade diese Noxen der Teerkrebse bei ihrer chemischen Erforschung eine, fast möchte man sagen, überwältigende Aufklärung gefunden und überaus vielseitige Fragestellungen heraufgeführt haben.

Tabelle 5. *Berufskrebs durch physikalische Noxen*

Entdecker	Berufsart	Schädigende Noxe	Vorwiegende Krebslokalisation
Agricola 15. Jh.	Grubenarbeiter	Radium-Emanation	„Schneeberger und Joachimsthaler Lungenkrebs"
	Hirten, Straßenhändler in Tibet	Hitze	Bauchhaut („Kangrikrebs")
	Lokomotiv- und sonstige Heizer	Hitze	Unterschenkel („Schienbeinkrebs")
UNNA 1894	Seeleute („Seemannshaut")	Licht	Gesicht, Hände
FRIEBEN 1902	Röntgenärzte und Röntgenpersonal	Röntgenstrahlen	Hände, Vorderarme
DUBREUILH 1907	Bauern, Farmer („Landmannshaut")	Licht	Gesicht, Hände
LEITSCH-SEQUIRA 1920	Radiumtherapeuten	Radium	Hände, Gesicht
MARTLAND 1929	Leuchtzifferblattmalerinnen	Radium-, Mesothor	Knochensarkome

Eine 2. Gruppe von Berufskrebsen umfaßt *chemische Stoffe verschiedener Art* (s. Tab. 2). Wie die Teerkrebse, enthüllen sie die Tatsache, daß Industrie und Technik mancherlei Opfer unter den Arbeitern bestimmter Betriebe gefordert haben. Zum zweiten Male deckt die ärztliche Beobachtung auf, daß der Krebs, so variabel auch seine Ursachen sind und so viele auch noch unbekannt sein mögen, unter anderem mit ein Tribut an die Industrialisierung unserer Zeit ist. Während bei den Teerkrebsen die Haut, vor allem die des Scrotums, die bevorzugte Lokalisation war, sind es bei der 2. Gruppe neben der Haut vor allem die Schleim-

häute des Respirationstraktes (Resorption eingeatmeter Noxen) und des Harntraktes (Ausscheidung von Umwandlungsprodukten), die vom Krebs betroffen werden.

Bei solchen chemischen Berufsnoxen kommen aber nicht nur Krebse an Stellen der Exposition, Ablagerung oder Ausscheidung vor. Auch *Fernkrebse* sind beobachtet. So fanden CRUICKSHANK und SQUIRE (1950) aus Anlaß einer Untersuchung von Maschinenarbeitern, soweit sie stark Mineralölen ausgesetzt waren, in den Krankenhäusern von Birmingham aus den letzten 10 Jahren 34 Fälle von *Hodenkrebs*. Davon betrafen 6 Fälle Maschinenarbeiter, 6 andere Arbeiter der Maschinenindustrie, die ebenfalls ständig der Verunreinigung mit Öl ausgesetzt gewesen sind, und 13 Fälle bei Arbeitern, die mit Pech, Teer und ähnlichen Stoffen arbeiteten.

Es ist dankenswert und verdienstvoll, daß ein hoher Gewerbeaufsichtsbeamter (BÖNIG) und ein Gewerbearzt (HOLZ) als Forschungsauftrag der Gesellschaft zur Bekämpfung der Krebskrankheiten in Nordrhein-Westfalen *die carcinogenen Substanzen in der Wirtschaft* erfaßt und a) nach Art der Stoffe, b) der Betriebe und c) die einschlägigen gesetzlichen Verordnungen, Vorschriften, berufsgenossenschaftlichen Merkblätter usw. zusammengestellt haben (1959).

Die Aufstellung umfaßt folgende *Einwirkungen*:

Anthracen	Kohle	Spindelöl
Aromatische Amine	Kreosot	Teer
Arsen	Methylcholanthren	Radioaktive Substanzen
Asbest	Mineralöl (roh)	Röntgenstrahlen
Asphalt	Paraffin (roh)	Ultraviolette Strahlen
Benzol	Pech	Verbrennung
3,4-Benzpyren	Ruß	Strahlende Hitze
Chrom	Schieferöl	
Isopropylöl		

Die Liste *der Betriebe*, in denen carcinogene Substanzen auftreten können, umfaßt insgesamt 106 Berufe, Betriebe, Verwendungsarten usw. Wir werden im 8. und 9. Kapitel bei den betreffenden Stoffen jeweils die gefährdeten Betriebe aufführen.

Eine Untergruppe bilden *Giftstoffe parasitären Ursprungs*, deren chemische Natur noch unbekannt ist.

Der älteste Berufskrebs dieser Art ist der Bilharziakrebs im nahen Orient. Die Fellachen ziehen sich, bei der Feldbestellung im Nilschlamm watend, die Infektion mit einem Parasiten, dem Schistosoma haematobium bilharzii zu. Der Parasit führt durch seine Giftwirkung in 5% aller Bilharziaerkrankungen (GÖBEL 1905) zu Bilharziakrebs vor allem der Blase, aber auch der oberen Harnwege, ferner vor allem noch des Colons (Näheres bei IBRAHIM PASCHA 1936). 1900 beschrieb ASKANAZY bei Fischern des kurischen Haffs als Berufskrebs einen Gallengangskrebs, der auf eine Infektion mit dem Egel opisthorchis felineus zurückzuführen ist. Die Fischer infizieren sich während der Fahrten auf See beim Genuß von rohem, mit dem Parasiten infizierten Fischfleisch.

Die 3. Gruppe von Berufskrebsen (Tab. 5) allesamt erstmals von Ärzten an Krebskranken entdeckt, verdankt physikalischen Noxen ihre Entstehung. Zahlenmäßig kommt die größte Bedeutung dem „Lichtkrebs" (s. 9. Kapitel) bei Ackerbauern, Seeleuten, Gärtnern, Hirten usw. zu. Bei diesen Berufen entwickeln sich an den dem Licht ausgesetzten Körperstellen (Gesicht, Hände, Vorderarme) nach längeren Vorstadien (s. S. 36) Hautkrebse, nicht selten an mehreren Stellen (Abb. 8) zugleich oder hintereinander.

Die Mehrzahl der Berufskrebse betrifft verständlicherweise Männer, und Frauen nur, wenn es sich um Beschäftigungen handelt, die nur von Frauen ausgeführt werden. Als Beispiel seien der *Lippenkrebs bei Spinnerinnen* und die *Knochensarkombildung bei Leuchtzifferblattmalerinnen* angeführt.

Der *Lippenkrebs bei Spinnerinnen* von Flachs, Hanf oder Schafwolle, ist vor allem auf dem Balkan (Näheres KÖRBLER und FRANK 1955) bekannt geworden. Die Frauen ziehen den Spinnfaden zum Befeuchten zwischen den Lippen durch. Im Gegensatz zum Lippenkrebs der Pfeifenraucher, der fast nur die Unterlippe betrifft, sind hier Ober- und Unterlippe fast gleich häufig betroffen. Mechanische Verletzungen ermöglichen die Einbringung von Flachsfasern und Flachsstaub. Welch letzterer neben dem Flachswachs, einem Kohlenwasserstoff, mehrere Bestandteile enthält, die als potentiell cancerogen angesehen werden müssen.

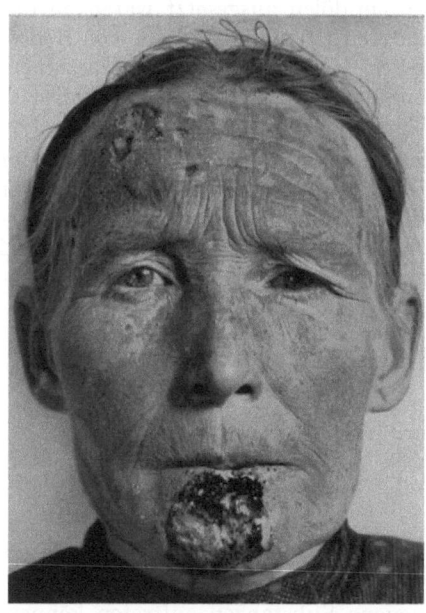

Abb. 8. Mehrfache Hautkrebse im Gesicht bei sog. „Landmannshaut", auf der Grundlage einer „Lichtdermatose" als Beispiel einer Reizpraeneoplasie

Es wird sich auch weiter noch zeigen, daß es keine großen Gruppen von Ursachen für die Krebsentstehung gibt, bei der nicht der Mensch gewissermaßen das erste unfreiwillige Versuchsobjekt in Form von Berufskrebsen gewesen ist. Ohne sonst den speziellen Abschnitten vorzugreifen, sei hier das vorweggenommen, was allen *Berufskrebsen gemeinsam* ist und was sich allein aus den klinischen Beobachtungen ableiten läßt:

a) die Betroffenen sind den Schädigungen Jahre, oft jahrzehntelang ausgesetzt gewesen,

b) zwischen Exposition und Krebsbeginn liegt stets eine lange Latenzperiode,

c) die Krebse kommen oft noch zur Entwicklung, auch wenn die Schädigung bereits lange Zeit nicht mehr einwirkte,

d) jeder Berufskrebs hat sein spezifisches Erfolgsorgan bzw. -gewebe,

e) im Gegensatz zu dem meist nur solitären Krebs tritt der Berufskrebs öfter multipel auf,

f) nicht alle Gefährdeten erkranken. Der relativ geringe Prozentsatz der bei gleicher Exposition Erkrankenden zeigt, daß bei der Entstehung auch Zufallsfaktoren (s. 11. Kapitel) mit hereinspielen,

g) der Berufskrebs bevorzugt einen bestimmten morphologischen Krebstyp,

h) die meisten Berufskrebse sind Carcinome, selten Berufssarkome,

i) jeder Berufskrebs hat sich als experimentell reproduzierbar erwiesen.

k) der Berufskrebs ist nach Klärung der Ursachen in den meisten Fällen verhütbar geworden.

l) Der Berufskrebs ist die bisher wichtigste Grundlage einer wirksamen Krebsprophylaxe (s. 17. Kapitel). Jedoch ist das „exogene carcinogene Spektrum" (HUEPER 1948) der Berufskrebse sicher noch nicht vollständig.

Soviel an allgemeinen Tatsachen. Auf die speziellen Beispiele wird in den Kapiteln über Krebsentstehung eingegangen werden. Aber schon jetzt kann vorweggenommen werden, daß der Berufskrebs der Motor für die ganze Ursachenforschung auf dem Krebsgebiet geworden ist. Ist der Berufskrebs für den Betroffenen ein Krebs wie alle anderen auch, so ist er aber in einem Punkt von allem klar unterschieden: seine Ursachen sind eindeutig erkenn- und übersehbar, ja man kann ruhig behaupten: das meiste, was wir über exogene Krebsursachen überhaupt wissen, hat von den Ursachen der Berufskrebse seinen Anfang genommen. Ist auch der Weg vom „Schornsteinfegerkrebs" angefangen bis zu den chemisch und physikalisch genau erforschten krebserzeugenden Noxen ein weiter, so ist unbestritten, daß der Weg in der exakten empirischen Beobachtung in der *Klinik* am Krebskranken seinen Anfang genommen hat.

b) Inkorporierung carcinogener Stoffe. Die Klinik vermittelt auch das erste Wissen über die *Eintrittspforten* krebsbegünstigender Noxen als Voraussetzung — buchstäblich genommen — der Einverleibung *("Inkorporierung") carcinogener Stoffe*. Es sind dies

1. der *Kontakt* mit der äußeren *Haut* bzw. die Einstrahlung in diese (z. B. bei ultravioletten Röntgen- und anderen Strahlen),

2. die *Inhalation* mit der Atemluft (Staub, Gase, Rauch, Fremdkörper, radioaktive Stoffe gasförmiger und zerstäubter Art),

3. die *perorale Zufuhr* durch den Magen-Darm-Kanal: a) (bei der Aufnahme von Wasser, Nahrungs- und Genußmitteln), b) (durch Verschlucken von Niederschlägen mit der Atemluft zugeführter Stoffe auf den Schleimhäuten der oberen Luftwege),

4. die direkte *Einbringung in die Blutbahn* oder in die Gewebe durch perforierende Verletzungen, vor allem durch *Injektionen* aus medizinischer Indikation,

5. die *Einstrahlung* durch die intakten Bedeckungen (kosmische Strahlen, alle Formen von Strahlendiagnostik und Strahlentherapie).

6. *Anhangsweise* muß auch noch der *transplacentare Weg* vom mütterlichen auf den fetalen Organismus während der Zeit der Schwangerschaft erwähnt werden. Es spielt natürlich selten, vorkommenfalls aber bei der intrauterinen Tumorinduktion und dem Zustandekommen angeborener Geschwülste (s. 6. Kapitel) eine Rolle.

c) Krebs durch körpereigene Ursachen. Aber nicht bloß brutale exogene Krebsnoxen, wie beim Berufskrebs, auch *körpereigene Stoffe* können, soweit sie *unphysiologisch zur Wirkung* kommen, die *Krebsentstehung begünstigen*. So haben Frauen, die geboren, aber nicht gestillt haben, einen höheren Prozentsatz an Brustkrebs als Frauen, die lange Zeit stillten. Das Alternativexperiment lieferten früher die alten Kasten in China. Nach CHASE (1947) haben Frauen der Mandarinklasse, die ihre Kinder sofort nach der Geburt Ammen zum Stillen übergeben, den höchsten und die Ammen, die ihre eigenen und der Mandarinfrauen Kinder über lange Zeit stillten, den niedrigsten Prozentsatz von Brustkrebs. Auch nach langdauernder, meist ärztlich verordneter hochdosierter Follikelhormonbehandlung, gleichviel aus welcher Indikation, entsteht Brustkrebs häufiger, als der Erwartung entspricht. Wir haben es also hier, wenn man so will, mit *inneren Krebsursachen* zu tun, wiederum bei Einwirkungen wider die menschliche Natur. Wir kommen auf die *Frage "endogener Carcinogene"* im 4. Kap. (S. 171 ff.) und im 8. Kap. (S. 372 ff.) ausführlich zurück.

Die aus inneren Ursachen entstandenen und die Berufskrebse leiten über zu der Feststellung, daß dem Krebsbeginn meist eine *Vorerkrankung* vorangeht, die zwar noch nicht Krebs darstellt, der aber Krebs so oft folgt, daß man umgekehrt folgern muß: viele Krebse haben ihre entsprechende Vorerkrankung.

d) Krebsbegünstigung durch Lebensgewohnheiten sowie durch Fremdstoffe in Nahrungs- und Genußmitteln. Nicht nur das eiserne Muß des Berufs, auch alltägliche Gewohnheiten, Beschäftigungen mehr häuslicher Art, Nahrungsmittelzusätze, Arzneimittel, Genußmittelgepflogenheiten u. a. können die Krebsentstehung fördern und seine Lokalisation bestimmen. In diesem Zusammenhang seien erwähnt: der *Lippenkrebs* der *Pfeifenraucher*, der *Mundhöhlenkrebs nach Betelnußkauen*, der *Lippenkrebs der Flachsspinnerinnen* (auf dem Balkan Hausfrauen-, keine Berufsarbeit!) der *Kangrikrebs* der Tibetaner und bei entsprechender Dosis und Gewohnheit der *Bronchialkrebs der Tabakraucher*. Alle diese Fragen werden in den Kapiteln über „Chemie und Krebs" sowie über Krebs durch physikalische Einwirkungen" ausführlich ihre Würdigung erfahren.

6. Vorkrebskrankheiten. (Praeneoplasie)

Es ist dem Kliniker schon seit der „Seemannshaut" (UNNA 1894) und seit der „Landmannshaut" (DUBREUILH 1907) geläufig, daß es gewisse, zunächst lange Zeit noch gutartige Erkrankungen gibt, denen erfahrungsgemäß später bald häufiger, bald seltener Krebs nachfolgt, so daß man diese Vorstadien des Krebses als Praecancerosen (DUBREUILH 1896) oder *„praecarcinomatöse Krankheiten"* (ORTH 1911) oder heute als „Vorkrebs", Praecancer, oder den Zustand als Praecancerose, Praesarkomatose oder umfassender als Praeblastomatose oder am besten wohl als Praeneoplasie bezeichnet. Die *Praeneoplasie* wäre sonach als eine langdauernde Gewebsveränderung zu *definieren*, die ohne selbst schon Krebs zu sein, die Wahrscheinlichkeit und Tendenz erkennen läßt, schließlich zu Krebs zu führen. Für die große Mehrzahl der Berufskrebse (und die sie nachahmenden experimentellen Krebse!) kann man überspitzt zwar, aber doch zutreffend sagen: *nicht jeder Praecancer wird ein Cancer, aber fast jeder Cancer hat seinen Praecancer.*

Der *Begriff* ist auch heute noch umstritten, vor allem deswegen, weil Krebs zwar folgen *kann*, aber nicht folgen *muß*. Auch ist die Häufigkeitsquote sehr variabel. Vor allem rückten *Pathologen* wie STERNBERG, ASKANAZY (1931), BORST (1923) u. a. dem Begriff scharf zu Leibe. Vom rein anatomischen Standpunkt aus ist dies verständlich, da ja zwar die gegenwärtige Veränderung als solche, nicht aber der künftige Krebseffekt morphologisch faßbar ist. Wohl hat BORST (1941) von seinem Standpunkt aus recht, wenn er sagt: „Einen histologisch-spezifischen Praecancer gibt es nicht". Vom Standpunkt der Klinik aus ist dagegen zu sagen: das, was man histologisch nicht sieht, kann trotzdem existieren. Auch die experimentelle Krebsforschung hat gezeigt, daß der Praecancer die Zellen für den Cancer vorbereitet. Man kann also auch als Morphologe den Ausdruck nur begriffstechnisch bekämpfen, seinen Begriffsinhalt aber unmöglich bestreiten. Viele Pathologen, wie ORTH (1911), FISCHER-WASELS (1928), ASCHOFF (1936), STAEMMLER (1937, 1941), HAMPERL (1941) u. a. behalten daher den Begriff auch für die Morphologie ausdrücklich bei.

Mit STAEMMLER (1941) unterscheidet man zweckdienlich *obligate*, d. h. mit hoher Wahrscheinlichkeit oder Sicherheit zum Krebs führende und *fakultative Praecancerosen* d. h. solche, bei denen der Übergang nur in einem kleineren Prozentsatz erfolgt.

Für den *Kliniker* ist der Begriff nicht wegdenkbar, gibt es ja eine Reihe von Krebsen, für die das „terrain cancerisable" (REDING 1932) die conditio sine qua non darstellt. Auch diagnostisch ist die Feststellung einer typischen Vorerkrankung oft von hohem Wert. Schließlich ist er auch in der täglichen Fürsorge für die Kranken von großem Nutzen, denn durch die ganze Krebsbekämpfung und Krebsverhütung tönt der Ruf nach der Frühdiagnose und Frühbehandlung. Hier aber hat man nicht nur den Frühkrebs, sondern sogar den Vorkrebs vor sich. So wird der Kliniker den Begriff immer beibehalten, beglückt darüber, daß man wenigstens für einen Teil der Krebse eine spätere, erhöhte Krebsgefährdung an gewissen Vorstadien erkennen kann.

Eine Sonderstellung unter den Praecancerosen beansprucht das *praeinvasive Oberflächencarcinom* (**„Carcinoma in situ"**), sei es der Cervix, der Bronchien, der Glans penis oder anderer Lokalisationen. Es handelt sich dabei noch nicht um ein eigentliches Carcinom, da destruktives Tiefenwachstum (noch und oft noch lange) fehlt und weil Metastasen nicht oder noch nicht gesetzt werden. Es handelt sich aber auch nicht mehr um eine bloße Praecancerose, da offenbar spontane Rückbildungen vorkommen. Da es sich um eine reine histologische Diagnostik handelt, soll das „Carcinoma in situ" erst im 3. Kapitel (s. S. 121 ff.) besprochen werden.

Überblickt man zunächst die rein klinisch feststellbaren Praeneoplasien, so zeigt sich, daß man zweckdienlich *zwei große Gruppen* unterscheidet, eine erste, bei der chronisch schädigende Reize bis dahin gesunde Gewebe in den Zustand der Praeneoplasie versetzen, und eine zweite, bei der gutartige Geschwülste oder Gewebsmißbildungen Anlaß zu späteren Krebsen bilden. Dazu werden später Erfahrungen mit experimentellen Praeneoplasien hinzukommen.

a) Reizpraecancerosen. Klinisch ist den *Reizpraeneoplasien* dreierlei gemeinsam: 1. es handelt sich um chronische Reizzustände, die dem Vorkrebs und dem Krebs vorausgehen; 2. zwischen der Reizwirkung und der Praeneoplasie liegt ein primäres, latent praeneoplastisches Zwischenstadium scheinbarer Gesundheit; 3. zwischen manifester Praeneoplasie und Krebsbeginn liegt ein sekundäres, latent neoplastisches Zwischenstadium. Rein klinisch ist nicht gesagt, daß der gleiche Reiz, der Gewebe praeneoplastisch macht, sie unbedingt auch neoplastisch machen müsse. Später werden Beispiele gebracht werden, welche zeigen, daß in früherer Zeit auf Praeneoplasien Reizwirkungen losgelassen wurden, die selbst krebsfördernd sind. Die Ärzte haben sich vordem selbst bei ausgesprochenen Praeneoplasien keine Gedanken über iatrogene, d. h. durch den Arzt selbst induzierte Krebse gemacht. Beispiele werden im Abschnitt über Syncarcinogenese (10. Kapitel) gebracht werden.

Die *praktisch wichtigsten Praecancerosen* sind die *chronische Gastritis*, vor allem bei der histaminrefraktären Achylie (Näheres bei KADE 1949), aber auch bei der „Stumpfgastritis" vor längerer Zeit resezierter Mägen und die mit langdauernder Epithelmetaplasie einhergehende und dann meist unheilbare *chronische Bronchitis*, vor allem die Raucherbronchitis als häufigste Vorstufe des Bronchialkrebses. Merkwürdigerweise wird die chronische Bronchitis als Praecancerose immer wieder bestritten. Ganz zu unrecht! Wie wollte man sich beim Bronchialkrebs die histologisch häufigsten Typen des verhornenden und nichtverhornenden und des kleinzelligen Bronchialcarcinoms erklären, wenn nicht, als Voraussetzung ihrer Entstehung, die Metaplasie des cylindrischen Bronchialepithels in Plattenepithel vorausgegangen wäre? Auf normaler Bronchialschleimhaut könnten höchstens Cylinderzell- und Adenocarcinome entstehen. Wie eben der Hautkrebs nie auf heiler Haut entsteht, so entsteht auch der Bronchialkrebs so gut wie nur auf vorher chronisch geschädigter und metaplastisch umgebauter Schleimhaut. Die Beziehungen zwischen chronischer Bronchitis und Bronchialkrebs sind durch eine ganze Reihe von Erhebungen (vgl. GYURECK-VÁGÓ und SCHERRER 1958, dort weitere Literatur) sichergestellt.

b) Praeneoplasien auf der Grundlage von Systemerkrankungen, Gewebsmißbildungen und benignen Tumoren. Bei der 2. Gruppe bedingen angeborene oder erworbene *gutartige Geschwülste, Systemerkrankungen, Gewebsmißbildungen* latent praeneoplastische Zustände. Es braucht aber doch, wie v. MEYENBURG (1943) sich ausdrückt, „der Reiz, der eine Zelle neoplastisch macht", durchaus „nicht der gleiche zu sein wie der, der sie praeneoplastisch gemacht hat; diese Reize können ganz verschiedener Natur sein". Bei der Polyposis des Magens oder Dickdarms z. B. können es Noxen, die mit der Nahrung zugeführt werden, Entzündungen u. dgl. sein, die unabhängig von der Erzeugung der Praeneoplasie die endgültige Krebsumwandlung (Cancerisierung) hervorrufen.

Chronische Reizzustände sind offenkundig z. B. bei den jahrzehntelangen Lichteinwirkungen auf die „Landmanns- und Seemannshaut" als Musterbeispiel solcher „Lichtdermatosen" im Spiel. Immer ist es nur die dem Tageslicht ausgesetzte Haut im Gesicht, an den Händen und Vorderarmen, die später dann an „Lichtkrebs" erkrankt. Handgreiflich ist die Reizwirkung jahrzehntelang bestehender Gallensteine auf die chronisch entzündliche Gallenblasenschleimhaut: der Gallenblasenkrebs kommt zu fast 90%, also fast nur in der steinhaltigen Gallenblase vor. Dabei ist es im Effekt gleich, ob z. B. die Empfänglichkeit der Haut für solche

Tabelle 6. *Praeneoplasien beim Menschen auf der Grundlage chronischer Reizschädigungen*

Organ bzw. Gewebesystem	Praeneoplasie	Späterer Krebs
Haut	Licht- \} dermatose Röntgen- Teer- Arsen- Lupus-	„Lichtkrebs" Röntgenkrebs Teerkrebs Arsenkrebs Lupuskrebs
	Keratoma senile Paget-Mörbus Kondylome	\} Hautkrebs
	Brand- Syphilitische \} Narben Fistel-	\} Narbenkrebs
	Ulcus cruris- Chronische Geschwüre	Geschwürskrebs
Knochen	Knochenfisteln	Fistelkrebs bzw. Osteosarkom
Lungen	Bronchitis	Bronchialkrebs
Magen	Magengeschwür	Carcinoma ex ulcere
	Gastritis anacida mit Achylia gastrica	Adenocarcinom, Scirrhus
Dickdarm	Colitis ulcerosa	Adenocarcinom
	Fistula recti	Fistelkrebs
Leber, Gallenwege	Lebercirrhose	Leberkrebs
	Cholelithiasis	Gallenblasen-Carcinom
Cervix	Portioerosionen	Portio-Carcinom
Vagina	Craurosis vulvae	Vulvacarcinom
Praeputium	Phimose Balanitis xerotica Erythroplasie	\} Peniscarcinom

Tabelle 7. *Praeneoplasien beim Menschen auf der Grundlage von Systemerkrankungen, von Gewebsmißbildungen oder von gutartigen Geschwülsten*

Organ bzw. Organsystem	Praeneoplasie	Späterer Krebs
Haut	Naevus pigmentosus	malignes Melanom
	Bowensche Dermatose	Hautcarcinom
	Xeroderma pigmentosum	Hautcarcinom (meist multipel)
	Epidermodysplasia verruciformis	Hautcarcinom (meist multipel)
	Atherome	Hautcarcinom (oft multipel)
Schleimhäute	Leukoplakie	Zungen-, Portio-, Peniscarcinom
Larynx	Polyposis	Kehlkopfcarcinom
Knochensystem	Ostitis deformans Paget	Osteosarkome
	Exostosen und Ecchondrome	Chondrosarkome
	Ostitis fibrosa	Osteosarkom
	Leontiasis ossea	Osteosarkom
Nervensystem	Neurofibromatose	Fibrosarkome (s. Abb. 9)
Magen/Darm	Polyposis	Adenocarcinom
Uterus	Blasenmole	Chorionephitheliom
Mamma	Mastopathia cystica	Mammacarcinom
	Milchgangspapillom	papillares Mammacarcinom
	Gynaekomastie	Mamma-Carcinom
Schilddrüse	Struma nodosa	Struma maligna
Hoden	Retentio testis	Hodentumoren
Lymphatisches System	Großfollikuläres Lymphoblastom (Brill-Simmersche Krankheit)	Lymphosarkom

Reizschäden eine erworbene oder angeboren-ererbte ist. Ein Beispiel der letzteren ist das Xeroderma pigmentosum (Abb. 63, S. 239), eine angeborene, recessiv vererbbare Erkrankung, die für die Betroffenen eine Schutzlosigkeit gegenüber dem ultravioletten Anteil unseres Sonnenlichtes bedeutet, ein Leiden, welches über ähnliche Vorstadien, wie bei der sog. Landmanns- oder Seemannshaut, schließlich zu vielfachen Hautkrebsen, am Ende stets mit tödlichem Ausgang, führt.

Solche *erworbene Praecancerosen* sind gewissermaßen die Brücke zwischen Gesundheit und Krebs. Fortdauernde und immer wieder neu wiederholte, gleiche oder ähnliche Noxen sind die Promotoren für die Vorkrebsfortentwicklung: *repetitio stimuli mater praecanceris*. Was die Latenzzeit zeitlich ist, das ist die Praecancerose geweblich. In den Geweben induzieren chronische Reize eine *Gewebsregeneration*, d. h. sie lösen Zellteilungen aus, die sie selbst zugleich aber stören. Auf dem Terrain solcherart geschwächter Gewebsabwehr geben dann *gesteigerte und gestörte Mitosen* cancerogenen Stoffen eine erhöhte Chance, in den Regulationszentren dieser Zellen jene *Änderung im genetischen Substrat* zu vollbringen, die eben das Wesen der Cancerisierung, die Entdifferenzierung bei gleichzeitiger Enthemmung der Zellteilung, ausmachen. So ist die Praecancerose aus der Carcinogenese schwer wegdenkbar. Ja, man fragt sich: gibt es denn überhaupt

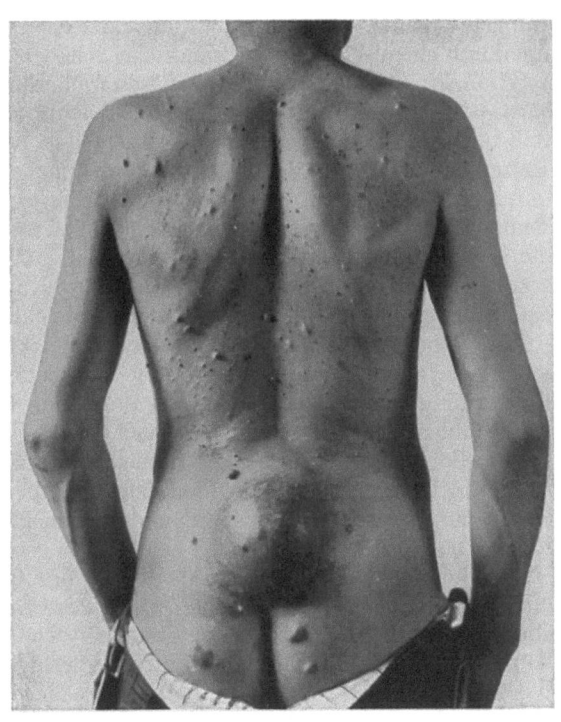

Abb. 9. Spindelzellsarkom der Kreuzbeingegend bei Recklinghausenscher Neurofibromatose als Beispiel einer Praesarkomatose auf der Grundlage einer Systemerkrankung. (Näheres S. 238)

einen Cancer ohne Praecancer? Sicherlich gibt es das, aber nicht der Regel nach.

Der chronische Reiz als Schrittmacher des Krebses ist so offenkundig, daß es nicht wundernimmt, daß er zum Anlaß einer Krebstheorie wurde, der „Reiztheorie", die die Krebsentstehung mit dem Reiz als Generalnenner zu deuten sucht [Näheres bei BORST 1924, FISCHER-WASELS 1927 (S. 1551 ff.), WÄTJEN 1937]. Damit tritt zum ersten Male etwas in den Gesichtskreis, was man am besten als *theoretische Cancerologie* bezeichnen sollte. Allgemeine und zusammenfassende Bemerkungen sollen jedoch erst folgen (11. Kapitel), wenn auch andere Krebstheorien gewürdigt sind.

c) Reiztheorie der Geschwulstentstehung. Sie ist, obgleich sie vom Pathologen VIRCHOW (1863) stammt, im Grunde eine klinische Theorie. Aus der rein klinischen Tatsache, daß die Krebsentstehung durch eine große Zahl äußerer Reize ganz verschiedener Art gefördert werden kann, wird die Folgerung einer Krebstheorie gezogen. Soweit VIRCHOW morphologisches Beweismaterial mit heranzog, so waren das vielfach Geschwülste, die man heute nicht mehr unter die malignen Tumoren, sondern unter die infektiösen Granulome einreiht. Zur Begründung der „Theorie" verweist man auf die Berufskrebse, angefangen vom Schornsteinfegerkrebs über den Arsenkrebs, das Röntgen- und Radiumcarcinom, über den Schneeberger Lungenkrebs bis zum Teerkrebs und Krebs der Anilinarbeiter, ferner auch die Fälle von Reizkrebsen sonstiger Art, wie beispielsweise den Lippenkrebs der Pfeifenraucher, den Speiseröhrenkrebs der Kautabakkonsumenten, den Kehlkopfkrebs der starken Raucher, den Kangrikrebs, den Krebs auf dem Boden alter Krampfadergeschwüre, alter Knochenfisteln, alter Verbrennungsnarben, den Lupuskrebs und schließlich auch die experimentellen Krebse (s. 8. u. 9. Kapitel), die durch chemische und physikalische Schäden hervorgerufen werden.

Epikritisch besehen ist die „*Reiztheorie*" überhaupt *keine Theorie* der Geschwulstentstehung; sondern nur eine der Krebs*begünstigung*. Wenn auch zuzugeben ist, daß in der Kettenreaktion der Carcinogenese Krebs häufig nach langdauernden Reizen entsteht, so sind aber in anderen ähnlichen Fällen die gleichen Reize nicht von Krebs gefolgt. In den „positiven" Fällen entsteht er nicht auf „Reize" hin, sondern als Folge von krebserregenden Stoffen und krebsauslösenden Strahlungen, die im Laufe der Zeit zusätzlich einwirken, gar nicht selten durch Maßnahmen ärztlicher Behandlungsversuche (Näheres 10. Kapitel). Enthält der „Reiz" keinen carcinogenen Faktor, so entsteht auch trotz jahrelangen Reizes kein Carcinom.

Die Reiztheorie erklärt nicht, wieso ein Reizkrebs noch auftritt, wenn der Reiz schon seit Jahren nicht mehr wirkt. Sie sagt nichts darüber aus, warum der gleiche Reiz unter gleichen Bedingungen oft nicht zum Reizkrebs führt. Sie gibt auf das Kernproblem der Krebsfrage: wie macht denn ein Reiz eine Körperzelle zu einer Krebszelle, keine Antwort. Die Reiztheorie ist infolgedessen nur eine Theorie über irgendwelche causae remotae, aber nicht über die causa proxima der Krebsgenese, also keine Theorie über das Zustandekommen des spezifischen Effektes dieser Reize. Die Reiztheorie ist eine Theorie über gewisse unspezifische vorbereitende extracelluläre Schädigungen, sie ist eine Theorie für die Praeneoplasie, *sie sagt aber nichts aus über das spezifisch krebsentscheidende intracelluläre Ereignis*, nichts aus über die eigentliche Blastogenese, d. h. über den Umschlag der bis dahin normalen Körperzelle in die Krebszelle und nichts über das in den Krebszellen verkörperte Wesen des Krebses. Kurz formuliert: sie ist eine Theorie für den Praecancer, aber nicht für den Cancer. Die Reiztheorie hat als Krebstheorie nur noch historisches Interesse, insofern sie als erste auf die Bedeutung äußerer und innerer Schädigungen („Reize") als Schrittmacher der eigentlichen Carcinogenese hingewiesen hat.

Zusammenfassung. Jeder 5. Mensch stirbt an Krebs. Das Krebsproblem ist somit *das dringlichste Problem der heutigen Medizin* und ein Anliegen der gesamten Menschheit geworden.

Krebs ist eine Neubildung körpereigener, aber körperfeindlicher Gewebe, die durch fortgesetztes Wuchern Organe und Gewebe zerstören, dadurch Krankheitserscheinungen hervorrufen und unbehandelt stets den Tod des Individuums herbeiführen. Krebs ist eine Krankheit sui generis und eine Krankheit wider die Natur.

Die Fähigkeit, an Krebs zu erkranken, ist eine Eigenschaft aller Gewebe und Organe ohne Ausnahme. Krebs besteht aus Krebszellen. Die *Krebszellen* sind die *Träger der Geschwulsteigenschaften*. Die Krebszellen stammen von Körperzellen ab, erfahren jedoch beim Übergang in Krebszellen eine grundlegende *Änderung ihres Zellcharakters*. Jede *Krebszelle* ist in doppelter Hinsicht *eine defekte Zelle*. Die *Cancerisierung* bedeutet einerseits stets ein *Minus an Zellteilungs- und damit Wachstumsregulation*, andererseits implicite ein *Minus in der Differenzierungs-*

höhe. Die Enthemmung der Mitoseregulation führt zu ungehemmter und unkontrollierter Wucherungsfähigkeit, das Absinken der Differenzierungspotenz zu einem Leistungsverlust im Dienste des Muttergewebes. Beides zusammen macht das *Wesen der Malignität* aus. Je unreifer, d. h. je stärker entdifferenziert Krebszellen sind, um so stärker ist ihr Wucherungsvermögen. Desto schneller kommt es dann auch zur Abwanderung und Verschleppung in benachbarte und entfernte Körperstellen *(Metastasierung)* und zur Rückfallbildung liegengebliebener Krebszellen *(Rezidivbildung)*.

Der Übergang von Gesundheit zu Krebskrankheit erfolgt stets unmerklich. Zwischen Krebsentstehung und erster Krebsmanifestation liegt stets ein bald kürzeres, bald längeres Intervall (sog. *Latenzzeit*).

Für *Krebs spezifische Symptome gibt es nicht*, sondern, je nach Sitz, nur Symptome seines Wachstums, seiner Ausbreitung und seiner Komplikationen. Konstant ist später nur die *Tumorbildung*, diese führt ihrerseits bald zur Geschwürsbildung, zu Verlegung von Hohlsystemen, Verdrängung von Nachbargebilden, Einbrüchen in die Umgebung und zu Metastasierung.

Krebs tritt in *2 Hauptklassen* auf, der der epithelialen Geweben und Organen entstammenden *Carcinome* und der von mesenchymalen Geweben sich ableitenden *Sarkome*.

Eine Sonderstellung kommt jenen, zunächst gutartigen Tumoren zu, die zwar nicht metastasieren, aber bei unvollkommener Exstirpation stets rezidivieren, um dann vor allem bei wiederholten nichtradikalen Eingriffen später doch noch maligne zu werden. Für sie ist die Bezeichnung *semimaligne Tumoren* in Gebrauch.

Entscheidend für den Verlauf ist der *biologische Charakter* der Krebsgeschwulst im Augenblick ihrer Entstehung. Die erste Krebszelle bringt die Wachstumsgesetze der weiteren Geschwulst bereits mit.

Spätrezidive und besonders Spätmetastasen beweisen, daß *Krebszellen* viele *Jahre latent* im Körper verweilen können.

Die örtliche Krebserkrankung führt zu vielerlei *Rückwirkungen* auf den Gesamtorganismus, vornehmlich durch abnorme Stoffwechselprodukte (Intoxikation, Krebskachexie). Der zeitliche Verlauf variiert von nur wenigen Wochen Krankheitsdauer bis zu vielen Jahren.

Wegweiser für die Erkennung von *Krebsursachen* sind die vielgestaltigen Formen von *Berufskrebs* durch chemische, physikalische oder biologische Ursachen.

Die Berufskrebse haben auch gelehrt, daß oft dem Krebs eine Vorkrebserkrankung *(Praecancerose)* vorausgeht. Es wird zwar nicht jeder Praecancer zum Cancer, aber viele Cancer haben ihren charakteristischen Praecancer. Praecancerosen entstehen auf der Grundlage chronischer Reizschädigungen der verschiedensten Art oder auf der Basis von Systemerkrankungen, Gewebsmißbildungen oder zunächst gutartigen Geschwülsten. Die Lehre von den Praecancerosen ist aus der Carcinogenese nicht wegdenkbar. Sie ist besonders wichtig als Wegweiser für die Krebsverhütung.

Die „*Reiztheorie*" ist eine Theorie für die Praecancerosen. Sie sagt aus über die vorbereitenden extracellulären Schädigungen, sie sagt aber nichts aus über das krebsentscheidende intracelluläre Ereignis, nichts über den Übergang der bisher normalen Körperzelle in die erste Krebszelle und nichts über das in den Krebszellen verkörperte Wesen des Krebses.

Eine Rolle bei der Krebsentstehung spielen auch *körpereigene innere Ursachen* („endogene Carcinogene"), vor allem jedoch Krebsbegünstigungen durch *Fremdstoffe in Nahrungs- und Genußmitteln, Wasser und Luft*.

Um Maß und Zahl in die Lehre vom Krebs zu bekommen, tut *Krebsstatistik* not.

Literatur

1. Lehrbücher und zusammenfassende Darstellungen

ACKERMANN, L. V., and J. A. DEL REGATO: Cancer, Diagnosis, Treatment and Prognosis. St. Louis 1947. — ADAM, C., u. AULER: Neuere Ergebnisse auf dem Gebiet der Krebskrankheiten. Leipzig 1937.

BAUER, K. H.: Mutationstheorie der Geschwulstentstehung. Berlin. 1928. — Erbbiologie der Geschwülste des Menschen. In K. H. BAUER, HANHART, J. LANGE und G. JUST: Handbuch der Erbbiologie des Menschen. Bd. 4/II. S. 1122 (1940). — Die Mutationstheorie der Krebsentstehung im Lichte ihrer physikalischen und chemischen Beweismittel. Münch. med. Wschr. **90**, 681 (1943). — Das Krebsproblem. Einführung in die Allgemeine Geschwulstlehre. 1. Aufl. Heidelberg 1949. — Chemotherapie maligner Tumoren (Kongreßreferat). Verh. Dtsch. Ges. Inn. Med. **55**, 365 (1949). — Über Chemie und Krebs, dargestellt am „Anilinkrebs" (Kongreßreferat. Langenbecks Arch. klin. Chir. **264**, 21 (1949). — Über Fortschritte in der Krebsforschung (Kongreßreferat). Verh. dtsch. Ges. Ophthalm. **55**, 7 (1949). — Über den heutigen Stand des Krebsproblems (Festvortrag). Wiener klin. Wschr. **63**, 451 (1951). — Exogene Krebsursachen und die Grundlagen der Krebsprophylaxe. 2. Freiburger Symposion. Berlin-Heidelberg S. 249 (1954). — Über Krebsverhütung (Kongreßreferat). Oncologia **10**, 187 (1957). — Allgemeine klinische Geschwulstpathologie. In R. STICH und K. H. BAUER, Lehrbuch der Chirurgie 16./17. Aufl. Berlin-Heidelberg (1958). — BORST, M.: Die Lehre von den Geschwülsten, Bd. I. u. II. Wiesbaden 1902. — Würzbg. Abh. **6** (1906). — Allgemeine Pathologie der malignen Geschwülste. Leipzig 1924. — BÜCHNER, FR., E. LETTERER u. R. ROULET: Handbuch der allgemeinen Pathologie. Bd. 6, Teil 3: Geschwülste. Berlin-Heidelberg 1956.

COENEN, H.: Die Geschwülste. In KIRSCHNER-NORDMANN: Die Chirurgie, Bd. II, 1. Teil, S. 1. Berlin 1928. — CORBOZ, R.: Die Psychiatrie der Hirntumoren bei Kindern und Jugendlichen. Zürich 1958. — CUSHING, H. W.: Tumors of the nervus acusticus and the syndrome of the cerebellopontile angle. Philadelphia: W. B. Saunders 1917.

DELARUE, J.: Le probleme biologique du cancer. 1947.

EULER, H. v., u. B. SKARZYNSKI: Biochemie der Tumoren. Stuttgart 1942. — EWING, J.: Neoplastic diseases. 4. Aufl. Philadelphia u. London 1940.

FISCHER, W.: Krebsfragen. Zur Ätiologie, Pathogenese, Diagnostik, Heilung und Prophylaxe des Krebses. Jena 1949. — FISCHER-WASELS, B.: Allgemeine Geschwulstlehre. Handbuch der normalen und pathologischen Physiologie von BETHE-BERGMANN, Bd. 14/2. Berlin 1928.

GRAFFI, A., u. H. BIELKA: Probleme der experimentellen Krebsforschung. Leipzig 1959. GREENSTEIN, J. P., and A. HADDOW: Advanc. in Cancer Res. (1953/1958).

HINSBERG, K.: Das Geschwulstproblem in Chemie und Physiologie. Dresden u. Leipzig 1942. — HOLMES, G. W., SH. WARREN, E. M. DALAND and CH. C. SIMMONS: Cancer. A Manual for Practitioners. Boston 1940. — HOMBURGER, F., u. W. H. FISHMAN: The physiopathology of cancer. 1953. — HUXLEY, J.: Biological aspects of cancer. London 1958. Dtsch. Übersetzung von CHR. u. CHR. LANDSCHÜTZ, Stuttgart 1960.

IMBERT, L.: Cancerologie clinique et pratique. 1943.

KADE, H.: Die Bedeutung der chronischen Gastritis als praecarcinomatöse Erkrankung. Hamburg 1949. — KÖNIG, F., u. E. SEIFERT: Wesen, Erkennung und Behandlung der Krebskrankheit. Neue dtsch. Chir. **57** (1937.)

LABORDE: La Problème du cancer. Doin, 1951, 286 pp. Fr. 1100. — LEWIN, C.: Die Ätiologie der bösartigen Geschwülste. Berlin 1927.

MAISIN, J.: Cancer. T. I. u. II. Tournai-Paris. 1949. — MASSON, P.: Les tumeurs. Paris 1923. — MONTPELLIER, J. M.: Entretiens carcinologiques. Algier 1952. — MULLIGAN: Syllabus of human neoplasm. Kimpton 1951.

OBERLING, CH.: Le problème du cancer, 2. Aufl. Montreal 1942. Englische Ausgabe (übersetzt von WILLIAM H. WOGLOM), erschienen unter dem Titel „The Riddle of Cancer". New Haven 1944. 3. Aufl. 1946. — Krebs. Hamburg 1959.

PANCOAST, H. K.: J. Amer. med. Ass. **83**, 1407 (1924); **99**, 1391 (1932). — PEUTZ, J. L. A.: Ned. Mschr. Geneesk. **10**, 134 (1921).

RECKLINGHAUSEN, F. D. v.: Über die multiplen Fibrome der Haut und ihre Beziehungen zu den Neuromen. Festschrift f. R. VIRCHOW, Berlin: Hirschwald 1882. — RIBBERT, H.: Das Carcinom des Menschen. Bonn 1911. — RIBBERT, H., u. H. HAMPERL: Lehrbuch der allgemeinen Pathologie und pathologischen Anatomie, 14. u. 15. Aufl. Berlin 1941. — ROUSSY, G.: Le Cancer. Nouv. Traité de Méd., 2. Aufl. Paris 1929.

SCHMIDT, M. B.: Verbreitungswege der Carcinome. Jena 1093. — STERN, K., u. R. WILLHEIM: The biochemistry of malignant tumors. Brooklyn 1943. — STERNBERG, C.: Der heutige Stand der Lehre von den Geschwülsten. Berlin 1926.

TROTTER, W.: Brit. med. J. **2**, 1057 (1911).

VIRCHOW, R.: Die krankhaften Geschwülste. Berlin 1863.

WALTHER, H. E.: Krebsmetastasen. Basel 1948. — WALTER-BÜEL, H.: Die Psychiatrie der Hirngeschwülste. Zürich 1951. — WARBURG, O.: Stoffwechsel der Tumoren. Berlin 1926. — WILLIS, R. A.: Pathology of tumours. St. Louis 1948. — WOLFF, J.: Die Lehre von der Krebskrankheit. 4 Bände. Jena, I. Bd. 1907. II. Bd. 1911. III. Bd. 1913. — IV. Bd. 1928.

ZÜLCH, K. J.: Biologie und Pathologie der Hirngeschwülste. Handbuch der Neurochirurgie. 3. Bd. Berlin-Heidelberg 1956.

2. Einzelarbeiten

ACKERMAN, L. V.: Amer. J. clin. Path. **18**, 602 (1948). — ALBRECHT, E.: Frankfurt. Z. Path. 1 (1907). — ALVAREZ, R. R. DE: Amer. J. Obstet. Gynec. **54**, 91 (1947). — ARNSPERGER: Beitr. path. Anat. (Suppl.) **7**, 283 (1905). — ASCHOFF, L.: Tumori **10**, 337 (1936). — ASKANAZY, A.: Dtsch. med. Wschr. **1923**, Nr. 49. — Schweiz. med. Wschr. **1931**, Nr. 13, 289.

BAADER, E. W.: In ADAM-AULER (siehe dort), S. 104. — BADE, H.: Strahlenther. **76**, 449 (1947). — BAENSCH, W.: Fortschr. Röntgenstr. **29**, 499 (1922). — BARD, L., u. A. PIC: Rev. Med. **8**, 257 u. 363 (1888). — BAUER, K. H.: Langenbecks Arch. klin. Chir. **189**, 123 (1937). — Verh. dtsch. path. Ges. **30**, 239 (1937). — BERMAN, C.: J. Nat. Cancer Instit. **15**, 1645 (1955). — BETKE: Jber. preuß. Gewerbe-Med. Räte 1933. — BÖNIG u. HOLZ: Mitteilungsdienst Ges. Bekämpfg. Krebskr. in Nordrhein-Westf. **3**, 45 (1959). — BOESCH, Schweiz. med. Wschr. **1935**, 668. — BORST, M.: Münch. med. Wschr. **1923**, 1070; 1941 (Sonderdruck: Streiflichter über das Krebsproblem. München 1941). — BROGHAMMER, H.: Beitr. path. Anat. **120**, 242 (1959). — BÜNGELER, W.: Danzig. Ärztebl. **1934**, Nr. 11. — Forsch. u. Fortschr. **26**, 231 (1950). — Verh. dtsch. Ges. Path. **35**, 10 (1951). — BUSSE, A.: Münch. med. Wschr. **1936**, 1269. — BUSSE, K. A.: Bruns Beitr. **179**, 153 (1949).

CAMPBELL, J.: Brit. med. J. **1940**, 275. — CARREL, A.: Der Mensch, das unbekannte Wesen. Stuttgart-Berlin. — CAROZZI, L.: Med. trav. **6**, 1 u. 95 (1934); Arch. Electr. med. **42** (1934). — CHASE, H. C.: Surg., Gynec., Obstet. **85**, 712 (1947). — CHIURCO, G. A.: Precancerogenesi e tumori professional. Mailand. 1. Bd. 1955, 2. Bd. 1956. — CLEMMESEN, J.: J. nat. Cancer Inst. **12**, 1 (1951). — COCCHI, U.: Strahlenther. **69**, 503 (1941). — CRUICKSHANK, C. N. D., and J. R. SQUIRE: Brit. J. indust. Med. **1950**, 1. — CUSHING, H. W.: Bull Johns Hopk. Hosp. **50**, 137 (1932).

DAVIS, C. H.: Amer. J. Obstet. Gynec. **59**, 1202 (1950). — DERRA, E., u. F. BLITTERSDORF: Langenbecks Arch. klin. Chir. **198**, 337 (1940). — DIETRICH, A.: Chemie und Krebs, S. 1. Berlin 1940. — DIXON, C. F., and G. L. KRATZER: Surg. Clin. N. Amer. **31**, 1023 (1951). — DOYLE, J. C.: J. Amer. med. Ass. **1952**, 1543. — DREYFUSS, J.: Z. klin. Med. **130**, 256 (1936). — DUBREUILH, W.: Ann. Derm. Syph. (Paris) **8**, 387 (1907).

EISELSBERG, A. v.: Langenbecks Arch. klin. Chir. **48**, 489 (1894).

FISCHER, W.: Med. Welt **17**, 668 (1943). — FRIEBEN: Dtsch. med. Wschr. **28**, 335 (1902). — FRIESEN, ST. R.: J. nat. Cancer Inst. **10**, 545 (1949).

GEHRIG, D., u. W. KAULBACH: Langenbecks Arch. klin. Chir. **288**, 344 (1958). — GLOINE: Tubercle **14**, 550 (1933). — GÖBEL: Z. Krebsforsch. **3**, 369 (1905). — GORDON-TAYLOR, G.: Lancet **1947**, 872. — GRAFE, E.: Verh. Ges. inn. Med. **40**, 18 (1928). — Mschr. Krebsbekämpf. **5**, 164 (1936). — GROSS, E.: Chemie und Krebs, S. 100. Berlin 1940. — GULEKE, N.: Münch. med. Wschr. **1942**, Nr. 1, 7. — GYURECK-VÁGÓ, E., u. M. SCHERRER: Schweiz. med. Wschr. **88**, 1132 (1958).

JEGHERS, H., V. A. MCCUSICK u. K. H. KATZ: New Engl. J. Med. **241**, 993 (1949).

HADDOW, A., and G. A. R. KON: Brit. med. Bull. **4**, 314 (1947). — HAEBLER, C.: Münch. med. Wschr. **1924**, Nr. 5. — HAMPERL, H.: Wien. klin. Wschr. **1941** II, 780; Verh. dtsch. Ges. Path. **35**, 29 (1952). — HART: Frankfurt. Z. Path. **10**, 78 (1912). — HARTMANN, H.: Presse méd. **1942**, 20/21, 252. — HARTMANN, H.: Z. Krebsforsch. **57**, 125 (1950). — HECKER, H. v.: Röntgenprax. **15**, 63 (1943). — HELLER, J.: J. indust. Hyg. — HENRY, S. A.: Cancer of the Scrotum in relation to occupation. 1946. Brit. med. Bull. **4**, 389 (1947). — HERZOG, G.: Z. Krebsforsch. **52**, (1941). — HILL, A., and E. LEWIS: Brit. J. indust. Med. **5**. 2 (1948). — HOFFMANN, A.: Arch. klin. Chir. **48**, 93 (1894). — HUBER, P.: Krebsarzt **9**, 121 (1954). — HUECK, W.: Langenbecks Arch. klin. Chir. **202** (1941). — HUEPER, W. C.: Occupational Tumors and allical diseases. Springfield, Ill. 1942. — Occupat. Med. **5**, 157 (1948). — HUGUENIN, R.: Arch. Mal. profess. **3**, 97 (1941).

IBRAHIM, PASCHA A.: Verh. 2. int. Chir. Kongr. Kairo **3**, 475 (1936).

JAKOBS, E.: Z. Krebsforsch. **32**, 469 (1930). — JANKER, R.: Zbl. Chir. **1938**, 1016. — JELINEK, R.: Krebsarzt **2**, 1 (1952). — JÜNGLING, O.: Strahlenther. **60**, 86 (1937).

KARITZKY, B.: Z. Krebsforsch. **57**, 440 (1951). — KENNAWAY, E. L., and N. M. KENNAWAY: Brit. J. Cancer **1**, 260 (1947). — KENNEDY, F.: Amer. J. Med. Sci. **142**, 355 (1949). — KOELSCH, F.: Handbuch für Berufskrankheiten, Bd. I, S. 621, 1935. — KÖNIG, FR.: Krebsproblem und praktische Chirurgie. Stuttgart 1935. — KONSULOFF, ST.: Z. Krebsforsch. **45**, 347 (1937). — KÖRBLER, J., u. P. FRANK: Oncologia, **8**, 333 (1955). —

Kröning, F.: Z. menschl. Vererb.- u. Konstit.lehre 21, 266 (1937). — Kulenkampff, D.: Münch. med. Wschr. 1935, 1955. — Kuroda, S., u. K. Kawahata: Z. Krebsforsch. 45, 36 (1936).
Lindenschmidt, Th. O.: Dtsch. med. Wschr. 1948, 214. — Lindgren, M.: Acta chir. scand. 101, 124 (1951). — Lubarsch, O.: Klin. Wschr. 1922, Nr. 22.
Martland, H. S., u. Humphries: Arch. Path. (Chicago) 7, 406 (1929). — Mathias, E.: Verh. dtsch. path. Ges. 26, 289 (1931). — Meigs, J. V.: Amer. J. Obstet. Gynec. 46, 19 (1943). — Metzger, H., J. Ohlmann et M. Fonlupt: Presse méd. 70, 1316 (1939). — Meyenburg, v.: Schweiz. med. Wschr. 1942, 118. — Müller, F. v.: Z. klin. Med. 16, 496 (1889). — Müller, J.: Über den feineren Bau und die Formen der krankhaften Geschwülste. Berlin 1838.
O'Donovan, W. J.: Brit. J. Derm. 32, 215 (1920). — Oheim, L.: Zieglers Beitr. path. Anat. 96, 426 (1936). — Ollier, L.: Bull. Soc. chir. Lyon 3, 23 (1889). — Orth, J.: Z. Krebsforsch. 10, 42 (1911). — Owen, H. W., u. Mitarb.: Surg., Gynec., Obstet. 98, 302 (1954).
Perese, D. M.: Cancer 12, 609 (1959). — Philipp, E.: Schleswig-Holst. Ärztebl. H. 4 (1950). — Platner, D. J. Z.: Gründliche Einleitung in die Chirurgie. Leipzig 1749. — Portmann, J.: Beitr. path. Anat. 120, 474 (1959). — Pott, P.: Chirurgical observations relative to ... the cancer of the scrotum ... London 1775.
Reding, R.: Le terrain cancéreux et cancérisable. Physiologie du cancer. Action biologique des radiations. 1932. — Rehn, L.: Langenbecks Arch. klin. Chir. 50, 588 (1895). — Rieder, W.: Langenbecks Arch. klin. Chir. 135, 719 (1925). — Ritschel, E., u. B. S. Schultze-Jena: Frankfurt. Z. Path. 61, 476 (1950). — Rössle, R.: Sitz. dtsch. Akad. Wiss. Berlin 1949, Nr. 5.
Schinz, H. R., u. E. Ühlinger: Acta radiol. (Stockh.) 14, 56 (1937). — Schmieden, V.: Langenbecks Arch. klin. Chir. 142, 512 (1926). — Schmieden, V., u. Westhues: Dtsch. Z. Chir. 202 (1927). — Schmidt, R.: Med. Klin. 47, 1559 (1938). — Schneider, E.: Langenbecks Arch. klin. Chir. 190, 397 (1937); 192, 462 (1938). — Schneider, E., u. Burger: Klin. Wschr. 1938, Nr. 26, 905. — Schürch, O.: Dtsch. med. Wschr. 1931, 139. — Schwarz, L. T., and S. Peck: Occupational discases of the skin. 2. Aufl. Philadelphia 1947. — Shambaugh, Ph.: J. Amer. Ass. 104, 2326 (1935). — Shen, S. Ch., and F. Homburger: J. Labor. clin. Med. 37, 182 (1951). — Staemmler, M.: Verh. dtsch. path. Ges. 30, 188 (1937). — Med. Welt 1941, Nr. 32/34, 813, 837, 861. — Stahr, H.: Dtsch. med. Wschr. 48, 1452 (1921). — Stepp u. Schröder: Z. exp. Med. 98, 611 (1936). — Sternberg, C.: Zbl. allg. Path. 1935.
Teutschländer, O.: Dtsch. med. Wschr. 1928, Nr. 41. — Z. Krebsforsch. 28, 283 (1929); 32, 614 (1931). — Klin. Wschr. 1929, 1770. — Mschr. Krebsbekämpf. 1, 30 (1933). — Tompkins, V. N.: Cancer 6, 1215 (1953). — Touraine, A., et Rouzaud: Bull. Soc. franc. Derm. 48, 417 (1941).
Unna, P. G.: Histologie der Hautkrankheiten, S. 719. Berlin 1894.
Volkmann, R.: Beitr. Chir. 1875, 370.
Walther, H. E.: (a) Z. Krebsforsch. 48, 468 (1939). — (b) Radiol. clin. (Basel) 8, 69 (1939). — Weinberger, H. A., and D. Steffen: Surg., Gynec., Obstet. 29, 217 (1951). — West, Ph. M.: s. Dtsch. med. Wschr. 77, 667 (1952). — Westermeyer, J.: Rev. med. Chile 76, 617 (1948). — White, Ch. S.: J. int. Coll. Surg. 20, 623 (1953). — Wohlwill: Dtsch. Z. Nervenheilk. 105, 62.
Zollinger, H. W.: Vjschr. naturforsch. Ges. Zürich 91, 81 (1946).

Zweites Kapitel

Krebsstatistik

Der Krebs beim Menschen ist ein Experiment, dessen Anfang unbekannt ist und dessen Endergebnis in der Krebssterblichkeitsstatistik zum Ausdruck kommt. Cramer (1947)

1. Formen der Krebsstatistik

Ausgangspunkt aller Krebsforschung ist die ärztliche Erfahrung am krebskranken Menschen. Letztere findet ihren zahlenmäßigen Niederschlag in der diagnostischen Erfassung der innerhalb einer Bevölkerung an Krebs Erkrankten *(Morbiditätszahlen)*, der durch ärztliche Maßnahmen vom Krebs Geheilten *(Heilziffern)*, der an Krebs Verstorbenen *(Mortalitätszahlen)* und der wegen Krebs obduzierten Kranken *(Sektionsstatistiken)*.

Die *Schwierigkeiten* für eine exakte Krebsstatistik sind viel größer, als gemeinhin angenommen wird. Es liegt das im wesentlichen daran, daß an sich Morbidität, Letalität[1] und Mortalität in gleicher Weise berücksichtigt werden müßten. Mortalität ist ja erst das Produkt aus dem Faktor Morbidität und dem Faktor Letalität. Nun ist ja nicht die Krebs-Krankheit meldepflichtig, sondern nur der Krebs-Tod bei der Ausstellung der Leichenscheine. Nur alle vier Statistikformen zusammen würden ein zahlenmäßiges Bild des menschlichen Krebsgeschehens ergeben, und nur ihre wechselseitige Auswertung und Angleichung könnte einigermaßen die Kenntnis all der noch zu besprechenden Grundtatsachen vermitteln, deren Interpretation allein dazu berechtigt, beim Krebs des Menschen ernsthaft mitzureden.

a) Morbiditätsstatistiken. Zuverlässige *Morbiditätsstatistiken* sind nur schwer zu erlangen. Am ehesten erhofft man einiges von einer fundierten *Krankheitsstatistik*. Eine solche müßte laufend alle Krebskranken erfassen und Aufschluß über die Erkrankungsformen, Behandlungsergebnisse und Schicksale der Krebskranken geben.

An entsprechenden Versuchen hat es nicht gefehlt. Durchweg sind es *kleinere Länder*, die eine *Meldepflicht* für Krebskranke einführten und das anfallende Krankengut durch eine *zentrale Registrierung* zu erfassen suchen. Solche Landesstatistiken gibt es von Mecklenburg 1937—1942 (LASCH 1938, 1940), von Sachsen-Anhalt, dem Saargebiet, von Wien usw. In Thüringen beispielsweise wurden 1947—1950 11 732 Krebserkrankungen registriert, von denen 71% histologisch bestätigt und 7,3% seziert wurden. In Norwegen besteht seit 1951 eine *zentrale Registrierungsstelle* auf Grund gesetzlicher Meldepflicht, in Finnland seit 1953 (E. SAXÉN u. A. KORPELA 1958) und in Island seit 1954 auf freiwilliger Basis. 1952 wurde die gesetzliche Meldepflicht in Ost-Deutschland eingeführt (G. P. WILDNER 1959). In Dänemark besteht seit 1942 ein zentrales Krebsregister. Die Meldungen erfolgen freiwillig gegen eine Aufwandsentschädigung. In Frankreich und Großbritannien stützen sich die entsprechenden Statistiken vorwiegend auf die Angaben von Krankenhauszentren. In Frankreich wird zudem eine Totalerhebung für ein Teilgebiet durchgeführt, deren Ergebnisse nach Ansicht des Instituts National d'Hygiene repräsentativ für ganz Frankreich sein sollen. In Jugoslawien wird ebenfalls nur in einem bestimmten Gebiet, in Slowenien, eine Totalerhebung seit 1950 durchgeführt (B. RAHNIVAR 1958). In der Bundesrepublik wurde die Registrierung der Krebskranken in Hamburg, West-Berlin und Schleswig-Holstein nach dem Kriege eingeführt. Die seit 1950 in Schleswig-Holstein auf freiwilliger Basis erfolgte Registrierung mußte inzwischen wieder eingestellt werden, weil eine notwendige Ergänzung durch die Mortalitätsstatistik wegen der fehlenden Namensnennung der Erkrankten nicht durchgeführt werden konnte. Die bisher umfassendste Erhebung in der Bundesrepublik Deutschland dürfte die zentrale Registrierung der Krebskranken in Hamburg sein. Ähnlich wie in Westberlin (C. MEYER 1951) wurden diese Erhebungen ermöglicht durch einen bereits 1927 eingeführten „Nachgehenden Krankenhilfsdienst". Die Krankenanstalten, Strahleninstitute und die pathologischen Institute melden alle Neuerkrankungen, Sterbefälle und Obduktionsergebnisse bei Krebs an die Hamburger Gesundheitsbehörde. Das Hamburger Krebsregister, das im Kriege und in den ersten Nachkriegsjahren nur lückenhaft weitergeführt werden konnte, wurde im Jahre 1954 auf den neuesten Stand gebracht (HEINSOHN 1954, W. SCHWANKE 1957). Während 1952 nur 47,5% der Krebssterbefälle vorher in dieser Kartei erfaßt wurden, waren es 1955 bereits 82%.

Die *Ergebnisse solcher Landesstatistiken* sind nicht immer befriedigend. Verständlich! Manche Krebskranke sind ja über viele Jahre krebskrank, andererseits scheiden viele Krebskranke infolge ihrer Heilung aus der Kategorie der Krebskranken wieder aus, und von manchen behandelten Krebskranken ist es jahrelang zweifelhaft, ob sie zu den latent Krebskranken oder Krebsgeheilten zählen. Auch gehen die Angaben über den Hundertsatz der Krebsgeheilten weit auseinander (s. 16. Kap.). Aber auch eine auf einen bestimmten Stichtag abgestellte Krebskrankenstatistik könnte bestenfalls angeben, wie viele Krebskranke in ärztlicher Behandlung stehen, nicht aber wie viele wirklich vorhanden sind. Auch ist die Diagnose der ärztlichen Meldungen mit Fehlern belastet. DORMANS (1936) z. B. stellte bei den obduzierten Fällen in $1/3$ bis $1/4$ der Fälle Fehldiagnosen fest. In

---
[1] Letalität = Häufigkeit der Todesfälle bezogen auf die Zahl der betr. Erkrankten.

diesen Statistiken überwiegen zwangsläufig die diagnostisch leicht faßbaren und histologisch leicht kontrollierbaren Krebse der Haut, der weiblichen Geschlechtsorgane u. a., während etwa 30% der autoptisch festgestellten Magenkrebse und etwa 50% der Lungenkrebse zu Lebzeiten nicht diagnostiziert worden waren (W. FISCHER). Um wirklich zuverlässige Morbiditätsstatistiken zu erhalten, müßten dieselben durch möglichst umfangreiche Sektionsstatistiken und durch die Mortalitätsstatistiken desselben Gebietes korrigiert werden. Eine entsprechend verbesserte Registrierung wird seit 1954 in Hamburg versuchsweise erhoben.

Nach bisher unveröffentlichten Ergebnissen starben 1956 rund 46% der Hamburger in öffentlichen Krankenanstalten, von denen rund 85% obduziert wurden, das sind etwa 39% aller Sterbefälle. Durch die Einführung eines internationalen Leichenschauscheines wurde die Erfassung auch mehrerer Todesursachen und Begleitkrankheiten ermöglicht. 1954 wurden 7027 Sterbefälle obduziert. Es zeigte sich, daß die Krebserkrankung in 333 Fällen (21%) von anderen Organen ausging, als klinisch angenommen worden war, 238 Krebssterbefälle wurden aus anderen Krankheitsgruppen neu ermittelt. So wurden beispielsweise 224 Krebssterbefälle der Luftwege klinisch diagnostiziert, die Obduktion konnte diese Diagnose bei 32 Sterbefällen nicht bestätigen, zugleich wurden durch die Sektion 115 Fälle neu ermittelt.

So ist es denn kein Wunder, daß es auch *Krankenhausstatistiken* über genügend lange Beobachtungszeiten nicht gibt. Daran ändern auch nichts die teilweise ausgezeichneten Erfolgsstatistiken, vor allem aus Frauenkliniken und Bestrahlungsinstituten (s. 14. Kap.), denn die dort erhaltenen Zahlen sind natürlich nur repräsentativ für Krebskranke in Behandlungszentren, aber nicht für den Durchschnitt. Auch berücksichtigen sie statistische Fragen sonstiger Art höchstens am Rande. Genaue Morbiditätsziffern und exakte Krankenhauskrebsstatistiken werden wohl immer ein Pium desideratum bleiben.

b) **Sektionsstatistiken.** Am meisten verspricht man sich von der Sektionsstatistik. Bei den Obduktionen und nur bei ihnen dürfen ja Todesursachen und Krebsleiden als so gut wie voll gesichert angesehen werden. Aber auch die Sektionsziffern würden nur dann zur Verallgemeinerung berechtigen, wenn mindestens ein repräsentativer Hundertsatz der Verstorbenen obduziert und dabei zugleich ein auslesefreier Querschnitt der Bevölkerung erfaßt würde.

Tabelle 8. *Abnahme der durch Sektionen erfaßten Todesfälle mit Zunahme des Todesalters (in Prozenten der Sterbefälle der entsprechenden Altersgruppe). (Sammelstatistik der Sektionsfälle aus 8 patholog. Instituten der Jahre 1946 und 1947* nach E. EMMINGER u. W. EINFALT 1950)

Altersgruppe	Sterbefälle in Bayern		Davon wurden obduziert		Das sind %	
	1946	1947	1946	1947	1946	1947
0—19	6374	5591	882	834	13,83	14,92
20—29	4035	3605	335	306	8,30	8,49
30—39	5026	4459	400	365	7,95	8,19
40—49	7539	7248	589	592	7,81	8,16
50—59	10729	10554	679	779	6,33	7,40
60—69	19233	19619	766	902	3,97	4,59
70—79	26804	27707	511	681	1,91	2,46
80—	13171	14066	105	137	0,78	0,97
Zusammen	92911	92849	4267	4596	4,59	4,95

Durchschnittlich werden aber nur 4,3% aller Verstorbenen seziert (LUBARSCH 1922). So fehlt von vornherein der Hauptthebelarm der Statistik, die ausreichend große Zahl. Es kommt hinzu, daß sich die Alterszusammensetzung falsch darstellt. So kommen hohe Altersklassen relativ seltener zur Sektion. Nach einer Sammelstatistik aus 8 bayerischen pathologischen Instituten wurden von den Krebstodesfällen 1947 14,92% der unter 20 Jahre alten gegenüber nur 0,97% der über 80jährigen seziert (s. Tab. 8).

Die Altersverteilung der Sektionsfälle weicht also von der Altersverteilung der Sterbefälle stark ab. Auch unterschiedliche örtliche Verhältnisse spielen eine Rolle. So war 1945—1950 in Würzburg jede 5., in München rechts der Isar jede 3. Sektion ein Krebsfall. Auch der verschiedene Anteil der Geschlechter ist zu berücksichtigen. Männer kommen relativ häufiger zur Sektion. Diese Mängel können auch Sammelstatistiken zahlreicher Institute nur z. T. ausschalten. Eine große Sektionsstatistik stammt von DORMANS (1937). Nach ihr betrug für die

Jahre 1925—1933 die Krebshäufigkeit bei den sezierten Toten männlichen Geschlechts jenseits des 20. Lebensjahres 17,7%.

Immerhin gibt es auch *Statistiken mit einem hohen Prozentsatz sezierter Sterbefälle*, so z. B. in Rostock, wo unter W. FISCHER (1939) von den in *Rostock* Verstorbenen 43% und vor allem in *Jena*, wo unter dem Pathologen MÜLLER, genannt „Leichenmüller", zeitweise bis zu 90% aller in Jena Verstorbenen obduziert wurden. Aber selbst diese Statistiken sind nicht repräsentativ, da in den Universitätskliniken und großen Krankenhäusern viele Krebskranke, und unter diesen wieder bestimmte Sorten von Krebsfällen, zusammenkommen und oft dort auch sterben (vgl. PRINZING). Sie vermehren natürlich die Krebssterbefälle „am Ort des Todes", während sie in Wirklichkeit „ihrem Heimatbezirk zugeschlagen" werden müßten. Sie sind zudem eine einseitige Auslese bestimmter, dort vorzugsweise behandelter Krebsfälle. Kurzum, selbst die der Sicherung der Diagnose nach beste Form der Krebsstatistik, die Ermittlung durch Sektionen, gilt nur in beschränktem Umfang für den Bevölkerungsdurchschnitt. Sie vermag natürlich auch die Krebsgeheilten nicht mitzuerfassen. Die Statistik der Nichtsezierten würde die Sektionsstatistik erheblich modifizieren. Wie weit die Morbiditäts- und Sektionsstatistiken voneinander abweichen können, zeigt beispielsweise die umfassende Thüringer Sektionssammelstatistik für die Jahre 1947—1950 (s. Tab. 9). 14,4% Brustkrebserkrankungen stehen nur 3,4% Sektionsfällen, 9,9% Hautkrebserkrankungen stehen nur 0,9% und 31% Krebserkrankungen des weiblichen Genitals stehen nur 17% der Krebssektionen gegenüber, während umgekehrt die relativ schwer diagnostizierbaren Tumoren des Zentralnervensystems in der Morbiditätsstatistik nur 0,9%, in der Sektionsstatistik jedoch 11% ausmachen (W. FISCHER). Die großen Unterschiede bei den verschiedenen Organkrebsen sind z. B. bei den Hirntumoren dadurch zu erklären, daß die meisten Hirntumoren in Jena (Hirndiagnostik! Hirnchirurgie durch GULEKE) zusammenkamen.

Tabelle 9. *Vergleich der Thüringer Morbiditätsstatistik (1947—1950) mit der Sektionsstatistik (1946—1950)* [W. FISCHER: Arch. Geschwulstforsch. **4**, 215 (1952)]

	Thüringer Morbiditätsstatistik 11732 Fälle		Sektionsstatistik 1790 Krebsfälle	
	Fälle		Fälle	
	absolut	%	absolut	%
Mund, Speiseröhre, Magen, Darm	2814	24	447	25
Leber, Gallenwege, Pankreas	325	2,8	120	7
Respirationstrakt	698	6	290	16
Weibliches Genitale	3645	31	306	17
Brustdrüse	1697	14,4	61	3,4
Männliches Genitale	199	1,7	37	2
Zentralnervensystem	102	0,9	196	11,0
Haut	1141	9,9	16	0,9
Sonstige Organe	1111	9,3	317	17,7

c) **Todesursachenstatistik.** So bleibt trotz aller gleich zu besprechenden Einschränkungen immer noch die Todesursachenstatistik, anhand der amtlichen Totenscheine die umfassendste Erhebung. Der erste Einwand betrifft die Melde- und Diagnosefehler: die Totenscheine wurden z. B. 1953 noch zu 1,5% in der Bundesrepublik (MIKAT 1958) von Laien ausgestellt, und außerdem muß mit 20% Fehldiagnosen gerechnet werden (W. FISCHER). Hinzu kommt, daß sie die Zahl der Krebsgeheilten — nach neuesten Ermittlungen (s. S. 875) 32% der Krebskranken aller Stadien — überhaupt nicht erfassen.

Nun hat die Tatsache, daß bestimmte Todesursachen statistisch z. B. bei Krankenkassen, in Krankenhäusern und besonders bei Lebensversicherungsgesellschaften zwar nur einen bestimmten Teil der Bevölkerung, diesen aber vollständig und statistisch besonders exakt erfassen, zu der Ansicht verleitet, als müßten solche „*Repräsentativstatistiken*" einen besonders hohen Aussagewert besitzen. Leider trifft auch dies nicht zu, da sie das betr. Material hinsichtlich Geschlechtsverteilung, Altersaufbau, sozialem Stand, Beruf, äußere Schädigungen usw. nie auslesefrei, sondern nur einseitig ausgelesen erfassen (vgl. Abb. 10).

Wie weit die Zahlen auseinandergehen können, zeigt eine Gegenüberstellung dreier Statistiken des Versicherungsstatistikers GUGUMUS (1958). Bei der Kölnischen Rückversicherungs-Gesellschaft war z. B. die Zahl der Krebsverstorbenen in der Altersgruppe 50—65 fast zweimal so hoch wie die der Krebstoten nach der Bevölkerungsstatistik, während es bei den Herz-Kreislaufverstorbenen umgekehrt ist (Abb. 10).

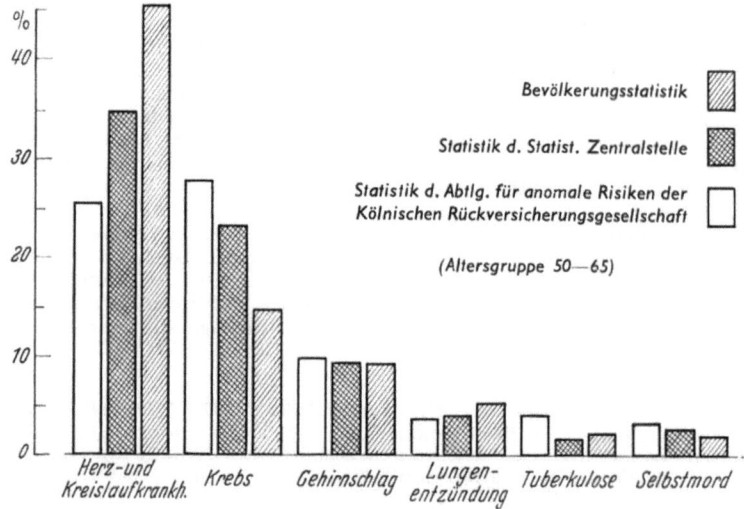

Abb. 10. Zwei „Repräsentativstatistiken" von Versicherungsgesellschaften im Vergleich mit der Bevölkerungsstatistik (s. Text)

Auch lokale Erhebungen, die auf den amtlichen Totenscheinen fußen, wie z. B. *Städtestatistiken*, sind mit all diesen Fehlerquellen behaftet, wenn sie auch gelegentlich im Vergleich zu entsprechenden Statistiken anderer Orte wertvolle Hinweise auf bestimmte exogene Faktoren der Krebsentstehung geben können (RECH 1959).

Endlich steht fest, daß die Krebssterbeziffern der Todesursachenstatistik hinter der Wirklichkeit zurückbleiben. Oft genug werden Tarnkrankheiten, wie „chronisches Magenleiden", Altersschwäche, Auszehrung usw. als Todesursachen angegeben, wo es sich in Wirklichkeit um Tod an Krebs handelt. Sicher ist z. B. daß allein unter 7,4% „*Tod an Altersschwäche*" viele Krebsfälle mit eingeschlossen sind. Der Statistiker FREUDENBERG (1952) hat bei den über 60 jährigen die Sterbeziffern von Krebs und Altersschwäche wechselseitig analysiert und kommt zu dem Ergebnis, daß in den als „Altersschwäche" gemeldeten Todesfällen 18,2%, also fast $1/_5$ derselben dem Krebs zuzuordnen sind. Das wären von 7,4% „Altersschwäche" 1,34% Krebstodesfälle, die zuzuschlagen wären. Auch erscheint oft die Krebsdiagnose nicht auf dem Totenschein, wenn der Betreffende nicht am chronisch verlaufenden Krebsleiden selbst, sondern an irgendeiner akuten Komplikation wie Lungenentzündung, Apoplexie, Darmverschluß oder dergleichen gestorben ist.

Altersschwäche wird in der Bundesrepublik als Todesursache vor dem 65. Lebensjahr seit mehreren Jahren nicht mehr registriert. — In Hessen (1954), Hamburg (1954), Nordrhein-Westfalen (1955), West-Berlin (1956), Bayern und Schleswig-Holstein (1957) wurde durch die Einführung eines neuen Leichenschauscheines, der einem 1948 von der Weltgesundheitsorganisation aufgestellten internationalen Leichenschauschein entspricht, eine Erfassung auch von mehreren Todesursachen ermöglicht. Auch in einigen anderen Staaten wie in den USA und in England wurden seit mehreren Jahren ähnliche Untersuchungen durchgeführt. So wurden beispielsweise in Hessen 1955 bei 50865 Sterbefällen in 37,3% eine oder zwei Nebenkrankheiten angegeben (Beiträge zur Statistik Hessens 1957, Heft 89).

Man kommt also zu dem überraschenden und betrüblichen *Ergebnis*, daß es in einer Zeit, in der alles und jedes statistisch erfaßt wird, für den Krebs eine ausreichend zuverlässige Statistik noch nicht gibt. Man bleibt meist auf Annäherungswerte angewiesen. Immerhin haben diese doch ihren Aussagewert, da manche Fehler ja nur eine gewisse Schwankungsbreite haben und in verschiedenen Statistiken weitgehend gleich sind.

2. Häufigkeit der Geschwulstkrankheiten

Nach dem Bericht des Statistischen Bundesamtes* starben im Jahre 1960 in der Bundesrepublik Deutschland bei einer Bevölkerungszahl von 53,4 Millionen 606 853 Menschen. Davon fielen 116 317 Kranke — das sind **19,2% aller Sterbefälle** — *Neubildungen aller Art* zum Opfer, d. s. *318 „Geschwulsttote" pro Tag.*

Diese Zahl ist höher als diejenige, die gewöhnlich im Schrifttum angegeben wird. Es kommt dies daher, daß meist nur die Todesfälle an „bösartigen Neubildungen" (105 048) gerechnet werden. Da aber unter „sonstigen Neubildungen" auch 5879 Todesfälle „der lymphatischen und blutbildenden Organe" (Lymphosarkom, Reticulosarkom, Lymphogranulomatose, Leukämie und Aleukämie und sonstige Neubildungen jener Organe) wie auch 4357 „Neubildungen unbekannten Charakters", also weit überwiegend maligne oder durch besondere Verhältnisse zum Tode führende Geschwulstkrankheiten („gutartige Hirntumoren") subsumiert werden, kommt man mit den 19,2% der Wirklichkeit um so näher, als die ausdrücklich „gutartigen Neubildungen" nur 1033 Sterbefälle ausmachen.

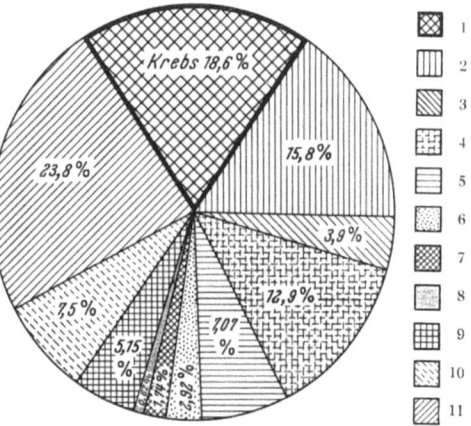

Abb. 11. Anteil der Krebssterbefälle an der Gesamtsterblichkeit des Jahres 1956 (Bundesstatistik 1956). 1 Krebs; 2 Gefäßstörungen des Zentralnervensystems; 3 allergische, Stoffwechsel-, Ernährungskrankheiten, Störungen der inneren Sekretion, geistige und psychoneurotische Störungen, Krankheiten des Nervensystems; 4 Krankheiten der Knochen, des Bewegungsapparates, angeborene Mißbildungen, Krankheiten der frühesten Kindheit, des Blutes und der blutbildenden Organe, Sinnesorgane und Altersschwäche; 5 Unfälle, Vergiftungen und Verletzungen durch äußere Ursachen; 6 Krankheiten der Harn- und Geschlechtsorgane, Komplikationen der Schwangerschaft, Geburt und Wochenbett, Krankheiten der Haut und des Zellgewebes; 7 Tuberkulose; 8 Infektionen und parasitäre Erkrankungen (ohne Tbc); 9 Krankheiten der Verdauungsorgane; 10 Krankheiten der Atmungsorgane; 11 Krankheiten des Kreislaufapparates. Todesfälle an Neubildungen aller Art im Vergleich mit den übrigen Hauptgruppen der Bundesstatistik. (Die Todesfälle infolge Gefäßstörungen des Zentralnervensystems wurden aus der Gruppe der Stoffwechselerkrankungen herausgenommen.)

a) Krebs im Vergleich mit anderen Todesursachen. Der Anteil von 19,2% Tumortodesfällen an der Gesamtsterblichkeit wird noch eindrucksvoller, wenn man ihn in *Vergleich* setzt mit den beiden statistisch stärksten Gruppen, mit den Todesfällen durch „Krankheiten des Kreislaufapparates" und denen durch Stoffwechselkrankheiten.

Die Kreislaufkrankheiten bedingten 1956 132 000 Sterbefälle. Was aber findet sich nicht alles an Heterogenem in dieser Kategorie, angefangen vom akuten Gelenkrheumatismus über Chorea, rheumatische Herzkrankungen, Klappenfehler, Endokarditis, arteriosklerotische Herzerkrankungen, Angina pectoris, Hyper- und Hypotonien, Aneurysmen bis zu Embolien, Thrombosen, Gangrän usw.!

Noch aufschlußreicher ist der Vergleich mit der nächstfolgenden statistischen Konglomeratkategorie *„Allergische, Stoffwechsel- und Ernährungskrankheiten, Störungen der inneren Sekretion, geistige und psychoneurotische Störungen und Krankheiten des Nervensystems"* mit 109 512 Sterbefällen im Jahre 1956. (In Abb. 11 wurden die Todesfälle infolge Gefäßstörungen des Zentralnervensystems aus dieser Gruppe herausgenommen.)

Während es sich beim Krebs um einen „morbus sui generis" handelt, ist bei den beiden anderen Hauptgruppen allzuviel Nichtzusammengehöriges zusammengefaßt. Kein Zweifel also, die *Neubildungen* stellen, was die Gleichartigkeit ihres Wesens anlangt, *die wichtigste geschlossene Krankheitsgruppe* dar. Gegenüber

---

* Reihe 7. Gesundheitswesen. 1960.

der einzigen ähnlichen Gruppe, den Todesfällen an *Infektionskrankheiten* (1956: 13129 Fälle einschließlich Tuberkulose) liefern die Tumoren das 8fache und gegenüber der alten Volksseuche *Tuberkulose* fast das 11fache an Todesopfern.

Aber auch die „gezählte" Zahl von 103404 „Krebstoten" bleibt hinter der tatsächlichen Zahl sicher erheblich zurück. Es war schon die Rede davon, daß

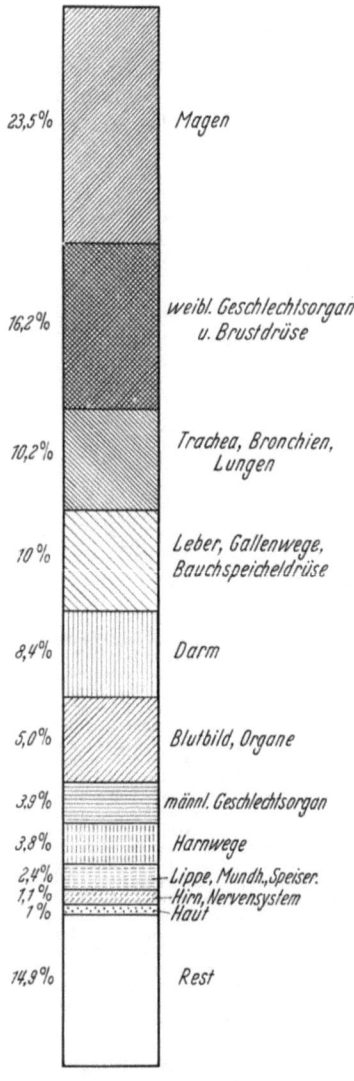

Abb. 12. Häufigkeit der Krebstodesfälle verschiedener Organe bezogen auf die Gesamtkrebssterblichkeit (errechnet nach Angaben des Statist. Bundesamtes für das Jahr 1956)

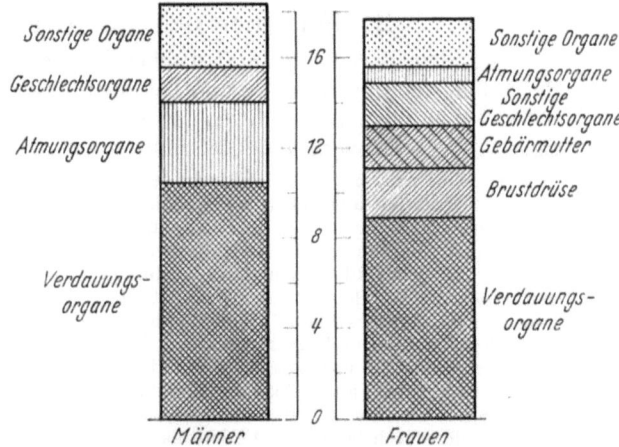

Abb. 13. Krebssterblichkeit 1955 je 10000 der Bevölkerung und bezogen auf die hauptsächlichen Organsysteme bei Männern und Frauen (aus Bd. 174 der Statistik der Bundesrepublik Deutschland)

viele Krebstote unter der Maske Altersschwäche, Auszehrung, Darmverschluß, ja sogar Hirnschlag einhergehen, während ein nicht erkannter Krebs die mittelbare Todesursache war.

Aufschlußreich ist der Vergleich der *Krebssterblichkeit verschiedener europäischer Staaten* in Zusammenhang mit der Größenordnung der „*Tarnungsgruppen*": im großen und ganzen fällt die höchste Krebssterblichkeit mit den niedrigsten und umgekehrt die niedrigste Krebssterblichkeit mit den höchsten Tarnungsgruppen zusammen. Man ist eben von einer zuverlässigen Krebsstatistik um so weiter entfernt, je niedriger der Lebensstandard und die medizinische Betreuung eines Landes ist.

Auch die *Sektionsstatistiken* ergeben beinahe ausnahmslos einen höheren Anteil der Krebstodesfälle an der Gesamtsterblichkeit als die Mortalitätsstatistiken. E. EMMINGER und W. EINFALT (1945/50) registrierten unter 10092 Sektionen 21,4% Krebsfälle. Für 1950 stellte letzterer aus 8 bayerischen Instituten sogar 27,9% Krebstodesursachen der Sektionsfälle fest. W. WERNER fand unter 25147 Sektionen der Jahre 1920—1953 19,8% Krebsfälle. In der Schweiz starben 1950 16% an Krebs, während ihr Anteil an den Sektionen 23% betrug (W. WENZ).

Rechnet man also — mit Recht! — alle wahrscheinlich nicht erkannten Krebsfälle, z. B. die von der „Altersschwäche" dem Krebs zuzuschlagenden 1,34% Sterbefälle, zu den 19,2% Krebsterbefällen noch hinzu, so kommt man selbst bei sehr vorsichtiger Schätzung zu dem Ergebnis, daß *mehr als 20% aller Todesfälle zu Lasten von Tumorerkrankungen* gehen. Das bedeutet nichts anderes, als daß unter den Lebensbedingungen der westlichen Zivilisation heute **jeder 5. Mensch dem Krebs erliegt.**

b) Organverteilung der Geschwulstkrankheiten. Den ersten Hinweis für die Erforschung der Krebsursachen gibt die Feststellung, daß die *Tumoren die einzelnen Organe und Gewebe ganz verschieden häufig befallen.* Der Verdauungstrakt allein liefert über die Hälfte und die Brustdrüse mit den Harn- und Geschlechtsorganen annähernd ein Viertel aller Krebstodesfälle. Es folgen der Respirationstrakt mit über 10% und die blutbildenden Organe mit 5% aller Tumorsterbefälle. Nach den einzelnen Organen aufgegliedert, rangiert der Magen mit 23,5% an der Spitze der Krebssterbefälle. Es folgen die weiblichen Geschlechtsorgane (einschl. Brustdrüsen) mit 16,2%, die Todesfälle durch Krebs der Atemorgane mit 10,2%, die Geschwülste der Leber, der Gallenwege und Bauchspeicheldrüse mit 10%, die Darmtumoren mit 8,4%. Den Abschluß bilden die blutbildenden Gewebe (5%), die männlichen Geschlechtsorgane (3,9%), die Harnwege (3,8%), Krebs der Lippen, Mundhöhle und Speiseröhre (2,4%), Tumoren des Gehirns und Nervensystems 1,1%, der Haut 1%, alle sonstigen Organkrebse 14,9%.

c) Rückschlüsse aus den Krebssterbeziffern auf die Krebskrankenzahlen. Natürlich ist die Häufigkeit der Krebs*todesfälle* nicht gleich der Häufigkeit der Krebs*erkrankungen,* da ja je nach Organ ein sehr verschiedener Hundertsatz durch Krebsbehandlung geheilt wird. Je höher die Heilziffer (z. B. bei Haut-, Uterus-, Mamma- und Rectumcarcinomen), desto größer ist im Verhältnis die Zahl der Kranken gegenüber derjenigen der Todesfälle.

Der Hautkrebs z. B., der in der Erkrankungshäufigkeit mit 7% rangiert, stellt dank der besonders guten Heilerfolge (Frühstadium! leichte Zugänglichkeit!) nur 1% der Krebstodesfälle. So läßt beispielsweise die „Thüringer Morbiditätsstatistik" (s. Tab. 9) eine gänzlich andere Reihenfolge erkennen als die zugehörige Mortalitätsstatistik. Die weiblichen Genitaltumoren stellen mit 31% den häufigsten Organkrebs, gefolgt von Krebserkrankungen des Mundes, der Speiseröhre, des Magens und des Darmes mit zusammen 24%, der Brustdrüse mit 14,4%, der Haut mit 9,9%, während der Respirationstrakt nur mit 6% vertreten ist.

Es ist natürlich schwierig, aus der Zahl der Sterbefälle die *Zahl der Krebskranken* annähernd zu ermitteln. OESER hat ursprünglich (1946) die Krebskrankenzahl für die Hauptkrebsarten durch Multiplikation der jährlichen Mortalitätsziffer mit der durchschnittlichen Überlebensdauer in Jahren zu berechnen versucht. Neuerdings errechnete er unter Anwendung einer wesentlich komplizierteren Formel für das Jahr 1950 im voraus 223000 Krebskranke bei 123000 Krebstodesfällen und 162000 Krebsneuerkrankungen. In den Vereinigten Staaten wurde die Zahl der Krebskranken für 1953 auf 530000 geschätzt, während die amtlichen Statistiken 230000 Krebstote für dieses Jahr erwarten ließen (F. ICKERT u. KEUTZER).

Man kann diesen begründeten Schätzungen die Berechtigung nicht absprechen, leben ja die meisten der schließlich an Krebs Sterbenden über einige Jahre. So dürfte es eher zu niedrig als zu hoch veranschlagt sein, wenn man annimmt, daß der jährlichen Zahl von *Krebssterbefällen* mehr als *das Doppelte an Krebskranken* entspricht. Das würde bei einer Zahl von über $^{1}/_{4}$ Million Krebskranken im Jahr bedeuten, daß in der Bundesrepublik Deutschland von jeweils 50 Millionen Einwohnern auf jeweils 200 Lebende ein Krebskranker und auf je 100 Sterbende 22 Krebskranke kämen.

3. Krebszunahme

Es hat sich bislang gezeigt: 1. Krebs ist ungemein häufig. Er macht z. Z. 19,2% der „amtlichen" und über 20% der tatsächlichen Todesursachen aus. 2. Krebs trifft die verschiedenen Organe in ganz verschiedener Häufigkeit. Es zeigt sich nun weiterhin: Krebs hat hinsichtlich seines Anteils an den Sterbefällen ständig zugenommen. Es ergibt sich die 3. Frage: *nimmt Krebs in diesem Sinne weiter zu?*

Tatsachenmäßig ist daran kein Zweifel. Schon für die letzten 25 Jahre des vorigen Jahrhunderts hat LAUTERBORN (1916) für Preußen zwischen 1876 und 1898 in den verschiedenen Altersklassen rein zahlenmäßig zum Teil mehr als 100% Steigerung der Krebstodesfälle ausgewiesen (Tab. 10).

Tabelle 10. *Krebszunahme in den letzten 25 Jahren des vorigen Jahrhunderts*
(Nach LAUTERBORN 1916)

	Krebstodesfälle in Preußen 1876 und 1898 (berechnet auf 1 Million Lebender der einzelnen Altersklassen)										
Altersklassen .	20—30		30—40		40—50		50—60		60—70		70—80	
Jahrgang . . .	1876	1898	1876	1898	1876	1898	1876	1898	1876	1898	1876	1898
Krebstodesfälle	79	143	291	487	886	1995	1843	4207	2725	7198	2651	7076

Um die Zeit der Jahrhundertwende und in diesem Jahrhundert war nach E. GERSFELD (1950)

```
1890 Krebs bei jedem 38. Sterbefall die Todesursache
1900   ,,    ,,    ,,   30.    ,,         ,,      ,,
1910   ,,    ,,    ,,   18.    ,,         ,,      ,,
1920   ,,    ,,    ,,   15.    ,,         ,,      ,,
1930   ,,    ,,    ,,    8.    ,,         ,,      ,,
1950   ,,    ,,    ,,    6.    ,,         ,,      ,,
```

Wie schon erwähnt, dürfen wir für 1960 bei jedem 5. Sterbefall Krebs als Todesursache in Rechnung stellen.

Auch amerikanische Statistiken zeigen für dieses Jahrhundert (vgl. A. W. OUGHTERSON 1947, Life Insurance Fact Book 1952) eine fortschreitende Krebszunahme. Auf je 100000 Einwohner der USA kamen nach 1900 nur 64, 1940 bereits 129 Krebstodesfälle, also genau doppelt so viel wie um die Jahrhundertwende. In der Zwischenzeit stieg die „Krebstreppe" Stufe um Stufe an. In Deutschland starben 1938 je 100000 Einwohner 146, im Jahre 1956 in der Bundesrepublik bereits 207 Menschen an Krebs. Man erhält für Deutschland die gleiche „Krebstreppe", wenn man den Anteil der Krebsmortalität in Prozenten der Gesamtsterblichkeit graphisch darstellt (Abb. 14).

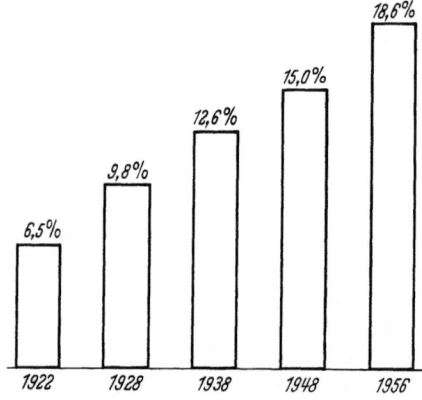

Abb. 14. Zunahme der Krebsmortalität in Prozenten der Gesamtsterblichkeit in Deutschland von 1922—1956

Haben also diejenigen recht, die aus der zahlenmäßigen Krebszunahme der letzten Jahrzehnte den Schluß ziehen, daß bei einer heutigen Krebssterblichkeit von 19,2% aller Verstorbenen in 50 Jahren vielleicht schon 25% und in 100 Jahren vielleicht 30% aller Menschen an Krebs sterben? Ein solcher Schluß wäre voreilig, solange nicht alle natürlichen *Gründe für diese Krebszunahme* erschöpfend untersucht sind. So ist es z. B. offenkundig, daß die *Krebszunahme* zum Teil *statistisch vorgetäuscht* ist.

Die Zunahme bei den *Sektionen* z. B. beweist allein noch keine reale Zunahme. Es suchen mit der Verbesserung der Gesundheitsfürsorge, der Kliniken und Krankenhäuser immer mehr Menschen freiwillig die Kliniken auf und gelangen unfreiwillig damit oft genug in die pathologischen Institute und deren Statistiken.

Abb. 15. Lebenserwartung in dem Jahre 1871/80 im Vergleich mit 1946/47 (Statist. Jahrb. f. d. Bundesrepublik Deutschland 1952)

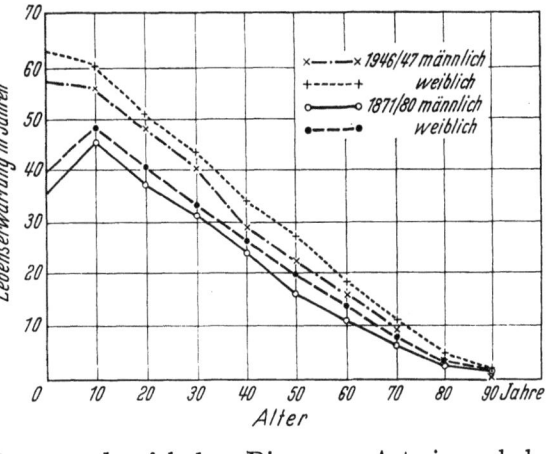

Zunächst: *Krebs* wird gegenüber dem vorigen Jahrhundert sehr viel *häufiger diagnostiziert*. Die großen Operationen wegen Krebs mit ihrer autoptischen Bestätigung der Diagnose gibt es ja erst seit den 90er Jahren und die ganze endoskopische, vor allem aber die röntgenologische Diagnostik erst seit diesem Jahrhundert. Tatsächliche Krebstodesfälle gingen früher vielfach unter den falschen Diagnosen Arterienverkalkung, Altersschwäche, Auszehrung u. a. Es war schon kurz die Rede davon, daß besonders im Alter die Krebstodesfälle zum Teil direkt in dem Maße zunahmen, wie die Todesursache „Altersschwäche" usw. abnahm. Heute gelangen, dank der Fortschritte der Diagnostik, mehr Krebsfälle in die Statistik, die früher unter falscher Flagge segelten.

Bei der Auswertung der Häufigkeitszahlen für die Bundesrepublik ist zudem zu bedenken, daß die Gruppe der Neubildungen der lymphatischen und der blutbildenden Organe erst seit 1952 in die Krebsstatistik mit aufgenommen wurde.

Dieser statistisch vorgetäuschten steht aber noch eine *reale Krebszunahme* gegenüber, die ihrerseits als natürliche Folge der *Verlängerung der durchschnittlichen Lebensdauer* des Menschen zu erwarten gewesen ist (vgl. Abb. 16). Die *Verlängerung* der durchschnittlichen *Lebenserwartung* hat viele Ursachen. Mit der Verdrängung der großen Seuchen (Pest, Cholera, Pocken, Fleckfieber), der Senkung der Sterblichkeit bei den Infektionskrankheiten (bei der Tuberkulose um 40%, bei der Diphtherie um 60% und beim Typhus um 75%), den Fortschritten der Medizin

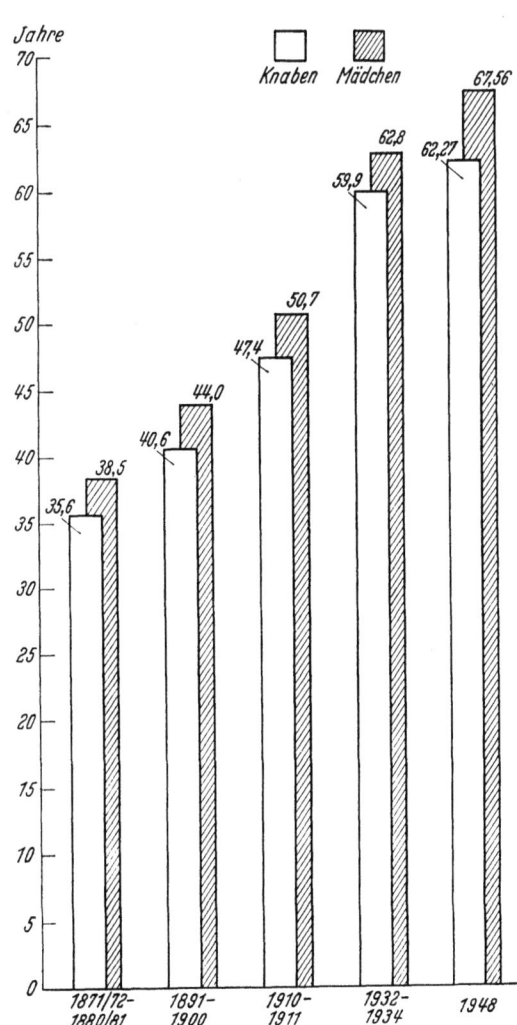

Abb. 16. Zunahme der mittleren Lebenserwartung bei Knaben und Mädchen in Deutschland (Werte nach E. GERSFELD) [Lebensversicherungsmed. 2, 29 (1950)]

überhaupt und der Besserung der allgemeinen Hygiene hat sich die allgemeine Sterbeziffer aller Altersklassen von 22,1 Todesfällen je 1000 Einwohner i. J. 1895 auf 11,7 je 1000 Einwohner i. J. 1937, auf 11,2 im Jahre 1956, also fast auf die Hälfte gesenkt. Als Folge davon hat sich andererseits die *mittlere Lebenserwartung eines Neugeborenen* von 35,6 Jahren für Knaben und 38,5 Jahren für Mädchen i. J. 1880 auf etwa 68 bzw. 72 Jahre i. J. 1960 verlängert (Abb. 15 u. Abb. 16). Krebs ist also mit ein Preis, den so mancher heutige Mensch für die Erreichung einer gegenüber dem Mittelalter (mit damals etwa 30 Jahren) über doppelt so langen Lebensdauer zu zahlen hat.

Nun hat aber die Krebssterblichkeit nochmals besonders stark nach dem ersten Weltkrieg zugenommen. Daran ist hauptsächlich die *veränderte Alterszusammensetzung* der Bevölkerung schuld als Folge a) der Kriegstoten (1,82 Millionen!),

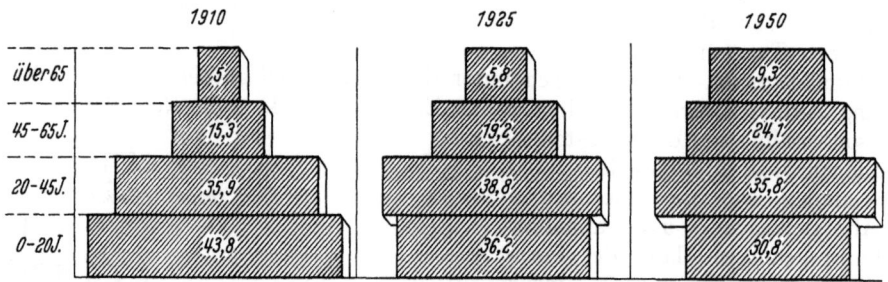

Abb. 17. Prozentuale Verschiebungen in den großen Altersgruppen der deutschen Bevölkerung von 1910—1950

b) des sog. Geburtenverlustes (3,6 Millionen!) und c) des Absinkens der Geburtenzahlen nach dem Kriege.

Diese 3 Faktoren haben zu einer schwerwiegenden *Verschiebung der Altersklassen*, besonders bei den kriegsbeteiligten Völkern, geführt. Im Jahre 1800 waren 4,8% der Bevölkerung, 1900 noch 5% *über 65 Jahre* alt. 1950 (vgl. Abb. 17) waren es 9,3%, und für 1982 veranschlagt R. Schubert (1958) sie auf 14,5% der Bevölkerung, also auf fast das Dreifache gegenüber 1900. Für das Krebsgeschehen ist aber auch die gleichsinnige Zunahme der mittleren Altersklassen vom *45. bis 60. Lebensjahr* von 15,3% (1910) um 8,8% auf 24,1% im Jahre 1950 von Bedeutung. Am deutlichsten manifestiert sich die Altersverschiebung, wenn man für die ganze Lebenszeit nur 3 große Klassen macht: Jugendalter bis 15 Jahre, Erwerbsalter von 15—60 und das Alter über 60. Wie die Abb. 18 erkennen läßt, hat die *Jugendklasse* relativ um *38,5%* ab- und die *Altersgruppe* über 60 relativ um *90,4% zugenommen*.

Da nun der Krebs einmal vorwiegend eine Erkrankung des mittleren und höheren Alters ist (Abb. 24), so wird es verständlich, daß mit der stärkeren Besetzung der Altersklassen jenseits des 45. Lebensjahres die Todesfälle an Krebs zunahmen, zunehmen mußten und weiter zunehmen werden.

Man kommt also zu folgendem *Ergebnis*: Krebs hat zahlenmäßig stark zugenommen. Die Krebszunahme ist zum Teil eine dank der besseren diagnostischen Erfassungen nur statistisch vorgetäuschte. Sie ist aber auch eine reale. Diese wirkliche Zunahme hat ihre natürlichen Ursachen in der durchschnittlich sehr viel häufigeren Erreichung des „Krebsalters" mit der um 40% stärkeren Besetzung der eigentlichen Krebsaltersklassen. Nun möchte man natürlich gerne wissen: *nimmt Krebs auch heute noch stärker, als es diese Faktoren erklären könnten, zu?* Die Zahlen über die Krebszunahme haben so alarmierend gewirkt, daß sich mehrere Untersucher dieser Frage besonders zuwendeten. Peller (1925), Hadda

(1931), WOLFF (1934), HAUBOLD (1935, 1938), SCHINZ (1938), FREUDENBERG (1959) u. a. glauben, daß eine über jene natürlichen Zahlenverschiebungen hinausgehende Krebszunahme nicht besteht.

Die Frage ist schwer zu entscheiden. Urteile, die sich auf kurze Zeiträume oder kleine Zahlen, z. B. für einzelne Großstädte wie Zürich (SCHINZ, SENTI 1945), Frankfurt/Main (STUPENING 1937) oder Berlin (K. FREUDENBERG 1955) oder Wien (KRETZ und OSSADICK 1952)[1] oder auf kleine Länder (Dänemark, Schweiz) beziehen, können nicht ohne weiteres als schlüssig angesehen werden.

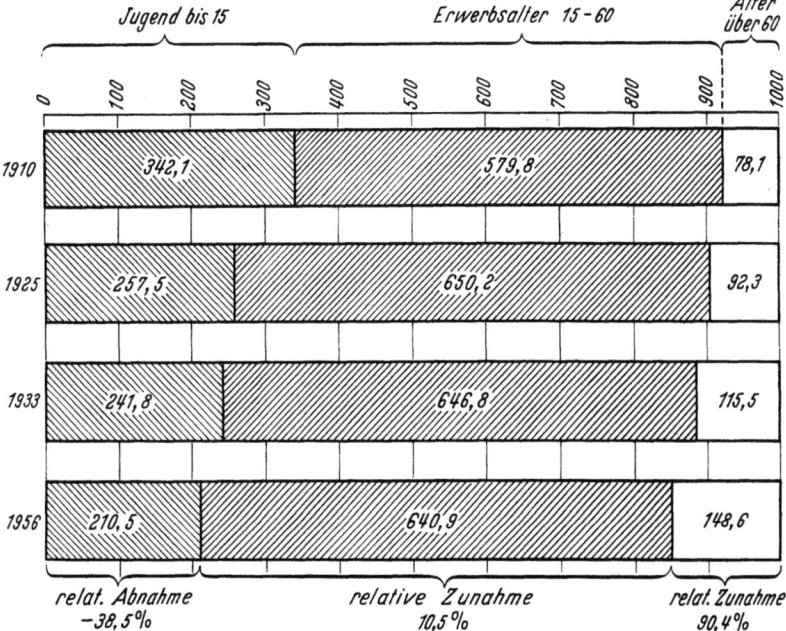

Abb. 18. Altersverschiebung der deutschen Bevölkerung (berechnet auf je 1000 Einwohner) in der Zeit von 1910—1956 (Zahlen nach STUPENING 1937, fortgeführt nach Angaben des Statist. Bundesamtes)

Selbst „*standardisierte Sterbeziffern*" sind skeptisch zu beurteilen. In der Bundesrepublik z. B. ist die Zahl der hereinspielenden Faktoren (Kriegsverluste, Geburtenausfall, Zuwanderung, wechselnde Veränderungen im Altersaufbau usw.) zu groß, als daß alle Faktoren restlos erfaßt werden könnten. Auch schwächt sich bei dieser Form der Berechnung ein Anstieg der Krebssterblichkeit ab, wenn man als Jahr, auf das man die Sterblichkeit bezieht, ausgerechnet ein Jahr mit relativ hohen Krebssterbeziffern nimmt. Auch die Zahlen großer Versicherungsgesellschaften, wie z. B. Metropolitan Life Insurance Companie (WOOD u. SHIMKIN 1947)[2], leiden unter den Nachteilen der einseitigen Auslese und der Variabilität der Zugänge je nach Konjunkturen und der im Vergleich zur Gesamtbevölkerung doch noch relativ kleinen Zahlen usw.

Die Hauptschwierigkeit liegt in den großen Verschiebungen hinsichtlich Größe der Bevölkerungsziffern, der Altersgruppierungen, der Lebensverhältnisse verschiedener Völker, den Verschiedenheiten des Meldewesens, den vielen Melde- und Diagnosefehlern usw. Immerhin spricht einiges dafür, daß bei Gleichbleiben äußerer Krebsschädigungen (s. 8. und 9. Kap.) die *Krebshäufigkeit* einer gewissen *Stabilisierung* entgegengeht. Jedenfalls sind die „standardisierten Sterbeziffern" für „Krebs und andere bösartige Neubildungen" nach den Berichten des Statistischen Bundesamtes seit 1950 weitgehend stabil geblieben, während die für Herzkrankheiten und Gehirnblutung anstiegen und die für Lungenentzündung und „Tuberkulose insgesamt" absanken.

---

[1] Krebsarzt **7**, 159 (1952).
[2] California Med. **6**, Nr. 4 (1947).

Diesen vielen Mitteilungen über ein gewisses Konstantbleiben des Krebses stehen andere gegenüber, die auch bei Berücksichtigung störender Faktoren doch eine weitere Zunahme über die theoretisch zu erwartenden Krebsziffern hinaus feststellen. Die Krebszunahme hat eben auch noch eine unnatürliche Ursache: Krebs nimmt zu, weil im Zeitalter der Technisierung und Chemisierung unserer Umwelt die Noxen zunehmen, die ihn bedingen (Näheres siehe 17. Kapitel). Es kann keine Rede davon sein, daß die bessere Diagnostik und die Verschiebung im Altersaufbau die Krebszunahme ganz zu erklären vermöchten.

Dafür nun, ob die Krebskrankheit wirklich zugenommen hat, gibt es eine zuverlässige Probe: bei einer echten Zunahme der Krankheit selbst müßte, nach rechnerischer Ausschaltung der störenden Verschiebung des Altersaufbaues, die Krebssterbeziffer innerhalb der gleichen Altersklassen, z. B. zwischen 20 und 30, gestiegen sein. In Tab. 16 (S. 64) werden die Krebssterbeziffern in Deutschland 1938 und in der Bundesrepublik 1949, 1950 und 1956 nach Alter und Geschlecht getrennt für je 100000 Lebende der gleichen Altersgruppe berechnet. Nahezu in allen Altersgruppen läßt sich so ein Anstieg der Krebsgefährdung feststellen. Lediglich für die 45 bis 60 jährigen Frauen ist ein geringer Rückgang zu verzeichnen. Es ist dies das Alter, in dem einerseits die weiblichen Genital- und Brustkrebse den größten Anteil der Krebstoten stellen, bei welchen andererseits die Frühdiagnostik und Krebstherapie die besten Erfolge erzielen.

Was nun selbst zur Skepsis hinsichtlich eines angeblichen Stillstandes der Krebshäufigkeit zwingt, ist die bisherige stetige *Konstanz des Anstieges* — in der Abb. 14 seit 1922 und in der Tab. 17 seit 1947. Wenn auch in dieser Zeit die durchschnittliche Lebensdauer des Menschen gleich stetig angestiegen ist und wenn auch Diagnostik und Therapie gewisse Fortschritte erzielt haben, so ist aber nicht einzusehen, daß die vielen exogenen krebsfördernden und krebserzeugenden Faktoren konstant geworden sein sollen. Im Gegenteil, die Verseuchung unserer Atemluft durch Industrialisierung und Motorisierung, die Anreicherung unserer Nahrung mit Chemikalien hat bis vor einiger Zeit konstant zugenommen. Wir müssen also, so ist wenigstens zu befürchten, mit einem weiteren Anstieg der Krebstreppe rechnen. Es kommt hinzu, daß der *Bronchialkrebs*, bei dem die ursächlichen Faktoren weitgehend übersehbar sind (Näheres S. 401), eine *ständig steigende Zunahme* aufweist und seinerseits für die allgemeine Krebszunahme mitverantwortlich ist.

Das Sonderproblem der **Bronchialkrebszunahme.** Der Bronchialkrebs ist das Krebsexperiment unserer Zeit. Noch um die Jahrhundertwende war er extrem selten. 1886 fanden sich unter 12000 Sektionen des Münchener Pathologischen Instituts nur 8 Bronchialcarcinome. Nach den Erhebungen in Göttingen (SIMMROSS 1932) betrug der *Anteil der Lungencarcinome an den Krebssektionen*

1852—1879	0,62%
1880—1908	0,90%
1906—1912	2,59%
1921—1927	4,43%
1927—1931	9,83%.

Seit dieser 100 Jahre zurückreichenden Göttinger Statistik ist der Anteil des Lungenkrebses an den Krebssektionen in allen pathologischen Instituten fortgesetzt gestiegen. O. KOCH fand 1920/23 nur 3,6%, 1946/48 bereits 26,2% und für 1948 35,5% Bronchialkrebse unter seinen Krebssektionen.

Aber nicht nur bei Sektionen, auch in großen *Landesstatistiken* — wegen ihrer stabilen Bevölkerungsverhältnisse sei die Schweiz gewählt — hat der Lungenkrebs Jahrfünft für Jahrfünft stetig zugenommen (Abb. 19). Diese Zunahme läßt sich in allen Ländern westlicher Zivilisation feststellen. In einzelnen Ländern wurden 1950 bis zu *38 mal soviel Lungenkrebse* wie 1900 nachgewiesen.

Häufigkeitsverschiebungen bei den Organkrebsen. Der Lungenkrebs ist wesentlich auch daran mitbeteiligt, daß sich erhebliche *Häufigkeitsverschiebungen innerhalb der Organkrebse* ergeben haben. Die Rangliste der Krebse ändert sich langsam, aber ständig. Am stärksten fällt natürlich in die Augen, daß der Bronchialkrebs von der früher 10. oder 12. Stelle weit nach vorn, und zwar in der Krebstodesursachenstatistik der Männer hinter dem Magencarcinom an die 2. und im Sektionsgut vielerorts an die 1. Stelle gerückt ist. Nach DORMANS (1936) war das *Verhältnis Magen-: Lungenkrebs* 1920/21 noch 1000:118, im Durchschnitt der Jahre 1925/33 bereits 1000:232. Aber auch für andere Organkrebse haben sich Änderungen in der Rangfolge ergeben. Meist sind die Gründe dafür übersehbar. So hängt z. B. die *Zunahme des Prostatacarcinoms* damit zusammen, daß die Altersklassen der Männer jenseits des 65. Lebensjahres (siehe Abb. 17) stärker besetzt sind als noch vor 20 Jahren und statistisch besser erfaßt werden. Der vielfach bestätigte *Rückgang der Sterbefälle* an *Uteruscarcinomen* geht auf die ständig verbesserten und heute hohen Heilziffern zurück. Die Morbidität mag gleich geblieben sein, die Mortalität wird vielerorts

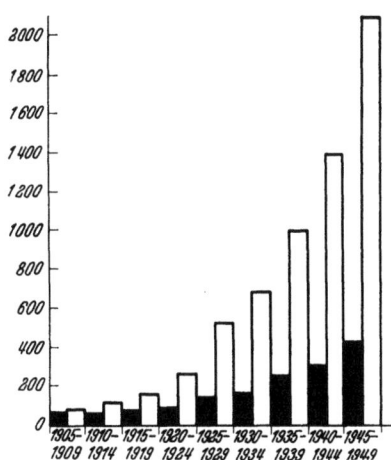

Abb. 19. Zunahme der Bronchialkrebsfälle in der *Schweiz* von 1905—1949 (nach LICKINT 1953). Schwarz: Frauen; weiß: Männer, die an Bronchialkrebs starben, jeweils in Jahrfünften zusammengefaßt

als gesunken bestätigt. Ähnliches gilt für den Kehlkopfkrebs. Er hat eindeutig zugenommen. Doch drückt sich das in den Mortalitätsstatistiken nicht aus, da die Zunahme durch rechtzeitige Behandlung und sehr viel häufigere Heilung des Leidens kompensiert wird (LICKINT 1956). Bedeutsam sind die vielfältigen Mitteilungen über den *Rückgang* der Todesziffern beim *Magenkrebs*, und zwar für Oslo (RENNAES und OSTBERG 1952), für Zürich (SCHINZ, ROSIN, SENTI 1945, W. HAENSZEL 1958), für Chicago (UTLER 1958), für die USA und England (H. OESER 1950). Auf dem österreichischen Krebskongreß 1959 teilte ein Berufsstatistiker für einen Zeitraum von 20 Jahren eine ganz allmähliche leichte Senkung der Magenkrebstodesfälle mit. Gleiches trifft für die Bundesrepublik zu. Man muß aber vorsichtig sein, daraus zu weitgehende Schlußfolgerungen zu ziehen. Es kann durchaus sein, daß dieser Rückgang u. a. mit darauf zurückzuführen ist, daß manche spätere „Magenkrebs-Anwärter" vorher einem Verkehrsunfall, sonst einem gewaltsamen Tod, einem Bronchialkrebs, einem Herzinfarkt oder sonst einer heute häufiger gewordenen Todesursache erlegen sind. Noch wahrscheinlicher scheint es, daß besonders in den USA der Rückgang den vielfachen Bemühungen, chemisch-schädliche Zusätze zu Nahrungsmitteln auszuschalten, zuzuschreiben ist (A. POTTER 1947). Wir kommen auf diese Frage noch mehrfach zurück. Auch für den *Brustkrebs* werden vielfach Häufigkeitsverschiebungen mitgeteilt. Im allgemeinen steigen sie an, entsprechend der stärkeren Besetzung der Altersklassen bei der Frau, die ja eine höhere mittlere Lebenserwartung (i. J. 1957/58 71,4 L.j.) hat, als der Mann (mit „nur" 66,3 L.j. fürs gleiche Jahr). Auch in der

Bundesrepublik ist ein schwacher Anstieg der Gefährdung, an Brustkrebs zu sterben, im Alter über 45 Jahre feststellbar. Auffallend ist hier auch ein starker Anstieg der *Leukämien* (OTT und FREY 1960).

4. Krebszahl beim gleichen Kranken

Rechnet man bei den industriellen Völkern jährlich mit 200, bei den „unterentwickelten" Ländern mit ihrer noch niedrigen Lebenserwartung mit etwa 100 Krebstodesfällen je 100000 Lebende, so kommt man für die zur Zeit (1960) etwa 2,9 Milliarden Erdbewohner auch bei großer geographischer Variabilität der Krebshäufigkeit für die Gesamtbevölkerung der Erde jährlich i. D. auf $2^{1}/_{2}$—3 Millionen Krebstodesfälle. Man sollte danach schon allein nach dem Zufall eine hohe Zahl von 2 und mehr gleichzeitigen Krebsen am gleichen Kranken erwarten. Statistiken, Klinik und Krebsmorphologie erhärten aber übereinstimmend den Satz: Der *Krebs entsteht so gut wie immer nur in der Einzahl* nach einer Regel mit noch nicht 2% Ausnahmen, und wenn er selten genug einmal in der Mehrzahl entsteht, so hat das meist erkennbare Gründe.

Daß **Krebs** *fast stets nur* **solitär** auftritt, muß, wie alles 98%ige, etwas Grundlegendes bedeuten. Man fragt sich: gibt es etwa, übertrieben ausgedrückt, punktförmig lokalisierte Krebsursachen? Gibt es irgend etwas, was nach der Entstehung eines Krebses die gleichzeitige oder nachfolgende Krebsentstehung an anderer Stelle verhindert? Macht evtl. Krebs an einer Stelle „immun" gegen Krebs an anderer Stelle? Oder ist das Ereignis der ersten Krebsentstehung, bezogen auf die Billionen-Zellzahl des Organismus, so extrem selten, daß die zweite Realisierung des gleichen Ereignisses erwartungsgemäß ganz unwahrscheinlich ist? Eine Krebstheorie, die auf Allgemeingültigkeit Anspruch erhebt, muß die Grundtatsache des (der Regel nach) solitären Auftretens des Krebses überzeugend erklären (Näheres im 11. Kapitel).

Im Gegensatz zu den malignen, treten *gutartige Geschwülste* sehr *häufig multipel*, ja oft sogar systematisiert (Exostosen, Chondrome, Lipome usw.) auf. Auch gibt es typische Kombinationen gutartiger Geschwülste. Die Neurofibromatose z. B. (Abb. 9, S. 39) bedingt wahre „Geschwulstmenschen" mit oft Hunderten von Naevi, Neurofibromen, Neurinomen, auch Gliomen und Meningeomen.

Bei bösartigen Geschwülsten muß man selbstverständlich die **primäre Multiplizität** (R. v. VOLKMANN 1874) scharf von der *sekundären*, z. B. durch Metastasierung, trennen. Von primärer Multiplizität spricht man dann, wenn am selben Kranken gleichzeitig (oder ganz kurz nacheinander) mehrere, voneinander unabhängige Tumoren auftreten.

Schon 1889 hat BILLROTH strenge *Bedingungen* für die Anerkennung einer primären Multiplizität aufgestellt: die verschiedenen Geschwülste müssen verschiedenen Bau haben, sich vom Standortgewebe ableiten lassen und jede für sich metastasieren. Diese Forderungen gehen jedoch zu weit. Die erste braucht nicht erfüllt zu sein, wenn es sich um Geschwülste des gleichen Gewebssystems handelt. Die zweite (gleiches Ausgangsgewebe) ist nicht immer erfüllbar, und die dritte kann nur dann gestellt werden, wenn jede Geschwulst auch wirklich metastasiert, was aber ja nicht immer eintritt oder durch vorherige Heilung verhütet wird. Die Entscheidung wird also stets nur von Fall zu Fall zu treffen sein.

Statistisch sind primär multiple Geschwülste selten: *Doppelcarcinome* desselben Organs oder zwei Carcinome verschiedener Organe haben eine Häufigkeit von nur etwa 1:100—150 und Dreifachcarcinome höchstens von 1:2000. Unter 4581 1949—1955 stationär behandelten Krebspatienten der Heidelberger Chirurgischen Klinik (Diss. HEMBERGER 1956) fanden sich 25 multiple Primärtumoren = 0,54%, meist in verschiedenen Organen mit wahrscheinlich nur zufälligen Kombinationen, wie Dickdarm/Prostata oder Mamma/Magen oder Mediastinum/

Uterus oder Ovar/Mamma, bei denen innere Zusammenhänge vorstellbar wären. In 9 Fällen handelte es sich um eine sukzedane Multiplizität, d. h. der erste und der zweite Tumor waren durch eine lange Zwischenzeit getrennt.

Im Schrifttum gehen die Angaben über die *Häufigkeit* multipler Primärkrebse weit auseinander: L. WAGNER u. J. KARGER (0,8%), REGAUD (0,9%), SPRINGORUM (1,1%), DRESCHER (1,2%), KÖNIG (1,4%), LEUTZ (1,8%), H. BOHLIG (1,84%), HILGERT (2,2%), DESAIVE und GRÜNEBERGER (2,5%), SCHREINER und WEHR (2,7%), HARBITZ (2,8%), BUCHER (3,1%), W. G. CAHAN (3,2%), PUHR (3,25%), HURT u. BRODERS (3,34%), HELLENDALL (4,33%), MIDER (4,5%), OWEN (4,7%), HUBER (4,8%).

Wahrscheinlich werden jedoch meist zuviel Krebse den primär multiplen zugerechnet. Nur zu leicht laufen Rezidive, Metastasen, Geschwulstverimpfungen usw. mit unter. Bezüglich des *Geschlechts* ergab sich ein *Überwiegen der Männer*. Dem *Alter* nach überwiegt offenbar das 6. und 7. Jahrzehnt. Die reine Kasuistik ist (s. GOETZE 1913) kaum übersehbar. Für das Grundsätzliche sind nur Sammelstatistiken (RÖSSLE 1920, SIEBKE 1926, WARREN und GATES 1932) von Wert. Die bis dahin größte Zusammenstellung (755 Fälle) von JONKHEERE und VOTGUENNE (1935) bringt nachstehende aufschlußreiche Gesamtübersicht und Klassifizierung:

I. 2 Tumoren am gleichen Organ	62 Fälle =	8,2%
II. 2 Tumoren am gleichen Organsystem: („monosystematische Tumoren")	145 Fälle =	19,2%
III. 2 Tumoren an verschiedenen Organsystemen („polysystematische Tumoren")	292 Fälle =	38,5%
IV. 2 Tumoren an paarigen Organen („bilaterale Tumoren")	194 Fälle =	25,9%
V. Mehr als 2 Tumoren am gleichen Individuum	62 Fälle =	8,2%
Insgesamt	755 Fälle	

Inzwischen wurde eine noch größere Sammelstatistik von D. P. SLAUGHTER (1944) veröffentlicht (s. Abb. 20).

Zwei Tumoren am gleichen Organ und im gleichen Organsystem betreffen vor allem den Verdauungstrakt und den Genitalapparat, desgleichen zwei Geschwülste *in verschiedenen Organsystemen*, die Kombination beider oder die zwischen Brustdrüse und Genitalorganen. Andere Kombinationen sind selten. Die *bilateralen Tumoren* betreffen am häufigsten die Mamma, seltener die Nieren, Tuben und Ovarien, wobei aber stets auch die Metastasierung von einem Organ in einem Paarling in Rechnung zu stellen ist.

Doppelseitige Hodentumoren z. B. sind recht selten. So fanden GILBERT u. HAMILTON (1940) in einer großen Sammelstatistik unter 7000 Hodentumoren 144 (2%) doppelseitige. Inzwischen wurde die Zahl auf 220 erhöht

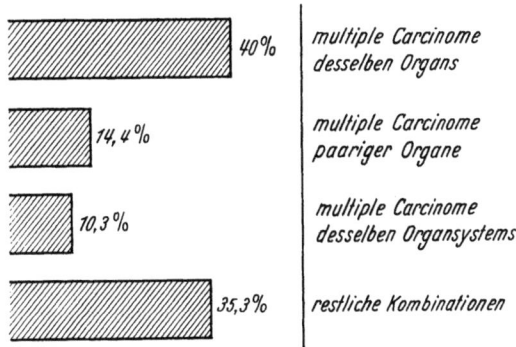

Abb. 20. Gruppenverteilung primär multipler Carcinome (1868 Fälle) (nach SLAUGHTER 1944)

(GÖPEL 1960). An der Heidelberger Chirurgischen Klinik konnten wir von 1943—1959 unter 80 Hodentumoren nur einen Fall eines doppelseitigen Hodensarkoms beobachten.

Unter den primär multiplen Krebsen, insbesondere der *Haut*, nehmen Teer-, Arsen-, Strahlkrebse, zahlreiche sonstige Berufskrebse sowie krebsige Entartungen bei angeborenen *Systemanomalien* (Kerotoma senile, Polyposis intestini, Morbus Recklinghausen u. a.) eine Sonderstellung ein, insoweit das multiple Auftreten mit bis zu 6 und 7 Primärtumoren beim selben Patienten hierbei nicht so selten ist. In allen diesen Fällen ist die Multiplizität nur der Ausdruck einer systematisierten Gewebsanomalie.

Eine *Sonderstellung kommt den weiblichen Geschlechtsorganen* zu (vgl. HUBER 1951) (Tab. 11).

Tabelle 11. *Multiplizität bei Tumoren des weiblichen Genitales* (HUBER 1951)

I. Kombination Genital- u. extragenitales Carcinom	63 Fälle
II. Tumormultiplizität innerhalb d. Genitalorgane	136 Fälle
a) Symmetr. Multiplizität	79 Fälle
b) Asymmetr. Multiplizität	57 Fälle
Gesamtzahl d. Genitalcarcinome 4078 Fälle	Gesamtzahl d. primären Multiplizität 199 Fälle = 4,8%

Unter den mit einem Genitalcarcinom kombinierten extragenitalen Carcinomen war die Mamma in 22 von 63 Fällen am häufigsten betroffen. Bemerkenswert ist das vorwiegende Auftreten *vor* dem Genitalcarcinom. Diese Sonderstellung weist darauf hin, daß ursächlich gemeinsame Faktoren beteiligt sind.

Tabelle 12. *Die primäre Multiplizität genitaler Carcinome* (HUBER 1951)

		primäre Multiplizität
Tubencarcinom	25 Fälle	10 = 40,0%
Ovarialcarcinom	379 Fälle	122 = 32,0%
Corpuscarcinom	437 Fälle	46 = 10,5%
Vulvacarcinom	112 Fälle	2 = 1,8%
Vaginalcarcinom	168 Fälle	2 = 1,2%
Collumcarcinom	2957 Fälle	8 = 0,3%

Von der primären Tumormultiplizität sind vor allem die paarigen Geschlechtsorgane sowie deren Kombination mit dem Corpus uteri-Ca betroffen. Diese Tumormultiplizität liegt über der theoretischen Erwartung. HUBER *leitet daraus die* Berechtigung ab, *Systemcarcinome am weiblichen Genitale* abzugrenzen. Eine solche Tumormultiplizität wäre somit als Folge von multizentrischen Reaktionen an „systemzugehörigen" Organen anzusehen.

Ähnliche Beobachtungen wurden außer am weiblichen Genitalsystem auch am Respirationstrakt, am Magen-Darm-Kanal, an den Schleimhäuten der Mundhöhle, an der Haut u. a. gemacht. SLAUGHTER u. Mitarb. (1944) fanden unter 783 oralen Schuppenzellcarcinomen 88 = 11,2% primär multiple Krebse, GARDIOL sah bei 12,5% der Bronchialcarcinome zusätzlich ein „Carcinoma in situ" (s. S. 121) der Bronchialschleimhaut, und POTH fand in 14,9%, S. HARP und BINKLEY sogar in 38% von Hautcarcinomen multiple Krebse.

Ähnlich wie am weiblichen Genitale spielt auch sonst bei der primären Multiplizität das *Doppelcarcinom* des gleichen Organs bzw. Organsystems die Hauptrolle. Von den 2% primär multiplen malignen Tumoren sind $^9/_{10}$ Doppelkrebse, und noch nicht $^1/_{10}$ dieser zwei Prozent haben mehr als 2 Krebse.

Das *Doppelcarcinom* wird oft erst vom Obduzenten aufgedeckt. Es ist das verständlich. Die klinische Diagnostik gibt sich meist zufrieden, wenn sie als Quelle der Beschwerden und Symptome ein Carcinom aufgedeckt hat. Oft ist das gleichzeitige zweite auch noch klein und symptomarm. Endlich fällt manchmal das eine Carcinom ins Gebiet des einen, das andere in das eines anderen „Spezialisten". Manche, wie WARREN und GATES, SIEBKE u. a., wollen *Doppelkrebse auf gemeinsamer* ätiologischer *Grundlage*, z. B. bei Praecancerosen aus der Klasse der primär multiplen Tumoren ausgeschieden wissen. Wohl zu Unrecht, denn es ist gerade bei ihnen unbestreitbar, daß sie primär multipel sind. Man muß sie also hier subsumieren, aber als Sonderklasse behandeln.

Statistisch ergibt sich also das große *Problem der weitgehend gesetzmäßigen Einzahl des Krebses* und das kleinere Problem des Doppelkrebses. Was darüber ist, ist Kasuistik der Raritäten.

Später (s. S. 62) wird sich zeigen, daß bei manchen exogenen Schädigungen durch plurizentrische Entstehung im gleichen Organ *gleiche Krebse zu gleicher Zeit* mehrfach vorkommen, so z. B. beim Schneeberger Lungenkrebs (S. 455), bei den Knochensarkomen von Leuchtzifferblattmalerinnen (S. 456), beim Chromatkrebs der Lungen (S. 335) usw. Der Kliniker wird also, wenn er — an sich selten genug! — auf mehrfache Krebse stößt, gut daran tun, ätiologisch nachzuforschen, um die gemeinsame Wurzel solcher multipler Krebse aufzudecken, nicht allein wegen der dann öfters gegebenen Anerkennung als „Berufskrankheit", sondern auch wegen der Hinweise auf die Krebsprophylaxe bei gleichartig Exponierten.

Die **sekundäre Multiplizität** betrifft zeitlich getrennte Krebse beim gleichen Individuum (*metachrone* oder *sukzedane Multiplizität*). Es leuchtet ein: diese Form des Mehrfachkrebses hat meist die Heilung eines Erst- bzw. Erst- und Zweitkrebses zur Voraussetzung. Der Kranke würde ja sonst nur selten den Zweitkrebs erleben. Allerdings wird bei manchen Zweitkrebsen nachträglich der erste Krebs übersehen werden, entweder weil der Kranke selbst nichts davon weiß oder weil der Krebs später nicht mehr objektiv ermittelbar ist oder auch weil überhaupt nicht daran gedacht wird, daß eine frühere Operation oder Bestrahlung einem inzwischen geheilten Krebs gegolten haben könnte. Gelegentlich auch wird ein echter Zweitkrebs als Metastase eines ersten Krebses mißdeutet werden. Die Kasuistik (Tab. 13) mit ihren Einzelfällen wird also hinter der Wirklichkeit zurückbleiben.

Tabelle 13. *Zeitlich getrennte Krebse beim gleichen Kranken*

Autor	1. Krebs (Alter)	Zwischenzeit in Jahren	2. Krebs (Alter)	Geschlecht
RIEDER	Femursarkom (20)	19	Ovarialcarcinom (39)	♀
,,	Coloncarcinom (49)	11	Pyloruscarcinom (60)	♀
,,	Rectumcarcinom (21)	20	Magencarcinom (41)	♀
ZIEGLER	Rectumcarcinom (23)	1	Ovarialcarcinom (24)	♀
,,	Rectumcarcinom (64)	4	Oesophaguscarcinom (68)	♂
,,	Mammacarcinom (75)	3	Rectumcarcinom (78)	♀
,,	Coloncarcinom (61)	12	Magencarcinom (73)	♂
,,	Rectumcarcinom (28)	23	Coloncarcinom (51)	♀
,,	Uteruscarcinom (51)	13	Magencarcinom (64)	♀

SLAUGHTER (1944) hat **1868** primär multiple Carcinome aus der Literatur zusammengestellt. Dabei ergaben sich die aus der Abb. 20 hervorgehenden 4 Hauptgruppen.

Man ist in dieser Frage nicht ausschließlich auf die Kasuistik angewiesen. S. PELLER nahm 5786 über 50 Jahre alte Patienten, die wegen Krebs behandelt waren, als Ausgangspunkt und forschte bei ihnen später nach neuer Krebsbildung. Er fand in 40 Fällen (16 Männer und 24 Frauen), also in 0,69% mehrfache Krebse, die einander mit verschiedenen Zeitabständen gefolgt waren.

Eine ausführliche Literatur über *Dreifachkrebse* findet sich bei G. ENGEL (1953). Vier *primäre Krebse*, die nicht dasselbe Organ betreffen, sind demnach ausgesprochene Raritäten. Entsprechende Beobachtungen wurden von DIXON (1951), SALZSTEIN und MAREUX veröffentlicht.

Plurizentrische Multiplizität liegt dann vor, wenn beim gleichen Individuum ungefähr zu gleicher Zeit im gleichen Organ mehrfache Carcinome oder Sarkome auftreten. Sie setzt eine erblich bedingte (z. B. bei Xeroderma pigmentosum) oder exogen erworbene *Praeneoplasie* voraus. Vor allem trifft dies für ausgedehnte Hautschädigungen (z. B. durch Arsen, Teer, Pech, Ruß, Röntgenstrahlen o. dgl.) oder im Magen-Darm-Kanal Polyposis, chronische Gastritis (vor allem bei perniziöser Anämie), Colitis, Enteritis zu.

Tabelle 14. *Gleichzeitiger und sukzedaner dreifacher Krebs*

Autor	Geschlecht	1. Krebs	2. Krebs	3. Krebs
GIGL	♀	Gebärmutter (35)	Wange (51)	Lunge (57)
GÖTTING	♂	Mastdarm	Kehlkopf	Magen
GOETZE	♂	Magen	Dickdarm	Prostata
LOEWE und GERLACH	♂	Haut, Handrücken (78)	Haut, Stirn (78)	Mamma (78)
LOEWE und GERLACH	♂	Magen (67)	Penis (67)	Haut (67)
ZIEGLER	♂	Magen (81)	Dickdarm (81)	Mastdarm (81)
ZIEGLER	♂	Dickdarm (53)	Zunge (55)	Ductus hepat. (55)
BECKER	♂	Nasenflügel (33)	Melanosarkom(!) Wange (52)	Mehrfache Gesichtscarcinome (59)
KURTZAHN	♂	Magen	Doppelkrebs, Dickdarm	Prostata
ROESCH	♂	Hautcarcinom Oberarm	Bronchialcarcinom	Magencarcinom
H. JOCHMANN	♀	Mamma	Leiste	Parotis
H. BOHLIG	♀	Uterus	Magen	Mamma
DROCKER, SCHEEL	♀	Schläfe	Nase	Gießbeinknorpel
		Mundhöhle	Rachen	Speiseröhre
		Mundhöhle	Rachen	Speiseröhre
EMBREY	♀	Portio	Corp. uteri	Ovar
PICKMANN	♀	Ovar bds.	Mamma	Collum

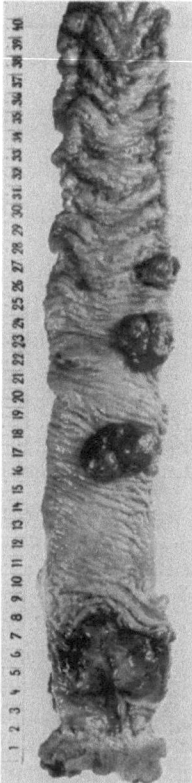

2 eigene Beobachtungen. B. E., 54 J. ♂ (J. Nr. 3244/1954). 1942 $1/_2$ Jahr lang schwere, therapierefraktäre Enterocolitis. Jetzt kurze Subileus-Anamnese. Bei der *Operation* (26. 5. 54) faustgroßer, stenosierender Ileocöcaltumor und 2 weitere walnuß- bzw. apfelgroße Tumoren des Ileums. Hemicolektomie rechts und ausgedehnte Dünndarmresektion. Schleimhaut des Dünndarms zeigt schwere Ileitis granularis. Histologisch alle 3 Tumoren *reticulozellige Sarkome* mit massenhaft Mitosen. Nach zunächst schneller und guter Rekonvaleszenz nach 11 Monaten neue Ileusattacken. *Relaparatomie*, der ganze Dünndarm zeigt teilweise ineinander übergehende mindestens 12 unterscheidbare neue *Dünndarmsarkome*, histologisch vom gleichen Typ.

R. W., 15 J. ♀ (s. K. H. BAUER 1954). Supraanales Rectumcarcinom. Nach der sacroabdominellen Rectumexstirpation fanden sich 3 weitere, im ganzen also 4 gesonderte, jeweils durch gesunde Rectumschleimhaut getrennte Carcinome, alle histologisch gesichert, offenbar gleichzeitig aus Polypen entwickelt (Abb. 21). Nur nebenbei: bei einer bloßen Rectumresektion oder Anordnung einer „Durchzugsmethode" zwecks Erhaltung des Sphincters wäre eine Radikaloperation in einem solchen Falle ausgeschlossen.

Der Größenordnung nach darf man aber nicht vergessen, daß alles in allem die Multiplizität etwas Seltenes ist. Schließlich muß der Krebs durch Zufall oder durch inneres Gesetz auch in der Kombination mehrerer Geschwülste als Ausnahme einmal vorkommen. Das wahre *Kernproblem* der Krebserkrankung bleibt natürlich der *Solitärkrebs* mit über 98% Häufigkeit. Die Frage, warum Krebs praktisch immer nur solitär auftritt, wird im 11. Kapitel behandelt werden.

Abb. 21. Vier durch normale Rectumschleimhaut voneinander getrennte (histologisch gesicherte) Rectumcarcinome (aus Polypen entwickelt) als Beispiel primärer Multiplizität bei plurizentrischer Entstehung (15jähr. Mädchen!). (Eigene Beobachtung)

5. Geschlecht und Alter

Nach seiner Zugehörigkeit zur Species homo sapiens ist die *Geschlechtszugehörigkeit* des Menschen eine seiner wichtigsten Grundeigenschaften. Schon im Einzellenstadium der befruchteten Eizelle ist der Mensch alternativ männlich oder weiblich determiniert. Diese Geschlechtszugehörigkeit findet auch cytologisch ihren Ausdruck: Während männliche und weibliche Individuen in 22 Chromosomen übereinstimmen, besteht im 23. Chromosomenpaar — daher als „Geschlechtschromosomen" bezeichnet — ein Unterschied. Das weibliche Geschlecht besitzt 2 „X-Chromosomen", das männliche ein X- und ein morphologisch davon verschiedenes „Y-Chromosom" (s. a. S. 526). Da die Chromosomen von der ersten Zellteilung an allen Zellen des Organismus zugeteilt werden, besteht also tatsächlich die alte Anschauung, daß Mann und Weib letzten Endes von allem Anfang an in jeder „Faser" ihres Wesens, d. h. biologisch in jeder Zelle ihres Organismus, verschieden sind, morphologisch zu Recht. Nun bewirken jene geschlechtsbestimmenden Erbanlagen je nach der alternativen Verschiedenheit ihrer Zuteilung auch die verschiedene Ausbildung der Geschlechtsorgane.

a) Krebs und Geschlecht. Man erkennt schon aus diesen wenigen Vorbemerkungen, daß das Problem Krebs und Geschlecht viele Fragen aufwirft: gibt es Geschlechtsunterschiede in der Krebshäufigkeit? Im Befall der verschiedenen Organe? Wenn ja, hängen diese Unterschiede mit der Vererbung des „Geschlechts" zusammen? Oder mit einer erblich bedingten Geschlechtsdisposition? Oder mit einer bei beiden Geschlechtern verschiedenen Exposition gegenüber Krebsnoxen? Kurzum, es ist von vornherein klar, das Problem „Krebs und Geschlecht" ist nach vielen Richtungen bedeutungsvoll.

Nimmt man alle Krebse zusammen, so zeigt sich, daß *das weibliche Geschlecht* den absoluten Zahlen nach *mehr Krebstodesfälle* aufweist als das männliche, und zwar soweit die statistischen Berichte zurückreichen, d. h. seit 1922 (Tab. 15). Es ist erstaunlich und bemerkenswert, wie der Anteil der beiden Geschlechter an den Gesamtkrebstodesziffern über Jahrzehnte in seinen Zahlen relativ mehr oder minder konstant bleibt. Bei ganz geringen Schwankungen finden sich i. D. *45% für das männliche und 55% für das weibliche Geschlecht*. Es erscheint nach dieser

Tabelle 15. *Prozentualer Anteil der Geschlechter an der Krebssterblichkeit*

Jahr	männlich	weiblich	Jahr	männlich	weiblich
1922	44,3	55,7	1937	46,1	53,9
1925	44,0	56,0	1946	45,7	54,3
1928	44,9	55,1	1949	46,0	54,0
1931	45,0	55,0	1952	47,4	52,6
1934	45,6	54,7	1955	48,4	51,6*)

*) 1959 49,1% männlich 50,9% weiblich (Frauenüberschuß 3,110.000)

von 1922—1949 weitgehend konstanten Zahlenrelation unzweideutig gesichert zu sein, daß *das weibliche Geschlecht mehr Krebstodesfälle aufweist als das männliche.*

Daß dem nicht so zu sein braucht, zeigt erstmals das Jahr 1951. Hier sei alles am Jahr 1956 exemplifiziert. Von den 103 404 Krebstodesfällen des Jahres 1956 entfielen

50 560 = 48,9% auf das männliche und
52 844 = 51,1% auf das weibliche Geschlecht.

Diese Zahl ist höchst auffällig, beträgt ja die prozentuale Differenz hier nur noch 2,2%, während diese in den Jahren 1922—1950 im Durchschnitt 10% betragen hatte. Diese Verringerung der Spanne ist um so bemerkenswerter, als ja das weibliche Geschlecht dank der Kriegs- und Nachkriegsverluste der Männer gegenüber dem männlichen Geschlecht zahlenmäßig stark überwiegt. Es ist klar, die absoluten Zahlen bedürfen einer statistischen Bereinigung. Gehen wir aus von der Gesamteinwohnerzahl der Bundesrepublik. Sie betrug 1956 49,8 Millionen. Sie bestand zu

23,34 Millionen = 46,8% aus männlichen und zu
26,46 Millionen = 53,2% aus weiblichen Personen.

Wenn es nach einem bisherigen Glaubenssatz der Krebsstatistik mehr krebskranke Frauen als krebskranke Männer gibt, so müßten den 53,2% weiblichen Einwohnern nicht 51,1%, sondern nach früheren Feststellungen (s. Tab. 15) mindestens ein 57- oder 58%iger Anteil der Frauen an der Gesamtkrebssterblichkeit entsprechen. Wie immer in solchen Fällen hilft nur die Auszählung der jährlichen Krebstoten je 100000 Personen der beiden Vergleichsgruppen, in diesem Falle der beiden Geschlechter, weiter. Im Jahre 1956 starben in der Bundesrepublik je 100000 Einwohner des gleichen Geschlechts

beim männlichen Geschlecht 217 Personen an Krebs,
beim weiblichen Geschlecht 200 Personen an Krebs.

Das bedeutet, daß entgegen aller bisherigen Erfahrung und entgegen aller Erwartung trotz der stärkeren weiblichen Hälfte der Bevölkerung und trotz des Dogmas vom häufigeren Krebs bei Frauen nun doch, zur Zeit wenigstens, *relativ mehr Männer an Krebs sterben als Frauen*. Das muß natürlich, auch ätiologisch gesehen, schwerwiegende Gründe haben. Die Frage geht zunächst dahin, *wann* hat sich diese Umkehr des relativen Übergewichts der Krebssterbeziffer beim Mann ereignet?

Tabelle 16. *Krebssterbeziffern nach Alter und Geschlecht* (berechnet auf 100000 Lebende der gleichen Altersgruppe desselben Jahres und gleichen Geschlechts)

	Männer				Frauen			
Alter	1938	1949	1950	1956	1938	1949	1950	1956
0—15	3	3	3	9	2	2	3	8
15—30	6	6	6	11	6	7	7	10
30—45	29	31	33	39	55	57	58	66
45—60	200	200	200	254	247	212	219	236
über 60	838	864	926	1137	746	759	789	811
insges.	138	165	175	217	155	170	180	200

Deuten wir zunächst die Tab. 16 aus, so zeigt sich, daß sich die Krebssterbeziffern nach Alter und Geschlecht von 1938—1956 in allen Altersklassen (Querrubriken), wenn auch unterschiedlich stark, und in allen Altersvolumen (Längsrubriken) ständig erhöht haben, daß aber die *Relation Männer/Frauen* (unterste Querrubrik), die noch 1950 175 ♂♂ : 180 ♀♀ betrug, sich 1956 in 217 ♂♂ : 200 ♀♀* (je 100000 Lebende der gleichen Altersgruppe) umgewandelt hatte.

Statt einer Berechnung der Krebssterbezahlen auf 100000 Einwohner derselben Altersgruppe, desselben Geschlechts im selben Kalenderjahr, werden die Krebssterbefälle der verschiedenen Jahre auch auf eine sogenannte „*Standardbevölkerung*" eines bestimmten willkürlich gewählten Jahres bezogen, d. h. man berechnet die zu erwartenden Sterbefälle in den nach Geschlecht und Alter gegliederten Gruppen unter Benutzung der vorhandenen alters- und geschlechtsspezifischen Sterbeziffern des Beobachtungsjahres. Ein Vergleich der auf solche Weise „standardisierten" mit den tatsächlich beobachteten Todesziffern lassen ebenfalls Schlüsse über eine reale Zu- oder Abnahme der Krebssterblichkeit zu (vgl. MIKAT 1958).

* 1960: 229 ♂♂ zu 210 ♀♀.

Eindrucksvoller noch kommt die Wende zum Ausdruck, wenn wir die 14 Jahre von 1947—1960 abrollen lassen (Tab. 17), in denen wir die Krebstodesfälle Jahr für Jahr, getrennt nach Männern und Frauen und bezogen auf je 100000 Einwohner jeweils des gleichen Geschlechts, beziehen. Während noch 1950 175 Männer 180 an Krebs verstorbenen Frauen gegenüberstanden, sind es 1951 erstmals 175 Männer zu 172 Frauen, und seitdem verschiebt sich die Relation Jahr für Jahr zuungunsten der Männer. Nach einer Mitteilung von K. SCHUBERT findet sich bei entsprechender Berechnung auch in Österreich jetzt eine höhere Krebssterblichkeit der Männer.

Tabelle 17. *Krebstodesfälle bei Männern u. Frauen je 100000 männliche bzw. weibliche Einwohner desselben Jahres 1947—1956 in der Bundesrepublik. Erstmalig 1951 liegt die Krebssterblichkeit der Männer höher als die der Frauen*

Jahr	Männer			Frauen		
	männliche Einwohner in 100000	männliche Krebstote insges.	Krebstote je 100000 Männer	weibliche Einwohner in 100000	weibliche Krebstote insges.	weibl. Krebstote je 100000 Frauen
1947	206,796	28213	137	246,096	34210	139
1948	214,233	32425	151	249,330	38850	156
1949	219,906	36210	165	251,290	42749	170
1950	223,406	39076	175	253,338	45601	180
1951	225,683	39500	175	255,492	43889	172
1952	227,540	40691	179	257,340	45060	177
1953	230,127	45548	198	259,703	49503	191
1954	232,867	47062	202	262,339	49900	191
1955	235,385	48124	204	264,740	51343	194
1956	233,391	50560	217	264,614	52844	200
1960	251,760	57349	229	282,050	58968	211

Die Analyse hat sich nach 3 Richtungen zu bewegen a) hinsichtlich der Rolle der Genitalcarcinome, b) bezüglich der Organverteilung der übrigen Krebse bei beiden Geschlechtern und c) im Hinblick auf die durch die 2 Kriege bedingte sehr unterschiedliche Besetzung der Altersgruppen, vor allem vom 30. Lebensjahr an.

Wie die Abb. 22 erkennen läßt, stehen bei den Krebstodesfällen der *Frauen* die *Genitalcarcinome mit 20,1%* dicht hinter den Magencarcinomen mit 21,6% an 2. Stelle und das Mammacarcinom mit 12,2% an 3. Stelle der Reihenfolge, während *beim Mann* — die Hodentumoren treten zahlenmäßig ganz zurück — das *Prostatacarcinom mit 7,7%* erst an 3. Stelle rangiert. Es besteht also, wenn man bei der Frau die primären und sekundären (Brustdrüse) Geschlechtsorgane zusammenfaßt, *ein Plus* von Krebsen des Sexualapparates *bei der Frau von 26,1%* gegenüber dem Manne. Diese in den Statistiken aller Länder gleiche Tatsache möchte zu der Folgerung verleiten, als sei die hohe Krebsquote ein Tribut für die Rolle der Frau bei der Fortpflanzung des Menschengeschlechtes. Auf die Frage, ob diese hohe Krebsquote den geschlechtsreifen Jahren zuzuordnen ist, kommen wir später zurück. Dieses *Plus* an malignen Tumoren der Geschlechtsorgane *bei der Frau* wird aber kompensiert und *überkompensiert* dadurch, daß außer Genital-, Brust- und Gallenwegskrebsen sonst nahezu *alle Organkrebse beim Manne häufiger sind als bei der Frau*.

Noch deutlicher wird dieses grundsätzlich wichtige Faktum, wenn wir für das gleiche Jahr *10 der wichtigsten Krebse* von Organen, die *bei beiden Geschlechtern* gleichen Bau und gleiche Funktion aufweisen, direkt miteinander konfrontieren und ihnen ein Organ, die Brustdrüse, gegenüberstellten, das beim Manne angelegt, aber bei der Frau ausgebildet ist (Abb. 23). Wir erkennen auf einen Blick: einmal, daß z. B. das Zungencarcinom bei Männern doppelt, der Speiseröhrenkrebs über $2^1/_2$mal, der Lippenkrebs über 4mal, das Bronchialcarcinom über $7^1/_2$mal und der Kehlkopfkrebs fast 10 mal so häufig bei Männern als bei Frauen ist, während umgekehrt das Carcinom der Leber und der Gallenwege bei der Frau doppelt und das Carcinom der geschlechtsspezifischen Brustdrüse 99 mal häufiger bei Frauen als bei Männern vorkommt.

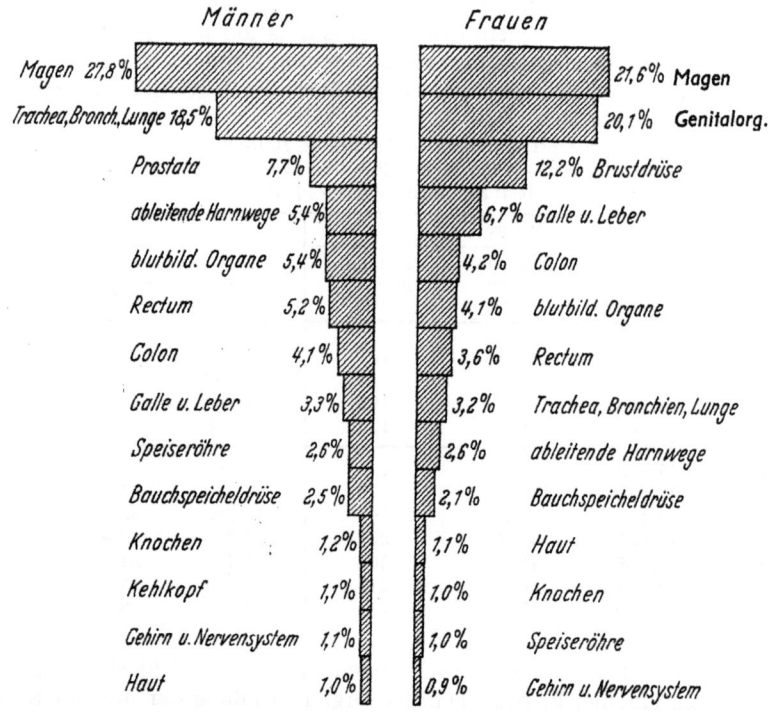

Abb. 22. Verteilung der Krebssterbefälle auf die verschiedenen Organe bei Männern und Frauen (errechnet nach Angaben des Statist. Bundesamtes für das Jahr 1956)

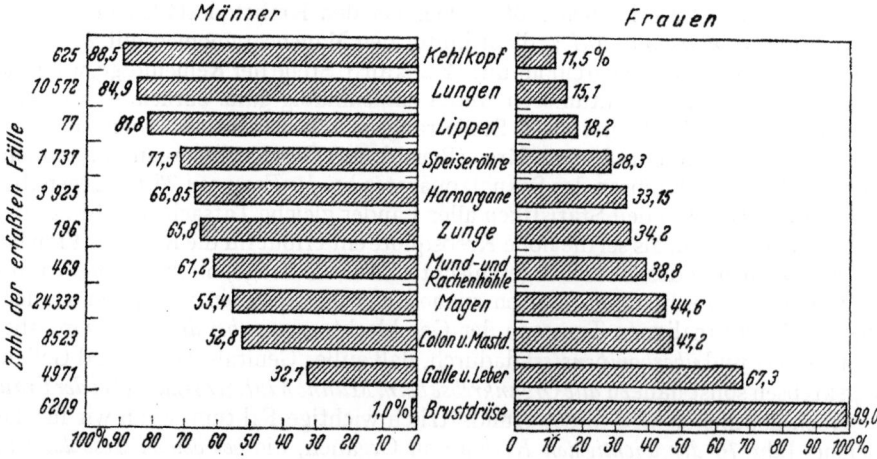

Abb. 23. Gegenüberstellung des prozentualen Anteils der beiden Geschlechter an den Krebssterbefällen bei Krebserkrankungen der verschiedenen Organe (errechnet nach Angaben des Statist. Bundesamtes für das Jahr 1956)

Da die erstgenannten Organe (Zunge, Speiseröhre, Lippen, Lungen, Kehlkopf usw.) nichts mit endogenen spezifischen Geschlechtsfunktionen zu tun haben, ist das *Plus der Krebse bei Männern* suspekt darauf, daß bei den häufigsten Organkrebsen, nämlich denen des Respirations- und des Verdauungstraktes, *exogene Schädigungen*, vor allem durch Genuß- und Nahrungsmittel, dafür verantwortlich sind.

Es ist klar, das stark unterschiedliche Geschlechtsverhältnis so häufiger Krebsarten in Organen mit völlig gleicher Funktion bei Mann und Frau kann unmöglich etwas mit dem Geschlecht als solchem zu tun haben, vielmehr müssen hier *nicht organbedingte „Geschlechtsunterschiede"* wesentlich mit hereinspielen. Es ist auch klar, daß diese immer wieder neu bestätigte Tatsache irgend etwas Fundamentales mit der Krebsentstehung selbst zu tun haben muß. Ja, man wird bei der Größe der Unterschiede darin einen harten Prüfstein für die Richtigkeit von Krebstheorien haben, und Krebstheorien, die nicht in Einklang mit der Tatsache solcher Geschlechtsunterschiede zu bringen sind, scheitern schon allein daran (Näheres 9. Kapitel).

b) Krebs und Alter. Das Problem der von Organ zu Organ ganz verschiedenen Krebshäufigkeit bei Männern und Frauen läßt sich weiter aufhellen, wenn man nach Altersgruppen differenziert. Bevor dies geschieht, muß zunächst erst der bedeutsame Fragenkomplex Krebs und Alter besprochen werden.

Nach der Rassenzugehörigkeit und dem Geschlecht ist die 3. Grundeigenschaft jedes Menschen, sein jeweiliges *Alter*, beim Krebsgeschehen ein beziehungsreicher Fragenkomplex.

Teilen wir das *Erwachsenenalter* in 3 Gruppen (Abb. 24), so erkennen wir sofort überschläglich, daß *zwischen 15 und 30 Jahren* noch die *Unfälle* (mit den Verkehrsunfällen als Hauptanteil), daß dann aber schon zwischen *30 und 45 Jahren Krebs* die

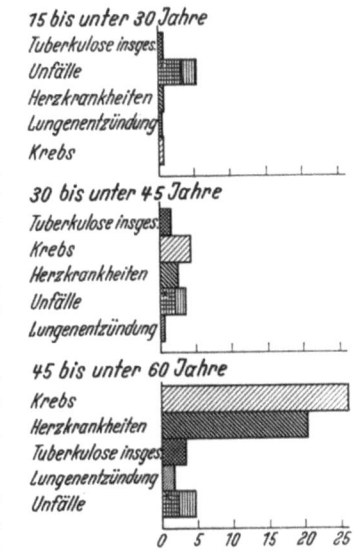

Abb. 24. Krebs als Todesursache im Erwachsenenalter (Statist. Bundesamt)

häufigste unter den 5 Haupttodesursachengruppen geworden ist und daß *zwischen 45 und 60 Jahren Krebs* mit Abstand *dominiert*.

Alle Statistiken zeigen übereinstimmend einen von Jahrzehnt zu Jahrzehnt für die betreffenden Altersklassen stetig und vom 45. Lebensjahr an sprunghaft zunehmenden %-Anteil des Krebses an der Gesamtsterblichkeit (s. 17. Kap.).

Lediglich vom *8. Lebensjahrzehnt* an scheint die Alterstreppe des Krebses nicht mehr anzusteigen. Ja, es wurde öfter behauptet, die Krebstodesrate sinke im höchsten Alter sogar ab. Man muß jedoch gerade bei den höchsten Altersstufen besonders vorsichtig sein, werden sie ja von der Statistik (Melde- und Diagnosefehler!) am schlechtesten erfaßt. Kein Wunder! Die höchsten Altersklassen sind schwach besetzt. Wie oft holt man für die ganz alten Leute (besonders auf dem Lande!) den Arzt überhaupt nicht mehr. Sie gehen auch weniger ins Krankenhaus und werden natürlich auch viel seltener obduziert. Wie viele Krebstodesfälle im höchsten Alter gehen in der Konkurrenz mehrerer Alterskrankheiten oder sekundärer Komplikationen unter der Maske „Altersschwäche", „plötzlicher Herztod" u. dgl. und kommen so nicht mehr in die Krebsstatistik. Auch ist nie ein überzeugendes Argument gebracht worden, welches das angebliche Absinken der Krebsrate im höchsten Alter befriedigend erklären würde.

Die Altersgruppenverteilung der Krebstodesfälle allein gibt jedoch, da sie ja nur die absoluten Zahlen berücksichtigt, nur eine unzureichende Vorstellung von der grundlegenden Bedeutung des Alters. Der Einfluß des Alters kommt statistisch erst zur Geltung, wenn man die zahlenmäßig ganz verschiedene *Besetzung der Altersklassen* derselben Bevölkerung in Betracht zieht, d. h. die Zahl der Krebstodesfälle in Beziehung setzt zu gleichen Besetzungsziffern der einzelnen Altersstufen (Abb. 25). Es starben danach 1956 auf je 100 000 Menschen der mittleren Bevölkerung je Jahr zwischen 31 und 45 Jahren 45 Kranke, zwischen 45 und 60 Jahren das $4^{1}/_{2}$fache, zwischen 61 und 70 aber das $13^{1}/_{2}$fache, nämlich 601 Menschen im Jahre der betreffenden Altersklassen an Krebs. Die *Krebshäufigkeit nimmt mit dem Alter nicht stetig, sondern steil ansteigend zu.*

Das Alter des Organismus bzw. seiner Organe spielt also beim Krebsgeschehen eine wesentlich mitbestimmende Rolle. Ob das allerdings ein Summationseffekt exogener Schädigungen oder eine endogene Entgleisungstendenz alter Gewebe oder eine Stoffwechselkatastrophe in alternden Zellen ist, muß vorläufig offenbleiben. Es leuchtet aber ein, daß hier ein großes Teilproblem eingeschlossen ist (s. 17. Kap.).

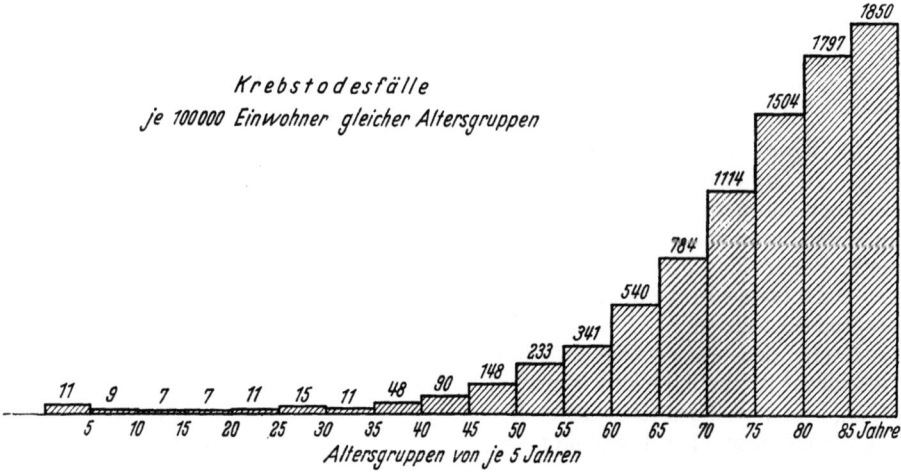

Abb. 25. Zunahme der Krebssterbefälle mit dem Alter (Todesfälle je 100 000 Einwohner, nach Angaben des Statist. Bundesamtes für 1956). In die Ordinate wurden die dekadischen Logarithmenwerte eingezeichnet

Es mehren sich die Beobachtungen, wonach auch im *Kindesalter* eine Krebszunahme stattfindet. In den USA stehen die malignen Tumoren schon an 3. Stelle unter den Todesursachen. Wenn in einzelnen Kliniken die jugendlichen Geschwulstkrankheiten zunehmen (für die Münchner Chir. Klinik z. B. nach NIDA), so ist allerdings noch eine Nachprüfung für ein ganzes Land wünschenswert.

In der Bundesrepublik Deutschland ist zwar der prozentuale *Anteil der kindlichen und jugendlichen Krebssterbefälle* von 1952 bis 1957 an der Gesamtkrebssterblichkeit zurückgegangen (bedingt durch die relativ stärkere Zunahme der Krebssterblichkeit höherer Altersgruppen), doch hat die Gefährdung, an Krebs zu sterben, auch für dieses Alter zugenommen. 1952 starben 9,6 Menschen unter 30 Jahren an Krebs. Langsam aber stetig zunehmend sind es 1957 bereits 10,3 je 100 000 Einwohner unter 30 Jahren, wobei die Leukämien den größten Anteil der Zunahme stellen. Unter 780 Sarkomen der Jahre 1925—1959, die an der Heidelberger Chirurg. Klinik beobachtet wurden, befanden sich *180 Knochensarkome* mit einem mittleren Erkrankungsalter von 30,3 Jahren. Während alle Sarkomarten hier ein nahezu konstantes Erkrankungsalter um 40 Jahre hatten, verschob sich dieses nach 1950 immer mehr in die kindlichen und jugendlichen Altersklassen; so betrug in den Jahren *1925—1949* das mittlere *Erkrankungsalter 34,1 Jahre, 1950—1959* aber nur noch *26,4*, eine Beobachtung, die in einer Zeit zunehmender Strahlenbelastung weitere Beachtung verdient (OTT und FREY 1960).

Nicht nur die Altersklassen haben sich verschoben, auch die *Relation beider Geschlechter* hat große *Veränderungen* erfahren. Noch 1910 war der biologische Knabenüberschuß (107 ♂♂ : 100 ♀♀) bis zum 45. Lebensjahr ausgeglichen. Zwischen

60 und 65 Jahren kamen 115 ♀♀ auf 100 ♂♂. Um 1946 war als Folge der Kriegsverluste der Männer aus beiden Weltkriegen der *Frauenüberschuß* so hoch wie nie zuvor im „Heiratsalter" zwischen 20 und 30 Jahren: 170 (!!) ♀♀:100 ♂♂; 1956 ist das Verhältnis 113 ♀♀:100 ♂♂[1]. Der Frauenüberschuß fängt erst ab 1961 an, sich auszugleichen, seit in den Altersklassen unter 30 der natürliche Männerüberschuß wieder eingesetzt hat.

Am wichtigsten ist die Korrelation *Alter und Geschlecht*. Schon bei der Alterstreppe des Krebses unterscheiden sich die beiden Geschlechter zwar nicht im

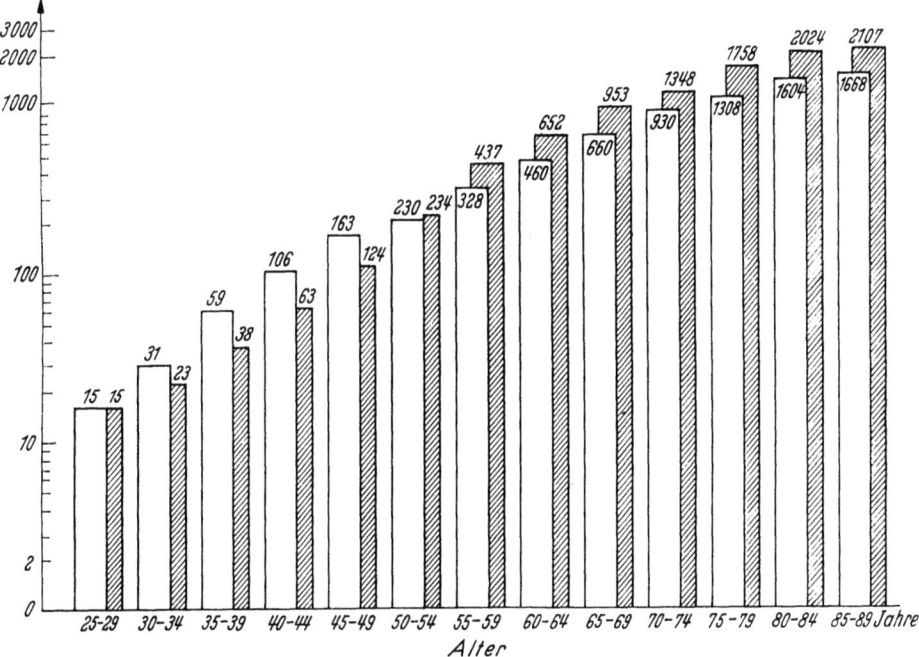

Abb. 26. Häufigkeit der Krebstodesfälle bei Männern und Frauen in den verschiedenen Altersgruppen vom 25. Lebensjahr an. In der Ordinate wurden die dekadischen Logarithmenwerte eingetragen. Zahlen errechnet nach Angaben des Statist. Bundesamtes 1956. Schraffierte Säulen: Männer, weiße Säulen: Frauen

Prinzip, so doch aber graduell erheblich (Abb. 26). Bis zum 29. Lebensjahr sind die Krebstodesziffern je 100000 Einwohner gleichen Alters bei beiden Geschlechtern gleich. In der Altersgruppe vom 50. bis einschließlich 54. Lebensjahr halten sich die Krebstodesraten beider Geschlechter die Waage. Vom 31. bis zum 49. Lebensjahr ist die Krebsquote der Frauen durchweg erheblich höher. Vom 55. Lebensjahr an bis zum höchsten Alter überwiegen die Krebssterbeziffern bei den Männern so erheblich, daß sie — zur Zeit wenigstens — das Plus an Krebs bei Frauen in früheren Altersgruppen völlig kompensieren und überkompensieren, und zwar sind es (Abb. 23) die *Genitalcarcinome* und der *Brustkrebs*, die bei den Frauen (vgl. auch Abb. 22) das Plus der Krebse bis zum 49. Lebensjahr liefern, und bei den Männern die *Organkrebse des Respirations-, des Verdauungstraktes und der Prostata*, die die großen Zahlen für das Plus der Krebse bei Männern vom 55. Lebensjahr an bedingen.

Die Abb. 22 läßt zugleich erkennen: jeder einzelne *Organkrebs* hat für die absoluten Häufigkeitszahlen seine für ihn charakteristische *Alterskurve* und sein, meist für beide Geschlechter gleiches, seltener verschiedenes *mittleres Erkrankungsalter*.

---
[1] 1960 Geschlechtsverhältnis 112 ♀♀ : 100 ♂♂.

Besonders deutlich sind die *Alterskurven* bei den wichtigsten *Hirntumorarten*. ZÜLCH (1956) bringt 14 solcher Kurven. Bei den Medulloblastomen liegt der Häufigkeitsgipfel bei 10, bei den Hypophysenadenomen bei 40, bei den Hirnmetastasen bei 47 und bei den Glioblastomen bei 50 Jahren.

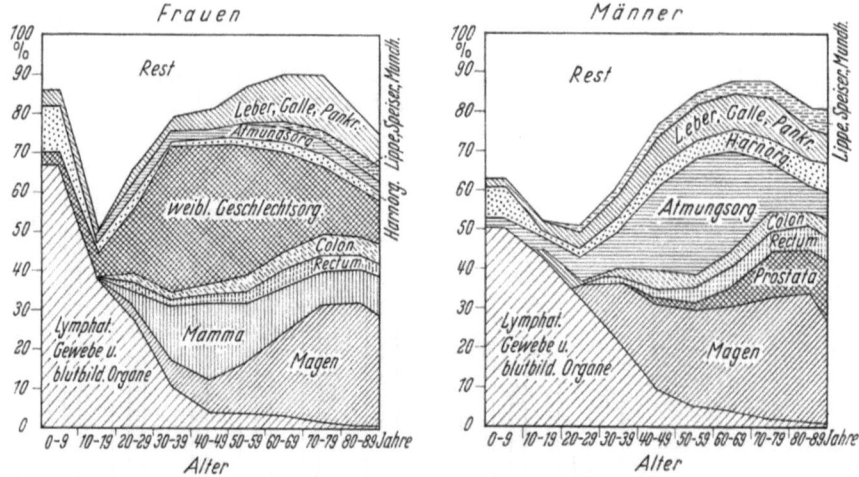

Abb. 27. Prozentuale Verteilung der Krebstodesfälle der beiden Geschlechter auf die wichtigsten Organkrebse und die Abhängigkeit ihrer Häufigkeit von den verschiedenen Altersstufen (errechnet nach Angaben des Statist. Bundesamtes 1956)

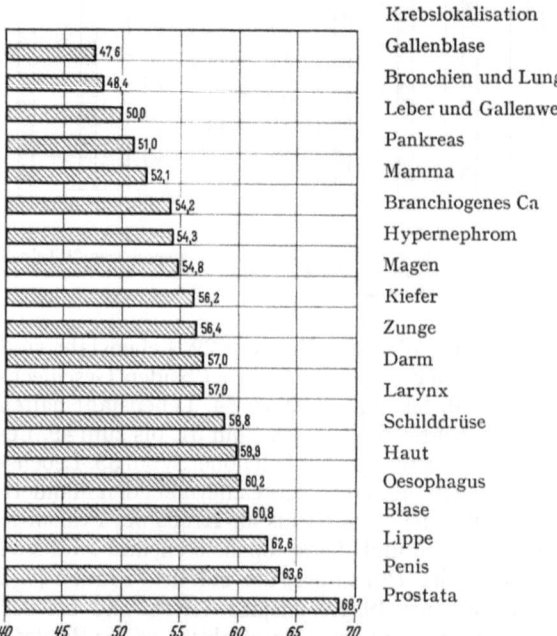

Abb. 28. Durchschnittliches Erkrankungsalter bei Patienten mit verschiedenen Organkrebsen (Krankengut der Chir. Univ. Klinik Heidelberg 1923—1947. W. v. DROSTE 1948)

Krebslokalisation
Gallenblase
Bronchien und Lungen
Leber und Gallenwege
Pankreas
Mamma
Branchiogenes Ca
Hypernephrom
Magen
Kiefer
Zunge
Darm
Larynx
Schilddrüse
Haut
Oesophagus
Blase
Lippe
Penis
Prostata

Daß jeder einzelne Organkrebs sein charakteristisches *durchschnittliches Erkrankungsalter* hat, läßt sich auch am klinischen Krankengut dartun (Abb. 28). Daß es von den Kurven der Todesursachen statistisch abweicht, liegt daran, daß im klinischen Krankengut natürlich die Geheilten mit erfaßt sind, während es sich bei den Zahlen der Statistischen Ämter immer nur um Verstorbene handelt, und daß oft zwischen dem Erkrankungsalter im klinischen Krankengut und dem Sterbezeitpunkt der Todesursachen statistisch ja oft Jahre verstreichen.

Nun könnte die Abb. 27 mit dem mit steigendem Alter zunehmenden Schmälerwerden der Areale für die einzelnen Organkrebse dem Irrtum Vorschub leisten, als nähmen die betreffenden Krebse in höheren Altersstufen wieder ab. Das tun sie natürlich nur in den absoluten Zahlen, da nach der natürlichen Absterbeordnung der Menschen die höheren Altersklassen zahlenmäßig immer schwächer besetzt sind. Errechnet man sich jedoch die relativen Zahlenwerte, d. h. bezieht man sie jeweils auf

100000 Einwohner der gleichen Altersstufe, wie in der Abb. 29 z. B. für den Magenkrebs, die Krebse der Harn- und die der Atemwege, so ergibt sich: ebenso wie die allgemeine Krebssterblichkeit, *so steigt auch jeder Organkrebs* in seiner Häufigkeit *mit steigendem Alter* bis in die höchsten Altersklassen *fortgesetzt an* und erreicht in höherem Alter ausnahmslos ein Vielfaches der Krebshäufigkeit in den früheren Altersstufen.

In dieser Gesetzmäßigkeit des mit dem Alter stetig zunehmenden Krebsanstiegs liegt natürlich ein tiefes Problem eingeschlossen. Der Altersanstieg ist so regelmäßig, daß man sich bei einer Ausnahme von dieser Regel und bei einem Knick

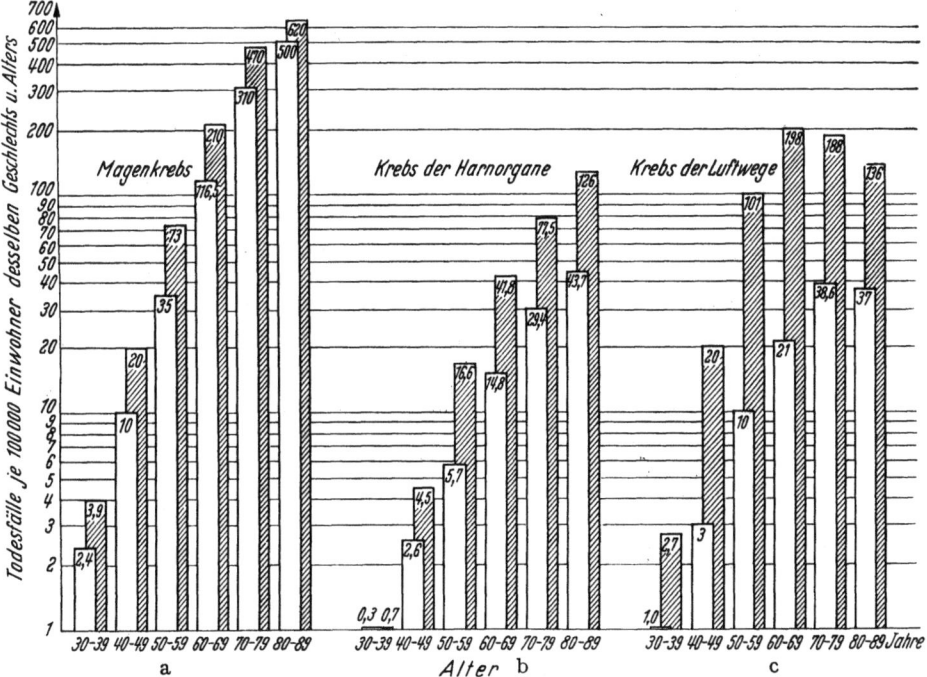

Abb. 29. Krebssterbefälle bei Männern und Frauen nach Altersgruppen a) Magenkrebs, b) Krebs der ableitenden Harnwege, c) Krebs der Atemwege (je 100000 Einwohner desselben Alters und Geschlechts). (Errechnet nach der Bundesstatistik 1956.) (In die Ordinate wurden die dekadischen Logarithmenwerte eingezeichnet.) ☐ Frauen, ■ Männer

in der Kurve fragen muß, was für weitere Faktoren am Werke sind, die die „Anwärter" auf den betr. Krebs vorher gewissermaßen anderweitig aus der Krebsgefährdung herausholen.

Nahezu die einzige *Ausnahme* von der Regel des stets zunehmenden Altersanstiegs stellt der *Krebs der Atemwege* (Kehlkopf, Luftröhre, Bronchien, Lungen). Wie die Abb. 28 zeigt, fällt die Kurve, statt weiter anzusteigen, eindeutig ab. Dieser Knick und die Abwärtstreppe bedürfen der Erklärung. Wie in Kap. 8 ausführlich dargetan werden wird, spielt bei der Entstehung der Krebse der Atemwege der Gehalt des Tabakrauches an krebserzeugenden Teerstoffen eine wichtige Rolle (s. S. 401). Nun enthält der Tabak gleichzeitig aber auch noch Nicotin[1], ein Gefäßgift. Da gleichzeitig und gleichsinnig mit dem Krebs auch die Todesfälle an Herz- und Kreislaufkrankheiten ansteigen (s. Abb. 24, S. 67), so ist es a priori wahrscheinlich, daß potentielle spätere Kranke mit Bronchialkrebs diesen nicht erleben, weil sie vorher schon durch Herz- oder Gefäßerkrankung zugrunde gegangen sind.

Hierfür spricht u. a. auch die Beobachtung, daß in Hessen durch die Einführung des Internationalen Leichenschauscheines mit der möglichen *Erfassung von mehreren Todesursachen* 1955 insgesamt 898 Todesfälle an bösartigen Neubildungen der Atmungsorgane registriert wurden, wobei in 14,6% (130 Todesfälle) eine Nebenkrankheit festgestellt wurde; in etwa der Hälfte der Fälle handelt es sich dabei um Herz-Kreislauf-Erkrankungen,

---

[1] Tabakteerderivate und Nicotin s. Arb. OTT et al. (s. Nachträge).

vorwiegend (40 Todesfälle) um „chronische Erkrankungen des Herzmuskels und funktionelle Herzstörungen" (Beiträge zur Statistik Hessens 1957, Heft 89).

In Abb. 30 wurde in einer parallelperspektiven Darstellung die Krebssterblichkeit an *Krebserkrankungen der Atmungsorgane* beim Manne, bezogen auf die gleichaltrige männliche Einwohnerzahl desselben Jahres, aufgegliedert in Altersgruppen von je 5 Jahren, für 1949 bis 1957 dargestellt. Man erkennt sehr augenfällig daran:

a) Die *Gefährdung*, an Lungenkrebs zu sterben, hat Jahr für Jahr eindeutig *zugenommen* (so starben z. B. in der Altersgruppe der 65- bis 70jährigen Männer 1949 97; im Jahre 1956 aber bereits 217 Männer je 100000 gleichaltriger männlicher Einwohner).

b) Jahr für Jahr liegt die *höchste Mortalität bei den 65—70* Jahre alten Männern. Dieses „Prädilektionsalter" hat sich in diesem Zeitraum nicht verschoben.

c) Sofern das Bronchialcarcinom vorwiegend durch den Tabakkonsum bedingt ist — normalerweise wird der Mann um das 20. L.j. zum Gewohnheitsraucher —, so wäre für diese Noxe mit einer mittleren *Latenzzeit* von über 40 Jahren i. D. zu rechnen.

d) Hierfür spricht auch die Tatsache, daß die Krebszunahme fast ausschließlich auf Kosten der Altersgruppen jenseits des 45. L.j. geht.

Diese für einen Organkrebs atypische Altersverteilung (s. Abb. 29) läßt sich auch dahin deuten, daß neben der realen Zunahme der Lungenkrebssterblichkeit die höheren Altersgruppen durch eine verbesserte Diagnostik zunehmend besser statistisch erfaßt werden, so daß sich die Kurve daher im Laufe der Zeit aufbiegt, wie es in ähnlicher Form bei der Sterblichkeit anderer Organkrebse bereits früher beobachtet wurde. Es müßte sich dann allerdings der Gipfelpunkt der Kurve nach und nach in die höheren Altersgruppen verschieben. Auch vermag diese Deutung die weitgehend einseitige Zunahme beim männlichen Geschlecht, wie sie nahezu auf der ganzen Welt beobachtet wird, nicht zu erklären (H. DUNN 1955, F. LICKINT 1956).

Bei allen anderen Organkrebsen ist der Altersanstieg der allgemeinen und speziellen Krebshäufigkeit so gesetzmäßig, daß man das Alter geradezu als Erklärung der Krebsgenese heranziehen wollte. Man benutzt damit aber etwas als Erklärung, was selbst erst des Erklärtwerdens bedarf. Die entsprechende Interpretation findet sich im 11. Kapitel (S. 572).

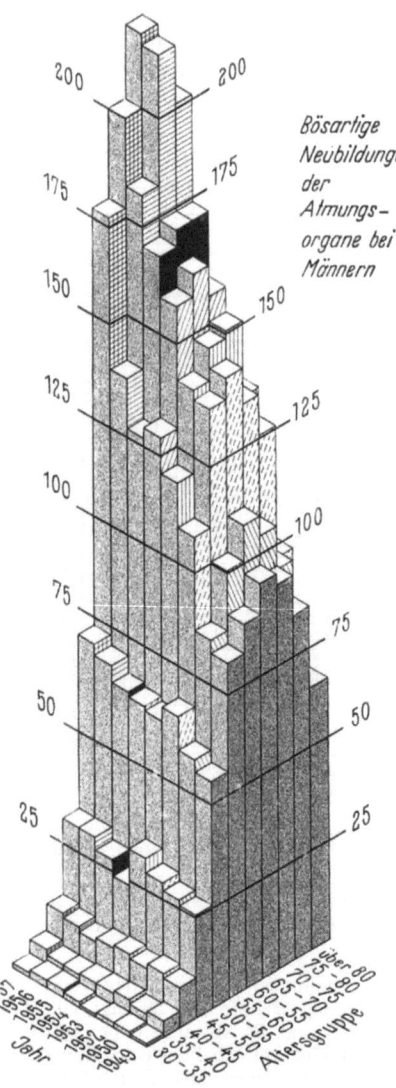

Abb. 30. Häufigkeit der männlichen Todesfälle an Krebs der Atmungsorgane, bezogen auf je 100000 männliche Einwohner desselben Alters für die Jahre 1949—1957 in einer parallel-perspektivischen Darstellung (Altersgruppen von je 5 Jahren) (Bundesstatistik)

Die wechselseitige Verknüpfung von Alter und Geschlecht wirft noch ein Problem auf: die Frage nach einer befriedigenden *Erklärung für die Tatsache, daß* trotz stärkerem Überwiegen der Frauen in der westdeutschen Bevölkerung (1956: 26,4 Millionen Frauen gegenüber 23,3 Millionen Männern[1]), trotz bislang stets größerer Krebshäufigkeit bei Frauen seit **1951** *mehr Männer an Krebs sterben* (1956: 217 je 100000 Männer) *als Frauen* (200 je 100000 Frauen).

---

[1] 1960: 28,2 Millionen Frauen gegenüber 25,2 Millionen Männern.

Die Abb. 26 hat bereits dargetan, daß vom 55. Lebensjahr an alle weiteren Altersgruppen bei den Männern ein Plus an Krebs aufweisen. Es fragt sich nun, auf welche Organkrebse dieses Plus zu beziehen ist und ob dieses Plus ausreicht, um das gänzlich unerwartete Übergewicht männlicher Krebstodesfälle zu erklären. Zunächst einmal schlägt natürlich das Prostatacarcinom als Krebs eines sekundären Geschlechtsorgans mit 7,7% — es steht an 3. Stelle in der Rangliste — stark zu Buche. Hinzu kommen beim Mann an 1. Stelle der Magenkrebs, dann der der Luftröhre, Bronchien und Lungen und an 4. Stelle der der ableitenden Harnwege.

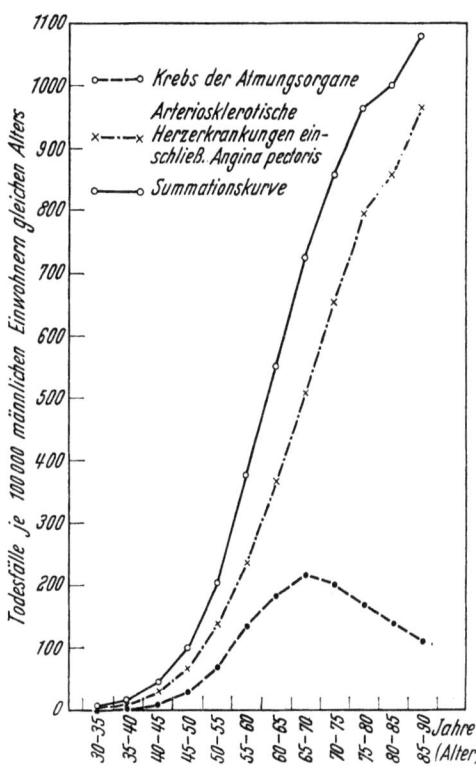

Abb. 31. Todesfälle bei Männern an Krebs der Atemwege (●—●), an arteriosklerotischen Herzerkrankungen einschließlich Angina pectoris (×—·—×) und die Addition dieser Todesfälle (○—○) je 100000 männlichen Einwohnern desselben Alters und Jahres für 1956 (gezeichnet nach Zahlen des Statist. Bundesamtes 1956)

Wie die Abb. 29a, b und c erkennen läßt, ergibt sich, zu den 7,7% Prostatakrebstodesfällen hinzu, ein so starkes Übergewicht bei den Männern, daß damit erklärt wird, daß relativ, d. h. bezogen auf je 100000 Männer bzw. Frauen, die Männer heute (1956) mit 217 Fällen je 100000 Lebende das Übergewicht über die Frauen mit 200 je 100000 lebende Frauen im Jahr bekommen haben. Da der Lungenkrebs stärker steigt als alle anderen Organkrebse und da beim Lungenkrebs das männliche Geschlecht — in der Bundesrepublik 1956 6,3 Männer auf 1 Frau! — ganz wesentlich stärker betroffen ist als das weibliche, so darf man der Umkehrung der jahrzehnte-, wenn nicht jahrhundertelangen Prädominanz des weiblichen Krebses in ein *Überwiegen nunmehr des männlichen Geschlechtes* ganz überwiegend dem *Bronchialkrebs zur Last* legen.

6. Statistik der Sarkome

Bisher war statistisch nur die Rede von Tumoren ganz allgemein, vor allem von den Krebsen im strengen Sinne des Wortes. Schon im 1. Kapitel wurde bei der Begriffsbestimmung der Blastome dargetan, daß die Gesamtheit aller bösartigen Geschwülste in *2 große Klassen* eingeteilt wird, in die der *Carcinome* — sie sind epithelialer Herkunft — und in die der *Sarkome*, die mesenchymalen Geweben entstammen. Der grundsätzlich wichtigen Bedeutung dieser Unterteilung in diese 2 großen Gruppen wird man sich bewußt, wenn man *einige statistische Unterschiede herausgreift*:

a) **Häufigkeitsverhältnis zwischen Carcinom und Sarkom.** Liefern auch alle Gewebe und alle Organe maligne Tumoren, so liefern sie aber die beiden größten Gewebsklassen in ganz verschiedener Häufigkeit. Nach VIERORDT (1908) machen die mesenchymalen Gewebe (Knochen, Muskeln, Bänder, Sehnen, Fett- und

Bindegewebe usw.) 82,5% der gesamten Körpermasse aus, die epithelialen Gebilde jedoch nur 17,5%. Wenn nun genau umgekehrt die mesenchymalen Muttergewebe als Sarkome statt 80% nur 8% der malignen Tumoren und die Carcinome der epithelialen Gewebe statt 18% ihrerseits 92% aller malignen Tumoren liefern, so ist es klar, daß diese umgekehrte Proportionalität kausal von großer Bedeutung sein muß.

Was aber ist nun der fundamentale *Unterschied* zwischen den dem epithelialen Gewebe des Ekto-, Ento- und Mesoderms entstammenden Carcinomen und den Sarkomen der mesenchymalen Gewebe? Die Carcinome stammen ab von der Haut, den Schleimhäuten und den drüsigen Ausstülpungen des Verdauungs-, des Respirations- und des Harn- und Geschlechtstraktes. Das ist die Summe der Gewebe, die als Haut die Außenflächen und als Schleimhäute und Parenchymepithelien die Innenflächen des Organismus begrenzen und so der ständigen Berührung mit der Außenwelt und ihren Noxen ausgesetzt sind. Die 8% Sarkome dagegen entstammen nur Geweben, die in der Tiefe des Körpers von der Außenwelt und ihren Noxen weitgehend geschützt sind.

Ein großer Nachteil der *Todesursachenstatistiken* ist darin zu erblicken, daß sie wohl die Gesamtsterbefälle an malignen Tumoren bringen, Alters- und Geschlechtsberechnungen, auch Organverteilung abzulesen bzw. zu berechnen erlauben, daß sie aber *zwischen* den beiden großen Hauptklassen, den *Carcinomen* und *Sarkomen, keine Unterscheidung* und Berechnung zulassen. Man ist daher auf Morbiditäts-, vor allem also auf Krankenhaus- und Sektionsstatistiken angewiesen.

Durch eine gesetzliche Meldepflicht der Krebserkrankungen unter Miterfassung histologischer Diagnosen, wie es bereits in einigen europäischen Ländern der Fall ist (s.18. Kap.), dürfte dieser Mangel — teilweise wenigstens — in absehbarer Zeit zu beheben sein.

So konnten im Bezirk Halle/Saale 1952—1958 auf Grund der Geschwulstmeldebogen 635 Sarkomerkrankungen registriert werden (ZEITLER 1959). Diesen Statistiken ermangeln jedoch für zahlreiche Problemstellungen eine längere Beobachtungszeit und klinische Angaben.

An der Heidelberger Chirurgischen Klinik wurden 1925—1959, also in 35 Jahren, *780* histologisch gesicherte *Sarkomerkrankungen* beobachtet, wobei in rund 95% der Fälle das Spätschicksal, der Todestag und die Todesursache ermittelt werden konnten (OTT und FREY 1960).

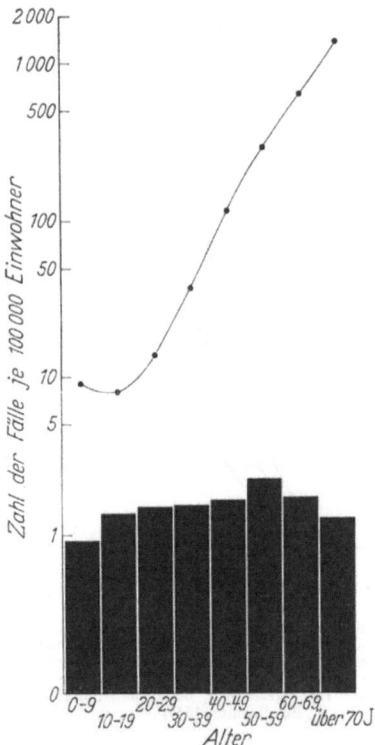

Abb. 32. Zur Darstellung der unterschiedlichen altersabhängigen Häufigkeitszunahme wurden die Krebstodesfälle in Westdeutschland 1957 je 100 000 Einwohner desselben Alters (●—●) gegenübergestellt der Zahl der Sarkompatienten (780 Fälle) der Chirurg. Universitätsklinik Heidelberg, ebenfalls berechnet auf 100 000 Einwohner gleichen Alters in der Bundesrepublik 1957(■) (nach OTT und FREY 1960)

b) Sarkom und Alter. Die Sonderstellung der Sarkome zeigt sich statistisch nicht nur in ihrer relativen Seltenheit, sondern auch in ihrer völlig andersartigen Beziehung zum Alter. Der sprunghafte Anstieg der Krebssterblichkeit mit dem Alter in den Todesursachenstatistiken (Abb. 25 u. 68) spiegelt weitgehend die

Sterblichkeit der Carcinome, bedingt durch deren relative Häufigkeit, wider. Auch die Sarkomerkrankungen *nehmen mit dem Alter etwas zu*, allerdings ungleich weniger. Die Sarkome sind somit zwar nicht „die" Krebserkrankungen des kindlichen und jugendlichen Alters, die *Relation der Carcinome zu den Sarkomen verschiebt sich aber in den frühen Altergruppen ganz erheblich zugunsten der Sarkome* (Abb. 32).

Hierin liegt zugleich mit eine Erklärung für die großen *geographischen Unterschiede* in der Sarkomhäufigkeit. Aus der Abb. 32 erhellt sogleich: Je kürzer die mittlere Lebenserwartung einer Bevölkerung ist, desto höher muß der Anteil der Sarkome an der Gesamtkrebssterblichkeit sein. So werden für Schweden 5%, Deutschland durchschnittlich 8%, Niederländisch-Indien 20%, Ägypten 21%, Malaya 24%, Shanghai 30% und Kamerun 40% angegeben (R. FREY 1949[1]).

Bei den Sarkomen der verschiedenen Gewebe und Organsysteme spiegelt sich der geringe Anstieg in der Erkrankungshäufigkeit mit dem Alter wider, doch ist hierbei die altersabhängige Zunahme verschieden hoch. Hieraus ergibt sich ein unterschiedliches *mittleres Erkrankungsalter*, das bei den Carcinomen durchweg weit über 40 Jahre liegt (Abb. 25, S. 68), bei den meisten Sarkomen aber etwa 40 Jahre beträgt, während es bei den Knochensarkomen rund 30 Jahre und bei den Sarkomen des Urogenitalsystems, bedingt durch die hier miterfaßten Wilms-Tumoren, sogar nur etwa 20 Jahre beträgt (Abb. 33).

Für die einzelnen *Altersgruppen* haben diese *verschiedenen Sarkomgruppen* demnach zwangsläufig *unterschiedliche Bedeutung*. Während die Sarkome der Weichteile mit dem Alter zunehmend an Bedeutung gewinnen, werden im Jugendalter relativ mehr Knochensarkome beobachtet (Abb.

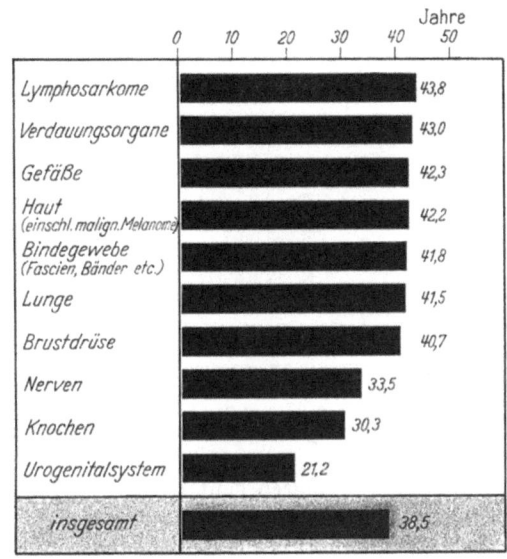

Abb. 33. Das mittlere Erkrankungsalter bei Sarkomen der verschiedenen Gewebe und Organsysteme (780 Fälle des Jahres 1925—1959, beobachtet an der Chirurg. Universitätsklinik Heidelberg nach OTT und FREY 1960)

33). Allerdings sind die Unterschiede bei weitem nicht so groß wie bei den Carcinomen (Abb. 27, S. 70). Wenn man die in Heidelberg erfaßten 180 Fälle von *Knochensarkomen* als Test nimmt, so zeigt sich hierbei sogar eine zunehmende *Verschiebung des mittleren Erkrankungsalters in die jugendlichen Altersgruppen*. Bei der bekannten Bedeutung einer erhöhten Strahlenbelastung für die Entstehung der Knochensarkome, in einer Zeit zunehmender Strahlenbelastung durch oftmals kritiklose Röntgen- und Röntgenreihenuntersuchungen, radioaktive Niederschläge nach Atombombenversuchen u. a., eine beachtenswerte Beobachtung (OTT und FREY 1960).

c) Die Geschlechtsverteilung der Sarkome. Während sich bei den Carcinomen erhebliche Unterschiede in der Erkrankungshäufigkeit der meisten Organsysteme finden (Abb. 27, S. 70), zeigen sich bei den Sarkomen *kaum nennenswerte Unterschiede*. Lediglich bei den Sarkomerkrankungen des Verdauungstraktes scheinen, wie bei den Carcinomen, Männer etwas häufiger zu erkranken, während Frauen bei

---
[1] FREY, R.: Dtsch. Z. Chir. **263**, 1 (1949).

den Sarkomerkrankungen der Brustdrüse und der Schilddrüse überwiegen. Hierbei kann man die bei Frauen wesentlich häufigere Struma nicht nur als Praecancerose, sondern auch als Praesarkomatose auffassen.

d) Die Organ- und Gewebsverteilung der Sarkome. Die Sarkome der Fascien und Bänder sowie des Fettgewebes stellen allein etwa 30% der Sarkomerkrankungen, zusammen mit den Knochensarkomen (23%) stellen sie über die Hälfte aller Sarkome. Demgegenüber erscheint die Seltenheit der Sarkome des Muskelsystems (0,5%), das allein beinahe 50% der Körpermasse ausmacht, doppelt rätselhaft. Ebenso auffällig ist die relative Seltenheit der Sarkome innerer Organe. Wie dies krebstheoretisch zu erklären ist, davon soll später die Rede sein (S. 573).

Bemerkenswert sind hierbei die Unterschiede in der Relation der Sarkome: Carcinome in Organen, die vorwiegend an Carcinomen erkranken. Im Dünndarm z. B. beträgt dieses Verhältnis 1:5,3, im Dickdarm 1:275,4, im Mastdarm 1:577 (RABINOVITCH 1947).

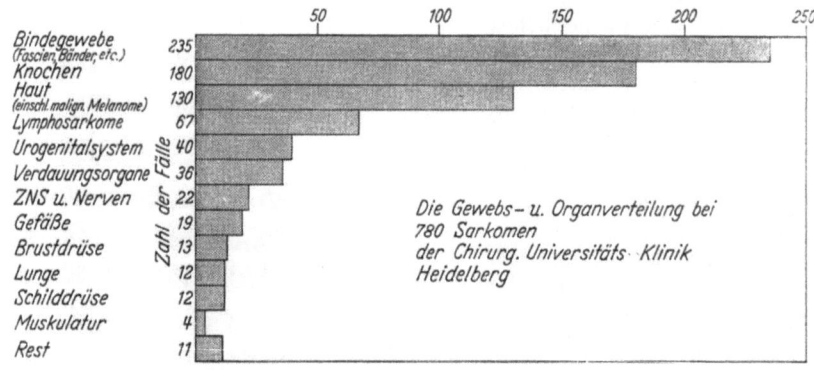

Abb. 34. Die Organ- und Gewebsverteilung bei 780 Sarkomen der Chirurg. Univ.-Klinik Heidelberg (nach OTT und FREY 1960)

Aus dem Gesagten geht hervor, daß die Statistik die *Sarkome* als *wichtiges Sonderproblem der ganzen Krebslehre* ausweist. Zahlreiche Besonderheiten finden sich zudem im klinischen Verlauf (S. 75), in der Metastasierung (S. 107), in ihrer Heilchance (S. 868) u. a. Sicherlich sind sie zugleich ein Test für Krebstheorien und eine Probe aufs Exempel für alle Erklärungsversuche der Krebsätiologie. Wir kommen im 11. Kapitel auf diese Fragen und ihre cancerologische Deutung ausführlich zurück.

7. Geschwulstkrankheiten als soziales Problem

Bei der großen Häufigkeit des Krebses, seinen schweren Rückwirkungen auf Gesundheit und Leistungsfähigkeit der Kranken, dem Mitbetroffensein der Familie und der weiteren Umgebung bedarf es keiner langen Worte, um darzutun, daß die Krebserkrankungen im heutigen Sozialstaat mit seiner hochentwickelten Sozialversicherung und Sozialfürsorge ein soziales Problem von großer Bedeutung darstellen. Davon wird noch ausgiebig zu berichten sein (s. 18. Kap.).

An dieser Stelle handelt es sich zunächst nur darum, den Krebs als *soziales Problem in statistischer Hinsicht* zu erfassen. Insbesondere geht es um die Frage: Hat die Zugehörigkeit der Menschen zu verschiedenen gesellschaftlichen Schichten, hat der Beruf und haben die durch Wohnort, Berufsstätte, Ernährung usw. gegebenen äußeren Lebensbedingungen einen statistisch faßbaren Einfluß auf Krebshäufigkeit, Krebslokalisation, Krebsform, Krebsverlauf, kurzum, auf das Krebsgeschehen überhaupt?

a) **Soziale Krebsverbreitung.** Die besten Erhebungen stammen von KENNAWAY (1925). Er unterteilte die Männer zwischen 20 und 65 Jahren in 5 soziale Klassen (I = obere und mittlere Stände, II = Zwischenschicht, III = gelernte Arbeiter, IV = Zwischenschicht, V = ungelernte Arbeiter) und berechnete je nach sozialer Klasse die Häufigkeit der verschiedenen Krebslokalisationen (jeweils bezogen auf 100 im Durchschnitt).

Tabelle 18. *Soziale Krebsverteilung bei Männern zwischen 20 und 65 Jahren*

Krebslokalisation	Soziale Klassen				
	I	II	III	IV	V
Lippe	30	50	70	140	170
Zunge	48	73	95	100	165
Tonsille	25	88	94	106	163
Magen	60	83	100	106	130
Haut	63	73	100	120	150
Kehlkopf	72	96	93	96	135
Lungen	100	109	97	79	124
Darm	116	107	99	90	99
Insgesamt	80	92	99	96	123

Nach dieser Tabelle sieht es so aus, als ob mit dem sozialen Anstieg die Krebshäufigkeit relativ abnimmt, daß aber jenseits des Kehlkopfes und des Pylorus die sozialen Unterschiede aufhören. Das würde bedeuten, daß alles, was unmittelbar äußeren Schädigungen ausgesetzt ist (Haut, Lippen, Zunge, Kehlkopf, Magen) bei den sozial unteren Schichten eine höhere Krebsbelastung zeigt. Erst dort, wo die Schutzbarrieren des Körpers schwer überwindlich zu sein pflegen, wie jenseits des Magenausganges und der Stimmbänder, wird der Krebsbefall ungefähr gleich. Dies wäre zugleich auch ein Argument dafür, daß beim Krebsgeschehen im großen äußere Schädigung eine wesentliche Rolle spielen.

Für die Häufigkeit auch anderer Organkrebse wurden markante Unterschiede hinsichtlich der Standeszugehörigkeit angegeben. Freilich spielen hier viele unterschiedliche Faktoren herein: Hygiene, parasitäre Verseuchung, Schwangerschaftshäufigkeit, Alter bei der Eheschließung, andere Erkrankungen, Verhältnis der Geschlechter usw. Selbstverständlich sind Auswertungen statistischer Erhebungen bei derart komplexen Einflüssen nur mit äußerstem Vorbehalt verwendbar.

Fast übereinstimmend wird der *Brustkrebs* bei Frauen wohlhabenderer Bevölkerungsschichten häufiger gefunden, so in Kopenhagen und Dänemark (CLEMMESEN 1955), in England und Wales (COHART 1955), in Indien (KHANOLKAR 1958). Für das *Collumcarcinom* werden das Alter bei der Eheschließung, die Zahl der Schwangerschaften (ZEITZ 1958), mangelnde Hygiene, Störungen des hormonalen Gleichgewichtes, sonstige gynäkologische Erkrankungen, Circumcision des Ehemannes u. a. als soziale Faktoren angeschuldigt. So fand sich beispielsweise unter 3430 Genitalcarcinomfällen der Univ.-Frauenklinik Heidelberg unter den Collumcarcinompatienten bei Nulliparen mit 7% ein dreimal kleinerer Anteil als bei allen übrigen Genitalcarcinomen (RUNGE u. SEITZ 1955). Auch ist das Collumcarcinom bei Nonnen extrem selten, während Carcinome der sonstigen primären und sekundären Geschlechtsorgane keine Unterschiede erkennen lassen (GAGNON 1950, SCHÖMIG 1953). In Kopenhagen und in Dänemark findet sich dasselbe wesentlich häufiger bei ärmeren Frauen (CLEMMESEN 1955). Kinderlose (MACFARLANE 1957), ledige (COHART 1955, TOWN u. a.) und jüdische Frauen (OBER u. REINER 1954) sollen seltener erkranken. Auch der *Magenkrebs* (KENNAWAY 1925) wie auch der Lungenkrebs (CLEMMESEN u. NIELSEN 1951) sollen sich häufiger in ärmeren Bevölkerungsschichten finden. Während der Hungerjahre 1943/44 ließ sich in Griechenland eine Zunahme der *Gynäkomastie* feststellen. Ähnliches sah man bei Heimkehrern aus Kriegsgefangenschaft. Eine Häufung männlicher Brustkrebse in Afrika wird im gleichen Sinne als Folge chronischer Unterernährung gedeutet (SYMENOIDES 1952).

Alles in allem kann man aber nicht behaupten, daß alle diese Angaben angesichts der großen Vielschichtigkeit sozialer Fragen überzeugend oder gar durchschlagend beweiskräftig wären.

b) Beruf und Krebs. Anders steht es — auch statistisch — mit dem Fragenkomplex Beruf und Krebs. Was liegt allein schon für eine Tragik in dem Wort „*Berufskrebs*" als Ausdruck der Tatsache, daß Menschen durch ihren Lebensberuf — für viele ein Großteil ihres Lebensglücks — Noxen ausgesetzt sind, die schließlich in einem höheren Prozentsatz zum Tode durch Krebs führen.

Wie aber wird denn nun der *statistische Nachweis* für einen *Berufskrebs* geführt? Ausgangspunkt ist immer ein bestimmter Krebs, der suspekt darauf geworden ist, daß Berufsnoxen bei seiner Entstehung im Spiele sein könnten.

Wählen wir als Beispiel nach dem Vorgang von E. L. KENNAWAY und N. M. KENNAWAY (1937) den *Scrotalkrebs*. Er ist leicht nachzuweisen, die Diagnose ist stets gesichert. In England und Wales kamen in den 25 Jahren von 1911—1935 auf 13901108 männliche Personen über 12 Jahre 1486 Todesfälle an Scrotalkrebs. Danach käme ein Fall auf 9355 Männer jenseits des 12. Lebensjahres („statistische Erwartung ohne Rücksicht auf Beruf"). Prüft man nun die Berufsklasse der Gas-, Teer-, Pech- usw. Arbeiter und setzt sie einerseits mit Bauern und Landarbeitern, andererseits mit geistigen Berufen in Vergleich (Tab. 19), so zeigt sich: bei den geistigen Berufen steht einer Erwartung von 39 Fällen in Wirklichkeit kein Fall von Scrotalkrebs gegenüber; bei den Bauern und Landarbeitern entspricht der Erwartung von 99 Fällen das Vorkommen von immerhin 31 Fällen; bei den Gas-, Teer- und Pecharbeitern

Tabelle 19. *Tod an Scrotalkrebs in verschiedenen Berufsklassen*

Berufsklasse	Zahl	Statistische Erwartung ohne Rücksicht auf Beruf	Tatsächliche Zahl der Scrotaltodesfälle
Gas-, Teer-, Pecharbeiter . . .	501372	55	598
Bauern, Landarbeiter	921421	99	31
Geistige Berufe	368635	39	0

dagegen ist die allgemein-statistisch zu erwartende Zahl 55 Fälle. Die tatsächliche Zahl der Todesfälle an Scrotalkrebs beträgt jedoch mit 598 Fällen fast das Elffache oder, anders ausgedrückt, 1087,3% gegenüber der statistischen Erwartung ohne Rücksicht auf den Beruf. Das Risiko, einen Scrotalkrebs zu bekommen, ist also beim Teerarbeiter 20mal so groß wie beim Landarbeiter und über 100mal so groß wie bei geistigen Berufen. Der Beruf ist also für alle Arbeiter, die mit Teerprodukten umgehen, entscheidend für den Erwerb von Krebsen einer ganz bestimmten Lokalisation. Welcher Art die Berufsschädigung ist, davon wird im 7. Kap. (chemische Noxen) ausführlich die Rede sein.

Wir sind einen ähnlichen Weg beim *Bronchialkrebs* gegangen. SPOHN (Heidelberger Klinik 1956) hat die Berufsverteilung von 760 Bronchialkrebskranken unserer Klinik in Beziehung gesetzt zur Stärke der Berufsgruppen im Heidelberger Einzugsgebiet. Setzt man den Durchschnitt aller Berufsgruppen = 100, so marschieren mit Abstand an der Spitze die Gaststättenberufe. Das sind die, die nach KENNAWAYs Feststellungen (s. S. 80) auch vielfach mehr Krebs der Zunge, Speiseröhre und des Magens aufweisen, zudem meist selber rauchen, zusätzlich aber als Passivraucher auch noch den Rauch der Gäste mit inhalieren müssen. Dann folgen die Chemiearbeiter und die Berufskraftfahrer, sicherlich nicht zufällig! Unter dem Durchschnitt stehen die Freiluftberufe, die Ackerbauern und Gärtner, und unten rangieren die Geistlichen, Lehrer und Heilberufe. Kurzum, der Lungenkrebsbefall ist ein Spiegelbild der Exposition durch den Tabakrauch im Beruf und durch sonstige Berufsnoxen.

Tabelle 20. *Häufigkeit des Lungenkrebses in einzelnen Berufsgruppen.* Vergleich des Krankengutes der Heidelberger Chir. Klinik von 1944 bis 1955 (760 Fälle) mit der Stärke der Berufsgruppen in Nordwürttemberg-Nordbaden (K. Spohn 1956)

Gaststättenberufe	215
Chemiewerker	147
Verkehrsberufe (bes. Eisenbahnwärter und Kraftfahrer)	137
Papierhersteller und -verarbeiter	135
Nahrungs- und Genußmittelhersteller	133
Maschinisten und zugehörige Berufe	107
Metallerzeuger und -verarbeiter	107
Forst-, Jagd- und Fischereiberufe	100
Steingewinner und -verarbeiter	98
Acker-, Gartenbauer, Tierzüchter	86
Bauberufe	84
Kaufmännische Berufe	76
Ingenieure und Techniker	70
Erziehungs- und Lehrberufe, Seelsorger	67
Gesundheitsdienst und Körperpflegeberufe	64

Natürlich kommt zu der Tabakrauchexposition noch die Exposition gegenüber anderen Umweltcarcinogenen hinzu. Das Spektrum inhalierter Carcinogene industriell-technischer Herkunft umfaßt eine Reihe spezieller Noxen für Lungenberufskrebse, auf die wir im 7. Kapitel noch zurückkommen.

In Österreich konnten Herbich und Neuhold (1954) bei Arbeitern im Verkehrswesen wie auch in der Metall- und Tabakverarbeitenden Industrie eine wesentlich höhere Lungenkrebssterblichkeit feststellen als in anderen Berufsgruppen.

Ein anderer Weg zum statistischen Nachweis von Berufskrebsen geht über die *Sektionszahlen.* Wie ein Experiment großen Ausmaßes wirkt der bereits seit Jahrhunderten bekannte Berufskrebs durch Radiumemanation, der *Lungenkrebs der Schneeberger und Joachimsthaler Urangrubenarbeiter.* Bei 362 Nichtbergleuten von Schneeberg fand man bei der Obduktion keinen, bei 154 obduzierten Bergarbeitern in 69,3% Lungenkrebs! Es handelt sich hier also um zwei alternative Vergleichsreihen von schlechthin experimenteller Beweiskraft. Auch hier ist die statistische Sicherung Ausgangspunkt der Ursachenforschung geworden.

Die Berufskrebse lehren noch ein *statistisches Faktum ersten Ranges* mit experimenteller Klarheit: Alle Berufskrebse, ja alle Krebse überhaupt haben eine bald kürzere, bald längere, aber jeder eine durchschnittlich charakteristische *Latenzzeit.* Man versteht darunter die Zeitspanne zwischen der Einwirkung der Berufsnoxe und dem Auftreten des durch die carcinogene Schädigung induzierten Krebses. Ja, Krebs kann nach langer Zeit auch dann noch auftreten, wenn die schädliche Berufsarbeit schon längst aufgegeben ist.

Die Dauer der Latenzzeit ist sehr verschieden, sie beträgt durchschnittlich z. B. beim Röntgenkrebs 9, beim Paraffinkrebs 12, beim Krebs der Generatorgasarbeiter 15, beim Blasenkrebs der Anilinarbeiter 18 und beim Lichtkrebs der Ackerbauer und Seeleute 40 Jahre, im Durchschnitt der Berufskrebse 15—20 Jahre. Man muß demnach auch bei Krebsen, bei denen wir die exogene Noxe noch nicht kennen, damit rechnen, daß die Einwirkung der krebsbedingenden Schädigung schon viele Jahre zurückliegt. Es ist klar, daß das Problem der Latenzzeit eine große Bedeutung für alle Fragen der Krebsverhütung haben muß. Jetzt schon erscheint sicher, daß mancher nur deswegen keinen Krebs bekommt, weil er das Ende der Latenzzeit seiner Krebsnoxe nicht erlebt. Wie das Alter in seiner Beziehung zum Krebs, so ist auch die Tatsache oft langer Latenzzeiten eine wichtige Bewährungsprobe für alle Krebstheorien (Näheres 9. Kapitel).

Die Statistik deckt endlich auch noch mancherlei Beziehungen zwischen Krebsentstehung und Berufseigentümlichkeiten auf, besonders auch hinsichtlich

Ernährung und Genußmitteln. So sind z. B. wieder nach den Feststellungen von KENNAWAY (1925) *Gaststättenberufe* erheblich mehr an Krebsen in Organen, die Schädigungen von Speise, Trank und Rauchen unmittelbar ausgesetzt sind, beteiligt. Jeweils auf 100000 Männer gleichen Alters bezogen, ergaben sich nebenstehende Krebsbelastungsziffern (s. Tab. 21).

Tabelle 21

Berufe	Zunge	Speiseröhre	Magen
Schankwirte	5493	4289	1881
Kellermeister	813	4577	885
Kellner ..	1693	4082	1871
Brauer...	3293	3907	—
Geistliche .	187	175	590

Schankwirte haben demnach fast 25mal häufiger Speiseröhrenkrebs und 29mal häufiger Zungenkrebs als Geistliche. Das kann nicht Zufall sein! Trotzdem wird man in solchen Fällen nicht von Berufskrebsen sprechen, da ja Nahrungsaufnahme und Genußmittel nicht zu den zwangsläufigen Berufsnoxen zu zählen sind. Es gibt noch keinen Berufskrebs des Verdauungstraktes. Wie wichtig andererseits die Dinge für die Krebsprophylaxe sind: in Schweden gibt es bislang überhaupt noch keinen Berufskrebs!

Besonders interessiert natürlich immer der Krebs des Magens (38% der Krebstodesfälle! Bei Männern bis zu doppelt so häufig wie bei Frauen!). Bei den Javanesen macht der Magenkrebs nur 3,5% der Krebssektionen aus (KOUVENAAR, zit. nach KENNAWAY und KENNAWAY 1937). Dagegen ergibt sich nach CRAMER (1931) Nebenstehend. (s. Tab. 22).

Tabelle 22

Land	Krebssterblichkeit je 100 000 Männer	Anteil des Magenkrebses in %
England u. Wales. .	118	22,2
Holland......	118	55,5
Bayern......	115	55,8
Norwegen.....	123	56,6
Schweden.....	120	60,5

Während also die allgemeine Krebssterblichkeit ungefähr gleich hoch ist, ist der Anteil der Sterblichkeit am Magenkrebs um so höher, je kräftiger und reichlicher in den betreffenden Ländern gegessen und getrunken wird. Das ist jedenfalls im allgemeinen die Schlußfolgerung, die aus diesen Zahlen gezogen wird.

Neben den genannten Faktoren spielen noch zahlreiche andere Einflüsse wie Eß-, Kleidungs- und sonstige Lebensgewohnheiten eine Rolle für die Auslösung gewisser Organkrebse, so z. B. besonders bei Völkern im Orient die Circumcision für die Häufigkeit des Penis- und Collumcarcinoms (s. 17. Kap.). Der sog. *Dhoti-Krebs* hat Beziehungen mit dem Tragen eines bestimmten Gewandes, der *Chutta-Krebs* entsteht infolge Rauchens selbstgedrehter Zigarren, die mit dem brennenden Ende in den Mund genommen werden, der *Chaini-Krebs* der Unterlippe entsteht durch ständigen Genuß einer Mischung aus Tabak und Leim, die in die Mundtasche eingelegt wird. Zahlreiche Mitteilungen bestätigen die Häufigkeit von Krebsen in den oralen Abschnitten des Verdauungstraktes infolge des Kauens von Betelnüssen (KHANOLKAR 1952), über den sog. *Kangri-Krebs* s. S. 435.

Die *statistische Methode* läuft also immer darauf hinaus, *klare Unterschiede* in den Krebshäufigkeiten aufzuzeigen, gleichviel, ob zwischen den Geschlechtern, Altersstufen, sozialen Schichten, Berufen, Geweben und Organen oder zwischen Kontinenten, Völkern, Ländern, Gegenden usw.

Der Nichtbeachtung der statistischen Gesetze des Zufalls verdankt das Schrifttum über Krebsfragen manche *Scheinprobleme der Krebsverteilung*. Im 5. Kapitel wird zu zeigen sein, daß hierher z. B. die „Krebsstammbäume" gehören, von denen man mit MAX PLANCK (1952) sagen möchte, daß „alle darauf verwendete Denkarbeit für ein Nichts geopfert" wurde.

An dieser Stelle sei noch die Frage der „*Krebshäuser*" kurz erwähnt. Ich möchte sie abtun mit den Sätzen, die ihnen DE RUDDER (1952) gewidmet hat:

„Man hat ... gelegentlich von ‚Krebshäusern' ... gesprochen, in denen man eine größere Zahl entsprechender gleichartiger Vorkommnisse beobachtet hatte. Man hat in diese angebliche Beobachtung mancherlei hineingeheimnist (z. B. Erdstrahlen! der Verf.), bis die gründliche statistische Erfassung aller Krebsfälle einer Stadt zeigte, daß die Verteilung in idealer Weise den statistischen Gesetzen des Zufalls unterliegt, daß sich die Häufungen von drei, vier, fünf und mehr gleichartigen Fällen in Häusern genau in dem Ausmaße zeigte, wie sie in einer Lotterie oder einer anderen Zufallsapparatur auftreten. Nur hatte man diese Häuser unbewußt als beachtlich gezählt, da sie sich der Beobachtung mehr einprägten, als die vielen anderen Häuser, in denen wenige oder keine Fälle aufgetreten waren. Man war also im Urteil letzten Endes unzulänglicher oder wenigstens unkritischer Beobachtung zum Opfer gefallen."

Immer stellt die statistische Methode auch den *Zeitfaktor* in Form verschiedener Latenzzeiten unter Beweis. Das Krebsgeschehen fordert im allgemeinen lange Fristen zwischen carcinogener Einwirkung und klinischer Manifestation. Man hatte früher den *Einwand* bereit, daß ja dann *Neugeborene und Kinder* überhaupt keine malignen Tumoren haben dürften. Dieser Einwand ist nicht mehr stichhaltig, seit es wahrscheinlich geworden ist, daß auf den mütterlichen Organismus einwirkende Carcinogene während der Schwangerschaft diaplacentar in den Fetus gelangen und in den Organen und Geweben dank des fetal rapiden Wachstums sehr viel schneller Tumoren induzieren können. Gerade bei radioaktiven Luftbeimischungen wird man diese Möglichkeit diaplacentaren Eindringens, wie überhaupt vermehrte kindliche Tumoren, in Rechnung stellen müssen.

Natürlich sind die Verhältnisse immer am ehesten übersehbar, wo statistisch eindeutige Häufigkeitsunterschiede bestehen, so z. B. bei der starken *Zunahme der Leukämien* und der hochgradigen *Zunahme des Bronchialkrebses*. Ist der Bronchialkrebs das „Produkt inhalierter Carcinogene" (Lit. K. H. BAUER 1954), so bringt er uns umgekehrt zum Bewußtsein, daß unsere Atemluft Umweltfaktor Nr. 1 ist. Der Bronchialkrebs ist auf das vielfache angestiegen, weil unsere atmosphärische Luft mit Carcinogenen der verschiedensten Art angereichert ist, allgemein durch Beimischungen, wie sie die Technisierung und Chemisierung unserer Lebensbedingungen liefert, dazu individuell dadurch, daß der Einzelne seine persönliche, private und häusliche Atmosphäre zusätzlich noch mit Rauchpartikelchen seines Tabakrauches anreichert. Wohl gibt es Schutzmaßnahmen des Organismus, die eine gewisse Toleranzgrenze verbürgen. Das Übermaß und das Unmaß ist es, was entscheidet.

Ein anderes Beispiel ist die Zunahme der *Leukämien* (vgl. z. B. HUNTER [1946], OTT und FREY [1960], weiteres 17. Kap.). Hier sind es Umweltagentien wie Benzol, aromatische Verbindungen, Teerderivate, radioaktive Stoffe, die sowohl peroral, als auch per inhalationem oder durch durchdringende Strahlungen in den Organismus gelangen und dann durch Speicherung in den blutbildenden Organen und Geweben ihre blastogene Wirkung entfalten.

Nur am Rande sei hier vermerkt, daß mit Carcinogenen an Tieren ausgelöste *experimentelle Tumoren* im Grunde sehr oft *Reproduktionen* menschlicher umweltinduzierter Krebse sind.

Alles, was wir statistisch über Unterschiede im Krebsbefall hinsichtlich der Geschlechter, sozialer Schichten, der Berufe, bestimmter Altersgruppen, regionärer Verschiedenheiten (Stadt und Land, Industriegegenden und industriearme Bezirke usw.) wissen, läßt sich auf den *Generalnenner der durch Carcinogene* bald stärker, bald schwächer *angereicherten Umwelt* bringen. Das Entscheidende ist: *die natürliche Umwelt des Menschen hat sich gewaltig geändert*. Die Umwelt des heutigen Menschen ist nicht mehr die Umwelt zur Zeit unserer Großväter. Technisierung, Chemisierung, Strahlenanreicherung, Radioaktivität, veränderte Nahrungsmittel, Genußmittelübersteigerung, Lebensgewohnheiten, Konservierungsmittel, Farbstoffe usw. usw.: *Umwelt also im weitesten Sinne des Wortes*.

Dabei ist es meist nicht ein Einzelstoff, der anzuschuldigen ist, sondern das *Komplexe der Schädigungen* ist das Charakteristische. Komplexe Gemische sind die bekanntesten Agentien, wie Ruß, Teer, Pech, Asphalt, Schädlingsbekämpfungsmittel, gewisse Mineralien, radioaktive Luftbeimischungen, komplex ist auch die gleichzeitige oder sukzedane *Kombination* ganz verschiedener Noxen, die im Laufe langer Lebenszeit auf den Organismus einwirken.

Von der chemischen und physikalischen Art solcher Noxen wird im 8. und 9. Kapitel ausführlich die Rede sein. Es soll hierzu nichts vorweggenommen werden. Hier nur so viel, daß heute mehrere Hundert unterscheidbare Schädigungen bekannt geworden sind.

Dabei ist am gefährlichsten das, was *alltäglich* geworden ist, alltäglich nicht nur in dem Sinne, daß es „alle Tage" einwirkt, sondern zugleich im psychologischen Sinne, daß dem Menschen als „Gewohnheitstier" das Alltägliche in seiner Gefährlichkeit nicht mehr zum Bewußtsein kommt.

8. Krebsendemiologie

Eine statistische Aufgabe von erheblicher Bedeutung sowohl für die Krebsverursachung wie für die Krebsverhütung betrifft die *Verschiedenheiten der Krebsverbreitung* unter den Völkern. Man liest so oft das Wort von der Geographie oder gar Geologie des Krebses. Solche Ausdrücke sind gänzlich unangebracht. Denn die Krebsverbreitung hat weder etwas mit „Erd-beschreibung", noch mit „Erdkunde", nichts mit der „Erd-oberfläche", nicht einmal etwas mit der „Anthropogeographie" zu tun, vielmehr handelt es sich nur um Probleme von Bevölkerungen und Bevölkerungsteilen. Man kann also, wenn man schon eine Zusammenfassung sucht, höchstens von einer *Endemiologie des Krebses* sprechen.

Dabei kann von vornherein nicht scharf genug betont werden: der Krebs an sich ist allüberall auf Erden der gleiche. Morphologisch sind die Tumoren identisch, gleichviel ob sie in Australien oder in Alaska untersucht werden. Verschieden ist nur die Häufigkeit und die Verteilung der einzelnen Organkrebse. Diese „geographisch" verschiedene Häufigkeit muß natürlich ihre Ursachen haben. Gerade diese Frage aber ist komplex, schwierig und bis jetzt wenig befriedigend untersucht. In einer Arbeit über geographisch-pathologische Besonderheiten Schwedens weist HENSCHEN (1940) ausdrücklich darauf hin, auf wie „außerordentlich große Schwierigkeiten" die Erforschung gerade des Gebietes der Geschwülste stoße. Wohl liegt eine große *Kasuistik* vor, die eine erste umfassende Würdigung, gerade auch für die spezielle Krebspathologie, durch STEINER (1954) gefunden hat. Gute Resultate sind aber wohl erst zu erwarten, wenn unter Einsatz großer Mittel und unter einheitlicher Leitung (UNESCO?) das gleiche Material nach einheitlichen Gesichtspunkten an vielen Stellen bearbeitet, also eine *vergleichende Krebspathologie* zielbewußt *organisiert* wird. Sie würde hinsichtlich der Aufklärung von Krebsursachen, der Einflüsse von Rasse, Religion, Lebensweise, Ernährung, Genußmitteln usw. sehr aufschlußreich werden und sicher für die Krebsverhütung wichtige Erkenntnisse bringen.

Bis jetzt hat man keinerlei exakte Vorstellung, wie sich die mindestens 4 Millionen Krebskranken auf die Großräume der Erde, auf Kontinente und Subkontinente verteilen. Auch bei einzelnen *Ländern gleicher Kontinente* muß man Verschiedenheiten der Krebsziffern zunächst mit äußeren Ursachen (ganz verschiedene Art und Zuverlässigkeit der amtlichen Erhebungen (HORBACH 1960), unterschiedliche histologische Nomenklatur, Stadieneinteilung, allgemeinkultureller Stand, durchschnittliche Lebensdauer, Industrialisierung, Gesundheitspflege usw.) zu erklären suchen. Daß auch die so oft herangezogenen *rassischen Unterschiede* mit großer Skepsis geprüft werden müssen, davon wird im 5. Kapitel die Rede sein. Rassische Verschiedenheiten sind eben fast immer mit Lebenshaltungs-, Ernährungs- und sonstigen Verschiedenheiten verknüpft.

Es ist aber kein Zweifel darüber möglich, daß z. B. in *Europa* die südlichen Länder [Italien, Spanien, Portugal (HORBACH 1960), Griechenland] eine wesentlich niedrigere Krebssterblichkeit aufweisen als die nördlichen Länder, von denen Dänemark die höchste aufweist (CLEMMESEN 1941). Wohl mögen Unterschiede in der Altersverschiebung, in der diagnostischen Erfassung und im Meldewesen mitspielen, die Unterschiede sind aber zu groß, um die Differenzen damit zu erklären, zumal ja nicht nur die allgemeine Häufigkeit, sondern auch die ganz andersartige Organbeteiligung viel zu verschieden sind.

Groß sind die Unterschiede beim *Magenkrebs*. In der Bundesrepublik war er an der Gesamtsterblichkeit mit 28,7%, in den USA mit 42,8%, in Holland mit 55,5%, in Schweden mit 60,5% und in der Tschechoslowakei mit 66% beteiligt (zit. n. HUEPER 1948). Auffallend häufig ist der Magen- und Speiseröhrenkrebs auf Island (DUNGAL 1955). In Japan bedingen Krebserkrankungen der Verdauungsorgane allein 80% der Krebssterbefälle (SEGI 1957).

Die Todesursachenstatistik der Bundesrepublik für das Jahr 1956 zeigt in der Krebshäufigkeit der einzelnen *Bundesländer* (Abb. 35) teilweise erhebliche Unterschiede. Berechnet man die Zahl der Krebstoten auf je 100000 Einwohner desselben Landes, so ist die Häufung in den Ländern Berlin, Bremen, Hamburg, also in den Großstädten, sowie in Bayern ebenso auffallend, wie der niedere Wert im Saargebiet überraschend ist. Untersucht man diese erhöhte Krebssterblichkeit einzelner Bundesländer genauer, so zeigt sich, daß die hohe Krebssterblichkeit in Bayern vorwiegend durch Krebserkrankungen des Verdauungstraktes bedingt sind, während die hohen Ziffern z. B. in Hamburg und Bremen vorwiegend auf Kosten des Lungenkrebses gehen (MIKAT 1958).

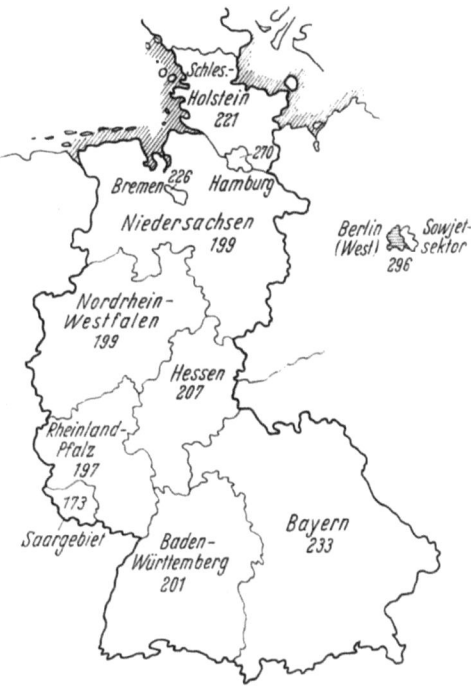

Abb. 35. Häufigkeit der Krebssterbefälle (1956) in den einzelnen Bundesländern, bezogen auf je 100000 Einwohner (errechnet nach Angaben des Statist. Bundesamtes 1956)

Ähnlich instruktiv sind 4 Karten von *Italien*, die CHIURCO (1955) für die verschiedenen Provinzen Italiens für 4 verschiedene Zeiträume (1914—18, 1930—32, 1943—48 und 1948—50) gezeichnet hat. Sie zeigen große regionale Verschiedenheiten (z. B. für 1948—50 Gegenden mit weniger als 160 Krebstodesfällen je 100000 Einwohner, andererseits demonstrieren sie die gleichmäßige Krebszunahme in allen Provinzen Italiens seit 1914.

Welt- oder Europa-„Krebs"-Karten haben natürlich keinen großen Wert, da die dort aufgezeigten krassen Verschiedenheiten mit politischen Grenzen und damit mit verschiedenen statistischen Erhebungsmethoden zusammenfallen, während natürlich die Krebshäufigkeit der Bevölkerung über die Grenzen hinweg fluktuiert und nicht stur mit den Landesgrenzen zusammenfällt. Solche Karten sind attraktiv, aber pseudoobjektiv. Stets werden auch innerhalb des gleichen Landes *regionäre Verschiedenheiten* des Krebsvorkommens festgestellt. Angesichts der geschilderten Schwierigkeiten einer exakten Krebsstatistik wird man die betr. Angaben nur als Hinweise für weitere Erhebungen (besondere Lebensgewohnheiten usw.) benutzen.

Auch die sicher vorhandenen Unterschiede zwischen *Stadt und Land* sind meist schwer faßbar und mahnen zu großer Vorsicht in den Schlußfolgerungen. Schon grobstatistisch drohen bei der Erfassung und bei der Diagnose viele Fehler. Die geringere Zahl von Ärzten auf dem Lande, der Mangel an Fachärzten, die oft größere Indolenz und meist größere Armut der Kranken lassen gerade auf dem Lande manchen Krebs undiagnostiziert. Umgekehrt kommen manche Krebskranke in die Städte (Krankenhäuser, Siechenheime usw.), und wenn die Zählung der Todesfälle mittels Totenschein nicht nach dem Wohn-, sondern nach dem Sterbeort erfolgt, so werden unvermeidbar viele Krebsfälle der Stadt zugerechnet, die in Wirklichkeit dem Land zugehören. Auf der anderen Seite haben viele Landbewohner ihre Arbeitsplätze in Städten und sind dort als „Pendler" mancherlei „städtischen Noxen" ausgesetzt.

Auch einzelnen *Organkrebsen* wird eine unterschiedliche Häufigkeit in Stadt und Land zugeschrieben. So betrifft die *Zunahme des Lungenkrebses* in Norwegen vor allem die Städte (KREYBERG 1954), ebenso in Dänemark (CLEMMESEN u. NIELSEN 1951). In englischen Großstädten geht die Häufigkeit parallel dem Grad der Luftversuchung. In Österreich ist sie am höchsten in Wien und in Städten über 20000 Einwohnern (HERBICH u. NEUHOLD 1954). Demgegenüber findet sich in Schweden eine höhere *Magenkrebssterblichkeit* unter der ländlichen Bevölkerung. In Kopenhagen findet sich das *Collumcarcinom* doppelt so häufig wie auf dem Lande (CLEMMESEN 1955).

Im allgemeinen kann gesagt werden: Bezogen auf die Einwohnerzahl ist die Krebssterblichkeit in den Großstädten wesentlich höher als auf dem Lande, insbesondere für Männer, und zwar für alle Altersklassen (für Dänemark CLEMMESEN und NIELSEN 1955), für Wien und Österreich KRETZ 1953). Vorläufig stehen wir in den meisten Fragen noch in den ersten Anfängen ganz primitiver Erhebungen, die meist noch nicht einmal Annäherungswerte aufzuzeigen gestatten. Nur bei einigen Beispielen sind die Unterschiede im Krebsbefall so groß, daß sie als gesichert gelten dürfen.

Das primäre *Lebercarcinom* z. B. ist bei gewissen afrikanischen Negerstämmen der häufigste maligne Tumor überhaupt. In Europa wird er bei 0,5—2% der Krebssektionen gefunden, in den USA in 2,5%, bei den Japanern in 7,5%, bei den Indern in 17,5%, bei den Philippinern in 22,2% und bei Javanern in 41,6% (W. FISCHER 1952). Daß es nicht Rassen-, sondern ortsgebundene exogene Einflüsse sind, beweist der gleich hohe Prozentsatz bei den im gleichen Gebiet eingewanderten Südchinesen, Japanern und Philippinos. Umgekehrt hat STEINER (1954) für Los Angeles festgestellt, daß Afrikaner in den USA lange nicht so häufig primären Leberkrebs bekommen wie in ihrer Heimat.

Auch der *Hautkrebs* ist in den heißen Ländern nicht nur sehr viel häufiger, er betrifft dort auch die Gliedmaßen und den Rumpf, während er bei den Weißen der kühleren Länder relativ selten und dort vorwiegend an unbedeckten Körperstellen vorkommt. Allerdings findet er sich bei den stärker pigmentierten Rassen wie beispielsweise den südafrikanischen Bantunegern relativ selten (SHAPIRO 1953). Daß nicht nur die klimatischen Bedingungen hier ins Gewicht fallen, dafür ein Beispiel. Habana (Cuba) und Bombay liegen auf demselben Breitengrad und auf korrespondierenden Längengraden östlich und westlich von Greenwich. Während in Bombay die Hautkrebse nur 3% aller Krebsfälle ausmachen, werden sie in Habana in 26% aller Krebsfälle beobachtet (KHANOLKAR 1958).

Was für Probleme hier noch der Bearbeitung harren, dafür nur eine Tabelle (siehe Tabelle 23) von SNIJDERS und STRAUB, entnommen einer Arbeit von E. L. KENNAWAY und N. M. KENNAWAY (1937).

Eine der umfassendsten Erhebungen stammt von STEINER (1954). Er hat in *Los Angeles*, wo 3 Rassen („kaukasische", mongoloide, negroide) unter fast gleichen Bedingungen leben, von 35293 Sektionen der Jahre 1918—1947 6072 Krebsfälle daraufhin untersucht, ob die Werte der in Los Angeles Lebenden mit denen in ihrer Heimat übereinstimmen. Es hat sich gezeigt, daß es keine „Rassenkrebse" gibt, und daß nur die verschiedenen Sitten und Lebensweisen die verschiedenen Häufigkeiten bestimmen. Keine einzige Krebsart wird ausschließlich bei einer

Rasse oder nur in einer geographischen Gegend gefunden. Die morphologischen Bilder entsprechender Krebse sind auf der ganzen Welt die gleichen. Wenn Einwanderer Tumoren, wie sie für ihr Heimatland charakteristisch sind, bekommen, so behalten sie die Häufigkeitsquote oft lange bei, da ja die Verursachung oft lange zurückliegt, und die Latenzzeit im Ursprungsland ihren Anfang genommen haben kann.

Alles spricht dafür, daß neue Umweltfaktoren wichtiger sind als nichterweisbare rassische Faktoren im Heimatgebiet. Jedenfalls sind die „geographischen" Faktoren sehr viel eher Umweltfaktoren denn rassische.

Wie stark Zivilisation, Industrialisierung, unnatürliche Lebensweise, Genußmittel u. a. die Krebshäufigkeit steigern, dafür ein weiteres Beispiel aus einem Lande, das diesen Faktoren noch nicht in gleichem Maße in den vergangenen Jahrzehnten ausgesetzt war. Nach einer persönlichen Mitteilung von J. FERREIRA-MARQUES konnten in Äthiopien unter 31 000 Kranken nur 3 Krebsfälle beobachtet werden, wobei es sich bei einem Patienten um einen Albino handelte. 3424 dieser Patienten waren über 40 Jahre alt.

Tabelle 23. *Krebshäufigkeit verschiedener Organe*
(n. KENNAWAY u. KENNAWAY 1937)

	Sumatra		England
	Javanesen %	Chinesen %	%
Leber	84	45,2	4,8
Magen	6	32,3	23,8
Pankreas	6	3,2	2,9
Penis	3	3,2	0,65
Ösophagus	—	6,5	6,6
Colon und Rectum .	—	3,2	23,1

Für ähnliche Faktoren, neben einer ungenaueren statistischen Erfassung, spricht die Tatsache, daß auf Ceylon 1951, bezogen auf 100000 Einwohner, nur 141,7 Krebstote der über 85 Jahre alten Einwohner registriert wurden, während in der Schweiz im gleichen Jahr 2091,8 gezählt wurden (HORBACH 1960).

Wie wird sich erst alles verschieben, wenn wie die UNO vorausberechnet, statt heute 2,8 Milliarden, im Jahre 2000 6 Milliarden Menschen die Erde bevölkern sollen und dank des so sehr verschiedenen Kinderreichtums z. B. in Indien, China usw. die Zahlenrelation der Völker stärkste Veränderungen aufweisen wird.

Eine wie große Vorsicht mit der Feststellung „geographische Verschiedenheiten" geboten ist, zeigt vor allem das *Peniscarcinom*. Es macht in Europa und Nordamerika etwa 1% aller Krebsfälle aus, während es in Nord-Vietnam bis zu 41% der männlichen Krebsfälle liefert (LAVEDAN u. a. 1954). Bei orientalischen Völkern gleicher Gebiete sind die großen Verschiedenheiten in der Hauptsache die Auswirkung einer religiösen Maßnahme, der rituellen *Beschneidung*. Hier handelt es sich tatsächlich um ein Massenexperiment riesigen Ausmaßes, an die 5000 Jahre zurückreichend und an Hunderten Millionen von Menschen ausgeführt. Bei *Juden*, bei denen die Beschneidung gleich nach der Geburt durchgeführt wird, ist das Peniscarcinom so gut wie unbekannt; bei *Moslems*, bei denen die Circumcision erst in der Kindheit (3.—14. Lebensjahr) ausgeführt wird, gibt es ihn bei 2,9%; in Indien, wo im gleichen Lande, bei gleichem Klima, ähnlicher Ernährung Millionen von Moslems mit Beschneidung und Hunderte von Millionen *Hindus* ohne Beschneidung zusammenleben, machen bei den Hindus die Peniscarcinome 26,7% aller obduzierten Krebse aus. Es sind also religiöse Verschiedenheiten, die hier für die Häufigkeit des Peniscarcinoms maßgebend sind (Näheres 17. Kap.).

Ein ähnlicher Zusammenhang (Smegma!) wird auch für die Häufigkeit des *Collumcarcinoms* vermutet. So zeigt z. B. eine 86214 Collum- und 216 Corpuscarcinome umfassende Krankenstatistik, daß Jüdinnen wesentlich seltener (1:9) am Collumcarcinom aber gleich häufig am Corpuscarcinom erkranken. Juden und Moslems zeigen niedere Häufigkeitszahlen, während diese bei Hindus und Negern besonders hoch sind.

Ähnlich verhält es sich mit den *Mundhöhlencarcinomen* bei betelnußkauenden Völkern und Stämmen, die in einzelnen Gebieten Indiens bis zu 45% aller malignen

Geschwülste ausmachen (PAYMASTER 1956). Hier lassen sich besonders auch Zusammenhänge mit dem Kauen und Rauchen von Tabak feststellen (V. R. KHANOLKAR 1958). Es sind also oft nicht geographische, sondern religiöse, ernährungsmäßige, genußmittelbedingte, parasitäre (Bilharziakrebse der Harnwege in Ägypten; etwa 40% aller Krebserkrankungen in Ägypten betreffen Blasenkrebse (R. M. FAWZY 1958)], oder sonstige exogene Verschiedenheiten, die den verschiedenen Krebsbefall verschiedener Völker erklären. So wird die „Geographische Krebspathologie" weniger ein Beweis für rassische, bodenbedingte oder klimatische Faktoren, als vielmehr ein Ansporn, möglichen Krebsursachen oder Krebsverhütungsmöglichkeiten nachzuspüren.

Eine echte geographische Krebspathologie gäbe es eigentlich erst dann, wenn sich *geologische oder geographische Krebsursachen* nachweisen ließen. Das ist oft behauptet, aber bislang nie bewiesen worden. Die Vorstellung selbst ist alt. Schon HIPPOKRATES vertrat in dem Kapitel περὶ ἀερων, ὑδατω, τοπων die Ansicht, daß bestimmte Krankheiten an gewisse Gegenden oder Städte gebunden seien. Speziell beim Krebs ist geologisch eigentlich alles, was sich ausdenken läßt, auch angeschuldigt worden. Das Geheimnisvolle um den Krebs hat immer suggestiv auf diejenigen gewirkt, die selber von den Geheimnissen des Bodens, der Erde, den Stoffen und Kräften hypnotisiert waren.

Die *Hypothesen* von der Abhängigkeit des Krebsgeschehens von tellurischen Faktoren reichen von den tonigen und lehmigen Böden (DE HAVILAND 1868), vom Magnesiumgehalt (DELBERT-ROBINET) von den Flußverläufen (KOPP 1954), der Bodenfeuchtigkeit, der Zusammensetzung des Trinkwassers (TROMP 1954) bis zu Torfböden, unterirdischen Wasseradern, „Krebshäusern", und bis zu den von den Physikern nie faßbaren „Erdstrahlen" und vielem anderen mehr.

Der Versuch, in *Holland* Beziehungen zwischen Boden (überdurchschnittliche Häufigkeit: Torf- und Seetonboden und Tonböden, unterdurchschnittlich: Sand-, Flußton-, Lößböden und kalkreiche Bodengebiete) zu erweisen (TROMP u. DIEHL 1954, DIEHL u. TROMP 1955) ist nicht überzeugend, da ja die Differenz der Krebstodeszahlen relativ gering (unter 10%) und die Unterschiede auch andersartig erklärbar sind. Auch für ein Übermaß chemischer Elemente im Trinkwasser (Silicium fördernd? Mangan und Kalium hemmend?) fehlt ein tatsächlicher Beweis.

Gewissermaßen zur Warnung sei eine „tellurisch" faszinierende Karte der Moselgegend von ROTH (1958) gebracht. Niemand kann sich optisch dem Eindruck von der Zusammenballung der Bronchial-Krebsfälle beiderseits der Mosel entziehen. Kausal hat aber diese regionale Verteilung weder mit Grundwasser, noch mit Bodenfeuchtigkeit, noch mit Erdmineralien, noch mit „Erdstrahlen", noch irgendwelchen anderen Dingen in oder unter der Erde etwas zu tun. Vielmehr spiegelt die regionale Verteilung lediglich die Verteilung der ländlichen Weinberge, der ländlichen Weinorte und der Wohngebiete der Winzer wider, also gewissermaßen nur Dinge über der Erde. Die Winzer aber haben mit 35,7% weit über den Durchschnitt der eingesessenen Bevölkerung hinaus den Hauptanteil an den Bronchial-Krebsfällen dieser Gegend. Das Stadtgebiet von Trier, die Waldgebiete der Eifel und des Hunsrücks treten ganz zurück. Bei den Winzern ist jedoch der Bronchialkrebs in einem hohen Maße nicht etwa Folge von „Erdstrahlen" oder dergleichen, sondern er ist rein exogen die Folge von Chemonoxen, in der Hauptsache Folge der chronischen Arsenintoxikationen, einerseits als Inhalation arsenhaltiger Schädlingsbekämpfungsmittel, andererseits der Arseneinverleibung durch den arsenhaltigen Haustrunk (Näheres S. 331). Überspitzt kann man sagen, die geographische Verteilung entspricht nicht einer geographischen Verteilung tellurischer Dinge, sondern einer geographischen Verteilung eines für Moselwinzer weitgehend spezifischen Carcinogens.

Soweit Beziehungen zwischen Krebs und exogenen Faktoren bekannt geworden sind, handelt es sich um das Vorkommen echter Carcinogene. Auch die zitierte

Feststellung von STOCKS, wonach Blasenkrebs ähnlich dem Prostatakrebs in Städten mit den geringsten Niederschlagsmengen am häufigsten sei und umgekehrt, ist zu primitiv, um etwas zu beweisen. Dann könnte man auch behaupten, es bestünden Beziehungen zwischen Lungenkrebs und der Zunahme des Sektkonsums. Beide Kurven laufen jahrelang ähnlich steil hoch. Man kann schließlich statistisch alles in Beziehung setzen. Voraussetzung für die Auswertbarkeit ist aber immer, daß irgendwo ein Zusammenhang beweisbar ist. Immer und immer wieder der alte

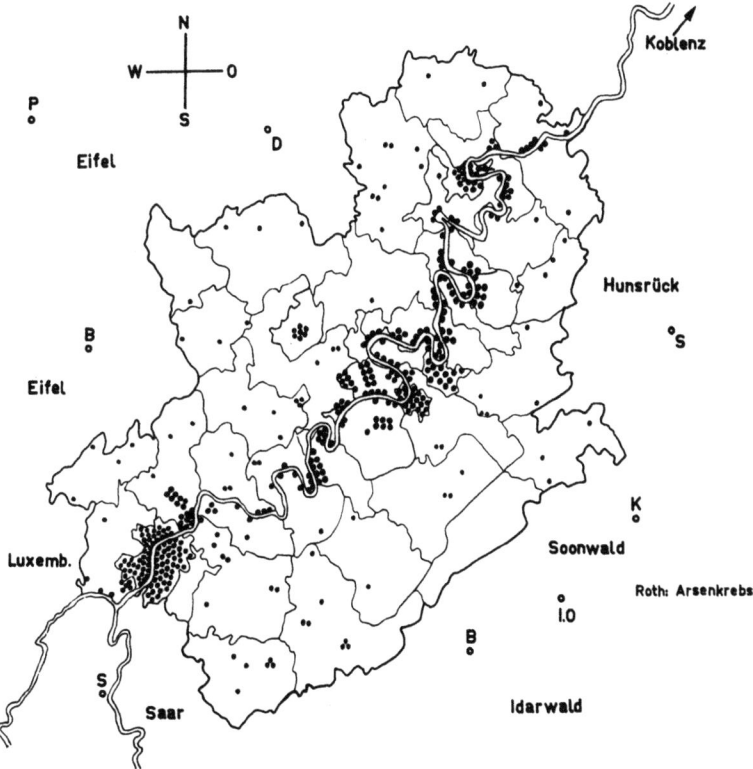

Abb. 36. Regionale Verteilung der erfaßten Bronchial-Krebsfälle im Moselgebiet nach ROTH (1958) als Beispiel einer nicht-tellurischen regionalen Verteilung von Krebsfällen

Trugschluß, als ob bei 2 Verschiedenheiten, wenn sie zusammentreffen, das eine für das andere stets auch kausal sein müsse: „Leider ist hienieden vieles viel zu viel verschieden" (Wilh. Busch). Alles in allem: Es gibt keine „Geographie" und keine „Geologie" des Krebses, weil Krebs nicht an Erde, Böden, Mineralien, Wasser, „Erdstrahlen" usw. gebunden ist, sondern nur an die Gegebenheiten, Gewohnheiten, Sitten und Unsitten der Menschen, die die Erde bevölkern. Will man schon einen zusammenfassenden Ausdruck für alle diese Bemühungen benutzen, so käme noch am ehesten der Begriff *Krebsendemiologie* in Betracht.

9. Statistik der Tiertumoren

Es ist für das Krebsproblem in seiner Gesamtheit von grundsätzlicher Bedeutung, daß maligne Tumoren, so überwiegend sie auch beim Menschen vorkommen, doch durchaus kein Reservat des Menschen sind. Bei den Tieren sind von den Insekten, Muscheln, Schnecken usw. aufwärts, besonders bei den Wirbel- und hier vor allem bei den Säugetieren, Geschwülste ganz verschiedener Art gefunden worden (s. WOLFF 1913). Die *Fähigkeit, an Krebs zu erkranken,* ist also eine *Eigenschaft aller höheren Organismen.*

Erwähnt sei, daß das in der Genetik berühmteste Testobjekt, die *Drosophila melanogaster* MORGANs auch Stämme mit melanotischen Tumoren aufweist. Wenn auch diese Tumoren nicht ohne weiteres mit Säugetier- oder menschlichen Melanomen vergleichbar sind, so haben sie sich aber doch — zeitweise auch bei uns z. B. zur Austestung von Phenolwirkungen — bewährt, vor allem, um auf genetischer Basis den Einfluß auszutesten, den Umwelteinflüsse chemischer und physikalischer Art haben, d. h. um ihre mutative Wirkung zu prüfen. Unter den Chirurgen hat sich hier besonders BURDETTE (1951, 1952) hervorgetan.

Unterschiede gegenüber dem Menschen bestehen in der Hauptsache in der verschiedenen Häufigkeit, in der Organverteilung und in der Verursachung. Zuverlässige Statistiken über Tumoren bei Tieren in freier Wildbahn gibt es nicht, so zahlreich auch kasuistische Mitteilungen, besonders in Jagdzeitschriften, sind. Um so wichtiger ist es, daß für wilde Säugetiere aus zoologischen Gärten Sektionsergebnisse über Geschwülste z. B. von RATCLIFFE (1933) vorliegen. Bedenkt man, daß wilde Tiere in der Gefangenschaft meist kein hohes Alter erreichen, so erscheinen bis zu 6% Häufigkeitszahlen beachtlich.

Am meisten interessieren die *Haustiere,* die ja weitgehend unter den Domestikationsbedingungen des Menschen leben! Nach DOBERSTEIN (1937, 1953) entspricht der Krebs der Haussäugetiere „in seinem ganzen Verhalten und in seinen Erscheinungsformen weitgehend" dem Krebs des Menschen. DOBERSTEIN (1953) hat 5200 Geschwülste bei Haussäugetieren aus der Literatur gesammelt und statistisch ausgewertet. Er errechnet für den Hund rund 5%, für die Katze 4—5% und für das Pferd 0,5—0,8% Krebshäufigkeit. Bedenkt man die sehr viel niedrigere Besetzung der höheren Altersklassen bei den Tieren, so sind die Häufigkeitswerte ebenso beachtlich wie die Quoten der Verteilung auf die einzelnen Organe (Tab. 24).

Tabelle 24. *Häufigkeit der Organkrebse bei Hund, Pferd und Rind* (DOBBERSTEIN 1953)

Hund	%
Schilddrüse	41,5
Mamma	14,0
Hoden	12,0
Haut	9,5
Leber	6,5
Mundhöhle	5,5
Lunge	4,5
	93,5

Pferd	%
Penis	14,0
Mundhöhle	14,0
Nebenhöhle der Nase	13,5
Lidbindehaut	12,0
Magen	9,1
Hoden	6,2
Niere	5,0
Harnblase	4,5
Haut	4,0
Lunge	4,0
Darm	3,5
Vagina + Vulva	3,5
Mamma	3,0
	96,3

Rind	%
Magen	13,5
Haut	12,5
Uterus	10,5
Lidbindehaut	9,0
Leber	8,0
Lunge	8,0
Ovar	7,5
Darm	6,0
Vagina + Vulva	3,5
	78,5

Interessant ist, daß die *Relation Sarkom: Carcinom* bei Säugetieren gegenüber dem Menschen stark nach einer relativ größeren Häufigkeit der Sarkome verschoben ist (s. hierzu auch S. 75).

Eine besondere Rolle spielen die Tumoren der *Laboratoriumstiere.* Ihre Sonderstellung liegt auf der Hand: der Mensch bestimmt ihr Schicksal, vor allem hinsichtlich der Fortpflanzung — er „züchtet" sie durch oft extreme Auslese und schärfste Inzucht! —, er bestimmt ihren Lebensraum (so gut wie stets Käfigdasein), ihre sonstigen Haltungsbedingungen und vor allem ihre Ernährung.

Krebsstatistisch ist das Wichtigste, daß bei allen Laboratoriumstieren (Maus, Ratte, Kaninchen, Meerschweinchen, Goldhamster usw.) *Spontantumoren* vorkommen, nur sehr selten beim Meerschweinchen, beim Kaninchen in 1—1,5%, bei der Maus ist die Häufigkeit und Lokalisation je nach Zuchtstamm größer. Die höchsten Tumorquoten hat die Ratte. Selbstverständlich verlangt das Wort „Spontantumoren" eine Einschränkung. Nichts entsteht „spontan", d. h. ohne tatsächlich auslösende Ursache. „Spontan" bedeutet in solchen Fällen natürlich nur, daß wir die maßgebenden Faktoren noch nicht erkennen. Übersehen wir aber nicht, daß auch beim Menschen alle Krebse solange „Spontantumoren" waren, bis die ersten Berufskrebse die auslösenden Noxen erkennen halfen.

Die Spontantumoren der Laboratoriumstiere sind deswegen so wichtig, weil es durch extreme Auslese und strengste Inzucht gelingt „*Tumorstämme*" zu züchten, die zu konstanter Zeit, im gleichen Organ, in konstantem Prozentsatz den immer gleichen Tumor bekommen. Diese Tumorstämme sind neben den in fortlaufenden Tierpassagen durch Krebszelltransplantation erzeugten *Impftumoren* (s. S. 136), neben den „*Virustumoren*" (s. S. 311) und den durch Einwirkung carcinogener Stoffe oder strahlender Energien „*induzierten*" oder „provozierten" *Tumoren* (s. Kap. 8 und 9) eine der 4 praktisch unerschöpflichen Quellen für die Bereitstellung krebskranker Versuchstiere.

Allerdings sind die Möglichkeiten „Tumorstämme" zu züchten zumeist auf kleine, kurzlebige Tierarten beschränkt. Die Überprüfung manch interessanter Frage, z. B. der über 80% Melanosarkome bei über 15 Jahre alten Schimmelpferden, scheitert an der Größe der notwendigen Zahl, der späten Manifestation der Tumoren und der langen Lebensdauer so großer Versuchstiere, wie der Pferde. Auch bei Hunden, die in 8,8% im Alter von durchschnittlich 8 Jahren melanotische Tumoren bekommen, sind entsprechende Züchtungsversuche noch nicht bekannt geworden.

Es ist jedoch hier noch nicht der Ort, einerseits auf die Möglichkeiten des Krebsexperiments am Tier, andererseits auf seine Grenzen einzugehen — es wird dies erstmals bei den sog. Impftumoren geschehen —, hier interessiert zunächst nur die Statistik der Tiertumoren, weniger die der Haustiere — auf die große Kasuistik veterinär-medizinischer Arbeiten kann hier nicht eingegangen werden — als vielmehr die der Laboratoriumstiere. Auf diesem Gebiete liegen teilweise bemerkenswert große Zahlen untersuchter Tiere vor, so vor allem von MAUD SLYE (Lit. b. GUERIN 1954, S. 188/189) und GLOUDMAN (1941) von BULLOCK und CURTIS (1930) c (Näheres 6. Kap.) für die Ratte, von LES BOUYRIES für das Huhn. Es ist aber erst das Verdienst von GUERIN (1954) für diese 3 Tierarten (Maus: 327 Spontantumoren auf etwa 6000 Tiere, Ratte: 567 Spontantumoren auf etwa 16500 Ratten und 161 Spontantumoren beim Huhn auf 6500 Tiere) eine zusammenfassende Darstellung unter weitgehender Berücksichtigung der ganzen (30 Druckseiten!) Literatur jeweils nach Gewebstumoren und Organen getrennt geliefert und durch eine große Zahl histologischer Bilder belegt zu haben.

Unter 1135 Mäusen fand beispielsweise CHR. HACKMANN (1956) 44 (3,88%) Magencarcinome, unter 126 Zuchtmäusen 17 (13,4%). Auch bei diesen Tieren konnte eine eindeutige Zunahme der Krebshäufigkeit mit dem Alter festgestellt werden. Eine Zusammenstellung von Hirntumoren bei Tieren findet sich bei ZÜLCH (1956).

Die Spontantumoren der Laboratoriumstiere entsprechen weitgehend den menschlichen Tumoren. Sie liefern daher ein wichtiges Vergleichsmaterial. Als Beleg dafür eine tabellarische Zusammenstellung über die eben erwähnten Spontantumoren der Ratte bei etwa 16500 Tieren [Häufigkeit 3,4% nach den Zahlenangaben von GUERIN (1954)] (Tab. 25)!

Für die Experimentation ist die Kenntnis der „Spontantumoren" unbedingt erforderlich, sollten nicht in Versuchsserien auftretende Tumoren für planmäßig induzierte Tumoren gehalten werden, während es sich um zufällige „Spontantumoren" handelt.

Tab. 25. *Verteilung von 576 Spontantumoren der Ratte im Krebs-Institut* GUSTAVE ROUSSY
(nach GUERIN 1954)

Lokalisation	Tumorzahl	Lokalisation	Tumorzahl
Binde- und Stützgewebe	18	Leber und Peritoneum	69
Reticulo-endotheliales und lymphatischesSystem	56	Pleura-Lungen	24
Mammatumoren	76 (davon 72 gutartig)	Harnorgane	6
Haut-Schleimhäute	9	Geschlechtsorgane	90
Verdauungstrakt	26	Endokrine Drüsen u. Nervensystem	193

Tatsächlich liefern diese Spontantumoren wichtiges Material für eine vergleichende Krebspathologie, auch für die experimentelle Krebstherapie, für die Erforschung der Ursachen dieser „spontanen" Tumoren werden sie allerdings noch nicht herangezogen.

Unbeschadet späterer Ergänzungen kann man bereits sagen, daß Geschwülste vielerlei Art von Wirbellosen bis herauf zu den Säugetieren vorkommen. Es ist dies von grundsätzlicher Bedeutung, zeigt ja das Vorkommen bei allen daraufhin untersuchten Tieren, daß es sich bei dem *Geschwulstproblem* schließlich um ein *Problem der allgemeinen Biologie* handelt.

Zusammenfassung. Durch zahlenmäßige Auswertung eines großen, ärztlichen Erfahrungsgutes dürfen folgende Grundtatsachen als statistisch gesichert angesehen werden:

1. *Der Krebs ist in Ländern westlicher Zivilisation ungemein häufig, er bedingt 19,2% aller Todesfälle!*

2. Das *Risiko*, später an *Krebs* zu erkranken, beträgt für die heute *Neugeborenen 1:5*.

3. *Massenstatistisch nimmt der Krebs fortgesetzt noch weiterhin zu.* Diese Zunahme der Krebshäufigkeit findet jedoch in der besseren diagnostischen Erfassung, in der erheblichen Verlängerung der durchschnittlichen Lebensdauer des Menschen und in der stärkeren Besetzung der Altersklassen z. T. seine Erklärung.

4. Unbeschadet der Analysierbarkeit der Krebszunahme nach deren Bedingtheit bleibt die Tatsache, daß der *Krebs als Todesursache von der 8. Stelle um 1900* jetzt *auf die 2. Stelle vorgerückt* ist. Innerhalb der Gesamttodesursachen rangiert zwar der Tod an Herz-Kreislauferkrankungen an 1. Stelle, doch werden hier ganz heterogene Krankheiten zusammengefaßt. Auch liegt das Durchschnittsalter hierbei sehr viel höher als beim Krebs. Kein Zweifel, *Krebs ist der Menschenfeind Nr. 1.* Der *Tod an Krebs* ist zudem im Durchschnitt *ein vorzeitiger Tod*.

5. Die *Krebssterblichkeit* ist jeweils bezogen auf 100000 Lebende *in den verschiedenen westlichen Ländern* eine sehr *verschiedene*. An der Spitze der 20 Länder mit ausreichender statistischer Erfassung stehen Finnland und Schottland, am anderen Ende rangieren Kanada und Israel.

6. *Der Krebs tritt in über 98% der Fälle in der Einzahl auf.* Tritt er mehrfach auf, so hat das meist besondere Gründe.

7. *Der Krebs* ist zwar *keine ausschließliche Alterserkrankung*, doch *verläuft die allgemeine Krebszunahme* vom 20.—90. Lebensjahr *zur Alterszunahme in starker Progression*.

8. Da viele Krebskranke über lange Zeit, manche über Jahre hinweg krebskrank sind, und da ferner ein ansehnlicher Hundertsatz von Krebskranken endgültig

geheilt wird, ist die *Zahl der Krebskranken pro Jahr* stets ein *Vielfaches der Zahl der* jährlichen *Krebstoten.* Man schätzt: *auf 100000 Krebsverstorbene* je Jahr kommen mindestens *250000—300000 Krebskranke.*

9. Frauen erkrankten und starben bis 1951 häufiger an Krebs als Männer. Das Plus bei den Frauen ging ausschließlich zu Lasten des Krebses der weiblichen Geschlechtsorgane. *Seit 1951 starben* je 100000 Einwohner der Bevölkerung *mehr Männer als Frauen.* 1956 standen 200 krebsverstorbenen Frauen 210 Männer gegenüber. Diese *Umkehr der Geschlechtsrelation bei den Krebstodesfällen* ist hauptsächlich in den höheren Altersklassen auf die starke *Zunahme des Bronchialkrebses* bei den Männern zurückzuführen.

10. *Der Krebs befällt die verschiedenen Organe mit ganz verschiedener Häufigkeit.* Dabei bildet er so viele Geschwulstarten, als es Gewebsarten im menschlichen Organismus gibt. Der weitaus häufigste ist der *Magenkrebs.* Er macht allein beinahe $^1/_4$ *aller Krebstodesfälle,* der *Krebs des Verdauungssystems mehr als* $^1/_2$ *aller Krebserkrankungen aus.* Etwa $^1/_5$ geht auf Konto der *Geschlechtsorgane.*

11. Für die gleiche Bevölkerung hat der *gleiche Organkrebs* für beide Geschlechter eine für ihn *charakteristische Geschlechtsproportion,* eine *relative Alterskurve* und ein *mittleres Erkrankungsalter,* wobei jedes Lebensalter und Geschlecht eine unterschiedliche Häufigkeit der einzelnen Organkrebse hat.

12. *Sozialer Stand, Berufsexposition,* Eß- und sonstige *Lebensgewohnheiten* sind von Bedeutung für die Häufigkeit, Latenzzeit und Lokalisation zahlreicher Krebserkrankungen.

13. Während ihre Ausgangsgewebe, die Binde- und Stützgewebe 82,5% der Körpermasse ausmachen, stellen die *Sarkome nur 5—8% der malignen Tumoren.* Die *Sarkome* haben ferner eine von den Carcinomen grundsätzlich *abweichende Altersverteilung.* Sie sind — immer je 100000 der Bevölkerung — *über die Jahrzehnte* relativ *gleichmäßig verteilt.* Beide Tatsachen, die relativ große Seltenheit bezogen auf die Masse der Ausgangsgewebe für Sarkome und die völlig andere Altersverteilung zeigen von der Statistik der malignen Tumoren her, daß das *Sarkomproblem* auch kausal *ein Sonderproblem der bösartigen Geschwülste* darstellt.

14. In der *Rangordnung der Organkrebse* finden sich *in den verschiedenen Gegenden der Erde sehr große Unterschiede* („geographische Krebspathologie"!).

15. Die Auswertung der Krebsstatistik zeigt: Krebs hat nach wie vor etwas Alarmierendes an sich. Für Länder moderner Zivilisation hat *Krebs* den *Charakter einer weltweiten Bedrohung der menschlichen Gesundheit* angenommen.

Die Tatsache, daß *Geschwülste* aller Art von den Wirbellosen aufwärts *bei allen Organismen vorkommen,* zeigt, daß das *Geschwulstproblem* seinem Wesen nach ein *Problem der allgemeinen Biologie* ist.

Es ist klar, so viele Grundtatsachen, so viele Fragen, die nach Antwort heischen: Warum ist Krebs so häufig? Warum so verschieden häufig in verschiedenen Organen? Warum steigt er mit zunehmendem Alter die Stufen der Häufigkeit immer schneller empor? Warum sind die Sarkome, deren Ausgangsgewebe $^4/_5$ der Körpermasse ausmachen, so selten? Warum ist der Magenkrebs bei uns so häufig und bei den Malaien fast unbekannt? Warum nimmt der Bronchialkrebs stetig zu?

Jetzt, wo die statistischen Feststellungen an einem vorläufigen Ende angelangt sind, muß jedoch eines betont werden: Statistik tut not. Sie gewährt viele erste Einblicke in das ursächliche Geschehen, sie bringt Maß und Zahl in das Beobachtungsgut der Ärzte und gibt zu vielen, vielen weiteren Fragestellungen unmittelbar Anlaß, meist aber liefert die Statistik, insbesondere alle Sektions- und Sterblichkeitsstatistik, nur das Endresultat eines Geschehens, über dessen

Anfang sie jedoch formal nichts aussagt. Den Anfängen im Gewebe und der Ausbreitung im Organismus gilt das nächste Kapitel.

Literatur

Soweit im Kapitel „*Krebsstatistik*" Angaben des Statistischen Bundesamtes, insbesondere als Grundlage für graphische Darstellungen, verwendet werden, stützen sie sich vornehmlich auf die *Statistischen Berichte*" vom 23. 7. 1952 (Art. Nr. VIII/14/3) und vom 27. 9. 1952 (Art. Nr. VIII/14/4), sowie auf die „*Statistik der Bundesrepublik Deutschland*"Bd. 61/1946—50), Bd. 89 (1952), Bd. 127 (1953), Bd. 148 (1954), Bd. 174 (1955) und Bd. 187 (1956) „*Gesundheitswesen*, Statistische Ergebnisse."

ACKERMAN, L. V., and J. A. DEL REGATO: Cancer. Diagnosis, Treatment and Prognosis. St. Louis 1947. — ADAM, C., u. Auler: Neuere Ergebnisse auf dem Gebiete der Krebskrankheiten. Leipzig 1937.

BAUER, K. H.: Dtsch. med. Wschr. **79**, 615 (1954). — LANGENBECKs Arch. klin. Chir. **279**, 350 (1954). — BECKER, E.: Beitr. klin. Chir. **14**, 146. — BECKER, J.: Strahlenther. **72**, 351 (1943). — BERBLINGER: Klin. Wschr. **1925**, 913. — BERGER, W.: Reichsgesdh.bl. **1941** 29—37, 53—58. — BILLROTH, TH.: Allgemeine chirurgische Pathologie und Therapie. Berlin 1889. — BORST, M.: Allgemeine Pathologie der malignen Geschwülste. Leipzig 1924. — BULLOCK, F. D., u. M. R. CURTIS: J. Canc. Res. **14**, 1 (1930). — BURDETTE, W. J.: Rec. Genet. Soc. Amer. **19**, 102 (1950); Acta Un. Internat. contre le Canc. **7**, 670 (1951). — Canc. research. **10**, 209 (1950); **11**, 555 (1951) u. **12**, 366 (1952). — BURKE, M.: Amer. J. Canc. **27**, 316 (1936). — BUSCHBECK: Z. Krebsforsch. **34**, 678 (1931).

CHIURCO, G. A.: Precancerogenesi e tumori professionali I. Bd. Mailand (1955). — CLEMMESEN, J.: Cancer and Occupation in Denmark 1935—1939 (1941); Cancer **3**, 240 (1957). — CLEMMESEN, J., u. A. NIELSEN: Schweiz. Zschr. Allg. Path. u. Bact. **18** (1955). — CLEMMESEN, J., u. A. NIELSEN: Brit. J. Cancer **5**, 159 (1951). — CLOUDMAN, A. M.: Spontaneous neoplasms in mice. Biology of the laboratory mouse. Philadelphia 1941, S. 168. — COCCHI, U.: Schweiz. Z. allg. Path. **1941**. — CRAMER, W.: Z. Krebsforsch. **34**, 531 (1931). — Amer. J. Canc. **29**, 1 (1937).

DISL, u. S. W. TROMP: First report on the geographial and geological distribution of Carcinoma in the Nederlands. Leiden 1953. Dtsch. Überstzg. Ulm 1955. — DOBBERSTEIN, H.: In ADAM-AULER, S. 156. — DORMANS, E.: Verh. 2. internat. Kongr. Krebsforsch. **1**, 441 (1936). — Z. Krebsforsch. **45**, 471 (1937). — DRESSEL, H.: Diss. Berlin 1935. — DROSTE, W. v.: Ergebn. Chir. Orthop. **37**, 324 (1952). — DUNN, H. L.: J. int. Coll. Surg. **23**, 326 (1955).

EGLI: Korresp.bl. Schweiz. Ärzte 1914. — ENGEL, G.: Arch. Geschwulstforschg. **5** (1953).

FAWZY, R. M.: Seventh International Cancer Congress, London 1958. — FISCHER, W.: Z. Krebsforsch. **46**, 221 (1937); **49**, 496 (1939); **53**, 1 (1942). — In ADAM-AULER, S. **67**, 1937. — Med. Klin. **1940**, Nr. 12. — Z. inn. Med. **1947**, H. 3/4, 119. — FISCHER, W., und I. KÜHL: Geschwülste der Laboratoriumsnagetiere. Dresden u. Leipzig 1958. — FISCHERWASELS, B.: Allgemeine Geschwulstlehre. In Handbuch der normalen und pathologischen Physiologie, Bd. 14, 2. Hälfte. Berlin 1927. — FÖLGER, A. F.: Ergebn. allg. Pathol. 18/2 (1917). — FREUDENBERG, K.: Z. Krebsforsch. **35** (1932). — Ärztl. Mitt. **40**, 68 (1955).

GAGNON, F.: Amer. J. Obstet. Gynec. **60**, 516 (1950). — GIGL, J.: Med. Klin. **1927**, Nr. 12. — GÖPEL, H.: Chirurg **31**, 59 (1960). — GILBERT, J. B., and J. B. HAMILTON: Surg. Gynec. Obstet. **71**, 731 (1940). — GÖTTING: Z. Krebsforsch. **1909**. — GOETZE, O.: Z. Krebsforsch. **1913**. — GÜNTHER, H.: Z. Krebsforsch. **29**, 91 (1929). — GUÉRIN, M.: Tumeurs spantanées des animaux de laboratoire, Paris 1954. — GUGUMUS, J.: In „Sicherheit durch Versicherung". Stuttg. 1958, S. 87.

HADDA, S.: Beitr. klin. Chir. **154**, 124 (1931). — HAENSZEL, W.: J. nat. Cancer Inst. **21**, 213 (1958). — HALLERMANN, W.: Z. Krebsforsch. **38**, 77 (1933). — HANLON, F. R.: Amer. J. Canc. **1931**. — HAUBOLD, H.: Dtsch. Ärztebl. **1935**, 1263. — Krebs und Krebsbekämpfung in Frankreich. Leipzig 1936. — Reichsgesdh.bl. **1937**, 805; **1938**, 133 u. 220. — In ADAMAULER, S. 143, 1937. — HAUFF, W. v.: Dtsch. med. Wschr. **72**, 487 (1947). — HECKER, R.: Mschr. Krebsbekpf. **7** (1939). — HEDINGER, E.: Schweiz. med. Wschr. **1923**. — HEIBERG: Weiteres über Geschwülste. Kopenhagen 1938. — HEINSOHN: Hamburg in Zahlen, Heft 27. 1957. — HEMBERGER, H.: Diss. Heidelberg 1956. — HENSCHEN, F.: Virchows Arch. **307**, 71 (1940). — HIPPEL, E. v.: Arch. Ophthalm. (D.) **59**, (1904). — HORBACH, L.: Z. Krebsforsch. **63**, 423 (1960). — HUBER, H.: Z. Krebsforsch. **58**, 103 (1951). — HUEPER, W. C.: Umweltbedingter und berufsabhängiger Krebs. Public Healths Reports 1948. Beitrag 209. Washington 1949. — Proc. J. Saranac Symposion pneumoconioses. **1952** (Mskr.). — HUNTER, D.: Schweiz. Med. Wschr. **76**, 917 (1946).

Jolkerw, W. W.: Arch. klin. Chir. **1929**, 155. — Jonkheere, F., u. M. Votguenne: J. Chir. etc. (Belg.) **1935**, Nr. 6. 55

Kennaway, E. L.: J. industr. Hyg. **7**, 69 (1925). — Kennaway, E. L., and N. M. Kennaway: Acta inter. Union against Canc. **2**, 101 (1937). — Khanolkar, V. R.: Seventh International Cancer Congress. London 1958. — Koller, S.: Z. Krebsforsch. **45**, 197 (1936). — Kretz, J.: Krebsarzt **8**, 217 (1953). — Kreyberg, L.: Seventh International Cancer Congress, London 1958. — Kroening, F.: In Handbuch der Erbbiologie des Menschen, Bd. IV/2, S. 1079. Berlin 1940. — Kurtzahn: Med. Klin. **1930**.

Lasch, C. H.: Z. Krebsforsch. **50**, 243 (1940). — Lasch, u. K. Blome: Dtsch. Ärztebl. **1938**, 95. — Lauterborn: Z. Krebsforsch. **15** (1916). — Lickint, F.: Medizinische II, 85 (1956). — Liek, E.: Krebsverbreitung, Krebsbekämpfung, Krebsverhütung. München 1932. — Lindau, A.: Acta path. et microbiol. scand. (Dän.) Suppl. **1** (1926). — Loewe, G., u. G. Gerlach: Dtsch. Z. Chir. **235**, 527 (1932).

Meyer, C.: Dtsch. med. J. **2**, 573 (1951). — Mikat, B.: Dtsch. med. Wschr. **83**, 1336 (1958). — Mikat, B.: Vortrag auf dem Symposion on Gastro-intestinal Cancer. Copenhagen 14.—17. 7. 1958. — Moertel, Ch. G., u. Mitarb.: Gastroenterology **32**, 1095 (1957).

Nielsen, A., u. J. Clemmesen: Dan. med. Bull. (1955).

Oeser, H.: Dtsch. Gesdh.wes. **1946**, H. 23, 724. — Oeser, H.: Z. Krebsforsch. **57**, 86 (1950). — Ott, G., u. R. Frey: Ergebn. Chir. Orthop. **43**, 410 (1960); Langenbecks Arch. klin. Chir. **295**, 971 (1960). — Oughterson, A. W.: The truth about cancer. (Der amerikanischen Tagespresse entnommen 1947.) — Owen, L. J.: J. Amer. Med. Ass. **76**, 1329 (1921).

Peller, S.: Z. Krebsforsch. **22**, 346 (1925). — Acta cancerol. **1936**. — Amer. J. Hyg. A **34**, 1—11 (1941). — Pemberton, J. de J., and P. H. Seefeld: Amer. J. Surg. **66**, 393 (1944). — Auszug dieser Arbeit in Coll. Pap. Mayo-Clinic **36**, 33 (1945). — Peters: Z. Krebsforsch. **37**, 587 (1933). — Pirchan, A., and H. Sikl: Amer. J. Canc. **16**, 681 (1932). — Planck, M.: Scheinprobleme der Wissenschaft. 2. Aufl. Leipzig 1952. — Potter, A.: Cancer Res. **7**, 351 (1947). — Prinzing, Fr.: Die Methoden der medizinischen Statistik im Handbuch der biologischen Arbeitsmethoden. Liefg. 1924. — Dtsch. med. Wschr. **1926**. — Putschar, W.: Verh. dtsch. path. Ges. **1935**.

Rahnivar, B.: International Cancer Congress. London 1958. — Ratcliffe, H. L.: Amer. J. Canc. **17** (1933). — Rech, E.: Bonner Zahlen, Statistische Berichte der Stadt Bonn **9**, 21 (1959). — Rieder, W.: Arch. klin. Chir. **135**, 719 (1925). — Rochat, G. F.: Klin. Mbl. Augenhk. **86**, 23 (1931). — Roesch, H.: Virchows Arch. **245**, 1 (1923). — Rössle, R.: Z. angew. Anat. **5**, 127 (1920). — Wachstum und Altern. München 1923. — de Rudder, B.: In Seybold, A., u. H. Woltereck: Klima, Wetter, Mensch. 2. Aufl., S. 93. Heidelberg 1952. — Runge, H., u. H. Seitz: Geburtsh. u. Frauenheilk. **15**, 877 (1955).

Saxén, E., and A. Korpela: Ann. Chir. Gynaec. Fenn. **47**, Suppl. 79 (1958). — Schafft, W.: Z. Krebsforsch. **49**, 1 (1939). — Schinz, H. R.: Strahlenther. **63**, 268 (1938). — Schinz, H. R., u. E. Rech: Oncologia **8**, 136 (1955). — Schinz, H. R., S. Rosin u. A. Senti: Züricher Statistische Nachrichten H. 3, 1945. — Schömig, E.: Strahlenther. **92**, 156 (1953). — Schwanke, W.: Hamburger Ärztebl. **11**, 46 (1957). — Schwarz, H.: Med. Klin. **1934**, Nr. 36. — Segi, M.: Cancer mortality in Japan 1953—1955. Sendai, Japan 1957. — Shapiro, A. L., and H. Bolker: Amer. J. Canc. **40** (1940). — Siebke, H.: Z. Krebsforsch. **23** (1926). — Simmross, E.: Virchows Arch. **285**, 183 (1932). — Slaughter, D. P.: Surg etc. **79**, 89 (1944). — Sorsby, M.: Cancer and Race. London 1931. — Spemann, H.: Experimentelle Beiträge zu einer Theorie der Entwicklung. Berlin 1936. — Spranger, H.: Z. Krebsforsch. **20** (1923). — Steiner, P. E.: Cancer Race and Geography. Baltimore 1954. — Stelzner, L.: Die anorektalen Fisteln. Heidelberg 1959, S. 175 ff.

Tromp, S. W., u. J. C. Diehl: Experientia (Basel) **10**, 510 (1954).

Vierordt: Anatomische Daten. Jena 1908. — Volkmann, R. v.: Berl. klin. Wschr. **1874**.

Warren, S., and O. Gates: Amer. J. Canc. **16** (1932). — Wenz, W.: Strahlentherapie **84** (1952). — Wildner, G. P.: Krebsforschung und Krebsbekämpfung. Sonderbd. z. Strahlentherapie Bd. **41**, III, 253 (1959). — Wildner, G. P.: Dtsch. Gesundh.-Wes. **13**, 1618 (1958); **14**, 26 (1959); **14**, 494 (1959). — Wolff, G.: Ref. Z. org. Chir. **1936**. — Wolff, J.: Die Lehre von der Krebskrankheit. III. Teil, 1. Abt. Statistik. Tier- und sog. Pflanzenkrebs. Jena 1913. — Wyss, O.: Dtsch. Z. Chir. **13** (1908).

Zeitler, E.: Strahlentherapie **108**, 428 (1959). — Strahlentherapie **110**, 595 (1959). — Zeitz, H.: Dtsch. med. Wschr. **83**, 64 (1958). — Ziegler, H.: Mitt. Grenzgeb. Med. u. Chir. **46** (1943). — Zülch in Handbuch der Neurochirurgie. Bd. III, S. 43. Berlin-Göttingen-Heidelberg: Springer 1956.

Drittes Kapitel

Allgemeine Krebspathologie

Die Morphologie soll die Lehre von der Gestalt der Bildung und Umbildung der organischen Körper enthalten, sie gehört daher zu den Naturwissenschaften.

GOETHE, Morphologische Schriften
Jena 1926, S. 228

Wie immer in den Naturwissenschaften, so hängt auch bei der *Krebsmorphologie* viel von ihren Methoden und besonders von neuen Methoden ab. Abgesehen von ihrer eminenten klinischen Bedeutung für die Diagnostik, Indikationsstellung und Therapie gewährt die deskriptive Morphologie Einblick in Herkunft, Aufbau, Ausbreitung und Wesen der Geschwülste und vermittelt mit ihren vielfach neuen Hilfsmitteln der *Histologie, Cytologie* und *Cytochemie,* Einteilung und Rubrizierung der Tumoren. Hierzu kommen die Methoden der experimentellen Morphologie, sei es in Form der den Entwicklungsablauf künstlich abändernden *Entwicklungsmechanik* oder der Erzeugung krebskranker Versuchstiere durch Transplantation von Krebsgewebe (Methode der *Impfgeschwülste*) oder in Form der *Gewebezüchtung,* die gerade für das Krebsproblem die starren Zustandsbilder histologischer Präparate durch die Dynamik, Stoffwechselphysiologie, Wachstumsbiologie, Gewebsorganisation, Zelldifferenzierung usw. lebender, aus dem Organismus ausgepflanzter Zellen so wirksam ergänzt. Ohne Krebsmorphologie wären alle anderen und späteren Fortschritte, auch die mit experimentellen Methoden der Krebsforschung erzielten, undenkbar. Umgekehrt würde natürlich derjenige, der die Morphologie zum hauptsächlichen oder gar alleinigen Traggrund machen würde, einseitig und von der vielgestaltigen Wirklichkeit des Krebsgeschehens weit entfernt bleiben. Es gibt vor allem in der Physik, Chemie, Biochemie, Strahlen- und Chemogenetik viele Krebsprobleme, die weder mit dem Mikroskop, noch mit dem Ultra- oder Elektronenmikroskop zu fassen und doch wirklich, wesentlich und wirksam sind. Es gilt dies vor allem für Vorgänge im molekularen Bereich des Krebsgeschehens. Doch hat die moderne Krebspathologie auch hier hinsichtlich der morphologisch faßbaren Auswirkungen gen- und molekularpathologischer Vorgänge manch wichtige Beiträge zu jenen Grenzgebieten geleistet.

1. Aufbau und Grundeigenschaften der Geschwülste

a) Die Zellnatur der Tumoren. Das Dunkel der Krebskrankheit wurde erstmals erhellt, als das Mikroskop die *Zellnatur aller Krebsgeschwülste* offenbarte.

Nicht lange, nachdem der Anatom und Physiologe SCHWANN (1810—1882) zusammen mit SCHLEIDEN die grundlegende Entdeckung gemacht hatte, daß Pflanze wie Tier und Mensch sich aus einzelnen Zellen als den letzten, unteilbaren morphologischen Bausteinen als funktionellen Elementareinheiten aufbauen, kam durch den Physiologen JOHANNES MÜLLER die Nutzanwendung auf das Krebsproblem, nämlich der Nachweis, daß auch die „krankhaften Geschwülste" aus Zellen zusammengesetzt sind. Seitdem ist das Geschwulstproblem in weitem Umfange ein Zellproblem geworden, und alle Krebsmorphologie nimmt von der Krebszelle ihren Ausgangspunkt und kehrt, so groß auch die Umwege zu sein scheinen, immer wieder zur Krebszelle zurück. Es ist hier nicht der Ort, all das Beweismaterial zu wiederholen, welches die großen Krebsmorphologen VIRCHOW, v. HANSEMANN, ORTH, RIBBERT, BORST, EWING, FISCHER-WASELS und in neuester Zeit vor allem von ALBERTINI (1955), WILLIS (1948), HAMPERL (1956), DOMAGK (1950), W. FISCHER (1956), F. HENSCHEN (1956), ZÜLCH (1956), BÜNGELER (1958) u. a. zusammengetragen haben.

Tatsächlich brachte ja auch alle weitere Krebsforschung, gleichviel, ob morphologischer oder experimenteller Art, *eine* fortgesetzte Bestätigung für den

Satz: *Wie die Zelle im Anfang allen Lebens überhaupt, so steht im Anfang jeglicher Krebsentwicklung die Urgeschwulstzelle, die erste Krebszelle.* Ist die Zelle, wie VIRCHOW in seiner Cellularpathologie (1859, S. 3) sagt, „wirklich das letzte Formelement aller lebendigen Erscheinung", so ist die **Krebszelle Ausgangspunkt, Einheit und Wesensträger der Krebsgeschwulst.**

Die weitere grundlegende Erkenntnis ist der Nachweis (VIRCHOW u. a.), daß die Krebszelle bei der Krebsentstehung im Organismus selbst aus dessen eigenen Geweben entsteht. *Die erste Krebszelle als Ausgangspunkt jeder Krebsgeschwulst leitet sich direkt von einer Körperzelle als Mutterzelle ab.*

Von der Regel, daß die Krebszellen stets Abkömmlinge eigener Körperzellen sind, gibt es nur eine *Ausnahme:* das **Chorionepitheliom.** Dessen Zellen entstammen dem Chorion, also einem vom Fetus gelieferten Gewebe, dessen Zellen, die Chorionepithelien, in die mütterliche Decidua eindringen (Näheres s. bei BORST 1924) und dort unter Mitbeteiligung fetalen Stromas die Chorionzotten bilden. Diese aus Zellen des Kindes hervorgehenden Zotten vermögen eine gutartige Epithelwucherung (allerdings unter starker myxomähnlicher Stromamitbeteiligung!), die sogenannten *Blasenmole*, zu bilden, deren Zellen dann in wechselnder Häufigkeit (30—60% der Fälle) gleichfalls maligne zu entarten, die Placenta und den Uterus zu durchwuchern und zu metastasieren vermögen (vgl. auch FISCHER-WASELS 1942): *malignes Chorionepitheliom.*

Selten genug gibt es Chorionepitheliome gelegentlich einmal auch nach Tubenschwangerschaften, in embryonalen Teratomen der Ovarien und der Hoden, ja sogar in der Vagina oder Vulva. Extragenitale Chorionepitheliome beim Manne sind zweifelsfrei beobachtet. Die Deutung ihrer Genese ist schwierig.

Diese sowieso schon ganz außergewöhnlichen Geschwülste haben — ihrer Herkunft gemäß — auch noch eine Reihe hormoneller Besonderheiten, auf die wir im 4. Kapitel zurückkommen.

Die *Cellularpathologie der malignen Tumoren* geht also davon aus, daß jede Zelle des Organismus Ursprungszelle einer Krebsgeschwulst werden kann. Nur endgültig fertige und nicht mehr teilungsfähige Zellen, wie die verhornenden Deckzellen der äußeren Haut, die fertigen Knochenzellen, die Ganglienzellen des Gehirns und Rückenmarks liefern keine Geschwülste mehr. Sonst ist aber jede noch teilungsfähige Zelle des Übergangs in eine Krebszelle befähigt. Bei diesem Übergang muß jedoch etwas ganz Wesentliches mit der Ausgangszelle passieren, denn wenn auch an der Krebszelle noch manches an das Muttergewebe erinnert, so unterscheidet sich doch die erste Krebszelle grundlegend von der letzten Körperzelle; sie wird befähigt, autonom und destruktiv zu wachsen: *beim Übergang von der „letzten" Körperzelle in die „erste" Krebszelle ändert die Ausgangskörperzelle ihren Zellcharakter völlig.*

Der Kernpunkt des ganzen Krebsproblems ist sonach der Übergang der noch normalen letzten Körperzelle in die erste „entartete" Geschwulstzelle. Was zwingt die bisher wohldisziplinierte Körperzelle, „aus der Art zu schlagen" und offensiv zu werden? Welcher Natur ist der Vorgang der krebsigen Entartung? Warum ist er irreversibel? Kann man ihn künstlich erzeugen? Welcher Natur sind solche „krebsinduzierende" Schäden? Diese und viele andere Fragen drehen sich alle um das **Problem der Probleme** der Krebsgenese, um den **Übergang einer Körperzelle in eine Krebszelle** als Uranfang jeglichen Krebsgeschehens.

b) Das Tumorwachstum. Die eigentliche Geschwulstbildung und damit der *Aufbau der Krebsgeschwulst* beginnt damit, daß die erste Krebszelle sich teilt, damit verdoppelt, d. h. sich selbst identisch reproduziert. Da sich auch die Tochterzellen immer weiter teilen, entsteht mit den 4, 8, 16 usw. Zellen der erste *Geschwulstkeim* und durch das weitere Wachstum desselben das *Geschwulstparenchym*, wie man die Summe der eigentlichen Krebszellen selbst nennt.

Manche Krebsgeschwülste bestehen später nur aus Geschwulstzellen. Der Regel nach aber veranlassen die Krebszellen die Nachbargewebe, ihnen für den Aufbau des Krebsgewebes aus den Binde- und Stützgeweben ein architektonisches

Stützgerüst und für die Ernährung Blutgefäße zu liefern. Beides zusammen bezeichnet man als *Stroma*. Das Stroma wird aus der Nachbarschaft mit einbezogen, wenn es nicht, wie bei Sarkomen, von den Geschwulstzellen selbst gebildet wird. Dafür, daß das Stroma den benachbarten normalen Geweben entstammt, liefern die Metastasen den Beweis: ihr Stroma stimmt stets mit dem des Organs überein, in dem sich die Metastasen entwickeln. Entstehen z. B. Metastasen von Krebsen, deren primäres Organ (z. B. Prostata, Mamma, Schilddrüse) nie Knochen bildet, im Knochensystem, so kann es auch im Stroma der Metastasen zur Knochenbildung (osteoblastische Carcinose) kommen, weil eben dort das stromaliefernde ortsansässige Gewebe schon normalerweise die Fähigkeit zur Knochenbildung besitzt. Parenchym und Stroma, beide höchst variabel in ihrer Wechselbeziehung, machen zusammen morphologisch den *Tumor* aus. *Für die Bösartigkeit* selbst sind jedoch die *Geschwulstzellen allein maßgebend*. Soweit sie nicht von Nerven ausgehen oder Nerven des durchwucherten Gewebes übrig lassen, sind die Geschwülste ohne Nervenversorgung.

Wie schon im 2. Kapitel erwähnt, entsteht Krebs fast durchweg streng lokalisiert und in der Einzahl. In seltenen Fällen und unter ganz bestimmten Voraussetzungen (Einwirkungen krebserzeugender Agentien auf ein ganzes Organsystem oder Organ oder bei systematischen Gewebsmißbildungen) kann Krebs auch *multizentrisch* entstehen. Es leuchtet ein, daß dann auch morphologisch gleiche oder ähnliche Bilder an mehreren Stellen entstehen.

Das *Wachstumstempo* einer Geschwulst variiert von Geschwulst zu Geschwulst außerordentlich, bei der gleichen Geschwulst ist es aber bemerkenswert konstant. Ändert es sich im weiteren Verlauf, so wird es fast stets, meist plötzlich, beschleunigt und so gut wie stets ist dann die Geschwulst weiter entdifferenziert und gleichzeitig damit bösartiger geworden. Histologisch ist hohes Wachstumstempo meist am Reichtum von Kernteilungsfiguren (s. später) erkennbar.

Anerkanntermaßen langsam ist das Wachstumstempo bei dem subkapsulär lange Zeit latenten, aus praecancerösen Zellhaufen sich entwickelnden *Prostatacarcinom*. Aus der Tatsache ihrer relativ großen und mit zunehmendem Alter ansteigenden Häufigkeit einerseits und der relativen Seltenheit ihrer Letabilität darf man auf ein *langsames Wachstumstempo* und einen oft 10 und 20 Jahre sich erstreckenden Verlauf schließen (HIRST und BERGMANN 1954). Jeder Chirurg kennt Fälle von Prostata-Carcinomen, bei denen die Diagnose vor Jahren gestellt und histologisch gesichert war, die nicht radikal operiert waren und noch nach vielen Jahren klinisch „gesund" erschienen (vgl. auch FABRY 1955).

Daß es einen *Wachstumsstillstand* bei Tumoren gibt, ist für manche gutartige Tumoren ohne weiteres zu bejahen. So pflegen z. B. Exostosen und Enchondrome, mit dem Knochenwachstum zu wachsen und mit dem Abschluß desselben stationär zu bleiben. Bei anderen benignen Tumoren ist das Wachstum ein sehr langsames, so bei Odontomen, Osteomen, der Osteomatose (Melorheostose, s. 11. Kap.), Meningeomen usw. Bei malignen Tumoren ist der Wachstumsstillstand sehr selten, im Prinzip aber für längere Zeit denkbar, wie dies Spätrezidive und Spätmetastasen mit 20 und mehr Jahren Intervall zeigen.

Klinisch und morphologisch erfolgt das weitere *Krebswachstum* exzentrisch aus sich heraus oder wie wir sagen „*expansiv*" oder „*infiltrativ*", d. h. die Krebszellen schwärmen gewissermaßen aus und dringen zwischen die Zellelemente des betreffenden Organs ein, „dabei die Gewebe aufsplitternd und zerstörend" („*destruierendes Wachstum*") (s. später S. 106).

c) Einteilung und Benennung der Geschwülste nach ihrer Histogenese. Seit JOH. MÜLLER, VIRCHOW, BORST u. a. teilt man die Geschwülste nach ihrer Organ- bzw. Gewebsherkunft, nach ihrem Aufbau und nach ihrem Verhalten ein.

Die beiden großen *Hauptgruppen* bilden zunächst *die gutartigen und bösartigen Tumoren*. So sinnfällig das Unterscheidungsmerkmal im Verhalten („gut" oder „böse") zu sein scheint, so schwierig und strittig kann auf den Grenzgebieten die Entscheidung sein. Tatsächlich ist die Kontroverse über die Abgrenzung so alt wie die Geschwulstmorphologie selbst, und so ist es auch kein Wunder, daß an der Diskussion vor allem alle Geschwulstpathologen [in jüngster Zeit vor allem WILLIS (1948), ALBERTINI (1950), BÜNGELER (1951, 1952), HAMPERL (1951) u. a.] beteiligt sind.

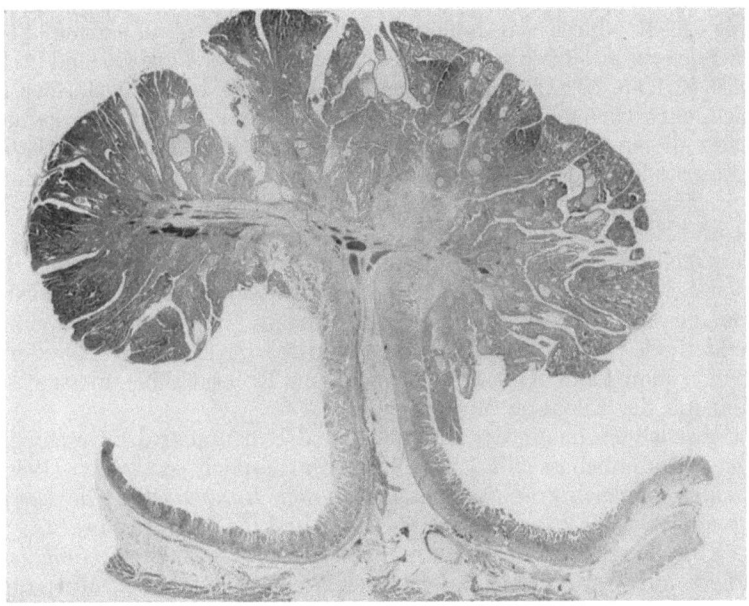

Abb. 37. *Gestielter Magenpolyp* als Beispiel eines gutartigen, aber jederzeit zum Übergang in die bösartige Form bereiten Tumors: Pilzförmige Ausstülpung der verbreiterten Magenschleimhaut, an der die Mucosa und die Muscularis mucosae beteiligt ist. Die Drüsen der Mucosa sind lang und verzweigt und von zahlreichen, zum Teil mit Schleim gefüllten Cysten durchsetzt. Das Drüsenepithel sitzt überall scharf der Membrana propria auf und dringt an keiner Stelle in die Muscularis mucosae ein. Die Muscularis propria ist an der Ausstülpung nicht beteiligt

Pathologisch-anatomisch sieht sich das Problem der *Abgrenzung der gutartigen von den bösartigen Tumoren* anders an als klinisch. Am weitesten geht wohl BÜNGELER (1952). Er hat das große Verdienst, ähnlich wie SIEGMUND die vielerlei gutartigen Gewebsproliferationen (Riesenzellepuliden, „braune Tumoren" des Knochens, Xanthome der Sehnenscheiden u. a.) aus dem Geschwulstbegriff herausgenommen zu haben, er möchte andererseits aber auch z. B. die hormonell abhängigen Adenome der Prostata, die Fibroadenome der Mamma, die Myome des Uterus, Epithelkörperchenadenome usw., ferner von neuralen Einflüssen abhängige Geschwülste, wie z. B. die Glomustumoren, als regulativ-kompensatorisch bedingte Proliferationen, nicht als „gutartige Tumoren" aufgefaßt wissen. BÜNGELER stieß vor allem in der Diskussion auf dem Pathologenkongreß 1951 auf mancherlei Widerspruch. BÜCHNER z. B. betonte, daß man, wenn man das Inselzellcarcinom und das der Nebennierenrinde als Geschwulst anerkenne, auch das Adenom dieser Organe als Tumor anerkennen müsse. Vor allem hat sich ALBERTINI (1956) eingehend mit BÜNGELERs Versuch einer Herausnahme der gutartigen Tumoren aus dem Geschwulstbegriff auseinandergesetzt.

Für den Kliniker ist — unbeschadet des andersgesetzlichen und des irreversiblen Wachstums — *prospektiv der schließliche Wachstumsstillstand das Attribut des Benignen* und *das unaufhaltsam fortschreitende Wachstum das Attribut des Malignen*. Beide Begriffe sind „im Grund mehr klinische Begriffe" (W. FISCHER 1958). Die „Relation zum gesamten Organismus" (DIETRICH 1951), das Verhalten also entscheidet und damit letztlich die tatsächliche klinische Erfahrung.

Allgemeinbiologisch wird man letztlich an der Auffassung von der *Einheit der Geschwülste* festhalten, gleichviel ob sie sich bis zu einem gewissen Grad noch an die Ordnungsprinzipien des Organismus halten oder diese durchbrechen. Das Entscheidende scheint uns zu sein, daß sie beide dem gleichen *neoplastischen Prinzip als Sonderphänomen lebender Gewebe* zuzuordnen sind und hier nur zwei Grundvarianten darstellen. Oft genug sind ja gutartige Tumoren wie z. B. Polypen (vgl. Abb. 37), Papillome, Chondrome usw. *Praeblastomatosen* morphologisch zugeordneter *maligner Tumoren*, vor allem bei den sogenannten semimalignen Geschwülsten. Dafür spricht ferner der Umstand, daß bei eindeutig einheitlicher Verursachung, z. B. durch Strahlungen, zunächst *gutartige Tumoren Vor- und Zwischenstufen der* aus ihnen sich entwickelnden *malignen Tumoren* sind [z. B. nach Thorotrast (s. Kap. 10), Cholangiome und Angiome als Übergangsformen der aus ihnen sich entwickelnden Gallengangscarcinome und Hämangiosarkome]. Wir halten aus diesen allgemeinbiologischen Gründen die *unitarische Auffassung* für wohlbegründet und führen sie daher in diesem Buch konsequent durch. Es stehen „ja Naturerscheinungen — und zu diesen gehören die Tumoren — jenseits von Gut und Böse" (HAMPERL 1951).

Anders steht es mit der **Einteilung** der Tumoren nach ihren Formen. Hier ist das *histologisch-histogenetische Prinzip*, d. h. die Klassifikation nach der Systematik der Normalgewebe, dem die Tumoren entstammen, „noch immer die einzig umfassende Methode für ein System der Geschwülste" (ALBERTINI 1956) oder kürzer ausgedrückt: man kann Krebsgewebe nicht am Krebsgewebe messen, sondern immer nur mit der Elle ihrer Muttergewebe.

Wir selbst lehnen uns in der Einteilung und Benennung der Geschwülste an die jüngste zusammenfassende Darstellung, an die nach ALBERTINI (1956)[1], und unterscheiden, zugleich traditionsgemäß, *3 große Hauptklassen*, die *Geschwülste des Epithelgewebes*, der *Binde- und Stützgewebe* und die *Mischgeschwülste*.

Diese Einteilung ist im Schrifttum unumstritten. Sie ist *entwicklungsgeschichtlich* fundiert: die Geschwülste des Epithelgewebes entstammen Muttergeweben aus dem *Ekto- und Entoderm*, die der Binde- und Stützgewebe dem *Mesenchym* und die Mischgeschwülste (mindestens sehr oft) Geweben aller *drei Keimblätter*.

Geschwülste des Epithelgewebes

1. vom *Typ des Oberflächenepithels*
   gutartige Formen:
   Papillome
   Epitheliome
   Sonderform: Lymphoepitheliome
   (Tonsillen, Thymus)

   bösartige Formen:
   papilläre
   infiltrativ wachsende } Carcinome

2. vom *Typ des Drüsenepithels*
   exokriner Typ: Adenome
   endokriner Typ: Adenome

   Adenocarcinome
   metastasierende Adenome
   (Schilddrüse, Epithelkörperchen)
   Carcinome endokriner Organe
   (Nebennierenrinde, Inselzellen)

3. vom *Typ des Keimepithels*
   Adenome

   Carcinome, speziell: Seminome

4. vom *Typ des desmalen Epithels*
   Synovialiome (Gelenke)
   „Endotheliome" seröser Höhlen

   malignes Synovialiom

---

[1] A. berücksichtigt allerdings nicht die Geschwulsterkrankungen des Zentralnerven-, des Knochensystems und auch nicht die der blutbildenden Gewebe. Diese letzteren 3 großen Gruppen werden an entsprechender Stelle gesondert gebracht werden.

Die **Carcinome** als *epitheliale Geschwülste* werden je nach der Höhe der Differenzierung als *unreife* bis weitgehend *ausdifferenzierte Krebsformen* unterschieden, und zwar entsprechen (vgl. Abb. 3, S. 8):

a) dem undifferenzierten Epithel — das Carcinoma simplex,
b) dem Plattenepithel — das Plattenepithelcarcinom,
c) dem verhornenden Plattenepithel — das verhornende Plattenepithelcarcinom,
d) soliden Drüsenschläuchen }
e) hohlen Drüsenschläuchen } das Adenocarcinom

Groß ist die Sprachverwirrung bei den *Hautcarcinomen*; Carcinom, Ulcus rodens, Cancroid, Cylindrom, Plattenepithelcarcinom, Epitheliom, Basaliom, adenogenes Carcinom usw. Die gleichen Begriffe wie z. B. Epitheliom, Basaliom (beides auch rein sprachlich schlechte Bezeichnungen!) werden von verschiedenen Schulen und in verschiedenen Ländern in verschiedenem Sinne gebraucht. Klinisch reicht die alte histologische Unterscheidung in Basalzellen- und Stachelzellenkrebs (Carcinoma basocellulare und spinocellulare) aus. Das erstere verläuft fast stets relativ gutartig, metastasiert auch selten, während das letztere alle Kennzeichen des Bösartigen (Tiefenwachstum, frühzeitige Metastasierung) an sich trägt.

Diesen Grundtypen stehen viele Varianten von Carcinomen gegenüber, je nachdem, ob das Bindegewebe sehr zellreichem jungen Granulationsgewebe oder zellarmem Fasergewebe (Carcinoma fibrosum) entspricht. Es soll jedoch im einzelnen auf die vielen Unterarten hier nicht eingegangen werden.

Den Carcinomen gegenüber stellen die **Sarkome** im Geschwulstgeschehen eine andere Welt dar. Schon im 2. Kapitel wurde darauf hingewiesen, daß die Muttergewebe der Sarkome 82,5% der Körpermasse darstellen, aber nur 5% der malignen Tumoren ausmachen, ferner daß sich die Sarkome mehr oder minder gleichmäßig über alle Altersstufen erstrecken, während die Carcinome mit jeder Altersstufe steil ansteigen. Fraglos handelt es sich hier um kausal hoch bedeutsame Grundfragen des Geschwulstgeschehens. Wir werden darauf im 11. Kapitel ausführlich zurückkommen.

Geschwülste der Binde- und Stützgewebe

1. *gallertiges Bindegewebe*
   Myxofibrom, Myxom — Myxosarkom
2. *reticuläres Bindegewebe* — Reticulosarkom
3. *interstitielles Bindegewebe*
   weiches Fibrom — Rundzellen-/Spindelzellen-/polymorphzelliges } Sarkom
4. *fibrilläres Bindegewebe*
   Fibroma simplex — Spindelzellen-/Fibro- } Sarkom
5. *Fettgewebe*
   Lipom — Liposarkom
6. *Pigmentbindegewebe*
   „blauer" Naevus — Melanosarkom
7. *Knorpelgewebe*
   Chondrom — Chondrosarkom
8. *Muskelgewebe*
   glatte: Leiomyom — Leiomyosarkom
   quergestreifte: Rhabdomyom — Rhabdomayosarkom
9. *Gefäße*
   Hämangiom — Hämangiosarkom
   Lymphangiom — Lymphangiosarkom

Die Tumoren der Binde- und Stützgewebe liefern *die* der Masse und dem Gewicht nach *größten Tumoren*, die überhaupt zur Beobachtung kommen. So operierte der Verfasser bei einem 58j. asthenisch gebauten Mann ein von der Mesenterialwurzel ausgehendes *Lipom*. Der Primärtumor wog 1790 g, der erste *Rezidivtumor* (bei einem Leibesumfang von 128 cm) *23 kg* (!), das zweite Rezidiv 6850 g. Dieser und weitere einschlägige Fälle sind von GRIMSEHL und WENZ (1959) veröffentlicht.

Ein Komitee für die Tumor-Nomenklatur und für die Statistik der Internationalen Union gegen den Krebs hat vor kurzem eine Liste der Tumoren ausgearbeitet, die insbesondere für eine statistische Kodifizierung der Tumoren bestimmt ist und die internationale Fülle von Bezeichnungen für histologisch gleichartige Tumoren vereinheitlichen soll (Z. Krebsforsch. 63, 75 (1959)].

Mischgeschwülste. Per definitionem versteht man unter Mischgeschwülsten Tumoren, die in ihrem spezifischen Tumorgewebe aus mehreren, z. B. epithelialen und mesenchymalen Geschwulstanteilen zusammengesetzt sind.

Die alte, jedoch auch jetzt noch vielfach benutzte *Einteilung* (R. MEYER 1920) in *Kollisionstumoren* (zufälliges, aber unabhängiges Zusammentreffen), in *Kombinationstumoren* (formalgenetisch wechselseitig bedingtes) und in *Kompositionstumoren*, d. h. aus zusammengehörigem Gewebe zusammengesetzte Geschwülste, kann heute nicht mehr befriedigen.

Man sollte von *Mischtumoren* nur dann sprechen, wenn es zum *Wesen* des betr. Tumors gehört, daß mehrere Gewebsteile zu einem Mischtyp von Geschwulst zusammentreten, wobei wohl ein Anteil vorherrschen, aber *kein Anteil ohne den anderen gedacht* werden kann.

α) **Dermoidcysten und Teratome.** Bei einem Teil der Mischgeschwülste sind es *embryonale Gewebe*, die als Muttergewebe fungieren oder verkümmerte Organanlagen der verschiedensten Art (Haut, Knochen, Zähne, Darm, Gliedmaßenrudimente u. dgl.) liefern. Dies trifft vor allem zu für gewisse Dermoidcysten und für die Teratome. *Dermoidcysten* sind ausgekleidet mit Haut und enthalten deren

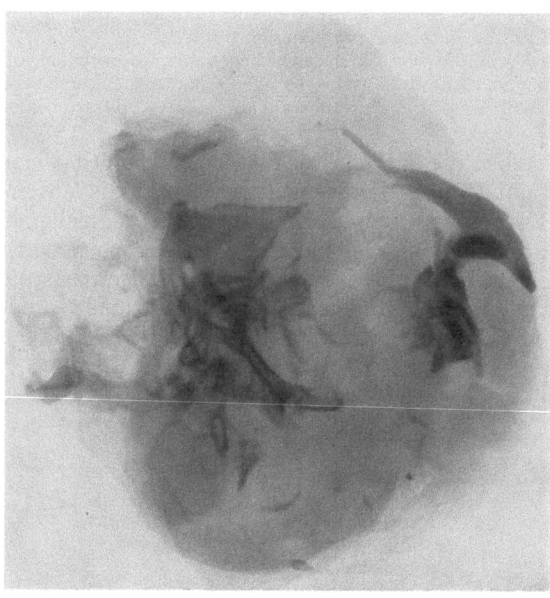

Abb. 38. Teratom des Mediastinums als Beispiel eines Mischtumors. Röntgenbild eines exstirpierten und geheilten überkopfgroßen Tumors. Man erkennt das regellose Gewirr eines Knochensystems

Anhangsgebilde (Haare, Talg, Schweißdrüsen, Zelldetritus usw.). Ob die *Teratome* als solide oder als cystische Formen auftreten, ist dabei ebenso von untergeordneter Bedeutung wie ihre Herkunft aus ein, zwei oder — wie die meisten wohl — aus drei Keimblättern. Dagegen macht es klinisch einen wichtigen Unterschied aus, ob es sich um ein unreifes und daher fast stets bösartiges *Teratoma embryonale* oder — nicht immer leicht zu unterscheiden! — um ein ausdifferenziertes gutartiges *Teratoma adultum* handelt.

Solche Teratome betreffen am häufigsten die Hoden oder Eierstöcke, nicht selten aber auch das Mediastinum (Coelom!) und die Steißregion. Bei solchen Teratomen wird der Gedanke nahegelegt, daß ihr hoher Grad von Gewebsvermischung auf noch omnipotente Urkeimzellen (Hoden, Eierstöcke!) oder auf früher embryonale Furchungszellen (Mediastinum, Steißgegend) zurückzuführen ist. Jedenfalls legt z. B. die Entwicklung eines zwar in Unordnung geratenen, aber doch unverkennbaren Knochensystems inmitten eines Teratoms (Abb. 38) solche Gedanken nahe. Wie weit die Teratome in der Embryogenese zurückgehen, beweisen neuerdings die höchst überraschenden Befunde genetisch „verschiedengeschlechtlicher" Teratome (s. S. 131). Es wäre aber verkehrt, eine solche Deutung zu verallgemeinern und auf alle Mischgeschwülste zu übertragen.

Es ist durchaus nicht nötig, alle Mischgeschwülste aus embryonalen Geschwulstkeimen herzuleiten. Erstens einmal ist es noch keinem Pathologen gelungen, embryonale Zellgruppen oder gar „ausgeschaltete" embryonale Geschwulstkeime aufzufinden oder nachzuweisen. Zweitens kann man auch experimentell mit embryonalen Zellen keine echten Mischtumoren erzeugen. Mischgeschwülste sind in ihrer Entstehung ohne weiteres vorstellbar, wenn man „mehrere verschiedenartige Differenzierungszentren" unterstellt oder annimmt, daß verschiedene „gewebliche Organkomponente, jede einzeln — für sich blastomatös entarten" (BORST 1924). Die embryonale Geschwulstkeimanlage als Grundlage aller Mischtumoren wäre sonach mehr ein Wunschtraumpostulat denn eine naturwissenschaftlich stützbare Theorie.

β) **Sonstige Mischgeschwülste.** Beispiele sind das „embryonale *Adenosarkom der Niere*" (sog. WILMS-Tumor), die *Mischgeschwülste der Speicheldrüsen*, selten solche der *Mamma*, *Neuroepitheliome* und *Medulloblastome* des Gehirns, *Glomustumoren* u. a.

Die Mischtumoren der Speicheldrüsen sind der Regel nach aus bindegewebigen und aus epithelialen Zellelementen zusammengesetzt. Der mesenchymale Gewebsanteil liefert Bindegewebe, verschiedene Sorten von Schleimgeweben, besonders aber in über der Hälfte der Fälle Knorpel und gelegentlich sogar Knochen. Die epithelialen Anteile bilden in Vermischung mit den bindegewebigen Partien Stränge undifferenzierter Epithelzellen und cystenartige Gebilde. Diese Speicheldrüsenmischtumoren wachsen sehr langsam, sind gut abgegrenzt und primär gutartig, neigen aber zur malignen Umwandlung, besonders wenn sie, wie so häufig (Sorge vor dem N. facialis beim Parotismischtumor!) nicht radikal genug operiert und dadurch erst recht zur Zellproliferation angeregt werden.

Die *Mischgeschwülste der Nieren* („WILMS-Tumoren", früher wenig glücklich als embryonale *Adenosarkome der Nieren* bezeichnet) gehen, wie schon aus dem frühjugendlichen Auftreten (über die Hälfte vom 1.—3. Lebensj.) zu erschließen ist, auf Zellen der Urnierenanlage zurück. Diese noch pluripotenten Zellen liefern einerseits alle Bestandteile der mesenchymalen Gewebsreihe (zellreiches, fibrilläres Bindegewebe, Schleimgewebe, unreife Muskelfasern, nicht ausdifferenzierte Knorpelzellen), daneben epithelial angeordnete Zellhaufen, an Urnierenkanälchen erinnernde drüsige Gebilde, ohne daß es irgendwie zur Ausreifung spezifischen Nierengewebes käme.

Ein anderes Beispiel für eine aus mehreren Gewebsanteilen bestehende Mischgeschwulst ist der sog. **Glomustumor.** Er nimmt seinen Ausgang vom Glomus neuromyoarterialis, einem normalen arteriovenösen Gebilde der Hand, vor allem im Bereich der Endarterien an Fingern und Zehen. Die Entwicklung der subungualen Glomera als Matrix späterer Glomustumoren setzt schon bei Feten von 16 cm Länge ein. Sie prägt sich bis zur Geburt stärker aus. Nach der Geburt bildet sich die eigentliche nervale Kapsel (ROTTER und WAGNER 1952). Wie der Name besagt, setzt sich der Glomus aus mehreren Gewebselementen zusammen, die sich dann auch im Glomustumor, anormal angeordnet, vermehrt und verzerrt wiederfinden. Sie ergeben — stets angeboren! — später bis kirschkerngroße, gut abgegrenzte, intracutane Tumoren von großer Schmerzhaftigkeit mit Ausstrahlung in die betreffenden Gliedmaßen. (Lit.zus.stellung bei CLARA 1939.) In den letzten Jahren werden auch Fälle von multiplen (bis zu 48, dann meist über den ganzen Körper verteilten) Glomustumoren beschrieben. Näheres findet sich bei DÖRING (1947), der auch zwei eigene Fälle mit multiplem Vorkommen beschreibt.

An der Heidelberger Klinik hatten wir 2 wichtige *Beobachtungen* zu machen Gelegenheit. In einem Falle eines 13jährigen Mädchens [veröffentlicht von OBERDALHOFF und SCHÜTZ (1951)] handelte es sich gleichfalls um *multiple Glomustumoren,* die jedoch allesamt auf die rechte obere *Gliedmaße beschränkt* und (wichtig für die Ätiologie!) mit Entwicklungsstörungen derselben kombiniert waren. Wir kommen auf diesen Fall seiner grundsätzlichen Wichtigkeit wegen im 11. Kapitel nochmals zurück.

Im 2. Falle handelte es sich um einen 61 jährigen Kranken (A. W. J. Nr. 478/52, 84/1954), bei dem ein subungualer *Glomustumor maligne entartete* und zu einer Metastasierung in die Axilla geführt hatte. Der Fall — es ist der zweite der Weltliteratur — ist pathologisch-anatomisch von RANDERATH und CANDREVIOTIS (1955) veröffentlicht. Auf die klinische Bedeutung hinsichtlich der Malignisierung wird im Abschnitt über Syncarcinogenese (s. S. 488) eingegangen werden.

Der Fall ist aber noch in einer dritten Hinsicht wichtig: während die axillare Erstmetastase in jeder Hinsicht einem *malignen Glomustumor* entsprach, war bei einer 2. Metastase (Op. 18. 8. 1959!) (in der Tiefe der Oberarmmuskulatur) keine Ähnlichkeit mehr zu den Tumoren aus dem Jahr 1952 und 1954 zu erkennen, vielmehr handelt es sich jetzt um ein *spindelzelliges Sarkom.* Eine dritte Metastase (Op. 1. 4. 1960) (Hautmetastasen Oberarm) ergab wieder ein *Spindelzell-Sa.*

Eine Abart der Glomustumoren sind die *Haemangiopericytome.* 1942 grenzten STOUT und MURRAY eine von den von ZIMMERMANN schon 1923 beschriebenen den Gefäßwänden aufliegenden „Pericyten" der Blutcapillaren ausgehende Tumorform ab. Entscheidend ist die Lage der Tumorzellen außerhalb der Gefäße. 1949 beschrieb STOUT bereits 25 neue und 1956 insgesamt 197, davon 23 metastasierende Fälle. Wir selbst beobachteten an der Heidelberger Klinik in 1 Jahr 2 einschlägige Fälle (mitgeteilt von HESS und DAUM 1960). Einer davon verlief in der kurzen Frist von 3 Monaten postoperativ tödlich (Lungenmetastasen).

Nicht alle Geschwülste lassen sich in diesen 3 Klassen unterbringen. Trotzdem wird man aus didaktischen Vorteilen an der alten Einteilung der Geschwülste festhalten. Es gibt eine ganze Reihe von **Tumoren,** die eine **Sonderstellung** beanspruchen. In der Hauptsache sind das die **Geschwülste des Zentralnervensystems,** die *Tumoren der blutbildenden Organe, der Haut* und Geschwülste besonderer Genese wie das *Chorionepitheliom,* die *Melanome* u. dgl.

Die „*Hirngeschwülste*" oder — da ja nur ein Teil von ihnen vom Hirngewebe ausgeht — richtiger gesagt, *die intrakraniellen Tumoren* haben in mehrfacher Hinsicht eine Sonderstellung, nicht nur klinisch, sondern auch morphologisch. Ihre Klassifikation ist viel umstritten.

Die Autorität von CUSHING sorgte dafür, daß die *Einteilung von* BAILEY und CUSHING (1930 und 1936) im Vordergrund stand. Sie stellte embryonal liegengebliebene Zellhaufen im Sinne der Cohnheim-Ribbertschen Theorie der Keimausschaltung in den Mittelpunkt der Einteilung und suchte alles nach dem Reifegrad des Stammbaumes der Zellen zu ordnen. Das Einteilungsprinzip ist aber befriedigend nur auf angeborene und frühkindliche Tumoren wie Medulloblastome, nicht aber auf Geschwülste anwendbar, deren Häufigkeitsgipfel jenseits des 50. Lebensjahres und später liegt, schon ganz gewiß nicht auf die so häufigen Glioblastome der verschiedensten Art.

Wir halten dieser embryogenetischen Systematik gegenüber das Ordnungsprinzip von ZÜLCH (1956) nach der Histogenese (vgl. auch WILLIS 1948) für wesentlich glücklicher.

Die von ZÜLCH (1956) bearbeiteten 4000 *Hirntumoren* ergaben folgende *Häufigkeiten:*

Neuroepitheliale Tumoren 52,7%
Mesodermale Tumoren 22,5%
Ektodermale Tumoren. 9,9%
Mißbildungs-Tumoren 1,9%
Rest (Gefäß-, unklassifizierte, metastatische Tumoren usw.) 13,0%

Tabelle 26. *Geschwülste des Zentralnervensystems*

A. *Neuroepitheliale Tumoren*	B. *Mesodermale Tumoren*
Medulloblastome	Meningeome
Gliome	Angioblastome
Paragliome	Fibro-, Lipo-, Chondro-, Osteome,
Gangliocytome	Chordome
	Sarkome
C. *Ektodermale Tumoren*	D. *Mißbildungstumoren*
Craniopharyngeome	Epidermoide
Hypophysenadenome	Dermoide
Epitheliome	Teratome

E. *Gefäßmißbildungen und Gefäßtumoren*
Angiome
Angioma art. ven. aneurysmaticum
Angioma calcificans (STURGE-WEBER).

Eine Sonderstellung haben die **malignen Tumoren der blutbildenden Gewebe**. Es ist ja für die Blutzellen schon physiologisch, daß sie nicht an Ort und Stelle zusammenbleiben, sondern in die Blutbahn ausgeschwemmt werden. Das gleiche gilt für die Tumorzellen aus blastomatösen Prozessen der blutbildenden Organe. Sie brauchen kein Stroma zu ihrer Ernährung, ihre Intercellularsubstanz ist gewissermaßen das Plasma des Blutes und ihre Metastasierung erfolgt mit dem Blutstrom. Ihre Muttergewebe sind die Blutbildungsstätten im Knochenmark, in den Lymphdrüsen, der Milz und in den lymphatischen Geweben der Organe. Wird immer nur dieselbe Zellart ins Blut geschwemmt, so entstehen je nach den Mutterzellen *lymphatische* oder *myeloische* **Leukämien.**

Auch die **Myelome** gehören zu den Geschwülsten der Blutbildungsstätten. Sie entstehen nur dort, wo rotes Knochenmark vorhanden ist, und zwar entstammen sie plasmacellulären Gewebselementen des Knochenmarks und werden daher auch besser als **Plasmocytome** bezeichnet. Je nach der Gewebsreife treten sie bald als zunächst isolierter Geschwulstknoten, bald als multiple Ausbreitung oder als allgemeine Myelomatose auf. Morphologisch erhebt sich der Verdacht, sobald im Sternalpunktat atypische und besonders polymorphe Plasmazellen in ganzen Zellverbänden auftreten und durch reichliche Mitosen die Tumorannahme nahelegen. Die Plasmocytome spielen eine besondere Rolle wegen ihrer abnormen Proteine (4. Kapitel, S. 154). Die systematisierten Formen verlaufen meist in kurzer Zeit tödlich. Immerhin kommt es vor, daß selbst bei jahrelangem Verlauf die Diagnose nicht gestellt wird (vgl. Fall 4 bei NOELLE 1947, über 5 Jahre nicht erkannt).

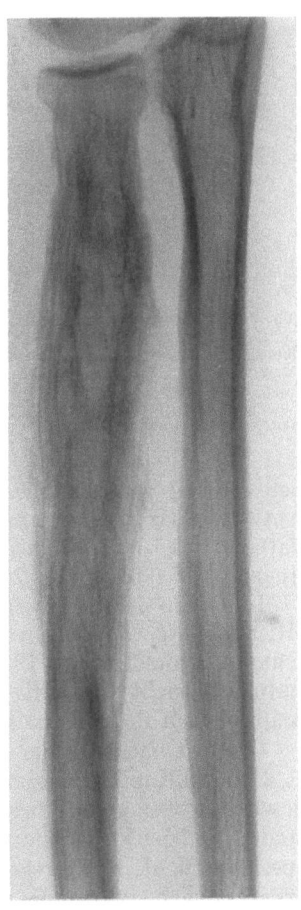

Abb. 39. Ewing-Sarkom des Radius. Charakteristisch im Röntgenbild ist die zwiebelschalenartige Aufsplitterung der Corticalis

Mit der Bezeichnung Myelom wird ferner eine besondere Geschwulstform bedacht, die im Schrifttum bald als myelogenes Knochensarkom, bald als endotheliales Myelom, bald nach dem ersten Beschreiber JAMES EWING (1922) unter der Bezeichnung **Ewing-Sarkom** läuft. Wohl ist stets der Knochen Sitz der Krankheit, aber im Grunde doch nur gewissermaßen als Behälter der Geschwulst, denn sie geht nicht von irgendwelchen Zellelementen des Knochengewebes selbst, sondern vom Knochenmark und hier wiederum von den Reticulumzellen desselben aus. Es wäre daher richtiger, wenn man sie nach dem Vorschlag von OBERLING und RAILÉANU (1932) allgemein als *Reticulosarkom des Knochenmarks* bezeichnen würde, ein Vorschlag, dem sich auch HELLNER (1935) und BRUNNER (1944) anschließen. Ob sich der Vorschlag (JÖRN und BETHGE 1953), die Ewing-Tumoren als *Omoblastome* zu bezeichnen, durchsetzen wird, bleibt zunächst abzuwarten. Morphologisch ist die Geschwulst gekennzeichnet durch ein sehr zellreiches Syncytium runder Sarkomzellen ohne jede Intercellularsubstanz und ohne jede osteoblastische Fähigkeit. Soweit im Bereich von Ewing-Sarkomen Knochen

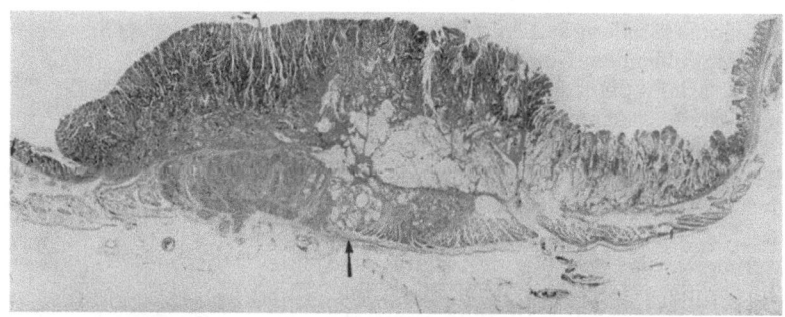

Abb. 40. *Gallert-Carcinom des Magens* als Beispiel für das invasive Wachstum (Pfeil!) eines malignen Tumors: Umschriebene, beetartige Wucherung der Magenschleimhaut, aus stark zerklüfteten Drüsenschläuchen bestehend. Scharfer Übergang des Tumorgewebes zur Magenschleimhaut (links). Überwiegend adenomatöse Strukturen. Stellenweise schleimige Umwandlung des Tumorgewebes. Zellen in Form, Größe und Schleimgehalt variierend. Kerne abgeplattet und randständig („Siegelringzellen"). Stellenweise totale schleimige Entartung des Krebsparenchyms. Rechts unscharfer Übergang des Tumorgewebes in die leicht polypös veränderte Magenschleimhaut. Bei Pfeil Einbruch des Schleimkrebses in die stark verbreiterte muscularis propria. Reste der noch verbliebenen muscularis in Form von Zügen glatter Muskulatur sichtbar. Die Tumorzellen sind hier, die muscularis zerstörend, bis zur Serosa vorgedrungen

neu gebildet wird, ist dieser nicht blastogener, sondern reaktiver Herkunft als Antwort des Wirtsknochens auf seine blastogene Zerstörung. Allgemein-geschwulstpathologisch ist von Bedeutung, daß das Ewing-Sarkom fast nur das Kindes- und Jugendalter (95% unter 20 Jahren, COPELAND und GESCHICKTER 1930) betrifft.

Innerhalb der Geschwülste aller Gewebssysteme haben die *Tumoren der Haut* (Histologie s. V. ALBERTINI 1955, sonst zusammenfassende Darstellung bei GREITHER und TRITSCH 1957) klinisch eine gewisse Sonderstellung, einmal weil sie natürlich leicht frühzeitig entdeckt und schon deshalb in einem unverhältnismäßig hohen Prozentsatz heilbar sind.

Groß ist natürlich die Bedeutung der Haut für alle *Praecancerosen* (Näheres 1., 2. und 10. Kap.). Die eigentlichen *Hauttumoren* seien bei der Krebspathologie eingeschaltet, weil gerade bei ihnen die histologische Untersuchung auch der Frühstadien und der Verlaufsformen in besonderem Maße gewährleistet ist. Zu den hautspezifischen, d. h. nirgends sonst im Organismus vorkommenden Geschwulsterkrankungen zählen das (wahrscheinlich virusbedingte) (Näheres 7. Kapitel) *Molluscum contagiosum*, gewisse *Leukoplakien, Naevi, Melanome*, das *baso-* und das *spinocelluläre Hautcarcinom* und der *Morbus Paget* der Brusthaut im Sinne eines intraepidermal wachsenden, durch große, helle, protoplasmareiche Paget-Zellen ausgezeichneten Hautcarcinoms.

Diesen epithelialen *Tumoren* der Haut stehen solche *mesodermaler Herkunft* gegenüber. Hierher gehört der „blaue Naevus" (hoher Melaningehalt der Tumorzellen im Corium, daher bläulich durchscheinend), das Heer von Gefäßgeschwülsten aller Art (Gefäßnaevus, Hämangiom, Glomustumor, Fibrom, Neurofibrom, Neurinom usw.).

So verwirrend die Fülle der verschiedenen Geschwülste erscheint, verschieden sind immer nur das Muttergewebe, die jeweilige Differenzierungshöhe und in Abhängigkeit von dieser die Wachstumsgeschwindigkeit. Einheitlich bleibt immer der Generalnenner, auf den sich alle bösartigen Geschwülste hinsichtlich ihrer Grundeigenschaften bringen lassen.

d) Kennzeichen des Krebswachstums. Das Hauptkennzeichen einer Krebsgeschwulst ist die „**Malignität**". Dieser Begriff besagt zunächst weiter nichts, als daß sich Krebsgeschwülste als lebensvernichtend erweisen. Das Leben zu vernichten sind auch „gutartige" Geschwülste (z. B. Inselzelladenome des Pankreas, Adenome des Nebennierenmarks, Meningeome u. a.) imstande. Nicht jede zum Tode führende Geschwulst ist also a priori maligne, aber jede maligne Geschwulst führt unbehandelt zum Tode. Was bei der Vorstellung „Krebs" noch hinzukommen muß, ist der *Wegfall der physiologischen Wachstumsregulation* oder, anders ausgedrückt, das *ordnungswidrige, unbegrenzte Wachstum*.

Immerhin wird auch hier die „therapeutische Stunde" noch oft genug und nur zu oft versäumt. Im 1. Kapitel ist beispielsweise eine Patientin geschildert, deren primär stecknadelkopfgroßes Hautcarcinom infolge anfänglicher Fehlbehandlung über 25 Jahre ungeheilt blieb.

Dieses letztere, das uneingeschränkte Wachstum, bringt es mit sich, daß die *Morphologie* gerade im klinischen Betrieb bei der Frage der Malignität ganz wesentlich mitzusprechen hat, ist ja der Beweis dafür, daß wirklich Malignität vorliegt, sehr, sehr oft an den histologischen Nachweis des invasiven Wachstums (vgl. Abb. 40), der Zell-, Kern- und Kernteilungsatypien, an die cytologische Diagnostik usw. gebunden.

Damit tritt — nach dem zentralen Problem der Umwandlung von Körperzellen in Krebszellen — *das zweite* große *Krebsrätsel* in den Gesichtskreis, denn *während alles Wachstum* in der Fetalperiode, beim Neugeborenen, in der Kindheit und bei Regenerationsprozessen bis ins höchste Alter *nach einer* dem Wesen nach unbekannten, *inneren Ordnung* vor sich geht und während sonst allem Wachstum eine Schranke durch die Organ- und Gewebsgrenzen gesetzt wird, ist andererseits das *Wachstum einer Krebsgeschwulst* vom Augenblick der Entstehung der ersten Krebszelle an *fortschreitend zerstörend*. Die „Malignität" ist also nicht eine a priori-Eigenschaft der Tumorzellen, sondern nur die Konsequenz des ordnungswidrigen Wachstums, insbesondere seiner Intensität und seines Tempos, mit anderen Worten ein — und das ist das Entscheidende — *irreversibler Wachstumsexzeß*. Klar ist dabei, daß das „*ens malignitatis*" bereits in der ersten Krebszelle eingeschlossen sein muß. Seine Klärung und Deutung ist ein wesentliches Anliegen der theoretischen Cancerologie (s. 11. Kapitel).

Die Gewebszerstörung hat die Fähigkeit der Krebszellen zur *Gewebsinvasion* zur Voraussetzung. Während die normalen Zellen (bis auf die Blutzellen) am Ort ihrer Entstehung im Gewebsverband zusammenbleiben, werden die Krebszellen durch letztlich unbekannte Eigenschaften befähigt, in die Gewebe einzudringen.

Meist spricht man im Zusammenhang mit der Malignität von der **Autonomie des Wachstums**. Der Ausdruck ist wenig glücklich, denn die Krebszellen haben keine volle Eigengesetzlichkeit gegenüber allen anderen Zellen. Sie stammen von den Körperzellen ab, sie entnehmen den Körpergeweben ihre Wuchsstoffe, sie bilden, wenn auch oft unvollkommen, so aber doch Gewebsverbände, sie gehorchen in den meisten Lebensäußerungen den Grundgesetzen des Lebens, und *nur in einzelnen Funktionen* haben sie offenkundig *andere* Gesetze; aber nicht eigene Lebensgesetze, sondern nur Wegfall von Regulationen, Defekte usw.

Wie problematisch, um nicht mit OERTEL (1939) „romantisch" zu sagen, der Ausdruck „Autonomie" ist, haben in jüngerer Zeit die „antihormonellen" Behandlungserfolge bei Carcinomen sekundärer Geschlechtsorgane (Mamma, Prostata) (s. S. 761) gezeigt: Die *Autonomie* oder gar „Gesetzmäßigkeit" („Lawlessness" OERTEL 1939) dieser Krebszellen *hört* sofort *auf, wenn* z. B. durch Ovari- oder Orchiektomie der hormonelle *Stimulus ihres Wachstums wegfällt*. Es muß andererseits aber ausdrücklich zugegeben werden, daß diese Einschränkung des Begriffs Autonomie auf Tumoren hormonell abhängiger Organe beschränkt ist.

Man sollte daher weniger vom autonomen, sondern vom destruierenden Wachstum der Krebszellen sprechen, denn mag an den Geschwülsten je nach Herkunft, Ort der Ansiedlung, Wesenscharakter usw. vieles fakultativ sein, die **aktive Gewebszerstörung ist das einzig obligate Attribut einer Krebsgeschwulst**. Die Krebsgeschwulst macht weder halt an den Organgrenzen, noch an den Grenzflächen der Gewebe, weder an Fascien noch an Bändern, weder an Knorpel noch an Knochen, ihre Zellen verlassen ihre Geschwisterzellen und dringen, die sonst Halt gebietenden Gewebsschranken durchbrechend, in die Tiefe.

Was die Tumorzellen zum infiltrierenden Wachstum befähigt, ist letztlich unbekannt. Man hat bestimmten in Tumorzellen erhöht vorhandenen Enzymen, vor allem der *Hyaluronidase* und *Kollagenase* die Fähigkeit zugesprochen, die makromolekularen und Mucopolysaccharide der Grundsubstanz zu depolymerisieren und zu verflüssigen (BOYLAND und McCLEAN 1935). Freilich müßte dann ein erhöhter Hyaluronidasegehalt der Tumorzellen etwas Spezifisches derselben sein. Die Angaben des Schrifttums darüber sind aber sehr widersprechend (vgl. LÜHRS 1959).

Die Gewebszerstörung ist morphologisch-diagnostisch von entscheidender Bedeutung. Da man es der einzelnen Krebszelle nicht ansehen kann, ob sie eine Körper- oder eine Krebszelle ist, da es — anders ausgedrückt — ein untrügliches morphologisches Kennzeichen für die Malignität einer einzelnen Zelle nicht gibt, so ist der Histopathologe bei der mikroskopischen Diagnose „Krebs" weitgehend auf den histologischen Nachweis der Gewebszerstörung, der Überschreitung sonst respektierter Gewebsgrenzen angewiesen. Besonders das „In-die-Tiefe-Wachsen" ist von entscheidendem diagnostischen Wert.

Ja, das Carcinom macht nicht einmal vor einem anderen Carcinom halt. Sind schon echte Doppelcarcinome selten, so stellt es gewissermaßen ein Naturexperiment dar, wenn *zwei* ganz verschiedene *Organkrebse* mit ihren Krebszellen sich *wechselseitig infiltrieren*. Wir hatten an der Heidelberger Chirurgischen Klinik einen einschlägigen Fall zu beobachten Gelegenheit, bei dem ein kleinzelliges Bronchialcarcinom und ein Plattenepithelcarcinom des Oesophagus sich berührten und wechselseitig ineinanderwuchsen.

Fall G. Ü., 62 J., ♂. Bronchialcarcinom des rechten Oberlappens (histologisch: kleinzelliges Bronchialcarcinom mit regionären Lymphknotenmetastasen), durch Pneumonektomie beseitigt, ließ nach der Herausnahme in Hilushöhe ein vorher nicht diagnostiziertes Oesophaguscarcinom erkennen, welches im Anschluß an die Pneumonektomie reseziert wurde. Der Eingriff wurde durch Oesophago-Gastrostomie beendet. Bei der histologischen Untersuchung fand sich das Oesophagus-Ca (Plattenepithelcarcinom) noch von dem kleinzelligen Bronchialcarcinom durchwachsen. In der Pneumonektomie der Lunge fand sich außerdem noch eine teils acinösnodös fortschreitende frisch exacerbierte Lungentuberkulose. (Histologie: Pathologisches Institut Heidelberg Nr. 3322 und 3324/60.)

Allerdings stellt umgekehrt der Operateur bei Krebsoperationen oft fest, daß Carcinome an bestimmten Stellen lange Zeit geradezu wie vor einer Schranke halt zu machen pflegen. So überschreiten Magencarcinome beispielsweise erst ganz spät den Pylorusring. Auch „maligne" Hypernephrome respektieren meist die fibröse Nierenkapsel und viele Knochensarkome schieben lange die äußere Schicht des Periosts gewissermaßen vor sich her, ohne sie zu durchbrechen.

Aber sonst ist das infiltrierende Wachstum nur eine Regel mit sehr hoher, sagen wir 99%iger Wahrscheinlichkeit. Der Regel nach bleibt das Wachstum ohne Wachstumsstillstand, das *destruierende Wachstum* also das maßgebende *Kennzeichen der Malignität*, von dem sich alles andere sekundär ableitet.

Ein zweites Kennzeichen für die bösartigen Geschwülste ist die Absiedlung, die Verschleppung von Krebsgewebe an andere Körperstellen, die **Metastasierung**. Diese selbst ist kein Reservat für maligne Tumoren. Auch bei Infektionskrankheiten kennen wir eine Verschleppung an andere Körperstellen, wenn die Erreger, auf dem Blutwege abtransportiert, an anderen Stellen einen neuen Herd erzeugen. Auch eine Zellverschleppung normaler Zellen (Leberzellen bei Leberverletzungen, Fett- und Knochenmarkszellen bei Knochenbrüchen) gibt es, doch gehen solche aus dem Gewebsverband losgelösten normalen Zellen am fremden Ort so gut wie regelmäßig zugrunde. Die Tatsache, daß Krebszellen fernab ihrem Entstehungort sich in fremden Geweben festsetzen, am Leben bleiben und wieder zu wuchern beginnen, beweist auch nach dieser Richtung, wie tief die innere Wesensänderung sein muß, welche die Körperzellen beim Übergang in Geschwulstzellen durchgemacht haben.

Die Metastasierung ist sehr oft klinisch, röntgenologisch oder durch biochemische Reaktionen (s. 12. Kapitel) nachweisbar. Was der Pathologie besonders zufällt, ist der *morphologische Nachweis auch einer latenten Metastasierung*. Es ist dies klinisch z. B. bei Mammacarcinom-Operationen (Nachweis einer beginnenden cellulären Metastasierung in den Achsellymphdrüsen) hinsichtlich des weiteren Heilplanes, der Prognose usw. von größter Bedeutung.

Die Absiedlung von Krebszellen erfolgt auf ganz verschiedenen Wegen:
1. auf dem Lymphwege. Diese „*lymphogene Metastasierung*" ist weitaus die

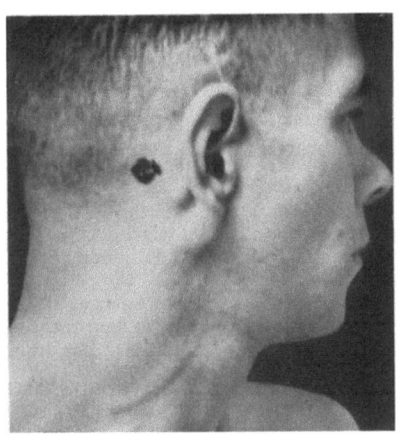

Abb. 41. Malignes Melanom der Kopfhaut mit Halsdrüsenmetastasen entlang dem Musc. sternocleidomastoideus

häufigste, und zwar werden in der Regel zunächst die regionären Lymphknoten befallen, bis dann meist von da aus noch weitere Lymphdrüsengruppen, gelegentlich auch unter Überspringung einer Station, mitbetroffen werden. Die Lymphdrüsenanschoppung ist ein, wenn auch unvollkommener, Versuch des Körpers, die Krebszellen abzufiltern und vom übrigen Körper fernzuhalten. Wahrscheinlich gelingt dies auch dann und wann. Nur so wenigstens läßt sich der gelegentliche Rückgang von Metastasen bei nur unvollkommener Entfernung der primären Krebsgeschwulst erklären.

Bei der lymphogenen Metastasierung sind die Lymphgefäße im allgemeinen nur der Abtransportweg zu den Filterstationen der Lymphdrüsen. Immerhin kommt es vor, daß in den Lymphgefäßen selbst Krebszellen haften bleiben und eine krebsige Erkrankung der Lymphstränge selbst (*Lymphangiosis carcinomatosa*) auslösen. Man fühlt in solchen Fällen, besonders häufig beim Brustkrebs der Frau, die krebsigen Lymphstränge als schnurförmige Gebilde, die die Krebsgeschwulst mit der nächsten oder übernächsten Lymphdrüsenstation verbinden. Gewöhnlich erfolgt die lymphogene Metastasierung (WALTHER 1937) entsprechend der Strömungsrichtung des Lymphstromes (orthograd). Immerhin kommt, besonders bei bereits erfolgter Blockade der Lymphgefäße, vor allem des Ductus thoracicus, auch die retrograde Metastasierung gelegentlich vor (vgl. OBIDITSCH 1939). Besonders eindrucksvoll ist die *Lymphangiosis carcinomatosa der Lungen*. Sie verrät sich im Röntgenbild durch eine besenreiserartige streifige Zeichnung der sonst unveränderten Lungen.

2. Die Absiedlung von Krebszellen auf dem Blutwege *(hämatogene Metastasierung)* ist der Hauptweg für die Fernmetastasen. Die Neuansiedlung der Krebszellen erfolgt dann im Capillargebiet des betreffenden Gefäßsystems. Entsprechend den drei Hauptarten von Blutgefäßen erfolgt der Einbruch in Venen oder in den Pfortaderkreislauf oder in das große arterielle Gefäßsystem.

Der *Krebseinbruch in Venen* ist im Regelfalle gleichbedeutend mit einer Verschleppung von Krebszellen über die untere oder obere Hohlvene in den rechten Vorhof und von da über die rechte Herzkammer durch die Lungenarterien in das Capillargebiet der Lungen. Dort entwickeln sich aus den verschleppten Krebszellverbänden exzentrisch wachsende Rundherde, die im Röntgenbild von einer gewissen Größe an meist leicht an zahlreichen, kreisrunden und je nach ihrem Alter verschieden großen Schattenverdichtungen inmitten des Lungenparenchyms (Abb. 6 S. 16) zu erkennen sind.

Beim Sitz einer Krebsgeschwulst im Wurzelgebiet der *Pfortader* erfolgt die Metastasierung ins Capillargebiet der Leber. Es entstehen so die sehr häufigen *Lebermetastasen*. Sie sind die häufigste Form der Metastasierung bei den vielen Organkrebsen im Bereich der Bauchhöhle.

Die dritte Möglichkeit der Metastasierung auf dem Blutwege ist die Krebsabsiedlung durch *Einbruch in das arterielle Gefäßsystem*. Ganz selten ist der *direkte* Einbruch in eine periphere *Arterie* mit nachfolgender Verschleppung in ihr peripheres Ausbreitungsgebiet. Auch der Weg über ein offenes Foramen ovale dürfte nur selten die Grundlage einer Krebsabsiedlung im großen Kreislauf sein. Dabei müßte es neben der Metastasierung im großen Kreislauf auch noch zu einer Metastasierung in die Lungen kommen, da ja bei offenem Foramen ovale nur ein Teil des Blutes aus dem rechten in das linke Herz gelangt, während der übrige Teil durch den rechten Ventrikel in den Lungenkreislauf gelangt.

Ein wichtiger Weg für die Abschwemmung in den großen Kreislauf ist der *Einbruch von Krebsgewebe in Lungenvenen* und von da über den linken Vorhof und linken Ventrikel in den großen arteriellen Kreislauf. Er spielt bei Lungengeschwülsten und bei Lungenmetastasen eine wichtige Rolle.

Immer wieder sieht man *Metastasierungen in den großen Kreislauf ohne röntgenologisch erkennbare Lungenmetastasen*, worauf aus der Heidelberger Chirurgischen Klinik WENZ und SCHWEITZER (1958) hingewiesen haben. Auf Grund lungenangiographischer Befunde vertritt SEMISCH (1959) die Ansicht, daß über abflußfähige Äste zwischen der Art. bronchialis und Art. pulmonalis und über relativ weite arteriovenöse Kurzschlußbahnen Geschwulstzellen unter Umgehung der Lungencapillaren in die Lungenvenen und damit in den großen Kreislauf abströmen können.

Die *generalisierte Metastasierung* erfolgt hauptsächlich dadurch, daß in die Lungen verschleppte Krebszellen über arteriovenöse Verbindungen über die Lungenvenen, den linken Vorhof, die linke Herzkammer und die Aorta in den großen Kreislauf gelangen. Es sind das jene Fälle, bei denen schließlich sämtliche Organe und Gewebe mehr oder weniger stark von Krebsmetastasen befallen sind. Vor allem ist die so bedeutungsvolle *Metastasierung in die Knochenmarksräume* und damit *ins Knochensystem* (11,1 % aller Krebsfälle, WALTHER 1939), zu berücksichtigen. Solche generalisierten Knochenmetastasen beweisen immer eine pulmonale Embolisierung. Man kann dann umgekehrt aus Knochenmetastasen entweder auf einen primären Lungentumor oder auf sekundäre Lungenbeteiligung zurückschließen, ist ja WALTHER (1939) in 98% aller Fälle mit Skeletmetastasen der Nachweis von Lungenherden gelungen. Die Verteilung der Knochenmetastasen — es sind ja Knochen*mark*metastasen! — richtet sich nach dem Gehalt an rotem Knochenmark. Entsprechend dem Markvolumen hat WALTHER (1939) eine für alle Organe und alle Geschwulstformen gültige „*Standard-Reihenfolge*" der Fälle mit Knochenmetastasen aufgestellt (Tabelle 27).

Schließlich muß auch noch der Möglichkeit gedacht werden, daß Krebsgeschwülste im Wurzelgebiet der Pfortader auch ins große arterielle Gebiet metastasieren. Nur müssen in diesem Falle die Krebszellen, bis sie sich im großen Kreislauf ausbreiten können, *zwei Capillarsysteme, das der Leber* und *das der Lungen* überwinden.

In seltenen Fällen gibt es auch einmal einen unmittelbaren *Übergang von lymphogener zu hämatogener Metastasierung*, wenn der Ductus thoracicus von Krebszellen besiedelt wird. Diese gelangen dann unmittelbar über die linke V. subclavia in den venösen Kreislauf.

Gelegentlich kommen noch andere *Möglichkeiten* der Krebsabsiedlung in Betracht. Vor allem ist hier der *Serosaaussaat* zu gedenken. Bricht ein Carcinom oder eine Metastase unmittelbar in eine seröse Höhle ein, so werden die Krebszellen auf der ganzen serösen Fläche der betreffenden Häute ausgesät und wachsen zu Hunderten von „Serosametastasen"

Tabelle 27. *Häufigkeit und Reihenfolge von Knochenmetastasen*

Lokalisation	Häufigkeit in %
Wirbelsäule	90
Femur	45
Rippen, Brustbein, Becken . .	35
Schädel.	20
Clavicula, Humerus	5
Vorderarm, Hand, Unterschenkel, Fuß, Scapula . . .	2

heran. Die Serosaaussaat erfolgt oft so explosiv, daß das Krebsleiden sofort eine jähe Wendung zum Schlechteren nimmt, zumal fast alle Formen der Serosametastasen zu einer hochgradigen, serösen Exsudation führen. So ist die *Peritonealcarcinose, Pleuracarcinose* oder die „*Meningitis*" *carcinomatosa* stets von übler Prognose.

Eine 4. Form von Krebsabsiedlung stellen die sog. *Impfmetastasen* dar. Man spricht a) von Abklatsch- oder *Kontaktmetastasen*, wenn z. B. von der Unterlippe auf die Oberlippe oder von der Bindehaut der Lider auf die Bindehaut des Auges Krebszellen überimpft werden und an der Stelle des Kontaktes zu einer histologisch gleichartigen Geschwulst Veranlassung geben. b) Sog. *Kanalmetastasen* kommen vor, wenn im gleichen Kanalsystem, z. B. im Verdauungstrakt, in Genital-, Harn- oder Gallenwegen, höher gelegene Geschwülste zu Implantationsmetastasen der gleichen Geschwulstform Veranlassung geben. Schließlich muß auch noch c) der artefiziellen *Impfmetastasierung* bei Operationen gedacht werden. Bei der Exstirpation von Krebsgeschwülsten kann es vorkommen, daß das operierende Messer an Stellen, wo kein Krebsgewebe mehr vermutet wird, Krebszellenmaterial auf seine Schnittfläche auflädt und an andere Stellen des Operationsfeldes überimpft. Eine einschlägige Beobachtung des Verfassers wurde bereits (S. 21) erwähnt. Ein eindrucksvoller Fall stammt von JOYNT und ORTVED (1948).

Bei einem 56 j. Mann war ein *Riesenzelltumor der Tibia* im Mai 1946 ausgeräumt und Knochen aus dem oberen Femurende in die Knochenhöhle der Tibia implantiert worden. Im März 1947 wurde im Bereich der Oberschenkelnarbe, übergreifend auf den Darmbeinbereich, ein großer *Implantationstumor*, histologisch mit dem Tibiatumor übereinstimmend, entfernt. Die Autoren bringen weitere einschlägige Fälle aus der Literatur. Demgegenüber beschreibt DICK (1955) 2 Fälle sogenannter Impfmetastasen nach Brustkrebsoperationen, bei denen eine direkte Krebszellverschleppung nach Lage der Dinge nicht anzunehmen war.

In diesem Zusammenhang muß auch die *Endometriose* (s. bei HEIM 1941) erwähnt werden. Man versteht darunter bei Frauen auftretende der Uterusschleimhaut ähnliche Wucherungen, die aber stets außerhalb des Bereichs des normalen Endometriums sich finden, und zwar im weiteren Bereich des weiblichen Genitale (Tuben, Portio, Vagina) oder außerhalb des Genitales (Bauchhöhle, Serosa), oder auch außerhalb der eigentlichen Bauchhöhle (am Nabel, in Narben) oder endlich bauchfern (Gliedmaßen, Brusthöhle). Es ist natürlich die Frage: wie kommen solche im Grunde normale und dystopische uterusspezifische Gewebswucherungen in Körperregionen außerhalb des Uterus, z. B. in Unterschenkel (BIEBL 1938), in den

Darm (NEUMEYER 1936) oder in Oberschenkel (Fall SCHULZ und ZEHRER 1953, dort weitere ähnliche Fälle). Man rechnet heute damit, daß es sich bei allen extragenitalen Formen um eine hämatogene Verschleppung und *Implantation* lebensfrischer, aber polypöshyperplastischer Schleimhautpartikel, vor allem auch aus dem interstiellen Tubenendometrium handelt. Maligne Umwandlung dieser nicht bodenständigen Zellanhäufungen ist nicht häufig, aber häufig genug objektiv erwiesen.

Selbstverständlich können sich *verschiedene Wege der Krebsabsiedlung* im Einzelfall miteinander *kombinieren*. So ist es kein Wunder, daß bei dieser Vielheit von Ausbreitungsmöglichkeiten mancher krebskranke Organismus schließlich selbst von Metastasen nur so übersät ist. Es gibt eben zwischen dem einen Extrem oft riesiger Geschwülste ohne Metastasen und umgekehrt manchmal ganz kleiner, primärer Geschwülste mit riesiger Metastasierung viele Variationen des Übergangs. Ja, man erlebt immer einmal wieder Fälle ausgedehnter Metastasierung, bei denen selbst die Obduktion den Primärherd nicht aufzudecken vermag.

Trotzdem behält der Satz seine Gültigkeit, daß fast *jeder Krebs seine „typische" Metastasierung* hat. Es ist ein erstaunliches Phänomen, daß ganz bestimmte Organe und Gewebe von der Metastasierung bevorzugt und andere geradezu verschont werden. So metastasieren z. B. Hypernephrome bevorzugt in das Gehirn, manchmal erst lange Jahre nach operativer Beseitigung der Primärgeschwulst. Umgekehrt teilt BORST (1924) einen Fall mit, bei dem bei einem Melanosarkom alle Organe des Körpers von Metastasen befallen waren, während nur das Gehirn frei war. Auch unter den intrakraniellen Tumoren metastasiert nicht ein einziger in irgendwelche andere Organe (vgl. auch BAILEY 1936).

Ausgesprochen *für Metastasen bevorzugt* sind die Lymphdrüsen, die Leber, die Lungen, das Knochenmark und die serösen Häute. Umgekehrt bleiben bei noch so ausgedehnter Metastasierung meist die Muskulatur, die Sehnen, die Bänder, die Gelenkkapseln, die Schleimhäute und von Organen sehr häufig die Nieren, die Mammae (außer von der anderen Seite) und fast stets die Milz *frei von Metastasen*. Es ist, um ein naheliegendes Bild zu gebrauchen, ähnlich wie bei der Aussaat pflanzlicher Samen: die gleichen Samenkörner gehen auf dem einen Boden an, auf dem anderen verkümmern sie.

Besonders die *Seltenheit von Milztumoren und Milzmetastasen* hat großes Interesse gefunden. Zunächst einige Angaben, die einer Arbeit von WALTHER (1943) über die angeblich „antiblastische Funktion" der Milz entnommen sind, über primäre *Milztumoren*. In einer Sammelstatistik von LUBARSCH kamen auf 788 Sarkome nur 3 Fälle von Milzsarkom. WALTHER selbst fand unter 3583 Krebssektionen primäre Milztumoren nur in 0,14% aller Neoplasmen. Wir selbst konnten unter 780 Sarkomen der Heidelberger Chirurgischen Universitätsklinik nur 2 primäre Milzsarkome beobachten (OTT und FREY 1960).

Tabelle 28

	Organgewicht	Fälle mit Metastasen
Milz	150 g = 5,1%	51 = 6,0%
Rotes Knochenmark	1300 g = 44,0%	377 = 44,5%
Leber	1500 g = 50,9%	420 = 49,5%
	2950 g = 100%	848 = 100%

WALTHER weist nun mit Recht darauf hin, daß es in der Milz, die ja nur aus mesenchymalen Bestandteilen aufgebaut ist, Carcinome überhaupt nicht geben kann. Sarkome sind nun sowieso sehr viel seltener. Letztere machen bei uns ja nur etwa 5% aller bösartigen Geschwülste aus. Es sind also von vornherein nur ganz selten Milztumoren zu erwarten, zumal wie wir später sehen werden, die Milz von allen Kontaktcarcinogenen (wie sie peroral, durch Inhalation oder von der Haut aus einverleibt werden) verschont bleibt. Es schließt ja auch aus den (im Gegensatz zu ihrer Masse: fast 50% des Körpergewichtes!) sehr seltenen Tumoren der Muskulatur niemand auf eine „antiblastische" Funktion des Muskelgewebes.

Es bleibt also nur die Frage der *Seltenheit von Milzmetastasen*. WALTHER zeigt nun überzeugend, daß in der Milz a priori nur 1,15% Metastasen zu erwarten sind. HIRTZLER (1953) untersucht das Material von 20.205 Obduktionen. Davon waren 1874 Carcinome mit 24 Milzmetastasen = 1,28%, also genau der Hundertsatz, wie ihn WALTHER gefordert hat. Vergleicht man wegen der gleichartigen Struktur ihres Capillarsystems die Milz mit Leber und Knochenmark, so kommt man, wenn man bei der Leber die Krebsfälle im Einzugsgebiet der Pfortader ausscheidet, unter Berücksichtigung der Organgewichte zu dem Ergebnis (Tab. 28), daß in der Milz nur selten Metastasen zu erwarten sind. Eine „antiblastische" Abwehrfunktion der Milz ist also nicht nur nicht bewiesen, sie ist auch nicht anzunehmen. Wir stimmen auch darin WALTHER (1943) zu, daß im Gegensatz zu den „transplantablen Tiergeschwülsten" beim „humanen, spontanen Krebs" von der therapeutischen Anwendung von Milzgewebe kein Erfolg erwartet werden kann". Wir kommen bei der Krebstherapie im 15. Kapitel nochmals darauf zurück.

Die *Metastasierung in die Haut*, gleichviel ob haemato-, lymphogen oder per continuitatem, ist bemerkenswerterweise keine Eigentümlichkeit aller malignen Tumoren, vielmehr ist sie auf ganz bestimmte Organkrebse beschränkt: Die größte Bedeutung hat sie beim *Mammacarcinom*. Sie führt hier entweder zu multiplen linsen- bis talergroßen *Krebsknoten der Haut*, vor allem in der näheren und ferneren Umgebung der Operationsnarbe, oder zu einer flächenhaften krebsigen Infiltration der Brusthaut mit pseudoentzündlicher Rötung (capilläre Hyperämie!) der befallenen Partien *("Erysipelas carcinomatosum")* oder bei Kombination beider zu einer panzerartigen Verhärtung immer breiterer, schließlich mehr oder minder den ganzen Thorax umfassenden Hautflächen *("cancer en cuirasse")*. Demgegenüber ist die Metastasierung in die Haut bei anderen Krebsen (des Magen-Darm-Kanals, der Lungen usw.) ausgesprochen selten. Dagegen ist sie bei malignen Melanomen ebenso typisch wie prognostisch ein signum mali ominis, auch wenn sie nur die fernere Umgebung des Primärtumors betrifft. Ein eindrucksvoller Fall ist in Abb. 7 (S. 18) dargestellt.

Der Regel nach gleicht die Metastase der Primärgeschwulst in allen wesentlichen Einzelheiten. Wenn gewisse *Verschiedenheiten zwischen Metastasierung und Primärtumor* vorkommen, so hat dies nichts mit der Änderung des biologischen Charakters der Geschwulstzellen zu tun, vielmehr reicht zur Erklärung für die Verschiedenheit der Metastasen vom Primärtumor aus, daß es eben auch auf die neuen Gewebe, auf denen sie sich neu absiedeln, mit ankommt. Bei der Metastasierung bringen ja die Krebszellen gewissermaßen nur ihre Zellen mit, das Stroma jedoch entnehmen sie den Geweben des neuen Standorts.

Wie in allen wesentlichen Eigenschaften (Häufigkeit, Geschlechtsproportion, Alter, geographische Verteilung usw.), so unterscheiden sich auch die *Sarkome* bei der *Metastasierung* erheblich von den Carcinomen. Sie metastasieren seltener lymphogen (36% gegenüber 50% beim Carcinom) (WALTHER 1937), dafür häufiger hämatogen. Die *Metastasierung* in die *Lungen* (Abb. 6, S. 16) steht ganz im Vordergrund. Lebermetastasen sind selten, vor allem weil primäre Sarkome im Einzugsgebiet der Pfortader sehr selten sind. Eine gewisse Rolle spielt noch die Absiedlung ins Knochenmark, vor allem beim Ewing-Sarkom. Bezeichnenderweise haben alle „Knochenmetastasen" bei Sarkom nur osteolytischen und so gut wie nie osteoblastischen Charakter.

Wieder ganz im Gegensatz zu den Carcinomen ist bei den Sarkomen die *Metastasierung in die Haut* etwas Selteneres. Immerhin gibt STOUT (1947) für Weichteilsarkome (432 Fälle!) — und nur für diese — Hautmetastasen in 22,8% der Fälle an.

Von großer klinischer Bedeutung sind *okkulte Metastasen*, d. h. Krebsabsiedlungen, die zur Zeit der Operation mit keinem Mittel feststellbar sind, später aber das Schicksal der Kranken und die Heilziffern des Chirurgen bestimmen. Ihre Zahl ist natürlich nie angebbar und wechselt zudem von Tumor zu Tumor. Beim *Bronchial-Ca.* fanden WENZL u. Mitarb. (1956) bei 144 klinisch operablen, in den ersten 6 Wochen verstorbenen Fällen bei den Autopsien in 28,8% der nach der Lungenresektion verstorbenen Fälle Fernmetastasen (in erster Linie Nebennierenmetastasen), die vor und bei der Operation nicht hatten festgestellt werden können.

Es rollt dies natürlich die Frage auf: waren diese Metastasen zum Zeitpunkt der Operation schon da oder wurden „*Tumorzellen*" *gewissermaßen erst durch die Operation zur Abschwemmung* gebracht. Daß daran gedacht werden muß, zeigen in 32% positive Tumorzellbefunde im abströmenden Venenblut (FISHER und TURNBULL 1955) und in 35% im Sternalpunktat (GIMM und KRÖNKE 1958). Nun darf man diese, schon 1903 von M. B. SCHMIDT in Lungen getroffenen Feststellungen von Tumorzellen nicht dahin interpretieren, daß sie für eine Metastasierung beweisend wären. Es „gehen" ja durchaus nicht alle Ca-Zellen „an", denn sonst müßte es beim Gefäßeinbruch in Ca-Gewebe auch in der Muskulatur (fast 50% der Körpermasse) Metastasen geben, und es müßten bei generalisierten Fernmetastasen die Lungen, die ja passiert werden müssen, stets oder sehr viel häufiger auch Lungenmetastasen aufweisen.

J. PECKHOLZ (1958) hat die Frage erneut geprüft, indem sie den bei „Routinesektionen" diagnostizierten Carcinom den durch „gezielte" makroskopische Untersuchungen erhobenen Befund für Magen-Darm-Carcinomen gegenüberstellt. Erwartungsgemäß war die ausschließlich mikroskopische Beteiligung der Lungen relativ hoch, während bei Bronchialcarcinomen ein erheblich höherer Prozentsatz von Lungenmetastasen nachweisbar war.

Zusammenfassend muß man feststellen, daß *okkulte Metastasen* weniger durch Blut- und Organuntersuchungen, als besonders durch Fälle von Spätmetastasen (s. 1. Kapitel) bewiesen werden. Diese zeigen eindrucksvoll, daß tatsächlich Tumorzellen jahre-, ja jahrzehntelang latent im Organismus liegen können, ohne irgendwelche Symptome zu machen, sogar in der Lunge, wie eine Beobachtung von SAUVAGE und MERLIER (1953) zeigt:

Fall: Damals 23j., ♀, lokal operiert wegen „sarcome osteoclastique" der Tibia. Rezidiv-Amputation. In 18 Jahren Zwischenzeit Geburt von 3 Kindern. Völliges Wohlbefinden. Dann Lungen-, Pleurametastasen: histologisch *Metastasen des 19 Jahre zuvor operierten Tibiasarkoms*.

Wie am destruierenden Wachstum, so verrät sich der *biologische Charakter eines malignen Tumors* auch an seiner Metastasierung. Dem Kliniker liegt natürlich viel daran, vom Pathologen, erschlossen aus dem Wachstumscharakter und aus der Metastasierung, Anhaltspunkte für das *Maß der Malignität* eines Neoplasmas zu bekommen. Ganz allgemein kann man sagen: je höher die Differenzierung einer Geschwulst, desto weniger pflegt sie zu metastasieren, wie sie auch langsamer wächst. Es hat sich gezeigt, daß es nicht ohne weiteres angeht, eine für alle Geschwulstformen gültige „Malignitätsskala" aufzustellen (WALTHER 1937).

Die ausgedehnten Bemühungen, besonders amerikanischer Autoren (BRODERS 1920, GREENOUGH 1925, HAAGENSEN 1933 u. a.), „*histologische Malignogramme*" zu gewinnen, haben nur zu gruppenmäßiger, aber nicht zu individueller Prognosenstellung geführt. Freilich wird, wie W. FISCHER (1943) betont, die Malignität „durch eine Fülle weiterer Faktoren, nicht bloß durch den Gewebsaufbau, bestimmt". Im Bestreben, den histologischen Befund als Maß der Bösartigkeit für die klinische Prognostik auszunutzen, hat WALTHER (1939) a) die Tendenz der kontinuierlichen Ausbreitung, b) die Häufigkeit der Metastasierung in die regionären Lymphdrüsen und c) die hämatogene Streuung in (willkürlich gewählten!) Zahlenwerten ausgedrückt und aus ihrer Addierung einen „*Malignitätsindex*" errechnet, den er am Beispiel des Mammacarcinoms (122 Sektionsfälle und 1243 Fälle der Tumorstation) erprobt. Die Methode arbeitet also mit dem klinischen Nachweis des Wachstums und der Metastasierung, mit der statistischen Berechnung, wie häufig bei einer bestimmten Geschwulstform die drei Faktoren realisiert werden, und endlich mit der histologischen Klassifizierung der Hauptarten und Untertypen. Es hat sich gezeigt, daß die drei häufigsten Typen des Mammacarcinoms (das Carcinoma solidum simplex, solidum scirrhosum und semiadenomatosum) ungefähr die gleichen Malignitätsindices aufwiesen. Auf den Malignitätsgrad 1 entfielen 7%, auf Grad 2:23% und auf Grad 3:70% der Sektionsfälle. Der Malignitätsindex gibt also für jeden Geschwulsttyp lediglich die Gruppen-, aber keine individuelle Prognose. W. FISCHER (1943) wendet ein, es sei „ungemein willkürlich, die verschiedenen Faktoren zahlenmäßig so exakt bewerten zu wollen". Klinisch wichtig ist die Feststellung der Morphologen, daß für die überwiegende Mehrzahl der Carcinome aus dem histologischen Bild eine Abstufung der Malignität *nicht* herauszulesen ist. WALTHER (1939) selbst sagt: „Für die individuelle Prognosestellung müssen die ‚klinischen Faktoren' mitberücksichtigt werden." Alter, Konstitution, Krankheitsdauer, Rückwirkungen, Tumorausdehnung, Verlaufstendenz spielen hier ärztlich die entscheidende Rolle. Auch v. ALBERTINI (1955) glaubt, daß die amerikanischen Versuche „zu viel wollen, d. h. eine zu große Genauigkeit vortäuschen", daß andererseits aber der Reifegrad der Geschwulst herangezogen werden dürfe und müsse.

Der Metastasierung nahe verwandt ist die **Rezidivbildung** aus Krebszellen, die bei der Operation oder Bestrahlung am Ort der Geschwulst zurückgeblieben sind. Der sicherste Beweis für ein Rezidiv ist klinisch die Übereinstimmung der Lokalisation mit dem primär beseitigten Tumor und morphologisch die Identität des histologischen Befundes.

Nun darf allerdings die *Rezidivbildung* durchaus nicht als Reservat der malignen Tumoren aufgefaßt werden. Im Gegenteil, es gibt eine ganze Reihe von *gutartigen Tumoren* wie Chondrome, Mischtumoren der Speicheldrüsen, Cylindrome, Papillome, Polypen, sogenannte braune Tumoren des Knochenmarks usw., von denen man sagen kann, sie rezidivieren, auch oftmals hintereinander, wenn bei Operationen gewissermaßen nur eine Tumorzelle zurückbleibt. Ja, sie rezidivieren daher nicht nur, sondern werden bei immer neuen Rezidivoperationen schließlich maligne, ein besonders eindeutiger Beweis dafür, daß benigne und maligne Formen desselben Geschwulsttyps nur zwei Varianten des gleichen neoplastischen Biophänomens sind.

Krebsrezidive können allerdings auch *vorgetäuscht* sein. Bei den Berufskrebsen und sonstigen Praeneoplasien war schon S. 58 die Rede davon, daß äußere Krebsnoxen öfter, sei es primär, sei es sukzedan, multiple Krebse induzieren. Wenn nun in solchen Fällen der ersterkennbare Krebs entfernt worden ist und alsbald im gleichen Bereich ein zweiter Krebs auftritt, so leuchtet ein, daß oft ein Rückfall behauptet wird, ohne daß er von Zellen des ersten Tumors abstammt.

Schließlich kann auch eine gleichartige *Neuerkrankung* in dem früher operierten Bereich einen *Rückfall vortäuschen*, vor allem, wenn es nach langer klinischer Heilung noch zu einem Rezidiv kommt. Rein zufallsmäßig sollte man erwarten, daß sich der Vorgang des Übergangs einer Körperzelle in eine Krebszelle gelegentlich einmal wiederholt. Besonders bei Praeneoplasien (s. S. 36) ist die Annahme einer Neuentstehung einer Krebsgeschwulst auf dem vorbereiteten Boden der Praecancerose naheliegend. KRÖNING (1937) will für den Menschen Spätrezidive stets als neu entstandene Tumoren auffassen und für echte Rezidive nur die Zeit zubilligen, die „für das Großwerden *kleinster* Tumorreste bekannt ist". Es ist nicht angängig, Beobachtungen an Tumorstämmen bzw. Impfgeschwülsten zu verallgemeinern und für den Menschen zu behaupten, daß es „keine Latenzzeit für eine Tumorzelle gibt". Dies läßt sich erschüttern, wenn nachgewiesen werden kann, daß die Spätrezidive mit dem früher entfernten Tumor nach histologischem Aufbau und biologischem Charakter völlig übereinstimmen. Widerlegen läßt sich KRÖNINGs These von der fehlenden Latenz bei liegengebliebenen Krebszellen durch Beobachtungen von Spätmetastasen. Hier sind für den Menschen sehr lange Latenzzeiten von Tumorzellen völlig zweifelsfrei, d. h. mit der vollen Sicherheit naturwissenschaftlicher Experimente bewiesen. Solche Fälle sind S. 19 bereits aufgeführt.

Mit dem destruierenden Wachstum, der Metastasierung und der Rezidivbildung sind die drei hauptsächlich morphologisch erforschbaren Grundeigenschaften der Krebsgeschwülste in den Grundzügen besprochen. Ein nicht immer, aber häufig, besonders in „ausgereiften" Krebsgeschwülsten, verwirklichtes *4. Kennzeichen der Krebsgeschwülste* ist ihre Eigenschaft, oft genug verzerrt, aber doch oft noch unverkennbar **Leistungen des Tumorgewebes nach Art des Muttergewebes**, dem sie entstammen, zu vollbringen. Bildet z. B. die Epidermis als Muttergewebe eine Hornschicht, so vermögen Hautkrebse Hornperlen zu liefern. Dem Knochengewebe entstammende Knochensarkome bilden noch Knochenbälkchen oder osteoides Gewebe. Bei niedriger Differenzierung bilden vom Knochen ausgehende Geschwülste z. B. noch Knorpel (Chondrosarkome) oder noch niedriger differenziertes Bindegewebe (Fibrosarkome). Ist das Muttergewebe reich an Glykogen, so bilden auch die Geschwülste noch Glykogen. Bildet das Muttergewebe (Schilddrüse) Kolloid, so sind auch gewisse Schilddrüsencarcinome kolloidhaltig. Bildet das Muttergewebe (Leber) Galle, so sind auch noch gewisse Lebercarcinome der Gallenbildung fähig. Bildet das Muttergewebe (Schleimhäute) Schleim, so vermag auch mancher Schleimhautkrebs noch Schleim zu produzieren. Solche „Gallertcarcinome" sind prognostisch stets günstiger, da ja die Schleimproduktion eine relativ gute Ausdifferenzierung und damit ein langsames Wachstum und erst späte Metastasierung erwarten läßt. Sind Pigmentzellen der Ausgangspunkt, so vermögen auch die Geschwulstzellen Pigment zu liefern.

Soweit biochemische Reaktionen für bestimmte Tumoren tatsächlich diagnostisch als *„Krebsreaktionen"* gewertet werden können, beruhen sie darauf, daß die (ausdifferenzierten) Tumorzellen eben noch Leistungen aufweisen, die ihre Herkunft verraten (z. B. Phosphatasereaktionen bei Prostatacarcinomen, Näheres 4. und 12. Kapitel).

Kurzum, die Beispiele zeigen, daß die Krebszellen neben ihren neuen, krebsspezifischen Eigenschaften viele gewebs- und organspezifische Funktionen des Mutterbodens, dem sie entstammen, bewahren. Offenbar behält die Krebszelle bei ihrem Übergang aus Körperzellen mindestens einen großen Teil ihrer cellulären Anlagen und ändert sich nur in dem Anlagenkomplex, der die Wachstumsregulation betrifft.

Für diese Formulierung noch ein Zeugnis eines Morphologen: In seinen Arbeiten über die Wachstumsgesetze drüsenbildender Carcinome hat BÖHMIG (1937) gezeigt, daß „bei den Adenocarcinomen kein ‚wildes', ‚regelloses', ‚ungeordnetes' und atypisches Wachstum, sondern ein wohlgeordnetes mit gesetzmäßiger Differenzierung vorliegt, das sich von der Bildung „normalen" Drüsengewebes nur und ausschließlich durch die gesteigerte Wachstumsintensität unterscheidet". Also auch hier die Anerkennung hoher Leistungen der Krebszelle nach Art ihrer Mutterzellen mit der *einzigen* Einschränkung des Neuerwerbs der „gesteigerten Wachstumsintensität"!

Nun stehen aber die Erniedrigung der Differenzierungshöhe und die Erhöhung der Wachstumsintensität nicht zufällig nebeneinander. Es besteht vielmehr zwischen beiden Änderungen ein innerer reziproker Zusammenhang: **Was eine Krebszelle an Höhe der Differenzierung verliert, gewinnt sie zugleich an Energie des Wachstums**. Es erscheint wie ein *Gesetz*: die Krebszelle erreicht *nie die volle Differenzierung* des Muttergewebes, aber umgekehrt *übertrifft* sie es *immer* und jedesmal *an Intensität des Wachstums*. Dieses auf den ersten Blick überraschende Paradoxon ist nun natürlich nicht dahin zu verstehen, als ob die Tumorzelle etwa nicht in allem eine defekte Zelle wäre. Auch die vermehrte Wachstumspotenz ist letztlich insofern eine Defektwirkung, als sie mit einem Defekt der Zellregulation verknüpft ist. Es läuft ja auch eine Uhr schneller, wenn die „Unruh" der Uhr defekt ist.

Ob die vom Tumorgewebe gebildeten und dem Muttergewebe entsprechenden *Produkte* dem Körper *nutzen oder schaden*, hängt davon ab, ob es sich um Stützgewebe (Bildung von Grundsubstanz) oder um Haut, Hautanhangsgebilde, Schleimhaut (Bildung von Exkreten) oder um endokrine Organe handelt.

Bei den von Stützgeweben ausgehenden Geschwülsten, z. B. bei Knochensarkomen, nutzt die Produktion von Grundsubstanz insofern, als dadurch die gleichzeitige Zerstörung zum Teil wieder wettgemacht werden kann. So sieht man oft auch bei Knochenmetastasen, daß der primäre Abbau von Knochensubstanz von osteoblastischer Knochenneubildung gefolgt zu sein pflegt, so daß meist die Statik der betreffenden Knochen gewahrt bleibt.

Bei den Tumoren von Hohlorganen, welche selbst Exkrete liefern, wie z. B. beim Schleimhautkrebs, kann der Schleim nicht an die Lichtung des Organs abgegeben werden. Er sammelt sich dann in der Geschwulst selbst an (Gallertcarcinome!) und macht dann auch noch durch die Raumbeengung Störungen.

Dagegen können *Tumoren endokriner Organe* wenigstens insofern noch für den Träger von Nutzen sein, als die Zerstörung des betreffenden Organs (Nebenniere, Bauchspeicheldrüse, Schilddrüse) nicht von den Ausfallserscheinungen, die sonst bei anderweitiger Zerstörung solcher Organe aufzutreten pflegen, gefolgt zu sein braucht. In solchen Fällen liefert eben die Geschwulst selbst oder ihre Metastasen die Inkrete, die nur an die Blutbahn abgegeben zu werden brauchen, so daß die Ersatzproduktion des Tumors die Zerstörung des Organs weitgehend wettzumachen vermag. Einschlägige Fälle sind bereits im 1. Kapitel (S. 21) erwähnt.

In anderen Fällen sind die Leistungen des Tumorgewebes durchaus schädlich. So operierte der Verfasser z. B. eine 63jährige Frau wegen eines Nierentumors bei gleichzeitiger Hypertonie von 240/120 mm Hg. Nach der Nephrektomie erwies sich der pfirsichgroße Tumor als Nierenrindenadenom. Mit der Exstirpation schwand die Hypertonie und blieb auch $1^1/_2$ Jahre nachher auf 150/85. In drei weiteren Fällen der Heidelberger Klinik gingen nach der Exstirpation von Hypernephromen auch die Blutdruckwerte herunter (mitgeteilt von F. LINDER 1947).

Eine weitere Grundeigenschaft der Geschwulstgenese ist die **Irreversibilität**. Es gibt viele Wachstumsexzesse: Granulationstumoren bakteriell-entzündlicher Art, strahlenbiologischer Herkunft (z. B. Thorotrastgranulome, s. S. 458), Fremdkörpergranulome, akute Hypertrophien und Hyperplasien. Alle diese Wachstumsexzesse sind Überschußleistungen. Mit Wegfall der Ursache bilden sie sich wieder zurück, und ihre Zellen nehmen wieder die Formen der Mutterzellen an. Das Spezifische der Tumoren, und zwar der gutartigen wie der bösartigen, liegt aber darin, daß sie nach neuen, inneren Wachstumsgesetzen weiter wachsen und wuchern, auch wenn die Ursachen, die sie hervorriefen, nicht mehr wirksam sind. Gilt sonst der Satz: cessante causa, cessat morbus, so ist es vor allem für alle malignen Tumoren schlechthin eine Grundeigenschaft: *cessante causa, non cessat cancer*. Das ist es, was wir mit Irreversibilität bezeichnen: das nicht mehr auf die Ausgangsform Zurückschlagen*können*. Es ist klar, daß die Aufklärung dieses Phänomens mit ein großes Anliegen einer Krebstheorie sein muß (Näheres 11. Kapitel).

2. Morphologie der Praecancerosen und Praesarkomatosen

Morphologisch sind die auf dem Boden chronischer Reizschädigungen (Licht, kurzwellige Strahlen, Arsen, Teer, Narben, Geschwüre, Steinbildung, Fisteln usw.) sich entwickelnden **Reizpraeneoplasien** (vgl. STAEMMLER 1937, 1941) nicht sehr ergiebig. In auffallend monotoner Form wiederholen sich für das gleiche Gewebssystem (z. B. Haut) trotz verschiedener Noxen die gleichen Veränderungen: atrophische Vorgänge an Epidermis und Cutis, lokale Hyperplasien des Epithels und (zunächst) gutartige Geschwulstbildungen. „Die praecancerösen Epithelwucherungen sind morphologisch meist von harmlosen, nichtpraecancerösen nicht zu unterscheiden." Auch die schließlich entstandenen „Berufskrebse der einzelnen Organe sind von den nichtberuflichen Krebsen des gleichen Organs anatomisch nicht zu unterscheiden." Die Berufskrebse selbst — sie stellen ja einen wesentlichen Teil der Praecancerosen folgenden Krebse — entwickeln sich häufig multipel, sei es gleichzeitig, sei es nacheinander.

Ein eindrucksvolles Beispiel teilte ROESCH (1923) mit. Bei einem 72jährigen früheren Paraffinarbeiter entwickelten sich auf dem Boden einer durch 12 Jahre Arbeit in einer Paraffinfabrik bedingten Praecancerose zu gleicher Zeit drei verschiedene Carcinome, ein Basalzellencarcinom am Oberarm (Lokalisation!), ein Plattenepithelcarcinom im Hauptbronchus und ein Cylinderzellkrebs des Magens. In der Leber und in den lumbalen Lymphknoten fanden sich Metastasen beider Organkrebse. Die Carcinome waren 24 Jahre nach Aufhören mit der betreffenden Arbeit entstanden.

Nachzutragen wäre, daß auch chronische Mastdarmfisteln zu Fistelcarcinomen Anlaß geben können. FLÖRCKEN (1948) hat drei einschlägige Beobachtungen mitgeteilt (dort auch weitere Literatur). Im 2. Kapitel (s. S. 78) wurde am Beispiel des Scrotal- und des Schneeberger Lungenkrebses dargetan, wie solche Praeneoplasien statistisch als solche nachgewiesen und gesichert werden können.

Eine Zwischenbemerkung über *Praeneoplasien am Magen*, der ja den weitaus häufigsten Krebs, dazu noch mit schlechter Heilaussicht, liefert. Schon ORTH (1911), auf den der Begriff „praecarcinomatöse Krankheiten" zurückgeht, wies darauf hin, daß „der Krebs nicht sozusagen aus heiler Haut" hervorzugehen pflegt. Für den Magen bewies KONJETZNY (1938, 1939, 1941, 1943) das gleiche, nämlich „daß der Magenkrebs sich *niemals* in gesunder Magenschleimhaut entwickelt". Als Praecancerosen bezeichnet er die chronische Gastritis, einschließlich der ihr zugehörigen Polyposis, und das chronische Magengeschwür.

Auch HAMPERL (1941) hat an einem planmäßig und fortlaufend gesammelten Material festgestellt, daß „in den Lebensjahrzehnten, in denen erfahrungsgemäß der Magenkrebs auftritt, histologisch das Bild der klinischen Gastritis so gut wie immer nachweisbar ist". MARTINSON u. Mitarb. (1947) berechnen, daß ungefähr 14% aller Fälle mit atrophischer Gastritis ein Magencarcinom bekommen. Die Schlußfolgerungen KONJETZNYS sind Gegenstand einer heftigen Kontroverse geworden (STAEMMLER 1937, WANSER 1939, HARING 1939, W. FISCHER 1941, WESTHUES 1942 u. a.). Es kann aber niemand die Tatsachen übersehen, die KONJETZNY ins Feld führt: a) Magenkrebs entwickelt sich häufig im Verlauf einer chronischen Achylie und bei einer perniziösen Anämie. Beiden liegt eine chronische Gastritis zugrunde. b) Die als praecancerös geschilderten Veränderungen, wie Umbau, Fehlbau und Atrophie der durch entzündliche Schübe gereizten Schleimhaut, daneben fehlerhafte Überschußregeneration mit polymorphen Epithelwucherungen bis zur Polypenbildung, der Drüsenschwund, das alles sind Dinge, die durchaus praecancerösen Veränderungen der Haut bei den dort leichter erkennbaren äußeren Schäden entsprechen. Auch nach STAEMMLER (1937) zeigt „die Schleimhaut des Krebsmagens ... in der Regel sehr ausgesprochene Umbauprozesse. Sie bestehen in einer diffusen Atrophie (besonders im Pylorusgebiet) mit umschriebenen, kleinpapillären Hyperplasien und sind in dieser Stärke für den Krebsmagen charakteristisch. ... Sie bilden wahrscheinlich den Boden, auf dem sich der Krebs entwickelt (praecanceröse Bildungen)." Welche Noxen nun aber ebenfalls in Betracht kommen, die *im Magen*, vielleicht analog den Noxen der Haut, solche *Praecancerosen* induzieren, darüber sagen die morphologischen Feststellungen nichts aus und können auch nichts aussagen. Darauf wird später (8. Kapitel, S. 388) zurückzukommen sein.

Eine sichere Rolle als Praeneoplasie spielt das chronische *Magenulcus*. Die Kliniker sehen immer wieder Fälle von Magenkrebs, bei denen ein jahrzehntelanges Magenulcus vorausging, und meist sitzt das spätere Carcinom dort, wo dem Röntgenbilde nach das alte Ulcus gesessen hatte. Die Pathologen haben es nicht leicht, das Ulcuscarcinom als solches zu beweisen, da der Übergang aus einem Ulcus nur in Frühstadien, später aber nicht mehr nachzuweisen ist, da ja dann das alte Ulcus ganz vom Carcinom durchsetzt sein kann.

STAEMMLER, der in Breslau die Präparate aller wegen Ulcus und wegen Carcinom resezierten Mägen (über 500 an der Zahl) aus der Klinik des Verfassers untersuchte, schätzt, daß 15—20% aller Magenkrebse aus alten Magengeschwüren hervorgegangen sind.

Versucht man alles, was diesen *Praecancerosen* gemeinsam ist, auf einen *Generalnenner* zu bringen, so muß man zwischen dem kausal und formal Gemeinsamen unterscheiden. *Kausal* ist allen gemeinsam, daß an ihrer Entstehung hochgradig unphysiologische, lange dauernde exogene *Reize* beteiligt sind. *Formal* ist all diesen Praecancerosen und den aus ihnen entstehenden Carcinomen gemeinsam, daß chronisch-entzündliche Prozesse ,,Regenerationsprozesse'' anregen und unterhalten. Nun ist es aber schon immer den Pathologen (ORTH, STERNBERG, LUBARSCH u. a.) aufgefallen, daß sich Krebsgeschwülste besonders dort entwickeln, wo sich über lange Zeit hin Regenerationsprozesse abspielen. Es sei z. B. nur an die Krebslokalisation an physiologischen Engen (im Oesophagus, an der Kardia, Pylorus, an den Flexuren des Colons usw.) erinnert. Es nimmt daher nicht wunder, daß ein Morphologe (FISCHER-WASELS) es war, der in einer größeren Zahl von Arbeiten (1922, 1927, 1932) eine ,,**Regenerationstheorie der Geschwulstentstehung**'' aufgestellt hat. Die Theorie geht aus von der Tatsache der Krebsentwicklung auf dem Boden langdauernder, immer wieder gestörter Regenerationsvorgänge. FISCHER-WASELS spricht von der ,,Bildung einer primären Geschwulstkeimanlage'', die ,,dem Gesetz der Bildung der Organkeimanlage'' entspräche. Im Frühstadium des Krebses sieht er ,,eine geradezu vollkommene Analogie zur Entstehung der embryonalen Organanlage''. Alles in allem kann man von der Regenerationstheorie sagen, daß alt und gut an ihr das ist, was immer schon von Pathologen betont wurde: der Hinweis auf die Krebsentstehung auf dem Boden der gestörten Regeneration. Neu, darum nicht zugleich auch gut, ist die Analogisierung mit der embryonalen Anlage von Organkeimen.

Bei der kritischen Prüfung der Theorie kommt man zu dem Ergebnis, daß an der Regenerationstheoroie zweierlei positiv ist: a) die Betonung der immer wieder gestörten Regeneration als wichtige Vorbedingung der Krebsentstehung selbst und b) der Hinweis auf die Latenzzeit, die bei aller Verschiedenheit der exogenen Verursachung eine regelmäßige Erscheinung darstellt. Bedenkt man aber, daß die gestörte Regeneration nur in einem kleinen Teil der Fälle wirklich von Carcinom gefolgt wird und daß, bezogen auf die große Fläche gestörter Regeneration, immer nur ein isolierter Punkt Ausgangspunkt des Krebses wird, so kommt man zu dem Ergebnis, daß die Regenerationstheorie über das Kernproblem der Krebsentstehung, nämlich über die Umwandlung der Körperzelle in die Geschwulstzelle, nichts Wesentliches aussagt. So ist die Regenerationstheorie, wie die Reiztheorie, letzten Endes nur eine *Theorie der Praecancerose*. Die kausalen Faktoren der Praecancerose brauchen aber durchaus nicht identisch zu sein mit dem schließlichen kausalen Faktor der endgültigen Cancerisierung. Welcher Natur der eigentliche Vorgang der krebsigen Umwandlung ist, darüber sagt die Theorie nichts aus. Sie sagt auch nichts aus über die Natur des Unterschiedes zwischen den Körperzellen als Mutterzellen und den Krebszellen als Tochterzellen. Sie sagt insbesondere nichts darüber aus, welcher biologischen Kategorie die endgültige Krebsentstehung selbst zuzuordnen ist. Die gestörte Regeneration ist oft, aber nicht ausschließlich, eine Vorbedingung der Krebsentstehung, sie ist aber nicht die Krebsentstehung selbst. Mit anderen Worten: Die Regenerationstheorie kann zwar in ihrem Kernstück nicht übergangen werden, sie macht aber nicht selbst den Kern der Krebsentstehung aus.

Bei der *2. Gruppe von* **Praeneoplasien**, die auf **Systemerkrankungen, Gewebsmißbildungen** und **gutartigen Geschwülsten** basieren, tritt die Bedeutung der Morphologie ganz zurück gegenüber anderen, hauptsächlich biologischen Gesichtspunkten. Die Gruppe umfaßt (s. 1. Kapitel, S. 37) die Neurofibromatose, Ostitis deformans Paget, die Osteodysplasia exostotica, die Polyposis intestini, das Xeroderma pigmentosum, angeborene Naevi u. dgl. Sie hat ihre Hauptbedeutung darin, daß sich darunter auch Erbkrankheiten (multiple Exostosen und Ekchondrome, Neurofibromatose, Polyposis und Xeroderma pigmentosum) und drei Beispiele von Praesarkomatosen (Neurofibromatose, die Exostosenkrankheit und die Ostitis deformans Paget) befinden.

Der Begriff Praecancerose findet sein Analogon in der **Praesarkomatose**. Entsprechend der relativen Seltenheit von Sarkomen im Vergleich zu den Carcinomen sind Praesarkomatosen seltener, daher auch weniger untersucht und auch weniger experimentell erzeugt. Als Beispiel sei die *Ostitis deformans Paget* aufgeführt. Die

Berechtigung, diese in 11,6% monostotisch, in 88,4% polyostotisch auftretende Erkrankung als Praesarkomatose zu führen, leitet sich aus ihrer Statistik ab.

Nach GERSTEL und JANKER (1933) schwanken die Angaben für Sarkomumwandlung zwischen 6,2 und 14%. Auch die häufig multizentrische Entwicklung (vgl. darüber besonders PARENTI und LÜDEKE 1935) entspricht den Verhältnissen bei anderen Praeneoplasien. Histologisch sind die Pagetsarkome meist Spindelzell-, seltener polyomorphzellige Sarkome, bald mit Riesenzellen, bald vom Charakter der Osteochondrosarkome.

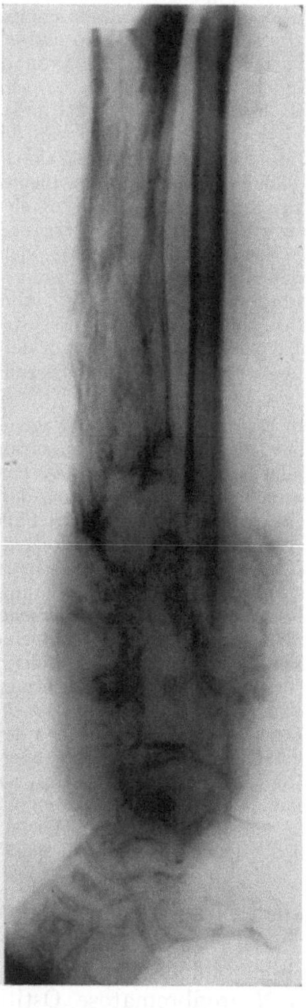

Eig. Beob.: 68jähriger Mann (G. N., Nr. 15731/1943). Nach einer viele Jahre bestehenden Paget-Erkrankung des Beckens Auftreten multipler *Plasmocytome*, zunächst im Bereich des Beckens, der Clavicula, später aber auch am Kiefer usw. Er ging später an Urämie infolge Nephrohydrose als Effekt seiner Paraproteinurie zugrunde. Es ist wahrscheinlich, daß die Ostitis deformans der Ausgangspunkt der Myelombildung (gleiche Lokalisation!) gewesen ist.

Verhältnismäßig oft erfolgt die *Sarkomumwandlung im Anschluß an Spontanfrakturen*. Bei der Bedeutung gesteigerter und (durch die Grundkrankheit) gestörter reparativer Vorgänge wird man um so mehr den bei PAGET ja häufigen Spontanfrakturen eine Rolle als auslösender Faktor zubilligen, als auch im Experiment (bei Strahlenschädigungen) künstlich gesetzte Frakturen die endgültige Sarkomentstehung nach Zeit und Ort entscheidend beeinflussen können (Experimente von HELLNER).

Was nun aber noch auffällig und vielleicht auch therapeutisch und prophylaktisch wichtig ist, ist die Tatsache, daß in dem von GERSTEL und JANKER zusammengestellten Material die Sarkomumwandlung fast nur Männer betraf.

Einer Geschlechtsproportion der
Pagetfälle von . . . . 58 % ♂ : 42 % ♀
eine Pagetsarkomrelation von . . . 92,3% ♂ : 7,7% ♀
entsprach. Es ist klar, daß das etwas mit dem Wesen der Sarkomumwandlung zu tun haben muß und daß bei dem Durchschnittsalter der Männer zum Zeitpunkt des Sarkombeginns bzw. der Sarkomdiagnose von 60 Jahren — mit der Höchstzahl der Fälle im 7. Lebensjahrzehnt — eine prophylaktische Behandlung mit weiblichem Keimdrüsenhormon versucht werden sollte.

Relativ häufig führt die *Chondromatose* zur *Sarkombildung*. V. MEYENBURG (1939) hat aus Anlaß einer einschlägigen Begutachtung 38 veröffentlichte Krankengeschichten daraufhin geprüft und darunter nicht weniger als 17 Fälle = 45% mit Sarkomumwandlung gefunden. Auch wenn man die Interessantheitsauslese in Rechnung stellt, so bleibt der Prozentsatz immer noch so hoch, daß er den praesarkomatösen Charakter der Chondromatose beweist.

Abb. 42. Paget-Erkrankung der Tibia mit Sarkomumwandlung im unteren Drittel

Auch für die sog. *braunen Tumoren*, die *Riesenzellgeschwülste des Knochensystems*, ist die maligne Entartung sichergestellt (PUHL 1938), wenn auch die Häufigkeit dieser Sarkomumwandlung umstritten ist.

Einen besonders beweisenden Fall einer sog. lokalisierten Osteodystrophia fibrosa beschrieb OLLINGER (1947). 14 Jahre nach den ersten klinischen Erscheinungen kam es zur malignen Entartung und nach 6 weiteren Jahren zum Exitus an Lungenmetastasen. In diesem Falle ist zwischen der ersten Feststellung und dem Nachweis der Bösartigkeit eine hinreichend lange Zeit vergangen, so daß die Möglichkeit, daß es sich von vornherein um ein Sarkom gehandelt hat, sicher ausgeschlossen werden kann.

Bemerkenswert erscheint es, daß für eine andere erworbene, aber endokrin bedingte Knochensystemerkrankung, die *Ostitis fibrosa generalisata*, „bisher in keinem einzigen Fall die Sarkomentstehung sicher nachgewiesen" ist (PARENTI und LÜDEKE 1935).

Bei den *Praeneoplasien auf angeborener Grundlage* ist es klar, daß für angeborene *Naevi, Neurofibrome, Exostosen*, multiple *Polypen* des Magen-Darm-Kanals, alles Geschwülste, aus denen unmittelbar und statistisch gehäuft maligne Tumoren hervorgehen, äußere Noxen nach der Art der vor allem bei den Berufskrebsen geschilderten Noxen, wie Arsen, Teer, Pech, Strahlenschäden usw. nicht in Anspruch genommen werden können.

Auf der Suche nach verstehbaren Ursachen hat man, vor allem wegen des meist angeborenen Charakters jener Praeneoplasien, schon in den Frühstadien der cellulären Krebspathologie die Ursache in der *Abtrennung embryonaler Zellgruppen* als Grundlage der Bildung eines Geschwulstkeimes zu sehen versucht (COHNHEIM), zumal sich bei angeborenen Geschwülsten oft auch eine Kombination mit Fehl- und Mißbildungen erweisen läßt. Diese „**Theorie der Keimausschaltung**" wurde von RIBBERT noch dahin ergänzt, daß nicht nur embryonal, sondern auch noch postnatal Gewebsverlagerungen der Ausgangspunkt der Geschwülste seien.

Es ist erstaunlich, daß diese Theorie, in jeder Ärztegeneration immer wieder neu gelehrt, immer als „Krebstheorie" fungiert, obgleich sie mit keinem Wort erklärt, warum verlagerte Gruppen von Körperzellen plötzlich Krebszellen sein sollen. Wohl gibt es *im embryonalen Leben* eine Absonderung ganzer Zellgruppen aus dem bisherigen Gewebsverband und wohl entwickeln sich aus solchen abgesonderten Zellen zunächst Organkeime und später ganze Organe. Doch vollzieht sich dieser Prozeß völlig im Organisationsplan des Wachstums, dient altruistisch dem Werden des Organismus und findet sein natürliches Ende mit der Vollendung der Aufgabe, der Bildung des betreffenden Organs. Auch *im späteren Leben* kommt fraglos Zellverschleppung im Organismus, ja Verschleppung ganzer Gewebsstücke, z. B. bei der Zellembolisierung verschiedener Art, vor. Es ist aber noch nie beobachtet worden, daß sich aus solchen Zellverschleppungen Geschwülste entwickeln.

Gegen die Theorie spricht weiter, daß *experimentell vorgenommene Zellverlagerungen* wohl zu organoiden Gewebswucherungen führen können, daß aber diesen Wucherungen stets die Kennzeichen echten Krebswachstums fehlen. Einzig mit der Überpflanzung embryonaler Zellen in einem fertigen Organismus — also nur mit einer spontan nie vorkommenden Gewebsverlagerung — hat man vor allem Teratome erzeugen können. Aber auch solche transplantierten embryonalen Zellen unterhalten geschwulstartige Gewebswucherungen nur so lange, bis ihre embryonalen Wachstumsenergien erschöpft sind. Nach einer gewissen Zeit machen alle diese Geschwülste aus überpflanzten Embryonalzellen mit ihrem Wachstum halt und bilden sich, sei es durch Zerfall, sei es durch allmähliche Resorption, völlig wieder zurück. Es ist auch kennzeichnend, daß die meisten dieser Versuche aus der Zeit vor dem ersten Weltkrieg stammen, einer Zeit, in der es andere Methoden, Krebs experimentell zu erzeugen, noch nicht gab, und daß sie alle mit dem Aufkommen der neuen Methoden aus dem Krebsschrifttum wieder verschwanden.

Die einzigen Experimentatoren, die durch Verpflanzung embryonaler Zellen tatsächlich echte Krebsgeschwülste erzielten, sind ASKANAZY und CARREL (siehe S. 333), beide aber nur um den Preis, daß sie auf das embryonale Zellmaterial in großen Verdünnungen Arsen einwirken ließen, so daß diese Versuche nur als Beweis für die auch sonst bekannte (s. S. 331) krebserzeugende Wirkung des Arsens, aber durchaus nicht als Beweis für die Zellverlagerung als Grundlage der Geschwulstentstehung herangezogen werden können.

Zusammenfassend kann man sagen, daß die sich auf der entwicklungsgeschichtlichen Vorstellung von sich absondernden und dann organbildenden Zellen aufbauende *Theorie der Keimausschaltung* weder eine befriedigende Erklärung der Tatbestände ergibt noch mit den späteren, experimentellen Ergebnissen der Geschwulsterzeugung vereinbar ist. Was schließlich entscheidend gegen die Theorie spricht, sind die noch zu besprechenden Erfahrungen mit chemischen und physikalischen Methoden der Krebserzeugung. Mit ihnen kann bis zu 100% Krebs erzeugt werden, aber nie mit Hilfe einer Verlagerung von Gewebszellen. Insbesondere erklärt die Theorie in nichts die grundlegende Umwandlung, welche die Körperzelle durchmacht, wenn sie zur Krebszelle als Ausgangspunkt der Krebsgeschwulst wird. So hat denn diese Theorie heute nur noch historisches Interesse und nur als Beispiel eines Versuches, die Bildung einer Geschwulst aus körpereigenen Zellen mit den damaligen Kenntnissen der Entwicklungsgeschichte in Einklang zu bringen.

Wenn wir von Praeneoplasie sprechen, so verbinden wir damit gewöhnlich den Begriff eines krankhaft veränderten Gewebes, bei dem die nachfolgende Krebsbildung im Bereich der Gewebsveränderungen selbst entsteht. Es gibt aber ein sehr eigenartiges Krankheitsbild, die **Acanthosis nigricans**, bei der sich lokale Hautveränderungen finden, die ihrerseits nie zur Krebsbildung führen, dagegen im übrigen Körper mit großer Krebshäufigkeit vergesellschaftet sind. Bei der Acanthosis handelt es sich darum, daß die Stachelzellen der Epidermis (ἄκαντα = Stachel) sich weiterhin teilen, während sonst diese Eigenschaft auf die Basalzellschicht beschränkt ist. Durch die Zellteilung in dieser Schicht kommt es — sehr oft bilateral symmetrisch — zu starken Verdickungen dieser Hautschicht, die leisten- und warzenartig vorspringen und durch Pigmenteinlagerung schwärzlich erscheinen. Nach der umfassenden Darstellung aller bisher bekannt gewordenen 480 Fälle der Weltliteratur (CURTH 1948) kommt es *in ungefähr 50% aller Fälle zu Krebsbildung* irgendwelcher Lokalisation, *besonders im Magen*, aber *nie im Bereich der Haut*. Die Acanthosis nigricans und Krebs treten häufig gleichzeitig auf, oft aber geht die Acanthosis, bis zu 18 Jahren, dem Krebs voraus. Stets sind die Krebsformen besonders maligne.

Die Praeneoplasien auf der Basis von Systemerkrankungen und angeborenen Geschwülsten weisen noch in eine andere Richtung. Die Beispiele der aus Neurofibromen, Exostosen, Polypen usw. sich entwickelnden malignen Tumoren sind zugleich Beispiele von Erbkrankheiten (Xeroderma pigmentosum) und von erblichen Systemerkrankungen, wie Neurofibromatose, Osteodysplasia exostotica, Polyposis intestini. Solche Beispiele von *Praeneoplasien auf der Basis erblicher Störungen* sollen dem 5. Kapitel über Krebs und Vererbung vorbehalten sein.

Zusammenfassend ist über Praecancerosen und Praesarkomatosen zu sagen: Der Begriff der *Praeneoplasien* ist nur deswegen, weil man mikroskopisch-morphologisch einem Gewebe die allenfallsige spätere Krebsentwicklung nicht ansehen kann, nicht wegdisputierbar. Die Praeneoplasien sind klinisch-empirisch eine Realität ex post, ihr Beweis ist ein ausschließlich statistischer. Man sollte nicht sagen, es gibt Vorkrankheiten, die zu Krebs führen, sondern: es gibt Krebse, denen häufig bestimmte Vorkrebskrankheiten vorausgegangen sind. Im Sinne der Entwicklungsphysiologie ist die Praecancerose noch kein Carcinom, aber eine *Carcinopotenz*, d. h. eine Fähigkeit, die Carcinogenese später zu verwirklichen.

In der Induktionskette des Krebsgeschehens kann die *Ursache der Praecancerose von der Ursache der Cancerisierung durchaus verschieden* sein. So kann beispielsweise in einer chemisch induzierten praecancerösen Arsendermatose schließlich eine physikalische Noxe, z. B. eine „Röntgenreizdosis", aus der Carcinopotenz der Arsenpraecancerose den endgültigen strahleninduzierten Cancer bewerkstelligen.

Die *Praecancerosen* sind allesamt *morphologisch* ausgezeichnet durch Atrophien (der Haut oder Schleimhaut), durch Epithelatypien und -hyperplasien und durch zunächst gutartige Tumoren (Hautwarzen, Schleimhautpolypen, Papillome). Immer besteht ein Latenzstadium wechselnder Dauer. Morphologisch wird es überbrückt durch Vorgänge, die als überstürzte und gestörte Regeneration morphologisch erweisbar sind und sich vor allem in vermehrten und gestörten Zellteilungsvorgängen, Zell- und Kernatypien äußern. Entsprechend der meist flächenhaften Ausdehnung der Praeneoplasien entstehen Carcinome häufiger als sonst multipel, sei es gleichzeitig, sei es nacheinander.

So vielgestaltig die kausalen Faktoren, so einheitlich die Störung der Regeneration und deren Folgen. Die gestörte Regeneration macht nicht das Wesen der Malignisierung aus. Sie ist die Ursache der Praecancerose, aber nicht die Ursache der Cancerisierung. Wohl können die kausalen Faktoren der Praecancerosen identisch mit den kausalen Faktoren der Cancerisierung sein. Grundsätzlich ist aber zunächst daran festzuhalten: *Die Ursachen des Praecancers sind meist andere als die des endgültigen Cancers!*

Um weitere Fragen beantworten zu können, bedarf es noch der Erfahrungen mit experimentellen, d. h. unter reinen Versuchsbedingungen erzeugten Praeneoplasien, der Erfahrungen mit angeborenen Praeneoplasien, weiter der Erfahrungen über die Mitwirkung einer erblichen Disposition und der Erfahrungen über alle bis heute bekannten Krebsnoxen. Dann erst wird der Zeitpunkt gekommen sein, um einerseits auf die Rolle aller Praeneoplasien bei der *Phänogenese des Krebses*, d. h. auf die Entwicklung von der „Urtumorzelle" bis zur manifesten Geschwulst hinzuweisen, und um fernerhin die *Kernfrage nach der Natur des Vorganges, der Körperzellen in Krebszellen transformiert*, zu stellen.

3. Das „Carcinoma in situ"

Gewissermaßen auf der Brücke zwischen der Praecancerose und dem Mikrocancer („Carcinoma Gruppe I") steht das sog. *Carcinoma in situ* (fortan abgekürzt C. i. s.). Der Begriff soll zum Ausdruck bringen, daß es sich um ganz erhebliche Epithelveränderungen der Haut oder Schleimhaut, prospektiv gesehen bereits um einen Cancer handelt, der jedoch noch so jung ist, daß er die wichtigsten Lebensäußerungen eines Cancer (invasives Wachstum, Metastasierung) noch nicht hat von sich geben können, bildlich gesprochen also gewissermaßen um ein noch nicht ganz ausgebrütetes „Krebsei im Nest".

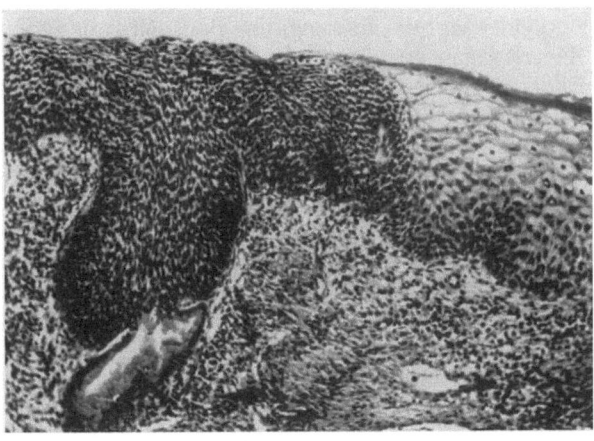

Abb. 43. Carcinoma in situ (Portio uteri). Von rechts her geht das normale Plattenepithel mit scharfer Grenze in ein atypisches, zellreiches, nicht mehr verhornendes Plattenepithel über. Die Schichtung ist in diesem Bereich des „unruhigen" Epithels aufgehoben, dabei bleibt die Basalmembran intakt. Starke Polymorphie der Kerne. Unten links Einwachsen des Epithels in das Lumen einer Cervixdrüse (Abb. freundlicherweise von Herrn Prof. STOLL, Univ.-Frauenklinik Heidelberg zur Verfügung gestellt)

Ungewiß ist der Urbeginn, vieldeutig der Status, ungewiß das Schicksal. Was Wunder: Über das C. i. s. läßt sich trefflich streiten. Das zeigen — neben einer großen Literatur — vor allem die vielen *Synonyma*. Nur ein paar Beispiele:

Praeinvasives Carcinom	Intraepitheliales Ca.
Oberflächenkrebs	Nichtinvasives, potentielles Ca.
Morbus Schauenstein (1908)	Beginnendes Carcinom
Carcinom „Gruppe 0"	„Gesteigert atypisches Epithel".

Klinisch verdächtig sind Epithelverdickungen, Erosionen, Leukoplakien und sonstige Verfärbungen. Das C. i. s. ist ein legitimes Kind der Morphologie oder, richtiger gesagt der, Histologie, denn mögen für die Diagnose Inspektion, alle Sorten von Endoskopie (z. B. Kolpo-, Bronchoskopie), Histochemie, Cytologie usw. noch so wichtig sein, entscheidend (STOLL 1958) ist allein die *Histologie* (Abb. 43):

    a) Das Epithel ist atypisch, unruhig, variabel.
    b) Bei starker Zellvermehrung ist die Zellschichtung aufgehoben: praeinvasives Wachstum.
    c) Die Basalmembran wird respektiert, aber Einwachsen der Epithelien in Drüsenschläuche ist häufig.
    d) Starke Polymorphie der Zellen, Chromatinreichtum, eventuell Mitosen.

Für den *Kliniker* entstehen bei der Anwendung des Begriffes Carcinoma in situ vielerlei *Schwierigkeiten* und mancherlei Risiken. Verständlicherweise lassen sich die frühesten Stadien eines Carcinoms nur an inspektorisch leicht zugänglichen Körperstellen feststellen, vor allem an der kolpo- und mikrokolposkopisch so gut zu untersuchenden Portio uteri. So wird das Problem auch heute noch ganz überwiegend von Pathologen (BÜNGELER 1951, HAMPERL 1952, v. ALBERTINI 1955) und Gynäkologen (KAUFMANN 1957, RUNGE und STOLL 1955, LIMBURG 1950, KIRCHHOFF und WITT 1959) am Uterus diskutiert.

Doch finden sich gleiche Veränderungen auch bei anderen *Lokalisationen*, so bei *Uteruscarcinomen* (LIMBURG 1950), bei Darm- und *Rectumpolypen* (FEYRTER, z. n. ULM 1955), an der *Brustdrüse* (BÖHMIG 1953, BÜNGELER und DONTENWILL 1954, KONJETZNY u. a.), am *Magen* (RUBIN 1955, SIRTORI 1952), an der *Prostata* (ORTEGA u. a. 1953), an der *Gallenblase* (STRAUSS 1953, TOBAH u. a. 1953), in den *Bronchien* (VILLATA 1954, SPENCER und RAEBURN 1954), in der *Vagina* (SCHUBERT 1953) und nicht zuletzt auch in der *Haut*, dort vor allem beim sog. Morbus BOWEN (BACK 1952, GUTMANN 1925, SEQUEIRA 1921, KIMMIG 1952, SCHUBERT 1953) und schließlich noch bei der Erythroblasia des *Penis*.

Leider sagt das histologische Bild, selbst in Serienschnitten, nicht ausreichend Zuverlässiges aus über die Wachstumstendenz. Unter histologisch ähnlichen Bildern können sich biologisch verschiedene Potenzen verbergen (BÜNGELER und DONTENWILL 1954). So kommt es, daß lange Zeit weder klinisch-diagnostisch noch histologisch über den Charakter eines C. i. s. etwas Sicheres ausgesagt werden kann. Darüber entscheidet als Test erst der weitere klinische *Verlauf*.

Kompliziert wird die Sachlage noch dadurch, daß sich gelegentlich während der *Schwangerschaft* Epithelveränderungen der Portio finden, die morphologisch ganz einem Oberflächencarcinom gleichen können (FLUHMAN 1948, NOVAK 1949, SCHLEIFENSTEIN 1950, EPPERSON u. Mitarb. 1951, HAMPERL, KAUFMANN und OBER 1954). Die letztgenannten Autoren konnten durch Probeentnahmen bei 500 Schwangeren in 12 Fällen (2,4%) ein C. i. s. feststellen. 6 davon zeigen deutliche Einbrüche ins Stroma. Von den 6 unbehandelten Fällen entwickelte sich nur bei einer Frau binnen 3 Jahren ein Portiocarcinom. Ein beginnendes invasives Wachstum in der Schwangerschaft ist also noch kein schlüssiger Beweis für die carcinomatöse Natur der betr. morphologischen Veränderungen.

Auch sonst unterlaufen leicht *Fehldeutungen*. BAJARDI und BURGHARDT (1956) konnten unter 61 Oberflächencarcinomen der Portio in Serienschnitten in 42 Fällen (= 69%) die Diagnose bestätigen. Bei 9 Fällen (= 15%) war ein fragliches, bei 5 (= 8%) ein wahrscheinliches und bei 4 Fällen (= 10%) ein sicher invasives Wachstum nachweisbar. SCHUBERT (1953) fand bei 73 operierten Oberflächencarcinomen bei systematischer histologischer Nachprüfung in 5 Fällen invasives Wachstum. MORARI und STRAMETZ (1953) wiesen in Schnittuntersuchungen von 115 Fällen bei 25 (= 21,7%) ein sicheres Carcinom nach. THORNTON u. Mitarb. (1954) fanden bei 30 durch Probeexcision diagnostizierten Oberflächencarcinomen nach Conusbiopsien 7 gutartige Veränderungen, 18 Carcinoma in situ und 5 mal ein sicher invasives Carcinom. KOTTMEIER (zit. n. ULM 1955) fand bei 23 von 74 Oberflächencarcinomen ein sicher invasives Wachstum.

Es gelingt demnach nicht immer, zwischen einem C. i. s. und einem intraepithelial sich ausbreitenden, an anderer Stelle invasiv wachsenden Carcinom zu unterscheiden. Hinzu kommt, daß sich jahrelang beobachtete histologische „Oberflächencarcinome" später wieder völlig zurückbilden können.

Nach LIMBURG (zit. n. ULM 1955) wurde in mindestens 60% der Fälle aus 2 nachgeprüften Statistiken die Diagnose eines C.i.s. zu Unrecht gestellt. ZACHERL (1957) ließ 21 histologische Präparate jeweils von 24 verschiedenen Pathologen und Gynäko-Histologen beurteilen. Die histologische Diagnose stimmte nur in etwa 70% überein. Die Diagnosen schwankten bei ein und demselben Präparat vom „Invasionscarcinom", „C.i.s.", „wahrscheinlich C.i.s.", „wahrscheinlich nicht C.i.s." bis zu der Feststellung, daß „überhaupt keine carcinomatöse Veränderung" vorläge.

Die *Häufigkeit* der Oberflächencarcinome wird sehr verschieden hoch eingeschätzt. Ihr Anteil an dem Collumcarcinom schwankt nach RUNGE und STOLL (1955) zwischen 3 und 30%. Von allen kolposkopisch und cytologisch untersuchten Frauen hatten 0,8% ein Oberflächencarcinom (KNEER und HILLEMANN 1957). Bei KIRCHHOFF und WITT (1959) betrug der Prozentsatz auf alle Collumcarcinome des gleichen Zeitraums bezogen 5,5%. Das *Durchschnittsalter* war 41 Jahre.

Die praeinvasiven Carcinome verhalten sich zu den invasiv wachsenden wie 1:7 (MORARI und STRAMETZ 1953) oder wie 1:4 (SCHUBERT 1953). CRAMER (1954) fand bei cytologischer kolposkopischer und histologischer Untersuchung unter 15066 Frauen — neben 11 Collumcarcinomen — noch 56 Oberflächencarcinome, HOFFMANN u. Mitarb. (1953) dagegen unter 4152 Probeexcisionen aus der Portioregion nur 1 sicheres C. i. s. Auch in der Uterusschleimhaut lassen sich Oberflächencarcinome feststellen. LIMBURG (1950) fand unter 1200 durch Probeexcision oder Curettage untersuchten Uteruscarcinomen in 3,7% Oberflächencarcinome, wohingegen er kolposkopisch in 22,4% der Carcinome einen dem C. i. s. entsprechenden Befund erheben konnte.

Der *Verlauf* läßt sich, wie schon angedeutet, aus dem histologischen Befund allein nicht mit hinreichender Sicherheit vorausbestimmen. Insbesondere ist nicht zu entscheiden, ob es sich um einen spontan rückbildungsfähigen Prozeß, also doch nicht um ein Ca, oder um ein praeinvasives Carcinom handelt (RUNGE und STOLL 1955). Entscheidend ist allein der weitere klinische Verlauf. Krebs ist eben ein biologischer, nicht allein ein histologischer Begriff.

Die *Prozentzahlen späterer Krebse* werden ganz verschieden hoch angegeben. Sie schwanken je nach Definition und Diagnose des C. i. s. zwischen 11,6% (BÜNGELER und DONTENWILL (1954) und 35% (YOUNGE 1949).

Als *Latenzzeit* werden angegeben 0,5—8 Jahre (SCIPIADES und STEVENSON 1938), 1—17 Jahre JONES u. Mitarb. (1951), 3—12,5 Jahre LIMBURG (1952), 0,9—13 Jahre HERTIG und YOUNGE (1952), durchschnittlich 7 Jahre SCHUBERT (1953). RUNGE (1954) sah ein Adenocarcinoma in situ innerhalb von 6 Jahren sich zu einem umschriebenen Corpuscarcinom fortentwickeln.

Bezüglich der klinischen *Diagnostik* (kolposkopisch!), der *Cytologie, Cytochemie* und der Heranziehung von *Gewebekulturen* sei auf die betr. Abschnitte verwiesen.

Bei soviel Unsicherheit (Reversibilität) und Risiken (latent infiltratives Wachstum!) erhebt sich natürlich die Frage: wäre es nicht besser, auf den *Begriff* C. i. s. ganz zu verzichten? In vielen Fällen ist eben das „Carcinoma in situ" nun schließlich doch überhaupt kein „Carcinom" und in anderen Fällen ist es aber schon ein Krebs. Der Begriff ist also letztlich ein Verlegenheitswort zur Illustration der nie ganz auszuräumenden Problematik des beginnenden Carcinoms. Und doch wird der Ausdruck wohl nicht wieder aus dem Sprachgebrauch verschwinden. Der Begriff leitet seine Lebenszähigkeit davon her, daß ein solches praeinvasives Frühstadium theoretisch postuliert werden muß, daß am Rande andernorts schon invasiv wachsender Carcinome das intraepitheliale Einwachsen von Krebszellen auch sonst, z. B. beim Paget-Ca. der Mamma, am hellen Cytoplasma der Krebszellen nachweisbar ist.

Bedenkt man, welche therapeutischen Konsequenzen von der histologischen Diagnose des C. i. s. abhängen, so ergibt sich daraus klinisch die Notwendigkeit, im individuellen Falle hellwach zu kontrollieren und sich in der Therapie (s. Kap. 13), zunächst wenigstens, „energisch exspektativ" zu verhalten.

4. Histologie und Cytologie der Tumoren

a) Histologie der Tumoren. Sie ist uns heute so vertraut geworden, daß wir uns eigentlich nicht bewußt werden, daß ihre Einführung in die Geschwulstlehre im Grunde das umwälzendste Ereignis in der Geschichte der Krebskrankheit darstellt. Hier wird der Krebs wirklich bis an seine Wurzel, bis in die Gewebe, denen er einerseits entstammt und die er andererseits befällt und zerstört, zurückverfolgt, und hier wurde zugleich das Fundament gelegt, auf dem letztlich unser ganzes Gebäude der Krebspathologie ruht. So war schon die Rede davon, daß unsere ganze Einteilung der Geschwülste sich aus deren Histogonese ableitet, stellen ja alle Geschwülste „als Abkömmlinge der typischen Körpergewebe *Nachbildungen* ihrer Matrices dar" (BORST 1922). So ist die Histologie der

124 Allgemeine Krebspathologie

Tumoren Gradmesser und Maßstab der Reife und Malignität der Geschwülste, der Mitbeteiligung von Stroma, der Ausbreitung des Krebses, der Variabilität der einzelnen Tumorzellen u. v. a. Natürlich ist hier nicht der Ort, auf die Histologie im einzelnen einzugehen. Einzelbeispiele finden sich in diesem Buch verstreut.

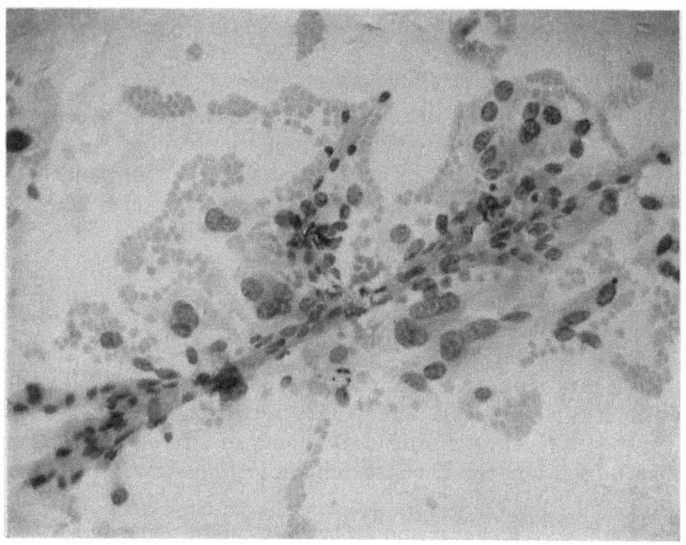

a

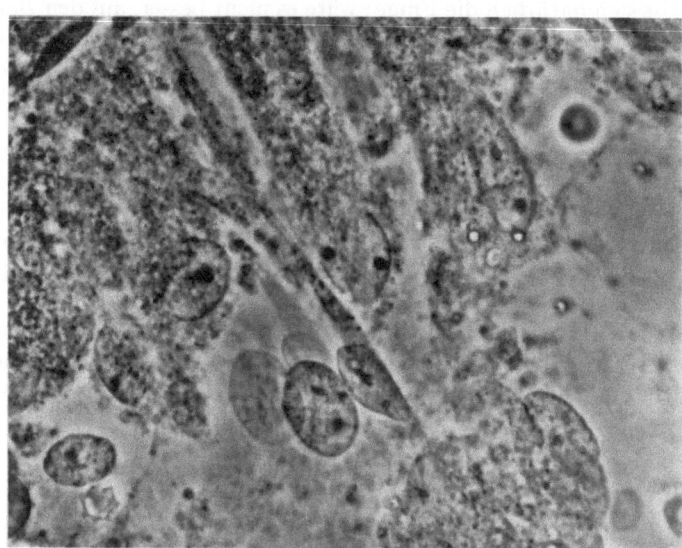

b
Abb. 44a u. b. Der gleiche Tumor (Phäochromocytom)
a im Phasenkontrastmikroskop (700fach), b cytologisch im Ausstrich (Näheres Text)

Nun haben einsichtige Pathologen immer eingesehen, daß tote, fixierte, gefärbte Präparate kein den tatsächlichen Zuständen voll entsprechendes Bild liefern. BORST hat dies schon 1922 in treffende Worte gekleidet: Es sei daran zu erinnern, ,,daß unsere histologischen Objekte zu allermeist nur verzerrte Abbilder des wirklichen Zustandes der Zellen und Gewebe sind. Das ist aus der Vorbehandlung der Objekte mit den mannigfaltigsten Chemikalien ohne weiteres verständlich. Es ergibt sich daraus die Lehre, wo irgend angängig, auch die frische Untersuchung unvorbehandelter, eventuell lebender oder überlebender Objekte heranzuziehen".

Dieser Forderung kommt das *Phasenkontrastverfahren* entgegen. Es gestattet, ungefärbte und lebende Zellen und Gewebsverbände mikroskopisch zu beobachten und in allen Einzelheiten zu analysieren und zu photographieren. Das Phasenkontrastverfahren läßt sich auf viele Gebiete der Tumorpathologie (Näheres SALFELDER 1951) anwenden: Sputum, Bronchialsekrete, Ergüsse, Punktate, Abstriche von frisch operierten Tumoren usw.

Die Mitarbeiterin des Verfassers I. REITTER (1951) hat an malignen Tumoren der Chirurgischen Klinik Heidelberg die Phasenkontrastbilder den gewohnten cytologischen Bildern (Ausstrich) und den histologischen der gleichen Tumoren gegenübergestellt. Es kamen auf diese Weise die großen Unterschiede zwischen ungefärbtem lebenden und toten, fixiertem und gefärbtem Material ausgezeichnet zur Geltung.

So zeigt z. B. von einem Phäochromocytom einer 53j. Frau (J. Nr. 5918/50) die Abb. 44a im Phasenkontrastbild die großen ovalen Kerne und Nucleolen sowie die schlanken Kerne der Capillarendothelien und als Gegenstück dazu vom gleichen Tumor in Abb. 44b das cytologische Bild eines Ausstrichs, welches die innige Beziehung zwischen Capillaren und Tumorzellen erkennen läßt, wie dies auch der histologische Schnitt auswies.

Ähnliche Untersuchungen an operativ entfernten Tumoren stammen aus der Jenaer Chirurgischen Klinik (ADERHOLD u. SIERING 1953).

Vor allem zeigen die Bilder bei gleicher Vergrößerung, wie groß der Einfluß von Fixierung (Schrumpfung!) und Färbung auf die histologischen Bilder ist und wie stark die Welt der Histologie verändert ist, in der wir das celluläre Geschehen zu sehen gewohnt sind.

Natürlich hat auch das Phasenkontrastverfahren seine Grenzen. So erlaubt es nicht ohne weiteres eine Artdiagnose der Tumoren! Fraglos ist es erst die wechselseitige Ergänzung, die „optisch" und gedanklich mehr leistet als die einzelnen Verfahren für sich.

Die *Anwendung des Elektronenmikroskops* hat auch für die *Geschwulstpathologie* Bedeutung erlangt (Übersicht bei BERNHARD 1957). Dem Lichtmikroskop sind Grenzen gesetzt, die im Licht selbst und in der Physiologie des menschlichen Auges gelegen sind. Objekte unter 0,5/1000 m sind nicht mehr abbildbar. Wenn auch die Anwendung kurzwelliger UV-Strahlen im Ultramikroskop eine Erweiterung lichtoptischer Möglichkeiten brachte, so hat doch erst das Elektronenmikroskop das Auflösungsvermögen des alten Mikroskops um das Vielhundertfache gesteigert.

Tabelle 29. *Anwendungen des Elektronenmikroskopes in der Tumorforschung*

Autoren:	Jahr:	Objekte:
CLAUDE u. FULLAM	1945	Sarkom-Mitochondrien
DALTON u. Mitarb.	1949	normale und maligne Zellen in der Gewebekultur
LANDSCHÜTZ u. KAUSCHE	1951	Ascitestumor/Maus/Mitochondrien und Fibrillen
v. ALBERTINI	1953	Haut-Ca/Maus d. Methylcholanthren
FAVATA u. BISHOP	1954	Menschliche invitro- Sarkomzellen
GIESEKING und SCHÜMMELFEDER	1955	Ehrlich-Ca u. Spontanmamma-Ca der Maus
WESSEL u. BERNHARD	1957	Ehrlich- und Yoshida-Ascitestumorzellen
WESSEL	1959	Ascitescarcinom und Ascitessarkom Maus/Unterkühlung

Die Hauptbedeutung für die *Medizin* liegt vor allem in der Möglichkeit, Viren und große Moleküle sichtbar zu machen. Darauf kommen wir im 6. Kapitel zurück.

Die bisherigen Untersuchungen an *Tumorzellen* betreffen in der Hauptsache den Feinbau des Cytoplasmas, seiner Bestandteile, der Mitochondrien, Fibrillen, Doppelmembranen, „virusähnlicher" Korpuskel usw.

Das Zellmaterial muß sich allerdings zur Vorbereitung der elektronenmikroskopischen Untersuchungen vielerlei Maltraitements gefallen lassen, jedoch wurden grundsätzliche Unterschiede im Vergleich mit dem Protoplasmafeinbau normaler Zellen nicht gefunden (GIESEKING und SCHÜMMELFEDER 1955). Etwas „Krebsspezifisches" ist bislang auch mit dem Elektronenmikroskop nicht aufgedeckt. Auf Virusfragen kommen wir im 8. Kapitel zurück.

Das *Krebsproblem* ist in hohem Maße ein *celluläres Problem*. Sicher mit Recht lokalisiert man die „Malignität" in die Zelle. Die Krebszelle ist die Elementareinheit des Krebses. Sie repräsentiert den Charakter der Krebsgeschwulst und die Eigenschaften ihres Verhaltens. Die *Zelle* ist heute nicht mehr wie für VIRCHOW (1859) „das letzte Form-Element aller lebendigen Erscheinung", über die wir „die eigentliche Action nicht ... hinausverlegen dürfen." Vielmehr betrachten wir sie heute als einen *„Elementarorganismus"*, als einen Mikrokosmos, dessen Aufbau Vererbungsexperiment, Mutationsforschung, Biochemie, Strahlen- und Chemogenetik sowie Elektronenmikroskopie als höchst kompliziert aufgeklärt haben.

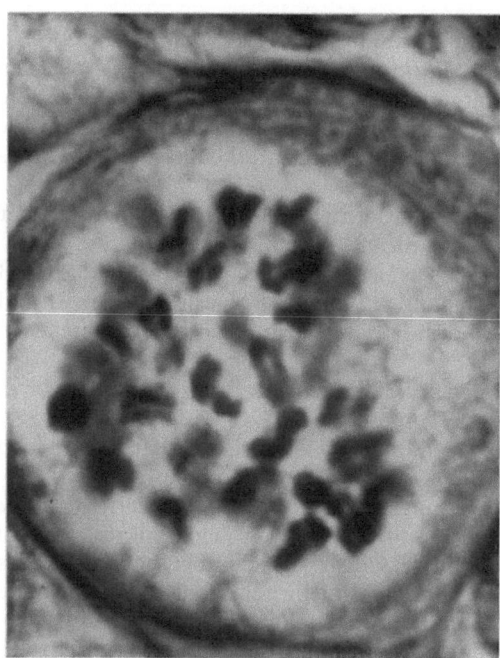

Abb. 45. Mitose einer Krebszelle. Prophase. Längsteilung der Chromosomen (F. K., verhornendes Plattenepithelcarcinom der Unterlippe). Nr. 16668. Zeiß-Ölimmersion 60 u. A. 1,4. Ocular 20fach. Vergr. 1200fach.

Vorbemerkungen über **Zelle** und **Zellteilung.** Die Zelle als *Elementarorganismus* alles Lebenden besteht aus Zelleib (Cytoplasma), Zellkern (Nucleus) und Zellmembran. Das *Cytoplasma* enthält in seiner Grundmasse, dem Hyaloplasma, Granula, Mitochondrien u. a. Der *Zellkern* liegt inmitten des Plasmas, von diesem durch eine Kernmembran getrennt, oder randständig. Er ist bald rund, bald gelappt und enthält, abgesehen vom Kernkörperchen (*Nucleolus*) fadige Gebilde, die sich mit basischen Farbstoffen gut anfärben lassen, daher *Chromatin* genannt werden. Dieses Fadengerüst spielt im Lebensgeschehen aller Organismen bei der Weitervererbung überkommener Erbanlagen eine entscheidende Rolle. Bei der erst alles Wachstum usw. ermöglichenden *Zellteilung* (*Mitose*), bei der sich die Zelle in all ihren Bestandteilen identisch reproduziert (einem der großen und letztlich ungeklärten Wunder des Lebens), formt sich alle Chromatinsubstanz des Zellkerns zu einer mehr oder minder großen, für jede Organismusart aber charakteristischen Zahl von *Chromosomen* (beim Menschen sind es 24).

Die *Kernteilung* (Mitose, Karyokinese) erfolgt als gewöhnliche Kerndurchschnürung („*Amitose*") oder dadurch, daß sich die Chromosomen der Länge nach spalten (s. Abb. 45) durch eine sich ausbildende fädig strukturierte „Kernspindel", wieder ordnen und dann wieder in gleicher Zahl auf die beiden Tochterkerne verteilt werden (indirekte Kernteilung = *Mitose*). Die Mitose sorgt dafür, daß das Zellerbgut gleichmäßig auf die beiden Tochterzellen übertragen wird. Die Mitose verläuft in *Phasen*: *Prophase* (Längsspaltung der Chromosomen),

Metaphase (Ausbildung der Kernspindel und Anordnung der Chromosomen beiderseits der Äquatorialebene), *Anaphase* (Auseinanderweichen in entgegengesetzter Richtung) und *Telophase* (Ausbildung einer neuen Kernmembran, Zelldurchschnürung).

Inwieweit weicht nun die *Cytologie der Krebszellen* von der Cytologie der Körperzellen ab? Von vornherein ist klar, daß es sich um sehr komplexe Fragen handelt. Nicht nur die Muttergewebe, nicht nur die Geschwulstarten, auch die Geschwulsttypen sind je nach biologischem Charakter der Geschwülste sehr verschieden.

b) Cytoplasma. Wenn auch das Cytoplasma die Hauptmasse der Zelle ausmacht, so spielt es doch beim Tumorgeschehen gegenüber dem Zellkern und Kernkörperchen eine geringere Rolle, am ehesten noch im Wechselspiel zwischen Kern und Plasma. Wir werden zwar noch auf das Cytoplasma bei der Frage, ob es im Plasma lokalisierte und in die Tumorentstehung eingreifende, vom Kern gesonderte Erbeinheiten („Plasmagene") gibt, zurückkommen, im Zusammenhang mit der Tumorcytologie interessiert jedoch vor allem das Verhalten der *Mitochondrien* in Tumorzellen, zumal diesen „Zellorganellen" wichtige Funktionen für Zellatmung und Zellstoffwechsel — und hier vor allem für die Enzyme — zugesprochen werden.

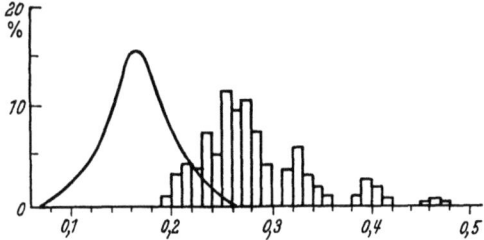

Abb. 46. Variationskurve der Kerngröße bei normalen Pleuraendothelien und Kerngrößenwerte (Säulen) bei Pleuracarcinose (Bronchialcarcinom) (Aus der Chirurg. Klinik Heidelberg. Arb. H. J. STREICHER 1952/53)

Wohl liegen *Untersuchungen* am Rous-Sarkom (s. S. 311) vor, doch handelt es sich dabei nicht um Tumoren, die menschlichen Krebsen vergleichbar sind. An lebensmenschlichem Material, und zwar an Prostataadenomgeweben von 152 Fällen und an 32 Prostatacarcinomen, untersuchten BOTHE u. Mitarb. (1950) — neben dem Golgi-Apparat — auch das Verhalten der Mitochondrien. Man fand sie bei Adenomen in relativ großen Kugeln oder Fäden und in geringer Anzahl, bei Carcinomen dagegen sehr zellreich oder dünnfaserig. Auf enzymatische Abweichungen kommen wir bei der Biochemie der Tumoren zurück.

c) Zellkern. Schon 1908 hatte HEIBERG nachgewiesen, daß die Zellen verschiedener Carcinome häufig eine *Kernvergrößerung* erkennen lassen, und zwar nicht einzelner weniger Kerne, sondern so vieler Kerne, daß die Kerngröße im Durchschnitt die der Mutterzellen übertrifft. Die Frage hat seitdem viele Untersucher beschäftigt (HEIBERG zuletzt 1938, JACOBY 1929, 1939, EHRICH, SCHAIRER 1935, 1937 u. a.).

Die Abb. 46 zeigt, wie einerseits die Kerngröße von Tumorzellen in sich, zugleich aber gegenüber den Vergleichszellen stark abweichen und variieren, andererseits wie die Geschwulstdiagnose dadurch erhärtet werden kann. Wichtig ist noch zu wissen, daß niemals in Tumorzellen kleinere Kerne gefunden werden als in den Zellen der Ausgangsgewebe.

Auch der *Nucleolus*, das Kernkörperchen, wird in *Tumorzellen* häufig als auffällig *vergrößert* (QUENSEL 1928), oft der Zahl nach vermehrt angegeben. Noch wichtiger für die Cytodiagnose ist jedoch die *Kernkörperchen-Kern-Relation*. Wie die Abb. 48 erkennen läßt, ist ihre prozentuale Verteilung beim Vergleich mit normalen und entzündlichem Gewebe bei Tumorzellen so weit nach rechts verschoben, daß stark *pathologische Nucleolus-Nucleus-Relation* als cytologisches Symptom der Malignität angesehen werden darf.

Sowohl Kern- wie Kernkörperchengröße stehen in einer Abhängigkeit vom *Chromatinreichtum* der Zellkerne. Wie sehr dieser wechselt und oft enorm vermehrt ist, ist schon seit v. HANSEMANN und BORST (1924) bekannt. Es interessiert daher *Art und Zahl der Mitosen* und Zahl der Chromosomen. Die Zahl der Mitosen, im mikroskopischen Bild also der Reichtum an Kernteilungsfiguren, wird ein mit Maßstab für das Tempo des Wachstums und damit ein Anhaltspunkt für den biologischen Charakter der Geschwulst. So sicher es ist, daß *abnorme Mitosen*

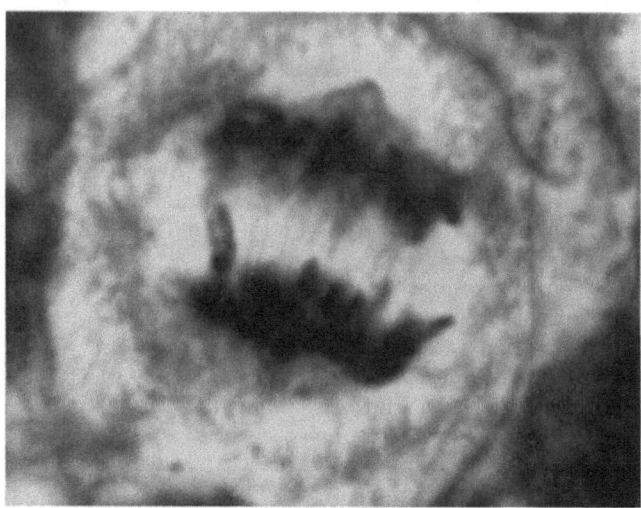

Abb. 47. Zellteilung einer Krebszelle. (Eig. Beob. W. R., Adenocarcinom des Rectums.) Präp.-Nr. 16602. Zeiß-Ölimmersion/Anaphase 90 u. A. 1,4. Ocular 20fach. Vergr. 1800fach

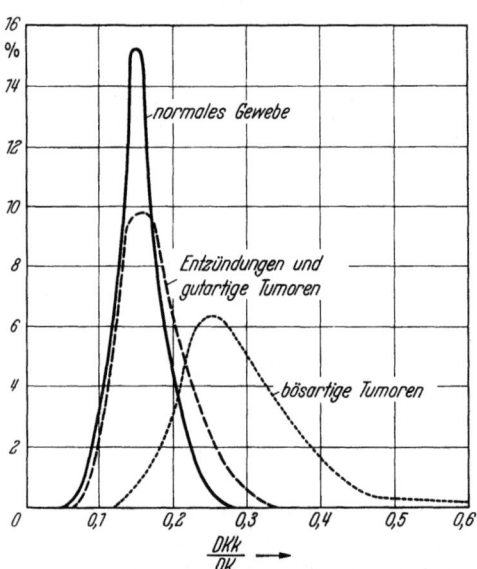

Abb. 48. Prozentuale Verteilung der Kernkörperchen und Kernrelation als Mittel aus verschiedenen Geschwülsten und anderen Geweben (200 Fälle) (Aus der Chirurg. und Med. Klinik Heidelberg, Arbeit H. J. Streicher und St. Sandkühler 1950/51)

auch sonst gelegentlich im Körper, vor allen bei entzündlichen Prozessen vorkommen, so sicher ist es andererseits, daß sie *in gleicher Häufigkeit und Schwere nur bei malignen Tumoren* auftreten.

Schon 1911 machte v. Hansemann darauf aufmerksam, daß in zahlreichen Krebsgeschwülsten atypische Mitosen und als Folge davon abnorme Zell- und Kernteilungen nachweisbar sind. 1914 griff Boveri die Frage eines „Zusammenhanges zwischen abnormen Mitosen und bösartigen Tumoren" erneut auf, ausgehend von der Überzeugung, daß die Krebszelle eine defekte Zelle sei, welche Eigenschaften die normale Gewebszelle verloren habe, und daß der Zelle des malignen Tumors Teile der normalen Zelle fehlten. Eine gleichmäßige Übertragung der Chromosomen von Mutter- auf Tochterzellen sei aber nur möglich, wenn die Zellteilung zweipolig sei. Seien aber beispielsweise 4 Pole beteiligt, so erhielten die Tochterzellen „eine abnorme, im einzelnen höchst variable Chromosomenkombination zugeteilt". Wohl werden dabei auch Zellen mit der gleichen Chromosomenzahl wie die Ausgangszelle und auch mit ihrer vollen Chromosomengarnitur entstehen können, es *müssen* daneben aber auch stets abweichende Chromosomenzahlen resultieren.

Faßt man die Chromosomenstudien an menschlichen Krebszellen zusammen, so ergibt sich unbeschadet vielerlei cytologischer Einzelheiten an grundsätzlich

Wichtigem, daß manche Carcinome ungemein mitosenreich sind und daß je mitosenreicher ein Tumor ist, desto variabler seine Chromosomenzahlen und Chromosomenkombinationen sind. Oft finden sich multi-, besonders tripolare Mitosen. Bei besonders schnell wachsenden Tumoren kann man vielfach 10 und mehr Mitosen in einem Gesichtsfeld sehen.

So sicher Mitosenreichtum im Krebsgewebe etwas sehr Häufiges ist, so sicher ist er nicht schlechthin etwas Krebsspezifisches, findet sich ja ein gewisser, wenn auch geringerer Mitosenreichtum auch in jugendlichem Granulationsgewebe. Man kann also den *Mitosenreichtum* nur als ein *Symptom* und nur im Zusammenhang mit anderen Symptomen für die Krebsdiagnose werten, immerhin wird man im Zweifelsfalle, nachdem abnorme und zahlreiche Mitosen bei Krebs häufig, in anderen Geweben nur sehr selten sind, abnorme Zellteilungen und hohen Mitosenreichtum für die Diagnose „Krebs" mit heranziehen dürfen.

Was die *Zahl der Chromosomen* in Krebszellen anlangt, so haben auch unsere Untersuchungen (DECKNER) an über 3000 Schnittpräparaten von 30 menschlichen Carcinomen gezeigt, daß Vermehrung der Chromosomenzahlen bis auf das Vielfache der normalen diploiden Zahl von 46 Chromosomen beim Menschen sehr viel häufiger als in normalem Vergleichsgewebe ist. Wir fanden bis zu etwa 300 Chromosomen in einer Krebszelle.

Zusammenfassung: a) es gibt Carcinome mit sicher normalen Chromosomenzahlen, b) innerhalb des gleichen Carcinoms kommen wechselnde Chromosomenzahlen vor, c) abnorme, besonders tri- und pluripolare Mitosen und abnorme Chromosomenzahlen sind so viel häufiger als bei allen Vergleichsobjekten, daß sie sowohl zur mikroskopischen Krebsdiagnose mit herangezogen werden dürfen als auch als ein wesentliches Symptom — aber nicht als Ursache — der Krebsumwandlung von Körperzellen angesehen werden dürfen.

Der Nachweis, daß abnorme Zellteilungen in Krebsgeschwülsten häufig, in anderen Geweben nur selten angetroffen werden, darf in einem krebsverdächtigen Gewebe zur Stütze der Diagnose „Krebs" mit herangezogen werden.

So sehen wir also: die histologischen Methoden und alle Finessen der Färbetechnik haben das Rätsel der Malignität, das Spezifische der Krebszelle gegenüber der Somazelle, nicht zu entschleiern vermocht. Sollte es wirklich so sein, wie es der Pathologe ALBRECHT (1907) ausdrückte, daß mit der 300fachen Vergrößerung „eine Art von cellulärer Kurzsichtigkeit entstanden ist, welche uns vielfach hindert, die größeren biologischen Zusammenhänge zu erfassen"? Auch der Morphologe ZOLLINGER (1946) stellt nicht ohne Resignation fest: „Es gibt wohl im biologischen Sinne eine spezifische Krebszelle, morphologisch können wir jedoch nur das *Krebsgewebe* als charakteristisch anerkennen!" Ähnlich gibt der Pathologe W. FISCHER (1958) unumwunden zu, daß auch ein erfahrener Pathologe die einzelne Krebszelle nicht von einer normalen Zelle unterscheiden könne: „Irgendwelche spezifischen Befunde für eine einzelne Krebs- oder Tumorzelle gibt es nicht." Selbst Untersuchungen mit dem Elektronenmikroskop hätten „zwar variable, aber nie irgendwie spezifische Befunde ergeben".

d) **„Geschlechtschromatin" und Tumorzellen.** Eine überraschende Bereicherung erfuhr die Cytologie überhaupt und die der Tumoren im besonderen, als die kanadischen Anatomen BARR und BERTRAM (1949) entdeckten, daß sich beim männlichen und weiblichen Geschlecht ein *Chromatinunterschied* nicht nur in Keimzellen, sondern auch *in somatischen Zellen* nachweisen läßt. Bei elektrophysiologischen Untersuchungen an Zellen des Hypoglossuskernes bei Katzen fanden sie kernmorphologische Unterschiede, die sich später an 12 weiteren Stellen des Nervensystems der Katze nachweisen ließen (BARR, BERTRAM und LINDSAY

1950). Und zwar findet sich in somatischen weiblichen Zellkernen in einem relativ hohen Prozentsatz (von etwa 15 bis maximal 55%) ein etwa $1-2\,\mu$ großer, intensiv färbbarer Chromatinkörper (Abb. 41), der meist der Kernmembran, seltener dem Nucleolus anliegt, während dieses „Geschlechtschromatin" in männlichen Zellen nur in einem sehr viel niedrigeren Prozentsatz (bis maximal 2,5%) zu finden ist. Inzwischen sind gleichartige Befunde bei zahlreichen anderen Tieren und auch beim Menschen nachgewiesen, wenn auch in den verschiedenen Geweben in unterschiedlicher Häufigkeit (MOORE und BARR 1954, MARBERGER und NELSON 1954 u. v. a.). Weitere Literatur bei BARR (1954, 1956), HIENZ (1956, 1960), KOSENOW u. Mitarb. (1956, 1957).

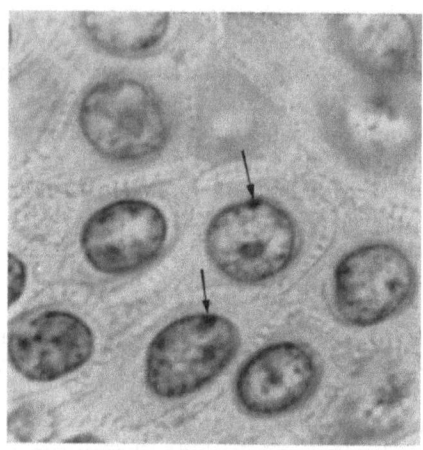

Abb. 49. Typisches Barrsches Zellkernkörperchen („Geschlechtschromatin") aus Zellen des Stratum spinosum der Haut (57j. Frau) (Chirurg. Klinik und Path. Institut Heidelberg, Arbeit EHLERS und HIENZ 1958) (Vergrößerung 1500fach)

Cytodiagnostisch läßt sich das „Geschlechtschromatin" besonders gut in der *Haut* (Stratum spinosum MOORE und BARR 1954, EMERY und McMILLAN 1954, MARBERGER und NELSON 1954 u. v. a.) nachweisen. Als sonstiges Prüfungsmaterial dienen abgeschilferte Zellen im *Vaginalsmear*, im *Magensaft, Bronchialsekret*, von der *Urethralschleimhaut*, aus der *Amnionflüssigkeit* (praenatale Geschlechtsfeststellung!!), Abstriche von der *Mundschleimhaut* (MOORE und BARR 1955, LUPATKIN und PRADER 1956), segmentkernige, neutrophile *Leukocyten* (DAVIDSON und SMITH 1954). Letztere lassen beim weiblichen Geschlecht trommelschlegel- oder tropfenförmige besonders chromatinreiche Anhänge an den Kernen (sog. „drumsticks") (Abb. 50) erkennen. Das Geschlechtschromatin ist, wenn auch in unterschiedlicher Häufigkeit, in nahezu allen Geweben der Frau nachweisbar.

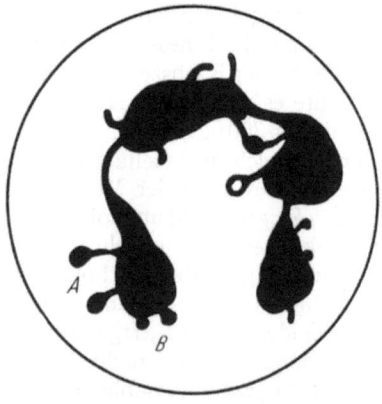

Abb. 50. Trommelschlegelartige (*A*) und ungestielte, tropfenförmige (*B*) Kernanhangsgebilde („drumsticks") in einem segmentkernigen Leukocyten als — bei genügend hohem Prozentsatz! — cytologisch geschlechtsspezifisches Kennzeichen („Geschlechtschromatin") für weibliches Geschlecht (Auszählung von mindestens 500 Leukocytenkernen erforderlich.) (Schematische Zeichnung unter Benützung einer Abb. von DERLATIN 1959)

Das Geschlechtschromatin [„*Barrscher Zellkernkörper*" (HIENZ 1957)] ist seiner Herkunft nach strittig. Viel spricht dafür, daß es sich um ein Verschmelzungsprodukt der beiden X-Chromosomen des weiblichen Geschlechtes handelt. Die Zellkerne des Mannes, die nur ein X-Chromosom und das wesentlich kleinere Y-Chromosom enthalten, weisen kein entsprechendes „Geschlechtschromatin" auf. Für diese Auffassung lassen sich viele Argumente anführen [Näheres bei HIENZ (1959)].

Da es sich bei dem Geschlechtschromatin um cytologische Befunde im Zusammenhang mit der genetischen Geschlechtsbestimmung handelt, sind *hormonelle Einflüsse* a priori nicht zu erwarten. Es hat sich uns dies auch bei 30 Patientinnen, bei denen wegen Mamma-Ca.-metastasen mittels Radiogoldimplantation (s. S. 705) die Hypophyse percutan ausgeschaltet wurde — mehrere waren vorher oder gleichzeitig ovariektomiert — bestätigt, daß in den folgenden Wochen keine Änderung in der Häufigkeit oder Form des Geschlechtschromatins in Mundausstrichen oder im Vorkommen der „drumsticks" im Blut auftreten, obwohl die 17-Ketosteroide und Oestrogene im 24-Std.-Urin quantitative Änderungen in der Hormonausscheidung bewiesen. Auch bei malignen Hodentumoren, insbesondere auch bei Teratomen, fand sich keine Relation zwischen dem teilweise feststellbaren Barrschen Kernkörperchen und der hormonellen Aktivität (OTT 1960).

Um so bemerkenswerter ist es, daß das zellkernmorphologische Geschlecht nicht immer dem phänotypischen entspricht. So sind z. B. Frauen mit einem Ullrich-Turner-Syndrom kernmorphologisch männlich (KOSENOW und SCHÖNENBERG 1956), ebenso in einem hohen Prozentsatz Frauen mit primärer Amenorrhoe (HAUSER, KLINGER und WENNER 1957). Dagegen zeigen Männer mit einem Klinefelder-Syndrom „weibliche" Kernmorphologie (KLOOS u. NESS 1958).

Die zellkernmorphologische *Geschlechtserkennung* hat auch sonst vielfache *Bedeutung* erlangt, so u. a.:

1. beim Pseudo- und beim echten *Hermaphroditismus*, beim Agonadismus, bei psychosexuellen Störungen (Transvestiten) und bei anderen Formen der *Intersexualität*,
2. bei der Geschlechtserkennung von *Feten* vor Entwicklung des Gonadengeschlechtes.
3. bei der praenatalen *Geschlechtsbestimmung* aus abgeschilferten Zellen in der durch percutane Uteruspunktion gewonnenen Amnionflüssigkeit,
4. bei der *Geschlechtserkennung* aus abgeschilferten Zellen der Mundschleimhaut, aus Urinsedimenten, Leukocyten, Vaginalsmear u. a. Geweben,
5. bei zellkernmorphologischer Geschlechtserkennung in der Gerichtlichen Medizin.

In unserem Zusammenhang interessiert das *Verhalten des Geschlechtschromatins in Tumorzellen*. Bemerkenswerterweise läßt es sich auch in den Kernen von Tumorzellen nachweisen (TAVARES 1955, MOORE und BARR 1955, 1957, SOHVAL und GAINES 1955, HIENZ und EHLERS 1957 u. a.). Allerdings sind in verschiedenen Tumorbezirken starke Schwankungen in der Häufigkeit zu finden (RODERMUND 1956). Überraschend war jedoch die Feststellung, daß sich in manchen Tumoren kernmorphologisch eine *Gegengeschlechtlichkeit zum Tumorträger* feststellen läßt. Erstmals wurde dies *bei Teratomen* beobachtet (HUNTER und LENNOX 1954, CRUISHANK 1955, TAVARES 1955, MANCINI 1956, MOORE und BARR 1957).

Die meisten dieser Autoren fanden bei Teratomen von Frauen auch eine weibliche Kernmorphologie, während sich bei Teratomen bei Männern in etwa 50% zellkernmorphologisch weibliches Geschlechtschromatin, in 50% männliches Verhalten nachweisen ließ. Im Gegensatz zu anderen Mitteilungen findet HIENZ (1959) unter 12 Teratomen des Mannes keines mit kernmorphologisch weiblicher Struktur, wohingegen unter 24 Ovarialteratomen 4 und unter 5 Mediastinalteratomen von Frauen ein Fall eine männliche Zellkernmorphologie hatten. Auch BRÜNING (1956) fand unter 50 Ovarialteratomen 9 „männliche".

Noch überraschender war es, als im Krankengut der Heidelberger Chirurg. Klinik in etwa $^1/_3$ der Fälle *Brustkrebse bei Frauen* beobachtet wurden, die in ihren *Tumorzellen in 97,5—100% kein Geschlechtschromatin* erkennen ließen und demnach gewissermaßen als „männlich" anzusehen waren (EHLERS und HIENZ 1958, KIMEL 1957).

HIENZ (1959) findet *bei 10 Prostatacarcinomen* zellkernmorphologisch ausnahmslos ein „männliches" Geschlecht, wohingegen COUTTS, SILVA-INZUNZA und COUTTS (1955) zuerst unter 12 Fällen 6, 1956 unter 24 Fällen sogar 16 „weibliche" fanden. MOORE und BARR (1957) wie auch BRÜNING (1956) fanden aber mittels der zellkernmorphologischen Untersuchungsmethode ebenfalls ausschließlich „männliche" Prostatacarcinome.

Endlich ist es vielleicht von Bedeutung, daß sich beim Mammacarcinom Beziehungen zwischen der Häufigkeit des Geschlechtschromatins und ihrer therapeutischen *Beeinflußbarkeit* ergaben insofern, als die „gegengeschlechtliche" Hormonbehandlung (Näheres S. 769) bei Patientinnen mit kernmorphologisch „weiblichem" Brustkrebs wesentlich günstigere Erfolge zeigte als bei denjenigen mit fehlendem Geschlechtschromatin.

HIENZ und EHLERS (1958) fanden unter 52 Mammacarcinomen 18, die zellkernmorphologisch „männliche" Kerne hatten, wobei sich in der Haut der Tumorträger immer das weibliche Geschlecht feststellen ließ. WOLF-HEIDEGGER (Basel) hat auf der Naturforschertagung 1958 diese Befunde bestätigt. Von 13 mit Testoviron behandelten „männlichen" Brustkrebsen der Frau sprach (außer einem) keiner auf eine Testovironbehandlung an. Diese Fälle zeigten unter dieser Behandlung eine auffallende Verschlechterung bei eindeutig verkürzten Überlebenszeiten. Die Prognose bei solchen Tumoren war deutlich besser, wenn keine Testovironbehandlung durchgeführt wurde (3 Fälle). Alle „weiblichen" Brustkrebse der Frau zeigten demgegenüber unter Testovironbehandlung eine wesentlich bessere Prognose, während 2 dieser Fälle ohne Testovironbehandlung schon binnen einem Jahr verstorben waren.

Kein Zweifel, vom Geschlechtschromatin in normalen Geweben und in Tumorzellen sind noch mancherlei weitere neue Aufschlüsse zu erwarten.

e) Histochemie und Cytochemie (Näheres DOMAGK 1956, Verh. dtsch. Path. Ges. 1958, 44. Tagung; MELLORS 1959). Die Geschwulstmorphologie hat an sich mit vielen ihrer histologischen Färbemethoden im Grunde immer ihre Histochemie getrieben. Manche cytochemische Verfahren sind vor allem in der Hämatologie (maligne Hämoblastosen!) — man denke an die Färbungen nach GIEMSA, MAY-GRÜNWALD usw. —, aber auch in der Neurohistopathologie (vgl. ZÜLCH 1956) schon lange in Gebrauch. Demgegenüber sucht die moderne Arbeitsmethodik bestimmte *chemische Stoffe* in den Geweben, in Gewebsbezirken, in Zellen und auch in Zellbestandteilen, *topisch* festzustellen und durch Färbe- und andere lokalisatorische Methoden zu identifizieren, und bei Tumorzellen diese vor allem auch mit den histochemischen Besonderheiten der Muttergewebe in Vergleich zu setzen. Hier sind in erster Linie Methoden für den cytochemischen Nachweis von *Nucleinsäuren*, für intra- und extra-celluläre *Proteine*, für die Identifizierung von *Kohlenhydraten* in Gewebsschnitten und dann vor allem für viele *Enzymnachweise* zu nennen.

Besondere Bedeutung kommt der histochemischen Darstellung der *Desoxyribonucleinsäure* nach FEULGEN im Zellkern und den Purin- und Pyrimidinanteilen der Ribonucleinsäure im Cytoplasma mit Hilfe der *UV-Lichtabsorption* nach CASPERSSON (1941) zu. Auch die Mitochondrien sind gesondert darstellbar, z. B. mit Kristallviolett (nach BENDA) oder mit Janusgrün vitalgefärbt.

Freilich sind die Ergebnisse noch mäßig, wenn man nach *histochemischen Besonderheiten der Tumorzellen* fragt. Am deutlichsten sind sie dort, wo die Tumorzellen von ihren Muttergeweben noch besondere biochemische Leistungen mitbringen, die sich dann, entsprechend hohe Differenzierung vorausgesetzt, cytochemisch auch in den Geschwulstzellen, diese ihre Herkunft verratend, nachweisen lassen. Beispiele dieser Art sind vor allem histochemische Nachweise in Tumoren von (alkalischer und saurer) Phosphatase, Phosphoamidase, Arginase, Zymohexase, Aldolase, von Dehydrase (hier besonders mit Hilfe von 2.3.5-Triphenyltetrazoliumchlorid nach KUHN und JERCHEL 1941: Rotfärbung der Mitochondrien!). Wir kommen auf diese und andere Beispiele bei der Biochemie der Tumoren (4. Kapitel) und bei krebsdiagnostisch verwertbaren Enzymreaktionen (12. Kapitel) noch wiederholt zurück. Hier nur so viel, daß die Histo- und Cytochemie auf besonders erfolgsichere Weise die Brücke zwischen der Morphologie und Biochemie der Tumoren schlägt.

Nicht unerwähnt dürfen in diesem Zusammenhang jene Methoden bleiben, bei denen der chemische Einbau radioaktiver Elemente sich intracellulärtopisch auf physikalischem Wege durch seine Strahlung verrät: durch die *Autoradiographie* von Gewebsschnitten (Näheres SCHMEISER 1953) läßt sich z. B. auf „Strippingfilm" die Verteilung u. a. von J^{131}, C^{14}, Ca^{45}, P^{32}, Zn^{65} und anderer Isotope in den Zellen und Geweben ausgezeichnet zur Darstellung bringen. Im 9. Kapitel werden wir außerdem ein Mikrophotogramm bringen, auf dem im Gewebe durch Exposition eines Schnittes auf elektronenempfindlichen Film die Spuren von α-Teilchen und die Bahnen von Elektronen aus der β- und γ-Strahlung zur Darstellung gelangen (Abb. 132, S. 459).

Zusammenfassend ist zu sagen: Wie die Histologie, so bestätigt auch die Cytologie: mit klinischen, statistischen und morphologischen Methoden allein ist das Krebsproblem nicht zu lösen. Die cytologischen Untersuchungen sind darum nicht wertlos, haben sie ja zweierlei gelehrt: a) der der Krebszellentstehung zugrunde liegende Defekt in der Wachstumsregulation führt konsekutiv unverhältnismäßig oft zu Störungen der Kernteilung, zu Unregelmäßigkeiten der Chromosomenverteilung usw. und ist so ein zwar nichtspezifischer, aber doch wesentlicher Ausdruck der Malignität, b) die Morphologie und Cytologie geben bei bloßer Untersuchung des spontanen Krebsgeschehens, soviel auch unfreiwillige Experimente am Menschen selbst mit hereinspielen, das Geheimnis der Cancerisierung nicht preis. Die Krebszelle als solche ist sicher biologisch, nicht aber cytologisch von der Ursprungszelle unterscheidbar. Man kann der Zelle und dem Zellverband sehr viel sekundäre Folgen ansehen, aber man kann ihr nicht die Ursache ansehen, die zu jenen Folgen geführt hat und man kann morphologisch nicht an ihr ablesen, welcher Natur der Vorgang der Krebsumwandlung ist.

5. Experimentelle Krebsmorphologie

Unser Wissen vom Krebs ruht auf drei Säulen: 1. auf der empirisch-klinischen Beobachtung als dem Anfang aller ätiologischen Erkenntnis, 2. auf der Morphologie der Geschwülste als der Methode der analytisch-deskriptiven Objektivierung aller formalen Folgen der Cancerisierung und 3. auf dem planmäßigen Experiment. Wenn wir uns von der deskriptiven Morphologie (Organo-, Histo- und Cytologie) nunmehr der *experimentellen Morphologie* zuwenden, so ist damit zugleich der Augenblick gekommen, einige **grundsätzliche Bemerkungen über das Experiment im Dienste der Krebsforschung** vorauszuschicken.

Das Experiment als planmäßiger Versuch, künstlich in Geschehnisabläufe einzugreifen, gibt uns Mittel an die Hand, Fragen an die Natur zu stellen und gewisse Antworten von ihr zu erzwingen. Das Experiment hat eine klare Fragestellung zur Voraussetzung, zwangsläufig ablaufende Methodik als Mittel und die Resultatbeobachtung mit den Sinnesorganen des Untersuchers als Endziel. Erst das Experiment ist „die spezifische Methode, um kausale Beziehungen zu ermitteln.... Beim experimentellen Eingriff verhält sich der Forscher nicht mehr nur rein beobachtend, sondern er schaltet sich handelnd in den Gang des Geschehens ein. Er verändert einen Teil des Geschehensablaufes an selbstgewählter Stelle, in selbstgewählter Weise und schließt aus den folgenden Veränderungen auf den inneren Zusammenhang" (Spemann).

Andererseits sind dem *Experiment* gerade beim Krebs auch *Grenzen* gesetzt, denn allzuviel am Krebs ist menschenspezifisch und im Experiment nicht reproduzierbar. Auch darf nicht übersehen werden, daß in der experimentellen Krebsforschung manches „beforscht" wird, was als Kunstprodukt des Labors angesehen werden muß, ohne daß es irgendwie ein Analogon am menschlichen Krebs hätte. Manches aus der experimentellen Krebsforschung ist für das „Krebsproblem" ohne weiteres wegzudenken, während vielerlei am Menschen empirisch Beobachtetes schlechterdings nicht wegdenkbar ist. Schließlich kommt es in der Wissenschaft letztlich nicht auf die Methodik allein an, sondern auf den *Erkenntniswert*. In dieser Hinsicht gleichen sich *experientia* in homine und *experimentum* in animalibus wie die beiden Seiten einer Münze. Sie gehören untrennbar zusammen, man kann sie aber nur getrennt betrachten. Es ist aber immer dieselbe Münze.

a) Entwicklungsmechanik und Entwicklungsphysiologie. Bis zum Jahre 1907 war eine ätiologische Krebsforschung unbekannt, wußte man ja weder Positives über Krebsursachen, noch konnte man die Krankheit, die man erforschen wollte, experimentell erzeugen.

Die ersten Versuche, Krebs künstlich hervorzurufen, unternahm um 1907 jene junge Forschungsrichtung der Biologie, die sich das Entwicklungsgeschehen im Organismus künstlich abzuändern zum Ziel setzte, die von W. ROUX inaugurierte *Entwicklungsmechanik*. Man wird vielleicht überrascht sein, daß die kausale Erforschung embryonaler Entwicklungsvorgänge auch Beziehungen zum *Krebsproblem* haben soll. Die Frage ist dadurch in Gang gekommen, daß man in jener Zeit der aufblühenden Entwicklungsphysiologie die *Krebszelle* als *eine Art Embryonalzelle* ansah. Der Zellreichtum der Krebsgewebe, das Wachstumstempo, der Reichtum an Entwicklungspotenzen stimmen bei unreifen Krebsformen und bei frühembryonaler Entwicklung in manchem überein. Tatsächlich haben die ersten Tumoranfänge mit der embryonalen Aussprossung einer Organanlage eine gewisse Ähnlichkeit. Es war dies ja auch der Anlaß zu der von COHNHEIM entwickelten Theorie (s. S. 119), wonach die pathologische Isolierung embryonaler Zellhaufen („Keimausschaltung") den Anfang der Geschwulstbildung darstellen soll.

Tatsächlich gibt es vielfache *Geschwulstbildungen auf embryonaler Grundlage*. Wenn z. B. embryonale Organe und Gewebe, die, wie Chorda, Urniere, Vorniere, Ductus thyreoglossus, Kiemenspalten usw. an sich zur Rückbildung bestimmt wären, erhalten bleiben, so vermögen solche embryonalen Gewebsrudimente zu Geschwülsten Anlaß zu geben. Auch sonstige embryonale Zellhaufen oder Gewebsstücke, die undifferenziert liegenbleiben, können Geschwülste (Teratome, Mischgeschwülste) abgeben. Weiterhin gibt es einwandfreie embryonale Gewebsverlagerungen, so z. B. Magenschleimhautinseln im Oesophagus und auch Störungen späterer Organentwicklung (Zähne, Haare, Sexualorgane,) die in Geschwulstbildung übergehen können. Aber *alle diese Geschwülste* sind *gutartig*, und nur ausnahmsweise entwickeln sich sekundär daraus Krebsgeschwülste.

Die Arbeitsrichtung hat die Frage aufgeworfen: Nimmt die Körperzelle bei ihrer Krebsumwandlung *embryonale Zelleigenschaften* an ? Tatsächlich sind die Ähnlichkeiten zwischen Krebs- und Embryonalzellen nur oberflächlicher Art, die Unterschiede dagegen tiefgehende: frühembryonale Zellen liefern mit jeder neuen Zellteilung einen immer weiter spezialisierten, Geschwulstzellen liefern immer nur den gleich unvollkommenen Zelltyp. Die embryonale Zelle differenziert sich immer weiter; die Krebszelle bleibt auf der von ihr erreichten, aber immer niedrigeren Differenzierungsstufe stehen. Die Embryonalzelle hört mit Zellteilungen auf, sobald das Endziel der Differenzierung erreicht ist, die Krebszelle teilt sich ohne Ende immer weiter. Das Wachstum der Embryonalzelle untersteht immer den Gesetzen der prästabilisierten Harmonie des Organismus, das Wachstum der Krebszellen ist im wahrsten Sinne des Wortes zwecklos, ja sogar zweckwidrig, denn mit ihrem Wachstum vernichten die Krebszellen den Wirt und damit schließlich sich selbst. Die Krebszelle nimmt also keineswegs embryonale Eigenschaften an. Im Gegenteil, sie entfernt sich immer weiter von den Grundgesetzen der Organisation, denn das Endprodukt von Embryonalzellen ist schließlich irgendein Organ, das Endprodukt von Krebszellen ist aber nie ein Organ oder Organoid, sondern Organzerstörung.

Auch die experimentellen Verpflanzungen embryonaler Gewebe beweisen nichts für die These, Krebszellen seien eine Art embryonaler Zellen. Sie besagen auch nichts für die These, Krebszellen schlügen in embryonale Zellen wieder zurück, vielmehr sagen sie nur aus, daß zu den vielen, vielen Zellen, die *der Krebsumwandlung befähigt* sind, *auch die embryonalen Zellen* gehören. Die embryonalen Zellen haben also keine Sonderstellung, sondern sie bestätigen auch ihrerseits das Gesetz, daß jede teilungsfähige Zelle Krebs zu liefern in der Lage ist. Krebs auch in frühembryonalen Stadien beweist nur immer neu: Krebs kommt nicht nur bei allen Tieren, nicht nur in allen Geweben und Organen, sondern auch *in allen Stadien der Entwicklung* vor, von der befruchteten Eizelle an bis zum fertigen Organismus und bis zu dessen Ende.

Ganz im Banne der Entwicklungsmechanik steht die **„Organoidlehre"** von E. ALBRECHT. Er deutet die Tumoren als *„organoide Überschußbildungen"* und sieht in der Geschwulstlehre geradezu ein „Kapitel der pathologischen Organbildungslehre", einen „Zweig der Entwicklungsmechanik oder ein Grenzgebiet gegen diese". ALBRECHT definiert die Krebszelle als eine „Körperzelle, welche mit den formativen Tendenzen und Fähigkeiten einer embryonalen Organbildungszelle deren embryonalen Teilungs- und spezifische Assimilationsfähigkeit als dauernde Eigenschaft besitzt". Die Lehre von ALBRECHT, wonach jede Geschwulstzelle „nicht bloß eine wachstumsfähige Einzelzelle, sondern gleichzeitig der Träger der Organidee sei", hat sich nicht zu behaupten vermocht. Sie lebt jedoch noch weiter in der Klassifizierung und Terminologie einiger *Sonderbeispiele gutartiger Geschwülste*, die man meist noch nach ALBRECHT, wie folgt zusammenfaßt:

a) *Choristome* (von χωρίζειν = trennen), das sind aus abgetrennten Organkeimen entstandene Geschwülste, wie Dermoide, Atherome usw.

b) *Hamartome* = durch „fehlerhafte Gewebsmischungen" entstandene Geschwülste, wie Kavernome der Milz und der Leber, Neurofibrome, Fibroadenome der Mamma, Adenofibrome des Nierenmarks.

SIEGMUND (1941) zählt hierunter alle Geschwülste aus „geweblichen Fehlbildungen, die, wenn auch verspätet, ihre vorgezeichnete Entwicklung nachholen" (Anachronismus!): Dermoide, Odontome, Hypophysengangsgeschwülste. Sie alle haben „organoiden Charakter", stellen ein „hochdurchgebildetes eigenes Ordnungssystem dar" und sind „in die Ganzheit und ihre Regulation einbezogen".

c) *Tumoren*, die *aus liegengebliebenen unverbrauchten Zellen* entstehen, wie aberrierende Strumen, Nephrome der Blase, Geschwülste aus Naevi, Kiemengangresten, Resten des Urachus, des Wolff-Müllerschen Ganges, der Chorda, des Ductus omphalo-entericus usw.

d) *Geschwülste*, entstanden *aus embryonalem Spalten- und Füllgewebe*, wie Lipome der Steißgegend, des Nackens, den Gesichtsspalten entsprechende Angiome und Kavernome.

Als *hormonalinduzierte* „regulativ kompensatorisch bedingte *organoide Proliferationen*" (hormonale Impulse!) führt SIEGMUND (1941) ferner die „Strumen" der Schilddrüse, der Epithelkörperchen, Nebenniere und Hypophyse, ferner die Adenome der Prostata (klinisch sog. „Prostatahypertrophie"), die Fibroadenome der Mamma und die Uterusmyome an.

Schließlich gehören in das Gebiet organoid wachsender, klinisch gutartiger Tumoren noch *proliferative Geschwülste*, die Resorptions- und Reparationsvorgängen ihre Entstehung verdanken: die *„braunen Tumoren" bei lokalisierter Ostitis fibrosa, die Epuliden* (beide mit Riesenzellen), ferner die *lipoidspeichernden Tumoren der Sehnenscheiden, die Ganglien der Gelenke* usw.

Die „Organoidlehre" war für die genannten Sondergruppen gutartiger Geschwülste wichtig und fruchtbar, sie trifft jedoch nicht zu für das große Heer der Krebsgeschwülste, an denen nun einmal der Mensch am häufigsten stirbt. Die Theorie erklärt nicht die formale Genese, nicht den Übergang von organoider Überschußbildung zur echten Krebsbildung. Sie erklärt nicht das Wesen des dauernden Wachstums und nicht den Zusammenhang mit den vielen heute bekannten krebserregenden Faktoren. Die Theorie erklärt auch nicht das Wesen der Geschwulstentstehung, das Wesen der fundamentalen Änderung einer Somazelle bei ihrem Übergang in eine Geschwulstzelle. Nicht der Gewinn, sondern ein „Verlust an organbildender Potenz" ist das Wesentliche bei der Krebsumwandlung. So hat die Albrechtsche „Organoidlehre" heute nur noch ihre Bedeutung für die Klassifizierung einer Reihe von gutartigen Geschwülsten.

Es sind also die Krebsexperimente der damals neu aufgekommenen Entwicklungsmechanik im Prinzip ergebnislos geblieben. Sie haben nicht einmal echte Mischgeschwülste ergeben. Seit ASKANAZY hat dann auch niemand mehr solche Versuche aufgenommen. Die Frage ist erst wieder aktuell geworden, seit sich herausgestellt hat, daß es eine Reihe von chemisch krebserzeugenden Substanzen und von radioaktiven Isotopen gibt, die diaplacentar fetale Gewebe erreichen und so später angeborene Geschwülste zu induzieren in der Lage sind (Näheres 10. Kapitel).

Nun hat aber gerade die *Frage der Mischgeschwülste* eine Fortentwicklung in der heutigen **Entwicklungsphysiologie** erfahren. Die Experimente SPEMANNs, gipfelnd in der Lehre von der Induktion von Embryonalanlagen durch „Organisatoren" hat auch die Krebsforschung (vgl. WADDINGTON 1935, SIEGMUND 1941, HERZOG 1941) angeregt. In Analogie zum Nachweis, daß „Organisatoren" im Bereich epithelialer Zonen bestimmte Entwicklungen zu induzieren vermögen, nimmt man heute für *Epithel-Bindegewebsmischgeschwülste* (z. B. für *Speicheldrüsentumoren*) eine primär epitheliale Herkunft an. Die für diese Mischtumoren charakteristischen Anteile an Schleim-, Knorpel-, Knochengewebe usw. kämen durch eine solche Organisatorfunktion des Epithels auf das bindegewebige Stroma zustande (vgl. HUECK 1941).

Anhangsweise sei noch kurz auf die an frühere Gedankengänge von BILLROTH, THIERSCH, LAKER anknüpfende **„Keimblatt-Theorie der Geschwulstentstehung"** von FROMME (1947) eingegangen. Vor allem THIERSCH nahm eine Gleichheit der Wachstumskraft bei Bindegewebe und Epithel an. Bei Störungen der „Gewebsgleichung" bekämen die Epithelzellen freie Bahn für ihr Einwuchern. FROMME selbst nimmt DRIESCHs Begriffe prospektive Potenz (Fähigkeit zu quantitativ begrenzter Bildung neuer Zellen gleicher Art) und prospektive Bedeutung (Fähigkeit der Bildung qualitativ bestimmter differenzierter Zellen) als Ausgangspunkt. Das Entscheidende sei: „Beide Potenzen stehen im Abhängigkeitsverhältnis" . . . „je geringer die Differenzierung, um so größer die Vermehrungstendenz." Ferner stützt sich FROMME auf die These von PETERS: die arbeitenden Zellen teilen sich nicht, und die sich teilenden Zellen arbeiten nicht. Im Mittelpunkt der Deduktionen FROMMEs steht der „Kampf ums Dasein unter den großen Gebilden, den Großmächten", den Keimblättern, der Widerstreit der Gewebe. Eine besondere Bedeutung wird dem *Mesenchym* zugesprochen, denn „sämtliche Gewebe und Organe sind abhängig vom Mesenchym, das die Ernährung vermittelt". FROMME sieht im Mesenchym nicht nur den Träger der Abwehr gegen jede Infektion, sondern auch „gegen die vom Epithel ausgehenden malignen Geschwülste", ja sogar „das Abwehrorgan gegen die Entstehung des Carcinoms" überhaupt. Soweit Erkrankungen einen Reiz auf mesenchymale Gewebe ausüben, wirken sie sich nach FROMMEs Ansicht günstig gegen die Entstehung eines Carcinoms aus. Als Beweismittel werden vor allem die hemmenden Einflüsse des Bindegewebes auf die Krebsentwicklung, die Bedeutung des Bindegewebsanteils für den Verlauf und für die Heilung und auch Erfahrungen der Gewebezüchtung bei gleichzeitiger Zucht von Epithel und Bindegewebe herangezogen. FROMME verlegt das Primäre der Krebsentstehung ins Mesenchym und nimmt an, daß chronische Reize eine Schwächung der Abwehrkräfte des Mesenchyms und dadurch eine vermehrte Wachstumspotenz der Epithelzellen bedingen. Es wird deshalb auch für die Entstehung eines lokalen Carcinoms „das Vorliegen einer Grundkrankheit, jedenfalls eine Veränderung des Gesamtkörpers, also eine Bereitschaft" angenommen und der Krebs als „rein örtliche Krankheit" verneint. Kritisch ist zu der Theorie zu sagen: Sie sagt über den primären Vorgang bei der Umwandlung einer Körperzelle in eine Krebszelle, also über den Charakter der eigentlichen Carcinogenese nichts aus. Ihre Hauptbedeutung liegt in der scharfen Unterscheidung zwischen Differenzierung und Wachstum und zwischen Krebs-*Entstehung* und Krebs-*Ausbreitung*. Bei der letzteren spielt das Stroma, die paratumorale Entzündung und die Gewebsinvasion eine wichtige Rolle, sind diese ja alle an Gewebe mesenchymaler Herkunft gebunden.

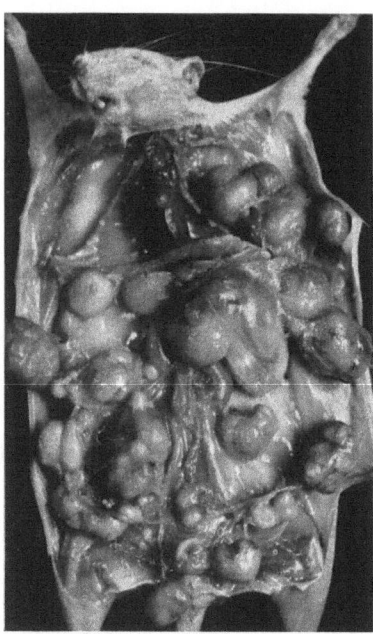

Abb. 51. Jensen-Sarkom der Ratte, ausgedehnte Metastasierung in die Bauchhöhle nach Exstirpation des Primärtumors (Eig. Beob.)

b) Impftumoren. Es ist von grundlegender Bedeutung, daß es seit 1901 möglich ist, die Krebskrankheit, die man erforschen will, am Versuchstier experimentell zu erzeugen. Die erste Quelle sind die sog. *Impfgeschwülste*. Als erster hat HANAU (1889) gezeigt, daß sich unter den spontan entstandenen Geschwülsten der Laboratoriumstiere ein kleiner Teil (ungefähr 1%) auf andere Tiere der gleichen Art durch Überimpfung von Zellmaterial übertragen läßt (sog. *Transplantationstumoren* oder *Impfgeschwülste*). Zu den ältesten Impftumoren zählen das *Ehrlichsche Adenocarcinom* der Maus und das *Jensen-Sarkom* der Ratte (JENSEN 1901), letzteres ein relativ unreifes Spindelzellsarkom.

Weitere Beispiele von Impftumoren sind das Crokersche Rattensarkom 39, das Mäusesarkom 180, das Passeysche Melanom, das Kato-Spindelzellsarkom beim Kaninchen, das Galliera-Sarkom der Ratte sowie transplantable Lymphosarkome und Leukämien bei Maus und Ratte. Die Zahl hat sich noch erheblich vergrößert, seitdem sich von den später zu besprechenden, durch chemische Gifte experimentell erzeugten Tumoren gleichfalls ein großer Teil als weiter verimpfbar erwiesen hat. Nur kurz sei erwähnt, daß es vereinzelt auch *gutartige transplantable Tumoren gibt*. EHRLICH arbeitete mit einem Mäusechondrom. Am Pariser Krebsinstitut ist seit 1933 ein transplantables Fibroadenom der weißen Ratte in Gebrauch, welches zu etwa 20% sarkomatös wird, und zwar in Abhängigkeit vom Alter der Geschwülste: bis 5 Monate 10%, bis 10 Monate 35%, mehr als 10 Monate 50% Sarkome (OBERLING und M. und P. GUERIN 1933, 1937).

Über die *Impfausbeute* unterrichtet die Tab. 30 u. 31 von JUNKMANN (1948).

Tabelle 30

Impfung	Tumor	Zahl der Tiere	Impfausbeute	
			positiv in %	negativ in %
Subcutan	JENSEN	5194	84,4	15,6
	WALKER	2376	64,7	35,3
	FLEXNER	4799	58,4	41,6
Intraperitoneal	EHRLICH	5862	95,7	4,3

Die durchschnittliche *Lebensdauer* war folgende:

Ehrlich-Carcinom . . . . 14 Tage
Walker-Carcinom . . . . 19 ,,
Jensen-Sarkom . . . . 23 ,,
Flexner-Carcinom . . . . 27 ,,

Tabelle 31

Ascites-Verdünnung x:100	Zahl der verimpften Zellen im Mittel	Zahl der Tiere	Impfausbeute	
			positiv in %	negativ in %
1,6 :100	990000	134	88,8	21,2
0,8 :100	492000	162	87,7	22,3
0,2 :100	125000	201	62,2	37,8
0,1 :100	43000	234	79,1	20,9
0,05 :100	19000	218	68,8	31,2
0,02 :100	10000	184	51,6	38,4
0,01 :100	5000	96	41,7	58,3
0,005 :100	1600	362	29,8	70,2
0,0013:100	650	199	34,7	65,3
0,0006:100	146	78	2,6	97,4

Seit dem ersten, dem Ehrlich-Carcinom der Maus, hat sich gezeigt, daß zahlreiche Impfgeschwülste bei intraperitonealer Impfung als „*Ascitestumoren*" wachsen. Die Tumorzellen schwimmen „nackt" in der Ascitesflüssigkeit, sind cytologisch leicht beobachtbar und durch die intraperitoneale Einbringung chemischer oder radioaktiver Stoffe leicht beeinflußbar. Man kann direkt von einer wandelnden Gewebskultur (s. dort S. 139) von Tumorzellen sprechen: der Organismus ist der für gleichbleibende Temperaturen sorgende Brutschrank, der Ascites die Nährflüssigkeit und der sich schnell vermehrende Zellbestand die schlechthin ideale Krebszellkultur — freilich, wie alles Ideale, nicht ohne Fehler und Gefahren (s. unten).

Beim Mäuseascitestumor ergab sich eine deutliche *Abhängigkeit des Impferfolges von der Menge des Impfmaterials* (s. Tab. 31).

Nach JUNKMANN (1948) führt auch eine „übermaximale Beimpfung" nicht zu einem 100%igen Impferfolg. Stets bleibt ein für die betreffende Tumorart charakteristischer Prozentsatz „immuner" Tiere.

Die Analogie zu den in Kliniken in vielerlei Form benutzten Blut-, Knochen- oder Gefäßbanken hat man für experimentelle Zwecke auch *Tumorbanken* eingerichtet (Näheres und Literatur bei KLEIN u. Mitarb. 1957, F. SCHMIDT und TESSENOW 1960). Eine Tiefkühlung von mindestens −70° C mit Sarkom S 37, dem Ehrlich-Ascites Ca der Maus und dem Jensen-Sarkom der Ratte ergab bei langsam eingefrorenem, aber schnell aufgetautem Tumormaterial besseres Wachstum als bei schnellem Abkühlen und langsamem Auftauen.

Während man anfangs die intraperitoneale Impfung mit Tausenden von Zellen vornahm, haben EARL (1938) und HAUSCHKA (1952) für mehrere Impfungen, YOSHIDA (1953) für sein Ascitessarkom, darunter auch ein Ascitessarkom bei der Ratte (YOSHIDA 1951/52) gezeigt, daß letztlich *eine einzige Zelle für eine erfolgreiche Geschwulsttransplantation* ausreichen kann.

Die Impfgeschwülste sind in mehrfacher Hinsicht bedeutungsvoll. Zunächst einmal bedeuten sie eine erste und eine zahlenmäßig *unerschöpfliche Quelle krebskranker Versuchstiere*. Vor allem sind sie ein gutes Testobjekt, denn im Gegensatz zur sonstigen Vielgestaltigkeit der Geschwulstformen kann man mit den Impfgeschwülsten stets unter gleichen Versuchsbedingungen arbeiten, ist ja die Impfgeschwulst stets gleich, hat stets gleiche Eigenschaften, die Versuchsobjekte sind also völlig konstant und umgekehrt die Bedingungen für die Auswertung jederzeit variierbar.

Da des ferneren eine große Zahl von Impfgeschwülsten, Sarkome wie Carcinome, bei verschiedenen Tierarten zur Verfügung steht, kann die jeweilige Fragestellung auch jeweils der für den Versuch besonders geeigneten Form der Impfgeschwülste und der betreffenden Tierart angepaßt werden. Infolgedessen sind die Impfgeschwülste auch für Fragen der Krebsbehandlung heranziehbar, wenn auch immer nur unter gewissen Vorbehalten.

Für die Theorie des Krebses bedeuten die Impfgeschwülste eine starke *Stütze für die Lehre von der cellulären Natur des Krebses*. Vor allem hat RÖSSLE (1936) an 1282 Überimpfungen, gerade in den ersten Anfangsstadien der Krebsneubildung gezeigt, daß es, histologisch beweisbar, die vom Spendetier her überlebenden Krebszellen sind, die im Wirtsorganismus die neue Geschwulst hervorrufen, und so groß auch meist die Mindestzellzahl bei der Überimpfung (vgl. SIMEONIDIS 1937) sein mag, letzten Endes aber genügt nach RÖSSLE schließlich eine einzige Zelle, um zum Ausgangspunkt der neuen Krebsgeschwulst zu werden.

Besonders eindrucksvoll beweisen die Impfgeschwülste die *spezifische Individualität* der einmal entstandenen *Krebszellen*. Die gleichen Zellen rufen, auch wenn sie Hunderte von Tierpassagen über viele Jahrzehnte — das Ehrlichsche Mäusecarcinom seit 1910! — durchmachen oder ihre Zellen sogar über Jahre außerhalb des Körpers gezüchtet werden (s. S. 140), immer nur die gleiche Geschwulst hervor. Dabei erweisen sich die Stammgeschwulstzellen bei aller Kurzlebigkeit der Einzelzellen als potentiell unsterblich, d. h. die Zellen pflanzen sich durch beliebig lange Generationen fort, sofern sie nur in einem neuen Wirtsorganismus immer wieder einen neuen Nährboden erhalten. Ist es nicht paradox, daß der Stamm der Zellen, die für den Wirtsorganismus dessen Untergang bedeuten, für sich selbst unter entsprechenden Bedingungen biologisch „unsterblich" erscheint?

Besonders aber beweisen die Impfgeschwülste die *Autonomie der Krebsgeschwülste*, denn die Krebszellen der Impfgeschwülste durchbrechen ein Gesetz, welches sonst für alle Organe, alle Gewebe und alle Zellen aller Warmblüter gilt, nämlich das Gesetz, daß eine Überpflanzung von Zellen unter Erhaltung ihrer Lebensfunktionen „autoplastisch", d. h. nur am gleichen Individuum von einer Körperstelle auf eine andere, aber — wenigstens auf die Dauer — niemals „homoioplastisch", also auf fremde Individuen möglich ist.

Damit, daß die Zellen der Impfgeschwülste jenes Gesetz durchbrechen und sich auch auf andere, nicht erbgleiche Tiere überpflanzen lassen, zeigen sie zugleich, wie grundlegend die Änderung sein muß, die eine Körperzelle bei ihrem Übergang in eine Krebszelle durchmacht. Immerhin sind diese Impfgeschwülste biologisch insofern von spontanen Geschwülsten verschieden, als das krebskranke Zellmaterial ja nicht dem betreffenden spät erkrankten Tierkörper selbst entstammt, sondern ihm eingeimpft ist. Da aber diese Impfgeschwülste sich durch den Bezug von Nährstoffen aus dem Wirtskörper fortgesetzt weiterentwickeln und spontan sich praktisch nicht zurückbilden, sind sie doch für Versuche geeignet. Man muß sich nur davor hüten, die an Impftumoren gewonnenen Erkenntnisse für alle Tumoren zu verallgemeinern. Die Krebszellen der Impfgeschwülste sind nicht ohne weiteres mit anderen Krebszellen vergleichbar. Schon der Umstand, daß von den Spontankrebsen nur etwa 1% verimpfbar ist, beweist, daß eben die anderen 99% — auf die kommt es ja immer an! — biologisch einen anderen Charakter besitzen. Es muß also derjenige irren, der Erfahrungen an diesen Sonderkrebszellen auf *alle* Krebszellen überträgt und z. B. allen Krebszellen eine Latenzzeit abspricht, nur weil die Impfkrebszellen keine Latenzzeit zu besitzen pflegen.

Vor allem sind die Impfgeschwülste viel für Fragen der *Krebsbeeinflussung* herangezogen worden (Näheres im 15. Kapitel).

Die Zellen der Impfgeschwülste sind aber nicht nur in einen neuen Körper hinein überpflanzbar, sondern sie sind auch außerhalb des Körpers züchtbar.

c) **Gewebezüchtung.** Die Morphologie zieht Rückschlüsse auf das Lebensgeschehen durch Untersuchung am toten Material, die Entwicklungsbiologie untersucht lebende Gewebe in deren natürlicher Umgebung, im embryonalen Organismus selbst. Lebende Zellen und Gewebe nicht in vivo und in situ, sondern im ausgepflanzten Zustand losgelöst vom Organismus in vitro zu untersuchen, ist Inhalt und Aufgabe der von HARRISON (1907) entdeckten und dann von CARREL und BURROWS (1910) weiter ausgebauten *Gewebezüchtung* (Näheres bei A. FISCHER 1930, RH. ERDMANN 1930, I. FISCHER 1942, K. F. BAUER 1944, H. LETTRÉ 1940, 1959). Diese Forschungsrichtung geht an die Wurzeln cellulären Geschehens, an das Zellwachstum, die Zelldifferenzierung, den Zellstoffwechsel und die Gewebsorganisation. Sie prüft besonders in Zellkulturen ihr Reaktionsvermögen auf veränderte Umwelteinflüsse, die Reaktionseffekte, die Wirkung der allerverschiedensten chemischen und besonders pharmakologischen Stoffe, die Wirkung von Strahleneinflüssen und auch von Vitaminen, Hormonen und Viren, Mitosegiften usw. Insbesondere eignen sich Tumorzellen aus der Gewebekultur vorzüglich für Chromosomenstudien, Untersuchungen mit der Warburgschen Methodik, für histochemische Verfahren (vgl. KNOTH 1952), für die Anwendung von Folinsäure-Antagonisten, für cytopharmakologische Untersuchungen (Näheres und Literatur bei BUCHER, 1947, 1951), für die Assimilation radioaktiver Isotope und für die Beeinflussung durch Antibiotica und viele, viele andere Möglichkeiten.

Explantierte Gewebe lassen im künstlichen Nährmedium (z. B. aus Blutplasma und Embryonalextrakt, Kulturmedium nach EAGLE 1957 s. b. LETTRÉ 1959) die Auswanderung von Zellen, die sich in meist charakteristischer Anordnung ausbreiten, erkennen. Solche „Kulturen" zeigen ein dem betreffenden Gewebs- bzw. Organtyp entsprechendes Wachstum, also netzartige Anordnung beim Bindegewebe, membranartige beim Epithel, kolonienbildende bei Blutzellen usw. Gewisse Zellkulturen, wie die Fibroblastenstämme CARRELs, haben sich über 25 Jahre in der Zellkultur halten lassen und sich so als potentiell „unsterblich" erwiesen, d. h. sie sind in vitro unbegrenzt züchtbar.

A. FISCHER (1939) z. B. hat Carcinomzellen (Ehrlichsches Mäusecarcinom) über 12 Jahre in über 800 Umsetzungen weitergezüchtet und nach ihrer Rückverpflanzung auf die Maus wieder das gleiche Carcinom erhalten. LETTRÉ (1959) besitzt den Zellstamm eines Mammacarcinoms der Maus, der bis jetzt 10 Jahre in vitro gezüchtet wird, ohne seine Malignität eingebüßt zu haben. Er erwähnt als z. Z. ältesten Tumorzellstamm den von GEY (Baltimore), der bereits 27 Jahre alt ist.

Es ist von grundlegender Bedeutung, daß es möglich ist, auch *Tumorzellen* verschiedener Geschwülste *explantiert* zu züchten. Gegenüber den normalen Zellen und Geweben bestehen aber Unterschiede: a) sie sind schwieriger zu züchten; b) sie sind sehr viel empfindlicher gegen Änderungen ihrer Lebensbedingungen; c) sie vermögen bei gemeinsamer Kultur mit gutartigen Zellen die letzteren zu überwuchern. Andererseits aber bleiben z. B. Zellen des Yoshida-Tumors der Ratte über 8—10 Tage hinaus nur leben, wenn ihren Kulturen normale Fibroblasten hinzugefügt werden. H. LETTRÉ (1958) konnte so Yoshida-Tumorzellen in einer Art von Symbiose mit normaler Zelle an die 5 Jahre in Kultur außerhalb des Organismus züchten.

Ein wichtiger neuer Zweig der Zellzüchtung ist die *Bildung von Klonen*, d. h. von Nachkommenschaften einer einzelnen Zelle. Treten in ihnen bei Dauerzüchtung neue Zelltypen auf, so erscheint es möglich, daß in vitro Zellarten erhalten werden, die es bislang in der Natur der Lebewesen noch nicht gegeben hat. Die Klonforschung ist auch für die Tumorforschung bedeutungsvoll geworden, seit es — erstmals beim Yoshida-Sarkom der Ratte — möglich wurde, aus einer einzigen Geschwulstzelle heraus den Tumor erneut erstehen zu lassen. Wir werden bei den Theorien der Geschwulstentstehung darauf zurückkommen.

Tabelle 32. *Wachstum menschlicher Tumoren in Gewebekulturen*

Autor	Jahr	Zahl d. Tumoren	Art der Tumoren
CARREL u. BURROWS	1911	1	Lippencarcinom
ALBRECHT u. JOANNOVICS	1913	2	Zungen- und Vulva-Ca
HEIM	1928	3	Genital- und 2 Cervicarcinome
K. KUHNI	1929	26	u. a. Epidermoidcarcinome Haut, Zunge, Penis, Oesophagus, Anus usw.
LAUCHE	1930	—	Blasen-Ca
HÖFER	1933	60	Haut-Carcinome
FAVATA	1948	5	Parotismischtumoren
MURRAY u. STOUT	1948	1	Ganglioneuroma
BUNGE u. STEIN	1950	1	Uretercarcinom
ENTERLINE u. COMAN	1950	9	6 Mamma-, 1 Nieren-Ca, 1 Leiomyo-Sa, 1 Parotismischtumor
ROSE u. Mitarb.	1951	3	1 Brenner-Tumor, 2 Ovarial-Ca
SOUTHAM u. GOETTLER	1953	106	Epidermoidcarcinome aus 10 verschiedenen Lokalisationen
SOUTHAM	1954	112 v. 96 Kranken	Adenocarcinome
WALTZ u. Mitarb.	1954	—	Blasenmolen

Die Züchtung von Geschwulstzellen menschlicher Tumoren gelang CARREL und BURROWS schon 1911. Inzwischen sind mit fortschreitender Verbesserung der Züchtungstechnik eine große Zahl menschlicher Tumoren durch Gewebezüchtung analysiert worden (Tab. 32). Den Hauptanteil stellt der *HeLA-Zellstamm*.

GEY u. Mitarb. (1952) gelang es, ein Cervixcarcinom einer Frau in Gewebekulturen weiterzuzüchten (in der Literatur als *HeLA-Zellstamm* bekannt). Er ließ sich seit 1951 in Kulturen weiter überimpfen. Durch gewisse Methoden gelingt es nun auch, aus *einzelnen* dieser ursprünglich *menschlichen* Krebszellen Zellkolonien (Klone) genetisch gleichen Baues zu züchten. Durch bestimmte Methoden (PUCK und MARCUS 1955, PUCK, MARCUS und CIERCIURA 1956) können dieselben in Suspensionen von Einzelzellen aufgeteilt wachsen. Sie wachsen in annähernd 100% zu neuen Klonen aus. Es gelang sogar, mehrere *Mutationen*, die *in vitro* auftraten und sich durch unterschiedliches Wachstumstempo, Strukturen u. a. auszeichneten, zu isolieren und in über 100 aufeinanderfolgenden Überimpfungen genetisch unverändert weiterzuzüchten (PUCK und FISHER 1956, PUCK, MARCUS und CIERCUIRA 1956). Diese Gewebekulturen sind in begrenztem Umfang auch ein wertvolles Untersuchungsobjekt für einzelne cytologische und histologische Eigenschaften des Krebsgewebes, sie lassen zugleich unter relativ leicht kontrollierbaren Bedingungen Stoffwechseluntersuchungen zu und geben z. B. auch Aufschluß über Zellveränderungen bei Infektion mit bestimmten, in diesen Geweben sich vermehrenden neurotropen Viren (SCHERER u. Mitarb. 1953).

GROPP u. Mitarb. (1958) wies an HeLA-Ca-Zellen eine hohe Aktivität der alkalischen Phosphatase nach. In neu untersuchten Linien (GROPP 1959) fand sich teils eine verringerte (bis fehlende), teils eine erhöhte Aktivität. Dabei spielt das Milieu eine Rolle.

Die Gewebe- oder richtiger Zellzüchtung, die *Explantation* von Tumorzellen ist gewissermaßen das Gegenstück zur Transplantation von Tumorzellen, also zu den *Impftumoren*. Hier werden Geschwulstzellen aus einem Tumor in gesunde Tiere überpflanzt, um das Verhalten auch des Organismus zu studieren, bei der Gewebezüchtung werden aus dem krebskranken Organismus Tumorzellen ausgepflanzt, um ihr Verhalten ohne den Wirtsorganismus zu untersuchen.

Eine erfahrene Gewebezüchterin, wre ILSE FISCHER (1942), stellt jedoch ausdrücklich fest, daß sich die bösartigen Zellen von normalen Zellen morphologisch und physiologisch „nicht qualitativ, sondern nur quantitativ" unterscheiden. Die Hoffnung, etwas „Krebsspezifisches" zu ermitteln, hat sich also auch für die Gewebezüchtung als trügerisch erwiesen. Diese quantitativen Unterschiede sind jedoch eindrucksvoll genug: A. FISCHER (1935) hat gezeigt, daß in der Gewebskultur maligner Tumoren bis 10mal so viel Mitosen auftreten als in der Vergleichskultur des entsprechenden Normalgewebes.

Man hat Krebszellen auch in vitro zu cytologischen Untersuchungen herangezogen. GOLDSCHMIDT und A. FISCHER (1929) untersuchten in-vitro-Kulturen vom Ehrlichschen Mäuseadenocarcinom und von einigen spontanen Mammacarcinomen der Maus: Die „überwältigende Mehrzahl der Mitosen ist ... in allen Stadien völlig normal". Es wurden nur 2 Triaster gefunden. Die Chromosomenzahl war in der großen Mehrzahl der Zellen kleiner als normal. Nicht selten aber fand sich die Normalzahl.

Von grundsätzlicher Bedeutung sind Versuche der **Cancerisierung in vitro**, d. h. Versuche, Somazellen in der Gewebskultur in Krebszellen zu verwandeln, also gewissermaßen Krebs im Reagensglas zu erzeugen.

An solchen Versuchen hat es nicht gefehlt; schon CARREL (1910) und A. FISCHER (1922) haben versucht, der erstere Fibroblasten, der letztere Fibroblasten und Makrophagen von Milzkulturen durch chemische Zusätze von Teer- bzw. Arsenpräparaten oder von Roux-Sarkomfiltrat (CARREL) in bösartige Zellen umzuwandeln. Später hat LASER (1927) durch in-vitro-Zusatz von Plasma eines mit Teer intravenös vorbehandelten Tieres aus embryonalen Milzgeweben Hühnersarkom erzielt. BISCEGLIE bestrahlte in vitro Milzzellen mit Röntgenstrahlen und bekam nachher Sarkomzellen. DES LIGNERIS (1936) erhielt durch Behandlung von Hühnerfibroblasten mit einem Teerderivat (Dibenzanthracen, s. S. 360), MORIGAMI (1939) durch den Azofarbstoff „Buttergelb" (s. 8. Kapitel, S. 348) Hühnersarkome. Solche Versuche sind vereinzelt geglückt. Da aber A. FISCHER und CARREL die Wiederholung mit cancerogenen Stoffen nicht gelang, werden die Versuche in ihrer Schlüssigkeit angezweifelt. Da es aber in der Natur des Vorganges gelegen ist, daß solche Versuche nur in einem kleinen Prozentsatz gelingen können (s. S. 560), so wäre es auch möglich, daß der einmal erbrachte Beweis ein tatsächlicher Beweis für die Möglichkeit der Cancerisierung in vitro anzusehen ist. Praktisch wichtiger als dieses mehr theoretische Problem ist die Tatsache, daß sich Krebszellen in vitro gegenüber einer Reihe von Einwirkungen (Temperatur, Licht-, Röntgen-, Radiumstrahlen usw.) als empfindlicher als ihre Ausgangszellen erwiesen haben (LUDFORD 1939, K. F. BAUER 1944).

Eine Zusammenstellung der *Cancerisierung in vitro* gibt EARLE (1945). Er berichtet über 2 Untersuchungsreihen. Geprüft wurde Methylcholanthren in seiner Wirkung auf Fibroblasten vom Subcutanbindegewebe der Maus und aus der Bauchmuskelwand von C_3H-Mäusen. Das Carcinogen wurde in den Dosen von 100, 20, 2 und $0,2\gamma$ je Kubikzentimeter Kulturflüssigkeit gegeben. Nach 116 Tagen wurden die Kulturen dem carcinogenen Stoff entzogen und dann fast 1 Jahr weitergezüchtet. Die Zellen waren nie wieder normal geworden, andererseits waren aber auch keine Tumoren durch Injektionen mit ihnen erzielt worden. In einer zweiten Versuchsreihe mit Methylcholanthren (1 γ/cm^3) wurden später die Kulturen gleichfalls ohne das Agens weitergezüchtet. 4 Jahre nach dem Versuchsbeginn und 2 Jahre nach Entfernung der Kulturen vom Carcinogen führten Injektionen von Kulturen bei C_3H-Mäusen stets zu Tumoren an der Injektionsstelle, und zwar bei der ersten Serie in 84%, bei der zweiten in 100%. Die Tumoren erwiesen sich zum Teil auch als weiter verimpfbar.

Ein in mehrfacher Hinsicht wichtiger Versuch der in-vitro-Cancerisierung stammt von GOLDBLATT und CAMARON (1953). Sie unterwarfen 2 Arten von Fibroblasten aus dem Myokard 5 Tage alter Ratten einer wiederholten *Anaerobiose* (Exposition der Gewebekulturen in N-Atmosphäre) und konnten auf solche Weise ohne zusätzliche Einwirkungen die Malignität der Zellen auslösen.

Eine Abart der Gewebezüchtung ist die *heterologe Transplantation* von Geschwulstmaterial. Dabei pflegt man von vornherein nur embryonales und Krebsgewebe anzugeben. GREENE (1948) berichtet über die *Verpflanzung von menschlichem Krebsgewebe in die vordere Augenkammer* von Meerschweinchen. Das Material wird nach 10 Tagen histologisch untersucht. Zunächst ist schon das Angehen ein Beweis für die Malignität. Außerdem aber kann die Methode zur Identifizierung und Klassifizierung von malignen Geweben herangezogen werden, kommt es ja unter den Bedingungen der Explantation in die Augenkammer oft zu einer besseren Differenzierung und höheren Organisation der Krebszellen gegenüber dem Ausgangsmaterial. Der Autor beschreibt 3 Fälle ausführlich, in denen ein vorher ungeklärtes Gewebe sich nunmehr histologisch einwandfrei als melanotisches Melanom, als Chordom und als Chondrosarkom identifizieren ließ.

Die frühere Auffassung, daß eine Heterotransplantation menschlicher Krebsgeschwülste unmöglich sei, wurde damit widerlegt. Die Hauptschwierigkeit liegt in der starken Abwehrreaktion des Wirtstieres gegen das Tumorgewebe. Dieselbe läßt sich durch vorherige Ganzkörperbestrahlungen mit Röntgenstrahlen, durch Cortisongaben, Zusatz von Embryonalgewebe u. a. wesentlich abschwächen (TOOLAN 1951, 1953, 1954, TOWBIN 1954, LINDENSCHMIDT 1956, GREENE 1952, LUMB 1954 u. a.), die Impfausbeute wird dabei wesentlich erhöht. Die besten Ergebnisse wurden mit Tumoren erzielt, die auch klinisch einen hohen Malignitätsgrad zeigten (GREENE 1952.) Außer in die vordere Augenkammer ließen sich die Geschwülste auch intraperitoneal, subcutan, intramuskulär, ins Gehirn und in Backentaschen transplantieren. Je nach Versuchstier, Tumorart, Transplantationsmethode u. a. schwankt die Impfausbeute zwischen 5 und 90%.

Von der *Krebszellzüchtung in vivo* statt in vitro, war oben (S. 140) schon kurz die Rede. Spritzt man z. B. Zellen des Ehrlichschen Mäusecarcinoms in die Bauchhöhle, so vermehren sie sich dort rasch und geben gleichzeitig zur Bildung eines Ascites, aus dem sie abpunktiert werden können, Anlaß. Das Nährmedium für die Carcinomzellen wird von der Maus geliefert. Die Geschwulstzellen können ähnlich wie die Leukocyten leicht in einer Zählkammer gezählt, es kann die Mindestzahl zur Überimpfung (vgl. z. B. HAAGEN und SEEGER 1938), die Abhängigkeit der Übertragbarkeit von der Zellvitalität geprüft, es können auch die zu prüfenden Stoffe in den Ascites eingespritzt und so die Rückwirkungen auf die

Carcinomzellen untersucht werden. Diese in-vivo-Krebszellkultur ist vor allem für die experimentelle Chemotherapie geeignet (s. auch S. 756).

Das wichtigste an der Gewebezüchtung für die Aufklärung des Wesens der Geschwülste ist jedoch ihre Eigenschaft und Fähigkeit, die Brücke zu schlagen von dem morphologischen Bau der Geschwülste hinüber zum Hauptkennzeichen alles Lebendigen, zum *Stoff- und Energiewechsel*, auch der Krebszellen. Dies ist der Gegenstand des folgenden Kapitels.

Zusammenfassung. Die *Krebspathologie* gibt Auskunft über die Anfänge, Ausbreitung und Formen der Krebsgeschwülste. Sie liefert zugleich die Grundlagen für ihre Klassifizierung und Benennung. Dabei bedient sie sich, soweit sie deskriptiver Art ist, der Methoden der mikroskopischen Untersuchung und aller ihr dienenden Hilfsmittel. Das Phasenkontrastverfahren und die Elektronenmikroskopie haben neue Möglichkeiten morphologischer Betrachtung erschlossen. Die experimentelle Morphologie stützt sich auf Verfahren der den Entwicklungsablauf künstlich abändernden Entwicklungsmechanik der Transplantation von Krebsgewebe und auf die Gewebezüchtung bis zur Cancerisierung in vitro.

Die Krebsmorphologie enthüllt und beweist die *Zellnatur aller Geschwülste*. Wie die Zelle im Anfang alles Lebensgeschehens überhaupt, so steht die erste Krebszelle im Anfang des Krebsgeschehens und bildet Ausgangspunkt, Einheit und Wesensträger der Krebsgeschwulst. Die erste Krebszelle leitet sich stets von einer Körperzelle als Mutterzelle ab. Bei diesem Übergang von der letzten Körperzelle zur ersten Krebszelle ändert die betreffende Gewebszelle in wesentlichen Funktionen ihren Zellcharakter. *Der Übergang einer Körperzelle in eine Krebszelle*, die Cancerisierung von Somazellen, stellt das *Kernproblem des Krebsrätsels* dar.

Es gibt so viele Krebsarten als es Gewebsarten gibt und innerhalb der gleichen Gewebsarten viele Unterformen je nach Grad und Art der Differenzierung und Gewebsreife. Die morphologische Variabilität der Geschwülste ist eine ungeheure. Einteilung und Benennung der Geschwülste richtet sich daher nach Herkunft, Aufbau und Leistung. Die Grundeigenschaft aller Krebsgeschwülste ist die der *Malignität*. Sie wird morphologisch erschlossen aus dem Verhalten der Krebszellen, und zwar aus deren Fähigkeit der Gewebsinvasion (und damit der Gewebszerstörung), aus ihrer niedrigeren Differenzierung und ihrem unbegrenzten Wachstum.

Eine weitere Folge dieser Eigenschaften ist die Fähigkeit zur Verschleppung und Absiedlung von Krebszellen an anderen Körperstellen (*Metastasierung*) und die der *Rezidivbildung*. Es ist sicher, verschleppte *Krebszellen können* am neuen Ort, noch bevor sie ein Stroma zu bilden vermögen, zugrunde gehen, ohne Metastasen zu bilden. Einwandfreie Fälle von Spätmetastasen und Spätrezidiven beweisen, daß *Krebszellen* gelegentlich über Jahre, ja Jahrzehnte *latent am Leben bleiben können*, um erst durch neue Zellteilungsreize zur Neubildung von Krebsgeschwülsten angeregt zu werden.

Krebszellen lassen neben ihren neuen Krebseigenschaften fast stets noch Organ- und Gewebsfunktionen des Muttergewebes, dem sie entstammen, erkennen. *Was eine Krebszelle an Höhe der Differenzierung verliert, gewinnt sie zugleich an Energie des Wachstums*.

Bezüglich des *Präcancer* ist die reine Morphologie wenig ergiebig. Es läßt sich aber vielfach die Schlußfolgerung ziehen, daß kausale Faktoren des Präcancer durchaus nicht identisch zu sein brauchen mit dem endgültigen kausalen Faktor der schließlichen Cancerisierung. Jede Präcancerose bedeutet eine erhöhte Carcinopotenz, d. h. eine hohe Wahrscheinlichkeit, später in Krebs überzugehen.

Der Eintrit der Cancerisierung hängt ab von der Fortdauer alter oder dem Hinzutreten neuer carcinogener Faktoren und hängt endlich ab von dem Faktor Zeit.

Die *Krebscytologie* sagt zwar nichts aus über Ursachen und Wesen der Cancerisierung, sie ist aber für die Folgen derselben aufschlußreich. Die Krebsumwandlung drückt sich in der Summe der Krebszellen cytologisch aus in vielerlei Störungen des Regulationsapparates der Zellteilung (vermehrte Mitosen, Unregelmäßigkeiten der Chromosomenverteilung, abnorme Chromosomenzahlen usw.). Im strengen Sinne krebsspezifische Besonderheiten der Tumorzellen hat jedoch auch das Elektronenmikroskop bis jetzt nicht aufgedeckt.

Die *Entwicklungsmechanik* und Entwicklungsphysiologie hat gezeigt, daß zwar auch Embryonalzellen der Krebsumwandlung befähigt sind, daß die Krebszellen selbst aber keinesfalls eine Art von Embryonalzellen darstellen. Auch lassen sich mit Embryonalzellen Geschwülste nur dann erzeugen, wenn sie den für Körperzellen carcinogenen Schädigungen ausgesetzt sind. Die Entwicklungsphysiologie hat ihre Hauptbedeutung für die Erklärung der Mischgeschwülste.

Ein neues und wichtiges Hilfsmittel experimenteller Morphologie ist die Erzeugung sog. *Impfgeschwülste* durch Ausnutzung der Tatsache, daß von den spontan entstandenen Geschwülsten sich ein kleiner Prozentsatz auf andere Tiere der gleichen Art überpflanzen läßt. Diese Impftumoren liefern eine zahlenmäßig unerschöpfliche Quelle geschwulstkranker Versuchstiere. Die Impfgeschwülste sind eine starke Stütze für die Lehre von der cellulären Natur des Krebses und für die spezifische Individualität der einmal entstandenen Krebszellen. Sie sind, wenn auch mit Einschränkungen, zugleich wichtig für Fragen der Krebsbeeinflussung.

Die in-vitro-Untersuchung ausgepflanzter und dadurch vom Organismus losgelöster Zellen (Gewebezüchtung) hat gezeigt, daß auch Krebszellen, wenn auch schwieriger, züchtbar sind. Es ergibt sich, daß sie bei gemeinsamer Kultur mit gutartigen Zellen die letzteren zu überwuchern vermögen, daß sie viel empfindlicher gegen Änderungen ihrer Lebensbedingungen sind, ja daß sogar Körperzellen in der Gewebekultur in Krebszellen umgewandelt werden können. Die Hauptbedeutung liegt darin, daß die Gewebezüchtung vom morphologischen Bau der Geschwülste die Brücke schlägt zum Kennzeichen alles Lebendigen, nämlich zum *Stoff- und Energiewechsel*, auch der Krebszellen.

Literatur

a) Lehrbücher, Monographien, zusammenfassende Darstellungen

ALBERTINI, A. v.: Histologische Geschwulstdiagnostik. Stuttgart 1955. — Allgemeine Systematik der Geschwülste. In Handbuch der Allgemeinen Pathologie. 6. Bd., 3. Tl., S. 1 (1956).
BAILEY, P., u. H. CUSHING: Gewebsverschiedenheiten der Hirngliome. Jena 1930. —
BAILEY, P.: Die Hirngeschwülste. Deutsche Übersetzung von A. WEISS. Stuttgart 1936. —
BAUER, K. F.: Explantation in vitro. Ergebn. Biol. 16, 336 (1939). — Methoden der Gewebezüchtung. Stuttgart 1954. — BORST, M.: Die Lehre von den Geschwülsten. Wiesbaden 1902. — Pathologische Histologie 1922. — Allgemeine Pathologie der malignen Geschwülste. Leipzig 1924.
CLARA, M.: Die arteriovenösen Anastomosen. Leipzig 1939.
DOMAGK, G.: Die experimentelle Geschwulstforschung. In Handbuch der Allgemeinen Pathologie. 7. Bd., 3. Tl., S. 242 (1956).
FISCHER-WASELS, B.: Allgemeine Geschwulstlehre. Handbuch der normalen und pathologischen Physiologie. Bd. 14/II, S. 1341 (1927).
HIENZ, H. A.: Die zellkernmorphologische Geschlechterkennung in Theorie und Praxis. Heidelberg 1959.
MELLORS, R. C.: Cancer cytochemistry and histochemistry. In HOMBURGER, R.: The physiopathology of cancer, 2. Aufl. New York 1959.

Papanicolaou, G. N.: Atlas of exfoliative cytology. Cambridge, Mass. 1954.
Ribbert, W.: Das Carcinom des Menschen. Bonn 1911.
Schoen, R., u. W. Tischendorf: Klinische Pathologie der Blutkrankheiten. Göttingen 1950.
Sternberg, C.: Der heutige Stand der Lehre von den Geschwülsten. Jena 1941. — Streicher, H. J., u. St. Sandkühler: Klinische Zytologie. Stuttgart 1953.
Virchow, R.: Die Cellularpathologie. 2. Aufl. Berlin 1859. — Die krankhaften Geschwülste. Berlin 1863.
Zülch, K. J.: Biologie und Pathologie der Hirngeschwülste. In Zülch, K. J., u. E. Christensen: Handbuch der Neurochirurgie III. Bd. S. 1 (1956).

b) Einzelarbeiten

Aderhold, K., u. H. Siering: Langenbecks Arch. klin. Chir. **275**, 257 (1953). — Albertini, A. v.: J. nat. Cancer Inst. **13**, 1473 (1953). — Albrecht, E.: Verh. dtsch. path. Ges. **8** (1904) — Frankfurt. Z. Path. **1**, 221, 377 (1907). — Albrecht, P., u. G. Joannovics: Wien. klin. Wschr. **26**, 781 (1913). — Amies, C., J. Carr and W. Purdy: Amer. J. Cancer **35**, 72 (1939). — Andres, A. H.: Z. Zellforsch. usw. **16**, 88 (1932). — Askanazy, A.: Schweiz. med. Wschr. **1931**, 2899.

Back, R.: Dermat. Z. **42**, 267 (1952). — Bajardi, F., u. E. Burghardt: Arch. Gynäk. **189**, 392 (1956). — Balogh, E. de: Amer. J. Cancer **39**, 45 (1940). — Barr, M. L., and Bertram, E. G.: Nature (Lond.) **163**, 679 (1949). — Barr, M. L., L. F. Bertram and H. A. Lindsay: Anat. Rec. **107**, 283 (1950). — Barr, M. L., and E. G. Bertram: J. Anat. (Lond.) **85**, 171 (1951). — Barr, M. L., et G. E. Hobbs: Lancet **1954**, 1109. — Barr, M. L.: Surg., Gynecol. Obstetr. **99**, 184 (1954). — Anat. Record **121**, 387 (1955). — Lancet **1956**, 47. — Bauer, K. F.: Münch. med. Wschr. **1944**, 303. — Bauer, K. H.: Mutationstheorie der Geschwulstentstehung. Berlin 1928. — Arch. klin. Chir. **189**, 123 (1937). — Verh. dtsch. path. Ges. **30**, 239 (1937). — Bauer, K. H., u. K. Deckner: Bruns Beitr. **162**, 513 (1935). — Bernhard, W.: Klin. Wschr. **35**, 251 (1957). — Biebl, M.: Zbl. Chir. **65**, 1026 (1938). — Böhmig, R.: Verh. dtsch. path. Ges. **30**, 329 (1937). — Böhmig, R.: Z. Krebsforsch. **59**, 11 (1953). — Borst, M.: Die Lehre von den Geschwülsten. Wiesbaden 1902. — Allgemeine Pathologie der malignen Geschwülste. Leipzig 1924. — Münch. med. Wschr. **1931**, 1745. — Bothe, A. E., A. J. Dalton, W. S. Hastings and F. O. Zillesen: J. nat. Cancer Inst. **11**, 239 (1950). — Boyland u. McClean: J. Path. Bact. **41**, 553 (1935). — Boveri, Th.: Zur Frage der Entstehung maligner Tumoren. Jena 1914. — Broders, A. C.: J. Amer. med. Ass. **74**, 656 (1920). — Arch. Path. (Chicago) **2**, 376 (1926). — Brüning, E.: J. Zbl. Path. **95**, 545 (1956). — Brunner, W.: Dtsch. Z. Chir. **258**, 540 (1944). — Bucher, O.: Vschr. Naturforsch. Ges. Zürich **92**, 221 (1947). — Bunge, R. G., u. R. I. Stein: J. Urol. (Baltimore) **64**, 646 (1950). — Büngeler, W.: Danzig. Ärztebl. **1934**, 11. — Verh. dtsch. Ges. Path. **35**, 10 (1952). — Büngeler, W., u. W. Donten-will: Med. Klin. **49**, 1589 (1954).

Carrel, A.: C. R. Soc. Biol. (Paris) **96**, 1121—1124 (1937). — Carrel and Burrows: J. Amer. med. Ass. **55**, 1379 (1910). — Casey, A. E.: Amer. J. Cancer **29**, 47 (1937). — Claude, A., and E. F. Fullam: J. exp. Med. **81**, 51 (1945). — Coman, D. R.: Science **105**, 347 (1947). — Copeland, M. M., and C. F. Geschickter: Arch. Surg. (Chicago) **20**, 246 (1930). — Coutts, W. E., E. Silva-Inzunza et W. R. Coutts: J. d'Urol. **61**, 828 (1955). — Cramer, H.: Medizinische **1954**, 642. — Cramer, W.: Z. Krebsforsch. **26** (1928). — Cruishank, D. B.: Lancet **1955** I, 253. — Curth, H. O.: Arch. Surg. (Chicago) **47**, 517 (1943).

Dalton, A. J., H. Kahlers, M. G. Kelly, B. J. Lloyd and M. J. Striebich: J. nat. Cancer Inst. **9**, 439 (1949). — Davidson, W. M., and D. R. Smith: Brit. med. J. **1954** II, 6. — Deckner, K.: Z. Krebsforsch. **48**, 129 (1938). — Arch. klin. Chir. **193**, 549 (1938). — Derlath, S.: Ärztl. Prax. im Bild **1959**, 17. — Derlatin, S.: Ärztl. Praxis im Bild **1959**, 16. — Dick, W.: Langenbecks Archiv klin. Chir. **280**, 196 (1955). — Dietrich: Disk. bem. Verh. dtsch. Ges. Path. **35**, 82 (1952). — Döring, G.: Nervenarzt **18**, 279 (1947). — Domagk, G.: In: Medizin und Chemie, Bd. 2, 1934. — Verh. dtsch. path. Ges. **27**, 108 (1934).

Ehlers, P. N., u. H. A. Hienz: Langenbecks Arch. klin. Chir. **288**, 485 (1958). — Emery, J. L., and M. McMillan: J. Path. Bact. **68**, 17 (1954). — Enterline, H. T., and D. R. Coman: Cancer **3**, 1033 (1950). — Epperson, Hellmann, Galvin and Busby: Amer. J. Obstet. Gynec. **61**, 1 (1951). — Erdmann, Rh.: Praktikum der Gewebepflege usw. Berlin 1930. — Ewing, J.: Arch. Surg. (Chicago) **4**, 485 (1922). — Ann. Surg. **102**, 249 (1935).

Fabry, H.: Z. Krebsforsch. **60**, 672 (1955). — Favata, B. V.: Surg. Gynec. Obstet. **86**, 659 (1948). — Favata, B. V., and F. W. Bishop: Arch. Path. (Chicago) **57**, 317 (1954). — Fischer, A.: Gewebezüchtung. 3. Aufl. München 1930. — Cancer **12**, 160 (1935). — Nature (Lond.) **143**, 436 (1939). — Fischer, W.: Med. Welt **17**, 668 (1943). — Krebsfragen. Jena 1949. — Med. Klin. **53**, 1929 (1958). — Fischer-Wasels, B.: Frankfurt. Z. Path. **27**, 98

(1922). — Klin. Wschr. **1932**, 1937. — Verh. dtsch. path. Ges. **28**, 47 (1935). — Fortschr. Erbpath. usw. **2**, 221 (1938). — Kolloid-Z. **89**, 2 (1939). — Frankfurt. Z. Path. **56**, 180 (1942). — FISHER, E. R., and R. B. TURNBULL: Surg. Gynec. Obstet. **100**, 102 (1955). — FLÖRCKEN, H.: Chirurg **19**, 76 (1948). — FLUHMAN, C. F.: Amer. J. Obstet. Gynec. **55**, 133 (1948). — FOGH, J., and K. A. HOK: Cancer Res. **18**, 692 (1958). — FROMME, A.: Keimblatt-Theorie, Krebsentstehung und Behandlungsmöglichkeit. Verh. Berl. Chirurgentagg. 19. Juni 1947 (Manuskript).
GERSTEL, G., u. R. JANKER: Dtsch. Z. Chir. **238**, 577 (1933). — GEY, G. O., W. D. COFFMAN and M. T. CUBICEK: Cancer Res. **12**, 264 (1952). — GIESEKING, R., u. N. SCHÜMMELFEDER: Z. Krebsforsch. **60**, 379 (1955). — GIMM, H., u. E. KRÖNKE: Zbl. Chir. **83**, 127 (1958). — GOLDBLATT, H., and G. CAMARON: J. exp. Med. **97**, 525 (1953). — GOLDSCHMIDT, R., u. A. FISCHER: Z. Krebsforsch. **30**, 281 (1929). — GREENE, H. S. N.: Science **88**, 357 (1938). — Cancer **5**, 24 (1952). — GREENOUGH, R. B.: J. Cancer Res. **9**, 453 (1925). — GRIMSEHL, H., u. W. WENZ: Langenbecks Arch. klin. Chir. **291**, 49 (1959). — GROPP, A.: Z. Krebsforsch. **63**, 156 (1959). — GROPP, A., E. BONTKE u. K. HUPE: Virchows Arch. path. Anat. **331**, 641 (1958). — GUTMANN, C.: Dermat. Wschr. **1925**, 641, 676.
HAAGEN, E., u. P. G. SEEGER: Z. Krebsforsch. **47**, 395 (1938). — HAAGENSEN, L. D.: Amer. J. Cancer **19**, 285 (1933). — HAMPERL, H.: Klin. Wschr. **1940**, Nr. 37. — Wien. klin. Wschr. **1941**, 780. — Verh. dtsch. Ges. Path. **35**, 29 (1952). — Verh. dtsch. path. Ges. S. 29 (1951). — HAMPERL, H., C. KAUFMANN u. K. G. OBER: Arch. Gynäk. **184**, 181 (1954). — Klin. Wschr. **32**, 825 (1954). — HARING: Med. Klin. **1939**, 39. — HARRISON, R. G.: Proc. Society exper. Biol. Med. **4**, 140 (1907). — HAUSER, G. A., H. P. KLINGER u. R. WENNER: Wien. med. Wschr. **107**, 20 (1957). — HEIBERG, K. A.: Z. Krebsforsch. **29**, 234 (1929). — Weiteres über Geschwülste. Leipzig 1938. — HEIBERG, K. A., u. T. KEMP: Virchows Arch. path. Anat. **273**, 693 (1929). — HEIDENHAIN, L.: Über das Problem der bösartigen Geschwülste. Berlin 1928. — HEIM, K.: Arch. Gynäk. **134**, 250 (1928). — Geburtsh. u. Frauenheilk. **3**, 366 (1941). — HELLNER, H.: Arch. klin. Chir. **161**, 1 (1930); **183**, 672 (1935). — HERTIG, A. T., and P. A. YOUNGE: Amer. J. Obstet. **64**, 807 (1952). — HESS, H., u. R. DAUM: Langenbecks Arch. klin. Chir. **294**, 75 (1960). — HERZOG, G.: Z. Krebsforsch. **52**, 193 (1941). — HIENZ, H. A.: Frankfurt. Z. Pathol. **67**, 447 (1956). — HIENZ, H. A.: Die Zellkernmorphologische Geschlechtserkennung in Theorie und Praxis. Habil. Heidelberg 1959. — Dtsch. med. Wschr. **1957**, 1986. — HIENZ, A. H., u. P. N. EHLERS: Klin. Wschr. **35**, 985 (1957). — HIRSCHFELD, H., u. E. KLEE-RAWIDOWICZ: Z. Krebsforsch. **30**, 406 (1929). — HIRST, A. E., and R. TH. BERGMANN: Cancer **7**, 136 (1954). — HIRTZLER, R.: Z. Krebsforsch. **59**, 552 (1953). — HÖFER, K.: Derm. Z. **65**, 52 (1933). — Arch. exp. Krebsforsch. **16**, 139 (1934). — HOFFMANN, J., and D. M. FARRELL u. A. HAHN: J. Amer. med. Ass. **151**, 535 (1953). — HUECK, W.: Arch. klin. Chir. **202**, 382 (1941). — HUNTER, W. F., and B. LENNOX: Lancet **1954** II, 633.
IBRAHIM PASCHA, A.: Soc. int. Chir. Kongr. Verh. **3**, 475 (1936).
JAKOBI, W.: Wilhelm Roux'Arch. Entwickl.-Mech. Org. **120**, 56 (1929); **141**, 584 (1942). — JONES, H. W., G. A. GALVIN and R. W. TE LINDE: Internat. Abstr. Surg. **92**, 521 (1951). — JÖRN, F., u. J. BETHGE: Brun's Beitr. klin. Chir. **187**, 304 (1953). — JOYNT, G. H. C., and W. E. ORTVED: Ann. Surg. **127**, 1232 (1948). — JUNKMANN, K.: Naunyn-Schmiedebergs Arch. exp. Path. Pharmak. **1948** (Korrekt.).
KAUFMANN, C.: Früherkennung des Collumcarcinoms. Springer 1957. KENNAWAY, E. L., and N. M. KENNAWAY: Acta Un. int. Cancr. **2**, 101 (1937). — KIMEL, V. M.: Cancer **10**, 922 (1957). — KIMMIG, J.: Vortrag auf dem Fortbildungskurs des Landesverbandes für Krebsbekämpfung in Hamburg am 16. 10. 1952). — KIRCHHOFF, H., u. H. J. WITT: Dtsch. med. Wschr. **84**, 979 (1959). — KLEIN: Wiss. Woche Frankfurt 1934. — KLEIN, G., L. REVESZ and E. KLEIN: Trans. Bull. **4**, 31 (1957). — KIKUCHI, S.: Gann **23**, 37 (1929). — KLOOS, K., u. R. NESS: Dtsch. med. Wschr. **83**, 639, 643 (1958). — KNEER, M., u. H. G. HILLEMANN: Dtsch. med. Wschr. **99**, 647 (1957). — KNOTH, W.: Z. Krebsforsch. **58**, 674 (1952); **59**, 347 (1953). — KOCH, FR. E.: Z. Krebsforsch. **48**, 495 (1939). — KOENIG, F., u. E. SEIFERT: Wesen, Erkennung und Behandlung der Krebskrankheit. Neue dtsch. Chir. **57** (1937). — KONJETZNY, C. E.: Der Magenkrebs. Stuttgart 1938. — Med. Klin. **45 1939**; 1941, Nr. 2. — Langenbecks Arch. klin. Chir. **204**, 4 (1943). — KONJETZNY, G.: Pathologie, Klinik und Behandlung der Mastopathie. Stuttgart: F. Enke 1942. — KOSENOW, W., u. H. SCHÖNENBERG: Klin. Wschr. **34**, 53 (1956). — KOSENOW, W.: Mschr. Kinderheilk. **104**, 177 (1956). — Ärztl. Wschr. **11**, 320 (1956). — Klin. Wschr. **35**, 75 (1957). — KOSENOW, W., u. R. SCUPIN: Klin. Wschr. **34**, 51 (1956). — Acta Haemat. (Basel) **15**, 349 (1956). — KRÖNING, F.: Z. menschl. Vererb.- u. Konstit.-Lehre **21**, 266 (1937). — Z. Krebsforsch. **47**, 2 ,100 (1937). — KUHN, R., u. JERCHEL: Ber. dtsch. chem. Ges. **74**, 949 (1941).
LALER, H.: Klin. Wschr. **15**, 698 (1927). — LANDSCHÜTZ, CH., u. G. A. KAUSCHE: Z. Krebsforsch. **57**, 509 (1951). — LAUCHE: Verh. dtsch. path. Ges. **25**, 296 (1930). — LETTRÉ, H.: Chemie und Krebs, S. 85. Berlin 1940. — Stud. generale **12**, 216 (1959). — Scientia (Milano) **52**, 1 (1958). — LIGNERIS, K.: C. R. Soc. Biol. (Paris) **121**, 1579 (1936). — LIMBURG, H.: Die Früh-

diagnose des Uteruscarcinoms. Stuttgart: Georg Thieme 1950, 2. Aufl. 1952. — LINDENSCHMIDT, W.: Klin. Wschr. **34**, 977 (1956). — LINDER, F.: Klin. Wschr. **1947**, Nr. 24/25, 498. — LIPSCHÜTZ, B.: Virchows Arch. path. Anat. **282**, 107 (1931). — LUBARSCH, O.: Klin. Wschr. **1922**, Nr. 22. — LUDFORD, R. J.: 9. Scient. Rep. Imp. Cancer Res. Fund., S. 109, London 1930. — Arch. exp. Zellforsch. **22**, 317 (1939). — LÜHRS. W.: Abhdl. Akad. d. Wiss. Berlin **1**, 123 (1953). — LUMB, G.: Brit. J. Cancer **8**, 434 (1954). — LUPATKIN, M., u. PRADER: Schweiz. med. Wschr. **1956**, 928.

MACCARTY, W. C.: Amer. J. Roentgenol. **37**, 365 (1937). — MANCINI, A. M.: Z. Krebsforsch. **61**, 376 (1956). — MARBERGER, E., and W. O. NELSON: Anat. Rec. **118**, 399 (1954). — MARTINSON, L. F., S. R. GILLESPIE and A. HUNTER: Nw. Med. (Am.) **46**, 685 (1947). — MEYENBURG, V.: Schweiz. Z. Unfallmed. **3**, 1 (1939). — MEYER, R.: Zbl. Path. **30**, 291 (1919). — MEYER, W.: Cancer, its origin etc. New York 1931. — MOORE, K. L., u. M. L. BARR: Acta anat. (Basel) **21**, 197 (1954). — Lancet **1955** II, 57. — Brit. J. Cancer **9**, 246 (1955). — Brit. J. Cancer **11**, 384 (1957). — MORARI, M., u. R. STRAMETZ: Krebsarzt **8**, 185 (1953). — MORIGAMI, S.: Gann **1939**, 33. — MURRAY, M. R., and A. P. STOUT: Cancer **1**, 242 (1948).

NAFFZIGER, H. C., and E. B. BOLDREY: J. Amer. med. Ass. **136**, 96 (1948). — NEUMEYER, G.: Zbl. inn. Med. **57**, 97 (1936). — NOELLE, R.: Med. Klin. **42**, 677 (1947). — NOVAK, E.: Amer. J. Obstet. Gynec. **58**, 851 (1949).

OBERDALHOFF, H., u. W. SCHÜTZ: Chirurg. **22**, 145 (1951). — OBERLING, CH., M. GUERIN et P. GUERIN: Bull. Canc. **22**, 606 (1933); **26**, 1 (1937). — OBERLING, CH., et RAILÉANOU: Bull Ass. franc. Ét. Canc. **21**, 333 (1932.) — OBIDITSCH, R. A.: Z. Krebsforsch. **48**, 298 (1939). — OERTEL, H.: Amer. J. med. Sci. **197**, 1 (1939). — OLLINGER, P.: Zbl. Chir. **72**, 622 (1947). — ORTEGA, G., W. F. WHITMORE and A. I. MURPHY: Cancer **6**, 898 (1953). — ORTIZ PICON, J. M.: Arch. espan. Oncol. **1**, 277 (1930). — OTT. G. u. R. FREY, Arch. klin. Chir. **295**, 971 (1960).: — OTT G., u. R. FREY: Ergebn. Chir. Orthop. **43**, 410 (1960).

PAINTER, TH. S.: Amer. Naturalist **1925**, No. 664, 393. — PARENTI, G. C., u. H. LÜDEKE: Virchows Arch. path. Anat. **296**, 200 (1935). — PECKHOLZ, J.: Langenbecks Arch. klin. Chir. **290**, 22 (1958). — PELLER, S.: Klin. Wschr. **1936**, 217. — PEREZ, G.: Ann. ital. Chir. **1927**, H. 3. — PIRCHAN, A., and H. SIKL: Amer. J. Cancer **16**, 681 (1932). — PUCK, T. T., and H. W. FISHER: J. exp. Med. **104**, 427 (1956). — PUCK, T. T., and P. I. MARCUS: Proc. nat. Acad. Sci. **41**, 432 (1955). — PUCK, T. T., P. I. MARCUS and ST. J. CIERCIURA: J. exp. Med. **103**, 273 (1956). PUHL, H.: Langenbecks Arch. klin. Chir. **194**, 1 (1938). — PUTNOKY, J. :Z. Krebsforsch. **32** (1930).

QUENSEL, U.: Acta med. scand. **68**, 458 (1928).

RANDERATH, E., u. N. CANDREVIOTIS: Zbl. allg. Path. **93**, 454 (1955). — REIFFERSCHEIDT, M.: Der Dickdarmpolyp. Vortr. prakt. Chir. **4**, 54 (1959). — REITTER, I.: Langenbecks Arch. klin. Chir. **269**, 329 (1951). — RODERMUND, O. E.: Z. Krebsforsch. **61**, 259 (1956). — ROESCH, H.: Virchows Arch. path. Anat. **245**, 1 (1923). — RÖSSLE, R.: S.-B. preuß. Akad. Wiss., Biol., Physik.-math. Kl. **1936**, 3. — ROSE, G. G., F. M. TOWNSEND and C. M. POMERAT: J. nat. Cancer Inst. **11**, 1223 (1951). — ROTTER, WG., u. L. WAGNER: Arch. Kreisl.-Forsch. **18**, 68 (1952). — RUBIN, C. E.: Gastroenterology **29**, 563 (1955). — RUNGE, H.: Medizinische **1953**, 1. — Arch. Gynäk. **183**, 365 (1953). — „La prophylaxie en gynecologie et obstetrique" tome I, conferences et rapports du Congres international de gynecologie et d'obstetrique, Geneve 1954. — RUNGE, H., u. P. STOLL: Dtsch. med. Wschr. **80**, 1069, 1120 (1955).

SALFELDER, K.: Z. Krebsforsch. **57**, 517 (1951). — SAUVAGE, R., et M. MERLIER: Mém. Acad. Chir. **79**, 628 (1953). — SCHAIRER, E.: Verh. dtsch. path. Ges. **28**, 109 (1935); **30**, 101 (1937). — Z. Krebsforsch. **43**, 1 (1935); **44**, 296 (1936); **45**, 280 (1937). — SCHAUENSTEIN, W.: Arch. Gynäk. **85**, 576 (1908). — SCHERER, W. F., J. T. SYVERTON and G. O. GEY: J. exp. Med. **97**, 695 (1953). — SCHLEIFENSTEIN, J.: N. Y. State J. Med. **50**, 2795 (1950). — SCHMEISER, K.: Autoradiographie. In SCHWIEGK: Künstliche radioaktive Isotope in Physiologie, Diagnostik und Therapie, S. 76. Berlin-Heidelberg: Springer 1953. — SCHMIDT, F., u. W. TESSENOW: Z. Krebsforsch. **63**, 284 (1959). — SCHOPPER, W.: Z. Krebsforsch. **46**, 109 (1937). — SCHUBERT, G.: Zweites Freiburger Symposion über Grundlagen und Praxis chemischer Tumorbehandlung. Springer-Verlag 1953. — SCHULZ, A., u. G. ZEHRER: Zbl. Chir. **78**, 708 (1953). — SCIPIADES, E., u. K. S. STEVENSEN: Arch. Gynäk. **167**, 416 (1938). — SELBY, C. C., and R. E. BERGER: Cancer **5**, 770 (1952). — SEQUEIRA, I. H.: Brit. J. Dermat. **33** (1921). — SEULENBERGER, P., W. SCHMIDT u. F. KRÖNING: Strahlenther. **31**, 467 (1929). — SIEGMUND, H.: Wien. med. Wschr. **1941**. — SIRTORI, C.: Rassegna Clinico-Scientifica **28** (1952). — SMITH, W.: J. exp. Med. **85**, 459 (1947). — SOHVAL, A. R., and J. A. GAINES: Cancer **8**, 896 (1955). — SOUTHAM, C. M., and P. J. GOETTLER: Cancer **6**, 809 (1953); **7**, 394 (1954). — SPEMANN, H.: Experimentelle Beiträge zu einer Theorie der Entwicklung. Berlin 1936. — SPENCER, H., and C. RAEBURN: J. Path. Bact. **67**, 187 (1954). — STAEMMLER, M.: 2. Congres int. Gastro-enterol. Paris 1937. — Verh. dtsch. path. Ges. **30**, 188 (1937). — Med. Welt **15**, 813, 837, 861 (1941). — STELZNER, FR.: Langenbecks Arch. klin. Chir. **260**, 257 (1948). — STOLL, P.: Z. Geburtsh. Gynäk. **141**, 130 (1954). — Acta Un. int. Cancer **14**, 314 (1958). — STOUT, A. P., and M. R. MURRAY: Ann. Surg.

116, 26 (1942). — STOUT, A. P.: Cancer **2**, 1027 (1949). — Lab. Invest. **5**, 217 (1956). —STRAUSS, G.: Z. Krebsforsch. **59**, 468 (1953). — STREICHER, H. J., u. ST. SANDKÜHLER: Langenbecks Arch. klin. Chir. **266**, 50 (1950/51). — Klinische Zytologie Stuttgart 1953. — STREICHER, H. J.: Langenbecks Arch. klin. Chir. **273**, 535 (1952/53). — SYMEONIDIS, A.: Virchows Arch. path. Anat. **300**, 429 (1937).

TAVARES, A. S.: Lancet **1955 I**, 948. — THORNTON, W. N. jr., L. N. PEARLE, L. A. WILSON jr. and J. M. NOKES: Obstet. a. Gynec. **3**, 587 (1954). — TISCHENDORF, W.: Dtsch. Arch. klin. Med. **188**, 600 (1942). — Dtsch. med. Wschr. **1946**, 220. — TOBAH, E., and G. McNEER: Surgery **34**, 57 (1953). — TOOLAN, H. W.: Proc. Soc. exp. Biol. (N. Y.) **77**, 572 (1951). — Cancer Res. **13**, 389 (1953); **14**, 660 (1954). — TOWBIN, A.: Proc. Amer. Ass. Cancer Res. **1**, 49 (1954).

ULLMANN: Mschr. Ohrenheilk. **55**, 1717 (1921). — ULM, R.: Krebsarzt **10**, 323 (1955). VILLATA, I.: Bronches **4**, 20 (1954).

WADDINGTON, C. H.: Nature (Lond.) **1935 I**, 606. — WALTHER, H. E.: Z. Krebsforsch. **46**, 313 (1937); **48**, 468 (1939). — Schweiz. med. Wschr. **73**, 69 (1943). — WALTZ, H. K., W. W. TULLNER, V. J. EVANS, R. HERTZ and W. R. EARLE: J. Nat. Cancer Inst. **14**, 1173 (1954). — WANSER, R.: Beitr. path. Anat. **103**, 113 (1939). — WENZ, W., u. L. A. SCHWEITZER: Langenbecks Arch. klin. Chir. **290**, 212 (1958). — WENZL, M., H. DENCK u. P. WURNIG: Thoraxchirurgie **4**, 101 (1956). — WESSEL, W., u. W. BERNHARD: Z. Krebsforsch. **62**, 140 (1957). — WESTHUES, H.: Langenbecks Arch. klin. Chir. **203** (1942). — WILLIS, R. A.: Pathologie of tumors. London 1948. — WINGE, Ö.: Z. Zellforsch. **6**, 397 (1927); **10**, 683 (1930).

YOSHIDA, T.: J. nat. Cancer Inst. **12**, 947 (1951/52). — YOUNGE, P. A.: Amer. J. Obstet. **58**, 867 (1949).

ZACHERL, H.: Arch. Gynäk. **189**, 346 (1957). — ZIMMERMANN, K. W.: Z. Anat. Entwickl.-Gesch. **68**, 29 (1923). — ZOLLINGER, H. U.: Vjschr. naturforsch. Ges. Zürich **91**, 81 (1946). — ZÜLCH, K. J.: Biologie und Pathologie der Hirngeschwülste. — ZÜLCH, K. J., u. E. CHRISTENSEN: Handbuch der Neurochirurgie, III. Bd. S. 1, 1956.

Viertes Kapitel

Biochemie des Krebsgeschehens

Vom Gesichtspunkt des biologischen Chemikers aus muß auch heute noch die Zelle als die kleinste lebende Einheit begriffen werden.
A. BUTENANDT (1958)

Es ist keine Frage, die *Morphologie der Tumoren* hat das Fundament für die ganze Krebsforschung gelegt. Der Aufbau der Tumoren aus Zellen, die Herkunft der ersten Krebszelle von körpereigenen Zellen, die Verschiedenheiten im histologischen Aufbau der Geschwülste, die Ausbreitung vom Ort der Entstehung aus und die Metastasierung an andere Stellen des Körpers, die Arten des gewebszerstörenden Wachstums, das alles sind Grundtatsachen, die uns erst das Mikroskop des Morphologen im einzelnen klargestellt hat.

Andererseits ist aber zugleich offenkundig geworden, daß krebsspezifische morphologische Eigenschaften der Carcinomzellen bis jetzt nicht bekannt geworden sind. Man wird daher auch noch *die funktionellen Besonderheiten der Geschwulstelemente* heranziehen. Hier ist es nun bemerkenswert, daß die ganze „animalische", d. h. die Muskel-, Nerven-, Hirn- und Sinnesphysiologie einen wesentlichen Beitrag zum Krebsproblem nicht gebracht hat. Das muß natürlich seinen Grund haben. Tatsächlich entbehren die Krebsgeschwülste so völlig des regulatorischen Zusammenhanges z. B. mit dem Zentralnervensystem, und sie sind völlig bar jeglicher Nerven, daß eine ernsthafte Beeinflussung des Geschwulstgeschehens auf „animalischem" Wege nicht in Betracht kommt.

Um so reicher sind die Beziehungen zur „vegetativen" Physiologie (Blut, Kreislauf, Atmung, Betriebs- und Erhaltungsstoffwechsel usw.). Aber auch hier hat sich gezeigt, daß das Schwergewicht der Zusammenhänge weniger auf dem Gebiete der Chemie der anorganischen und organischen Bausteine des Organismus, sondern sehr viel mehr auf dem Grenzgebiete zwischen Biologie und Chemie, dem der **Biochemie**, gelegen ist. Sie ist das neu Umgreifende für alle medizinischen Fächer geworden, auch für das Krebsgeschehen.

War für die letzte Ära der Medizin die durch das Mikroskop neu erschlossene Welt der Morphologie und Welt der Mikroorganismen das Feld der Umwälzungen, so bestimmen heute große biochemische *Entdeckungen im submikroskopischen, molekularen Bereich* unser Bild vom Chemismus des Lebens.

Es ist auf die Chemie der Tumoren eine außerordentliche Arbeit verwandt worden, immer auf der Suche nach einem krebsspezifischen chemischen Defekt der Krebszelle. Es sei gleich vorweggenommen, daß weder die anorganische, noch die organische, noch die Biochemie im Krebsgewebe qualitativ andere Stoffe gefunden hat, als sie schon von den normalen Ausgangsgeweben her bekannt sind, daß aber andererseits *quantitativ* oft so *erhebliche Unterschiede* bestehen, daß sich aus ihnen für den Krebsverlauf, für Krebserkennung, Krebsbekämpfung und Krebsverhütung doch wesentliche neue Gesichtspunkte ergeben.

1. Anorganische Stoffe

Chemische Analysen von Krebsgeweben haben von vornherein mit besonderen **Schwierigkeiten** zu rechnen. Zunächst sind die Krebsgeschwülste sehr verschieden nach Herkunft, Ausdehnung, Aufbau, Zellreichtum, Stroma, Gewebszerfall, sowie nach sekundären Ödemen, entzündlichen Veränderungen usw. Menschliches Material steht selten in genügender Menge zur Verfügung und bei tierischen Tumoren sind die meist verwendeten Impfgeschwülste als körperfremde Gebilde menschlichen Krebsen nicht vergleichbar. Ja, sogar innerhalb der gleichen Geschwulst wechseln die Bestandteile oft von einer Geschwulstpartie zur anderen, je nachdem, ob es sich z. B. um fortschreitend wachsende Randpartien oder um bereits nekrotisch zerfallene zentrale Geschwulstteile handelt. Vor allem aber ist es bei chemischen Untersuchungen meist schwer, oft unmöglich, die primär biologischen Unterschiede des eigentlichen Geschwulstwachstums von den sekundären Unterschieden durch Gewebszerfall, Infektion, Nekrose usw. zu trennen. Es müssen also ganz sinnfällige chemische Unterschiede sein, wenn sie irgendeine Beweiskraft haben sollen.

Zunächst ein paar Bemerkungen über die *Bedeutung anorganischer Stoffe* für das Geschwulstgeschehen. Unter den anorganischen Stoffen steht das **Wasser** an erster Stelle. Nicht nur, weil es durchschnittlich 60, 70 und mehr Prozent der Gewebe und Organe ausmacht, sondern auch wegen seiner absoluten Unentbehrlichkeit beim Ablauf jeglichen Lebensgeschehens, denn gleichviel, ob es sich um diese oder jene Form chemischer Umsetzungen im Organismus handelt, die meisten Reaktionen sind an die Lösung der Stoffe in Wasser gebunden. Corpora non agunt, nisi fluida.

Übereinstimmend wird angegeben, daß der *Wassergehalt der Krebsgeschwülste* gegenüber den Ausgangsgeweben um durchschnittlich 5—6% erhöht ist. Der Grad der Erhöhung ist verschieden, je nachdem, ob es sich um übermäßig bindegewebsreiche Geschwülste (wie Scirrhen, Fibrosarkome u. dgl.) oder um sehr schnell wachsende, zellreiche und deswegen weiche Tumoren handelt. Viel ist mit diesem Nachweis einer gewissen Hydratisierung der Krebsgewebe nicht anzufangen. Es sind ja auch sonst wachsende und junge Gewebe wasserreicher als nichtwachsende und alte Gewebe, und wenn man vom Knochensystem absieht, so schwanken ja die menschlichen Organe und Gewebe selbst in ihrem Wassergehalt um 50—80%.

Wichtiger ist die Frage: was ist an der Hydratation des Krebsgewebes schuld? Der Wassergehalt der Gewebe hängt eng zusammen mit dem **Gehalt an Mineralsalzen**. Auch hier ist es sicher, daß der Mineralsalzgehalt der Tumorgewebe im ganzen erhöht ist, aber welche Mineralsalze bedingen diese Erhöhung im einzelnen? Vielleicht ist das *Natrium* daran schuld. Nach Morávek (1939) soll der Na-Gehalt von Sarkomen, gegenüber 100 mg-% in normalen Geweben, bis auf 300 mg-% im Frischgewicht von Geschwülsten ansteigen. Durch radioaktiv markiertes Kochsalz ließ sich zudem beim Walker-Sarkom der Ratte eine vermehrte Natriumaufnahme nachweisen (Woeber 1956). Diese Na-Vermehrung würde, wenn sie auf alle malignen Tumoren zuträfe, die Hydratisierung der Krebsgewebe ohne weiteres erklären. *Kalium* soll im Tumorgewebe vermehrt, *Calcium* dagegen vermindert sein. Ob ein geringerer Calciumgehalt der Tumorzellen für die leichtere Abschwemmbarkeit von Krebszellen bei der Metastasierung verantwortlich gemacht werden kann, ist u. E. noch nicht erwiesen. Wohl bestehen in dieser Hinsicht nach den klinischen Erfahrungen große Unterschiede, doch ist bis jetzt noch nicht bewiesen, daß solche Unterschiede mit dem Calciumgehalt der betr. Tumoren parallel gehen. Die Wachstumsgeschwindigkeit soll parallel dem erhöhten Kaliumgehalt der Tumorzellen gehen (Rohdenburg u. Krehbiel 1922; Epstein 1933), wobei der Quotient K:Ca meist erhöht ist. Dieselben Unterschiede finden sich aber auch in regenerierendem Gewebe (Long, Coman u. Zeidman 1950).

Einen breiten Raum in der Frage der Bedeutung anorganischer Stoffe für die Krebsentstehung nahm eine Zeitlang das *Magnesium* ein. Magnesiumsalze, ein wichtiger Bestandteil der Knochen, spielen darüber hinaus eine große Rolle im Enzymgeschehen der verschiedensten Stoffumsätze. In den Blickwinkel der Krebsforschung trat das Magnesium, als französische Autoren (bes. Delbet 1928, 1931, 1951) die großen geographischen Unterschiede in der Krebshäufigkeit mit dem verschiedenen Magnesiumgehalt des Bodens der betreffenden Gebiete (z. B. Krebsseltenheit in Ägypten — der Boden ist besonders magnesiumreich —) erklärten. Entsprechend der großen Verschiedenheit der untersuchten Tumoren finden sich im Schrifttum (vgl. Hinsberg 1942) Angaben über ganz verschiedene Magnesiumgehalte der Geschwülste. Eichholtz und Kanderer (1935) fanden, daß Magnesiumverbindungen im Tumorgewebe aufgenommen werden, sie konnten jedoch für eine „Krebsfeindlichkeit" des Magnesiums im Sinne Delbets keinen Anhaltspunkt gewinnen.

Nach Untersuchungen von Addink und Frank (1955) hatte das Blut 22 gesunder Erwachsener zwischen 20 und 60 Jahren i. D. einen konstanten Gehalt von 6,4 ppm *Zink*, das von Krebskranken i.D. 5,5 ppm und bei Hodgkin und verwandten Krankheiten von 4,4 ppm i.D. Ist ein Krebs in einem Körperteil entwickelt, der schon normalerweise einen abweichenden Wert von Zink hat (Knochen z. B. 200 ppm Zn) oder bei Leukämie — die weißen Blutkörperchen enthalten 25mal mehr Zink als die roten — so sind die Werte ausnahmsweise abweichend. Im ganzen aber hat das Blut von Krebskranken eine niedrigere Zinkkonzentration, ebenso wie auch die Tumoren selbst einen um $1/_3$ geringeren Zinkgehalt als ihr Ausgangsgewebe haben. Bei der Beobachtung von Krebskranken über längere Zeit, evtl. mehrere Jahre, spiegelt sich der günstige bzw. ungünstige Verlauf im Zinkgehalt des Blutes wieder. Für die Änderungen der Zinkkonzentration ist die Hypophyse und möglicherweise auch dorsolaterale Teil der Prostata (beide enthalten hohe Beträge von Zink) von Bedeutung. Auf die Frage, ob Zink carcinogen sich auszuwirken vermag, kommen wir im 8. Kapitel (S. 338) zurück.

Besonderes Interesse beansprucht der *Eisen-* und *Kupfergehalt* der Geschwulstgewebe, zumal sich diagnostisch verwertbare Unterschiede im Serumspiegel dieser beiden Elemente bei Krebskranken finden sollen (Keiderling u. Scharpf 1953). Zahlreiche hierauf verwendete Untersuchungen zeigten aber, daß sich der Gehalt im Tumorgewebe nicht wesentlich von dem in normalen Geweben unterscheidet (Loewenthal u. Probst 1935; Edlbacher u. Gerlach 1935).

Bezüglich der sonstigen *anorganischen Stoffe* in Tumoren sei auf Hinsberg (1942), Stern und Willheim (1943) und Dannenberg (1959) verwiesen. Es geht aus ihren umfassenden Übersichten hervor, daß der Gehalt an Kationen und Anionen je nach Tumorart Methodik usw. ungemein wechselt. Jedenfalls ist von irgendeiner gesetzmäßigen Abweichung der Tumoren in ihren anorganischen Stoffen bis jetzt keine Rede. Viele Angaben würden in ihren Widersprüchen wohl dahin zu erklären sein, daß in der krebsexperimentellen Literatur die heterogensten Dinge miteinander verglichen werden. Was an sog. Rous-Sarkomen z. B. gefunden wird, braucht mit menschlichen Tumoren nicht das geringste zu tun zu haben.

Wenn nun schon in der anorganischen Chemie der Tumoren bezüglich der einzelnen Anionen und Kationen Unterschiede bestehen, so liegt es nahe, unter den physiko-chemischen Eigenschaften wenigstens jene Grundfunktion der Gewebe und des Blutes heranzuziehen: die Konstanterhaltung der absoluten Reaktion des Blutes, des Serums und der Gewebe. Wie wichtig die **Wasserstoffionenkonzentration** für den Ablauf der Lebensvorgänge ist, geht daraus hervor, daß der Organismus den p_H-Wert überall in seinen Geweben und Organen mit allen Mitteln konstant zu erhalten sucht. Es hängen ja alle Enzymwirkungen von der jeweiligen Reaktion des betreffenden Milieus ab. Bei der Wasserstoffionenkonzentration, bezogen auf das Geschwulstproblem, muß man unterscheiden zwischen ihrer Höhe im Tumorgewebe selbst und im Blute des krebskranken Organismus. p_H-Bestimmungen am Tumorgewebe sind nur von Wert, wenn sie an lebensfrischem Material oder besser noch mit Hilfe von Capillarglaselektroden am Tumorgewebe im Organismus selbst gewonnen werden. Hier liegen nur Untersuchungen an Impftumoren (p_H-Werte meist erhöht!) vor, die aber kaum Rückschlüsse auf menschliche Carcinome zulassen. Bei Krebskranken liegen die p_H-Werte im Blute fast durchweg im Bereich der physiologischen Schwankungsbreite von $p_H = 7{,}27$—$7{,}53$, sie sind also diagnostisch nicht zu verwerten.

Man sieht, *die anorganische und physikalische Chemie der Tumoren* hat bis jetzt *nichts Krebsspezifisches* zutage gefördert.

2. Organische Stoffe

Wichtigere Ergebnisse erwartet man von der *organischen Chemie*, trifft man ja bei ihr auf die eigentlichen *Bausteine des Körpers*, auf die Kohlenhydrate, Fette und Eiweißkörper. Es kann aber gleich vorweggenommen werden, daß es sich durchweg nur um *quantitative Abweichungen*, aber *nicht um* grundsätzlich vom Verhalten der Körperzellen abweichende *krebsspezifische, qualitative Unterschiede* handelt. Selbstverständlich interessieren den Kliniker auch die mengenmäßigen Verschiedenheiten der chemischen Bausteine gegenüber denen in normalen Geweben, sind ja solche Differenzen manchmal der Ausgangspunkt diagnostischer Proben.

a) Lipoide. Ihr Gehalt in Tumoren wird sehr unterschiedlich angegeben. Kein Wunder: die Fehlerquellen sind je nach Material und Methodik groß. Vor allem bedeuten Unterschiede in nekrotischen und nekrobiotischen Geschwulstpartien eine schwer zu beseitigende Irrtumsquelle, da sich auch beim Versuch, nekrotisches Material zu vermeiden, immer noch mikroskopisch kleine Nekrosen mit im Gewebe zu finden pflegen.

So zeigte weder der *Gehalt an Gesamtlipoiden* und der an *Phosphatiden*, noch der an *Fettsäuren* etwas Krebsspezifisches. Auch die unverseifbaren Anteile der Lipoide nach Abtrennung des Cholesterins (sog. *„Restunverseifbares"*) lassen keine eindeutigen Unterschiede erkennen. Der Abbau der Fettsäuren erfolgt im Tumorgewebe ebenfalls durch Oxydation (CHAPMAN, BROWN u. a. 1954), wobei dieser Abbau in normalen Leberschnitten von Ratten und Mäusen schneller als in deren Tumoren erfolgt, ein Unterschied, der besonders bei den niedermolekularen Fettsäuren ausgeprägt sein soll (WEINHOUSE, ALLEN u. MILLINGTON 1953).

Der wichtigste Stoff aus der Reihe der Lipoide ist das **Cholesterin**. Es kommt bekanntlich in allen Zellen und allen Körperflüssigkeiten des Organismus vor und spielt eine wichtige Rolle im Leben der Zelle, z. B. beim Aufbau der Zellmembran.

Auf seine Beziehungen zum Vitamin D und auf sein Vorkommen in der Galle und in Gallensteinen wird bei der Frage der Bildung körpereigener Krebsstoffe (S. 372 ff.) zurückzukommen sein.

In malignen Tumoren wird der *Cholesteringehalt* übereinstimmend als *erhöht* angegeben, und zwar sowohl gegenüber dem Muttergewebe als auch gegenüber gutartigen Geschwülsten gleicher Herkunft.

Lebermetastasen z. B. sind durchweg reicher an Cholesterin als das umgebende Lebergewebe (BÜRGER und PLÖTNER 1941). Für den Uterusmuskel fand JOWETT (1931) 0,788%, für ein Uterusmyom 0,753%, für ein Uterussarkom 1,667% Gesamtcholesterin (auf Trockengewicht berechnet). Die Steigerung kann also bis mehr als das Doppelte ausmachen. BRONSTEIN und WOLKENSOHN (1935) zeigten, daß Jensen-Sarkome in nekrotischen zentralen Partien einen höheren Cholesteringehalt aufweisen als in frischen Randbezirken (3,96:1,71%).

Bei Impftumoren und chemisch induzierten Geschwülsten *bei Tieren* sind die Angaben über den *Glykogengehalt* (Näheres bei DANNENBERG 1959) sehr verschieden. Kein Wunder, zwischen einem Jensen-Sarkom der Ratte z. B. und einem Butterglebhepatom bestehen eben ,,von Haus aus'' grundlegende Unterschiede.

BIERICH und LANG (1936) fanden ferner bei operativ entfernten menschlichen Carcinomen (welchen, ist nicht angegeben) eine direkte Beziehung zwischen der *Bösartigkeit* der Geschwulst (gemessen an der Überlebensdauer des operierten Kranken) und der zunehmenden *Höhe des Gesamtcholesterins*.

Vielleicht ist dies aber nur der Ausdruck dafür, daß zellreiche Tumoren (wegen des hohen Cholesteringehaltes der Tumorzellen) mehr Cholesterin enthalten müssen, als stromareiche Geschwülste, deren Bindegewebe sehr wenig Cholesterin enthält.

Wir kommen auf das Cholesterin im Zusammenhang mit der Krebsentstehung (Lichtkrebs, Bildung krebserzeugender Stoffe im Organismus, Cholesterin im Blute Krebskranker, Bedeutung der Cholesterinzufuhr durch tierische Nahrungsfette u. dgl.) noch vielfach zurück. Jedenfalls ist jetzt bereits als sicher anzusehen, daß das im Zelleben so wichtige Cholesterin auch im Leben der Krebszellen eine, wenn auch in vielem noch nicht völlig klargestellte, so aber doch sicher große Rolle spielt, vielleicht auch bei der Frage der Krebsentstehung selbst.

b) Kohlenhydrate. Am leichtesten nachprüfbar ist der **Glykogengehalt** *der Tumoren*, vor allem in Vergleich mit dem der Ausgangsgewebe. Dabei ist jedoch eine gewisse Vorsicht geboten, insofern als verschiedene Partien im gleichen Tumor ganz verschiedene und zwar in Entwicklung begriffene Bezirke hohe, alte Partien dagegen niedrige Glykogenwerte aufweisen können (BRAULT 1938). Als Gesamtergebnis kann man folgendes sagen:

1. Geschwülste, die von glykogenreichen Geweben (z. B. Knorpel) abstammen, also Chondrome, Chondrosarkome und die ihnen entwicklungsgeschichtlich nahe verwandten Knochensarkome, pflegen besonders reich an Glykogen zu sein. Es ist dies nebenbei ein weiteres Beispiel für die Regel, daß Geschwülste neben der neuen Eigenschaft des selbständigen Wachstums noch funktionelle Rückerinnerungen an das Muttergewebe, dem sie entstammen, aufweisen können.

2. Sodann werden hohe Glykogenmengen auch in Geschwülsten (z. B. Hodentumoren) gefunden, deren Ausgangsorgan, wie der normale Hoden, glykogenfrei ist.

3. Fast ganz glykogenfrei sind Carcinome der Mamma, des Magen-Darm-Kanals, der Portio uteri, der Ovarien usw., alles Organe, die selbst glykogenhaltig zu sein pflegen.

Den letzteren Umstand hat man auch *klinisch-diagnostisch* ausgenutzt. Die für die Krebserkrankungen der Frauen so bedeutsamen Carcinome der Portio uteri enthalten im Frühstadium weniger Glykogen als das benachbarte gesunde Muttergewebe. Betupft man eine krebsverdächtige Portio mit Jodlösung, so färbt sich das glykogenreichere Muttergewebe braun, während das glykogenarme Portiocarcinom sich als heller abzeichnet *(Schillersche Jodprobe)*. (Näheres 12. Kapitel.) GROPP hat die Glykogenarmut von Krebszellen (1952) an einem Fall von Collum-Carcinom bestätigt, gleichzeitig aber bei Corpuscarcinomen und bei einigen *Impftumoren* ein recht unterschiedliches Verhalten nachgewiesen.

Die bisher vorliegenden Untersuchungen rechtfertigen den Schluß, daß ein hoher Glykogengehalt der Geschwulstzellen keine krebsspezifische Eigenschaft darstellt, daß es andererseits aber sicher ist, daß Tumorzellen Glykogen aufzunehmen und zu verwerten in der Lage sind.

Während in normalen Geweben das Glykogen die Substanz für die Glykolyse ist, wird in Hepatomen vorwiegend die *Glucose* abgebaut (ORR und STICKLAND 1941), die sich frei im Tumorgewebe nur in geringen Mengen nachweisen läßt (WERTHEIMER 1930). LE PAGE (1948) bestimmte die *phosphorilierten Zwischenprodukte des Kohlenhydratabbaues* bei mehreren Transplantationstumoren, beim primären Lebercarcinom der Ratte und auch beim menschlichen Brustkrebs, dabei fanden sich übereinstimmend ähnliche Mengen, wie in normalem Gewebe. Auch der Gehalt an den energiereichen phosphorübertragenden Verbindungen (ADP, ATP u. a.) zeigt keine Differenzen. Weitere Untersuchungen an Zwischenprodukten des Kohlenhydratstoffwechsels stammen fast ausschließlich von Impftumoren oder Buttergelbhepatomen. Sie erlauben keine Rückschlüsse auf sonstige Carcinome oder Sarkome. Lediglich von der *Milchsäure* als Endprodukt der Glykolyse (Näheres S. 161) ist es sicher, daß sie auch in malignen Tumoren beim Menschen, z. B. beim Mammacarcinom stark vermehrt gebildet wird (LE PAGE 1948). Wie in normalem Gewebe handelt es sich dabei um die l-Milchsäure.

An sich ist der *Nachweis* dadurch erschwert, daß der *Milchsäuregehalt* von Gewebe nach der Herausnahme aus dem Organismus sehr schnell abnimmt. WARBURG, WIND und NEGELEIN (1926) konnten aber den Nachweis am Lebenden dadurch erbringen, daß sie die Milchsäurebestimmung in den zu- und abführenden Gefäßen von Tumoren vornahmen.

In diesem Zusammenhang interessieren die mit der Milchsäurebildung eng gekoppelten α-*Ketosäuren*. Bestimmungen der Brenztraubensäure, der Oxalessigsäure und der α-Ketoglutarsäure ließen aber keine charakteristischen Merkmale erkennen. Auch der Gehalt an *Zitronensäure* wurde in Tumoren teils erhöht, teils vermindert gefunden (MILLER u. CARRUTHERS 1950).

c) Aminosäuren, Proteine. Bezüglich der *Aminosäuren* hat sich weder bei den freien Aminosäuren, noch denen der Proteine irgend ein diagnostisch, ätiologisch oder therapeutisch verwertbarer Befund nachweisen lassen.

Ausführlich sind die Verhältnisse hinsichtlich der freien Aminosäuren und der Aminosäuren der Proteine bei DANNENBERG (1959) dargestellt. Wenn auch ein menschlicher Colontumor bei der Frage der Aminosäurezusammensetzung von Tumoren und von Normalgewebe mit erfaßt ist, so sind aber doch die Befunde schwer für die menschlichen Tumoren auswertbar, einmal weil bei den experimentellen Tumoren die heterogensten Geschwülste, darunter auch Impftumoren herangezogen sind, und zum anderen, weil so viele Faktoren (Ausgangsgewebe, Schädigungen, Nekrosen, Entzündungen, Wassergehalt, Aufbereitung usw.) hereinspielen, daß die vielen widersprechenden Angaben ebenso verständlich sind, wie sie eine Feststellung von Gesetzmäßigkeiten ausschließen.

Die dritte große Gruppe chemischer Bausteine des Körpers sind die Eiweißkörper (**Proteine**). Diese kompliziert gebauten Stoffe von stets sehr hohem Molekulargewicht enthalten an Elementen neben Kohlenstoff (C), Sauerstoff (O) und Wasserstoff (H) stets noch Stickstoff (N), ferner meist Schwefel (S) und Phosphor (P), bei einzelnen Körpern auch noch Eisen (Fe) und gelegentlich noch Kupfer (Cu), Chlor (Cl), Jod (J) oder Brom (Br). Alle Proteine sind aus zahlreichen *Amino*säuren zusammengesetzt. Ihre wechselnde Kombinatorik untereinander und zusammen mit unverändert abspaltbaren anderen chemischen Körpern (den sog. prosthetischen Gruppen) bewirkt die große Vielfältigkeit der Eiweißkörper.

Die *Proteine* spielen eine ebenso große Rolle beim Aufbau der lebenden Substanz aller Zellen und Gewebe, wie als Energiespender im Betriebsstoffwechsel des Organismus. Im *Krebsgewebe* bestehen, was den *Gehalt an Eiweißkörpern* anlangt, nur quantitative, im allgemeinen aber *keine qualitativen Abweichungen.* Jedenfalls sind krebsspezifische Eiweißstoffe, anders gebaut als in normalen Geweben, in Geschwulstgewebe bisher nicht nachgewiesen und umgekehrt weisen Krebszellen ein grundsätzliches Defizit an Eiweißabbauprodukten, die den normalen Geweben zukommen, nicht auf.

Bei der KAHLERschen Krankheit, dem **Plasmocytom** (Myelom) besteht jedoch eine qualitative Eiweißabartung, ist ja der bei ihm beobachtete Bence-Jonessche Eiweißkörper spezifisch für Myelome. Im 3. Kapitel war schon die Rede davon, daß es sich beim Plasmocytom um eine blastomatose Erkrankung des blutbildenden Gewebes handelt, welches durch den Aufbau aus plasmacellulären Tumorzellen ausgezeichnet ist. Die Tumoren treten stets im Knochenmark, unn zwar bald als solitäre, bald als multiple Knoten, bald als diffuse Plasmocytomatose auf. Die Diagnose stützt sich bei oft uncharakteristischem Blutbefund hauptsächlich auf die typischen Veränderungen im Röntgenbild (osteolytische Herde im Cranium, der Wirbelsäule und Rippen), auf den Bence-Jonesschen Eiweißkörper im Urin und vor allem auf das Sternalpunktat: hier Nachweis plasmacellulärer Tumorzellen im Sternalmark, wo sie bis zu 80% der Zellelemente ausmachen (vgl. KIENLE 1944, dort auch eine Tabelle über die Differentialdiagnose zwischen Plasmocytom und plasmacellulärer Reaktion.) Je nachdem, ob im Elektrophoresediagramm die α-, β- oder γ-Globuline stärker vermehrt sind, teilt man die Myelome auch in α-, β- oder γ-Plasmocytome ein.

Der Bence-Jonessche *Eiweißkörper* selbst gehört zu den Globulinen und ist dadurch ausgezeichnet, daß er in saurem Harn bei Temperaturen um 60° ausfällt, um sich bei über 80° wieder zu lösen. Wenn der Eiweißkörper ausgeschieden wird, so darf mit wenigen Ausnahmen daraus auf ein Plasmocytom geschlossen werden, auch wenn es sich sonst noch dem Nachweis entzieht. Umgekehrt gibt es aber sicher Plasmocytome, die seine Ausscheidung vermissen lassen.

Die Plasmocytomkranken haben nun nicht nur meist eine Ausscheidung des Bence-Jonesschen Eiweißkörpers im Urin, sondern auch noch eine Eiweißvermehrung im Blut, wobei allerdings jener Eiweißkörper nicht für die Eiweißvermehrung im Blut verantwortlich ist, ebenso wie die Eiweißvermehrung auch nicht die Folge einer Zunahme des gewöhnlichen Serumeiweißes darstellt, sondern auf die Bildung eines pathologischen Eiweißes eigener Art zurückzuführen ist (BONSDORFF 1938). Diese *Paraproteinämie* (APITZ 1940) führt zu pathologischen Abscheidungen in den Geweben nach Art einer Amyloidose, zu Spontanfrakturen an Stellen der Knochenmarksgeschwülste, zu Nephrosen (vgl. SANDKÜHLER 1948), zu zunehmender Anämie und hämorrhagischer Diathese und schließlich zum Tode meist an Kachexie.

In ihrer Ätiologie noch weitgehend ungeklärt, aber in diesem Zusammenhang erwähnenswert ist noch die *Makroglobulinämie Waldenström*. Atypische Myelome, maligne Reticulosen oder lymphatische Leukosen, praemyelomatöse Erkrankungen, aber auch genuine Eiweißstoffwechselstörungen u. a. werden als Ursache dieser im Ultrazentrifugat nachweisbaren Makroglobuline angeschuldigt. Das Krankheitsbild wird erst nach dem 30. Lebensjahr angetroffen und führt, wenn auch oftmals über Jahre gehend, zum Tode. Neben generalisierten Lymphknotenschwellungen, einer hämorrhagischen Diathese, entsprechenden Elektrophoresebefunden, einer hohen BKS bereits in der ersten Stunde, einer Hepatosplenomegalie ist der Nachweis dieser hochmolekularen Makroglobuline im Ultrazentrifugat oder ein spezifischer Präcipitinnachweis charakteristisch.

Nur eine quantitative Abweichung gegenüber normalen Zellen hat große Beachtung gefunden: der von KÖGL (1939) gefundene *Gehalt an abnormen Aminosäuren*.

Bei den Aminosäuren kommt es nicht nur auf ihre molekulare Zusammensetzung, sondern auch auf ihre räumliche Konfiguration an. Es gibt *Aminosäuren* der stereochemischen Anordnung nach in der d- und in der l-Form. Beide sind molekular völlig gleich konstituiert, verhalten sich räumlich jedoch zueinander wie ein Original zu seinem Spiegelbilde oder wie die rechte Hand zur linken oder wie ein Rechtsgewinde zu einem Linksgewinde. Unterscheidbar sind die beiden „Antipoden" physikalisch. Sie drehen die Ebene des polarisierten Lichtes in entgegengesetzter Richtung [d = von *d*exter (rechts) und l = von *l*aevus (links)].

Die aus normalen Geweben als Spaltprodukte der Eiweißkörper isolierbaren Aminosäuren gehören durchweg der l-Reihe an. Im Aufbau des normalen Eiweißes herrscht also nach dieser Richtung weitestgehende Einseitigkeit. KÖGL fand nun, daß die *Tumorproteine* neben natürlichen l-Aminosäuren einen *erheblichen Gehalt an unnatürlichen d-Aminosäuren*, also unphysiologischen körperfremden Eiweißbausteinen aufweisen.

Ähnlich wie WARBURG hat auch KÖGL seine Entdeckung zu einer biochemischen *Theorie der Krebsentstehung* ausgebaut und mit dem „Auftreten sterisch unrichtiger Eiweißkörper in der Krebszelle" das Wesen der malignen Entartung zu erklären versucht. Nach seiner Ansicht hat die Krebszelle die Fähigkeit verloren, „in ihr Struktureiweiß . . . ausschließlich die „natürlichen" Amonisäuren einzubauen, wie dies die normale Zelle tut. Die Krebskrankheit wäre also nach dieser Theorie eine Eiweißfermentstörung. Letztere würde durch vielerlei äußere Noxen ausgelöst. Sie bestünde in einer Alteration derjenigen Fermente, die für gewöhnlich darüber wachen, daß immer nur die richtigen, die l-Aminosäuren zum Aufbau des Zelleiweißes verwendet werden. Die Folge der Eiweißfermentstörung bestünde dann im Einbau anomaler d-Aminosäuren im Zelleiweiß. Daraus, daß die normalen Gewebe keine Fermente zum Abbau solcher krankhafter Tumorproteine hätten, erklärte sich das „autonome" und zugleich destruierende Wachstum.

Spätere Untersucher haben die Köglschen Befunde jedoch stark eingeengt. So fand z. B. DITTMAR (1939, 1940) im nichtnekrotischen Jensen-Sarkom reine l-Formen, in nekrotischen Partien dagegen teilweise d-Aminosäuren, besonders die d-Glutaminsäure. Auch BEHRENS u. Mitarb. (1940) sprechen den d-Aminosäuren die ihnen von KÖGL zugesprochene Bedeutung ab. WARBURG uud CHRISTIAN (1943) erklären „die stereochemische Abartung der Tumorproteine" geradezu als einen „experimentellen Irrtum". Neuerdings hat auch DANNENBERG (1959) für die d-Glutaminsäure, die in Tumoren die höchsten Werte ergeben sollte, deren Spezifität für Tumoren verneint. Es hat sich jedenfalls gezeigt, daß es sich auch hier nicht um eine krebsspezifische Eigenschaft handelt, nachdem auch in nichtkrebsigen Geweben d-Aminosäuren erwiesen sind. Es handelt sich also nur um eine quantitative Verschiebung, nicht um eine grundsätzlich andere Eiweißqualität.

Die Eiweißphysiologie unterscheidet in der großen Fülle der allein dank der Kombinatorik der hohen Zahl verschiedener Aminosäuren möglichen Eiweißkörper zwei große Klassen, die einfachen Eiweißkörper oder *Proteine* und die zusammengesetzten Eiweißkörper oder *Proteide*. Die letzteren unterscheiden sich von den Proteinen dadurch, daß sie außer den einfachsten Bausteinen, den Aminosäuren, noch andere, chemisch sehr verschiedenartige, sog. *prosthetische Gruppen*, die als solche abspaltbar sind, enthalten.

Unter den Proteiden beanspruchen die *Nucleoproteide*, mit den Nucleinsäuren in der prosthetischen Gruppe, besonderes Interesse (s. a. S. 156). Die Tumoren zeigen in der Verteilung des Proteinstickstoffes und der *Ribonucleinsäure* in den verschiedenen morphologischen Strukturen der Zellen weitgehende Übereinstimmung, während sich normale Gewebe hierin z. T. recht erheblich unterscheiden (LAIRD u. BARTON 1956). Besonders bemerkenswert ist hierbei die Feststellung, daß sich die Tumoren durch ihren hohen Ribonucleinsäureanteil in der Kernfraktion (meist über 30%) von allen normalen Geweben unterscheiden (DANNENBERG 1959).

Beim Rhabdomyosarkom der Ratte findet sich ein erheblicher Unterschied im Gehalt an den Hauptkomponenten der Muskelfasern, dem *Myosin und Aktomyosin*, wobei das Myosin auch elektrophoretisch und hinsichtlich seiner Viscosität Unterschiede gegenüber demjenigen aus normalem Muskelgewebe zeigt (MILLER, GREEN u. a. 1950).

Mittels serologischer Untersuchungen bei verschiedenen tierexperimentellen Untersuchungen zeigten, daß diese Tumoren einen Verlust ihrer *organspezifischen*

Antigene aufweisen, wobei die Frage, ob es sich hierbei um allgemein gültiges Charakteristikum der Cancerisierung handelt, noch offen ist (s. BUTENANDT 1955).

d) Biochemie des Zellkerns. Im Kapitel Krebspathologie war ausführlich die Rede davon, welch große Bedeutung im Krebsgeschehen der Zellteilung, dem Zellkern und den Chromosomen zukommt. Die Biochemie hat hier viele neue Fortschritte aufzuweisen.

Unter den Proteiden spielen die zusammengesetzten Eiweißkörper der Zellkerne — danach auch als **Nucleoproteide** bezeichnet — eine besondere Rolle, auch für das Krebsproblem. Sie verdanken ihre Sonderstellung nicht nur ihrer Herkunft, sondern auch der Eigenart ihrer spezifisch gebauten prosthetischen Gruppe, den sog. *Nucleinsäuren*. Ihr Säurecharakter stammt von ihrem Gehalt an o-Phosphorsäure. Dank ihres sauren Charakters bilden die Nucleinsäuren mit basischen Farbstoffen unlösliche Salze. Darauf ist die histologische Kernfärbung, wenigstens bei vielen Methoden, zurückzuführen.

Die *Nucleinsäuren* sind aus kleineren Bauelementen, den Mononucleotiden, aufgebaut, welche wiederum je eine Base, Pentose und Phosphorsäure enthalten. Die Basen leiten sich stets von den Pyrimidin- oder Purin-Ringsystemen ab. Grundsätzlich werden zwei Nucleinsäuren unterschieden: a) die *Ribonucleinsäure (RNS)* enthält als Pentose (Zucker mit 5 C-Atomen) die d-Ribose, und b) die *Desoxyribonucleinsäure (DNS)*, welche als Pentose die d-2-Ribodesose enthält (auch Thyminose genannt).

Innerhalb der Zellen verschiedener Gewebe und Organe sind diese Bauelemente der sog. prosthetischen Gruppe unterschiedlich verteilt. Die DNS findet sich ausschließlich im Kern, die RNS dagegen im Nucleolus und vorwiegend im Cytoplasma (hier besonders in den Mitochondrien). Tumoren enthalten im allgemeinen mehr DNS im Kern, als die entsprechenden Muttergewebe (STOWELL 1945), wohingegen die RNS nur in manchen Fällen menschlicher Tumoren eine Zunahme erkennen läßt (SANDRITTER 1952). Nach papierchromatographischen Untersuchungen zeigen die Basen der DNS in Tumoren keine markanten Unterschiede zum Wirtsorganismus (VISCHER u. CHARGAFF 1947, 1948). Offen bleibt allerdings noch die Frage, ob nicht diese für die Zelleigenschaften so bedeutungsvollen Bauelemente im molekularen Bau nicht doch Unterschiede in Tumorzellen gegenüber normalen Zellen aufweisen.

Die *Nucleoproteide* schlagen die Brücke zu einer Wissenschaft, die in vielfacher Hinsicht Bedeutung für das Krebsproblem gewinnt, zur *Genetik*. Diese lehrt, daß die *Gene*, also jene Stoffe, die bei der Zeugung von Generation zu Generation unverändert weitergegeben werden, in den Keimzellen, dort wiederum, soweit es sich um „mendelnde" Erbfaktoren handelt, in den Zellkernen und in diesen endlich in deren *Chromosomen* lokalisiert sind. Ja, bei den bestuntersuchten Organismen, vor allem bei Drosophila melanogaster, weiß man aus der wechselseitigen Ergänzung von Vererbungsexperiment und Vererbungscytologie, daß die Einheiten des Erbgutes, die mendelnden Gene, in diesen Chromosomen wie die Perlen einer Kette hintereinander in ganz bestimmten Abständen und in einer ganz bestimmten Reihenfolge angeordnet sind. Man gelangte schließlich zu den *Chromosomenkarten* von Drosophila, die für jedes Gen dessen Sitz in einem der 4 Chromosomenpaare und dort wieder an einer ganz bestimmten, angebbaren Stelle topographisch festgelegten und eine immer weitergehende Analyse des Erbgutes dieses Versuchsobjektes ermöglichten. Es ist heute kein Zweifel mehr, daß die Chromosomen des Zellkerns Sitz des Vererbungsgeschehens und in den somatischen Zellen Sitz der Vorgänge sind, die an das Zellerbgut der Somazellen geknüpft sind.

Diese *Cytogenetik* wurde weiter vertieft, als HEITZ und BAUER (1937) zuerst bei der Gartenhaarmücke Bibio hortulanus, später auch bei Drosophila melanogaster, entdeckten daß in den Riesenzellkernen der Speicheldrüsen dieser (und — später entdeckt — auch anderer) Fliegen und Mücken sich *Riesenchromosomen* finden, die eine ausgesprochene Längsgliederung erkennen lassen. Diese Riesenchromosomen stellen nun nicht einfach gewissermaßen ein einziges dick aufgeblähtes Chromosom dar, sondern sie entstehen dadurch, daß sich die longitudinale Fadensubstanz der Chromosomen vielfach teilt, wobei aber die Einzelfäden zusammenbleiben und so wie die Drähte eines Kabels ein Bündel parallel gelagerter Fasern bilden. Diese Riesenchromosomen haben sich nun als besonders geeignet erwiesen, um die genetische Analyse (der Vererbungsexperimente) und die cytologische Topik zu koordinieren und die Gene in engste räumliche Beziehung zu differenzierten Abschnitten der Chromosomen zu bringen. Die Riesenchromosomen zeigen nämlich innerhalb ihrer Längsdifferenzierung stark färbbare *Querscheiben* verschiedener Dicke und Länge — diese Teilstücke der Chromosomen nennt man Chromomeren — und dazwischen schwächer färbbare *Zwischenstücke*.

Und nun kommt der entscheidende Punkt: diese *Querscheiben* (deutlich geworden an Riesenchromosomen) sind, wie aus der Übereinstimmung der genetischen und der cytologischen Analyse und aus vielen Einzelbeweisen hervorgeht, der *Sitz der Gene*, diese Querscheiben *enthalten Nucleoproteide!*

Wie so oft, so hat auch hier eine neue Methodik das Wissen um diese Dinge vertieft. CASPERSSON (1941) verwendet die *Ultraviolettmikroskopie*. Das Objekt wird mit monochromatischem Licht aus einer Superhochdruckquecksilberdampflampe, deren Licht in einem Monochromator zerlegt worden ist, im Strahlengang eines Mikroskops beleuchtet. Das vergrößerte Bild des zu messenden Punktes im Objekt wird auf eine photoelektrische Zelle geworfen und die Lichtabsorption durch Vergleich mit einem benachbarten Punkt bestimmt. Mit diesem Instrumentarium kann das Absorptionsspektrum von 2100—7500 Å gemessen werden, dabei liegt die Breite des verwendeten Spektralbandes bei 2800 Å um 7 Å. Die Genauigkeit der Messung hält sich noch bei dem Extinktionskoeffizienten 0,1 bei 1%. In dem Absorptionsspektrum haben nun bestimmte Stoffe bestimmte Bänder, Tryptophan z. B. bei 2800 Å. In seinem Ultraviolettspektralgebiet ist nun ein Absorptionsband bei 2600 Å spezifisch für die Nucleinsäuregruppe. CASPERSSON hat auf diese Weise nachgewiesen, daß die Fadenstücke der Riesenchromosomen aus Eiweißstoffen mit Absorptionen vom Globulintyp und die Querscheiben Nucleoproteide in außerordentlich hohen Konzentrationen aufweisen. Damit ist nicht nur eine topographische Cytochemie angebahnt, sondern auch die Brücke zwischen Vererbungscytologie einerseits und Biochemie andererseits geschlagen — auch zur Biochemie der Tumoren!

CASPERSSON, NYSTRÖM und SANTESSON (1941) dehnten ihre Untersuchungen über die Topik der Nucleoproteide auch auf *Tumorzellen* aus. Außer den Chromosomenelementen im Zellkern gibt es in der höher differenzierten Zelle noch ein zweites System, welches mit der Eiweißproduktion in Verbindung steht, das ist das *Ribosenucleotidsystem* im Cytoplasma. Schon früher war das vermehrte Vorkommen von Ribonucleotiden im Cytoplasma junger Zellen mit starker Wachstumstendenz festgestellt worden. Sie wurden als ein Glied im System der normalen cellulären Eiweißproduktion, welche vom Nucleolus kontrolliert wird, angesehen. Auf eine rasche Vermehrung der Eiweißsubstanzen in der Zelle weist stets das Auftreten großer Nucleolen und eine Basophilie im Cytoplasma hin. An menschlichen Carcinomen ergab sich, daß im Cytoplasma im Vergleich zu normalen Zellen beträchtlich größere Mengen von Substanzen mit dem für die Nucleotidgruppe charakteristischen Absorptionsband bei 2600 Å auftraten, und zwar mengenmäßig am größten bei den am stärksten proliferierenden Geschwülsten. Die Autoren schließen daraus, daß sich die starke Wachstumstendenz der malignen Zelle in einer Hyperfunktion des nach dem Modus: Nucleolenapparat — Cytoplasmanucleotide — basisches Eiweiß arbeitenden Eiweißproduktionssystems widerspiegelt, wie es CASPERSSON (1941) für die normale Zelle beschrieben hat. Vor allem zeigten sie, daß zwischen der Geschwulstzelle und der normal wachsenden Zelle hinsichtlich der Entwicklung des Eiweißbildungssystems ein grundsätzlicher Unterschied nach der Richtung besteht, daß bei der Krebszelle die endocellulären Hemmungsmechanismen weitgehend in Wegfall gekommen sind.

CASPERSSON (1941) unterscheidet bei dem Zellkern als dem wichtigsten Zentrum für die Eiweißsynthese in der Zelle zwei Elemente, das *Euchromatin* und das *Heterochromatin*. Die Chromosomen enthalten während der Zellteilungsperiode große Mengen von DNS und geringe Mengen von Eiweiß, das Heterochromatin, welches den Hauptteil des Nucleolus bildet und Eiweiß vom einfacheren Histontyp produziert. Beim Cytoplasmaeiweiß handelt es sich um relativ einheitliche Substanzen, beim Gen-Eiweiß dagegen handelt es sich um Tausende von Elementen mit verschiedenen Funktionen, deren Unterlage — alles nach CASPERSSON — eine tausendfache Strukturverschiedenheit sein muß. Das gen-tragende Euchromatin produziert Eiweißstoffe, deren Ultraviolettabsorptionstyp dasjenige der Albumine oder Globuline ist, das Heterochromatin bringt große Mengen Eiweiß vom einfacheren Histontyp hervor, welches zur Bildung des Hauptteils des Nucleolus angesammelt wird und dann im Cytoplasma die Bildung von Ribosenucleotiden und Eiweißstoffen des Cytoplasmas induziert. CASPERSSON spricht den heterochromatischen Kernabschnitten sowohl beim Krebswachstum wie bei der Krebsentstehung eine besondere Bedeutung zu, ja er sieht in Störungen dieses Systems eine notwendige Voraussetzung für das maligne Wachstum überhaupt. Wir werden später (s. S. 442) sehen, daß die Nucleinsäure eine große Bedeutung für die Absorption ultravioletten Lichtes besitzt (KNAPP u. Mitarb. 1939) und dadurch auch Bedeutung für die Entstehung des sog. Lichtkrebses gewinnt.

Über den enzymatischen Abbau der Nucleoproteide ist bereits das Grundlegende erforscht (Näheres bei v. EULER und SKARZYNSKI), für die *Geschwülste* liegen aber diagnostisch oder prognostisch verwertbare Angaben noch nicht vor. Über Untersuchungen an Geschwulstgeweben selbst referiert TRAPPE (1942).

Eingehend beschäftigt sich mit dem *Umsatz der Nucleinsäure im Tumorgewebe* eine Arbeit von v. EULER und v. HEVESY (1942). Ihre Methode eröffnet, zumal sie beliebig variierbar ist, weite Perspektiven. Die Autoren arbeiteten mit dem Jensen-Sarkom und verwendeten, subcutan eingespritzt, Natriumphosphat, dem künstlich radioaktiver Phosphor beigemischt wurde. Die radioaktiven Phosphat-Ionen — die Aktivität der Lösung betrug etwa $^1/_{10}\,\mu$-Curie — treten alsbald in die Sarkomzellen ein und nehmen an den Zellvorgängen mit derselben Wahrscheinlichkeit teil wie die übrigen in den Sarkomzellen befindlichen Phosphat-Ionen. Werden nun in der Sarkomzelle Nucleinsäuremoleküle aufgebaut, so werden sie, da radioaktiv, nach Entnahme mit dem Müller-Geigerschen Zählrohr meßbar. Die Versuche wurden zwar in der Absicht angestellt, die Wirkung der Röntgenstrahlen auf das Sarkom unmittelbar nach erfolgter Bestrahlung auf chemischem Wege zu erfassen — davon sei hier nicht die Rede —, sie erbrachten zugleich aber Ergebnisse hinsichtlich des Nucleinsäureumsatzes überhaupt. Es zeigte sich, daß die im Laufe von 2 Std. gebildeten Nucleinsäuremoleküle 2—3% des gesamten Nucleinsäuregehaltes (je Gramm Sarkom durchschnittlich 9 mg) betrugen. Die Bestrahlung mit 1000 r bewirkt einen Rückgang der Nucleinsäurebildung auf durchschnittlich $^1/_2$—$^1/_3$ des beim unbestrahlten Sarkom gefundenen Wertes. Außerdem zeigte sich, einen wie großen Unterschied es ausmacht, ob frisches oder nekrotisches Tumormaterial untersucht wird. In nekrotischen Partien ist der Nucleinsäureumsatz wesentlich kleiner als im frischen Gewebe, aber deswegen „durchaus nicht vernachlässigbar". Am wichtigsten ist vielleicht die Feststellung, daß der säurelösliche, organische Phosphor des Sarkoms 2 Std. nach Injektion nahezu denselben Gehalt an radioktiv gekennzeichnetem Phosphor wie 1 mg freier Phosphor des Sarkoms zeigt. Fast alle Moleküle der säurelöslichen Phosphorverbindungen des Sarkoms werden demnach im Laufe von 2 Std. erneuert.

Bei der großen Bedeutung der Zellteilung für das Tumorgeschehen interessiert natürlich — neben der Biochemie der ruhenden Zelle — vor allem die spezielle *Cytochemie der Zellteilung*. H. LETTRÉ (1951, 1952) widmet ihr mehrere zusammenfassende Darstellungen. Sie setzen sich mit allen einschlägigen Fragen der Zellatmung, deren Fermentsystemen, mit dem Wachstum eines „idealisierten Zelltyps", mit der Lokalisierung der Fermente und den speziellen Vorgängen bei der Zell- und Kernteilung auseinander. Auch das Verhalten von Epithel- und Carcinomzellen im Zellstoffwechsel der Zellteilung wird herangezogen. Arbeiten von H. und R. LETTRÉ (1954, 1957) befassen sich mit der Erzeugung multipolarer Mitosen und mit der Persistenz der Chromosomenspindelfaser und ihrer Bedeutung für das Verständnis karyogenetischer Vorgänge.

Im *Zellkern* ist das Gros der *Erbsubstanzen* lokalisiert. Diese letzteren sorgen nicht nur für die Kontinuität der Lebewesen und des Lebens überhaupt, in ihnen und durch sie wird auch alles *identisch verdoppelt*, was weiter übertragen wird.

Die Strukturelemente der Erbsubstanz (Näheres RIS 1959) die — nach einem letztlich noch unbekannten Modus — sich selbst reproduzieren, sind in der Hauptsache (oder ausschließlich?) an die *Chromosomen* und deren Teilstücke an die

Chromomeren gebunden. Noch wissen wir nicht genau, wie ein Chromosom chemisch im einzelnen aufgebaut ist, sicher ist jedoch, daß dabei die *Desoxyribonucleinsäure* (in Verbindung mit spezifischen Eiweißkörpern, Histonen, Protaminen und komplizierten Proteinen) die wichtigste Rolle spielt.

Aus der Sicht des Tumorproblems interessiert uns weniger der *Kern* der Keimzellen, als vielmehr der *der somatischen Zelle* (Näheres SIEBERT 1959), stammt ja jede Tumorzelle ursprünglich von einer Körperzelle ab. Kerne somatischer Zellen sind lockerer gebaut als die Kompakten der Gametenkerne.

Der DNS-Gehalt je Zellkern in somatischen Zellen hängt ab von der Zahl der Chromosomensätze und ist konstant, er ist doppelt so hoch wie in den Gametenkernen.

Es ist ein Problem für sich, wann Gametenkerne die *Umwandlung in einen somatischen Zellkern* erfahren. K. FELIX (1959), dem wir im nachstehenden folgen, sieht den Augenblick dann für gekommen, wenn die Differenzierung beginnt und damit die Kerne ihre Omnipotenz einbüßen. Für die somatischen Kerne ist biochemisch einer der wichtigsten Bestandteile das *Nucleohiston*, ein Salz der DNS mit einem basischen Protein, dem Histon. In letzterem kommen, wenn auch in variabler Anordnung, alle Aminosäuren vor mit Ausnahme des Tryptophans. Vieles spricht dafür, daß das Nucleohiston für die Kontinuität der Erbmasse in den Zellgenerationen der somatischen Gewebe sorgt. Außer Nucleohiston enthalten die somatischen Zellkerne noch andere, auch tryptophanhaltige *Proteine*. Außer Nucleohiston und anderen Proteinen enthalten alle somatischen Kerne noch *Ribonucleinsäure* (alles Bestandteile auch der Chromosomen). Im Gegensatz zu denen der Gameten verbrauchen die somatischen Kerne Sauerstoff, synthetisieren Eiweißstoffe (in Anwesenheit von DNS) und kontrollieren die Eiweiß- und Enzymsynthese im Cytoplasma. Im Wechselspiel zwischen Kern und Plasma spielt auch der *Nucleolus* eine Rolle. Nicht umsonst verschwindet er, wenn sich die Zelle zur Zellteilung anschickt.

Die Hauptschlußfolgerung, die sich aus aller organischen und anorganischen Chemie der Tumoren vorläufig ziehen läßt, geht dahin: die *Krebszellen sind chemisch nicht prinzipiell von den Körperzellen verschieden* oder anders ausgedrückt: auch die anorganische und organische Chemie der Krebsgewebe läßt die Ursachen für das schrankenlose Wachstum, für die Andersgesetzlichkeit der Krebszellen und für ihre zerstörende Eigenschaft im Dunkeln.

3. Vorbemerkungen über Wirkstoffe und Krebsgeschehen

Die chemischen Ergebnisse der Krebsforschung in den letzten 30 Jahren münden in die Erkenntnis, daß die Besonderheiten des Krebsgeschehens nicht auf den Stufen der einfachen chemischen Elemente, auch nicht auf der Stufe der anorganischen und organischen Bestandteile der Zellen, auch nicht auf dem Gebiete des gewöhnlichen Bau-, Betriebs- und Erhaltungsstoffwechsels, sondern auf dem ihnen übergeordneten Gebiete des Stoffwechsels zu suchen sind, dem die sog. Wirkstoffe (*Vitamine, Hormone* und *Enzyme*) ihr charakteristisches Gepräge verleihen. Bei der Biochemie der Wirkstoffe handelt es sich wesentlich um das Studium der chemischen Umwandlungen, welche die Körperbausteine im Stoffwechsel der Organismen erleiden. Es hat sich immer deutlicher gezeigt, daß sich dem Bau-, Erhaltungs- und Betriebsstoffwechsel der Organismen ein Stoffwechsel höherer Ordnung überlagert, in dem „Wirkstoffe" oder „*Biokatalysatoren*", die im Organismus nur in geringster Konzentration vorhanden sind, zugleich aber höchste biologische Aktivität entfalten, die entscheidende Rolle spielen. Zu diesen

Wirkstoffen zählen vor allem die Vitamine, Hormone und Enzyme, die ihrerseits wiederum in Beziehungen zueinander stehen und trotz unterschiedlicher physiologischer Leistungen chemisch nahe verwandt sein können.

Unter den Wirkstoffen interessieren zunächst die Enzyme oder Fermente. Man versteht darunter bestimmte Eiweißkörper, die ihrer Wirkung nach zu den Katalysatoren der lebenden Substanz zu rechnen sind. Ihre Wirkung besteht darin, daß sie zur Auslösung und Beschleunigung bestimmter Reaktionen unbedingt erforderlich sind. Trotz ihrer geringen Konzentration ist ihre Anwesenheit eine wesentliche Voraussetzung für das Zustandekommen dieser Umsetzungen. Besonders charakteristisch für die Wirkungsweise ist ihre Spezifität (d. h. jeder einzelne Katalysator wirkt nur auf eine bestimmte Reaktion) und die Tatsache, daß sie in die Endprodukte der Reaktion nicht eingehen. Die Bindung eines Fermentes an ein Substrat ist daher immer nur vorübergehend, sie selbst werden dabei nicht verändert und nicht verbraucht.

Die Enzyme sind für das Zelleben unentbehrlich. Sie sorgen für die Richtung und Geschwindigkeit der Reaktionsabläufe, sei es beim Abbau der Nahrungsstoffe, sei es beim Aufbau der eigenen Baustoffe des Organismus. Ihre Bildung ist an lebende Zellen gebunden. Zu ihrem Aufbau sind Eiweißkörper erforderlich.

4. Enzymsysteme, Stoffwechsel und Krebsgeschehen

Enzyme sind kristallisierbare, hochmolekulare Stoffe von Proteincharakter. Sie sind auf ganz bestimmte Stoffverbindungen spezifisch ausgerichtet, reagieren in festgelegter Reihenfolge, über längere Reaktionsketten und katalysieren selbst in kleinster Quantität große Mengen eines Substrates — ohne im Endeffekt selber verändert zu werden. Von lebenden Zellen erzeugte Enzyme werden seit jeher ausgenutzt, zum Beispiel bei dem durch Enzyme der Hefe bewirkten Abbau von Traubenzucker zu Äthylalkohol, der „alkoholischen Gärung".

Sie werden daher auch *Fermente* genannt (von fermentatio = Gärung). Der Ausdruck *Enzyme* leitet sich ab von ζύμη, der Hefe.

Ganz im Gegensatz zu der Entwicklung, die die Enzymchemie in der Biochemie und Technik (Brauerei-, Bäcker-, Textil-, Leder- und Waschmittelindustrie) sowie in der Substitutionstherapie der klinischen Medizin gefunden hat, steckt die *Enzymologie der Tumoren* noch in ihren ersten Anfängen. Wohl hat die Warburgsche Entdeckung (s. u.) eine Brücke geöffnet, im ganzen aber ist, von wenigen noch zu besprechenden Ausnahmen abgesehen, von spezifischen Abartungen des Enzymstoffwechsels der verschiedenen Tumorarten noch wenig bekannt.

Freilich muß man hier die besonderen *Schwierigkeiten* in Rechnung stellen. Frisches Tumorgewebe hat meist einen höheren Wassergehalt als normales Vergleichsgewebe, so daß direkte Vergleiche zwischen Tumor- und Ausgangsgewebe erschwert sind. Beim Trockengewicht- und Stickstoffgehalt machen wieder die kleinen Zahlendifferenzen große Erschwernisse. Histochemische Methoden zum Enzymnachweis sind nur in beschränkter Zahl bekannt. Auch muß offen zugegeben werden, daß gerade auf dem Gebiete der Enzymologie der Tumoren noch keine engere Zusammenarbeit zwischen den klinischen Fächern, die ja allein frisches klinisches Krebsgewebe operativ gewinnen, und den Enzymforschern besteht.

a) Enzyme des Kohlenhydratstoffwechsels und der biologischen Oxydation.

Die Bedeutung der Kohlenhydrate für das Geschwulstproblem liegt vor allem in dem Umstand, daß die *Krebszellen* im Zellstoffwechsel die *Kohlenhydrate in abnormer Weise* zu *verwerten* in der Lage sind.

Den Einbruch in das Gebiet des Stoffwechsels der Krebszellen ermöglichte die von WARBURG (1925) ausgearbeitete Methode zur manometrischen Bestimmung des Atmungs- und Spaltungsstoffwechsels lebender Zellen und Zellverbände einschließlich explantierter Krebszellen. Bekanntlich haben fast alle normalen Zellen für ihre energieliefernden Verbrennungsprozesse einen hohen Sauerstoffverbrauch. Sie erhalten ihre Leistung besonders durch die bei den Oxydationsvorgängen der Glucose freiwerdenden Energien (sog. *Atmung*). WARBURG hat gezeigt (1926), daß die *Krebszellen* auch bei vorhandenem Sauerstoff die Energien ihres Wachstums noch einer zweiten Energiequelle verdanken: sie *spalten Glucose in erheblichen Mengen in Milchsäure* (sog. aerobe Glykolyse). Diese Art von Glykolyse setzt die Krebszellen in den Stand, auch bei dauerndem Abschluß von Sauerstoff, z. B. in reinem Stickstoff, also anaerob, zu leben und dabei ihre Energien ausschließlich aus der Zuckerspaltung zu beziehen (sog. *anaerobe Glykolyse*). Entscheidend ist das wechselseitige Verhältnis der beiden Energiequellen zueinander. Selbst in reinem Sauerstoff verbrennen die Krebszellen nicht den ganzen Zucker. Der *Zellstoffwechsel der Krebszellen* ist bilanzmäßig *überwiegend ein Spaltungs- oder Gärungsstoffwechsel* mit dem Endprodukt der Milchsäure, selbst wenn der zur Zellatmung erforderliche Sauerstoff im Überschuß vorhanden ist. Im normalen Gewebe unterdrückt jedoch die Gegenwart von Sauerstoff die Milchsäurebildung weitgehend (Pasteur-Effekt). ,,Die Tumorzelle gärt also im Körper, während sie atmet, die embryonale Zelle gärt unter den gleichen Bedingungen im Körper nicht" (WARBURG und CHRISTIAN 1942).

Die Warburgschen Feststellungen wurden vielfach bestätigt, zugleich aber hat sich ergeben, daß die Bildung von Milchsäure unter aeroben Verhältnissen auch in nichtkrebsigen pathologischen, ja sogar in manchen normalen Geweben erfolgen kann. Es sieht sonach folgendermaßen aus: nicht jede hohe aerobe Glykolyse ist beweisend für Tumor, aber jeder Tumor zeigt aerobe Glykolyse, jedenfalls, soweit er der Methodik WARBURGs zugänglich ist. Die Unterschiede sind jedoch nur quantitativer, nicht qualitativer Art.

WARBURG hat seine Entdeckung zugleich zum Ausgangspunkt einer neuen *Krebstheorie* gemacht. Er wollte in der Milchsäurespaltung als Quelle des energieliefernden Kohlenhydratstoffwechsels zugleich das Wesen des autonomen und zerstörenden Wachstums sehen. Es hat sich in der Folge aber gezeigt, daß die aerobe Glykolyse nicht spezifisch für Tumoren allein ist. Sie wird auch bei sonstigen Formen unspezifischer Schädigung gefunden. Auch hat sich WARBURGs Hoffnung (1947), daß Antifermente gegen das Gärungsferment ,,das Wachstum der Tumoren im Körper des Menschen hemmen" könnten, bislang nicht erfüllt.

Trotzdem behält die Warburgsche Entdeckung ihre Bedeutung, denn ,,gleichgültig, ob diese Umstellung im Kohlenhydratstoffwechsel als spezifisch für die Krebszelle oder als eine Eigenschaft geschädigter Gewebe angesehen wird, sie wird bedingt sein durch Veränderungen in den Enzymsystemen, die den Prozeß der Atmung katalysieren " (BUTENANDT 1940).

WARBURG ist in der jüngsten Zeit noch dreimal auf den *Stoffwechsel von Tumorzellen* eingegangen, und zwar 1955 in Stuttgart (Krebstagung), 1956 auf dem Schweizer Krebskongreß und 1958 in Wiesbaden (100. Naturforscher-Tagung). Aus dem Stuttgarter Vortrag geht hervor, daß WARBURGs *Hauptversuchsobjekt* heute nicht mehr Tumoren, sondern *Mäuseascites-Carcinomzellen* sind. Es hat dies fraglos den Vorteil großer technischer Vereinfachung und quantitativer Aussagemöglichkeit. Wie weit dies Stoffwechselvorgänge z. B. in verschiedenen menschlichen Tumoren widerspiegelt, steht dahin. Bei allen Organkrebsen des Menschen spielen Differenzierungshöhe, Ausmaß der biochemischen Ähnlichkeit mit den Mutterzellen, Wechselreaktionen mit dem Stroma u. v. a. wesentlich mit herein.

Für die stellvertretend für alle Tumorzellen in Anspruch genommenen Ascites-Tumorzellen sieht WARBURG das *Hauptproblem* darin, zu ,,wissen, *wie die geschädigte Atmung und die zu große Gärung der Krebszellen entstehen"*. Stellt man die Energie allein in den Mittelpunkt, so zeigt sich für die Ascites-Zellen, daß sie gleich viel Energie durch Atmung und Gärung gewinnen können, während die Körperzellen viel mehr Energie durch die Atmung als durch die Gärung gewinnen, wobei die Atmung gemessen wird durch den O_2-Verbrauch von Zellen, die mit O_2 gesättigt sind, während die anaerobe Gärung gemessen wird durch die Milchsäurebildung bei Abschluß von Sauerstoff.

Den *Übergang* aus der atmungsgeschädigten Körperzelle *in die Krebszelle* erklärt WARBURG als Selektionsprozeß. Die schwächer gärenden Körperzellen gingen zugrunde, die stärker gärenden blieben am Leben. Schließlich würde der „Atmungsausfall durch den Gärungsanstieg energetisch kompensiert". Dann erst wäre aus der normalen Körperzelle eine Krebszelle entstanden. Da die Gärung der Körperzellen in frühembryonalen Stadien am größten sei, läge die Idee nahe, die Gärung der Körperzelle sei „das Erbe undifferenzierter Vorfahren, die dereinst auf Kosten von Gärungsenergie gelebt haben".

Der *Krebs* entstünde nach WARBURG *zweiphasisch* a) durch irreversible Schädigung der Atmung, b) selektionistisch durch Überleben von Zellen, die ihre unwiederbringlich verlorengegangene Atmungsenergie durch Gärungsenergie zu ersetzen vermögen und das seien eben dann die Krebszellen.

In der *Diskussion* zu WARBURGs Stuttgarter Vortrag stellte BUTENANDT die Frage, ob wirklich die gefundenen Abweichungen im Stoffwechsel der Tumorzelle als „Primärreaktion zu bezeichnen sei." WARBURG entgegnete, daß man sich nichts „Primäreres als Atmung und Gärung" denken könne. LETTRÉ wandte ein, daß die Anaerobiose doch vielleicht nur eine der zahlreichen Möglichkeiten der Schädigung von Zellen, um sie zu verändern, sei.

Da ja wohl niemand die Warburgsche Hypothese so scharf pointiert formulieren kann, als WARBURG selbst, so möchten wir seine letzte eigene zusammenfassende Darstellung hier bringen. WARBURG (1956) sagt:

„Krebszellen entstehen aus normalen Körperzellen in zwei Phasen. Die erste Phase ist die irreversible Schädigung der Atmung. Wie es viele entfernte Ursachen der Pest gibt — Hitze, Insekten, Ratten —, aber nur *eine gemeinsame Ursache, den Pestbazillus*, so gibt es viele entfernte Krebsursachen — Teer, Strahlen, Arsen, Druck, Urethan, Zigaretten —, aber es gibt nur *eine gemeinsame Krebsursache*, in die alle anderen Krebsursachen einmünden, die irreversible Schädigung der Atmung folgt, als zweite Phase der Krebsentstehung, ein langer Kampf der geschädigten Zellen um ihr Dasein, wobei ein Teil der Zellen aus Energiemangel zugrunde geht, während es einem anderen Teil gelingt, die unwiederbringlich verlorene Atmungsenergie durch Gärungsenergie zu ersetzen. Wegen der morphologischen Minderwertigkeit der Gärungsenergie werden hiedurch die hochdifferenzierten Körperzellen umgewandelt in undifferenzierte, ungeordnet wachsende Zellen — die Krebszellen.

Diese Ergebnisse verdienen wohl kaum den anspruchsvollen Titel einer Theorie. Es sind jedoch Tatsachen. So ist es eben eine Tatsache, daß die Atmung der Krebszellen unzureichend ist; und eine wichtige weitere Tatsache, daß die Gärung in der Latenzzeit ansteigt; und es ist eine dritte grundlegende Tatsache, daß die Gärungsenergie biochemisch minderwertiger ist als die Atmungsenergie."

In seinem letzten Vortrag über den Krebsstoffwechsel auf der 100. Naturforscherversammlung faßt WARBURG (1957) seine Feststellungen dahin zusammen, daß es wahrscheinlich keine Ausnahme von der Regel gäbe, daß alle normalen Körperzellen im Organismus selbst nur atmen und nicht gären, während alle Krebszellen gären. Im Gegensatz zum streng aeroben normalen Wachstum der Körperzelle sei das *„Wachstum der Krebszellen ein partiell anaerober Vorgang"*. Gärung sei die energieliefernde Reaktion des Lebens in der Zeit, als die Erdatmosphäre noch keinen Sauerstoff enthielt, gewesen. Die latente Fähigkeit, zu gären, würde sofort manifest, wenn man der atmenden Zelle Sauerstoff entzöge. Sie verliere dann an Differenzierung. Die Gärung sei also schuld an der Einbuße an Differenzierung und an der Rückkehr „zu den niederen Formen des Lebens" entsprechend der Zeit, in der die Atmosphäre noch keinen Sauerstoff enthielt. Zum Krebsstoffwechsel gehöre aber „nicht nur die große Gärung, sondern auch die zu kleine Atmung."

In diesem Zusammenhang geht WARBURG auf das Ferment *Katalase* ein. Es gehört zu den Fermenten der Atmung und spaltet nach der Formel

$$2H_2O_2 \xrightarrow{\text{Katalase}} 2H_2O + O_2$$

Wasserstoffsuperoxyd in Wasser und Sauerstoff.

Der Katalasegehalt von Ascites-Krebszellen ist extrem niedrig, vor allem im Vergleich z. B. mit normalen Nierenzellen, ähnlich wie obligat anaerobe Bakterien keine Katalase aufweisen.

Wegen ihres Katalasemangels seien die *Krebszellen empfindlicher gegen Wasserstoffsuperoxyd* als normale Zellen. WARBURG entwickelt daraus eine theoretisch-therapeutische *Nutzanwendung*: Da die „Röntgenstrahlen in Wasser, bei Gegenwart von Sauerstoff, Wasserstoffsuperoxyd bilden, ... so lag die Idee nahe, daß *Röntgenstrahlen* ... die Krebszellen durch nichts anderes schädigen, als durch Wasserstoffsuperoxyd, und zwar selektiv, weil die Krebszellen weniger Katalase enthalten als normale Zellen". WARBURG bestrahlte Ascites-Ca-Zellen in vitro, verwandte als Test für die Strahlenwirkung die Gärungshemmung und sah bei der Zugabe reiner Katalase zu den Krebszellen vor der Bestrahlung, wie die Strahleneinwirkung erheblich absank. Das gleiche ereignete sich bei Zusatz einer „strahlenäquivalenten Menge" (Näheres s. Originalarbeit) von Wasserstoffsuperoxyd.

WARBURG vertritt die Ansicht, daß seine Schlußfolgerung „daß die Strahlen nur durch das Wasserstoffsuperoxyd wirken", überall gelten werde, „wo Sauerstoff für die Strahlenwirkung notwendig" ist. Nur müßte man „während der Bestrahlung die roten Blutzellen fernhalten", da sie eine enorme Menge von Katalase enthalten. WARBURG glaubt, daß aus seinen Experimenten die zukünftige Grundlage der Chemotherapie des Krebses zu erkennen sei: „Es wird die Anaerobiose der Krebszellen sein."

Der Kliniker wird natürlich zunächst skeptisch sein, bestehen ja zwischen der Bestrahlung von lebenden Ascites-Ca-Zellen in vitro und Krebszellen im lebenden Organismus grundsätzlich Unterschiede (Rücksicht auf gesunde Körpergewebe, Unmöglichkeit der Fernhaltung der zirkulierenden Erythrocyten u. v. a.). Auch gibt es zu denken, daß es, worüber R. KUHN kurz auf der 100. Naturforschertagung 1958 in Wiesbaden berichtete, *Menschen* gibt, deren *Blut überhaupt keine Katalase* enthält (Acatalasaemia TAKAHARA). Bei ihnen müßte ja dann bei malignen Tumoren die Strahlentherapie in jedem Fall ideal wirken.

Die *Glykolyse* der Tumorzellen durchläuft dieselben *Zwischenstufen*, wie in normalen Geweben. Die Umwandlung der Glucose unter Energiegewinn in Milchsäure erfolgt in jedem Falle nach dem Abbauschema von EMDEN-MEYERHOF. Nur in geringem Maß erfolgt auch ein Abbau durch direkte Oxydation (Glucose-6-Phosphat → Pentose), wobei dieser Abbauweg in Tumorgewebe noch eher etwas stärker ausgeprägt erscheint. — Dementsprechend konnte auch die große Zahl von Untersuchungen zu den diese Stoffwechselprozesse regulierenden Enzymen höchstens quantitative, niemals aber qualitative Unterschiede aufzeigen. Hexokinase, Phosphorhexokinase, Aldolase, Triosephosphatisomerase, Milchsäuredehydrogenase usw. sind alle auch im Tumorgewebe nachweisbar.

Aldolase (oder Zymohexase), ein von MEYERHOF und LOHMANN 1934 entdecktes Enzym, katalysiert während der Glykolyse die Spaltung von Hexosediphosphat in 2 Moleküle Triosephosphat (Näheres A. A. HAKIM 1959). Das Enzym, normalerweise in Muskeln in hohem Gehalt enthalten, wurde an einer Reihe von Impftumoren getestet (s. BUTENANDT und DANNENBERG 1956). Beim Menschen ist die Aldolase im Serum in ungefähr der Hälfte von Tumorkranken erhöht gefunden worden (SIBLEY und LEHNINGER 1949). Doch finden sich höhere Werte auch bei nicht malignen Krankheiten (progressive Muskeldystrophie, Verschlußikterus etc.). In jüngster Zeit hat A. A. HAKIM (1959) Aldolase aus 500 g (!!) eines Brusttumors (ob Carcinom oder Sarkom, ist nicht angegeben) eines 45jährigen Kranken isoliert und kristallisiert.

War bislang von Abweichungen aller Gärungsenzyme die Rede, so zeigt bei den Tumorzellen auch das mit der Glykolyse eng gekoppelte *Enzymsystem der Zellatmung* Veränderungen gegenüber der Norm. Der Stoffwechsel der Krebszellen bekommt damit *Beziehungen zur biologischen Oxydation*, d. h. zur Nutzbarmachung der potentiellen Energie der Körperbausteine auf dem Wege des unter Oxydation erfolgenden enzymatischen Abbaus der Baustoffe des Organismus.

So lassen sich die *Enzyme des Citronensäurecyclus*, vorwiegend in den Mitochondrien lokalisiert, welche den Abbau der Brenztraubensäure über zahlreiche Zwischenstufen bis schließlich zu CO_2 und H_2O steuern, ausnahmslos z. B. auch in den zellfreien Extrakten der HeLa-Zellen nachweisen (BARBAN u. SCHULZE 1956).

Von entscheidender Bedeutung für den Energiehaushalt der Zellen sind die *energiereichen Phosphatverbindungen*, die Kreatinphosphorsäure, die Adenosintriphosphorsäure (ATP) und die Adenosin-diphosphorsäure (ADP). Die Bildung des ATPs z. B. erfolgt auf zwei Wegen durch Phosphorilierung der ADP bei Stoffwechselabbauvorgängen, z. B. auch bei der Glykolyse (Substratphosphorilierung n. DANNENBERG 1959) und durch Atmungskettenphosphorilierung (oxydative Phosphorilierung) bei der Endoxydation der Nährstoffe. Auch hier lassen sich keine eindeutigen Unterschiede zwischen Krebs- und normalem Körpergewebe nachweisen, wenn diese Enzymsysteme auch im Tumorgewebe wesentlich labiler ist (WILLIAM-ASHMAN u. KENNEDY 1952).

Der Stockholmer Arbeitskreis (v. EULER 1942) hat das Atmungssystem in Krebsgeschwülsten quantitativ untersucht, und zwar in Jensen-Sarkomen. Es ergab sich dabei, daß die *Katalysatoren des Atmungssystems* im Vergleich zum Herzmuskel *sehr stark vermindert* sind. Im Jensen-Sarkom findet sich nur $1/10$ der Diaphorasemenge des Herzmuskels und nur $1/20$ des Atmungsfermentes der Cytochromoxydase.

Daraus ergibt sich also, daß das ganze komplizierte Enzymsystem der biologischen Oxydation, dessen Aufgabe es ist, bei der Zellatmung den molekularen Sauerstoff über die Reaktionskette des Atmungsfermentes und der Cytochrome hinweg mit dem Wasserstoff der Substrate in Reaktion zu bringen, schwer defekt ist. So kommt denn v. EULER (1938) zu dem Ergebnis, daß die aerobe Glykolyse der Tumoren im wesentlichen durch den Mangel an den Komponenten des Cytochromsystems bedingt ist, ja, er steht nicht an, das „vollständige oder teilweise *Fehlen des Cytochromsystems als ein wesentliches Merkmal des carcinomatösen Enzymsystems*" zu bezeichnen. Eingehende Untersuchungen über das Cytochromoxydase-Cytochrom-C-System stellte GREENSTEIN (1945) an. In Tumorgeweben ist die Beziehung von Cytochrom-C zu Cytochromoxydase durch größte Ungleichheit zwischen den Komponenten dieses Systems gekennzeichnet. Im Hinblick auf die Aktivität der Cytochromoxydase haben Krebsgewebe die geringste Konzentration von Cytochrom-C und weisen zugleich die größten Unterschiede zwischen den Komponenten des Cytochromoxydase-Cytochrom-C-Systems auf. Besonders wichtig scheint das *Junctim* zwischen beiden stoffwechselphysiologischen Störungen zu sein: *was die Krebszellen durch die anaerobe Glykolyse an Energiezufuhr „gewinnen", verlieren sie zugleich an Minderung im Enzymsystem der Zellatmung.*

Abschließend ist zu sagen: Was die *biologische Oxydation* anbelangt, so enthalten nach BUTENANDT und DANNENBERG (1953) die Tumoren alle Enzyme, die dafür notwendig sind. Demnach erfolge der Wasserstoff- und Elektronentransport in Tumoren auf dem gleichen Wege, wie in normalen Geweben. Die Sauerstoffaufnahme, die Atmung also, sei in Tumoren von der gleichen Größe, wie in vielen anderen und in normalen Geweben. Im Gegensatz zu diesen sei aber die Atmung in den Tumoren stets maximal. Tumoren hätten keine Leistungsreserven.

Mit der Feststellung der Enzymforscher, daß die Krebszelle eine „cytochromdefekte Zelle" (v. EULER) ist, ist die Krebsforschung ein gutes Stück vorgerückt. Aber wie jede neue Tatsachenfeststellung führt sie die weitere Frage im Schlepptau: Wie entsteht ein solcher biochemisch faßbarer Defekt a) „spontan", b) unter der Einwirkung krebserzeugender Noxen? Ist er Folge? Oder ist er Ursache der Krebserkrankung? Welcher Natur ist der zur anaeroben Glykolyse und der zum Defekt im Enzymsystem der Zellatmung führende Vorgang? In welche Kategorie von Naturvorgängen gehört er hinein?

Die Fülle der *Enzymuntersuchungen bei experimentell erzeugten Tumoren* ist für den Kliniker verwirrend und unübersehbar, zumal sich im Schrifttum unverhältnismäßig viel Widersprüche finden. Es kommt dies wohl wesentlich mit daher, daß die allermeisten dieser Untersuchungen an Gewebsschnitten und Zellmaterial von Impftumoren, an experimentell erzeugten Tumoren (meist Hepatomen), und an Geschwülsten bei Tumorstämmen, die kein Analogon für die Tumoren des Menschen sind, gemacht wurden. Man bekommt den Eindruck, daß viele dieser Laborprodukte jeweils ihren eigenen Enzymstoffwechsel haben, daß aber Ergebnisse bei einer Tumorart keinesfalls auf andere Tumorarten, geschweige auf den Menschen übertragen werden dürfen. Es erscheint bei dieser Sachlage richtig und gerechtfertigt, die Ausführungen — von allgemeinen Bemerkungen abgesehen — auf die *Enzymsysteme* zu beschränken, die nach den bisherigen Ergebnissen *in menschlichen Tumoren* als verändert anzusehen sind.

Beim Menschen haben sich im Stoffwechsel gewisser Tumoren die phosphorsäureabspaltenden Enzyme, die **Phosphatasen** in ihrer Konzentration als stark erhöht erwiesen. (Zusammenfassende Darstellungen bei KÖHLER 1937, RAABE 1953).

Bei Untersuchungen über den Stoffwechsel der Tumoren fanden EDLBACHER und KUTSCHER (1931) im Tumorgewebe eine *Phosphatase*, die aus Nucleinsäuren große Mengen von anorganischer Phosphorsäure abspaltet. Später fanden KUTSCHER und WOLBERGS (1935), daß im Ejaculat eine außerordentlich wirksame Phosphatase vorkommt, die als typisches Sekretionsprodukt aus der Prostata stammt. Die Prostataphosphatase gehört zu den sauren, d. h. bei $p_H = 5{,}0$ optimal wirksamen Phosphatasen. Ihr Auftreten fällt in die Zeit der Geschlechtsreife (SCHREIER 1948). Bei Allgemeinerkrankungen fällt sie auf niedrige Werte, besonders bei Tuberkulose, bei der Altersinvolution auf weniger als die Hälfte. Bei der Prostatahypertrophie, und zwar bei der adenomatösen Form waren die Phosphatasewerte im Gewebe besonders hoch. Dagegen war im Blute von Kranken mit Prostatahypertrophie die saure Phosphatase nicht merklich vermehrt.

Diese Frage bekam ein großes praktisches Interesse, als GUTMAN u. Mitarb. (1936, 1940, 1942) nachwiesen, daß auch die *Prostatacarcinomzellen* die *saure Phosphatase* bilden, auch die *in den Knochenmetastasen*. Man deutet dies (RAABE 1953) dahin, daß die saure Phosphatase als „Inkret" erst dann ans Blut abgegeben wird, wenn die Krebsnester in der Prostata selbst und natürlich erst recht die Krebszellen der Metastasen ihr Stoffwechselprodukt nicht mehr in die natürlichen Ausführungsgänge ableiten können. Der Phosphatase-Test ist weitgehend spezifisch und hochempfindlich, so daß er auch diagnostisch und prognostisch verwendet werden kann, z. B. bei auch röntgenologisch noch nicht erweisbaren Metastasen des Knochensystems. Wenn auch die saure Phosphatase im Serum nicht absolut charakteristisch für Prostatacarcinom ist, so sind aber doch die Werte dort so hoch, daß sich kein anderes Gewebe mit seinen Werten auch nur annähert (GREENSTEIN 1945). Da das Prostatakrebsgewebe eine so viel höhere Phosphataseaktivität besitzt als andere Körpergewebe, hat man auch versucht therapeutisch wirksame Substanzen elektiv an den Wirkungsort heranzubringen (DRUCKREY und RAABE (1952), Näheres 15. Kapitel).

Die *alkalische Phosphatase* (p_H zwischen 8,5 und 9,5) wird vor allem von Zellen osteoblastischer Sarkome gebildet (FRANSEEN und MCLEAN 1935). Sie ist sowohl im Tumorgewebe wie im Serum nachweisbar (s. Kapitel Diagnostik). Andere Knochentumoren, wie Chondrosarkome, osteolytische Knochensarkome, Knochenmetastasen verschiedener Primärtumoren geben sehr viel niedrigere Werte. Eine hohe Aktivität der alkalischen Phosphatase — Erhöhungen bis zum 20—30 fachem gegenüber dem Normalwert! — geht stets mit osteoblastischer Aktivität parallel. So ist es nicht verwunderlich, daß auch osteoblastische Metastasen z. B. von Prostatacarcinomen neben ihren erhöhten Werten an saurer, auch solcher der alkalischen Phosphatase aufweisen können.

Im Tierexperiment geht bei fortgesetzter Transplantation eines osteogenen Sarkoms der Maus mit zunehmender Entdifferenzierung ein zunehmendes Absinken der alkalischen Phosphatase einher (BARRET u. Mitarb. 1944).

b) Enzyme des Fettstoffwechsels. Unter den fettspaltenden Fermenten ist von den *Lipasen* schon lange bekannt (J. BAUER 1912), daß ihre Werte im Serum Krebskranker niedrig zu sein pflegen. Seitdem wurde die Frage lipolytischer Fermente im Zusammenhang mit dem Krebsproblem viel bearbeitet (Näheres bei K. MÖHLER 1937, v. EULER und SKARZYNSKI 1942, HINSBERG 1942).

Lipaseuntersuchungen von BERNHARD und KÖHLER, die auf Vorarbeiten von RONA fußen, vermitteln enge Beziehungen zur Krebsdiagnostik. RONA lehrte einzelne Lipasen je nach ihrer Empfindlichkeit gegenüber Atoxyl und Chinin unterscheiden. BERNHARD zeigte 1932, daß bei 80% aller untersuchten Carcinome die *atoxylresistente Lipase vermehrt* war und ihre Vermehrung mit der Radikaloperation des betreffenden Krebses schwand.

Diese Untersuchungen haben viele Nachprüfungen von chemischer Seite (vgl. KÖHLER 1937, HINSBERG 1942) ausgelöst, die in der Hauptsache Bestätigungen ergaben. Rein klinisch — das hat BERNHARD auf dem Chirurgenkongreß 1938 selbst betont — ist ihre *diagnostische Bedeutung* nicht sehr hoch zu veranschlagen, da sich eine Lipasezunahme auch bei zahlreichen anderen Erkrankungen findet. Bei 466 sicheren Carcinomen war die Lipasebestimmung zwar in 84,8% positiv, positiv war sie aber auch in 30,5% unter 713 sicher carcinomfreien Fällen.

c) Enzyme der Eiweißstoffe. Eiweißspaltende Fermente finden sich in normalen Körper- und in Tumorzellen. Bemerkenswert ist hierbei die Beobachtung, daß sich *Kathepsin* und *Dipeptidasen* in den Zellen der Tumorperipherie angereichert finden, während sie in nekrotischen Partien vollständig fehlen (SYLVEN u. MALMGREN 1955). Möglicherweise kommt es hierdurch zu einer extracellulären eiweißspaltenden Aktivität der Tumorzellen, welche das destruktive infiltrierende Wachstum der Krebszellen mit erklärt. *Pepsin, Renin, Dehydropeptidasen*, Carboxypeptidasen, die zahlreichen, spezifisch einzelne *Aminosäuren spaltenden Enzyme, Transaminasen* usw. kommen im Tumorgewebe überhaupt nicht vor, oder zeigen zumindest keine krebsspezifischen Unterschiede zum Vorkommen in normalen Körperzellen.

In Zusammenhang mit dem von KÖGL (1939) festgestellten hohen Gehalt der Tumorzellen an unnatürlichen d-Aminosäuren (s. S. 155) sind Untersuchungen zur Frage der Konfigurationsspezifität der den Eiweißstoffwechsel regulierenden Enzyme von besonderer Bedeutung.

Es hat sich aber auch hier gezeigt, daß die *d-Peptidase* keine Unterschiede zum Gehalt in nicht malignen Zellen aufweist (HERKEN 1942, WALDSCHMIDT-LEITZ 1943). Die *Transaminasen* sind im Tumorgewebe ebenfalls für l-Aminosäuren spezifisch (BRAUNSTEIN 1947).

In der Frage nach einem besonderen Stoffwechseltyp der Tumoren nimmt die erstmals von EDLBACHER und MERZ (1927) gemachte Feststellung, daß der *Arginasegehalt der Geschwülste* beträchtlich vermehrt sei, einen breiten Raum ein.

Die *Arginase* gehört zu den Fermenten, welche die Bindung ...C—N... spalten, und zwar ist ihre Wirkung vornehmlich ausgerichtet auf die Aminosäure Arginin, die von ihr unter Wasseraufnahme in Ornithin und Harnstoff zerlegt wird.

Die Arginase ist ein besonders wichtiges Enzym, nicht nur wegen ihrer Rolle bei der Bildung des Harnstoffs, sondern vor allem auch wegen des besonderen Argininreichtums der Zellkerne und dessen Bedeutung für die Proteinsynthese in den Chromosomen. Vielfach wird für Geschwülste ein stark erhöhter Arginasegehalt angegeben. Eine ausführliche Zusammenstellung gibt HINSBERG (1942). Dort findet sich auch eine Angabe, wonach das Wachstum transplantierter Mäusetumoren durch Arginin um ein Vielfaches gesteigert werden könnte. Inzwischen hat sich herausgestellt, daß die Arginase nur insoweit zum Tumorproblem in besonderer Beziehung steht, als sie überhaupt in rasch wachsenden Geweben entsprechend deren Harnstoffreichtum (z. B. auch in embryonalen Geweben und in jungen Granulationsgewebe) vermehrt vorhanden ist.

d) Enzyme des Nucleinsäurestoffwechsels. Mittels zahlreicher Stoffwechseluntersuchungen mit radioaktiv markierten Bausteinen der Nucleinsäuren ließ sich eine vermehrte und beschleunigte Aufnahme dieser Stoffe in Tumorzellen nachweisen (Näheres s. DANNENBERG 1959). Auch die diagnostisch verwertbare Anreicherung von P_{32} (s. 12. Kap.) läßt sich so erklären. Die Befunde sind Ausdruck eines lebhafteren Stoffwechsels und durchaus nicht für Krebs charakteristisch. Auch in nicht erkrankten Organen krebstragender Tiere findet sich ein erhöhter Einbau, bedingt durch eine gesteigerte Proliferation auch dieser Organgewebe, zumal sich bei Schwangerschaften identische Befunde erheben lassen. Die Zunahme betrifft sowohl die RNS, als auch die DNS.

Die Nucleinsäuren zu Mononucleotiden spaltenden *Polynucleotidasen* zeigen in Tumoren keine Aktivitätsunterschiede zu normalem Gewebe (GREENSTEIN 1941). *Desoxyribonuclease* und *Ribonuclease* ließen ebenfalls keine krebsspezifischen Merkmale erkennen.

e) Sonstige Enzyme. YOUNGSTROM u. Mitarb. (1941) fanden in menschlichen Hirntumoren eine verminderte Aktivität der *Cholinesterase*. Bei verschiedenen Tiertumoren fanden sich aber z. T. widersprechende Befunde. Im Serum Krebskranker ist das Enzym meist ebenfalls erheblich vermindert (s. hierzu 12. Kap.).

In den durch Azofarbstoffe induzierten Lebertumoren findet sich fast regelmäßig eine verminderte Aktivität der Cholinoxydase.

In menschlichen Tumoren soll dagegen die *β-Glukuronidase* nach FISHMAN (1947) erhöht sein, jedoch findet sich auch bei Schwangerschaften in zahlreichen Organgeweben eine erhöhte Aktivität, so daß dieser Befund wohl am ehesten als Ausdruck einer gesteigerten Proliferationstätigkeit zu deuten sein dürfte.

Der *Hialuronidase*-Gehalt ist nicht für das infiltrative Wachstum der Krebszellen anzuschuldigen. Nur selten konnte dieses Ferment überhaupt in menschlichen Tumoren nachgewiesen werden.

Zusammenfassend ist über die *Enzymologie der Tumoren* zu sagen, daß vor allem an experimentell gewonnenem Tumorzellmaterial, aber auch an einigen Beispielen menschlicher Tumoren gezeigt werden kann, daß verschiedene Krebsgewebe im Vergleich zu den Ausgangsgeweben oder zu anderen Körpergeweben durch stark abweichenden Enzymgehalt ausgezeichnet sein können, während im allgemeinen stärkere erkennbare Abweichungen fehlen.

Dagegen scheint die stark erhöhte aerobe Glykolyse ein Kennzeichen aller Tumoren zu sein.

Auf ganz sicherem Boden bewegen wir uns bei der Enzymologie der Tumoren nur bei den Phosphatasen bei osteogenen Sarkomen und beim metastasierenden Prostatacarcinom, vor allem deswegen, weil bei beiden der Übertritt der Enzyme ins Serum auch diagnostische Feststellungen und therapeutische Folgerungen erlaubt.

Noch nicht genügend ausgenutzt scheinen die Möglichkeiten, die sich aus der Untersuchung von blastogenem Ascites und Pleuraexsudat ergeben.

Die *Hauptfortschritte* der Biochemie betreffen den Stoffwechsel der Tumorzellen (WARBURG, V. EULER), die Störungen der Lipasen beim Fettstoffwechsel (BERNHARDT), die teilweise auch diagnostisch verwertbaren Abweichungen im Gehalt an Phosphatasen usw., die Bedeutung des Cholesterins, des Glykogens und die Abwehrproteinasen als Reaktion auf Tumoreiweiß (ABDERHALDEN).

Soviel nun auch *Abweichungen* bekannt geworden sind, so sind sie aber doch zumeist *bloß quantitativer Natur*. GREENSTEIN (1945) kommt zu der Schlußfolgerung, daß die Tumoren qualitativ die gleichen Enzymarten wie die normalen Gewebe haben. Das „enzymatische Muster" eines Tumors ist weitgehend unabhängig von seinem Alter, seiner Wachstumsrate und von dem betreffenden Tierstamm. Nur der Wirkungsbereich eines jeden Enzyms ist bei den Tumoren wesentlich enger als bei normalen Geweben. Die Enzyme mit einer in den normalen Geweben hohen Aktivität sind in den von ihnen abstammenden Tumoren merklich reduziert oder verschwunden. Wenn überhaupt, so besitzen die Geschwülste wenig enzymatische Reserven (WARBURG und CHRISTIAN 1942/43).

Erhebt man das Postulat, daß die Krebszellen entsprechend ihrem andersgesetzlichen biologischen Verhalten (zerstörendes Wachstum) auch andersgesetzliche biochemische Stoffwechselvorgänge haben müssen, so muß man feststellen, daß eine *Stoffwechselfunktion*, die *als Ursache für das maligne Wachstum* der Krebszellen anzuschuldigen ist, *noch nicht gefunden* ist. Ja, man kann sogar e contrario sagen, daß all die zahllosen chemischen und biochemischen Stoffwechseluntersuchungen summa summarum ergeben haben, daß die Krebszellen offenbar alle Mineralsalze, alle physiko-chemischen Eigenschaften, alle Kohlenhydrate, Fette, Lipoide, Proteine, Nucleoproteide und alle Enzyme besitzen, die auch den normalen Zellen eigen sind. Wohl gibt es bedeutsame quantitative Abweichungen, aber die gibt es ja bei wachsenden, geschädigten, funktionell maximal arbeitenden Zellen auch. Das, worauf es ankäme, *das ens malignitatis* ist auch *fermentchemisch* bis jetzt *nicht geklärt*.

Die Enzyme sind lebenswichtige Produkte der lebenden Zellen des Organismus. Es gibt aber auch lebenswichtige Stoffe, die der Organismus nicht selbst zu bilden, sondern nur aus der Nahrung herauszuholen vermag: die *Vitamine*. So drängt sich, bei der Bedeutung der Vitamine für die Gesundheit aller Lebewesen und bei der krankmachenden Bedeutung von Vitaminstörungen von selbst die Frage auf: ist Krebs vielleicht eine Vitaminkrankheit?

5. Vitamine und Krebs

Zwischen der Wirkstoffgruppe der Enzyme und der der Vitamine besteht manche chemische Beziehung. So wirken z. B. Vitamine mannigfach beim Aufbau von Fermenten mit, ja sind sogar oft Bestandteile der letzteren.

Unter *Vitaminen* versteht man bekanntlich „akzessorische Nährstoffe", die — allerdings nur in kleinsten Mengen — für den Organismus lebensnotwendig sind. Ihre Unentbehrlichkeit geht daraus hervor, daß ihr Mangel oder gar Fehlen zu schweren Ausfallserscheinungen und Mangelkrankheiten führt. Ein Vitamindefizit gehört insofern zu den exogenen Krankheitsursachen, als ja der Organismus die Vitamine nicht selbst zu bilden vermag, sondern stets auf die Zufuhr mit der Nahrung angewiesen ist.

Man wird um so mehr auch die Vitamine in den Bereich des Krebsproblems ziehen, als ja die Nahrung in irgendeiner Weise etwas mit dem Krebsgeschehen zu tun haben muß. Dafür sprechen schon die großen Häufigkeitsunterschiede der Krebse des Verdauungskanals bei Völkern mit grundlegend verschiedener Ernährung. Auch der Einfluß der Ernährung auf experimentelle Tumoren ist oft so offenkundig, daß man unbedingt neben den Grundstoffen der Ernährung auch an die akzessorischen Nährstoffe der Vitamine denken muß. Hierzu kommt noch bei einzelnen Vitaminen ihre chemisch nahe Verwandtschaft mit Stoffen, von deren krebserzeugender Wirkung später (8. Kapitel, S. 374) ausführlich die Rede sein wird.

Die Untersuchungen über die Beziehungen der Vitamine zu den malignen Tumoren leiden freilich von vornherein unter mancherlei *Schwierigkeiten* (vgl. STEIGERWALDT 1943): die Verschiedenheit der Versuchsbedingungen bei verschiedenen Autoren, die Verschiedenheit der Methoden, das Arbeiten mit oft nicht genügend reinen Stoffen, besonders mit Extraktpräparaten, die ausgesprochene Verschiedenheit der Tiere hinsichtlich ihres Vitaminhaushalts, nicht zuletzt die große Verschiedenheit der experimentellen und der menschlichen Tumoren lassen sehr oft einen direkten Vergleich zwischen den Ergebnissen verschiedener Untersucher nicht zu. Auch die in-vitro-Versuche, die scheinbar viele Fehlerquellen vermeiden, leiden daran, daß ihre Ergebnisse nicht ohne weiteres auf die Verhältnisse im menschlichen und tierischen Organismus übertragen werden dürfen, zumal ja auch erhebliche Unterschiede zwischen Zellmaterial aus Impftumoren und aus menschlichen Geschwülsten bestehen.

So sind denn auch die Resultate der Untersuchungen nach dem Schrifttum in hohem Maße einander widersprechend. Dem Grundplan des Buches folgend, wird in diesem Kapitel nicht über den Vitaminhaushalt des bereits krebskranken Organismus (s. 1. Kapitel, S. 26) und auch weniger über die Beeinflussung des Krebswachstums durch Vitamine (s. 15. Kapitel, S. 817), sondern hauptsächlich über die Rolle der Vitamine bei der Krebsentstehung selbst gesprochen werden.

Bereits FUNK, der Entdecker der Vitamine, hat den *Krebs als Avitaminose* angesehen. Tatsächlich wären die allgemeinen Ursachen für Hypo- bzw. Avitaminosen auch als Krebsursachen denkbar: a) unzureichende Vitaminzufuhr durch die Nahrung, b) bei zureichender Zufuhr unzureichende Resorption aus dem Magen-Darm-Kanal und c) bei zureichender Zufuhr und zureichender Resorption wesentlich erhöhter Bedarf des Organismus an Vitaminen, so z. B. bei vielfachen Knochenbrüchen, während der Schwangerschaft, bei zehrenden Krankheiten, Enzymstörungen u. dgl. Einen umgekehrten Wirkungsmechanismus — *Krebsentstehung durch Vitaminüberschuß* — nimmt GORDON an. Krebs sei eine Krankheit des Alters. Im Alter brauche der Organismus die Vitamine kaum mehr. Durch Zufuhr mit der Nahrung komme es zum Überschuß und dadurch zur Zellwachstumsförderung und Krebsentstehung. Die Erfahrung hat keiner dieser beiden Vitamintheorien recht gegeben.

Am ehesten könnte man an eine krebsbegünstigende Wirkung beim *Mangel an Vitamin A* denken. Vitamin A (= Axerophthol) ist ein ausgesprochener Wachstumswirkstoff, welcher vor allem auch für die Netzhaut, die äußere Haut und für alle inneren Schleimhäute von Bedeutung ist. Beim Mangel an Vitamin A kommt es, abgesehen von Lichtsinnstörungen, an der Haut und den Schleimhäuten zu abnormen Verhornungen, Epithelmetaplasien und dadurch wiederum zu einer vermehrten Anfälligkeit gegen Bakterien, zu Veränderungen also, welche ohne weiteres Praecancerosen der Haut oder der Schleimhäute heraufbeschwören könnten (vgl. RIZZISI 1936). Wenn auch die Wirkung eine ausgesprochen systematisiert-ektodermale ist, so könnte man sich doch ohne weiteres bei Hinzukommen weiterer örtlicher Schäden eine örtliche Krebsentstehung gut vorstellen. LUDWIG kommt aber zu dem Schluß, daß beim Menschen ein Vitamin A-Mangel praktisch kaum je in Betracht komme, da bei der Zusammensetzung unserer Nahrung eine Vitamin A- oder carotinfreie Nahrung — Carotin ist das Provitamin des Vitamin A — ausgeschlossen erscheine.

Ein lebensnotwendiges Vitamin ist des weiteren das *Vitamin D* (= Calcipherol). Es ist für den Calcium- und Phosphorsäurestoffwechsel unentbehrlich. In der Krebsbiologie spielt das Vitamin D eine Rolle wegen seiner nahen chemischen Verwandschaft zum Cholesterin einerseits und zu den Gallensäuren andererseits. Damit steht das Vitamin D mit den Steroiden einer Stoffklasse nahe, deren Hauptvertreter in den stärkst cancerogenen Stoff Methylcholanthren (s. S. 373) überführt werden können. Bis jetzt ist von einem Einfluß des Vitamin D auf die Krebsentstehung selbst nichts bekannt geworden.

Auch beim antiskorbutischen *Vitamin C* (= 1-Ascorbinsäure) ist ein direkter Einfluß seines Mangels auf die Krebsentstehung nicht erwiesen.

Dagegen stimmen alle Untersucher darin überein, daß der aus sonstigen Ursachen erst einmal entstandene Krebs in einem auffallend hohen Maße elektiv Vitamin C verbraucht, so daß der *krebsbefallene Organismus* ein *großes Vitamin C-Defizit* aufzuweisen pflegt (STEPP und SCHRÖDER 1936, DEUCHER 1940). Es bedarf hoher Vitamin C-Zufuhren, bis der Bedarf gedeckt ist und eine Ausscheidung durch den Urin erfolgt (SCHNEIDER 1938). Das hohe Vitamin C-Defizit wird mit der Annahme erklärt (SCHNEIDER), daß das Vitamin C nicht zur direkten Deckung des C-Defizits verwendet würde, sondern vor allem für die Glykogensynthese; denn sonst müßten Skorbuterscheinungen auftreten, was aber übereinstimmend negiert wird. Die C-Hypovitaminose ist aber nach alledem nicht eine mitwirkende Ursache der Krebsentstehung, sondern nur eine Folge der schon fortgeschritteneren Krebskrankheiten.

Die Chirurgen sollten die Folgerungen aus solchem C-Defizit der Krebskranken ziehen und besonders vor großen Operationen an Krebskranken oder bei Intensivbestrahlungen mit Röntgenstrahlen eine Anreicherung des Organismus gerade an Vitamin C zu erzielen suchen. Auch seine Mitwirkung bei Umstimmungen des Organismus (nach langdauernden Infektionen u. dgl.) ist zweckdienlich auszunutzen.

Theoretisch wären auch *Zusammenhänge zwischen Krebs und den B-Vitaminen* zu erwarten da die letzteren ausgesprochene Wachstums- und Stoffwechselvitamine darstellen. Bekanntlich sind nun bei den B-Vitaminen besonders kompliziert, insofern als die einzelnen B-Vitamine bei verschiedenen Tieren verschieden notwendig bzw. verschieden wirksam sind und als andererseits die B-Vitamine im allgemeinen nicht einzeln für sich, sondern nur in ihrem Zusammenwirken wachstumsspezifisch wirken.

Aus der Gruppe der B-Vitamine spielt das *Wachstumsvitamin B_2 (Lactoflavin)* im Enzymstoffwechsel eine Rolle, da es beim Aufbau von Fermenten mitwirkt. Wegen ihrer gelblichen Farbe und wegen ihres Mitwirkens bei der biologischen Oxydation werden sie als gelbe Oxydationsfermente bezeichnet. Man sieht an diesem Beispiel, wie die Wirkstoffe verschiedener Klassen, hier Enzyme und Vitamine, enge Beziehungen haben, und so wäre es denkbar, daß das Lactoflavin auf dem Umwege über die gelben Fermente auch Bedeutung für das Geschwulstwachstum hat.

LEEMANN (1942) berichtet, daß das Krebsgewebe einen höheren Lactoflavingehalt besitzt als das Muttergewebe. Dazu wies das nichterkrankte Organgewebe einen niedrigeren Gehalt an Lactoflavin auf, als den Durchschnittswerten des normalen Gewebes entsprechen würde.

Bis heute ist, was die *Krebsentstehung* anlangt, irgendeine *Wirkung des Vitamindefizits nicht zu erkennen*. Dagegen scheint es sicher, daß Krebsgewebe einen erhöhten Bedarf an B-Vitaminen hat. Man hat in diesem Zusammenhang geradezu von einem „Vitaminhunger" der Krebszelle gesprochen (HANKE 1943). Ferner ist es sicher, daß B_2-Faktoren mit zu denjenigen Substanzen gehören, die bei genügender Zufuhr wenigstens bei bestimmten experimentellen Krebsen anticancerogen zu wirken vermögen (s. 10. Kapitel, S. 515). Auch auf Versuche einer Beeinflussung des krebskranken Organismus durch B-Stoffe kommen wir im 15. Kapitel (S. 817) zurück.

Über das für die Fruchtbarkeit der Organismen unerläßliche *Vitamin E* (= Tokopherol) liegen aus früherer Zeit Untersuchungen vor, wonach mit Weizenkeimölextrakten eine Tumorentstehung sich erzielen lasse, was aber inzwischen mit chemisch reinen Präparaten widerlegt ist (DEMOLE 1939).

Überblickt man diese Dinge im ganzen, so kommt man zu dem **Ergebnis,** daß die **Vitamine** als akzessorische Nährstoffe **mit** der **Tumorentstehung** unmittelbar **nichts zu tun** haben. Sicherlich ist Krebs ursächlich keine Avitaminose. Dagegen führt Krebs häufig zu konsekutiver Hypovitaminose. Als reine Krankheitsfolge kommt es im krebsbefallenen Organismus oft zu sekundären Störungen im Vitaminhaushalt, ohne daß bisher erkennbar wäre, daß das Krebsschicksal selbst durch Vitaminmangel oder Vitaminzufuhr maßgeblich beeinflußt werden könnte. So liegt heute das Hauptgewicht der Vitaminbedeutung noch auf dem Gebiete der Krebsbekämpfung bei der Frage einer Beeinflussung der Krebskrankheit durch Vitamine als Allgemeintherapie und als Hilfsmittel für eine Steigerung der Strahlenwirkung.

6. Geschwulstgeschehen und Hormone

Während die Vitamine als akzessorische Nährstoffe (wenigstens in ihrer fertigen Form) nicht vom Organismus selbst erzeugt werden können, sondern mit der Nahrung zugeführt werden müssen, sind die **Hormone** (Inkrete) Stoffe, die vom Organismus selbst in den endokrinen oder innersekretorischen Drüsen gebildet, unter der Regulation vegetativer Zentren im Zwischenhirn in die Blutbahn abgegeben, und mit dem Blut allen Organen und Geweben zugeführt werden. Wie die Enzyme und wie die Vitamine, so sind auch die Hormone für die Aufrechterhaltung von Wachstum und Stoffwechsel unentbehrlich. Während es aber bei den Vitaminen weder einen charakteristischen Antagonismus, noch Synergismus gibt, besteht zwischen allen Hormonen engste *Funktionskorrelation.*

Das *endokrine Drüsensystem* umfaßt vor allem die Schilddrüse, das Nebennierenmark, die Nebennierenrinde, den Inselzellapparat der Bauchspeicheldrüse, die Epithelkörperchen, die Zirbel- und die Thymusdrüse, die Keimdrüsen und die Hypophyse. Klinisch gesehen haben von den endokrinen Drüsen die Hypophyse und die Nebennieren eine *Sonderstellung*: die *Hypophyse* dadurch, daß sie als endokrines Zentralorgan einerseits die Umschaltestation auf zentralnervöse Einflüsse — in beiden Richtungen! —, andererseits durch die Vielzahl ihrer „adenotropen" Wirkstoffe das Steuerungszentrum für alle übrigen innersekretorischen Drüsen darstellt. Die Sonderstellung der *Nebennieren* liegt darin, daß sie als innersekretorisches Doppelorgan in ihrem Rindenanteil als einziges endokrines System für die Aufrechterhaltung des Lebens unentbehrlich ist (Steuerung des Kohlenhydrat- und Eiweißstoffwechsels einerseits und des Elektrolyt-Wasserstoffwechsels andererseits).

Da die Hypophyse ihrerseits ihre Reize von den vegetativen Zwischenhirnzentren erhält und die von den anderen Drüsen abgegebenen Inkrete fernab ihrer Bildungsstätte jegliche Form peripherer Erfolgsorgane beeinflussen und die Peripherie wiederum ihre Meldungen und Anforderungen zentripetal dem Zwischenhirn übermittelt, so ergibt sich daraus ein *Funktionskreis,* der den dauernd wechselnden Erfordernissen der Anpassung an die Einflüsse der Umwelt gerecht wird. Ihrer allgemeinen Wirkung nach sorgen die Hormone für eine *biochemische Korrelation aller Teile des Organismus* und für die Zusammenarbeit aller Gewebe und Organe zur Verwirklichung der Eigengesetzlichkeit jedes Organismus.

Die *Lehre von der endokrinen Blastogenese bestimmter Tumorformen* hat in den letzten 25 Jahren große Fortschritte gemacht, einmal durch die Biochemie hormonproduzierender und hormonabhängiger Tumoren, ferner durch die chemische bzw. oestrogene Induktion bestimmter Geschwülste, vor allem aber durch die hormonelle Therapie und durch die in der Hauptsache durch HUGGINS und seine Mitarbeiter 1939, 1940, 1945, 1955, 1956 und 1958 inaugurierte und weiter fortentwickelte *operative Endokrinotherapie* bestimmter menschlicher Krebsformen. Der Verfasser selbst hat, mit seinem Mitarbeiter KLAR, durch die percutane Elektrocoagulation von Hypophysentumoren (1948) und später durch die Radiogoldausschaltung der Hypophyse vor allem bei Mamma- und Prostatacarcinomen im Stadium generalisierter Metastasen, Beiträge zur operativen Endokrinotherapie gewisser maligner Tumoren zu leisten versucht (K. H. BAUER, 1948, 1950, 1957, 1960).

a) Hormonstörungen und Krebs. (Lit. bei RODEWALD 1942, V. EULER und SKARZYNSKI 1942, STERN und WILLHEIM 1943, NATHANSON 1944, BIELSCHOWSKY und HORNING 1958, u. a.). Da nun *Krebs* seinerseits eine Negation der Ordnung im Organismus, eine Blasphemie auf die Zusammenarbeit seiner Teile zum Wohle des Ganzen ist, so liegt es nahe, in *Hormonstörungen* die Grundlage für das abnorme Wachstum und den abnormen Stoffwechsel der Tumoren zu suchen, wenigstens soweit bestimmte Organe und Gewebe besonders hormonabhängig sind.

Immer schon schien der schnelle Anstieg der Krebshäufigkeit in der Zeit des Nachlassens bzw. Erlöschens der Sexualfunktionen und die durch Kastration erzielbare Beeinflussung experimenteller Tumorarten auf die **Keimdrüsen** hinzuweisen. Tatsächlich wird sich zeigen, daß die Hauptbedeutung der Endokrinologie für die Krebsforschung auf dem Gebiete der Keimdrüsenhormone gelegen ist.

Eine wesentliche Teilfunktion der *Keimdrüsenhormone* ist ihre *proliferative Wirkung* auf die von ihnen abhängigen Organe, vor allem auf Uterus, Mamma und Prostata. Es ergibt sich daraus die alte Alternativfrage aller Endokrinologie: wie wirkt sich einerseits der Ausfall, andererseits das Übermaß an Hormonzufuhr für das Krebsgeschehen der betr. Organe aus?

Wir beginnen α) mit der *Antiblastogenese durch Hormonausschaltung*. Hier ist es verständlich, daß man immer schon für Fragen der Krebsentstehung *Beobachtungen an Kastrierten* auszuwerten versuchte.

Es sei aber gleich an dieser Stelle gesagt, daß man den *Ausdruck Kastration* auf die jugendlichen Altersstufen beschränken sollte, da sie ja nur dort als Kastrationseffekt sich auswirken kann. Die *Keimdrüsenentfernung* im höheren Alter hat mit „Kastration" im biologischen Sinne ja nichts mehr zu tun. Im Umgang mit Kranken sollte man den Ausdruck „Kastration" überhaupt und immer vermeiden und auch im medizinischen Schriftgebrauch trifft der Ausdruck *Ovari- bzw. Orchiektomie* den Sachverhalt auch objektiv richtiger. Nur zu sehr verbindet der Arzt mit dem Begriff „Kastration" die Vorstellung von den Folgen die ihm in der Haltung von Haustieren und aus der Physiologie dann stets an frühjugendlich kastrierten Tieren geläufig sind. Auch der Ausdruck „*Röntgenkastration*" gehört u. E. zu den vielen zweckbetonten Ausdrücken in der Medizin, die objektiv nicht genügend gerechtfertigt erscheinen. Eine Röntgenbestrahlung der Ovarien schaltet die Ovulation und wohl auch die Reifung von Eizellen auf lange Zeit aus, eine „Kastration" stellt sie u. E. jedoch nicht dar, höchstens eine Hormondrosselung. Es wäre daher u. E. korrekter und auch psychologisch richtiger nur von Röntgenbestrahlung der Ovarien zu sprechen. Der Ausdruck „Röntgenkastration" wird schon dadurch ad absurdum geführt, daß es ja vorkommen soll, daß „röntgenkastrierte" Frauen später wieder Kinder bekommen.

Die wichtigste empirische Beobachtung scheint zu sein, daß aus Ländern wie der Türkei oder China berichtet wird, daß *Eunuchen*, also in früher Kindheit Kastrierte, so gut wie nie Prostatacarcinome bekommen sollen. Von Frauen, bei denen aus irgendeinem Grunde die Adnexe und damit die Ovarien entfernt wurden, wird ähnliches für den Brustkrebs berichtet. So fand HERREL (z. n. HINSBERG) unter 1906 Frauen mit Mammacarcinomen nur 1,5% früher Ovariektomierte, umgekehrt betrug bei 1011 anderen krebsfreien Frauen der Prozentsatz der Ovariektomierten 15,4%. Es liefe dies geradezu auf eine weitgehende Brustkrebsverhütung durch die Keimdrüsenausschaltung hinaus.

Merkwürdigerweise ist das seit den Uranfängen der Menschheit anfallende Riesenmaterial der männlichen, in der Jugend kastrierten Haustiere (Ochse, Wallach) hinsichtlich der Krebshäufigkeit gegenüber nichtkastrierten Tieren der gleichen Tierart nie systematisch in großen Zahlen ausgewertet worden.

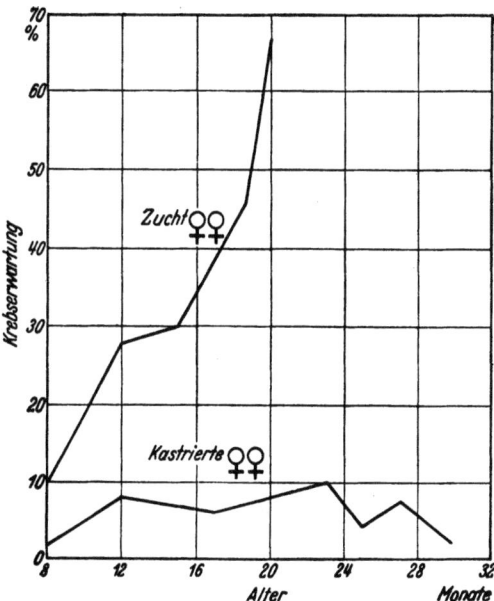

Abb. 52. Krebserwartung bei Zuchtweibchen und kastrierten Weibchen eines Mäusestammes mit Mammatumoren (nach MURRAY)

Das gegebene tierexperimentelle Material sind — wenigstens dem ersten Anschein nach — die *Mammatumorstämme der Maus*, auf die wir im nächsten Kapitel (S. 212) wieder zurückkommen. Bekanntlich gelingt es durch Auslese und fortgesetzte Inzucht Tierstämme zu züchten, die schließlich bei gleichen äußeren Bedingungen bei Weibchen in einem konstanten Prozentsatz Mammatumoren aufweisen. Schon 1906 hatte L. LOEB bei einem solchen Mäusestamm mit 60—70% Brustkrebs die *Krebsquote durch Kastration der* Weibchen auf 9% und bei Kastration vor Ablauf des 4. Monats auf 0% *herabgedrückt*. In einem Mäusestamm mit durchschnittlich 58,6% Tumorhäufigkeit erhielt MURRAY (zit. nach KRÖNING 1940) bei den im Alter von 8 Monaten kastrierten Weibchen nicht die Krebsrate der Zuchtweibchen, sondern nur eine wesentlich niedrigere, dazu noch im weiteren Alter konstant bleibende Krebserwartung (Abb. 52). Bei kastrierten männlichen Mäusen erhielt MURRAY unter 251 Fällen nur einen Mammatumor. Wir werden zwar später sehen, daß es mit den Mammatumoren der Maus noch eine besondere Bewandtnis hat, an der Tatsache aber, daß die Kastration diese Form der Tumorentstehung weitgehend verhütet, ist nicht zu zweifeln.

Fraglos ist die Kastration der sicherste Weg eines hormonalen Keimdrüsenausfalls. Es liegt natürlich nahe, den umgekehrten Weg der Keimdrüsenüberpflanzung zu gehen. Im gleichen Stamm D kastrierte MURRAY (1928) 210 Männchen und pflanzte ihnen später von erbkonstitutionell gleich veranlagten Schwestern einen Eierstock unter die Haut. Er erhielt nun unter dem hormonalstimulierenden Einfluß des Ovars 38mal (= 18,09%) Mammatumoren bei den kastrierten Männchen, ein Hinweis dafür, daß für die Manifestation des Brusttumors Hormone der weiblichen Keimdrüsen mit entscheidend sein können.

Hat der Keimdrüsenausfall für hormonell abhängige Organe vornehmlich durch Wegfall des gewebsproliferativen Effektes eine ausgesprochen antiblastogene Wirkung, so hat umgekehrt β) eine *übermäßige Hormonzufuhr* zwar keine direkt carcinogene Wirkung, indirekt aber durch die Stimulierung proliferativer Prozesse einen *eindeutig syncarcinogenetischen Effekt* (Näheres S. 493).

Uralt ist die Erkenntnis, daß die Keimdrüsen nicht nur Keimzellen, sondern zugleich auch die Wirkstoffe liefern, die für den Eintritt der Geschlechtsreife, Ausbildung des Geschlechtstriebes, Entwicklung aller sekundären Geschlechtsmerkmale ausschlaggebend sind. In einer wohl beispiellosen Entwicklung ist es der modernen Biochemie gelungen, die chemische Struktur der Sexualhormone aufzuklären und die Stoffe synthetisch herzustellen. Alle geschlechtsspezifischen, in den Keimdrüsen entstehenden **Sexualhormone** (zusammenfassende Darstellung u. Lit. s. DANNENBERG 1954/55) leiten sich chemisch ab von den Sterinen. Die Sexualhormone, nämlich das männliche Keimdrüsenhormon *(Testosteron)* und das in den Follikeln der Ovarien gebildete, Brunst auslösende *Follikelhormon (Oestradiol)* und das im Corpus luteum gebildete *Gelbkörperhormon (Progesteron)* sind alle drei ebenso wie die sonst inzwischen noch bekannt gewordenen Sexualhormone Abkömmlinge des Cyclopentano-phenanthrens. Die einzelnen Hormone sind unter sich chemisch ganz nahe verwandt.

Progesteron. Testosteron Oestradiol.

Während die männlichen und weiblichen Keimdrüsenhormone alle sekundären Geschlechtsmerkmale (Körperform, Behaarungstyp, Stimme, Psyche, Brustdrüse usw.) männlich bzw. weiblich determinieren, sorgt das Gelbkörperhormon *Progesteron* durch entsprechende Vorbereitung der Uterusschleimhaut für die Einnistung des befruchteten Eies. Bekanntlich bleibt bei eingetretener Befruchtung der aus dem gesprungenen Follikel gebildete Gelbkörper erhalten (Corpus luteum graviditatis) und liefert neben der Placenta das für die Nidation des Eies und für die Erhaltung der Schwangerschaft notwendige Progesteron. Letzteres verhütet zugleich während der Schwangerschaft das Ausreifen weiterer Follikel. Beide Sexualhormone induzieren ihrerseits zusammen die Proliferation der Brustdrüse als Vorbereitung für die spätere Milchsekretion.

Nun gibt es aber auch noch andere brunsterregende, sog. *oestrogene Substanzen*, die chemisch vom Formelbild der Sexualhormone stark abweichen, ja sogar solche, die, wie gewisse Stilbenabkömmlinge (DODDS u. Mitarb. 1941), chemisch und strukturell überhaupt nichts mehr mit den Follikelhormonen zu tun haben, trotzdem aber alle Follikelhormonwirkungen aufweisen. Ja, das Diaethyldioxystilben stellt die wirksamste Substanz aller oestrogenen Stoffe überhaupt dar. Solche Stoffe seien schon hier des Grundsätzlichen wegen erwähnt. Wir werden sehen, daß sie auch therapeutisch von Bedeutung sind (15. Kapitel, S. 763).

Stilben. Diaethyldioxystilben.

Erwähnenswert sind in diesem Zusammenhang *Nierentumoren bei Goldhamstern nach Stilboestrolinjektion* (MATTHEWS u. Mitarb. 1947, Näheres bei BIELSCHOWSKY und HORNING 1958). Sie entwickeln sich fast nur bei Männchen (in 90%) und bei Weibchen nur, wenn sie ovariektomiert sind. Damit ist die Sonderstellung dieser Tumoren bei Goldhamstern auf dreierlei Weise dargetan. Er erscheint zweifelhaft, ob es richtig ist, diese Geschwülste bei den „endokrinen" Tumoren einzurangieren, da diese „oestrogen" wirkenden Stoffe ja nicht von endokrinen Organen gebildet werden und mit Sexualhormonen selbst nichts zu tun haben. Da der Effekt außerdem nur bei Goldhamstern eintritt, muß irgendeine biochemische Besonderheit der Goldhamsternieren als Exkretionsorgan vorliegen.

Wichtiger erscheint die Mitteilung von BACON (1952), der in annähernd 100% bei Goldhamstern *Nebenhodentumoren* erhielt, wenn er gleichzeitig mit *Diäthylstilboestrol und* mit *Testosteron* behandelte.

Wir erfuhren oben (S. 173), daß nach Beobachtungen an Frauen und bei Mammatumorstämmen der Maus die Ovariektomie die Krebsquote stark senkt und andererseits, daß bei kastrierten Mäusemännchen die Eierstocksüberpflanzung Mammatumoren bei ehemaligen Männchen in 18,09% mit der ungefähr gleichen Häufigkeit wie bei virginellen Weibchen auslöste. Es lag nun nahe, daß man statt der Eingriffe an den Keimdrüsen die chemisch reinen *Sexualhormone* selbst experimentell auf ihre krebsbeeinflussende Wirkung prüfte. Diese Prüfung erschien um so dringlicher, als ja die Frauenheilkunde Keimdrüsenhormone reichlich und auch in verhältnismäßig hohen Dosen therapeutisch verwendet. Der einschlägige Grundversuch stammt von LACASSAGNE (1933).

Tatsächlich hat sich gezeigt, daß Sexualhormone bei Mammatumorstämmen der Maus die Krebsquote entscheidend zu beeinflussen vermögen. LACASSAGNE (1933) hatte einen Mäusestamm, dessen Weibchen in 72% einen Krebs der Brustdrüse bekamen, während die Männchen nie Brustkrebs zeigten. LACASSAGNE konnte nun auch bei Männchen Krebs dadurch auslösen, daß er diesen Männchen hohe Dosen von Follikelhormon injizierte. Das Follikelhormon wirkt nun nicht etwa selbst krebserregend, sondern vielmehr dadurch, daß das spärliche Brustdrüsengewebe zur Proliferation bringt. So erhielten LACASSAGNE — und später (1936) auch GARDNER u. Mitrab. — auch bei den Männchen den gleichen Brustkrebs wie bei den Weibchen, ein schönes Beispiel dafür, daß Krebs auch durch körpereigene Stoffe zur sichtbaren Krebsausprägung gebracht werden kann. Daß es nur auf die Proliferation der Brustdrüse und nicht auf die chemische Konstitution der Follikelhormone ankommt, geht daraus hervor, daß der gleiche tumorinduzierende Effekt auch mit oestrogenen Stoffen der Stilbenreihe erzielt werden kann, also mit Substanzen, die strukturell mit den Follikelhormonen nichts zu tun haben (s. oben).

In diesem Zusammenhang seien auch die transplantablen Fibroadenome der Mamma bei der weißen Ratte erwähnt. OBERLING und M. und P. GUÉRIN (1937) konnten diese (nebenbei in 20% sarkomatös entartenden) Tumoren auch bei Männchen zum Angehen bringen, wenn sie sie kastrierten und ihnen Ovarien von Tieren des gleichen Wurfes transplantierten. 3 von 10 Tieren zeigten bis zum 2. Jahr nach der Operation Tumoren bis zur Größe einer Orange (145 g!).

Entscheidend ist in solchen Fällen auch das *Gegenexperiment*. Bei gewöhnlichen Tierstämmen (LOEB) oder bei Stämmen ohne Spontantumoren (BONSER 1936) gelingt es auch mit hohen Dosen nicht, Krebs zu erzeugen oder die spontane Tumorrate zu erhöhen. Auch im Dahlemer Arbeitskreis wurden solche Versuche auf breiter Basis (3000 Mäuse!) durchgeführt. Selbst bei hoher Überdosierung mit Follikelhormon gelang es nicht, in Mäusestämmen die prozentuale Häufigkeit des Brustkrebses zu erhöhen (BUTENANDT 1940).

Über die *Wirkung langdauernder Follikelhormonapplikation* stellte v. WATTENWYL (1944) ausgedehnte Tierversuche beim *Meerschweinchen* an. In Erweiterung von Versuchen von LIPSCHÜTZ gelang es ihm, durch monatelang fortgesetzte Behandlung mit Oestradiol (= Ovocyclin) oder Diaethylstilböstrol mit großer Regelmäßigkeit ausgedehnte genitale und extragenitale *Fibromyome* in der Bauchhöhle der Versuchstiere hervorzurufen. Zugleich konnte die Geschwulstbildung bei weiblichen Tieren durch Testosteron gehemmt werden. Die stets subperitoneal sitzenden Geschwülste flossen zu großen Konglomerattumoren zusammen, jedoch ohne infiltrierendes Wachstum. Nach der Unterbrechung der Hormonzufuhr bildeten sich die Geschwülste wieder vollständig zurück. Diese Geschwülste traten nur bei Meerschweinchen, aber nie bei Ratten, Mäusen oder Kaninchen auf. Zu echten malignen Tumoren kam es jedoch nie, besonders auch nicht zur Mammacarcinombildung, obgleich praecanceröse Epithelproliferationen und Metaplasien beobachtet wurden. Auch am Endometrium von Meerschweinchen konnten durch lange genug (18 Monate!) einwirkende kleine Mengen von Oestradiol neben abdominellen Fibromen cystischglanduläre Hyperplasien, ja sogar infiltrierendes Wachstum der Uterusdrüsen durch das ganze Myometrium bis zur Serosa hindurch erzielt werden, ohne daß es allerdings zur Carcinomentwicklung selbst kam

(RIESCO 1947). So darf es heute als genügend gesichert angesehen werden, daß Sexualhormone bei sonst gesunden Organismen keine unmittelbar krebserzeugende Wirkung besitzen (FRIEDRICH-FRESKA 1940).

Eine Umwandlung von Sexualhormonen in carcinogene Substanzen, wie man sie strukturell für möglich gehalten hat, halten v. EULER und SKARZYNSKI (1942) für unwahrscheinlich, da sie im Gegensatz zum Cholesterin und den Gallensäuren eine längere Seitenkette (vgl. Strukturbilder S. 174 und 374) nicht besitzen. Auch die tatsächlichen chemischen Versuche, mit Dehydrierungsprodukten der Sexualhormone geschwulsterzeugende Stoffe zu gewinnen, verliefen negativ (BUTENANDT 1940). Alles in allem läuft also die Wirkung der Sexualhormone darauf hinaus, daß sie bei Männchen krebsbelasteter Stämme lediglich durch die Proliferation des Brustdrüsengewebes die Krebsmanifestation ermöglichen. Carcinogen sind die Sexualhormone auch bei hoher Überdosierung nicht. A priori wäre es merkwürdig, wenn der physiologisch so wichtige Stoff eine cancerogene Wirkung haben sollte.

Eine kurze zusammenfassende Darstellung der Biosynthese der Steroidhormone in den Gonaden und Nebennieren sowie über deren Identität oder Unterschiede bei Hyperfunktion oder funktionellen Tumoren endokriner Organe findet sich bei DORFMAN (1958).

Überblickt man alles über die Sexualhormone Gesagte, so kommt man zum *Ergebnis*, daß wirkliche Beweise einer gewissen krebsbeeinflussenden Wirkung nur für krebsbelastete Organismen vorliegen und auch da nur im Wirkungsbereich der physiologisch schon auf dieses Hormon ansprechenden Brustdrüse. Eine Einwirkung auf andere Organe und Gewebe ist bis jetzt nicht erwiesen. Ein *Beweis* dafür, daß die *Zunahme des Krebses im Alter mit der Abnahme der Sexualhormonproduktion zusammenhängt, liegt nicht vor.* Es müssen also andere Ursachen sein, die die Krebszunahme im Alter bedingen.

Nach alledem ist es heute sicher, daß auf Follikelhormon immer nur die Brustdrüse reagiert, die ja schon physiologisch von ihm beeinflußt wird und auch sie nur dann im krebsrealisierenden Sinne, wenn weitere Faktoren hinzukommen.

Es war nun überraschend, daß auf *weibliches Keimdrüsenhormon* auch ein männliches Erfolgsorgan anspricht: die Prostata (BURROWS und KENNAWAY 1934). Es wird dies aber verständlich, wenn man sich an den Strukturbildern der Sexualhormone (S. 174) vergegenwärtigt, wie nahe männliches und weibliches Sexualhormon chemisch verwandt sind, und wenn man bedenkt, daß bei allen sexuell normalen Organismen stets männliche *und* weibliche Prägungsstoffe nebeneinander vorkommen, was aus der Ausscheidung oestrogener und androgener Wirkstoffe geschlossen werden kann (BUTENANDT und FRIEDRICH-FRESKA 1942). Wir müssen auf diesen Fragenkomplex um so mehr eingehen, als sich nicht nur kausalgenetische Beziehungen zu der bei Männern im Alter so häufigen sog. *Prostatahypertrophie*, als auch Einwirkungsmöglichkeiten auf den früher therapeutisch kaum beeinflußbaren *Prostatakrebs* und seine so häufigen Knochenmetastasen ergeben.

Zunächst ist die **sog. Prostatahypertrophie** keine Hypertrophie des Organs Prostata, sondern eine echte, gutartige Geschwulstbildung *(Fibroadenom)*. Sie geht nicht von der Prostata selbst aus, sondern von *periurethralen Drüsen*, und gewinnt zur Prostata erst sekundär durch Verdrängung derselben Beziehung. Dieses bis zu Apfelgröße heranwachsende Fibroadenom ruft schwere Krankheitserscheinungen dadurch hervor, daß es, am Übergang von der Harnblase auf die Harnröhre gelegen, letztere kragenförmig umgreifend, die Urinentleerung in zunehmendem Maße behindert und dadurch schließlich auf das ganze Harnsystem schwere Rückwirkungen gewinnt.

Die sog. Prostatahypertrophie ist eine ausgesprochene Alterserkrankung der Männer, meist nach dem 50. und selten nach dem 75. Lebensjahr sich entwickelnd.

Es lag nahe, diese Beschränkung aufs höhere Alter mit dem Nachlassen der inneren Sekretion der Hoden im Klimakterium des Mannes in Zusammenhang zu bringen. Auch HUGGINs (1947) vertritt die These, daß die Prostatadrüse aus zwei verschiedenen Anteilen besteht und daß die ,,Prostatahypertrophie" vom ,,anterior lobe (coagulating gland)" ihren Ausgangspunkt nimmt. Die Fragestellung hat sich nach dieser Hinsicht, wie folgt, verdichtet: Ist an der Entstehung des Adenoms der periurethralen Drüsen a) der Rückgang des männlichen Sexualhormons oder b) das auch im männlichen Organismus vorhandene und mit dem Nachlassen der männlichen Sexualhormone dann im Übermaß gebildete weibliche Sexualhormon schuld? Der Klärung dieser Frage dienten viele Experimente, bezüglich deren Würdigung auf die experimentelle und monographische Bearbeitung dieser Frage durch GEISSENDÖRFER (1940) verwiesen wird.

Die Versuche GEISSENDÖRFERs mit der Darreichung weiblicher Sexualhormone an männliche Versuchstiere ergaben, daß — in manchen Versuchen bis zu 100% — Prostataveränderungen im Sinne einer adenomatösen Vergrößerung bestimmter periurethraler Drüsengruppen mit nachfolgender Hypertrophie und Dilatation durchaus ähnlich der menschlichen ,,Prostatahypertrophie" eintraten. So neigt man heute allgemein zu der Annahme, daß die beim alternden Mann so häufige Prostatahypertrophie darauf zurückzuführen ist, daß mit dem Nachlassen männlichen Sexualhormons das auch beim Mann gebildete weibliche Sexualhormon das Übergewicht erhält und als Erfolgsorgan eine entwicklungsgeschichtlich und anatomisch wohl charakterisierte Drüsengruppe in der Umgebung der hinteren Harnröhre zur adenomatösen Wucherung, Geschwulstbildung und dann zu den durch die Lage am Übergang von der Harnblase zur Harnröhre hervorgerufenen Rückwirkungen auf die Harnentleerung Harnorgane usw. führt. Dabei kommt es wahrscheinlich nicht so sehr auf die absolute Menge Follikelhormon an, sondern auf seine Wirkungsstärke gegenüber dem männlichen Hormon, also auf den Quotienten zwischen den beiden Hormonen.

Man hat aus dieser Anschauung die naheliegende Schlußfolgerung gezogen, das gestörte Gleichgewicht zwischen männlichem und weiblichem Keimdrüsenhormon durch Zufuhr synthetischer männlicher Sexualhormonpräparate (Testoviron, Anertan, Perandren, Ultandren) wiederherzustellen. Diese Mittel werden bei der manifesten Prostatahypertrophie viel, wahrscheinlich zu viel gebraucht. Der Verfasser selbst ist mit anderen Operateuren, die große Erfahrung auf dem Gebiete der Prostataoperationen besitzen, der Ansicht, daß das bereits entstandene Prostataadenom wie so viele andere gutartige Geschwülste, Strumen z. B., nicht mehr im Sinne einer Rückbildung beeinflußbar ist, so daß ein Erfolg bei bereits bestehender Geschwulst nicht mehr zu erwarten und auch nicht festzustellen ist.

Ganz anders als bei der sog. Prostatahypertrophie liegen die Verhältnisse beim **Prostatacarcinom.** Wohl können (wie alle Adenome) auch die Fibroadenome der periurethralen Drüsen (sog. Prostataadenome) maligne entarten. Diese von einer sog. Prostatahypertrophie ausgehenden Adenocarcinome haben aber mit dem eigentlichen Prostatakrebs als dem Carcinom der Drüsenelemente der Prostatadrüse selbst — außer der Lokalisation — sonst wesensmäßig nichts zu tun.

Gerade am Prostatacarcinom läßt sich der Wert der klinischen Krebspathologie und hier vor allem der der biochemisch-hormonellen Betrachtungsweise gut dartun. Lange bestand beim Prostatakrebs eine große Diskrepanz zwischen den Pathologen und den Klinikern (vgl. K. H. BAUER 1952). Auffällig war der hohe Prozentsatz von Prostatakrebs bei Obduktionen (bis 30%), andererseits war der Umstand erklärungsbedürftig, daß 84,7% der Carcinome nie die Grenze eines Lappens überschritt und daß 93% subcapsulär sich entwickelten (GAYNOR 1937).

Der Widerspruch zwischen der Morbidität von 30% Prostatacarcinomen bei den Obduzierten jenseits des 20. Lebensjahres und dem nur 3%-Anteil des Prostatakrebses an den Krebssektionen hat sich dahin abgeklärt, daß es sich bei den klinisch latenten und nur bei der Obduktion aufgedeckten ,,Carcinomen" nicht um echte Carcinome, sondern nur um Praecancerosen bzw. ,,okkulte" Mikrocarcinome handelt.

Das klinisch Entscheidende ist, ob jene Mikroherde unter einen hormonellen Stimulus geraten oder nicht. Die bahnbrechenden Arbeiten hierüber stammen von HUGGINS u. Mitarb. (1939, 1940, 1941, 1958). Sie studierten an Hunden die Prostatasekretion. Diese hört 7—23 Tage nach der Kastration auf, kann aber durch Testosteron wieder in Gang gebracht werden, letzteres auch, wenn die Prostatasekretion durch Oestrogene zum Versiegen gebracht war. Durch diese und andere Versuche ist nachgewiesen, daß *Testosteron* als spezifischer biochemischer *Reiz für die Prostatasekretion* anzusehen ist.

Das Testosteron ist aber nicht nur der Wachstumsimpuls für normale, sondern auch der Proliferationsstimulus für die „okkulten" Carcinome der Prostata. Es ist der historische Verdienst von HUGGINS, daß er daraus mit großem Erfolg Folgerungen für die Therapie und für die Prophylaxe des Prostatacarcinoms gezogen hat. Wir kommen auf HUGGINS Grundprinzipien der operativen und antihormonellen *Endokrinotherapie* im 13. und 15. Kapitel ausführlich zurück.

Von der für die Prostatadrüse und für das Prostatacarcinom spezifischen und besonders bei Knochenmetastasen reichlichen *Bildung saurer Phosphatase* war oben (S. 165) schon die Rede. Wir kommen außerdem bei der Krebsdiagnostik im 13. Kapitel nochmals auf diese Frage zu sprechen.

Die Kliniker sind geneigt, bei der **Mastopathia cystica** ebenfalls hormonelle Einflüsse anzunehmen, zumal die Kranken fast durchweg praemenstruell über besondere Beschwerden klagen, dann aber stets berichten, daß diese Beschwerden mit Eintritt der Menses schwinden. Auch pflegen die Erscheinungen durch geringe Dosen männlichen Keimdrüsenhormons günstig beeinflußt zu werden.

Vielleicht handelt es sich dabei aber nur um einen günstigen Einfluß auf den Quotienten Follikelhormon/Androgene. Die Pathologen freilich sehen die Mamma-Ca-Quote nach histologisch nachgewiesener Mastopathia cystica nicht hoch an. So erhielt z. B. DONTENWILL (1955) aus dem Kieler Pathologischen Institut von 2331 Kranken in 1653 Fällen Nachricht. Nur in 1,38% der Fälle trat später ein Mamma-Ca auf. Diese Zahl ist niedriger als die errechnete Häufigkeit von 2% in der Gesamtbevölkerung.

Nach den ungewöhnlich vielseitigen Experimenten mit dem Follikelhormon fragt man nach den *Beziehungen des männlichen Keimdrüsen- und des Gelbkörperhormons* (Progesteron) zum Tumorproblem. Nach beiden Richtungen liegen auffallend wenig Untersuchungen vor. Es hat dies wohl seinen Grund darin, daß trotz aller morphogenetischen Beziehungen des Gelbkörperhormons zur Uterusschleimhaut die bisherigen Versuche, mit Überdosierung Epithelwucherungen, praecanceröse Zustände oder gar Carcinome zu erzielen, fehlgeschlagen sind (Näheres bei KAUFMANN 1938). Da das Gelbkörperhormon unter anderem auch die Ausbildung der Milchdrüsen anregt, so hatte man gehofft, mit ihm auch Brustdrüsengeschwülste erzeugen zu können. Es gelang aber selbst bei Tumor-Mäusestämmen nicht, Mammatumoren zu induzieren (BORST 1941). Auch mit *männlichem Keimdrüsenhormon* (Testosteron) sind direkt *krebserzeugende Wirkungen nicht erzielt worden*. Allerdings konnte HORNING (1958) bei Albinoratten durch androgene Thecazelltumoren der Ovarien und bei Goldhamstern nach längerer Anwendung von Testosteron Nebennierenrindenhyperplasien auslösen.

Mit den weiblichen Sexualhormonen steht das schwierige Problem **Schwangerschaft und Krebs** in engem Zusammenhang. Hier herrscht große Verwirrung, und es bestehen noch viele Widersprüche. Es ist dies aber auch kein Wunder, greifen ja hier viele Faktoren ineinander. Rein zahlenmäßig gesehen ist das Zusammentreffen nicht sehr häufig. Es ist dies verständlich, ist ja in den Altersklassen, in denen Schwangerschaft häufig ist, Krebs selten, und in den Altersklassen, in denen Krebs häufig ist, kommt eine Schwangerschaft nur selten vor.

Immerhin fanden HIMMELMANN und LEHMANN (1930) bei den Mammacarcinomkranken 1,7% Gravide und 1,7% Lactierende, WHITE (1955) für beide zusammen 2,9%.

Eine gewisse Ordnung kommt in die Fülle widersprechender Mitteilungen nur, wenn man folgende *Einzelfragen* auseinanderhält:

a) primär Schwangerschaft — sekundär Krebs,
b) primär Krebs — sekundär Schwangerschaft,
c) Lokalisation des Krebses im Bereich der Sexualsphäre,
d) Lokalisation des Krebses außerhalb der Genitalsphäre,
e) Krebsverhalten während der Schwangerschaft,
f) Krebsverhalten während der Lactation.

Da niemand genügend Beobachtungsmaterial über jedes dieser Teilprobleme besitzt, so ist ein gewisser Überblick erst zu erwarten, wenn die gesamte Kasuistik nach obigen Gesichtspunkten getrennt bearbeitet ist.

Die Frage Schwangerschaft und Krebs hat sich begreiflicherweise zuerst den Gynäkologen gestellt, und zwar vor allem am Beispiel der eigentlichen *Genitaltumoren*. FRANQUÉ (1934) und seine Schule betrachteten das Zusammentreffen als schädlich: die Operabilität sei herabgesetzt, die Metastasierung häufiger, die Rezidivgefahr größer und die Heilziffer niedriger. Dagegen sah A. MAYER (1921) die Koinzidenz nicht für schädlich an, die Operabilität sei sehr hoch und das Geschwulstwachstum wäre während der Gravidität gehemmt.

Die relativ noch einfachste Frage ist die des Zusammenhanges zwischen *Geburtenzahl und Krebsquote*. Es leuchtet von vornherein ein, daß hier ein grundlegender Unterschied sein muß zwischen den Genital- und den Mammacarcinomen der Frau. Die Geschlechtsorgane, vor allem das Collum uteri, werden bei den Geburten direkt traumatisiert und durch Infektionen geschädigt, die Brustdrüsen dagegen werden bei der Schwangerschaft und während des Stillens nur indirekt und gewissermaßen nur physiologisch in Anspruch genommen.

Tatsächlich ist es vor allem beim *Collumcarcinom* der Frau so, daß die Ca-Quote mit steigender Geburtenzahl kontinuierlich ansteigt. RUNGE und SEITZ (1955) z. B. haben 3050 Fälle von Collumcarcinom nach der Geburtenzahl aufgeschlüsselt und durch den Vergleich mit den Geburtenzahlen in der Gesamtbevölkerung folgende Quotienten ermittelt:

Geburtenzahl	0	1	2	3	4	5	6	7	8—16
Quotient	0,26	0,7	0,8	1,1	1,6	2,0	2,5	3,9	5,4

Die *Wahrscheinlichkeit, ein Collum-Ca zu bekommen, steigt also völlig eindeutig mit der Zahl der Geburten ständig an.*

Genau umgekehrt ist es beim *Mammacarcinom der Frau*. Hier ist es so, daß *Mehrgebärende i.D. weniger Mammacarcinome bekommen als Nichtgebärende*. Wir glauben, daß darin ein tiefes Problem eingeschlossen ist. Wir möchten annehmen, daß es physiologisch günstiger ist, wenn dem Cyclus mit seinem Hormonstoß eine Schwangerschaft und eine Lactationsperiode mit ihrer langen menstruellen Pause folgt, als daß der hormonelle Proliferationsstimulus sich alle 4 Wochen gewissermaßen „frustran" wiederholt. Schließlich ist ja die Menstruation bis zu einem gewissen Grad der „unnatürliche" Abort eines unbefruchteten Eies anstelle einer im Plane der Natur als „natürlich" vorgesehenen Schwangerschaft und Stillperiode. Beide bewahren den weiblichen Organismus vor den rhythmisch-intermittierenden Follikelhormonüberschüttungen der Menstruation. Die Urnatur wollte es jedenfalls, daß das gebärfähige Weib schwanger ist oder stillt und wieder konzipiert, wenn das letzte Kind abgestillt wird.

Handelt es sich hier gewissermaßen um einen relativen carcinomprotektiven Einfluß von Schwangerschaft und Lactation, so ist andererseits das tatsächliche Zusammentreffen von *Brustkrebs und Schwangerschaft* und noch mehr das von *Brustkrebs und Lactation* ungünstig (WHITE 1954, ZUCKERMANN 1954, JAMAIN u. Mitarb. 1955, HEROLD 1955). Da die Schwangerschaft unbestreitbar einen schon physiologischerweise proliferierenden Einfluß auf die Milchdrüsenepithelien ausübt, so ist die wachstumsbeschleunigende Wirkung der Schwangerschaft auf ein primäres Mammacarcinom ohne weiteres verständlich.

Es läge nahe, diese Frage im *Tierexperiment* zur Entscheidung zu bringen. Die bisherigen Versuche sind aber für allgemeingültige Schlußfolgerungen nicht ausreichend. Es kommt dies daher, daß vielfach *Impftumoren* verwandt wurden, die aber gerade dafür nicht geeignet erscheinen, da sie ja nicht aus körpereigenen Zellen entstanden sind und keine Beziehungen zu hormonabhängigen Geweben haben. H. und B. v. EULER und SAEBERG (1941) arbeiteten mit Jensen-Sarkomratten, die in der zweiten Woche der Gravidität geimpft wurden. Mit einer Ausnahme war die Entwicklungshemmung durch die Schwangerschaft erheblich, später hörte die Hemmung wieder auf. Etwas anderes sind „*Spontantumoren*" der Mamma bei der Maus. An der Mamma wäre theoretisch ein proliferierender Einfluß zu erwarten. BAATZ (1940) verwendete (neben Impftumoren) einen Inzuchtstamm mit einer Tumorquote von über 60%. Er erhielt bei primärer Schwangerschaft vor der Geburt eine starke Wachstumshemmung und nach der Geburt ein beschleunigtes Wachstum. Bei primärem Tumor war das Wachstum vor und nach der Geburt beschleunigt. Er schließt daraus, daß die sekundäre Schwangerschaft das bereits vorhandene Tumorwachstum ungünstig beeinflußt, daß andererseits aber ein innerhalb der Schwangerschaft sich entwickelnder Tumor eine wesentlich günstigere Prognose hat, ja daß es im letzten Schwangerschaftsdrittel sogar zu einem Wachstumsstillstand kommen kann.

Bei *malignen Tumoren hormonunabhängiger Organe* und Gewebe spielt die Schwangerschaft im allgemeinen keine wesentliche, jedenfalls offenbar keine erkennbar wachstumsbeschleunigende Rolle. Beim *Rectum-Ca* z. B. kommt WARREN (1957) auf Grund der Fälle der Literatur und 9 eigener Fälle zur Schlußfolgerung, daß das Rectum-Ca so behandelt werden dürfte, als ob keine Gravidität bestünde. Nur gegen Ende der Schwangerschaft sollte die Schnittentbindung der Rectum-Ca-Operation vorangehen. Sonst würde durch die Beendigung der Gravidität die Prognose nicht verbessert.

Für die Hodgkinsche Krankheit wird nur für einen kleineren Teil der Fälle eine Verschlechterung der Prognose durch eine Schwangerschaft berichtet (HULTBERG 1954, HARTVIGSEN 1955).

Nach den Keimdrüsen beansprucht die **Hypophyse** besonderes Interesse, schon allein wegen ihrer alle anderen endokrinen Drüsen regulierenden und harmonisierenden Wirkung und sodann wegen der Vielzahl der von ihr gebildeten Hormone.

Bekanntlich bildet die Hypophyse zwei Arten von Inkreten: a) *Hormone mit direkter Wirkung* besonders auf den Stoffwechsel, b) *glandotrope Hormone*, d. h. solche, die auf andere endokrine Glandulae ausgerichtet sind, deren Tätigkeit induzieren und daher auch nach der Erfolgsdrüse benannt werden: thyreo-, gonado-, cortico-, adrenalo-, parathyreo- und pankreotrope Hormone.

Ihrerseits wiederum steht die Hypophyse unter dem Einfluß der vegetativen Zentren des Zwischenhirns, wie diese endlich von der Peripherie her erregt werden, so daß ein geschlossener *Funktionskreis*

vegetativ-nervöses Zentralorgan → Hypophysenvorderlappen → untergeordnete

Inkretdrüse → Körperperipherie → nervöses Zentralorgan

resultiert.

Im *Krebsexperiment* hat die *Hypophysenausschaltung* einen *anticarcinogenetischen Effekt* gegenüber gewissen chemischen Carcinogenen. Man hat diese krebshemmende Wirkung dahingehend formuliert, daß Hormonen der Nebennierenrinde und der Hypophyse bei Nichtausschaltung der Drüsen eine „*permissive action*", also die Funktion einer *Tumorzulassung* zukäme. Der Ausdruck stammt von INGLE (1954) und bringt alle jene Experimente auf einen Generalnenner, bei denen (bei Ratten) die sonst fällige Tumorinduktion, besonders die Bildung von Hepatomen, z. B. durch Buttergelb, Diacetylaminofluoren, hintangehalten wird. Entsprechende Untersuchungen stammen u. a. von GRIFFIN u. Mitarb. (1955), MORRIS und FIRMINGER (1956) u.a. Aus der Tatsache, daß die präventive Wirkung der Hypophysektomie z. B. durch ACTH wieder aufgehoben wird, schließt man, daß Wachstumshormone für die „permissive action" vom Hormon verantwortlich zu machen sind. Entsprechende Beobachtungen am Menschen liegen verständlicherweise nicht vor. Es gibt zwar jetzt sicher bereits viele Hunderte von Menschen, bei denen die Hypophyse, sei es durch Trepanationsexstirpation, sei es durch Elektrocoagulation oder durch Implantation radioaktiver Stoffe ausgeschaltet worden ist (Näheres im 14. Kap.), doch ist die Lebenserwartung solcher Menschen (meist sind es sonst inkurable Krebsfälle) zu kurz, als daß Schlußfolgerungen auf die Vorbeuge gegenüber anderen, auch chemisch ausgelösten Krebsen gezogen werden könnte.

Wie schon nach den besonderen Beziehungen zwischen den Sexualhormonen und dem Krebsgeschehen zu erwarten, spielen unter den Hypophysenhormonen die auf die Gonaden (Keimdrüsen) ausgerichteten, *gonadotropen Hormone der Hypophyse* eine besondere Rolle. Sie wirken bei beiden Geschlechtern im Prinzip insofern gleich, als sie die Abgabe von Sexualhormonen anregen. Ihre Auswirkung ist jedoch nach der bei beiden Geschlechtern verschiedenen Beschaffenheit der Erfolgsorgane sehr verschieden: bei der *Frau* bewirken die Hormone einerseits das Heranreifen der Follikel — sie induzieren also das Follikelhormon. — während andererseits die Bildung des Corpus luteum (daher auch die Bezeichnung Luteinisierungshormon!) die Bildung von Progesteron bewirkt. Beim *Mann* wirkt das gonadotrope Hormon auf das samenbildende Hodenepithel und auf die Abgabe von Testosteron. Außerdem wirken beim männlichen Geschlecht die gonadotropen Hormone zusammen wesentlich mit beim *Descensus testiculorum*.

Bekanntlich werden die Hoden zunächst im Bereich der Urnierenanlage angelegt, um im Laufe der embryonalen Entwicklung langsam an ihren endgültigen Bestimmungsort, in das Scrotum, abzusteigen. Die Wirkung der Prolane ist daraus zu erschließen, daß sie bei Tieren mit fakultativer Retention der Hoden den Descensus erzwingen und daß beim Menschen bei unvollkommenem Descensus der Hoden, z. B. beim Leistenhoden, durch Prolangaben das endgültige Herabtreten des Hodens in das Scrotum in einem hohen Prozentsatz der Fälle erzielt werden kann.

Schon damit ist ein Zusammenhang mit dem Krebsproblem insofern gegeben, als der normal gelegene Hoden nur selten maligne Tumoren aufweist (1:1500), während der dystopische Hoden in 12—14% der Fälle maligne entartet. Es wäre aber verkehrt, aus der descensusfördernden Wirkung der gonadotropen Hypophysenhormone mit ihrer seltenen Krebsquote einerseits und der hohen Krebsquote der dystopischen Hoden andererseits sofort auf einem tumorfördernden Einfluß des Hormonmangels zu schließen. Man darf nicht außer acht lassen, daß allein schon die Lage des Hodens in einer für ihn unphysiologischen Körperregion, mit einer für den Hoden ungünstig hohen Temperatur gegenüber der im Scrotum, einen dauernd abnormen Temperaturreiz darstellt.

Gonadotrope Hormone werden außer im Hypophysenvorderlappen sonst noch *in der Placenta* gebildet und jeweils durch den Harn ausgeschieden. Diese Prolanausscheidung durch den Urin spielt eine diagnostisch wichtige Rolle bei der sog. *Schwangerschaftsreaktion* aus dem Urin, sodann aber auch noch bei bestimmten Geschwülsten bei der Frau und beim Mann. Wie jedes Gewebe mit noch teilungsfähigen Zellen, so liefert auch die Placenta gut- und bösartige Geschwülste: die sog. *Blasenmole* und ihre krebsge Form, das **maligne Chorionepitheliom** (Morphologie, 3. Kapitel, S. 102). Gewissermaßen als Reminiszenz an die physiologische

Prolanausscheidung der Placenta liefern nun auch deren Geschwülste so große Mengen von Prolan, daß, sofern eine Schwangerschaft ausgeschlossen werden kann, die quantitative Ausscheidung durch den Urin, eventuell auch im Liquor (EWALD 1936), zur biochemischen Diagnose dieser Geschwülste bei der Frau selbst herangezogen werden kann (s. 12. Kapitel, S. 636).

Nun finden sich aber — und das ist das biologisch so Bedeutsame — blasenmolenartige Wucherungen und sogar richtige *maligne Chorionepitheliome* auch in den Teratomen und hier nicht nur in solchen der Eierstöcke, sondern auch in solchen der Hoden. Sie stellen mit das Bösartigste dar, was es in der Krebspathologie gibt (vgl. z. B. den Fall von JÜNGLING 1937, dort weitere Literatur). Ja, es gibt sogar, wenn auch selten, *Chorionepitheliome beim Mann extragenitalen Ursprungs* (FENSTER 1934), GRUCHALSKI u. Mitarb. (1955). Da nun die Mehrzahl der malignen *Hodentumoren* geweblich teratomartigen Charakter haben, so scheidet auch der Mann bei der großen Mehrzahl der Hodentumoren durch den Harn große Mengen *Prolan* aus, was zur biochemischen Diagnostik dieser Tumoren mit herangezogen werden kann (ZONDEK 1940, 1944). Vor allem trifft dies zu auf die vom samenbildenden Epithel des Hodens ausgehenden sog. *Seminome* des Hodens, die ja auch als rudimentäre Teratoide aufgefaßt werden.

Es hat sich nun gezeigt, daß diese *Prolanausscheidung* bei Genitalkrebsen der Frau und vor allem bei Hodentumoren des Mannes klinisch von großer Bedeutung ist, und zwar nicht nur diagnostisch, insofern als der Nachweis der Prolanausscheidung den malignen Hodentumor wahrscheinlich macht, sondern vor allem auch *prognostisch*. Es hat sich nämlich bestätigt, daß die Prolanausscheidung mit der Tumorzunahme, vor allem aber auch mit der Metastasierung zunimmt, daß sie mit der radikalen Geschwulstentfernung verschwindet, aber sofort wieder auftritt, sobald Metastasen sich entwickeln, so daß darauf direkt eine biochemische Diagnostik sonst klinisch eventuell noch nicht nachweisbarer Metastasen und die Überwachung der Kranken aufgebaut werden kann.

Besonders eindrucksvoll ist in dieser Hinsicht eine Mitteilung von BLÜMEL (1935), eines Breslauer Mitarbeiters des Verfassers. Bei einem Kranken mit Hydrocele war aus der vor der Operation nachgewiesenen *Prolanausscheidung* im Urin die Diagnose: „Hodentumor" gestellt worden. Bei der Operation fand sich aber zunächst nur eine Haematocele, während der Hoden völlig normal erschien. Auf Grund der positiven Prolanprobe wurde aber doch eine Probeincision vorgenommen. Tatsächlich fand sich Tumorgewebe. Die Semicastratio wurde sofort angeschlossen, und die mikroskopische Untersuchung bestätigte das Vorliegen eines teratoiden Tumors. Der Kranke hatte also die frühzeitige Radikaloperation der biochemischen Diagnostik zu verdanken.

Ja, man hat sogar die *Hodentumoren* ausschließlich *nach ihrem hormonellen Verhalten* in 2 *Klassen* eingeteilt (HAMBURGER u. Mitarb. 1936): a) in solche, welche die Hypophyse zur vermehrten Produktion gonadotropen Hormons anregen mit dem Effekt einer Ausscheidung von Prolan im Urin — hierher gehören ein Teil der Seminome — und b) in solche, die selbst gonadotropes Hormon produzieren und das Luteinisierungshormon im Harn ausscheiden (sog. embryonale Tumoren). Die Unterscheidung hat nach diesen Autoren auch prognostische Bedeutung insofern, als die Klasse b bösartig und strahlenresistent verläuft.

Eine primäre hypophysäre Inkretstörung, die zu Krebs führte, ist sonach nicht bekannt geworden, ebensowenig gibt es eine für alle Krebse charakteristische sekundäre Reaktion der Hypophyse. Dagegen beantwortet die Hypophyse die Geschwulstentstehung in Keimdrüsen häufig mit einer Erhöhung des Prolangehaltes im Urin, so daß daraus wichtige diagnostische und differentialdiagnostische, aber auch bei Verschwinden nach Exstirpation und Wiederauftreten bei Rezidiven prognostische Schlüsse gezogen werden können.

b) Hormonbildende Geschwülste endokriner Drüsen. Bei voller Harmonie aller Körperfunktionen sind Hormonwirkungen als solche nicht erkennbar. Sie verraten sich immer erst durch irgendeine Art von Disharmonie des funktionellen

Geschehens. Hierzu leistet das Geschwulstgeschehen in zweierlei Hinsicht wichtige Beiträge: a) die *Zerstörung endokriner Drüsen durch Tumoren* oder Metastasen liefert das unfreiwillige Experiment der Ausschaltung innersekretorischer Organe. Das Studium der anfänglichen *Hypofunktion* und des späteren Funktionsausfalls gestattet dann wichtige Rückschlüsse auf die Normalfunktion.

Umgekehrt bewirken b) *Adenome* von Hormondrüsen infolge Wucherung der spezifischen Drüsenepithelien durchweg ein Übermaß an Hormonausschüttung, so daß aus der *Hyperfunktion* unmittelbar auf die Wirkung des Hormons zurückgeschlossen werden kann.

Da alle endokrinen Organe drüsigen Charakter zeigen, so ist der morphologische Generalnenner die Bildung anfänglich von *Hyperplasien* der spezifischen Zellelemente und später gutartiger *Adenome*.

Betrachten wir, bevor wir das allen Gemeinsame zu erfassen suchen, die einzelnen hormonbildenden Geschwülste zunächst der Reihe nach. Den ersten Aufschluß vermitteln **Adenome der Hypophyse.** Die Hypophyse bildet entsprechend ihrem Gehalt an entsprechenden spezifischen Zellelementen 3 Haupttypen von Hypophysentumoren: *acidophile, basophile und chromophobe Adenome*. Sie alle bedingen kennzeichnende Krankheitsbilder. 1932 beschrieb CUSHING eine seitdem nach ihm benannte Krankheit (zusammenfassende Darstellungen KESSEL 1936, BAYER 1959). Der **Morbus Cushing** ist klinisch durch eine eigenartig schmerzhafte Fettgewebszunahme im Gesicht („Vollmondgesicht") am Nacken und Rumpf (bei freibleibenden Extremitäten), eine Hypertrichosis im Gesicht und am Körper bei Haarausfall am Kopf, bei Frauen durch Amenorrhöe, bei Männern durch Impotenz, außerdem durch blaurote Striae (Bauchdecken, Gesäß und Oberschenkel), ferner durch Hypertonie, Hyperglykämie und Glykosurie ausgezeichnet. In einer großen Zahl von Fällen von Morbus Cushing sind inzwischen *basophile Adenome des Hypophysenvorderlappens* von wechselnder Größe nachgewiesen worden. In anderen Fällen wird eine *Nebennierenrindenhyperplasie* gefunden. CUSHING selbst sieht in letzterer lediglich eine Folge der

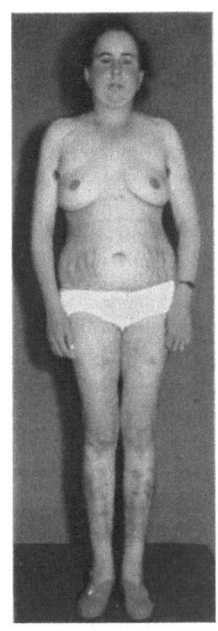

Abb. 53. Habitus bei einem Morbus Cushing: „Vollmondgesicht", Fettansammlung über den Hüften, an Bauchdecken, dünne Beine, blaurote Striche an den seitlichen Bauchdecken

Ausschüttung corticotropen Hormons. Tatsächlich konnte auch JORES (1936) in 6 Fällen einen „sehr starken Gehalt" des Serums an corticotropem Hormon nachweisen.

Dagegen sind ausgezeichnete Besserungen nach Entnervung und Resektion der Nebenniere erzielt worden. Es scheint dies dafür zu sprechen, daß die Adenombildung von den übrigen endokrinen Drüsen her beeinflußt werden kann. Im gleichen Sinne scheint auch die Tatsache zu werten zu sein, daß langdauernde Follikelhormongaben bei Männern schließlich Hypophysenadenome zu induzieren vermögen (LACASSAGNE und NYKA 1937, PERRY und LOCKHEAD 1939). B. ZONDEK (1938) erhielt besonders mächtige Vorderlappenadenome bei Ratten nach Behandlung mit Oestradiolbenzoat.

Die Tatsache, daß das gleiche Syndrom hypophysär, thymo- und adrenogen, durch kleine Adenome der Hypophyse, durch Hyperplasien, Adenome der Nebennierenrinde oder Carcinome derselben ausgelöst werden kann, zeigt letzten Endes nur an, daß es das Zuviel an spezifischen Nebennierenrindenhormonen ist, welches das Krankheitsbild auslöst und unterhält.

Im gleichen Sinne spricht der Effekt der Therapie. Man erzielt an Heilung grenzende Besserungen mit Rückgang der meisten Symptome durch die *Hypophysektomie*, wie durch die z. T. auf 95% (!) der Substanz gerichtete subtotale *Nebennierenresektion*. Gegen letztere spricht a) die hohe Gefahr akuter, nur durch Cortisonsubstitution abfangbare Nebenniereninsuffizienz (Näheres bei BAYER 1959), b) die auf doppelseitige subtotale Adrenalektomie eventuell nachfolgende Bildung von adaptiv ausgelösten Hypophysenvorderlappenadenomen (NELSON u. Mitarb. 1958, 1 Fall von 1 Jahr und 4 Monaten nach der Nebennierenresektion BAYER 1959), ja sogar einem Carcinom mit Metastasen (WALTERS 1958). Uns scheint die *perkutane Hypophysenausschaltung* nach unserer Methodik, sei es durch Elektrocoagulation, sei es durch Einbringung von radioaktivem Gold (K. H. BAUER 1951, K. H. BAUER u. KLAR 1960), einfacher und sehr viel komplikationsärmer. Zudem kann der an über 500 Fällen von Hypophysenausschaltung als ungefährlich erprobte Eingriff im Bedarfs- oder Rezidivfalle ohne weiteres wiederholt werden (s. a. S. 695).

Daß ein derartig kleiner operativer Eingriff an der Hypophyse zu fast regelmäßig feststellbaren Änderungen im Hormonhaushalt des Organismus führt, dafür nur ein Beispiel von den zahlreichen Untersuchungen. BOYLAND (1958) konnte bei 30 metastasierenden Mammacarcinomen in 22 Fällen nach der Hypophysenausschaltung mittels Radiogold eine eindeutige Abnahme der Gonadotropinausscheidung feststellen. Eine eindeutige klinische Besserung war in 8 von den 9 Fällen mit einer verminderten Ausscheidung dieser Hormone gekoppelt.

Noch ein weiteres Krankheitsbild findet in einem *Hypophysenadenom* sein anatomisches Substrat. 1886 beschrieb PIERRE MARIE das ungemein charakteristische Krankheitsbild der **Akromegalie** Wie der Name sagt, vergrößern und vergröbern sich dabei die gipfelnden Teile (Akra) des Körpers: Stirnhöcker, Kiefer, Nase, Zunge, Hände und Füße. Gleichzeitig bestehen eine ausgesprochene Adynamie, Störungen der Sexualität, der Psyche und der Intelligenz. Das Krankheitsbild entsteht als Hyperfunktionszustand der eosinophilen Epithelien, meist in Form *eosinophiler Adenome des Hypophysenvorderlappens*. Der ursächliche Zusammenhang mit den Hypophysenveränderungen ist sicher, da sich nach Exstirpation solcher Tumoren die Symptome *zurück*bilden. Die oftmals beobachteten gleichzeitigen Hyperplasien von Schilddrüse, Epithelkörperchen und Nebennierenrinde werden mit der gleichzeitig vermehrten Bildung thyreo-, parathyreo- und corticotropen Hormons des Hypophysenvorderlappens in Zusammenhang gebracht. Einer unserer Kranken mit Akromegalie (Fall H. C., 42 J., 1947) hatte neben einem hohen Blutzuckerspiegel eine erhebliche, mit Kompressionserscheinungen einhergehende Struma diffusa. Nichts beweist die bei Akromegalie hypophysäre Bedingtheit der Struma deutlicher als deren Rückbildung im direkten Anschluß an die von uns angegebene Ausschaltung der Hypophyse durch Elektrocoagulation derselben (K. H. BAUER u. E. KLAR 1950, K. H. BAUER 1953).

Die doppelseitige Strumaresektion bei Akromegalie — wir verfügen über zwei einschlägige Beobachtungen — ist, gelinde gesagt, eine unnötige Operation, da mit der sowieso gebotenen (bei uns percutanen!) Hypophysenoperation implicite auch die Rückbildung der durch thyreotropes Hormon ausgelösten Schilddrüsenhyperplasie erzielt wird. Also keinen Automatismus des Handelns — hie Struma! hie Strumaresektion!! —, sondern einen Automatismus des Denkens: hie Akromegalie, hie Ausschaltung des Exzesses an thyreotropem Hormon!!

Eine eingehende Darstellung aller *Tierversuche*, bei denen *Hypophysentumoren* z. B. durch Implantation von Stilboestrol, nach Ganzkörperbestrahlung, durch chronischen Schilddrüsenhormonmangel, durch Ausschaltung der Thyreoidea durch J^{131}, durch Inhibition der Thyroxinsynthese durch „goitrogens", d. h. strumainduzierende Stoffe u.a.m. ausgelöst worden sind, findet sich bei BIELSCHOWSKY und HORNING (1958) sowie FURTH und CLIFTON (1958). Einschlägige

Beobachtungen beim Menschen sind bis jetzt selten. Sie werden aber kommen, wenn sich die Behandlung von Schilddrüsenleiden mit „Thyreostatica" oder mit J^{131} erst längere Zeit ausgewirkt haben wird. Schon jetzt sollten die iatrogen ausgelösten Hypophysenadenome nach extremer operativer Nebennierenreduktion (s. o.) eine Warnung sein.

Bei gewissen **Ovarialtumoren** wird die **Hormonüberproduktion** am sinnfälligsten durch eine durch sie ausgelöste echte *Pubertas praecox*. Ist die Menstruationsblutung durch Ovulation ausgelöst, so ist eine Gravidität möglich. „Die jüngste Mutter der Welt", eine Peruanerin, war $5^{1}/_{2}$ Jahre, als sie am Ende der Schwangerschaft durch Kaiserschnitt entbunden wurde (ESCOMEL 1939, z. n. PEDOWITZ u. Mitarb. 1955, dort auch ausführliche Literatur über die Pseudopubertas praecox infolge von Ovarialtumoren).

Als seltenes Vorkommnis sind *Ovarialtumoren mit virilisierender Wirkung* (vermehrter Haarwuchs im Gesicht und am Körper, Tieferwerden der Stimme, Atrophie der Brüste, Hypertrophie der Klitoris) beobachtet worden. Begreiflicherweise haben sie immer schon die Aufmerksamkeit der Frauenärzte erregt, besonders nachdem der ursächliche Zusammenhang zwischen den Eierstocksgeschwülsten und der Vermännlichung durch den Rückgang der Vermännlichung nach Entfernung der Eierstocksgeschwülste sichergestellt erschien. Die virilisierende Wirkung solcher Geschwülste wird verständlich, wenn man hört, daß sich gelegentlich Eierstocksgeschwülste entwickeln können, die morphologisch fetalen Hoden entsprechen (sog. *Arrhenoblastome*, in ihrer reifsten Form von PICK als *testikuläre Adenome der Ovarien* bezeichnet). Aus der vermännlichenden Wirkung darf auf die Ausschüttung männlicher Sexualhormone geschlossen werden. Umgekehrt geben sowohl die sog. *Granulosazelltumoren* wie die *Thecazellgeschwülste* überhohe Mengen weiblichen Sexualhormons an die Blutbahn ab und führen infolgedessen in der Kindheit zu vorzeitiger Feminisierung. Thecazelltumoren der Ovarien sind es auch, die zum Meigs-Syndrom (s. S. 13) führen können (s.z.B. b. ENNS 1955). Ascites und Pleuraergüsse schwinden nach ihrer Entfernung spontan. Eine ausführliche Übersicht aus dem Krebsinstitut in Oslo über 26 Granulosa-, 17 Thecazelltumoren und 27 Fibrome der Ovarien findet sich bei MYHRE (1955). Tierexperimentelle Untersuchungen über die Oestrogenproduktion, sowie über die experimentelle Auslösung der Granulosazell-Tumoren referiert zusammenfassend MÜHLBOCK u. Mitarb. (1958), über hormonelle Faktoren bei der Entstehung der Ovarialtumoren GARDNER (1958).

Endokrin-aktive Hodentumoren. Die *Geschwülste der männlichen Keimdrüsen* (s. OBERNDORFER 1931, HINMAN 1950, DIXON u. MOORE 1952, PATTON und MALLIS 1959) haben in vieler Hinsicht eine *Sonderstellung*. Auffällig ist allein schon die unverhältnismäßig große Zahl verschiedener Tumoren. Ohne Vergleich ist auch ihr Prädilektionsalter bereits zwischen dem 25. und 30. Lebensjahr, also der Zeit der biologischen höchsten Aktivität der männlichen Keimdrüsen. Auch die Hauptgruppen von Hodentumoren bevorzugen bestimmte *Altersstufen*, so die Hodenteratome das Kindes- und Jugendalter, die Seminome die Zeit der Geschlechtsreife, die Carcinome und Sarkome die späteren Lebensjahrzehnte.

Überraschend ist vielleicht auch, daß die sonst so bewährte histogenetische Einteilung bei den Hodentumoren wenig befriedigt. Da auch die hormonelle Aktivität, so wichtig sie auch ist, nicht immer vorhanden und wenn vorhanden, doch meist erst im Erwachsenenalter nachweisbar ist, so möchte uns scheinen, daß der Versuch von THEISS u. Mitarb. (1960), das *kernmorphologische Geschlecht der Hodentumoren für deren Systematik* heranzuziehen, zusammen mit der Histologie und Biochemie, noch am meisten Aussicht hat, Ordnung in die Fülle der verschiedenen Hodentumoren zu bringen.

Von 96 *Hodenteratomen* waren 29 (!) dem Geschlechtschromatin (s. S. 129) nach „weiblichen" Geschlechtes, 64 enthielten keine Barrschen Körperchen, waren also somatisch „männlichen" Geschlechtes. Mit den Fällen der Literatur zusammen kommen THEISS u. Mitarb. unter insgesamt 165 Hodentumoren auf 60 „weiblichen", 94 „männlichen" und 11 unbestimmbaren Geschlechts. Es zeigt sich also die höchst bemerkenswerte Tatsache, daß bei mehr als $^1/_3$ der Hodenteratome das somatische „Geschlecht" der Geschwulst nicht mit dem genetischen Geschlecht des Teratomträgers übereinstimmt.

Noch auffälliger war das Ergebnis bei 50 „embryonalen Carcinomen" des Hodens. Von diesen waren dem Geschlechtschromatin nach 13 „weiblichen" Geschlechts, 9 enthielten keine Barrschen Körperchen, waren also „somatisch" männlichen Geschlechts, während es beim Rest von 28 Fällen unmöglich war, das kernmorphologische Geschlecht zu bestimmen. Von 50 Seminomen zeigten 9 „weibliches" Geschlechtschromatin, 25 Zwischenzelltumoren und 23 „Androblastome" zeigten somatisch „männliches" Geschlecht.

THEISS u. Mitarb. interpretieren die erhaltenen Geschlechtschromatinbefunde bei Hoden-, aber auch bei Ovarial- und Mediastinaltumoren dahin, daß die Zwischenzelltumoren der Hoden von diploiden, also nicht von Keimzellen selbst, die *Seminome* von Keimzellen vor der Reduktionsteilung und die *Teratome* und *„embryonalen Carcinome"* von haploiden Zellen durch „Selbstbefruchtung" (?) abstammen. Im Zusammenhang mit der Biochemie der Tumoren interessiert natürlich am meisten ihre *hormonelle Aktivität*. Immer genügende Ausdifferenzierung vorausgesetzt — erscheint es gesichert, daß die Zwischenzelltumoren androgene, die Sertoli-Zelltumoren oestrogene Wirkung aufweisen (HUGGINS und MOULDER 1945) und daß ausgereifte Seminome und Chorionepitheliome eine positive Aschheim-Zondeksche „Schwangerschaftsreaktion" aufweisen, also Prolan ausscheiden.

Der diagnostische Wert einer erhöhten Gonadotropinausscheidung nach der operativen Entfernung des tumortragenden Hodens zur evtl. Feststellung hormonproduzierender Metastasen wird durch die Beobachtung eingeschränkt, daß auch ohne Metastasen, wahrscheinlich durch die verminderte Androgenproduktion, eine vermehrte Gonadotropinausscheidung bedingt sein kann (HAMBURGER 1958). Jedenfalls wird man aber im Zweifelsfalle eine laufende Kontrolle des Patienten anstreben.

Untersuchungen über die Biosynthese der Steroide in experimentell ausgelösten Zwischenzelltumoren der Maus finden sich bei DOMINGUEZ u. a. (1958); tierexperimentelle Auslösung der Hodentumoren bei GARDNER (1958).

Heterosexuell wirkende Geschwülste liefern auch die **Adenome der Nebennierenrinde.** Die Hormone der Nebennierenrinde, wie z. B. das Desoxycorticosteron, gehören zu den Sterinen und sind mit den Sexualhormonen chemisch nahe verwandt. Die Verwandtschaft geht so weit, daß sie wechselseitig ineinander überführt werden können. Es ist dies wichtig für das Verständnis der vielfachen Wechselwirkungen beider Hormone. Die Rindenhormone selbst sind lebensnotwendig. Sie regulieren im Zusammenwirken mit anderen Hormonen den Kohlenhydrat- und Mineralstoffwechsel und in Abhängigkeit davon den Wasserhaushalt. Bei Ausfall können sie durch hohe Dosen von Sexualhormonen ersetzt werden. Es wird dies damit erklärt, daß die Nebennierenrinde Sexualhormone in Corticosteron zu überführen imstande ist.

Nichts vermag die aktiv hormonelle Wirkung von Tumoren endokriner Organe sinnfälliger zu illustrieren, als die Tatsache, daß eine ganze Reihe von ihnen die Merkmale des anderen Geschlechtes zur Ausprägung gelangen lassen (Tab. 33).

Die Granulosa- und Thecazelltumoren sind nach v. MASSENBACH und DUBRANSZKY (1946) nur verschieden hohe Differenzierungsstufen des gleichen Geschwulsttyps, der sich aus embryonalen Resten mesenchymalen Gewebes ableitet. Beide produzieren weibliches Sexualhormon.

Bei den *Keimdrüsentumoren bei Zwittern* handelt es sich um wahrscheinlich ein primär genetisches Problem. Es wird daher erst im Kapitel über Krebs und Vererbung (5. Kapitel, S. 219) näher darauf eingegangen werden.

Tabelle 33

I. *Maskulinisierende Tumoren*

A. *Hypophyse*
  1. Basophiles Adenom
    (gewöhnlich Frauen)

B. *Zirbeldrüse*
  1. Pinealom (nur Männer)

C. *Nebenniere*
  1. Nebennierenrindenadenom

D. *Ovarien*
  1. Arrhenoblastom
  2. „Adrenalzelltumor"

E. *Hoden*
  1. Zwischenzelltumor
  2. „Adrenalzelltumor"

II. *Feminisierende Tumoren*

A. *Nebenniere*
  1. Nebennierenrindentumor
    (nur bei erwachsenen Männern)

B. *Ovarien*
  1. Granulosazelltumor
  2. Thecazelltumor

Kommt es bei einer Adenombildung der Nebennierenrinde zu einer stark vermehrten Ausschüttung von Rindenhormonen, so werden — wieder ein neuer Beweis für die nahe Verwandtschaft — große Mengen Keimdrüsenhormon mit dem Harn ausgeschieden. Beim Kinde kommt es zu vorzeitiger Geschlechtsreife und beim Erwachsenen zur Ausbildung von Geschlechtsmerkmalen des anderen Geschlechts: sog. *adrenogenitales Syndrom*. Weibliche Personen überwiegen bei weitem. Ihre Vermännlichung gibt sich in Clitorishypertrophie, Bartwuchs, Körperbehaarung, Tieferwerden der Stimme, Sistieren der Menses, Atrophie der Brüste usw. kund. Eine Zusammenstellung von 79 Fällen findet sich bei DUCUING und BENAYGNES (1941). Wegen der so mannigfaltig engen Beziehungen zwischen Rinden- und Sexualhormonen nimmt man an, daß die Nebennierenrinde den Keimdrüsen die chemischen Vorstufen für die Bildung der Sexualhormone liefert. Wichtig erscheint, daß eine ganze Anzahl solcher Adenome der Nebennierenrinde mit durchschlagendem Erfolg, d. h. Rückbildung der sexuellen Frühreife bei Kindern oder bei Erwachsenen und Schwinden der Geschlechtscharaktere des anderen Geschlechts, operiert worden sind.

Bei Mäusen, die frühzeitig ovariektomiert wurden, fand WOLLEY (1958) trotzdem gelegentlich Brustkrebse. Das Endometrium, die Uterusvergrößerung u. a. zeigte bei diesen Tieren, daß offenbar von den abnorm vergrößerten, teilweise maligne entarteten Nebennieren kompensatorisch die Produktion von Sexualhormonen übernommen worden war. Die Untersuchungen zeigten, daß die Tumoren beim selben Mäusestamm identisch waren, zu anderen Tierstämmen zeigten sich aber erhebliche Unterschiede in deren hormonellen Aktivität. Die Nebennierentumoren und deren maligne Degeneration ließ sich durch Gaben bestimmter oestrogener Hormone vermeiden.

Häufiger als Adenome anderer Inkretdrüsen führen solche der *Nebennierenrinde* zu *Adenocarcinomen* mit großer Neigung zur Metastasierung.

Gegenüber den Adenomen des Hypophysenvorderlappens, der Keimdrüsen und Nebennierenrinde, die vielfache Kombinationen endokriner Störungen liefern, sind die Adenome anderer Inkretdrüsen weniger vielgestaltig in ihren Wirkungen.

Eine große praktische Bedeutung haben die *Adenome des Nebennierenmarks*. die sog. **Phaeochromocytome** (Lit. bei SCHWARZHOFF 1953).

Der *Name* stammt daher, daß sich die innersekretorisch tätigen Zellen des Markes mit Chrom braun färben (phaeos = braun). Diese chromaffine Reaktion und damit das chromaffine Gewebe selbst findet sich auch außerhalb der Nebennieren. Es wird dies entwicklungsgeschichtlich verständlich, wenn man bedenkt, daß die Phaeochromoblasten, die Mutterzellen des Nebennierenmarks, den Sympathicogonien entstammen, die ihrerseits die Sympathicoblasten als Mutterzellen der

Ganglienzellen des Sympathicus liefern. So findet sich denn auch neben dem Nebennieremark chromaffines Gewebe noch in den Paraganglien des Sympathicus, vor allem in denen beiderseits der Aorta und auch sonst entlang der Bahn des Descensus der Keimdrüsen. Dementsprechend können intraadrenale Phaeochromocytome und extraadrenale *Paragangliome* das gleiche Krankheitsbild hervorrufen. Von unseren 5 operierten Fällen waren 3 Phaeochromocytome und 2 Paragangliome.

Die Phaeochromocytome bevorzugen das Alter von 20—45, kommen aber auch bei Kindern vor (HUBBLE 1951). Beide Geschlechter sind ungefähr gleich häufig betroffen. In etwa 10% der Fälle sind die Tumoren doppelseitig, in etwa 7,5% maligne (Näheres über die Statistik bei WALTON 1950 und WANKE 1952). 80% sind in der Nebenniere lokalisiert, darunter 6% lumbal paravertebral, 2% im Zuckerkandlschen Organ, 2% abdominell, 1% thorakal dystopisch. Bemerkenswerterweise werden immer noch manche Fälle erst bei der Sektion festgestellt. MINNO u. Mitarb. (1954) teilen allein 12 solcher Fälle mit, denen nur 3 klinisch diagnostizierte gegenüberstanden. Von den 15 Fällen betraf ein Fall ein erst 24 Std altes Kind, ein anderer Fall eine 71 jährige Frau.

Das *Leitsymptom* der Phaeochromocytome ist die paroxysmale Hypertonie: Anfälle von Angstgefühl, Schmerzen in der Herzgegend, unerträgliche Kopfschmerzen, Schweißausbruch, Erbrechen, Seh- und Bewußtseinsstörungen begleiten den Blutdruckanstieg bis über 300 mm Hg. In anderen Fällen besteht lediglich ein Dauerhypertonus (Differentialdiagnose gegenüber essentieller Hypertonie!). Dieser bzw. die paroxysmalen Anfälle sind zurückzuführen auf die beiden systolisch blutdruckerhöhenden Hormone des Nebennierenmarkes. Die Markzellen produzieren Adrenalin und Arterenol. Die Phaeochromocytome liefern beide Hormonanteile, jedoch in wechselnder Menge. Daraus erklärt sich die große Variabilität des Krankheitsbildes. Der größere Anteil (bis zu 90%) kommt dem Arterenol zu.

Der Verfasser operierte 5 Fälle histologisch als *Phaeochromocytom* bestätigte Tumoren der Nebenniere mit vollem klinischen Erfolg. Die ersten 3 Fälle wurden von J. BECKER (1951) publiziert.

Klinisches Beispiel (Eig. Beobachtung). A. G., 44j. Mann (J.-Nr. 3579/1947). Seit über 3 Jahren Anfälle von Herzklopfen mit Druckgefühl in der Magengegend, Übelkeit und ausgesprochener Blässe im Gesicht und an den Gliedmaßen. Viele Fehldiagnosen. In der Folgezeit Anfälle alle 3—4 Tage, dann in immer kürzeren Abständen. Die späteren Anfälle führten zu Erbrechen und Ausstrahlungen auch nach dem Hals zu. Nach den Anfällen Erschöpfungszustand und Elendsgefühl. In der anfallsfreien Zwischenzeit Wohlbefinden und fast volle Arbeitsfähigkeit als Schmied. Zum Schluß Anfälle 3—5mal am Tage. Im Anfall *Blutdruckanstieg bis zu 295/170 mm Hg.* Gefühl, als ob im Anfall der Kopf zerspringen wolle. Die Anfälle dauerten schließlich bis zu 20 min. Klinische Diagnose: Phaeochromocytom. Eine Eindellung im Bereich des Duodenums im Röntgenbild sprach für die Lokalisation auf der rechten Seite.

Bei der *Operation* (24. 7. 47) faustgroßer Nebennierentumor, der sich gut stumpf auslösen und trotz des hohen Blutdruckes ohne nennenswerte Blutung exstirpieren ließ. Wie erwartet, stieg der Blutdruck infolge unvermeidbaren Einpressens von Inkret in die Blutbahn krisenartig bis auf 240 mm Hg an, um ebenso mit der Herausnahme der Geschwulst krisenartig bis auf 55 mm Hg abzustürzen. Mit Suprarenin intravenös in fortlaufenden Injektionen ließ sich der gefährliche Kreislaufkollaps verhüten und der Blutdruck allmählich auf Werten zwischen 90 und 105 mm Hg einregulieren. Der weitere Verlauf war völlig glatt und wiederholte Nachkontrollen ergaben neben völliger Beschwerdefreiheit und voller Arbeitsfähigkeit normale Blutdruckwerte um 120/90 mm Hg. Das Phaeochromocytom hatte 150 g gewogen und hatte einen Adrenalingehalt von 375 mg.

Die funktionelle Selbständigkeit der beiden Nebennierenanteile wird auch im Tumorgeschehen offenbar; es gibt so gut wie keine Tumoren beider Teile zugleich. Nur ROUX u. Mitarb. (1955) beschrieben den Falle einer 36jährigen Frau, die einen Morbus Cushing infolge eines Rindentumors und *gleichzeitig* (Blutdruckanstieg während der Operation von 130 auf 200 mm Hg!) *ein Phaeochromocytom* des Nebennierenmarkes hatte. *Maligne Phaeochromocytome* mit Metastasen und hormoneller Aktivität sind selten (Lit. b. ANDREASSEN 1954).

Ätiologisch ist nichts Sicheres bekannt. Lediglich STAEMMLER hat experimentell durch langdauernde und schwere Nicotinvergiftungen Marktumoren erzeugt, doch erscheint es zweifelhaft, daß Nicotin bei den menschlichen Phaeochromocytomen eine Rolle spielt, zumal es auch Phaeochromocytome bei Jugendlichen, ja bei Kindern gibt. Auch der Frauenüberschuß spricht dagegen. R. GEISSENDÖRFER (1951) sah und operierte Phaeochromocytome bei 3 Geschwistern in einer Diabetikerfamilie. Diese Beobachtung beweist jedoch noch nicht sicher genug eine Erblichkeit. Man muß in solchen Fällen immer auch — man denke nur an die „Bronchialkrebsstammbäume" der Uranbergleute in Schneeberg und Joachimsthal — an familiär wirksame exogene Noxen denken.

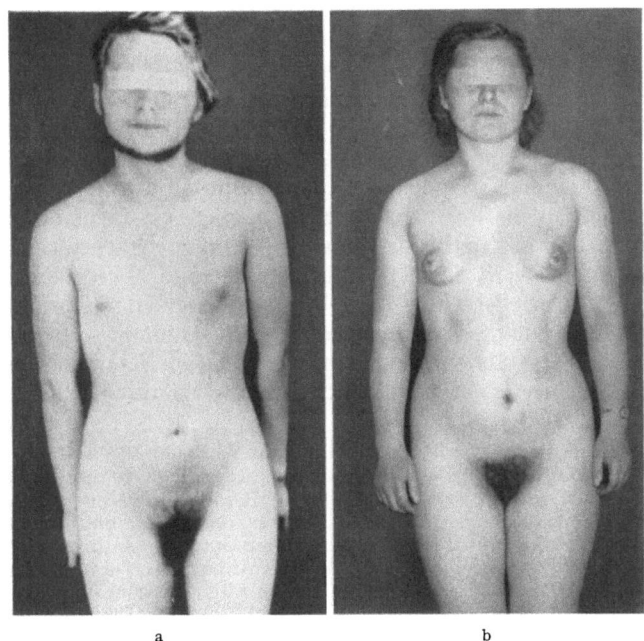

Abb. 54. a) Adrenogenitales Syndrom (Virilismus usw.) bei Nebennierenrindenadenom
b) 2 Jahre nach der Tumorexstirpation (s. Text)

Auch hier ist es von Bedeutung, daß solche Fälle, wie im Falle einer eigenen Beobachtung, maligne entarten und dann zu Metastasen, im eigenen Falle zu ausgedehnten Lebermetastasen führen.

Manchmal verraten Geschwülste die Endokrinie ihres Muttergewebes erst durch ihre endokrine Leistung. Der Verfasser operierte z. B. ein Nierenrindenadenom mit hormoneller Leistung, was daraus hervorging, daß eine praeoperative Hypertonie von 240/120 mm Hg mit der Nephrektomie schwand und nach $1^1/_2$ Jahren noch geschwunden geblieben war (mitgeteilt von LINDER 1947). In einem Falle von KLIMPEL (1954) gingen multiple endokrine Symptome (Genitalhypoplasie, Potenzstörungen, Adipositas, abnorme Pigmentierung usw.) und auch eine Hypertonie bei einem „renalen Hypernephrom" nach Nephrektomie (bis auf die Adipositas und die Pigmentierung) völlig zurück (Dort weitere Literatur).

Anhangsweise seien im Anschluß an das Phaechromocytom die **Tumoren der Carotisdrüse** (Näheres u. Lit. b. LINDER 1953) kurz erwähnt. Es ist zwar unwahrscheinlich, daß sie den hormonell aktiven Geschwülsten zuzurechnen sind. Sie sind aber, da sie gleichfalls von Sympathicogonien sich ableiten, histogenetisch den Phaeochromocytomen und Paragangliomen nahe verwandt. Ihren Sitz in der Carotisgabel verdanken sie einem Teil der Fälle ihr Leitsymptom, das *Carotissinussyndrom:* Die Carotisdrüse hat die Funktion eines Chemorezeptors, d. h. sie vermittelt bei Änderungen in der O_2- und CO_2-Spannung des Blutes, Regulationsmechanismen für Kreislauf und Atmung. Durch Druck auf den Tumor läßt sich ein vollständiger Herzblock bis zur Bewußtlosigkeit auslösen, der durch Weglassen des Druckes wieder schwindet. Eine einschlägige Beobachtung aus der Heidelberger Chirurgischen Klinik wurde von LINDER (1953) mitgeteilt. Die Tumoren stellen der operativen Chirurgie besondere Aufgaben, da die Carotidenstrombahn tunlichst erhalten oder wiederhergestellt werden soll.

Weitere Beispiele carotisdrüsenähnlicher Tumoren liefern die nicht chromaffinen *Paragangliome des Mittelohres* (ROSENWASSER 1945, Kasuistik und Lit. b. LATTES und WALTNER 1949). Diese Tumoren sind sehr gefäßreich, bluten leicht und intensiv und führen zu einem pulssynchronen Schwirren im Ohr. Sie wachsen expansiv und können metastasieren.

Ein anderes Beispiel ist das **Inselzelladenom des Pankreas.** Die Bauchspeicheldrüse enthält neben der exkretorischen eine inkretorische Drüse, den sog. Inselzellapparat; er ist die Bildungsstätte des Insulins, eines Proteohormons, welches zusammen mit anderen Hormonen den Kohlenhydratstoffwechsel und insbesondere den Glykogenaufbau aus Traubenzucker, vor allem in der Leber und der Muskulatur, reguliert. Kommt es aus bisher noch unbekannten Ursachen zur Bildung eines Inselzelladenoms, so wird zuviel Insulin gebildet und abgegeben *(„Hyperinsulinismus")*, der Blutzucker wird gesenkt (Hypoglykämie) und sofern er nicht durch Kohlenhydratzufuhr immer wieder gehoben wird, kommt es zu schweren hypoglykämischen Folgezuständen, die sich in einer Fülle von Krankheitserscheinungen äußern und schließlich sich bis zum tödlichen hypoglykämischen Schock zu steigern vermögen.

Eigener Fall (mitgeteilt von PARADE und KINDLER 1938). Dabei führte ein solitäres, kirschgroßes Inselzelladenom neben vielerlei körperlichen auch zu mancherlei psychischen Störungen, vor allem zu Dämmerzuständen bis zu Bewußtseinsverlust und andererseits zu Unruhe und Erregungszuständen. Besonders kennzeichnend war die prompte Besserungsfähigkeit durch Nahrungszufuhr, insbesondere durch Kohlenhydrate und andererseits die Verschlechterung durch Hunger und körperliche Anstrengung. Traubenzucker und andere Kohlenhydrate beseitigten den Zustand schlagartig. Die Untersuchung ergab eine starke Erniedrigung der Blutzuckerwerte auf durchschnittlich 53 mg-%. Diese Hypoglykämie wurde nach differentialdiagnostischem Ausschluß anderer Ursachen als Hyperinsulinismus durch ein Inselzelladenom gedeutet; die Operation — unter dem Schutze prä- und intraoperativer Traubenzuckergaben — bestätigte die Diagnose und brachte mit der Ausschälung des Adenoms eine schlagartige Änderung und klinisch völlige Heilung. Es war der dritte bis dahin in Deutschland erfolgreich operierte Fall, nebenher noch ein schöner Beweis dafür, daß schließlich auch einmal psychisch sich auswirkende Störungen durch operative Eingriffe am endokrinen System geheilt werden können.

Mit der *Morphogenese* von 4 operativ gewonnenen Inselzelladenomen befaßt sich BAYER (1954). Er weist auf die unvollständige Abkapselung und Durchsetzung mit normalem Pankreasläppchen und Ästen der Ausführungsgänge hin und hält die kleineren Inselzelladenome für regeneratorisch entstandene Inselzellhyperplasien.

Nach einer Arbeit von TERBRÜGGEN sind bis 1947 96 Fälle mitgeteilt worden. 7 mal handelte es sich um ein Inselcarcinom (zum Teil Metastasen), 79 mal um ein solitäres, 7 mal um 2 und 3 mal um mehrere Inseladenome. Männliches und weibliches Geschlecht waren genau gleich häufig betroffen. Von den 96 Fällen wurden 52 erfolgreich operativ behandelt. Weitere Beobachtungsreihen und Literatur *über Inselzelladenome* finden sich bei SCHWARZHOFF (1952) und bei SPENCER (1955).

Inselzellcarcinome sind selten, vorkommendenfalls jedoch immer durch eine hohe hormonelle Aktivität der meist zahlreichen Metastasen ausgezeichnet.

Eigene Beobachtung: Inselzellcarcinom bei einer 64jährigen Frau (M. B. J.-Nr. 5212, 1947). Die Vorgeschichte ging knapp ein $^3/_4$ Jahr zurück und begann zunächst mit heftigen Kopfschmerzen, denen 4 Monate vor der Klinikaufnahme noch Anfälle von Schweißausbruch und Krampfzustände sich hinzugesellten. Die Anfälle ließen sich durch Zuckerwasser verhüten und später durch Traubenzuckerinjektionen bessern. Infolge des Dranges und Zwanges zum Essen kam es zu einer exzessiven Mastfettsucht — ganz im Kontrast zum sonstigen Zustand. Im Anfall Blutzucker 60 mg-%. Nach 20 cm³ 40%iger Traubenzuckerlösung sofortiges Aufwachen aus der Bewußtlosigkeit, retrograde Amnesie, Schweißausbruch. Auf Hunger hypoglykämisches Koma. Nach 1 mg Suprarenin Blutzuckeranstieg auf 225 mg-%, Aufwachen aber erst nach zusätzlicher Injektion von Dextrose (20 cm³ 40% intravenös). Die exkretorischen Funktionen des Pankreas waren normal: keine Erhöhung der Diastase im Urin, im Stuhl kein Fett, keine Stärke. *Niedrigster Blutzuckerwert 30 mg-%*. Traubenzuckerbelastungsprüfung normal. Adrenalinbelastungsversuch: 1 mg Suprarenin. Ausgangswert des Blutzuckers 54 mg-%. Sofortiger Blutdruckanstieg, verzögerte Wirkung auf die Blutzuckerlage. Erst nach 18 min Blutzuckeranstieg auf 72 mg-%. Prähypoglykämische Symptome, daher Dextrose nötig. Sofortiges Erwachen. In 2stündigen Abständen Tag und Nacht kleine Kohlenhydratmahlzeiten. Insulinversuch langsamer Abfall der Blutzuckerkurve bis zur Hypoglykämie. Bei der *Operation* fanden sich in der Leber multiple bis kirschgroße Metastasen eines kastaniengroßen Tumors in der Pankreassubstanz neben weiteren Metastasen vor der Aorta und im Retroperitoneum. Die histologische Untersuchung ergab einen soliden epithelialen Tumor mit teilweise papillärer Struktur, der nach den pathologisch-physiologischen Erscheinungen als Inselzellcarcinom angesprochen wird.

Über einen ähnlichen Fall berichten BAUMGARTNER und REYNOLDS (1955). Hier hatte das *Inselzell-Ca* im Pankreasschwanz gesessen und hatte zunächst reseziert werden können. 15 Monate später durch Lebermetastasen neuer Hyperinsulinismus und durch ihn via Hyperchlorhydrie hervorgerufenes Duodenalulcus. Durch ACTH (!) gelang es, die Insulinproduktion der Lebermetastasen zu drosseln und die Hypoglykämie längere Zeit zu beherrschen.

Der grundsätzlichen Bedeutung wegen sei an dieser Stelle darauf hingewiesen, daß es — selten genug zwar! — aber als Gegenstück zum endokrinen Inselzelladenom des Pankreas auch ein *sekretorisch aktives* und *metastasierendes exokrines Pankreasadenom* gibt. Das resultierende Syndrom ist durch Polyartritis, Panniculitis (nach Art des Weber-Christianschen Syndroms und durch Bluteosinophilie charakterisiert (Näheres b. M. SCHMIDT 1947).

Ein weiteres Beispiel schwerer Störung des hormonalen Chemismus des Körpers liefern die **Adenome der Epithelkörperchen**. Das Hormon der Epithelkörperchen, das Parathormon, reguliert den Kalkstoffwechsel und überwacht insbesondere den Calcium- und in reziproker Abhängigkeit davon den Phosphorspiegel im Blut. Die größte Wirkung hat das Hormon auf das Hauptkalkdepot des Organismus, das Knochensystem. Kommt es bei Adenomen der Epithelkörperchen zu einer vermehrten Hormonabgabe an das Blut, so wird der Kalk aus dem Knochensystem weitgehend ausgeschwemmt und in anderen Organen und Geweben (Lungen, Blutgefäßen, Nieren) zur Ablagerung gebracht. Am Knochensystem selbst entwickelt sich dann eine fortschreitende Kalkverarmung, die zu dem Krankheitsbild der *Ostitis fibrosa generalisata* (v. RECKLINGHAUSEN) führt.

Auch hier ist nach dem ersten, von MANDL erfolgreich operierten, Fall eine Fülle von Fällen bekannt geworden, in denen die Entfernung solcher Epithelkörperchenadenome zum Stillstand der Krankheit und in manchen Fällen zur weitgehenden Rückbildung der Veränderungen am Knochensystem und zur weitgehenden klinischen Heilung führte. Wichtig ist es allerdings, zu wissen, daß gerade die Epithelkörperchenadenome besonders häufig an abnormer Stelle zu liegen vermögen. So hat der Verfasser in einem Falle ein Epithelkörperchenadenom dystopisch in einem Strumaknoten und in einem anderen Falle im vorderen Mediastinum gefunden (Näheres in einer Arbeit von GEISSENDÖRFER 1941).

Adeno-Carcinome der Epithelkörperchen sind selten. COPE u. Mitarb. (1953) berichten über 4 Fälle unter 148 Kranken mit Hyperparathyreoidismus. 3 Fälle verliefen durch Metastasen tödlich. In einem 4. Fall eines histologisch als Ca angesehenen Adenoms war der weitere Verlauf (4 Jahre) symptomfrei.

Praktisch haben die größte Bedeutung die **Adenome der Schilddrüse**. Sie stellen das häufigste Beispiel einer hormonbildenden Geschwulst dar. Wenn sie in ihrer reinen Form relativ selten beschrieben sind, so ist dies verständlich, ist ja gerade die Schilddrüse auch sonst häufig an Geschwulstknoten bei der Kropfbildung erkrankt, so daß die Unterscheidung gegenüber reinen Adenomen nicht immer so einfach ist. Es kommt hinzu, daß es neben der scharf umschriebenen Adenombildung auch eine diffuse Schilddrüsenhyperplasie gibt, die als *Basedowsche Krankheit* zu sehr ähnlichen klinischen Erscheinungen der Hyperfunktion der Schilddrüse führen kann. Außerdem kommt noch hinzu, daß nirgends die Verhältnisse so variabel sind wie bei der menschlichen Schilddrüse und vor allem bei der Kropfbildung. Beide variieren ja bekanntlich sehr stark je nach Gegend, nach Kropfbelastung, Alter u. dgl. Alle diese Gründe machen es verständlich, daß das reine Adenom der Schilddrüse relativ wenig klar herausgearbeitet erscheint.

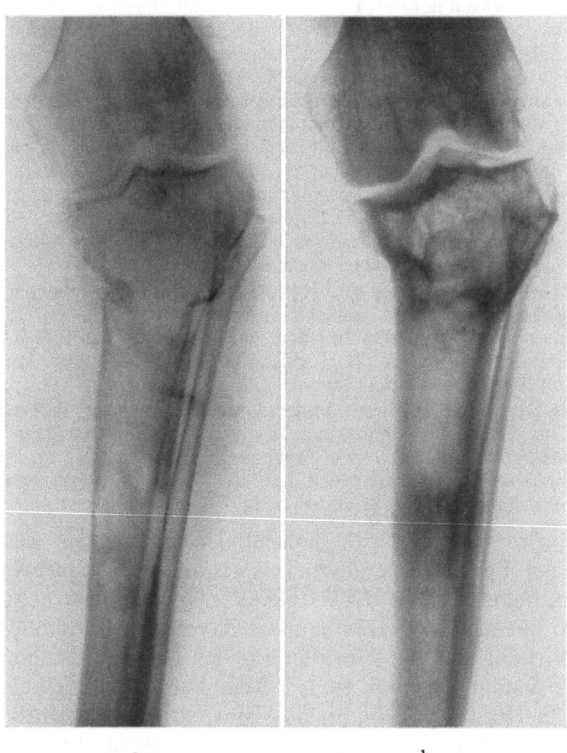

Abb. 55. a) Charakteristische Knochenveränderungen in der Tibia bei einer Ostitis fibrosa generalisata (Morbus Recklinghausen) mit einer Spontanfraktur.
b) Reossifikation nach Entfernung eines Epithelkörperchenadenoms

Zunächst ist es bemerkenswert, daß richtige Adenome der Schilddrüse nur selten in der Einzahl, sondern meist in der Mehrzahl auftreten. Stets allerdings sind dann die Adenome scharf gegenüber dem normalen Schilddrüsengewebe abgegrenzt. Sie entwickeln sich aus einem bis dahin normalen Follikelepithel durch Ausbildung hoher cylindrischer Epithelzellen, Formung zu Drüsenschläuchen usw. Die Mehrzahl der Fälle treten mit der Pubertät in Erscheinung, was bei den Wechselwirkungen zwischen Schilddrüse und Keimdrüsen verständlich erscheint. Scharf bleibt das Adenom der Schilddrüse als klar abgegrenzte Geschwulst abgetrennt von der diffusen Hyperplasie bei der Basedow-Struma. Dort einzelne, scharf umschriebene, knotenförmige, hier diffuse Hyperplasie. Dort Änderung nur in Knotenform, beim Basedow Änderung der ganzen Schilddrüse. Dort mehr oder minder reiner Hyperthyreoidismus, beim Basedow Dysthyreosis. Die **Struma** ist so häufig, daß man sich oft des Geschwulstcharakters derselben gar nicht mehr bewußt wird. Man vergesse aber nicht, daß der häufigste, der *Knotenkropf*, die *Struma nodosa colloides* sich aus *multiplen Schilddrüsenadenomen* zusammensetzt und daß es auch gelegentlich *solitäre Schilddrüsenadenome* ohne Hyperthyreoidismus gibt.

Das Kropfproblem ist für das Krebsproblem insofern von Bedeutung, als wir im Gegensatz zu den Adenomen aller anderen endokrinen Organe, bei den Adenomen der Schilddrüse, welche Unterform von Kropf sie auch bedingen, *ätiologisch* wenigstens einige Anhaltspunkte besitzen, warum es überhaupt zur Adenombildung kommt. Daß es exogene Momente sein müssen, beweist der Umstand, daß in dem ausgesprochenen Kropfgebiet von Bern 23,4%, also fast ein Viertel aller senilen (über 11 Jahre) alten Hunde — sie teilen ja wie kein anderes Tier mit dem Menschen Wohnung und Nahrung — an Schilddrüsenkrebs nach vorheriger Struma zugrunde gehen. Dafür, daß der *Jodmangel* eine wesentliche Rolle spielt, gibt es eine Reihe von wichtigen Hinweisen. Es sei nur an die Häufigkeit des Kropfes in den Alpentälern mit ihrem jodarmen Wasser und der Seltenheit des Kropfes im Bereich der Meeresküsten erinnert, vor allem auch an die nachgewiesene Jodprophylaxe durch Joddarreichung an die Schuljugend oder Beimischung zum Speisesalz in Kropfendemiegebieten, z. B. in der Schweiz[1]. Auch die Tatsache, daß die bei manchen Fischen, z. B. Salmoniden, beobachteten Strumen (auch wuchernde) durch Zusatz kleinster Joddosen zum Wasser der Fischteiche sicher geheilt werden können (GAYLORD und MARSH 1914), spricht für die Jodmangeltheorie als Erklärung für die Adenome der Schilddrüse.

Man darf die *Kausalkette Jodmangel - Struma nodosa - maligne Struma* wohl folgendermaßen interpretieren: der *Jodmangel* bestimmter Länder und Gegenden führt zu einem Joddefizit der Nahrung, dieses zu einem Defizit an Thyroxin und Trijodthyrosin und dieses wiederum zu einer kompensatorischen *Überproduktion thyreotropen Hormons* in der Hypophyse. Die resultierende *Strumanodosa* ist also eine Art von Kompensationsversuch, die wegen des Jodmangels ungenügend gebildeten Hormone der normalen Schilddrüse durch einen Wachstumsexzeß ihrer drüsigen Zellelemente auszugleichen. Die so entstandene Struma nodosa stellt eine *irreversible Geschwulstbildung* dar, die ihrerseits als Folge zunehmender Größe, Vervielfältigungen ihrer Gewebsmasse, regenerativer Störungen usw. schließlich die Wahrscheinlichkeit späteren Malignewerdens mit zunehmendem Alter progressiv steigert. Auf diese Weise wird der alte Knotenkropf per se oder durch Hinzukommen sekundärer Schädigungen zum Praecancer der malignen Struma.

Bei der *Frage zusätzlicher cancerogener Schäden* sind in erster Linie „kropfbegünstigende Noxen" der Nahrung (in Kohlarten, Steckrüben usw.), sodann alle Sorten von „*Thyreostatica*" und vor allem auch (oft ganz unnötig zugeführtes) *radioaktives Jod* in Erwägung zu ziehen. Thyreostatica, d. h. Stoffe, die die Thyroxinsynthese hemmen, werden in der konservativen Therapie von Hyperthyreosen viel (— zu viel! —) verwendet. Es handelt sich bei den Thiouracilen, Thiobarbituraten, Mercaptoimidazolen usw. um Thioharnstoffderivate, also um schwefelhaltige Stoffe, die eine schnelle Besserung der Hyperthyreoseerscheinungen zustande bringen, andererseits aber meist lange Zeit gegeben werden und dann — von ihren sonstigen Nebenwirkungen ganz abgesehen — leicht gegenteilige Wirkungen (Bildung nodöser, später maligner Strumen) hervorrufen. Wir werden später im Abschnitt über „Krebsbegünstigung durch Arzneimittel" einschlägige Beispiele bringen. Wie oft wäre eine rechtzeitige einfache Strumektomie das sehr viel kleinere und risikoärmere „Übel".

Eine zusammenfassende Darstellung über die tierexperimentelle Auslösung von Schilddrüsentumoren mittels thyreostatischer Stoffe oder deren Kombination mit bekannten cancerogenen Noxen findet sich bei LEATHEM (1958). Auch bei diesen Untersnchungen zeigte sich, daß die biochemischen Eigenschaften normalen Schilddrüsengewebes bei der tumorösen Umwandlung sich vermindern oder sogar ganz verlorengehen.

Daß die Schilddrüse auf Strahlenschäden leicht mit maligner Struma reagiert, weiß man von den kindlichen Thyreoidcarcinomen, die nach Röntgenbestrahlung der (physiologischen!) kindlichen Thymushyperplasie beobachtet werden. Nur mit größter Sorge sieht ein biologisch geschulter Arzt die Gefahr späterer *Krebsinduktion durch radioaktives Jod*. Wir kommen im 9. Kapitel auf diese Frage aus-

---
[1] Näheres 17. Kap. S. 892 und s. Nachträge.

führlicher zu sprechen. Hier nur soviel, daß der Arzt, der bei Strumen mit Hyperthyreose oder bei Basedowstrumen eine „Radiojodresektion" (welch unlogisches und zugleich suggestiv gefährliches Wort!) statt einer wirklichen, d. h. operativen Strumaresektion durchführt, eine hohe Verantwortung auf sich nimmt, so „elegant", so „modernst" diese Therapie auf den ersten Blick auch scheint. Die Gefahr der Cancerinduktion ist heute natürlich noch nicht erweisbar (die Zeit seit Einführung dieser „Therapie" ist noch zu kurz), sie erscheint uns aber nach Analogie anderer durch radioaktive Stoffe (Näheres 9. Kap.) ausgelöster maligner Tumoren groß genug, um zu äußerster Zurückhaltung, wenn nicht Aufgabe dieser Behandlungsform zu raten, zumal die Ergebnisse der operativen Therapie als hervorragend zu bezeichnen sind. Unter allen Umständen sind sowohl Thyreostatica wie radioaktives Jod in der *Schwangerschaft* (— auch in den frühesten, ja ganz besonders gefährdeten Stadien!) kontraindiziert, da beide diaplacentar wirksam sind.

Vielleicht spielt auch bei den Adenomen anderer Blutdrüsen das Defizit an Spurenelementen (Näheres s. SCHWARZ 1941, 1947 und SCHARRER 1944) eine ätiologische Rolle, zumal manche von ihnen, wie Kupfer, Zink, Mangan u. a., als Aktivatoren von Enzymen eine biochemisch wichtige Rolle spielen.

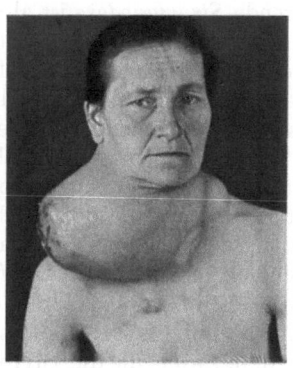

Abb. 56. Struma maligna mit einer starken Venenzeichnung als Hinweis auf eine Einflußstauung in den oberen Thorax. Beginnende Ulceration der Haut

Der *Jodstoffwechsel* ist bei Schilddrüsentumoren ebensowenig wegdenkbar wie bei sonstigen Erkrankungen der Gl. thyreoidea. Es ist eine Regel ohne Ausnahme: Schilddrüsentumoren enthalten stets wesentlich weniger Jod als Schilddrüsengewebe. Natürlich wird dies diagnostisch und therapeutisch ausgenutzt (Näheres im 13. und 15. Kapitel). Hier handelt es sich zunächst um die Rolle des Jods in der Pathogenese der Schilddrüsentumoren.

Die entscheidende Beziehung liegt in der Tatsache, daß der Schilddrüsenkrebs so gut wie nur im Kropf der Schilddrüse entsteht. Dem *Cancer der Schilddrüse* geht fast stets ein *Praecancer einer Struma* voraus. Im europäischen Sprachgebrauch spricht ja auch niemand vom Carcinom der Thyreoidea, sondern nur von der Struma maligna.

Unter den Strumen kommt der *Struma Hashimoto* eine besondere Bedeutung als *Praecancerose* zu. DAILEY u. Mitarb. (1955) sahen unter 2336 operierten Strumen 278 Fälle von Hashimoto-Struma. Von ihnen waren 38 durch Adenome und 35 durch Carcinome ausgezeichnet. Von letzteren waren 83% papilläre Carcinome, und von ihnen wiederum 42% Lymphdrüsenmetastasen.

Die **Struma maligna** (Lit. bei WEGELIN 1926, BARTHELS 1931, DE QUERVAIN 1941, McDERMOTT jr. u. Mitarb. 1955) läßt sich nach LANGHANS und WEGELIN (s. bei DE QUERVAIN) in folgende *Unterformen* einteilen:

I. Epitheliale Geschwülste
1. Das metastasierende Adenom . . ⎱ 5%
2. Das Papillom . . . . ⎰
3. Die wuchernde Struma
   (LANGHANS) 45,5%
4. Das Carcinom 15,5%
   a) Carcinoma simplex
   b) Der Zylinderzellkrebs
   c) Der Plattenepithelkrebs

II. Bindesubstanz- und Gefäßgeschwülste
1. Das Sarkom 17,5%
2. Das Hämangioendotheliom . . . 13,5%
3. Das Lymphangioendotheliom

III. Bösartige Mischgeschwülste
1. Das Carcinosarkom . . . . . . ⎱ 3%
2. Mischgeschwülste und Teratome . . ⎰

In Analogie zu den Tumoren anderer endokriner Organe ist es von Bedeutung, daß die malignen Strumen fast ausschließlich von Adenomen ihren Ausgangspunkt nehmen. Darin sind alle Untersucher einig. Nur die Hämangiome gehen gelegentlich, wie ja auch andere sarkomatöse Tumoren, öfters von der Kapselinnenfläche von Cysten aus.

Dem reinen Adenom am nächsten steht das Adenocarcinom der Schilddrüse in seiner reinen Form, meist als *„wuchernde Struma"* (LANGHANS) bezeichnet. Es handelt sich dabei um exzentrisch aus sich heraus wachsende adenomartige Knoten, die die Schilddrüsenkapsel nicht durchbrechen, trotzdem aber wegen ihres unaufhaltsamen Wachstums und wegen ihrer Metastasierung als maligne anzusehen sind. Klinisch bestehen die Erscheinungen der Hyperthyreose, ohne daß aber der Grad der Basedow-Krankheit erreicht zu werden pflegt.

Noch in einer anderen Form kann die Schilddrüse den Charakter eines Drüsenkrebses annehmen. Es sind das nicht allzu seltene Fälle von sog. *metastasierenden Kolloidstrumen*. Schon die Tatsache der Metastasierung reiht sie in die Reihe maligner Tumoren ein, wenn auch andere Kennzeichen der Malignität zu fehlen pflegen. Wie wir uns aber selber überzeugten, ist auch die Rückfallgefahr eine große. WEGELIN bezeichnet sie als „maligne oder metastasierte Adenome". Die Krebsnatur ist in diesen Fällen nicht an den Krebszellen, sondern nur am biologischen Verhalten erweisbar.

Einen instruktiven Fall schildert PETERS. Ein 71jähriger Kranker stirbt nach 4 Jahren an schwerster Krebskachexie. Die erste Manifestation (tubuläres Schilddrüsenadenom) war am Schädeldach (operiert, rezidivfrei). Eine erst jetzt entdeckte Struma ließ in den 4 Jahren bis zum Tode Zeichen einer malignen Struma nicht erkennen. Eine zweite Metastase am Supraorbitalrand geht auf Röntgenbestrahlung weitgehend zurück. Weitere Metastasierung in die proximalen Extremitäten, in Lymphknoten und Lunge. Interessant ist, daß die erste Metastase nur das Bild eines tubulären Adenoms, während die späteren Metastasen bei der Sektion histologisch Carcinome ergaben.

In der Summe der Fälle *metastasieren* die malignen Strumen nach dem Sektionsmaterial von WEGELIN in 84% der Fälle in die Lungen und Pleuren, in 56% in die Lymphknoten und in 26% in das Knochensystem.

Für die Biochemie des Krebsgeschehens interessiert am meisten die *innersekretorische Leistung maligner Strumen*. Hier ist es bemerkenswert, daß maligne Strumen selbst mit Zerstörung allen Schilddrüsengewebes nie zu einer Cachexia thyreopriva führen. Es gibt aber noch schlüssigere Beweise dafür, daß die malignen Strumen wirklich Hormon zu produzieren vermögen. Es sind das a) die Fälle, bei denen die krebsige Schilddrüse total exstirpiert wurde und wo das auftretende *Myxödem* mit dem Erscheinen von Metastasen wieder verschwand.

Viel zitiert ist der von EISELSBERG (1884) mitgeteilte Fall, bei dem es mit Entfernung der Geschwulst zur Ausbildung von Myxödem, mit Auftreten einer Metastase zum Rückgang desselben und mit Entfernung der Metastase erneut zum Myxödem kam. Allerdings ist dieser viel zitierte Fall nicht so beweiskräftig, läßt ja die Originalarbeit erkennen, daß weniger das Myxödem als eine Tetanie das Krankheitsbild beherrschte.

Beweisender sind neuere Fälle von HERTZ (1955). Bei 2 Frauen waren Strumen reseziert worden. Viele Jahre später Scapula-Metastasen eines hochdifferenzierten Adenocarcinoms der Schilddrüse. Die eine Frau starb 6 Jahre nach Auftreten der ersten Metastase an Lungen- und Nebennierenmetastasen. Bei der Sektion kein Rezidiv der Struma. Die andere Patientin wurde nach der Scapularesektion zusätzlich nochmals strumektomiert. Es fanden sich mehrere Adeno-Ca-Knoten im Strumarest, später *Wirbelmetastasen*, zunächst *mit Hyperthyreose* (!!), *später* nach J^{131} bei gleichzeitiger Reossifikation der Knochenmetastasen zunehmendes, aber durch Thyroxin beherrschbares *Myxödem* (!). Bis dahin 10jährige Überlebensdauer nach Auftreten der ersten Knochenmetastase!

Besonders beweiskräftig für die Hormonproduktion maligner Strumen sind jene häufigen Fälle ($^1/_3$ aller epithelialen Tumoren!) von *Hyperthyreoidismus*, bei denen es parallel der Größenzunahme der Geschwulst zu einer gleichsinnigen Grundumsatzsteigerung bis zu + 45% (vgl. z. B. MEYER-HÜRLIMANN und

OSWALD 1913) kommt, als Gegenbeweis die nicht vom schilddrüsenspezifischen Gewebe ausgehenden *Sarkome,* die *nie* mit *Hyperthyreoidismus* einhergehen.

Es ist das nicht nur krebstheoretisch interessant wegen des Nachweises, daß die höher differenzierten — und nur diese! — epithelialen Tumoren aktives Hormon produzieren, sondern auch *praktisch-klinisch* wichtig. So weist diagnostisch bei bestehendem Kropf (wenn er nicht künstlich jodifiziert wurde!) ein Hyperthyreoidismus auf Krebsumwandlung, und zwar auf einen epithelialen Krebs hin, und krebstherapeutisch wird man natürlich von radioaktivem Jod (s. 14. Kapitel, S. 741) nur dort einen Effekt erwarten dürfen, wo die Differenzierung so hoch ist, daß Kolloid gebildet und Jod gespeichert wird, also a priori durchaus nicht in allen Fällen von Struma maligna und ihren Metastasen.

Auf die Frage, ob überhaupt bzw. in welchem Ausmaß eine *Strumaresektion vor* einer *malignen Struma* zu *schützen* vermag, kommen wir im 15. Kapitel bei der „Krebsverhütung" zurück.

Hormonell-aktive Tumoren endokriner Organe haben klinisch in doppelter Hinsicht eine *Sonderstellung* gegenüber allen anderen menschlichen Tumoren:
 a) bezüglich der *Gefahr krisenhafter Exacerbation,*
 b) hinsichtlich des hohen Risikos eines perakuten *Umschlagens in* ihr gewissermaßen spiegelbildliches *Gegenteil* bei der operativen Entfernung derselben (K. H. BAUER 1952) (vgl. Tab. 34).

Tabelle 34. *Besonderheiten hormonell-aktiver Tumoren vor und nach ihrer Entfernung*

Tumorart	ante exstirpationem	post exstirpationem
Phäochromocyten	akute Hypertension (Apoplexiegefahr)	plötzlicher Kreislaufkollaps
Inselzelladenom	Hyperinsulinismus	hypoglykämischer Schock
Epithelkörperchenadenom	Hyperparathyreoidismus	akute Tetanie
Toxisches Adenom der Schilddrüse	Hyperthyreoidismus	thyreotoxische Krise
Hypophysenadenome	Hyperpituitarismus	hypophysäres Koma

Nichts vermag die Fortschritte der Endokrinologie sinnfälliger darzutun, als daß es dem Chirurgen heute möglich ist, alle diese hormonellen Sekundenkrisen während der Exstirpation solcher hormonell hyperaktiven Tumoren endokriner Organe sofort dadurch abzufangen, daß er das natürliche Hormon (ACTH, Cortison, Parathormon, Thyroxin, Trijodthyronin, Insulin) des Organs, das er soeben exstirpiert, sofort effektiv zu ersetzen vermag. Ja, bei der doppelseitigen Adrenalektomie kann er die Herausnahme eines lebenswichtigen endokrinen Doppelorgans wagen im Vertrauen darauf, daß er dessen Hormone auch bei plötzlicher Überbeanspruchung für immer zu substituieren in der Lage ist: Geschwulstchirurgie unter dem Schutz hormoneller Biochemie! Selbstverständlich erwachsen bei solchen Operationen auch für den Anaesthesisten besondere Aufgaben. Der frühere Mitarbeiter des Verfassers OEHMIG (1953) hat das z. B. für die Anaesthesie bei Operationen wegen Phäochromocytomen eindrucksvoll dargetan.

Eine gute Übersicht über alle *akuten Syndrome bei endokrinen Erkrankungen* überhaupt findet sich bei SIEGENTHALER (1958). Dort sind auch alle hypophysären und sonstigen endokrinen Insuffizienzen (Simmondsche Krankheit, das postpartale Sheehan-Syndrom, die Addison-Krise, das Myxödem-Koma, der Diabetes mellitus, das Flush-Syndrom bei Carcinoiden und die entsprechenden Hauptformen der Substitution) mit berücksichtigt.

Das „Carcinoid- bzw. Serotoninsyndrom". Neben den eigentlichen endokrinen Drüsen gibt es diffus verteilte biochemisch-aktive Zellelemente, die unter Bildung von Serotonin (s. u.) ein ungemein charakteristisches *Krankheitssyndrom,* bestehend in „Enteritis" (20—30 Durchfälle pro Tag!), Anfällen von „flush" (Blutandrang zum Kopf mit purpurroter Verfärbung des Gesichts) und evtl. abnormen pellagroiden Hauptpigmentationen bieten.

Morphologisch bringt man es mit den von MASSON (1924) und FEYRTER (1953) als „Helle-Zellensystem" beschriebenen Zellelementen in Zusammenhang. Ihr hervorstechendes Kennzeichen ist die *Argentaffinität*, d. h. die Fähigkeit dieser Zellen, Silbersalze direkt zu metallischem Silber zu reduzieren (MASSON 1924). Solche argentaffinen Zellen finden sich im ganzen Magen-Darm-Trakt von der Kardia bis zum Rectum.

Die *Tumorform* dieses „Helle-Zellen-Organs" stellt das *Carcinoid* vor allem des Magen-Darm-Schlauches dar. Besonders multiple Carcinoide des Ileums, aber auch solche der Appendix, des Magens, selten der Bronchien lösen das Syndrom aus. Histologisch handelt es sich um solide, invasiv vordringende Stränge gleichförmiger Kleinzellen mit argentaffinen Granula im Cytoplasma. Die *Unterscheidung „benigne oder maligne"* läßt sich histologisch nicht treffen. Sie unterscheiden sich *nur durch die Metastasierung*.

Das grundsätzlich Wichtige ist *das biochemische Verhalten*. Die Tumorzellen produzieren als Wirkstoff ein Amin („Enteramin"), das als *5-Oxytryptamin* (= Serotonin) ermittelt ist (ERSPAMER 1954 und 1955). Das Serotonin entsteht aus Tryptophan, welches in mehreren Stufen durch Enzyme (Hydroxylase und Decarboxylase) zu 5-Hydroxytryptamin abgebaut wird. Als Endstufe des Reaktionsablaufs erscheint die 5-Hydroxyindolessigsäure in großen Mengen im Urin. 5-Oxytryptamin läßt sich in erheblichen Mengen aus Darmcarcinoiden extrahieren (RATZENHOFER und LEMBECK 1954). Die Ausschüttung des Wirkstoffes in die Blutbahn nimmt zu mit der Zahl und Größe der Metastasen, vor allem solcher der Leber.

Es muß noch dahingestellt bleiben, ob es berechtigt ist, von einem „endokrinen" Syndrom zu sprechen und das argentaffine Zellensystem als periphere endokrine („parakrine") Drüsen den eigentlichen endokrinen Drüsen an die Seite zu stellen, wie dies z. B. FEYRTER tut. Vorläufig erscheint es beim Serotonin vielleicht richtiger, nur von einem biochemischen Wirkstoff zu sprechen.

Serotonininjektionen lösen die klinischen Symptome aus. Dies und die vermehrte Ausscheidung von Hydroxyindolessigsäure im Urin beweist die Serotoninbedingtheit des ganzen Syndroms. Serotonin ist ausgesprochen *bindegewebsaktiv* (HEDINGER 1955). Es führt zu fibrösen Endokard- und Herzklappenveränderungen, besonders des rechten Herzens (Pulmonal- und Tricuspidalklappen und re. Vorhof), zu Fibrose des Beckenbindegewebes, zu Wandverdickungen von Venen sowie zu fibrösen Verdickungen des Peritoneums.

Das Krankheitsbild ist relativ häufig *kombiniert* mit Ulcus duodeni, mit Cholelithiasis, Lebercirrhose (oft Alkoholabusus!) Diabetes, Endokarditis, Polypen im Magen usw. (FEYRTER 1934, ISLER und HEDINGER 1953).

Die neueste, zugleich ausgezeichnete Darstellung der „Klinik und Pathologie maligner Darmcarcinoide" stammt von BÖTTGER (1960). Es liegen ihr 20 Fälle zugrunde, von denen wegen ihrer Ähnlichkeit 10 tabellarisch ausgewertet wurden. Die Arbeit bringt zugleich eine Übersicht über 30 Fälle mit Endocarditis fibroblastica und eine schematische Darstellung aller zum Syndrom gehörenden Teilkomponenten.

Beweisen die Wirkstoffausschüttungen eine hohe Ausdifferenzierung der biochemisch aktiven Tumorzellen, so gibt es andererseits bei entsprechender Entdifferenzierung der Tumorzellen auch *wirkstofffreie Carcinoide* des Darmtraktes (RATZENHOFER 1957).

Carcinoide anderer Organe liefern sehr viel seltener ähnliche Syndrome. Es ist jedoch von großer Wichtigkeit, daß neuerdings (DENGLER 1959) die Medizinische Klinik Heidelberg einen Fall beobachtete, bei dem das „*Carcinoidsyndrom*" durch ein metastasierendes *Pankreas-Ca.* ausgelöst worden war. Danach ist es sicher, daß Serotonin nicht nur in den betr. Zellelementen im Magen-Darm-Kanal, sondern auch von solchen in einer entwicklungsgeschichtlich vom Gastrointestinaltrakt ausgehenden Anhangsdrüse produziert werden kann. Histologisch hatte es sich um ein medulläres, wenig differenziertes Carcinom des Pankreasschwanzes gehandelt.

Da Kranke auch bei ausgedehnten Metastasen noch jahrelang leben können, so ist *palliativ-therapeutisch* die operative Entfernung der Carcinoide durch entsprechende Ileumresektion u. dgl. angezeigt.

Zusammenfassend läßt sich folgendes über die *Adenome endokriner Organe* sagen:

1. die hormonbildenden Zellen der endokrinen Drüsen sind in der Lage, *Hyperplasien* der hormonaktiven Zellelemente und gutartige Drüsengeschwülste *(Adenome)* zu bilden,

2. diese Adenome liefern das Hormon der betreffenden Drüse, zugleich aber stets im *Übermaß* gegenüber der Norm,

3. diese gesteigerten Hormonausschüttungen lösen hormonelle *Syndrome* aus, d. h. sie führen zu klinisch scharf charakterisierten Krankheitsbildern, die ihrerseits wiederum stets aus vielen und vielgestaltigen Teilsymptomen zusammengesetzt erscheinen,

4. man kann die *Diagnose* auf einen hormonproduzierenden Tumor allein aus seinen klinischen Folgeerscheinungen stellen,

5. für eine große Zahl dieser „Hormonkrankheiten" ist der Kausalzusammenhang mit den Adenomen durch die *Heilung* dieser Krankheiten nach operativer Entfernung der Adenome erwiesen.

Worüber man aber noch nicht genügend Bescheid weiß, das ist die Frage nach der *Ursache der Adenombildung* selbst. Man ist geneigt, äußere, nach den betreffenden Organen ausgerichtete Noxen anzuschuldigen. Es ist aber außer bei der Schilddrüse (s. oben) sonst noch bei keiner einzelnen Drüse der allgemeine Charakter, geschweige denn gar die wahre Natur solcher Noxen bekannt geworden. Ja, es ist noch nicht einmal die Grundfrage entschieden, ob die Adenome die primäre Ursache der betreffenden Krankheit sind oder ob es sich bei der Hyperplasie, gesteigert bis zur knotigen Adenombildung, nur um eine sekundäre Folge oder um einen kompensatorischen Selbstheilungsversuch des Organismus gegenüber einem unbekannten Grundleiden handelt. Gerade bei den Epithelkörperchentumoren hat man immer wieder angenommen, daß sie weiter nichts als ein Bestreben des Organismus darstellen, den aus sonstigen Gründen veränderten Kalkstoffwechsel wieder zu kompensieren und ins Gleichgewicht zu bringen. Die letztere Deutung ist aber immer schwierig gegenüber den Zuständen, bei denen (wie z. B. bei der Osteomalacie usw.) der Kalkstoffwechsel gestört ist und wo trotzdem solche Hyperplasien oder gar Adenome vermißt werden.

Jedenfalls sprechen die teilweise durchschlagenden Erfolge der Heilung nach Entfernung der betreffenden Adenome dafür, daß es möglich ist, den seiner Natur nach unbekannten Kausalring an der entscheidenden Stelle im Adenom selbst als dem Multiplikator der Krankheitserscheinungen zu sprengen. Damit ist aber noch nichts darüber gesagt, was die letzte Ursache der Adenombildung selbst ist.

Für das Krebsproblem entscheidend ist der Umstand, daß diese *Adenome* offenkundige *Vorstufen* späterer Adenocarcinome der Blutdrüsen darstellen. Entsprechend ihrer Herkunft aus primär gutartigen Adenomen handelt es sich dann fast immer um *Adenocarcinome innersekretorischer Drüsen*. Wenn der Prozentsatz solcher sekundärer Adenocarcinome nicht hoch ist, so liegt das daran, daß viele solcher Adenome wegen ihrer schweren Hyperfunktionszustände noch im Stadium der Gutartigkeit operiert zu werden pflegen oder daß sie wie beim Inselzelladenom früher häufig schon frühzeitig starben. Jedenfalls ist jedes solcher Adenome eine Praeneoplasie. Vor allem interessiert auch hier die Frage ihrer hormonellen Leistungen. Haben sie als Mitgift vom Muttergewebe noch die Fähigkeit richtiger innerer Sekretion oder geht diese Fähigkeit mit der Krebsentartung zu Verlust?

Es ist von vornherein klar, daß die Hormonproduktion von Krebszellen endokriner Organe abhängt von dem Grade ihrer Differenzierung. Nur dort, wo die „chemische Differenzierung", wie REIMANN (1936) es ausdrückt, erreicht wird, ist aktives Hormon zu erwarten. Ist die Krebszelle einer endokrinen Drüse völlig entdifferenziert, also sehr unreif, so wird sie weder Hormon liefern, noch auch durch Stoffe, die sonst die Inkretbildung beeinflussen (wie z. B. Jod bei der Bildung von Thyroxin) beeinflußbar sein. Es ist dies auch praktisch-klinisch und prognostisch wichtig (s. 14. Kapitel, S. 741 ff.).

Auch für die *Adenocarcinome* endokriner Organe ergibt sich eine *Sonderstellung* im Rahmen der Biochemie des Krebsgeschehens. Sie liegt in folgendem:

a) Die *Praecancer* dieser Tumoren sind in der großen Mehrzahl der Fälle die *Adenome* (Beispiel maligne Struma und Kropf!);

b) bei der Entstehung der praemalignen Adenome spielen vielleicht *mangelnde Spurenelemente* eine Rolle (Jod beim endemischen Kropf);

c) von den Adenomen ausgehende maligne Tumoren können aktives Hormon bilden und damit *Hyperfunktionszustände* bedingen;

d) diese Hormonproduktion ist jedoch auf die Formen beschränkt, bei denen die Differenzierung eine relative Reife der „chemischen Differenzierung" erreicht hat. Es steht aber fest: solche *Krebse produzieren Hormone*;

e) die positive Hormonproduktion ist *diagnostisch verwertbar* (Prolanausscheidung bei Hodentumoren, Hyperthyreose bei malignen Strumen, Blutdruckkrisen bei malignen Phäochromocytomen usw.);

f) sie ist auch *prognostisch* von Wert, da sie mit der Entfernung der Tumoren schwindet und mit dem Auftreten von Metastasen wiederkehrt;

g) sofern Krebse *nicht von den Drüsenepithelien* der endokrinen Organe, sondern z. B. von deren Stützsubstanzen oder Gefäßen *ausgehen*, verhalten sie sich wie Tumoren irgendwelcher anderer Organe, insbesondere *bilden sie keine Hormone*.

Die Erkenntnis von der Hormonabhängigkeit gewisser Mamma- und Prostata-Tumoren führte einerseits die antihormonelle Therapie solcher Krebse, andererseits die *operative Endokrinotherapie* herauf. Unter letzterer versteht man alle Eingriffe an endokrinen Organen bei Krebskranken, die durch Exstirpation von Hormondrüsen eine Wachstumshemmung und Regression des Tumors bezwecken. Von der Erkenntnis, daß die Orchiektomie die Prostatasekretion zum Versiegen bringt (HUGGINS), war nur ein kurzer Weg zur *Orchiektomie* bei Prostata-Ca-Kranken mit dem Effekt einer Regression des Carcinoms an Ort und Stelle und fernab seiner Metastasen.

Die *Ovariektomie* bei Mamma-Carcinomen der Frau, die doppelseitige *Adrenalektomie* und verschiedenen Methoden der *Hypophysenausschaltung* sind die hauptsächlichen Beispiele.

Das grundsätzlich Neue besteht darin, daß *Krebszellen* endokriner oder *hormonell abhängiger Organe* ihr *Wachstum einstellen*, sobald ihnen der zu ihrer Zellteilung und Proliferation notwendige *hormonelle Stimulus entzogen* wird. Sie teilen sich dann nicht mehr, verfallen so alsbald dem Zelltod, so daß schließlich viele Jahre dauernde weitgehend an klinische Heilung erinnernde Remissionen resultieren.

Faßt man alles über Innere Sekretion und Krebs Gesagte nach der grundsätzlichen Seite zusammen, so kommt man zu dem Ergebnis, daß *Hormon-*

störungen keine Krebsursache darstellen. Es ist das wichtig, allein schon wegen der Frage, ob Krebs ein Allgemein- oder örtliches Leiden sei. Innersekretorisch läßt sich für die Krebsallgemeinkrankheit kein Argument beibringen.

Andererseits ist es ebenso sicher, daß die biologisch so ungemein wichtigen Wirkstoffe auf den erst einmal entstandenen Krebs in seiner Verlaufsform einen wichtigen Einfluß besitzen, ja daß Inkrete sogar so hochgradig krebshemmende Wirkung zu entfalten vermögen, daß sie in Einzelfällen einer Krebsheilung nahekommen.

Zusammenfassung. Das Schwergewicht der Biochemie des Krebsgeschehens liegt auf dem Gebiete der *Wirkstoffe* oder Biokatalysatoren, der Stoffe also, die im Körper nur in geringster Konzentration vorhanden sind, zugleich aber die höchste biologische Aktivität entfalten.

Eine große Rolle spielen Störungen im *Enzymstoffwechsel*. Die ersten Ergebnisse vermittelte die von WARBURG entdeckte Methode zur manometrischen Bestimmung des Atmungs- und Spaltungsstoffwechsels lebender Zellen. WARBURG zeigte, daß die Krebszellen, ohne des Sauerstoffes zu bedürfen, noch eine zweite Energiequelle besitzen: sie spalten Zuckerstoffe in Milchsäure (sog. Glykolyse). Der Zellstoffwechsel der Krebszellen ist überwiegend ein *Spaltungs- oder Gärungsstoffwechsel* mit dem Endprodukt der Milchsäure, selbst wenn der zur Zellatmung erforderliche Sauerstoff in Überschuß vorhanden ist.

Aber nicht nur das Enzymsystem der Zuckerspaltung ist schwer gestört, es besteht auch noch — in Verbindung damit stehend — ein schwerer *Enzymschaden* im Bereich *der Zellatmung*. Die Hauptrolle spielt dabei das eisenhaltige Enzym der Zellatmung, das Warburgsche Atmungsferment. Dieses den Bluthäminen chemisch verwandte Atmungsferment steht im Zusammenwirken mit anderen Häminen, mit den sog. Cytochromen. Es hat sich gezeigt, daß das ganze Enzymsystem der biologischen Oxydation, dessen Aufgabe es ist, bei der Zellatmung den molekularen Sauerstoff über die Reaktionskette des Atmungsfermentes und der Cytochrome hinweg mit dem Wasserstoff der Substrate in Reaktion zu bringen, schwer defekt ist. Das vollständige oder teilweise *Fehlen des Cytochromsystems* ist ein wesentliches Merkmal des Enzymsystems im Krebsgewebe.

Andere Enzymstörungen spielen sich ab im Bereich des Fettstoffwechsels (Vermehrung der atoxylresistenten Lipase), ferner der Phosphorsäure spaltenden Fermente, der sog. Phosphatasen.

Die am meisten in die Zukunft weisenden Fortschritte liegen auf dem Gebiete des Eiweißstoffwechsels der Zellkerne und des Cytoplasmas. Hier vereinigen sich die bedeutsamen Ergebnisse der Genetik, der Cytologie mit denen der *Mikrobiochemie* zu völlig neuartigen Einblicken in den Stoffumsatz der Zellen und des Zellebens überhaupt. Die ersten Ergebnisse dieser topographischen Cytochemie weisen auf Defekte der Krebszellen in der endocellulären Eiweißsynthese hin.

Bei anderen Wirkstoffen, den *Vitaminen*, ist es sicher, daß sie mit der primären Tumorentstehung nichts zu tun haben — sicherlich ist Krebs keine Hypo- oder Avitaminose! —, dagegen führt Krebs häufig zu sekundären Vitaminwirkungen. Die Bedeutung der Vitamine für das Krebsgeschehen liegt also vornehmlich auf dem Gebiete der Beeinflussung der Krebskrankheit durch Vitamintherapie (15. Kapitel, S. 816ff.).

Was nun die Wirkstoffe der *Hormone* anlangt, so vermögen, wie alle teilungsfähigen Zellen im Organismus, auch die hormonbildenden Zellen innersekretorischer Drüsen echte Geschwülste zu liefern. Diese Geschwülste haben, wie alle Tumoren, mit ihren Ausgangsorganen noch gewisse Potenzen, in unserem Falle die Hormonbildung gemeinsam. Ob sie diese Fähigkeit realisieren oder nicht, ob sie Hormone liefern oder nicht, hängt nur ab vom Grad ihrer chemischen Differenzierung. Niedrig differenzierte unreife Geschwülste endokriner Organe liefern nur hormonell inaktive „stumme" Geschwülste. Genügend ausgereifte Geschwülste liefern Hormone und diese dann, der Größenzunahme entsprechend, so gut wie stets im Überschuß. Da eine verschleppte Tumorzelle alle Eigenschaften vom Ursprungsort an den neuen Ort mit verschleppt, so liefern auch die Metastasen Hormone. Ja sie können, falls das innersekretorische Organ mitsamt dem Tumor radikal exstirpiert worden ist, die Hormone nicht nur ersetzen, sondern auch überkompensieren.

Die Adenome innersekretorischer Drüsen gehören unbedingt in den Rahmen des Krebsgeschehens hinein, allein schon deswegen, weil sie bis zu 10% in Krebs überzugehen vermögen. Mit dieser relativ hohen Quote der Cancerisierung stellen sie auch sonst echte fakultative Praeblastomatosen dar. Wenn der Prozentsatz nicht höher ist, so nur, weil diese Adenome, noch bevor sie maligne entarten, entweder durch ihre hormonelle Überschußleistung ad exitum führen oder weil sie zuvor noch operativ beseitigt und so an der malignen Umwandlung verhindert werden.

Abschließend läßt sich sagen: *Hormone erzeugen keinen Krebs*. Sie können aber *krebsbegünstigend* wirken, wenn sie in hormonabhängigen Organen eine fortdauernde *Zellproliferation auslösen*.

Wenn auch Hormone keinen Krebs erzeugen, so können umgekehrt *Tumorzellen* — auch in Metastasen — *Hormone produzieren*, sofern sie von endokrinaktiven Zellelementen abstammen.

Unter bestimmten Bedingungen *beeinflussen Hormone Krebs*, besonders in Organen (Mamma, Prostata), die schon physiologischerweise unter hormonellem Einfluß stehen, und zwar sowohl stimulierend bei Zufuhr wachstumsadäquaten Hormons als auch antihormonell hemmend bei heterosexuellen Hormonen.

In dieser doppelten Hinsicht zeigen Carcinome endokriner Drüsen, daß die *Autonomie der Krebszellen* keine absolute ist.

Hormone sind *die ersten biochemischen Stoffe*, die *auch bei generalisierter Krebsmetastasierung* selbst multiple *Krebsherde* zu langdauernder *Carcinolatenz*, ja zur *Regression zu bringen* vermögen.

Operative Eingriffe im Bereich des Endocriniums vermögen durch *Änderung des hormonellen Gesamtstatus* eines Organismus oft tiefgreifende *Rückwirkungen auf* manche *Krebsleiden* im Sinne von Remissionen, Gewichtszunahmen, Reossifikation osteolytischer Herde, Schmerzlinderung, Euphorisierung und lange dauernde Besserungen auszuüben („*operative Endokrinotherapie*").

Literatur

a) Lehrbücher, Monographien, Handbuchartikel usw.

ABDERHALDEN, R.: Vitamine, Hormone, Fermente. Berlin-Wien 1943.
BUTENANDT, A., u. H. DANNENBERG: Die Biochemie der Geschwülste. Handbuch der Allgemeinen Pathologie, VI. Bd. 3. Teil. S. 107—241. Springer-Verlag.
CASPERSSON, T., TORBJÖRN u. SANTERSSON: Studien über den Eiweißstoffwechsel in den Zellen epithelialer Geschwülste. Stockholm 1942.
DIXON, F. J., and R. A. MOORE: Tumors of the male sex organs. Atlas of Tumor Pathology. Seet 8, fasc. 31b and 32. Washington 1952. — DOMAGK, G.: Die experimentelle Geschwulstforschung. In Hdb. d. Allg. Path. VI. Bd. 3. Teil S. 242—367. Springer-Verlag 1956. — DANNENBERG, H.: Biochemie der Tumoren. In FLASCHENTRÄGER, B., u. E. LEHNARTZ: Physiologische Chemie. II/2c. Berlin-Heidelberg 1959.
EULER, H. v., u. B. SKARZYNSKI: Biochemie der Tumoren. Stuttgart 1942.
GREENSTEIN, J. P.: Biochemystry of Cancer. 2. Aufl. New York. 1954.

HANKE, H.: Vitamine und Chirurgie. Leipzig 1943. HINSBERG, K.: Das Geschwulstproblem in Chemie und Physiologie. Dresden u. Leipzig 1942. — HOMBURGER, F., and W. H. FISHMAN: The Physiopathology of Cancer. New York 1953.
LEHNARTZ, E.: Einführung in die chemische Physiologie. 5. Aufl. Berlin 1942. — LINDENSCHMIDT, TH. O.: Pathophysiologische Grundlagen der Chirurgie. Stuttgart 1958.
OBERNDORFER, S.: Die inneren männlichen Geschlechtsorgane. In Hdb. d. spez. path. Anat. u. Histol. Bd. 6, T. 3. S. 427. Berlin 1931.
POTTER, V. R.: Enzymes, Growth and Cancer. Springfield, Ill. 1950.
SCHARRER, K.: Die Biochemie der Spurenelemente, 2. Aufl. Berlin 1944. — SCHNEIDER, E.: Die Vitamine in der Chirurgie. Stuttgart 1937. — STERN, K., and R. WILHEIM: The Biochemustry of Malignant Tumors. Brooklyn 1943.
WARBURG, O.: Über den Stoffwechsel der Tumoren. Berlin 1926. — WATTENWYL, H. v.: Tierexperimentelle Untersuchungen über die Wirkung langdauernder Follikelhormonapplikation und die hormonale Tumorentstehung. Basel 1944. — WOLSTENHOLME, G. E. W., and M. O'CONNOR: Hormone production in endocrine tumours. London 1958. — WUHRMANN, F., u. CH. WUNDERLY: Die Bluteiweißkörper des Menschen, 3. Aufl., Basel/Stuttgart 1957.
ZONDEK, H.: Diseases of the Endocrine Glands, 4. Aufl. 1944.

b) Einzelarbeiten

ADDINK, N. W. H., u. L. J. P. FRANK: Naturwissenschaften 42, 419 (1955). — ANDREASSEN, A. K.: Acta chir. scand. 107, 214 (1954). — APITZ: Virchows Arch. path. Anat. 306, 631 (1940). — ARNOLD, W., u. A. OESCH: Z. Krebsforsch. 56, 543 (1950). — ASCOLI, M.: Klin. Wschr. 1935, 1593.
BAATZ, H.: Z. Krebsforsch. 50, 481 (1940). — BACON, R. L.: Anat. Rec. 112, 305 (1952). — BARBAN, S., u. H. O. SCHULZE: J. biol. Chem. 222, 665 (1956). — BARRET, M. K., A. J. DALTON, J. E. EDWARDS and J. P. GREENSTEIN: J. Nat. Canc. Inst. 4, 389 (1944). — BARTHELS, C.: Erg. Chir. u. Orthop. 24 (1931). — BAUER, J.: Wien. klin. Wschr. 1912, 1376. — BAUER, K. H.: Münch. med. Wschr. 1941, Nr. 27, 748. — Bruns' Beitr. klin. Chir. 180, 321 (1950). Dtsch. med. Wschr. 78, 1525 (1953). Chirurg 29, 145 (1958). — Arch klin.Chir. 267, 164 (1951). — 267, 548 (1951). — 274, 606 (1953). — Dtsch. med. Wschr. 78, 1525 (1953). — VIe Congrês Internat. du Cancer. Sao Paulo 1954. — Arch. klin. Chir. 284, 438 (1956). — Atti Soc. Lombarda di Scienze Mediche et Biologische. Mailand 1956. — Arch.klin. Chir. 287, 19 (1957). BAUER, K.H., u. E. KLAR: Dtsch. Ges. f. Endocrinologie. (im Druck) April 1960. — BAUMGARTNER, C. J., and J. L. REYNOLDS: Arch. Surg. (Chicago) 70, 793 (1955). — BAYER, J.M.: Langenbecks Arch. klin. Chir. 291, 531 (1959). — Virchows Arch. path. Anat. 325, 327 (1954). — BAYERLE, H., u. F. H. PODLOUCKY: Z. Krebsforsch. 50, 220 (1940). — Z. physiol. Chem. 264, 189 (1940). — Biochem. Z. 304, 259 (1940); 305, 227 (1940);307; 159 (1941). — BEAR, H. H.: Arch. intern. Med. 56, 1143 (1935). — BECKER, J.: Langenbecks Arch. klin. Chir. 269, 264 (1951). — BEHRENS, O. K., F. LIPMANN, M. COHN and D. BURK: Science 92, 32 (1940). — BERANEK, Z.: Čas. Lék. česk. 1942. — BERNHARDT, FR.: Arch. klin. Chir. 190, 543 (1938). — BIELSCHOWSKY, F., u. E. S. HORNING: Brit. med. Bull. 14, 106 (1958). — BIERICH, R., u. K. LANG: Klin. Wschr. 1936, Nr. 19, 667. — BLOOM, W.: Strahlenther. 53, 611 (1935). — BLÜMEL, P.: Med. Wschr. 1935, Nr. 51. — BOEMINGHAUS, H.: Z. Ur. 28, 798 (1934). — BONSDORFF: Folia haemat. 59, 184 (1938). — BONSER, G. M.: J. Path. a. Bacter. 42, 169 (1936). — BORST, M.: Orvosképzés (Ung.) 1941, 129. — BOYLAND, E.: in CIBA-Foundation. Colloquia on endocrinology. Vol. 12. London 1958. — BRAUNSTEIN, A. E.: Advanc. Protein Chem. 3, 1 (1947). — BRONSTEIN, J., u. D. WOLKENSOHN: Acta cancrol. (Ung.) 1, 205 (1935). — BURROWS, H., and N. KENNAWAY: Amer. J. Canc. 20, 48 (1934). — BURSTONE, M. S., and J. E. FOLK: J. Histochem. Cytochem. 4, 217 (1956); J. Nat. Cancer Inst. 16, 1149 (1956). — BUTENANDT, A.: Angew. Chem. 51, 617 (1938); 53, 345 (1940). — Akad. ärztl. Fortbild. 2, 45 (1939). — Das Leben als Gegenstand chemischer Forschung. Münch. Univ. reden. N. F. H. 23, 11 (1958). — Tendances actuelles en Gynecologie et Obstétrique. Genf 1955. — BUTENANDT, A., u. H. DANNENBERG: Die Biochemie der Geschwülste. In Handbuch der Allgemeinen Pathologie, VI. Bd. 3. Teil S. 107 bis 242. Springer-Verlag 1956. — BUTENANDT, A., u. H. FRIEDRICH-FREKSA: Biol. Zbl. 62, 318 (1942). — BUTENANDT, A., u. L. A. SURANYI: Ber. dtsch. chem. Ges. 75, 597 (1942).

CASPERSSON, T.: Naturwissenschaften 29, 33 (1941). — CASPERSSON, T., CL. NYSTRÖM u. L. SANTESSON: Naturwissenschaften 29, 29 (1941). — CHAPMAN, D. D., G. W. BROWN, J. L. CHAIKOFF, W. G. DAUBEN and N. O. FANSAH: Cancer Res. 14, 372 (1954). — CLÉMENT, R., et DEBAIN: Bull. Soc. méd. Hop. Paris 3 (1942). — CHRISTIANI, A. v.: Z. Krebsforsch. 48, 369 (1939). — COHEN, R. B., et al.: Cancer Res. 11, 709 (1951). — COPE, O., G. L. NARDI and B. CASTLEMANN: Ann. Surg. 138, 661 (1953). — CRAMER, H.: Münch. med. Wschr. 1940, Nr. 48, 1326. — CRAMER, H., u. G. WILDNER: Arch. Geschwulstforsch. 6, 36 (1953). — CRAMER, W., u. E. S. HORNING: Lancet 1936 I, 247. — CSEH, O.: Zbl. Path. 80 (1943). — CUSHING, H.: Bull. Hopkins Hosp. 50, 137 (1932).

Dailey, M. E., St. Lindsay and R. Skahen: Arch. Surg. **70**, 291 (1955). — Dannenberg, H.: Regensburg. Jb. ärztl. Fortbild. **4** (1954/55). — Delbet, P.: Bull. Assoc. franç. Étude Canc. **17**, 315, 525 (1928); **20**, 187 (1931). — Delbet, P., G. P. Depeyre u. H. Heinemann: Bull. Acad. nat. Méd. (Paris) **135**, 169 (1951). — Demole, V.: Z. Vitaminforsch. **8**, 341 (1939). — Dermott jr., W. V., W. S. Morgan, E. Hamlin jr. and O. Cope: Trans. Amer. Goiter Ass. 413, 123 (1955). — Deucher, W.: Z. org. Chir. **99**, 152 (1940). — Dittmar, C.: Z. Krebsforsch. **49**, 397 (1939); **50**, 472 (1940). — Dodds, E. C., W. Lawson and P. C. Williams: Nature (Lond.) **148**, 142 (1941). — Dominguez, O. V., L. T. Samuels and R. A. Huseby: in CIBA-Foundation. Colloquia on endocrinology. Vol. 12. London 1958. — Dontenwill, W.: Z. Krebsforsch. **60**, 476 (1955). — Dorfman, R. J.: in CIBA-Foundation. Colloquia on endocrinology. Vol. 12. London 1958. — Druckrey, H.: Naunyn-Schmiedebergs Arch. Path. Pharmak. **180**, 367 (1936). — Dtsch. med. Wschr. **1936**, 717. — Druckrey, H., u. S. Raabe: Klin. Wschr. **30**, 882 (1952). — Ducuing, J., et Benaygnes: Assoc. franc. Étude Canc. **29**, 122 (1941). — Dupont: Bull. Acad. Méd., Paris **127**, 179 (1943).

Ebhart, Kl.: Arch. klin. Chir. **206**, 233 (1944). — Edlbacher, S., u. W. Gerlach: Z. Krebsforsch. **42**, 272 (1935). — Edlbacher, S., u. W. Kutscher: Z. physiol. Chem. **199**, 200 (1931); **207**, 1 (1932). — Edlbacher, S., u. K. W. Merz: Z. physiol. Chem. **171**, 252 (1927). — Eichholtz, F., u. K. Kanderer: Biochem. Z. **276**, 326 (1935). — Eiselsberg, v.: Arch. klin. Chir. **48**, 489 (1894). — Eitel, H.: Klin. Wschr. **1938**, 1465. — Enns, P.: Canad. med. Ass. J. **72**, 595 (1955). — Epstein, E.: Z. Krebsforsch. **38**, 535 (1933). — Z. Krebsforsch. **38**, 63 (1933). — Erspamer, V.: R. C. sci. farmit. **1**, 193 (1954). Pharmacol. Rev. **6**, 425 (1954). — J. Physiol. **127**, 118 (1955). — Euler, H. v.: Dtsch. med. Wschr. **1938**, 1712. — Chemie und Krebs, S. 51. Berlin 1940. — Euler, H. v., B. v. Euler u. Saeberg: Z. physiol. Chem. **270**, 125 (1941). — Euler, H. v., u. G. v. Hevesy: Danske Vidensk. Selsk. Biol. Medd. **17**, 1 (1942). — Euler, H. v., u. B. Skarzynski: Z. physiol. Chem. **265**, 133 (1940). — Ewald, F. K.: Zbl. Gynäk. **1936**, 559.

Fenster, E.: Frankfurt. Z. Path. **46**, 403 (1934). — Feyrter, F.: Über diffuse endokrine epitheliale Organe. Leipzig 1938. — Über die peripheren endokrinen Drüsen des Menschen. Wien 1953. — Figge, F. H. J., and L. C. Strong: Canc. Res. **1**, 779 (1941). — Fischer, R.: Z. Krebsforsch. **63**, 18 (1960). — Fishman, H. W.: Enzymes and Cancer. In F. Homburger u. W. H. Fishman: The physio-pathology of Cancer, New York 1953, S. 595 bis 616. — Fishman, W. H.: Science **105**, 646 (1947). — Franqué, O. v.: Mschr. Krebsbekämpf. **2**, 129 (1934). — Franseen, C. C., and R. McLean: Amer. J. Cancer **24**, 299 (1935). — Friedrich-Freksa, H.: Naturwissenschaften **28**, 376 (1940). — Furth, J., and K. H. Clifton: in CIBA-Foundation. Colloquia on endocrinology. Vol. 12. London 1958.

Gardner, W. U.: in CIBA-Foundation. Colloquia on endocrinology. Vol. 12. London 1958. — Gardner, W. U., Smith, Allen and Strong: Arch. Path. (Chicago) **21**, 265 (1936). — Gaylord and Marsh: Carcinoma of the thyreoid in the salmonoid fishes. Washington 1914. — Gaynor, E. P.: Virchows Arch. path. Anat. **301**, 602 (1938). — Geissendörfer, R.: Arch. klin. Chir. **196**, 69 (1939). — Prostata. Geschlechtshormone und Genese der sog. Prostatahypertrophie. Leipzig 1940. — Zbl. Chir. **1941**, Nr. 48, 2258. — Gley, P., et P. Laur: Sang **14**, 417 (1941). — Greenstein, J. F.: A. A. A. S. Research Confer. Canc. Washington 1945, S. 192. — Greenstein, J. P.: J. nat. Cancer Inst. **2**, 357 (1941). — Griffin, A. C.: J. nat. Cancer. Inst. **15**, 1623 (1955). — Gropp, A.: Z. Krebsforsch. **58**, 438 (1952). — Gruchalski, W., M. Kobuszewska i S. Michniewicz: Pol. Tyg. lek. **10**, 142 (1955). — Gummel, H., R. Zahnert, J. Oloffs u. R. Schopf: Chirurg **30**, 444 (1959). — Gutman, A. B.: J. Amer. med. Assoc. **120**, 1112 (1942). — Gutman, A. B., E. B. Gutman and J. M. Robinson: Amer. J. Canc. **38**, 103 (1940). — Gutman, E. B., E. F. Sproul and A. B. Gutman: Amer. J. Canc. **28**, 485 (1936).

Hakim, A. A.: Z. Krebsforsch. **62**, 647 (1959). — Halban, J.: Wien. klin. Wschr. **1925**, 475, 495. — Z. Konstit.lehre **11**, 294 (1925). — Hamburger, Ch.: in CIBA-Foundation. Colloquia on endocrinology. Vol. 12. London 1958. — Hamburger, Ch., F. Bang u. J. Nielsen: Acta path. microbiol. scand. **13**, 75 (1936). — Hartvigsen, Fr. B.: Acta radiol. (Stockh.) **44**, 317 (1955). — Hedinger, Frankfurt. Z. Path. **3** (1909). — Hedinger, Chr.: Schweiz. Z. Path. **18**, 1184 (1955). — Verh. dtsch. Ges. Path. **44**, 394 (1957). — Helv. med. Acta **25**, 351 (1958). — Hedinger, Chr., u. R. Gloor: Schweiz. med. Wschr. **1954**, 942. — Heinlein, H.: Z. Krebsforsch. **35** (1932). — Heitz, E.: Verh. dtsch. Ges. Vererb. wiss. **8**, 58 (1935). — Heitz, E., u. H. Bauer: Z. Zellforsch. **17** (1933). — Herken, H.: Z. Krebsforsch. **52**, 455 (1942). — Herken, H., u. H. Erxleben: Z. physiol. Chem. **264**, 251 (1940); **269**, 47 (1941). — Herold, L.: Geburtsh. u. Frauenheilk. **15**, 1030 (1955). — Hertz, J.: Acta path. scand. Suppl. **105**, 60 (1955). — Hieronymi, G.: Frankfurt. Z. Path. **65**, 409 (1954). — Himmelmann u. Lehmann: Beitr. klin. Chir. **150**, 31 (1930). — Hinman, Fr.: Chicago med. Soc. Bull. **1950** (Sept. 9). — Horning, E. S.: Brit. J. Cancer **12**, 414 (1958). — Huggins, Ch.: Klin. Wschr. **36**, H. 23 (1958). — Bull. N. Y. Acad. Med. **2**. Serie **23**, 696

(1947). — CH.: Cancer Res. **16**, 825 (1956). — HUGGINS, CH., M. H. MASINA, L. EICHELBERGER and J. WHARTON: J. exp. Med. **70**, 543 (1939). — HUGGINS, CH., and L. CLARK: J. exp. Med. **72**, 747 (1940). — HUGGINS, CH., and P. V. MOULDER: Cancer Res. **5**, 510 (1954). — HUGGINS, CH., and E. V. JENSEN: J. exp. Med. **102**, 335 (1955). — HULTBERG, S.: Acta radiol. **41**, 277 (1954).

INGLE, D. J.: Acta endocr. (Kbh) **17**, 172 (1954). — ISLER, P., u. CHR. HEDINGER: Schweiz. med. Wschr. **1953**, 4.

JORES, A.: Klin. Wschr. **1936**, 841. — JOWETT: Biochem. J. **25**, 1991 (1931). — JÜNGLING, O.: Strahlenther. **60**, 86 (1937). — JUNOD, J. M.: Schweiz. med. Wschr. **1947**, 191. — JURA, V.: Policlinica, Sez. chir. **37**, 371 (1930).

KEIDERLING, W., u. H. SCHARPF: Münchn. med. Wschr. **1953**, 437. — KESSEL, F. K.: Erg. inn. Med. Kinderheilk. **50**, 649 (1936). — KLIMPEL, K.: Z. Urol. **47**, 618 (1954). — KNAKE, E.: Z. Krebsforsch. **54**, 237 (1943). — KNAPP, E., REUSS, RISSE u. SCHREIBER: Naturwissenschaften **27**, 304 (1939). — Klin. Wschr. **1939**, 801. — KÖGL, F.: Klin. Wschr. **1939**, 801. — Naturwissenschaften **1942**, 46, 47. — KÖGL, F., u. H. ERXLEBEN: Z. physiol. Chem. **258**, 57 (1939); **261**, 154 (1939); **263**, 107 (1940); **264**, 108 (1940). — KÖHLER, K.: Erg. Enzymforsch. **6**, 157 (1937). — KRAUT, H.: Z. physiol. Chem. **258**, 101 (1939). — KÜHN, A.: Ber. dtsch. chem. Ges. **1938**, 107. — KUHN, R.: Verh. Ges. dtsch. Naturforsch. u. Ärzte, Springer-Verlag **1959**, 111. — KUTSCHER, W., u. H. WOLBERGS: Z. physiol. Chem. **236**, 237 (1935).

LACASSAGNE, A.: Schweiz. Vereinig. Krebsbekämpf. **3**, 175 (1936). — C. R. Soc. Biol. (Paris) **121**, 607 (1936). — LACASSAGNE, A., LOISELEUR et NYKA: C. R. Soc. Biol. (Paris) **113**, 1379 (1933). — LAIRD, A. K., and A. D. BARTON: Science **124**, 32 (1956). — LANG, A.: Z. Krebsforsch. **49**, 20 (1940). — LANG, A., u. A. ROSENBOHM: Z. Krebsforsch. **48**, 183 (1939). — LANGHANS: Virchows Arch. path. Anat. **189** (1907); **206** (1911). — LATTES, R., and J. G. WALTNER: Cancer **2**, 447 (1949). — LEATHEM, J. H.: in CIBA-Foundation. Colloquia on endocrinology. Vol. 12. London 1958. — LEEMANN, H.: Klin. Wschr. **1942**, Nr. 3, 60. — LETTRÉ, H.: Medizinische 27/28 (1953). — Naturwissenschaften **38**, 490 (1951). — Revue Hémat. **13**, 337 (1958). — LETTRÉ, H., and R. LETTRÉ: Z. Krebsforsch. **60**, 1 (1954). — Naturwissenschaften **44**, 406 (1957). — LINDER, FR.: Klin. Wschr. **1947**, Nr. 24/25, 498. — Langenbecks Arch. klin. Chir. **276**, 156 (1953). — LOEB, L.: J. med. Res. **40**, 477 (1919). — Cancer **13**, 49 (1937). — LOEWENTHAL, S., u. H. PROBST: Z. Krebsforsch. **42**, 222 (1935). — LOISELEUR, J.: C. R. Soc. Biol. (Paris) **120**, 1038, 1158 (1935). — LONG, R. P., D. R. COMAN and I. ZEIDMAN: Cancer **3**, 718 (1950).

MASCHMANN, E.: Naturwissenschaften **29** (1941). — Forsch. u. Fortschr. **19**, 15 (1943). — MASSENBACH, V., u. DUBRANSZKY: Dtsch. med. Wschr. **1946**, Nr. 21/24, 236. — MASSON, P.: Ann. Anat. path. **1**, 3 (1924). — MATTHEWS, V. S., H. KIRKMAN and R. L. BACON: Proc. Soc. exp. Biol. **66**, 195 (1947). — MENK, K. F., u. H. HEYER: Arch. Path. (Chicago) **48**, 305 (1949). — MEYER-HÜRLIMANN u. OSWALD: Korresp. bl. Schweiz. Ärzte **1913**, 46. — MILLER, G. L., E. U. GREEN, J. J. KOLB u. E. E. MILLER: Cancer Res. **10**, 141 (1950). — MILLER, H., and C. CARRUTHERS: Cancer Res. **10**, 636 (1950). — MINNO, A. M., W. A. BENNET u. W. F. KVALE: New Engl. J. Med. **251**, 959 (1954). — MÖLLENDORFF, W. V.: Schweiz. med. Wschr. **1941**, 309. — MORAVEK, V.: Acta radiol. canc. boh. slov. **2**, 70 (1939). — MORRIS, H. P., and H. I. FIRMINGER: J. nat. Cancer. Inst. **16**, 927 (1956). — MÜHLBOCK, O.: Schweiz. med. Wschr. **1955**, 387. — MÜHLBOCK, O., R. VAN NIE u. L. BOSCH: in CIBA-Foundation. Colloquia on endocrinology. Vol. 12. London 1958. — MYHRE, E.: Acta path. scand. **36**, 517 (1955).

NATHANSON, I. T.: In W. G. HOLMES u. Mitarb.: Cancer. A Manual for Practitioners, S. 235. Boston 1940. — New Engl. J. Med. **231**, 764 (1944). — NELSON, D. H., et al.: New Engl. J. Med. **259**, 161 (1958). — NOELLE, R.: Med. Klin. **42**, 677 (1947).

OBERLING, CH., M. et P. GUÉRIN: Bull. Canc. **24**, 232 (1935); **26**, 1 (1937). — OEHMIG, H.: Langenbecks Arch. klin. Chir. **276**, 753 (1953). — ORR, J. W., and L. H. STICKLAND: Biochem. J. **35**, 479 (1941).

LEPAGE, G. A.: Cancer Res. **8**, 193 (1948). — PAINTER, T. S.: Genetics **19** (1934). — PALOTTI, A.: Bull. Sci. med. **3**, 526 (1935). — PARADE, G. W., u. K. KINDLER: Klin. Wschr. **1938**, Nr. 23, 810. — PATTON, J. F., and N. MALLIS: J. Urol. **81**, 457 (1959). — PEDOWITZ, P., L. B. FELMUS and A. MACKLES: Obstet. gynec. Surv. **10**, 633 (1955). — PETERS: Chirurg **1944**. — PHILIPS, I. R.: Amer. J. Surg. **73**, 111 (1947). — PURR, A.: Z. Krebsforsch. **47**, 60 (1938).

QUERVAIN, FR. DE: Die Struma maligna. Neue Deutsche Chirurgie, Bd. 64. 1941.

RAABE, S.: Z. Krebsforsch. **58**, 654 (1952). — RATZENHOFER, M.: Verh. dtsch. Ges. Path. **41**, 388 (1958). — RATZENHOFER, M., u. F. LEMBECK: Z. Krebsforsch. **60**, 169 (1954). — REDING, R.: Z. Krebsforsch. **47**, 240 (1939). — REIMANN, ST. P.: Amer. J. Canc. **15**, 214 (1931). — Amer. J. clin. Path. **6**, 1 (1936). — REIMANN, ST. P., and E. B. KELLER jr.: Pennsylv. med. J. 1943. — REZZESI, F.: Doc. quast. path. **3**, 2 (1934); **1935**. — RIESCO, A.: Brit. J. Canc. **1**, 166 (1947). — RIS, H.: In „Chemie der Genetik". S. 1. Springer-Verlag 1959. — RODEWALD, W.: Klin. Wschr. **1939**, 26. — Innere Sekretion und Krebs. In

K. Hinsberg: Das Geschwulstproblem in Chemie und Physiologie, S. 161. 1942. — Rohdenburg, G. L., and O. F. Krehbiel: J. Cancer Res. **7**, 417 (1922). — Roholm, K., u. Teilum: Ugeskr. Laeg. (Dän.) **1942**. — Rondoni, P.: Öst. chem. Ztg. **45** (1942). — Rosenwasser, H.: Arch. Otolaryns **41**, 64 (1945). — Roux, G., G. Marchal et R. Loubatieres: Mem. Acad. Chir. **81**, 847 (1955). — Runge, H., u. H. Seitz: Geburtsh. u. Frauenheilk. **15**, 877 (1955).

Sandritter, W.: Naturwissenschaften **39**, 46 (1952). — Schiller, W.: Arch. Gynäk. **160**, 344 (1935). — Schmid, M.: Z. klin. Med. **154**, 439 (1957). — Schneider, E.: Arch. klin. Chir. **190**, 397 (1937); **192**, 462 (1938). — Schneider, E., u. Burger: Klin. Wschr. **1938**, Nr. 26, 905. — Schreier, K.: Klin. Wschr. **1948** (Korrekturen). — Schwarz, R.: Ärztl. Wschr. **1947**, Nr. 47/48. — Schwarzhoff, E.: Langenbecks Arch. klin. Chir. **272**, 136 (1952) und **275**, 232 (1953). — Sibley, J. A., and A. L. Lehninger: J. Nat. Cancer Inst. **9**, 303 (1949). — Siebert, G.: In „Chemie der Genetik". S. 31. Springer-Verlag 1959. — Siebmanns, E.: Mschr. Krebsbekämpf. **3**, 353 (1935). — Siegenthaler, W.: Dtsch. med. Wschr. **83**, 377, 410, 463, 493 (1958). — Smith, G., Allen, Strong and Gardner: Arch. Path. (Chicago) **21**, 265 (1936). — Spencer, H.: J. Path. Bact. **69**, 259 (1955). — Staemmler, M.: Klin. Wschr. **1936**, 404. — Steigerwaldt, F.: Mschr. Krebsbekämpf. **11**, 1, 21 (1943). — Stepp, W.: Wiss. Woche Frankf. **2**, 56 (1935). — Stepp u. Schröder: Z. exper. Med. **98**, 611 (1936). — Stowell, R. E.: Cancer Res. **5**, 283 (1945). — Sylven, B., u. H. Malmgren: Exp. Cell. Res. **8**, 575 (1955).

Terbrüggen, A.: Klin. Wschr. **1947**, 310. — Theiss, E. A., D. J. B. Ashley und F. K. Mostofi: Cancer **13**, 323 (1960). — Trappe, W.: In K. Hinsberg, Das Geschwulstproblem in Chemie und Physiologie, S. 47. Berlin 1942.

Uher, V.: Z. Krebsforsch. **53**, 211 (1942).

Vischer, E., u. E. Chargaff: J. biol. Chem. **168**, 781 (1947). — Volhardt, F.: Z. klin. Med. **142** (1943).

Wagner, R., u. E. Hering: Z. Krebsforsch. **53**, 337 (1942). — Waldschmitz-Leitz, E.: Ergebn. Enzymforsch. **9**, 193 (1943). — Waldschmidt-Leitz, Mayer u. Hatschek: Z. physiol. Chem. **262** (1939/40). — Walters, W.: Ann. Surg. **148**, 370 (1958). — Warburg, O.: Klin. Wschr. **1925**, Nr. 12, 534. — Verh. dtsch. Ges. inn. Med. **1928**, 11, 65. — Abh. dtsch. Akad. Wiss., math. naturwiss. Kl. Nr. 3, Berlin 1947. — Sonderbände zur Strahlenther. **34**, 3—13 (1956). — Oncologia (Basel) **9**, 75 (1956). — Naturwissenschaften **46**, 25 (1959). — Warburg, O., u. Christian: Naturwissenschaften **1942**, H. 48/49, 731. — Biochem. Z. **314**, 399 (1943). — Warburg, O., F. Wind u. E. Negelein: Klin. Wschr. **1926**, 829. — Warren, R. P.: Brit. J. Surg. **45**, 61 (1957). — Warburg, O., K. Gawein und A. W. Geissler: Z. Naturforsch. **11 b**, 657 (1956). — Wegelin, L.: In Henke-Lubarsch, Handbuch der speziellen pathologischen Anatomie und Histologie, Bd. 8. 1926. — Wegelin, L., Fr. Klinge u. Peters: Dtsch. Z. Chir. **187**, 317 (1924). — Weinhouse, S., A. Allen and R. H. Millington: Cancer Res. **13**, 367 (1953). — Wertheimer, E.: Pflügers Arch. ges. Physiol. **223**, 619 (1930). — White, Th. T.: Ann. Surg. **139**, 9 (1954). — William-Ashman, H. G., and E. P. Kennedy: Cancer Res. **12**, 415 (1952). — Woeber, K.: Naturwissenschaften **43**, 181 (1956). — Wolley, G. W.: in CIBA-Foundation. Colloquia on endocrinology. Vol. 12. London 1958.

Youngstrom, K. A., B. Woodhall and R. W. Graves: Soc. exp. Biol. Med. **48**, 555 (1941).

Zondek, B.: Chirurg **2**, 1072 (1940). — Zuckermann, C.: Riv. Ostet. **9**, 1 (1954).

II. Krebsentstehung

Ich erkläre lieber die Ursache einer einzigen Tatsache, als daß ich König der Perser werden möchte.
DEMOKRIT.

Nach dem Motto: „Verschaffen wir uns volle Gewißheit über die Tatsachen, ehe wir uns über die Ursachen den Kopf zerbrechen" (P. HAZARD) unterrichteten wir uns im I. Hauptabschnitt dieses Buches in Klinik, Statistik, Pathologie und Biochemie des Krebsgeschehens über das Wesen der Krebskrankheit an Hand seines großen Tatsachenmaterials. Der menschliche Geist gibt sich aber mit den Tatsachen allein nicht zufrieden. Er fragt immer wieder: Was geht den Tatsachen voraus? Welcher Art ist das primäre Geschehen, dem der Krebs notwendigerweise als Sekundäres folgt, dergestalt, daß, wenn das Erste nicht wäre, auch das Zweite, der Krebs, nie folgte? Jegliches Geschehen hat eben seine Ursache. Welches sind nun *die Ursachen des Krebses*? Mit der Suche nach dem Kausalnexus begibt sich die Krebsforschung auf die zweite Stufe wissenschaftlicher Forschung, aber nicht nur zur Prüfung der Kausalitätsfrage, sondern auch wegen der Folgerungen, die sich für Therapie und Prophylaxe daraus ergeben.

Geschichtlich gesehen ist die *Kausalitätsforschung* in der Krebsfrage noch jungen Datums. Wohl wurde schon 1775, als PERCIVAL POTT den Scrotalkrebs der Schornsteinfeger ursächlich mit der Rußnoxe ihres Berufes (s. 1. Kapitel, S. 30) in Zusammenhang brachte, die Ursachenfrage aufgeworfen, es hat aber noch ein volles Jahrhundert gedauert, bis bei der ersten Wiederkehr des Kausalitätsgedankens, nämlich bei der Entdeckung des Teerkrebses (VOLKMANN 1875) und des Anilinkrebses (L. REHN 1895), hinsichtlich der Erforschung der Ursachen alle wissenschaftlich-experimentellen und bezüglich seiner Vermeidung auch die praktischen Folgerungen gezogen wurden. So ist also die eigentliche Kausalitätsforschung noch nicht 90 Jahre alt.

Seit dieser Zeit haben sich — vom Grundsätzlichen her gesehen — drei und nur *drei theoretische Möglichkeiten der Krebsentstehung* herauskristallisiert: *entweder* ist Krebs die Auswirkung endogener Krebserbanlagen, also *ererbt, oder* er ist *exogen* bzw. *endogen erworben oder* er entsteht als *Produkt aus Anlage und Umwelt*.

Bei der Fahndung nach den Zwischengliedern zwischen Ursache und Wirkung sind es bis heute an die 600 *exogene Krebsnoxen*, die gesichert sind. Und wenn wir sie — den Inhalt der nächsten 4 Kapitel wenigstens in diesem einen Punkt vorwegnehmend — auf einen Nenner zu bringen versuchen, so wird sich zeigen, daß die Ursachenforschung tatsächlich den gesamten Horizont biologisch kausaler Faktoren umkreisen muß, um alle „Krebsschäden", wie sie der Volksmund immer schon postulierte, zu erfassen. Von Vererbungseinflüssen angefangen, geht es über die weite Welt der Mikroorganismen, von den Virusstoffen bis zu den letzten Grenzen der belebten Welt und von da über komplexmolekulare Körper zu einfachen Elementen der unbelebten Welt und von ihr wiederum zu den Strahlen verschiedenster Wellenlänge bis herunter zu kosmischen Strahlen und den strahlenden Energien, wie sie die künstliche Kernspaltung freisetzt.

Der Umkreis dieser Noxen zielt immer im Mittelpunkt auf den Menschen, aber nicht auf den Menschen als Lebewesen schlechthin, sondern vor allem auf den *heutigen Menschen in seiner* großenteils gewaltig und *gewaltsam veränderten* neuen und selbstgeschaffenen *Umwelt*, inmitten all der Fragwürdigkeiten seiner industriellen Zivilisation, seiner aufs stärkste abgeänderten Lebensformen und seiner Daseinsbedingungen.

Beginnen wir unsere tour d'horizon mit den Einflüssen der Vererbung!

Fünftes Kapitel
Krebs und Vererbung

Ich halte das Bestreben, die Ätiologie der Tumoren nur von einer Seite zu sehen, für den verhängnisvollsten Fehler in der Geschwulstforschung.
R. ROESSLE (1920)

Die Wissenschaft von der Vererbung, die *Genetik*, befaßt sich letztlich mit der Frage, wie es kommt, daß im gesamten Organismenbereich die Nachkommen den Vorfahren, daß die Kinder den Eltern gleichen und daß eine *befruchtete Eizelle* — optimale äußere Bedingungen vorausgesetzt — unter der Auswirkung der ihr bei der Befruchtung zuerteilten Erbmasse sich durch Wachstums- und Differenzierungsvorgänge in *ein ganz bestimmtes Lebewesen* zu entwickeln und dabei auch noch eine große Zahl von Art-, Rassen-, Familien- und individuellen Merkmalen auszuprägen vermag.

Ganz allgemein betrachtet geht es also in der Genetik als Teilwissenschaft der Biologie im Grunde um *erbliche Unterschiede* der Lebewesen, wie sie von Generation zu Generation überkommen und dann später wieder weiter übertragen werden.

Diese Erbunterschiede haben ihre Wurzel in den letzten Einheiten des Erbgutes der Organismen, in den Erbanlagen, *Erbfaktoren* oder Genen.

Die Erbanlagen, welche das Erbgut zusammensetzen, bestimmen den Umfang und die Art der Wechselwirkung zwischen Lebewesen und Umwelt.

Diese *Gene* sind die materielle und funktionelle Grundlage für die Konstanz der Arten und Rassen über Millionen von Jahren. Daß sie aber doch nicht absolut unabänderlich ist, beweist die *Evolution* der Lebewesen, d. h. die Erfahrungstatsache, daß die stammesgeschichtliche Entwicklung der Organismen an immer wieder plötzlich neu auftretende, dann aber konstant weitervererbbare Änderungen einzelner Gene, sog. *Mutationen*, und an die Auslese der Träger solcher im Daseinskampf vorteilhafter Erbänderungen gebunden ist. Bleiben wir uns immer bewußt: nur durch ihre Mutationen werden uns normale Erbanlagen erkennbar.

Bei der Frage „Krebs und Vererbung" dreht es sich letzten Endes um die Frage: *gibt es eine erbkonstitutionelle Krebsresistenz?* d. h. gibt es natürliche Erbanlagen, die eine Krebsauslösung weitgehend verhindern und umgekehrt: gibt es *Mutationen von Erbfaktoren*, die eine *erbbedingte Krebsempfänglichkeit* zur Folge haben? Mit anderen Worten: ist Krebs ererbt und weiter vererbbar oder ganz allgemein ausgedrückt: *ist Krebs erblich?* Tatsächlich wird dem Arzt beinahe bei jedem Krebskranken diese Frage neu gestellt, ein Zeichen, wie tief dieses Problem im Bewußtsein der Menschen wurzelt.

Die Frage selbst ist ja auch wirklich von schicksalhafter *Bedeutung*. Wohl ist auch ein rein durch äußere Ursachen entstandener Krebs — in den nächsten

3 Kapiteln werden viele solche Beispiele folgen — furchtbar genug, aber er hat wenigstens das eine Tröstliche: er ist am Ort der Entstehung vielfach heilbar und oft sogar vermeidbar. Ein erblicher Krebs hätte dagegen etwas Untröstliches an sich, denn wenn wir ihn beseitigen, so würden wir ja nur ein örtliches Symptom beseitigen, aber das Grundübel, die erbliche Veranlagung zu weiterem Krebs, bliebe belassen. Ist es wirklich so, wie der Zoologe KRÖNING (1939) es einmal formuliert hat, daß „ein Mensch, der auf Grund der erblichen Veranlagung einen Krebs bekommt, nun eben zeitlebens krebsgefährdet ist, auch wenn der erste realisierte Tumor radikal operiert wurde"? *Ist* wirklich *Krebs ein Fatum*, dem der Betroffene nicht zu entrinnen vermag? Kurzum, dem Problem „Krebs und Vererbung" kommt grundlegend allgemein-menschliche, praktisch-klinische und hohe biologische Bedeutung zu.

1. Genetik der Tumoren bei Tieren

Man ist natürlich a priori geneigt, in der Frage der Erbbiologie der Geschwülste alles Grundsätzliche von der *Genetik der Tiertumoren* zu erwarten, sind ja der Humangenetik überhaupt enge Grenzen gezogen. Man darf von der Untersuchung der „Krebsvererbung" beim Menschen nicht mehr verlangen, als sie der Sachlage nach zu leisten vermag. Denn wenn man trotz allen äußeren Aufschwungs der menschlichen Vererbungslehre über die Krebsvererbung beim Menschen viel Negatives, aber nur wenig positiv Sicheres sagen kann, so liegt das sehr wesentlich mit an den Schranken, die der Erforschung der menschlichen Vererbung überhaupt gezogen sind: die langsame Generationenfolge, die niedrige Nachkommenzahl, das fehlende Experiment, die Panmixie, das Hereinspielen äußerer Faktoren machen eine naturwissenschaftliche Analyse schwierig, so daß wir gerade hier vom Vererbungsexperiment am Tier Wichtiges erwarten dürfen.

Ein sehr umfangreiches Schrifttum befaßt sich mit *Tumoren bei Drosophila*. Insbesondere hat sich der Chirurg BURDETTE (1951, 1952) intensiv um die Auswertung der Drosophilagenetik für die Krebsforschung bemüht. In Übereinstimmung mit J. HUXLEY (1960) glauben wir selbst jedoch nicht, daß die Verhältnisse bei der Taufliege schlüssige Analogien zum Krebsproblem beim Menschen zulassen. Zunächst einmal ist die Tumornatur der Veränderungen zweifelhaft. Meist handelt es sich um melanotische Zellanhäufungen, die inkonstant, mitosenfrei und auch oft reversibel sind. Eigentliches invasives Wachstum fehlt. Eine Metastasierung wird leicht durch multiples Auftreten vorgetäuscht. Die Manifestation der Tumoren hängt von Ernährungsfaktoren ab und kann auch durch Änderungen in der Vitaminzufuhr beeinflußt werden (FRIEDMAN u. Mitarb. 1951, 1955). Ja, selbst bei „isogenen", d. h. in allen Chromosomen und in allen „Tumorgenen" homozygoten, also erblich identisch veranlagten Stämmen, bekommen durchaus nicht alle Fliegen Tumoren. Es müssen also selbst bei Homozygotie der „tumorbelasteten" Fliegen noch andere (endogene oder exogene) Faktoren mit hereinspielen, wie es auch BURDETTE (1952) selbst ausdrücklich zugibt.

In der Genetik der Tumoren bei Tieren beschränken wir uns auf *Erfahrungen an Säugetieren*, da es uns wenig sinnvoll erscheint, Ergebnisse, die bei Insekten, Fischen u. dgl. gewonnen sind, auf höhere Lebewesen zu übertragen. Die Unterschiede sind zu groß. Einmal handelt es sich überhaupt nicht um vergleichbare Tumorformen. Zum anderen ist jede Form der beim Menschen geläufigen Ausbreitung (invasives Wachstum, Metastasierung) anders geartet. Im Zusammenhang mit dem Menschen genügt die Feststellung, daß von den Insekten aufwärts bis zu allen Wirbeltieren Tumoren vorkommen. Die *blastomatöse Gewebsumwandlung* ist also eine *Eigenschaft aller höheren Organismen*, praktisch wohl ohne Ausnahme.

Die *Fähigkeit der Tumorbildung* wird aber bei den verschiedenen Bedingungen ihres Daseins ganz *verschieden häufig realisiert*, sofern tatsächlich die Vererbung bei der Krebsentstehung eine Rolle spielen sollte. Es sei aber gleich an dieser Stelle auf die Paradoxie hingewiesen, daß es gerade die Erfahrungen am Menschen sind, die die Nichtvererbbarkeit des Krebses am sinnfälligsten beweisen.

Eine neuere ausführliche Darstellung über die vergleichende Verbreitung der Neoplasmen bei Vertebraten, ,,Invertebraten", Pflanzen sowie eine ,,Tumorgenetik" findet sich bei J. HUXLEY (1960).

Die *Genetik der Tumoren*, soweit sie für den Menschen beziehungsreich ist, ist eine solche der Spontantumoren von Laboratoriumstieren. Hier finden sich große Verschiedenheiten. Das *Meerschweinchen* erkrankt äußerst selten an Krebs (vgl. KRÖNING und WEPLER 1938). Selbst stark wirksamen Carcinogenen gegenüber (Teer, Dibenzanthracen) ist das Meerschweinchen refraktär (MIESCHER 1935). Auch das *Kaninchen* bekommt, spontan wenigstens, selten Krebs. Die *Maus* ist überwiegend ein ,,Carcinomtier" [bezüglich der Genetik von Mäusetumoren s. HESTON (1951)], demgegenüber ist die *Ratte* ein ,,Sarkomtier". In neuester Zeit ist als Versuchsobjekt noch der syrische *Goldhamster* hinzugekommen, wenn auch weniger für genetische Studien.

Unter den Laboratoriumstieren hat die *Maus* eine Sonderstellung. In der Häufigkeit der Tumoren rangiert vor der Maus nur noch — der Mensch. Die Maus, als Laboratoriumstier immer aus der gemeinen Hausmaus herausgezüchtet, verdankt diese Häufigkeit der Tatsache, daß sie im buchstäblichen Sinne ,,domestiziert" ist und daß sie wegen der großen Zahl und der schnellen Generationsfolge (4—5 Generationen in 1 Jahr!) bevorzugt gezüchtet wird.

Wie, so wird man mit Recht fragen, macht man denn überhaupt rein *methodisch* solche Experimente beim Tier mit dem Ziel, **Tumorstämme** zu erzielen? Das Ausgangsmaterial liefert die Natur selbst, bestehen ja bei den Tieren Unterschiede hinsichtlich des ,,spontanen Tumorbefalls". Das Zuchtziel des Züchters sind homozygote (reinerbige) Stämme a) mit möglichst hoher Tumorquote, b) möglichst ,,krebsrefraktäre" Tiere und c) Stämme mit bestimmter Krebslokalisation.

Um diese Zuchtziele zu erreichen, hat der Biologe drei Mittel zur Hand: Die fortgesetzte, schärfste Auslese, strenge Inzucht und das Kreuzungsexperiment. Die *Auslese* sondert Generation für Generation die nicht zum Zuchtziel passenden Tiere, also für Tumorstämme die nichterkrankenden Tiere und deren Nachkommenschaft, aus und züchtet ausschließlich die Nachkommenschaft erkrankter Tiere weiter.

Die *Inzucht*, meist in Form fortgesetzter Geschwisterpaarung, hat die Aufgabe, eine immer größere Zahl von Erbfaktoren, die bisher getrennt waren, durch Bruder-Schwesterinzucht zusammenzubringen und solche Anlagenkomplexe zusammenzuhalten und reinzuzüchten. Die Inzucht ist weiter dazu da, die betreffenden Stämme immer reinrassiger zu machen, mit dem Ziel, daß schließlich alle Tiere genau die gleichen Erbanlagen haben, also homozygot werden, so daß also schließlich dann jedes Tier eines solchen Stammes gewissermaßen eine Doppelausgabe jedes anderen Tieres des gleichen Stammes ist. Tatsächlich erreicht die Inzucht nach 10 Bruder-Schwestergenerationen 91,3%, nach 25 Generationen 99,6% Reinerbigkeit. Das Versuchsgut entspricht also schließlich weitgehend den eineiigen Zwillingen beim Menschen, nur mit dem Unterschied, daß bei Zwillingen nur zwei, bei Inzuchtstämmen aber beliebig viele erbgleiche Individuen zur Verfügung stehen. Natürlich ist damit zugleich die natürliche Variabilität der Tiere völlig ausgeschaltet.

Eine große Rolle bei diesen Tumorstämmen spielen *Mäusestämme* mit spontanem *Mammacarcinom*, wie z. B. der vielverwendete ,,*A-Stamm*" von STRONG, der in weit über 100 Bruder-Schwesterkreuzungen gezüchtet wurde und zugleich auch *spontane Lungentumoren* in relativ hoher Häufigkeit liefert.

BITTNER hat seit 1909 drei solcher Inzuchtstämme ununterbrochen im Versuch. Besonders bekannt ist der *Dilute-brown-Stamm*, welcher seit 1909 ununterbrochen und ausschließlich durch Bruder-Schwesterinzucht reingezüchtet ist und bei gleichen Futter- und Haltungsbedingungen 58% Brustkrebs der Maus liefert. Immerhin fällt auf, daß trotz völliger Erbgleichheit „nur" 58% und nicht 100% Krebs resultieren. Doch soll an dieser Stelle zunächst die Fiktion einer genbedingten Reinzucht von Tumorstämmen fortgeführt werden.

Auslese und Inzucht liefern also, wenigstens für den Mammakrebs der Maus, Tumorstämme mit konstanter Häufigkeit, mit konstantem Typ und konstanter Lokalisation, gelegentlich auch mit konstantem Zeitpunkt des Auftretens. Nebenbei bemerkt sind diese *Inzuchtstämme* neben den Impftumoren und neben den Geschwülsten durch cancerogene Stoffe die *Hauptquelle der Beschaffung von Tumortieren* in praktisch unbegrenzter Zahl.

Auch die konstante Tumorhäufigkeit bei bestimmten Tierstämmen darf man nicht ohne weiteres nur auf erbgenetische Faktoren beziehen. Offensichtlich sind hierbei auch exogene Faktoren noch wichtiger als die Isogenie. Hierfür sprechen z. B. die Beobachtungen, nach denen sich die Tumorhäufigkeit und der Zeitpunkt ihres Auftretens im Laufe von Generationen ändern können (DMOCHOWSKI 1953).

Die dritte Methode ist das *Kreuzungsexperiment*. Erst die planmäßige Kreuzung dient der Erbanalyse, also der Frage nach dem Erbgang, der Zahl der Erbfaktoren, aber auch der Frage einer Abhängigkeit von auslösenden Faktoren usw.

Tabelle 35. *Little-Adenocarcinom der Mamma (Maus)*
Kreuzung: gelb × nichtgelb

F_1	Tumorquote	Zeitpunkt
gelb	38,6%	401 Tage
nichtgelb	64,8%	521 Tage

Was leistet nun diese *Erbanalyse*? Es sei für jeden wesentlichen Gesichtspunkt ein Beispiel gebracht. LYNCH kreuzte einen Stamm mit 6,7% und einen solchen mit 37% Lungentumoren. Die Kreuzung gesund × gesund ergab 18% Tumoren, also: *das äußerliche Freisein von Tumoren beweist noch nicht Freisein von Anlagen*. Dagegen ergab die Kreuzung krank × krank 48% Tumoren: *die Häufigkeit der Tumoren* wird danach also *durch Zusammenkombinieren* von Erbanlagen aus zwei „belasteten" Stämmen erheblich *gesteigert*. Natürlich darf man bei solchen Erbanlagen nicht gleich an „Anlagen zum Krebs" denken, sondern zunächst nur an irgendwelche Erbanlagen, die Krebsentstehung „erlauben". Es geht daraus hervor, daß ganz bestimmte Erbanlagen, die ganz sicher nichts mit Krebs zu tun haben, die *Tumorentstehung beeinflussen*. LITTLE hat einen bezüglich des Brustkrebses reinerbigen, bezüglich der Fellfarbe spalterbigen Stamm. Die Kreuzung gelb × nichtgelb ergab, daß Tiere mit dem dominanten Faktor „gelb" den Krebs einerseits um 26% seltener, andererseits aber um 120 Tage früher als die nichtgelben Tiere desselben gleich krebsbelasteten Stammes bekamen (Tab. 35).

Dies zeigt, wie falsch es überhaupt ist, anzunehmen, eine Erbanlage bewirke immer nur ein ihr zugehöriges Merkmal. In der großen Mehrzahl wirken sich die Erbanlagen vielgestaltig aus. So ist dominant „gelb" nicht nur ein Faktor für Fellfarbe, er hat zugleich Einfluß auf das Körpergewicht, auf den Fettansatz, auf den Sexualcyklus, nebenbei beeinflußt er auch den Brustkrebs im Sinne der selteneren, dann aber früheren Manifestation. Es kommt also auch bei gleicher Belastung nicht nur auf die krebsermöglichenden Anlagen selbst an, sondern auch darauf, mit was für anderen Erbfaktoren die krebsbegünstigenden Anlagen zusammentreffen. Der Biologe sagt: Die *Auswirkung einer Erbanlage hängt* von ihr selbst *ab*, aber *auch von der genotypischen Umwelt*, d. h. von der Gesamterbmasse, in die sie hineingerät.

Bemerkenswert erscheint es, daß weitaus die meisten Tumorstämme Carcinome betreffen. Einen Stamm mit gehäuftem Vorkommen spontaner *Knochensarkome* (132 Fälle auf 4400 Mäuse) beschreiben PYBUS und MILLER (1938). 1930 hatte DOBROVOLSKAJA-ZAVADSKAJA eine Linie eines Mäusebrustkrebsstammes beschrieben, in der auf 125 ♂ 6 epitheliale Tumoren drüsigen Charakters und 5 Sarkome und auf 114 ♀ 66 epitheliale Tumoren, darunter 64 Adenocarcinome der Mamma, und 6 Sarkome kamen.

Weiter erhebt sich die Frage: Liegt der *Tumorentstehung* eine einzige krebsbedingende Erbanlage zugrunde oder entsteht er nur *durch Zusammentreffen zweier, mehrerer oder gar vieler Erbfaktoren*. Es ist nun von großer Bedeutung, daß bei der enormen Zahl von Krebsvererbungsexperimenten auch *nicht ein einziger Fall von Tumor der Versuchstiere* bekannt wurde, der *nur auf eine einzige mendelnde Erbanlage* zurückzuführen wäre!

Nachdem schon der Umstand, daß beim Dilute-brown-Stamm Brustkrebs der Maus auch bei jahrzehntelanger Inzucht nicht 100%, sondern „nur" 58% Tumorausbeute ergibt, zu einer gewissen Skepsis Anlaß gab, erscheint es nun bemerkenswert, daß es bei all den vielen Tumorstämmen noch *nicht gelungen* ist, den Erbmodus, d. h. die *Zahl der beteiligten Erbfaktoren klarzustellen*.

Es sind keine Fälle bekannt geworden, die beispielsweise auf zwei oder drei erbliche Krebsanlagen schließen lassen. Vielmehr ist die ganze Genetik der Krebsgeschwülste bei Tieren ein einziges Massenexperiment des Inhaltes, daß *viele*, und zwar *nichtkrebsspezifische Erbanlagen zusammentreffen müssen, wenn die Tumorentstehung begünstigt* werden soll.

Es ist immer wieder überraschend, wie sehr solche *Tumorstämme* Naturforscher und Ärzte suggestiv beeindrucken. Es sei daher nochmals nachdrücklichst betont, daß sie sich nur mit Mitteln aufbauen lassen, die den Verhältnissen beim Menschen in jeder Hinsicht entgegengesetzt sind, nämlich nur durch extreme Auslese und nur durch fortgesetzte Inzucht, und daß sie — wieder ganz im Gegensatz zur maximalen Variabilität beim Menschen — die biologische Variabilität bei den Standardtumorstämmen auf ein Minimum herabdrücken.

Aber auch wenn man solchen zähen Untersuchungen mit reinen Produkten des Labors hohe Achtung zollt — und wer täte das nicht? —, so darf man doch daran erinnern, daß gerade der Großmeister der hauptsächlichsten Inzuchtstämme, nämlich STRONG, selbst auf die *Grenzen* solcher Untersuchungen hinweist: 1. die reinrassigen *Mäusestämme lassen nur sehr wenige Arten von Spontantumoren* entstehen (Mamma-Ca, Adeno-Ca der Lunge, adenomatöse Hyperplasie des Magens, Hepatome und Leukämien), 2. diese wenigen *Spontantumoren* sind hinsichtlich ihres invasiven Wachstums und ihrer Metastasierung im Vergleich zu menschlichen Carcinomen nur *wenig maligne*.

Einen anderen Weg, Erbanalysen bei Tiertumoren durchzuführen, fand BITTNER (1931, 1935), indem er die Mathematik der Mendel-Kombinatorik auf den experimentell einfachsten Fall von Krebsentstehung, auf die *Geschwulsterzeugung durch Geschwulstverimpfung*, anwandte. Von den *Impftumoren* ist ja bekannt, daß sie niemals bei allen beimpften Tieren angehen. Es war aber ungeklärt, wieweit das Erbgut der geimpften Tiere dabei eine Rolle spielt. Einschlägige Versuche, **genetische Experimente bei Impftumoren** durchzuführen, stammen fast ausschließlich von amerikanischen Autoren, wie TYZZER, LITTLE, STRONG, BITTNER u. a.

BITTNER hat an 5 Impftumoren der Maus gezeigt, daß das Angehen der Tumoren — also *nicht die* Spontanentstehung! — in einem Falle von 7, im anderen von 8, im dritten Falle von 11 Erbfaktoren der beimpften Tiere abhängt. Die Versuche stützen sich auf große Zahlen der Tiere: Je 1577 in den ersten beiden Versuchsreihen, eine Zahl, die die Fehlergrenzen von vornherein gewaltig eindämmt. Ausschlaggebend ist die Übereinstimmung zwischen dem tatsächlichen Ergebnis solcher Versuche mit der statistischen Erwartung und Berechnung mit einer Einengung der Differenz auf weniger als 1%, in einem Falle sogar auf 0,03%.

Danach ist der Schluß zwingend, daß eine größere Zahl von Erbfaktoren erst zusammentreffen müssen, sofern der sonst nicht angehende Impftumor bei den F_2-Nachkommen der betreffenden Kreuzungen angehen soll. Man hat die betr.

Faktoren folgerichtig auch als „Gewebeverträglichkeits-Gene" (Näheres b. J. HUXLEY 1960) bezeichnet.

STRONG (1926, vgl. auch 1934) fand ein Tier, welches zwei verschiedene Spontantumoren hatte. Er suchte und fand Tiere, die für beide, und solche, die für keinen empfänglich waren. Aus der Nachkommenschaft dieser Tiere hat er auf Grund der Erbanalyse vier Tierstämme reingezüchtet, einen Stamm, bei dem beide Krebse angingen, einen Stamm, bei dem beide nicht angingen, und je einen Stamm, in dem der eine anging und der andere nicht, und umgekehrt.

Immerhin ist auffällig und bis jetzt nicht geklärt, daß immer nur dominante, aber keine recessiven Faktoren für den Impferfolg ausschlaggebend sind (vgl. KRÖNING 1939). Die Zahl der notwendigen dominanten Gene variiert von Tumor zu Tumor, bei der gleichen Impfgeschwulst ist sie jedoch konstant.

Solche Versuche zeigen, daß der *Impferfolg* bei den Impfgeschwülsten nicht nur von den biologischen Eigenschaften der überpflanzten Geschwulstzellen, sondern auch *von der genotypischen Konstitution des Empfängers abhängt*. Diese das Angehen von Impfgeschwülsten zulassenden Erbanlagen sind nun natürlich keine „Anlagen zum Krebs", sondern irgendwelche gewebliche oder stoffwechselphysiologische Funktionen, die die Empfänglichkeit des Gewebsbodens für die Überpflanzung bedingen (s. hierzu auch SNELL 1953).

Diese vorwiegend am Beispiel des Brustkrebses gewonnenen Erkenntnisse finden auch bei transplantierbaren Leukämien der Maus ihre Bestätigung (KEMP 1948).

Die Erfahrungen mit genetischen Analysen der Empfänglichkeit für bzw. der Resistenz gegen Impftumoren dürfen also nicht verallgemeinert werden. Einen Schluß aber rechtfertigt dieser einfachste Sonderfall experimenteller Krebserzeugung, daß bei der Geschwulstverimpfung die *Krebsentstehung nur in Gang kommt*, wenn eine Reihe von *nichtkrebsspezifischen Erbanlagen* das *Angehen* der Geschwulst *zulassen und begünstigen*. Immer erst müssen — in diesem Spezialfall! — viele Erbfaktoren zusammenkommen, wenn ein Impftumor entstehen soll. Auf den Menschen sind die Ergebnisse nicht übertragbar.

Die Hauptbedeutung solcher vererbungsbiologischer Untersuchungen an Impftumoren bei Tumorstämmen liegt für die theoretische Cancerologie darin, daß bei solchen Experimenten Anhaltspunkte dafür gefunden wurden, daß gelegentlich *Änderungen in der genetischen Konstitution* solcher Impftumoren vergleichbar einer Mutation somatischer Zellen eintreten. Wir kommen darauf im 11. Kapitel bei den Krebstheorien ausführlich zurück.

Nun hat sich vielfach gezeigt, daß *außer* den in den Chromosomen gelegenen *mendelnden Faktoren* auch **nichtgenetische Einflüsse** mit im Spiele sein müssen. Eine ausgezeichnete Übersicht über die den Mäusebrustkrebs auslösenden Einflüsse, wie überhaupt über die Problematik der Mäusetumorstämme, verdanken wir dem auf diesem Gebiet selbst besonders erfolgreichen BITTNER (1945). Er unterscheidet *drei Einflüsse*: a) die „ererbte Empfänglichkeit", b) den „Milchfaktor" und c) die die Brustdrüse stimulierende Wirkung von Hormonen.

Von der erbfaktorischen Begünstigung der Tumorentstehung war schon die Rede. Wenden wir uns, soweit wenigstens, als er Vererbung vortäuscht, dem **Milchfaktor** als Agens der Ca-Entstehung zu.

Das Experimentum crucis stammt von BITTNER (1936). Er hat einen Stamm reingezüchtet, in dem seit 9 Generationen alle Weibchen Brustkrebs bekamen, und einen zweiten Stamm, in dem seit 7 Generationen überhaupt kein Brustkrebs vorkam. Er hat nun die beiden Stämme nicht einfach gekreuzt, sondern eine in bezug auf das Geschlecht reziproke Kreuzung durchgeführt, d. h. er nahm in der einen Serie die Mütter ausschließlich von der krebskranken und die Väter ausschließlich von der krebsfreien Zucht, in der anderen umgekehrt und untersuchte die beiden Nachkommenreihen getrennt. Das Ergebnis war höchst überraschend. In diesem besonderen Falle kommt es ganz offenkundig, was den Krebs anlangt, auf den Vater überhaupt nicht an, sondern nur auf dien Mtter: stammt die Mutter aus dem Krebsstamm, so bekommen 90% ihrer weiblichen Nachkommen wieder Brustkrebs, stammt die Mutter aus dem krebsfreien Stamm, so bekommt trotz des Vaters aus dem „krebsbelasteten" Stamm kein einziges weibliches Tier Brustkrebs (Abb. 57).

Es ist klar, daß dies mit Vererbung mendelnder Faktoren der Chromosomen des Zellkerns nicht vereinbar ist. Es kann sich, sofern überhaupt Vererbung vorliegt, nur um eine Weitervererbung handeln durch ein „extrachromosomales" Substrat, welches nur die Mutter, aber nicht der Vater weitergibt. Man hat natürlich zunächst an das ausschließlich von der Mutter stammende Protoplasma der befruchteten Eizelle gedacht („plasmatische" oder „rein mütterliche Vererbung").

Diese scheinbar rein mütterliche „Vererbung" hat nun alsbald eine überraschende Klärung erfahren, eine Klärung, die zugleich zeigt, welch große Vorsicht und Kritik bei Vererbungsfragen notwendig sind. Entgegen der Deutung, daß

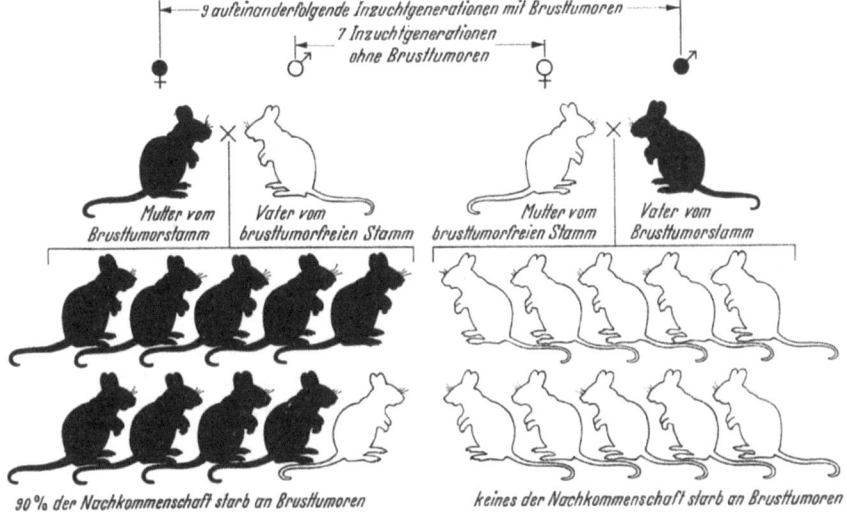

Abb. 57. Vorgetäuschte „rein mütterliche Vererbung" bei Brustkrebs der Maus (nach BITTNER)

„plasmatische Vererbung" vorliegt, zeigte BITTNER (1932), daß die Häufigkeit des Brustkrebses fällt, sobald man stark „krebsbelastete" Junge sofort nach der Geburt von „schwach belasteten Ammen" säugen läßt. Im letzteren Falle konnte BITTNER (1940) die Tumorhäufigkeit von 90% auf 8% reduzieren. Die Tumorauslösung muß also irgendwie mit der *Muttermilch* der weiblichen Tiere von Stämmen mit hoher Tumorzahl zusammenhängen, in dem Sinne, daß ein Brustkrebs auslösender Faktor („Milchfaktor") übertragen wird. Daß es sich bei diesem eine rein mütterliche Vererbung vortäuschenden Bittner-Faktor um ein Contagium vivum, wahrscheinlich um ein Virus handelt, geht daraus hervor: man braucht nur die Milch der Mäusemütter oder der Mäuseammen zu pasteurisieren, schon ist es mit der scheinbaren „Brustkrebsvererbung" aus.

Die Sonderstellung der Mammatumoren der Maus als Folge des „Bittner-Faktors" geht auch daraus hervor, daß ein vergleichbarer Faktor bei anderen Mäusetumoren nicht gefunden worden ist.

Über die Natur dieses „Milchfaktors" wird das 7. Kapitel (S. 315) weitere Aufklärung bringen.

Aber nicht nur durch solch grobe äußere Einwirkungen wie den „Milchfaktor", auch durch *körpereigene Stoffe* oder deren Fehlen kann eine Krebsbereitschaft zum Durchbruch gelangen oder unterdrückt werden. Eine große Rolle spielen hier **hormonelle Einflüsse.** Schon 1928 hat L. LOEB gezeigt, daß *Kastration* die Brustkrebsentwicklung verhindern kann, und zwar um so sicherer, je früher dieselbe vorgenommen wurde. Der in mehrfacher Hinsicht grundlegende Versuch stammt von MURRAY (1936). Vom 8. Monat ab verwandte er die eine Partie der Mäuseweibchen aus seinem D-Stamm weiterhin als „Zuchtweibchen", die zweite Partie trennte er vom gleichen Zeitpunkt an von den Männchen und verwandte sie als „Nichtzuchtweibchen", die dritte Partie kastrierte er. Das Ergebnis ist ein eindeutiges (vgl. Abb. 58):

a) bei den „Zuchtweibchen" steigt die Krebskurve wie sonst steil an,
b) bei den „Nichtzuchtweibchen ist die Krebskurve nur flach ansteigend,
c) bei den kastrierten Weibchen ist die Kurve konstant.

Die Krebsquote hängt also beim Mammacarcinom der Maus von der Stilltätigkeit und sehr wesentlich von der hormonellen Aktivität der Keimdrüsen ab. Der Versuch widerlegt außerdem nebenbei die immer wieder auftauchende Behauptung, der Keimdrüsenausfall begünstige die Krebsentstehung.

Den gegenüber der Kastration entgegengesetzten Weg ging LACASSAGNE (1935). In seinem Mäusestamm bekamen die Weibchen konstant Brustkrebs, die erblich

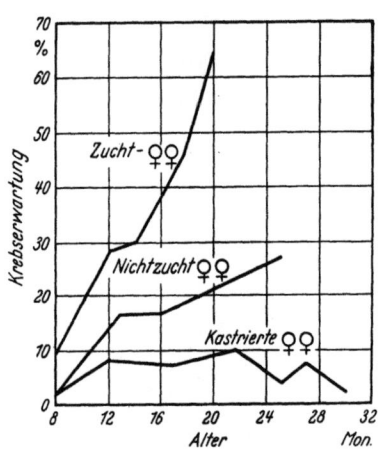

Abb. 58. Der Einfluß des Aufhörens von Trächtigkeit und Stillgeschäft sowie der Ovarialtätigkeit auf die Krebserwartung bei einem Mammatumorstamm der Maus (nach MURRAY 1936)

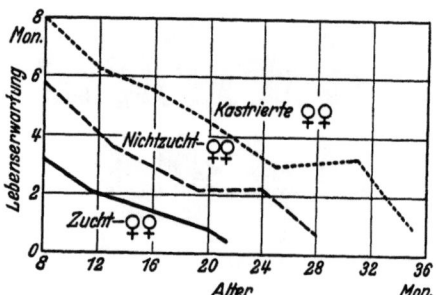

Abb. 59. Der Einfluß des Aufhörens von Trächtigkeit und Stillgeschäft sowie der Ovarialtätigkeit auf die Lebenserwartung bei einem Mammatumorstamm der Maus (nach MURRAY 1936)

gleich „belasteten" Männchen aber nie. Er spritzte nun bei den Männchen in großen Dosen *Follikelhormon*. Das spärliche Brustdrüsengewebe der Männchen kam zur Proliferation, und nun erhielt LACASSAGNE auch bei den Männchen den gleichen Brustkrebs wie bei den Weibchen, ein schönes Beispiel dafür, daß eine irgendwie geartete „Krebsbereitschaft" auch durch physiologische Stoffe zur Manifestation gebracht werden kann, oder anders ausgedrückt: eine latente Carcinopotenz kann durch einen ganz anders gearteten Stoff — in diesem Fall für den männlichen Organismus Hormon in unphysiologischer Dosis — auf dem Umwege über eine Gewebsproliferation zum Neoplasma induziert werden.

In einem späteren Versuch erhielten LACASSAGNE und DANYSZ (1939) bei einem Männchen eines tumorfreien Mäusestammes ein Mammacarcinom, nachdem es von einer Amme aus einem Tumorstamm gesäugt und mit Oestroneinspritzungen behandelt war. Den gleichen Versuch, nur mit einem anderen Stamm (C 57, black) machte TWOMBLY (1940).

Daß die Keimdrüsenhormone nicht unmittelbar in diesen Versuchen die ausschlaggebende Rolle zu spielen brauchen, sondern daß auch andere hormonale Faktoren von Bedeutung sind, zeigen z. B. Untersuchungen von MÜHLBOCK (1957). Er implantierte nichtschwangeren Tieren eine zweite Hypophyse und konnte dadurch, wahrscheinlich über eine vermehrte Prolaktinausschüttung, bei 11 Mäusestämmen ohne Milchfaktor Brustkrebs induzieren.

Die *Tumorquote in Tierstämmen* hängt aber nicht nur von der genetischen Konstitution und von sekundären Einflüssen ab, sondern sie wird auch, wie schon das Beispiel mit dem „Milchfaktor" bei Mäusemammacarcinomen auswies, auch durch viele andere **exogene Einflüsse** modifiziert.

Einer der stärksten Umweltfaktoren ist die *Ernährung*. Wie stark die Kostform die Tumormanifestation beeinflussen kann, zeigte STRONG (1937) an einem seit 1921 in starker Inzucht gehaltenen Stamm mit *Mammacarcinom bei der Maus*. Es ergab sich für das Auftreten von Krebs eine Reihenfolge des Alters, die von der Kost abhing. Das Durchschnittsalter für die Spontantumoren betrug bei Handelsdiät 338,8 Tage, bei gemischter Hafermehldiät 355,8 Tage, für Mäuse auf gemischter Hafermehldiät mit kleinen Mengen von Wintergrünöl 437,0 Tage. Es ergibt sich daraus der Schluß, daß die Diät in bezug auf das Alter, in welchem in dem betreffenden Stamm die „Spontantumoren" auftreten, eine bedeutsame Rolle spielt.

Diese Versuche zeigen aber, wie verkehrt es ist, aus den so zahlreichen Versuchen mit den Mammacarcinomen der Maus zu weitgehende Schlußfolgerungen zu ziehen und insbesondere den Krebs als ein überwiegend genetisches Problem darstellen zu wollen. Gerade STRONG, der ja auf genetischem Gebiet besondere Verdienste sich erworben hat, zeigte in immer neu variierten Versuchen, wie groß die Zahl hereinspielender Faktoren ist. Der Autor zieht aus der Leichtigkeit, mit der z. B. die Altersverteilung des Krebses durch die Nahrung beeinflußt werden kann, die Schlußfolgerung, daß Tumoren bei Versuchstieren kein einheitliches Merkmal sein können. Eine Klassifizierung in Krebs- und Nichtkrebsindividuen bei Kreuzungsexperimenten sei nicht gerechtfertigt.

In den letzten 20 Jahren wurden Tumorstämme der Laboratoriumstiere noch auf **genetische Verschiedenheiten** bei **chemischer Induktion** von **Tumoren** in dem Sinne getestet, inwieweit genotypische Verschiedenheiten der Versuchstiere die Tumorquote beeinflussen. Teerpinselungen, Injektion von chemischen Carcinogenen wie Methylcholanthren (s. S. 366) oder Dibenzanthracen, Benzpyren oder von synthetischen Oestrogenen wie Diäthylstilboestrol und andere Einwirkungen wurden verwendet und haben auf diese neuartige Weise erhebliche Verschiedenheiten in der Tumorinduktion bei den einzelnen Tumorstämmen aufgezeigt. Die Versuche mit chemisch induzierten Tumoren haben den großen Vorteil, daß sie die Latenzzeit erheblich verkürzen und maligner als Spontantumoren sind. Solche Untersuchungen gehören vor allem zum Arbeitsprogramm des National Cancer Institut Bethesda (vgl. STEWART u. Mitarb. 1949), des Instituts von STRONG (STRONG 1951, STRONG und SANGHVI 1951).

Es hat sich gezeigt, daß sich mit solchen carcinogenen Kohlenwasserstoffen die allerverschiedensten Tumoren, bei den verschiedenen Stämmen jedoch in verschiedener Häufigkeit und je nach Applikation mit verschiedener Lokalisation, erzeugen lassen. C_3H-Mäuse besitzen eine große Empfänglichkeit für chemisch induzierte Tumoren. Umgekehrt zeigt der NH-Stamm einen gewissen Grad von Resistenz gegen Fibrosarkome (STRONG 1951). Andererseits blieben z. B. dba-Mäuse gegenüber Methylcholanthreninjektionen in die Submucosa des Magens tumorrefraktär (STEWART u. Mitarb. 1949).

Solche einmalige Methylcholanthreninjektionen wurden beispielsweise von STRONG (1951) dazu verwendet, um bei Mäusen von 4 genetisch verwandten Stämmen, deren Vorfahren 25 Generationen lang mit Methylcholanthren behandelt waren, Beobachtungen z. B. hinsichtlich Latenzzeit, Überlebensdauer, Tumorempfänglichkeit für Fibrosarkome an der Injektionsstelle und hinsichtlich des Alters anzustellen.

Als Beispiel für Untersuchungen durch *chemisch erzeugte Tumoren* bei Mäusen seien Untersuchungen von STRONG und SANGHVI (1951) angeführt. In der pBr-Unterlinie des NH-Mäusestammes erhielt jede Maus im Alter von 60—70 Tagen 1 mg Methylcholanthren subcutan. Es entstanden am Ort der Injektion und an sonstigen Stellen (Haut, Lunge, Vormagen, Leber, Ovarien, Uterus) *Tumoren* in einer *Vielzahl histologischer Typen*. Die *Latenzzeiten* zeigten beträchtliche Unterschiede (Mittelwert für Tumoren am Ort der Injektion 201, für solche des Vormagens 478, für solche der Lungen 510 und der Leber 570 Tage).

Weitere Untersuchungen hierzu stammen von HESTON und DERINGER (1949), HESTON (1953) (1,2,5,6-Dibenzanthracen und Lungentumorhäufigkeit), GROSS, GLUCKMANN und KERSHAW (1953) (Urethan und Lungentumorhäufigkeit), SAXEN (1953) (20-Methylcholanthren und subcutane Sarkomauslösung), MILLER und PYBUS (1954) (20-Methylcholanthren und Lungentumorhäufigkeit).

Zusammenfassung. Die Untersuchungen über die *Genetik der Tiertumoren* haben in ihrer großen Vielseitigkeit auf viele eine so hohe suggestive Kraft ausgeübt, daß es zu mancher unberechtigten Analogisierung auch für den Menschen gekommen ist. Aber gerade deswegen erscheint es doppelt erforderlich, sich auch der Grenzen der Beweismöglichkeiten des Experimentes bewußt zu werden und kritisch zu prüfen, was auf den Menschen übertragen werden kann.

Wenn man fragt, *was der unmittelbaren Übertragung dieser Ergebnisse auf den Menschen entgegensteht*, so ist folgendes festzustellen:

1. Die *Tumorstämme* bei Tieren sind das direkte *Gegenteil zu den Verhältnissen beim Menschen*, und zwar in allen wesentlichen Punkten. Wollte man die tatsächlichen Verhältnisse beim Menschen tierexperimentell kopieren, so müßte man alle Mäusestämme sich wild durcheinander kreuzen lassen, denn beim Menschen besteht hinsichtlich des Tumorbefalles weder Auslese noch Inzucht. Vielmehr herrscht hier planlose Panmixie.

2. Der Aufbau solcher konstanter *Tumorstämme* ist bislang *nur bei der Maus* und trotz vieler Bemühungen in gleichem Maße bei keinem weiteren Versuchstier gelungen. Ein völlig *tumorfreier Mäusestamm* konnte bislang *noch nicht* gezüchtet werden.

3. Aber auch *bei der Maus* ist der Aufbau konstanter Tumorstämme *nur beim Brustdrüsenkrebs*, sonst bei keiner anderen Tumorart geglückt. LITTLE stellte auf dem Krebssymposium in Wisconsin (1938) fest, daß bei der Maus nur der Brustdrüsenkrebs als sicher erblich angesprochen werden kann, während sämtliche anderen „spontanen" Gewächse bei Mäusen andere Ursachen haben.

4. Dieser nur bei *einer* Tumorform gelungene Versuch ist jedoch *ausschließlich durch extreme Auslese* und *lückenlose Inzucht* zustande gekommen, Verhältnisse, die jede Übertragung auf menschliche Verhältnisse ausschließen.

5. Selbst bei der extremen Inzucht ist z. B. von dem Dilute-brown-Stamm nur bekannt, daß dieser Brustdrüsenkrebs sicher nicht auf einen einzigen Erbfaktor zu beziehen ist, es ist aber *nicht bekannt, wie viele Erbfaktoren* daran beteiligt sind, geschweige denn, daß der Erbgang als solcher feststünde.

6. Aber auch dieses bekannteste Beispiel eines erblichen Krebses beweist, daß trotz 100%iger gleicher „erblicher Belastung", trotz genetischer Identität aller Tiere die Krebsmanifestation nur in 58% erfolgt, daß also *in 42% Außeneinflüsse das Nichtmanifestwerden bestimmen*.

7. Selbst in den 58% scheinbar völlig gesicherter Erblichkeit wird sofort manifest, daß es sich gar nicht um eine genbedingte Vererbung handelt, wenn die angeblich genisch „belasteten" Tiere von Ammen nichtbelasteter Stämme gesäugt werden. Dieser „Milchfaktor" hat alle die Schlüsse, die auf den Brustkrebsstämmen der Mamma aufgebaut worden waren, als Trugschlüsse enthüllt.

Die dem menschlichen Krebs noch einigermaßen nahestehenden *Spontantumoren*, vor allem der Maus, sind, außer für genetische Experimente, *wenig beliebt*.

Einmal gibt es nur relativ wenige Arten von Spontantumoren. Sodann sind sie wenig maligne. Weiterhin sind sie nicht häufig. Und endlich dauert es lange — meist 2—3 Jahre —, bis sie auftreten.

Aber auch sonst ist die *Krebsmanifestation* bei 100%iger erblicher „Belastung" nur konstant mit konstanten Haltungs- und Fütterungsbedingungen und auch da nicht absolut. LITTLEs Stamm Dba aus dem Jahre 1909 ging 1935 trotz völlig gleicher Bedingungen von 56—63% in einer Linie auf 10% Brustkrebshäufigkeit zurück (BURROWS 1941), wobei sich die zufällige Einkreuzung eines unempfindlichen Stammes mit Sicherheit ausschließen ließ. Jede Krebsquote hat sich als *durch viele Außenfaktoren*, Änderung der Nahrung, der Fortpflanzung, des Stillgeschäftes, der Säugung, der inneren Sekretion durch Kastration, umgekehrt durch Follikelhormongaben usw., also durch Einwirkung der verschiedensten äußeren Noxen in weiten Grenzen variier- und *modifizierbar* erwiesen.

Die ausschlaggebende Bedeutung äußerer Faktoren geht auch daraus hervor, daß es sehr schwer, wahrscheinlich unmöglich ist, völlig krebsfreie Tierstämme zu züchten. DOBROVOLSKAJA-ZAVADSKAJA (1934) ging darauf aus, trotzdem erschien aber der Brustkrebs in 9,1—14,8%.

Kurzum, gerade die extremen Beispiele stärkster Belastung bei den Mäusebrustkrebsen zeigen, wie vorsichtig man sein muß, die bei einer einzigen Tumorart erzielten Ergebnisse zu verallgemeinern und auf den Menschen zu übertragen. Sie zeigen gerade umgekehrt, daß Krebs überhaupt erst im Zusammenwirken mit äußeren Faktoren zur Manifestation gelangt.

2. Geschlecht und Rasse als genetische Faktoren

Die Lösung der Frage „Krebs und Vererbung" beim Menschen sieht sich einer Reihe von grundsätzlichen *Schwierigkeiten* gegenüber: Die Kleinheit der menschlichen Familie, die langsame Generationenfolge, die Unsicherheit der Krebsdiagnose, das häufig vorzeitige Absterben möglicher Erbträger, die lange Latenz bei allenfallsiger erblicher Belastung, die Vielheit der Krebsarten, das wesentliche Hereinspielen äußerer Krebsfaktoren und endlich die große Variabilität in der Realisation von Erbanlagen überhaupt lassen eine genetisch exakte Analyse der Frage einer Krebsvererbung beim Menschen von vornherein schier aussichtslos erscheinen. Andererseits ist aber das Beobachtungsgut an menschlichen Krebskranken so groß, daß doch die eine oder andere Frage beantwortet werden kann, und wenn man dann außerdem noch die Erfahrungen mit Krebsvererbungsexperimenten beim Tier heranzieht, so kommt man doch zu einer großen Zahl von Schlußfolgerungen, die heute als gesichert angesehen werden dürfen.

Die primitivste, angesichts der hohen Ziffern krebskranker Menschen jedoch durchaus aussichtsreiche Methode, Erbeinflüsse sicherzustellen, ist die *Krebsstatistik*. Freilich sind die Fallstricke hier besonders zahlreich, da exakte Zahlen nur schwer zu ermitteln sind. Schon die Anamnesen der Kranken sind ungewiß und trügerisch. Oft sind die Totenscheine von Laien ausgestellt, und auch bei ärztlicher Todesbescheinigung sind die Krebsdiagnosen z. T. in 20—25% unzutreffend; obduziert wird ja nur ein Bruchteil der Verstorbenen. Zudem ist bei den statistisch „positiv" Krebskranken ja niemals sicher, ob der Krebs nun wirklich endogen-erblich oder exogen-erworben ist. Es wird sich aber zeigen, daß es einige Kniffe der Statistik gibt, die es erlauben, Erbeinflüsse mit hoher Wahrscheinlichkeit sicherzustellen bzw. auszuschließen.

Schon im 2. Kapitel über Krebsstatistik wurde gezeigt, daß bei den Fragen der Krebshäufigkeit und der Krebszunahme der durch die beiden Weltkriege und durch die Nachkriegsverhältnisse veränderte Altersaufbau der Bevölkerung wesentlich mit zu berücksichtigen ist. Das statistische Material berechtigt zu dem Schluß, daß bei Berücksichtigung der rein bevölkerungsmäßigen Einflüsse eine Zunahme der individuellen Krebsgefährdung unwahrscheinlich ist. Jedenfalls hat innerhalb der gleichen Altersklassen Krebs nicht zugenommen. Sofern überhaupt erbliche Krebsanlagen im Anlagenbestand der Bevölkerung eine Rolle spielen, sind sie heute offenbar nicht häufiger vertreten als früher. Auch dafür, daß Krebsanlagen weniger ausgemerzt würden oder daß die Neuentstehung von „Krebsanlagen" (s. 11. Kapitel, S. 528) häufiger geworden sei, gibt es keine ausreichenden Anhaltspunkte. Vielmehr finden alle bisher bekannt gewordenen Verschiebungen der Häufigkeitszahlen ihre zureichende Erklärung in rein äußeren, bevölkerungsmäßigen Ursachen und in Ursachen einer erhöhten Exposition gegenüber Krebsnoxen.

Zuverlässige Antworten für die Krebsvererbung erwartet man zunächst auf dem wichtigen Teilgebiet **Krebs und Geschlecht**. Seit die *Geschlechtsbestimmung* aller höheren zweigeschlechtlichen Organismen als *Vererbungserscheinung* erkannt ist, ist es immer wieder erneut bestätigt, daß die Geschlechtsunterschiede beider Geschlechter durch die Übermittlung verschiedener Erbanlagen an die männlichen und weiblichen Individuen bedingt wird. Ihre Hauptstütze hat diese Lehre von der genotypischen Bedingtheit des Geschlechtes bekanntlich durch die Aufklärung des Chromosomenmechanismus der Geschlechtsvererbung erhalten, als sich für viele Organismen erweisen ließ, daß die Chromosomengarnituren der beiden Geschlechter in einem Chromosomenpaar — daher die Bezeichnung „Geschlechtschromosomen!" — verschieden sind.

Mit dem Nachweis, daß z. B. beim Menschen mit 23 Chromosomenpaaren 22 bei beiden Geschlechtern gleich sind, das 23. aber verschieden ist, wäre — theoretisch! — für die Krebsvererbung das *Geschlecht ein Prüfmittel für chromosomale Erbeinflüsse*. Denn gäbe es Einzelgene für Krebsentstehung, so müßten, falls solche auch in den Geschlechtschromosomen lokalisiert wären, sie die bekannten eindrucksvollen Modi der geschlechtschromosomengekoppelten Vererbung erkennen lassen.

Vom Menschen weiß man, daß die Erbanlage z. B. für die Bluterkrankheit (Hämophilie) als geschlechtsgebunden recessiver Letalfaktor (s. hierzu K. H. BAUER 1922), also durch das sog. X-Chromosom übertragen wird. Es ist nun wichtig zu wissen, daß bis heute keine Praecancerose und auch keine Krebserkrankung bei beiden Geschlechtern sich so verhält, wie es nach dem Modus der geschlechtschromosomal gekoppelten Vererbung der Fall sein müßte. Es rechtfertigt dies den ersten erbbiologischen Schluß: bis heute sind *vererbbare Krebsanlagen im Geschlechtschromosom nicht erwiesen*, und es ist auch nicht wahrscheinlich, daß solche in Zukunft noch bekannt werden.

Selbstverständlich wird man mit dieser ersten negativen Probe nicht sofort jeden Geschlechtseinfluß überhaupt leugnen. Es wäre ja z. B. denkbar, daß Krebseinflüsse vom Zusammenwirken mehrerer Anlagen abhingen, von denen nur eine dem Geschlechtschromosom angehörte. Man wird also die Zusammenhangsfrage Krebs und Geschlecht nach allen Richtungen zu prüfen haben, ob nicht doch irgendwelche Geschlechtsunterschiede als Erbunterschiede erwiesen werden können.

Eine wichtige Beziehung zum Tumorproblem liefert die *Intersexualität*. Es war die Frage, *ob* bei den Zwittern bisexuell wirksame Hormone vorkommen oder ob bei den Intersexen männliche und weibliche Sexualhormone nebeneinander produziert werden. An Ziegenzwittern, deren Harn auf das Vorkommen von Sexualhormon untersucht wurde, zeigte sich, daß ihre Gonaden männliche und weibliche *Sexualhormone nebeneinander* produzierten. Ein intersexuelles Hormon wurde nicht gefunden (BUTENANDT und FRIEDRICH-FREKSA 1942).

Damit bekommt das *Tumorvorkommen bei Intersexen* einen vorwiegend genetischen Hintergrund. Die Kasuistik berichtet über ein bei Zwittern häufigeres Vorkommen von Mißbildungen, Abnormitäten und Fehlbildungen. Neubildungen selbst sind bei Zwittern keineswegs häufiger als bei normalen Menschen (ZACHARIAS 1909), doch gibt es Autoren, die das Auftreten von Teratomen und anderen Geschwülsten der Keimdrüsen geradezu als eine Begleiterscheinung des Zwittertums ansehen (ROBERT MEYER 1918). Ein Teil des Keimepithels bleibe undifferenziert liegen und gebe so die Matrix für Keimdrüsengeschwülste ab.

Die *Literatur* über solche Tumoren ist ziemlich groß. Es sei unter anderen auf PICK (1905), ZACHARIAS (1909), KELLER (1913), ROBERT MEYER (1918), HAUBE (1920), POL (1924), HALBAN (1925), CORDES (1928), MOSKOWICZ (1929), BRAUER (1930) verwiesen.

Im Experiment wurden *Tumoren bei Bastarden* z. B. von POLL (1920) erzielt. Er fand bei den sehr selten erzielbaren Vogelbastarden zwischen Pfauhahn und Perlhenne bei Bruderhähnen maligne *Zwischenzellgeschwülste der Hoden*. POLL weist ausdrücklich auf die Beziehung zwischen Geschwulstbildung und Umgestaltung der Erbmasse auf dem Wege über die „Disharmonie der biologischen Verbindungen" hin und sieht in dem „hybrid konstituierten Kern" eine wesentliche Vorbedingung für die Tumorentstehung.

Unstimmigkeiten der geschlechtsbedingenden Gene können also zu Tumorbildung in den Keimdrüsen führen. Man muß sich unbedingt aber vor jeglicher Verallgemeinerung hüten. Es handelt sich hier um einen interessanten, aber seltenen Spezialfall, der nur die Komplexität der Entstehungsfaktoren illustriert. Für die große, große Mehrzahl der landläufigen Krebse hat ein solcher Sonderfall jedoch keine Bedeutung.

Tatsächlich verhalten sich beim Menschen *beide Geschlechter nahezu auf allen Krebsgebieten verschieden*, sowohl was das durchschnittliche Erkrankungsalter wie Häufigkeitskurve der Altersklassen, die Krebslokalisation wie Mitbeteiligung der Geschlechtsorgane und die Krebssterblichkeit betrifft. Das Durchschnittsalter der Krebskranken ist bei der Frau 50, beim Mann 56 Jahre. Die Erkrankungshäufigkeit beginnt bei der Frau in Abhängigkeit vom Alter früher anzusteigen als beim Manne (Abb. 26, S. 69). Es zeigt sich dann, daß das weibliche Plus an Krebs bis Anfang der 50er Jahre fast ausschließlich auf Konto der Gebärmutter, der Brustdrüsen und der Eierstöcke, also der Fortpflanzungsorgane geht, während das Plus an Krebsen beim Mann im höheren Alter ganz überwiegend zu Lasten des Bronchial- und des Magenkrebses geht. Sonst ist vor allem noch der Gallenblasenkrebs (s. Abb. 23, S. 66) bei der Frau sehr viel häufiger als beim Mann (86,9% ♀ zu 13,1% ♂). Es hängt diese spezielle Krebsbevorzugung sicherlich aber mit der bei der Frau sehr viel häufigeren Gallensteinkrankheit zusammen, für deren Überwiegen bei Frauen wiederum Einflüsse der Fortpflanzung angeschuldigt werden müssen.

Das, was sich über die Geschlechtsdifferenz beim Krebs positiv sagen läßt, ist der Nachweis, daß beim *Krebs der Frau* die physiologische Evolution der weiblichen Geschlechtsorgane eine wesentlich fördernde Rolle bei der größeren Krebshäufigkeit der Frau in den mittleren Lebensjahren spielt.

An der *größeren Krebssterblichkeit der Frau* sind also vornehmlich die *Krebse der Geschlechtsorgane* schuld. Die in den früheren Jahren immer wieder festgestellte höhere Krebssterblichkeit der Frauen ganz allgemein läßt sich auch nicht in Beziehung zum Geschlecht im Sinne einer erblich höheren Krebsdisposition bringen, nachdem in den letzten Jahren eine zunehmende Krebsgefährdung des Mannes festgestellt wurde und in Westdeutschland seit 1951 insgesamt mehr Männer als Frauen bezogen auf die Einwohnerzahl desselben Geschlechts sterben (Tab. 17, S. 65).

Nun kommt natürlich die Gegenprobe mit dem Krebs beim Manne. Ein Blick auf die Abb. 23, S. 66 zeigt, daß die hauptsächlichsten Organkrebse des Verdauungs-, Respirations- und Harntraktes beim Mann stark überwiegen. Es wird sich später zeigen, daß nur beim Mastdarmkrebs und auch da nur für einen kleinen Teil der Fälle mit einer krebsbegünstigenden Erbanlage, die sich ihrerseits aber auf beide Geschlechter gleich verteilt, zu rechnen ist. Bei allen übrigen Krebsarten der Abb. 23 fehlt bis heute jeglicher Anhaltspunkt einer wesentlichen Mitwirkung krebsinduzierender Erbanlagen, so daß umgekehrt der Schluß sich aufdrängt, daß *an der größeren Häufigkeit beim Manne maßgeblich äußere Noxen* schuld sind. Es wird im 8. Kapitel gezeigt werden, daß besonders mit der Zufuhr von Genußmitteln, ferner von chemischen Produkten gerade beim Manne Lippen, Zunge, Speiseröhre, Magen und Darm einerseits, Kehlkopf, Lungen und Harnwege andererseits äußeren Krebsnoxen besonders stark ausgesetzt sind.

In die gleiche Richtung, nämlich auf die stärkere Einwirkung äußerer Noxen beim Manne, weisen vor allem auch die *Berufskrebse*. Bis auf die inzwischen gewerbehygienisch ausgeschalteten Knochenmarksarkome bei Leuchtzifferblattmalerinnen (Näheres S. 456) gibt es *Berufskrebse bei Frauen* überhaupt *nicht*. Hinsichtlich der männlichen Berufskrebse sei auf die Referate von STAEMMLER und K. H. BAUER auf dem Pathologenkongreß 1937 hingewiesen. Es geht aus denselben hervor, daß heute eine ganze Fülle von physikalischen Schädigungen (Wärme, Licht, ultraviolette, Röntgen- und Radiumstrahlen), vor allem aber auch eine Fülle von chemischen Noxen (Anilinstoffe, Arsenderivate, Teerprodukte, cancerogene Kohlenwasserstoffe) bei Arbeitern der Teer-, Paraffin-, Erdölindustrie usw. Krebs hervorrufen können. Die tierexperimentellen Nachprüfungen haben ergeben, daß die Krebserzeugung besonders mit cancerogenen Kohlenwasserstoffen bis zu 100% getrieben werden kann (vgl. K. H. BAUER 1937 und 7.–10. Kapitel).

Es geht daraus hervor, daß das Thema Krebsvererbung keinesfalls einseitig nur unter dem Gesichtswinkel möglicher oder wahrscheinlicher Krebsanlagen betrachtet werden darf, sondern daß immer im Auge behalten werden muß, daß es ganz *sicher auch ohne endogene Disposition und ohne erbliche Veranlagung eine Krebsentstehung gibt*, da ja die *Möglichkeit, auf körpereigene und auf äußere Reize hin mit Krebs zu reagieren*, bei allen höheren Lebewesen *eine Eigenschaft jedes lebenden Gewebes ist*, gleichviel wie es genetisch konstituiert ist.

Auch die *Krebsmorphologie* sollte man hier nicht übersehen. Histologisch überwiegen beim Manne die Plattenepithelcarcinome als Ausdruck der stärkeren Einwirkung exogener schädlicher Reize auf die schützenden inneren Schleimhäute und die äußere Haut, bei der Frau die Adenocarcinome als Ausdruck der Wirkung körpereigener und innerorganischer Noxen vornehmlich auf die Generationsorgane.

Faßt man alles, was über Geschlechtsunterschiede beim Krebs positiv bekannt ist, zusammen, so kommt man zu dem *Ergebnis*, daß gerade *die auffälligen Geschlechtsunterschiede* beim Lippen-, Kehlkopf-, Speiseröhren-, aber auch beim Lungen-, Magen- und Mastdarmkrebs und das Plus an Krebs bei der Frau im mittleren Lebensalter auf Konto der Fortpflanzungsorgane weitgehend gegen eine *Überschätzung der Rolle der Vererbung* sprechen. Denn wäre wirklich die Vererbung ein ausschlaggebend bestimmender Faktor, so müßten sich — bis auf die Genitalkrebse — sonst die Geschlechter weitgehend gleich verhalten, denn von den Erbträgern des menschlichen Anlagenbestandes, den Chromosomen, sind von den 46 Chromosomen der Körperzellen 45 Chromosomen bei beiden Geschlechtern gleich und nur das 46. Chromosom, das X- bzw. Y-Chromosom, ist verschieden. Es müßten sich also — bis auf die sekundär geschlechtsabhängigen Krebse — die sonstigen Krebse oder zum mindesten ein großer Teil bei beiden Geschlechtern weitgehend gleich verhalten. In Wirklichkeit verhalten sich alle Krebsarten, die das Gros der menschlichen Krebsformen ausmachen, hinsichtlich der Geschlechter ganz verschieden. Wie wollte man mit Erbeinflüssen erklären, daß bei *Organen mit gleichem Bau und gleicher Funktion bei Mann und Frau,* daß z. B. die Speiseröhre beim Mann 3mal, das Bronchialsystem 6mal und der Kehlkopf beim Mann sogar 8mal so häufig Krebs liefert als bei der Frau?

Es ist also wohl kein Zweifel, daß *die großen Geschlechtsunterschiede gegen eine genetische Bedingtheit* und *umgekehrt für die ausschlaggebende Bedeutung* der exogenen Krebsentstehung *sprechen.*

Selbstverständlich ist das Geschlecht, welches selbst durch Erbanlagen bestimmt ist, nicht der einzige Test, Erbeinflüsse beim Krebs nachzuweisen bzw. auszuschließen.

Eine zweite Möglichkeit, mit statistischen Hilfsmitteln Erbeinflüsse zu ermitteln, bietet das Beobachtungsgut, welches über Krebsendemiologie zusammengetragen ist (s. hierzu auch Kap. 2, S. 82).

Es ist klar, daß dieser Frage in mehrfacher Hinsicht grundsätzliche Bedeutung zukommt: a) sie beleuchtet von einem neuen Gesichtspunkt aus die Frage der geographischen Verschiedenheit des Krebses, b) sie schlägt eine neue Brücke zur Erbbiologie der Geschwülste des Menschen, sind ja wirkliche Rassenunterschiede erbliche Unterschiede. Sie müßten also, falls sie bestehen, Beiträge zur Aufklärung über Erbeinflüsse beim Krebs erbringen.

Nun darf man aber gerade beim Krebs nicht der Vorstellung erliegen, als würden im Schrifttum mitgeteilte „Rassenunterschiede" auch wirklich biologische Rassenunterschiede beweisen. Gerade beim Krebs sind Verschiedenheiten oft genug nur durch Verschiedenheiten der Umwelteinflüsse, z. B. durch Klima, Ernährung, Lebensgewohnheiten, Genußmittel, chronische Infektionen, parasitäre Erkrankungen, Berufsschäden oder dgl., bedingt.

Ein krasses Beispiel als Mahnung zur Vorsicht: wenn die Eingeborenen Kaschmirs im Gegensatz zu anderen, beispielsweise indischen Rassen, oft *Hautkrebs* und hier besonders der *Bauchhaut* bekommen, so hat dies nichts mit Rassenunterschieden zu tun, sondern nur mit der langdauernden grimmigen Kälte im tibetanischen Hochland. Die Leute tragen holzkohlengeheizte Gefäße auf dem Leibe und bekommen so unverhältnismäßig oft Hautkrebs als Krebs auf Verbrennungsnarben.

In solchen Fällen ist der äußere Einfluß unverkennbar, man darf aber auch, wenn er einmal nicht so einfach erkennbar ist, durchaus nicht sogleich auf Rassenunterschiede schließen.

Lange galt die Meinung, die *Krebskrankheit sei bei primitiven Rassen* eine große Seltenheit und daher vorkommendenfalls als Folge von Zivilisationsschäden aufzufassen. Eine geringere Krebshäufigkeit beweist natürlich noch keinen rassenmäßigen Schutz gegen Krebs, erreichen ja die primitiven Menschenrassen mit ihrem durchschnittlich nur niedrigen Lebensalter selten die krebsgefährdeten hohen Altersklassen der zivilisierten Völker. Die Probe aufs Exempel ist der Vergleich gleicher Altersklassen.

Am ehesten verständlich sind Unterschiede in der *Häufigkeit des Hautkrebses bei verschiedener Hautfarbe.* Es besteht Übereinstimmung darin, daß im Vergleich mit Weißen Neger sehr selten und auch Gelbe selten genug Hautkrebs bekommen. Man darf dies wohl ohne weiteres mit dem Lichtschutz des Hautpigments in Zusammenhnag bringen, um so mehr, als umgekehrt die mit dem Pigment in Zusammenahng stehenden Hautmelanome bei Negern und Malaien 5—10mal so häufig sind wie bei Europäern (W. FISCHER 1937).

Die klare Herausarbeitung von wirklichen Rassenunterschieden hat große *Schwierigkeiten* vor sich; denn wo stehen wirklich völlig getrennte, möglichst unvermischte Rassen, gleichzeitig unter gleichen äußeren Bedingungen, einander gegenüber? In Nordamerika und auch in Südafrika sind zwar Weiße und Neger getrennt, aber wie verschieden ist ihre Lebensweise und ihr soziales Milieu!

Noch am günstigsten liegen die Verhältnisse in *Niederländisch-Indien* (W. FISCHER 1936, 1937). Hier stehen sich drei Rassen getrennt gegenüber: Weiße (Europäer), Malaien und Chinesen. Die beiden gelben Rassen leben ungefähr unter gleichem Klima, gleicher Ernährung, gleicher sozialer Stufe und ungefähr gleichem Altersaufbau, so daß also bei weitgehend gleicher Umwelt Unterschiede überwiegend rassisch bedingt sein müßten. Malaien und Chinesen des Malaiischen Archipels zeigen im ganzen ungefähr die gleiche Krebshäufigkeit wie die Weißen, dagegen tritt Magenkrebs bei den Chinesen häufig auf, während Malaien fast nie daran erkranken sollen (vgl. auch BONNE 1933). Umgekehrt bekommen die Malaien sehr häufig, und zwar bis zu 30%, nach BONNE (1933) sogar 50% aller Geschwülste, primäre Lebercarcinome auf dem Boden der im fernen Osten häufigen Lebercirrhose (CRAMER, BONNE 1933).

Über die Krebsverhältnisse bei *Chinesen* sind wir einigermaßen durch W. FISCHER-Jena (früher Shanghai) unterrichtet. Einer exakten Analyse steht jedoch das Fehlen einer Todesursachenstatistik und das Fehlen größerer Sektionsstatistiken entgegen. Immerhin konnte W. FISCHER, vor allem auf Grund von histologischen Untersuchungen von Operationspräparaten, bestätigen, daß besonders der primäre Leberkrebs ganz unverhältnismäßig häufig ist. In einem sehr hohen Prozentsatz fand REMMELT (1935) bei Chinesinnen, ebenso NAGAYO für Japanerinnen Gebärmutterkrebs. CRAMER weist darauf hin, daß der bei den Japanerinnen so außergewöhnlich häufige Gebärmutterkrebs mit einer ausgesprochenen Seltenheit des Brustkrebses gekoppelt sei.

WOLFF (1932) fand bei den nordamerikanischen *Negern* bei ungefähr gleich großer Krebssterblichkeit wie bei den Weißen ein auffallend starkes Befallensein der weiblichen Fortpflanzungsorgane (um ¹/₄ bis um die Hälfte häufiger!), bei der weißen Rasse dagegen in der Hauptsache Leber-, Magen-, Mundhöhlen- und Hautkrebs. Eine besondere Häufigkeit des Leberkrebses bei den Bantunegern Südafrikas gegenüber dem Überwiegen der Krebse des Magen- und Darm-Kanals bei den Europäern stellte STRACHAU (1934) auf Grund autoptischen Beweismaterials fest.

Die bis auf den Bilharziakrebs der Harnwege sonst auffällige Seltenheit des Krebses bei den *Ägyptern* will SCHRUMPF-PIERRON (1932) nicht durch die Rasse, sondern durch den Magnesiumreichtum des Bodens bedingt sehen, weil eine Magnesiumverarmung des Organismus zur Kalizunahme als Krebsursache führen soll. Der Magenkrebs soll um ein vielfaches seltener und der Speiseröhrenkrebs ganz selten sein (W. FISCHER). Die geringe Krebszahl in Ägypten wird zum Teil als durch die hygienischen Regeln der mohammedanischen Religion (Sexualhygiene, Alkoholverbot) bedingt angesehen (AFIV 1931).

Theoretisch sollten *Europäer in früheren Kolonialländern* ein wichtiges Vergleichskrankengut liefern. Untersuchungen darüber sind selten angestellt. Sie kranken stets am Fehler der kleinen Zahl.

Vergleichsuntersuchungen an *europäischen Völkern* liegen vielfach vor. Wohl finden sich erhebliche Unterschiede z. B. bei Krebssterbeziffern von Schweden einerseits, Spanien oder Italien andererseits. Solche Differenzen finden aber ohne weiteres ihre Erklärung in großen Unterschieden in der statistischen Erfassung, in der ganz verschiedenen durchschnittlichen Lebensdauer, in Lebens- und Ernährungsgewohnheiten usw. Es kann gar keine Rede davon sein, daß die „nordische" Rasse krebsdisponiert sei und die mediterrane mehr oder minder „krebsresistent". Rassenunterschiede zwischen europäischen oder überhaupt zwischen Völkern der weißen Rasse sind weder erweisbar noch erwiesen, noch anzunehmen. Geographische Unterschiede sind ohne weiteres mit einer Unzahl von Unterschieden hinsichtlich der Umweltfaktoren erklärt.

Eine wichtige Frage betrifft *rassische Unterschiede* zwischen *Carcinom und Sarkom*. Nachdem bei Versuchstieren deutliche Artunterschiede bestehen — die Ratte ist ein „Sarkomtier", die Maus ein „Carcinomtier" — wären auch beim Menschen Rassenunterschiede denkbar.

Hier liegen große *geographische Unterschiede* vor. So hat z. B. PELLER bei der mikroskopischen Untersuchung von Operationspräparaten in Kairo 21% Sarkome unter den bösartigen Geschwülsten gefunden, bei Juden in Jerusalem werden 30%, bei Malaien (Operationsmaterial) gleichfalls 30%, bei Negern sogar bis zu 50% Sarkome angegeben. Für Rostock gibt W. FISCHER für Operationspräparate 9,3%, für Sektionen 5,6% an, das würde bedeuten, daß bei anderen Rassen (oder in anderen Breitengraden?) bis zu 3—5mal mehr Sarkome beobachtet werden als bei uns.

Die bei den verschiedenen Völkern und Rassen ganz verschiedene *Sarkomrate* erklärt sich ohne weiteres aus der Altersverteilung der Sarkome. Wie die Abb. 32, S. 74 erkennen läßt, verteilen sich die 780 Sarkome der Heidelberger Chirurgischen Universitäts-Klinik auf alle Altersstufen nahezu gleichmäßig, ganz im Gegensatz zu den Gesamtkrebstodesfällen der Bundesrepublik, die von Jahresklasse zu Jahresklasse ständig steigen. Denkt man sich jedoch auf der Abb. 32 (S. 74) alle Altersstufen jenseits 35 Lebensjahre weggeschnitten, so fallen für Völker mit nur 35 Jahren durchschnittlicher Lebensdauer alle Carcinomzahlen der höheren Altersstufen weg. Es bleiben jedoch die hohen Sarkomraten bis zum 35. Lebensjahr.

Sonach ist klar (K. H. BAUER 1960): *je niedriger der Lebensstandard „unterentwickelter" Völker* ist und *je niedriger* demzufolge *die durchschnittliche Lebensdauer* ist, um *so mehr muß sich* die *Sarkomquote* solcher Völker gewissermaßen automatisch *erhöhen*. Mit einer „Rassendisposition" für Sarkome, also mit genetischen Einflüssen haben diese Dinge nichts zu tun.

Alle Angaben über geographische Verschiedenheiten beim Krebs ergeben noch keinen hinreichend schlüssigen Beweis für eine rassisch verschiedene Krebsveranlagung. Zunächst einmal ist es möglich, daß die zahlenmäßigen Unterschiede nur statistisch vorgetäuscht werden. Man muß allen Zahlen gegenüber skeptisch sein, die nicht zugleich auch den gerade beim Krebs so bedeutungsvollen Altersaufbau, der ja bei den verschiedenen Rassen ganz verschieden ist, mit berücksichtigen. Jedenfalls sind erbliche Rassenunterschiede bis heute noch nirgends bewiesen. Man muß sich hüten, bei „Rassenunterschieden" an Unterschiede hinsichtlich spezifischer Krebs- oder Geschwulstanlagen zu denken. Vielmehr können diese Unterschiede, mindestens zum Teil, durch nichtkrebsspezifische erbliche Rassenunterschiede, z. B. durch gewebliche, Stoffwechsel- oder serologische Unterschiede, bedingt sein. Die Krebshäufigkeit hängt eben nicht nur ab von noch unbekannten krebsspezifischen Erbfaktoren, nicht nur von äußeren Krebsnoxen durch Schäden der Umwelt, sondern auch von nichtkrebsspezifischen Erbfaktoren der übrigen Erbmasse, oder, wie die Genetiker sagen würden, von „Faktoren des genotypischen Milieus".

Zusammenfassung: Bisher sind wenig verwertbare Unterlagen vorhanden. Die Unsicherheit der Todesursachenstatistik, die großen Fehlerquellen einseitiger Interessantheitsauslese, die vielen Fragezeichen der rassischen Zusammensetzung einer Bevölkerung, die Schwierigkeiten in der Berücksichtigung des Altersaufbaues der betreffenden Rassengemische und die große Unsicherheit der Krebsdiagnose, besonders unter primitiven Verhältnissen, machen das Material von vornherein stark fehlerbelastet, ungenau und trügerisch. Aber selbst wenn zahlenmäßig und statistisch alles stimmte, so bliebe immer noch die Frage offen: sind die nachgewiesenen Verschiedenheiten des Krebsvorkommens bei verschiedenen Völkern Unterschiede erblicher Natur oder nur Unterschiede hinsichtlich äußerer Schädigungen?

Es scheint nur festzustehen, daß hinsichtlich der Krebshäufigkeit, besonders bei Berücksichtigung der Alterszusammensetzung, größere Unterschiede der einzelnen Rassen nicht bestehen. Soweit wesentliche Unterschiede erkennbar sind, betreffen sie die Krebslokalisation. Gerade für diese verschiedene Krebslokalisation sind aber vorwiegend äußere Krebsnoxen (Lebensweise, Ernährung, äußere Schäden) verantwortlich zu machen. Daß tatsächlich erbbiologische Unterschiede für die Krebsverschiedenheiten bei den einzelnen Rassen verantwortlich zu machen sind, ist exakt jedenfalls noch nicht bewiesen. Soweit Unterschiede auf Rassenunterschiede bezogen werden können (z. B. Hautkrebse bei verschiedenem Pigmentschutz der Haut), sind es nicht krebsspezifische

Erbanlagen, sondern Erbunterschiede, die primär mit Krebs nicht das Geringste zu tun haben.

Es ergibt sich also daraus, daß zwei erbbiologische Grundeigenschaften des Menschen, seine durch einen Vererbungsvorgang bedingte *Geschlechtszugehörigkeit* und seine durch eine größere Zahl von Erbfaktoren bedingte Rassenzugehörigkeit, bis heute keine sicheren Beweise für Erbeinflüsse bei der Krebsentstehung erbracht haben.

Man kann nun nicht nur Geschlecht gegen Geschlecht, Rasse gegen Rasse, sondern auch Sippe gegen Sippe vergleichen. Was wurde hierbei an Erkenntnis zutage gefördert?

3. Familien- und Stammbaumforschung

Eine viel angewandte, zugleich aber auch mit vielen Fehlerquellen belastete Methode sind die **Aszendenz- und Deszendenzuntersuchungen** bei krebskranken und krebsfreien Individuen. Man kann dabei von krebskranken Kindern ausgehen und deren Eltern prüfen oder krebskranke Fälle als Ausgangspunkt wählen und deren Geschwisterschaften untersuchen oder ganze Familien über mehrere Generationen verfolgen.

Die erste Schwierigkeit, die sich hierbei ergibt, ist die *Ausschaltung reinen Zufallsgeschehens* LUMIÈRE (1936) ging davon aus, daß bei den Eltern von 5510 Krebskranken 853 Krebsfälle gefunden und daraus eine „Krebserblichkeit" von 15,47% errechnet war. Nimmt man nun für 7% aller Todesfälle Tod an Krebs an und geht nicht von jenen 5510 Krebskranken, sondern von irgendwelchen beliebigen 5510 Personen aus, so befinden sich unter deren 11020 Eltern 7% = 771 Krebse, das sind 14% der 5510. Der Unterschied von 1,47% ist zu gering, als daß er als Argument für Erblichkeit in Anspruch genommen werden könnte.

Zudem ist die Erhebung von Familienanamnesen als Methodik solcher Ermittlungen wenig exakt. Wie vorsichtig man sein muß, die *Angaben von Kranken* allein zur Grundlage von Krebserhebungen zu machen, zeigt neuerdings H. HABS. Er sandte Zwillingen, von denen es, da sie frühere Klinikpatienten waren, sicher war, daß sie an Krebs gelitten hatten, Fragebögen, in denen nach verschiedenen Krankheiten, darunter auch nach Krebs gefragt wurde. 15% der Befragten verneinten nicht nur die Krebskrankheit, sondern überhaupt eine Erkrankung des betreffenden Organs. Einige Zwillinge schrieben sogar ausdrücklich, daß das betreffende Organ wie früher, so auch jetzt gesund sei.

Tabelle 36

		5. Lebensjahrzehnt	6. Lebensjahrzehnt	7. Lebensjahrzehnt
Krebsstatistik	♂	11	19	22
	♀	16	22	21
Geschwister von Krebskranken	♂	16	40	27
	♀	49	45	35
Ehegatten von Krebskranken	♂	10	24	23
	♀	25	25	18

Die größte *statistische Erhebung* veranstaltete WAALER (1931). Er ging aus von 6000 vom norwegischen Krebskomité gesammelten Krebsfällen und verglich die *Geschwister* der Krebskranken, die verwandt mit dem Kranken sind, im Krebsalter aber unter verschiedenen äußeren Bedingungen leben, mit den *Ehegatten* der Krebskranken, die umgekehrt nicht verwandt sind, aber durch lange Zeit unter gleichen Bedingungen zu leben pflegen. Man wird zugeben müssen, daß die Methodik zwingend gewählt ist. Im Vergleich mit der allgemeinen Krebsstatistik fand WAALER für das 5., 6. und 7. Lebensjahrzehnt folgende Häufigkeiten an Krebstodesfällen bei Geschwistern von Krebskranken und bei Ehegatten von solchen (siehe Tab. 36). Die prozentuale Häufigkeit der Krebstodesfälle lag also in den 3 Untersuchungsreihen des 5., 6. und 7. Lebensjahrzehntes beim Vergleich zwischen Geschwistern durchweg etwas höher als bei den erbbiologisch nicht verwandten Ehegatten.

Man muß also feststellen, daß auch hier die Unterschiede keine großen sind und daß mit dem mageren Ergebnis, daß Krebs im Verwandtenkreis Krebskranker etwas häufiger ist als bei den Kontrollen, nicht viel anzufangen ist. Allen solchen Statistiken ist entgegenzuhalten, daß sie bei der hohen Bedeutung der äußeren Krebsursachen vielfach auch Krebse, die nicht erblich bedingt sind, zum Ausgangspunkt nehmen und daß überhaupt eine saubere Trennung äußerer Einflüsse und erblicher Bedingtheit statistisch unmöglich durchführbar ist.

Aber selbst wenn man Erbeinflüsse statistisch als erwiesen unterstellen würde, so würde damit noch nichts gesagt sein über das Ausmaß des Erbeinflusses gegenüber äußeren Faktoren, noch nichts über Art und Zahl der Erbfaktoren, nichts über ihr Zusammenwirken, nichts über ihre Beeinflußbarkeit durch äußere Einflüsse u. dgl. So ist es denn kein Wunder, daß Kritiker, z. B. LUMIÈRE, der *Krebsstatistik*, so gut sie auch für andere Zwecke sein mag, *für die Frage der Vererbbarkeit des Krebses jede Beweiskraft absprechen*.

So wendet sich der Blick ganz von selbst von der engeren Krebsstatistik zur **„Stammbaumforschung"** über mehrere Generationen. In der Frage der Krebsvererbung hat aber jede Stammbaumerhebung mit einer Reihe großer *Schwierigkeiten* zu rechnen. Wir gehen zunächst davon aus, daß bei einer Krebshäufigkeit von rund 20% aller Todesfälle familiäre Häufung allein noch keine Vererbung beweist. BASHFORD (1913) weist mit Recht darauf hin, daß, sofern jenseits des 40. Lebensjahres 10% an Krebs erkranken, allein zufallsbedingt in 6gliedrigen Familien in 11% zwei, in 2% drei und mehr Mitglieder, bei 10gliedrigen Familien sogar in 8% drei und mehr Menschen rein zufällig an Krebs erkranken müssen. Mit anderen Worten: allein nach dem Walten des Zufalls sind bei einer allgemeinen Krebssterblichkeit von 10% zahlreiche Stammbäume mit gehäuften Krebsfällen zu erwarten, auch ohne daß Vererbung vorliegt.

LUMIÈRE (1936) variiert dieses Vorgehen bei einer Annahme von nur 7% aller Todesfälle an Krebs folgendermaßen: Mengt man 1000 schwarze Kugeln (Krebstodesfälle) und 14000 weiße (anderweitige Todesursachen) und veranstaltet dann eine große Zahl von Ziehungen (etwa 4000) von je 10 Kugeln (Familie!), so ergibt die

knappe Hälfte der Ziehungen . . . 10 weiße Kugeln = kein Krebstodesfall,
ein reichliches Drittel . . . . . . 9 weiße und 1 schwarze Kugel,
17 Ziehungen . . . . 6 weiße und 4 schwarze Kugeln,
4 Ziehungen . . . . 5 weiße und 5 schwarze Kugeln.

Das würde bedeuten, daß sich unter 4000 Familien zu je 10 Köpfen 17 Familien befinden müßten, in denen 4 Mitglieder an Krebs starben, und 4 Familien, in denen sogar die Hälfte der Mitglieder dem Krebs erlag.

HABS (1939) stellt eine ähnliche Berechnung an: danach müßten sich bei 5gliedrigen Familien unter 100000 Familien 810 befinden, bei denen 3 Familienangehörige, d. h. also mehr als die Hälfte derselben, bei 45 Familien je 4 von 5 Familienmitgliedern und bei einer Familie sogar sämtliche Mitglieder allein der Wahrscheinlichkeit nach krebskrank sind.

Solche Berechnungen zeigen, wie irrig der Glaube an die Erblichkeit des Krebses ist, wenn er sich nur auf das mehrfache Vorkommen in ein und derselben Familie gründet. Die Wahrscheinlichkeit solch familiär gehäufter Krebserkrankungen ist statistisch gesehen sogar noch wesentlich höher anzusetzen, als in diesen Rechenbeispielen, stirbt doch heute bereits jeder 5. Mensch an Krebs.

Zu dieser rein zufallsmäßigen Häufung von Krebsfällen, die eine Vererbung vortäuscht, kommt als zweiter störender Fehler die *Interessantheitsauslese*. Es ist klar, daß Familien mit gehäuften Krebsfällen von vornherein eine größere Aussicht haben, veröffentlicht zu werden, während kein Mensch auf die Idee kommen wird, Stammbäume mit seltenen Krebsen zu publizieren. Diese einseitige und trügerische Auslese kann also gleichfalls Vererbung vortäuschen, wo sie in Wirklichkeit nicht besteht. An sich wäre diese Fehlerquelle zu umgehen, aber doch nur dadurch, daß man auslesefrei bei 50 oder 100 unmittelbar aufeinanderfolgenden Krebskranken deren Stammbäume feststellte, so daß dem

„Pro" der Stammbäume mit gehäuftem Krebs auch das „Contra" der krebsarmen Stammbäume als Grundlage der Auswertung gegenübergestellt werden könnte. Es ist für die magische Anziehungskraft der Interessantheitsauslese kennzeichnend, daß ein solcher Versuch einer auslesefreien Stammbaumanalyse beim Krebs überhaupt noch nicht diskutiert, geschweige denn ausgeführt worden ist.

Zu den Schwierigkeiten des rein Zufallsmäßigen, der schwierigen Materialbeschaffung, der einseitigen Auslese kommt als vierte Schwierigkeit noch die *fehlende Abgrenzung gegenüber exogen entstandenen Krebsen*. Auch beim besten Stammbaum ist man nie sicher, ob die Personen, die im Stammbaum „schwarz" und damit unter der Fiktion „erblich krebskrank" erscheinen, nun auch wirklich erblich krank sind. Ja, man könnte umgekehrt sagen: man kennt heute eine so große Zahl rein exogen erworbener, sicher nicht erblicher Krebse (Krebs der Landmanns- oder Seemannshaut, den Röntgen- bzw. Radiumkrebs, die vielen Formen von Berufskrebs, die vielen Arten von Reizkrebs usw.), daß sich in solchen großen Stammbäumen auch Kranke finden *müssen*, die dort als „erblich" abgestempelt sind, ohne es in Wirklichkeit zu sein. Oft genug wird eine solche familiäre Häufung tatsächlich nur der Ausdruck gleicher, gerade in der betreffenden Familie wirksamer Krebsnoxen sein. So könnte man heute, z. B. leicht unter den Arbeitern von Schneeberg oder Joachimsthal, über ganze Generationen hinweg Stammbäume mit erblichem Lungenkrebs, also sogar mit spezifischer Lokalisation, spezifischer Struktur, spezifischer Geschlechtsdisposition und mit weitgehend spezifischer zeitlicher Manifestation aufstellen, während es sich in Wirklichkeit nur um einen ausschließlich exogen (Näheres S. 455) erworbenen Berufskrebs handelt. Es wird eben zu oft vergessen, daß es familiär wirksame Krebsnoxen gibt.

Immer werden als „Beweis" für eine allgemeine erbliche Krebsbereitschaft Stammbäume in Anspruch genommen, in denen Krebse verschiedener Organe abwechselten. Die *Kasuistik* ist nach dieser Richtung ebenso reichhaltig wie wenig beweiskräftig. Es sind aber auch einzelne *umfassende Stammbäume* mitgeteilt worden.

WARTHIN veröffentlichte den Stammbaum einer Familie, die in 7 Generationen 146 Individuen mit 28 Krebsfällen = 19,2% aller Familienmitglieder und = 31,8% Krebsfälle bei den 88 Erwachsenen umfaßt. Davon waren 15 Carcinome im Magen-Darm-Trakt, 12 im Uterus, 1 im Ovar lokalisiert. Dabei ist auffällig, daß mit jeder folgenden Generation der Krebs in immer jüngeren Jahren zur Manifestation gelangte und daß die Malignität der Geschwulst in demselben Verhältnis im Wachsen begriffen war. Bei einer allgemeinen Krebssterblichkeit von 18,6% sind die 19% Krebsfälle des Warthinschen Stammbaumes nicht beweiskräftig, vor allem gibt die spätere Weiterverfolgung dieser Familie sehr zu denken. Inzwischen wurden nämlich 305 Mitglieder dieser Familie erfaßt (HAUSER und WELLER 1936). Dabei wurde eine starke Abnahme der Krebshäufigkeit in den jüngeren Generationen festgestellt. Jedenfalls ist es so, daß beim Hinzuzählen der weiteren Familienmitglieder plötzlich die frühere Krebshäufung einer unterdurchschnittlichen Krebshäufigkeit Platz macht.

SCHINZ, COCCHI und NEUHAUS (1945) erforschten 168 Sippentafeln mit insgesamt 22 000 Personen. Diese Untersuchungen an einer großen Zahl zeigten nun eindeutig, daß die „Carcinombelastung" der Sippen nur ein Spiegelbild der Krebsbelastung der Durchschnittsbevölkerung ist.

Kurzum, solche *Krebsstammbäume* mit Krebsen verschiedener Lokalisation sind *kein wissenschaftlich zureichendes Beweismaterial*. Gibt es nicht zu denken, daß ein Untersucher wie WASSINK (1933, 1935) der selbst 2250 Krebskranke auf Erblichkeit ihrer Krebse untersucht und selbst bedeutsame familiäre Häufungen nachgewiesen hat, die Ursache hierfür nicht in einer erblichen Krebsdisposition sieht, sondern gerade für die Fälle von Krebs des Verdauungstraktes an eine familiäre Exposition, an Gewohnheiten, Lebensweise, gleiche Noxen u. dgl. denkt!

Es ist eben immer dasselbe: die Stammbaumbeflissenen verlegen sich immer nach dem Prinzip der Interessantheitsauslese auf Familien mit gehäuftem Krebs. Auslesefreie Kontrollserien fehlen so gut wie immer.

Gegenüber Krebsstammbäumen mit Krebs verschiedener Organe und ganz verschiedenen histologischen Bildern würden Krebsstammbäume bei Krebs gleicher Lokalisation, besonders solche gleichen histologischen Aufbaues, unzweifelhaft stärker für eine erblich bedingte Geschwulstdisposition sprechen.

Aber auch da ist große Vorsicht geboten. Wollte einer großartige Stammbäume nicht bloß über Jahrhunderte hinweg, nicht nur mit Krebskranken auf das männliche Geschlecht beschränkt, sondern auch noch nur ein Organsystem bevorzugend aufstellen, so brauchte er nur nach Schneeberg oder Joachimsthal im Erzgebirge zu fahren. Dort könnte er, wie schon erwähnt, aus den alten Kirchenbüchern über lange Generationen hinweg Krebs des gleichen Organs und ihren „Erbgang" nachweisen. Vererbt wird aber nicht der Lungenkrebs als solcher, „vererbt" wird nur der Beruf als Arbeiter in den Radiumgruben. In Wirklichkeit erwirbt jeder neu Befallene den gleichen „Schneeberger Lungenkrebs" wieder neu.

Auch das an sich schon sehr seltene *Vorkommen gleicher Geschwülste bei Geschwistern* ist kein ausreichender Beweis für die genetische Bedingtheit. Wie oft werden Geschwister, besonders wenn sie lange zusammengelebt haben, auch gleichen Noxen ausgesetzt gewesen sein!

Beweiskräftig scheint eine Beobachtung von HEDINGER (1915), der den bei uns sehr seltenen primären Leberkrebs bei 2 Schwestern, die im Alter von 71 und 77 Jahren innerhalb einer Woche zur Sektion gelangten, beschrieb. Bei beiden Schwestern fanden sich gleichzeitig noch andere gutartige Geschwülste. Das Zusammentreffen des ausgesprochen seltenen Primärtumors der Leber mit anderen Geschwülsten bei zwei Schwestern läßt mit einer gewissen Wahrscheinlichkeit eine gleiche endogene Bedingtheit der Tumoren annehmen, wenngleich auch hier besonders bei den in Lebensgemeinschaft lebenden Geschwistern auch einmal gleiche Krebsnoxen vorkommen könnten.

Die *Kasuistik* umfaßt — abgesehen von Zwillingsgeschwistern (s. S. 231) — sonst noch Ovarialdermoide bei 3 Schwestern (SIPPEL), kleine Hirncysten gleicher Art bei Brüdern (SEIDEL), Gliome des Gehirns bei 2 Brüdern (HOFFMANN, zit. nach FISCHER-WASELS), seltene embryonale Nephrome bei 2 im Alter von 3 und 5 Jahren verstorbenen Schwestern (FISCHER-WASELS), 2 Coloncarcinome bei 2 Geschwistern, deren Mutter gleichfalls an Coloncarcinom gestorben war (FISCHER-WASELS). Kürzlich beschrieb WACHSMUTH (1959) sehr seltene *zirkulär wachsende Leiomyome des Oesophagus* bei einer Mutter und 3 von 4 Töchtern.

Zahlreiche Veröffentlichungen befassen sich auch mit dem Vorkommen *gutartiger Geschwülste* bei Geschwistern und Verwandten. SCHMIDT (1951), HANHART (1953): Uterusmyome; LEVEN (1929), LEVIT (1931), Atherome und bei Phaeochromocytomen. GREENBERG und GARDNER (1959).

Besonderes Interesse verdient das *Mammacarcinom* vor allem wegen seiner Häufigkeit und der Sicherheit der Diagnose. Beim Brustkrebs der Frau sind auch die allenfalls mitwirkenden äußeren Faktoren leichter übersehbar als bei anderen Krebsen: Schwangerschaften, Zahl derselben, Aborte, Stillen, Zeitdauer desselben, Mastitiden, Einfluß operativer oder der Röntgenausschaltung der Ovarien u. dgl. Auch die gelegentlichen Mammacarcinome beim Mann wären auf allenfallsige erbliche Belastung zu prüfen.

Ein relativ großes *statistisches Material* liegt über den *Brustkrebs der Frau* vor. WASSINK (1935) bearbeitete 660 Fälle. In 207 Familien fand sich mehr als 1 Fall. WACHTEL (1927) beobachtete ein Mammacarcinom durch 3 Generationen bei 6 Personen. LESCHCZINER (1917) sah bei einer Frau und ihren 3 Töchtern Brustkrebs mit Metastasen in den gleichen Organen auftreten. Dazu hatten noch 3 dieser Fälle histologisch den gleichen Bau eines im ganzen beim Mammacarcinom selteneren Gallertkrebses. FISCHER-WASELS fand ein Mammacarcinom bei einer 32jährigen Frau, deren Mutter 44jährig, deren Großmutter mit 62 Jahren an der gleichen Krankheit gestorben war. BUCALOSSI und VERONESI (1957) berichteten über 81 Töchter mit Mamma-Ca, deren Mütter den gleichen Krebs gehabt hatten. Bei 56 Kranken lag der Ausbruch der Krebskrankheit bei den Töchtern i. D. 4 Jahre früher als bei den Müttern.

Man denkt natürlich an die sog. Antecipation, d. h. das zeitlich immer frühere Auftreten einer Geschwulst, wie dies auch bei Acusticustumoren auffällt.

Im Anschluß an die Autoren LANE-CLAYTON und WAINWRIGHT hat SCHINZ die elterliche Häufung bei 1292 Mammacarcinomfällen mit derjenigen von 1085 Kontrollfällen verglichen. Er fand in 7,5% „Krebsväter" und in 10,0% „Krebsmütter", bei den Kontrollfällen 4,8% bzw. 7,0%. Die Differenz ist nicht groß, immerhin bei den Krebsvätern zweimal, bei den Krebsmüttern dreimal so groß als der einfache mittlere Fehler. WAINWRIGHT untersuchte, ausgehend von 784 weiblichen Mammacarcinomkranken und 576 Kontrollfällen, die Krebshäufigkeit in deren Geschwisterschaften. Auf 195 an anderen Krankheiten verstorbene Brüder Mammacarcinomkranker kamen 12 Krebstodesfälle = 6,2%, auf 160 an anderen Krankheiten verstorbene Schwestern 41 = 25,6% an Krebs, davon 16 = 10% an Brustkrebs verstorbene Schwestern. Diese Zahl liegt gerade außerhalb des dreifachen mittleren Fehlers der Differenz, ist also wohl reell. Das bisher vorliegende Material beim Brustkrebs der Frau reicht nicht aus, um selbst für dieses noch günstigste Objekt für die Untersuchung der „Krebsvererbung" sichere Schlüsse zu rechtfertigen.

BUCALOSSI u. Mitarb. (1954) untersuchten 230 *brustkrebskranke Frauen und* ihren *Verwandtenkreis* und zum Vergleich 230 gesunde Personen. Sie fanden in der ersten Gruppe dreimal mehr Brustkrebs als im Vergleichskreis. MACKLIN (1955) stellte die *Familien von 300 Frauen mit Mammacarcinom* denen von 255 gesunden und von 300 mit anderweitigen Krebsen gegenüber. Während unter den Müttern nichtkrebskranker Frauen und denen mit Krebsen aller Art die Brustkrebsquote der Erwartung entsprach, hatten unter den 190 Müttern brustkrebskranker Frauen 10 wieder ein Mammacarcinom (Erwartung nur 4,1). Die Verfasserin schließt daraus, daß Töchter von Müttern mit Brustkrebs mehr Brustkrebs aufweisen, als der Erwartung entspräche. Wir selbst halten diese an sich sehr umfassende, auch auf andere Fragen sich erstreckende Erhebung für wichtig. Beim Mammacarcinom spielen aber so viele Faktoren herein (— z. B. sinkt mit der Zahl der Kinder die Krebsquote! —), daß nur große Unterschiede beweiskräftig erscheinen. Wenn tatsächlich Brustkrebs bei Töchtern brustkrebskranker Mütter immer häufiger und immer früher aufträte, so müßte das Mammacarcinom der Frau von Generation zu Generation ständig zunehmen und immer früher auftreten. Dafür gibt es aber keine Beweise.

Bemerkenswert wenige Arbeiten befassen sich mit der Frage einer „*Vererbung*" beim häufigsten Krebs, dem *Magencarcinom*. Um so erfreulicher ist es, daß LEONHARDT (1939) ein auslesefreies Material an 54 Stammbäumen untersuchte. Von 413 Nachkommen Magenkrebskranker hatten 274 das krebsfähige Alter erreicht. Unter den 413 Nachkommen erkrankten 13 an Carcinom, davon 5 an Magenkrebs. Der Untersucher folgert mit Recht, daß für den Magenkrebs die Vererbung nicht die vielfach (Familie Broca, Bonaparte!) angenommene Bedeutung hat.

Die Frage der „Krebsvererbung" wurde auch bei *anderen Organkrebsen* geprüft, so beim Magen-Darm-Krebs (MACKLIN 1955), beim Uteruscarcinom (BROBECK 1949, MURPHY 1952, BUCALOSSI u. Mitarb. 1956,) bei Kehlkopfkrebs (FIOR 1957), bei Blutkrankheiten (HOGREFFE 1942, SCHÖNBAUER 1953, KALIAMPETSOS 1954), bei Hirntumoren (KOCH 1954) u. a.

Ist der Brustkrebs theoretisch besonders geeignet für die Frage der Vererbung bei einer ganz bestimmten Krebslokalisation, so wären die **Nachkommenschaften bei Krebs beider Eltern** das gegebene Material für die Frage der Vererbung einer allgemeinen Krebsbereitschaft. Dem „*Cancer a deux*" käme also vererbungsbiologisch besondere Bedeutung zu. Denkbar sind drei Möglichkeiten: a) Beide Krebse sind ausschließlich — vielleicht durch die gleiche Krebsnoxe! — *erworben*. Solche Familien dürften nur so viel Krebs unter den Nachkommen haben, wie der allgemeinen statistischen Erwartung entspricht. b) Beide Krebse sind ausschließlich auf *erblicher* Basis entstanden. In diesem Falle müßten unter den Nachkommen über die Erwartung hinaus Krebskranke gehäuft auftreten. c) Ein elterlicher Krebs ist exogen, der andere rein endogen bedingt.

Bei der Prüfung der *Kasuistik* (KÖRBLER 1934, 1937, PAULSEN 1924, CHOLEWA 1932) ist davon auszugehen, daß hier das Bild von vornherein durch die Interessantheitsauslese getrübt ist. Bringen wir — ohne Anspruch auf Vollständigkeit — einige „positive Fälle". Im Falle

CHOLEWA starb die Mutter an Gebärmutter-, der Vater an Magenkrebs. Von den 8 Kindern starben 2 frühzeitig, 3 von den 5 Töchtern starben an Gebärmutter- und 1 Sohn an Magenkrebs. KÖRBLER (1934) beschrieb folgende Familie: Vater mit 63 Jahren gestorben an Carcinoma hepatis, Mutter mit 52 Jahren an Carcinoma mammae, ältere Tochter bekommt mit 36 Jahren ein Carcinoma uteri, die jüngere mit 52 Jahren ein Carcinoma hepatis. Umgekehrt sah KÖRBLER eine Familie mit Krebs beider Eltern. Von den 11 Kindern hatte nur eines einen Krebs. VAN DAM (1924) hat in 14 Familien mit Krebs beider Eltern nicht einen einzigen Todesfall an Krebs unter den Kindern beobachtet.

Alles in allem fehlt aber auch hier wegen der irreführenden Interessantheitsauslese noch jedes wirklich beweiskräftige Material. Systematische Untersuchungen wären an sich durchaus möglich, müssen wir ja bei 18,6% Krebssterblichkeit erwarten, daß in mehr als 1% der Ehen der Tod beider Eltern an Krebs erfolgt. Andererseits aber müßten die Untersuchungen, wenn die Nachkommen im Krebsalter sich befinden sollen, weit zurückgehen, was wieder mancherlei Schwierigkeiten hinsichtlich der Sicherheit der Diagnose usw. mit sich bringt. Mit der bisher vorliegenden Kasuistik ist jedenfalls nichts anzufangen.

Die erste systematische Erhebung der *Nachkommenschaft bei „konjugalem Krebs"* verdanken wir dem Schweizer Vererbungsforscher HANHART (1943).

Er fand 141 Ehen krebskranker Gatten. Verwertbar waren 121. Davon hatten nur 30 Paare Kinder mit Krebs (25 ♂ und 17 ♀ = 43 ♂ ♀). Von den ins 7. Lebensjahrzehnt gelangten Gesamtkindern hatte nur $1/7$ Krebs bekommen. $6/7$ blieben trotz Krebseltern und hoher Krebsquote in der Bevölkerung von Krebs verschont. In 33 Familien mit sicherem Magenkrebs beider Ehegatten fanden sich 97 über 40 Jahre alt gewordene Kinder. Davon hatten nur 15 (= 15,46%) Krebs überhaupt und nur 11 (= 11,34%) wieder Magenkrebs, also weniger als man ohne jede Krebsbelastung allein nach der Krebshäufigkeit im allgemeinen und der hohen Magenkrebshäufigkeit im besonderen zu erwarten hätte. Von allen 286 über 50 Jahre alten Kindern krebs kranker Eltern hatten nur 38 = 13,28% Krebs. Das ist für über 50jährige weniger, als der allgemeinen Erwartung entspricht.

Es folgt daraus: *Selbst bei Krebs beider Eltern* haben deren *Kindern nicht häufiger Krebs*, als die *Kinder von Eltern ohne Krebs* und nicht häufiger, als dem Bevölkerungsdurchschnitt entspricht.

Man kann also von der ganzen Familien- und Stammbaumforschung *zusammenfassend* nur so viel sagen, daß den vielen primär positiven Angaben bei kritischer Nachprüfung, besonders bei Ausschaltung der Interessantheitsauslese, ebenso viele negative Ergebnisse hinsichtlich der Krebsvererbbarkeit gegenüberstehen. Die Methodik ist eben mit so viel Fehlerquellen belastet, daß sie wissenschaftlich exakte Beweise überhaupt nicht zu liefern vermag.

So nimmt es nicht wunder, wenn angesichts der besonders großen Schwierigkeiten der Krebsstatistik im allgemeinen und der Familien- und Stammbaumforschung im besonderen LUMIÈRE (1936) gegen den allein auf mehrfaches Vorkommen von Krebs in ein und derselben Familie gegründeten Glauben an die Erblichkeit des Krebses scharf zu Felde zieht, dem bisher veröffentlichten Material jede Bedeutung abspricht und energisch feststellt, daß es unbeeinflußt durch Erblichkeit stets Familien geben muß, in denen mehrere Mitglieder der Krankheit allein nach den Gesetzen des Zufalls zum Opfer fallen.

So bleibt, nachdem Statistik, Familien- und Stammbaumforschung beim Krebs bis jetzt noch nicht zu bejahenden Schlußfolgerungen berechtigen, als sicheres Beweismittel bezüglich der „Krebsvererbung" beim Menschen neben Nachkommenschaften bei Krebs beider Eltern weiterhin noch die *Zwillingsforschung*.

4. Zwillingsforschung und Geschwulstvererbung

Zur Prüfung der Geschwulstvererbung beim Menschen ist das Zwillingsmaterial weitaus das geeignetste. Die Nachforschung nach *Krebskrankheiten bei Zwillingen* und hierbei die Gegenüberstellung der erbgleichen eineiigen (EZ) mit den erbverschiedenen, sei es gleichgeschlechtlich-zweieiigen (ZZ), sei es verschiedengeschlechtlich-zweieiigen, sog. Pärchenzwillingen (PZ), gibt hinsichtlich der Konkordanz und Diskordanz ein willkommenes Vergleichsmaterial, zumal bei beiden Gruppen im allgemeinen eine weitgehende Gleichheit der Aufwuchsbedingungen angenommen werden darf, so daß Verschiedenheiten in der Krebshäufigkeit zwischen EZ und ZZ weitgehend der Verschiedenheit der erblichen Veranlagung zugeschrieben werden dürfen. Dieser wichtigen Grundtatsache gegenüber muß natürlich wiederum berücksichtigt werden, daß bei der großen Carcinomhäufigkeit Krebs bei beiden Zwillingen auch einmal reines *Zufallsgeschehen* sein kann, besonders wenn es sich um eine sehr häufige Krebsform handelt. Über den Zufall hinaus könnte Krebs bei Zwillingen ursächlich gelegentlich auch *Folge gleicher äußerer Krebsnoxen* sein, zumal ja EZ bei gleicher Erbkonstitution der Organismen bei gleicher Noxe mit dem gleichen Krebs reagieren müßten.

Im großen und ganzen aber spricht das Auftreten des gleichen Tumors mit gleicher Lokalisation und im gleichen Alter bei beiden Partnern, also eine völlige *Konkordanz* bei EZ *für eine endogene Disposition* zur Krebserkrankung, besonders wenn es sich auch noch um seltene, bösartige Geschwülste handelt und wenn gleichzeitig andererseits bei ZZ Diskordanz besteht. Am besten hält man sich bei der Prüfung an die beiden Grenzfälle: zeigen die EZ völlige Konkordanz, die ZZ völlige Diskordanz, so darf man auf eine ausschlaggebende erbgenetische Bedingtheit, und umgekehrt: besteht kein Unterschied zwischen EZ und ZZ, so darf man auf exogene Bedingtheit schließen.

Um die Krebsfrage bei Zwillingen haben sich vor allem WEITZ (1924, 1933, 1936), KRANZ (1931/32), SCHINZ (1935), PEYRON und KOBOZIEFF u. ZIMMER (1937) und später besonders H. HABS (1939, 1941), v. VERSCHUER und KOBER (1940), BUSK, CLEMMESEN und NIELSEN (1948), v. VERSCHUER (1959) verdient gemacht.

Über *konkordante gutartige Geschwülste* bei Zwillingen liegt im Schrifttum einiges Beobachtungsmaterial vor (s. Tab. 37). Es ist aber im Verhältnis zu der ungemeinen Verbreitung gutartiger Geschwülste zahlenmäßig sehr gering. Wahrscheinlich liegt dies daran, daß solche Fälle im allgemeinen keinen genügenden Anreiz zur Veröffentlichung abgeben.

Tabelle 37. *Gutartige Geschwülste bei Zwillingen*

Autor	Zwillinge	Geschlecht	Geschwulst
SPANNOCKI (1899)	EZ	♀♀	Uterusmyom
v. SZONTAGH (1918)	EZ	♂♂	Kehlkopfpapillom
BURKARD (1922)	EZ	♀♀	Fibroadenom der Mamma
STOOKS und BARINGTON (1925)	EZ?	♂♂	multiple Exostosen
BIRKENFELD (1930)	EZ	♂♂	multiple Exostosen
KRANZ (1931)	EZ	♀♀	Fibromatosis mammae
KRANZ (1931)	EZ	♀♀	Uterusmyom
HABS (1938)	EZ	♀♀	Uterusmyom
LEERS (1936)	EZ	♀♀	Neurofibrome
GROHMANN (1939)	EZ	♂♂	Neurofibrome
TRUMS (1939)	EZ	♂♂	Hypophysentumor
ROBINSON und ORR (1955)	EZ	♂♂	Struma nodosa
ROBINSON und ORR (1955)	EZ	♀♀	Struma basedowica
THELEN u. SCHÄUBLE (1957)	EZ	♂♂	Blasenpapillome
KOCH u. Mitarb. (1957)	EZ	♂♂	Septum pellucidum-Cysten

Den 15 Fällen von konkordanten gutartigen Geschwülsten bei EZ stehen einzelakustisch 22 Fälle von **Konkordanz maligner Tumoren** bei EZ im Schrifttum

gegenüber. Davon betreffen 9 Fälle das männliche (s. Tab. 38) und 13 Fälle das weibliche Geschlecht (s. Tab. 39).

Tabelle 38. *Konkordanz maligner Tumoren bei männlichen eineiigen Zwillingen*

Tumor	Autor	Bemerkungen
Lippencarcinom . . .	v. Verschuer	mit 47 Jahren beide Rezidiv
Gesichtscarcinom . .	Rosanoff (1902)	
Medulloblastom des Kleinhirns.	Leavitt (1928)	
Hodencarcinom . . .	Domrich (1940)	
Magencarcinom . . .	Waaler	beide innerhalb eines Jahres Lebermetastasen
Hodensarkom. . . .	Champlin (1930)	
Magencarcinom . . .	Militzer (1935)	
Lippencarcinom . . .	Kranz (1932)	
Magenkrebs	Holub u. Schönbauer (1952)	2 Fälle
Magen-Darm-Krebs .	Holub u. Schönbauer (1952)	2 Fälle
Sympathicoblastom .	Marshall (1953)	bei beiden metastasierend

Von den männlichen Fällen haben die einzelnen eine verschiedene Beweiskraft. So sind z. B. die Hautkrebse bei den 60 Jahre alten Zwillingsbrüdern nicht unmittelbar beweisend, da ja bei genügender Exposition, z. B. bei Seeleuten, Landwirten es umgekehrt auffallend wäre, wenn sie bei gleicher genischer Konstitution auf die gleiche äußere Krebsnoxe nicht auch gleich reagierten, dagegen ist es bei den Lippenkrebsen schon auffällig, daß dieser sonst ausgesprochene Alterskrebs in den Fällen von v. Verschuer 47jährige, im Falle von Kranz 39- bzw. 41jährige Zwillinge betraf.

Tabelle 39. *Konkordanz maligner Tumoren bei weiblichen eineiigen Zwillingen*

Tumor	Autor	Bemerkungen
Neuroblastom (Retina)	Benedict (1929)	5 Monate Zeitdifferenz
Gliom an d. Gehirnbasis	Joughin (1928)	
Mammacarcinom re. .	McFarland und Meade (1932)	
Choledochuscarcinom	Kranz (1932)	Umfaßt bei beiden Choledochus, Duodenum und Pankreas. 2 Tage nacheinander † †
Ovarialcarcinom . . .	McFarland und Meade (1932)	
Uteruscarcinom . . .	Halliday-Croom (1912)	Gleichzeitig erkrankt, bei beiden kombiniert mit Myom
Uteruscarcinom . . .	Weitz (1924)	
Mammacarcinom . . .	Wilder und Wanckwardt	EZ von Drillingen
Uteruscarcinom . . .	H. Habs (1941)	
Mammacarcinom . . .	Munford und Linder (1936)	
Cervixcarcinom . . .	Stocking (1950)	histologisch identisch
Portiocarcinom . . .	Waehneldt (1952)	beide im 43. Lj., beide nicht verhornendes Plattenepithel-Ca
Vaginal-Ca	Holub u. Schönbauer (1952)	
Collum-Ca	Holub u. Schönbauer (1952)	eine Schwester gleichzeitig Sigma-Ca
Akute Leukämie . . .	Cooke (1953)	Tod im Alter von 18 bzw. 24 Monaten
Schilddrüsen-Ca. . . .	Robinson und Orr (1955)	Innerhalb zweier Tage operiert. Identischer Befund

Besonders in die Augen springend sind die Beobachtungen über an sich seltene und dann konkordante Geschwülste. So erkrankten nach einer Beschreibung von LEAVITT (1928) EZ ungefähr im gleichen Alter an Medulloblastom des Kleinhirns und starben mit $6^1/_2$ bzw. $8^1/_2$ Jahren. Im Falle von CHAMPLIN bekam von zwei eineiigen Brüdern der eine mit 24 Jahren, der andere mit 31 Jahren ein Seminom des rechten Hodens (CHAMPLIN (1930).

Beim *weiblichen Geschlecht* liegen 13 Beobachtungen konkordanter Tumorfälle bei EZ vor (s. Tab. 39).

Unter den weiblichen Fällen finden sich die eindrucksvollsten Fälle von *Krebsübereinstimmung*, die bis jetzt bekannt geworden sind. So beobachtete BENEDICT (1929) ein homologes linksseitiges *Retinablastom*, dessen erste Symptome mit 5 Monaten Zwischenraum auftraten. Trotz Enucleation am gleichen Tage und trotz Radiumbestrahlung starb das eine Mädchen $5^1/_2$ Monate später an einem intrakraniellen Rezidiv, während das andere noch 6 Jahre nach der Operation am Leben blieb.

Einen gleich seltenen Fall von *Gliom an der Gehirnbasis* bei verheirateten Zwillingsschwestern beschrieb JOUGHIN (1928). Die ganz ähnlichen klinischen Erscheinungen traten bei beiden unmittelbar nacheinander auf.

Über ein im gleichen Jahr aufgetretenes und mit Myom kombiniertes histologisch übereinstimmendes Adenocarcinom des Uterus bei eineiigen Zwillingsschwestern berichtet HALLIDAY-CROOM (1912). Beide hatten am gleichen Tag ihre Menstruation und im gleichen Jahr ihre Menopause bekommen.

Nach einer Mitteilung von WEITZ (1924) erlag die eine von zwei Zwillingsschwestern mit $39^1/_2$ Jahren einem Uteruscarcinom. Die andere starb mit 47 Jahren an Lebermetastasen aus dem primären Uteruscarcinom. 3 Jahre vorher wurde ihr der myomatös degenerierte Uterus exstirpiert, der bei fehlender histologischer Untersuchung sicher ein Carcinom enthielt.

An einem gleichartigen und gleichgroßen Carcinom des Choledochus erkrankten Zwillinge (64 Jahre alt). Bei beiden begann die Erkrankung innerhalb 6 Wochen und umfaßte in beiden Fällen Duodenum und Pankreas (KRANZ 1931). Sie wurden am gleichen Tage operiert. Sie starben 2 Tage nacheinander. Choledochuscarcinome sind sehr selten.

An *konkordanten Geschwülsten bei ZZ* sind bis jetzt nur 7 Paare mitgeteilt (VERSCHUER 1956).

Im Gegensatz zu den hinsichtlich Organ und Gewebsart konkordanten Fällen liegen über *verschiedene Krebse bei EZ* auffallend wenige Beobachtungen vor.

KRANZ (1931) beschrieb EZ, von denen der eine mit 58 Jahren ein Pylorus-, der andere mit 60 Jahren ein Rectumcarcinom bekam. Eine gleiche, wenn man so will, *unvollständige Konkordanz* (Gleichheit der Krebserkrankung bei Verschiedenheit von Organ- und Geschwulstart) ist bis jetzt auch 3mal bei PZ beobachtet worden. WEITZ beschreibt PZ, bei denen der Bruder an Magencarcinom, die Schwester an Coloncarcinom starb. Bei KRANZ hatte die Schwester ein Mamma-, der Bruder ein Pharynxcarcinom. Im Material von HABS findet sich bei den PZ eine Frau, die mit 68 Jahren im Uteruscarcinom bekam, während der Zwillingsbruder an einem Prostatacarcinom erkrankte. V. VERSCHUER (1956) faßt die bis dahin veröffentlichten Fälle zusammen. Bei 120 EZ wurden 20 konkordante Fälle gesehen, in 5 weiteren stimmte Art und Lokalisation des Krebses nicht überein, in 95 Fällen erkrankte nur je ein Zwillingspartner an Krebs.

Alle Fälle konkordanter Geschwülste bei Zwillingen sind natürlich besonders eindrucksvoll, vor allem die Fälle, die wegen ihrer Seltenheit das bloße Walten des Zufalls unwahrscheinlich erscheinen lassen. Immer bleibt aber, besonders bei den Fällen konkordanter EZ, noch die Möglichkeit, daß bei gleicher erblicher Reaktionsbereitschaft der identische Krebs Folge der gleichen äußeren Noxe auf den gleich reagierenden Organismus war. Es kommt also gerade wegen der hier besonders großen Gefahr der Interessantheitsauslese gegenüber den konkordanten Fällen auch noch auf die *Gegenprobe* an, auf die Diskordanz bei EZ und auf das Vergleichsmaterial der ZZ an.

Bei der **Diskordanz maligner Tumoren** bei *Zwillingen* ist von vornherein klar, daß die Fälle, bei denen nur ein Partner einen Krebs hat, gegenüber den mehr imponierenden konkordanten Zwillingsfällen von vornherein weniger Aussicht haben, veröffentlicht zu werden. Die erhaltenen Zahlen sind also nicht respirativ.

Den 22 sicher besonders ausgelesenen konkordanten EZ stehen im Schrifttum 42 diskordante EZ gegenüber (Tab. 40).

HABS stellt 7 Fälle von ZZ und PZ zusammen, bei denen dem einen Krebs des einen Partners ein anderer Krebs des anderen Partners entsprach, wo also eine „unvollständige Konkordanz" vorlag. Diesen 7 mehr oder minder konkordanten Fällen stehen nach einer Zusammenstellung von HABS *22 diskordante Fälle* bei ZZ gegenüber. Hierzu kommen noch aus dem eigenen Material von HABS weitere 19 diskordante Fälle bei ZZ. v. VERSCHUER (1956) stellte 287 ZZ zusammen, unter denen sich 7 konkordante Fälle fanden, bei 37 hatte der Zwillingspartner einen anderen Organkrebs, bei 243 Fällen erkrankte jeweils nur ein Zwillingspartner an Krebs.

Überblickt man das einzelkasuistische Material, so kommt man zu folgendem vorläufigen, hinsichtlich der Schlußfolgerungen jedoch noch trügerischen Ergebnis, daß konkordanten Zwillingspaaren ein 3- bis 4faches an eineiigen Zwillingspaaren gegen-

Tabelle 40
Diskordanter Krebs bei eineiigen Zwillingen

Autor	Zahl der Paare	1. Partner krebskrank	2. Partner gesund
PEDERSEN und GEYER (1938)	2	2	2
KAPLAN	1	1	1
WEITZ	6	6	6
KRANZ	7	7	7
K. H. BAUER	1	1	1
VERSLUYS	1	1	1
WAALER	2	2	2
HABS	7	7	7
CHARACHE	3	3	3
HEERMANN	1	1	1
ENDE (1955)	1	1	1
KOCH (1954)	20	10	10
	52	42	42

überstehen, bei denen nur der eine Zwilling Krebs hatte, der andere aber nicht. Aber auch dieses zahlenmäßig schon beträchtliche Zwillingsmaterial reicht für die Beweisfolgerungen noch nicht aus, denn offenkundig spielt bei der Zwillingskasuistik die Interessantheitsauslese eine das Ergebnis stark verschiebende Rolle. Das entscheidende Beweismaterial liefert erst die **Untersuchung auslesefreier Zwillingsserien**, denn erst sie füllt die durch die einseitige Interessantheitsauslese geschaffene Beweislücke aus und gibt allein über das *wahre Konkordanz-Diskordanzverhältnis* Auskunft. Solche auslesefreie Zwillingsserien von Krebskranken strebten schon KRANZ, VERSLUYS und WEITZ an, aber erst H. HABS sowie v. VERSCHUER und KOBER lieferten solche in besonders dankenswerten Untersuchungen.

Betrachten wir nun die beiden großen auslesefreien Zwillingsserien von HABS und von v. VERSCHUER und KOBER. HABS ermittelte 1939 unter 7439 Krebskranken sämtliche 74 Zwillinge und deren Partner. Nach Abzug der 38 Fälle, bei denen jeweils ein Partner früh, d. h. vor dem Krebsmanifestationsalter, gestorben war, blieben für die Analyse 36 Zwillinge, von denen noch weitere 8 wegen noch ausstehender Befunde vorläufig ausschie-

Tabelle 41. *Auslesefreie Zwillingsserie von 28 Krebskranken* (Nach H. HABS 1939)

Art der Zwillinge	1. Partner	2. Partner	Fälle
EZ	8 krebskrank	7 gesund 1 krebskrank (konk.)	8 Paare
ZZ	9 krebskrank	9 gesund	9 Paare
PZ	11 krebskrank	10 gesund 1 krebskrank	11 Paare
	28 krebskrank	26 gesund 2 krebskrank	28 Paare

den, so daß für die Auswertung 28 Zwillingspaare zur Verfügung standen, und zwar 8 EZ, 9 ZZ und 11 PZ (s. Tab. 41).

Die Tabelle zeigt folgendes Verhalten der einzelnen Gruppen: Bei den 8 EZ findet sich nur ein weibliches Paar, bei dem beide Partnerinnen ein Uteruscarcinom hatten, wobei das

Erkrankungsalter um 5 Jahre differiert. Bei den übrigen EZ war der andere Partner jeweils gesund. Bei den 9 ZZ bestand in allen Fällen völlige Diskordanz. Bei den 11 PZ hatte 10mal der 2. Partner kein Carcinom, nur bei einem Paar hatte der eine Zwillingsbruder ein Prostatacarcinom, während die Zwillingsschwester ein Uteruscarcinom hatte. HABS selbst sagt mit Recht: „Dieses einmalige Vorkommen kann mit der durchschnittlichen Häufigkeit des Carcinoms in der Bevölkerung völlig zwanglos erklärt werden." Das Ganze ergibt also bei 28 Zwillingsgeschwistern eines sicher krebskranken Zwillings nur zweimal Krebs bei beiden Zwillingsgeschwistern, davon einmal auch konkordant hinsichtlich des Organs, aber different im Erkrankungsalter.

Eine weitere auslesefreie Zwillingsreihe stammt von v. VERSCHUER und KOBER (1940). Unter 16997 Ausgangskrebsfällen wurden 194 Zwillinge ermittelt. Von diesen Zwillingen waren jedoch nur 69 Zwillingspaare verwertbar, beim Rest hatte der Tod des einen Paarlings bei oder kurz nach der Geburt oder der spätere vorzeitige Tod des einen Zwillings die statistische Verwendbarkeit unmöglich gemacht. Zu diesen 69 Fällen kamen 10 weitere Paare, die durch systematische Erfassung aller Frankfurter Zwillingspaare gesammelt worden waren. Die 79 Zwillingspaare bestehen aus 23 EZ, 35 ZZ und 21 PZ.

Tabelle 42.
Auslesefreie Zwillingsreihe von 79 Zwillingspaaren mit jeweils einem krebskranken Zwilling als Ausgangspunkt (Nach v. VERSCHUER und KOBER)

Zwillingspaare mit einem krebskranken Zwilling	Zahl	2. Zwilling krebsfrei	2. Zwilling krebskrank
EZ	23	21 = 91,2%	2 = 8,8%
ZZ	56	49 = 87,5%	7 = 12,5%

Wie Tab. 42 erkennen läßt, fand sich nur bei 2 von den 23 EZ Übereinstimmung hinsichtlich der Krebserkrankung, auch bezüglich der Art und der Lokalisation der Krebsgeschwulst. Bei den 56 ZZ konnte nur bei einem einzigen Paar eine Übereinstimmung bezüglich der Art und Lokalisation des Krebses (Brustkrebs) nachgewiesen werden. Sonst fand sich bei den ZZ nur in 6 Fällen (= 10,7%) eine Übereinstimmung wenigstens insofern, als sonst noch ein Krebs anderer Art und anderer Lokalisation auftrat. Die Häufigkeit von 10,7% zeigt, daß die Rolle der allgemeinen Krebsdisposition sicherlich nicht so groß ist, wie meist behauptet wird. Wenn die Autoren selbst aus dem Zwillingsmaterial für den Magenkrebs eine vererbliche Veranlagung herauslesen (VERSCHUER 1956), bei anderen Krebsen die Rolle der Vererbung für nicht gegeben erachten, so muß bei dem Magenkrebs die Einschränkung gemacht werden, daß diese Krebsform mit weitem Abstand die häufigste Krebsart darstellt, daß also allein schon nach dem Zufall mehrfaches Auftreten auch bei Zwillingen zu erwarten ist. BUSK, CLEMMESEN und NIELSEN (1948) fanden unter 315 Zwillingspaaren, die auslesefrei in der dänischen Krebsstatistik erfaßt wurden, unter insgesamt 30000 Krebserkrankungen keine Tendenz zur Konkordanz bei EZ.

Die auslesefreie Zwillingsreihe von v. VERSCHUER und KOBER ist ein schlüssiger Beweis dafür, daß sich *eine erbliche Veranlagung für den Krebs nicht nachweisen läßt*.

Den letzten Stand der *Zwillingsserien mit Krebs* gibt v. VERSCHUER 1959 folgendermaßen an:

EZ-Paare: 196, davon 34 = 17,4% konkordant,
ZZ- und PZ-Paare: 546, davon 59 = 10,8% konkordant.

Bedenkt man, daß in früheren Serien entsprechend der Versuchung der Interessantheitsauslese konkordante EZ eine erhöhte Chance hatten, publiziert zu werden, daß also die Konkordanzzahl sicher zu hoch ist, ferner daß sie immer noch unter dem prozentualen Krebsanteil unter den Sterbefällen (18,6%) ist, so kommt man zu dem Ergebnis, daß nichts so sehr die These von der „Krebsvererbung" widerlegt, als das Spontanexperiment der Zwillinge. Wäre Krebs „erblich" bedingt, so müßten bei der Identität der Chromosomen und Gene bei den EZ genbedingte Tumoren eine hohe, theoretisch nahe an 100% reichende Konkordanz haben, sofern die EZ alt genug geworden sind. Der fehlende Unterschied im Krebsbefall der EZ und ZZ ist ein schlüssiges Gegenargument gegen die Rolle der Vererbung bei der Entstehung des menschlichen Krebses.

Nun darf allerdings nicht verschwiegen werden, daß manche Human-Genetiker, wie z. B. v. VERSCHUER (1959) bei aller Leugnung eines Einflusses der Vererbung, beim Auftreten des Krebses überhaupt — geneigt sind, *bei bestimmten Lokalisationen des Krebses* einen gewissen *Erbeinfluß* zu bejahen, so z. B. beim *Magenkrebs* (im Gegensatz z. B. zum Mamma- und Uteruscarcinom). Nun ist aber gerade der Magenkrebs der häufigste Organkrebs überhaupt und gerade bei ihm spielen unzweifelhaft Essensgewohnheiten, Noxen der Nahrung (s. 9. Kap.) so stark herein, daß gerade hier familiäre Besonderheiten exogener Art gerade bei Zwillingen eine leicht erhöhte Quote der Konkordanz bedingen können.

Man hat die Zwillinge als ein Naturexperiment bezeichnet, das dem Menschen gestattet, Einblicke in die Naturgesetze zu nehmen. Wertet man dieses spontane experimentum in homine für die Frage der Krebsvererbung aus, so kommt man zu dem Gesamtergebnis, daß die *Vererbung in der großen Summe der Krebsfälle keine erkennbare Rolle* spielt. Die 90% diskordanten Fälle bei EZ zeigen umgekehrt sogar, daß selbst bei gleicher genischer Konstitution entscheidend erst noch äußere oder körpereigene innere Faktoren hinzukommen müssen, wenn bei einem Zwilling Krebs entstehen, beim anderen Krebs ausbleiben soll.

So werden also in der Tat gerade die *Zwillinge* als wichtigstes erbbiologisches Beweismaterial beim Menschen geradezu zum *Gegenbeweis gegen eine Überschätzung der Rolle der Vererbung* bei der Krebsentstehung und zugleich zu einem wichtigen *Beweismittel für die hohe Bedeutung rein äußerer oder nichterblicher körpereigener innerer Realisationsfaktoren der Krebsentstehung beim Menschen.*

Es ist ohne weiteres THUMS (1952) zuzustimmen, daß die Methode auslesefreier Zwillingsserien als „feinstes Reagens der Humangenetik" auch auf große Einzelgebiete, wie z. B. die der *Tumoren des Zentralnervensystems* ausgedehnt und zur Gewinnung eines entsprechend großen Krankengutes auf großzügig internationaler Basis organisiert werden sollte.

Und doch gibt es in der Frage „Krebs und Vererbung" über den schon schlüssigen Beweis der Zwillingserfassung hinaus noch eine zwingende Widerlegung der Krebsveranlagung: die **Erfahrungen mit malignen Tumoren paariger Organe** (K. H. BAUER 1940). Wären Erbeinflüsse für die Krebsentstehung bestimmend, so müßten bei allen paarigen Organen (Mammae, Nieren, Lungen, Nebennieren Keimdrüsen) oder bei unpaaren Organen mit bilateral gleichen Hälften (Großhirn, Kleinhirn, Schilddrüse), also bei Organen bzw. Organhälften, die beim gleichen Menschen bilateral erblich identisch sind, ein maligner Tumor der einen Seite dank der hypothetischen Krebsveranlagung eigentlich immer oder wenigstens sehr häufig vom gleichen Tumor der anderen Seite gefolgt sein. Bei dem so häufigen *Mammacarcinom* ist dies aber durchschnittlich nur in 1% der Kranken der Fall. Danach ist klar: die *genetische Konstitution der Mamma kann keine entscheidende Rolle* bei der Krebsentstehung spielen. Auch bei anderen paarigen Organen sind gleichzeitige oder später sich folgende Tumoren des zweiten homologen Organs eine extreme Seltenheit.

So bleiben nur spätere körpereigene oder exogene Einflüsse übrig, die für die Entstehung heranzuziehen sind. Da aber auch solche nicht-genetische Faktoren theoretisch beide Brustdrüsen in gleicher Weise treffen sollten, so kommt man bei 99% unilateral entstehenden Carcinomen paariger Organe nicht darum herum, auch dem Zufallsfaktor eine Rolle zuzubilligen. Das aber ist gerade das, was eine Krebstheorie, will sie Anspruch auf Gültigkeit erheben, erklären muß (Näheres S. 560). Jedenfalls ist *das in erbidentischen, bilateralen Organen* praktisch gesetzmäßig *nur unilateral auftretende Carcinom* der sicherste *Beweis* dafür, daß beim Menschen echte *genetische Faktoren* bei der Krebsentstehung *keine maßgebende Rolle* spielen.

Man möchte nun geneigt sein, das Kapitel "Krebs und Vererbung" mit diesen beiden Experimentalbeweisen der Natur am Menschen abzuschließen. Tatsächlich ist auch mit den beiden großen auslesefreien Zwillingsserien und mit den unilateralen Carcinomen bilateral erbidentischer Organe grundsätzlich das entscheidende Wort über die Rolle der Vererbung bei dem Gros der alltäglichen Krebsformen gesprochen. Nun gibt es aber andererseits doch einige wenige *seltene Krebsformen* — sie machen im Gesamtkrebsgeschehen zusammen sicher noch nicht 1% der Krebsfälle aus — Fälle, bei denen erbliche Praecancerosen in Krebs übergehen, so daß doch solcher seltener Sonderfälle ihrer biologischen Bedeutung wegen gesondert gedacht werden muß.

5. Erbliche Praeblastomatosen

Im letzten Abschnitt wurde gezeigt, daß das Problem "Krebs und Vererbung" sich dahin verdichtet, daß beim Krebs in seiner alltäglichen Form die Vererbung praktisch keine Rolle spielt. So bleibt als schmale Basis einer "Geschwulstvererbung" beim Menschen nur die Tatsache übrig, daß es einige wenige gutartige Geschwulstkrankheiten, insbesondere aber mehrere *Praeblastotomosen* gibt, die sich nach dem Einfaktorschema vererben, also jeweils durch eine krankhafte Erbanlage bedingt sind.

Am einfachsten liegen die Dinge bei der **Vererbung gutartiger Geschwülste multipler oder systematisierter Ausprägung.** So kommen symmetrische *Lipome* (KOETTNITZ 1894, ZACHARIAS 1916; LEVEN 1928), multiple *Atherome* (SCHNEIDER

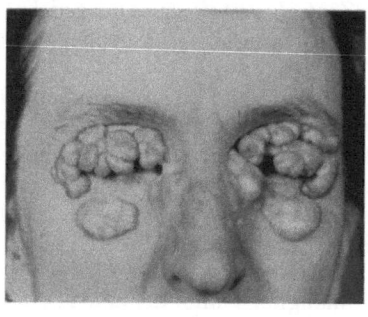 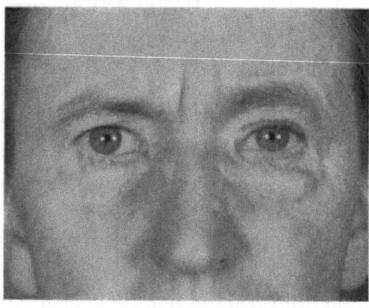

a   b

Abb. 60a u. b. *Xanthome* der Ober- und Unterlider bei Hypercholesterinämie. a) vor und b) nach der Excision und Deckung der Defekte durch freie Epidermistransplantation (Eig. Beobachtung)

1913, LEVIT 1931), disseminierte und symmetrische *Xanthome* (HUFSCHMIDT und NESSMANN 1930), cystische *Epitheliome* (GOLDMANN 1940) nicht selten über ganze Familien verteilt vor. In allen diesen und weiter zu besprechenden Tumorbeispielen handelt es sich um Fälle, bei denen die betreffende Erbanlage *multiple Geschwülste auf der Grundlage einer systematisierten Differenzierungsstörung* induziert.

Eine Sonderstellung kommt der *Xanthomatose*, d. h. multiplen Xanthomen der Haut zu. Es handelt sich um eine dominant vererbbare Störung im Lipidstoffwechsel, nämlich um eine Hypercholesterinämie, die durch lokalisierte Ablagerungen von Cholesterin in der Cutis zu gelblich durchscheinenden Tumoren mit besonderer Bevorzugung der Ober- und Unterlider (Abb. 60) führt. Diese "Tumoren" gehören in das interessante Kapitel der "Inborn errors of metabolism" (ADLERSBERG 1955, dort Näheres über die klinischen, genetischen und biochemischen Aspekte, sowie über Lit.).

Aus der Reihe primär gutartiger systematisierter Geschwülste auf erblicher Basis seien die Exostosenkrankheit, die Neurofibromatose (v. RECKLINGHAUSEN), die v. Hippel-Lindausche Krankheit und die tuberöse Sklerose als *Hauptbeispiele* aufgeführt.

Bei der **Exostosenkrankheit** handelt es sich um eine Erbanomalie (Lit. s. K. H. BAUER 1940), bei der das Knochensystem von Knochentumoren (Exostosen, Osteochondromen bzw. Ecchondromen) wie übersät ist. Diese Neigung zu Knochengeschwülsten ist einfach dominant vererbbar (vgl. Abb. 60). In den vom Verfasser zusammengestellten Stammbäumen betrug das Zahlenverhältnis der ♂:♀ Geschwister 164:166 entsprechend der *Mendel*-Proportion 1:1. Die Anlage hat beim männlichen Geschlecht eine stärkere Penetranz, d. h. die Exostosen sind bei ihm zahlreicher und zugleich stärker ausgeprägt als beim weiblichen Geschlecht. Einen eindrucksvollen Erbgang in einer derartig belasteten Familie über 4 Generationen beschreibt GERKARDT (1937).

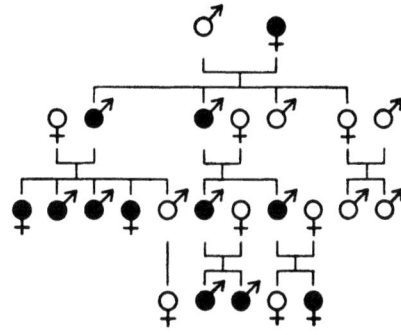

Abb. 61. Stammbaum einer Familie mit multiplen Exostosen. (Beobachtung des Verfassers)

Die Erblichkeit polyostotischer *Knochenchondrome* ist durch STEUDEL (1891) und ROSSBERG (1959) (Großvater und 2 Enkel, bei letzteren histologisch bestätigt) sichergestellt.

Die mutierte Erbanlage wirkt sich in einer Fehldifferenzierung des ganzen Knochenhautsystems aus. Statt in seiner osteogenetischen inneren Schicht „periostalen" Knochen zu liefern, bildet das Periost als Uranfang der Exostosen kleinste Knorpelinseln aus, die sich dann entgegen dem normalen Bauplan des Organismus selbständig in Knorpel- und durch spätere Verknöcherung derselben in Knochengeschwülste fortentwickeln und ausreifen (Osteodysplasia exostotica nach dem Vorschlag des Verfassers). In anderen Fällen bleiben die Geschwülste auf der unreifen Form reiner Knorpelgeschwülste (Ecchondrome) stehen. Es besteht also zwischen ihnen und den Exostosen nur ein graduelle, kein grundsätzlicher Unterschied. Beide Formen können mehr oder minder selbständig auftreten, sie können aber auch beim gleichen Kranken nebeneinander vorkommen, beide ineinander übergehen und beide auch wechselseitig vererbt werden. Wie alle noch teilungsfähigen Zellen, so liefern auch die Exostosen und Ecchondrome gelegentlich bösartige Knochen- oder Knorpelgeschwülste. Es „entarten" aber die Ecchondrome entsprechend ihrer geringeren Gewebsreife häufiger „maligne" als die geweblich ausgereiften Exostosen.

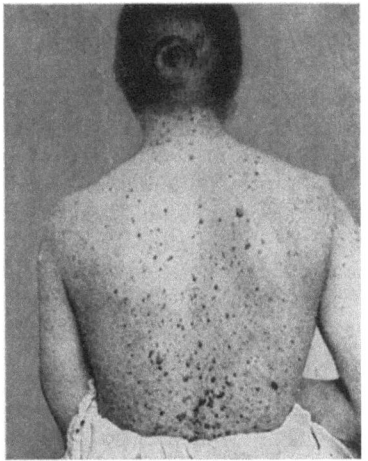

Abb. 62. Neurofibromatose (Beobachtung des Verfassers)

Sarkomatöse Umwandlungen „cartilaginärer" Exostosen sind vielfach beschrieben. Wir nennen aus neuerer Zeit die Arbeiten von OHNACKER (1953), POGLAYEN (1954). LEWIS und PELTER (1958) berichten über ein Chondrosarkom bei einem 19jährigen Jungen mit multiplen Exostosen.

Im Rahmen des Gesamtproblems der Geschwulstvererbung spielt die sog. **Neurofibromatose** (v. RECKLINGHAUSEN) (Abb. 61) eine wichtige Rolle nicht nur wegen des generalisierten Charakters gutartiger Geschwülste, sondern vor allem wegen ihrer verhältnismäßig häufigen sarkomatösen Entartung (vgl. Abb. 9, S. 39). Es handelt sich dabei um eine angeborene, vererbbare, von den Nervenscheiden ausgehende systematisierte *Geschwulsterkrankung*, die, abgesehen von den „Neurofibromen", vor allem durch multiple Naevusbildungen der Haut, anderweitige Geschwülste, Pigmentanomalien usw. gekennzeichnet ist. Häufig sind die multiplen Nervengeschwülste, abgesehen von den Hunderten von weichen Fibromen, mit anderen Anomalien der Haut (Naevi anaemici, „café-au-lait-Flecke"), mit Störungen des Knochenwachstums und der Intelligenz kombiniert. v. RECKLINGHAUSEN erkannte als erster die Beziehung der vielfachen weichen Fibrome der Haut zu den feinen Hautnerven und brachte so das außerordentlich vielgestaltige Krankheitsbild formalgenetisch auf einen Generalnenner.

Die *Erblichkeit* der Krankheit ist seit langer Zeit bekannt. An dem umfangreichen Material von 447 Kranken mit Neurofibromatose konnte ADRIAN (1901) in 20% der Fälle sichere Heredität nachweisen. Dabei ergab sich eine Geschlechtsproportion von ♂ : ♀ = 2 : 1. Später widmeten E. LANGE (1906), SCHRÖDER (1936), GAGEL (1930, Lit.), ferner PEYRON, KOBOZIEFF und ZIMMER (1937), TURNER und GARDNER (1938), CATANIA u. Mitarb. (1952) der Neurofibromatose erbbiologische Studien. LEERS (1936) sah die Erkrankung bei einem höchstwahrscheinlich eineiigen Zwillingspaar mit überaus ähnlichem Verlauf und gleichartigem cerebralem Syndrom. Eine analoge Beobachtung stammt von GROHMANN (1939).

Für die Neurofibromatose haben CROWE, SCHULL und NEEL (1956) eine *Mutationsrate* mit 1 mal 10^{-4}, das sind 100 mutierte Gene pro Million Gameten berechnet. Der Erbgang ist (unvollkommen) dominant. Gelegentlich wird eine Generation übersprungen. Die Variabilität der klinischen Ausprägung ist innerhalb gleicher Familien relativ groß.

Die Neurofibromatose liefert einen wichtigen Beitrag zur umstrittenen Frage einer allgemeinen Geschwulstdisposition (s. S. 817). Die Störung in der Korrelation zwischen den nervösen und mesenchymal-bindegewebigen Gewebselementen bringt es mit sich, daß die Kombination der Neurofibrome mit anderen Geschwülsten ein wichtiges Teilsymptom der Neurofibromatose darstellt. Häufig ist sie auch die Grundlage intrakranieller Geschwülste (TURNER 1938). Die Neurofibromatose ist häufig Ausgangspunkt von Sarkomen (ASCHNER 1925, dort ältere Literatur). Die maligne Entartung bei solch systematisierten Praeneoplasien geschieht nur zu häufig multipel (s. z. B. ELLMANN u. PRICE 1954).

1895 beschrieb v. HIPPEL eine auf angeborener Grundlage beruhende Mißbildung im Gefäßsystem der Retina („*Angiomatosis retinae*"). Das nach ihm benannte Krankheitsbild wurde auf Grund der später dabei angetroffenen Hirn- und sonstigen Organveränderungen (Angiome und Cysten im Kleinhirn, Rückenmark, Pankreas und Nebennieren, LINDAU 1926) von der Angiomatosis retinae zur v. **Hippel-Lindauschen Krankheit** erweitert (ophthalmologische Literatur bei WAARDENBURG). Die Krankheit beruht nach LINDAU auf Entwicklungsstörungen im Mesenchym, auf einer „Balancestörung in der Entwicklung des Mesoderms".

Familiäres Vorkommen der Angiomatosis retinae wurde von COLLINS bei Bruder und Schwester, von GRIFFITH bei 2 Schwestern, von SEIDEL und von LINDAU bei 2 Brüdern beobachtet. BAILEY und CUSHING trafen das Leiden ebenfalls bei Brüdern an. In dem Fall von ROCHAT und MÖLLER waren Vater, Sohn und Tochter erkrankt. BRANDT, KNODEL und ROCHAT konnten in ihren Untersuchungen die Vererbung der Erkrankung durch je drei Generationen nachweisen. CRAIG und HORRAX (1949) beschreiben das Krankheitsbild bei einer Mutter und zwei Töchtern.

Ein sinnfälliges Beispiel für die Beziehungen zwischen Entwicklungshemmungen und Geschwulstbildung liefert die **tuberöse Hirnsklerose.** Bei dieser zu den Gliomatosen rechnenden Gewebsmißbildung des Gehirns gehört es geradezu zum Krankheitsbild, daß zugleich auch Ventrikeltumoren des Herzens, Tumoren der Nieren und der Haut gefunden werden.

W. FISCHER (1948, 1954) sah bei 58 Fällen 53mal Ventrikel-, 36mal Nierengeschwülste und 22mal verschiedene Hautveränderungen, besonders Adenoma sebaceum. In einem späteren Fall fand W. FISCHER (1954) in den Lungen angiomyomatöse Herde und cystische Rankenneurome an beiden Großzehen. Nicht selten sind auch gleichartige Geschwülste in der Netzhaut und an der Papille des Sehnerven [Lit. bei WAARDENBURG (1932)], was bei der nahen entwicklungsgeschichtlichen Verwandtschaft zwischen Gehirn und Netzhaut nicht weiter wundernimmt. Wichtig sind für die Deutung Frühbefunde bei kleinen Kindern. POLLACK (1923) fand bei einem $1^{1}/_{2}$jährigen Kind noch allenthalben im Gehirn und Kleinhirn Zellanhäufungen vom Charakter kleiner Tumoren. Der Geschwulstcharakter der Erkrankung verwäscht sich erst später und die Sklerose bleibt zurück. Die Vererbbarkeit ist durch 3 Generationen durch BERG über 5 Generationen durch BORBERG (1953) sichergestellt.

Aus diesen Beispielen geht hervor, daß es *auf erbgenetischer Grundlage gutartige Geschwulstbildungen* gibt, die in *dysontogenetischen und damit angeborenen Gewebsstörungen* ihre Ursache haben.

Diese Erbanomalien spielen theoretisch eine Rolle, im Geschehen der Geschwulstentstehung haben sie jedoch schon rein zahlenmäßig nur eine untergeordnete Bedeutung.

Eine Sonderstellung unter den Praecancerosen nimmt die **Acanthosis nigricans** ein. Es war schon im 3. Kapitel (S. 119) davon die Rede, daß diese seltene und eigenartige Hauterkrankung (gekennzeichnet durch eine Hyperplasie der Stachelzellschicht, ferner durch Hyperpigmentierung und Hyperkeratose) in ungefähr 50% der Fälle mit malignen Tumoren kombiniert vorkommt (genaue Beschreibung, Zusammenstellung aller 395 bis dahin bekannt gewordenen Fälle und Literatur bei CURTH 1943). Die Sonderstellung besteht darin, daß, während die Praecancerosen sonst im erkrankten Bezirk zum Krebs führen, hier die Haut selbst nie von Krebs befallen wird. Je nach der Koinzidenz mit Krebs pflegt man eine maligne und benigne Form der Acanthosis nigricans zu unterscheiden. Klinisch und histologisch sind die Veränderungen jedoch wesensgleich. Es liegt daher nahe, anzunehmen, daß die Krebsinduzierung vom Hinzu- oder Nicht-Hinzutritt krebsauslösender Faktoren abhängt. Es scheint aber nicht erlaubt zu sein, an der Praedisposition zu Krebs zu zweifeln.

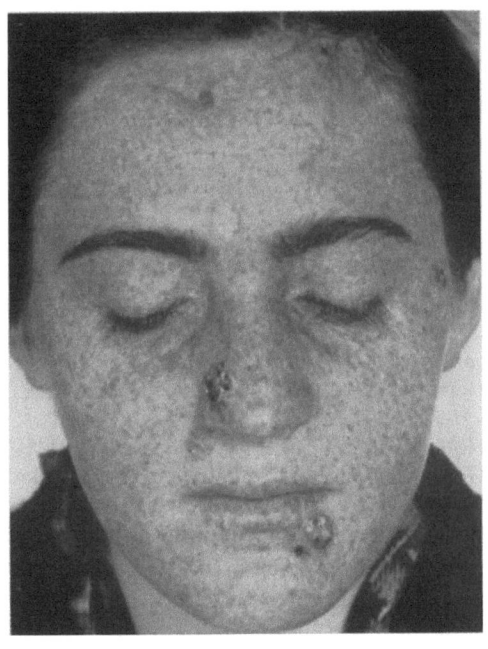

Abb. 63. Xeroderma pigmentosum, praeceanceröse Lichtdermatose der gesamten Gesichtshaut, multiple Hautcarcinome

Für die genetisch bedingte Natur dieser allgemeinen Krebsdisposition — sie ist eines der wenigen gesicherten Beispiele! — sprechen eine Reihe von Beobachtungen (vgl. CURTH): a) die bei der „benignen" Form stets vorhandene Symmetrie der Hautveränderungen, b) das mehrfach beobachtete Vorkommen bei mehreren Familienmitgliedern, c) die gelegentliche Kombination mit anderen Erbkrankheiten, z. B. mit Diabetes mellitus (MIESCHER 1921), mit pathologischer Fettsucht (JADASSOHN 1927) oder mit Chondrodystrophie (LANGE-COSACK 1939) und d) die Geschlechtsrelation von 50,3% ♀ : 49,7% ♂.

Da die malignen Tumoren den Magen, Colon, Rectum, Uterus, Leber, Mamma, die Ovarien und Lungen ungefähr entsprechend ihrer sonstigen Häufigkeit befallen und da auch einige Sarkome beschrieben sind, muß am ehesten mit einer erbgenetisch bedingten erhöhten Neigung zum Umschlag der Körperzellen in Krebszellen (s. 11. Kapitel, S. 528ff.) gerechnet werden.

Grundsätzlich bedeutsam sind die an sich seltenen, in der Theorie der Krebsentstehung aber wichtigen Beispiele monomer vererbbarer *Praeblastomatosen*, die im Verein mit hinzukommenden Außenfaktoren in einem unverhältnismäßig hohen Prozentsatz zu — dann stets multiplen — Carcinomen führen (*,,obligate Praecancerosen"* nach STAEMMLER).

Es ist das 1. das **Xeroderma pigmentosum** (Lit. bei v. TRIPPENBACH 1935, KOLLER 1948). Bei den Betroffenen entstehen auf der Grundlage einer erbbedingten Lichtüberempfindlichkeit der Haut meist schon in frühester Jugend an

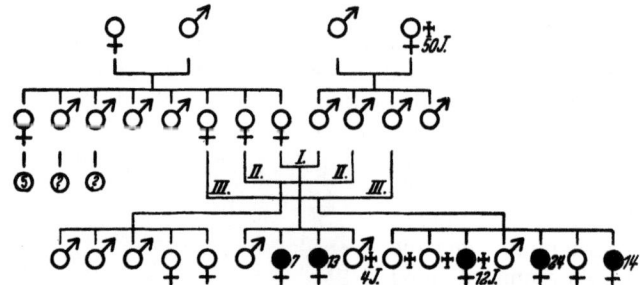

Abb. 64. Sippe mit Xeroderma pigmentosum (Heirat zwischen 3 Brüdern und 3 nichtblutsverwandten Schwestern) VELHAGEN (1903)

lichtexponierten Körperstellen (Gesicht, Hals, Hände, Unterarme) charakteristische Hautveränderungen (Erytheme), Atrophie der Haut, abnorme Pigmentierungen, Teleangiektasien, Warzen, Geschwüre (vgl. Abb. 63, S. 239), die mit unerbittlicher Sicherheit nach einem längerem Zwischenstadium typischer Praecancerosen schließlich in Hautkrebs meist multipler Lokalisation übergehen. Die Betroffenen pflegen ihnen meist schon in jungen Jahren zu erliegen. Die Krankheit vererbt sich recessiv: Verwandtenehen (s. Abb. 64) spielen in $1/4$ der Fälle eine Rolle (Näheres SIEMENS und KOHN 1925). Größere Stammbäume über mehrere Generationen gibt es nicht, da die Kranken selbst nur selten das fortpflanzungsfähige Alter erreichen oder, wenn sie es ausnahmsweise erreichen, meist nicht zur Fortpflanzung gelangen, da sie als hautkrank stigmatisiert und stark entstellt sind.

Die *Erbanlage zum Xeroderma* ist nun aber durchaus *nicht eine Anlage zum Krebs* schlechthin. Vielmehr bedingt sie primär nur eine morphologisch nicht erfaßbare, chemisch-physikalische Schutzlosigkeit gegenüber dem Licht. Die Hautkrebse selbst entwickeln sich erst sekundär und oft multipel unter der Strahlenwirkung der Besonnung als ,,Lichtkrebs". Die Bedeutung der Lichtstrahlen für die Entwicklung des Hautkrebses beim Xeroderma erhellt aus der Tatsache, daß die Gewebsveränderungen nur an unbekleideten Körperstellen auftreten und daß die Überempfindlichkeit nur gegen ultraviolette Strahlen besteht (MARTENSTEIN 1924). Es stimmt dies auch mit der sonstigen Biophysik des ultravioletten Lichtes (s. S. 438) überein. Gelegentlich kommt es neben Hautcarcinomen auch zur Auslösung maligner Melanome (Lit. s. PATTER und DRUMMOND 1953, MOORE und IVERSON 1954).

Das Lichtfilterungsvermögen der Haut ist hauptsächlich von ihrer Aminosäurenzusammensetzung abhängig (ELLINGER 1935). Beim Xeroderma findet sich nun eine deutliche Verminderung des Cystin- und Methioningehaltes der Haut, während die aromatischen Aminosäuren Tyrosin und Tryptophan vermehrt sind (MÜTING 1951, MÜTING und LANGHOF 1953).

Der Hautkrebs beim Xeroderma entsteht also erst sekundär als Folge der unerläßlichen Einwirkung des Lichtes lediglich auf der Grundlage einer erblichen Hautanomalie, die sich in einer Strahlenüberempfindlichkeit der Haut gegenüber Sonne und Tageslicht äußert. Es ist also nicht der Krebs an sich erblich, sondern nur die pathologische Reaktionsweise der Haut gegenüber dem Umweltfaktor „Licht", der seinerseits wieder für das Leben unentbehrlich ist.

Das 2. Beispiel ist die **Polyposis intestini.** Hier handelt es sich um eine systematisierte Erkrankung der Dickdarm-, gelegentlich aber auch der Dünndarm- und Magenschleimhaut, die zu erblich auftretenden, primär gutartigen *Polypen im ganzen Intestinalkanal* führt. Diese Polypen entarten unverhältnismäßig häufig und meist schon früh zu Darmkrebs. Histologisch lassen sich vielerlei Zwischenstufen praecanceröser Gewebsanaplasien bis zu den voll ausgeprägten Darmkrebsen nachweisen (SCHMIEDEN und WESTHUES 1926).

Im Schrifttum liegt eine ganze Fülle von einschlägigen Beobachtungen vor, aus denen die dominante Vererbung über mehrere Generationen hervorgeht (LOCKHART-MUMMERY 1925, JÜNGLING 1928, DUKES 1930, 1934, 1947, 1952, MCKENNEY 1936, GARDNER und RICHARDS 1953, NEEL u. Mitarb. 1954).

Die *Tragik* solcher Polyposisfamilien geht aus vielen Berichten hervor. In der von DURHAM (1954) veröffentlichten Familie waren 18 von 29 Familienmitgliedern an Polyposis bzw. Colon-Ca. erkrankt. Von einer Mutter allein starben 7 Kinder im Alter von 7—22 Jahren am Colon-Ca.

Für die Polyposis intestini haben REED und NEEL (1955) die *Mutationsrate* (Näheres S. 242) mit $1-3 \cdot 10^{-5}$, das sind 10—13 mutierte Gene pro Million Gameten angegeben.

In den meisten Fällen ist die *Polyposis* zugleich auch die *Grundlage* für das *Auftreten primär oder sukzedan multipler Carcinome* des Dickdarms beim gleichen Kranken geworden. Ein groteskes Beispiel dieser Art teilt GÖTZE (1923) mit: ein 76jähriger Mann wies neben einem Prostatakrebs noch 6 primäre Krebse des Magen-Darm-Kanals (1 Magen-, 4 Colon- und 1 Rectumcarcinom) bei gleichzeitiger Polyposis des ganzen Intestinaltraktes auf. Man kann ruhig behaupten, daß bei dieser Erkrankung schließlich stets Krebs resultieren wird, wenn nur der Betreffende lange genug lebt. Das Durchschnittsalter bei der malignen Degeneration liegt etwa beim 38. Lebensjahr (NEEL, BOLT und POLLARD 1954).

Duodenalcarcinome sind etwas sehr Seltenes. Um so bemerkenswerter sind 3 *Duodenalkrebse* bei 2 Brüdern und ihrer Schwester im Alter zwischen 16 und 19 Jahren *bei gleichzeitiger Polyposis* im Dünndarm und Colon (UNGAR 1949).

Wie viele Erbkrankheiten, so zeigt auch die Polyposis eine *große Variationsbreite* in der Manifestation. Es gibt innerhalb solcher Sippen Leute, die nur vereinzelte Polypen aufweisen, und andere Fälle, bei denen der ganze Magen-Darm-Trakt von ihnen übersät ist. Es leuchtet ein, daß mit der Zahl und Größe der Polypen die Wahrscheinlichkeit der sekundären malignen Entartung wächst. Es handelt sich also auch bei der Polyposis *nicht* um eine direkte *erbliche Anlage zum Darmkrebs* selbst, sondern um eine erblich bedingte abnorme Gewebsdifferenzierung des Magen-Darm-Epithels, auf deren Boden sich die Polypenbildung im 2.—4. Lebensjahrzehnt als praecanceröse Veränderung entwickelt. Der Krebs selbst ist erst die sekundäre Folge der lange dauernden Einwirkung vielfacher Entzündungen, Erosionen und Ulcerationen und der durch den Darminhalt immer wieder gestörten Regeneration. Schließlich wird mit der Zahl der oft in die Tausende gehenden Polypen — entsprechende Zeitdauer vorausgesetzt — die Krebserwartung zur Krebsgewißheit.

Nichts illustriert die *Polyphaenie* (oder Pleiotropie) der die Polyposis intestini auslösenden Erbanlage sinnfälliger als die *Kombination* der familiären Polyposis *mit Bindegewebstumoren* (GARDNER 1951, bisherige Kasuistik bei LABERGE, SAUER u. MAYO 1957, SHEPHERD 1958, SMITH 1959). Bislang sind an solchen Begleitgeschwülsten registriert: Cysten von Talgdrüsen, desmoidartige Fibrome im subcutanen Bindegewebe, im Mesenterium oder im Retroperitoneum, sowie Osteome, des Unterkiefers, Lipome, Exostosen und Leiomyome. Wichtig erscheint, daß solche Bindegewebstumoren der Manifestation der Polyposis schon lange Zeit vorausgehen (bei der Operation Verwechslungsgefahr mit Ca-Metastasen!) oder besonders im Mesenterium oder Retroperitoneum der Colektomie oder Rectumexstirpation auch nachfolgen können. Für die theoretische Cancerologie ist es von großer Bedeutung, daß eine solche mesenteriale *Fibromatose* — im Falle von GUMPELL und CARBALLO (1956) 3 Jahre nach histologischer Feststellung der anfänglichen Gutartigkeit — sekundär in ein *Fibrosarkom* sich umwandeln kann.

Eigenartigerweise ist bei Polyposis auch die *Kombination mit Melaninflecken* (Peutz-Jeghers-Syndrom) auf der Mundschleimhaut, den Lippen und an den Fingern beschrieben (JEGHERS u. Mitarb. 1949). Die gesamte neuere Literatur über die „*Pigmentfleckenpolypose*" findet sich bei KLOSTERMANN (1958).

Ein 3. Beispiel ist das **Neuroblastoma retinae** (Synonyma: Retinoblastom, Glioma retinae). Es handelt sich um eine sarkomatöse Augengeschwulst, die von der Netzhaut ausgeht und meist beide Augen betrifft. Trotz der frühen Diagnostizierbarkeit des Leidens rettet die Entfernung eines oder beider Augen die Kranken nur selten. Die Erkrankung ist infolge früher Metastasierung fast stets tödlich. Der Tod erfolgt meist schon im frühen Kindesalter. Vielfach wird Blutsverwandtschaft der Eltern angegeben, was für recessiven Erbgang spräche. Doch haben FRANCESCHETTI und BICHLER (1946) diese Annahme widerlegt.

Die Penetranz der Erbanlage gegenüber den Umweltbedingungen ist eine praktisch absolute. Aber selbst bei diesem extremen Fall ist nicht die maligne Geschwulst selbst erblich, sondern nur die Anlage zu einer Differenzierungsstörung im Aufbau der Netzhaut. Die letzte Auslösung der Sarkombildung erfolgt durch die induzierende Wirkung des einfallenden Lichtes. Nun ist die Netzhaut selbst entwicklungsgeschichtlich gewissermaßen nach außen vorgestülpte Hirnsubstanz. Diese entwicklungsgeschichtliche Verwandtschaft zwischen Netzhaut und Gehirn kommt bei der Erkrankung darin sinnfällig zum Ausdruck, daß einzelne Kranke *Hirngliome* bekommen und daran sterben.

Welch furchtbares Schicksal solche Krankheit bedeutet, zeigt die Mitteilung von WELLS (1923). Einem bemitleidenswerten Elternpaar starben von 5 Kindern 4 an dieser furchtbaren Krankheit und das fünfte überlebte diese nur um den Preis des Verlustes beider Augen. Weitere Angaben über Vererbbarkeit des Neuroblastoma retinae finden sich bei DAVENPORT (1927), BADKE (1940), FRANCESCHETTI und BICHLER (1946), FALLS (1947), REESE (1949).

Mit der *Genetik* des Neuroblastoma retinae befaßt sich neuerdings F. VOGEL (1954, 1957, 1958). Die *Penetranz* ist keine vollständige. Die Manifestationswahrscheinlichkeit wird mit 78% errechnet. Nach VOGEL wäre der maligne Tumor „in einer Anzahl von Fällen mit großer Sicherheit *von einem dominanten Gen verursacht*", während in der Mehrzahl der Fälle der Tumor „sporadisch und ohne erkennbare Ursache" in Erscheinung träte. Die Fahndung nach Schädigungen in der Schwangerschaft (Strahlwirkungen, Virusinfektionen usw.) verlief völlig negativ. HARVARD und HAUGE (1956) finden bei 169 Patienten mit 1744 erfaßten Verwandten keine hereditäre Belastung gegenüber einer Vergleichsserie von 170 Gesunden mit 1625 Familienangehörigen.

Die Wahrscheinlichkeit, mit der eine Mutation in einer größeren geschlossenen Bevölkerung auftritt, nennt man die *Mutationsrate*. Diese letztere ist mit verschiedenen Methoden (Näheres bei v. VERSCHUER 1959 und FR. VOGEL 1959) zu schätzen bzw. zu berechnen. Für das *Neuroblastoma retinae* errechnet VOGEL (1957) eine Mutationsrate von 6—7 mal 10^{-6}, das bedeutet 6—7 mutierte Gene pro Million Gameten errechnet hat.

NEEL und FALLS (1951) errechneten für den dominanten Erbgang des Retinoblastoms eine Mutationsrate von 2,3 mal 10^{-5} für das Untersuchungsgebiet Michigan USA. Sie fanden unter 1054985 Geburten in den Jahren 1938 bis 1947, daß 49 Kinder neu mit dieser Erkrankung belastet waren. — Solche Berechnungen von Mutationsraten bleiben aber stets unsicher, läßt sich doch in keinem Falle von sporadischen Fällen mit Sicherheit eine Neumutation annehmen, ein Teil dieser Fälle dürfte auch auf nicht-erblichen äußeren Ursachen beruhen (HADORN 1955).

So zeigen diese drei Beispiele bösartiger Geschwülste, daß tatsächlich in solchen Fällen Vererbung der betr. Anlage zugleich unentrinnbares Schicksal gegenüber dem Krebstod bedeutet. Dieses Schicksal ist in den betroffenen Familien um so tragischer, als die später Erkrankenden am Krebsleiden der Ersterkrankten ihr eigenes späteres Schicksal in allen Einzelheiten miterleben und den unerbittlichen Endausgang kennen.

Diese letzten drei Beispiele sind für das Problem „Krebs und Vererbung" grundsätzlich wichtig. Sie zeigen

a), daß es tatsächlich *einige wenige Erbanlagen* gibt, die in ihrer Ausprägung eine *wesentliche Rolle für die spätere Krebsentstehung* spielen,

b) daß aber selbst in diesen extrem schweren Beispielen *nicht die fertige Eigenschaft „Krebs"*, nicht die Krebskrankheit als solche, *sondern nur eine Anlage* einmal zu einer physikalischen Schutzlosigkeit der Haut und in den beiden anderen Fällen zu einer geweblichen Differenzierungsstörung vererbt wird und

c) daß die *Krebsentwicklung* selbst *erst bei Hinzukommen realisierender äußerer* oder körpereigener *innerer Einwirkungen* manifest wird. Es erscheint z. B. die Fiktion erlaubt, wonach der Xerodermkranke, im Dunkeln gehalten, keinen oder mindestens sehr viel später Hautkrebs bekäme. *Vererbt* wird also nur eine *reaktive Potenz, nicht die Eigenschaft „Krebs"*.

Die drei Beispiele illustrieren zugleich erneut die schon bei den erworbenen Praeneoplasien gemachte Erfahrung, die man kurz folgendermaßen formulieren kann: auch bei erblichen Praeneoplasien bestätigt sich: *die Ursache des Praecancer ist nicht zugleich die Ursache des Cancer*.

Diese drei Beispiele lehren aber zugleich, daß diese elementare Form der *Vererbung einer Krebsneigung*, gewissermaßen das Modellbeispiel der Krebsvererbung beim Menschen, gegenüber dem gesamten Krebsgeschehen des Menschen *etwas ganz extrem Seltenes* darstellt, denn diesen drei schon selbst sehr seltenen Krebskrankheiten stehen die Hunderte von Krebsarten der verschiedenen Gewebe und Organe und im gleichen Organ wieder die verschiedenen Krebsformen gegenüber und für diese sonstigen *mehr als 99,9% der gesamten Krebshäufigkeit* läßt sich die *Bedingtheit durch einzelne Krebsanlagen* nicht nur nicht nachweisen, sondern im Gegenteil ohne weiteres *ausschließen*.

Auch von seiten der Erfahrungen am Menschen selbst lassen sich drei bisher nicht genügend berücksichtigte *Gegenargumente gegen eine Überschätzung der Rolle der Vererbung* anführen (K. H. BAUER 1940):

1. Wäre wirklich die Vererbung ein wesentlicher Faktor in der Krebsgenese, so müßten längst, wenn auch nur einzelne, so aber doch völlig *zweifelsfreie Belege* für die Krebsvererbung beigebracht worden sein, was nicht der Fall ist. Im Gegenteil, die Hanhartschen Familien mit Krebs beider Eltern und die beiden großen auslesefreien Zwillingsreihen von HABS und v. VERSCHUER-KOBER zeigen, daß die beiden besten Methoden gegen eine entscheidende Mitwirkung der Vererbung sprechen.

2. Wäre wirklich die Vererbung ein wesentlich mitbestimmender Faktor, so müßten sich, mit Ausnahme der Genitalkrebse, *die Geschlechter* weitgehend gleich verhalten, denn von den 46 menschlichen Chromosomen sind 45 bei beiden Geschlechtern gleich und nur das X- bzw. Y-Chromosom verschieden. In Wirklichkeit verhalten sich aber die beiden Geschlechter bei allen geläufigen Krebsarten ganz verschieden (s. S. 63). Es ist kein Zweifel, daß *die hohen Geschlechtsunterschiede gegen einen Einfluß der chromosomalen Vererbung* und umgekehrt für eine hohe Bedeutung krebsinduzierender Außenfaktoren sprechen.

3. Ein wichtiges Gegenargument gegen eine große Bedeutung der Vererbung ist die Tatsache, daß es ausgesprochen *selten* ist, daß bei einem primär *erfolgreich*

Krebsoperierten ein bei erblicher Bedingtheit häufig zu erwartender, nachträglicher *sekundärer Krebs* entsteht.

Zusammenfassung. Faßt man die grundsätzlichen Ergebnisse der Genetik der Krebsgeschwülste bei Tieren und die Erfahrungen beim Menschen zusammen, so kommt man zu folgendem *Stand unserer Vorstellungen über Krebsvererbung* und zu folgenden 6 Leitsätzen über die Krebsursachen:

1. *Die Krebskrankheit als solche wird überhaupt nicht vererbt. Krebsspezifische Erbanlagen* gibt es *weder bei Tieren, noch beim Menschen.*

2. Soweit beim Menschen eine *Mitwirkung von Erbanlagen sichergestellt* ist, handelt es sich im ganzen nur um einige wenige, dazu noch sehr seltene sog. *Praecancerosen,* d. h. um die *Vererbung einer Fähigkeit* oder Neigung der Gewebe oder Organe *bei gleichzeitigem Hinzukommen äußerer Einwirkungen mit krebsiger Gewebsentartung* zu reagieren. *Vererbt* wird also auch in diesen gesicherten, aber seltenen Beispielen *nur eine reaktive Potenz, nicht die fertige Eigenschaft Krebs.*

3. Eine *erbliche Allgemeindisposition zum Krebs* ist bis heute *nicht bewiesen,* sie ist nicht einmal wahrscheinlich und wahrscheinlich überhaupt *nicht existent.* Selbstverständlich *variiert die Reaktion auf carcinogene Noxen je nach genotypischer Konstitution.* Das ist aber *nichts Krebsspezifisches,* da ja genotypisch verschiedene Individuen auf jeden exogenen Reiz verschieden reagieren.

4. Darüber hinaus erscheint es möglich und denkbar, daß *das zufällige Zusammentreffen einer ganzen Zahl von Erbanlagen* — beim Hinzukommen äußerer Faktoren — die *Krebsentstehung begünstigt.* Diese *Einzelanlagen solcher Anlagenkomplexe* sind aber durchaus *nicht Anlagen zum Krebs selbst,* vielmehr sind diese Erbanlagen nur *Anlagen z. B. für irgendeine zunächst nicht-krebsspezifische* chemische oder physikalische *Schutzlosigkeit,* für *Differenzierungsstörungen* oder *Stoffwechselabweichungen* oder *Organminderwertigkeiten.*

5. Aber auch selbst wenn solche Anlagenkomplexe von mehreren oder vielen Faktoren zusammen kombiniert sind, muß noch nicht notwendigerweise Krebs entstehen. Die vorhandene *Anlagengarnitur kann* immer noch *durch andere Erbanlagen,* die selbst gar nichts mit Krebs zu tun haben, *an der Ausprägung gehindert* werden. Es kommt also noch wesentlich mit darauf an, in welche sonstige Gesamterbmasse, in welches genotypische Milieu der Anlagenkomplex hineingerät.

6. Endlich kann mancher an sich vorhandene *Anlagenkomplex latent* bleiben, bis er erst *durch grobe, äußere Einwirkungen* oder durch kaum merkliche *körpereigene, innere Einwirkungen,* wie Hormonstörungen, Stoffwechselanomalien oder dergleichen zur *Krebsmanifestation gebracht* wird.

Die „Krebsvererbung" ist ein Musterbeispiel einer lange Zeit hindurch durch das unter geradezu entgegengesetzten Bedingungen durchgeführte Tierexperiment irregeleiteten Lehrmeinung. So ist z. B. die *Krebszunahme* seit den Siebzigerjahren *unmöglich mit Erbeinflüssen zu erklären.* Wer wollte annehmen, daß sich im Erbanlagenbestand eines Volkes krebsbedingende Erbanlagen seit 1900 verdoppelt hätten?

Auch das streng *unilaterale Auftreten* von Krebs in *erbidentischen, bilateralen Organen* des gleichen Menschen ist mit genetischen Faktoren unvereinbar.

Das *Naturexperiment der Zwillinge* mit der Alternative eineiige, erbgleiche und zweieiige, erbverschiedene Zwillinge hat mit der gleichen Geschwulstkonkordanz und gleicher Diskordanz, ganz unabhängig davon, ob die Zwillinge ein- oder zweieiig sind, mit der Beweiskraft eines naturwissenschaftlichen Experimentes erwiesen: *Die Erbveranlagung spielt bei der Krebsentstehung beim Menschen keine Rolle.*

Auch das große Spontanexperiment der *Nachkommenschaften bei Krebs beider Eltern* mit dem Gegenexperiment der Nachkommenschaft bei krebsfreien Eltern hat die *Rolle der Vererbung widerlegt*: bei Krebs beider Eltern haben deren Kinder nicht häufiger Krebs als die Kinder von Eltern ohne Krebs und nicht häufiger als dem Bevölkerungsdurchschnitt entspricht.

Es wäre sonach an der Zeit, daß angesichts eines erdrückenden Beweismaterials gerade beim Menschen mit der immer schon zweifelhaften *Lehre vom Krebs als einem Fatum der Vererbung ein Ende* gemacht würde.

Gegenüber den im ganzen seltenen Formen von Krebsen, bei denen die Vererbung mit hereinspielt, ist für die große, *große Mehrzahl der Krebsarten* eine *wesentliche Mitwirkung der Vererbung abzulehnen* und die weit *überwiegende Bedingtheit durch äußere Faktoren* anzunehmen.

Von den inneren Faktoren der Krebsentstehung wendet sich der Blick von selbst jetzt den äußeren Krebsursachen zu, wobei jedoch den späteren Kapiteln schon an dieser Stelle wenigstens das eine vorweggenommen werden soll, daß erst die Kenntnis der äußeren Krebsnoxen die Wechselwirkung von Anlage und Umwelt ganz abzuschätzen gestatten wird. Es wird also noch einmal und dann abschließend (s. 11. Kapitel, S. 576) auf das Problem der Rolle der Vererbung zurückzukommen sein, wenn zu übersehen ist, inwieweit bei den exogen induzierten Tumoren — ähnlich wie es bei den Impfgeschwülsten sich zeigte — das Erbgut der Versuchstiere mit eine Rolle spielt.

Literatur

a) Lehrbücher, Monographien und sonstige zusammenfassende Darstellungen

ADAM, C., u. AULER: Neuere Ergebnisse auf dem Gebiete der Krebskrankheiten. Leipzig: S. Hirzel 1937.

BARGMANN, W., V. BECKER, J. BERBERICH u. a.: Pathologie der Laboratoriumtiere. Hrsg. von P. COHRS, R. JAFFÉ u. H. MEESSEN. Bd. 1 u. 2. Berlin-Göttingen-Heidelberg: Springer 1958. — BAUER, J.: L'hérédité du cancer. Cancer 12, 238 (1923). — BAUER, K. H.: Erbbiologie der Geschwülste des Menschen. Handbuch der Erbbiologie des Menschen. Bd. IV. 2. Teil. S. 1122. Berlin 1940. — BORST, M.: Allgemeine Pathologie der malignen Geschwülste. Leipzig 1924.

FISCHER-WASELS, B.: Allgemeine Geschwulstlehre. In BETHE-BERGMANNs Handbuch der normalen und pathologischen Physiologie, Bd. 14/2, S. 1341. Vererbung und Krebsforschung. Leipzig 1931. — FISCHER, W., u. I. KÜHL: Geschwülste der Laboratoriumsnagetiere. Dresden 1958.

GOLDSCHMIDT, R.: Einführung in die Vererbungswissenschaft, 5. Aufl. Berlin 1928. — GROWE, F. W., W. J. SCHULL and J. V. NELL: A clinical, pathological and genetic study of multiple neurofibromatosis. Springfield 1956. — GUÉRIN, M.: Tumeurs spontanées des animaux de laboratoire. Paris 1954.

HADORN, E.: Letalfaktoren. Stuttgart 1955. — HESTON, W. E.: Genetics of cancer. Nat. Cancer Inst. Nat. Inst. of Health, N. S. Publ. Health Serv. Advanc. Genet. 2, 99—125 (1948). — HUXLEY, J.: Biological aspects of cancer. London 1958. Dtsch. Übersetzung von CHR. und CHR. LANDSCHÜTZ. Stuttgart 1960.

KEMP, T.: Heredity in human cancer. Brit. J. Cancer 2, 144 (1948). — KRÖNING, FR.: Genetik der Krebsgeschwülste der Tiere. Handbuch der Erbbiologie des Menschen. Bd. IV/2, S. 1079. 1940. — KÜHN, A.: Grundriß der Vererbungslehre. 2. Aufl. 1950.

LANGE, E.: Die Rolle der Heredität in der Ätiologie der Neurofibrome. Leipzig 1906. — LENTZ, O.: Krebs und Vererbung. Eine Stammbaumforschung. Arb. staatl. Inst. exp. Ther. 1947, H. 45.

SCHINZ, H. R., u. FR. BUSCHKE: Krebs und Vererbung. Leipzig 1935. — SCHINZ, H. R., U. COCCHI u. J. NEUHAUS: Die Vererbung des Krebses beim Menschen. Zürich 1948. — STERN, C.: Principles of human genetics. London 1951. — STRONG, L. C.: Genetic concept for the origin of cancer. Ann. N. Y. Acad. Sci. 71, Art 6, 807—1241 (1958).

VERSCHUER, O. v.: Genetik des Menschen. München-Berlin 1959.

WEITZ, W.: Die Vererbung innerer Krankheiten. Stuttgart 1936.

b) Einzelarbeiten

ADLERSBERG, D.: Arch. Path. 60, 481 (1955). — ADRIAN, C.: Bruns' Beitr. klin. Chir. 31, 1 (1901). — AEBLY, J.: Schweiz. med. Wschr. 1923, Nr. 46, 1064. — ASCHNER, B.: Z. Konstit.lehre 10, 609 (1925).

BADKE, G.: Klin. Mbl. Augenheilk. **105**, 451 (1940). — BASHFORD, E. F.: Dtsch. med. Wschr. **1913**, 4, 55. — BAUER, J.: Z. Konstit.lehre **11**, 147 (1925). — Wien. klin. Wschr. **1931**, 129. — BAUER, K. H.: Dtsch. Z. Chir. **176**, 109 (1922). — Z. Abstamm.lehre **30**, 314 (1923). — Arch. klin. Chir. **152**, 278 (1928). — Strahlenther. **41** (1931). — Arch. klin. Chir. **189**, 1 (1937). — Verh. dtsch. path. Ges. **30**, 239 (1937). — Münch. med. Wschr. **1940**, Nr. 18, 474. — BENEDETTI, P.: 2. Conv. naz. per la lotta contro il cancro **1931**, 139—187. — BENEDICT, W. L.: Arch. Ophthal. (Chicago) **1929**, 545. — BIELSCHOWSKY, M., F. BIELSCHOWSKY and D. LINDSAY: Brit. J. Cancer **10**, 688 (1956). — BIRKENFELD, W.: Dtsch. Z. Chir. **226**, 397 (1930). — BITTNER, J. J.: Amer. J. Cancer **15** (1931). — J. Genet. **31** (1935). — J. Hered. **27**, 391 (1936); **28**, 363 (1937). — Publ. Health Rep. **1938**, 2179. — Amer. J. Cancer **35**, 90 (1939). — Proc. Soc. exp. Biol. (N. Y.) **45**, 805 (1940). — Acta Un. int. contra Cancr. **5**, 30 (1940). — Science **84**, 162 (1936); **95**, 462 (1942). — BITTNER, J. J., and C. C. LITTLE: J. Hered. **28**, 117—121 (1937). — BONNE, C.: Mschr. Krebsbekämpf. **3**, 209 (1933). — BORBERG, A.: Zbl. Haut- u. Geschl.-Kr. **84**, 159 (1953). — BRAUER, E.: Frankfurt. Z. Path. **45**, 224 (1935). — BREIDER, H.: Umschau **43**, 123 (1939). — BREIDER, H., u. R. SEELIGER: Z. Zool. A **151**, 243 (1938). — BROBECK, O.: Oncologia (Basel) **3**, 248 (1950). — BUCALOSSI, P., und U. VERONESI: Tumori **60**, 365 (1954). — **42**, 664 (1956). — Brit. J. Cancer **11**, 337 (1957). — BULKEY, I. D.: N. Y. med. J. **114** (1921). — BURDETTE, W. J.: Cancer Res. **10**, 209 (1950). — **12**, 201 (1952). — Acta. Un. int. Cancer **7**, 670 (1951). — J. nat. Cancer Inst. **12**, 709 (1952). — BURKARD, H.: Dtsch. Z. Chir. **169**, 166 (1922). — BURKE, M.: Amer. J. Cancer **27**, 316 (1936). — BURROWS, H.: Cancer Res. **1**, 121 (1941). — BUSK, T., J. CLEMMESEN and A. NIELSEN: Brit. J. Cancer **2**, 156 (1948). — BUTENANDT, A.: Naturwissenschaften **24**, 15 (1936). — BUTENANDT, A., u. H. FRIEDRICH-FREKSA: Biol. Zbl. **62**, 318 (1942).

CATANIA, V. C., E. GALLICO e M. MAGRI: Tumori **38**, 394 (1952). — CHAMPLIN, H. W.: J. Amer. med. Ass. **1930**, 96. — CHARACHE, H.: Amer. J. Roentgenol. **46**, 69 (1941). — CHOLEWA, J.: Z. Krebsforsch. **37**, 215 (1932). — Mitt. 2. int. Kongr. Krebsforsch. **1936**, 147. — CLEMMESEN, J.: Brit. J. Cancer **3**, 474 (1949). — COOKE, J. V.: J. Amer. med. Ass. **152**, 1028 (1953). — CORDES, F.: Beitr. klin. Chir. **142**, 872 (1928). — CRAIG, W. M., and G. HORRAX: J. Neurosurg. **6**, 518 (1949). — CRAMER, W.: Amer. J. Cancer **29**, 1 (1937). — CURTH, H. O.: Arch. Surg. (Chicago) **47**, 517 (1943). — CURTIUS, P.: Mschr. Krebsbekämpf. **3**, 161 (1935)· — CUSHING, H., and P. BAILEY: Arch. Ophthalm. (Chicago) **57**, 447 (1928).

DAM, J. VAN: Ned. T. Geneesk. **1924**, 4. — DAUBE: Diss. Würzburg 1920. — DAVENPORT, R. C.: Brit. J. Ophthal. **11**, 443 (1927). — DENK, W.: Z. Krebsforsch. **49**, 237 (1939). — DEOME, K. B.: Amer. J. Cancer **40**, 231 (1940). — DMOCHOWSKI, L.: Brit. J. Cancer **7**, 73 (1953). — DOBBERTIN, H.: In ADAM-AULER, S. 156. 1937. — DOBROVOLSKAJA-ZAVADSKAJA, N.: C. R. Soc. Biol. (Paris) **104**, 1191 (1930); **106**, 1085 (1931); **115**, 113 (1934); **119**, 3 (1935). — Assoc. franç. Etude Canc. **19**, 413 (1930). — DOBROVOLSKAJA, N., et F. GARRIDO: C. R. Soc. Biol. (Paris) **122**, 509 (1936). — DOMRICH, H.: Arch. klin. Chir. **197**, 848 (1940). — DORMANNS, E. A.: Z. Krebsforsch. **29**, 435 (1929). — DUKES, C.: Canc. Rev. **1930**, 241; Eugen. Rev. **25**, 241 (1934); J. Clin. Path. **1**, 34 (1947). — Ann. Eugen. (Lond.) **17**, 1 (1952). — DURHAM, M. W.: West. J. Surg. **62**, 26 (1954).

ELLMANN, PH., and L. W. PRICE: Brit. J. Tuberc. **48**, 155 (1954). — ENDE, N.: Cancer **8** 1057 (1955).

FALLS: J. Amer. med. Ass. **133**, 171 (1947). — FETSCHER, R.: Arch. soz. Hyg. **7**, 218 (1932). — FIGGE, F. H. J., and L. C. STRONG: Cancer Res. **1**, 779 (1941). — FIGGE, F. H. J., L. C. STRONG, L. C. STRONG JR. and A. SHANBROM: Cancer Res. **2**, 335 (1942). — FIOR, R.: Acta oto-laryng. (Stockh.) **47**, 407 (1957). — FISCHER, W.: Mschr. Krebsbekämpf. **4**, 37 (1936). — In ADAM-AULER, S. 76. 1937. — Z. ges. inn. Med. **3**, 269 (1948). — Zbl. allg. Path. u. path. Anat. **92**, 241 (1954). — FISCHER-WASELS, B.: Dtsch. med. Wschr. **1933**, 1489. — Dtsch. Ärztebl. **1934**, 92—95. — Acta int. Vereinig. Krebsbekämpf. **1936**, Nr. 3. — Strahlenther. **66**, 428 (1939). — Med. Welt **14**, 483 (1940). — FLANAGAN, M. B.: J. Obstet. (Lond.) N. S. **61**, 671 (1954). — FRAENKEL, A.: Wien. klin. Wschr. **1905**, Nr. 31. — FRANCESCHETTI, A., u. V. BICHLER: Arch. Klaus-Stift. Vererb-Forsch. **21**, 322 (1946). — FRIEBOES, W.: In ADAM-AULER, S. 285. 1937. — FRIEDMAN, F., M. H. HARNLY and E. GOLDSMITH: Cancer Res. **11**, 904 (1951), u. **15**, 375 (1955).

GAGEL, O.: Handbuch der Neurologie von BUMKE u. FÖRSTER, Bd. 8, S. 289. 1936. — GARDNER, E. J.: Amer. J. hum. Genet. **3**, 167 (1951); **4**, 31 (1952); **5**, 139 (1953). — GARDNER, E. J., and R. C. RICHARDS: Amer. J. hum. Genet. **5**, 139 (1953). — GERKARDT, F. W.: Erbarzt **4**, 123 (1937). — GERMAN, W., u. MCKEE: Ärzte im Hintergrund. Deutsche Übersetzung von H. E. SCHIEDECK. Memmingen 1947. — GIMPELL, R. C., and J. D. CARBALLO: Ann. intern. Med. **45**, 1045 (1956). — GOLDMANN, H.: J. Amer. med. Ass. **115**, 2253 (1940). — GOUVEA, H. DE: Ann. Oculist. (Paris) **143**, 32. — GREENBERG, R. E., and L. J. GARDNER: J. clin. Endocr. **19**, 3 (1959). — GRIFFITH, A. H.: Brit. med. J. **23**, 850. — Brit. J. Cancer **1**, 529. — Trans. ophthal. Soc. U. K. **37**, 242. — GROHMANN, H.: Erbarzt **1939**, Nr. 2, 20. — GUASCH, J.: Sang **25**, 384 (1954).

Habs, H.: Z. klin. Med. **135**, 676 (1939). — Dtsch. med. Wschr. **1939**, S. 49. — Habs, H., u. H. Dietel: Klin. Wschr. **1941**, 8. — Halban, J.: Z. Konstit.lehre **11**, 294 (1925). — Halliday-Croom, J.: J. Obstet. **1912**, 330. — Hanhart, E.: Schweiz. med. Wschr. **1943**, 446. — Folia hered. path. (Pavia) **3**, 54 (1953). — Harvard, B., and M. Hauge: J. nat. Cancer Inst. **17**, 289 (1956). — Hauser, S. J., and C. Weller: Amer. J. Cancer **27**, 434 (1936). — Hazard, P.: La crise de la conscience européenne. Deutsche Übersetzung von H. Wegener. Hamburg 1939. — Hedinger, E.: Z. allg. Path. **26** (1915). — Heermann, H.: Z. Hals- usw. Heilk. **48**, 70 (1941). — Heston, W. E.: Growth **15**, Suppl. 23 (1951). — Hippel, E. v.: Graefes Arch. Opthhal. **59**, 83 (1904). — Hochenegg, J. v.: Med. Klin. **1906**, 476. — Hoffmann, F. L.: Ref. Z. Krebsforsch. **45**, 87 (1937). — Hoffmann jr., M. v.: 35. Vers. dtsch. ophthal. Ges. Heidelberg 1908. — Hogreffe, G.: Acta path. microbiol. scand. **17**, 149 (1942). — Holmes, S. J.: Amer. J. Cancer **25**, 358 (1935). — Holmquist, J., u. A. Nelson: Z. Krebsforsch. **47**, 257 (1938). — Holub, K., u. L. Schönbauer: Wien. med. Wschr. **102**, 105 (1952). — Horst, N. v. D.: Ned. T. Geneesk. **1931**, 3648. — Hufschmidt, G., et V. Nessmann: Ann. Derm. Syp. (Paris) **7**, 462 (1930).

Jadassohn, W.: Zbl. Hautkr. **21**, 43 (1927). — Jeghers, H., V. A. McCusick and K. H. Katz: New Engl. J. Med. **241**, 993 (1949). — Jelke, H.: Acta paediat. (Uppsala) **27**, 137 (1939). — Jolkwer, W. J.: Arch. klin. Chir. **155**, 41 (1929). — Joughin, I. L.: Arch. Neurol. Psychiat. (Chicago) **1928**, 948. — Jüngling, O.: Bruns' Beitr. klin. Chir. **143**, 476 (1928).

Kaiser, J. H.: Dtsch. med. Wschr. **1924**, Nr. 27, 909. — Kalk, H.: In Adam-Auler, S. 227. 1937. — Kaliampetsos, G.: Dtsch. med. Wschr. **79**, 1783 (1954). — Kaplan, J. J.: Amer. J. med. Sci. **190**, 331 (1935). — Keller, R.: Arch. Gynäk. **101** (1913). — Kempt, T.: Acta path. scand. **25**, 19 (1948). — Kirschbaum, A., and L. C. Strong: Amer. J. Cancer **37**, 400 (1939). — Klostermann, G. F.: Die Pigmentfleckenpolypen. Habil.schrift Göttingen 1958. — Koch, G.: Acta genet. med. (Roma) **3**, 170 (1954). — Caryologia. Vol. suppl. 1057 (1954). — Koch, G., J. Krischek u. T. Tiwisina: Z. menschl. Vererb.- u. Konstit.-Lehre **34**, 105 (1957). — König, F.: In Adam-Auler, S. 88. 1937. — König, F., u. W. Sassen: Z. Krebsforsch. **44**, 206. — Körbler, J.: Z. Krebsforsch. **40**, 270 (1934); **47**, 84 (1937). — Koettnitz, A.: Dtsch. Z. Chir. **38**, 75 (1894). — Koller, P. C.: Brit. J. Cancer **2**, 149 (1948). — Kosswig, C.: Z. Abstamm.lehre **59**, 61 (1931). — Kranz, H.: Verh. dtsch. Ges. Vererb.wiss. **1931**, 353. — Z. Abstamm.lehre **62**, 173 (1932). — Kreyberg, L., Little, Macklin, Allen, Andervont, Ewing, Failla, Coutard, Lewis, Reimann, Murphy u. Novak: Z. Krebsforsch. **48**, 1, 1. — Kröning, Fr.: Wiss. Woche Frankf. 1 (1934). — Med. Welt **1935**, Nr. 43. — Z. menschl. Vererb.- u. Konstit.-Lehre **21**, 266 (1937). — Mschr. Krebsbekämpf. **1939**, 121. — Kröning, Fr., u. W. Wepler: Z. Krebsforsch. **48**, 246 (1938).

Laberge, M. Y., W. G. Sauer and Ch. W. Mayo: Mayo Clin. **32**, 749 (1957). — Lacassagne, A.: Paris méd. 1935. — Lacassagne, A., et S. Danysz: C. R. Soc. Biol. (Paris) **132**, 395 (1939). — Lange-Cosack, H.: Z. menschl. Vererb.- u. Konstit.-Lehre **23**, 94 (1939). — Leavitt, F. H.: Arch. Neurol. Psychiat. (Chicago) **1928**, 617. — Leber, Th.: Handbuch der gesamten Augenheilkunde, 2. Aufl., S. 1947. 1916. — Münch. med. Wschr. **1911**, Nr. 49. — Leers, H.: Z. menschl. Vererb.- u. Konstit.-Lehre **19**, 721 (1936). — Leonhardt, O.: Diss. Hamburg 1939. — Leven: Dermat. Wschr. **1928** II, 1563. — Levin, A.: Lancet **1937**, 204. — Levit, S.: J.Hered. **22**, 3 (1931). — Lewis, F. J., and L. F. Pelter: Cancer (Phil.) **11**, 624 (1958). — Lindau, A.: Acta ophthal. (Kbh.) **4**, 193 (1927). — Little, C. C.: Eug. Genet. **1**, 186 (1923). — Little, C. C., and B. M. McPheters: Amer. Naturalist **66**, 568 (1932). — Lockhart-Mummery, P.: Lancet **208**, 427 (1925). — The origin of cancer. London 1934. — Loeb, L.: Proc. Soc. exp. Biol. (N. Y.) **10**, 361 (1928). — Lucke, H.: Klin. Wschr. **1931**, 2312. — Lumière, A.: Bull. Acad. Méd., Paris **3**, 115 (1936). — Lynch, Cl. J.: J. exp. Med. **54**, 447 (1931). — Amer. J. chir. Path. **6**, 293 (1936). — Verh. 2. int. Kongr. Kampf Krebs **1**, 122 (1936).

Macklin, M. Th.: Quart. Rev. Biol. **7**, 255 (1932). — Edinburgh med. J., N. S. **42**, 49 (1935). — J. Hered. **1940**, S. 31. — Schweiz. Z. allg. Path. **18**, 463 (1955). — Gastroenterology **29**, 507 (1955). — Marshall Lee jr., C.: Amer. Surg. **19**, 803 (1953). — Martenstein, H.: Arch. Derm. Syph. (Berl.) **147**, 499 (1924). — McFarland, J., and T. St. Meade: Amer. J. med. Sci. **184**, 66 (1932). — McKenney, D. C.: J. Amer. med. Ass. **107**, 1871 (1936). — Meyer, Robert: Arch. Gynäk. **109** (1918). — Micke, F.: Z. Abstamm.lehre **46**, 87 (1928). — Miescher, G.: Z. Derm. **32**, 276 (1921). — Bull. Schweiz. Vereinig. Krebsbekämpf. **2**, 225 (1935). — Militzer, R. E.: Amer. J. Cancer **25**, 544 (1935). — Miller and Pybus: Cancer Res. **8**, 5 (1945). — Moore, C., and P. C. Iverson: Cancer (Phil.) **7**, 377 (1954). — Moskowicz: Klin. Wschr. **1929**, Nr. 7/8. — Mühlbock, O.: Cancer (Phil.) **10**, 731 (1957). — Müller, R. Fr.: Z. Krebsforsch. **31**, 339 (1930). — Munford, S. A., and H. Linder: Amer. J. Cancer **28**, 393 (1936). — Murphy, D. P.: Cambridge: Harvard University Press 1952. — Murray, W. C.: J. exp. Med. **63** (1936). — Müting, D.: Wiss. Z. Univ. Greifswald **1**, 247 (1951/52). — Müting, D., u. H. Langhof: Klin. Wschr. **31**, 618 (1953).

Nagayo, M.: Gann (Jap.) 1933. — Neel, J. V., R. J. Bolt u. H. M. Pollard: Cancer **7**, 831 (1954). — Gastroenterology **26**, 1 (1954). — Neel, J. V., and H. F. Falls: Science **114**,

419 (1951). — Newton, D. R. E.: Aust. med. Gaz. 21, 236. — Nielsen, A., and J. Clemmesen: Brit. J. Cancer 11, 327 (1957).
Oehler, F.: Arch. Psychiat. Nervenkr. 105, 334 (1936). — Ohnacker, H.: Verh. dtsch. path. Ges. 1954, 362. — Owen, S. A.: Roy. Lond. ophthal. Hosp. Rep. 16, 3, 323 (1905).
Patter, H. T. van and J. A. Drummond: Cancer (Phil.) 6, 942 (1953). — Paulsen, J.: Z. Krebsforsch. 21, 119 (1924). — Pedersen, O., u. H. Geyer: Zbl. Neurochir. 3, 53 (1938). — Peller: Z. Krebsforsch. 34, 128 (1931); 41, 212 (1935). — Internat. Kongr. Krebsbekämpf. 3, 185 (1933). — Peyron, A., N. U. Kobozieff et L. Zimmer: Bull. Ass. franç. Etude Cancer 26, 93, 168 (1937). — Pick, L.: Berl. klin. Wschr. 1905. — Pietrusky, F.: Frankfurt. Z. Path. 28, 360 (1922). — Poglayen, C.: Arch. „Putti" Chir. (Firenze) 4, 305 (1954). — Pol: Zbl. Path. 35, 266 (1924). — Poll, H.: Beitr. path. Anat. 67, 40 (1920). — Pollack: Klin. Wschr. 1923, 377. — Pullinger, B. D.: Brit. J. Cancer 1, 177 (1947). — Pybus, F. C., and E. W. Miller: Amer. J. Cancer 33, 98 (1938).
Raven, R. W.: Lancet 1934 II, 870. — Reed, T. E., and J. V. Neel: Amer. J. hum. Genet. 7, 236 (1955). — Reese, A. B.: Arch. Ophthal. 42, 119 (1949). — Remmelt: Geneesk. T. Ned.-Indie 75, 16 (1935). — Rieder, W.: Arch. klin. Chir. 135 (1925). — Robinson, D. W., and Th. G. Orr: Arch. Surg. 70, 923 (1955). — Rochat, G. F.: Klin. Mschr. Augenhk. 86. — Rössle, R.: Z. angew. Anat. 5, 127, 142 (1920). — Rossberg, A.: Fortschr. Röntgenstr. 90, 138 (1959).
Sauerbruch, F.: Zbl. Chir. 61, 133 (1934). — Schäfer, G.: Wschr. Krebsbekämpf. 2, 1—7 (1934). — Schinz, H. R.: Strahlenther. 1933, 650. — Dtsch. Z. Chir. 247, 728 (1936). — Schinz, H. R., U. Cocchi u. J. Neuhaus: Arch. Klaus-Stift. Vererb.-Forsch. 23, 1 (1948). — Schinz, H. R., u. A. Senti: Festschr. Zangger. Teil 2, S. 694. 1935. — Schmidt, H. W.: Z. Krebsforsch. 57, 343 (1951). — Schmieden: Arch. klin. Chir. 142, 512 (1926). — Schmieden, V., u. H. Westhues: Dtsch. Z. Chir. 202, 1 (1926). — Schneider, H.: Münch. med. Wschr. 6, 294 (1913). — Schönbauer, L.: Wien. med. Wschr. 101, 627 (1951). — 102, 19 (1952). — Wien. klin. Wschr. 64, 206 (1952). — Bruns' Beitr. klin. Chir. 186, 291 (1953). — Wien. med. Wschr. 1953, 113. — Schroeder, C. H.: Bruns' Beitr. klin. Chir. 164, 563 (1936). — Schwyter, M.: Frankfurt. Z. Path. 36, 146 (1928). — Schuback, A.: Zbl. Neur. 46, 456. — Shepherd, J. A.: J. roy. Coll. Surg. Edinburgh 4, 31 (1958). — Siemens, H. W.: Virchows Arch. path. Anat. 238, 200 (1922). — Siemens, H. W., u. E. Kohn: Z. Abstamm.lehre 38, 1 (1925). — Sippel, A.: Zbl. Gynäk. 48, 85 (1924). — Slye, M.: Ann. intern. Med. 1, 951 (1928). — Amer. J. Cancer 18, 535 (1933). — Amer. J. Path. 17, 655 (1941). — Smith, W. G.: Courtesy Dis. Col. a. Rect. 1, 323 (1958). — Proc. Mayo Clin. 34, 31 (1959). — Snell, G. D.: Cancer Res. 12, 543 (1952). — Spannocki, T.: Arch. ital. Ginec. 1899. — Staemmler, M.: Verh. dtsch. path. Ges. 30, 188 (1937). — Stanjeck, U.: Diss. Breslau 1936. — Steinhaus, J.: Zbl. Path. 11, 258 (1900). — Steudel: Bruns' Beitr. klin. Chir. 8, 503 (1891). — Stewart, H. L., W. V. Hare, E. Lorenz and J. G. Bennett: J. nat. Cancer Inst. 10, 359 (1949). — Stocking, B. W.: Cancer 3, 967 (1950). — Strachau, A. S.: J. Path. Bact. 39, 209 (1934). — Strauss, O.: Med. Klin. 1935, 217. — Strong, L. C.: Genetics 11, 294 (1926); 20, 586 (1935). — Amer. J. Cancer 30, 527 (1937). — Yale J. Biol. Med. 17, 289 (1944). — Surg. Gynec. Obstet. 84, 727 (1947). — Mod. Med. 1947. — Strong, L. C.: Yale J. Biol. Med. 24, 109 (1951); J. Gerontol. 6, 340 (1951). — Strong, L. C.: Brit. J. exp. Path. 17, 60 (1936). — J. Hered. 28, 40 (1937); Cancer Res. 2, 531 (1942); Yale J. Biol. Med. 18, 146 (1946). — Strong, L. C., u. L. D. Sanghvi: Z. Krebsforsch. 58, 1 (1951). — Struwe u. Steuter: Z. Neur. 125, 748 (1930). Szontagh, E. v.: Über Disposition, S. 87. Berlin 1918.
Teilhaber: Z. Krebsforsch. 8, 466 (1910). — Thelen, A., u. J. Schäuble: Z. Urol. 50, 188 (1957). — Thorbake: Dtsch. Z. Chir. 126, 553 (1914). — Thums, K.: Actes d'VI e Congr. int. Sciences anthrop. et ethnol. 1, 130 (1952). — Thums, J.: zit. n. G. Koch, u. Th. Tiwisina: Ärztl. Forsch. 13, 3 (1959). — Trippenbach, B. v.: Zur Kenntnis der Xeroderma pigmentosa, insbesondere des Lebensschicksals der davon Betroffenen. Inaug.-Diss. Berlin 1935. — Turner, O.: Amer. J. Cancer 32, 339 (1938). — Turner, O., u. W. J. Gardner: Amer. J. Cancer 32, 339 (1938). — Twombly, G. H.: Proc. Soc. exp. Biol. (N. Y. 44, 617 (1940).
Ungar, H.: Brit. J. Cancer 3, 321 (1949).
Velhagen, C.: Arch. Augenheilk. 46, 232 (1903). — Verschuer, O. v.: Acta Genet. (Basel) 6, 103 (1956). — Dtsch. med. Wschr. 81, 1456 (1956). — Verschuer, O., u. E. Kober: Z. Krebsforsch. 50, 5 (1940). — S.-B. Akad. Wiss. Wien., math. nat. Kl. 1956, S. 245. — Versluys, J. J.: Z. Krebsforsch. 41, 239 (1934). — Vogel, F.: Z. menschl. Vererb.- u. Konstit.-Lehre 32, 308 (1954). — und 34, 205 (1957). — Acta genet. (Basel) 7, 565 (1958). —
Waaler, G. H. M.: Norsk. Mag. Laegevidensk. (Norw.) 92, 557 (1931). — Waardenburg, P. D.: Das menschliche Auge und seine Erbanlagen. Den Haag 1932. — Wachsmuth, W.: Chirurg. 30, 145 (1959). — Wachtel, H.: Münch. med. Wschr. 1924, Nr. 26. — Waehneldt, N.: Diss. Kiel 1952. — Warren, S., u. O. Gates: Amer. J. Cancer 16, 1358 (1932). — Warthin, A. S.: Arch. intern. Med. 12, 546 (1913). — J. Cancer Res. 9, 279 (1925); 12, 249 (1928). — Amer. int. Med. 4, 681 (1931). — Wassink, W. F.: Verh. 1. internat. Kongr.

Kampf dem Krebs **2**, 1260 (1933). — Genetica **17**, 103 (1935). — WASSINK, W. F., et C. PH. VAN RAAMSDONK: Néoplasmes **2**, 145 (1923). — WEITZ, W.: Z. inn. Med. **101**, 115 (1924). — Wschr. Krebsbekämpf. **1933**, 385. — WELLS, H. G.: J. Amer. med. Ass. **81**, Nr. 12/13 (1923). — WOLFF, G.: Dtsch. med. Wschr. **1932 II**, 1966.

ZACHARIAS, E.: Dtsch. Z. Chir. **135**, 279 (1916). — ZACHARIAS, P.: Arch. Gynäk. **88**, 506 (1909). — ZIEGLER, H.: Mitt. Grenzgeb. Med. u. Chir. **46**, 265 (1943).

Sechstes Kapitel

Angeborene Geschwülste und Tumoren des Jugendalters

Vorbemerkung. Gleichviel ob äußere Merkmale alsbald nach der Geburt oder ob funktionelle Besonderheiten erst in der Kindheit erkennbar werden, immer verbinden wir mit dem *Begriff „angeboren"* (kongenital) die Vorstellung des bereits bei der Geburt Vorhandenen.

Biologisch gibt es bei dem Angeborensein von Störungen nur zwei Möglichkeiten: entweder ist der angeborene Merkmalscharakter eingeboren (innatus), d. h. *ererbt*, also bereits in der Erbmasse verankert und ursächlich damit *vor* der Befruchtung der Eizelle ausgelöst, oder er ist *nach* der Befruchtung während der fetalen Entwicklungszeit *erworben* und erst *mit* der Geburt (connatus) in Erscheinung tretend. Tertium non datur.

Die *erblich bedingten Geschwülste* wurden im letzten Kapitel ausführlich dargestellt. Sie werden hier nur noch einmal summarisch erwähnt, um beim Begriff „angeboren" an die genotypisch bedingten Geschwulstbildungen und Geschwulstanlagen zu erinnern. Entstehungsmäßig ist das Wichtigste, daß ihre Verursachung generationenlang zurückliegen kann.

Die nichterblichen *angeborenen Tumoren* stellen in mehrfacher Hinsicht eine *Geschwulstgruppe sui generis* dar. Einmal beweisen sie, daß es *im Mutterleib wirksame geschwulstauslösende Faktoren* geben muß. Das ist um so beachtlicher, als ja die Daseinsbedingungen des menschlichen Keimes in utero die Fernhaltung exogener Schädigungen aus unserer Umwelt zu verbürgen scheinen. Der mütterliche Organismus ist für die werdende Frucht die geborgenste Umwelt, die wir uns auszudenken vermögen.

So geht denn die erste Fragestellung an die Tumorgenese dahin, was im „intimen" Milieu des graviden Uterus an *inneren Geschwulstursachen* als wirksam gedacht werden kann.

Es wird sich jedoch zeigen, daß die Tatsache embryonaler Tumoren nicht allein mit körperinneren Faktoren zu erklären ist. Es ist daher auch noch die Frage zu prüfen, ob der außerordentliche Schutz des mütterlichen Organismus und vor allem auch der der Placenta ausreicht.

Wenn sich nämlich zeigt, daß dieser Sicherungswall selten genug, aber doch gelegentlich durchbrochen und eine embryonale Geschwulst ausgelöst wird, so ist es von vornherein klar, daß solche *in utero tumorinduzierende Faktoren* für die theoretische Cancerologie ganz besonderes Interesse verdienen, stellt ja jede angeborene Geschwulst ein experimentum in homine dar und die Summe dieser Naturexperimente wäre so ziemlich das einzige Erfahrungsgut, welches das Verständnis für diese Tumorgruppe zu erschließen vermöchte, da das Tierexperiment auf diesem schwierigen Gebiete bislang wenig zu Tage gefördert hat.

In der *Pathologie* ist der angeborene Charakter einer Störung besonders sinnfällig bei den *Mißbildungen* und bei den schon bei der Geburt erkennbaren *Geschwülsten*. Das ist kein Zufall. Beide — Mißbildungen und Geschwülste — sind nämlich oft genug miteinander kombiniert oder wechselseitig ursächlich bedingt. Kein Wunder, ihr *teratogenetischer und tumorgenetischer Zeitpunkt* fällt manchmal zusammen und bei später erst erkennbaren Geschwülsten wird der Nachweis einer anderen, jedoch gleichzeitigen und gleichaltrigen Mißbildung zugleich oft mit zum Beweis des angeborenen Charakters des Tumors selbst.

Es erscheint daher auch logisch wohlbegründet, wenn FÈVRE und HUGUENIN (1954) im Hinblick auf die Tatsache, daß eine ganze Anzahl von Tumoren bei Kindern (z. B. Embryome, Teratome, sacrococcygeale Tumoren) zu gleicher Zeit Mißbildungen darstellen, ihrem einschlägigen Buch den Titel «Malformations tumorales et tumeurs de l'enfant» gegeben haben. Andererseits erscheint es wenig sinnvoll, wenn die genannten Autoren das einschlägige Erfahrungsgut der vielen Mißbildungstumoren topographisch-regional (Cranium, Gesicht, Hals usw.) statt nach formal- und kausalgenetischen Gesichtspunkten herausstellen.

Dieses Kapitel beschränkt sich aber nicht auf die *angeborenen Geschwülste*, soweit sie in der Fetalzeit erworben sind. Es umfaßt auch *die in der Kindheit oder in der Jugendzeit erworbenen Tumoren*.

Die Zusammenfassung dieser beiden Geschwulstgruppen erscheint nicht nur deswegen gerechtfertigt, weil die meisten angeborenen Geschwülste sich erst in der Kindes- und Jugendzeit zu manifestieren pflegen, sondern vor allem weil mit der *Beschränkung auf die Zeit vor dem 30. Lebensjahr* — natürlich eine willkürliche aber überkommene Grenzziehung! — die große Zeitperiode des Wachstums und der Reifung zusammengefaßt und den beiden späteren Lebensabschnitten der höchsten Leistungskraft und der des Alters gegenübergestellt wird. Gewisse Tumoren betreffen sogar so gut wie ausschließlich Kinder, so z. B. die Wilms-Tumoren, die Medulloblastome usw.

Mit dieser Beschränkung auf die Fetalzeit, Kindheit und Jugendzeit wird ein Doppeltes erreicht. Es werden für die Krebsentstehung zunächst diejenigen Faktoren in den Mittelpunkt gestellt, bei denen die sonst üblichen *langen Latenzzeiten* in Wegfall kommen. Sodann scheidet der *Faktor „Alter"* weitgehend aus. Bekanntlich verbindet man immer mit dem Begriff „Krebs" die Vorstellung einer Alterskrankheit in dem Sinne, als ob das Alter als solches einen kausalen Faktor in der Krebsentstehung darstellen würde, was (S. 579) nur in einem beschränkten Ausmaße zutrifft. Um so mehr müssen angeborene und in der Kindheit erworbene Tumoren gerade für Fragen der Krebsentstehung ein besonderes Interesse beanspruchen, da ja bei ihnen bei Wegfall des Faktors „Alter" formal- und kausalgenetische Faktoren a priori die Kausalität des Krebsgeschehens nach verschiedenen Richtungen ganz wesentlich bereichern müssen. Dies um so mehr, als gerade angeborene und frühjugendliche Tumoren dem Tierexperiment weitgehend entzogen sind.

1. Häufigkeitsverhältnisse

Nicht als ob angeborene Geschwülste sich nicht auch im späteren Leben, ja sogar noch im höheren Alter manifestieren könnten! Tatsächlich ist dies oft genug der Fall. In der großen Vielzahl der Fälle ist jedoch für angeborene, gleichviel ob ererbte oder intrauterin entstandene Geschwülste des Auftreten in der Kindheit und Jugendzeit kennzeichnend.

a) Todesursachenstatistik. Da es zuverlässige Morbiditätsstatistiken angeborener und kindlicher Geschwulstkrankheiten nicht gibt, ist man auf die *Tumorsterbefälle bei Jugendlichen* (Abb. 65) (traditionell rechnet man von 0—30 Lebensjahre) angewiesen. Man muß sich aber bei solchen Kurven bewußt bleiben, daß eine solche Statistik nur ein recht unvollständiges Bild ergibt, werden ja die vielen gutartigen, nicht zum Tode führenden Geschwülste ebensowenig erfaßt wie die von ihren Geschwulstleiden geheilten Kranken. Es ist klar: die Todesursachenstatistik gibt vorwiegend Auskunft über die selteneren malignen Tumoren, während gerade die bei Kindern und Jugendlichen zahlenmäßig stark überwiegenden benignen Geschwülste nicht erfaßt werden.

Aus der Abb. 65 ist die *Häufigkeit* der Geschwulst-Todesfälle bei Kindern und Jugendlichen (1956) ablesbar. Sie beträgt mit 2175 Sterbefällen immerhin 2% der jährlichen Krebstodesfälle (1956: 103404). Geschwülste vor dem 30. Lebensjahr sind also, gemessen an der Häufigkeit späterer Lebensabschnitte selten. Ihre Bedeutung liegt also nicht in der Häufigkeit, als vielmehr in der Problematik ihrer Entstehung. Immerhin stehen die *bösartigen Neubildungen* als Todesursache in Westdeutschland, wie auch in der Schweiz, *für die Altersgruppe der 5—10jährigen* nach den Unfällen bereits *an zweiter Stelle* [HUTH (1958), COCCHI (1958)].

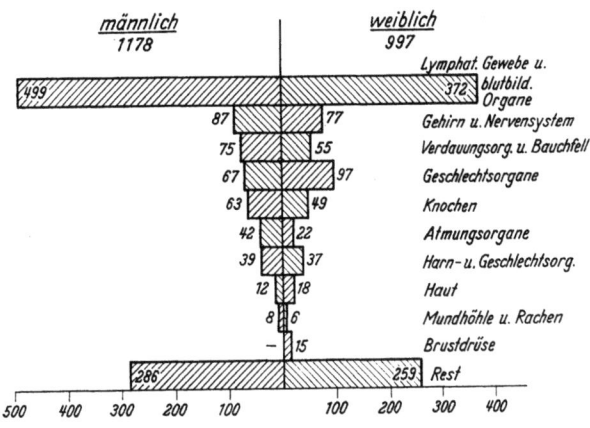

Abb. 65. Geschwulsttodesfälle bei Jugendlichen (0—30. Lebensjahr) im Jahre 1956, zusammengestellt nach der Statistik der Bundesrepublik Deutschland (Gesundheitswesen Bd. 187 (1956)]

Eine weitere statistische Frage ist das Problem: *nehmen die kindlichen Tumoren* gleichsinnig mit der allgemeinen Zunahme der Geschwulsterkrankungen zu oder nehmen sie *relativ stärker zu* als die Erstgenannten? Es gibt eine ganze Zahl von Hinweisen, die von einer Zunahme der kindlichen Tumoren, ja z. T. sogar von einer erschreckenden Steigerung derselben berichten [HECKEL (1950), PACK und ARIEL (1954)]. "Cancer kills more infants and children than do most other diseases, including tuberculosis, heart disease, and poliomyelitis."

"Cancer in infants and children is increasing in frequency. It is the third greatest cause of death in children from one to four years of age, exclusive of deaths due congenital deformities, beeing exceeded by accidental deaths and pneumonia. It is the second foremost cause of death in children between five a and fourteen years, being exceeded only by accidents" [ARIEL und PACK (1960)].

Tab. 43. *Der prozentuale Anteil kindlicher und jugendlicher Krebstodesfälle an der Gesamtkrebssterblichkeit, sowie die kindlichen und jugendlichen Krebssterbefälle je 100000 gleichaltrige Einwohner (unter 30 J.) im selben Jahr in der Bundesrepublik 1954—1957* (nach Angaben des Stat. Bundesamtes Wiesbaden)

	Zahl der Bevölkerung unter 30 J. in 100000	Zahl aller Krebstodesfälle	Krebstodesfälle unter 30 J.	% Krebstodesfälle unter 30 J. an allen Krebstodesfällen	Krebstodesfälle unter 30 J. je 100000 Einwohner unter 30 J.
1954	222,5	96962	2145	2,21	9,64
1955	224,0	99467	2176	2,18	9,71
1956	227,5	103404	2175	2,10	9,79
1957	224,0	106939	2294	2,14	10,27

Die *Zunahme* der Tumoren bei Kindern ist deswegen *aktuell*, weil wegen der Zunahme der radioaktiven Niederschläge nach Kernwaffenversuchen zu befürchten ist, daß vermehrt *radioaktive Stoffe* sowohl von Kindern selbst, als aber auch von Müttern her transplacentar in Feten und auch auf dem Weg über die Muttermilch aufgenommen werden. Auch wenn jetzt die Kernwaffenversuche eingestellt würden, so müßte man noch für die nächsten 8—10 Jahre erwarten, daß diese Gefährdung weiter besteht.

Daß Befürchtungen solcher Art tatsächlich berechtigt sind, zeigt die Todesursachenstatistik der Bundesrepublik. Es nimmt zwar der prozentuale Anteil der kindlichen und jugendlichen Tumoren an der Gesamtsterblichkeit ab, die *Gefährdung, an einem malignen Tumor zu sterben, nimmt* bereits *in den früheren Altersklassen von Jahr zu Jahr zu* (vgl. Tab. 43). Das Absinken des prozentualen Anteils erklärt sich ohne weiteres aus der relativ stärkeren Zunahme der Krebssterblichkeit im höheren Alter.

Untersucht man nun aber die zunehmende Geschwulstgefährdung der Kinder und Jugendlichen im einzelnen, so zeigt sich, daß diese sehr weitgehend durch eine *Zunahme der Leukämiesterbefälle der ersten Lebensperiode* zustande kommt. Die Leukämien spielen also für die ersten Lebensdezennien für die Zunahme der Krebssterblichkeit eine ähnliche Rolle wie der Bronchialkrebs für die höheren Altersstufen.

Daß das männliche *Geschlecht* stärker betroffen ist, kommt daher, daß es bei Neugeborenen ein Plus gegenüber dem weiblichen Geschlecht aufweist. Am meisten interessiert natürlich die *Rangordnung* der zum Tode führenden Geschwulstkrankheiten. An erster Stelle rangieren die *Blastomatosen des lymphatischen und reticuloendothelialen Gewebssystems* (die multiplen folliculären Lymphome und Lymphosarkome, (Morbus Hodgkin, Plasmocytome, Reticulosarkome, Ewing-Sarkome) und *der blutbildenden Organe* (Erythroblastosen, Leukämien, Leukosen, die chronisch myeloische und lymphatische Leukämie, die akuten und tumorbildenden Leukämien).

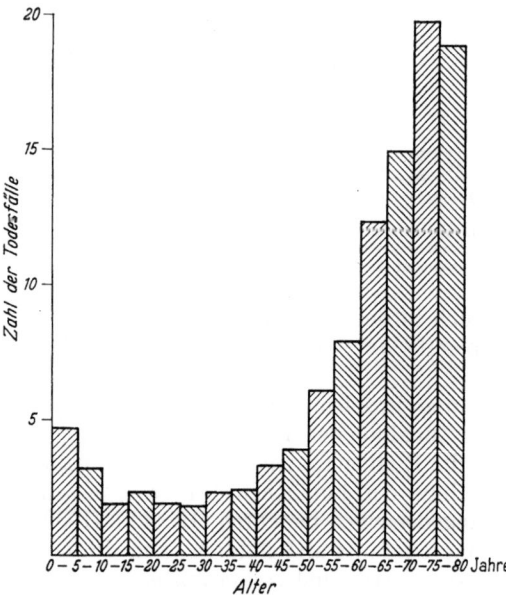

Abb. 66. Altersverteilung der Todesfälle an Leukämie (1955), bezogen auf je 100000 Einwohner desselben Alters (nach Angaben des Statistischen Bundesamtes für 1955)

Unter den Tumorerkrankungen der lymphatischen und der blutbildenden Gewebe sind die *Leukosen* zahlenmäßig am bedeutendsten (Abb. 66). Diese Häufung kommt nicht nur infolge der späteren Manifestation der anderen Organkrebse zustande, sondern es findet sich zudem eine beachtliche echte Häufung der Leukosen im kindlichen Alter. Sie stellt ein echtes Sonderproblem dar, da sie nur schwer mit unseren sonstigen Erfahrungen hinsichtlich der Latenzzeit und noch weniger mit der Summation cancerogener Einflüsse in Einklang zu bringen ist. Es kommt hinzu, daß die akuten Verlaufsformen im Kindesalter wesentlich häufiger sind [FORKNER (1938), HEILMEYER und BEGEMANN (1951)] und daß die Leukosen bei Knaben stark überwiegen.

Kongenitale Leukämien beobachtet OPITZ 1924, COOKE 1933, STRANSKY 1925, 1932, FORKNER 1938, RHAMY 1938, PONCHER 1942, HOUSTEK und BRACHFELDOVA 1949 u. a. CROSS (1944) stellt so z. B. 20 Fälle aus der Literatur zusammen, wobei 16 myelogene, 3 lymphogene und 1 nicht sicher einzuordnende Leukämien beobachtet wurden. Eine zusammenfassende Darstellung der Klinik der Leukosen im Kindesalter findet sich bei WILLIS (1936).

An zweiter Stelle der Sterbefälle stehen die *Tumoren des Gehirns und Nervensystems*. Hierher gehören alle die Tumorformen, bei denen bereits ihre frühe Manifestation den angeborenen Charakter beweist. Mit dieser Frage haben sich vor allem CUSHING, BAILEY (1951) und ZÜLCH (1954, 1956) befaßt. Die Manifestation mancher Hirngeschwulst in einer bestimmten Altersklasse ist bereits ein erster Hinweis für eine ganz bestimmte Geschwulstart. Die meisten Hirngeschwulstarten haben eine für sie charakteristische Alterskurve.

Angeborene, in frühester Kindheit sich manifestierende *Hirntumoren* sind die *Medulloblastome* und *Astrocytome* im Bereich des Kleinhirns, *Ependymome* im Bereich der Großhirnhälften in der Vierhügelgegend, dann *Teratome* und *Pinealome*, die *Oligodendrogliome* des Thalamus und die Astrocytome der Brücke [Näheres ZÜLCH (1956)].

Tabelle 44. *Die Todesfälle an Leukosen in der Bundesrepublik 1955 bei Knaben und Mädchen bezogen auf je 100000 Einwohner desselben Alters und Geschlechts* (nach Angaben des Stat. Bundesamtes)

Alter Jahre	Knaben	Mädchen	Zusammen
0—5	5,7	3,6	4,7
5—10	3,3	2,9	3,2
10—15	2,6	1,2	1,9
15—20	2,7	1,3	2,3
20—25	2,1	1,6	1,9
25—30	1,8	1,8	1,8

Zum statistischen Hinweis auf das Angeborensein kommt der morphologische Beweis noch hinzu. Vor allem spricht für die frühontogenetische Bedingtheit ihre *Mittellinienlokalisation*, wie dies für die Spongioblastome des Chiasmas, des Hypothalamus, des Mittelhirns, des Aquaeductus und des Wurmes des Kleinhirns und des vierten Ventrikels zutrifft. Allerdings ist die celluläre Herkunft meist strittig, da die starke Entdifferenzierung einen direkten Rückschluß auf die Matrix nicht zuläßt und weil andererseits die frühesten Frühstadien verständlicherweise nicht zur Untersuchung kommen.

Die *Ependymome* in den Großhirnhemisphären kommen praktisch nur im Kindesalter vor. KLEIN (1953) sah zwei Großhirnependymome bei Säuglingen von 3 bzw. 5 Monaten, und ZÜLCH (1956) sah ein Ependymom im 4. Ventrikel bei einem Mädchen von 7 Monaten. Die Geschwülste der *Zirbeldrüse* — Pinealome oder Teratome derselben, (letztere fast immer pineales Gewebe enthaltend) — gehen gleichfalls bis in die frühe Kindheit zurück (frühester Fall von ZÜLCH: $1^{1}/_{2}$ Jahre).

Unter 14 *Neurofibrosarkomen von Hirnnerven* betrafen drei Fälle Kinder im Alter zwischen 6 und 17 Jahren. Die Prognose ist besonders schlecht, wenn es sich um Tumoren bei generalisierter Neurofibromatose handelt [ECONOMOU u. Mitarb. (1958)].

Eine 360 *kindliche Hirntumorfälle* umfassende russische Arbeit stammt von ZEMSKAJA (1958), zwei französische Arbeiten, die eine über 336 Fälle, von KLEIN (1959), die andere über 248 operierte Fälle von LEPINTRE u. Mitarb. (1959).

Bezüglich der *Tumoren des Rückenmarks und seiner Häute* ganz allgemein wird auf F. HENSCHEN (1953), hinsichtlich des speziellen Vorkommens *bei Kindern* auf DODGE u. Mitarb. (1956) (56 Fälle: 67,9% extramedullär, 32,1% intramedullär!) und auf KORNYANSKY (1959) (732 Fälle, davon 7,24% bei Kindern) verwiesen. Verständlicherweise überwiegen bei Kindern die Tumoren, deren angeborener Charakter sich schon aus ihrer Tumorform ergibt. Unter den extramedullären sind es vor allem *Epidermoide, Teratome, Dermoide, Cholesteatome* usw., bei den intramedullären *Gliome, Neurofibrome, Sarkome* usw., die vorherrschen.

FAURE und GRUSON (1959) berichten über 17 Fälle von *Kraniopharyngeom* bei Kindern zwischen 8 Monaten und 16 Jahren.

Zu den immer angeborenen und meist schon beim Kleinkind in Erscheinung tretenden Geschwülsten zählt die *Tumorreihe des sympathischen Nervensystems:* das unreife und ganz früh schon metastasierende *Sympathogoniom* (Synonym), das bereits besser differenzierte *Sympathoblastom* und das reife *Ganglioneurom*.

Literatur über Sympathoblastome, besonders *bei Kindern* findet sich bei SANSONE und BUFFONI (1957), SUTOW (1958), SCHWEISGUTH u. Mitarb. (1959), CARAFFA (1959), BODIAN (1959) u. a.

Die *Sympathogoniome* leiten sich ab von den embryonalen Mutterzellen des sympathischen Nervensystems und kommen vor allem im Bereich des abdominellen, aber auch des thoracalen und cervicalen Grenzstrangs und im Zuckerkandlschen Organ vor. Wegen der engeren topographischen Beziehung des Grenzstrangs zur Wirbelsäule kommt es im Bereich der letzteren leicht zu Druckusuren und durch einseitige Wachstumsbehinderung oft zu Kyphoskoliosen. Sie metastasieren frühzeitig, besonders ins Knochensystem, in die Leber oder in die Lungen. GLANZMANN (1949) beschreibt ein kongenitales, bereits bei der Geburt nachgewiesenes vom kranialen Mediastinum ausgehendes *Sympathogonion* mit multiplen Metastasen.

Die *Sarkome der Kindheit und des Jugendalters* illustrieren die Feststellung, daß die im ersten Lebensabschnitt am meisten proliferierenden mesenchymalen Gewebe am meisten Sarkome liefern.

Kongenitale Sarkome [Zusammenstellung bei WELLS (1940), FISCHER (1943, 1957)] sind häufiger als angeborene Carcinome. Diese gehören zu den großen Seltenheiten. Die bekanntesten angeborenen Sarkome sind die Gliosarkome der Retina (s. 5. Kap., S. 242) und die Wilms-Tumoren. Gelegentlich werden auch angeborene Sarkome des Verdauungstraktes beobachtet. Wir selbst operierten ein wenige Tage altes Kind mit einem kirschgroßen Fibrosarkom des Ileums, das den Ileus bei dem Neugeborenen bedingt hatte. Ein Leiomyosarkom beim Neugeborenen sahen ROTH und FARINACCI (1950), ein Angiosarkom beschreibt WELLS (1940). HABEDANK (1958) beschreibt ein angeborenes Rhabdomyosarkom der Blase.

Nicht nur bei den kongenitalen Tumorerkrankungen, auch *in der Kindheit und Jugendzeit* sind die *Sarkome*, im Gegensatz zum höheren Alter, gegenüber den Carcinomen, die häufigere maligne Geschwulstart, sofern man bei einer derartigen Erhebung die Leukämien, die Hirntumoren und die Mischgeschwülste ausklammert. Größere Zusammenstellungen über *Weichteilsarkome bei Säuglingen und Kindern* findet sich bei PACK und ARIEL (1954), über *Lymphosarkome* bei ROSENBERG u. Mitarb. (1958) und über *Hodgkinfälle* bei Kindern bei PITCOCK u. Mitarb. (1959) und bei SIRSAT (1959).

Für das *Knochensystem* ist das früher als Rundzellensarkom bezeichnete, dann von EWING (1921) als endotheliales Myelom charakterisierte und seitdem als *Ewing-Sarkom* und später als *Reticulosarkom des Knochens* [OBERLING und RAILÉANU (1932)] bezeichnete Sarkom repräsentativ für die Sarkome des Kindes- und Jugendalters [Lit. b. HELLNER (1935), BETHGE (1955)]. Das Maximum liegt im Jahrfünft zwischen 10 und 15 Jahren. Es sind aber viele frühkindliche Fälle bekannt. Die Sarkom-Mutterzelle ist die Reticulumzelle des Knochenmarks. Je nach dem Grad der Entdifferenzierung resultieren klinisch und morphologisch verschiedenartige Krankheitsbilder: Charakteristisch ist histologisch der große Zell- und Gefäßreichtum bei fast fehlenden Fibrillen und mangelndem Stroma, röntgenologisch die lamellenförmige Aufsplitterung der Corticalis mit zwiebelschalenartigen Auflagerungen derselben und klinisch die örtliche Hyperthermie (große Gefahr der Verwechslung mit Osteomyelitis!) bei gelegentlich erhöhter Körpertemperatur und ausgesprochener primärer, auf die Dauer aber trügerischer Strahlenempfindlichkeit.

Die Zahl der gesicherten *Carcinome bei Säuglingen und Kindern* ist nicht groß. Zusammenstellungen finden sich bei WILDBOLZ (1931), GUTTMANN (1938), BODIAN und WHITE (1952) u. a. Die Kasuistik umfaßt relativ viele primäre *Lebercarcinome* [GUBERN SALISACHS u. Mitarb. (1954), BIGELOW und WRIGHT (1953), STRANSKY und LACSON (1955), MANCUSO und SORVILLO (1958), KOCH und BRADFORD (1959)], sodann *Cervix- bzw. Uteruscarcinome* [KOHLHAAS (1930), KEHRER und NEUMANN (1929), GILBERT (1932), LOCKHART (1935)], ein Adenocarcinom der Mamma bei einem 10jährigen Mädchen beschreiben SEARS und SCHLESINGER (1940). Eine

Übersicht über 60 Fälle von *Bronchialcarcinom bei unter 21 jährigen* stammt von HANBURY (1958), über *anorektale maligne Tumoren bei Kindern* berichtet ROBERTI (1959).

b) Morbiditätsstatistik. Gegenüber dieser Statistik der Sterbefälle sind *klinischchirurgische Statistiken* zwar mit dem Faktor kleinerer Zahlen belastet, andererseits aber insofern wirklichkeitsnäher, als auch geheilte Fälle mit erfaßt werden. Im eigenen Krankengut von 801 Fällen interessiert zunächst die *Altersverteilung* (Abb. 67). Sie zeigt: a) die Zahl der Fälle steigt von Jahrfünft zu Jahrfünft an, b) das männliche *Geschlecht* überwiegt bis zum 25. Lebensjahr, von dem Jahrfünft 25—30 Lebensjahre überwiegt dann bis zum 54. Lebensjahr (s. Abb. 26) das weibliche Geschlecht.

Man darf aus der Altersverteilung schließen, daß viele angeborene Tumoren sich erst mit zunehmendem Kindesalter manifestieren, daß andererseits aber der Häufigkeitsanstieg auch die Folge mit der Zeit zunehmend stärker einwirkender krebsbedingender Faktoren sein muß. Weiterhin rechtfertigt der Häufigkeitswechsel zwischen männlichem und weiblichem Geschlecht um das 25. Lebensjahr den Schluß, daß nach dem 20. Lebensjahr die Sexualfunktion der Frau (Menstruation, Schwangerschaften, Geburten, Laktation usw.) ursächlich hereinspielen.

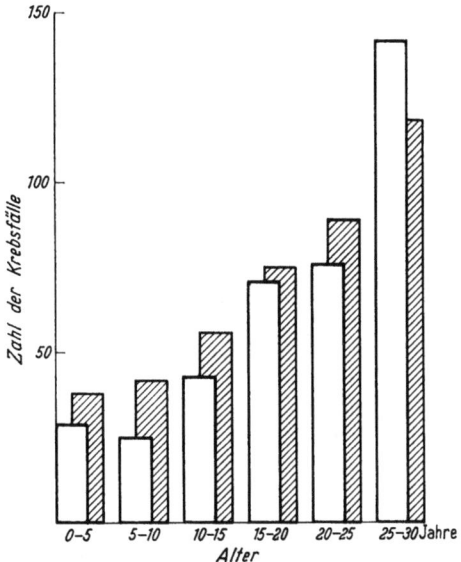

Abb. 67. Altersverteilung von 801 malignen Tumoren im kindlichen und jugendlichen Alter (416 ♂♂ und 385 ♀♀). (Fälle aus der Chir.Univ.-Klinik Heidelberg 1943—1958) (weiß = weibliches, schraffiert = männliches Geschlecht)

Ebenso wichtig wie die Altersverteilung ist die *Lokalisation* der kindlichen und jugendlichen Tumoren. Eine chirurgische Statistik (Abb. 68) hat natürlich den

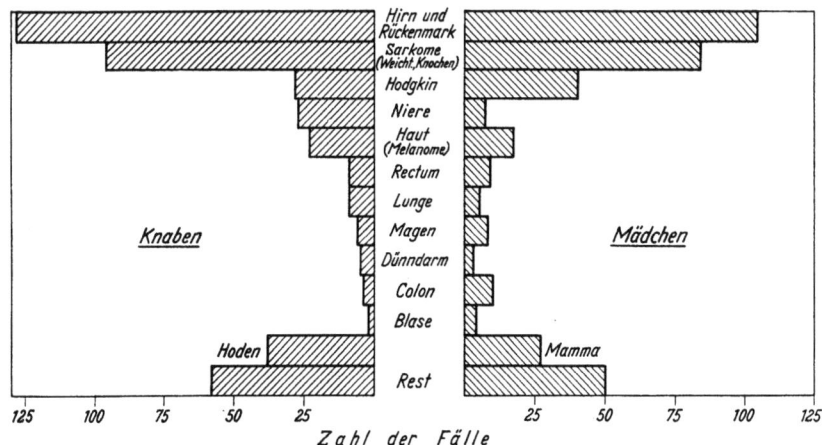

Abb. 68. Lokalisation der malignen Tumoren in den Altersstufen bis zum 30. Lebensjahr, getrennt nach Geschlechtern (801 Fälle der Chir. Univ.-Klinik Heidelberg 1943—1958)

Nachteil, daß die pädiatrisch betreuten kindlichen Leukämien und Hodgkin-Fälle nicht in Erscheinung treten. Um so wichtiger ist es, daß die gerade im Kindesalter so wichtigen *Sarkome* voll zur Geltung kommen. Die Organverteilung unseres Krankengutes ist aus Abb. 68 ablesbar. Bemerkenswert ist die Praedominanz der Hirn- und Rückenmarkstumoren (Auslesefaktor: die Errichtung einer Neurochirurgischen Abteilung der Klinik im Jahre 1946). An zweiter Stelle rangieren die Weichteilsarkome und dann folgen schon der Morbus Hodgkin und — dank der Wilms-Tumoren — gleich die Nieren. Bemerkenswert ist, daß aus der Reihe der später so häufigen Carcinome solche des Rectums, der Lungen, des Magens, des Colons, der Blase und der Mammae mit sporadischen Fällen bis in die Zeit vor dem 30. Lebensjahr hereinragen.

2. Hauptformen angeborener Tumoren

Es gibt viele gutartige Geschwülste, die erst im Laufe des Lebens entstehen, mögen sie nun epithelialen oder Binde- und Stützgeweben entstammen, Mischgeschwulstcharakter haben oder die Ausprägung erblicher Praeblastomatosen darstellen. Von all diesen überwiegend postnatal auftretenden Tumoren war mehrfach bereits ausführlich die Rede (s. 3. Kapitel, S. 117ff., 5. Kapitel, S. 236ff.). Daneben gibt es aber eine ganze Reihe an sich nicht allzuhäufiger, in grundsätzlicher Hinsicht aber um so bedeutungsvollerer *Geschwülste*, die stets *schon bei der Geburt*, meist auch bereits äußerlich zu erkennen sind. Hierher gehören z. B. die vielgestaltigen Naevi, Hämangiome, Lymphangiome, angeborene Strumen, Kopf- oder Steißteratome, Geschwülste im Zusammenhang mit Riesenwuchsbildung u. v. a. m.

a) Mißbildungstumoren. Was die *angeborenen Geschwülste* so besonders interessant macht, das sind ihre *genetischen Beziehungen zu Mißbildungen*. Von gewissen Geschwülsten ist es geradezu strittig, ob man sie besser zu den angeborenen Mißbildungen oder zu den angeborenen Geschwülsten zählen soll. Am sinnfälligsten ist dies bei jenen großen Geschwülsten, die bei Neugeborenen am Kopfende oder am Steißende (sog. *polare Geschwülste*), wenn auch verstümmelt und unvollkommen ausgebildet, gewissermaßen ganze Körperteile eines zweiten Embryos darstellen.

Die *Kombination von Gewebsmißbildungen und Tumoren* hat vor allem die Pathologen schon immer beschäftigt [COHNHEIM (1882), ALBRECHT (1907), PIETRUSKY (1922), BORST (1924), SCHWYTER (1928) u. a. m.]. Aus der Fülle des Materials sei vor allem auf die *tuberöse Sklerose*, auf das häufige *Zusammentreffen von Nierentumoren bei Frauen mit Mißbildungen ihrer Genitalien*, auf die vermehrten *Tumoren bei Scheinzwittern* und andere Beispiele mehr verwiesen.

PIETRUSKY (1922) prüfte bei 500 aufeinanderfolgenden Sektionen das Zusammentreffen von Abnormitäten der Organform und dem Auftreten von Tumoren. Er fand allein 13 einschlägige Fälle, z. B. bei einer 27jährigen Frau neben embryonaler Nierenfurchung und abnormer Lungenlappung Nierencysten, Hämangiom der Leber und Uterusmyom. Selbstverständlich wird gerade der Kliniker darauf hinweisen, daß die große Mehrzahl der Organkrebskranken keine Kombinationen mit Mißbildungen aufweisen. Nicht daß Krebskranke Mißbildungen aufweisen, ist entscheidend, sondern daß bei ,,Mißbildungsmenschen'' wie PIETRUSKY (1922) sie nannte, gut- und bösartige Tumoren vermehrt vorkommen.

Besonders häufig ist das *Zusammentreffen von Tumoren und Mißbildungen in den Lungen* [ältere Lit. bei SCHWYTER (1928)]. Adenome, Rhabdomyome, Lipochondroadenome, Chondrome und andere angeborene Lungentumoren können nur im Zusammenhang mit angeborenen Gewebs- und Organmißbildungen der Lungen verstanden werden. Am deutlichsten geht das daraus hervor, daß sie oft in Kombination mit andern nicht-tumorösen *Lungenmißbildungen* angetroffen werden, so

z. B. mit fetalen Atelektasen, angeborenen Bronchiektasen (letztere mit hochgradiger Vermehrung der glatten Muskelfasern).

Schon 1907 hat der auch sonst um die theoretische Cancerologie besonders verdiente Pathologe ALBRECHT (näheres 3. Kapitel, S. 135) für solche „durch fehlerhafte Gewebsmischung entstandene" Geschwülste den Sammelbegriff der **Hamartome** geprägt. Diese Bezeichnung hat kaum anderswo die gleiche heuristische Kraft, wie gerade bei den Mißbildungstumoren der Lungen.

Auch echte Plattenepithel- und Adeno- und andere *Carcinome* innerer Organe können *im Zusammenhang mit Mißbildungen* dieser Organe stehen.

SCHWYTER beschrieb schon 1928 *6 Lungencarcinome*, darunter ein primäres Adenocarcinom der Lunge bei einem 16 Monate alten Mädchen, bei denen bei der Obduktion *jeweils Lungenmißbildungen* nachzuweisen waren. In einem weiteren Falle bestand gleichzeitig ein Sigmacarcinom und daneben ein Dickdarmpolyp, in einem anderen Falle fanden sich neben der Lungenmißbildung weitere Mißbildungen: Polyp des Dickdarms, Chylangiom des Dünndarmes, Nebenmilz, versprengter Pankreaskeim im Duodenum.

Als weiteres typisches Beispiel für ein Hamartoblastom führt ALBRECHT (1907) das *Adenofibrom des Nierenmarks* an. In ihm entsprechen die geraden Harnkanälchen nach Art, Zahl und Anordnung der Regel, dagegen ist das dazwischen gelegene Bindegewebe abnorm stark entwickelt.

Daß auch *maligne Tumoren auf der Grundlage von embryonalen Gewebs-Mißbildungen* entstehen, ist unbestreitbar für das Neuroblastoma retinae, für den Wilms-Tumor, für die Sarkome bei der Neurofibromatose und für viele andere Beispiele. Sie werden lediglich aus Gründen der Darstellung dort gebracht, wo die kausalgenetischen Gesichtspunkte, wie z. B. erbliche Bedingtheit, den Vorrang haben.

Die wichtigste Klasse bilden die sog. *Embryome* und **Teratome**. Es handelt sich hier um Tumoren, die von frühfetalen, noch omnipotenten Zellen ausgehen. Das eine Extrem stellen jene Teratome dar, bei denen „die Entwicklung eines Embryos stümperhaft imitiert" [BORST (1924)] wird, wie dies vor allem bei Kopf- und Steißteratomen an rudimentären Körperteilen neben Geschwulstanteilen am deutlichsten erkennbar wird. Den höchsten Rang nehmen Teratome ein, die als eine *Mischgeschwulst Gewebsanteile aller drei Keimblätter* enthalten: „*Tridermome*".

Wenn die *Teratome* (von τέρας = Wunder) „*Wundergeschwülste*" genannt wurden, ist das kein Wunder. Wie wollte man sich in früherer Zeit einen kausalgenetischen Vers darauf machen, wenn man z. B. auf einen „inwendig knöchernen und haarichten Testiculus" traf? Hören wir SCHAARSCHMIDT (1740)[1], was er unter dem 22. Martii 1740 über ein *Hodenteratom* schrieb:

„Als man den testiculum öffnete, fand man zuvörderst eine *cartilagineuse*, ja *osseuse substantz* darinnen und in solcher war eine talgichte Materie mit vielen braunen Haaren, die wohl anderthalb Zoll lang waren, verschlossen. Die *osseuse* substantz war inwendig mit einer *membrana* überzogen, in welcher gleichfalls einige Haare feste saßen. Die übrige Portion des testiculi aber, so auswarts diese *osseuse* Substantz umgab, war gleichwohl dem Aussehen nach gesund und natürlich."

Soweit die „Beschreibung" des Teratoma coaetaneum und noch die *Feststellung* eines *Testiculus inguinalis* auf der anderen Seite: „Sonst hat man noch gefunden, daß der linke *testiculus* halb in *abdomine* gestecket, halb durch den *annulum* hervorraget, übrigens aber sehr schlapp und klein gewesen."

Nun die *Deutung:* „Der Patient hat, ob er wohl der *Veneri* sehr ergeben gewesen, doch niehmals eine Venerische Kranckheit an sich gehabt.... Wie wohl die Haare in den *testiculum* mögen gekommen seyn?"

„Ich kann nicht läugnen, daß ich sehr begierig bin, eine gewisse verlässige Antwort hierüber anzuhören. Denn die Zeiten, da man eben geglaubet, sie könnten seyn hineingehexet worden, sind nunmehro vorbey ... es muß vielmehr dergleichen Umstand natürlich zugehen ... man sollte fast auf die Gedancken kommen, als wenn es ein Natur-Fehler wäre und Patient dergleichen theils knöchernen, theils haarichten *testiculum* mit auf die Welt gebracht" ... !

---

[1] SCHAARSCHMIDT, S.: Medizinischer und chirurgischer Berlinischer Wöchentlicher Nachrichten. 3. Jahrg. 12. Bd. S. 92 ff. Berlin 1740.

Solche *Teratome* finden sich vor allem in den Keimdrüsen (Ovarien, Hoden), Nebenhoden, [COWEN (1958)], im Steißbereich, im Mediastinum, Retroperitoneum [RICKER und POTTS, KRUS (1956), EHLERS und GRIMSEHL (1959)] usw. Sie können bei wechselndem Reifegrad und in stark variierender Zusammensetzung der einzelnen Gewebskomponenten — vor allem in komplizierten Dermoidcysten des Ovars — folgendes enthalten: Hirngewebe, inmitten desselben mit Ependymepithel ausgekleidete Cysten, Nervenbündelchen, Ganglienzellen, fibrilläres Bindegewebe, glatte Muskelfaserzüge, Knorpel, skeletartige Knochenstücke, Zähne, mit Platten- oder Cylinderepithel austapezierte Cysten wechselnder Größe, drüsige Gebilde mit Epidermis, Schweißdrüsen, Haare, Talgdrüsen usw. Stehen entodermale Gewebe im Vordergrunde, wie besonders bei Teratomen des Hodens, dann finden sich Schleimhautbezirke entsprechend der Tracheal-, Magen-Darm-Mucosa. Selbst Pankreas-, Hypophysen- und Schilddrüsengewebe kann in Teratomen gefunden werden.

Hierher gehören, nach ALBERTINI (1955), auch teratoide *Mischgeschwülste der Lungen* mit dem Gehalt an epithelialen Schläuchen, Knorpel, Knochen, Muskulatur, Fett, lymphatischem Gewebe usw. ALBERTINI zitiert in diesem Zusammenhang noch einen Fall von RUTISHAUSER mit Schilddrüsengewebe und ein von M. WITT ANDRUS beschriebenes primäres Neuroepitheliom der Lunge. SLOUTZKAIA (1958) beschreibt ein bereits bei der Geburt sichtbares Teratom am Hals, welches neben Fett, Bindegewebe und Knorpel auch eine mit Epithel ausgekleidete Cyste enthielt.

Obgleich immer angeboren, machen doch viele Teratome erst im späteren Leben Symptome. Dagegen bedingen die sakro-coccygealen Teratome [Literatur bei HITTNER und ROSTA (1959) und LUDA u. Mitarb. (1959)] ebenso wie die Kopf- und Halsteratome schon gleich bei der Geburt entsprechende Erscheinungen.

Die *Teratome* haben hinsichtlich der *Geschwulstentstehung* eine grundsätzliche Bedeutung. Zunächst demonstrieren sie besonders sinnfällig die in solchen Fällen engen Beziehungen zwischen *Mißbildungen* und *angeborenen Geschwülsten*.

Man darf ferner aus der Tatsache der Existenz von Teratomen schließen, daß die blastogene Potenz aller Körperzellen zurückreicht bis in die früheste Fetalzeit, ja bis in die Urgeschlechtszellen und in jene ersten Furchungsstadien, in denen die Zellen noch omnipotent sind.

Kommt es in jenen frühestembryonalen Zellen aber erst zum Umschlag in Tumorzellen, dann ist der *Verlust an Differenzierungshöhe* nirgendwo so sinnfällig wie hier: Wohl wird z. B. wie in Abb. 38 (S. 100) noch ein ganzes Skelet produziert, aber das Produkt ist zugleich das *Musterbeispiel eines Verlustes der Ordnung* und des Verlustes der Zielstrebigkeit im Dienste des Gesamtorganismus. *Das teratoide Skelet* wird zur *Karikatur eines menschlichen Knochensystems*.

Und in noch etwas illustriert das Teratom den für alle Tumorgenese charakteristischen Verlust an Differenzierungshöhe: wenn schon Teratome aus omnipotenten Urgeschlechtszellen hervorgehen, können sie auch alle Gewebe verzerrt imitieren: *Teratome enthalten nie ausdifferenziertes Keimdrüsengewebe*.

Und noch eines ist hervorzuheben: Bringen Teratome morphologisch vielerlei zustande, *biochemisch* gibt es kein Beispiel einer besonderen hormonellen, enzymatischen oder stoffwechselmäßigen Leistung der ganzen Geschwulst. Gibt es einmal hormonelle Leistungen, so geht die Hormonproduktion stets nur von bestimmten Anteilen der Mischgeschwulst aus. So beschreibt z. B. RUHRMANN 1959 ein *Teratom des Hodens* bei einem 23 Jährigen, das alle Sorten von Gewebsanteilen enthielt, darunter aber auch einen als Seminom zu bezeichnenden. Dessen hormonelle Aktivität geht daraus hervor, daß die 17-Ketosteroide von 29,44 mg/24 Std. nach der Semicastratio auf 15,82 mg/24 Std. und die Oestrogene von 1802 γ/24 Std. nach der Operation auf 129 γ/24 Std. zurückgingen. Die vorher positive Aschheim-Zondeksche Schwangerschaftsreaktion war nach der Operation negativ.

Die Teratome haben endlich noch eine grundsätzliche Bedeutung hinsichtlich des sog. *Geschlechtschromatins*. HIENZ (1960) bringt eine Tabelle über die bislang veröffentlichten und über 36 eigene Fälle. Daraus geht hervor, daß beim Mann in den allermeisten Fällen zellkernmorphologisch die *Teratome des Hodens* und die Teratome sonstiger Lokalisation *zu 50% männlich und zu 50% weiblich* sind, während bei der Frau die *Teratome der Ovarien 100% weiblich* sind. Es findet sich also bei vielen Teratomen des Mannes eine *Diskrepanz zwischen dem Geschlecht des Tumors und dem Geschlecht des Tumorträgers.*

Es gibt keine befriedigende *Erklärung* dafür, außer der, daß das weibliche Geschlecht zu 100% X-Chromosomen und damit weiblich determinierende, das männliche Geschlecht dagegen zu 50% Y-Chromosomen tragende und damit männlich determinierende Keimzellen liefert. Die Frage ist nur: Zu welchem tumorgenetischen Zeitpunkt wird aus der omnipotenten Urgeschlechtszelle die männlich oder weiblich determinierte Teratom-Keimanlage.

Hinsichtlich der biologischen *Deutung* befassen sich mit dem Geschlecht der Teratome HUNTER und LENNOX (1954) und TAVARES (1955). Die ersteren nehmen eine Selbstbefruchtung zweier haploider Keimzellen an. Nun wäre das ohne Analogon in der Biologie, und außerdem setzte dies voraus, daß z. B. im Mediastinum „versprengte" Keimzellen vorkämen. TAVARES (1955) seinerseits nimmt in den haploiden Zellen mit einem X-, bzw. Y-Chromosom eine Chromosomenverdoppelung ohne Zellteilung an, so daß dann Teratome mit 2 X-Chromosomen und damit weiblichen Geschlechtes und Teratome mit 2 Y-Chromosomen und damit männlichen Geschlechtes resultieren. Hierzu ist jedoch zu sagen, daß Zellen mit YY-Chromosomen beim Menschen nicht bekannt geworden sind.

Neuerdings hat sich MILES (1959) mit dem *Geschlechtschromatin in* normalen *Gewebekulturen* und solchen von Zellen aus 21 menschlichen Carcinomen befaßt. Mit 2 Ausnahmen zeigten die Zellen weiblicher Individuen, im Gegensatz zu denen männlicher, auch in der Gewebekultur das Geschlechtschromatin.

In der Frage der *Entstehung* der Teratome, dieser „Wundergeschwülste", sind viele wunderliche Hypothesen entwickelt worden. In früherer Zeit [vgl. BORST (1924)] hat man auf „isolierte, eiwertige Keime" zurückgegriffen oder Furchungs-, Urgeschlechts- bzw. Ursomazellen als Mutterzellen angesehen. Da die Urgeschlechtszellen während der Ontogenese Ortsverschiebungen durchmachen, so ließe sich auch das Vorkommen von Teratomen im Mediastinum, im retroperitonealen Gewebe und in den mesodermalen Organen einigermaßen verständlich machen. Vor allem wären Fälle von multiplen Teratomen im Bereich der Keimdrüsensphäre am leichtesten mit der Herkunft aus Urgeschlechtszellen erklärbar.

Für andere Teratome nimmt BORST eine Entwicklung aus einer „bereits weiter vorwärtsdifferenzierten embryonalen Anlage" an. So z. B. Kopfteratome aus dem Gewebe des Kopffortsatzes, Steißteratome aus der Schwanzknospe und Rumpfteratome aus der Rumpfanlage („autochthone Teratome"). Am weitesten in der Annahme der Ausschaltung eines Geschwulstkeimes aus dem Gewebsverband geht RIBBERT (1906). Eine solche Ausschaltung ist nach RIBBERT die ausreichende Grundlage der Teratombildung.

Die Teratome sind ein gutes Beispiel für die Abgrenzung maligner gegenüber benignen Tumoren. Sind die Teratome gutartig, so wachsen sie gleichzeitig und gleichsinnig mit dem wachsenden Organismus. Ihre Gewebskomponenten bleiben gleichaltrig mit den Geweben des Geschwulstträgers. Man hat diesen Typ daher auch folgerichtig als *Teratoma co-aetaneum* bezeichnet (von co — cum und aetas, das Alter). Die synonyme Bezeichnung *Teratoma adultum* als Ausdruck dafür, daß es gleichzeitig mit dem Träger heran-, ausgewachsen und erwachsen sei, ist demgegenüber begrifflich nicht so präzise, andererseits aber allgemein gebräuchlich. Gegenüber benignen ist *das maligne Teratom*, wie man es nennen sollte, dadurch ausgezeichnet, daß meist nur einer der verschiedenen Gewebsanteile schrankenlos wuchert und insbesonders metastasiert. Es sind dann oft die Gewebsanteile aus embryonal ganz unreifen Gewebskomponenten, die Anlaß zur Bezeichnung

Teratoma embryonale geben. Diese Bezeichnung ist natürlich nicht ganz logisch, denn aus der embryonalen Zeit stammen ja auch die Gewebsanteile der gutartigen Teratome.

Bei dem großen Reichtum an ganz verschiedenen Gewebsanteilen der Teratome nimmt es nicht Wunder, daß die *Malignisierung* von ganz verschiedenen Gewebsanteilen ausgehen kann. Bald entstehen aus dem Kopfhöcker Plattenepithelcarcinomzellen, bald wird eine „Struma des Ovars", also Schilddrüsengewebe in einem Ovarteratom zu einer metastasierenden Struma, bald sind es die unreifen, embryonalen Gewebsanteile, welche sich als maligne erweisen. Dabei zeigt sich, daß die benignen meist cystischer Natur sind, während die malignen fast immer einen mehr soliden Charakter darstellen. In Teratomen sind nicht alle Gewebe unreif, aber alle malignen Tumoren erhalten unreife Partien.

Ob benigne oder maligne läßt sich sehr oft schon nach dem *Alter* des Tumorträgers vermuten. Die malignen Teratome haben ihren Häufigkeitsgipfel schon bei Kindern und Jugendlichen, während die benignen Teratome wie auch die Seminome meist erst jenseits des 30. Lebensjahres zur Manifestation gelangen.

Hierin liegt die Erklärung für die besondere *Altersverteilung der Hodentumoren*. Während die Organkrebse beinahe ausnahmslos eine Zunahme der Krebsgefährdung mit dem Alter zeigen, findet sich in den Todesursachenstatistiken bei den Hodentumoren ein Häufigkeitsgipfel zwischen dem 30. und 35. Lebensjahr. Erst nach dem 55. Lebensjahr nimmt die Häufigkeit der Hodentumoren in bereinigten Krebssterbeziffern entsprechend anderen Organkrebsen wieder mit dem Alter zu. Eine histologisch gruppierte Altersverteilung dieser Tumoren an Hand eines größeren Beobachtungsgutes läßt erkennen, daß dieser frühe Gipfel der Hodentumoren durch maligne Teratome bedingt ist, die im höheren Lebensalter überhaupt nicht mehr beobachtet werden. Die atypische Altersverteilung der Hodengeschwülste ist demnach durch Superposition der verschiedenen Altersverteilung der Teratome und Seminome bedingt.

Die *Metastasen* maligner Teratome können Bestandteile aller 3 Keimblätter enthalten, meist aber metastasieren nur die malignen Anteile eines Gewebsanteils. Demgegenüber sind Fälle wie z. B. von SMADEL (1936) selten. Hier hatte ein nur 4 cm Durchmesser messendes Hodenteratom zu Metastasen retroperitoneal, mediastinal, in den Lungen und entlang der V. cava sup. geführt. Alle Metastasen enthielten Elemente von allen drei Keimblättern.

Tierexperimentell hat sich gezeigt, daß die stärker ausdifferenzierten Zellen der Teratome eine geringere Chance haben, bei Überimpfungen anzugehen. So konnten PIERCE und DIXON (1959) durch peritoneale Überimpfung eines Hodenteratoms der Maus zeigen, daß nach mehreren Tierpassagen als Endprodukt nur noch ein monocelluläres anaplastisches Carcinom resultierte.

Ein wichtiger Unterschied besteht bei den Teratomen der Keimdrüsen. Während die malignen Teratome der Ovarien relativ selten sind, machen die malignen Teratome der Hoden 35—40% aller Hodentumoren aus. Teratome finden sich außer in den Keimdrüsen und an den Tuben des Organismus vor allem im Bereich des Uterus, der Harnblase, der Lunge, wenn sie auch dort im ganzen selten sind.

Teratome gehören zu den Tumoren, die *tierexperimentell* durch Injektion von *Zinkchlorid* in die Hoden junger Hähne ausgelöst werden können. Wir werden darauf im 8. Kapitel beim Abschnitt „Metallkrebs" (S. 338) zurückkommen. Hier nur so viel, daß diese Experimente wohl insofern wichtig sind, als sie zeigen, daß noch omnipotente Spermatogonien tatsächlich Ausgangspunkt von Teratomen werden können.

Die häufigste Sonderform eines embryonalen Teratoms stellen die bereits S. 101 erwähnten sog. **WILMS-Tumoren** der Niere dar. Sie laufen im Schrifttum unter den allerverschiedensten Bezeichnungen: embryonales Adenosarkom, Mischgeschwulst der Niere, Nephroblastom, Nephroma embryonale usw. CULP und HARTMANN (1949) stellen 53 (!) verschiedene Krankheitsbezeichnungen zusammen, ein Hinweis dafür, daß es das Einfachste ist, diese für viele andere angeborenen Geschwülste repräsentativen Tumoren, nichts präjudizierend, einfach Wilms-Tumoren zu nennen. Jedermann in der ganzen Welt weiß sofort Bescheid, worum es sich handelt, und darauf kommt es ja in der Geschwulstterminologie allein an. Im Weltschrifttum wurden allein von 1940—1958 1351 Fälle veröffentlicht [KLAPPROTH (1959)].

Neuere Berichte über klinische *Serien von Wilms-Tumoren* stammen u. a. von SIEBER (1954, 11 Fälle), von LATTIMER u. Mitarb. (1958, 71 Fälle), von BRINKMANN (1958, 2 Fälle), von KLAPPROTH (1959, 45 Fälle) und von KOLLE (1959, 19 Fälle).

Der angeborene Charakter der Wilms-Tumoren wird bewiesen a) dadurch, daß die große Mehrzahl in den ersten 4 Lebensjahren sich manifestieren — Maximum

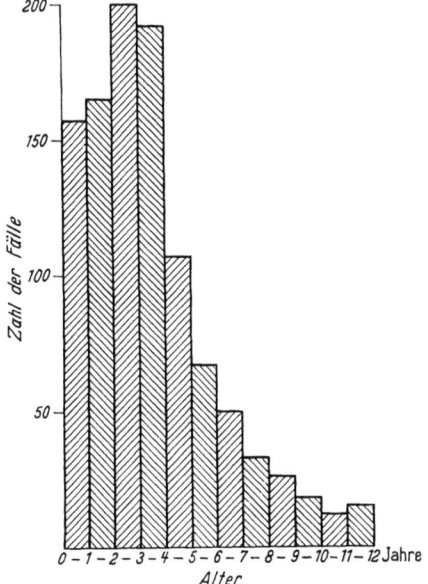

Abb. 69. Altersverteilung bei 1000 Fällen von Wilms-Tumoren bei Kindern im Alter bis zu 12 Jahren (unter Benutzung des Zahlenmaterials von SCOTT 1956)

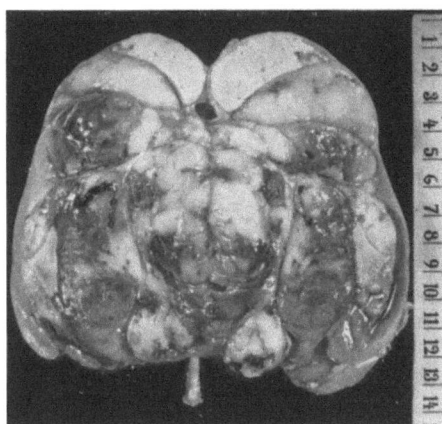

Abb. 70. Wilms-Tumor bei einem 1jährigen Jungen (Operationspräparat)

zwischen dem 2. und 3. Lebensjahr — (s. Abb. 69), b) durch das doppelseitige Vorkommen (12—15% der Fälle), c) durch den gelegentlichen Nachweis solcher Tumoren bereits bei der Geburt und d) durch den histologischen Aufbau als Mischgeschwulst aus tubuliartigen Epithelien, Proglomeruli, spindelzelligem, mesenchymalem Bindegewebe, alles untermischt mit Zügen glatter Muskulatur und undifferenziertem embryonalem Keimgewebe. Die Wilms-Tumoren sind also ihrem *Wesen* nach Geschwulstbildungen der fetalen Nierenanlage. Sie enthalten demzufolge deren epitheliale, wie deren mesenchymale Gewebskomponenten, nur auf embryonaler Stufe stehengeblieben und ins Tumoröse pervertiert. Organanlagenfremde Gewebsanteile beweisen nur, daß die Geschwulstumwandlung bereits im Stadium des noch pluripotenten Urblastems der Niere erfolgt ist.

Wohl sind auch *Wilms-Tumoren bei Erwachsenen* beschrieben [Zusammenstellung bei SMITH (1960)]. Doch sprechen diese nicht gegen das Angeborensein dieser Tumoren, vielmehr beweisen sie nur, daß es auch bei dieser Geschwulstart langsam wachsende Geschwulstformen gibt. Die Identität der Morphologie bürgt für die Identität ihres Wesens.

Klinisch erweisen sich die Tumoren als große, rundliche, harte Gebilde in der Bauchhöhle beim Kleinkind. Neben der Form ist die Derbheit der Konsistenz und die Größe des Tumors z. Z. seiner ersten Feststellung typisch. Die Wilms-Tumoren sind durch expansives Wachstum ausgezeichnet. Die Nierenkapsel wird erst relativ spät durchbrochen. Bemerkenswerterweise gehen sie oft mit Blutdrucksteigerungen einher. Die Wilms-Tumoren metastasieren relativ frühzeitig in Lunge, Leber, Knochen, Lymphdrüsen und Peritoneum. Die Diagnose ist nach dem Palpationsbefund und nach dem i.v. Pyelogramm leicht zu stellen.

Schon *bei der Geburt nachgewiesene Wilms-Tumoren* sind natürlich ein sicherer Beweis dafür, daß sie bereits in der Fetalzeit entstanden sind. Entsprechende Mitteilungen solcher Tumoren bei Totgeburten stammen von WEIGERT und SEMB (1894). In des letzteren Falle hatte der Tumor bereits Kindskopfgröße erreicht. Im Falle von PORTER und CARTER stellte der Tumor wegen seiner Größe sogar ein Geburtshindernis dar. DIENST (1914) stellte 6 Fälle aus der Literatur zusammen und fügte eine eigene Beobachtung hinzu.

Den Wilms-Tumoren beim Menschen vergleichbare *embryonale Nierentumoren bei Tieren* sind vielfach beobachtet [Lit. b. WILLIS (1948)]. Dagegen gibt es noch keine *tierexperimentelle Erzeugbarkeit* solcher Geschwülste.

Den Wilms-Tumoren ähnliche *embryonale Tumoren* sind beim Menschen noch in der Leber, an den Gallengängen und als *Rhabdomyosarkome* in der Vagina, Blase und am Gaumen beobachtet worden. Alle Tumorformen betreffen Kleinkinder.

Die *grundsätzliche Bedeutung der Wilms-Tumoren* für die theoretische Cancerologie liegt darin, daß sie gewissermaßen den *Test* darstellen *für die kongenitalen Sarkome überhaupt*. Wenn die Prognose aller angeborenen Sarkome so schlecht ist, wie die bekanntlich üble Prognose der Wilms-Tumoren, so liegt das nicht nur daran, daß die langdauernde Symptomarmut eine Frühdiagnose per se ausschließt, sondern es hat einen einfachen Grund: *das beschleunigte Wachstum aller embryonalen Gewebe diktiert* auch *das Wachstum aller embryonalen Sarkome*, darunter auch der Wilms-Tumoren.

Es spiegelt sich das auch darin, daß die bei ganz kleinen Kindern operierten Fälle eine noch leidlich bessere *Prognose* zu haben scheinen als die im späteren Alter Operierten. Der früheste Fall wurde bereits am 6. Tage nach der Geburt operiert [ANNAMUNTHODO und HUTCHINGS (1957)]. Er war nach 2,7 Jahren noch am Leben, was eine Heilung verbürgt, sterben ja 90% der Wilms-Tumorfälle schon im 1. Jahr nach der Operation. Von den von SMITH (1960) mitgeteilten 106 Spätfällen lebten nach 5 Jahren nur noch 5 der Operierten.

Zu den eigentlichen Mißbildungstumoren gehören auch die *polycystischen Umwandlungen parenchymatöser Organe*, vor allem der Nieren, der Leber und des Pankreas. Da mindestens für die Cystennieren *Erbbedingtheit* nachgewiesen ist, sollten sie beim Thema der fetal erworbenen Tumoren ausscheiden.

b) Dysontogenetische Tumoren. Man versteht darunter Tumoren, die bei irgendwelchen embryonalen Entwicklungsstörungen entstehen. Dabei muß man sich von der Vorstellung freihalten, als ob Gewebsverlagerungen oder Herauslösung von Zellverbänden aus dem Gewebszusammenhang implizite eine Geschwulstbildung bedingten. Versprengte Zellen sind immer noch Körperzellen und noch lange keine Geschwulstzellen. Es muß also stets noch ein ursächlicher Faktor hinzukommen, wenn im Zusammenhang mit fetalen Entwicklungsstörungen angeborene Tumoren entstehen sollen. Davon soll später die Rede sein. Hier handelt es sich zunächst um die Geschwulstformen, die bei intrauteriner Dysontogenese resultieren.

Angeborene und schon in früher Kindheit sich manifestierende Geschwulstarten: **α) „fissurale" Geschwülste.** Es sind das in embryonalen Spalten aus Füllgewebe aufgebaute Tumoren an Stellen, an denen frühembryonale Spalten zur Verwachsung kommen, so vor allem *Angiome, Kavernome, Mischgeschwülste* im Bereich des Gesichts, so z. B. in der Medianlinie der Stirn, der Lippen, des Kinns, dann in den Nasolabialfalten, im Bereich der queren Gesichtsspalte, in der Umrandung der Orbita, des Hirnschädels, des Gehirns usw. Eine besondere Form der fissuralen Geschwülste sind die sog. polaren Tumoren am Kopf oder Steißende, Fibrolipome, Steißchordome, Steißteratoide, Epidermoide und Teratome.

β) Tumoren in fetal abgesprengten, akzessorischen oder **aberrierenden Organen,** z. B. ausgehend von abgesprengtem Nebennieren-, Schilddrüsen-, Mamma-, Pankreasgewebe. Weitere Beispiele sind die *Zungenstrumen, Strumen im hinteren Mediastinum, Nabelgeschwülste* ausgehend vom Ductus omphalo-mesentericus, vom Urachus, *Tumoren des Meckelschen Divertikels, des Processus vermiformis* (Carcinoide, Sarkom, letztere extrem selten). Hierher gehören auch die *Gliome* aus aberrierendem Gewebe der Medullarplatte, die *Chordome,* die *Adamantinome* aus Resten der Schmelzanlage. ZÜLCH (1956) führt auch *Ependymome* des Foramen Monroi auf abgesprengte Teile der Medullarplatte zurück. Es sind das durchweg irgendwie noch „organoid" aufgebaute Tumoren [BÖHMIG (1950)].

Über *maligne Strumen* (papilläre Adenocarcinome) *in lateral aberrierenden Schilddrüsen* gehen die Berichte bis auf ALBRECHT V. HALLER (1779), PAGET (1853) zurück. Darüber und über 3 eigene Fälle berichten WOZENKRAFT u. Mitarb. (1948). WEBSTER und HOWARD (1954) sahen 5 Fälle. 3 Fälle davon betrafen Kinder im Alter von 9—10 Jahren, 2 Fälle Erwachsene von 29 bzw. 39 Jahren. Weitere Beobachtungen stammen von PIACENTINI (1951).

Auch über Mamma-Carcinome in *aberranten Brustdrüsen,* besonders in axillar gelegenen, liegen viele Mitteilungen vor. So berichtet STRINGA (1951) allein über 6 eigene Fälle im Alter zwischen 40 und 67 Jahren. Weitere Beobachtungen stammen von ANDERSCH (1958), H. H. CHIARI (1958) u. a.

γ) Eine gewisse Rolle spielt die **Geschwulstbildung in rudimentären Organen.** Das Musterbeispiel sind die **Kraniopharyngeome.** Diese vom Hypophysengang ausgehenden und daher stets epithelialen Tumoren der Sellagegend machen einerseits durch ihr langsames, expansives Wachstum und andererseits durch ihre Beziehungen zum Chiasma ähnliche Erscheinungen wie die Hypophysentumoren. Charakteristisch sind für sie ihre Cystenbildung, die Ansammlung cholesterinhaltiger Detritusmassen und Randverkalkungen. Sie manifestieren sich erst im Jugendalter, weil die Geschwülste ja nur sehr langsam heranwachsen und Verdrängungserscheinungen eben bis dahin noch fehlen. Selbstverständlich können sie als gutartige Tumoren auch später vorkommen, wenn ihr Entwicklungsstadium lange latent verläuft.

Der Zusammenhang mit den entwicklungsgeschichtlichen Vorgängen geht daraus hervor, daß das Zellmaterial bei der Rückbildung des Hypophysenganges übrig bleibt. Es handelt sich also bis zu einem gewissen Grad um eine Tumorentstehung im Zusammenhang mit einer Hemmungsmißbildung. Dank ihrer geschützten Lage werden exogene Faktoren ferngehalten, sie entarten daher nur extrem selten maligne.

Ein wichtiges Beispiel sind die **Chordome.** Sie entstehen aus Resten der Chorda dorsalis. Sie sind also der Anlage nach stets angeboren, manifestieren sich aber immer erst im späteren Leben. Ihr Wachstum ist ein ungemein langsames. Trotzdem ist ihre Prognose sehr schlecht, besonders in der häufigsten *Form der sacrococcygealen Manifestation* [Lit. ausführlich bei METZL u. Mitarb. (1959)]. Sie sind stets strahlenrefraktär, aber auch nach der Exstirpation rezidivieren sie [Lit. bei COENEN (1925), DICKSON und LAMB (1931)] so gut wie stets, wenn auch nach der Operation noch manche lange Überlebensdauer (längste 18 Jahre) beschrieben ist.

Bei der Lokalisation im *Bereich der Brustwirbelsäule* können sie unter der Maske von Mediastinaltumoren auftreten [2 Fälle bei BURACZEWSKI und RUDOWSKI (1959)]. Sie sind durch beiderseitige Entwicklung und Destruktion meist mehrerer Wirbelkörper ausgezeichnet. Eine sonst noch seltene Lokalisation betrifft die *Spheno-occipitalregion,* ferner die *Halswirbelsäule* [18 Fälle, EPPLE (1945)]. So sicher es ist, daß das Chondrom auf fetale Reste der Chorda dorsalis zurückgeht, so unerfindlich ist bis heute, was das Wachstum der Zellelemente in einem minimalen Prozentsatz von Menschen schließlich auslöst.

Andere einschlägige Beispiele sind die — allerdings vielfach umstrittenen [vgl. OESER (1949)] — *branchiogenen Cysten und branchiogenen Tumoren* sowie *Cysten* und Carcinome des *Ductus thyreoglossus*.

KEELING und OCHSNER (1959) beschreiben 2 Fälle von Carcinom in Resten des *Ductus thyreoglossus*. Gleichzeitig berichten sie über 5 weitere Fälle aus der Literatur.

Weitere Beispiele sind u. a. die *Carcinoide* (Näheres 4. Kap. S. 196) und (selten) Carcinome der *Appendix*, die *Urachuscarcinome* und die vom Urachus ausgehenden Carcinome der Blase [Zusammenstellung der Fälle bei SWERSIE u. Mitarb. (1959)].

Das sog. **branchiogene Carcinom** am Hals wurde von Pathologen und Klinikern lange Zeit verschieden beurteilt. VOLKMANN (1882) beschrieb das Krankheitsbild als tumor sui generis. Wenn die Pathologen die Berechtigung hierzu vielfach bestreiten, so liegt das vor allem daran, daß sie in einem hohen Prozentsatz der Fälle, in denen der Kliniker ein branchiogenes Carcinom annahm, bei den Obduktionen schließlich doch einen anderweitigen Primärtumor, besonders im Zustromgebiet der lateralen Halslymphdrüsen, finden.

Wenn andererseits aber der Kliniker die Diagnose doch nicht völlig aufgegeben hat, so hat das seinen Grund darin, daß es eben selten genug, aber doch gelegentlich Carcinome der seitlichen Halspartien gibt, für die ein weiter abgelegener Primärtumor, auch bei der Sektion, nicht gefunden wird. Für solche Fälle schien dem Kliniker von jeher die Konzeption VOLKMANNs, wonach sich diese Carcinome — ähnlich wie die vom persistierenden Ductus thyreoglossus ausgehenden — *von persistierenden Epithelschläuchen der embryonalen Kiemengänge ableiten*, begründet und einleuchtend. Es gibt ja schließlich auch epithelausgekleidete, angeborene, laterale Halscysten und Halsfisteln — ausgezeichnet dargestellt bei WILSON (1955) —, die traditionell auf persistierende Kiemengänge zurückgeführt werden. Es ist natürlich naheliegend, in ihnen die embryonale Vorbedingung für branchiogene Carcinome zu sehen. Wir sehen ja auch bei den sakrococcygealen Dermoidfisteln aus der Embryonalzeit stammende Epithelstränge persistieren: Wenn letztere selten zu Carcinomen Anlaß geben, so in der Hauptsache darum, weil sie im Fistelstadium exstirpiert zu werden pflegen.

Für den *Kliniker* ist schließlich für sein vorläufiges Festhalten an dem alten Krankheitsbegriff noch wesentlich, daß bei der Alternative „seitliche Halsmetastasen eines noch nicht diagnostizierbaren Primärcarcinoms" schwer einzusehen ist, warum diese Lymphdrüsenmetastase immer gleich inoperabel sein soll, während die frühzeitige Inoperabilität bei einem von branchiogenen Epithelresten in der Tiefe ausgehenden Carcinom ohne weiteres verständlich wäre. Es ist aber zuzugeben: die Diagnose „branchiogenes Carcinom" wird sehr viel häufiger gestellt, als sie berechtigt ist, und es ist nicht unmöglich, daß der „Morbus VOLKMANN" seine Entstehung einer Suggestion durch die damals (1882!) aktuelle Cohnheimsche „Theorie der Keimausschaltung" (s. 3. Kapitel, S. 119) verdankt. Zwingend bewiesen ist aber unseres Erachtens weder das eine, noch das andere zwingend widerlegt. Übereinstimmung besteht jedoch darin, daß der Kliniker bei der Diagnose „branchiogenes" Carcinom doppelt sorgfältig nach einer nicht branchiogenen Genese fahnden soll.

δ) **Heterotope Geschwülste,** d. h. Tumoren an Stellen, an denen ihre Muttergewebe normalerweise nicht vorhanden sind (*Lipome der Pia und des Gehirns, Leiomyome der Nieren,* Tumoren mit quergestreifter *Muskulatur* in Organen mit sonst nur glatter Muskulatur oder ohne Muskulatur, wie Nieren, Hoden, Lunge, Uterus, Oesophagus). Zu den heterotopen Geschwülsten zählen auch *neurogene Tumoren* inmitten von Lungengewebe [35 Fälle, darunter 5 eigene samt Lit. bei DREWES und GREMMEL (1959)]. Ein anderes Beispiel liefern fetal angelegte, primär epitheliale Tumoren vom Typus der *Speicheldrüsenmischgeschwülste* fernab jeglicher Speicheldrüse, z. B. am Finger [GAEHTGENS (1934)]. Die mesenchymalen Gewebsanteile dieser Mischtumoren und ihre weitere Differenzierung werden nach Analogie dystoper Adamantinome z. B. an der Tibia [B. FISCHER (1913)] und Erdheim-Tumoren auf induktiv-formative Reizwirkung des embryonalen Epithels nach dem Prinzip Spemannscher „Organisatoren" [SCHÜRMANN u. Mitarb. (1931), GAEHTGENS (1934)] zurückgeführt.

Daß nicht nur in heterotopen Geweben, sondern auch *in dystopisch verlagerten Organen* die *Geschwulstentstehung* begünstigt wird, liegt meist nicht an der Dystopie allein, sondern z. B. bei den *Carcinomen in Beckennieren* auch mit an Zirkulationsstörungen, chronischer Harnstauung, Konkrementbildung und Infekt, wie z. B. in einem einschlägigen Fall von SINNER (1959).

ε) **Angeborene ektodermal-epitheliale Tumoren.** Hierher gehören die *Epidermoide und Dermoide*. Sie sind geradezu als Mißbildungstumoren anzusehen. Ihre Entwicklung geht bis in die 3. Embryonalwoche zurück. Für die Teratome gilt das bereits oben Gesagte. Die Teratome des Gehirns kommen vor allem im Bereich der Zirbel, und dann fast ausschließlich bei männlichen Individuen vor.

Eine besondere Prädilektionsstelle für *Epidermoide* sind die *Schädelknochen*. Nach KLEINSASSER und ALBRECHT (1957) sind in der Weltliteratur 100 Fälle beschrieben. Sie sitzen nicht wie die Dermoide im Bereich der Naht- und Schließungslinien, sondern überwiegend am bindegewebig praeformierten Knochen. Auch die gesamten Autoren nehmen kontinuierliches Wachstum von der Fetalzeit her an.

Im Bereich der *Haut* müssen die *Epitheliome* derselben bei Kindern erwähnt werden. Sie sind ganz klein, anfangs weich, schmerzlos, häufiger bei Mädchen, meist im Gesicht oder am Hals, können aber später mumifizieren, verkalken und verknöchern [ausführliche Beschreibung bei FÈVRE und HUGUENIN (1954)].

ζ) Zu den dysontogenetischen Tumoren bei Entwicklungsstörungen zählen auch die **Keimdrüsengeschwülste bei Intersexualität** [Literatur bei GILBERT (1942) und bei MELICOW und USON (1959)]. Letztere bringen eine Übersicht über 140 Fälle. Das Problem ist neu aktuell geworden, seit es mit Hilfe der zellkernmorphologischen Geschlechtsbestimmung möglich geworden ist, das genetische Geschlecht der Geschwulst und das des Geschwulstträgers zu bestimmen.

η) Die praktisch größte Bedeutung kommt dem **Naevus- und Melanomproblem** zu. Wie alle sich teilenden Zellen, so können auch melaninhaltige Zellen Geschwülste liefern: gutartige („*Naevi*") und bösartige (*maligne Melanome*).

Die *Literatur* über das Melanomproblem ist unverhältnismäßig umfangreich. Ein umfassendes Sammelwerk (28 Einzelaufsätze) ist unter dem Titel *"The Biology of Melanomas"* (mit einer Einführung von R. G. HARRISON) als Bd. 4 der Spezialpublikationen der New York Academy of Sciences herausgekommen (Erscheinungsjahr nicht angegeben). Die Aufsätze befassen sich mit dem ganzen *Pigmentsystem* bei all denjenigen Lebewesen (gleichviel ob Insekten, Fischen oder Säugetieren, einschl. des Menschen), bei denen Pigmentzellen eine dominierende Rolle spielen. Das Werk umfaßt demnach ebenso die embryologische, wie genetische, wie die histologische und klinische Seite des Problems.
Sonstige *umfassende Arbeiten* stammen von PACK und SCHARNAGEL (1951), A. C. ALLEN und SPITZ (1953) (934 Fälle!), von FITZPATRICK und LERNER (1954) u. a. m.
Speziell mit dem *Melanomproblem im Kindesalter* befassen sich SPITZ (1948), McWHORTER und WOOLNER (1954), A. C. ALLEN (1957).
Mitteilungen über *Erfahrungen an klinischen Serien* von Melanomkranken stammen von ACKERMAN (1948), SYLVEN (1949) (341 Fälle), von PACK u. Mitarb. (1952) (1190 Fälle!), GILSTON (1952), von POPPE und FRÄDRICH (1954), von LUBINUS (1957), von ADE (1957) u. a. m.

Die Naevi sind so gut wie immer angeboren. Am eindrucksvollsten wird der *kongenitale Charakter* der Naevi sichtbar bei systematisierten, flächenhaften, ganze Partien der Körperoberfläche bedeckenden „*Tierfellnaevi*". Sie sind schon in ganz frühen Stadien der Ektodermentwicklung angelegt.

Gleich eindrucksvoll wird der angeborene Charakter solcher Naevi dargetan durch das „*Syndrom der neurocutanen Melanoblastose*" [2 Fälle bei Säuglingen beschrieben von A. FANCONI (1956), dort weitere Lit.]. Es handelt sich dabei um ausgedehnte Pigmentnaevi der Haut, celluläre Proliferationen mit rauchgrauen, perivasculären Melanineinlagerungen der weichen Hirn- und Rückenmarkshäute, um eine ausgedehnte fleckige Melanose in der Hirnsubstanz, kombiniert mit einem Hydrocephalus (letzterer als Folge einer durch Naevuszellwucherungen behinderten Liquorresorption). Der zweite Fall FANCONIs hatte zusätzlich noch ein bohnengroßes Melanoblastom im Pons. Der systematisierte Charakter geht daraus hervor, daß es sich allüberall um die gleichen Naevuszellen aus der ektodermalen Neuralleiste des jungen Embryos handelt. Das Krankheitsbild gehört in die Klasse der neuroektodermalen Geschwulstsyndrome („*Phakomatosen*") (s. dieses Kapitel S. 273).

Entsprechend der normalen Verteilung melaninhaltiger Zellen als Begleitzellen der Endverästelungen von Hautnerven finden sich die Pigmentzellen vor allem im Bereich der Haut, der weichen Hirnhäute und der Chorioidea. Dazu kommen noch (seltener) pigmenthaltige Partien in der Analgegend, ferner im Nasenseptum, vor allem aber auch im Bereich der Fußsohle und am Nagelbett.

Dementsprechend werden — außer in der *Haut* und in der *Chorioidea* — gelegentlich *maligne Melanome* auch *andernorts* beobachtet, so im Bereich der *Mundhöhle* [BALDRIDGE und WALDRON (1954)], im *Nasenseptum* [SOOY (1950), ALEXANDER (1954)], im *Oesophagus* [FOWLER und SUTHERLAND (1952), BULLOCK u. Mitarb. (1953), KEELEY u. Mitarb. (1957)] und in der *Anorectalregion* [O. MÜLLER (1947), WESTON und MARREN (1952), FERRAND und ELBAZ (1955)]. Bezüglich der Melanome der *Chorioidea* wird auf RONES und LINSER (117 Fälle 1954) und auf die Handbücher der Ophthalmologie verwiesen.

Die Frage liegt nahe: Gibt es nicht eine sicher fundierte, histologische Differenzierung als Grundlage einer *Klassifizierung* der Tumorformen? Bei allem Bewußtsein um die Tatsache, daß biologische Unterschiede nicht immer morphologisch faßbar sind, hat der Kliniker doch großes Interesse daran, seine Diagnosen bestätigt (oder widerlegt) zu sehen. Die meisten Anhänger hat die *Einteilung der Naevi und Melanome* nach ALLEN und SPITZ gefunden. Sie unterscheiden zunächst 3 Arten *von Naevi:* a) der „*intradermale*" *Naevus* — besser wäre *subepidermaler Naevus* — ist durch die Verteilung der Pigmentzellen dicht unter der (selbst unveränderten) Epidermis ausgezeichnet. Er entspricht klinisch dem „Muttermal" oder „Leberfleck"! Er wird nie maligne. b) Der „*dermo-epidermale*" — besser *epidermalcutane Naevus*. Er ist durch Pigmentzellnester in der Grenzschicht (daher „junctional nevus") zwischen der eigentlichen Epidermis und den lockeren Bindegewebszügen der Cutis charakterisiert. Es ist der nur leicht erhabene Naevus der Nachpubertätszeit, Jahrzehnte „friedlich", aber immer der Malignisierung gewärtig, der Typus einer, wenn auch im ganzen (bezogen auf die große Zahl von Menschen und die oft beträchtliche Zahl solcher Naevi) selten effektiven, fakultativen Praeblastomatose. c) Der *zusammengesetzte Naevus* (compound nevus) enthält in wechselnder Mischung Zellelemente von a) und b) und ist typisch für Naevi des Kindesalters. Zum malignen Melanom wird er erst im 3. bis 5. Jahrzehnt.

Diese Klassifizierung wurde noch erweitert durch *das juvenile Melanom* [SOPHIE SPITZ (1948)]. Der Begriff soll besagen, daß Naevi bereits in der Jugendzeit — aber auch noch später! — pathologisch-anatomisch Melanomcharakter haben können, ohne biologisch (oder klinisch) Melanome zu sein. Bestimmend für die rein histologische Abgrenzung sind typische Naevuszellnester unter der eigentlichen Epidermisschicht. Unter 362 späteren malignen Melanomen konnten ALLEN und SPITZ in 21 Fällen (= 5,9%) noch Gewebspartien nachweisen, wie sie als charakteristisch für „juvenile Melanome" gelten.

Es ist klar, diese Einteilung und Nomenklatur ist ein überaus fleißiger, sehr anerkennenswerter, aber doch ein ex-post-Versuch, Ordnung in die vielgestaltigen histologischen Bilder zu bekommen. Bedenkt man aber, daß schon im gleichen

Tumor an verschiedenen Stellen ganz verschiedene Bilder resultieren können, so leuchtet ein, daß das biologische Verhalten und der klinische Verlauf letztlich doch meist nur auf die Alternative gutartig/bösartig hinauslaufen.

Die *malignen Melanome* gehen in einem hohen Prozentsatz aus Naevi oder aus melanotischen Praecancerosen hervor. Der Prozentsatz selbst wird von den verschiedenen Autoren sehr verschieden angegeben. Die Zahlen schwanken zwischen 20% und 75%. Die *Zahl* der gewöhnlichen Naevi ist schon bei sonst gesunden Menschen sehr verschieden. PACK (1959) fand i. D. 15 Naevi je untersuchten Kranken. Es gibt aber Menschen, bei denen sich Hunderte von Naevi finden.

PACK (1959) weist mit Recht darauf hin, daß maligne Melanome besonders häufig blonde Individuen, vor allem solche mit extremer Blässe der Haut, und Menschen mit rötlichem Haar, die sich nicht gerne dem Sonnenlicht aussetzen, betreffen.

Selten genug, aber — wenn besonders darauf geachtet wird — doch offenbar häufiger als erwartet, gibt es auch eine echte *primäre Multiplizität* maligner Melanome. In dem besonders sorgfältig durchgeprüften Krankengut von ALLEN und SPITZ hatten von 337 Fällen acht Kranke je 2, zwei Kranke je 4, je ein Fall sogar 6 bzw. 7 maligne Melanome zu gleicher Zeit oder kurz sich folgend.

Theoretisch bedeutsam ist die allseits bestätigte Tatsache, daß *Melanome bei Negern* ungleich seltener sind als bei Weißen. MORRIS und HORN (1951) geben eine 1,8—4,4mal größere Häufigkeit bei Weißen an. Natürlich bedeutet das nicht eine rassisch bedingte „Disposition für Melanome bei den Weißen" oder bei Negern eine rassische Resistenz gegen Melanome. Vielmehr ist die geringere Häufigkeit bei Negern nur der Ausdruck dafür, daß in tropischen Gegenden die Selektion auf Melanin-Pigmentschutz durch Zehntausende von Jahren ungehindert am Werke war.

Das Hauptkennzeichen aller dieser Geschwülste ist die braune bis dunkelschwarze Farbe („Farbgeschwülste"), herrührend von ihrem Gehalt an *Melanin*, einem dunkelbraunen, feinkörnigen, eisen- und fettfreien Farbkörper. Die gutartigen „Naevuszellen-Naevi" enthalten in ihren Geschwulstzellen Melaninpigment. Sie sind vielfach fleckförmig, von glatter Oberfläche, seltener erhaben und noch seltener zerklüftet oder gelegentlich auch papillär. Das Melanin spielt auch klinisch-diagnostisch eine Rolle. Wird durch Tumornekrose viel Melanin frei, so kann es aus dem Blute im reticuloendothelialen System, aber auch im Ausscheidungsorgan in den Nieren gespeichert und teilweise ausgeschieden und dann im Urin nachgewiesen werden. Sind die Tumorzellen stärker entdifferenziert, dann bilden sie kein Pigment: „amelanotische Melanome".

Für *Malignität* spricht das unvermittelt schnellere Wachstum, die Konsistenzvermehrung, die dunklere Farbe, Schmerzhaftwerden, die Blutung, gelegentlich ein hellroter Hof, die Ulceration und natürlich die Metastasierung.

Klinisch ist die *Ulceration* bei Melanomen prognostisch immer besonders ernst. Entsprechende Beobachtungen sind von TOMPKINS (1953) anhand von 46 Fällen ausgewertet.

Die histologische Unterscheidung, ob gutartig oder bösartig, kann bei melanotischen Tumoren sehr schwierig sein. Als Faustregel darf gelten: Naevi zeigen so gut wie nie, maligne Melanome stets mehr oder minder zahlreiche *Mitosen*.

Elektronenmikroskopisch ließ sich zeigen [BRAUNSTEINER u. Mitarb. (1958)], daß das Melaninpigment im Cytoplasma der Melanoblasten gebildet wird. Die einzelnen Melaninkörnchen setzen sich aus feinsten Granula von $15-20$ mμ Durchmesser zusammen.

Die *Metastasierung* erfolgt entweder lokal, in der näheren Umgebung der Melanome, in die Haut (Abb. 7, S. 18) oder regionär, hier vor allem durch Metastasierung in die Lymphdrüsen (Abb. 41), oder sonst in die Ferne, ganz besonders aber, und oft in stärkstem Maße in die Leber, sonst in die Lungen, in das Gehirn und in die Liquorräume. Oft ist die Generalisierung der Metastasen eine groteske. Die

Metastasen können melanotisch (rauchgrau bis tiefschwarz gefärbt) und bei fehlendem Pigment „amelanotisch" sein. In letzterem Falle spricht man von *Leukometastasen*.

KÖRBLER und WEYHBRECHT (1952) beschreiben einen Fall eines malignen Melanoms des Rückens bei einem 65jährigen Mann, bei dem die Metastasen der Haut amelanotisch, die der inneren Organe aber durchweg melanotisch gewesen waren.

Die Metastasierung geht manchmal sehr merkwürdige Wege. In einem Falle von WITT (1958) handelt es sich um eine Metastasierung im kleinen Becken und eine ausgedehnte Tumoraussaat in ein Myom hinein. Ein eindrucksvolles Präparat von zahllosen auf die Cauda equina ausgesäten Melanommetastasen ist bei FOLKE HENSCHEN abgebildet.

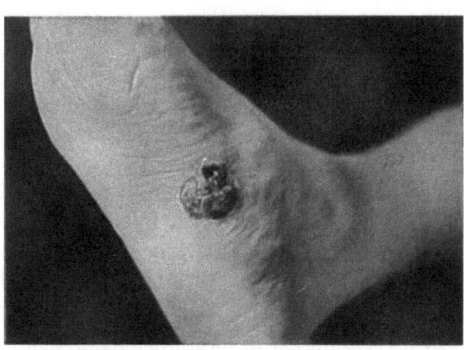

Abb. 71. Malignes Melanom der Fußsohle

Die *Spätmetastasierung* ist selten. POPPE und FRÄDRICH (1954) beschreiben 2 Fälle, bei denen nach 7 bzw. 9 Jahren erfolgreicher Bestrahlung noch Spätmetastasierung auftrat.

Maligne Melanome treten so gut wie immer erst nach der *Pubertät* auf. Immerhin sind maligne Melanome auch schon *bei Kindern*, so bei einem 2jährigen Kind von HENDRICKS (1954), in einem ähnlichen Fall von WILLIAMS (1954), bei einem $2^1/_2$jährigen Kind von TRUAX und PAGE (1953) beschrieben worden.

Unter 172 excidierten Naevi und Melanomen bei Kindern bis zu 12 Jahren fanden sich im Krankengut der Mayo-Klinik 5 Kinder mit malignen Melanomen, von denen 4 verstarben [McWHORTER und WOOLNER (1954)]. Auf *Metastasierung* in die *Placenta* und von da von der Mutter auf den *Fetus* kommen wir später zu sprechen. Sehr eigenartig ist die *Regression* von Melanomen *in der Schwangerschaft* nach einer Beobachtung von ALLEN (1955).

Häufig wird die *Lokalisation an der Fußsohle* beschrieben: MANZANILLA (1952), DECKER und CHAMNESS (1951) teilen 25 Fälle mit. Im Krankengut der Heidelberger Chirurgischen Klinik betrafen von 110 malignen Melanomen allein 11 die *Fußsohle* (s. Abb. 71). Das ist — bezogen auf den Flächenanteil der Fußsohle an der Gesamtoberfläche — ein unverhältnismäßig hoher Prozentsatz, sicher das Vielfache gegenüber der theoretischen Erwartung. Sonst praevalieren die Hals-Kopfregion und das äußere weibliche Genitale.

Nicht geklärt, im Grunde aber immer wieder übereinstimmend berichtet, ist die besonders *schlechte Prognose* der malignen Melanome. Die angegebenen Zahlen schwanken stark. Die Zuverlässigkeit der Angaben hängt ab von der Sicherung der Diagnose und der Zahl der Fälle. Die meisten Angaben über 5-Jahresheilungen [Näheres POPPE und FRÄDRICH (1954)] schwanken zwischen 10 und 30%.

Von 118 Patienten der beiden Autoren waren nach 5 Jahren nur noch 34 am Leben, davon jedoch 9 mit örtlichem Rezidiv oder Metastasen. Eine umfassende Erhebung von PACK u. Mitarb. (1952) umfaßt 1190 Fälle, von denen 957 verwertbar waren. Abgeschlossen waren 575 Fälle. 21,4% waren nach 5 Jahren noch erscheinungsfrei. In einer neueren Arbeit gibt PACK (1959) 37,9% 5-Jahresheilung an.

Das Krankengut der Heidelberger Chirurgischen Klinik umfaßt aus den Jahren 1925—1959 130 Fälle. Die *5-Jahresheilziffer* betrug *31%*, die 10-Jahresheilung immerhin noch 20% [SODER und OTT (1960)].

Unbestritten ist auch der *schädliche Einfluß von Traumen*, besonders von wiederholten, und des „Anoperierens" (durch nichtradikale Excision oder gar durch mehrfache Excisionen). Häufig wird dies als Anlaß für die Metastasierung angesprochen. Übereinstimmung besteht darin, daß alles, was Zellteilung und

Regeneration in einem Naevus oder Melanom anregt, für die Malignisierung besonders gefährlich ist.

Als typische *Anlässe* für eine solche *Stimulierung* bis dahin „friedlicher" Naevi gelten — neben dem schon erwähnten „Anoperieren" — unvollständige Abtragungen z. B. durch einen „Abbindfaden", wiederholtes Ätzen mit irgendwelchen Ätzmitteln, gleichviel ob „rauchender" Salpetersäure, Höllensteinstift o. dgl., Verbrennungen, unzureichende, nur zu Strahlenschäden führende Röntgenbestrahlungen, Kauterisierung u. a. m.

Vielleicht darf auch die starke *mechanische Beanspruchung der Fußsohlen* mit dafür in Anspruch genommen werden, daß die dort durchaus nicht häufigen Naevi, wenn sie erst vorhanden sind, mit sehr viel größerer Wahrscheinlichkeit in maligne Melanome übergehen, als sonstwo im Körper.

Die *Biochemie* der Melanogenese scheint noch nicht völlig abgeklärt zu sein. Sicher ist nur, daß es sich um einen enzymatischen Vorgang handelt, der an die Anwesenheit von Tyrosin, Tyrosinase und molekularen Sauerstoff gebunden ist. Bei diesem enzymatischen Vorgang spielen die Dopa-Reaktion als Katalysator der Tyrosin-Tyrosinase-Reaktion, dann kupferhaltige Sulfhydrilgruppen, Ultraviolett-Einstrahlung, Temperatureinflüsse usw. mit eine Rolle.

Vieles spricht dafür, daß bei der Melanogenese auch *hormonelle Einflüsse* mit hereinspielen. Für diese Ansicht werden die Pigmentveränderungen beim Morbus Addison, bei dem Cushing-Syndrom und das vermehrte Auftreten von malignen Melanomen während der Gravidität in Anspruch genommen. Im gleichen Sinne wird die Steigerung der Malignität während und durch eine *Schwangerschaft* gewertet [PACK und SCHARNAGEL (1951)]. Ganz auffällig in dieser Hinsicht ist eine Beobachtung von SUMNER (1953): bei einer Frau mit malignem Melanom kam es während der Gravidität zu einer Metastasierung (histologisch gesichert!), nach der Geburt des Kindes bildeten sich die Metastasen — wiederum histologisch bestätigt! — wieder zurück.

Vor allem wird immer wieder ein *Pigment- oder Melanophorenhormon der Hypophyse* postuliert. Wir selber haben aber bei Metastasen maligner Melanome durch Hypophysenausschaltung keinen überzeugenden Erfolg gesehen. Ein melanocytenstimulierendes Hormon [Näheres KRACHT (1956)] ist zwar für Kaltblütler durch LERNER u. Mitarb. wahrscheinlich gemacht, doch würde seine Existenz wohl Aufschlüsse über Pigmentierungsverhältnisse und über den Melaningehalt geben, aber noch nicht die Tumorgenese selbst erklären. KRAFT referiert die einschlägigen Beobachtungen dahin, daß das Hormon auf die enzymatische Melaninbildung selbst keinen Einfluß hätte. Die stimulierende Wirkung würde sich in erster Linie auf die Pigmentverteilung in den Melanocyten erstrecken.

Das *Naevus-Melanomproblem* hat cancerologisch und klinisch nach wie vor seine *Sonderstellung*. Für die Krebspathologie sind noch *viele Fragen* der „Farbgeschwülste" *ungeklärt:* was veranlaßt die Zellen friedlicher Naevi, eines Tages aus Reih' und Glied der subepidermoidalen Pigmentzellen auszuscheren? Sind es nur Proliferationsreize exogener Einwirkungen? Spielen angesichts der großen Seltenheit maligner Melanome vor der Pubertät hormonelle Einflüsse eine aktivierende Rolle? Woher kommt der fast immer besonders hohe Grad von Malignität? Woher die „Affinität" der malignen Zellen für das Hirngewebe (75% Mitbeteiligung bei allgemeiner Metastasierung)? Warum gibt es meist keine Änderungen der Blutsenkung und des Blutchemismus?

Auch *klinisch* besehen ist das Naevus/Melanomproblem voller tragischer Aspekte. Die Entwicklung aus scheinbar harmlosen und längst vertrauten „Warzen" oder „Muttermälern" ist bestürzend. Später kommen Selbstvorwürfe wegen „Selbstbehandlung" oder Fremdvorwürfe wegen „Falschbehandlung". Wie oft ist die Metastasierung explosionsartig! Die Unbeeinflußbarkeit durch Cytostatica, oft auch durch Strahlenbehandlung, machen jeden Einzelfall irgendwie unheimlich. Dazu kommt das Bewußtsein: „jedermann ist gefährdet". Kein Wunder, wenn die prophylaktische Sanierung durch frühzeitige (vor der Pubertät) elektrochirurgische Excision besonders „juveniler" Melanome immer wieder gefordert, aber ebenso oft heftig abgelehnt wird. Doch darüber Näheres im 17. Kapitel. Eines aber steht fest: das Naevus/Melanomproblem beinhaltet ein im Tierversuch nicht nachahmbares Naturexperiment mit einer besonderen Zellart, das wahrscheinlich noch lange auf der Tagesordnung der klinischen Krebspathologie bleiben wird.

Mesenchymale Naevi. Die weitaus größere Mehrzahl der Naevi ist ektodermal-epithelialer Herkunft. Es gibt aber auch Naevi, die vom pigmentbildenden mesenchymalen Bindegewebe ausgehen. Wegen der durch die Cutis durchscheinenden bläulichen Farbe (Typ Mongolenfleck!) werden sie als *blaue Naevi* bezeichnet. Entarten diese maligne, dann spricht man von *Melano-Sarkom*. Letztere sind im ganzen genommen aber relativ günstiger und gutartiger. Ein blauer Naevus liegt immer im Niveau der Haut, er ist meist am Thorax oder an den Flanken lokalisiert; die Melanosarkome sind durch Vorwölbung, durchscheinende blaue Farbe, mäßig langsamen Verlauf und seltenere Metastasierung ausgezeichnet.

c) Angeborene Geschwülste der mesenchymalen Gewebsreihe. *Gutartige Geschwülste der mesenchymalen Gewebsreihe* sind angeborene *Fibrome, Myome, Lipome, Chondrome, Angiome, Lymphangiome, Rhabdomyome*, letztere in den verschiedensten Organen und mit Lieblingssitz im Retroperitoneum [vgl. EHLERS und GRIMSEHL (1959)].

Eine typische Geschwulst sind die teleangiektatischen, meist kavernösen, seltener cystischen **Lymphangiome**, vor allem im Bereich der Zunge (Makroglossie), der Lippen (Makrocheilie), am Hals und anderen Lokalisationen, z. B. als Bestandteil von sakrococcygealen Tumoren. *Klinisch* sind sie an ihrer schwammigen Konsistenz, ihrer leichten Exprimierbarkeit mit sofortiger Wiederauffüllung nach Aufhören des Druckes, ihrer Fähigkeit großer Volumveränderung (Husten! Pressen!) und ihrer Neigung zu plötzlichen, aber schnell wieder vorübergehenden entzündlichen Schüben leicht zu erkennen.

Die Lymphangiome stellen eine Fehl- und eine Neubildung zugleich dar. Was sie besonders auszeichnet, ist ihre gelegentliche *Neigung zu monströser Ausprägung:* bei der Makroglossie ist es „die Zunge eines Erwachsenen, die aus dem Munde eines Kindes herauskommt", bei der Makrocheilie ist die Lippe in ein rüsselförmiges Gebilde umgeformt, am Hals übertreffen sie noch die Größe übergroßer Strumen — es sieht aus, als ob der Kopf auf einer Art körpereigenem Pelzkragen aufsäße —, und im Abdomen können sie das Mesenterium in ein schwammartig aufgeblähtes Tumorgebilde verwandeln. Ferner fehlen sie kaum je bei einer „Ver-riesung", mag es sich um den partiellen Riesenwuchs nur eines Fingers oder um die mehr oder minder halbseitige „Hemihypertrophie" eines ganzen Körpers handeln (Näheres später S. 274). Gerade dabei sind sie oft mit Hämangiombildung zu einer typischen Geschwulstbildung vereinigt, zum *Hämo-lymphangiom*.

Die **Hämangiome** [Lit. bei PACK und MILLER (1950), LANGE (1957), DAVIS (1959)] als *Prototyp angeborener Tumoren* sind zu $^3/_4$ schon bei der Geburt erkennbar. Ihre Entstehung während der Fetalzeit geht weiterhin aus ihrer häufigen Multiplizität, aus der nicht seltenen bilateralen Symmetrie, ihrer metameren Verteilung und der nicht seltenen „fissuralen" d. h. embryonalen Spaltbildungen entsprechenden Lokalisation und schließlich aus ihrer so häufigen Kombination mit anderen angeborenen Störungen hervor.

Charakteristisch ist endlich die große *Polyphänie der Ausprägung*. Sie reicht vom *Haemangioma simplex* s. capillare, über das *kavernöse* zum *multipel-polytopen* bis zu der seltenen systematisierten, d. h. die äußere Haut wie innere Organe in gleicher Weise betreffenden *Hämangiomatose* mehrerer Gewebssysteme und Organe. So beschreibt SOMMACAL (1957) z. B. bei einem neugeborenen Mädchen eine ausgedehnte Hämangiomatose der Haut, der Schleimhäute des Mundes, der Trachea bei einer gleichzeitigen inneren Hämangiomatose der Leber, des Pankreas und des Dünndarmes.

Damit aber nicht genug: Die Hämangiome werden oft zu einem wichtigen *Teilsymptom von Syndromen*, die in ihrer gesetzmäßigen Kombination auf eine einheitliche Genese in frühembryonaler Zeit schließen lassen. Wir kommen darauf beim Sturge-Weber-Syndrom usw. (s. später S. 273) ausführlich zurück.

Eine Sonderform der Hämangiombildung ist das *Hämangiopericytom*. Davon war bereits im 3. Kapitel, S. 102 die Rede. Neuerdings haben KAUFFMAN und STOUT (1960) über eine Gruppe von 31 Kindern (12 ♀, 19 ♂) berichtet. Bei 10 Kindern war das Hämangiopericytom schon bei der Geburt vorhanden. In der Altersgruppe 0—5 wurden 11%, zwischen 5 und 10 Lebensjahren 25%, zwischen 10 und 15 Lebensjahren 40% maligne.

Eine Besonderheit nicht allzugroßer Hämangiome besteht darin, daß sie sich gelegentlich *der spontanen Rückbildung befähigt* erwiesen. Gelegentlich genügt schon eine einfache intermittierende

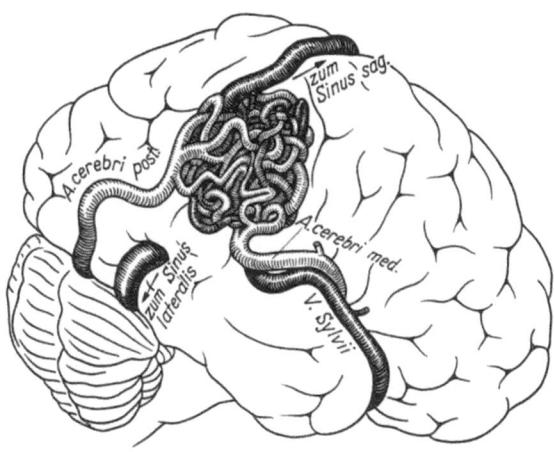

Abb. 72. Arteriovenöses Angiom der Hirngefäße
(schematische Zeichnung unter Benutzung einer Abbildung von DANDY)

Kompressionsbehandlung, um diese Rückbildung in Gang zu setzen. Das spontane Verschwinden von Hämangiomen ist auch in der Literatur mehrfach bestätigt [BIVINGS (1953), RONCHESE (1953), eigene Beobachtung].

Eine klinische Sonderstellung hat das **arteriovenöse Angiom** [Synonym: arterielles Rankenangiom, Aneurysma racemosum, Aneurysma cirsoides, arteriovenöses Aneurysma, Lit. bei OLIVECRONA und LADENHEIM (1956)]. Die arteriovenösen Angiome sind stets angeboren, wenn sie auch meist erst im 2. bis 4. Lebensjahrzehnt die ersten Symptome zu machen pflegen. Ihre Matrix ist die physiologische arteriovenöse Anastomose, die wie jede andere Gewebseinheit gut- und bösartige Geschwülste zu liefern vermag [Näheres bei M. CLARA (1956)].

Das *Wesen* dieser Geschwülste besteht darin, daß zusammengehörige Arterien und Venen, statt ein gemeinsames Capillarnetz auszubilden, ein dazwischengeschaltetes Gefäßknäuel mit arteriellen und venösen Anteilen ausbilden (Abb. 72). Solche arteriovenösen Angiome kommen vor allem im Bereich des Gehirns (Gefäßgebiete der Art. carotis interna, Art. vertebralis), des Schädels (im Bereich der Art. carotis externa), aber auch im Bereich der Lungen usw. vor.

Im Gegensatz zu den traumatischen arterio-venösen Fisteln, die so gut wie immer nur eine Kurzschlußverbindung aufweisen, sind die angeborenen arteriovenösen Angiome immer durch eine *große Zahl von Verbindungen zwischen dem arteriellen und venösen System* ausgezeichnet. Es nutzt daher auch therapeutisch nichts, wenn eine oder mehrere jener Querverbindungen beseitigt werden, vielmehr führt nur die radikale Exstirpation des ganzen Gefäßknäuelgebietes zum Ziel. Die früher viel geübte Unterbindung der zu- und abführenden Gefäße hat höchstens einen vorbereitenden Charakter verbürgt, aber nie allein einen Erfolg auf die Dauer [Näheres DEVINE u. Mitarb. (1959)].

Ihre *Symptomatologie* wechselt natürlich je nach Organ sehr. Im *Gehirn* (2% aller verifizierten Hirntumoren) bedingen sie Blutungen, manchmal schon in der Kindheit, sonst meist im 2. oder 3. Lebensjahrzehnt, sensible Störungen, motorische Lähmungen und in 60% Jackson-Epilepsie-Anfälle. Die *Diagnose* wird durch die cerebrale Serienangiographie gesichert. Diese arteriovenösen Angiome sind heute unter Heranziehung der künstlichen Hypotension und dem elektrochirurgischen Vorgehen, der Schockbekämpfung usw. operierbar geworden. Nicht selten sind die arterio-venösen Angiome des Gehirns mit intrakraniellen Aneurysmen kombiniert [Näheres BOYD-WILSON (1959)].

Im *Bereich des Gesichtsschädels* machen arteriovenöse Angiome im Ausbreitungsgebiet der Art. carotis externa Erscheinungen, wie sie aus Abb. 73 ohne weiteres erkennbar sind. Das Blut ist aus diesen knäuelartigen Geschwülsten gut ausdrückbar, sie füllen sich aber sofort wieder auf. Das Entscheidende ist: die Geschwulst schwirrt pulssynchron. Für das Herz bedeuten sie, ähnlich wie traumatisch arteriovenöse Fisteln, eine erhebliche Belastung.

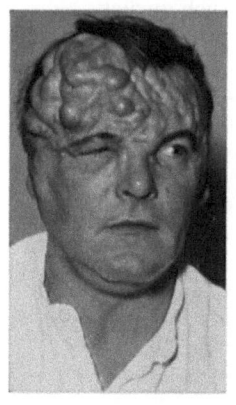

Abb. 73. Großes arteriovenöses Anigom im Bereich der Art. carotis externa (50jähr. Mann, Größenzunahme seit dem 3. Lebensjahr. Bislang keine Verletzung bzw. Blutung)

Im Bereich der *Lungen* bedingen sie aneurysmatisches Schwirren, besonders über dem Rücken, Cyanose (ein Teil des Lungenblutes fließt ohne Sauerstoffsättigung wieder zum Herzen zurück), Polyglobulie als Versuch des Organismus, die ungenügende O_2-Sättigung durch Vermehrung der Erythrocyten auszugleichen, Hämoptoen und Herzsymptome. Der angeborene Charakter wird noch dadurch unterstrichen, daß diese arteriovenösen Angiome häufig mit der Teleangiektasia hereditaria (Oslersche Krankheit) kombiniert sind [Lit. bei JURRIEL und MURAS (1957)].

Bei den arterio-venösen Angiomen der Lunge ist, sobald die Diagnose gestellt ist, die Lob- bzw. die Pneumonektomie angezeigt. Auf längere Sicht führt das a.v.-Angiom der Lunge sonst immer zum Tode.

Die *arterio-venösen Angiome im Bereich der Gliedmaßen* [zusammenfassende Darstellung bei CAMPANACCI und GOIDANICH (1959)] stellen das wichtigste Teilsymptom des Klippel-Trenaunayschen Syndroms dar. Wir kommen daher dort ausführlich darauf zurück.

Die maligne Form (*arteriovenöses Angiosarkom*) ist selten. Sie äußert sich im späteren Alter durch fortschreitend sich vergrößernde aneurysmatisch schwirrende Tumoren, bei denen die Punktion und Kontrastdarstellung mächtige geschlängelte Arterien und varicös erweiterte Venen aufdeckt. Sie vermögen benachbarte Knochen nicht nur durch expansives, sondern auch durch infiltratives Wachstum weitgehend zu zerstören (Abb. 74). Aus der Chirurgischen Klinik Heidelberg hat HOLDER (1955) 3 einschlägige Fälle beschrieben.

Gelegentlich wurden *maligne Gefäßtumoren* schon *bei der Geburt nachgewiesen*. So beobachtete CORTEN (1921) ein sarkomatös entartetes, kavernöses Hämangiom des Gehirns bei einem 2 Tage alten Mädchen. BONG (1911) beschrieb ein Angiosarkom der Leber bei einem 3 Wochen alten Kinde und WELLS (1940) ein solches des Verdauungstraktes.

d) **Neuroektodermale Geschwulstsyndrome.** Wie im 1. Kapitel ausgeführt, sprechen wir von einem *Geschwulstsyndrom* dann, wenn ein Tumor aus ursächlich einheitlicher Gegebenheit einen Komplex gleichzeitiger, aber unter sich verschiedener Einzelsymptome bedingt und unterhält. Neben Geschwulstsyndromen auf erblicher und auf hormoneller Basis gibt es auch solche im Zusammenhang mit fetal erworbenen, angeborenen Geschwülsten. Erarbeiten wir das Wesentliche solcher „neurocutanen" Syndrome an den hauptsächlichsten Beispielen [vgl. FANCONI (1956)]. Hierher gehören die bereits im letzten Kapitel behandelten Syndrome der Recklinghausenschen Neurofibromatose, die tuberöse Sklerose und die neuroektodermale Haemangiomatose (retinocerebellare Angiombildung HIPPEL-LINDAU), die bereits bei den Naevi erwähnte neurocutane Melanoblastose und die jetzt zu besprechenden Syndrome.

Diesen, auf den ersten Blick scheinbar so heterogenen Dingen ist dreierlei gemeinsam: a) das Angeboren- und häufige Vererbtsein, b) die Kombination von Naevusbildungen und anderen geschwulstartigen Mißbildungen und c) die Neigung zu maligner Entartung. Man hat daher alle diese neurocutanen Geschwulstsyndrome unter einem einheitlichen Begriff, dem der **Phakomatosen** (von $\varphi\alpha\varkappa\acute{o}\varsigma$ = Muttermal) zusammenzufassen versucht (VAN DER HOEVE).

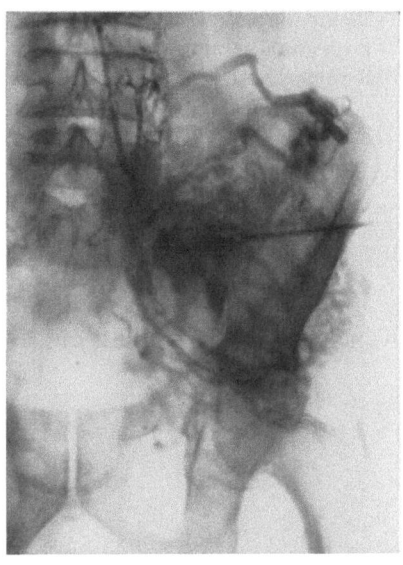

Abb. 74. Arteriovenöses Angiosarkom des Darmbeins bei einem 68 jährigen Mann im angiographischen Röntgenbild: Darstellung vielfacher Arterien und zahlreicher „varicös" erweiterter Abflußvenen (aus HOLDER 1955)

Das **Sturge-Weber-Syndrom** [Lit. bei KRAYENBÜHL, YASARGIL und UEHLINGER (1957), PETERMANN (1958) sowie bei VOLLMAR (1959)]. Es handelt sich bei diesem Syndrom um eine angeborene, meist einseitige *Angiombildung der Gesichtshaut* in Form eines Naevus flammeus im Trigeminusgebiet (Abb. 75), ferner um die Kombination mit einer in der Kindheit in Erscheinung tretenden, meist doppelseitigen *Angiombildung in der Chorioidea* des Auges und gleichzeitig eine *Haemangiomatose der Meningen* ganz verschiedener Lokalisation (am häufigsten über dem Occipitallappen).

Klinisch ist der leuchtende Gesichtsnaevus das sinnfälligste, die Jackson-Epilepsie das wichtigste Symptom. Für die Diagnose kommt neben dem Naevus der röntgenologische Nachweis doppelt konturierter Kalkschatten der meningealen Gefäße und angiographisch der Nachweis eines abnormen Gefäßreichtums im Bereich der Hämangiomatose in Betracht. Die Gefäßveränderungen

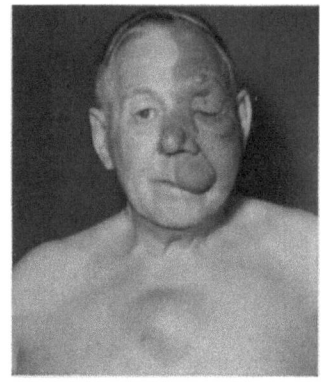

Abb. 75. Sturge-Webersches Syndrom. Naevus flammeus im li. Trigeminusbereich (1. u. 2. Ast). Linker Bulbus wegen Angiom der Chorioidea und Glaukom entfernt. Spastische Hemiparese rechts als Folge einer Haemangiomatose der Meningen. Nebenbefund: Chondrom des Sternums

führen zu einem Ersatz der Hirnrinde durch ein gliöses Narbengewebe, daher die Rindenepilepsie entsprechend der Lokalisation der meningealen Angiome.

Der für das Sturge-Weber-Syndrom so kennzeichnende Gesichtsnaevus kann die Ausbreitungsgebiete einzelner oder aller drei Äste des N. trigeminus, meist einer, sehr viel seltener beider Seiten betreffen. Man hat daher das eigenartige Geschwulstsyndrom auch als *Angiomatosis trigemino-retinalis* bezeichnet. Das Entscheidende ist, daß die Angiome elektiv, aber ausschließlich auf die Haut (Trigeminusgebiet), und (fast immer seitengleich) auf Retina und Chorioidea und Meningen beschränkt sind.

Das Klippel-Trénaunaysche Syndrom [Lit. bei FEGELER u. Mitarb. (1953), bei KOCH (1956) und bei VOLLMAR (1959)]. Nachdem früher schon mehrfach auf die

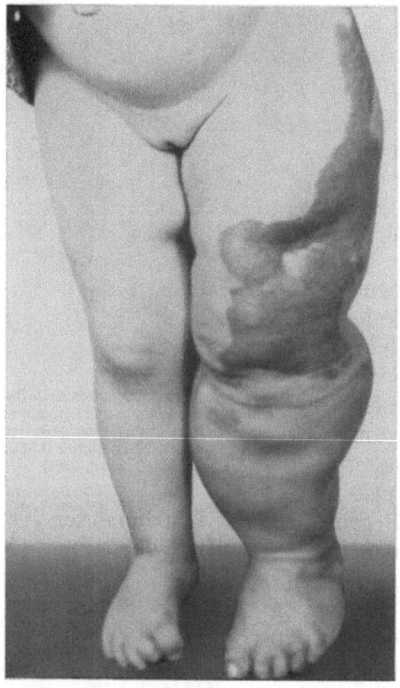
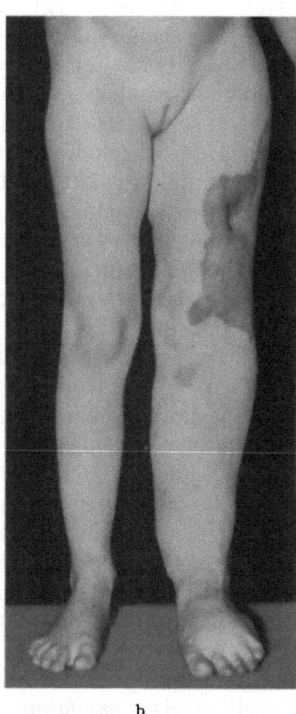

Abb. 76a u. b. Klippel-Trénaunaysches Syndrom (Chir. Univ.-Klinik Heidelberg, Kr.bl. 8042/55). a) Damals 2jähriges Mädchen mit „Riesenwuchs" des linken Beines infolge ausgedehnter Lymphangiomatosis der Weichteile und landkartenartig begrenztem Haemangioma cavernosum der Haut. Beinverlängerung, einseitiger Beckenhochstand. b) Zustand 2 Jahre nach Strahlenbehandlung im Czerny-Krankenhaus mit Radiumplatten, Radiumspickung, später Plastobalt, Betatronbestrahlung. Rückgang der Umfangsmaße am Oberschenkel (trotz Alterszunahme) um 6 cm, am Unterschenkel um 4 cm. Gleichzeitig Schleimhauthaemangiom des Rectums mit Übergang in einen Naevus flammeus der Gesäßgegend. [Näheres J. VOLLMAR (1959)]

Kombination der entsprechenden Symptome hingewiesen worden war, beschrieben KLIPPEL und TRÉNAUNAY erstmals 1900 und später WEBER 1907 das nach ihnen benannte Syndrom. Es ist in ausgeprägten Fällen gekennzeichnet durch die Kombination a) von ausgedehnten, landkartenartigen begrenzten *Hämangiomen der Haut*, b) durch „*Varicen*" und c) durch tiefe multiple, *arteriovenöse Fisteln*, die ihrerseits einen *Riesenwuchs* der befallenen Gliedmaße bedingen. Letzterer ist die Folge der Mehrdurchblutung auf dem Wege über die Kurzschlußbahnen der arteriovenösen Fisteln. Die ständige Hyperämie bewirkt eine Verlängerung und Verdickung der Weichteile von oft elephantiastischem Ausmaß. Die Beine sind wesentlich häufiger betroffen, als die Arme, und an den Gliedmaßen wiederum die distalen Abschnitte stärker als die proximalen. Der Riesenwuchs kann die distalen Gliedabschnitte, eine ganze Extremität, eine ganze

Körperhälfte, z. B. in je einem Falle von LAUSECKER (1950, 1952) und von BALDI und BIGARDI (1957), oder eine obere und untere Gliedmaße gekreuzt oder beide oberen oder beide unteren Gliedmaßen gleichzeitig betreffen [Näheres VOLLMAR (1959)].

In einzelnen Fällen, z. B. von GENTRY u. Mitarb. (1949), von McKAY und CLARK (1957) und von LÖWENBERG und McKOY (1960) wurde eine *Kombination von varicöser Haemangiomatose eines Beines mit einer gleichartigen des Dickdarmes* beobachtet. Diese Fälle gehören wahrscheinlich in das Gebiet des Klippel-Trénaunayschen Syndroms, zumal wir selbst bei dem Falle der Abb. 76 eine Kombination eines umschriebenen Riesenwuchses von diesem Syndromtyp mit einer Schleimhautangiomatose des Mastdarmes beobachten konnten [VOLLMAR (1959)].

Nach unseren eigenen Erfahrungen lassen sich die „*Varicen*" auch in der Tiefe durch eine *Venographie* nachweisen. Daß sie mit arteriellem Blut angereichert werden, geht aus der um 25% und mehr erhöhten Sauerstoffsättigung im venösen Blut der betreffenden Seite hervor. Es macht dies auch verständlich, daß in solchen Fällen die sonst erfolgreiche Varicenverödung versagt. Die *Serienarteriographie* zeigt besonders nach der Peripherie zu *arteriovenöse Kurzschlußverbindungen* in den Weichteilen und tiefe Haemangiomatosen. Bei starker Verlängerung eines Beines können epiphysennahe Knochenhaemangiome ursächlich mitbeteiligt sein, wie wir selbst in einem unserer Fälle nachweisen konnten.

Kausalgenetisch hat KOCH 1956 eine Erbbedingtheit nachzuweisen versucht, doch liegen zugestandenermaßen größere Sippenuntersuchungen bisher noch nicht vor. Gegen Vererbbarkeit scheint uns die große Seltenheit familiärer Fälle und vor allem die in der Mehrzahl der Fälle auf eine Gliedmaße beschränkte Ausprägung zu sprechen. Wir halten daher eine frühembryonale Entstehung auf der Grundlage einer somatischen Mutation im Bereich einer oder mehrerer Extremitätenknospen (Näheres S. 540) für das sehr viel Wahrscheinlichere. Verf. hat schon 1949 auf die Möglichkeiten solcher, auf einen ganz bestimmten Körperabschnitt beschränkter, somatischer Mutationen hingewiesen. Eine ähnliche Anschauung speziell für das in Rede stehende Syndrom vertritt LAUSECKER (1950, 1952).

Das *v. Hippel-Lindausche Syndrom* (Angiomatose der Retina des Gehirnes und des Kleinhirnes) ist wegen der Vererbbarkeit bereits im 5. Kapitel S. 238 besprochen worden, desgleichen die immer angeborene *tuberöse Hirnsklerose (Bournevillesches Syndrom)* (5. Kapitel, S. 238). Beide seien der Vollständigkeit halber an dieser Stelle nur nochmals kurz erwähnt.

Als letztes Beispiel einer „Phakomatose" sei die wahrscheinlich erblich bedingte **Louis-Barsche Krankheit** [Näheres A. MATTHES (1959)] erwähnt. Das Syndrom ist immer angeboren, manifestiert sich aber erst in den ersten Lebensjahren. Die cerebralen Erscheinungen werden von einer cerebellaren Ataxie, die „cutanen" von café-au-lait-flecken, langsam an Intensität zunehmenden Teleangiektasien der Haut (Lieblingslokalisationen: Konjunktiven, Gesicht, Ohren, Gelenkbeugen, Hand- und Fußrücken) beherrscht.

Es ist nicht die Aufgabe dieses Buches, solchen angeborenen Tumoren-Syndromatosen klinisch im einzelnen nachzugehen. Was sie für die *Cancerologie* so bedeutsam macht, ist die Tatsache der bereits *frühembryonalen Entstehung von Krankheiten*, die einerseits mit Symptomen von seiten des *Zentralnervensystems*, andererseits mit irgendwelchen *Geschwulstbildungen*, die von der Cutis ihren Ausgangspunkt nehmen, einhergehen. Bei diesen Geschwulstbildungen stehen Angiomatosen, Naevi und fibromatöse Hauttumoren im Vordergrund.

Das schicksalhaft Unheimliche all dieser neuro-ektodermalen Syndrome ist der stets fortschreitende Charakter der Einzelsymptome und der — bei Erreichung ausreichender Altersstufen — unverhältnismäßige häufige *Übergang in maligne Tumoren*. Die *Matrix* dieser Tumoren geben aber nicht vorher vollgesunde normale Zellen ab, sondern bereits *frühembryonal fehlgebildete Zellelemente*. So liefern diese neuro-ektodermalen Krankheiten einen der wichtigsten Beiträge zum Problem der Praeblastomatosen, ist es ja offenkundig, daß die später malignen Zellen als

Mutterzellen entweder schon frühembryonal irgendwie pathologische oder — bei den sicher erblichen Phakomatosen — bereits von der befruchteten Eizelle her in ihrem Erbgut abgeänderte Zellen zur Voraussetzung ihrer Entstehung haben.

e) Tumoren im Zusammenhang mit der Placentation. Liegt bei allen bisher besprochenen Tumorformen der tumorgenetische Zeitpunkt in der frühen Embryonalzeit und die formale Tumorgenese im Bereich der fetalen Gewebe, so kann aber auch die *Placenta Ausgangspunkt von Tumoren* und *Durchgangsorgan für tumorauslösende Agentien* sein. Tumoren der Placenta sind die Blasenmole und ihre maligne Form, das Chorionepitheliom. Zum Verständnis dieser eigenartigen und einzigartigen Geschwülste muß man (mit BORST 1924) davon ausgehen, daß schon bei der normalen Placentation die vom Fetus (!) stammenden Epithelien des Chorions in die mütterliche Decidua und deren Blutgefäße eindringen und sich unter Mitbeteiligung des fetalen Stromas in Chorionzotten umwandeln. Es ist dies ja die Voraussetzung der Placentation und des Stoffaustausches zwischen dem mütterlichen und dem fetalen Organismus innerhalb der Placenta. Kommt es in diesen fetalen (!) Chorionepithelien zur Geschwulstbildung, so bildet sich eine sog. **Blasenmole** mit traubenartiger Vergrößerung der Chorionzotten und schleimiger Degeneration des Stromas [v. ALBERTINI (1955)].

Wandeln sich aber diese Chorionzotten in 6—7% der Blasenmolen [SIEGMUND (1944)] und besonders bei pathologischen Graviditäten maligne um, dann kommt es zum **Chorionepitheliom** (Synonym: Chorioncarcinom, Syncytioma malignum, Chorionadenoma, Chorionsarkom usw.) [Lit. bei HUBER und HÖRMANN (1952)]. Ein solches Chorionepitheliom entwickelt sich meist erst lange nach der Geburt — die Schwangerschaften können nach ALBERTINI bis zu 17 Jahren zurückliegen —, wenn also längst keine Placenta mehr vorhanden ist und führt a) zu örtlicher Tumorbildung des *Uterus* oder (bei Tubargravidität) in einer Tube, zur Gewebszerstörung (letztere nicht von seiten der ganzen Zotten, sondern nur von den epithelialen Zellelementen aus), b) durch Zellverschleppung zu ektopischen Chorionepitheliomen, vor allem in der Vagina, in Parametrien, in den Lungen, Leber, der Niere, der Milz, der Nebenniere und besonders auch im Gehirn. Sie entstehen dann aus Chorionzotten, die aus einer früheren Schwangerschaft in die Leber oder sonstwie verschleppt worden sind.

Das Synonym *Syncytioma malignum* kommt daher, daß über den eigentlichen Chorionepithelien eine Protoplasmamasse ohne Zellgrenzen, also ein Syncytium gelegen ist, welches sich gleichfalls an der Tumorbildung beteiligen kann, so daß dann verschiedene Geschwulsttypen zu resultieren vermögen. Bei der typischen Form bewahrt das Epithel die Organähnlichkeit mit der Chorionzotte. Es sind sowohl das Syncytium als auch das Deckepithel als Geschwulstanteile erkennbar [v. ALBERTINI (1955)].

Histogenetisch ist es noch von Bedeutung, daß beim ektopischen Chorionepitheliom die epithelialen Zellelemente keine Stromareaktion hervorrufen. Das Chorionepitheliom ist damit „die einzige maligne epitheliale Geschwulst, welche ohne Stromabildung proliferiert" [v. ALBERTINI (1955)].

Sowohl die Blasenmole, wie das Chorionepitheliom geben eine positive Aschheim-Zondeksche *Schwangerschaftsreaktion,* und zwar ist die choriogene Gonadotropinbildung gegenüber einer normalen Schwangerschaft meist beträchtlich erhöht, um mit der Beseitigung oder Rückbildung der Geschwulst bzw. ihrer Metastasen völlig zu schwinden, was selbstverständlich für die Prognostik wichtig ist.

Bekanntlich ist die *Prognose* der Chorionepitheliome ernst. Immerhin erzielte die Heidelberger Frauenklinik bei 22 Patientinnen 17mal Rezidivfreiheit [WIMHÖFER und STOLL (1952)], die Kieler Klinik bei 22 Fällen 11mal [HUBER und HÖRMANN (1952)].

Die *Sonderstellung* des Chorionepithelioms im System maligner Tumoren, die schon in seiner Herkunft vom fetalen Ektoderm ihren Ausdruck findet, geht auch noch daraus hervor, daß sich chorionepitheliale *Metastasen* gelegentlich *spontan zurückbilden.* HUBER und HÖRMANN (1952) z. B. beschreiben neben ähnlichen Fällen in der Literatur in ihrem Material von 22 Fällen 3 Patientinnen, bei denen zweimal eine Vaginalmetastase weder operativ entfernt, noch bestrahlt war, während in einem 3. Fall eine röntgenologisch nachweisbare Lungenmetastase spontan ausheilte. Es ist dies eine wichtige Illustration zu der These, daß es sich beim Chorionepitheliom letztlich um eine Art von *Implantationstumor vom fetalen auf den mütterlichen Organismus* handelt, der eben gerade deswegen, weil es sich letztlich um einen nicht von der Mutter selbst produzierten Tumor handelt, auch in seinen Metastasen der spontanen Rückbildung fähig ist, wie ja auch Impftumoren bei Laboratoriumstieren eine relativ hohe Quote der Selbstheilung aufweisen. Es erscheint uns aber nicht gerechtfertigt, den Chorionepitheliomen den Charakter als „maligne Tumoren im onkologischen Sinne" abzusprechen, wie dies z. B. HUBER und HÖRMANN (1952) tun möchten, allerdings wird man in Zukunft strenger unterscheiden müssen zwischen einer gutartigen choriogenen Wucherung innerhalb der Uteruswand oder ektopisch in der Vagina („*Chorionepitheliosis*") und dem eigentlichen malignen Chorionepitheliom.

Nichts illustriert die Omnipotenz der Urgeschlechtszellen und frühembryonalen Blastomeren mehr, als daß sowohl blasenmolenartige Wucherungen als auch maligne *Chorionepitheliome* auch in *Teratomen* jeglicher Lokalisation, besonders solchen der Keimdrüsen, gefunden werden. In solchen Fällen von Chorionepitheliomanteil in Hodenteratomen kommt eine aktive hormonelle Leistung in Form von Prolanausscheidung im Urin zustande. Auf diese Weise kann dann auch bei Männern mit einem solchen Teratom des Hodens eine positive Aschheim-Zondek-Schwangerschaftsreaktion zustande kommen.

Das *Chorionepitheliom beim Mann* ist aber nicht nur in Hodenteratomen, sondern *ektopisch* auch in der Zirbeldrüse [STOWELL u. Mitarb. (1945), ZONDEK (1953)], im Mediastinum [LYNCH und BLEWETT (1953)], in der Leber [LOCHMANN (1955)], und in einem von Thymusresten ausgehenden Mediastinaltumor [PORTMANN (1958)] gefunden worden. Es ist das sehr wichtig, beweisen ja solche Fälle von Chorionepitheliomen beim Mann auch außerhalb der Keimdrüsen, daß sie, wie PORTMANN es ausdrückt, „nur von omnipotenten fetalen Zellen ausgegangen" sein können.

Auch in Dysgerminomen des Ovariums kommen Chorionepitheliomanteile vor [NEIGUS (1955)]. Beim Chorionepitheliom des Ovars kann es zu hochgradiger Ausscheidung von Prolan B ins Serum kommen, ohne daß im Urin die Werte von Oestrogen und Pregnandiol meßbar zu sein brauchen. Dabei kann beobachtet werden, daß das Choriongonadotropin keinen wesentlichen Einfluß auf das Endometrium und keine Ovulations- und keine Corpus-Luteum-bildende Wirkung hat. Deutlich dagegen ist seine Wirkung auf die Brustdrüse, die bis zur Colostrumbildung angeregt werden kann. Die Histologie der Hypophyse entsprach der einer graviden Frau. Eine Geschlechtschromatinbestimmung ließ einen echten Hermaphroditismus ausschließen [COTTIER (1957)].

Die Tatsache, daß Chorionepitheliome hormonell aktiv sind (positiver ASCHHEIM-ZONDEK!), daß ihre Metastasen sich gelegentlich spontan zurückbilden, macht es verständlich, daß die *Hypophysenausschaltung* (Näheres im 13. Kapitel, S. 695ff.) *nirgends so günstige Erfolge* aufweist, wie gerade beim Chorionepitheliom, auch im Stadium ausgedehnter Metastasen.

3. Blastogenese angeborener Tumoren

Es wäre eine gefährliche Illusion, wollte man annehmen, unser Wissen über die *Entstehung angeborener Geschwülste* sei bereits schlüssig. Wir können zunächst nur aussagen, daß das Tierexperiment — wenigstens aus der Sicht der klinischen Krebspathologie — noch kaum wesentliche Beiträge zur Genese konnataler Tumoren geleistet hat. Es wird zwar im nächsten Kapitel ausführlich davon die Rede sein, daß es eine Anschauung gibt, wonach „manche Viren durch Keimzellen übertragen werden" könnten und daß „diese Übertragung durch Keimzellen von einer Generation auf die andere besonders bei *Tumorviren* eine große Rolle" spiele [OBERLING (1959)]. Aber gerade *solche in jeder Generation von neuem angeborenen Tumoren kommen beim Menschen nicht vor.* So stammt unser bisheriges Wissen über die Entstehung kongenitaler Tumoren vor allem aus der in solchen Fällen oft sehr aufschlußreichen *Kasuistik* und aus größeren klinischen *Beobachtungsreihen.* Endlich läßt sich aus der Tatsache, daß teratogene Einwirkungen auch blastogene sein können und umgekehrt, manches Kapital für das Verständnis der vielen angeborenen Mißbildungstumoren schlagen. Mit anderen Worten, die *Blastogenese profitiert* u. a. auch *von der Teratogenese.* Natürlich beschränkt sich dieses Kapitel auf die Blastogenese angeborener Geschwülste. Alle anderen Fragen werden erst im 10. Kapitel behandelt werden.

In der *Frage der formalen Genese* konnataler Tumoren spielt natürlich die alte Cohnheimsche Theorie der „Keimverlagerung" auch heute noch im Schrifttum eine Rolle. Die Theorie ist im 3. Kapitel, S. 119 ganz allgemein eingehend gewürdigt worden. Hier handelt es sich nur darum, sie speziell auf ihre Anwendbarkeit auf angeborene Geschwülste — sie sind ihre Hauptdomäne — zu überprüfen.

a) **„Keimversprengung".** Die angeborene Grundlage von Geschwülsten ist etwa seit 100 Jahren ein Anliegen der Pathologen (REMAK, VIRCHOW, besonders aber COHNHEIM und RIBBERT). Vor allem COHNHEIM vertrat die Lehre, daß überschüssige und versprengte, sowie abnorm persistierende embryonale Keime, ferner die Ablösung von Zellen und Zellgruppen aus den normalen Gewebszusammenhängen angeborene Geschwülste bedingten. RIBBERT dehnte diese Theorie auch auf das postnatale Geschehen aus und nahm auf embryonale Potenzen zurückgeschaltete Zellen als Uranfang aller Geschwulstentstehung an.

Am ehesten wäre noch eine Art von *Rückschlag auf embryonale Zellpotenzen* vorstellbar beim *Grawitz-Tumor.* Es erscheint verständlicher, wenn man eine Art von Rückmutation von Nierenparenchymzellen auf Zelltypen der Urnierenanlage annimmt, als daß man ein latentes Liegenbleiben einer embryonal abgesprengten Keimanlage über 50 oder 60 Jahre unterstellt. Aber selbst wenn man diese Möglichkeit zugestände, so bliebe immer noch das Problem des Malignewerdens nach 50 Jahren okkulten Vorhandenseins.

Als starkes Argument für den angeborenen Charakter gelten *bilateral symmetrische Tumoren,* z. B. symmetrische Naevi, Xanthome, Lipome, Myome, Fibrolipome, ferner gleiche Tumoren in paarigen Organen, z. B. beider Nieren (Cystadenome, Carcinome, Wilms-Tumoren beider Nieren), Tumoren beider Ovarien, beider Mammae usw.

b) **Tumorinduktion während der Ontogenese.** Daß *exogene Einflüsse* bereits die frühesten Stadien der Ontogenese stören können, ist an sich immer schon bekannt gewesen. Erneut und nachdrücklich wurde uns diese Tatsache zu Bewußtsein gebracht, als a) bei *Virusinfekten* der Mutter, besonders mit Röteln [GREGGS (1941)] gehäufte Mißbildungen beobachtet wurden. Die einzige einschlägige Mitteilung über *angeborene Tumoren nach Virusinfektion der Mutter* stammt von SCHAPIRO (1958). Er beobachtete 2 Fälle von angeborenem Lebercarcinom bei Säuglingen, deren Mütter während der Schwangerschaft eine Hepatitis epidemica durchgemacht hatten. Man muß dabei jedoch bedenken, daß heute vorläufig wohl nur selten an einen möglichen Zusammenhang gedacht wird. Wahrscheinlich werden, wenn erst einmal das Augenmerk auf diese Dinge gelenkt worden ist, weitere Mitteilungen, vor allem über Mißbildungstumoren der Kinder nach Virusinfektionen der Mütter kommen. Weiter muß bedacht werden, daß b) im Experiment durch dosierten auch kurzfristigen *Sauerstoffmangel* [BÜCHNER (1956) und seine Schüler REHN und RÜBSAAMEN (1956)] vermehrte Mißbildungen erzeugt wurden [Lit. bei H. NAUJOKS (1959)]. Der Sauerstoffmangel während der Gravidität kann ganz verschiedener Genese sein (Blutungen, Placentaanomalien, Menstruationstörungen, Abtreibungsversuche, Anämien, Herzkrankheiten, medikamentöse und toxische Schädigungen). Solche und andere exogene Schädigungen können aber nicht nur die Ontogenese stören, sondern dabei auch eine Geschwulstbildung auslösen. Man verwendet daher für diese große und wichtige Klasse seit langem schon den Begriff der dysontogenetischen Geschwülste.

c) **Transplacentare Tumorübertragung und Tumorauslösung.** Sie ist sicher etwas extrem Seltenes. Positiv beweisende Fälle sind aber für die theoretische Cancerologie um so interessanter, als sie ja ein Naturexperiment darstellen, welches im Tierversuch kaum nachgeahmt werden kann. Die Brücke zu den transplacentar übertragenen Tumoren schlagen Beobachtungen über *Absiedlung mütterlicher Tumorzellen in der Placenta*.

In einem von REYNOLDS (1955) mitgeteilten Fall hatte eine 27jährige Frau ein *metastasierendes Melanom am Fußrücken*. Bei der Obduktion fand man auch eine Melanommetastase in der Placenta. REYNOLDS zitiert 3 derartige weitgehend gesicherte Fälle. Damit ist die Möglichkeit einer Metastasierung in Organe des Fetus erwiesen.

Es leuchtet ein, daß Massenbeobachtungen einzelner Kliniker fehlen müssen. Um so aufschlußreicher ist die *Kasuistik mütterlicher, transplacentar auf das Kind übertragener Tumoren*.

Bei einer Beobachtung von EMERY (1952) zeigte ein Neugeborenes *Chorionepitheliom-Metastasen der Leber* und der *Lungen*, implantiert von einem placentaren Chorionepitheliom der Mutter. Eine starke Hyperplasie der interstitiellen Zellen der Hoden wurde auf eine Gonadotropinproduktion von seiten der Metastasen bezogen.

In einem Fall von BUCKELL und OWEN (1954) hatte die Mutter ein *Chorionepitheliom* der Tubenecke. Das Kind erkrankte im Alter von 7 Wochen und starb an Chorionepitheliommetastasen der Leber.

MERCER u. Mitarb. (1958) sahen bei einem „*Choriocarcinom*" der Mutter (trotz Uterusexstirpation und Strahlenbehandlung an Metastasen gestorben) beim Neugeborenen einen infiltrativ wachsenden Tumor des Oberkiefers mit tödlichem Ausgang als Folge einer intrauterinen Metastasierung auf den Fetus. Außer der morphologischen Übereinstimmung des mütterlichen und kindlichen Tumors wiesen beide Kranke auch eine vermehrte Gonadotropinausscheidung im Urin auf.

HOLLAND (1949) fand die *Placenta* einer früher wegen malignen Melanoms am Oberschenkel operierten Frau *voll von melanotischen Tumorzellen*. Die Mutter starb 3, das *Kind* 10 Monate später. In der Leber des Kindes fanden sich zahlreiche *Melanommetastasen*. HOLLAND zitiert weitere 5 einschlägige Fälle, bei denen Metastasen von der Mutter auf den Fetus übertragen wurden.

FÈVRE und HUGUENIN (1954) zitieren den Fall einer 28jährigen Frau von DARGEON u. Mitarb., die 4 Tage nach der Geburt eines Jungen an einem malignen *Melanom* gestorben war. Im Alter von 7 Monaten bekam das *Kind* einen praeaurikulären Tumor mit einer Lymphknotenmetastase unterm Ohr. Die histologische Untersuchung ergab *gleichfalls* ein *malignes Melanom*, dessen multiplen Metastasen das Kind nach 4 Monaten erlag.

Man sieht aus den Beispielen: immer handelt es sich um die transplacentare Passage von Chorionepitheliom- oder Melanomzellen (wahrscheinlich auf dem Umweg über intraplacentare Metastasen). Es liegt nun nahe, das Verhalten bei der *Leukämie* zu prüfen. Tatsächlich kann es beim Vorliegen einer chronischen lymphatischen Leukämie zu einer normal verlaufenden Schwangerschaft kommen [LAUTENBURG (1891), LI (1947), WILLIAMS (1948), v. KUCHRICK (1848) u. a.].

Bei chronisch myeloischen Leukämien ist dies jedoch noch nicht beobachtet worden [HEILMEYER und BEGEMANN (1951)].

In diesem Zusammenhang interessieren natürlich auch die *Fälle angeborener*, meist myeloischer *Leukämien*, wie sie u. a. von STRANSKY (1925), BÜNGELER (1931), CROSS (1944) (Übersicht über 20 Fälle), HOUŠTEK und BRACHFELDOVA (1949) (dort weitere Literatur) mitgeteilt worden sind. Aus der Tatsache, daß z. B. im Falle STRANSKYs leukämische Hautinfiltrate bereits bei der Geburt bestanden, darf mit Sicherheit auf die intrauterine Entstehung zurückgeschlossen werden. Da andererseits nie die Mutter leukämiekrank war, muß angenommen werden, daß eine Übertragung einer Leukämie von der Mutter auf das Kind nicht vorkommt, daß also die Placentaschranke von Leukämiezellen nicht überwunden werden kann.

Der offenkundige transplacentare Durchgang von Tumorzellen bei malignem Melanom und Chorionepitheliom führt natürlich die weiteren Fragen im Schlepptau, ob es auch eine *transplacentare Tumorinduktion durch carcinogene Stoffe* gibt.

Das Problem intrauterin induzierter Tumoren hat einen völlig neuen Aspekt bekommen, seit es möglich, ja wahrscheinlich erscheint, daß *chemische oder radioaktive Stoffe*, die den mütterlichen Organismus treffen, *diaplacentar* intrauterin Entwicklungsstörungen hervorrufen und zugleich im fetalen Organismus eine *tumorinduzierende Wirkung* zu entfalten vermögen, sind ja gerade die Stadien der Differenzierung von Organen und Geweben durch eine besondere Strahlenempfindlichkeit ausgezeichnet. Vergessen wir nicht: Die Umwelt für den menschlichen Keim ist alles das, was von der Mutter her auf den Keim einwirkt [BÜCHNER (1956)].

Das Beobachtungsgut ist noch dürftig. Nicht allein, weil die Zusammenhangsfrage schwer erweisbar ist, sondern auch weil bei fetalen Geschwülsten selten an Einwirkungen auf den mütterlichen Organismus gedacht wird. Auch hat sich das Experiment der Fragestellung noch wenig bemächtigt.

DAVIS und FORBES (1945) berichten über eine im 6. Monat verstorbene Schwangere, die mit Thiouracil behandelt worden war. Der Fetus zeigte eine erhebliche Struma mit Hyperfunktion.

Als *diaplacentar tumorinduzierend* muß das *Urethan* angesehen werden. LARSEN u. Mitarb. (1947) injizierten graviden Mäusen kurz vor der Geburt Urethan intravenös bzw. intraperitoneal. Die Jungen zeigten 6 Monate später häufig und oft multiple Lungenadenome, und zwar in 33% nach einer einzigen (!) i.v.-Injektion, besonders wenn diese erst 24 Std vor der Geburt erfolgt war. Ähnliches berichten SMITH und ROUS (1948), sowie GILMAN (1951), KLEIN (1952, 1954) und STEYN (1954).

Daß *Naphthalin* transplacentar den Fetus schädigt, geht aus einer Mitteilung von ANZIULEWICZ u. Mitarb. (1959) hervor. Eine Mutter hatte im letzten Drittel der Schwangerschaft Naphthalin zu sich genommen und sich dadurch eine schwere Anämie zugezogen. Das Neugeborene zeigte sofort nach der Geburt eine schwere, akute haemolytische Anämie. Die Verf. nehmen eine transplacentare Passage des Naphthalins als Ursache der fetalen Anämie an.

Wichtig ist es in diesem Zusammenhang zu wissen, daß während der Gravidität eingebrachte *Cancerogene* sich auch als *Teratogene* erwiesen [Näheres REGEL (1958)]. Auch für *radioaktive Stoffe* ist der diaplacentare Übergang auf den Fetus erwiesen. So beschäftigen sich MAURER u. Mitarb. (1950) mit der Durchlässigkeit der Rattenplacenta für Thorium-Ionen bei verschiedener Graviditätsdauer. Das grobdisperse Thorotrast (s. S. 457) durchdringt die Placentarschranke nicht. Dagegen gelangen Thorium-Ionen mit ihrer sehr viel kleineren Teilchengröße diaplacentar in den Fetus. MAURER u. Mitarb. verwendeten markiertes Thorium-Nitrat. Am größten ist der Durchtritt bei Injektion zu Beginn der Schwangerschaft. Später sinken die Aktivitätsmengen schnell ab. Für das *Thorium X* bewies W. KOCH (1951) am Kaninchen, daß es in der Placenta stark angereichert wird, die Placentarschranke überwindet und in der knorpeligen Anlage der Fetus selektiv gespeichert wird. Es läßt sich dies vor allem autohistoradiographisch ausgezeichnet nachweisen. Sind diese Experimente auch nur für den transplacentaren Durchtritt radioaktiver Stoffe beweisend, so ist es aber mehr als wahrscheinlich, daß bei darauf gerichteten Untersuchungen auch die für radioaktive Strahlungen charakteristische Tumorinduktion erweisbar sein wird.

Radioaktives Strontium reichert sich, wie ausführlicher noch im 10. Kapitel darzutun sein wird, elektiv und rasch im Knochen an. Für fetalen Knochen konnten dies KÜNKEL u. Mitarb. (1959) durch Applikation von Radiostrontium an einem noch 70 min überlebenden Feten nachweisen. Auch vom J^{131} ist es bekannt, daß es diaplacentar auf die Nachkommen übergeht. Bei einem Teil ihrer Tiere sahen SPEERT u. Mitarb. (1951) später eine großfollikuläre *Kolloidstruma* auftreten.

d) Tumorauslösung durch Bestrahlungen in der Schwangerschaft. Besonders bedenklich sind *Röntgen- oder Radiumbestrahlungen während der Gravidität*. Selbst einfache Röntgenaufnahmen sollten in dieser Zeitspanne nur bei strengster Indikation gemacht werden. Die tausendfältig gesicherte mutagene Wirkung für Keimzellen und die cancerogene Wirkung dieser Strahlen gerade für die schnell proliferierenden Zellen des Feten muß Anlaß zu extremer Zurückhaltung mit Röntgenstrahlen in der Schwangerschaft sein.

COOPER und STEINBECK (1959) beobachteten z. B. eine Leukämie bei einem $3^1/_2$ Jahre alten Kind, dessen Mutter während der Schwangerschaft wegen einer Polycythämie mit Röntgenstrahlen behandelt wurde.

Auch tierexperimentell läßt sich die cancerogene Wirkung ionisierender Strahlungen auf Feten nachweisen. WILSON u. Mitarb. (1952) z. B. lösten bei Rattenfeten durch Röntgenstrahlen Neoplasien verschiedener Art aus. GUÉRIN (1959) sah Leukämien bei Mäusen, die in utero Röntgenbestrahlungen ausgesetzt waren.

Um die Aufstellung von Schemata für die verschiedenen *Störungen der intrauterinen Entwicklung* haben sich verschiedene Autoren, vor allem Gynäkologen, Orthopäden usw. verdient gemacht. Wir nennen BICKENBACH (1954), IDELBERGER (1958), GROSS (1958), CHENG (1959), FRASER (1959), DEGENHARDT und KNOCHE (1959) u. a.

Eine Fortentwicklung auch nach der genetischen Seite kommt von NACHTSHEIM (1959). Überträgt man seine schematische Zeichnung in eine einfache Tabelle und erweitert sie sinngemäß, so ergeben sich folgende *Möglichkeiten praenataler Störungen:*

Tabelle 45. *Angeborene Mißbildungen und Möglichkeiten ihrer Verursachung* [unter Benutzung einer schematischen Zeichnung von NACHTSHEIM (1959)]

Störungen im Genotypus:	Chromosomenaberrationen Gen-Inkompatibilitäten „Krankhafte Gene"
Strahlenschäden:	alle ionisierenden Strahlen, Röntgen-, Radium-, Elektronen-, Protonen-, Neutronenstrahlen
Chemische Faktoren:	Sauerstoffmangel Antikonzeptionelle Mittel, Schwangerschaftstoxikosen, Nicotinschäden bei Raucher-Raucherinnenehen, Inhalierte Carcinogene
Mechanische Faktoren:	Aborte und Abrasionen, Artefizielle Abort-Versuche Nidationsstörungen. Ernährungsstörungen, Entzündungen
Infektionen:	Virusinfektionen Toxoplasmose

Endokrine Faktoren: . . . . Insulin,
Nebennierenhormone,
Sexualhormone
Schilddrüsenhormone

Ernährungsfaktoren: . . . . Hypovitaminose
Hypervitaminose
peroral zugeführte Carcinogene

Gebäralter der Mutter: . . . . Mangelnde Geschlechtsreife
„Überreife".

Auf Zusammenhänge von teratogenen und blastogenen Einwirkungen weisen vielfache *Experimente* hin.

Mißbildungen bei den Nachkommen nach Verabreichung von *Trypanblau* sahen WADDINGTON und CARTER 1953, HAMBURGER 1954, HARM 1954 nach Stickstofflost [DANFORT und CENTER (1954)], SYMENOIDIS (1954) nach Acetylaminofluoren, nach *Myleran* und anderen Substanzen [KARNOFSKY (1955)].

SHAY, GRUENSTEIN und WEINBERGER (1952) beobachteten vermehrtes Auftreten von Tumoren bei den Nachkommen von Muttertieren, die mit cancerogenen *Kohlenwasserstoffen* behandelt worden waren.

e) Übertragung tumorauslösender Stoffe mit der Muttermilch. Auf solche Möglichkeiten weist das Tierexperiment hin, wenn postnatal *Tumorviren* oder *carcinogene Substanzen* mit der *Muttermilch* in den kindlichen Organismus gelangen und dort Tumoren hervorrufen.

Die durch überaus zahlreiche Arbeiten belegte *Auslösung von Mammatumoren* durch den virusartigen *„Milchfaktor"* bei der *Maus* (Näheres im 7. Kapitel) ist eine experimentelle Variation auf das Thema der Tumorinduktion durch einen mit der Muttermilch den Neugeborenen zugeführten carcinogenen Stoff. Handelt es sich hier um ein direkt übertragenes Virus, so können *carcinogene Stoffe* auch indirekt in die mütterliche Milch und von da in den neugeborenen Organismus gelangen.

So haben z. B. SHAY u. Mitarb. (1950) bei säugenden Wistar-Ratten maligne Tumoren induziert, wenn sie dem Muttertier *Methylcholantren* in den Magen einbrachten. Wurde dieses durch ein radioaktives Kohlenstoffatom „markiert", so zeigte sich in der Milch der Rattensäuglinge ein Stoff mit hoher Radioaktivität.

Solche Experimente beweisen, daß von der Mutter aufgenommene Carcinogene auf dem Weg über die Muttermilch in den Säuglingsorganismus gelangen und unter Umständen maligne Tumoren auslösen können — nebenbei ein gutes *Beispiel für eine vorgetäuschte Vererbung*, sofern der betreffende chemische Stoff sowohl bei der Mutter, wie bei dem Säugling Tumoren auslöst. Auch SHAY, GRUENSTEIN und WEINBERGER (1952) sowie auch SYMENOIDES (1954) stellten die Ausscheidung *cancerogener Substanzen durch die Muttermilch* fest.

SYMENOIDES und MORI-CHAVEZ (1952) beobachteten die Entstehung eines dann weiter transplantablen Ovarialtumors bei einer Ratte, deren Mutter 9 Monate zuvor während der Stillperiode *2-Acetylaminofluoren* erhalten hatte. 1954 induzierte SYMEONIDIS bei 5 Rattenstämmen gleichfalls durch *2-Acetylaminofluoren* vorwiegend Mammacarcinome. Bei den Nachkommen entwickelten sich die Tumoren früher als bei den Elterntieren. Der Autor diskutiert — neben der Einwirkung auf die Embryonen — auch noch die Induktionsbeschleunigung auf dem Wege über die Laktation.

f) Tumorinduktion durch blastogene Noxen in früher Kindheit. Wie die Abb. 24 erkennen läßt, gibt es in dem Lebensabschnitt vor dem 30. Lebensjahr auch Krebserkrankungen, die sonst in der großen Mehrzahl der Fälle erst sehr viel später ihr Maximum erreichen. Sie zeigen aber an, daß es — neben den genannten Faktoren in der Kindheit und Jugendzeit — auch noch eine Tumorauslösung durch frühzeitig einwirkende körpereigene, vor allem hormonelle und körperfremde äußere chemische und physikalische Krebsnoxen gibt, die bereits in der Jugendzeit Krebs auslösen. Doch soll in dieser Hinsicht den nächsten, der Geschwulstentstehung gewidmeten Kapiteln nicht vorgegriffen werden.

Als Beispiel seien die zunehmend häufigeren *Schilddrüsencarcinome bei Kindern* [Näheres WARREN u. Mitarb. (1953) — 23 Fälle! — HAYLES u. Mitarb. (1955)] erwähnt. Zum Teil müssen hierfür *frühkindliche Thymusbestrahlungen* verantwortlich gemacht werden. WILSON u. Mitarb. (1958) berichten über 7 Schilddrüsencarcinome und 2 -Adenome, die als Bestrahlungsfolge anzusehen waren. In 4 Fällen war die Bestrahlung von Hals- bzw. Nackengegend bereits im 1. Lebensjahr (!) erfolgt.

DUFFY und FITZGERALD (1950) konnten bei 10 von 28 Kindern und Jugendlichen mit Schilddrüsencarcinomen vorausgegangene Röntgenbestrahlungen im 4. bis 16. Lebensmonat ermitteln. CLARK (1955) berichtet über 15 gleichartige Fälle von Schilddrüsencarcinomen unter 15 Jahren. Sie hatten alle in der Kindheit, meist im Säuglingsalter Röntgenbestrahlungen erhalten. Die bislang umfassendsten Erhebungen stammen von SIMPSON und HEMPELMANN (1957). Sie konnten 1502, meist wegen „vergrößerter" Thymusdrüsen, röntgenbestrahlte Kinder der Jahre 1926—1951 nachuntersuchen. Von den inzwischen verstorbenen 68 Kindern waren allein 10 an Schilddrüsenkrebs, 8 weitere an Leukämien verstorben (!). Bei 1933 gleichzeitig erfaßten nichtbestrahlten Geschwistern konnte dagegen kein einziger Schilddrüsenkrebs nachgewiesen werden. Auch bei MOORE und McKENZIE (1959) hatten alle 6 Kinder mit Schilddrüsencarcinom in den ersten Lebensjahren wegen „Thymushyperplasie" Röntgenbestrahlungen mit Gesamtdosen von 500 r erhalten.

In einem Falle von WARD (1955) war dem *Schilddrüsencarcinom* bei einem 9jährigen ein Jahr zuvor *wegen Hyperthyreose* eine *Bestrahlung mit 1000 r* vorangegangen. Auch COHEN und HYMAN (1957) bestätigen für ihre Schilddrüsencarcinome bei Kindern, daß letztere in einer beachtlichen Zahl früher *Bestrahlungen der Thymus* bekommen haben, wie überhaupt für die USA die Zunahme der malignen Strumen bei Kindern von niemandem bestritten wird. Nur wollen einige die Strahlenbedingtheit als Hauptfaktor nicht gelten lassen, so z. B. UHLMANN (1956), SNEGIREFF (1959) u. a.

Daß vor allem mit dem *Radiojodtest an Kindern* viel gesündigt wird, hat sich wohl allmählich herumgesprochen. Man muß aber dem Pädiater NÖLLER (1959) besonders dankbar dafür sein, daß er noch kürzlich darauf hinwies, daß die Gesamtbelastung der Schilddrüse mit dem Radiojodtest „bereits nach 1—2 Wochen im Bereich der Dosis liegt, die bei der Thymusbestrahlung schon zu Carcinomen geführt hat". Genetiker, wie z. B. MARQUARDT, Strahlenbiologen wie SCHUBERT u. a., Krebskliniker wie der Verfasser haben immer schon ihre warnende Stimme erhoben. Es ist aber sicher wirksamer, wenn ein Kinderarzt wie NÖLLER (1959) mit mahnender Sorge feststellt, „daß die Beobachtung von Schilddrüsencarcinomen nach Radiojodtesten uns noch bevorsteht". NÖLLER erwähnt eine nicht namentlich genannte Stadt, in der „6 Krankenhäuser Radiojodteste durchführen, das größte sogar jährlich insgesamt 2000" (!).

Zu den ganz überwiegend im Kindesalter, vor allem bei Knochen- und Gelenktuberkulosen benutzten „Medikamenten" gehört das radioaktives Thorium enthaltende *Peteosthor*. Es wird im 9. Kapitel ausführlich davon die Rede sein, daß es zu den, dazu noch behördlich geförderten, iatrogenen Carcinogenen gehört, deren Opfer vorzugsweise Kinder sind, die in einem relativ hohen Prozentsatz *Osteosarkome* bekamen.

Noch ist es nicht zwingend bewiesen, daß die gesicherte Zunahme maligner Tumoren bei Kindern und Jugendlichen auf exogene z. T. auch direkt blastogene

Einwirkung in der Fetal- und Säuglingszeit und in der frühen Kindheit zurückzuführen ist. Es ist aber auch kein anderer Ursachenkomplex plausibel gemacht worden. Daß Keimgut und Soma auf vielerlei Weise praenatal geschädigt werden kann, haben NACHTSHEIM (1960) ganz allgemein und speziell für Röntgenstrahlen NÖLLER (1959) überzeugend dargetan. Speziell auf die Gefährdung Frühgeborener und Neugeborener durch Medikamente weist H. J. KAUFMANN (1960) hin, auf die peri- und praenatale Strahlenbelastung NÖLLER (1959). BICKENBACH (1954) referiert über die vielen exogenen Ursachen angeborener Mißbildungen, besonders über die virogenen.

BICKENBACH (1954) faßt seine Erhebungen in dem Satz zusammen: *„Der Embryo reagiert offenbar auf Noxen ganz verschiedener Art in gleicher Weise. Die Mißbildung ist die für den Embryo charakteristische Art der Antwort auf Schädigungen, die sein Leben nicht ganz vernichten."* Noch ist nicht klar genug übersehbar, inwieweit implizite auch *„Mißbildungstumoren"* die Antwort auf die verschiedenen exogenen Noxen, die den Embryo treffen, darstellen. Sicher aber ist es, daß hier ein wichtiges *Aufgabengebiet der künftigen Krebsforschung* gegeben ist.

4. Angeborene und frühkindliche Tumoren der Keimdrüsen und anderer endokriner Organe

Der *Eintritt der Pubertät* ist nach der Determination des Geschlechtes bei der Befruchtung der Eizelle das biologisch wichtigste Ereignis im Leben des Menschen. Die Entwicklung der Geschlechtsreife ist an das Zusammenwirken einer Reihe von endokrinen Organen gebunden. Vom Standpunkt des Geschwulstgeschehens aus ist es von großem Interesse, festzustellen, welche *Tumoren endokriner Organe* bereits *angeboren* sind, welche sich in früher Kindheit *entwickeln* bzw. noch vor Eintritt der Pubertät vorkommen.

Diese Fragen haben heute einen neuen Aspekt bekommen, seit man weiß, daß *das zellkernmorphologische „Geschlecht" einer Geschwulst bei Teratomen nicht immer mit dem* anatomischen *Geschlecht des Geschwulstträgers übereinstimmt.* Darüber wurde im 3. Kapitel, S. 129ff. bereits ausführlich berichtet. Das Überraschende an dieser neuartigen Erkenntnis ist darin zu sehen, daß die ebengenannte Diskrepanz sich nicht nur auf anlagenmäßig stets angeborene Teratome erstreckt, sondern — bei allem gebotenen Vorbehalt — auch für später erworbene Tumoren, z. B. für Mammacarcinome der Frau zu gelten scheint (Näheres S. 769).

Bei dieser Sachlage ist es natürlich von grundsätzlichem Interesse, zu hören, ob nicht erst bei Tumoren, sondern buchstäblich schon von Angeburt an eine *Diskrepanz zwischen dem „genetischen" und* dem „anatomischen", richtiger gesagt, dem *somatischen Geschlecht* bestehen kann. MOORE (1959) hat bei 3715 Neugeborenen mit Hilfe des „Geschlechtschromatins" das genetische Geschlecht bestimmt. Es stimmte mit dem „anatomischen" bei 3710 Kindern überein. Bei 5 „Ausnahmen" jedoch war das Geschlecht „anatomisch" männlich, das „Geschlechtschromatin" jedoch typisch „weiblich". MOORE gibt der Vermutung Ausdruck, daß diese „Ausnahmekinder" die Aussicht haben, in der Adoleszenz die Zeichen einer „Hodendysgenesie" darzubieten.

Nimmt man an, daß das „Geschlechtschromatin"an das Vorhandensein der beiden X-Geschlechtschromosomen gebunden ist, so sind damit zugleich die *Chromosomen somatischer Zellen* in den Blickpunkt genetischer Störungen gerückt worden.

a) Angeborene Störungen als „Chromosomenkrankheiten". War schon die cytologische Entdeckung des Barrschen Zellkernkörperchens (s. Abb. 49 u. 50

S. 130) eine große Überraschung für die über 50 Jahre alte Cytologie, so bedeutete es keine geringere Überraschung, als LEJEUNE, GAUTIER und TURPIN an Hand von Knochenmarkskulturen nachwiesen, daß in einem speziellen Falle *ein Chromosom zuviel* — statt 2 n hier 2 n + 1 Chromosom, also 47 statt 46 Chromosomen — die genetische Grundlage für die pathogenetisch schon immer als höchst mysteriös angesehene *„mongoloide Idiotie"* darstellt. Es muß biologisch wirklich als revolutionär angesehen werden, daß eine Krankheit, die sich polysymptomatisch in einem ungemein charakteristischen „mongoloiden" Habitus, ferner durch ein geistiges Zurückbleiben auf der Stufe eines 4—5jährigen Kindes und schließlich durch eine Vielzahl von Mißbildungen (Zunge, Herz, Augen) auszeichnet, gewissermaßen „über Nacht" cytogenetisch als eine Art von *Chromosomenkrankheit* ausgewiesen ist. *Das Syndrom „Mongolismus" wird nicht vererbt, er ist aber durch die Erbmasse, hier repräsentiert im abnormen Chromosomenbestand aller somatischer Zellen, bedingt.* Das Angeborensein von Krankheiten hat damit einen völlig neuen Aspekt bekommen.

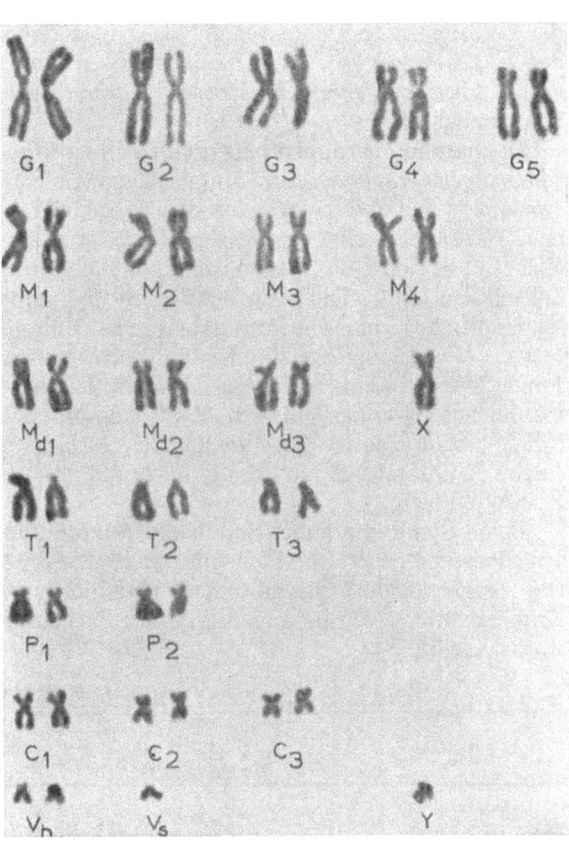

Abb. 77. Chromosomenabweichung (Minderung der Chromosomenzahl auf 45 statt 46 Chromosomen) bei einem $4^{1}/_{2}$jährigen Jungen mit „Polydysspondylie" und anderen Entwicklungsstörungen [nach TURPIN u. Mitarb. (1959)]. Chromosomenanalyse an Zellen aus Fibroblastenkultur. Man erkennt auf der Abbildung das Fehlen eines V_{s}-Chromosoms (unterste Reihe) und die abnorme Verlängerung des T_{1}-Chromosoms (4. Reihe von oben) durch ein abnormal kleines Chromosomensegment

Formalgenetisch ist zu sagen, daß eine solche Vermehrung der Zahl von Autosomen von 2 auf 3 von der Drosophilagenetik her gut bekannt und als „nondisjunctionphänomen" eingehend erforscht ist. Es würde aber hier zu weit führen, auf die einschlägigen Einzelheiten einzugehen. Kausalgenetisch weiß man, daß das Auftreten einer solchen „Trisomie" durch das Alter des mütterlichen Organismus begünstigt wird. Vom Mongolismus ist schon lange bekannt, daß es meist Mütter von über 40 Jahren sind, die mongoloide Kinder zur Welt bringen. Es sind also nicht Milieueinflüsse in utero „schuld" am Syndrom, sondern Einflüsse des Alters auf den Verteilungsmechanismus der Chromosomen.

Nachdem die Arbeitsgruppe LEJEUNE u. Mitarb. (1959) gezeigt hatte, daß dem Mongolismus die Anwesenheit eines überzähligen Chromosoms zugrunde lag, hat sie systematisch die Chromosomen von abnormen Kindern untersucht und dabei einmal eine Reduktion der Chromosomen auf 45 gefunden [TURPIN u. Mitarb. (1959)] (Abb. 77). Es handelte sich dabei um $4^{1}/_{2}$jährigen Jungen mit multiplen

Mißbildungen der Wirbelsäule bei gleichzeitigen Störungen der Entwicklung. Die Wirbelsäule hatte cervical, thorakal und sacral verschiedene Abnormitäten (Wirbelbögenverschmelzung, Rachischisis von C_5, Halbwirbelbildung, Dornfortsatzfusion, Hemilumbalisation usw.) — daher die neue Krankheitsbezeichnung *„Polydysspondylie"*! Zugleich war das Kind in mehrfacher Hinsicht (Körpergröße, Gewicht, Schädelumfang, Intelligenzquotient) unterentwickelt. Die chromosomale Interpretation ergibt sich aus der Abb. 77 und dem Abbildungstext.

Diese Beispiele von Chromosomenabweichungen in allen somatischen Zellen der betroffenen Individuen sind von grundsätzlicher Bedeutung: sie zeigen an, daß es *angeborene Störungen universeller Art* gibt, die ohne vererbt zu sein, doch *durch Abweichungen im genetischen Substrat bedingt* und auf alle Körperzellen übertragbar sind.

In unserem Zusammenhang ergibt sich natürlich die *Frage: gibt es* auch andere *Chromosomenkrankheiten*, die, in gleicher Weise angeboren, die *Geschlechtschromosomen* betreffen und dadurch auf dem Wege über die Geschlechtsorganausprägung neue *Beziehungen zum Geschwulstproblem* aufzeigen? Das ist tatsächlich der Fall. Während es sich beim Mongolismus um ein Autosom zu viel in den somatischen Zellen, also um 3 gleiche Chromosomen, d. h. um eine „Trisomie" handelt, sind inzwischen 2 Chromosomenkrankheiten bekannt geworden, bei denen die chromosomale Abweichung das X- und das Y-Chromosom, also die Geschlechtschromosomen betrifft: beim *Klinefelter-Syndrom* handelt es sich bei den genetisch stets männlichen Kranken um ein X-Chromosom zuviel (genetische Konstitution: XX-Y), beim *Turner-Syndrom* handelt es sich genetisch stets um Frauen mit einem X-Chromosom zu wenig (also um „monosomale" X-„Null" statt um XX-Individuen).

Beide Syndrome haben durch die Abnormität in ihrem Geschlechtschromosomenbestand genetische Beziehungen zu den Geschlechtsorganen, den Gonaden: Die Träger beider Chromosomenabweichungen sind infertil, die Klinefelter-Kranken durch Azoospermie, die Turner-Patientinnen durch Ausbleiben der Eierstocksausreifung.

Tabelle 46. *Syndrome durch Abweichungen der Chromosomenzahl*

Klinisch	Autor	Autosomen	Geschlechts-chromosomen	Chromosomen-zahl
normal	Ford u. Hamerton (1956) Tjio u. Levan (1956)	2×22	XX oder XY (♀) (♂)	46
Mongolismus	Lejeune, Gautier u. Turpin (1959)	$2 \times 22 + 1$	XX oder XY (♀) (♂)	47
Klinefelter-Syndrom .	Jakobs u. Strong (1959)	2×22	XXY (♂)	47
Turner-Syndrom . . .	Ford, Jones, Polani u. Mitarb. (1959)	2×22	X-,,Null" (♀)	45
Mongolismus u. Klinefelter-Syndrom	Ford, Jones, Miller u. Mitarb. (1959)	$2 \times 22 + 1$	XXY (♂)	48
Polydysspondylie . .	Turpin, Lejeune, Lafourcade u. Gautier (1959)	$2 \times 21 + 1$	XY	45
	Turpin u. Mitarb. (1959)	2×22	XXX (♀)	47

Nun liegt es nahe, die Cytogenetik der Geschlechtschromosomenabnormitäten des Klinefelter- und Turner-Syndroms in Verbindung zu bringen mit der Cytodiagnostik mit Hilfe des Barrschen Geschlechtschromatins. Gewissermaßen die Probe aufs Exempel erbrachte ein unwahrscheinlich aufregender Sonderfall: *ein*

Mongoloider mit einem Klinefelter-Syndrom [FORD u. Mitarb. (1959)]. Der Patient hatte als Mann dem „Geschlechtschromatin" nach — scheinbar paradoxerweise — „weibliches" Geschlecht. Dies klärte sich aber völlig auf durch das Chromosomenbild der Knochenmarkskulturen. Hier hatte er a) vom Mongolismus her ein Autosom zuviel und b) vom Morbus Klinefelter her zusätzlich noch ein X-Chromosom zuviel, also erwartungsgemäß und tatsächlich 2 Chromosomen zu viel: — 48 Chromosomen! Ein Naturexperiment von faszinierender Beweiskraft!

Kurzum, wir haben fortan nicht nur mit Mißbildungen, die erbgenetisch bedingt und solchen, die durch intrauterine Noxen hervorgerufen sind, zu rechnen, sondern auch *mit angeborenen Syndromen, die durch einen abnormen Verteilungsmechanismus der Chromosomen ausgelöst sind.*

Hat das nun alles aber auch etwas mit dem *Geschwulstproblem* zu tun? Zunächst einmal muß immer damit gerechnet werden, daß Krankheitszustände, die mit Mißbildungen verschiedener Art einhergehen, auch *Mißbildungstumoren* mit einschließen können. Sodann lehrt die Erfahrung, daß alles, was mit der Geschlechtsausprägung zu tun hat, auch für das Geschwulstproblem von Bedeutung ist. Es sei nur an das Auftreten vermehrter Tumoren bei Intersexualität (s. S. 265) erinnert.

Endlich aber sind schon erste Erfahrungen mitgeteilt, die solche *Beziehungen zwischen chromosomal bedingten Zuständen* und *malignen Tumoren* bereits mehr als wahrscheinlich machen: KLOTZ u. Mitarb. (1959) berichten über einen jungen *Mann mit dem Klinefelter-Syndrom*, dessen *Vater, Großvater und Großonkel gleichartige Hodencarcinome* hatten. Das kann unmöglich Zufall sein. Vielmehr kann das befriedigend nur dahin gedeutet werden, daß bei den 3 Geschwulstträgern gleichartige Abweichungen am genetischen Substrat im Spiele waren.

b) Genetisch bedingte Keimdrüsenstörungen und Keimdrüsentumoren. Die Brücke zu den Tumoren endokriner Organe schlägt der Umstand, daß bei diesen, durch geschlechtschromosomale Abweichungen hervorgerufenen Syndromen schwere *Störungen an den Keimdrüsen* festzustellen sind: beim Klinefelter-Syndrom Hodendysplasie mit atrophischen Tubuli seminiferi, starker Hyalinierung des interstitiellen Bindegewebes, Gynäkomastie, „eunuchoider" Hochwuchs, fehlende Bartbehaarung, Sterilität usw., beim Turner-Syndrom Dysgenesie der Ovarien, Zwergwuchs, pterygium colli, Mißbildungen, Naevi usw.

Mag auch bezüglich der genetischen Bedingtheit dieser Syndrome das Grundsätzliche durch die Geschlechtschromatinbestimmung und die Chromosomenauszählungen geklärt erscheinen, so bleiben aber doch hinsichtlich der klinischen Ausprägung noch viele Fragen offen. Vor allem müssen nunmehr auch die *Probleme der Intersexualität* — und vieles andere mehr — in einem völlig neuen Licht betrachtet werden.

W. LENZ (1959) zitiert in einem Referat über genetisch bedingte Störungen eine persönliche Mitteilung FORDs (1959), wonach beim *Turner-Syndrom* mancherlei *Widersprüche* hinsichtlich der Geschlechtszuordnung bestehen. Theoretisch dürften die Kranken, die ja nur 1 X-Chromosom besitzen, das Barrsche Körperchen, welches nach LENZ an 2 X-Chromosomen gebunden ist, nicht aufweisen. In Wirklichkeit ist aber ein kleinerer Prozentsatz „chromatin-positiv". FORD fand nun — nach LENZ — bei einer solchen Frau in Knochenmarkskulturen teils Zellen mit XX-Chromosomen, teils (meist) mit „X-Null", also nur einem X-Chromosom. Dies liefe auf eine „mosaikartige Zusammensetzung der somatischen Zellen" hinaus. Damit wäre die klinisch große Mannigfaltigkeit auch cytogenetisch erklärt. Besonders wäre es kein biologischer Widerspruch mehr, wenn Turner-Fälle einesteils mit männlichem Genitale und anderseits Fälle mit Ovarien beobachtet würden. Entscheidend wäre, daß die chromosomale Konstitution der für die Gonadenentwicklung maßgebenden Zellen unabhängig ist beispielsweise von der X-,,Null"-Konstitution der somatischen Zellen. LENZ zieht den Schluß, daß es sich in solchen Fällen nicht um eine bereits in der befruchteten Eizelle vorhandene Chromosomen-Mutation handeln könne, sondern um eine *somatische Chromosomenmutation auf einer frühen Stufe der Keimentwicklung*.

Doch wie sich diese Fragen letztlich auch klären werden, offenkundig ist heute schon, daß die *Keimdrüsen* auf eine völlig neue biologische Art und Weise von einer abnormen Chromosomenverteilung, sei es schon in den Keimzellen, sei es erst auf einer früheren Entwicklungsstufe des Keimes, morphologisch und hormonell maßgeblich abgeändert werden und daß aus der gleichen biologischen Wurzel viele Abnormitäten, Mißbildungen, funktionelle Abweichungen usw. erwachsen, von denen es als sicher angesehen werden darf, daß sie auch das *Tumorgeschehen* bei Trägern solcher Chromosomenabweichungen wesentlich beeinflussen werden.

Es ist in dieser Übergangsphase der in Gang befindlichen Klärungen wohl richtiger, das ganze bislang immer schon strittige Problem der *Intersexualität* biologisch gewissermaßen auszuklammern und nur darauf hinzuweisen, daß *bei allen Formen von Zwittertum Tumoren gehäuft und Tumoren besondererArt* auftreten. Die früheren Arbeiten über Tumoren bei Intersexualität laborieren an der noch fehlenden Kenntnis der Geschlechtsdiagnose mit Hilfe des Geschlechtschromatins und vor allem auch an der fehlenden Chromosomenzahlbestimmung. Nur OVERZIER (1958) versucht auf Grund der Geschlechtschromatinbestimmung eine neue Systematik in die Probleme der Intersexualität einzuführen, doch sind ja die hauptsächlichen Chromosomenzahlentdeckungen erst 1959 gemacht. Eine neue Übersicht über 140 ,,dysgenetische Gonadome" und andere *Keimdrüsengeschwülste bei Zwittern* stammt von MELICOW und USON (1959). Es geht aus der Zusammenstellung dieser Autoren hervor, daß entweder oft die Intersexualität diagnostiziert, das Neoplasma aber übersehen oder umgekehrt, daß die Keimdrüsengeschwulst festgestellt, aber die Zwitterbedingtheit nicht beachtet wurde. Auch laufen Keimdrüsengeschwülste bei Zwittern z. T. unter ganz verschieden gebrauchten Bezeichnungen. Solche Keimdrüsentumoren kommen gehäuft vor, gleichviel ob es sich um ,,männliche", ,,weibliche" oder um echte Hermaphroditen handelt. Wegen der hohen Malignisierungsgefahr treten die Autoren für die prophylaktische Gonadektomie noch vor der ,,Pubertätszeit" ein.

Vorläufig muß die Feststellung genügen, daß bei Intersexualität Keimdrüsentumoren etwas unverhältnismäßig Häufiges darstellen und daß die Gefahr der malignen Entartung sehr viel größer ist als bei sonstigen zunächst gutartigen ,,dysontogenetischen" Tumoren.

Es erscheint wahrscheinlich, daß nach diesen neuen Erkenntnissen auch das Problem der malignen Entartung von Retentionshoden in einem neuen Licht erscheinen wird. Wie viele Formen von Hodendysgenesie, primärem Mikroorchidismus, mangelndem ,,Descensus" von Leisten- und von Bauchhoden mögen in Wirklichkeit in das Kapitel genetisch bedingter Störungen gehören!

c) Hodentumoren bei Kryptorchismus. Es handelt sich um eine typische Hemmungsmißbildung, wenn die Hoden bei ihrem physiologischen Descensus auf dem Wege vom unteren Nierenpol bis zum äußeren Leistenring steckenbleiben, und dann stets hypoplastisch sind [Lit. bei POLITZER und ZEITLHOFER (1958)]. DE BARY (1933) sah unter 935 Hodentumoren 107 Fälle = 11,4% bei Leistenhoden. Während bei einem solchen dystopischen Hoden die Wahrscheinlichkeit der malignen Entartung etwa 1:9 beträgt, so beträgt sie bei normal gelagerten Hoden 1:1500. Es muß also ein Kausalzusammenhang zwischen fehlerhafter Lage und

Geschwulstentstehung bestehen. [DE BARY (1933), KIMBROUGH und COOK (1953), WARRES (1954), LUTZEYER und HELBIG (1958)].

OSTROWSKI (1959) bezweifelt die von den verschiedensten Seiten vertretene Lehre von der 10 bis 25mal größeren Tumorrate der Retentionshoden gegenüber den „Scrotalhoden". Doch stützen sich seine Einwände nur auf Erhebungen durch Rundfragen. Es ist dies eine immer weniger zuverlässige Methodik als die Ermittlungen an einem großen Sektionsgut (935 Fälle!), wie es der Baryschen Bewertung zugrunde lag.

Die Frage ist nur: ist es nur die abnorme Lage mit ihrer unphysiologischen Temperatur? — man bedenke, im Abdomen herrscht Körpertemperatur, im Scrotum meist eine Temperatur von 32—33° — oder ist es ein dysgenetisches Problem, d. h. die Tumorenentwicklung entsteht bei fehlender Ausdifferenzierung und mangelnder Ausreifung des dystopischen Hodens und fehlender Spermiogenese oder verbirgt sich hinter dem „Kryptorchismus" ein Klinefelter-Syndrom oder irgend eine Form von Intersexualität?

Die Tatsache, daß DOMRICH (1940) bei 39jährigen eineiigen *Zwillingsbrüdern* bei beiden ein *Leistenhoden-Ca* beobachtete, beweist noch nicht die erbgenetische Bedingtheit, da ja beide gleich veranlagt und auf gleiche unphysiologische Lage mit gleichem Tumor reagieren werden, ohne daß dies Vererbung zu bedeuten braucht.

Daß *Traumen* nicht anzuschuldigen sind, zeigen die Beobachtungen von Fällen, bei denen die Kranken nach Reposition von Leistenhoden in die gegen Traumen völlig geschützte Bauchhöhle genau so Hodentumoren bekamen. Daß es auch die *Temperatur* allein nicht sein kann, geht daraus hervor, daß operativ ins Scrotum verlagerte Hoden dennoch später im Scrotum maligne entarteten.

Für die *dysontogenetische Bedingtheit* spricht auch eine Beobachtung von TAUB (1954), der bei einem 18jährigen Mann mit *Pseudohermaphroditismus* (Uterus und Tuben operativ nachgewiesen), einen Tumor des einen Lig. latum (neben einem rudimentären Testis auf der anderen Seite und neben Hodengewebe auf der gleichen Seite) in makroskopisch verschiedenen Gewebspartien *alle Arten von Hodentumoren* (Seminom, Chorionepitheliom, tubuläres Adenom, Zwischenzelladenom usw.) nachweisen konnte. Das Zusammentreffen von Kryptorchismus, Polyorchidie, maligner Entartung zweier der 3 Hodenanlagen mit Pseudohermaphroditismus kann nur als frühembryonale Geschwulstauslösung gedeutet werden.

Einen ähnlichen Fall eines „Dysembryoms" mit ganz verschiedenen Gewebselementen beschreibt GAILLARD (1955). In dem rapide entstandenen Tumor fanden sich: ein embryonales Carcinom, ein Teratom, ein Chorioepitheliom, Tumorknoten aus embryonalem Bindegewebe usw.

In diesem Zusammenhang verdient ein *Tierexperiment* besondere Beachtung. PIERCE und DIXON (1959) versuchten, ein „Teratocarcinom" des Hodens einer Maus in einen transplantablen Ascitestumor zu verwandeln. Zunächst entstanden nur kleine Cysten mit höchstens 3 embryonalen Zelltypen. Wurden diese nun aber subcutan weitertransplantiert, so kam es zu *Tumoren mit mindestens 10 verschiedenen Zellsorten*, darunter Knorpel, Knochen und Schleimhautepithelien. Die Verf. schließen daraus auf eine Entstehung aus Zellen mit hoher prospektiver Potenz.

Im Falle von DOMRICH (1940) waren bei dem einen Zwilling die Hoden mit 17 Lebensjahren ins Scrotum verlagert, beim anderen war niemals operiert worden. Trotzdem kam es bei beiden zur Entstehung des gleichen Carcinoms. Bemerkenswert ist auch, daß alle nach der Pubertät operierten Fälle infertil bleiben [WARRES (1954)].

Die angeborene Natur vieler Hodentumoren wird auch durch den Umstand nahegelegt, daß *Hodentumoren bei Säuglingen und Kindern* unverhältnismäßig *häufig* sind.

PHELAN u. Mitarb. (1957) berichten über 9 eigene Fälle von malignen Tumoren bei Kindern unter 14 Jahren und stellen bei dieser Gelegenheit aus dem *Weltschrifttum 464 Fälle von*

Hodentumoren bei Kindern zusammen. Im Verhältnis zur Gesamtzahl ist jedoch der Anteil der Kinder nicht hoch. Im Krankengut von PERAESALO betrafen von 140 histologisch gesicherten Fällen 6 Kinder unter 10 Jahren.

Für eine genetisch bedingte Störung vieler Fälle spricht auch der Umstand, daß oft genug und öfter auch noch gleichzeitig *Hodentumoren bilateral* gleichartig auftreten [KUMMER (1957), FLICK (1958), PERAESALO (1959)] und daß es dann meist *Seminome* sind, deren fetale Genese allgemein anerkannt ist. Im Falle KUMMER hatte es sich zudem um *doppelseitige Seminome in Bauchhoden* gehandelt. Sehr zu denken gibt es auch, daß bei „gewöhnlichen einseitigen" Hodentumoren das Risiko der Tumorerkrankung der anderen Seite nur 0,7% beträgt, während bei Seminom eines kryptorchen Hodens die Wahrscheinlichkeit, daß auch der andere „normale" und normal „descendierte" Hoden einen Tumor bekommt mit 24,6% angegeben ist [FLICK (1958)].

d) Maligne Hodentumoren. Wenn das *Problem* der bösartigen Hodengeschwülste heute noch nicht so klar übersehen werden kann, wie das anderer Organkrebse, so liegt das zunächst daran, daß die *Nomenklatur* der Hodentumoren durch viele verschiedene Bezeichnungen für die gleiche Tumorart belastet ist. Der Vergleich von Publikationen ganz verschiedener Terminologie bereitet natürlich immer Schwierigkeiten. Sodann finden sich gerade unter dem Sammelbegriff „Hodentumor" manche Tumorformen, die ihrer Entstehung nach gar nichts miteinander zu tun haben. Selbstverständlich kann ein so hochdifferenziertes Organ mit seinem Maximum an Zellteilung und Zellproduktion, gleichzeitig mit einer hohen hormonellen Aktivität, dazu mit einem Gehalt an Stütz- und Bindegeweben die verschiedensten Tumoren und diese noch in allen Stufen der Reife und Unreife liefern. Ihrer biologischen Natur nach aber sind sie oft überhaupt nicht miteinander vergleichbar. Hodentumoren, die vom samenbildenden Epithel ausgehen, haben eine andere Lebensgeschichte, als hormonell aktive und diese wiederum eine völlig andere im Vergleich mit den von omnipotenten Urkeimzellen oder mit den von den Gefäßen oder Stützgeweben ausgehenden Geschwulstarten.

Bei dieser Frage des Angeborenseins weisen 3 Tatsachen darauf hin, daß gerade *bei der Entstehung maligner Hodentumoren genetisch bedingte Störungen wesentlich mitwirken*. Das ist a) das relativ häufige Vorkommen im Kindesalter, b) das frühe Durchschnittsalter für alle Kranken mit allen Hodentumorformen zusammengenommen (i. D. zwischen 30. und 40. Lebensjahr!) und c) der im Vergleich mit allen anderen Organkrebsen unverhältnismäßig hohe Prozentsatz von Tumorformen (wie Teratome, Chorionepitheliome, Seminomen usw.), deren histologische Strukturen allein schon den Charakter einer embryonalen Gewebsmißbildung beweisen. Wenn erst einmal die neuen Methoden der Bestimmung des Geschlechtschromatins und der Chromosomenzahlen und die Zuordnung von Tumorträgern bei Kryptorchismus zu allenfallsigen genetisch abnormen Individuen Anwendung gefunden haben werden, ist mit einer vertieften neuen Klassifikation und Beurteilung der Hodentumoren zu rechnen. Es erscheint zweifelsfrei, daß gerade *Hodentumoren* auf angeborener Grundlage in absehbarer Zeit zu einem *Modellfall der Blastogenese auf genetisch bedingter Störung zu werden berufen sind*.

In der Frage frühkindlicher Tumoren interessieren neben den dysontogenetischen noch *die hormonell-aktiven Hoden-Tumoren*, soweit sie eine *Pubertas praecox* auszulösen vermögen. Es sind dies die *Leydig-Zwischenzell-Tumoren* — sie bedingen einen vorzeitigen *Virilismus* ohne germinative Entwicklung — und die ausgereiften *Seminome* und seltenen *Chorionepitheliome* mit ihrer massiven Prolanausscheidung im Urin. Eine *Feminisierung durch Hodentumoren gibt es offenbar nicht*.

e) **Ovarialtumoren.** Im Vergleich zu den Hodengeschwülsten sind die angeborenen und kindlichen *Ovarialtumoren* etwas weniger problemreich, da die Dystopie eine sehr viel geringere Rolle spielt. Wie bei den Hodentumoren, so steht auch bei den Ovarien die *Klassifikation* der angeborenen Tumoren und ihre Nomenklatur vor mancherlei *Schwierigkeiten*. Die Ableitung von entsprechenden Gewebsanteilen des Ovars ist nicht immer einfach. Die Unterscheidung zwischen primären und sekundären Geschwülsten, sowie zwischen solchen der Tube und des Parovars ist oft durchaus nicht leicht.

Bei den konnatalen *Fehlbildungen der Ovarien* unterscheidet die Kieler Frauenklinik [vgl. PHILIPP u. Mitarb. (1955), STÄMMLER (1956, 1957, 1958), STÄMMLER, STANGE und RUMPHORST (1957), STANGE (1956, 1957, 1958)] 6 „*Gonadismusgruppen*", den Hypo-, Hyper-, Pseudohyper-, Dys- und Ambigonadismus. Für die Frage angeborener Ovarial-Tumoren spielen beim Hypogonadismus die auch bei geschlechtschromativ-negativem Befund stets weiblichen Fälle mit Turner-Syndrom eine besondere Rolle. Die Kieler Klinik fand in Fällen von „*Hypogonadismus*", gleichviel welcher Genese, in 11 von 21 Fällen *in den rudimentären Ovarien echte Neubildungen* verschiedener Art (Oberflächenpapillom, Reteadenome, Brenner-Tumoren, u. a. auch ein „Dysgerminom" bei einer 19jährigen Patientin mit Turner-Syndrom). Bei dieser Vielheit von Neubildungen und der beim Turnersyndrom sicheren Chromosomenabweichung nimmt es nicht wunder, daß auch *maligne Entartungen* mehrfach beschrieben sind [R. MEYER (1931), OBRECHT u. Mitarb. (1954), CARPENTIER (1956)].

Zu den konnatalen ovarialen Fehlbildungen gehören auch jene Fälle von *Zwittertum*, bei denen in mehreren Variationen Ovarien und Testes zugleich oder als Ovotestes vorhanden sind („Ambigonadismus"). Aber auch beim sog. Pseudohermaphroditismus finden sich *gehäuft Tumoren* und hier vor allem (analog den Seminomen der Hoden) auch *Seminome der Ovarien*. Ihre Herkunft aus undifferenzierten Keimzellen macht die Gleichartigkeit in den Keimdrüsen beider Geschlechter verständlich. Diese Seminome (auch „Dysgerminome" genannt) sind die häufigste Geschwulstform beim Hermaphroditismus. Entsprechend ihrer Herkunft aus einer genetischen Störung betreffen die meisten Fälle Individuen unter 30, sehr oft unter 20 Jahren bis herunter zum Kindesalter.

Unter den unbestreitbar angeborenen, aber erst während der Embryogenese entstandenen Ovarialtumoren steht das *Teratom* an erster Stelle. Es ist auch hier ein reiner Mißbildungstumor, der in einer reifen (*T. coaetaneum*) und als unreife Form (*T. embryonale*) auftritt. Sie enthalten (außer Ovarialgewebe!) fast immer Gewebsbestandteile aus allen 3 Keimblättern. Wie auch sonst bei Teratomen, können alle 3 Keimblattanteile Metastasen machen, meist aber gehen die Metastasen von dem allein malignisierten Teratombestandteil aus.

Die 3. Geschwulstgruppe, die das Kindesalter und die Jugendzeit mitbetrifft, sind die oft schon bei kleinen Mädchen auftretenden *Arrhenoblastome*. Man versteht darunter alle die Geschwülste, die durch hormonell-androgene Aktivität der Tumorzellen eine bei Kindern doppelt kontrastierende *Maskulinisierung* (Clitorishypertrophie, in späteren Jahren Uterus- und Mammaatrophie, Amenorrhoe und Sterilität) bedingen. Unter den Einzelformen der Arrhenoblastome haben neben dem seltenen *Corpus-luteum-tumor* die meist gutartigen *tubulären Adenome* eine gewisse Sonderstellung. Sie gehen auf noch so undifferenzierte Keimzellen zurück, daß sie in Hoden und Ovarien in gleichartiger Form vorkommen und daher — scheinbar paradoxer-, aber durchaus folgerichtigerweise — auch als *Adenoma tubulare testiculare ovarii* bezeichnet werden.

Eine gleichartig maskulinisierende Wirkung und eine bei beiden Geschlechtern gleichartige histologische Struktur kommt den auch beim weiblichen

Geschlecht vorkommenden sog. *Seminomen* (Dysgerminomen) zu. Sie sind stets maligne und werden gerade auch bei Intersexualität häufiger angetroffen, als bei vorher geschlechtlich normalen Individuen. Den gleichen Effekt können auch *Teratome* mit entsprechendem *Seminomanteil* haben.

Umgekehrt gibt es auch *oestrogen wirksame Ovarial-Tumoren*, die zu der immer so schwer belastenden *Pubertas praecox* führen. Wie ihre Mutterzellen, die Follikel- oder Granulosazellen, so bilden auch die *Granulosazelltumoren* Follikulin und können schon im frühen Kindesalter die Pubertät in Gang setzen.

Im Gegensatz hierzu sind die besonders aus papillären Ovarial-Cystomen sich entwickelnden *Ovarialcarcinome* fast durchweg Tumoren des späteren Alters.

Selbstverständlich spielen die angeborenen und frühkindlichen Ovarialtumoren häufigkeitsmäßig im Gesamtgeschwulstgeschehen keine große Rolle. In der großen Variabilität der Ovarialtumoren selbst aber nehmen die Geschwülste, die bereits auf die Zeit der primären Geschlechtsbestimmung (Tumoren bei Zwittern) oder auf frühembryonale Entwicklung (Teratome) oder auf noch undifferenzierte Keimzellen („Seminome") zurückgehen, einen unverhältnismäßig großen Raum ein.

Fragt man auch bei konnatalen Ovarialtumoren und solchen von Kindern nach den *Ursachen*, so kommen, neben den in diesem Kapitel auf S. 278 angeführten Faktoren, vor allem auch hormonelle Einflüsse während der Schwangerschaft und während der Stillperiode in Betracht. Es sei in diesem Zusammenhang nur an den schon erwähnten Fall einer Mutter, die wegen eines Handekzems eine Stilboestrolsalbe verwendete, erinnert. Der Säugling bekam eine Gynäkomastie und eine Pubertas praecox. Wie oft wird aber an solche Zusammenhänge überhaupt nicht gedacht!

f) Andere frühkindliche Tumoren endokriner Organe. Um gleich bei der tumorbedingten *Pubertas praecox* [Lit. bei WILKINS (1950), JORES (1955)] zu bleiben: auch *Nebennierenrindentumoren* (solitäre, multiple Adenome, Adenocarcinome) können die Pubertätsentwicklung schon in früher Kindheit auslösen. Der hormonelle Effekt ausgereifter Nebennierenrindengeschwülste ist jedoch verschieden: a) je nach Geschlecht, b) je nach Alter und c) je nach androgener oder oestrogener Hormonproduktion. Bei kleinen Mädchen rufen sie die Erscheinungen der vorzeitigen Pubertät hervor, oft in Zusammenhang mit Erscheinungen der Intersexualität [Näheres bei BROSTER (1933, 1939, 1946)]. Im späteren Jugendalter treten bei androgener Hormonausschüttung die bekannten Erscheinungen der *Maskulinisierung* der Frauen (Stimmbruch, männl. Behaarungstyp, Amenorrhoe, Mamma- und Genitalatrophie usw.) auf. Bei kleinen Buben rufen die hier sehr viel selteneren Nebennierenrindentumoren gleichfalls vorzeitige Geschlechtsentwicklung mit allen Teilerscheinungen androgener Bedingtheit hervor, während im späteren Jugendalter, ebenso wie bei unausgereiften Tumoren hormonell ausgelöste Symptome auszubleiben pflegen.

Anders verhalten sich *Nebennierenrindentumoren mit oestrogenem Hormonüberschuß*. Werden männliche Individuen betroffen, so kommt es *zu Feminisierung* (Genitalatrophie, Brustdrüsenentwicklung, Impotenz usw.). Bei jungen Mädchen sind vorzeitige Pubertät, Menarche usw. die Folge.

Zu den gerade im Kindesalter häufigen endokrinen Tumorkrankheiten gehört der *Morbus Cushing* [zusammenfassende Darstellungen bei WILKINS (1950), JORES (1955)]. Es war von ihm schon im 4. Kapitel, S. 183, ausführlich die Rede, so daß hier nur auf die speziell frühkindlichen Fragen eingegangen zu werden braucht.

Hier ist dreierlei bemerkenswert: a) das starke Überwiegen des Cushing-Mädchen (im Krankengut WILKINS' bei Kindern unter 10 Jahren 22 ♀ : 4 ♂),

b) das gegenüber Erwachsenenfällen so sehr viel häufigere Ausgelöstsein durch frühkindliche Nebennierenrindencarcinome und c) die bei Kleinkindern meist sehr viel schnellere Krankheitsausprägung (meist in einigen Wochen bis zu wenigen Monaten).

Die Tumorauslösung ist immer noch unklar. Stehen auch die Corticoide im Zentrum des späteren biochemischen Geschehens, so ist deren Überproduktion sicher nicht die primäre Ursache. Es geht das schon daraus hervor, daß es Cushing-Fälle (auch autoptisch gesicherte) ohne alle Nebennierenrindenveränderungen gibt. Die Tatsache, daß das Syndrom häufig bei Hypophysenadenomen (meist, aber nicht immer, basophilen), dann bei Hyperplasien, Adenomen und (relativ häufig) bei Carcinomen der Nebennierenrinde, sodann aber auch (selten) bei Thymustumoren, ja sogar bei Pankreascarcinomen und malignen Parotistumoren gefunden wird, zeigt an, daß am wahrscheinlichsten die *ACTH-Überproduktion*, von welcher peripheren Seite sie auch angekurbelt wird, den biochemischen Primärvorgang darstellt, der dann seinerseits das Krankheitsgeschehen unter die Herrschaft des *Hypercorticoidismus* zwingt.

Zusammenfassung. *Angeborene Geschwülste und Tumoren des Jugendalters* haben gegenüber dem Gros der Tumoren der mittleren und hohen Altersklassen eine *Sonderstellung*. Nicht so sehr wegen ihrer relativen Seltenheit, sondern vor allem wegen ihrer völlig anderen Verteilung auf Organe und Gewebssysteme, und besonders wegen ihrer ursächlichen Bedingtheit.

Ihre *Häufigkeit* ist gering. Die Geschwülste vor dem 30. Lebensjahr machen nur 2% der jährlichen *Geschwulsttodesfälle* aus. Die klinische Häufigkeit ist demgegenüber sehr viel größer, da die Mehrzahl der Tumoren der genannten Lebensabschnitte gutartig sind, häufig über viele Jahre bestehen und in einem hohen Prozentsatz geheilt werden können.

Ist auch die relative Häufigkeit von Tumoren in der ersten Lebensperiode nicht groß, so wird andererseits die *Zunahme kindlicher Tumoren* von allen bestätigt, die sich mit dieser Frage befaßt haben. Die Zunahme kann natürlich im Bereich von Zentren der Geschwulstbehandlung eine vorgetäuschte sein. Weiter geht ein Teil der absoluten Zahlen auf Konto der Bevölkerungszunahmen. Es bleibt aber doch eine echte Zunahme, wenn man die Zahl der Tumoren in Beziehung setzt zu je 100000 Einwohnern der betreffenden Altersstufen. Die relativ *größte Zunahme* geht zu Lasten kindlicher *Leukosen*.

Bei ihrer *Verteilung* auf die Organ- und Gewebssysteme rangieren Geschwülste der physiologischen, stark proliferierenden Gewebe (lymphatisches System, blutbildende Organe, stark wachstumsaktive Teile des Knochensystems) an erster Stelle. Es folgen sogleich Geschwülste des Gehirns, in dem ja wichtige Entwicklungen erst nach der Geburt zu Ende laufen. Innerhalb der angeborenen Tumoren stehen die eigentlichen Mißbildungstumoren (Teratome, Epidermoide usw.) und die dysontogenetischen Geschwülste ganz im Vordergrund.

Nun gibt es sicher angeborene, aber nicht erbliche Krankheitszustände, die neuerdings mit Störungen des genetischen Zellsubstrates in Zusammenhang gebracht werden können. Bezüglich solcher konnataler Krankheitszustände ergeben sich völlig neue Perspektiven durch den im Jahre 1959 erstmals erbrachten *Nachweis von Syndromen*, die als *Chromosomenkrankheiten* zusammengefaßt werden können. Mit Hilfe völlig neuer genetischer Methoden (Knochenmarks-, Fibroblastenkulturen somatischer Zellen) hat sich zeigen lassen, daß der *Mongolismus*, das *Klinefelter-* und das *Turner-Syndrom*, sowie die *Polydysspondylie* auf *Abweichungen der Chromosomenzahl* (normal 46) und zwar in allen somatischen

Zellen zurückzuführen sind. Es leuchtet ein, daß das auslösende Ereignis bis in das früheste Frühstadium der Ontogenese, wahrscheinlich bis in die befruchtete Eizelle zurückgeführt werden muß. Von den 4 genannten Störungen betreffen der Mongolismus (47 Chromosomen) und die Polydysspondylie (45 Chromosomen), Autosomen das Klinefelter- und das Turner-Syndrom aber die Geschlechtschromosomen (im ersten Falle chromosomale Konstitution XXY, im 2. Falle X-,,Null"). Da abnorme Geschlechts-Chromosomenkonstitutionen Rückwirkungen auf die Keimdrüsen und damit auf Sexualität bzw. Intersexualität haben, ergeben sich erstmals auch *Beziehungen zum Problem angeborener Keimdrüsen-Geschwülste* auf der Basis von *Störungen im chromosomalen und damit im genetischen Substrat der Somazellen.*

Der *Mißbildungscharakter* vieler *angeborener Geschwülste* äußert sich einmal in der häufigen Kombination mit echten Mißbildungen, sodann — wo erweisbar — in der *Identität des teratogenetischen und tumorgenetischen Zeitpunktes* und auch darin, daß *Teratogene auch Blastogene* und umgekehrt darstellen können.

Die Tatsache, daß es bereits Geschwülste bei Feten, embryonale Tumoren bei Neugeborenen und fetal entstandene, dann angeborene Geschwülste bei Kleinkindern gibt, zeigt aus neuer Sicht: die *Potenz somatischer Zellen, Geschwülste zu liefern, reicht bis in die frühesten fetalen Entwicklungsperioden*, ja bis zur befruchteten Eizelle *zurück*. Diese Feststellung ist für die ganze Biologie des Krebsgeschehens von grundsätzlicher Bedeutung.

Aus einer Reihe charakteristischer *Syndrome*, vor allem *neuroektodermaler Art*, sind angeborene, meist gutartige *Tumoren* als *wichtiges Teilsymptom nicht wegdenkbar*. Meist sind es sogar die Geschwulstbildungen, die dem Syndrom seine wesentliche Symptomatologie aufzwingen, wie z. B. die ausgedehnten Haemo-Lymphangiome beim Klippel-Trénaunayschen Syndrom oder wie der landkartenartig begrenzte Naevus flammeus im Gesicht beim Morbus Sturge-Weber.

Die Frage ist natürlich: was löst die *Umwandlung fetaler Zellen* zu Geschwulstzellen aus? Die alte Theorie der *Keimversprengung* gibt keine ausreichende Erklärung. Wohl erscheint es denkbar, daß fetale Zellen aus dem Gewebsverband ausgeschaltet werden — gesehen hat dies aber noch niemand! —, doch sind abgesprengte fetale Zellen deswegen noch lange keine Geschwulstzellen.

Vielmehr beweisen manche, sicher auf embryonale Zellen zurückgehende Geschwülste nur, daß ihre Mutterzellen eben vielfach noch auf omnipotente Zellen mit der Fähigkeit, noch Gebilde aller 3 Keimblätter zu bilden, zurückgehen. Es drückt sich dies auch darin aus, daß auf multipotente embryonale Zellen zurückgehende angeborene Sarkome, wie z. B. die Wilms-Tumoren, eine besonders schlechte Prognose haben, eben weil die *größere Proliferationsgeschwindigkeit embryonaler Mutterzellen* sich auch in einer sehr viel *größeren Proliferationsgeschwindigkeit der Tumorenzellen* ausprägt.

Es stellt sich die Frage nach körperinneren, im fetalen Wachstum selbst gelegenen und nach körperfremden, das fetale Wachstum geschwulstbildend störenden Einflüssen von seiten der Umwelt.

Da primär durch den mütterlichen Organismus die Umwelt des Fetus das Geborgenste darstellt, das sich ausdenken läßt, richtet sich natürlich das Augenmerk zunächst auf *lokal-intrauterine Einflüsse*, sodann auf *transplacentar wirksame Faktoren* und nach der Geburt auf die eventuelle Übertragung geschwulstauslösender Noxen mit der *Muttermilch.*

An *örtlichen Einflüssen* während einer bestehenden Schwangerschaft kommen in Betracht: bakterielle Infekte, Einwirkungen bei Abtreibungsversuchen, zeitweiser Sauerstoffmangel, diagnostische oder therapeutische Röntgenschädigungen, oft ja ohne Kenntnis einer bestehenden Schwangerschaft, dem Wesen nach unbekannte Störungen in der Ausdifferenzierung und der wechselseitigen Induktion verschiedener Gewebsanteile (Organisatorprinzip!), vor allem während der Organentstehung und während der Differenzierung der Gewebe.

Eine *Sonderstellung* kommt den von fetalen Chorionepithelien ausgehenden, jedoch im mütterlichen Organismus sich entwickelnden placentaren Tumoren (*Blasenmole* und *Chorionepitheliom*) zu. Letztlich handelt es sich dabei um *Implantationstumoren vom Fetus auf die Mutter*.

Umgekehrt kommt es — allerdings sehr selten — vor, daß mütterliche Tumoren auf dem Wege über Geschwulstabsiedelungen in der Placenta zu *transplacentarer Geschwulstimplantation von einer tumorkranken Mutter auf den Fetus* mit konsekutiver, gleichartiger, später tödlicher Tumorerkrankung bei letzterem führt. Bislang ist dies nur für die leicht abschwemmbaren, und eines Stromes kaum bedürftigen Zellen maligner Melanome und Chorionepitheliome beschrieben. Dagegen übertragen leukämiekranke Mütter während der Schwangerschaft ihre Leukämie nicht auf ihre Früchte. Bei kongenitaler Leukämie von Neugeborenen ist die Mutter jeweils leukämiefrei befunden worden. Es muß daraus geschlossen werden, daß es auch eine nichtcelluläre *transplacentare Induktion von Tumoren* durch geschwulstauslösende Agentien gibt.

So geborgen die Frucht im Mutterleibe ist, so ist sie andererseits doch nicht völlig abgeschirmt. Als *schädigende Faktoren* kommen in Betracht: toxische Erkrankungen der Mutter, vor allem in der ersten Zeit der Schwangerschaft, Virusinfekte, radioaktive Substanzen, gleichviel welcher Herkunft, und vor allem auch chemische Stoffe, nicht zuletzt in der Gestalt vielgebrauchter Medikamente, als da sind manche Antibiotica, viele Cytostatica, Antimitotica, Thyreostatica, Barbiturate, Alkaloide, wie Morphium, Codein usw. Es muß zwar zugegeben werden, daß es noch wenig erforscht ist, was alles die Placentaschranke durchbricht, sicher aber ist: *alles, was teratogen ist, ist suspekt, auch blastogen zu sein.*

Die dysontogenetischen *Keimdrüsentumoren* bei den verschiedenen Arten von *Intersexualität* schlagen die Brücke zu angeborenen oder in der Kindheit sich entwickelnden *Tumoren endokriner Organe*, die ihrerseits dann, sobald sie von hormonell aktiven Mutterzellen ausgehen, einerseits zu dem Symptomkomplex der *Pubertas praecox*, andererseits zu *Maskulinisierung* bzw. *Feminisierung* oder wie bei frühkindlichen Phaeochromocytomen oder bei Nebennierenrindentumoren usw. zu anderen endokrinen *Tumorsyndromen*, wie z. B. zum Morbus Cushing führen können.

Zu diesen Tumoren, deren Entstehung bis in die frühe Fetalzeit zurückreichen kann, kommt jene *Gruppe kindlicher Tumoren*, deren Auslösung in die *Säuglings- und Kleinkinderzeit* zurückgeht. Hierher gehören vor allem die primären und sekundären *Tumoren des kindlichen Thymus* (Lymphosarkome, Thymuscarcinome usw.) unbekannter Genese [Lit. bei BAAR (1954)], sodann *kindliche Schilddrüsencarcinome*, die z. T. auf vorausgegangene Thymusbestrahlungen usw. zurückzuführen sind.

Für kindliche Tumoren, die durch geschwulstauslösende Stoffe in der *Muttermilch* bedingt wären, gibt es in der menschlichen Krebspathologie noch wenig Beweisgründe. Immerhin muß mit der Möglichkeit gerechnet werden, wenn radioaktive Beimischungen der Luft aus Atombombenversuchen, wie radioaktives Strontium, auf dem Wege über aufgenommene Pflanzen- und tierische Nahrung in den mütterlichen Organismus während der Laktationsperiode aufgenommen würden.

Zweckmäßigerweise wird man wohl auch das *Naevus/Melanomproblem* bei der Tumorentstehung im ersten Lebensdrittel einrangieren, nicht so sehr weil die Melanome hier ihren Häufigkeitsgipfel hätten (was nicht zutrifft), als vielmehr weil die *praeblastomatose Zeitperiode* bis *in die erste Pubertät* zurückreicht. Daß es Farbgeschwülste gibt, die biologisch noch Naevi, histologisch aber schon Melanome sind, kommt besonders deutlich in dem von SOPHIE SPIES neugeprägten Begriff *juveniles Melanom*, ausgezeichnet durch seine epidermo-cutanen Naevuszellnester zum Ausdruck.

Alles in allem wird man dem Versuch, die *angeborenen Tumoren* und *die der ersten Lebensperiode* gesondert zu betrachten, die Berechtigung nicht absprechen können. Es sind andere Geschwulstnormen, es ist eine völlig andere Rangordnung der Tumoren, als bei den späteren Geschwülsten. In ursächlicher Hinsicht scheiden viele Faktoren, die später die häufigen Organkrebse, wie Magen-, Bronchial- oder den Darmkrebs bedingen, fast völlig aus. Die Ursachenkomplexe umfassen völlig andersartige Faktoren und Noxen. So steht wohl zu erwarten, daß die *zunehmende Beschäftigung mit der Problematik angeborener und früherworbener Tumoren* auch manch *neues Licht auf das Geschwulstgeschehen überhaupt* werfen wird.

Literatur

a) Lehrbücher, Monographien und zusammenfassende Darstellungen

ALBERTINI, A. V.: Histologische Geschwulstdiagnostik. Systematische Morphologie der menschlichen Geschwülste als Grundlage für die klinische Beurteilung. Stuttgart 1955. — ARIEL, I. M., and G. T. PACK: Cancer and allied Diseases of Infancy and Childhood. New York 1960.
BAILEY, P.: Die Hirngeschwülste. Dtsch. Übersetzg. 2. Aufl. Stuttgart 1951. — BARNARD, W. G., and A. H. T. ROBB-SMITH: KETTLEs Pathology of Tumors. 3. Aufl. New York 1945. — BÖHMIG, R.: Form- und Wachstumsgesetze drüsenbildender Karzinome. 1950. — BORST, M.: Die Lehre von den Geschwülsten. 2. Bd. Wiesbaden 1902. — Allgemeine Pathologie der malignen Geschwülste. Leipzig 1924. — BÜCHNER, FR.: Allgemeine Pathologie. 2. Aufl. München-Berlin 1956.
CLARA, M.: Die arterio-venösen Anastomosen. Anatomie, Biologie, Pathologie. 2. Aufl. Wien 1956. — COHNHEIM, J.: Vorlesungen über Allgemeine Pathologie. Berlin 1877. 2. Aufl. 1882.
FÈVRE, M., et R. HUGUENIN: Malformations tumorales et tumeurs de l'enfant. Paris 1954. — FRITZ-NIGGLI, H.: Strahlenbiologie. Stuttgart 1959.
GREITHER, A., u. H. TRITSCH: Die Geschwülste der Haut. Stuttgart 1957.
HEILMEYER, L., u. H. BEGEMANN: Blut und Blutkrankheiten. In Hdb. d. Inneren Medizin. 4. Aufl. 2. Bd. Berlin-Heidelberg 1951. — HENSCHEN, F.: Tumoren des Zentralnervensystems und seiner Hüllen. In: Path. Anat. und Histol. des Nervensystems 3. Teil VIII. Berlin-Heidelberg 1951. — HIENZ, H. A.: Die zellkernmorphologische Geschlechtserkennung in Theorie und Praxis. Heidelberg 1960.
OBERLING, CH.: Krebs, das Rätsel seiner Entstehung. Hamburg 1959. — OLIVECRONA, H., and J. LADENHEIM: Congenital Arteriovenous Aneurysma of the Carotid and Vertebral Arterial Systems. Berlin-Heidelberg 1957.
RIBBERT, H.: Geschwulstlehre für Ärzte und Studierende. Bonn 1904. — Beiträge zur Entstehung der Geschwülste. Bonn 1906.
WILKINS, L.: The diagnosis and treatment of endocrine disorders in childhood and adolescence. Springfield 1950. — WILMS, M.: Die Mischgeschwülste der Niere. Leipzig 1899.
ZÜLCH, K. J.: Die Hirngeschwülste in biologischer und morphologischer Darstellung. Leipzig 2. Aufl. 1954. — Biologie und Pathologie der Hirngeschwülste. In OLIVECRONA, H. u. W. TÖNNIS: Handbuch der Neurochirurgie. 3. Bd. Berlin-Heidelberg 1956.

b) Einzelarbeiten

ACKERMAN, L. V.: Amer. J. clin. Path. 18, 602 (1948). — ALBRECHT, E.: Frankf. Z. Path. 1, 221 u. 377 (1907). — ALEXANDER, F. W.: Laryngoscope (St. Louis) 64, 123 (1954). — ALISON, F.: Rev. Hyg. Méd. soc. 7, 97 (1959). — ALLEN, A. C.: Surg. 104, 753 (1957). — ALLEN, A. C., and S. SPITZ: Cancer (Phil.) 6, 1 (1953). — ALLEN, E. P.: Brit. med. J. 4947, 1067 (1955). — ANDERSCH, H.: Zbl. Chir. 83, 1871 (1958). — ANNAMUNTHODO, H., and R. F. HUTCHINGS: J. Urol. (Baltimore) 78, 197 (1957). — ANZIULEWICZ, J. A., H. J. DICK and E. E. CHIARULLI: Amer. J. Obstet. Gynec. 78, 519 (1959).
BAAR, H. S.: Öst. Z. Kinderheilk. 10, 2 (1954). — BALDI, U., e D. BIGARDI: Minerva pediat. (Torino) 11, 445 (1959). — BALDRIDGE, O. L., and C. A. WALDRON: Oral Surg. 7,

1108 (1954). — BERNHEIM, M., P. WERTHEIMER, P. GUINET, R. FRANCOIS et J. SUTET: Sem. Hôp. Paris **2597** (1954). — BETHGE, J. F. J.: BRUNS Beitr. klin. Chir. **187**, 304 (1953). — Ergebnis Chir. u. Orthop. **39**, 327 (1955). — BICKENBACH, W.: Arch. Gynäk. **186**, 370 (1954). — Dtsch. med. Wschr. **79**, 1943 (1954). — BIGELOW, N. H., and A. M. WRIGHT: Cancer (Phil.) **6**, 170 (1953). — BIVINGS, L.: J. Pediat. **45**, 643 (1953). — BODIAN, M.: Pediat. Clin. N. Amer. **6**, 449 (1959). — BODIAN, M., and L. L. WHITE: Gt Ormond Str. J. **4**, 105 (1952). — BONG: Ref. Dtsch. med. Wschr. (1911). — BOYD-WILSON, J. S.: J. Neurol. Neurosurg. Psychiat. N. S. **22**, 218 (1959). — BRAUNSTEINER, H., F. MLCZOCH u. PAKESCH: Klin. Wschr. **36**, 262 (1958). — BRINKMANN, W. H.: Langenbecks Arch. klin. Chir. **288**, 156 (1958). — BUCKELL, E. W. C., and T. K. OWEN: J. Obstet. (Lond.) **61**, 329 (1954). — BÜCHNER, F.: Dtsch. med. Wschr. **81**, 1341 (1956). — BULLOCK, W. K., H. L. THOMPSON and G. GREGORY: Cancer (Phil.) **6**, 578 (1953). — BÜNGELER, W.: Frankfurt. Z. Path. **41**, 257 (1931). — BURACZEWSKI, J., and W. RUDOWSKI: J. thorac. Surg. **34**, 75 (1957). — BURGSTEDT, H. J.: Mschr. Kinderheilk. **104**, 395 (1956).

CARAFFA, G.: Arch. ital. Chir. **84**, 257 (1959). — CADE, S.: Brit. med. J. **5011**, 119 (1957). — CAMPANACCI, M., u. I. F. GOIDANICH: Verh. dtsch. Ges. Path. **43**, 369 (1959). — CHEN, D. W.: Endocrinology **64**, 270 (1959). — CHEN, H. P.: J. Neuropath. exp. Neurol. **17**, 599 (1958). — CHIARI, H. H.: Bruns' Beitr. klin. Chir. **197**, 307 (1958). — COCCHI, U.: Strahlenther. **106**, 163 (1958). — COENEN, H.: Bruns' Beitr. klin. Chir. **133**, 1 (1925). — CLARK, D. F.: J. Amer. med. Ass. **159**, 1007 (1955). — COHEN, E. A., and C. HYMAN: Amer. Surg. **23**, 240 (1957). — COOPER, A. G. S., and A. W. STEINBECK: Brit. J. Radiol. **32**, 376 (1959). — CORTEN, M. H.: Frankfurt. Z. Path. **24**, 693 (1921). — COTTIER, H.: Schweiz. Z. allg. Path. Bakt. **20**, 104 (1957). — COWEN, R.: J. Urol. **79**,1001 (1958). — CROSS, F. S.: J. Pediatr. **24**, 191 (1944). — CULP, O. S., and F. W. HARTMANN: J. Urol. (Baltimore) **60**, 552 (1949).

DAHM, K.: Zbl. Path. **97**, 340 (1958). — DANFORTH, C. H., and E. CENTER: Proc. Soc. exp. Biol. (N. Y.) **86**, 705 (1954). — DARGEON, H. W., J. W. EVERSOLE and V. DEL DUCA: Cancer **3**, 165 (1950). — DAVIS, J.: N. Y. St. J. Med. **59**, 2574 (1959). — DAVIS, L. J., and W. FORBES: Lancet **1945**, 740. — DECKER, A. M., and J. T. CHAMNESS: Surgery **29**, 731 (1951). — DEGENHARDT, K. H., and E. KNOCHE: Canad. med. Ass. J. **80**, 441 (1959). — DEVINE, K. D., O. H. BEAHRS, ST. A. LOVESTEED and J. B. ERICH: Plast. reconstr. Surg. **23**, 273 (1959). — DICKSON, J. A., and CH. A. LAMB: Ann. Surg. **93**, 857 (1931). — DIENST, A.: Z. gynäkol. Urol. **4**, 45 (1914). — DODGE, H. W. jr., H. M. KEITH and M. J. CAMPAGNA: J. int. Coll. Surg. **26**, 199 (1956). — DÖRR, D., u. G. OTT: Langenbecks Arch. klin. Chir. (1963) (im Druck). — DOMRICH, H.: Arch. klin. Chir. **197**, 848 (1940). — DREWES, J., u. H. GREMMEL: Thoraxchirurgie **7**, 40 (1959). — DUFFY, B. J., and P. J. FITZGERALD: Cancer (Phil.) **3**, 1018 (1950).

ECONOMOU, S. G., H. W. SOUTHWICK and D. P. SLAUGHTER: A. MA. Arch. Surg. **77**, 271 (1958). — EHLERS, P. N., u. H. GRIMSEHL: Arch. klin. Chir. **291**, 271 (1959). — EHLERS, P., G. OTT u. E. SODER: Langenbecks Arch. klin. Chir. **294**, 511 (1960). — EMERY, J. L.: J. Path. Bact. G B. **64**, 734 (1952). — EPPLE, S.: Wuppertal 1945. — EWING, J.: Proc. path. Soc. (N. Y.) **21**, 17 (1921).

FANCONI, A.: Helv. paediat. Acta **11**, 376 (1956). — FANFANI, M., G. MARCONI e E. PIERAGNOLI: Arch. De Vechi Anat. Pat. **23**, 144 (1955). — FAURE, C., et B. GRUSON: Ann. Radiol. (Paris) **2**, 197 (1959). — FEGELER, F., J. HOLTSCHMIDT u. S. KOHRS: Arch. Derm. Syph. **195**, 402 (1953). — FERRAND, J., et CL. ELBAZ: J. Chir. (Paris) **71**, 391 (1955). — FISCHER, B.: Frankfurt. Z. Path. **12**, 422 (1913). — FISCHER, W.: Virchows Arch. Path. Anat. **310**, 100 (1943). — Zbl. allg. Path. path. Anat. **97**, 270 (1957). — FITZPATRICK, TH. B., and A. B. LERNER: Cancer **7**, 839 (1954). — FLANAGAN, M. B.: J. Obstet. N. S. **61**, 671 (1954). — FLICK, H.: Z. Urol. **51**, 348 (1958). — FORD, C. E., and J. L. HAMERTON: Nature (Lond.) **178**, 1020 (1956). — FORD, C. E., K. W. JONES, O. J. MILLER, U. MITTWOCH, L. S. PENROSE, M. KIDLER and A. SHAPIRO: Lancet **1959**, 709. — FORKNER, C. E.: Leukemia and allied disorders. New York 1938. — FOWLER, M., and H. D. SUTHERLAND: J. Path. Bact. **64**, 474 (1952). — FRASER, F. C.: N. Y. St. J. Med. **59**, 1597 (1959).

GAEHTGENS, G.: Frankfurt. Z. Path. **47**, 374 (1934). — GAILLARD, J.-A.: Bull. Ass. franc. Cancer **42**, 486 (1955). — GENTRY, R. W., R. B. DOCKERTY and O. T. CLAGETT: Surg. Gynec. Obstet **58**, 2381 (1949). — GILBERT, J. B.: Amer. J. Obstet. **24**, 402 (1932). — J. Urol. **48**, 665 (1942). — GILMAN, J.: Sth. Afr. J. med. Sci. **16**, 125 (1951). — GILSTON, R. J.: N. Y. St. J. Med. **52**, 1015 (1952). — GLANZMANN, E.: Ann. paediat. (Basel) **172**, 210 (1949). — GREENBLATT, R. B., J. M. MANAUTOU, A. M. ZIMMERMAN and W. T. LUCAS: J. Dis. Child. **94**, 691 (1957). — GROSS, H.: N.öst. Z. Kinderheilk. **3**, 195 (1958). — GRUBER, GG. B.: Verh. dtsch. Ges. Path. **34**, 176 (1951). — GUBERN SALISACHS, L., R. DE VINYALS u. J. CLARET-COROMINAS: Arch. Pediat. (span.) **4**, 389 (1954). — GUERIN, M.: Bull. Ass. franc. Cancer **46**, 114 (1959). — GUTTMANN, G.: Frankfurt. Z. Path. **52** (1938).

HABEDANK, M.: Z. Kinderheilk. **81**, 717 (1958). — HAMBURGH, M.: Anat. Rec. **4**, 409 (1954). — HANBURY, W. J.: Brit. J. Cancer **12**, 202 (1958). — HARM, H.: Z. Naturforsch.

96, 536 (1954). — HARNACK, G. A. v.: Dtsch. med. Wschr. 1957, 650. — HAYLES, A. B., R. L. KENNEDY, O. H. BEAHRS and L. B. WOOLNER: Amer. J. Dis. childr. 90, 705 (1955). — HECKEL, G. P.: Pediatrics 5, 924 (1950). — HELLNER, H.: Arch. klin. Chir. 163, 672 (1935) und 284, 498 (1956). — HENDRICKS, R. C.: Arch. Path. (Chicago) 636 (1954). — HITTNER, I., u. J. ROSTA: Ann. paediat. (Basel) 193, 115 (1959). — HOLDER, E.: Langenbeck-Arch. klin. Chir. 280, 233 (1955). — HOLLAND, E.: J. Obstet. 56, 529 (1949). — HOUSTEK, J., u. J. BRACHFELDOVA: Annal. paediatr. (Basel) 172, 98 (1949). — HUBER, H., u. G. HÖRMANN: Z. Krebsforsch. 58, 285 (1952). — Z. Geburtshilfe u. Gynäk. 137, 156 (1952). — Medizinische 1952, Nr. 40. — HUTH, E. F.: Ärztl. Wschr. 44, 990 (1958).

IDELBERGER, K.: Med. Klin. 53, 859 (1958).

JACINTO-SIMOES, J.: Rev. Ibérica endocr. 2, 355 (1955). — JAKOBS, P. A., and J. A. STRONG: Nature (Lond.) 183, 302 (1959). — JORES, A.: 2 Hdb. Inn. Med. VII/1, 211 (1955).

KARNOFSKY, D. A.: Cancer Res. Suppl. 3, 83 (1955). — KAUFFMAN, S. L., and A. P. STOUT: Cancer (Phil.) 13, 695 (1960). — KAUFMANN, H. J.: Dtsch. med. Wschr. 85, 1090 (1960). — KEELEY, J. L., J. A. ROONEY, A. C. GUZAUSKAS and G. BRYNJOLFSSON: Surgery 42, 607 (1957). — KEELING, J. H., and A. OCHSNER: Cancer (Phil.) 12, 596 (1959). — KEHRER, F., u. H. O. NEUMANN: Mschr. Geburtsh. Gynäk. 81, 68 (1929). — KIMBROUGH, J. C., and F. E. COOK jr.: J. Amer. med. Ass. 153, 1436 (1953). — KIS-VÁRDAY, G.: Fortschr. Röntgenstr. 82, 610 (1955). — KLAPPROTH, H. J.: J. Urol. (Baltimore) 81, 633 (1959). — KLEIN, M.: J. nat. Canc. Inst. 12, 1003 (1952); Cancer Res.14, 438 (1954). — KLEIN, M. R.: Neurochir. 1, 172 (1959). — KLEINSASSER, O., u. H. ALBRECHT: Langenbecks Arch. klin. Chir. 285, 498 (1957). — KLIPPEL, M., and P. TRÉNAUNAY: Arch. gen. Med. 185, 641 (1900). — KLOTZ, H. P., C. SORS and BYDLOWSKI: Ann. Endocr. (Paris) 20, 319 (1959). — KOCH, G.: Acta genet. med. 5, 326 (1956). — KOCH, K., and J. BRADFORD: A.M.A.J. Dis. Child. 98, 86 (1959). — Verhdl. dtsch. orthop. Ges. 38 (1950). — Strahlentherapie 85, 253 (1951). — KOHLHAAS, F.: Mschr. Geburtsh. Gynäk. 86, 58 (1930). — KÖRBLER, K., u. H. WEYHBRECHT: Derm. Wschr. 125, 548 (1952). — KOLLE, P.: Dtsch. med. Wschr. 84, 1256 (1959). — KORNYANSKY, G. P.: Vop. Nejrohir. 23, 39 (1959). — KRACHT, J.: Dtsch. med. Wschr. 81, 537 (1956). — KRAYENBÜHL, H., G. YASARGIL u. E. UEHLINGER: Dermatologica 115, 555 (1957). — KRUG, G.: Zbl. Chir. 81, 2454 (1956). — KÜNKEL, H. A., H. SCHNIEWIND u. K. THOMSEN: Klin. Wschr. 37, 303 (1959). — KUMMER, A.: Arch. chir. néerl. 9, 148 (1957).

LANGE, W. A.: J. int. Coll. Surg. 28, 77 (1957). — LARSEN, C. D., L. L. WEED and P. B. RHOADS jr.: J. nat. Canc. Inst. 8, 263 (1947). — LATTIMER, J. K., M. M. MELICOW and A. C. USON: J. Urol. (Baltimore) 80, 401 (1958). — N. Y. St. J. Med. 59, 415 (1959). — LAUSECKER, H.: Dermatologica 100, 98 (1950). — Hautarzt 3, 70 (1952). — LEJEUNE, L., M. GAUTIER u. R. TURPIN: C.R. Acad. Sci. (Paris) 248, 602 u. 1721 u. 3636 (1959). — Bull. Acad. nat. Méd. (Paris) 143, 256 (1959). — Ann. Génét. 1959, Nr. 2. — LELONG, M., R. JOSEPH, J. VIALATTE, le TAN VINH et P. CANLORBE: Arch. franc. Pédiat. 12, 708 (1955). — LENZ, W.: Dtsch. med. Wschr. 84, 1810 (1959). — LEPINTRE, J. u. a.: Sem. Hop. (Paris) 35, 443 (1959). — LOCHMANN, H.: Langenbecks Arch. klin. Chir. 280, 190 (1955). — LOCKHART, H. A.: Amer. J. Obstet. Gynäk. 30, 76 (1935). — LODER, E.: Helv. paediat. Acta 12, 141 (1959). — LÖWENBERG, E. L., and A. R. McKOY: J. int. Coll. Surg. 34, 36 (1960). — LUBINUS, H. H.: Langenbecks Arch. klin. Chir. 285, 646 (1957). — LURA, A., G. P. ALBERTI e C. MONTANELLI: Clin. pediat. (Bologna) 41, 20 (1959). — LUTZEYER, W., u. D. HELBIG: Langenbecks Arch. klin. Chir. 288, 55 (1958). — LYNCH, M. J., and G. L. BLEWETT: Thorax 8, 157 (1953).

MANCUSO, M., e D. SORVILLO: Epatologia 4, 30 (1958). — MANZANILLA, M. A. jr.: J. int. Coll. Surg. 17, 737 (1952). — MATTHES, A.: Z. Kinderheilk. 82, 292 (1959). — MAURER, NIKLAS, u. ENGELS: Z. exp. Med. 115, 510 (1950). — McKAY, E. R., and H. H. CLARK: J. int. Coll. Surg. 27, 218 (1957). — McWHORTER,H. E., and L. B. WOOLNER: Cancer 7, 564 (1954). — MELICOW, M. M., and A. C. USON: Cancer 12, 552 (1959). — MERCER, R. D., A. C. LAMMERT, R. ANDERSON and J. B. HAZARD: J. Amer. med. Ass. 166, 482 (1958). — METZL, J., G. DAROCZI u. Cz. D. GOGEV: Bruns' Beitr. klin. Chir. 198, 145 (1959). — MEYER, R.: Arch. Gynäk. 123, 675 (1925). — MILES, CH. P.: Cancer 12, 299 (1959). — MOORE, K. L.: Lancet 1959 I, 217. — MOORE, K. L., and A. D. McKENZIE: Canad. J. Surg. 2, 175 (1959). — MORRIS,G. C. jr., and R. C. HORN jr.: Surgery 29, 223 (1951). — MÜLLER, O.: Acta chir. scand. 96, 39 (1947).

NAUJOKS, H.: Landarzt 19, 698 (1959). — NEIGUS, J.: Amer. J. Obstetr. 69, 838 (1955). — NÖLLER, H. G.: Münch. med. Wschr. 101, 694 (1959). — Mschr. Kinderheilk. 107, 198 (1959). — OBERLING, CH., et L. RAILÉANOU: Bull. Ass. franc. Etude Canc. 21, 333 (1932). — OESER, H.: Mschr. Krebsbekämpf. 9, 221 (1941). — OSTROWSKI, L.: Zbl. Chir. 84, 1327 (1959). — OYERZIER, C.: Dtsch. med. Wschr. 83, 648 (1958).

PACK, G. T.: N. Y. St. J. Med. 59, 2602 (1959). — PACK, G. T., and T. J. ANGLEM: J. Pediat. 15, 372 (1939). — PACK, G. T.: Surg., Gynec. Obstet. 86, 374 (1948). — PACK,

G. T., and I. M. ARIEL: Surg. Obstet. Gynac. **98**, 675 (1954). — PACK, G. T., and T. R. MILLER: Angiology **1**, 405 (1950). — PACK, G. T., D. M. GERBER and I. M. SCHARNAGEL: Ann. Surg. **136**, 905 (1952). — PACK, G. T., and I. M. SCHARNAGEL: Cancer **4**, 324 (1951). — PERÄSALO, O.: Ann. Chir. Gynaec. Fenn. **48**, 85 (1959). — PETERMAN, A. F. u. J.: J. Amer. med. Ass. **167**, 2169 (1958). — PHELAN, J. T., L. B. WOOLNER and A. B. HAYLES: Surg. **105**, 569 (1957). — PHILIPP, E., H. J. STÄMMLER u. H. H. STANGE: Dtsch. med. Wschr. **80**, 1721 (1955). — PIACENTINI, L.: Tumori **37**, 31 (1951). — PIERCE, G. B., and F. J. DIXON: Cancer (Phil.) **12**, 573 u. 584 (1959). — PIETRUSKY, F.: Frankfurt. Z. Path. **28**, 360 (1922). — PITCOCK, J. A., W. C. BAUER and M. H. McGAVRAN: Cancer (Phil.) **12**, 1043 (1959). — POLITZER, G., u. J. ZEITLHOFER: In G. B. GRUBER, Die Morphologie d. Mißbildungen des Menschen u. d. Tiere. Jena 1958. III. Teil. XVIII. Liefg. 3. Abt. 13. Kap. — PORTER, L., and W. E. CARTER: Amer. J. Dis. Child. **20**, 323 (1920). — PORTMANN, J.: Beitr. path. Anat. **120**, 474 (1959). — POWELL, L. W. jr., S. NEWMAN and J. W. HOOKER: Amer. J. Dis. Child. **90**, 417 (1955). — PURRIEL, P., y O. MURAS: Torax **6**, 101 (1957).

RANDERATH, E., u. H. ULBRICHT: Frankfurt. Z. Path. **63**, 60 (1952). — RAUCH, S.: Arch. Geschw. Forsch. **14**, 243 (1959). — REGEL, R.: Ärztl. Prax. **10**, 1155 (1958). — REYNOLDS, A. G.: Obstet. a. Gynec. **6**, 205 (1955). — RICKER, W., and W. J. POTTS: Ann. Surg. **128**, 89 (1948). — ROBERTI, A.: Sem Hôp. (Paris) **35**, 469 (1959). — RODEWALD, W.: Dtsch. med. Wschr. **74**, 1533 (1949). — RONCHESE, F.: Amer. J. Surg. **86**, 376 (1953). — RONES, B., and H. T. LINGER: Amer. J. Ophthal. **38**, 163 (1954). — ROSENBERG, S. A., H. D. DIAMOND, H. DARGEON and L. F. CRAVER: New Engl. J. Med. **259**, 505 (1958). — ROTH, D., and C. F. FARINACCI: Cancer (Phil.) **3**, 1039 (1950). — DE RUDDER, B.: Dtsch. med. Wschr. **84**, 1809 (1959). — RUHRMANN, H.: Dtsch. med. Wschr. **84**, 1261 (1959).

SANSONE, G., e L. BUFFONI: Minerva pediat. (Torino) **9**, 1181 (1957). — SCHAPIRO, V. S.: Sovetsk. Med. **22**, 42 (1958). — SCHÜRMANN, PFLÜGER u. NORRENBROCK: Die Histogenese ektomesodermaler Mischgeschwülste der Mundbucht. Leipzig 1931. — SCHWEISGUTH, O., J. MATHEY, P. RENAULT and J. P. BINET: Ann. Surg. **150**, 29 (1959). — SCHWYTER, M.: Frankfurt. Z. Path. **36**, 146 (1928). — SCOTT, L. S.: Brit. med. J. **1956 I**, 200. — SEARS, J., and M. SCHLESINGER: New Engl. J. Med. **223**, 700 (1940). — SEMB, O.: Zbl. Gynäk. **44**, 1089 (1894). — SHAY, H., M. GRUENSTEIN, S. WEINHOUSE, H. E. MARX and B. FRIEDMAN: Cancer **3**, 891 (1950). — SHAY, H., GRUENSTEIN and H. WEINBERGER: Cancer Res. **12**, 296 (1952). — SHIMKIN, ANDERVONT: J. nat. Cancer Inst. **2**, 611 (1942). — SIEBER, E.: Bruns' Beitr. klin. Chir. **188**, 461 (1954). — SIEGMUND, H.: In SEITZ-AMREICH, Hdb. d. Biol. u. Path. des Weibes. **9**, 296 (1944). — SIMPSON, C. L., and L. H. HEMPELMANN: Cancer (Phil.) **10**, 42 (1957). — SINNER, W.: Zbl. Chir. **84**, 1556 (1959). — SIRSAT, M. V.: Indian J. Child Hlth. **8**, 143 (1959). — SLOUTZKAIA, S.-R.: Vestn. Khir. Moskva **81**, 75 (1958). — SMADEL, J. E.: Amer. J. Cancer **26**, 316 (1936). — SMITH, K. H.: Brit. J. Surg. **47**, 397 (1960). — SMITH, W., and P. ROUS: J. exp. Med. **88**, 529 (1948). — SNEGIREFF, L. S.: Radiology **72**, 508 (1959). — SOBEL, E. H., C. M. LEE jr., V. M. ESSELBORN and L. C. CLARK jr.: Amer. J. Dis. Child. **86**, 733 (1953). — SODER, E., u. G. OTT: Langenbecks Arch. klin. Chir. **294**, 582 (1960). — SOMMACAL, D.: Helv. paediat. Acta **12**, 666 (1957). — SOOY, F. A.: Laryngoscope **60**, 964 (1950). — SPEERT, H., E. H. QUIMBY and S. C. WERNER: Surg. **93**, 230 (1951). — SPITZ, S.: Amer. J. Path. **24**, 591 (1948). — STAEMMLER, H.-J.: Arch. Gynäk. **187**, 711 (1956). — Med. Klin. **52**, 20 u. 55 (1957). — Gynaecologia (Basel) **146**, 1 (1958). — STAEMMLER, H.-J., H.-H. STANGE u. K. RUMPHORST: Geburtsh. u. Frauenheilk. **17**, 205 u. 370 (1957). — STANGE, H.-H.: Z. Geburtsh. Gynäk. **147**, 261 (1956). — Zbl. Gynäk. **78**, 81 u. 129 (1956). — Geburtsh. u. Frauenheilk. **17**, 63 (1957). — Z. Geburtsh. Gynäk. **148**, 16 (1957). — Geburtsh. u. Frauenheilk. **18**, 1263 (1958). — Zbl. Gynäk. **80**, 1503 (1958). — STANGE, H.-H., u. K. W. SCHAUMKELL: Z. Geburtsh. Gynäk. **151**, 113 (1958). — STEYN, D. G.: Sth. Afr. J. med. Sci. **28**, 1 (1954). — STOWELL, R. E., E. SACHS and W. O. RUSSEL: Amer. J. Path, **21**, 787 (1945). — STRANSKY, E., u. P. S. LACSON: Neue öst. Z. Kinderheilk.**1**, 13 (1955). — STRANSKY, E.: Mschr. Kinderheilk. **29**, 654 (1925); Frankfurt. Z. Path. **43**, 173 (1932). — STRINGA, U.: Minerva chir. (Torino) 349 (**1951**). — STRONG, L. C.: Proc. Nat. Acad. Sci. **31**, 290 (1945). — STURGE, W. A.: Clin. Soc. London Trans. **12**, 162 (1879). — SUMNER, W. C.: Cancer (Phil.) **6**, 1040 (1953). — SUTOW, W. W.: A. M. A. J. Dis. Child. **96**, 299 (1958). — SWERSIE, A. K., C. SOLOMON and B. O. RAYOS jr.: J. int. Coll. Surg. **31**, 169 (1959). — SYLVEN, B.: Acta radiol. (Stockh.) **32**, 33 (1949). — SYMENOIDIS, A., and P. MORI-CHAVEZ: J. nat. Cancer Inst. **13**, 409 (1952). — SYMENOIDIS, A.: J. nat. Cancer Inst. **15**, 539 (1954).

TAUB, J.: J. of Urol. **71**, 475 (1954). — TEILUM, G.: Acta path. scand. **34**, 431 (1954). — TJIO, H. H., and A. LEVAN: Hereditas **42**, 1 (1956). — TOMPKINS, V. N.: Cancer **6**, 1215 (1953). — TRUAX, K. F., and H. G. PAGE: Ann. Surg. **137**, 255 (1953). — TUCHMANN-DUPLESSIS, H., et L. MERCIER-PAROT: Acad. nat. Méd. **238** (1959). — Dtsch. med. Wschr. **84**, 1399 (1959). — TURPIN, R., J. LEJEUNE, J. LAFOURCADE et G. GAUTIER: C. R. Acad. Sci. (Paris) **248**, 25 u. 3636 (1959).

UHLMANN, E. M.: J. Amer. med. Ass. **161**, 504 (1956). —
VEST, M.: Ann. paediat. (Basel) **184**, 14 (1955). — VOLLMAR, J.: Ergebn. Chir. Orthop. **42**, 243 (1959).
WADDINGTON, C. H., and T. C. CARTER: J. Embryol. **1**, 167 (1953). — WARD, R.: Amer. J. Surg. **90**, 338 (1955). — WARREN, S., M. ALVIZOURI and B. P. COLCOCK: Cancer **6**, 1139 (1953). — WARRES, H. L.: J. of Urol. **72**, 252 (1954). — WEBER, F. P.: Brit. J. Dis. Child. **15**, 13 (1918). — J. Neurol. Psychopath. **3**, 134 (1922/23). — Proc. roy. Soc. Med. **21**, 25 (1929). — WEBSTER, R., and R. HOWARD: Austral. N. Z. J. Surg. **24**, 1 (1954). — WEIGERT: Ges. Abh. **1**, 269 (1906). — WELLS, H. G.: Arch. Path. (Chicago) **30**, 535 (1940). — WESTON, S. D., u. M. MARREN: J. int. Coll. Surg. **17**, 403 (1952). — WILDBOLZ, E.: Z. Krebsforsch. **33**, 681 (1931). — WILLI, H.: Abhlg. Kinderheilk. u. Grenzgeb. **43**, (1936). — WILLIAMS, H. F.: Cancer **7**, 163 (1954). — WILSON, C. P.: Ann. roy. Coll. Surg. Engl. **17**, 1 (1955). — WILSON, J. G., R. L. BRENT and CH. H. JORDAN: Cancer Res. **12**, 222 (1952). — WILSON, G. M., R. KILPATRICK, H. ECKERT, R. C. CURRAN etc.: Brit. med. J. **1958**, Nr. 5102, 929. — WIMHÖFER, H., u. P. STOLL: Zbl. Gynäk. **74**, 1201 (1952). — WITT, H. J.: Zbl. Gynäk. **80**, 553 (1958). — WOZENKRAFT, P., F. W. FOOTE and E. L. FRAZELL: Cancer (Phil.) **1**, 574 (1948).
ZEMSKAJA, A. G.: J. Nevropat. Psikhiat. **58**, 844 (1958). — ZONDEK, H., A. KAATZ and H. UNGER: J. Endoc. **10**, 12 (1953).

Siebentes Kapitel

Infektion und Krebsentstehung

Den Kliniker weisen ungezählte Beobachtungen am Krankenbett, insbesondere bei Kranken mit Berufskrebsen darauf hin, daß Krebs in der großen Mehrzahl der Fälle ein örtliches Leiden, ausgelöst durch *exogene Faktoren*, darstellt. Darin liegt bei aller scheinbaren Trostlosigkeit des Krebsproblems doch ein gewisser Trost: Krebs ist nicht ohne weiteres ein unentrinnbares Fatum, sondern als örtlich verursachtes Leiden in einem beachtlichen Prozentsatz durch örtliche Maßnahmen heilbar und mit forschreitender Kenntnis der exogenen Krebsursachen in steigendem Maße vermeidbar.

Das eindrucksvollste exogene Krankheitsgeschehen sind die Infektionskrankheiten. So nimmt es nicht wunder, daß mit dem Aufkommen der Kenntnisse über bakterielle und parasitäre Erreger auch die Suche nach dem *„Krebserreger"* aufkam. Auch heute taucht immer wieder von Zeit zu Zeit die Behauptung einer endgültigen Entdeckung des Krebsbacillus oder eines Krebsparasiten im Sinne eines die Krebskrankheit hervorrufenden, spezifischen Erregers auf. Die Geschichte aller bisherigen Entdeckungen lehrt, daß es durchweg Irrtümer in der Beurteilung mikroskopischer Bilder, Fehldeutungen von Zelleinschlüssen, wenn nicht gar von Verunreinigungen mikroskopischen Materials gewesen sind, die zu der Annahme eines belebten, übertragbaren, spezifischen Erregers der Krebskrankheit geführt haben.

Man kann heute die *„infektiöse Theorie"* im Sinne einer spezifisch-bacillären Krebsentstehung als endgültig erledigt, um nicht zu sagen „als absurd" (BORST 1928) bezeichnen (vgl. auch die Verhandlungen der Deutschen Pathologischen Gesellschaft 1927). Die Hauptgründe sind folgende: das Wesen einer Infektionskrankheit bestimmt der Erreger, ein körperfremdes Lebewesen, das Wesen der Krebskrankheit die Krebszelle, ein Produkt der eigenen Körpergewebe. Die Infektionskrankheit ist nur durch den spezifischen Erreger, die Krebskrankheit durch die allerverschiedensten unspezifischen Schädigungen, darunter solche, die wie Röntgen- oder Radiumstrahlen jede Infektionsmöglichkeit ausschließen, erzeugbar. Auch die meisten intrauterin entstandenen Geschwülste machen eine infektiöse Genese unvorstellbar.

Wenn trotzdem Infektionen in der Pathogenese des Krebses eine gewisse, zahlenmäßig allerdings geringe Rolle spielen, so nur auf dem Umweg, daß chronische Infektionen zu Gewebs- und Zellwucherungen Anlaß gaben, die ihrerseits unter dem Einfluß giftiger Stoffwechselprodukte oder — was gerne übersehen wird: unter dem Einfluß sonstiger krebsinduzierender Noxen (s. Kapitel 10 „Syncarcinogenese") sekundär maligne entarten können. Oder anders ausgedrückt: es kommt vor, daß chronisch verlaufende Infektionen eine Praeneoplasie erzeugen, die dann sekundär durch toxische Stoffe oder neue Noxen in ein Neoplasma überführt wird.

1. Parasiten und Tumorgenese

a) Parasitär ausgelöste Tumoren beim Menschen. Am sinnfälligsten sind die Verhältnisse bei gewissen Parasiten und deren Mitwirkung bei der Entstehung von Krebsen. Die Geschichte solcher parasitärer Infektionen ist so alt wie die Menschheitsgeschichte selber, denn immer ist dasjenige Versuchsobjekt, an dem gewissermaßen die Natur selbst zahlenmäßig die größten Krebsexperimente anstellte, der Mensch selbst gewesen. So alt wie die Kultur, so alt ist der bei langdauernder Infektion mit einem parasitären Wurm hervorgerufene **Bilharziakrebs** in Ägypten und im Orient.

Der Parasit *Schistosomum haematobium* gehört zu den Saugwürmern (Trematoden). Er wurde von dem deutschen Arzt BILHARZ 1852 entdeckt. Wie der Name sagt, lebt der Wurm in den Blutgefäßen, vornehmlich der Blase, des Mastdarms und im Pfortadergebiet. Seine Eier werden besonders in der Blasenwand abgelegt, wo sie schwere Entzündungserscheinungen hervorrufen.

Die *Bilharziosis* (vgl. IBRAHIM ALI 1936) ist als Krankheit schon im Papyrus KHAN z. Z. der 12. Dynastie und 400 Jahre später im Papyrus EBERS und Papyrus HEARST erwähnt und beschrieben. RUFFER hat das Vorhandensein von Bilharziaeiern in der Nierenrinde noch von Mumien aus dem Jahre 1250 v. Chr. nachweisen können.

Die Bilharziosis führt nach durchschnittlich 12 jähriger Latenzzeit (H. IBRAHIM 1948) unverhältnismäßig oft zum Krebs: in Ägypten kommen 6,5% aller Carcinome auf das Konto der Bilharzia (ONSY BEY 1939). An erster Stelle steht der *Blasenkrebs* (s. bei DAVIES und STEWART 1950), sodann kommen Bilharziacarcinome der *Ureteren* und schließlich des *Colons*. Praecancerös bestehen zunächst Katarrhe der Schleimhäute, später Epithelproliferationen, die schließlich in Papillome der Blase usw. als Vorstufe der Krebsbildung übergehen. Man sieht also auch hier das, was für alle Praeneoplasien charakteristisch ist, was BORST (1928) als „eine eindrucksvolle Monotonie" bezeichnet hat. Die chronisch entzündlichen Prozesse mit ihrem dauernden Regenerationsreiz werden durch die Parasiten selbst (und wahrscheinlich durch ihre Toxine) unterhalten. Doch erzeugen sie nur Praeneoplasien. Die endgültige Cancerisierung erfolgt durch sekundäre Einwirkungen (bakterielle Infektionen, Ulcerationen, chemische und physikalische Schädigungen usw., Näheres Kapitel 10).

Lyophilisiertes Schistosomenmaterial zeigte jedenfalls in Mäuseversuchen keinen carcinogenen Effekt (SHIMKIN u. a. 1955).

Die Berechtigung, den *Bilharziakrebs* mit als *Berufskrebs* zu erwähnen, leitet sich ab von der Tatsache, daß in der Hauptsache die Fellachen erkranken, die bei ihrer Feldbestellung, im Nilschlamm watend, sich die Infektion mit dem Parasiten zuziehen. Seit den ältesten Zeiten der Pharaonen wiederholt also die Natur das Experiment der parasitären Krebsauslösung an Tausenden von Menschen bis auf den heutigen Tag. Im Verhältnis zur übergroßen Zahl an Menschen mit Bilharziosis (9 Millionen!) ist die Zahl der Bilharzia-Krebsfälle klein (DIAMANTIS 1935).

In anderen Breiten ist die Bilharzia unbekannt, doch gibt es auch bei uns einen ähnlichen, wenn auch zahlenmäßig sehr seltenen Berufskrebs durch einen ähnlichen Parasiten. Es ist das der 1900 von ASKANAZY beschriebene **Gallengangskrebs** bei Fischern des Kurischen Haffs als Folge einer Infektion mit dem Egel *Opisthorchis felineus*. Die Fischer infizieren sich während ihrer Fahrten auf See beim Genuß von rohem, mit dem Parasiten infizierten Fischfleisch. Ein drittes Beispiel beim Menschen ist der bei den Japanern relativ häufige **Leberkrebs** bei Infektionen mit dem Leberegel *Distomum japonicum*.

Das Thema **Lues und Krebs** hat eine übergroße Kasuistik. Alte Statistiken sind heute, seit die Lues im Frühstadium heilbar geworden ist, nicht mehr verwertbar. Daß die Lues selbst einen krebsbegünstigenden Einfluß hätte, ist a priori unwahrscheinlich. Zudem haben WERNER und KNORRE (1955) bei der Auswertung von 25147 Sektionen aus den Jahren 1920—1953 bei Luetikern nur 12,7% Ca-Häufigkeit gefunden gegenüber 20,2% bei Nichtluetikern.

Auch *experimentell* hat sich an 366 mit Syphilisspirochäten infizierten Mäusen bei der Behandlung mit Benzpyren und Methylcholanthren kein Unterschied gegenüber gesunden Tieren erweisen lassen (BESSEMANNS und MAISIN 1941).

Wenn Lues bei der Ca-Entstehung mit hereinspielt, so nur soweit, als metaluische Erkrankungen, wie zerfallene Gummata durch die Ulceration und deren lokale Behandlung mit ätzenden, proliferationsanregenden Mitteln, Arsen, Bestrahlungen usw. nachträgliche und zusätzliche Schädigungen auslösten.

Weiterhin ist noch ein Zusammenhang zwischen früherer Lues und späteren Carcinomen anzunehmen beim Übergang einer *Leukoplakie luischer Genese* in ein Schleimhautcarcinom, besonders der *Lippe*, der *Zunge* oder sonst der *Mundhöhle*. Solche Leukoplakien alter Syphilitiker stellen ausgesprochene Praecancerosen dar.

In diesem Zusammenhang muß auch darauf hingewiesen werden, daß der experimentell so viel verwendete *Brown-Pearce-Tumor* sich ursprünglich von der syphilitisch infizierten Scrotalhaut eines Kaninchens entwickelt hatte.

b) Parasitär induzierte Tumoren bei Tieren. Die durch parasitäre Noxen beim Menschen ausgelösten Krebse sind gewissermaßen der Modellversuch für eine völlig neue Art von tierexperimentellem Krebs geworden, der Tumoren **durch tierpathogene Parasiten**. Bisher war die Rede zuerst von Impfgeschwülsten, die jede beliebige Zahl krebskranker Versuchstiere zu liefern in der Lage sind, sodann von den durch Auslese und Inzucht erzielten sog. Tumorstämmen. Die parasitär ausgelösten Tiertumoren stellen das erste Beispiel rein *durch äußere Noxen hervorgerufener Tiertumoren* dar.

Mit einem Parasiten, der Nematode **Spiroptera neoplastica**, hat FIBIGER als erster 1913 den ersten Krebs, das **Plattenepithelcarcinom** im **Vormagen der Ratte** experimentell erzeugt und damit die jetzige Ära der Krebsforschung eingeleitet. Der Wurm lebt im Magen der Ratte, seine Eier werden von Küchenschaben mit den Exkrementen der Ratte verzehrt. So entwickeln sich die Larven in den Schaben, die wiederum von den Ratten gefressen werden, so daß sie in den Vormagen der Ratten gelangen und sich dort zu den Würmern entwickeln. Die Krebsentwicklung erfolgt nur bei Laboratoriumsratten bestimmter Rassen auf dem Umwege über eine mit starker Epithelproliferation und Papillombildung einhergehenden Gastritis. Daß es sich dabei nicht um einen „parasitären Krebserreger" handelt, geht daraus hervor, daß in den Metastasen keine Parasiten nachweisbar sind. Auch erweist sich ein Teil dieser Geschwülste ohne parasitäre Beimischung durch einfache Zellübertragung als verimpfbar. Der hohe Prozentsatz von Carcinomen wie bei den Inzuchttieren FIBIGERs ist später bei anderen Rassen der gleichen Art nicht erreicht worden. Bei anderen Nagetieren geht das Spiroperencarcinom bei der Maus sehr selten (1%), bei Meerschweinchen, Kaninchen, Eichhörnchen überhaupt nicht an.

Die Resultate von FIBIGER, der selbst einem Magenkrebs erlag, sind später trotz aller Variation der Versuchsbedingungen nicht im gleichen Umfang oder überhaupt nicht mehr reproduzierbar gewesen (PASSEY, LEESE und KNOX 1937, vgl. auch CRAMER 1937, OBERLING 1942, 1959). Andere, wie THOMSEN (1938), bezweifeln die Malignität der Gebilde und nehmen an, daß FIBIGERs Ratten avitaminotisch ernährt waren und daß die von FIBIGER als Lungenmetastasen gedeuteten Herde durch Vitamin A-Mangel bedingte Epithelmassen mit starker Verhornung waren. Ausführliche Untersuchungen darüber haben HITCHOCK und BELL (1952) angestellt. Es bleibt das Verdienst FIBIGERs, als erster Krebs experimentell erzeugt zu haben, unbestreitbar, auch wenn sich bei der Wiederholung der Experimente heute auch noch andere Aspekte ergeben haben.

Weitere Fortschritte brachte ein gleichfalls durch parasitäre Gifte induzierbarer Tumor, das **Lebersarkom der Ratte,** hervorgerufen durch den **Cysticercus fasciolaris** (BORREL 1906). BULLOCK, DUNNING und CURTIS haben die experimentelle Erzeugung seit 1920 im größten Stil betrieben und mehrfach darüber berichtet. Verfüttert man Eier des gewöhnlichen Katzenbandwurmes (Taenia crassicollis) an Ratten, so setzen sich die Larven (Cysticercus fasciolaris) in der Leber der Ratte (als Zwischenwirt) fest und wachsen dort zu Cysten heran. Von ihrer bindegewebigen äußeren und inneren Wand aus entwickeln sich dann in einem Teil der Cysten nach 8—27 Monaten in durchschnittlich 25% der überlebenden Tiere großenteils metastasierende Sarkome.

In einer Übersicht 1933 gaben CURTIS, DUNNING und BULLOCK folgende Zahlen an: infiziert wurden 52223 Tiere. Davon wurden 26172 von Parasiten befallen. Von diesen wiederum waren nach 8 Monaten noch 13120 überlebend und von diesen endlich hatten *3285 Cysticercussarkome.* Von diesen Sarkomen waren 79,3% polymorphzellige, 20,6% spindelzellige Sarkome und 0,14% Gallengangsadenome (von Gallengängen in den äußeren Cystenschichten ausgehend). Auch einige Chondrosarkome wurden beobachtet.

Die Empfänglichkeit war je nach Rattenstamm verschieden und schwankte zwischen 25 und 67,2%. Die jeweiligen Zahlen ließen sich durch Inzucht nicht erhöhen. Die Zahl der Cysten schwankt von 1 bis 85. Eine Geschlechtsdifferenz besteht nicht. Der Prozentsatz der Sarkomträger unter den die Mindestzeit überlebenden Tieren ist direkt proportional der Zahl der Cysten. Außerdem hängt die Entstehungszeit der Sarkome von der Cystenzahl ab. Beides zusammen beweist, daß die *Zahl der Cysticercuscysten* entscheidet, einmal den Wahrscheinlichkeitsgrad der Cancerisierung, das andere Mal den Zeitpunkt derselben. Mit dem Cysticercussarkom wurde erstmals ein Sarkom planmäßig und stets reproduzierbar erzeugt. Zugleich wurde dargetan, daß Tierart und Rasse die Sarkomquote wesentlich mitbestimmen, und weiterhin daß unter sonst gleichen Bedingungen Gesetze der Wahrscheinlichkeitsrechnung die Krebsentstehung bestimmen.

Beim Menschen sind vergleichbare Beobachtungen über Krebs bei parasitären Cysten selten. CHRISTELLER (1928) berichtete über einige Fälle von Carcinom und primärem Echinococcus im gleichen Organ.

Welcher Art die tumorinduzierenden *parasitären Gifte* sind, ist noch unbekannt. Bemerkenswert ist ihre *Artspezifität.* So ist z. B. der Spiropterenkrebs nur bei Ratten, aber nicht bei anderen Nagern, das Cysticercussarkom gleichfalls nur bei Ratten erzeugbar, und auch der Bilharziakrebs kommt offenkundig nur beim Menschen, aber z. B. nicht bei den Haustieren vor. Über die Artunterschiede hinaus gibt es auch noch *Rassen- und Stammesunterschiede.* Bei der Wanderratte kam es nur zu 33%, bei der Hausratte nur zu 3% Spiropterencarcinomen, bei anderen Nagetieren geht das Spiropterencarcinom überhaupt nicht an. Beim Cysticercussarkom schwankte bei 8 verschiedenen Rattenstämmen der Prozentsatz der Sarkomträger von 25,0% bis zu 67,2% (CURTIS, DUNNING und BULLOCK 1933). Es ist dies ein wichtiger Beweis dafür, daß auch starke äußere Krebsgifte immer noch nach Art, Rasse und Individuum vom *Genotypus der betr. Lebewesen* abhängen, wobei es aber grundfalsch wäre, daraus auf eine genotypische „Disposition" für oder auf eine genotypische „Resistenz" gegen die Tumorinduktion zu schließen.

Während die Spiroptera FIBIGERs spezifisch Carcinome erzeugt, ruft der Cysticercus nur Sarkome hervor. Besonders sinnfällig wird die spezifische Wirkungsweise bei diesen parasitären Giften durch *Erzeugung verschiedener Tumoren im gleichen Tier.* So erzielte EIKEN (1920) experimentell in der Leber ein Cysticercussarkom und beim gleichen Tier im Vormagen ein Plattenepithelcarcinom. YOSHIDA erzeugte beim gleichen Tier, und zwar im gleichen Organ und zu gleicher Zeit durch Cysticerceninfektion ein Lebersarkom und zugleich durch den cancerogenen Azofarbstoff Scharlachrot (s. S. 347) multiple Leberzellcarcinome. BULLOCK, CURTIS und DUNNING (1937) behandelten Träger von Cysticercussarkomen mit Benzpyren (s. S. 361), einem krebserzeugenden chemischen Stoff genau bekannter Konstitution. Sie erhielten dadurch bei den gleichen Tieren zugleich noch „Benzpyrensarkome".

Gegenüber dem Bilharziakrebs, dem Spiropterencarcinom und dem Cysticercussarkom treten *andere parasitäre Neoplasien* hinsichtlich ihrer wissenschaftlichen Ausbeute an Bedeutung weit zurück. 1939 beschrieben BONNE und SANDGROUND bei dem javanischen Affen Macacus cynomolgus parasitär induzierte *polypöse Magentumoren*, fraglich maligner Art. Als der im Tumorgewebe selbst schmarotzende Parasit wurde die *Nematode Nochtia nochti* ermittelt.

Beim Menschen spielen parasitäre Noxen wahrscheinlich bei den in den Tropen so häufigen primären Lebercarcinomen mit eine wesentliche Rolle (s. a. HIGGINSON 1955). Jedenfalls haben die bisher bekannten parasitären Erkrankungen der Leber wie die Distomiasis und die Schistosomiasis hepatica gelegentlich Leberkrebs im Gefolge.

Das *Wesen parasitär induzierter Krebse* besteht in der Cancerisierung ganz bestimmter Organ- bzw. Gewebszellen. Daß die Parasiten nicht selbst die Geschwulst erzeugen, geht daraus hervor, daß in den Metastasen keine Parasiten, dagegen die spezifischen Krebszellen der Primärgeschwulst nachweisbar sind. Auch haben sich einzelne Tumoren cellulär überimpfen lassen. Daß die Zellen ihrerseits nicht etwa ein ultravisibles, filtrierbares Agens übertragen, erweist sich daraus, daß nur die celluläre Transplantation angeht. Wichtig ist die Affinität zu ganz bestimmten Organen bzw. Geweben und die für jede Tumorart kennzeichnende durchschnittliche Dauer der Latenz, wie sie sich später auch bei anderen Krebsnoxen zeigen wird.

c) Die infektiös-parasitäre Theorie der Krebsentstehung. Die durch Parasiten ausgelösten Krebse sind — so paradox es im ersten Augenblick klingt — ein Gegenbeweis gegen die *„infektiös-parasitäre Theorie"* der Krebsentstehung im Sinne eines spezifischen Krebserregers. In keinem Fall besteht ein unmittelbarer Zusammenhang zwischen den Parasiten und dem Krebs, vielmehr nur ein mittelbarer im Sinne der Erzeugung einer charakteristischen Praecancerose durch giftige Stoffwechselprodukte, letzten Endes also wahrscheinlich durch chemische Gifte. Würde es sich um einen lebenden Krebserreger handeln, so müßte der Erreger in der Geschwulst selbst und in ihren Metastasen nachweisbar und daraus auch wieder züchtbar sein. Dies ist aber nicht der Fall; es läßt sich im Gegenteil in jedem Falle die Anwesenheit des betreffenden Parasiten in der Geschwulst und in den Metastasen histologisch ausschließen.

Wie bei allen erworbenen Praeblastomatosen hängt die schließlich (wahrscheinlich oft durch neue andersartige Ursachen) erfolgende Cancerisierung vermutlich ab von der Größenausdehnung der praeneoplastischen Veränderungen, die ihrerseits dann wiederum die Wahrscheinlichkeit neuer sekundärer Cancerisierung erhöhen. Daß diese Wahrscheinlichkeit schließlich zur Gewißheit werden muß, geht auch daraus hervor, daß diese Praeblastomatosen wie so viele andere dann oft zu multiplen Geschwülsten, sei es gleichzeitig, sei es nacheinander, Anlaß geben.

Im Schrifttum und in der Laienpresse spielt oder spielte die *Siphonospora polymorpha* als „Krebserreger" (BREHMER) lange Zeit eine gewisse Rolle. Es hat sich aber gezeigt (Näheres DIEZEL 1948), daß es sich um Agarverunreinigungen (Bact. agarogenes) handelt.

2. Infekte und Tumorgenese

„Neoplastische Bakterien" wurden immer wieder neu entdeckt und ebensooft als Krebserreger widerlegt. Eine ausführliche Darstellung all dieser Versuche findet sich bei FISCHER-WASELS (1928, S. 1536). HADDOW (1947), der selbst aus der Hygiene hervorgegangen ist, sagt von jener Ära der Bakteriologie und ihrem deprimierenden Katalog von angeblich spezifisch krebserregenden Bakterien, Protozoen, Pilzen usw.: „SCHAUDINN bezeichnete diese Periode als das traurigste Kapitel in der ganzen Geschichte dieser Forschung" (gemeint ist die Bakteriologie).

a) **Chronisch-bakterielle Infekte und Praecancerosen.** Bei der Kritik der Infektionstheorie der Geschwulstentstehung war schon die Rede (S. 300) davon, daß aus vielen Gründen Bakterien, so oft das auch behauptet worden ist, keinen Krebs zu erzeugen vermögen. Die wesentlichen Gründe, die die Fähigkeit von Bacillen, Krebs zu erzeugen, widerlegen, sind oben (S. 300) kurz zusammengefaßt worden. Wer eine direkt bacilläre Krebsgenese ablehnt, muß sich aber klar bleiben, daß ein so tief eingreifendes Geschehen, wie es schwere *bakterielle Infektionen* darstellen, wenigstens *indirekt* gewisse *Beziehungen zum Krebsproblem* aufweisen muß. Eine solche indirekte Beziehung entsteht immer dann, wenn chronische Infektionen auf dem Weg über nichtheilende Entzündungsprozesse besonders bei Hinzukommen sekundärer Schädigungen (Gefäßerkrankungen, Alter, schädigende Medikamente usw.) zu vorzeitigen Alterungen der Gewebe, Störungen der Gewebsregeneration, Kernschädigungen usw. führen. Die klinische Erfahrung lehrt, daß in solchen Fällen nach einer langen Kette konkurrierender Ursachen schließlich relativ häufig Krebs resultiert. *Bakterien erzeugen also keinen Cancer, bei der Entstehung von Praecancerosen können sie* jedoch *mitwirken*.

Nicht wegdenkbar ist z. B. die *Rolle chronischer Infekte* bei der Entstehung der *Gallenblasencarcinome*. Wohl mag schon die Hypercholesterinämie Gallensteinkranker eine Rolle spielen, sicher stellen Gallensteine besonders bei Schrumpfgallenblasen mit „Steindecubitus" einen mechanischen Reizfaktor dar, ausschlaggebend ist aber doch erst der chronisch-rezidivierende Infekt alter Steinblasen. Er löst die Epithelmetaplasien aus und unterhält sie, andererseits läßt er die Gewebsregeneration nie ganz zur Ruhe kommen.

Wenn das gleiche für *Nierensteine und Nierenbeckeninfekt* nicht in gleicher Weise gilt, so liegt das wesentlich mit daran, daß bei den Harnwegen der Abfluß frei oder wenig behindert, in der chronisch-infizierten Gallenblase aber oft blockiert ist.

Beim *Bronchial-Carcinom* ist vor allem beim „Raucherkrebs" die chronische „Raucherbronchitis" aus dem pathogenetischen Ablauf nicht wegdenkbar. Allein schon die bei Männern so stark überwiegenden Plattenepithelcarcinome (im eigenen Krankengut 71 %!) die ja eine vorherige Epithelmetaplasie voraussetzen, sprechen für die wesentliche Mitwirkung chronischer Infekte.

Auch bei der Entstehung von Carcinomen im Bereich der *Nasen- und Nasennebenhöhlen* spricht „das bevorzugte Auftreten der Geschwülste an den Orten intensiver Gewebeschädigungen und Entzündungen durch Sekretverhaltungen und -stauungen im Bereich der Ausführungsgänge der großen Nebenhöhlen im mittleren Nasengang, im Siebbein und in den Kieferhöhlen" … „für die große praktische Bedeutung von Infekten und Entzündungsvorgängen beim Auftreten von Malignomen im Nebenhöhlensystem" (JONASCH 1957).

Kurzum, der chronisch-rezidivierende und vor allem der therapieresistente *chronische Infekt von Schleimhäuten* ist bei genügend langer Zeitdauer als *Schrittmacher der Carcinomentstehung* in den betr. Organen anzusehen.

Andere *Beispiele* solcher durch chronisch-bacilläre Entzündungen mitbedingten lokaler Praecancerosen sind die schon mehrfach aufgeführten Fälle von Narbenkrebs nach früheren Verbrennungen, Erfrierungen, Verätzungen, Krebs in alten Krampfadergeschwüren, Fistelgängen, syphilitischen Narben sowie auf dem Boden alter Lupus- und sonstiger chronischer Hauterkrankungen. In all diesen Fällen sog. *Reizkrebse* kommen zu den primär thermischen, chemischen oder toxischen Zellkernschädigungen die lange Wundheilung, die Ungunst starrer, oft tiefgreifender Narben, deren schlechte Durchblutung, die häufig auftretenden Geschwüre mit ihren chronischen Infektinsulten, die Einwirkung „die Epithelisierung anregender" Salben, unter denen die Scharlachrot- oder Silbernitratsalbe — die erstere enthält einen carcinogenen, die letztere einen ätzenden Bestandteil! — dominieren. So nimmt es denn kaum wunder, wenn bei dem vorzeitigen Altern der betreffenden Gewebe, ihrer chronischen Irritation, dem hinzukommenden Alter des Organismus eines Tages Zellen „maligne degenerieren" und Krebs in irgendeiner Form heraufbeschworen wird.

Experimentell liegen nur wenige Untersuchungen über den Einfluß von bakteriellen Infektionen auf die Geschwulstentstehung vor. 1922 haben LACASSAGNE und VINZENT Versuche mitgeteilt, bei denen Kaninchen mit „Streptobacillus cariae" infiziert und die entstandenen Abscesse in der Hüftgegend mit Röntgen bestrahlt wurden. Sie erhielten zunächst 3, später (LACASSAGNE 1933) 2 weitere Sarkome. Daß in diesem Falle wohl der chronische Entzündungsherd als solcher, aber nicht die Bacillen das spezifisch Entscheidende für die Sarkomentstehung waren, ging daraus hervor, daß Tiere mit dem gleichen Infekt, aber ohne Bestrahlung keine Tumoren, dagegen aseptische Entzündungsherde, erzeugt durch Injektion von Kieselgur, wieder Sarkome ergeben. Die Versuche können also nur dafür in Anspruch genommen werden, daß chronisch-reparative Entzündungsherde eine günstige Vorbedingung für Krebsentstehung abgeben können, sofern zusätzlich eine carcinogene Noxe sie trifft (vgl. 10. Kapitel, S. 493). HELLNER (1938) hat die experimentelle Erzeugung von Knochengeschwülsten durch Radiumbestrahlung mit künstlich ins Bestrahlungsgebiet gesetzten Staphylokokkeninfekten kombiniert. Es ergab sich jedoch weder eine Erhöhung der Tumorquote, noch eine Beschleunigung der Tumorentstehung.

b) Tuberkulose und Krebs. Beim *Menschen* stellt sich das Problem der *Krebsbegünstigung* durch chronisch-bakterielle Infekte, vor allem bei der *Tuberkulose* im allgemeinen und bei der *Lungentuberkulose* im besonderen. Bekanntlich sinkt dank der Maßnahmen der Tuberkulosebekämpfung die Sterblichkeit an Tuberkulose in dem Maße ab, wie dank der Krebsförderung unserer Zeit (Näheres S. 52) die Krebssterblichkeit ansteigt. Extrapoliert man die beiden Kurven nach rückwärts bis ausgangs des letzten Jahrhunderts, so kommt man auf eine Zeit, in der die Tuberkulose einerseits sehr häufig war, andererseits meist Jugendliche betraf, während umgekehrt der relativ seltene Krebs überwiegend alte Leute hinraffte. Allein der Wahrscheinlichkeit nach konnten beide Krankheiten bei Sektionen nur selten zusammentreffen. Man schloß daraus auf einen Antagonismus zwischen Tuberkulose und Krebs (ROKITANSKY). Davon kann jedoch keine Rede sein. Wie sollte auch ein bestimmter Bacillus gegen eine kausal völlig anders ausgelöste Krankheit schützen? In der heutigen Zeit, in der viele Tuberkulosekranke durch ihr Geheiltwerden zu einer normalen Lebenserwartung gelangen und so das „Krebsalter" erreichen, weiß man, daß es gerade umgekehrt ist, daß nämlich besonders die *Lungentuberkulose* und hier vor allem die chronisch fibrös-cirrhotischen und mischinfizierten cavernösen Formen nach dem Prinzip der Syncarcinogenese durchaus den *Boden für eine Krebsentstehung vorbereiten* können.

Die *Häufigkeitsangaben* über das Zusammentreffen von Krebs und Lungentuberkulose schwanken natürlich je nach Erhebungszeit, Art, Zusammensetzung und Größe des Materials usw. sehr. Es finden sich Angaben, wonach bis zu 18% der Bronchialcarcinome mit Tbc vergesellschaftet waren (Näheres bei CHAUVET 1953). Immerhin fand ATTINGER (1950) in einem 8jährigen Sektionsmaterial die Kombination in 2,04% (bezogen auf die Lungentuberkulose) und in 14% (bezogen auf die Bronchialcarcinome). Sicher erscheint es, daß mit der höheren Lebenserwartung der Tuberkulösen und mit der Zunahme des Bronchialkrebses auch die Kombination beider zunehmen muß (SAKULA 1955).

Für eine Krebsbegünstigung aller Lungentuberkulosen spricht, daß sich Bronchialcarcinome bei Phthisikern stark überwiegend auf der betr. Seite und im hauptbefallenen Gebiet, dann als „Cavernencarcinome" oder als *Carcinom des* abführenden „*Drainagebronchus*" oder als peripheres *Narbencarcinom* der Lunge (Näheres THEMEL und LÜDERS 1955) entwickeln. Wären die beiden Krankheiten nicht kausal verknüpft, so müßten sich die Bronchialcarcinome bei Lungentuberkulose nach der sonstigen Verteilungsregel gleichmäßig auch in anderen Lungenabschnitten etablieren.

Der pathogenetische *Zusammenhang* liegt, wie auch sonst meist, so auch hier im Zusammentreffen chronisch-bakterieller Schädigung der Gewebe, deren gesteigerter und gestörter Regeneration, dem Hinzukommen chemischer (Therapie!) und strahlender (Röntgendiagnostik!) Schäden, der vorzeitigen Abnutzung und Alterung der Gewebe, sowie der Einwirkung lokaler Gewebsgifte durch die bakterielle Intoxikation, der Metaplasie des Epithels ($^2/_3$ sind Plattenepithelcarcinome, DELARUE und PAILLAS 1955), die Koincidenz alles dessen, was wir klinisch eben als „Syncarcinogenese" begrifflich zusammenfassen. Es handelt sich also nicht um eine zufällige Ko-existenz, wie es SHANE und HILTZ (1957) bezeichnen, sondern um eine echte *Interdependenz*, um eine wechselseitige Abhängigkeit. Ganz unsinnig ist es, anzunehmen, die Tuberkulose schaffe eine allgemeine „Krebsdisposition". Es handelt sich natürlich nur um eine rein lokale Krebsbegünstigung.

Daß bei dem lokalen Zusammentreffen vieler Faktoren auch *inhalierte Carcinogene* mit eine Rolle spielen, geht daraus hervor, daß bei den Kranken mit alter Lungentuberkulose, die an Bronchialkrebs erkranken, einmal die Männer und unter diesen die Raucher vorherrschen.

Hier verdienen auch neuere Untersuchungen über die *Carcinogenität* therapeutisch angewandter *Tuberkulostatica* einer Erwähnung. JUHÁSZ, BALÓ und KENDREY (1957) haben bei Mäusen die Carcinogenität des Isonicotinsäurehydracids (INH) wahrscheinlich gemacht.

In diesem Zusammenhang ist es aufschlußreich, daß seit einigen Jahren bei den Sterbefällen an Lungenerkrankungen heute der *Bronchialkrebs* bereits *vor der Lungentuberkulose* rangiert. Für die USA liegt der Schnittpunkt der Überflügelung Mitte 1951 (KUPKA und BRESLOW 1957).

Tritt bei einem Kranken mit einer alten Lungentuberkulose in der Nachbarschaft des alten Herdbereichs eine Infiltration oder gar ein Rundschatten auf, so ist das immer verdächtig auf zusätzliche Carcinomentstehung. Da aber Kranker und Arzt mit der alten Tbc „vertraut" sind, wird jede Befundänderung immer zunächst als Tbc-Änderung gedeutet und so kommt es, daß das Bronchial-Ca bei früher Lungenkranken oft verspätet diagnostiziert wird. Natürlich kann ein hinzukommendes Ca eine Tbc verschlechtern. Es können sich aber auch beide Krankheiten, jede für sich, fortentwickeln, gewissermaßen als ob die andere nicht existiere.

Von der *Lupusdermatose* als Praecancerose war schon S. 38 die Rede. *Der Lupuskrebs* ist ein Musterbeispiel dafür, daß weniger die Lupusinfektion als solche für die Krebsumwandlung entscheidend ist als vielmehr das, was mit dem Lupus alles in seinem Verlauf „therapeutisch" usw. passiert. Er sei deshalb an dieser Stelle nur erwähnt und im Kapitel *Syncarcinogenese* ausführlicher besprochen.

c) Carcinom- bzw. Sarkomentwicklung bei chronischer Enterocolitis. Ob nun eine chronische Ileitis oder eine ulceröse Colitis durch eine bakterielle Dysenterie, durch eine Amöbenruhr, durch eine allergisch-hyperergische Colitis ulcerosa oder durch eine Störung der Coliflora nach übermäßigem Gebrauch von Antibiotica entstanden ist, unabhängig von ihrer Ätiologie geben chronische Darmschleimhautkatarrhe ein günstiges Terrain ab für atrophisch-ulceröse Schleimhautprozesse, die unter völlig veränderten Resorptionsbedingungen nach dem Prinzip der Syncarcinogenese zusätzlichen endogenen oder exogenen Carcinogenen schließlich die Auslösung von Carcinomen und Sarkomen des Darmes ermöglichen. Auch gutachtlich ist der Zusammenhang zwischen manchen Carcinomen des Verdauungstraktes und langdauernden Darmkatarrhen nicht ohne weiteres abzulehnen. Oft ist eben hinsichtlich Schwere der primären Erkrankung, der Typizität chronisch rezidivierender „Brückensymptome" und einer charakteristischen Latenzzeit die chronische Enterocolitis nicht aus dem Kausalgeschehen wegdenkbar.

3. Virustumoren

Kaum war die infektiöse Theorie der Krebsauslösung durch spezifisch tumorerzeugende bacilläre Krebserreger zu Grabe getragen, als die alte Theorie im Virusgewande wieder auftauchte. Der Anstoß dazu erfolgte, als 1908 ELLERMANN und BANG die Überimpfbarkeit und (wie sich später herausstellte) damit die *Virusnatur der Hühnchenleukosis* entdeckten, und als 1910 P. ROUS ein überaus malignes „Sarkom" beim Huhn beschrieb, welches sich als nicht nur cellulär überimpfbar, sondern auch *durch sicher zellfreie Geschwulstextrakte übertragbar* erwies. Mit einem Male schien die Grundsäule der Krebslehre, die Lehre von der Zellnatur des Krebses, zu wanken und der so oft totgesagte Glaube an ein contagium vivum als Ursache des Krebses wieder neu zu erstehen.

Im Laufe der Zeit hat sich eine ganze Anzahl weiterer zellfrei übertragbarer *Hühnersarkome* ermitteln lassen. Ferner zeigte sich, daß das ursprünglich nur auf Junghühner der Plymouth-Rock-Rasse übertragbare Sarkom sich auf alle Hühner und schließlich auch auf andere Hühnervögel (Perlhühner, Truthühner, Fasanen) übertragen ließ. Ein von FUJINAMI und INAMOTO (1914) beobachtetes Hühnersarkom ließ sich auch auf Enten überimpfen.

Das einzige, was man zunächst unbestritten aus diesen Beobachtungen für die theoretische Krebslehre folgern konnte, war der Schluß, daß es einzelne Geschwulsterkrankungen gibt, bei denen ein zellfreier Gewebsextrakt ein *Agens* enthalten muß, welches bei Abfiltrierung von Tumorzellen *normale Körperzellen in Sarkomzellen des immer wieder gleichen Typs umzuwandeln* in der Lage ist, welches weiterhin im geimpften Tier sich vermehrt und dann immer wieder den gleichen, geschwulstkrankmachenden Effekt vollbringt.

Schien dieser Schluß klar, so war dagegen die *Natur dieses Agens* strittig. Es leuchtet ein, daß man lange an ultravisible Bakterien dachte; was dagegen sprach, war, daß das Agens jedes Bakterienfilter passierte, daß es sich nicht auf Nährböden züchten ließ und daß es sich auch bei stärkster lichtoptischer Vergrößerung dem Nachweis entzog.

Man hat 25 Jahre lang mit diesen Hühnersarkomen gearbeitet, ohne Exaktes über ihre wahre Natur zu wissen und sich, wie ROUS selbst, mit dem Begriff Agens abgefunden, bis dann 1935 mit der durch den Amerikaner STANLEY inaugurierten *Biochemie der Virusarten* Aufklärung auch über die Natur jener zellfrei übertragbaren Hühnersarkome erfolgte (zusammenfassende Darstellungen von THOMSEN 1939, BUTENANDT 1940, V. EULER und SKARZYNSKI 1942) und geschwulstinduzierende, ultravisible Viren als Ursache jener Hühnersarkome nachgewiesen wurden.

a) Allgemeines über Viren. Es ist hier nicht der Ort, das ganze Virusproblem aufzurollen. Es sei diesbezüglich auf die Handbücher von DOERR und HALLAUER (1938—1957) und von LURIA (1953), ferner auf die Vorträge von SCHRAMM, SCHÄFER, KELLENBERGER, RÖHRER u. a., auf der Jahrestagung der *Leopoldina* 1957 und auf das Büchlein „Virus" von WEIDEL (1957) verwiesen.

So grundlegend wichtig auch die phytopathogenen Viren, allen voran das Tabakmosaikvirus, die Insektenviren und die Bakteriophagen sind, im Zusammenhang mit dem Krebsproblem interessieren natürlich am meisten die Viruskrankheiten der Tiere überhaupt (Näheres RÖHRER 1957), die Virusinfektionen des Menschen und die Virustumoren im besonderen.

Unter *Virus* (lat. = Giftstoff)[1] versteht man ein hochinfektiöses Agens, welches sich, ähnlich wie Bakterien, in den Zellen des Wirtsorganismus vermehrt und in

---

[1] Der Begriff „Virus" und sein Wortgebrauch gehen zurück auf den Bakteriologen FR. LÖFFLER, den Entdecker des Diphtheriebacillus, der auf der Suche nach dem Erreger der Maul- und Klauenseuche das Vorhandensein eines ultravisiblen und auf Bakterienkulturen nicht züchtbaren „Giftstoffes" postulierte.

dem befallenen Organismus Antikörper herruft. Von den Mikroorganismen unterscheiden sich die Viren jedoch dadurch, daß sie sich — nicht auf Nährböden! — sondern nur im Innern lebender Zellen vermehren, und dadurch, daß sie Bakterienfilter passieren. Das biologisch Entscheidende ist, daß die Einführung von Viren in einen Organismus die Zellen desselben dazu veranlaßt, die eingeführte aktive Substanz immer wieder neu und immer weiter zu synthetisieren. Viren haben also die Fähigkeit zur identischen Reproduktion ihrer selbst („*Autoreduplikation*") wie man sie z. B. von den Chromosomen her kennt, und zwar geschieht dies in einem überaus schnellen Tempo.

Die *Virusforschung* ist jung. Sie verdankt ihre Hauptfortschritte neben der Züchtung im befruchteten und bebrüteten Hühnerei und neben der *Gewebszüchtung* neuen Methoden, vor allem dem *Elektronenmikroskop*, welches die „invisiblen" Viren mit seinen bis zu 60000fachen Vergrößerungen doch der direkten Beobachtung zugänglich gemacht hat. Hinzu kommt die *Fluorescenzmikroskopie* und die Möglichkeit, Viren als Riesenmoleküle von hohem Molekulargewicht im Schwerefeld hochtouriger *Zentrifugen* von anderen Stoffen und insbesondere leichteren Eiweißmolekülen zu trennen (STANLEY und WYCKOFF 1937). Es lassen sich z. B. beim Tabakmosaikvirus — die pflanzlichen Viren sind die bestuntersuchten — in einer schnell laufenden Zentrifuge bei 25000 Umdrehungen je Minute (50000fache Erdbeschleunigung) in $1^1/_2$ Std. über 99% des Virusproteins abzentrifugieren (G. MELCHERS und G. SCHRAMM 1940). Aus der Sinkgeschwindigkeit, die in einem berechenbaren Zusammenhang mit dem Teilchengewicht steht, lassen sich Rückschlüsse hierbei auf die Molekülgröße ziehen. Neben der Ultrazentrifuge haben die verschiedene Löslichkeit, die Kristallisierbarkeit, unterschiedliche Wanderungsgeschwindigkeit im elektrischen Feld u. a. wesentliche Bedeutung bei der Reindarstellung der Viren. Weitere methodische Bedeutung kommt der *Serologie* zu. Die Viren sind hochmolekulare Eiweißkörper. Als solche regen sie die Bildung streng spezifischer Antikörper an, ein Effekt, der ganz geringe Abweichungen im Bau und in der Struktur der Viren nachzuweisen gestattet. Es hat sich zeigen lassen, daß der Antigencharakter der Viren ausschließlich an die Eiweißkomponente der Viren und nicht an ihren Nucleinsäuregehalt gebunden ist, so daß unter Umständen auch bei Änderungen am Nucleinsäureanteil die antigene Eigenschaft erhalten bleibt, während die Gefährlichkeit des Virus weitgehend aufgehoben wird, ein Prinzip, das für prophylaktische Impfungen von wesentlicher Bedeutung ist.

Den größten Fortschritt brachte die Reindarstellung des Tabakmosaikvirus durch STANLEY (1935) in Form eines einheitlichen, reinen und kristallisierten Eiweißstoffes, der noch in einer Konzentration von 10^{-14} g/cm³ ($=$ 300 Moleküle) infektiös wirkt. Ähnlich der quantitativen Bakterienbestimmung auf Nährböden läßt sich auch die Zahl der Viren bei entsprechend verdünnten Lösungen durch deren herdförmig zellzerstörende Eigenschaft in einem Geweberasen z. B. von HeLa-Zellkulturen (s. S. 141) bestimmen (FARNHAM 1958, s. a. WEIDEL 1957).

Eine wichtige Rolle spielt die Eigenschaft aller Viren, Ultrafilter zu passieren. Solche Ultrafilter sind Filter, die z. B. Bakterien zurückhalten, aber noch kleinere Teile durchgehen lassen. Daraus geht hervor, daß die Viren in einer bestimmten Größenordnung zwischen 10 und 250 mμ[1] liegen. Die Größe der Viren wird mit Hilfe von Filtern bekannter Porengröße oder besser mittels des Elektronenmikroskops bestimmt. Sie liegt im Bereich zwischen den kleinsten Bakterien und den größten Molekülen. Dafür ein paar Vergleichsbeispiele nach SCHRAMM (1938):

Erythrocyt	7500 mμ	Rous-Sarkom	75 mμ
Bac. prodigiosus . .	750 mμ	Bakteriophagen . . .	60 mμ
Psittacosisvirus . .	250 mμ	Poliomyelitisvirus . .	10 mμ
Influenzavirus . . .	100 mμ	Serumalbumin	10 mμ

Die Virusmoleküle sind also von erheblicher Größe und dementsprechend hohen Molekulargewichten. Bei einzelnen Virusarten beträgt das *Molekulargewicht* nur etwa 300000, bei anderen einige hundert Millionen, das Tabakmosaikvirus steht ungefähr in der Mitte der Reihe. Als Teilchenlänge wurde, elektronen-

---

[1] 1 m$\mu = {}^1/_{1\,000\,000}$ mm.

mikroskopisch gemessen, als häufigster Wert (nach RUSKA) der von 250 mμ, als Breite der Virusstäbchen ein Wert von 15 mμ und als spezifisches Gewicht 1,37 angegeben. Chemisch betrachtet besteht das Tabakmosaikvirus aus stäbchenförmigen Nucleoproteinmolekülen, die Viren enthalten, also neben Protein noch Nucleinsäuren. Letztere sind vom Protein nicht abtrennbar, ohne daß die Viruseigenschaft verlorengeht. Die Vermehrung der Viren pflegt mit außerordentlicher Geschwindigkeit vor sich zu gehen. In 4 Tagen vermehrt sich das Virusprotein um das Millionenfache. Innerhalb von 5 Wochen kann die Entwicklung so weit gehen, daß der allergrößte Teil des Pflanzeneiweißes aus Virusprotein besteht. Bei Mosaikkrankheiten der Pflanzen können bis zu 80% ihrer Proteine Virusproteine sein.

Die Virusproteine sind größtenteils kristallisierbar. Auch tierpathogene Viren, so auch das Virus der Kinderlähmung, konnten kristallisiert werden. Der Gestalt nach ist es sicher, daß einzelne Viren stäbchenförmige, andere mehr kugelförmige Moleküle besitzen.

Die Viren werden schon bei 55° zerstört, doch vertragen sie niedrige Temperaturen und Trocknung auffallend gut. Auch gegen p$_H$-Schwankungen ihres Milieus sind sie sehr resistent. Die Viren haben einen weitgehend spezifischen *Cytotropismus*, d. h. sie befallen ganz bestimmte Zellarten bevorzugt. Demzufolge lassen sie sich nach dem Vorgang von LEVADITI einteilen in ektodermotrope (z. B. Pocken, Varicellen, Herpes, Molluscum contagiosum usw.), ferner in mesenchymotrope (Hühnersarkome, übertragbare Leukämien), in neurotrope (Poliomyelitis, Encephalitis usw.) pneumo- und hepatotrope (Hepatitis epidermica). Das Zellinnere ist ihr Nährboden, aber nicht das jeder Zelle, sondern nur ganz bestimmter Zellarten. Für diesen Zelltropismus der Viren zeichnen bestimmte Substanzen mit Receptorfunktion, die in der Zellmembran lokalisiert sind und z. T. sogar rein darstellbar sind, verantwortlich.

Von entscheidender Bedeutung ist oft genug die Art des Viruseintritts in den Organismus. Manche Viren, wie z. B. das Pockenvirus, wirken intravenös nicht. Dieses Virus kann auch in gesunde Epidermiszellen nicht eindringen, dagegen tritt es ein, sobald eine kleinste Verletzung eine Zellteilung auslöst, denn nur im Augenblick einer Zellteilung ist es imstande, die Zellmembran zu durchdringen (CALMETTE und GUÉRIN, zit. nach OBERLING).

Für die Virustheorie der Krebsentstehung von besonderer Bedeutung ist eine eigenartige Erscheinungsform der Viren, die *Lysogenie*. Offensichtlich können Viren auch in Zellen eintreten und als sog. maskiertes Virus (WEIDEL 1957) — als solches läßt es sich gar nicht mehr nachweisen — über zahlreiche Zellteilungen hinweg ohne erkennbare Rückwirkung auf die Wirtszelle weiterexistieren. Das eingedrungene Virus wurde aber dabei nicht vernichtet, jedesmal bei einer Zellteilung wird zugleich auch ein Duplikat desselben auf die Tochterzellen weitergegeben. Erst wenn die Zellen unter bestimmten außergewöhnlichen Lebensbedingungen stehen, beginnen die Viren ihre zellvernichtende Vermehrung. Die neu entstandenen Viren sind vollkommen identisch mit jenem Virus, das viele Zellgenerationen zuvor scheinbar ohne jeden Effekt in die Zelle eingetreten war. Derartige latente maskierte Viren sind inzwischen auch für Säugetiere nachgewiesen worden, wie beispielsweise bei der Schweineinfluenza.

Die grundsätzliche Bedeutung der Viren liegt darin, daß sie als selbstvermehrungsfähige Riesenmoleküle von einer Größenordnung sind, wie sie anderen großen Molekülen der lebenden Substanz, wie z. B. Genen, zukommt. Wie bei den Genen dürften auch bei den Viren die Nucleinsäuren von ausschlaggebender Bedeutung für deren Autoreduplikation sein. Sowohl an der Gensubstanz wie auch bei Viren lassen sich *Mutationen* (MELCHERS 1948, FRIEDRICH-FREKSA 1948 u. a.) und nichterbliche Veränderungen (Modifikationen) nachweisen. Entsprechend den Genkarten, die z. B. bei den Riesenchromosomen der Drosophila aufgestellt werden konnten (s. S. 525), ließen sich auch für Viren „Genkarten" ermitteln. Auch bei diesen lassen sich Austauschvorgänge, die denen bei Mutationsvorgängen durch Austausch von Chromosomenteilen gleichen, feststellen. Viren sind daher wie kaum etwas anderes geeignet, eine Brücke zu schlagen zwischen der Chemie organischer Körper und den letzten Einheiten lebender Substanzen. Die kleinsten Viren haben eine Größenordnung, die den größten bisher bekannten Molekülen entspricht, nämlich einen Durchmesser in der Größenordnung einiger Millimikron. Die Viren stehen also, da sie wachsen und sich identisch reproduzieren, ohne jedoch Lebewesen zu sein, auf der Grenzscheide zwischen unbelebter Materie und der Welt des Lebens. Die Frage, ob ein Virus lebendig oder leblos ist, erscheint müßig: ein Virus setzt Leben voraus, produziert aber selbst kein Leben. Soweit es sich vermehrt, tut es das nur mit Stoffen, die es sich von seinem Wirte borgt, ohne sie je wieder zurückzugeben. Viren können z. T. kristallisieren, Lebewesen tun dies nie. Einen Stoffwechsel haben die Viren nur im Innern der Wirtszellen, außerhalb derselben jedoch niemals. Es gibt kein Leben, weil es Viren gibt, sondern es gibt Viren, weil es Leben gibt.

Soweit die Virusfrage das Krebsproblem betrifft, sind es zunächst die Virusgeschwülste bei Tieren, die die Frage bisher fast ausschließlich gefördert haben.

b) Virustumoren bei Tieren. Die nachstehende Liste gibt gewissermaßen nur historisch einen Einblick in die Entwicklung der Frage bei den Virustumoren der *Hühner*.

Tabelle 47

1. Hühnerleukämie	ELLERMANN und BANG 1908
2. Spindelzellsarkom	ROUS 1910
3. Myxosarkom	FUJINAMI und INAMOTO 1911
4. Osteochondrosarkom	TYTLER 1913
5. rifted sarcoma of intracanalicular pattern	ROUS und LANGE 1913
6. „Tumor Nr. 38" (ähnlich Nr. 4)	ROUS 1913
7. „Tumor Nr. 43" (ähnlich Nr. 1)	LANGE 1914
8. Polymorphzelliges Sarkom	TEUTSCHLÄNDER 1921, 1923
9. Endotheliom	BEGG 1927
Fibrosarkom	BEGG 1929
10. Chondrome, Chondrosarkome, Osteochondrome usw.	FUJINAMI 1930
11. Lymphomatose	BURMESTER u. Mitarb. 1946
12. Nierencarcinome	CARR 1956

α) **Die Hühnerleukämien** (ELLERMANN und BANG 1908). Sie verlaufen unter dem Bilde einer *Erythromyeloblastose* oder *Lymphomatose*. Zunächst war der blastomatöse Charakter der Leukämie nicht erkannt worden. Um so wichtiger war diese erste Übertragung einer nichtbacillären Krankheit von einem Lebewesen auf ein anderes der gleichen Art. Ihre virogene Bedingtheit erscheint von einer Reihe von Autoren (neuerdings von OBERLING und GUÉRIN 1954, BEARD u. Mitarb. 1955, 1960) gesichert. Die Arbeitsgruppe BEARD, GREEN, ECKERT und SHARP hat sich u. a. mit der Inaktivierung der Infektiosität und der Enzymaktivität bei ganz verschiedenen Temperaturen, ferner mit der Potenz, Inosintriphosphat zu hydrolysieren, sowie mit der Antigenkonstitution und mit der immunologischen Charakterisierung befaßt.

β) **Die „Hühnersarkome" vom Typ der Rous-Sarkome** (P. ROUS 1910, 1911 usw.). Die Hühnersarkome sind überaus maligne. Hinsichtlich der Schnelligkeit ihrer Entstehung unterscheiden sie sich grundsätzlich von jedem Säugetiersarkom. Mikroskopisch sind sie schon nach 2 Tagen, makroskopisch schon 10 Tage nach der Überimpfung erkennbar (MAUER 1939). Sie wachsen rapide und führen durch ihr lokales Wachstum und durch überaus schnell einsetzende universelle Ausbreitung schon nach 3—4 Wochen zum Tode. Außer durch Injektion läßt sich das Virus auch intranasal inoculieren (SHRIGLEY und CLARK 1955). Es entstehen dann stets Lungentumoren. Vielleicht ist dieser Infektionsmodus der bei der Spontanübertragung. Sehr jugendliche Tiere sind sehr viel empfänglicher als ältere Tiere, auch können sie sehr viel leichter gehalten werden (CARR und HARRIS 1951). Tumorbildung setzt die Anwesenheit von Rous-Viren voraus (EDLINGER 1957). Bezüglich der Zubereitung und Prüfung des Virus wird auf CARR und HARRIS (1951), wegen der Reinigung und Identifizierung auf EPSTEIN (1958), hinsichtlich der Ascitesvariante auf BATHER (1954) verwiesen.

Wenn auch das *Rous-Virus* (Näheres bei HARRIS 1953) selbst noch nicht kristallisiert vorliegt, so ist es aber doch physikalisch-chemisch bereits gut charakterisiert. Es handelt sich um ein hochmolekulares Protein vom Typus der Nucleoproteide. Lösungen des Virus weisen ein charakteristisches Ultraviolettspektrum mit einem Absorptionsmaximum bei 255 mμ auf, was mit demjenigen der Nucleinsäuren übereinstimmt. Das Virus induziert mesenchymale Zellen, insbesondere junge Bindegewebszellen, zu Sarkomzellen, ohne daß es auf andere Gewebssysteme geschwulsterzeugend wirkt. Durch Tiefkühlung und Tiefhortung läßt sich das Rous-Virus in Lösungen von Citratsalzen als stabiles Standardpräparat lagern, ohne während einer Prüfzeit bis zu 665 Tagen seine Infektionskraft einzubüßen (BRYAN, MOLONEY und CALNAN 1954). Inzwischen ist die Zahl der zellfrei übertragbaren Hühnergeschwülste auf mehrere Dutzend angestiegen.

Mit dem Rous-Virus können auch andere Hühnervögel (Truthühnchen, Perlhuhnküken, Fasanen) infiziert werden (DURAN-REYNALS 1943). Bei den Truthühnern und Perlhühnern entwickeln sich die Tumoren gelegentlich als peri- und endostale Tumoren. PIKOWSKY und DOLJANSKY (1946) erhielten mit dem Virus vom Stamm ROUS-FISCHER multiple, infiltrierende Osteoidsarkome. Das Rous-Virus wird auch Enten und anderen Vogelarten angepaßt, jedoch immer nur unter der Voraussetzung, daß das zu impfende Tier noch sehr jung oder neugeboren ist. DURAN-REYNALS (1947) ist es gelungen, das Rous-Virus in der Entenvariation auch auf Tauben zu übertragen. 1945 zeigten SHRIGLEY, GREENE und DURAN-REYNALS, daß sich das Rous-Sarkom des Huhnes heteroplastisch in die vordere Augenkammer von Meerschweinchen verpflanzen läßt. CARREL (1925) setzte zellfreie Filtrate vom Rous-Sarkom zu Kulturen von Fibroblasten und von normalen Monocyten zu und erzielte dadurch, während die Fibroblasten das Virus nicht annahmen, eine „sarkomatöse" Umwandlung der Monocyten. Wurden solche Kulturen dann auf Hühner übertragen, so entwickelten sich wieder typische Rous-Sarkome. Das Rous-Sarkomvirus ist also befähigt, bestimmte normale Zellen auch in vitro zu „infizieren" und in Sarkomzellen umzuwandeln. Das gleiche berichten HALBERSTÄDTER und DOLJANSKI (1931). In ähnlicher Weise infizierten SANFORD u. Mitarb. (1952) Kulturen aus Fibroblasten und Monocyten von Hühnerembryonen und Kulturen von EARLES L-Stamm von Mäusefibroblasten mit dem Rous-Virus. Es blieb in verschiedenen Kulturflüssigkeiten sehr verschieden lang virulent, in Hühnerfibroblasten von Hühnerembryonen und deren Kulturflüssigkeit mindestens 6$^1/_2$ Monate. Das Rous-Sarkom-Virus, wie auch die Viren der myeloischen Leukämie der Maus, lassen sich in vitro unter anderem durch Desoxycholsäure vollständig inaktivieren, wahrscheinlich durch chemische Veränderungen einer Eiweißkomponente dieser Viren (BIELKA und GRAFFI 1959).

An diesen Virusgeschwülsten der Hühnervögel ist folgendes wichtig:

1. die Übertragbarkeit durch zellfreie Geschwulstfiltrate,

2. die spezifisch immer nur auf das gleiche Erfolgsorgan gerichtete Wirkung,

3. die spezifische Erzeugung jeweils immer nur desselben Geschwulsttyps,

4. die Überimpfbarkeit der Geschwülste auf die gleiche, auf verwandte, ja auf völlig andere Tierarten,

5. die Fähigkeit der Filtrate, die Körperzellen des gespritzten Tieres zu blastomatösen Wucherungen zu zwingen,

6. die sofortige Umwandlung der Körperzellen ohne eigentliche Latenzzeit,

7. die Selbstvermehrung des Tumorvirus parallel mit der Vermehrung der Tumorzellen,

8. die Viren bedingen die Bildung von spezifischen Antikörpern.

Die Hühnersarkome sind experimentell ungemein vielseitig, sie sind besonders für die verschiedensten Fragen der Tumorbeeinflussung (s. 10. Kapitel) benutzt worden. Vor allem spielen die Viren, da sie in den infizierten Wirtstieren die Bildung spezifischer Antikörper auslösen, eine wichtige Rolle in allen Fragen der serologischen Tumorimmunisierung und der Gewinnung spezifischer Antisera (Näheres darüber bei GYE 1938). Hier nur so viel: spritzt man das Virus anderen Tieren ein, so erkranken sie nicht, bilden aber Antikörper. Mit ihrem Antiserum kann man dann Hühner z. B. gegen das Rous-Virus immunisieren. Doch bleiben Hühner, die gegen das Virus immunisiert sind, immer noch empfänglich für die Sarkomübertragung durch Zellmaterial. Man schließt daraus, daß das Virus, welches in den Zellen eingeschlossen ist, gegen die Wirkung von Antisera geschützt ist.

γ) **Das Shopesche Kaninchenpapillom der Haut.** SHOPE 1931 wies bei nordamerikanischen Wildkaninchen (den sog. Baumwollschwänzchen oder Cottontails) und später bei anderen Wildkaninchen aus Kansas nach, daß die bei ihnen vorkommenden gutartigen Hautpapillome virusbedingt und durch zellfreie Filtrate auf andere Wildkaninchen übertragbar sind (Näheres bei DANNEEL 1941, 1953).

Das Shope-Virus ist durch BEARD und WYCKOFF (1937) bereits weitgehend untersucht. Es ist dem Tabakmosaikvirus sehr ähnlich, hat ein Molekulargewicht von kaum mehr als 20 Millionen. Die Partikel messen ungefähr 40 mμ im Durchmesser. Im Elektronenmikroskop zeigte das Papillomvirus eine fast sphärische Form (SHARP u. Mitarb. 1946). Es besitzt eine Wirksamkeit von 10^{-8} g/cm^3. Das Virus ist ausgesprochen dermatotrop. Intravenös gespritztes Virus ruft nur Papillome der Haut, aber z. B. keine solchen der Schleimhäute, gleichviel welcher Organe, hervor. Normale Haut kann mit großen Mengen von hochpathogenem Virus infiltriert werden, ohne daß Papillome entstehen. Nur dort, wo es zu einer Epithelläsion gekommen ist, kommt es zur Papillombildung (FRIEDEWALD 1942). So ist denn auch die einfachste Übertragung die Einbringung in die scarifizierte Haut. Die Infektionschance steigt mit der Zahl der Viruseinheiten.

Die Papillome entstehen 6—12 Tage nach der Viruseinbringung; sie wachsen in 6 Wochen zu wechselnder Größe heran und zeigen ausgesprochene Neigung zu hochgradiger Verhornung. Die Papillome, selbst ihre Hornmassen, enthalten das Virus in hoher Konzentration. Mit der Entwicklung der Papillome setzt auch die Bildung von Antikörpern ein, die das erkrankte Tier später gegen Neuinfektion schützen.

Das ausgereifte Virus hat große Ähnlichkeit mit dem Vaccine- und dem Pockenvirus (BERNHARD, A. BAUER, HAREL und OBERLING 1954).

Das Verhalten gegenüber Röntgenstrahlen ist ganz verschieden, je nachdem, ob der Virustumor in vivo oder ob das Virus in vitro bestrahlt wird. LACASSAGNE, LEVADITI und GALLOWAY (1927) hatten Rous-Sarkome mit Röntgenstrahlen (10—15 000 r) zum Schwinden gebracht, mit Dosen über 60 000 r aber die Virulenz des Virus nicht zu beeinflussen vermocht. Beim Shope-Virus heilen Röntgenbestrahlungen mit Dosen, die auf der gesunden Haut noch nicht einmal eine Röntgendermatitis setzen, die Shope-Papillome sicher und endgültig (LACASSAGNE 1936). Nach ein paar Wochen bleibt nur eine trockene, keratinisierte Masse, die sich abschuppt, zurück. Der Rückgang der Papillome ähnelt der spontanen Rückbildung, nur erfolgt er rascher.

Dieses an sich gutartige *Kaninchenpapillom* kann nach langer Zwischenzeit (mehr als 200 Tage) gelegentlich — aber sehr selten! — *bösartig* werden (ROUS und BEARD 1935). Dann aber ist das Virus geschwunden! Die aus spontan auftretenden Papillomen sich entwickelnden malignen Geschwülste stellen bei den Wildkaninchen echte Carcinome dar (KIDD und ROUS 1940). Die neben dem Krebs noch bestehenden Papillome enthalten reichlich Virus, die carcinomatösen Teile jedoch (fast) nie. Wenn die Änderung eintritt, so immer abrupt. Die Krebse sind dann nicht etwa bloß eine Übertreibung des Papillomprozesses, sondern Ausdruck eines fundamentalen Unterschiedes. Offenkundig sind wie alle noch teilungsfähigen Zellen eines Organismus auch die Epithelien der Shope-Papillome der Cancerisierung zugänglich, wahrscheinlich nicht durch das Virus selbst, sondern erst durch eine durch andere Ursachen hervorgerufene, sekundäre Krebsumwandlung wie bei vielen anderen zuvor geschädigten Zellen auch. Dafür spricht auch der Umstand, daß ein Virustumor sofort, die Carcinomumwandlung erst nach langer Zwischenzeit erfolgt. Wahrscheinlich ruft das Virus eine spezifische Praecancerose hervor und erst eine weitere, oft vielleicht zufällige Noxe vollbringt die Cancerisierung.

Geht das Virus der Wildkaninchen *bei zahmen Kaninchen* erst einmal an, so führt es hier, während es beim Wildkaninchen meist spontan heilt, schon anfangs zu weniger verhornenden Papillomen und dann in einem hohen Prozentsatz nach 4—7 Monaten zu verhornenden *Plattenepithelkrebsen mit Metastasierung.*

δ) **Mundpapillomatose bei Kaninchen** (PARSONS und KIDD 1943). Sie ist der Shope-Papillomatose der äußeren Haut sehr ähnlich. Die Papillome treten auf der Mundschleimhaut, meist auf der Unterseite der Zunge, auf. Sie sind klein und gutartig. Ein daraus gewonnenes filtrierbares Virus ruft bei mehreren Kaninchen- und Hasenarten gleiche Geschwülste hervor. Für Mundpapillom immune Kaninchen können für Shope-Virus empfänglich sein und umgekehrt. Das Virus kann latent liegen bleiben, bis die Schleimhaut verletzt wird.

Vielfach wird in diesem Zusammenhang auch die *Kaninchenmyxomatose* von SANARELLI mit einbezogen. 1898 beschrieb SANARELLI bei Kaninchen eine ansteckende Krankheit, die sich in myxomatösen Veränderungen in den verschiedenen Körperzellen manifestiert und schnell zum Tode führt. Eine neuere zusammenfassende Darstellung stammt von FENNER, Canberra (1953). Er hat nach der Einschleppung der Kaninchenmyxomatose nach Australien gerade hinsichtlich Epidemiologie, Ansteckungsmoden, Immunität usw. die größte Erfahrung gesammelt. So wichtig diese Krankheit für die Virusforschung selbst geworden ist, so kann sie aber hier ausscheiden, da es sich nicht um eine Geschwulstbildung handelt.

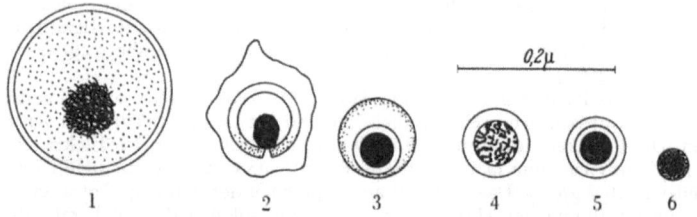

Abb. 78. Schematische Darstellung von Form und Größe einiger *Tumorviren:* 1. *Shope*-Fibrom-Virus. 2. *Lucké*-Virus. 3. *Bittner*'scher Milchfaktor. 4. Virus aus Mäuseleukämien. 5. Geflügelviren, die zur Tumorbildung führen. 6. Virus vom Polyomatyp (nach W. BERNHARD aus HARBERS 1960)

ε) **Mäuseleukämien.** Bis jetzt sind zwei Hauptformen bekannt geworden, die *lymphatische Virusleukämie* der Maus (L. GROSS 1951, 1956) und die *myeloische* (GRAFFI u. Mitarb. 1954, 1956, 1957, 1958; FEY 1957, 1958). GROSS wies die Mäuseleukämie in Lymphknoten von Mäusestämmen mit Leukämie nach. Es erwies sich als notwendig, die Injektionen zellfreier Leukämieextrakte bei neugeborenen Mäusen alsbald nach der Geburt vorzunehmen. Auffällig ist die lange Latenzzeit von vielen Monaten bis über ein Jahr, noch auffälliger, daß die Leukämie auf Tiere der Ausgangsstämme nicht mehr übertragbar war und ganz auffällig die Tatsache, daß Filtrate aus Embryonen „belasteter" Stämme eine leukämieerzeugende Wirkung hatten. Damit aber nicht genug des Rätselhaften! 1953 teilte GROSS mit, daß neugeborene C_3H-Mäuse (spontane Leukämiequote weniger als 0,5%) *nach Injektion von Organextrakten von Ak-Leukämiemäusen* teils *Leukämien,* zum anderen Teil aber *Speicheldrüsencarcinome* — nie aber beides zusammen! — bekamen. (Weiteres s. unter Polyoma-Virus.)

Myeloische Leukämien bei der Maus erzielten GRAFFI u. Mitarb. (1954, 1956, 1957, 1958, 1959) mit zellfreien Filtraten verschiedener Mäusetumoren (Sa I, Sa II, Ehrlich-Ca, SOV 16 und Leukämien nach mehreren zellfreien Passagen). Nach dem Vorgang von GROSS wurden die Filtrate zunächst ausschließlich neugeborenen Mäusen subcutan injiziert. Nach einer Latenzzeit von 6—8 Monaten i. D. kam es bei 40—80% der überlebenden Tiere zu generalisierten Leukämien bzw. lokalisierten Leukosen sehr verschiedener Gewebsreife. Das „leukämische Agens" wurde nach den verschiedensten Richtungen (physikalisch, chemisch, elektronenmikroskopisch, serologisch usw.) untersucht.

Neuerdings wurden auch bei der *Ratte* in ähnlicher Weise *myeloische Leukämien* durch Tumorfiltrate von Rattentumoren erzielt (SVEC u. Mitarb. 1957).

GRAFFI, GIMMY und KRAUSE (1959) gelang es, durch Züchtung des mäusepathogenen Leukämievirus aus Gewebekulturen durch Impfungen auf Ratten in einem sehr hohen Prozentsatz und nach sehr kurzer Latenzzeit multiple Sarkome auszulösen.

Aber nicht nur durch homologe Filtrate von Huhn zu Huhn, Maus zu Maus und Ratte zu Ratte, auch *durch heterologe Tumorfiltrate* wurden z. B. von Maus auf Ratte, von Mensch auf Maus und von Mensch auf Meerschweinchen *Leukämieauslösungen* erzeugt (Näheres bei GRAFFI 1958).

An Virustumoren sind sonst noch besonders bekannt geworden ein *Osteochondrosarkom beim Huhn* und ein **Adenocarcinom beim Leopardfrosch** (LUCKÉ 1934, 1936, 1938, s. auch GYE 1937). Leopardfrösche (Rana pipiens), die in Sümpfen gewisser Gegenden von New England leben, haben häufig multiple und bilaterale Nierentumoren, gelegentlich auch metastasierend. Morphologisch handelt es sich um variable Tumoren, die bald als Adenome, bald als Adenocarcinome auftreten. In den Tumorzellen lassen sich oft große, eosinophile Kern- und Cytoplasmaeinschlüsse nachweisen (FAWCETT 1956). LUCKÉ hat gezeigt, daß sich ein Nierentumor dieses Frosches außer der gewöhnlichen Geschwulstpartikelverimpfung auch sicher zellfrei übertragen läßt. Der Virustumor entwickelt sich jedoch nicht an der Stelle der Einbringung, sondern in etwa 25% der geimpften Fälle wieder gewebsspezifisch in den Nieren mit gleicher Histogenese wie der Ausgangstumor. Das Virus hat eine elektive Affinität zu den Tubuli der Harnkanälchen.

ζ) *Das durch das „Bittner-Virus" induzierte* **Mammacarcinom der Maus** (Lit. bei DMOCHOWSKI 1953), letzte zusammenfassende Darstellung und Lit. bei MOORE (1960). Ein völlig neues Moment ist in die Frage der Virustumoren gekommen, seit sich zeigte, daß die ursprünglich angenommene „Vererbung" beim Mäusemammacarcinom (s. S. 213) eine „rein mütterliche" schien. Es kam bei der „Weitervererbung" der „Brustkrebserbanlage" auf den Vater offenbar überhaupt nicht an. Stammte die Mutter aus einem „krebsbelasteten" Stamm, so wurden die Nachkommen überwiegend brustkrebskrank, stammte die Mutter aus einem „krebsrefraktären" Stamm, so blieben die Nachkommen krebsfrei, auch wenn die Väter „krebsbelastet" waren. In vielfach variierten Versuchen stellte sich schließlich heraus, daß für die Übertragung nicht Erbanlagen, sondern ein virusartiges Agens, wegen seiner Übertragbarkeit durch die Muttermilch *„Milchfaktor"*, oder nach seinem Entdecker *Bittner-Faktor* genannt, bestimmend war. Schon 1933 berichtete LITTLE nach ausgedehnten Kreuzungsexperimenten mit Brustkrebsmäusestämmen, daß die vor allem bei reziproken Kreuzungen erhaltenen Zahlen unmöglich mit den Mendelschen Regeln erklärbar waren und er schloß damals schon auf einen unbekannten extrachromosomalen Faktor und bereits 1942 haben FISCHER, GREEN und BITTNER in Versuchen mit verschiedenen Fraktionen homogenisierten Brustgewebes von Krebsstämmen die tumorauslösende Substanz zu gewinnen versucht. Diese Untersucher, ebenso wie TAYLOR (1943) vertraten damals schon die Anschauung, daß die Übertragungsbedingungen der Mammacarcinome der Maus eine Virusätiologie nahelegen. Inzwischen hat dann wieder BITTNER in Zusammenarbeit mit GREEN und MOSEY (1946) gezeigt, daß der „Milchfaktor" filtrierbar ist, daß das Agens der Größenordnung nach der Klasse der Viren zugehört und daß es durch Immunsera neutralisierbar ist. Damit war schon der begründete Verdacht gegeben, daß der Milchfaktor ein Virus und die durch ihn übertragenen Mammacarcinome der Maus in Wirklichkeit Virustumoren seien. Der endgültige Beweis wurde mit Hilfe von Ultrazentrifugaten des „Milchfaktors" erbracht. Dabei erwies sich das Agens des Mammacarcinoms der Maus als stark antigen. Es regt bei Kaninchen und Ratten die Bildung von Antikörpern an. Die erhaltenen Mäusekrebsantisera ihrerseits neutralisieren und inaktivieren Mäusekrebszentrifugate. Auf Grund dieser immunbiologischen Ergebnisse kommen die Autoren zu der Schlußfolgerung, daß das Agens des Milchfaktors ein Virus exogenen Ursprungs ist.

Nachdem schon GRAFF u. Mitarb. (1947) mit dem Elektronenmikroskop an Ultrazentrifugaten der Milch solcher Tumorstämme mit Mamma-Ca virusähnliche Partikel, die in anderen Stämmen fehlten, gefunden hatten, konnten PORTER und THOMPSON (1948) sphärische Körperchen nachweisen, die den Viren der Pferdeencephalomyelitis, der Influenza und dem Vaccinevirus ähneln. Die Autoren zogen daraus den Schluß, daß die von ihnen nachgewiesenen Partikelchen mit dem Bittner-Agens identisch wären. Über die Isolierung eines Virus bei säugenden C_3H-Jungmäusen, die den Bittner-Faktor trugen, berichtet KILHAM (1952).

Damit ist die Hauptsäule für die so viel zitierte und so oft auch auf den Menschen analogisierend übertragene Mäusekrebsvererbung widerlegt. Die „Vererbung" wurde dadurch vorgetäuscht, daß innerhalb der reingezüchteten Tierstämme von Generation zu Generation das Tumorvirus mit der Säugung auf die Nachkommen übertragen wurde. Nach diesen Erfahrungen muß damit gerechnet werden, daß auch andere „erbliche" Tumoren sich eines Tages als virusbedingt erweisen werden.

Das *Agens* kann außer durch die Muttermilch sonst noch durch Injektion virushaltigen Materials, in beschränktem Umfange durch intraperitoneale Injektion von Preßsaft lakticrender tumoragenshaltiger Weibchen (ANDERWONT 1950), intranasal (BEGG 1949) usw. übertragen werden. In Mikrosomenfraktionen normaler und neoplastischer Gewebe konnte der Milchfaktor nicht nachgewiesen werden (MALMGREN u. Mitarb. 1951). Das Agens wurde bei verschiedenen Stämmen von Laboratoriumsmäusen als wirksam nachgewiesen. ANDERWONT (1950), AMBRUS und HARRISSON (1952) prüften virushaltige Extrakte von Mäusemamma-Ca's bei C_3H-Mäusen, jungen Kaninchen, Meerschweinchen und Goldhamstern. Es kam nur bei C_3H-Mäusen zu Mammacarcinomen. Mäuse, die von virusinfizierten Ratten gesäugt wurden, blieben frei von Tumoren.

Das Mäusemamma-Ca ist ein wichtiges Beispiel dafür, daß *drei Faktoren* zusammenkommen müssen (BITTNER 1947, 1949, 1952), wenn Tumoren entstehen sollen: a) das *Agens*, b) die *genotypisch bedingte Empfänglichkeit* und c) *hormonelle Reize*. Es braucht eben auch bei Anwesenheit des Milchfaktors noch kein Krebs zu entstehen. Es müssen hormonelle Faktoren, vor allem im Zusammenhang mit Schwangerschaft und Stillgeschäft noch hinzukommen. Andererseits verhindert die Ovariektomie nur einen Tag alter Mäuse die Ca-Entstehung nicht, da die Nebennieren vikariierend hypertrophieren und Hormon produzieren (BITTNER 1953). Die Auswirkung auf das hormonelle Geschehen geht auch daraus hervor, daß mit dem Agens infizierte Mäuse in ihren Faeces eine geringere Menge von 17-Ketosteroiden ausscheiden, als nichtinfizierte (BITTNER 1949). Die Tatsache, daß der Milchfaktor in seiner Auswirkung nicht denkbar ist ohne hormonelle Mitwirkung, ist für BITTNER zugleich der Schlüssel für das Verständnis der für eine Virusinfektion sonst unverständlich langen *Latenzzeit*. Das eingebrachte Virus könne eben seine tumorinduzierende Wirkung erst entfalten, wenn die hormonelle Stimulierung der Brustdrüsen zuvor die gewebliche Voraussetzung geschaffen habe.

Durch die Milchübertragung des Agens kann in Mäusefamilien Brustkrebs in jeder Generation neu auftreten. Da es sich nicht um eine Übertragung von Erbanlagen, sondern um die Übertragung eines exogenen Agens handelt, nennt GROSS (1949) diese Form der Weitergabe des Virus eine „*vertikale Epidemie*". Er will damit zugleich zum Ausdruck bringen, daß die Virusübertragung im Gegensatz zur „horizontalen", d. h. auf gleichzeitig lebende Menschen einer ganzen Bevölkerung, hier auf nacheinander lebende Individuen ganzer Familien, also gewissermaßen eine „vertikale" sei.

Natürlich kann es nicht die Aufgabe eines Buches, welches vornehmlich dem Krebsproblem beim Menschen gewidmet ist, sein, das außerordentlich umfangreiche Schrifttum über den Milchfaktor zu erschöpfen. Um Interessenten weiterzuhelfen, seien nur einige *besondere Arbeiten* erwähnt, so BITTNERs Arbeit über die Vermehrung des Agens in Mäusetumoren des schwarzen C_{57}-Stammes (1948), die biophysikalischen Untersuchungen von PASSEY u. Mitarb. (1950) an Extrakten von Geweben aus Mäusestämmen mit hoher und niedriger Brustkrebsquote, Experimente von MANN (1949) über die Wirkung niedriger Temperaturen auf das Bittner-Virus, Versuche mit der Übertragung getrockneten und sicher zellfreien Gewebes (GYE 1949) sowie ähnliche von MANN und DUNN (1949).

Freilich muß man sich hüten, OBERLING (1959) zu folgen in der Annahme, daß mit dem Nachweis der Virusbedingtheit einer Brustkrebsform bei der Maus „das ätiologische Problem" der *Spontan-Mammacarcinome* der Säugetiere, also auch des *Menschen* „praktisch als gelöst betrachtet werden" könnte. Beim Brustkrebs der Frau hat sich elektronenmikroskopisch noch nie ein virusähnliches Partikel nachweisen lassen. Ferner sprechen die 99% Einseitigkeit, die große Seltenheit der sukzedanen Doppelseitigkeit und die hohe Heilziffer bei der Radikaloperation im (wirklich) ersten Stadium als ein experimentum in homine in jeder Hinsicht gegen die Virusbedingtheit des Mammacarcinoms beim Menschen.

Sehr instruktiv zeigt sich die Sonderstellung der Virustumoren auch hinsichtlich der Beziehung zwischen *Alter und Virusinfektion*. An den Beispielen der Hühnersarkome und der Virusmammacarcinome der Maus zeigt DURAN-REYNALS (1946), daß die Infektion je nach Alter der Tiere ein ganz verschiedenes klinisches und histologisches Bild hervorruft. Die gleiche Infektion, die beim Embryo und Neugeborenen eine schwer entzündliche Reaktion auslöst, ruft beim Erwachsenen neoplastische Erscheinungen hervor. In anderen Fällen besteht die Empfänglichkeit für ein Virusagens nur während einer kurzen Periode nach der Geburt. Eine in dieser Zeit erfolgte Infektion kann erst im Erwachsenenalter in Erscheinung treten, so z. B. bei der Infektion von Enten mit dem Hühnersarkomvirus und bei Mäusen bei der spätere Mammacarcinome induzierenden Infektion mit dem „Milchfaktor"-Virus.

η) **Tumoren durch Polyoma-Virus.** Während sonst die Tumorviren mehr oder minder spezifisch bei der gleichen Tierart die gleiche Tumorform auslösen, hat das *Polyomavirus* (GROSS 1953, STEWART 1955) in vielfacher Hinsicht eine Sonderstellung: es wirkt bei mehreren Tierarten tumorinduzierend, so bei Mäusen, Ratten, Hamstern und Kaninchen. Ferner ruft es verschiedene Tumortypen, wie Parotistumoren, Sarkome, Leukämien, Knochen-, Nierensarkome (GRAFFI 1960) usw. hervor. Weiterhin vermag es im infizierten Organismus „maskiert", d. h. lange latent zu bleiben. Dann kann es sein, daß es sich auch mit den gewöhnlichen serologischen Methoden nicht nachweisen läßt. Um es zu züchten, braucht man Nierenepithelien von Affen (STEWART 1957). Elektronenmikroskopische Bilder finden sich bei BERNHARD u. Mitarb. (1959), bei ATANASIU (1960) und bei GRAFFI (1960) (schematische Zeichnung s. Abb. 78). Das Polyomavirus ist bei Labormäusen so stark verbreitet, daß es, wie RUDALI und OBERLING auf dem Berliner Carcinogenese-Symposion Dezember 1959 ausführten, rigoroser Sterilisierung der Käfige, der Instrumente und der Nahrung bedarf, will man nicht mit schon vorher latent infizierten Mäusestämmen arbeiten. Jedenfalls sind «beaucoup de precautions» erforderlich (ATANASIU 1960). Der Kliniker kann sich des Eindrucks nicht erwehren, daß es sich bei der großen Variabilität der durch Polyomaviren induzierten Tumoren um ein reines Laborproblem der experimentellen Cancerologie handelt, bei dem sich noch keinerlei Beziehungen zur Krebspathologie des Menschen erkennen lassen.

Überblickt man zusammenfassend alle *Virustumoren bei Tieren* und alles, was über die Tumorviren virologisch bekannt geworden ist, so kommt man zu dem Ergebnis, daß die Virustumoren eine *Sonderklasse von Geschwulstformen* darstellen, die mit den beim Menschen maßgeblichen Carcinomen innerer Organe (Magen, Bronchien, Darm, Genitale) nicht das Geringste zu tun haben. Mögen diese Virustumoren auch als „Spontantumoren" entdeckt worden sein, heute sind sie weitgehend zu Produkten des Labors geworden, mit denen viel experimentiert wird, ohne daß aber eine Nutzanwendung für den menschlichen Krebs erkennbar wäre.

Die *Sonderstellung* besteht in dem (meist fast völligen) *Fehlen* einer für alle Organkrebse des Menschen charakteristischen *Latenzzeit*, in dem *Fehlen* eigentlicher *praecanceröser Zwischenzustände*, der explosiven „Metastasierung" nicht im Sinne einer eigentlichen Geschwulstzellverschleppung, sondern als Folge einer Virusausbreitung im ganzen Organismus. Die Metastasen sind — wie bei einer Pyämie — Verschleppungen des infektiösen Agens, aber nicht Krebszell-Verschleppungen ohne Agens. Auch die sofortige Bildung von Antikörpern und die Möglichkeit der Immunisierung zeigen: Die Virustumoren bei Tieren und der Krebs beim Menschen sind eine biologisch völlig andere Welt. Die Virusgeschwülste haben nicht einmal das Merkmal der echten, primär lokalisierten Tumorbildung mit den Carcinomen gemeinsam. Tumorartige Gewebsreaktionen gibt es auch bei der Tuberkulose und der Lues. Es ist ja wohl kein Zufall, daß noch VIRCHOW die tuberkulösen Granulome so lange noch unter den „Neubildungen" aufführte, bis erst der Nachweis der bacillären Bedingtheit die Herausnahme dieser infektiösen Reaktionstumoren aus der Geschwulstlehre gebracht hat. Kaum ein Zweifel: auch die Virustumoren der Tiere werden bald aus der eigentlichen Tumorpathologie ausgeklammert werden.

4. Virusbedingte Geschwülste beim Menschen

Wir müssen im Zusammenhang mit den Virustumoren bei Tieren zunächst kurz auf die *Viruserkrankungen beim Menschen* (Näheres bei BIELING 1954) eingehen. Nicht, daß wir ihre Bedeutung für das Krebsproblem hoch einschätzten! Da jedoch heute die Virustheorie der Krebsentstehung (s. später) einen breiten Raum in der Diskussion einnimmt, erscheint es erforderlich, *einiges Grundsätzliche* über Virusinfektionen beim Menschen zu sagen.

Die Zahl der Erkrankungen, deren Virusbedingtheit gesichert erscheint, ist beträchtlich, und nicht wenige haben für die Menschheit eine große Bedeutung: wir nennen:

Pocken (Variola)	Influenza	Coloradozeckenfieber
Masern (Morbilli)	Viruspneumonie	Gelbfieber
Röteln (Rubeola)	Mumps (Parotitis epi-	Pappatacifieber
Varicellen	demica)	Denguefieber
Poliomyelitis	Hepatitis epidemica	Rifftalfieber
Pfeiffersches Drüsenfieber	Virusencephalitis	Keratoconjunctivitis
(infektiöse Mononucleose)	Trachom	epidemica
Katzenkratzkrankheit	Verruca vulgaris	Lymphogranuloma vene-
(Lymphoreticulosis	Melkerknoten	reum
benigna)	Herpes febrilis	Lyssa
Molluscum contagiosum	Psittacosis	Herpes zoster
	Pertussis	Fleckfieber

Wohl ist zuzugeben, daß all diese Krankheiten, genau wie die meisten Infektionskrankheiten, kontagiös sind und eine Immunität hinterlassen. Was aber bestehen sonst für grundlegende *Unterschiede:*

Die *Bakterien* bewegen sich in *Größenordnungen* ausdrückbar in $\mu = {}^1/_{1000}$ Millimeter, *Viren* werden gemessen in $m\mu = {}^1/_{1\,000\,000}$ Millimeter. Das kleinste Bacterium ist noch ein Riesengebilde gegenüber dem größten Virus, ganz zu schweigen von dem Vergleich mit einem Erythro- oder gar Leukocyten.

Der *Zeit* nach brauchen *Bakterien* Tage und Wochen zu ihrer Entwicklung im befallenen Organismus, *Viren* nur Stunden und Stundenbruchteile.

Bakterien dringen ein in die Gewebe, aber *niemals in die Zellen* selbst, *Viren* dringen in die Zellen selbst ein und können sich *nur in Zellen vermehren*.

Bakterien können Zell- und Gewebsnekrosen auslösen, brauchen dies aber nicht, *Viren richten* die befallenen *Zellen* immer *zugrunde*, nachdem sie sie schon vorher funktionsuntüchtig gemacht und ihren eigenen Stoffwechsel lahmgelegt haben.

Biologisch handelt es sich bei den *Bakterien* um echte *celluläre Lebewesen* mit Vermehrung durch Zellteilung, *Viren* sind *kristallisierbare Riesenmoleküle*, die sich nicht durch Teilung, sondern nur durch Doppelung vermehren und dies nur innerhalb lebender Zellen.

Viele bakterielle Infektionen hinterlassen in den betroffenen Organen nach Ausheilung eine relative Krebsgefährdung, von den virusbedingten Organschädigungen, gleichviel ob nach der Oophoritis oder Orchitis bei der Parotitis epidemica (Mumps) oder der Hepatitis nach infektiöser Gelbsucht, auch nach Viruspneumonie, ist bislang *nichts über Organ-Praecancerosen als Hinterlassenschaft der Viruserkrankung bekannt* geworden.

a) Virusinduzierte Wucherungen geschwulstartiger Natur beim Menschen. Tatsächlich gibt es beim Menschen *Viruskrankheiten*, die pathologisch-anatomisch zwar nicht unter die echten *Geschwülste*, aber doch unter die geschwulstartigen hyperplastischen Wucherungen gerechnet werden: so die klinisch als **Warzen** (Verrucae) bezeichneten fibroepithelialen Geschwülste der Haut oder gewisse **Papillome** im Bereich von Schleimhäuten. MEESSEN und SCHULZ z. B. gelang 1957 der elektronenmikroskopische Virus-Nachweis bei einem Kehlkopfpapillom des Menschen. Ferner gehören hierher das **Molluscum contagiosum** und schließlich die spitzen **Kondylome** (Condylomata acuminata). Bei diesen Gewebswucherungen spielen neben den infizierenden Viren örtliche Reizzustände eine wesentlich unterstützende Rolle. Histologisch sind beim Molluscum contagiosum, bei Warzen und bei Kondylomen kleinste *Einschlußkörperchen*, wie sie ja auch sonst für Viruskrankheiten (vgl. Negrische, Guarnierische Körperchen!) kennzeichnend sind, nachgewiesen.

Diese virusbedingten Gewebswucherungen beim Menschen sind für das Krebsproblem von einer gewissen Bedeutung. Die Papillome und Kondylome sind durchaus vergleichbar den Papillomen durch Shope-Virus. Außerdem stellen diese Viruserkrankungen der Haut und der Schleimhäute ganz im Gegensatz zu den virusbedingten Organspätschäden ausgesprochene Praecancerosen dar.

Sie können tatsächlich, besonders wenn noch sekundäre Noxen hinzukommen, zu Carcinomen Anlaß geben (KRAMANN 1941, TREITE 1941). Bei Kondylomen entwickeln sich oft so carcinom-ähnliche Bilder, daß man für gewisse Formen sogar den Begriff der kondylomatoiden Praecancerose geprägt hat. Bezüglich der Beziehungen der spitzen Kondylome zu den Carcinomen sei auf BUSCHKE und LÖWENSTEIN (1931) verwiesen.

Jedenfalls ist kein Zweifel, daß es auch beim Menschen den Shope-Papillomen vergleichbare Virustumoren gibt, die sich fakultativ praecancerös auswirken können und gelegentlich auch sekundär zu Krebsbildung führen. Im Rahmen der Krebserkrankungen spielen sie jedoch praktisch keine Rolle.

Ausgedehnte *Versuche, aus* Säugetier- und *menschlichen Tumoren* durch zellfreie Tumorfiltrate *Tumorviren* nachzuweisen oder mit ihnen Geschwülste zu erzeugen, wurden im Institut von FISCHER-WASELS von KREIDE und KUDICKE (1938) durchgeführt. Das Ausgangsmaterial lieferten Filtrate vom Brown-Pearce-Tumor des Kaninchens, Ascitesflüssigkeit vom Ehrlichschen Mäusecarcinom und Lebermetastasen der menschlichen Carcinome. Es konnte aber bei keinem Tier ein Tumor erzeugt werden. Seitdem sind unzählig Versuche unternommen worden, vor allem aus leukämischen Geweben des Menschen bei Tieren eine Tumorbildung auszulösen. Es wurden dabei die verschiedensten Methoden zur Anwendung gebracht. Stieg dann die „spontane" Tumorquote an, so war man nur zu leicht geneigt, eine onkogene Wirkung anzunehmen. Ein Beweis ist nie gelungen.

b) Virusbedingtheit des Morbus Hodgkin und der Leukosen? Immer wieder wird für die *Hodgkinsche Krankheit* die *Virusbedingtheit* behauptet oder gefordert. Einigermaßen schlüssige Beweise liegen nicht vor. Die große Mehrzahl der Krebspathologen hält am blastomatösen Charakter der Krankheit fest.

Für die *Virogenese der Lymphogranulomatose* werden folgende Argumente ins Feld geführt: a) der Morbus Hodgkin hat eine gewisse *Sonderstellung* unter den menschlichen Tumorerkrankungen. Er hat eine eigenartige Zwischenstellung zwischen einer chronisch-entzündlichen und einer neoplastischen Erkrankung. Die Metastasierung kann ebenso als Neuansiedelung wie als Zellverschleppung gedeutet werden. b) GRAND (1949) konnte in Hodgkin-Lymphknoten *cytoplasmatische Einschlüsse*, vor allem in den Sternbergschen Riesenzellen, nachweisen. c) HEINE u. Mitarb. (1958) haben aus dem hochtourigen Sediment des Serums eines 44jährigen Hodgkin-Kranken runde Granula von 60—80 mμ gewonnen und gleichzeitig in Cytoplasma besonders von Sternbergschen Riesenzellen virusartige Partikel von der Größe der Granula gefunden. Doch lassen sie die Frage der Spezifität „noch völlig offen".

Die *Gründe*, die *gegen eine Virusgenese* des Morbus Hodgkin ins Feld zu führen sind, sind gewichtig: a) es gibt so gut wie keine familiären Fälle. Fälle bei Mann und Frau sind äußerst selten (MAZAR und STRAUS 1951). b) Die Geschlechtsrelation 2 ♂ : 1 ♀ ist nur schlecht mit einem infektiösen Agens in Einklang zu bringen. c) Irgendwie vergleichbare Virustumoren bei Tieren sind völlig unbekannt.

Auch der oft behaupteten *Virusbedingtheit der Leukämien* (DMOCHOWSKI 1952, L. GROSS 1954, GRAFFI 1958) steht die Tatsache entgegen, daß gerade die myeloische Leukämie auch während der Schwangerschaft vorkommt. Es ist jedoch noch nie eine Übertragung einer Leukämie auf den Fetus oder den Säugling beobachtet worden, wie ja auch sonst der Kliniker (hier MACAVEI 1960) feststellen muß, daß eine „Übertragung von Leukämien im Sinne einer Infektionskrankheit bis jetzt bei Menschen noch nicht sicher nachgewiesen werden konnte." Die Argumente einer häufigen Entwicklung nach einer anderweitigen Infektion und des oft cyclischen Verlaufes schlagen hier nicht durch.

Aber selbst wenn noch Virusgeschwülste beim Menschen gefunden würden, so wird man schon von vornherein annehmen dürfen, daß es sich nur um eine kleine Sondergruppe von Geschwülsten handelt, denn alle Virusgeschwülste sind durch etwas ausgezeichnet, was bislang allen menschlichen Geschwülsten ohne Ausnahme fehlt, daß sie nämlich die Bildung spezifischer Antikörper im Serum auslösen.

5. Virustheorie der Geschwulstentstehung

Obwohl Virustumoren beim Menschen in primär maligner Form unbekannt sind und obgleich die Virusgeschwülste bei Tieren in vielfacher Hinsicht völlig von allen anderen Tumorarten abweichen, so darf es doch bei der suggestiven Kraft, die das alles vereinheitlichende Wort „Krebserreger" nun einmal besitzt, nicht wundernehmen, daß alsbald nach der ersten Aufklärung der Hühnersarkome als Virustumoren die alte infektiöse Theorie der Krebsentstehung im neuen Gewande einer *Virustheorie der Geschwulstentstehung* ihre Wiederauferstehung erlebte (GYE 1938, HEIDENHAIN 1938, vgl. auch DARANYI 1937, HAAGEN 1937, ROUS 1943, OBERLING 1942), nachdem sie in BORREL (1903) und BOSC (1903) bereits gewichtige Vorläufer gehabt hat.

Am meisten wird *für* die *Virustheorie* der Umstand in Anspruch genommen, daß gelegentlich *durch chemische Carcinogene* (s. Kap. 8) *ausgelöste Tumoren durch zellfreie Filtrate* oder durch genügend lange homogenisierten Tumorbrei (H. LETTRÉ) auf Tiere der gleichen Art *übertragen* zu werden vermögen.

Durch *1,2,5,6,-Dibenzanthrazen-9,10-endo-α-β-siccinat* erzeugte Sarkome ließen sich 5mal als zellfreie Filtrate auf Mäuse überimpfen (L. D. PARSON 1936).

In vitro mit *Arsenpentoxyd* oder *Steinkohlenteer* behandeltes Milzgewebe erzeugte, überimpft, Sarkome, die sich auch als zellfreie Filtrate auf Hühner transplantieren ließen (A. FISCHER 1928, A. CARREL 1928).

Aus Hühnerembryonalzellen entstand unter Einwirkung von *Dibenzanthracen* Gewebe, das in die Brustmuskulatur von Hühnern injiziert, maligne Tumoren hervorrief, die auch als Filtrate übertragbar waren (DES LIGNERIS 1936).

Durch *Methylcholanthren* ausgelöste Tumoren ließen sich auch durch zellfreie Filtrate übertragen (OBERLING und GUÉRIN 1935, 1950).

Hühnersarkome, die durch cancerogene Kohlenwasserstoffe induziert wurden, lassen sich nach mehreren cellulären Passagen später auch durch zellfreie Filtrate weiter verimpfen (MCINTOSCH zit. n. GRAFFI 1951).

STASNEY, PASCHKIS, CANTAROW gelang es, mittels Mitochondrien, die aus *Buttergelb-Hepatomen* der Ratte gewonnen wurden, durch Injektion in die Leber gesunder Tiere Tumoren zu erzeugen (zit. nach GRAFFI 1951).

Zu diesen und ähnlichen Experimenten ist zu sagen, daß die Filtratübertragung von Tumoren allein für sich noch keinesfalls eine Virusbedingtheit schlüssig beweist. Ein Teil der Experimente konnte bei der Nachprüfung nicht wieder mit gleichem Effekt reproduziert werden, so z. B. nicht der Versuch von A. FISCHER. Des weiteren ist zu berücksichtigen, daß es sich durchweg um Labortiere handelt, von denen kein Geringerer als OBERLING noch im Dezember 1959 bezüglich seiner eigenen Mäusezuchten sagte, daß sie sich „alle schon vorher virusinfiziert" zeigten. Zudem können ja bei der Ratte als „Sarkomtier" auch durch scheinbar physiologische Stoffe, wie Traubenzucker u. dgl. Tumoren ausgelöst werden. Zum Beweis der Virusbedingtheit gehört eben *der elektronenmikroskopische Virusnachweis* und der ist bezeichnenderweise bei allen jenen Beispielen nicht erbracht.

Ob eine Zelle virusinfiziert ist, das verrät sie im Elektronenmikroskop durch die Viren. Ob eine *Zelle* aber eine *maligne Tumor-Zelle* ist, dieses Geheimnis gibt sie auch bei 40000facher Vergrößerung im Elektronenmiskoskop nicht preis — eben *weil sich die Malignität im molekularen Bereich abspielt* (s. 11. Kapitel). Auch ob Viren „Tumorviren" sind, verrät nicht das Elektronenmikroskop, sondern nur der Umstand, daß sie makroskopisch und histologisch gesicherten Tumoren entstammen. Tatsächlich sind alle tumorpositiven elektronenmiskroskopischen Virusbefunde (vgl. Abb. 78) von Shope-papillomen, Rous-Sarkomen, Bittner-Carcinomen der Mäuse-Mamma, von Mäuse-Leukämien, Polyomatumoren usw. gewonnen.

Einer der ersten Verfechter der Virustheorie war GYE (1938). Entscheidend für GYE war ein Versuch von ROUS. Dieser teerte die Ohren von Kaninchen und erhielt Teer-„Papillome". Nach 3 Monaten Teerung spritzte er i.v. Shope-Virus und teerte zugleich weiter. Schon nach 2—3 Wochen (!) entstanden im Teerbereich und nur in diesem Carcinome bei Ausbleiben von Carcinomen bei den nur geteerten Kontrolltieren. GYE schließt aus diesem Versuch, daß der Teer die Viruswirkung vorbereitet, und stellt folgende Arbeitshypothese auf: „Wenn ein Tumor ... durch Anwendung carcinogener Agentien erzeugt wird, so ist wahrscheinlich der biologische Übergang von einfacher Hyperplasie zu Bösartigkeit verbunden mit dem Eintritt eines Virus." GYE verlangt für seine Theorie sogar schon unterrichtsmäßige Anerkennung, er sagt, „daß es nicht länger erlaubt erscheint, auch nur die Möglichkeit zurückzuweisen, daß die Vira einen wesentlichen Anteil am Krebs haben".

Weiterhin hat die Virustheorie der Krebsentstehung einen neuen Verfechter in OBERLING (1942, 1954, 1959) erhalten. Er betonte anfangs „la domaine purement hypothétique". Er argumentiert folgendermaßen: die krebserzeugende Fähigkeit von Viren ist unbestreitbar, schwierig ist das Postulat, welches die dauernde Anwesenheit eines „cancerogenen" Virus in allen Fällen von Krebsgeschwülsten verlangt. Die Hauptschwierigkeit liegt bei den krebserzeugenden Kohlenwasserstoffen (s. 8. Kapitel, S. 358), die bis zu fast 100% Krebs bedingen. Die Virustheorie verlangt die Annahme, daß alle für cancerogene chemische Stoffe empfindlichen Lebewesen Viren für die Krebsformen enthalten, die sich unter dem Einfluß jener Stoffe entwickeln. Wenn man im ersten Augenblick zaudern möchte, eine derartige Verteilung gewisser Viren zu unterstellen, sähen wir nicht auch, daß alle Menschen ohne Ausnahme in ihrem Verdauungskanal Colibacillen und viele andere Mikroben enthielten? „Was möglich ist für die Mikroben, muß es ebenso sein für die Viren, um so mehr, als diese letzteren als obligatorisch intracelluläre Parasiten unter dem Schutz all der Reaktionen, die vom Organismus im Hinblick auf die Mikroben ins Werk gesetzt werden, leben." Bezüglich einer zweiten Schwierigkeit, daß es „extrem zahlreiche" Krebsformen, bei jedem Virus aber nur den gleichen Geschwulsttyp gibt, sagt OBERLING, man kenne ungefähr 7000 Varietäten von Mikroben, warum will man nicht „eine mindestens ebenso beträchtliche Zahl von Krebsviren" zugestehen? Auch dürfe man die Fähigkeit der Viren, sich in Variationen ihres Cytotropismus zu präsentieren, nicht aus dem Auge verlieren. Auf die letzte Frage, warum man die Viren, wenn sie die Genese aller Krebse bedingen, nicht häufiger nachweisen könne, antwortet OBERLING mit dem Hinweis auf die Experimente von ROUS mit dem aus dem Shope-Papillom hervorgegangenen Krebs. Sie zeigten, daß ein Virus in einem Tumor anwesend sein könne, ohne daß es möglich wäre, es mit den bis heute bekannten Methoden nachzuweisen

Der berühmteste und zugleich schärfste Repräsentant der Virustheorie ist STANLEY (1957, 1958). Als Entdecker des Tabakmosaikvirus (1946) ist er einer der bedeutendsten Virologen und Biochemiker der Jetztzeit.

Um so erstaunlicher ist es, daß er für seine Thesen scharfe, um nicht zu sagen *aggressive Formulierungen* wählt. Für STANLEY ist der „Beweis für die Virusätiologie des Carcinoms von vielen verschiedenen Laboratorien erbracht worden". Es sei „schwer verständlich, warum viele Forscher ... sich dieser Erkenntnis verschließen ..." Er „staune über die Bereitwilligkeit so vieler Forscher, Viren als ätiologische Faktoren für den Krebs bei *Tieren* anzunehmen und gleichzeitig die ursächliche Bedeutung der Viren beim Krebs des *Menschen* zu negieren". Die Viren seien „die ätiologischen Faktoren der meisten, wenn nicht aller malignen Tumoren einschließlich der malignen Tumoren des Menschen".

Auch OBERLING hat in seiner letzten zusammenfassenden Darstellung (1959) erstaunlich *polemische Wendungen* gebraucht: „Virustheorie... einzig logischer Ausweg"! „Keinerlei Widerspruch zu dem, was wir bis jetzt über die Ursache der Krebskrankheit wissen!" — „Systematische Opposition (gegen die Virustheorie), die nicht immer auf objektiven Tatsachen, sondern auf einer vorgefaßten Meinung beruht"!

Die *Argumentation* im einzelnen ist folgende: Das Krebsleiden sei grundsätzlich ein Wachstumsproblem. Wenn Krebs nicht infektiös sei, so sei dies kein Gegengrund gegen die Bedeutung der Viren bei der Entstehung des menschlichen Krebses. Ein gegebenes Virus erscheine unter vielen Bedingungen nicht infektiös. Allerdings berge der Nachweis eines Virus, „das gerade im menschlichen Krebs vorhanden" sei, große Schwierigkeiten in sich. Die „Zucht menschlicher Zellen *in vitro* in der Gewebskultur" eröffne jedoch sehr große experimentelle Möglichkeiten. Die Summe der vorhandenen Viren im Tumorgewebe hänge „vom Alter des Wirtes und vom Alter des Tumors ab". Für die Teercarcinome und solche durch carcinogene Kohlenwasserstoffe (s. 8. Kap.) zitiert STANLEY die Vermutung einiger Forscher, „daß *die chemischen Carcinogene auf dem Wege über das Virus wirken*". Eine große Rolle in den Vorstellungen STANLEYs spielt die Überzeugung, daß ein Virus „im Menschen durch viele Jahre, auf Lebenszeit oder sogar während zwei oder mehrerer Generationen" verbleibe. Ähnliche Gedanken vertritt OBERLING (1959). Er bezeichnet speziell den „Milchfaktor" als „ein Beispiel für die ungeheure Verbreitung okkulter Virusinfektionen", dazu mit einer „Latenzzeit, die sich nicht nur auf große Lebensabschnitte eines einzelnen Tieres, sondern auf Generationen (!!) ausdehnen" könne. Schließlich bleibt dann nur noch die Annahme eines Virusinfektes des Eies oder des Spermiums, wie dies L. GROSS (1956) mit seinem "egg-borne-Virus" unterstellt.

Wir begnügen uns mit der ausführlichen Würdigung der Hauptvertreter der Virustheorie, verweisen jedoch darauf, daß sich eine ganze Reihe von Autoren bald reservierter, bald mehr oder minder uneingeschränkt zu dieser Theorie bekennt. Wir nennen u. a. HARBERS (1960), NICOLAU (1955), GRAFFI (1956), abgesehen von den eingangs schon zitierten Autoren.

Die Virustheorie sieht also das Wesen der Krebsentstehung darin, daß alle Krebsgeschwülste durch ubiquitäre, endocelluläre Viren bedingt seien. Für gewöhnlich seien diese Viren jedoch latent und inaktiv, ja Virus und Wirtszelle seien wechselseitig aufeinander abgestimmt. Treffen aber irgendwelche äußeren Noxen auf diese endocelluläre Harmonie zwischen Virus und Wirt, so würden die Viren pathogen im Sinne der nunmehr direkten endocellulären Umwandlung der Körperzelle des Wirts in eine Krebszelle (vgl. auch ROUS und BEARD 1935).

Es ist interessant, daß die *Virustheorie* schon von allem Anfang an vor allem bei den Pathologen und Klinikern lebhafter *Kritik* begegnete. Wir zitieren zunächst vier um das Krebsproblem hochverdiente Pathologen.

Schon 1936 tritt FISCHER-WASELS der Theorie entgegen und teilt Versuche mit, die das von der Theorie behauptete Virus als Agens für die Malignität der Geschwulstzelle nachzuweisen zum Ziel hatten. Es wurde Gewebsbrei von Mäusetumoren mit jungen Embryonen verschiedener Tierarten vermischt und die Breimischung auf Tiere der gleichen und anderer Arten übertragen. ,,Irgendeine Andeutung von echter Geschwulstbildung ... wurde niemals festgestellt." Der Nachweis eines Virus in den Zellen bösartiger Wirbeltiergeschwülste ist ,,niemals gelungen".

BORST (1938) meint, sie stände ,,bis heute noch auf schwachen Füßen", und wendet ein, daß bei embryonalen Mischgeschwülsten schwer vorstellbar wäre, daß das ,,hypothetische Krebsvirus den mütterlichen Organismus unberührt lassen und eine besondere Affinität zum embryonalen Gewebe haben" sollte. Außerdem müßte ein Virus, welches maligne Embryome erzeugt, darnach ,,spezifisch auf eiwertige embryonale Keime eingestellt sein und nur diese, nicht andere Zellen des mütterlichen oder des fetalen Körpers attackieren".

In einer anderen Arbeit weist BORST (1938) noch auf folgende Gegenargumente hin: a) Hinsichtlich der Verbreitung des Krebses ,,wird wohl niemand behaupten wollen, daß sich der menschliche Krebs vergleichen ließe mit der Ausbreitung irgendeiner der bekannten Infektionskrankheiten, einschließlich der sog. Viruskrankheiten". b) Die Viren sind bekanntlich stets spezifisch auf ganz bestimmte Gewebe abgestimmt. ,,Da die Krebse aus den verschiedenartigsten Muttergeweben hervorgehen, müßten so viele spezifische Vira angenommen werden, als es Muttergewebe für bösartige Geschwülste gibt". c) Bei den aus den Shope-Papillomen bei Hauskaninchen entstandenen Carcinomen wirft BORST die Frage auf: ,,Ist für die Entstehung dieses Carcinoms das Virus noch verantwortlich ? Oder entsteht das Carcinom allmählich auf dem Boden der chronischen Entzündung?" BORST schließt ,,mit der Feststellung, daß die Beobachtungen mit dem Kaninchenpapillom in keiner Weise berechtigen, den Krebs ganz allgemein als eine Viruskrankheit zu proklamieren".

Von späteren Pathologen sei W. FISCHER, Jena (1956) erwähnt. Er sagt im Anschluß an die Virustumoren bei Tieren zusammenfassend: ,,Wir kennen keine belebten Organismen, die wir als Tumorerreger ansprechen dürften". BÜCHNER (1959) schließt die Besprechung der Virustumoren bei Tieren ab mit der Bemerkung: ,,Sie bieten keine Anhaltspunkte dafür, daß Viren generell die Erreger maligner Tumoren sind, und sie *widerlegen die Auffassung, daß das gleiche Virus bei allen Geschwülsten den Universalerreger darstellt.*"

Der schwächste Punkt der Theorie ist wohl die Annahme latenter, aber ubiquitärer, ja über ganze Generationen hinweg wirkender Viren. Nachgewiesen wurden diese hypothetischen Viren aber niemals. Ja, die Krebsbiochemiker WARBURG und CHRISTIAN (1943) gehen sogar so weit, zu erklären: ,,das latente Virus der Tumoren ... muß heute als nicht vorhanden betrachtet werden".

Die Zahl der *Einwände* gegen die Virusbedingtheit des Krebses ist groß. Ein kardinaler Unterschied zwischen den menschlichen und den Virustumoren der Tiere besteht zunächst in der meist ganz kurzen *Latenzzeit* und der nur kurzen *Krankheitsdauer*. Sowohl bei den Rous-sarkomen der Hühner, wie bei den Shope-

Papillomen der Kaninchen folgt die Tumorentwicklung der Inokulation auf dem Fuße und die Tumoranfänge sind schon nach Tagen erkennbar. STANLEY (1958) weist demgegenüber darauf hin, daß es Viren gäbe, die ein ganzes Leben lang im Körper mitgeführt würden und erst im gegebenen Augenblick virulent würden.

Selbstverständlich darf man aus dem Umstand, daß menschlicher Krebs nicht ansteckend ist, nicht folgern, daß er auch nicht virusbedingt sein könne. Auch Tetanus ist nicht ansteckend, trotzdem aber bacillär verursacht. Wäre aber Krebs virusbedingt, so wäre die *operative Behandlung sinnlos*, da man ja einen Virusinfekt ebenso wenig exstirpieren kann, wie ein Erysipel. Wie soll man sich z. B. vorstellen, daß nach einer Pneumonektomie wegen Bronchialkrebs die andere Lunge vom Virus verschont bleiben soll, wenn der operierte Lungenkrebs virusbedingt war?

Dem *Einwand*, ,,daß Krebsviren beim Menschen nicht existieren, da sie sonst längst entdeckt worden wären", hält STANLEY (1957) entgegen, daß gerade in jüngster Zeit beim Menschen viele Viren entdeckt worden wären, ,,von denen wir noch nicht wissen, welche Bedeutung sie haben. Es besteht jetzt kein Grund mehr, davor zurückzuschrecken, die Viren als Krebsursache in Betracht zu ziehen, nur weil man keine Viren fand".

Gerade diese Antikritik kann die *Klinik* nicht gelten lassen. Denn wenn es auch wirklich und tatsächlich nicht möglich ist, ,,agensverdächtiges Krebsgewebe" vom Menschen auf den Menschen versuchsweise zu übertragen, so übertragen aber Kliniker Tag für Tag und allüberall auf der Erde Blut, Gefäß-, Knochenmaterial usw. von einem Menschen auf den anderen, und wenn wirklich, wie STANLEY (1957) angibt, eine ganze ,,dritte Gruppe von Viren aus dem menschlichen Serum isoliert wurde", so können, da wir ja die Tatsache nicht bezweifeln wollen, unmöglich Krebsviren dabei sein, denn sonst wäre irgendwo und irgendwann einmal ein Fall von *Geschwulstvirusübertragung*, z. B. bei einer *Bluttransfusion*, beobachtet worden. Würden wir die Möglichkeit latenter Krebsviren nur entfernt bejahen, so könnten wir kaum mehr Bluttransfusionen ausführen.

Noch ein *anderes Gegenargument* muß der Kliniker anführen: Gäbe es latente Krebsviren im menschlichen Organismus und müßte wirklich, wie STANLEY (1957) sagt, ,,das Verbleiben eines Virus im Menschen durch viele Jahre, auf Lebenszeit oder sogar während zwei oder mehrerer Generationen nicht als ein unerwartetes oder ungewöhnliches Phänomen betrachtet werden", so müßte weit über die Erwartung hinaus *familiärer Krebs* oder der gleiche Krebs im Sinne der ,,vertikalen Epidemie" von GROSS über mehrere Generationen hinweg beobachtet werden. Das aber ist es gerade, was durch die klinischen Beobachtungen über den sog. conjugalen Krebs als *widerlegt* angesehen werden darf.

Die intracelluläre Vermehrung eines Virus macht aus den Zellen nur virusinfizierte, aber noch keine Tumorzellen. Und säße in einer Zelle ein Tumorvirus, so wäre nicht einzusehen, daß es, wie L. GROSS (1954) es will, schon in den Keimzellen vorkomme und durch diese auf alle weiteren Zellen weitervererbt würde (!) ohne sich, wie die Viren zu vermehren und ohne die embryonalen Zellen zu stören. Wären schon *Keimzellen Träger eines Krebsvirus*, so wäre die Virusschädigung der Keimzellen selbst und die Virusinfektion der Keime und des ganzen Embryos die unabdingbare Konsequenz. An sich sind *Virusinfektionen während* der eigentlichen *Embryonalzeit* (bis Ende des 3. Monats) und der anschließenden fetalen *Reifungszeit* eine reale Gegebenheit. Solche Virusinfekte der Mutter und ihrer Frucht lösen *Embryopathien* (kongenitale Vorhof- und Septumdefekte des Herzens, andere angeborene Herzfehler, Rachischisis, Spina bifida, Gliedmaßendefekt usw.) aus, aber keine Tumoren. Daß ein hypothetisches Krebsvirus der Keimzellen diese selbst und die von ihnen abstammenden stark proliferierenden embryonalen Zellen völlig unversehrt lassen würden, widerspräche allen Erfahrungen der Pathologie. Und wenn man schon ein Krebsvirus in Keimzellen annehmen wollte, *warum* würde es sich beim Menschen dann ganz überwiegend *erst im Alter manifestieren*?

Wäre Krebs virusbedingt und damit infektiös, so müßte er auch dann und wann einmal als *kontagiös* beobachtet werden. Niemand kommt mit dem menschlichen Krebs in so unmittelbare Berührung wie der Chirurg bei seinen zahllosen Krebsoperationen. Aber nie ist eine unanfechtbare Beobachtung einer Krebsübertragung von Krebskranken auf Arzt, Schwester oder Angehörige mitgeteilt worden.

Wäre Krebs eine Virusinfektion, so müßte er eine *Immunität* erzeugen und miterhalten. Der kranke Mensch hinterläßt bei Krebsgeheilten jedoch keinen Schutz gegen eine Zweiterkrankung an Krebs. Gegen viele Viruskrankheiten gibt es viele Maßnahmen der Prophylaxe. Gegen Krebs gibt es weder eine Vaccine, noch helfen Isolierung oder Desinfektion.

Immer wieder fällt beim Studium der Arbeiten mit experimentell erzeugten Virustumoren auf, daß das *Alter* beim Angehen der Virusinfektion eine so entscheidende Rolle spielt. Ja, es gibt ganze Versuchsserien, bei denen das Ergebnis überhaupt davon abhängt, daß die Filtrate oder Homogenisate neugeborenen Tieren (meist Mäusen) eingeimpft werden. STANLEY (1958) selbst faßt einschlägige Untersuchungen dahin zusammen, daß die im Tumorgewebe vorhandene Virenmenge vom Alter des Wirtes und vom Alter des Tumors abhängig sei. Je jünger der Wirt und je jünger der Tumor, um so mehr Virus könne extrahiert werden. Diese Gebundenheit des Tumoreffektes an die Einbringung in Neugeborene, also an den Tumorbeginn gleich nach der Geburt, ist ohne jedes Analogon in der menschlichen Krebspathologie.

Der *Haupteinwand gegen die Virustheorie* in der von ihren Hauptverfechtern vertretenen Form besteht darin, daß *von einer kleinen, im Gesamttumorgeschehen wenig bedeutungsvollen Sonderklasse tierischer Tumoren per analogiam auf alle Tumoren rückgeschlossen* wird. Der Analogieschluß ist nun aber einmal die naturwissenschaftlich schwächste Form der Beweisführung. Für das Gros der menschlichen Krebse des Magen-Darm-Kanals, der Bronchien und Lungen sowie der Geschlechtsorgane ist sie keine Theorie, die die nun einmal gegebenen Tatsachen der Zunahme der Krebserkrankungen seit der Jahrhundertwende, des Altersanstieges, der Geschlechts- und Organverteilung, der langen Latenzzeiten usw. in einer naturwissenschaftlich befriedigenden Form zu interpretieren vermöchte.

Was von der Virustheorie übrigbleiben wird, ist die Tatsache, daß unter den Hunderten von chemischen Noxen auch *Virusmoleküle* eine gewisse, aber sehr beschränkte *Sonderrolle* spielen. So liegt denn auch die Bedeutung der Virustheorie nicht auf dem Gebiete einer für alle Krebse gültigen theoretischen Erklärung der Cancerisierung, sondern auf dem Gebiete der chemischen Konstitution und dem biologischen Verhalten dieser Stoffe. Von dem Charakter der Tumorviren als Nucleoproteide schlägt sich die Brücke zu den Nucleoproteiden in den Kernen der Körperzellen. Davon wird im 11. Kapitel ausführlich die Rede sein. Nur so viel sei jetzt schon vorweggenommen: die Ähnlichkeiten zwischen den Viren und Genen (beides Nucleoproteide) lassen natürlich daran denken, daß gewisse Viren bei der Cancerisierung von Zellen an den ihnen chemisch nahe verwandten Genen angreifen, sie vielleicht ersetzen oder verdrängen oder abändern.

Wer das Kommen und Gehen der Krebstheorien verfolgt, kann vorläufig die Virustheorie nur als eine Hypothese ansehen, die zwar von hochverdienten Naturforschern ausgeht, Forschern, die andererseits wiederum das Krebsproblem viel zu einseitig nur von ihrer eigenen Forschungsrichtung aus sehen und gelöst sehen möchten, ohne den Tatsachen gerecht zu werden, die nun einmal die Erfahrungen am krebskranken Menschen in so viel gewaltigerer Form kundgeben.

Beim Menschen ist bis heute kein einziger Krebs als virusbedingt erwiesen. Es ist daher nicht anzunehmen, daß die Virusätiologie allein das Krebsgeschehen aufklären wird.

Zusammenfassung

Die Infektion hat in mehrfacher Hinsicht ihre Bedeutung für die Krebsentstehung. Es muß jedoch vorangestellt werden: *es gibt keinen Krebserreger* im Sinne eines lebenden, spezifisch krebsauslösenden Agens, also weder einen „Krebsparasiten", noch einen „Krebsbacillus", noch ein „Krebsvirus".

Andererseits ist es klar, daß ein in vielen Fällen so hochbedeutsames Ereignis wie eine *Infektion* in der langen Kettenreaktion des Krebsgeschehens auf indirektem Wege *Einfluß* gewinnen kann, vor allem wenn sie bei chronisch-rezidivierendem oder chronischem Verlauf *Dauerschäden* in den betroffenen Geweben und Organen zur Folge hat. Kommt es dann zu fortgesetzten und langdauernden Störungen der Gewebsregeneration zu Ulcerationen, chronischen Intoxikationen, wechselnden Infekten, Epithelmetaplasien usw., so bereiten solche *Präblastomatosen* schließlich auch endogenen (abnormen Stoffwechselprodukten) und exogenen Carcinogenen das *Terrain für die Krebsumwandlung* geschädigter Gewebe vor. Der chronische und chronisch-rezidivierende *Infekt* wird auf solcherlei Weise oft *zum Schrittmacher der Krebsauslösung*.

Für den Zeitablauf und das *Wechselspiel syncarcinogenetischer Faktoren* ist es dann oft nur von zweitrangiger Bedeutung, ob es sich um diese oder jene Art von Parasiten oder Bakterien gehandelt hat. Das Entscheidende ist, daß der betr. *Infekt* schließlich aus der Reihe der Schädigungen *nicht weggedacht* werden kann. So können Tuberkelbacillen ebenso Wegbereiter für den betr. Krebs werden, wie Syphilisspirochäten, wie andererseits Sekundär- oder besonders auch Mischinfekte. Die alte „*parasitär-infektiöse Theorie der Krebsentstehung*" ist somit keine Interpretation der Carcinogenese, sie ist nur eine Ausdeutung der Tatsachen im Umkreis chronisch-entzündlich bedingter Präcancerosen.

Einen breiten Raum in der theoretischen Cancerologie beanspruchen die *Tumorviren und Virustumoren*. Ihr Schwergewicht liegt bis heute praktisch ausschließlich in der experimentellen Krebsforschung. Tatsächliche engere Beziehungen zur menschlichen Krebspathologie sind bislang nicht erkennbar. Aber auch innerhalb der Geschwülste bei Tieren sind die Virustumoren eine Klasse für sich. Viele Teilprobleme sind Probleme der Labortiere und des Labors überhaupt. Innerhalb der großen Gruppen von Krebserkrankungen, die *beim Menschen* das Krebsgeschehen praktisch völlig beherrschen, sind *virusbedingte Krebsformen nicht bekannt* geworden. Umgekehrt gibt es gerade im klinischen Erfahrungsgut viele Tatsachen, die mit der Vorstellung einer „Virusbedingtheit des Krebses" schlechthin unvereinbar sind.

Immer aber muß man sich der *Sonderstellung der Virusgeschwülste* bewußt bleiben: Die Virusgeschwülste unterscheiden sich grundsätzlich von allen anderen Geschwülsten dadurch, daß die Geschwulstbildung *sofort* und nicht erst nach einer längeren Latenzperiode erfolgt. Auch kennen die Virusgeschwülste *keine* morphologischen Vorstadien im Sinne von *Praecancerosen*. Zudem erzeugen die Viren je nach Gewebsart nie variable, sondern immer *nur spezifisch gleiche Geschwülste*. Diese spezifische Geschwulst erzeugen sie nur, solange sie anwesend sind und sich vermehren. Die *Metastasierung* bei Virustumoren ist nicht eine Verschleppung fertiger Geschwulstzellen, sondern eine Absiedelung von Tumorviren, die aus Tumorzellen freigesetzt worden sind. Während andere carcinogene Stoffe dann, wenn sie den Tumor erzeugt haben, nicht mehr notwendig und meist auch nicht mehr vorhanden sind, begleiten die Tumorviren, wie ROUS (1943) betont, die

Zellen, die sie neoplastisch gemacht haben, auch weiterhin, vermehren sich in und mit ihnen und können oft, wenn auch nicht immer, aus ihnen wieder zurückgewonnen und zu neuer Tumorerzeugung verwendet werden. Endlich lösen die Tumorviren eine *Antikörperbildung* aus, etwas, was bei allen sonstigen Geschwülsten unbekannt ist. Die Tumoren wachsen aber selbst trotz dieser Antikörper weiter. Die Tumorviren selbst werden in und von ihren Tumorzellen gegen diese Antikörper geschützt. Nicht der Organismus schlechthin, sondern die *Tumorzelle* ist der *Wirt des Tumorvirus*. Sie läßt keine Antikörper, die sich gegen das Virus richten könnten, in die Zelle eindringen. Schließlich aber unterscheidet die Virustumoren zutiefst und am meisten von allen anderen malignen Tumoren die Möglichkeit, einen Organismus durch die Antikörperbildung gegen eine Virusinfektion zu immunisieren. Mit dieser *Möglichkeit des Immunwerdens* aber ist der fundamentale Unterschied gegenüber allen menschlichen Carcinomen gegeben: gegen Viren gibt es spezifische Abwehrmöglichkeiten für den betroffenen Organismus, *beim Menschen ist eine irgendwie geartete Form einer spezifischen Krebsabwehr bis heute unbekannt*. Gegenüber Bakterien und Viren besitzt der Organismus Vorrichtungen einer Neuanpassung an eine veränderte Situation, *gegenüber ,,Krebsschäden"* der verschiedensten Art ist dem menschlichen Organismus jede wirkliche *Anpassungsfähigkeit versagt*.

Am sinnfälligsten wird dies bei den chemischen Krebsnoxen, denen wir uns jetzt zuwenden.

Literatur

a) Lehrbücher, Monographien und zusammenfassende Darstellungen

BIELING, R.: Viruskrankheiten. 1. Teil: Die Viruskrankheiten des Menschen, ihre Erreger und ihre Bekämpfung. 4. Aufl. Leipzig 1954. — BLACK, L. M.: Virus tumors. Survey Biol. Progr. **1**, 155 (1949).

DOERR, R., u. C. HALLAUER: Handbuch der Virusforschung 1938—1950. Erg. Bd. I. 2. 3. (1957).

ENDERS, J. F.: Die Bedeutung der Gewebekultur für die Moderne Virusforschung. Nova Acta Leopold. N. F. **19**, Nr. 34, 76 (1957).

GONNERT, R.: Virus und Krebsentstehung. Verb. dtsch. Ges. Path. **38**, 327 (1954). — GRAFFI, A., u. H. BIELKA: Probleme der experimentellen Krebsforschung. Leipzig 1959.

HARBERS, E.: Zur Frage der ,,Virusgenese" im Neoplasma. Dtsch. med. Wschr. **85**, 2309 (1960).

LURIA, S. E.: General Virology. New York 1953. — Mutations of viruses in relation to normal and abnormal cell function. Ann. N. Y. Acad. Sci. **71**, Art. 6, 1085 (1958).

OBERLING, CH.: Krebs, das Rätsel seiner Entstehung. Hamburg 1959.

ROOYEN, C. E. v., and A. J. RHODES: Virus Diseases of Man. 1940.

SCHRAMM, G.: Die Biochemie der Viren. Berlin-Heidelberg 1954. — STANLEY, W. M.: Die Beziehungen zwischen Viren und Krebs. Krebsarzt **12**, 307 (1957). — Relationships, Established and Prospective between virus and cancer. Ann. N. Y. Acad. Sci. **71**, Art. 6, 1100 (1958).

WEIDEL, W.: Virus. Berlin-Heidelberg 1957.

b) Einzelarbeiten

AMBRUS, C. M., u. J. W. E. HARRISSON: Experientia (Basel) **8**, 469 (1952). — ANDERWONT, H. B.: J. nat. Cancer Inst. **11**, 545 (1950). —ANDREWES, C. H.: J. exper. Med. (Am.) **63**, 157 (1936). — Verh. dtsch. path. Ges. **3**, 72 (1900). — Schweiz. med. Wschr. **1931**, 289. — ASKANAZY, A.: Verh. dtsch. path. Ges. — ATANASIU, P.: Abh. Dtsch. Akad. Wiss. Berlin, Klasse Med. Jg. 1960, Nr. 3. S. 319 (1960). — ATANASOFF, D.: Z. ges. Hyg. **4**, 115 (1958). — ATTINGER, E.: Oncologia **3**, 140 (1950).

BANG, F. B., and R. HALEY: J. nat. Cancer Inst. **20**, 329 (1958). — BATHER, R.: Brit. J. Cancer **8**, 132 (1954). — BAUER, K. H., u. KL. DECKNER: Bruns Beitr. klin. Chir. **162**, 513 (1935). — BEARD, J. W., u. R. W. G. WYCKOFF: Science (N. Y.) **85**, 201 (1937). — BEARD, J. W., A. R. TAYLOR, D. G. SHARO and D. BEARD: Surg. Gynec. Obstet. **74**, 509 (1942). — BEAUDREAU, G. S., C. BECKER, D. G. SHARP, J. C. PAINTER and J. W. BEARD: J. nat. Cancer Inst. **20**, 351 (1958). — BÉCLÈRE, A.: Presse méd. **1936**, 337. — BEGG, A. M.: Brit. J. exp. Path. **8**, 147 (1927); **10**, 322 (1929). — Brit. J. Cancer **3**, 88 (1949). — BERNHARD, W.,

A. Bauer, J. Harel et Ch. Oberling: Bull. Ass. franç. Ét. Cancer **41**, 423 (1954). — Bernhard, W., H. L. Febre u. R. Cramer: C. r. Acad. Sci **249**, 483 (1959). — Bernhard, W., Ch. Oberling et P. Vigier: Bull. Ass. franç. Cancer **43**, Nr. 4 (1957). — Bessemanns, A., et J. Maisin: Bull. Assoc. franç. Étude Canc. **29**, 275 (1941). — Bieling, R., u. H. Heinlein: Virus Diseases of man. Fiat Review of German Science 1939—1946. Wiesbaden 1947. — Bielka, H., u. A. Graffi: Naturwissenschaften **46**, 404 (1959). — Bielka, H., A. Graffi u. F. Fey: Naturwissenschaften **42**, 399 (1955). — Bielka, H., F. Fey, W. Krischke u. A. Graffi: Naturwissenschaften **42**, 563 (1955). — Bittner, J. J.: Science **84**, 162 (1936). — Cancer Res. **7**, 741 (1947). — Proc. Soc. exp. Biol. (N. Y.) **67**, 219 (1948). — Pontif. Acad. Scient. Script. var. **7**, 269 (1949). — Cancer Res. **12**, 510 (1952). — Texas Rep. Biol. Med. **10**, 160 (1952). — Bittner, J. J., and D. T. Imigawa: Cancer Res. **13**, 525 (1953). — Blümel, P.: Beitr. klin. Chir. **167** (1937). — Bonne, C., and J. H. Sandground: Amer. J. Cancer **37**, 173 (1939). — Borrel, A.: Ann. Inst. Pasteur **17**, 81 (1903). — Bull. Acad. Méd. **56**, 141 (1906). — Borst, M.: Münch. med. Wschr. **1928**, 11. — Schweiz. med. Wschr. **68**, 811 (1938). — Orvosképzés (Ung.) **1938**, 145. — Bosc, F. J.: Zbl. Bakt. **34**, 413, 517, 666 (1903). — Bostick, W. L., and H. Lavelle: Cancer Res. **11**, 505 (1951). — Bryan, W. R., J. B. Moloney, and D. Calnan: J. nat. Cancer Inst. **15**, 315 (1954). — Büchner, Fr.: Allgemeine Pathologie, 3. Aufl. München-Berlin 1959, S. 278. — Bullock, F. D., and M. R. Curtis: N. Y. Path. Soc. **20**, 149 (1920). — Bullock, F. D., M. R. Curtis and Dunning: Amer. J. Cancer **30**, 355 (1937). — Burmester, B. R., C. O. Prickett u. T. C. Belding: Cancer Res. **6**, 189 (1946). — Buschke, A., u. L. Löwenstein: Arch. Derm. **163**, 30 (1931). — Butenandt, A.: Angew. Chem. **51**, 617 (1938). — In Chemie und Krebs, S. 27. Berlin 1940. — Butenandt, A., H. Friedrich-Frekea, St. Hartwig u. G. Scheibe: Hoppe Seylers Z. physiol. Chem. **274**, 276 (1942). — Butenandt, H.: Jb. preuß. Akad. Wiss. **1940**, 1.

Carr, J. G., and R. C. Harris: Brit. J. Cancer **5**, 83 (1951). — **5**, 95 (1953). — Carr, J. G.: Brit. J. Cancer **10**, 379 (1956). — Carrel, A.: C. R. Soc. Biol. (Paris) **93**, 1083, 1278 (1925). — **96**, 1121 (1927). — Chauvet, M.: Rev. med. Suisse rom. **73**, 402 (1953). — Christeller, E.: Klin. Wschr. **1928**, 1665. — Claude, A., and J. B. Murphy: Physiol. Rev. **13**, 246 (1933). — Cramer: Amer. J. Cancer **31**, 527 (1937). — Cruveilhier, L., Haguenau, Thieulin et Viala: C. R. Soc. Biol. (Paris) **127**, 485 (1938). — Curtis, M. R., W. F. Dunning and F. D. Bullock: Science **77**, 175 (1933). — Amer. J. Cancer **17**, 894 (1933).

Danneel, R.: Naturwissenschaften **29**, 364 (1941). — Biol. Zbl. **61**, 441 (1941). — Z. Krebsforsch. **59**, 167 (1953). — Daranyi, J. v.: Dtsch. med. Wschr. **1937**, 1266. — Davies, E. R., and I. S. Stewart: Brit. med. J. **1950**, No. 4662, 1114. — Delarue, J., et J. Paillas: Presse méd. **1955**, 1788. — Diamantis, A.: J. d'Urol. **40**, 408 (1935). — Diezel, P.: Hippokrates **8**, 237 (1948). — Dittmar, C.: Z. Krebsforsch. **49**, 441 (1939). — Dmochowski, L.: Brit. J. Cancer **6**, 249 (1952). — In J. P. Greenstein and A. Haddow, Advanc. Cancer Res. II, 1953. — Doerr, Bleyert u. Schmidt: Z. Krebsforsch. **36**, 256 (1932). — Domagk, G., u. Chr. Hackmann: Z. Krebsforsch. **42**, 192 (1935). — Verh. dtsch. path. Ges. **28**, 116 (1935). — Duran-Reynals, F.: Science **1931 I**, 501. — Cancer Res. **2**, 343 (1942); **3**, 569 (1943); **6**, 529, 545 (1946); **7**, 99, 103 (1947). — J. Gerontol. **1**, 358 (1946). — Ann. N. Y. Acad. Sci. **54**, 977 (1952). — Duran-Reynals, F., and J. W. King: Cancer Res. **7**, 21 (1947). — Duran-Reynals, F., and F. Shrigley: A. A. A. S. Res. Conf. Canc. **1** (1944). — Cancer Res. **6**, 535 (1946).

Eckert, E. A., D. G. Sharp, E. B. Mommaerts, R. H. Reeve, D. Beard and J. W. Beard: J. nat. Cancer Inst. **14**, 1039 (1954). — Eckert, E. A., N. F. Waters, B. R. Burmester, D. Beard and J. W. Beard: J. nat. Cancer Inst. **14**, 1067 (1954). — Eckert, E. A., D. Beard and J. W. Beard: J. nat. Cancer Inst. **14**, 1055 (1954). — Eckert, E. A., I. Green, D. G. Sharp, D. Beard and J. W. Beard: J. nat. Cancer Inst. **16**, 153 (1955). — **16**, 593 (1955). — Edlinger, E.: Naturwissenschaften **44**, 641 (1957). — Acta biol. med. germ. **1**, 486 (1958). — Ellermann, V., u. O. Bang: Zbl. Bakt. **46**, 595 (1908). — Engelbreth-Holm, J.: Acta path. scand. microbiol., Suppl. **38**, 26 (1938). — Epstein, M. A.: Brit. J. Cancer **12**, 248 (1958). — Euler, H. v.: Dtsch. med. Wschr. **1938**, 1712. — Euler, H. v., u. B. Skarzynski: Biochemie der Tumoren. Stuttgart 1942.

Farnham, A. E.: Virology **6**, 317 (1958). — Fawcett, D. W.: J. biophys. biochem. Cytol. **2**, 725 (1956). — Fenner, Fr.: Gold Spring Harbor Symposia on quantitative Biology. Bd. 18. S. 291. New York 1953. — Fey, F., A. Graffi u. H. Bielka: Naturwissenschaften **42**, 421 (1955). — Fey, F., H. Bielka u. A. Graffi: Naturwissenschaften **42**, 160 (1955). — Fey, F.: Naturwissenschaften **44**, 541 (1957) u. Acta biol. med. germ. **1**, 2 u. 15 (1958). — Fey, F., u. A. Graffi: Naturwissenschaften **45**, 471 (1958). — Fey, F.: Acta biol. med. germ. **1**, 2 (1958). — Fibiger, J.: Z. Krebsforsch. **17**, 1 (1920). — Fischer, A.: Zbl. Bakt. **104**, 31 (1927). — Fischer, J.: Grundriß der Gewebezüchtung. Jena 1942. — Fischer, W.: Die Ätiologie der Geschwülste. Im Handbuch der allgemeinen Pathologie. 6. Bd. III. Teil (1956) S. 390ff. Berlin-Heidelberg 1956. — Fischer-Wasels, B.: Z. Krebsforsch. **44**, 157 (1936). — Friedewald, W., and S. Anderson: Proc. Soc. exp. Biol. **45**, 713 (1940). — J. exp. Med. **75**,

2 (1942); **78**, 285 (1943). — FRIEDEWALD, W. F.: J. exp. Med. **75**, 197 (1942); **78**, 285 (1943). — FRIEDEWALD, W. F., and J. G. KIDD: J. exp. Med. **72**, 531 (1940); **79**, 591 (1944). — FRIEDRICH-FREKSA, H.: Stockholmer Genetiker-Kongreß 1948, S. 43. — FUJINAMI, A., u. J. INAMOTO: Z. Krebsforsch. **14**, 94 (1914).

GALLI-VALERIO, B.: Zbl. Bakt. **139**, 129 (1937). — GRAFFI, A.: Acta Un. int. Cancer. **15**, 737 (1959). — GRAFFI, A., H. BIELKA, F. FEY, F. SCHARSACH u. R. WEISS: Naturwissenschaften **41**, 503 (1954). — Wien. med. Wschr. **105**, 61 (1955). — GRAFFI, A., H. BIELKA, F. FEY u. U. HEINE: Naturwissenschaften **42**, 421 (1955). — GRAFFI, A., u. F. FEY: Naturwissenschaften **42**, 652 (1955). — GRAFFI, A., F. FEY, H. BIELKA, U. HEINE u. F. HOFFMANN: Naturwissenschaften **43**, 63 (1956). — GRAFFI, A., F. FEY u. H. BIELKA: Klin. Wschr. **34**, 15 (1956). — GRAFFI, A.: Z.ärztl. Fortbild. **50**, 523 (1956). — GRAFFI, A., u. J. GIMMY: Naturwissenschaften **44**, 518 (1957). — GRAFFI, A., J. GIMMY u. L. KRAUSE: Naturwissenschaften **46**, 330 (1959). — GRAFFI, A., E. J. SCHNEIDER u. G. SYDOW: Naturwissenschaften **45**, 91 (1958). — GRAFFI, A.: Acta haemat. (Basel) **20**, 49 (1958). — GRAFFI, A., u. J. GIMMY: Z. ges. inn. Med. **13**, 881 u. 961 (1958). — GRAFFI, A.: Abh. Dtsch. Akad. Wiss. Berlin. Klasse Med. **1960**, Nr. 3, S. 323. — GRAND, C. G.: Cancer Res. **9**, 183 (1949). — GREEN, R. H., T. F. ANDERSON and J. E. SMADEL: J. exp. Med. **75**, 651 (1942). — GREEN, I., and J. W. BEARD: J. nat. Cancer Inst. **15**, 1217 (1955); **16**, 163 (1955). — GREEN, GOODLOW, EVANS, PEYTON and TITRUD: Amer. J. Cancer **39**, 161 (1940). — GREEN, R. G., M. M. MOSEY and J. J. BITTNER: Proc. Soc. exp. Biol. (N. Y.) **61**, 115, 363 (1946). — GROSS, L : Surgery etc. **88**, 215 (1949). — Proc. Soc. exp. Biol. (N. Y.) **76**, 27 (1951). — **83**, 414 (1953). — Blood **9**, 557 (1954). — Cancer **6**, 153 (1953); **9**, 778 (1956). — GYE, E. E.: Verh. dtsch. pharmak. Ges. **1938**. — Brit. med. J. **1949** I, 511.

HAAGEN, E.: In ADAM-AULER, S. 49. 1937. — HABEL, K., u. P. ATANASIU: Proc. Soc. exp. Biol. (N. Y.) **102**, 99 (1959). — HADDOW, A.: Brit. med. Bull. **4**, 331 (1947). — HAMAZAKI, Y., J. SATO, M. TAKAHASHI, H. TANI, T. AOKI, T. SASAKI and I. MURAKAMI: Cancer Res. **13**, 119 (1953). — HALBERSTÄDTER, L., and L. DOLJANSKI: Nature (Lond.) **1939**. — HARRIS, J. C.: In J. P. GREENSTEIN and A. HADDOW, Advanc. in Cancer Res. **1953**. — HEIDENHAIN, L.: Dtsch. Z. Chir. **250**, 1 (1938). — HEINE, U., A. KRAUTWALD, J. G. HELMCKE u. A. GRAFFI: Naturwissenschaften **45**, 369 (1958). — HELLNER, H.: Bruns' Beitr. **168**, 538 (1938). — HIGGINSON, J.: Schweiz. Z. allg. Path. **18**, 625 (1955). — HITCHCOCK, C. R., and E. T. BELL: J. nat. Cancer Inst. **12**, 1345 (1952). — HOFFMANN, E.: Wien. klin. Wschr. **1938**, 1. — HOSTER, H. A., R. P. ZANRS and E. v. HAAM: Cancer Res. **9**, 473 (1949).

IBRAHIM, A.: Verh. int. Chir.-Kongr. **3**, 475 (1936). — IBRAHIM, H.: Ann. roy. Coll. Surg. **2**, 129 (1948).

JONASCH, A.: Z. Laryng. Rhinol. **36**, 523 (1957). — JUHÁSZ, F., J. BALÓ u. G. KENDREY: Z. Krebsforsch. **62**, 188 (1957).

KAY, H. D.: J. biol. Chem. **89**, 235 (1930). — KIDD, J. G.: J. exp. Med. **67**, 551 (1938); **74**, 321 (1941); **75**, 7 (1942). — J. Bact. **39**, 349 (1940). — KIDD, J. G., and P. ROUS: J. exp. Med. **71**, 469, 813 (1940). — KILHAM, L.: Science **116**, 391 (1852). — KRAMANN, H.: Zbl. Gynäk. 1932 (1941). — KREIDE, U., u. H. KUDICKE: Frankfurt. Z. Path. **52**, 407 (1938). — KUPKA, E., and L. BRESLOW: Dis. Chest **31**, 23 (1957).

LACASSAGNE, A.: C. R. Soc. Biol. (Paris) **112**, 562 (1933); **123**, 736 (1936). — C. R. Acad. Sci. (Paris) **196**, 69 (1933). — LACASSAGNE, A., C. LEVADITI et J. GALLOWAY: C. r. Soc. Biol. **97**, 336 (1927). — LACASSAGNE, A., et R. VINZENT: C. R. Soc. Biol. (Paris) **100**, 247 (1929). — LANGE, L. B.: J. exp. Med. **19**, 577 (1914). — DES LIGNERIS: Amer. J. Cancer **40**, 1 (1940). — LIGNERIS, M. DES: C. R. Soc. Biol. (Paris) **121**, 1579 (1936). — LIPMANN: Zit. nach v. EULER **1940**, S. 55. — LITTLE, C. C.: Science **78**, 465 (1933). — LUCKÉ, B.: Amer. J. Cancer **20**, 352 (1934). — Arch. Path. (Chicago) **22**, 429 (1936). — J. exp. Med. **68**, 457 (1938). — LUDFORD, R. J.: Amer. J. Cancer **35**, 63 (1939). — LURIA, S. E.: Ann. N. Y. Acad. Sci **71**, 1085 (1958).

MACAVEI, J.: Abh. Dtsch. Akad. Wiss. Berlin, Klasse Medizin H. 3, 298 (1960). — MALMGREN, R. A., B. F. BENNISON, B. F. ANDERSON and C. C. RISLEY: J. nat. Cancer Inst. **11**, 1277 (1951). — MANN, I., and W. J. DUNN: Brit. med. J. **1949** II, 251, 253, 255. — MAUER, G.: Z. Krebsforsch. **48**, 85 (1939). — MAZAR, S. A., and B. B. STRAUS: A. M. A. Arch. intern. Med. **88**, 819 (1951).— MEESSEN, H., u. H. SCHULZ: Klin. Wschr. **35**, 771 (1957).— MELCHERS, G.: Stockh. Genetiker Kongreß 1948. — MELCHERS, G., u. G. SCHRAMM: Naturwissenschaften **1940**, 476. — MELCHERS, G., G. SCHRAMM u. H. TRURNIT: Biol. Zbl. **60**, 524 (1940). — MERCIER, L.: C. R. Soc. Biol. (Paris) **124**, 403 (1937). — MERCIER, L. C., et H. FRIEDRICH-FREKSA: Bull. biol. France et Belg. (Fr.) **73**, 232 (1939). — MILLER, E. C., u. J. A. MILLER: Cancer Res. **7**, 468 (1947). — MOMMAERTS, E. B., D. G. SHARP, E. A. ECKERT, D. BEARD and J. W. BEARD: J. nat. Cancer Inst. **14**, 1011 (1954). — MOORE, D. H.: Abh. Dtsch. Akad. Wiss. Berlin, Klasse Medizin **3**, 300 (1960).

NICOLAU, ST. S.: Sowrem. Biol. **39**, 25 (1955).

OBERLING, CH.: Le problème du cancer, 2. Aufl. Montreal 1942. — OBERLING, CH., et M. GUÉRIN: Bull. Ass. franç. Ét. Cancer **22**, 180, 326 (1933). — **37**, 1 (1950); **24**, 232 (1935). —

C. R. Soc. Biol. (Paris) **127**, 227 (1937). — Oncologia **7**, 178 (1954). — ONSY BEY, A.: Acta Un. int. Cancer **4**, 299 (1939).
PARSON, L. D.: J. Path. Bact. **43**, 1 (1936). — PARSONS, R. J., and J. G. KIDD: J. exp. Med. **77**, 233 (1943). — PASSEY, R. D., L. DMOCHOWSKI, W. T. ASTBURY and R. REED: Nature (Lond.) **160**, 565 (1947). — Biochim. biophys. Acta **4**, 391 (1950). — PASSEY, R. D., A. LEESE u. J. L. KNOX: 2. int. Kongr. Krebsforsch. **2**, 83 (1937). — PIKOWSKY, M., and L. DOLJANSKY: Proc. Soc. exp. Biol. (N. Y.) **61**, 264 (1946).
RÖSSLE: Verh. dtsch. path. Ges. **28**, 150 (1935). — RONDONI, P.: Tumori **1940**, 14, 315. — ROUS, P.: J. exp. Med. (N. Y.) **12**, 696 (1910). — J. Amer. med. Ass. **56**, 198 (1911). — Amer. J. Cancer **28**, 233 (1936). — Science med. **67**, 399 (1938). — Viruses and Tumors. Virus Diseases, S. 157. New York 1943. — J. Amer. med. Ass. **122**, 573 (1943). — ROUS, P., and BEARD: J. exp. Med. **60**, 701 (1934); **62**, 523 (1935). — Proc. Soc. exp. Biol. (N. Y.) **33**, 358 (1935). — ROUS, P., and W. F. FRIEDEWALD: J. exp. Med. **79**, 511 (1944). — ROUS, P., and L. B. LANGE: J. exp. Med. **18**, 651 (1913). — ROUS, P., and KIDD: J. Bact. **31**, 46 (1936). — Science **83**, 408 (1936). — J. exp. Med. **71**, 787 (1940). — RUDALI, G., J. F. DUPLAN et R. LATARJET: Bull. Cancer **44**, 440 (1957). — RUSKA, H., u. G. A. KAUSCHE: Zbl. Bakt. **150**, 311 (1943).
SAKULA, A.: Brit. med. J. **1955**, No. 4916, 751. — SANARELLI, G.: Zentralblatt Bakteriol. Abt. I. **23**, 865 (1898). — SANFORD, K. K., G. D. LIKELY, W. R. BRYAN and W. R. EARLE: J. nat. Cancer Inst. **12**, 1317 (1952). — SCHRAMM, G.: Biologe **10**, 330 (1938). — Naturwissenschaften **31**, 94 (1943). — Z. Naturforsch. **2 b**, 112 (1947). — Naturwissenschaften **46**, 44 (1959). — SCHRAMM, G., u. G. BERGOLD: Z. Naturforsch. **2 b**, 108 (1947). — SCHRAMM, G., u. H. MÜLLER: Z. physiol. Chem. **266**, 43 (1 940). — Naturwissenschaften **28**, 223 (1940). — SCHULZ, H.: Verh. dtsch. Ges. Path. **41**, 357 (1958). — SHANE, S. J., and J. E. HILTZ: Canad. med. Ass. J. **76**, 1050 (1957). — SHARP, D. G., E. B. MOMMAERTS, E. A. ECKERT, D. BEARD and J. W. BEARD: J. nat. Cancer Inst. **14**, 1027 (1954). — SHARP, D. G., A. R. TAYLOR, D. BEARD and J. W. BEARD: Arch. Path. (Chicago) **36**, 167 (1943). — SHARP, D. G., A. R. TAYLOR, A. E. HOOK and J. W. BEARD: Proc. Soc. exp. Biol. (N. Y.) **61**, 259 (1946). — SHIMKIN, M. B., P. O. MUSTACCHI, E. B. CRAM u. W. H. WRIGHT: J. nat. Cancer Inst. **16**, 471 (1955.) — SHOPE, R. E.: J. exp. Med. **58**, 607 (1933); **63**, 173 (1936). — SHRIGLEY, E. W., and W. R. CLARK: Proc. Soc. exp. Biol. (N. Y.) **89**, 433 (1955). — SHRIGLEY, E. W. H. S. N. GREENE and F. DURAN-REYNALS: Cancer Res. **5**, 356 (1945); **7**, 15 (1947). — STANLEY, W. M.: Science **81**, 644 (1935). — STANLEY, W. M.: Krebsarzt **12**, 307 (1957). — Ann. N. Y. Acad. Sci. **71**, Art. 6, 1100 (1958). — STANLEY and R. W. G. WYCKOFF: Science **85** (1937). — STAUDINGER, H. J.: Universitas **2**, 1069 (1947). — SYVERTON, J., and G. P. BERRY: Proc. Soc. exp. Biol. (N. Y.) **33**, 399 (1935). — STEWART, S. E.: J. nat. Cancer Inst. **15**, 1391 (1955). — STEWART, S. E., B. E. EDDY etc. Virology **3**, 380 (1957). — SYVERTON, J., and W. BERRY: J. exp. Med. **74**, 223 (1941). — SZABO, K. H. L.: Med. Klin. **1955**, 385.
TAYLOR, A.: Science **97**, 123 (1943). — TEUTSCHLÄNDER, O.: Beitr. path. Anat. **69**, 480 (1921). — Z. Krebsforsch. **20**, 43 (1923). — THEMEL, K. G., u. C. J. LÜDERS: Dtsch. med. Wschr. **1955**, 1354 u. 1360. — THIERY, G.: C. R. Soc. Biol. (Paris) **144**, 743 (1950). — THOMSEN, O.: Ugeskr. Laeg **1938**, 359. — Handbuch der Virusforschung, Bd. 2, S. 994. 1939. — TREITE, P.: Zbl. Gynäk. **1941**, 1096. — TYTLER, W. H.: J. exp. Med. **17**, 466 (1913).
WARBURG, O., u. W. CHRISTIAN: Biochem. Z. **314**, 398 (1926). — WERNER, K., CH. LANDSCHÜTZ u. G. A. KAUSCHE: Z. Krebsforsch. **57**, 672 (1951). — WERNER, W., u. D. KNORRE: Z. Krebsforsch. **60**, 408 (1955). — WYCKOFF, R. W. G.: Science **86**, 92 (1937). — WYCKOFF, R. W. G., and J. W. BEARD: Proc. Soc. exp. Biol. (N. Y.) **36**, 8, 562 (1937).

Achtes Kapitel

Krebs durch chemische Stoffe

Die Krebsstatistik lehrt, daß Männer gewisser Berufe ganz bestimmte Krebse sehr viel häufiger bekommen als ihre Altersgenossen. Immer war es die Klinik, die zuerst den betreffenden Ursachenkomplex aufdeckte. Meist waren die Betroffenen Angehörige technischer Berufe. Sehr oft sind es wohldefinierte *chemische Stoffe*, die angeschuldigt werden müssen, diesen oder jenen „*Berufskrebs*" hervorzurufen. Immer ist es dann das Experiment, welches aus der Summe der möglichen Substanzen die spezielle Krebsnoxe erweist, isoliert, chemisch aufklärt und so schließlich der Krebsprophylaxe mit den Weg weist.

Aber nicht nur Produkte der Technik selbst, auch *Nahrungs-, Genuß- und Arzneimittel* haben sich in besonderen Fällen als krebsfördernde Schädigungen erwiesen. Schließlich hat sich auf der langen Suche nach chemischen Krebserregern gezeigt, daß *krebserzeugende Substanzen* wahrscheinlich auch *aus körpereigenen Stoffen* hervorgehen können. Kurzum, man darf gerade von der technischen, der pharmazeutischen, der Nahrungsmittel- und der physiologischen Chemie, also von der *Chemie* überhaupt, wesentliche Einblicke in bedeutungsvolle Teilprobleme des „Krebsrätsels" erwarten.

1. Krebs durch Mineralien und Metalle

a) Der Arsenkrebs. Ein Musterbeispiel für die krebsauslösende Wirkung chemischer Stoffe ist das *Arsen*. Es spielt in der Frage der Berufskrebse, der Zufuhr krebserzeugender Stoffe durch Trinkwasser, Nahrungs-, Genuß- und Arzneimittel, bei der Krebszellumwandlung in der Gewebekultur, bei der experimentellen Geschwulsterzeugung, in der Krebsbehandlung und schließlich auch bei der Krebsverhütung eine beispielhafte Rolle. Dem Arsen kommt zwar keine allzu große praktisch-klinische, jedoch eine erhebliche krebstheoretische Bedeutung zu.

Arsen (As) zählt zu den Metalloiden. Es ist drei- oder fünfwertig und kommt in allen Arsenmineralien und in vielen, vor allem sulfidischen Erzen als Verunreinigung vor. Arsenverbindungen spielen in der Technik (Glasbereitung, Konservierung von Holz, Tierbälgen), zur Herstellung von Farben, von Mitteln zur Schädlingsbekämpfung und auch in der Arzneimittelherstellung eine Rolle.

Arsen zählt zu den „unerwünschten Spurenelementen" (SCHARRER 1955, PORTHEINE 1957). Kleinste Mengen Arsen finden sich in allen Organismen. Beim Menschen weisen z. B. Blut, Leber, Milz und Schilddrüse zwischen 8 und 11 γ liegende Spuren Arsen auf (SCHWARZ 1947).

Der *Arsenberufskrebs* ist seit 1820 bekannt (AYRTON). Er ist damit der älteste, durch eine chemisch genau definierbare Substanz ausgelöste Krebs. Er wurde zuerst in England (vgl. CURRIE 1947) bei Arbeitern in Arsengruben, bei Zinngießern, Schafwäschern, Feuerwerkern, Kupferschmelz- und Glashüttenarbeitern beschrieben. Gefährdet sind Leute, die mit arsenhaltigen Erzen bei der Verhüttung (Röstung) sulfidischer Erze in Berührung kommen, Arbeiter, die Arsenfarben (Schweinfurter Grün z. B.) verarbeiten, dann aber auch Leute, die bei der land- und forstwirtschaftlichen Schädlingsbekämpfung mit Arsenpräparaten (arsensaurer Kalk, arsensaures Blei) arbeiten müssen.

Metallindustrielle Angaben über Arsen und Krebs finden sich bei PERRY u. Mitarb. (1948), bei SNESIREFF und LOMBARD (1951), und bei BOENIG und HOLZ (1959).

Hierher gehören auch die verschiedenen Formen von *Arsenkrebs bei Winzern* (BOHNENKAMP 1938, HANSER und SIMON 1941, v. PEIN 1943, HESS 1956, ROTH 1956, 1957, 1958). Winzer „inkorporieren" sich das Arsen einmal per oral durch Most, der durch Tresterrückstände nach der Schädlingsbekämpfung mit Arsenpräparaten arsenhaltig geworden ist. Die Gefahr ist besonders in sehr trockenen Sommern, wenn die Schädlingsmittel zu wenig durch den Regen weggespült werden, gegeben. Die zweite Form der „Einverleibung" ist die Inhalation zerstäubter, arsenhaltiger Insecticide.

Die *Arseneinverleibung* bei Arsenarbeitern erfolgt durch Einatmung von Arsendämpfen oder besonders von Arsenstaub — in Arsenfabriken hat man je Kubikmeter Luft 0,093 mg Arsen als Staub festgestellt —, sodann durch direkte Berührung und Verschmutzung von außen (besonders in Arsengruben), dann aber auch bei der Aufnahme von Arsenstoffen per os, sei es durch Verschlucken von Staub oder auf andere Weise.

Tabelle 48. *Durch Arsen gefährdete Betriebe* (nach BÖNIG und HOLZ, 1959)

Erzbergbau (Gold, Silber, Kobalt, Nickel) und Erzaufbereitung,	Konservierung von Vogelbälgen und Tierfellen,
Arsengewinnungsbetriebe,	Gerbereien (Enthaarungsmittel)
Metallhütten und metallurgische Betriebe,	Druckfarben
Obstbau und Landwirtschaft (Schädlingsbekämpfung),	Malerfarben (Gelb)
	Beizmittel,
Erzeugerbetriebe von Pharmazeutica und Insekticiden	Keramik (Glasur)
	Waschmittel für Schafe,
Schrothersteller (As + Pb),	Sulfitlaugenherstellung,
Lagermetalle	Holzimprägnierung
Glashütten (Weiß-, Gelb-, Rotglas),	H_2SO_4-Herstellung.

Arsen ist ein Beispiel für ein Therapeuticum, welches vom Arzt zur Heilung von Krankheit verordnet, selbst gelegentlich zur Ursache eines Krebsleidens wird. *Der „medikamentöse" Arsenkrebs*, erstmals 1896 beschrieben (vgl. HOHMANN 1942), ist um so beachtenswerter, als ja Arsenpräparate viel als Arzneimittel verordnet werden: Arsenikbehandlung des Fiebers im 17. Jahrhundert, die ursprünglich gegen Malaria angegebene Fowlersche Lösung, Arsenikpillen, moderne Arsenpräparate wie Atoxyl, Salvarsan, Arsenikpasten in der Zahnheilkunde usw. Die Anlässe für die Arsenmedikation sind meist Hauterkrankungen (Psoriasis, Lichen planus, Lichen ruber, Pemphigus, Lues), Anämien, ferner ist der Gebrauch kosmetischer Mittel oder von „Kräftigungsmitteln" zu erwähnen.

Arsen ist zugleich das erste Beispiel für die Zufuhr einer krebsfördernden Noxe auf dem Wege über *Trinkwasser* und Nahrung.

In *Reichenstein* in Schlesien kam es von alten Bergwerkshalden aus zu einer Arsenverseuchung des Grund- und Trinkwassers (bis zu 15 mg Arsen je Liter!) und von da aus zu vielfältigen chronischen Arsenschäden („Reichensteiner Krankheit") (Beschreibung derselben KATHE, 1937). — Eingehende Erhebungen und Berichte über die sog. *Reichensteiner Krankheit* verdanken wir dem früheren Breslauer Hygieniker KATHE (1937). Es geht aus dem Bericht hervor, daß in Reichenstein in Schlesien etwa von 900—1700 im Tagbau Gold gewonnen wurde. Ungefähr von 1700 an war das mit dem Gold gemeinsam vorkommende Arsen das Hauptprodukt des Reichensteiner Bergbaues. Das Arsen wirkte sich nicht nur als gewerbliches Gift, sondern auch als Arsentrinkwasservergiftung durch Jahrhunderte hindurch aus, bis erst 1928 der Bau einer neuen Wasserleitung die Reichensteiner Krankheit bannte. Es wurden bis zu 14,85 mg arsenige Säure je Liter Wasser gefunden, während die Toleranzgrenze nur 0,15 mg beträgt. Diese chronische Arsenvergiftung war durch zahlreiche Symptome gekennzeichnet, von denen in unserem Zusammenhang vor allem die entzündlichen Geschwürsbildungen in der Mundhöhle, die Melanosen und Hyperkeratosen der Hände und Füße und insbesondere die Arsenwarzen als typische Präcancerosen interessieren. Reichensteiner Ärzte berichteten, daß die Hälfte aller beobachteten Fälle von Reichensteiner Krankheit an Carcinomen verstorben sind. Ähnliches wird von *Cordoba* in Argentinien berichtet (CURRIE 1947), wo das Trinkwasser bis zu 4,5 mg Arsen je Liter erreichte.

Arsen hat eine ausgesprochene Affinität zur Haut und deren Anhangsgebilden, den Schweißdrüsen, Nägeln und Haaren. Die chronische Arsenvergiftung führt zu einer charakteristischen *Arsenpraecancerose:* Arsenexantheme, Hautatrophie, Arsenmelanose von Haut und Schleimhäuten, Hyperkeratosis plantopalmaris, Arsenwarzen und ulcerös zerfallende Keratosen. Letztere führen dann schließlich nicht selten zu gelegentlich sogar multiplen Basaliomen und Plattenepithelkrebsen: *„Arsenkrebs der Haut"*. Im Gegensatz zum „Lichtkrebs" an lichtexponierten, unbedeckten Stellen ist der Arsenkrebs meist an den bedeckten Hautpartien des Rumpfes und der Gliedmaßen lokalisiert. Er ist relativ gutartig und meist durch Röntgenstrahlen heilbar.

Eindrucksvolle Beispiele „therapeutisch" entstandener „Arsencarcinome" sind von ALIFERIS (1924), FASSRAINER (1936), VOSS (1939), HOHMANN (1942) beschrieben worden.

Neben Hautcarcinomen stehen *Arsencirrhosen der Leber* (HARREN und HEINLEIN 1943, ROTH 1957) und als 2. Form von Arsenkrebs *Lebersarkome* und schließlich Arsenschäden des Respirationstraktes (Bronchitiden) und als 3. Form arseninduzierter Geschwülste *Bronchialcarcinome* (s. u.) im Vordergrund.

Die experimentelle Geschwulstforschung hat sich frühzeitig des Arsens bedient. ASKANAZY (1923) erhielt durch Rattenembryonalbrei nur gutartige Teratome. Fügte er aber eine chronische Arsenvergiftung durch Fowlersche Lösung hinzu, so entstanden Sarkome und Carcinome. FISCHER-WASELS (1928) wählte die Kombination von Arsen mit Scharlachrotöl. Er gab 150 weißen Mäusen monatelang Liq. kalii arsenicosi in ganz geringen Mengen, außerdem Scharlachrotöl. Bei subcutaner, subseröser und submuköser Injektion gab es keine Geschwülste, dagegen erhielt er unter 40 arsenvergifteten Weibchen nach Injektion in die Milchdrüse bei 18 über 7 Monate lebenden Tieren 4mal Adenocarcinome der Mamma, davon 3mal mit Metastasen. CHOLEWA (1934) hat allein durch Arsenfütterung 3mal experimentell Krebs bei Mäusen und Kaninchen erzeugt. Auch LEITCH und KENNAWAY (1922) erzielten mit Arsen allein, und zwar mit einer 0,12%igen alkoholischen Lösung von arsensaurem Natrium, nur durch Hautpinselung nach 86 Tagen Hautkrebse, ebenso RAPOSO (1928) bei Kaninchen. SCHINZ und UEHLINGER (1942) und HUEPER (1954) konnten Sarkome bei Kaninchen und bei Ratten durch Einbringung von metallischem Arsen in die Markhöhle von Röhrenknochen auslösen, hierbei ist allerdings auch eine Formabhängigkeit des Implantats für seine Fähigkeit, malige Tumoren auszulösen denkbar, entsprechend den Beobachtungen bei den Kunststoff- bzw. Fremdkörpersarkomen (NOTHDURFT 1960).

Zahlreiche weitere tierexperimentelle Untersuchungen zeigen ganz allgemein, daß Arsen, wie es auch verabreicht wird, auf die Haut gepinselt, subcutan, intrapleural, intramuskulär, intrapleural, in die Nasennebenhöhlen gebracht (HUEPER 1954), per oral oder in den Knochen implantiert nach einer Latenzzeit, die je nach Tierart von Monaten bis Jahren bei Mäusen, Ratten, Kaninchen und auch Hühnern schwankt, in einem hohen Prozentsatz bösartige Geschwülste auslösen kann.

Wir selbst (HESS 1956) haben bei 8 Winzern aus der Rheinpfalz auch *Bronchialkrebse als Arsenkrebs* gesehen. Es handelte sich durchweg um Leute, die bei der Rebschädlingsbekämpfung Jahre hindurch Kupfer- oder Bleiarsen versprüht oder verstäubt inhalierten. Stets war die Arseneinverleibung durch Arsenmelanose, plantopalmare Hyperkeratosen usw. objektiv erwiesen. Die Dauer der Inhalation erstreckte sich auf 3—8, die praecanceröse Bronchitis auf 8—16 und die Latenzzeit auf 17—24 Jahre. Dies Beispiel ist wichtig, weil diese Leute Arsenstoffe bei der Arbeit nicht nur inhalieren, sondern Arsen sonst auch noch peroral sich zuführen, und zwar in Form des sog. Haustrunkes (1,5—3 l pro Tag), bereitet aus den stets arsenhaltigen Tresterrückständen. Ein wichtiges Beispiel also, daß — ähnlich wie beim Zigarettenrauchen — das gleiche carcinogene Agens sowohl per inhalationem als auch peroral einverleibt werden kann.

Ähnliches (besonders auch über sonstige Arsenkrebse) berichtete F. ROTH (1956, 1957, 1958) für *Moselwinzer*. Er fand bei 47 obduzierten Fällen von chronischer Arsenvergiftung in 30 Fällen (= 64%!) insgesamt 75 bösartige Tumoren, darunter in 10 Fällen multiple bösartige Geschwülste der Haut und der inneren Organe und in 4 Fällen multiple maligne Tumoren an verschiedenen inneren Organen, wieder z. T. kombiniert mit Hautcarcinomen. Bei insgesamt 23 Arsencirrhosen fanden sich 6mal maligne mesenchymale *Lebertumoren* (Hämangioendotheliome), 1 Fall mit 2 *Hautcarcinomen*. Im ganzen wurden 18mal *Bronchialcarcinome*, darunter 2 Fälle von Doppelcarcinomen der Lungen, angetroffen. Die Latenzzeit betrug ähnlich wie bei uns 13—25 Jahre!

Wir stimmen mit ROTH völlig darin überein, daß der *Arsenkrebs der Winzer* einen *Berufskrebs* für die Zeit vor 1942 (Verbot arsenhaltiger Insecticide im Weinbau) darstellt, der der Anerkennung bedarf.

Beispiel (Eigene Beobachtung): Winzer (J. J.) spritzt seit 18. Lebensjahr im eigenen Weinberg arsenige Insecticide. Haustrunk tgl. bis 2 l. Mit 28 Jahren *Arsenmelanose* der Haut, mit 32 „Hepatopathie" (als Berufskrankheit anerkannt). Mit 46 Jahren *Lebercirrhose*, Ascites, Oesophagusvaricen. Im 47. Lebensjahr Tod an angioblastischem *Lebersarkom*. Zusammenhang mit anerkannter Arsenschädigung von uns bejaht.

Nur kurz sei darauf verwiesen, daß sich Arsen auch im *Tabak* (s. d.) findet. Es gelangt durch arsenhaltige Insecticide auf die Tabakpflanze und von da aus in den Tabak. Nach DAFF und KENNAWAY (1950) kann man je Gramm Zigarette mit 0—106 g As_2O_3 rechnen. Etwa 15% dieses Arsens gehen in den Zigarettenrauch über.

Der Arsenkrebs hat den Vorteil der klar übersehbaren *Toxikologie*. Nach ROTH (1957) haben Schädlingsbekämpfungsmittel einen Gehalt von 4,3—5,6% As_2O_3 (Arsentrioxyd „weißer Arsenik"). Die regionale Häufung ist an Weingebiete gebunden (s. Abb. 36, S. 87), doch kann es in kleinsten Mengen (Tabakrauch, Stadtluft) die Wirkung anderer Carcinogene ergänzen. So ist Arsen, dieser chemisch so einfach gebaute Stoff, ein *polyvalentes Carcinogen:* dermatotrop erzeugt es Hautcarcinome, pneumotrop Bronchialkrebs und hepatotrop auf der Basis von Arsencirrhosen mesenchymale Lebertumoren. Da Arsen auch auf dem Atemwege, sonst durch exkretorische Drüsen (Haut, Schleimhäute) ausgeschieden wird, darf der Arsenkrebs auch als „*Ausscheidungscarcinom*" (v. PEIN 1943, ROTH 1958) bezeichnet werden. Es ist zugleich ein Musterbeispiel für eine *dreifache Einverleibung* eines Carcinogens: es wird inhaliert (Zigaretten, Insecticide), per oral zugeführt (Wein, Medikamente) und injiziert (Therapie), evtl. ist auch noch viertens die stetige lokale Einwirkung auf die Haut von Bedeutung, wie CHOLEWA (1934) u. Mitarb. durch Pinseln mit Lösungen reiner Arsenverbindungen zeigen konnten.

Wird der *Arsenkrebs „aussterben"*, nachdem arsenhaltige Schädlingsbekämpfungsmittel im Weinbau seit 1942 gesetzlich verboten sind? Vorläufig gewiß nicht. Wenn auch der Winzerarsenkrebs ungefähr von 1965 an zurückgehen wird, so bleibt aber noch eine gewisse Exposition, denn immer noch dürfen 15 arsenhaltige Spritz- und Stäubemittel im Obstbau und in der Landwirtschaft verwendet werden (ROTH 1958). So wird Arsen von den Menschen westlicher Zivilisation weiter als Carcinogen in den menschlichen Organismus gelangen, zumal Arsen sich auch im Tabak und Tabakrauch und in der Stadtluft findet.

b) Krebs bei Asbestose. Asbest, ein faseriges Mineral (Magnesium-Eisen-Silicat), welches wegen seiner Säure- und Feuerfestigkeit eine sehr vielseitige Verwendung (Dichtungen, feuerfeste Anzüge, Theaterkulissen, Dachbedeckung, Außenwandverkleidungen, Isolierung usw.) gefunden hat. Es wird am meisten in Canada und Süd-Rhodesien gewonnen. Bei der Verarbeitung werden die langen Asbestfasern vielfach mit Baumwolle oder Flachs versponnen. Der dabei auftretende Asbeststaub führt zur Inhalationskrankheit der *Asbestose*. Auch hier ist die Ausgangserfahrung ein Berufskrebs, der *Lungenkrebs bei Asbestarbeitern* GLOYNE 1931, NORDMANN 1938, Lit. bei WEDLER 1943, CHAUVET 1958). HUEPER (1955) gibt für 738 Autopsien wegen Asbestosis 114 Lungencarcinome (= 15,5%) an. Wesentlich ist der jahrelange Staubschaden.

Tabelle 49. *Durch Asbest gefährdete Betriebe* (nach BÖNIG und HOLZ 1959)

Asbestspinnereien	Brems- und Kupplungsbeläge
Asbestpappfabriken	Füllmaterial für Wärmeisolation
Asbestzement (Eternit)	Kunststoffe für Fußbodenbeläge (Steinholz)
Fabriken (lt. Plattenherstellung)	Filterherstellung

Wie bei so vielen Berufskrebsen kann es auch bei der Asbestose nach langem staubfreien Intervall noch zu Krebs kommen. Die Zeit zwischen dem Beginn der Staubexposition und dem Lungenkrebs beträgt zwischen 6 Monaten und 42 Jahren (HUEPER 1955). Der Sitz der Geschwulst pflegt mit den schwersten Veränderungen von Asbestose selbst übereinzustimmen. Histologisch handelt es sich um alle geläufigen Typen der Bronchialcarcinome. Multizentrische Entstehung ist nicht selten. Die Unterlappen sind bevorzugt (BOHLIG und JACOB 1956). Auch dem Asbestosekrebs selbst gehen praecanceröse Veränderungen voran. Als Noxen wirken einerseits die mechanischen Schädigungen durch die scharfen und spitzen Asbestkristalle und die chemischen Irritationen. Außer Lungenkrebs sind auch wenige *Pleuracarcinome* sowie ein histologisch am Asbestnachweis gesicherter Fall von primärem *Deckzellentumor des Peritoneums* (LEICHER 1954) beschrieben worden.

NORDMANN und SORGE (1941) erzielten durch Bestäubung von Mäusen mit Asbeststaub in 20% der überlebenden Tiere multizentrische Plattenepithelcarcinome.

SCHMÄHL (1958) hat 38 Ratten teils kurze Asbestfasern, teils mineralischen Asbest subcutan und intraperitoneal implantiert. Er erhielt insgesamt unter 30 überlebenden Tieren 11 lokale Tumoren, fast durchweg Fibrosarkom z. T. mit Metastasen. Latenzzeit 15—31 Monate, also für Ratten sehr lang.

In Verbindung mit Lungenkrebs ist die Asbestose unter Nr. 18b in der Liste der in Deutschland entschädigungspflichtigen Berufskrankheiten mit aufgeführt.

c) **Der Chromatkrebs.** Nachdem früher schon einzelne Fälle von *Lungenkrebs bei Chromatarbeitern* als Berufskrebs gedeutet worden waren, wurden von BETKE (1933) 5 Fälle von Bronchialcarcinom bei Chromatarbeitern eines ehemaligen Großbetriebes beschrieben. Als erster hat JONAS (1936) den ätiologischen Zusammenhang richtig gedeutet. Im Beobachtungsgut von ALWENS, BAUKE und JONAS (1936) entstammten unter 30 Fällen von Lungenkrebs allein 15 Kranke ein und derselben Chromatfabrik. Eine Übersicht über 12 eigene und über 42 USA-Fälle von Lungenkrebs findet sich bei SPANNAGEL (1953). Eine Zusammenstellung des J. Am. med. Ass. [**137**, 823, (1948)] gibt bei einer Gesamtzahl von 193 Todesfällen bei Chromarbeitern 66 Krebstodesfälle an, davon 42 an Lungenkrebs (21,8% der Gesamtzahl). Die Fälle aus Chromfabriken überwiegen gegenüber den Chromkontaktbetrieben. Im Durchschnitt kommen auf 1000 über 20jährige 1 Lungenkrebs, unter 1000 Chromarbeitern finden sich 43 Lungencarcinome. Die Dauer der Exposition schwankt zwischen 6 und 27, die Latenzzeit zwischen 9 und 30 Jahren. Die Krankheitsdauer beträgt im Durchschnitt nur 8,4 Monate. In den Lungen der obduzierten Fälle finden sich 0,25—4,0 mg Cr/100 g-Organsubstanz, im Tumorgewebe selbst jedoch nur ganz wenig.

Toxikologische, industriell-technische und sonstige klinische Einzelheiten finden sich bei GROSS und KÖLSCH (1944), SCHRAPF (1948), JULLIEN u. Mitarb. (1951), MANCUSO und HUEPER (1951), SPANNAGEL (1953), BAETJER u. Mitarb. (1955).

Die gesundheitliche Gefährdung der Chromatarbeiter wurde in den USA einer Prüfung durch den staatlichen Gesundheitsdienst, den U.S.-Public Health Service, unterzogen. In dem Bericht der Kommission, dem "Health of Workers in Chromate Producing Industry Report" wird auf die deutschen Pionierarbeiten aus der Zeit vor dem zweiten Weltkrieg hingewiesen. Es wird empfohlen, alle Arbeiter, die 5 Jahre oder längere Zeit in Chromatbetrieben tätig sind, alle 3 Monate einer Röntgenuntersuchung zu unterziehen, um Bronchialcarcinome frühzeitig erkennen zu können.

Durch *Chrom* sind folgende *Betriebe gefährdet* (BÖNIG und HOLZ 1959): Metallurgische, galvanische und farbverarbeitende (Textil-, Glas-, Tapeten-, Porzellan-) Betriebe, Gerbereien und Lederindustrie, Holzbeizereien, fototechnische Betriebe, Werke für Metallveredelung (Chromstahl), Zündholzindustrie (Zündmasse) usw.

Die *Einverleibung* erfolgt durch die Atemwege. Anfangs kommt es neben Hautschädigungen zu Erosionen, Verätzungen und Geschwüren der Nasenschleimhaut (fast immer mit Septumperforation!), später dann bei behinderter Nasenatmung auf dem Wege über die nunmehrige Mundatmung zu Reizzuständen der Kehlkopf-, Tracheal- und Bronchialschleimhaut, welch letztere dann schließlich zum Bronchialkrebs führen.

Die schädigenden *Substanzen* sind die *freie Chromsäure* oder Alkalisalze derselben, vor allem die *Bichromate*. Die Chromverbindungen gelangen als Gesteinsstaub des Rohproduktes Chromeisenstein oder als kristallinischer Bichromatstaub — außer auf die Haut (Ekzeme usw.) — mit der Atemluft in die Luftwege.

Die Chromschädigung, vor allem bei Galvaniseuren, führt zu einer als „Chromkrätze" bezeichneten Form eines chronischen Ekzems, welches alle Vorbedingungen für sekundäre Hautcarcinome liefern dürfte. Bisher ist aber nur ein Fall von Hautkrebs durch chronische Chromschädigung beschrieben worden (WELZ 1947). In diesem Falle entwickelte sich ein Plattenepithelcarcinom am Unterarm auf dem Boden eines chronisch-rezidivierenden anaphylaktischen Chromekzems nach einer Latenzzeit von 8 Jahren. Chrombedingte sonstige *Krebse innerer Organe* (Magen-Darm-Kanal) wurden noch nicht sichergestellt.

Entschädigungspflichtig (Nr. 19 in der Liste entschädigungspflichtiger Berufskrankheiten) ist bis jetzt nur der Lungenkrebs in Unternehmen zur Herstellung von Alkalichromaten und ihrer Weiterverarbeitung zu „Chromfarben".

Auf den ersten Blick ist es auffällig, daß das *Experiment am Tier* den beim Menschen so klaren Kausalzusammenhang zwischen Chrom und Lungenkrebs nicht eindeutig reproduzieren konnte. Vorläufig scheint uns, daß die Chromeinverleibung bei Arbeitern nicht ausreichend kopiert wurde. HUEPER (1955, 1958) z. B. hat eine Mixtur feinst gepulverten Chroms bei verschiedenen Tierarten (Mäusen, Ratten, Meerschweinchen, Kaninchen und Hunden) und auf die verschiedenste Weise (intrafemural, -pulmonal, -peritoneal, -muskulär, -venös und paranasal intrasinös) eingebracht, aber nicht direkt per inhalationem. Er erhielt zwar eine relativ kleine Zahl von Tumoren, diese aber nur bei Ratten und auch bei diesen, wie er selbst sagt "with uncertain causal relation to the metallic material implanted".

d) Der „Metallkrebs". 1942 berichteten SCHINZ und UEHLINGER über Untersuchungen, die sie mit intraossären Depots von reinem metallischem *Chrom, Arsen* und *Kobalt* in durchschnittlichen Mengen von 0,1—0,15 g bei Kaninchen anstellten und die sie selbst als „neues Prinzip der Krebserzeugung" bezeichnen.

Sie erhielten von ursprünglich 21 Tieren nach 4—7 jähriger Versuchsdauer 3 „*Chromtiere*" mit *Sarkomen*, eines mit Rundzellensarkom der Lunge und Fernmetastasen, eines mit parostalem Beckensynoviolom und eines mit Spindelzellensarkom des Femurs, 1 „*Arsentier*" mit multiplen Lungen- und Lebermetastasen, 2 „*Kobalttiere*", eines mit Adenocarcinom der Lungen mit peritonealen Metastasen, ferner 1 Tier (Metalleinlage unbekannt) mit Rundzellensarkom des Mediastinums und Metastasen in Lungen und Schädeldach.

Kobalt beansprucht besonderes Interesse, weil es als *lebensnotwendiges Spurenelement* angesehen werden muß (Näheres YOUNG 1953), ist Kobalt ja ein Bestandteil von Vitamin B_{12} (DIEHL 1952). Kobalt findet sich im Boden und kommt mit den verschiedensten pflanzlichen Nahrungsmitteln in den Organismus. Der Gehalt an Kobalt ist bei den verschiedenen Nahrungsmitteln sehr verschieden. Kobalt spielt in der Technik eine große Rolle (Glas, Porzellan, Stahl, Nickel), in der Medizin bei der Therapie der Perniciosa mit Vitamin B_{12}, auch werden Kobaltsalze zur Anregung der Erythropoese (i. v. injiziert) empfohlen (WEISSBECKER und MAURER 1947).

Tumoren nach Kobaltinjektionen beschrieben HEATH (1956). 17 von 30 Ratten bekamen nach intramuskulärer Injektion Sarkome verschiedener Form an der Injektionsstelle. Durch subcutane Injektionen von Kobaltnitrat zusammen mit Zinksulfat konnten THOMAS u. THIERY (1953) bei 4 Kaninchen bereits nach der ungewöhnlich kurzen Latenzzeit von 24—37 Tagen Liposarkome nachweisen.

Daß Geschwülste auch fern vom primären Depotort auftreten, erklären die Untersucher mit dem Abtransport von Metallspuren aus dem Knochenmark in das erste Filter, d. h. in die Lungen. Sie denken dabei auch daran, daß sie als Bestandteile von Fermenten, also „auf enzymchemischen Weg, in das Geschehen eingreifen, und daß hier vielleicht der Dietrich für die verschiedenen Krebsnoxen zu finden ist".

Beim *Menschen* sind, vom Chromat- und Arsenkrebs abgesehen, noch wenig einschlägige Beobachtungen von Metallkrebs mitgeteilt. Vielleicht gehört nachstehender Fall von *Lungenkrebs nach Eisenoxydinhalation* hierher.

DREYFUS (1936) sah zwei Geschwister bei einer Latenzzeit von 24 Jahren nach Einatmung von *Eisenoxydstaub* an *Lungenkrebs* erkranken. Ihre Mutter hatte als Heimarbeiterin zu Hause Schrauben poliert, wobei auf die rotierende Stahlscheibe immer wieder Eisenoxydpulver aufgestreut wurde. Die beiden Geschwister hatten etwa 12 Jahre lang dauernd im gleichen Raum wie die Mutter gelebt. Das Eisenoxyd hat sich als carcinogene Noxe suspekt gemacht, als a) das Lungencarcinom zwei Geschwister, b) im gleichen frühen Alter und zur gleichen Zeit traf und als c) eine Schwester, die 8 Jahre außerhalb des Hauses zugebracht hatte, gesund geblieben war. Zudem hat CAMPBELL (1940) mit Eisenoxyd Lungenkrebs an Mäusen erzielt.

Die Frage der Carcinogenität von Eisenoxydstaub wurde von MÜLLER und ERHARDT (1956) an Mäusen mit dem „Peritonealtest" (1%ige Aufschwemmung von F_2O_3 intraperitoneal) nachgeprüft. Das Eisenoxyd wurde reizlos phagocytiert oder extracellulär abgelagert. Zur Tumorbildung kam es nicht. Demgegenüber konnte HUEPER (1958) nach intrapleuraler Injektion bei 2 von 25 Ratten Lungentumoren neben zahlreichen Praeneoplasien in der Lunge auslösen, intramuskulär entstanden bei 3 von 31 Tieren Sarkome, allerdings waren in diesen Versuchen dem Eisenrost auch noch chromhaltige Verbindungen zugesetzt.

Die Frage, ob inhalierter Eisenoxydstaub die Lungenkrebsentstehung begünstigen könnte, wäre danach noch offen. Es ist dies aber unwahrscheinlich geworden, nachdem *bei Walzern* in Hüttenwerken, die an der Walzstraße einem Schwebestaub mit 71,6% (!) Eisenoxydgehalt ausgesetzt waren, auch bei einer Exposition (bei 10 Arbeitern) von 32,4 Jahren im Durchschnitt zwar *Siderosen der Lungen*, aber *keine Lungentumoren* auftraten (VOIGTMANN 1956).

An *Tumorauslösung* durch sonstige *Metalle* seien noch erwähnt: *Quecksilber* [5 intraperitoneale Sarkome bei 12 von 39 überlebenden Ratten nach Einbringung von metallischem Hg in die Bauchhöhle (DRUCKREY, HAMPERL und SCHMÄHL 1957)]; *Uran* [11 Sarkome am Ort der Injektion nach intraossaler Einbringung bei 33 Ratten (HUEPER u. Mitarb. 1952)] und mehrere Transurane [Strahlenwirkung (?): α-Strahler!] und schließlich *Blei* [ZOLLINGER (1953)].

Vom *Beryllium* ist schon länger bekannt, daß inhalierter Staub (besonders von Berylliumcarbonat, -oxyd und -nitrat) neben Lungenveränderungen eine bei anderen Staublungenerkrankungen nicht bekannte, produktive Alveolitis (NIEMÖLLER 1949), sonst aber auch Leber-, Nieren- und Knochenveränderungen auslöst. In unserem Zusammenhang interessiert nur die *Tumorinduktion*.

Mit *Beryllium* (Metallpulver/Lanolin-Suspension) erzielte HUEPER (1954) bei 20 weiblichen Ratten nach intrafemoraler Einbringung 7 Adenofibrome der Mamma, 6 Angiome des Nebennierenmarkes, 1 Rindenadenom, 3 retroperitoneale Rundzellensarkome mit ausgedehnten Metastasen und ein teratoides Ca, alles fernab der Einbringung. Besonders bemerkenswert ist es, daß durch *Inhalation* von Berylliumoxyd bei Kaninchen *osteogene Sarkome* ausgelöst werden konnten (HOAGLAND u. Mitarb. 1950, BARNES u. Mitarb. 1950, DUTRA u. Mitarb. 1951). Bei DUTRA u. Mitarb. enthielt die inhalierte Luft 30 γ bzw. 6 μg, bzw. 1 γ Beryllium/1 l Luft. Unter 19 Tieren entwickelte sich allein Osteosarkom des Schambeins mit Lungenmetastasen (Tod 17½ Monate nach der letzten Berylliuminhalation). — CHÈVREMENT u. FIRKET (1952) untersuchten die Wirkung des Berylliums auf Zellwachstum und Mitose an Gewebekulturen. Sie vermuten, daß hierbei die Synthese der Desoxyribonucleinsäure gehemmt wird.

Das Unheimliche am Beryllium ist der Umstand, daß es nicht nur bei Menschen wirkt, die direkt mit ihm zu tun haben, sondern daß es auch bei Menschen, die in erheblicher Entfernung von den betreffenden Fabriken wohnen, zu Lungenveränderungen kommt (HUNTER 1950).

Nickel kam in den Verdacht, *carcinogen* zu sein, als bei Nickelindustriearbeitern in England, Norwegen und Canada vermehrt *Krebse der Nasenhöhle, der paranasalen Sinus und der Lungen* festgestellt wurden (BARNETT 1949, WINSLER 1957).

DOLL (1958) findet bei insgesamt 139 Sterbefällen bei Nickelarbeitern die Häufigkeit des Lungencarcinoms gegenüber dem Bevölkerungsdurchschnitt auf das 5fache, die des Nasencarcinoms auf das 150fache erhöht (13 Fälle!). ROCKSTROH (1959) ermittelte bei einer nickelverarbeitenden Hütte mit einer durchschnittlichen Belegstärke von 111 Mann in 11 Jahren 45 Bronchialcarcinome und 2 Hautcarcinome. Arsenhaltigen Verunreinigungen soll dabei eine syncarcinogenetische Bedeutung zukommen.

Die *experimentelle Erzeugung* von „Nickelkrebs" bei Ratten gelang HUEPER (1952). In einer späteren Versuchsserie (1955) implantierte HUEPER nach seiner meist angewandten Methodik eine Suspension, bzw. Gelatine- oder Lanolinlösung feinst pulverisierten Nickels bei 125 Ratten, Kaninchen und Hunden subcutan, intraossal und intrapleural. Er erhielt bei Ratten in 28% der implantierten Tiere Sarkome verschiedenen Gewebsursprungs, alle im Bereich der Nickeleinbringung. Von 6 über 3 Jahre überlebenden Kaninchen entwickelte eines ein metastasierendes Fibrosarkom des Femurs. Bei Mäusen wurde keine Tumorausbeute erzielt, weder bei intravenöser, noch intraperitonealer, noch bei intramuskulärer Einbringung. Soweit bei Ratten Ferntumoren beobachtet wurden, wurden sie von HUEPER nicht als nickelbedingt angesehen.

Für das Metall *Cadmium* liegt der 1. Beweis für seine Carcinogenität vor (K. H. BAUER 1963).[1] Seine Dämpfe wirken toxisch auf die Schleimhäute, mit denen es auf peroralem Wege oder bei Inhalation in Berührung kommt. Gefährdet sind Arbeiter bei der Verhüttung von Zinkerzen (starke Anreicherung im Flugstaub). Der Verfasser hatte nur einmal die Frage des Zusammenhangs zwischen 12jähriger *Cadmiumexposition* und späterem *Bronchial-Ca* (Plattenepithelkrebs) zu begutachten. Der Zusammenhang wurde von uns bejaht, da die als Berufskrankheit bereits anerkannte schwere Emphysembronchitis aus dem Krankheitsablauf schwer wegdenkbar schien. Zudem keine Chance rechtzeitiger Diagnose! Keine Heilchance.

Mit *Edelmetallen* ist bislang noch kein Fall von „Metallkrebs" erzeugt worden (NOTHDURFT 1958), sofern statt Blattgold*folien* (HECHT, zit. nach NOTHDURFT 1958) Edelmetall*pulver* verwendet wird. Die 3 Edelmetalle sind nach NOTHDURFT nur als Fremdkörper in geeigneter Form (Näheres S. 379) tumorauslösend, nicht in Pulverform.

SCHMÄHL und STEINHOFF (1960) gelang es bei 8 von 26 Ratten, die länger als 14 Monate lebten, durch intravenöse und subcutane Injektionen von *kolloidalem Silber* bösartige Tumoren zu entwickeln. 6 davon entstanden an der subcutanen Injektionsstelle. Mit *kolloidalem Gold* konnte bei 30 Tieren kein entsprechender lokaler Tumor ausgelöst werden.

Im 4. Kapitel (S. 150) war die Rede davon, daß die Zinkkonzentration im Blut von Krebskranken im Durchschnitt gegenüber gesunden Erwachsenen und von Tumoren gegenüber den Ausgangsgeweben im Durchschnitt um $^1/_3$ erniedrigt ist. Hier interessiert die Frage: ist *Zink* unter bestimmten Bedingungen *carcinogen*? CARRUTHERS und SUNTZEFF (1945) sahen, daß bei Methylcholanthrenapplikation auf die Haut und Entwicklung eines Hautcarcinoms der Zinkgehalt der Haut abnimmt.

Schon 1928 und 1929 hatten MICHALOWSKY und dann 1937 KAHLAU über *Hodenteratome* beim Hahn nach Injektionen von *Zinklösungen* berichtet. Die Ergebnisse wurden später von LYVRAGA (1934), BAGG (1936) und 1937, ANISSIMOVA (1939) und von FALING (1940) bestätigt. 1953 griffen CARLETON u. Mitarb. diese Fragen erneut und in breitem Umfang (450 junge Hühner verschiedener Rassen) wieder auf. Die Injektion von Zinkchlorid ins Hodenparenchym ist von einer hämorrhagischen Nekrose gefolgt. In ihrer Nachbarschaft entwickeln sich in den Samenkanälchen vielkernige Riesenzellen, aus deren Bereich sich etwa 10 Wochen nach der Injektion Zellelemente entwickeln, die menschlichen Germinomen und embryonalen Carcinomen sehr ähnlich sind. Die schließlichen Teratome enthalten die verschiedensten Gewebselemente genauso wie in menschlichen embryonalen Teratomen. Die Tiere wurden, um verschiedene Stadien der Morphogenese zu erfassen, in verschiedenen Stadien getötet. Von 43 weiteren Leghorns z. B., die mit 18 Monaten beiderseitig injiziert waren, wiesen bei der Tötung 9 Monate nach der Injektion 11 Teratome auf. Metastasen wurden nicht beobachtet.

Bei völlig anderer Applikation erhielten THOMAS und THIERY (1953) nach subcutaner Injektion von Zink in Form von $ZnSO_4$ bei Kaninchen *Liposarkome* bei gleichzeitigem Schwund des sonstigen Depotfettes, aber unter hochgradiger Vermehrung des Abdominalfettes. DRINKER u. Mitarb. (1927) sahen bei Kaninchen denen peroral regelmäßig bis zu 1 g täglich Zinkoxyd gegeben wurde, Nierengeschwülste nach einer Latenzzeit bis zu 53 Wochen auftreten. Bei Mäusen gelang es BISCHOFF u. Mitarb. (1940) durch wiederholte Injektionen in die Thymusdrüse nach etwa 15 Monaten Lymphosarkome auszulösen.

---

[1] s. Verhdlgn. Dtsch. Unfallkongreß 1962 (in Druck).

Völlig unklar ist noch die *Carcinogenität von Blei*. Vom *Blei* sagt SCHWARZ (1947), ein guter Kenner der Physiologie der Spurenelemente, es sei erstaunlich, daß man Blei mit seiner ausgesprochenen Giftigkeit sogar bis 1 mg/kg Organ im menschlichen Organismus finde. Daß es eine physiologische Bedeutung habe, scheine „mehr als fraglich". Sein Vorkommen hänge wahrscheinlich mit seiner Verwendung als Gebrauchsmetall zusammen. Jedenfalls gelang es ZOLLINGER (1953), durch wiederholte subcutane Injektionen bei Ratten mit Bleiphosphat-Suspensionen Nierenadenome und -carcinome hervorzurufen.

e) Staubinhalation und Bronchialkrebs. Steht man auf dem Standpunkt, daß die *Inhalation* einen der Hauptwege für die *Einverleibung carcinogener Stoffe* darstellt, so kommt natürlich krebstheoretisch allen Staubinhalationskrankheiten (*Pneumokoniosen*, s. WORTH und SCHILLER 1954) eine Bedeutung für die Lungenkrebsentstehung zu, gleichviel zunächst, welcher Herkunft der betr. Staub ist und welche Form von Staublungenkrankheit er auslöst, ob eine *Anthracosis* (durch Kohlenstaub), eine *Chalicosis* (durch Kalkstaub), die *Silicosis* (Quarzstaub), die *Siderosis* (durch Eisenstaub), die *Tabacosis* (s. S. 401) oder *Asbestosis* (s. S. 334).

Als Hauptbeispiel sei die Frage *Silikose und Bronchialkrebs* besprochen, vor allem weil die „Steinhauerlunge" repräsentativ für viele Berufsarten (Gesteinshauer in Kohlenberg-, Tunnel- und Stollenbau, Sandstrahlbläser, Schleifer, Arbeiter in der Porzellan-, Glas-, Quarzmittel-, Putzmittel-, Tonwarenindustrie usw.), ferner weil sie zahlenmäßig und sozial die größte Rolle unter den Pneumokoniosen spielt. Zudem stellt sie eine melde- und entschädigungspflichtige Berufskrankheit dar. Sie hat demzufolge auch in der Krebsbegutachtung (s. 18. Kap. S. 942) eine besondere Bedeutung.

Es ist hier nicht der Ort, das *Krankheitsbild der Silikose* darzustellen. Es sei in dieser Hinsicht auf die Werke von SOMMER 1953, WORTH und SCHILLER (1954), auf die Arbeiten über Pneumokoniosen und Silikosen im Handbuch der Inneren Medizin (1956) aus der Feder von LÖFFLER, UEHLINGER, H. J. SCHMID und HÖGGER verwiesen. Die *Literatur* über *Silicosis* bzw. *Pneumokoniose und Lungenkrebs* ist bei LEICHER (1948), EHRHARD (1949), SCHOCH (1954), KAHLAU (1954), AHLENDORF (1959), HUEPER (1955), SCHAUTZ und KLEIN (1960) auch neuerdings bei CHIURCO (1961) in umfassender Weise gebracht.

Eine bis ins Neolithicum zurückreichende hervorragend geschriebene „Geschichte der Silikose" findet sich bei LÖFFLER (1956). Bezüglich der *physikalischen und chemischen Eigenschaften der Gewerbestäube* sei auf GESSNER (1956) verwiesen. *Pathologisch-anatomisch* (vgl. UEHLINGER 1956) führt die Inhalation von Staub und (meist) Staubgemischen zu Silikogranulomen, entsprechend der fibroplastischen Wirkung des Quarzanteiles der Stäube zu silikotischen Schwielenfeldern, Ersatz des lymphatischen Gewebes in den Lymphdrüsen durch Staubknötchen, sekundäre Gefäßkompressionen und Gefäßobliterationen. Das Lungengewebe reagiert mit partiellen Atelektasen, andererseits lokalisierten „vikariierenden" Emphysemen. Häufig ist die Kombination mit Tuberkulose („Silikotuberkulose").

Für die Frage, ob die *Silikose* in Einzelfällen die *Lungenkrebsentstehung* begünstigt, ist wichtig, daß *klinisch* neben der Kurzatmigkeit, Atemnot und Husten oft eine, allerdings in sehr wechselnden Prozentzahlen (Näheres bei H. J. SCHMID 1956) angegebene *Bronchitis*, vor allem in den Spätfällen, die Silikose kompliziert. Hinzu kommt, daß Silikotiker für alle Noxen der Luftwege besonders anfällig sind, und daß eine erst einmal entstandene Silikose nie ausheilt, also stets einen Fremdkörperreiz und oft sekundäre Störungen (Bronchitis, Schwielenbildung, Pneumonien, Bronchiektasen, Tuberkulose, Cavernen u. dgl.) unterhält. So verwundert es nicht, daß sich die Frage Silikose und Lungenkrebs immer gestellt hat und angesichts der Zunahme der Bronchialkrebserkrankungen immer neu stellen wird.

Zur Klärung der *Zusammenhangsfrage* wurde vor allem die *Massenstastistik* herangezogen, d. h. die Entscheidung darüber, ob der Bronchialkrebs bei Silikotikern häufiger ist als im Durchschnitt der Bevölkerung. Hierüber liegen eine Reihe von Erhebungen vor (u. a. GARDNER 1940, SCHOCH 1954, CHIURCO 1961). Sie besagen weitgehend übereinstimmend, daß dies nicht der Fall ist. SCHOCH teilt folgende Werte mit:

Carcinome bei der Autopsie von Silikotikern: 0,35%   2,37%
Anteil der Bronchial-Ca-Todesfälle an der Gesamtsterblichkeit der männlichen Bevölkerung: 1,37%   2,21%

Daraus ziehen viele Autoren den Schluß, daß keinerlei ursächlicher Zusammenhang besteht, sondern daß es reiner Zufall ist, wenn beide Krankheiten einmal zusammentreffen. So einfach liegen natürlich die Dinge niemals, wenn es sich um zwei so schwere Erkrankungen im gleichen Organ handelt. Einzelschicksale sind nicht massenstatistisch entscheidbar. Es muß immer auch der individuelle Fall analysiert werden.

Zunächst einmal könnte es so sein, daß ein Teil der Silikotiker den Lungenkrebs nicht erlebt, weil er zuvor an seiner Silikose gestorben ist. Mit anderen Worten, es ist zunächst die *Lebenserwartung* schwerer Silikotiker zu prüfen. Soweit Erhebungen über die Lebenserwartung der Silikotiker vorliegen, hat sie sich zwar verlängert, bleibt aber hinter der von Vergleichsgruppen noch erheblich zurück. Nach HÖGGER (1956) entfallen auf die Bergarbeiter, die 1953 nur 4,65% aller Versicherten stellten, 63% aller Silikosen und 61,5% aller gemeldeten Berufskrankheiten. Bei den gemeldeten Silikotikern waren 81,7% aller Todesfälle (!) durch Silikose verursacht.

Bei aller (nach Berufsart, Intensität und Dauer der Exposition, Staubform, Kombination mit Tuberkulose usw.) verständlichen Variabilität der Gruppen und der individuellen Prognostik der Silikotiker ist es sicher, daß die *Silikose* eine ausgesprochen *lebensverkürzende Wirkung* besitzt. TURNER und MARTIN (1949, zit. n. H. J. SCHMID 1956) kommen ausgehend vom 40. Lebensjahr bei der Silikose auf eine *Lebensverkürzung von 8* und bei der *Silikotuberkulose von 13 Jahren* gegenüber dem Bevölkerungsdurchschnitt. H. J. SCHMID gibt für die Schweiz für die Silikotiker als *mittleres Alter zum Zeitpunkt des Todes 52,3 Jahre* an. Gliedert man die Silikotiker nach Berufsgruppen auf (Tab. 50), so zeigt sich, daß die Variationsbreite des Todesalters zugleich einen Index abgibt für die durchschnittliche Gefährlichkeit der Exposition innerhalb der einzelnen Berufsarten.

Tabelle 50. *Mittleres Alter bei Silikose*

Berufsgruppe	Zahl der Todesfälle	Mittleres Alter zum Zeitpunkt des Todes Jahre
Mineure, Stollenarbeiter . .	523	48,8
Steinbrucharbeiter	57	51,4
Sandstrahler	55	51,7
Kiesgrubenarbeiter	9	53,9
Schleifer, Polierer	18	54,3
Keramikarbeiter	22	59,2
Schieferbrucharbeiter . . .	33	60,7
Steinhauer	87	62,8

Ist somit erwiesen, daß Silikotiker eine eindeutig verkürzte Lebensdauer gegenüber dem Durchschnitt der Bevölkerung haben, so widerlegt dieses Ergebnis die volle Schlüssigkeit der Massenstatistik mit der dem Durchschnitt gegenüber nicht höheren Lungenkrebsquote der Silikotiker. Es ist sicher, daß viele der vorzeitig an Silikose Sterbenden „ihren" Lungenkrebs, den die länger lebenden „Durchschnittsbürger" noch bekommen, eben nicht erleben.

Auch muß immer wieder vor dem so häufigen Trugschluß gewarnt werden, als spräche eine massenstatistische Seltenheit a priori gegen einen ursächlichen Zusammenhang. Für die Wahrscheinlichkeit gibt die Summe der Fälle nur einen ersten Anhaltspunkt, de facto et de jure muß sie immer aus jedem Einzelfalle neu ermittelt werden. Ist die Wahrscheinlichkeit, daß in einer Laparatomienarbe ein Narbensarkom entsteht, praktisch Null, so ist die Wahrscheinlichkeit bei dem Einzelfall, bei dem das Sarkom doch entstanden ist, praktisch eine Gewißheit, da in einem solchen Falle der Laparatomieschnitt (mit allem, was dazugehört, Nahtmaterial, Fremdkörper o. dgl.) aus der Sarkomentstehung unmöglich wegdenkbar ist. Und so ist es auch beim Lungenkrebs des Silikotikers. Es ist eben in jedem Einzelfall eines Anspruchs zu prüfen, ob nicht doch Faktoren (schwere chronische Bronchitis, Bronchiektasen, ,,Narbenkrebsbildung", Cavernencarcinom o. dgl.) nachweisbar sind, die in ihrer summativen Wirkung oder nach dem Prinzip der Syncarcinokolyse in einem speziellen Falle die Wahrscheinlichkeit zu bejahen zwingen.

So gibt es doch wohl zu denken, daß KAHLAU (1960) einen *Lungenkrebs als* typischen peripheren *Narbenkrebs*, dessen Narbengewebe *Silikoseknötchen* enthielt, ausweisen konnte. In 2 anderen Fällen wurden silikoanthrakotische Knötchen unmittelbar neben dem vom Ca befallenen Bronchus festgestellt. Von 5 Kaninchen, denen KAHLAU 6 Jahre vorher kristalline Kieselsäure in eine Lunge eingebracht hatte, zeigten 4 maligne Tumoren (3 Carcinome, 1 Sarkom). Kurzum, es müssen stets alle evtl. einschlägigen Faktoren vorurteilslos geprüft werden. Aber es gibt eben hier wie sonstwo Gutachter, die den Schein der Massenstatistik a priori als Richtschnur ihrer Beurteilung nehmen und glauben, daß ein besonders ,,harter" Standpunkt einen besonderen Beweis für besondere Wissenschaftlichkeit bedeute. Der Grad der Wahrscheinlichkeit kann nur am Einzelfall ermittelt werden.

Auch in anderer Hinsicht kann der Lungenkrebs bei Silikose schwierige *Beurteilungsprobleme* aufwerfen, so — wie dies auch SCHAUTZ und KLEIN (1960) betonen — bei der Frage der durch die Silikose erschwerten oder unmöglich gemachten rechtzeitigen Diagnostik, der Vernichtung jeglicher individuell operativer Heilchance wegen der durch die Silikose bedingten Ateminsuffizienz u. a. m. Wir kommen auf die Frage noch im 17. und 18. Kapitel zurück.

Zu erwähnen bleibt noch, daß es FALIN u. ANISSIMOVA (1940) durch Injektionen von *Kupfersulfat* nach 74 Tagen bei einem von 38 Hähnen gelang Hodenteratome zu erzielen.

Nicht erwähnt wurden hier die cancerogene Wirkung der *radioaktiven Metalle* und radioaktiven Isotope (s. S. 448 ff.).

2. Krebs durch Anilinderivate (aromatische Amine)

Auf dem Deutschen Chirurgenkongreß 1895 hielt der damalige Frankfurter Chirurg LUDWIG REHN einen Vortrag über ,,*Blasengeschwülste bei Fuchsinarbeitern*". Aus der Beobachtung, daß von 45 Arbeitern einer Anilinfabrik in kurzer Zeit 3 an Blasengeschwülsten erkrankten, und aus der Tatsache, daß die meisten Blasengeschwülste ,,um die Ureteren, am Blasengrund und im Trigonum ihren Sitz haben", zog REHN den kühnen Schluß, daß, wie er wörtlich sagte, ,,in dem von den Nieren ausgeschiedenen Urin Stoffe in Lösung vorhanden sind, welche durch chemischen Reiz eine Geschwulstbildung hervorrufen". Er beschuldigte als Krebsursache sofort die drei Vorstufen des Fuchsins, darunter das *Anilin*, erkannte in diesen Blasengeschwülsten einen neuen Berufskrebs und würdigte auch die Latenzzeit in richtiger Weise.

Das ist bereits sehr viel, aber von historischer Bedeutung ist dreierlei:
a) REHN hat mit dem ,,Blasenkrebs der Anilinarbeiter" den *ersten Krebs eines*

inneren Organs entdeckt, der *durch äußere chemische Noxen* hervorgerufen wird, b) REHN hat mit der Erkenntnis der Carcinogenität bestimmter Anilinderivate der *Krebsforschung* ein *neues Kapitel* eröffnet: die Kenntnis von Krebsnoxen chemisch genau bekannter Konstitution, c) REHN hat zum erstenmal in der Geschichte der Krebsbekämpfung zu einer planmäßigen *Krebsverhütung* aufgerufen.

Tabelle 51. *Durch aromatische Amine (β-Naphthylamin, Benzidin, o-Toluidin, o-Aminoazotoluen, Chlortoluidin) gefährdete Betriebe* (nach BÖNIG und HOLZ 1959):

Chemische Industrie	Laboratorien
Teerfarbenherstellung	Färbereien
Anilinschwarzfärbereien	

Im Gegensatz zu den später (s. S. 358) zu besprechenden carcinogenen „polycyclischen Kohlenwasserstoffen", die ihre Tumoren in der Hauptsache am Ort ihrer Einbringung induzieren, ist für die carcinogenen *Anilinderivate* charakteristisch, daß sie, wenn sie erst einmal resorbiert sind, stets eine relative *Organspezifität* besitzen.

a) **„Anilinkrebs"** Inzwischen ist der „Anilinkrebs" in allen Staaten mit entsprechenden Fabriken bekannt geworden. Die meisten Fälle stammen aus Deutschland (NASSAUER 1919, OPPENHEIMER 1920), was nicht wunder nimmt, deckte ja Deutschland vor dem 1. Weltkrieg 80% des Weltbedarfs an Anilin und Anilinfarbstoffen.

L. SIMON (1932) hat in *Ludwigshafen/Rh.* in den Jahren 1903—1931 allein 85 Fälle solcher Anilintumoren beobachtet. In der Basler Chirurgischen Klinik machten die 35 Anilingeschwülste die Hälfte aller Blasengeschwülste aus (A. MÜLLER 1933). Die Anilinarbeiter in *Basel* erkrankten 33mal häufiger an Blasentumoren als die übrige Bevölkerung (SCHÄR 1930). Auch in den *USA*, welche im 1. Weltkrieg die deutschen Patente übernommen hatten, kamen prompt die Anilinkrebse, als die Latenzzeit von 16—18 Jahren vorbei war (SLOTKIN 1943).

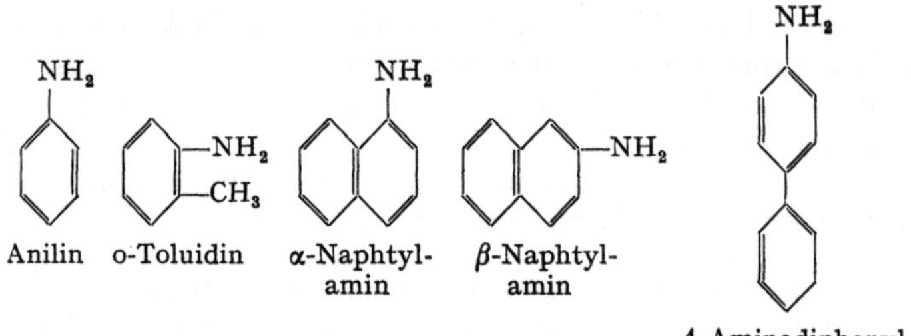

Abb. 79. Anilin und carcinogene aromatische Amine

Über die schuldigen Substanzen (Abb. 79 u. ff.) herrscht heute weitgehend Klarheit. Die klinische Entscheidung darüber, welcher Stoff cancerogen war, ist deswegen so schwierig, weil die Arbeiter im Laufe ihrer Fabriktätigkeit meist mit mehreren Stoffen zu tun hatten.

Erwiesen ist die Krebswirkung beim *β-Naphthylamin* (SCHÄR, PERLMANN und STAEHLER 1932, HUEPER 1938, BONSER 1943), beim *o-Amidoazotoluol* (YOSHIDA 1932), beim *4-Dimenthylaminoazobenzol* (KINOSITA 1937) und in öliger Lösung beim *o-Toluidin* (MORIGAMI und NISHIMURA 1940). Das α-Naphtylamin scheint nicht cancerogen zu sein, die cancerogene Eigenschaft des Anilins selbst ist immer noch umstritten.

Das stärkst carcinogene Agens ist das *β-Naphthylamin*. Arbeiter, die 5 Jahre und länger damit gearbeitet haben, erkrankten später fast ausnahmslos an Blasentumoren. In der Industrie[1] wurden auch bei der Herstellung von α-*Naphthyl-*

---

[1] WINSLER: Briefliche Mitteilung.

amin Blasenkrebsfälle beobachtet, allerdings weit weniger als bei β-Naphthylamin oder Benzidin. Wahrscheinlich hängt die Carcinogenität des α-Naphthylamin damit zusammen, daß ,,technisches" α-Naphthylamin aus der Darstellung stets etwa 4% β-Naphthylamin enthält (WINSLER 1957). Beim *Benzidin* ist die Krebsquote niedriger, die Carcinogenität ist jedoch gleichfalls gesichert. Später wurde auch das Kupplungsprodukt zwischen β-Naphthylamin und Anilin (*Anilin-azo-β-Naphthol*) im Tierversuch als carcinogen erwiesen [Glasgow Medical Journal **30**, 364 (1949)]. Sicher carcinogen ist ferner *4-Aminodiphenyl* (Abb. 80) (WALPOLE u. Mitarb. 1952). Es war früher im Anilin als Verunreinigung mitenthalten (WINSLER 1957).

Die gesichert carcinogenen Anilinstoffe stimmen in zwei wesentlichen Punkten überein (Abb. 79 ff.): Sie enthalten alle den *Benzolring* und mindestens eine *Aminogruppe* NH_2. Die Struktur der Moleküle ist offenbar von ausschlaggebender Bedeutung. Es wird beim Scharlachrot (s. S. 347) und bei bestimmten Teerderivaten (s. S. 358 ff.) nochmals auf diese bedeutungsvolle Frage zurückzukommen sein.

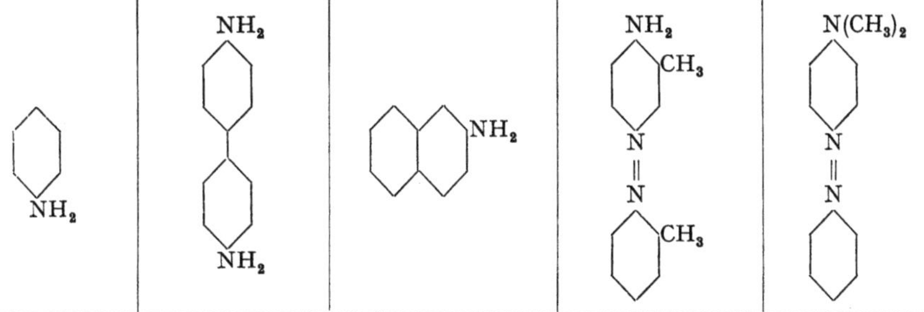

Anilin	Benzidin	β-Naphthylamin	Scharlachrot	Buttergelb
Aminobenzol	Diamidodiphenyl	β-Naphthylamin	o-Amidoazotoluol	4-Dimethylaminoazobenzol

Abb. 80. Konstitutionsformeln kondensierter aromatischer Amine

Daß *Tierversuche* mit Anilinstoffen schwierig sind, zeigten bereits BERENBLUM und BONSER (1937). Sie spritzten 5 Substanzen *intraperitoneal*, dann gaben sie dieselben, mit der *Nahrung*, ferner wurden mit dem 5-Chloro-o-toluidin auch *Inhalationen* versucht. Das Ergebnis war völlig negativ. Wie so oft besagen negative Versuche nichts, wenn eindeutig positive Versuche folgen. Nach vielen Fehlversuchen gelang es SCHÄR (1930) mit langdauernden (6 bis 20 Monate) *Inhalationen* kleinster Mengen von β-Naphthylamin beim Kaninchen Tumoren zu erzeugen. SCHÄR erhielt neben allgemeinen Giftwirkungen (Anämie, Leberverfettung usw.), Veränderungen am Aufnahmeorgan in Gestalt chronischer Bronchitiden, Pneumonien und abakterieller Lungenabscessen und vor allem schweren Störungen im Ausscheidungssystem: chronische interstitielle Nephritis, in der *Blase* Epithelproliferationen, *Papillome* und schließlich auch *Carcinome*.

PERLMANN und STAEHLER unternahmen ihre Versuche mit β-*Naphthylamin* und mit *Anilin*, beide Substanzen getrennt und kombiniert. Im Gegensatz zu SCHÄR brachten sie die Noxe durch *subcutane Injektion* in den Organismus. Sie erhielten bei 70 Tieren 7 Tumoren, und zwar bei β-Naphthylamin (6 mg je Woche) auf 31 Tiere 6 Tumoren (Papillome), bei Anilin (6 mg je Woche) auf 10 Tiere einen Tumor. Die Tumorquote konnte später bis nahezu auf 100% der überlebenden Tiere gesteigert werden, als man auch zu *peroraler Applikation* überging (HUEPER u. Mitarb. 1938, BONSER 1943).

Man darf heute annehmen, daß auch bei den Anilinarbeitern die Aufnahme durch den *Magen-Darm-Kanal*, z. B. durch Einbringung über verschmutzte Hände, durch den Speichel usw. einen der Hauptwege für die Einverleibung darstellt.

BOYLAND und BRUES (1937) untersuchten *Dinaphthylamine* und *Dibenzcarbazole* als mögliche Verunreinigungsprodukte dieser Stoffe. Dabei zeigten αα- und ββ-Dinaphthylamin keine, dagegen mehrere Dibenzcarbazole positiv carcinogene Wirkung, z. B. Sarkome bei subcutaner Injektion. Bei Hautpinselung mit solchen Stoffen entstanden in 80% der 1 Monat überlebenden Mäuse Gallengangshypertrophien und bei über 200 Tage alten Tieren hepatomähnliche Bildungen. Ähnliches berichtet DITTMAR (1942) über o- und p-Toluidin und 1.2- und 1.5-Naphthylendiamin.

Die zweite *Eintrittspforte* stellt die Aufnahme durch die *Atemluft* dar. Anilin ist bis zu 3% wasserlöslich. Seine Dämpfe sind ohne weiteres in den Lungenalveolen lösbar (BÜTTNER 1931). Daß bei langer Einwirkung nur geringe Mengen inhalierter Stoffe genügen, beweisen die von NASSAUER (1919) und von OPPENHEIMER (1920) mitgeteilten Fälle von Kranken, die sich nur im Umkreis von Anilinfabriken aufhielten.

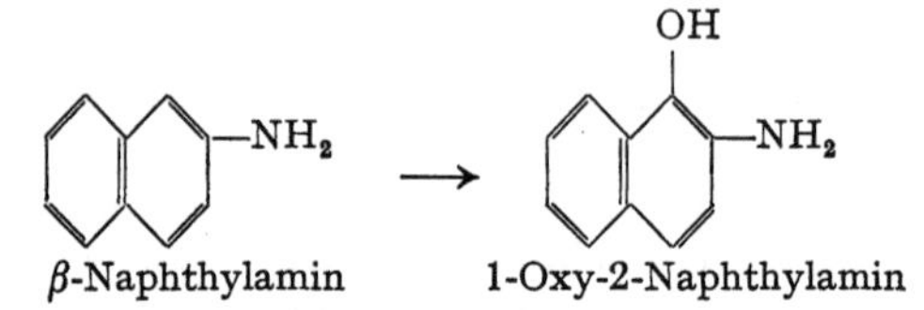

β-Naphthylamin   1-Oxy-2-Naphthylamin

Abb. 81. Abbau des β-Naphthylamins im Organismus durch Oxylierung

Das *Schicksal der Stoffe im Organismus* ist aufgeklärt. Ihr Abbau erfolgt durch *Oxylierung* in ortho- oder in para-Stellung zur Aminogruppe. Die Ausscheidung erfolgt durch den Harn, und zwar werden die Anilinstoffe, schon bevor sie in die Blase kommen, durch Paarung mit Schwefelsäure unschädlich gemacht (Näheres bei PERLMANN und STAEHLER 1932, 1935). Auch der *Abbau des β-Naphthylamins* erfolgt in gleicher Weise (Abb. 81). Da das Abbauprodukt *1-oxy-2-Naphthylamin* bei Einbringung in die Blase carcinogen ist, eröffnet dieser Abbauprozeß Ausblicke auf die Frage der aus körpereigenen Stoffen entstehenden sog. endogenen Carcinogene (BOYLAND 1958). Wir kommen daher dort (S. 376) auf den β-Naphthylaminabbau nochmals zurück.

Die *Latenzzeit* wird ziemlich übereinstimmend hoch angegeben: OPPENHEIMER $9^1/_2$—28 Jahre, SCHÄR 5—35 Jahre, A. MÜLLER für Basel im Durchschnitt 17,3 Jahre. Als Minimum werden 2 Jahre angegeben (SCHÄR). Noch 10—17 Jahre nach Ausscheiden aus dem Anilinbetrieb sind Blasengeschwülste beschrieben worden: „cessante causa, non cessat cancer".

Klinisch verlaufen die „Anilingeschwülste", denen stets eine Veränderung der gesamten Blasenschleimhaut (FERGUSON 1934) vorausgeht, nicht so bösartig wie die sonstigen Blasenkrebse. SIMON (1932) sah nach 3 Jahren noch 54% der Träger von Anilintumoren am Leben (gegenüber 21% bei anderen Blasencarcinomen) und nach 5 Jahren 48% gegenüber nur 10,5% anderer Blasenkrebse. Auch beobachtete SIMON (1932) nur einmal eine Fernmetastase. Gegenüber den Blasengeschwülsten treten andere Lokalisationen der Anilintumoren z. B. in Niere, Ureter, Prostata ganz zurück.

In Deutschland zählen „die Erkrankungen an Krebs oder anderen Neubildungen sowie Schleimhautveränderungen der Harnwege durch aromatische Amine" unter Nr. 14 der Liste zu den „entschädigungspflichtigen Berufskrankheiten".

Der „Anilinkrebs" ist dank der Maßnahmen der *Gewerbehygiene* im Aussterben. Die Gefährdung der Arbeiter ist durch Verarbeitung der Stoffe in dichtgeschlossenen Kesseln und Rohrsystemen, Absaugung von Gasen, Dämpfen usw. im gewöhnlichen Arbeitsverfahren beseitigt.

Während es sich bei den bisherigen Beispielen um maligne Tumoren handelte, die zuerst beim Menschen beobachtet wurden, muß darauf hingewiesen werden, daß die nachfolgend zu erörternden Stoffe der Anilinreihe nur im Tierexperiment als carcinogen erwiesen worden sind.

b) Tumoren durch Derivate des 4-Amino-diphenyls. Vom β-Naphthylamin leitet sich das 2-Aminofluoren und von diesem wieder das *2-Acetylaminofluoren* (Abb. 82) ab, welch letzteres nach seiner experimentellen Erforschung durch

WILSON, DE EDS und COX (1941) und durch BIELSCHOWSKY (1944, 1947, 1951) eine ungewöhnliche Vielseitigkeit in der Blastogenese aufweist. Es macht gleichfalls Blasenpapillome und Blasenkrebs, aber es setzt zugleich viele andere Gewebe und Organe in den Zustand einer hochgradigen Tumoranfälligkeit.

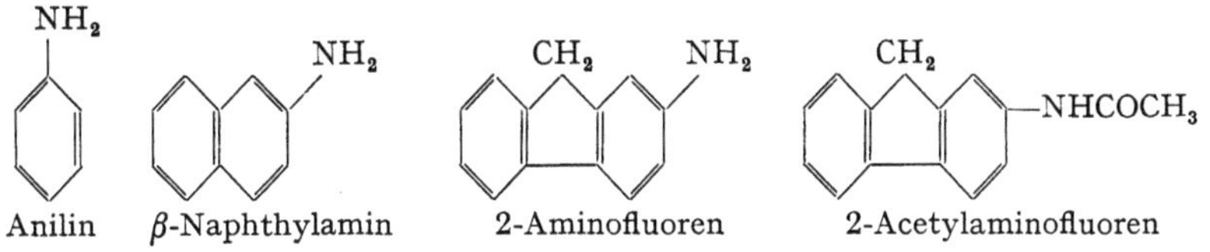

Anilin   β-Naphthylamin   2-Aminofluoren   2-Acetylaminofluoren

Abb. 82. Ableitung des 2-Acetylaminofluorens vom Anilin

So induziert das 2-Acetylaminofluoren bei jeder Tierart nach Fütterung (Minimaldosis 0,004% Konzentration der Nahrung) gutartige und bösartige *Geschwülste epithelialer Herkunft*, darunter verhornende Plattenepithelcarcinome des Gehörganges, der Lider, Adenocarcinome der Schilddrüse, Basalzellcarcinome der Haut, Mammakrebs (häufigster Tumor), einfache Adenome, aber auch metastasierende Carcinome der Lunge, sowie Carcinome in den meisten Organen der Bauchhöhle (Leber, Niere, Blase, aber auch Dünndarm, Colon, Pankreas, Uterus), im Magen einfache Papillome. Demgegenüber traten gut- und bösartige *Tumoren der mesenchymalen Gewebe*, darunter auch Sarkome, in den Hintergrund.

Die höchste verträgliche Dosis beträgt 0,195% der Nahrung. Krebs trat in 90% der überlebenden Tiere in weniger als 42 Wochen auf. Alter und genetische Konstitution der Tiere spielen bei der Tumorrate, Geschwulstlokalisation und dem Zeitpunkt des Auftretens eine große Rolle. In endokrinen Organen kommt es gleichfalls zur Krebsbildung, sofern die Drüsen gleichzeitig intensiv hormonell gereizt wurden, die Schilddrüse z. B. durch thyreotropes Hormon und die Hypophyse durch Stilböstrol. In den Keimdrüsen allerdings erhielt KIRBY (1947) bei der Kombination mit Testosteron und Oestradiolbenzoat keine Tumoren. Auch FOULDS (1947) erhielt bei Zufuhr von 2-Acetylaminofluoren mit der Nahrung (5 Wochen 0,03%, dann 20 Wochen 0,05%) nach einer Zwischenzeit von 14—59 Wochen nach dem Absetzen des Mittels Tumoren der verschiedensten Lokalisation, z. B. in der Leber in 46% (Kontrollen 25%), in der Blase 54% (Kontrollen 0%), Brustdrüsen 61% (Kontrollen 54%), ferner im Gehörgang, Darm usw. Die Zeit des ersten Auftretens schwankt stark: Brustdrüse 11, Blase 39, Leber 60 Wochen. Blasentumoren traten nur bei Männchen auf. Testosteron hemmte dieses Auftreten stark (12,5% gegen 73,3% bei den Kontrollen). Demgegenüber scheint zur Erzeugung von Adenocarcinomen der Samenblasen bei Ratten die über Androgene stimulierte Hyperplasie in diesem Organ Voraussetzung zu sein (BIELSCHOWSKY u. HALL (1951) (vgl. hierzu auch S. 377).

Mit der Krebsbildung durch Aminofluorene befaßten sich neuerdings SCHINZ u. Mitarb. (1955). Sie prüften im Rattenversuch eine Reihe von verwandten Stoffen, wobei sie neben anderen bereits als krebserzeugend bekannten Derivaten erstmalig das *4-Acetylamino-fluoren* als carcinogen (unter 10 Ratten ein undifferenziertes Colon-Ca) auswiesen.

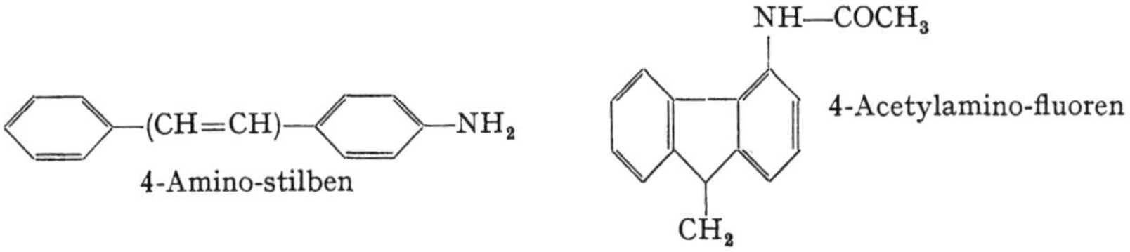

4-Amino-stilben   4-Acetylamino-fluoren

Abb. 83. Strukturformel des 4-Amino-stilben und des 4-Acetylamino-fluoren

Die Substanzen dieser Stoffklasse enthalten mindestens 12 π-Elektronen (Näheres S. 561). Wichtig scheint die Anordnung der beiden Benzolkerne zu sein.

CAMPBELL (1955) hatte bei Hühnern (über 4 Jahre nach oraler Gabe von 2-Acetylaminofluoren) Hepatome und Ovarial- und Salpingcarcinome erhalten.

Später wird berichtet werden, daß die so überaus frappierende Vielseitigkeit der Tumorerzeugung, die so ganz im Gegensatz steht zu den sehr einseitigen

Geschwülsten bei den anderen Anilinderivaten, sich nicht auf das Acetylaminofluoren und seine Derivate beschränkt, sondern auch beim 4-Dimethylaminostilben (s. S. 353) wiederkehrt.

Im *9-Methyl-1:2-benzfluoren* hat HADDOW (1947) einen polycyclischen Kohlenwasserstoff von hoher oestrogener Aktivität gefunden.

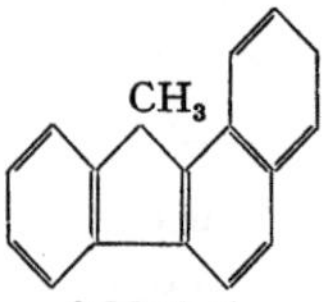

9-Methyl-
1:2-benzfluoren

Abb. 84. Strukturformel des 9-Methyl-1:2-benzfluorens

Nun kann man natürlich einwenden, die bis jetzt erwähnten Anilinderivate kämen ja praktisch kaum an den Menschen heran. Nun, unser Zeitalter der Chemisierung unserer Umwelt kennt auch Substanzen, bei denen die Gefahr der Einverleibung durch den Menschen schon gegeben ist, z. B. bei den so vielfältig verwendeten künstlichen Farbstoffen.

Aus der Natur gewonnene *Farbstoffe*, vor allem für Textilien, spielen eine Rolle, seit es eine Kulturgeschichte gibt. Es sei an den antiken *Purpur* aus der Purpurschnecke im alten Griechenland und Rom, an pflanzliche Färbemittel, wie *Indigo* (Farbstoff der Krappwurzel), an Farbhölzer usw. im Mittelalter erinnert.

Auch heute spielen *Naturfarbstoffe* noch eine große Rolle. Bei den Nahrungsmitteln z. B. gelten die *Carotine* und *Carotinoide, Chlorophyll, Cochenille, Anthocyanine* und *Lactoflavine* als unbedenkliche Naturfarbstoffe für die Lebensmittelfärbung.

Das chemische Problem beginnt erst mit dem *Aufkommen synthetisch gewonnener Farben*, zuerst mit dem künstlichen *Alizarin* und dem künstlichen *Indigo* und dann vor allem mit den lichtechten *Indanthrenfarbstoffen*. Diese hatten zunächst ihre Hauptbedeutung für die Einfärbung von Wolle, Seide, Baumwolle, Leinen, künstliche Faserstoffe wie Nylon, Perlon usw., später auch für Papier, Leder, Fette, Seifen usw. Erst mit dem Aufkommen der *Azofarbstoffe* wurde jene Stoffgruppe synthetisiert, die heute in weit über 1000 Typen im Handel und teilweise — das ist das für unser Problem Entscheidende — über künstlich gefärbte Lebensmittel, Cosmetica und Genußmittel auch dem Organismus einverleibt und evtl. direkt oder indirekt carcinogen zu werden vermögen.

c) Maligne Tumoren durch Azofarbstoffe. Eine dritte Stoffklasse, die *Azofarbstoffe*, leiten sich ebenfalls vom Anilin ab (s. Abb. 85).

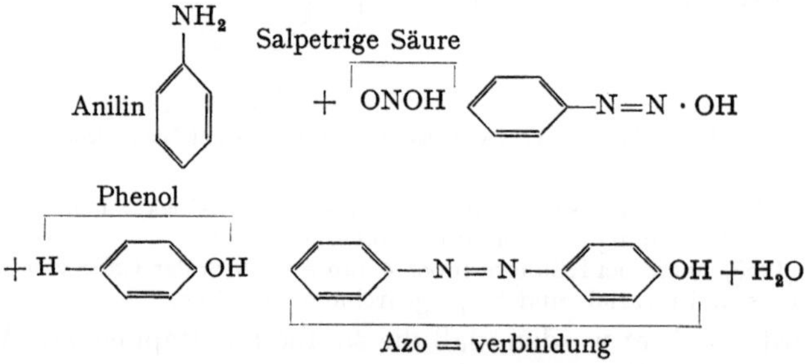

Abb. 85. Entwicklung von Azo-Körpern aus dem Anilin

Anilin ergibt bei der Umsetzung mit salpetriger Säure eine „Diazoverbindung". Aus dieser —N=N-Verbindung entstehen mit Aminen oder Phenolen (Abb. 85) durch Kuppelung zweier Ringsysteme die vielen Hunderte von Azofarbstoffen, die vor allem in der Textilindustrie, aber auch sonst in der Technik die größte Verbreitung gefunden haben.

Es erscheint angezeigt, mit WINSLER (1957) gleich von vornherein darauf hinzuweisen, daß man beim Menschen einen eigentlichen „*Farbstoffkrebs*" nicht kennt. Alles was beim Menschen unter der Bezeichnung „Anilinkrebs" läuft, sind Tumoren, die auf den Umgang mit aromatischen Aminen, also Zwischenprodukten in der Farbstoffherstellung, zurückzuführen sind. Selbstverständlich wird dadurch das Interesse an der Geschwulsterzeugung beim Tier nicht gemindert.

Aus der Fülle dieser Azofarbstoffe hat FISCHER-WASELS 1906 das *Scharlachrot* (Abb. 86) aufgegriffen und damit einen chemischen Körper genau bekannter Konstitution in die experimentelle Krebsforschung eingeführt. Er zeigte, daß das Scharlachrot starke Epithelwucherungen erzeugt. Es wurde deshalb auch *klinisch* (vor allem als *Pellidol*) zur Anregung der Epithelisierung in der Wundbehandlung verwendet. Der Farbstoff *Scharlachrot* ist chemisch ein o-Amidoazo-toluol-β-naphthol. Sein spezifisch wirksamer Anteil ist das *o-Amidoazotoluol* (HAYWARD 1909) (Abb. 86).

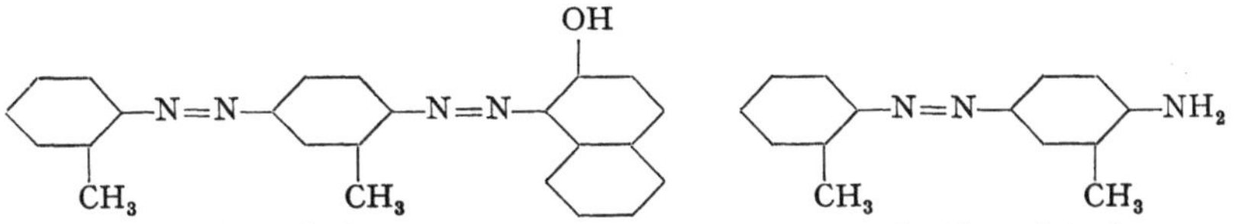

Abb. 86. o-Amido-azo-toluol als Bestandteil des Azofarbstoffes „Scharlachrot"

1924 entdeckte M. B. SCHMIDT bei Untersuchungen mit Vitalfärbung, daß Scharlachrot *Adenome der Leber* erzeugt. 1928 machte dann FISCHER-WASELS seine Experimente an Mäusen. Zunächst setzte er die Tiere einer chemischen Arsenvergiftung aus, um dann mit Injektionen von Scharlachrotöl nach einem Jahr typische *Mammacarcinome* zu erzielen. Die weitere Entwicklung (vgl. SHEAR 1937) ist an den Namen YOSHIDA (1932, 1934, 1935) geknüpft. Er erbrachte den Beweis der carcinogenen Wirkung auch bei alleiniger Einwirkung von Scharlachrot. Er erzeugte bei Ratten (NIHSIYAMA 1935, SHEAR 1937), später auch bei Mäusen, bei peroraler Zufuhr (je 1 g Reis 1 mg Substanz) nach 200—250 Tagen schließlich fast in 100% der überlebenden Tiere *Leberzellkrebse* und in einem Drittel der Fälle *Cholangiome*. Praeblastomatös entsteht eine schnell zunehmende Wucherung der Leberzellen, daraus entwickeln sich Leberadenome, die dann wiederum in Leberzellkrebse übergehen und in die Lunge, in Lymphknoten usw. metastasieren.

Wie beim Anilin ein Histotropismus zu den Epithelien des Harntraktes, so besteht beim Scharlachrot ein ausgesprochener *Organtropismus* zu den Gallenwegen und zu den Leberzellen, ein gewisser auch zur Schilddrüse (SASAKI und YOSHIDA 1935). Seine Verwandtschaft mit dem Anilin verrät Scharlachrot auch insofern, als YOSHIDA auf 378 Ratten 36mal Blasenpapillome und einmal ein Blasencarcinom fand. Ausgeschieden wird der Stoff als p-Diacetyltoluylendiamin (HASHIMOTO 1935).

Das Scharlachrot zeigt neben dem Beweis für eine weitgehende Organspezifität gewisser carcinogener Substanzen, wie wichtig *Zeitfaktor*, Dosis und Molekularstruktur sind.

MIURA (1935) erhielt nach 35 Tagen 50%, nach 200 Tagen 92,5% und nach 250 Tagen 100% Krebs. Bei Halbierung der *Dosis* verlängert sich die Entwicklungszeit auf das Doppelte, und bei nur 90 tägiger Fütterung entwickelte sich der Krebs erst nach einem Jahr. Der Grad der Leberveränderungen ist unmittelbar von der Höhe der Fütterungsdosis abhängig.

Die Bedeutung der *Molekularstruktur* erhellt daraus, daß der sonst gleiche Stoff, aber ohne Methylgruppen (vgl. Abb. 87, untere Reihe) unwirksam ist (MIURA). Auch dann, wenn die Amidogruppe NH_2 statt in Ortho-(o)- in der p-(Para-)Stellung steht (Abb. 87, mittlere Reihe) *ist der Stoff gleichfalls unwirksam* (SASAKI und YOSHIDA 1935). Auch die isomere Verbindung ist nicht mehr carcinogen. Eine Übersicht über die verschiedenen Stoffe und ihre carcinogene Aktivität stammt von HARTWELL (1941).

Struktur	Name	Wirkung
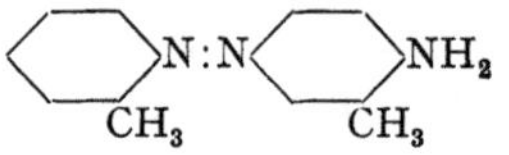 Ring-N:N-Ring-NH_2 mit CH_3, CH_3	o-Amidoazotoluol	carcinogen
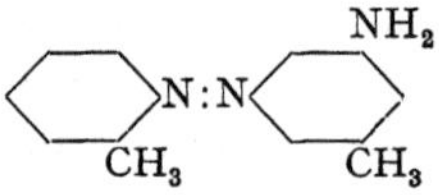 Ring-N:N-Ring(NH_2) mit CH_3, CH_3	p-Amidoazotoluol	nicht carcinogen
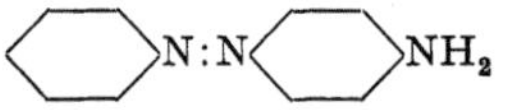 Ring-N:N-Ring-NH_2	p-Amidoazobenzol	nicht carcinogen

Abb. 87. Die Bedeutung der molekularen Struktur für die carcinogene Wirkung. (Nach SASAKI und YOSHIDA.)

Später hat YOSHIDA auch mit dem nach Wegfall der NH_2-Gruppe noch einfacheren Azoabkömmling, dem *2:3-Azotoluol*, Papillome der Blase und des Magens und Blasentumoren erzeugt. Diese Versuche wurden später durch OTSUKA u. NAGAO (1936), LAW (1941), sowie BADGER u. LEWIS (1952) bestätigt.

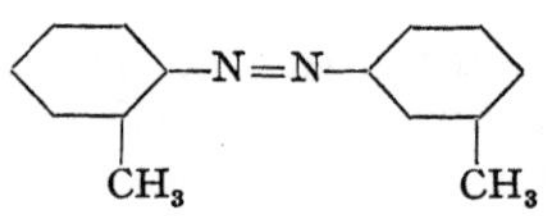

2:3-Azotoluol
Abb. 88

Die Scharlachrotkrebse der Leber treten so gut wie stets *multizentrisch* auf. Andererseits hat EIKEN (1920) bei der gleichen Ratte ein Cysticercussarkom der Leber und ein Spiropteracarcinom des Vormagens der gleichen Ratte erzeugt, und YOSHIDA sah bei drei seiner Tiere neben dem chemisch erzeugten Scharlachrot-Hepatom zugleich ein Cysticercussarkom der Leber, einen parasitär erworbenen Krebs, also zwei verschiedene Krebse, und das beim gleichen Tier zu gleicher Zeit und im gleichen Organ, das eine eine carcinomatöse, das andere eine sarkomatöse Geschwulst. Alles dies ist aber nur von Ratten, in einigen Fällen auch von Mäusen bekannt. Dagegen ist trotz Hepatotropie der Substanz eine Hepatombildung durch Scharlachrot bei anderen Tieren (bei Meerschweinchen: YOSHIDA 1932, bei Hühnern: HAKAHARA und TADASHI 1937) nicht gelungen.

Dem o-Amidoazotoluol strukturell nahe verwandt ist der Anilinfarbstoff „Buttergelb". Er hat die Formel:

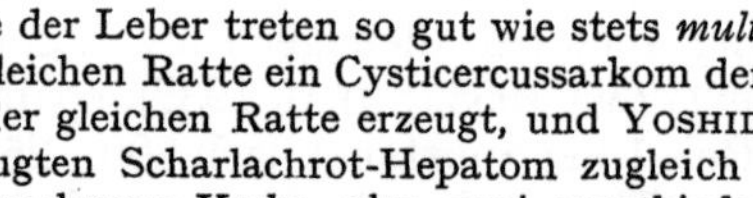

Abb. 89. 4-Dimethylaminoazobenzol

Ein Vergleich mit dem o-Amidoazotoluol ergibt, daß lediglich die beiden CH_3-Gruppen die beiden H-Atome ersetzen.

In der Reihe der Azofarbstoffe kommt dem *Buttergelb* eine besondere Bedeutung zu, da dieser Stoff früher Konserven, besonders Pflanzenfetten, Margarinen und

Ölen zugesetzt wurde, um diesen das Aussehen von „gelber Butter" zu verleihen. Es muß jedoch ausdrücklich betont werden, daß Anhaltspunkte für Buttergelb-bedingte Tumoren beim Menschen nicht gewonnen worden sind.

Der erste, der die unter gewissen Voraussetzungen krebserzeugende Wirkung bei Ratten erkannte, war KINOSITA (1937). Er zeigte, daß Ratten, regelmäßig mit Buttergelb gefüttert, zwischen 70—130 Tagen nach Versuchsbeginn Hepatome, z. T. mit zerstörendem Wachstum und Metastasenbildung, bekommen können. Die Versuche KINOSITAs wurden von BROCK, DRUCKREY und HAMPERL (1938, 1940) und einer großen Zahl weiterer Experimentatoren nachgeprüft, im wesentlichen bestätigt und erweitert.

DRUCKREY machte seine ausgedehnten Untersuchungen an 700 Ratten zusammen mit KUPFMÜLLER zum Gegenstand einer „quantitativen Analyse der Krebsentstehung" (1948). Die Arbeit gipfelt in einer Tabelle, die für das Buttergelb die Relation Dosis-Latenzzeit widerspiegelt (Tab. 48).

Die Autoren selbst sehen u. a. folgende Beziehungen zwischen Dosis und Wirkung gegeben: 1. Die Latenzzeit bis zum Auftreten der ersten Buttergelb-Hepatome ist eine Funktion der täglichen Dosis, 2. Zur Hepatomerzeugung ist eine Gesamtdosis „Buttergelb" erforderlich, gleichgültig wie diese verteilt wird, 3. Die Effekte auch der kleinsten Einzeldosen bleiben bei Buttergelb über die ganze Lebensdauer der Ratten voll summationsfähig bestehen, 4. Das „Buttergelb" ist bei dauernder Zufuhr auch in kleinsten Dosen schädlich.

Tabelle 52. *Krebserzeugung durch „Buttergelb". Beziehung zwischen der Höhe der täglichen Dosis C und der Dauer der Latenzzeit t bis zum Auftreten der Geschwülste* [nach DRUCKREY und KUPFMÜLLER (1948)]

C	n	t		Ct	
Dosis mg/Tag	Zahl der Tiere	unspezif. Wirkung Tage	Latenzzeit Geschwulstentstehung (korr.) Tage	Gesamtdosis mg	Mittlere Lebenserwartung Tage
0	120	—	—	—	500
0,1	158	600	—	—	500
0,3	148	420	>800	>240	500
1	169	300	705	688	500
3	70	140	350	1050	500
10	30	30	95	950	86
20	15	15	52	1040	52
30	30	8	34	1020	32

Zu einem späteren Zeitpunkt hat DRUCKREY (1956) selbst seine Untersuchungen in ihrer Auswirkung noch dahin ergänzt, daß sie gezeigt hätten, „daß die zur Erzeugung von Leberkrebs erforderliche Gesamtdosis über einen längeren Zeitraum nicht größer, sondern eher kleiner wird. Daraus folgt, daß kein „Erholungsfaktor" vorliegt, sondern daß vielmehr die Effekte auch der kleinsten Einzeldosen irreversibel fortbestehen bleiben und sich summieren („Summationswirkung')".

Es erscheint von Bedeutung, daß diese Feststellung der *Irreversibilität auch kleinster Dosen* und der *Summationswirkung* inzwischen an einer völlig anderen Tumorart mit einem völlig anderen Carcinogen reproduziert werden konnte, und zwar an Gehörgangscarcinomen durch 4-Dimethylaminostilben (s. dort).

Aus allen Untersuchungen geht hervor, daß die *Leber* zunächst mit einer Änderung der Leberzellkerne (Kernvergrößerung, Änderung des Chromatingerüstes, Pyknose, Kernuntergang) reagiert. Den Kernveränderungen der Leberzellen folgt eine Wucherung der Gallengangsepithelien, teilweise mit cystischen Hohlräumen, bis dann schließlich Adenomknoten als Vorstufe echter Gallengangskrebse entstehen. Die Adenome entstehen multizentrisch. Ein Teil derselben wuchert in die Umgebung ein und setzt manchmal auch Fernmetastasen, z. B. in den Lungen. Die Geschwülste sind in hohem Maße transplantabel. Ähnlich wie beim Scharlachrot ist auch beim Buttergelb die Leberkrebserzeugung nur bei Ratten und Mäusen, aber nicht bei Hühnern, Meerschweinchen und Kaninchen gelungen (MORTON 1941).

Durch Markierung des Buttergelbmoleküls mittels radioaktivem C_{14} an verschiedenen Stellen im Benzolring oder an der Dimethylaminogruppe (s. Abb. 89) (HROMATKA u. Mitarb., 1954, 1955 und 1957) ließ sich zeigen, daß der *Organtropismus* zur Leber offensichtlich nicht durch eine Anreicherung in diesem Organ bedingt ist, weil sowohl Konzentration wie Verweildauer in anderen Organen wie Niere, Blut usw. nahezu gleich sind. Vermutlich kommt die cancerogene Wirkung durch eine spezifisch in der Leber nur erfolgende Bindung an Eiweißstoffe zustande. Die *zur Geschwulstbildung führende Schädigung* muß bereits sehr *früh* stattfinden, weil schon nach 2 Wochen das radioaktive Buttergelb restlos ausgeschieden ist, während doch die Adenome und Carcinome in der Leber erst nach Monaten bis Jahren auftreten (ZISCHKA, KARRER, HROMATKA u. BRODA 1954, BRODA, HROMATKA, ZISCHKA u. KARRER 1957). Während die Benzolringe vorwiegend mit dem Harn ausgeschieden werden, wird der Kohlenstoff aus der Dimethylaminogruppe zu einem Großteil als CO_2 in der Lunge eliminiert (BOISSONAS, TURNER u. DU VIGNEAUD 1949),. Da sich dies nicht cancerogene, in der Molekülstruktur aber nahe verwandte *Echtgelb* beinahe gleich verhält, so muß die krebsauslösende Wirkung offenbar sehr spezifisch mit der Molekülstruktur des Buttergelbes zusammenhängen (KARRER, BRODA, STARK, HROMATKA u. ZISCHKA 1955).

Das Buttergelbproblem hat einen wichtigen neuen Aspekt durch KUHN und QUADBECK (1949) erhalten. Auf der STRONG-Tagung in Heidelberg berichtete KUHN über die biologischen Auswirkungen bei Abänderungen am Molekül des Dimethylamino-azobenzols. Nachdem früher am Beispiel des Lactoflavins von KUHN und seinen Mitarbeitern gezeigt worden war, daß beim Ersatz der beiden Methylgruppen des Vitamins durch 2 Chloratome ein Antagonist des Lactoflavins, ein Antivitamin, entsteht, stellten KUHN und QUADBECK zum Vergleich mit dem stark carcinogenen 3-Methyldimethylamino-azobenzol 3'-Chlor und 3'-Brom-dimethylaminobenzol dar. Es ergab sich, daß beim Übergang CH_3-Cl-Br die carcinogene Wirksamkeit abnimmt. Im einzelnen ergaben die Rattenversuche folgendes:

Tabelle 53

Azokörper	In der Diät %	Adenome	Schwere Cirrhosen	Leichte Cirrhosen
—	—	0/11	0/11	0/11
3'-Methyl-......	0,064	5/12	12/12	0/12
3'-Chlor-... ...	0,069	0/12	5/12	7/12
3'-Brom-... ...	0,081	0/12	0/12	5/12

Es hatten also nach 19 Wochen von 12 Ratten, die den Methyl-Azokörper erhielten, 5 Adenome und allesamt schwere Cirrhosen, während bei den 12 Ratten, die den Chlor-Azokörper erhalten hatten, keine ein Adenom und bei den mit dem Brom-Azokörper gefütterten Tieren nur 5 eine beginnende Cirrhose und sonst nur den Befund der Kontrolltiere aufwiesen.

Hinsichtlich des Angriffspunktes sind die Kernveränderungen Hinweis genug dafür, daß die *Chromatinsubstanz* und *Kernteilung* spezifisch geschädigt werden. HAMPERL (1941) sagt: „Die mit der Regeneration eng verknüpfte Zellteilung... scheint... der empfindliche Punkt, ... an dem die Wirkungen dieser Stoffe in die Biologie der lebenden Zellen eingreifen." LANGER (1942) fand bei systematischen Kernmessungen zu Beginn Kerne mit doppeltem Volumen, die dann von ganz unregelmäßig vergrößerten Kernen und Zellen gefolgt sind. Die Kurven der Leberzellkerne geben ein gutes Bild über den Verlauf der Größenveränderungen der Kerne vom Beginn bis zum ausgebildeten Leberzelladenom.

HASHIMOTO (1935) untersuchte als Erster den *Abbau von Azofarbstoffen in vivo*. Eingehende weitere Untersuchungen stammen von KENSLER, RHOADS u. Mitarb. (1940, 1941, 1942, 1945), sowie von R. KUHN und BEINERT (1943/44). HASHIMOTO isolierte aus dem Urin von Ratten, die mit o-Aminotoluen gefüttert worden waren, den Stoff Acetyl-2-methyl-p-phenylendiamin, woraus auf eine Azoabspaltung im Organismus geschlossen werden darf. STEVENSON, DOBRINER und RHOADS (1942) wiesen sodann als Folge der Aufspaltung des Moleküls im Urin Aminophenol und p-Phenylendiamin in freier und acetylierter Form nach.

In diesem Zusammenhang der Krebserzeugung durch chemische Stoffe interessiert vor allem die Tatsache, daß Dimethylaminoazobenzol dadurch carcinogen wirkt, daß es in der Leber die die Oxydation unterhaltenden Enzyme schädigt. Nach KENSLER und RHOADS (1945) geht in vitro die enzymschädigende Wirkung vom Stoffwechselprodukt p-Phenylendiamin und von dem von ihnen vor allem angeschuldigten Stoffwechselzwischenprodukt Dimethyl-p-phenylendiamin aus. Nachdem schon angenommen worden war, daß die carcinogene Wirkung der Azofarbstoffe in Beziehung stünde zu der Hemmung der Carboxylase, prüften KUHN und BEINERT (1943) die von KENSLER, RHOADS u. Mitarb. gezogenen Schlußfolgerungen experimentell nach, wobei sie das *p-Benzochinon* als das aus den carcinogenen Azofarbstoffen hervorgehende *Fermentgift* nachwiesen. Dieses p-Benzochinon war früher schon von TAKIZAWA (1940, zit. nach KUHN und BEINERT) als *carcinogen* nachgewiesen worden. Es erzeugt in 1%iger Benzollösung bei Mäusen Hautpapillome, die bei 15—20% der Tiere nach 200 Tagen in Carcinome übergehen.

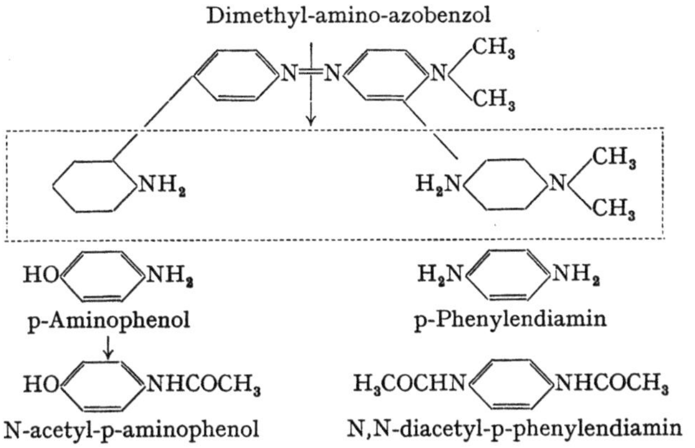

Dimethyl-amino-azobenzol

[Strukturformeln: Dimethyl-amino-azobenzol, p-Aminophenol, N-acetyl-p-aminophenol, p-Phenylendiamin, N,N-diacetyl-p-phenylendiamin]

Abb. 90. Abbau des Azofarbstoffes Buttergelb im Organismus nach STEVENSON, DOBRINER und RHOADS (1942)

Scheinbar spricht die Tatsache, daß das Dimethyl-p-phenylendiamin, das auf dem Wege vom Azofarbstoff zum Chinon durchlaufen wird, nicht carcinogen ist (KINOSITA), gegen einen Zusammenhang zwischen der Hepatomerzeugung durch Buttergelb und der Carboxylasehemmung durch Chinon. Nach KUHN und BEINERT kommt es aber villeicht nur darauf an, daß entsprechend dem Organotropismus der Azofarbstoffe Chinon „an solchen Stellen im Organismus immer wieder neu entsteht, die von Chinon, wenn man es per os oder intravenös zuführt, nicht erreicht werden können, weil dieses schon früher anderweitig abreagiert. Auch bei percutaner Zufuhr dürfte nur ein sehr kleiner Teil zur Wirkung gelangen, so daß der Erfolg der Versuche von TAKIZAWA (Erzeugung von Epitheliomen durch Pinseln mit p-Benzochinon) die wahre Wirksamkeit des Chinons wohl noch nicht erkennen läßt." Wegen der Vermutung, daß bei der Inaktivierung von Carboxylase durch Chinon eine SH-Gruppe des Proteins im Spiele ist, haben KUHN und BEINERT in einer weiteren Arbeit (1944) die Umsetzung von Cystein mit p-Benzochinon untersucht.

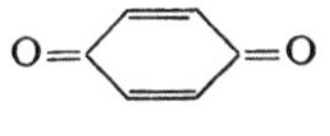

Abb. 91. p-Benzochinon

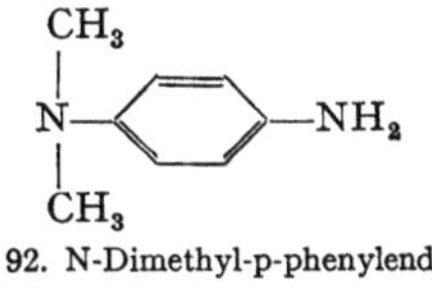

Abb. 92. N-Dimethyl-p-phenylendiamin

Bei den carcinogenen Azostoffen taucht zum ersten Male das Problem auf, inwieweit sonst sicher auftretende *maligne Tumoren durch Ernährungseinflüsse verhindert* werden können.

1938 fand OKADA (zit. nach SUGIURA 1941), daß Reiskleie, Hefe und Rinderleber die Leberkrebsentstehung durch „Buttergelb" verhüten können. MORIGAMI und KASIWABARA (1941) zeigten, daß Brot und gekeimter Reis eine hemmende Wirkung aufweisen, während Hirsefütterung die Entstehung der Hepatome überhaupt verhindert. MORI (1941) zeigte darüber hinaus, daß durch Verfüttern von frischer Leber sogar die praecancerösen Veränderungen hintangehalten werden konnten. SUGIURA und ROADS (1941) prüften, welche Substanzen in der Reiskleie und in der Hefe die Krebsentwicklung verhüten. Sie fanden, daß Vitamin A (in frischen Mohrrüben dargereicht) die Carcinomentstehung nicht verhindert, dagegen hat ein Ätherextrakt von Reiskleieöl (enthaltend Vitamin A, B_1, B_2 und E) die Carcinomentstehung in den ersten 150 Tagen verhindert und später die Tumorquote von 98 auf 30% gesenkt. Nach neueren Untersuchungen hat es den Anschein, als ob der Generalnenner für alle krebsverhindernden Stoffe bei den Azostoffen in den Proteinen und Vitaminen des Vitamin B-Komplexes, in erster Linie im *Lactoflavin*, also im Vitamin B_2 im engeren Sinne zu suchen ist.

Es bleibt aber bei aller Bedeutung der Buttergelbhepatome immer noch die *Frage offen, ob* die „*Summationswirkung" auf alle carcinogenen Einflüsse zutrifft* oder nicht. Beim Buttergelbhepatom bleibt eben zu bedenken, daß es auf Ratten beschränkt ist, und daß auch bei der Ratte die Tumoren nur bei einer bestimmten Mangeldiät auftreten. Es könnte eben doch sein, daß den Leberzellen ihre Fähigkeit, mit kleineren Dosen fertigzuwerden, sie zu entgiften und sich selber wieder zu regenerieren, verlorengeht — die Leber hat die höchste Regenerationskraft aller parenchymatösen Organe! — kurzum, daß den Leberzellen jede Abwehrkraft genommen ist. Wir kommen hierauf im Abschnitt „Anticarcinogenese" zurück. Es leuchtet ein, die Summationswirkung beim Buttergelb könnte ein Sonderfall sein, sie bedarf einer Nachprüfung bei völlig anderen Carcinogenen und vor allem bei den so sehr viel sicheren Dosismessungen bei Strahlenwirkungen.

Die Experimente mit dem Azostoff „Buttergelb" sind krebstheoretisch von großer Bedeutung. Sie zeigen:

1. ein bestimmter chemischer Körper induziert elektiv nur in der Leber Adenome, die sich später in maligne Tumoren umwandeln.

2. es besteht eine strenge *Abhängigkeit zwischen* der *Dosis* des aufgenommenen Stoffes und dem *Zeitpunkt* der Krebsentstehung,

5. die Entstehung dieser spezifischen Krebsart ist jedoch durch bestimmte Nahrungsstoffe hemmbar, z. T. sogar verhütbar,

6. der Organotropismus trifft Organe, in denen die Stoffe umgesetzt (Leber) oder ausgeschieden (Harntrakt) werden.

Die Azofarbstoffe sind also blastogen nur für ein einziges Organ, also spezifisch organotrop, im Gegensatz zu den eigentlichen, d. h. gegenüber allen Geweben carcinogenen Stoffen. Daraus und aus den sonstigen von den „spontanen" Krebsen abweichenden Punkten geht hervor, daß die Tumoren nach Einverleibung von Azofarbstoffen eine *Sonderstellung* unter den bösartigen Geschwülsten einnehmen. Man muß sich bei den Azofarbstoffen bewußt bleiben, daß bei den von ihnen ausgelösten Geschwulstformen die betreffende Substanz die praeblastomatöse Entwicklung zwar ankurbelt und unterhält, daß aber nicht die Substanz selbst, sondern irgendein noch unbekanntes Umsetzungs-, Abbau- oder Zwischenprodukt den eigentlichen Schritt zum Carcinom veranlaßt. Aber auch dies ist nur bei Maus und Ratte, jedoch nicht bei anderen Versuchstieren gelungen.

In mehreren Versuchsreihen verschiedener Autoren war festgestellt worden, daß „Buttergelb" und andere *Azofarbstoffe* neben ihrer carcinogenen Wirkung auf die Leber eine *Methämoglobinämie* hervorzurufen imstande sind. NEISH (1959) prüft an weiblichen Albinoratten 10 Azofarbstoffe auf beide Eigenschaften (intraperitoneale Injektionen von Lösungen in Arachisöl), konnte aber zeigen, daß zwischen der hepatominduzierenden und der Methämoglobin auslösenden Wirkung keinerlei Korrelation besteht.

Schließlich muß man zu bedenken geben, daß die Azoverbindungen — im Gegensatz zu den später zu besprechenden Teerabkömmlingen — keinerlei Beziehungen zu Stoffen, die in der Biochemie der Organismen vorkommen, besitzen, und daß sie wohl auch für menschliche Tumoren keine direkte Bedeutung haben.

Für den *Menschen* hat das „Buttergelb" nie die Bedeutung gehabt, die ihm in der Tagespresse zugesprochen worden ist. Es dürfte wohl schon lange aus dem Lebensmittelbereich verschwunden sein. Um so größer ist die krebstheoretische Bedeutung der Buttergelbhepatome. Sie haben seit der Auswertung durch DRUCKREY und KUPFMÜLLER (1948) auf einem wichtigen Sektor Maß und Zahl in die Carcinogenese zunächst für dieses eine Carcinogen, dann aber auch für die ganze Pathogenese chemisch induzierter Tumoren gebracht.

Außer den genannten Azoverbindungen sind in den Jahrzehnten seit dem ersten Nachweis der cancerogenen Eigenschaft dieser Verbindungsart eine *Vielzahl weiterer Azoverbindungen* nachgewiesen worden, die sich im Tierexperiment als krebsauslösend erwiesen, insbesondere auch solche, die durch ein- oder mehrfache Substitution von $-NH_2$, $-NO_2$, $-Cl$, $-CH_3$, $-F$, $-B$, $-N(CH_3)_2$ u. a. Gruppen am Benzolring oder der Aminogruppe des 4-Amino-azobenzols entstehen. Wir selbst konnten bisher rund 70 cancerogene Azoverbindungen aus veröffentlichten tierexperimentellen Untersuchungen zusammenstellen.

d) Krebs durch sonstige Anilinderivate. Hierher gehören drei weitere Gruppen mit stickstoffhaltigen Ringsystemen: die Azonaphthaline, Dibenzcarbazole und

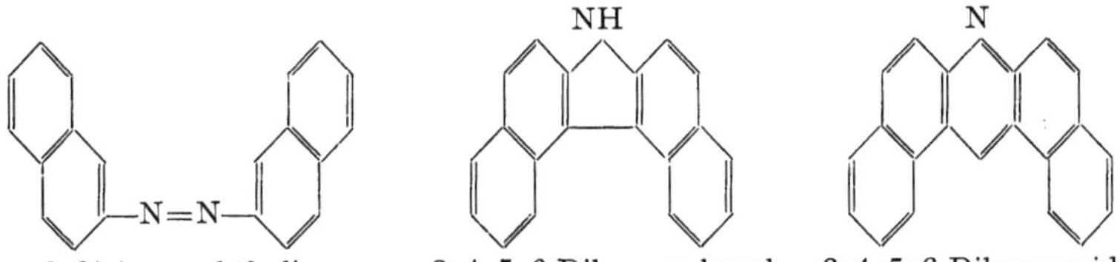

2:2'-Azonaphthalin 3:4:5:6-Dibenzcarbazol 3:4:5:6-Dibenzacridin

Abb. 93. Strukturformeln carcinogener Anilinderivate

Dibenzacridine, Stoffe, von denen nur je ein Repräsentant gezeigt sei, um darzutun, daß es sich um große Klassen carcinogener Substanzen handelt.

Alle diese Stoffe lösen bei oraler Zufuhr Krebs innerer Organe aus, ohne daß sie chemisch strukturell Beziehungen zu organischen Bestandteilen unseres Organismus hätten.

1945 entdeckten HADDOW, HARRIS und KON eine neue Klasse von Verbindungen, die sich vom 4-Dimethylaminostilben ableiten. Diese und verwandte Stoffe sind nach 6—12 Monaten blastogen sonst bei subcutaner, bei *4-Dimethylaminostilben* auch bei peroraler Einbringung. Auffällig ist die große Variabilität der Tumoren. Es entstehen Sarkome, Basaliome, Augenlid-, Gehörgangscarcinome, Fibroadenome der Mamma, Cholangiome, Lungenandenome und in einigen Fällen auch Darmcarcinome und Hypernephrome. Von über 10 Derivaten dieser Verbindung ist inzwischen die Cancerogenität erwiesen (HADDOW, KOHN u. ROE 1948, ELSON 1952, REID 1956).

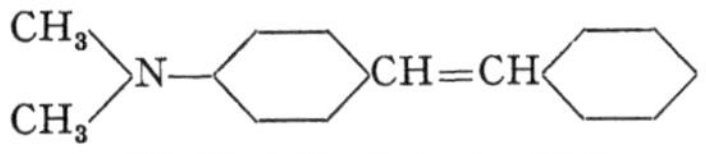

Abb. 94. 4-Dimethylaminostilben

Auffallend daran ist sowohl die gleichzeitige Induktion gut- und bösartiger Tumoren und die Variabilität der Tumoren, wie sie ähnlich auch von einem ganz anders gebauten cancerogenen Stoff, dem 2-Acetylaminofluoren (s. S. 345) geliefert werden. HADDOW (1947) diskutiert auch noch die Möglichkeit einer inneren Beziehung zum cancerogenen Stoff „Styryl 430" (s. S. 371), der sonst in gewisser Hinsicht eine Sonderstellung einnimmt.

Eine ganze Reihe einfach configurierter Verbindungen, die neben der Aminogruppe noch Hydroxy- oder Methylgruppen am Benzolring enthalten, erzeugen im Tierexperiment vorwiegend Blasentumoren (ALLEN, BOYLAND 1957).

3. Der Teerkrebs und Krebs durch Benzolderivate

1875 wurde zum erstenmal durch den damaligen Hallenser Chirurgen VOLKMANN der *Teerkrebs als Berufskrebs* aufgestellt. Es ist heute kein Zweifel, daß unter den Berufskrebsen der Teerkrebs weitaus an der Spitze marschiert.

VOLKMANN war sich der Tragweite seiner Entdeckung von Anfang an bewußt. Schon in der zweiten Zeile betont er das „besondere Interesse" seiner drei Fälle von „Hautkrebs des Scrotums", welches dadurch gegeben sei, daß „sie sich bei Arbeitern entwickelten, welche in Braunkohlenteer- und Paraffinfabriken beschäftigt waren, und daß sie, bis in die letzten Details, sowohl ihres klinischen Verlaufes als ihres anatomischen Verhaltens, vollständig mit dem sog. Schornsteinfegerkrebs der Engländer übereinstimmten". VOLKMANN beschreibt weiterhin als Vorstadium die von den Arbeitern selbst als „Teerkrätze" bezeichneten heftig juckenden Erkrankungen der Hautdecken, ferner die warzigen Wucherungen, aus denen sich, „wenn die gleichen Schädlichkeiten immer wieder aufs neue einwirken, mit der Zeit wirkliche Hautkrebse (Hornkrebse) entwickeln." VOLKMANN sieht den Rußkrebs einerseits und den

Teer- und Paraffinkrebs andererseits als identisch an. Nur wirkten ,,die Produkte der trockenen Destillation der Braunkohle... offenbar sehr viel reizender als der Kaminruß". Die Folge davon sei, daß ,,der Übergang zum Carcinom sehr viel früher" erfolge, ,,als es bei den Schornsteinfegern gemeinhin der Fall ist".

a) Teerberufskrebs. Der Teerkrebs ist nur ein *Sammelbegriff* für alle Berufskrebse bei Arbeitern, die mit Teer, Kohle, Pech, Ruß und vielen ihrer Produkte dauernd in Berührung kommen. Teersorten (vgl. Tab. 54) sind krebserzeugend,

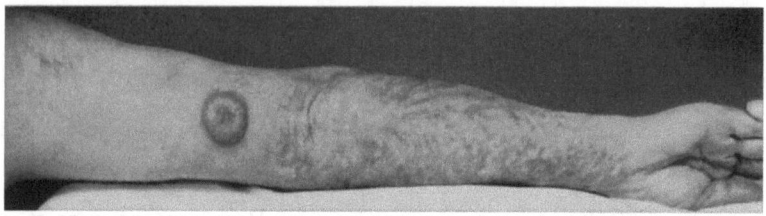

Abb. 95. Teercarcinom bei einem Teerarbeiter. Präcanceröse ,,Teerkrätze" am ganzen, bei der Arbeit entblößt getragenem Unterarm und an der Hand. Teercarcinom an der dorsal am Ärmel gescheuerten Grenzzone

gleichviel, ob Steinkohlen-, Holz-, Tabak-, Schiefer- oder Terpentin-, Hochofen-, Holzkohlen- oder Pinenteer. Darüber hinaus gehören zu dieser Gruppe noch Steinkohlenindustriearbeiter, Arbeiter, die mit Ruß, Teer, Pech, Paraffin, Asphalt, Teeröl, Gaskoks, Naphthalin, Anthracen, Kreosot, Mineralölen und mit Briketts zu tun haben.

Tabelle 54. *Carcinogene Teere*

Steinkohlenteer	YAMAGIVA
Braunkohlenteer	VOLKMANN
Tabakteer	CHIKAMATSU, ROFFO
Holzteer	TWORT und FULTON
Terpentinteer	TWORT und FULTON
Schieferteer	SCHABAD
Gaswerkteer	BONSER, BEERENBLUM
Holzkohlenteer	TWORT
Hochofenteer	BONSER
Pinenteer	SCHÜRCH und WINTERSTEIN
Kaffeeteer	ROFFO
Teerpech aus Wasserrohren	DRUCKREY, PREUSSMANN u. SCHMÄHL

Hierzu kommen ferner Arbeiter, die den betreffenden Substanzen auf besondere Weise ausgesetzt sind, z. B. Schornsteinfeger, Baumwollspinner (die sich mit Schmieröl beschmutzen) oder Fischer (die mit Kienteer imprägnierte Netze benutzen) und Seiler, die teergetränkte Hanfseile verfertigen. Teercarcinome sind auch heute noch nicht ausgestorben. Hierzu eine *eigene Beobachtung* aus jüngster Zeit. (J. H. 52 jähr. Mann, J.Nr. 160/54).

Seit 28 Jahren Tätigkeit in einer Teerfabrik, Abfüllen von Teer und Öl. Seit längerem beiderseits sog. Teer-Präcancerosen an Händen und Unterarmen. Jetzt seit Februar 1953 zunächst erbsgroßes, dann schnell auf Markstückgröße heranwachsendes histologisch gesichertes Plattenepithel-Ca. Von März bis Juni 1953 Röntgenbestrahlungen, dann nochmals im November 1953. Jetzt an der Streckseite des Unterarmes (s. Abb. 95, S. 354) 2-markstückgroßes Ulcus, scharfrandig begrenzt mit frei liegender Sehne. Kirschgroße Geschwulst in der Achselhöhle. Excision des Geschwürs und Türflügelplastik 29. 3. 1954, probatorische Exstirpation der Drüsen in der Axilla 19. 5. 1954. Histologisch am Unterarm kein Ca mehr, dafür typisches Röntgenulcus. Tumor in der Axilla entzündlich nicht carcinomatös.

Bei den Lungenkrebsen der Generatorgasarbeiter (KURODA und KAWAHATA 1936) muß mit einer Inhalation von Teerprodukten gerechnet werden. Wie so oft kommen mehrere Schädigungen zugleich in Betracht (Hitze, Staub, Inhalation von Teer- und Pechprodukten).

Eingehende Schilderungen der Verhältnisse beim *Schornsteinfegerkrebs* finden sich bei BANG (1927), RICHTER (1930), DÜTSCHKE (1931), über den *Pechkrebs* bei BARNEWITZ (1928), BRENNER (1930), über den *Baumwollspinnerkrebs* bei IRVINE (1935), TWORT (1930, 1932), über den *Paraffinkrebs* bei RÖSCH (1923), WOOD (1929), über *Krebs bei Korksteinarbeitern* bei

TEUTSCHLÄNDER (1929) u. a. Eine Übersicht über die Industriezweige, deren Arbeiter der Hautkrebsgefahr ausgesetzt sind, stammt von HENRY (1947). Gesamtübersicht s. BAADER u. a. (1961).

Die Tab. 55 über die Berufskrebse durch Teer und Teerprodukte ergibt ein Bild von der Mannigfaltigkeit der Berufsarten, der Vielheit der Berufsnoxen, zugleich aber von der Einförmigkeit der Lokalisation, ganz besonders im Bereich des Scrotums.

Alle „Erkrankungen an Hautkrebs oder zu Krebsbildung neigenden Hautveränderungen durch Ruß, Paraffin, Teer, Anthracen, Pech und ähnliche Stoffe" fallen unter Nr. 13 in der Liste der in Deutschland „entschädigungspflichtigen Berufskrankheiten".

Eine Liste solcher teerinduzierten Tumoren findet sich in der 1. Auflage dieses Buches S. 254. Inzwischen sind aber viele weitere Beispiele hinzugekommen. Es lohnt schon nicht mehr, sie im einzelnen aufzuführen, da das Grundsätzliche stets das gleiche geblieben ist.

Tabelle 55. *Übersicht über Berufsarten beim „Teerkrebs"*

Berufsart	Schädigende Substanz	Krebs-Lokalisation
Teerarbeiter	Teer	Scrotum
Hochofenarbeiter	Teer	Haut
Leuchtgasfabrikarbeiter	Teer	Haut
Dachpappenarbeiter	Teer	Hände
Asphaltarbeiter	Teer, Asphalt	Scrotum, Hände
Fischer	teergetränkte Nadeln und Netzfäden	Lippen
Seiler	teergetränkte Hanfseile	Scrotum, Hände
Schornsteinfeger	Ruß	Scrotum
Rußsackträger	Ruß	Ohren
Rußstampfer	Ruß	Fußsohlen, Zehen
Minenheizer	Ruß	Scrotum
Schiffs- und Eisenbahnheizer	Ruß	Scrotum
Pecharbeiter	Teerpech	Haut, Scrotum
Brikettarbeiter	Teerpech	Haut, Scrotum
Korksteinarbeiter	Teerpech	Haut, Scrotum
Schwellenholzarbeiter	Kreosot	Scrotum
Telegraphenstangenarbeiter	Kreosot	Scrotum
Paraffinarbeiter	Mineralöle	Hände, Scrotum
Baumwollspinner	Mineralöle	Hände, Scrotum
Anthracenarbeiter	Anthracen	Haut
Ziegelhüttenarbeiter	Steinkohlenöl	Haut, Scrotum
Generatorgasarbeiter	Teer-Pechstoffe	Lungen

Über die durch die hauptsächlichen Kohlenprodukte gefährdeten *Betriebe* unterrichtet nachstehende Tab. 56.

Tabelle 56. *Durch Steinkohlenprodukte gefährdete Betriebe* (nach BÖNIG und HOLZ 1959)

1. *Teer* . . . . Kokereien — Dachpappenfabriken
   Gasanstalten — Fischerbetriebe
   Teerdestillationen — Seilereien
   Straßenbau

2. *Pech* . . . . Teerdestillationen — Kabelwerke
   Steinkohlenbrikettfabriken — Dichtungsmittel
   Korksteinwerke — Zusatz zu Preßstoffen
   Lackindustrie — Schuster

3. *Ruß* . . . . Schornsteinfeger — Schiffs- und Eisenbahnheizer
   Rußhütten — Gummiindustrie

4. *Paraffin* (roh) . . Naphthalinindustrie — Papierindustrie
   Erdölraffinerien — Munitionsfabriken
   Braunkohlenschwelereien — Zündholzfabriken

5. *Asphalt* . . . . . Dachpappenfabriken — Isolierband
   Straßenbau — Stahl- und Rohrschutzanstriche
   Bauindustrie (Isolierung) — Linoleumwerke
   Kabelwerke — Brems- und Kupplungsbeläge
   Elektroindustrie (Vergußmasse)

b) Der experimentelle Teerkrebs. Kein anderer Berufskrebs hat die gesamte *experimentelle Krebsforschung* so befruchtet wie der *Teerkrebs*. Die schädigenden Substanzen sind hier besser aufgeklärt als bei jedem anderen Krebs.

Das Verdienst des bahnbrechenden ersten erfolgreichen Versuchs kommt YAMAGIVA und ITSCHIKAWA zu. Es gelang ihnen 1915 mit Steinkohlenteer, durch langdauernde Pinselungen der Haut Hautkrebs zu erzeugen. Alsbald hatte der gleiche Versuch auch mit Ruß Erfolg (PASSEY 1922). Inzwischen haben sich auch andere Teere, Mineralöle usw. als carcinogen erwiesen, und es wurden mit Teer nicht nur Krebse der Haut, sondern auch Krebse der Lungen und vieler anderer innerer Organe experimentell erzeugt (vgl. STERNBERG 1923). Die Teerkrebse entstehen auch im Experiment erst nach relativ langer Zeit (12—18 Monate, CAMERON und MELTZER 1937). MURPHY und STURM (1925), BONNE (1927), CIRIO und BALLESTRA (1931) und SHABAD erhielten allein durch Hautpinselungen einen wechselnd hohen Prozentsatz von Lungentumoren.

Mit Teer gelingt es auch, *Krebs innerer Organe* zu erzeugen, dies ist bedeutungsvoll nicht nur wegen der Möglichkeit, mit Teer und Teerderivaten überall Krebs zu erzeugen und die Krebslokalisation selbst zu bestimmen, sondern auch wegen des Nachweises, daß die komplexen Teersubstanzen im Gegensatz zu Einzelkomponenten keine primäre Organaffinität besitzen. Sie zeigen aber auch, daß es entgegen mancher Ansicht bei der Teerkrebsentstehung der Mitwirkung photosensibilisierender ultravioletter Strahlen, an die man beim Hautteerkrebs denken könnte, nicht bedarf (vgl. TEUTSCHLÄNDER 1937).

Die Teerung ist zugleich ein ausgezeichnetes Hilfsmittel für das Studium der *Praeneoplasie*. Die Teerung liefert, bevor Krebs entsteht, zunächst ekzematöse („Teerkrätze") und verrucöse Hautveränderungen. Entscheidend ist, daß die *Teerwarzen* die Fähigkeit selbständigen Wachstums nicht besitzen und sich noch zurückbilden können. Jede neue Teerung schafft jedoch einen neuen carcinogenen Reiz. Warzenrezidive können auch durch nichtcarcinogene Reize, wie z. B. durch Terpentin und durch Wundsetzung hervorgerufen werden.

Wenn die endgültige Krebsumwandlung dann schließlich geschieht, so ist das keine bloße Übersteigerung der vorhergehenden Papillomatose, sondern ein ganz neues Ereignis, welches sich von allen anderen Vorstufen grundsätzlich unterscheidet. Dieses Ereignis hat zur Folge den mehr oder minder weitgehenden Verlust der Organisationsfähigkeit und den Gewinn der unabhängigen Proliferation (vgl. auch S. 114).

Von den eigentlichen Teerprodukten sind **carcinogene Substanzen in Mineralölen** zu trennen. Diese letzteren stellen einen Sammelbegriff unverseifbarer Öle verschiedener Herkunft (aus Erdöl, Kohle, Holz, Torf, Schiefer) dar. Chemisch sind es Gemische aus aliphatischen Kohlenwasserstoffen. Ihre Verwendung als Treib- und Schmierstoffe, Putzöle usw. bringt sie besonders in Spinnereien, in allen maschinell-technischen Betrieben, besonders auch beim Kraftverkehr mit dem Menschen in Berührung.

Der Berufskrebs, der die carcinogene Rolle der **Mineralöle** ans Tageslicht brachte, war der *Hautkrebs der Baumwollspinner* in England. Während der Hautkrebs ungefähr 1% (s. 2. Kapitel, S. 50) der Krebstodesfälle ausmacht, bedingt er bei Baumwollspinnern 23% aller Krebstodesfälle (JÖTTEN und REPLOH 1932). Auch die Berufsstatistik zeigt die hohe Krebsgefährdung der Baumwollspinner. Setzt man die Krebssterbefälle aller Berufe gleich 1000, so ist die der Baumwollspinner 1648. Diese Erhöhung der Krebsgefährdung um 65% gegenüber dem allgemeinen Bevölkerungsdurchschnitt hat ihre Ursache in den etwa seit 1850 in den Spinnereien benutzten Maschinenölen, die zum Einschmieren der Spindeln gebraucht werden.

Als stärkst carcinogenes Mineralöl hat sich das "shale oil", das *Öl des schottischen Kohlenschiefers* (BERENBLUM und SCHOENTAL 1943) erwiesen. Versuche, den wirksamen Bestandteil mit den gleichen Methoden, die zum Auffinden des Benzpyrens (s. S. 359) im Steinkohlenteer geführt haben, zu gewinnen, schlugen fehl. Unter Heranziehung physikalischer Hilfsmittel gewonnene Derivate des Schieferöls erwiesen sich im Tierversuch als stärker carcinogen als gesättigte Lösungen von Benzpyren in Benzin. Wahrscheinlich sind die carcinogenen Bestandteile des blauen shale oil und die des Steinkohlenteers Verbindungen ein und derselben chemischen Gruppe.

Die carcinogene Wirkung der Schieferöle ist 12mal so stark wie die des Petroleums (TWORT und JEEG 1928). Aber auch die höher siedenden Fraktionen von Erdölen sind gefährlich. Bei der Suche nach dem wirksamen Agens (TWORT und FULTON 1929) ist man zur Annahme gelangt, daß es zu den benzolartigen Kohlenwasserstoffen gehört.

Untersuchungen über den Krebs durch Mineralöle als Berufskrebs stammen von IRVINE (1935) und HENRY (1947). Des letzteren Zusammenstellung umfaßt aus der Baumwollindustrie 1389 Fälle, von denen 52,9% ihre Hautcarcinomlokalisation an den oberen Gliedmaßen, 23,4% am Scrotum, 17,6% am Kopf und Nacken und 5,8% an den Beinen hatten. Nicht carcinogen sind nur die weißen Öle, reines Paraffinum liquidum usw. (TWORT und SYTH 1933).

Die cancerogenen Eigenschaften der Schmier- und Dieselöle sind weitgehend gesichert, die Krebsentstehung durch Unfallverletzungen, bei denen diese Stoffe ins Gewebe gelangen, sind somit möglich (BROOKE u. ROOKE 1939, BYRNE 1944, MASON u. QUEEN 1941, WILLIAMS 1942).

Tabelle 57. *Durch Mineral- und sonstige Öle gefährdete Betriebe*
(zusammengestellt nach BÖNIG und HOLZ 1959)

Mineral- *Schiefer-* *Spindel-*	Öle	Baumwollspinnereien Betriebe mit intensivem Mineralölkontakt
Isopropylöl		Flugbenzin Phenolsynthese Waschmittelbetriebe
Kreosot		Teerdestillationen Chemische und pharmazeutische Industrie Holzimprägnierungswerke

Mit zunehmender Verwendung von Dieselmotoren (Schweröl-) haben auch die *Verbrennungsrückstände der Mineralöle* erhöhtes Interesse gefunden.

C. C. TWORT und J. M. TWORT (1935) machten Versuche an Mäusen mit dem Dampf von verbrennenden Schmierölen. Gruppen von Mäusen wurden mit Gaswerkteer bepinselt, die eine wurde Mineraldämpfen ausgesetzt, die andere Gruppe in frischer Luft gehalten. Die erstere erhielt so viel mehr Tumoren als die zweite, daß sich die carcinogene Fähigkeit sich wie 80:18 verhielt. Leichte Dieselmotoröle waren für die Mäusehaut nicht, schwere deutlich carcinogen. Autoschmieröle waren nach dem Gebrauch stärker carcinogen als in frischem Zustande. Die Verfasser nehmen an, daß Mineralöle, die carcinogen auf die Haut der Mäuse wirken, dies auch an Lungen und Verdauungskanal des Menschen tun.

TWORT und TWORT (1935) pinselten ferner 100 Mäuse mit dem aus dem Auspuffrohr eines Verbrennungsmotors zurückgewonnenen Öl. Trotz einer verhältnismäßig hohen Sterblichkeit erhielten sie 6 Tumoren. CAMPBELL (1936) untersuchte die *Wirkung von Auspuffgasen* von Verbrennungsmotoren, erhielt aber keine überzeugend wirkende Erhöhung der Lungentumoren bei Inhalation jener Gase, während die Einatmung von Teerstaub zu einer beträchtlichen Vermehrung führte.

Diese Untersuchungen sind wichtig, weil man vielfach die unbestreitbare Zunahme des Bronchialkrebses auch mit den Verbrennungsgasen der Autos in Verbindung gebracht hat.

c) **Die carcinogenen Kohlenwasserstoffe des Teers.** Angesichts der großen Zahl der mit Steinkohle, Teer, Pech usw. zusammenhängenden Berufskrebse war natürlich von allem Anfang an die Frage, *welche Bestandteile des Teers sind denn nun krebserzeugend*? Daß es sich hier um eine besonders schwierige Aufgabe handelte, leuchtet ohne weiteres ein, denn nicht nur die Kohle, auch der Teer, das Pech usw. sind ja selbst aus einer Großzahl verschiedener Stoffe zusammengesetzt. Daß diese Frage nach den wirksamen carcinogenen Stoffen heute weitgehend gelöst ist, darf als einer der großen Triumphe der modernen Chemie betrachtet werden.

BLOCH und DREYFUSS (1921) waren es, die als erste die entscheidende Einengung all der vielen Möglichkeiten brachten. Sie konnten nachweisen, daß im Steinkohlenteer die krebserzeugenden Stoffe in dem oberhalb von 400° durch fraktionierte Destillation anzureichernden neutralen Gemisch höchstsiedender Stoffe zu suchen sind und daß die in diesem Gemisch in Betracht kommenden *Stoffe* sämtlich *stickstofffrei* sind.

Bereits 1924 zeigte KENNAWAY, daß es in dem von BLOCH und DREYFUSS nachgewiesenen Gemisch nur die hochkondensierten und nur aus Wasserstoff und Kohlenstoff bestehenden sog. *aromatischen Kohlenwasserstoffe* sind, welche Krebs zu erzeugen in der Lage sind.

Diese Feststellung war um so wichtiger, als damit gezeigt war, daß die carcinogenen Stoffe sich aus Bestandteilen zusammensetzen, aus denen ein großer Teil der organischen Stoffe besteht. Nur war es noch nicht möglich, innerhalb der zahlreichen Kohlenwasserstoffe zunächst einen gemeinsamen Nenner zu finden für diejenigen Stoffe, die krebserzeugend sind oder nicht. Hier war es nun MAYNEORD (1927), welcher auf physikalischem Wege nachweisen konnte (s. auch KENNAWAY und HIEGER 1930), daß in der Fülle der Stoffe, die KENNAWAY als reine Kohlenwasserstoffe nachgewiesen hatte, nur diejenigen Kohlenwasserstoffe carcinogen sind, die ein bestimmtes *Fluorescenzspektrum* mit mehreren charakteristischen Banden besitzen. Damit war natürlich erneut eine weitere Einengung der zahlreichen Stoffe des Teers, die in Betracht kommen, gegeben, wie sich überhaupt in der Folge physikalische Methoden (Fluorescenzmikroskopie, Fluorescenzspektrographie, Polarographie, Kristallographie usw.) bei der Untersuchung carcinogener Teerstoffe aufs beste bewährten und auch noch weitere Ausblicke eröffnen (Näheres bei BERENBLUM, HOLIDAY und JOPE 1947).

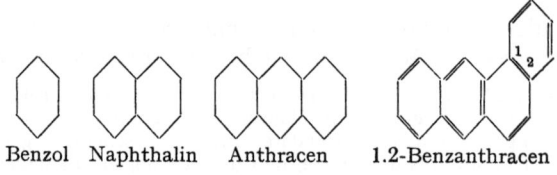

Benzol Naphthalin Anthracen 1.2-Benzanthracen

Abb. 96. Carcinogene Benzolderivate

Damit war eine *zweite Hauptklasse krebserzeugender Chemikalien* aufgezeigt. Sie leiten sich alle ab vom *Benzol, Naphthalin und Anthracen* (Abb. 95). Es handelt sich also um Verbindungen, die sämtlich stickstofffrei sind, sich nur aus Kohlenstoff und Wasserstoff aufbauen und aus mehr- oder vielfachen Benzolringen bestehen. Man nennt daher diese aus mehreren Benzolringen sich aufbauenden Verbindungen *polycyclische Kohlenwasserstoffe*.

Dem *Benzol* selbst kommt offensichtlich bei der Entstehung von Leukämien ursächliche Bedeutung bei, wie zahlreiche Beobachtungen besonders bei Industriearbeitern (s. Tab. 58) zeigen (LOEPER, FARBE u. BORREAU 1946, HAMILTON-PATERSON 1941, FRIEMANN 1936 u. a.). Eine Polycythämia vera soll ebenfalls durch chronische Intoxikation mit Benzol ausgelöst werden können (HAMILTON-PATERSON 1941, MONDON u. ANDRE 1941). — Erst kürzlich wurde wieder der Fall eines Chemiearbeiters mit *Leukämie* nach $7^3/_4$ jährigem Kontakt mit *Benzol*, aber auch mit Xylol und Toluol bekannt (KÄHLER und MERKER 1961), obgleich Schutzmaßnahmen befolgt und Vorsichtsuntersuchungen vorgenommen worden waren.

Tabelle 58. *Durch Benzol gefährdete Betriebe* (nach BÖNIG und HOLZ 1959)

Steinkohlenteerdestillation	Gummifabriken
Kokereien	Knochen- und Wachsextraktion
Gasanstalten	Chemische Wäschereien
Chemische und pharmazeutische Industrie	Sprengstoffindustrie
Tankstellen	Flugbenzin
Lösemittel in Farben und Lack	Waschmittelindustrie
Linoleumindustrie	Kunstfaserindustrie (Nylon usw.)

Wie später DRUCKREY und SCHMÄHL (1955) zeigten, ist auch bereits der Grundkohlenwasserstoff *Antracen* schwach carcinogen, wie auch dessen einfache Derivate, das *2-Amino-Anthracen* (SHEAR 1938, BIELSCHOWSKY 1946) und das *9.10-Dimethyl-Anthracen* (COOK und KENNAWAY 1940).

Tabelle 59. *Durch Anthracen gefährdete Betriebe* (nach BÖNIG und HOLZ 1959):

Teerdestillationen	Imprägnieranstalten
Farbfabriken	Anstrichmittelbetriebe
Dachpappenfabriken	Gerbstoffabriken
Schädlingsbekämpfung	

Historisch gesehen setzte die ganze Entwicklung ein, als COOK u. Mitarb. (1932 bis 1940) auf den von KENNAWAY und MAYNEORD erarbeiteten Grundlagen ihre weitere Arbeit aufbauten. Sie konnten nach einiger Zeit die erste Muttersubstanz carcinogener Stoffe finden, eine Substanz, die einerseits das charakteristische Fluorescenzspektrum aufwies und andererseits chemisch genau definierbar war. Es war das *1.2-Benzanthracen*. Zur selben Zeit hatte CLAR (1929) neue Methoden zur Synthese solcher Kohlenwasserstoffe ausgearbeitet und eine „größere Anzahl von mehrkernigen aromatischen Kohlenwasserstoffen leicht zugänglich gemacht" und Proben von allen von ihm dargestellten Kohlenwasserstoffen dem Royal Cancer Hospital in London zugesandt. Bezüglich der Nomenklatur der aromatischen Kohlenwasserstoffe, ferner ihrer Konstitution, Eigenschaften, Darstellungsmethoden usw. sei deshalb besonders nachdrücklich auf die Darstellung von CLAR (1941) hingewiesen.

Aus der Strukturformel des 1.2-Benzanthracens geht hervor, daß es sich um einen reinen Kohlenwasserstoff handelt, der sich aus 4 Sechserringen aufbaut. Dieses 1.2-Benzanthracen war zwar selbst noch wenig krebserzeugend, jedenfalls sehr viel weniger als der Teer selbst. Sobald man aber dieser Muttersubstanz bei 5 oder bei 6 eine CH_3-Gruppe oder einen neuen Ring, z. B. bei 5.6, anfügte, so waren diese Stoffe sehr viel wirksamer als die Muttersubstanz selbst und alle in mehr oder minder starkem Grade carcinogen. Zahlreiche Derivate, bei denen auch an anderen Stellen Methyl-, Dimethyl-, Amino-, Hydroxy- u. a. Gruppen substituiert wurden, erwiesen sich im Tierexperiment als mehr oder weniger cancerogen. Wir selbst fanden bislang über 90 derartige Derivate des 1.2-Benzanthracens in der Literatur, bei denen keine weiteren Benzolringe an das 4-Ringsystem angelagert sind, und die tierexperimentell cancerogene Eigenschaften zeigten.

Vor allem das 1.2.5.6-Dibenzanthracen (Abb. 97) erwies sich in hohem Maße als krebserzeugend. In diesem Stoff konnte KENNAWAY (1930) zugleich den ersten bis dahin bekannten organischen Stoff, der hochgradig carcinogen wirkt, synthetisch darstellen! Über 20 Derivate dieser Verbindung, bei der Methyl-, Amino-, Hydroxy- u. a. Gruppen vorwiegend in der 9- oder 10-Stellung angelagert sind, wurden bislang als cancerogen nachgewiesen.

1	2	3	4
1.2-Benzanthracen	5-Monomethyl-1.2-benzanthracen	6-Monomethyl-1.2-benzanthracen	1.2.5.6-Dibenzanthracen

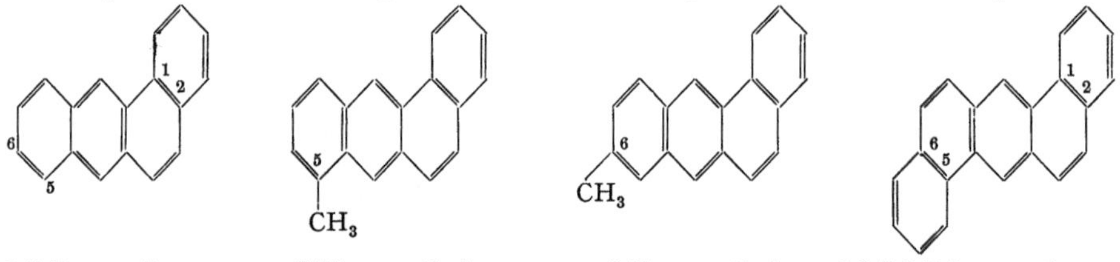

Abb. 97. Polycyclische carcinogene Kohlenwasserstoffe

Mit 1.2.5.6.-Dibenzanthracen sind bereits viele Experimente angestellt und eine Reihe neuartiger Ergebnisse erzielt worden. 1.2.5.6.-Dibenzanthracen wurde auf die verschiedenste Weise appliziert, meist durch Hautpinselung von Benzollösungen, Injektion bei Lösung in Schweinefett, Olivenöl (BURROWS 1932, 1933), gelegentlich in Kristallform (SHEAR 1936). LORENZ und ANDERVONT (1936) stellten Lösungen in Serum her. Die *Tumorausbeute* hängt von der Zahl der Applikationen ab. ANDERVONT (1935) erhielt zwar schon mit einer einzigen Injektion von nur 0,8 mg Dibenzanthracen in 75% der Tiere Tumoren, doch stieg der Prozentsatz bei 2—3 Injektionen noch auf 85% an. Was die *Dosis* selbst anlangt, so hat SHEAR einmal mit nur 0,0004 mg (0,4 γ!) ein Sarkom bei der Maus 14 Monate nach der Injektion erzielt.

ANDERVONT (1937), SHABAD (1937) sahen nach subcutanen Einspritzungen von Dibenzanthracen häufiger und früher Lungen- als Hauttumoren auftreten. Sie ziehen — wohl mit Recht — eine Verschleppung kleiner Mengen der Substanz in die Lungen in Betracht. Zu ähnlichen Ergebnissen kamen HESTON und DERINGER (1952) nach intravenöser Injektion von Dibenzanthracen bei Meerschweinchen.

Morphologisch wurden mit Dibenzanthracen sehr verschiedene Geschwulstformen erzeugt: Fibro-, Leiomyo-, Schuppenzell-, Rhabdomyo- und unklassifizierte Sarkome (HAAGENSEN u. Mitarb. 1936). ILFELD (1936) verwandte Dibenzanthracen auch zur Erzeugung von Krebsen innerer Organe.

Die Ausbeute ist bei verschiedenen *Tierarten* und verschiedenen Stämmen der gleichen Art verschieden. Ratten und Mäuse sind empfänglich. Das Meerschweinchen (MIESCHER 1935) und das Kaninchen (MAISIN und LIEGEOIS 1933) erwiesen sich als refraktär. Besonders empfänglich sind Hühner (PESCOCK 1933). Stämme mit Neigung zu Spontantumoren bekommen ihre Tumoren durch Dibenzanthracen schneller als andere Stämme (ANDERVONT 1935).

Die durchschnittliche Latenzzeit ist lang: bei Hühnern 300 Tage (BURROWS 1933), bei Mäusen 186, bei der Ratte 210 Tage (BURROWS, HIEGER und KENNAWAY 1932).

Dibenzanthracen läßt sich durch Analyse des Absorptionsspektrums bis zu einer Konzentration von 0,01 mg/cm^3, bei Kenntnis seiner Anwesenheit ungefähr bis zu 4×10^{-8} mg/cm^3 feststellen. Es findet sich in Tumoren selbst in beträchtlicher Menge, dagegen nicht mehr in den Transplantaten (LORENZ und SHEAR 1936). Es verschwindet schon nach 3 Wochen zum großen Teil aus dem Organismus. Offenbar ist der Organismus in der Lage, es zu zerstören.

Nun sind aber Dibenzanthracen und die anderen bisher gefundenen Stoffe nicht so wirksam wie der Steinkohlenteer selbst. Auch hier waren es wieder die Chemiker vom Londoner Cancer Hospital, welche das Problem der wirksamen Substanzen im Teer klärten. HIEGER erzeugte aus dem Ausgangsmaterial, dem Steinkohlenteerpech, und zwar aus 40 Ztr. Ausgangsmaterial durch fraktionierte

Destillation, durch Entmischungsverfahren, durch Lösungsmittel und durch fraktionierte Kristallisation von Pikraten ein hochaktives Kristallisat, aus dem dann COOK und NEWETT einen neuen Stoff isolierten, der im Teerpech nur zu 0,003% vorhanden war und der sich als das stärkst wirksame krebserzeugende Agens des Teers erwies, das ist das *3.4-Benzpyren*.

Man kann den *Benzpyrengehalt verschiedener Teere* spektralanalytisch bestimmen. Er schwankt zwischen $0,1-4,7^0/_{00}$. Die carcinogene Wirkung der Teere ist proportional ihrem Gehalt an Benzpyren (MIESCHER u. Mitarb. 1936, 1941). WINTERSTEIN (1936) hat 25 mg Benzpyren je Kilogramm Teer als unteren Grenzwert berechnet. Inzwischen wird nach der spektrographischen Methode von BERENBLUM und SCHÖNTAL (1943) der Benzpyrengehalt des Teeres auf 1,5% berechnet, und neuerdings gibt BERENBLUM (1945) sogar an, daß aus 10 g Rohteerdestillat 75 mg fast reines Benzpyren zu gewinnen sind. 3:4 Benzpyren findet sich im Kohlen- und Holzruß, in den Auspuffgasen, Zigarettenasche u. a. (KURATSUNE 1956).

Hinsichtlich des Teerberufskrebses gibt WINTERSTEIN an, daß ein Arbeiter die für das Auftreten eines Carcinoms beim Menschen hinreichende Menge von etwa 150 mg Benzpyren aufnehmen würde, wenn er sich während 10 Jahren täglich mit 1 g eines Teeres beschmutzte und das darin enthaltene Benzpyren resorbierte.

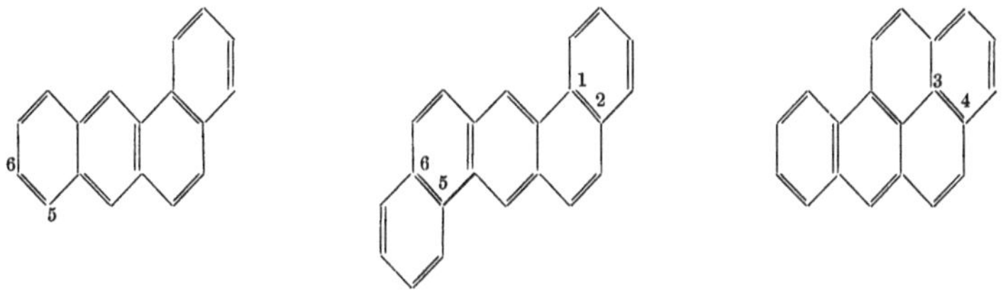

1.2-Benzanthracen   1.2.5.6-Dibenzanthracen   3.4-Benzpyren

Abb. 98. Carcinogene Benzanthracenderivate

Wie die *Strukturformel* erkennen läßt, unterscheidet sich das 3.4-Benzpyren vom 1.2.5.6-Dibenzanthracen nur dadurch, daß es seinen 5. Ring nicht wie jenes bei 5 und 6, sondern bei 3 und 4 angegliedert hat. Es unterscheidet sich also nur durch seine Struktur. Die Bedeutung der Struktur wird gerade hier wieder besonders sinnfällig, denn andere Benzpyrene sind unwirksam. Auch die Anlagerung eines weiteren Benzolringes hebt die krebserzeugende Wirkung zum Teil auf, ebenso die Einführung einer einzigen Methylgruppe, z. B. 3- oder 2-Methyl-3.5-benzpyren sind unwirksam (SCHÜRCH und WINTERSTEIN), alles sinnfällige Beweise dafür, daß die Struktur den ausschlaggebenden Einfluß haben muß. Diese Regeln gelten jedoch nicht ohne Ausnahme, sind doch bislang beinahe 20 Derivate des 3:4 Benzpyrens mit cancerogenen Eigenschaften bekannt. Eine ausgezeichnete Darstellung der Bedeutung der molekularen Struktur für die Krebswirkung stammt von WINTERSTEIN (1936) in der Festschrift für BARREL sowie von WOLF (1952).

Das *3.4-Benzpyren* wurde von COOK später auch synthetisch hergestellt. Es ist von krystallinischer Struktur, zeigt orangegelbe Farbe und ist in *Äther und Benzol löslich*, ferner kann

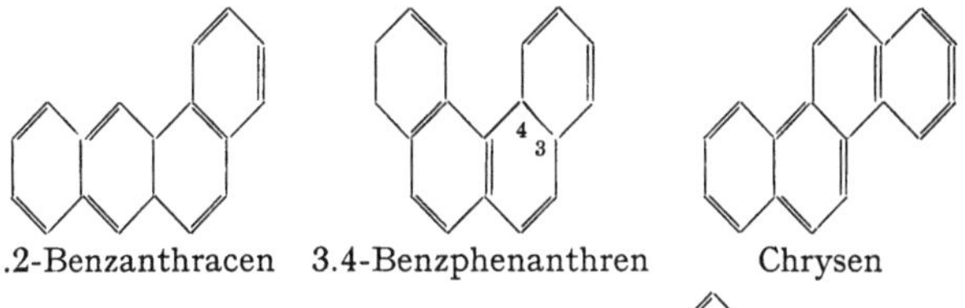

1.2-Benzanthracen   3.4-Benzphenanthren   Chrysen

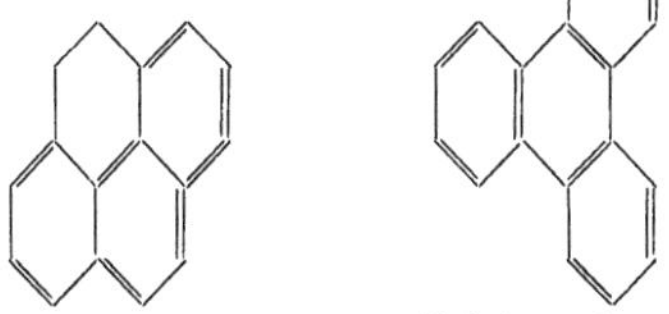

Pyren   Triphenylen

Abb. 99. Weitere polycyclische Kohlenwasserstoffe

man es z. B. unter Verwendung von desoxycholsaurem Natrium (FIESER und NEWMAN 1935, WINTERSTEIN und VETTER) oder durch cholestenonsulfosaures Natrium (WINDAUS und KUHR) *wasserlöslich* machen. Eine kurze Darstellung der Herstellung einer 1%igen wäßrigen Benzpyrenlösung findet sich auch in der Arbeit von WINDAUS und RENNHAK. Leider steht der Wasserlöslichkeit mit Hilfe von Cholestenonsulfosäure die hohe Toxicität der Cholestenonsulfosäure, besonders die Hämolyse bis zu 1:10000 für die innere Anwendung hindernd entgegen (K. H. BAUER, RAREI und GUMMEL 1938). Bezüglich weiterer Versuche, carcinogene Kohlenwasserstoffe wasserlöslich zu erhalten, sei auf COOK und KENNAWAY (1938) verwiesen. Das 3.4-Benzpyren zeigt zugleich das charakteristische *Fluorescenzspektrum* der carcinogenen Kohlenwasserstoffe, wie es von MAYNEORD aufgezeigt worden war (vgl. auch HIEGER 1936, desgl. MIESCHER u. Mitarb. 1936).

COOK u. Mitarb. berichten, daß sich das *2-Methyl-3.4-benzphenantren* als besonders stark cancerogen erwiesen habe. Bislang sind sicher über 10 substituierte Verbindungen des 3:4 Benzphenanthrens als mehr oder weniger cancerogen nachgewiesen (BADGER u. Mitarb. 1942).

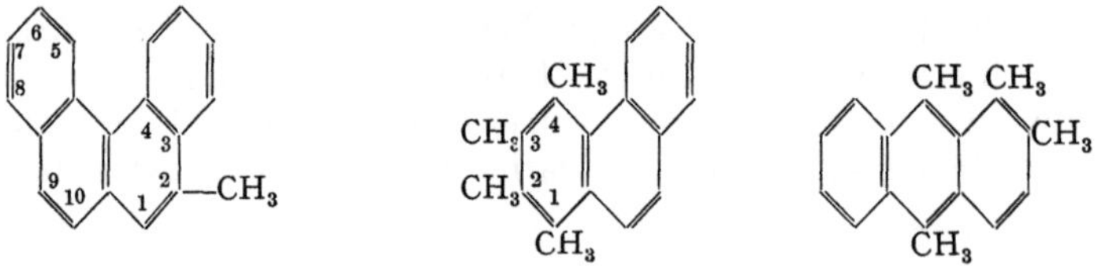

2-Methyl-3.4-benzphenanthren Tetramethylphenanthren 1.2.9.10-Tetramethylanthracen

Abb. 100. Einige Derivate polycyclischer Kohlenwasserstoffe

Die Schlüsselverbindung, welche die aktiven Derivate der drei cancerogenen Muttersubstanzen, nämlich von 1.2-Benzanthracen, 3.4-Benzphenanthren und von Chrysen verbindet, ist das von HEWETT und MARTIN synthetisierte *1:2:3:4-Tetramethylphenanthren*. Die Synthetisierung des *Tetramethylanthracen* ist SANDIN, KITCHEN und FIESER (1943) gelungen. Die Autoren sehen in ihm das Modell für das in vielfacher Hinsicht bedeutungsvolle *9.10-Dimethyl-1.2-benzanthracen*. Auch vom Chrysen sind bislang über 10 cancerogene Verbindungen bekannt.

Eine ausführliche Zusammenfassung der bis dahin bekannten krebserzeugenden Verbindungen samt einer Würdigung ihrer Wirkungen stammt von HEWETT (1937), eine spätere von HADDOW und KON (1947); WOLF (1952).

Mit dem *Benzpyren* ist der *experimentellen Krebsforschung* das bis dahin sicherste Mittel, um Krebs zu erzeugen, in die Hand gegeben worden. Es ist zuverlässiger und sicherer als die verschiedenen Teerarten und ist besonders auch dem Dibenzanthracen, vor allem was die Schnelligkeit der Geschwulsterzeugung anlangt, überlegen.

Der am einfachsten zu erzeugende Benzpyrenkrebs ist bei der *Maus* der *Hautkrebs nach Pinselung mit Benzpyren* (in Äther oder dgl. gelöst). Dagegen ist die Haut der Ratte beinahe unempfindlich und bis zu 10 Monaten kaum verändert (OBERLING, SANNIÉ und GUÉRIN 1936). Bei *subcutanen Injektionen* (z. B. in Olivenöl) erzielt man bis zu 100% *Sarkome* (OBERLING u. Mitarb. 1936, BISCEGLIE 1937), bei *Fütterung* Spindelzellcarcinome im Vormagen und Adenocarcinome im Drüsenmagen (WATERMAN 1937). SHEAR (1936) verwendet Benzpyrenkristalle und glaubt, daß die Tumorquote höher ist als mit gelösten Substanzen. Auch OBERLING, SANNIÉ und GUÉRIN (1936) verwendeten Benzpyren in Substanz, wobei die zur Resorption gelangende Menge als ganz minimal, aber ausreichend angesehen wird.

Pharmakologische Untersuchungen von SUPNIEWSKI u. Mitarb. (1936) zeigten eine verhältnismäßig nur geringe pharmakodynamische Wirkung. Seine experimentelle Verwendbarkeit ist wesentlich mitbestimmt durch seine physikalische Eigenschaften. Benzpyren ist unlöslich in wäßrigen Medien, gut löslich in allen Lipoidlösungsmitteln und in Fett. Es durchdringt semipermeable Wände und ist durch seine Ultraviolettfluorescenz im Gewebe leicht verfolgbar (Näheres bei BROCK, DRUCKREY und HAMPERL 1938). In wäßrig-kolloidaler Lösung ist es ohne

Wirkung (OBERLING u. Mitarb. 1936). Am stärksten ist die Wirkung von Benzpyren bei Verabreichung in Schweinefett, gleichviel ob bei subcutaner Injektion (MORELLI 1940) oder bei Fütterung (WATERMAN). Als günstigste Konzentration geben SCHÜRCH und WINTERSTEIN (1935) Lösungen von 0,2—0,5% an. Bei der Frage nach der *Dosis minima* kamen ROUSSY, M. und P. GUÉRIN zum Ergebnis, daß schon wenige Gamma zur Krebserzeugung genügen. Praktisch dürfte 1 ×0,1 mg genügen. Die Entstehungsschnelligkeit hängt mit von der Konzentration ab. WINTERSTEIN (1935) gab für 0,5% Benzpyren 70 Tage, für Konzentrationen unter 0,1% wesentlich verlängerte Zeiten an.

BERENBLUM und SCHOENTAL (1942) haben eine früher schon für 1:2:5:6-Dibenzanthracen angegebene Methode zum *Nachweis* und zur Abschätzung der Substanzmengen im ganzen

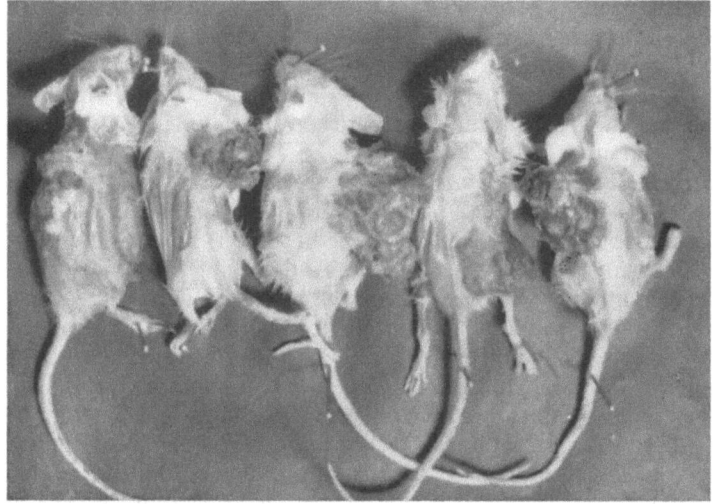

Abb. 101. Hautcarcinome bei Mäusen nach Pinselung mit 0,5%iger Lösung von Benzpyren in Äther

Tierkörper, sowie in den verschiedenen Geweben, Körperflüssigkeiten und Exkreten (BERENBLUM und KENDAL 1936) später auch auf das Benzpyren ausgedehnt, vereinfacht und noch empfindlicher gestaltet. Sie beruht in der Hauptsache auf der spektrographischen Analyse der Fluorescenz.

Benzpyren ist dem Teer und dem Dibenzanthracen besonders in der *Schnelligkeit* der Tumorerzeugung überlegen. Nach MAISIN und LIEGEOIS (1934) zeigen bei Benzpyrenpinselung Mäuse nach

    70 Tagen in 3% 100 Tagen in 41%
    80 Tagen in 9% 120 Tagen in 56%
    90 Tagen in 31%

carcinomatöse Veränderungen, während beim Teer nach 120 Tagen erst in 3% und bei Dibenzanthracen erst nach 180 Tagen die ersten Carcinome auftreten.

SCHÜRCH und WINTERSTEIN (1935) sahen nach 120 Tagen sogar nahezu 100% der überlebenden Mäuse von Carcinom betroffen. Die um die Erforschung des Cysticercussarkoms besonders verdienten DUNNING, CURTIS und BULLOCK (1936) zeigten am Dibenzanthracen und Benzpyren, daß die Zwischenzeit zwischen Injektion und Tumorbeginn mit wachsender Dosis und zunehmender Zahl der Injektionen abnahm. Das *Intervallminimum* betrug bei Benzpyren für Mäuse 63, für Ratten 76 Tage, gegenüber 151 Tage für Ratten bei Dibenzanthracen.

Benzpyren bringt jedes Organ, jedes Gewebe und jede Zellart zur krebsigen Umwandlung. Es erzeugt Carcinome wie Sarkome, äußere wie innere Krebse. Gegenüber den zahlreichen Tumoren der verschiedensten Organe und Gewebe fällt die geringe Zahl von Krebsen des Magen-Darm-Kanals auf. WATERMAN (1936) gelang bei oraler Darreichung von Benzpyren (gelöst in Schweineschmalz), Krebs in 5 von 6 Fällen im Vormagen der Ratte zu erzielen. Bei einer kolloidal-wäßrigen Lösung von 1 : 6000 war das Ergebnis völlig negativ. Die geringe Ausbeute bei Darreichung per os erklären BROCK u. Mitarb. (1938) damit, daß Benzpyren eine besonders starke adsorptive Fähigkeit besitzt. Die Substanz wird im Magen-Darm-Inhalt sowohl chemisch, als auch adsorptiv relativ fest gebunden, ein Vorgang, der zugleich der Resorption aus dem Darm entgegenwirkt.

Die Benzpyrenempfänglichkeit ist bei verschiedenen *Tierarten* verschieden (vgl. LIBERTI 1938). Mäuse und Ratten reagieren sehr stark, offenbar auch der hier selten als Versuchstier verwandte Hamster (HALBERSTÄDTER 1940), Hühner, Kaninchen und Meerschweinchen dagegen nicht oder nur bei langdauernder Einwirkung relativ großer Dosen (450 mg Benzpyren je Tier bei KLINKE 1938) oder Anwendung zusätzlicher Schädigungen. Aber selbst bei empfänglichen Tierarten ist schon die erste Reaktion auf die erste Benzpyrenapplikation z. B. zwischen Maus und Ratte verschieden (GRAFFI 1944). Man übersehe dabei nicht, daß sogar beim gleichen Tier verschiedene Hautbezirke auf die gleiche Noxe verschieden reagieren (TWORT und TWORT 1936).

Benzpyren läßt sich *im Organismus fluoreszenzmikroskopisch* verfolgen (GRAFFI 1941 und 1953, GÜNTHER 1942). Tropft man Benzpyren-Benzollösung auf die Haut, so dringt es in kurzer Zeit bis auf die unter der Subcutis gelegene Muskelschicht, wobei es in den Zellen der Epidermis, der Haarwurzelscheiden, der Talgdrüsen, des subcutanen Fettgewebes usw. gespeichert und entsprechend der Anordnung der Lipoide und Fettsubstanzen in der Haut verteilt wird. Benzpyren läßt sich an fixiertem Gewebe direkt als Fettfarbstoff benutzen (GÜNTHER 1942). Von besonderer Wichtigkeit ist das *intracelluläre Verhalten:* der Zellkern bleibt völlig ausgespart, Speicherung im Cytoplasma, und hier besonders intensiv rings um den Zellkern — wiederum entsprechend der Verteilung der Zellipoide. Diese Zone der stärksten Benzpyrenspeicherung stimmt überein mit der nach CASPERSSON so wichtigen Zone, in der sich die für das Zellwachstum so bedeutungsvolle Synthese neuen Cytoplasmaeiweißes abspielt. Von dieser Region aus ist eine direkte Rückwirkung auf den Eiweißaufbau im Zellkern anzunehmen. CALCUTT und PAYNE (1955), CALCUTT (1957) untersuchten den intermediären Stoffwechsel des 3:4 Benzpyrens bei Ratten und Mäusen. Derivate ließen sich dabei auch in den Zellkernen neben der Anreicherung in den Mitochondrien und Mikrosomen nachweisen. Auch unverändertes Benzpyren dringt nach ihren Untersuchungen bis zu den Zellkernen durch.

Die Einwirkung von Benzpyren, aber auch von anderen Kohlenwasserstoffen auf *Gewebekulturen* weisen eindeutig auf Beziehungen vor allem zu den Chromosomen und zur Kernteilung hin. MAUER (1938) beobachtete Amitose, Kernfragmentation, „Zerbröckeln" der Chromatinsubstanz, aberrierende Chromosomen, pluripolare Kernteilungsfiguren usw. Auch v. MÖLLENDORFF (1941) berichtet, daß Benzpyren eine charakteristische Form der *Mitosenstörung* zur Folge habe. Bei sehr starken Verdünnungen wird bei der Bildung der Äquatorialplatte ein Teil der Chromosomen nicht berücksichtigt und so vom Teilungsvorgang ausgeschlossen, ohne daß die Zellteilung selbst unterbleibt. Auch sonst wurde Benzpyren in Gewebekulturen (BISCEGLIE 1936, RUFFILI 1936, DE GAETANI 1936) viel verwandt. Eine Cancerisierung von Zellen in vitro ist bis jetzt noch nicht beschrieben. Dagegen gelang es umgekehrt DOLJANSKI und HALBERSTÄDTER (1937), ein Benzpyrensarkom der Ratte weiter zu verpflanzen und dann von diesen Sarkomzellen einen reinen Stamm maligner Mesenchymzellen in vitro weiterzuzüchten, hinsichtlich seiner Cytologie (zellreich und abnorme Mitosen!) genau zu beobachten und mit den auf die Ratte zurückverpflanzten Zellen genau den gleichen Ausgangstumor wieder hervorzurufen.

BAUCH (1942) erhielt bei *Hefezellen* durch Benzpyrenzusatz (wahrscheinlich durch Polyploidisierung) *Gigasformen*. Bei Versuchen über die Beeinflussung des Zellkerns durch Pharmaca konnte auch DRUCKREY (1942) durch Benzpyren die Bildung einer Riesenform bei Seeigelkeimen auslösen.

Cook u. Mitarb. untersuchten 140 polycyclische Kohlenwasserstoffe. Von 69 untersuchten Stoffen, die der Muttersubstanz 1.2-Benzanthracen verwandt waren, waren nicht weniger als 25 in mehr oder minder starkem Maße carcinogen. Bei diesen Untersuchungen stellte sich sehr bald die hohe *Bedeutung der molekularen Struktur* heraus. Am stärksten wirksam waren die Stoffe, bei denen an das ursprüngliche Ringsystem des Anthracens neue Sechsringe in der 1.2- oder in der 5.6-Stellung angegliedert worden waren. Wurde jedoch dem Ringsystem irgend etwas anderes angefügt, z. B. eine weitere Methylgruppe, oder führte man eine partielle Hydrierung durch, so wurden diese chemisch nur wenig veränderten Stoffe bereits wirkungslos. Bei Anlagerung nur eines Stickstoffatoms geht die carcinogene Wirkung noch nicht verloren. Sobald jedoch ein zweites Stickstoffatom eingebracht wird, ist die betreffende Substanz *nicht mehr krebserregend* (Cook).

Fieser (1941) wählte als Ausgangspunkt das *1.2-Benzanthracen*. Dieses selbst ist inaktiv. Daran ändert sich auch nichts Wesentliches durch die Einsetzung einer Methylgruppe an den meisten der 12 möglichen Stellen. Wird aber diese gleiche Gruppe an gewissen spezifischen Stellen, z. B. bei 10 oder bei 9 und 10 oder bei 5 eingesetzt, so resultiert eine hochgradige Carcinogenität.

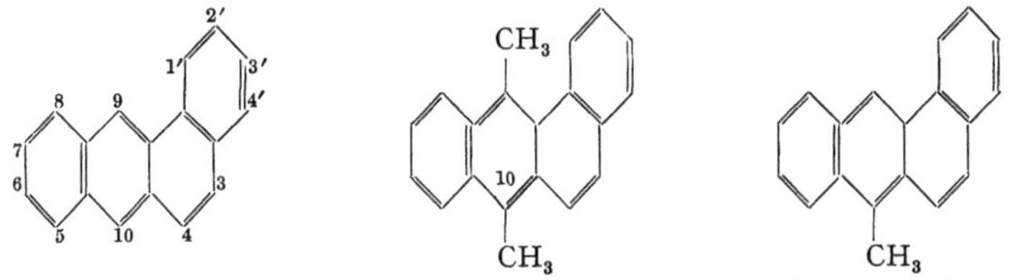

1.2-Benzanthracen — 10-Methyl-1.2-benzanthracen — 9.10-Dimethyl-1.2-benzanthracen

Abb. 102. Ableitung des 9,10-Dimethyl-1,2-benzanthracens vom Benzanthracen

Das *9.10-Methyl-1.2-benzanthracen* ist das relativ noch stärkst wirksame der Isomeren. Es ruft bei Mäusen rasch Sarkome hervor, aber nicht so leicht Hauttumoren. Dagegen hat das *9,10-Dimethyl-1,2-benzanthracen* eine hohe Carcinogenität besonders bei der Erzeugung von Hauttumoren. Nach Law (1941) genügt eine einmalige Pinselung der Rückenhaut von Mäusen, um an verschiedenen Stellen der Haut, und zwar sowohl auf der Rücken- wie Bauchseite, Tumoren zu erzeugen.

Die cancerogene Wirkung kommt also den betreffenden Substanzen nicht schlechthin zu, vielmehr ist sie an ganz bestimmte Molekularstrukturen gebunden. Auf den Zusammenhang zwischen *Konstitution und carcinogener Wirkung* kommen wir gesondert zurück.

Besondere Beachtung verdient in all diesen Fragen der Erklärungsversuch von O. Schmidt (1941), der die carcinogene Wirkung der betreffenden Kohlenwasserstoffe *molekularphysikalisch* analysiert. Es sei in dieser Hinsicht auf das 11. Kapitel (S. 561) verwiesen.

Von der schon mehrfach erwähnten Muttersubstanz *1.2-Benzanthracen* leitet sich durch Anlagerung eines Fünferringes das selbst bereits stark wirksame *Cholanthren* ab. Wird nun dieses Cholanthren bei 6 mit einer Methylgruppe versehen, so resultiert daraus die Substanz *Methylcholanthren*, welches mit zu den stärkst-cancerogenen Stoffen, die es überhaupt gibt, gehört.

Bezüglich weiterer carcinogener Kohlenwasserstoffe muß auf die großen Zusammenstellungen von Barry, Cook, Haslewood, Hewett, Hieger und Kennaway (1935), Winter-

STEIN (1936), HEWETT (1937), COOK und KENNAWAY (1938), CLAR (1941), HADDOW und KON (1947) und WOLF (1952) verwiesen werden.

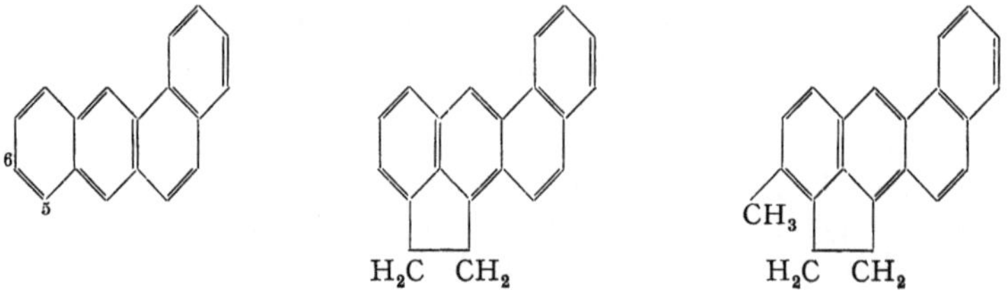

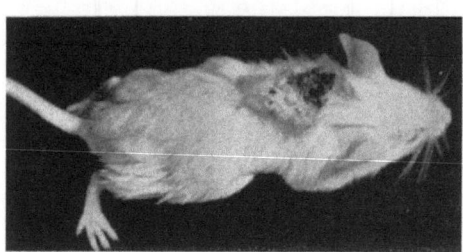

1.2-Benzanthracen   Cholanthren   Methylcholanthren

Abb. 103. Ableitung des Methylcholanthrens von Benzanthracen

Experimentell besitzt das Methylcholanthren, vor allem gegenüber dem Dibenzanthracen, den Vorteil größerer Schnelligkeit und höherer Tumorausbeute. Dem Benzpyren gegenüber besitzt es den Vorzug seiner chemischen Beziehungen zu körpereigenen Stoffen (davon s. S. 373) und auch der um etwa 25% verkürzten Entstehungszeit. Ähnlich wie früher ILFELD, so hat ESMARCH (1941, 1942) Methylcholanthren auch in innere Organe eingebracht und die Hautpinselung und subcutane Injektion zum Vergleich herangezogen. Er erhielt bei insgesamt 500 Mäusen · 197 Tumoren am Ort der Applikation und 22 als Ferntumoren.

HORNING und DMOCHOWSKI (1947) erzielten mit einer einzigen Injektion von 0,1 cm³ einer 1,5%igen Lösung von Methylcholanthren in die Prostata bei Mäusen *Prostatatumoren*, Carcinome und auch Sarkome. An *Ferntumoren* traten 4,7% Lymphoblastome im Mediastinum (von 12 waren 11 ♀!) und Lungenadenome auf, letztere jedoch nur wenig häufig, dann aber früher als spontan bei der Kontrolle.

Eine Beschleunigung der Tumormanifestation beschreiben auch MIDER u. Mitarb. (1939). Sie sahen Mammatumoren der Maus, die sonst zwischen dem 250. und 465. Lebenstag, im Durchschnitt am 371. Tag entstehen, nach Methylcholanthrenpinselung schon zwischen dem 106. und 268. Tag auftreten. STEWART (1939) brachte kleinste Projektile, bestehend aus 95% Cholesterin und 5% Methylcholanthren, von 12—20 mg Gewicht in die Bauchdecken von C_3H-Mäusen und überpflanzte nach verschieden langer Zeit das umgebende Gewebe auf andere Mäuse. Die Transplantate (schon maligne!) wuchsen vom 42. Tage an zu Tumoren aus.

Abb. 104. Hautcarcinom einer weißen Maus, 34mal mit 0,3%-iger ätherischer Methylcholanthrenlösung gepinselt. Zustand genau 6 Monate nach Versuchsbeginn. (Eigene Beobachtung)

Das *Meerschweinchen* ist anderen carcinogenen Kohlenwasserstoffen gegenüber weitgehend refraktär. Mit Methylcholanthren konnte ESMARCH (1942) jedoch mit einer einmaligen Dosis von 10 mg bei 3 von 10 Tieren 13—21 Monate nach der subcutanen Injektion und bei 4 von 100 Tieren nach intraperitonealer Einverleibung Sarkome erzeugen.

In Organen mit gemischten Zellelementen sprechen die mesenchymalen Gewebe leichter an. SPINELLI (1941) injizierte Ratten Benzpyren und Methylcholanthren in die Hoden, erhielt aber nur polymorph- oder spindelzellige Sarkome von großer Bösartigkeit und hoher Neigung zu Metastasierung, aber keine epithelialen Geschwülste.

Methylcholanthren cancerisiert die Zellen aller Gewebe, mit denen es in Reaktion zu treten vermag. Es sind aber doch *Art-, Rassen- und individuelle Unterschiede in der Empfänglichkeit* vorhanden.

Ausgedehnte genetische Analysen der Tumorerzeugung durch Methylcholanthren verdanken wir STRONG (1940, 1944). Von seinem NH-Mäusestamm, der auf höchstmögliche biologische Variabilität bei Fehlen von Spontantumoren gezüchtet war, bekamen die Mäuse der F_3- und F_4-Generation im Alter von 60 Tagen subcutan 1 mg Methylcholanthren, gelöst in

0,1 cm³ Sesamöl. Einige Tiere entwickelten überhaupt keine Tumoren, die anderen produzierten vier Tumorarten: Spindelzellsarkome, Hautcarcinome, Adenocarcinome der Brustdrüse und Rhabdomyosarkome. Bei den Paarungen der Tiere zeigte sich eine Tendenz zu jeweils gleicher Reaktion, sei es in bezug auf spezifische Tumorarten, sei es auf Fehlen von Tumoren. Es konnten 4 Linien weitergezüchtet werden, solche mit Bildung von Spindelzellsarkom-, andere mit Hautkrebs-, weitere mit Brustkrebsentwicklung und endlich eine mit Ausbleiben der Tumorentstehung. Bei gleicher cancerogener Noxe spielt also die genetische Konstitution der Tiere eine wesentlich mitbestimmende Rolle. In weiteren Experimenten an 4000 Mäusen konnte STRONG (1944) durch Kreuzung und Auslese in bezug auf die Resistenz gegen Methylcholanthrentumoren das Auftreten ganz verschiedener Neoplasmen (Tumoren an verschiedenen Stellen der Extremitäten, Mund-, Lungen-, Magen-, Uteruscarcinome usw.) beobachten. Da die gleiche carcinogene Substanz allen Tieren im gleichen Alter und auf gleiche Art verabfolgt wurde, ergab sich erneut der zwingende Schluß, daß für die zahlreichen verschiedenen Typen maligner Geschwülste die genetische Verschiedenheit der Versuchstiere verantwortlich zu machen ist. Auch das zeitliche Auftreten der Carcinome war von der genetischen Konstitution der Tiere abhängig. Doch darf auch bei diesen grundlegend wichtigen Versuchen nicht außer acht gelassen werden, daß die genetischen Verschiedenheiten immer erst durch das carcinogene Agens ans Tageslicht gebracht werden. Die exogene Krebsnoxe ist auch hier die conditio sine qua non.

Welch universell biologische Wirkung den „carcinogenen" Kohlenwasserstoffen zukommt, zeigten schon die Mitteilungen über die Erzielung von Gigasformen bei Hefezellen (wahrscheinlich durch Polyploidisierung) und die Erzeugung von Riesenformen von Seeigelkeimen, von denen oben (S. 364) bereits die Rede war. Den eindrucksvollsten Beweis für die Einwirkung auf die Gene der Zellkerne erbrachte STRONG (1947) mit dem auf breitester Basis (210000 Mäuse!) geführten Nachweis, daß *Methylcholanthren*, der für Körperzellen hoch carcinogene Stoff, *in Keimzellen Mutationen zu induzieren vermag*.

Stellen wir das Problem der *Tumoren durch Anilin- und Benzolderivate* hinein in das Krebsproblem ganz allgemein, so werden wir uns klar, daß es sich bei all diesen Stoffen um *Kohlenstoffverbindungen*, um Stoffe also der organischen Chemie handelt, von denen es heute mehr als 700000 gibt. Die große Mehrzahl derselben ist jedoch nicht natürlichen Ursprungs, sondern wurde und wird in Laboratorien synthetisch erzeugt. Die Zahl künstlicher Kohlenstoffverbindungen ist größer als die aller übrigen Stoffe zusammengenommen. Die Bedeutung für das Krebsgeschehen liegt darin, daß es in der großen Summe künstlicher organischer Verbindungen eine erhebliche Zahl von Substanzen gibt, die sich als potentiell carcinogen erweisen.

d) Wirkungsweise der krebserzeugenden Kohlenwasserstoffe. Voranzustellen ist der Satz, daß für carcinogene Kohlenwasserstoffe alle untersuchten Tiere und alle Organe, ja auch Einzeller und isolierte Zellen empfänglich sind. Wohl reagiert das Meerschweinchen sehr viel weniger als z. B. Mäuse, aber auch das Meerschweinchen ist nicht refraktär und bekommt, wenn auch zeitlich spät, Sarkome (WARREN, CHIELDS und GATES 1941). Die carcinogenen Kohlenwasserstoffe sind also in der Lage, in jedem Organismus, in jedem Gewebe und jedem Organ Krebs zu induzieren. Hieraus und aus der Tatsache, daß *die carcinogenen Kohlenwasserstoffe* in so kurzer Zeit Krebs erzeugen, ist zu schließen, daß es sich um *biologisch besonders aggressive Stoffe* handelt. Sie stellen alle ein Agens besonderer Art dar, wie aber verhält sich das Reagens, der lebende Organismus a) allgemein, b) lokalgeweblich, c) cellulär?

Bei den *Allgemeinwirkungen* steht zunächst die *Wachstumshemmung* im Vordergrunde. Man ist auf diese Feststellung gekommen, als man (K. H. BAUER 1937, HADDOW 1937 u. a.) die Frage prüfte: was geschieht denn, wenn man die biologisch so stark wirkenden krebserzeugenden Stoffe auf sonstwie entstandenes Krebsgewebe selbst einwirken läßt. Für den Verfasser (erster Versuch am Menschen 4. 7. 1934) war maßgebend der Gedanke: Röntgenlicht erzeugt Krebs,

Röntgenlicht heilt Krebs. Wirken auch *chemische Krebserzeuger auf Krebsgewebe* angewandt *krebshemmend*?

1935 teilte HADDOW seine ersten Versuche — ergänzende 1936 — über die *Einwirkung krebserzeugender Stoffe auf Impfgeschwülste* mit. Er spritzte bei Ratten mit Jensen-Sarkom 4 carcinogene und 2 nichtcarcinogene Kohlenwasserstoffe fernab vom Tumor intraperitoneal. Bei der Herausnahme der Impfgeschwülste nach 21 Tagen zeigte sich, daß alle Tumoren, bei denen das Tier mit cancerogenen Stoffen behandelt war, im Gewicht um 75% hinter den Kontrollen zurückblieben. HADDOW und ROBINSON (1937) prüften die Wirkung einer großen Zahl von Kohlenwasserstoffen, intraperitoneal eingespritzt, auf Rattensarkome, hauptsächlich die Walker- und Jensen-Tumoren. Es zeigte sich bei allen carcinogenen Verbindungen eine stark wachstumshindernde Wirkung auf die Impfgeschwülste. Die Wirkung war jedoch nicht streng proportional der carcinogenen. Es hat sich jedoch gezeigt, daß die Versuchstiere auch sonst langsamer wuchsen als die Kontrolltiere, woraus zu schließen ist, daß die wachstumshindernde Kraft sich vielleicht auf jegliches Wachstum bezieht, nicht nur auf das der Tumoren. Dies wurde durch spätere Versuche von HADDOW, SCOTT und SCOTT (1937) wahrscheinlich gemacht. Sie spritzten jungen Ratten intraperitoneal ein einziges Mal eine in Sesamöl gelöste, cancerogene Verbindung ein, worauf diese sofort und für immer ihr Wachstum einstellten. Nach MORTON (1941) waren von 34 carcinogenen Substanzen 86,5% wachstumshemmend, von den nichtcarcinogenen Stoffen hatten 79,7% nicht die geringste Wirkung.

Als Allgemeinwirkungen bei Versuchstieren geben BROCK, DRUCKREY und HAMPERL (1938) *Anämie, Abnahme des Körpergewichtes, Atrophie des Genitalapparates* an. Sie verwandten allerdings Dosen (bei Ratten bis 60 mg), die — bezogen auf das Körpergewicht — das vielhundertfache bedeuten der Dosen, die WINTERSTEIN für einen Teerarbeiter während der langen Jahrzehnte seiner Berufsarbeit errechnet hat.

Gegen eine Überschätzung der Allgemeinwirkung sprechen die *Erfahrungen an Kranken mit Berufskrebsen* als Folge von Teer- und Teerprodukten. Bei KENNAWAY (1937) findet sich eine 25 Jahre umfassende Erhebung über den Scrotalkrebs bei Schornsteinfegern und Baumwollspinnern. Es zeigte sich, daß selbst die Krebsbefallenen in der Lebensdauer mit 61,9 Jahren hinter dem Durchschnitt gleicher sozialer Klassen mit 62 kaum zurückbleiben.

Zahlreiche Arbeiten befassen sich mit der *Verteilung der polycyclischen Kohlenwasserstoffe in den Zellen* und Geweben verschiedener Tiere. CALCUTT (1958) z. B. prüft Anthracen, Phenanthren, 1.2-Benzanthracen, 1:2:5:6-Dibenzanthracen und 3:4-Benzpyren, und zwar in Leber-, Nieren- und Hautzellfraktionen der Maus und Ratte. Es ergab sich, daß die stärker carcinogenen Kohlenwasserstoffe sowohl auf die Zellkerne, wie Mitochondrien und Mikrosomen stärker verteilt waren, als Anthracen und Phenanthren. Es hat den Anschein, als ob die stärkere Carcinogenität mit dem Diffusionsprozeß in die genetisch entscheidenden Zellbezirke zusammenhinge.

Die Gewebe vermögen Benzpyren nicht nur in molekulare Lösung zu bringen, sondern auch mit großer Intensität und auch lange Zeit (6—9 Monate) festzuhalten. Die Gewebslipoide spielen dabei die Hauptrolle. Dadurch, daß im Gewebe selbst eine Resorption erfolgt, ist zugleich die Möglichkeit gegeben, daß auch Fernkrebs, wenn auch selten, zustande kommt.

Bei ihrer Methode der Einbringung benzpyrenhaltiger Kollodiumsäckchen in die Bauchhöhle sahen BROCK, DRUCKREY und HAMPERL (1938), wie sich anfangs ein unspezifisches chronisch-entzündliches Granulationsgewebe, innen mit Verfettung und Nekrose und mit reaktiver Proliferation nach außen, bildete. In der Randzone zeigten sich etwa 6—8 Monate nach der Applikation „in zunehmendem Maß atypische Kernteilungen und Metaplasien", bis dann zwischen dem 9. und 12. Monat „plötzlich von irgendeiner Stelle der Randzone aus das rapide Wachstum einer bösartigen Geschwulst" begann.

Die *lokal-geweblichen* Vorgänge *nach Einbringung carcinogener Kohlenwasserstoffe* sind u. a. vor allem von BROCK, DRUCKREY und HAMPERL (1938) (Zusammenfassung bei HAMPERL 1941) und sodann von GRAFFI (1940, 1941) mit Hilfe der Fluorescenzmikroskopie untersucht worden. Bei ein- und mehrmaliger Auftropfung von einer 0,5%igen Benzpyren-Benzollösung auf die Haut entspricht die Verteilung völlig der Verteilung der Fett- und Lipoidsubstanzen in den Geweben.

Das Benzpyren wird vor allem in den Basalzellen der Epidermis abgelagert. Es dringt in das Corium und ins subcutane Fettgewebe ein. Für das Vordringen nach der Tiefe ist die quergestreifte Muskulatur meist die Grenze. Nach 4 Tagen sind meist nur noch Spuren der Fluorescenz nachzuweisen. Ihr völliger Schwund (nach 4—6 Tagen) wird mit dem Ab- und Umbau oder mit der Ausscheidung des Benzpyrens erklärt (RONDONI 1937).

BERENBLUM (1945) hat versucht, ein "system of grading carcinogenic potency" aufzustellen, um anhand tabellarischer Kurven die Stärke einer krebserzeugenden Substanz nach Graden von 1—12 ablesen zu können. Maßgebend ist die Zeit, in der 50% der Tumoren aufgetreten sind. Das System verfolgt den Zweck, die unter verschiedenen Bedingungen erzielten Ergebnisse verschiedener Untersucher direkt vergleichen zu können. Der allgemeinen Anwendung eines solchen Systems stehen aber die großen Verschiedenheiten des verwendeten Tiermaterials, der Anwendungsweise usw. hindernd im Wege.

Die *morphologischen Befunde* sind nicht einfach zu beurteilen (RONDONI 1937), da die den carcinogenen Stoffen und die den Lösungsmitteln (Benzol!!, Olivenöl, Schweineschmalz usw.) sowie der Fremdkörperwirkung zuzuschreibenden Veränderungen nicht immer leicht zu trennen sind. Benzol z. B. setzt schwere Nekrosen. Auch FRIEDEWALD und ROUS (1944) betonen die Bedeutung der Lösungsmittel. Bei Benzpyren-Benzinlösungen erscheinen die Tumoren um Monate früher als nach Anwendung des Benzpyrens in Mineralöl. Der Grund dafür liegt darin, daß in Öl gelöstes Benzpyren die Zellproliferation kaum zu fördern vermag, während das Benzin selbst ausgesprochen wachstumsanregend wirkt.

Daß die Stoffe vom Ort der Einbringung verschleppt werden können, dafür spricht die Beobachtung von SCHABAD (1937), der bei subcutaner Zuführung verschiedener carcinogener Stoffe die *Lungentumoren* bei Mäusen ziemlich regelmäßig um 25% zunehmen sah. Von der Teerpinselung wußte man das schon lange, aber dabei bleibt ja die Möglichkeit, daß Spuren der Stoffe mit der Atemluft in die Lungen gelangt sein konnten. Dieser Abtransport cancerogener Kohlenwasserstoffe in die Lungen zeigt sich besonders deutlich in Beobachtungen von ANDERVONT (1939). Während auf Dibenzanthraceninjektion die subcutanen Geschwülste erst nach 6 Monaten entstanden, war dies in den Lungen schon nach 3 Monaten der Fall.

In den USA haben sich vor allem TIESER u. Mitarb. (seit 1935) mit der *Carcinogenese durch Kohlenwasserstoffe* beschäftigt. TIESER (1945) weist darauf hin, daß ein wasserlöslicher carcinogener Kohlenwasserstoff bis jetzt noch nicht bekannt ist. Soweit wasserlösliche Carcinogene wirken, ist nicht die wasserlösliche Verbindung für die Tumorentstehung verantwortlich, sondern das ursprüngliche Carcinogen selbst. FRIEDEWALD und ROUS (1944) vertreten die Anschauung, daß die carcinogenen Kohlenwasserstoffe sehr viel *mehr Zellen* in *Krebszellen* umwandeln, *als sichtbare Tumoren* entstehen, und zwar erfolge die neoplastische Umwandlung viel rascher als allgemein angenommen würde. Die lange Latenzzeit bis zum Sichtbarwerden der Tumoren sei hauptsächlich durch die relativ geringe Fähigkeit der carcinogenen Kohlenwasserstoffe, auch das Wachstum der bereits neoplastischen Zellen zu fördern, bedingt.

Wichtig sind *die cytologischen Veränderungen* nach Einwirkung carcinogener Stoffe. Nach RONDONI (1937) zeigen die einzelnen Kerne eine große Verschiedenheit in der Färbungsintensität, daneben Kernfragmentierungen und als Ausdruck „einer wahren Kernrevolution" „größte Hinfälligkeit und starke Wucherung, Nekrose- und Verwucherungsvorgänge nebeneinander". RONDONI spricht direkt von einer „Katastrophe des Chromatins", die als „maligne Entartung der Zellen imponiert".

1938 berichtet MAUER über die Einwirkung der hauptsächlichsten carcinogenen Kohlenwasserstoffe auf *Gewebekulturen*. Amitose, Doppelkernbildung, Kernfragmentationen, pluripolare Kernteilungsfiguren, Aberrieren von Chromosomen und Vermehrung der Chromosomenzahlen waren der Ausdruck der Wirkung auf die Zellen in vitro. v. MÖLLENDORFF (1942) zeigte, daß die nichtcancerogenen Kohlenwasserstoffe, wie z. B. Pyren, Methylbenzpyren usw., keine, die cancerogenen dagegen charakteristische Mitosestörungen zur Folge haben. Darnach ist wohl kaum ein Zweifel, daß bei der Einwirkung carcinogener Kohlenwasserstoffe die intracelluläre *Adsorption ihrer Moleküle* und die mittelbare Einwirkung auf die Nucleoproteide der Kernsubstanzen im Mittelpunkt der Krebsumwandlung stehen. Es wird dadurch jedoch noch nichts darüber ausgesagt, welcher Natur dieser Vorgang der Cancerisierung selbst ist.

e) Carcinogene Kohlenwasserstoffe mit brustkrebsinduzierender Wirkung. Es gibt polycyclische Kohlenwasserstoffe, die, *ohne selbst hormonell aktiv zu sein*, bei Mäusen *Adenocarcinome der Mamma* auslösen, wie beispielsweise *3-Methylcholanthren* (MAISIN und COOLEN 1936, HUGGINS 1958, 1960), *2-Acethylaminofluoren* (WILSON u. Mitarb. 1941, BIELSCHOWSKY 1944, HUGGINS 1961 u. a.) und das *7,12-Dimethylbenz-α-anthracen* (GEYER u. Mitarb. 1953, HUGGINS u. a. 1961). Diese Mammatumoren treten oft schon 60 Tage nach Versuchsbeginn und häufig multipel auf (HUGGINS 1959). Manchmal genügt eine einzige perorale Gabe entsprechender Dosierung zur Tumorauslösung. Aus der Tatsache, daß sich die Mammatumorquote *(nach 2-Acetylaminofluoren)* bei nichtschwangeren Ratten durch *Progesteron* erheblich erhöhen (CANTAROW, STASNEY und PASCHKIS 1948, FLAKS 1948) und umgekehrt mittels *Testosteronpropionat* (nach *20-Methylcholanthren* subcutan) verzögern ließ, darf auf *Wechselbeziehungen mit dem Sexualhormon* geschlossen werden. HUGGINS u. Mitarb. (1961) erhielten bei nicht trächtigen Tieren nach einmaliger Fütterung mit 100 mg *3-Methylcholanthren* bei 100% der Ratten Brustkrebse, oftmals sogar multiple. Die Mammatumoren traten wesentlich seltener bei Tieren auf, welche 15—18 Tage nach der Fütterung Junge bekamen, oder bei Tieren, denen vom 15. Tag nach der Fütterung an *Progesteron, Östradiol* oder beides kombiniert injiziert worden war. Offensichtlich werden die nach 14 Tagen bereits histologisch nachweisbaren Microcancer durch diese Sexualhormone an ihrer Entwicklung verhindert. Die Tumorquote steht eindeutig in Abhängigkeit vom Alter der Tiere. Bei älteren oder ganz jungen Tieren wurden viel weniger oder gar keine Tumoren beobachtet. Bei ovariektomierten Weibchen und Rattenmännchen ließen sich durch diese einmalige Gabe des cancerogenen Stoffes keine Mammatumoren auslösen (s. auch S. 173). Von diesen bedeutungsvollen Versuchen sind noch wichtige weitere Erkenntnisse für die Krebsentstehung in hormonell abhängigen Organen zu erwarten.

4. Andere Krebsnoxen chemischer Natur

Neben den großen Klassen carcinogener Substanzen gibt es einige Stoffe, deren Krebseffekt nur zufällig entdeckt wurde und die sich vorläufig nicht in ein Schema einordnen lassen.

a) Styryl 430. Eine Warnung vor einseitig „klassenmäßiger" Betrachtung der carcinogenen Stoffe erteilten BROWNING u. Mitarb. (1933, 1936, 1939). Sie sahen, als sie Chinolinderivate auf ihre trypanocide Wirkung prüften, bei einer mit Trypanosoma brucei infizierten Maus nach einer einzigen subcutanen Injektion von „Styryl 430" ein Sarkom an der Injektionsstelle sich entwickeln.

Von 19 weiteren Mäusen bekamen 10 Mäuse polymorph- oder spindelzellige Sarkome. In Experimenten von DITTMAR (1942) wurden an der Injektionsstelle keine, dagegen bei 6 (unter 20) Versuchstieren „Ferngeschwülste" in Form von Rundzellensarkomen im Mediastinum, ausgehend von der Thymusdrüse, erzielt.

Das Präparat Nr. 430 dieser Chinolinabkömmlinge, „Styryl 430", ist ein wasserlöslicher, synthetischer, organischer Farbstoff. Er stellt ein wasserlösliches Salz dar, welches in keiner Hinsicht mit den übrigen Kohlenwasserstoffen etwas zu tun hat.

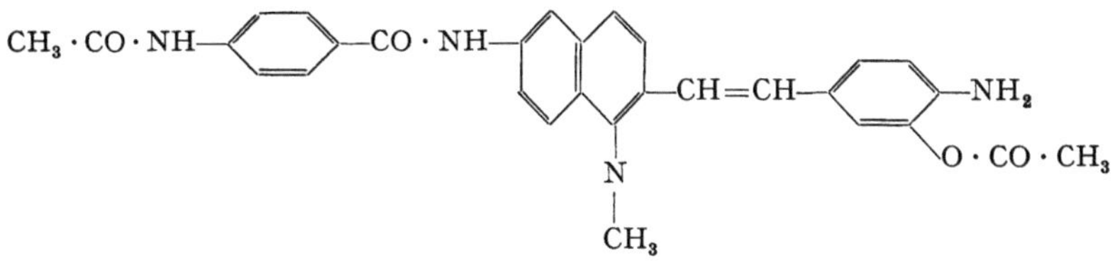

[2-(p-Aminostyryl)-6-(p-acetyl-aminobenzoylamino)-chinolin-methacetat]

Abb. 105. „*Styryl 430*" (nach Cook u. Mitarb. 1936)

Da das Styryl 430 für den Menschen keine Bedeutung hat, so braucht auf die einschlägigen, experimentellen Arbeiten von OESTERLIN (1937), COOK und KENNAWAY (1938) und HADDOW und KON (1945) nur verwiesen zu werden.

b) Eine weitere Gruppe carcinogener Stoffe umfaßt *alkylierend wirkende Substanzen* (Lit. bei Ross 1953). Hierher gehört vor allem das in vielfacher Hinsicht bedeutsam gewordene **Stickstoff-Lost.**

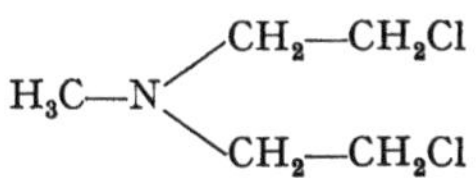

Stickstoff-Lost 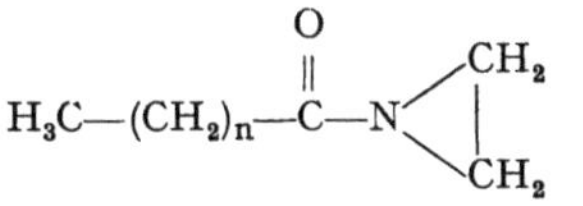   N-Äthyl-äthylenimine 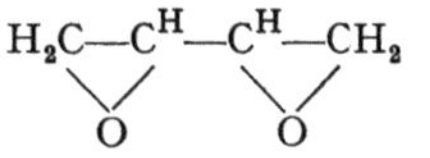   Butadien-disepoxyd

Abb. 106. Alkylierend wirkende Carcinogene

c) Urethan. Von hohem Interesse ist der Äthylester der Carbaminsäure, das als Schlafmittel bekannte Urethan. Dieses Mittel ist nach jahrzehntelangem Dornröschenschlaf plötzlich aktuell geworden, als bekannt wurde, a) daß es mitosehemmend (s. S. 779), b) daß es mutationserzeugend, c) daß es carcinogen wirkt, d) daß es therapeutisch im Tierexperiment krebshemmend und e) daß es beim Menschen gegen Leukämien verwendbar ist. In diesem Zusammenhang interessiert zunächst die *carcinogene Wirkung*.

NETTLESHIP und HENSHAW (1943) zeigten, daß sich nach Urethangaben die Zahl der *Lungentumoren* bei Mäusen stark erhöht. JAFFE (1944) wies nach, daß in einem normalerweise krebsrefraktären Stamm alle Tiere 157 Tage nach der ersten aus einer Serie von 15 Injektionen von Urethan oder 119 seit der Beimischung von 0,2% Urethan zur Nahrung Lungentumoren bekamen. Urethan hat also eine hohe Affinität zum Lungenparenchym. Wie ausgesprochen sie ist, geht nicht nur daraus hervor, daß Methylcholanthren, der stärkst carcinogene Kohlenwasserstoff, beim gleichen Stamm nur 8% Lungentumoren induzierte, sondern auch, daß es bei annähernd 100% der überlebenden Tiere nur Lungen- und keine anderen Tumoren induzierte. PICKRODT und KÜHNE (1961) gelang es, auch mittels Urethan-Ultraschall-Aerosolen bei weißen Mäusen kurzfristig multiple Lungentumoren auszulösen.

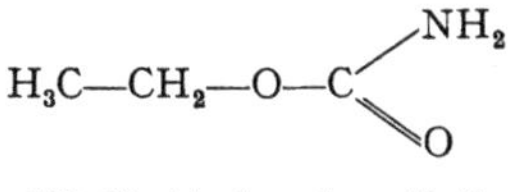

Abb. 107. Strukturformel von Urethan

Es gibt nun noch eine ganze Reihe von Beobachtungen, nach denen sonst gut vertragene Stoffe carcinogen wirken, sobald sie unphysiologisch auf die Körpergewebe einwirken.

d) Säuren und Laugen. Auch durch Säuren und Laugen kann Krebs ausgelöst werden. Den Klinikern und Pathologen sind Krebse besonders der Speiseröhre und des Magens nach Verätzungen schon immer bekannt.

Ein eindrucksvolles Beispiel stammt von FISCHER-WASELS (1927): Ausgedehnte Verätzung des Gesichts mit *Kalilauge*. Alle Wunden heilen bis auf eine an der Unterlippe (Pfeifenraucher!), 5 Monate nach der Verätzung: Lippencarcinom. JOANNOVIC (1923) referiert über die Erzeugung von Bronchialkrebs durch Verätzung der Luftwege mit *Salzsäure*. NARAT (1925) erzielte mit ständig wiederholten Ätzungen mit 3—5%igen Lösungen Hautschädigungen, die schließlich bei 15 von 94 Mäusen zu Carcinomen führten. Ähnliche Ergebnisse erzielten SUNTZEFF, BABCOCK und LOEB (1940) mit 0,5%iger gepufferter Salzsäurelösung. Von 8 Mäusen bekam 4 Sarkome an der Injektionsstelle 10—16 Monate nach Beginn des Versuches. NARAT (1925) erzielte auch mit *Kalilauge* (3—6%) unter 81 Mäusen 12mal ein Carcinom. Schließlich sah MICHALOWSKY (zit. nach COOK u. Mitarb. 1936) Hodenteratome nach intratestikulärer Injektion von Zinkchlorid beim Hahn. BAGG (1936) hat die carcinogene Wirkung von Zinkchlorid ($ZnCl_2$) bestätigt. Es handelt sich um ein Ätzmittel mit starker lokaler Wirkung. M. B. SCHMIDT (1938) berichtet über einen Fall von Hautkrebs der Wange, 4 Monate nachdem Kristallsoda durch Unfall in die Wange eingedrungen war und ein nichtheilendes Geschwür erzeugte. Soda in Kristallform ist eine stark ätzende Base. FISCHER-WASELS (1927) referiert über ein Carcinom des unteren Augenlids 4 Monate nach einer Verätzung mit Carbolsäure. ZURHELLE (1939) zitiert einen Fall von Epitheliom der Wange bei einer 40jährigen, innerhalb eines Jahres nach Aufspritzen eines Tropfens von Schwefelkohlenstoff (CS_2), einem besonders in der Kautschukindustrie viel verwendeten Lösungsmittel, entstanden.

Es ist einleuchtend, daß diese Liste weder vollständig noch endgültig sein kann und andererseits, daß all diesen Stoffen etwas Gemeinsames zukommen muß. Letzteres kann aber unmöglich etwas Unifaktorielles sein. Vielmehr führen alle Säuren und Laugen erst über eine *lange Kette von Faktoren* schließlich zum Krebs: Am Anfang steht die Verätzung, d. h. die Gewebsnekrose. Es folgt die reaktive Demarkation von seiten mesenchymaler Zellelemente, sodann die Abstoßung (Sequestierung). Diese gibt ihrerseits erst wieder der Regeneration den Weg frei. Da Defektbildung, Ulceration, bakterielle Infekte und medikamentöse Insulte sehr oft die Regeneration stören, so resultiert eine lange Kausalkette, die dann schließlich erst mit der Krebsentwicklung ihren vorläufigen Abschluß findet. All dies gehört in den Tatsachenkomplex der *Syncarcinogenese*, auf den wir im 10. Kapitel gesondert zurückkommen.

e) **Weitere cancerogene Stoffe** finden sich in den Abschnitten potentiell cancerogene Ernährungsstoffe (S. 388), Genußmittel (S. 400), Kosmetica (S. 410) und Arzneimittel. Sie alle hier noch aufzuführen, ist unmöglich. Bislang ließen sich *annähernd 700 chemisch einheitliche Stoffe* ermitteln, bei denen zum Teil in großen Versuchsserien für viele Verbindungen *cancerogene Eigenschaften* nachgewiesen wurden und die chemisch den verschiedensten Stoffklassen angehören.

5. Krebs durch körpereigene Stoffe

Alle bisher besprochenen Krebse durch chemische Stoffe betrafen Substanzen, die exogen zugeführt, Krebs am Ort der Applikation (Pinselung, Injektion) oder der Resorption (Inhalation) oder im Organ der biochemischen Umwandlung (z. B. Hepatome nach „Buttergelb"-Fütterung) oder am Ort der Ausscheidung der Stoffwechselendprodukte (z. B. Krebs der ableitenden Harnwege bei Anilinderivaten) auslösten. Es spricht alles dafür, daß die *Zunahme des Krebses* mit dem Aufkommen des technischen Zeitalters wesentlich auf die Zunahme solcher Chemikalien in unserer Umwelt, also auf die *exogene Zufuhr chemischer Carcinogene*, zurückzuführen ist.

Nun hat es aber Krebs, wenn auch sehr viel seltener, immer schon gegeben, also auch zu einer Zeit, in der die Umwelt des Menschen noch eine weitgehend „natürliche" war. Was hat nun früher Krebs ausgelöst? Und was löst denn auch heute noch Krebs ohne exogene Noxen aus? Es ergibt sich auf solcherlei Weise die logische Frage: gibt es über alle exogen induzierten Krebse hinaus für alle „*Spontankrebse*" auch *endogene Krebsursachen*? Entstehen — vielleicht durch fehlgeleitete Stoffwechselvorgänge — carcinogene Stoffe im Organismus selbst? Oder anders ausgedrückt: *gibt es Krebs durch körpereigene Stoffe* verschiedener Art und verschiedener Genese?

a) **Strukturelle Verwandtschaft carcinogener Kohlenwasserstoffe mit körpereigenen Substanzen.** Was die carcinogenen Kohlenwasserstoffe so besonders wichtig macht und was auch für die Pathogenese des menschlichen Krebses vielleicht von Bedeutung ist, ist die Tatsache, daß das Methylcholanthren chemisch nahe verwandt ist mit dem im menschlichen Organismus weit verbreiteten Cholesterin und mit den Gallensäuren. Damit gelingt es, cancerogene Stoffe in Beziehung zur Stoffklasse der Steroide zu setzen, der außer den eben erwähnten Gallensäuren und dem Cholesterin noch die Hormone der Keimdrüsen, der Nebennierenrinde und das Provitamin D zugehören (Näheres s. DANNENBERG 1957).

Was lag da näher, als daran zu denken, daß cancerogene Stoffe im Körper selbst, sei es aus Gallensäuren, Cholesterin oder ähnlichen Stoffen, entstehen könnten. Diese zunächst rein arbeitshypothetische Annahme wurde dadurch gestützt, daß es WIELAND, dem Entdecker des Dehydronorcholens, zusammen mit DANE (1933), sodann COOK und HASLEWOOD (1933) gelungen ist, die Gallensäuren auf dem Wege über die Desoxycholsäure in den cancerogenen Stoff Methylcholanthren umzuwandeln.

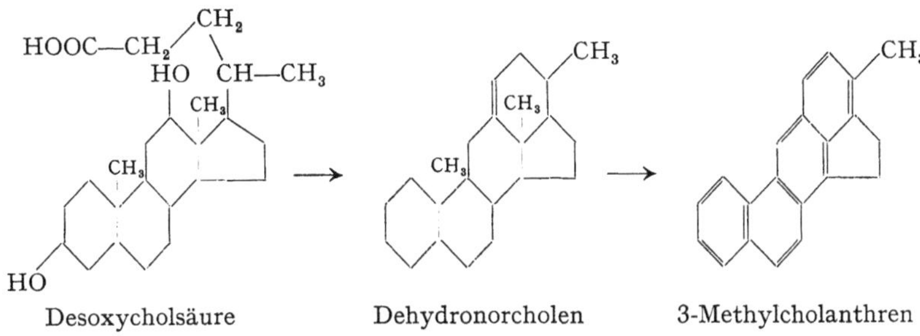

Desoxycholsäure → Dehydronorcholen → 3-Methylcholanthren

Abb. 108. In-vitro-Überführung einer Gallensäure in Methylcholanthren (nach DANNENBERG 1957)

b) **Klinische Hinweise auf körpereigene Carcinogene.** Es ist nun die Frage, ob auch *klinische Beobachtungen* vielleicht gewisse Hinweise in der gleichen Richtung geben. BERNHARD (1937) hat an über 4000 Kranken Nachforschungen angestellt, wie viele von den später Verstorbenen, die früher Gallensteinoperationen durchgemacht hatten, später an Krebs zugrunde gingen (Tab. 60).

Tabelle 60. *Krebshäufigkeit bei früher Gallensteinoperierten*

Art des Eingriffs	Todesursache bekannt bei	Krebs als Todesursache	Krebshäufigkeit %
Von 3000 Cholecystektomierten starben 472 Fälle . . .	352	46	13
Von 1000 Choledochotomierten starben 180 Fälle . . .	146	35	25
Von 443 Fällen mit Stippchengallenblase starben 27 Fälle	23	14	61

Der Prozentsatz von 13% Krebs bei den inzwischen verstorbenen früher Cholecystektomierten entspricht der allgemeinen Krebssterblichkeit. Bei den 35 Todesfällen der verstorbenen Choledochotomierten zieht BERNHARD die schwere Schädigung der Leber bei der Choledocholithiasis in Betracht und schließt geradezu auf eine „vermehrte Bildung krebserzeugender Stoffe aus dem Cholesterin und den Gallensäuren". Bei den Fällen von „Stippchengallenblase", die allgemein auf eine Hypercholesterinämie bezogen wird, ist der Prozentsatz von Krebs mit 61% ein so unverhältnismäßig hoher, daß es, trotz der kleinen Zahl von Fällen, naheliegt, hier an die Störung des Cholesterinhaushaltes als Ursache der Häufung des Krebses zu denken, zumal auch noch eine besonders hohe Beteiligung des Magen- und Lebercarcinoms festzustellen war.

In diesem Zusammenhang muß auch an die große Bedeutung der ja fast stets cholesterinreichen Gallensteine für die Entstehung des Gallenblasenkrebses erinnert werden. Bei Sektionen finden sich in *85—90% von Gallenblasenkrebs Gallensteine.* Daß die Reizbedeutung der Steine allein nicht ausschlaggebend sein kann, geht daraus hervor, daß z. B. bei Nierensteinen, bei denen doch die Reizmomente ähnlich sind, der nachfolgende Krebs etwas Seltenes ist. Mit künstlich in verschiedene Organe eingepflanzten menschlichen Gallensteinen erzielte KAZAMA (zit. nach BÖTTIGER 1938) in 41% der Tiere Adenocarcinome.

c) Beziehungen von Cholesterin und Steroidhormonen zu carcinogenen Kohlenwasserstoffen. Diese sind vor allem von DANNENBERG (1955, 1956, 1957) weiter geklärt und gefördert worden. Das Bemerkenswerte scheint zu sein, daß Cholesterin als Bestandteil aller Körperzellen biochemisch in Beziehung zum Grundkohlenwasserstoff Steranthren zu bringen ist, und daß das „angulare *Steranthren*" (s. Strukturformel), bei Lösung in Sesamöl, nach Pinselung und Injektion bei der Maus stark carcinogen wirkt (Abb. 109).

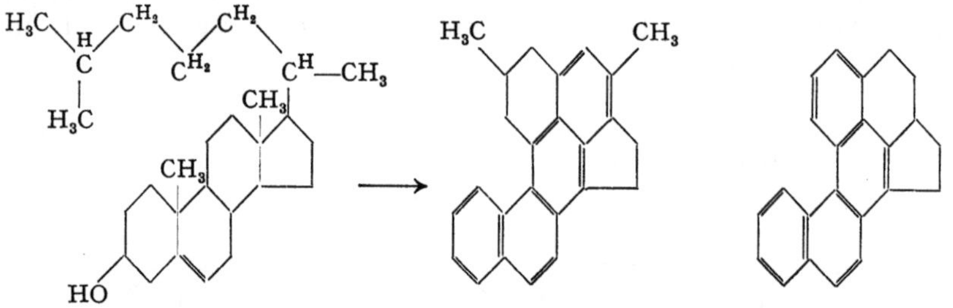

Cholesterin — Dimethyl-steranthren — angulares Steranthren (stark carcinogen)

Abb. 109. Beziehungen des Cholesterins zu carcinogenen Kohlenwasserstoffen (nach DANNENBERG 1957)

Ebenso wichtig sind die *Beziehungen von Steroidhormonen zu carcinogenen Kohlenwasserstoffen.* Als hypothetische Umwandlungsprodukte der Hormone der Keimdrüsen und der Nebennierenrinde sieht DANNENBERG (1957) die Mono- und Dimethylverbindungen des 1,2-Cyclopentenophenanthrens und des Chrysens (Abb. 110) an.

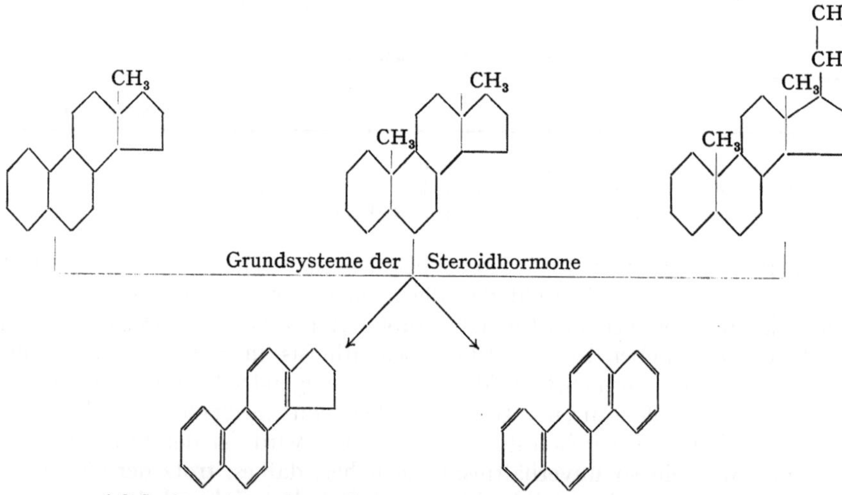

1,2-Cyclopenteno-phenanthren — Chrysen
und ihre Mono- und Dimethyl-Homologe

Abb. 110. Beziehungen von Steroidhormonen zu carcinogenen Kohlenwasserstoffen (nach DANNENBERG 1957)

Unter den synthetischen Verbindungen wurden einige *Abkömmlinge* der beiden genannten Muttersubstanzen als *carcinogen* erwiesen, so z. B. das *3,4-Dimethyl-, 1,2-Cyclopenteno-phenanthren* und das *2-Methyl-Chrysen.*

Strukturell lassen sich also bei vielen Steroiden Beziehungen zu carcinogenen Kohlenwasserstoffen nachweisen. So ist es denn auch kein Wunder, daß DANNENBERG (1957), einer der besten Kenner dieses Gebietes, eine Umwandlung von Steroiden in aromatische Kohlenwasserstoffe bei Stoffwechselanomalien auch im Organismus für möglich erklärt.

Früher schon hatten COOK und KENNAWAY die Hypothese aufgestellt, daß solche cancerogenen Stoffe im Körper selbst durch fehlgeleitete Stoffwechselvorgänge im Sterinhaushalt des Körpers entstehen könnten. Auch LACASSAGNE vertritt die Hypothese, daß wenigstens ein Teil der Krebsgeschwülste beim Menschen allein durch Stauung von Exkreten drüsiger Organe entstehen könnte, nachdem bereits durch bloße Dehydrierung von Sexualhormonen der krebserzeugende Stoff Methylcholanthren zu entstehen vermag.

Ist es bislang auch noch nicht gelungen, solche Übergänge in vivo nachzuweisen, so gibt es doch sehr zu denken, daß DANNENBERG (1956) zeigen konnte, daß verschiedene *Oxydationsprodukte des Cholesterins* unter bestimmten Bedingungen in Sesamöl gelöst — letzteres ist notwendig! — bei Mäusen *Fibrosarkome* an der Injektionsstelle auslösen können.

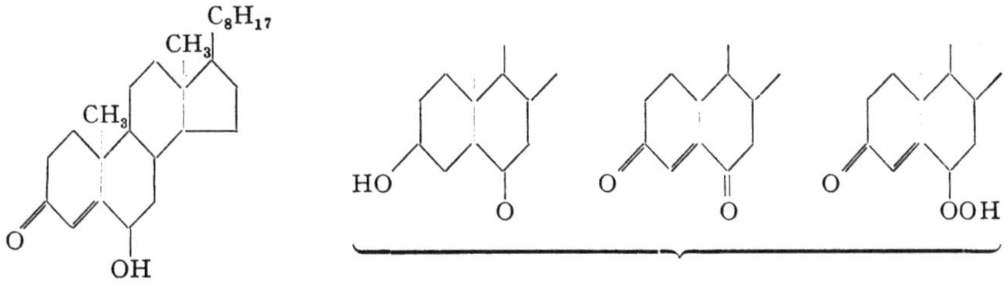

Abb. 111. Carcinogene Cholesterinderivate nach DANNENBERG (1956)

BISCHOFF und RUPP (1946) fanden durch Oxydation von Cholesterin, daß ein hierbei entstandenes Rohprodukt des Progesterons cancerogen ist, im Gegensatz zum reinen Progesteron. Von dieser Beobachtung leitet sich die Suche nach cancerogenen Oxydationsprodukten des Cholesterins ab. — Eine cancerogene Eigenschaft des Cholesterins selbst ist noch umstritten (HIEGER u. ORR 1954).

So stark auch der Laboratoriumscharakter dieser Untersuchungen noch ist, so werfen sie aber doch vielleicht Licht auf mancherlei bislang anders gedeutete Versuchsergebnisse. Immer schon hatte ROFFO (1939) den *Cholesterinstoffwechsel der Gewebe* vor allem bei den mit UV-Licht erzeugten Hautcarcinomen in den Mittelpunkt der Krebsumwandlung von Körperzellen beim „Lichtkrebs" (s. d.) gestellt. Heute sieht es so aus, als ob evtl. das auf dem Umwege über die Photooxydation des Cholesterins entstandene und in Abb. 111 (in der Mitte) dargestellte Carcinogen das Bindeglied sein könnte (DANNENBERG).

Auch eine andere Frage zeigt heute ein anderes Gesicht. 1937/38 berichtete SHABAD, maligne *Geschwülste* bei Mäusen *durch Leberextrakte Krebskranker* erzielt zu haben. 1939 teilte jedoch BUTENANDT mit, daß in Versuchen seines Instituts (H. DANNENBERG und FRIEDRICH-FRESKA) bei Aufarbeitung von Leber und Galle von gesunden und krebskranken Menschen sowie von Tumoren keine entsprechende Geschwulsterzeugung erzielt werden konnte. Auch der Breslauer Mitarbeiter des Verfassers GUMMEL (1941) hat die Versuche von SHABAD nachgeprüft. Es konnten jedoch mit Benzolextrakten aus Lebern von Carcinomträgern in Pinselungsversuche an Mäusen keine krebsverdächtigen Veränderungen beobachtet werden. Auch bei subcutaner Injektion von Extrakten an Ratten zeigten die Tiere 16 Monate nach der Injektion noch keine Tumoren.

Andererseits stellten SANNIE u. Mitarb. (1940/41) 5%ige Olivenöllösungen des unverseifbaren Fettanteils von normalen und Krebslebern her. In beiden Fällen kam es zur Entstehung von Geschwülsten, bei Krebslebern jedoch in wesentlich höherem Maße. Die Autoren führen diese Tumoren auf carcinogene Substanzen aus der Krebsleber zurück. Bei Leberextrakten Nichtkrebskranker erhielten sie keine Geschwülste. SHABAD selbst erhielt jedoch später mit Extrakten von Lungengewebe die gleichen Resultate wie mit Leberextrakten. STEINER (1941) erhielt auf die gleiche Weise gleichfalls Spindelzellsarkome nach subcutaner Injektion. Es zeigten sich keine Beziehungen zwischen Tumortyp, Lokalisation und deren Gehalt an fettig degeneriertem oder infiltriertem Lebergewebe. Versuche mit Lebern Nichtkrebskranker sowie von Lebercirrhosen wiesen gleichfalls große Schwankungen auf.

Die scheinbar großen Widersprüche wurden aber vereinbar, als HIEGER (1949) wahrscheinlich machte, daß es offenbar nur auf den *Cholesterinreichtum* der betreffenden Fraktionen ankomme. DANNENBERG (1957) hält es danach für möglich, daß das bei den Versuchen stets in obiger Lösung injizierte Cholesterin in dem Depot, das notwendigerweise gesetzt werden muß, allmählich in carcinogene Oxydationsprodukte (s. Abb. 111) überführt wurde.

d) Intermediäre Stoffwechselprodukte als Carcinogene. Oben (S. 342) war ausführlich die Rede davon, daß unter den carcinogenen Anilinderivaten das *2-Naphthylamin* als eines der stärksten Berufscarcinogene angesehen werden muß. Bei genügender Lebensdauer bekommen Arbeiter, die mehrere Jahre mit dem Stoff gearbeitet haben, so gut wie ausnahmslos *Blasencarcinome*.

Nun ist aber, wie BONSER u. Mitarb. (1951) zeigten, die Muttersubstanz 2-Naphthylamin selbst für die Blase, z. B. bei direkter Einbringung in dieselbe, nicht carcinogen. *Carcinogen* ist erst das *Stoffwechselprodukt*, das *1-Hydroxy-2-Naphthylamin* (Abb. 112). Es wird in der Leber gebildet und mit dem Urin ausgeschieden.

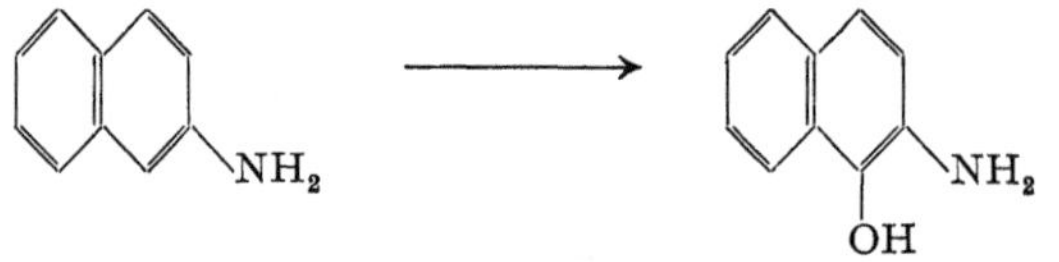

2-Naphthylamin   1-Hydroxy-2-naphthylamin

Abb. 112. Das carcinogene Anilinderivat 2-Naphthylamin (bei direktem Kontakt für die Blase nicht carcinogen) und sein Stoffwechsel- und Ausscheidungsprodukt 1-Hydroxy-2-naphthylamin (sowohl peroral, wie intravesical carcinogen)

BONSER u. Mitarb. (1952) erhielten bei Einführung von 2-Naphthylamin in die Blase von 8 Mäusen nur 1 mal eine Metaplasie, aber keine Tumoren. Bei Einführung von 2-Amino-1-naphtholhydrochlorid bei 12 Mäusen 2 mal Metaplasien, 3 mal Papillome und 4 Carcinome. Die blastogene Potenz des Umwandlungsproduktes ging auch noch daraus hervor, daß mit ihm allein auch Sarkome bei Mäusen nach subcutaner Injektion einer öligen Lösung erzielt wurden.

Nun kommen nach DANNENBERG (1958) solche *o-Hydroxy-amino-Verbindungen* wie in Abb. 113 dargestellt auch sonst schon normalerweise im Organismus vor, beispielsweise als Zwischenprodukte des Tryptophanstoffwechsels, und werden als 3-Hydroxy-anthranilsäure in kleinen Mengen im Urin ausgeschieden.

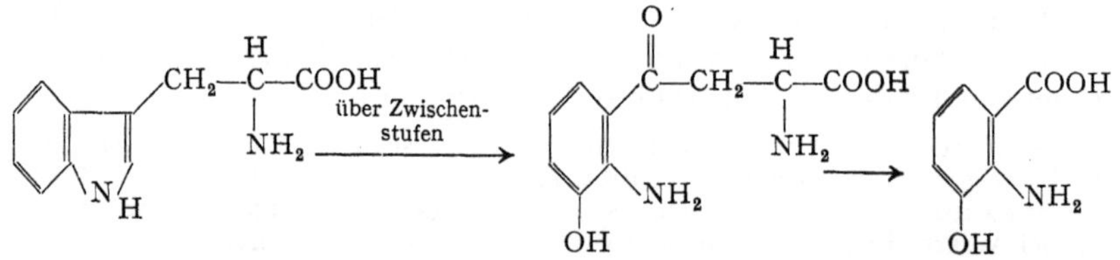

Tryptophan   3-Hydroxy-kynurenin   3-Hydroxy-anthranilsäure

Abb. 113. o-Hydroxy-amino-Verbindungen als Ausscheidungsprodukt des Tryptophanstoffwechsel (nach DANNENBERG 1957)

Möglicherweise schlägt nun dieser Umstand seinerseits die *Brücke* zu eventuellen *körpereigenen carcinogenen Stoffen*. Es scheiden nämlich Blasenkrebskranke jene beiden o-Hydroxy-aminoverbindungen (Abb. 113) in erhöhter Konzentration aus (BOYLAND und WILLIAMS 1956, z. n. DANNENBERG 1957). Sollte es sich weiter noch bestätigen, daß bei Patienten mit Blasencarcinomen eine erhöhte Aktivität der β-Glucuronidase im Harn sich dahin auswirkt, daß diese die wirksamen o-Hydroxy-aminoverbindungen freisetzt, dann wäre a) gezeigt, daß tatsächlich solchen o-Hydroxy-aminoverbindungen eine krebsbegünstigende Rolle zukäme und b), daß unter bestimmten Bedingungen und bei entsprechender Konzentration Stoffwechselzwischenprodukte als körpereigene Carcinogene zu wirken vermöchten.

In diesem Zusammenhang sei darauf hingewiesen, daß HARPER (1957, 1958) auch für das nicht carcinogene Pyren und für 3,4-Benzpyren die Überführung in die Hydroxy-Form durch Oxydation nachwies bzw. wahrscheinlich machte.

Doch müssen wir uns bei aller Wichtigkeit solcher erster Ansätze immer bewußt bleiben: Wir postulieren „endogene" Carcinome — allein schon als mögliche Erklärung für die „spontane" Entstehung maligner Tumoren —, im Grunde aber wissen wir noch erstaunlich wenig Positives. Wir werden aber auf die Frage zurückkommen, wenn es gilt, vielleicht auf eine andere Weise das „Spontanauftreten" von Tumoren zu erklären.

Sehr viel experimentelle Arbeit wurde der *Frage* gewidmet: Entfalten natürliche Steroide selbst carcinogene Wirkung? Vor allem waren es die *Follikelhormone*, welche aufs genaueste geprüft wurden, und zwar aus chemischen und biologischen Gründen: chemisch, weil sie ein partiell aromatisiertes Steroidsystem besitzen (BUTENANDT 1939), biologisch, weil sie schon physiologisch eine proliferative Wirkung auf die weiblichen Genitalorgane ausüben.

An diesen Versuchen und Diskussionen sind vor allem LACASSAGNE (1932, 1935, 1936), KAUFMANN (1937), TAYLOR (1938), WINTERSTEIN (1938), REDING (1939), FRIEDRICH-FRESKA (1939, 1941), BUTENANDT (1940) (Zusammenfassungen bei TAYLOR 1938, FRIEDRICH-FRESKA 1940) beteiligt.

Als Test wurde vielfach das *Mammacarcinom* der *Maus* benutzt. Es war schon im 5. Kapitel (S. 212) davon die Rede, daß gerade dieses Carcinom oft zu Verallgemeinerungen verführt hat, die bei Berücksichtigung der Verhältnisse an anderen Carcinomen unberechtigt sind. Speziell bei den Follikelhormonexperimenten ist beim Brustkrebs der Mäuse zu bedenken, daß Proliferationsprozesse an sich nicht viel besagen, wenn man Proliferationshormone in grotesk übersteigerter Dosierung anwendet. Handelt es sich gar noch um krebsanfällige Stämme, so beweisen gesteigerte Zahlen dann nicht allzuviel, wenn die Dosierung jedes physiologisch vorstellbare Maß vieltausendfach übersteigt.

Bei genügend großem und genetisch einheitlichem Tiermaterial (2500!) wurden von KAUFMANN und MÜLLER in Zusammenarbeit mit dem Butenandtschen Institut bei *Follikelhormonanwendung* prozentual nicht mehr Mammacarcinome gefunden als bei den unbehandelten Zuchttieren. Daß die Hormonbehandlung zeitlich zu einer Vorverlegung der Tumoren um durchschnittlich 2 Monate führte, ist verständlich angesichts der vorverlegten Mammaentwicklung bei der Behandlung ganz junger Tiere und der proliferationsanregenden Wirkung der Follikelhormone, noch dazu in hoher Dosis.

Auch die erstmals von LACASSAGNE (1932) erwiesene Tatsache, daß *Follikelhormone* auch *bei* sonst nie erkrankenden *Männchen* „belasteter" Stämme zu Brustdrüsenkrebs führen, ist erklärlich, da bei den Männchen erst die Hormone zur Entwicklung des sonst nicht vorhandenen anatomischen Substrates führen und so überhaupt erst die Voraussetzung für die Krebsentwicklung schaffen. Eine Krebserzeugung im strengen Sinne des Wortes ist dies natürlich nicht, sondern nur die Schaffung eines Substrates, an dem der „Milchfaktor" angreifen kann. Von einer carcinogenen Wirkung wäre man erst dann zu sprechen berechtigt, wenn die gleichen Hormongaben auch ohne den Milchfaktor, d. h. auch in „nichtkrebsbelasteten" Stämmen Krebs bei Männchen induzierten, was aber nicht der Fall ist.

Mit Recht weist FRIEDRICH-FREKSA (1940) auf einen sicheren Beweis dafür hin, daß das hormonal induzierte Mammacarcinom bei männlichen Tieren aus belasteten Mäusestämmen durch Follikelhormone nichts mit der chemischen Verwandtschaft dieses Stoffes mit den carcinogenen Kohlenwasserstoffen zu tun haben kann. Der gleiche Effekt läßt sich mit dem körperfremden Diäthylstilböstrol erzielen, einem synthetischen Brunststoff, der kein kondensiertes Ringsystem aufweist und keine chemischen Beziehungen zu den Hormonen bzw. carcinogenen Kohlenwasserstoffen besitzt (Strukturformel S. 174).

Solche Versuche mit Stilböstrol stammen von SHIMKIN und GRADY (1940). Als Versuchstiere dienten Männchen aus einem Stamm, dessen Weibchen zu 100% Mammatumoren bekommen. Unter 12 überlebenden Männchen bekamen 7 nach Stilböstrol die histologisch gleichen Adenocarcinome wie die Weibchen.

Das Ergebnis all dieser Versuche wird von BUTENANDT (1940) dahin zusammengefaßt, daß die bisher bekannten Follikelhormone „keine Wirkung entfalten, die mit derjenigen der cancerogenen Stoffe irgendwie vergleichbar" wäre. Die *klinischen Erfahrungen* am *Mammacarcinom der Frau* sprechen entschieden gegen eine carcinogene Wirkung der Keimdrüsenhormone. Würde der Follikelhormonausschüttung eine carcinogene Bedeutung zukommen, so müßten Mehrgebärende mit ihrer immer wieder vermehrten Follikelhormonbildung in den Schwangerschaften einen wesentlich höheren Prozentsatz an Brustkrebs aufweisen als Frauen, die nicht geboren haben. Selbstverständlich ist Brustkrebs bei Multiparae häufiger als bei Nulliparae, da ja auch die Multiparae häufiger sind. Nun ist aber gerade ausgerechnet beim Mammacarcinom der Frau der Anteil der Mütter gegenüber den Nulliparae der niedrigste der überhaupt ermittelten. Während beim Vulvacarcinom 7, beim Portiokrebs 6,5, beim Gallenblasenkrebs 6 Mütter auf eine Nullipara kommen, so kommen beim Mammacarcinom nur 1,3 Mütter auf eine Nullipara (BECKER 1943). Auch die *Zahl der Schwangerschaften* spricht gegen eine Rolle der Follikelhormonausschüttung bei der Entstehung des Mammacarcinoms der Frau. So ist die durchschnittliche *Geburtenzahl* nach BECKER (1943):

beim Gallenblasencarcinom . . . . . 4,5 Geburten
beim Vulvacarcinom . . . . 4,2 Geburten
dagegen beim Mammacarcinom . . . . 2,2 Geburten

Auch beim *Uterus*, einem hormonell von den Keimdrüsenhormonen stark beeinflußten Sexualorgan, sprechen die Erfahrungen mit dem sichersten Test der Zwillingsmethode gegen eine carcinogene Wirkung des Follikelhormons. HABS und DIETEL (1941) haben auslesefrei 18 Zwillingspaare ermittelt, von denen ein Partner ein Uteruscarcinom hatte. Würde die Geburtenzahl und damit die sehr viel größere Hormonausschüttung eine Rolle spielen, so müßten die Uteruskrebskranken mehr Geburten durchgemacht haben als der krebsfrei gebliebene Partner gleicher Erbmasse. Die Ermittlungen an den eineiigen Zwillingen ergab jedoch bei den Frauen mit mehr Geburten keine stärkere Quote.

Den bei der *Eiweißfäulnis im Dickdarm* auftretenden Stoffen, wie insbesondere das *Indol* und *Putrescin*, dürfte keine carcinogene Wirkung zukommen, wie KAISER (1953), DANNEBERG und NIEPER (1956) in langdauernden Fütterungsversuchen an Ratten zeigten.

e) Naturstoffe als Carcinogene. Nicht zu Unrecht rühmt die moderne Industrie den „ganz breiten Einbruch der Chemie in das Rohstoffmonopol der Natur" (WURSTER 1960). Niemand kann vernünftigerweise die ungeheuren Leistungen und deren so vielgestaltigen Nutzen verkleinern wollen. Immerhin kann andererseits daran nicht vorbeigegangen werden, daß den über 600000 organisch-synthetischen Stoffen aus den Werkstätten der Biochemie an die 400 Stoffe gegenüberstehen, die, gleichviel auf welche Weise, lebenden Organismen einverleibt, sich als carcinogen erwiesen. Man fragt sich natürlich unwillkürlich: *Liefert die lebende Natur selber auch Carcinogene?* Wohl kennt die Natur vielerlei Gifte, alle irgendwie „im Kampf ums Dasein" von den Produzenten zur Abwehr unmittelbarer Gefahr in Anwendung gebracht. Stoffe, die den Feind erst nach langer Frist vernichten würden, hätten im Wechselspiel der Naturstoffe keinen Sinn. So ist es denn kein

Wunder: Die Natur produziert Millionen und Milliarden von Stoffen, *ein Carcinogen als Naturprodukt* ist bis heute *nicht bekannt* geworden. Um so beachtenswerter erscheint es, daß zwei — bislang aber nur zwei! — Pflanzen carcinogene Stoffe nachgesagt werden; a) einem der vielen Kreuzkrautarten, dem *Jakobskreuzkraut* (Senecio Jacobaea), und b) der *Crotalaria spectabilis*. Bemerkenswerterweise werden beide sowohl als Gewürz wie als Volksheilmittel verwendet.

Die Aufmerksamkeit auf die Senecio Jacobaea wurde dadurch gelenkt (Näheres bei SCHÖNTAL, HEAD und PEACOCK (1955)], daß Senecio-Alkaloide für den hohen Leberkrebsbefall afrikanischer Neger verantwortlich gemacht wurden. Im Experiment zeigten Ratten, die mit einer *Mixtur aus Jacobaea-Alkaloiden* gefüttert wurden, in 3 von 11 Tieren primäre „Lebertumoren". Die eben genannten Autoren erzielten sodann bei 58 Ratten, die mit den Jacobea-Alkaloiden *Retrorsin* und *Isatidin* behandelt waren und länger als 10 Monate überlebten, bei 45 Tieren schwerste Leberveränderungen, die von ausgedehnten Hyperplasien bis zu „neoplasia" reichten, aber Metastasen fanden sich nur bei einer mit Isatidin behandelten Ratte. Cholin hatte keine protektive Wirkung. So eindrucksvoll die histologischen Bilder hinsichtlich der Zellproliferation auch sind, ein echter Carcinombeweis scheint uns noch nicht vorzuliegen.

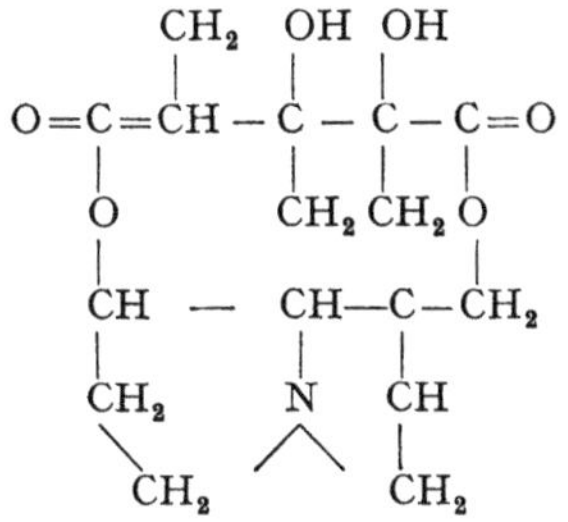

$$O=C=CH-\overset{\overset{\displaystyle CH_2}{|}}{\underset{\underset{\displaystyle CH}{\underset{|}{\underset{\displaystyle CH_2}{\underset{|}{\displaystyle CH_2}}}}}{\underset{|}{C}}}-\overset{\overset{\displaystyle OH}{|}}{\underset{\underset{\displaystyle CH_2}{|}}{C}}-\overset{\overset{\displaystyle OH}{|}}{\underset{\underset{\displaystyle CH_2}{|}}{C}}-C=O$$

Abb. 114. Monocrotalin

Später untersuchten SCHOENTAL und HEAD (1955) das aus Crotalaria spectabilis Roth isolierte und in die Gruppe der Pyrrolizidin-(Senecio-)Alkaloide gehörige *Monocrotalin* bei 19 jungen Wistar-Ratten auf seine blastogene Wirkung. Das Alkaloid, dessen hepatotoxische Wirkung schon bekannt war, wurde intracutan, intraperitoneal und peroral gegeben. Die Tumorausbeute war gering: 1 endothelialer Lebertumor von 5 mm Durchmesser, 1 Ratte mit mehrfachen trabekulären Hepatomen (2—5 mm Durchmesser) und 1 papilläres Lungenadenom.

Die Tumoren sind jedoch so klein, und die Ausbeute bei den Versuchstieren ist noch so gering, daß uns damit *noch nicht bewiesen* zu sein scheint, daß es *unter* den physiologischen *Naturstoffen* der Tier- und Pflanzenwelt echte *Carcinogene* gibt.

6. Kunststoffe

Ein besonders chirurgisch-aktuelles Problem betrifft die Implantation von Kunststoffen für Zwecke der plastisch-rekonstruktiven und der „kosmetischen" Chirurgie (Lit. bei K. H. BAUER 1957).

Wir verstehen mit VIEWEG (1958) unter Kunststoffen im engeren Sinne synthetische, aus niedermolekularen Produkten erhaltene makromolekulare Werkstoffe. Es kann natürlich hier nicht der Ort sein, die ungemein vielseitige Verwendung von Kunststoffen in Technik und Industrie auch nur anzudeuten. Hier handelt es sich nur darum, *Kunststoffe* soweit zu berücksichtigen, als sie in den menschlichen Organismus gelangen und evtl. *blastogen* wirken.

Hochpolymere Kunststoffe bieten sich dem Chirurgen für plastische Zwecke von selbst an. Sie sind für jeden Zweck verformbar, chemisch völlig indifferent und sie heilen sehr gut ein. Was wird demzufolge von diesen Kunststoffen nicht alles alloplastisch versenkt (Tab. 61)!: Vom künstlichen Herzklappenventil an bis zu synthetischen Hüftköpfen, vom Schädeldachersatz bis zur Thoraxplombe!

Tabelle 61. *Beispiele von Kunststoff-Implantaten in der operativen Chirurgie*

Art des Kunststoffs	Form der Verwendung	Zweck
Paraffin	a) Thoraxplomben	a) extrapleur. Plomben
	b) plastisches Material	b) kosmet. Chirurgie
Bakelit	Endoprothese	Hüftplastik
Polyvinylalkohol	a) Plastikkugeln	a) Stumpfbildung für künstl. Auge
	b) Thoraxplombe	b) n. Pneumonektomie
Perlon	Faserplombe, Knochenbolzen	Stütze f. künstl. Auge, Frakturbehandlung
Polymethacrylat	a) Plexiglasgelenkpfanne	Hüftplastik
	b) Plexiglasendoprothesen	Hüftplastik
	c) Plexiglaslinse	Linsenplastik
	d) Plexiglasröhrchen	versenkte Drainage
	e) Plexiglasgelenkprothesen	Gelenkplastik
Polythen (Polyäthylen)	Streifen	Aneurysmaeinscheidung
	Ventilprothesen	Herzklappenersatz
Silikonschwamm	Füllmaterial	Kosmet. Chirurgie
Polyvinylpyrrolidon	„Periston"	Plasmaersatz
Polyäthylen	a) Röhrenprothese	a) Trachealersatz
	b) Gewebe	b) Arterien
Vitallium	a) Schenkelköpfe	a) Hüftplastik
	b) Röhren	b) versenkte Drainage
Polystan	Thoraxplombe	n. Pneumonektomie
Nylon	Netzröhrenprothese	Trachealersatz Arterien
Cellophan	Streifen	Einscheidung von Aneurysmen
Polypropylen	Gefäße	Arterienersatz

Was allein ist auch für den alloplastischen *Gefäßersatz* inzwischen schon benutzt! Die Kehrseite dieser Implantation von Kunststoffen ist der Umstand, daß heute schon von $1^1/_2$ Dutzend dieser Stoffe *im Tierversuch* nachgewiesen ist,

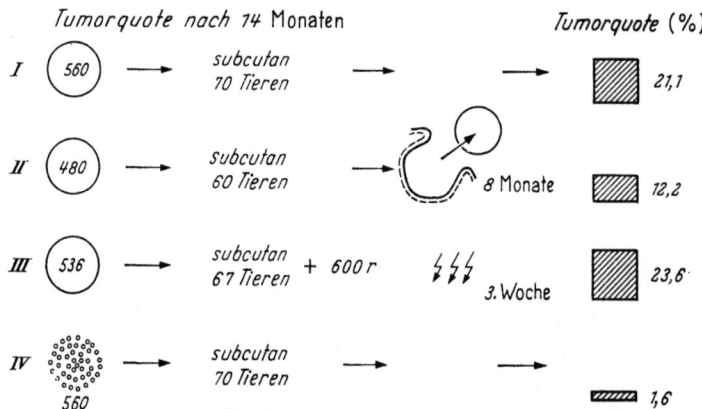

Abb. 115. Tumorquoten bei 267 Ratten, 14 Monate nach Implantation von Polypropylen, wobei je Ratte 8 Implantate subcutan eingepflanzt wurden (nach VOLLMAR und OTT 1961 an der Chir. Klinik Heidelberg)

daß sie *Sarkome* auszulösen vermögen (Tab. 61). NOTHDURFT (Heidelberg) allein hat viele Hundert solcher meist von der „Fremdkörperkapsel" ausgehende Sarkome, darunter auch solche mit Stoffen, die wir Chirurgen verwenden, erzeugt. An der Chirurgischen Klinik Heidelberg konnten VOLLMAR und OTT (1961) in einer Versuchsserie bei insgesamt 267 Ratten binnen 2 Jahre Implantation von jeweils 8 Implantaten aus Polypropylen über 250 Sarkome beobachten.

Nun scheint es, daß es bei diesen Stoffen weniger auf die chemische Beschaffenheit derselben, als sehr viel mehr auf die *Oberflächengröße* ankommt. Bei NOTHDURFT hatten Rundscheiben die höchste, perforierte Scheiben eine niedrigere, Stäbchen, Kugeln, Borsten eine noch niedrigere und Pulver keine Sarkomausbeute (Tab. 63).

VOLLMAR und OTT wählten als synthetischen Kunststoff das Polypropylen (PPL). Dieses hat sich als Gefäßprothese in 2 Jahren dem Dacron und Teflon gegenüber als konkurrenzfähig erwiesen.

Die Tumortestung erfolgte an 270 Ratten. 2160 Kunststoffimplantate. Die Versuche gliederten sich in 4 Gruppen (Abb. 115).

Gruppe I. PPl in Scheibenform — 560 Implantate subcutan bei 70 Ratten. Erstes Sarkom nach 7 Monaten. Nach 14 Monaten: 55 Sarkome! Tumorquote 21,1%! (Scheiben 2 cm Durchmesser, 0,2 cm Dicke.)

Gruppe II. PPl in Scheibenform — 480 Implantate subcutan bei 60 Ratten. Nach 8 Monaten Entfernung der Scheiben unter Belassung der Fremdkörperkapsel. Nach 9 Monaten 2, nach 14 Monaten 34 Sarkome, stets im Bereich der belassenen Fremdkörperkapsel. Tumorquote 12,2%.

Gruppe III. PPl in Scheibenform + Röntgenbestrahlung (während der 2.—3. Woche r) 536 Implantationen bei 67 Ratten. Als Folge der Bestrahlung gingen 39 Tiere durch eine allgemeine Resistenzminderung zugrunde. 28 Tiere überlebten. Erstes Sarkom nach 11, nach 14 Monaten drei weitere Sarkome. Tumorquote 23,6%.

Gruppe IV. PPl in Pulverform. 70 Tiere. Nach 11 Monaten erstes lokales Sarkom. Nach 14 Monaten drei weitere Sarkome. *Tumorquote 1,6%.*

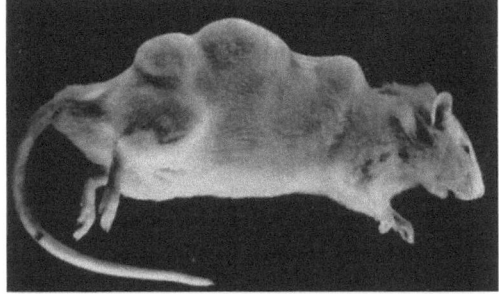
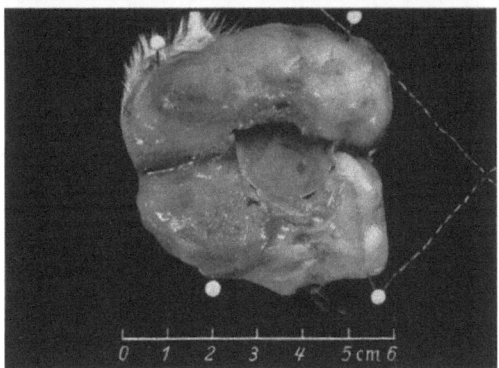

Abb. 116 a An drei verschiedenen Polypropylenimplantaten einer Ratte gleichzeitig entstandene Sarkome, b) Entstehung jeweils in unmittelbarer Nachbarschaft der scheibenförmigen Implantate (Chir. Klinik Heidelberg, VOLLMAR u. OTT 1961)

Insgesamt traten in den 4 Versuchsgruppen 127 Geschwülste innerhalb von 14 Monaten auf. Die Geschwülste hatten folgende Kennzeichen: 1. Ihre Lokalisation entsprach in jedem Falle dem Ort der Implantate. 2. Histologisch handelte es sich vorwiegend um fibroplastische oder polymorphzellige Sarkome. 3. Über 90% der Tumoren ließen sich auf Tiere desselben Stammes transplantieren. Häufig entwickelten sich bei demselben Tier zwei, drei, ja bis zu fünf Tumoren selbständig nebeneinander.

Ein Sonderproblem gegenüber festen Kunststoffimplantaten stellen die hochpolymeren *Polyvinylpyrrolidone* dar, die wegen ihrer hohen Molekulargewichte zur Infusionstherapie beim Menschen verwendet werden. Wir kommen darauf bei der Frage tumorbegünstigender Medikamente (s. S. 411) zurück.

Bei soviel Rätselhaftigkeit dieser Sarkomentstehung ist es kein Wunder, daß es soviel Deutungen gab wie Autoren, bis OPPENHEIMER durch Markierung von Bakelit mit C_{14} am Auftreten radioaktiven Kohlenstoffes im Urin zeigen konnte, daß das scheinbar so indifferente Material im Kontakt mit lebendem Gewebe doch Abbauprodukte abgibt, von denen es zwar noch strittig, aber doch wahrscheinlich ist, daß sie ihrerseits als Carcinogene wirken.

Tabelle 62. *Kunststoffe, die sich tierexperimentell als blastogen erwiesen*

Kunststoff	Autoren	Tierart
Bakelit	TURNER	Ratten
Zellglasfolie (Hydratcellulose, Cellophan) . .	OPPENHEIMER u. a.	Ratten, Mäuse
	DRUCKREY u. SCHMÄHL	Ratten
	NOTHDURFT	Ratten, Mäuse
	COGAN u. a.	Ratten
Polyäthylen	OPPENHEIMER u. a.	Ratten, Mäuse
	DRUCKREY u. SCHMÄHL	Ratten
	BERING u. a.	Hamster
Polyvinylchlorid	OPPENHEIMER u. a.	Ratten
	NOTHDURFT	Ratten, Mäuse
	RUSSEL u. a.	Ratten
Dacron (Terylen)	OPPENHEIMER u. a.	Ratten
Nylon (Polyamide)	OPPENHEIMER u. a.	Ratten
	DRUCKREY u. SCHMÄHL	Ratten
	SCHUBERT	Ratten
Teflon (Tetrafluoräthylen)	OPPENHEIMER u. a.	Ratten
	RUSSEL u. a.	Ratten
Polystyrol	OPPENHEIMER u. a.	Ratten
	NOTHDURFT	Ratten, Mäuse
Silikon-Kautschuke (Silastik)	OPPENHEIMER u. a.	Ratten
	RUSSEL u. a.	Ratten
Polymethacrylat (Dupont)	ZOLLINGER	Ratten
Polymethylmetharylat	LASKIN u. a.	Mäuse
	BRUNNER	Ratten
	HATTEMER	Ratten
Polypropylen	VOLLMAR u. OTT	Ratten

Tatsächlich stammen die Sarkome jedoch fast nur von Ratten, und die *Laboratoriumsratten* mit ihrem längst schon gestörten Genotypus somatischer Zellen sind ausgesprochene ,,*Sarkomtiere*". Dabei handelt es sich fast stets um ,,*Fibrosarkome*".

Histologisch gehen die Sarkome von der um das Implantat gebildeten Kapsel aus, jedoch nicht von der innersten, sondern meist von den mittleren Schichten des Kapselbindegewebes (MOHR 1958, NOTHDURFT 1960).

Hinsichtlich der *Deutung* solcher Sarkome bei Implantation von Kunststoffen besteht noch keine einheitliche Meinung. An der Diskussion sind in der Hauptsache OPPENHEIMER u. Mitarb. (1948, 1953), NOTHDURFT (1955, 1956), DRUCKREY und SCHMÄHL (1954) beteiligt. Nach diesen letzteren Autoren soll die makromolekulare Natur der synthetischen, plastischen Substanzen als solche, ferner die Größe und die Form der Moleküle für die blastogene Wirkung wesentlich sein.

Aus dieser Vorstellung heraus verwendeteten DRUCKREY und SCHMÄHL (1954) als anorganisch makromolekulare Substanzen Kieselsäure-Verbindungen, und tatsächlich erzielten sie mit *Quarz* (und zum Vergleich dazu mit *Glas* als amorphem Silikat), beides in Pulverform subcutan und intraperitoneal eingebracht, bei *Quarz* intraperitoneale *Sarkome*, bei *Glas* dagegen nicht. Die Autoren folgern auch, daß ein physikalisch-mechanischer Reiz allein keine Tumorbildung auslöst.

Im Gegensatz dazu hat NOTHDURFT (1958, 1960) an Ratten auch mit *Fensterglas* (pro Ratte 8 Rundscheiben von 17 bzw. 20 mm Durchmesser und 2 mm Dicke, einzeln subcutan, 6 dorsal, 2 ventral eingepflanzt) Tumoren erzielt. Bis zum Zeitpunkt der Veröffentlichung waren unter 86 überlebenden Tieren 32 Sarkome, jeweils am Ort eines Implantates, aufgetreten. Glas sei jedoch nicht als Material blastogen. Glaspulver führe nie zu Sarkomen.

Tabelle 63. *Abhängigkeit der Sarkomausbeute mit verschiedenen Kunststoffen je nach der Form der Implantate* (nach NOTHDURFT)

Material	Form der Implantate			
	Rundscheiben %	perforierte Scheiben %	Stäbchen Kugeln Borsten %	Pulver %
Gold	88,3	—	—	—
Silber	77,4	—	—	—
Elfenbein	75,4	—	—	—
Platin	53,4	—	—	—
Polystyrol	78,7	49,0	37,5	0
Hydratcellulose	81,9	72,1	—	(1 Sarkom)
Polyvinylchlorid	78,9	43,4	—	0
Mittelwert	76,4	49,8	37,5	0

Bei den Sarkomen nach Kunststoffimplantation handelt es sich also, nachdem weder der Stoff selbst (Pulverform!), noch Abspaltprodukte blastogen sind, und nachdem die Sarkomauslösung nur von der Form und Größe der Implantate abhängig ist, nach NOTHDURFT (1958) um „Fremdkörpersarkome ohne Mitwirkung von Cancerogenen". In der Zwischenzeit hat NOTHDURFT in der Industriezeitschrift „Die Therapie des Monats" (H. 8, 1961, S. 262) eine ausführliche Übersicht über die „Sarkomerzeugung bei Ratten durch implantierte Fremdkörper" veröffentlicht. Er bekennt sich darin auf Grund seiner zahlreichen eigenen Experimente zu der Überzeugung von der „nahezu ausschließlichen Bedeutung der Implanat*form*", würdigt aber bei der Besprechung des Wirkungsmechanismus u. a. auch die Ansicht von SCHOBAD, KOSAN u. a., wonach die Wirkung der Form darin beruhe, daß sie zur „lokalen Anreicherung endogener Carcinogene führe".

Dem Chirurgen sind *chemische* Fremdkörper, auch mit starker Reaktion der Umgebung, durchaus geläufig. Es sei nur an die *Talkum-Granulome* erinnert. Gelangt vor allem aus defekten Operationshandschuhen Talkumpuder in Operationswunden, besonders in die Bauchhöhle, so entstehen typische Fremdkörpergranulome, die mikroskopisch als solche an den doppelbrechenden Talkum-Kristallen, an Fremdkörperriesenzellen und an der bindegewebigen Abkapselung gegenüber der Umgebung erkennbar sind. Es ist uns aber noch kein maligner „Talkum-Tumor" bekannt geworden. Weiterhin: Den paar Tausend Ratten stehen aus 80 Jahren körperinnerer Chirurgie Millionen operierter Menschen gegenüber, bei denen so gut wie noch *nie Sarkome am Ort operativ versenkten Fremdkörpermaterials* beobachtet worden sind, welcher Herkunft und von welcher Form die ja oft sehr, sehr großen Fremdkörperimplantate (Schenkelhals-, Küntscher-, Rush-Nägel, Lanesche Platten, Hüftköpfe usw.) auch sind.

Der einzige, bisher im Weltschrifttum bekanntgewordene Fall McDOUGALLs (1956) betraf einen 42jährigen Metzger, bei dem 30 Jahre nach einem Oberarmschaftbruch rechts an der alten Frakturstelle, die mittels einer Metallplatte verschraubt worden war, ein maligner Tumor zur Beobachtung kam, der in die Lunge und Leber metastasierte und binnen weniger Monate zum Tode führte. Histologisch handelte es sich wahrscheinlich um ein Ewing-Sarkom. Die Metallplatte bestand zu 74% aus Eisen, zu 18% aus Chrom (!) und zu 8% aus Nickel (!). Zwischen Platte und Schrauben bestand eine Spannungspotential von 80 mV.

Was aber bedeutet eine singuläre *positive* Beobachtung gegenüber Millionen negativer! Wir kennen ferner Millionen von Fremdkörpern bei Millionen von Verwundeten, vor allem mit Granatsplittern. Bei einem Kriegsverletzten zählten wir im Röntgenbild eines Unterschenkels allein 668 Splitter. Wir kennen aber kaum „Kriegssarkome". Bei den extrem seltenen Ausnahmen sind jeweils weitere syncarcinogenetische Faktoren (Infekt, Abszeßbildung, viele Röntgenschädigungen, Korrosion usw.) entscheidend.

Für den Kliniker bleibt also eine auffällige Diskrepanz zwischen den Erfahrungen am Menschen mit ungezählten Fremdkörpern der allerverschiedensten Art, Form und Größe und den Kunststoffsarkomen der Laborcancerologie. Immerhin: Vorsicht ist klüger als Nachsicht!

Endlich nimmt die Sarkomwahrscheinlichkeit zu mit der Größe der Implantate. Aber auch unsere größten *Kunststoffendoprothesen*, wie z. B. künstliche Hüftköpfe, sind, *bezogen auf die Körpergröße des Menschen, relativ klein* gegenüber z. B. den 8 Scheiben, die NOTHDURFT und auch wir selbst auf einmal unter der Rückenhaut der Ratte implantierten. Immerhin: *Vor*sicht ist immer besser als *Nach*sicht!.

Viele solcher Alloplastiken sind aber bereits überholt. Manche solcher Kunststoffendoprothesen werden schon wieder herausgenommen. Viele Alloplastiken sind ganz und gar unnötig. Denn immer noch, wie eh und je, ist die Homoio- und ganz besonders die Autoplastik der Alloplastik überlegen. Ausnahme Aorta! Auch scheint uns, daß das experimentum crucis auf die blastogene Potenz der Kunststoffe noch nicht gemacht ist. Bei der Einheilung der Kunststofffremdkörper spielt die sie umschließende Bindegewebskapsel (vgl. MOHR und NOTHDURFT 1958) als Ausgangsschicht der Tumoren eine entscheidende Rolle. Die Sarkomausbildung geht, auch wenn man den Kunststoffkörper sekundär wieder entfernt, dennoch weiter nach der Regel: cessante causa non cessat cancer. Es kommt hinzu, daß der Wunsch nach einem Kunststoff, der als „flüssiges Produkt eingespritzt im menschlichen Gewebe zwecks Plastik von Nase oder Brust reizlos polymerisieren soll", als „ebenso kühn, wie unerfüllbar" angesehen werden muß (OETTEL 1959). Das Einfachste ist, man verzichtet besonders bei entsprechender Lebenserwartung auf solche Ersatzmittel. Denn *das einzige Mittel, Kunststoffsarkome sicher zu vermeiden, ist die Vermeidung der Kunststoffe selbst*. Lediglich Gefäßprothesen erscheinen vertretbar, da bei den meisten Gefäßkranken die Restspanne ihres Lebens weit kürzer ist als die Zeitspanne der evtl. Sarkomauslösung.

7. Wechselwirkung zwischen cancerogenen Stoffen und Tumorviren

Wer die These vertritt, daß allen Geschwülsten, so groß auch ihre Zahl und die Variabilität ihrer Erscheinungsformen ist, schließlich etwas Gemeinsames und Einheitliches zugrunde liegt, wird sich natürlich fragen müssen, ob irgendwie Verkettungen zwischen den großen Gruppen der krebserzeugenden Stoffe bestehen. Vor allem ergibt sich die Frage, ob Beziehungen zwischen den leblosen, chemisch relativ einfachen carcinogenen Substanzen und den hochmolekularen „im Zwielicht des Lebens" (STANLEY 1957) stehenden Viren bestehen oder nicht. Was sie zunächst allein verbindet, ist der Effekt: beide vermögen Körperzellen in Krebszellen umzuwandeln.

An sich scheinen Tumorviren und Carcinogene unvereinbar getrennte Faktoren zu sein. Die *Tumorviren* sind hochmolekulare, labile Eiweißkörper, sie erzeugen immer nur wieder denselben Tumor, dem sie selbst entstammen, sie haben Affinität nur zu einem bestimmten Organ oder Gewebe und sie sind der Inbegriff streng spezifischer Wirkung. Zugleich haben sie die Fähigkeit der fortgesetzten Reduplikation ihrer selbst. Demgegenüber sind *die carcinogenen Kohlenwasserstoffe* strukturell relativ einfach gebaut, ungemein stabil, nicht aus sich selbst heraus vermehrungsfähig, unspezifisch bezüglich der Gewebe und für die Fortentwicklung einer einmal entstandenen Geschwulst nicht mehr erforderlich.

Es sind also wirklich zwei verschiedene Welten, und theoretisch spricht alles dafür, daß sie keine Beziehungen zueinander haben. Tatsächlich kommt es zu einer Wechselwirkung nur durch die Hand des Experimentators und — selten genug — bei gutartigen Virusaffektionen des Menschen durch den „therapeutischen" Eingriff des Arztes (s. später).

Der grundlegende Versuch, der das Problem *Tumor-Virusinfektion einer chemisch induzierten Praecancerose* aufrollt, stammt von KIDD und ROUS (1936). Sie pinselten die Ohren von Hauskaninchen mit *Teer* und erhielten nach 2—3 Monaten die üblichen Teerpapillome. Nun gaben sie den Tieren das *Shopesche Papillom-Virus* der Cottontails (s. S. 313) intravenös. Drei Wochen danach traten an den geteerten Stellen und nur an diesen schnell wachsende Carcinome auf. Die nur geteerten Kontrolltiere zeigten keinen (oder richtiger noch keinen) Krebs. LACASSAGNE und NYKA (1937) wiederholten den Versuch mit Benzpyren mit dem gleichen Ergebnis. Der Viruseffekt ist, sofern er Teerpapillome cancerisieren soll, an die intravenöse Einverleibung des Virus gebunden. Kommt es bei den geteerten Tieren neben den Teerpapillomen auch zur Ausbildung von Viruspapillomen, so wächst das neue Viruspapillomgewebe stets schneller als das Teertumorgewebe. Die Wirkung des Virus auf praeexistente Teerpapillome ist immer eine mehrfache: a) in vielen Fällen werden aus den Teerpapillomen Virustumoren, b) in anderen Fällen kommt es zur Bildung von Geschwülsten gemischten Charakters, c) das Virus läßt vorher gutartige Teerpapillome zu Carcinomen umschlagen. Das wiedergewonnene Virus ließ nur Viruspapillome entstehen, es war also kein direkt carcinogenes Virus geworden. Die Autoren kommen zu dem Schluß, daß das Virus auf Zellen, die durch andere Mittel neoplastisch wurden, antreibend und formativ wirken kann. Solche neoplastische Viren sind ausgesprochen selektiv: jedes ist nur für Arten pathogen, die mit der Art, von der sie stammen, nahe verwandt sind. Jedes Virus läßt nur Zellen einer Organismenart zu Tumorzellen werden.

Wie steht es nun mit der Alternative: der *Einwirkung carcinogener Stoffe auf Virustumoren?* Den grundlegenden Versuch machten ROUS und FRIEDEWALD (1941). Sie ließen auf die *primär mit Papillomvirus* behandelten Stellen *sekundär Teer und Methylcholanthren* einwirken. Aus den Viruspapillomen und auch auf den lediglich mit den Lösungsmitteln des Methylcholanthrens behandelten Stellen entwickelte sich nie ein Carcinom, dagegen traten bei den mit Methylcholanthren behandelten Viruspapillomen Carcinome regelmäßig und mit nie dagewesener Geschwindigkeit auf. Virusinfizierte, aber benigne Zellen sind also ohne weiteres der chemischen Cancerisierung fähig, und die Krebsentwicklung ist stürmischer als je sonst. Ihre Deutung geht dahin, daß die Teertumorzellen nach der Infektion mit dem Virus unter dem Zwang von zwei verschiedenen neoplastischen Einflüssen stehen, die unter gewöhnlichen Bedingungen sich verschieden ausdrücken, die aber, wenn sie zusammenwirken, Geschwülste entstehen lassen, die keines getrennt hervorbringen könnte. Bei der sekundären Cancerisierung der Viruspapillome wirken die carcinogenen Stoffe wie Methylcholanthren in ihrer spezifischen Eigenschaft als carcinogene Noxen, nicht etwa nur als Zellstimulantien. Die cancerisierten Zellen sind eben nicht gewöhnliche Körperzellen, sondern virusinfizierte Zellen, die als solche schneller maligne werden als intakte Körperzellen.

Die Grundversuche von ROUS und KIDD bzw. FRIEDEWALD haben nur die Bedeutung zweier unter natürlichen Bedingungen nicht vorkommender Experimente mit zwei verschiedenen Krebsnoxen. Sie haben aber keine unmittelbare Beziehung zum Krebs beim *Menschen*. Lediglich bei den aus virusbedingten Condylomen beim Menschen sich entwickelnden Carcinomen wäre eine sekundäre chemische (medikamentöse?) Krebsauslösung denkbar. Doch spielt eine solche entfernte Möglichkeit im Gesamtkrebsgeschehen keine Rolle.

Faßt man all diese Versuche zusammen, so kommt man zu dem *Ergebnis*, daß es sich bei der sekundären Virusinfektion primär erzeugter Teerpapillome und der sekundären Teerung primärer Virusgeschwülste um das Zusammentreffen und Zusammenwirken zweier carcinogener Noxen handelt, um einen speziellen Fall also von *Syncarcinogenese*, auf die wir im 10. Kapitel (S. 493) noch besonders zurückkommen. Hier kann jedoch schon vorweggenommen werden, daß die Kombinationsversuche mit Viren und carcinogenen Substanzen darauf hinauslaufen, daß Tumorviren auch chemisch induzierte Tumorzellen zu infizieren und umgekehrt, daß chemische Carcinogene gutartige Viruspapillome zur Malignität zu zwingen vermögen. In jedem Falle ist *das zweite carcinogene Agens ein* wesentlich mitbestimmender *zusätzlicher Faktor* für die Krebsentstehung als Folge der ersten blastogenen Substanz.

Die Versuche lassen es geboten erscheinen, die Unterschiede (s. Tab. 64) im Auge zu behalten, die die Stoffklasse chemisch relativ einfacher cancerogener Stoffe von der Klasse der hochmolekularen Tumorproteine trennen.

Tabelle 64. *Unterschiede zwischen carcinogenen Teerderivaten und Tumorviren*

	Carcinogene Stoffe	Tumorviren
chemisch	einfach strukturierte Kohlenwasserstoffe	hochmolekulare Nucleoproteide
Vermehrungsfähigkeit	nicht vermehrungsfähig	außerordentlich vermehrungsfähig
Gehalt an blastogener Substanz	nicht vorhanden	angereichert
zeitlich	lange Latenzzeit	keine Latenz
Geschwindigkeit der Tumorentwicklung	langsam	stürmisch
Vorstadien	stets Praeblastomatosen	nie Praeblastomatosen
Gewebsaffinität	für *alle* Zellarten blastogen	nur für eine Zellart blastogen
Histogenese	variable Tumoren	stets gleiche Tumoren
immunbiologisch	keine Antikörper	Antikörperbildung
serologisch	durch Sera nicht neutralisierbar	durch Sera neutralisierbar

Wer es sich zum Prinzip macht, Sonderprobleme der Geschwulstforschung immer in die entsprechende Größenrelation zum Krebsproblem des Menschen zu bringen, kann diese krebstheoretisch wichtige Frage nach den Zusammenhängen zwischen carcinogenen Stoffen und Viren nur mit der Feststellung *abschließen*, daß *beim Menschen* die *carcinogenen Kohlenwasserstoffe* praktisch *eine sehr große* und die *Tumorviren so gut wie überhaupt keine Rolle spielen.*

8. Chemische Noxen in Trinkwasser, Nahrungs-, Genuß- und Arzneimitteln

Wenn Krebs beim Menschen weder ererbt wird noch weiter vererbbar ist, wenn *Krebs* — nach dem Modell der Berufskrebse — *immer wieder individuell neu erworben wird*, so spielen dabei natürlich *Carcinogene aus der Umwelt* des Menschen eine große Rolle.

Die Tatsache, daß ungefähr *50% aller Carcinome* des Menschen im *Magen-Darm-Kanal* (und seinen Anhangsgebilden) *lokalisiert* sind, legt den dringenden Verdacht nahe, daß vornehmlich die *perorale Zufuhr chemischer Krebsnoxen*, vor allem auf dem Wege über das Trink- und Gebrauchswasser und über die Lebensmittel, verantwortlich zu machen ist. Gegen diese aus den Todesursachenstatistiken aller Kulturvölker abzuleitende Schlußfolgerung wird allerdings immer wieder der *Einwand* gemacht, der ursächliche *Zusammenhang* zwischen Chemonoxen der Nahrung und Krebs der Ernährungsorgane sei naturwissenschaftlich noch *„nicht bewiesen"*. Diesem Einwand muß scharf entgegengetreten werden: einmal ist *vieles nur* deswegen „nicht bewiesen", weil es *noch nicht ausreichend untersucht* ist, und zum anderen: Krebs ist eine so mörderische Krankheit, daß die Welt nicht darauf warten kann, bis der letzte *„Experimentalbeweis"* für die Gefahr erbracht ist. Für *Maßnahmen der Krebsverhütung müssen die Indizienbeweise der Gefährdung allein ausreichen*

a) Chemonoxen im Trink- bzw. Gebrauchswasser. Es bedarf keiner langen Ausführungen, um die Bedeutung des Wassers für Leben und Gesundheit aller Organismen zum Bewußtsein zu bringen. Schon die 65—70% Wassergehalt unseres Körpers, der an den Transport wassergelöster Substanzen gebundene Stoffwechsel, der auf vielerlei Weise gesteuerte Wasserhaushalt des ganzen Organismus, der täglich zur Aufrechterhaltung aller Lebensvorgänge nötige Wasserbedarf von 2—3 l, das alles sind Hinweise genug für die Rolle des Wassers im Getriebe des Lebens.

Nun wird *Wasser* — unter natürlichen Bedingungen wenigstens — *nur peroral zugeführt*. Es ergibt sich daraus die Frage, ob unser *Trink- bzw. Gebrauchswasser auch Träger potentiell krebsbegünstigender Fremdstoffe sein kann*.

War in früheren Zeiten das Wasser oft Krankheitsbringer durch Verseuchung mit Parasiten, Bakterien, Viren usw., so bringt es heute vielerlei Gefährdungen durch unbelebte, anorganische und organische Fremdstoffe, die aus der chemisch verseuchten Luft, aus den Verunreinigungen der Bäche und Flüsse (Abwässer aus Fabriken, chemischen Betrieben usw.) in das Grundwasser gelangen. Unser Trinkwasser ist heute selten ideal bodenfiltriertes Quellwasser, sondern es ist meist Grund-, Fluß- oder Seewasser, das vielen chemischen und physikalischen Prozeduren (Sedimentierung, Fällung, Enthärtung, Entsäuerung, Entkeimung, Enteisung, Entmanganung, Entcarbonisierung usw.) unterworfen wird, ohne daß z. B. eine volle Ent-benzpyrenisierung gelingt.

In neuerer Zeit haben sich die Gefahren durch Versickern von *Benzin, Benzol* und *Heizöl* ins Grundwasser (oder seltener in Flüsse oder Seen) noch erhöht. Wichtig sind auch *synthetische Stoffe*, die im natürlichen Kreislauf der Natur weder organisch abgebaut, noch in unschädliche Stoffe überführt werden können (gewisse Detergentien, hochmolekulare Kunststoffe o. dgl.). Mit einer völligen Entgiftung des Wassers am Ort des Anfalls der Verseuchung ist nur in den wenigsten Fällen zu rechnen. Das beweisen die vielerlei Schäden an Entwässerungs- und Kläranlagen, am Pflanzen- und Fischbestand, bei Kanalisationsarbeitern und gelegentliche Vergiftungen bei anderen Menschen. Die Gefahr einer Anreicherung schädlicher Stoffe nimmt zu, sobald starke Regengüsse, Gewitter und Hochwasser den Fluß-, Seen- oder Grundwasserspiegel erhöhen.

Die *Gefahr*, daß auf dem Wege der Wasserverunreinigung den Menschen ständig chemische *Fremdstoffe*, ja evtl. sogar *carcinogene Verunreinigungen* zugeführt werden, ist offenkundig, sobald man gewisse Verunreinigungen der Abwässer (s. Tab. 65) prüft und dabei den riesigen Wasserbedarf dieser Industriezweige pro Jahr bedenkt. Ein Teil der in dieser Tabelle angeführten Verunreinigungen, die z. T. auch wieder in die Oberwässer abgeleitet werden, hat sich im Tierexperiment eindeutig als carcinogen erwiesen. Nicht zu unterschätzen ist in diesem Zusammenhang auch noch die Bedrohung, die neuerdings durch den

Anfall radioaktiver Abwässer aus Technik, Forschung, Medizin und Atombombenversuchen kommt (Näheres im Kap. 9).

Tabelle 65. *Beispiele von Verunreinigungen durch industrielle Abwässer (auszugsweise nach* BUCKSTEG, *1958, und* DIETERICH, *1958)*

Industrielle Abwässer	hauptsächliche Verunreinigungen
Steinkohlenbergbau	Schwebestoffe, Abdampfrückstände, Salze (Calcium-, Magnesium-, Baryumoxyd, z. T. Strontium), Öl (Ölpest der Oberwässer!)
Kokereiabwässer und Generatorgaswäsche	Schwebestoffe, Ammoniak, Schwefelwasserstoff, Phenole und Teerbestandteile (Carbol-Lachse!), Cyanide, Rhodanide
Beizereiabwässer	Beizabwässer (H_2SO_4, HCl, Eisensulfat)
Sulfitzellstoffabwässer	Sulfitablauge, faserhaltige Abwässer, organische Stoffe (Lignin, Kohlenhydrate, Harze u. a.)
Viscosezellwollindustrie	alkalische Abwässer, Viscose, Schwefelsäure, Spinnreste
Textilindustrie	Chemikalien, Waschmittel, Fette, Farbstoffe, Pektine, Wachse, Schmutzstoffe
Gerbereiabwässer	Mineralien, Abdampfrückstände, Ammoniak, Schmutzstoffe
Abwässer aus der Galvanotechnik	Cyanide, Chrom-, Kupfer- u. a. Schwermetallverbindungen, Säuren, Alkalien
Zuckerindustrie	vorwiegend organische Substanzen und Schmutz

Das große Problem ist natürlich die Frage: *Wieviel* von diesen aus den „Kloaken" der Großstätte, Industriebetriebe usw. stammenden *Fremdstoffen* gelangen in Resten oder Spuren *in den menschlichen Organismus?* Und *wie viele* davon vermögen sich *carcinogen* auszuwirken? Diese Frage ist noch nicht völlig geklärt. Es geht aber — so wichtig er wäre — eben nicht um den letzten „Beweis" für die Carcinogenität solcher Verunreinigungen, sondern darum, daß der *Indizienbeweis der Gefährdung* ausreicht, um auch aus der Sicht der Krebsverhütung drastische Gesetzesmaßnahmen zu fordern, dies vor allem, seit bei jahrzehntelanger Zufuhr auch kleiner und kleinster Mengen der summative und syncarcino-genetisch-kumulierende Effekt als erwiesen anzusehen ist.

b) Ernährung und Krebs. Die Frage *Ernährung und Krebs* ist höchst komplex. Nach Atemluft und Wasser sind eben die Lebensmittel der wichtigste Umweltfaktor, und auf nichts hat der Mensch so umgestaltenden Einfluß genommen wie auf seine Nahrungsmittel. In unserem Zusammenhang interessieren zunächst die — allerdings höchst komplizierten — Fragen: a) Hat der *Ernährungszustand* der Menschen Einfluß auf die Krebshäufigkeit? b) Kommen durch die Nahrung *carcinogene Stoffe* in den Organismus und gegebenenfalls welche?

Wir sind uns von vornherein klar, daß gerade auf dem Gebiete der Ernährungseinflüsse auch dem *Experiment* besondere Schwierigkeiten erwachsen, andererseits können z. B. Mangelkost-Experimente nur am Tier ausgeführt werden.

Zunächst ist es, was den *Einfluß des Ernährungszustandes* anlangt, von allen Lebensversicherungsgesellschaften übereinstimmend (TANNENBAUM 1940) bestätigt, daß beim Menschen im großen Durchschnitt die Krebssterblichkeit mit dem Anstieg des Körpergewichts ansteigt. Wenn es auch sehr verschiedene Formen und Ursachen von Übergewichtigkeit gibt, meist ist die *Überernährung* entscheidend. Mit der Luxuskonsumption, der Zufuhr von Nahrungsmitteln weit über den Bedarf hinaus, nimmt die Wahrscheinlichkeit der Zufuhr krebsbegünstigender

Stoffe progressiv zu. Nicht umsonst bewegt sich die Differenz in der durchschnittlichen Krebshäufigkeit bei Übergewichtigen und Untergewichtigen in der Größenordnung von 50% und darüber. Es kommt hinzu, daß Fettleibige meist fetter essen, und Fette sind nun mal in mehrfacher Hinsicht krebsbegünstigend: einmal lösen sich in ihnen, vor allem bei geräucherten Waren, carcinogene Stoffe besonders leicht, sodann ist ihre Überhitzung (über 270°) bedenklich, und endlich ist das Fett Depotstätte für manche chemische Fremdstoffe.

Umgekehrt ergibt sich das Problem, inwieweit unter Umständen eine *Mangelkost* geschwulstbegünstigend sein kann. Auch das ist möglich, z. B. beim Mangel an lebenswichtigen Spurenelementen. Jodmangel z. B. löst Strumen aus, und nach der Faustregel „keine Struma maligna ohne vorherige Struma" kann so Schilddrüsenkrebs begünstigt werden (Näheres S. 193).

Ein weiteres *Beispiel eines* krebsbegünstigenden *Mangels eines lebenswichtigen Spurenelementes (Eisen)* ist die Häufung von *Krebs der oberen Speisewege* (Mundhöhle, Rachen, Speiseröhre) in arktischen Gegenden (Nordschweden, Lappland). In der langen lichtlosen Winterzeit entwickelt sich bei vitaminarmer, einseitiger Ernährung (meist geräucherte Fische) leicht eine Dysphagie, einhergehend mit Glossitis, hyperchromer Anämie, Splenomegalie, sowie eine Atrophie und später Hyperkeratose der Schleimhäute der Mundhöhle, des Rachens und des oberen Oesophagus („Plummer-Vinson-Syndrom"). Auf dem Boden dieser atrophisch-metaplastischen Praecancerose entwickeln sich dann die obengenannten Carcinome der betroffenen Partien. Wahrscheinlich ist der *Eisenmangel* der entscheidende Faktor. [Bezüglich Einzelheiten sei auf AHLBOHM (1936) verwiesen.]

Auch ein anderes altes Krebsrätsel hat in Ernährungseinflüssen seine weitgehende Klärung gefunden. Es betrifft das geographisch so außerordentlich verschiedene Vorkommen von *Leberkrebs*. Bei einer Häufigkeitsquote von 1% im Durchschnitt in den Ländern westlicher Zivilisation stehen bei den Eingeborenen anderer Länder (Java, Sumatra, Südafrika) 40% und mehr Anteil an der dortigen Krebssterblichkeit gegenüber. Daß dies nichts mit rassischen Gegebenheiten zu tun hat, geht daraus hervor, daß z. B. Neger in Europa oder in den USA die gleich niedrige Krebsziffer aufweisen wie die dortigen Weißen (KENNAWAY 1944). Auch die parasitäre Bedingtheit ist durch Sektionen als nicht zutreffend erwiesen. Die Lehre von der *Mangelkost* wird nahegelegt einmal durch die Häufigkeit des Lebercarcinoms bei jungen Bantunegern, die als Goldminenarbeiter in der großen Hitze und der großen Tiefe dieser Minen unter ganz einseitiger Kost (Kornmehl, saure Milch) arbeiten, sodann durch den Nachweis der Lebercirrhose als Vorläufer der Lebercarcinome. Schließlich hat man mit gleicher Kost bei Ratten den Werdegang bis zum Leberkrebs kopieren können (GILLMAN 1944, GILLMAN u. Mitarb. 1945). Immerhin — über den Gegenbeweis (Verhütung jener „Berufs"-Lebercarcinome durch Kostwechsel usw.) ist noch nichts bekannt geworden.

Ein ähnliches Problem ergibt sich aus den vielfachen Ansprüchen, ein *Magencarcinom* oder einen sonstigen Krebs im Verdauungstrakt als Folge jahrelanger *Mangelkost in Kriegsgefangenschaft* anerkannt zu bekommen. Haben solche Leute viele Jahre in Kriegsgefangenschaft zubringen müssen, waren sie dort nachweisbar auf eine einseitige und auch calorisch unzureichende Kost angewiesen und hat gar die dauernde Schädigung als „Eiweißmangelschaden" oder als „Kriegsdystrophie" ihre Anerkennung als Kriegsdienstfolge erhalten, so kann der Arzt den ursächlichen Zusammenhang nur deswegen nicht mit zureichender Wahrscheinlichkeit bejahen, weil die wissenschaftlichen Grundlagen dafür auch heute noch unzureichend sind. Das unfreiwillige Massenexperiment der Kriegsgefangenenernährung ist eben noch nicht ausgewertet. Es wäre schon lange angezeigt, den Arzt in solchen Fällen aus seinem Dilemma der Begutachtung zu befreien und besonders für krasse Fälle den Richter zu ermächtigen, als „Härteausgleich" Rente zu gewähren.

Nach allem aber scheint es sicher, daß im Wechselspiel ätiologischer Faktoren auch Ernährungseinflüsse beim Krebsgeschehen mit in Rechnung zu stellen sind.

Die Tatsache, daß beim Manne fast ein Drittel aller malignen Tumoren Magencarcinome und über die Hälfte aller Krebse solche des Verdauungskanals sind, machen die Frage der **Zufuhr carcinogener Stoffe durch die Nahrung** zu einer grundlegend wichtigen. Jedenfalls beweist die einzigartig hohe Quote, daß der *Magenkrebs durch spezifisch dem Menschen allein zugehörige Gewohnheiten* und *Schädigungen ausgelöst* sein muß.

Die Frage wird um so mehr nahegelegt, als z. B. Magenkrebs bei anderen Völkern, die sich in ihrer Kostform völlig von der Ernährung im Bereich der abendländischen Zivilisation unterscheiden, ausgesprochen selten ist. Das wiederum beweist, daß es nicht nur spezifisch menschliche, sondern spezifisch *„abendländische" Sondernoxen* sein müssen, die das größte unter den Krebsproblemen bedingen. Auch die Tatsache, daß umgekehrt bei Völkern westlicher Kultur primärer Leberkrebs ungemein selten ist, dagegen bei anderen Völkern, besonders Negern, Malaien, mit die häufigste Krebsform darstellt, läßt gleichfalls an Ernährungseinflüsse denken. Wir kommen damit zur Frage: Kommen durch die Nahrung *carcinogene Stoffe* in den Organismus?

Die *Chemisierung* unserer „Lebensmittel" — welche sprachliche Ausdruckskraft: die Mittel zum Leben! — ist eine viel umfangreichere, als gemeinhin angenommen wird. Es würde den Rahmen dieses Buches sprengen, würde die Frage im ganzen aufgerollt werden. Es kann nach dieser Richtung nur auf die ebenso umfassend-sachverständigen wie mahnenden, von hohem Verantwortungsbewußtsein gegenüber der zivilisierten Menschheit getragenen Arbeiten von EICHHOLTZ (1955, 1956, 1958) verwiesen werden. Wir selbst müssen auch die toxische Seite (Toxicität, Allergisierung usw.) unberücksichtigt lassen und uns auf das beschränken, was suspekt ist, potentiell krebsfördernd zu sein.

Bei Anerkennung alles dessen, was Methoden der Konservierung, technischen Bearbeitung der Lebensmittel der Vorratswirtschaft usw. an Gutem und Unentbehrlichem geschaffen, muß in unserem Zusammenhang darauf hingewiesen werden, daß andererseits nach einer Zusammenstellung von SOUCI (zit. nach EICHHOLTZ 1958) bis 1955 *über 1000 chemische Stoffe* registriert waren, die irgendwo und irgendwie in die menschliche *Ernährung* hineingelangt sind. Darunter befinden sich „unbestrittene Gifte, die noch vor kurzem den Lebensmitteln zugesetzt worden sind" (Liste derselben bei EICHHOLTZ 1958, S. 148).

Der Laie, aber auch der Arzt und Naturwissenschaftler, macht sich kaum eine Vorstellung von der Fülle der *Fremdstoffe*, die unter das große Kapitel der *„Chemisierung von Lebensmitteln"* fallen. In der umfassenden Zusammenstellung der besten Kenner dieses so bedeutungsvollen Gebietes unserer chemischen Umweltumgestaltung führen die Münchner Lebensmittelchemiker SOUCI und MERGENTHALER (1958) allein bei der *Lebensmittelkonservierung 418 chemische Fremdstoffe* in Lebensmitteln auf. Ihre Beschreibung in tabellenförmiger Anordnung umfaßt allein 213 Druckseiten (!), das Literaturverzeichnis 1655 Nummern (!). Dabei weisen die Autoren selbst darauf hin, daß eine „erschöpfende Berücksichtigung aller Stoffe den Rahmen des Buches überschreiten" würde. Es ist natürlich ausgeschlossen, auch nur auszugsweise auf die Chemie dieser Stoffe, geschweige denn auf ihre Anwendung u. dgl. einzugehen.

Daß diese *Fremdstoffe*, auch in den zugelassenen Dosen, nicht gleichgültig sind, geht schon allein daraus hervor, daß die meisten von ihnen bei höheren

Dosen im Tierversuch oder bei beruflicher Exposition (Bäcker, Müller, Fleischer, Winzer usw.) *schädigend* wirken. Wie viele werden als „vorläufig duldbar" angesprochen! Bei wie vielen anderen ist der gewerbliche Mißbrauch — man denke bei den Schnellpökelsalzen an die länderweiten „Nitritskandale" — erwiesen! Andere Stoffe, wie z. B. das Stickstofftrichlorid (Konservierung von Citrusfrüchten! Mehlbehandlung), waren lange in Gebrauch, nur weil am Menschen keine Schädigungen beobachtet worden waren, obgleich bei Versuchskaninchen und -hunden cerebrale Störungen erwiesen sind.

Das Bedrückende an der Chemisierung der Lebensmittel ist der Umstand, daß *die wenigsten Fremdstoffe der Nahrung auf* ihre *carcinogene Wirkung untersucht* sind. Die übliche toxikologische Prüfung ist natürlich wichtig, denn schon im akuten oder kurzbefristeten Versuch als schädlich erkannte Stoffe müssen unter allen Umständen ausgeschaltet werden. Die toxikologische Untersuchung allein reicht jedoch nicht aus, wenn es um die Frage einer potentiellen Carcinogenität geht. Denn das ist ja gerade das Wesentliche an der Carcinogenese: die Paradoxie zwischen der scheinbaren Harmlosigkeit vieler Stoffe beim Gebrauch oder Genuß und der tödlichen Gefahr auf lange Sicht. Die lange Latenzzeit zwischen Einwirkung und Krebs-Manifestation ist eben das Spezifische und zugleich das Tragische an der Krebsentstehung.

Der Laie fragt sich natürlich, *warum* werden denn mit Fremdstoffen der Nahrung Experimente auf Carcinogenität *nicht* im großen Stile ausgeführt? Der Hauptgrund ist: Es sind (vom experimentellen Standpunkt aus) undankbare Versuche. Sie dauern sehr lange, da sie sich auf die ganze Lebenszeit der Tiere erstrecken müssen. Die Wahrscheinlichkeit negativer Resultate ist sehr viel größer als die positive, und auch im positiven Falle bleiben mancherlei Einwände. Trotzdem werden Sonderinstitute für diese Aufgabe zu fordern sein (s. 18. Kap.).

Glücklicherweise gibt es eine Art kurzdauernder *Vortestung*. Wie der Verfasser schon seit vielen Jahren (K. H. BAUER 1928, 1931) und seitdem immer wieder betont hat, ist *alles, was auf Keimzellen mutagen wirkt, suspekt, für Körperzellen carcinogen zu sein*. Tatsächlich hat die moderne Genetik gerade in der Richtung der *Chemogenetik* große Fortschritte gemacht. Wir wissen heute von vielen chemischen Stoffen, daß sie bei ganz verschiedenen Versuchsobjekten (Drosophila, Oenothera, Neurospora, Vicia faba usw.) mutagen wirken. Wir kommen auf diese Frage im 11. Kapitel ausführlich zurück. An dieser Stelle sei nur schon vorweggenommen, daß *chemische Stoffe*, die sich an biologischen Objekten als *mutagen* erwiesen, a priori von *Lebens-, Genuß- und Arzneimitteln ferngehalten* werden sollten. Beispiele solcher zugleich mutagener, zugleich mit dem menschlichen Organismus in Kontakt kommender Mittel sind *Urethanverbindungen, Stickstofflost-Präparate, Acridine, Phenolderivate, polycyclische Kohlenwasserstoffe, Arsenabkömmlinge* u. v. a. Nur nebenbei sei bereits an dieser Stelle kurz darauf verwiesen, daß — neben Strahlenwirkungen — diesen Stoffen auch für die *Erbgesundheit* kommender Generationen eine große Bedeutung zukommt. Der Genetiker und Botaniker BARTHELMESS (1959) hat dieser Frage in seinem Büchlein „Gefährliche Dosis? Erbgesundheit im technischen Zeitalter" erst kürzlich eine eindringliche Darstellung gewidmet.

Alle chemischen Fremdstoffe in Lebensmitteln sind in irgendeiner Form „*Gegen-Stoffe*", d. h. Stoffe, die irgendeine Zersetzung, Farbänderung, Kristallisation, Schädlinge o. dgl. verhüten sollen. Einen Überblick nach ihrem Zweck gibt die *Übersicht über die Hauptstoffklassen* der Fremdstoffe — in der Hauptsache Konservierungsmittel — in der Tab. 66.

Tabelle 66. *Fremdstoffe in Lebensmitteln, besonders bei der Konservierung*
(nach SOUCI und MERGENTHALER)

I. Stoffe gegen mikrobiell bedingte Veränderungen
   1. Stoffe gegen das Wachstum von Mikroorganismen
      a) Anorganische Verbindungen
      b) Organische Säuren und deren Derivate
      c) Phenole und Polyoxyverbindungen
      d) Quaternäre Stickstoffverbindungen
      e) Antibiotica und Sulfonamide
      f) Sonstige Verbindungen
   2. Stoffe zum Abfangen von Stoffwechselprodukten

II. Stoffe gegen chemische Veränderungen
   1. Stoffe gegen Oxydationsvorgänge in Fetten und Ölen
      a) Natürliche Stoffe
      b) Vorwiegend künstlich hergestellte Stoffe
      c) Synergisten und Komplexbildner
   2. Stoffe gegen Farbänderungen und Vitaminverluste

III. Stoffe gegen physikalische Veränderungen
   1. Stoffe gegen Änderungen der Konsistenz und gegen die Entmischung von Flüssigkeiten
      a) Natürliche Stoffe. b) Künstliche Stoffe
   2. Stoffe gegen Kristallisationsvorgänge und gegen Schaumbildung
   3. Stoffe gegen das Altbackenwerden von Backwaren und sonstige Backhilfsmittel
   4. Stoffe gegen das Weichwerden pflanzlicher Produkte (Festigungsmittel)
   5. Stoffe gegen Veränderungen des Wassergehaltes
      a) Feuchthaltungsmittel. b) Überzugsmittel
   6. Stoffe gegen Trübungen in Flüssigkeiten

IV. Stoffe, die bei der landwirtschaftlichen Erzeugung in Lebensmittel gelangen können
   1. Saatbeizmittel, Fungicide
   2. Schädlingsbekämpfungsmittel
      a) Insecticide, Acaricide. b) Rodenticide
   3. Stoffe gegen das Auskeimen von Ernteprodukten und Unkrautvertilgungsmittel (Herbicide)
   4. Reifungsbeeinflussende Stoffe

Die *Hauptrepräsentanten der antimikrobiellen Stoffe* sind u. a.:

a) *Anorganische Stoffe*, wie *Ammoniak* (NH_3) (Begasung von Früchten und Gemüsen), *Ammonium-* und *Kaliumpersulfat* (Mehl-,,Veredelung"), *Borsäure* und Borax (Krabben, Kaviar, Gabelbissen usw.), *Chlor* und *Chlordioxyd* (Trinkwasserentkeimung, Gefrierfleisch, Fische usw.), *Fluorverbindungen* (früher zugelassen), *Nitrosylchlorid* (Mehlbehandlung), *Stickstofftrichlorid* (NCl_3) (Konservierung von Früchten, Mehlbehandlung), *Natriumnitrit* (Pökelwaren), *schweflige Säure* und Derivate derselben (Gemüse, Früchte, Fruchtsäfte) usw.

b) *Organische Säuren und deren Derivate*, wie *Ameisen-, Benzoe-, Salicylsäure*, ferner *Citracon-, Dimethyldichlorbernstein-, Milch-, Phthal-, Dehydraceton, Propion-, Sorbin-, Essigsäure* und deren vielen Salze und Abkömmlinge. Hinzu kommen noch *Fettsäuren*, wie *Caprin-, Laurin-, Crotonsäure* und *Vanillinsäureester*. Sie dienen als Mittel gegen Gärung, Pilzwachstum, Schimmelbildung, Bakterien usw. und werden bei den verschiedensten Lebens- und Genußmitteln für die Konservierung zur Anwendung gebracht.

c) *Phenole und Polyoxydverbindungen*. Hierher gehören *Glykole* (zur Luftentkeimung, z. B. von Lagerräumen), Benzophenone (gegen Schimmel und Bakterienwachstum), *Phenylphenolate* gegen Pilze, Bakterien, Algen, Hefen.

d) *Quaternäre Stickstoffverbindungen*, wie z. B. ,,*Zephirol*" (Alkylbenzyl-dimethyl-ammoniumchlorid) u. a. zur ,,oberflächenaktiven" Desinfektion und Konservierung bei Backwaren, Molkereiprodukten, Eiern, Fischen usw.

e) *Antibiotica* (wie Penicilline, Strepto-, Terramycin usw.) und *Sulfonamide* (,,Cibazol", ,,Elendren" usw.) (im Misch- und Beifutter für Geflügel, Schweine usw.) (Übergang in die Milch!).

Von *sonstigen Verbindungen* seien noch *Äthylen*, Äthylenoxyd, Trichloräthylen, das *Allyl-isothiocyanat* (,,Senföl"), *Acridinderivate* (wie ,,Rivanol", ,,Trypaflavin", ,,Acriflavin" usw.) erwähnt. Eine besondere Bedeutung kommt hier dem *Diphenyl* zu. Es wird in vielen südlichen Ländern als Zusatz zum Einwickelpapier für Citrus*früchte* verwendet, weil es den Verderbsanfall stark (von 10% auf 0,4%) herabmindert. Leider geht das Diphenyl in die Schalen, aber z. T. auch ins Fruchtfleisch über. Ein anderer Stoff *Chinosol* (8-Oxychinolin-Kaliumhydrogensulfat) dient der Tabakkonservierung. Er geht jedoch auch in den Tabakrauch über und wird beim Rauchen mit inhaliert. Viel verwendet wird ferner *Formalin* (Formaldehyd) (Konservierung von Kunstdärmen, geräucherte Fleisch- und Fischwaren, Heringskonservierung). Auf einer Formaldehydabspaltung beruht auch die Wirkung des in der Fischindustrie viel verwendeten *Hexamethylentetramins*. Formaldehyd setzt schon bei 0,01—0,1% die Resorbierbarkeit von Eiweiß herab. Außerdem ist seine mutagene Wirkung nachgewiesen. *Trichlornitromethan* („Chlorpikrin") wurde zur Konservierung von Milch vorgeschlagen, obgleich es als Zellgift Kampfstoffeigenschaften besitzt.

Fremdstoff	Chemische Formel	Verwendungszweck
Diphenyl	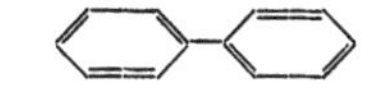 ⬡—⬡	Citrusfrüchte
Natrium-p-phenylphenolat	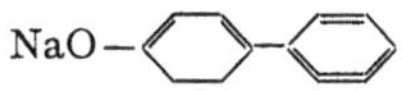 NaO—⬡—⬡	Tauchmittel für Früchte und Gemüse
Sulfanilamid	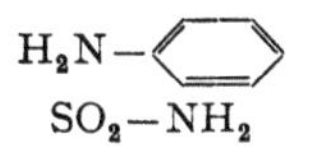 H_2N-⬡$-SO_2-NH_2$	Zuckersäfte tropischer Pflanzen, Zusatz z. Fischeis, Gabelbissen
8-Oxychinolin-kaliumhydrogensulfat („Chinolin")	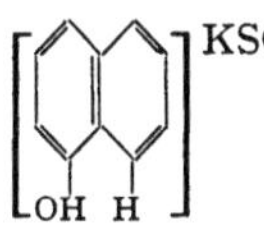 [⬡⬡]$\cdot KSO_4$ OH H	Tabak, Orangen (Desinfektionsmittel)
Formaldehyd (Formalin)	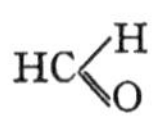 $HC\begin{smallmatrix}H\\O\end{smallmatrix}$	Kunstdärme, Getreidebegasung, geräucherte Fleisch- und Fischwaren, Heringe

Abb. 117. Beispiel einiger zur *Konservierung* verwendeter *Fremdstoffe in Lebensmitteln*
(nach Souci und Mergenthaler 1958)

Eine weitere Klasse von Konservierungsmitteln umfaßt — weiterhin nach Souci und Mergenthaler (1959) (s. Tab. 117) — „*Stoffe zum Abfangen von Stoffwechselprodukten*", hierunter als Neutralisatoren für Lebensmittel *Natriumpektat, Natriumalginat*, zur Einstellung des p_H-Wertes von Lebensmitteln *Dinatriummonophosphat* (Na_2HPO_4), *Natriumcarbonat* (Soda), *doppeltkohlensaures Natron, Calciumhydroxyd, Calciumlactophosphat* und *Calciumlactat* — die letzten 6 als Neutralisatoren für Milch.

Bei der großen Klasse der „*Stoffe gegen chemische Veränderungen*" spielen die „*Fettantioxydantien*" als Mittel gegen Ranzigwerden von Ölen, Fetten, Schmalzfett eine wichtige Rolle. Als solche wirken als natürliche Mittel *Tokopherole, Extrakte* aus Hafer- bzw. Sojamehl oder Kakaoschalen, *Roh-Lecithine* und *Samenöle* verschiedener Herkunft. Sie gelten als „unbedenklich". Dagegen ist dies für die für den gleichen Zweck gebrauchten *Guajakharzprodukte* und für die *Nor-dihydro-guajaretsäure* („NDGA") nach den toxikologischen Ermittlungen nicht ohne weiteres sicher. Groß ist die Zahl künstlicher *Antioxydantien*. Eine Reihe dieser Stoffe wie *Butyloxyanisol, Butyloxytoluol* sind in einzelnen Ländern als „Stabilisatoren" verschiedener Lebensmittel zugelassen, jedoch bestehen bei anderen Mitteln, wie *N,N-Diphenyl-p-phenylendianin* („DPPD"), *Hydrochinon, Cumarin* und *Cumarinderivate* u. a., toxikologisch erhebliche Bedenken. Dagegen werden unter den als „*Synergisten und Komplexbildner*" geführten *Fettantioxydantien* gegen L-*Ascorbinsäure* (Vitamin C) und ihre Derivate im Zusammenwirken mit anderen Antioxydantien keine Bedenken geltend gemacht. Das Anwendungsgebiet umfaßt die verschiedensten Pflanzenöle, Kakaobutter, Margarine, Milch, Mehl usw. Ähnliches gilt für die *Citronen-, Citracon-, Malein-, Fumar-, Phosphor-, Weinsäure* und deren Derivate.

Gleiche und ähnliche Substanzen treffen wir wieder bei den „*Stoffen gegen Farbänderungen und Vitaminverluste*". Besonders dem *Vitamin C* kommen vielfältige Wirkungen bezüglich Farberhaltung und Aroma zu, besonders in Kombination mit *Citronensäure*. Jedoch ist bei der *schwefligen Säure*, bei *Schwefeldioxyd* und bei *Sulfiten* manches Bedenken am Platz, auch wenn die Prüfung auf carcinogene Wirkung negativ verlief. (Fitzhugh u. Mitarb. 1946). Dagegen werden *Natriumalginat, Gelatine* und die Verpackung von Lebensmitteln unter der Atmosphäre inerter Gase wie *Stickstoff* (N_2) und *Kohlendioxyd* (CO_2) als unbedenklich angesehen.

Auch bei den *„Stoffen gegen physikalische Änderungen"* treffen wir auf viele bereits angeführte und unbedenkliche Stoffe. Doch begegnen hier z. B. *Saponine* (Stabilisatoren für Schäume z. B. bei Bier, nicht in Deutschland) auch wegen ihrer teilweisen Toxicität Bedenken. Bei den künstlichen Stoffen dieser Art sind, wie z. B. beim *Polyoxyäthylen*, seinem Monostearat und anderen Derivaten („Emulgatoren") toxische Wirkungen beschrieben. Vielleicht kommt gewissen Abkömmlingen ("Tweens") in Zusammenwirkung mit noch unwirksamen Dosen eines carcinogenen Kohlenwasserstoffs eine syncarcinogenetische Bedeutung auf die Entstehung von Hauttumoren (zit. n. SOUCI und MERGENTHALER 1958) zu. Das gleiche gilt für *Sorbitan-Fettsäureester* („Spans"), die gleichfalls als Emulgatoren für Lebensmittel viel verwendet werden. *Celluloseäther* als Emulgiermittel spielen eine Rolle in der Fischindustrie, als Zusatz zu Speiseeis, bei Crêmefüllungen, als Dickungsmittel für Fruchtkonserven u. a. mehr. Sie sind in verschiedenen Ländern für verschiedene Zwecke zugelassen, für Brot, Milch und Milchprodukte aber vielfach verboten. Ähnliches trifft zu auf verschiedene *kondensierte Phosphate* (wie *Natrium, Kaliumpolyphosphat* usw.), auf *Mono-* und *Diglyceride von Fettsäuren* usw.

Bromierte pflanzliche Öle finden Verwendung als Stabilisatoren. Sie verhindern das Abscheiden ätherischer Öle in alkoholfreien und citrus-aromatischen Getränken. Sie sind in einzelnen Ländern erlaubt, in anderen, wie Holland verboten.

Das als Narkoticum wohl bekannte *Lachgas* (Stickoxydul, N_2O) dient der Herstellung von Schlagsahne. Statt der beim Schlagen von Sahne durch Luft erzielten Volumenzunahme wird letztere (ähnlich wie durch Preßluft) unter Druck mit Lachgas erzielt. N_2O gilt als unschädlich.

Als *Stoffe gegen Kristallisationsvorgänge und gegen Schaumbildung* finden *Polyvinylalkohol*, die schon erwähnten *Mono- und Diglyceride von Fettsäuren* und *Silikone* Verwendung. Ein Teil dieser und anderer schon erwähnter Substanzen wird auch als *Stoffe gegen das Altbackenwerden* von Backwaren, *gegen das Weichwerden pflanzlicher Produkte* („Festigungsmittel") in Anwendung gebracht. Wieder andere *Stoffe* werden *gegen Veränderungen des Wassergehaltes*, sei es zur *Feuchthaltung* von Lebensmitteln oder Tabakwaren, sei es (als wachsartige Verbindungen) als *Überzugsmittel*, z. B. bei Orangen, Äpfeln, Käsesorten, Eiern, Wurstwaren usw., andere, vor allem Kunststoffe wie Cellophan, Polyäthylenfolien, „Zellglas", werden als (im allgemeinen bedenkensfreies) *Verpackungsmaterial* für Lebensmittel verwendet.

Mancherlei Bedenken begegnen die *Paraffine und Paraffinwachse*. Sie finden vielfache Verwendung als Überzugsmittel für Wurst, Schinken, Pökelwaren, Früchte, als gewachste Papierbeutel, Trinkbecher u. dgl. Chemisch handelt es sich bei den Paraffinen um Gemische gesättigter Kohlenwasserstoffe. Handelsparaffin ist wohl „hochgereinigt", aber je nach seiner Herkunft (aus Torf, Schiefer, Braun- oder Steinkohle, Asphalt o. dgl.) enthält es meist noch Beimengungen auch polycyclischer Kohlenwasserstoffe. Nicht umsonst gehört der „*Paraffinkrebs*" zu den „gewerblichen" Krebserkrankungen bei Arbeitern in Paraffinfabriken. So ist es denn auch kein Wunder, daß es über die cancerogenen Eigenschaften des Paraffins bereits viele experimentelle Untersuchungen gibt. Was im Zusammenhang mit Lebensmitteln interessiert, ist der Nachweis von H. L. FALK u. Mitarb. [s. Dtsch. med. Wschr. **84**, 1051 (1959)], daß Paraffinwachse *1,2,5,6-Dibenzanthracen* enthalten können. Bei 20°C wurden binnen 54 Std. durch Vollmilch 94%, durch Kaffeesahne 91%, durch Buttermilch 81%, durch Magermilch 74% dieses wasserunlöslichen cancerogenen Stoffes herausgelöst. Die verwendeten Wachse werden aus unraffinierten Paraffinen hergestellt, die bei der Petroleumverwertung anfallen.

Wieder eine andere Gruppe betrifft *Stoffe gegen Trübungen in Flüssigkeiten*. Hierher gehören vor allem „Weinschönungsmittel", darunter *Albumin, Gelatine, Casein*, aber auch *Tannin* (Gerbsäure!), *Natriumpolyphosphat, Kaliumeisen(II)-cyanid* u. a.

Ein problemreiches Kapitel für sich sind alle jene *Fremdstoffe*, die via *Obstbau und Landwirtschaft* in Lebensmittel hingelangen können: *Saatbeizmittel* (Fungicide), *Schädlingsbekämpfungsmittel* (Insecticide, Acaricide), *Stoffe gegen das Auskeimen von Ernteprodukten* und *Unkrautbekämpfungsmittel* (Herbicide). Die vielen hier einschlägigen Stoffe haben eine Sonderstellung, einerseits handelt es sich — ihrem Zweck entsprechend! — um chemisch meist recht giftige Stoffe, andererseits hängt das Hineingelangen in Lebensmittel von vielen Zufälligkeiten der Witterung, der Lagerung, der Zeitdauer usw. ab. Es wird also hier immer ganz besonders schwer sein, Vorbeugungsmaßnahmen zu treffen. Letztlich laufen letztere darauf hinaus, die höchst zulässigen Restmengen festzulegen (s. 17. Kapitel).

Wir sehen dabei ganz davon ab, daß viele dieser Mittel ja nicht nur den erwünschten Effekt auf die möglichst selektiv zu vernichtenden oder fernzuhaltenden Schädlichkeiten, sondern oft auch gegen die erwünschten und nützlichen Insekten haben.

Unter den *Saatbeizmitteln* führen SOUCI und MERGENTHALER (1958) allein 21 Stoffgruppen und Einzelstoffe auf. Darunter finden sich Stoffe gegen Mehltau, Fäule, Schimmel, Milben, Spinnen, Pilze usw. Bei den *Schädlingsbekämpfungsmitteln* haben das *DDT* (Dichlor-diphenyltrichlormethylmethan) und verwandte Stoffe (DDD und DFDT) als Insecticide in Krieg und

Frieden weltweite Bedeutung erlangt. Was ihm neben der Vielseitigkeit seiner Anwendung seine *Sonderstellung* verschafft, ist sein Übergang in Lebensmittel, vor allem wegen seiner Fettlöslichkeit in Butter, Milch, Pflanzenölen, seine hohe Toxicität (in Öl gelöst sind 10 mg/kg Körpergewicht beim Menschen tödlich!) und seine potentielle Carcinogenität bei Ratten [FITZHUGH und NELSON (1947), LEEMANN-GEYMÜLLER (1954)]. Die Liste der Insecticide und Acaricide umfaßt bei SOUCI und MERGENTHALER (1958) 49 verschiedene chemische Substanzen. Auf die höchstzulässigen Restmengen in Lebensmitteln kommen wir im 18. Kapitel zurück.

Auch *Schädlingsbekämpfungsmittel gegen Nagetiere* (Rodenticide) sind ihrem Zweck entsprechend fast durchweg für andere Warmblütler (Wild!) und evtl. auch für den Menschen toxisch.

Stoffe gegen das Auskeimen, vor allem von Kartoffeln, *Unkrautvertilgungsmittel* (Herbicide) und *reifungsbeeinflussende Stoffe* runden die große Fülle von Chemikalien ab, die unter ganz verschiedener Indikation in Lebensmittel und dadurch in den menschlichen Organismus hineingelangen können.

Nach der großen, großen Gruppe von Chemikalien, die vorwiegend der *Konservierung* von Lebensmitteln und der Abwehr von Schädlingen der allerverschiedensten Art dienen, spielen als Fremdstoffe die Lebensmittelfarbstoffe die wichtigste Rolle. Hier waren es vor allem die Azofarbstoffe, die den „Einbruch der Chemie in das Rohstoffmonopol der Natur" (WURSTER 1960) einleiteten. Die Zahl der *Naturfarbstoffe* ist, wenn wir von den anorganischen Farbstoffen, besonders von Mineralien, absehen, an sich groß. Man denke allein an die vielen Pflanzenfarbstoffe, sie sind aber übertroffen von dem ungeheuren Sortiment künstlicher Farbstoffe, die in Technik und Industrie in einer kaum vorstellbaren Menge von Farbtönen die allerverschiedenste Verwendung finden. In unserem Zusammenhang mit den Fremdstoffen der Nahrung interessieren allein die *organischen Farbstoffe*, soweit sie zur *Färbung von Lebensmitteln* Verwendung finden oder fanden. Wieder einmal enthüllt sich die tragische Doppelrolle des Teers, sind ja *alle synthetischen organischen Farbstoffe* letztlich *Derivate des Steinkohlenteers!*

Unter diesen künstlichen Farbstoffen spielen für die Lebensmittel die *Azofarbstoffe* die Hauptrolle. Sie haben ihren Namen von der Azogruppe $-N=N-$, die nach beiden Seiten mit Kohlenwasserstoffresten verknüpft ist. Ihre Muttersubstanz ist das *Azobenzol* $H_5C_6-N=N-C_6H_5$. Die Stoffe wurden in diesem Kapitel schon oben (S. 346 ff.), soweit sie als *carcinogen* erwiesen sind, besprochen. Von den (früher oder jetzt noch) Lebens- oder Arzneimitteln zugesetzten carcinogenen Azofarbstoffen sei nur an das *Buttergelb* (Dimethylaminobenzol) und an das *Scharlachrot* (o-Amido-azo-toluol-β-naphthol) erinnert.

Neben den Azofarbstoffen sind in Lebensmitteln noch *Nitroso-, Nitro-Pyrazolon-, Di-* und *Triphenylmethan-, Xanthen-, Acridin-, Chinolin-* und *Azinfarbstoffe* zur Anwendung gelangt.

An dieser Stelle seien lediglich noch die *Triphenylmethanfarbstoffe* „Lichtgrün SF" und *Patentblau AE* nachgetragen. Sie wurden neuerdings von GROSS (1961), da sie für die Färbung von Lebensmitteln in Betracht kommen (bzw. in USA dafür zugelassen sind), auf ihre evtl. carcinogene Wirkung untersucht. Sie lieferten bei der Ratte bei fortgesetzten Injektionen längere Zeit nach Abschluß der Behandlung Spätsarkome am Ort der Injektion.

Was ist nicht alles an künstlichen Farbstoffen, lange Jahre hindurch, Lebensmitteln zugesetzt worden! Sie trugen meist reine Zwecknamen („Buttergelb", „Schokoladenbraun", „Kirschrot", „Mandelgelb", usw.) gewissermaßen als ob sie dem betreffenden Produkt entstammten, während sie die Naturfarbe nur vortäuschen, den Laien also irreführen. Gegen eine ganze Reihe dieser Lebensmittelfarbstoffe mußten vor allem auf Grund von Tierexperimenten, die hier sich besonders bewährten, erhebliche Einwände gemacht werden. Als erste größere wissenschaftliche Gesellschaft hat sich die *Deutsche Gesellschaft für Chirurgie gegen die Verwendung von Farbstoffen für Lebensmittel gewandt* und — im Anschluß an ein Referat des Verfassers über „Chemie und Krebs" auf dem

Chirurgen-Kongreß *1949* — vom Gesetzgeber das Verbot der Lebensmittelfärbung mit nicht sicher als nicht-carcinogen erprobten Farbstoffen gefordert. Wir kommen im 18. Kapitel darauf zurück.

Wer sich über die *Lebensmittelfarbstoffe* orientieren will, sei auf die Veröffentlichungen der „Farbstoffkommission" der Deutschen Forschungsgemeinschaft (s. Literaturverzeichnis) verwiesen. In der Mitteilung 6 (2. Aufl. 1959) finden sich eine von HECHT verfaßte Zusammenstellung über einschlägige Übersichts- und Originalarbeiten betr. die Systematik der Farbstoffbasen, ein alphabetisches Verzeichnis von 408 (!) synthetischen Farbstoffen und anschließend Farbstofftabellen, die über den Farbstoff selbst, seine Konstitution und Formel, seine Zulassung zur Lebensmittelfärbung in den verschiedenen Ländern, über seine toxische und cancerogene Wirkung aussagen.

Nach dieser Tabelle sind u. a. folgende *Farbstoffe* als überwiegend wahrscheinlich *carcinogen* ausgewiesen:

Chrysoidin	Lichtgrün SF
Sudan I und II	Azurblau VX
Yellow OB	Patentblau AE
Orange SS	Methylgrün
Sudanbraun RR	Rhodamin B
Trypanblau	Uranin A
Evans Blue	Amatto
Thiazinbraun R	Buttergelb
Schwarz 5410	Spritgelb R
Auramin O	

Insgesamt konnte HECHT (1957) über 40 Farbstoffe zusammenstellen, die zu einem Großteil als Lebensmittelfarbstoffe, in Kosmetica oder in Arzneimitteln verwendet wurden, die in vielfach bestätigten Tierversuchen sich als cancerogen erwiesen haben.

Farbstoff	Konstitution und Formel
Chrysoidin	Hydrochlorid von Aminobenzol → mit Phenylendiamin 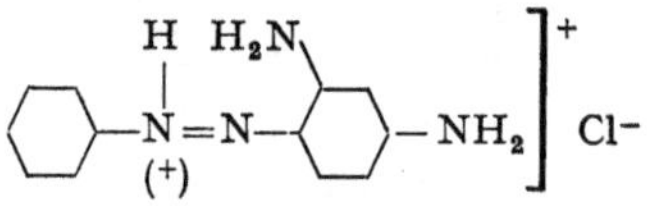
Sudan I	Aminobenzol → 2-Oxynaphthalin 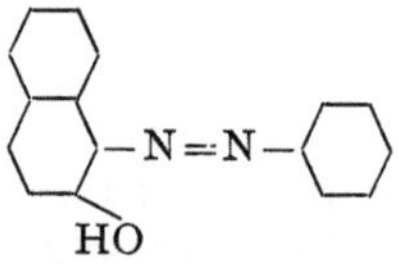
Uranin A	Resorcinphthalein (Na-Salz) 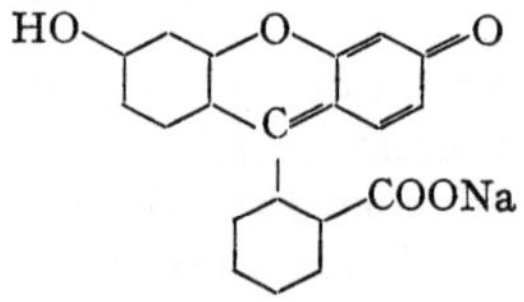

Abb. 118. Drei *Beispiele von* (wahrscheinlich) *carcinogenen Lebensmittelfarbstoffen* nach ihrer chemischen Konstitution (nach HECHT 1957)

Es ist aber nicht nur die nachgewiesene Carcinogenität, die bestimmte Farbstoffe von der Verwendung für Lebensmittel ausschließt. Auch sonstige gesundheitliche Unzuträglichkeiten haben die „Farbstoffkommission" der Deutschen Forschungsgemeinschaft" veranlaßt, eine

Liste von 32 Farbstoffen zusammenzustellen, die als „für Lebensmittel *nicht duldbar*" bezeichnet werden. Wir kommen darauf im 17. Kapitel (Krebsverhütung) zurück.

Überblickt man die Hunderte von Substanzen, die als Fremdstoffe, sei es direkt in Lebensmittel eingebracht oder indirekt auf dem Umwege über Düngung, Bodenbearbeitung, Schädlingsbekämpfungsmittel, Pflanzenbeeinflussung usw., in Lebensmittel hineingelangen können, so ist man zunächst überrascht von der *Vielgestaltigkeit der chemischen Eingriffe in Naturvorgänge* in unserer belebten und unbelebten Umwelt. Selbstverständlich sind viele dieser Eingriffe in der heutigen Massengesellschaft nicht zu entbehren, soll durch Stickstoff, Phosphat und Kali enthaltende Voll- und Mutterstoffdüngemittel die landwirtschaftliche Produktion gesteigert, die Ernährung von Millionen von Menschen in Großstädten sichergestellt, der Lebensstandard gehalten und erhöht, kurzum die moderne Lebenshaltung aufrecht erhalten und gesteigert werden. Kein Geringerer als WURSTER hat auf dem „Tag der Chemie" 1960 in München die positiven Seiten der Auswirkungen der Chemie auf die verschiedenen Bereiche menschlicher Lebensbedürfnisse (Ernährung, Kleidung, Wohnung usw.) dargestellt. Es muß darauf verwiesen werden, wird ja kein vernünftiger Mensch den vielgestaltigen Segen der vielen Fortschritte auf dem Gebiete von Naturwissenschaft und Technik missen oder verkleinern wollen. Der Verfasser selbst hat in seiner Festrede zur Eröffnung der 100. Naturforschertagung 1958 in Wiesbaden für die letzten 50 Jahre Bilanz gezogen. Sie schließt mit einem hohen Plus auf seiten der Aktiva ab. Wir kommen in der „Schlußzusammenfassung" des Buches darauf zurück.

Aber gerade wer den Fortschritt bejaht, wird nicht übersehen, was den Fortschritt belastet oder was in der Ausdrucksweise WURSTERs der „ganz breite Einbruch der Chemie in das Rohstoffmonopol der Natur" auch an *Risiken und Gefahren* gebracht hat. Es ist eben nicht nur die Fülle der Chemikalien, die in den vergangenen Jahrzehnten — der chemisch induzierte Krebs hat eine durchschnittliche Latenzzeit von 20—25 Jahren! — in die Lebensmittel eingebracht wurde, die so beunruhigend wirkt. Ebenso bedrückend ist die Tatsache, daß *viele Stoffe* überhaupt noch nicht oder noch nicht ausreichend auf ihre potentielle Carcinogenität geprüft sind.

Man ist dabei, „unbedenkliche" Toleranzwerte für solche „Schutzmittel" zu ermitteln. Vom Standpunkt der Cancerologie aus bleibt dabei aber immer etwas Unbefriedigendes, da alle solche Werte meist ja nur für das betreffende Mittel festgestellt werden, während das beim Krebgeschehen so wichtige additive, summative und syncarcinogenetische Moment unberücksichtigt bleibt.

In diesem Zusammenhang muß an den Mißbrauch erinnert werden, der vor allem in den USA mit dem synthetischen Oestrogen *Diäthylstilboestrol* (s. S. 174)

$$S=C\begin{matrix}\nearrow NH_2\\\searrow NH_2\end{matrix} \qquad S=C\begin{matrix}\nearrow NH_2\\\searrow CH_3\end{matrix}$$

Thioharnstoff   *Thioacetamid*

Abb. 119. Strukturformeln. a) Thioharnstoff, b) Thioacetamid

und mit *Thioharnstoff* auch in Nahrungsmitteln betrieben wurde. Ersteres dient der Fettanreicherung bei Schlachttieren (Rinder, Schweine, Schafe, Geflügel). Der Fleischgenuß kann, besonders wenn Depots des Mittels mit ins Fleisch geraten, unerwünschte oestrogene Wirkungen, krebsbegünstigende Proliferationen in sexualabhängigen Organen und endokrine Störungen auslösen. *Thioharnstoff* verhindert als Antioxydans bei Citrusfrüchten Fleckenbildung der Schale, erzeugt aber andererseits bei Masttieren durch Grundumsatzsenkung Fettanreicherung.

Der Stoff geht in das Fruchtfleisch und in den Saft über. Er hat ausgesprochen thyreotrope Wirkung. Er senkt beim Menschen den Grundumsatz und führt bei Ratten zu Schilddrüsen- und zu Lebertumoren (PURVES und GRIESBACH 1946), desgleichen sein Derivat *Thioacetamid* (GUPTA 1955).

Ein anderes Problem ergibt sich aus der *Zubereitung* der Nahrungsmittel. So zeigt die statistische Feststellung, daß zwischen Nahrung und Krebs sich dadurch Beziehungen andeuten, daß Berufe, die ihre Nahrungsmittel in besonders einseitiger Weise zubereitet erhalten, eine besonders *hohe Krebshäufigkeit* ganz allgemein und speziell eine solche des Magens aufweisen, das sind die *Gaststättenberufe* (Gastwirte, Kellner). Nach einer englischen Berufsstatistik kam nach JÖTTEN und REPLOH (1927) im Alter von 65—70 Jahren auf eine Krebssterblichkeit von 843 Menschen je 100000 Lebende bei Kellnern eine um 84,2% höhere, nämlich 1553 Todesfälle. Selbstverständlich wird man gerade bei Gaststättenberufen neben der Art der Nahrungsmittel (viele Konserven!), der Art ihrer Zubereitung (viele Gewürze!, viel Gebratenes, Geröstetes usw.) auch an den Alkohol, Tabak und sonstige Genußmittel denken. Für die Zeit von 1943—1956 hatten, berechnet auf je 100000 Männer in Dänemark, die Hotel- und Restaurantangestellten 17,8, alle übrigen 5,4 Oesophaguscarcinome (CLEMMESEN und SØRENSEN 1959). Niemand kann an solchen Unterschieden vorbeigehen.

Diese Berechnungen stehen allerdings im Widerspruch zur westdeutschen Todesursachenstatistik, wonach von den männlichen Erwerbspersonen im Alter von 15 bis 65 Jahren 1955 in der Gruppe der Gaststättenberufe gegenüber 100 erwarteten nur 67 an Magenkrebs verstorben seien [Statistik und Wirtschaft 10, 386 (1958)].

Bei den *Zubereitungsmitteln* muß man in erster Linie an die *Öle, Schmalz und Fette* denken, sind sie ja alle zugleich die im Experiment viel verwandten Lösungsmittel für carcinogene Kohlenwasserstoffe.

BURROWS, HIEGER und KENNAWAY (1932) prüften *Schmalz* und *Olivenöl* auf ihre blastogene Wirkung. Sie erhielten bei subcutaner Anwendung bei Mäusen keine, bei Ratten dagegen bei 8 von 193 Tieren Spindelzellsarkome. Bei intraperitonealer Injektion erhielten sie bei 3 unter 140 Tieren (Mäusen und Ratten) Tumoren. Auch DOMAGK (1937, 1939) hat bei Mäusen das sonst zur Lösung der carcinogenen Stoffe verwandte Öl selbst eingespritzt und bei 2 unter 30 allein mit Öl gespritzten Tieren bösartige Tumoren erzielt.

Selbstverständlich beweist das natürlich noch nicht, daß Schmalz und Olivenöl auch für den Menschen krebsbegünstigend sind. Sie werden ja beim Menschen nicht injiziert, sondern peroral zugeführt. Man muß aber, da ja die carcinogenen Stoffe selten wasser-, aber immer lipoidlöslich sind, daran denken, ob nicht irgendwelche Substanzen, die zugleich tumorerzeugend sind, den Nahrungsfetten und besonders ihren Ersatzstoffen beigemischt sein könnten. Bei der Frage der Syncarcinogenese (10. Kapitel, S. 486) ist es wichtig, zu wissen, daß eine Reihe von Autoren übereinstimmend fand, daß alle Kostformen mit hohem Fettangebot eindeutig krebsfördernd sind.

Immer bleibt die Frage offen, ob die Fette unbekannte carcinogene Substanzen beigemengt enthalten oder ob sie selbst krebserzeugend sind, oder ob „in der Ernährung physiologisch verwendete Substanzen bei zu reichlicher Zufuhr Entstehungsursache bösartiger Tumoren werden können", wie DOMAGK (1939) sagte. Letzterer weist in diesem Zusammenhang auch auf die große Häufigkeit des Krebses des Verdauungstraktes in den nordischen Ländern hin und darauf, daß in diesen Ländern „sehr viele Fischkonserven in Öl sowie fettreiche Majonnaisen gegessen werden". DOMAGK sagt weiter: „Die Annahme, daß Öle und Fette, und zwar nicht nur tierische, sondern auch pflanzliche, eine Bedeutung als Krebsursachen haben können, würde auch erklären, warum Magen- und Darmkrebse in Europa auch bei reichlich Öl verwendenden Vegetariern keine Seltenheit sind, was viele bisher davon abhielt, die Bedeutung der Ernährung für die Entstehung der Magen- und Darmtumoren anzuerkennen."

Immer wird man sich darüber klar bleiben, daß bei der Vielgestaltigkeit der Nahrung, dem Unbemerktbleiben einer Beimischung carcinogener Stoffe, bei der meist langen Latenz die krebserzeugende Noxe immer nur ausnahmsweise zu erkennen sein wird.

Oft wird angegeben, daß erst das Überhitzen von Fetten auf 350° oder von Fleisch, Butter, Kaffee auf 275° krebserzeugende Stoffe produziere (vgl. WATERMAN 1937, 1940, ROFFO 1940, MORTON 1941, ARFFMANN 1960).

BURROWS, HIEGER und KENNAWAY (1936) prüften verschiedene Fette, vor allem aber Schmalz, welches sie auf 340—360° erhitzt hatten. Sie erhielten aber nur bei einer von 9 Ratten nach 608 Tagen einen Spindelzelltumor. 7 Mäuse wiesen keine Geschwülste auf. Mit nicht erhitztem Schmalz kam es bei 8 unter 193 Ratten zu Spindelzellsarkomen an der Injektionsstelle. Die Versuche sind aber nicht ohne weiteres auf menschliche Verhältnisse übertragbar, da ja die Substanzen subcutan injiziert wurden, während es beim Problem der Krebsentstehung hier auf die Nahrungszufuhr ankommt. ROFFO (1939) gab weißen Ratten zu ihrem gewöhnlichen Futter cholesterinhaltige, durch Erhitzen bei 350° oxydierte Fette. Es entstanden in durchschnittlich 22 Monaten Veränderungen im Magen, Blinddarm, Leber. Im Magen entwickelten sich Adenocarcinome auf dem Boden vorausgehender Geschwüre, in der Leber Spindelzellsarkome. ROFFO schreibt dies der Umwandlung des Cholesterins bei der Erhitzung der Fette zu. In einer späteren Arbeit berichtete ROFFO (1943) über Magencarcinome, die nach der Zufuhr überhitzten Olivenöls und 1946 über Magengeschwüre, Geschwürscarcinome und Carcinome des Magens, die bei Ratten nach täglicher Fütterung von 1 cm³ Sonnenblumenöl, welches 1 Std. lang auf 350° erhitzt war, auftraten. Die Wirkung setzte nach 6 Monaten ein, bei der Sektion wiesen 60 von 100 Tieren Magenveränderungen auf, von denen 9 Tumoren waren. 1947 unterzog PEACOCK die *krebserzeugende Fähigkeit überhitzter Fette* und Lipoide einer Prüfung. Schon 1933 hatte er mit überhitztem Schmalz (140°) unter 30 Hühnern 3 mal Sarkome bekommen. Da aber bei den gleichen Tieren auf der anderen Brustseite Dibenzanthacen gespritzt war, war das Ergebnis nicht voll schlüssig. Tatsächlich konnten mit Fetten und mit Cholesterol allein Sarkome erzeugt werden, wenn sie auf 270° und mehr und damit auf Temperaturen erhitzt waren, die auch beim Braten in offener Pfanne vorkommen. Diese Sarkome waren aber nur bei subcutaner Injektion, nicht bei Fütterung erzielt worden. Gleichermaßen konnten LANE, BLICKENSTAFF und IVY (1950) bei Ratten durch subcutan injiziertes, gebräuntes Fett lokale Sarkome beobachten, durch perorale Fütterung gelang keine Tumorauslösung. Ebenso sind einige Oxydationsprodukte des Cholesterins in Sesamöl gelöst nach subcutaner Injektion carcinogen (BISCHOFF 1957).

Immer schon war es ein *Sonderproblem*, daß gerade die *bäuerliche Bevölkerung* einen besonders *hohen Prozentsatz an Magenkrebs* aufweist. Da der einfache Bauer mit seiner Familie als Eigenprodukte ganz überwiegend „unverfälschte", nicht gefärbte und nicht chemisch konservierte Nahrungsmittel konsumiert, schien diese hohe Krebsquote ein Gegenargument gegen alle Behauptung von der chemisierten Nahrung als Faktor in der Genese der Magen-Darm-Krebse. Der Einwand trifft jedoch nicht zu. In Wirklichkeit ist die Nahrung des Bauern weniger vielseitig, vitaminärmer (besonders im Winter und Frühjahr), und insbesondere spielt (oder spielte früher) das *Räuchern* als Konservierungsmethode eine große Rolle. Hinzu kommt, daß gerade Speck und sonstige fette Fleischwaren einerseits bevorzugt geräuchert, andererseits vor dem Verbrauch ganz ungenügend vom Ruß usw. befreit werden. Nun sind aber gerade Speck und Fett die besten Lösungsmittel für die carcinogenen Kohlenwasserstoffe der Rauch- und Rußpartikeln. Diese Gedankengänge bekommen weitere Nahrung durch die Tatsache, daß im ringsum abgeschlossenen *Island* der Magen-Darm-Krebs unter allen europäischen Ländern die höchste Quote erreicht und daß innerhalb der Inselbevölkerung die Krebsquote im Inland größer ist als im Küstengebiet. Nun gibt es kein Land, in dem das *Räuchern* der Hauptnahrungsmittel (Hammelfleisch, Forellen, Rohfische usw.) eine gleich große Rolle spielt als in Island. Verständlicherweise muß natürlich auf den Farmen im Innern mehr Fisch geräuchert werden als in den Küstengebieten, wo Fische lange Zeit frisch genossen werden.

Es erscheint daher von großer Wichtigkeit, daß man gerade in Island in dort geräucherten Lebensmitteln einen so hohen Gehalt von *3:4-Benzpyren nachwies*, wie er von GILBERT und LINDSEY (1956) im Rauch von 250 Zigaretten nachgewiesen wurde (BAILEY und DUNGAL 1958). Selbstverständlich bleibt noch das Problem, ob der im Geräucherten nachgewiesene cancerogene Kohlenwasserstoff auch wirklich im Magen-Darm-Trakt zur wirksamen Resorption kommt.

Wenn im Tierexperiment noch keine Magencarcinome entsprechend der Häufigkeit, wie sie beim Menschen vorkommen, erzeugt worden sind, so hängt das nicht nur damit zusammen, daß der menschliche *Magen* außer mit Nahrungs-, auch mit Genußmitteln und Medikamenten carcinogenen Schädigungen ausgesetzt ist, sondern auch damit, daß die „Standardnahrung" der Versuchstiere von der des Menschen höchst verschieden ist. Tatsächlich teilt ja der Mensch seine Nahrung weitgehend nur mit dem *Hund*. Letzterer bekommt aber nur in *0,3%* Magenkrebs (DOBBERSTEIN 1937). Der Hund bekommt wohl viele Brocken, die von seines Herren Tische fallen, aber nicht die Braten, nicht die Genußmittel (Alkohol! Tabak! u. dgl.) und keine Medikamente. Auch pflegt er nichts Heißes anzurühren.

Im Gegensatz zu den Beobachtungen von FARK (1950) konnten SCHMÄHL und REITER (1953) bei peroraler Fütterung von Ratten mit stark geräucherten Speckschwarten auch nach nahezu 3 Jahren Beobachtungszeit keine Tumorauslösung feststellen.

Es ist beklagenswert genug, daß auf einem so bedeutungsvollen Gebiet, wie der Frage der *Krebsnoxen in der Nahrung*, noch so *wenig gesicherte Tatsachen* vorliegen. Es liegt dies sehr wesentlich mit daran, daß im Krebsexperiment *Fütterungsversuche beim Tier* wenig beliebt sind. Natürlich hat das seine Gründe: Die Versuche erfordern gegenüber den Pinsel- und Injektionsmethoden sehr viel längere Zeit, der experimentelle Erfolg ist völlig ungewiß und die Tumorquote von vornherein nur als ganz niedrig zu erwarten. Hinzu kommt, daß nur Versuche bis zum Lebensende sinnvoll sind. Gerade aber die kurzlebigen Versuchstiere (Maus, Ratte) sind von Natur aus überwiegend „Vegetarier". Der Mangel an genügend auswertbaren Tierexperimenten ändert aber nichts daran, daß mit Noxen der Nahrung gerechnet werden muß, denn irgendwelche Ursachen müssen ja, da eine Vererbbarkeit des Magenkrebses durch die Zwillingsmethode widerlegt ist, vorhanden sein, die die höchste Krebsquote des Magens bedingen. Solange es nicht widerlegt ist, muß man den Anteil des Magens an der Krebssterblichkeit mit etwa 30% auf den Umstand zurückführen, daß *der Magen* wahrscheinlich *das durch Krebsnoxen der Nahrung primär am meisten geschädigte Organ des menschlichen Körpers* darstellt.

Wir kommen auf den Fragenkomplex von Krebsnoxen der Nahrung im Kapitel „Krebsverhütung" noch einmal zurück, wenn es gilt, gesetzliche Maßnahmen zur Reinhaltung der Lebensmittel zu besprechen.

c) Krebsfördernde Genußmittel. Bei der überragenden Bedeutung der Krebse des Verdauungskanals (50% aller Krebse!) und der hohen Bedeutung des Lungenkrebses nimmt es nicht wunder, daß auch Genußmittel in den Verdacht kommen, Krebs zu begünstigen. Dem **Alkohol**, dem ältesten und verbreitetsten Genußmittel, wird viel zur Last gelegt. Die erste Beschuldigung ist, er erhöhe die Krebsgefahr ganz allgemein. Sehr zuverlässig sind im allgemeinen die Statistiken der Lebensversicherungen. Der Berufsstatistiker FREUDENBERG (1932) hält es für ziemlich sicher, daß die *Krebssterblichkeit bei sog. alkoholischen Berufen* wesentlich über der durchschnittlichen liegt. JÖTTEN und REPLOH (1932) berechnen nach einer englischen Berufsstatistik die Krebssterblichkeit der Bierbrauer zwischen 55 und 65 Jahren um 82,8% gegenüber dem allgemeinen Durchschnitt erhöht. Schon bei der Frage der sozialen Krebsverbreitung wurde tabellarisches Material angeführt (S. 77), welches darlegt, daß der wesentlich höhere Krebsbefall bei den sog. alkoholischen Berufen (Schankwirte, Kellner, Kellermeister, Brauer) ganz ausgesprochen diejenigen Organe betrifft, die den Schädigungen von Speis und Trank besonders ausgesetzt sind, vor allem die Zunge, Speiseröhre und der Magen. Schankwirte z. B. haben fast 25mal so häufig Speiseröhren- und 29mal so häufig Zungenkrebs als vergleichsweise Geistliche (KENNAWAY und KENNAWAY 1937). Besonders der *Speiseröhrenkrebs* wird oft mit starkem Alkoholgenuß in Zusammenhang gebracht. Schon das starke Überwiegen der Männer (95 ♂ : 5 ♀) spricht dafür. Aber auch die anamnestische Statistik der Kliniker ist in die gleiche Richtung weisend. PIQUET und TISON (1937) fanden unter 110 Oesophaguscarcinomen 93% Trinker. Das im Fernen Osten, besonders bei Japanern und Chinesen unverhältnismäßig häufige Oesophaguscarcinom wird allgemein auf den ,,glühend heiß" getrunkenen *Reisschnaps* zurückgeführt. Man darf nicht vergessen, daß Alkoholiker oft gleichzeitig starke Esser, Liebhaber scharfer Gewürze und oft auch starke Raucher sind. Eine Kombination von krebsbegünstigenden Schädigungen wird oft gegeben sein.

Alkohol als Genußmittel, vor allem in konzentrierter Form, spielt auch noch nach der Richtung eine Rolle, daß er als *Lösungsmittel für carcinogene Niederschläge*, z. B. von Tabakrauch- und Rußpartikelchen von Rauchwaren u. dgl. auf den Schleimhäuten der oberen Speisewege fungiert. Rauchen und Trinken gehören nun einmal für viele Menschen zusammen und die in mehrfacher Hinsicht hohe Quote von Krebserkrankungen bei ,,alkoholischen" Berufen und bei Rauchern muß wohl auf die Wechselwirkung von Alkohol und Tabakgenuß bezogen werden. Mit dem Alkohol wird der Raucher/Trinker auch carcinogene Rauchprodukte ,,hinunterspülen".

Die Zufuhr eines Carcinogens mit dem *Wein* ist erwiesen für den *Arsenkrebs der Winzer* (s. d.), bei dessen Zustandekommen neben der Inhalation arsenhaltiger Insecticide der arsenhaltige Haustrunk mitwirkte. Bis zum Verbot der Arsenschädlingsbekämpfungsmittel (Gesetz vom 26. 2. 1942) enthielten aber auch sonst Moselweine z. B. der Jahrgänge 1937/38 1,5—8,2 mg-% *Arsentrioxyd* (ROTH 1957).

An Fremdstoffzusätzen zum Wein sind bis zu 200 mg/l gesamtschweflige und bis zu 50 mg/l freie schweflige Säure erlaubt. An sonstigen chemischen Zusätzen zur Haltbarmachung, Entsäuerung bzw. Schönung des Weins sind kohlensaurer Kalk, Tannin, Gelatine, gereinigte Holz- oder Knochenkohle, Ferrocyankalium und Betonit gestattet. Es ist also durchaus nicht so, daß wir, wenn wir einen ,,naturreinen" Wein trinken, einen von chemischen Fremdstoffen völlig freien Wein uns einverleiben.

Tabak und Krebs. Um diese Frage ist eine heftige Diskussion entbrannt. Kein Wunder, handelt es sich ja um ein weitestverbreitetes Genußmittel, bei dem fiskalische Interessen (1958: 3,1 Milliarden DM Tabaksteuer in der Bundesrepublik!) und wirtschaftliche Belange (1961: 7,8 Milliarden DM Verkaufswert!) ebenso hereinspielen, wie andererseits bei den Verbrauchern Emotionen und Subjektivismen. Halten wir uns an die objektiv gesicherten Tatsachen!

Tatsache ist eben 1., daß der *Bronchialkrebs* als einziger Organkrebs des Menschen seit der Jahrhundertwende *enorm zugenommen* hat (Tab. 56), in der Schweiz z. B. um das 32fache. In der Bundesrepublik haben die Todesfälle an *bösartigen Neubildungen aller Atmungsorgane* (1960: 14950 Sterbefälle, davon 12735 bei Männern!) nach S. KOLLER (1960) in den letzten 25 Jahren bei den Frauen um 61%, *bei den Männern um 275% (!) zugenommen.*

Die 2. unbestreitbare Tatsache ist die, daß beim Bronchialkrebs *Raucher* sehr *viel stärker betroffen* sind *als Nichtraucher*, und daß bei den Rauchern eine direkte Abhängigkeit von der Höhe des Verbrauches besteht (Tab. 68).

Tabelle 67. *Todesfälle an Lungenkrebs in der Schweiz (absolute Zahlen) pro Jahr total* (nach O. GSELL 1957)

Jahr	Todesfälle	♂	♀
1899—1902	22	11	11
1909—1912	31	19	12
1919—1922	54	39	15
1929—1932	156	125	31
1939—1942	316	257	59
1949—1952	669	573	96

Zunahme der Lungenkrebstodesfälle . . 1952:1900 = 32:1
Zunahme aller Krebstodesfälle . . . . . 1952:1900 = 1,9:1
Zunahme aller Sterbefälle . . . . 1952:1900 = 0,8:1
Zunahme der Gesamtbevölkerung . . . 1952:1900 = 1,4:1

Tabelle 68. *Erhebungen über Tabakkonsum bei je 150 Männern mit und ohne Bronchialcarcinom derselben Altersgruppen (Schweiz)* (O. GSELL 1957)

Gruppe	Bronchial-carcinomfälle		Kontrollfälle	
	Zahl	%	Zahl	%
0: Nichtraucher	2	1,3	29	19,3
I: 0—9 Zig. tägl.	11	7,3	36	24,0
II: 10—14 Zig. tägl.	10	6,7	37	24,7
III: 15—20 Zig. tägl.	27	18,0 ⎫	26	17,3 ⎫
IV: 21—34 Zig. tägl.	49	32,7 ⎬ 84,7	9	6,0 ⎬ 32,0
V: 35 u. mehr Zig. tägl.	51	34,0 ⎭	13	8,7 ⎭
	150	100	150	100

Es gehen also 85% der Bronchialcarcinome zu Lasten der starken Raucher. Natürlich bekommt nicht jeder starke Raucher einen Bronchialkrebs, aber jeder Bronchialkrebs ist suspekt darauf, daß ein starker Raucher ihn produziert hat.

Der Bronchialkrebs hat aber nicht nur zugenommen, er nimmt ständig weiter zu, heute bis zum 40fachen gegenüber 1900. Er ist der einzige Organkrebs, der derartig sprunghaft in die Höhe geht (s. Abb. 120, S. 403). So ist der Lungenkrebs wirklich *das* Krebsexperiment unserer Tage geworden, mit Millionen Menschen gewissermaßen als Versuchsobjekt, ein Prüfstein für das Experiment und die Probe aufs Exempel für die Krebsbekämpfung.

Kann nun diese Zunahme erbbedingter Natur sein? Ausgeschlossen! Niemand kann sich vorstellen, daß Krebserbanlagen — dazu nur für den Lungenkrebs allein — seit 1900 sich vervielfacht hätten. Sind evtl. innere Krebsursachen denkbar? Stoffwechselstörungen z. B.? Wiederum nein! Denn warum dann ausgerechnet nur bei der Lunge?

So bleibt denn nur die dritte Möglichkeit: *der Bronchialkrebs ist das Produkt inhalierter Carcinogene!*

Fällt das Wort „inhaliert", so denkt jeder an die Zigarette. Tatsächlich geht die *Zunahme des Bronchialkrebses der Zunahme des Zigarettenverbrauches* völlig *parallel* (Abb. 120). Die Steigerung der Bronchialkrebs-Sterblichkeit der Männer datiert seit 1885. Es sind das, wie KOLLER (1960) es ausdrückt, die Jahrgänge, bei denen sich „erstmalig das starke Zigarettenrauchen als umfassende Massensucht seuchenhaft durchgesetzt hat".

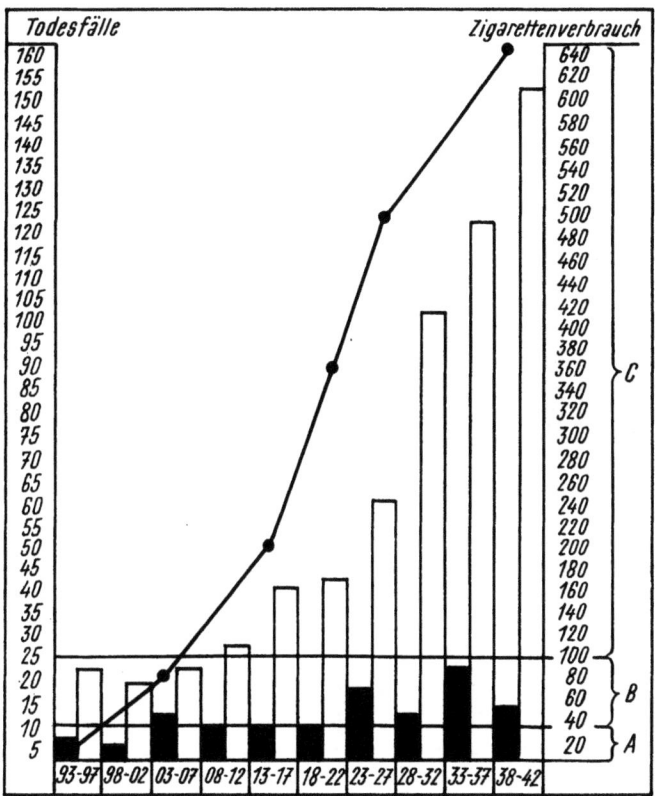

Abb. 120. Zunahme des Zigarettenverbrauches von 1893—1942 in Beziehung gesetzt zur Zunahme des Lungenkrebses (nach LICKINT 1953). ■ Frauen, die an Lungenkrebs starben, in Jahrfünften zusammengefaßt; ☐ Männer, die an Lungenkrebs starben, in Jahrfünften zusammengefaßt; ●—● Zigarettenverbrauch je Kopf und Jahr der deutschen Bevölkerung

Aber so sehr eine solche Kurve auch imponiert, allein für sich wäre sie noch nicht ausreichend. Denn was ist seit 1900 nicht alles gestiegen! Vielleicht sähe die Zunahme der Motorräder ähnlich aus.

Aber die Kurve bekommt sofort hohe Beweiskraft, wenn man den in verschiedenen Ländern ganz verschiedenen Zigarettenverbrauch je Kopf und Jahr von 1930, entsprechend der mittleren Latenzzeit von etwa 23 Jahren, später in Beziehung setzt zur Zahl der Todesfälle an Lungenkrebs je 100000 Lebende im Jahr 1953 (Abb. 121). Man erkennt mit einem Blick: Land für Land steht die Todesrate an Lungenkrebs in engster Korrelation zum Zigarettenverbrauch je Kopf und Jahr 23 Jahre zuvor!

Ein weiteres Indizium ist das *Geschlechtsverhältnis* der Bronchialkrebskranken. Anatomisch und funktionell gibt es bei den Lungen keinerlei Geschlechtsunterschiede. Beim Lungen-*Krebs* dagegen sind die Unterschiede groß: Das Verhältnis Männer zu Frauen — 1903—1907 (Abb. 120) 2:1! — ist inzwischen bis auf 20:1 verschoben. Wer wollte bestreiten, daß vor 23 Jahren — das ist im Mittel die Latenzzeit! — Männer ein Mehrfaches geraucht haben als Frauen. Es kommt hinzu, daß auch *pathologisch-anatomisch* ein eindeutiger Geschlechtsunterschied besteht. Während bei Männern das Plattenepithel- und das kleinzellige Carcinom mit über 90% stark vorherrscht, ist bei Frauen das Adeno-Ca ungefähr gleich häufig wie jene beiden genannten Krebsformen.

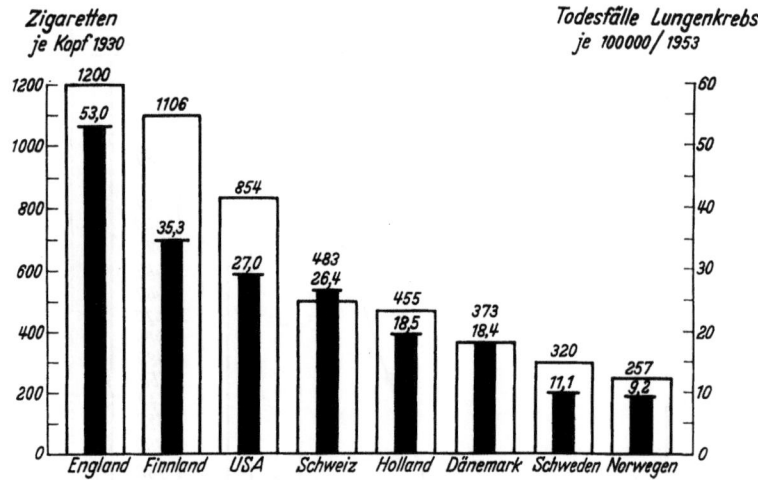

Abb. 121. Gegenüberstellung des Zigarettenverbrauches je Kopf und Jahr 1930 und Zahl der Todesfälle von Lungenkrebs 1953 (nach LICKINT 1955)

Die einfachste und zugleich überzeugendste Probe ist die Gegenüberstellung: *Raucher und Nichtraucher* (Abb. 122): a) Lokalisatorisch hinsichtlich der *Zone der stärksten Exposition* gegenüber dem Tabakrauch: Alle Krebse im Bereich der

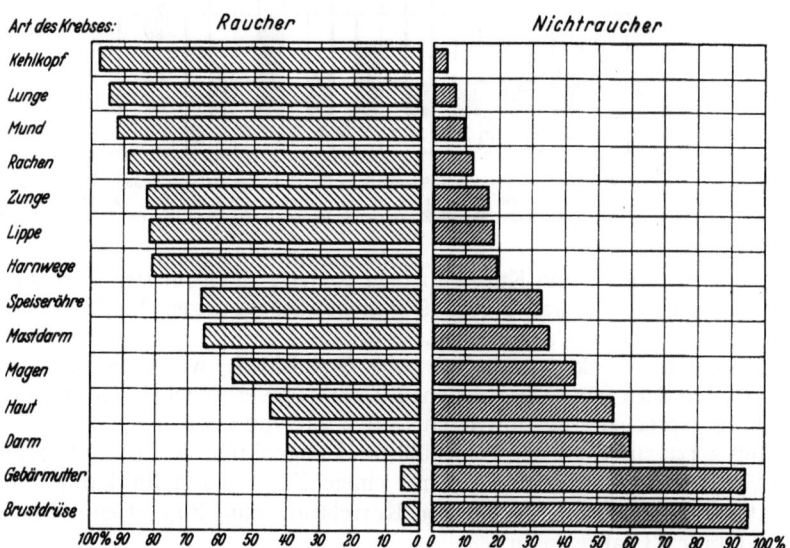

Abb. 122. Häufigkeit verschiedener Organkrebse bei Rauchern und Nichtrauchern (nach ROFFO)

„*Rauchstraße*" — Lippe, Zunge, Mund, Kehlkopf und Lungen — zeigen ein starkes Überwiegen beim Raucher gegenüber dem Nichtraucher, b) hinsichtlich der *Häufigkeit:* Nach HAMMOND kommen von allen Bronchialkrebsen auf je 100 000 Lebende mit steigendem Tabakquantum steigende Bronchialkrebsziffern. Es besteht also beim Tabakkonsum eine enge *Relation zwischen Dosis und Effekt*. Das beweisen schon die vielen Statistiken über den Zusammenhang zwischen Bronchialkrebshäufigkeit und Höhe des Tabak-, besonders des Zigarettenkonsums (vgl. Tab. 69).

Tabelle 69. *Bronchialcarcinome je 100000 Lebende* (nach E. C. HAMMOND, Amer. Canc. Soc. 1955)

```
Nichtraucher  . . . . . . . . . . . . . . . . . .   49
Gelegenheitsraucher  . . . . . . . . . . . . . . .  102
Gewohnheitsraucher
   a) weniger als 20 Zigaretten täglich  . . . . .  128
   b) 20—40 Zigaretten täglich . . . . . . . . . .  227
   c) mehr als 40 Zigaretten täglich  . . . . . .   460
```

WYNDER u. Mitarb. (1957) haben die Frage auch noch zum Gegenstand von *Versuchen an Mäusen* gemacht, um sowohl die „optimale", wie die minimale Konzentration des Tabakteeres, soweit er Papillome und Carcinome hervorruft, zu ermitteln. Die Dosis, die Papillome auslöst, entspricht etwa ein Drittel der Dosis für Carcinome.

Auf den Menschen und den Zigarettenkonsum bezogen bestätigt dies die Grundthese: jede Zigarette liefert Carcinogene. Wie sich aber die Carcinogene auswirken, das entscheiden Dosis und Zeit.

Schon nach diesen schwerwiegenden Indizien sollte man meinen, es müßte möglich sein, den „Beschuldigten" endgültig zu überführen. Tatsächlich haben auch verschiedene Arbeitsgruppen (in England COMMINS, COOPER und LINDSEY 1954, GILBERT u. Mitarb. 1956), in der Schweiz NEUKOMM u. Mitarb. und in Heidelberg LETTRÉ im Prinzip genau das gleiche gefunden, nämlich: der *Tabakrauch* enthält *carcinogene Kohlenwasserstoffe*, darunter *3:4-Benzpyren*.

Wie aber kommen sie hinein? LETTRÉ untersuchte 100 Zigarrenstummel und fand hier 5 cancerogene Kohlenwasserstoffe, darunter Benzpyren, insgesamt 300 γ. In 100 ungerauchten Zigarren der gleichen Sorte fand er nichts.

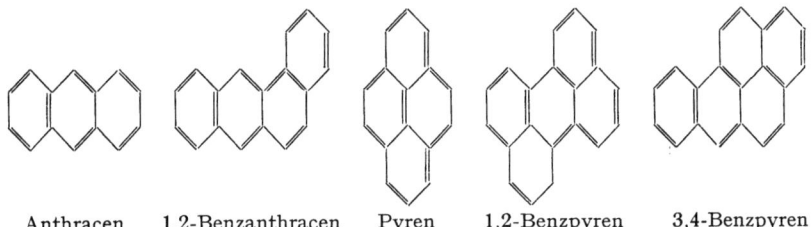

Anthracen   1,2-Benzanthracen   Pyren   1,2-Benzpyren   3,4-Benzpyren

Abb. 123. Durch den Rauchprozeß entstandene polycyclische Kohlenwasserstoffe (nach H. LETTRÉ 1955)

GILBETT und LINDSEY haben in 500 Zigarettenstummeln im Prinzip das gleiche gefunden was LETTRÉ in Zigarrenstummeln gefunden hatte, nämlich nicht weniger als 12 polycyclische Kohlenwasserstoffe, mit insgesamt 503,1 γ.

Es ist also erst der *Rauchprozeß*, der die Cancerogene erzeugt. Rauchen ist physikalisch-chemisch eine trockene Destillation mit Temperaturen von 650 bis 700° C in der Glutzone. Das Naturprodukt Tabak enthält diese Teerprodukte nicht. Erst der Rauchprozeß erzeugt sie. In 1 cm³ Tabakrauch finden sich etwa 600000 Rußpartikelchen (LICKINT). Wohl werden die meisten wieder exhaliert, andere aber kommen besonders an den exponierten Stellen des Bronchialsystems zum Niederschlag, zur Absorption und damit zur carcinogenen Aktivität.

Völlig unbestritten ist die Potenzierung der Gefahren durch das „*Inhalieren*". Dem Zigarren- und Pfeifenraucher macht die saure Reaktion des Rauches das „Inhalieren" physisch unmöglich. Daran liegt es wohl auch, daß die Zigarren- und Pfeifenraucher in allen Varianten der Raucherstatistiken sehr viel günstiger abschneiden, als die Zigarettenraucher. Absichtliches „Inhalieren" ist gleichbedeutend mit Einbringung aller thermischen (hohe Temperatur!), aller mechanischen (Rauchpartikelchen) und aller carcinogenen Schädigungen bis in die Lungenalveolen. Wer „raucht", „setzt" noch auf seine Flimmerepithelien, wer „inhaliert", spielt — va banque — mit seinem Leben.

Auch die *pathologische Anatomie* (vgl. WEGELIN 1942) liefert belastende Anhaltspunkte: der Lungenkrebs geht fast in allen Fällen vom Haupt- oder von einem sekundären großen Bronchus und dort vom Oberflächenepithel, also von den den Rauchnoxen am meisten und zuerst exponierten Partien aus.

Es gibt auch eindrucksvolle Beiträge der *Kasuistik*. HEERMANN (1941) beobachtete eineiige Zwillinge, beides Schlossermeister. Der eine durfte in seinem Betrieb rauchen, der zweite, da er in einem Bergwerk war, durfte nicht rauchen. Der erste war sehr starker Raucher, inhalierte auch gewohnheitsmäßig und bekam ein Stimmbandcarcinom, welches auch sonst fast nur bei starken Rauchern angetroffen wird. Der andere blieb trotz gleicher Erbmasse verschont. Es ist unbestreitbar, daß diese Beobachtung für den Tabak als maßgebende Noxe spricht.

Ist der Beschuldigte endgültig überführt? Nun, der Wissenschaftler ist ja nie Ankläger. Er wird die Gegenargumente genauso prüfen. Mit Recht wendet man ein: Wohl ist es den Experimentatoren, diesen Imitatoren menschlicher Kausalzusammenhänge, gelungen, Hautkrebse bei Mäusen zu erzeugen. Es ist ihnen aber noch *niemals gelungen*, bei Mäusen *Bronchialkrebs* selbst *hervorzurufen*.

Nun bei einer solchen Diskrepanz zwischen negativem Befund und soviel theoretischer Erwartung fragt man sich natürlich: Haben denn die Mäuseexperimentatoren das wohl auch richtig gemacht? Man muß dies bezweifeln! Nicht wegen des billigen Einwandes, die Maus sei nun einmal kein Mensch, sondern a) weil man eine Maus zwar zum Passiv-, aber niemals zum Aktivrauchen bringen kann und b) weil die Versuchsanordnungen bei der Maus die tatsächlichen Verhältnisse beim Menschen nicht zu kopieren vermögen.

Aufschlußreich ist eine Erhebung über die *Rauchgewohnheiten von über 40000 englischen Ärzten* (DOLL und HILL 1956). $4^1/_2$ Jahre nach der Registrierung wurden die Todesfälle ausgewertet. Die Analyse ergab bei starken Rauchern einerseits eine höhere Todesrate an Lungenkrebs, andererseits überhaupt eine relativ etwa 20mal höhere Sterblichkeit als bei den Nichtrauchern, und zwar wieder stärker ausgeprägt bei den Zigaretten- als bei den Pfeifenrauchern. Auch bei ehemaligen Rauchern, d. h. bei Leuten, die seit mindestens 10 Jahren nicht mehr rauchen, sinkt die Sterblichkeit relativ in Abhängigkeit von der Zeitspanne seit Einstellung des Rauchens.

Tatsächlich kommen beim Menschen noch weitere „inhalierte" Noxen in Betracht, auf die später zurückzukommen sein wird. Hier sei anhangsweise nur kurz noch darauf hingewiesen, daß alle Zigaretten von arsenhaltigen Schädlingsbekämpfungsmitteln einen variablen *Arsengehalt* zwischen 0,1—12 γ Arsen/Zigarette aufweisen, von denen $^1/_{10}$—$^1/_{12}$ des Arsens in den Tabakrauch gelangen (PORTHEINE 1957).

Nimmt man alles in allem, so kann man sagen, der Tabak ist hinreichend überführt, bei der Entstehung mancher Krebse, speziell des Lungenkrebses, maßgebend mitzuwirken. Inzwischen hat das British Research Council[1] und eine Gruppe amerikanischer Sachverständiger[2] den Kausalzusammenhang zwischen Zigarettenkonsum und Zunahme des Bronchialcarcinoms ohne Einschränkung bejaht. Tut man dies, so kann man hinsichtlich der weiteren Zunahme des Bronchialkrebses nur mit großer Sorge in die Zukunft sehen, steigt ja der Zigarettenkonsum auch weiterhin ständig an. 1961 betrug der Verkaufswert sämtlicher Tabakerzeugnisse in der Deutschen Bundesrepublik 7,8 Milliarden DM (davon

---

[1] Brit, med. J. **1957**.   [2] Science **125**, 1129 (1957)

3,5 Milliarden Tabaksteuer 1960). Die Zunahme des Verkaufswertes von 1960 auf 1961 um 7,8% beruht ausschließlich auf einem höheren Absatz von Zigaretten (60,5 Milliarden Stück im Jahre 1958!).

Beim Tabak und seinen Verbrennungsprodukten muß auch daran gedacht werden, daß er auch für *Krebse der oberen und unteren Speisewege einschließlich des Magens* mit verantwortlich ist. Es ist einleuchtend, daß die Tabakteerstoffe nicht nur „inhaliert" in die Atemluft, sondern auch auf die Schleimhäute der Mundhöhle und des Rachens und, mit dem Speichel verschluckt, in den Oesophagus und Magen gelangen und dort die schon nicht geringe Zahl von chemischen Schädigungen um weitere vermehren. WYNDER u. Mitarb. (1957) analysierten 659 *Carcinome der Mundhöhle*. Männer waren wesentlich häufiger betroffen. Nur 3% derselben waren Nichtraucher, 34% waren starke, meist Pfeifen- und Zigarettenraucher. Daneben spielte der Alkoholkonsum noch eine Rolle. Auch die *Rolle des Kautabaks* bei Krebsen der Mundhöhle und der Speiseröhre ist erwiesen. FRIEDELL und ROSENTHAL (1941) teilen 8 Fälle von Mundkrebs mit, bei denen sich der Krebs stets an der Stelle entwickelte, wo der Kautabak im Munde gehalten zu werden pflegt. Von den 659 Mundkrebsen, die WYNDER (1957) erfassen konnte, waren 17% wahrscheinlich ausgelöst durch Carcinome bei Verbrauchern von Kautabak.

Beim Tabakgenuß wird nur zu oft sein *Dreifacheffekt* vernachlässigt. Es handelt sich, untrennbar gekoppelt, um 3 Schäden: Nicotin als *Herz-Gefäßgift*, Tabakteerstoffe als *Bronchitisbringer* und *krebsinduzierend* im Bereich der Luftwege und Tabakteerstoffe als peroral zugeführte Carcinogene für den Magen-Darm-Kanal und für die ableitenden Harnwege. Schon bei der „Krebsstatistik" (2. Kap.) war die Rede davon, daß die Krebsalterskurve des Bronchialcarcinoms entgegen allen anderen Organkrebsen um die Mitte der 60er Jahre einen Knick aufweist (Abb. 29, S. 71). Es ist dies darauf zurückzuführen, daß ein Teil der Raucher als „Anwärter" auf ein späteres Bronchial-Ca dieses nicht erleben, weil sie vor der Zeit einem nicotin-mitbedingten Herzinfarkt erliegen.

Inwieweit das tabakteerbedingte *Bronchialcarcinom* mit nicotinbedingten *Coronar- und Myokarderkrankungen* einhergeht, ist der Gegenstand einer Erhebung, die die Mitarbeiter des Verfassers OTT, KAULBACH und TERZIDES (1961) an der Chirurgischen Klinik Heidelberg durchführten. Sie kamen *bei 100 Rauchern* mit histologisch gesichertem Bronchialkrebs zu folgendem *Ergebnis:*

1. *Bronchialkrebskranke leiden* in einem hohen Prozentsatz *an Herzerkrankungen:* 67% der Patienten klagten über meist Jahre zurückreichende Herzbeschwerden. 56% der Fälle hatten einen pathologischen EKG-Befund. In 76% wiesen Anamnese und EKG auf eine Herzerkrankung hin.

2. Die *Häufigkeit* der Herzerkrankungen bei Bronchialkrebspatienten *steigt an* in Abhängigkeit vom Lebensalter und vom *Zigarettenkonsum* (bezogen auf die Lebenszeit). Bei Nicht- oder Gelegenheitsrauchern fand sich unter 7 Fällen nur einmal ein Hinweis auf Herzerkrankungen. Bei mittelstarken und starken Rauchern dagegen fanden sich in drei Viertel aller Fälle anamnestisch oder im EKG myocardiale bzw. coronare Veränderungen (Tab. 70).

3. *Histologisch* hatten Patienten mit Lungenkrebs um so häufiger ein *Plattenepithelcarcinom*, je höher der Zigarettenverbrauch dieser Kranken war. Unter 7 Nicht- oder Gelegenheitsrauchern fanden sich keine Plattenepithelcarcinome, bei mittelstarken Rauchern dagegen in 66% und bei starken Rauchern sogar in 80% der Fälle.

Aus den Erhebungen folgt einmal, daß das Rauchen in einem hohen Prozentsatz nicotinbedingte Herzerkrankungen bedingt und sodann, daß es gleichzeitig tabakteerbedingt (als Voraussetzung von Plattenepithelcarcinomen) eine *Metaplasie des Bronchialepithels* als *Präcancerose* auslöst.

Die Auswirkungen des Rauchens beschränken sich aber nicht auf Herz-Kreislauferkrankungen und auf die Mitwirkung der Bronchialkrebsentstehung. Auch bei anderen Krebslokalisationen sind die Raucher wesentlich stärker mitbetroffen, als die Nichtraucher. Die *Tabakteerprodukte* werden eben nicht nur auf den Schleimhäuten der eigentlichen Luftwege (Kehlkopf, Trachea, Bronchien, Lungen), sondern auch auf den *Schleimhäuten des Mundes, der Zunge, des Rachens und Schlundes* niedergeschlagen und mit dem Speichel, den Speisen und Getränken via oesophagi in den *Magen-Darm-Kanal* befördert. Von dort aus gelangen sie „resorptiv" direkt oder indirekt (Abbauprodukte) auch in die drüsigen Anhangsgebilde des Verdauungstraktes und bei der Ausscheidung auch in die ableitenden Harnwege. Wie vielgestaltig und wie weitreichend die Auswirkungen angesehen werden müssen, geht aus einer sehr umfassenden Erhebung hervor, die von der *American Cancer Society* ab 1952 mit 4jähriger Beobachtungsdauer *an 188000 amerikanischen Männern* durchgeführt wurde (HAMMOND und HORN 1957).

Tabelle 70. *Erhebungen an 100 histologisch gesicherten Bronchialkrebskranken*

Gesamtkonsum an Zigaretten (Stückzahl)	Zahl der Fälle	Herzanamnese			EKG			EKG oder Herzanamnese			Histologie	
		unauffällig	seit länger. Zeit Beschwerden		unauffällig	Pathologisch		unauffällig	Pathologisch		Anteil d. Plattenepithel-Car.	
			Zahl d. Fälle	%		Zahl d. Fälle	%		Zahl d. Fälle	%	Zahl d. Fälle	%
0 bis 50000	7	6	1	—	6	1	—	6	1		0	0
bis 150000	27	10	17	62,9	14	13	48,1	7	20	74,0	18	66
bis 250000	39	11	28	71,8	17	22	56,4	10	29	74,3	31	79
bis 350000	20	5	15	75,0	8	12	60	5	15	75,0	16	80
über 350000	7	1	6	—	1	6	—	0	7	—	7	100
Insgesamt	100	33	67	67	44	56	56	24	76	76	72	72

Prozentuale Häufigkeit jahrelang zurückreichender Herzbeschwerden, pathologischer EKG-Befunde und von Plattenepithelcarcinomen in Relation zum Zigarettenkonsum im Laufe des Lebens bei den betreffenden Patienten (Chirurgische Klinik Heidelberg: OTT, KAULBACH und TERZIDES 1961).

Bei der Auswertung von 11870 Todesfällen der Ermittlungszeit kamen sie zu folgenden *Schlußfolgerungen:* 1. alles Rauchen verkürzt das Leben, 2. Zigarettenrauchen ist bei weitem der schlimmste Missetäter, und das Risiko steigt an mit dem gerauchten Betrag, 3. der Verlust an durchschnittlicher Lebenszeit durch Lungenkrebs ist größer als durch Herzkrankheit. 4. Die Todesrate (alle Todesursachen zusammengenommen) ist bei den Zigarettenrauchern um 68% höher als bei Nichtrauchern. 5. Der Prozentsatz steigt mit der Zahl der verrauchten Päckchen. 6. Das Risiko eines Lungenkrebses ist bei Verbrauch einer Packung/Tag 15mal, bei 2 und mehr Päckchen 64mal so groß als bei Nichtraucher. 7. Krebse anderer Organe sind beim Zigarettenraucher gleichfalls eindeutig häufiger: die Krebstodesrate verglichen mit dem Nie-Raucher steigt beim Pankreas-Ca um 50%, bei der Niere um 58%, beim Magen um 61%, bei der Prostata um 75%, bei der Blase um 117% und bei der Leber und Gallenblase um 352% an. Dagegen fanden sich keine Beziehungen zwischen Rauchen und Leukämien bzw. Hirntumoren sowie Colon- und Rectumcarcinomen.

Diese *Dreifach-Wirkung des Tabaks* [Gefäßerkrankungen, Bronchialkrebs, sonstige (resorptiv) entstandene Organkrebse] wird aber nicht nur durch den Abusus belegt, sondern umgekehrt auch durch die *Abstinenz.*

WYNDER, LEMON und BROSS (1959) machten Erhebungen an Adventisten, einer Sekte von 300000 Mitgliedern, die weder rauchen noch trinken, zum Gegenstand einer sich über die Jahre 1952—1957 erstreckenden Untersuchung. Innerhalb der Adventisten ließen sich noch zwei wichtige Untergruppen aufstellen: 45% waren Adventisten von Jugend auf (93% der ♂♂ und 98 der ♀♀ Nichtraucher und Nichttrinker!) und 55% waren Konvertiten (bei den ♂♂ 62%, bei den ♀♀ 81% Nichtraucher und 55% ♂♂ und 88% ♀♀ Nichttrinker). Auch in der Ernährung bestehen große Unterschiede zwischen den Adventisten und der sonstigen Bevölkerung. Bei der Auswertung des Krankengutes von 8 Hospitälern ergab sich anhand von 5339 Krebskranken, 3997 Patienten mit Coronarerkrankungen und 2378 Myocardinfarkten, daß das Krebsvorkommen bei den Adventisten, besonders bei den Männern, weit hinter der statistischen Erwartung zurückbleibt. Die Carcinome der Mundhöhle, des Larynx, Oesophagus und der Lungen machen nur die Hälfte gegenüber der übrigen Bevölkerung aus. Bei den Frauen macht das Cervix-Ca nur ein Drittel des Krebsbefalls gegenüber dem Durchschnitt aus. Der Myokardinfarkt tritt erst in späterem Alter auf.

Zieht man die *Gesamtbilanz*, so ist die in mehrfacher Hinsicht *krebsfördernde Wirkung des Rauchens außer allem Zweifel,* und zwar nicht nur im direkten Bereich der unmittelbaren Einwirkung der Tabakteerderivate auf die Schleimhäute der Luftwege, sondern indirekt (resorptiv) auch auf Organe, die jene carcinogenen Stoffe chemisch verarbeiten bzw. ihre Umwandlungsprodukte ausscheiden müssen.

Die Schlußfolgerung von der potentiell carcinogenen Wirkung der Tabakteerderivate basiert auf *Erfahrungen am Menschen* unter jeder nur ausdenkbaren Variation der Befunderhebungen. Tatsächlich ist der *„Raucherkrebs" das größte „Krebsexperiment"* in der Geschichte der Krebskrankheiten. Dieses Massenexperiment ist — unbeabsichtigt zwar, aber de facto — ein experimentum in homine mit Hunderten von Millionen als Versuchsobjekten, mit vielen Millionen von Menschen als Raucher und als „Vergleichsmaterial" wieder mit Millionen Menschen als Nichtraucher. Die Raucher lassen sich jeweils wieder unterteilen in die Untergruppen der Gelegenheits-, der „schwachen", der „mäßigen" und der „starken Raucher", die Nicht-Raucher in Nicht-Mehr-Raucher, Nichtraucher und Niemalsraucher.

Der im Prinzip einzige *Einwand* gegen die These von der krebsfördernden Wirkung des Rauchens kommt von tierexperimenteller Seite. Er beruht darauf, daß der Raucherkrebs des Menschen *beim Versuchstier* nicht oder nur sehr *schwer kopierbar* ist. Dieser Einwand beschwichtigt viele, aber er schlägt nicht durch. Der Tabak ist ein Genußmittel ausschließlich des Menschen. Seine Auswirkungen sind daher in vollem Umfange ausschließlich am Menschen erfaßbar und bei anderen Lebewesen nicht voll kopierbar. Keine Tierart ist zum Aktivrauchen à la Mensch zu dressieren oder zu zwingen. *Im Experiment* sind die *Tiere* immer *nur Passivraucher*. Beim Passivraucher entfallen aber alle jene Faktoren, die den „schwer" rauchenden Ehemann von seiner nicht-rauchenden Ehefrau unterscheiden.

Die Erhebungen am Menschen zeigen: die Zunahme des Bronchialkrebses seit der Jahrhundertwende geht der Zunahme des Tabakkonsums im gleichen Zeitabschnitt völlig parallel. Wohl hängt jene Zunahme auch damit zusammen, daß — dank der verlängerten Lebenserwartung des Menschen — heute viele Raucher den Bronchialkrebs erleben, den frühere Raucher mit niedrigerer Lebensdauer nicht erlebten. Wohl spielt auch die Verunreinigung der atmosphärischen Luft durch andere Carcinogene (s. später S. 415) mit eine zusätzliche Rolle. Die sonstige Anreicherung der Atemluft mit anderweitigen Carcinogenen ist aber ebensowenig, wie die höhere Lebensdauer *die* „Ur-Sache" der Zunahme. Entscheidend für die Zunahme ist die Auswirkung der Noxe *„Tabakteerderivate"*. Die letzteren sind eben aus dem Anstieg des Bronchialkrebses nicht wegdenkbar, da nur sie allein das 10—20fach höhere Befallensein der Männer zu erklären vermögen.

Gegenüber alkoholischen Getränken und Tabakwaren spielen **andere Genußmittel** (Kaffee, Kaffeesurrogate, Tee, Kakao, Gewürze, Kräuter) in der Carcinogenese kaum eine Rolle. Praktisch am wichtigsten ist der *Kaffee*, nicht nur wegen seines Konsums (in der Bundesrepublik 1952 0,84 kg je Kopf und Jahr), sondern vor allem wegen der Frage, ob durch den *Röstprozeß* (200—230°C) oder ob durch Glasurmittel (früher u. a. auch Schellack!) carcinogene Stoffe erzeugt werden oder ob indirekt durch die die Salzsäureproduktion des Magens anregende Coffeinwirkung als Präcancerose eine krebsfördernde *Reizgastritis* ausgelöst wird.

Die Angabe ROFFOs (1939), daß er durch *Kaffeeteer Krebs* erzeugt habe, hat sich von EICHLER und VOLLMAR nicht bestätigen lassen. Die Rohprodukte wurden der Hitze in einem elektrischen Muffelofen ausgesetzt. Die Temperaturen lasteten 2—3 Std. auf dem Röstgut und zwar bei 220° (übliche Rösttemperatur) oder 400° (die Temperatur, bei der es nach ROFFO in carcinogene Substanzen übergehen soll) oder bei 600°, einer Temperatur, bei der die Cellulose weitgehend verkokt wird. Die anfallenden Substanzen wurden teils durch Destillation, teils durch Äther extrahiert. Mit den erhaltenen Materialien wurden 60 Kaninchen und 300 Mäuse zweimal wöchentlich 1 Jahr lang gepinselt und die Tiere dann mehrere Jahre weiter beobachtet. Es kam in keinem Fall zu einer Carcinombildung. Doch scheint es, als ob es mit darauf ankommt, ob es beim Rösten zu einem richtigen *Kaffee-Ruß* kommt. In letzterem haben KURATSUNE und HUEPER (1958) 10 polycyclische aromatische Kohlenwasserstoffe, darunter das carcinogene Benz-α-Pyren, wenn auch letzteres nur in sehr geringer Menge, nachgewiesen.

Zur Krebsentstehung durch Genußmittel gehören schließlich noch die *Carcinome der Mundhöhle als Folge des Betelnußkauens*. Der „Betel" wird hergestellt aus Scheiben der stark gerbsäurehaltigen, rotgefärbten Betelnuß (Frucht der Betelnußpalme), aus starken Gewürzen („Betelpfeffer"), Kalk, Tabak und anderen Zusätzen.

Die Sitte oder richtiger Unsitte des Betelkauens (vgl. SCHNEIDER 1941) ist unter den Völkern Südostasiens und Polynesiens, vor allem bei Frauen, aber auch bei Jugendlichen sehr verbreitet. Es kommt zu vielfachen Reizerscheinungen der Schleimhäute in der Mundhöhle, die später zu Rissigwerden, Geschwürsbildung und weiterhin zu verschiedenartigen gut- und bösartigen Geschwülsten, besonders an der Unterlippe, aber auch am Zahnfleisch, der Schleimhaut der Wangen, Zunge usw. führen und schließlich zu Warzenbildung, zu Cancroiden und zu Plattenepithelcarcinomen Anlaß geben. So häufig diese „Beteltumoren" sind, über die in den Betelnüssen enthaltene carcinogene Substanz ist noch nichts bekannt.

d) Krebsbegünstigung durch Arzneimittel und Kosmetica. Es gibt nicht nur eine Krebsbegünstigung durch Nahrungs- und Genußmittel, auch *Krebs durch Arzneimittel ausgelöst*, kommt gelegentlich vor. Was liegt in diesen vier Worten für eine ärztliche Tragik eingeschlossen, daß der Arzt im guten Glauben, zu helfen und zu heilen, selbst zum syncarcinogenetischen Faktor wird, wenn er etwas verwendet, was wenn auch sehr selten zur Causa canceris efficiens wird.

Selbstverständlich soll für den Arzt und Laien mit nachfolgender *Zusammenstellung* nicht Unruhe gestiftet, sondern nur zum Nachdenken und zur Vorsicht angeregt werden, denn wie immer entscheidet natürlich auch bei Medikamenten Dosis und Zeit. Es ist aber für die Verantwortung des Arztes wichtig zu wissen, was nach Tierversuchen — meist unter anderen Bedingungen — auf lange Sicht als potentiell carcinogen anzusehen ist.

Vom alten Beispiel eines „iatrogenen Carcinoms", vom medikamentösen *Arsenkrebs*, war bereits zu Beginn dieses Kapitels (S. 332) die Rede.

Ein anderes Beispiel unnötiger „therapeutischer" Exposition gegenüber carcinogenen Substanzen ist die Verwendung von *Teer* und Teerabkömmlingen in einer großen Menge von Salben (10—30%!), in Ölen, „Zugpflaster", *Seifen, Pasten, Tinkturen, Pudern, Einreibemitteln* usw. (Näheres s. „Rote Liste") (Lit. bei BERENBLUM 1948, ROOK u. Mitarb. 1956). Wenn auch solche Mittel nur kurzfristig verordnet zu werden pflegen, so werden sie aber doch von Kranken gelegentlich langfristig verwendet, zudem meist bei Hautkrankheiten, die an sich schon eine gewisse Krebsgefährdung bedeuten. Von Teerderivaten ist besonders das *Kreosot* zu nennen. Es ist ein Destillat aus Birken- oder Buchenholzteer und enthält demzufolge ein ganzes Gemisch von Phenolderivaten.

Vielfach wird warnend auf medikamentös verwendete *Petroleumderivate*, vor allem auf *Paraffin* und *Paraffinöle* verwiesen. Vom Berufskrebs der Paraffinarbeiter und den experimentellen Paraffinkrebsen (LEITCH und KENNAWAY 1922) war schon die Rede. Von subcutanen Paraffininjektionen (meist aus kosmetischen Anlässen) ist es bekannt, daß solche „Paraffinome" später gelegentlich zu Sarkomen werden. Hier sei darauf hingewiesen, daß bei Obstipation Paraffinöle oft jahrelang regelmäßig eingenommen werden. Dies möchte ungefährlich sein, wenn die Paraffinöle entsprechend raffiniert wären. Die Kontrolle der Handelspräparate auf Beimengung cancerogener Substanzen sollte unbedingt gefordert werden.

BOYD und DOLL (1954) fanden bei Patienten mit gastrointestinalen Krebserkrankungen in einem hohen Prozentsatz einen jahrelangen erheblichen Verbrauch paraffinhaltiger Abführmittel. Wir selbst sahen eine diffuse Papillomatose vom Nierenbecken bis in die Blase bei einer Frau, die über 20 Jahre täglich (!) Paraffinöl als Laxans verwendet hatte.

Auch *Schieferöle* sind nicht ohne Bedenken, zumal sie oestrogene Wirkung zu entfalten vermögen.

Bei den Medikamenten muß man sich auch des Azofarbstoffes o-Amidoazotoluol erinnern (s. S. 347). Er hat früher als „*Scharlachrotsalbe*" zur Anregung der Epithelisierung granulierender Wunden Verwendung gefunden. Es wird heute allerdings wohl kaum mehr angewandt und durch das mittels Acetylierung weniger giftig gemachte Pellidol ersetzt. Unverständlich und sicher auch unnötig ist die *Färbung von Arzneimitteln*. Hierzu sollten grundsätzlich nur Farbstoffe zugelassen werden, die auch als Lebensmittelfarbstoffe unbedenklich erscheinen. Das in zahlreichen Medikamenten zur Behandlung der Tuberkulose verwendete *Isonicotinsäurehydrazid (INH)* muß erwähnt werden, nachdem JUHÁSZ u. Mitarb. (1957) bei 45 Mäusen durch intraperitoneale Applikation (2—3 mg alle 2—3 Tage, bis zu 30 Injektionen) 7 solitäre oder multiple Lungenadenome und 7 Leukämien nach etwa $7^1/_2$ Monaten beobachtet haben.

Bei den Genitalcarcinomen der Frau wird man auch an den ja oft jahrelangen *Gebrauch antikonzeptioneller Mittel*, die ja durchweg chemisch recht differenter Natur zu sein pflegen, denken müssen. Der gegenüber dem Corpuscarcinom sehr viel häufigere Krebs der allen vaginalen Insulten ausgesetzten Cervix uteri spricht jedenfalls für äußere Schäden. Selbstverständlich kommen auch andere chemische Einwirkungen chronisch schädigender Art, z. B. bei der Fluorbehandlung, in Betracht.

1936 teilte BUSSE einen Fall eines Plattenepithelcarcinoms an der Kleinzehe mit, das bei einem 40jährigen Manne im Anschluß an die Behandlung eines Clavus (Hühnerauges) mit *Kukirol* entstanden war. Der Verfasser kann die Angabe bestätigen anhand eines tragischen Falles bei einer Frau, welche nach Behandlung einer Warze am Daumen mit Kukirol gleichfalls ein Hautcarcinom bekam, welches durch ausgedehnte Metastasierung zum Tode führte.

Auch *Kosmetica* und sonstige Dinge des täglichen Gebrauchs können Bedenken begegnen. So ist *Vaseline*, unnötig viel oder unnötig lange verwandt, verdächtig. DOMAGK (1939) berichtet von einer Maus, die nach peroraler Verabreichung von Vaseline zugesetzt der Reisnahrung nach 7 Tagen „einen ganz hochgradigen Haarausfall" bekam. Nach Aussetzen der Kost trat erneut Haarwachstum auf. Die Entstehung von Carcinom aus „Vaselinewarzen" wurde von OPPENHEIM beschrieben (zit. nach SCHOCH 1943).

Im Zusammenhang mit potentiell carcinogenen Arzneimitteln muß kurz an die hochmolekularen *Kunststoffe*, die vor allem in der operativen Chirurgie als Endo-Prothesen, Plomben usw. Verwendung finden (Näheres S. 379), erinnert werden. Viele dieser Kunststoffe sind im Tierexperiment blastogen. Das chemisch ins Gebiet der hochmolekularen polymeren Kunststoffe gehörige, jedoch in flüssiger Form als Blut- und Plasmaersatzmittel viel verwendete *Polyvinylpyrollidon* war ursprünglich von HUEPER (1957, 1959) bei Ratten und Mäusen als blastogen angesehen worden. Später (1961) untersuchte HUEPER zwei deutsche Präparate, das „Kollidon K 25" (Handelsname „*Periston*") und das „Kollidon K 17" („*Periston N*"). Das eine hat ein Molekulargewicht zwischen 2 000 und 38 000, das andere zwischen 4 000 und 80 000. Bei der intraperitonealen Injektion 25%iger Lösungen in physiologischer Kochsalzlösung wurden bei Ratten und Kaninchen keine malignen Tumoren erhalten [HUEPER (1961)].

Es ist jedenfalls nötig, daß die Ärzte immer wieder an die bloße Möglichkeit erinnert werden, denn die Prophylaxe gegenüber solchen „iatrogenen" Carcinomen liegt nur beim ἰατρόσ, dem Arzt. Im Prinzip kann also den vor möglichen carcinogenen Noxen warnenden Ärzten, wie REDING (1939), SCHOCH (1943), KRETZ (1944), nur beigestimmt werden. Den mitgeteilten Fällen stehen ja im Verhältnis mehr nicht als medikamentös bedingt erkannte Fälle gegenüber.

Zu direkt iatrogen ausgelösten kommen noch *Krebse nach krebsbegünstigender Medikation*. So ist mit der *Medikation heterosexueller Hormone* immer Vorsicht geboten. Zum Beispiel sollte man mit Testosteron im männlichen Klimakterium und zur Behandlung der Prostatahypertrophie zurückhaltend sein. Bekanntlich finden die Pathologen bei alten Männern unverhältnismäßig oft „Prostatacarcinome". Man denke an WALTHARDs alarmierende Überschrift „100 Prostatae = 30 Carcinome". Aber gleichviel, ob es sich dabei um „okkulte" Carcinome oder um Praecancerosen handelt, keinesfalls sollten diese lange latenten Herde durch männliches Hormon stimuliert werden. Test und Warnsignal ist die prämonitorische Praecancerose Gynäkomastie (Abb. 124) mit dem später nachfolgenden Mammacarcinom bei Prostatacarcinomkranken, die lange mit Follikelhormon, besonders aber mit Stilboestrol behandelt worden sind.

Wer *Stilboestrolpräparate* verwendet, muß sich darüber klar sein, daß diese Stoffe mit den Hormonen zwar die oestrogene Wirkung gemeinsam haben, chemisch-strukturell haben sie aber mit Hormonen nicht das geringste zu tun. Sie verhalten sich nach Untersuchungen MÖLLENDORFFs in der Gewebekultur ähnlich wie cancerogene Stoffe, lösen auch maligne Hypophysentumoren und (intratestikulär eingebracht) Hodentumoren aus. Männer, die in der pharmazeutischen Industrie mit Stilboestrol arbeiten, bekommen in einem erhöhten Prozentsatz Gynäkomastie. Überhören wir auch nicht die Warnung von Frauenärzten, die bereits über eine ganze Reihe von Uteruscarcinomen nach langdauernder Verabreichung von Stilboestrol berichtet haben. Ein amerikanischer Arzt, der einer Frau nur zur „Hebung des Allgemeinzustandes" 2 Jahre lang Stilboestrol verordnet hatte, wurde verurteilt, als die Frau 2 Jahre später ein Mammacarcinom bekam.

GRAVES und HARRIS (1952) beobachteten einen Brustkrebs beim Manne, der auf dem Boden einer Gynäkomastie nach 2 jähriger Stilboestrol-Behandlung entstand. Der Patient hatte insgesamt 4400 mg Stilboestrol erhalten. Sie referieren gleichzeitig über 5 weitere Fälle.

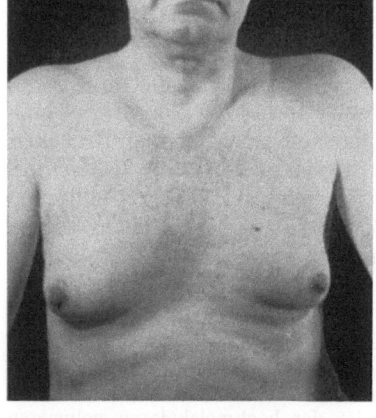

Abb. 124. 66jähriger Mann mit Prostatacarcinom. Doppelseitige praeceneröse Gynäkomastie nach langdauernder Stilboestrolbehandlung

Ähnliches gilt mutatis mutandis bei Frauen für die *Medikation weiblicher Sexualhormone* bei der Mastopathia cystica, bei anderen benignen Anlässen, wie Ulcus ventriculi, Rheuma, Lymphogranuloma inguinale, bloßen klimakterischen Beschwerden, Endometriosen und dergleichen. Vorsicht dürfte auch geboten sein mit der kritiklosen Verwendung im Handel frei erhältlicher Kosmetica mit *Sexualhormonen*, da diese Mittel teilweise über lange Zeit auf ziemlich große Hautflächen aufgetragen werden (DELANEY 1952).

Gewiß, Hormone sind keine Carcinogene, d. h. sie lösen keinen Krebs aus, aber sie begünstigen die anderweitige Krebsauslösung, sofern sie endokrin gesteuerte Organe zur Hyperfunktion, Gewebs- und Zellproliferation anregen.

Hierher gehören auch die *Schilddrüsencarcinome* nach *Thiouracilbehandlung*.

So beobachteten PEINE u. Mitarb. (1947) ein Schilddrüsencarcinom bei einer 56jährigen Frau mit Morbus Basedow, nachdem dieselbe insgesamt 10,1 g Thiouracil erhalten hatte.

E. HERMANN (1951) beobachtete eine wuchernde Struma LANGHANS bei einer 54jährigen Frau, die gleichfalls wegen einer Basedowerkrankung innerhalb 3 Jahren 21,25 g Methylthiouracil, und einen 69jährigen Mann mit einem Schilddrüsencarcinom, der aus derselben Indikation binnen 3 Jahren und 10 Monaten insgesamt 139,6 g Methylthiouracil erhalten hatte. Einen anderen Fall beschreiben HAGEN und SCHUERMEYER (1947). Im Tierexperiment sind in zahlreichen Versuchsserien die cancerogenen Eigenschaften des Thiouracils ebenfalls nachgewiesen worden [MOORE, BRACKNEY und BOCK (1953), CANTAROW, PASCHKIS und RUTMAN (1955), LUNDSGAARD-HANSEN (1956) u. a.].

Das in mehreren Dutzend von Fabrikpräparaten enthaltene *Hexamethylentetramin*, vorwiegend bei Infekten der Harn- und Gallenwege, aber auch bei Fettsucht, Hautkrankheiten u. a. angewandt, erzeugt bei Ratten Sarkome (WATANABE und S. SUGIMOTO 1955).

Wer eine Chemotherapie maligner Tumoren treibt, muß sich klar sein, daß es sich bei allen *Cytostatica* um eine Teufel-Beelzebub-Behandlung handelt. Alle cytostatisch wirkenden Substanzen müssen *biologisch aggressiv* sein und sind es allesamt auch. Es geht dies schon daraus hervor, daß die betreffenden Stoffe, soweit sie darauf geprüft sind, zugleich — auf Keimzellen angewandt — *mutationsauslösend*, auf Krebsgewebe appliziert „*radiomimetisch*" und auf Körpergewebe treffend *carcinogen* sind. So ist denn auch bei den *Arzneimitteln* die *Mutagenität* ein *Test* für *potentiell carcinogene und für carcinokolytische Wirkung*. Zum Beispiel werden *Mutationen* von folgenden therapeutisch verwendeten Stoffen induziert: *Urethan* (ursprünglich Schlafmittelnarcotikum) (ÖHLKERS, M. VOGT 1950), *N-Lost-Präparate* (besonders wirksames Carcinokolyticum) (AUERBACH 1946, 1947), das in der Chemotherapie maligner Tumoren viel verwandte TEM (Triäthylenmelamin) (FAHMY und FAHMY 1956), *Äthylenimine* (H. LUERS 1953, 1956), *Chinon I* (2,5-Biäthyleniminobenzochinon (BELITZ 1957, 1959), *Myleran* (1,4-Dimethansulfonoxybutan) (RÖHRBORN 1959).

Bei den Cytostatica ist die Carcinogenität erwiesen bei Urethan (s. a. S. 371), Stickstoff-Lost, Triäthylenmelamin u. a. „*Carcinokolytica*", wie wir sie zu nennen vorgeschlagen haben (K.H. BAUER 1949). Alle diese Stoffe sollten also, zumal sie ja in „wirksamen" Dosen gegeben werden müssen und bis an die Grenzen der Toleranz (Wirkung auf Hämatopoese) gegeben werden, *nur bei malignen Tumoren* und *nur bei beschränkter Lebenserwartung* angewandt werden, nicht aber bei „benignen" Anlässen, nicht bei chronischen Krankheiten, nicht bei Menschen in noch zeugungsfähigem Alter wegen der Rückwirkungen auf Erbmasse und Keimzellen. Bei hochdosierter Anwendung von *Cytostatica* muß selbst *bei Tumorkranken* mit der Möglichkeit einer erneuten zweiten Tumorinduktion gerechnet werden.

Beispiel (HECKNER 1959): 30jähr. Kranker mit myeloischer Leukämie (120000 Leukocyten!). Nach „Behandlung mit einer ungewöhnlich hohen Mylerandosis" Abfall der Leukocyten auf 2000—3000. Später generalisierte Lymphknotenerkrankung: cytologisch Retothelsarkom. Verfasser vermutet, „daß die retotheliale Zweitgeschwulst durch die Überdosierung des Cytostaticums Myleran induziert worden ist".

HANSEN und BICHEL (1952) berichten über insgesamt 7 tierexperimentelle Serien, in denen sie bei Ratten und Mäusen *verschiedene Sulfonamide* (0,4—0,5 g/kg Körpergewicht) verabfolgten. Der tumorproduzierende Effekt war unabhängig von der Art des Sulfonamids sowie von dem Modus der Applikation. In den ersten 3 Serien Wistar-Ratten gelangten bei 25% der Tiere Tumoren (Adenocarcinome der Nieren, Lymphosarkome und Spindelzellsarkome) zur Beobachtung, während die sulfonamidfreien Kontrollgruppen 1 Spindelzellsarkom (3%) aufwiesen. Bei Rfl-Mäusen betrug der Tumorbefall nach 12 Monaten 20%, der Kontrollgruppe 0%. Bei Aka-Mäusen, einer Rasse mit an sich sehr hohem Tumorbefall, ließ sich nach Sulfonamiden eine Beschleunigung der Tumorentwicklung um 2—5 Monate gegenüber den Kontrollgruppen feststellen. Eine potentiell carcinogene Wirkung der Sulfonamide scheint damit im Tierexperiment erwiesen.

Auch durch *Lösungsmittel von Medikamenten* ausgelöste Tumoren sind beobachtet worden. GOLDENBERG (1954) beobachtete 2 Fibrosarkome am Ort der i.m.-Injektion von Penicillin. Die Tumorauslösung wird auf das als Lösungsmittel verwendete *Sesamöl* bezogen.

Schließlich dürfen wir nicht übersehen, daß auch mancherlei andere *Therapieschäden* auf lange Sicht krebsbegünstigend wirken können, so z. B. das *Ulcus pepticum jejuni* bei nicht indizierter Gastroenterostomie mit der Gefahr eines späteren Carcinoms im weitgehend ausgeschalteten und daher gastritischen Pylorusmagen, die chronisch-ulcerösen *Ileocolitiden* nach längerer Anwendung von „Breitbandantibiotica", u. v. a. Zu erwähnen sind hier die vereinzelten Beobachtungen von Sarkomentstehung im Bereich von Operationsnarben (BETZLER und LEONHARDT 1959).

Nur mit großer Sorge sieht man, mit welcher Sorglosigkeit vielerorts *radioaktive Stoffe* an Nichtkrebskranken, oft sogar an gesunden Jugendlichen und Kindern — wissenschaftlich (!) bei der Tracermethodik, sonst zur Diagnostik und Therapie — verwendet werden, von den meist völlig unnötigen radioaktiven Wässern, Zahnpasten, Medikamenten usw. ganz zu schweigen.

Da dabei die strahlenden Energien entscheidend sind, sollen sie hier nur erwähnt, ausführlich jedoch erst im nächsten Kapitel besprochen werden.

Das Schwergewicht iatrogener Carcinome liegt in der *Polypragmasie* der Ärzte *bei der Behandlung chronisch-ulceröser Prozesse*, vor allem bei alten Ulcera cruris, Verbrennungsgeschwüren, älteren Knochen-, Mastdarm- und sonstigen Fisteln, veralteten Lupusleiden u. dgl. Auf vielerlei „therapeutischen Sünden" kommen wir im 10. Kapitel zurück.

e) Sonstige krebsbegünstigende Umweltfaktoren chemischer Natur. Außer durch Nahrungs-, Genuß- und Heilmittel kann der Mensch auch sonst noch aus seiner technisierten Umwelt heraus potentiell-carcinogenen Schädigungen ausgesetzt sein. Am deutlichsten tritt dies in Erscheinung beim Umweltfaktor Nr. I., bei unserer *Atemluft*. Wo der Mensch sich auch befindet, immer ist er Atemzug für Atemzug auf die Luft seines Aufenthaltsortes angewiesen. Diese atmosphärische Luft ist aber nicht mehr dieselbe wie zur Zeit unserer Großväter. Die *Luftverunreinigung* hat vor allem in Industrie- und Großstädten einen Grad erreicht, der auch carcinogene Bedeutung erlangt hat. PORTHEINE (1957) gibt allein den Flugaschenniederschlag in Industriegroßstädten mit 30 t/km²/Monat und darüber an. Im *Ruhrgebiet* fallen in einzelnen Bezirken heute noch bis über 2000 kg *Staub*/m² pro Tag nieder. In Duisburg schleudern allein 30 Stahlschmelzöfen stündlich 600 Zentner Staub in die Luft. Dabei stellt der Staub nur einen, wegen seiner Sichtbarkeit besonders augenfälligen, Teilfaktor der Luftverunreinigung dar. Einen nicht unerheblichen und aus der Sicht der Krebsbegünstigung und -auslösung sicherlich ebenso bedeutsamen Faktor stellen daneben die flüssigen und gasförmigen luftfremden Stoffe. Unter den letzteren weckten in den letzten Jahren das *Schwefeldioxyd* gesteigerte Beachtung durch die augenfälligen, und vom volkswirtschaftlichen Standpunkt immensen Schäden an Kulturpflanzen und in der Forstwirtschaft. Die meßbaren Verunreinigungen durch *Schwefelwasserstoff* und *Schwefelkohlenstoff*, bekanntermaßen handelt es sich hierbei um Zell- und Fermentgifte, stellen neben den Verunreinigungen durch *Ruß* ernst zu nehmende Bedrohungen der Volksgesundheit dar.

Insgesamt soll derzeitig bei uns die Gesamtemission zu 42% vom Hausbrand, zu 35% aus Industrie und Kraftwerken und zu 20% aus Verkehrsfahrzeugen stammen. Es ließ sich nachweisen, daß die Mortalität in einzelnen Gebieten ansteigt, wenn die Emissionswerte für Ruß 0,3 mg/m³ und für SO_2 0,7 mg/m³ überschreiten HETTCHE 1961).

Die Probe aufs Exempel ist der *Bronchialkrebs*. Der Mensch bekommt nämlich seinen Bronchialkrebs nicht ausschließlich dann, wenn er soundso viele Gamma Benzpyren inhaliert hat, der Lungenkrebs beim Menschen verdankt seine Entstehung zumeist der Aufeinanderfolge und dem Zusammenwirken mehrerer oder vieler krebsbegünstigender und krebsauslösender Faktoren. Wie immer, so ist auch hier das Problem Beruf und Krebs aufschlußreich.

Im 2. Kapitel (Krebsstatistik) war bereits bei der Frage „Beruf und Krebs" (S. 78ff.) ausführlich die Rede davon, daß Erhebungen der Chirurgischen Klinik Heidelberg gezeigt haben, daß zwischen der *Häufigkeit des Bronchialkrebses* und einzelnen *Berufsgruppen* (s. Tab. 20, S. 79) so enge Korrelationen bestehen (SPOHN 1956), daß man geradezu versucht ist, zu sagen, der Bronchialkrebsbefall (jeweils bezogen auf den Durchschnitt aller Berufsgruppen) ist geradezu ein Spiegelbild der Exposition der verschiedenen Berufe gegenüber der Inhalation von Carcinogenen in der Außenluft. An der Spitze marschieren die *Gaststättenberufe*. Es sind das die Menschen, die an sich schon allen Carcinogenen der Außenwelt, zusätzlich aber noch als Passivraucher der Tabakrauchatmosphäre der Gaststätten ausgesetzt sind.

Diese Berechnungen wurden inzwischen durch die Todesursachenstatistik der *Bundesrepublik* bestätigt. Bei der Berechnung der 1955 an Krebs gestorbenen Männer bis zum 65. Lebensjahr nach dem Beruf zeigt sich, daß Männer im Gaststättenberuf weitaus an der Spitze gegenüber allen anderen Berufen an bösartigen Neubildungen der Atemwege sterben. Die Todesfälle liegen hier um *32% höher* als der allgemeinen Krebssterblichkeit nach zu erwarten gewesen wäre [Wirtschaft und Statistik 10, 509 (1958)].

Den Angestellten in Gaststättenberufen folgen die *Chemiearbeiter* und die *Berufskraftfahrer*. Den geringsten Bronchialkrebsbefall haben die *Freiluftberufe* (Ackerbauern, Gärtner) und schließlich Geistliche, Lehrer und Angehörige der Heilberufe.

Spielt in der individuellen Exposition gegenüber inhalierten Noxen der Tabakkonsum und Tabakrauch (Gaststättenberufe!) eine wesentliche Rolle, so stehen in der Berufsgefährdung die von Fabrik zu Fabrik, Labor zu Labor ganz verschiedenen Berufsnoxen im Vordergrund.

Das *Spektrum inhalierter Carcinogene* industriell-technischer Herkunft (Abb. 125) umfaßt eine Reihe spezieller Noxen für Lungenberufskrebse wie Asbest, Chromate, Generatorgase. Es umfaßt aber auch allgemeine Carcinogene, denen mehr oder minder alle Menschen ausgesetzt sind (Benzoldämpfe, Auspuffgase, Staub-, Kohle-, Rauch- und Rußpartikel) bis herunter zu den Spaltpartikeln aus Atombombenexplosionen (Näheres K. H. BAUER 1957).

Speziell die *Auspuffgase* enthalten eine Reihe von toxischen Stoffen: Kohlenmonoxyd, Bleitetraäthyl, Benzpyren, Äthylnitrit, Methylnitrit, Acetylen usw.

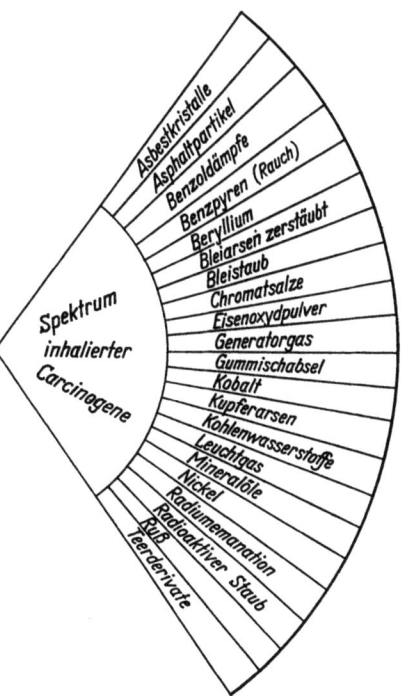

Abb. 125. Carcinogene Luftverunreinigungen

Sie reichern sich besonders in Tunnels und großstädtischen Straßenschluchten, vor allem bei Windstille an, und dies besonders, wenn auch noch die Rauch- und Rußschwaden schlecht eingestellter Dieselmotoren (Qualmer) hinzukommen. Je nach Art des Verbrennungsmotors, Betriebszustand und Fahrtzustandsänderung können bis zu 40% (!) der Kohlenwasserstoffe des Treibstoffes, daneben aber noch die zahlreichen, *durch* eine *unvollständige Verbrennung entstandenen Stoffe* wie Ruß, Ölnebel, Kohlenmonoxyd, Wasserstoff, Stickoxyde, Aldehyde und organische Säuren den Auspuff verlassen (ELLIOT u. a., EITEL 1961, ALT 1961, LUTHER 1961 u. a.). Dieselmotoren produzieren hierbei für gewöhnlich mehr Stickoxyde und Ruß, Otto-Motoren mehr Kohlenmonoxyd und Kohlenwasserstoffe (EITEL 1961). Unter den Kohlenwasserstoffen finden sich dabei meßbare wenn auch geringe Spuren von 3,4-Benzpyren (KOTIN u. a. 1954, MARTERSTOCK und REUTER 1957, JOHNE, KLEISS und REUTER 1957). Diese Verunreinigungen treten beim Abbremsen der Tourenzahl in besonders hohem Maße auf (LUTHER 1961, ELLIOT u. a.). In diesem Zusammenhang sind umfangreiche Bestrebungen, besonders in den USA, im Gang, mittels Katalysatoren und Nachverbrennern zu einer möglichst vollständigen Minderung dieser unvollständigen Verbrennungsrückstände zu gelangen (Näheres im 17. u. 18. Kapitel).

Besonders schädlich ist der *Fabrikrauch*, sowie Staub- und Flugaschenregen in rauchdichten Luftsumpfgebieten dicht besiedelter Industriestädte. In Liverpool ist die Gesamtaufnahme von Benzpyren durch die Lungen je Kopf und Jahr auf 450 γ, auf dem zugehörigen Lande mit 41 γ ermittelt. Die Lungenkrebssterblichkeit ist der aufgenommenen Benzpyrenmenge direkt proportional. In acht englischen Industriestädten hat man in 100 m³ Luft zwischen 7,2 und 32,8 mg Benzpyren nachgewiesen. Es kommt eben eines zum andern hinzu. Wir kommen auf den Fragenkomplex beim Problem gesetzgeberischer Maßnahmen zur Reinerhaltung der Luft, besonders in Industriegebieten, nochmals zurück (s. S. 907).

Die *Luftverunreinigung* ist vielfältiger Art. *Staubpartikel* können relativ harmlos sein, wenn sie, wie z. B. die Kohlenpartikelchen, wieder eliminiert oder in die Gewebe (Lunge, Lymphknoten) abtransportiert werden (*Anthrakose*). Sie gilt ebenso wie das Massenexperiment der Staublungenerkrankung (*Silikose*) nicht als krebsbegünstigend. Anders verhalten sich inhalierte *Gase* wie Kampfgase oder Schwefeldioxyd, die eine akute oder schleichende Schädigung der Deckzellen der Schleimhäute (Metaplasie, Tracheitis, Bronchitis) hervorrufen oder als Industrie-, Heizungs- und Motorgase zusammen mit Staubeinwirkung chemische Schädigungen bereiten. Vor allem mahnt der Gehalt der *Rußpartikelchen* an 3,4-Benzpyren zur Vorsicht. Offensichtlich wird dieser Stoff vom lebenden Gewebe aufgenommen und abtransportiert (FALK, KOTIN und MARKUL 1958). Bereits 1 bis 2 Std. nach der Absorption des Rußes im Gewebe ist dieser carcinogene Kohlenwasserstoff im Blut und Harn nachweisbar (HETTCHE 1961).

Die „Luftverseuchung" ("Air pollution") wird der Allgemeinheit zum Bewußtsein gebracht, wenn es durch das Zusammentreffen von Nebel (fog) und Rauch (smoke) zu dem berüchtigten „Smog" (Kunstwort, zusammengezogen aus smoke und fog) als Grundlage sog. *Nebelkatastrophen* in engen Talkesseln (z. B. im Maastal bei Lüttich im Dezember 1930 und im Dezember 1952 in London: (4000 Todesfälle zusätzlich!) kommt (vgl. Abb. 216, S. 936).

Was sich dort akut zusammenbraut, spielt chronisch intermittierend in großen Industriestädten eine ständige Gefährdung. Schädigende Substanzen sind Schwefeldioxyd, Chlorwasserstoff, Kohlenstaub-, Ruß- und Rauchpartikel, evtl. noch zusätzlich Metallstaub usw., ließ sich doch in umfangreichen statistischen Untersuchungen zeigen, daß die Lungenkrebsmortalität 1. in Städten höher als auf dem Lande ist und 2. um so höher ist, je stärker die Bevölkerungsdichte in einzelnen Bezirken ist. Es wurde zudem nachgewiesen, daß auch das Krankheitsgefühl bei Patienten in Abhängigkeit zur Konzentration an Rauch, Schwefeldioxyd, Temperatur und relativer Feuchtigkeit der Luft steht (zit. nach HETTCHE 1961).

Die Brücke zum Bronchialkrebs schlägt die *chronische Bronchitis als Praecancerose* — auf gesundem Bronchialepithel entsteht kein Bronchialkrebs! —, die Brücke zu anderweitiger Krebsbegünstigung schlägt die Resorption der Stoffe in den Alveolarepithelien und ihr Weitertransport in andere Organe und Gewebe.

Auch die *Verunreinigung von Wasser, Luft und Nahrung mit unerwünschten Spurenelementen* (Näheres bei PORTHEINE 1957) gehört hierher. Sie fließen der Nahrung zu aus den vielen Quellen der Industrialisierung, Technisierung und Chemisierung unserer „denaturierten" Umwelt. Ob es sich nun aber um die lebensnotwendigen Spurenelemente Fluor oder Jod, oder um Kupfer, Mangan, Kobalt handelt, stets liegen „erwünscht" und „unerwünscht" nahe beieinander. Immer unerwünscht und immer aus der Umwelt herauszuhalten sind *Blei, Arsen* (im Windschatten von Hochöfen und Hütten!) und *Quecksilber*, aber auch *Cadmium* (aus der Flugasche) wegen seiner Lungenschädigung.

Mit der zunehmenden „*Gefährdung durch Blei in der Straßenluft*" als Folge „der Ausweitung des Kraftfahrzeugverkehrs" befaßt sich PORTHEINE (1957) eingehend, nachdem er diesem höchst unerwünschten auch „lungengängigen" Spurenelement bereits in einer anderen Hinsicht (neue Bleirohre für Trinkwasser, bleihaltiges Mehl) seine Aufmerksamkeit gewidmet hat. Blei ist „ein fast spezifischer Indicator für den motorisierten Verkehr". Der Großteil des Bleitetraäthyls im Autobenzin (diesem der Klopffestigkeit wegen beigemischt) verläßt den Auspuff als Bleibromid oder Bleichlorid. Luftbleiwerte in Mundhöhe bewegen sich in Großstädten zwischen 0,1 und 5 γ/m^3. Die Resorptionsverhältnisse für dieses „lungengängige" Blei sind ideal, inhaliertes Blei hat gegenüber peroraler Einbringung eine vielfach höhere Toxicität.

Bei der Frage, ob *Bleipartikelchen* aus dem Benzin in feinster Verteilung *cancerogen* werden könnten, ging JECKLIN (1956) davon aus, daß Lungenkrebs bei Bleiarbeitern nicht häufiger sei (keine Inhalation! Der Verf.), ja sogar zur Krebstherapie (jedoch in völlig anderer Applikation! Der Verf.) verwendet werde, und stellte Untersuchungen an Lungen von Lungenkrebskranken und von anderweitig Verstorbenen an. Aus dem Umstand, daß sich keine Unterschiede im Bleigehalt fanden, schließt der Autor, daß Bleistaub nicht carcinogen sei. Wir halten diesen Schluß nicht für zwingend, denn einmal wäre natürlich höchstens ein kleiner Teil der Bronchialcarcinome bleiinduziert, und zum anderen brauchte das Blei, selbst wenn es primär den Krebs ausgelöst hätte, im fertigen Produkt „Lungenkrebs" durchaus nicht mehr vermehrt zu sein. Es ist ja gerade für die chemisch induzierten Tumoren chrakteristisch, daß das auslösende Agens später nicht mehr vorhanden zu sein braucht. LEICHER (1948) berichtet über eine autoptische Beobachtung einer atrophischen Lebercirrhose mit Entwicklung eines primären Lebercarcinoms bei chronischer Bleivergiftung.

Der *Arsenikgehalt der Stadtluft* ($\mu g \ As_2O_3/m^3$) war Gegenstand der Erhebung in 8 englischen Städten (GOULDEN, KENNAWAY und URQUHART 1952). Der Gehalt war gegenüber den übrigen Monaten (i E 0,055) in den Monaten November, Dezember und Januar (im Durchschnitt 0,104 μg) doppelt so hoch. Man darf daraus schließen, daß hieran der Hausrauch schuld ist. Das Maximum lag bei Beckton (London). Es war mit 0,132 μg 3,5mal so groß wie das Minimum (Bristol 0,037). Nimmt man ein Atemluftvolumen für einen „standardman" mit 20 m^3/24 h an, so enthielte diese Luft 1,4 $\mu g \ As_2O_3$ 24 h = 0,5 mg As_2O_3 in 1 Jahr und 35 mg As_2O_3 in 70 Jahren. Zum Vergleich: 1 Zigarette enthält 50 $\mu g \ A_2O_3$, 10% davon gehen in den Zigarettenrauch. Die jährliche Einatmung von 0,5 mg As_2O_3 entspricht also dem Arsengehalt von 100 Zigaretten. Letztlich sind dies sehr kleine Mengen, wie die Autoren aber mit Recht sagen, kommt es gerade bei der Stadtluft auf die Summation carcinogener Faktoren an.

WALLER (1952) ermittelte den *Benzpyrengehalt der Stadtluft* von 8 verschiedenen englischen Städten. Die monatlichen Konzentrationen ($\mu g/100 \ m^3$) hatten ihr Maximum in London mit 14,7 $\mu g/100 \ m^3$ Januar 1950 und ihr Minimum mit 0,4 $\mu g/100 \ m^3$ im Juni 1950 in Cannock (41000 Einwohner). Der jährliche Durchschnittsgehalt an Benzpyren beträgt für London 4,6 $\mu g/100 \ m^3$ und in Bristol 1,3 $\mu g/100 \ m^3$. An Tagen mit starker Rauchkonzentration kann die tägliche Benzpyrenkonzentration bis auf 32,8 $\mu g/100 \ m^3$ (!) ansteigen. Als Benzpyrenquellen wurden ermittelt: Kohlenrauch (auch Hausbrand), Mineralöle, Petrol- und Dieselmaschinen u. a. m. (KREYBERG 1959).

Bei der großen Zahl von Kranken mit Silikose (Kieselstauberkrankung der Lungen) und der großen Zahl von Bronchialkrebsen muß allein nach dem Zufall gelegentlich einmal ein *Zusammentreffen von Silikose und Bronchialkrebs* erwartet werden. Als kausal könnte die Silikose jedoch nur angesehen werden, wenn die Koincidenz über die statistische Erwartung eindeutig hinausginge (s. z. B. MITTMANN 1959). Hierüber existieren verständlicherweise viele Erhebungen. Es sei aber hier, da ein kausaler Zusammenhang für die Summe der Fälle allgemein abgelehnt wird — die Fälle selbst sind natürlich individuell zu entscheiden! — nur auf 2 Erhebungen, zunächst auf die Auswertung des Krankengutes der Schweizerischen Unfallversicherungsanstalt von 1932—1953 (SCHOCH 1954) hingewiesen. Darnach ist, wenn alle Faktoren (Lungenkrebshäufigkeit der Gesamtbevölkerung bzw. der männlichen Bevölkerung, Altersverteilung, Erkrankungshäufigkeit und Todesrate der Silikose usw.) berücksichtigt werden, ein *kausaler Zusammenhang* zwischen Silikose und Lungencarcinom zu *verneinen*. Auch HUEPER kommt 1955 für alle Personen mit *Anthracosis, Silicosis* und *Anthracosilicosis* zu einer Ablehnung eines kausalen Zusammenhangs zwischen Pneumokoniose und Lungenkrebs. Er verweist auf den Jahresbericht des englischen Chief Inspector of Factories für 1947, wonach von 6884 Silicosiskranken nur 99 (=1,3%) ein Lungencarcinom hatten. In einer Serie von 389 obduzierten Fällen von Männern mit Silicosis zwischen 47 und 75 Jahren hatten nur 7, das sind 1,8% ein Lungencarcinom, entgegen einer Erwartung von 9,9—12%, sofern Alter und Geschlecht usw. berücksichtigt wird. Etwas anderes ist jedoch der ursächliche Zusammenhang, etwas anderes die Auswirkung der Lungenstauberkrankung auf die rechtzeitige Diagnostizierbarkeit und auf die Chancen der Therapie.

So wie bei uns vor der Jahrhundertwende der Bronchialkrebs noch eine extreme Seltenheit war, so ist er auch heute noch in Ländern, wo es noch keine industriell-technische Luftverseuchung und nur ganz wenig Raucher unter der Bevölkerung gibt noch sehr selten, wie z. B. auf *Ceylon*. In Colombo, wo alle verdächtigen Fälle zentralisiert erfaßt werden, kamen von 1952—1956 nur 22 Fälle von *Bronchialcarcinom* zur Beobachtung. Ihr *Anteil im Sektionsgut* betrug nur *0,2%* (!) (COORAY und LESLIE 1958).

Zusammenfassung und Schlußfolgerungen: 1. Unter den Noxen, denen der Mensch seine hohe Krebshäufigkeit verdankt, spielen *chemische Stoffe* aus der Umwelt des Menschen die Hauptrolle.

2. Wegweiser für die Erkennung und Erforschung chemischer Krebsnoxen war und ist die klinische Beobachtung über *Berufskrebse*. Zu nennen sind hier Krebserkrankungen durch Mineralien, wie der Arsenkrebs, Krebs bei Asbestose, der Chromatkrebs, verschiedene Formen von Metallkrebs und Krebs durch Teer und verwandte Stoffe.

3. Bei den chemisch induzierten Berufskrebsen handelt es sich um eine *Fülle chemisch genau definierter Stoffe*, die beim modernen Menschen auf ganz verschiedene Weise in den Organismus gelangen, *ohne* dort *auf natürliche Abwehr- oder Anpassungsreaktionen zu stoßen*.

4. Die Muttersubstanzen der krebserzeugenden Stoffe enthalten in den ursprünglichen Naturprodukten (z. B. in der Steinkohle, in verschiedenen Staubarten usw.) keine carcinogenen Stoffe. Die krebserzeugenden Stoffe entstehen meist erst als *Kunstprodukte bei der technischen Umwandlung* (z. B. bei der unter hohen Temperaturen stattfindenden Destillation zu Teer oder Mineralölen, oder durch ausschließliche *Laboratoriumssynthese*, wie z. B. bei vielen Anilinderivaten, bei den Azofarbstoffen, zahlreichen Benzolabkömmlingen usw. Die allermeisten dieser Stoffe haben keine Beziehung zu irgendwelchen Stoffen der lebenden Materie.

5. Alle diese Noxen haben eine jeweils charakteristische durchschnittliche *Latenzzeit* und führen erst auf dem Umwege über typische *Praecancerosen* schließlich zu *Krebs*.

6. In der Mehrzahl der Fälle ist der Berufskrebs der Modellkrebsversuch am Menschen, den das *Tierexperiment* nachahmt und dabei den Kausalnexus erweist, in weiteren Einzelheiten aufklärt und vertieft.

7. Bei allen experimentell induzierten Krebsen spielt hinsichtlich der Tumorrate, der Art des Krebses und des Zeitpunktes seines Auftretens die *genetische Konstitution* der Tierstämme eine *mitbestimmende Rolle*. Die exogene Noxe bleibt aber immer die conditio sine qua non, gerade auch für die Aufdeckung der genetisch verschiedenen Empfänglichkeit.

8. Bemerkenswerterweise sind unter den ungezählten organischen Stoffen des Tier- und Pflanzenreiches bzw. unter den für die betreffenden Organismen physiologischen Stoffen „natürliche" Carcinogene (bislang) *nicht bekannt* geworden.

9. Dagegen muß als Ursache nicht (erkennbar) exogen ausgelöster „Spontantumoren", in Auswirkung von angeborenen Stoffwechselanomalien oder erworbenen Stoffwechselstörungen, mit der *Bildung endogener Carcinogene* gerechnet werden.

10. Immerhin ist es bislang noch *nicht* eindeutig *gelungen*, solche *endogene Carcinogene* in Organen, Geweben oder Körperflüssigkeiten von Krebskranken *nachzuweisen*. Die Annahme endogener Carcinogene findet (vorläufig) ihre Hauptstütze im Nachweis struktureller Beziehungen zwischen körpereigenen und exogen-carcinogenen Stoffen. So viel Arbeit auf diese Frage auch bereits verwendet worden ist, *der schlüssige Beweis für die in-vivo-Bildung echter körpereigener Carcinogene steht noch aus*.

11. *Tumorviren können auch chemisch induzierte Praeblastomatosen befallen* und umgekehrt: *chemische Carcinogene können gutartige Virustumoren zur Malignität bringen*. Weitergehende Beziehungen zwischen Viren und chemisch-carcinogenen Stoffen sind bis jetzt nicht erwiesen.

12. Auch die *chemisch scheinbar völlige Indifferenz neuer synthetischer Stoffe* ist noch *keine Gewähr für eine fehlende Carcinogenität*. So sind z. B. viele der polymeren hochmolekularen *Kunststoffe* auch bei scheinbar idealer Gewebsverträglichkeit auf längere Sicht im Tierexperiment *blastogen*.

13. Das Schwergewicht des Problems „Krebs durch chemische Stoffe" liegt bei der Frage der *Zufuhr krebserzeugender Noxen durch Trink- bzw. Gebrauchswasser*, sowie durch *Nahrungs- und Genußmittel*. Es liegen hier eine Fülle schwerwiegender Belastungsmomente vor, doch stehen schlüssige Beweise noch vielfach aus. Hier liegen für die Zukunft die großen Aufgaben der ätiologischen Forschung: in der Aufklärung der großen Häufigkeit des Magenkrebses (fast ein Drittel aller Krebse!) und der Krebse des Magen-Darm-Kanals, die über die Hälfte aller Krebstodesfälle bedingen.

14. Beängstigend groß ist auch heute noch die *in die Hunderte gehende Zahl von Fremdstoffen*, die *Lebensmitteln* unter der Begründung Konservierung, Schönung, Verbesserung der Nahrung oder als Schutz gegen chemische bzw. physikalische Veränderungen *zugesetzt* werden *oder* die *in Restmengen* von Saatbeizmitteln, Mitteln der Schädlingsbekämpfung, von Stoffen gegen das Auskeimen von Ernteprodukten, Unkrautvertilgungsmitteln, reifungsbeeinflussenden Stoffen usw., in *Lebensmittel gelangen*. Viele dieser Stoffe sind auf ihre potentielle Carcinogenität noch nicht ausreichend (Lebensdauerversuche!) untersucht.

15. Eine besondere Bedeutung bezüglich der *Krebsgefährdung durch chemische Stoffe* kommt dem *Bronchialkrebs* zu, nicht nur wegen seiner heute so großen Häufigkeit, seinem ganz sicher weiteren Anstieg und seiner, wie später gezeigt

werden wird, besonders schlechten Heilaussichten, sondern weil er geradezu einen Test abgibt für alles, was an potentiell carcinogenen Substanzen in die atmosphärische Luft gelangt und mit dieser vom Menschen eingeatmet wird. Vor allem muß der Indizienbeweis für den kausalen Zusammenhang *Tabakrauch und Bronchialkrebs* bei Rauchern heute als schlüssig geführt angesehen werden. Aber auch für *andere, mit der Außenluft inhalierte Carcinogene* ist deren Bedeutung für das Bronchialkrebsproblem erwiesen.

16. Auch der *medikamentös-induzierte Krebs* verlangt, unbeschadet des Umstandes, daß er zahlenmäßig nicht viel Opfer fordern dürfte, weitere Aufklärung zum Zwecke seiner endgültigen Ausschaltung.

17. Ganz verkehrt erscheint es, immer erst den vollen naturwissenschaftlichen (meist experimentellen) „Überführungs"-Beweis für die Carcinogenität bestimmter Stoffe zu fordern. Bei einer so mörderischen Krankheit, wie es der Krebs ist, muß der *Indizienbeweis der Krebsgefährdung* ausreichen, um vor allem die Verhütungsmaßnahmen in Gang zu setzen.

Aus seiner Mitverantwortung der Allgemeinheit gegenüber kann der Kliniker seinen *Rückblick* auf die *Bedeutung der Chemie für das Krebsgeschehen* nur mit zwiespältigen Gefühlen abschließen.

Auf der einen Seite ist gerade die Medizin Künderin und Interpretin all der großen *Fortschritte der Chemie* auf so vielen Gebieten einer fortschreitenden Verbesserung der menschlichen Lebensbedingungen, der vielseitigen Gefahrenverminderung, der Krankheitsbekämpfung, der Sanierung weiter Gebiete, der Seuchenverhütung, der Lebensverlängerung von 42 Lebensjahren im Jahre 1900 auf heute 68—72 Jahre, der Menschenvermehrung u. v. a. m. Es ist, als ob in der Schaffung neuer Substanzen und neuer Stoffe für den Chemiker das Wort „unmöglich" nur noch vorläufige Bedeutung hätte.

Auf der anderen Seite aber macht es das Krebsgeschehen zur schmerzlichen Gewißheit, daß manche Fortschritte der Chemie mit einem hohen Preis erkauft sind. Kein Zweifel, im Zuge ihrer gewaltigen Fortschritte hat die Technik zugleich in die natürliche *Umwelt des Menschen* in einem früher nie gekannten Ausmaß eingegriffen und in unsere wichtigsten Umweltfaktoren Luft, Wasser und Nahrungsmittel so viele *chemische Fremdstoffe* eingeschmuggelt, daß die lebende Substanz des Menschen darauf in einem ständig steigenden Grade mit Reaktionskrankheiten antwortet.

Über alle akuten und chronischen Intoxikationen, über alles Allergisierende und über alle Abnützungsschäden hinaus ist *das Wort „carcinogen"* zu einem nicht mehr überhörbaren *Alarmruf geworden. Krebs, vor allem seine Zunahme unter den Todesursachen*, ist ein *hoher Zoll, den die Menschheit an* die *Fortschritte von Naturwissenschaft und Technik* entrichtet hat und weiter *entrichtet*.

Das Beängstigende ist aber nicht so sehr die Zahl allein und nicht allein die Zunahme des Krebsanteils unter den Todesursachen. Das Unheimliche ist die Erkenntnis, daß schon *kleinste Dosen carcinogener Stoffe effektiv* und *zugleich irreversibel* sein können, und daß sich dazu noch die Einzeldosen *addieren, summieren, kumulieren und kombinieren*. Beim Krebsgeschehen haben *Dosis und Zeit* einen neuen Begriffsinhalt erhalten.

Es ist klar, Erkenntnis weckt Abwehr: die lange Liste körperfremder, aber körpergängiger Stoffe darf nicht weiter erweitert werden, sie muß verkürzt und abgebaut werden. Es leuchtet ein, Krebserkennung und Krebsbehandlung allein tun es nicht mehr. Krebsverhütung gleich *Verhütung krebsbegünstigender Agentien* wird zum Gebot der Stunde.

Die weitgehende Aufklärung der Krebserzeugung durch chemische Stoffe läßt jedoch noch viele andere Probleme der Krebsentstehung offen. Unwillkürlich fragt man sich noch nach den Schädigungen, die aus ähnlich unnatürlichen Änderungen unserer *Umweltfaktoren auf physikalischem Gebiete krebserregend* auf den menschlichen und tierischen Organismus einzuwirken vermöchten nach dem Zusammen- und Gegeneinanderwirken krebsbegünstigender Faktoren und nach der Kernfrage der ganzen Geschwulstätiologie, der Frage nach der Ursache der Umwandlung einer Körper- in eine Krebszelle. Davon werden die nächsten drei Kapitel, die sich noch mit der Krebsentstehung befassen, handeln.

Literatur

a) Lehrbücher, Monographien und zusammenfassende Darstellungen

BAADER, E. W.: Gewerbekrankheiten. Berlin 1954. — BAADER, E. W., G. LEHMANN, H. SYMANSKI u. H. WITTGENS: Handbuch der gesamten Arbeitsmedizin. Berlin, München, Wien 1961. — BADGER, G. M.: Chemical Constitution and carcinogenetic Activity. In J. P. GREENSTEIN and A. HADDON: Advanc. Cancer Res. 2, 73 (1954). — BARTHELMESS, A.: Gefährliche Dosis? Erbgesundheit im technischen Zeitalter. Freiburg/Br. 1959. — BAUER, K. H.: Über Fortschritte der experimentellen Krebsforschung. Arch. klin. Chir. 189, 1 (1937). — Berufsschäden und Krebs. Verh. dtsch. path. Ges. 30, 239 (1937). — Über Chemie und Krebs — dargestellt am ,,Anilinkrebs''. Langenbecks Arch. klin. Chir. 264, 21 (1949). — Über den heutigen Stand des Krebsproblems. Wien. klin. Wschr. 1951, 451. — Der Bronchialkrebs — als Produkt inhalierter Karzinogene. Dtsch. med. Wschr. 79, 615 (1954). — Aktuelle Krebsfragen. Langenbecks Arch. klin. Chir. 287, 19 (1957). — BOYLAND, E.: Aromatische Amine als endogene Carcinogene. Berliner Symposion über Fragen der Carcinogenese. S. 165. Berlin 1960.

CLAR, E.: Aromatische Kohlenwasserstoffe. Berlin 1941.

DANNENBERG, H.: Stoffwechsel und endogene Krebsentstehung. Krebsforsch. Krebsbek. 2, 36 (1957). — Endogene Carcinogene. Berliner Symposion über Fragen der Carcinogenese. S. 147. Berlin 1960. — DRUCKREY, H., u. K. KÜPFMÜLLER: Dosis und Wirkung. Berlin 1949.

EICHHOLTZ, F.: Die toxische Gesamtsituation auf dem Gebiet der menschlichen Ernährung. Berlin-Heidelberg 1956. — Vom Streit der Gelehrten. Karlsruhe 1958.

HECHT, G.: Mitteilung 6 der ,,Farbstoffkommisison'' der Deutschen Forschungsgemeinschaft 2. Aufl. 1957. — HEINZE, R.: Kunststoffe in der Medizin. Leipzig 1955.

KÖHN, K.: Der primäre Leberkrebs. Berlin-Heidelberg 1955. — KOLLER, S.: Statistik der Krebsverbreitung. Therapiewoche 10, 12 (1960).

LACASSAGNE, A.: Etude la Cancerisation par les substances chimiques exogénes. Paris 1947. — LICKINT, F.: Ätiologie und Prophylaxe des Lungenkrebs. Dresden 1953.

QUOSS, H.: Gesundheitsgefahren in der Kunststoffindustrie. Leipzig 1959.

ROSS, W. C. J.: The chemistry of cytotoxie alkylatiny Agents. In J. GREENSTEIN and A. HADDOW, Advanc. Cancer Res. 1, 397 (1953).

SCHARRER, K.: Biochemie der Spurenelemente Berlin 1955. — SOUCI, S. W., u. E. MERGENTHALER: Fremdstoffe in Lebensmitteln. München 1958. — SPANNAGEL, H.: Lungenkrebs und andere Organschäden durch Chromverbindungen. Leipzig 1953.

TANNENBAUM, A., u. H. SILVERSTONE: Nutrition in Relation to Cancer. Advanc. Cancer Res. 1, 452 (1953).

WENUSCH, A.: Der Tabakrauch. Seine Entstehung, Beschaffenheit und Zusammensetzung. Bremen 1939. — WURSTER, C.: Chemie und Lebensstandard 1960 (Sonderdruck). — WYNDER, E. L.: The biologic effects of tobacco. Boston 1955.

b) Einzelarbeiten

ADDINK, N. W. H., u. L. J. P. FRANK: Naturwissenschaften 42, 419 (1955). — AHLBOHM, H. E.: Brit. med. J. 2, 331 (1936). — AITKEN, R.: Edinb. med. J. 51, 339 (1944). — ALIFERIS: Arch. Derm. Syph. (Berl.) 147, 349 (1924). — ALLEN, M. J., E. BOYLAND, C. E. DUKES, E. S. HORNING and J. G. WATSON: Brit. J. Cancer 11, 212 (1957). — ALT, E.: VDI-Berichte 53, 69 (1961). — ALVORD, E. T., and S. Z. CARDON: Brit. J. Cancer 10, 498 (1956). — ALWENS, W., E. BAUKE u. W. JONAS: Münch. med. Wschr. 1936, 485. — AMES, C., J. CIARR and W. PURDY: Amer. J. Cancer 35, 72 (1939). — ANDERVONT, H. B.: Publ. Hlth Rep. 49 (1934); 50 (1935); 52, 212, 304, 637 (1937); 54, 1512 (1939). — ANDERVONT, H. B., and E. LORENZ: Publ. Hlth Rep. 52, 1 (1937). — ANISSIMOVA, V.: Amer. J. Cancer 36, 229 (1939). — ARFFMANN, E.: J. nat. Cancer Inst. 25, 893 (1960). — ASK-UPMARK, E.: Dis. Chest 27, 427 (1955). Ref. Cancer (N. Y.) 8, 1080 (1955). — ASKANAZY, A.: Dtsch. med. Wschr. 1923, Nr. 49. — Schweiz. med. Wschr. 1931, 289.

BABES, A.: Bull. Ass. franc. Étude Cancer **20**, 420 (1931). — BADGER u. Mitarb.: Proc. roy. Soc. (Lond.) **131**, 170 (1942). — BADILE, P., u. E. MAURIZIO: Monit. ostet.-ginec. **2**, 486 (1930). — BADGER, G. M., and G. E. LEWIS: Brit. J. Cancer **6**, 271 (1952). — BAETJER, A. M., C. M. DAMRON, J. H. CLARK and V. BUDACZ: Arch. Ind. Hlth **12**, 258—261 (1955). — BAGG, H. J.: Amer. J. Cancer **26**, 69 (1936). — BAILEY, E. J., and N. DUNGAL: Brit. J. Cancer **12**, 348 (1958). — BAILEY, E. J., E. L. KENNAWAY and M. E. URQUHART: Brit. J. Cancer **11**, 49 (1957). — BAISSONAS, R. A., R. A. TURNER and V. DU VIGNEAUD: J. biol. Chem. **180**, 1053 (1949). — BANG, F.: Bull. Ass. anc. Étude Cancer **16** (1927). — BARNES u. Mitarb.: Brit. J. Cancer **4**, 212 (1950). — BARNEWITZ, J.: Derm. Z. **54** (1928). — BARRY, G., J. W. COOK, G. HASLEWOOD, C. HEWETT, J. HIEGER and E. KENNAWAY: Proc. roy. Soc. Lond. **117**, 318 (1935). — BARTHELMESS, A., u. H. LÜCK: Z. Lebensmitt.-Untersuch. **107**, 344 (1958). — BAUCH, R.: Naturw. **30**, 263, 420 (1942). — BAUER, K. H.: Arch. klin. Chir. **189**, 123 (1937). — Verh. dtsch. path. Ges. **30**, 239 (1937). — Wien. klin. Wschr. **63**, 451 (1951). — Dtsch. med. Wschr. **1954**, 615. — Exogene Krebsursachen und die Grundlagen der Krebsprophylaxe. L. HEILMEYER, 2. Freiburger Symposion. S. 241. Berlin u. Heidelberg 1954. — BAUER, K. H., B. RAREI u. H. GUMMEL: Arch. klin. Chir. **193**, 499 (1938). — BECKER, J.: Strahlenther. **72**, 351 (1943). — BELITZ, H. J.: Z. indukt. Abstamm-. u. Vererb.-Lehre **88**, 434 (1957); — **90**, 223 (1959). — BELTRANI, W.: Tumori **2**, 537 (1935). — BERENBLUM, I.: Nature (Lond.) **156**, 601 (1945). — Brit. med. J. **1948**, 601. — Cancer Res. **5**, 561 (1945). — BERENBLUM, I., and G. M. BONSER: J. indust. Hyg. Toxicol. **19**, 86 (1937). — BERENBLUM, I., and R. SCHÖNTAL: Biochem. J. **36**, 86, 92 (1942). — Brit. J. exp. Path. **24**, 232 (1943); **25**, 95 (1944). — Cancer Res. **3**, 145, 686 (1943); **6**, 699 (1946). — Brit. J. Cancer **1**, 157 (1947). — BERENBLUM, I., D. CROWFOOT, F. R. HOLIDAY and R. SCHOENTAL: Cancer Res. **3**, 151 (1943). — BERENBLUM, J., E. R. HOLIDAY and E. M. JOPE: Brit. med. Bull. **4**, 326 (1947). — BERING, E. A., and A. H. HANDLER: Cancer **10**, 414 (1957). — BERKSON, J.: Proc. Mayo Clin. **30**, 319 (1955). — Ref. Cancer (N. Y.) **9**, 212 (1956). — BERNHARD: Arch. klin. Chir. **189**, 17 (1937). — BERNHARD, F., u. E. FENSTER: Dtsch. Z. Chir. **247**, 145 (1936). — BETZLER, H. J., u. J. LEONHARDT: Z. Krebsforsch. **63**, 118 (1959). — BIELSCHOWSKY, F.: Brit. J. exp. Path. **25**, 1 (1944). — Brit. J. exp. Path. **27**, 54 (1946). — Brit. med. Bull. **4**, 382 (1947). — BIELSCHOWSKY, F., and W. H. HALL: Brit. J. Cancer **5**, 106, 331 (1951). — BISCEGLIE, V., u. A. DI GRAZIA: Acta cancrol. (Ung.) **2**, 417 (1936). — Boll. Soc. med.-chir. Catania **10**, 24, 34 (1937). — BISCHOFF, F.: J. Nat. Cancer Inst. **19**, 977 (1957). — BISCHOFF, F., M. L. LONG and J. J. RUPP: Amer. J. Cancer **38**, 404 (1940). — BISCHOFF, F., and I. I. RUPP: Cancer Res. **6**, 403 (1946). — BLOCH, B., u. W. DREYFUSS: Schweiz. med. Wschr. **1921**, 1035. — BLÜMLEIN, H.: Arch. Hyg. (Berl.) **139**, 349 (1955). — BONSER, G. M.: J. Path. Bact. **53**, 1 (1943). — BÖTTIGER, W. F.: Arch. klin. Chir. **1938**, 146. — BOHLIG, H., u. G. JACOB: Dtsch. med. Wschr. **1956**, 231. — BOHNENKAMP: Ber. 8. int. Kongr. Unfallmed. **2**, 1069 (1938). — BONNE, C.: Z. Krebsforsch. **25**, 1 (1927). — BONSER, G.: Lancet **1932 I**, 775. — BONSER, G. M., D. B. CLAYSON and J. W. JULL: Lancet **1951**, 286. — BONSER, G. M., D. B. CLAYSON, J. W. JULL and L. N. PYRAH: Brit. J. Cancer **6**, 412 (1952). — BORST, M.: Münch. med. Wschr. **1923**, 1070. — BOYD, J. T., u. R. DOLL Brit. J. Cancer **8**, 231 (1954). — BOYLAND, E.: Ciba Symposium on Carcinogenesis. S. 218. London: Churchill 1958. — BOYLAND, E., and A. M. BRUES: Proc. roy. Soc., Lond. **122**, 429 (1937). — BOYLAND, E., u. G. WATSON: Nature (Lond.) **177**, 837 (1956). — BOYLAND, E., and D. C. WILLIAMS: Biochem. J. **64**, 578 (1956). — BOYLAND, E., D. C. WILLIAMS and WALLACE: Brit. J. Cancer **9**, 62 (1955). — BRENNER: Z. Krebsforsch. **31**, 478 (1930). — BROCK, N., H. DRUCKREY u. H. HAMPERL: Naunyn-Schmiedebergs Arch. exp. Path. Pharmak. **189**, 709 (1938). — Z. Krebsforsch. **50**, 471 (1940). — BRODA, E., O. HROMATKA, W. ZISCKA u. K. KARRER: Mh. Chemie **88**, 1031 (1957). — BROOKE, R., and C. J. ROOKE: Brit. med. J. **2**, 1186 (1939). — BROWNING, C. H.: 3. int. Cancer Kongr. **1939**, 135. — BROWNING, C. H., J. B. COHEN, K. F. COOPER, S. FELLINGWORTH and R. GULBRANSEN: Proc. roy. Soc. Lond. B **113**, 300 (1933). — BROWNING, C. H., R. GULBRANSEN and J. S. F. NIVEN: J. Path. Bact. **42**, 155 (1956). — BÜNGELER, W.: Klin. Wschr. **1932**, 1977; Münch. med. Wschr. **1958**, 1117. — BÜTTNER, W.: Z. Krebsforsch. **34**, 605 (1931). — BULLOCK, F. D., M. R. CURTIS and W. F. DUNNING: Amer. J. Cancer **30**, 355 (1937). — Amer. J. Cancer **17**, 1 (1933). — BURROWS, H., J. HIEGER u. E. KENNAWAY: Amer. J. Cancer **16**, 57 (1932). — BURROWS, H., I. HIEGER and F. L. KENNAWAY: J. Path. Bact. **43**, 419 (1936). — BURROWS, H., and E. S. HORNING: Brit. med. Bull. **4**, 367 (1947). — BUSSE, A.: Münch. med. Wschr. **1936**, 1269. — BUTENANDT, A.: Naunyn-Schmiedebergs Arch. exp. Path. Pharmak. **190**, 74 (1938). — Akad. ärtl. Fortbild. **2**, 45 (1939). — In Chemie und Krebs, S. 27. Berlin 1940. — Pharmaz. Ind. **1941**, H. 3, 1. — Naturwissenschaften **1942**, 1. — BYRNE, J. J.: J. Amer. med. Ass. **125**, 405 (1944).

CALCUTT, G.: Brit. J. Cancer **11**, 605 (1957); — **12**, 149 (1958). — CALCUTT, G., and S. PAYNE: Brit. J. Cancer **9**, 426 (1955). — CALIGARIS, E.: Cancro **2**, 327 (1931). — CAMERON, A. T., and S. MELTZER: Amer. J. Cancer **30**, 70 (1937). — CAMPBELL, J. M.: Brit. med. J. **1940**, 275. — Brit. J. Cancer **9**, 163 (1955). — Ref. Z. Krebsforsch.

54, 61 (1943). — CAMPBELL, J. M., and L. KREYBERG: Brit. J. Cancer 10, 481 (1956). — CAMPBELL, J. M., and J. CLEMMESEN: Dan. med. Bull. 1956, 205. — CAMPBELL, J. M., and A. J. LINDSEY: Brit. J. Cancer 10, 649 (1956). — CANTAROW, A., J. STASNEY and K. E. PASCHKIS: Cancer Res. 8, 412 (1948). — CANTAROW, A., K. E. PASCHKIS and R. J. RUTMAN: J. Nat. Cancer Inst. 15, 1615 (1955). — CARDON, S. Z.: Brit. J. Cancer 10, 485 (1956). — CARDON, S. Z., E. T. ALVORD, H. J. RAND and R. HITCHCOCK: Brit. J. Cancer 10, 485 (1956). — CARLETON, R. L., N. B. FRIEDMANN and E. J. BOMZE: Cancer (Philad.) 6, 464 (1953). — CARREL, A.: C. R. Soc. Biol. (Paris) 93, 1083 (1925); 96, 1121 (1927). — CARRUTHERS, C., and V. SUNTZEFF: J. biol. Chem. 159, 647 (1945). — CHAHOVTCH, X. M., J. IGNJATCHEV: Ref. Z. Krebsforsch. 46, 155 (1937). — CHAUVET, M.: Presse méd. 1958, 908. — CHEVREMENT, M., et H. FIRKET: Arch. Biol. (Liége) 63, 411 (1952). — CHOLEWA, J.: Z. Krebsforsch. 41, 497 (1934). — CIRIO, L., e G. BALLESTRA: Pathologica 23, 755 (1931). — CLAR, E.: Ber. dtsch. chem. Ges. 62, 350 (1929). — CLEMMESEN, J., u. E. JENSEN: Ugeskr. Laeg. 1953, 1565. — CLEMMESEN, J., u. J. SØRENSEN: Dan. med. Bull. 6, 137 (1959). — CLEMO, G. R., E. W. MILLER and F. C. PYBUS: Brit. J. Cancer 9, 137 (1955). — COMMINS, B. T., R. L. COOPER and A. J. LINDSEY: Brit. J. Cancer 8, 296 (1954); 8, 521 (1954). — COMMINS, B. T., and A. J. LINDSEY: Brit. J. Cancer 10, 504 (1956). — Chem. and Ind. 46, 1260 u. 1418 (1954). — COOK, J. W.: Proc. roy. Soc. Lond. 3, 485 (1932) — Ber. dtsch. chem. Ges. 69, 38 (1936). — COOK, J. W., and E. DODDS: Nature (Lond.) 1, 205 (1933). — COOK, J. W., E. DUFFY and R. SCHOENTAL: Brit. J. Cancer 4, 405 (1950). — COOK, J. W., and G. A. D. HASLEWOOD: Chem. a. Ind. 38, 758 (1933). — COOK, J. W., G. HASLEWOOD, C. HEWETT, J. HIEGER, E. KENNAWAY and W. MAYNEORD: II. Int. Congr. against Cancer 1, 1 (1936). — COOK, J. W., C. HEWETT and J. HIEGER: Nature (Lond.) 2, 926 (1932). — J. chem. Soc. 1933, 395. — COOK, J. W., J. HIEGER, E. KENNAWAY and W. MAYNEORD: Proc. roy. Soc. Lond. 3, 455 (1932). — COOK, J. W., and E. L. KENNAWAY: Amer. J. Cancer 33, 50 (1938). — COOK, J. W., E. L. KENNAWAY and N. M. KENNAWAY: Nature (Lond.) 1940, 627. — COOPER, R. L., J. A. S. GILBERT and A. J. LINDSEY: Brit. J. Cancer 9, 442 (1955). — COORAY, G. H., and N. D. G. LESLIE: Brit. J. Cancer 12, 1 (1958). — CURRIE, A. N.: Brit. med. Bull. 4, 402 (1947). — CUTIER, S. J.: Schweiz. Z. allg. Path. 18, 902 (1955). — CUTIER, S. J., and D. B. LOVELAND: J. nat. Cancer Inst. 15, 201 (1954).

DAFF, M. E., and E. L. KENNAWAY: Brit. J. Cancer 4, 173 (1950). — DANNENBERG, H.: Folia clin. int. (Barcelona) 6, 32 (1956). — Krebsforsch. Krebsbek. 2, 36 (1957). — Dtsch. med. Wschr. 83, 1726 (1958). — DANNEBERG, P., u. H. A. NIEPER: Naturwissenschaften 43 21 (1956). — DELANEY, J. J.: Health Res. 447, 82d Cong., Report 2182. Union Calendar No. 682 (1952). — DIEHL, H.: R. Chem. Prog. 13, 9 (1952). — DOBROVOLSKAJA, N., u. F. SIMISILEVICH: Ref. Z. Krebsforsch. 46, 155 (1937). — DOBROVOLSKAJA-ZAVADSKAJA, N.: C. R. Soc. Biol. (Paris) 121, 1268 (1936). — DOBROVOLSKAJA-ZAVADSKAJA, N., et F. GARRIDO: C. R. Soc Biol. (Paris) 122, 509 (1936). — DOBROVOLSKAJA-ZAVADSKAJA, N., et J. OLCH: C. R. Soc. Biol. (Paris) 115, 273 (1934). — DOLJANSKI, L., and L. HALBERSTAEDTER: Amer. J. Cancer 29, 285 (1937). — DOLL, R.: Brit. J. industr. Med. 15, 217 (1958). — DOLL, R., and A. B. HILL: Brit. med. J. 1956, No. 5001, 1071. — DOMAGK, G.: Z. Krebsforsch. 44, 160 (1936); — 48, 283 (1939). — Med. u. Chem. 3, 1 (1936). — Verh. dtsch. path. Ges. 1937, 289. — Verh. Ges. Verdau.Kr. 14, 121 (1939). — O'DONOVAN, W. J.: J. State Med. 36 (1928). — DORMANNS, E.: Schweiz. Z. allg. Path. 18, 907 (1955). — DORRANCE, G. M., and E. F. CICCONE: Proc. Soc. exp. Biol. (N. Y.) 36, 426 (1937). — DREYFUS, J.: Z. klin. Med. 130, 256 (1936). — DRINKER, K. R., P. K. THOMPSON and M. MARSH: Amer. J. Physiol. 80, 31 (1927). — DRUCKREY, H.: Münch. med. Wschr. 1939, 378. — Klin. Wschr. 1942, 559. — Naturwissenschaften 30 (1942). — DRUCKREY, H., H. HAMPERL u. D. SCHMÄHL: Z. Krebsforsch. 61, 511 (1957). — DRUCKREY, H., u. K. KÜPFMÜLLER: Z. Naturforsch. 3 b, 254 (1948). — DRUCKREY, H., u. D. SCHMÄHL: Naturwissenschaften 41, 534 (1954). — Experientia (Basel) 12, 185 (1956). — DRUCKREY, H., R. PREUSSMANN u. D. SCHMÄHL: Z. Krebsforsch. 63, 219 (1959). — DÜTSCHKE: Z. Krebsforsch. 34, 159 (1931). — DUNNING, W. F., M. R. CURTIS and F. D. BULLOCK: Amer. J. Cancer 28, 681 (1936). — DUTRA, R. F., E. J. LARGEND and J. L. ROTH: Arch. Path. (Chicago) 51, 473 (1951).

EICHHOLTZ, FR.: Chemikalien in den Nahrungsmitteln in „Bedrohung unserer Gesundheit". Stuttgart: Kröner 1957. — EITEL, M.: VDI-Berichte 53, 65 (1961). — ELLIOT, M. A., G. J. NEBEL and F. G. ROUNDS: The composition of exhaust gases from Diesel, Gasoline and Propane powered motor coaches. APCA, Annual Meeting, Paper Nr. 55—19. — ELSON, L. A.: Brit. J. Cancer 6, 392 (1952). — ENGERT, W.: Dtsch. med. J. 1956, 133. — ESMARCH, O.: Ugekr. Laeg. (Dän.) 1941, 1179. — Biol. Medd. danske Vidensk. Selsk. 16, 1 (1941). — Acta path. microbiol. scand. 19, 79, 100 (1942).

FAHMY, O. G., and M. J. FAHMY: J. Genet. 53, 563 (1955). — FALIN, L. I. u. V. V. ANISSIMOVA: Z. Krebsforsch. 50, 339 (1940). — FALK, H. L., P. KOTIN and I. MARKUL: Cancer (Phil.) 11, 482 (1958). — FARK, G.: Z. Krebsforsch. 56, 583 (1950). — FASSRAINER, S.: Zbl. Chir. 1936, 23. — FENSTER, E.: Bruns' Beitr. 167, 13 (1938). — FERGUSON, G. S.: J. Urol.

(Baltimore) **31**, 122 (1934). — FIESER, L. F.: Amer. Ass. Advanc. Sci. **1937**, 51. — Production of Cancer by polynuclear hydrocarbons. University of Pennsylvania Bicentennial Conference. 1941. — A. A. A. S. Research Conference on Cancer 1945, S. 10. — FIESER, L. F., and W. P. CAMPBELL: J. Amer. chem. Soc. **60**, 1142 (1938). — FIESER, L. F., M. FIESER and E. B. HERSHBERG: J. Amer. chem. Soc. **58**, 1463 (1936). — FIESER, L. F., M. FIESER, E. B. HERSHBERG, M. S. NEWMAN, A. M. SELIGMAN and M. J. SHEAR: Amer. J. Cancer **29**, 23 (1937). — FIESER, L. F., and E. B. HERSHBERG: J. Amer. chem. Soc. **59**, 394, 2502 (1937); **60**, 940, 1893, 2542 (1938); **61**, 1565 (1939). — FIESER, L. F., E. B. HERSHBERG, L. LONG u. M. S. NEWMAN: Ref. Z. Krebsforsch. **46**, 152 (1937). — FIESER, L., and M. NEWMAN: J. Amer. chem. Soc. **57**, 1602 (1935). — FISCHER, A.: Zbl. Bakt. **104**, 31 (1927). — FISCHER, B.: Münch. med. Wschr. **1906**, 2041. — FISCHER, W.: Münch. med. Wschr. **1928**, 73. — Wiss. Ann. **5**, 311 (1956). — FITZHUGH, O. G., L. F. KNUDSEN and A. A. NELSON: J. Pharmacol. exp. Ther. **86**, 37 (1946). — FITZHUGH, O. G., and A. A. NELSON: Fed. Proc. **9**, 272 (1950). — FLAKS, J.: Brit. J. Cancer **2**, 386 u. 395 (1948). — FRIEDMANN, C. M.: Arch. Gewerbepath. **7**, 278 (1936/37). — FOULDS, L.: Amer. J. Cancer **31**, 404 (1937). — Brit. J. Cancer **1**, 172 (1947). — FOULDS, L., and L. DMOCHOWSKI: Brit. J. exp. Path. **20**, 458 (1939). — FRIEDELL, H. L., and L. M. ROSENTHAL: J. Amer. med. Ass. **116**, 2130 (1941). — FRIEDEWALD, W. F., and P. ROUS: J. exp. Med. **80**, 101, 127 (1944). — FRIEDRICH-FRESKA, H.: Münch. med. Wschr. **1939**, 895. — Ber. Gynäk. **40**, 225 (1940). — Biol. Zbl. **60**, 498 (1940). — Z. Geburtsh. **1941**, 199. — FROMMER, B.: Przegl. derm. **29**, (Pol.) 266 (1934).

DE GAETANI, G. F.: Acta cancrol. (Ung.) **2**, 355 (1936). — GANDOLFI, C., e B. TANZI: Ann. Ottal. **69**, 298 (1941). — GILBERT, J. A. S., and A. J. LINDSEY: Brit. J. Cancer **10**, 642 (1956). — Brit. J. Cancer **10**, 646 (1956). — GLOYNE, S. R.: Tubercle **14**, 550 (1933). — GOULDEN, F., E. L. KENNAWAY u. URQUHART: Brit. J. Cancer **6**, 1 (1952). — GRAFFI, A.: Z. Krebsforsch. **52**, 165, 234, 254 (1941). — Wiss. Ann. **2**, 27 (1953). — GRAHAM, R. C. B., and M. G. ALLMARK: Canad. publ. Hlth J. **49**, 430 (1958). — GROSS, E., u. F. KOELSCH: Arch. Gewerbepath. Gewerbehyg. **12**, 164 (1944). — GROSS, E.: Z. Krebsforsch. **64**, 287 (1961). — GSELL, O.: Dtsch. med. Wschr. **1955**, 496. — Oncologia (Basel) **10**, 157 (1957). — Schweiz. med. Wschr. **86**, 669 (1956); **88**, 349 (1958). — GÜNTHER, W.: Z. Krebsforsch. **52** (1942). — GUMMEL, H.: Klin. Wschr. **1941**, 448. — GUPTA, D. N.: Nature (Lond.) **175**, 257 (1955). — GYE, W. E.: Verh. dtsch. pharm. Ges. **14**, 1 (1938).

HAAGENSEN, D. CUHSMANN and O. KREHBIEL: Amer. J. Cancer **26**, 368 (1936). — HABS, H., u. H. DIETEL: Klin. Wschr. **1941**, 8. — HADDOW, A.: Nature (Lond.) **1935**, 868. — J. Path. Bact. **57**, 567, 581 (1938). — Brit. med. Bull. **4**, 314, 331 (1947). — HADDOW, A., R. J. C. HARRIS and G. A. R. KON: Biochem. J. **39**, 11 (1945). — HADDOW, A., and A. M. ROBINSON: Proc. roy. Soc. Lond. **122**, 442 (1937). — HADDOW, A., C. M. SCOTT and J. D. SCOTT: Proc. roy. Soc. Lond. **122**, 477 (1937). — HADDOW, A., H. J. KOHN and E. M. F. ROE: Phil. Trans. **241**, 147 (1948). — HAETMANN, H.: Bull. Acad. Med. Paris **3**, 390 (1940). — HAGEN u. SCHÜRMEYER: Med. Klin. **42**, 847 (1947). — HAKAHARA, W., u. F. TADASHI: Gann (Jap.) **31**, 79 (1937). — HALBERSTAEDTER, L,: Amer. J. Cancer **38**, 351 (1940). — HAMILTON-PATERSON, J. L.: Lancet **1941 I**, 73. — HAMMOND, E. C.: Ref. Med. Klin. **1955**, 1194. — HAMMOND, E. C., u. D. HORN: Time, März 1949. — HAMMOND, E. C., and D. HORN: J. Amer. med. Ass. **155**, 1316 (1954). — HAMPERL, H.: Dtsch. med. Wschr. **1941**, 890. — HAMPERL, H., u. A. GRAFFI: Z. Krebsforsch. **52**, 185 (1941). — HANSEN, P. B., and J. BICHEL: Acta radiol. (Stockh.) **37**, 258 (1952). — HANSER, R., u. L. SIMON: Z. Krebsforsch. **51**, 305 (1941). — HARPER, K. H.: Brit. J. Cancer **12**, 116 (1957). — Brit. J. Cancer **12**, 121 (1958). — HARRIS, P. N.: Cancer Res. **7**, 26 (1947). — HARTWELL, J. L.: Survey of compounds-carcinogenic activity. Washington 1941. — HASHIDA, M.: Gann (Jap.) **31**, 245 (1937). — HASHIMOTO, T.: Gann (Jap.) **29**, 306 (1935). — HATTEMER, A. J.: Dtsch. zahnärztl. Z. **11**, 924 (1956). — HAYWARD: Münch. med. Wschr. **1909**, 1836. — HEATH, J. C.: Brit. J. Cancer **10**, 668 (1956). — HECHT, G.: Mitteilung 6 der Farbstoff-Kommission der Deutsch. Forschungsgemeinsch. Wiesbaden 1957, 2. Aufl. — Therapie-Kongreß, Karlsruhe 1959. — HECKNER, F.: Klin. Wschr. **37**, 1051 (1959). — HEERMANN, H.: Z. Hals- usw. Hk. **48**, 70 (1941). — HEIDE, F., u. H. MOENKE: Naturwissenschaften **45**, 80 (1956). — HENRY, S. A.: Brit. med. Bull. **4**, 389 (1947). — HERMANN, E.: Schweiz. med. Wschr. **81**, 1097 (1951). — HERZOG, H. A. PLETSCHER: Schweiz. med. Wschr. **1955**, 477. — HESS, H.: Langenbecks Arch. klin. Chir. **283**, 274 (1956). — HESTON, W. E., and M. K. DERINGER: J. Nat. Cancer Inst. **13**, 705 (1952). — HETTCHE, O.: VDI-Berichte **53**, 16 (1961). — HEWETT, C. L.: Curr. Sci. **5**, 527 (1937). — HIEGER, I.: Amer. J. Cancer **29**, 705 (1937). — HIEGER, J.: Brit. J. Cancer **3**, 123 (1949). — HIEGER, I., and S. F. D. ORR: Brit. J. Cancer **8**, 274 (1954). — HOAGLAND, M. B., R. S. GRIER and M. B. HOOD: Cancer Res. **10**, 629 (1950). — HOHMANN, W.: Ned. T. Geneesk. **1942**, 1408. — HORNING and L. DMOCHOWSKI: Brit. J. Cancer **1**, 59 (1947). — HROMATKA, O., u. L. H. SCHLAGER: Mh. Chemie **85**, 29 (1954). — HROMATKA, O., L. STENTZEL u. E. BRODA: Mh. Chemie **86**, 137 (1955). — HROMATKA, O., L. PETZELBAUER u. E. BRODA: Mh. Chemie **88**, 317 (1957). — HUEPER, W. C.: Umweltbedingter und berufsabhängiger Krebs. Publ. Hlth.

Rep. (Wash.) **209** (1948). — Tex. Rep. Biol. Med. **10**, 167 (1952). — Ref. Ber. wiss. Biol. **85**, 216 (1953). — J. nat. Cancer Inst. **13**, 291 (1952); **15**, 113 (1954); **16**, 55 (1955). — Amer. J. clin. Path. **25**, 1388 (1955). — J. nat. Cancer Inst. **16**, 447 (1955). — Cancer **10**, 8 (1957). — A. M. A. Arch. Indust. H. **18**, 284 (1958). — Arch. Path. **67**, 589 (1959). — J. Nat. Cancer Instit. **26**, 229 (1961). — HUEPER, W. C., F. BRIGGS and R. D. WOLFE: J. industr. Hyg. **20**, 85 (1938). — HUGGINS, CH., L. C. GRAND and F. P. BRILLANTES: Nature (Lond.) **189**, 204 (1961). — HUGGINS, CH., G. BRIZIARELLI and H. SUTTON: J. exp. Med. **109**, 25 (1958). — HUNTER, D.: Brit. med. J. **1950**, No. 4652, 506.

ILFELD, F.: Amer. J. Cancer **26**, 743 (1936). — IRVINE, E. D.: Brit. med. J. **1935**, 996.

JAFFÉ, W.: Rev. Policlin. Caracas **13**, 445 (1944). zit. nach A. HADDOW, Brit. med. Bull. **4**, 326 (1947). — JAMES, W. R. L.: Med. J. Rec. **12**, 87 (1955). — JECKLIN, L.: Schweiz. med. Wschr. **86**, 891 (1956). — JIKUBO, T.: Gann (Jap.) **29**, 79 (1935); **30**, 157 (1936). — JOHNE, K., J. KLEISS u. A. REUTER: Angew. Chemie **69**, 675 (1957). — JÖTTEN u. REPLOH: Zbl. Gewerbehyg. **19**, 50 (1932). — JUHASZ, J., J. BALO u. G. KENDREY: Z. Krebsforsch. **62**, 188 (1957). — JULLIEN, G., VALLECALLE, E., et M. LEANDRI: Arch. Mal. prof. **12**, 578 (1951).

KAISER, K.: Z. Krebsforsch. **59**, 488 (1953). — KARRER, K., E. BRODA, R. STARK, O. HROMATKA u. W. ZISCHKA: Mh. Chemie **86**, 444 (1955). — KATHE, J.: In Jahresbericht d. Schles. Ges. f. Vaterl. Kultur (1937). — KAUFMANN, C.: Z. Geburtsh. **114**, 382 (1937). — KAWAHATA, K.: Gann (Jap.) **30**, 341 (1936). — KENNAWAY, E.: Brit. med. J. **1**, 564 (1924). — Biochem. J. **24**, 497 (1930). — KENNAWAY, E. L.: Cancer Res. **4**, 571 (1944). — Brit. med. J. **1955**, No. 4922, 1107. — KENNAWAY, F. L., and I. HIEGER: Brit. med. J. **1**, 1044 (1930). — KENNAWAY, F. L., u. N. M. KENNAWAY: Acta int. Un. Cancer **2**, 101 (1937). — KENNETH, P., R. G. BOWLER, H. M. BUCKELL, H. A. DRUETT and R. S. F. SCHILLING: Brit. J. indust. Satzty **5**, 6 (1948). — KENNETH, W. A. P.: Thorax **2**, 91 (1947). — KENSLER, C. J., E. BIERMAN and G. CONDOURIS: J. nat. Cancer Inst. **15**, 1569 (1955). — KENSLER, C. J.,-K. SUGIURA and C. P. RHOADS: Science **91**, 623 (1940). — KENSLER, C. J., K. SUGIURA, N. F. YOUNG, C. V. HALTER and C. P. RHOADS: Science **93**, 308 (1941). — KENSLER, C. J., S. O. DEXTER and C. P. RHOADS: Cancer Res. **2**, 1 (1942). — KENSLER, C. J., and C. P. RHOADS: A. A. A. S. Res. Confer. Cancer Washington 1945, S. 170. — KEUTZER, A.: Hippokrates (Stuttgart) **28**, H. 3 (1957). — KIDD, J. G., and P. ROUS: J. exp. Med. **68**, 529 (1938). — KINOSITA, R.: Trans. Soc. Path. jap. **27**, 665 (1937). — KIRBY, A. H. M.: Brit. J. Cancer **1**, 68 (1947). — KIRCHHOFF, H., and R. H. RIGDON: J. nat. Cancer Inst. **16**, 1287 (1956). — KLINKE, J.: Z. Krebsforsch. **46**, 334 (1934); **47**, 341, 348 (1938). — KNAKE, E.: Virchows Arch. path. Anat. **329**, 141 (1956). — KORTEWEG, R.: Z. Krebsforsch. **29**, 455 (1921). — Verh. int. Kongr. Kampf Krebs **2**, 742 (1933). — KOTIN, P., H. L. FALK, P. MADER and M. THOMAS: Arch. Industr. Med. **5**, 548 (1952); **9**, 153, 163 (1954). — KRETZ, J.: Hippokrates **1944**, 127. — KREYBERG, L.: Brit. J. Cancer **9**, 495 (1955); — **12**, 618 (1959). — KUHN, R., u. H. BEINERT: Ber. dtsch. chem. Ges. **76**, 904 (1943); **77**, 606 (1944). — KUHN, R., C. WEYGAND u. F. F. MÖLLER: Ber. dtsch. chem. Ges. **76**, 1044 (1943). — KURATSUNE, M.: J. nat. Cancer Inst. **16**, 1485 (1956). — KURATSUNE, M., and W. C. HUEPER: J. nat. Cancer Inst. **20**, 37 (1958). — KURODA, S., u. K. KAWAHATA: Z. Krebsforsch. **45**, 36 (1936).

LABORDE, S., R. HUGUENIN et BONCABEILLE: Bull. Ass. franç. Étude Cancer **24**, 400 (1935). — LACASSAGNE, A.: C. R. Acad. Sci. (Paris) **195**, 630 (1932). — C. R. Soc. Biol. (Paris) **114**, 660 (1933); **120**, 685 (1935); **121**, 607 (1936); **122**, 1060 (1936). — Extr. Paris Med. **1935**. — Ciencias **1936**. — Amer. J. Cancer **27**, 217 (1936); **28**, 735 (1936). — LACASSAGNE, A., u. W. NYKA: Bull. Ass. franç. Étude Cancer **26**, 1 (1937). — LANE, A., D. BLICKENSTAFF u. A.C. IVY: Cancer (Phil.) **3**, 1044 (1950). — LANGER, E.: Z. Krebsforsch. **52**, 443 (1942). — LARSEN, C. D., and W. E. HESTON: Cancer Res. **5**, 592 (1945). — LASER, H.: Klin. Wschr. **1927**, 698. — LAW, L. W.: Amer. J. Path. **17**, 827 (1941). — Law, L. W.: Cancer Res. **1**, 397 (1941). — LEBLOND, C. P., H. ISLER and A. AXELRAD: Canad. Cancer Conf. **2**, 248 (1957). — LEICHER, F.: Ärztl. Forsch. **11**, 320 (1948). — LEICHERT, F.: Arch. Gewerbepath. Gewerbehyg. **13**, 382 (1954). — LEITCH, A., and E. I. KENNAWAY: Brit. med. J. **1922**, 1107. — LETTRÉ, H.: Z. physiol. Chem. **280**, 28 (1944). — Z. Krebsforsch. **1948**. — LEVIN, M. L., A. S. KRAUS, I. D. GOLDBERG and P. R. GERHARDT: Cancer (N. Y.) **8**, 932 (1955). — LEWIS, M.: Amer. J. Cancer **25**, 305 (1935); **29**, 510 (1937). — LIBERTI, V.: Clin. chir. **14**, 541 (1938). — LICKINT, F.: Münch. med. Wschr. **1935**, 1232; Münch. med. Wschr. **1954**, 1366; **1955**, 948. — Z. proph. Med. **1956**, 9. — Med. heute **1956**, 2, 85. — Med. Klin. **1956**, 761. — Therapiewoche **6**, 444 (1956). — Dtsch. med. Wschr. **1956**, 173. — LIEBEGOTT, G.: Dtsch. med. Wschr. **74**, 855 (1949). — Zbl. Arbeitsmed. **2**, 15 (1952). — LJVRAGA, P.: Pathologica **26**, 726 (1934). — Lockwood, K.: Acta path. microbiol. scand. Suppl. **145**, Vol. 51 (1961). — LOEPER, M., R. FARBE e J. BORREAU: Progr. med. (Napoli) **74**, 581 (1946). — LÖHR, B., u. A. ZAGNER: Langenbecks Arch. klin. Chir. **280**, 592 (1955). — LÖWENTHAL, K.: Klin. Wschr. **1925**, 1455. — LORENZ, E., and H. B. ANDERVONT: Amer. J. Cancer **26**, 783 (1936). — LORENZ, E., and SHEAR: Amer. J. Cancer **26**, 333 (1936). — LUERS, H.: Arch. Geschwulstforsch. **6**, 77 (1953); Naturwissenschaften **43**, 206 (1956). — LUNDSGAARD-HANSEN, P.: Oncologia (Basel) **9**, 33 (1956). — LUTHER, H.: VDI-Berichte **53**, 93 (1961).

MAISIN, J., et P. LIEGEOIS: C. R. Soc. Biol. (Paris) **115**, 733 (1934). — MANCUSO, T. F., and W. C. HUEPER: Industr. Med. Surg. **20**, 358 (1951). — MARTERSTOCK, R., u. A. REUTER: Motortechn. Z. **59**, Heft 5 (1957). — Erdöl u. Kohle **10**, 377 (1957). — MARTIUS, H., u. L. HARDTL: Dtsch. med. Wschr. **83**, 2190 (1958). — MASON, M. L., and F. B. QUEEN: Quart. Bull. Northw. Univ. med. Sch. **15**, 122 (1941). — MAUER, G.: Arch. exp. Zellforsch. **21**, 191 (1938). — McINTOSH, J.: Brit. J. exp. Path. **14**, 422 (1933). — McINTOSH, J., and F. R. SELBIE: Brit. J. exp. Path. **20**, 49 (1939). — MENETRIER, P., et M. DERVILLE: Bull. Ass. franç. Étude Cancer **13**, 616 (1924). — MIDER, G. BURROUGHS and J. MORTON: Proc. Soc. exp. Biol. (N. Y.) **42**, 583 (1939). — MIESCHER, G.: Bull. schweiz. Ver. Krebsbek. **2**, 225 (1935). — MIESCHER, G., F. ALMASY u. K. KLÄNI: Biochem. Z. **287**, 287 (1936). — MIESCHER, G., F. ALMASY u. F. ZEHENDER: Schweiz. med. Wschr. **1941**, 1002. — Ministery of Labor and National Service. Zit. n. HUEPER 1948. — MITTMANN, O.: Verh. dtsch. Ges. path. **43**, 320 (1959). — MIURA, K.: Bull. Ass. franç. Étude Cancer **24**, 534 (1935). — MÖLLENDORFF, W. v.: Schweiz. med. Wschr. **1941**, 309. — Z. Zellforsch. **32**, 35 (1942). — MOHR, H. J., u. H. NOTHDURFT: Klin. Wschr. **36**, 493 (1958). — MOHR, H. J.: Kampf dem Krebs. Heft 2, 3 (1961). — MONDON, H., et J. J. L. ANDRE: Presse méd. **80/81**, 989 (1941). — MOORE, G. E., E. L. BRACKNEY and F. G. BOCK: Proc. Soc. exp. Biol. (N. Y.) **82**, 643 (1953). — MORELLI, E.: Tumori **2**, 487 (1940). — MORI, K.: Gann (Jap.) **35**, 106 (1941). — MORIGAMI, S., u. N. KASIWABARA: Gann (Jap.) **35**, 65 (1941). — MORIGAMI, S., u. I. NISHIMURA: Gann (Jap.) **34**, 146 (1940). — MORTON, J.: Surg. Gynec., Obstet. **72**, 345 (1941). — MÜHLBOCK, O.: Ned. T. Geneesk. **1955**, 31. — MÜLLER, A.: Schweiz. med. Wschr. **1933**, 951. — MÜLLER, E., u. W. ERHARDT: Z. Krebsforsch. **61**, 65 (1956). — MURPHY, J. B., and E. STURM: J. exp. Med. **42**, 693 (1925).

NARAT, J. K.: J. Cancer Res. **9**, 135 (1925). — NASSAUER, M.: Münch. med. Wschr. **1919**, 1451. — Frankfurt. Z. Path. **22**, 353 (1919/20). — NEISH, W. J. P.: Naturwissenschaften **46**, 535 (1959). — NELSON, A. A., O. G. FITZHUGH and H. O. CALVERY: Cancer Res. **3**, 230 (1943). — NETTLESHIP, A., and P. S. Y. HENSHAW: J. nat. Cancer Inst. **4**, 309 (1943). — NEUKOMM, S.: Oncologia (Basel) **10**, 137 (1957). — NIELSEN, A., u. J. CLEMENSEN: Dan. med. Bull. (Ugeskr. Laeg. **1954**, 52) **1**, 194 (1954). — NIEMÖLLER, H. K.: Dtsch. med. Wschr. **74**, 652 (1949). — NORDMANN, M.: Ber. 8. int. Kongr. Unfallmed. u. Berufskr. **2**, 983 (1939). — NORDMANN, O.: Z. Krebsforsch. **47**, 288 (1938). — NORDMANN, M., u. A. SORGE: Z. Krebsforsch. **51**, 168 (1941). — NOTHDURFT, H.: Naturwissenschaften **45**, 549 (1958). — NOTHDURFT, H.: Abhandl. Dtsch. Akad. Wissensch. Berlin 1960. — NOTHDURFT, H., u. H. J. MOHR: Naturwissenschaften **45**, 549 (1958).

OBERLING, CH., CH. SANNIÉ, M. GUÉRIN et P. GUÉRIN: Bull. Ass. franç. Étude Cancer **25**, 156 (1936). — OCHSNER, A.: Amer. Surg. **21**, 517 (1955). — OCHSNER, A., C. J. RAY and P. W. ACREE: Amer. Rev. Tuberc. **70**, 763 (1954). — OETTEL, H.: Dtsch. med. Wschr. **84**, 163 (1959). — OPPENHEIMER, R.: Münch. med. Wschr. **1920**, 12. — OTSUKA, and NAGAO: Gann **30**, 561 (1936).

PARSON, L. D.: J. Path. Bact. **43**, 1 (1936). — PASSEY: Brit. med. J. **2**, 1112 (1922). — PEACOCK, P. R.: J. Path. Bact. **36**, 141 (1933). — Amer. J. Cancer **25**, 39 (1935). — Brit. med. Bull. **4**, 364 (1947). — Brit. J. Cancer **9**, 461 (1955). — PEIN, H. V.: Dtsch. med. Wschr. **1938**, 565. — Dtsch. Arch. klin. Med. **190** (1943). — PEINE, CRANE and PRICE: Surgery **22**, 49 (1947). — PERLMANN, S., u. W. STAEHLER: Z. urol. Chir. **36**, 139 (1932). — Klin. Wschr. **1935**, 1955. — PIERSON, H.: Z. Krebsforsch. **45**, 1 (1936). — PICKRODT, W., u. W. KÜHNE: Naturwissenschaften **48**, 408 (1961). — PIQUET, J., u. TISON: Bronchoskopie **2**, 137 (1937). — POLETTINI, B.: Athena (Roma) **20**, 147 (1954). — PORTHEINE, F.: Mainzer Kongr. Vortr. 1957. — POTT, P.: Chirurgical Observations Relative to the Cancer of the Scrotum. London 1775. — PURVES, H. D., and W. E. GRIESBACH: Brit. J. exp. Path. **27**, 294 (1946); **28**, 46 (1947). — PYKE, D. A.: Brit. med. J. **1955**, 1115.

RAGLIONI, T.: Tumori **1942**, 402. — RANDIG, K.: Öff. Gesundh.-Dienst **16**, 305 (1954). — RAPETTI, L.: Biochem. e Ter. sper. **29**, 11 (1942). — RAPOSO, L. S.: C. R. Soc. Biol. (Paris) **98**, 86 (1928). — REDING, R.: Acta Un. int. Cancer **4**, 735 (1939). — Münch. med. Wschr. **1939**, 41, 1457. — REHN, L.: Arch. klin. Chir. **50**, 588 (1895). — Verh. dtsch. Ges. Chir. **1905**, 220. — REID, E.: Brit. J. Cancer **10**, 123 (1956). — REIMANN, S. P.: Ann. intern. Med. **8**, 504 (1934). — RICHTER, L. J.: Z. Krebsforsch. **31**, 565 (1930). — RINGERTZ, N.: Schweiz. Z. allg. Path. **18**, 866 (1955). — ROCKSTROH, H.: Arch. Geschwulstforsch. **14**, 151 (1959). — RÖHRBORN, G.: Z. indukt. Abstamm.- u. Vererb.-Lehre **90**, 116, 457 (1959); Experimentia (Basel) **16**, 523 (1960). — ROESCH, H.: Virchows Arch. path. Anat. **245**, 1 (1923). — ROFFO, A. H.: Boll. Inst. Med. exp. Cancer **8**, 277 (1932); **15**, 741 (1939); **16**, 77 (1939). — Acta Un. int. Cancer **4**, 755 (1939). — Bull. Ass. franç. Étude Cancer **28**, 556 (1939). — Z. Krebsforsch. **47**, 773 (1938); **49**, 341 (1939). — Mschr. Krebsbekpf. **1940**, 96. — Bol. Inst. Med. exp. **1943**,

No 62, 471. — Amer. J. digest. Dis. Nutrit. **13**, 33 (1946). — RONDONI, P.: Z. Krebsforsch. **47**, 59 (1937). — RONNIE, H. M.: Med. J. Aust. **1955**, 717. — Dtsch. med. Wschr. **1955**, 1555. — ROOK, A. J.: Brit. J. Cancer **10**, 17 (1956). — ROTH, F.: Verh. dtsch. Ges. Path. **39**, 323 (1956). — Z. Krebsforsch. **61**, 287 (1956). — Dtsch. med. Wschr. **82**, 211 (1957). — ROUS, P.: Amer. J. Cancer **39**, 565 (1940). — ROUS, P., and W. F. FRIEDEWALD: Science **94**, 495 (1941). — J. exp. Med. **79**, 511 (1944). — ROUS, P., and J. G. KIDD: Science **1936**, 83. — J. exp. Med. **67**, 399 (1938); **68**, 529 (1938); **69**, 399 (1939); **71**, 787 (1940); **73**, 365 (1941). — ROUS, P., and W. E. SMITH: J. exp. Med. **81**, 597 (1945). — ROUSSY, G., P. GUÉRIN et M. GUÉRIN: Bull. Acad. Méd. Paris **3**, 989 (1940). — C. R. Soc. Biol. (Paris) **136**, 380 (1942). — ROUSSY, G., et CH. OBERLING: Bull. Acad. Méd. Paris **3**, 181 (1938). RUFFILI, D.: Ric. Sci. p ogr. tecn. econom. naz. **2**, 508 (1936).

SANDIN, R. B., R. KITCHEN and L. F. FIESER: J. Amer. chem. Soc. **65**, 2018 (1943). — SANGHVI, L. D., K. C. M. RAO and V. R. KHANOKAR: Brit. med. J. **1955**, 1111. — SANNIÉ, OBERLING, M. GUÉRIN et P. GUÉRIN: C. R. Soc. Biol. (Paris) **120**, 1196 (1935). — SANNIÉ, CH., R. TRUHAUT, P. GUÉRIN et M. GUÉRIN: C. R. Acad. Sci. (Paris) **211**, 365 (1940). — Bull. Ass. franç. Étude Cancer **29**, 106 (1941). — SASAKI, T., u. T. YOSHIDA: Virchows Arch. path. Anat. **295**, 175 (1935). — SAUERBRUCH, F., u. E. KNAKE: Z. Krebsforsch. **44**, 223 (1936). — SCHÄR, W.: Dtsch. Z. Chir. **226**, 81 (1930). — SCHAIRER, E.: Z. Krebsforsch. **45**, 279 (1937). — SCHAIRER, E., u. E. SCHÖNIGER: Z. Krebsforsch. **54**, 261 (1944). — SCHINZ, H. R.: Schweiz. med. Wschr. **72**, 1070 (1942). — SCHINZ, H. R., H. FRITZ-NIGGLI, T. W. CAMPBELL u. H. SCHMID: Oncologia (Basel) **8**, 233 (1955). — SCHINZ, H. R., u. E. UEHLINGER: Z. Krebsforsch. **52**, 425 (1942). — SCHMÄHL, D.: Z. Aerosol-Forsch. **4**, 1 (1955). — (Asbest) Z. Krebsforsch. **62**, 561 (1959). — SCHMÄHL, D., u. A. REITER: Z. Krebsforsch. **59**, 397 (1953). — SCHMÄHL, D., u. D. STEINHOFF: 2. Krebsforsch. **63**, 586 (1960). — SCHMEIDER, O.: Schweiz. med. Wschr. **1941**, 1552. — SCHMIDT, M. B.: Virchows Arch. path. Anat. **253**, 432 (1924). — Z.Krebsforsch. **47**, 91 (1938). — SCHMIDT, O.: Naturwissenschaften **1941**, 146. — SCHNEIDER, P.: Arch. klin. Chir. **260**, 523 (1948). — SCHOCH, H.: Z. Unfallmed. Berufskr. **47**, 138, 184 (1954). — Krebsarzt **10**, 296 (1955). — SCHOCK, E. O.: Mschr. Krebsbekämpf. **11**, 31 (1943). — SCHÖNTAL, R., M. A. HEAD and P. R. PEACOCK: Brit. J. Cancer **8**, 458 (1954). — SCHÖNTAL, R., and M. A. HEAD: Brit. J. Cancer **9**, 229 (1955). — SCHRAPF, J.: Médecin Usine **10**, 137 (1948). — SCHÜRCH, O.: Dtsch. med. Wschr. **1931**, 139. — SCHÜRCH, O., u. A. WINTERSTEIN: Hoppe-Seylers Z. physiol. Chem. **236**, 79 (1935). — Z. Krebsforsch. **42**, 76 (1935). — SCHWARZ, R.: Ärztl. Wschr. **1947**, H. 47/48, 743. — SEGALE, G. C., et L. LACROIX: Pathologica **32**, 473 (1940). — SHABAD, L. M.: Z. Krebsforsch. **42**, 295 (1935); **46**, 152 (1937). — Acta cancrol. (Ung.) **1**, 335 (1935). — C. R. Soc. Biol. (Paris) **124**, 213 (1937). — Bull. Biol. et Méd. exp. URSS. **5**, 3 (1938). — SHEAR, M. J.: Amer. J. Cancer **26**, 322 (1936); **29**, 269 (1937); — J. biol. Chem. **123** (1938). — SHIMKIN, M., and H. GRADY: Proc. Soc. exp. Biol. (N. Y.) **45**, 246 (1940). — SIMON, L.: Arch. klin. Chir. **173**, 1708 (1932). — SLOTKIN, G. E.: J. Urol. (Baltimore) **49**, 27 (1943). — SMITH, W. E.: J. exp. Med. **85**, 459 (1947). — SNEGIREFF, L. S.: Amer. industr. Hyg. Ass. Quart. **4**, 199 (1951). — SPINELLI, A.: Tumori **2**, 367 (1941). — Statistik und Wirtschaft **10**, 386 (1958). — STEINER, P. E.: Amer. J. Path. **17**, 667 (1941). — Cancer Res. **14**, 103 (1954). — STERNBERG, A.: Z. Krebsforsch. **20**, 422 (1923). — STEWART, H.: Amer. J. Path. **15**, 707 (1939). — STOCKS, P., and J. M. CAMPBELL: Brit. med. J. **1955**, 4945, 923. — STRONG, L. C.: Amer. J. Cancer **39**, 347 (1940). — Yale J. Biol. Med. **17**, 289 (1944). — Amer. Naturalist **81**, 50 (1947)· — SUGIURA, K., and C. P. ROADS: Cancer Res. **1**, 3 (1941). — SUNTZEFF, Y., R. S. BABCOCK and L. LOEB: Amer. J. Cancer **39**, 56 (1940). — SUPNIEWSKI, J. W., E. TASCHNER u. J. HANO: Bull. int. Acad. pol. Sci. **1936**, 343.

TADAKI, Y.: Mitt. med. Akad. Kyoto **6**, 139, 171 (1932). — TANNENBAUM, A.: Arch. Path. (Chicago) **30**, 509 (1940). — TASCHNER, E., M. SPRITZER, G. GOTTLIEB u. D. LAZAR: Ref. Z. Krebsforsch. **46**, 194 (1937). — TEUTSCHLAENDER: Z. Krebsforsch. **28**, 282 (1929); **30**, 573 (1930); Klin. Wschr. **1937**, 1284. — THOMAS, J.: C. Soc. Biol. **126**, 1176 (1937). — THOMAS, J. A., et J. P. THIERY: C. R. Acad. Sci. (Paris) **236** (1953). — TWORT, C., u. H. IEEG: Z. Krebsforsch. **27**, 308 (1928). — Lancet **214**, 752 (1928). — TWORT, C., u. R. SYTH: J. Hyg. **33**, 464 (1933). — TWORT, C. A., and J. M. TWORT: J. ind. Hyg. **13**, 204 (1931). — Lancet **1935**, 1226. — J. Path. Bact. **42**, 303 (1936). — TWORT, C. C.: Z. Krebsforsch. **27**, 308 (1928). — TWORT, C. C., and J. M. TWORT: J. ind. Hyg. **13**, 204 (1931). — J. Hyg. **32**, 557 (1932). — Lancet **1935**, 226.

UNO, SH.: Trans. jap. path. Soc. **21**, 711 (1931).

VALADE, P.: Ref. Z. Krebsforsch. **46**, 154 (1937). — VIEWEG, R.: Physik.Bl. **12**, 547 (1958). — VOIGTMANN, S.: Arch. Gewerbepath. Gewerbehyg. **14**, 260 (1956). — VOLKMANN, R.: Über Teer-, Paraffin- und Rußkrebs (Schornsteinfegerkrebs), S. 370. In Beiträge zur Chirurgie. Leipzig 1875.

WALLER, R. E.: Brit. J. Cancer **6**, 8 (1952). — WARREN, CHIELDS and O. GATES: Cancer Res. **1** (1941). — WATANABE, F., and S. SUGIMOTO: Gann (Jap.) **46**, 365 (1955). WATER-

Man, N.: Acta cancrol. (Ung.) **2**, 1 (1936); **3**, 3 (1937). — Ned. T. Geneesk. **81**, 1273 (1937). — Ned. Ver. Physiol. Pharm. **7**, 1 (1937). — Verh. Leeuwenhoek-Ver. 1937, 83. — Acta Un. int. Cancer **4**, 764 (1939). — Bull. Ass. franç. Étude Cancer **29**, 70 (1940). — Watson, W. L., and A. J. Conte: Amer. J. Surg. **89**, 447 (1955). — Wedler, H. W.: Dtsch. Arch. klin. Med. **191**, 189 (1943). — Dtsch. med. Wschr. **1943**, 575. — Wegelin, C.: Schweiz. med. Wschr. **1942 II**. — Weissbecker, L., u. M. Maurer: Klin. Wschr. **1947**, 855. — Welz, A.: Zbl. Chir. **72**, 811 (1947). — Wieland, H., u. E. Dane: Z. physiol. Chem. **219**, 240 (1933). — Williams, J. G.: Lancet **1942 I**, 701. — Wilson, R. W., F. de Eds u. A. J. Cox: Cancer Res. **1**, 595 (1941). — Wingler, A.: Arzneimittel-Forsch. **7**, 391 (1957). — Winterstein, A.: Verh. schweiz. naturforsch. Ges. **1935**, 314. — Festschr. Emil Barel. S. 310. 1936. — Chimie et Industr., 18. Congr. Nancy 1938, S. 1. — Winterstein, A., u. H. Vetter: Z. physiol. Chem. **230**, 170 (1934). — Woglom, W.: Amer. J. Cancer **40**, 429 (1940). — Wolf, A.: Chem. Induct. of Cancer. London 1952. — Wolman, W.: J. Amer. med. Ass. **917**, 1035 (1953); 678 (1954); 1309 (1955). — Wood, H.: J. Cancer Res. (Amst.) **13** (1929). — Wüstner: Diss. Jena 1940. — Wurster, C.: Chemie und Lebensstandard. Vortrag anläßlich des Tages der Chemie. München 13. 10. 1960. — Wynder, E. L.: Cancer (N. Y.) **9**, 86 (1956). — Wynder, E. L., I. J. Bross and R. M. Feldman: Cancer **10**, 1300 (1957). — Wynder, E. L., E. A. Graham and A. B. Croninger: Cancer Res. **13**, 855 (1953). — Wynder, E. L., P. Kopf and H. Ziegler: Cancer (N. Y.) **10**, 1193 (1957). — Wynder, E. L., A. Lupberger and C. Grener: Brit. J. Cancer **10**, 507 (1956). — Wynder, E. L., F. R. Lemon and J. J. Bross: Cancer (Phil.) **12**, 1016 (1959).

Yamagiva, K., and K. Itschikawa: J. Cancer Res. **3**, 1 (1918). — Yoshida, T.: Trans. jap. path. Soc. **22**, 934 (1932); **24**, 523 (1934). — Gann (Jap.) **28**, 454 (1935); **29**, 295 (1935). — Young, R. S.: Nat. Obs. **14**, 1 (1953).

Zenker, R.: Z. Krebsforsch. **28**, 121 (1929). — Zischka, W., K. Karrer, O. Hromatka u. E. Broda: Mh. Chemie **85**, 856 (1954). — Zollinger, H. U.: Virchows Arch. path. Anat. **323**, 694 (1954). — Zurhelle, E.: Arch. Derm. Syph. (Berl.) **179**, 543 (1939). — Zuschneid, K.: Chirurg **25**, 461 (1954).

Neuntes Kapitel

Krebs durch physikalische Einwirkungen

Beim Problem der Geschwulstentstehung hat im letzten Kapitel die Übersicht über chemisch induzierte maligne Tumoren gezeigt, daß es auf sehr verschiedene Weise zu Krebs kommen kann. Nirgends ist die Zahl der Berufskrebse, mit denen die moderne Technik Menschen heutiger Zivilisation bedroht, größer als bei den chemischen Noxen. Die Zahl der Berufskrebse ist jedoch in ständiger Abnahme begriffen. Andererseits finden sich aber noch keine Anhaltspunkte dafür, daß chemische Noxen in Nahrungsstoffen, Genußmitteln oder gelegentlich auch in Heilmitteln, soweit sie Krebsentstehung begünstigen oder auslösen, geringer geworden sind. Die *„Chemisierung" unserer Umwelt* hat aus der Sicht der Cancerologie *an Aktualität nichts verloren*. Man denke nur an die enorme Zunahme des Bronchialkrebses als Folge der Inhalation vorwiegend chemischer Carcinogene.

Nun gilt es, gewissermaßen die andere Seite unserer alltäglichen Umwelt, *die physikalischen Einwirkungen auf den Menschen in ihrer potentiell krebsauslösenden Bedeutung* zu analysieren. Wer könnte es übersehen: Die Zeit wird — physikalisch gesehen — einerseits immer traumatischer — vom 1.—45. Lebensjahr ist beim männlichen Geschlecht der gewaltsame Tod Todesursache Nr. 1 —, andererseits nimmt vor allem die *Strahlengefährdung des Menschen* in all ihren Variationen, angefangen bei den Wärme-, Licht-, Ultraviolett- und Röntgenstrahlen bis zur natürlichen und künstlichen Radioaktivität der verschiedensten Herkunft — vorläufig wenigstens fortgesetzt zu.

Es kommt weiter hinzu: Die Aussagen der Physik sind von letzter mathematischer Zuverlässigkeit. Nirgends sind die Kenntnisse um den Bau der Materie und um die Einwirkungen physikalischer Energien auf die lebende Substanz so weit vorangetrieben als in der Physik und Biophysik. Vermitteln uns nun bereits die Chemie und Biochemie gute Vorstellungen von dem Ausmaß von Carcinogenen in unserer chemisierten Umwelt, so eröffnen uns die Physik und Biophysik beste Aussichten, die Einführung von Maß und Zahl in die Carcinogenese auf mathematisch-physikalischer Basis, d. h. auf Errechenbarkeit, Grenzziehung und Auswertbarkeit physikalischer Krebsnoxen.

1. „Trauma" und Krebs

Daß *grobmechanische Einwirkungen* zu einem mitwirkenden Faktor bei der Geschwulstentstehung werden können, ist nach dem, was über die chemische Krebsauslösung gesagt wurde, überraschend. Es sei auch gleich vorweggenommen, daß es zwingend bewiesene Fälle unikausal traumatisch verursachter Geschwülste nicht gibt. Andererseits liegen aber doch Beobachtungen vor, bei denen eine gewisse Wahrscheinlichkeit einer traumatisch mitbestimmten Genese nur schwer bestritten werden kann, Fälle, bei denen es also gilt, auch die cancerologisch ausreichende Begründung zu liefern. Da Betriebsunfälle, Kriegs- und Sportverletzungen bei entsprechender Schwere der Folgen Entschädigungen zu bedingen pflegen, sind die meisten Fälle von unfallmedizinischer Seite veröffentlicht. Größere Zusammenstellungen stammen von SEIFFERT (1927), ISELIN (1930), FISCHER-WASELS (1931), M. B. SCHMIDT (1937, 80 Fälle!), FENSTER (1937) und HELLNER (1939, neuerdings K. H. BAUER und FREY (1956) und EBERT (1959). Eine geschichtliche Zusammenstellung über die klinischen und experimentellen Untersuchungen zu dieser Fragestellung findet sich bei STRÄULI (1957).

a) Einmaliges Trauma und Tumorentstehung. Daß *Unfälle* oft als *Ursache von Tumoren* angeschuldigt werden, ist verständlich. Der Kranke wird natürlich als Laie meist die erste tumorbedingte Schmerzempfindung als Verstauchung, Zerrung, Quetschung oder dergleichen deuten und dann — irrtümlicherweise zwar, aber im guten Glauben — den betreffenden Anlaß für das erste Bewußtwerden für „die" Ursache der Geschwulst halten. Andererseits gibt es aber doch Einzelfälle, bei denen bei der Begutachtung die ausreichende Wahrscheinlichkeit für den ursächlichen Zusammenhang — mehr fordert ja die Unfallgesetzgebung nicht — nur schwer verneint werden kann. Übersehen wir doch nicht, selbst *in Operationsnarben* kann es zur *Sarkombildung* kommen (Fälle BETZLER und LEONHARDT 1959, weitere 7 Fälle aus der Literatur). Die extrem niedrige Wahrscheinlichkeit von — sagen wir — $1:10^{-6}$ ist nur massenstatistisch verwertbar, nicht im individuellen Fall. Auch das extrem Seltene kommt eben einmal vor und ist dann doch Realität. Natürlich muß man hier jene Fälle ausscheiden, bei denen die Wundheilung durch Infekt, Fisteln, Ulcerationen o. dgl. längere Zeit gestört war. Aber auch bei den sehr seltenen Fällen von *Sarkombildung in Operationsnarben* nach „primärer Wundheilung" muß daran gedacht werden, daß doch vielleicht mit den Instrumenten oder dem Nahtmaterial irgendwelches *carcinogenes Material* mit eingebracht worden ist. Nur kann man bei solchen extrem seltenen Fälle nicht einfach den Kausalzusammenhang verneinen, ist ja z. B. aus dem Laparotomienarbensarkom die Laparatomie nicht wegdenkbar.

Beispiele. 1. M. B. SCHMIDT (1938): Haut der Wange durch ein Stück Kristallsoda in ihrer ganzen Dicke verätzt. Wunde heilt nicht. 5 Monate nach dem Trauma Wangencarcinom.

2. FENSTER (1938): 58j. ♂. 1918 Überfahren beider Beine durch 200 Zentner schweren Mörser. Ausgedehnte Quetschungen, Muskelzerreißungen, Splitterbruch des re. Femur. 22 Wochen Lazarettbehandlung. Nach 18 Jahren im Bereich des alten Knochenbruches und der ausgedehnten Narben ein erster und dicht oberhalb derselben ein zweiter Tumor: fibroblastisches Sarkom. Später Lungenmetastasen.

3. M. B. Schmidt (1938): Zertrümmerung des Beins. Oberschenkelamputation. Prothese. Entzündliche Reizung. 11 Jahre nach dem Unfall Sarkom im Stumpf.

4. Fenster (1935): 77j. ♂. Seit 14 Jahren Bruchband wegen eines Leistenbruches. 1922 bereits pfenniggroße Erosion, ärztliche Behandlung. 1930 ,,Affektion" erneut aufgetreten, Herd 1,5 × 3 cm groß. 1934 ,,Geschwulst", die seit 2 Jahren ,,wesentlich an Größe zugenommen" hat und ,,seit dieser Zeit oberflächlich ulceriert". Jetzt (1934) genau an der Stelle des Bruchbandsitzes etwa kastaniengroße, ulcerierte Geschwulst: Hautcarcinom. (Nur 1,9% der Hautkrebse haben ihren Sitz am Rumpf!)

5. M. B. Schmidt (1938): Femurfraktur nach einwandfreiem Unfall, ,,welcher eine Spontanfraktur ausschließt,,. Nach 5 Monaten Sarkom an der Bruchstelle.

6. Fischer-Wasels (1927): 30j. ♂. 1916 schwere Hirnschußverletzung durch Granatsplitter mit Halbseitenparese. 9 Jahre später Hirntumorsymptome. Bei der Obduktion großes *Gliom*. Die Lage entspricht ,,ganz der in großer Ausdehnung vernarbten alten Trepanationsstelle der li. Parietalgegend, in deren Bereich die Dura mit Knochen und Gehirn ausgedehnt verwachsen ist".

7. Hellner (1936, 1939): 42j. ♂. 1918 Schußverletzung. Nahschuß beim Revolverreinigen (Bauch, Wirbelsäule), weitgehende Lähmung des Rückenmarks. 1920 Fistel an der Ausschußnarbe (Gesäß), später Decubitalgeschwür. 1934 schnelle Vergrößerung des bis dahin nicht geheilten Geschwürs: Fistelcarcinom (weiterer Fall 1939 erwähnt).

8. May (1937): 40j. ♂. 1918 schwere Granatsplitterverletzung li. Unterarm (Zertrümmerung der Elle). 2 Granatsplitter. 18 Jahre später im Bereich der alten Schußverletzung kleinapfelgroßer Tumor: Sarkom mit Metastasen in der Achselhöhle und der unteren Schlüsselbeingrube.

9. Schairer (1942): Rupturaneurysma der A. femoralis. 26 Jahre später an der gleichen Stelle malignes Hämangioendotheliom (!).

10. Pulvermacher (1947): 45jähriger Mann, Granatsplitterverletzung, vordere Bauchwand, nach 8 Wochen geheilt. 16 Monate nach der Verwundung Verdickung der Narbe, später Ulceration. Excision: ein fibroblastisches Sarkom.

11. Kleinschmidt (1947): 35jähriger Lackierer, 1918 durch Gewehrschuß durch beide Wangen verwundet. 1932 Fibrosarkom der Zunge, nach den Narben genau im Schußkanal entwickelt.

12. Koch (1953): 17jähriger Lehrling geriet mit Hand und Arm zwischen zwei Walzen. Nach 16 Jahren recidivierenden Ulcerationen im Narbenbereich. 20 Jahre nach dem Unfall Plattenepithelcarcinom.

Diesen Beispielen ist gemeinsam: 1. das gesicherte einmalige Trauma, 2. eine mit sonstigen Krebserfahrungen in Einklang stehende längere Latenzzeit von Monaten bis zu vielen Jahren, 3. die Übereinstimmung von Ort der Gewalteinwirkung und Ort der Krebsentstehung, 4. ein gewisses Maß innerer Wahrscheinlichkeit dafür, daß das Trauma aus dem späteren Geschwulstgeschehen schwer wegdenkbar ist. Tatsächlich sind dies zugleich die Voraussetzungen für die *Anerkennung des Zusammenhanges zwischen Unfall und Krebs.*

In einem Falle von Blümlein (1953) hatte die einmalige *Verletzung mit einer Schusterahle* im Bereich der rechten Wange etwa 10 Jahre später zu einem Basalzellencarcinom der Wange geführt. Es darf unterstellt werden, daß bei der Verletzung der Ahle Schusterpech (ein Teerprodukt) anhaftete.

Maligne Tumoren nach inneren Verletzungen, z. B. nach geschlossenen Frakturen, sind extrem selten und dann immer umstritten. Es ist schwer vorstellbar, daß eine ,,Krebsnoxe" in die Gewebe eingebracht worden sein soll. Es ist aber zuzugeben, daß in seltenen Fällen Krebs einmal traumabedingt sein kann, doch was sind solche — im Einzelfall eindrucksvollen — Fälle gegenüber dem großen Heer gleicher Unfälle und gleichartiger mechanischer Schäden, die nicht von Krebs gefolgt sind (siehe hierzu Hellner 1939, 1952, Sträuli 1957).

Die strikte Forderung der Übereinstimmung von Ort der Gewalteinwirkung und späteren Krebslokalisation begegnet bei *Geschwülsten innerer Organe* erheblichen Schwierigkeiten (Zülch 1953). Innerhalb des Hirnschädels z. B. kann es auch fernab vom Ort der Gewalteinwirkung zu Verletzungen kommen. Staemmler (1948), Hallervorden (1948), Dietrich (1950), Stassi (1954) u. a. fordern daher als Voraussetzung für die Anerkennung als Traumafolge den Nachweis, daß diese Tumoren aus *Hirnnarben* entstanden sind. Zumindest müsse dies wahrscheinlich gemacht werden können.

b) **Kriegsverwundung und Geschwulstentstehung.** Das unfreiwillige Massenexperiment liefern die „traumatischen Epidemien" der Kriege. Es ist gerechtfertigt, die *Schußverletzungen des Krieges* gesondert von den Friedenstraumen zu betrachten, da ja die Kriegsverwundung stets auch mit einer äußeren Verletzung, zugleich mit thermischer Schädigung (große Hitze der Geschosse), oft mit Fremdkörpereinbringung und meist mit Wundinfekten kombiniert ist. Würde wirklich das Trauma allein eine nennenswerte Rolle spielen, so hätte schon die Zeit nach dem Ersten Weltkrieg eine einwandfreie Steigerung solcher posttraumatischer Geschwülste bringen müssen. Sieht man aber die die Frage *Krebs als Kriegsfolge* betreffenden Arbeiten z. B. von DIETRICH (1942, 1950), GRUBER (1942), KÖRBLER (1942, 1944) durch, so ist man überrascht, wie wenig einigermaßen zuverlässige Fälle posttraumatischer Krebse veröffentlicht worden sind. Wenn DIETRICH bis 1942 bei 3,7 Millionen Schußverletzungen nur 40 Fälle ermitteln konnte, so beweist diese im Verhältnis zur Millionenzahl von Kriegsverletzungen so überaus niedrige Zahl, daß einer Verletzung allein nur in seltenen Fällen einmal eine auslösende Rolle zugesprochen werden kann. Einen gewissen zahlenmäßigen Hinweis geben die 14400 Schwerhirnverletzungen des ersten Weltkrieges, die von 8 Hirngeschwülsten (alles Gliome mit 6—22 Jahren Latenzzeit) gefolgt waren (OSTERTAG und BUSCHMANN 1941). Über ein malignes Meningiom nach Granatsplitterverletzung vor 13 Jahren berichtet neuerdings DIETRICH (1958).

Der Verfasser hatte 3 Fälle von *Sarkom nach Kriegsverwundung* zu beobachten Gelegenheit. Die Fälle wurden von FREY und KNAUER (1948) veröffentlicht.

Fall 1. W. M., 32 Jahre. 1945 Durchschuß durch den re. Oberschenkel mit Infraktion des Femur. 8 Wochen Wundeiterung. 25 Monate nach der Verwundung Schmerzen im Verletzungsbereich. 31 Monate nach der Verletzung Kliniksaufnahme mit knapp faustgroßem Oberschenkeltumor mit starker Osteolyse des Knochens. Mikroskopisch: Ewingsarkom — das erste — *nach Kriegstrauma!* Auf Röntgenbestrahlung erhebliche Besserung, Rückgang des Tumors und weitgehende Rekonstruktion der Knochensubstanz. Später Tod an Metastasen.

Fall 2. H. S., 20 Jahre alt, Trümmerschußbruch des li. Oberschenkels. Amputation wegen Gasbrandes. 3 Jahre später mächtiger Tumor des Hüftbereiches mit ausgedehnten osteolytischen Zerstörungsprozessen im Bereich der li. Beckenschaufel, des Scham-, Sitzbeines und Hüftkopfes. Knochensubstanz wie ausradiert. Atypische Exarticulatio interileoabdominalis unter Mitwegnahme von Darmbein (größtenteils), Sitz- und Schambein samt Oberschenkelstumpf. Mikroskopisch: *Chondroblastisches Sarkom*. Rezidivfrei.

Fall 3. F. A., 24 Jahre alt, J.-Nr. 5289/1947: Januar 1941 *Oberschenkelsteckschuß* im unteren Drittel. März 1941 Entfernung des Steckgeschosses. 4 Monate Wundeiterung. Später ständige Beschwerden, mehrfache Röntgenuntersuchungen, wiederholte Lazarettaufenthalte. Von Mai bis Juni 1947 Röntgentiefentherapie. Bei der Aufnahme (20. 10. 47) hühnereigroße Geschwulst im Bereich der Knochenverletzung. Röntgenbild: periostale Knochengeschwulst mit gut verkalkten, zur Corticalis radiär gestellten Knochenbälkchen. Abmeißelung des Tumors mit seinem Geschwulstbett. Später Rezidiv. Amputation. Histologisch: *Osteosarkom*. Latenzzeit höchstens 5 Jahre. Überbrückung durch ständige Beschwerden. Eine Fraktur hatte nicht vorgelegen, doch ist ein Knochenstreifschuß wahrscheinlich.

c) **Gleichartige, wiederholte Traumen und Geschwulstauslösung.** *Chronische Traumen*, besonders solche sich immer wieder wiederholende, vor allem beruflicher Art, werden verständlicherweise oftmals als Ursachen von Neoplasmen angeschuldigt. Besonders sind es hier natürlich die Hände, die stets wiederkehrende gleichartige Traumen erleiden. So hat man den Gärtnerfinger-, den Schuster- und Schneiderdaumenkrebs (vgl. STAHR 1925, BAYER 1949, RUSSEL 1950, BLÜMLEIN 1953) als besondere Berufskrebsarten aufgestellt. In solchen Fällen kommt zur ständig neuen Wiederholung kleiner Verletzungen, zum mindesten beim „Schusterdaumenkrebs", die Möglichkeit einer Einmassierung von Schusterpech oder anderen chemischen krebserzeugenden Noxen in die unvermeidbaren Stich- und sonstigen kleinen Wunden hinzu.

Von diesen chronisch-remittierenden Traumen unterscheiden sich die *Dauertraumen* durch kaum aussetzende, ständige, mechanische Einwirkung, vor allem von Druck (z. B. Hautkrebs bei chronischer Hautreizung durch ein 14 Jahre lang täglich getragenes Bruchband, FENSTER 1935). Ferner sei an die Krebse auf dem Boden von Druckstellen durch Prothesen (EBERT 1954), Künstliche Gebisse (SPRENG, GASSER und OPPIKOFER 1949, GASSER 1956), Pessare (GESENIUS 1935) usw. erinnert, wobei ja wohl oft noch die Einmassierung von Fremdkörpermaterial hinzukommt.

d) **Trauma und Krebs im Experiment.** *Experimentell* hat man gelegentlich äußere Verletzungen, Verbrennungen usw. gesetzt, um bei vorhandener Praecancerose die Krebsmanifestation zu beschleunigen bzw. zu erzwingen. Aus den Ergebnissen der im 10. Kapitel näher zu besprechenden Versuche geht hervor, daß es bei den geläufigen experimentellen Praecancerosen gelingt, durch Verletzungen und Verbrennungen die endgültige Cancerisierung zu beschleunigen oder den Sitz der Geschwulstentstehung zu bestimmen. Erstaunlich bleibt es, daß man experimentell wenig zu körperinneren Verletzungen gegriffen hat, um das Problem Trauma und Krebs zu fördern. PENTIMALLI (1930) spritzte Rous-Virus intravenös und sah die Tumoren elektiv an den Stellen entstehen, wo das Gewebe infolge von Läsionen verändert war. Er schließt daraus, daß das Agens Zellen im Zellvermehrungsprozeß bevorzugt. HELLNER (1939) erzielte durch Radiumbestrahlung der Kniegegend (Gesamtdosis 2500 mgh) unter 5 Kaninchen 3 mal nach 2 Jahren osteogene Sarkome. Er setzte bei 3 Tieren, die nach 2 Jahren noch kein Sarkom aufwiesen, in der Nähe der Bestrahlungsstellen eine Fraktur. Eines der Tiere bekam außer einer ganz ungewöhnlich ausgedehnten Metastasierung ein Sarkom an der Bestrahlungstelle innerhalb von 2 Monaten nach der Fraktur. HELLNER schließt auf ein beschleunigtes Geschwulstwachstum im Sinne einer Verschlimmerung durch das Trauma.

e) **Traumabedingte Einbringung carcinogener Noxen.** Schon aus dem bisher Gesagten geht hervor, daß das *Trauma als alleiniger Faktor kaum eine Rolle* in der Geschwulstentstehung spielt. Dagegen kommt der mechanischen Verletzung oft genug eine wichtige Rolle zu, wenn sie für einen zweiten oder dritten blastogenen Faktor die Voraussetzung für seine Auswirkung schafft. Es trifft dies vor allem zu für die *durch einmalige Verletzungen bedingte Einbringung carcinogener Noxen* in die äußere Haut, in die Tiefe der Gewebe oder in innere Organe.

Im einzelnen ist z. B. die traumatische Einbringung ausgesprochener gewebsverätzender Kristallsoda (Natriumcarbonat Na_2CO_3) in eine offene Wunde (Beispiel 1) durchaus vergleichbar der cancerogenen Ätzwirkung von Salzsäure (s. S. 371). Bei dem Weichteilsarkom nach alter *Kriegsverletzung mit Stecksplittern* denkt man an den „Metallkrebs" (8. Kapitel, S. 336). KALBFLEISCH (1941) z. B. beschreibt ein Lungencarcinom in der Schußnarbe, 25 Jahre nach einem Lungendurchschuß, bei dem sich feine Metall- und Knochensplitter unter beiden Hautnarben und im pleuralen Schwielengewebe fanden. [Weitere Fälle s. DAHLMANN (1951), SCHÜTZ und STEIN (1956).] Sicher spielt mancher lange Zeit in den Geweben liegende *Fremdkörper* eine wichtige Rolle bei der Krebsentstehung (SCHWARTZ 1954). GESENIUS (1935) z. B. beschreibt einen Fall einer 44jährigen Frau, die sich 2 Jahre zuvor zur Schwangerschaftsverhütung von einem „Händler" ein Intrauterinpessar hatte einlegen lassen. Das Pessar ließ sich nur mit Mühe entfernen. Histologisch fand sich ein nicht verhornendes Plattenepithelcarcinom der Portio. HOSHIYA (1935) berichtet über ein primäres Epiglottiscarcinom, welches 3 Jahre nach dem Verschlucken einer Fischgräte, die erst einige Monate später aus dem Kehldeckel entfernt worden war, an der Verletzungsstelle entstanden war. Auch in einem unserer Fälle waren Fremdkörper (Schwarzpulver) Jahrzehnte (s. S. 487) in den Geweben geblieben (K. H. BAUER 1957). Diese und andere Beispiele wären dann also weiter nichts als Sonderbeispiele chemisch induzierter Krebse, bei denen die einmalige Einbringung der chemischen Noxen im planmäßigen Experiment gewissermaßen ersetzt ist durch eine unfreiwillige Einbringung der Noxe durch ein einmaliges Trauma (s. auch S. 429).

Doch handelt es sich in solchen Fällen im Grunde um die Kombination zweier oder mehrerer krebsbedingender oder krebsauslösender Faktoren und damit um das Problem der *Syncarcinogenese* (K. H. BAUER 1949), auf das wir im 10. Kapitel (s. S. 486) gesondert und ausführlich zurückkommen werden.

Es ist wohl kein Zweifel, daß die Zahl der Neoplasmen, die unter „Trauma und Krebs" registriert zu werden pflegen, in dem Maße kleiner werden wird, je mehr solche Krebse nach genauer ätiologischer Klärung in das Gebiet der chemischen oder strahlungsphysikalischen Krebse oder zum Fragenkomplex der Syncarcinogenese abwandern. Andererseits wird man unfallmedizinisch die Folgerung ziehen und einem einwandfreien Trauma, wenn es ein sicher praeblastomatös verändertes Gebiet trifft und später von einer Geschwulst an der Stelle des Traumas gefolgt ist, mit Wahrscheinlichkeit die Geschwulstauslösung zubilligen.

2. Tumorinduktion durch thermische Noxen

a) Vorbemerkungen über elektromagnetische Wellenstrahlungen. Wie das 8. Kapitel gezeigt hat, ist der Mensch fortgesetzt chemisch-carcinogenen Schädigungen ausgesetzt, vor allem auf dem Wege über die Haut, über die Atemwege und insbesondere über den Verdauungstrakt. Besonders die carcinogenen Kohlenwasserstoffe haben uns zum Bewußtsein gebracht, daß es — im Gegensatz z. B. zu den Vitaminen, die unter allen Umständen in den Körper gelangen *müssen* — in gleicher Größenordnung wirksame Stoffe gibt, die *unter keinen Umständen hineingelangen dürfen*, soll nicht Krebsgefährdung resultieren.

Aber auch *physikalisch* sind wir, freiwillig und unfreiwillig, Umwelteinflüssen ausgesetzt, die Tumoren hervorzurufen vermögen. Die klimatische Umwelt des Menschen (vgl. MISSENARD) ist voller physikalischer Einwirkungen: Kälte, Wärme, Feuchtigkeitsgehalt der Luft, atmosphärischer Druck, Sonnenstrahlen, das Erdkraftfeld, Wind und Wetter und schließlich die kosmische Strahlung wirken ununterbrochen auf den Organismus ein. Unter diesen Faktoren spielen *die elektromagnetischen Wellen* für die Carcinogenese eine wesentliche Rolle. Ihr Wellenbereich[1] ist groß: von Wellenlängen von Hunderten von Kilometern (aber extrem schwacher Energie von der Größenordnung von milliardstel Volt) bis zu den glücklicherweise seltenen mit einer Wellenlänge von ungefähr hundertmilliardstel Millimeter (deren Absorption eine Energie, die Milliarden von Volt entsprechen, frei machen können), gibt es alle Zwischenstufen.

Lassen wir unter den elektromagnetischen Wellenstrahlungen alle Wellenlängen oberhalb 1 cm Wellenlänge, also alle Radio-, elektrischen Wellen usw. unberücksichtigt, so erhalten wir für die Wellenstrahlungen mit einer Wellenlänge von 1 cm und darunter ein Spektrum (Abb. 126), welches physikalisch alle Wellenlängen umfaßt, die für die Krebsauslösung maßgebend sind.

Tabelle 71. *Spektrum der elektromagnetischen Wellenstrahlungen.* Links: Wellenlängen in cm. Rechts: Frequenzen in Oszillationen pro Sekunde (unter Benutzung einer Abbildung von H. FRITZ-NIGGLI 1959)

10		10^1	―――	10^9
1	1 cm	10^0	―――	10^{10}
0.1	1 mm	10^{-1}	―――	10^{11}
0.01		10^{-2}	―――	10^{12}
0.001		10^{-3}	Infrarot ―――	10^{13}
0.000 1	1 μ	10^{-4}	―――	10^{14}
0.000 01		10^{-5}	sichtbares Licht ―――	10^{15}
0.000 001		10^{-6}	Ultraviolett ―――	10^{16}
0.000 000 1	1 mμ	10^{-7}	―――	10^{17}
0.000 000 01	1 Å	10^{-8}	Röntgenstrahlen ―――	10^{18}
0.000 000 001		10^{-9}	―――	10^{19}
			Gammastrahlen ―――	10^{20}

Inmitten dieser Strahlungen liegt die schmale Zone der Wellenlängen, die der Mensch unter der Empfindung „Licht" als sichtbare Lichtstrahlen und unter der

---

[1] $1/1000$ mm = 1 (μ) Mikron = 1 000 Millimikron (mμ) = 10 000 Ångström-Einheiten (Å). 1 Å ist der 10^{10}te Teil eines Meters, also = 0,000 000 000 1 m.

Empfindung „Wärme" als Infrarot- und Kurzwellen wahrnehmen kann. Für alle anderen Strahlen fehlen adäquate Sinnesorgane. Sie dringen also unbemerkt und unbemerkbar in den Organismus ein und verraten sich — später — als Folge ihrer Energieabsorption in den lebenden Geweben und Organen nur durch ihre biologische Wirkung.

Je nach ihrem Vermögen, in die Gewebe einzudringen, unterscheidet LACASSAGNE bei den Strahlungen *3 Zonen* (vgl. Abb. 126). Sie sind begrenzt durch die beiden Regionen, in denen die Strahlen notwendigerweise ohne Effekt bleiben, da

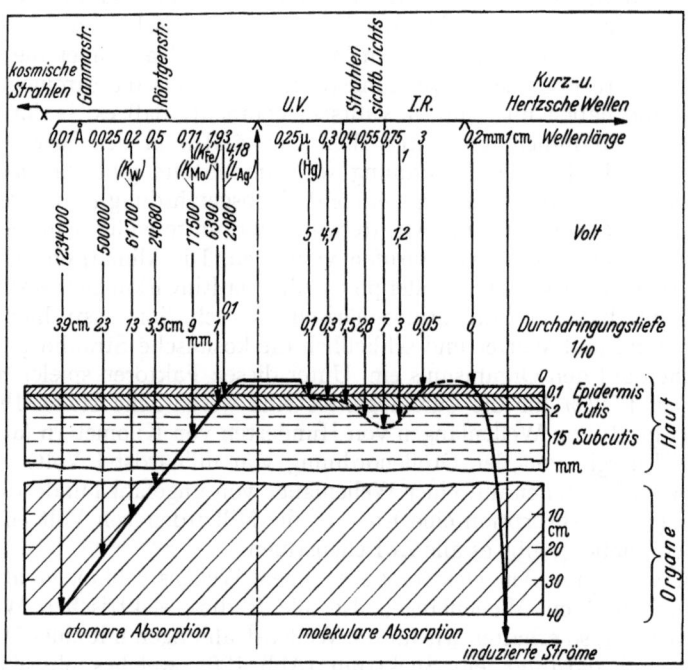

Abb. 126. Wellenlängen, Energie, Durchdringungsvermögen, sowie Absorption im Organismus bei verschiedenen elektromagnetischen Strahlungen und den Kurz- und Hertzschen Wellen. (Nach LACASSAGNE 1945.)

sie bereits von der Hornschicht der Epidermis absorbiert werden. Es sind dies das Infrarot nach der einen und das Ultraviolett nach der anderen Seite. Diese beiden Zonen umfassen *a) die nicht eingedrungenen Strahlen.* Davon unterscheidet LACASSAGNE *b) die nichtabsorbierten Strahlen.* Der menschliche Organismus wird ohne Absorption und damit ohne biologischen Effekt durchquert einerseits von der Mehrzahl der Hertzschen Wellen bis zu einer Wellenlänge von ungefähr 1 m (im Gegensatz zu den elektromagnetischen Wellen des Lichts gehören diese, wie auch die Schallwellen, zu den sog. Dichtewellen), andererseits von Strahlen sehr hoher Frequenz (γ- und sehr harte kosmische Strahlen), von denen ein beträchtlicher Teil den ganzen menschlichen Körper durcheilen kann, ohne absorbiert zu werden.

Die für unser Problem wichtigsten Strahlen sind *c) die zur Absorption gelangenden Strahlen.* Sie entsprechen (vgl. Abb. 126) den 3 Zonen biologischer Wirksamkeit, deren Begrenzung aus den Absorptionsgrenzen der Abb. erkennbar ist. Sie umfassen eine Zone Hertzscher Wellen, die Zone des Sonnenlichtes und die angrenzenden Spektralbereiche (Infrarot und Ultraviolett) und die Zone der Röntgen- und γ-Strahlen.

Will man den *Absorptionsmodus* dieser Strahlen verstehen, so muß man von der Struktur der lebenden Materie ausgehen. Im Zellprotoplasma finden sich 80—85% Wasser, 1—2% Ionen von Mineralien und 15—18% organische Moleküle. Die Mehrzahl der Elemente haben eine relativ niedrige Atomzahl. Die Chlor-, Calcium-, Natrium- usw. Ionen haben einen Durchmesser von nur 1—2 Å, die Moleküle der Kohlenhydrate und Lipoide in Form linearer Ketten einen solchen von 10—30 Å, die großen Proteinmoleküle können von 40—150 Å und mehr variieren. Wenn die Lichtquanten lebende Materie durchdringen, so wird je nach der Wellenlänge der Strahlung der Durchgang leicht, verzögert oder unmöglich sein, und je nach der Energie wird ihre Absorption, sofern eine solche stattfindet, von sehr verschiedenen Reaktionen gefolgt sein.

Bei der Krebserzeugung interessiert der Effekt. Langwellige Strahlungen, wie die Radiowellen, durchqueren zwar den Organismus, ihre Energie ist jedoch zu schwach, um selbst im Falle der Absorption eine biologische Wirkung zu hinterlassen. Hochfrequenzströme und Kurzwellen, wie sie in der Therapie (Diathermie!, Kurzwellenbehandlung!) Verwendung finden, modifizieren nur zeitweise den elektrischen Zustand des Protoplasmas durch die Wärmeentwicklung. Die Strahlen des Sonnenspektrums erzeugen durch molekulare Absorption einen thermischen Effekt bei den infraroten Strahlen und einen photometrischen bei den Strahlen des sichtbaren und ultravioletten Lichtes.

b) Krebs durch langdauernde Hitzeeinwirkungen. Hierher gehören jene *Wärme- und Hitzeeinwirkungen*, bei denen es vor allem bei der Berufsausübung zu immer wiederkehrenden langdauernden und intensiven Einwirkungen strahlender Wärmeenergien kommt. Gelegentlich werden Hautkrebse bei Feuer- und Ofenarbeitern, bei Schlossern, Plätterinnen, Köchinnen usw. genau entsprechend den Stellen direkter Hitzeeinwirkungen beobachtet. Ausführlich beschreibt STAHR (1925) einen einschlägigen Fall eines Werftarbeiters, der jahrelang gegenüber einem hitzeausstrahlenden Kessel arbeitete und an dem dem Kessel zugewandten Unterarm an dessen Außenfläche, an einer Stelle, wo sonst Hautcarcinome selten sind, zunächst ein nichtheilendes Ekzem als Praecancerose und schließlich schon mit 45 Jahren ein Plattenepithelcarcinom als „*Hitzekrebs*" bekam.

Solchen professionellen thermischen Noxen stehen solche gegenüber, die sich aus besonderen *Lebensgewohnheiten* heraus erklären. In erster Linie ist hier der *Kangrikrebs* bei Tibetanern zu nennen. Er entsteht dadurch, daß besonders die Männer im Winter auf dem Leib kleine irdene Töpfe („Kangri" genannt) tragen, die sie mit glühender Holzkohle erhitzen. Es kommt zu örtlichen Verbrennungen, Geschwürsbildungen, zu Narben und schließlich zum „*Brandnarbenkrebs*". NEVE (1923) sah unter 2491 in Kaschmir ausgeführten Tumoroperationen 84% Kangrikrebse.

Auch *unphysiologisch hohe Körpertemperaturen* könnten, sofern sie lange oder dauernd einwirken, geschwulstbegünstigende Bedeutung haben. Die Frage wird durch die Erfahrung nahegelegt, daß *Leisten- und Bauchhoden*, sehr viel häufiger maligne Tumoren ausweisen als die Hoden im Scrotum. DOMRICH (1940) beschreibt eineiige Zwillinge, die beide Leistenhodencarcinome bekamen. Während nur 0,2% der männlichen Bevölkerung Kryptorchismus aufweisen, stellen die Kryptorchen 12—15% der Hodentumoren. Nach DE BARY (1933) betrafen von 935 Hodentumoren 107 Fälle = 11,4% Leistenhoden. Auch im Beobachtungsgut der Chirurgischen Universitätsklinik Heidelberg fanden sich unter 72 malignen Hodentumoren 7, die von einem dystopen Hoden ausgingen. Das sind rund 10% aller Fälle (EHLERS u. a. 1960). Nach DOMRICH soll jeder 13. Leistenhodenträger ein Hodencarcinom bekommen. Er hält die Aussicht auf maligne Degeneration bei einem erwachsenen Leistenhodenträger für 100mal größer als bei einem normalen Mann. Das könnte damit zusammenhängen, daß die Leisten- und Bauchhoden der um 4—5° höheren Körpertemperatur ausgesetzt sind, gegenüber den Hoden im Scrotum, dessen physiologische Einrichtungen ja bekanntlich für eine ständige Untertemperatur sorgen. Daß das biologisch nicht gleichgültig ist, geht daraus hervor, daß der Hoden außerhalb des Scrotums keine Spermiogenese zeigt, sie jedoch sofort erwirbt, sobald er ins Scrotum hinabsteigt bzw. operativ dorthin verlagert wird. Wir kommen auf die krebstheoretisch bedeutsame Frage nach der allenfallsigen Bedeutung einer ständig unphysiologisch erhöhten Temperatur für die Malignisierung von Leisten- bzw. Bauchhoden im 11. Kapitel ausführlich zurück.

c) „Brandnarbenkrebs" als Spätfolge einmaliger schwerer Verbrennung. Hier müssen als Beispiel die relativ häufigen *Carcinome in alten Verbrennungsnarben* herangezogen werden. Die Kasuistik solcher Brandnarbenkrebse ist reichlich. Einer der eindrucksvollsten Fälle, ein symmetrisches Brandnarbencarcinom an beiden Unterschenkeln, entstanden 41 Jahre nach der Verbrennung, ist von ARNDT (1933) beschrieben (dort Kasuistik über weitere 99 Fälle).

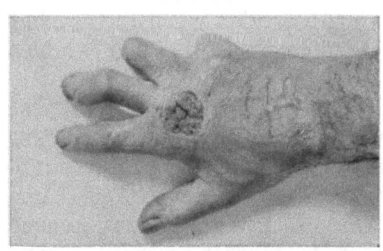

Abb. 127. Narbencarcinome der rechten Hand auf dem Boden alter Verbrennungsnarben entstanden

Nicht selten mag bei den Verbrennungen eine gleichzeitige *Imprägnierung mit Fremdkörpermatorial* eine Rolle spielen. Davon und von anderen „Kombinationsschäden" wird beim Abschnitt „*Syncarcinogenese*" im 10. Kapitel ausführlicher die Rede sein. Dort werden auch die „*akuten Verbrennungscarcinome*" (entstehend aus „akuter" Verbrennung *und* Einbringung von Carcinogenen) besprochen werden.

Ist die Bedeutung äußerer Verbrennungen offenkundig, so ist die *Rolle innerer Verbrennungen* vielleicht nicht geringer, aber schwerer erweisbar. Selbstverständlich scheiden Flammenwirkung, Berührung mit glühenden Gegenständen und manch andere einmalige Anlässe für äußere Verbrennungen aus. Es bleibt aber die Frage unversehens einmaliger schwerer oder immer wiederkehrender Verbrennungen durch zu *heiße Speisen und Getränke*. Während das Tier jedes „heiß" meidet, geht der Mensch, vor allem bei Genußmitteln, in dem Maße wie sie heiß genossen besser schmecken, oft bis an die Grenze des Erträglichen. Wenn auch Temperaturmessungen nicht vorliegen, so kann doch kein Zweifel sein, daß „kochend heiß" genossene Speisen thermisch schädigend auf die Schleimhautepithelien wirken. Bedenkt man die Häufigkeit von Lippen-, Zungen-, Wangen-, Schlund-, Speiseröhren- und Magenkrebsen, so kann es nicht wundernehmen, daß man zur Erklärung ihrer Häufigkeit auch an thermische Noxen gedacht hat. Im Magen kann bei hastig heruntergeschlungenen heißen Bissen die Hitze solange nachwirken, bis sie auf Körpertemperatur abgekühlt ist. Diese Vermutungen sind natürlich nicht schlüssig, sie bekommen aber eine gewisse Beweiskraft durch die Häufigkeit der Krebse der oberen Speisewege, durch die Erfahrungen mit äußeren thermischen Noxen und durch weitere Erfahrungen, wonach große Temperaturunterschiede starke intracelluläre Wirkungen bedingen können.

Auf der anderen Seite ist es erstaunlich und beachtenswert, daß einmalige und schwere *thermische Schädigungen*, wie sie in der Medizin durch die *Thermokaustik* (z. B. Verschorfungen mit dem Glüheisen), durch die Thermo-Elektrizität, z. B. durch den *Elektroschnitt* und die *Elektrokoagulation* mit Hilfe hochfrequenten Wechselstroms gesetzt werden, nach den bisherigen Erfahrungen wenigstens nicht von thermisch induzierten Tumoren gefolgt zu sein scheinen.

d) Thermische Noxen und experimentelle Krebserzeugung. *Experimentell* ist mit Hitze als alleiniger Krebsnoxe noch nicht viel gearbeitet worden. BURCKHARDT und MÜLLER (1924) stellten ausgedehnte Versuche zur Krebserzeugung durch lange fortgesetzte äußere Einwirkung auf das Gewebe, darunter auch durch Hitzeeinwirkung von 80—100° an, erhielten aber bei 103 Mäusen, selbst bei mehr als 100 Applikationen, keinen Krebs. Ähnlich erging es DEROM (1924) mit ähnlicher Versuchsanordnung. BANG (1925) berichtet, nach einmaliger Verbrennung mit einem glühenden Glasstab bzw. mit dem Thermokauter einmal unter 22 Mäusen 22 Monate nach der Verbrennung ein beginnendes und in einer zweiten Serie von 4 Tieren ein spinocelluläres Carcinom erhalten zu haben.

SAFFIOTTI und SHUBIK (1956) erhielten bei 2 von 30 Mäusen allein nach einer Verletzung mit dem elektrischen Brenneisen Tumoren. Die Tumorrate war allerdings wesentlich höher (14 von 30 Mäusen), wenn diese Wunden nachträglich noch mit Crotonöl behandelt worden waren (Syncarcinogenese). LUCKE und SCHLUMBERGER (1949) finden eine markant höhere Zahl von Metastasen der Nierencarcinome von Fröschen in Abhängigkeit von einer höheren Temperatur. Bei 28°C wurden dieselben in 54%, bei 7°C nur bei 6% der Fälle gefunden. Mit Kurzwellen-Hyperthermie konnten BARTH und STAUDACHER (1959) die Entstehung von Hautcarcinomen bei Mäusen mittels 9,10-Dimethyl-1,2-Benzanthrazen verhindern.

Bei der Frage nach dem *Wirkungsmechanismus* der Hitze muß man unterscheiden zwischen der Distanzwirkung bei der Absorption einer intensiven Infrarotstrahlung und der Kontaktwirkung bei der Berührung mit einem heißen Körper, mag er nun gasförmig, flüssig oder fest sein. Im ersteren Falle der Infrarotstrahlung kann die strahlende Energie in den Zellen direkt absorbiert werden. Im zweiten Falle wird die eingefangene Energie über Zwischenstufen durch Fortleitung den lebenden Geweben zugeführt. In beiden Fällen bildet sich schließlich in den Zellen eine angrenzende thermische Unruhe, die von der selektiven Absorption bis zur Molekularzerstörung und zum Zelltod viele Zwischenstufen der Wirkung kennt. In jedem Falle variieren die Hautveränderungen je nach der Quantität der absorbierten Strahlung und der Dauer der Exposition. Es kommt also bei Verbrennungen, wenn sie sofort Krebs auslösen (manifester Krebs schon nach Wochen!) zur Vernichtung lebenden Gewebes und zur Hitzeausfällung von Eiweißstoffen. Je mehr nun Wärmeenergie freigesetzt wird, je länger ihre Einwirkungsdauer und je größer die Flächenausdehnung ist, je mehr noch chemische Agentien (Fremdkörper!) mitwirken, desto kürzer dürfte ceteris paribus die Latenzzeit sein. Schließlich kommt die sofortige Auslösung von reparativen Zellteilungen im Übergangsgebiet, der fortbestehende Reiz durch die offene Wunde und dann oft genug die Schädigung durch vielerlei Arzneimittel, „Reizbestrahlungen", mechanische Insulte usw., noch hinzu.

Umgekehrt bedeutet Kälte Minderung der kinetischen Energie. So ist es nicht verwunderlich, daß *Kälteschäden* keine Krebsentstehung auslösen. Soweit Krebsfälle nach Erfrierung mitgeteilt werden, ist nicht so sehr der Kälteschaden selbst die entscheidende Krebsursache, als das, was er sekundär ausgelöst hat.

FISCHER-WASELS (1927) erwähnt z. B. eine Beobachtung von VERSÉ, wonach sich Krebs in einem Fußgeschwür entwickelte, das vor 50 Jahren (!) durch Erfrierung entstanden, aber nie ganz ausgeheilt war. HASCHE-KLÜNDER (1944) beschreibt einen ähnlichen Fall einer Erfrierung III. Grades, bei der es nach 25 Jahren auf dem Boden eines trophischen Geschwürs zum Carcinom kam.

Ätiologisch gehören solche Fälle in das Gebiet chronischer, nie heilender Geschwüre, bei denen schließlich die primäre Ursache selbst nicht mehr als entscheidend carcinogen angesehen werden kann. Was wird nicht alles in 25 und 50 Jahren auf solch ein Geschwür, das nicht heilt, aufgetragen — von Salben mit Azofarbstoffen, Teersalben, Salben mit ätzenden Bestandteilen, von den mechanischen, entzündlichen Irritationen und „Bestrahlungen" ganz zu schweigen.

Zusammenfassend ist zu sagen, daß die Teilfrage „Krebs durch thermische Noxen, noch erstaunlich wenig erforscht ist. Unser bisheriges Wissen stützt sich vornehmlich auf die rein klinische *Empirie*, d. h. vor allem auf Zusammenstellungen klinischer Kasuistik. Eine solche Interessantheitsauslese auffälliger, aber ganz seltener Einzelfälle täuscht jedoch leicht darüber hinweg, daß alles in allem thermischen Schädigungen im Gesamtkrebsgeschehen eine sehr geringe Rolle spielen. Es erscheint andererseits aber ebenso aufschlußreich, daß sich das *Experiment* — von einigen wenigen Ansätzen abgesehen — der Thermonoxe als Hilfsmittel der Geschwulsterzeugung noch kaum bemächtigt hat. Die Dosierbarkeit, die Anwendung thermischer Analysen der zur Tumorbildung führenden Verbrennungsvorgänge, die Anwendung der Thermochemie sollten weitere Aufschlüsse verbürgen, vor allem wenn die tiefe Thermoschädigung (z. B. durch percutane Elektrokoagulation in der Tiefe) kombiniert würde mit der Einbringung von Carcinogenen in thermisch geschädigte Bezirke.

3. Tumorinduktion durch ultraviolette Strahlen

a) Die Rolle der UV-Strahlen bei der Entstehung menschlicher Hautcarcinome.

Wenn die Berufskrebse ungewollte, aber tatsächliche Massenexperimente gewissermaßen mit dem Menschen als Versuchsobjekt sind, so ist zweifellos der **„Lichtkrebs"** der *Ackerbauer und Seefahrer* der älteste, durch die Besonderheiten der Arbeit bedingte Berufskrebs. Seine Entstehung ausschließlich an lichtexponierten Stellen, das häufigere und frühere Auftreten in den sonnendurchglühten Gegenden des Orients, das seltenere Auftreten bei starker Hautpigmentierung, besonders bei Negern, die Lichtveränderungen der „Landmanns-", „Seemanns-" und der „Farmerhaut" mit ihren charakteristischen Veränderungen (Pigmentierungen, Atrophie, Hyperkeratosen, Warzenbildungen), die Lokalisation von 80—95% aller Hautkrebse im Gesicht, von 90—98% im Bereich der nichtbekleideten Körperteile, die größere Häufigkeit bei Hellhaarigen und Hellhäutigen: alle diese Indizien lassen an der Bedeutung des Lichtes als einer komplexen Krebsursache keinen Zweifel (UNNA 1894, DUBREUILH 1896).

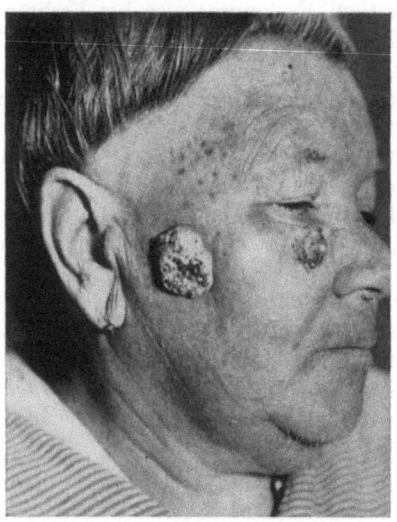

Abb. 128. Multiple Gesichtscarcinome auf dem Boden einer chronisch-praecancerösen „Landmannshaut" bei einer 64 jährigen Bauersfrau

Nun bereitet es aber dem Verständnis Schwierigkeiten, sich vorzustellen, daß das zum Sehen und Leben unentbehrliche Licht auch zur Krebsursache werden solle. Man könnte daran denken, daß das sichtbare Licht dann zu einem mitbestimmenden Faktor werden würde, wenn, wie bei den genannten Berufen, ein Übermaß an Einstrahlung, dazu über sehr lange Zeiträume und über die Gewöhnungs- bzw. Anpassungsgrenze hinaus, zur Wirkung kommt, vor allem wenn auch zusätzliche Schäden (Wind, Wetter, Schwitzen, Staub, Schmutz, kleine Verletzungen u. dgl.) weiter noch hinzukommen. Es spricht aber vieles dafür, daß der „*Lichtkrebs*" weniger ein Krebs durch Strahlen aus dem Wellenbereich des sichtbaren Lichtes, sondern ein *Krebs* vor allem *durch ultraviolette Strahlen* ist.

Tatsächlich ist ja die Zone des Sonnenlichtes der einzige Strahlenbereich, der für das Leben unentbehrlich ist und für den der Mensch innerhalb sehr großer Dosisunterschiede — man denke an das Auge! — alle Abwehr- und Anpassungsreaktionen entwickelt hat. Nach dem Schema der Abb. 126 erstreckt sich der Bereich der elektromagnetischen Wellenstrahlungen, den die Atmosphäre auf die Erde durchläßt, ungefähr von 5 μ bis 2900 Å. Die strahlenden Energien dieses Bereiches werden zu 1% von den UV-, zu 40% von den sichtbaren Licht- und zu 59% von den Infrarotstrahlen gebildet.

Die verschiedenen Strahlungen werden nun in den einzelnen Schichten der Haut in verschiedener Weise reflektiert, absorbiert oder durchgelassen. Aus der Abb. 126 geht hervor, daß nur die Infrarotstrahlen das Subcutangewebe erreichen, während die UV-Strahlen mit den kürzeren Wellenlängen bereits in der Hornschicht oder Epidermis absorbiert werden, mit den längeren Wellenlängen jedoch bis in die Cutis zu dringen vermögen.

Daß die *UV-Strahlen* unter bestimmten Voraussetzungen *carcinogen* wirken können, wird klinisch an Kranken mit *Xeroderma pigmentosum* bewiesen. Bei dieser Erbkrankheit (vgl. S. 240) handelt es sich um eine erbkonstitutionelle Überempfindlichkeit der Haut gegen Licht. Die Betreffenden bekommen schon als Kinder oder Jugendliche all die praecancerösen Veränderungen, die sonst bei der „Seemanns- und Landmannshaut" erst bei Erwachsenen oder sogar meist erst bei alten Leuten angetroffen werden. Die meisten Xerodermakranken gehen schon in jungen Jahren an ihren oft multiplen Hautkrebsen zugrunde. Bei der Prüfung ihrer Hautempfindlichkeit hat sich bei solchen Kranken zeigen lassen (MARTENSTEIN), daß für die Hautempfindlichkeit nicht das sichtbare Licht, sondern nur der ultraviolette Wellenbereich verantwortlich ist, während chemische Hautreize (Canthariden, Terpentin usw.) eher eine Unterempfindlichkeit ergaben.

b) Die Carcinogenität der UV-Strahlen im Tierexperiment. Mit *UV-Strahlen* als Krebsnoxe ist *experimentell* viel gearbeitet worden.

Die ersten sicheren experimentellen Nachweise, daß innerhalb des Sonnenlichtes die UV-Strahlen krebserregend wirken, stammen von FINDLAY (1928) und unabhängig von ihm von HOLTZ und PUTSCHAR (1930). FINDLAY erzielte mit Höhensonnenbestrahlung unter 9 genügend lange lebenden Mäusen 3 Papillome und 4 Carcinome. HOLTZ und PUTSCHAR haben gezeigt, daß es bei Ratten durch Dauerbestrahlungen mit der Quarzlampe gelingt, nach 27—36 Wochen in 39% und jenseits der 37. Woche schließlich in 100% (6 Tiere), besonders an den Ohren, seltener auf der Rückenhaut (Strahlenschutz des Pelzes!) Krebs zu erzielen. In den Versuchen von RUSCH u. Mitarb. (1941) schwankten die Latenzzeiten zwischen 135 und 260 Tagen.

Eine wichtige Rolle spielt die *Gewöhnung*, d. h. also die Frage, ob die Anpassungs- und Abwehrreaktionen Schritt mit der Schädigung zu halten vermögen. MIESCHER (1939) wies an Mäusen bei Quarzlampenbestrahlung nach, daß vom Lichtkrebs nur die Mäuse verschont bleiben, bei denen eine Gewöhnung an die Bestrahlung möglich war.

Interessant ist die Bedeutung der *Haar- und Hautfarbe*. Klinisch ist schon lange bekannt, daß die Pigmentverhältnisse bei der Entstehung des Hautkrebses von erheblicher Bedeutung sind. Dies wurde auch *experimentell* bestätigt. Während bei den jeglichen Pigmentschutzes entbehrenden und daher extrem lichtempfindlichen Albinoratten und -mäusen eine tägliche UV-Bestrahlung von 5—10 min ausreichte, brauchte man bei grauen Ratten 4—6 Std. (HOLTZ und PUTSCHAR 1936). Auch RUSCH und BAUMANN (1939) bestätigen, daß es bei schwarzen Mäusen viel länger dauert, bis sich Tumoren entwickeln, als bei Albinos. Meerschweinchen sind überhaupt resistent (HOLTZ 1939). In einem Teil der Fälle wurde die Bestrahlung nach dem Auftreten des ersten kleinen Knötchens am Ohr abgebrochen. Wohl ließ die Bestrahlungsentzündung nach, das progressive maligne Wachstum aber ging genau so weiter wie bei den weiter bestrahlten Tieren. Es gilt also auch hier der Satz: cessante causa non cessat cancer.

Immer aber bestand noch die Möglichkeit, daß neben den UV-Strahlen auch noch *Strahlen anderer Wellenlänge* Krebs erzeugen könnten. Hier hat nun vor allem ROFFO (1934/35) ausgedehnte Experimente angestellt. Er setzte 700 weiße Ratten teils vollem Sonnenlicht, teils Lichtstrahlen ohne Ultraviolett, teils nur UV-Licht aus. Dabei zeigte sich, daß Lichtstrahlen ohne UV-Licht völlig wirkungslos sind. Im vollen Sonnenlicht bekamen die Tiere nach 10 bis 11 Monaten in 52% Carcinome oder Spindelzellsarkome, zum Teil von großer Malignität. Bei ausschließlicher UV-Lichtbestrahlung traten die Krebse nach kürzerer Zeit und in 100% der Tiere auf. Die Angaben ROFFOs über das Vorkommen von echten Carcinosarkomen und Sarkomen nach langdauernder UV-Bestrahlung wurden später auch von PUTSCHAR und HOLTZ (1935) sowie von RUSCH und BAUMANN (1939), COBLENTZ (1948) und SCHUEREN (1955) bestätigt.

Danach und auch nach Untersuchungen z. B. von HERLITZ, JUNDELL und WAHLGREN (1931), HULDSCHINSKY (1933) u. a. ist es heute sicher: beim *Lichtkrebs* handelt es sich um *Krebs durch UV-Strahlen*, und zwar ist nur die Strahlung zwischen 280 und 334 μ — damit also auch das Sonnenlicht allein — imstande, den Lichtkrebs auszulösen (RUSH u. Mitarb. 1941).

Es wird später davon die Rede sein, wo und wie die UV-Strahlen in den Zellen und Geweben angreifen. Vorläufig sei nur folgendes festgehalten:

1. Kurzwellige, für das menschliche Auge unsichtbare UV-Strahlen können carcinogen wirken, und zwar sowohl auf epitheliale, wie mesenchymale Gewebe.

2. Es sind die gleichen Strahlen, die zugleich — z. B. beim Vitamin D — in geringer Dosis unter Auslösung chemischer Reaktionen für unsere Gesundheit physiologisch bedeutsam sind.

3. Zugleich haben diese Strahlen in höherer Dosis — Hochgebirgskuren, Quarzlampenbestrahlungen — vor allem bei Rachitis eine Heilwirkung.

Diese physiologisch notwendigen und therapeutisch wirksamen Strahlen sind bei entsprechend hoher Dosis und bei ausreichender Dauer der Einwirkung schließlich blastogen.

Es sei jedoch vermerkt, daß bei der üblichen UV-Therapie (Höhensonnenbestrahlungen) mit einer Gefahr nicht gerechnet zu werden braucht, da bei der therapeutischen Anwendung mit langsam „sich einschleichenden" Dosen gearbeitet zu werden pflegt, so daß der Organismus Zeit hat mit dem Lichtschutz der Pigmentierung und anderen Anpassungsreaktionen zu reagieren. Unbedingt aber wird sich der Arzt gegen unnötigen und übermäßigen Gebrauch der Höhensonne wenden — wie nebenbei bemerkt auch gegen das unsinnige Übermaß direkter Besonnung! —, weiß man ja über einen unteren Schwellenwert nichts oder noch nichts Exaktes. Oder anders ausgedrückt, es können auch relativ geringe Strahlenquantitäten doch einmal carcinogen wirken, wenn bereits andere Schädigungen das Terrain vorbereitet haben (Näheres 10. Kapitel).

c) **Biochemie und Biophysik der blastogenen Wirkung der UV-Strahlen.** Wie steht es nun mit der Biophysik und *Biochemie* der krebsinduzierenden Wirkung der UV-Strahlen? ROFFO (1935) vertrat mit Nachdruck die These, unter der Einwirkung der Sonnen- und besonders der UV-Strahlen käme es zu einer lokalen *Erhöhung des Cholesteringehaltes* der Haut. Dieser wirke photoaktiv, indem er die absorbierte Energie wieder abgäbe und so Hautkrebs induziere. 1936 erweiterte ROFFO diese These noch dahin, daß das Cholesterin durch Einwirkung von UV-Licht in carcinogene Stoffe überführt würde.

Die wechselvolle Geschichte der Roffoschen Lehre ist in der 1. Auflage dieses Buches ausführlich geschildert worden. Unsere Darstellung gipfelte in dem Satz: „daß in dem ultraviolett-bestrahlten Cholesterin Veränderungen vor sich gehen, scheint zweifelsfrei". Es braucht heute auf die widerstreitenden Ansichten und Ergebnisse nicht mehr näher eingegangen zu werden, nachdem nach neueren Untersuchungen von DANNENBERG (1960) die alten Versuche und Thesen ROFFOs „in einem ganz neuen Licht" erscheinen (vgl. auch Abb. 111, S. 375). DANNENBERG fand, daß bei der Photooxydation von Cholesterin neben anderen Produkten auch Δ^4-Cholestendion-(3,6) entstünde, „welches mit den angeführten krebserzeugenden Oxydationsprodukten des Cholesterins (s. Abb. 129) sehr nahe verwandt ist und im Organismus ohne weiteres in diese übergehen könnte."

Vom Standpunkt des Krebsgeschehens aus ist ferner die *Biophysik* der UV-Strahlen von Interesse. Im einzelnen sei bezüglich der Erzeugung und Messung von UV-Strahlen auf das Werk von MEYER und SEITZ (1942) verwiesen. Nach RUSCH, KLINE und BAUMANN (1941) liegen die carcinogenen Wellenlängen des

Sonnenspektrums zwischen 2900 und 3341 Å. Wellenlängen von 2537 Å und darunter oder 3341 Å und darüber seien nicht carcinogen. Für das Verständnis des Wirkungsmechanismus in lebendem Gewebe ist davon auszugehen, daß die jeweilige Wirkung ausschließlich bedingt ist von der Anzahl der Lichtquanten, soweit sie in einem bestimmten strahlenempfindlichen Bezirk zur aktiven Absorption und damit zur photochemischen Wirkung gelangen.

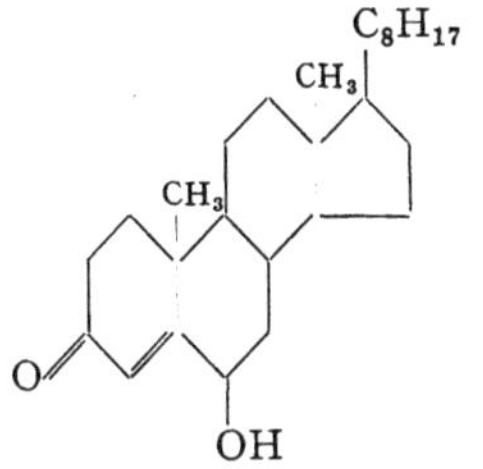

Δ^4-6β-Hydroxy-cholestenon-(3)
(Cholesterin)

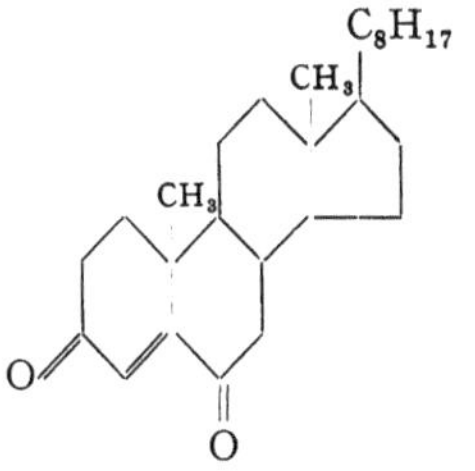

Δ^4-Cholestendion-(3,6)
(Carcinogen!)

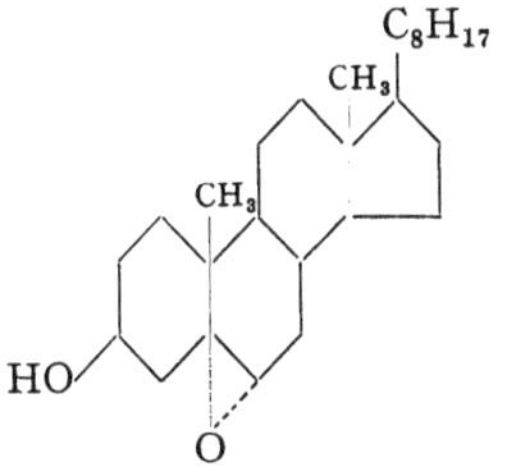

α-Cholesterinoxyd

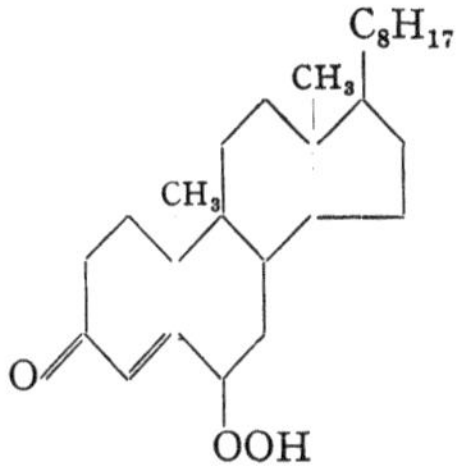

Δ^4-6β-Hydroperoxy-cholestenon-(3)

Abb. 129. Bei der Photooxydation von Cholesterin entstehende potentiell carcinogene Cholesterinderivate (nach DANNENBERG 1956, 1960)

Diese auch für die Lichtkrebsgenese grundlegende Erkenntnis ist vor allem bei der *Abtötung von Bakterien durch UV-Strahlen* gewonnen worden (vgl. auch 11. Kapitel, S. 553). Die Einwirkung von UV-Strahlen auf Bakterien ist der Modellversuch für ihre Einwirkung auf Zellen. Mindestens die statistischen Ergebnisse haben weitgehende Gültigkeit. Die Zahl der getöteten Bakterien nimmt mit steigender Dosis zu. Die Dosis für eine 10%ige Abtötung tötet die Bakterien fast zu 100%, wenn sie aufs 10—20fache erhöht wird. Einen Schwellenwert besitzt die Bakterientötung nicht, vielmehr kann zufallsmäßig schon die kleinste Dosis, einzelne Bakterien töten, während umgekehrt bei noch so großer Dosis, wieder zufallsmäßig, einige überleben. Es hat sich gezeigt, daß zur Abtötung eines Colibacteriums 1 Lichtquant ausreicht. Das bedeutet: die UV-Strahlung ist nicht allein als Wellenerscheinung zu betrachten, sondern auch unter dem Gesichtspunkt der Strahlungsenergie. Das einzelne Lichtquant besitzt um so mehr (zahlenmäßig berechenbare) Energie, je kleiner die Wellenlänge der Schwingung ist.

Die UV-Strahlung ist für lebendes Gewebe dem Effekt nach entweder eine zellschädigende oder zellabtötende, dem Wesen nach — und das ist für die Carcinogenese entscheidend — eine photochemische. Für die molekulare Absorption der UV-Strahlung ist es erforderlich, daß das Lichtquant auf anregbare Moleküle trifft. Das heißt, daß sie auf Moleküle treffen muß, deren Elektronen und Atome solcher Natur sind, daß die für die Verlagerung, vor allem eines Elektrons, erforderliche Energie dem für diese Strahlung charakteristischen Energiequantum entspricht.

Für gewöhnlich sind die Protoplasmamoleküle für sichtbare Strahlungen nicht direkt empfänglich (Pigment!). Wenn jedoch das UV-Gebiet erreicht wird, dann werden die Übereinstimmungen zwischen Strahlungen und Protoplasmamolekülen, welche spezifische Absorptionen erlauben, immer zahlreicher. Die hauptsächliche Absorptionsbande für Eiweißsubstanzen findet sich gegen 2750 Å, d. h. nahe bei der Grenze, bei der Strahlen in die Epidermis eindringen. Das Maximum der Absorption durch die Moleküle der lebenden Materie liegt in der Umgebung von 2000 Å und darunter, d. h. in einer Zone des Spektrums, die in dem auf die Erde dringenden Sonnenlicht nicht mehr enthalten ist.

Wir erinnern in diesem Zusammenhange an die Untersuchungen von CASPERSON (s. S. 157), sowie an die von KNAPP und deren Mitarbeiter (1939). Ihre Ergebnisse laufen darauf hinaus, daß vor allem die in der Chromatinsubstanz der Zellkerne gelegenen Nucleoproteide einen Angriffspunkt für die UV-Strahlen darstellen (KNAPP, HEUSS, RISSE und SCHREIBER 1939). Die Eiweißkörper haben ihr Maximum der Absorption in einem Wellenbereich, der sich mit dem für die Krebserzeugung überschneidet, insbesondere liegt die Absorption der Thymonucleinsäure im gleichen Bereich wie die der UV-Krebserzeugung (s. hierzu CARRUTHERS und SUNTZEFF 1959).

Die krebsinduzierende Fähigkeit ultravioletter Strahlen muß danach auch für die Theorie der Geschwulstentstehung (s. S. 553) eine Rolle spielen, handelt es sich ja hier zum ersten Male um eine Noxe, die in physikalisch exakt festlegbarer Form ohne jeden zusätzlich schädigenden Eingriff, zudem nach Zeit und Intensität dosierbar, mit bestimmter Wellenlänge, also energiemäßig meßbar, Krebs erzeugt.

4. Röntgenstrahlen und Krebs

Mit den Röntgenstrahlen treffen wir physikalisch und biologisch auf etwas grundsätzlich Neues. Es handelt sich um *Strahlen, die* — in vergleichbarer Energie wenigstens — *in der freien Natur nicht vorkommen,* die in den für den Menschen in Betracht kommenden Quantitäten einzig dem physikalischen Laboratorium und der Technik ihre Entstehung verdanken und für die der menschliche (und tierische) Organismus *keinerlei Anpassungs- und Abwehrmechanismus* besitzt. Mit dem Kürzerwerden der Wellenlängen (Abb. 126, S. 434) vermögen die Strahlen immer tiefer in die Gewebe einzudringen und schon von 400 Å an kommen die Strahlen nicht mehr zur molekularen, sondern zur *atomaren Absorption.* Ionisationen in der Tiefe der Gewebe vermögen zu mancherlei molekularen Umkonstruktionen und als Folge davon, wie sich alsbald nach der Entdeckung der Röntgenstrahlen gezeigt hat, zur Krebsinduktion Anlaß geben.

a) Der Röntgenberufskrebs. 1895 entdeckte W. C. RÖNTGEN die nach ihm benannten Strahlen. 1902 teilte FRIEBEN in Hamburg den ersten *Röntgenberufskrebs* bei einem 33jährigen Röntgenchemiker mit. Er hatte 4 Jahre hindurch seine Hände als Test benutzt, zugleich ein erster Hinweis auf die Latenzzeit (7 Jahre). Alsbald teilte SICK (1903) einen 2. Fall mit. Eine Übersicht über die ältesten Fälle gibt WYSS (1908). Ausführliche Darstellungen stammen von HESSE (1911, 94 Fälle) — von ihm stammt auch die Bezeichnung „*Röntgencarcinom"* — HALBERSTAEDTER (1923), HOLTHUSEN und ENGELMANN (1931), GRÜTZMACHER (1943). Die Zahl der Röntgenberufskrebse ist größer, als es den Zusammenstellungen und Statistiken nach erscheint. Viele Röntgenkrebse werden ja gerade bei Ärzten im frühesten Stadium erkannt und z. B. durch Excision und Plastik geheilt, ohne je in die Sammelstatistiken zu gelangen. Im Gegensatz zu den nach therapeutischer Bestrahlung meist solitären Röntgenkrebsen entsteht der Röntgenberufskrebs oft primär multipel. 94% der Röntgenberufskrebse betreffen Heilpersonal, nur 6% Röntgenarbeiter (KOELSCH).

Der Röntgenberufskrebs, histologisch meist ein verhornendes Plattenepithelcarcinom, ist in der großen Mehrzahl der Fälle ein Hautkrebs, vor allem der Hände. Es gibt aber auch *Röntgenberufskrebse innerer Organe*. Dafür ein nahezu experimentell beweiskräftiges Beispiel:

1914 teilte FRANGENHEIM einen Fall von doppelseitigem Mammacarcinom bei einer Röntgenschwester mit. DEPENTHAL (1919) berichtet nach dem Tode der Patientin, daß die Kranke etwa 18 Jahre im Röntgeninstitut tätig war. Sie bekam 1907 ein Röntgencarcinom des rechten und linken Daumens sowie des 2. und 3. Fingers der linken Hand. Der Exartikulation der Finger folgte die Amputation des Unterarmes, dann des Oberarmes. Die Mammacarcinome entwickelten sich gleichzeitig beiderseits. Sie wiesen verschiedenen Bau auf, desgleichen die zugehörigen Metastasen. Bedenkt man die lange Schädigung von 18 Jahren, noch dazu aus der Anfangszeit der Röntgenstrahlen (kein genügender Strahlenschutz!), die sicheren Berufskrebse an beiden oberen Extremitäten, deren Multiplizität, sodann das gleichzeitige Auftreten in beiden Brüsten, dazu den histologisch ganz verschiedenen Bau, und nimmt man hierzu die relative Seltenheit des Mammacarcinoms bei Nulliparen und die große Seltenheit des primär doppelseitigen Mammacarcinoms überhaupt, und bedenkt man endlich, daß auch von VIGDORTSCHICK (1932) ein analoger Fall eines gleichfalls doppelseitigen Mammacarcinoms bei einer Ärztin, die 8 Jahre im Röntgendienst tätig war, mitgeteilt ist, so wird man die Möglichkeit eines Röntgenberufskrebses innerer Organe zugeben müssen.

Im Gegensatz zu den zahlreichen Röntgenberufscarcinomen ist das *Röntgenberufssarkom* etwas Seltenes.

Im Falle von PORTER und WOLBACH (zit. nach HALBERSTAEDTER) handelte es sich um einen 48jährigen Röntgentechniker, der auf einer 10 Jahre bestehenden Röntgendermatitis zunächst multiple Carcinome und außerdem noch ein Spindelzellensarkom bekam. Der Fall von ALIUS (1928) betraf einen Krankenwärter, der seit dem 6. Lebensjahr einen Lupus hatte, der mit Pyrogallus und Kauterisation behandelt wurde. Nach 14jährigem Bestehen des Leidens folgten Quarzlicht- und Röntgenbestrahlungen. Während dieser Zeit besorgte der Wärter die gesamte Röntgentherapie. Er bekam später ein Röntgensarkom mit Metastasierung, dem der Kranke erlag. Fraglos ist der Lupus eine wichtige Vorerkrankung, die Hauptursache des Sarkoms dürfte aber doch der viele Jahre bestehende Röntgendienst sein.

Eine besondere Bedeutung kommt der Frage zu, ob *Leukämie bei Röntgenologen* und Röntgenpersonal als „Röntgenberufsschäden" zu werten sind. Diese Frage hat ihre Aktualität behalten, seit als erste JAGIĆ u. Mitarb. (1911) auf 3 Fälle von lymphatischer Leukämie, davon 2 bei Röntgenologen, hinwiesen. 1931 berichtete AUBERTIN über eine myeloische Leukämie bei einem Röntgenologen und WEITZ (1938) bei einer Röntgenlaborantin. (Seiner Deutung als strahleninduzierter Berufskrebs widerspricht allerdings v. SPINDLER 1939). Auch HADEN (1946) gibt der Überzeugung Ausdruck, daß die Leukämien bei Strahlentherapeuten häufiger sind, als dem Bevölkerungsdurchschnitt entspricht. Wir kommen auf die Frage auch beim Berufskrebs durch Radium noch einmal zurück (s. S. 454).

b) Der Röntgenkrebs bestrahlter Kranker. Vom Röntgenberufskrebs, entstanden durch jahrelange Arbeit im Röntgenmilieu, ist scharf zu trennen der *Röntgenkrebs nach* kurzdauernder *diagnostischer* und vor allem nach *therapeutischer Anwendung von Röntgenstrahlen*. Die große Mehrzahl dieser Fälle sind *Hautcarcinome*. Ihre Lokalisation im Bereich der „Röntgenschädigung" der Haut, die genaue Kenntnis der Grundkrankheit als Anlaß für die Röntgenbestrahlung, die langdauernden praecancerösen Veränderungen u. a. sorgen dafür, daß fast alle diese strahlentherapeutisch bedingten Hautkrebse als „Röntgenkrebse" diagnostiziert werden. Sie geben auch oftmals Anlaß zu gerichtlichen Auseinandersetzungen. Es sind Röntgenkrebse schon nach einmaliger (!) Durchleuchtung, z. B. wegen eines Fremdkörpers (POHL 1941, RÜBE 1954) beschrieben, die Mehrzahl betrifft therapeutische Anlässe. Es liegt in der durchschnittlich längeren Überlebenszeit, daß solche therapeutisch ausgelöste Röntgencarcinome häufiger nach Bestrahlungen wegen nichtkrebsiger, sehr oft tuberkulöser oder dermatologischer Erkrankungen auftreten, als nach Bestrahlungen wegen Krebs, bei denen ja oft der vielleicht fällige Röntgenkrebs nicht mehr erlebt wird. Meist sind es auch viele, in einem Fall von LÜDIN (1943) waren es in 18 Monaten 28 Sitzungen von insgesamt $11^1/_2$ Std. Bestrahlungsdauer, in einem Falle von MÜLLER (1935) etwa 200 Bestrahlungen gewesen, die schließlich zum Krebs führten. Wir werden noch sehen, daß Krebse, die traditionell unter anderer Flagge, z. B. der des *Lupuskrebses* gehen, in einem hohen Prozentsatz Röntgenkrebse sind, da die therapeutischen Bestrahlungen sehr wesentlich bei der Cancerisierung mitspielen (s. S. 487).

Über therapeutisch meist nach Bestrahlung wegen Knochen- oder Gelenktuberkulose entstandene *Röntgensarkome* gibt es eine größere Literatur (PERTHES 1904, BECK 1922, MARSCH 1922, SAUERBRUCH 1923, PFÖRRINGER 1927, GRIEP 1929, KÜTTNER 1931, HELLNER 1937, HATSCHER 1945, CAHAN u. a. 1948, WOLFE u. a. 1949, SABANAS u. a. 1956, CAROLL u. a. 1956, CRUZ u. a. 1957). Zu erwähnen sind hier auch maligne Entartungen primär benigner Knochengeschwülste nach Röntgenbestrahlungen, z. B. von benignen Riesenzell-Tumoren.

Auffällig ist, daß **Röntgenkrebse innerer Organe** selten beschrieben sind. Fraglos hängt das damit zusammen, daß der Patient nicht an einen Zusammenhang denkt — und der Arzt meist auch nicht. BUMM (1923), WERNER (1925), VOGT (1926, 1941) teilten eine ganze Reihe von Fällen mit, bei denen viele Jahre nach Bestrahlungen wegen bösartiger Geschwülste oder nach Verabfolgung einer „Kastrationsdosis" wegen gutartiger Blutungen Uteruscarcinome auftraten. Daß solche Fälle nicht so selten sein können, beweist, daß der Verfasser in der Breslauer Klinik in kurzer Zeit hintereinander zwei einwandfreie Fälle beobachtete, die sein Mitarbeiter KINDLER (1942) veröffentlichte. Von 2 Röntgenberufskrebsen innerer Organe (bei einer Schwester und einer Ärztin) ist bereits berichtet.

Beispiele. Den ersten Krebs eines tief gelegenen Organs nach Bestrahlung der darübergelegenen Haut teilte v. EICKEN (zit. nach KINDLER) mit. Ein Kranker mit Sycosis parasitaria war in 3 Jahren 86mal röntgenbestrahlt worden. 9 Jahre später bekam er einen *Kehlkopfkrebs*.

KRUCHEN (1937) berichtet über eine 65jährige Frau. Vor 20 Jahren mehrfache Röntgenbestrahlungen der Schilddrüse. Nach einigen Jahren „Röntgenhaut" mit Teleangiektasien, oberflächlichen Ulcerationen usw. Später *Schlundkrebs* am Übergang zur Speiseröhre.

KINDLER (1942): 30j. ♂. 1918/19 18 Röntgenbestrahlungen wegen doppelseitiger tuberkulöser Halslymphome in je 4—6wöchentlichen Zwischenräumen. Heilung der Grundkrankheit. Nach 23 Jahren sehr schnelles Dickerwerden des Halses, Atembeschwerden, charakteristische „Röntgenhaut": großalveoläres *Carcinom der Schilddrüse*.

KINDLER (1942): 59j. ♀. 1920/22 wegen „Schilddrüsenvergrößerung" röntgenbestrahlt. Später Röntgenulcus im Bereich der bestrahlten Halspartie. 18 Jahre nach Abschluß der Bestrahlung stenosierender *Krebs* am Übergang vom *Pharynx* zum Oesophagus.

Eine besondere Warnung liegt in dem in USA erschreckend hohen Prozentsatz von *Schilddrüsencarcinomen nach Röntgenbestrahlung der Thymus- oder der Schilddrüse* selbst oder der Nachbargebilde in der Kindheit. Der Fragenkomplex wurde bereits im Kapitel bei den Tumoren des Jugendalters (S. 283) ausführlich besprochen. Hier wäre nur nachzutragen, daß alle *Röntgenbestrahlungen im Kindesalter*, und zwar je früher, umso mehr, *besonders gefährlich* sind: einmal, weil alle wachsenden Gewebe wesentlich strahlenempfindlicher sind als beim Erwachsenen, sodann wegen der im Kindes- und Jugendalter immer wesentlich verkürzten Latenzzeit und wegen der sehr viel schwereren sonstigen Nebenwirkungen (Wachstumshemmung, Mißbildungen usw.).

Von Interesse ist die Frage, inwieweit *Leukämien durch Röntgenstrahlen* ausgelöst werden können. Von der Leukämieinduktion bei Röntgenpersonal als Berufsnoxe war schon die Rede. BEGEMANN (1957) prüfte die Frage, in welchem Maße *Kranke mit Lungentuberkulose durch* die erforderlichen *Durchleuchtungen* usw. als strahlenbelastet und dadurch *leukämiegefährdet* anzusehen sind. Die

Ermittlungen ergaben (für die im Durchschnitt erforderlichen 8 Durchleuchtungen von je 3 min) bei Thoraxaufnahmen und 3 Tomogrammen mit je 7 Schichten die überraschend hohe *r-Bestrahlung* je Kranker von *327,24 r im Jahr!* Als „maximal zulässige Gonadendosis" (Gefahr von Mutationen) für berufliche Exposition hat man sich international auf 50 rem[1] bis zum 30. Lebensjahr und 50 rem für jede weitere Dekade geeinigt (s. bei MARQUARDT und SCHUBERT 1959)[1]. Zurückgeblendet auf BEGEMANNs Zahlen bedeutete das also, daß 1 Kranker mit Lungentuberkulose (Altersunterschied vielleicht 50 Jahre!) allein in 1 Jahr $6^1/_2$ mal soviel r-Einheiten tolerieren muß, als für sein ganzes bisheriges Leben „erlaubt" wären. Übersehen wir in diesem Zusammenhang auch nicht, daß bei einer Ganzkörperbestrahlung — wieder nach MARQUARDT und SCHUBERT (1959) — die *mittlere Letaldosis*, d. h. der Dosis, die bei der Hälfte der Betroffenen tödlich wirkt — nur 400 r beträgt. Selbstverständlich macht es einen großen Unterschied aus, ob eine Röntgendosis als Ganzkörperdosis oder lateral-intermittierend verabfolgt wird. Es gibt aber doch zu denken, welch relativ hohe r-Dosen bei den durchschnittlich erforderlichen Röntgenuntersuchungen der Lungen anfallen, denn wie oft kommen noch zusätzlich Belastungen durch anderweitige Röntgenuntersuchungen hinzu. ABBATT und LEA (1956) sahen bei 1627 wegen einer Spondylitis ancylopoetica Röntgenbestrahlten Kranker immerhin 7 Leukämien.

Weiterhin muß bei den Röntgentumoren innerer Organe der *Röntgenmalignisierung primär benigner Tumoren* gedacht werden. Wir selbst sahen z. B. einen *Tumor des Glomus caroticum*, der unter der irrigen Annahme eines tuberkulösen Symptoms jahrelang röntgenbestrahlt war, bis er als histologisch gesichertes *Sarkom* exstirpiert und geheilt wurde (v. DROSTE und SODER 1953/54). Besonders bei der Krebsumwandlung „semimalignener Geschwülste (s. dort) und praeblastomatöser Zustände (wie z. B. beim Morbus Paget) können hochdosierte oder oft wiederholte Röntgenstrahlen die auslösende Ursache sein. Wahrscheinlich gehören auch *maligne Strumen*, die *früher röntgenbestrahlt* waren, hierher.

PALMER und SPRATT (1956) verfolgten das Schicksal von 746 Patientinnen, die wegen benigner *Erkrankungen des Uterus* mindestens 12 Jahre zuvor eine Bestrahlungstherapie erhalten hatten. Die Zahl der inzwischen festgestellten *Krebse, im Bereich des Beckens* betrug das 71,4fache der statistisch zu erwartenden. Entsprechende Beobachtungen stammen von VOGT (1917, 1936, 1941), SMITH und BOWDEN (1948), KOCH (1949), SPEERT (1952), ZUSPAN (1955) u. a. SZARVAS und RÁK (1961) beobachteten das Auftreten einer akuten Leukämie, 1 Jahr nach der Bestrahlung, wegen eines Uterussarkoms.

Die Zahl der bis dahin veröffentlichten Röntgencarcinome nach Bestrahlung gibt GRÜTZMACHER (1942) mit 148 an. Die wirkliche Zahl beträgt ein Vielfaches davon, werden ja nur die wenigsten Fälle veröffentlicht.

Charakteristisch für Röntgenkrebs ist die unter bestimmten Bedingungen vorkommende *Multiplizität der Carcinome*. Es leuchtet ein, daß berufsmäßig strahlengeschädigte Personen, besonders aus der Zeit vor der Durchführung des „Strahlenschutzes", vor allem an den Händen und Vorderarmen so ausgedehnt röntgengeschädigt waren, daß es nicht wundernimmt, daß der Vorgang der Cancerisierung an mehreren Stellen zugleich oder nacheinander eintrat. Bekannt sind ja jene tragischen Fälle von Röntgenpionieren, bei denen ein Carcinom nach dem anderen eine Amputation nach der anderen auslöste, bis schließlich die Metastasierung das Leben forderte.

Multiplizität der Carcinome ist auch *bei therapeutischen Anlässen* dann gegeben, wenn die Multiplizität der Krankheitsherde gleichzeitige Bestrahlungen an mehreren Körperstellen veranlaßte, z. B. bei *Psoriasis* mit ausgebreiteten Herden an verschiedenen Körperstellen.

---

[1]) „1 rem" ist diejenige Dosis, die unter gleichen Bedingungen den gleichen biologischen Effekt wie 1 r Röntgenstrahlen hoher Erzeugungsspannung (250 KV) hat (BARTHELMESS 1959)

Komplizierend kommt hinzu, daß diese Krankheit häufig Rückfälle aufweist, und wenn dann die Rezidive immer wieder bestrahlt werden, dann sind bald die Voraussetzungen für Röntgencarcinome auf einer sowieso schon kranken und dann noch strahlengeschädigten Haut gegeben. Eindrucksvolle derartige Fälle sind z. B. von GOODMAN und PRICE (1930) mitgeteilt worden.

c) **Die Röntgenpraecancerose.** Röntgencarcinome entwickeln sich nie auf heiler Haut, sondern nur auf dem scharf abgegrenzten Bereich einer charakteristischen *„Röntgendermatitis"*: die Haut wird trocken, glatt, wie gespannt, dünn und wenig verschieblich, die Haare fallen aus. Die Zone der „Spätschädigung" verrät ihre Herkunft durch ihre meist viereckige Begrenzung entsprechend der Feldgröße. Charakteristisch sind ferner Pigmentverschiebungen (depigmentierte und hyperpigmentierte Flecken), Teleangiektasien, schließlich ganz flache Ulcera neben Abschilferungen, Hyperkeratosen u. dgl. und schließlich die therapeutische Unbeeinflußbarkeit.

Wichtig ist, daß die „Röntgenhaut" bis auf die scharfe Begrenzung, sonst ganz der Haut bei Kranken mit Xeroderma pigmentosum und weitgehend der „Landmannshaut" entspricht. Die Veränderungen sind also für kurzwellige Strahlung schlechthin, aber nicht für Bestrahlung ganz bestimmter Wellenbereiche charakteristisch. Entscheidend ist in jedem Falle die Strahlendosis. Sie ist nur beim Xeroderma sehr viel niedriger, da es sich hier um angeborene Strahlenüberempfindlichkeit handelt. Sonst bestehen nur noch Altersunterschiede: das Xeroderma ist an das Jugend-, die „Landmannshaut" an das Greisenalter, das Röntgencarcinom dagegen ist an kein Alter gebunden.

Die „Röntgendermatitis" geht eines Tages — in Abhängigkeit von der früher applizierten Strahlendosis, von der Lokalisation und von der Zeitdauer — in ein, dann nie mehr heilendes *Röntgenulcus* über. Dieses hat meist seinen Sitz inmitten des Bestrahlungsfeldes, sein Untergrund ist narbig-schwielig. Es trotzt aller Heilbehandlung, nimmt langsam, aber stetig an Ausdehnung zu und belästigt die Kranken ebenso durch den Zwang zu dauernden Schutzverbänden, wie durch seine nie mehr unterbrochene Schmerzhaftigkeit. Sofern nur der Kranke lange genug lebt, *jedes Röntgenulcus wird schließlich zum Röntgencarcinom.*

Die „Röntgendermatitis" und das Röntgenulcus überbrücken morphologisch-klinisch die Zeit zwischen Abschluß der Röntgenbestrahlung und den ersten Anzeichen des Röntgencarcinoms. Die benötigte Zeit, die sog. *Latenzzeit*, schwankt je nach Dosierung, Alter des Kranken, Anlaß, Zustand der Haut usw. zwischen 4 (Fall HELLNER 1937) und 34 Jahren (Fall LACASSAGNE 1945). Die Durchschnittszeit beträgt 17 Jahre (GRÜTZMACHER 1943). Auf einen wichtigen Unterschied in der Latenzzeit weist LACASSAGNE (1945) hin. Von 12 Fällen des Institut du Radium betrafen 6 Fälle Strahlentherapeuten und 6 Fälle Bestrahlungspatienten. Bei den 6 Fällen von Röntgenberufskrebs betrug die Latenzzeit im Durchschnitt 26 Jahre, bei den strahlentherapeutisch induzierten Fällen im Mittel 14 Jahre. Der Unterschied ist vor allem durch die verschiedene Intensität der Strahlenwirkung bedingt: die Kranken erhalten für gewöhnlich eine stärkere Totaldosis, die dazu noch im Gewebe in einer viel kürzeren Zeit absorbiert wird.

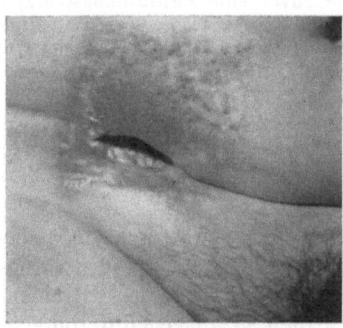

Abb. 130. Röntgenulcus am re. Unterbauch bei 51 jähriger Frau. 3 Jahre nach Röntgentiefenbestrahlung wegen unregelmäßiger Regelblutungen entstanden. Bestrahlungsfeld quadratisch. Form um Lokalisation des Ulcus durch mechanische Reizung (quere Bauchfalte) und intertriginöse Entzündung mitbestimmt

Der „*Röntgenkrebs*" ist das Musterbeispiel einer *Krebsentstehung am Ort der Bestrahlung*, als Folge einer ausreichend hohen Strahlendosis und als Endeffekt eines lokalen Strahlenschadens mit langer Latenzzeit. Daß Dosis und Zeit durch zusätzliche Faktoren noch erheblich modifiziert zu werden vermögen, davon wird im nächsten Kapitel beim Problem der Syncarcinogenen die Rede sein.

Die Frage entsteht, gibt es neben dem typischen lokalen Röntgenkrebs, meist einem Carcinoma ex ulcere, als Folge örtlicher hoher Dosen auch eine *Tumorinduktion durch Röntgen-Ganzbestrahlung*, evtl. durch exzessiv hohe Dosen? Hier ergeben experientia et experimentum eine auf den ersten Blick höchst auffällige Paradoxie: Während nämlich ein Organismus rein örtlich bei sonst abgeschirmtem Körper hohe Dosen — man schätzt sie auf 2000 r — bedarf, um mit einem malignen Tumor zu reagieren, wirken bei einmaliger Ganzbestrahlung schon 100 r gefährlich und 400—500 r bereits in mehr als 50% tödlich.

Der tiefere Grund für dieses so unterschiedliche Verhalten liegt darin, daß auch eine hohe Ortsdosis *das haematopoetische System* überhaupt nicht, und daß schon eine niedrige Allgemeindosis die Blutbildung in den so überaus strahlensensiblen Blutbildungsstätten, vornehmlich des Knochenmarks und der lymphatischen Gewebe, auf das schwerste, ja tödlich zu schädigen vermag.

Das Problem der Ganzbestrahlung hat für den Menschen ganz allgemein und speziell für die Geschwulstentstehung große Bedeutung erlangt, seit sich das Beobachtungsgut am Menschen dahin verdichtete, daß die Ganzbestrahlungen, denen Atombombenüberlebende ganz akut, Ärzte und Röntgenpersonal im Laufe langer Zeit ausgesetzt waren, in einem eindeutig vielfach höheren Maße *Leukämien* bekommen, als die sonstige Bevölkerung. Nach Ganzkörperbestrahlungen von 200 r wird so z. B. die Leukämiehäufigkeit beim Menschen verzehnfacht (ZUPPINGER 1958).

d) Die Carcinogenität von Röntgenstrahlen im Experiment. Der Röntgenberufskrebs ist der Wegweiser für den *experimentellen Röntgenkrebs* geworden. Als erste hatten sich MARIE, CLUNET und RAULOT-LAPOINTE (1910, 1912) die Aufgabe gestellt, mit Röntgenstrahlen maligne Tumoren zu erzeugen, und sie auch wirklich erhalten. Sie applizierten *Ratten* in 18 Wochen 13000 r. Bei einem Tier erhielten sie ein „fusiculläres" Sarkom. Das gleiche entstand nach einer Latenzzeit von 20 Monaten bei einer weißen Ratte, die in 7 Sitzungen 6500 r in 12 Monaten erhalten hat.

Der Erste, dem es gelang, bei gesunden *Kaninchen* Röntgenkrebs zu erzeugen, war BLOCH (1924). Er bestrahlte 5 Tiere 3 Jahre lang zweimal wöchentlich. 4 Tiere starben, als sie bereits eine schwerste Röntgendermatitis hatten, das 5. Tier bekam sein Röntgencarcinom ungefähr 4 Jahre nach Beginn der Bestrahlungen. Als es schließlich getötet wurde, hatte es neben einem ausgedehnten Primärcarcinom vielfache Metastasen in den Lungen, Lymphdrüsen usw. In einem späteren 2. Falle war das Carcinom nach 22 Monaten bei einer Dosis von 2000 X aufgetreten.

BLOCH hat mit diesen Untersuchungen gezeigt, daß die Entstehung des Röntgenkrebses weniger von der einzelnen Dosis, auch nicht von der Strahlenqualität, ob hart oder weich, auch nicht von der Dauer oder Zeitfolge der Bestrahlungen, als vielmehr praktisch ausschließlich von der Größe der gesamten *Strahlenquantität* abhängt: eine gewisse Strahlenmenge verträgt der Organismus meist anstandslos, bis 1200 X gibt es nur Papillome, jenseits 2000 X gibt es bereits akute Hautnekrosen, während die „Carcinomdosis" selbst zwischen 1200 und 2000 X der damaligen Strahlenmessungen gelegen ist. BLOCH zog auch sogleich die Folgerung, daß seine Versuche mit der parasitären Theorie der Geschwulstentstehung ebenso aufräumen wie mit der Lehre von der embryonalen Keimverlagerung.

SCHÜRCH (1930) gab in 5 Monaten 1020 X in kleinsten Dosen (102 Sitzungen!). Er erhielt in 3 von 20 Kaninchen nach typischen Zwischenveränderungen Krebs, genau wie BLOCH auch noch nach Abbruch der Bestrahlungen und auch noch nach einer Latenzzeit bis zu 2 Jahren. Über Röntgencarcinome uns -sarkome bei Mäusen berichten JONKHOFF (1928), SEDGINIDSE (1933), FINERTY (1953) u. a., PULLINGER (1954), KOLETSKY und GUSTAFSON (1955), KRÖNING und SIGMUND (1955) u. a. Durch Röntgen-Ganzbestrahlungen erzielten Leukämien, Lymphome KAPLAN (1949), KAPLAN und BROWN (1952), GARDNER und RYGAARD (1954), KRÖNING und SIGMUND (1954) u. a.

Daß Röntgenstrahlen nicht nur Carcinome der Haut, sondern auch *Sarkome* tiefer gelegener Gewebe erzeugen, ist klinisch bereits bekannt (BECK). Experimentell ist das gleiche von LÜDIN (1930) bestätigt, der beim Kaninchen durch Röntgen (40 Dosen zu 200 r in 5 tägigen Intervallen, Gesamtdosis 8000 r) innerhalb $6^{1}/_{2}$ Monaten ein Chondrosarkom der Tibia zu erzielen vermochte.

Zusammenfassung. Die durch Röntgenstrahlen induzierten malignen Tumoren geben zum ersten Mal Veranlassung, darauf hinzuweisen, daß in der *allgemeinen Cancerologie* den *Röntgenstrahlen* eine *zentrale* Bedeutung zukommt: Die *Röntgenstrahlen*, in ihrer Anwendung exakt dosierbar und vielgestaltig variierbar, sind das wichtigste physikalisch-carcinogene Agens voller Aussagekraft im Experiment, voll doppelgesichtiger Problematik in der Anwendung auf den Menschen. Hier haben sie seinerseits die *Krebsdiagnostik* (s. 12. Kapitel) vorangetrieben, wie nichts anderes in der Geschichte der Krebskrankheiten, zugleich stellen sie die wirksamste „unblutige" *Krebstherapie* dar. Dem daraus *resultierenden* unermeßlichen Segen steht andererseits das Risiko und die *Gefahr der Carcinogenität* gegenüber. Aber damit nicht genug: mit den *Röntgenmutationen* haben uns die Röntgenstrahlen zugleich den wichtigsten Einblick in die biologische Wirkung elektromagnetischer Wellenstrahlungen mit Wellenlängen kürzer als das sichtbare Licht verschafft und damit durch die *dreieinheitliche Wirkung* — Röntgen erzeugt in *Keimzellen* Änderungen im Zellerbgut, Röntgen erzeugt in *Körperzellen* Krebs, Röntgen erzeugt in *Krebs*zellen Krebsheilung — den wichtigsten *Schlüssel für die Carcinogenese überhaupt* in die Hand gegeben. So wird uns denn das Problem „Röntgenstrahlen und Krebs" von nun an nicht mehr verlassen und jedes der kommenden Kapitel mitprägen.

5. Radioaktivität und Krebs

a) Vorbemerkungen. Unter *Radioaktivität* versteht man alle Vorgänge, die mit der natürlichen und künstlichen *Atomumwandlung* zusammenhängen und vor allem durch die spontane und langdauernde Aussendung energiereicher „radioaktiver" Strahlen charakterisiert sind. An sich ist der Mensch von seiner Umwelt her einer *„natürlichen" Radioaktivität* ausgesetzt. Sie entstammt jenen Spuren radioaktiver Stoffe, die in der Erde und in der Luft enthalten sind und von da aus über Wasser, Nahrungsstoffe und Atemluft — wie z. B. das Isotop K^{40} und C^{14} — auch in die Lebewesen gelangen. Diese natürliche Radioaktivität dürfte nur ganz selten einmal Anlaß für eine strahleninduzierte Tumorbildung beim Menschen sein. Letzteres Problem ist erst mit der Entdeckung der Atomzertrümmerung auch für die Krebsforschung aktuell geworden und es ist schon heute kein Zweifel, daß einerseits aus den nun erschlossenen Energien neue Krebsursachen erwachsen sind, wie andererseits sowohl das Krebsexperiment als auch die Krebstherapie Nutzen aus den neuen Entdeckungen ziehen werden.

Radioaktive Krebsnoxen drohen dem Menschen in der Hauptsache aus der künstlichen Radioaktivität, beruflich aus Isotopen bei medizinischen (Isotopenlabors s. Tab. 72) und technischen Umgang (radioaktive Leuchtfarben, Kernreaktoren s. Tab. 72) mit diesen aus diagnostisch und therapeutisch dem Menschen eingebrachten radioaktiven Heilmitteln und allgemein aus radioaktiven

Gebrauchsartikeln, aus radioaktiven Niederschlägen aus der Erdatmosphäre, z. B. bei schweren Unglücksfällen in Kernreaktoren und vor allem bei Atombombenexplosionen.

Tabelle 72. *Durch radioaktive Substanzen gefährdete Betriebe*
[nach BÖNIG und HOLZ (1959) ergänzt]

Uranerzbergbau	Bestrahlungskliniken
Uranerzaufbereitung	Industrie (Strukturprüfungen, Fertigungs-
Atomreaktoren	kontrolle, Flüssigkeits- und Gasmessungen)
Krankenhäuser	Leuchtzifferblattherstellung
Forschungsinstitute	Lieferfirmen radioaktiver Präparate

Die blastogen wichtigsten *Strahlenarten* sind folgende:

1. Die α-*Teilchen*. Sie sind positiv geladen und führen fast die ganze Energie der Strahlung mit sich. Es sind beim Atomzerfall entstehende zweifach positiv geladene *Heliumkerne*. α-Strahlen haben bestimmte Geschwindigkeiten und charakteristische Reichweiten. Im lebenden Gewebe beträgt die Reichweite der α-Strahlen 30—70 μ, sie durchfliegen also etwa 10 Zellen. Daraus geht hervor, daß eine Wirkung nur zu erwarten ist, wenn α-strahlende Isotope dem Organismus einverleibt werden.

2. Die β-*Strahlen* sind negativ geladen, ihre Energie ist geringer, ihre Durchdringungsfähigkeit dagegen größer, sie stellen sehr rasch bewegte *freie Elektronen* dar. β-Strahlen werden von außen an den Körper herangebracht. Sie dringen nicht in die Tiefe, außer sie werden z. B. in einer „Elektronenschleuder" (s. S. 746) so stark beschleunigt, daß ihre Reichweite auf einige Zentimeter gesteigert worden ist. Für die Krebserzeugung wichtiger sind die von zahlreichen radioaktiven Isotopen ausgesandten β-Strahlen, welche erstmal in den Körper einverleibt, lebende Zellen und Gewebe zum Träger abgestrahlter Elektronen machen.

β-*Strahlen* haben als schnelle Elektronen eine hohe Energie und geringe Masse.

3. Die γ-*Strahlen* besitzen eine außerordentliche Durchdringungsfähigkeit, sie verhalten sich auch sonst ähnlich wie Röntgenstrahlen. Sie sind Strahlen sehr kleiner Wellenlänge bzw. sehr hoher Frequenz, ebenfalls der Kernumwandlung entstammend.

Bei γ-*Strahlen* gelten, entsprechend ihrer Wellennatur und ihrer qualitativen Übereinstimmung mit Röntgenstrahlen, deren Schwächungsgesetze. Bei allen Wirkungen der Radiumstrahlen stellt die Ionisation den primären Vorgang dar. Beim Durchgang der α- und β-Strahlen durch die Atome werden Elektronen frei und das betreffende Atom dadurch ionisiert. Die freigemachten Elektronen ionisieren z. T. wiederum weitere Atome. Im lebenden Gewebe vermögen die Ionen chemische Reaktionen auszulösen.

Radioaktive Präparate senden häufig — so sehr auch eine Strahlenart im Vordergrunde steht — alle drei Strahlenarten aus und enthalten die jeweiligen Zwischenstufen der betreffenden Zerfallsreihe.

Von Teilchen der *Korpuskularstrahlen*, wie *Protonen, Deuteronen* und *Positronen*, ist eine direkt carcinogene Wirkung noch nicht bekannt geworden. Dagegen hat sich bei den *Neutronen* bereits 1944 ihre blastogene Wirkung erweisen lassen. LACASSAGNE und JOLIOT sahen bei einem Kaninchen nach Bestrahlung desselben mit Neutronen ein Lebercarcinom auftreten.

Handelt es sich bei den Röntgen- und bei den γ-Strahlen um elektromagnetische Wellenstrahlungen, so bestehen die „*Teilchen- oder Korpuskularstrahlen*" (vgl. Übersicht über dieselben in Tab. 73) aus abgeschleuderten Materiepartikeln.

Bei der *Tumorinduktion durch radioaktive Stoffe* ist davon auszugehen, daß die meisten Isotope sich durch charakteristische *Affinitäten zu bestimmten Organen und Geweben* auszeichnen. Man muß jedoch unterscheiden zwischen Isotopen solcher Elemente, die wie Natrium, Kalium, Phosphor, Eisen, Calcium, Magnesium, Chlor, Wasserstoff, Kohlenstoff, Stickstoff, Schwefel und Sauerstoff sowieso schon eine Rolle im Stoffwechsel der Organismen spielen und notwendigerweise *physiologisch in* beinahe *allen Zellen des Organismus* vorkommen und andererseits den Isotopen jener Elemente, die wie Gold, Beryllium, Quecksilber, Gallium, Yttrium, Hafnium, Selen, Tellur, Blei, Antimon usw. als *körperfremde Stoffe* im menschlichen und tierischen Organismus keine Funktion ausüben und so in jedem Fall,

Tabelle 73. *Übersicht über die Teilchen der Corpuscularstrahlen*
[nach MARQUARDT und SCHUBERT (1959)]

Elektronen (β-Teilchen)	Teilchen sehr kleiner Masse mit negativer Elementarladung
α-Teilchen	Atomkerne des Heliums mit zwei positiven Elementarladungen
Positronen	Dem Elektron massengleiche Teilchen mit positiver Elementarladung
Protonen	Atomkerne des Wasserstoffs mit positiver Elementarladung
Deuteronen	Atomkerne des „schweren" Wasserstoffs mit positiver Elementarladung
Neutronen	elektrisch neutrale Kernbausteine, dem Proton annähernd massengleich

in dem sie nachgewiesen werden, als durch *äußere Noxen* zugeführt angesehen werden müssen. In der Reihe der physiologisch notwendigen Stoffe werden sämtliche im cellulären *Mineralstoffwechsel* unentbehrlichen Elemente allen Körperzellen zugeteilt. So wird z. B. das radioaktive *Natrium* (Na^{24}) bei der großen Permeabilität der Capillarwände proportional dem normalen Natriumgehalt allen Geweben und Organen zugeführt, während das radioaktive *Kalium* (K^{42}) sich vor allem in den kaliumreichen Geweben, wie Muskeln und weniger in der Haut und in den Eingeweiden findet (Näheres über Kalium und Natrium bei HUNZINGER und WASER 1953).

Über die oben angeführte Liste der in allen Zellen des Organismus angereicherten Stoffe hinaus gibt die Tab. 74 Auskunft über diejenige Elemente (und deren Isotope), die einesteils physiologisch notwendig sind, andererseits nur in bestimmten Geweben gespeichert werden.

Tabelle 74. *Physiologisch-notwendige, jedoch nur in bestimmten Geweben bzw. Organen sich anreichernde Elemente und deren Isotope*

Element	Organe der Speicherung und Retention	Element	Organe der Speicherung und Retention
Fluor	Zahnschmelz, Dentin	Arsen	Leber, Niere, Knochenmark (Leukocyten) Haut
Silizium	Fascien, Sehnen, Haut	Jod	(im Thyroxin eingebaut) *Schilddrüse*, Niere, Magen-Darm, Lunge
Mangan	(Wechselwirkung zu Vitaminen) Leber, Knochen, Muskel, Haut, Schilddrüse	Kupfer	(Beziehung zu Oxydationsfermenten) Serum, Leber, Niere, Milz, Muskel, Knochenmark
Kobalt	Bauelement des Vitamin B_{12}, Leber, Gallenblase, Niere, Thymus, Knochenmark	Zink	(Bestandteil d. Karboanhydrase) Leber, Pankreas, Niere, Hypophyse, Erythrocyten

Ebenso wichtig ist die Liste derjenigen *Elemente* (und ihrer Isotope), die stets *als körperfremde Chemonoxen zugeführt* werden, sich aber dank ihrer Strahlung als *physikalische Krebsnoxen* auswirken (Tab. 75). Gerade bei ihnen ist die Kenntnis ihrer spezifischen Speicherung und Anreicherung notwendig für das Verständnis der Lokalisation der durch sie induzierten malignen Tumoren.

Tabelle 75. *Körperfremde Elemente (und deren Isotope) und ihre Speicherung bzw. Anreicherung in bestimmten Geweben und Organen*

Element	Organe der Speicherung und Retention	Element	Organe der Speicherung und Retention
Beryllium	Skelet, Leber, Niere	Barium	Skelet
Gallium	Skelet (in Knochentumoren)	Hafnium	Milz, Leber, Skelet, Niere
Brom	alle Organe, ähnlich wie Chlor	Gold	Leber, Milz, Lunge
Strontium	Skelet	Quecksilber	Niere, Colon
Yttrium	Skelet, Niere, Leber, Milz	Blei	Blut, Leber und Nieren
Molybdän	Knochen, Niere, Leber (ähnlich wie Phosphor)	Polonium	Skelet
Silber	Leukocyten, infizierte Gewebe, lymphat. Organe	Radium	Skelet
Antimon	Leber, Schilddrüse, Nieren	Thorium	Leber, Milz, Lymphknoten, Skelet
Tellur	Niere, Milz, Lunge, Herzmuskel, Galle, Knochen	Uran	Knochenmark, Leber

Bei der *Tumorgenese* spielen nun diese mehr oder minder physikalisch gleichmäßig auf die Körperflüssigkeiten, Organe und Gewebe verteilten radioaktiven Stoffe kaum eine Rolle. Vielmehr liegt das Kernproblem darin, ob das betreffende Radio-Element spezifisch *in bestimmten Organen abgelagert, gespeichert* und dazu noch *angereichert* wird, so daß dann lokalisiert eine Konzentration der Aktivität entsteht, die über die anderen Gewebe usw. meist um ein Vielfaches hinausgeht.

Derartige spezifische *Gewebsaffinitäten bestimmter Radioisotope* sind nachgewiesen (Tab. 72), z. B. für Gold (Au^{198}) und für Kobalt (Co^{60}) deren Speicherung in der Leber und Gallenblase, für Phosphor (P^{32}), Calcium (Ca^{45}), Yttrium (Y^{90}), Strontium (Sr^{90}), Radium (Ra^{226}) und Thorium (Th^{234}) im Knochensystem, für Zink (Zn^{65}) (lebenswichtig als Bestandteil der Carboanhydrase!) vor allem in Leber, Pankreas und Nieren, für Fluor (F^{18}) im Zahngewebe. Vom Radiojod ist die spezifische Speicherung im Schilddrüsengewebe bekannt. Intracellulär können sich inkorporierte Radioisotope wie C^{14}, P^{32} o. a. auf zweierlei Weise auswirken, einmal direkt durch ihre Strahlung und indirekt durch die Umwandlung des betreffenden Atoms in ein anderes Element. Natürlich muß der Strahlungseffekt je nach dem Ort der intracellulären Adsorption (Plasma, Kern, Chromosom, Nucleolus usw.), je nach der Energie der Strahlung und nach der Reichweite der Partikelchen sehr verschieden sein. Ganz gewiß ist aber unter den Reaktionsmöglichkeiten neben der Zellabtötung die der Tumorinduktion die wichtigste.

Eine nur kurze Halbwertszeit bestimmter Isotope ist durchaus nicht gleichbedeutend mit einer Unfähigkeit zur Tumorinduktion. Die „Kurzlebigkeit" einzelner Isotope spielt keine große Rolle, wenn diese Stoffe, wie z. B. beim „Peteosthor" (s. S. 465), stetig neu zugeführt werden.

So konnten maligne Tumoren der Ratte durch Injektionen von Radiogold (HAREL u. a. 1956, UPTON u. a. 1956), Knochentumoren der Mäuse mit Ca^{45} (ANDERSON und ZANDER 1953), Leukämien mit Ce^{144} (WATANABE 1958), Schilddrüsensarkome des Schafs (MARKS u. Mitarb.

1957) aber auch Leukämien nach J^{131} (HALNAN 1959) beobachtet werden. Knochentumoren ließen sich nicht nur mit Sr_{90}, sondern auch mit dem wesentlich rascher zerfallenden Sr_{98} (s. S. 469) auslösen (SKORYNA und KAHN 1959). Mehrfach bestätigt ist die tierexperimentelle Auslösung von Knochensarkomen durch radioaktive Phosphorpräparate trotz dessen kurzen Halbwertzeit von nur 14,3 Tagen (KOLETZKY u. a. 1950, MÖLLER 1954).

Daß es sich hierbei um durchaus auch für den Menschen ernstzunehmende Untersuchungen handelt, erweisen die bereits heute vorliegenden Beobachtungen von *Leukämien* bei Patienten *nach* einer Behandlung mit J_{131} (HALNAN 1959).

Bevor wir auf die durch radioaktive Stoffe beim Menschen erzeugten malignen Tumoren im einzelnen eingehen, soll eine *Übersicht* über die in Diagnostik und Therapie meistverwendeten *Isotopen* sowohl über deren physikalischen Daten (Art der Strahlung, Halbwertzeit), als auch strahlenbiologisch über die Anreicherung in bestimmten Geweben und über tierexperimentell erzeugte Tumoren Auskunft geben.

Tabelle 76. *In der Medizin verwendete Isotope, deren Strahlungsart und Halbwertzeit, ihre Anreicherung in bestimmten Geweben und die mit ihnen ausgelösten malignen Tumoren* (nach ihrer Lokalisation) (Zusammenstellung vom Mitarbeiter des Verfassers G. OTT)

Isotop		Strahlung (Art)	Halbwertzeit (physik.)	Organe (in denen sich das Isotop anreichert)	tierexperiment. erzeugte Tumoren (Lokalisation)
Kohlenstoff	C^{14}	β	5570 J	in allen Zellen	—
Natrium	Na^{22}	β, γ	2,6 J	in allen Zellen bes. extracellulär	
	Na^{24}	β, γ	15 h		
Mangnesium	Mg^{28}	β	21 h	in allen Zellen, bes. Knochen	
Phosphor	P^{32}	β	14,3 T	in allen Zellen, bes. Knochen u. Nerven	Knochen, Leukämie, Haut
Kalium	K^{42}	β, γ	12,4 h	in allen Zellen bes. extracellulär	—
Calcium	Ca^{45}	β	512 T	in allen Zellen, bes. Skelet	Knochen
Eisen	Fe^{59}	β	45,1 T	Hämoglobin, Atmungsfermente, RES	—
Kobalt	Co^{60}	β, γ	5,3 J	Vit. B_{12}, Leber, Gallenbl., Thymus	(Haut-Tu.) (Hirntumoren)
Kupfer	Cu^{64}	β	12 h	(Oxydationsferm.) Serum, Leber, Niere Milz, Knochenmark	—
Zink	Zn^{65}	β, γ	250 T	(Karboanhydrase) Leber, Pankreas, Niere, Hypophyse, Hoden	—
Gallium	Ga^{72}	β, γ	14,1 h	Skelet in (Knochentumoren)	—
Arsen	As^{76}	β, γ	26,8 h	Leber, Niere, Knochenmark, Lunge, Haut	—
Brom	Br^{82}	β, γ	36 h	alte Gewebe	
Strontium	Sr^{89}	β	54 T	Skelet	Knochen, Nase- u. Mundhöhle, lokale Sarkome
	Sr^{90}	β	19,9 J		
Yttrium	Y^{90}	β	62 h	Skelet, Niere, Milz, Leber	Knochen, Colon

Tabelle 76. (Fortsetzung)

Isotop		Strahlung (Art)	Halbwertzeit (physik.)	Organe (in denen sich das Isotop anreichert)	tierexperiment. erzeugte Tumoren (Lokalisation)
Jod	J^{131}	β, γ	8 T	Schilddrüse, Niere, Magen-Darm Bronchien	Schilddrüse, Hypophyse (Adenome)
Cer	Ce^{141}	β, γ	30 T	—	Knochen
Gold	Au^{198}	β, γ	2,69 T	Leber, Milz, Lunge Knochenmark	Leber (Adenome)
Polonium	Po^{210}	α	138 T	Skelet	Nieren, Nebennieren Knochen
Radon	Rn^{222}	α	—	—	lokale Sarkome Knochen
Thorium X	ThX^{224}	α	3,64 T	Leber, Milz, Lymphknoten, Skelet	lokale Sarkome
Mesothorium I	$Mesth^{228}$	β	6,7 J	Leber, Milz, Lymphknoten, Skelet	lokale Sarkome
Thorium	Th^{232}	α	$1,65 \times 10^{10}$ J	Leber, Milz, Lymphknoten, Skelet	lokale Sarkome Milz, Lunge
Uran	U^{234}	α, γ	$2,5 \times 10^5$ J	Skelet, Knochenmark, Leber	Knochen, lokale Sarkome (Brustwand u. a.)
Plutonium	Pu^{239}	α		Skelet	Knochen
Radium	Ra^{226}	α, β, γ	1580 J	Skelet	lokale Sarkome u. Carcinome, Knoch.
Silber	Ag^{111}	β	7,5 T	Leukocyten, infizierte Gewebe Lymphat. Organe	—

b) Radium und Krebs. *Radium* (Ra) sendet α-, β- und γ-Strahlen aus und zerfällt dabei in die α-strahlende Emanation. Für die Therapie ist die γ-Strahlung entscheidend. Die γ-Strahlung nimmt je Jahr nur etwa um $1/2\%$ ab. Die Halbwertzeit beträgt 1580 Jahre. Die Radiumwirkung ist, was die γ-Strahlen anlangt, der Wirkung der Röntgenstrahlen physikalisch nahe verwandt. Die Wellenlänge der γ-Strahlen ist lediglich kürzer als die der kürzesten Röntgenstrahlen und bewegt sich in der Größenordnung zwischen 10^{-7} und 10^{-11} cm. Wie die Röntgen-, so üben auch die γ-Strahlen im Gewebe eine Ionisation aus, d. h. bei der Spaltung elektrisch neutraler Bestandteile der Materie kommt es zur Abspaltung negativ geladener Elektronen.

Die *strahlenbiologische Wirkung* der Radiumstrahlen wurde bereits früh entdeckt. Schon 1900 berichteten WALKOFF und GIESEL über Selbstbeobachtungen bzw. Selbstversuche mit Radiumsalzen und deren Wirkung auf die eigene Haut. 1 Jahr später haben auch die berühmten Entdecker der Radioaktivität, BECQUEREL und P. CURIE (1901) über die „physiologische" Wirkung der Radiumstrahlen berichtet; BECQUEREL, der selbst eine Radiodermatitis bekommen hatte, als er Radium in seiner Rocktasche transportierte, und P. CURIE, der die Wirkung bestätigte, nachdem er sich im Selbstversuch Radium auf den Arm aufgelegt hatte.

Radiumhaltige Präparate werden in der Medizin in verschiedener Form (Nadeln, Stifte, Moulagen) und zu verschiedenen Zwecken (vor allem in der Dermatologie, Gynäkologie und Chirurgie) insonderheit zur Krebstherapie verwendet. Eine besonders eindrucksvolle Sonderanwendung ermöglicht die „Radiumkanone", eine „Telecurieapparatur", die, mit 1 g Radium und mehr bestückt, eine Quelle hoher energiereicher Strahlung darstellt. Wegen ihrer sehr hohen Anschaffungskosten ist sie jetzt allerdings durch die sehr viel billigere *Kobaltkanone* (das radioaktive Isotop Co_{60} enthaltend) verdrängt (Näheres s. Kapitel 14).

Wie die Röntgen-, so führen auch die Radiumstrahlen zur Krebsbildung. Die ersten Beobachtungen von *Radiumkrebs* betrafen gleichfalls Berufskrebse. Bei der großen Ähnlichkeit zwischen Radium- und Röntgenstrahlen ist der weitgehende Parallelismus der Röntgen- und Radiumberufskrebse der äußeren Haut, soweit er durch äußere Strahlenwirkung entsteht, ohne weiteres verständlich. Doch ist der *Radiumberufskrebs* bei Strahlentherapeuten wesentlich seltener als der Röntgenkrebs. Es ist dies ohne weiteres erklärlich, war ja zu der Zeit, als das Radium in die Medizin eingeführt wurde, die Strahlenschädigung schon längst bekannt. Außerdem wird ja Radium nur therapeutisch, aber nicht diagnostisch verwandt. Trotzdem sind Radiumberufskrebse vorgekommen.

EMILE-WEIL und LACASSAGNE (1925) beschrieben das tragische Schicksal zweier Ingenieur-Chemiker, die in denselben Laboratorien derselben Fabriken mit denselben radioaktiven Stoffen arbeiteten und im Zeitabstand von 5 Tagen starben, der eine im Alter von 34 Jahren an einer myeloischen Leukämie, der andere mit 40 Jahren an perniziöser Anämie. WAKELEY (1927) beschrieb ein Radiumcarcinom am Daumen bei einem Radiumtherapeuten, der seit 20 Jahren mit Radium arbeitete, HAAGENSEN (1931) ein Epitheliom am Mittelfinger bei einem Chemiker. Ferner berichtet DROSCHL (1933) über einen Arzt, der seit 1911 etwa 41000 Radiumbestrahlungen durchführte und 1928 einen ersten Radiumberufskrebs am rechten Zeigefinger und dann einen zweiten am rechten Daumen und dann einen dritten am rechten Ringfinger bekam. Er starb 54 Jahre alt 1932 interkurrent an einer schweren aplastischen Anämie. Weitere Fälle hat BORDIER (1933) zusammengestellt. Bei einem Strahlentherapeuten, den LACASSAGNE (1945) beobachtete, betrug die *Latenzzeit* 38 Jahre. Sie scheint bei den Radiumkrebsen durchweg länger zu sein als bei den Röntgencarcinomen. Histologisch handelt es sich stets um spinocelluläre Carcinome.

Radiumkrebs nach therapeutischer Radiumanwendung ist vielfach beobachtet:

WAGNER (1928): Im Anschluß an wiederholte Radiumbestrahlungen eines Plattenepithelcarcinoms Spindelzellsarkom der Wange.

LABORDE (1931): Eine Frau, die seit dem 15. Lebensjahr wegen eines Angioms im Gesicht im Abstand von je 2 Jahren 10 Radiumapplikationen erhalten hatte, bekam 21 Jahre später im Strahlenbereich ein spinocelluläres Carcinom.

Ross (1932): Bei einer Patientin mit Mammacarcinom geriet bei einer Radiumspickung versehentlich eine Radiumnadel durch die Brustwand und setzte sich im Septum interventriculare des Herzens fest, wo sie 3 Jahre liegen blieb und bei einem Radiumgehalt der Platinnadel von 2 mg Radium eine Bestrahlungsdosis von 52000 mgh aussandte. Es kam zu einer relativen Lymphopenie und auf der Nadel benachbarten Oberfläche der Leber zu einem Hämangioendothelium mit Metastasierung in die Lungen und ins Knochensystem.

SCHWARZWALD (1934): 62jährige Frau, vor 6 Jahren Lupus am Hals. 4 Jahre lang Röntgenbestrahlungen. Später durch Röntgenstrahlen induziertes „Lupuscarcinom". Histologisch Plattenepithelkrebs. Nach Radiumbestrahlung desselben Spindelzellensarkom.

UEHLINGER (1937): Mit 28 Jahren Akromegalie. Bestrahlung der Hypophyse mit 40 mg Radiumelement (36 Std.). Mit 32 Jahren Rezidiv. Röntgenbestrahlung. Strahlenschädigung der Schleimhäute im Bereich der Nase und ihrer Nebenhöhlen. 18 Jahre nach der Radium-, 14 Jahre nach der Röntgenbehandlung osteogenes Siebbeinsarkom.

TYRONE und WEED (1941): 1928 Radiumbestrahlung des Uterus wegen eines Cervixcarcinoms. Gesamtdosis 3600 mgh. 1940 großer Bauchtumor: Im rechten Ovar a) ein Granulosazelltumor und b) ein papilläres Cystadenom.

HATSCHER (1945) stellt 6 Fälle von Knochensarkom nach Radiumbestrahlung zusammen und fügt 3 eigene Fälle hinzu, bei denen der Tumor an einem bisher normalen Knochen, der jedoch in einem Bestrahlungsfeld gelegen war, entstanden war. Die Zwischenzeit betrug im Mittel 6 Jahre.

Auch die *Injektion von Radiumsalzen* wirkt blastogen. Radiumsalze sind, einmal einverleibt, Dauerstrahler, die bis zum Lebensende fortwirken und nicht mehr entfernt werden können.

NORGAARD (1940): Eine Kranke, die 8—10 Jahre zuvor wegen Arthritis Einspritzungen von *Radiumchlorid* ins rechte Schulter-, zweimal ins rechte Kniegelenk erhalten hatte, bekam ein *Fibrosarkom der Tibia*, welches zur Amputation zwang. Das Radium konnte im amputierten Knochen nachgewiesen werden.

Es ist verständlich, daß das *Radium im Experiment* viel für die strahleninduzierte Geschwulsterzeugung Verwendung fand: es steht von seiner medizinischen Verwendung her leicht zur Verfügung, es ist leicht dosierbar und hat eine für das Experiment günstige lange Halbwertzeit.

DAELS und BILTRIS (1926, 1927 usw.) haben mit Radiumsalzen verschiedener Konzentration und verschiedener Applikation 19 Krebse verschiedener Lokalisation, auch innerer Organe, erzielt. In Fortsetzung dieser Versuche erhielt BILTRIS beim Meerschweinchen 11 weitere Krebsbildungen: ein Nierensarkom, ein Sarkom der Meningen, eins der hinteren Bauchwand, 6 Gallengangskrebse (einen mit Metastasen) und 2 Milztumoren, die beide metastasierten. Letzteres ist besonders bemerkenswert, da die Milz spontan sehr selten an Krebs erkrankt, noch dazu beim „tumorresistenten" Meerschweinchen.

PETROV und KROTKINA (1933) erzielten durch Einführung radiumhaltiger Glasröhrchen (0,4—1,8 $_{Hg}$) in die Gallenblase von Meerschweinchen nach 34 bzw. 45 Monaten bei 2 von 8 überlebenden Tieren cholangiocelluläre *Lebercarcinome* bei gleichzeitigen praecancerösen Veränderungen in der Gallenblase. Es ist jedoch zu beachten, daß von 7 Kontrolltieren mit den gleichen Glasröhrchen, aber ohne Radium, zwei Meerschweinchen gleichfalls Carcinome bekamen, und zwar schon nach $16^1/_2$ bzw. 31 Monaten. Die Erzeugung von *Hauttumoren* begegnet bei den Versuchstieren natürlich wegen der Applikation erheblichen Schwierigkeiten. MOTTRAM (1931) erhielt bei 2 von 5 (unter 8) überlebenden Tieren Sarkome, in einem Falle nach einer Bestrahlungszeit von 6 Std. 15 min, 8 Monate nach der Bestrahlung, das andere Mal nach 13 Monaten bei einer Bestrahlungsdauer von 8 Std. 45 min. Die Radiummenge betrug 60 mg. Im Anschluß an das Krebsreferat des Verfassers auf dem Chirurgenkongreß 1937 hat HELLNER über ein *osteogenes Sarkom* mit Lungenmetastasen berichtet, welches er durch fraktionierte Bestrahlung mit Radium (im ganzen 2480 mgh) erzielt hatte. Später teilte er mit, von 5 von außen her bestrahlten Tieren 3 Sarkome, darunter das eine nach sekundär gesetzter Fraktur (s. oben) erhalten zu haben. Alle 3 Tiere hatten Metastasen.

Die *Radiumemanation* entsteht beim Zerfall des Radiums. Sie hat eine Halbwertzeit von nur 3,825 Tagen! Sie zerfällt weiter in das α- und schwach β-strahlende Element RaA (Halbwertzeit 3,05 min). Dieses wiederum zerfällt in den β- und γ-Strahler RaB (Halbwertzeit 28,6 min) und dieser in den α-, β- und γ-Strahler RaC usw. Radiumemanation kann gewonnen werden aus Radiumlösungen. Sie kommt in Quellwässern und in der Bergwerksluft von Radiumgruben vor. In den Organismus gelangt sie durch die Atmung. Sie würde als Gas wieder ausgeschieden werden, wenn sie sich nicht — entsprechend der kurzen Halbwertzeit — rasch in Wismut- und Bleiisotope umsetzen würde. Diese ihrerseits werden abgelagert und bleiben im Körper liegen.

Als *Berufskrankheit durch Radiumemanation* gilt der **Schneeberger und Joachimsthaler Lungenkrebs.**

SCHMORL fand bei 362 Schneeberger Nichtbergleuten keinen Lungenkrebs, während von 154 Bergleuten in $3^3/_4$ Jahren sicher 62%, wahrscheinlich sogar 71% der Verstorbenen an einem Lungenkrebs gestorben waren, wobei besonders bemerkenswert ist, daß zwei von ihnen den Bergbau bereits vor 15 bzw. 22 Jahren verlassen hatten. Die Krankheit führt in 2—3 Jahren nach Beginn der Symptome zum Tode. Histologisch fanden sich vor allem Carcinome, meist ausgehend von den Bronchialdrüsen. In etwa 25% fanden sich primäre Doppelcarcinome (ROSTOSKI, SAUPE und SCHMORL).

Für die Bergarbeiter von Joachimsthal ist der zuerst von LÖWY nachgewiesene Lungenkrebs als Grundlage der „Bergmannskrankheit" von Joachimsthal erneut bestätigt worden. Bei 63 Obduktionen hatten 45,4% Lungenkrebs, 1,5% Gesichtskrebs, 1,5% Femursarkom, 1,5% Pleuracarcinom, 30,9% Lungentuberkulose und 8,9% Pneumokoniose (BEHOUNEK und FORT 1941). Die Lebensdauer der Bergarbeiter beträgt durchschnittlich nur 42 Jahre gegenüber dem Bevölkerungsdurchschnitt von Joachimsthal mit 59 Jahren. Die in Bergwerken verbrachte Zeit betrug durchschnittlich 17 Jahre.

An der großen Bedeutung der *Radiumemanation* ist nicht zu zweifeln. Die Grubenluft enthält im cbm bis nahe an 50 Macheeinheiten Radiumemanation.

Untersuchungen von NEITZEL (1935) an Ort und Stelle ergaben an der Arbeitsstelle der Hauer bis zu 46,5 und im Tropfwasser bis zu 221 Macheeinheiten je Liter. Die toxische Dosis liegt bereits bei durchschnittlich 15 Macheeinheiten bei einer Einatmungsdauer von 10^4 Std. (BEHOUNEK und FORT 1941). Und daß die Emanation nicht nur da ist, sondern auch zur Resorption kommt, geht daraus hervor, daß im Urin von Hauern bis 29,4 Macheeinheiten in 1 Liter Urin nachgewiesen wurden, während bei den im gleichen Bergbau, aber fernab von den Erzadern beschäftigten Arbeitern keine Emanation im Harn nachweisbar war. Auch sonst zeigte sich, daß die Emanation am stärksten an der Stelle der Erzgewinnung wirkt und daß sie mit der Entfernung von ihr schnell abnimmt. Die Bedeutung der Radiumemanation wird besonders unterstrichen durch die Tatsache, daß beide, Schneeberg und Joachimsthal, mit dem gleichen Gehalt an Radiumemanation an der Stelle der Erzgewinnung den gleichen Lungenkrebs liefern und daß Bergwerke ohne Radiumemanation den gleichen Lungenkrebs nicht kennen.

Eine weitere Beweisquelle für die Bedeutung der Radiumemanation liefern die *Radiumlaboratorien*. NEITZEL berichtet über 8 Fälle, von denen mehrere an Lungenfibrose, andere an Lungenkrebs zugrunde gingen. In einem obduzierten Fall konnte auf mindestens 6,75 μg Radiumemanation im Körper geschlossen werden. Das alles zusammen spricht dafür, daß bei diesen Berufskrebsen in Schneeberg und Joachimsthal die *Radiumemanation* als Krebsnoxe die ausschlaggebende Rolle spielt. Die Schneeberger Lungenkrankheit im Erzbergbau des Erzgebirges ist denn auch unter Nr. 21 in der Liste der entschädigungspflichtigen Berufskrankheiten aufgeführt. Sicher spielen aber noch andere ursächliche Faktoren im Sinne von „Kombinationsschäden" wesentlich mit hinein. Wir kommen daher auf den Gesamtfragenkomplex des Lungenkrebses bei Uranbergarbeitern im nächsten Kapitel bei der Syncarcinogenese nochmals zurück.

Im *Tierexperiment* konnte HUECK (1937) zeigen, daß Laboratoriumtiere, direkt an den Arbeitsstellen in den Schneeberger Gruben aufgestellt, erhöht Geschwülste bekamen. Von 28 untersuchten Mäusen hatten 7 bereits makroskopisch erkennbare Geschwülste (2 Hämangiome in Lymphknoten, 1 Schilddrüsenadenom, 2 Lungenadenome, 2 Meristome der Lungenwurzel mit Absiedelungen in inneren Organen).

Den experimentellen Beweis für die Radiumemanation als carcinogene Noxe erbrachten RAJEWSKY, SCHRAUB und KAHLAU (1943). Sie setzten je 12 Versuchstiere einer Dauerwirkung von $1-2 \cdot 10^{-8}$ Curie je Kubikzentimeter aus. Die Tiere nahmen rasch an Gewicht ab und starben nach 60—100 Tagen. Sie zeigten eine Atypie des Bronchialepithels. Mit $1,16 \cdot 10^{-9}$ Curie/ccm (3200 Macheeinheiten) lebten die Tiere 161—453, im Durchschnitt 286 Tage, während von den Kontrolltieren nach Versuchsende noch 75% lebten. Es fanden sich außer starken Atypien des Bronchialepithels 10 Adenome, 1 Adenocarcinom und 1 kleinzelliges malignes Blastom der Lunge.

c) Maligne Tumoren durch Stoffe der Thoriumreihe. Die Muttersubstanz dieser Zerfallsreihe ist das radioaktive Element *Thorium 232*. Es ist mit einer Halbwertzeit von $1,65 \cdot 10^{10}$ Jahre zugleich das längstlebige Isotop. Zur Thoriumreihe gehören die Atomarten *Thorium A* (ThA), *ThB, ThC, ThC⁴, ThC'', ThD* und *ThX*.

Vom Thorium (Th) selbst leitet sich ab das *Mesothorium I* (MsThI, β-Strahler, Halbwertzeit 6,7 Jahre), von diesem das *Mesothorium II* (MsThII, Halbwertzeit 6,13 Std.). Das Mesothorium II wiederum ist die Muttersubstanz von *Radiothor* (RdTh, Halbwertzeit 1,9 Jahre) und dieses wieder die von *Thorium X* (Halbwertzeit 3,64 Tage).

Stoffe der Thorium-Reihe bekamen erstmals cancerologische Bedeutung durch eine dritte Art von *Berufskrebs durch radioaktive Stoffe*, durch die **Knochensarkome bei Leuchtzifferblattmalerinnen** (MARTLAND 1929, 1931). Zifferblätter von Weckern oder von Armbanduhren werden dadurch zum Leuchten gebracht, daß mit Kupfer aktiviertes Zinksulfid durch Zusätze von Spuren radioaktiver Stoffe, wie *Radium, Mesothorium, Radiothorium* und neuerdings auch *Strontium 90*, (zit n. MARQUARDT und SCHUBERT 1959) leuchtfähig gemacht wird. Die Einbringung der radioaktiven Leuchtfarbe erfolgte bei den meist jugendlichen Zifferblattmalerinnen durch die auf Finger oder Hände verspritzte Leuchtmasse oder dadurch, daß die Arbeiterinnen die mit der Farbe benetzten Pinsel mit den Lippen anfeuchten und sie dabei zuspitzen. Es handelt sich sonach um das erste Beispiel einer echten „Einverleibung" („Inkorporation") *radioaktiver Substanzen auf peroralem Wege.*

Das zweite grundlegend Wichtige ist die *Anreicherung* des radioaktiven Materials in einem Gewebssystem. Die peroral aufgenommene Menge wird nicht etwa in den Körperflüssigkeiten, Organen und Geweben gleichmäßig verteilt, vielmehr kommt es beim Radiothor zu einer spezifischen *Speicherung im Knochenmark* und RES und als Folge davon a) zu einer Strahlenschädigung der Hämatopoese (Anämie, Leukämie, Panmyelophthise, Infektgefährdung, Sepsis), b) zu Knochennekrose besonders der Kiefer und c) zur *Induktion von Knochensarkomen*, gelegentlich mit primärer Multiplizität (MARTLAND 1929).

Selbstverständlich ist diese Form von radioaktiver Induktion osteogener Sarkome nach Klärung des Ursachenkomplexes durch Maßnahmen der Gewerbehygiene und Individualprophylaxe weitgehend ausgeschaltet worden.

Immerhin konnte WOODARD noch 1957 einen *Spätfall* mitteilen: Ein damals 16jähriges Mädchen hatte im ersten Weltkrieg für die amerikanische Armee Leuchtzifferblätter gemalt. Sie bekam 39 Jahre später, nachdem in der Zwischenzeit lediglich früher Zahnverlust und Arthrosen auffällig gewesen waren, bei sonstigen Knochenveränderungen ein Osteosarkom des unteren Femurendes mit Übergreifen auf die obere Tibia. Die Strahleninduktion konnte am amputierten Bein durch Autoradiographie beiderseits der Epiphysen und durch den Radongehalt ihrer Atemluft bewiesen werden.

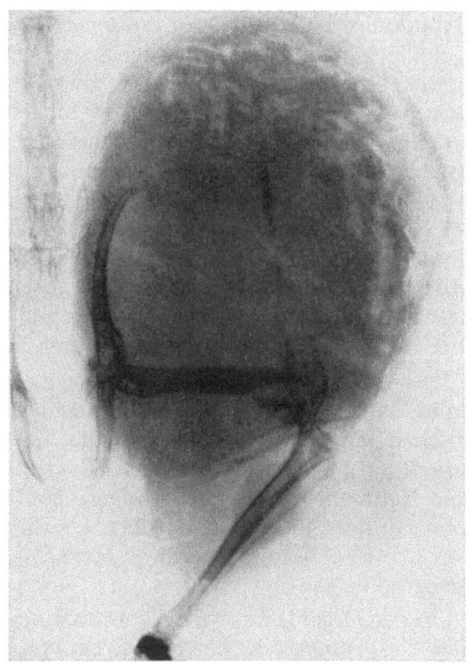

Abb. 131. Riesiges Spindelzellsarkom des Femur bei einem Meerschweinchen, 2 Jahre nach intraossärer Implantation von 0,5 mg Mesothor. (Eigene Beobachtung)

Innerhalb der Geschwulsterzeugung durch ionisierende Strahlen kommt dem **Thorium** eine besondere Bedeutung zu, sind ja die weiteren thorium-induzierten Tumoren iatrogener Herkunft. Vor allem trifft dies zu für **maligne Tumoren durch** das thoriumhaltige Röntgenkontrastmittel **Thorotrast.**[1] Seine Einführung in die *Röntgendiagnostik* geht auf BLÜHBAUM, FRICK und KALKBRENNER (1928) zurück. Es ist ein 25%iges Thoriumdioxydsol. Nach HECHT (1939) (zitiert nach RULAND) ist die γ-Strahlung von 100 g Thorotrast gleich $1{,}24 \cdot 10^{-6}$ mg Radium. Die Strahlenaktivität von 25 ccm ist äquivalent der Wirkung von 1 Mikrogramm Radium. Das Thorium im Thorotrast hat eine Halbwertzeit von $1{,}39 \cdot 10^{10}$ Jahren und gibt je Gramm und Sekunde 4390 bis 26340 α-Partikelchen ab. 90% der Aktivität

---

[1] Neueste Lit. b. BATZENSCHLAGER, A., M. DORNER u. M. WEILL-BOUSSON: Oncologia 16, 28 (1963).

kommt auf α-Strahlen, die β- und γ-Strahlung ist demgegenüber gering. Nach RUF und PHILIPP (1950) erzeugt 1 g Thorium in einem Tag eine Gesamtionisation von $3,84 \cdot 10^{14}$ Ionenpaaren.

Nach KULENKAMPFs Messungen an thorotrastgeschädigten Geweben (zit. nach WACHSMUTH 1948) beruht die Wirkung des Thoriums und seiner Derivate im wesentlichen auf der α-Strahlung. Ihr gegenüber ist die β-Strahlung etwa 10mal schwächer, während die γ-Strahlung vernachlässigt werden könne. Im Endergebnis und auf „r" umgerechnet läuft die Feststellung des Physikers darauf hinaus, daß das umgebende Gewebe einer radioaktiven Dauerbestrahlung unterliege, die die „zulässige Dosis" etwa um das 10fache überträfe.

Wie bei anderen Kontrastmitteln (Jod, Barium) darf auch bei der Thoriumverbindung Thorotrast die *Sekundärstrahlung* bei den vielerlei Röntgenuntersuchungen nicht außer acht gelassen werden. JAKOB und WACHSMANN (1948) fanden für das Thorotrast, daß die Sekundärstrahlung, sofern das betreffende Gewebe allseitig von Kontrastmittel umgeben ist, etwa *das Sechsfache der primären Strahlung* beträgt. Die von einem solchen Kontrastmittel ausgehende Dosiserhöhung im Gewebe kann schon bei diagnostischen Röntgenuntersuchungen — und wie oft werden Thorotrastfälle geröntgt! — *Organdosen von 300 und 500 r* bei einer Untersuchung liefern. Bei fraktionierter therapeutischer Bestrahlung können nach JAKOB und WACHSMANN bei Thorotrast *Herddosen bis zu 50000 r* (!) auftreten. Es ist dies eine nicht übersehbare Warnung vor „therapeutischer" Bestrahlung von Thorotrastinfiltraten und vor unnötigen Röntgenuntersuchungen. Die Cancerisierungsgefahr wird dadurch noch weiter gesteigert.

Seine ausgedehnte klinische Verwendung verdankt das Thorotrast dem Umstand, daß es stabilisiert ist, nicht ausflockt und sich mit Blut, Liquor, Harn usw. mischen läßt, ausgezeichnete Bilder liefert und zunächst — ach, wie so trügerisch! — „gut vertragen" wird. Es diente zu jeglicher nur ausdenkbaren Form von Röntgenographie, angefangen von der Arteriographie über die Aorto-, Angiocardio-, Pulmoradio-, über Urethro-, Cysto-, Vaso-Epididymo-Vesiculo-, Pelvo- bis zur Mammo-, Neuro-, Myelo-, Encephalo- und schließlich zur „Hepatolienographie usw.

In den Organismus wird Thorotrast auf dreierlei Weise eingebracht *(„inkorporiert")*: a) *intrakavitär* bei allen Arten von Röntgendarstellung von Hohlsystemen, z. B. bei der retrograden Pyelographie, bei Fistelgängen, Höhlenbildungen (z. B. bei Empyemresthöhle); b) *paravasal* bei fehlerhafter Injektion in Gefäßscheiden und benachbarte interstitielle Räume „(Thorotrastdepots", Abb. 133) und c) *intravasal* und zwar α) *intraarteriell* zum Zwecke peripherer oder cerebraler Arteriographien, β) *intravenös* für Venographien und vor allem zum Zweck einer gewollten *„Hepatolienographie"*. Welch furchtbares Wort! Es sollte den Fortschritt kennzeichnen, daß es möglich ist, Leber und Milz im Röntgenbild durch ein i.v. injiziertes Kontrastmittel darzustellen. In Wirklichkeit ist die Thorotrastanreicherung der Leber und der Milz der Anfang einer Tragödie, die mit der Thoriumspeicherung dieser Organe beginnt, sich dann als Krankheit sui generis über Gefäß- und Gallengangshyperplasien, Fibrose und Cirrhose dieser Organe, sowie auf die paraportalen und paraaortalen Lamphdrüsen fortsetzt, ferner zu Knochenmarks- und Knochenschädigung führt *(„Thorotrastkrankheit")*, um schließlich mit dem vorzeitigen Tode des radioaktiv verseuchten Organismus zu endigen.

Es tritt aber nicht nur eine Speicherung im gesamten RES, sondern auch noch eine Anreicherung innerhalb der Organe ein. Am deutlichsten tritt dies in der *Milz* in Erscheinung. Das Thorotrast ist in diesem Organ nicht gleichmäßig verteilt, sondern nochmals in Kleindepots in den Milzfollikeln abgelagert.

Wir treffen damit an einem speziellen Beispiel auf das biophysikalisch so wichtige Phänomen, daß der lebende Organismus bestimmtes „inkorporiertes" radioaktives Material nicht einfach gleichmäßig physikalisch verteilt, sondern in bestimmten Organen bzw. Gewebssystemen spezifisch *speichert* und dort noch einmal in Kleindepots *konzentriert*. Aber auch damit ist die gewebliche Konzentration und damit die Steigerung der biophysikalischen Aktivität noch nicht erschöpft. Innerhalb der Speicherorgane setzt nämlich nochmals eine Steigerung der Konzentration des radioaktiven Materials dadurch ein, daß die nie unterbrochene Strahlung eine ständig fortschreitende Bindegewebsentwicklung und dadurch in

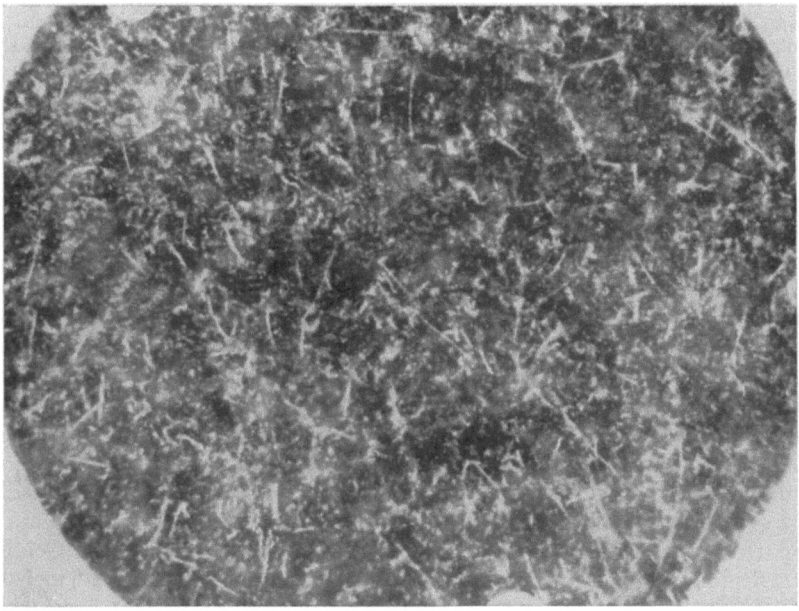

Abb. 132. Vom gleichen Falle wie Abb. 134. Mikrophotogramm eines Schnittes aus der Thorotrastleber, exponiert auf elektronenempfindlichen Film: Spuren von α-Teilchen (geradlinig) und gewinkelte Spuren, herrührend von der β- und γ-Strahlung. (Aufn. Max-Planck-Institut für Physik, Göttingen.)

den Lymphdrüsen und in der Milz eine Fibrose, in der Leber eine Cirrhose und im übrigen Gewebe *Thorotrastgranulome* hervorruft. So kommt es, daß schließlich in den Lymphdrüsen die höchste Aktivität erreicht wird, einmal wegen der Schrumpfung der Drüsen, sodann weil die aus Leber und Milz lymphogen abtransportierten Thoriumpartikelchen immer neues Material in sie hineinpfropfen und so kann dies schließlich sogar zu einer Nekrose des lymphatischen Materials führen (NÄGELI und LAUCHE 1936).

Man kann Strahlenwirkung dokumentarisch zur Darstellung bringen, wenn man wie im Falle der Abb. 132 einen Schnitt aus einer Thorotrastleber mit einem elektronenempfindlichen Film in Kontakt bringt, wie dies das Max-Planck-Institut in Göttingen auf Wunsch des Verfassers tat. Man erkennt dann auf dem Mikrophotogramm eine große Zahl geradliniger Spuren von α-Teilchen und daneben, herrührend von β-Strahlung, gewinkelte Spuren von Elektronen. Die Aktivität betrug in diesem speziellen Fall, in dessen Leber sich auch das Adenocarcinom der Gallengänge der Abb. 134 entwickelt hatte, 3600 α-Teilchen je Kubikmillimeter und Tag — 19 Jahre nach der Arteriographie wegen einer peripheren Durchblutungsstörung! — und dies natürlich nicht nur in der ganzen Leber, sondern auch in der Milz, den Lymphdrüsen, dazu praktisch unvermindert, solange solche Thorotrastinjizierte leben.

Der Verfasser selbst konnte in der Heidelberger Klinik aus früherer Zeit 33 Fälle schwerer Thorotrastschäden beobachten, und zwar 25 *Fälle* ausgedehnter *paravasaler Thorotrastdepots* nach Arteriographien, 5 Fälle von Thorotrastretention nach Fistelfüllung, 2 Fälle von Lebercirrhose und einen Fall von Thrombose der A. carotis mit nachfolgender cerebraler Embolie, Fälle, über die der Mitarbeiter des Verfassers, KARCHER (1949), berichtet hat. Inzwischen hat sich die Zahl weiterhin erheblich erhöht.

Wie ahnungslos die betreffenden Autoren hinsichtlich der Spätschäden durch die Radioaktivität waren, dafür nur ein Beispiel. Einer der Thorotrastbewunderer schrieb: ,,Eine Schädigung durch eine paraartikuläre Injektion ... beobachteten wir nicht. Es kam stets zu einer reaktionslosen Einheilung des Thorotrasts" (Chirurg. 13, 129 (1941).

In Wirklichkeit zeigen die Thorotrastdepots alle Kennzeichen einer *Praeblastomatose*. Es entstehen entzündliche, stark verbackene, hochgradig hyperämische Granulationstumoren — man hat sie ,,*Thorotrastome*" genannt —, ein unglückliches Wort! Mikroskopisch sind sie aus histiocytären Elementen zusammengesetzt. Sie weisen ununterbrochenen Zelluntergang, neue Phagocytose der radioaktiven Teilchen, zahlreiche Mitosen und Mitosestörungen auf, kurzum alle Zeichen, daß die mesenchymalen Gewebe nicht zur Ruhe kommen und kommen können. Zu fürchten sind besonders die paraarteriellen Thorotrastdepots (Abb. 133). Sie vermögen sich auf 20 und mehr Zentimeter Länge zu erstrecken und sind operativ (vgl. Abb. 133) unmöglich radikal entfernbar. Ja, die bloßen Versuche einer Exstirpation führen zusätzlich noch die Gefahr nichtheilender Fistelwunden herauf. Aber damit nicht genug; die Strahlung, Jahr für Jahr dauernd, *muß* natürlich nach allem, was wir über Strahlenwirkungen wissen, eines Tages zu Krebs führen. Es ist ein unsachliches Argument, wenn gesagt wird, man habe ,,nichts Schädliches davon gesehen". Es handelt sich ja nicht nur um die sofortigen, sondern auch um die Spätfolgen. Als ob man heute noch wie anno 1895, als man die Gefahr des Röntgencarcinoms noch nicht kannte, drauflosröntgen dürfte. Seitdem ist eben erwiesen, daß *alle* Strahlen mit Wellenlängen kürzer als das sichtbare Licht blastogen wirken, sofern Dosis und Zeit ausreichen. Wohl ist die Strahlung quantitativ gering, dafür wirkt sie aber nicht wie diagnostische oder therapeutische Strahlenanwendungen Minuten oder Sekunden, sondern Tage, Wochen, Monate, Jahre und, sofern es der Betreffende erlebt, Jahrzehnte. Ja, selbst der Leichnam ist noch viele Jahre radioaktiv!

Wie die meisten strahlenden Energien liefert das Thorotrast aber nicht nur am Ort der direkten Einbringung, sondern auch an den Hauptstellen der Speicherung ausgesprochene *Praeblastomatosen*, vor allem in der Leber, und zwar in Gestalt zunächst von Gefäß- und Gallengangswucherungen und später von Häm- und von Cholangiomen.

Experimentell haben als erste ROUSSY, OBERLING und GUÉRIN (1936) den Beweis von der blastogenen Wirkung des Thorotrasts erbracht. Sie erzielten besonders bei Ratten bei subcutaner Injektion Sarkome, zum Teil mit Metastasierung, bei intraperitonealer Einverleibung diffuse Sarkomatosen des Peritoneums. Bei 2,5 ccm war die Ausbeute 65%, bei 5 ccm 100%. Die Sarkome folgten bei der Ratte nach 9—14 Monaten. SELBIE (1936, 1938) bestätigte die eben geschilderten Ergebnisse auch bei Mäusen. Er verwandte sehr viel kleinere Dosen und erhielt von den innerhalb der tumorfähigen Zeit noch lebenden Ratten 58% Geschwulstträger. Er wies noch besonders auf die Mitwirkung des an der Einbringungsstelle entstehenden und dank der α-Strahlung nie zur Ruhe kommenden Entzündungsherdes hin. In einer späteren Arbeit bestätigten ROUSSY und GUÉRIN (1941) nochmals ihre ersten Beobachtungen und ergänzten sie noch dahin, daß nicht nur hinsichtlich der Tumorquote, sondern auch hinsichtlich der *Latenzzeit* eine ausgesprochene *Dosisabhängigkeit* besteht.

Bei 5 ccm bekamen von 10 Ratten 10 ihre Sarkome zwischen dem 9. und 13. Monat,
„ 2 „   „   „ 17 „ 11 „   „   „   „ 12. „ 17.   „   ,
„ 0,5 „   „   „ 10 „   4 „   „   „   „ 14. „ 24.   „   .

Mäuse, die bei STERZI (1941) nicht reagiert hatten, bekamen Geschwülste nicht am Ort der Injektion, aber in 16% Lungentumoren. Selbst das relativ krebsresistente Meerschweinchen bekommt nach Thorotrastinjektionen Carcinome und Sarkome (WARREN, CHIELDS und GATES 1941), was auch LAVEDAN und COURTIAL (1942) bestätigen und das gleiche auch für Mäuse, Ratten und Kaninchen erweisen. FOULDS (1939, zit. nach OBERLING) injizierte Thorotrast in die Mamma von 9 Meerschweinchen, 4 von ihnen zeigten nach 37 Monaten maligne Tumoren, von denen ein Carcinom sich als transplantierbar erwies.

In einer späteren Arbeit weist OBERLING (1942) auf zwei Besonderheiten hin: a) Hasen und Hühner scheinen thorotrastrefraktär, b) bei den empfänglichen Tierarten bleibt die cancerogene Wirkung auf die Fibroblasten des Bindegewebes beschränkt, während die reticuloendothelialen Zellen, obgleich sie vollgepfropft sind mit dem Metall, nicht maligne entarten. Demgegenüber gelang es ZEITLHOFER und SPEISER (1954), wie auch JOHANSEN (1955) nach mehr als 4jähriger Versuchsdauer bei Kaninchen maligne Thorotrasttumoren, besonders der Leber, Milz und Lunge zu erzeugen.

Wenn RULAND (1947) nach intravasaler Einbringung von Thorotrast bei Meerschweinchen und Ratten, auch bei direkter Schädigung von Knochenmetaphysen nach 26 Monaten keine Thorotrasttumoren entstehen sah, so ist dazu zu sagen, daß die Versuchsdauer für Meerschweinchen, gemessen an deren Lebensdauer, zu kurz war.

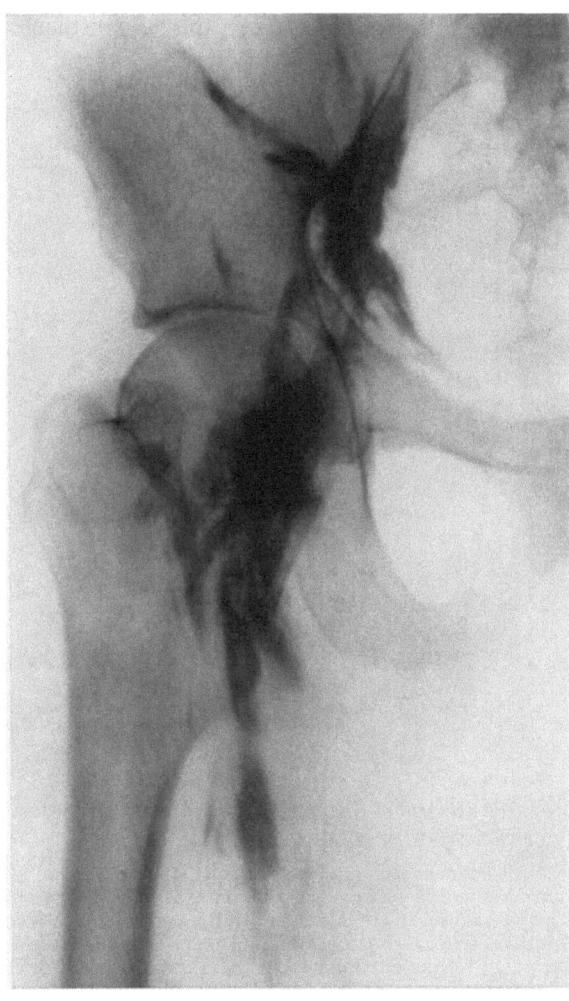

Abb. 133. Ausgedehntes Thorotrastdepot nach paraarterieller Injektion. (Eigene Beobachtung)

An der Chirurgischen Universitätsklinik Heidelberg ließ sich in Tierversuchen an 150 Ratten nach Injektion von 1—25%igem Thorotrast in die Nierenarterien nachweisen, daß β-strahlende Zerfallsprodukte bis zu 5 Monaten im Urin ausgeschieden werden. Im Blut waren diese Substanzen noch längere Zeit nachweisbar. Eine Speicherung oder Ablagerung ließ sich, im Gegensatz zu Leber und Milz, in der Niere nicht nachweisen. Dementsprechend bestanden auch keine Nierenschädigungen (CHAIYAWATANA 1957). Diese Befunde entsprechen den Erfahrungen beim Menschen. Auch hier findet sich keine nennenswerte Thorotrastanreicherung in der Niere nach intravasaler Applikation im Gegensatz zur retrograden Pyelographie.

Inzwischen ist in der Chirurgischen Klinik Heidelberg eine neue große Versuchsserie im Gang (WENZ, noch unveröffentlicht). Nach den bisherigen Feststellungen konnten im Hauptversuch *bei 167* (von 300) nach 19 Monaten noch überlebenden *Ratten 54 Thorostrasttumoren* erzielt werden, darunter allerdings meist lokale Thorotrastgeschwülste (nach paravasaler Injektion). Die Zahl der Tumoren steigt in Abhängigkeit von der Dosis (zwischen 25 mg und 1000 mg) und von der Zeit. *Bei einer Ratte* fanden sich (16 Monate nach 960 mg ThO_2 intravenös) *3 unabhängig voneinander entstandene maligne Tumoren*, einer an der Schwanzwurzel, einer am Coecum und einer in der Axilla, alle drei jeweils im Bereich von Thorotrastablagerungen.

Im Jahre 1943 hat der Verfasser auf Grund der Latenzzeiten bei Rattenthorotrastsarkomen, bezogen auf deren durchschnittliche Lebenszeit, die *Latenzzeit beim*

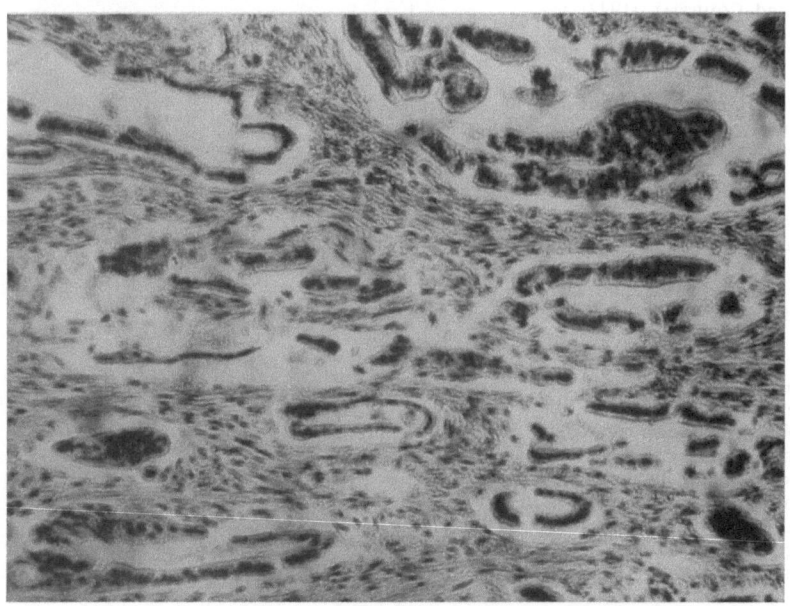

Abb. 134. G. L., 61 jähriger Mann. Adenocarcinom der Gallengänge, 19 Jahre nach einer Thorotrastarteriographie des Arms wegen Durchblutungsstörung. (Eigene Beobachtung)

Menschen für Thorotrastsarkome auf *12—18 Jahre* veranschlagt. Das *erste Thorotrastsarkom beim Menschen* trat 12 Jahre nach der Thorotrastinjektion ein (MACMAHON u. Mitarb. 1947).

Es handelte sich um eine Patientin, bei der dreimal je 25 ccm Thorotrastlösung intravenös im Alter von 58 Jahren wegen Verdachtes eines Lebergummas injiziert worden waren. 12 Jahre später kam sie an einer inneren Blutung ad exitum. Bei der Obduktion fand sich als Blutungsquelle ein *Endothelsarkom der Leber*, welches an der Stelle der größten Konzentration von Thorotrast im Körper entstanden war. Das Sarkom hatte zu einer ausgedehnten Metastasierung in die übrige Leber, in die Lungen usw. geführt.

Seitdem ist eine ständig steigende Zahl thorotrastinduzierter Tumoren veröffentlicht worden, und es ist sicher, daß der letzte noch lange nicht gekommen ist.

Die Thorotrasttumoren teilen sich in 2 Gruppen. Die *Tumoren am Ort der Applikation* (Tab. 77) entsprechen im allgemeinen dem Ort des direkten Kontaktes der radioaktiven Substanz mit den Geweben ihrer nächsten Umgebung.

Bei der 2. Gruppe, den *Tumoren am Ort der Speicherung* (Tab. 78), handelt es sich meist um *Lebertumoren*, und zwar entweder um mesenchymale Tumoren, gewöhnlich *Haemangioendotheliome* oder um epitheliale Tumoren, meist *Adenocarcinome der Gallengänge*, wie z. B. im Falle der Abb. 134.

Nur einmal hatte sich ein Spindelzellsarkom entwickelt. Doch waren auch in diesem Falle die Thorotrastpartikel inmitten der Geschwulst erweisbar.

Tabelle 77. *Maligne Thorotrasttumoren am Ort der Applikation*

Autor	Anlaß	Alter	Latenzzeit (Jahre)	Lokalisation	Histologisch
Zollinger, H. U. 1949	Pyelographie	48	16	Nierenbecken	Spindelzellsarkom
Rudolphi, H. 1950	Dacryocystographie	16	35	Unterlid	Plattenepithelcarcinom
Hofer 1952	Kieferhöhlendarstellung	—	—	Kieferhöhle	Plattenepithelcarcinom
Voegtlin, J., 1952	Bronchographie	—	18	Lunge	Carcinom
Struppler (1952)	Carotisangiogr.	—	23	Kieferwinkel u. Schädelbasis	ohne Histol.
Heitmann, H. 1954	Darstellung von Echinoc.-Cysten	39	22	Choledochus	Adenocarcinom
Plenge u. Mitarb. 1954	Cerebrale Angiographie	54	6	Injektionsstelle Hals	Fibrosarkom
Gros u. Mitarb. 1955	Kieferhöhlendarstellung	—	15	Kieferhöhle	Plattenepithelcarcinom
Scheibe, G., 1955	Cöcalfistelfüllung	60	17	Intraperitoneal	Sarkom
Boemke, Fr., 1956	Retrograde Pyelographie	—	—	Niere	Nierencarcinom
Budin u. Gershon 1956, Fall I	Mammographie	—	17	Mamma	Carcinom
Fall II	—	—	—	Dickdarm	Carcinom
Hackenthal 1956	Bronchographie	—	16	Bronchus	kleinzelliges Carcinom
Schwenzer u. Mitarb., 1956	Salpingographie	22	23	Ovarien	Carcinom Ovarial-
Plenge (1956)	Arteriographie	—	6	lokal	Sarkom
Bauer, K. H., 1957	Mammographie	40	19	Mamma	Carcinoma solidum
Roth (1957)	intrapleural (Bronchusfistel)	—	13	Bronchus	Bronchial-Ca
Jakob u. a. 1957	Pyelographie	49	—	Niere	Carcinom
Weiser (1958)	Fisteldarst. und Lungendurchschuß	—	12	Lunge	Ca
Gielzer u. a. (1958)	Uretro-Vesikulogr.	—	14	Samenblase	Ca
Nielson (1958)	retrograd. Pyologr.	—	22	Niere	hypernephroide Nieren-Ca
Alken u. a. (1960)	Pyelographie	—	23	Niere	Carcinoma solid.
Feine u. Leonhardt (1961)	Pyelographie	53	18	Niere	Nierenbecken-Ca

Singulär bis jetzt sind auch die Fälle von Lungencarcinom nach i.v. Injektion und das primäre Doppelmalignom des Pankreas und der Niere.

In diesem Zusammenhang ist es bemerkenswert, daß sich in der Ausatmungsluft dieser Patienten relativ hohe Mengen von Thoron, einem Abbauprodukt des Thorotrasts, nachweisen lassen (Dirkes und Wagner 1960).

Dem Anlaß nach kommen die meisten Thorotrasttumoren auf das Schuldkonto cerebraler oder peripherer Arteriographien. Sie wurden sehr viel häufiger ausgeführt als die i.v. Injektionen zum Zwecke von Hepatolienographien.

Ein Bronchialcarcinom als *Berufskrebs nach Inhalation thoriumhaltigen Staubes* ist erst einmal beschrieben. Biese, Irmscher und Simon (1959) berichten bei 8 Kranken über Lungenbefunde nach Inhalation thorium- und kobalthaltigen Staubes bei der industriellen Kohlenwasserstoffsynthese nach Fischer-Tropsch. Die Arbeiter waren „Kontaktstäuben" aus einem Katalysator, der u. a. zu 30% aus metallischem Kobalt und zu 1,5% aus Thoriumoxyd besteht, ausgesetzt. Ein betriebsfertiger Ofen enthält etwa 50 kg Thorium! Die inhalierten Stäube

Tabelle 78. *Maligne Thorotrasttumoren am Ort der Speicherung*

Autor	Anlaß	Alter	Latenz-zeit (Jahre)	Lokalisation	Histologisch
MacMahon u. Mitarb., 1947	Hepato-lienographie	46	12	Leber	Endothel-sarkom
Abrahamson u. Mitarb., 1950	Hepatolieno-graphie	—	16	Lungen	Alveoläres Lungencarcinom
Thomas u. a. 1951	Arteriographie	—	9	Leber	Adenocarcinom
Lüdin jr., 1953	Arteriographie	—	14	Milz und Leber	Hämangio-endothelio-matose
Silva da Horta 1953	Arteriographie	—	3	Leber	Spindelzell-Sarkom
Matthes, Th. 1954	Hepato-lienographie	40	21	Leber	Adenocarcinom
Fruhling u. Mitarb., 1955	Hepato-lienographie	—	12	Leber, Milz, Knochenmark	Hämangio-sarkomatose
Tesluk, H., 1955	Hepato-lienographie	54	14	Leber	Hämangio-endotheliom
Grossiord u. a. (1955)	Arteriographie	—	21	Leber	Adenocarcinom
Lauche (1955)	Arteriographie	—	12	Leber	Leberzell-Ca
Matthes (1956 I)	Hepato-Neurogr.	—	21	Leber	Cholangiozellul. Ca
Matthes (1956 II)	Hepato-Neurogr.	—	23	Leber	Hämangio-Sa
Caroli (1956	—	—	—	Leber	Hämangio-Sa
Federlin (1956)	Carotisangiogr.	—	13	Leber	prim. Leberzell-Ca
Batzenschläger	Artheriographie	—	11	Leber	Leberzell-Ca
Roberts u. Carlson 1956	Hepato-lienographie	—	17	Leber	Adenocarcinom
Silva da Horta 1956	Aortographie	—	22	Leber	Hämangio-endotheliom
Bauer, K. H., 1957[1]	Arteriographie	61	16	Leber	Adenocarcinom
Wuketich u. Mark 1957	Arteriographie	70	13	Pankreas und Niere	Pankreas-Ca. Hypernephrom
Hieronymi 1958	Arteriographie	49	15	Leber	Hämangio-endotheliom
Pasinetti (1958)	—	—	—	Leber	Lebersarkom
Crampa, u.a. (1958)	Hepatolienogr.	—	24	Leber	Hämangio-So
Werthmann (1958)	Arteriographie	—	20	Leber	Leberzell-Ca
Morgan u. a. (1958)	intraven. Injekt.	—	24	Leber	Leberzellcarcin.
Nielson (1958) I	Hepatolienogr.	—	24	Lunge	Bronchus-Ca
Rosenbaum (1959)	Angiographie	49	14	Leber	Hämangiosark.
Perkin u.a. (1960	intravasal	—	18	Leber	Hämangio-Sa (Kaposi)
Friedrich (1960)	Arteriographie	55	20	Niere	Hypernephrom
Looney (1960)					
Schreiner (1961)				Leber	Hämangio-endotheliom

führten zu einer Schwielensilikose „aggressiven Charakters" und zu einem rapide zum Tode führenden Krankheitsbild. In einem die akuten Erscheinungen überlebenden Falle kam es zu einem peripheren Plattenepithelcarcinom der Lunge. Mikroradioautographien ergaben eine α- und β-Strahlen aussendende Substanz, die sich in der Asche eines 1 Woche getragenen Filteransatzes von Feinstaubmasken als Thorium (0,2%) auswies.

[1] Die Aktivitätsbestimmungen ergaben ein Maximum in den periportalen Lymphknoten (460 Impulse pro Gramm Frischgewicht). In der Milz war die Aktivität mit 316 Impulsen noch sehr hoch. Wegen der partiellen Thorotrastausscheidung durch die Galle war die Aktivität am niedrigsten in der Leber: 32,2 Impulse.

Das Gegenstück zu den Tumoren durch Thorotrast sind **die malignen Tumoren durch Peteosthor**. Dieses von TROCH (1949) in die „Therapie" eingeführte berüchtigte Gemisch aus Eosin, Platin und Thorium-X sollte durch Speicherung von α-Teilchen Knochen- und Gelenktuberkulosen, aber auch Bechterewsche Krankheit, ja sogar maligne Tumoren heilen.

Man muß schon — allein der Warnung wegen! — zurückblenden. Das Buch „Peteosthor" trug den Untertitel „Neue Wege des Heilens". Es war „der leidenden Menschheit" zugeeignet. Die Methode war von medizinisch qualifizierter Seite als „jeder möglichen Förderung würdig" bezeichnet und wurde von Anstalten des öffentlichen Rechtes durch den Bau einer besonderen Heilstätte ausgezeichnet und gefördert. Und dies, obgleich scharfe Warnungen vor solchen radioaktiven Stoffen — u. a. auch vom Verfasser (1943) — im wissenschaftlichen Schrifttum niedergelegt waren. Bald kamen die üblichen sensationellen Berichte in der Presse und früh schon wurden mit Peteosthor „geheilte" Tbc-Fälle publiziert (MISSELD 1949 u. a.), als ob es ohne Peteosthor nie eine Heilung von Knochen- und Gelenktuberkulose gegeben hätte.

Thorium X als Hauptbestandteil des „Peteosthor" sendet α-Strahlen von nur geringer Durchdringungskraft aus und hat an sich nur eine Halbwertzeit von 3,64 Tagen. Trotzdem ist Peteosthor eine blastogene Substanz mit hoher Tumorquote geworden, weil es in immer neuen Dosen meist über lange Zeit gegeben wurde und zudem noch mit langlebigen Isotopen verunreinigt (s. später) war.

Nach TROCH sollte das „elektropositive" Kolloid in „negativ geladenen (?) krankhaft vermehrten Zellen" gespeichert werden. Tatsächlich speichern aber vornehmlich die *Epiphysenfugen wachsender Kinder* unter Anreicherung auf das 5- bis 10fache der Toleranzdosis. Die Speicherung ist röntgenologisch an den metaphysär gelegenen Verdichtungsstreifen, vor allem der langen Röhrenknochen und an den sternalen Rippenansätzen (KOCH 1951) nachweisbar. Effekt: Strahlungsschäden der Epiphysenfugen, Wachstumsschäden, Knochenatrophie, Spontanfrakturen usw.

Zudem hat sich das schädliche Mittel auch noch therapeutisch als unwirksam erwiesen.

FÜRMAIER (1949) berichtete aus der Orthopädischen Klinik München, daß von 20 Tbc-Kranken „in keinem einzigen Fall eine Heilung oder auch nur eine geringe Besserung eingetreten" war. Bezüglich weiterer negativer Erfahrungsberichte wird auf LINDEMANN und RATHKE (1952) verwiesen.

Im *Tierexperiment* sah KOCH (1950) bei Kaninchen keinen Unterschied im Tbc-Verlauf, aber alsbald Rückgang der Nahrungsaufnahme und schließlich Tod an Kachexie. Auch BÜRGERS u. Mitarb. (1951) konnten bei vergleichenden Untersuchungen bei der experimentellen Kniegelenkstuberkulose des Kaninchens eine Beeinflussung derselben durch Peteosthor weder klinisch noch röntgenologisch noch histologisch nachweisen.

Das fürs Krebsproblem entscheidende Faktum liegt darin: Das therapeutisch unwirksame, allgemein-klinisch schädliche *Peteosthor* hat sich schließlich, wie zu erwarten, auch noch als *carcinogen* erwiesen. Wie immer beim Krebs: Das dicke Ende kommt erst zu Beginn des Endes der Latenzzeit der exogen, in diesem Falle iatrogen = intravenös eingebrachten radioaktiven Noxe.

Thorium X zerfällt über die Emanation, über Thor A, B und C in ein inaktives Bleiisotop. Während dieser Zeit gibt es (Thor B) in geringem Maße β- und γ-Strahlen, in der Hauptsache α-Partikelchen ab. POPPE (1951) erhielt an insgesamt 160 Kaninchen folgende *Röntgenäquivalentdosen:* in den ersten Tagen nach der Injektion für 1 g Lebergewebe 14 r je Tag, für die Milz 28,7 r je Gramm und Tag, in den Ovarien für einen einzigen Follikel 8 r pro Tag und für die herauspräparierte Epiphysenfuge ein Mittel 12 r je Tag, Dosen, die die „amtliche" Toleranzgrenze von 0,1 r je Tag um ein Vielfaches übersteigen. Mit unwiderleglichen Beweisgründen hat denn POPPE (1951) eindrucksvoll vor dem Peteosthor gewarnt.

Das Entscheidende ist, daß die schon hohe Dosis radioaktiven Stoffes i. D. durch 12 Monate (!) hindurch 2mal wöchentlich (!!) gegeben wurde. Die Radioaktivität konnte also nicht nur nicht erlöschen, im Gegenteil, sie mußte sich fortgesetzt summieren, lokalisatorisch (Epiphysenfugen!) konzentrieren und sogar noch kumulieren.

Hinzu kommt, daß das Präparat nicht bloß Thorium X enthält. Jedenfalls fand POCHE (1955) im Gewebe, welches 1 Jahr in Formol aufbewahrt war, noch eine meßbare α-Aktivität und bei SPIESS (1956) hatte eine Th X-Ampulle aus dem Jahre 1949 nach 6 Jahren in 31,5 mg der Flüssigkeit noch 115 Impulse je Minute (!!). Da das Th X selbst mit einer Halbwertzeit von nur 3,56 Tagen schnell zerfällt, war damit bewiesen, daß die Peteosthorlösung neben Th X noch eine andere langlebige Strahlensubstanz enthält.

Thorium X wird nun nicht nur in den Wachstumszonen jugendlicher Knochen, sondern in allen jungen Verkalkungen abgelagert, so beispielsweise auch in dem noch unreifen Frakturcallus (ausgezeichnetes Strahlungsbild auf Stripping-film bei KOCH 1951!) oder bei heterotopen Knochenneubildungen, z. B. in der Nierenrinde.

So war es bei diesem fortgesetzten Strahlen-Bombardement auf die Zellbestandteile nur eine Frage der Zeit, wann — neben den Organschäden an Leber, Epiphysenfugen, Knochenmark (toxische Anämie!) und Knochensubstanz (Osteoporose) — die ersten *strahleninduzierten malignen Tumoren* resultierten.

Nachdem von ihm schon mündlich und schriftlich ,,Ausbildung bösartiger Tumoren über Jahre nach Behandlungsschluß" mitgeteilt worden waren, publizierte 1955 RATHKE die ersten 2 Fälle von *Knochensarkomen* nach Peteosthorbehandlung.

Im ersten Falle wurde ein damals 7 Jahre altes Mädchen wegen Knochen- und Gelenktuberkulose 3 Jahre mit Peteosthor behandelt. 3 Jahre nach Abschluß der Medikation trat ein später auch metastasierendes und 6 Jahre nach Behandlungsbeginn zum Tode führendes *Chondrosarkom* der li. 4. Rippe ein.

Im 2. Falle kam es bei einem 8jährigen Mädchen mit Hüftgelenkstuberkulose $4^3/_4$ Jahre nach Beendigung der ,,Kur" zu einem *Fibroosteoidsarkom* des Tibiakopfes, welches zur Oberschenkelamputation führte (vgl. Abb. 135).

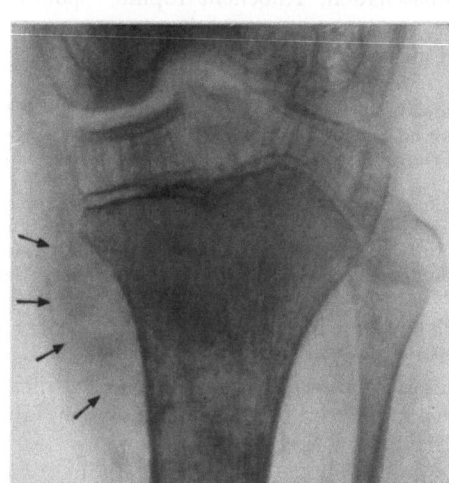

Abb. 135. Peteosthor-Sarkom der Tibia[1]

Im Jahre 1956 berichtete SPIESS über katamnestische Untersuchungen an 53 peteosthor-behandelten Kindern. Schon damals hatten sich von 49 erfaßten Kindern bei 11 — bereits 4—7 Jahre nach Beginn der Peteosthorbehandlung — *Knochensarkome* entwickelt, denen 9 Kinder bis dahin bereits erlegen waren.

Vorher schon hatten SCHAEFER und GREUEL (1952) einen Fall von tödlicher myeloischer *Leukämie*, 1 Jahr nach Abschluß der Peteosthorbehandlung, mitgeteilt. MEESSEN (1955) und POCHE (1955) sahen je 2 Fälle von akuter *Leukose* nach Peteosthor. In einem Falle war die Leukämie 12 Monate nach der ersten und $^1/_2$ Monat nach der letzten Injektion aufgetreten. Wir selbst halten den Kausalzusammenhang zwischen Peteosthor und Leukämie für so gut wie sicher, ist ja das Knochenmark, die Bildungsstätte aller Blutzellen, zugleich das strahlenempfindlichste Gewebssystem.

---

[1] Originalröntgenbild freundlicherweise von Herrn Kollegen Prof. LINDEMANN-Heidelberg zur Verfügung gestellt.

Dieses experimentum in homine beweist implicite:

a) Thorium X wird neben anderen Ablagerungen vorzugsweise im Wachstumsknorpel der Epiphysenfugen und in anderem verkalkenden osteoiden Gewebe, z. B. im Fraktur allus gespeichert.

b) Diese Ablagerung führt zu einer örtlichen Konzentration mit der mehr als 10fachen Toleranzdosis.

c) Das radioaktive Präparat führt zu einer typischen „Peteosthor-Krankheit";

d) es induziert schon nach einer relativ kurzen Latenzzeit von nur wenigen Jahren Leukämien oder Knochensarkome.

e) Es handelt sich um ausschließlich iatrogen ausgelöste Tumoren. Statt, wie behauptet, Sarkome zu heilen, erzeugt es Sarkome. Es ist mit aller Sicherheit zu sagen, daß sich die Zahl der peteosthor-induzierten malignen Tumorerkrankungen noch erhöhen wird.

f) Das Thorium X im Peteosthor wird auch in der Placenta gespeichert (s. 6. Kap.) und erhöht die Gefahr von Fehl- und Frühgeburten. Es geht diaplacentar in das knorpelig praeformierte Knochensystem des Fetus und wird dort selektiv gespeichert.

Man sieht aus den Thorotrast- und den Peteosthortumoren aber auch zugleich, wie wenig noch strahlenbiologische Erfahrungen Allgemeingut ärztlichen Denkens geworden sind. Noch 1958 wurde das Thorium X, gestützt auf eine sechsjährige Erfahrung an 297 Patienten mit Morbus Bechterew als Therapeuticum der Wahl empfohlen (BRANDT 1958).

Diese Beispiele strahleninduzierter maligner Tumoren sollten zugleich eine *Warnung* auch nach anderer Richtung sein. Nur mit größter Sorge sieht man, mit welcher Sorglosigkeit vielerorts radioaktive Substanzen an Nicht-Krebskranken, ja oft sogar an Jugendlichen und Kindern mit noch langer Lebenserwartung angewendet werden, ein Vorgehen gleich gefährlich für die Erbmasse, gleich gefährlich wegen des hohen Risikos späterer strahleninduzierter Tumoren. Allein über die Anwendung radioaktiven Jodes in der Schilddrüsendiagnostik und -therapie liegen schon über 2000 Arbeiten vor. Eine ausländische Klinik berichtet allein über Radiojodtest an über 3000 Patienten in 5 Jahren! Es ist ganz irrig zu glauben, eine kürzere Halbwertzeit schütze vor Krebsinduktion. Es gibt keine dosis minima. Noch nicht entscheidbar ist heute nur der spätere Prozentsatz maligner Strumen, sicher ist die spätere Quittung: strahleninduzierte Schilddrüsencarcinome und Leukämien.

Besondere Vorsicht ist geboten in der *Schwangerschaft*. Früher war bereits die Rede davon, daß z.B. J^{131} transplacentar in erheblicher Menge auf den Foetus übergeht und dort schon bei Jungtieren neben sonstigen Entwicklungsstörungen große Kolloidstrumen (SPEEZT u. Mitarb., 1951) als potentielles Vorstadium einer Struma maligna auslöst.

d) Praeblastomatosen durch radioaktive Gewebs- und Organschädigung. Der Satz, „Krebs entsteht nicht auf heiler Haut" gilt auch für die radioaktive Krebsinduktion. Bereits beim ältesten Beispiel eines radioaktiv ausgelösten Berufskrebses, beim *Schneeberger Lungenkrebs*, geht der Krebsentstehung eine strahlungsbedingte *Lungenfibrose*, eine partielle Pneumokoniose und chronische Bronchitis voraus. Auch bei den malignen *Thorotrasttumoren der Leber* stellt die strahlenbedingte *Lebercirrhose* das Vorkrebsstadium dar. Bei den *Knochensarkomen* durch radiothorhaltige *Leuchtstoffe* leitet erst das länger dauernde Syndrom *Knochenmarksfibrose*, partielle Knochennekrose und aplastische Anämie die Malignisierung ein. Und auch bei den *Peteosthorsarkomen* ist als Vorausschaden die Strahlenschädigung der Epiphysenfugen und angrenzenden Knochenmarkspartien obligat. Auch bei den experimentellen Carcinomen und Sarkomen z. B. durch *Strontium 90* gehen den Tumoren schwere lokale Gewebsschädigungen voraus.

Aber keine Radio-präblastomatosen ohne vorherige *Strahlenbelastung*. Die Strahlenbelastung des Menschen spielt im Atomzeitalter eine ständig steigende Rolle. Der Genetiker MARQUARDT und der Strahlenforscher SCHUBERT schätzen 1959 die Strahlungsbelastung durch die natürliche Umweltstrahlung (Radioaktivität des Bodens, der Luft, der natürlichen Isotope im Organismus) für die auf 30 Jahre zu veranschlagende ,,*Generationszeit* des Menschen" im Durchschnitt auf 3000—4500 Milliröntgen = *3 bis 4,5 r.* 70% sollen dabei der natürlichen Strahlenbelastung von außen und 25% inkorporierten Isotopen (besonders Kalium 40, aber auch Radium, Kohlenstoff 14 usw.) zukommen.

Unter den Strahlenbelastungen in der modernen Gesellschaft stellen die *Röntgen- und Radiumstrahlen* in *Diagnostik* und *Therapie* die Hauptrisiken. So erreicht die Strahlenbelastung der Haut bei Röntgenaufnahmen der Wirbelsäule 1600—3500 Milliröntgen, die Gonadendosis bei Pyelographien 486,0 Milliröntgen beim Mann und 1290,0 Milliröntgen bei der Frau. Bei Durchleuchtungen sind die Strahlenbelastungen ganz wesentlich höher. Natürlich sind Schwestern, Ärzte, Pflegepersonal in Kliniken stärker als die Patienten gefährdet.

e) Krebsgefährdung aus erhöhter Radioaktivität von Luft, Wasser und Nährstoffen. Es liegt nahe, zunächst nach *Tumoren bei den Überlebenden der Atombombenexplosionen* in Hiroshima und Nagasaki zu fragen.

Auf die *akuten Schäden* (Strahlentod, schwerste Verbrennungen, Verletzungen, akute und subakute Strahlenschäden), sowie auf die genetischen Rückwirkungen für spätere Generationen kann hier nicht näher eingegangen werden. Es liegen darüber ja auch umfassende Berichte (Näheres bei WATANABE 1953, NEEL und SHULL 1956, OUGHTERSON und WARREN 1956, MARQUARDT und SCHUBERT 1959, KAPLAN 1959, WACHTER 1959) vor.

Hinsichtlich der *Strahleninduktion von Tumoren* bei den Atombombenüberlebenden ist von vornherein klar, daß die Zeit von 15 Jahren noch zu kurz ist, um die Krebsgefährdung abschätzen zu können, werden ja allein auf dem Boden lokalisierter schwerer Verbrennungen, gerade weil sie durch radioaktive Strahlung entstanden sind, viele Haut- und Schleimhautcarcinome sich erst nach entsprechend langer Latenzzeit manifestieren.

Es ist also a priori heute nur eine erste Antwort bei denjenigen Geschwulstkrankheiten zu erwarten, die einerseits auf *Ganzkörperbestrahlung* zurückzuführen sind und andererseits eine durch die Massigkeit der Strahlendosis *kürzere Latenzzeit* erwarten lassen. Tatsächlich sind auch bis heute die *Leukämien* als der hauptsächlichste Test der blastogenen Strahleninduktion nach Kernwaffenexplosionen anzusehen. Hierin stimmen die Berichte aller zuständigen Experten (Einzelheiten bei WATANABE 1953, LANGE u. Mitarb. 1954, MOLONEY 1955) in folgenden Punkten überein:

a) die Leukämien sind bei den Atombombenexplosions-Überlebenden bislang bereits *7mal so häufig* als bei der sonstigen Bevölkerung.

b) der leukämieinduzierende Effekt betrifft die beiden *Geschlechter* und die *Altersklassen* entsprechend ihrem Anteil an der Bevölkerung.

c) die Häufigkeit der Leukämien, bezogen auf je 1000 Überlebende, steht in direkter Abhängigkeit von der Entfernung vom Explosionsherd (Tab. 79).

d) die Leukämie tritt fast ausschließlich in ihrer *chronisch-myeloischen Form* auf.

e) die Manifestation trat erst vom 4. Jahre an nach der Explosion auf, stieg anfangs bis 1950 stetig an, um seitdem langsam wieder abzufallen. Die durchschnittliche *Latenzzeit* von 5—6 Jahren ist bei diesen Ganzbestrahlungsschäden erheblich niedriger als bei lokalen Strahlenschäden.

Der Beginn der durch die Atombomben ausgelösten Leukämien ist darauf zurückzuführen, daß die hämatopoetischen Gewebe die strahlenempfindlichsten sind und daß von abgeschleuderten Isotopen vor allem das Radio-Strontium und der Radiophosphor bevorzugt im Knochensystem gespeichert wird. Soweit eine Vorhersage erlaubt ist, dürften bei den Überlebenden im Laufe der Zeit in erster Linie noch vermehrte Geschwülste des lymphatischen und des Skeletsystems zu erwarten sein.

Auch für die „Atomstadt" Oak Ridge wurde die Frage zu klären versucht, wie sich bei den Einwohnern das *Krebsvorkommen* verhält (MOSHMAN und HOLLAND 1949). Bei 300000 Einwohnern war der Verbleib am Ort nur $9^8/_{10}$ Monate i. D. Kinder und junge Menschen

Tabelle 79. *Häufigkeit der Leukämien, bezogen auf die Zahl der Überlebenden nach den Atombombenexplosionen in Hiroshima und Nagasaki, zugleich in Abhängigkeit von der Entfernung vom Explosionszentrum* (berechnet nach Werten von LANGE, MOLONEY und YAMAWAKI 1954)

Entfernung vom Explosionszentrum	Überlebende	Zahl der beobachteten Leukämien	Leukämien je 1000 Überlebende
0—1 km	2463	18	7,31
1—1,5 ,,	17668	33	1,86
1,5—2,5 ,,	56960	14	0,25
>2,5 ,,	159085	10	0,063
Insgesamt	236176	75	0,317

unter 40 Lebensjahren überwogen stark. Die Krebshäufigkeit betrug nur 123 im Jahr je 100000 Einwohner gegenüber 230 je 100000 in den USA insgesamt. Die Zahlen sind natürlich wegen der Kürze der Zeit seit der Gründung der Atomstadt und der stark abweichenden Alterszusammensetzung vorläufig noch nicht schlüssig.

Für die Nachkriegszeit liegt die Bedeutung der Kernspaltung nicht nur in der Freisetzung großer, militärisch oder wirtschaftlich verwendbarer Energiemengen, sondern vor allem auch in den bei den Atombombenversuchen in die Atmosphäre abgeschleuderten radioaktiven Isotopen mit längerer bzw. sehr langer Halbwertzeit. Sie sinken schließlich, da nichts ins Weltall abströmt, samt und sonders irgendwo und irgendwie, vor allem als *radioaktive Niederschläge* auf die Erdoberfläche herab, und gelangen dann via Luft, Wasser, Pflanzen, Milch, Fleisch usw. in die Organismen und so auch in den Menschen und erhöhen seine natürliche Radioaktivität künstlich.

Es fragt sich, ob und wie sich das tumorinduzierend auswirken könnte. Hier muß vorausgeschickt werden, daß die Anschauungen der Physiker und der Biologen bzw. Ärzte auseinandergehen. Verständlicherweise halten sich die Physiker zunächst an die Werte der natürlichen Radioaktivität und ihrer Erhöhung durch Produkte der Kernspaltung. Nach weitgehend übereinstimmenden Angaben ist die bestehende Radioaktivität in Wasser und Luft durch Reaktorunfälle, Kernwaffenexplosionen usw. noch nicht bedrohlich erhöht worden. Das Problem für den Menschen beginnt erst mit der Frage: sind neue *radioaktive Stoffe* hinzugekommen und werden solche eventuell *durch Ablagerung, Speicherung und Anreicherung* soweit *konzentriert*, daß daraus genetische und *tumorinduzierende Folgen* erwachsen können.

Eine verhängnisvolle Rolle spielt das *radioaktive Strontium* (Sr^{90}), nicht nur wegen seiner langen Halbwertszeit von 19,9 Jahren, sondern vor allem, weil es der Organismus, obgleich er es nicht braucht und obwohl er es physiologischerweise auch nicht besitzt, wenn es ihm (besonders durch die Milch!) angeboten wird, nahezu blind (anstelle des dringend benötigten Calciums) aufnimmt und vorzugsweise in die Knochensubstanz einbaut. Um die Problematik voll zu machen: Strontium geht auch transplacentar vom mütterlichen in den fetalen Organismus über (KÜNKEL u. Mitarb. 1959). Seine tumorinduzierende Wirkung (Knochensarkome!) ist durch PASSONEAU u. Mitarb. 1953, FINKEL u. Mitarb. 1955, SCHUBERT u. Mitarb. 1956, OWEN u. Mitarb. 1957 und andere durch subcutane und intraperitoneale Einbringung nachgewiesen. MAUREN-OWEN u. Mitarb. (1957) konnten durch eine einmalige intravenöse Injektion von 500—1000 μc Sr^{90} bei 6—8 Wochen alten Kaninchen, neben Anämien und Leukopenien, zweimal Knochentumoren auslösen. Die Lage erscheint um so tragischer, als das Strontium als Spaltprodukt aus Atombomben in der Atmosphäre dank der langsamen Sedimentierung fortgesetzt noch weiter zunimmt.

Sr^{90} ist eben besonders gefährlich für Kinder, einmal wegen der Konzentration von Sr^{90} im Epiphysengebiet und sodann, weil bei Kindern die Aktivität (Halbwertzeit von Sr^{90} 19,9 Jahre!) sich über ihre ganze Lebenszeit erstreckt.

Die besondere Gefährdung der Kinder und Jugendlichen geht eindeutig aus den Erhebungen im Raum Kiel in den Jahren 1958 und 1959 hervor (Abb. 136). In dieser Zeit wiesen Jugendliche einen um den Faktor 15—20 höheren Gehalt an

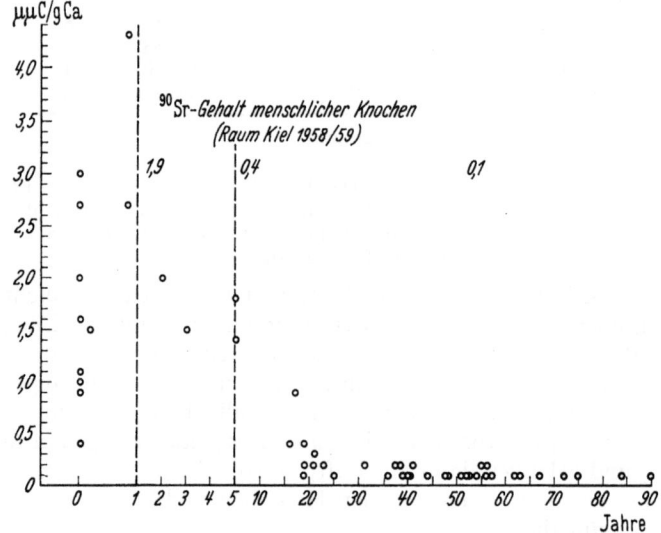

Abb. 136. Sr^{90}-Gehalt menschlicher Knochen in Abhängigkeit vom Alter (Bundesrepublik 1958/59 s. Text! Abb. nach MERTEN und PRIBILLA 1960)

Sr^{90} auf als Erwachsene (MERTEN und PRIBILLA 1960). Von England liegen entsprechende Ergebnisse vor. Hauptquellen der Zufuhr dieses Isotops sind Getreide, Obst, Gemüse und Milch, doch weisen auch tierische Nahrungsmittel, wie Fleisch und Fisch, einen meßbaren Gehalt an Strontium auf, wobei wildlebende Tiere, wie Hirsch und Hase, die höchsten Werte (MERTEN und PRIBILLA 1960) liefern. Im Beobachtungsgut der Chirurgischen Klinik Heidelberg konnten wir eine eindeutige Zunahme der jugendlichen Knochensarkome seit 1950 nachweisen, so daß sich das mittlere Erkrankungsalter bereits um rund 8 Jahre in die jüngeren Altersgruppen verschoben hat (OTT und FREY 1960). Allerdings beweist das noch nicht eindeutig, daß das Sr^{90} (oder Sr^{89}) mit daran schuld ist.

Die Auswirkung solcher künstlich radioaktiver Isotope hängt nun ab von ihrer Zerfallsgeschwindigkeit, ausgedrückt in ihrer Halbwertszeit (s. S. 452) und von ihrer Verteilung bzw. Speicherung im Organismus. Es ist also für die experimentelle Krebsforschung heute möglich, chemische Elemente, die spezifische Affinitäten zu ganz bestimmten Organen oder Geweben haben, wie z. B. Jod (Schilddrüse), Phosphor (Knochen, Blut), Eisen (Blut) usw. in künstlich radioaktiver Form dem Körper einzuverleiben, sie in bestimmten Organen zu radioaktiver Wirkung zu bringen und zugleich physikalisch zu kontrollieren. Schon längst kommen die ersten Mitteilungen darüber aus Amerika. HERTZ und ROBERT (1946)

z. B. berichten über Studien zur Schilddrüsenphysiologie und CHAPMANN und EVANS (1946) über die Behandlung des Hyperthyreoidismus mit radioaktivem Jod. Das peroral gegebene Jod wird in der Schilddrüse konzentriert und entwickelt dort — und praktisch nur dort — eine organinterne Bestrahlung, wobei je nach Dosis (in Millicurie[1]) entsprechend hohe r-äquivalente Strahlenwirkungen erzielt zu werden vermögen. Wenn auf diese Weise die Strahlung ohne Eingriff von außen und ohne Mitschädigung bedeckender Gewebe in sonst physiologisch adäquater Form in die Gewebe gelangt, so haben sich damit für experimentelle und für *therapeutische Strahlungen* völlig neue Möglichkeiten ergeben. So ist es jetzt möglich, einerseits mit entsprechender Dosis eines radioaktiven Isotops des Jod in der Schilddrüse, die ja nahezu alles Jod an sich reißt, eine Cancerisierung durch das radioaktive Jod zu erzielen, wie es ebenso andererseits möglich ist, mit entsprechend geänderter Dosis — analog der Tatsache: Röntgen erzeugt, Röntgen heilt Krebs! — durch Radiojod Schilddrüsenkrebs therapeutisch zu beeinflussen, ohne daß andere Gebilde des Halses stark mitbestrahlt zu werden brauchen. Das krebsige Organ als alleiniger Sitz des Strahlentherapeuticums, das ist natürlich (s. 14. Kap) eine völlig neue Perspektive!

Auf der anderen Seite muß jeder Arzt, der *am Menschen Isotope* verwendet, z. B. mit radioaktivem Jod Schilddrüsendiagnostik treibt oder einen Hyperthyreoidismus damit behandelt, die Möglichkeit einer späteren *Auslösung strahlungsbedingter maligner Tumoren in Rechnung stellen*. Der Einwand, daß es sich nur um kleine Dosen und nur um kurzlebige Isotope handelt, schlägt nicht ausreichend durch. Eine völlig „unschädliche" Dosis gibt es bei strahlenden Energien nicht, und das Risiko ist um so höher zu veranschlagen, je jünger das Individuum ist. *Ein Diagnosticum oder Therapeuticum darf eben im Prinzip nicht gefährlicher sein als die Krankheit, um deretwegen man es anwendet.*

Im Bereich ärztlichen Handelns muß gerade *bei der Anwendung radioaktiver Stoffe* der *kategorische Imperativ* gelten: *nihil sine indicatione!* Die Gesundheit des sich dem Arzt anvertrauenden Kranken muß wichtiger sein, als das Interesse des Arztes. Nicht wo sie *möglich*, sondern *nur wo sie nötig sind*, sind radioaktive Stoffe vertretbar und auch da nur mit Rücksicht auf Spätschäden, einschließlich solcher des Erbgutes. Ist es nicht paradox, daß die Rechtsinstanzen vom Chirurgen volle Aufklärung des Kranken über mögliche Risiken und die ausdrückliche Einwilligung des Kranken im operativ-mechanischen Eingriff fordern, während schwerwiegende physikalische Eingriffe, wie die Einbringung radioaktiver Isotopen, gewissermaßen frei verordnet werden können, als ob es sich um irgendwelche Medikamente handelte!

Auch muß damit gerechnet werden, daß Leuten, die mit radioaktiven Isotopen, insbesondere bei ihrer Herstellung und Vertreibung arbeiten, *strahleninduzierte Krebse* drohen. Die Gefährdung selbst wird als wesentlich höher angesehen, als bei den sonst in der Radiumindustrie Tätigen. Allerdings ist die Halbwertzeit vieler dieser radioaktiven Produkte nur sehr kurz. Bestimmte Isotope jedoch, wie z. B. Strontium, Yttrium, Plutonium usw., haben eine so lange Halbwertzeit, daß die Gefährdung doch groß ist, zumal sich diese Elemente im Knochensystem ablagern und dort nur sehr langsam eliminiert werden. Selbstverständlich sind heute die Schutzvorschriften für alle, die mit Isotopen zu tun haben, sehr strenge. Wir kommen darauf im 18. Kapitel bei den gesetzgeberischen Maßnahmen zur Krebsverhütung ausführlich zurück.

Die *Hauptgefährdungen des Menschen* aus der künstlich entfesselten Atomenergie liegen auf verschiedenen Gebieten. Die vom Menschen — stets ungewollt und unbewußt! — aufgenommenen *radioaktiven Stoffe* gelangen je nach ihrer

---

[1] 1 Millicurie = Zerfall von 37.000.000 Atomen je sec.

chemischen *Affinität zu bestimmten Geweben und Organen* — Yttrium, Strontium, Thorium, Plutonium und Radium z. B. bevorzugt in das Knochensystem („Knochensucher") — oder sie werden, soweit sie (wie z. B. Natrium oder Kalium) in allen Zellen des Organismus benötigt werden, über den ganzen Körper *verteilt*, bis sie bald früher, bald z. T. sehr spät wieder ausgeschieden werden.

Während der Verweildauer der radioaktiven Stoffe im Organismus liegen wesentliche Gefahren in der *Schädigung der Gonaden* und damit (neben der Organschädigung) in der *Schädigung des Erbgutes des Menschen* (Mutationsauslösung!). Doch steht diese hier nicht zur Diskussion, so wichtig sie für alle Theorien der Krebsentstehung auch ist (Näheres im 11. Kapitel).

Die in unserem Zusammenhang wichtigste Frage ist die der *Induktion maligner Tumoren*. Wieder einmal war hier der Mensch Versuchsobjekt Nr. 1 der Cancerologie: der Schneeberger und Joachimsthaler Lungenkrebs als Folge der Inhalation radioaktiven Gesteinstaubes und die Knochensarkome bei Leuchtzifferblattmalerinnen durch Radiothorium sind zwei Beispiele gewerblicher, die malignen Thorostrast- und Peteosthortumoren sind Beispiele iatrogener Tumorinduktion durch radioaktive Stoffe. Die Leukämien im Gefolge der Atombombenexplosionen von Hiroshima und Nagasaki beweisen die Gefahren der Tumorauslösung, sofern das akute Strahlensyndrom der Ganzkörperbestrahlung überstanden worden ist.

f) Kosmische Strahlen und Krebs. All die Strahlenarten, von denen bisher die Rede war, sind Strahlen aus der natürlichen Radioaktivität (s. o.) oder Strahlen, denen der Mensch auf Grund meist irgendeiner medizinischen Indikation sich freiwillig-unfreiwillig aussetzt. Wie aber steht es mit Strahlen, denen jeder Mensch tatsächlich, unfreiwillig, noch dazu ununterbrochen, ausgesetzt ist, wie steht es mit den „kosmischen Strahlen"?

Nach der Darstellung von HESS (1940), des Entdeckers der kosmischen Strahlung, beginnt die Geschichte der Entdeckung der „*Weltraumstrahlung*" damit, daß man nachwies, daß auch völlig abgeschlossene Luft noch eine kleine restliche Ionisation besitzt. Man schloß auf eine von außen her jede Gefäßwand durchdringende ionisierende Strahlung, die man zunächst auf die atmosphärische Luft und auf die Erdoberfläche bezog. HESS hat den Beweis geführt, daß diese restliche Ionisation nicht von radioaktiven Zerfallsprodukten der Atmosphäre herrührt, da sie ja sonst in wenigen 100 m über dem Boden praktisch unmerklich sein müßte. Vielmehr wurde auf Ballonfahrten bis zur Höhe von 5350 m von ihm eine Zunahme der Strahlung mit der Höhe festgestellt. Er schloß auf eine von außen in die Erdatmosphäre eindringende Strahlung von einem wesentlich höheren Durchdringungsvermögen, als es selbst γ-Strahlen besitzen. Später wurde durch Stratosphärenflüge bis 24000 m Höhe die Entdeckung von HESS bestätigt und gezeigt, daß die Intensität der kosmischen Strahlen von Meereshöhe in 5000 m auf das über 10fache, in 10000 m auf das über 60- und in 15000 m Höhe auf das 150fache steigt.

Nach einer Zusammenstellung von EUGSTER (1955) besteht die so überaus energiereiche Primärstrahlung aus 79% Protonen, 20% Heliumpartikel und 1% schweren Atomkernen.

HESS findet es angesichts der auch noch die Erdrinde 400—500 m tief durchdringenden ionisierenden Strahlen „nur natürlich, daß man nun auch die Frage stellt, ob nicht auch *biologische Wirkungen der kosmischen Strahlen* nachweisbar sind", denn, so stellt er weiter fest: „die ganze belebte und unbelebte Materie an der Oberfläche der Erde ist seit undenkbaren Zeiten dem Bombardement dieser Energieteilchenstrahlung ausgesetzt".

Für die Organismen ist weniger die kosmische Primärstrahlung wichtig, als vielmehr die *Sekundärstrahlung*, die beim Eindringen der kosmischen Strahlung in der Atmosphäre beim Zusammenprall mit Molekülen der letzteren entsteht. Ist auch die Energie der Sekundärstrahlung hoch, so ist aber, des Verdünnungsfaktors wegen, die Strahlendosis, die den Menschen trifft, sehr klein. Die kosmische Höhenstrahlung liefert aber — nach MARQUARDT und SCHUBERT — einen „bei weitem größeren Beitrag zur Strahlenbelastung des Menschen als die Luftaktivität".

Die Deutung der biologischen Wirkung der kosmischen Strahlen geht davon aus, daß nur absorbierte Strahlung eine biochemische Wirkung haben kann. Um eine solche nachzuweisen, hat man ausgedehnte Versuche vor allem mit den bekannten Objekten der Mutationsforschung, insbesondere mit Drosophila (z. B. BABCOCK und COLLINS 1929) angestellt. EUGSTER (1955), der diese Versuche erneut zusammenstellte, kommt zu dem Ergebnis, daß ein *mutagener Effekt* der kosmischen Strahlen an Drosophila und an Artemia salina (Salzkrebs) durch dominante Letalfaktoren als erwiesen angesehen werden dürfe.

Bezüglich der Frage, ob *kosmische Strahlen blastogen* sind, referiert EUGSTER (1955) ausführlich über Versuche verschiedener Autoren, die jedoch unseres Erachtens keine überzeugenden Resultate erzielten. Es erscheint dies auch angesichts der bei kosmischen Strahlen immer problematischen Versuchsbedingungen nicht weiter verwunderlich. Auch scheint uns die von MORRIS und NICKERSON (1948) entwickelte Vorstellung, die Krebssterblichkeit nähme als Folge kosmischer Strahlung mit zunehmender Höhenlage zu, statistisch kaum beweisbar.

So möchten wir selbst an unserer 1949 aufgestellten These festhalten, daß eine *Mitwirkung kosmischer Strahlen* noch am ehesten *bei den Sarkomen* denkbar wäre. Die Muttergewebe der Sarkome, aller Stütz- und Bindegewebe, machen 82,5% der Körpermasse aus, sind aber andererseits gegen Chemonoxen weitgehend geschützt, nicht aber gegen durchdringende Strahlungen. Bedenkt man ferner, daß angesichts ihrer gleichmäßigen Verteilung auf alle Altersklassen sich addierende und kumulierende Schäden unwahrscheinlich sind, da ferner sehr oft auch Präsarkomatosen nicht nachweisbar sind, so wäre es noch am ehesten denkbar, daß Sarkome gelegentlich auch durch kosmische Strahlen ausgelöst werden könnten.

Nun wird man sagen, gegenüber dem UV-Licht, gegenüber Röntgen- und Radiumstrahlen ist die blastogene Potenz der kosmischen Strahlen recht problematisch. Das ist sie auch. Man darf aber an dieser Fragestellung nicht vorbeigehen, denn EUGSTER und HESS (1940) berichten bereits über erste Versuche einer *Krebsbeeinflussung durch kosmische Strahlen*.

Sie arbeiteten an reingezüchteten, insbesondere an Stämmen mit spontanem Brustkrebs, der bei einem Stamm stark metastasierte. Als Ausgangsmaterial diente a) ein Stamm mit einer positiven Carcinomlinie, der in einem strahlenfreien Milieu gehalten wurde (119 Tiere), b) ein zweiter Stamm mit geringer Carcinomanfälligkeit, der unter Blei, also unter Sekundärwirkung der kosmischen Strahlen gesetzt wurde (390 Tiere). Das Ergebnis dieser Versuche war folgendes: a) die krebsbelasteten Stämme gingen in strahlenfreier Umgebung in ihrer Carcinomanfälligkeit stark zurück, b) die unter Sekundärwirkung gehaltenen Tiere erkrankten umgekehrt mit großer Regelmäßigkeit an Krebs. Von den an Carcinom gestorbenen Mäusen waren 91% unter „Schauerwirkung" gehalten und 9% unabgeschirmt. Auf sämtliche Mäuse berechnet wurde die biologische Wirkung zusammenfassend dahin festgestellt: das Verhältnis der Carcinomanfälligkeit war 4 : 1 zugunsten der unter „Schauerwirkung" gehaltenen Versuchstiere.

Selbstverständlich bedürfen solche Versuche einer Nachprüfung. Immerhin scheint es, daß mit einer carcinogenen Wirkung kosmischer Strahlen gerechnet werden muß. Auch die Tatsache, daß alle kurzwelligen Strahlen blastogen sind, läßt eine krebsauslösende Wirkung für nicht ausgeschlossen erachten. Jedenfalls ist Tumorinduktion durch strahlende Energien nicht an eine dosis minima gebunden. Jede Energieabsorption kann an Atomen oder Molekülen der lebenden Materie jene intrazelluläre Änderung auslösen, die für die Ingangsetzung der „Malignisierung" der Zelle benötigt wird, zugleich aber auch ausreicht.

Wenn sich dies bestätigen sollte, so wäre es nicht unmöglich, daß kosmische Strahlen eine Rolle bei der Entstehung der *Sarkome* spielen könnten. Es war im 2. Kapitel (S. 73) die Rede davon, daß die Sarkome ein Sonderproblem des Krebsproblems darstellen. Sie sind über die Altersklassen fast gleichmäßig verteilt, steigen also nicht mit dem Alter sprunghaft an. Sie entstammen den mesenchymalen Geweben, die weder den bedeckenden äußeren, noch den auskleidenden Innenflächen des Organismus zugehören und so weder direkten äußeren, noch direkten inneren Schädigungen zugänglich sind. Die einzigen exogenen Schädigungen, denen auch sie ausgesetzt sind, sind alle Arten durchdringender Strahlen. Die Röntgen- und Radiumsarkome sind erwähnt, desgleichen die durch Thorium und Thoriumabkömmlinge induzierten malignen Tumoren durch Radiothor (Leuchtzifferblattmalerinnen), durch Thorotrast und Peteosthor. Nun sind alle Menschen ohne Unterlaß kosmischen Strahlen ausgesetzt. Man wird also die carcinogene Wirkung kosmischer Strahlen wenigstens im Prinzip als nicht unmöglich zugeben müssen. Damit wäre zugleich eine hypothetische Erklärung für die Entstehung und Sonderstellung derjenigen Sarkome gegeben, bei deren Auslösung Strahlen aus dem medizinischen Sektor ausgeschlossen werden können.

Zusammenfassung. Überblickt man das über *physikalische Einwirkungen* Gesagte, so kommt man zu wichtigen Feststellungen.

a) *Physikalisch induzierte Tumoren* verdanken ihre Entstehung in der Hauptsache *ionisierenden Strahlen*.

b) Von den elektromagnetischen Strahlungen, deren Bereich Wellenlängen von Kilometern bis zu Bruchteilen von 1 Milliardstel Millimeter umfaßt, wird ein Teil von der lebenden Materie nicht absorbiert. Umgekehrt sind *alle kurzwelligen Strahlungen, die im Organismus zur Absorption gelangen* — entsprechende Intensität vorausgesetzt — *ausnahmslos potentiell blastogen*.

c) Die zur Absorption gelangenden Strahlungen umfassen die *Infrarotstrahlen, Strahlen des sichtbaren Lichtes, UV-, Röntgen-* und *γ-Strahlen, Korpuskularstrahlungen*, wie schnelle Elektronen, α-Partikelchen, β-Strahlen oder Neutronen, gleichviel ob sie Röntgeneinrichtungen oder radioaktiven Quellen, welcher Art auch immer, entstammen. Sie sind alle *potentiell carcinogen*.

Es erscheint gerechtfertigt, alle durch künstliche Strahlungen hervorgerufenen malignen Tumoren als „*Strahlenkrebs*" zusammenzufassen, ganz gleich ob es sich um elektromagnetische Wellenstrahlungen (Röntgen-, γ-Strahlen) oder um Korpuskularstrahlen (wie α-Teilchen, schnelle Elektronen oder Neutronen) handelt. Gemeinsam ist ihnen allen die energiereiche ionisierende Strahlung als Voraussetzung einer zellschädigenden Tiefenwirkung, die Erzeugung einer je nach Gewebe und Organ wie nur immer gearteten Präblastomatose und der Beschleunigung der Krebsumwandlung bei Hinzutreten syncarcinogenetischer Kombinationsschäden, wie Verletzungen, Entzündungen usw.

d) Die *Absorption* dieser strahlenden Energien ist eine *molekulare* und von Wellenlängen von 400 Å an eine *atomare*. Die Infrarotstrahlen gelangen in beträchtlichem Maße in der Subcutis, die Strahlen des sichtbaren Lichtes in der Cutis, die UV-Strahlen längerer Wellenlänge in der Cutis und die kürzerer in der Epidermis und in der Hornschicht zur Absorption.

e) Gegenüber der Absorption dieser Strahlungen — es sind ja für das Leben auf dieser Erde lebenswichtige Strahlungen! — besitzt der Organismus eine Fülle von Aufnahme- und, bei größerer Intensität, von Anpassungs- und Abwehrreaktionen. Diese Strahlungen wirken daher erst *carcinogen, wenn diese Abwehrmechanismen* durch fortgesetzte Schädigungen weitgehend *ausgeschaltet* sind.

f) Im Bereich der ionisierenden *Strahlen* besitzt der *Organismus keinerlei Abwehrmöglichkeiten*. Ihre tumorinduzierende Wirkung hängt daher vornehmlich von der *Strahlenquantität* ab. Ionisierende Strahlen dringen um so mehr in die Tiefe, je kürzer ihre Wellenlängen sind.

g) Die Kenntnis aller strahleninduzierten Krebse geht auf die *klinische Erfahrung* an „physikalischen Berufskrebsen" (Hitzekrebs, Lichtkrebs der Ackerbauer und Seefahrer, Röntgen- und Radiumberufskrebs, Berufskrebs bei den mit radioaktiven Stoffen, z. B. Leuchtfarben Arbeitenden, usw.), ferner auf iatrogene Krebse (Röntgenkrebs nach diagnostischer und Röntgen- und Radiumkrebs nach therapeutischer Verwendung dieser Strahlen, Thorotrasttumoren usw.) zurück.

h) Das *Experiment* hat diese zunächst unfreiwilligen Krebsexperimente beim Menschen in zahlreichen Variationen am Tier nachgeahmt, die *klinischen Erfahrungen bestätigt* und in Einzelheiten *ausgebaut*.

i) Die Wirkung der carcinogenen Strahlungen läuft darauf hinaus, daß ihre zur Absorption gelangenden Energien durch Ionisation von Atomen und Molekülen, ohne die Zellen zu töten und ohne ihre Teilungsfähigkeit zu vernichten, eine *Umkonstruktion von Molekülen der lebenden Substanz* bewerkstelligen, die den Zellen neue Eigenschaften (s. 11. Kapitel) verleiht.

k) Der Cancerisierungseffekt hängt jeweils wesentlich von der *Strahlendosis* ab.

l) Zwischen der physikalischen Einwirkung und der Krebsmanifestation liegt stets eine längere *Latenzzeit*.

m) Jedesmal geht dem betreffenden Krebs ein *praeceanceröses Stadium* voraus.

n) Die verschiedenen Strahlenarten erzeugen keine jeweils nur ihnen allein zugehörigen, also *keine strahlenspezifischen Tumoren*, vielmehr *entsprechen* die strahleninduzierten Krebse völlig *den beim Menschen „spontan" entstehenden Geschwülsten*.

o) Hat uns das vorausgehende Kapitel „Chemie und Krebs" gelehrt, daß *das technische Zeitalter* mit seinen immensen Fortschritten — als eines der Negativa dieser Ära — *viele chemische Carcinogene* in unsere bis dahin wenig „denaturierte" Umwelt eingebracht hat, so ist — aus der Sicht der Krebsforschung — das *Atomzeitalter* negativ dadurch charakterisiert, daß es mit den in der Natur nicht vorkommenden, ganz überwiegend künstlichen Strahlungen, sei es aus elektromagnetischen Wellen-Strahlungen, sei es aus Korpuskularstrahlen strahlende Energien in unsere Umwelt brachte, die neben vielen sonstigen Gefahren, mit Sicherheit zugleich die *allgemeine Krebsgefährdung* erneut wesentlich erhöhen.

p) Das zusätzlich Beunruhigende liegt darin, daß durch die Strahlungen und vor allem durch die radioaktiven Stoffe gerade *Kinder und Jugendliche besonders gefährdet* sind, einmal hinsichtlich ihrer Keimdrüsen, sodann wegen des ins Wachstum verstärkten Einbaus radioaktiver Stoffe, so z. B. des Strontiums 90 in das Knochensystem, das Jod[131] in die Schilddrüse und wegen der wesentlich erhöhten Strahlenempfindlichkeit wachsender Gewebe und Organe.

q) Bei der einmal erst erzeugten Radioaktivität gibt es keine Möglichkeit aktiven Eingreifens, um sie zu vernichten, es gibt nur passives *Warten auf den Selbstzerfall* und bis dahin *Abschirmung der Strahlungen* in jeder technisch ausdenkbaren Form.

r) Die *Folgerung* aus allen Risiken und Gefahren, die implicite allen Strahlungen anhaften, ist die dringliche Forderung an die Ärzte nach Verhütung der iatrogenen Strahlenkrebse durch Verhütung von Strahlungen, wo sie nicht nötig sind (s. 17. Kapitel) und die Forderung nach gesetzlichen *Strahlenschutzverordnungen* und deren Überwachung (s. 18. Kapitel).

Literatur

a) Lehrbücher, Monographien und zusammenfassende Darstellungen

BACU, Z. M., u. P. ALEXANDER: Grundlagen der Strahlenbiologie. Stuttgart 1958. — BARTHELMESS, A.: Gefährliche Dosis. Erbgesundheit im technischen Zeitalter. Freiburg/Br. 1959. — BAUER, K. H.: Über den Zusammenhang zwischen malignen Tumoren und Unfällen

bzw. Berufsschäden. Verh. dtsch. Ges. Unfallheilk. **15**. Tagg. S. 76 (1951). — BAUER, K. H., u. R. FREY: Geschwulst und Trauma. In BÜRKLE DE LA CAMP und P. ROSTOCK, Handbuch der gesamten Unfallheilk. Bd. **2**, 1 (1955). — BAUER, K. H.: Aktuelle Krebsfragen (Kongreßreferat). Langenbecks Arch. Klin. Chir. **287**, 19 (1957). (Lit. über maligne Tumoren durch Thorotrast und Peteosthor.) — BEHAN, R.: Relation of trauma to New Groths Medico-legal Aspects. Pittsburgh 1939.
DIETRICH, A.: Der Krebs in der ärztlichen Begutachtung. Z. Krebsforsch. **42**, 251 (1935). — Krebs im Gefolge des Krieges. Leipzig: Hirzel 1950.
EUGSTER, J.: Weltraum-Strahlung. Bern und Stuttgart 1955.
FINKELNBURG, W.: Einführung in die Atomphysik. 3. Aufl. 1954. — FRITZ-NIGGLI, H.: Strahlenbiologie. Stuttgart 1959.
HADDOW, A.: Biological hazards of atomic energy. Oxford 1952. — HEISENBERG, W.: Wandlungen in den Grundlagen der Naturwissenschaft. 9. Aufl. Stuttgart 1959. — HERTWIG, P.: Strahlenschäden und Strahlenschutz im zellulären Bereich. Berlin 1957.
JORDAN. P.: Die Physik und das Geheimnis des organischen Lebens. 5. Aufl. Braunschweig 1947.
LACASSAGNE, A.: Les cancers produits par les rayonnements électromagnétiques. Paris 1945. — Les cancers produits par les rayonnements corpusculaires. Paris 1945.
MARQUARDT, H., u. G. SCHUBERT: Die Strahlengefährdung des Menschen durch Atomenergie. Hamburg 1959.
NEEL, J. V., and W. J. SHULL: Effect of exposure to the atomic bombs on pregnancy termination in Hiroshima and Nagasaki. Atomic Bomb Casualty Commission Publ. No. 461. Washington 1956.
OUGHTERSON, A. W., and S. WARREN: Medical effects of the atomic bomb in Japan. New York 1956.
QUIMBY, E. H., S. FEITELBERG and S. SILVER: Radioactive isotopes in clinical practice. Philadelphia 1958.
SCHINZ, H. R.: Sechzig Jahre medizinische Radiologie. Zürich 1959. — SCHINZ, H. R., H. HOLTHUSEN, H. LANGENDORFF, B. RAJEWSKY u. G. SCHUBERT: Strahlenbiologie, Strahlentherapie, Nuklearmedizin und Krebsforschung, Ergebnisse 1952—1958. Stuttgart 1959. — SCHWIEGK, H.: Künstliche radioaktive Isotope in Physiologie, Diagnostik und Therapie. Berlin-Heidelberg: Springer 1952. — STRÄULI, P.: Tumor und Trauma. Z. Unfallmed. Berufskr. **1957**.
WESTPHAL, W. H.: Physikalisches Wörterbuch. Berlin-Heidelberg: Springer 1952*.
ZIMEN, K. E.: Angewandte Radioaktivität. 1952.

b) Einzelarbeiten

ABRAHAMSON, L., M. H. O'CONNOR and M. L. ABRAHAMSON: Irish J. med. Sci. **6**, 229 (1950). — ABBATT, J. D., and A. J. LEA: Lancet **271**, 1317 (1956). — ALKEN, C. E., J. C. ROUCAYROL, E. OBERHAUSEN, A. TAUPITZ and H. UEBERBERG: Urol. int. (Basel) **10**, 137 (1960). — ANDERSON, W. A. D., and G. E. ZANDER: Nuclear Sci. Abstr. **7**, 668 (1953). — ARNDT, G.: Bruns' Beitr. klin. Chir. **157**, 305 (1933). — AUBERTIN, CH.: Bull. Soc. franç. Electrothér. Radiol. **40**, 218 (1931).
BABCOCK, E. B., and J. L. COLLINS: Proc. nat. Acad. Sci. (Wash.) **15**, 623 (1929). — BACHEM, A., and C. I. REED: Amer. J. Physiol. **97**, 86 (1931). — BANG, F.: Bull. Ass. franç. Cancer. **14**, 203 (1924). — BARBAGLIA, V.: Ref. Z. org. Chir. **45**, 556 (1929). — BARNEWITZ, J.: Derm. Z. **54**, 382 (1928). — BARTH, G., u. H. STAUDACHER: Ärztl. Forch. **13**, 218 (1959). — DE BARY: Frankfurter Z. Path. **45**, 556 (1933). — BATZENSCHLÄGER, A., u. E. WILHELM: Ann. anat. path. Par. **2**, 39—50 (1957). — BAUER, K. H.: Verh. dtsch. path. Ges. **239** (1937). — Chirurg **15**, 204 (1943); **19**, 387 (1948). — Verh. dtsch. Ophthalm. Ges. **55**. Kongr. 1949. — Universitas **3**, 57 (1948). — Atom und Medizin: Vom Atom zum Weltsystem 73. Stuttgart 1954. — BAYER, J.: Zbl. Chir. **74**, 253 (1949) — El Dia Médico **27**, 734 (1955). — BECK, A.: Arch. klin. Chir. **133**, 191 (1922); Münch. med. Wschr. **69**, 623, (1922). — BECKER, A., u. J. MATZKER: Dtsch. med. Wschr. **84**, 853 (1951). — BECKER, F.: Dtsch. Z. Chir. **248**, 11 (1936). — BECKER, W.: Medizinische, 1800 (1955). — BEQUEREL, H., et P. CURIE: C. R. Acad. Sci. (Paris) **132**, 1289 (1901). — BEHOUNEK, F., u. M. FORT: Zas. Lék. čes. (1941) 693. — Arch. Path. (Chicago) **38**, 233 (1944). — BERGEMANN, H.: Dtsch. med. Wschr. **82**, 1755 (1957). — BERNARD, L. J., A. M. DUTTON and M. RADAKOVICH: Cancer Res. **15**, 325 (1955). — BERNICK, SOL, CH. HYMAN and R. L. PALDINO: Amer. J. Physiol. **182**, 232 (1955). — BESSEMANS, A., et J. MAISIN: Bull. Ass. franç. Cancer **29**, 275 (1941). — BETZLER, H. J., u. J. LEONHARDT: Z. Krebsforsch. **63**, 118 (1959). — BEUTEL, A., u. A. WOLDRICH: Z. Krebsforsch. **34**, 109 (1931). — BICHLER, H.: Wien. klin. Wschr. **1941** I, 934. — BIESE, A., G. IRMSCHER u.

---

* Diesem Handbuch sind die meisten rein physikalischen Stichworte, Symbole, Maße und Zahlen entnommen.

H. SIMON: Verh. dtsch. Ges. Path. **43**, 285 (1959). — BILTRIS, R.: Bull. Ass. franç. Cancer **22**, 438 (1933). — BIRKNER, R.: Chirurg **19**, 529 (1948). — BLOCH, BR.: Congr. Cancer Strasbourg **2**, **857** (1924). — BLÜHBAUM, T., K. FRICK u. H. KALKBRENNER: Fortschr. Röntgenstr. **37**, 18 (1928). — BLÜMLEIN, H.: Z. Laryng. Rhinol. **32**, 6 (1953). — BOEMKE, FR.: Zbl. Path. **95**, 464 (1956). — BORDIER, H.: Paris méd. **109** (1933). — BRANDT, L.: Forschungsberichte des Wirtschafts- und Verkehrsministeriums Nordrhein-Westfalen Nr. 394: Die Ablagerung radioaktiver Substanzen. — BRUHL, A., u. A. WOLDRICH: Z. Krebsforsch. **34**, 109 (1931). — BUDIN, E., and J. GERSHON-COHEN: Amer. J. Roentgenol. **75**, 1188 (1956). — BÜNGELER, W.: Klin. Wschr. **2**, 1012 (1937). — Z. Krebsforsch. **46**, 130 (1937). — BÜRGERS, J., H. SCHOEN u. H. SPIESS: Langenbecks Arch. klin. Chir. **269**, 137 (1951). — BULLOCK, F. D., M. R. CURTIS and W. F. DUNNING: Amer. J. Cancer **30**, 2 (1937). — BUMM, H.: Z. Geburtsh. Gynäk. **86**, 445 (1923). — BURCKHARDT, H., u. W. MÜLLER: Bruns' Beitr. klin. Chir. **130**, 364 (1924). — BURROWS, H., W. V. MAYNEORD and I. E. ROBERTS: Proc. roy. Soc. Med. B **123**, 213 (1937). — BUTENANDT, A., W. FRIEDRICH u. L. POSCHMANN: Ber. dtsch. chem. Ges. **75**, 1931 (1942).

CAHAN, W. G., H. R. WOODARD, N. L. HIGINBOTHAM, F. W. STEWART and B. L. COLEY: Cancer (N. Y.) **1**, 3 (1948). — CAROLI, I., I. ETÉRÉ et R. PLATTEBORSE: Rev. méd.-chir. Mal. Foie **31**, 53—60 (1956). — CAROLL, R. E., J. T. GODWIN and W. L. WATSON: Cancer (Phil.) **9**, 753 (1956). — CARRUTHERS, CHR., and V. SUNTZEFF: Science **114**, 103 (1951). — CHAIYAWATANA, D.: Med. Dissertation Heidelberg 1957. — CHAPMANN and EVANS: J. Amer. med. Ass. **131**, 86 (1946). — CIRIO, L., u. G. BALLESTRA: Pathologica **23**, 755 (1931). — COBLENTZ, W. W.: J. Amer. med. Ass. **136**, 1040 (1948). — COURT, BROWN, W. M., u. J. D. ABBATT: Lancet **1955**, 1283. — CURTIS, H., jr.: Chem.Engng. News 897 (1946). — CRUZ, M., B. L. COLEY and F. W. STEWART: Cancer (Phil.) **10**, 72 (1957).

DAELS, F.: Strahlentherapie **25**, 675 (1927). — DAELS, F., et R. BILTRIS: Bull. Ass. franç. Cancer **15**, 162 (1926); **16**, 772 (1927); **20**, 32 (1931); **26**, 587 (1937). — DAHLMANN, J.: Fortschr. Röntgenstr. **75**, 628 (1951). — DANNENBERG, H.: Krebsforsch. Krebsbekämpf. **2**, 36 (1957). — DEELMANN, H. T.: Bull. Ass. franç. Cancer **12**, 24 (1923); **12**, 715 (1923). — DEPENTHAL: Münch. med. Wschr. 354 (1919). — DEROM, F.: Bull. Ass. franç. Cancer **13**, 422 (1924). — DIERKES, CL., u. R. WAGNER: Bundesversorgungsblatt 2 (1960) im Bundesarbeitsblatt 3 (1960). — DIETRICH, A.: Z. Krebsforsch. **52**, 91 (1942); **54**, 196 (1943). — DIETRICH, W.: Zbl. Chir. **83**, 1878 (1958). — DOMAGK, G.: Z. Krebsforsch. **44**, 160 (1936). — DOMRICH, H.: Arch. klin. Chir. **197**, 848 (1940). — DONTENWILL, W., u. R. GRAF: Z. Krebsforsch. **59**, 381 (1953). — DROSCHL, H.: Z. Krebsforsch. **31**, 274 (1933). — v. DROSTE und E. SODER: Z. Krebsforsch. **59**, 357 (1953/54). — DUBREUILH, W.: Ann. Derm. Syph. (Paris) **7**, 1158 (1896). — DUFFY, B. J. JR., and P. J. FITZGERALD: Cancer (Phil.) **3**, 1018 (1950). — DUVOIR, M., et J. ABECASSIS: Presse méd. 1195, (1934).

EBERT, G.: Langenbecks Arch. klin. Chir. **278**, 218 (1954). — EHLERS, P., G. OTT u. E. SODER: Langenbecks Arch. klin. Chir. **294**, 511 (1960). — EMILE-WEIL, P., et A. LACASSAGNE: Bull. Acad. Méd. Paris **93**, 237 (1925). — EULER, H. V., u. v. HEVESY: Danske Vidnsk. Selsk. Biol. Medd. **17**, 1 (1942).

FEDERLIN, K., u. H. SCIOR: Frankfurt. Z. Path. **68**, 225—253 (1957). — FEINE, U., u. J. LEONHARDT: Z. Krebsforsch. **64**, 323 (1961). — FENSTER, E.: Frankfurter Z. Path. **48**, 128 (1935). — Vortr. prakt. Chir. **14**, 7 (1937). — Mschr. Unfallheilk. **45**, 657 (1938). — FINDLAY, G. M.: Lancet **218**, 1229 (1930). — FINERTY, J. C., R. T. BINHAMMER, M. SCHNEIDER and A. W. B. CUNNINGHAM: J. nat. Cancer Inst. (Bethesda) **14**, 148 (1953). — FISCHER-WASELS, B.: Mschr. Unfallheilk. **39**, 489 (1932). — Klin. Wschr. **1937**, 1977 (1932). — FONIO, A.: Helv. med. Acta **14**, 3 (1947). — FREY, R., u. W. KNAUER: Z. Krebsforsch. **263**, 59 (1949) (Manuskript). — FRIEBEN: Dtsch. med. Wschr. **1902**, 335. — FRIEDRICH, W.: Z. Krebsforsch. **63**, 456 (1960). — FRITZSCHE, H.: Z. Krebsforsch. **54**, 77 (1943). — Diss. Zürich (1943). — Schweiz. Z. Path. **9**, 129 (1946). — FRUHLING, L., CH. M. GROS et A. BATZENSCHLAGER: Bull. Ass. franç. Cancer **42**, 559 (1955). — FRUHLING, L., CH. M. GROS, A. BATZENSCHLAGER u. M. M. DORNER: Ann. Méd. **57**, 409 (1956). — FÜRMAIER, A.: Dtsch. med. Wschr. **74**, 1521 (1949).

GARDNER, W. U., and J. RYGAARD: Cancer Res. **14**, 205 (1954). — GASSER, F.: Schweiz. Mschr. Zahnheilk. **66**, 1024 (1956). — GELZER, I., u. S. SCHEIDEGGER: Arcologia (Basel) **12**, 27—33 (1959). — GESENIUS, H.: Med. Welt, 697 (1935). — GIESEL, F.: Ber. dtsch. chem. Ges. **33**, 3569 (1900). — GOODMAN, H., and CH. W. PRICE: Arch. phys. Ther. **11**, 209 (1930). — GRAMPA, G., u. A. TOMMASINI-DEGNA: Acta genet. (Basel) **8**, 65—77 (1958). — GRIEP, K.: Zbl. Chir. **47**, 2947 (1929). — GROSS, E.: Chemie und Krebs. Berlin 1940. — GROS, CH. M., L. FRUHLING et R. KREILING: Bull. Ass. franç. Cancer **42**, 556 (1955). — GROSSIORD, A., J. C. ROUCARYOL, B. DUPERRAT, P. J. CECCALDI et L. MEEUS-BITH: Bull. Soc. Méd. Paris **72**, 49 (1956). — GRUBER, G. B.: Z. Krebsforsch. **55**, 1 (1944). — GRÜTZMACHER, K. TH.: Strahlentherapie **72**, 330 (1943). — GUIMARAES, J. P., and L. F. LAMERTON: Brit. J. Cancer **10**, 527 (1956). — GUIMARAES, J. P., L. F. LAMERTON and W. R. CHRISTENSEN: Brit. J. Cancer **9**, 253 (1955).

HAAGENSEN, C. D.: Amer. J. Cancer **15**, 641 (1931). — HACKENTHAL, P.: Zbl. Path. **94**, 352—359 (1956). — HADEN, R.: Amer. J. Roentgenol. **55**, 387 (1946). — HALBERSTAEDTER, L.: Z. Krebsforsch. **19**, 105 (1923). — HALLERVORDEN, J.: Nervenarzt **19**, 163 (1948). — HALNAN, K. E.: Nuclear-Medizin **1**, 1 (1959). — HAMILTON, J. G., D. H. COPP and D. J. AXELROD: Amer. J. Roentgenol. **58**, 10 (1947). — HAMPERL, H.: Virchows Arch. Path. Anat. **298**, 376 (1937). — HAREL, J., M. GUÉRIN, M. TUBIANA and J. ABBATUCCI: Cancer Bull. (Wash.) **43**, 423 (1956). — HARKINS, W. D.: Science **103**, 289 (1946). — HASCHE-KLÜNDER, G.: Z. Krebsforsch. **54**, 435 (1944). — HATSCHER, C. H.: J. Bone It Surg. **27**, 179 (1945). — HECHT, G.: Handbuch der experimentellen Pharmakologie **8**, 79 (1939). — HEITMANN, W.: Chirurg **25**, 223 (1954). — HELLNER, H.: Münch. med. Wschr. **689**, (1936); **980** (1937). — Arch. klin. Chir. **189**, 705 (1937). — Hefte Unfallheilk. **25**, 3 (1939). — HELLNER, H.: Ärztl. Prax. **49** (1952). — HELLNER, H.: Bruns Beitr. klin. Chir. **168**, 538 (1938). — HERLITZ, C., J. JUNDELL u. F. WAHLGREN: Acta paediat. (Uppsala) **10**, 321 (1931). — HERTZ and ROBERT: J. Amer. med. Ass. **131**, 81 (1946). — HESSE, O.: Fortschr. Röntgenstr. **17**, 82 (1911). — HIERONYMI, G.: Zbl. Path. **97**, 513 (1958). — HOFER, A.: Dtsch. zahnärztl. Z. **7**, 736 (1952). — HOLTHUSEN, H.: Radiology, Diagnostic and Therapeutic. Fiat Review of German Science 1939—1946. Wiesbaden 1947. — HOLTHUSEN, H., u. K. ENGELMANN: Strahlentherapie **42**, 514 (1931). — HOLTZ, F.: Strahlentherapie **66**, 328 (1939). — HOLTZ, F., u. W. PUTSCHAR: Münch. med. Wschr. **1039** (1930). — Internat. Kongr. Lichtforsch. Wiesbaden 1936. — HOSHIYA, H.: Otologia etc. (Jap.) **8**, I, 140 (1935). — HUECK, W.: Verh. dtsch. path. Ges. **30**, 286 (1937). — HUEPER, W. C., J. H. ZUEFLE, A. M. LINK u. M. G. JOHNSON: J. nat. Cancer Inst. **13**, 291 (1952). — HULDSCHINSKY, K.: Dtsch. med. Wschr. **530** (1933). — HUNZINGER, W. A., u. P. G. WASER: Natrium und Kalium. In H. SCHWIEGK 1953.

ISELIN, H.: Schweiz. med. Wschr. **141**, 165 (1930).

JACOB, H., u. P. SCHOSTOK: Langenbecks Arch. klin. Chir. **285**, 341 (1957). — JAGIE, V.N., G. SCHWARZ u. L. SIEBENROCK: Berl. klin. Wschr. **1220** (1911). — JAKOB, A., u. F. WACHSMANN: Klin. Wschr. **26**, 20 (1948). — JENTZER, A.: Confin. neurol. (Basel) **19**, 264 (1959). — JOHANSEN, CH.: Acta path. microbiol. scand. Suppl. **105**, 92 (1955). — JONES, CHAIKOFF and LAWRENCE: J. biol. Chem. **28**, 631 (1939). — JONKHOFF, A. R.: Z. Krebsforsch. **26**, 32 (1928).

KALBFLEISCH, H. H.: Frankfurt. Z. Path. **55**, 220 (1941). — KAPLAN, H. S.: J. nat. Cancer Inst. **10**, 267 (1949). — KAPLAN, H. S., and M. B. BROWN: J. nat. Cancer Inst. **13**, 185 (1952). — KAPLAN, R. W.: Dtsch. med. Wschr. **84**, 1028 (1959). — KARCHER, H.: Arch. klin. Chir. **261**, 459 (1949). — KATZ, K.: Chirurg **17/18**, 349 (1947). — KELLER, P. J. Amer. med. Ass. **131**, 504 (1946). — KINDLER, K.: Z. Krebsforsch. **54**, 153 (1942). — KLEINSCHMIDT, K.: Zbl. Chir. **72**, 654 (1947). — KNAPP, E., A. HEUSS, O. RISSE u. H. SCHREIBER: Naturwissenschaften **27**, 304 (1939). — KOCH, F.: Z. Geburtsh. Gynäk. **131**, 195 (1949). — KOCH, W.: Verh. dtsch. orthop. Ges. **38**, 192 (1950); **31**, 127 (1952). — Z. Orthop. **80**, 532 (1951). — Strahlentherapie **85**, 254 (1951). — Mschr. Unfallheilk. **56**, 33 (1953). — KOLETSKY, S., F. J. BONTE and H. L. FRIEDELL: Cancer Res. **10**, 129 (1950). — KOLETZKY, S., and G. E. GUSTAFSON: Cancer Res. **15**, 100 (1955). — KÖRBLER, J.: Mschr. Krebsbekämpf. **12**, 215 (1942). — Med. Z. **2**, 50 (1944). — KRAUSE, P.: Strahlentherapie **35**, 210 (1930). — KRÖNING, F., u. R. SIGMUND: Strahlentherapie **95**, 574 (1954); — Z. Krebsforsch. **60**, 650 u. 666 (1955). — KRUCHEN: Strahlentherapie **60**, 466 (1937). — KÜTTNER, H.: Arch. klin. Chir. **164**, 5 (1931). — KUHLENDAHL, H.: Chirurg **1948**, 396.

LABORDE, S.: Bull. Ass. franç. Cancer **20**, 129 (1931). — LACASSAGNE, A., et F. JOLIOT: C. R. Soc. Biol. (Paris) (1944). — LACASSAGNE, A., et J. LATTES: C. R. Soc. Biol. (Paris) **90**, 485 (1924); **97**, 697 (1927). — LACASSAGNE, A., et J. S. LATTES: C. R. Acad. Sci. (Paris) **178**, 488 (1924). — LANGE, R. D., W. C. MOLONEY and T. YAMAWAKI: Blood **9**, 574 (1954). — LASKIN, J. C.: Amer. J. Roentgenol. **55**, 525 (1946). — LAUCHE, A. (Zit. n. HIERONYMI): Path. anat. Demonstr. Med. Ges. Erlangen 2. 11. 55. — LAVEDAN, J., et J. COURTIAL: Paris méd. (1942). — LIBBY, R. L., and C. R. MADISON: J. Immunol. **55**, 15 (1947). — LINDEMANN, K., u. F. W. RATHKE: Z. Orthop. **82**, 262 (1952). — LOONEY, W. B.: Amer. J. Roentgenol. **83**, 163—185 (1960). — LUCKE, B., u. H. SCHLUMBERGER: J. exp. Med. **89**, 269 (1949). — LÜDIN, M.: Schweiz. med. Wschr. **60**, 162 (1930); **109**, (1943). — LÜDIN jr., M.: Schweiz. Z. Path. **16**, 987 (1953).

MACMAHON, H. E., A. S. MURPHY and M. I. BATES: Amer. J. Path. **23**, 585 (1947). — MAISIN, J., Y. POURBAIX u. G. CEULEMANS: Act. biol. belg. **1**, 322 (1941). — MARIE, P., J. CLUNET et G. RAULOT-LAPOINTE: Bull. Ass. franç. Cancer **3**, 404 (1910); **5**, 125 (1912). — MARCH, E.: Zbl. Chir. **49**, 1057 (1922). — MARKS, S., A. G. LYNN JR. and L. K. BUSTAD: Cancer (Phil.) **10**, 587 (1957). — MARTENSTEIN: Klin. Wschr. **1**, 1196 (1924). — MARTLAND, H. S.: J. Amer. med. Ass. **92**, 466 (1929). — Amer. J. Cancer **15**, 2435 (1931). — MATTHES, TH.: Arch. Geschwulstforsch. **6**, 162 (1954). — MATTHES, T.: Strahlentherapie **99**, 94—106 (1956). — MAUREN-OWEN, H. A. SISSON and J. VAUGHAN: Brit. J. Cancer **11**, 229 (1957). — MAY, O.: Zbl. Chir. **32**, 1889 (1937). — MEDES, G.: Clinics **4**, 128 (1945). — MEESSEN, H.: Dtsch. med. Wschr. **80**, 169 (1955). — MERTEN, D., u. O. PRIBILLA: Dtsch. med. Wschr. **85**, 1449 (1960). —

Meyenburg, H. v.: Schweiz. med. Wschr. (1943) 201. — Z. Unfallmed. 37, (1944). — Miescher, G.: Acta Un. int. Cancer 4, 586 (1939). — Misgeld, E. M.: Ther. d. Gegenw. (1949) 250. — Mitchell, J. S.: Brit. J. Cancer 1, 1 (1947). — Möller, B.: Acta path. microbiol. scand. 35, 549 (1954). — Moloney, W. C.: New Engl. J. Med. 253, 88 (1955). — Monnier, X.: Maroc. méd. 37, 848 (1958). — Morgan, A. O., W. A. Jayne and D. Marrack: J. clin. Path. 11, 7 (1958). — Morton, J., Luce-Clausen and E. Mahoney: Amer. J. Roentgenol. 43, 896 (1940). — Moshman, J., u. A. H. Holland: Cancer 2, 567 (1949). — Mottram, J. C.: Brit. J. exp. Path. 12, 378 (1931).

Nägeli, Th., u. A. Lauche: Klin. Wschr. 1, 436 (1936). — Neve, E. F.: Brit. med. J. 2, 1255 (1923). — Nielson, G., u. J. Kraeht: Frankfurt. Z. Path. 68, 661 (1958). — Norgaard, F.: Ugeskr. Laeg. 1940, 158. — Nuytten, J., et J. Driessens: Presse méd. 95 (1936).

Okloff, T. L.: Amer. J. Surg. 95, 469 (1958). — Ostertag, B., u. H. Buschmann: Med. Klin. (1941) Nr. 15. — Ott, G., u. R. Frey: Ergebn. Chir. Orthop. 43, 410 (1960).

Palmer, J. P., and D. W. Spratt: Amer. J. Obstet. Gynec. 72, 496 (1956). — Pasinetti, A., e G. Giori: Osped. maggiore 45, 495—498 (1957). — Pentimalli: Z. Krebsforsch. 32, 682 (1930). — Perthes, G.: Arch. klin. Chir. 74, 400 (1904). — Petrov, N., u. N. Krotkina: Z. Krebsforsch. 38, 249 (1933). — Pförringer, S.: Strahlentherapie 26, 610 (1927). — Philippides, D.: Chirurg 13, 129 (1941). — Pierson, H.: Z. Krebsforsch. 45, 1 (1936). — Pirchan, A., and H. Sikl: Amer. J. Cancer 16, 681 (1932). — Pitzen, P.: Med. Klinik 44, 1111 (1949). — Plenge, K., u. K. Krückemeyer: Zbl. Path. 92, 255—260 (1954). — Poche, R.: Ärztl. Forsch. 9, 364 (1955). — Pohl, W.: Beitr. klin. Chir. 171, 195 (1947). — Polettini, B.: Ref. Z. Krebsforsch. 52, 84 (1942). — Poppe: Arch. klin. Chir. 270, 311 (1951). — Pullinger, B. D.: Brit. J. Cancer 8, 445 (1954). — Pulvermacher, E.: Med. Klin. 42, 857 (1947). — Putschar, W., u. F. Holiz: Las Ciencas 1935. — Z. Krebsforsch. 33, 219 (1930).

Rajewsky, B.: Z. Krebsforsch. 49, 315 (1939). — Rajewsky, B., A. Schraub u. G. Kahlau: Naturwissenschaften 31, 170 (1943). — Rajewsky, B., A. Schraub u. E. Schraub: Naturwissenschaften 30, 489 (1942).;-30, 733 (1942). — Rathke, F. W.: Münch. med. Wschr. 97, 952 (1955). — Roberts, J. C., and K. E. Carlson: Arch. Path. 62, 1 (1956). — Roentgen, W. C.: S.-B. phys.-med. Ges. Würzburg (1895). — Roffo, A. H.: Bol. Inst. Med. exp. Cancer (B. Aires) 38, 329 (1931), — 10, 417 (1933). — Bull. Ass. franç. Cancer 23, 590 (1934). — Z. Krebsforsch. 41, 448 (1934); 45, 97 (1936); 48, 6 (1938). — Bol. Inst. Med. exp. Cancer (B. Aires) 12, 281 (1935). — Lancet(1936) 472. — Univ. Inst. Krebsforsch. Festschr. Nocht. 517 (1937). — Ross, J. M.: J. Path. Bact. 35, 899 (1932). — Rostoski, Saupe u. Schmorl: Z. Krebsforsch. 23, 360 (1926). — Roth, F.: Zbl. allg. Path. path. Anat. 96, 417 (1957). — Rous, P., and W. F. Friedewald: J. exp. Med. 79, 511 (1944). — Rous, P., and J. G. Kidd: J. exp. Med. 73, 365 (1941). — Roussy, G., et M. Guérin: Presse méd. 2, 761 (1941). — Roussy, G., Ch. Oberling et M. Guérin: Bull. Acad. Méd. (Paris) 112, 809 (1934). — Bull. Ass. franç. Cancer 25, 716 (1936). — Strahlentherapie 56, 160 (1936). — Rübe, W.: Strahlentherapie 94, 239 (1954). — Rübe, W., u. H. Mehl: Fortschr. Röntgenstr. 84, 343 (1956). — Ruland, L.: Chirurg 17/18, 540 (1947). — Russel, L. W.: J. Amer. med. Ass. 144, 19 (1950).

Sabanas, A. O., D. C. Dahlin and J. C. Ivins: Cancer (Phil.) 9, 528 (1956). — Sabin, F. R., C. A. Doan and C. E. Forkner: J. exp. Med. 56, 267 (1932). — Sachs, M. D.: Radiology 37, 458 (1941). — Saffiotti, U., and P. Shubik: Brit. J. Cancer 10, 54 (1956). — Sauerbruch, F.: Fortschr. Röntgenstr. 91, 317 (1923). — Schaefer u. Greuel: Münch. med. Wschr. 94, 4 (1952). — Schairer, E.: Z. Krebsforsch. 53, 78 (1942). — Scheible, G.: Zbl. Chir. 80, 588 (1955). — Schinz, H. R.: Strahlentherapie 72, 441 (1943). — Schmeiser, K., M. Schwaiger u. H. Maier-Leibnitz: Klin. Wschr. 27, 311 (1949). — Naturforsch. 49, 153 (1949). — Schmidt, M. B.: Z. Krebsforsch. 47, 91 (1937). — Schmidtmann: Z. Krebsforsch. 32, 677 (1930). — Schopper, E.: Vortrag auf der 100. Tagung der Gesellschaft deutscher Naturforsch. u. Ärzte, Wiesbaden 1958. — Schraub, A., u. G. Kahlau: Biophysik 1, 21 (1939—46). — Schreiner, L.: Z. Krebsforsch. 64, 169 (1961). — Schubert, G., H. A. Künkel, L. Overbeck u. G. Uhlmann: Strahlentherapie 100, 335 (1956). — Schürch, O.: Z. Krebsforsch. 33, 449 (1930). — Dtsch. Z. Chir. 252, 277 (1939). — Schürch, O., u. E. Uehlinger: Z. Krebsforsch. 33, 476 (1931); 45, 240 (1936). — Arch. klin. Chir. 183, 704 (1935). — Schueren, G. van der: Acta radiol. (Stockh.) 43, 493 (1955). — Schütz, W., u. F. Stein: Thoraxchirurgie 3, 429 (1956). — Schwartz, J.: Mschr. Unfallheilk. 57, 178 (1954). — Schwenzer, A. W., u. K. Federlin: Geburtsh. u. Frauenheilk. 17, 255 (1957). — Sedginidse, G. A.: Z. Krebsforsch. 38, 21 (1933). — Seifert, J.: Dtsch. Z. Chir. 205, 145 (1927). — Selbie, F. R.: Lancet 1936, 847. — Brit. J. exp. Path. 19, 100 (1938). — Sick, L.: Münch. med. Wschr. 1903, 33. — Sikl, H.: Z. Krebsforsch. 32, 609 (1930). — Silva-Horta, J. da: Chirurg 24, 218 (1953). — Arch. Path. 62, 403 (1956). — Simpson, C. L., L. H. Hempelmann and L. Fuller: Radiology 64, 840 (1955). — Skoryna, S. C., u. D. S. Kahn: Cancer (N. Y.) 12, 2 (1959). — Smith, F. R., and L. Bowden: Amer. J. Roentgenol. 59, 796 (1948). — Speert, H.: Cancer (Phil.) 5, 478 (1952). — Spiess, H.: Verh. dtsch. Ges. Chir. 68, 309 (1951). — Dtsch. med. Wschr. 1053 (1956). — Langenbecks Arch. klin. Chir. 269, 137 (1951). — Spindler, H. v.: Klin. Wschr. 2, 1211 (1939).

— Spreng, M., F. Gasser u. E. Oppikofer:Arch. Geschwulstforsch. (Ref.) **3**, 135 (1951). — Stähler, W.: Z. Urol. **37**, 389 (1943); **38**, 72, 93 (1944); **40**, 161 (1947). — Stahr, H.: Dtsch. med. Wschr. (1921) 454. — Z. Krebsforsch. **22**, 379 (1925). — Staemmler, M.: Nervenarzt **19**, 427 (1948). — Verh. dtsch. Ges. Path. **43**, 305 (1959). — Stassi, M.: Pisani **68**, 233 (1954). — Stavey, H. E., and W. Bergmann: Amer. J. Cancer **30**, 749 (1937). — Sterzi, G.: Atti Soc. ital. Derm. Sif. **3**, 797 (1941). — Sträuli, P.: Oncologia **11**, 147 (1958). — Z. Unfallmed. Berufskr. **50**, 132 (1957). — Oncologia (Basel) **11**, 147 (1958). — Struppler, A.: Dtsch. med. Wschr. **1952**, 311–312. — Stubbe, H.: Spontane und strahleninduzierte Mutabilität. Leipzig 1937. — Szarvas, F., u. K. Rák: Klin. Wschr. **39**, 309 (1961).

Taussig, J., K. Zola, Cooper and M. Seelig: Surg. **66**, 989 (1938). — Tesluk, H., and W. A. Nordin: Arch. Path. **60**, 493 (1955). — Theissing, G.: Arch. Ohr-, Nas.- u. Kehlk.-Heilk. **151**, 356 (1942). — Thomas, S. F., G. W. Henry and H. S. Kaplan: Radiology **57**, 669 (1951). — Tobeck, A.: Arch. Ohr-, Nas.- u. Kehlk.-Heilk. **147**, 154 (1940). — Troch, P. Ch.: Dtsch. med. Rdsch. **3**, 1154 (1949). — Peteosthor. Braunschweig 1949. — Troell, A.: Arch. klin. Chir. **163**, 14 (1930). — Truffi, M., e P. Cerutti: Atti. Soc. med.-chir. Padova **14**, 401 (1936). — Tunoda, K.: Mitt. jap. Ges. Gynäk. **34**, 8 (1939). — Ref. Z. Krebsforsch. **52**, 9 (1942). — Tyrone, C., and J. Weed: Amer. J. Obstet. Gynec. **42**, 147 (1941).

Uehlinger, E.: Schweiz. med. Wschr. **1937**, 214. — Uehlinger, E., u. O. Schürch: Dtsch. Z. Chir. **251**, 12 (1938). — Uhlig, M.: Virchows Arch. Path. Anat. **230**, 76 (1921). — Unna, P. G.: Histopathol. Hautkrankh. 1894, 719. — Upton, A. C., J. Furth and W. T. Burnett jr.: Cancer Res. **16**, 211 (1956).

Vigdortschick: Zbl. Gew.-Hyg. **1932**, 221. — Vogt, E.: Strahlentherapie 231 (1917); **23**, 639 (1926); **44**, 27 (1936); **69**, 349 (1941). — Voss, R.: Dtsch. zahnärztl. Z. **13**, 599 (1958).

Wachsmuth, W.: Chirurg **1948**, 390. — Wachter, F.: Wien. med. Wschr. **109**, 338 (1959). — Wagner, A.: Acta radiol. (Stockh.) **9**, 370 (1928). — Wahlgreen, F.: Zbl. Path. **60**, 102 (1934). — Verh. dtsch. path. Ges. **27**, 102 (1934). — Wakeley, G. P. G.: Brit. J. Surg. **14**, 677 (1927). — Walkoff: Photogr. Rdsch. **1900**. — Walthard, H.: Schweiz. Verein. Urol. Ref. Chirurg. **1947**, 18. — Warren, Chields and O. Gates: Ref. Z. Krebsforsch. **54**, 208 (1944). — Waser, P. G.: Diss. Zürich 1945. — Watanabe, S.: Vortrag v. d. 7. Generalversammlg. d. Transportation and Colomity Medical Assoc. of Japan 1953. — Arch. Soc. franç. Biol. méd. **34**, 23 (1958). — Watson, A. F.: Brit. J. exp. Path. **17**, 122 (1936). — Wegner, W.: Z. Augenheilk. **79**, 532 (1932). — Weitz, W.: Klin. Wschr. **1579** (1938). — Werner, P.: Wien. klin. Wschr. **1925**, 105. — Werthemann, A.: Schweiz. Z. allg. Path. **22**, 351–365 (1959). — Wiechmann, R.: Med. Mschr. **9**, 672 (1949). — Wilde, R.: Arch. orthop. Unfall-Chir. **45**, 329 (1952). — Windaus, A., K. Bursian u. U. Riemann: Z. physiol. Chem. **271**, 177 (1941). — Wolff, J. J., and W. R. Platt: Cancer (Phil.) **2**, 438 (1949). — Wolf, P. M., u. N. Niehl: Z. techn. Phys. **1931**, 41. — Wolff, A.: Referat über Arbeiten aus dem Kaiser-Wilhelm-Institut für Biochemie. Berlin 1939. — Woodard, H. Q.: Cancer **10**, 1 (1957). — Wuketich, St., u. Th. Mark: Z. Krebsforsch. **62**, 95 (1957). — Wyss, O.: Dtsch. Z. Chir. **93**, 537 (1908).

Zeitlhofer, J., and P. Speiser: Z. Krebsforsch. **60**, 161 (1954). — Zimmer, K. G.: Naturwissenschaften **45**, 326 (1958). — Zollinger, H. U.: Schweiz. med. Wschr. **79**, 1266 (1949); **87**, 1089 (1957). — Zülch, K. J.: Ärzte-Forsch. **7**, 535 (1953). — Zuppinger, A.: Schweiz. med. Wschr. **88**, 1172 (1958). — Zurhelle, E.: Arch. Derm. Syph (Berl.) **179**, 543 (1939). — Zuspan, F. P.: Amer. J. Obstet. Gynec. **69**, 59 (1955).

Zehntes Kapitel

Pathogenese maligner Tumoren (Blastogenese)

Seit der Zeit, als die Chirurgen P. Pott (1775) den *Scrotalkrebs der Schornsteinfeger*, Volkmann (1885) den *„Teerkrebs"* der Braunkohlenarbeiter und L. Rehn (1895) den *„Blasenkrebs der Fuchsinarbeiter"* als Berufskrebse beschrieben, ist die *Liste chemischer Krebsnoxen* immer größer geworden. Die „amtlich anerkannten" carcinogenen Stoffe in der Wirtschaft umfassen heute bereits 29 Stoffgruppen und *106 chemogen krebsgefährdete Betriebe, Berufe usw.* Nimmt man hierzu die *physikalischen* und *sonstigen Krebsnoxen*, so kommt man zu dem Ergebnis, daß das technische Zeitalter alles in allem bereits *über 600 blastogene Einwirkungen in die Umwelt des Menschen eingeführt hat*. Kein Zweifel, heute kommt jedermann in Kontakt mit Carcinogenen.

Bringt man alle diese Agentien auf einen Generalnenner, so handelt es sich auf der einen Seite letztlich immer *um ein lebloses Agens* chemischer oder physikalischer Natur. Das *Re-agens* auf der anderen Seite ist aber immer, gleichviel ob Mensch oder Tier, *ein lebender Organismus*. Zwar ist es richtig, daß gewissermaßen der Zusammenprall, daß der Kontakt oder, naturwissenschaftlich ausgedrückt, daß die *Reaktion der lebenden Materie mit dem toten Agens* selten eine universelle, sondern meist eine örtlich umschriebene (Kontakt, Injektion, Einstrahlung) oder eine histo- bzw. organotrope (z. B. Leber bei Buttergelb) ist, immer aber ist sekundär — mindestens indirekt — der ganze Organismus irgendwie mitbeteiligt, und wäre es nur durch Stoffwechselreaktionen, Entgiftung und chemische Umwandlung der betr. Stoffe, durch Regulationen und Gegenregulationen, Intoxikationen und andere Gefährdungen der verschiedensten Art. Das ist ja auch das, was den Kliniker immer so skeptisch macht gegenüber allen „Krebs"-Befunden an Zellen z. B. in den Ascitesformen von Impftumoren, an Gewebekulturen, also gegenüber aller Blastogenese in vitro. Zellen im Reagenzglas sind stets nur eine wohlbehütete künstliche Welt für sich, *an den Krebszellen eines Menschen hängt eben immer ein ganzer Organismus*. Krebszellen in vitro vertragen z. B. sonst unvorstellbar hohe Strahlendosen, bei der Ganzbestrahlung des Menschen können schon 500 r tödlich sein.

Die beim Menschen immer unabdingbar notwendige Rücksicht auf den ganzen Menschen ist es auch, die uns in diesem Kapitel, das vom carcinogenbetroffenen Organismus handelt, nötigt, die Erfahrungen bei der menschlichen Krebsentstehung in den Vordergrund zu stellen, da das gerade hier sich zu oft und allzusehr vereinfachende Experiment kein Abbild der Wirklichkeit des Krebsgeschehens vermittelt. *Wie reagiert* — das ist der Gegenstand dieses Kapitels — *der Organismus* — primär rein örtlich — *von der ersten onkotropen*[1] *Einwirkung an bis zur ersten Geschwulstmanifestation*?

Die *Frage nach dem Mechanismus der Cancerogenese* spielt im *Schrifttum* eine große Rolle. Zusammenfassende Darstellungen dieses Sonderkapitels der Cancerologie stammen von BORST (1902), FISCHER-WASELS (1927), E. L. und N. M. KENNAWAY (1937), DRUCKREY und KÜPFMÜLLER (1949), GRAFFI (1953, 1957), HADDOW (1953), WOLLMANN (1955), CHIURCO (1956), MASON (1958), GRAFFI und BIELKA (1959), HIEGER (1961). 1958 brachte das British Medical Bulletin ein Sonderheft "Causation of Cancer" heraus und 1959 veranstaltete die „Deutsche Akademie der Wissenschaften zu Berlin" ein „*Symposion über Fragen der Carcinogenese*" (ausführlicher Bericht 1960 erschienen).

Im internationalen Schrifttum hat sich für alle Vorgänge zwischen dem primum movens der Ingangsetzung und der späteren Ausprägung des Krebsgeschehens der Begriff „*Carcinogenese*" eingebürgert. Der Ausdruck ist zwar sprachlich korrekt, inhaltlich aber nicht ausreichend, da in dieser Definition die Sarkome ebensowenig erfaßt werden wie die dem Experiment kaum zugänglichen frühembryonalen, fetalen und frühkindlich erworbenen Tumoren. Sieht man im Krebs eine von einer Urtumorzelle abstammende, entartete, gewissermaßen wie parasitäre Zellausbreitung, so muß man jedem Blastom als einer Art *Pseudoorganoid im Organismus* einen eigengesetzlichen Seins-Charakter zubilligen. Tut man dies, so ist es dann auch logisch, alle Entwicklungsvorgänge von der ersten wesensbestimmenden Tumorzelle an bis zur vollen Ausprägung einer Geschwulst als *Onto-* oder *Pathogenese maligner Tumoren* oder als *Blastogenese* zu subsumieren. Diese letztere Bezeichnung hat den Vorteil, daß sie sich jederzeit

---

[1] Das Wort „*onkotrop*" darf natürlich nicht auf die Goldwaage der Logik gelegt werden. Tatsächlich gibt es in der Natur nichts, was ex ante auf den Endzweck „Krebs" ausgerichtet wäre. Wir sind nur gewöhnt, ex effectu, also ex post, auf ein „Gerichtetsein auf etwas..." zu schließen. Das Wort „onkotrop" muß also in der Hauptsache als ein final deskriptiver Begriff gewertet werden.

auch auf alle Mißbildungsgeschwülste, Teratome, sonstige Mischgeschwülste und auch auf die gutartigen Tumoren erweitern läßt.

Es ist eben — wenigstens aus der Sicht der menschlichen Krebspathologie — ganz verkehrt, das Geschwulstgeschehen in diskontinuierliche Phasen einzwängen zu wollen. Wohl gibt es bei den meisten onkotropen Einwirkungen, a posteriori betrachtet, eine reversible und eine irreversible Phase, also, wenn man so sagen will, 2 Hauptphasen. In der großen Summe der Fälle, besonders bei den so wichtigen Organkrebsen des Menschen, ist jedoch die *Krebsentstehung in der Praecarcinogenese ein vielphasisches, meist kontinuierliches Geschehen*. Meist ist es so, daß sehr verschiedene Agentien manchmal zugleich, oft nacheinander schädigend einwirken. Die einzelnen Noxen bereiten den nachfolgenden das Terrain, auf dem dann erst später die eigentliche, dann meist plötzliche Krebsumwandlung geschädigter Zellen sich vollzieht. Klinisch gesehen darf als Regel gelten: *kein Cancer ohne einen Praecancer* und kaum ein malignes Blastom ohne eine mehr oder minder spezifische Praeblastomatose.

1. Cancerisierung von Praeblastomatosen

Man darf von einer *Praeblastomatose* sprechen, wenn irgendein Zustand, gleichviel welcher Genese, in einem mehr oder minder höheren Prozentsatz von maligner Entartung gefolgt ist, so daß, ex post gesehen, der betr. Zustand nicht aus der Entstehung der betr. Krebsform weggedacht werden kann. Zu diesen Zuständen gehören zunächst gutartige Tumoren.

a) Gutartige Tumoren als Ausgangspunkt maligner Blastome. Benigne Tumoren gibt es in schier zahllosen Formen und Varianten. Sie haben ausnahmslos die Potenz, maligne zu entarten. Nur wird diese Potenz bei den verschiedenen Formen sehr verschieden häufig und in sehr verschiedener Form verwirklicht. Die Wahrscheinlichkeit hierfür hängt ab a) von der *Zahl* gleichartiger oder gewebsverwandter Tumoren im gleichen Organismus, b) von ihrer *histologischen Struktur* und c) von den *exogenen Insulten*, denen sie ausgesetzt sind.

Ohne weiteres leuchtet ein, daß die *Wahrscheinlichkeit der malignen Entartung* mit der *Zahl der Tumoren* zunimmt. Ist z. B. die ganze Haut eines Kranken mit *Morbus Recklinghausen* geradezu übersät mit „weichen Fibromen" (Abb.9, S.39), oder der Dickdarm bei der *Polyposis intestini* mit zahllosen Polypen, so ist es meist nur eine Frage der Zeit, d. h. der Lebensdauer, wann ein maligner Tumor oder wie beim Dickdarm primär multiple Carcinome auftreten. Hierher gehören alle erbkonstitutionellen Geschwulstkrankheiten, wie die multiplen Exostosen, systematisierte Chondrome usw. Von diesem einen Extrem bis zum solitären Lipom, Fibrom, Naevus, Melanom u. dgl. gibt es natürlich alle Zwischenstufen der Möglichkeit, Wahrscheinlichkeit bzw. Sicherheit dafür, daß ein gutartiger Tumor maligne entartet.

Neben der Zahl benigner Tumorzellen ist die *Gewebsherkunft* und der *histologische Charakter* von Bedeutung. Allgemein bekannt ist die *Neigung bestimmter gutartiger Tumoren*, die bei nicht radikaler Erstoperation notwendigerweise rezidivieren, um *bei unvollkommenen* weiteren *Eingriffen* weiter zu rezidivieren um dann fast mit Sicherheit *eines Tages maligne zu werden*, die aber auch dann, zunächst wenigstens, weiter lokal rezidivieren, bis sie meist spät erst auch metastasieren. In diese Kategorie gehören vor allem aus der Reihe der mesenchymalen Tumoren zellreiche *Fibrome, Desmoide, Chondrome, Xanthofibrome, Synovialome*, myelogene *Riesenzelltumoren* (besonders rezidivgefährdet!), aus der Reihe epithelialer Geschwülste *Papillome, Polypen, Adenome* und unter den Mischtumoren die *Speichel-*

drüsenmischtumoren und reife *Teratome*. Bei den Tumoren des melaninbildenden Gewebes sind die *Pigment-Naevi*, ganz allgemein die gutartigen *Melanome* berüchtigt. Aber auch bei den Tumoren des Nervengewebes und seiner Hüllen sind sekundäre maligne Entartungen bekannt, so von den Ganglioneuromen, Neurofibromen (auch in Narben! vgl. HELLNER 1956), Neurinomen, „Schwannomen" u. a. m.

Eindrucksvolle Einzelbeispiele solcher primär gutartiger, bei der Erstoperation nicht radikal operierter, dann immer wieder rezidivierender und schließlich maligne entartender Tumoren haben vor allem HELLNER (1956) und aus der Heidelberger Chirurgischen Klinik SODER (1956) veröffentlicht. SODER (1956) hat den Aufbau des Primärtumors jeweils mit dem der Rezidive verglichen. Oft war das 2. oder 3. Rezidiv bereits maligne. Mit steigender Rezidivzahl nimmt die Entdifferenzierung zu.

Die Erfahrungen mit solchen primär gutartigen, oft auch als „semimaligne" bezeichneten Tumoren rechtfertigen folgende *Schlußfolgerungen*:

1. viele primär *gutartige Tumoren* stellen eine *Prophase maligner Tumoren* dar,
2. die *nichtradikale Exstirpation* ist bei entsprechenden Fällen aus der sekundären *Malignisierung* nicht wegzudenken,
3. die unvollkommene Erst- und jede spätere Rezidiv-Operation setzt in den zurückgebliebenen Tumorzellen durch den *Reiz gewebseigener Autolysate* als Mitoseanreger vermehrte Zellteilung und eine gesteigerte Tumorzellregeneration in Gang. Dadurch wird die Umwandlung des biologischen Charakters der Geschwulst eingeleitet. Fraglos leistet dies der späteren Malignisierung Vorschub.

Es kommen aber neben dem „Trauma" der Operation und der Auslösung von Mitosen ohne Ende noch *weitere Faktoren* hinzu, von denen am Beispiel der Malignisierung eines Glomustumors (s. später) die Rede sein wird. Auf welche Weise die maligne Umwandlung zustande kommt, davon wird im 11. Kapitel die Rede sein.

Wie bedeutungsvoll in solchen Fragen das *Primat der Klinik und Pathologie* ist, geht am deutlichsten aus der *Blastogenese angeborener Tumoren* hervor. Sie ist dem Tierexperiment — bislang wenigstens — weitgehend verschlossen. Ihrer Sonderstellung wegen ist sie bereits im 6. Kapitel (Angeborene Geschwülste) S. 277 ff. besprochen.

b) Tumorartige Hyperplasien als Vorstufe maligner Geschwülste. Diese bald hormonell, bald exogen induzierten Gewebsreaktionen sind an sich von den eigentlichen echten, d. h. autonom wachsenden Tumoren abzugrenzen, andererseits geben sie in einem beachtlichen Prozentsatz Anlaß zu später malignen Tumoren, sei es endokriner Organe, sei es „hyperplasiogener" Herkunft, so daß es logisch erscheint, sie hier gesondert zu betrachten. Es ist das Verdienst von BÜNGELER (1951, BÜNGELER und DONTENWILL 1959, dort ausführliche Literatur), dieses Sondergebiet, wenn auch nicht ohne Widerspruch (vgl. Pathologenkongreß 1951), klargestellt zu haben. Zu den *„geschwulstartigen Hyperplasien" als Reaktion auf proliferationsauslösende Dauerreize* zählt BÜNGELER besonders solche endokriner Organe, die deswegen eben eine Sonderstellung haben, weil sie nicht völlig autonom, sondern endokrin gesteuert und daher von hier aus auch beeinflußbar sind.

Als *Beispiele aus der experimentellen Geschwulstforschung* führen BÜNGELER und DONTENWILL (1959) folgende an: Ovarialcysten, Uterushyperplasien und adenomartige Wucherungen, Zwischenzellgeschwülste der Hoden, Hypophysenadenome u. a. m. Die Hypophyse reagiert mit Adenombildung auf Thyreoidektomie oder Ausschaltung der Schilddrüse nach Radiogold- bzw. Thiouracilbehandlung. Kastration bald nach der Geburt führt zu adenomartigen Hyperplasien der Nebenniere. Auch an den Epithelkörperchen können ähnliche Bildungen ausgelöst werden, wenn durch Störungen des Phosphat-Calcium-Stoffwechsels erhöhte Anforderungen an die Parathormonleistung der Epithelkörperchen gestellt werden. Alle diese und andere *Hyperplasien* bzw. *Adenombildungen* sind als *Anpassungsreaktion an veränderte hormonelle Korrelationen* zu deuten.

Andere Beispiele sind *Schilddrüsen-*, aber auch *Hypophysenadenome* ausschließlich durch langfristige Stimulierung als *Folge lang andauernden Jodmangels* (25 Monate bei Ratten!), auch ohne zusätzliche Bestrahlung und ohne Einwirkung chemischer Carcinogene (AXELRAD u. LEBLOND 1955).

Geradezu Experimenten gleichzusetzen sind *Erfahrungen am Menschen* mit reaktiv ausgelösten Adenomen endokriner Drüsen. Der Verfasser beobachtete z. B. eine Kranke mit *Epithelkörperchenadenom* (und konsekutiver Ostitis fibrosa generalisata), das nach einer — wegen einer latenten Tetanie — jahrelang andauerndern Medikation von AT 10, einem den Calcium-Phosphor-Stoffwechsel des Knochensystems regulierenden Stoff (Näheres bei KARCHER 1958) entstanden war. Der Verfasser sah weiterhin 3 Fälle von *Struma diffusa adenomatosa* bei *Akromegalie* infolge vermehrter Ausschüttung thyreotropen Hormons. Bei 2 Fällen war die „Struma" unnötigerweise reseziert worden, in einem 3. Falle ging sie auf die percutane Elektrocoagulation des Hypophysenadenoms durch Reduktion des thyreotropen Hormons ohne jedes weitere Zutun völlig zurück (K. H. BAUER 1953).

Neuen Datums sind Hypophysadenome, ausgelöst durch eine bei adrenogenitalem Syndrom vorgenommene „*subtotale*" *Resektion der Nebennieren*. Sie sind als reaktiver Ausgleichsversuch des Organismus gegen den Ausfall von Nebennierenrindenhormonen zu deuten (näheres u. Lit. b. BAYER und SPIEGELHOFF 1957 und BAYER 1959).

Alle diese und andere zum Ausgleich hormoneller Störungen reaktiv ausgelöste Tumoren endokriner oder hormonabhängiger Tumoren sekundärer Geschlechtsorgane (Uterus, Mammae, Prostata, Ovarien, Hoden) gehören ins Gebiet der Praeblastomatose schon allein deshalb, weil sie *in etwa 10% der Adenome Adenocarcinome* liefern. Wenn der Prozentsatz nicht noch höher ist, so nur, weil die Adenome, noch bevor sie maligne entarten, entweder durch exzessive Hormonüberproduktion zum Tode führen (z. B. bei Phaeochromocytomen, Epithelkörperchen- und Inselzelladenomen) oder weil sie durch operative Beseitigung an der Krebsumwandlung gehindert werden.

Alles in allem ist zu sagen: all diese durch den Zwang zu Mehrleistung ausgelösten hyperplastischen und adenomartigen Wucherungen und die daraus sich entwickelnden *Adenome endokriner und hormonabhängiger Organe* sind keine echten Geschwülste, weil sie *nicht* im strengen Sinne des Wortes *autonom*, sondern nur gewissermaßen *ferngesteuert* wachsen. Sie *gehören* aber trotzdem *in das Gebiet der Praeblastomatosen*, weil sie — und das ist eben hier das Entscheidende! — bei Fortdauer der Stimulierung schließlich maligne zu werden vermögen.

Gewissermaßen anhangsweise seien hier noch kurz all' die *Reiz-Praeneoplasien* erwähnt, die, wie alle alten *Ulcera, Fisteln, Erosionen, chronischen Schleimhautkatarrhe* usw. dadurch ausgezeichnet sind, daß sie durch rezidivierend gestörten Regenerationsprozeß solange unterhalten werden, bis dann schließlich ein akzidenteller Faktor in jenen Hyperplasien, papilläre Wucherungen und dergleichen die endgültige Cancerisierung auslöst. Die einschlägigen Fragen sind bereits bei der Morphologie der Praecancerosen und Praesarkomatosen im 3. Kapitel (S. 115ff.) ausführlich besprochen worden.

c) **Durch carcinogene Einwirkungen bedingte Praeblastomatosen.** Von den Berufskrebsen her (s. 1. Kap.) wissen wir, daß z. B. dem Lichtkrebs der Ackerbauer und Seefahrer, den Röntgen-, Teer-, Ruß-, Pechkrebsen *durch carcinogene Noxen bedingte Praecancerosen* vorauszugehen pflegen. Sie sind dort aus dem späteren Krebsgeschehen nicht wegdenkbar.

Was im Zusammenhang mit der Pathogenese maligner Tumoren interessiert, ist die Frage: Was überbrückt bei einer carcinogenen Einwirkung die Zeitspanne zwischen der Aktion eines Carcinogens und der malignen Reaktion des Organismus? Wählen wir eines der beim Menschen bestübersehbaren Beispiele.

Es ist geradezu ein Specificum experimenteller Forschung, daß sie sich mit allen Mitteln der Vereinfachung darum bemüht, vom einfachsten Fall auszugehen, stets das optimal geeignete Versuchsobjekt herauszufinden und bei diesem möglichst nur an genotypisch identischen Tieren des gleichen erbreinen Stammes zu arbeiten.

Beim Menschen sind derartige „reine Ausgangsbedingungen" praktisch nie gegeben. Das in seiner Tragik furchtbarste, de facto aber „experimentell" reinste *Einfaktorexperiment am Menschen* ist der sog. *Thorotrastfall*, d. h. die intravasale *Injektion von Thoriumdioxyd* bei der sog. Hepato-lienographie (intravenöse Applikation) bzw. bei der (intraarteriellen) cerebralen Angiographie oder der Arteriographie peripherer Körperarterien.

Wir haben die physikalische Seite des Thorotrastproblems bereits im 9. Kapitel (S. 457ff.) ausführlich besprochen. Im jetzigen Zusammenhang handelt es sich jedoch um die eigentliche Blastogenese, um die Zeit also zwischen der Einbringung des radioaktiven Carcinogens und der ersten Tumormanifestation. Gerade dafür aber ist das Thorotrastbeispiel besonders geeignet, denn hier ist das „Primärereignis" auf Jahr, Tag, Stunde und Minute, sowie nach Dosis und Applikation angebbar. Hier spielen auch keine sonstigen Faktoren herein. Das ionisierende Agens wird im reticulo-endothelialen System spezifisch gespeichert. Was überbrückt nun aber im Re-agens, was für Vorgänge überbrücken in der Leber, in der Milz, in den Lymphdrüsen und im Knochenmark die Zeit zwischen der Thoriumapplikation und dem Thorotrastcarcinom bzw. -sarkom?

Alsbald nach der Inkorporierung des Thoriumdioxyds reißen — ihrer Aufgabe im Organismus entsprechend — die Zellelemente des reticulo-endothelialen Systems die körper- und blutfremden Thorotrastpartikelchen aus der Strombahn des Blutes an sich und speichern sie. Sie können sie aber nicht unschädlich machen. Im Gegenteil, sie setzen sich gleichzeitig ihrer ionisierenden Strahlung aus und büßen ihre dem Körper geleistete Polizeifunktion der Fremdkörperspeicherung mit ihrer Existenz. Die Zellen gehen zugrunde, zerfallen, geben die Thorotrastkörnchen frei, benachbarte Geschwisterzellen reißen sie an sich, und so geht, da die Radioaktivität nicht erlischt, der tödliche circulus vitiosus fort und fort. Die Regeneration wird ständig, ja pausenlos strapaziert. Immer neue Mitosen werden angeregt. Gleichzeitig werden sie immer wieder gestört, bis dann die endgültige Cancerisierung (davon im nächsten Kapitel) resultiert.

Zuvor aber — und das ist das für die Überbrückungsvorgänge Entscheidende! — reagiert auch das den reticulo-endothelialen Zellen benachbarte Gewebe: das strahlenbombardierte Bindegewebe wuchert immer mehr, wird zellarm, aber faserreich, bringt das eigentliche Parenchym immer mehr zur Schrumpfung, die Milz verkleinert und verhärtet sich fortgesetzt („Milzsklerose"), und in der Leber kommt es zu ausgedehnter herdförmiger Cirrhose. Die Lymphknoten werden, da sie von dem zerfallenden thoriumhaltigen Zellmaterial vieles zusätzlich aufnehmen, schließlich nekrotisch. An den Randpartien der noch lebenden Gewebe entstehen jedoch Gefäßhyperplasien, später *Angiome* und von den Gallengängen aus kleine *Cholangiome*. Von diesen aus entstehen dann die thorotrastinduzierten Tumoren, seien es (mesenchymale) *Hämangiosarkome* oder (epitheliale) *Cholangiocarcinome* oder von den Randpartien aus (mesenchymale) *Fibrosarkome* (s. hierzu S. 462ff).

Dieses aus der Sicht des Klinikers reinste Beispiel einer Einfaktor-Blastogenese beim Menschen ist ungemein lehrreich. Es besagt — andere Beispiele werden alles noch unterbauen, ergänzen und bestätigen — folgendes: Es kann gar *keine Rede* davon sein, daß — wie es immer wieder gelehrt wird — die *Krebsentstehung* gewissermaßen *2-phasisch* (Initial- und Realisationsphase) verläuft. Wo wäre auch z. B. bei 20 Jahren Latenzzeit die Phasengrenze? Die Natur kennt keine allgültigen Schemata. Die Krebswirklichkeit beim Menschen ist viel zu vielseitig, als daß sie sich in ein Phasenschema zwingen ließe. Außerdem bliebe immer die Kernfrage: was passiert denn biologisch Faßbares am Wendepunkt der beiden Phasen?

In Wirklichkeit verläuft das *Praestadium des Krebsgeschehens* nicht in diskreten, alternativen Phasen, sondern von der Einwirkung bis zur Cancerisierung über lange Zwischenzeit *kontinuierlich* mit zahlreichen Übergangsstadien. Diese letzteren wechseln beim gleichen Organismus von Organ zu Organ und von Ort zu Ort. Die Überbrückungsvorgänge sind insbesondere aber völlig variabel, wenn es sich nicht, wie beim Thorotrastfall, nur um einen einzigen kausalen Faktor, sondern um mehrere, ja vielfache interkurrierende und konkurrierende, sich wechselseitig fördernde oder hemmende Faktoren handelt.

Immer aber bleibt bei der *Cancerisierung von Praeblastomatosen* ein *Rätsel* ungelöst: das ist — nach dem meist langen, langen Vorkrebsstadium — die *Plötzlichkeit des Umschlages* zu dem nunmehr unaufhaltsam malignen Wachstum. Doch kann diese Frage erst im nächsten Kapitel analysiert und beantwortet werden.

2. Klinische Symblasto- bzw. Syncarcinogenese

Das Experiment, nach SPEMANN (1936), die „spezifische Methode, um kausale Beziehungen zu ermitteln", arbeitet bei Tierversuchen über Krebsentstehung tunlichst mit nur einem carcinogenen Faktor, dies möglichst immer bei der gleichen Tierart, ja bei dieser sogar noch an genetisch einheitlichen, erbreinen Tierstämmen und — nicht zu vergessen — unter mehr oder minder sklavisch festgehaltenen identischen Haltungs- und Ernährungsbedingungen. Die Vorteile liegen auf der Hand: man vereinfacht und bezieht die Vielheit der Wirkungen auf *eine* Ursache.

Die *Krebswirklichkeit beim Menschen* ist eine völlig andere, um nicht zu sagen eine entgegengesetzte: beim Menschen gibt es — im biologischen Sinne — keine „Zucht", keine Auslese, keine Inzucht. Es herrscht Panmixie, und die Aufwuchs-, Lebens- und Ernährungsbedingungen sind außerordentlich verschieden. Beim Menschen wirken oft mehrere, ja viele Noxen bei der Krebsentstehung zusammen, ohne daß im allgemeinen gesagt werden kann, welche Noxe schließlich endgültig den Krebs verursachte.

Ja, man fragt sich: gibt es denn überhaupt beim Menschen eine unikausale Carcinogenese? Tatsächlich ist das eine ausgesprochene Ausnahme. Beim Blasenkrebs durch β-Naphthylamin und beim thorotrastinduzierten Tumor mag eine solche einfache Einfaktor-Krebsentstehung zutreffen. In der großen Mehrzahl der Fälle, vor allem bei den Organkrebsen, wie Magen-, Bronchial-, Darmkrebs usw., verdankt der Krebs seine Entstehung zumeist einer *Syncarcinogenese* d. h. einem Zusammenwirken mehrerer oder gar vieler krebsbegünstigender Faktoren (K. H. BAUER 1949). Dabei braucht es durchaus nicht so zu sein, daß krebsspezifische Noxen allein maßgebend sind. Oft wirken sie auch mit nicht-krebsspezifischen Schädigungen zusammen oder anders ausgedrückt: die *Ursache eines Praecancer braucht* durchaus *nicht die Ursache des Cancer zu sein*. Der klinische Begriff hat seine selbständige Berechtigung. Er ist eben nicht bloß auf die Fälle beschränkt, bei denen ein bestimmtes Carcinogen in seiner zahlenmäßig faßbaren Auswirkung dadurch gesteigert wird, daß ein nicht-carcinogener Faktor wie z. B. Crotonöl (s. später) noch zusätzlich einwirkt. Beim klinischen Begriff steht von vornherein die *Vielheit von Schädigungen,* sei es gleichzeitig oder öfter nacheinander, sei es carcinogener oder nur sonst schädigender Art, im Vordergrund.

a) Kombination carcinogener Noxen (Klinische Beispiele). Leiten wir die für den wissenschaftlichen Sprachgebrauch notwendigen *Begriffe von 4 klinischen Beispielen* ab!

1. Beispiel: Beim *Pechkrebs* z. B. ist den Ärzten schon immer aufgefallen (vgl. BARNEWITZ 1928), daß die typischen Spätveränderungen der Haut durch Pech ausschließlich an der der Belichtung ausgesetzten Körperteilen sich finden, daß die Pecharbeiter sehr empfindlich gegen Sonnenlicht sind und sich mit allen Mitteln dagegen zu schützen versuchen. Nach Wegfall der Pechnoxe bilden sich die Spätveränderungen an der Haut zurück, bleiben aber an den belichteten Körperstellen fortbestehen. Zum chemischen Faktor „Pech" kommt die physikalische Noxe „Licht" und zu beiden stets noch der „traumatische" Faktor, veranlaßt ja der Juckreiz ständig Kratzeffekte, hinzu. So kommt wirklich „eins zum anderen". Jedenfalls ist klinisch oft eine Kombination verschiedener Krebsnoxen, die dem Krebsbeginn vorausgeht, festzustellen.

2. Beispiel: (eigene Beobachtung): 43jähriger Mann (J. O., J. Nr. 33303/1947). Innerhalb weniger Jahre insgesamt 14 Gesichts- und Lippencarcinome. Vor Jahren wurde bereits „ein kleines Knötchen" am Nasenrücken, 1942 eine „kleine Geschwulst" vor dem rechten Ohr entfernt. 1947 wurden zwei Plattenepithelcarcinome, das eine unter dem rechten Unterlid, das zweite von der linken Wange, entfernt. Später (1948) Unterlippencarcinom. Seit 1943 nacheinander 14 histologisch gesicherte Gesichtscarcinome. Unwillkürlich fragt man: Warum Lippen- und Gesichtscarcinome schon Ende der 30er und Anfang der 40er Jahre? Und warum gleich multipel? Antwort: Der Kranke erlitt mit 13 Jahren durch eine *Schwarzpulverexplosion* Verbrennungen im Gesicht und an den Händen. Daß Verbrennungen Krebs induzieren, davon war oben (S. 429) ausführlich die Rede. Die zweite carcinogene Noxe ist dem Kranken ins Gesicht geschrieben: es ist geradezu tätowiert durch zahlreiche Fremdkörperimprägnierungen. Die dritte Noxe ist für die bereits photosensibilisierte Haut doppelt schädliche Exposition gegenüber den Ultraviolettstrahlen des Sonnenlichts. Die vierte Noxe sind die Infrarotstrahlen in Form strahlender Hitze: der Kranke arbeitete als Schlosser am offenen Feuer. Spätere Tätigkeit in Lederfärberei, 12 Jahre als Vertreter täglich mit Motorrad bei jedem Wetter unterwegs, später Truppenpionier im Krieg in Italien. Unverträglichkeit für Sonnenbestrahlung. Seit 1946 Arbeit an einer Maschine mit massiver Staubentwicklung.

3. Beispiel (ALIUS 1928): Ein 6jähriger Junge bekommt einen *Lupus* vulgaris am Hals. Der Lupus „allein" führt nicht ganz selten — (5,3% unter 2597 Kranken einer Lupusheilstätte: KREINER 1940) — durch infektiös-toxische Noxen zum Krebs: „Lupuskrebs". Zunächst längerdauernde Behandlung mit *Pyrogallol* (2. Noxe — Pyrogallol = 1:2:3-Trioxybenzol besitzt hohe Giftigkeit und ruft starke Ätzwirkung und heftige Entzündung hervor). Außer Pyrogallolbehandlung *Kauterisation* (3. Noxe). Nach 14tägigem Bestehen Behandlung mit *Quarzlampe* (4. Noxe). Also mit UV-Strahlen auf einem bereits stark geschädigten Hautgebiet. Später „zahlreiche *Röntgenbestrahlungen*" (5. Noxe). Nun kommt eine 6. Noxe: der Kranke besorgte *als Krankenpfleger* einer Hautklinik 6 Jahre lang „die gesamte *Röntgentherapie*". Er saß dabei viele Stunden am Tage am Schalttisch; er war an seinem Platz von der Röhre nur durch eine Holzwand ohne Bleischutz getrennt! Wegen erneuten Fortschreitens des Lupus erneut und wiederholt *röntgenbestrahlt* (7. Noxe). Dann kam eine *Operation*, also ein im chronisch geschädigten Gewebe schweres Trauma (8. Noxe), und schließlich wurde eine *Höhensonnenbehandlung* im Hochgebirge mit UV-Strahlen (9. Noxe) durchgeführt. Dann nochmalige *Operation* in dem auf die verschiedenste Weise geschädigten Gewebe, also neues Trauma im längst krebsgefährdeten Gebiet (10. Noxe). Die Liste ist sicher nicht vollständig, aber schließlich ist „nichts mehr von Tuberkulose nachzuweisen", dafür ein *Spindelzellsarkom* mit tödlichem Ausgang durch Metastasen.

Dieses experimentum in homine ist ebenso betrüblich wie lehrreich. Nicht nur, daß es ad oculos demonstriert, was der Begriff „Kombination verschiedener Noxen" bedeutet, sondern es zeigt auch, wie wenig die Ärzte noch vor 25 und 30 Jahren krebsprophylaktisch dachten.

War das nun ein Lupuskrebs oder ein Röntgen- oder Licht- oder Anilin- oder Hitzekrebs? Niemand kann sagen, welche Noxe die endgültige Cancerisierung ausgelöst hat, und wo der Krebs zu rubrizieren ist, sicher aber scheint es, daß eine Reihe anerkannter Krebsnoxen nacheinander eingewirkt und die Krebswahrscheinlichkeit schließlich bis zur Krebsgewißheit gesteigert hat. Daß das aber nicht bloß Dinge sind, die die theoretische Cancerologie interessieren, sondern daß sie große Bedeutung für das medizinische Denken und für das praktische Handeln des Arztes haben, wird dadurch schlagend bewiesen, daß der Lupuskrebs, der im Finseninstitut in Kopenhagen nur 0,5% der Lupuskranken befällt, im Material von 2597 Lupuskranken von KREINER (1940) bei 136 Lupuskranken, die mit Röntgen und Radium behandelt waren, 84 = 61,7% dieser bestrahlten Fälle ausmacht. In einem Falle von SCHWARZWALD (1934) wurde ein Lupus am Halse zuerst mit Röntgenstrahlen behandelt. Es entwickelte sich ein Plattenepithelcarcinom. Dieses wurde dann mit Radium bestrahlt. Nun entwickelte sich auf dem Boden des gleichen Lupus ein Spindelzellensarkom. *Röntgen- und Radiumtherapie des Lupus ist nicht Therapie, sondern experimentelle Syncarcinogenese.*

4. *Beispiel* (eigene Beobachtung): Subungualer *Glomustumor*, eine stets gutartige Geschwulst. Leidensweg: zunächst *Verletzung* durch Handbürste, *Infekt.* Fehldiagnose „Paronychie". *1. Operation* Nagelentfernung. *2. Operation*: Entfernung des Restnagels. Reverdinplastik, die nicht anheilt. Verbände mit *Borvaseline* (Vaselin ist ein Teerprodukt), Maltraitement mit *Argentum nitricum, Ichthyol-Pellidolsalbe* (Pellidol ein Scharlachrotderivat, Scharlachrot ein cancerogener Azofarbstoff). Schließlich Amputation und Nachamputation. Zwei Jahre später *Metastase* in der Axilla, auch histologisch als maligne gesichert[1].

Man sieht: Wie man experimentell jedes normale Gewebe cancerisieren kann, so kann man schließlich und endlich auch beim Menschen eine sonst stets *gutartige Geschwulst in Krebs verwandeln.* Der Kranke — war Arzt! Wie es nun aber das Schicksal fügt: Der Arzt wurde von seinem selbstmalignisierten Tumor und seinen Metastasen geheilt, bekam aber 1959 — 7 Jahre nach dem Glomustumor — einen neuen Tumor auf der gleichen Seite, am Oberarm, 10 cm außerhalb der operierten Axilla: jetzt *Spindelzell-Sarkom*, jedoch ohne Beziehung zum früheren Glomustumor. 1960 erlag der Arzt ohne Rezidiv einem Herzinfarkt.

Diese *4 Beispiele succedaner Kombinationsschäden* betrafen relativ seltenere Krebserkrankungen. Die große Bedeutung des Fragenkomplexes wird erst offenbar, wenn man häufige *Organkrebse* heranzieht und hier als Beispiel einen durch Berufsnoxen erworbenen Bronchialkrebs, den *Schneeberger und Joachimsthaler Lungenkrebs*, analysiert.

Der *Schneeberger Lungenkrebs* ist als „Bergkrankheit" schon im 17. Jahrhundert bekannt. 1. Krebsnoxe: Inhalation von *Gesteinsstaub* mit entsprechenden silikotischen Lungenveränderungen und (noch 1941!) in 30,9% der obduzierten Fälle Kombination der Silikose mit *Lungentuberkulose* (BEHOUNEK und FORT 1941) als zusätzliche Noxe. 2. Noxe: in der feuchten Grubenluft chronisch-rezidivierende *Erkältungsbronchitiden* mit den charakteristischen Epithelmetaplasien, Verlust von Flimmerepithel, bronchitische Reizzustände mit nie mehr abheilenden chronischen Infekten der Bronchialschleimhaut usw. 3. Noxe: *Arsengehalt* des Gesteinsstaubes und 4. (wahrscheinlich ausschlaggebend) die 20 Jahre i. D. dauernde Inhalation von *Radiumemanation* (bei 35400 Std. durchschnittlicher Aufenthaltsdauer in den Bergwerksschächten BEHOUNEK und FORT 1941). Die Schädigung des ganzen Bronchialsystems geht daraus hervor, daß bei den Bergleuten der Urangruben Bronchialkrebs in bis zu 25% der Fälle multipel auftritt.

Was lassen sich von diesen Beispielen — sie ließen sich beliebig vermehren! — für *cancerologische Begriffe* ableiten? Nun, die klinische Krebspathologie hat immer schon klar die *Unterscheidung zwischen krebsbegünstigenden und krebsauslösenden Faktoren* getroffen. *Krebsbegünstigende Noxen* sind krebsunspezifische Faktoren, die lediglich das Terrain für die Krebsentwicklung vorbereiten, das Krebsrisiko erhöhen, den Krebsbeginn vorverlegen oder die Krebslokalisation mit beeinflussen. Dagegen sind *krebsauslösende Noxen* solche, die auf sonstwie oder selbst vor-

---

[1] Es ist der zweite Fall eines malignen Glomustumors im Weltschrifttum. Der erste Fall wurde 1952 von L. ERHARDT im Zbl. Path. 88, 208 mitgeteilt. Über das Morphologische unseres Falles berichteten RANDERATH und CANDREVIOTIS (1955).

bereitetem Krebsterrain die spezifische biologische Krebsreaktion der Gewebe, d. h. die Cancerisierung selbst, erzeugen (s. hierzu 11 Kap.).

So eindeutig diese deutschen Begriffe für den deutschen Sprachgebrauch auch sind, die wissenschaftliche Nomenklatur verlangt international verständliche Sprachbezeichnungen. Im angelsächsischen Schrifttum haben sich die aus dem Lateinischen abgeleiteten Begriffe *"initiating agents"* und *"promoting agents"* eingebürgert. Über diese Bezeichnungen ließe sich reden, wenn sie nicht zu einer erheblichen Sprachverwirrung geführt hätten, werden sie ja von verschiedenen Autoren sehr verschieden angewandt. Sie begegnen aber auch sachlichen Bedenken. Die "initiating agents" leiten ja die Terrainvorbereitung nicht nur ein, sondern unterhalten sie ja oft genug über lange Zeit bis zur endgültigen Cancerisierung. Und auch die "promoting agents" sind nicht nur krebsfördernd, sondern oft krebsentscheidend. Wollte man die Begriffe genau umgekehrt verwenden und die promoting agents als krebsbegünstigend und die initiating agents als cancerisierungseinleitend gebrauchen, so stößt man auf die logische Schwierigkeit, daß einer Noxe, die oft erst am Schluß steht, Initialwirkung zugesprochen würde.

Es erscheint daher notwendig und natürlich, daß man für die spezifischen geschwulsterzeugenden Agentien ausschließlich die unmißverständlichen, eindeutigen Begriffe *carcinogen, blastogen* oder *tumorinduzierend* und für alle nicht krebsspezifischen, aber begünstigenden und bedingt krebsfördernden Faktoren den Sammelbegriff *praeblastogen* verwendet. Dieser Ausdruck ist umfassend, läßt andererseits für den terrainvorbereitenden Charakter dieser Noxen alle Subsumierungsmöglichkeiten offen, gleichviel ob die Faktoren proliferationsfördernder oder hyperplasie-anregender oder atrophienerzeugender, infektiöser, physikalischer oder chemischer Natur sind. Das maßgebende Unterscheidungsmerkmal und *Kriterium* überhaupt ist die *Reversibilität*. Alle praeblastogenen Faktoren sind — causa cessante cessat effectus — reversibel, alle carcinogenen Faktoren — cessante causa non cessat cancer — irreversibel.

Statt des Terminus *praeblastogen* sind viele Begriffe im Gebrauch: *imperfekte*, „inkomplette *Carcinogene*" (SALAMAN und ROE 1953) (als Gegensatz zu „Vollcarcinogenen"), Initialfaktoren, bedingt *krebsauslösende Faktoren* (BUTENANDT). Diese krebsbegünstigenden Schädigungen können zu gleicher Zeit zusammenwirken oder einander folgen, sie können nur Praeblastomatosen auslösen oder unmittelbar und spezifisch carcinogen wirken, sie können den Krebsausbruch beschleunigen oder für den Sitz der Krebserkrankung maßgebend sein.

Nun brauchen aber beide, am Krebsgeschehen meist vereint wirkende Faktorengruppen einen *Oberbegriff*, der alles, was bei Krebsentstehung zusammenwirkt, einheitlich zusammenfaßt. Das Entscheidende scheint uns zu sein, daß bei der menschlichen Krebsentstehung meistens mehrere oder gar viele Faktoren, sich wechselseitig bedingend und ergänzend, zusammenwirken müssen, sofern Krebs entstehen soll. Da der Ausdruck *Carcinogenese* in alle Kultursprachen eingegangen ist, schien uns der Gesichtspunkt des Zusammenspiels der Faktoren am einfachsten durch das vorgesetzte griechische σύν charakterisiert zu sein: das Wort *Syncarcinogenese* (K. H. BAUER 1948) erschien unmißverständlich, eindeutig und umfassend. Es muß aber zugegeben werden, daß dieser Ausdruck nicht umfassend genug ist, wenn es sich um Kombinationsschäden bei der Sarkomentstehung handelt. Es erscheint daher doch noch zutreffender, auf den alten Begriff Blastogenesis (MOTTRAM 1944) zurückzugreifen und von *Symblastogenese* zu sprechen.

b) Die Kombination carcinogener Noxen mit nicht-krebsspezifischen Schädigungen.
Dem Begriff der Syncarcinogenese kommt eine große heuristische Bedeutung zu. So ist es kein Zweifel, daß vor allem bei den sog. *Reizkrebsen* meist mehrere Noxen beteiligt sind. Gerade bei den chronischen, nicht heilenden Geschwüren,

Dermatosen, Fisteln usw. stellen neben der bakteriell-toxischen Noxe die chronisch-traumatische, die wechselnd-medikamentöse Irritation, die häufige „Strahlenbehandlung", die berüchtigte „Röntgenreizdosis", die häufige diagnostische Röntgenuntersuchung eine Kette gewebsschädigender Faktoren dar. Die vielen, oft erst nach Jahrzehnten entstehenden Fistelcarcinome, Brandnarbenkrebse, Carcinome auf dem Boden von Krampfadergeschwüren u. dgl. gehören hierher. Ja, man kann ruhig sagen, bestehen erst Praecancerosen, so ist die Mitwirkung zusätzlicher Schädigungen, auch iatrogener, geradezu die Regel.

Auch bei manchen *Geschwülsten nach alten Kriegsverletzungen* ist die Aufeinanderfolge verschiedener krebsbegünstigender Faktoren maßgebend.

Beispielhaft ist eine Beobachtung von THIES (1936): 1915 Schußfraktur des 3. Metakarpalknochens (1. Noxe), dann 1 Jahr lang dauernde Eiterung (2. Noxe), massenhafte „Bleisplitter" im Schußkanal (3. Noxe), 1934 Entfernung von 3 Geschoßsplittern aus dem Daumenballen (4. Noxe), nach 19 Jahren nach der Verwundung Spindelzellensarkom. In der unmittelbaren Nachbarschaft des Tumors findet sich ein „Bleisplitter". Wir erinnern daran, daß solche Metallsplitter bei den vielen Röntgenaufnahmen auch zu entsprechend starker Sekundärstrahlung Anlaß geben.

Auch an Beobachtungen, wie einem *Fistelcarcinom* 20 Jahre nach komplizierter Unterschenkelfraktur (SCHEID 1941), kann man nicht vorbeigehen. In solchen Fällen ist stets eine Vielheit von Noxen (auch „medikamentöser" und strahlendiagnostischer) in Betracht zu ziehen.

Oft liegt die Wirkung solcher „*Kombinationsschäden*", wie sie früher z. B. schon BAADER genannt hatte, in der Hauptsache darin, daß die auch sonst fällige *Krebsentstehung* wesentlich *beschleunigt* wird, so daß mancher Mensch den Krebs noch erlebt, den er sonst infolge Todes an anderer Krankheit nicht erlebt haben würde (Vorverlegung des Krebsbeginns). In anderen Fällen wird durch vielfache Noxen die *Krebsquote* gesteigert.

In solchen Fällen handelt es sich meist um chronische und aufeinanderfolgende Kombinationsschäden. *Metachrone Syncarcinogenese* könnte man sie nennen.

Es gibt aber auch eine, den experimentellen Bedingungen sehr nahekommende *synchrone Syncarcinogenese*. Eine gleichzeitige Wirkung mehrerer Krebsnoxen kommt vor allem bei Berufskrebsen in Betracht. SHAMBAUGH (1935) beschrieb das Vorkommen von *Lippenkrebs bei Fischern* im Staate Massachusetts. Die Lippen kommen mit dem Gaswerksteer häufig in Berührung, da die Fischer beim Ausbessern der Netze die mit Teer stark verschmierten Nadeln im Munde zu halten pflegen. Außer dem Teer kommen als weitere Noxen häufige Verletzungen und Risse in den Lippen, ferner die auf dem Wasser doppelt wirksame Sonnenbestrahlung und die bei den Fischern beliebte Tabakspfeife in Betracht. Bei den *Generatorgasarbeitern* handelt es sich um das Zusammentreffen von Hitze, Staub und Inhalation von Teer-, Pech- und Kohlepartikelchen.

Manchmal kommen, besonders bei den *Verbrennungen mit carcinogenen Substanzen*, mehrere Noxen gleichzeitig zusammen: Spritzer heißen Teers, erhitzten Asphalts, glühenden Metalls. Es sind das die Fälle, in denen auch die Krebsentstehung unverhältnismäßig schnell — „ohne Intervall" — einzusetzen pflegt (s. S. 432). STRÄULI (1957) spricht geradezu vom „akuten *Teerverbrennungscarcinom*".

Weitere *Kasuistik*. BÜNGELER (1934). 1. Noxe: Verbrennung (Metall!). — 2. Noxe: mehrfache Wundsetzung. — 3. Noxe: Teerprodukt. 43j. ♂. Verbrennung IV. Grades durch weißglühendes Kupferrohr (Handrücken). Mehrmaliges Aufscheuern der Narbe. Täglich Verband mit technischem, mit Teerzusatz hergestelltem Isolierband. Reinigung der Haut mit Benzin (was den Teerstoffen das Eindringen in die Haut erleichtert!) — 4 Monate nach der Verbrennung Plattenepithelcarcinom.

FISCHER-WASELS (1927). 1. Noxe: Verätzung mit evt. cancerogener Substanz. — 2. Noxe: offene Wunde. — 3. Noxe: Einbringung von Tabakprodukten. 43j. ♂. Verätzung des Gesichts mit Kalilauge. Alle Wunden heilen bis auf die Wunde der Unterlippe. Salbenbehandlung. Pfeifenraucher. Nach 5 Monaten verhornendes Plattenepithelcarcinom.

Oben war schon die Rede davon (S. 432), daß nicht selten *Fremdkörper* (Metallsplitter, Fischgräten, Pessare usw.) bei der Krebsentstehung eine Rolle spielen. Syncarcinogenetisch wirken dabei chronische Entzündungen, Röntgenuntersuchungen usw. mit. Es kommt aber vor, daß noch *weitere Noxen* unmittelbar erkennbar sind.

GATÉ (1934) sah einen Gesichtskrebs bei einer 60jährigen Frau sich auf der Wange im unmittelbaren Anschluß an eine Brandwunde entwickeln, die durch *Abspringen* eines *Phosphorfragmentes* beim Anzünden eines Streichholzes entstanden war.

In einem Falle eines 44jährigen Blecharbeiters entwickelte sich ein spinocelluläres Hautcarcinom, nachdem er sich bei der Reparatur eines Automobils verletzt hatte. Nach 2 Monaten wurde ein kleiner *Fremdkörper (Celluloselack?)* entfernt, weitere 2 Monate später war schon das Carcinom voll entwickelt. Möglicherweise war die Wunde auch mit *Teer* verunreinigt (DUVOIR und ABECASSIS 1934).

Im Falle von HÖLTKEMEIER (1934) war eine *Holzsplitterverletzung* der Hand unter der irrigen Annahme einer tiefen Trichophytie mit *Teersalben* behandelt worden. Das verhornende Plattenepithelcarcinom hatte schon nach 10 Wochen die Größe eines Fünfmarkstückes erreicht.

Auch bei der schon nach 6 Wochen zum Hautcarcinom führenden Verletzung an der Schulter bei einem 31jährigen Schornsteinfeger (KORENYI 1935) muß man an die ausschlaggebende *Mitwirkung von Ruß*, eingebracht in eine Wunde, denken.

Im Falle von GOUGEROT und MEYER (1935) entwickelte sich ein Hautcarcinom bei einem 61jährigen Manne etwa 15 Tage nach einer Stichverletzung des stark mit *Maschinenöl* verschmutzten Handrückens durch einen 1 Std. später entfernten *Bronzesplitter*. Die Verletzungsstelle war Sitz einer alten Narbe, die von der Beseitigung einer Tätowierung vor 44 Jahren und von einer Verbrennung mit kochendem Harz vor 42 Jahren herrührte.

Im Falle von TORCHI (1939) endlich entwickelte sich ein Hautkrebs bei einem 43jährigen Bauer, der 1918 Verbrennungen der Gesichtshaut durch *Gelbkreuz* erlitten und 1 Jahr später einen *Gesichtslupus* bekommen hatte. 1937 verletzte er sich mit einem *Holzsplitter* an der Kinngegend. Die Verletzung war dann, ohne vorher zu verheilen, der Ausgangspunkt des Carcinoms.

Es dürfte kaum einem Zweifel unterliegen, daß nach diesem Modell einer metachronen Syncarcinogenese auch viele „*innere*" *Krebse* entstehen, wenigstens soweit sie, wie beim Magen-Darm-Kanal, Respirationstrakt und Urogenitalsystem Fremdstoffen, Chemonoxen und anderen exogenen Einwirkungen ausgesetzt sind.

Das nächstliegende Beispiel ist der häufigste Krebs, der *Magenkrebs*. Gerade beim Magen muß mit solchen aufeinanderfolgenden Noxen, von denen jede der nächsten den Boden weiter zubereitet, gerechnet werden. Die Lehre KONJETZNYs setzt voraus, daß dem Magenkrebs eine *Gastritis* vorangeht. Man hat ihr den Satz LEUBEs entgegengehalten, wonach man „alle Veranlassung zur Annahme eines Magenkrebses" habe, „wenn die fragliche Magenkrankheit einen Menschen betrifft, welcher 50 oder 60 Jahre lang einen guten Magen hatte, der nicht geschont wurde und alles vertrug" — und demzufolge, wie hinzuzufügen wäre, malträtiert wurde wie kein anderes Organ des menschlichen Körpers. Es ist klar, daß es doch irgendeinen Grund haben muß, wenn der Magen, dem Gewicht und der Größe nach noch nicht $1/_{500}$ des Körpers ausmachend, bis zu 30% der Krebse liefert. Sind die oberen Speisewege als Durchgang für die Ingesta nur ganz kurze Zeit in der Hauptsache Passageorgan ohne nennenswerte Wechselwirkung zwischen Speisen und Schleimhäuten, so muß der Magen alle Chemonoxen des peroral Zugeführten immer wieder und jedesmal über Stunden hinweg ertragen und alles erstmals chemisch aufschließen. Der Magen ist eben, dazu ohne eigene Entgiftungspotenzen, die erste chemische Umschlagstation im ganzen Organismus. Da man eine erhebliche Krebsdisposition des Magens längst bewiesen hätte, wenn es eine gäbe, ja nachdem der immer wieder (Gutachten!) behauptete „konstitutionelle" Charakter des Magencarcinoms durch den Zwillingstest naturwissenschaftlich widerlegt ist, so beweisen die Häufigkeit des Magenkrebses, die lange Verweildauer des Mageninhalts, daß er, sofern es überhaupt Krebsnoxen gibt, das hinsichtlich der Krebsgefährdung am meisten exponierte Organ ist.

Dafür, daß an der größten Häufigkeit des Magenkrebses die hochgradige Exposition für Noxen schuld ist, spricht auch der Umstand, daß die Alkoholberufe (Gastwirte, Kellner usw.) durch den Krebs des oberen Verdauungsapparates am meisten gefährdet sind.

Tatsächlich kommt eben beim Magen alles zusammen, was an peroralen Krebsnoxen bekannt ist: Alkohol, Üppigkeit der Nahrung, reichlich Gewürze, Konserven (mit vielerlei Fremdstoffen), Tabakteerstoffe usw., Hitzeschäden durch „kochend heiße" Speisen und Getränke — und schließlich noch die radiumhaltige (warum Radium?) Zahnpasta oder das jahrelang als Abführmittel gebrauchte Paraffinöl oder überhitzte Fette und Öle oder der Saft von Kautabak und was es schließlich noch an peroralen „Gaben" gibt, die der Magen ertragen muß. Die Magenkrebszahlen beweisen es, daß mit dem Magenkrebs der Mensch den größten Tribut für so viele „Errungenschaften" der modernen Ernährung zahlen muß. Es spricht alles dafür, daß der Magenkrebs seine Häufigkeit der aufeinanderfolgenden großen Zahl sich kombinierender und kumulierender Krebsnoxen verdankt.

Ähnliches gilt auch für den *Bronchialkrebs*. Schließlich ist er beim Menschen praktisch ausschließlich *„ein Produkt inhalierter Carcinogene"* (K. H. BAUER 1954). Aber gerade beim Bronchialcarcinom ist es leicht erweisbar, daß den eigentlichen Carcinogenen der Boden durch mancherlei praeblastogene Noxen vorbereitet wird. Das Bronchialcarcinom entsteht fast nie auf heiler Bronchialschleimhaut. Erst wenn deren Schutzvorrichtungen, wie vor allem das alle corpusculären Fremdstoffe eliminierende Flimmerepithel, schwer geschädigt sind, erst wenn das cylindrische Schleimhautepithel weitgehend in kubisches oder gar in Plattenepithel umgewandelt und erst wenn die ganze Mucosa ödematös aufgequollen ist, dann haften erst corpusculäre Beimengungen der Atemluft auf der Schleimhaut. Die chronische Bronchitis ist die nicht wegdenkbare Praecancerose des Bronchialcarcinoms, und alles, was solche Bronchitiden auslöst, fördert und unterhält, ist eben aus der Sicht des Erfolges ex ante praeblastogen.

GYURECH-VAGO und SCHERRER (1958) fanden bei 81 (64%) von 126 Patienten mit Bronchialcarcinomen z. B. in der Vorgeschichte Lungenleiden verschiedener Art, und zwar bei 26% der Fälle rezidivierende Pneumonien, Lungentuberkulose oder Pleuritiden, bei 38% eine chronisch rezidivierende Bronchitis.

VALENTINE (1957) fand z. B. bei 56% der Patienten mit Bronchialcarcinomen Metaplasien der Bronchialschleimhaut zu Plattenepithelzellen, die sich bei Patienten mit anderen Todesursachen nur in 32,8% der obduzierten Fälle fand.

Solche chronischen Bronchitiden, Bronchiektasien, alte Kavernen u. a. m. sind es zugleich auch, die uns die beim Bronchialkrebs so auffallend langen Latenzzeiten (beim „Raucherkrebs" der Lungen i. D. 24 Jahre) erst verständlich machen. Die Latenzzeit ist eben nicht nur eine Latenzzeit der carcinogenen Noxen, sondern sehr oft die Überbrückungszeit der Vorbereitung des Terrains, der langen Zeit der Praeblastogenese.

Es ist dann müßig, darüber zu streiten, ob das Rauchen, die Großstadtluft mit ihrem Gehalt an Arsen, carcinogenen Kohlenwasserstoffen, Rauch- und Rußpartikelchen, Autoreifenabriebschabseln u. a. oder ob die Exposition gegenüber ganz bestimmten Berufsnoxen entscheidend ist. Immer entscheidet das Zusammenwirken einer Vielzahl von Noxen.

Diesem Gros der menschlichen Organkrebse steht nur eine ganz kleine Gruppe von Krebskrankheiten gegenüber, bei der *genetische Faktoren* bei der Krebsentstehung mit im Spiele sind.

Das Musterbeispiel beim Menschen ist das *Xeroderma pigmentosum*. Die Kranken bringen erblich bedingt eine weitgehende Schutzlosigkeit der Haut gegenüber allen möglichen Noxen mit auf die Welt. Es muß aber die Noxe UV-Strahlen noch hinzukommen, wenn der multiple und frühzeitige Hautkrebs resultieren soll. Nur aus diesen und anderen Beispielen des Menschen (Polyposis intestini, Retinoblastome, Neurofibromatose usw.) geht hervor, daß bei der *Syn*carcinogenese *genetische Faktoren* im Wechselspiel zwischen Anlage und Umwelt eine gelegentliche Rolle zu spielen vermögen.

3. Symblastogenese im Tierversuch

Die *experimentelle Krebsforschung* hat wichtige Beiträge zu der Frage der Syncarcinogenese geliefert. Es sei kurz darauf verwiesen, daß dabei nicht die gleichzeitige Erzeugung verschiedener Krebse im gleichen Organ oder in verschiedenen Organen mit Hilfe verschiedener Krebsnoxen gemeint ist, sondern das Zusammenwirken verschiedener Noxen am Zustandekommen des gleichen Krebses.

a) Beispiele ungewollt syncarcinogenetischer Tierexperimente. Aus der Sicht des Klinikers muß darauf hingewiesen werden, daß *manche Krebsexperimente am Tier*, meist ungewollt, keine unikausalen, sondern de facto *syncarcinogenetische Versuche* darstellen. Das Tier ist eben kein Reagenzglas, und speziell das Versuchstier steht allein schon als Laboratoriumstier außerhalb der natürlichen Umwelt und natürlicher Reaktionsweise. Gerade die erbreinen Tierstämme sind ja durch extreme Auslese und Inzucht in ihrem Genotypus ganz einseitig konstituiert. Dazu die Einseitigkeit der Haltungsbedingungen und die häufige Durchseuchung gerade der Labortiere mit „polyvalenten" Tumorviren! Alle solche Faktoren spielen „syncarcinogenetisch" mit herein. Wieviele solche Experimente würden völlig andere Ergebnisse zeitigen, würden sie — wenigstens als Kontrollexperiment! — an durcheinander gekreuztem Tiermaterial (nach Art der Panmixie beim Menschen!) oder an Wildformen durchgeführt werden.

Es gibt in der experimentellen Cancerologie selbst genug Beispiele dafür, daß vermeintliche Ein-Agens-Experimente re vera syncarcinogenetische Experimente sind. Die bekannten *Buttergelb-Hepatome* (s. S. 348) haben z. B. wohl den Azofarbstoff 4-Dimethylaminoazobenzol zur Voraussetzung ihrer Entstehung. Sie entstehen aber nur bei Ratten (nicht bei Mäusen), bei Ratten nur in der Leber, nur bei peroraler Zufuhr und nur bei einseitiger Spezialkost. Fügt man der Nahrung z. B. Lactoflavin bei, so bleibt die Hepatombildung aus. M. a. W.: ganz bestimmte genetische Faktoren (Tierart), eine ganz bestimmte Stoffumwandlung der chemischen Substanz und ganz bestimmte Ernährungsfaktoren (Mangeldiät) müssen syncarcinogenetisch zusammenwirken — darauf kommt es ja an —, sofern die Hepatombildung resultieren soll.

Ein anderes Beispiel aus der experimentellen Cancerologie ist das berühmte *Mammacarcinom der Maus*. Nur nebenbei sei bemerkt, daß es mit dem Brustkrebs der Frauen nicht vergleichbar ist. Aus den mehr als 10000 Publikationen hat sich allmählich als Lehrmeinung (Näheres bei MÜHLBOCK 1960) folgendes herauskristallisiert: Am Zustandekommen der Tumorrate und dem Manifestationsalter sind *vier Hauptfaktoren* beteiligt a) die genetische Konstitution der Versuchstiere je nach Art der Tumorstämme, b) hormonelle Faktoren, c) der „Bittner-Faktor" (also ein virusartiges Agens, S. 315) und d) modifizierende Faktoren je nach Haltung, Ernährung usw. der Tiere. Auch das Alter selbst kann als syncarcinogenetischer Faktor fungieren. Diese Faktoren wirken aufeinander, kombinieren sich miteinander, kumulieren und modifizieren sich wechselseitig.

Andererseits sind schon seit langem Experimente mit dem von vornherein deklarierten *Ziel experimenteller Syncarcinogenese* angestellt worden. In Nachahmung menschlicher Beobachtungen, wonach die Einbringung von carcinogenen Stoffen in offene Verletzungen krebsfördernd wirkt, hat als erster DEELMANN (1922) mit der *Kombination Teerung plus Scarifikation der Haut* dem Krebsexperiment neue und wesentliche Möglichkeiten eröffnet.

b) Genetische Faktoren bei der Symblastogenese. Hierher gehören die zahlreichen Beobachtungen, nach denen Krebsnoxen bei „krebsbelasteten" Tierstämmen eindeutig die Krebsmanifestation begünstigen.

BOYLAND und WARREN (1937) injizierten 1 mg Methylcholanthren (in Schmalz gelöst*)* einerseits bei Mäusen vom Simpson-Stamm mit hoher Krebsanfälligkeit und andererseits bei solchen vom CBA-Stamm mit niedriger Krebsquote. Das Ergebnis war ein höherer und zugleich früherer Krebsbefall beim Simpson-Stamm.

	Tumorquote %	Durchschnittszeit (Tage)
CBA-Stamm (33 Tumoren bei 88 Mäusen)	41	128
Simpson-Stamm (46 Tumoren bei 65 Mäusen)	71	72

ENGELBRETH-HOLM (1941) z. B. erzielte bei dem Mammakrebsstamm Dilute brown durch Methylcholanthrenpinselung der Haut ein früheres und häufiger multiples Auftreten der Mammatumoren. Auch starben die Tumortiere bereits zwischen dem 8. und 10. Monat (Kontrolltiere zwischen dem 13. und 15. Monat). KIRSCHBAUM und STRONG (1942) pinselten Methylcholanthren, Benzpyren und Dibenzanthracen (in Benzol gelöst!) bei einem Mäusestamm mit hoher Leukämiequote. Methylcholanthren und Benzpyren bewirkten eine wesentliche Verkürzung der präleukämischen Latenzzeit, gleichviel ob die Behandlung gleich bei der Geburt oder erst mit 35 Tagen einsetzte. Die beschleunigende Wirkung stand in direkter Beziehung zur Potenz der carcinogenen Stoffe, andere Tumoren z. B. solche der Haut zu erzeugen.

Einschlägige Versuche mit der Anwendung meist des gleichen Carcinogens bei verschiedenen Tierstämmen — fast ausschließlich bei Mäusen — wurden angestellt von LYNCH (1933), BRANCH (1936), ANDERVONT (1938), BONSER (1940), vor allem aber von STRONG (1940, 1942, 1944, 1952), z. T. zusammen mit BURDETTE (1941, 1943), COWEN (1947), DMOCHOWSKI und ORR (1949).

LYNCH teerte vier verschiedene Stämme weißer Mäuse und erhielt 4 Varianten des Erfolges:

Stamm Hairless	73,6% Hauttumoren	73,8% Lungentumoren	
Stamm 1194	42,1% Hauttumoren	16,2% Lungentumoren	
Stamm Bagg a	34,2% Hauttumoren	81,5% Lungentumoren	
Stamm Bagg b	0,0% Hauttumoren	80,0% Lungentumoren	

Beim 1. Stamm verhielten sich Haut- und Lungentumoren gleich, der 2. Stamm hatte $2^1/_2$mal so viel Haut- wie Lungentumoren, der 3. Stamm hatte doppelt so viele Lungen- wie Hauttumoren, der 4. Stamm hatte nur Lungen- und keine Hauttumoren.

Nun darf man aber nicht in den Fehler verfallen, und aus genotypischen Unterschieden in der Empfänglichkeit auf eine „erbliche Disposition" *zu* einer bestimmten Tumorform rückschließen. Es handelt sich immer nur um genetische Differenzen in der Reaktionsweise auf irgendwelche Umwelteinflüsse. Es reagieren ja auch hellhäutige Menschen auf das Sonnenlicht anders als dunkelhäutige. Die ersteren haben deswegen aber noch lange keine „erbliche Disposition" für Hautkrebs.

c) Kombination von carcinogenen mit nicht-krebsspezifischen Einwirkungen. Eine weitere Gruppe umfaßt alle Fälle von experimenteller Syncarcinogenese, denen allen die *Erzeugung von Zell- und Gewebsproliferation* eigen ist.

An erster Stelle sind hier jene Vorgänge zu nennen, bei denen *traumatische oder thermische Schädigungen* in einem durch ein Carcinogen geschädigten Terrain die Krebsentstehung begünstigen, vorverlegen oder beschleunigen.

Eine wichtige *Untergruppe* betrifft Fälle, bei denen die *1. (carcinogene) Noxe* eine *Praeneoplasie* erzeugt, während die *2. (nichtcarcinogene) Noxe* die Krebsentstehung, die sonst erst sehr viel später oder überhaupt nicht gekommen wäre, nachweisbar auslöst bzw. die Lokalisation der Ca-Entwicklung bestimmt.

Das *klinische Vorbild* sind jene Fälle, bei denen z. B. eine latente Praesarkomatose durch eine Fraktur zur Sarkom-Manifestation gebracht wird, wie dies z. B. gelegentlich für Fälle von Morbus Paget (Abb. 42 S. 118) zutrifft. Es sind das jene an sich seltenen, im Einzelfalle aber eindrucksvollen Fälle, bei denen das Trauma die Rolle eines syncarcinogenetischen Faktors spielt.

Tabelle 80

Autor	1. Noxe	2. Noxe	Wirkung	Tierart
DEELMANN (1922)	Teerung	Scarifikation	Ca-Entstehung beschleunigt und Lokalisierung am Ort der 2. Noxe	Kaninchen
FISCHER-WASELS und BÜNGELER (1928, 1932)	Teerung	Verbrennung	Auslösung der Ca-Entwicklung	Maus
RONDONI und CORBELLINI (1936)	Dibenzacridin	Verbrennungen	Beschleunigung der Ca-Entstehung und Steigerung der Tumorquote	Mäuse
HELLNER (1938)	Radiumbestrahlung	Künstliche Fraktur im Bestrahlungsgebiet	Sofortiges Sarkom bei 1 Tier, bei dem $3^1/_4$ Jahre kein Sarkom entstanden war	Kaninchen
POLETTINI (1941)	Benzpyren	punktförmige Verbrennungen	Lokalisation der Benzpyrentumoren an den Stellen der Verbrennungen	Ratten
MCKENZIE und ROUS (1941)	Teerung	Stanzverletzung	Ca-Auslösung durch nichtcarcinogenen Reiz	Kaninchen
FRITZSCHE und V. MEYENBURG (1943/44)	Teerung	Stanzverletzung	Ca-Auslösung durch nichtcarcinogenen Reiz	Kaninchen

Die erste systematische Methode, mit einem traumatischen Reiz eine latente Praecancerose in Cancer zu überführen, verdankt die Krebsforschung DEELMANN (1922—1926), der durch *Scarifizierung geteerter Haut* eine wirksame Form der Krebsauslösung fand, von der zugleich angenommen werden muß, daß sie auch für manchen klinischen Fall von Praecancerose den Übergang in Krebs nach irgendeiner traumatischen Einwirkung erklärt.

Eine Variante dazu bildet das Vorgehen von FISCHER-WASELS und BÜNGELER, die gleichfalls nach *Teerung* durch künstliche *Verbrennung* latente Praeneoplasien zur Krebsbildung brachten. Eine 3. Variante ist die *Stanzung von Löchern in die geteerten Kaninchenohren* [von ROUS und KIDD bzw. MCKENZIE und ROUS, nachgeprüft, bestätigt und fortgeführt von v. MEYENBURG und seinen Schülern FRITZSCHE (1943) und WASER (1946)]. Diese Methode hat den Vorteil, daß sie auch noch genaue Angaben hinsichtlich Zahl, Zeitpunkt und Lokalisation zu machen gestattet. Experimentell repräsentativ hierfür ist ein Osteosarkom, welches HELLNER (1938) bei einem Kaninchen erhielt, welches er $3^1/_4$ Jahre mit Radiumbestrahlung (Gesamtdosis 2510 mgh) im Versuch hatte, ohne daß es bis dahin ein Sarkom bekommen hatte. Auf die dann künstlich gesetzte Fraktur im Bestrahlungsgebiet bekam es dort so schnell ein Sarkom mit ausgedehnter Metastasierung in Leber, Lungen und Nieren, daß es ihm bereits 5 Monate später erlag.

Im Prinzip laufen alle diese Methoden darauf hinaus, eine carcinogen ausgelöste latente Praeblastomatose durch einen nicht carcinogenen Regenerations- und damit Zellteilungsreiz zur Cancerisierung zu bringen oder kürzer ausgedrückt, die Carcinolatenz in Carcino-evidenz zu überführen.

Eine Unterform von Syncarcinogenese besteht darin, daß man carcinogenen Stoffen oder Strahlen gewissermaßen den Weg bahnt durch *zellproliferative Einwirkungen* durch *Erzeugung einer aseptischen Entzündung*. Das älteste Hilfsmittel hierfür sind *Öle*, die, ohne allein krebserzeugend zu sein, selbst ein starkes Reizmittel darstellen. Hierher gehören z. B. die Vorbehandlung mit Ölsäure vor der Teerung (TWORT und TWORT 1936), ferner trocknende Öle, auch Mineralöle (RUSCH u. Mitarb. 1939), Kreosot-, Crotonöl, Crotonharz (vgl. darüber BERENBLUM 1947), Dinitrophenol (GILIBERTI 1940), Stoffe, die als Mittel zur Erzeugung einer „aseptischen Entzündung" dienen, Stoffe also, die die Zell- und Gewebsproliferation, Superregeneration, chronische Gewebsschäden, andererseits Narbenbildungen und andere reparative Vorgänge hervorrufen.

Das Modell für ein „Co-carcinogen"[1] *ist das Crotonöl*. Den stärksten Impuls erhielt diese Arbeitsrichtung, als BERENBLUM (1941, 1944, 1947) das *Crotonöl* in die experimentelle Krebsforschung einführte. Crotonöl (ähnlich wie Arachis- und Weizenkeimöl), ein pflanzliches Öl, ist in gereinigter Form selbst nicht carcinogen, ruft aber auf der Haut von Mäusen (sehr viel weniger auf der von Kaninchen! Meerschweinchen und Ratten!) eine Zell- und Gewebsproliferation mit Zunahme der Zellteilungen usw. hervor, die dann gleichzeitig oder anschließend einwirkenden Carcinogenen den Eintritt in die tieferen Gewebsschichten erleichtert und so die endgültige Cancerisierung begünstigt. Crotonöl verwandelt nicht etwa normale Körperzellen in latente Tumorzellen, sondern macht die nach seiner Applikation schnell sich teilenden, aktiv regenerierenden, aber immer wieder neu gestörten Somazellen zu cancergefährdeten Zellen. Es wirkt sich dies dahin aus, daß bei der Anwendung von carcinogenen Kohlenwasserstoffen die Zahl der Tumoren sich vergrößert, während sich gleichzeitig die Latenzzeit verkleinert (BERENBLUM 1941, 1944, 1947, 1949, SALAMAN 1952, GRAFFI 1953, 1955).

Die Auswirkungen der Crotonölbeträufelung der Mäusehaut sind vielgestaltiger Art. Das wichtigste an der experimentellen Co-carcinogenesis ist, daß die Standard-Behandlung mit einem Carcinogen allein und mit Crotonöl allein bzw. in umgekehrter Reihenfolge wenig bzw. keine Hauttumoren zu ergeben pflegen. MOTTRAM (1945) sah, daß eine einzige *Benzpyrenaufbringung* mit anschließend wiederholter Crotonölapplikation für die Tumorinduktion genügt. BERENBLUM und SHUBIK (1947) sowie GRAFFI (1953) bestätigten dies auch für das 9:10-Dimethyl-1:2-Benzanthracen.

RUSH und KLINE (1948) pinselten Mäuse 19 Wochen lang mit *Methylcholantren*. Bei 42 Tieren wurde sodann eine 0,5%ige Crotonöllösung (in Benzylalkohol) wöchentlich 3 mal 13 Wochen lang aufgebracht, nach 10 Monaten 85% Carcinome!, während bei 3 weiteren Gruppen zwischen die Methylcholorantren- und Crotonölbehandlung jeweils eine Zeitspanne von 4 bzw. 9 und 13 Wochen zwischengeschaltet wurde. Die Tumorausbeuten betrugen 67% bzw. 65% und 38%.

Während BERENBLUM (1941) bei intraperitonealer Injektion von Benzpyren keine Hautcarcinome am Ort der Crotonölapplikation entstehen sah, berichtete

---

[1] Der von SHEAR stammende Ausdruck „*Co-carcinogenese*" ist sprachlich nicht gut. Er fügt zwei griechische Sprachwurzeln (Carcinom und Genesis) mit der lateinischen Präposition cum zu einem Wort zusammen. Dagegen benutzt der gegensätzliche Ausdruck „Anticarcinogenese" die richtige griechische Vorsilbe. Es ist besser, von *Syncarcinogenese* zu sprechen, vor allem dann, wenn mehrere oder gar viele Faktoren für die schließliche Entstehung eines malignen Tumors verantwortlich zu machen sind (K. H. BAUER 1948).

GRAFFI (1953), daß bei *Ferneinbringung von carcinogenen Kohlenwasserstoffen* wie 9,10-Dimethyl-1,2-Benzanthracen, gleichviel ob oral, rectal oder intravenös, Hauttumoren am Ort der Crotonöleinwirkung entstehen. Der Crotonöleffekt hängt aber auch von der *Art des Lösungsmittels* ab. Die Lösung in Aceton ist wesentlich wirksamer — z. T. nekrotisierend! — als die in Paraffinöl bei der Maus (GRAFFI und BIELKA 1959). GRAFFI (1953) sah die Tumoren auch noch auftreten, wenn die Crotonöltropfung bei der Maus 14 Monate und beim Kaninchen bis zu zwei Jahre nach der Cancerogenapplikation einsetzte. Offenbar kann der durch das Cancerogen ausgelöste Vorgang während des weiteren Lebens in latenter Form bestehen bleiben. BERENBLUM und SHUBIK (1949) konnten bereits nach einmaligem Bestreichen der Mäusehaut mit Dimethylbenzanthracen 43 Wochen später noch mit Crotonöl das Tumorwachstum auslösen.

Wichtig sind in diesem Zusammenhang *die histologischen Veränderungen*. GIMMY (1958) berichtet in 2 Arbeiten über die Reaktion der Kaninchenepidermis a) nach einer einmaligen Tropfung von 9,10-Dimethyl-1,2-Benzanthracen, b) von Crotonöl. In beiden Fällen Verdickung der Epidermis auf das 4—6fache [beim Crotonöl lediglich verzögert wegen der anfänglich weitgehenden Nekrose (!) in der Epidermis], 3fache Zunahme der Kernvolumina und Anstieg der Mitosenzahl bis auf das 20fache beim Carcinogen. KANDUTSCH u. BAUMANN (1955) konnten nachweisen, daß sich bereits 2—5 Tage nach Bepinseln der Ratten- oder Mäusehaut eine Verminderung von Δ^7-Cholestenol, einem reaktionsfähigen Sterin feststellen läßt. Sie sehen hierin eine Möglichkeit Hautcancerogene in relativ kurzer Zeit zu ermitteln.

Crotonöl hat aber nicht nur eine "promoting action" bei der Erzeugung von Hautcarcinomen. KLEIN (1951) injizierte Albinoratten intramuskulär Methylcholanthren, gelöst in Paraffinöl oder in einer 1%igen Lösung von Crotonöl in Olivenöl. Er erhielt in 5 Serien eine wesentlich höhere (bis 100%) Sarkomrate bei gleichzeitig erheblich kürzerer Latenzzeit.

SELYE, der bekannte "Stress-SELYE", übertrug (1955) seine für das quantitative Studium von Entzündungsvorgängen, verursacht durch chemische Reizmittel entwickelte "granuloma pouch"-Technik (Erzeugung eines zunächst mit Luft, später mit dem betr. Agens gefüllten, abgekapselten subcutanen Bindegewebessacks) auf Fragen der Krebserzeugung. Er brachte konzentrierte Crotonöle bei Ratten in abgeschlossene Bindegewebshohlräume und sah, ohne daß es zu Nekrosen oder zur Perforation nach außen kam, nach mehr als 200 Tagen bei 5 von 7 Ratten, die auf diese Weise mit 100%igem Crotonöl behandelt waren, hochgradig maligne *Sarkome*, ausgehend von der unmittelbar angrenzenden Schicht vom Granulationsgewebe, z. T. mit Metastasierung in die Lungen. SELYE schließt daraus auf eine Carcinogenität des Crotonöls selbst. Es kann aber gut sein, daß die Sarkomentstehung zu den Sarkomen nach Kunststoffimplantation gehört, zumal jegliche toxische Wirkung des Crotonölimplantates fehlt.

Wenn bei einer so ernsten Sache ein salopper Ausdruck erlaubt ist, so könnte man sagen, der „Witz" vom Crotonöl ist, daß sein proliferativer Effekt groß, aber reversibel ist, daß es andererseits aber durch seine Mitosensteigerung dem Carcinogen seine Chance der Tumorinduktion vervielfacht. Einen Beweis hierfür lieferten GLADIALLY und GREEN (1954). Sie zeigten, daß die Crotonölwirkung durch *Cortison*, welches die Mitoseaktivität in der Epidermis unterdrückt, fast völlig aufgehoben wird.

Die Crotonölexperimente wurden für die experimentelle Krebsforschung zum Hauptanlaß, das in der Pathologie des menschlichen Krebses altvertraute Problem der *Stadieneinteilung der Krebsentwicklung* neu aufzurollen.

BERENBLUM selbst unterschied 1941 *3 wahrscheinlich voneinander unabhängige Phasen*: a) die praeneoplastische oder latente Periode, b) die Umwandlung in Hautwarzen oder das epicarcinogenetische Stadium und c) die maligne Umwandlung der Warzen oder das metacarcinogenetische Stadium. Die carcinogenen Kohlenwasserstoffe setzen alle 3 „Aktionen" in Bewegung, das Crotonharz besetze nur das 2. und 3. und könne deshalb nicht allein Krebs erzeugen.

Später haben dann FRIEDEWALD und ROUS 1944, MOTTRAM 1945, BERENBLUM 1947 u. a. die Lehre von den *zwei oder auch drei Phasen der Krebsentstehung* aufgestellt. Der Initialprozeß verwandle die normale Zelle in ihrem Genotypus (Näheres 11. Kapitel) in eine „latente Tumorzelle", der „Realisationsprozeß" als „zweiter Schritt" lasse die latente Tumorzelle sich nach einer mehr oder minder langen Zwischenzeit zum richtigen Tumor weiterentwickeln.

Das Crotonölexperiment hat noch zu einer zweiten, nämlich zur *"Latent Tumor Cell Theory"* [BERENBLUM und SHUBIK (1949)] Anlaß gegeben. Diese Autoren sahen 43 Wochen nach einmaliger Anwendung von 4,10-Dimethyl-1:2-benzanthracen und folgender Crotonölaufträufelung Tumoren auf der Maushaut, die denen mit wiederholter Carcinogenanwendung bei einer Latenzzeit von nur 3 Wochen oder weniger völlig glichen. Sie schließen darum auf latente Tumorzellen mit irreversibler Zellumwandlung. Diese Deutung stellt aber im Grunde keine selbständige Theorie dar, vielmehr hat sich jede Theorie der Geschwulstentstehung mit der Tatsache einer langdauernden Latenz auseinanderzusetzen (Näheres im 11. Kapitel).

Die an dem Sonderfall Crotonöl abgeleitete *2-Phasenteilung* hat aus der Sicht der menschlichen Cancerologie den Nachteil, daß die erste, die "initiating phase" kausal dem Carcinogen zugeordnet wird, während die zweite, die „promoting phase" als vom primären Carcinogen unabhängig gedacht wird. Beim Mensch — und der Mensch ist eben beim Krebsgeschehen das Versuchsobjekt an sich! — ist es eben sehr oft umgekehrt so, daß in der einleitenden Phase kein Carcinogen im Spiele zu sein braucht (z. B. nicht bei primär benignen Tumoren, Polypen, Papillomen u. dgl.). Es erscheint demnach zweifelhaft, ob der „Sonderfall" Crotonöl bei der Maus für die ganze Carcinogenese verallgemeinert werden darf. Offenbar ist es inzwischen HECKER-München gelungen, den wirksamen Bestandteil des Crotonöls darzustellen

Wie ist denn nun der *Crotonöleffekt zu deuten?* Kein Zweifel, Crotonöl bereitet für das gleichzeitig oder nachfolgende Carcinogen nur den Boden vor, auf dem das Carcinogen leichter und schneller in die Gewebe eindringt und durch seine proliferative Wirkung dem carcinogenen Agens, in massiger Zellteilung begriffen, daher besonders cancerisierungsbereite Zellen darbietet. Für diese spricht die Natur des Crotonöls als eines „aseptisch" wirkenden Reizstoffs, der eine aseptische Entzündung, Zell- und Gewebsproliferation in Gang setzt, dafür sprechen vor allem die starken Veränderungen der Haut nach fortgesetzter Crotonölbehandlung.

Als weitere *symblastogene Agentien* haben sich das *Urethan* (Äthylcarbamat) [SALAMAN und ROE (1953), BERENBLUM und HARAN (1955, 1956), RITCHIE 1957], ferner *Triäthylenmelamin* (TEM) *1,2-Benzanthracen, 9:10-Dimethyl-1:2-Benzanthracen* [ROE und SALAMAN (1955), SALAMAN und ROE (1956)] als wirksam erwiesen. Am wichtigsten ist das *Urethan*. Es induziert bei Mäusen Lungenadenome, gleichviel ob es oral oder percutan gegeben wird (s. 8. Kapitel). Wird Urethan auf der Mäusehaut appliziert, so entstehen keine Tumoren, wird es aber mit Crotonöl kombiniert, so entstehen auch gut- und bösartige Hauttumoren. Dem Crotonöl entsprechende Wirkungen zeigen (zit. n. SALAMAN 1958) auch hohe Konzentrationen von *Phenol*. BISCHOFF (1957) konnte bei Mäusen eine symblastogene Wirkung verschiedener *Oxydationsprodukte des Cholesterins zusammen mit Sesamöl* nachweisen, wobei diese Stoffe allein subcutan injiziert oder in wäßrigen Lösungen keine cancerogene Wirkung zeigten.

Das *Crotonöl* hat die Lehre von der „Co-carcinogenesis" ausgelöst. Es sei jedoch nachdrücklich darauf hingewiesen, daß sich der Begriff weder sachlich, noch inhaltlich mit dem deckt, was klinisch unter *Syncarcinogenese* bzw. in umfassenderer Form als *Symblastogenese* verstanden wird. Die Co-carcinogenesis ist höchstens als ein kleiner Teil der letzteren anzusehen. So darf nicht außer acht gelassen werden, daß die Resultate überwiegend von der Haut und hier wieder fast nur von der Mäusehaut abgeleitet werden, daß sie so gut wie nichts aussagen über die beim Menschen so stark vorherrschenden Magen-, Darm- und Bronchialcarcinome, geschweige über die Malignisierung gutartiger Tumoren, nichts über angeborene Geschwülste u. v. a. m.

Eine dritte Untergruppe umfaßt *Zell- und Gewebsproliferationen durch bakterielle Entzündungen*. Von besonderer, auch klinischer Bedeutung sind in diesem Zusammenhang die Ergebnisse von LACASSAGNE (1929, 1933) bei der *Sarkomentwicklung im Anschluß an die Röntgenbestrahlung entzündlicher Herde*. LACASSAGNE und VINZENT (1929) erhielten bei Kaninchen, die nach Infektion mit Streptobacillus caviae Hüftabscesse bekommen hatten, nach Röntgenbestrahlung derselben im Bestrahlungsbereich 3mal Sarkome, und zwar ein osteogenetisches, ein Fibro- und ein polymorphzelliges Sarkom. LACASSAGNE (1933) setzte die Untersuchungen später fort. Nach der gleichen Technik mit der gleichen Dosis in der gleichen Gegend bestrahlte normale Versuchstiere bekamen ebensowenig Sarkome wie Tiere mit Streptobacillenabscessen ohne Bestrahlung. Damit war die Notwendigkeit der Kombination beider Noxen erwiesen. Versuche mit tuberkulösen, mit Terpentinabscessen u. dgl. blieben erfolglos. Nur nach Injektion von steriler Kieselgur plus Bestrahlung entwickelten sich wieder zwei Tumoren im Bereich des Fremdkörpers. Dieses Ergebnis wurde dahin gedeutet, daß es offenbar nur auf die Entzündung als solche ankommt, gleichviel, ob sie „infektiös" oder „aseptisch" verläuft. Später entwickelten sich bei den überlebenden Kaninchen des ersten Versuches zwei weitere Sarkome. Im ganzen war die Tumorausbeute bei den Infektfällen 18%. Die Latenz betrug $^{1}/_{2}$—3 Jahre. In 3 von 7 Fällen hatte — und das ist von großer praktischer Bedeutung — eine einzige Bestrahlung von 8 min Dauer mit 610 r ausgereicht, ein bedeutsamer Hinweis darauf, daß auch schon kleine Dosen Röntgenstrahlen cancerogen sein können, besonders wenn sie auf ein in reparativer Entzündung befindliches, zellteilungsreiches Gewebe treffen. Also auch die bei entzündlichen Affektionen vielfach so beliebten „Reizbestrahlungen" sind nicht ohne Gefahr. Grundsätzlich unterstreichen auch diese Versuche die im Krebsgeschehen so bedeutsamen unspezifischen chronisch-reparativen Entzündungsprozesse.

Ein wichtiger *symblastogener Effekt* kommt *Milieufaktoren* der verschiedensten Art zu. Hier wäre an erster Stelle der *Faktor Licht* zu nennen.

Einem Breslauer Mitarbeiter des Verfassers, GUMMEL (1942) fiel auf, daß bei Mäusen nach Benzpyren- und Methylcholanthrenpinselungen hinsichtlich der Latenzzeit Unterschiede bestanden, je nachdem, ob die Versuche im Sommer oder Winter angestellt oder ob die Tiere im Hellen oder Dunkeln gehalten wurden. Bei Bestrahlung mit UV-Strahlen zeigte sich bei der Pinselung mit 0,3%iger Methylcholanthrenlösung folgendes: a) bei UV-Tieren begannen die Hautveränderungen schon in der 3., die praecanceröse Warzenbildung schon in der 4. Woche, während bei den Dunkeltieren die Hautveränderungen erst in der 7. Woche und die praecancerösen Warzen erst in der 15. Woche begannen, b) die Tumorausbeute war bei den UV- und bei den Helltieren wesentlich höher als bei den Dunkeltieren.

In Verfolg dieser Beobachtungen hat GUMMEL die Frage des Übergangs physiologischer Stoffe in cancerogene Substanzen neu aufgegriffen. Es war schon (S. 373) die Rede davon, daß es COOK gelang, die physiologische Desoxycholsäure in vitro in das hochcancerogene Methylcholanthren überzuführen, und daß BUTENANDT diese Überführbarkeit auch in vivo für durchaus möglich hielt. GUMMEL hat in 2 Serien Ratten in 2 Dosen insgesamt 100 mg Desoxycholsäure injiziert und die eine Serie steigend bis maximal 2mal täglich 10 min mit

Höhensonne bestrahlt. Von den 10 nichtbestrahlten Tieren haben 3 im 7. und 8. Monat, von den 10 bestrahlten 6 Tiere im 6.—8. Monat Krebs bekommen. Damit war wahrscheinlich gemacht, daß Desoxycholsäure oder ein Umwandlungsprodukt unter Mitwirkung des Lichtes cancerogen zu wirken vermag.

Wie weit die Auswirkung von Mileufaktoren gehen kann, zeigt der Faktor *Unterbringung der Versuchstiere*. MÜHLBOCK sah bei *Einzelhaltung* der Tiere (Brustkrebsstämme) bis zu 84% Tumoren. Dieser Prozentsatz sank auf 29%, wenn jeweils 50 Tiere in gemeinsamen Käfigen gehalten wurden. GRAFFI und HOFFMANN (1953) behandelten Mäuse mit 9,10-Dimethyl-1,2-Benzanthrazen an der Rückenhaut. Im Gegensatz zu MÜHLBOCK fanden sie eine höhere Tumorquote, wenn die Tiere in größeren Gemeinschaftskäfigen gehalten wurden, als bei sonst völlig gleichartig behandelten Tieren in Einzelkäfigen.

Vor allem muß hier noch der syncarcinogetischen Wirkung gewisser *Kostformen* gedacht werden. Übereinstimmend wird von HELMER und CLOWES (1937), BAUMANN und RUSCH (1939), JACOBI und BAUMANN (1940), MAISIN u. Mitarb. (1941) mitgeteilt, daß alle *Kostformen mit hohem Fettangebot* eindeutig krebsfördernd wirken, gleichgültig, ob es sich dabei um Rattenimpftumoren, Teercarcinome, UV-Krebse oder um Krebse durch carcinogene Kohlenwasserstoffe handelt. Auf die Bedeutung einer Mangeldiät zur Erzeugung von Lebertumoren durch Azostoffe bei Ratten wurde bereits hingewiesen (ENGEL u. a. 1947, STAUB u. a. 1948, SALMON u. a. 1955, SYMEONIDIS und MULAY 1956).

d) Kombination verschiedener Carcinogene. Die *Kombination zweier oder mehrerer chemischer Carcinogene* spielt in der menschlichen Krebspathologie insofern eine Rolle, als komplexe Noxen, wie Teer, Ruß, Pech, Tabakrauch usw., stets mehrere vielkernige Kohlenwasserstoffe zu enthalten pflegen. Für die isolierte Untersuchung solcher Carcinogene und ihre Kombination ist das Experiment unerläßlich. Dafür einige Beispiele (Tab. 81).

Aufschlußreich ist auch die *Kombination chemischer und physikalischer Carcinogene*, wie sie aus Tab. 82 unmittelbar abzulesen ist.

Hierher gehören auch künstlich *radioaktiv gemachte chemische Carcinogene*. Es ist dies möglich z. B. durch ionisierende Bestrahlung von carcinogenen Kohlenwasserstoffen oder durch Einbau radioaktiver Isotope in ihr Molekül. Beide Wege wurden bereits beschritten. BARNES u. Mitarb. (1948) setzten *Methylcholanthren* in Substanz unter Deuteronenbeschuß und geben an, gegenüber der nichtbestrahlten Substanz eine höhere Carcinogenität gefunden zu haben.

Allerdings sind ihre Zahlen (bei 30 mit bestrahltem Methylcholanthren gespritzten Tieren 20, bei 10 mit nichtbestrahlten Methylcholanthren injizierten Tieren 6 Tumoren) zu klein, als daß die Steigerung der Carcinogenität schon völlig zweifelsfrei bewiesen wäre.

HEIDELBERGER u. Mitarb. (1948) arbeiteten mit *Radio-Dibenzanthracen*, bei dem an den Positionen 9 und 10 das radioaktive Isotop C 14 eingebaut war.

Die Untersuchungen betrafen die Verteilung der Radioaktivität im Organismus der Maus und den Stoffwechselabbau des Dibenzanthracens. Eine unbedeutende Menge fand sich in der Kohlensäure der Ausatmungsluft, eine nur geringe im Urin und die größte im Magen-Darmtrakt und im Stuhl. Die Eliminierung des carcinogenen Stoffes erfolgte durch die Galle.

Die Tests zeigen nur das Vorhandensein des radioaktiven Kohlenstoffs, sagen aber darüber, in welcher Verbindung er sich befindet, nichts aus. Der radioaktive Kohlenwasserstoff hat keine erkennbare Tendenz, sich in schon vorhandenen Tumoren zu konzentrieren. Mit Radio-Dibenzanthracen wurden durch eine einmalige subcutane Injektion 6 Tumoren erzielt, doch wird die Tumorrate durch die radioaktiven C 14-Atome nicht erhöht.

Vielfach wurde auch die *Kombination von Tumorviren mit chemisch oder physikalisch tumorinduzierenden Einwirkungen* durchgeführt (Tab. 83).

Tabelle 81. Kombination mehrerer Carcinogene

Fischer-Wasels (1928)	Arsen (Liqu. kalii arsen.)	Scharlachrot (injiziert)	Mammacarcinom	Maus
Shear (1938)	Kreosol	3,4-Benzpyren	Haut-Ca	Maus
Friedrich-Freksa (1940)	Benzpyren	Methylcholanthren	additiv, als ob gleiche Menge vom selben Stoff gegeben wäre	
Giliberti (1940)	3:4 Benzpyren	α-Dinitrophenol	lokale Sarkome	Maus
Hall u. Bielschowsky (1949)	Methylthiouracil	2-Acetylaminofluoren	maligne Schilddrüsenadenome	Ratten
Braun (1952)	Amidoazotoluol	Arsensalze	Rundzellensarkom	Ratte
Yoshida (1952)	Janusgrün	Benzpyren	lokale Sarkome	Ratte
Bielka (1955)	Janusgrün	Benzpyren	lokale Sarkome	Maus
Bischoff (1957)	Sesamöl	versch. Oxydat. prod. d. Cholesterins	lokale Tumoren	Maus

Tabelle 82. Kombination chemischer und physikalischer Krebsnoxen

Findlay (1928)	Teer	UV-Strahlen	frühere Entstehung der Tumoren
Sedginidse (1932)	Teer	Röntgen	Hautkrebs früher und häufiger
Yoshida	Cysticercusinfektion, Leber	o-Amidoazotoluol	Cysticerus-Sarkom und Hepatom im gleichen Organ
Mayneord und Parsons	Dibenzanthracenpräparat (subcutan)	Röntgenbestrahlung (500—550 r)	Sarkome früher und häufiger
Taschner und Mitarbeiter (1937)	Röntgenbestrahlung a) 650 r b) 150 r c) Kontrollen	Methylcholanthren	nach 22 Wochen: a) 80% Ca b) 10% Ca c) 30% Ca
Taussig, Cooper u. Seelig (1938)	Benzpyren	UV-Licht	Kein deutlicher Beweis für eine Vermehrung oder Beschleunigung der Benzpyrentumoren
Gummel (1943)	Desoxycholsäure	UV-Bestrahlung	Sarkome häufiger und früher
Heidelberger und Mitarbeiter (1948)	Dibenzanthracen	durch Einbau von C 14 radioaktiv gemacht	subcut. Sarkome (Tumorrate nicht erhöht)
Mixer u. Kirschbaum (1948)	Methylcholanthren	Röntgenbestrahlung	Leukämien syncarcinog. Wirkung nur bei Stämmen, die für beide Agentien empfindl. sind
Allsopp (1951)	3:4-Benzpyren + Crotonöl	UV-Licht	Hautcarcinome Papillome erscheinen früher, nicht so die Carcinome
Saxen (1952)	Dimethylbenzanthracen peroral	Rö-Bestrahlung Magengegend	Carcinome Vormagen
Harel u. Mitarb. (1955)	Buttergelb peroral	radioaktives Gold (injic.)	intrahepatische Tumoren (3 v. 20 Tier.)
Vollmar u. Ott (1961)	Kunststoff	Röntgenbestrahlung	lokale Sarkome häufiger bei röntgenbestrahlten Ratten

Mehrfach wurde auch ein *symblastogener Effekt der Hormone*, besonders der Sexualhormone untersucht. So erhöhten z. B. Ovarialtransplantate die Quote der Brusttumoren kastrierter Mäuse nach per oraler Verfütterung von Methylcholanthren (SHAY, HARRIS und GRUENSTEIN 1952, MARCHANT 1958). Hormone sind zweifelsfrei bei der Entwicklung zahlreicher anderer Tumoren auch von wesentlicher Bedeutung (Prostata, Uterus, Mamma, Schilddrüse usw., HUGGINS 1952, 1959).

Die Beteiligung des *Hypothalamus* bei der Genese hormonell abhängiger Krebse machen Untersuchungen von LACASSAGNE u. Mitarb. (1959, 1960, 1961) wahrscheinlich. Durch laufende Gaben von Reserpin, das offenbar eine Hemmung hypothalamischer Zentren bewirkt, traten Mammacarcinome bei einem Mäusestamm mit hoher Brustkrebshäufigkeit, sowie Lebertumoren bei Ratten, die unter einer Diät mit p-Dimethylaminoazobenzol gehalten wurden, vermehrt und nach kürzerer Latenzzeit auf.

Tabelle 83. Kombination von Tumorviren mit chemischen Carcinogenen

Autor	1. Noxe	2. Noxe	Wirkung	Tierart
KIDD und ROUS (1938)	Teerung	Shope-Virus	Sofortiges Carcinom	Kaninchen
ROUS und FRIEDEWALD (1941)	Shope-Virus	Methylcholanthren	Krebs, regelmäßig u. mit „nie dagewesener Geschwindigkeit"	Kaninchen
DURAN-REYNALS (1952)	Geflügelpocken	Methylcholanthren	Papillome, Angiome, Carcinome an gepinselten Stellen	Hühnervögel

Nun ist wohl auch der Begriff der Symblastogenese leichter zu *definieren:* Versteht man unter carcinogen jede Einwirkung auf den Organismus, die vorher gesunde Körperzellen in Krebszellen umzuwandeln vermag, so spricht man von *Symblastogenese* dann, wenn bei dieser Cancerisierung zwei oder mehrere Faktoren so zusammenwirken, daß die Geschwülste häufiger, schneller oder an vorbestimmter Stelle zur Entwicklung gebracht werden.

4. Mechanismus der Geschwulstentstehung

a) **Morphologie der Cancerisierung.** Mit der Feststellung, daß das Stadium der Praeblastomatose langdauernd und vielphasig ist, daß andererseits die Krebsumwandlung jedoch den Charakter der Plötzlichkeit aufweist, haben wir den Punkt erreicht, an dem das Bedürfnis entsteht, die Cancerisierung morphologisch zu erfassen, d. h. nach den Worten von FR. BÜCHNER (1961) die „Struktur- und Stoffwechselwandlungen der Parenchymzelle auf ihrem *Weg* über eine Serie von Zellteilungen *von der Normalzelle bis zur fertigen Carcinomzelle"* zu verfolgen. Justement das ist es, was BÜCHNER (1961) zusammen mit seinen Schülern GRUNDMANN und OEHLERT untersucht hat. Nicht als ob die Morphologie der Carcinogenese nicht immer schon die Pathologen gefesselt hätte! Was neu ist, das ist — über das Lichtmikroskop hinaus — die völlig *neuartige Untersuchungsmethodik.* Als neue Methoden führt BÜCHNER (1961) die fraktionierte Zentrifugierung (Trennung der Kern-, Mitochondrien-, Mikrosomenfraktionen von dem löslichen Anteil des Cytoplasmas), die Cytophotometrie, Histoautoradiographie, die Cytochemie und die Elektronenmikroskopie an. Und das *Ergebnis?*

Am Beispiel der hepatocellulären Lebercarcinome, ausgelöst durch *Diäthylnitrosamin*[1] und des Epidermiscarcinoms, erzeugt durch *Methylcholanthren*, wird

---

[1] Das *Diäthylnitrosamin* wurde (unter Abwandlung des von MAGEE und BARNES (1956) als carcinogen entdeckten *Dimethylnitrosamin*] von SCHMÄHL und PREUSSMANN (1960) in die experimentelle Krebsforschung eingeführt. Es erzeugt Leberkrebs in etwa 130 Tagen bei fast allen überlebenden Ratten.

dargetan, daß — bezogen auf die Ultrastruktur der Parenchymzelle — diese Carcinogene primär nicht an den Mitochondrien (und damit nicht am Energiestoffwechsel), sondern am geformten *Ergastoplasma* angreifen. In des letzterem Lamellensystem, also dem Sitz der Strukturproteine, „zerstören" die Carcinogene die spezifischen RNS und die Proteine, und damit zugleich deren Wechselspiel als Teilen des Regler-Systems, welches die DNS-Synthese kontrolliert. Zugleich regen sie aber an den Chromosomen die DNS-Verdoppelung an. Damit ist zelltopographisch-strukturell und biochemisch viel gewonnen.

BÜCHNER u. Mitarb. stellen aber noch etwas anderes morphologisch Wichtiges heraus: die sog. *Indifferenzzonen*. Es ist das ein etwas vieldeutiger Ausdruck für die Tatsache, daß in vielen Organen das Wachstum an gewisse Lager teilungsfähiger Zellen gebunden ist. Diese Zonen sind nicht nur der Ausgangspunkt für das regenerative und hyperplastische Wachstum unter entsprechenden krankhaften Bedingungen, sondern auch für das carcinomatöse und alsbald invasive Wachstum, nachgewiesen vor allem am Magen (BÜCHNER 1927), an der Haut, der Portio usw. Dort regen die Carcinogene mit der Schädigung der RNS-Synthese in den Chromosomen die DNS-Verdoppelung und damit fortgesetzt neue Zellteilungen unter Einbuße an Differenzierung an. Dadurch wiederum sei die hemmungslose Zellteilung und das invasive carcinomatöse Wachstum der Zellen im Bereich der „Indifferenzzonen" in Gang gesetzt.

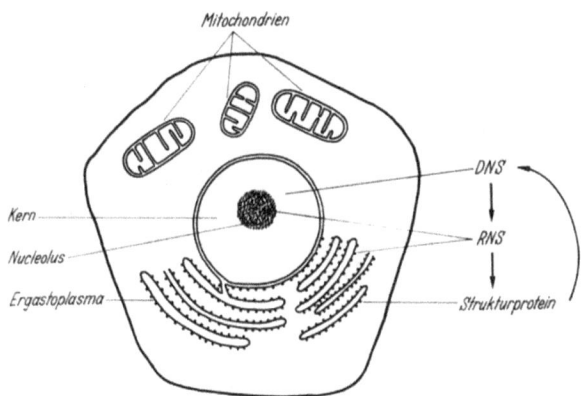

Abb. 137. Ultrastruktur der Leberparenchymzelle in Beziehung zu ihren Stoffwechselaufgaben (nach FR. BÜCHNER u. Mitarb. 1951). Mitochondrien — Sitz der Atmungskettenphosphorylierung und des Citronensäurecyclus (Energiestoffwechsel). Kern — Sitz der Chromosomen (Zellerbgut) mit ihrem Gehalt an Desoxyribonucleinsäuren (DNS). Nucleolus — Hauptsitz der Ribonucleinsäuren (RNS). Ergastoplasma — seine Lamellen Sitz der Strukturproteine

Ein dritter neuer Gesichtspunkt betrifft die *Kernverhältnisse*. Während in den Anfangsstadien nach Einbringung der Carcinogene Kerngrößen und DNS-Gehalt sehr stark variieren (mit zunehmender Dosis steigende Aneuploidie und Hyperploidie) (nicht krebsspezifisch!), treten kurz vor Erreichen der vollen Dosis des Carcinogens in den Zentren der Leberläppchen Nester von *Zellen mit auffallend kleinen diploiden Kernen* auf, die nach GRUNDMANN (Mitarb. BÜCHNERs) die „Keime des Lebercarcinoms" darstellen: „Der entscheidende *Umschlag* erfolgt *in der Phase der kleinkernigen Diploidie*, ... damit beginnt der Krebs." Die Zellvermehrung erfolge anfangs „nur auf amitotischem Wege". Später weisen die Krebszellen wieder Polymorphie der Kerne und eine erneute starke Aneuploide auf.

Was nun die Brücke zum Krebs beim Menschen schlägt, das ist der Nachweis, daß der gleiche Ablauf auch am *Portio-Ca der Frau* festzustellen ist: Diploidie in der praeinvasiven Phase und dann das schließlich aneuploide Carcinom.

Der letzte Gesichtspunkt betrifft die *Plötzlichkeit des Umschlags* von der Praeblastomatose in das Carcinom und die biochemische Faßbarkeit dieses Ereignisses in dem schlagartigen *Verlust an histochemisch nachweisbarem Glykogen* elektiv in diesem kleinkernigen Mikrocarcinom. Aus der Resistenz gegen weiteres Carcinogen, aus dem Reichtum an Nucleoproteiden und dem plötzlichen Glykogenverlust schließt GRUNDMANN „daß in den kleinkernigen Zellnestern eine neue Zellform entstanden ist, die Krebszelle".

Diese Untersuchungen GRUNDMANNs am Lebercarcinom nach Diäthylnitrosamin wurde von OEHLERT histoautoradiographisch am *Epidermiscarcinom* nach *Methylcholanthren* korrelativ ergänzt. In Voruntersuchungen über die physiologische Regeneration der Gewebe zeigte sich, daß z. B. in der Epidermis ausschließlich Zellen des Stratum basale, also nur Zellen der „Indifferenzzonen" zur DNS-Synthese befähigt sind. Bei der Cancerisierung durch Methylcholanthren bestätigte sich, daß auch in der Epidermis die *Cancerisierung* „das *Ergebnis eines Zusammenbruchs des* in der Zelle wirksamen *Reglersystems*" darstellt.

Selbstverständlich bleibt dabei die *Frage offen*, welcher *Naturvorgang* es ist, dem die Zerstörung des Reglersystems in immer wieder gleicher Weise zuzuordnen ist, ohne daß die Zelle dabei abgetötet, aber irreversibel abgeändert wird, eine Änderung, die dann auch auf die Tochterzellen in gleicher Weise übertragen wird. Davon wird im 11. Kapitel zu berichten sein.

Abschließend darf von diesen Untersuchungen gesagt werden, daß sie morphologisch mit ganz neuen Methoden in besonders eindrucksvoller Weise zeigen: *Vor den Cancer hat die Natur den Praecancer gesetzt.* Während aber der *Praecancer über viele Phasen* verläuft, ist der *Übergang zum Cancer* schließlich ein *plötzlicher*.

Wenn wir diese Untersuchungen BÜCHNERs und seiner Schule — unter bewußter Hintansetzung des in Carcinogenesefragen ungeheuer angeschwollenen Schrifttums — in den Mittelpunkt der Morphologie der Cancerisierung stellten, so nicht nur, weil sie mit den modernsten Methoden erarbeitet wurden, sondern weil sie in besonders glücklicher Weise die *Zellveränderungen in Korrelation zum Dosis-Zeit-Problem setzen*.

b) Biochemie der Cancerisierung. Man darf für alle chemischen *Carcinogene* unterstellen, daß sie in vivo auf dem Wege vom primären Kontakt mit lebenden Geweben bis zur Auslösung der Cancerisierung eine mehr oder minder lange *Kette biochemischer Reaktionen* durchlaufen. Dabei macht es natürlich einen großen Unterschied aus, ob es sich um eine Krebsinduktion am Ort der Einwirkung oder — bei sog. resorptiv wirksamen Carcinogenen — um eine Fernwirkung im Organ des Stoffumsatzes, wie z. B. in der Leber, oder um eine solche am Ort der Ausscheidung z. B. in der Blase handelt.

Am besten untersucht scheint uns die Biochemie der Cancerisierung beim „*Blasenkrebs der Anilinarbeiter*". Wie schon im 8. Kapitel (S. 342ff.) auseinandergesetzt wurde, ist es bei diesem Berufskrebs eines inneren Organs vor allem das *β-Naphthylamin*, das für den Blasenkrebs verantwortlich zu machen ist. Bringt man dieses Carcinogen in die Blase selbst, so erzeugt es keinen Krebs (BONSER u. Mitarb. 1958). Gibt man es oral (oder sonstwie), so ist die Blasenkrebsquote hoch. Es können also nur biochemische Umwandlungsprodukte sein, welche schließlich am Ort der Ausscheidung Krebs auslösen. Die Reihe der Substanzen und die Endprodukte und damit die biochemische Carcinogenese aromatischer Amine (s. 8. Kap. S. 344ff.) aufgeklärt zu haben, ist zunächst das Verdienst von

WILEY (1938). Er zeigte, daß das β-Naphthylamin zu *2-Amino-1-naphthylschwefelsäure* umgewandelt wird. Im frischen Urin wird diese Substanz in Form eines seiner Derivate als *2-Amino-1-naphthyl-glucuronsäure* (BOYLAND und MANSON 1957) oder als *Bis-(2-Amino-1-Naphthyl)-phosphat* (TROLL und NELSON 1958; z. nach BOYLAND 1960) ausgeschieden. Beide Ausscheidungsprodukte können durch Enzyme im Urin während ihrer Verweilzeit in der Blase hydrolysiert werden und dann carcinogen für die Blasenschleimhaut wirken.

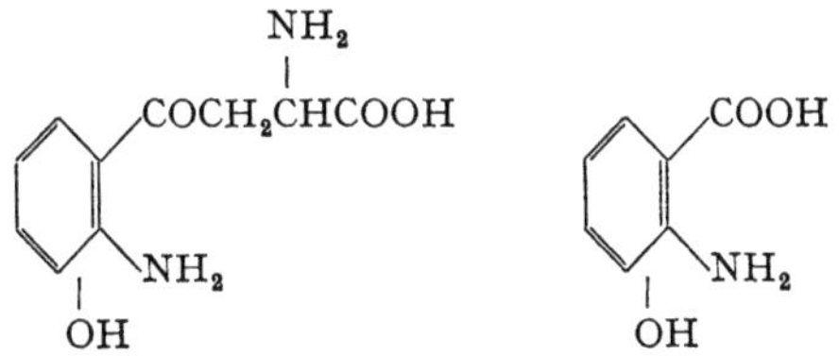

3-Hydroxykynurenin   3-Hydroxyanthranilsäure

Abb. 138. Strukturformeln im Urin vorkommender o-Aminophenole

BOYLAND faßt in seiner letzten Arbeit (1960) die Frage der Blasenkrebs-Carcinogenese bei Chemiearbeitern dahin zusammen, daß dieser durch (im Urin freigesetzte) *o-Aminophenole* bedingt wäre. Beispiele solcher normalerweise im Urin vorkommender o-Aminophenole seien *3-Hydroxykynurenin* und *3-Hydroxyanthranilsäure*. Beide sind Zwischenprodukte des Tryptophanstoffwechsels und beide wirken carcinogen, wenn man sie bei der Maus operativ in die Blase einführt. Natürlich gibt es auch für andere resorptive Carcinogene eine ähnliche Biochemie der Umwandlungsprodukte der betreffenden Substanzen, doch muß hier ein Beispiel für viele genügen.

c) Quantitative Analyse der Blastogenese. Immer bringen erst Maß und Zahl Ordnung in die formalen Wechselbeziehungen ätiologischer Faktoren. Beim Menschen ist dies bei den malignen Tumoren im wesentlichen eine Aufgabe der Krebsstatistik, an Einzelbeispielen (Röntgen, Radium, Thorotrast, Peteosthor usw.) auch der klinischen Medizin. Das Experiment hat hier den Vorteil, hinsichtlich der Dosis-Wirkungsbeziehungen planmäßig in den Geschehensablauf der Blastogenese eingreifen zu können. Versuche solcher Art sind auf vielerlei Weise unternommen worden. Am konsequentesten sind wohl DRUCKREY und KÜPFMÜLLER (1948, 1949), zunächst am Beispiel der „*Buttergelb-Hepatome*" bei der Ratte, vorgegangen. Die Auswertung dieser Versuche mit dem *Dimethylaminoazobenzol* rechtfertigt u. a. folgende Schlußfolgerungen:

a) Die *Latenzzeit* ist eine Funktion der täglichen Dosis.

b) Es ist eine bestimmte *Gesamtdosis* erforderlich, gleichviel wie diese Dosis verteilt wird.

c) Die *Latenzzeit* ist der täglichen *Dosis umgekehrt proportional*.

d) Die Effekte auch kleinster Einzeldosen bleiben die ganze Lebensdauer voll *summationsfähig* erhalten.

e) Nach der Krebsentstehung ist der erzielte *Effekt* auf spätere Zellen, auf dem Wege über das Zellerbgut *übertragbar*.

Waren mit der Auswertung der Buttergelb-Hepatome für die krebserzeugende Wirkung des 4-Dimethylaminobenzols klare Gesetzmäßigkeiten erwiesen, so entstand die *Frage*: gilt die These „daß die cancerogene Wirkung W eine Funktion der Gesamtdosis D ist, also der Summe der Einzeldosen d, die im Laufe des Lebens aufgenommen werden" — gilt die *Formel* (DRUCKREY 1960) $W = f(D) = f(\Sigma d)$ auch für andere resorptiv wirkende Carcinogene?

Für die Beantwortung dieser Frage wählten DRUCKREY und sein Mitarb. SCHMÄHL das von HADDOW u. Mitarb. (1948) in die experimentelle Cancerologie eingeführte, ungemein stark carcinogene *4-Dimethylaminostilben* (Abb. 94, S. 353), welches bei Ratten eine völlig andersartige Geschwulstform, nämlich — ausgehend von den Talgdrüsen — *Gehörgangscarcinome* auslöst (Näheres DRUCKREY und SCHMÄHL 1956, SCHMÄHL und MECKE 1956, SCHMÄHL 1959, DRUCKREY 1960).

Wegen der *Lebensmittelfrage* erscheint es wichtig, daß die *Konzentration* des Carcinogens in dem zur Fütterung der Ratten verwendeten Brot *nur etwa 0,0001%* (bezogen auf die Trockensubstanz) betrug und damit *unter der Grenze der chemischen Nachweisbarkeit* (!) lag.

Auch hier bestand eine eindeutige *Abhängigkeit zwischen* der *Krebsentstehung* und der dafür erforderlichen *Gesamtdosis*. Damit war erneut erwiesen, daß die carcinogene Wirkung solcher resorptiv wirkender Stoffe eine „Funktion der Gesamtdosis, also der Summe aller Einzeldosen ist *(„Summationswirkung")*.

Die Versuche mit beiden Cancerogenen sind unter anderen auch noch deswegen wichtig, als sich bei der Dauerbehandlung ein *„Erholungsfaktor"* ausschließen ließ.

Ein drittes Carcinogen, an dem inzwischen die Dosis-Wirkungsbeziehungen in gleicher Weise durchgeprüft wurden, ist das *Diäthylnitrosamin*[1]. Schon 1956 hatten MAGEE und BARNES das *Dimethylnitrosamin* [$(CH_3)_2NNO$] als Lebercarcinogen entdeckt. Oral an Ratten gegeben, zeigt das Diäthylnitrosamin, bei hoher Ausbeute (gleichfalls Lebercarcinome), eine besonders hohe Dosisabhängigkeit (DRUCKREY 1960, BÜCHNER und GRUNDMANN 1961) (Vgl. S. 502).

Das *Fazit*, das wir aus diesem und anderen quantitativen Analysen ziehen, besagt: *Zwischen Dosis und Wirkung* bestehen bei resorptiv wirkenden Carcinogenen klare *Gesetzmäßigkeiten*. Sie verdeutlichen sich in der Feststellung: die *Latenzzeit* ist eine *Funktion der Dosis*. Die *Gesamtdosis entscheidet*. Die Summe der *Einzeldosen* ist *summationsfähig*. Bei fortdauernder Zufuhr einzelner Dosen gibt es bei der Carcinogenese keinen „Erholungsfaktor", weil es — wie wir aus klinischen Erfahrungen schließen — Abwehrreaktionen des Organismus gegen Carcinogene nicht gibt.

Als Kliniker fragt man sich natürlich: inwieweit finden diese quantitativen Analysen der Blastogenese ihr *Gegenstück* beim *Krebsgeschehen des Menschen?* Das planmäßige Tierexperiment findet sein Korrelat in einem Massenexperiment am Menschen: Es ist das die große Diskrepanz in der *Häufigkeitsrelation Carcinom/Sarkom* (etwa 90%:10%) und dem *Mengenverhältnis ihrer Muttergewebe*. Die epithelialen Gewebe verhalten sich zu den mesenchymalen wie 17,5%:82,5%!). Wir haben immer schon auf diese wahrhaft fundamentale Tatsache der menschlichen Krebspathologie hingewiesen und sie hinsichtlich der Krebsnoxen stets mit der sehr viel größeren Exposition der äußeren und inneren Auskleidungen des Organismus im Vergleich mit dem Geschütztsein der in der Tiefe des Organismus geborgenen mesenchymalen Gewebe erklärt.

Heute, wo die Summationswirkung resorptiv wirksamer Carcinogene erwiesen ist, wird diese Deutung noch plausibler, erklärt die Summation carcinogener Einzeldosen sehr viel besser, als wir es bisher konnten, den so ganz verschiedenen

---

[1] Diäthylnitrosamin erzeugt bei Goldhamstern auch Carcinome des Respirationstraktes (DONTENWILL und MOHR 1961). Bei der Klärung der Frage, ob dies auf ein Überfließen eines Teiles der carcinogenen Substanz in den Tracheobronchialbaum zurückzuführen ist, zeigte sich, daß beim Hamster die Tumoren wahrscheinlich durch örtliche Wirkung „auf Grund einer Organdisposition" entstehen, während das gleiche Carcinogen in der Rattenlunge nur zu entzündlichen Veränderungen, aber nicht zu Tumoren führt (DONTENWILL, MOHR und ZAGEL 1962).

Altersverlauf der Krebs- und der Sarkomtodesfälle. Wie die Abb. 25 S. 68 hat erkennen lassen, steigt die Krebstodesquote (immer je 100000 Einwohner gleicher Altersgruppe) kontinuierlich an, während die an 780 Sarkomfällen unserer Klinik gewonnene Alterskurve eine mehr oder minder gleichmäßige Altersverteilung ergab (s. Abb. 32 S. 74).

Unsere Erklärung geht heute dahin, daß es bei den Carcinomen zu einer Summation vieler carcinogener Einzeldosen kommt, deren notwendige Gesamtdosis mit steigendem Alter mit steigender Wahrscheinlichkeit zur Krebsauslösung führt, während bei den Muttergeweben der Sarkome eine Summationswirkung gleicher oder ähnlicher die mesenchymaler Gewebe erreichenden Geschwulstnoxen sehr viel unwahrscheinlicher ist.

Wohl ist — im Gegensatz zu der meist nur einmaligen Thorotrastanwendung — auch bei den thoriumhaltigen *Leuchtfarben* und beim *Peteosthor* (dank der regelmäßigen Injektionen) eine *Summation vieler Einzeldosen zu unterstellen*, doch sind diese krebstheoretisch so wichtigen Sarkomformen — auf alle Sarkome bezogen — doch zu selten, als daß sich die Summationswirkung gesamtstatistisch auszuwirken vermöchte.

Die Summationswirkung erklärt aber auch noch einen beim Menschen sonst unerklärlichen Befund: die *bei noch unterentwickelten Völkern* sehr viel *höhere Sarkomrate* (bis zu 35% aller malignen Tumoren). Da bei den noch unter primitiven Bedingungen Lebenden die Lebensdauer i.D. nur 30—35 Jahren beträgt, entfällt bei ihnen jene Steigerung der Krebstodesfälle, die bei den hochzivilisierten Völkern das Gros der Krebstodesfälle jenseits des 35. Lebensjahres ausmacht. Notwendigerweise muß sich dann die Ca-Kurve der Sarkomkurve weitgehend annähern. Auch wenn man eine gleiche Gefährdung durch resorptiv wirksame Carcinogene bei noch primitiv lebenden Völkern annähme, so würde eben die große Mehrzahl der Menschen den Effekt der Summationswirkung nicht erleben. Es ist danach klar: Die quantitative Analyse der Blastogenese im Tierversuch hat für unsere Vorstellungen von der Krebsentstehung wichtige Ergebnisse gezeigt. Man übersehe aber dabei nicht, daß auch spontane „Massenexperimente" größten Stils am Menschen zu gleichen Vorstellungen führen und so indirekt die Lehre von der Summationswirkung vieler Einzeldosen stützen.

Die Lehre von der Summationswirkung resorptiv wirksamer Carcinogene stützt sich in der Hauptsache auf chemische Krebsnoxen. Es ist die Frage: gilt sie auch für *ionisierende Strahlen?* Zur Prüfung scheint uns die einfache Durchstrahlung nicht so überzeugend zu sein, obgleich, wie wir im 11. Kapitel sehen werden, die Mutationsquote der Strahlendosis unmittelbar parallel läuft. Geeigneter schien uns die Einverleibung eines Dauerstrahlers, der praktisch ohne Ausscheidung seine Strahlen aussendet. Ich regte daher meinen Mitarbeiter WENZ an, *Thorotrast* in verschiedenen, aber regelmäßigen Dosierungen zu geben, um die Dosisabhängigkeit von Latenzzeit, Tumorquote usw. zu prüfen. Leider kommt es bei Ratten leicht zu paravasalen Depots, so daß die applizierten Dosen nicht immer zur Ablagerung im RES (s. 9. Kap. S. 458) gelangen. Trotzdem scheint sich nach den bisherigen Versuchsergebnissen auch hier bei der radioaktiven Substanz die Summationswirkung zu bestätigen.

d) Carcinogenese bei Abbruch blastogener Einwirkungen. Diese vor allem auch für alle Krebstheorien wichtige Frage bezog ihr erstes *Beweismaterial aus den Berufskrebsen*. Schon beim Schornsteinfeger-, deutlicher noch beim Teer- und beim „Blasenkrebs der Anilinarbeiter", später auch beim Röntgenkrebs des Röntgenpersonals ergab sich bald die Forderung, die weitere Exposition gegenüber den krebserzeugenden Einwirkungen zu stoppen. Man schulte die gefährdeten Arbeiter um, führte in Röntgenbetrieben z. B. Strahlenschutzmaßnahmen ein, oder man „sanierte" die Arbeitsplätze wirksam vor den betreffenden Carcinogenen. Vor allem war es L. REHN, der bereits 1895, mit der Entdeckung der „Blasengeschwülste bei Fuchsinarbeitern", des ersten durch äußere chemische Noxen hervorgerufenen Krebses eines inneren Organs, sogleich die Forderung nach planmäßiger

Ausschaltung jener Noxen verband. Es liegt also ein großes menschliches Erfahrungsgut über solche „Stop-Versuche", wie sie heute die experimentelle Krebsforschung nennt, vor. Alle diese, später auch gewerbehygienisch überwachten *Ausschaltungen beruflicher Carcinogene* haben immer das gleiche ergeben: waren die Betreffenden vorher nur genügend lange Zeit exponiert, so bekamen sie trotzdem, gleichviel, ob es sich um Teer-, Pech-, Brikettarbeiter oder um Arbeiter in chemischen Betrieben (ß-Naphthylamin!), Röntgentechniker o. dgl. handelte, später das betreffende für die Noxe spezifische Carcinom, sofern nur die Exposition stark genug gewesen war. Der Satz „cessante causa non cessat cancer" ist ja von solchen Erfahrungen abgeleitet und beinhaltet naturwissenschaftlich die Schlußfolgerung von der *Irreversibilität des Krebsgeschehens, auch bei Abbruch weiterer Carcinogenzufuhr.*

Das *Experiment* hat diese alte Erfahrung am Menschen aufgegriffen und zusätzlich manches geklärt und vertieft. Soweit wir übersehen, haben KLINE und RUSH (1948) als Erste Versuche mit *Unterbrechung der Carcinogenbehandlung* durchgeführt.

Sie pinselten Mäuse mit *Methylcholanthren*. Bei einer ersten Gruppe tumorfreier Tiere wurde die Carcinogenbehandlung nach 19 Wochen abgebrochen. Trotzdem bekamen nach 10 Monaten Versuchsdauer noch 33% der Tiere maligne Tumoren. In einer 2. Versuchsserie wurden Mäuse insgesamt 5 Monate lang täglich mit *UV-Licht* bestrahlt. Nach 3 Monaten bekam die eine Gruppe eine Erholungspause von 1 bzw. 2 oder 3 Monaten. Nach 8 Monaten wiesen die Mäuse mit 1 Monat Unterbrechung 83%, die mit 2 Monaten 50% und die mit 3 Monaten 29% maligne Tumoren auf.

Versuche dieser Art („*Stop-Versuche*" im Gegensatz zu Dauerversuchen) wurden u. a. vor allem von DRUCKREY und DANNEBERG an Ratten mit Hilfe von 4-Dimethylaminoazobenzol (s. S. 343) angestellt.

Wurde das Buttergelb, in 5 verschiedenen Dosierungen gegeben (insgesamt zwischen 200 und 1000 mg), dann nach einer Behandlungsdauer zwischen 40 und 200 Tagen abgesetzt, so entstanden, obgleich das Carcinogen in 14 Tagen entgiftet bzw. ausgeschieden ist, noch lange Zeit nachher „Cysten-Lebern" bzw. Hepatome. Bei fallender Dosis steigt die Lebenszeit. Bei der kleinsten Gesamtdosis (200 mg) war bei einer Behandlungszeit von 40 Tagen die Zeit vom Ende der Behandlung bis zum Auftreten der Tumoren im Mittel 320 Tage, also das Achtfache!

In Tierexperimenten an der Chirurgischen Klinik Heidelberg konnten die Mitarbeiter des Verfassers VOLLMAR und OTT (1961) durch subcutane Implantation von Kunststoffscheiben aus *Polypropylen* in einem hohen Prozentsatz bei Ratten lokale Sarkome erzeugen. Als *Stopversuch* wurden bei 50 Ratten nach 8 Monaten alle Scheiben wieder entfernt, deren schwielige Bindegewebskapsel jedoch belassen. Trotz Exstirpation der Propylenscheiben bildeten sich in den nachfolgenden Monaten in stetig wachsender Zahl weitere gleichartige Sarkome aus. Ja selbst nach zweijähriger Versuchsdauer treten bei den noch vereinzelt überlebenden Tieren Geschwülste auf, die sich weder morphologisch, noch durch ihre Wachstumsgeschwindigkeit, noch durch ihre Transplantierbarkeit von den Sarkomen bei belassenen Kunststoffscheiben unterscheiden. Wohl ist die Tumorquote bei einer Beobachtungszeit von 14 Monaten niedriger, als bei den Tieren, bei denen die Kunststoffscheiben belassen wurden. Doch beweist trotzdem die Sarkomentstehung von den Fremdkörperkapseln aus, daß der entscheidende Umschlag zur Malignisierung vorher schon stattgefunden haben muß. Am höchsten war die Tumorquote bei den Tieren, die zusätzlich Röntgenbestrahlungen erhalten hatten, nebenbei ein schönes Beispiel für eine experimentelle Symblastogenese bei der Einwirkung einer primär chemischen und dann einer physikalischen Krebsnoxe (Tab. 84).

Diese Versuche bestätigen also und vertiefen zugleich die Erfahrungen an Berufskrebsen und stellen bei ausreichender Zufuhr eines Carcinogens die Irreversibilität der Carcinogenese auch nach Abbruch der Zufuhr unter Beweis.

Tabelle 84. *Sarkome bei Ratten nach subcutaner Implantation von je 8 Propylenscheiben*

	Versuchsdauer nach Monaten	—	7	8	9	10	11	12	13	14
Scheiben belassen	überlebende Tiere	70	58	57	56	54	50	46	37	35
	Tumoren insgesamt . . .	—	1	3	8	9	14	29	38	55
	Tumorquote	—	0,2	0,86	2,3	2,6	4,2	9,2	12,9	21,1
Scheiben entfernt	überlebende Tiere	60	50	50	49	48	47	47	43	41
	Tumoren insgesamt . . .	—	—	—	2	5	9	14	21	34
	Tumorquote	—	—	—	0,7	1,7	3,7	4,8	7,1	12,2
Scheiben + Rö. bestr.	überlebende Tiere	67	29	28	28	27	26	23	20	18
	Tumoren insgesamt . . .	—	—	1	2	5	11	16	24	34
	Tumorquote	—	—	0,6	1,2	2,9	6,6	9,6	15,7	23,6

a) bei Belassung der Kunststoffscheiben, b) nach Exstirpation derselben 8 Monate nach der Einpflanzung (unter Belassung der Fremdkörperkapsel), c) bei zusätzlicher Röntgenbestrahlung. [Chirurg. Klinik Heidelberg, VOLLMAR und OTT (1961)]

Alle diese Erfahrungen sind natürlich von grundlegender Bedeutung für das Krebsgeschehen beim Menschen. Vertritt man z. B. mit gutem Grund (s. S. 401) die These, daß carcinogene Kohlenwasserstoffe in seiner persönlichen, von ihm selbst veränderten Atemluft („Privatatmosphäre") beim Raucher eine wesentliche Rolle bei der Entstehung des Bronchialcarcinoms spielen, so erscheint es gesichert, daß je nach Beginn des Rauchens (Zeitfaktor!) und je nach der durchschnittlichen Menge des Tabakverbrauches (Dosis!) der spätere „Stop" im Rauchen das Auftreten eines Bronchialcarcinoms durchaus nicht auszuschließen braucht, wenngleich es natürlich immer noch einen Unterschied ausmachen muß, ob das vorbereitete „Terrain" der Raucherbronchitis weiter carcinogen geschädigt wird oder nicht.

5. Antiblastogenese

Von *Anticarcinogenese* — der Ausdruck stammt von BERENBLUM (1931) — spricht man, sofern die durch ein Carcinogen bedingte Tumorentwicklung durch ein wiederholt angewandtes zweites Agens gehemmt wird. Ursprünglich beschränkte sich die Begriffsanwendung auf die Krebsentstehung auf der Haut und hier wieder auf die Teerung oder Einwirkung carcinogener Kohlenwasserstoffe. Es erscheint aber richtiger, den sprachlich und begrifflich gleich präzisen Begriff Anticarcinogenese auf jeden einer drohenden oder sicheren Krebsentstehung entgegenwirkenden Vorgang auszudehnen. Eine solche Definition schließt es andererseits aus, daß unter den Begriff auch Einwirkungen auf bereits entstandene oder gar fertige Geschwülste mit subsumiert werden. Alle antiblastischen, cytostatischen oder carcinokolytischen Substanzen gehören nicht zur Krebsentstehung, sondern zur Krebsbehandlung.

a) Resistenz und Abwehr gegen blastogene Einwirkungen beim Menschen. Bei der Frage einer natürlichen Antiblastogenese ergibt sich verständlicherweise das *Problem einer Abwehr gegen carcinogene Noxen*. Man ist natürlich von vornherein zur Skepsis geneigt. Denn wenn schon die Hauptmasse der „Carcinogene" erst im technischen Zeitalter in die Umwelt der Menschen eingebracht worden ist, so ist es biologisch schwer vorstellbar, daß die Organismen schon seit Jahrmillionen über „spezifische Abwehrkräfte" gegenüber etwas, was im Plan der Natur gar nicht vorgesehen ist, verfügen sollen. Tatsächlich ist bislang ein überzeugender Beweis für das Vorhandensein oder für den Erwerb von Krebsabwehrreaktionen nicht erbracht worden. Nur zu oft werden Einzelbeobachtungen auffälligen Krebsverhaltens fälschlich dahin interpretiert, daß sie eine aktive Abwehrleistung des befallenen Organismus bewiesen. Besonders gerne werden verlaufsbedingte Absterbeerscheinungen von Tumorzellen als Effekt einer aktiven „Antiwirkung" fehlgedeutet. Wenn z. B. Tumorzellen in den Lungen gefunden werden, ohne daß sie Lungenmetastasen machten, so kann keine Rede davon sein, daß dies ein Beweis dafür wäre, daß sie dort „vernichtet" worden wären. Verschleppte Zellen müssen ja, wenn sie eine neue „Tumorkeimanlage" bilden und zu einer Tochtergeschwulst heranwachsen sollen, erst Anschluß an Blutgefäße finden und Stroma induzieren.

Es geht ja auch in der Natur durchaus nicht jedes Samenkorn auf. Es ist ohne weiteres denkbar, daß manche Mikrocarcinome zugrundegehen. Das beweist aber noch nicht, daß sie vernichtet wurden. Jedenfalls ist beim Menschen vollvitalen Krebszellen gegenüber noch niemals ein humoraler, cellulärer oder histologisch faßbarer Abwehrmechanismus zweifelsfrei sichergestellt worden.

Jeder erfahrene Chirurg kennt Fälle, bei denen es *trotz* vermeintlich *nichtradikaler* Operation zu überraschender klinischer „*Heilung*" kam. Die wenigsten Fälle sind histologisch auf zurückgebliebene Krebsreste gesichert. Und wie oft wird andererseits eine lange Carcinolatenz mit Heilung verwechselt. Wir sehen ja auch nicht selten noch viele Jahre später Rezidive, wo wir schon an Heilung geglaubt hatten.

Auch die Fälle von *Tumorrückbildung*, vor allem *nach örtlichen Infekten* (Erysipel!), sind viel zu selten, als daß zeitweise Remissionen als antiblastogenetisch bedingt angesehen werden könnten.

Auch darf aus der Tatsache, daß sich *in der Umgebung von Tumoren* häufig *celluläre Infiltrationen*, Leukocyten- oder Plasmazellanhäufungen finden, nicht auf eine gewebsaktive Antiblastogenese geschlossen werden. Solche Reaktionen sind nicht Abwehrreaktionen gegen „Krebs", sondern krebsunspezifische Gewebsreaktionen gegenüber Tumornekrosen, cellulärem Zerfall, bakteriellen Infekt u. dgl.

Den, dem größten Experiment an Durchschlagskraft nicht nachstehenden Beweis dafür, daß *fehlende Metastasen* trotz Krebszellaussaat *keinen Rückschluß* auf eine „Krebsabwehr" rechtfertigen, liefern jene Carcinomformen, die wie beim Mamma-, Prostata-, Schilddrüsen-, Bronchuscarcinom usw. oft ganz überwiegend und dann gleich generalisiert ins Knochensystem metastasieren, während die ganze ausgedehnte Muskelmasse des Körpers völlig frei von Metastasen bleibt. Es kann bei einer solchen hämatogenen Aussaat doch nicht angenommen werden, daß die Krebszellen in der Muskulatur durch eine körpereigene Abwehr „vernichtet" werden, vielmehr kann nur gefolgert werden, daß sie dort nicht „anzugehen" vermögen. Auch hängt die Generalisierung einer Metastasierung nicht davon ab, ob alle hypothetischen Abwehrkräfte erschöpft sind, sondern davon, ob ein Krebs in die Venenlichtung oder in offene Lymphgefäße einbricht und viele Tumorzellen zugleich zur Abschwemmung bringt.

Die Anschauung von einer gewissen „*Resistenz*" gegen Krebs bezieht ihre Nahrung ferner aus der Tatsache, daß z. B. von 100 berufstypisch exponierten Menschen und von 100 mit einem Carcinogen behandelten Tieren immer nur ein gewisser Prozentsatz Krebs bekommt. Wir werden im nächsten Kapitel sehen, daß das nicht nur keine „Resistenz gegen Krebs" beweist, sondern daß es auf andere Weise naturwissenschaftlich exakt zu erklären ist.

Sehr viel wichtiger ist die Beobachtung, daß bei vielen exogenen Einwirkungen zwischen den einzelnen Tierarten und Tierstämmen große Unterschiede bestehen. Man möchte folgern, daß es, analog z. B. zu DDT-resistenten Insekten, auch benzpyrenresistente Versuchstiere geben könnte. Gibt es eine solche Resistenz? Könnte man sie stützen oder steigern?

RICHARD KUHN (1959) hat auf der 100. Naturforschertagung ausführlich über die „Biochemie der Receptoren und Resistenzfaktoren" referiert und an eindrucksvollen Beispielen dargetan, daß es tatsächlich, z. B. auf dem Gebiete der Viren, Receptoren, also celluläre Strukturen, die mit exogenen Agentien in Wechselwirkung treten, ebenso gibt, wie es andererseits chemische und andere Resistenzfaktoren, die die Grundlage der „Widerstandsfähigkeit der Lebewesen gegen Einwirkungen der Umwelt" darstellen, gibt. Am wichtigsten scheint der Umstand zu sein, daß manche Lebewesen über *Fermente* verfügen, die gewisse exogene Gifte in eine unwirksame Verbindung umwandeln. In diesem Zusammenhang weist KUHN auch auf das Ferment *Katalase* hin, welches einerseits bei sonst Gesunden völlig fehlen kann (Akatalasämie), andererseits aber einen Resistenzfaktor gegen Infektionen darstelle, vielleicht aber auch gegen H_2O_2, das nach O. WARBURG (1959) bei der Röntgenbestrahlung entstünde und des Bestrahlungseffektes wegen nicht zerstört werden sollte.

Zum Problem der Fermente gehört auch die Schutzwirkung des Lactoflavin (Riboflavin, Vitamin B_2) gegen die Buttergelbhepatome insofern, als dieses Vitamin die prosthetische Gruppe der in der Leber reichlich vorhandenen Fermente darstellt.

Mit Nachdruck weist R. KUHN darauf hin, daß beim Begriff Resistenzfaktoren ein Mangel an ihnen zunächst ohne Folgen für das Lebewesen ist und daß das Vorhandensein oder Nichtvorhandensein entsprechender „*Resistenzfaktoren*" sich erst zeigt, wenn besondere Einwirkungen aus der Umwelt heraus erfolgen. Von Resistenzfaktoren in diesem Sinne ist eben *bei exogenen Krebsnoxen*, die den Menschen treffen, noch so gut wie *nichts bekannt*.

Häufig wird der Standpunkt vertreten, daß *mesenchymale Gewebe* eine „Abwehrreaktion, auch gegen das Carcinom" (FROMME 1952), besitzen. Jugendlich mesenchymale Gewebe mit ihrer vollen Regenerationskraft und frei noch von toxischen Schädigungen seien wesentlich an der Krebsabwehr beteiligt.

Ein umfangreiches Schrifttum ist über die Frage entstanden, ob der *Milz* und dem reticuloendothelialen System überhaupt eine „*antiblastische*" *Funktion* zuzuschreiben ist. Schon im 3. Kapitel (S. 110) war die Rede davon, daß Milztumoren ebenso selten sind wie Milzmetastasen, daß aber daraus noch nicht auf eine „Antikrebsfunktion" geschlossen werden dürfe, da in rein mesenchymalen Organen auch sonst Tumoren sehr viel seltener sind als in epithelialen, und daß die Metastasierungsrate der Milz nach WALTHER (1937, 1939) der Erwartung entspricht.

An der Heidelberger Chirurgischen Klinik konnten in 25 Jahren unter 780 Sarkomerkrankungen insgesamt 2 *primäre Milzsarkome* beobachtet werden, das sind 0,25%. Bedenkt man, daß die Milz mit rund 150 g Eigengewicht 0,2—0,3% des gesamten Körpergewichts ausmacht, so *entspricht* das relativ *seltene Vorkommen* derartiger Tumoren durchaus der *statistischen Erwartung*. Diese Beobachtung zeigt zugleich die Gültigkeit eines Gesetzes der Häufigkeitsverteilung verschiedener Organ- und Gewebssarkome, wonach sich dieselben in der Summe der Fälle entsprechend dem Gehalt an mesenchymalen Zellen auf die verschiedenen Körperabschnitte verteilen (OTT und FREY 1960).

Die Frage einer Antiblastogenese in der Milz muß davon ausgehen, ob die Milz überhaupt von blastogenen Stoffen erreicht wird und gegebenenfalls von welchen. Praktisch scheiden bei der Milz alle Kontakt-, alle inhalierten und wohl auch die meisten peroral zugeführten Carcinogene aus.

Noch am meisten blastogenes Material kommt in die Milz beim *Thorotrast* (S. 458). Tatsächlich sind jedoch bis jetzt Thorotrasttumoren der Milz noch nicht beschrieben. Es muß aber bedacht werden, daß das in der Milz abgefangene Thorotrast relativ frühzeitig zu einer hochgradigen Milzfibrose und demzufolge zu einer hochgradigen Schrumpfung des Organs führt. Außerdem sind viele Thorotrastpartikel in den perisplenischen, perigastrischen und paraportalen Lymphknoten abtransportiert worden.

Es ist also auch bei der Milz eine antiblastische Funktion nicht bewiesen. Die relative Seltenheit von Metastasen in der Milz kann ebenso wie in der Muskulatur hauptsächlich darauf beruhen, daß das mesenchymale Milzgewebe kein auffangbereites Terrain für Metastasen epithelialer Tumoren darstellt.

b) **„Immunisierung" als Antiblastogenese im Tierexperiment.** Viele Fehldeutungen resultieren aus der Möglichkeit, Tiere gegen Impftumoren zu immunisieren. Impftumorzellen sind aber keine körpereigenen, sondern körperfremde, transplantierte Zellen und damit selbstverständlich in ihren Proteinen usw. von den Proteinen des neuen Wirtstieres verschieden. Letzteres bildet demzufolge Abwehrfermente, Antikörper usw. Beweis: niemals geht eine 2. Impfung an. Es handelt sich hier also nicht um eine erworbene Resistenz gegen Krebs, sondern nur um eine gegen körperfremdes Protein. Alle die Tausende von Arbeiten über „Immunisierung gegen Krebs" mögen ihre Bedeutung auf innerem, biologischem und serologischem Gebiet haben, für das Problem einer körpereigenen Abwehr gegen die Krebsentstehung im Sinne einer Antiblastogenese sind sie bedeutungslos. Noch niemals ist eine natürliche oder eine künstlich erzeugte Resistenz gegen induzierte Tumoren oder gegen „Spontantumoren" bei Mensch und Tier erzielt worden.

c) **Hormonelle Antiblastogenese.** Von einer tatsächlichen *Antiblastogenese* kann man bei *hormonabhängigen Geschwülsten sekundärer Geschlechtsorgane* (besonders Mamma, Prostata) sprechen. Doch muß man sich gerade hier vor einer Übertragung auf andere Carcinome hüten, haben ja jene Carcinome wegen ihrer gesonderten Biochemie auch in der Gegenwirkung gegen ihre Entstehung eine Sonderstellung. Der auf dem Gebiete der hormonabhängigen Geschwülste besonders verdiente HUGGINS charakterisierte in seinem Vortrag auf der 100. Naturforschertagung 1958 ihre Sonderstellung dahin, daß eben die Krebse der Brustdrüse, Prostata, der Schilddrüse (und in gewisser Hinsicht auch des lymphatischen Gewebes) „nicht unbedingt autonom" seien. Wenn die „normalen Ursprungszellen auf hormonelle Unterstützung zur Aufrechterhaltung eines intensiven Stoffwechsels angewiesen sind, dann können die von ihm abgeleiteten Krebszellen auf ähnliche Weise hormonabhängig sein. Sie würden atrophisch, wenn die hormonelle Unterstützung entzogen wird".

Verständlicherweise liegen hier mancherlei *Erfahrungen beim Menschen* vor. So bekommen Frauen, bei denen die Eierstöcke ausgeschaltet worden sind, nur ca. 10% der Brustkrebse im Vergleich mit anderen Frauen. Oder beim männlichen Geschlecht: in früher Jugend kastrierte Männer, wie z. B. Eunuchen in der Türkei oder in China, bekommen so gut wie nie Krebs der Prostata. Der Wegfall der Geschlechtshormone bedeutet also eine Herabminderung des entsprechenden Krebsrisikos.

Die Wahrscheinlichkeit einer bösartigen Hodengeschwulst beträgt für Männer 1:1500, bei Hodenretention jedoch 1:7. Nun weiß man, daß der Hodendescensus unter der Herrschaft des gonadotropen Hormons der Hypophyse steht. Man operiert daher Leistenhoden in der Regel nicht mehr, sondern gibt Prolan in kleinen Dosen auf längere Zeit. Steigt dann der Hoden herunter, so ist das wahrscheinlich zugleich eine weitgehende hormonelle Anticarcinogenese.

Bei Frauen ist die *Mastopathia cystica* häufig. Sie gilt als Praecancerose. Die hormonelle Abhängigkeit dieser Erkrankung ist eindeutig. Die Frauen klagen übereinstimmend über Schmerzen unmittelbar vor der Regel, während mit deren Eintritt die Beschwerden sofort schwinden. Die hormonelle Abhängigkeit wird aber auch dadurch erwiesen, daß man die Beschwerden durch kleine Dosen von Testoviron verhindern kann. Man könnte sich denken, daß in solchen Fällen das

„Antihormon" auf die Brustdrüsenproliferation hemmend und damit zugleich weitgehend anticarcinogenetisch wirkt.

Bekanntlich finden die Pathologen in der Prostata alter Männer bis zu 30% kleine Carcinome. Gleichviel, ob es sich dabei um „okkulte" Krebse oder bloß um Praecancerosen handelt, keinesfalls dürfen diese Herde durch Testoviron stimuliert werden, während andererseits der anticarcinogenetische Effekt kleiner Progynondosen gesichert erscheint.

Nun sind anticarcinogenetische Effekte natürlich statistisch schwer zu beweisen. Es ist daher wichtig, daß auch im *Tierexperiment* analoge hormonelle Maßnahmen als krebsverhindernd erwiesen sind.

Der Grundversuch ist die *Kastration*. Das sinnfälligste Experiment stammt von MURRAY (1936): In einem Mäusestamm mit Brustkrebs steigt die Alterskrebskurve bei den Zuchtweibchen steil an und erreicht 65%. Bei den von der Fortpflanzung ausgeschalteten „Nichtzuchtweibchen" ist die Kurve flach und erreicht nur 28%. Bei den kastrierten Weibchen bleibt die Häufigkeit in allen Altersstufen gleich und erreicht maximal 10% (Abb. 139a). Gleichzeitig ist gegenüber den Zuchtweibchen mit 21 Monaten Lebensdauer die Lebenserwartung der kastrierten mit 35 Monaten um 40% höher. Die Kastration wirkt also der Brustkrebsentwicklung eindeutig entgegen und verlängert dadurch zugleich die Lebensdauer (Abb. 139b).

In ähnlicher Weise wie die Kastration bewirkt bei der weiblichen Maus auch *männliches Keimdrüsenhormon* einen ausgesprochen antiblastogenetischen Effekt im Sinne eines Ausbleibens der sonst fälligen Brustkrebsentstehung. Davon, daß diese anticarcinogene Wirkung der Kastration und der Injektion entgegengesetzter Geschlechtshormone nicht nur auf die im Entstehen begriffenen, sondern beim Menschen auch auf die fertigen Carcinome hormonal gesteuerter Drüsen wie Prostata und Mamma von Einfluß ist, wird im 15. Kapitel die Rede sein.

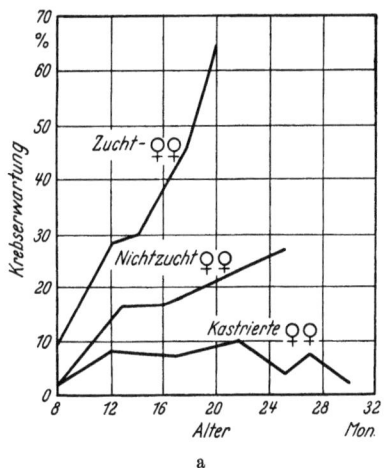
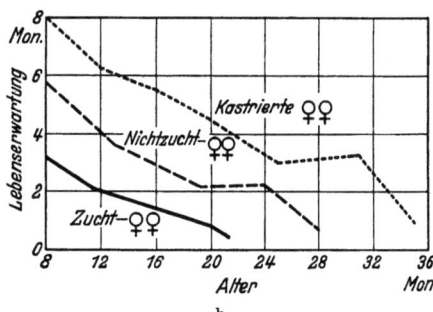

Abb. 139. a) Der Einfluß des Aufhörens von Trächtigkeit und Stillgeschäft, sowie der Ovarialtätigkeit auf die Krebserwartung bei einem Mammatumorstamm der Maus. b) Der Einfluß dieser Faktoren auf die Lebenserwartung von Weibchen aus dem D-Stamm mit spontanem Mammacarcinom (nach MURRAY 1936)

NATHANSON und ANDERWOND konnten in einem Mäusestamm mit Brustkrebs bei den Weibchen die Krebsquote von 100 auf 29% herabdrücken, wenn sie Testoviron gaben. GARDENER u. Mitarb. erzielten durch verschiedene Oestrogene in 12% ihrer Tiere Leukämien, bei gleichzeitigem Testoviron wurde die Quote auf 2,5%, also fast auf $1/4$ herabgesetzt.

Das Fazit besagt, die Hormone greifen wirklich in das Krebsgeschehen ein, aber nur bei den Organen, die schon normalerweise hormonell gesteuert werden. Sie wirken krebsbegünstigend, sobald Wachstum und Regeneration hormonell gesteigert werden. Sie wirken umgekehrt antiblastogenetisch, wenn sie Gewebsproliferationen entgegenwirken.

Lebertumoren durch die Azo-Verbindung Trimethyl-4-dimethylaminoazobenzol treten bei *hypophysektomierten* Ratten nicht auf. Durch ACTH ließ sich der tumorerzeugende Effekt der Azoverbindung teilweise wieder auslösen (ROBERTSON, O'NEAL, RICHARDSON und GRIFFIN 1954).

d) Operative Anticarcinogenese. Freilich, das Schwergewicht der hormonellen Abhängigkeit gewisser Krebse liegt weniger auf dem Gebiete der vorbeugenden Antiblastogenese als vielmehr bei der Therapie des bereits entstandenen Krebses. Davon wird im 15. Kapitel die Rede sein.

Das größte Massenexperiment einer, wenn man so sagen will, operativen Anticarcinogenese ist die *rituelle Beschneidung* mit ihrer hohen Bedeutung für die Verhütung des Peniscarcinoms, besonders im nahen und mittleren Orient. Es erscheint richtig, dieses Beispiel an dieser Stelle zu erwähnen, da ja die Beschneidung nicht etwa die Operation an einem kranken Organ zum Zweck der Krebsverhütung darstellt, sondern sich gewissermaßen nebenbei anticarcinogenetisch auswirkt.

Das Peniscarcinom kommt praktisch nur bei Phimose vor. Den Beweis dafür, daß die Alternative Vorhandensein oder Nichtvorhandensein eines Praeputiums entscheidend ist, bringt die rituelle Beschneidung. WOLBARST sammelte aus 179 amerikanischen Hospitälern mit durchschnittlich 4,4% jüdischen Kranken alle Fälle von Peniscarcinom. Sämtliche 830 Fälle betrafen Nichtjuden. Bei der Gegenprobe an 26 jüdischen Krankenhäusern mit durchschnittlich 73% jüdischen Patienten fand sich nur ein einziger jüdischer Patient mit Peniscarcinom — und der war nicht beschnitten.

Es ist sonach unbestreitbar: die Beschneidung wirkt der Peniskrebsentstehung entgegen, aber nicht etwa nur in dem Sinne, daß das potentiell erkrankende Organ in Wegfall gekommen ist, sondern als echte anticarcinogenetische Maßnahme, bleibt ja die Glans, der Hauptsitz des Carcinoms, erhalten.

Die Beschneidung lehrt aber noch Weiteres: sie wird ja nicht nur bei den Juden, sondern auch bei den Moslems ausgeführt. Riesenvergleichszahlen liefert *Indien*. Dort ist das Peniscarcinom unverhältnismäßig häufig. Unter 2260 Krebskranken fanden sich bei den Hindus — keine Beschneidung! — 25,6% Peniscarcinome, bei den Moslems — Beschneidung! — 2,9% Peniscarcinome. Also ein neuer Beweis für die anticarcinogene Wirkung der Beschneidung.

Aber, so wird man fragen, warum doch noch 2,9% bei den Moslems gegenüber 0,0% bei den Juden? Den Alternativunterschied bildet der *Zeitpunkt* der Beschneidung, bei den Juden am 8. Tag nach der Geburt, bei den Moslems zwischen dem 3. und 14. Lebensjahr oder gelegentlich noch später. Daß dieser spätere Termin der Circumcision die 2,9% Peniscarcinome bei den Moslems bedingt, beweisen jene Fälle von Moslems, die erst als Erwachsene die Beschneidung durchmachen. Eine Erhebung über solche Fälle mit später Beschneidung ergab, daß bei einer Circumcision mit 25 Jahren im Durchschnitt der Peniskrebs nach einer Latenzzeit von 22 Jahren im Alter von 47 Jahren im Durchschnitt auftritt.

Dieses Massenexperiment großen Stils lehrt dreierlei:

a) Die Ursachen späterer Krebse können bis in die frühe Jugend zurückreichen.

b) Eine Operation — in diesem Falle die Circumcision — kann sich eindeutig im Sinne einer Anticarcinogenese auswirken.

c) Bei der krebsverhütenden Wirkung kommt es nicht nur auf die Operation selbst, sondern auch auf den frühen Zeitpunkt derselben wesentlich mit an.

Es gibt natürlich beim Menschen viele andere Beispiele einer operativen Anticarcinogenese. Da solche Eingriffe neben dem therapeutischen Zweck der

Krankheitsbeseitigung der klinischen Krebsverhütung dienen, sollen sie erst im 17. Kapitel ausführlicher gebracht werden.

e) Antiblastogenese mittels chemischer Substanzen. Die Bedeutung stoffwechseldämpfender Substanzen für das Krebsproblem wurde besonders angeregt durch die Untersuchungen mit *Antagonisten der Folsäure*, mit denen z. T. bemerkenswerte Remissionen bei Leukämien erzielt werden konnten (FARBER, DIAMONT 1948, BURCHENAL 1955). Ähnlich dem bekannten anabolen Wirkungsmechanismus der Sulfonamide, deren Wirksamkeit auf einer Verdrängung lebensnotwendiger Wuchsstoffe der Bakterien infolge einer sehr ähnlichen molekularen Struktur mit denselben beruht, gelang es in der Folgezeit eine ganze Reihe von Stoffen zu finden, die auf Grund ähnlicher „Mechanismen" nicht nur a) für die gezielte Beeinflussung von Krebszellen bedeutungsvoll sind, sondern die auch b) die Cancerisierung von Körperzellen verhindern können (RHOADS 1955).

Tabelle 85. *Tierversuche betr. Anticarcinogenese*

Autoren	1. Einwirkung	2. Einwirkung	Effekt
BERENBLUM (1929, 1931, 1935)	Teerpinselung	Senfgas (0,1%) zusätz. z. Teer	Rein lokale „Anti-" Wirkung
BERENBLUM (1935)	1:2:5:6-Dibenzanthracen	Senfgas (0,1%)	lokale Bildung von Warzen verhindert
MAISIN u. ROBERT (1936)	3:4 Benzpyren	Organische Peroxyde	Schutzwirkung gegen das Auftreten des Benzpyrenkrebses
LACASSAGNE und Mitarb. (1944) a	Methylcholanthren	1.2.5.6.-Dibenzfluoren	Minderung d. Carcinogenität
LACASSAGNE und Mitarb. (1944) b	1.2.5.6-Dibenzanthracen	1.2.5.6-Dibenzacridin	Geringere Allg.-intoxikation, jedoch kein großer Unterschied in Tumorquote
CRABTREE (1948)	Benzpyren, Methylcholanthren, Dibenzanthracen	2:3-Dimercaptopropan („British-Anti-Lewisite" (BAL)	krebshemmend
PASCHKIS u. a. (1951)	2-Acetylaminofluoren	2-Thiouracil	Hemmung der Leberkrebsbildung
BIELSCHOWSKY und HALL (1953)	Thyreoidektomie	2-Aminofluoren	Thyreoidektomie verhindert Hepatome
ENGELBRETH-HOLM u. ASBOE-HANSEN (1953)	Cortison intraperitoneal	9.10-Dimethyl-1.2-Benzanthracen (gepinselt)	Zeitlich später und 40% weniger Hauttumoren
GHADIALLY u. GREEN (1954)	9:10 Dimethyl-1:2-Benzanthracen	Cortison	verhindert die Papillombildung der Mäusehaut
CRABTREE (1955)	„Buttergelb" oder o-Aminobenzoesäure	5 Azo-Verbindungen strukturell verwandt zur p-Aminobenzoesäure	verzögerte Tumorbildung
TEDESCHI (1956)	20-Methylcholanthracen	o-Toluen-Thiol	krebshemmend

Aus der Sicht des Klinikers wird man Experimente über Anticarcinogenese nicht allzu hoch in ihrer Bedeutung einschätzen, soweit sie unter natürlichen Lebensbedingungen der Organismen unvorstellbar oder, anders ausgedrückt, reine Produkte des Labors sind.

Ein neues experimentelles Prinzip einer Anticarcinogenese führten LACASSAGNE u. Mitarb. (1944a) ein. Ein Gemisch äquimolekularer Mengen eines stark carcinogenen Kohlenwasserstoffs (Methylcholanthren) und eines wenig aktiven Stoffes nahe verwandter molekularer Konfiguration (1.2.5.6-Dibenzfluoren) reduziert bei Mäusen die Quote der Cancerisierung erheblich, wirkt sich also als eine Art „effet antagoniste" aus. Bei Methylcholanthren allein: Beginn der Epilation nach einer Woche, Krustenbildung im Laufe der 3. Woche, Papillome von $1^1/_2$ Monaten an, Ulceration und Cancerisierung ab $3^1/_2$ Monaten. Bei Anwendung des Gemisches spätere und geringere Epilation, keine Ca-Entwicklung bis zum Tode der Tiere.

In einer zweiten Arbeit (1944b) verwandten LACASSAGNE u. Mitarb. ein zweites Paar polycyclischer Kohlenwasserstoffe, nämlich 1.2.5.6-Dibenzanthracen und 1.2.5.6-Dibenzacridin (Strukturformeln Abb. 140), erstere in einer Versuchsserie allein und in einer 2. Serie beide zu gleichen Teilen als Gemisch.

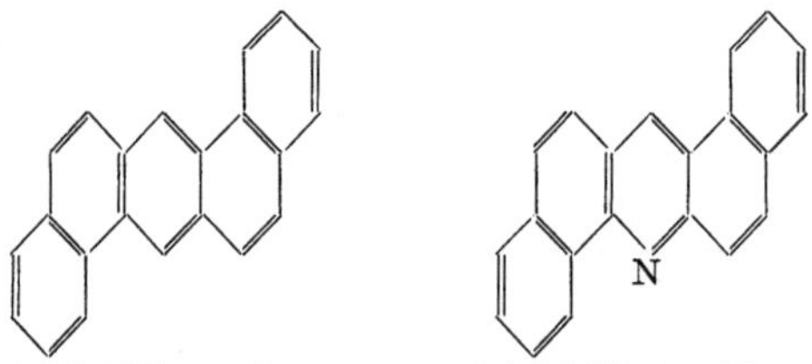

1:2:5:6-Dibenzanthracen   1:2:5:6-Dibenzacridin

Abb. 140. Strukturformeln von 1:2:5:6-Dibenzanthracen und 1:2:5:6-Dibenzacridin

Ergebnis dieser 2. Serie: geringere Schädigung des Allgemeinzustandes (Gewichtskurve durchweg erheblich höher), Tod wesentlich später eintretend, jedoch kaum Differenzen im Auftreten der Papillome und Carcinome.

Eine entsprechende antiblastische Wirkung läßt sich auch für das *Senfgas* bei der Auslösung der mittels Azofarbstoffe ausgelösten Leberkrebse zeigen (GRIFFIN, BRANDT und SETTER 1951). Die cancerogene Wirkung des 2-Acetylaminofluorens läßt sich durch 2-Thiouracil hemmen (PASCHKIS, CANTEROW und STASNEY 1951), weitere Beispiele s. Tab. 85.

Man wird diese Versuche nicht überschätzen, da das Zusammentreffen mehrerer polycyclischer Kohlenwasserstoffe zwar beim Menschen z. B. im Tabakrauch, beim Ruß, Teer usw. gut vorstellbar ist (s. S. 405), andererseits aber ist das Zusammentreffen chemisch sehr ähnlich konfigurierter Stoffe nicht gerade sehr wahrscheinlich.

Ich greife aus der Fülle des Materials nur ein Beispiel heraus: Die Gegenwirkung bestimmter Vitamine und Proteine gegen den Leberzellkrebs durch Scharlachrot und „Buttergelb". Die Azofarbstoffe induzieren in strenger Dosisabhängigkeit nach charakteristischer Latenzzeit und typischer Praeblastomatose schließlich maligne Hepatome mit Metastasierung usw. 1938 fand OKADA (zit. nach SUGIURA 1941), daß Reiskleie, Hefe und Rinderleber die Leberkrebsentstehung durch Buttergelb verhüten können. MORIGAMI und KASIWABARA (1941) zeigten, daß Brot und gekeimter Reis eine hemmende Wirkung aufweisen, während Hirsefütterung die Entstehung der Hepatome überhaupt verhindert. MORI (1941) zeigte darüber hinaus, daß durch Füttern von Leber sogar die praecancerösen Veränderungen hintangehalten werden konnten. Außer Leber war auch Niere, wenn auch weniger ausgesprochen, imstande, die Hepatome zu verhindern. SUGIURA und RHOADS (1941) prüften, welche Substanzen in der Reiskleie und in der Hefe die Krebsentwicklung verhüten. Sie fanden, daß Vitamin A (in frischen Mohrrüben dargereicht) die Carcinomentstehung nicht verhindert, dagegen hat ein Ätherextrakt von Reiskleieöl (enthaltend Vitamin A, B_1, B_2 und E) die Carcinomentstehung in den ersten 150 Tagen verhindert und später die positive Prozentzahl von 98 auf 30% gesenkt. R. KUHN hat gezeigt, daß ein relativ einfacher Körper, das Parabenzochinon, das carcinogene Umwandlungsprodukt darstellt. Der Wirkung dieses schweren Enzymgiftes wirken viele pflanzliche und tierische Nahrungsmittel entgegen. Das antiblastogenetische Wirkungsprinzip ist im Lactoflavin, also im Vitamin B_2, gegeben. Es ist das ein erstes Beispiel dafür, daß einem ganz bestimmten drohenden Krebs durch die zellprotektive Wirkung natürlicher Stoffe entgegengewirkt werden kann.

Auch bei der Bildung *hormonabhängiger* Tumoren lassen sich z. T. Mechanismen nachweisen, die offenbar auf ähnlichen *metabolen Stoffwechselprozessen* beruhen (HERTZ 1955). Oestrogene z. B., kontinuierlich weiblichen Meerschweinchen 2—3 Monate lang appliziert, erzeugen in nahezu 100% fibröse Uterustumoren, welche durch gleichzeitig gegebene Progesterongaben zu verhindern sind. Ähnliche antagonistische Wirkungen ließen sich auch für mehrere Organfunktionen nachweisen: Zwischen Pregnandiol, einer Ausscheidungsform des Progesterons im Urin, und Progesteron in ihrer Wirkung auf die Rattendezidua, zwischen Desoxycorticosteron und Cortison, zwischen Glucocorticoiden und Androgenen, zwischen Oestrogenen und Androgenen z. B. an Hand der quantitativen Prostatasekretion beim Hund (HUGGINS und CLARK 1940).

Angesichts der großen Variabilität im Zusammenwirken carcinogener und nichtcarcinogener Reize wird natürlich das Bedürfnis, den *Vorgang* kennenzulernen, der schließlich die *Cancerisierung* vollbringt, immer größer. Denn irgend etwas muß ja wohl allen Tumoren gemeinsam sein, da sie sich von jeder anderen Krankheit grundsätzlich unterscheiden und allesamt in wesentlichen Punkten einheitlich sind. So variabel kausal die Noxen, so einheitlich schließlich der Endeffekt Krebs. *Welcher Natur* ist nun aber der *Vorgang, der* unter Einwirkung dieser oder jener aus der Fülle der Krebsnoxen schließlich *eine Körperzelle zwingt, sich in eine Krebszelle umzuwandeln?* Bevor diese Kernfrage des ganzen Krebsproblems beantwortet werden soll, erscheint es angezeigt, nochmals zusammenfassend alles das Revue passieren zu lassen, was in den 4 Kapiteln des II. Hauptteils über Krebsentstehung Wesentliches aufgezeigt zu werden vermochte.

Zusammenfassung. Alle Chemo- und alle Strahlennoxen zusammengezählt, kommt man heute auf etwa 600 *exogene Krebsschäden*. Diese bisher bekannt gewordenen Noxen erlauben bereits jetzt einen für die fernere Zukunft bindenden Rückschluß: Was auch in Zukunft an Krebsnoxen noch gefunden werden wird, heute schon können wir alle auf einen *Generalnenner* bringen. Denn gleichviel, ob es sich um Kohle, Teer, Pech, Ruß, Paraffin, Röntgen-, Radiumstrahlen oder um Kernspaltungsprodukte aus Atombomben handelt, alles sind Produkte der Technik. Alle sind Noxen, die der Mensch Kräften verdankt, die er irgendwie selbst entfesselte, Kräfte aus dem Schoße der Erde, Kräfte aus Stoffen, die der Mensch selbst synthetisierte, Kräfte aus Strahlen, die in der freien Natur so gut wie nicht vorkommen. Alles sind also Noxen, die in irgendeiner Form *körper- und naturfremd* sind, Noxen, die die alltägliche Umwelt des Menschen tiefgreifend verwandeln, alles zusammen andererseits auch Noxen, für die der Mensch keinerlei Schutzinstinkte und keinerlei Abwehrreaktionen besitzt. Betroffen stehen wir vor der Tatsache, daß wir mit dem *Krebs* offenkundig einen hohen *Tribut* zahlen für den Triumph unserer Zeit, für die Beherrschung und für die Ausnutzung aller Naturkräfte, gleichviel, ob sie in Kohle oder Öl, chemischen Produkten, in Strahlungs- oder Atomenergie gespeichert sind.

Während wir auf der einen Seite ungezählte Beweise für Hunderte von exogenen Carcinogenen besitzen, kennen wir auf der anderen Seite noch *kein* einziges sicheres, unter natürlichen Bedingungen entstehendes *endogenes Carcinogen*. Wohl ist es gelungen, physiologische Stoffe über bestimmte biochemische Zwischenstufen in carcinogene Kohlenwasserstoffe umzuwandeln — aber nur in vitro. Heute nach über 30 Jahren ist es noch völlig offen, ob das auch in vivo möglich ist oder vorkommt. Wohl hat man einen in allen Zellen des Organismus vorkommenden Stoff, das Cholesterin, in carcinogene Stoffe verwandelt, aber immer nur unter Mitbeteiligung des als Lösungsmittels verwendeten Sesamöles. Auch ist es bedeutungsvoll zu wissen, daß der Blasenkrebs der Anilinarbeiter durch ein im Urin in Freiheit gesetztes o-Amidophenol bedingt ist, in einer für die Krebsauslösung ausreichenden Menge entstehen aber diese Stoffe offenbar erst, wenn zuvor ein resorptiv wirksames carcinogenes Agens in entsprechender Menge und über genügend lange Zeit peroral zugeführt wurde.

Und noch eine wichtige Tatsache: Wohl kennt die Natur viele *Giftstoffe*, sowohl bei Pflanzen wie bei Tieren. Aber alle jene Giftstoffe dienen nach dem Bauplan der Natur im Kampf ums Dasein nur der Abwehr akuter Gefahr. Daß ein Lebewesen eine natürliche carcinogene Substanz produzierte, um den potentiellen oder tatsächlichen Lebensfeind später einmal durch Krebs zu vernichten, wäre biologisch ohne jeden Sinn.

So bleibt es denn dabei: *Krebs* ist — auch wenn wir es ganz vorsichtig formulieren — nach dem heutigen Stande unseres Wissens ein sicher weit *überwiegend exogen erworbenes Leiden*. Der die Auswirkungen der Technik erleidende Mensch zahlt unter anderem mit dem Krebs einen hohen Preis dafür, daß von allen Lebewesen allein der Mensch imstande ist, die natürlichen Lebensbedingungen mit Hilfe der Technik künstlich abzuändern. Spät erst hat der Mensch bemerkt, daß die Technisierung und Chemisierung unserer Lebensbedingungen ungewollt, aber de facto immer mehr Carcinogene in unsere Umwelt eingeschmuggelt hat. Entscheidend sind die täglichen Lebensbedingungen, der Lebensraum, seine technische Umgestaltung und seine fortschreitende Denaturierung.

So bedrückend diese Feststellung auf den ersten Blick ist, so erwecken sie andererseits neue Hoffnung, ist ja die Ursachen-*aufklärung* der erste Schritt zur Ursachen-*verhütung*. Einen Gegner, den man durchschaut hat, kann man auch bekämpfen.

Was nun speziell die *Blastogenese* anlangt, so ist hier der kritische Zeitpunkt der offenbar stets plötzliche Sprung von den noch reversiblen Veränderungen der Praeblastomatose in die irreversible Cancerisierung. Im Vorkrebsstadium können die Zellen und Gewebe noch manchen Schaden reparieren und geschädigte Gewebe regenerieren, dagegen ist das intracelluläre Ereignis der *Krebsumwandlung irreparabel*, irrevokabel und *irreversibel*.

Wieso? und Warum? Davon handelt das nächste Kapitel.

Literatur

a) Lehrbücher, Monographien, Handbuchartikel usw.

BAUER, K. H.: Über Syn- und Anticarcinogenese. Klin. Wschr. 27, 118 (1949). — BORRMANN, R.: Das Wachstum und die Verbreitungsweise des Magencarcinoms. Jena 1901. — BORST, M.: Die Lehre von den Geschwülsten. 2 Bde. Wiesbaden 1902.

CHIURCO, G. A.: Precancerogenesi e tumori professionali. 1. Bd. Mailand 1955; 2. Bd. 1956.

DRUCKREY, H., u. K. KÜPFMÜLLER: Dosis und Wirkung. Aulendorf 1949.

GRAFFI, A.: Experimentelle Carcinogenese. Abh. dtsch. Akad. Wiss. Kl. Med. Tg. **1957**, S. 59. — GRAFFI, A., u. H. BIELKA: Probleme der experimentellen Krebsforschung. Berlin 1959.

HADDOW, A.: The chemical and genetic mechanism of carcinogenesis. In: HOMBURGER, F., u. W. W. FISHMAN. Physiopathology of Cancer. London 1953. — HADDOW, A., E. BOYLAND u. Mitarb.: Causation of Cancer. Brit. med. Bull. **14,** 73 (1958). — HIEGER, J.: Carcinogenesis 1961. — HUGGINS, CH.: Hormonabhängige Geschwülste — klinisch und experimentell. Verh. Ges. dtsch. Naturf. u. Ärzte. 100. Tag. 28. 9. — 2. 10. 1958.

KRAATZ, H., A. GRAFFI, H. GUMMEL u. H. BIELKA: Berliner Symposion über Fragen der Carcinogenese. Berlin 1960. — KUHN, R.: Biochemie der Rezeptoren und Resistenzfaktoren. Verh. Ges. dtsch. Naturf. u. Ärzte (100. Versammlung) S. 111. Berlin-Heidelberg 1959.

MEYTHALER, F., u. H. TRUCKENBRODT: Ärztl. Forsch. **12,** I, 217 (1958).

b) Einzelarbeiten

ALIUS, H. J.: Bruns' Beitr. klin. Chir. **143**, 567 (1928). — ALLSOPP, C. B.: Brit. J. Cancer **5**, 273 (1951). — ANDERVONT, H. B.: Publ. Hlth. Rep. (Wash.) **53**, 1647 (1938). — ARMITAGE, P., and R. DOLL: Brit. J. Cancer **11**, 161 (1957). — AULER, H., u. W. SCHILLING: Z. Krebsforsch. **47**, 363 (1938). — AXELRAD, A. A., and C. P. LEBLOND: Cancer (Philad.) **8**, 339 (1955).
BAUER, K. H.: Klin. Wschr. **27**, 1 (1949). — Dtsch. med. Wschr. **78**, 1525 (1953). — BAUMANN, C. A., u. H. P. RUSCH: Amer. J. Cancer **35**, 213 (1939). — BAYER, J. M.: Langenbecks Arch. klin. Chir. **291**, 531 (1959). — BEHOUNEK, F., u. M. FOŘT: Čǎs. Lék. česk. **693** (1941). — BERDEL, W.: Dtsch. med. Wschr. **82**, 880 (1957). — BERENBLUM, I.: J. Path. Bact. **34**, 425 (1929); **34**, 731 (1931); **40**, 549 (1935). — Cancer Res. **1**, 44 (1941); **1**, 807 (1941); **14**, 471 (1954). — Arch. Path. (Chicago) **38**, 233 (1944). — Brit. med. Bull. **4**, 343 (1947). — Krebsarzt **4**, 249 (1949). — BERENBLUM, I., and P. SHUBIK: Brit. J. Cancer **1**, 379 u. **1**, 383 (1947); (Chicago) **3**, 384 (1949). — BERMAN, C.: J. Nat. Cancer Inst. **15**, 1645 (1955). — BIELKA, H.: Naturwissenschaften **42**, 299 (1955). — BIELSCHOWSKY, F.: Brit. J. Cancer **3**, 547 (1949). — BIELSCHOWSKY, F., and W. S. BULLOUGH: Brit. J. Cancer **3**, 282 (1949). — BIELSCHOWSKY, F., and W. H. HALL: Brit. J. Cancer **7**, 358 (1953). — BISCHOFF, F.: J. nat. Cancer Inst. **19**, 977 (1957). — BOGOMOLETZ, A.: Z. Krebsforsch. **45**, 153 (1937). — BONSER, G. M.: Amer. J. Cancer **38**, 319 (1940). — BONSER, G. M., D. B. CLAYSON and J. W. JULL: Brit. med. Bull. **14**, 146 (1958). — BOYLAND, E., and F. L. WARREN: J. Path. Bact. **45**, 171 (1937). — BOYLAND, E., and D. MANSON: Biochem. J. **67**, 275 (1957). — BOYLAND, E.: Brit. med. Bull. **14**, 153 (1958). — Berliner Symposion über Carcinogenese. S. 165. Berlin 1960. — BRANCH, C. F.: Amer. J. Cancer **26**, 110 (1936). — BRAUN, S.: Kisérl. Orvostad. **4**, 6 (1952). — BRUHL, A., u. A. WOLDRICH: Z. Krebsforsch. **34**, 109 (1931). — BÜCHNER, FR., E. GRUNDMANN u. W. OEHLERT: Dtsch. med. Wschr. **86**, 1845 (1961). — BÜNGELER, W.: Münch. med. Wschr. **42**, 1619 (1934). — Verh. dtsch. Ges. Path. **35**, 10 (1952). — BÜNGELER, W., u. W. DONTENWILL: Dtsch. med. Wschr. **84**, 1885 (1959). — BURCHENAL, J. H., and C. P. RHOADS: Antimetabolites and Cancer. Washington 1955. — BURDETTE, W. J., and L. C. STRONG: Cancer Res. **1**, 939 (1943); **3**, 13 (1943). — Genetics **26**, 143 (1941).
COVENTRY, M. B., F. T. MAHER, J. M. JANES and D. C. DAHLIN: Proc. Mayo Clin. **34**, 543 (1959). — COWEN, P. N.: Brit. J. Cancer **1**, 401 (1947). — CRABTREE, H. G.: Brit. J. Cancer **11**, 281 (1948); — Brit. J. Cancer **9**, 310 (1955). — CZERNY, V.: Münch. med. Wschr. **42**, 833 (1895).
DEELMANN, H. T.: Klin. Wschr. **1455**, 1922. — Bull. Canc. **12**, 24 (1923). — Z. Krebsforsch. **19**, 125 (1922); **21**, 220 (1924). — DEELMANN, H. T., u. J. P. VAN ERP: Z. Krebsforsch. **24**, 86 (1926). — DMOCHOWSKI, L., and J. W. ORR: Brit. J. Cancer **3**, 376 (1949). — DOMAGK, G.: Z. Krebsforsch. **56**, 247 (1949). — DONTENWILL, W., u. U. MOHR: Z. Krebsforsch. **64**, 305 (1961). — DONTENWILL, W., U. MOHR u. ZAGEL: Z. Krebsforsch. 1962 (Fahnenkorrekturen). — DRUCKREY, H.: Acta Un. int. Cancer **9**, 277 (1953); **10**, 29 (1954); **13**, 13 (1957). — Kurse ärztl. Fortbild. **10**, 131 (1960). — Arzneimittelforsch. **1**, 383 (1951) in Berliner Symposion (s. u. a.) S. 57 (1960). — DRUCKREY, H., u. K. KÜPFMÜLLER: Dosis und Wirkung. Aulendorf 1949. — Z. Naturforsch. **3 b**, 254 (1948). — DRUCKREY, H., u. D. SCHMÄHL: Experienta (Basel) **12**, 185 (1956). — DRUCKREY, H., D. SCHMÄHL u. W. DISCHLER: Verh. Pharmakologen-Kongreß. Basel 1959. — DURAN-REYNALS, F.: Ann. N. Y. Acad. Sci. **54**, 977 (1952). — DYER, H. M., CH. M. DAMRON and H. P. MORRIS: J. nat. Cancer Inst. **14**, 93 (1953).
ELSON, L. A.: Brit. J. Cancer **6**, 392 (1952). — ENGEL, R. W., D. H. COPELAND and W. D. SALMON: Ann. N. Y. Acad. Sci. **49**, 49 (1947). — ENGELBRETH-HOLM: J. Cancer Res. **1**, 109 (1941). — ENGELBRETH-HOLM, J., and G. ASBOE-HANSEN: Acta path. microbiol. scand. **32**, 560 (1953). — ESCH, G. J. v., H. v. GENDEREN and H. H. VINK: Brit. J. Cancer **12**, 355 (1958). — ESCHWEILER, R.: Die Erysipel-, Erysipeltoxin- und Serumtherapie der bösartigen Geschwülste. Leipzig: C. G. Naumann 1898. — EULER, H. v.: Gann, **49**, 69 (1958).
FARBER, E., and H. D. DIAMOND: New Engl. J. Med. **238**, 787 (1948). — FINDLAY, G. M.: Lancet **215**, 1070 (1928). — FISCHER, W.: Zbl. allg. Path. path. Anat. **91**, 301 (1954). — FISCHER-WASELS, B.: Handbuch der normalen und pathologischen Physiologie **14**, 15 (1927). — Münch. med. Wschr. **2**, 73 (1928). — FRANKS, L. M., u. F. C. CESTERMAN: Brit. J. Cancer **11**, 105 (1957). — FRIEDEWALD, W. F., u. P. ROUS: J. exp. Med. **80**, 101, 127 (1944); **91**, 459 (1950). — FRIEDRICH-FRESKA, H.: Biol. Zbl. **60**, 498 (1940). — FRIETZSCHE, H.: Z. Krebsforsch. **54**, 77 (1940). — FROMME, A.: Arch. Geschwulstforsch. **4**, 329 (1952).
GATÉ, J.: Bull. Soc. franç. Derm. **7**, 1432 (1934). — GHADIALLY, F. N., and H. N. GREEN: Brit. J. Cancer **8**, 291 (1954). — GILIBERTI, P.: Tumori **2**, 14 222 (1940). — Ref. Z. Krebsforsch. **51**, 147 (1941). — GIMMY, J.: Archiv Geschwulstforsch. **13**, 372, 383 (1958). — GLADIALLY, F. N., and H. N. GREEN: Brit. J. Cancer **8**, 291 (1954). — GOUGEROT, H., et J. MEYER: Bull. Soc. franç. Derm. **278** (1935). — GRAFFI, A.: Abh. dtsch. Akad. Wiss. Berlin **1**, 1 (1953). — Arch. Geschwulstforsch. **5**, 110 (1953). — Abh. dtsch. Akad. Wiss. Kl. Med. **59**, (1957). — GRAFFI, A.: Abhandl. dtsch. Akad. Wissensch. Berlin **1953**, Nr. 1., 1; — **1957**, 59. — Arch. Geschwulstforsch. **3**, 217 (1951); **5**, 110 (1953); **8**, 101 (1955). — GRAFFI, A. u.

M.: Arch. Geschwulstforsch. **5**, 110 (1953). — GRAFFI, A., u. U. HEINE: Arch. Geschwulstforsch. **6**, 83 (1953). — GRAFFI, A., u. F. HOFFMANN: Dtsch. Gesundh.wes. **8**, 185 (1953). — GRAFFI, A., E. VLAMYNCK, F. HOFMANN u. I. SCHULZ: Arch. Geschwulstforsch. **5**, 110 (1953). — GREEN, H. N.: Brit. med. Bull. **14**, 101 (1958). — GRIFFIN, A. C., E. L. BRANDT and V. SETTER: Cancer Res. **11**, 868 (1951). — GRUNDMANN, E.: Dtsch. med. Wschr. **86**, 1077 (1961). — GWYNN, R. H., and M. H. SALAMAN:Brit. J. Cancer **7**, 482 (1953). — GYURECK-VÁGÓ, E., u. M. SCHERRER: Schweiz. med. Wschr. **45**, 1132 (1958).

HADDOW, A., R. I. C. HARRIS, G. A. R. KON and E. M. ROE: Phil. Trans. A. **241**, 147 (1948). — HALL, W. H., and F. BIELSCHOWSKY: Brit. J. Cancer **3**, 534 (1949). — HAREL, J., M. GUERIN, M. TUBIANA et J. ABBATUCCI: Bull. Ass. franç. Cancer **42**, 441 (1955). — HASHIDA, M.: Gann. **31**, 245 (1937). — Ref. Z. Krebsforsch. **47**, 25 (1938). — HELLNER, E.: Langenbecks Arch. klin. Chir. **289**, 492 (1956). — Beitr. klin. Chir. **168**, 538 (1938). — HELMER, O., and C. CLOWES: Amer. J. Cancer **30**, 553 (1937). — HERTZ, R.: In C. P. RHOADS: Antimetabolites and Cancer. Washington 1955. — HITCHCHOCK, C.: J. nat. Cancer Inst. **12**, 723 (1952). — HÖLTKEMEIER, H.: Med. Klin. **88**, 1934). — HOEPKE, H.: Strahlentherapie **93**, 196 (1954). — Z. Krebsforsch. **58**, 378 (1952). — HOLZAPFEL, J. H., u. J. G. BOUTSELIS: Cancer **10**, 577 (1957). — HORNING, E. S.: Brit. J. Cancer. **8**, 627 (1954); **10**, 678 (1956). — HUECK, W.: Verh. dtsch. Ges. **30**, 286 (1937). — HUGGINS, CH.: J. Urol. (Baltimore) **68**, 875 (1952). — HUGGINS, CH., and E. E. CLARK: J. exp. Med. **72**, 747 (1940).

IVERSEN, S., J. ENGELBRETH-HOLM and O. NORING: Acta path. scand. **32**, 218 (1953). — Ber. wiss. Biol. (Berlin) **92**, 129 (1954).

JACOBI, H., and C. BAUMANN: Amer. J. Cancer **39**, 338 (1940).

KANDUTSCH, A. A., and A. BAUMANN: Cancer Res. **15**, 128 (1955). — KARCHER, H.: Ergebn. Chir. Orthop. **41**, 92 (1958). — KAUFMANN, C., H. A. MÜLLER, A. BUTENANDT u. H. FRIEDRICH-FRESKA: Z. Krebsforsch. **56**, 482 (1949). — KIDD, J. G., and P. ROUS: J. exper. Med. **68**, 529 (1938). — KIRCHHOFF, H.: Körpereigene Abwehr und bösartige Geschwülste. Ulm: Verlag K. F. Haug 1957. — KIRSCHBAUM, A., and L. C. STRONG: Cancer Res. **2**, 841 (1942). — KLEIN, M.: J. nat. Cancer Inst. **11**, 843 (1951). — J. nat. Cancer Inst. **12**, 735 (1952); **13**, 333 (1952); **14**, 83 (1953). — KORENYI, A.: Frankf. Z. Path. **48**, 314 (1935). — KOŠIR, A.: Oncologia (Basel) **4**, 109 (1951). — KOTIN, P., u. J. KAHLER: Cancer **6**, 266 (1953). — KREINER, A.: Med. Welt **14**, 604 (1940).

LACASSAGNE, A.: C. R. Soc. Biol. (Paris) **100**, 249 (1929); **112**, 562 (1933). — C. R. Acad. Sci. (Paris) **196**, 96 (1933). — Symposion über Fragen der Carcinogenese. Berlin: Akademie-Verlag 1960; — Acta Un. int. Cancer **17**, 96 (1961). — LACASSAGNE, A., N. P. BUU-HOI et P. CAGNIANT: C. R. Soc. Biol. (Paris) **138**, 16, 282 (1944). — LACASSAGNE, A., R. BUU-HOI, R. DAUDEL et G. RUTALI: C. R. Soc. Biol. (Paris) **138**, 282 (1944). — LACASSAGNE, A., L. HURST et M. A. ROSENBERG: C. R. Acad. Sci. (Paris) **249**, 903 (1959); **251**, 1053 (1960). — LAMPERT, H.: Körpereigene Abwehr und bösartige Geschwülste. Ulm: Verlag K. F. Haug 1957.

MCKENZIE, J., and P. ROUS: J. exp. Med. **73**, 391 (1941). — MAGEE, P. N., and J. M. BARNES: Brit. J. Cancer **10**, 114 (1956). — MAISIN, J., Y. POURBAIX et G. CEULEMANS: Acta biol. belg. **1**, 322 (1941). — MAISIN, J., et F. ROBERT: C. R. Soc. Biol. (Paris) **123**, 156 (1936). — MARCHANT, J.: Brit. J. Cancer **12**, 62 (1958). — MASON, R.: Brit. J. Cancer **12**, 469 (1958). — MAYNEORD, W. V., and L. D. PARSONS: J. Path. Bact. **45**, 35 (1937). — MEYTHALER, F., u. H. TRUCKENBRODT: Ärztl. Forsch. **12**, I, 217 (1958). — MILLER, E. C., and J. A. MILLER: Cancer Res. **12**, 547 (1952). — MIXER, H. W., and A. KIRSCHBAUM: Radiology **50**, 476 (1948). — MORIMOTO, S.: Z. Krebsforsch. **38**, 54 (1933). — MORTON, J., LUCE-CLAUSEN and E. MAHONEY: Amer. J. Roentgenol. **43**, 896 (1940). — Ref. Z. Krebsforsch. **51**, 274 (1941). — MOTTRAM, J. C.: J. Path. Bact. **56**, 181, 391 (1944). — MURRAY, W.: J. exp. Med. **63**, (1936).

ORR, J. W.: Brit. J. Cancer **9**, 629 (1955). — OTT, G., u. R. FREY: Ergebn. Chir. Orthop. **43**, 410 (1961).

PASCHKIS, K. E., A. CANTEROW and J. STASNEY: Science **114**, 264 (1951). — PIRCHAN, A., and H. SIKL: Amer. J. Cancer **16**, 681 (1932). — POLETTINI, B.: Med. sper. **8**, 65 (1941).

RAJEWSKY, B.: Z. Krebsforsch. **49**, 315 (1939). — RAJEWSKY, B., A. SCHRAUB u. G. KAHLAU: Naturwissenschaften **31**, 170 (1943). — RAJEWSKY, B., A. SCHRAUB u. E. SCHRAUB: Naturwissenschaften **30**, 489 (1942). — **30**, 733 (1942). — RANDERATH, E., u. CANDREVIOTIS: Zbl. allg. Path. path. Anat. **93**, 454 (1955). — RAURICH, J. M. L.: Minerva urol. (Torino) **4**, 93 (1952). — Zentr.-Org. ges. Chir. **130**, 381 (1953). — REHN, L.: Arch. klin. Chir. **50**, 588 (1895). — REISSIG, G., u. A. GRAFFI: Arch. Geschwulstforsch. **8**, 101 (1955). — RHOADS, C. P.: Antimetabolites and Cancer, Washington 1955. — RITCHIE, A. C.: Brit. J. Cancer **11**, 206 (1957). — ROBERTSON, C. H., M. A. O'NEAL, H. L. RICHARDSON and C. A. GRIFFIN: Cancer Res. **14**, 549 (1954). — ROE, H. J. C.: Brit. J. Cancer **10**, 61 (1956). — ROE, F. J. C., and M. H. SALAMAN: Brit. J. Cancer. **8**, 666 (1954); **9**, 177 (1955). — RONDONI, P. e E. CORBELLINI: Tumori **10**, 106 (1936). — ROSTOSKI, SAUPE u. SCHMORL: Z. Krebsforsch. **23**, 360 (1926). — ROUS, P.: J. Amer. med. Ass. **122**, 573 (1943). — ROUS, P., and

W. F. Friedewald: Science **94**, 495 (1941). — Rush, H. P., and C. A. Baumann: Amer. J. Cancer **35**, 55 (1939). — Rush, H. P., u. B. E. Kline: Proc. Soc. exp. Biol. (N. Y.) **69**, 90 (1948). — Klin. J. Nat. Cancer **14**, 83 (1953).
Salaman, M. H.: Brit. J. Cancer **6**, 155 (1952); — Brit. med. Bull. **14**, 116 (1958). — Salaman, M. H., and R. H. Gwynn: Brit. J. Cancer **5**, 252 (1951). — Salaman, M. H., and F. J. C. Roe: Brit. J. Cancer **7**, 472 (1953); **10**, 70 (1956). — Salmon, W. D., D. H. Copeland and M. J. Burns: J. nat. Cancer Inst. **15**, 1549 (1955). — Saxen, E. A.: J. nat. Cancer Inst. **13**, 441 (1952). — Scheid, P.: Z. Krebsforsch. **52**, 104 (1941). — Schlierer, A.: Dtsch. med. Wschr. **77**, 1394 (1952). — Schmähl, D.: Naturwissenschaften **46**, 432 (1959). — Schmähl, D., u. R. Mecke: Z. Krebsforsch. **61**, 230 (1956). — Schmähl, D., u. R. Preussmann: Naturwissenschaften **47**, 89 (1960). — Schmidtmann, P.: Z. Krebsforsch. **32**, 677 (1930). — Schraub, A., u. G. Kahlau: Krebserzeugung durch Strahlen, insbes. Schneeberger Lungenkrebs. Wiesbaden 1948. — Schwarzwald, M.: Acta derm.-venerol. (Stockh.) **15**, 365 (1934). — Sedginidse, G. A.: Z. Krebsforsch. **37**, 195 (1932); **38**, 21 (1933). — Selye, H.: J. nat. Cancer Inst. **15**, 1291 (1955). — Shambaugh, Ph.: J. Amer. med. Ass. **104**, 2326 (1935). — Shay, H., Ch. Harris u. M. Gruenstein: Cancer **4**, 988 (1951). — J. nat. Cancer Inst. **13**, 307 (1952). — Shear, M. J.: Amer. J. Cancer **33**, 499 (1938). — Shubik, P.: Cancer Res. **10**, 13 (1950). — Shubik, P., and A. C. Ritchie: Cancer Res. **13**, 343 (1953). — Sikl, H.: Z. Krebsforsch. **32**, 609 (1930). — Soder, E.: Langenbecks Arch. klin. Chir. **284**, 523 (1956). — Spörlein, S.: Zbl. Path. **89**, 197 (1952). — Staub, H., G. Viollier u. A. Werthemann: Experientia (Basel) **4**, 233 (1948). — Stickler, G. B., G. A. Hallenbeck and E. V. Flock: Proc. Mayo Clin. **34**, 548 (1959). — Sträuli, P.: Oncologia **10**, 72 (1957). — Strong, L. C.: Amer. J. Cancer **39**, 347 (1940). — Cancer Res. **2**, 531 (1942). — Yale J. Biol. Med. **17**, 289 (1944); **18**, 145 (1946); **25**, 34 (1952). — Strong, L. C., u. W. L. Williams: Cancer Res. **1**, 886 (1941). — Symeonidis, A., u. A. S. Mulay: J. nat. Cancer Inst. **16**, 1162 (1956).
Taschner, E., G. Gottlieb et M. Spritzer: C. R. Soc. Biol. (Paris) **124**, 955 (1937). — Taussig, J., Z. K. Cooper and M. G. Seelig: Surg. Gynec. Obstet. **66**, 989 (1938). — Teutschländer, O.: Carcinom. Leipzig: Thieme 1935. — Tedeschi, G. G.: Tumori **42**, 923 (1956). — Thies, O.: Zbl. Chir. **63**, 1763 (1936). — Torchi, M.: Dermosifilografo **545** (1939). — Tunoda, K.: Mitt. jap. Ges. Gynäk. **34**, 8 (1939). — Z. Krebsforsch. **52**, 9 (1942). — Twort, J. M., and C. C. Twort: J. Path. Bact. **42**, 303 (1936).
Uhlig, M.: Virchows Arch. path. Anat. **230**, 76 (1921).
Valentine, E. H.: Cancer **10**, 272 (1957). — Vollmar, J., u. G. Ott: Langenbecks Arch. klin. Chir. **298**, 729 (1961).
Waser, P. G.: Schweiz. Z. Path. **9**, 129 (1946). — Wiley, F. H.: J. biol. Chem. **124**, 627 (1938). — Wollmann, S. H.: J. nat. Cancer Inst. **16**, 195 (1955).
Yoshida, T.: J. nat. Cancer Inst. **12**, 947 (1952).

Elftes Kapitel

Die Mutationstheorie der Geschwulstentstehung

Utique delectat nos varietas, sed reducta in unitatem*).
Gewiß entzückt uns die Mannigfaltigkeit, aber nur, wenn sie auf die Einheit zurückgeführt ist.

Alle Krebserfahrungen am Menschen lehren: Krebs entsteht auf ganz verschiedene Weise. Auch im Tierexperiment kann er auf die mannigfaltigste Art erzeugt werden. Aber was es auch an Hunderten von Krebsursachen gibt, alle führen sie schließlich zum immer wieder gleichen Effekt der Cancerisierung. So *variabel* also kausal die *Krebsnoxen* auch sind, so *einheitlich* ist *formal* der *Endeffekt Krebs*.

Ist nun Krebs tatsächlich etwas von allen anderen Krankheiten, ja sogar von allen anderen Lebensvorgängen Unterscheidbares, und haben de facto alle Tumoren letztlich doch etwas einheitlich Gemeinsames und gemeinsam Allgemeines,

---

* Zit. n. P. Hazard, La Crise de la Conscience Européenne. Dtsch. Übersetzung von H. Wesener, Hamburg 1939, S. 200.

so muß auch auf eine allgemeine Gesetzlichkeit geschlossen werden. Auf solche Weise entsteht notwendigerweise das *Bedürfnis nach einer Hypothese*, d. h. nach einem Werkzeug des Denkens oder, wie JUSTUS V. LIEBIG sagte, nach einer Art „Hauptschlüssel", mit dem sich „alle Türen öffnen" lassen, nach einer Hypothese also, die das, was allen Geschwulstformen gemeinsam ist, auf einen Generalnenner zu bringen und den *Grundvorgang*, der Körperzellen in Krebszellen umwandelt, *einheitlich* zu *interpretieren* in der Lage ist.

Die Suche nach einer Hypothese ist ein legitimes Anliegen des menschlichen Geistes. Es handelt sich darum, für zahlreiche Fakten einen widerspruchslosen inneren Zusammenhang herzustellen. Die Aufstellung einer Hypothese ist notwendigerweise ein Akt der *Synthese*: der Verknüpfung einer Mannigfaltigkeit analytisch gewonnener Tatsachen zu einer Einheit des Ganzen. „Damit eine Wissenschaft von der Stelle rücke, sind Hypothesen so gut als Erfahrungen und Beobachtungen nötig" (GOETHE)[1]. Gilt dieser Satz, so gilt auch noch ein weiterer: „Eine gute Hypothese muß möglichst einfach, ungezwungen, durch die Tatsachen selbst gefordert, möglichst fruchtbar (d. h. vieles erklärend) sein; es darf ihr auch nicht eine einzige Tatsache widersprechen. Erweist sich im Fortgange der Forschung eine Hypothese als die einzige, welche noch in Betracht kommen kann, so wird sie zur *Theorie*" (R. MÜLLER-FREIENFELS 1922)[2].

Tatsächlich ist an „*Krebstheorien*" kein Mangel. Jede enthält irgendeinen unbestreitbar richtigen Kern, aber viele Hypothesen scheitern daran, daß irgendeine Tatsache unvereinbar ist mit ihrem Inhalt. Die „*Reiztheorie*" z. B. (Näheres 1. Kapitel) hat recht darin, daß chronische äußere Reize die Krebsentstehung fördern. Sie sagt aber nichts darüber aus, was langdauernde Gewebsirritationen in der Zelle anrichten, wenn sie zur Cancerisierung gebracht sind. Die Cohnheimsche *Theorie der fetalen Keimausschaltung* oder postnatalen Gewebsverlagerung (RIBBERT) gibt zwar für angeborene Mischtumoren eine gewisse (aber nie bewiesene) Vorstellung, sie erklärt aber nicht, warum embryonal oder postnatal verlagerte Gruppen von Körperzellen plötzlich Krebszellen sein und z. B. einen Magenkrebs bedingen sollen. Die „*Regenerationstheorie*" von FISCHER-WASELS hat sicher darin recht, daß die Krebsentstehung oft auf dem Boden einer ständig gesteigerten und immer wieder gestörten Regeneration vor sich geht. Sie sagt aber nichts aus über das intracelluläre Ereignis, welches der cellulären Krebsumwandlung entspricht. Die *Virustheorie* endlich scheitert unseres Erachtens daran, daß sie eine nur für eine kleine Gruppe von Tumoren bei Tieren zutreffende Geschwulstursache als Ursache aller Krebse in Anspruch nimmt.

Jedenfalls bringt keine dieser und anderer Krebstheorien den *Übergang von Körperzellen in Krebszellen* in einen befriedigenden Einklang mit bereits bekannten Naturvorgängen. Viele Krebstheorien scheitern daran, daß sie an einer Teilfrage hängenbleiben, andere Tatsachenkomplexe unberücksichtigt lassen oder nur Grenzfälle zum Ausgangspunkt nehmen.

Im Nachstehenden soll die *Mutationstheorie der Geschwulstentstehung* entwickelt werden, wie sie der Verfasser in den ersten Ansätzen 1924 und 1926 ausgesprochen, 1928 mit dem damaligen Beweismaterial aus Klinik, aus Pathologie und Genetik in einer Monographie dargestellt und in der Folge auf einer ganzen Reihe von Tagungen (s. Literaturverzeichnis) vorgetragen hat. Sie wurde dann (1943) weiter ausgebaut, 1949 zum zweiten Mal als 9. Kapitel der 1. Auflage des Buches „Das Krebsproblem" dargestellt. Diese Theorie soll im Folgenden weiter fortentwickelt und auf den heutigen Stand der Dinge gebracht werden.

---

[1] GOETHE: Über die Bildung der Erde, 1790.

[2] MÜLLER-FREIENFELS, R.: EISLERs Handwörterbuch der Philosophie. 2. Aufl. S. 278. Berlin 1922.

Die erste Formulierung der Theorie (in K. H. BAUER 1928) ging dahin: „*mutierte Gene somatischer Zellen sind die letzten Träger der ‚Geschwulsteigenschaften'*, und die Geschwulstentstehung selbst ist als ‚*Übergang von Körperzellen in Geschwulstzellen durch Gen-Änderung*' aufzufassen. Den Anstoß zur Ausarbeitung der Theorie gab H. J. MULLERs erste Mitteilung (1927) über die ‚*Artificial transmutation of the gene*' durch *Röntgenstrahlen*. Die Tatsache, ‚daß die gleichen Röntgenstrahlen, die in Keimzellen Mutationen erzeugen, in den Körperzellen ‚Röntgenkrebs' hervorzurufen imstande sind", war der Anlaß zur Fragestellung, „ob und inwieweit die Vorgänge in den Keimzellen im Experiment und die Vorgänge in der Körperzelle bei der Tumorgenese in eine Ebene gebracht und so die *Geschwulstentstehung* als eine *Mutation in den Körperzellen* aufgefaßt, d. h. *alle Erscheinungen letzten Endes auf plötzlich auftretende Veränderungen im Gen- und Chromosomenbestand der Körperzelle zurückgeführt werden dürfen*".

1. Krebsentstehung als Problem der Genetik

Die erste *Frage* geht dahin: *Welchem Naturgeschehen ist die Krebsentstehung zuzuordnen?* Ausgangspunkt für die Deutung der Krebsentstehung ist die Tatsache: *Krebsgeschehen ist Lebensgeschehen*, vom Standpunkt individueller Lebenserhaltung aus vielleicht naturwidriges, aber doch vitales Geschehen mit all seinen Attributen der Zellteilung, des Wachstums, des Stoffwechsels usw. und unverwechselbar mit irgendeinem anderen Naturvorgang. Krebsgeschehen muß irgendwie tief im Lebensgeschehen verankert sein, gibt es Geschwülste ja nur an lebenden Organismen. Ihre Entwicklung ist an die lebende Materie gebunden. Eine *Krebstheorie* kann also a priori nie eine bloß chemische oder physikalische, auch keine nur rein morphologische, sie kann dem Wesen der Sache nach *nur eine biologische* sein.

Innerhalb des Lebensgeschehens ist das *Krebsgeschehen* ein *Naturvorgang* völlig *eigener Art*. Er unterscheidet sich ebenso von der pathologischen Hyperplasie wie von allen sonstigen Formen von Wachstumsexzessen. Diese finden alle irgendwo und irgendwie ihre Begrenzung oder ihr Ende. Krebsgeschehen endet — sich selbst überlassen — immer nur mit dem Ende des Individuums.

Ist aber Krebs Lebensgeschehen und seine Entstehung ein Naturvorgang besonderer Art und kommen Geschwülste bei allen Wirbeltieren ohne Ausnahme vor und betreffen sie dort alle Gewebe und Organe, so berechtigt dies zur These: das Krebsproblem ist über alle Pathologie und Klinik, über Physik und Chemie hinaus ein Grundphänomen und *Sonderproblem der allgemeinen Biologie*. Das klingt banal und selbstverständlich. Es ist aber nicht selbstverständlich, denn noch gibt es in der Biologie keine Anerkennung dafür, daß diese so bedeutsame Sonderreaktion der lebenden Materie einer gesonderten biologischen Interpretation bedarf.

Nun umfaßt die Biologie alles Lebensgeschehen überhaupt. Es ist klar, man muß die Frage enger fassen: welchem Teilgebiet der Biologie ist das Geschwulstproblem zuzuordnen? Allen Krebsgeschwülsten, gleichviel welcher Noxe sie ihre Entstehung verdanken, ist folgendes gemeinsam: der *Aufbau jeder Geschwulst aus Zellen*, die *Entstehung aus körpereigenen Zellen* und die *Verankerung des Wesens der Krebskrankheit in der Krebszelle*.

Das *Geschwulstproblem* ist also im weitesten Sinne des Wortes *ein zellbiologisches Problem*.

Das hat der Altmeister der Krebspathologie, MAX BORST, schon 1924 klar ausgesprochen: „Alle ätiologischen Geschwulsttheorien werden mit der sicheren Tatsache zu rechnen haben, daß die Geschwülste ihren Ausgang von den Zellen unseres Körpers nehmen und daß sich die vollentwickelten Geschwülste in allen ihren Teilen aus körpereigenen Zellen zusammensetzen. Insofern müssen *alle Geschwulsttheorien celluläre Theorien sein*."

a) **Geschwulstgeschehen als zellbiologisches Problem.** Eine Krebstheorie muß also nicht nur eine allgemeinbiologische, sondern auch eine celluläre Theorie sein. Sie muß unbedingt die *Kernfrage* des Krebsproblems — den *Übergang der „letzten" Körperzelle in die „erste" Krebszelle* — naturwissenschaftlich erklären. Sie muß klarstellen: Welcher Mechanismus wandelt die Körperzelle in eine Krebszelle um? Und welcher Kategorie von Naturvorgängen ist jener Uranfang allen Krebsgeschehens zuzuordnen?

Dieser Naturvorgang muß folgende *Postulate* erfüllen:
a) Er darf die Zellen selbst nicht abtöten,
b) er muß ihren Teilungsapparat als solchen bestehen lassen,
c) er muß den Zellen zugleich abgeänderte Eigenschaften verleihen,
d) er muß diese neuen Eigenschaften von nun an völlig stabil auf alle weiteren Zellnachkommen weiter übertragen und
e) endlich: der Vorgang muß irreversibel sein.

Wieder engt sich die Frage weiter ein, wenn wir entsprechend den Ergebnissen der Histologie, Cytologie, Gewebezüchtung und Biochemie feststellen: solange nicht sekundäre Störungen eingetreten sind, sind die *Tumorzellen* — mindestens zunächst! — *unter sich genetisch gleich*, sie sind andererseits *von ihren Mutter- und Geschwisterzellen genetisch verschieden.*

Eine genetische Verschiedenheit zwischen Zellen derselben Herkunft ist aber biologisch nur vorstellbar, wenn sich in ihrem *Zellerbgut* etwas, und zwar für dauernd — geändert hat. Schon 1903 hat HAUSER Krebszellen als *„neue Zellrasse"* deklariert. Es sind — um ein Bild zu gebrauchen — Asoziale im Sozialstaat, Abtrünnige im Volk und Saboteure der Ordnung. Drücken wir dies jedoch nicht begrifflich-symbolisch, sondern in der Terminologie der Biologie aus, so besagt das: die *Krebszelle* ist gegenüber der Ausgangszelle eine Variante, die sich von ihrer Mutterzelle durch neue Eigenschaften unterscheidet, also eine *Zellvariante*.

b) **Krebszellenentstehung als Sonderfall cellulärer Variation.** Unsere weitere Fragestellung geht also von der allgemeinen Biologie über die Zellbiologie zu der engeren Frage nach den Formen und Ursachen cellulärer Variation. Wir gelangen so deduktiv zur dritten These: das Krebsproblem ist biologisch gesehen ein *Sonderfall cellulärer Variation* (K. H. BAUER 1928, 1931, HADDOW 1936, 1938), und zwar übereinstimmend mit den Ergebnissen des Variierens von Einzellern (LACASSAGNE 1936).

Die Biologie kennt drei und nur *drei Formen cellulärer Variation:* die Modifikation, die Bastardierung und die Mutation. Alle drei Formen haben Anlaß zu Krebshypothesen gegeben.

Die Zellmodifikation ist der Ausdruck dafür, daß Tochterzellen von ihren Mutterzellen unterschieden sind. Bei der Wundheilung, Frakturkonsolidation, Hyperplasie, Regeneration und vor allem bei den reparativen Vorgängen der Infektionsabwehr sehen wir — als Ausdruck ihrer Anpassung an veränderte Bedingungen —, wie Gewebszellen völlig andere Formen annehmen und sich auch in der Funktion von den Mutterzellen unterscheiden. In fließenden Übergängen erfahren z. B. junge Bindegewebszellen, Gefäßendothelien, Blut- und Knochenmarkszellen erhebliche Veränderungen. Was unterscheidet diese Zellmodifikationen aber grundsätzlich von Krebszellen? Entscheidend ist, alle diese Zellen hatten nur ihren Phaenotypus verändert, sie kehren, sobald sie ihre Aufgabe erfüllt haben, wieder in ihre Ausgangsformen zurück. Sie sind später in nichts mehr von den ursprünglichen Mutterzellen unterscheidbar. Ihre innere Konstitution, ihr Genotypus, ist also unberührt geblieben. Es ist kein Zweifel, mit dieser Form „fluktuierender Modifikabilität" hat die Krebsgenese nichts zu tun.

Eher schon könnte man die **Krebszellen als celluläre Dauermodifikation** ansehen. Man versteht darunter jene Form des Variierens, bei der durch äußere Einwirkungen Merkmale induziert werden, die über mehrere, ja viele Zellgenerationen erhalten bleiben. Dauermodifikationen spielen besonders bei Einzellern eine Rolle, wurden aber auch bei Krebszellen in Betracht gezogen, da ja Krebszellen aus Körperzellen oft erst lange Zeit nach der Einwirkung von Schädlichkeiten entstehen. Man müßte dann annehmen, daß das, was krebserzeugende Noxen intracellulär bewirkten, durch identische Reproduktion der betr. Substrate (im Plasma) auf weitere Zellgenerationen übertragen werden könnte. Krebszellen wären dann dauermodifizierte Körperzellen (vgl. DANNEEL 1946). Auch diese Deutung hält der Kritik u. E. nicht stand, denn bei Krebszellen ist — was bei Dauermodifikationen meist der Fall ist — noch nie ein Wiedernormalwerden beobachtet worden, obwohl das Fortleben von Krebszellen vor allem bei Spätmetastasen und Spätrezidiven über 10, 15 und mehr Jahre sichergestellt ist. Aus einer Krebszelle kann eben nie wieder eine Körperzelle werden, wie dies auch die Gewebezüchtung ausgewiesen hat. Die Abänderung zur Krebszelle ist auch bei Fortfall der auslösenden Ursache dauernd und irreversibel, während die Dauermodifikation schließlich doch wieder rückbildungsfähig ist. Die Tumorentstehung dagegen ist scharf gekennzeichnet: es gibt weder fließende Übergänge, noch einen Rückschlag auf Ausgangsformen, vielmehr handelt es sich um eine innere Wesensänderung.

Auch an die zweite Ursache cellulärer Variation, an ein Abweichen der Nachkommenzellen als Folge einer **Zellbastardierung** (Verschmelzung zweier verschiedener Zellen) hat man bei der Geschwulstentstehung wiederholt gedacht und die „Bastardierung" einer Körperzelle, z. B. mit einem Leukocyten, also eine Art „illegale Zellbefruchtung" als Ursache der Geschwulstentstehung angesehen (KLEBS 1890, AICHEL 1911, SCHLEICH, GRALL 1915 u. a.). Tatsächliche Unterlagen für eine solche abnorme Zellverschmelzung sind jedoch nie beigebracht worden.

So bleibt, wenn wir die biologischen Möglichkeiten weiter einengen, per exclusionem nur die dritte Ursache cellulärer Variation, die **Mutation** (DE VRIES 1901, 1912, 1916), d. h. eine *plötzlich auftretende*, dann aber *stabil weiter übertragbare* und *irreversible Änderung im Erbgut der Zellen*. Ursprünglich beschränkte sich die Genetik ganz auf die Mutation von Keimzellen. Sie ist als Grundlage des Variierens und der Evolution aus der Lebensgeschichte der Organismen nicht wegdenkbar.

c) **Allgemeines über Keimzellmutationen.** Mit dem Begriff Mutation bekommen wir Anschluß an die die Biologie dieses Jahrhunderts beherrschende *Genetik* und an die Grundgesetze des Lebensgeschehens überhaupt. Seit GREGOR MENDEL (1866) wissen wir, daß das Erbgut der Organismen aus lauter letzten, unteilbaren *Erbeinheiten*, Erbanlagen oder Genen zusammengesetzt ist, die sich ihrerseits nach den von MENDEL entdeckten Gesetzen (wiederentdeckt 1900 durch CORRENS, TSCHERMAK und DE VRIES) auf die Nachkommen verteilen.

Die Vererbungsbiologie lehrt, daß die Gene, also jene distinkten Einheiten der Erbmasse, die bei der Zeugung von Generation zu Generation unverändert weitergegeben werden, in den *Keimzellen*, dort wiederum, soweit es sich um „mendelnde" Erbfaktoren handelt, in den *Zellkernen* und in diesen endlich in deren *Chromosomen* lokalisiert sind. Jede Organismenart hat in allen ihren somatischen Zellen eine *spezifische Zahl von Chromosomen*. Beim Menschen sind es 46 Chromosomen (TJIO und LEVAN 1956, WENDT u. WOLF 1957, TH. LÜERS 1955, 1957, 1959, 1961) (Abb. 141), von denen, wie bei anderen Organismenarten, jedes wiederum vom anderen nach Gestalt und Gengehalt verschieden ist. Ja, bei den bestuntersuchten Organismen, vor allem bei Drosophila melanogaster, weiß man aus der wechselseitigen Ergänzung von Vererbungsexperiment und Vererbungscytologie, daß die Einheiten des Erbgutes, die mendelnden Gene, in diesen Chromosomen wie die Perlen einer Kette linear hintereinander in ganz bestimmten Abständen und in einer ganz bestimmten Reihenfolge angeordnet sind. Man gelangte schließlich zu *Chromosomenkarten*, die für jedes Gen dessen Sitz in einem der Chromosomen und dort wieder an einer ganz bestimmten, rechnerisch angebbaren Stelle topographisch festlegten und eine immer weitergehende Analyse des Erbgutes des betreffenden Versuchsobjektes ermöglichten.

Diese *Chromosomentopographie* wurde weiter ausgebaut, als HEITZ und BAUER (1937) zuerst bei der Gartenhaarmücke Bibio hortulanus, später auch bei Drosophila melanogaster entdeckten, daß in den Riesenzellkernen der Speicheldrüsen dieser (und später entdeckt — auch anderer) Fliegen und Mücken sich *Riesenchromosomen* finden, die eine ausgesprochene *Längsgliederung* erkennen lassen.

Diese Riesenchromosomen stellen nun nicht einfach gewissermaßen ein einzig dick aufgeblähtes Chromosom dar, sondern sie entstehen dadurch, daß sich die longitudinale Fadensubstanz der Chromosomen vielfach teilt, wobei aber die Einzelfäden zusammenbleiben und so wie die Drähte eines Kabels ein Bündel parallel gelagerter Chromosomen bilden. Solche Riesenchromosomen haben sich nun als besonders geeignet erwiesen, um die genetische Analyse (der Vererbungsexperimente) und die cytologische Topik zu koordinieren und die *Gene in engste räumliche Beziehung zu differenzierten Abschnitten der Chromosomen* zu bringen. Die Riesenchromosomen zeigen nämlich innerhalb ihrer Längsdifferenzierung stark färbbare *Querscheiben* verschiedener Dicke und Länge — diese Teilstücke der Chromosomen nennt man *Chromomeren* — und dazwischen schwächer färbbare *Zwischenstücke*. Und nun kommt der entscheidende Punkt: diese *Querscheiben* sind, wie aus der Übereinstimmung der genetischen und der cytologischen Analyse und aus vielen Einzelbeweisen hervorgeht, der *Sitz der Gene*. Diese gleichen Querscheiben enthalten biochemisch *Nucleoproteide*, während die

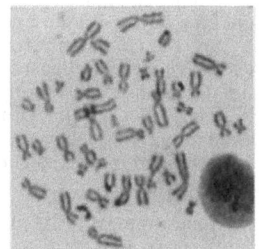

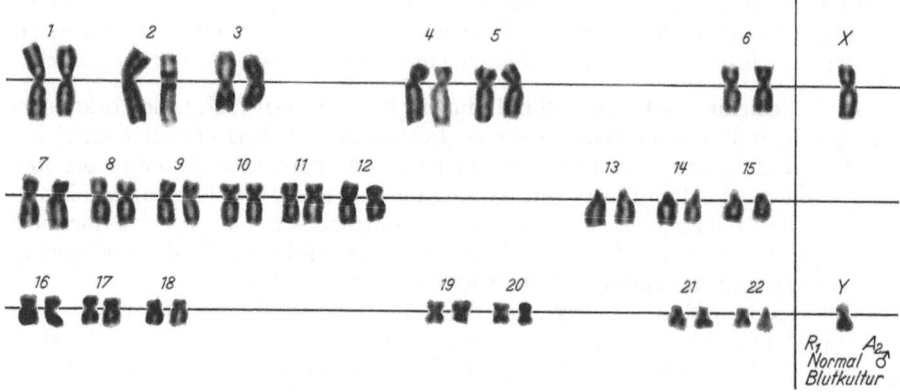

Abb. 141. Chromosomengarnitur somatischer Zellen beim Manne[1]. Rechts oben die Chromosomen im Präparat (Blutkulturmethode). Unten Chromosomen in Paaren und Gruppen (entsprechend dem Abkommen von DENVER)

Zwischenscheiben nur Eiweiß enthalten. Die Nucleoproteide ihrerseits bestehen aus Eiweiß und aus *Desoxyribose-Nucleinsäuren* („DNS"), welche letztere wiederum auf Grund vieler Beweise als biochemisches Substrat der Gene anzusehen sind.

Nach Ermittlungen an den Chromosomen von Speicheldrüsenzellen schätzt man die *Zahl der Gene* in einem Chromosom auf mehrere Tausend. Als maximale *Größe* für das Volumen eines Gens schließt man auf einen Würfel von 300 Å Seitenlänge. Ein solcher Rauminhalt würde in einer Flüssigkeit oder in einem festen Körper ungefähr 100—150 Atomdistanzen entsprechen, woraus man weiter schließt, daß ein Gen sicher nicht mehr als eine oder einige wenige Millionen von Atomen enthält. Was die *Wirkung der Gene* betrifft, so ist man zu der Annahme berechtigt, daß *Gene über Enzyme* wirken, daß jedes Gen für den Wirkungsgrad eines bestimmten Enzyms verantwortlich ist und damit den Ablauf einer ganz bestimmten Reaktion in der Zelle kontrolliert (BUTENANDT 1957).

---

[1] Für die Überlassung der Originalabbildung (Chromosomen, aus stark vergrößerter Photographie ausgeschnitten) möchte ich Frau Dr. THEA LUERS, Berlin, auch an dieser Stelle meinen verbindlichsten Dank sagen.

Das Erbgut ist ungemein stabil, aber nicht absolut unabänderlich. Tritt eine *Mutation*[1] ein, so kann sie das *Genom*, d. h. die Gesamtheit aller in den Chromosomen lokalisierten Gene betreffen. Solche *Genom-* oder besser *Chromosomenzahlmutationen* betreffen die (haploide) *Chromosomenzahl* des Zellkerns, die verringert oder vermehrt (*Aneuploidie*) oder vervielfältigt (*Polyploidie*) werden kann. Solche „*Ploidiemutationen*" spielen bei den Buttergelbhepatomen eine große Rolle. Die zweite Art von Mutationen betrifft (bei gleichbleibender Chromosomenzahl) Abänderungen des genetischen Materials innerhalb einzelner Chromosomen (*Chromosomenmutationen*), z. B. bei Translokation zwischen homologen Chromosomen (sog. "crossing over"). Die dritte Art sind Veränderungen eines einzelnen Gens (*Gen- oder Punktmutationen*). Solche *Gen-Mutationen* spielen sich *im molekularen Bereich* ab, sie sind daher jedem Mikronachweis entzogen, können also auch im Elektronenmikroskop nicht zur Darstellung gebracht, sondern ausschließlich aus dem Effekt (bei Keimzellmutationen also nur aus veränderten Merkmalen der Nachkommen) erschlossen werden.

Mit dem Nachweis, daß die Desoxyribonucleinsäure (DNS) biochemisch das genetische Substrat des Erbgutes repräsentiert, ist die *Lehre von den Genen* und ihren *Mutationen* in ein neues Stadium getreten. Zum ersten Male ist damit die Grundfrage aller Genetik, wie eine einzige Zelle, nämlich die befruchtete Eizelle, die „*genetische Information*", also gewissermaßen die Bau- und Betriebsvorschrift für die Bildung eines neuen Individuums weitergibt, dem biologischen Verständnis näher gebracht worden. Wenn wir hierin den auf diesen Gebieten besonders verdienten Forschern BEADLE (1960, 1961), CLEVER (1961) und WITTMANN (1961) folgen, so werden die genetischen Informationen durch die langen, linear angeordneten Moleküle der DNS übertragen. Letztere setzt sich aus 4 Nucleosiden, bestehend aus einem Molekül Desoxyribose und einer der 4 Basen Thymin, Cytosin, Adenin und Guanin zusammen. Nach dem Schema der Abb. 142 sind zahlreiche der 4 möglichen Nucleoside durch Phosphorsäure zu langen, aus Hunderten bis Tausenden von Gliedern bestehenden Ketten verknüpft. In den letzteren sind die eigentlichen „Schriftzeichen der Information" zu erblicken. Die Information ist durch die Reihenfolge der Basen festgelegt.

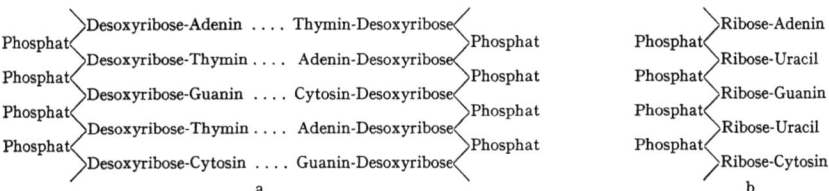

Abb. 142. Chemische Struktur der Desoxyribonucleinsäure (DNS) (a) und der Ribonucleinsäure (RNS) (b) nach CLEVER (1961)

Die Fähigkeit eines solchen Moleküls, sich identisch zu verdoppeln, ist als ein „Prägungsvorgang" zu verstehen. Die Reihenfolge der 4 Basen wird durch das als „Matritze" dienende alte Molekül festgelegt. Zur Übertragung der in der DNS „gespeicherten" Information auf den Chemismus der Zelle bedarf es der ähnlich gebauten Ribonucleinsäure, in der lediglich (Abb. 142b) als Zucker die Ribose an die Stelle der Desoxyribose und das Uracil an die Stelle des Thymin getreten ist.

---

[1] Wir folgen in der *Darstellung des Mutationsgeschehens* vornehmlich MARQUARDT (1957), vor allem, weil er und GLÄSS (am Beispiel der Buttergelbhepatome) als die ersten in der Cancerogenese an tierischem Gewebe Chromosomenzahl-Mutationen nachgewiesen haben. Chromosomenzahl-Abweichungen sind vor allem dem Pathologen schon seit den Anfängen der Geschwulstpathologie geläufig (s. 3. Kapitel, S. 128 ff.).

In gleicher Weise, wie von der DNS-Matritze ein DNS-Abdruck, so wird bei der „Informationsübertragung" ein RNS-Abdruck hergestellt. Die Sequenzen der Basen in der RNS und die der bis zu 20 Aminosäuren im Protein bestimmen schließlich den spezifischen Charakter des betreffenden Nucleoproteids.

Die Frage nach dem „Code", mit dem die „4-Buchstabenschrift" (Nucleoside) in eine mit „maximal 20 Buchstaben" (Aminosäuren) übertragen wird, ist noch offen, doch sieht es aus (vgl. WITTMANN 1961), als ob sich eine Lösungsmöglichkeit abzuzeichnen begänne.

Eine *Keimzell-Mutation* besteht dann darin, daß innerhalb der Struktur der DNS in der Sequenz der Nucleoside irgendeine Änderung, z. B. ein Austausch eines Adenins durch ein Guanin, oder irgend eine andere Umlagerung oder dgl. erfolgt. Eine solche Mutation kann chemisch oder physikalisch induziert werden und sich dann phaenotypisch als erbliche Mißbildung oder Erbkrankheit, wie Hämophilie, Alkaptonurie, Cystinurie, Albinismus, Pentosurie oder als sonstige "inborn errors of metabolism" (GARROD 1908, 1923) auswirken (KNOX 1958).

Damit ist der entscheidende Punkt erreicht, an dem sich die Frage erhebt: *Gibt es beim Menschen geschwulstbedingende Gen- oder Chromosomenmutationen?* oder anders ausgedrückt: Gibt es beim Menschen *Geschwulstkrankheiten*, die *letztlich durch Mutationen* im menschlichen Erbgut *verursacht* sind? Jawohl! Die gibt es und sie sind der erste Eckpfeiler der Mutationstheorie der Geschwulstentstehung!

d) Durch Keimzellmutationen bedingte Geschwulstbildungen beim Menschen.
Wenn schon Keimzellmutationen für sehr tiefgreifende Veränderungen im tierischen und menschlichen Organismus (man denke an die Chondrodystrophie, an die Hämophilie usw.) verantwortlich sind – *alle* Erbkrankheiten gehen letzten Endes auf Keimzellmutationen zurück! – so fragt man sich natürlich, ob *Keimzellmutationen* auch *Geschwülste beim Menschen bedingen* können. Da alle Keimzellmutationen allen Körperzellen zuerteilt werden, so ist es von vornherein klar, daß solche durch Keimzellmutationen ausgelösten *Geschwülste generalisiert oder systematisiert* auftreten müßten. Die Tatsache, daß dieses Postulat erfüllt ist, zeigt, eine wie hohe Bedeutung der klinischen und pathologisch-anatomischen Krebserfahrung zukommt.

Daß es *geschwulstbedingende Mutationen in Keimzellen gibt*, beweisen jene *Erbkrankheiten des Menschen*, die zu *generalisierten* bzw. *multiplen Tumoren* führen. Die wichtigsten *Beispiele* sind:

multiple *Exostosen*,
multiple *Enchondrome*,
generalisierte *Fibrome, Neurinome, Naevi* usw. bei der Recklinghausenschen *Neurofibromatose, Netzhautangiomatosen* und *Kleinhirntumoren* bei der v. Hippel-Lindauschen Krankheit,
multiple Hautcarcinome beim *Xeroderma pigmentosum*,
multiple Darmcarcinome bei der *Polyposis intestini*,
Retinoblastome beider Augen.

Für einige dieser erblichen Geschwulstkrankheiten sind bereits die *Mutationsraten* errechnet.

Die *Mutationsrate* läßt sich experimentell seit MULLER und ALTENBURGs ClB-Methode an Drosophila (1910) exakt bestimmen und beim Menschen nach Formeln, wie sie erstmals HALDANE (1935, 1948) entwickelt hat (Näheres in Lehrbüchern der Humangenetik), errechnen. So geben STROBEL und VOGEL (1958) für das doppelseitige Retinoblastom eine Häufigkeit sporadischer Fälle mit 1:100000 an.

Für die im Zusammenhang mit dem Krebsproblem besonders interessierenden erblichen *Geschwulstkrankheiten* wurden folgende Zahlen ermittelt:

für das *Retinoblastom*   100 mutierte Gene je Million Gameten,
„ die *Polyposis intestini* 10—13   „   „   „   „   „   ,

und zwar für die Polyposis von REED und NEEL (1955) und für das Retinoblastom von FR. VOGEL (1957). Einschlägige Tabellen über Mutationsraten menschlicher Gene finden sich bei NACHTSHEIM (1959, 1960), FR. VOGEL (1959), FRITZ-NIGGLI (1959), VERSCHUER u. EBBING (1959) u. a. Biologisch gesehen steht zweifelsfrei fest: alle *diese erblichen Geschwulstkrankheiten* haben eine entsprechende *Gen-Mutation der Keimzellen zur Voraussetzung* ihrer Entstehung.

Das für eine biologische Theorie Entscheidende liegt aber erst darin: Alle diese keimzellbedingten generalisierten bzw. polytopen Geschwulstkrankheiten haben ihr *Gegenstück in morphologisch völlig identischen*, streng *lokalisierten Formen:*

solitäre Exostosen isolierte Neurofibrome
solitäre Enchondrome solitäre Hautcarcinome
Einzelnaevi Einzelpolypen
solitäre Kleinhirncysten unilaterales Retinoblastom.

Greifen wir als Beispiel die *erbliche Exostosenkrankheit* heraus, soweit sie nicht schon im 5. Kapitel (S. 237) gewürdigt worden ist. Wie die Abb. 143 an

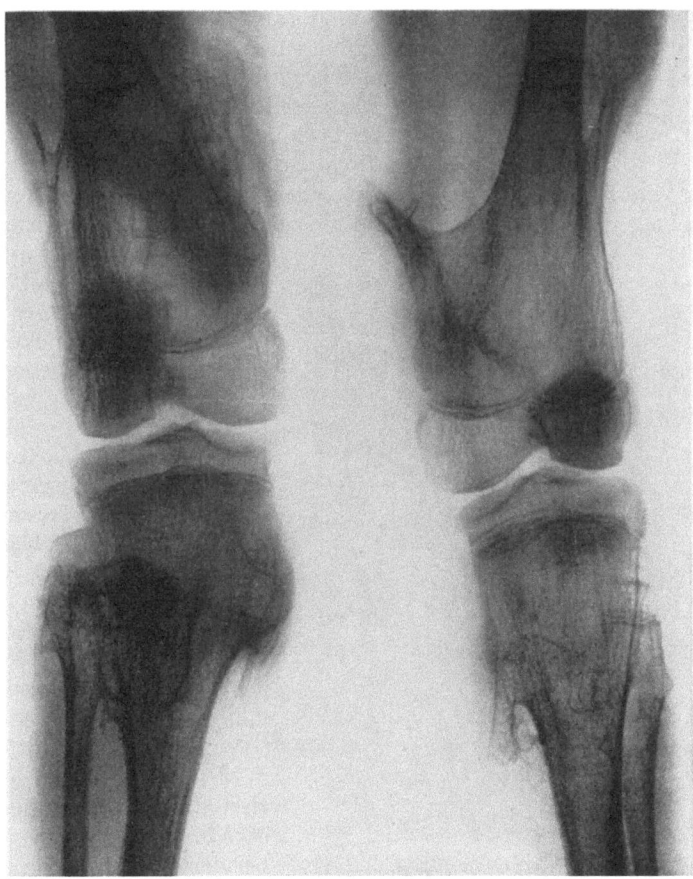

Abb. 143. Multiple Exostosen als Beispiel einer multiple Geschwülste bedingenden Keimzellmutation, zugleich als Gegenstück zu den als somatische Mutation auftretenden, immer nur solitären Exostosen (Eig. Beobachtung)

beiden Knieregionen als Test erkennen läßt, ist das ganze Knochensystem von zahllosen Knochenauswüchsen (Exostosen) wie überzogen. Es sind aber nicht nur die Knochen durch die Exostosen äußerlich verunstaltet, auch die ganze innere Knochenstruktur ist in Mitleidenschaft gezogen. Die Kranken haben außerdem stets eine unterdurchschnittliche Körpergröße und sind auch (wie bei so vielen Trägern von Mutationen) in ihrer Vitalität beeinträchtigt. Formalgenetisch entwickeln sich die Exostosen aus fehldifferenzierten kleinen Knorpelinseln in der osteogenetischen Schicht des Periosts, die sich in der Jugendzeit dann durch enchondrale Ossifikation in zunehmend größer werdenden Exostosen fortentwickeln, bis dann mit Abschluß des Wachstums auch ein Wachstumsstillstand der Exostosen eintritt.

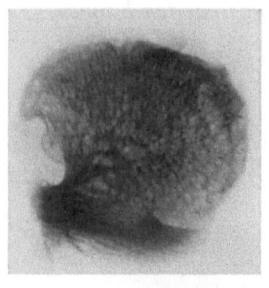

Abb. 144. Voll ausgereifte solitäre Exostose der Scapula (von dieser abgemeißelt) mit spongiosaartig ausdifferenzierter Bälkchenarchitektur (Eig. Beobachtung)

Was in diesem Zusammenhang des Mutationsgeschehens jedoch am meisten interessiert, ist die Tatsache, daß es zu diesen Hunderten von Exostosen bei der erblichen Form als Gegenstück solitäre Exostosen gibt, die morphologisch und klinisch mit den multiplen Exostosen völlig identisch sind. Es besteht eine gesetzmäßige *Alternative: entweder* hat ein Kranker mehrere Exostosen, dann hat er bei genauerem Zusehen Dutzende, wenn nicht *Hunderte, oder* er hat *nur eine Exostose* — und dann nie eine zweite oder dritte. Biologisch — und nur erbbiologisch ist das völlig klar: handelt es sich um eine Keimzellmutation, dann wird sie allen Körperzellen zuerteilt und manifestiert sich im gesamten genabhängigen Gewebssystem, oder es ist eine somatische Mutation, dann kann sie a) natürlich nie weiter vererbt werden, b) ist die Wahrscheinlichkeit einer gleichen somatischen Mutation so gering, daß es (so gut wie) nie zu einer zweiten gleichen somatischen Mutation kommen wird.

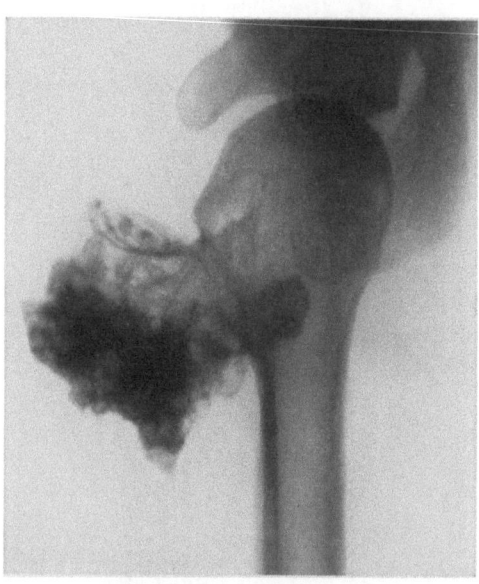

Abb. 145. Pilzartiges solitäres Osteochondrom des Humerus. Der „chondromatöse" Anteil des Pilzhutes verrät sich an für Knorpelverkalkung typisch „verwaschenen" Kalksalzeinlagerungen. Keine Bälkchenstruktur des „Knochentumors"! (Näheres s. Text) (Eig. Beobachtung)

Noch etwas ist an den beiden Formen der Exostosen biologisch bemerkenswert. Beide Formen treten in verschiedener *Höhe der Ausdifferenzierung* auf. Sowohl bei der erblichen multiplen wie bei der nichterblichen solitären Form gibt es so ausgereifte Tumoren, daß die Exostosen geradezu eine Architektur filigranartigen Charakters aufweisen, wie wir sie am normalen Knochen nur von der Spongiosastruktur her kennen (vgl. Abb. 144). In anderen Fällen dagegen treten die Exostosen von Anfang an schon als sehr viel unreifere *Osteochondrome* (vgl. Abb. 145) und in den noch stärker entdifferenzierten Fällen mehr noch als *Enchondrome* auf. Beide Arten können bei der generalisierten Form sogar in der gleichen Familie zusammen vererbt werden. Es ist dies ein Beweis dafür, daß die Höhe der Ausdifferenzierung schon mit dem Mutationsvorgang selbst festgelegt ist.

Das Exostosenbeispiel lehrt aber noch etwas: die „gutartigen" Exostosen stellen eine ausgesprochen fakultative *Praeblastomatose* dar, und zwar ist die

Wahrscheinlichkeit der späteren *Sarkomentwicklung* um so größer, je unreifer das Osteochondrom ist und je näher es geweblich dem Echondrom steht (Lit. über „sarkomatöse Umwandlungen" im 5. Kapitel).

Das Exostosenbeispiel zeigt sinnfällig: die erbbedingte, über das ganze Knochensystem sich erstreckende Exostosenkrankheit hat ihr Gegenstück in einer (klinisch und morphologisch) in allem phänotypisch identischen, streng solitären Form. Der Schluß ist zwingend: den *lokalisierten Formen* der phänotypisch identischen Tumoren liegt *der gleiche biologische Vorgang* zugrunde *wie den generalisierten Formen*. Der Unterschied ist einzig der: das eine Mal spielt sich der Vorgang ab in *Keimzellen*, das andere Mal in *Körperzellen*. Und wenn schon für die Keimzellen die Mutation durch Erbgang usw. eindeutig gesichert ist, so ist für die wesensidentische lokalisiert-solitäre Ausprägung die *Mutation somatischer Zellen als der identische Vorgang anzusehen*.

Es handelt sich also beide Male um prinzipiell das gleiche: um eine *geschwulstauslösende Mutation, das eine Mal in Keimzellen, das andere Mal wesensgleich in Somazellen*. Damit hat die Theorie von der somatischen Mutation als biologischer Grundlage der Geschwulstentstehung bereits ihr tragfähiges Fundament erhalten.

Wenn es nun tatsächlich somatische Mutationen in Körperzellen gibt und wenn solche somatische Mutationen sogar Geschwülste bedingen können, so liegt es nahe — zunächst rein *arbeitshypothetisch* — *die Frage* zu stellen: *ist* vielleicht die *Krebszelle eine somatische Mutante?*, oder anders ausgedrückt: *sind Krebszellen* als „neue Zellrasse" gegenüber ihren Ausgangszellen *eine Mutationsrasse?*, oder wieder anders formuliert: ist der *Uranfang der Krebsgenese* vielleicht eine *Mutation somatischer Zellen* besonderer Art? Eine Änderung vielleicht ganz bestimmter Gene? oder Genkomplexe? oder einzelner Chromosomen?

Eine solche *Mutationstheorie der Geschwulstentstehung* sieht darnach, zunächst rein als Konzeption, in mutierten — und wie wir später sehen werden — in ganz bestimmt mutierten Erbträgern von Somazellen die letzten stofflichen Träger der Geschwulsteigenschaften und in der *Mutation bestimmter Erbstrukturen somatischer Zellen* denjenigen biologischen *Vorgang, der die Umwandlung von Körperzellen in Krebszellen verständlich zu machen in der Lage ist*. Selbstverständlich ist das zunächst nur eine Arbeitshypothese. Sie würde aber zu einer naturwissenschaftlichen Theorie, sobald sich alle Phänomene des Krebsgeschehens lückenlos erklären ließen.

Für die Richtigkeit dieser Hypothese stehen viele *weitere Indizienbeweise* zur Verfügung. Bevor auf diese im einzelnen eingegangen werden soll, erscheint es notwendig, zunächst von der Allgemeinen Biologie und vom Menschen her das Wesentliche über somatische Mutationen überhaupt zu bringen.

2. Krebszellenentstehung durch Mutation somatischer Zellen

a) Somatische Mutationen in Klinik und Biologie. Wohl verstand man unter Mutationen zunächst nur Änderungen in der Erbmasse der Keimzellen von vielzelligen Lebewesen, gleichviel ob Pflanzen oder Tieren. Sie vererben sich dann in der Folge der Generationen weiter und geben so zur Bildung neuer Rassen Anlaß. Inzwischen ist der Mutationsbegriff von den Keimzellen längst auch auf die Einzeller und auch auf die Körperzellen übertragen worden. Wir wissen heute aus einem kaum übersehbaren Erfahrungsgut: die *Mutationen* treten nicht nur in Keimzellen, sondern von der befruchteten Eizelle an auch *in Körperzellen*, und zwar in allen Entwicklungsstadien, in allen Gewebsarten und zu jedem Zeitpunkt auf. Man nennt solche Mutationen im Zellerbgut von Körperzellen *somatische Mutationen*.

Diese Mutationen sind selbstverständlich nicht erblich, sie gehen immer mit dem Tode des Individuums zugrunde. Trotzdem ist es, da sich ja alle Prozesse am genetischen Material der Zellen abspielen, logisch und natürlich, sie bei der Genetik zu subsumieren, und es ist MARQUARDT (1959) durchaus zuzustimmen, wenn er das ganze Gebiet — einschließlich des Anteils mutierter somatischer Zellen bei der Krebsauslösung — als **„somatische Genetik"** bezeichnet (zusammenfassende Literaturangaben bei STUBBE 1938, PUCK und FISCHER 1956, SCHULTZ 1958, MARQUARDT 1959).

Wählen wir gleich, um dem neuen Begriff einen leicht verständlichen Inhalt zu geben, ein aus der ersten Zeit der experimentellen Genetik stammendes, aber in seiner Einfachheit noch nicht übertroffenes *Beispiel:* Repräsentativ für eine Keimzellmutation ist die "white"-Mutation bei Drosophila melanogaster. Die Gen-Mutation "white" bedingt weiße Augenfarbe. J. T. PATTERSON (1929) hat durch Bestrahlung von befruchteten Eiern und von Larven *somatische white-Mutationen* erzeugt. Je nach dem Entwicklungsstadium entstanden verschieden große, weiße, scharf begrenzte Augenflecke, und zwar

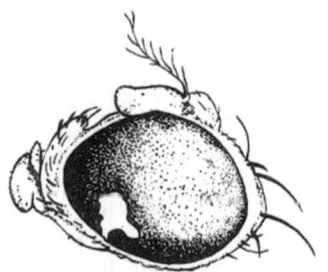
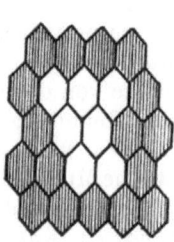

Abb. 146. Weiße Augenflecken von Drosophila melanogaster als Beispiel einer somatischen Mutation (s. Text). (Nach J. T. PATTERSON 1929)

um so kleiner, je älter die bestrahlten Larven waren. Die Augenflecke bestehen aus Facetten, die von der ursprünglich mutierten Urfacettenzelle abstammen. Die Zahl der Facetten in dem somatisch mutierten Gebiet schwankt zwischen 1 und über 500. Die Abb. 146 zeigt schematisch einen derartigen Fleck, bestehend aus 7 weißen Facetten inmitten nicht mutierter normaler Zellen.

Ein solches Beispiel macht klar, daß im Gegensatz zu den sonstigen Somazellen, die von der befruchteten Eizelle her samt und sonders genotypisch identisch sind, die *somatisch mutierten Zellen* zwar *unter sich* auch *erbgleich*, aber *gegenüber ihren Mutterzellen* als *erbverschieden* zu betrachten sind.

Weitere eindrucksvolle *Beispiele somatischer Mutationen* liefert die *Botanik*. Hier gelingt es z. B. durch Röntgenstrahlen, bei Kulturpflanzen, z. B. Apfelbäumen, einzelne Reiser derartig abzuändern, daß alle nachwachsenden Äste und deren Früchte nunmehr gleichbleibende, zur übrigen Pflanze verschiedene Merkmale aufweisen (z. B. GRÖBER 1959).

Es können also in jeder Gewebsart, in jedem Organ und in jedem Entwicklungsstadium somatische Mutationen auftreten. Sie haben stets den gleichen Effekt, daß sich, von einer ersten somatischen Zelle abstammend, abweichende Gewebsbezirke aus Zellen mit abgeändertem Zellerbgut entwickeln. Selbstverständlich gibt es, da der Mensch allen biologischen Gesetzen wie alle Lebewesen unterliegt, auch *somatische Mutationen beim Menschen*. Am eindrucksvollsten sind somatische Mutationen in embryonalen Geweben. Es finden sich dann beim Neugeborenen (und sich fortentwickelnd beim heranwachsenden Individuum) ganze Bezirke somatischer Gewebe mit mutiertem somatischem Erbgut: Tierfellnaevi, partielle Scheckung, lokalisierter Albinismus, örtlich beschränkter Riesenwuchs, Teilmißbildungen u. dgl. mehr. Viele dieser in der Embryonalzeit induzierten somatischen Mutationen sind „phasenspezifisch", d. h. die Auswirkung hängt wesentlich ab von dem Zeitpunkt, zu dem die mutagene Einwirkung erfolgt. Spielt sich das Mutationsgeschehen in den Keimzellen vornehmlich am genetischen Material, also an den Chromosomen bzw. den Genen ab, so ist es biologisch natürlich und selbstverständlich, daß es im späteren Leben auch *Mutationen somatischer Zellen* geben muß, enthalten ja alle Somazellen von der befruchteten Eizelle her samt und sonders das gleiche genetische Material, die gleichen Chromosomen und die gleichen Gene. Was hat nicht alles am erwachsenen und älteren Organismus seine Wurzel in Mutationen somatischer Zellen? Hierher gehören neu auftretende, dann aber bleibende Pigmentanomalien, Teratome, (nicht virusbedingte) Warzen, Teleangiektasien u. v. a.

Die *genotypische Identität aller Somazellen* ist allerdings nicht unumstritten. T. H. MORGAN (1934, z. n. J. SCHULTZ 1958) z. B. ist der Anschauung, daß die „genetische Äquivalenz von Kernen differenzierter Somazellen" fraglich sei, müsse ja während der Differenzierung eine irreversible Veränderung im Erbmaterial vor sich gehen. Wir selbst glauben, daß die identische Autoreproduktion des ganzen Genoms vor der Zellteilung und die Mitose selbst notwendigerweise allen sich teilenden Somazellen das gleiche Erbgut zuerteilen. Etwas anderes ist die Präsenz aller Gene in den Somazellen, etwas anderes die Auswirkung der Gene bei der Differenzierung. Hier bei der Spezialisierung der Genauswirkungen für Sonderaufgaben je nach Organ und Gewebe aktivieren die Somazellen nur die Gene, die für das spezielle Gewebe gebraucht werden. Die anderen Gene bleiben offenbar inaktiv. Es werden ja auch umgekehrt nach der Befruchtung der Eizelle durchaus nicht alle Gene sofort aktiviert. Die genotypische Identität aller Somazellen verträgt sich also mit der Feststellung, daß nicht alle Gene aller Somazellen in Aktion zu treten brauchen.

Aber auch wenn man im Prinzip an der alten Lehre von der genotypischen Identität der Somazellen festhält, so bleiben doch einige grundlegende *Unterschiede zwischen Keimzellen und Somazellen* bestehen:

a) die fertigen *Keimzellen* haben nur einen Chromosomensatz, sind also „*haploid*", während alle *Somazellen* von den beiden elterlichen Keimzellen her je einen, von der befruchteten Eizelle her also 2 Chromosomensätze enthalten. Sie sind also „*diploid*".

b) die Somazellen bekommen wohl ihr ganzes Genom von der befruchteten Eizelle übertragen, bei der *Differenzierung der Somazellen* in Zellen verschiedener Organe und Gewebe bleiben aber *nicht alle Potenzen realisierbar*. Eine ausdifferenzierte Zelle ist eben keine omnipotente Zelle mehr. Es müssen also trotz gleichen genetischen Materials bei gleichen Einwirkungen bei Keim- und Somazellen neben gleichen auch verschiedene Reaktionen erwartet werden.

SIEBERT (1959) meint wohl ungefähr das gleiche, wenn er sagt: „Der Zellkern spiegelt eher die Gewebsart, aus der er stammt, wider, als daß er starke zellkernspezifische Eigenschaften aufweist, die er mit Zellkernen aus anderen Geweben gemeinsam hätte."

c) Ist die Grundvoraussetzung für die Erkennung von Keimzellmutationen die Weiterübertragung derselben auf Individuen der nächsten Generation, so ist die *Grundvoraussetzung* für die *Manifestation einer somatischen Mutation* die Übertragung der neuen Eigenschaften auf die nächsten Zellgenerationen durch Zellteilung, und zwar durch *fortgesetzte Zellteilung der* einmal *mutierten Somazelle*.

Die *Bedeutung intensiver Zellteilungen* kann gar nicht genug betont werden. Sie ist ohne weiteres einleuchtend bei früh embryonalen Zellen und bei der Mauserung aller blutbildenden Gewebe. Sie ist aber ebenso wichtig bei Geweben, deren Zellen sich normalerweise nicht mehr häufig teilen. Hier braucht es eben, da sich ja die Somazellen durchaus nicht fortgesetzt teilen, eines Zellteilungsreizes. Damit bekommt der alte „*chronische Reiz*" erst seinen neuen und richtigen Sinn. Wohl ist der äußere Reiz wichtig, entscheidend ist aber, ob er im lebenden Gewebe eine *Gewebsproliferation* auslöst, d. h. ob er ruhende Zellen zu neuen und fortgesetzten Zellteilungen zu zwingen und damit einer eventuell eingetretenen somatischen Mutation überhaupt erst die Möglichkeit zu verschaffen vermag, sich in den nächsten Zellgenerationen zu manifestieren und im Falle einer Krebsinduktion zu einer „*Geschwulstkeimanlage*" Anlaß zu geben.

In der Ursachenkette Reiz → Gewebsproliferation → Zellteilung bekommt auch die *Regenerationstheorie* der Geschwulstentstehung (im Sinne einer gesteigerten und immer wieder gestörten Regeneration als häufiger Vorstufe der Krebsentstehung) in der Mutationstheorie eine *neue Interpretation:* alle in lebhafter Teilung begriffenen Gewebe werden sehr viel leichter cancerisert, ähnlich wie intensiv sich teilende, wie z. B. embryonale Zellen schon bei niedrigen r-Dosen als Zeichen der Erbgutschädigung Chromosomenfragmentationen aufweisen, die spontan nur sehr selten eintreten (MARQUARDT 1957).

Die *Sarkomstatistik* liefert hierfür, wie aus einer umfassenden Darstellung der Mitarbeiter des Verfassers FREY und OTT (1960) hervorgeht, ein weiteres Beispiel. Die Sarkome des Bindegewebes verteilen sich in einem großen Beobachtungsgut auf die einzelnen Körperabschnitte (s. Abb. 34), entsprechend dem Gehalt mesenchymaler Zellen. Die Knochensarkome bevorzugen dagegen eindeutig Femur, Tibia und Humerus, also die Knochen mit dem größten Längenwachstum. Dividiert man aber die Zahl der beobachteten Knochensarkome einzelner Knochen durch die Zahl der Wachstumslinien desselben Knochens, so findet man wiederum eine entsprechende Häufigkeitsverteilung der Knochensarkome entsprechend deren Zellgehalt. Zweifelsohne zeigt dieses Beispiel die Bedeutung der Zellproliferation als eines Faktors, der für eine erhöhte Geschwulstgefährdung anzuschuldigen ist. Hierfür spricht auch die Beobachtung, daß die größere Zahl der Knochensarkome primär von diesen Wachstumszellen ausgeht.

Wegen ihrer so großen Bedeutung sei deshalb an dieser Stelle die *moderne Vorstellung von der Zellteilung* eingeschaltet. Noch 1938 sagte FEDERLEY: „Wir können unter dem Mikroskop die Längsteilung der Chromosomen studieren, es macht jedoch Schwierigkeiten, sich die Zweiteilung eines Moleküls vorzustellen." Heute wissen wir, es teilt sich nicht ein Molekül in zwei Teile. Entscheidend ist vielmehr die Tatsache, daß die Neubildung von Chromosomengrundsubstanz zwischen den Kernteilungen erfolgt, und ferner die Tatsache, daß sich, wie MARQUARDT (1957) es ausdrückt, „die *Makromoleküle identisch zu reproduzieren vermögen*, und zwar so lange, bis die ungefähre Ausgangszahl von Makromolekülen pro Chromosom wieder vorhanden ist, wie sie das Chromosom vor dem Teilungsvorgang besaß".

Ausführlicher noch stellt BARTHELMESS (1959) die Vermehrung und Teilung der Chromosomensubstanz nach Art von „Modell" und „Nachbild" dar. Die Vermehrung erfolge dadurch, daß „jedes der vielen Nucleoproteinmuster originalgetreu *nachgebildet* wird". Es wird die Vorstellung vertreten: „*jeder Baustein lagert sich an einen gleichartigen Teil des Originalmusters an*". Der zweite Schritt sei „die *seitliche Verknüpfung*" aller Teile untereinander „zu einem perfekten Nachbild, zum fertigen Verband des Musters". Der letzte Schritt sei die „fehlerlose *Abtrennung des Nachbildes vom Modell*". Bei der Zellteilung würden alle Original- und Nachbilder so verteilt, daß jede der beiden Tochterzellen wieder ein vollständiges genetisches System erhielte. Bei der Zellteilung würden bei allen Chromosomen gleichzeitig — „wie auf ein geheimes Kommando" — Original und Nachbild voneinander getrennt.

Es handelt sich also nicht um eine Zweiteilung eines Moleküls, sondern erst um eine identische Verdoppelung („Modell und „Nachbild"), und dann um eine Trennung ungeteilt bleibender Gebilde. Das Gen ist gleichsam die Matrize der Vervielfältigung.

Übersehen wir bei den Somazellen nicht: der „*Ruhekern*" ist es, der *funktioniert*, und nur die ruhende Zelle erfüllt ihre Stoffwechselaufgaben. Der *sich gerade teilende Kern arbeitet nicht*, ist aber gerade wegen der Zellteilungsvorgänge besonders labil und besonders gefährdet. Die Keimzelle hat nur die Aufgabe, ihr Genom weiterzuvererben, sie arbeitet „somatisch" nicht, ja sie kann wahrscheinlich überhaupt keine eigentlichen „somatischen" Stoffwechselfunktionen erfüllen. Der sich teilende Kern der Somazellen steht also im Mittelpunkt des somatischen Mutationsgeschehens, und je häufiger Somazellen sich teilen, um so geringer brauchen die mutagenen bzw. carcinogenen Einwirkungen zu sein, um mutagene oder carcinogene Folgen zu zeitigen. Die aktive Zellteilungsphase ist es auch, in der der Stoffwechsel der Desoxyribonucleinsäure stattfindet. Mit dem Aufhören der Zellteilung fällt er auf Null ab (Näheres SIEBERT 1959).

Während die Keimzellmutationen an der Verteilung auf die Nachkommen und an Eigenschaften derselben bewiesen werden kann, so kann die *somatische Mutation* natürlich keinen Mendelgesetzen unterworfen sein. Sie kann entweder nur aus den nunmehr konstant abweichenden neuen Eigenschaften rückschauend *erschlossen* oder gelegentlich (bei abweichendem Pigmentgehalt z. B.) histologisch (vielleicht auch einmal durch Fortzüchtung von Zellmaterial in der Gewebekultur) erwiesen werden.

Nun sind aber selbstverständlich *mutierte Somazellen noch lange keine Krebszellen*. Wir werden später (S. 557) darzulegen haben, welche Erbstrukturen als mutiert zu unterstellen sind, sofern die Mutation tatsächlich „onkogen", d. h. geschwulstbedingend sein soll.

Lieferten — aus der menschlichen Geschwulstpathologie heraus! — die solitären Tumorformen als somatisches Gegenstück zu den durch Keimzellenmutation entstandenen wesensgleichen generalisierten oder polytopen Geschwülsten das erste große Beweismaterial für die Mutationstheorie der Geschwulstentstehung, so kommen wir jetzt zu einer zweiten Beweisserie, die unseres Erachtens keinem experimentellen Beweis an Beweiskraft nachsteht.

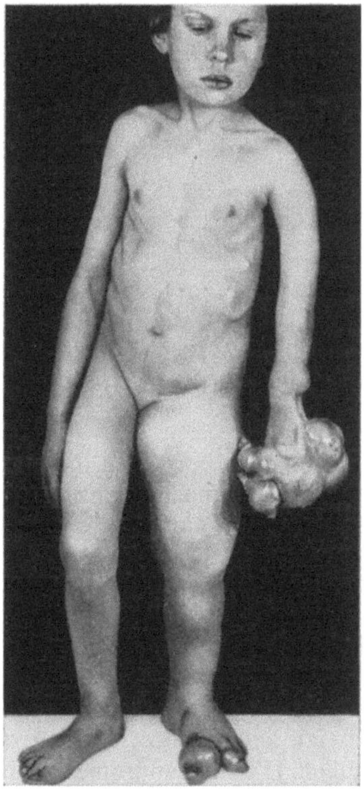

b) Angeborene Tumoren im Licht des Mutationsgeschehens. Bei den erbbedingten generalisierten Tumoren handelt es sich um das eine Extrem, um die Bedingtheit durch Keimzellmutationen, um eine Verursachung also vor der Befruchtung. Bei den phänotypisch, insbesondere morphologisch identischen solitären Tumoren — arbeitshypothetisch wenigstens — handelt es sich um das andere Extrem, um eine Mutation in irgendeiner Somazelle, um eine Verursachung also im postnatalen Leben.

Die weitere Frage geht folgerichtig dahin: Wie steht es, gewissermaßen „zwischendrin", mit *Tumoren aus der Embryonalzeit*? Wie mit einer Geschwulstauslösung also nach der Befruchtung und vor der Geburt? Gibt es *Zwischenstufen* zwischen jenen generalisierten und solitären Tumoren? Bejahendenfalls, was haben sie für einen Aussagewert für die Mutationstheorie?

Wir sind uns dabei klar, daß in dieser Frage das *Hauptbeweismaterial vom Menschen* stammen muß, liegt ja die frühembryonale Induktion experimenteller Tumoren noch in den Anfängen.

Gehen wir aus von einem eigenartigen und, wie wir glauben, auch einzigartigen *Naturexperiment beim Menschen*, wie es, soweit wir selbst sehen, die experimentelle Geschwulstforschung nicht kennt.

Abb. 147. Halbseitige Chondromatose (Beobachtung des Verfassers)

Ein solches Beispiel eines Naturexperimentes liefert unseres Erachtens die *halbseitige Chondromatose*, (Abb. 147), die sog. *Olliersche „Wachstumsstörung"*. Wohl gibt es in der Klinik erblicher Systemerkrankungen Beispiele ähnlicher unilateraler Krankheitsausprägung. So sind z. B. Fälle von streng halbseitiger Chrondrodystrophie beschrieben. Es sind Menschen, die — als Gegenstück zur Verdoppelung ein und desselben Menschen bei eineiigen Zwillingen — umgekehrt aus je einer Körperhälfte zweier verschiedener Menschen zusammengesetzt scheinen.

Was aber das Beispiel der *Hemi-Chondromatose* so lehrreich macht, ist einmal die Tatsache einer halbseitigen Tumorbildung, sodann die gewaltige Tumoraus-

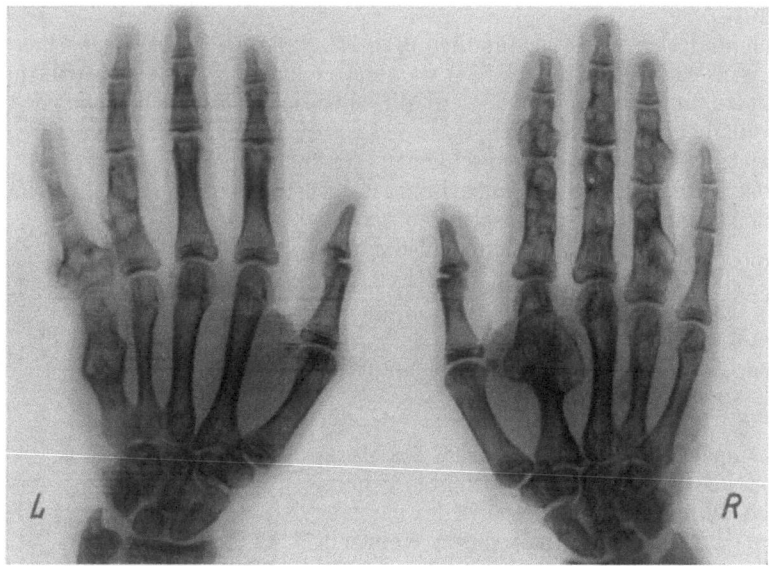

Abb. 148. Polyostatische, aber auf beide Hände beschränkte Chondrombildung (auf die Metacarpalknochen und Phalangen unregelmäßig verteilt). (Eig. Beobachtung)

breitung und fernerhin die stärkste Ausprägung an den „gipfelnden" Körperabschnitten, nämlich am Fuß und besonders an der Hand, und hier wieder am stärksten an den Phalangen. Es ist also eine Körperhälfte ganz frei von Tumoren, die andere dagegen ganz befallen. Es ist klar, hier muß es sich um ein kausales Geschehen besonderer Art handeln.

Eine solche Chondromatose stellt eine ausgesprochene *Präblastomatose* dar. Es besteht die hohe Gewißheit späterer Sarkomumwandlung. Diese letztere Gefahr ist einmal eine Funktion der großen Zahl der Chondrome, vor allem aber auch eine Folge der starken Entdifferenzierung und der leichten Verletztlichkeit. Hierzu kommt ihre Neigung zu zentraler Erweichung und zum Aufbruch nach außen. Die Enchondrome sitzen großenteils zentral oder subperiostal, so daß nach der Perforation nach außen nicht mehr heilende Ulcera und Zerfallsherde als zusätzliche Quelle gestörter Regeneration entstehen.

Eine sekundäre maligne Entartung eines Fersenbeinchondroms bei einer derartigen halbseitigen Dyschondroplasie (OLLIER) beobachtete neuerdings TIWISINA (1954).

Gibt es nicht sehr zu denken, daß es von dieser *Chondromatose* eine richtige, zugleich lückenlose *tumorgenetische Reihe* gibt! Sie umfaßt die Formen
  a) erblich generalisiert,
  b) streng halbseitig,

c) begrenzt auf eine einzige Gliedmaße,
d) beschränkt auf einen Gliedmaßenabschnitt, z. B. Hände oder Füße (Abb. 148)
e) solitär in einer einzigen Phalange, diese ganz ausfüllend,
f) isolierter Kleinherd, meist Mittelhand oder Finger (Abb. 149).

Auf die Deutung der ursächlichen Bedingtheit kommen wir nach weiteren Beispielen zurück.

Ein anderes, gleichfalls ins Tumorgeschehen einschlägige Beispiel liefert der *mit Tumoren kombinierte halbseitige Riesenwuchs*. Hierbei ist die eine Körper-

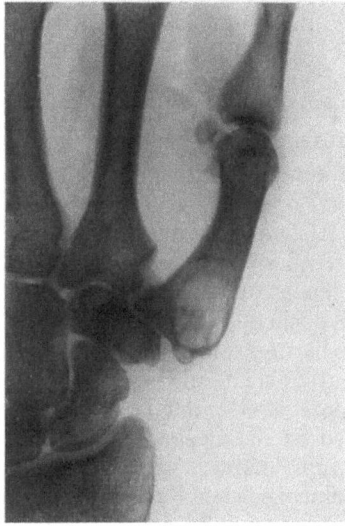

Abb. 149. Solitäres Enchondrom, auf die Basis der Metacarpale I beschränkt (histologisch gesichert). (Eig. Beobachtung)

hälfte in allen Gewebskomponenten (am deutlichsten natürlich am Knochensystem) maßstäblich vergrößert. Sie muß also in ihren ganzen Geweben einer Seite anders konstituiert sein als auf der gesunden Körperseite. Die Beziehungen zum Tumorproblem ergeben sich daraus, daß die kranke Körperhälfte stets neben Gefäßveränderungen (multiple arteriovenöse Fisteln, Gefäßnaevi, Varicen) *Tumoren verschiedener Art* (multiple Hämangiome der Haut, der Schleimhäute, aber auch des Knochenmarks, Lymphangiome, oft große und auch multiple Lipome, Naevi usw.) aufweist.

Tritt die wesensgleiche Mutation statt im 2-Zellstadium erst später während der Embryogenese auf, so resultieren (Näheres b. VOLLMAR 1959) neben der halbseitigen Ausprägung auch solche lediglich der unteren *Körperhälfte, gekreuzt* eines Beines und eines Arms, und einer Gliedmaße oder an *allen 4-Gliedmaßen* und an den *distalen Gliedmaßenabschnitten* oder schließlich gar nur eines *Fingers* oder einer *Zehe*. Es besteht also eine wesensgleiche

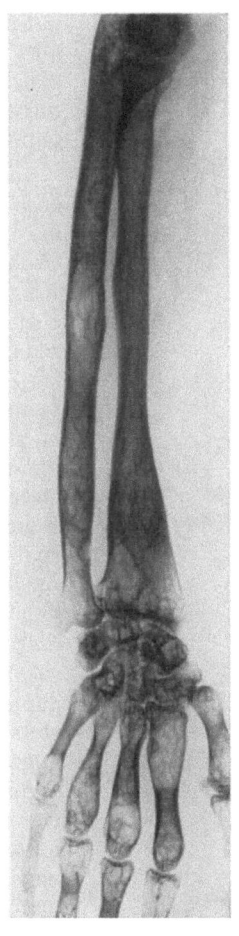

Abb. 150. Auf Unterarm, Hand und Finger beschränkt, hier aber alle Knochen gleichmäßig und gleichsinnig befallende *Osteoclastomatose* (Osteofibrosis deformans juvenilis UEHLINGER). Sonstiges Knochensystem völlig frei (Eig. Beobachtung)

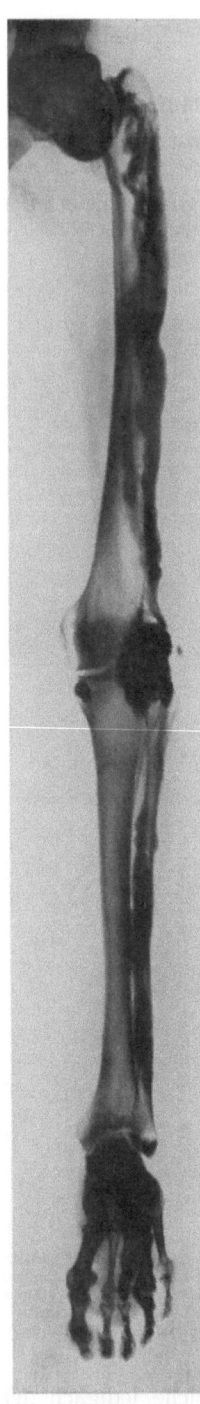

Abb. 151. „Melorheostose", eine über eine ganze untere Gliedmaße sich erstreckende, ständig an Ausdehnung zunehmende Osteombildung (Eig. Beobachtung)

Reihe gleichartiger „Ver-riesung", beginnend mit der halbseitigen und endigend mit der monomelen oder gar Teilgliedausprägung.

Dieses immer mit Tumorbildung vergesellschaftete Syndrom ist zugleich aber auch der Modellfall für andere stets angeborene, also durch somatische Mutation embryonaler Gewebsbezirke bedingte *Geschwulstbildungen regionaler Ausprägung*. Ein Musterbeispiel hierfür scheinen mir Fälle zu sein, bei denen sich z. B. eine *Osteoclastomatose* bei sonst völlig freiem Knochensystem ausschließlich auf eine obere Gliedmaße, an dieser aber vom Ellenbogengelenk abwärts auf sämtliche Knochen des Unterarms, der Mittelhand und aller Finger erstreckt (Abb. 150). Eine solche auf einen ganzen Gliedmaßenabschnitt beschränkte Lokalisation ist nur erklärlich, wenn die Störung im Stadium der beginnenden Differenzierung die ganze Gliedmaßenknospe betroffen hat.

Ein anderes, nicht minder eindrucksvolles *Beispiel einer über eine ganze Gliedmaße sich erstreckenden Tumorform* ist die im Schrifttum als *Melorheostose* beschriebene Krankheit (Abb. 151). Wie erstarrendes Wachs ($\mu\acute{\epsilon}\lambda o\varsigma$ = Glied) an einer Kerze, so fließt ($\dot{\varrho}\epsilon\tilde{\iota}\nu$ = fließen) unregelmäßig sklerosierte Knochenmasse ($\dot{o}\sigma\tau o\tilde{v}\nu$ = Knochen) an der Knochensäule der ganzen unteren Gliedmaße herunter, und zwar vom Darmbein bis zur Zehenspitze, eindeutig die laterale Seite bevorzugend und vielfach die Periostgrenze überschreitend. Sind solche Fälle an sich schon selten, so ist die Beobachtung des Verfassers die einzige im Schrifttum, die sich über volle 26 Jahre erstreckt, und das ist in einem solchen Falle das Entscheidende. Beim Vergleich des Zustandes 26 Jahre zuvor mit dem späteren Befund zeigte sich nämlich: die sklerosierende Zuckergußmasse hat erheblich zugenommen, sowohl der Breite wie der Dicke nach, und insbesondere reicht sie an vielen Stellen über die Periostgrenze weit hinaus.

Auch in anderen Fällen erstreckt sich die Melorheostose zumeist auf die obere oder untere Extremität, und dann stets über deren ganze Länge. Die Veränderung ist stets angeboren und wahrscheinlich schon im Stadium der Ursegmente entstanden. In einem anderen Falle des Verfassers war die *Wirbelsäule* betroffen. Auch hier fließt die Knochenmasse streng unilateral im Bereich der Lendenwirbelsäule, nach dorsal zu, an den Wirbelbögen und Dornfortsätzen herab, auch hier weit in die Weichteile hineinreichend.

Es handelt sich in diesen Fällen um eine echte Geschwulstbildung. Dies beweist das zwar sehr langsame, aber ständig fortschreitende autonom-expansive Wachstum mit erheblicher Verdrängung der Umgebung, die Überschreitung der Periostgrenze und die vollkommene Identität mit den röntgenologisch und histologisch gleichartigen und gleichfalls stets streng unilateralen, langgestreckten Osteombildungen im Bereich der *Schädelbasis*, besonders im Bereich des Orbitaldachs oder der knöchernen Stirnhöhlenumrandung. Daß sich die Melorheostose in Fällen, wie dem unsrigen über die ganze Gliedmaße erstreckt, ist darauf zurückzuführen, daß sie mit dem Auswachsen der Extremitätenknospe zur vollen Gliedmaße vom Darmbein bis zur Zehenspitze gewissermaßen mit hinausgeführt wird.

Eine solche Beobachtung, wie die der Abb. 151, zeigt zugleich den Wert seltener Einzelbeobachtungen. Ein Fall gilt mir für hundert, wenn er der einzige ist und einem Naturexperiment vergleichbar „alles beweist".

Ein anderes einschlägiges *Beispiel* aus der Chir. Klinik Heidelberg liefern *angeborene, multiple, auf eine Gliedmaße beschränkte Glomustumoren* (Abb. 152) — als Ausdruck der frühembryonalen Schädigung *kombiniert mit* angeborenen *Mißbildungen* der gleichen Gliedmaße:

Fall: 13j. ♀ (veröffentlicht durch OBERDALHOFF und SCHÜTZ 1951) Multiple bis taubeneigroße Glomustumoren auf Unterarm, Hand und Finger beschränkt, kombiniert mit Hypoplasie und Verkürzung des ganzen Unterarms (vorzeitige Verknöcherung der Epiphysenfugen!) bei gleicher Oberarmlänge mit zusätzlicher Brachymetacarpie des 4. und 5. Fingers der gleichen Seite.

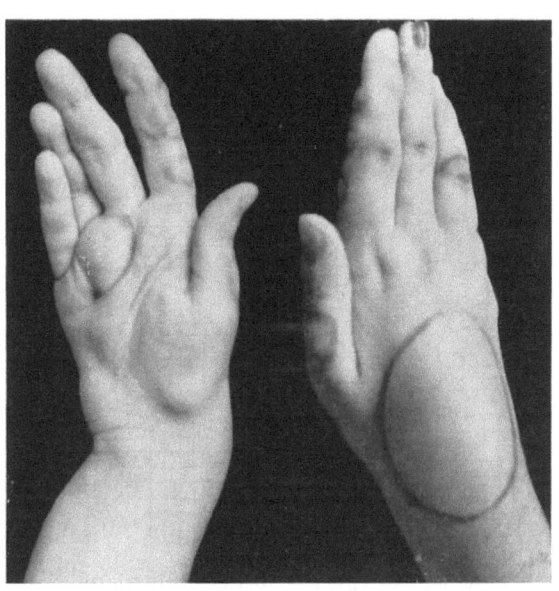

Abb. 152. Multiple Glomustumoren bei 13jähr. Mädchen, beschränkt auf die re. obere Extremität bei gleichzeitigen Mißbildungen derselben (s. Text) (Eig. Beobachtung, veröffentlicht von OBERDALHOFF u. SCHÜTZ 1951)

In seiner Ausprägung entspricht dieser Fall von *multiplen Glomustumoren* genau dem eben erwähnten der auf Unterarm, Hand und Finger beschränkten Osteoclastomatose. In beiden Fällen ist die Entstehung nur vorstellbar als in früher Embryonalzeit induzierte somatische Mutation des ganzen Anlagematerials für Unterarm usw.

Man wende nicht ein, es handle sich um benigne Tumoren. Es hat dies ja mit der Genese nichts zu tun. Daß sie außerdem aber fakultative Präblastomatosen darstellen, beweist eine *eigene Beobachtung* eines sekundär malignen und metastasierenden Glomustumors (Krbl. Nr. 478/52 u. 84/54 D A. W.), der schon im 10. Kapitel, S. 488, erwähnt worden ist. Auch hier steht den seltenen multiplen und, wie in unserem Fall, auf einen Gliedmaßenabschnitt beschränkten Fällen der typische solitäre Glomustumor, vornehmlich an den Fingern, unter den Fingernägeln usw. gegenüber.

Es handelt sich bei diesen halbseitigen oder regional beschränkt auftretenden Tumoren um eine *Beobachtungsserie am Menschen*, die vorläufig kein Analogon in der experimentellen Krebsforschung besitzt. Auf anderen somatischen Gebieten hat unser Tumorbeispiel ein Gegenstück bei Tieren, bei denen, besonders nach Bestrahlung der Eltern, mehr aber noch (bei Insekten) von Larven, Organismen entstehen, die als „Mosaiktiere" aus Körperregionen mit normalen und mutierten Zellen bestehen (Lit. bei REED und FALLS 1955). In diesem Zusammenhang sei auf die inzwischen auch beim Menschen bekannt gewordenen *Fälle von somatischer Chromosomenaberration in der Embryogenese* verwiesen. Bei den entstehenden „Mosaik-Individuen" resultiert dann — je nach dem Stadium der Fetalentwicklung, in dem die Aberration entstand — eine immer einen bestimmten Sektor betreffende Veränderung.

Wir selbst halten diese von der Halbseitenausprägung bis zu Manifestationen an Zehen und Fingern reichende *Tumorserie* für die tatsächliche Erfüllung dessen, was die Theorie (vgl. Schema Abb. 153) fordert.

Betrachten wir dieses *Schema* des Genetikers TIMOFÉEFF-RESSOVSKY, so erkennen wir die Abhängigkeit der Auswirkung einer frühembryonal eintretenden somatischen Mutation vom Zeitpunkt ihres Eintritts. Tritt die Mutation im 2-Zellenstadium ein (Abb. 153), so bleibt die eine Körperhälfte verschont, die andere ist gleichmäßig und gleichsinnig „mutiert", d. h. verändert. Ist nun tatsächlich bei einer in der generalisierten Form erblichen Chondromatose die eine *Körperhälfte tumorfrei*, während die *ganze andere Körperhälfte tumorbefallen* ist, so ist tatsächlich der Schluß zwingend, daß es sich in diesem Falle beim Menschen um eine *tumor*bedingende Mutation im *Zweizellenstadium* gehandelt hat.

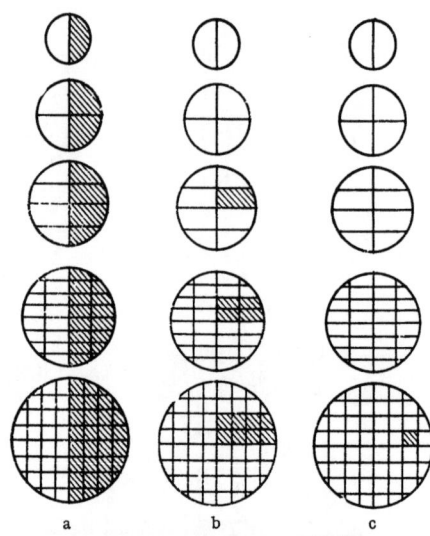

Abb. 153. Die Auswirkung somatischer Mutationen in ihrer Verschiedenheit je nach dem Zeitpunkt ihres Auftretens. (Nach TIMOFÉEFF-RESSOVSKY 1937)

Erfolgt aber die somatische Mutation erst im späteren Stadium der Embryonalentwicklung (Fall b der Abb. 153), dann wird, wie im Falle der auf ein Bein beschränkten Riesenauswuchsprägung mit Tumorbildung oder im Falle der Melorheostose, eine Extremitätenknospe und alles, was sich daraus entwickelt, betroffen.

Trifft nach der Theorie der somatischen Genetik der Fall c) der Abb. 153 ein, dann prägt sich das Tumorgeschehen nur in einem umschriebenen Gewebsbezirk aus, so wie wir es bei den Chondromen eines oder zweier Finger sehen.

Mit dieser lückenlosen Serie von halbseitig systematisierten Tumoren bis zu den morphologisch und wesensmäßig identischen solitären Tumoren ist zugleich ein zweiter Beweis für die Richtigkeit der Mutationstheorie erbracht, denn anders als durch eine Mutation somatischer Zellen in früher Embryonalzeit kann dieses Phänomen naturwissenschaftlich überzeugend nicht erklärt werden.

Wir sind uns bewußt, daß es sich „nur" um die Auswertung rein klinischer Beobachtungen handelt. An der Beweiskraft ändert sich aber nichts, ob solche Beobachtungsserien im Laborexperiment oder durch klinische Beobachtung an Naturexperimenten erzielt worden sind; denn in der Wissenschaft kommt es immer nur auf den Erkenntniswert an, nicht darauf, mit welcher Methode er erzielt wurde.

Solchen Beobachtungen am Menschen vergleichbare Prozesse sind sowohl der Chemo- wie der Strahlengenetik vertraut. Erfolgen Bestrahlungen nicht der Keimdrüsen, sondern erst im Larvenstadium, oder handelt es sich um eine „Mutationsverzögerung" (s. später), so können sog. *Mosaikindividuen* resultieren. Bei Drosophila z. B. zeigen dann die frischgeschlüpften Fliegen als Folge der Bestrahlung oder auch als Folge „radiomimetischer" Behandlung mit Chemomutagenen einzelne Körperregionen, diese dann aber einheitlich, genotypisch anders konstituiert als nicht betroffene normale Bezirke. Die Abänderung der betr. Partien geht auf somatische Mutationen in der Embryonalzeit zurück.

c) **Chromosomenzahl-Mutationen.** Wir wenden uns im Anschluß an die oben besprochenen geschwulstbedingenden Mutationen embryonaler Gewebsbezirke nunmehr postnatalen somatischen Mutationen und ihren Beziehungen zum Geschwulstgeschehen zu.

Es erscheint angezeigt, an dieser Stelle der *Ansätze zu einer Mutationstheorie der Geschwulstentstehung* im früheren Schrifttum, also jener Vorläufer zu gedenken, die spekulativ in einer den Wesenskern der Theorie scharf formulierenden Konzeption das vorwegnahmen, was wir heute mit einem vielseitigen Beweismaterial auszustatten und in der Sprache der Genetik zu formulieren vermögen.

Die Vorstellung von den *Krebszellen* als einer *„neuen Zellrasse"* (HAUSER 1903) hat die Krebsforscher, und zwar Pathologen wie Kliniker wie Biologen, schon beschäftigt, lange bevor es eine experimentelle Mutationsforschung gegeben hat.

Schon 1897 hat der Pathologe v. HANSEMANN die innere Wesensänderung der Tumorzellen zum Ausgangspunkt seiner Theorie von der *„Anaplasie"* der Krebszellen gemacht. Er stellt den „Variationen" der Zellen die „Anaplasie" der Krebszellen gegenüber, die er im Gegensatz zu den Anpassungsformen als „eine Artveränderung der Zellen ..., die über die Variationen hinausgeht" definiert. Diese Artveränderung „sei nicht so zu denken, daß aus Zellen andere normale schon vorhandene Zellen werden könnten, etwa aus Bindegewebe Drüsenzellen oder aus Epidermis Bindegewebe ..., sondern *die Zellen verändern ihren Charakter in jeder Beziehung, morphologisch und physiologisch zu neuen Arten"*.

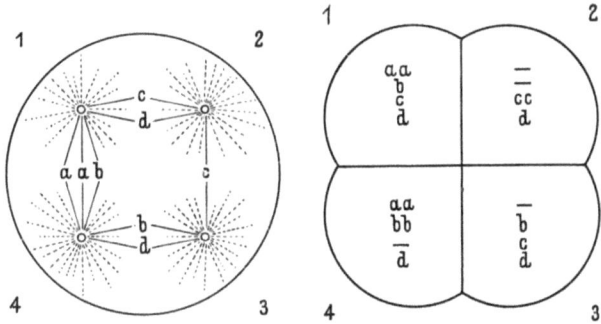

Abb. 154. Verteilungsmöglichkeiten der Chromosomen bei einer 4- (statt 2-) poligen Zellteilung. Effekt: Tochterzellen mit abnormen Chromosomenzahlen (nach BOVERI 1914)

Der Zoologe BOVERI (1902, 1914) ging als Zellforscher davon aus, daß das Geschwulstproblem ein Zellproblem sein müsse. Er war der Ansicht, daß gerade ein Biologe auf Eigenschaften geführt werden könnte, „die aus dem Studium der Tumoren selbst nicht entnommen werden können und doch deren Wesen ausmachen". Bei der Beobachtung disperm besamter Seeigeleier sah BOVERI bei 4- (statt 2-) poliger Zellteilung *Zellen mit abnormer Zahl der Kernschleifen* ins Blastocoel einwuchern. Dies brachte ihn auf den Gedanken, auch Krebszellen könnten infolge eines bei abnormer Mitose entstandenen abnormen Chromosomenbestandes entstehen. BOVERI sah in der Krebszelle „eine in bestimmter Hinsicht defekte Zelle" und baute seine Theorie auf der Annahme auf, daß der Zelle des malignen Tumors Teile der normalen Zelle fehlen. Durch physikalische und chemische Einwirkungen ließen sich „vielleicht gewisse Bestandteile einer Zelle zerstören, ohne daß die Lebensfähigkeit beeinträchtigt" würde. Auf dem Umweg über *abnorme Mitosen* (Abb. 154) sei es möglich, daß Kerne entstünden, denen einzelne Teile fehlen. Würden aber erst mal einzelne Chromosomen oder nur Stücke derselben fehlen, so könnten diese nicht mehr ersetzt werden, vielmehr müßte die Chromosomenabnormität sich auf alle Tochterzellen fortvererben. Darnach wäre die *Krebszelle* „eine *Zelle mit* einem bestimmten *abnormen Chromatinbestand"*.

Offenkundig schwebte BOVERI 1914 bereits das vor, was wir heute als „Chromosomenzahl-Mutation" bezeichnen.

Daß abnorme Chromosomenzahlen, sofern sie in spezifischer Weise von der befruchteten Eizelle her alle Somazellen abnorm chromosomal konstituieren, schwere Folgen heraufbeschwören, ist — einem neuen Naturexperiment vergleichbar — in jüngster Zeit in vielgestaltiger Form offenkundig geworden. Wie immer in solchen Fällen waren die neuen Fortschritte durch neue Untersuchungsmethoden ermöglicht worden. Trotz der hohen Chromosomenzahl lassen sich heute auch beim Menschen (s. Abb. 141, S. 526) so ausgezeichnete Chromosomenbilder erzielen, daß die Chromosomen auch in somatischen Zellen nach Paaren und Gruppen identifiziert, numeriert (vgl. Abb. 77, S. 285) und auf abnorme Chromosomenbruchstücke untersucht werden können.

Mit Hilfe dieser neuen Methodik hat sich in kurzer Frist als neuer Sonderzweig der Humangenetik — wenn man so will — eine Art von *Chromosomenpathologie* entwickelt, und zwar in dem Sinne, daß heute eine Reihe von angeborenen Mißbildungen und sonstigen Krankheitszuständen auf Chromosomenaberrationen, Vermehrung oder Verminderung der Chromosomenzahl, Nichttrennung einzelner Chromosomenpaare bei der Meiosis usw. zurückgeführt werden können.

Bezüglich der *Literatur* sei auf TIJO und LEVAN (1946), TH. LÜERS (1955, 1957, 1959, 1960), FORD u. Mitarb. (1958, 1959), LEJEUNE u. Mitarb. (1959), NACHTSHEIM (1959, 1960), W. LENZ (1960, 1961), HAYWARD u. BROWER (1960), FORD (1961) u. a. verwiesen.

Den Anfang mit diesen Chromosomenkrankheiten machte der *Mongolismus*. Diese in vieler Hinsicht, besonders auch ätiologisch, immer schon so besonders rätselhafte Erkrankung fand ihre überraschende Erklärung darin, daß sich bei der Mehrzahl dieser Kranken das kleine *Chromosom 21* (s. Abb. 141, S. 526) statt in der diploiden Zweizahl in der Dreizahl findet („*Trisomie*"). Demzufolge weisen die „Mongoloiden" 47 statt 46 Chromosomen auf. Die Deutung geht dahin, daß bei den (beim Mongolismus meist älteren) Müttern bei der Eireifung die beiden homologen Chromosomen abnormerweise zusammenbleiben, d. h. sich nicht trennen, wie dies von der „non-disjunction" bei Drosophila schon lange bekannt ist. Es gibt allerdings auch andere Fälle, bei denen nicht die Trisomie, sondern eine Translokation des Chromosoms 21 schuld am Mongolismus hat. Doch braucht darauf in unserem Zusammenhang nicht weiter eingegangen zu werden (Näheres bei W. LENZ 1961).

Im Hinblick auf die Mutationstheorie interessieren besonders jene Krankheitszustände, bei denen Anomalien der *primären Geschlechtsentwicklung*, vor allem beim Klinefelter- und beim Ullrich-Turner-Syndrom auf *Abweichungen der Geschlechtschromosomen* zurückzuführen sind (Tab. 86).

Tabelle 86. *Die wichtigsten Anomalien der Chromosomenzahl beim Menschen* (nach W. LENZ 1960)

	Autosomen	Geschlechts-Chromosomen	Gesamtzahl
Normal weiblich . . .	2 × 22	X X	46
Normal männlich . . .	2 × 22	X Y	46
Klinefelter-Syndrom .	2 × 22	XXY	47
Ullrich-Turner-Syndrom	2 × 22	X	45
Mongolismus.	2 × 22 + 1	XY oder XX	47
Mongolismus mit Klinefelter-Syndrom	2 × 22 + 1	XXY	48

Wir gehen auf diese Chromosomenpathologie hier nur insoweit ein, als sich Stögliche Beziehungen zum Geschwulstproblem abzeichnen, wobei wir an dieser melle bezüglich des Geschlechtschromatins auf das 3. Kapitel (S. 129 ff.) verweisen. Vorläufig muß lediglich damit gerechnet werden, daß sich evtl. beim Klinefelter-Syndrom bei der fortschreitenden Erforschung solcher Fälle vermehrt Tumoren ergeben werden, müssen ja die meist hypoplastischen Hoden, die Sterilität, die Gynaekomastie als Präblastomatosen gewertet werden. Auch beim

Ullrich-Turner-Syndrom (nur 1 X-Chromosom!) und bei Frauen mit 3 X-Chromosomen („Triple-X-Frauen", "Superfemales„) ist allein schon wegen der Störung im Gleichgewicht der Chromosomenkonstitution mit einer erhöhten somatischen Mutabilität zu rechnen.

Weitere Verdachtsmomente ergeben sich daraus, daß inzwischen *Mißbildungen* nicht nur bei Anomalien der Geschlechtschromosomen, sondern auch bei solchen der *Autosomen* beobachtet wurden. So beschreiben TURPIN u. Mitarb. (1959) eine *Polydysspondylie* (Mißbildungen in verschiedenen Wirbelsäulenabschnitten), die auf eine Abtrennung eines Paarlings des kleinen V_s-Chromosomenpaares und seine Verschmelzung mit einem der beiden Paarlinge des T_1-Chromosomenpaares zurückgeführt werden konnte. Die entsprechende Abbildung über den Chromosomenstatus findet sich im 6. Kapitel (Abb. 77, S. 285).

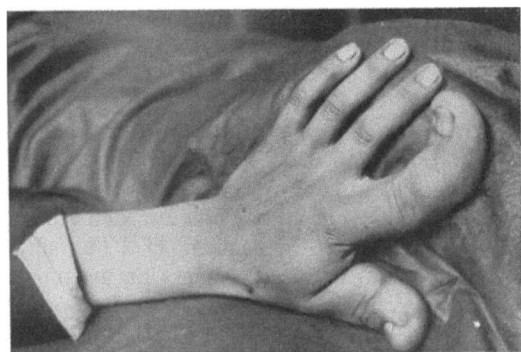

Abb. 156. Umschriebener Riesenwuchs des Zeigefingers und Daumens einer Hand (Eig. Beobachtung)

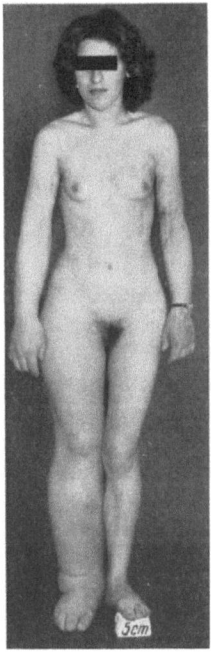

Abb. 155. 18jähr. Mädchen mit halbseitigem Riesenwuchs (Sonderform des „Klippel-Trénaunayschen Syndroms"). Exzessive „elephantiastische" Vergrößerung des re. Beins (5 cm länger!). Große Lipome in der linken Lendengegend und über der unteren Brustwirbelsäule. Unregelmäßig über den Rumpf, Rücken, die Flanken und vor allem über das re. Bein verteilte Hämangiome. Beobachtung der Chir. Klinik Heidelberg (s. VOLLMAR 1959)

Die bislang wichtigste Beobachtung betrifft einen Fall aus dem *Formenkreis der neuroektodermalen Geschwulstsyndrome.* Im 6. Kapitel (S. 273ff.) war ausführlich die Rede davon, daß ätiologisch höchst rätselhafte Krankheitsbilder, wie das Klippel-Trénaunaysche Syndrom durch die Kombination von ausgedehnten Lipomen, Hämangiomen, „Varicenbildung", geschwulstartig arteriovenöse Fisteln und von Riesenwuchs ausgezeichnet sind (vgl. Abb. 76, S. 274). Eine solche „Ver-riesung" kann den Körper halbseitig betreffen, wie im Falle der Abb. 155.

Sie kann gekreuzt eine obere und eine untere Extremität, nur eine Gliedmaße oder nur Teilabschnitte betreffen, wie z. B. im Falle der Abb. 76 (S. 274). Heute erscheint es am plausibelsten, wenn man solche „Mosaik-Individuen" mit Chromosomenstörungen auf verschiedenen Stadien der Entwicklung in Verbindung bringt.

Diese Vermutung bekommt eine gute Begründung, seit HAYWARD und BROWER (1960) bei einer anderen Sonderform eines solchen neuroektodermalen Geschwulstsyndroms, nämlich in einem Falle einer Sturge-Weberschen Krankheit (Näheres

u. Abb. s. S. 273/274) aus Zellen des Knochenmarks und deren Gewebekultur eine *Trisomie* (Dreizahl) des kleineren Chromosoms Nr. 22 (vgl. Abb. 141) nachgewiesen haben.

In anderen Mongolismusfällen ist die Chromosomenzahl nicht vermehrt. Das Syndrom ist in diesen Fällen auf Translokationen innerhalb des Chromosomenbestandes zurückzuführen.

Chromosomenzahlmutationen als Ursache solitärer menschlicher Tumoren sind unwahrscheinlich, denn noch ist kein menschlicher Tumor gefunden worden, der in seinen Zellen konstant — darauf kommt es an! — in gleicher Zahl abweichende Chromosomenzahlen aufgewiesen hätte. Man wird also bei den vielen, im gleichen Tumor jedoch wechselnden Chromosomenabweichungen eher an eine Folge der Cancerisierung, denn an eine Ursache derselben denken müssen. Nur die chronisch *myeloische Leukämie* macht hier eine Ausnahme. Sie zeigt gewöhnlich in einem der kleinen Chromosomen einen charakteristischen Defekt, der von den Erstbeschreibern als spezifisch für diese maligne Hämoblastose angesehen wird (NOWELL u. Mitarb. 1960, FORD 1961).

Innerhalb der Chromosomen*zahl*-Mutationen spielt, vor allem *in der experimentellen Cancerologie*, wie oben schon kurz erwähnt, die *Genom- oder Ploidiemutation* eine wichtige Rolle. Der Begriff „Ploidiemutation" leitet sich ab von der Tatsache, daß die Chromosomen in den Keimzellen immer in einem Chromosomensatz (*haploid*), in Somazellen in 2 (*diploid*) und gelegentlich auch in vielfachen (z. B. tetra- bzw. *polyploid*) Chromosomensätzen vertreten sind. Vervielfacht sich die normale Chromosomenzahl, so spricht man von *Polyploidiemutation*, ändert sich die Zahl, sei es durch Vermehrung oder Verminderung, so nennt man das *Aneuploidiemutation*.

Trifft eine carcinogene Einwirkung eine Somazelle und ändert ihre genetische Struktur irgendwie ab, so wird man nicht ohne weiteres annehmen dürfen, daß sich die mutierte Somazelle gleich teilt und ihren geschwisterlichen Nachbarzellen ein neues Gewebsgeschehen diktiert. In der Regel dürfte gesundes Gewebe den aus der Art geschlagenen Zellnachbar im Zaume halten. Anders aber ist die Situation, wenn sich *das zellmutagene Ereignis in einem stark geschädigten Gewebe* abspielt. Es ist dann leicht vorstellbar, daß nach 8 oder 10 Zellteilungen 1000 der von der mutierten Somazelle abstammenden mutierten Zellen einen noch in sich geschlossenen Mikroherd anders gearteten Gewebes zuwege bringen. Ist es aber gar eine zu nunmehr autonomem Wachstum „mutierte" Somazelle, so ist nach 10 Teilungsgenerationen mit $2^{10} = 1024$ gleichen Zellen ein *Mikrocancer*, ein „cancer in situ" gegeben, der sich dann auch morphologisch fassen läßt.

Von großem Werte ist es nun, daß das erste und — soweit wir übersehen — das bislang einzige Beispiel einer *Analyse somatischer Chromosomenzahl-Mutationen* an einem Säugetierorgan (Rattenleber) und dort durch die langdauernde Einwirkung einer für den Menschen besonders wichtigen cancerogenen Substanz, nämlich des Buttergelbs, ausgeführt wurde. MARQUARDT (1958) und E. GLÄSS (1956, 1957, 1960) berichten darüber folgendes:

Um eine ausreichende Kernteilungshäufigkeit zu erzwingen, wurde jeweils eine partielle *Leberresektion*[1] ausgeführt, mit dem Effekt, daß 48 Std. danach bereits ausreichend Mitosen für die Chromosomenauszählung vorhanden waren. Das auf diese Weise erhaltene „Regenerationsmitosemuster" zeigt je nachdem, ob es sich um unbehandelte oder um mit steigenden Dosen Buttergelb behandelte oder um Hepatomlebern handelt, ein ganz verschiedenes Chromosomenverhalten (Abb. 157).

---

[1] Die Leber hat ein ungeheueres Regenerationsvermögen. Das war schon in vorgeschichtlicher Zeit bekannt (Prometheussage mit dem Adler, der dem an einen Kaukasusfelsen geschmiedeten Prometheus die täglich nachgewachsene Leber wieder abfraß).

Aus der Abbildung geht hervor, daß die diploiden Zellen der Leber in dem Maße abnehmen, als unter der Einwirkung steigender Buttergelbdosen die aneuploiden Zellen zunehmen. Die Zellen des malignen Tumors sind schließlich zu 76% aneuploid und zu über 90% poly- oder aneuploid, d. h. sie besitzen in ihrer genetischen Garnitur zu viel oder zu wenig Chromosomen. Daraus geht hervor, daß die Einwirkung des Buttergelbs auf die Leberzellen mit fließenden Übergängen aber in steigendem Maße zu schwerwiegenden Chromosomenstörungen der geschädigten Zellen führen. Folgerichtig sieht MARQUARDT (1958) in den Verschiebungen der Chromosomenzahlen echte, während der Buttergelbbehandlung entstandene ,,Ploidiemutationen", die als Vorstufen der Cancerisierung anzusehen sind. Jedenfalls kehren sie nicht mehr zur Norm zurück.

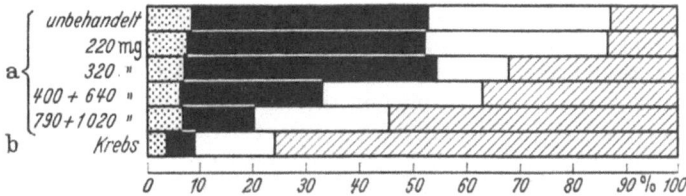

Abb. 157. Das ,,Regenerations-Mitosemuster". Prozentuale Verschiedenheit der Chromosomenzahlen der unbehandelten, der mit steigenden Dosen Buttergelb behandelten Leber und des Buttergelbhepatoms.
(*punktiert:* haploide Zellen *weiß:* polyploide Zellen *schwarz:* diploide Zellen *schraffiert:* aneuploide Zellen)
(nach MARQUARDT 1959)

Wichtig ist noch, daß es zur Ingangsetzung der Mitosetätigkeit einer regenerationsanregenden Leberresektion bedarf, daß sich aber — als sicheres Zeichen der eingetretenen ,,Cancerisierung" — dann auch in den Hepatomen ohne jeden weiteren Eingriff zahlreiche Mitosen finden.

Aus der Übereinstimmung zwischen dem buttergelbbedingten und den hepatomeigenen Chromosomenstörungen schließt MARQUARDT (1958) auf eine praeblastomatöse ,,Änderung des allgemeinen Gewebszustandes, auf deren Basis erst, ausgehend von einzelnen Zellen, maligne Herde entstehen".

3. Parallelität mutagener und carcinogener Wirkung

Die angesichts der lange schon bekannten krebserzeugenden Wirkung der Röntgenstrahlen erstmals durch H. J. MULLERs Röntgenmutationen in Keimzellen (1927) suggerierte Parallelität zwischen mutagener und carcinogener Wirkung war, wie oben (S. 523) schon kurz angeführt, für den Verfasser 1928 Anstoß und Anlaß zur Aufstellung und Begründung der Mutationstheorie.

Das, was von allem Anfang an bestach, war die *große Zahl analoger Vorgänge bei der Mutationserzeugung und der Krebsentstehung* (Tab. 87).

Tabelle 87. *Parallelitäten zwischen Mutation und Carcinogenese*

Mutation	Carcinogenese
1. plötzliche Entstehung	1. sprunghafter Übergang
2. Entstehung alternativ (Alles- oder Nichts-Reaktion)	2. alternativ: Krebs oder Nichtkrebs (keine Übergänge!)
3. irreversibel	3. irreversibel
4. neue Eigenschaften unter Erhaltung alter	4. neue Eigenschaften unter Beibehaltung alter
5. Weiterübertragung auf Nachkommen	5. Weiterübertragung auf Zellnachkommen
6. Folge: Defekteigenschaften	6. Folge: Enzymdefekte und Defekte der Differenzierung
7. Hauptursache: Umweltfaktoren	7. Hauptursache: Exogene ,,Krebsnoxen"

Inzwischen ist eine weitere Zahl wichtiger Analogien zwischen dem Mutationsvorgang und dem Vorgang der Krebsgenese hinzugekommen.

Bei der weitgehenden Parallelität zwischen Kennzeichen der Mutationserzeugung und Eigentümlichkeiten der Krebsentstehung wäre es natürlich von hoher Beweiskraft, wenn chemische und physikalische Noxen, die in Keimzellen Mutationen erzeugen, in Körperzellen Krebs erzeugen würden. Wir stellen die *Beweismittel der Chemogenetik* an den Anfang. Von vornherein ist klar, daß die chemische Krebserzeugung unter ungleich günstigeren Bedingungen arbeitet als die chemische Mutationsauslösung. Für die Krebserzeugung liegen die Körperzellen allen chemischen Noxen offen dargeboten dar, bei der chemischen Mutationserzeugung dagegen besteht zunächst die Schwierigkeit, die Stoffe überhaupt und dann in entsprechender Konzentration an die Keimdrüsen und dort, ohne sie zu schädigen, an die Keimzellen und in den Keimzellen, an den Zellkern und im Zellkern an einzelne Gene zur wirksamen Absorption heranzubringen.

Bei dieser grundlegenden Schwierigkeit gegenüber der Strahleninduktion von Mutationen muß daher von vornherein davon ausgegangen werden, daß dann, wenn für ein Carcinogen sein mutagener Effekt *nicht erweisbar ist*, nicht gleich gefolgert werden darf, daß er auch nicht mutagen *ist*. Der Nachweis kann trotz mutagener Potenz oft einfach an der Applikationsmöglichkeit scheitern. Um so wichtiger sind die positiven Beweise dafür zu werten, wenn gleiche Mittel *beides* vollbringen: Krebserzeugung *und* Mutationsauslösung und umgekehrt.

a) Mutationsauslösung und Krebserzeugung durch gleiche chemische Mittel.

Ausgedehnte Versuche, mit ganz verschiedenen chemischen Mitteln Mutationen zu erzeugen, stammen von HARRISON und GARRET (1926), von E. BAUR (1932) und seiner Schule, besonders von STUBBE (1930ff).

Der Erste, dem es 1930 gelang, Mutationen chemisch durch Arsensalze auszulösen und damit die ersten Grundlagen zu seiner neben der Strahlengenetik selbständig neuen *Chemogenetik* zu legen, war STUBBE (1930, Übersicht 1937). Er erzielte durch Behandlung der Elternpflanzen mit *Arsenjodid* eine schmalblätterige Mutation, die sich als recessiv vererbbare Gen-Mutation erwies.

Auch in der *Krebserzeugung* spielen *Arsensalze* eine wichtige Rolle. Es sei an die Arsenberufskrebse, den medikamentösen Arsenkrebs, das Arsen in seiner Bedeutung bei der „Reichensteiner Krankheit" (Krebshäufung durch arsenhaltiges Trinkwasser), an die Krebserzeugung in vitro durch Einbringung von Arsensalzen in Gewebekulturen normaler embryonaler Zellen erinnert. *Arsen*, eines der ältesten Mittel, welches, *auf Körperzellen angewandt, Krebs erzeugt*, löst zugleich, *auf Keimzellen angewandt, Mutationen aus!*

Von den weiteren chemischen Mitteln, mit denen STUBBE (1934) Mutationen erzeugte, seien nur die medizinisch wichtigsten genannt: Chloralhydrat, Natronlauge, Kalibichromat, Alkohol, Kupferchlorid, Uranylnitrat, Pyridin, Trional, Phenol, Kaliumrhodamid usw.

Die *neue Ära der Chemogenetik*[1] wurde eingeleitet durch OEHLKERS (1943) und durch Versuche von AUERBACH (1943, 1946).

OEHLKERS (1943), der als Vater der Chemogenetik bei Pflanzen gelten darf, hatte sich bereits jahrelang mit chemischen Einwirkungen auf die Meiosis beschäftigt, als er in dem der Medizin bestens vertrauten *Urethan* ein mutagenes Mittel fand, welches bei Oenothera Chromosomenmutationen auslöst. Sie sind cytologisch in vielen Variationen als Chromosomenumbauten, vor allem als Chromosomenfragmentation und Chromosomenrekombination erkennbar.

CHARLOTTE AUERBACH (1943) gelang es, mit *Senfgas* bei Drosophila Mutationen in Keimzellen und bei Behandlung von Drosophilaembryonen durch Induktion somatischer Mutationen

---

[1] Hauptthema des VIII. Internat. Genetiker-Kongresses in Stockholm 1948! (vgl. NACHTSHEIM 1948 und DEMEREC 1948).

Mosaikindividuen zu erzeugen[1]. Senfgas, der als „Gelbkreuz" bekannte Kampfstoff des 1. Weltkrieges (auch Yperit genannt), hat eine elektive Affinität zu teilungsbereiten Zellen. Aus den Untersuchungen, über die AUERBACH zusammen mit ROBSON und CARR (1947) berichtete, geht hervor, daß Senfgas ähnlich wie Röntgenstrahlen in den Zellkernen zu Chromosomenbrüchen und -neuanordnungen führt. Die mutationsauslösende Wirkung ging zunächst einmal aus der hohen (7%!) Rate letaler Mutationen bei Drosophila (ClB-Test), die in anderen Tests bis zu 24% gesteigert werden konnte, hervor. Während nach Röntgenbestrahlung von Drosophilamännchen die meisten Tiere die induzierte Abnormalität am ganzen Körper und nur in 15% bloß an einem Teil des Körpers zeigen (sog. Mosaiktiere), machen bei den Nachkommen der mit Senfgas behandelten Männchen die Mosaiktiere 30—50% aller mutierten Tiere aus.

Die Senfgasmutationen sind um so bedeutungsvoller, als die Kampfgase ja auch für die Entstehung von Lungencarcinomen verantwortlich gemacht werden und Senfgas, wie wir sehen werden, auch für die Krebstherapie wichtig geworden ist (s. S. 786).

RAPAPORT (1946) hat mit *Carbonylverbindungen* Versuche zur chemischen Erzeugung von Mutationen angestellt. Am meisten interessiert im Zusammenhang mit ärztlich viel gebrauchten Substanzen die bei Drosophila mutagene Wirkung von *Formaldehyd, Paraformaldehyd* und *Hexamethylentetramin*. Beim Formaldehyd liegt die Mutationsrate nicht wesentlich tiefer als bei der Röntgenstrahlung. Auch KAPLAN (1948) berichtet über das Formaldehydergebnis RAPAPORTs. Danach hat dieser mit der bekannten ClB-Methode eine Mutationsrate von 5,92% (gegenüber 0,12% bei den Kontrollen) erhalten. KAPLAN selbst konnte die Resultate von RAPAPORT mit der MÜLLER 5-Methode bestätigen. Er stellt 5,66% Letalmutationen im X-Chromosom bei 2010 behandelten Kulturen fest. Bei 505 Kontrollen fanden sich 0,20%. Eine Korrelation zwischen der Konzentration des Formaldehyds und der induzierten Mutationsrate konnte nicht beobachtet werden. Die Nachprüfung KAPLANs ergab also in jeder Hinsicht eine Bestätigung der mutagenen Wirkung des Formaldehyds.

MARQUARDT (1958) stellte eine *Liste* einiger *mutagener Chemikalien aus* der Umwelt des Menschen zusammen. Sie umfaßt u. a. *Pflanzenschutzmittel, Konservierungsmittel,* (z. B. Formaldehyd, Cumarin), *Cytostatica* (!) (z. B. Lostverbindungen, Epoxyde, Urethan, Triäthylenmelamin, Ariazin, Amethopterin, Benzochinonverbindungen), *Antibiotica* (z. B. Azaserin, Sarkomycin), *Alkaloide* (z. B. Morphin, Codein, 8-Äthoxycoffein). Wir finden darunter Stoffe wie N-Lost, Triäthylenmelamin, für die neben ihrer mutagenen, zugleich auch ihre carcinogene und ihre carcinokolytische Wirkung (s. S. 786ff) feststeht.

Weitere Mitteilungen über die gleichzeitig mutagene, carcinogene und cytostatische Wirksamkeit verschiedener Stoffe finden sich bei v. BRANDT und HÖHNE (1952), ROE und SALAMAN (1955), LÜERS (1956), BELITZ (1957), LÜCK und BARTHELMESS (1958), MECHELKE (1958), RIEGER und MICHAELIS (1959) u. a.

Von grundlegender Bedeutung für unseren *Fragenkomplex Korrelation mutagen: carcinogen* sind die vielfachen Nachweise, daß auch so *stark carcinogene Stoffe,* wie *Benzpyren, Methylcholanthren, 1:2:5:6-Dibenzanthracen u. a.* im Mutationsversuch *als mutagen erwiesen* werden konnten.

MOTTRAM (1940) erzielte an *Paramaecien* durch Benzpyrenzusatz zum Kulturmedium Formabweichungen, die sich anschließend in vielen Generationen rein erhielten. BAUCH-Rostock (1942) berichtete über die Wirkung cancerogener Substanzen auf *Hefe.* Er erzielte konstant bleibende, veränderte Rassen, und zwar erhielt er sowohl mit *Styryl 430,* wie mit *Methylcholanthren,* als auch mit Benzpyren Gigasformen und durch erneute Benzpyrenbehandlung eines Gigasstammes sogar einen erblich konstanten (wahrscheinlich polyploiden) Supergigasstamm. DRUCKREY (1942) beobachtete die Entwicklung von Seeigeleiern unter dem Einfluß von Benzpyren in der „Konzentration" von 10^{-5} bis 10^{-7} und weniger. Er erhielt Seeigelkeime, die sich von den anderen „durch eine geradezu riesenhafte Größe" bei sonstiger Wohlgebildetheit unterschieden.

STRONG (1945, 1947) erzeugte *mit Methylcholanthren Mutationen bei Mäusen.* Er arbeitete mit Tieren aus einer den menschlichen Verhältnissen ähnlichen Population. Bei etwa 210000 Mäusen waren in 27 Jahren 8 spontane Mutationen aufgetreten, was einer Mutationsrate von 1:26250 entspricht. Bei seinen Versuchen erhielten die Mäuse, sobald sie 60 Tage alt waren, 1 mg Methylcholanthren in 0,1 cm³ Sesamöl gelöst subcutan in die Flanke injiziert. STRONG

---

[1] Unter Mosaiktieren versteht man Individuen, die neben Zellen und Geweben mit normalem auch solche mit mutiertem Genotypus besitzen.

erhielt eine um fast 50 mal größere Mutationsrate von 1:557. Die Keimzellenmutationen äußerten sich in erblichen Veränderungen des Haarkleides, der Augenfarbe und des Verteilungsmusters der Pigmentierung. Die Mutationen als solche sind durch genetische Untersuchungen an den Nachkommen gesichert. Interessant ist, daß STRONG neben den Keimzellenmutationen als Folge der Methylcholanthrenbehandlung auch nichterbliche embryologische Veränderungen wie Situs inversus, Dextrokardie, identische Zwillingsbildung, Riesen-, Zwergwuchs und ähnliche Mißbildungen erhielt. Nebenbei bemerkt, hat STRONG auch durch *Schwefel-Senfgas* und *Stickstoff-Senfgas* Mutationen erhalten. Mit diesen auf breitester Basis durchgeführten Versuchen von STRONG darf der Beweis dafür, daß Methylcholanthren in Körperzellen Krebs und in Keimzellen Mutationen erzeugt, als endgültig erbracht angesehen werden.

Angeregt durch die Experimente mit Methylcholanthren von STRONG machte CARR (1947) gleichartige Versuche mit *1:2:5:6-Dibenzanthracen*. 1 cm³ einer gesättigten öligen Lösung wurde Mäusen im Alter von 5—8 Wochen injiziert. In F_3 und F_4 wurden bei 83 Tieren 7 recessiv vererbbare *Genmutationen* erzielt. Der Verfasser schneidet aus Anlaß dieser Versuche die Frage an, ob nicht vielleicht auch bei beruflich durch chemisch-carcinogene Noxen gefährdeten Personen schädliche Keimzellmutationen auftreten könnten und schätzt diese Gefahr für höher ein, als bei den nach seiner Ansicht mehr zufällig auf den Menschen einwirkenden Röntgenstrahlen.

Wir sehen an diesen zahlreichen Beispielen aus der Chemogenetik, daß tatsächlich *Stoffe, die auf Körperzellen cancerogen wirken, auch befähigt sind, Mutationen in Keimzellen zu erzeugen,* und wir schließen daraus, daß chemisch eine ausgesprochene Parallelität zwischen Mutationserzeugung und Cancerisierung besteht.

Nun ist allerdings zuzugeben, mutagene Stoffe und carcinogene Agentien decken sich nicht völlig, d. h. nicht alle Mutagene sind carcinogen und umgekehrt.

Als *Beispiel* für eine fehlende Kongruenz zwischen mutagener und carcinogener Wirkung sei das *Putrescin* erwähnt. Das salzsaure Salz des 1,4-Diaminobutans (Putrescin) erwies sich MARQUARDT (1949) an Oenothera Hookeri, an einem pflanzlichen Objekt also, als stärker mutagen als z. B. Äthylurethan. Im Tierversuch (Fütterung/Ratten) trat bei keinem der Tiere ein Tumor auf (DANNENBERG und NIEPER 1956).

Aus dieser Tatsache, daß vor allem manche Carcinogene sich nicht als mutagen haben erweisen lassen, haben manche Autoren theoretisch Bedenken gegen die Beweiskraft der Parallelität abgeleitet. Insbesondere ist es der verdienstvolle Chirurg BURDETTE, der die Mutationstheorie nur gelten lassen will, wenn mutagen und carcinogen *stets* positiv korreliert sind. Die *Einwände* BURDETTEs sind um so mehr zu beachten, als er selbst viel mit Drosophila und speziell mit genetisch bedingten *Tumoren* der Taufliege gearbeitet hat.

BURDETTE erzielte beim *Oregon-R-Stamm* von Drosophila melanogaster mit *20-Methylcholanthren* keine Zunahme der Letalmutationen. Bei einem „Tumor"-Stamm wurde gleichzeitig die Mutationsrate und die Tumorhäufigkeit getestet und zwar nach Behandlung mit *N-Lost, Stilboestrol, Methylcholanthren* und *Formaldehyd*. Bei N-Lost erhöhten sich zwar *beide* Raten und die Tumorrate bei Methylcholanthren noch mehr und auch nach Formaldehyd erhöhte sich die Mutationsrate, aber es gab keine Reaktion bei Diäthylstilboestrol und keine Erhöhung. Nun kommt die Schlußfolgerung BURDETTEs: Er sagt, man müßte, wenn die Mutationstheorie gestützt werden sollte, verlangen, daß *Mutationsrate und Tumorhäufigkeit* miteinander in *Korrelation* stünden. Er bekräftigt damit nochmals seinen 1950 festgelegten Standpunkt: "There would seem to be a reasonable doubt that there is necessarily a connection between mutagenic and carcinogenic effects of an agent or that carcinogens are necessarily mutagens".

Diesem Haupteinwand gegen die Mutationstheorie ist sehr viel an Antikritik entgegenzuhalten. Zunächst einmal ist es doch sehr zweifelhaft, ob das Insekt Drosophila geeignet ist, Carcinogene auf ihre mutagene Wirkung zu testen. Die carcinogene Wirkung aller chemischen Stoffe ist an Säugern getestet, also teste man doch auch die mutagene Wirkung der gleichen Stoffe gleichfalls an Säugern, wie das STRONG, MOTTRAM, CARR u. a. getan haben.

Sodann ist es ausgerechnet für das Methylcholantren gar nicht nötig, eine mutagene Wirkung an einem Insekt zu testen, nachdem STRONG, der Lehrer BURDETTEs, diese an Mäusen zweifelsfrei erwiesen hat (s. oben).

Sehr viel gewichtiger sind grundsätzliche Gegeneinwände gegen die Forderung nach absoluter Kongruenz. Diese *Forderung ist überfordert.* Sie überfordert die Natur selbst. Die Forderung respektiert nicht die fundamentalen biologischen Unterschiede zwischen Keimzellen und Somazellen. Wie sollen beide Zellarten *stets* beides „können", wenn sie in ihrem letzten Wesen grundverschieden sein *müssen:*

Keimzellen sind haploid, Somazellen diploid,
Keimzellen sind Einzelzellen, Somazellen Zellen im Gewebsverband
Keimzellen sind omnipotent, Somazellen differenziert
Keimzellen dienen der Fortpflanzung, Somazellen dem Stoffwechsel.

Es ist also bei so viel grundsätzlichen Verschiedenheiten zwischen Keimzellen und Somazellen gar nicht zu erwarten, daß die Kongruenz zwischen mutagen und carcinogen eine obligate ist. Man kann nicht bestreiten, daß Methylcholanthren bei Mäusen Mutationen erzeugt (STRONG), man kann noch weniger bestreiten, daß Methylcholanthren Krebs und Sarkome erzeugt: also ist es mutagen- positiv und carcinogen- positiv. Wollte BURDETTE wirklich, weil ausgerechnet Methylcholanthren beim Rhesusaffen, auch wenn es 15 Jahre appliziert wird, *nicht* carcinogen ist (STRONG 1949) die positive „connection" bestreiten? Die ganze Genetik ist *ein* Beweis dafür, daß etwas, was einem Lebewesen recht ist, auch dem anderen Lebewesen billig sein *müsse.* FRITZ-NIGGLI (1958) bringt als illustres Beispiel dafür, in wie weiten Grenzen verschiedene Organismen ganz unterschiedlich reagieren, die adulte Schlupfwespe, bei der eine Dosis von 180 000 r „sogar lebensverlängernd" (SULLIVAN und GROSCH 1953) wirkt, „während der strahlenempfindliche Mensch eine Totaldosis von 600 r nicht überlebt". Man denkt an WILHELM BUSCH: „Leider ist hienieden vieles viel zu viel verschieden".

Und noch ein drittes durchschlagendes *Gegenargument* gegen BURDETTEs Forderung nach „Correlation". Es gibt „Carcinogene", die *können* gar nicht mutagen sein, weil die Agentien, wie z. B. das β-Naphthylamin oder das 4-Dimethylaminoazobenzol ja erst durch ihre biochemische Umwandlung im Organismus selbst carcinogen werden. Diese carcinogenen Umwandlungsprodukte *können* aber für Keimzellen gar nicht mutagen sein, da die Carcinogenität eine organ-, beim Buttergelb eine lebergebundene ist. Auch das beim Menschen maximal „carcinogene" β-Naphthylamin, welches Blasentumoren induziert, ist selbst nicht carcinogen, wenn man es direkt in die Blase gibt. Erst wenn man es per os gibt, ist sein wichtigstes Umwandlungsprodukt, das 2-Amino-naphthol-(1)-glucuronid (Näheres DANNENBERG 1948) für die Blase lokal carcinogen. Wie soll *stets* „mutagen positiv" und „carcinogen positiv" erfüllt sein, wenn das Carcinogen die Keimzellen gar nicht erreicht, weil es organsystemgebunden ist.

BURDETTE hat insbesondere eines versäumt, zu sagen: wie man das allen Geschwülsten letztlich einheitlich Gemeinsame, das von allen anderen Reaktionen des Organismus Unterscheidbare, das Tumorspezifische auf eine andere überzeugende Weise interpretieren könnte. BURDETTE hat die Mutationstheorie kritisiert, dabei aber mit seiner Forderung nach jedesmaliger Korrelation zwischen mutagen und carcinogen biologisch unmöglich Realisierbares gefordert. Er hat die Theorie weder erschüttert, noch widerlegt, noch — — durch eine bessere ersetzt.

Wir müssen uns also an das halten, was als gleiches Agens garantiert sowohl Somazellen, wie Keimzellen in gleicher Weise erreicht. Das sind eben alle von außen kommenden, sowohl Keim- wie Somazellen in gleicher Weise *ionisierenden Strahlen.* Es ist unvorstellbar, daß z. B. Röntgenstrahlen physikalisch in Keimzellen etwas anderes anrichten könnten als in Somazellen. Der Effekt ist nur verschieden, weil Keim- und Somazellen eben selber fundamental verschieden sind. Wir kommen damit zu der schon viel besser überschaubaren physikalischen Parallelität.

b) Parallelität mutationsauslösender und krebserzeugender Strahlung. Zur Biochemie gehört korrelativ die *Biophysik*. Diese sieht ihre Aufgabe „in der Klärung der physikalischen Mechanismen biologischer Elementarvorgänge und in der Analyse der physikalisch-chemischen Struktur biologischer Elementareinheiten" (RIEHL, TIMOFÉEFF-RESSOVSKY und ZIMMER 1941). Die Hauptdomäne der Biophysik ist die *Strahlenbiologie*. Prüfen wir die neu hinzugekommenen *Beweismittel aus der Biophysik*. Das eindrucksvollste Argument für die Schlüssigkeit der Mutationstheorie der Krebsentstehung ist die *Parallelität mutationsauslösender und krebsinduzierender Strahlen*. Bleiben wir uns bewußt, daß die *Strahlengenetik* seit H. J. MULLERs grundlegender Entdeckung 1927 — Steigerung der Mutationshäufigkeit durch Röntgenstrahlen um 75000%! — eine der erfolgreichsten Spezialwissenschaften mit Wirkungen weit über die Genetik und Biologie hinaus geworden ist (vgl. P. JORDAN 1939, 1948, HEISENBERG 1942, SCHRÖDINGER 1944, EICHLER 1944, FRITZ-NIGGLI 1959, MARQUARDT 1959, BARTHELMESS 1959, NACHTSHEIM 1959 u. v. a.).

Die Serie mutationsauslösender Energien wurde in eindrucksvoller Form noch ergänzt durch die *mutations- und krebserzeugende Wirkung der Neutronen*. Diese letzteren entstehen bei der künstlichen Atomumwandlung (Näheres bei SCHUBERT 1947, MARQUARDT und SCHUBERT 1959). Das Neutron besitzt keine elektrische Ladung, verhält sich also elektrisch neutral (daher sein Name), wirkt also auch nicht ionisierend, es gehört zu den elementaren Bestandteilen des Atomkernes. Das Neutron kommt als solches nicht frei in der Natur vor, wird aber frei, wenn Atomkerne, z. B. Beryllium oder Lithium, beispielsweise mit Deuteronen, den Kernen des „schweren Wassers", beschossen werden. Was in unserem Zusammenhang hier interessiert, ist der von TIMOFÉEFF und ZIMMER (1938) geführte Nachweis, daß Neutronenbestrahlung bei Drosophila Mutationen auslöst, wieder die gleiche Neutronenbestrahlung, mit der LACASSAGNE und JOLIOT (1944) Lebercarcinom beim Kaninchen induzierten.

Tabelle 88. *Mutationserzeugende Strahlen*
(Nach TIMOFÉEFF-RESSOVSKY)

Art der Strahlen	Autor
Röntgenstrahlen . . .	H. J. MULLER (1927, 1930)
Kathodenstrahlen . .	HANSON und HEYS (1929)
Radium-γ-Strahlen. .	HANSON und HEYS (1929)
Radium-β-Strahlen .	HANSON und HEYS (1929), MACDOUGALL (1929)
Ultraviolette Strahlen	ALFENBURG (1934)
Grenzstrahlen	TIMOFÉEFF und ZIMMER (1935)
Radium-α-Teilchen . .	TIMOFÉEFF und ZIMMER (1936)
Radium-Emanation .	TIMOFÉEFF und ZIMMER (1936)
Radioaktive Isotope .	MARQUARDT (1957)

In neuerer Zeit sind ergänzend noch die *Erfahrungen mit radioaktiven Isotopen* hinzugekommen. Vor allem sind es der Radiophosphor und der Radioschwefel, die in den Keimzellen intracellulär in der Desoxyribonucleinsäure der Chromosomen eingebaut werden, stark *mutagen* wirken. Daß radioaktive Isotope in Körperzellen stark *blastogen* wirken, davon war im 9. Kapitel bei den Tumoren durch die radioaktiven Isotopen Jod, Strontium, Thorium usw. ausführlich die Rede.

Eine besondere Gefährdung stellen *radioaktive Isotope aus der Kernspaltung und aus Atombombenexplosionen* dar. So minimal auch physikalisch ihre Menge in der Atmosphäre sein mag, biologisch ist die Situation eine völlig andere, werden die Isotope ja von allen lebenden Organismen, gleichviel ob Pflanze oder Tier zunächst wohl in der Konzentration der Außenwelt aufgenommen, im Organismus aber dann gespeichert, in bestimmten Organen und Geweben angereichert und auf solche Weise, wie es beim Thorotrast geschildert ist, soweit in einzelnen

Geweben konzentriert, daß sie schließlich nicht nur mutagen für Keimzellen, sondern auch für Somazellen carcinogen zu wirken vermögen.

Wir gehen aus von der Frage: was löst denn im Experiment die Mutation am sichersten aus? Und wie steht es mit diesen mutationsauslösenden Reizen bei der Krebserzeugung? Betrachten wir als neue Beweisgruppe die Tabelle mutationserzeugender Strahlen (Tab. 88), so stellen wir mit einem Blick fest: diejenigen *Strahlen, die experimentell am einfachsten und sichersten Mutationen in Keimzellen erzeugen, diese selben Strahlen erzeugen auf Körperzellen angewandt Krebs* und umgekehrt: *alle Strahlen, die Krebs erzeugen, erzeugen auf Keimzellen angewandt, Mutationen.* Es ist klar, das kann nicht Zufall sein. Das muß etwas mit dem inneren Wesen der Strahlenwirkung zu tun haben. Das kann um so weniger Zufall sein, als auch die Gegenprobe nicht fehlt: Strahlen größerer Wellenlänge, wie z. B. Strahlen des sichtbaren Lichtes oder Radiowellen (LUERS 1936), erzeugen keinen Krebs, sie erzeugen aber auch keine Mutationen. Es ist klar, daß die Tatsache, daß alle strahlenden Energien, die Mutationen erzeugen, auch Krebs erzeugen, ein starkes Argument dafür ist, daß die *Krebserzeugung* auch strahlengenetisch *einem Mutationsvorgang in Somazellen entspricht.*

Noch einen weiteren Beweis liefert die Biophysik. Wir erfuhren im 8. Kapitel, daß es z. B. bei Köchinnen, Büglerinnen, in alten Brandnarben oder dgl. einen sog. *Hitzekrebs* gibt. Auch in der Mutationserzeugung ist *Temperaturerhöhung als mutationsauslösender Faktor* erwiesen. Die Temperaturabhängigkeit der spontanen Mutationsrate ist schon in der Anfangszeit der experimentellen Genetik, erstmals von MULLER und ALTENBURG (1919), MULLER (1928), später auch von TIMOFÉEFF-RESSOVSKY (1935) nachgewiesen worden. Mit einer Erhöhung um 10° steigt die Mutationsrate um das 3—5fache an, wenn die Temperatur innerhalb der Toleranzgrenze liegt. Greift man zu 12—24stündigen „Temperaturschocks" in Form von Hitzeanwendung, so steigt die Rate um das $2-2^{1}/_{2}$fache (Zusammenstellung bei STUBBE 1930 und bei TIMOFÉEFF-RESSOVSKY 1937).

ZAMENHOF und GREER (1958) konnten z. B. bei *Escherichia coli* durch Erwärmen der Kulturen auf 60° für 2—4 Std. mit großer Häufigkeit verschiedenartige Mutanten erzielen. Die Mutanten waren selbst hitzesensibler und mutierten danach mit einer relativ hohen Mutationsrate spontan weiter.

Allerdings sind solche Versuche meist nur an Drosophila, Bakterien und Pflanzen ausgeführt. Säuger sind im allgemeinen durch ihre hochentwickelten Anpassungsreaktionen gegen stärkere Temperaturschwankungen weitgehend geschützt. Der Mensch erträgt eine Temperaturerhöhung höchstens um 5° (hohes Fieber) und dies dann nur für relativ kurze Zeit.

Etwas völlig anderes sind unphysiologische Temperaturen für lange Zeit (Hodenretention!) oder örtlich hohe Temperaturen für kürzeste Zeit bei Verbrennungen und bei immer wiederkehrenden Hitzeeinwirkungen, wie dies für den *Kangrikrebs* der Tibetaner (heiße Töpfchen unter der Kleidung) (Näheres 9. Kapitel) und für *Ghuttakrebs* der Mundhöhle in Kaschmir (Rauchen mit brennendem Zigarrenende im Munde (Näheres 9. Kapitel) — beides reine „Hitzekrebse" — zutrifft.

Es rangiert also für den Menschen bei der Wärmestrahlung die Carcinogenität vor der mutagenen Wirkung auf Keimzellen. Immerhin muß bei der Sterilität bei Hodenretention eine mutagene Bedingtheit als Folge eines ständig in der Bauchhöhle oder im Leistenkanal um 4—5° erhöhten Temperatureinflusses auf die Spermatogonien gedacht werden.

EHRENBERG u. Mitarb. (1957) widmeten der Frage, inwieweit die männliche Kleidung einer Temperaturerhöhung im Bereich der Hoden und damit einer Erhöhung der spontanen Mutationsrate Vorschub leisten könnte und kommen zu dem Ergebnis, daß sie 85% (?) betrage und damit sehr viel höher sei, als die durch Strahlungen aller Art bedingte. Am Rande sei noch bemerkt, daß die Autoren — horribile Dictu! — eine Änderung der männlichen Bekleidung (in Richtung „Schottenröckchen"!!) ventilieren.

Den besten Beweis für die völlige Parallelität zwischen mutationsauslösenden Strahlen einerseits und krebsinduzierenden Strahlen andererseits liefern die Berufskrebse durch strahlende Energien (vgl. darüber das Referat des Verfassers über Berufsschäden und Krebs" auf dem Pathologenkongreß 1937). Als Beispiele seien erwähnt der *Röntgenkrebs* der alten Röntgenärzte als Gegenstück zu den *Röntgenmutationen*, der *Radiothorkrebs* der Leuchtzifferblattmalerinnen als Pendant zu der *Mutationserzeugung durch β- und γ-Strahlen*, den Schneeberger und Joachimsthaler *Lungenkrebs* bei den Bergleuten, die in den Urangruben der Radiumemanation ausgesetzt sind, als Analogon zu der *Mutationserzeugung durch Radiumemanation* (vgl. Tab. 88).

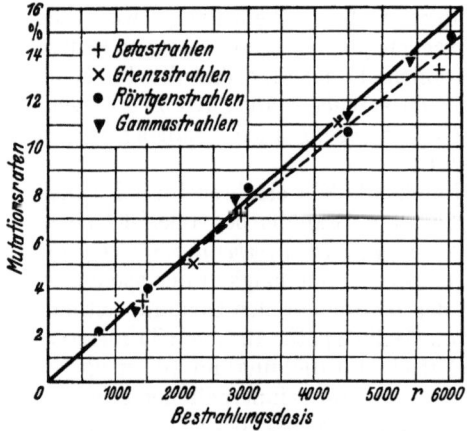

Abb. 158. Abhängigkeit der Mutationsrate (in Prozent) von der Bestrahlungsdosis (in „r") bei verschiedenen Strahlenarten. (Nach TIMOFÉEFF-RESSOVSKY 1937)

Zusammenfassend registrieren wir: *alle strahlenden Energien, die in Keimzellen Mutationen erzeugen, induzieren in Körperzellen Krebs.* Diese Tatsache ist das stärkste Argument dafür, daß die Krebsentstehung biologisch einem Mutationsvorgang in Somazellen entspricht.

Wichtig ist weiter, daß sowohl das *Mutieren von Keimzellen* als auch die *Cancerisierung von Körperzellen* wellenlängenunabhängig ist. Ob man bei der Mutationserzeugung „Grenzstrahlen", d. h. ganz weiche, oder ob man harte Röntgenstrahlen, ob man längerwellige UV-Strahlen oder extrem kurzwellige γ-Strahlen verwendet, ist gleich: die Mutationserzeugung ist von der Wellenlänge unabhängig. Desgleichen erhält man strahleninduzierte Krebse, gleichviel, ob man UV-Strahlen oder weiche oder harte Röntgenstrahlen oder γ-Strahlen appliziert. Es besteht also auch hier eine völlige Parallelität.

Umgekehrt besteht *sowohl bei der Mutationserzeugung wie bei der Krebserzeugung* eine *direkte Beziehung zur Strahlendosis,* also zu der je Volumeneinheit absorbierten Energie. Schon bei der Krebserzeugung von BLOCH war gegenüber der Unabhängigkeit von der Wellenlänge die Abhängigkeit der Krebserzeugung von der Röntgendosis erwiesen. Auch bei der Mutationserzeugung läuft die Mutationsquote, gleichviel ob man β- oder γ-Strahlen, „Grenzstrahlen" oder Röntgenstrahlen verwendet (vgl. Abb. 158), der Bestrahlungsdosis in „r" direkt proportional.

Diese Dosisabhängigkeit bei gleichzeitiger Wellenlängenunabhängigkeit ist auch für die Entstehung strahleninduzierter Krebse wichtig. Die Untersuchungen der Strahlengenetiker haben, wie TIMOFÉEFF es ausdrückt, gezeigt, daß „keine minimale oder ‚unterschwellige' Bestrahlungsdosis zu erwarten ist und daß die Proportionalitätskurve in der gleichen Form nach unten bis zum Nullpunkt extrapoliert werden darf". Bei der Entstehung strahleninduzierter Krebse bedeutet das, daß ihre Häufigkeit mit der Dosis in „r" zunimmt, daß aber andererseits auch *bei niedrigen Dosen Krebs-Induktion* nicht völlig ausgeschlossen ist, wenn auch die Krebsrate sehr gering und die Latenzzeit sehr lang sein wird.

Noch eine Parallelität sei kurz gestreift: Die strahleninduzierten Keimzellenmutationen sind so gut wie immer *Defektmutationen,* d. h. ihre Träger sind irgendwie schlechter angepaßt als die Ausgangsindividuen. Auch bei den strahleninduzierten Krebsen erreichen die Krebszellen nie die Differenzierungshöhe der Mutterzellen. Irgendwie sind sie immer *defekte Zellen*.

Man könnte die Reihe der Parallelitäten noch weiter fortsetzen, aber schon jetzt ist klar, daß mit der Zahl und mit dem Gewicht solcher Parallelitäten die Sicherheit der Schlußfolgerung steigt: daß nämlich die der *Mutationsentstehung in Keimzellen und die der Cancerisierung in Körperzellen zugrunde liegenden Vorgänge wesensidentisch* sein müssen, daß also die Cancerisierung eine Mutation somatischer Zellen darstellt.

Eine neue Parallelität bringt der Vergleich zwischen der *Mutations- und Krebserzeugung durch UV-Strahlen*. Wie aus Tab. 88 S. (550) mutationserzeugender Strahlen ersichtlich ist, können auch *mit UV-Licht Mutationen* (Lit. C. KAPLAN 1959) erzeugt, oder, richtiger ausgedrückt: die Mutationsraten können z. B. bei Phagen bis auf das 40fache erhöht werden (JACOB 1954). Es ist dies bemerkenswert, sind ja UV-Strahlen — man denke an ihre photochemische Mitwirkung bei der Bildung des Vitamin D — physiologisch wirksame, ja sogar lebensnotwendige Strahlen.

Bei der *Krebsentstehung durch UV-Licht* gibt es im Gegensatz zu den gelegentlich auch tiefgelegenen Röntgenkrebsen nur dort Krebs, wo die UV-Strahlen an den Oberflächen zur wirksamen Resorption gelangen. Sowohl der Lichtkrebs der Seeleute und Ackerbauer, wie der beim Xeroderma pigmentosum (vgl. Abb. 63, S. 239) entsteht nur im Bereich der Haut und dort natürlich nur im Bereich der lichtexponierten Stellen (Gesicht, Hände, Unterarme), und auch im Tierexperiment sind die mit UV-Licht erzeugten Krebse ausschließlich oberflächliche Hautkrebse. Die Parallelität ist erklärt durch die Absorption ausschließlich in den äußersten Zellschichten.

Es findet sich dabei *für Mutationserzeugung und Krebserzeugung* ein *identischer Wellenbereich*. Die Zahlen für Mutationserzeugung stammen von NOETHLING und STUBBE (1938), die für Krebserzeugung von RUSCH, KLINE und BAUMANN (1941):

Wellenbereich für Mutationserzeugung . . . . . . 265—334 mμ
Wellenbereich für Krebserzeugung . . . . 280—334 mμ

Auch nach KAPLAN (1959) liegt der für die Mutationserzeugung wirkungsvollste Wellenbereich zwischen 260 und 280 mμ. Danach dürften die die Trefferenergie wirksam absorbierende Substanz in der Zelle, dem typischen Absorptionsspektrum entsprechend, die Nucleinsäuren sein. Wir sehen zugleich aber: bei Lichtstrahlen ist die Mutationsauslösung wellenlängenabhängig und der Wellenbereich der Mutations- und der Krebserzeugung decken sich. Es besteht also auch hier die von der Mutationstheorie erwartete Parallelität mutagen/carcinogen.

c) Die Relation: mutagen/carcinogen/carcinokolytisch. Die Tatsache, daß *Röntgenstrahlen*

auf *Krebszellen* hemmend (STEENBECK 1899) „carcinokolytisch"[1] (K. H. BAUER),
auf *Körperzellen* krebserzeugend, carcinogen (FRIEBEN 1902),
auf *Keimzellen* erbändernd, mutagen (H. J. MULLER 1927)

wirken, legte alsbald nach der Entdeckung MULLERs die *Arbeitshypothese* nahe, daß die drei nur je nach dem bestrahlten Zellmaterial verschiedenen Effekte nur *3 Varianten* (mutagen/carcinogen/carcinokolytisch) *des gleichen Naturvorgangs* sein könnten. Der Verfasser hat dies schon 1928, bei der Erstaufstellung der „Mutationstheorie der Geschwulstentstehung" getan, und den Grundgedanken (1931, 1937, 1938, 1948 usf.) immer wieder dargestellt (Näheres 1. Auflage dieses Buches S. 460ff.).

---
[1] Von $\varkappa\omega\lambda\acute{\upsilon}\varepsilon\iota\nu$ = hemmen.

554 Die Mutationstheorie der Geschwulstentstehung

Es schien daher, wenn schon das, *was Krebs erzeugt, auch Krebs bekämpft*, wenn man schon Krebsgeschwülste mit krebserzeugenden Röntgenstrahlen bestrahlt, eine legitime *Fragestellung* — als solche und nur solche wurde es ausdrücklichst deklariert! —, nachzukontrollieren, *wie* denn *Krebsgeschwülste auf krebserzeugende chemische Mittel reagieren* würden.

Wenn *Gesichtscarcinome* dafür gewählt werden, so war dafür maßgebend, daß sie der Beobachtung voll zugänglich waren, daß die Umgebung sehr viel wirksamer

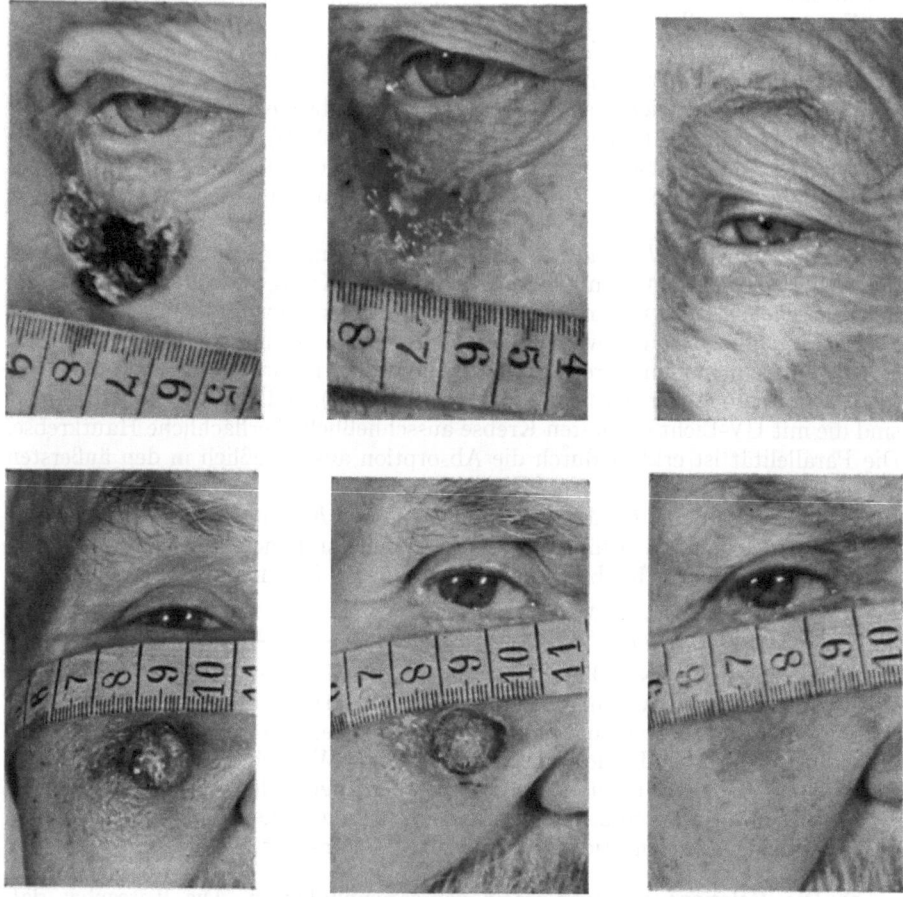

Abb. 159. Gesichtscarcinome, behandelt mit Benzpyren (s. Text) (Eig. Beobachtung) (Oben: Fall F. J. 60 J. alt, 1. Bild vom 7. 10. 34, 2. Bild vom 15. 12. 34, 3. Bild vom 13. 8. 36. Unten: Fall W. P. 70 J. alt, 1. Bild vom 19. 10. 34, 2. Bild vom 17. 11. 34, 3. Bild vom 19. 1. 35)

abgedeckt werden konnte als je bei der Röntgenbestrahlung und endlich, daß schon bei geringstem Verdacht auf chemische Krebsinduktion der ganze Geschwulstbereich im allerersten Anfang breit im Gesunden hätte excidiert werden können.

So hat denn der Verfasser, nicht zuletzt nach der *Analogie: Röntgen erzeugt Mutationen, Röntgen erzeugt Krebs, Röntgen heilt Krebs*, als *Modellversuch* einen stark krebserzeugenden und inzwischen von DEMEREC (1948) an Drosophila als mutagen erwiesenen Stoff, das *3:4 Benzpyren* (nach Vorversuchen an moribunden Krebskranken und selbstverständlich unter allen Vorsichtsmaßregeln gegenüber der gesunden Umgebung) — erstmals am 4. Juli 1934 — an einem Gesichtscarcinom (Abb. 159) daraufhin geprüft, was er denn ausrichtet, wenn man ihn, den in Körperzellen somatisch-mutagen krebserzeugenden Stoff, *isoliert auf spontan entstandenes Krebsgewebe* selbst *einwirken* läßt.

Wie auf dem Deutschen Chirurgenkongreß 1937 gezeigt, gelang es nach entsprechenden Vorversuchen mit *Benzpyren* in 0,5%iger ätherischer Lösung (unter 22 teilweise weit fortgeschrittenen Fällen), *7 Fälle* günstigst gelegener Hautkrebse *zur klinischen Heilung*[1] zu bringen, und zwar mit vorsichtigster und minimaler intratumoraler Injektion oder besonders bei flachen, krebsigen Geschwüren mit bloßen Aufträufelungen einer $^1/_2$%igen Lösung. Von den 7 Fällen sind 5 Fälle in je 3 Abbildungen in dem Kongreßbericht auf Tafel I—III abgebildet. Nach $3^3/_4$jähriger Beobachtungszeit wurde 1938 erneut — sie waren geheilt geblieben — und abschließend berichtet (K. H. BAUER 1938).

Es zeigte sich also, daß, unter günstigsten Bedingungen, spontan entstandenes Krebsgewebe auf Stoffe mit chemisch für Körpergewebe „cancerogener" Wirkung genauso reagieren kann wie auf die physikalisch „cancerogene" Einwirkung der Röntgenstrahlen: weit fortgeschrittene Geschwülste waren nicht beeinflußbar, ein anderer Teil der Krebsgeschwülste verträgt den für Körperzellen krebserzeugenden Stoff nicht.

Da gleichartige oberflächliche Hautkrebse mit operativer oder mit Strahlenbehandlung einfacher und sicherer geheilt werden können, wurden, nachdem die Fragestellung selbst positiv entschieden war, diese Versuche eingestellt, da theoretisch die Gefahr einer sekundären Krebserzeugung nicht absolut sicher ausgeschaltet werden kann. Mit diesen Fällen aus dem Jahre 1934 war jedoch erstmals erwiesen, daß — neben den physikalisch auf Keimzellen mutativ, auf Körperzellen carcinogen und auf Krebszellen krebsheilend wirkenden Röntgen- und Radiumstrahlen — *auch chemische Stoffe, die auf Keimzellen mutagen* und für *Körperzellen carcinogen sind, auf Krebszellen carcinokolytisch wirken* oder wenigstens wirken können.

Mit diesem ersten Nachweis einer chemischen Carcinokolyse ist erneut die erstmals 1928 und besonders 1931 ausgesprochene Frage nach der allenfalls krebshemmenden Wirkung chemischer Mutagene erneut zur Diskussion gestellt.

Die Kernfrage mutagen/carcinogen/carcinokolytisch hat inzwischen weitere neue Aspekte erhalten. Viel verwendet wurden *carcinogene Stoffe zur Fern-Behandlung von Impftumoren*, so von HADDOW 1936 Benzpyren und 3 weitere carcinogene und zwei nicht carcinogene Kohlenwasserstoffe beim Jensen-Sarkom, später zusammen mit ROBINSON (1937) am Walkercarcinom unter Hinzuziehung von Pyren, 1:2:5:6-Dibenzanthren usw. Alle diese Versuche wurden in der 1. Auflage dieses Buches (S. 464ff.) ausführlich dargestellt. Es kann heute auf die weitere Aufzählung solcher Versuche verzichtet werden, hatte sich ja den Mitarbeitern des Verfassers RAREI und GUMMEL (1939) gezeigt, daß die Wachstumshemmung für die Impftumoren nur ein Teilsymptom der schwer toxischen Wachstumshemmung der Tiere selbst war. Von einer krebsspezifischen Wachstumshemmung konnte also nicht gesprochen werden. Es hat sich eben auch daran bestätigt, daß Impftumoren kein schlüssiges Beweismaterial für eine „Krebsheilung" darstellen.

Im Zuge der Mutationstheorie ist diese Relation: für Keimzellen mutagen, für Körperzellen carcinogen, für Krebszellen carcinokolytisch, nicht nur nicht

---

[1] Die mit täglicher, persönlicher, klinischer Kontrolle unter allen denkbaren Vorsichtsmaßregeln durchgeführten Versuche waren Gegenstand einiger *polemischer Angriffe*, teils mit der Unterstellung, es solle ein neues „Krebsheilmittel" propagiert werden, oder mit der Besorgnis, als ob gesunde Gewebe gepinselt oder injiziert worden wären. Beides ging vollkommen an Fragestellung und tatsächlichem Vorgehen vorbei.

verwunderlich, sondern denknotwendig, wenigstens biologisch. Denn wenn Röntgenstrahlen auf gesunde Keimzellen mutationsauslösend wirken und wenn sie auf Körperzellen cancerogen wirken, so mag das physikalisch oder biochemisch dies oder jenes bedeuten, genetisch gesehen kann es gleichfalls nur eine Mutation am genetischen Material der Körperzelle sein. Wenn nun die gleichen *Strahlen auf Krebszellen* treffen, können sie per se biologisch wieder nichts anderes induzieren, als *neue Mutationen an dem bereits mutierten genetischen Substrat der Krebszelle*.

Tabelle 89

Substanz	mutagen	carcinogen	carcinokolytisch
Methylcholanthren	STRONG	COOK u. HASLEWOOD 1933	HUGGINS
Benzpyren	DEMEREC 1948	COOK u. HEWETT 1933	K. H. BAUER (1934, 1937)
N-Lost	AUERBACH 1943	BOYLAND u. HORNING 1949	GILMAN u. Mitarb. 1942
Urethan	OEHLKERS 1943	NETTLESHIP u. HENSHAW 1943	PATERSON u. Mitarb. 1942
Arsen	STUBBE 1930	Berufskrebs (seit 1820 bekannt), medikamentöser Organkrebs 1896 A. FISCHER 1927	als Fowlersche Lösung seit 1776

Nur treffen sie auf bereits entdifferenzierte und daher zugleich sehr viel *labilere Zellen*. Täten sie das nicht, gäbe es ja auch keine erfolgreiche Strahlentherapie. Diese setzt ja gegenüber den stets mitbestrahlten normalen Geweben der Umgebung, wenn sie Erfolg haben soll, eine höhere Strahlenempfindlichkeit — biologisch eine erhöhte Mutabilität — des Tumorgewebes voraus. Oft genug werden dann die in Krebszellen induzierten *neuen Mutationen nicht mehr mit dem Zelleben vereinbar* sein, also letal wirken, *indem sie die allen Zellen zu unterstellenden lebensnotwendige Gene — „Vital-gene" — mutieren*. Diese über alle Röntgenphysik hinaus grundsätzlich biologische Deutung der **Röntgenwirkung auf maligne Tumoren** als **Auslösung von Letalmutationen in den bestrahlten Tumorzellen** macht es zugleich *verständlich:*

a) daß die verschiedenen Tumoren verschiedener Organe so ganz *verschieden* auf die Strahlenbehandlung *reagieren*, bestehen ja schon normalerweise zwischen den Muttergeweben jener Tumoren große Unterschiede in der Verträglichkeit von Strahlenbelastungen,

b) daß auch bei strahlenempfindlichen Tumoren *meist nicht alle Tumorzellen* durch die Bestrahlung *zum Untergang* gebracht werden. Sehr oft wird es überlebende Zellen geben, ist es ja schon treffermäßig-statistisch (s. später) nicht zu erwarten, daß die Letalmutationen auslösenden, physikalischen „Treffer" wirklich alle Tumorzellen treffen.

c) daß die gleichen für Tumorgewebe „therapeutisch" wirkenden Strahlen in den ja nie ausreichend schonbaren Nachbargeweben *Strahlenkrebs* auslösen können, und zwar auch in der Tiefe.

Die biomedizinische Deutung der *Strahlenwirkung* auf Tumorzellen als *Auslösung von Letalmutationen im genetischen Substrat der Geschwulstzellen* sagt natürlich nichts aus über die rein physikalischen Gegebenheiten, sie sagt auch nichts aus über die molekularen Ereignisse am intracellulären Wirkungsort der Strahlen.

Diese Deutung bringt aber das Phänomen

> Röntgenlicht erzeugt in Keimzellen Mutation,
> Röntgenlicht erzeugt in Körperzellen Krebs,
> Röntgenlicht erzeugt in Krebszellen Zelltötung

auf den *Generalnenner der inneren Wesensgleichheit* aller drei biologischen Vorgänge.

Die Strahlen haben für die biologische Deutung lediglich den Vorteil, daß sie direkt auf die bestrahlten Gewebe einwirken und so sehr viel leichter überschau- und prüfbar sind als chemische Stoffe. Seit es aber gesichert ist, daß es chemisch ausgelöste Mutationen gibt, ist prinzipiell kein Unterschied mehr gegeben.

Es ist klar, gerade die Relation „mutagen/carcinogen/carcinokolytisch" zeigt die hohe Erklärungskraft der Mutationstheorie von einer neuen Seite. Offen ist jedoch noch das Problem, *an welcher Stelle des genetischen Substrates greifen* denn die physikalischen und chemischen *Einwirkungen an*?

4. Die Cancerisierung als Mutation wachstumsregulatorischer Erbstrukturen somatischer Zellen

Nachdem nun geklärt erscheint, *daß* die Cancerisierung als somatische Mutation zu interpretieren ist, ergibt sich die Frage: *wo* sitzt die Mutation? Im Kern? In bestimmten Chromosomen? An einem bestimmten Gen-ort? Im Plasma? In Organellen? In Mitochondrien? In der Regulation der Wechselwirkung zwischen Kern und Plasma? Wir wissen es nicht! Wir können auch nicht erwarten, daß wir das Substratpartikelchen distinkt photographieren können, liegt es ja höchstwahrscheinlich im molekularen Bereich, also auch jenseits elektronenoptischer Möglichkeiten.

Wir müssen uns wahrscheinlich damit abfinden, daß wir das mysteriöse Strukturelement, statt es direkt zu sehen, nur indirekt erschließen können. Wir befinden uns in der Lage eines Richters, der alle Indizien und Überführungsgegenstände in Händen hat, den Tat-*ort* selbst jedoch nicht kennt.

a) Postulat eines cellulären Regulationsfaktors. Wissen wir schon nicht und werden wir es vielleicht auch nie wissen, *wo* die krebsspezifische Mutation erfolgt, so können wir doch einiges darüber sagen, *was* abgeändert wird, gleichviel wo es sitzt.

Das „Was"? Es muß *an ein genetisches Substrat gebunden* sein, dem alles eigen ist, was *Genen* zugeeignet ist. Es muß denjenigen Zell- oder Kernbereich umfassen, der strukturell das repräsentiert, was in der Zelle selbst und im Wechselspiel mit ihrer Nachbarschaft für Ordnung, für die stets gleiche, gleichbleibende, räumliche, zeitliche, äußerliche und funktionelle Ordnung sorgt und sie überwacht, also eine Art Regulator von Zellteilung und innerer Zellordnung, ein Reglersystem vielleicht im Sinne der Kybernetik, jedoch nicht ein Verlust des Ordnungs*prinzips*, sondern nur ein *Defizit des Ordnungsgrades*. Bleiben wir uns in diesem Zusammenhang bewußt: das Gen selbst ist ein Urelement der Ordnung oder, wie EICHLER in Fortführung von SCHRÖDINGER es so treffend ausdrückt: das Gen als „Repräsentant der Ordnung" „schafft Ordnung aus Ordnung".

Nun, es gibt nichts, was nicht als Postulat in ähnlicher Weise gedanklich vorweggenommen ist, was später substanziert unterbaut wurde. Kurz vor seinem Tode schrieb der frühere Tübinger Chirurg PERTHES 1928 seine „Gedanken zum Krebsproblem" nieder.

PERTHES ging davon aus, daß gerade für den Chirurgen Gründe genug vorliegen, „von der Auffassung des Krebses als einer örtlichen Erkrankung vorerst nicht abzugehen". Er sagt: „Die Betrachtung der örtlich bedingten Krebsentstehung bildet bis heute noch die Voraussetzung aller operativen Krebsbehandlung." Wie BOVERI, so hält auch PERTHES bei der *Suche nach einer einheitlichen Erklärung* bei aller Verschiedenheit der krebserzeugenden Faktoren es für erforderlich, „sich auch auf ihre biologische Grundlage anzusehen". Allen Zellen im Organismus sei eine bestimmte, verschiedenartige Lebensbetätigung und Lebensdauer vorbestimmt. Von der Regel, daß alle Zellen nach einer gewissen Frist einem natürlichen physiologischen Tode unterliegen, mache nur die Krebszelle eine Ausnahme. „Zellen parasitärer Tumoren sind Zellen, die schrankenlos sich weiter teilen, die eine gesetzmäßig begrenzte, physiologische Lebensdauer nicht zu kennen scheinen und die Fähigkeit zu natürlichem Tode wenigstens im Prinzip verloren haben. Der natürliche Tod der normalen Zellen sei an einen *Regulationsmechanismus*, der *der Zelle erblich übertragen* wird und der den Lebensgang der Zelle ergibt und ihre Lebensdauer beschränkt, gebunden. *Der Krebszelle fehle dieser physiologische Regulierungsmechanismus*. Unter bestimmten Bedingungen könne er in der Zelle selbst zerstört werden, dadurch würde die normale, in ihrem Lebensablauf fest bestimmte Zelle zur Krebszelle mit regelloser Teilung und unbeschränktem Wachstum. „Die Umwandlung muß unter dem Einfluß jener Kräfte zustande kommen, die wir als die bekannten krebserzeugenden Ursachen kennen." Diese Umwandlung erklärt sich PERTHES so, „daß bei diesem Vorgang *ein das Zellleben und das Tempo der Zellteilung regelnder Faktor* ausgeschaltet ist". Auch bei PERTHES liegt das Schwergewicht seiner Anschauung in der Umwandlung der Körperzelle in die Krebszelle unter Annahme des Angriffspunktes in den Weißmannschen Zelldeterminanten. Seine Anschauung gilt dem Streben, „für alle Entstehungsursachen der bösartigen Geschwülste" eine einheitliche Auffassung zu gewinnen.

Der Kernpunkt seiner Ausführungen liegt, seinem Postulat nach, in einem erblich übertragenen „physiologischen Regulierungsmechanismus", der „zerstört" würde. Nun, es ist inzwischen wahrscheinlich geworden, daß es sich um keinen eigentlichen Verlust, sondern nur um ein *Defizit in der Zellregulation handelt*.

Tatsächlich machen es alle Tatsachen der Cancerisation deutlich, daß zellteilungsreiche Gewebe „krebsanfälliger" sind, daß Zellproliferationen die Krebsentstehung begünstigen, daß der Zellteilungsrhythmus das Wachstumstempo eines Tumors bestimmt, daß das Teilungstempo der Krebszellen höher ist als das ihrer Mutterzellen, kurzum, daß das Wesen der *Krebsumwandlung* mit *Gangart* und *Rhythmus der Zellteilung zu tun haben muß*.

Hier liegt nun ein *Vergleich* nahe. Jeder Vergleich „hinkt" zwar, macht andererseits aber Wesentliches deutlich: Das, was eine Zelle mit einer *Uhr* gemeinsam hat, ist ein *Regulationssystem*. Beide bedürfen — jede neben vielem anderen — eines isochronen Gangreglers als rhythmusbestimmenden Systems. Was bei tragbaren Uhren die empfindliche „Unruh" besorgt, vermittelt in den Zellen ein zwar nie nachgewiesenes, aber aus allen Indizien zu postulierendes *Regulationszentrum*.

Ein solches Regulationssystem muß, da es ja für Zeitablauf, Zeitdauer, Rhythmus usw. „verantwortlich" ist, an ein bei jeder Zellteilung sich selbst reduplizierendes, d. h. an genetisches Material gebunden sein. Die Cancerisation wäre dann einer nunmehr dauernden Änderung an der „Unruh" der Uhr vergleichbar: Die Störung hätte ihren Sitz am „Gen-Ort" für die Teilungsregulation. Die Zellteilung verläuft anders, sie hält sich nicht an den „Gang" der Zellteilungen im Muttergewebe, nicht an die Ordnung im System der Zellen und im Organismus.

Der Gedanke an ein im Molekularbereich gelegenes *Steuerungszentrum der Zelle* wird gestützt durch alle jene strahlenbiologischen Untersuchungen, die im *Trefferprinzip* ihren Niederschlag gefunden haben.

b) Die biophysikalische Treffertheorie. Die Mutations- und Krebserzeugung durch UV-Strahlen vermittelt die Verbindung zu der Frage, ob die Mutation somatischer Zellen irgend beliebige oder bestimmte Bezirke betreffen wird, sofern sie die Cancerisierung auslösen soll. Diese Frage bekommt einen völlig neuen Aspekt, wenn man die *Hilfsmittel der theoretischen Physik* heranzieht.

Fraglos gehört die *Krebsentstehung* zu denjenigen Lebensvorgängen, die in der Sprache der Biologie im Regelfalle dem *Alles-oder-Nichts-Gesetz* unterliegen, d. h. die (wie z. B. eine Muskelkontraktion) entweder eintreten oder nicht eintreten. In der Terminologie der Physik nennt man diese auch bei gleichmäßiger Einwirkung nicht immer oder ungleichmäßig eintretenden Vorgänge — im Gegensatz zu „stetigen", d. h. bei entsprechender Ursache stets eintretenden Wirkungen — „unstetige Vorgänge". Das Eintreten solcher unstetiger Vorgänge unterliegt nicht den bei stetigen Vorgängen gültigen Kausalgesetzen, sondern nur statistischen, d. h. immer nur mit einer gewissen Wahrscheinlichkeit eintretenden Gesetzen.

Das Musterbeispiel hierfür ist die *Abtötung von Bakterien durch UV-Licht*. Dabei kommt es nicht auf die spezielle Wellenlänge, nicht auf die Zeit, nicht auf die Temperatur, sondern nur auf die *Strahlendosis* an. Die Abtötung ist also eine Funktion der Dosis und als solche durch mathematische Formeln ausdrückbar. Bei einer solchen Bestrahlung werden die einen Bakterien abgetötet, die anderen bleiben leben und verhalten sich, als ob sie überhaupt nicht bestrahlt worden wären. Die theoretische Physik hat nun gezeigt — und berechnet! —, daß die Tötung nicht als Wirkung einer allmählichen Summierung eintritt, sondern den *Effekt eines plötzlichen Treffers* auf einen ganz bestimmten kleinen Bezirk des Bakterienleibes darstellt.

Ein Vergleich macht dies verständlich: es kommt auf die Abtötung der Bakterien wie beim Schießen auf eine Scheibe nicht auf die mehr oder minder zahlreichen Schüsse auf die ganze Scheibe, sondern nur auf den Schuß, der „ins Schwarze" trifft, an. Sein Eintreten ist nicht kausal voraussagbar, aber massenstatisch — je nach der Größe des Scheibenzentrums — der Wahrscheinlichkeit nach vorausberechenbar.

Nach diesem Vergleich nennt man die auf solche Vorgänge zutreffende Hypothese die *biophysikalische Treffertheorie* (DESSAUER 1922, 1933, MAYNEORD 1934, RAJEWSKY 1934, P. JORDAN 1939, 1947, RIEHL, TIMOFÉEFF-RESSOVSKY und ZIMMER 1941, 1947, 1958, 1960, H. MUTH 1958, SOMMERMEYER 1959).

TIMOFÉEFF-RESSOVSKY und ZIMMER formulieren das *Trefferprinzip* folgendermaßen: „Wird eine Anzahl N_0 von untereinander möglichst gleichartigen biologischen Einheiten durch eine makrophysikalisch homogene Strahlung bestrahlt, die irgendwelche mikrophysikalischen Ereignisse („*Treffer*", z. B. Ionisation) erzeugt, so kann man erwarten, daß in einer biologischen Einheit vom Volumen V cm^3 nach einer Bestrahlung mit der Dosis D (gemessen in Treffern je cm^3) $V \cdot D$ „Treffer stattfinden". Es folgen dann Trefferkurven, je nach Ein-, Zwei- oder Dreitreffervorgang. Hinsichtlich seiner physikalischen Natur wird als *Treffer* eine „primäre Ionisation, wie sie von schnellen Teilchen (Photo- und Compton-Elektronen, α-Teilchen, Rückstoßprotonen) ausgelöst wird, einschließlich des sekundär erzeugten Ionenhäufchens" angenommen (RIEHL u. Mitarb. 1941).

Im speziellen Beispiel der Bakterientötung durch UV-Licht genügt nach JORDAN unter einer Unzahl unschädlicher „Geschosse" ein einzelner Lichtquant, um — sofern er die empfindliche Stelle („*Steuerungszentrum*") trifft — das Bakterium zu töten.

BORSTEL und ROGERS (1958) konnten an Habrobracon-Eiern zeigen, daß der Durchgang eines einzigen α-Teilchens durch den Zellkern genügen kann, um das Ei abzutöten.

Die *Größe des Bezirkes* (vergleichbar dem „Schwarzen" auf der Scheibe oder dem „Blattschuß" des Jägers), den der Lichtquant treffen muß, um das Bacterium zu töten, wird von TIMOFÉEFF-RESSOVSKY auf den Raum (s. S. 439) von 100—1500 Atomen und von JORDAN auf die Größe eines Virusmoleküls geschätzt. Dortselbst bewirkt das eine tödlich treffende Lichtquant nicht mehr als lediglich die Abänderung eines einzigen Moleküls. Durch die Erkenntnis, daß man aus den Dosis-Effektkurven ein Volumen, den Raum des Treffbereichs berechnen kann, wurde die Treffertheorie zur *Treffbereichstheorie* weitergeführt (s. ZIMMER 1960).

Nun, diese Theorie wird für die Mutationstheorie bedeutsam, seit anerkannt ist, daß die *Mutationserzeugung durch strahlende Energien* den statistischen *Gesetzen der biophysikalischen Treffertheorie unterliegt*. Wie beim Bacterium ein einziger Ionisierungsakt die Tötung herbeiführen kann, so kann auch bei der Mutationsauslösung eine einzige Ionisierung ausreichen, um in einem Gen jene molekulare Umkonstruktion zu bewirken, die von nun an ein verändertes Gen, also eine Mutation liefert. Für diese Mikropunktauslösung von Mutationen spricht auch die Tatsache, daß von je zwei homologen, direkt nebeneinander gelegenen Allelen immer nur eines (kenntlich am heterozygoten Auftreten) zu mutieren pflegt.

Damit kommen wir zu dem, was die *Mutationsauslösung und die Krebserzeugung bei der Einwirkung ionisierender Strahlen* verbindet. Bei der Bestrahlung von Geweben und Zellen läuft die biologische Wirkung kurzwelliger Strahlen nach TIMOFÉEFF-RESSOVSKY (1937) darauf hinaus, daß die eingestrahlten Energien durch ihre Einheiten, die „Quanten", aus den Atomen, auf die sie aufprallen, Elektronen herausschleudern, die beim Zusammenprall mit weiteren Atomen auch aus diesen weitere Elektronen ausstoßen. Diese Sekundärelektronen geben ihre Energie allmählich in Form von sog. Anregungen (Hebung eines Elektrons auf eine höhere Bahn) oder Ionisation (Herausstoßen eines Elektrons aus einem Atom) ab. Die Häufigkeit der durch ein Sekundärelektron ausgelösten Ionisationen hängt jedoch nicht vom Bau der Moleküle, sondern nur von ihrem Atomgewicht ab. Dagegen wird bei der nichtionisierenden Lichtstrahlung der wirksame Treffer durch die direkte Absorption eines Energiequants dargestellt. Diese Absorption ist abhängig vom chemischen Bau des absorbierenden Moleküls.

Der physikalische Mechanismus der biologischen Strahlenwirkung besteht darin, daß „ein bestimmter Bereich getroffen" wird. Von der Zahl der benötigten Treffer hängt die Art der Beziehungen zwischen Mutationsrate und Dosis ab. Die Energie eines Treffers muß also, um eine Mutation auszulösen, „irgendwo in einem ein paar hundert Atome enthaltenen Volumen oder Treffbereich, in dem sich die zu verändernde Stelle befindet, absorbiert werden". Vom Ort der Absorption muß es noch zu einer *Energiewanderung* zum Ort der Reaktion kommen. Die Energie muß irgendwie über ein große Zahl von Atomen hinweg wandern. Auch bei der molekularphysikalischen Betrachtungsweise der Wirkung cancerogener Kohlenwasserstoffe (s. S. 561 ff) spielt der Mechanismus der Energiewanderung ungekoppelter Elektronen eine Rolle.

Darnach würde also bei der Bestrahlung von Keimzellen eine einzige Ionisierung ausreichen, um in einem scharf begrenzten Bezirk jene molekulare Umkonstruktion eines Nucleoproteids zu bewirken, die ein von nun an verändertes Erbmolekül oder, wie wir sagen, eine Mutation liefert. Eine *Mutation* wäre sonach *eine durch Energiezufuhr von außen eingeleitete und durch eine intracelluläre Ionisation ausgelöste, plötzliche monomolekulare Änderung eines kleinen Zellbereiches*, deren Eintritt statistischen Gesetzen gehorcht.

Die *Treffertheorie* wird allgemein auch auf *chemische Noxen* übertragen. Es macht keinen grundsätzlichen Unterschied aus, ob das lebenswichtige Gebiet durch ein Lichtquant oder durch das Molekül eines chemischen Giftes getroffen wird. Auch hier ist es so, daß andere Moleküle keine und nur das die Regulationszone treffende Molekül die entscheidende Wirkung hat.

Es erhebt sich die *Frage: trifft* entsprechend ihrer Gültigkeit für die Mutationsauslösung die biophysikalische *Treffertheorie auch für die Krebsentstehung*, z. B. für die Krebserzeugung durch Röntgenstrahlen, zu? Zunächst ist klar, auch die Krebsentstehung unterliegt dem *Alles-oder-Nichts-Gesetz*. Bei der Bestrahlung bleiben die Körperzellen des Bestrahlungsbereiches entweder Körperzellen, als ob sie überhaupt nicht bestrahlt wären, oder aber es erfolgt der Umschlag in Krebszellen.

Das zweite, was für die Anwendbarkeit der Treffertheorie spricht, ist die relative *Seltenheit der Cancerisierung*, d. h. die zahlenmäßig geringe Wahrscheinlichkeit des Auftretens einer Krebsmutation analog der geringen Wahrscheinlichkeit des Auftretens einer Keimzellmutation. Es ist klar, wenn nach einer Bestrahlung z. B. mit 2000 r Krebs auftritt, so werden Millionen von Zellen getroffen, aber nur eine Zelle cancerisiert. Dies hat eine Parallele in der an sich geringen Wahrscheinlichkeit des Auftretens einer bestimmten Mutation nach Bestrahlung mit 1 r. Für die Mutation $w-w_e$ gibt TIMOFÉEFF die „Mutationskonstante" mit $0,3 \cdot 10^{-8}$, also 1 Mutation auf 333,3 Millionen Keimzellen an. Dementsprechend wird unter Millionen eben nur die eine Zelle cancerisiert, bei der die Ionisierung eine Umlagerung und damit Abänderung eines Atomverbandes der wachstumsregulierenden Erbstruktur bewirkt hat.

Weiterhin erfolgt die Krebserzeugung wie die Mutationsauslösung in direkter *Abhängigkeit von der Dosis* der krebsinduzierenden Agentien. Nach der großen Zahl paralleler Vorgänge ist es wohl sicher, daß die biophysikalische Treffertheorie auch auf die Krebsentstehung zutrifft. Das würde bedeuten, daß der Cancereffekt dann eintritt, wenn die Ionisierung eine ganz bestimmte Stelle, ein ganz bestimmtes Molekül oder eine Molekülgruppe in einem bestimmten Bereich der Chromosomen (oder des Cytoplasmas?) trifft. Die Krebsentstehung selbst wäre dann nicht als Wirkung einer Summation von Reizen — diese ist wichtig für die *Prae-cancerose*! —, vielmehr wäre der Akt als *Effekt eines einzelnen Vorganges* aufzufassen, *der schließlich alternativ eintritt oder nicht eintritt*. Für dieses Eintreten selbst sind *Einwirkungen von außen nötig*, Einwirkungen, deren „*Treffwirkung*" *statistischen Gesetzen* gehorcht.

Ist erst eine geschwulstbedingende Mutation wachstumsregulatorischer Erbstrukturen somatischer Zellen, also — a posteriori gesehen — eine *onkotrope somatische Mutation* eingetreten, so ist an der weiteren Geschwulstentwicklung, also in der Zeit zwischen „Urtumorzelle" und fertigem Tumor, nicht bloß der „mutierte Gen- oder Chromosomenbezirk", sondern natürlich auch die *Gesamtheit der übrigen Zell-gene und der cytoplasmatischen Funktionselemente als mitbeteiligt* anzusehen.

In diesem Zusammenhang interessiert natürlich die Frage: wie kommt es, daß bestimmte carcinogene Stoffe wie Strahlen wirken, während chemisch sehr ähnlich strukturierte Substanzen dies nicht tun. Hier hilft die molekular-physikalische Betrachtungsweise weiter.

c) Atom- und molekular-physikalische Betrachtungsweise. Es handelt sich nun darum, den *Generalnenner* zu finden, auf den die physikalischen und die chemischen Faktoren zugleich gebracht werden können; denn irgend etwas muß all diesen Faktoren, nachdem sie den biologisch einheitlichen Effekt der Mutations- und Krebsauslösung gemeinsam haben, auch energetisch gemeinsam zugrunde liegen. Das Verständnis vermittelt die moderne *Atom- und Molekularphysik* bzw. die Quantenmechanik in ihrer Anwendung auf strahlenbiologische und chemische Probleme.

Es kann nicht die Aufgabe des vorliegenden Buches sein, in dieser Frage weit auszuholen. Es sei nur auf die Autoren verwiesen, deren Theorien und Feststellungen maßgebenden Einfluß auf die molekular-physikalische Betrachtungsweise der Krebsentstehung hatten, vor allem auf HÜCKEL (1931, 1940, 1941), TIMOFÉEFF-RESSOVSKY, ZIMMER und DELLBRÜCK (1935), O. SCHMIDT (1939, 1941), P. JORDAN (1947), SCHRÖDINGER (1944, 1946), EICHLER (1948), COULSON (1953), WOERNLEY (1954), A. u. B. PULLMAN (1954, 1955).

Es ist für das ganze Verständnis der biophysikalischen Betrachtungsweise wesentlich, daß Übergänge aus einer relativ stabilen molekularen Konfiguration in eine andere stabile Struktur ausschlaggebend für alle Modellvorstellungen der Krebsgenese sind.

Die Frage ist, ob sich auch *für chemische Krebsnoxen* eine adäquate Betrachtungsweise durchführen und mit Erfolg in die Mutationstheorie der Krebsentstehung einbauen läßt. Als erster hat O. SCHMIDT-Heidelberg (1939, 1941) die Zusammenhänge zwischen der Konstitution organisch-chemischer Krebsnoxen und ihren physikalischen Eigenschaften sowie zwischen Konstitution und carcinogener Reaktionsgeschwindigkeit klarzustellen und damit den *Mechanismus* auch *der chemisch induzierten Krebsentstehung atomphysikalisch* zu *erklären* versucht.

Als Modell dienen die carcinogenen Kohlenwasserstoffe. SCHMIDT teilt die *Valenzelektronen* der Aromaten in zwei Gruppen ein: in die in einfachen Bindungen unterzubringenden „*A-Elektronen*" und in die nicht in einfachen Bindungen unterzubringenden „*B-Elektronen*".

Von letzteren ist pro aromatischem Kohlenstoffatom je eines, im Benzol sind also deren sechs vorhanden. Bei den cancerogenen Kohlenwasserstoffen komme es entscheidend auf die *Dichteverteilung der B-Elektronen* an. SCHMIDT (1939) hat in der beträchtlichen Dichte der nur locker gebundenen B-Elektronen an bestimmten Stellen des Moleküls das Hauptmerkmal der cancerogenen Kohlenwasserstoffe gefunden. Daß diese locker gebundenen Elektronen für die Cancerogenität verantwortlich sind, gehe daraus hervor, daß diese letzteren Eigenschaften durch Hydrieren mit den B-Elektronen verschwinden. Die aktiven Stellen des cancerogenen Kohlenwasserstoffs sind dadurch gekennzeichnet, daß eine Zweiergruppe von B-Elektronen vorliegt, die auch chemisch durch große Reaktionsfähigkeit ausgezeichnet ist. Ihre Dichte ist bereits im Anthracen beträchtlich. Mit der Dichteerhöhung geht nun wieder die Steigerung der Nullpunktenergie Hand in Hand. Damit wiederum ist bei den cancerogenen Kohlenwasserstoffen eine Erniedrigung der Anregungsenergie verbunden. Letztere äußert sich in einer Verringerung der Aktivierungswärme und in den UV-Spektren der Kohlenwasserstoffe in einer großen Rotverschiebung der UV-Bänder, letztere am stärksten bei dem stärkst wirksamen Methylcholanthren, Benzpyren usw. Gegenüber den nichtcancerogenen Kohlenwasserstoffen sind die Energiedifferenzen allerdings klein. Bei der stärksten Rotverschiebung von 95 Å zwischen dem nichtcancerogenen 1,2-Benzanthracen und seinem cancerogenen 9,10-Dimethylderivat beträgt die Differenz der Anregungsenergien nur 3 155 cal. Diese kleine Differenz kann jedoch bei den Aktivierungswärmen die Reaktionsgeschwindigkeit langsam verlaufender Prozesse, wozu die Cancerogenese gehört, entscheidend beeinflussen. Als Gegenbeispiel dient der Hautkrebs durch Tageslicht. Sein violettes Spektrum endet bei etwa 3900 Å, also gerade da, wo das Absorptionsspektrum der cancerogenen Kohlenwasserstoffe beginnt. Dem größten Teil des Wellenbereiches des Tageslichtes entspricht also eine wesentlich kleinere Energie. Auf

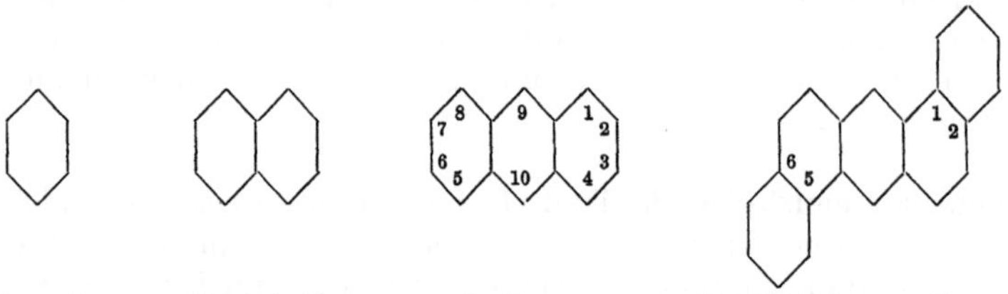

Benzol   Naphthalin   Anthracen   1.2.5.6-Dibenzanthracen

Abb. 160. Strukturformeln von Kohlenwasserstoffen (s. Text)

diese Weise kommt der wichtige *Zeitfaktor* mit in die Rechnung. Denn auf diese sehr viel kleinere Energie des Tageslichtes ist es nach SCHMIDT zurückzuführen, daß die Latenzzeit beim Lichtkrebs (Jahre!) sehr viel länger ist als bei den krebserzeugenden Kohlenwasserstoffen (Wochen). Bei den kondensierten Aromaten sei die Möglichkeit vorhanden, daß manche Verbindungen bloß deshalb nicht cancerogen erscheinen, weil die Latenzzeit größer ist als die Lebensdauer der Versuchstiere. SCHMIDT führt am Beispiel eines inaktiven Kohlenwasserstoffs und seines aktiven Derivats die Berechnung der Reaktionsgeschwindigkeit mit Hilfe der Differenzen der Aktivierungswärmen durch und erhält für die cancerogene Verbindung eine 162mal größere Reaktionsgeschwindigkeit, der dann eine um so kürzere Latenzzeit entsprechen würde. Bei einer Rotverschiebung von nur 45 Å (Hälfte!) wäre beim 10-Methyl-1.2-benzanthracen die Reaktionsgeschwindigkeit immer noch größer als die des Grundkörpers.

Neben der Erniedrigung der Anregungsenergie (Rotverschiebung als Maßstab) ist für die Frage cancerogen oder nicht-cancerogen jedoch noch eine zweite Eigenschaft maßgebend. Es ist — wiederum nach O. SCHMIDT — notwendig, daß die aktiven Stellen der Kohlenwasserstoffe auch nahe an die umzuwandelnden Substanzen herankommen, da die zwischenmolekularen Kräfte rasch mit der Entfernung abnehmen. Die Cancerogenität kann durch „sterische Hinderung" verringert oder aufgehoben werden.

Damit ist der Punkt erreicht, an dem auf HÜCKEL (1941) zurückgegriffen werden muß. Bei seiner quantenmechanischen Betrachtungsweise werden die 3 · 6 Elektronen des Benzols, die nach der Herstellung von 6 C—H-Bindungen noch übrig sind, zunächst 6 in einfachen Bindungen untergebracht, 6 Elektronen bleiben übrig, beim Naphthalin eine Zehnergruppe. Nach O. SCHMIDT läßt sich das 1.2.3.4-Dibenzanthracen nur in eine Zehner- und 2 Sechsergruppen aufteilen. Es ist nicht cancerogen. Dagegen ist das 1.2.5.6-Dibenzanthracen, welches aus 2 Zehner- und *einer* Zweiergruppe besteht, carcinogen. Die *Zweiergruppe* ist die reaktivste und *für die Cancerogenität entscheidend.* Alle wirksamen Kohlenwasserstoffe enthalten Zweiergruppen, die meisten nur eine, Benzpyren deren zwei. Fehlt die Zweiergruppe, so seien die Kohlenwasserstoffe nicht carcinogen.

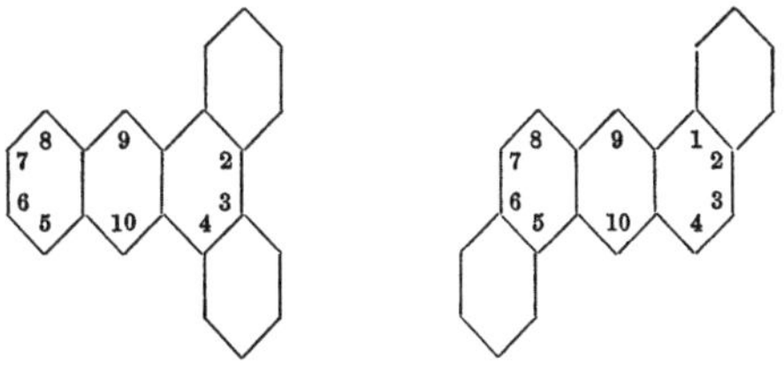

1.2.3.4-Dibenz-anthracen   1.2.5.6-Dibenz-anthracen

Abb. 161. Strukturformeln von 1.2.3.4.- und 1.2.5.6-Dibenzanthracen (s. Text)

Darnach wären *die krebserzeugenden Kohlenwasserstoffe* im wesentlichen *durch ihre relativ leichte Anregbarkeit charakterisiert*. Die niedrigste benötigte Energie entspräche einem Wellenbereich um etwa 3900 Å, läge also um 3,2 eV. Da im angeregten Zustand ungekoppelte Valenzelektronen vorhanden sind, die ihrerseits Elektronenaffinität besitzen, so *beruht* nach der Definition von SCHMIDT „die *Wirksamkeit der cancerogenen Kohlenwasserstoffe auf der Elektronenaffinität seines relativ leicht herstellbaren angeregten Zustandes, der den Quantensprung im Nachbarmolekül erniedrigt*". Der niedrigste Quantensprung z. B. in einem Eiweißmolekül ist der eines B-Elektrons einer Doppelbindung, beispielsweise zwischen Kohlenstoff und Sauerstoff. Der angeregte Kohlenwasserstoff überträgt hiernach seine Anregung auf die eines B-Elektrons einer CO-Gruppe einer Eiweißkette, woraus dann Reaktionsfolgen verschiedener Art in Gang gesetzt werden können. Solche Reaktionsfolgen sind bei den carcinogenen Kohlenwasserstoffen nicht gesteuert. Nach O. SCHMIDT enthalten auch die anderen cancerogenen Stoffe, wie Arsenverbindungen usw., elektronenaffine Gruppen.

Das Entscheidende für die Mutationstheorie aber ist, daß in gleicher Weise wie die elektronenaffinen Gruppen und Atome auch die physikalischen strahlenden Energien, wie Röntgen-, Radium- usw. Strahlen, „Quantensprünge von Valenzelektronen bewirken oder erleichtern", und O. SCHMIDT fährt selbst fort: „Die Frage, die K. H. BAUER ungefähr folgendermaßen formuliert hat: ‚*Wie sind alle diese exogenen Faktoren bei der Geschwulstbildung auf einen Generalnenner zu bringen?*', läßt sich dahin *beantworten*, daß sie *alle einen angeregten Zustand in der Zelle erzeugen, der ihre Mutation zur Krebszelle erleichtert*".

Die *physikalisch-chemische Betrachtungsweise* O. SCHMIDTs fand ihre Fortführung in dem Vertreter der Theoretischen Chemie an der Sorbonne, B. PULLMAN (1955, 1957). Die von ihm zusammen mit A. PULLMAN gestellte Frage: *le cancer — maladie électronique?* wird anhand von ungefähr 50 polycyclischen Kohlenwasserstoffen und deren Derivaten, den Beziehungen zwischen ihrer Struktur und der carcinogenen Aktivität geprüft. Dieses Problem ist nach ihrer These «un problème de structure electronique des molécules».

Die Moleküle der Kohlenwasserstoffe besitzen eine Gruppe besonders beweglicher, „delokalisierter" Elektronen, die den Doppelbindungen der klassischen Chemie entsprachen, und diese beweglichen Elektronen seien es, die gerade dank ihrer Beweglichkeit bei den aromatischen Molekülen u. a. für die carcinogene Eigenschaft verantwortlich seien. An diesem Punkt schalten die Verff. die Wellenmechanik ein. Ihre Verfahren ermöglichen es, mit Hilfe elektronischer Indices die Verteilung und die Dichte der elektronischen Wolke zu berechnen (vgl. Abb. 162). Im Gegensatz zu der Formel der klassischen Chemie (Abb. 96) handelt es sich hier um molekulare Diagramme, wo jede Bindung und jedes Atom ihre getrennten Merkmale haben. Die Reaktivität ist um so größer, je kleiner der errechnete Index ist.

Beim Studium der elektronischen Struktur aller polycyclischen Kohlenwasserstoffe, gleichviel ob carcinogen oder nicht, hat sich nun gezeigt, daß in den Molekülen für die chemische Reaktionsfähigkeit 2 Regionen besonders wichtig sind: die *„K-Region"* sei besonders befähigt für Hinzufügungen in ortho- und die *„L-Region"* für solche in para-Stellung. Eine K-Region bedeute Carcinogenität, wenn der Index 3,31 oder weniger betrage. Diese Bedingung sei notwendig, aber allein noch nicht ausreichend. Das Molekül müsse zugleich im Gegensatz zur „aktiven" K-Region auch eine wenig aktive „L-Region" mit einem Index von 5,66 oder mehr besitzen.

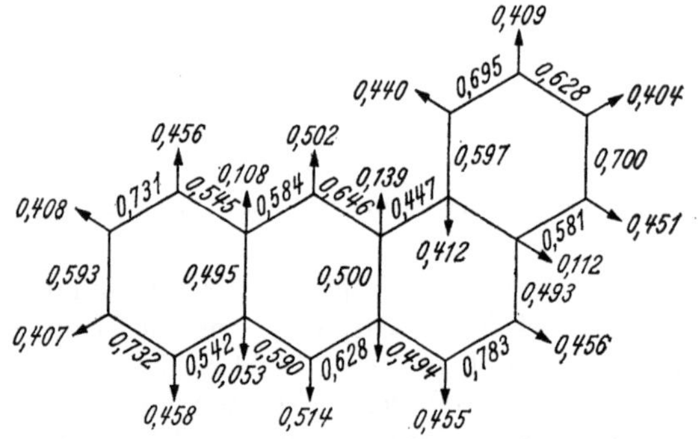

Abb. 162. Molekulares Diagramm von 1,2-Benzanthracen nach B. und A. PULLMAN (1957)

Unterstellt man, daß eine wichtige Etappe der Krebsentstehung durch die Reaktion zwischen dem Kohlenwasserstoff und einem „cellulären Receptor" bestimmt ist, so würde sie sich durch Vermittlung einer ausreichend aktiven K-Region vollziehen. Doch führt auch die Reaktivität der K-Region noch zur Cancerisierung, wenn sie nicht durch eine sehr aktive L-Region Konkurrenz gemacht bekäme.

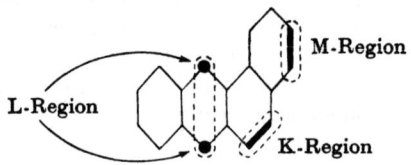

Abb. 163. „K-Region" und „L-Region" eines polycyclischen Kohlenwasserstoffs. Schema von B. und A. PULLMAN (1957)

Was an dieser *„Elektronentheorie"* besticht, ist das Frappierende in der Übereinstimmung zwischen theoretisch-chemischer Berechnung und tatsächlich vorhandener oder fehlender Carcinogenität bei den verschiedensten polycyclischen Kohlenwasserstoffen. Darnach bestünde also eine genaue Beziehung zwischen den elektronischen Kennzeichen der Kohlenwasserstoffe und ihrer carcinogenen Aktivität.

Die Theorie führt natürlich zu einer Reihe von Konsequenzen hinsichtlich experimentell-chemischer Verifizierung, Überprüfung aller einschlägigen Kohlenwasserstoffe usw. Doch kann hierauf nicht im einzelnen eingegangen werden. Nur auf die Anwendung der Theorie auf die Stoffwechselprodukte der Kohlenwasserstoffe sei noch kurz eingegangen. Bemerkenswerterweise verschont der Abbau jener Stoffe, vor allem die Perhydroxylierung, die K- und L-Region völlig. Er spielt sich an den der K-Region benachbarten Kohlenstoffatomen („M-Region") ab. Das für die Carcinogenese entscheidende Ereignis sei die Bildung einer komplexen Verbindung zwischen dem „attackierenden" Carcinogen und dem „cellulären Receptor".

Die plötzliche Umwandlung einer Körperzelle in eine Krebszelle, die *Cancerisation,* wäre also *nach der Treffertheorie* nicht die Folge einer Summierung von Reizen, sondern schließlich der *Effekt eines einzelnen Vorganges,* der entweder eintritt oder nicht eintritt. Für das Eintreten des cancerisierenden Ereignisses sind Energiezufuhren von außen erforderlich. Die Aktivierungsenergie kann sowohl durch strahlende Energien, als auch durch energieliefernde chemische Reaktionen geliefert werden. Speziell für die carcinogenen Kohlenwasserstoffe ist soeben molekularphysikalisch gezeigt worden, daß das Hauptmerkmal der krebserzeugenden chemischen Stoffe in der beträchtlichen Dichte der nur locker gebundenen, nicht in einfachen Bindungen unterzubringenden Elektronen zu suchen ist. Die *quantenmechanische Betrachtungsweise* gestattet also, *chemische und physikalische Noxen energetisch auf den gleichen Nenner* zu bringen.

Wir dürfen also konstatieren, daß der Vorgang der Krebsentstehung bei der Zurückverfolgung der physikalischen und chemischen Krebsnoxen letztlich auf die *Quanten- und* auf die *Mutationstheorie*, wie sie gleich nach der Jahrhundertwende entstanden, zurückgeführt wird. Was neu ist, ist deren *Synthese*, wie sie die neue Atomphysik ermöglicht, eine Synthese, die 1932 zuerst in der „*Quantenbiologie*" von P. JORDAN und neuerdings in den Betrachtungsweisen von TIMOFÉEFF, ZIMMER und DELBRÜCK (1935), O. SCHMIDT (1941) sowie von HEISENBERG (1942), SCHRÖDINGER (1944), PULLMAN (1953, 1955) u. a. ihren Ausdruck findet.

Mit dieser quantenmechanischen Betrachtungsweise wäre sonach die Carcinogenese durch chemische und durch physikalische Mittel einheitlich erklärt und das Einheitliche aller Geschwülste molekularphysikalisch verständlich gemacht.

So sicher es erscheint, daß jede Krebsumwandlung eine Mutation darstellt, ebenso sicher ist es natürlich andererseits, daß *nicht jede somatische Mutation Krebs induziert*. Von vornherein scheiden als carcinogen alle jene somatischen Mutationen aus, die letale oder subletale Wirkung haben. Die Cancerisierung ist ja ein Vorgang, der unter allen Umständen nicht nur die Zelle selbst am Leben, sondern auch ihren Teilungsapparat und ihre Fähigkeit der identischen Reproduktion intakt läßt und intakt lassen muß. Auf der anderen Seite ist klar, daß die Mutation der Cancerisierung an Erbstrukturen, die cellulär fundamental wichtige Funktionen regulieren, angreifen muß. Wenn wir überhaupt von der „Cancermutation" etwas aussagen können, so bestimmt dies eine, daß sie die grundlegend wichtige Ein- und Unterordnung der Zelle unter die Gesetze des Zellenstaates aufhebt und dem Egoismus einer neuen Zellrasse freie Bahn verschafft. Das Ordnungsprinzip im vielzelligen Organismus ist sicher phylogenetisch mit der älteste Besitz der Organismen. Wir dürfen unterstellen, daß es daher auch besonders stabil und nur schwer beeinflußbar sein wird.

Daß es solche, die Ordnung im Zellenstaat garantierende Moleküle oder Molekülgruppen geben muß, ist bemerkenswerterweise nicht nur ein *Postulat* der Biomedizin, sondern auch der *Physik*. So schließt P. JORDAN (1947) aus der Tatsache (s. S. 441), daß ein einziger Lichtquant ein Bacterium zu töten vermag, umgekehrt auf das Vorhandensein „positiver, lebensnotwendiger Struktur- und Funktionsverhältnisse". Er folgert, „daß im Leben der Zelle eine *Steuerung* besteht, welche die Gesamtreaktionen der Zelle weitgehend abhängig macht vom Arbeiten eines hochempfindlichen *Steuerungszentrums*, das seinerseits ein *mikrophysikalisches Gebilde* ist".

Die Mutationstheorie bekommt also einen wesentlich klareren Inhalt, wenn wir annehmen, daß es in normalen Zellen Zellstrukturen gibt, die das Zellwachstum, die Differenzierung und die Einordnung ins Gefüge des Organismus kontrollieren, Regulationsfaktoren also, deren Mutation einen Defekt hinsichtlich der cellulären Einregulierung in den Zellenstaat bedingen würde. Danach wäre dann die *Krebsentstehung* eine *Mutation, auslösbar durch alle mutationserzeugenden chemischen und physikalischen Noxen*, eine *Mutation von Erbstrukturen somatischer Zellen*, aber nicht eine Mutation irgend beliebiger, sondern eine *Mutation derjenigen Erbsubstanzen, die normalerweise in Körperzellen Wachstum, Differenzierung und Einordnung in den Gesamtplan regulieren*, eine *Defektmutation*, die zu Enthemmung des Wachstums, damit zugleich zu einer Steigerung der Teilungsgeschwindigkeit und Störung der Differenzierung führt.

Die **Geschwulstentstehung** wäre sonach **eine nach mehrphasischer praeblastomatöser Gewebsschädigung** schließlich **plötzliche Umwandlung von Körperzellen in**

Geschwulstzellen als Folge einer somatischen Mutation wachstumsregulatorischer Erbstrukturen.

Die *Cancermutation* stellt danach eine genetische Zellkrankheit, d. h. eine *Erkrankung im Bereich der somatischen Zellerbmasse* oder — wieder anders ausgedrückt — *eine chromosomale oder eine Gen-Krankheit somatischer Zellen* dar. Ist sie erst eingetreten, so wird — in der Sprache der Genetik — die neue, *abgeänderte Information an die Tochterkrebszelle* in weiterhin immer gleicher Weise nach dem verschlüsselten „Code" weitergegeben in dem Sinne, daß der Zellstoffwechsel enzymatisch für dauernd in den Warburgschen Gärungsstoffwechsel umgewandelt wird und damit den Krebszellen neue Potenzen nach Art des autonomen und zugleich anderen Geweben gegenüber zerstörerischen Wachstums zuerteilt werden.

Es ergibt sich noch die Frage: Kann die *Mutationstheorie* der Geschwulstentstehung naturwissenschaftlich exakt, d. h. mit der letzten Sicherheit irgendwelcher Experimente, *bewiesen* werden? Es gibt Autoren (z. B. KÖHLER 1935), die in einer großen Versuchsserie STRONGs einen Experimentalbeweis sehen wollen.

STRONG machte Kreuzungsexperimente zwischen japanischen Tanzmäusen und Hausmäusen in Richtung „Empfänglichkeit" für oder „Resistenz" gegen *Impftumoren*. Die Analyse von Kreuzungen, Rückkreuzungen, Auszählung der Mendelproportionen usw. ergab, daß zahlreiche Gene über Empfänglichkeit bzw. Resistenz entscheiden. Stammten 2 Impftumoren von der gleichen Maus, so kam es vor, daß jeder von ihnen in der F_2-Generation verschiedene Mendelproportionen erbrachte. STRONG schloß daraus, daß der eine Impftumor die genetische Konstitution des Gewebes, dem er entstammte, beibehielt, daß der andere aber nicht mehr die gleiche Konstitution haben konnte, sich also „nach Art einer Mutation" entwickelt haben mußte. Wir selbst halten dieses Experiment für wichtig, aber doch nur dafür beweiskräftig, daß im bereits entstandenen Tumorgewebe eine weitere sekundär somatische Mutation erfolgt sein mußte. In anderen Fällen verminderte sich die Zahl der für das Angehen der Impftumoren maßgeblichen, anfänglich 5 Gene im Laufe der Generationen auf immer weniger, was gleichfalls als „eine Art von somatischer Mutation" in der bereits vorhandenen Tumorzelle angesehen wird.

Alles in allem muß man dem großen Aufwand an Tiermaterial, der Vielseitigkeit der genetischen Methoden und der Scharfsinnigkeit der Analysen hohe Achtung zollen. Die Experimente zeigen aber doch zugleich auch klar die Grenzen solcher Kreuzungsexperimente mit Impftumortieren auf. Die Cancerisierung kann als genetisch-mutagenes, molekulares Ereignis in Somazellen durch zahlreiche Indizien — MAX HARTMANN würde sagen, mit der „Methode der generalisierenden Induktion" — mit an Sicherheit grenzender Wahrscheinlichkeit *erschlossen*, es kann aber weder durch das Experiment 100%ig bewiesen, noch elektronenoptisch sichtbar gemacht werden.

Die Mutationstheorie hat seit ihren ersten Formulierungen (1928) viel *Zustimmung* erfahren. Es hat heute wohl keine Berechtigung mehr, die Literatur darüber zusammenzustellen. Bis zum Jahre 1928 wurde sie in der Monographie „Mutationstheorie der Geschwulstentstehung" und bis 1949 in der 1. Auflage dieses Buches dargestellt. v. EULER, Stockholm (1942) stand jedenfalls nicht an zu sagen: „Die Einsicht, daß die *Krebszelle eine mutierte Zelle* ist, gehört zweifellos zu den grundlegenden Fortschritten auf dem Gebiet der Tumorforschung." Daß sie eine widerspruchslose biologische Interpretation des Krebsgeschehens ist wird wohl heute von niemandem bestritten. Daß es noch offene Fragen gibt, ist nur natürlich. Es sind so viele Probleme offen als beim Mutationsgeschehen selbst Fragen offen sind. Die höchste Anerkennung liegt wohl darin, daß ein führender Naturwissenschaftler sie heute als eine „Selbstverständlichkeit" bezeichnet. Bis zu H. J. MULLERs ersten Röntgenmutationen gab es keine befriedigende Deutung. für das Mutationsgeschehen, ebensowenig für die Geschwulstentstehung. Was bis dahin ein völlig ungelöstes Problem war, ist heute biologisch voll verstehbar. Wir gingen 1928 davon aus, daß „mutierte Gene somatischer Zellen die letzten Träger der Geschwulsteigenschaften" seien, und erweiterten jene Grundkonzeption 1949 dahin, daß die Geschwulstentstehung „als Übergang von Körperzellen in Geschwulstzellen durch mutative Änderung der Wachstumstumoren von Erbstrukturen somatischer Zellen" aufzufassen sei. 1958 sagt SCHULTZ in einem Übersichtsartikel über "Malignancy and the Genetics of the Somatic Cell": Daß die Abänderung einer normalen zu einer neoplastischen Zelle mit Erbänderungen der Zelle zu tun hat, ist mittlerweile ein Allgemeinplatz[1]. Damit ist im Werdegang der anfänglichen *Arbeitshypothese* jener Punkt erreicht, an dem die ursprünglich intuitive Konzeption eines Einzelnen zum *Allgemeinbesitz* und die ehemalige Hypothese zum Instrument einer einheitlichen und widerspruchslosen Interpretation eines vielschichtigen Geschehens und damit zu einer naturwissenschaftlichen *Theorie* geworden ist.

5. Die Bewährung der Mutationstheorie gegenüber den Grundtatsachen des Geschwulstgeschehens

Was am meisten für die Mutationstheorie wirbt, ist ihre *Erklärungskraft* für alle Grundtatsachen des Krebsgeschehens. „Werden gesicherte Tatsachen nicht wahllos, sondern in folgerichtigem Fortschreiten gewonnen, so fügen sie sich hernach von selbst zu einem sinnvollen Ganzen, zu einer echten Theorie, einer Gesamtschau alles in der Erfahrung Gegebenen zusammen" (SPEMANN 1935).

a) Mutationstheorie und Biologie der Tumoren. Mit der Deutung der Cancerisierung als Mutationsvorgang wird zunächst *das Unvermittelte der Krebsentstehung* verständlich. Zwar können wir natürlich den Uranfang einer Krebsgeschwulst nicht erkennen. Dazu muß sie erst einmal wenigstens Stecknadelkopfgröße erreicht haben. Das wären aber schon mindestens 1000 Krebszellen. Da es kaum vorstellbar ist, daß diese 1000 Zellen auf einmal und gleichzeitig entstanden sind, ist es von vornherein sehr viel wahrscheinlicher, daß die ersten 1024 Zellen aus einer Urtumorzelle in 10 Teilungsgenerationen entstanden sind. Wo denn nun auch inmitten einer oft großflächigen Praecancerose ein erster Microcancer nach Art eines "carcinoma in situ" aufsproßt, immer ist das erste Auftauchen, auch wenn es erwartet war — im Experiment z. B. — unvermittelt und mehr oder minder plötzlich und dieses Plötzliche hat in der *Plötzlichkeit eines Mutationsereignisses* sein Gegenstück.

Die *Irreversibilität* der Krebsentstehung, d. h. die Tatsache, daß auch bei Fortfall der krebserzeugenden Ursachen aus einer Geschwulstzelle nie wieder eine normale Körperzelle wird, findet in der Konstanz der einmal entstandenen Mutation ihr Analogon. Im Gegensatz zur Modifikation und Dauermodifikation, ja im Gegensatz zu vielen anderen biologischen Reaktionen ist der Mutationsvorgang nicht restituierbar, da „die Gene aus einem stabilen Zustand in einen anderen ebenso stabilen Zustand übergehen". In gleicher Weise ist die Cancerisierung ein niemals restituierbarer Vorgang. Es ist ja auch sehr selten, daß eine Defektmutation durch eine „Rückmutation" in ein normales Gen zurückverwandelt wird. Wohl kann in einer Krebszelle eine neue somatische Mutation eine weitere Entdifferenzierung der Krebszelle und damit eine noch größere Malignität bewirken, dagegen kann aus einer Krebszelle nie wieder eine normale Körperzelle werden.

---

[1] "It is a truism by now that the change from the normal to the neoplastic cell must involve a change in cellular heredity".

Die Theorie erklärt weiterhin gut die *Seltenheit* der Cancerisierung im Verhältnis zu der riesigen Zahl der von cancerogenen Noxen getroffenen Zellen: nur *die* Zellen werden Krebszellen, deren Steuerungsorgan ohne sonstige Zellschädigung getroffen und in seinem maßgebenden Molekülkomplex abgeändert ist. Nach der nur sehr geringen Wahrscheinlichkeit einer Mutation einer bestimmten Erbguteinheit ist dies, bezogen auf die Billionenzahl von Somazellen, nur relativ selten zu erwarten.

Die Theorie erklärt die *Malignität*, also das autonome Wachstum, welches die natürlichen Wachstumsgesetze durchbricht und ein Wachstum „auf eigene Faust" ermöglicht. Die Ganzheit eines Organismus und die spätere Harmonie im Zellenstaat ist prästabilisiert in den strukturellen Elementen der befruchteten Eizelle, vor allem im System ihrer Gene und ihrer Wechselwirkung mit dem Plasma. Die Ganzheit jedes individuellen Organismus, das Zusammenklingen aller Teile bis hinunter in die Billionen von Körperzellen wird dadurch gewährleistet, daß von der befruchteten Eizelle an — unbeschadet aller Differenzierung im einzelnen — allen Zellen des Organismus das gleiche Erbgut der befruchteten Eizelle zuerteilt wird, so daß alle Zellen eines Zellenstaates unter den gleichen Gesetzen der gleichen Erbsubstanz stehen und so einerseits die Individualität, andererseits die Ganzheit repräsentieren.

Kommt es nun an irgendeiner Stelle des Zellenstaates zu einer Mutation einer Körperzelle in einer die Wachstumsregulation kontrollierenden Erbstruktur, so bekommt die Zelle schlagartig *andere zellregulatorische Gesetze*. Sie verhält sich nicht mehr wie eine erbanlagen-identische Geschwisterzelle, sondern sie erhält als erbverschiedene neue Zelle neue Gesetze, die sie nach eigenen Gesetzen — „autonom" — weiterzuwachsen und so die Gesetze der sonst einheitlichen Harmonie zu durchbrechen zwingt. Im genetischen Substrat einer Zellteilungsregulation mutierte Zellen verhalten sich ähnlich wie aus dem Gewebsverband losgelöste und damit ihrer Gewebsschranken beraubte Zellen. Sie erhalten, da die Wachstumsbegrenzung durch die gen-gleichen Geschwisterzellen wegfällt, „unbegrenzte" Vermehrungs- und damit Wucherungsfähigkeit. Die Mutationstheorie ist unseres Erachtens die erste und einzige Krebstheorie, die das Problem der Malignität befriedigend zu erklären vermag.

Die Theorie erklärt auch gut die Entstehung jeder Geschwulst aus einer ersten *Urtumorzelle* als der mutierten Körperzelle des betreffenden Individuums. Die Urtumorzelle unterscheidet sich von der Körpermutterzelle durch den abgeänderten Erbgutanteil für die altruistische Zellregulation. Aus ihrer Verdoppelung, Vervierfachung usw. entsteht der *Geschwulstkeim* und aus diesem durch das weitere Wachstum die fortschreitend sich vergrößernde Geschwulst.

Die Theorie erklärt des ferneren, daß Geschwulstzellen neben ihren neuen Eigenschaften, noch zahlreiche *Charaktere ihrer Mutterzellen beibehalten*. So zeigen z. B. epitheliale Krebse oft noch einen ganz ausgesprochenen epithelialen Ordnungssinn, Sarkome noch Stützgewebscharakter. Von der äußeren Haut ausgehende Krebse zeigen auch in der Tiefe noch die Fähigkeit zur Verhornung (Hornperlen), Knochensarkome bilden noch Knochen, Schilddrüsenkrebse liefern noch Schilddrüsensekret usw. Dieser Fortbestand alter, wenn auch oft pathologisch verzerrter Funktionen erklärt sich nach der Theorie daraus, daß nicht das ganze Erbgut, sondern nur der wachstumsregulatorische Anteil mutiert ist.

Diese Theorie erklärt des weiteren, daß die einmal entstandenen Krebszellen den durch den Mutationsvorgang eingeleiteten veränderten *Zellcharakter* von nun an unverändert weiter beibehalten, auch wenn sie an ganz andere Körperstellen, in andere Organe und Gewebe verschleppt werden. Wohl *ändert* manchmal eine *Geschwulst* im weiteren Verlauf noch ihren „*biologischen Charakter*". Immer aber ist sie dann noch weiter entdifferenziert und „maligner" im Wachstum als bisher. Auch dies findet in der Mutationstheorie und nur in ihr seine *Erklärung*: Krebszellen können von sich aus oder häufiger noch unter Einwirkung neuer proliferativer oder carcinogener Reize *nochmals mutieren*. Dann aber bekommen die noch unreifer gewordenen neuen Krebszellen einen Selektionsvorteil gegenüber ihren Ausgangszellen, so daß sie die ersteren allmählich überwuchern und den neuen Charakter der Geschwulst bestimmen.

Endlich ist auch die *Rezidivbildung* eine natürliche Konsequenz der Mutationstheorie. Bleiben bei einer Operation Zellen mit verändertem Zellerbgut zurück, so können diese gar nicht anders, als sich nach den neuen Gesetzen ihrer veränderten Erbsubstanz entwickeln, da ja die zurückgebliebenen Zellen im Gegensatz zur bloßen Zellmodifikation immer wieder Zellen der gleichen Art und der gleichen Funktion hervorbringen können.

Natürlich ist mit diesen Hauptkennzeichen bösartiger Geschwülste die Erklärungskraft der Theorie nicht erschöpft. Gewissermaßen anhangsweise sei noch darauf hingewiesen, daß die Theorie auch die durch alle weiteren Zellgenerationen unverändert weitergegebene streng spezifische *Individualität der Krebszellen* besonders gut erklärt. Man hat Krebszellen von Impfgeschwülsten jahrelang in der Gewebekultur außerhalb des Organismus weitergezüchtet. Nach Hunderten von Umsetzungen in 10 Jahren und länger auf die gleiche Tierart rückverpflanzt, ergaben die Zellen stets wieder genau den gleichen Krebs. Das einmal abgeänderte Zellerbgut wird mit jeder ihrer Zellteilungen unverändert den Tochterzellen weitergegeben und damit die Beibehaltung der Individualität der betreffenden Krebszellart gewährleistet.

Die Mutationstheorie erklärt die unverrückbare *Stabilität der neuen Eigenschaften* in sämtlichen, der ersten Krebszellteilung folgenden Zellgenerationen. Genau wie aus einem bisher stabilen Atom beim Atomzerfall nunmehr ein von da an wieder stabiles neues Atom mit neuen Eigenschaften entstanden ist, so bedeutet auch die Mutation, daß die stabile bisherige Erbmasse durch die mutative Abänderung z. B. durch Zerfall irgendeiner Molekularstruktur in eine von da an gleichfalls wieder stabile neue Erbmasse mit neuen Eigenschaften verwandelt ist.

Die Theorie erklärt auch die Tatsache, daß die Carcinogenese der Regel nach *unicellulär* und *monotop* erfolgt. Bei der Seltenheit des Mutationsvorganges ist es statistisch sehr unwahrscheinlich, daß der gleiche Mutationsvorgang zwei- oder dreimal und an verschiedenen Orten zugleich erfolgt. Der Regel nach dürfte er nur einmal erfolgen. Wenn er aber schon als Ausnahme mehrmals zugleich oder nacheinander erfolgt, so nur, wenn wie bei Berufskrebsen die Einwirkung flächenhaft sehr groß und sehr langdauernd ist, oder, wenn bei einer Polyposis intestini bei Tausenden von Polypen die Wahrscheinlichkeit zunimmt, daß das gleiche somatische Mutationsereignis an mehreren Stellen zugleich oder sehr kurz hintereinander erfolgt. Auf solche Weise wird nun sowohl die 98%-Regel *von der Einzahl des Krebses* wie die relativ große *Seltenheit echter primärer Multiplizität* des Krebses verständlich.

Von besonderer Beweiskraft sind Feststellungen an spontan entstandenen Krebsen bei der Maus, für die STRONG (1929) und BITTNER (1935) die erbgenetischen Bedingungen ihrer Verimpfbarkeit untersucht und gezeigt haben, daß ihr Angehen von mehreren (bis zu 13) Erbfaktoren des Wirtsorganismus abhängt. Bei solchen Untersuchungen zeigte sich, daß plötzlich nur 4 oder 5 Faktoren nötig waren, und BITTNER (1935) schloß daraus, daß beide Tumoren nochmals mutiert hatten. Man hat diese Feststellungen geradezu als Experimentalbeweis für die Krebsgenese als Mutation angesehen. Sie beweisen natürlich nur die spätere mutative Änderung, aber nicht die primär mutative Entstehung, so gewichtig die Feststellungen STRONGs auch sind.

Auch die Frage der *Vererbbarkeit des Krebses* bekommt im Lichte der Mutationstheorie neue Aspekte. Es war im 5. Kapitel ausführlich die Rede davon, daß gerade vom Standpunkt der menschlichen Krebserkrankungen sehr viel gegen eine Überschätzung der Vererbung spricht. Seit sich der „Milchfaktor" bei den Mäusestämmen als virusähnlich erwiesen hat, sind ja auch die auf den Brustkrebsstämmen aufgebauten Schlußfolgerungen im Wesentlichen als hinfällig erwiesen. Auch für die angeblich „monohybrid recessive" Krebsvererbung bei Mäusen, die MAUD SLYES in so zahlreichen Arbeiten als bewiesen vertreten hat, hat LITTLE (1928) am eigenen Material der Verfasserin überzeugend nachgewiesen, daß das an sich riesige Beobachtungsgut falsch interpretiert war. Was übrig bleibt, ist der genetische Nachweis, daß sich Tierarten, Tierrassen und Einzelindividuen hinsichtlich der Induzierbarkeit exogener Tumoren verschieden verhalten. Wo aber gäbe es überhaupt eine Eigenschaft, in der sich verschiedene Lebewesen und verschiedene Individuen *nicht* verschieden verhielten? Die *Variabilität*, gleichviel ob es sich um die genotypische oder um die phänotypische handelt, gleichviel ob ihr Mutationen oder Modifikationen zugrunde liegen, *Varianten*, d. h. irgendwie vom Durchschnitts-, Standard- oder Mitteltyp abweichende Individuen gehören ja zu den Grundphänomenen aller Lebewesen. Wenn es also auch beim Krebs *Varianten bei der Krebsentstehung* gibt, so besagt das nur: *auch bei der Krebsinduktion variieren* die *Organismen* hinsichtlich ihrer somatischen Krebsmutabilität *in Abhängigkeit von ihrer genetischen Konstitution*.

Wenn aus der Tatsache, daß bei Einwirkung cancerogener Substanzen, wie Anilinstoffen, nur ein Teil der Gefährdeten erkrankt, geschlossen wird, daß bei den nicht erkrankten Gefährdeten ihre Erbkonstitution im Sinne einer Art von genotypischer Resistenz sie von der Erkrankung bewahrt hätte, so ist das eine nicht gerechtfertigte Schlußfolgerung. Zunächst einmal genügt die Erklärung nach der Treffertheorie, wonach eben von vornherein nur mit einer gewissen Wahrscheinlichkeit die Krebsmutation erwartet werden kann. Die Noxe wirkt nicht rein nach dem Kausalprinzip, wonach gemäß Ursache (carcinogene Substanz) stets die Wirkung (Cancerisierung) eintreten müßte, sondern nach dem Alles-oder-Nichts-Gesetz, wonach auch bei Einwirken der Noxe in einem hohen Prozentsatz eben „Nichts" erfolgt, d. h. ein Carcinom nicht entsteht. Der direkte Rückschluß: „Gefährdung und Nichterkrankung beweist genotypisch Nichtdisposition bzw. Resistenz", ist also ein Trugschluß.

Es fragt sich nun noch, gibt es über eine erworbene örtliche oder gewebsspezifische lokale „Disposition" (sprich: Praecancerose) hinaus eventuell auch eine Art *Allgemeindisposition zum Krebs* oder in der Sprache unserer Theorie, gibt es eine erbgenetisch bedingte erhöhte Mutabilität somatischer Zellen vieler Gewebe oder Organe oder vielleicht sogar aller? Den Pathologen ist schon immer aufgefallen, daß es wahre „Geschwulstmenschen" gibt, Menschen bei denen besonders im hohen Alter eine ganze Fülle von Geschwülsten ganz verschiedener Art aufgedeckt werden.

In diesem Zusammenhang sei auch daran erinnert, daß im *Experiment* — im Gegensatz zu vielen cancerogenen Stoffen, die elektiv nur auf ein bestimmtes Gewebe einwirken (Histo- bzw. Organotropismus z. B. beim Scharlachrot, Buttergelb, Cysticercustoxin usw.) — andere krebserzeugende Stoffe bekannt sind, die wie z. B. das *4-Dimethylaminostilben* (s. 8. Kapitel, S. 353) durch eine *große Variabilität der Krebsformen der verschiedensten Organe* ausgestattet sind.

Ebenso ist es beim *Methylcholanthren* bemerkenswert, daß es gelingt, *Tumoren* auch *fernab der Einbringung* zu erzeugen. STRONG (1945) sah bei 75 von 125 weiblichen Mäusen des NHO-Stammes, denen im Alter von 60 Tagen 1 mg Methylcholanthren subcutan injiziert wurde,

Mammacarcinome sich entwickeln. Dieser hohe Prozentsatz wurde möglich durch die Unterdrückung der Tumorentstehung am Ort der Injektion und diese wiederum wurde durch eine Auslese hinsichtlich einer „Resistenz" gegen solche Tumoren erzielt. In einem solchen Falle sieht es so aus, als ob eine exogene Noxe die spontane genetische Empfänglichkeit zu ersetzen vermöchte. Nebenbei waren diese Mammacarcinome bei Mäusen denen beim Menschen sehr ähnlich. So metastasierten sie z. B. auch in das Knochensystem.

Weiterhin zeigte STRONG (1948), daß es gelingt, die *Neigung* von Mäusen *zu Spontantumoren* beträchtlich zu erhöhen, wenn die Vorfahren Generationen lang dem *Methylcholanthren* ausgesetzt waren. Sie erhielten mit 60 Tagen 1 mg Methylcholanthren subcutan, ebenso ihre Inzuchtnachkommen, und zwar über 21 Generationen. In der F_{13}-Generation wurden eine Gruppe von Mäusen abgesondert und ihre Nachkommenschaft nicht mehr injiziert. Unter 797 Tieren bekamen 528 Tiere spontane Tumoren der verschiedensten histologischen Typen (66,2%). Unter den Tumoren fanden sich Bronchialcarcinome, Magenkrebse, Leiomyosarkome, Fribrosarkome, Hautkrebse usw. Eine große Zahl von Mäusen entwickelte mehrfache Tumoren zugleich.

STRONG nimmt an, daß durch das Methylcholanthren Keimzellmutationen ausgelöst wurden, die dann das Auftreten von Spontantumoren bedingen. Die Annahme einer Mutationsauslösung wird auch dadurch nahegelegt, daß ja STRONG selbst (vgl. S. 367) mit Methylcholanthren bei Mäusen auch sonstige Mutationen hinsichtlich Haar-, Augenfarbe und Pigmentverteilung erzielte. Es handelt sich hier um eine durch das carcinogene Agens ausgelöste erhöhte somatische Mutabilität, wie dies auch durch Beobachtungen am Menschen wahrscheinlich gemacht ist.

Für *menschliche Geschwulstkrankheiten* hat GROHMANN für Fälle von *Neurofibromatose* eine *erhöhte somatische Mutabilität* angenommen. Anläßlich des ersten völlig gesicherten Falles bei einem eineiigen Zwilling erörtert GROHMANN die Frage, ob das die Erkrankung bedingende Gen alle Einzelheiten des Krankheitsbildes bestimmt oder ob auch andere Einflüsse Bedeutung haben könnten. Er kommt zur Deutung, daß die einzelnen Geschwülste selbst nicht erbbedingt, sondern durch somatische Mutationen ausgelöst sind, und diese lassen sich durch eine erbbedingte, extrem hohe somatische Mutabilität erklären, eine Deutung, die GROHMANN auch auf die *tuberöse Sklerose* mit ihrer ganz eigenartigen Multiplizität von Tumoren ausdehnt.

Ein drittes Beispiel scheint uns die mit der *Acanthosis nigricans* vergesellschaftete hohe Krebsanfälligkeit zu sein. Aus einer Zusammenstellung von CURTH (1943) über die bis dahin bekannten 395 Fälle von Acanthosis nigricans geht hervor, daß 50% *aller Fälle mit Krebs kombiniert* sind. Wenn dabei der Magenkrebs überwiegt, so liegt dies sicher an seiner auch sonst großen Häufigkeit. Auch Sarkome kommen vor, bemerkenswerterweise aber bei dieser „Hautkrankheit" nie Hautkrebse. Das allein schon zeigt, daß die Hautveränderungen nur das Stigma einer universellen biochemischen Abartung, aber nicht die Wesensgrundlage dieser hohen Krebsanfälligkeit sind. Auf eine erhöhte somatische Mutabilität scheint uns auch der Umstand hinzuweisen, daß allen Tumoren bei Acanthosis nigricans eine besonders hohe Malignität nachgesagt wird (vgl. CURTH 1943). Meist geht die Acanthosis der Krebserkrankung voran — bis zu 18 Jahren Zwischenzeit sind beobachtet worden —, oft treten die Hauterscheinungen und der Krebs aber auch gleichzeitig auf.

Es scheint kaum einem Zweifel zu unterliegen, daß die *Menschen*, wie in allen sonstigen Eigenschaften, so auch in der Neigung zu *Geschwulsterkrankungen variieren* in dem Sinne, daß von dem einen Extrem einer geringeren Wahrscheinlichkeit für das Auftreten somatischer Mutationen und dem anderen, soeben geschilderten Extrem einer ausgesprochenen Geschwulstmutabilität alle Übergänge sich finden, die es uns auch verständlich machen, daß die einen Menschen trotz reichlicher Exposition gegenüber carcinogenen Schädigungen nicht erkranken, während andere Menschen sukzedan eine ganze Reihe von Geschwülsten bekommen.

Wir sehen also, daß die Mutationstheorie, ganz abgesehen von der Beweiskraft der zahlreichen Parallelitäten zwischen Mutationsvorgang und Cancerisierung, auch in der vielgestaltigen Erklärungskraft hinsichtlich der rein biologischen Eigentümlichkeiten der Krebszellen eine starke Stütze findet.

b) Grundtatsachen der Krebsstatistik im Lichte der Mutationstheorie. Nachdem die Theorie ihre Erklärungskraft gegenüber den der Mutationsforschung nahestehenden biologischen Grundtatsachen erwiesen hat, ergibt sich die Frage, inwieweit sie *Grundfragen der Krebsstatistik* zu erklären vermag. Im 2. Kapitel über „Krebsstatistik" wurde dargetan, daß die Krebshäufigkeit mit dem **Alter** von Jahrzehnt zu Jahrzehnt steil ansteigt (s. Abb. 25, S. 68). Rein mathematisch-statistisch imponiert die altersmäßige Krebszunahme als eine Exponentialfunktion des Alters. Gibt es nun eine echte „Altersdisposition" oder ist sie nur „vorgetäuscht", wie SCHINZ es will?

Ursächlich sind *zwei Faktoren* mutationstheoretisch zu erklären.

a) *biologisch:* Man muß von der Frage ausgehen, ob dem *Altern der Gewebe* (zusammenfassende Darstellung BUTENANDT 1959) als solchem eine erhöhte *Krebsmutabilität* zukommt. Jedenfalls besteht in der Genetik zwischen Samenalter und Mutabilität eine direkte Beziehung (Näheres bei STUBBE 1934, DÖRING 1937, MARQUARDT 1957, BARTHELMESS 1959, 1962).

Tabelle 90. *Samenalter und Genmutabilität bei Antirrhinum majus.* (Nach STUBBE 1935)

Samenalter Jahre	Geprüfte F_1-Pflanzen	Recessive Genmutationen F_2	%	D/m
10	114	16	14,03 ± 3,25	
9	628	38	6,05 ± 0,95	
8	1477	60	4,06 ± 0,51	1,86
7	1160	61	5,25 ± 0,65	1,45
6	473	14	2,96 ± 0,77	2,29
5	266	4	1,50 ± 0,74	1,37
	4118	193		

STUBBE (1935) z. B. (vgl. Tab. 90) erhielt bei einer sonst mit etwa 1% mutierenden Sippe von Antirrhinum majus eine mit Zunahme von Samenalter ansteigende Gen-Mutabilität. In Pflanzen aus 10jährigem Samen — länger ist er nicht keimfähig! — war die Mutationsrate auf 14,03% gestiegen. Ähnliches gilt für das Pollen von Antirrhinum und für die Spermien von Drosophila. Hier ist der Prozentsatz der Mutation fast $2^1/_2$mal so hoch, wenn die Spermien 15—20 Tage alt sind, als wenn sie frisch geschlüpft zur Befruchtung kommen (z. n. BARTHELMESS 1959). Nach den Erfahrungen der Genetik besteht also eine Beziehung zwischen Samenalter und Mutabilität in dem Sinne, daß die Wahrscheinlichkeit des Mutierens zeitproportional ist.

Auch nach Erhebungen der Humangenetik ist gleichfalls erwiesen, daß die *Mutabilität* in menschlichen *Keimzellen* mit dem *Alter* zunimmt (zusammenfassende Darstellung bei FR. VOGEL 1959 und bei BARTHELMESS 1962). Es ist dies an einer Reihe von Beispielen, vor allem für die Chondrodystrophie (grundlegende Erhebungen in Dänemark durch MORCH 1941!) nachgewiesen worden, und zwar ist die Mutationsrate in Keimzellen bei Männern höher (höhere Teilungsquote der Spermatogonien) als bei Frauen, bei denen die Teilungen der Eizellen (mit Ausnahme der Meiosis) bei Beginn der Fruchtbarkeitsperiode bereits abgelaufen sind. Es bestehen keine Bedenken, die mit dem Alter ansteigende Gen-Mutabilität in Keimzellen auch für eine *erhöhte somatische Mutabilität der Körperzellen* als zutreffend anzusehen. Es sind ja dieselben Chromosomen und dieselben Gene.

So sicher beim Anstieg des Krebses entsprechend dem Anstieg des Alters die im Alter erhöhte Mutabilität der Körperzellen eine gewichtige endogene Rolle spielt, so sicher ist andererseits die *Bedeutung exogener Schädigungen* aus der alltäglichen Umwelt des modernen Menschen. Die vielen Berufskrebse mit ihren variablen Latenzzeiten, die Chemo- und Radionoxen aus Luft, Wasser und Lebensmitteln mit ihrer im Laufe des Lebens zunehmenden Einverleibung bringen es mit sich, daß die *Frage des Alters* auch von der exogenen Seite her eine *neue Interpretation* erfährt: Die Zunahme des Krebses im Alter ist eben nicht allein darauf zurückzuführen, daß das Alter als solches gewissermaßen die wichtigste „Ur-sache" des Krebses wäre. Vielmehr ist beim *Faktor „Alter"* maßgebend, daß die *carcinogenen Stoffe in ihren täglichen Einzeldosen sich allmählich addieren, summieren und kumulieren,* bis schließlich mit zunehmendem Alter durch den *Summationseffekt* jene *Gesamtdosis einverleibter Noxen* erreicht ist, die dann die *Cancerisierung* der meist jahrelang geschädigten Gewebe und Organe einleitet.

Auch das Problem **Krebs und Geschlecht** bekommt durch die Mutationstheorie neue Aspekte. Es kann natürlich an dieser Stelle nicht auf die Faktoren eingegangen werden, die im späteren Leben für die Geschlechtsrelation der verschiedenen Tumoren verantwortlich zu machen sind, also nicht auf hormonelle Einflüsse, nicht auf Zusammenhänge mit Schwangerschaft, Geburt, Lactation usw. Hier drängt sich als erstes die Frage auf, inwieweit im Geschwulstgeschehen *Mutationen im Bereich der Geschlechtschromosomen* eine Rolle spielen können. Wir müssen davon ausgehen, daß auch beim Menschen das weibliche Geschlecht 2 homologe „X-Chromosomen" besitzt, während das männliche Geschlecht nur 1 X-Chromosom (demzufolge keine zu diesem homologen Gene!) und ein sehr viel kleineres „Y-Chromosom" (wieder ohne homologe Gene in einem 2. Paarling!) aufweist.

Nun war schon (S. 542) die Rede davon, daß wir mit den Chromosomen des Menschen sehr viel weiter vorangekommen sind, seit sich bei Fibroblasten, Knochenmarkszellen usw., in vitro die Zellteilung z. B. durch Colchicin stoppen und die Zahl der Chromosomen sehr viel genauer als früher auszählen und identifizieren läßt (vgl. Abb. 77, S. 285, u. Abb. 141, S. 526).

Es braucht jedoch an dieser Stelle nicht erneut auf die *Anomalien der Geschlechtsentwicklung* als Folge abnormer Geschlechtschromosomenzahlen eingegangen zu werden, da diese bereits ausführlich genug (vgl. Tab. 46, S. 286) gewürdigt worden sind.

Wie sind nun die erheblichen **Differenzen im Krebsbefall der verschiedenen Organe und Gewebssysteme** zu erklären? Wir hörten (s. S. 51), daß man überschlägig sagen kann, die Hälfte aller Krebse komme auf den Verdauungstrakt, ein Viertel auf die Geschlechtsorgane und alle übrigen Krebsformen machen erst das letzte Viertel aus. Der Gedanke, die Häufigkeit wäre eine Funktion der Zahl ihrer somatischen Zellen, wird sofort widerlegt durch die Tatsache, daß die Muskulatur, die Blutgefäße, das Fettgewebe, die doch einen hohen Prozentsatz der Körpermasse ausmachen, von Krebsgeschwülsten so gut wie verschont sind (s. hierzu S. 574).

Tabelle 91. *Sterblichkeit an Magenkrebs im Verhältnis zur allgemeinen Krebssterblichkeit*
(Nach CRAMER, zitiert nach E. L. KENNAWAY und N. M. KENNAWAY 1937)

Land	Krebssterblichkeit je 100000 Männer	Sterblichkeit an Magenkrebs (in % der allgemeinen Krebssterblichkeit)
England . . .	118	22,2
Holland . . .	118	55,5
Bayern . . .	115	55,8
Norwegen . .	123	56,6
Schweden . .	120	60,5

Es ist heute erwiesen, daß die Organverteilung der Krebse nur die verschieden häufige Einwirkung krebserzeugender Noxen widerspiegelt. Die Tatsache, daß der *Magen* mit 30%, in anderen Statistiken mit 40% mit größtem Abstand an der

Spitze aller Krebserkrankungen liegt, spricht jedenfalls mit großer Entschiedenheit für solche Annahme, denn bei keinem anderen Organ hat sich der Mensch bei dessen Inanspruchnahme von den ursprünglichen Bedingungen der freien Natur weiter entfernt, als beim Magen. Dem Magen wird nicht nur durch Jahrzehnte eine buchstäblich denaturierte Nahrung zugeführt, die Nahrung wird außerdem noch bei mancherlei Zubereitung Temperaturen ausgesetzt, deren Gefährlichkeit besonders bei Fetten und Ölen erwiesen ist. Aber damit nicht genug, der Magen bekommt mit der großen Zahl von Fremdstoffen der Nahrung auch manche cancerogene Substanzen zugeführt. Außerdem wird er oft ein ganzes Leben lang weit über die physiologischen Bedürfnisse des Organismus hinaus nur um des leiblichen Genusses willen überbeansprucht. Auch die Tatsache, daß in den nordischen Ländern mit ihrer bekanntlich dauernd schweren, überreichlichen und einseitig fettreichen Kost der Magenkrebs die höchsten Ziffern erreicht, ist statistisch ebenso unbestreitbar (Tab. 91), wie umgekehrt die Tatsache, daß bei manchen, vornehmlich reisverzehrenden Völkern Magenkrebs fast unbekannt ist.

Die *verschiedene Krebshäufigkeit verschiedener Organe* ist umgekehrt geradezu ein *Maßstab ihrer Exposition gegenüber der Einwirkung cancerogener Substanzen*. Als Beweis dafür dient die in den letzten Jahrzehnten allerorts sprunghafte *Zunahme des Lungenkrebses* (s. Abb. 19, S. 57). Man hat die verschiedensten Ursachen analysiert, es wird aber immer deutlicher, daß die Zunahme mit der Zunahme des Rauchens, besonders des Zigarettenrauchens parallel geht. Nicht in dem Sinne, daß die steigende Nicotinzufuhr entscheidend wäre — ihre cancerisierende Wirkung hat sich nicht erweisen lassen —, sondern im Sinne einer Steigerung der Zufuhr von Derivaten des Tabakteers, die mit zur Inhalation und dadurch zur Resorption durch die Bronchialschleimhaut gelangen. Hinzu kommt die Zunahme der Luftverunreinigung durch alles, was Technik und Industrie in die Atmosphäre von Abgasen, Dämpfen, Stauben aufsteigen lassen.

Bei der Häufigkeit des Krebses im Bereich der Geschlechtsorgane wird man vielleicht auch an körpereigene cancerogene Substanzen denken müssen. Nicht, daß die Geschlechtshormone selbst cancerogen wären, das ist wohl längst widerlegt. Die Geschlechtshormone stehen aber andererseits cancerogenen Substanzen aus der Reihe des Methylcholanthrens chemisch so nahe, daß, wenn irgendwo, so hier an ihre Umwandlung in cancerogene Substanzen unter dem Einfluß von Stoffwechsel- oder Entzündungsvorgängen u. dgl. gedacht werden muß.

Wie dem schließlich aber auch sei, man kommt um die Tatsache nicht herum, daß $3/4$ aller Krebse den Verdauungstrakt und den Geschlechtsapparat betreffen, wenigstens bei den Völkern der westlichen Zivilisation. Es ist heute sicher, daß hier Zivilisationseinflüsse entscheidend sind. Es haben Genuß, Gewohnheiten und Begierden und ihre Erfüllung den Menschen nirgends weiter von der Natur abgedrängt, als in der Stillung des „Hungers und der Liebe".

Relation Carcinom/Sarkom. Statistisch machen die Sarkome etwa 5% der malignen Tumoren aus. Das ist höchst auffällig, machen ja die Muttergewebe der Sarkome die *mesenchymalen Gewebe* nach VIERORDT (1908) 82,5%, dagegen die Muttergewebe der Carcinome, die *ekto- und entodermalen Organe und Gewebe* nur 17,5% *der Körpermasse* aus. Es müßten also, gleiche blastomatöse Potenz und gleiche Exposition vorausgesetzt, die Sarkome 6mal so häufig sein wie die Carcinome. In Wirklichkeit sind aber die Carcinome 20mal so häufig wie die Sarkome. Es besteht also eine paradoxe *Diskrepanz zwischen Masse der sarkomeliefernden Ausgangsgewebe und der Häufigkeit der Sarkome*. Es ist klar, daß sich hinter dieser großen Diskrepanz ein grundlegend kausales Problem verbergen muß.

Die Deutung der Mutationstheorie geht dahin, daß die ekto- und entodermale Haut, sowie alle Schleimhäute und Innenauskleidungen der Organe allen exogenen Schädigungen preisgegeben, während die *mesenchymalen Gewebe* — eben durch jene Außen- und Innenauskleidungen — *gegen äußere Noxen* aller Art *weitgehend geschützt* sind. Die Exposition gegen blastogene Noxen der Umwelt ist eine grundsätzlich andere. Es entfallen alle Stoffe, die durch äußeren Kontakt, nahezu alle die peroral oder per inhalationem zugeführt werden können. Dies erklärt die sehr viel geringere Häufigkeit der Sarkome trotz größerer Gewebsmasse ohne weiteres.

Hinzu kommt ein zweites Problem: die *konträren Alterskurven beim Carcinom und beim Sarkom* (vgl. Abb. 32, S. 74). Bei den Krebserkrankungen insgesamt mit 95% Carcinomen als Hauptanteil haben wir die bekannte Steilkurve der Altersverteilung, bei den Sarkomen dagegen eine sehr weitgehend horizontal, gewissermaßen quer verlaufende Kurve, alle Lebensjahrzehnte fast gleichmäßig betreffend, sofern man auf je 100000 Menschen desselben Alters umrechnet.

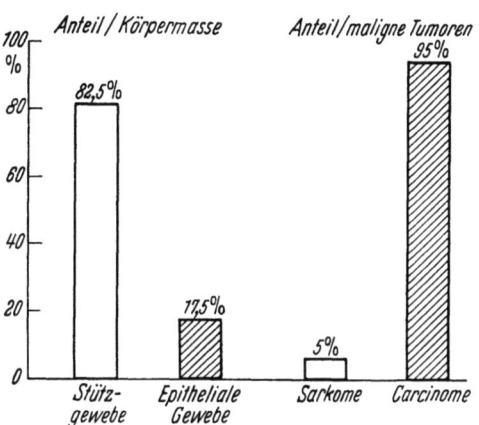

Abb. 164. Anteil der Carcinome und Sarkome an den malignen Tumoren im Verhältnis zum Anteil ihrer Muttergewebe an der Gesamtkörpermasse

Wie schon im 2. Kapitel (S. 75) ausgeführt, ist die *Sarkomrate bei verschiedenen Völkern* eine ganz verschieden hohe. Sie steigt von etwa 5—8% bei uns in Europa bis auf 35% Sarkomanteil unter den obduzierten Krebsfällen z. B. in Indonesien, bei Negern usw. Zur Erklärung dieser wichtigen Tatsache braucht man sich in der Abb. 32, S. 74 nur die Altersstufen jenseits des 35. Lebensjahres gewissermaßen weggeschnitten zu denken. Es fallen dann für die Völker mit nur 35 Jahren durchschnittlicher Lebensdauer alle Carcinomfälle der höheren Altersstufen weg. Es bleiben jedoch die hohen Sarkomraten bis zu 35 Lebensjahren. Es ist somit klar: je niedriger der Lebensstandard noch „entwicklungsfähiger" Völker und je niedriger ihre Lebensdauer ist, um so mehr muß sich ihre Sarkomquote gewissermaßen automatisch erhöhen. Der höhere Sarkombefall solcher Völker hat also nichts zu tun mit einer „Sarkomdisposition", für die es sowieso kein Beispiel beim Menschen gibt. Er hat auch nichts zu tun mit spezifisch sarkomauslösenden Noxen bei jenen Völkern. Vielmehr ist die höhere Sarkomquote in der Hauptsache der Ausdruck des Wegfalls der Carcinome der höheren Altersstufen und der dadurch bedingten Verschiebung in der Relation Sarkom/Carcinom.

Einer Erklärung bedarf auch das zu 98—99% **solitäre** und nur ganz selten **primär multiple Auftreten des Krebses.** Das solitäre Auftreten macht dem Verständnis nach dem soeben Gesagten keine Schwierigkeiten. Somatische Mutationen sind schon sowieso selten. Von der somatischen Krebsmutation hörten wir soeben, daß sie, bezogen auf die Billionenzahl von Somazellen, gleichfalls unverhältnismäßig selten ist. Nimmt man hierzu noch die besondere Stabilität der phylogenetisch sicher sehr alten, das Wachstum regulierenden Erbstrukturen, so wird man verstehen, daß das Ereignis nur ganz selten mehr als einmal an einer Zelle im Zellstaat auftreten wird.

Wenn aber umgekehrt, z. B. beim experimentellen Röntgenkrebs, spontan beim Xeroderma pigmentosum oder bei den oft Tausenden von Polypen im Darmtrakt, auf der strahlengeschädigten Haut von Strahlentherapeuten beim Schneeberger Lungenkrebs oder beim Scharlachrotkrebs der Leber, erwiesenermaßen cancerogene Schädigungen über lange Zeit und in dieser Zeit dauernd auf weite Gewebsstrecken einwirken oder wenn die Zahl der cancerogenen Giftmoleküle eine extrem hohe ist, dann wird es wiederum dem Verständnis keine Schwierigkeiten bereiten anzunehmen, daß unter ganz besonderen Bedingungen die entscheidende Situation ungefähr gleichzeitig oder kurz hintereinander an mehreren Stellen auftreten muß.

Hierher gehören wahrscheinlich Beobachtungen wie z. B. die von ROESCH (1923): Ein 72 jähriger Mann hatte 12 Jahre lang in einer Paraffinfabrik gearbeitet — Paraffin gehört zu den carcinogenen Substanzen (s. S. 355) —, er bekam zuerst (7 Jahre vor seinem Tode) ein Basalzellencarcinom am Oberarm (wo es sonst kaum vorkommt!), dann ein Plattenepithelcarcinom im Hauptbronchus und einen Cylinderzellkrebs des Magens. Man kann nicht ohne Berechtigung unterstellen, daß in einem solchen Falle das vierte oder fünfte Carcinom nur deswegen nicht erlebt wurde, weil das dritte Carcinom die Latenzzeit für das vierte abschnitt, ebenso wie man annehmen darf, daß die carcinogene Noxe Paraffin bei dieser Multiplizität wesentlich mitgewirkt haben wird.

Man pflegt zwischen der primären und sekundären, d. h. im Laufe der Zeit nacheinander entstehenden Multiplizität von Krebsgeschwülsten zu unterscheiden. Bei der Multiplizität handelt es sich unserer Theorie nach um eine durch langdauernde Einwirkung cancerogener Noxen erworbene Mutabilitätssteigerung innerhalb der geschädigten Gewebe. Es wäre daher wohl richtiger, wenn man statt primärer und sekundärer Multiplizität besser eine *simultane und sukzedane Multiplizität* unterscheiden würde.

c) **Mutationstheorie und klinische Geschwulstpathologie.** Die Mutationstheorie macht ohne weiteres mit der Änderung wachstumsregulatorischer Erbstrukturen somatischer Zellen die *Änderung des inneren Zellcharakters* beim Übergang einer Körperzelle in eine Blastomzelle verständlich, denn die Geschwulstzelle ist danach nunmehr eine Zelle mit anderem Zellerbgut und damit mit anderen, neuen Eigenschaften. Die Mutation und nur diese macht uns verständlich, was die alten Pathologen rein begrifflich mit „Anaplasie" (von HANSEMANN) oder mit „neuer Zellrasse" (HAUSER 1903) empirisch postulierten.

Auch die *Metastasenbildung* ist eine natürliche Konsequenz der einmal eingetretenen Mutation. Denn ist erst einmal eine Körperzelle in eine Blastomzelle mutiert, so muß auch die verschleppte Blastomzelle ihre Mutation weitergeben und so wiederum im Anfange einer neuen Geschwulstentwicklung stehen. Die verschleppte Zelle trägt die Gesetze ihres Wachstums in ihrem veränderten Erbgut, nach dessen Impulsen sie sich entwickeln muß, in sich. Daß bei einer allgemeinen Überschwemmung des Organismus mit Geschwulstzellen die verschleppten Zellen oft bestimmte Gewebe und Organe bevorzugen, besagt dagegen nichts, es beweist das nur, daß es, wie bei jeder Aussaat, so auch hier, nicht nur auf den ausgesäten Samen, sondern auch auf den Boden und seine Empfänglichkeit ankommt.

Eine Schwierigkeit für alle sonstigen Krebstheorien bedeutet die oft lange **Latenzzeit.** Die Mutationstheorie vermag sie, besonders auch im Einklang mit der Genetik, gut zu interpretieren. Bekanntlich kennt man, vor allem bei den Berufskrebsen (z. B. Röntgenkrebs der Röntgenärzte, Paraffin-, „Arsen", Blasenkrebs der Anilinarbeiter, Schneeberger Lungenkrebs u. a. m.), Beispiele von 20 jähriger und noch längerer Zwischenzeit zwischen der Beschäftigung mit den carcinogenen Substanzen und den ersten Krankheitsymptomen. Auch im Tierexperiment ist für alle chemischen und physikalischen Noxen eine lange Latenz charakteristisch.

Lange Latenzzeiten sind zunächst ein Beweis dafür, wie irrig es ist, die Krebsentstehung in das starre Schema eines 2-Phasenprozesses zwängen zu wollen. Gerade die langen und in ihrer Länge durch die Dosis und Zeitfolge carcinogener Einwirkungen bedingten Latenzzeiten zeigen, daß das *Krebsgeschehen* weder ein 2-Phasenprozeß, noch eine „Continua", sondern ein sehr variabler und *intermittierender Vielphasen-Vorgang* ist. Wie bei den Jahreszeiten gibt es scharfe Trennungslinien nur im Kalender, nicht in der Natur, so auch bei den Phasen der Krebsentwicklung. Bei dieser kennen wir nur bei den Berufskrebsen und im Experiment den Anfang und den Zeitpunkt der Manifestation. Alle anderen Phasen der oft langen Zwischenzeit zwischen carcinogener Einwirkung und erster Tumormanifestation gehen mehr oder minder allmählich ineinander über.

Es gilt nun, die *Latenzzeit* mit den Argumenten der *Mutationstheorie* zu analysieren und das Zusammengesetztsein der Zeitspanne aus den einzelnen sich folgenden *Zeitperioden* heraus zu erklären. Die erste Zeitspanne umfaßt die Frühreaktion nach der Einbringung des carcinogenen Agens. In vielen Fällen von chemischen Carcinogenen ist die Substanz (z. B. Buttergelb oder β-Naphthylamin), für das spätere Erfolgsorgan selbst gar nicht carcinogen, sondern erst das im Organismus selbst zubereitete Umwandlungsprodukt. Ist die genaue Zeitdauer auch nicht angebbar, so ist andererseits klar, daß es Zeit braucht, bis die notwendige Stoffmenge umgebaut und in ausreichender Konzentration an den Ort der Auswirkung gebracht wird.

Einfacher liegen die Dinge bei physikalischen Krebsnoxen. Das nächstliegende Beispiel sind die mutagenen und blastogenen *Röntgenstrahlen*. Immer schon nennen die Röntgenologen den Frühschaden das *akute Strahlensyndrom*, ohne das der spätere Strahlenkrebs nicht denkbar ist. Mag sein Zustandekommen strittig sein, unbestreitbar ist: es braucht Zeit! Oder nehmen wir den reinsten *Modellfall einer Tumorinduktion beim Menschen*, die intravasale *Thorotrastinjektion*. Letztere ist auf Tag, Stunde und Minute angebbar. Es kann aber gar keine Rede davon sein, daß die Einbringung zugleich der Augenblick des Krebsmutationsereignisses wäre. Vielmehr wird das radioaktive Material erst im Körper verteilt (1. Phase), dann (vorzugsweise, weil Fremdkörpermaterial!) im reticulo-endothelialen System (Leber, Milz, Lymphdrüsen usw.) abgefangen, gespeichert und konzentriert. Jetzt erst — 2. Zeitspanne — setzt die intracelluläre ionisierende Strahlenwirkung auf die Speicherzellen ein. Diese Zellen selbst haben aber gar keine Zeit, zu mutieren, sie gehen ja zugrunde. Geschwisterzellen phagocytieren die frei werdenden Partikel, gehen gleichfalls zugrunde und so fort. Die Länge dieser Zeitspanne ist, wie immer so auch hier, — dosisabhängig (3. Phase). Aber nicht die strahlenexponierten Zellen des RES mutieren zu Tumorzellen, sondern entweder die in Reichweite der Strahlung zwar mitbestrahlten, aber nicht abgetöteten Histiocyten — sie liefern dann *Fibrosarkome der Leber* — oder die Strahlungen induzieren zunächst (4. Phase) kleine Gallengangsadenome oder Mikrohaemangiome. Diese erst werden — 5. Phase — unter der Fortdauer der Strahlung sekundär maligne: *Gallengangscarcinome* (s. Abb. 134, S. 462) oder *Haemangiosarkome der Leber*.

Wie lange das eigentliche Mutationsgeschehen selbst dauert, wissen wir nicht. Wahrscheinlich werden wir die Zeit nie messen können, da sich ja alles im molekularen Bereich abspielt. Wir werden aber von den Biologen dahin belehrt, daß es sich auch beim Mutationsvorgang selbst „um eine lange Kette von Vorgängen der verschiedensten Art" (MARQUARDT (1957) handelt. Sie unterscheiden den „Primärvorgang", von sekundären Reaktionen (Fortwirkung der eingebrachten Energie, Kettenreaktion, „instabile" Zwischenphasen). Erst mit der nun wieder stabilen Mutation wird dann der Prozeß endlich abgeschlossen.

Ferner muß — nach Analogie der von DEMEREC (1946) bei Bakterienmutationen beschriebenen *„Mutationsverzögerung"* auch noch eine Verzögerung der im Zustandekommen durch ein Carcinogen induzierten „Krebs-Mutation" somatischer Zellen in Betracht gezogen werden. Es wird angenommen, daß das Agens erst einen instabilen Gen-Zustand herbeiführt, der sich über mehrere Zellgenerationen erstreckt, bis er sich später erst, also „verzögert", manifestiert.

Die Feststellung von DEMEREC wurde später von ganz verschiedenen Autoren (NEWCOMBE und Mitarb. 1948, AUERBACH 1950, HENKE und POHLEY 1952, FRIEDRICH-FREKSA und KAUDEWITZ 1952 u. a.) an verschiedenen Objekten (Escherichia Coli, Drosophila, Mehlmotte, Amoeba proteus usw.) bestätigt (Zusammenfassende Darstellung b. ULRICH 1952).

Nun erst setzt die *Phaenogenese* des aus der Urtumorzelle sich entwickelnden Mikroblastoms ein. Auch das braucht Zeit! Wie oft werden krebsmutierte Zellen lange Zeit, ohne zur Teilung zu schreiten, liegen bleiben, setzt ja das Eigenwachstum einer Geschwulst nicht mit der Mutation selbst, sondern erst mit

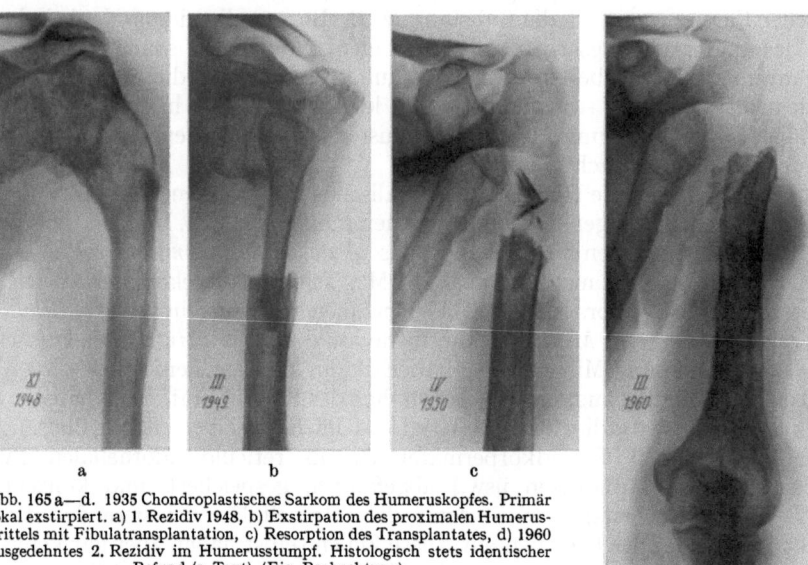

Abb. 165 a—d. 1935 Chondroplastisches Sarkom des Humeruskopfes. Primär lokal exstirpiert. a) 1. Rezidiv 1948, b) Exstirpation des proximalen Humerusdrittels mit Fibulatransplantation, c) Resorption des Transplantates, d) 1960 ausgedehntes 2. Rezidiv im Humerusstumpf. Histologisch stets identischer Befund (s. Text) (Eig. Beobachtung)

der ersten Zellteilung der krebsmutierten Zelle ein. Eine cancerisierte Zelle ist eben noch keine Cancer. Zum Cancer wird sie erst, wenn sie zur fortgesetzten Teilung gezwungen wird, und auch dann kann das Tempo der weiteren Zellteilungen und damit das Wachstum ein sehr langsames sein, so daß also längere Zwischenzeiten resultieren können. Entsteht dann noch die Urtumorzelle in einem Gewebe, das an sich nur langsame Zellteilung aufweist, so kann von der Mutation bis zur ersten Zellteilung und dann von der ersten Zellteilung bis zum Mikrotumor eine lange Zeit vergehen.

Daß bereits fertige *Tumorzellen* noch jahrelang ein *latentes Dasein* führen, zeigen z. B. die einwandfrei erwiesenen Fälle von RIEDER (1925), bei denen noch nach 10 bzw. 23 Jahren *Spätmetastasen* auftraten (s. 1. Kapitel, S. 19). BADE (1947) hat bei 4769 Geschwulstkranken Ermittlungen über Spätrezidive und Spätmetastasen angestellt (Tab. 92). Insgesamt wurden 58 Fälle ermittelt, bei denen die Rezidive oder Metastasen erst 5 Jahre oder später in Erscheinung traten. Das längste Intervall betrug 25 Jahre. Auch wir verfügen über eine einschlägige Beobachtung, die einerseits sehr lange Latenzzeiten maligner Tumorzellen (über

25 Jahre!) beweist, anderseits aber auch dartut, daß gelegentlich ein Kranker über Jahrzehnte hinweg krebskrank sein und dann noch geheilt werden kann.

Eigene Beobachtung. 1935 im Alter von 30 Jahren gestieltes *chondroplastisches Sarkom* am linken Humeruskopf, lokal abgetragen. 13 Jahre später (1948) den Humeruskopf zerstörendes 1. Rezidiv (histologisch derselbe Befund. Teilresektion des Humerus mit Fibulaimplantation). In den nachfolgenden Monaten Resorption des Transplantates. 1960, also nach insgesamt 25 Jahren, ausgedehntes 2. Rezidiv im Humerusstumpf. Histologisch wiederum derselbe Befund. Radikale Exstirpation des restlichen Humerus, gute Gebrauchsfähigkeit des Unterarmes und der Hand mit Hilfe eines Schienenhülsenapparates (Abb. 165). Vorläufig kein Anhaltspunkt für neues Rezidiv.

Am eindrucksvollsten sind jene Fälle von *Chorionepitheliom* bei Frauen, bei denen zwischen der letzten Schwangerschaft und dem Geschwulstbeginn 10 und mehr Jahre liegen. Da das Chorionepitheliom, wie der Name sagt, von den in die mütterliche Decidua einwachsenden Chorionepithelien und damit nicht von der Mutter, sondern vom Fetus abstammen, so ist eine spätere Neuentstehung undenkbar und die tatsächlich lange Latenz der betreffenden Geschwulstzellen mit der Sicherheit eines Experimentes bewiesen.

Tabelle 92

Krebs-lokalisation	Zahl der Fälle	Spätrezidive bzw. Spätmetastasen	Längstes Intervall
Brust....	793	21	25
Gebärmutter.	663	10	22
Unterlippe..	148	6	14
Zunge....	138	5	15
Haut....	786	4	9
Knochen..	105	2	8

Langjährige Krebszell-Latenz, erwiesen durch Spätrezidive und Spätmetastasen (nach BADE 1947).

Die Latenzzeit steht schließlich auch noch in enger *Korrelation* zum *Alter*. Bei der Vielheit der Krebsnoxen, denen der Mensch im Laufe seines Lebens ausgesetzt ist, wird das Ende ihrer jeweiligen Latenzzeiten und damit die Krebsmanifestation nur erreicht, wenn der Betreffende genügend alt wird. Jünger Sterbende erleben eben das Ende jener Anlaufzeit ihrer exogenen Carcinome nicht. Da der Mensch während seines Lebens vielen Krebsnoxen ausgesetzt ist, so laufen meist die Latenzzeiten mehrerer „Krebsschäden" zu gleicher Zeit nebeneinander. Erliegt der Mensch gleich dem ersten Krebs, so bleiben die anderen Krebsnoxen nicht realisierbar. Wird jedoch der erste und vielleicht auch der zweite Krebs geheilt, so kommt es, nebenbei ohne daß damit eine Geschwulstdisposition bewiesen ist, dann auch noch zum Ablauf der Latenzperioden einer dritten und vierten Krebsnoxe und damit zu weiteren Krebsen.

HANHART (1943) z. B. beschreibt den Fall eines Mannes, der mit 86 Jahren von einem Cancroid der Stirne operativ geheilt wurde. Als er dann mit 89 Jahren starb, fand sich als zweiter noch erlebter Krebs ein malignes Hypernephrom, als dritter ein Bronchialcarcinom und als vierte Geschwulst ein Lungenosteochondrom.

Es wurde bereits dargetan, daß der Steilanstieg der Krebskurve im Alter (s. Abb. 25, S. 68) wesentlich mit darauf zurückzuführen ist, daß mit zunehmendem Alter immer häufiger das Ende von Latenzperioden zahlreicher Krebsnoxen der früheren Lebenszeit bis zurück in die Jugend erlebt und dadurch die Wahrscheinlichkeit, an Krebs zu erkranken, im Alter schnell gesteigert wird. Die *Zunahme im Alter* ist also dem Zusammenwirken der im Alter höheren Mutabilität somatischer Zellen und der Anlaufzeit der exogenen Krebsnoxen zuzuschreiben. Sie ist also *nur im Zusammenhang mit der Latenzzeit* verständlich.

Das übergroße Erfahrungsgut mit der Latenzzeit beim Menschen wird wirksam ergänzt und vertieft durch die *Beobachtungen* bei experimentellen Tumoren. Die Abhängigkeit der Latenzzeit von Dosis, Wirkungsstärke und Zeitfolge hat angefangen mit BLOCHs (1924) ersten experimentellen Röntgencarcinomen bei Kaninchen bis zu den ausgedehnten Ermittlungen DRUCKREYs mit den Butterggelbhepatomen und SCHMÄHLs mit Stilben (Näheres 7. Kapitel) und hat immer neue Bestätigungen erhalten. Vor allem haben auch die an Buttergelbhepatomen ausgeführten cytologischen Untersuchungen MARQUARDTs ergeben, daß sich das Tumorgeschehen von der Einbringung des Carcinogens bis zur Manifestation der Tumoren über viele Phasen erstreckt, die sich gerade an den „Regenerationsmitosemustern" (s. Abb. 157, S. 545) gut mit den verabreichten Buttergelbdosen in Korrelation bringen lassen.

Zusammenfassend ist zu sagen, daß das krebstheoretisch so bedeutsame Problem der *Latenzzeit* in der Sprache und mit dem Tatsacheninhalt der Mutationstheorie eine befriedigende Darstellung findet. Ganz gewiß ist die Krebsentstehung kein 2-phasischer Prozeß. Natürlich könnte man sagen, alles, was dem Cancer vorausgeht, ist die Phase der Praecancerose, die andere die des Cancers. Eine solche Einteilung wäre primitiv und nicht beweisend, denn wir rechnen ja die Phaenogenese des Krebses nicht mehr zur Latenzzeit. Letztere schließen wir per definitionem mit der ersten Krebsmanifestation ab.

Entscheidend ist, daß die *Latenzzeit* sich in viele, aufeinanderfolgende, jeweils eng aneinander sich anschließende, aber nie scharf getrennte *Einzelphasen von variabler Dauer und variabler Gesetzmäßigkeit* unterteilt. Aus der langen Kette der Reaktionen ist jedoch eine nicht wegdenkbar: Es ist die des ersten Kontaktes zwischen dem körperfremden Agens und dem Re-Agens des Organismus, an die sich dann eine lange sich fortsetzende Auseinandersetzung zwischen Umweltfaktoren und der lebenden Substanz anschließt. Der Verlauf entspricht nie einer 2-zipfligen Kurve entsprechend einem 2-Phasen-Geschehen, sondern — wenn ein solcher Vergleich erlaubt ist — einer von Fall zu Fall völlig verschiedenen Krankenkurve bei stark intermittierendem Fieber.

Auch die **Mischtumoren** bereiten der Mutationstheorie keine ernsthaften Schwierigkeiten. Schon ihr stets angeborener Charakter weist auf ihre *embryonale Genese* und ihre Einzahl auf eine *primär unifokale Entwicklung* hin. Nun wendet BORST (1941) ein und sagt, für das Gros der Mischgeschwülste griffen wir auf embryonale Keimanlagen zurück, die zu irgendeiner Zeit der fetalen Entwicklung entstanden seien. Aus solchen Keimanlagen entstünden nicht immer echte Geschwülste, und wenn dies geschähe, seien sie nicht immer bösartig. Wenn es aber zu malignem Wachstum käme, so ginge dies von nur einem oder von allen Gewebsanteilen zugleich aus. Der Mutationstheorie hält BORST entgegen, daß dann, wenn das bösartige Wachstum der ursprünglich eiwertigen Keimanlage auf Grund einer Mutation erfolge, dann müßten die späteren malignen Abartungen einzelner Komponenten auf neue Mutationen zurückgeführt werden.

Wir selbst können in BORSTs Einwand kein ernsthaftes Gegenargument gegen die Mutationstheorie erkennen, denn wenn schon alle anderen Körperzellen im Laufe des Lebens maligne werden können, warum sollten es die Zellen von Mischgeschwülsten nicht erst recht können, handelt es sich ja bei ihnen um primär schon pathologische und funktionell ausgeschaltete Produkte abnormen Geschehens bereits in der Frühembryonalzeit. Andererseits sind sie natürlich auch endogenen und exogenen Carcinogenen ausgesetzt.

Der einzige Unterschied der Auffassungen geht dahin, daß BORST, wie alle früheren Geschwulstpathologen, mehr von größeren „versprengten" Keimanlagen ausgeht, während wir selbst glauben, daß gerade die „eiwertigen Keimanlagen" von noch omnipotenten Zellen frühester Embryonalzeit abstammen. Es kann doch kein Zufall sein, daß gerade die Hoden und Eierstöcke besonders häufig solche eiwertige Teratome liefern, die ja dort nur von omnipotenten Urkeimzellen abstammen können.

Wenn dann *bei* primär gutartigen *Mischgeschwülsten* später nur *ein Gewebsanteil maligne* wird, so ist dies am ehesten durch nachträgliche somatische Mutationen erklärbar. Es sei in diesem Zusammenhang daran erinnert, daß z. B. in hypernephroiden Geschwülsten echte Sarkome ihren Ausgangspunkt nehmen können. Die dann oft rein sarkomatöse Metastasierung beweist in solchen Fällen, daß die entscheidende Mutation nur in einem Gewebsanteil des Tumors erfolgt ist. Einschlägige Fälle sind u. a. von SCHMINCKE, LUBARSCH, SCHWAIGER (1938) mitgeteilt worden.

Im Falle SCHWAIGERS z. B. war das Hypernephroid nur kirschgroß, die sarkomatöse Entartung hatte jedoch zu einer ausgedehnten, rein sarkomatösen Metastasierung in beide Lungen, Schilddrüsen, Leber, Netz, Lymphknoten, Knochen, Herzmuskel usw. geführt. Die Metastasen waren vom Typ eines großzelligen Spindelzellensarkoms, zum Teil auch fibrosarkomatösen Charakters. Es kann kaum eine andere Deutung plausibel erscheinen, als daß es sich um eine isolierte Blastogenese des mesenchymalen Stromas handelt, bei der das epitheliale Geschwulstparenchym unverändert geblieben ist.

Zusammenfassend ist über die Erklärungskraft der Theorie zu sagen, daß die Plötzlichkeit der Entstehung, die Bildung neuer Zellrassen, das Problem der Malignität, der Metastasen und Rezidivbildung, die innere Wesensänderung der Körperzellen beim Übergang in Krebszellen, die verschiedene Krebsbildung je nach Alter, Geschlecht und Organen und schließlich das der Regel nach solitäre und sehr selten multiple Auftreten der Krebsgeschwülste durch die Theorie seine Erklärung findet, so daß sich alle Beobachtungen und Erfahrungen mühelos zu einer widerspruchslosen Gesamtschau vereinigen lassen. Es ist klar, die in allem befriedigende Erklärung aller Phänomene erhöht die Gewähr für die Richtigkeit der Theorie außerordentlich. Wohl spielen mancherlei Analogieschlüsse eine Rolle, aber wenn auch Analogieschlüsse nicht die beste Beweismethode darstellen, so steigt andererseits mit der Zahl solcher Beweise die Beweiskraft im ganzen, vor allem, wenn zugleich umgekehrt keine Tatsachen bekannt sind, die der Theorie widersprechen oder sie sogar widerlegen. So variabel auch die Kausalnoxen sind, krebserzeugend ist eine Schädigung erst dann, wenn sie, ohne die Zellen abzutöten, im genetischen Apparat der Somazellen zur wirksamen Absorption gelangt und dort ganz bestimmte Zellbezirke, die der Wachstumsregulation dienen, chemischphysikalisch für dauernd abzuändern in der Lage ist.

So glauben wir denn, sagen zu dürfen, daß die Mutationstheorie die unserem heutigen Wissen entsprechende, zugleich umfassendste und einfachste Erklärung darstellt für den Vorgang, der der Entstehung aller Geschwülste zugrunde liegt.

Mit dem Abschluß der Mutationstheorie kommt uns zum Bewußtsein, daß die Theorie ihren Anfang (1928) mit dem In-Beziehung-Setzen der krebsinduzierenden Wirkung der Röntgenstrahlen mit der mutationsinduzierenden Wirkung der gleichen Röntgenstrahlen genommen hat. Aus dem gleichen Agens der Röntgenstrahlen und dem gleichen biologischen Re-Agens, dem Gen- und Chromosomenbestand der Zellen wurde zunächst rein arbeitshypothetisch der Schluß gezogen, daß beide scheinbar so völlig andersgearteten Vorgänge im Grunde doch innerlich wesensgleich sein müßten und daß die Verschiedenheiten (Mutation oder Krebs) nur darauf beruhen, daß das gleiche Agens einmal auf Keimzellen, das andere Mal auf Somazellen einwirken. Die Parallelitäten zwischen mutagener Wirkung (Keimzellen) und carcinogener Wirkung (Körperzellen) wurden in der Folge die stärkste Stütze für die Theorie.

Es galt zunächst, das vorhandene Tatsachenmaterial des Krebsgeschehen, sub specie mutationis durchzuprüfen, zu ordnen und auf widerspruchslose Einordnung zu prüfen. Bald wurde klar, daß gedanklich schon *Vorarbeit* geleistet war, und zwar durch HAUSER (1903) mit einer Definition der Krebszellen als einer „neuen Zellrasse", von HANSEMANN (1902) mit seiner Lehre von der Anaplasie, von BOVERI (1912) mit seiner Lehre von dem abnormen Chromosomengehalt der Krebszellen als Voraussetzung ihres malignen Verhaltens und vom Chirurgen PERTHES (1928) mit der Anschauung von der Zerstörung des Regulationsmechanismus der Somazelle als Voraussetzung des malignen Wachstums.

Wir waren uns von vornherein bewußt, daß die Arbeitshypothese nicht durch Experimente beweisbar sei, denn Experimente der Krebserzeugung geben wohl über die ursächlichen Faktoren Auskunft, aber nicht über das zugrunde liegende elementare Ereignis, spielt sich dies ja offenkundig im molekularen Bereich des genetischen Materials ab. Auch war nicht zu erwarten, daß im Kartensystem der Chromosomen cytologische Veränderungen am Ort des Ereignisses aufgedeckt werden könnten. Wohl können wir Krebs experimentell erzeugen, wir können aber weder den Elementarvorgang selbst analysieren noch die Reaktionsketten, die das vollbringen, was sich dann tatsächlich abändert. Gibt es schon keinen Experimentalbeweis, so war der *Indizienbeweis* um so wichtiger!

Bei der gedanklichen Vorwegnahme dessen, was damals noch nicht vorhanden war, ergab sich die Aufgabe, jenen Grad von Wahrscheinlichkeit zu erreichen, der der Sicherheit nahekommt. Ist die Theorie schon nicht experimentell nachprüfbar, so gestattete sie andererseits Voraussagen über kommende Tumorentstehung beim Menschen, wie es der Verfasser 1943 für die bis dahin noch nicht beobachteten malignen Thorotrasttumoren getan hat, 5 Jahre bevor der erste Tumor zur Beobachtung kam.

Weiter ging es darum, umzudenken und für das neue Denken die entsprechenden Begriffe zu prägen. Die Paradoxie bestand darin, daß bei aller Verneinung einer echten „Krebsvererbung" beim Menschen doch die Erscheinungen des Krebsgeschehens kausal mit Erscheinungen der Vererbung in Verbindung zu bringen waren. Die stärkste Stütze wurden die vielen Parallelitäten zwischen mutagener und carcinogener Wirkung, und zwar um so wichtiger, je größer die Zahl der Carcinogene und der Mutagene wurde. Man hat eine *absolute Korrelation* in dem Sinne gefordert: jedes Carcinogen *muß* mutagen und jedes Mutagen *muß* carcinogen sein! Eine solche 100%ige Kongruenz ist nicht zu erwarten, da sie nicht möglich ist. Zwischen Keimzellen und Körperzellen bestehen zu viele und viele grundlegende Unterschiede. Die ersteren sind omnipotent, die letzteren differenziert, an die Körperzellen kommen viele Einwirkungen heran, die die Keimzellen nie erreichen können. In anderen Fällen kann die für die Wirkung notwendige Gewebskonzentration für die Somazellen ohne weiteres, für die Keimzellen aber niemals erreicht werden. Hinzu kommt, daß manches Carcinogen für die eine Tierart carcinogen ist, für die andere aber nicht. Wie soll es denn „stets" (!) und bei allen Testobjekten mutagen sein? Manche Carcinogene *können* gar nicht mutagen sein, aus dem einfachen Grunde, weil ja erst ihre Umwandlungsprodukte carcinogen sind und carcinogen sind sie dann auch nur auf ganz bestimmte Organe oder Gewebe (Organo- bzw. Histotropismus!). Wie sollen sie dann mutagen für Keimzellen sein? Kurzum, der einzige scheinbar wohl begründete Einwand läßt den Kardinalunterschied zwischen Keimzellen und Somazellen unberücksichtigt. Für die Mutationstheorie genügt es, daß die Parallelitäten dort kongruent sind, wo, wie z. B. *bei ionisierenden Strahlen*, jede Gewähr gegeben ist, daß Keimzellen und Körperzellen in genau gleicher Weise getroffen werden. Und hier ist die geforderte *Kongruenz eine vollständige*.

Die Theorie hat viel Zustimmung, aber auch *Kritik* und Ablehnung gefunden. Ein Autor schrieb z. B.: „Von den Genen kennen wir kaum viel mehr als ihre Namen". Ein anderer stellte fest, es handele sich „nur um ein Wortspiel". Ein Dritter sagte: „Mutation" und „krebserzeugendes Agens" sind keine Alternativen, sondern inhaltsleere Worte". Es lohnt heute nicht mehr, auf solche Kritik mit Antikritik zu antworten, zeigen ja diese Äußerungen von Männern aus dem vorigen Jahrhundert in decouvrierender Weise, daß die großen Fortschritte der modernen Genetik keinen Einzug in ihr biologisches Denken gefunden haben.

Nach ihrer Fortentwicklung darf die Theorie für sich beanspruchen, daß sie als Beweis für ihre Richtigkeit aus der zunächst arbeitshypothetisch angenommenen Einheitlichkeit des Naturvorgangs der Mutation alle Möglichkeiten am Tatsachenmaterial und an allen einschlägigen Beobachtungen geprüft hat, ohne auf eine widersprechende Tatsache gestoßen zu sein. Nachdem in den 34 Jahren seit ihrer Aufstellung keine naturwissenschaftliche Tatsache bekannt geworden ist, die mit der Theorie in Widerspruch stünde, darf sie wohl nach dem jetzigen Stande von Biologie und Medizin als die unserem heutigen Wissen adäquate Interpretation des Geschwulstgeschehens angesehen werden.

Zusammenfassung. Die *Mutationstheorie* sucht Antwort zu geben auf die Frage: *Was* ist unbeschadet aller Variabilität der Krebsursachen und Krebsformen schließlich *allen Krebsen gemeinsam*? Was unterscheidet sie zugleich von allen anderen Krankheiten und Lebensvorgängen? *Was* ist der *Generalnenner*, auf den bei aller Variabilität der kausalen Faktoren der schließlich formal einheitliche Effekt Krebs zu bringen ist? *Welcher Naturvorgang* ist es, der unter der Einwirkung äußerer oder körpereigener innerer Noxen eine Körperzelle zwingt, sich in eine Krebszelle umzuwandeln?

Es hat sich gezeigt, das Krebsproblem ist ein *Problem der allgemeinen Biologie*. Welcher Noxe sie auch ihre Entstehung verdanken, allen Geschwülsten ist gemeinsam: ihr Aufbau aus Zellen, die Entstehung aus körpereigenen Zellen, und die Verankerung des Wesens der Krebskrankheit in der Krebszelle selbst. Das Krebsproblem ist also unbestreitbar ein *zellbiologisches Problem*.

Gegenüber ihrer Mutterzelle ist die Krebszelle eine Variante, eine Zellvariante. Sie unterscheidet sich phänotypisch von der Mutterzelle stets durch eine niedrigere Differenzierung, durch gesteigertes Wachstum und durch einen irgendwie veränderten Zellstoffwechsel. Man wird den Tatsachen der Geschwulstbiologie am besten gerecht, wenn man die *Krebsumwandlung* als ein *Beispiel cellulärer Variation* auffaßt. Diese Betrachtungsweise läuft darauf hinaus, daß sich die auch die Körperzellen determinierende *Zellerbmasse* beim Übergang von der letzten Körperzelle in die erste Krebszelle in spezifischer Weise *abändert*. Eine solche Änderung im Zellerbgut somatischer Zellen bezeichnet die Biologie als *somatische Mutation*. Somatisch mutierte Zellen sind zwar unter sich dann auch erbgleich, sie sind aber gegenüber ihren Mutterzellen erbverschieden. Während sonst die Gleichheit des Erbgutes aller Körperzellen eines Organismus für gleiches, gewissermaßen zwillingsgeschwisterliches Verhalten aller Körperzellen und damit für den Altruismus und für die Ordnung und für die innere Harmonie im Zellenstaat sorgt, so unterscheiden sich die von einer mutierten Ausgangszelle abstammenden Körperzellen von nun an durch neue Eigenschaften von ihren bisherigen Geschwisterzellen. Natürlich liefert nicht jede somatische Mutation eine Krebszelle. Betrifft aber eine somatische Mutation diejenigen Erbstrukturen, die die Zelldifferenzierung und das mit ihr gekoppelte Zellwachstum determinieren, so ist damit der *Uranfang der Krebsgenese* durch *Änderung cellulärer Erbanlagen, die die Zellausprägung und das Wachstumstempo regulieren*, verständlich gemacht.

Danach wirken äußere und innere Noxen krebserzeugend nur dann, wenn sie — ohne die Zelle zu töten — ihren Regulationsmechanismus der Zelldifferenzierung und des Zellwachstums abzuändern in der Lage sind. Die letzten *stofflichen Träger der Geschwulsteigenschaften* sind nach der Mutationstheorie also *mutierte Erbanlagen der Zelldifferenzierung und* in Abhängigkeit davon *des Zellwachstums*. Die entsprechende somatische Mutation wachstumsregulierender Erbstrukturen ist der biologische Vorgang, der es uns verständlich macht, daß Krebszellen eine neue Zellerbmasse, die sich von den Mutterzellen genetisch unterscheidet, besitzen, unter sich selbst aber gleich sind, sich jedoch nicht wieder in die Ordnung einfügen, sondern egoistisch und damit gewebszerstörend wachsen und wuchern.

Für die Richtigkeit dieser Mutationstheorie der Geschwulstentstehung gibt es eine *Fülle von Indizienbeweisen*. Am bedeutungsvollsten sind die *Parallelitäten zwischen den Möglichkeiten der Geschwulsterzeugung und den Möglichkeiten der Mutationsauslösung*. Es hat sich gezeigt, daß Mittel, die auf Keimzellen angewandt Keimzellmutationen erzeugen, auf Körperzellen angewandt krebserzeugend wirken. Umgekehrt haben sich aber ebenso chemische und physikalische Noxen, die auf Körperzellen krebserzeugend wirken, auf Keimzellen angewandt, als mutationserzeugend erwiesen, darunter unter anderem auch das stärkst carcinogene Methylcholanthren, das Dibenzanthracen und das Senfgas. Auch physikalisch ist die Summe der mutationserzeugenden kurzwelligen Strahlen wie Ultraviolett-, Röntgen- und Radiumstrahlen identisch mit der Summe der Strahlen, mit denen Krebs provoziert werden kann.

Es fehlt aber auch nicht der Gegenbeweis: Strahlen längerer Wellenlängen wie solche des sichtbaren Lichtes oder die Radiowellen erzeugen keine Mutationen, sie erzeugen auch keinen Krebs. Jenseits des sichtbaren Lichtes jedoch sind die Mutationserzeugung und die Cancerisierung in gleicher Weise unabhängig von der Wellenlänge. Dagegen besteht bei beiden, also sowohl bei der Mutationsauslösung wie bei der Krebserzeugung, eine einfache und direkte Proportionalität zur Dosis.

Diese und viele andere Parallelitäten rechtfertigen den Schluß, daß der der Mutationsauslösung in Keimzellen und der der Cancerisierung in Körperzellen zugrunde liegende Vorgang wesensidentisch sein muß, daß also die *Carcinogenese zellbiologisch eine Mutation somatischer Zellen im Bereich der wachstumsregulierenden Erbstrukturen* darstellt.

Auch die *theoretische Physik* gewinnt dem Krebsproblem neue Seiten ab. Die Krebsentstehung gehört, ähnlich wie die Mutationserzeugung, zu denjenigen Lebensvorgängen, die in der Sprache der Biologie dem „Alles-oder-Nichts-Gesetz" unterliegen, d. h. entweder ganz oder gar nicht eintreten. In der Sprache der Physik nennt man diese bei gleichmäßiger Einwirkung nicht immer oder ungleichmäßig zustande kommenden Vorgänge im Gegensatz zu den stetigen — d. h. bei gleicher Ursache stets eintretenden Wirkungen — unstetige Vorgänge. Solche unstetigen Vorgänge gehorchen nun nicht den bei stetigen Vorgängen gültigen Kausalgesetzen, sondern nur statistischen, d. h. immer nur mit einer gewissen Wahrscheinlichkeit eintretenden Gesetzen. Das Musterbeispiel dafür ist die Abtötung von Bakterien z. B. durch ultraviolettes Licht. Dabei werden die einen Bakterien getötet, die anderen bleiben leben und verhalten sich, als ob sie nicht bestrahlt worden wären. Die Bakterientötung tritt nicht ein als die Wirkung einer Summierung, sondern sie ist der Effekt eines einzigen „Treffers" — es genügt ein einziges Lichtquant! — auf einen kleinen Bezirk, nämlich auf das „Steuerungszentrum" des Bakterienleibes.

Es ist heute allgemein anerkannt, daß die Mutationserzeugung in Keimzellen mit Hilfe von strahlenden Energien den statistischen Gesetzen der „biophysikalischen Treffertheorie" unterliegt. Es kann wohl keinem Zweifel unterliegen, daß diese *biophysikalische Treffertheorie auch für die Krebsentstehung*, z. B. durch Röntgenstrahlen, *zutrifft*. Auch bei der Krebsinduktion durch Bestrahlung von Körpergewebe läuft der biologische Mechanismus darauf hinaus, daß die eingestrahlten Energien durch ihre Energieeinheiten, die Quanten, atomphysikalisch eine Anregung oder Ionisierung und dadurch eine molekulare Umkonstruktion cellulärer Erbstrukturen bewirken. Auch die physikalische Krebsinduktion unterliegt dem „Alles-oder-Nichts-Gesetz", denn auch die Körperzellen verhalten sich im Strahlungsbereich alternativ, d. h. entweder so, als ob sie nicht bestrahlt wären, oder aber es erfolgt der Umschlag in Krebszellen. Auch die Seltenheit des Trefferereignisses ist der Seltenheit der Mutationsauslösung analog. Auch bei der Krebsinduktion werden Millionen von Zellen bestrahlt, aber nur eine Zelle wird cancerisiert, eben diejenige, bei der ohne sonstige Zellschädigung die Ionisierung eine Umlagerung und damit eine Abänderung eines Atomverbandes im Bereich wachstumsregulierender Erbstrukturen bewirkt hat. Endlich erfolgt die Wahrscheinlichkeit der Krebserzeugung in strenger Abhängigkeit von der Dosis.

Die *Krebsentstehung* wäre also nach der Mutationstheorie nicht die Folge einer Summierung der Reize, sondern der *Effekt eines einzelnen Vorganges*, der entweder eintritt oder nicht eintritt, und zwar *nach* den *statistischen Gesetzen*, wie sie die Treffertheorie aufgestellt hat. Für den Eintritt einer Abänderung im Bereich wachstumsregulierender Erbstrukturen sind *Energiezufuhren von außen* erforderlich. Die Aktivierungsenergie kann aber nicht nur durch strahlende Energien, sondern auch durch energieliefernde chemische Reaktionen geliefert werden. Speziell für die carcinogenen Kohlenwasserstoffe ist molekularphysikalisch wahrscheinlich gemacht worden, daß das Hauptmerkmal der krebserzeugenden Stoffe chemisch in der beträchtlichen Dichte der nur locker gebundenen, nicht in einfachen Bindungen unterzubringenden Elektronen zu suchen ist. Die quantenmechanische Betrachtungsweise gestattet also, die chemischen und physikalischen Noxen energetisch auf den gleichen Nenner zu bringen.

Die Theorie einer solchen Mutation wachstumsregulatorischer Erbstrukturen somatischer Zellen hat eine große *Erklärungskraft*. Die Plötzlichkeit des Auftretens, die Irreversibilität des Vorganges, die Metastasenbildung durch verschleppte, die Rezidivbildung durch zurückgelassene Krebszellen, die Krebsentstehung durch mutationserzeugende Ursachen und vieles andere erklärt sich ohne weiteres aus der Abänderung wachstumsregulatorischer Erbstrukturen in den Somazellen. Vor allem aber erklärt die Theorie die Malignität: die Mutation wachstumsregulatorischer Erbstrukturen macht die Tochterzellen erbverschieden gegenüber den Mutterzellen, und zwar erbungleich hinsichtlich der Differenzierungshöhe und damit gekoppelt des Wachstums. Solche in ihren zellregulatorischen Erbstrukturen mutierte Zellen geraten in Konflikt mit der sonst durch die Erbgleichheit aller Körperzellen gewährleisteten wechselseitigen inneren Harmonie. Sie wachsen also nach neuen und eigenen Wachstumsimpulsen, was im Endeffekt auf eine Zerstörung der erbgleichen Zell- und Gewebsverbände hinausläuft.

Die Mutationstheorie bewährt sich aber besonders auch gegenüber den Grundtatsachen der Krebsstatistik. Sie erklärt z. B. als einzige Theorie den *Einfluß des Alters* in befriedigender Weise dahin, daß mit dem höheren Zellalter eine erhöhte Zellmutabilität Hand in Hand geht. Vor allem erklärt sie auch den Steilanstieg der Krebskurve im Alter, der darauf zurückgeführt wird, daß mit zunehmendem Alter immer häufiger das Ende von Latenzperioden zahlreicher Krebsnoxen der früheren Lebenszeit bis zurück in die Jugend erlebt und dadurch die Wahrscheinlichkeit, an Krebs zu erkranken, im Alter schnell gesteigert wird. Auch für die Latenzzeit der Krebsentstehung bringt die Mutationstheorie biophysikalische Erklärungsgründe bei.

So wird die Mutationstheorie der Geschwulstentstehung zu einer den klinischen, morphologischen, biochemischen und biophysikalischen Tatsachen adäquaten Interpretation aller Phänomene des Krebsgeschehens. Sie basiert letzten

Endes einerseits *biologisch* auf der *Mutationstheorie von* DE VRIES und *molekularphysikalisch* auf der *Quantentheorie von* PLANCK. Es sind bis heute keine Tatsachen bekannt geworden, die ihr widersprechen. Andererseits liefert sie klare Voraussagen, und insbesondere gibt sie zu vielfachen neuen Fragestellungen Anlaß. So erscheint sie uns denn heute das gegebene Rüstzeug einer umfassenden theoretischen Cancerologie geworden zu sein.

Literatur

a) Lehrbücher, Monographien, zusammenfassende Darstellungen

BARTHELMESS, A.: Gefährliche Dosis? Erbgesundheit im technischen Zeitalter. Freiburg 1959. — BAUER, K. H.: In KIRSCHNER-NORDMANN: Die Chirurgie, Bd. I, S. 297. 1924. — In BRUGSCH-LEVY: Biologie der Person, Bd. 3, S. 223. 1926. — Mutationstheorie der Geschwulstentstehung, Berlin 1928. — Langenbecks Arch. klin. Chir. **152**, 278 (1928); **189**, 123 (1937). — Strahlentherapie **42**, 939 (1931). — Verh. dtsch. path. Ges. **30**, 239 (1937). — Die Mutationstheorie der Geschwulstentstehung. In ADAM-AULER: Neuere Ergebnisse auf dem Gebiet der Krebskrankheiten, S. 33. Leipzig 1937. — Handbuch der Erbbiologie des Menschen, Bd. IV, Teil 2, S. 1122. Berlin 1940. — Münch. med. Wschr. **1940**, 474; **1943**, 681. — Universitas 3, 57 (1948). — Aktuelle Krebsfragen. Langenbecks Arch. Klin. Chir. **287**, 19 (1957). — BORST, M.: Allgemeine Pathologie der malignen Geschwülste. Leipzig 1924. — BOVERI, TH.: Zur Frage der Entstehung maligner Tumoren. Jena 1914. Englische Übersetzung von M. BOVERI. Baltimore 1929.

DANNENBERG, H.: Biochemie der Tumoren. In Physiol. Chemie II/2c. Berlin-Göttingen-Heidelberg 1959. — DESSAUER, FR.: Quantenbiologie. Berlin-Göttingen-Heidelberg 1954.

EICHLER, O.: Prinzipien des Lebendigen. Stuttgart 1949. — EULER, H. V., u. B. SKARZYNSKI: Biochemie der Tumoren. Stuttgart 1942.

FRITZ-NIGGLI, H.: Strahlenbiologie. Stuttgart 1959.

GARROD, A. E.: In born errors of Metabolism. Lancet **2**, 1 u. 73 u. 142 u. 214 (1908). — In born errors of Metabolism. 2. Aufl. London 1923.

HADORN, E.: Letalfaktoren. Stuttgart 1955. — HEISENBERG, W.: Wandlungen in den Grundlagen der Naturwissenschaft, 3. Aufl. Leipzig 1942. — HUECKEL, W.: Theoretische Grundlagen der organischen Chemie, 3. Aufl. 1940/41. — HUXLEY, J.: Biological aspects of Cancer. London 1958. Dtsch. Übersetzung von CHR. und CHR. LANDSCHÜTZ. Stuttgart 1960.

JORDAN, P.: Quantenbiologie 1939. — Die Physik und das Geheimnis des organischen Lebens. Die Wissenschaft, 5. Aufl. Bd. 95. Braunschweig 1947.

KRÖNING, FR.: Genetik der Krebsgeschwülste der Tiere. In G. JUST: Handbuch der Erbbiologie des Menschen. Bd. IV/2, S. 1079. 1940.

LETTRÉ, H., u. R. LETTRÉ: Biochemische Eigenschaften von Krebszellen und Mutationstheorie. Langenbecks Arch. klin. Chir. **294**, 473 (1960).

MARQUARDT, H.: Natürliche und künstliche Erbänderungen. Probleme der Mutationsforschung. Hamburg 1957. — Die somatischen Mutationen. Dtsch. med. Wschr. **83**, 1721 (1958). — MARQUARDT, H., u. G. SCHUBERT: Die Strahlengefährdung des Menschen durch Atomenergie. Hamburg 1959.

PULLMAN, A., u. B. PULLMAN: Cancerisation par les substances chimiques et structure moleculaire. Paris 1955.

SCHRÖDINGER, F.: What is Life? The Physical Aspect of the Living Cell. Cambridge 1944. Deutsche Übersetzung von L. MAZURCZAK. Bern 1946. — SIEBERT, G.: Der Zellkern der somatischen Zelle. In „Chemie der Genetik". S. 31. Berlin-Göttingen-Heidelberg 1959. — STRONG, L. C.: Genetic concept for the origin of Cancer. Anuals New York Acad. Sciences, Bd. 71, Art. 6. New York 1958.

TIMOFÉEFF-RESSOVSKY, N. W., u. K. G. ZIMMER: Das Trefferprinzip in der Biologie. Leipzig 1947.

VERSCHUER, O. V.: Fortschr. Med. **75**, 717 (1957). — VOGEL, FR.: Z. menschl. Vererb.- u. u. Konst.-Lehre **34**, 205 (1957). — Ergebn. inn. Med. Kinderheilk. N. F. **12**, 52 (1959). — Dtsch. med. Wschr. **84**, 1825 (1959). — VOLLMAR, J.: Ergebn. Chir. Orthop. **42**, 242 (1959).

WOERNLEY, D. L.: Arch. Biochem. Biophys. **50**, 199 (1954).

ZIMMER, K. G.: Naturwissenschaften **45**, 325 (1958). — Studien zur quantitativen Strahlenbiologie. Wiesbaden: Akademie d. Wissenschaften u. d. Literatur 1960.

b) Einzelarbeiten

AICHEL, O.: Vorträge und Aufsätze, Entwicklungsmechanik, S. 1. 1911. — ALSLEV, J., u. H. REINWEIN: Dtsch. med. Wschr. **83**, 601 (1958). — ANDRES, A. H.: Z. Zellforsch. **16**, 88 (1932). — APITZ, K.: Virschows. Arch. path. Anat. **306**, 631 (1940). — ASCHOFF, L.: Med.

Klin. **1934**, 899. — AUERBACH, CH.: Drosophila Inform. Serv. **17**, 48 (1943). — Proc. roy. Soc. Edinb. Sect. B. **62**, 211 (1946). — Proc. VIII. Internat. Congr. Genet. Hereditas (Lund) Suppl. 128 (1949). — AUERBACH, CH., and J. M. ROBSON: Proc. roy. Soc. Edinb. Sect. B. **62**, 271, 284, (1947. — AUERBACH, C., J. M. ROBSON and J. G. CARR: Science (N. Y.) **105**, 143 (1947). — AUERBACH, CH.: Pubbl. Staz. Zool. Napoli Suppl. Vol. **22**, 23 (1950).

BADE, H.: Strahlentherapie **76**, 449 (1947). — BARTHELMESS, A., u. H. LÜCK: Z. Lebensmitt.-Untersuch. **107**, 344 (1958). — BARTHELMESS, A.: Forsch. Fortschr. dtsch. Wiss. **36**, 33 (1962). — BARTELMESS, A.: Arzneimittel-Forsch. **6**, 157 (1956). — Protoplasma **68**, 546 (1957). — BAUCH, R.: Naturwissenschaften **1942**, 263. — BAUER, H.: Ber. dtsch. Ges. Vererb.wiss. **1939**, 309. — BAUR, E.: Bibl. Gen. **4** (1924). — Z. Abstamm.lehre **60**, 467 (1932). — BAYREUTHER, K.: Naturforsch. **76**, 554 (1952). — BEADLE, G. W.: Med. Prisma (Sonderheft Genetik) 1961. — BELITZ, H. J.: Z. indukt. Abstamm.- u. Vererb.-L. **88**, 434 (1957). — BITTNER, J. J.: J. Genet. **31** (1935). — BLUHM, A.: Biol. Zbl. **48**, 641 (1928). — BOOK, J. A., M. FRACARRO u. G. LINDSTEN: Acta paediat. (Uppsala) **48**, 453 (1959). — BORST, M.: Allgemeine Pathologie der malignen Geschwülste. Leipzig 1924. — Dtsch. med. Wschr. **1937**, 1249. — Schweiz. med. Wschr. **1938**, 811. — Orvosképzés (Ung.) **1938**, 145; **1941**, 129, 569. — Streiflichter über das Krebsproblem. München 1941. — BORSTEL, R. C. v., and R. W. ROGERS: Radiat. Res. **8**, 248 (1958). — BRABEC, F.: Naturwiss. Rundsch. **1956**, 256. — BRADBURY, J. T., R. G. BUNGE and R. A. BOCCABELLA: J. clin. Endocr. **16**, 689 (1956). — BRANDT, H. v., u. G. HÖHNE: Naturwissenschaften **39**, 283 (1952). — BROCK, N., H. DRUCKREY u. H. HAMPERL: Naunyn-Schmiedeberg's Arch. exp. Path. Pharmak. **189**, 709 (1938). — BULLOCK, F. D.: Z. Krebsforsch. **46**, 94 (1937). — BURDETTE, W. J.: Science **112**, 303 (1950). — **118**, 196 (1953). — Tex. Rep. Biol. med. **8**, 123 (1950). — J. thor. Surg. **24**, 427 (1952). — Acta Un. int. Canc. **10**, 97 (1954). — Cancer Res. **14**, 136 (1954). — **16**, 1059 (1957). — BUTENANDT, A.: In Genetik, Wissenschaft der Entscheidung: Stuttgart 1957, S. 53. — Dtsch. med. Wschr. **84**, 297 (1959). — Angew. Chemie **51**, 617 (1938).

CARR, J. G.: Brit. J. Cancer **1**, 152 (1947). — CHU, E. H. Y., and N. H. GILES: J. Nat. Cancer Inst. **20**, 383 (1958). — CLEVER, U.: Umschau **61**, 693 (1961). — COENEN, H.: In KIRSCHNER-NORDMANN, Die Chirurgie, Bd. II, Teil 1. S. 1. 1928. — COOK, J. W., and G. A. D. HASLEWOOD: Chem. and Ind. **11**, 758 (1933). — COULSON, C. A.: Advanc. Cancer Res. **1**, 1 (1953). — CRAMER, H.: Hippokrates (Stuttgart) **1941**, 805, 838. — CURTH, H. O.: Arch. Surg. (Chicago) **47**, 517 (1943). — CURTIS, M. R.: Amer. J. Cancer. **28**, 681 (1936). — CURTIS, M. R., W. F. DUNNING and F. D. BULLOCK: Science **77**, 175 (1933).

DANNEEL, R.: Dtsch. med. Wschr. **1946**, 52. — DANNENBER, P., u. H. A. NIEPER: Naturwissenschaften **43**, 21 (1956). — DECKNER, K.: Z. Krebsforsch. **48**, 129 (1938). — Arch. klin. Chir. **193**, 549 (1938). — DEMEREC, M.: Nature (Lond.) **159**, 604 (1947). — Genetics. **33**, 337 (1948). — Proc. nat. Acad. Sci. (Wash.) **32**, 36 (1946). — DEMEREC, M., and R. LATARJET: Cold Spr. Harb. Symp. quant. Biol. **11**, 38 (1947). — DESSAUER, F.: Z. Physik **12** (1922); **84** (1933). — DIETRICH, D.: Z. Krebsforsch. **48**, 187 (1938). — DRUCKREY, H.: Z. Krebsforsch. **44**, 188 (1936). — Klin. Wschr. **1936**, 401, 433. — Naturwissenschaften **30**, H. 48/49 (1942). — DRUCKREY, H., u. K. KÜPFMÜLLER: Z. Naturforsch. **3 b**, 254 (1948). — DRUCKREY, H., u. D. SCHMÄHL: Experientia (Basel) **12**, 85 (1956). — DUNNING, W. F.: Amer. J. Cancer **28**, 681 (1936). — Med. Worman's J. 1937.

EDWARDSI, H., D. G. HARNDEN, A. H. CAMERON, V. M. GROSSE and O. H. WOLFF: Lancet **1960**, 787. — EHRENBERG, L., G. v. EHRENSTEIN u. A. HEDGRAN: Nature (Lond.) **180**, 1433 (1957). — EMERSON, R. A.: Genetics **14**, 488 (1929). — ENGSTER, J., u. V. F. HESS: Die Weltraumstrahlung und ihre biologische Wirkung. Zürich 1940. — EULER, H. v.: Dtsch. med[1] Wschr. **1938**, Nr. 48/49 1712. — Hoppe-Seylers Z. physiol. Chem. **265**, 133 (1940).

FEDERLEY, H.: Finska Läk.sällsk. Hdl. **78**, 241 (1935). — HEREDITAS (Lund) **22**, 193 (1936). — Soc. Scient. fennica **163**, 1 (1938). — FISCHER, A.: Strahlentherapie **40**, 54 (1931). — Zbl. Bakt. **104**, 31 (1927). — FISCHER-WASELS, B.: Fschr. Erbpath. usw. **2**, 221 (1938). — Kolloid-Z. **89**, 302 (1939). — FORD, C. E., K. W. JONES, O. J. MILLER, U. MITTWOCH, L. S. PENROSE, M. KIDLER and A. SHAPIRO: Lancet **1959** I, 709. — FORD, C. E.: Brit. med. Bull. **17**, 179 (1961). — FRACARRO, M., KAIJSER and G. LINDSTEIN: Lancet **1960**, 724. — FRIEDRICH-FRESKA, H.: Biol. Zbl. **60**, 498 (1940). — FRIEDRICH-FREKSA, H., u. F. KAUDEWITZ: Verh. dtsch. Zool. Ges. **1951**, 81. — FRITZ-NIGGLI, H.: Naturwissenschaften **45**, 557 (1958).

GADE, F. G.: J. Cancer Res. **6**, 357 (1921). — GEDDA, L.: Studio di gemelli. Rom 1951. — GLÄSS, E.: Chromosoma **7**, 655 (1956). — **8**, 468 (1957). — Naturwissenschaften **44**, 639 (1957). — Chromosoma **9**, 269 (1958). — GLÄSS, E.: Z. Krebsforsch. **63**, 362 (1960). — GLINOS, A. D., N. BUCHNER and J. C. AUB: J. exp. Med. **13**, 313 (1951). — GOLDSCHMIDT, R.: Z. Abstamm. lehre **30** (1923). — GRÖBER, K.: Kulturpflanze **1959**, 37. — GROHMANN, H.: Erbarzt **1939**, 20.

HADDOW, A.: A. R. Brit. Emp. Cancer Campgn. 1936. — J. Path. Bacter. **47**, 553 (1938). — Acta Un. int. Cancer **3**, 342 (1938). — Brit. med. Bull. **4**, 331 (1947). — HALDANE, J. B.: J. Genet. **31**, 317 (1935). — Hereditas Suppl. Proc. 8. Internat. Congr. Genet. **35**, 267 (1949). — HAMPERL, H.: Klin. Wschr. **1940**, 929. — HANSEMANN, D. v.: Virchows Arch. path. Anat.

123, 356 (1891). — Studien über die Spezifität, den Altruismus und die Anaplasie der Zellen. Berlin 1893. — Die mikroskopische Diagnose der bösartigen Geschwülste. Berlin 1897. — HANHART, E.: Schweiz. med. Wschr. **1943**, 446. — HANSON, F. B.: Science (Wash.) **67**, 562 (1928). — HANSON, F. B., F. HEYS and E. STANTON: Amer. Naturalist **65**, 134 (1931). — HARRISON, J. W., and F. C. GARRET: Proc. roy. Soc., Lond. **99**, 241 (1926). — HASKINS, C. P.: Proc. nat. Acad. Sci. (Wash.) **21** (1935). — HAUSER, G.: Beitr. path. Anat. **33**, 1 (1903). — HAYWARD, M. D., and B. D. BROWER: Lancet **1960**, 844. — HEIBERG, V. A.: Weiteres über Geschwülste. Kopenhagen 1938. — HEITZ, E.: Dtsch. Ges. Vererb.wiss., Kongr.-Ber. **1935**, 58. — HELLNER, H.: Beitr. klin. Chir. **168**, 538 (1938). — HENKE, K., u. H. J. POHLEY: Z. Naturforsch. **7 b**, 65 (1952). — HENSCHKE, U.: Z. Krebsforsch. **54**, 11 (1942). — HINSBERG, K.: Zbl. Chir. **1941**, 1611. — HOFFMANN, E.: Wien. klin. Wschr. **1938**, Nr. 1. — HOLTHUSEN, H.: Fiat Review of German Science 1939—1946, S. 35. Radiology Wiesbaden 1947. — HÜBSCHMANN: Verh. dtsch. path. Ges. **1937**, 288. — HUECKEL, W.: Z. Physik **70**, 204 (1931). — HUSKINS, C. L., and E. M. HEARNE: Canad. J. Res. **14**, 39 (1936).

JACOB, F.: C. R. Acad. Sci. (Paris) **238**, 732 (1954). — JACOBJ, W.: Arch. Entw. mechan. **120**, 56 (1929); **141**, 584 (1942); **142**, 311 (1943). — JAKOBS, P. A., A. G. BAIKIE, W. M. COURT-BROWN and J. A. STRONG: Lancet **1959**, 710. — JOSEPH, H.: Verh. zool. bot. Ges. Wien **65**, 70 (1915).

KAPLAN, R. W.: Strahlengenetik der Mikroorganismen. In SCHINZ usw.: Strahlenbiologie, Strahlentherapie usw. Stuttgart 1959, S. 97. — Verh. Verband dtsch. Biol. **1**, 30 (1960). — KAUSCHE, G. A., u. H. STUBBE: Naturwissenschaften **27**, 501 (1939). — KENNAWAY, E. L., and N. M. KENNAWAY: Acta Un. int. Cancer **2**, 101 (1937). — KIDD, J. G., and P. ROUS: J. exp. Med. **68**, 520 (1938). — KLEBS: Dtsch. med. Wschr. **1890**, 517. — KLOOS, K., u. R. NESS: Dtsch. med. Wschr. **83**, 639 (1958). — KNAPP, E.: Naturwissenschaften **32**, 139 (1944). — KNAPP, E., A. REUSS, O. RISSE u. H. SCHREIBER: Naturwissenschaften **32**, 139 (1944). — KNOX, W. E.: Amer. J. hum. Genet. **10**, 3 u. 95 u. 249 u. 385 (1958). — KOEHLER, O.: Dtsch. med. Wschr. **1935**, 1791. — Z. Krebsforsch. **44**, 161 (1936). — Forsch. u. Fortschr. **12**, 68 (1936). — Dtsch. med. Wschr. **45**, 1791 (1945). — KONSULOFF, ST.: Ann. Univ. Sofia, Fac. Phys. Math. **36**, 147 (1940). — KRÖNING, FR.: Med. Welt **1935**, Nr. 43. — Z. menschl. Vererb.- u. Konstit.-Lehre **21**, 266 (1937).

LABORDE, S.: Presse med. **1942**, 79. — LACASSAGNE, A.: Amer. J. Cancer **27**, 217 (1936). — Les cancers produits par les rayonnements électromagnétiques, S. 3/4. Paris 1945. — LEJEUNE, J., M. GAUTIER u. R. TURPIN: C. R. Acad. Sci (Paris) **248**, 1721 (1959). — **248**, 602 (1959). — LENZ, W.: Dtsch. med. Wschr. **84**, 1810 (1959). — **86**, 1017 (1961). — Mschr. Kinderheilk. **109**, 131 (1960). — LETTRÉ, H.: Z. Krebsforsch. **59**, 568 (1953). — LEVAN, A., and J. J. BIESELE: Role of chromosomes in cancerogenesis as studied in serial tissue Culture of mammalion celles. Ann. N. Y. Acad. Sci. **71**, Art. **6**, 1022 (1958). — LEVY, F.: Berl. klin. Wschr. **1921**, 989. — LIEBIG, J. v.: Über das Studium der Naturwissenschaften. Reden und Abhandlungen. 1874. — LITTLE, C. C.: J. Cancer Res. **12**, 30 (1928). — LUBARSCH: Zit. nach SCHWAIGER 1938. — LUDFORD, J. R.: Sci. Rep. Cancer Res. Fd. (Lond.) **9**, 121 (1930). — LÜCK, H., u. A. BARTHELMESS: Z. Lebensmitt.-Untersuch. **108**, 174 (1958). — LÜERS, H.: Dtsch. med. Wschr. **1936**, 1330. — Naturwissenschaften **43**, 206 (1956). — LÜERS, TH.: Umschau **55**, 758 (1955). — **57**, 233 (1957). — **59**, 97 (1959). — **61**, 421 (1961).

MAKINO, S., and M. SASAKI: J. Nat. Cancer Inst. **20**, 465 (1958). — MAKINO, S., and K. KANO: J. nat. Cancer Inst. **13**, 1215 (1953). — **15**, 1165 (1955). — MAKINO, S., T. ISHIHARA u. A. TONOMURA: Z. Krebsforsch. **63**, 184 (1959). — MAKINO, S., u. H. RAKAHARA: Z. Krebsforsch. **59**, 298 (1953). — MARQUARDT, H.: Experientia (Basel) **5**, 401 (1949). — Naturwissenschaften **44**, 640 (1957). — **46**, 217 (1959). — Bull. schweiz. Akad. med. Wiss. **14**, 521 (1958). — Krebsarzt **14**, 528 (1959). — Dtsch. med. Wschr. **85**, 197 (1960). — Dtsch. med. J. **8**, 345 (1957). — MARQUARDT, H., u. E. GLÄSS: Naturwissenschaften **44**, 640 (1957). — Chromosoma **8**, 617 (1957). — MAYNEORD, W. V.: Proc. roy. Soc. Med. **146** (1934). — MCINTOSH, J.: Brit. J. exp. Path. **14**, 422 (1933). — MCINTOSH, J., and F. R. SELBIE, Brit. J. exp. Path. **18**, 162 (1937). — MECHELKE, F.: Kulturpflanze **6**, 167 (1958). — MELCHERS, G.: Ber. dtsch. Ges. Vererb. wiss. **1939**, 229. — MICHAELIS, P.: Naturwissenschaften **34**, 18 (1947); **1948**. — Planta (Berl.) **1948**. — Z. Abstamm.lehre **82**, 197 (1948). — Z. Naturforsch. **1948**. — Z. Krebsforsch. **1948**. — MILES, C. P.: Cancer **12**, 299 (1959). — MOORE, A. E.: Spec. Publ. New York Acad. Sci. **5**, 321 (1957). — MOTTRAM, J. C.: Brit. J. exp. Path. **12**, 378 (1931). — J. Path. Bacter. **40**, 407 (1935). — MULLER, H. J.: Science (Wash.) **66**, 84 (1927). — 5. internat. Kongr. Vererb. wiss. Berlin 1927. — Genetics (Wash.). — Proc. nat. Acad. Sci. (Wash.) **14**, 714 (1928). — Monthly **29**, 481 (1929). — Smithsonian Report for 1929, S. 345. Washington 1930. — J. Genet. **22**, 299 (1930). — Amer. Naturalist **64**, 220 (1930). — MULLER, H. J., and ALTENBURG: Proc. Soc. exp. Biol. **17** (1919). — MUTH, H.: Mon.Kurse ärztl. Fortbild. **47** (1958).

NACHTSHEIM, H.: Dtsch. med. Wschr. **84**, 1845 (1959). — Naturwissenschaften **46**, 565 u. 637 (1959). — **47**, 361 (1960). — NACHTSHEIM, H.: Bundesgesundheitsblatt **14**, 217 (1959). — NACHTSHEIM, H., F. VOGEL u. G. G. WENDT: Z. menschl. Vererb.- u. Konstit.-Lehre **35**, 320

(1960). — NEWCOMBE, H. B.: Genetics **33**, 447 (1948). — NEWCOMBE, H. B., u. G. M. SCOTT: Genetics **34**, 475 (1949). — NEWCOMBE, H. B., u. H. WHITEHEAD: J. Bact. **61**, 243 (1951). — NOELLE, H.: Klin. Wschr. **36**, 459 (1958). — NOETHLING, W., u. H. STUBBE: Z. Abstamm.lehre **67**, 152 (1934). — Strahlentherapie **61**, 622 (1938). — NOTHDURFT, H.: Experimentelle Erzeugung plasmatisch vererbter Tomatenmerkmale. Zur Theorie der Dauermodifizierung **1948**. — Die Deutung der Geschwulstzellmerkmale als plasmatisch übertragene Eigenschaften (Plasmamutationshypothese der Tumorentstehung) **1948**.

OBERDALHOFF, H., u. W. SCHÜTZ: Chirurg **22**, 145 (1951). — OEHLKERS, F.: Z. indukt. Abstamm.- u. Vererb.Lehre **81**, 313 (1943). — S.-B. Heidelb. Akad. Wiss. Math.-Naturw. rel. Abh. **9**, 373 (1949). — OESTERLIN, M.: Klin. Wschr. **15**, 1719 (1936). — OTT, G., u. R. FREY: Ergebn. Chir. Orthop. **43**, 410 (1961).

PASTEUR: Die Alkoholgärung, 2. Aufl. Stuttgart 1878. — Zit. nach WINDISCH. — PATAU, K., D. SMITH, E. THERMAN, S. L. INHOORN and H. P. WAGNER: Lancet **1960**, 790. — PATTERSON, J. T.: J. Hered. **20**, 260 (1929). — J. exp. Zool. **53**, 327 (1929). — PATTERSON, J. T., and H. J. MULLER: Genetics **15**, 495 (1930). — PERTHES, G.: Zbl. Chir. **1928**, 1538. — PICON, J. M. O.: Rev. esp. Oncol. **1**, 277 (1930). — Rev. esp. Biol. **3**, 157 (1934). — PLANCK, M.: Determinismus oder Indeterminismus. Leipzig 1938. — PULLMAN, B., and A. PULLMAN: Atomes **12**, 63 (1957).

RAPAPORT, J. A.: Bull. Biol. Med. exp. URSS. **67**, 25 (1938). — RAJEWSKY, B.: Frankfurt Wiss. Woche **2** (1934). REED, T. E., and H. F. FALLS: Amer. J. hum. Genet. **7**, 28 (1955). — REED, T. E., u. J. V. NEEL: Amer. J. hum. Genet. **7**, 236 (1955). — REGAUD, CL.: Paris méd. **1941**, 125. — REIMANN, S. P.: Amer. J. Roentgenol. **43**, 275 (1940). — Trans. Stud. Coll. Phycns. Philad. **13**, 10 (1945). — Ann. **135**, 87 (1947). — REINIG, W. F.: Ber. dtsch. Ges. Vererb.wiss. **1938**, 260. — REUSS, A.: Dtsch. Ges. Vererb.wiss., Kongr.ber. **1935**, 179. — RIEGER, R., u. A. MICHAELIS: Mber. Dtsch. Akad. Wissensch. (Berlin) **1**, 51 (1959). — RIEHL, N., N. W. TIMOFÈEFF-RESSOVSKY u. K. G. ZIMMER: Naturwissenschaften **29**, 625 (1941). — RIES, E.: Forsch. u. Fschr. **18**, 237 (1942). — ROE, F. J. C., and M. H. SALAMAN: Brit. J. Cancer **9**, 177 (1955). — ROESCH, H.: Virchows Arch. path. Anat. **245**, 1 (1922). — RÖSSLE, R.: Rel. IV Congr. Intern. Patol. Compar, **1**, 265 (1939). — RONDONI, P.: Z. Krebsforsch. **47**, 59 (1937). — ROUS, P.: J. Amer. med. Ass. **122**, 573 (1943). — RUSCH, H. P., B. E. KLINE and C. A. Baumann: Arch. Path. **31**, 135 (1941).

SALZER, H.: Klin. Wschr. **1934**, 119. — SCHABAD, L. M.: Arch. biol. Nauk. **61**, 179 (1941).— SCHINZ, H. R.: Strahlentherapie **72**, 441 (1943). — Pontif. Acad. Sci. Scr. Var. **7**, 135 (1949). — SCHMIDT, O.: Z. physik. Chem. B. **42**, 83 (1939). — Ber. dtsch. chem. Ges. A **73**, 97 (1940). — Naturwissenschaften **29**, 146 (1941). — SCHMINCKE: Zit. nach SCHWAIGER 1938. — SCHULTZ, J.: Ann. N. Y. Acad. Sci. **71**, 994 (1958). — SCHWAIGER, M.: Frankfurt. Z. Path. **52**, 500 (1938). — SCHWARZ, E.: Z. Krebsforsch. **19**, 171 (1922). — SCHWARZ, G.: Strahlentherapie **16**, 394 (1924). — SIEGMUND, H.: Wien. med. Wschr. **1941**, Nr. 52. — SLISYNSKA, H., u. B. M. SLISYNSKI: Proc. Roy. Soc. Edinb. Sect. B **62**, 234 (1947). — SPEMANN, H.: Experimentelle Beiträge zu einer Theorie der Entwicklung. Berlin 1936. STANLEY, W. M.: Handbuch der Virusforschung, Bd. 1, S. 447. 1938. — STOERMER, J.: Klin. Wschr. **37**, 1051 (1959). — STROBEL, D., u. FR. VOGEL: Acta genet. (Basel) **8**, 274 (1958). — STRONG, L. C.: Genetics **11**, 294 (1926). — J. Cancer. Res. **13** (1929). — Proc. nat. Acad. Sci. (Wash.) **31**, 290 (1945). — Proc. Soc. exp. Biol. (N. Y.) **59**, 217 (1945). — SULLIVAN, R. L., u. D. S. GROSCH: Nucleonics **11**, 21 (1953). —

TIWISINA, TH.: Bruns' Beitr. klin. Chir. **188**, 8 (1954). — TJIO, H. J., u. A. LEVAN: Hereditas (Lund) **42**, 1 (1956). — TURNER, R. B.: Science **106**, 248 (1947).

UHLENHUTH, HÄNDEL u. STEFFENHAGEN: Z. Immun.-Forsch. **6**, 654 (1910). — UHLENHUTH u. SEIFFERT: Med. Klin. **21**, 576, 616 (1925). — ULRICH, H.: Fortschr. Zool. N. F. **9**, 700 (1952).

VAARAMA, A.: 8. Internat. Genetikerkongreß Stockholm 1948. Abstract book, S. 138. — VAEGTHIN, C.: Surgery **74**, 561 (1942). — VERSCHUER, O. v.: Z. menschl. Vererb.- u. Konstit.-lehre **35**, 163 (1959). — VERSCHUER, O. v., u. H. C. EBBING: Z. menschl. Vererb.- u. Konstit.-lehre **35**, 93 (1959). — VOGEL, F.: Z. menschl. Vererb.- u. Konst.-Lehre **32**, 308 (1954). — Dtsch. med. Wschr. **84**, 1825 (1959). — VOLLMAR, J.: Ergebn. Chir. Orthop. **42**, 242 (1959). — VOLLMER, H.: Arch. exp. Zellforsch. **22** (1939). — VOLLMAR, H., u. H. LAMPERT: Z. Krebsforsch. **51**, 322 (1941). — VORLÄNDER, K.: Strahlentherapie **18** (1924).

WALTHER, H. E.: Z. Krebsforsch. **46**, 313 (1937); **48**, 468 (1938). — WEIL, P. E.: Bull. Soc. Méd. Paris **193** (1932). — WENDT, G. G.: Dtsch. med. Wschr. **81**, 1397 (1956). — WENDT, G. G., u. B. E. WOLF: Dtsch. med. Wschr. **82**, 1832 (1957). — WITTMANN, H. G.: Naturwissenschaften **48**, 55 (1961). — WOLFFHEIM: Berl. klin. Wschr. **1921**, 1012. — WYLEGSCHANIN, A. J.: Z. Krebsforsch. **38**, 99 (1933).

YAMAGIWA, K.: Trans. jap. path. Soc. **17** (1929).

ZAKRZEWSKI, Z.: Bull. int. Acad. Cracovie, Cl. Méd. 167 (1937). — ZAMENHOF, ST., and S. GREER: Nature (Lond.) **182**, 611 (1958). — ZIMMER, K. G.: Strahlentherapie **63**, 517 (1938); **68**, 74 (1940). — Biol. Zbl. **63**, 72 (1943). — ZIMMER, K. G., u. N. W. TIMOFÉEFF-RESSOVSKY: Strahlentherapie **63**, 528 (1938). — ZONDEK, H., B. ZONDEK u. W. HARTOCH:Klin. Wschr. **1932**, 1785.

Zwölftes Kapitel

Krebsdiagnostik beim Menschen

Πάντων χρημάτων μέτρον ἄνθρωπος.
(Aller Dinge Maß ist der Mensch)

PROTAGORAS
(Diogenes Laertios IV 51)

Die letzten Kapitel haben gezeigt, daß aller Forscherfleiß und daß all die vielzitierten Hekatomben krebskrank gemachter Versuchstiere wohl vielerlei neue Erkenntnisse in der Krebsverursachung, in der Krebsbeeinflussung jedoch einen wirklich befreienden Fortschritt nicht gebracht haben. Beim krebskranken Menschen aber muß der Arzt handeln, auch wenn die Wissenschaft nachhinkt. Nirgends kommt uns die Zwiespältigkeit des wissenschaftlich strebenden Arztes mehr zum Bewußtsein als am Krebsproblem.

Schon bei ARISTOTELES[1] heißt es: ,,Wenn man zu philosophieren begann, um der Unwissenheit zu entgehen, so ist es klar, daß man das *Wissen um des Wissens willen* erstrebte und nicht wegen irgendwelcher praktischer Verwertung''. Aber der gleiche ARISTOTELES sagt: ,,Wenn nun jemand zwar die Theorie kennt, aber keine Erfahrung besitzt und die Umstände des einzelnen Falles nicht kennt, so wird er bei der Behandlung oft fehlgreifen; denn *zur Behandlung steht der einzelne Fall.*''

Der einzelne Fall, der Kranke, der Krebspatient, verlangt Behandlung, auch dort, wo die Wissenschaft den Schlüssel zum Schloß noch nicht gefunden hat.

Die Krebsbehandlung beim Menschen beginnt mit der **Krebsdiagnostik**. Hier liegt die Hauptwurzel für die Tragik allen Krebsgeschehens: Der *Krebs* ist *im Regelfalle im Beginn nicht zu erkennen.* Warum? Krebs entstammt primär einer einzigen mutierten Somazelle. Die Geschwulstbildung selbst setzt mit der ersten und den ihr folgenden Zellteilungen ein. Nach 10 Zellteilungsgenerationen sind es erst 1000 Krebszellen. Ein solcher ,,*Krebskeim*'' ist *zunächst stets latent* und wird früh nur bei äußerlichen Krebsen, nicht bei innerlichen erkennbar. Hier wird er erst feststellbar, wenn er bereits Komplikationen hervorgerufen, also z. B. die Lichtung des Hauptgallenganges verlegt hat (Gelbsucht!) oder ins Nierenbecken eingebrochen ist (Blutung!), oder die Knochenhaut erreicht hat (Schmerzen!). Das bedeutet: In der überwiegenden Mehrzahl der Fälle ist die *Krebsdiagnostik eine Diagnostik seiner Komplikationen.* Darin liegt inbegriffen, daß die ,,therapeutische Stunde'', d. h. die Zeit der Heilbarkeit, dann oft bereits verstrichen ist. Es gibt eben keine sicheren Kennzeichen des frühen Krebses! Darin aber sündigen alle Lehrbücher der klinischen Medizin, daß sie Symptome des Krebses lehren, wo es sich um Symptome seiner Komplikationen handelt, und den jungen Arzt zu wenig zu dem erziehen, was allein hilft: in unklaren Fällen eine gesunde Dosis von Argwohn und dann Einsatz des ganzen Rüstzeugs!

Aus dieser Situation heraus wird das alte Bestreben verständlich, einen **Allgemeintest** zu finden, der die Alternative ,,krebskrank'' oder ,,nicht krebskrank'' frühzeitig serologisch, biochemisch oder sonstwie entscheidet. In dieser Hinsicht sind alle bisherigen Bestrebungen, so Wichtiges sie auch im einzelnen zutage brachten, letzten Endes gescheitert. Es wird dies verständlich, wenn man

---

[1] ARISTOTELES' Hauptwerke. Ausgewählt usw. von W. NESTLE, S. 38, 42. Stuttgart 1942.

bedenkt, daß nach der Mutationstheorie die Krebszellen mit ihren Ausgangszellen in dem ganzen Zellerbgut übereinstimmen und sich lediglich in jenem Teilbestand des Erbgutes, der zugleich Wachstum und Differenzierung determiniert, unterscheiden. Die ganze weit ausgebaute Biochemie der Tumoren hat gezeigt, daß sich die Krebszellen immer nur quantitativ, aber nicht qualitativ, also nicht spezifisch von ihren Mutterzellen unterscheiden. Soweit sie jedoch quantitativ stärker abweichen, wie z. B. im Kohlenhydratstoffwechsel, so ist das nur an den Krebszellen selbst, aber nicht am krebsbefallenen Organismus erkennbar. Wie oft sind Enzymwerte sehr erheblich vermehrt. Die Vermehrung ist dann stets auch im Serum nachweisbar, aber erst wenn die Tumormasse ca. 20% des Körpergewichtes — das würde beim Erwachsenen bedeuten: mindestens 0,5—1 kg Tumorgewicht — erreicht hat. Bei einer solchen Geschwulstgröße braucht es dann natürlich keinen Allgemeintest mehr, um die Diagnose zu stellen. Solche Beispiele besagen, daß ein Allgemeintest immer erst positiv auf Krebs sein wird, wenn der Tumor eine gewisse Größe erreicht hat. Die Hoffnungen auf einen Krebstest sind also recht vage, besonders solange an den Krebszellen selbst eine streng krebsspezifische Reaktion in qualitativ eindeutig abweichender Form nicht gefunden ist.

Die *Grundlage der Krebsdiagnostik* bleibt zunächst die **lokale Diagnostik**. Es leuchtet ein, daß somit die Krebsdiagnostik aller Organkrebse — sie stellen das Hauptkontingent! — prinzipiell eine *Organdiagnostik* ist, bei der alle anderen Verfahren nur den Charakter zusätzlicher Hilfsmittel haben können. Die endgültige Krebsdiagnose liegt also überwiegend bei dem betreffenden Organspezialisten und seinen speziellen Untersuchungsmethoden. Damit ist zugleich ausgedrückt, daß dieses Buch und dieses Kapitel nicht von der speziellen Krebsdiagnostik, sondern nur von den allgemeinen Grundlagen und von den Methoden als solchen handeln kann.

Bezüglich der allgemeinen und speziellen *Diagnostik der bösartigen Geschwülste* im einzelnen sei auf die Standardwerke von ZWEIFEL und PAYR (1927), KÖNIG und SEIFERT (1937), AULER und MARTIUS (1941), ACKERMAN und DEL REGATO (1947), HEILMEYER und BEGEMANN (1955), LINKE u. a. (1961), BARTHELHEIMER und MAURER (1962) u. a. verwiesen.

Vom Standpunkt des krebskranken Menschen her gesehen hängt sein Schicksal in erster Linie davon ab, ob die *diagnostische Minute* noch in die therapeutische Stunde fällt oder nicht, ob der Krebs noch 5 min vor 12 Uhr festgestellt wird oder ob „die Uhr schon geschlagen hat". Aber das hängt nicht vom Kranken und nicht vom Arzt allein ab, sondern sehr wesentlich von dem, was wir den *biologischen Charakter* einer Geschwulst genannt haben. Es gibt eben, wie wir ex post sagen, besonders maligne Geschwülste, deren ganz unreife Zellen eine so hohe Wachstumsenergie besitzen, daß sie schon während der ersten Entwicklungsphase metastasieren, so daß alle unsere, bis jetzt ja fast ausschließlich lokalregionalen Heilmethoden schon zu spät kommen. Es hat nur zu oft, um im Bilde zu bleiben, schon 12 Uhr geschlagen, wenn die Diagnose gestellt wird. Glücklicherweise ist der biologische Charakter, vor allem das Wachstumstempo der meisten Geschwülste ein der Norm so viel stärker angenähertes, daß die Diagnose gewöhnlich noch in die Phase der lokalen und regionalen Entwicklung fällt.

Die Diagnostik des Arztes erstrebt selbstverständlich die *Frühdiagnose*. Diese ist, da es ein spezifisches Krebssymptom nicht gibt, meist *polysymptomatisch* unterbaut und stützt sich auf allgemeine und spezielle Krankheitserscheinungen.

1. Allgemeine klinische Diagnostik

Was zunächst als Fortschritt angestrebt werden muß, ist die zunehmende *Einbeziehung auch der Vorkrebssymptome* und die Berücksichtigung der Krebsgefährdung des betreffenden Kranken.

Wie alle Diagnostik beim Menschen, so beginnt auch die Krebsdiagnostik mit der **Anamnese**. Die Erfassung der Vorgeschichte schlägt die Brücke vom allgemeinen Wissen des Arztes zur Persönlichkeit des Kranken und seiner individuellen Lage. Sobald der Arzt die Ausgangsebene „Verdacht auf Krebs" erreicht hat, forscht er nach der *Krebsgefährdung* des Kranken, nach Lebensgewohnheiten, Genußmitteln, Beruf, Berufsschäden, carcinogenen Noxen und Praecancerosen, evtl. auch nach lange gebrauchten Medikamenten, Kosmetica und dergleichen. Ein alter schwerer Raucher ist auf Kehlkopfkrebs suspekt, wenn er „ohne eigentlich erkältet" zu sein, schon seit längerem heiser ist, ohne daß „irgend etwas dagegen geholfen hat". Kurzum, wer Lebensgewohnheiten und Beruf kennt, wird sie bei der Anamnese verwerten.

Eine weitere Frage besonders bei Männern betrifft allenfallsige *Berufsschäden*, vor allem solche, für die carcinogene Noxen in Frage kommen. Wir erinnern an den Blasenkrebs der Anilinarbeiter, an Röntgen- und Radiumschädigungen, an den Schornsteinfegerkrebs, die Teer-, Pech-, Chromat-, Astbest-, Arsenkrebse usw. bei Arbeitern, die mit den betreffenden Stoffen umgehen. Ein Arbeiter aus einer Chromatfabrik mit einer längeren Hustenanamnese ist verdächtig auf Lungenkrebs. Ein Kellner aus einem Grill-room, der jahrelang überwiegend stark gewürzte Speisen, Rostbräten, gefärbte Konserven, konzentrierte Alcoholica und vielleicht noch reichlich Rauchwaren „genossen" hat, ist bei Magenschmerzen sogleich auf Magenkrebs verdächtig, auch wenn oder gerade weil er bis jetzt einen „Magen, der alles vertrug", besessen hat.

Bei *Frauen* hat die Vorgeschichte selbstverständlich Menarche, Menses, Menopause, Schwangerschaften, Geburten, Stillperioden usw. mit zu umfassen. So sinkt — scheinbar paradoxer-, re vera aber ganz natürlicherweise (Näheres 4. Kapitel, S. 179) — mit der Zahl der Schwangerschaften das Risiko eines Mammacarcinoms, während das eines Cervixcarcinoms ansteigt.

Auf die *Familienanamnese* legen wir diagnostisch weniger Gewicht. Bei der großen Häufigkeit des Krebses (21,3% der Todesfälle!) besagt mehrfaches Vorkommen von Krebs in der gleichen Familie diagnostisch nur wenig. Eher schon interessiert die familiäre Häufung, wenn bei mehreren Familienmitgliedern gleiche Krebsnoxen in Betracht zu ziehen sind. Man wird vielleicht fragen: Warum ist „die *Konstitution*" nicht in den Bereich einer allgemein-diagnostischen Erfassung gezogen worden? In seinen Meldekarten hatte der frühere „Reichsausschuß für Krebsbekämpfung" die Konstitution (Körperbau, Mißbildungen, Hautbeschaffenheit, Behaarung, Haarfarbe, Kontrast zwischen Haut- und Haarfarbe) ausdrücklich aufgenommen (vgl. KÖNIG und SEIFERT 1937). Der Verfasser, der selbst eine „Allgemeine Konstitutionslehre" (1925), ferner eine ganze Reihe von Arbeiten, z. B. über Konstitution und Vererbung (1922), Konstitutionspathologie in der Chirurgie (1921), Konstitutionspathologie der Stützgewebe (1927), eine Erbpathologie der Stützgewebe (1940) und eine Erbbiologie der Geschwülste des Menschen (1940) geschrieben hat, gesteht, daß ihm beim Krebs zwischen ererbter Konstitution und Entstehung des Krebses keine nachweisbare engere Korrelation zu bestehen scheint. Vor allem haben auch die Untersuchungen über Krebs bei ein- und zweieiigen Zwillingen (5. Kapitel, S. 299ff.) überzeugend dargetan, daß erbgleiche Konstitution bei Krebs des einen Zwillings durchaus nicht Krebs beim anderen erbgleichen Zwilling zu bedingen braucht.

Besondere Bedeutung kommt der *Vorgeschichte* zu, wenn es sich um *praecanceröse, dem Kranken altvertraute Zustände* handelt. Die *„Raucherbronchitis"* wird auf Bronchial-Ca suspekt, wenn das morgendliche Sputum auf einmal rötlich gefärbt ist, ein *Kropf* sollte Verdacht auf Malignität erwecken, sobald er anfängt und umschrieben „hart" und vielleicht sogar schmerzempfindlich wird, und wie leicht erwachsen dem Arzt Vorwürfe, wenn bei einem Patienten mit einem alten penetrierten *Ulcus ventriculi* neu hinzukommende Appetitlosigkeit und Gewichtsabnahme übersehen das *Carcinoma ex ulcere* signalisieren.

Den Hauptwert besitzt die Anamnese hinsichtlich der *Feststellungen, die der Kranke selbst getroffen hat*. Die Angaben über den seit kurzem bemerkten „Knoten in der Brust", über die Unregelmäßigkeit der Menses, über plötzliche schmerzfreie Hämaturie, über zunehmendes „Leibschneiden" verbunden mit „verschlagenen Winden", starkem Kollern im Leib, Abgängen von Blut und Schleim bei der Defäkation usw. sind immer verdächtig auf Mamma- bzw. Uterus-, Nieren- oder Darmkrebs. Hierzu kommen oft Angaben über Gewichtsabnahme, Appetitlosigkeit, Rückgang der Leistungsfähigkeit, allgemeines Krankheitsgefühl und dergleichen. Auch der *Schmerz* gibt anamnestisch oft wichtige Hinweise auf Lokalisation und Komplikationen (Wirbelmetastasen!). Doch war davon schon im 1. Kapitel (S. 11) die Rede. Die Erhebung der Anamnese hat schon genug geleistet, wenn sie erreicht hat, daß der Arzt überhaupt erst einmal „an Krebs denkt", denn dann läuft, wenigstens beim gewissenhaften Arzt, die Diagnostik gewissermaßen automatisch weiter. Wir kommen später (S. 642) bei der Frage des Früherkennens des Krebses auf die hohe Bedeutung der Anamneseerhebung nochmals zurück.

Die zweite Stufe der Diagnostik bilden die **Inspektion** und Palpation. Manche Kranke erwecken schon durch ihren reduzierten *Allgemeinzustand* den Verdacht auf eine maligne Neubildung. Ist der Allgemeinzustand bereits ausgesprochen schlecht, die Haut blaß-gelblich, trocken und welk, das Unterhautgewebe geschwunden, der Turgor schlaff und der Gesichtsausdruck apathisch und leidend, so ist allerdings die therapeutische Stunde oft schon vorüber. Fast immer ist dies der Fall, wenn schon *Kachexie* (s. 1. Kapitel, S. 23) besteht. Ganz verkehrt aber ist es, wenn sich der Arzt von einem „blendenden Allgemeinzustand" blenden läßt. So spricht z. B. beim Portiocarcinom jugendliches Alter und ein gutes Allgemeinbefinden durchaus nicht gegen das Vorhandensein eines Portiocarcinoms und bei Knochensarkomen vermissen wir ebenfalls in vielen Fällen eine Kachexie völlig. Dasselbe gilt oft auch vom Mammacarcinom (Abb. 5, S. 11). Bei einem Fall von Inselzelladenom (s. S. 191) mit vielfachen Metastasen sahen wir eine enorme Fettsucht. Kein Wunder: Die Kranke verbrauchte zur Bekämpfung ihrer schweren hypoglykämischen Anfälle sehr große Mengen Kohlenhydrate. Es entwickelte sich eine unfreiwillige Insulinmastfettsucht hohen Grades, also das Gegenteil einer Kachexie trotz Krebs und Metastasen.

Umgekehrt spielt die bloße Inspektion diagnostisch eine wichtige Rolle, z. B. bei der *Erkennung von Praecancerosen*, vor allem im Bereich der Haut. Die Praecancerosen der Haut sind ja allesamt leicht erkennbar. Als Beispiele seien genannt Leukodermie, Leukoplakie, Lentigo maligna, Kraurosis vulvae, der Morbus Bowen, Xeroderma pigmentosum (s. Abb. 63, S. 239), chronische Fisteln, das Keratoma senile, Lupus, die „Röntgenhaut", die Arsenhyperkeratose, die „Landmanns-, die Seemanns-, Teer-, Pech-, Paraffinhaut" und dergleichen. Wichtig sind auch die angeborenen pigmentierten Naevi. Um die flachen braunen Naevi braucht man sich nicht so zu sorgen wie um die erhabenen, zerklüfteten schwarzen Naevi, die zu malignen Melanomen Anlaß geben können. Auch die durch bloße Inspektion feststellbare sog. Neurofibromatose und die Acanthosis nigricans (vgl. CURTH 1943) weisen den Arzt darauf hin, daß er bei den Trägern dieser Krankheiten mit einer besonders hohen Krebsempfänglichkeit mit maligner Umwandlung beim Morbus Recklinghausen (vgl. Abb. 62, S. 237) bzw. bei der Acanthosis zu rechnen hat (s. auch S. 239). Pigmentanomalien im Gesicht und im Bereich der Mundschleimhaut weisen auf das Vorliegen einer praecancerösen Polyposis intestinalis (Preutz-

Jeghers-Syndrom) hin; anfallsweise Gesichtsrötungen („flush") auf ein sog. Carcinoid-Syndrom (s. S. 196).

Vielfach gestattet schon die Inspektion die *Krebsdiagnose „auf den ersten Blick":* das „nicht heilende Geschwür" im Gesicht inmitten einer „Landmannshaut" (vgl. Abb. 8, S. 134), die trockene Borke auf einem flachen Geschwür der Unterlippe bei einem alten Pfeifenraucher, die geschrumpfte Brust mit hochstehender und eingezogener Brustwarze (vgl. Abb. 5), der schmierige Geschwürskrater inmitten offenkundig strahlengeschädigter Haut, der blauschwarz durchscheinende Geschwulstknoten an der Fußsohle usw. sind Beispiele dafür, daß oft genug nach Sitz und Art des Krebses die Diagnose Haut-, Lippen-, Brust-, Röntgenkrebs bzw. malignes Melanom mit hoher Sicherheit schon nach dem Anblick gestellt werden kann. Der durch bloße Inspektion frühest feststell- und zugleich am günstigsten beobachtbare Krebs ist wohl das Irissarkom, welches die Ophthalmologen mit der binocularen Lupe von der ersten „Stippe" an Schritt für Schritt verfolgen können.

Auch die bloße *Beobachtung eines Kranken in seinem Verhalten* gibt oft wertvolle Hinweise. Wenn z. B. ein 70jähriger alter Raucher über Schluckbeschwerden klagt, so braucht man nur seinen Schluckakt zu beobachten, wenn er z. B. trocken Brot ißt oder ein Glas Wasser trinkt. Der Kranke mit Speiseröhrenkrebs zerkleinert das Brot schon vor dem Kauen, dann kaut er lange, bedächtig und intensiv, endlich schluckt er, holt aber zugleich tief Luft (bei der Inspiration entfaltet sich der Oesophagus!) oder trinkt Wasser nach. Auch scheut er sich, ein Glas Wasser „auf einmal" zu trinken; nur schluckweise abgesetzt und mit langen Pausen nimmt er das Wasser zu sich. Wenn sich der Arzt nur 1 min Zeit nimmt, um einen Kranken mit Speiseröhrenkrebs beim Essen und Trinken zu beobachten, wird er stets die Verdachtsdiagnose stellen.

Oftmals stellt die bloße *Inspektion* bereits *Krebskomplikationen* fest. Wie oft ist ein „Stokesscher Kragen" bei Mediastinaltumoren bereits Beweis für eine hochgradige „Einflußstauung" im Bereich der Vena cava cranialis! Und nur zu oft zeigen *Venenstauungen* und *Phlebektasien*, besonders symmetrische, tiefgelegene Tumorkompressionen an. Häufig sieht man schon von außen regionäre *Lymphdrüsenmetastasen* als knollige Drüsenpakete, z. B. am Hals (vgl. Abb. 41, S. 107), in der Axilla beim Brustkrebs oder in der Leistenbeuge beim Unterschenkelhautkrebs auf dem Boden eines alten Krampfadergeschwürs. Die Komplikation von *Hautmetastasen* beim Mammacarcinom oder beim malignen Melanom (vgl. Abb. 7, S. 18), die *Lymphangitis carcinomatosa*, die *Lymphstauung* bei Verlegung der Lymphgefäße durch Metastasen, der Einbruch in die Orbita beim Oberkieferkrebs und manche andere Krebskomplikationen sind schon bei bloßer Betrachtung erkennbar. Eine zunehmende Pigmentierung, Entzündung am Rand, Neigung zu Blutungen und Ulceration, rasche Größenzunahme von bislang unauffälligen Naevi erwecken den Verdacht auf eine Malignisierung. In der Mehrzahl aller Fälle von oberflächlich gelegenen Krebsgeschwülsten steht aber die meist rasch wachsende Geschwulst am Beginn des Krankheitsgeschehens. Bei Knochensarkomen und -metastasen ist es oftmals erst die pathologische Fraktur, welche auf die Krankheit aufmerksam macht (TROELL 1930, MEYERDING u. VALLS 1941).

In den meisten Fällen hilft sodann die äußere oder innere **Palpation** weiter. Sie tastet den Krebs als *„Geschwulst"*, es gibt ja kaum eine Geschwulst, die in ihrer Konsistenz mit der Umgebung oder mit dem Ausgangsgewebe völlig übereinstimmt. So gut wie immer ist sie wesentlich derber als die Umgebung. Diese „Krebshärte" ist ungemein charakteristisch, gleichviel, ob es sich um ein Gesichtscarcinom, um einen Zungen-, Mastdarm-, Schilddrüsen-, Magen-, Oesophagus- oder Brustkrebs oder um Seminom-, Lippenkrebs- oder um Brustkrebsmetastasen handelt. Ist dann die Oberfläche auch noch uneben oder höckerig und der Tumor gegen die unmittelbare Umgebung nicht verschieblich, sondern mit ihr verbacken, so sind alle palpatorischen Kennzeichen einer bösartigen Geschwulst gegeben. Der Tumor selbst braucht dabei nicht schmerzhaft zu sein, er wird es nur, wenn er sekundäre Entzündungserscheinungen oder Druck auf benachbarte Nerven hervorruft. Tumoren der Weichteile, Knochen und Gelenke sind fast immer als Auftreibung, oft als Vorwölbung der betreffenden Partie palpabel. Meist hat sie der Kranke selber schon gefühlt.

Ist der Tumor in einem inneren Organ lokalisiert, so kann man oft eine Vorwölbung des betroffenen Organs sehen und eine „Resistenz" oder eine „Geschwulst" tasten. Ein Leber- oder Magentumor z. B. ist häufig gut fühlbar. Wie oft ist die „Metastasenleber" an ihrer starken Vergrößerung, der derb-höckerigen Beschaffenheit ihrer Oberfläche „mit einem Griff" feststellbar.

Mit 80% Wahrscheinlichkeit lautet die Diagnose auf ein *Carcinom der Papilla Vateri*, sobald die palpierende Hand bei einem Kranken mit sonst symptomlos aufgetretenem Ikterus im rechten Oberbauch eine billardkugelartige, prallelastische, glattwandige Geschwulst durchzutasten vermag *(Courvoisiersches Symptom)*. Das Palpationsphänomen kommt dadurch zustande, daß der Papillentumor (ohne Koliken!) langsam zu einem kompletten Choledochusverschluß führt, der seinerseits wieder durch den Gallenrückstau die (steinfreie) Gallenblase maximal überdehnt und so der Betastung zugänglich macht.

Bei Krebsen mit geschwürigem Zerfall, z. B. beim Gesichts-, Zungen- oder Mastdarmkrebs, ist neben der inspektorisch festgestellten unregelmäßigen Form und dem meist schmierig belegten höckerigen Grund palpatorisch der derbe, wallartige äußere Rand für die Krebsdiagnose entscheidend.

Ist der Verdacht einmal geweckt, so gilt der nächste Griff den regionären *Lymphdrüsen*, die beim metastatischen Befallensein derselben an entsprechender Stelle als derbe Tumoren tastbar sind. Bei fortgeschrittener Metastasierung kann ein Lymphödem durch Stauung und eine Lymphangitis carcinomatosa beobachtet werden.

Zu den wichtigsten klinischen Untersuchungsmethoden gehört die *innere Palpation* in jeglicher Form digitaler *Austastung innerer Hohlsysteme*. Diese ist möglich und nötig in der Mund- und Rachenhöhle, im kleinen Becken durch rectale und vaginale Untersuchung und in der Bauch- und Brusthöhle, sobald dieselbe aus diagnostischer oder therapeutischer Indikation eröffnet wird. Es rächt sich, wenn ein Patient z. B. symptomatisch auf Hämorrhoiden oder Colitis behandelt wird, ohne daß durch eine digitale Untersuchung ein Rectumcarcinom ausgeschlossen wurde, oder wenn antirheumatisch behandelt wird, ohne daß durch eine *rectale Austastung* geklärt wurde, ob nicht die Ursache der „rheumatischen" Beschwerden ein Prostatacarcinom mit Knochenmetastasen ist. Eine ebenso große Bedeutung hat die *vaginale Untersuchung* bei Patientinnen, die über blutigen Fluor, Metrorrhagien (von der Menstruation unabhängige Blutabgänge) oder Kontaktblutungen klagen. Eine sofortige Untersuchung, die aus einer Betrachtung der Portio im Speculum (s. auch S. 609) und einer digitalen Untersuchung besteht, kann in solchen Fällen häufig zur Entdeckung eines Portiocarcinoms, dessen Heilungschancen bei frühzeitiger Diagnose besonders günstig sind, führen.

Selbstverständlich gehört zur Diagnostik auch die Messung der **Körpertemperatur.** GRAFE veröffentlichte 1936 unter dem Titel „Krebs und Fieber" eine Zusammenstellung von 503 Krebskranken. Nur in 58% der Fälle war die Temperatur normal, 3% hatten Untertemperaturen, 27% Fieber, 1% Schüttelfrost, 11% Fieber mit Komplikationen. Der frühere Mitarbeiter des Verfassers

H. HARTMANN (1950) untersuchte 271 Magenkrebskranke auf das Verhalten ihrer Körpertemperatur. 19,9% hatten subfebrile, 7,5% malariaartig intermittierende Fieberschübe, bei mehr als einem Drittel der Kranken kam es alle 3—5 Tage zu Fieberattacken. Auch bei nichtulcerierenden Tumoren gelangt pyrogenes Material in den Kreislauf. Die Entscheidung, ob bakterielle oder Tumorzerfallssubstanzen das Fieber hervorrufen, ist meistens schwierig. Höhe und Verlauf des Fiebers sind meist uncharakteristisch. Es läßt sich durch Antibiotica kaum je beeinflussen. Die erhöhte Körpertemperatur normalisiert sich nach der Radikaloperation (SIMON 1928). Bei malignen Geschwülsten mesenchymaler Gewebe finden sich diese Fieberschübe besonders bei der Lymphogranulomatose; bei Sarkomen des Bindegewebes, der Brustdrüse und Lunge treten sie in $1/4$—$1/5$ aller Fälle auf, in etwa $1/3$ der Fälle bei Lymphosarkomen und Sarkomen der Verdauungsorgane, in rund 50% bei Nierentumoren, relativ selten (rund 10%) bei malignen Melanomen und Knochensarkomen.

Die diagnostische Bedeutung des Fiebers ist gering. Findet man bei Fieberzuständen keinerlei sonstige Quelle, so soll man immer daran denken, daß besonders bei Nieren- und Colontumoren Fieber das erste Symptom sein kann. Im ganzen ist „Fieber" als ungünstiges Zeichen aufzufassen.

Neben Fieber als Allgemeinsymptom gibt es auch über tiefer gelegenen Geschwülsten eine „*örtliche Hitze*", d. h. die darüber gelegenen Hautpartien fühlen sich eindeutig wärmer oder „heiß" an. Verhängnisvoll wird diese Hyperthermierung der Haut manchmal bei *Knochensarkomen* Jugendlicher. Wegen der Schmerzen und der „Hitze" wird — oft verhältnismäßig lange — an eine Osteomyelitis gedacht und die Differentialdiagnose „Knochensarkom" erst spät in Erwägung gezogen. Die bei schnell wachsenden Knochen-, besonders bei Ewing-Sarkomen, bei tiefergelegenen arteriovenösen Angiomen, z. B. beim Klippel-Trenaunayschen Syndrom (Näheres 6. Kapitel, S. 274), beim Erysipelas carcinomatosum als Folge der Mehrdurchblutung tastbare *Erhöhung der Hauttemperatur* läßt sich der schnellen Ablesbarkeit wegen am besten *thermoelektrisch* messen und registrieren.

Auch aus dem Verhalten von Kreislauf und Blut ergeben sich oft diagnostische Hinweise, meist allerdings erst in fortgeschrittenem Stadium. So ist auffällig, daß bei Krebskrankheiten häufiger eine **Hypotonie** auftritt als bei anderen Erkrankungen.

FASCHING (1937) berichtet: Von 244 Carcinompatienten hatten 9,4% eine Hypertonie, 38,9% eine Hypotonie, der Rest zeigte normale oder gering abweichende Werte. Er folgert daraus, daß sich Krebs und Hypertonie nicht, wie man früher meinte, ausschlössen. Auffallend sei jedoch die Senkung des Blutdrucks bei Patienten, die vorher einen normalen oder erhöhten Blutdruck hatten. Wenn im Kreislauf keine Insuffizienz aus kardialen, renalen oder anderen Gründen vorliege, so müsse man beim Absinken des Blutdrucks an Krebs denken. Der bei Krebskrankheit niedrige Blutdruck steigt nach erfolgreicher Behandlung um durchschnittlich 15 mm an und bleibt erhöht. Prognostisch, wie für die Erkennung eines Rezidivs sei die dauernde Blutdruckkontrolle wichtig. Der Blutdruck bleibt niedrig, wenn das Carcinom weiterwuchert und sinkt dann auch weiterhin noch ab. Von Alter, Klimakterium und Kachexie sei die Beziehung zwischen Krebs und Blutdruck unabhängig.

Besteht umgekehrt bei Krebskranken ausnahmsweise eine **Hypertonie,** so muß man unbedingt an eine Tumorbildung in endokrinen oder wenigstens unter hormoneller Aufsicht stehenden Organen bzw. an eine Metastasierung in dieselben denken. Am eindeutigsten liegen die Verhältnisse bei *Tumoren des chromaffinen Gewebes*, also bei Nebennierenmarktumoren, Hypernephromen und Paragangliomen. Im 4. Kapitel (S. 187/189) sind bereits Beobachtungen des Verfassers mitgeteilt, bei denen ein Nebennierenmarktumor (Phaeochromocytom) Blutdruckkrisen exzessiven Ausmaßes (gemessen bis 355 mm Hg) unterhielten, die schlagartig mit der Herausnahme des Tumors schwanden, in einem Falle eines Adenocarcinoms mit der Metastasierung allerdings wiederkamen. Die für Phaeochromocytome charakteristische paroxysmale Hypertonie kann getestet werden a) im Sinne der (nicht ungefährlichen) akuten Provokation durch i. v. Injektion von Histamin *(„Histamintest")*, b) durch den um 30—40 mm Hg blutdrucksenkenden Effekt von Regitin oder Benzodioxan *(Regitin-* bzw. *Benzodioxantest,* Näheres bei SACK 1951). Aus der Klinik des Verfassers hat LINDER (1947) 3 Fälle von *Hypernephrom* mitgeteilt, bei denen mit der Nephrektomie der Blutdruck absank und abgesunken blieb. Ähnliche Fälle sind mehrfach beschrieben.

In der Krebsdiagnostik spielen **Blutuntersuchungen** eine große Rolle. Selbstverständlich steht der *Gesamteiweißgehalt des Serums* (normalerweise zwischen 6,5 und 8,2 mg-%) obenan. Erhöhte Werte sind selten und dann von vornherein verdächtig auf Plasmocytom. Erniedrigte Werte sind beim Krebs typisch für dauernde Blutverluste, z. B. bei Magen-Darm-Krebsen, aber auch bei Nieren- und Blasengeschwülsten, für chronische Intoxikation bei Tumorzerfallshöhlen (z. B. in Bronchialcarcinomen usw.)

Die eigentliche *Blutmorphologie,* gestützt auf die mikroskopische *Untersuchung gefärbter Blutausstriche,* dient der Beurteilung aller Blutzellen (Erythro-, Leuko- und Thrombocyten). Sie spielt natürlich ihre Hauptrolle bei der Diagnostik aller Arten von *Haemoblastosen,* bei der Kontrolle der Erythro- und Myelopoese, ferner bei pathologischen Veränderungen im lymphatischen System und bei der Morphologie der Monocyten (s. hierzu HEILMEYER und BEGEMANN 1955).

Hierher gehört auch die *zellkernmorphologische Bestimmung des Geschlechtes* vor allem an polymorphkernigen Leukocyten (vgl. Abb. 50, S. 130), aber auch an Lympho- und Monocyten (Näheres im 3. Kapitel, S. 129).

Auch das *Differentialblutbild* (die prozentuale Verteilung aller weißen Blutzellen) spielt in der Diagnostik blastomatöser Krankheiten eine wichtige Rolle, hier vor allem natürlich bei der Differentialdiagnose der verschiedenen Leukämien, sodann bei sekundären Infekten vor allem geschwürig zerfallener Organkrebse.

Viele der geläufigen *Blutuntersuchungen* sind zugleich Hilfsmittel zu der allgemeinen Krebsdiagnostik. Die *Haemoglobinbestimmung,* die *Erythrocytenzählung und Bestimmung des Haematokritwertes* dienen der vielen Organkrebsen so wichtigen Diagnose der verschiedenen Formen von Anämie. Die *Leukocytenzählung* (s. Tab. 39) ist *die* Methode zur Diagnostik aller Arten von *Leukämien,* es kommt ihr aber große Bedeutung auch noch zu bei der Diagnostik sekundär entzündlicher Prozesse, vor allem in Tumorzerfallshöhlen, z. B. in Bronchialcarcinomen, in prästenotischen Darmabschnitten bei Darmtumoren usw. Die *Auszählung der eosinophilen Leukocyten* ist die Grundlage des ACTH-Testes, wie wir ihn in unserer Klinik z. B. bei der Hypophysenausschaltung (s. 13. Kapitel, S. 705) zur Behandlung von Hypophysentumoren und generalisierten Metastasen benutzen.

Beim *ACTH-Test* werden die Eosinophilen im peripheren Blut vor und nach der Injektion von ACTH stündlich ausgezählt. Normalerweise sinken sie in den ersten 4 Std um mindestens 50% ab. Bei erfolgreicher Hypophysenausschaltung bleibt dieses, für das Hypophysen-Nebennierensystem typische Absinken aus.

Ein häufiges allgemeines Tumorsymptom ist die *sekundäre Anämie.* In manchen Fällen erweckt eine hartnäckige Anämie den ersten Verdacht auf Krebs. Es sollte zur Regel gemacht werden, daß jede längere Zeit bestehende und therapeutisch schwer beeinflußbare Anämie so lange krebsverdächtig ist, bis eine genaue Untersuchung diesen Verdacht widerlegt und eine andere Ursache aufgedeckt hat. Die sekundäre Anämie bei Tumorkranken hat ebenso wie die Infektanämie oft in dem Eisenmangel ihre Ursachen. Bei dieser hypochromen Anämie verliert das Plasma Eisen, welches ins reticulo-endotheliale System abwandert, dort gespeichert wird und als Katalysator im Zellstoffwechsel wichtige Funktionen zu erfüllen hat (HEILMEYER 1938, HEILMEYER und BERGMANN 1951). Zum

Teil dient es auch der Entgiftung der Toxine. Daneben können auch echte toxische Einflüsse auf das Knochenmark und eine hämolysierende Wirkung der Toxine eine Rolle spielen. Besonders häufig ist diese hypochrome Anämie beim Magenkrebs. Hier kommt zum Eisenmangel eine Störung der Eisenresorption sowie eine Störung in der Resorption anderer wichtiger Stoffe (Vitamine) noch hinzu. Weiter spielen die beim Magen- und Darmcarcinom so häufigen okkulten Blutungen eine Rolle. Außerdem ist zu bedenken, daß okkulte Blutungen nur einen schwachen Reiz auf das Knochenmark ausüben und die Blutregeneration lange nicht so anregen, wie es eine einmalige schwere Blutung zu tun pflegt. Wenn der Regenerationsort der Erythrocyten, das Knochenmark selbst, erkrankt ist, kommt es gleichfalls zu sekundärer Anämie, so z. B. bei den multiplen Myelomen (vgl. SPILLER und REVETAS 1935, JOSAM 1935, BEGEMANN 1948) und bei Metastasierung ins Knochensystem. Leukämische Blutveränderungen bei Knochenmetastasen sind beim Menschen allerdings selten (KUGELMAIER berichtet über 31 Fälle aus der Literatur), bei Mäusen sind sie dagegen häufig. So kommt es doch in rund der Hälfte aller Krebserkrankungen zu erniedrigten Hämoglobinwerten (LEIBETSEDER 1960), doch nur in 5—10% finden sich Werte unter 50%.

Neben einem erniedrigten Serumeisenspiegel ist auffallend häufig der *Kupferspiegel* bei Krebspatienten erhöht (HEILMEYER u. Mitarb. 1941, 1956, RUMMEL 1959 u. a.).

Aber nicht nur die hypochrome, auch die *hyperchrome perniziöse Anämie* trifft man beim Magenkrebs an. Dabei ist es sicher, daß sowohl das Magencarcinom eine Perniciosa wie die Perniciosa ein Magencarcinom bedingen kann. Beide Erkrankungen stehen oft miteinander in Differentialdiagnose, sie haben ja eine Anzahl von Symptomen, vor allem die Achylia gastrica, gemeinsam. Im ersten Fall tritt infolge einer Störung der Castle-Fermentbildung eine Perniciosa auf. Dabei ist zu beachten, daß beim Vorliegen eines Magencarcinoms die Eisenresorptionsstörung viel häufiger auftritt und es viel leichter zur hypochromen Anämie kommt als zu einer hyperchromen Anämie. Es kann sich aber im Laufe einer Magenkrebserkrankung aus einer sekundären hypochromen eine hyperchrome perniziöse Anämie entwickeln. Daß eine Perniciosa mit ihrer atrophischen Gastritis, dauernden Regenerationsvorgängen in der Schleimhaut schließlich zu einem Magencarcinom führen kann, läßt sich kaum mehr bezweifeln. Beim Vorliegen einer perniciösen Anämie erhebt sich stets der Verdacht auf ein Magencarcinom. Rund 3—5% aller Magencarcinompatienten zeigen entsprechende Blutbildveränderungen.

Über *Leukocytose* und Fieber bei Carcinomen berichtet LESZLER. Von 202 Krebspatienten hatten bei

	normale Leukocytenzahl	und waren fieberfrei
Magen-Darm-Krebs	58,6%	66,6%
Leber-Gallenweg-Krebs	41,8%	55,5%
Lungenkrebs	50,0%	25,0%.

Dabei ist zu beachten, daß Leukocytose und Fieber nicht immer parallel liefen. Ein Fall TSCHERNINGs wird zitiert, in dem Leukocytose und Fieber 1½ Jahre einem Coloncarcinom vorausgingen. LESZLER selber berichtet über 2 Fälle, bei denen hohe Leukocytenzahl und Fieber die augenfälligsten Symptome waren, denen erst später die speziellen Symptome eines Lebercarcinoms nachfolgten.

Gegenüber den Carcinomen vieler innerer Organe *zeigen die malignen Melanome und Sarkome* hinsichtlich ihrer *Haemoglobin- und Leukocytenwerte* ein abweichendes Verhalten. Eine Erhebung an 780 einschlägigen Fällen der Chir. Klinik Heidelberg ergab das aus der Tab. 93 ablesbare Resultat (OTT und FREY 1961).

Tabelle 93. *Die prozentuale Häufigkeit reduzierter Haemoglobinwerte und erhöhter Leukocytenzahlen bei den Sarkomen verschiedener Gewebe und Organsysteme und bei malignen Melanomen zum Zeitpunkt ihrer ersten stationären Behandlung (praeoperativ)* (Chir. Klinik Heidelberg)

Sarkome der		Bindegewebe (Fascien, Bänder usw.)	Knochen	Lymphdrüsen	Verdauungsorgane	Urogenitalsystem	Lunge	Brustdrüse	Maligne Melanome
Höhe des Hb in % der beobachteten Fälle	<80%	67	75	65	59	39	85	85	75
	>80%	33	25	33	27	51	15	15	23
	<50%	—	—	2	14	10	—	—	2
Leukocytenzahl in % aller beobachteten Fälle	bis 8000	65	60	65	45	37	30	100	60
	8000 bis 20000	34	40	33	55	63	70	—	35
	über 20000	1	—	2	—	—	—	—	5

Große diagnostische, aber auch prognostische Bedeutung kommt der *Blutkörperchensenkungsgeschwindigkeit* bei Krebserkrankungen zu. Nicht daß sie immer erhöht wäre, die Tatsache aber, daß sie es bei den meisten Krebslokalisationen in mindestens 90% der Fälle ist, gibt ihr einen erheblichen Hinweiswert. Ist sie normal, so schließt sie einen malignen Tumor nicht aus, macht ihn aber relativ unwahrscheinlich.

Die Schnelligkeit der „Blutsenkung" ist eine Funktion der elektrischen Ladung der Eiweißhülle der Erythrocyten. Je stärker negativ-elektrisch die Eiweißhüllen aufgeladen sind, desto länger bleiben die Erythrocyten durch gegenseitige Abstoßung in Schwebe, je schwächer die negativ-elektrische Ladung, desto rascher die Sedimentierung der Erythrocyten. Da Albumine stärker negativ-elektrisch als Globuline sind, bedeutet eine erhöhte Blutsenkung meist eine Vermehrung der schwach elektrisch geladenen Globuline. Daher auch die bei den meisten Myelom-(Plasmocytom-)Fällen extrem hohen Werte der Blutsenkung, steigt diese ja mit dem Ansteigen der grobdispersen Globuline so stark an, daß abnorm starke Senkungsbeschleunigungen bei sonst unklarem Krankheitsbild allein schon den Verdacht auf multiple Myelome erwecken (BEGEMANN 1948).

Technik der Bestimmung der Blutsenkung nach WESTERGREEN: mit einer 2 cm³-Spritze, die 0,4 cm³ Na-Citrium enthält, wird durch Venenpunktion das zu untersuchende Blut gewonnen. Das Blut wird in einer Glasröhre von 200 mm Länge und 2,5 mm lichter Weite aufgezogen und die Höhe der durch Senkung der Erythrocyten freigewordenen Plasmaschicht nach 1 und 2 Std. abgelesen. Normalwerte in der ersten Stunde: 2—5 mm beim Mann, 3—8 mm bei der Frau; in der zweiten Stunde 5—10 bzw. 8—16 mm.

Die Blutsenkung ist unter verschiedenen Bedingungen erhöht: bei Infektionskrankheiten, in der Gravidität, bei Stoffwechselerkrankungen, nach chirurgischen Eingriffen, bei den meisten Blutkrankheiten und in vielen Fällen von Krebs (DEGENRING 1961).

Bei einem Material von über 300 Fällen fand GRAFE (1936) die Senkung in 97% aller Krebse erhöht, in 93% ging sie über 10 mm/Std. hinaus. Besonders bei bestimmten Knochenmarkserkrankungen, wie dem multiplen Plasmocytom und der Waldenströmschen Myelose, finden sich exzessiv beschleunigte Blutsenkungsgeschwindigkeiten mit Werten von mehr als 100 mm in der ersten Stunde bei der Untersuchung nach WESTERGREEN. Da es viele Gründe für eine beschleunigte Senkung gibt, ist letztere weniger für die Diagnostik als für die Nachkontrolle von behandelten Krebspatienten vor allem als Hilfsmittel zur Erkennung eines Rezidivs von Bedeutung.

Aus allem geht hervor, daß man die Blutsenkung diagnostisch mit einsetzen soll. Allerdings hat sie eine schlüssige Bedeutung nur dann, wenn man sie im Zusammenhang mit allen anderen diagnostischen Hilfsmitteln würdigt. Im allgemeinen kann man sich darauf verlassen, daß eine erhöhte Senkung stets pathologische Bedeutung hat und eine veränderte Zusammensetzung der Plasmaproteine, vor allem bei Tumorzerfall oder Infekt anzeigt. Nur darf man nicht in den Fehler verfallen, aus einem negativen Ergebnis negativ auf Nichtkrebs zu schließen.

Tabelle 94. *Die prozentuale Häufigkeit erhöhter (praeoperativer) Blutsenkungswerte bei Sarkomerkrankungen und bei malignen Melanomen*

	Sarkome der	Bindegewebe (Fascien, Bänder usw.)	Knochen	Lymphdrüsen	Verdauungsorgane	Urogenitalsystem	Lunge	Brustdrüse	Maligne Melanome
Höhe der BKS in % aller beobachteten Fälle	0—10 / 0—20	29	23	24	18	32	8	50	40
	10—40 / 20—80	34	49	50	53	26	76	25	40
	40—100 / über 80	29	25	24	25	21	8	25	16
	über 100	8	3	2	4	11	8	—	4

Sehr unterschiedlich sind die *Blutsenkungswerte* bei den *Sarkomen* und malignen *Melanomen* (vgl. Tab. 94 über 780 Fälle der Chir. Klinik Heidelberg, OTT und FREY 1961), die große Mehrzahl der Fälle hat stark erhöhte Werte.

Bezüglich der für die Diagnostik wichtigen *Untersuchung der einzelnen* **Eiweißfraktionen** *des Serums* sei vor allem auf die *Methoden der Elektrophorese* verwiesen (Näheres bei WUHRMANN u. Mitarb. 1952, BEGEMANN 1948, EMMRICH 1957, HENNING 1960). Die Methode beruht auf der Messung der Wanderungsgeschwindigkeit der Kolloide im elektrischen Feld. Sie gestattet Rückschlüsse auf die Größe der vorhandenen kolloidalen Teilchen zu ziehen und liefert gelegentlich charakteristische Elektrophoresediagramme (vgl. Abb. 166, S. 601).

Unter anderem wurden elektrophoretische Untersuchungen auch auf das Magencarcinom (PETERMANN und HOGNESS 1948) und auch auf das Plasma von Kranken mit Hodgkinscher Krankheit, Leukämie und Lymphosarkom (PETERMANN, KARNOFSKY und HOGNESS 1948) ausgedehnt, sie haben sich auch dort als aufschlußreich erwiesen. Die Bluteiweißkörper zeigen bei Geschwulstkrankheiten als Veränderungen meist eine Hypoproteinämie mit Abnahme der Albumine und relativer Zunahme der Globuline (ZUKSCHWERDT, KNEDEL und ZETTEL 1952, MARGGRAF 1953, SIEBERTH 1959), doch finden sich nur zu oft entsprechende Befunde besonders bei chronischen Formen von Entzündungen (WUHRMANN und WUNDERLY 1957).

Die Elektrophorese gestattet es, die Serumfraktionen in Albumin sowie in α-, β- und γ-Globuline zu unterteilen und vor allem bei der *Plasmocytomkrankheit* die Unterformen (Abb. 166) zu kennzeichnen (WUHRMANN und WUNDERLEY 1952). Sie ist darüber hinaus aber auch geeignet, den Krankheitsverlauf bei Krebskrankheiten, vor allem auch nach Operationen zu kontrollieren. Bezüglich der einzelnen Elektrophoreseverfahren sei auf die neueste Darstellung derselben bei HENNING (1960) verwiesen.

Daß Krebszellen wirklich andere und vom Körpereiweiß verschiedene Proteine liefern können, dafür gibt es einen Beweis, das sind der *Bence-Jonessche Eiweißkörper* und die sonstigen Störungen in der Zusammensetzung der Bluteiweißkörper bei multiplen plasmacellulären Myelomen oder besser gesagt *Plasmocytomen*. Hier handelt es sich um eine alternative Spezifität: alle Plasmocytome produzieren dieses Protein bzw. andere Globulinabweichungen, alle übrigen Gewebe und alle übrigen Geschwülste produzieren sie nicht. Glücklicherweise ist dieses Bence-Jones-Protein auch eindeutig faßbar: Es fällt aus dem sauren Urin schon bei 50—60° aus, um sich bei höherer Temperatur wieder zu lösen. Auch die speziellen Globulinunterfraktionen sind vor allem durch die *Elektrophoresediagramme* (vgl. Abb. 166, S. 601) gut erfaßbar. Diese differenten Proteine sind zugleich der sinnfällige Beweis dafür (vgl. auch 11. Kapitel, S. 528), daß der Vorgang, der die

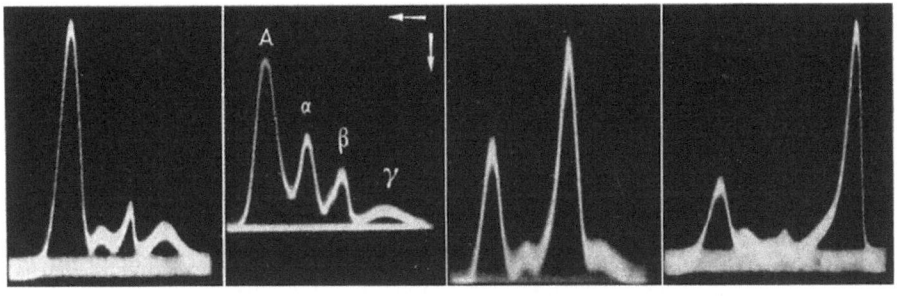

Abb. 166. Elektrophoresediagramme beim α-, β- und γ-Globulinplasmocytom im Vergleich zum Normalserum (nach WUHRMANN, WUNDERLY und WIEDEMANN 1948) (Näheres s. Text)

Körperzelle sich zur Krebszelle umzuwandeln zwingt, eine erbstrukturelle Änderung im Zellerbgut gesetzt haben muß, haben ja alle in sich erbgleichen Ausgangszellen diese Proteine nicht, alle von der mutierten Urtumorzelle abstammenden, in sich weiterhin dann wieder erbgleichen Geschwulstzellen diese Eiweißkörper ausnahmslos und irreversibel. Die so gut wie stets vorhandene Hyperproteinämie ist dann eine sekundäre, ebenso wie die klinischen und pathologisch-anatomischen Folgen dieser Paraproteinosen (APITZ 1940). Es kommen durchaus auch cytologisch gesicherte Plasmocytome ohne paraproteinämische Serumveränderungen zur Beobachtung. Im Urin kann gelegentlich neben dem Bence-Jonesschen Eiweißkörper noch ein weiteres Uroprotein nachgewiesen werden (WEICKER und HUHNSTOCK 1961).

Zu den Paraproteinosen zählt auch die *Makroglobulinämie* WALDENSTRÖM (1944). Sie ist durch Anämie, exzessiv hohe Blutsenkung („Sturzsenkung"!), Hyperproteinämie und Hyper-γ-Globulinämie ausgezeichnet.

Im Zusammenhang mit den Globulinen, vor allem mit den γ-Globulinen, steht auch die für die Krebsdiagnostik bedeutsame *Takata-Reaktion* und der *Thymol-Trübungstest*. Beide erteilen gut Auskunft vor allem über Leberparenchymschäden (Lebercirrhose! Lebermetastasen! γ-Plasmocytom). Quantitativdiagnostisch, wie auch prognostisch (Verlaufskontrolle!) werden sie auch sonst bei der Krankenbeurteilung viel herangezogen. Für den Ausfall der Takata-Reaktion spielen Veränderungen der Bluteiweißkörper eine maßgebende Rolle (Näheres bei WUHRMANN und WUNDERLEY 1952).

Unter den Serumuntersuchungsmethoden kommt der *Bilirubinbestimmung im Serum* in der Krebsdiagnostik eine große Bedeutung zu (Papilla Vateri, Pankreaskopf, Choledochus, Gallenblase, Ductus hepatici), vor allem auch als oft relativ früher Hinweis auf die im ganzen ja häufigen *Lebermetastasen*.

Selbstverständlich werden zur Unterstützung auch die Körperausscheidungen (Urin, Faeces) und die *Exkrete und Sekrete* (Sputum, Magen-, Pankreassaft, Galle) mit herangezogen. Sie liefern jedoch nur indirekte Hinweise und nur sehr selten den positiven mikroskopischen Geschwulstbeweis. Die *Sputumuntersuchung* ist bei Krebserkrankungen der oberen Luftwege selten ergiebig, am ehesten noch cytologisch (s. dort) und auch da weniger im Auswurf als sehr viel mehr am bronchoskopisch oder durch Trachealkatheter abgesaugten Bronchialsekret.

Die **Urinuntersuchung** spielt im Rahmen der allgemein-ärztlichen Untersuchung Krebskranker eine große Rolle. Es kann nicht die Aufgabe dieses Buches sein, hier alle Methoden und ihre Anwendungsgebiete aufzuführen. Geschwulstbeweisend sind vor allem der *Nachweis des Bence-Jonesschen Eiweißkörpers* im Urin bei multiplen Plasmocytomen (Näheres S. 154), der *Melaninnachweis* im Urin bei malignen Melanomen (zur Kontrolle nach der Exstirpation eines melanotischen Primärtumors!) und der histo- bzw. cytologische Nachweis von Tumorzellverbänden und *Geschwulstzellen im Urinsediment* bei Papillomen bzw. Carcinomen der oberen Harnwege und der Blase (Näheres s. bei Cytologie). Diagnostisch und prognostisch gleich wichtig sind *Calciumbestimmungen im Urin*, wenn es sich darum handelt, nachzukontrollieren, ob das bei osteolytischen Metastasen, vor allem bei Mamma- und Prostata-Ca vermehrt ausgeschwemmte Calcium nach Eingriffen der operativen Endokrinotherapie (s. 13. Kapitel, S. 703) wieder im Organismus retiniert und zur Reossifikation und Recalcifikation zerstörter Knochenpartien verwendet wird. Eine große Bedeutung für die Diagnostik aller möglichen Tumoren endokriner Organe kommt *Steroiduntersuchungen im Harn* zu. Davon wird im Abschnitt über hormonale Diagnostik (dieses Kapitel S. 636) ausführlich die Rede sein.

Der *Melaninprobe* im Urin kommt in der Summe der Fälle nur eine untergeordnete diagnostische Bedeutung zu. Wir machten diese Probe bei insgesamt 32 Patienten mit histologisch gesicherten malignen Melanomen; nur in 3 Fällen, ausnahmslos Patienten mit multiplen Metastasen, wurde ein positiver Befund erhoben (OTT und FREY 1961).

Die *Magensaftuntersuchung* nach Probefrühstück und am besten die fraktionierte Aushebung des Magens ist für die Differentialdiagnose zwischen Magenulcus und Magenkrebs und für die letztere selbst von großer Wichtigkeit, besonders wenn durch Alkohol (300 cm³ einer 5%-Lösung) oder Coffein (0,2 g in 300 cm³ Wasser) oder nach Histamininjektion (0,5 mg subcutan) Titrationskurven über die Magensaftsekretion gewonnen werden.

Uns selbst (s. NÖLLER 1959, 1960, NÖLLER und VOLLMAR 1960, K. H. BAUER 1960) hat sich die Magensaftuntersuchung mit Hilfe einer *Endoradiosonde* in mehrfacher Hinsicht gut bewährt.

Die *Stuhluntersuchung* spielt in der Krebsdiagnostik ihre Rolle in der *Pankreasfunktionsdiagnostik* (Nachweis unverdauter Nahrungsbestandteile im Neutralfett, Muskelfasern, Bindegewebe) vor allem beim Pankreascarcinom, ferner bei Krebsen des Magen-Darm-Traktes durch den Blutnachweis. Beim Magenkrebs ist *okkultes Blut* im Stuhl in 95% nachweisbar, und zwar dauernd (BOES 1905, 1914). Für sonstige Krebse des Verdauungskanals, die ja so gut wie stets ulcerieren, gilt annähernd das gleiche.

Ein direkter positiver Geschwulstnachweis, etwa durch die Untersuchung abgegangener *Gewebsbröckel* oder durch den *Nachweis von Geschwulstzellen* im Sputum, Magensaft, Urin oder dergleichen gelingt nur selten. Wenn Bröckel abgehen, werden sie meist nicht bemerkt, wenn sie bemerkt werden, oft nicht untersucht, wenn untersucht, erweisen sie sich meist als nekrotisch und wenn sie nicht nekrotisiert sind, sagt z. B. bei Papillomfetzen aus der Blase das Mikroskop über Benignität oder Malignität nichts aus, da basale Schichten (infiltrierendes Wachstum?) zu fehlen pflegen. So glauben wir, daß Krebs nur selten auf solche Weise endgültig diagnostiziert wird. Wenn aber ungewollt mit einem

Instrument (Magenschlauch, Bronchoskop oder dergleichen) Gewebsstücke mit zutage kommen, so gehört das in das Kapitel der unfreiwilligen Probeexcision.

2. Histo- und Cytodiagnostik maligner Tumoren

In der Krebsdiagnostik spielt die **histologische Diagnostik** eine große, in vielen Fällen schlechthin entscheidende Rolle. Wohl besitzt die klinische Diagnostik, vor allem bei den praktisch ausschlaggebenden Organkrebsen, einen hohen Wahrscheinlichkeitsgrad. Immer aber gibt es Fälle, bei denen z. B. ein Magen-Ca mit einem callösen Ulcus, ein Rectum-Ca mit einer Polypenbildung verwechselt wird. Die letzte Sicherheit gibt immer erst die *histologische Untersuchung* irgendwie (Näheres im 6. Abschnitt dieses Kapitels) gewonnenen Gewebsmaterials. Sie liefert insbesondere auch die prognostisch so wichtigen Auskünfte über Aufbau, Reifegrad, Ausbreitungsform und Art der Geschwülste, ganz abgesehen von ihrer Bedeutung für die Nomenklatur und Klassifizierung aller Tumoren. Zudem haben sich die diagnostischen Möglichkeiten der Histologie durch Einführung vieler neuer Methoden der Histochemie, Autoradiographie, Elektronenmikroskopie usw. erheblich erweitert.

Der Kliniker kann der histologischen Diagnostik nicht nur aus faktischen und moralischen, sondern oft auch aus rechtlichen Gründen nicht entraten. Vor allem vor großen Eingriffen, bei denen evtl. Organverlust oder schwerwiegende Dauerfolgen drohen, verlangt die nach Moral, Gesetz und Rechtsprechung erforderliche Sorgfaltspflicht die letztmögliche Sicherung durch die histologische Bestätigung. Ihre Begrenzung findet diese Forderung nur dort, wo — bei sonst gesicherter Diagnose — ein möglicher Schaden durch die Technik der Materialgewinnung die Probeentnahme verbietet.

Die **cytologische Diagnostik** maligner Tumoren ist etwas durchaus anderes als die histologische. Wie schon die Namen *Histo*-logie und *Cyto*-logie selber besagen, handelt es sich einmal um Untersuchungen im Gewebs-verband, das andere Mal um Einzel-*zellen* oder höchstens um Zell-verbände gleichartiger Zellen. Während sich die histologische *Diagnose der Malignität* auf die Art und Höhe der Differenzierung und insbesondere auf das die normalen Gewebe infiltrierende und destruierende Wachstum stützt, sind diese Kriterien der cytologischen Diagnostik weitgehend versagt. Der cytologische Verdacht auf Bösartigkeit basiert auf zahlreichen, qualitativen Zell- und Kernveränderungen, so z. B. auf Kernatypie, Kernpolymorphie, Kernplasmarelation, Häufigkeit von Chromosomenabnormitäten, Reichtum und Störungen der Mitose, Nachweis ortsfremder, also metastatisch verschleppter Zellen (z. B. Zellen epithelialer Herkunft im Knochenmark), auf Zahl und Größe der Nucleolen, Verschiebung der Nucleolen-Kernrelation (vgl. Abb. 48), also von vornherein auf einer Mehr- oder Vielzahl verschiedener Anhaltspunkte.

Bezüglich *Methodik* und Technik sei auf PAPANICOLAOU und TRAUT 1943, KRETZ 1949, MOHR 1949, GRAHAM u. Mitarb. 1950, TISCHENDORF 1951, STREICHER und SANDKÜHLER 1953, CARDOZO 1953, SIEGMUND 1953, PAPANICOLAOU 1954, HEILMEYER und BEGEMANN 1955, BRACHET 1957, HENNING und WITTE 1957, 1958 und WITTE und SCHRICKER 1960, GRUNZE 1962 verwiesen.

Das *Material* für die Cytodiagnostik maligner Tumoren wird gewonnen aus *Abstrichen* frisch exstirpierter Tumoren, durch *Blut-* und *Knochenmarksausstriche*, durch die *Sedimentierung* von Urin, Liquor und Ergüssen seröser Höhlen, durch *Organ-, Tumor- und Lymphknoten-Punktate*, durch *Abstriche* von Schleimhäuten [Mund, Rachen, Speiseröhre, Magen („Zelltupfsonde" HENNING 1957), Darm und Vagina], durch Sputum und abgesaugtes Bronchialsekret und durch Prostatasekret.

Die *Literatur* bis 1950 findet sich in der vom Stoff of the Vincent Memorial Laboratory herausgegebenen "Cytologie Diagnosis of Cancer" (Philadelphia, London 1950), später —

bis 1962 — einschließlich vieler Färbeanweisungen bei GRUNZE (1962). Die Literatur speziell über die biochemische Cytologie einschließlich der der Krebszellen ist in umfassender Form von BRACHET (1957) zusammengestellt.

Von der Frischuntersuchungen ermöglichenden *Phasenkontrastmikroskopie* im Dienste der Morphologie (v. ALBERTINI 1946) war bereits im 3. Kapitel, S. 125, die Rede. Wir brachten dort auch aus Untersuchungen an der Heidelberger Chirurgischen Klinik (I. REITTER 1951) eine Gegenüberstellung von Bildern vom gleichen Tumor, einmal im Phasenkontrastmikroskop, einmal cytologisch im Abstrich vom Operationspräparat (Abb. 44a u. b, S. 124). Hier sei kurz darauf hingewiesen, daß das Phasenkontrastverfahren allein, aber besonders dieses vergleichende Vorgehen in der *Geschwulstdiagnostik* sehr nützlich ist, gleichviel aus der Sicht des Pathologen (v. ALBERTINI 1946, SALFELDER 1951) oder des Internisten (s. bei LÜDIN 1948, FRITZE und STRUFE 1951, HÖDL 1955) oder des Chirurgen (I. REITTER 1951) oder des Gynäkologen (ANTOINE 1949, RUNGE 1950, STOLL 1958, 1960).

Das Verfahren erlaubt Frischuntersuchungen lebender und überlebender Zellen (Gewebekultur!), Beobachtungen von Bewegungsvorgängen (Flimmerepithelien! Spermien!), Betrachtung der Objekte in drei Dimensionen und Vergleichungen mit fixierten und gefärbten Schnittpräparaten und besonders auch die Beobachtung einzelner erforderlichenfalls ‚ausgeschüttelter' Krebszellen (v. ALBERTINI 1946) hinsichtlich Ausdifferenzierung, Mitosen, Mitochondrien usw. In den letzten Jahren wurde die *Fluorescenzmikroskopie* in die Cytodiagnostik eingeführt. Nach Färbung mit bestimmten Farbstoffen sind Tumorzellen hier durch ihre meist intensivere Färbung leicht zu differenzieren (BERTALANAFFY u. a. 1956, 1959, 1960).

Es kann natürlich im Rahmen eines das Krebsproblem in seinen hauptsächlichen Aspekten darstellenden Buches unmöglich eine erschöpfende Cytodiagnostik gebracht werden. Es geht hier nur um das Prinzipielle. Es möchte uns aber scheinen, daß beispielsweise die Abb. 167 einen Eindruck davon vermittelt, worum es sich handelt (Näheres im Abbildungstext).

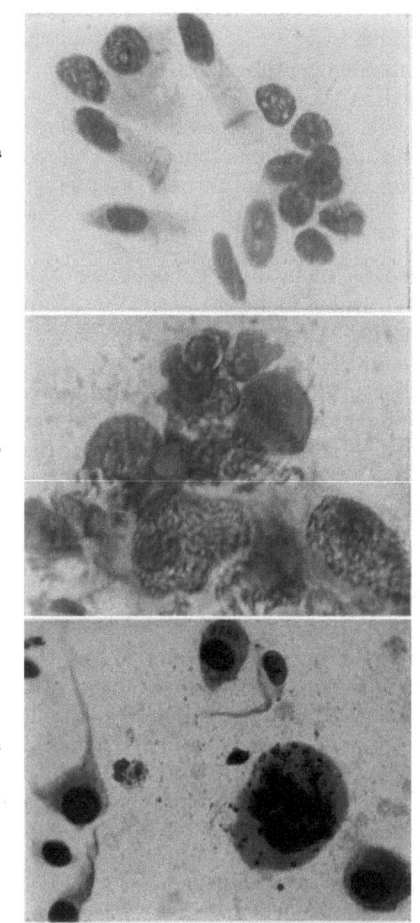

Abb. 167a—c. Beispiele von klinischer Cytologie: a Flimmerepithelien aus bronchoskopisch abgesaugtem Bronchialsekret. b Plattenepithelcarcinom (Bronchialsekret). Stark vergrößerte Kerne, Polymorphie. Nucleolenvergrößerung. c Spindelzellsarkom, einzelne keimkernige Spindelzellen, in der Mitte eine pathologische Mitose (Polyploidie, Chromosomenverklumpung, Chromosomenabsprengung)

Daß auch die Auswertung nichttumoröser Zellen wichtige Erkenntnisse vermittelt, dafür sei als Beispiel auf die „Raucherzellen" im Bronchialsekret von Rauchern hingewiesen. Es handelt sich um „Pigmentmakrophagen", die entsprechende, aus dem Tabakrauch stammende Rauchpartikelchen enthalten und in der Regel vacuolisiert sind (STREICHER und SANDKÜHLER 1953). Offenkundig gelangen also die im Rauch enthaltenen Partikelchen nicht nur auf der Schleimhautoberfläche zum Niederschlag, sondern sie werden auch z. T. intracellulär aufgenommen. Ein weiteres, praktisch vielfach und mit Erfolg geübtes Beispiel ist die *Hormon-Cytologie* in der gynäkologischen Praxis. Aus der cytologischen Auswertung des Vaginalsmear lassen sich Rückschlüsse auf die hier einwirkenden Sexualhormone und auf evtl. Störungen ziehen.

Ein Sonderproblem der Haematocytologie stellen die **Tumorzellen** *im strömenden Blut* (Näheres bei HEITAN 1954, ENGELL 1955, WHANG 1958, SEAL 1959, BALDUS 1960, COLOMBO u. Mitarb. 1960) dar. Die Frage ist alt und hat mancherlei Aspekte: a) für die Diagnostik und Differentialdiagnose, b) für die Frage der Absiedelung von Tumorzellen aus dem zirkulierenden Blut, c) hinsichtlich der Einschwemmung ins Blut bei Geschwulstoperationen und d) bezüglich des Untergangs solcher Tumorzellen im Blut oder Gewebe.

Die *Technik* ist nicht so einfach, als es scheinen möchte, soll die Trefferquote ausreichend hoch sein. Als Methoden kommen in Anwendung: Haemolysierung der roten Blutkörperchen mit Aqua dest., mit Essigsäure oder Saponin, Sedimentierung der Erythrocyten, Zusatz von Albuminlösung, Abzentrifugierung der (schwereren) Leukocyten. Die Tumorzellen finden sich dann in der oberen Flüssigkeitsschicht. Oder: Ultrazentrifugieren, ein Silikosefilter läßt die schweren Leukocyten durchtreten, Tumorzellen (zusammen mit Lymphocyten) auf dem Filter (SEAL 1959). Oder: Sedimentation aller Blutzellen und Färbung nach MAY-GRÜNWALD und GIEMSA (COLOMBO u. Mitarb. 1960).

Entscheidend ist die *Trefferquote*. Die höchste wird von SEAL (1959) angegeben. Er fand bei 47 Carcinomen des Intestinaltraktes sicher positive Befunde in 53%, bei 18 Mammacarcinomen in $33^1/_3$% Tumorzellen im Blut. COLOMBO (1960) fand in 7 von 42 Krebskranken Tumorzellen. Dabei war der Prozentsatz beim Bronchial-Ca höher (25% positiv) als bei anderen Carcinomen (9%). Insgesamt ist somit die Trefferquote aus dem peripheren strömenden Blut zu gering, als daß diese Methode von praktisch-diagnostischem oder prognostischem Wert sein könnte. Etwas häufiger werden im Bereich des Tumors im venösen Blut maligne Geschwulstzellen gefunden (WHANG 1958).

Sicherer ist der cytologische *Tumorzellnachweis* im *Sternalmark*. Im Knochenmark sind eben die Geschwulstzellen gewissermaßen schon physiologisch vorgefiltert. Hierüber gibt es eine reiche Literatur (KREYBERG und POPPE 1940, ROHR 1949, STREICHER und SANDKÜHLER 1953, KORINTH 1955 u. a.). Das Entscheidende scheint uns zu sein, daß im Knochenmark schon Tumorzellen nachweisbar sein können, ohne daß eigentliche Knochenmetastasen vorliegen. Wenn bei Krebsoperationen (wie behauptet wird) erhöhte Krebszellen im Sternalmark gefunden werden, so beweist dies jedoch noch kein Angehen der Krebszellen zu metastatischen Krebsherden, gehen ja viele Krebszellen an ihrer eigenen Lebensuntüchtigkeit zugrunde, bevor sie Zeit und Gelegenheit hatten, Stroma und Gefäße zu induzieren, d. h. eine echte Metastase zu bilden. Diese Chance ist vergleichbar dem Haupttreffer im Lotteriespiel, d. h. sie wird nur in der Größenordnung von 1 zu Hunderttausenden verwirklicht. Anders steht es mit ganzen Verbänden maligner Zellen oder mit kleineren Geschwulstthromben, die aus Gefäßeinbrüchen abgeschwemmt werden. Aber gerade das ist in cytologischen Präparaten nur selten faßbar.

Dabei muß nachdrücklich betont werden, daß die Auswertung von Tumorzellen im Blut und Knochenmark große Erfahrung und liebevolle lange Beschäftigung mit diesem Gebiet voraussetzt. Was alles für andere Zellen stehen in diagnostischer Konkurrenz, von den Reticulozellen des Knochenmarks angefangen über alle Formen von Pro-blasten, zu den Erythro-, Myelo- und anderen -blasten zu den Erythro-, Granulo-, Lymphocyten usw. und diese alle in alten und jungen, in normalen und degenerierten Formen. Kurzum, alle diese diagnostischen Methoden sind hervorragende Beispiele hoher Laboratoriumsdiagnostik, in der Summe der Krebsfälle, die dem Alltag des Arztes, Chirurgen und Gynäkologen vorherrschen, spielen sie in diagnostisch entscheidender Hinsicht doch nur eine relativ geringe Rolle.

Auf die cytologische *Auswertung von Tumor- und Lymphdrüsenpunktaten* kommen wir im Abschnitt „operative Krebsdiagnostik" gesondert zurück.

Wenn man von der eigentlichen Cytodiagnostik der Haematoblastosen absieht, so hat sich die cytologische Methodik am meisten beim *Carcinoma in situ* (s. 3. Kapitel, S. 121), vor allem an der *Cervix uteri*, ferner bei carcinomatösen Ergüssen der Brust- und Bauchhöhle und bei der Differentialdiagnose maligner Lymphdrüsenerkrankungen [so bei der Lymphogranulomatose (Näheres bei STREICHER und SANDKÜHLER) 1953 beim Lympho- und Retothelsarkom] und beim Plasmocytom bewährt.

Die *Cytodiagnostik des Sputums und Bronchialsekrets*, vor allem zum Zwecke der Frühdiagnose des Bronchialkrebses, hat bereits zu einer sehr umfangreichen *Literatur* geführt. Technische Angaben, Prozentzahlen über positiv richtige und positiv falsche Diagnosen, Gegenüberstellung Cytologie und Histologie usw. finden sich bei WOOLNER und MCDONALD 1947, 1949, MCKAY u. Mitarb. 1948, KUESKO und PORTELE 1949, STRUPLER 1950, LORENZ 1952, RÜHL 1952, KAHLAU 1952, 1958, SIRTORI 1953, HENGSTMANN 1953, GARBAGNI 1954, HANSEN und MARASCHIO 1954, HARTMANN 1955, FINKBEINER 1957, STOLL 1958, 1960, MONTORSI u. Mitarb. 1959 (umfassende Literaturübersicht!), KINSELLA 1959.

Beim *Bronchialcarcinom* ist nach unseren eigenen Erfahrungen im allgemeinen die histologische Sicherung aus bronchoskopisch gewonnenem Excisionsmaterial erforderlich, um die Verantwortung für eine allenfallsige Pneumonektomie tragen zu können. Ist aber eine Probeexcision z. B. bei ausnahmsweise peripher sitzendem oder sonstwie für die Probeexcision ungünstig lokalisiertem Tumor unmöglich, dann ist es natürlich sehr zu begrüßen, wenn man aus abgesaugtem Bronchialsekret oder aus einer bronchoskopisch „gezielten Bronchuslavage" vom Cytologen die Diagnose „Bronchial-Ca" gestellt erhält. Der Prozentsatz cytologisch richtiger Diagnosen schwankt bei sicher vorhandenen Bronchial-Cas zwischen 74% und 89% (STREICHER und SANDKÜHLER 1953). Wir selbst brachten es in unserer Klinik auf 80%. Diesen positiv richtigen stehen aber leider 2—9% positiv falsche Ca-Diagnosen bei Nicht-Ca gegenüber. Es erscheint verständlich, daß gelegentlich abgeschilferte Epithelien aus chronisch-bronchitischer Schleimhaut oder besonders aus Epithelmetaplasien zur cytologischen Fehldeutung Anlaß geben.

Auch die *Cytodiagnostik des Magencarcinoms* ist viel geprüft. Vor allem sind hier zu nennen RICHARDSON (1949) (235 Fälle, mehrfache Absaugung von Magensaft nach Alkohol-Histamingabe), BRYANT u. Mitarb. (1949) (mehrfache Aspiration von Nüchternsekret und Salzlösung), FRIEDRICH (1951) (Nüchternsekret, zentrifugiert, sofort ausgestrichen), HENNING und WITTE (1952, 1960), WOLLUM u. Mitarb. (1952) (Paraffinblocktechnik: Magensekret aspiriert, fixiert, in Paraffin eingebettet; dort weitere ausschl. amerikanische Literatur), AYRE und OREN (1953) („gastricbrush"), COOPER und PAPANICOLAOU (1953) (Ballontechnik doppelläufiger Katheter, einer für Absaugung des Magensaftes, einer für aufblasbaren, seideüberzogenen Ballon zur Gewinnung von Gewebsmaterial), (MIZUKAMI 1958, 1959, GARRET u. a. 1960).

Größte Erfahrung mit der *gastroenterologischen Cytodiagnostik* haben HENNING und sein Mitarb. WITTE (1960). Mit der „Zelltupfsonde" wird im Oesophagus oder Magen Zellmaterial abgestreift und sei es im Phasenkontrastmikroskop (s. S. 125), sei es im Ausstrichpräparat nach PAPANICOLAOU gefärbt, ausgewertet.

Allerdings ist auch hier die „Magenbiopsie" durch gastroskopische Probeexcision aus der Schleimhaut bzw. aus dem Tumor der Cytodiagnostik überlegen.

Eine, auch die Geschichte der Cytologie, sowie Technik der Materialgewinnung und alle differentialdiagnostischen Magenerkrankungen mit umfassende „Gastric Cytology" stammt aus der Feder von R. O. K. SCHADE (1960) eine besonders eindrucksvoll illustrierte Magencytologie von BACCAGLINI und PRETO (1960).

Am wichtigsten ist die Cytodiagnostik natürlich dort, wo die z. B. durch *Punktionsmaterial* aus dem Sternum durch den Nachweis ortsfremder epithelialer Zellelemente die *Verschleppung von Krebszellen ins Knochenmark* und damit ins ganze Knochensystem unter Beweis gestellt ist, ohne daß damit allerdings bereits ein Angehen von Metastasen bewiesen wäre.

Sehr bewährt sich die Cytodiagnostik bei der *Pleura-* und bei der *Peritonealcarcinose*. In den Punktaten der Tumorexsudate gibt es kaum „konkurrierende" Zellen, die verwechselt werden könnten. Die Serosaendothelien und Blutzellen sind leicht unterscheidbar, so daß Tumorzellen — meist sind sie als kleine Zellverbände von kleinen Serosametastasen abgeschilfert — leicht als solche angesprochen werden können. Besonders bewährt sich hier auch das *Phasenkontrastverfahren* (v. ALBERTINI 1946). Es ermöglicht eine schnelle Zellbeurteilung (Atypie, Polymorphie, Vermehrung der Kernkörperchenmasse) und an Hand von quantitativen Merkmalen auch eine Zelldifferenzierung. Für hochviköse Ergüsse, in denen ein Zellsediment schwer zu gewinnen ist, empfehlen HECKNER und GÖLTNER (1954) die Versetzung von 9 cm³ Punktionsflüssigkeit mit 0,5—1,0 cm³ *Hyaluronidaselösung*. Man erhält dann nach der Verflüssigung des Exsudates leicht reichliches Zellsediment. Was aber wichtiger als die Diagnose selbst ist, ist die Möglichkeit, in solchen Ergüssen die Einwirkung carcinokolytischer Substanzen cytologisch etappenweise zu kontrollieren (vgl. K. H. BAUER 1952, STREICHER 1952).

Sonstige einschlägige Arbeiten stammen u. a. von MERENYI (1949), KUESKO und PORTELE (1949), GENTSCH (1949), GRAHAM u. Mitarb. (1953), TAKAGI (1954), SPRIGGS (1954) (handelt hauptsächlich von Ergüssen bei Bronchial-Ca), FOOT (1954). ZWICKER (1955) gibt für 102 Ascitesuntersuchungen an, 97mal eine richtige (94,8%!) und nur 5mal eine falsche Diagnose gestellt zu haben. Aus 93 Pleuraergüssen ergaben sich 84 richtige (89,3%) und 9 falsche Befunde.

Bezüglich der *Auswertung von Organpunktaten* (Leber, Milz, Niere) muß auf die internistischen Darstellungen (s. oben) verwiesen werden, da sie weniger für die eigentliche Tumordiagnostik, als für die Differentialdiagnose interner Erkrankungen wichtig ist.

Eine cytologische Differentialdiagnose z. B. zwischen Sarkomen und Carcinomen gelingt nur in seltenen Fällen, weil die Polymorphie der Einzelzellen keine derartig detaillierte Aussagen zuläßt (AMAKI 1954).

Die größte Rolle spielt die Cytodiagnostik in der *Gynäkologie* (PAPANICOLAOU und TRAUT 1943, ROTH 1953, PAPANICOLAOU 1954), und zwar in der Hauptsache im Zusammenhang mit dem menstruellen Zyklus und der Wirkung der Sexualhormone (cytologische Auswertung des Vaginalsekretes) und sodann vor allem mit der hier hauptsächlich interessierenden *Frühdiagnose des Portio- und Uteruscarcinoms*. Für letzteren Zweck wird zweckdienlich während einer Kolposkopie (Näheres bei ANTOINE und GRÜNBERGER 1956) Material von der Portio oder aus dem Cervixkanal abgeschabt und sodann cytologisch meist nach PAPANICOLAOU ausgewertet. Die Ca-Diagnose stützt sich dann auf die eingangs geschilderten cytodiagnostischen Kriterien (Kernplasmarelation usw.). Die Treffsicherheit steigt mit der Breite der methodischen Aufarbeitung und der Erfahrung des Untersuchers. Bei ROTH (1953) war bei 39 unter 41 Oberflächencarcinomen bereits der erste Zellausstrich positiv.

Im *Prostatasekret* lassen sich *Krebszellen* vor allem durch „Prostatamassage" gewinnen und im Ausstrichpräparat nach PAPANICOLAOU färben und dann cytologisch auswerten (ältere Literatur bei HERBUT und LUBIN 1947). Abstriche von Dauerkathetern sind unbefriedigend (ALBERS u. Mitarb. 1949). Vielfach werden zusätzlich auch Harnsedimentausstriche verwendet (GÜTTER und HASCHEK 1949). Die diagnostische Ausbeute ist nicht so hoch wie in der Diagnostik des Cervixcarcinoms. HRYNTSCHAK (1949) z. B. gibt für 60 Fälle von Prostatakrebs 67% positive, 6% suspekte und 27% negative Resultate an. BOYER (1950) hält wegen des relativ hohen Prozentsatzes von cytologisch negativ falschen Befunden bei sicher positiven Fällen die häufigere rectale Untersuchung und die frühzeitige perineale Biopsie für das beste diagnostische Verfahren. H. PETERS (1950) untersuchte 221 verschiedene Kranke im Alter von 56 bis 82 Jahren. Sie gibt für die Ca-Fälle keine Ausbeuteprozentzahlen an, ihre Arbeit und besonders eine weitere zusammen mit BENJAMIN (1950) berücksichtigt im Prostatasekret mit (20 Fälle) und ohne (5 Fälle) Krebs die Zahländerungen nach Oestrogentherapie, wie dies vor ihnen SCHENKEN u. Mitarb. schon 1942 für Diäthylstilboestrol getan hatten.

In einer späteren Arbeit (1951) gibt H. PETERS auf Grund der Auswertung der Sekretausstriche von 341 Patienten für 72 sichere Prostatacarcinome in 87,5% eine richtige, in 6 Fällen eine Verdachtsdiagnose. 3 Krebse wurden nicht erkannt. In späteren Arbeiten von SEMPLE (1950), v. HOCK u. Mitarb. (1950), v. VIALA u. Mitarb. (1951), RIABOFF (1954), BAMFORTH (1958) wurden die Prozentzahlen, soweit überhaupt welche angegeben werden, nicht so hoch gefunden, doch sind sich alle Untersucher darin einig, daß in einem kleinen Prozentsatz mit der cytologischen Methode Krebsfälle frühzeitiger entdeckt werden können als mit anderen Methoden.

Für die Diagnose Prostatakrebs werden vielfach auch *Ausstriche des Urinsediments* herangezogen. Wichtiger sind solche für die Diagnose von *Tumoren der Harnwege* und des *Genitaltraktes* (CHUTE und WILLIAMS 1948, SCHMIDLAPP und MARSHALL 1948, GÜTTER u. Mitarb. 1950, BUNGE und KRAUSHAAR 1950, HARRISON u. Mitarb. 1951, WIED 1951, SCHMIDT-UEBERREITER 1952, DEDEN 1954, PIZZETTI u. Mitarb. 1954, CLERICI 1954, WIHMAN 1953). Die umfassendste neuere Arbeit, eine Übersicht über 2829 Fälle, stammt von FOOT, PAPANICOLAOU u. Mitarb. (1958). Am günstigsten waren die Ergebnisse bei Tumoren der Blase, der Ureteren und des Nierenbeckens: in 212 Fällen 61,7% positiv richtige Diagnosen. Dagegen ist bei Nierentumoren die Diagnose meist negativ. Es ist dies verständlich, weil ja Parenchymtumoren nur selten und erst spät in die abführenden Harnwege abschilfern. Der Prozentsatz falsch positiver Fälle betrug i. D. 1%, richtig negative Ergebnisse betrugen um 90% i. D. Für die Diagnose Prostata-Ca ist der cytologische Sedimentbefund zu selten positiv, um Verlaß zu gewähren.

Beim *Rectumcarcinom* hat es nicht sehr viel Sinn, verdächtige Stellen rectoskopisch abzustreichen, wie dies GLADSTONE (1957) empfiehlt, da es, wenn schon die betreffende Stelle im Rectoskop eingestellt ist, rationeller ist, gleich zu probeexcidieren. Noch problematischer erscheint uns das Vorgehen von BADER und PAPANICOLAOU (1952), die nach Abführen und Darmspülung mit Absaugkathetern eine Art rectaler Lavage durchführen und das aspirierte Sekret cytologisch auswerten.

Beim *Mammacarcinom* ist die histologische Untersuchung nach Probeexcision der Herdpunktion mit cytologischer Auswertung, wie sie z. B. FIEBELKORN (1954) empfiehlt, so weit überlegen, daß Chirurgen wohl immer die erstere vorziehen werden. Dem „Ausdrücken" der Brust zur Gewinnung von Brustdrüsensekret steht der Umstand entgegen, daß sich Brustsekret durch Abdrücken nur in 18,5%, beiderseits nur in 8,1% erzielen läßt (PAPANICOLAOU u. Mitarb. 1958). Dagegen erscheint es ohne weiteres angezeigt, bei einer sowieso bestehenden Brustsekretion, besonders aber bei ,,blutender" Mamma und bei Verdacht auf Paget-Ca der Mamille (VERONESI und RABOTTI 1954), die cytologische Sekretuntersuchung einer eingreifenden Methodik voranzustellen.

Weitere Fortschritte läßt die Kombination der Cytologie mit der *Gewebezüchtung* erhoffen. So konnte BENCZE (1959) in 30 Fällen aus pleuralen und peritonealen Exsudaten durch Gewebezüchtungsuntersuchungen eine Krebsdiagnose stellen. Die Tumorzellen bilden in der Gewebekultur große, diagnostisch verwertbare Zellgruppen. In diesen Fällen konnte die Diagnose in 6 Fällen allein durch diese Untersuchungsmethode gesichert werden.

Eine Sicherung der Krebsdiagnose durch *Heterotransplantation* des Tumorgewebes nach entsprechender Vorbehandlung der Tiere mit Cortison, Röntgenbestrahlungen usw. scheitert bislang an der zu niedrigen Trefferquote.

Natürlich ist die Cytodiagnostik nur ein Adjuvans der Diagnostik. Ihre Ergebnisse können meist nur im Einklang mit allen sonstigen Befunderhebungen (beim Bronchial-Ca z. B. Röntgenbilder, Tomogramme, Bronchographie, Bronchoskopie) ausgewertet werden.

Ein Nachteil der Cytodiagnostik besteht darin, daß sie eines großen technischen Apparates und einer reichen Erfahrung in der Auswertung solcher Präparate bedarf. Um so dringlicher ist die Gründung bzw. Unterhaltung von cytodiagnostischen Zentren.

3. Die Endoskopie als Hilfsmittel der Krebsdiagnostik

Die bisher geschilderten Methoden der Inspektion, Palpation, der Blut- und Kreislaufuntersuchung reichen für die Mehrzahl der Krebse nicht aus. Sie sind vorausgestellt, weil sie einfach für den Arzt und schonlich für den Kranken sind. Sie haben daher stets eingreifenderen Methoden vorauszugehen. Wo nun das Auge nicht mehr direkt hindringt, da kann doch bei vielen Hohlsystemen, soweit sie durch die äußeren Körperöffnungen (Mund, Nase, Harnröhre, Vagina, Anus) zugänglich sind, durch entsprechende Sehrohre das Innere dem gewissermaßen verlängerten Auge sichtbar gemacht werden. Dieses *Prinzip der Endoskopie* hat viele Variationen: Rhino-, Laryngo-, Tracheo-, Broncho-, Oesophago-, Gastro-, Urethro-, Cysto-, Kolpo-, Recto- und Romanoskopie. Seit man es in zunehmendem Maße gelernt hat, solche Endoskopien innerer Hohlorgane durchzuführen, sind diese Methoden zugleich immer mehr in den Dienst der Krebsdiagnostik gestellt worden. Alle diese Endoskopien gestatten, Krebse der betreffenden Organe relativ früh zu erkennen, zu lokalisieren und ihre Krebsnatur erforderlichenfalls durch eine Probeexcision zu erhärten.

Eine für die Frühdiagnose des so häufigen Gebärmutterkrebses (vgl. MARTIUS 1935, TREITE 1944) wichtige Endoskopie verdanken wir HINSELMANN (1934, 1936). Seine **Kolposkopie** gestattet bei zehnfacher Lupenvergrößerung, die Portio uteri unter günstiger Beleuchtung einer so genauen Beobachtung zu unterziehen, daß die allerersten Krebsanfänge des Collumcarcinoms entdeckt werden können. Welch ein Fleiß auf den Kampf um die Frühdiagnose des Gebärmutterkrebses verwandt wurde, möge man daraus erkennen, daß z. B. LEIP (1944) 1228 Frauen mit dem Kolposkop untersuchte und in 5 Fällen, das ist in 0,41%, einen Krebs feststellte, auf welchen nur die Kolposkopie hinwies. Man kann wohl einerseits sagen, welch ein geringer Prozentsatz — TREITE (1944) gibt etwa 2,5% an —, andererseits aber, welch ein Segen einer Frühdiagnose für die Betroffenen mit einer Heilchance, die ohne Kolposkop unbekannt war (vgl. auch KRANZFELD

1936, BUCHER 1936, KLÜVER 1940, WESPI 1946, CRAMER 1962). Von besonderem Wert ist es hierbei, daß es gelungen ist, bestimmte histologische, cytologische und kolposkopische Bilder zu koordinieren. Kolposkopisch kommen bestimmte Befunde bei der Portioerosion besondere Bedeutung in der Frühdiagnostik des Portiocarcinoms zu (STOLL 1958 u. a.).

Bei Verdacht auf Portiocarcinom kann man die Kolposkopie gleich zur Vornahme der Schillerschen *Jodprobe* benutzen (vgl. SCHILLER 1934, GALLOWAY 1934). Sie beruht darauf, daß das Carcinomgewebe weniger Glykogen enthält als das gesunde Portiogewebe der Nachbarschaft. Betupft man nun die Portio mit Jod, so färbt sich das glykogenreiche gesunde Gewebe braun, während das Carcinomgewebe hell bleibt.

1938 schlägt HINSELMANN (1938, 1943) zur Erweiterung der kolposkopischen Diagnostik des Collumcarcinoms vor, die verdächtige Portio mit 3%iger Essigsäure- bzw. 5%iger Argentum nitricum-Lösung zu betupfen. Auf diese Weise sei eine genauere Differenzierung der Cylinder- von den Plattenepithelbezirken möglich.

Um die Kolposkopie auch für den Unterricht nutzbar zu machen, hat SIEGERT (1940) einen von Zeiß-Jena konstruierten „*Kolpoprojektor*" empfohlen, der das Bild der Portio auf einen Schirm zu projizieren gestattet, so daß es leicht betrachtet und photographiert werden kann.

Oft genug kann der diagnostischen Endoskopie die therapeutische Maßnahme (z. B. die Elektrocoagulation bei Blasenpapillomen, Exstirpation von Kehlkopfgeschwülsten) unmittelbar angeschlossen werden.

Die **Gastroskopie** (v. MIKULICZ 1881, SCHINDLER 1923, KALK und BRÜHL 1951, HEINKEL 1959, HENNING 1935, 1960, BRÜHL 1962) beansprucht schon deswegen besonderes Interesse, weil der Magenkrebs das häufigste Carcinom ist, selten früh erkannt und nur 1:20 endgültig geheilt wird. Sie ist in der Hand ihrer Spezialisten eine ungefährliche Methode geworden. Zwar steht sie bei der Diagnose Magenkrebs unter der Konkurrenz der klinischen und röntgenologischen Verfahren, welche die große Mehrzahl der Magenkrebse auch ohne Gastroskopie sicher nachweisen, niemand kann jedoch bestreiten, daß das Gastroskop das Röntgenbild wirksam ergänzt und insbesondere, daß es Praecancerosen und Frühfälle, besonders Schleimhautcarcinome, manchmal noch bevor sie die Schleimhautreliefmethode sie nachweist, zu erfassen gestattet. Die Gastroskopie ermöglicht vor allem auch die Absaugung von Sekret für die *cytologische Auswertung* (s. S. 603) und die *Probeexcision*, was vor allem bei der Differentialdiagnose zwischen grob polypöser Gastritis und einem polypösen Magencarcinom von entscheidender Bedeutung sein kann. HENNING (1960), der mit einer Excisionssonde bei über 4000 Magenbiopsien keine Zwischenfälle erlebt hat, erklärt wegen der „untrüglichen Zeichen des histologischen Schnittpräparates" diese Untersuchung als die „einzig sichere Methode zur Erkennung und Abgrenzung diffuser Schleimhautschädigungen".

Ähnlich hat auch die **Oesophagoskopie** wichtigen Anteil an der Diagnose des Speiseröhrenkrebses. Sie bringt ihn zu Gesicht, gibt Auskunft über seine Verschieblichkeit gegenüber der Umgebung, über seine Längenausdehnung, ermöglicht eine Probeexcision, Elektrocoagulation (s. 13. Kapitel, S. 661), Radiumapplikation und dergleichen (Näheres bei KATZSCHMANN 1937). Besonders wichtig ist sie für die Diagnose des Cardiacarcinoms und dessen Sicherung durch Probeexcision.

Während alle sonstigen Endoskopien die Geschwülste dem Auge des Untersuchers direkt zugänglich machen, steht die heute hoch entwickelte **Cystoskopie** in hervorragender Weise im Dienst nicht bloß der Blasen-, sondern vor allem auch der Nierengeschwülste. Wenn die letzteren auch nicht direkt dem Auge zugänglich gemacht werden können, so gibt aber doch die getrennte Beobachtung der beiderseitigen Harnleiterfunktionen (Blutung!), vor allem nach intravenöser Farbstoffinjektion (sog. Chromocystoskopie), ausgezeichnete Hinweise auch für die Nieren. Vor allem erlaubt sie die „retrograde Pyelographie", die die meisten Nierentumoren sicherstellt (vgl. Abb. 172).

Die **Bronchoskopie** bekommt vor allem wegen der ständigen Zunahme des Bronchialkrebses eine steigende Bedeutung. Wenn auch mit der Bronchoskopie allein nach CATHIE (1945) nur 42%, nach DE GRAAF WOODMAN (1948) 70% der Bronchialcarcinome direkt diagnostizierbar werden, so kann die Diagnose durch „Bronchuslavage", cytologische Auswertung des aspirierten Materials, vor allem aber durch die Probeexcision, ganz wesentlich verbessert noch durch Bronchographie, Tomogramme (s. S. 619) und sonstige Hilfsmittel, wesentlich ergänzt werden. Ein Atlas bronchoskopischer Befunde stammt von HUZLY (1960).

Die **Rectoskopie** ist für die Diagnose rectal-digital nicht erreichbarer Tumoren unerläßlich, zumal die röntgenologische Darstellung kleiner Rectumtumoren nicht so sicher wie in höheren Darmabschnitten ist. Das Rectoskop gestattet zudem eine Prüfung der Verschieblichkeit des Tumors, Art der Ausbreitung (zirkulär?), auf den Grad der Stenosierung usw. Vor allem ermöglicht sie leicht die vor einer großen Mastdarmoperation unbedingt notwendige histologische Sicherung nach Probeexcision.

Für alle Endoskopien kommt, sofern von tumorösen Geschwürsoberflächen oder Membranen Flüssigkeit oder Gewebsmaterial abgerieben werden kann, auch die *„Schwammbiopsie"* in Betracht (GLADSTONE 1948, 1949, 1952). Der Schwamm (meist aus Gelatine) samt dem von ihm absorbierten Material wird fixiert, eingebettet, geschnitten und dann histologisch untersucht.

Aber nicht nur schleimhautausgekleidete innere Hohlsysteme, auch seröse Körperhöhlen hat man der Endoskopie zugänglich gemacht. Nur ist in allen diesen Fällen eine vorherige operative Punktion der bedeckenden Körperhüllen erforderlich. So müssen für die *Laparoskopie* und *Thorakoskopie* die Bauch- und Brustwand durch Punktion mit einem dicken Troikart durchbohrt und bei der *Ventrikuloskopie* auch der knöcherne Schädel durch eine kleine Trepanationsöffnung (Bohrloch) eröffnet werden. Die *Laparoskopie* (KELLING 1902, KALK und BRÜHL 1951, HENNING 1960) wird ganz überwiegend von Internisten angewandt. Bei den Chirurgen steht, vor allem wenn ein therapeutischer Eingriff zu erwarten ist, die Probelaparatomie in Konkurrenz. Die Laparaskopie hat für die Krebsdiagnostik ihr Hauptanwendungsgebiet im Bereich der Leber (Lebermetastasen!), Gallenblase und der Peritonealfläche (Carcinose!) des rechten Oberbauchs. Den Auftrieb hat ihr die Möglichkeit der Leberpunktion mit histo- und cytologischer Auswertung der Gewebscylinder (Lebermetastasen, Hodgkin, Leukämie, Retikulosen, Lebercirrhose, Thorotrastleber usw.) verschafft.

In allen diesen Fällen sind die diagnostischen Möglichkeiten sehr beschränkt, da sich vor allem in der Bauchhöhle nur geringe Teile der direkten Betrachtung zugänglich machen lassen. Für die Geschwulstdiagnostik im Bereich von Organen der großen Körperhöhlen stehen die schonlicheren und zugleich sicheren Verfahren mit Hilfe der röntgenologischen Kontrastdarstellung zur Verfügung.

4. Röntgendiagnostik und Krebserkennung

Im Kampf um die Frühdiagnose des Krebses ist die Röntgendiagnostik zum wichtigsten Hilfsmittel geworden. Bis auf die Tumoren der äußeren Haut und der dem Auge oder dem tastenden Finger unmittelbar zugänglichen Schleimhäute, spielt bei allen tiefer gelegenen und vor allem bei inneren Krebsen das Röntgenverfahren eine entscheidende Rolle. Selbstverständlich kann es sich in diesem Buch nur um die *allgemeinen Prinzipien* und ihre Belegung durch wenige Beispiele, aber nicht um die spezielle Röntgendiagnostik aller Tumorformen handeln.

Bezüglich der speziellen Röntgendiagnostik der Krebserkrankungen innerer Organe, des Knochensystems usw. sei auf die großen einschlägigen Werke von ASSMANN (1928), ALBRECHT (1931), BERG (1931), KINGREEN (1939), SCHINZ-BAENSCH-FRIEDL-UEHLINGER (1950), OBERDALHOFF (1940), HAENISCH und HOLTHUSEN (1951), TESCHENDORF (1950), HELLNER 1950, 1959, VOGT (1955), OBERDALHOFF, VIETEN und KARCHER (1959), COCCHI und THURN (1959) POPPE, LOHSTÖTER und LAUWERS (1961) u. a. verwiesen.

Man muß bei der Röntgendiagnostik der Tumoren unterscheiden zwischen den Verfahren, bei denen, wie bei vielen Lungen- und Knochentumoren, schon *das einfache Röntgenbild* für die Diagnose oder Verdachtsdiagnose ausreicht und denen, die zusätzliche Hilfsmethoden (Kontrastmittel, kleine diagnostisch-operative Eingriffe, wie Suboccipitalpunktion oder dergleichen) erfordern.

a) Röntgendiagnostik ohne Kontrastmittel. Röntgendiagnostik setzt Unterschiede in der Absorption der Röntgenstrahlen, also Kontraste in der Dichte benachbarter Gewebe voraus. Ein Teil der *Krebsgeschwülste* liefert gewissermaßen *selbst* das *Kontrastmittel*. So verraten sich primäre Knochensarkome und sekundäre Knochenmetastasen von einer gewissen Größe an schon im gewöhnlichen Röntgenbild ohne weiteres dadurch, daß sie meist zu gleicher Zeit einerseits „osteolytisch" Knochen zerstören (vgl. Abb. 42), andererseits „osteoblastisch" in krankhafter, meist unvollkommener, oft aber auch überschüssiger Form Knochen neu bilden. Wenn es auch hier mancherlei differentialdiagnostische Erwägungen und auch manche Fallstricke gibt (HELLNER 1961), so ist aber doch, genügend Erfahrung vorausgesetzt, das gewöhnliche Röntgenbild, zusammen mit den klinischen Symptomen, meist für die Verdachtsdiagnose ausreichend.

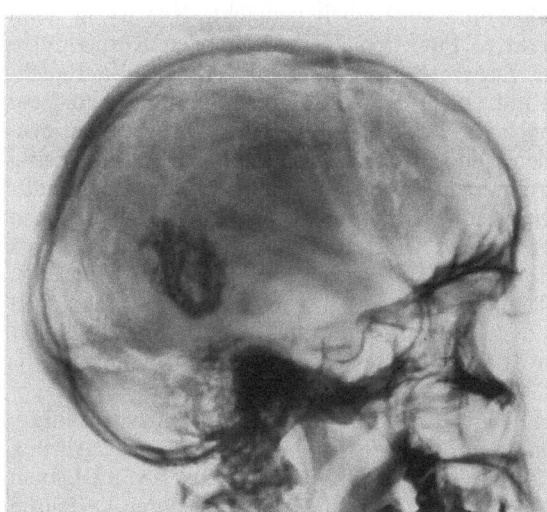

Abb. 168. Verkalktes Gliom des Großhirns

Ja, selbst klinisch unzureichende Röntgenverfahren, wie z. B. das *Schirmbildverfahren*, angewandt um latente Lungentuberkulosen zu entdecken, dient indirekt, aber implizite der *Früherfassung von Bronchialcarcinomen* (BECKER und KNOTHE 1956, BRANSCHEID und SCHRÖDER 1957). In unserer Klinik hat sich sogar ein röntgenologisches Fernsymptom, der röntgenologische Nachweis einer *Osteoarthropathie hypertrophiante pneumique* (BAMBERGER-MARIE) als *Frühsymptom des Bronchialcarcinoms* erwiesen (GEHRIG und KAULBACH 1958). DEL BELLO, DOCIMO u. a. (1957) fanden histologisch bei Patienten mit Lungenkrebs im Knochengewebe fibroplastische und reticulohistocytäre Proliferationen, die wohl als morphologisches Substrat derartiger Veränderungen im Röntgenbild anzusehen sind.

HANHART (1923), LEXER (1931), HELLNER (1939, 1950, 1961) haben den *Fehldiagnosen bei Knochengeschwülsten* Studien gewidmet. Sie gipfeln darin, daß die klinisch-röntgenologische Untersuchung keinesfalls gegenüber der histologischen zurücktreten darf, und daß vor allem bei Übereinstimmung der klinischen, röntgenologischen und histologischen Befunde die höchste Sicherheit bietet. Vor allem hat HELLNER (1938, 1950, 1959) auch die klinisch so wichtige (Vermeidung unnötiger Amputationen!) Abgrenzung der Riesenzellgeschwülste des Knochens von den Knochensarkomen ausführlich behandelt. Große Schwierigkeiten bereitet oft das von den

Reticulumzellen des Knochenmarks ausgehende Ewing-*Sarkom* des Knochens (vgl. HELLNER 1935, 1950, 1959, W. BRUNNER 1944). Hier wird oft die diagnostische Probevorbestrahlung empfohlen, da Ewing-Sarkome auf Bestrahlung gut reagieren.

In anderen Fällen verraten sich Geschwülste in sonst unzugänglicher Tiefe, z. B. im Schädelinneren (wie Meningeome usw.), durch abnorme *Verkalkungen*. Der Kalkschatten sichert dann zusammen mit anderen Erscheinungen die Diagnose und läßt zugleich Größe und genauen Sitz der Geschwulst erkennen (Abb. 168).

Auch beim *Mammacarcinom* kann eine gewöhnliche („weiche") Röntgenaufnahme der Brust Hinweise auf Vorhandensein, Sitz, Größe und Ausdehnung eines Krebses geben. Die Abb. 169 zeigt eine derartige Übersichtsaufnahme der Mamma (irreführend als „Mammographie" bezeichnet, Lit. s. WERNER u. BUTTENBERG 1961) mit zwei ungefähr gleich großen, histologisch jedoch verschiedenen Mammacarcinomen. Nur darf man nie die Diagnose „Krebs" allein auf Grund des Röntgenbildes stellen. Ausschlaggebend ist der Inspektions- und Palpationsbefund, erforderlichenfalls die histologische Bestätigung.

Auf Grund von insgesamt 1407 Fällen von *Röntgen-„Leeraufnahmen" der Mamma* ermittelte KRATOCHVIL (1960) eine *Fehlerquote* von 13% bei Carcinomen, von 12% bei Mastopathie, und von 16% bei entzündlichen und traumatischen Erkrankungen, bei den Fällen insgesamt von immerhin 13%.

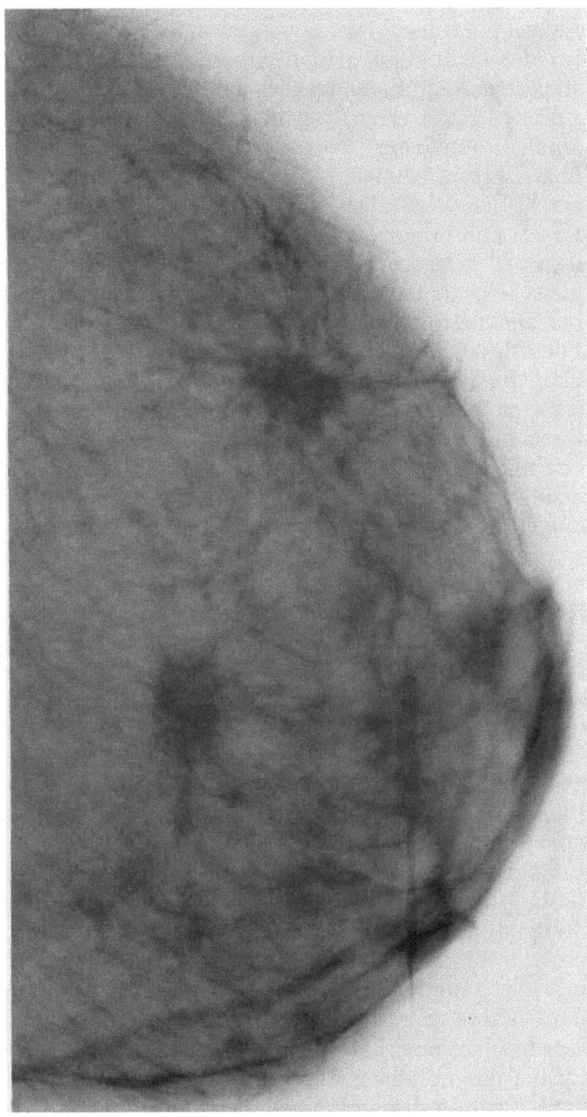

Abb. 169. *Doppelcarcinom der Mamma* (L. R. 67 J.) im *Röntgenbild*. (Eig. Beobachtung). Der eine Tumor ergab ein Ca solidum scirrhosum, der andere ein Carcinoma simplex (Path. Institut Heidelberg Nr. 6919/60)

In wieder anderen Fällen sorgt der *Luftgehalt* des betreffenden Binnenraumes für den notwendigen Kontrast gegenüber einem einwuchernden Tumor. So füllt z. B. der *Oberkieferkrebs*, der fast immer von der Schleimhaut der Oberkieferhöhle seinen Ausgangspunkt nimmt, die Oberkieferhöhle aus, verdrängt deren Luft, so daß die Beschattung den Verdacht auf Krebs auslöst, vor allem, wenn zu der Verschattung die Zerstörung der knöchernen Wandungen noch hinzukommt. Die Luft als Kontrastmittel spielt eine besondere Rolle bei der *Lunge* und der Diagnostik ihrer Tumoren und ihrer Metastasen, die sich meist deutlich als „Verdichtung" gegen das normale Lungengewebe abzeichnen (vgl. Abb. 6, S. 16). Es soll aber nicht verschwiegen werden, daß (nach WALTHER 1939) von den bei der Obduktion gefundenen Lungenmetastasen mehr als 75% *nicht* diagnostiziert werden. Es hängt dies damit zusammen, daß die Verschattungen erst eine gewisse Größe erreicht haben müssen, bevor sie physikalisch sichtbar werden können. Auch der *Bronchialkrebs* sorgt, oft schon auf gewöhnlichen Thoraxübersichtsaufnahmen, auf zweierlei Weise selbst für seine Erkennbarkeit. Er macht langsam, aber ständig an Größe zunehmende *Beschattungen im Hilusbereich* und bringt oft durch Verlegung der Bronchiallichtung und Absperrung des dahinter gelegenen Lungenbezirks diesen zur *Atelektase*, die sich wiederum als meist abgegrenzte, intensive Verdichtung verrät. Bei Dünndarm- und besonders bei Dickdarmkrebsen ist die Erweiterung der zuführenden Darmschlingen als Folge des nicht überwindbaren Hindernisses so charakteristisch, daß die Ansammlung von Darmgasen einerseits und der Rückstau flüssigen Darminhaltes andererseits zu einem gewissermaßen doppelten „spontanen" Kontrastmittel in der Bauchhöhle ohne künstliche Kontrastmittel führt. Stellt man einen solchen Kranken mit hochgradiger Darmverengerung oder gar schon mit Darmverschluß stehend vor den Röntgenschirm, so zeichnen sich die vielfachen Flüssigkeitsansammlungen nach dem Prinzip der Wasserwaage in vielfach horizontalen *Flüssigkeitsspiegeln* mit darüber gelegenen *Gasblasen* ab. Es ist in solchen Fällen meist leicht, nicht nur den Darmverschluß als solchen, sondern auch den Sitz desselben aus dem Röntgenbild einer solchen „Leeraufnahme im Stehen" zu erschließen.

b) Röntgendiagnostik mit Hilfe von Kontrastmitteln. Meist kommt ein innerer Krebs jedoch erst dann zur Darstellung, wenn *Kontrastmittel künstlich eingebracht* werden. Am harmlosesten als Kontrastmittel ist **Luft**. Sie wird entweder in nicht lufthaltige Gewebe eingeblasen oder sie wird in Hohlsysteme statt der sie füllenden Flüssigkeiten injiziert. Auf diese Weise kann man z. B. die Blase (Luftcystogramm), die Harnleiter und Nierenbecken (retrograde Pyelographie mit Luft), die Hirnkammern (Ventrikulographie), den Subarachnoidalraum (suboccipitale *Luftencephalographie)* (s. bei SCHIERSMANN 1952, FLÜGEL 1955), den Liquorraum des Rückenmarks zur Darstellung bringen. Geschwülste werden nunmehr vor allem durch sog. Füllungsdefekte und Verdrängungserscheinungen nachweisbar. Vor allem ist der *Ventrikulographie* nachzurühmen (vgl. HÄUSSLER 1944), daß sie nicht nur die richtige Lokalisation fast aller raumfordernden Prozesse des Schädelinneren, sondern sehr oft auch die Artdiagnose von Tumoren erlaubt. So zeichnen sich natürlich von vornherein alle Geschwülste innerhalb der Ventrikel selbst (Plexuspapillome, Zirbelgeschwülste, Cysten des Foramen Monroi, Epidermoide und Dermoide) auf dem Ventrikulogramm gut ab. Immerhin kommt es auch vor, daß klinisch diagnostizierbare Hirntumoren gelegentlich ein negatives Ventrikulogramm aufweisen können (PEIPER 1935). Aber auch bei intracerebralen Tumoren kann manchmal, besonders wenn sie mit Cysten oder Nekrosen einhergehen, Luft eindringen und charakteristische Röntgenbilder ergeben. Schließlich gelingt gelegentlich auch die Luftdarstellung des Raumes zwischen dem Tumor und dem Hirngewebe, so daß die Ventrikulographie durch Lufteinblasung aus der modernen Hirnchirurgie nicht mehr wegzudenken ist. Die Encephalographie und Ventrikulographie sind jedoch nicht ohne Risiken (Näheres ALBRECHT 1956).

Eine Variante der Luftdarstellung körperinnerer Räume stellt die *Lufteinblasung in capillare Spalträume* und in lockere *Bindegewebsräume* dar. Zur ersteren gehören der diagnostische Pneumothorax und das Pneumoperitoneum. Der *diagnostische Pneumothorax* tritt in sein Recht, wenn die Differentialdiagnose zwischen Tumoren der Rippen, solchen der Pleura costalis (Pleuraendotheliome) und solchen peripherer Lungentumoren zu stellen ist. Allerdings setzt die Ausführung das Fehlen ausgedehnter Pleuraverwachsungen voraus.

Das *diagnostische Pneumoperitoneum* (Näheres bei GEBAUER 1959. 1120 Kranke!), vor allem als Voruntersuchung für die Laparoskopie (s. dort), dient der Feststellung von Verwachsungen, Organvergrößerungen, vor allem aber dem Tumornachweis. Die Methode ist nicht ohne Risiken und Gefahren (auch tödliche) durchführbar. Sie wird mehr von Internisten und kaum von Chirurgen verwandt. Die Probelaparotomie ist zumindest nicht gefährlicher und gestattet eben meist, sogleich den therapeutischen Eingriff anzuschließen.

Die *Pneumoradiographie des Retroperitoneums* (praesacrale Lufteinblasung, bis zu 2 l Luft!) (Technik und Lit. bei HAUBRICH 1954, ANDERSEN 1955, FRANZEN 1957, NEY und GLANZMAN 1958) läßt vor allem Nieren-, Nebennieren- und Tumoren der retroperitonealen Gebilde gut und oft genug früher als durch sonstige Methoden zur Darstellung bringen, vor allem in Kombination mit der *Tomographie* und evtl. auch mit der i. v.-*Pyelographie*.

Tritt bei der retroperitonealen Pneumoradiographie Luft durch den Hiatus oesophagi auch ins hintere Mediastinum, so können dort Tumoren des retropleuralen Mittelfeldraumes (Ganglioneurome des Grenzstranges, Neurinome, aberrierende Strumen, Cysten, auch Oesophaguscarcinome) zur Darstellung kommen (*Pneumoradiographie des hinteren Mediastinums*, Näheres ZIERHUT 1954).

Die ausgiebigste Anwendung haben *stark* **schattengebende Kontrastmittel** erlangt. Vor allem spielt das *Wismut* und *Barium* bei der Darstellung des Magen-Darm-Kanals und das *Jod* bei der Darstellung der Bronchien, der Harnwege, des Wirbelkanals, der Blutgefäße eine große Rolle. So ist z. B. ein Magenkrebs leicht erkennbar, wenn das gewohnte Füllungsbild des Magens an der Stelle der Krebsgeschwulst einen *Füllungsdefekt* aufweist. Kommt dann noch, wie meistens, eine Einengung der Lichtung und die konsekutive Erweiterung des darüber gelegenen Abschnittes des Hohlorgans, wie z. B. die Erweiterung der Speiseröhre oberhalb des Speiseröhrenkrebses hinzu, so sind aus der Summe solcher Röntgensymptome Krebsdiagnosen mit hoher Sicherheit abzuleiten. Dadurch, daß man auch durch eine wesentlich verfeinerte Technik, z. B. durch Aufnahme des Schleimhautreliefs und durch gezielte Aufnahmen in verschiedenen Durchleuchtungsrichtungen über vielfache Varianten der Technik verfügt, so können heute oft eben erst beginnende Krebse, z. B. am Abbruch von Schleimhautfalten oder an dem Nicht-darüber-Hinweggehen der Magen- oder Darmperistaltik über eine starre Partie, mit einer früher kaum vorstellbaren Sicherheit diagnostiziert werden. Welche große Bedeutung die frühzeitige Röntgenuntersuchung des Magens hat, erkennt man aus den Fällen von KONJETZNY (1940), RÖSSLE (1941) u. a., bei denen Carcinome erkannt und erfolgreich behandelt wurden, die erst in der Schleimhaut lokalisiert waren und klinisch noch keine Beschwerden gemacht hatten. Doch sind auch hier in einem kleinen Prozentsatz noch Fehldeutungen möglich. Immer wieder einmal kommen Patienten zur Operation bei denen praeoperativ die Diagnose eines Magencarcinoms nicht gestellt werden konnte. Im eigenen Beobachtungsgut der letzten 5 Jahre fanden sich unter insgesamt 721 Magencarcinompatienten 33 derartige Fälle (GRIMSEHL, WENZ und EHLERS 1960).

Die Kontrastdarstellung der Blutgefäße, die *Angiographie*, spielt ihre größte Rolle als cerebrale Angiographie (MONIZ 1927, 1933) in der Diagnostik der Hirntumoren (Näheres über Geschichte, Technik usw. bei MILETTI 1950, KRAYENBÜHL und RICHTER 1952, BODECHTEL und WICHMANN 1953, RIECHERT 1953) und hier vor allem als *Serienangiographie* (DIETHELM 1953, TÖNNIS und SCHIEFER 1954, SCHIEFER und SCHMALBACH 1958), ebenso für die Lokalisation, für die Artdiagnose der Tumoren sowie für ihre Differentialdiagnose gegenüber intrakraniellen Blutungen, Aneurysmen, Gefäßmißbildungen usw.

Die *Fehler und Gefahren* bei der cerebralen Angiographie haben in SCHÖLZEL (1958) ihren Bearbeiter gefunden. Gefäßverletzungen durch die Arterienpunktion, konsekutive arterielle Thrombosen, Läsionen benachbarter Nerven, cerebrale Infarkte, Embolien in die Art. centralis retinae mit Erblindung sind einige Beispiele aus dem reichen Katalog der Kasuistik.

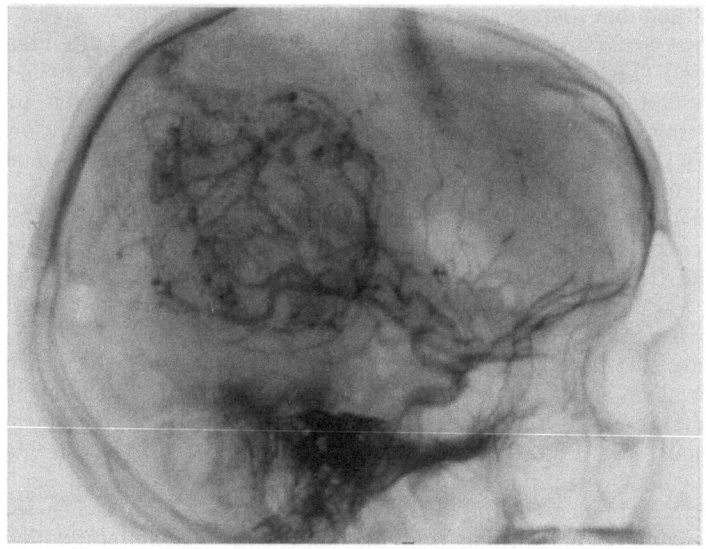

Abb. 170. Serien-Arteriographie der Hirngefäße: gefäßreiches Meningeom. 30j. Mann, seit 2 Jahren Jackson-Anfälle Fehlende Füllung der Art. cerebralis anterior, Auseinanderdrängung und Verlängerung der zuführenden Gefäße, zahlreiche unregelmäßige pathologische Gefäße im Tumorbereich

Die *Vertebralisangiographie* (LINDGREN) spielt eine Rolle vor allem bei der Diagnostik der Tumoren in der Pinealregion (LÖFGREN 1958, vgl. auch RUGGIERO u. Mitarb. 1958).

Unter den Angiographien hat die *selektive Lungenangiographie* (BOLT, FORSSMANN und RINK 1957, SEMISCH u. Mitarb. 1958) eine Sonderstellung. Sie erfordert eine besonders eingearbeitete Technik und strenge Indikationsstellung. Ihrer Natur nach spielt sie in der Diagnostik von Lungentumoren am ehesten noch eine Rolle bei den arteriovenösen Angiocavernomen der Lungen und in geringerem Maße bei der Bestimmung, Ausdehnung und Resektionsmöglichkeit von Lungencarcinomen (SEMISCH u. Mitarb. 1958, SANDERS u. Mitarb. 1959).

Die *Arteriographie peripherer Arterien* kann sowohl in ihrer arteriellen wie in ihrer venösen Phase zur *Diagnostik von Knochen- und Weichteiltumoren* herangezogen werden (DOS SANTOS 1950, STRICKLAND 1959, MUCCHI u. a. 1960, HIPP 1961). Die Abb. 74 zeigt aus einer Reihe von Beobachtungen der Heidelberger Chirurgischen Klinik (mitgeteilt von HOLDER 1955) ein *Angiosarkom des os ileum.* SCHOBINGER u. Mitarb. (1958) weisen darauf hin, daß sich gelegentlich gerade gutartige Tumoren, wie Riesenzelltumoren, Ostitis fibrosa, nichtosteogene Fibrome usw. durch eine Retention des Kontrastmittels in der venösen Phase auszeichnen. Sie zeigen eine jedem Geschwulsttyp eigene Gefäßarchitektonik und geordnete Verzweigungen der Eigengefäße (TIWISINA 1957). Besonders intensiv und über längere Zeit retinieren die Ewing-Sarkome das Kontrastmittel und „färben sich" auf solche Weise an.

Gegenüber der Serienangiographie peripherer Gefäße hat speziell für die Tumordiagnostik die *abdominelle und retroabdominelle Arteriographie* (Näheres LOOSE 1955, PÄSSLER 1957), vor allem die *Aortographie* noch keine größere Bedeutung erlangt. Sie spielt ihre Hauptrolle für die Diagnostik und Gefäßstörungen im Raum zwischen Zwerchfell bis unter die Leistengegend.

Der Vollständigkeit halber sei noch darauf hingewiesen, daß BIERMAN u. Mitarb. 1951 bei 50 Kranken auch *Leberarteriographien* ausgeführt haben. Metastasenlebern waren durch verstärkte Gefäßzeichnungen im Bereich der Metastasen charakterisiert. Die kleinen Gefäße der betreffenden Bezirke entstammen aus unverhältnismäßig großen Mutterarterien der Nachbarschaften, verzweigen sich abrupt und formen bizarre, ungeordnete Gefäßmuster. Metastasenlebern weisen eine wesentlich stärkere Durchblutung auf als metastasenfreie.

Eine besondere Bedeutung kommt der *Kontrastdarstellung des Spinalraums* bei der Diagnostik der *Rückenmarkstumoren* zu. Wohl erlaubt schon die klinische (Anamnese! Liquor!) und besonders die neurologische Diagnostik (Reflexe, Sensibilitäts-, Mobilitätsstörungen usw.) eine weitgehende „Höhendiagnose", doch brachte erst die *Myelographie* (mit den Kontrastmitteln Luft oder Sauerstoff, Jodöl, Pantopaque oder Abrodil) die für die operative Beseitigung der Rückenmarksgeschwülste so wichtige „millimetergenaue"Dokumentation der Lokalisation (vgl. Abb.171) und zugleich die Sicherung der Differentialdiagnose gegenüber Bandscheibenprolaps, multipler Sklerose Arachnitis, Metastasen o. dgl.

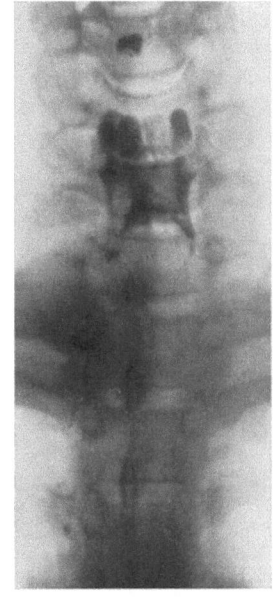

Abb. 171. Myelographie im „Stoß" in Höhe des 1. Brustwirbels, haubenförmige Kontrastmittelaussparung im Bereich des kranialen Tumorendes

Die dritte Form der Kontrastmitteldarstellung ist die *Röntgenographie durch Ausscheidung* peroral oder intravenös zugeführter Kontrastmittel, vor allem bei der sog. Ausscheidungspyelographie und bei der Cholecystographie. Hier werden jodhaltige Kontrastmittel je nach ihren Begleitsubstanzen durch die Galle in die Gallenwege oder durch die Nieren in die Harnwege ausgeschieden und liefern auf diese Weise sehr charakteristische Röntgendarstellungen der betreffenden Systeme.

Insbesondere hat die *Röntgendarstellung der Harnwege* große Fortschritte gemacht. Man kann z. B. die ziemlich häufigen Nierentumoren, besonders durch die Kombination mehrfacher Röntgenverfahren *(retrograde und Ausscheidungspyelographie)*, heute leicht diagnostizieren. So sind z. B. Füllungsdefekte einzelner Nierenkelche, Füllungsdefekte des Nierenbeckens, Auseinanderdrängung benachbarter Nierenkelche als Folge dazwischengelagerter Geschwülste, Verdrängung der ganzen Niere oder Ausziehung des Nierenbeckens durch passive Überdehnung desselben beim Geschwulstwachstum Röntgensymptome (vgl. Abb. 172), die zusammen mit den Funktionsprüfungen und Harnuntersuchungen die Diagnose Nierenkrebs in einem sehr hohen Prozentsatz zu stellen gestatten. So haben wir, während sonst die Nierenkrebse im allgemeinen erst von Apfeloder Faustgröße an diagnostiziert zu werden pflegen, mit Hilfe der Cystoskopie und Pyelographie ein Hypernephrom von noch nicht 1¹/₂ cm Durchmesser diagnostizieren und operativ entfernen können.

Die Ausscheidungs-,,Pyelographie" erlaubt zugleich ein *Ausscheidungs-Cystogramm:* Sehr oft zeichnen sich Papillome und Carcinome der Blase schon im ,,Füllungsbild" als Füllungsdefekte ab. Oft ist jedoch das ,,Entleerungsbild" nach dem Harnlassen noch instruktiver, insofern als Kontrastmittelbeschläge des Tumors dessen Ausdehnung und Begrenzung gut erkennen lassen.

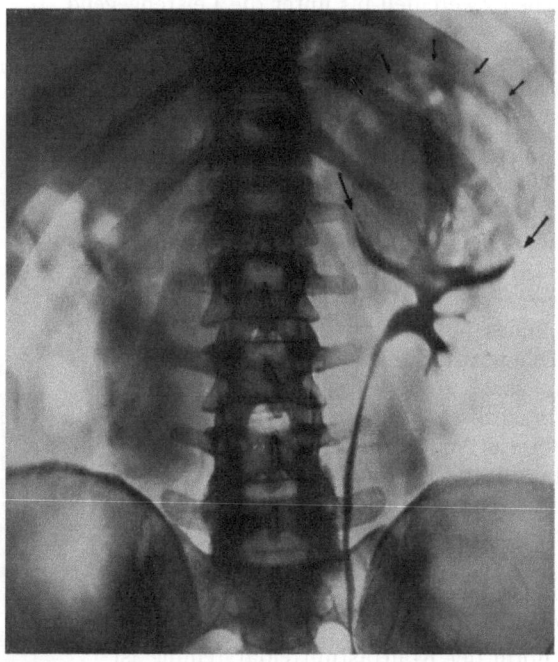

Abb. 172. Retrogrades Pyelogramm bei einem Hypernephrom des linken oberen Nierenpoles: Füllungsdefekt der kranialen Kelchgruppe, pokalartige Ausziehung des oberen Nierenbeckenanteiles und Kontrastschatten der Tumorkapsel (Verkalkung?). (Aus STICH-BAUER: Lehrbuch der Chirurgie, 16./17. Aufl. 1958.)

Neben den Verschattungen und den Füllungsdefekten sind es *Verdrängungserscheinungen im Röntgenbild*, die indirekte Rückschlüsse auf tiefgelegene Krebsgeschwülste gestatten. So sehen wir z. B., wie ein Krebs im Kopf der Bauchspeicheldrüse sich durch den sog. Pelotteneffekt am Zwölffingerdarm durch eine charakteristische Eindellung seines Bulbus verrät. Auch bei dem auf S. 188 beschriebenen Nebennierenmarktumor mit schweren Blutdruckkrisen war eine Einbuchtung am Duodenum der einzige objektive Anhalt dafür, auf welcher Seite der sonst sicher diagnostizierte Tumor gesucht und freigelegt werden müßte. Retroperitoneale Tumoren verraten sich durch charakteristische Verdrängungen sowohl vom Magen, wie Dickdarm, wie Nieren (HOLDER 1952, EHLERS u. GRIMSEHL 1959). Hirngeschwülste machen sich dadurch bemerkbar, daß bei der Luftfüllung der Hirnkammern Verdrängungen derselben nach der der Geschwulst entgegengesetzten Seite erkennbar werden.

Ein weiteres wichtiges röntgenologisches Hilfsmittel ist der Hinweis auf die *Stenosierung* einer Lichtung *in Kombination mit einer Erweiterung* des darüber gelegenen Hohlsystems. So ist es z. B. für den Speiseröhrenkrebs charakteristisch, daß er einerseits die Lichtung der Speiseröhre auf eine gewisse Strecke bis zu Schnurdicke einengt, andererseits den darüber gelegenen, noch freien Speiseröhrenabschnitt zu einer oft kinderarmdicken Erweiterung zwingt. Besonders sinnfällig ist diese Kombination beim Krebs des Magenausganges, welche einerseits zu einer Pylorusstenose und andererseits, darüber liegend, zu einer hochgradigen Magenerweiterung führt.

Ausdrücklich sei auch in diesem Zusammenhang noch einmal vor dem radioaktiven Kontrastmittel *Thorotrast* (vgl. 9. Kapitel, S. 457) gewarnt. Es gibt zwar sehr kontrastreiche und damit röntgenologisch ausgezeichnete Bilder, da es sich aber um eine carcinogene Noxe handelt, kann seine Anwendung, sofern nicht in kurzer Zeit mit dem Ableben des Kranken gerechnet werden muß, nur selten verantwortet werden. Der Verfasser hat alle Gründe für diese scharfe Ablehnung veröffentlicht (1943, 1948). Eine Arbeit aus der Heidelberger Chirurgischen Klinik über die dort beobachteten Thorotrastschäden stammt von KARCHER (1949).

Gelegentlich kann auch das Röntgenschichtverfahren, die *Tomographie* (zusammenfassende Darstellung bei GEBAUER u. Mitarb. 1959), für die Geschwulstdiagnostik mit herangezogen werden. Es beruht darauf, daß während der Röntgenaufnahme die Röntgenröhre und der Röntgenfilm wechselseitig gekoppelt, aber in entgegengesetzter Richtung verschoben werden. Auf diese Weise werden alle Punkte in der Schicht der verschieden einstellbaren Drehebene scharf, alle Schichten darunter und darüber unscharf, verwaschen dargestellt. Besonders in Kombination mit anderen Verfahren (gewöhnliche Röntgen-, Kontaktaufnahmen, Stereobilder, Kontrastdarstellungen usw.) leistet das Verfahren auch in der Röntgendiagnostik maligner Tumoren zusätzlich Wichtiges. So bringt es manchen Knochenherd oder zentrale Höhlen inmitten von Verdichtungen, besonders der Lungen, Einengungen der Bronchiallichtung beim Bronchialkrebs oft genug überhaupt erst zur Darstellung (Näheres s. bei JANKER 1938, BEUTIN und WEISSWANGE 1943). Für Kehlkopftumoren behaupten MUNTEAN und KOCH (1940) sogar, daß sie sich durch die Tomographie öfters besser beurteilen lassen als durch die Laryngoskopie. Auch die Frage ihrer Operabilität würde erleichtert.

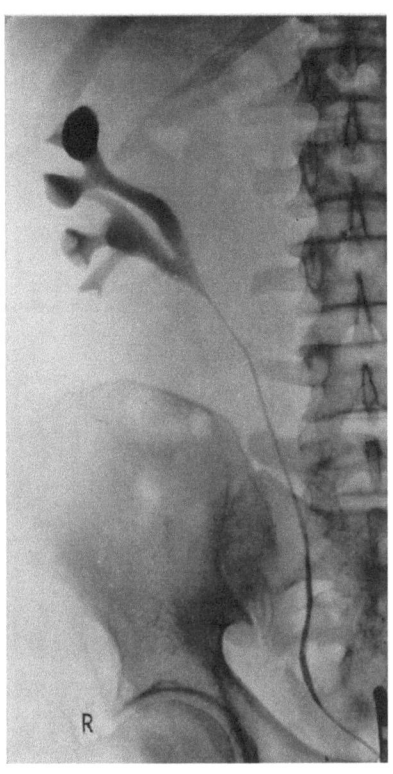

Abb. 173. Retrogrades Pyelogramm rechts: Verdrängung der Niere nach lateral durch retroperitonealen Tumor. Leichte Erweiterung des Nierenbeckens bei polymorphzelligem Sarkom des Retroperitoneums (Veröff. EHLERS u. Mitarb. 1959)

Die Schichtaufnahmen können aber nicht nur in dicht hintereinander liegenden Schichten, sondern auch in zwei verschiedenen Aufnahmerichtungen vorgenommen werden. Bei thoraxinneren Erkrankungen kommt der *Horizontaltomographie* (DE ABREU 1944) besondere Bedeutung zu. In Deutschland haben sich mit dem transversalen Schichtverfahren besonders DIETHELM (1953), GEBAUER u. Mitarb. (1955), in Rußland SHEKTER u. Mitarb. (1957) und mit der *Schichtung in dreidimensionaler Aufnahmerichtung* TESCHENDORF (1959) befaßt. All diesen

Verfahren kommt in der Hand ihrer Spezialisten, vor allem beim Bronchialcarcinom, eine zusätzlich diagnostische Bedeutung zu.

Auch die röntgenologische Darstellung von Bewegungsabläufen kontraktiler Organe, die *Kymographie*, findet neben ihrem Hauptanwendungsgebiet, der Herzbeurteilung (STUMPF 1951), in vielen Variationen ihre Anwendung auch in der Krebsdiagnostik, so z. B. als *Oesophaguskymographie* für die Differentialdiagnostik von Lymphdrüsenvergrößerungen im hinteren Mediastinum, z. B. bei Bronchial-Ca (KRAUS und STRNAD 1955) usw.

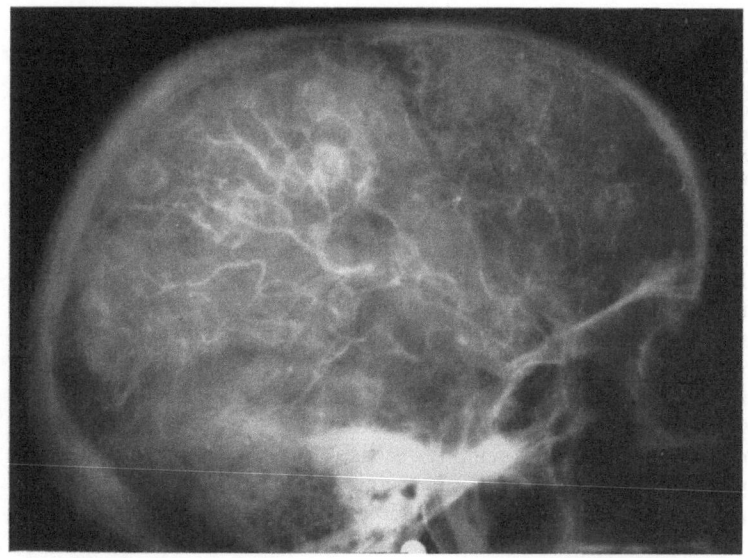

Abb. 174. Nach dem Prinzip der Logetronographie kopiertes Serienangiogramm der Hirngefäße bei Hirnmetastasen nach Corpus-Ca (A. B. 56 Jahre, Corpus-Ca 1959 mit Radium-Einlage und Röntgenbestrahlung behandelt). Jetzt starke Veränderungen im EEG ohne Seitenunterschiede, beginnende Stauungspupille. Vielfache, rundliche Kontrastmittelansammlungen als Folge pathologischer Gefäßprozesse im Bereich der Hirnmetastasen (Chir. Klinik Heidelberg)

Gelegentlich ist die Anfertigung von sog. *Veratmungsbildern* zur Feststellung einer veränderten Motilität oder fehlenden Organverschieblichkeit von Nieren und Magen angezeigt. Hierbei wird während der Inspiration und nach der Exspiration jeweils ein Bild auf dieselbe Platte aufgenommen.

Neuerdings hat auch die nach dem Prinzip des „Bildverstärkers" arbeitende *Röntgen-Film-Technik*, dort wo die technischen Voraussetzungen erfüllt sind, ihre Bedeutung für die Objektivierung von Bewegungsabläufen in inneren Hohlsystemen bei der Diagnostik von Organkrebsen unter Beweis gestellt.

Nicht unerwähnt soll bleiben, daß auch ein nachträgliches elektronisches Kopierverfahren, die *Logetronographie* (CRAIG zit. nach WERNER 1959), für die Verbesserung von Tumorröntgenbildern herangezogen werden kann. Das Logetronic stellt ein Kopiergerät dar, mit dem auf elektronischer Basis eine Erhöhung des Detailkontrastes unter Verminderung des Gesamtkontrastes von Photo- und Röntgenaufnahmen erreicht wird. Es bietet die Möglichkeit, sonst nicht differenzierbare Schwärzungsunterschiede der Röntgenbilder in den Bereich des Beurteilbaren zu rücken. Nach unseren eigenen Erfahrungen können in der Tumordiagnostik Weichteil-, Knochentumoren, Bronchialcarcinome, Gefäßgeschwülste usw. zu verbesserter Darstellung gebracht werden (Näheres bei WERNER 1959, WENZ u. Mitarb. 1959).

Als Beispiel für den Effekt der *Logetronik* und zugleich als Beleg für den hohen Wert der *Serienangiographie* sei auf den Fall der Abb. 174 verwiesen. Er zeigt mit einer sonst auf einer Reproduktion nicht erreichbaren Deutlichkeit das *Vorliegen multipler Hirnmetastasen* nach Corpuscarcinom des Uterus (Näheres im Abbildungstext).

Auch die *Strahlentherapie* kann *indirekt diagnostische Bedeutung* erlangen, so z. B. beim Ewing-Sarkom, vor allem aber auch bei der Diagnose mediastinaler Tumoren (STEINBERGER 1955), wenn sie, falls inoperabel oder nicht operiert, z. B. beim mediastinalen Hodgkin oder bei Lympho-, Retothel- oder Rundzellensarkom auf Bestrahlung gut ansprechen.

5. Radioaktive Isotope im Dienste der Tumordiagnostik

Vorbemerkungen. Alle Diagnostik mit Hilfe radioaktiver Isotope beruht letztlich darauf, daß — im Gegensatz zur „natürlichen" Atomumwandlung (nur schwere, in Organismen nicht vorkommende Atome, wie Uran usw.) — die *künstliche Radioaktivität* alle Elemente und in lebenden Zellen vorkommende Atome, einschließlich der leichtesten, mitbetrifft.

Nun sind die nicht-stabilen radioaktiven Atome den entsprechenden stabilen Atomen chemisch völlig gleich. Der lebende Organismus besitzt kein Unterscheidungsvermögen zwischen stabilen chemischen Elementen und deren radioaktiven Isotopen. Bieten wir dem Organismus auf irgendeinem Wege radioaktive Atome an, so baut er sie in seine Lebenssubstanz ein, wie die entsprechenden gewöhnlichen Elemente. Während aber die gewöhnlichen chemischen Elemente physikalisch inaktiv sind, senden die radioaktiven Atome Strahlen aus und verraten sich dadurch den physikalischen Nachweismethoden des Beobachters.

Auf dieser fundamentalen Tatsache, daß die radioaktiven Atome gleiche chemische Eigenschaften haben wie die entsprechenden Elemente, sich aber andererseits physikalisch an ihren Strahlungen nachweisen lassen, beruht die sog. *Tracer-* oder Indikator- oder Spurensucher-*Methode*. Sie setzt uns in den Stand, auch komplizierte Vorgänge im lebenden Organismus zu verfolgen. Der grundlegende Unterschied gegenüber früher ist folgender: Bis heute gibt es viele chemische Methoden, um selbst minimale Mengen eines Stoffes nachzuweisen. Aber Stoffmengen, selbst herunter bis zu Bruchteilen von Milligrammen, bestehen immer noch aus Billionen von Atomen. Mit der atomphysikalischen Tracermethode kann man jedoch herunter bis fast zu Einzelatomen alle Elemente nachweisen, wenn sie nur radioaktiv sind. Zum Verständnis einen Vergleich: Ein in den Organismus eingebrachtes radioaktives Atom entspricht einem in eine Truppe eingeschmuggelten Spion. Ein solcher Spion unterscheidet sich in nichts von den anderen Soldaten, er macht alle Bewegungen und Handlungen der Truppe mit, signalisiert sie aber seinen Auftraggebern.

Mit anderen Worten: In den Organismus eingeführte radioaktive Atome sind für die Forschung und Diagnostik Spionier-Atome. Signalempfänger und zugleich Wiedergabegerät für solche Spurensucher-Atome sind das *Müller-Geigersche* bzw. sonstige Zählrohre, Meßgeräte, welche — durch Entladungsimpulse im Innern der Rohre — einzelne Atomsplitter (β-Strahlen, γ-Quanten) nachzuweisen und zu registrieren gestatten.

So werden radioaktive Stoffe für die Medizin zu einem Hilfsmittel der Forschung und vor allem das Mittel zu dem Zwecke, bestimmte Atome auf ihrem Wege durch den Organismus zu verfolgen, nachzuweisen und zu studieren.

Selbstverständlich hat man in der Medizin nicht an allen radioaktiven Atomen das gleiche Interesse. Vielmehr verwendet man für die Diagnostik bevorzugt solche Isotopen, die, wie z. B. Kohlenstoff, Phosphor, Schwefel, Natrium, Kalium, Calcium, Jod, Chlor, Eisen usw., beim Aufbau der lebenden Substanz eine besonders große Rolle spielen.

Im 10. Kapitel war ausführlich die Rede davon, inwieweit radioaktive Stoffe auf Körperzellen einwirkend Tumoren zu erzeugen und auf Keimzellen einwirkend Mutationen auszulösen vermögen. Die heutzutage leichte Zugänglichkeit radioaktiver Substanzen (Näheres bei SCHMEISER 1957) hat dazu verleitet, sie nicht nur streng naturwissenschaftlich für reine Forschungszwecke, sondern auch für die rein klinische Diagnostik zu verwenden. Für den biologisch geschulten Arzt besteht die große Besorgnis, daß eine spätere Zeit hart darüber urteilen wird, daß hier heute sicher „des Guten zuviel" geschieht. Wir müssen es uns in diesem Zusammenhang versagen, auf die diagnostische Verwendung radioaktiver Stoffe am Menschen überhaupt einzugehen — ausführliche Literatur findet sich bei SCHWIEGK (1953), WOLF (1960) —, wir müssen uns auf die radioaktiven Stoffe im Dienste der *Tumordiagnostik* beschränken.

Von radioaktiven Isotopen haben bislang P^{32}, As^{76}, J^{131}, K^{42}, Ga^{72} und Ga^{68} klinisch-diagnostische Anwendung gefunden. Manche dieser Verfahren dienen implizite der Tumordiagnostik. An erster Stelle rangiert das **Radiojod** (J^{131}) in der Schilddrüsen-Strumadiagnostik, vor allem der Struma maligna (Näheres bei SEIDLIN u. Mitarb. 1947). Wir haben schon im Kapitel „Physik und Krebs" davon gesprochen, daß die überreiche Verwendung von J^{131} in der Diagnostik von Schilddrüsenerkrankungen vor allem bei Kindern und Jugendlichen größten Bedenken begegnet, und wir zweifeln nicht daran, daß in späteren Jahrzehnten eine Zunahme J^{131}-induzierter maligner Strumen die Quittung auf den iatrogenen „J^{131}-abusus" sein wird. Wir glauben auch, daß bei gewöhnlichen Strumen die Radiojoddiagnostik selten gerechtfertigt ist, sofern die Rücksicht auf spätere Risiken bei den Kranken Vorrang hat vor dem an sich natürlich legitimen aktuellen wissenschaftlichen Interesse. Es kommt entscheidend hinzu, daß das Jodspeicherungsvermögen von Strumen, je nach der Gewebsreife derselben, von Kropf zu Kropf sehr verschieden und meist auf die klinische Indikationsstellung ohne Einfluß ist: Nur das „*toxische Adenom*" speichert Jod stark. Es verrät sich aber auch sonst genug durch die isolierte Knotenbildung und durch klinische Symptome der Hyperthyreose. Die *maligne Struma* speichert, da sie ja fast durchweg Kolloidstrumen entstammt, so gut wie stets sehr viel weniger Jod als das normale Schilddrüsen-, aber auch weniger als das umgebende Strumagewebe. Nach den Erfahrungen vieler Autoren (SEIDLIN u. Mitarb. 1946) und auch den vielfältigen der Heidelberger und Freiburger Chirurgischen Klinik (LINDER und RUF 1953) liegt die Bedeutung des Radiojods mehr in der Therapie maligner Strumen (s. 14. Kapitel) als in der Diagnostik. Hier kommt der Radiojoddiagnostik in der Hauptsache nur eine Bedeutung zu: a) wenn es sich darum handelt, bei *Tumormetastasen* unbekannter Genese deren eventuelle Herkunft von malignen Strumen nachzuweisen oder b) *bei* sicherem, besonders bei operiertem *Schilddrüsencarcinom* nach *latenten Metastasen* zu fahnden.

Hierfür genügt meist eine Tracerdosis von 0,5 bis 2,0 mC NaJ in wäßriger Lösung peroral. Die Messung erfolgt in der Hauptsache mittels Zählrohr oder Szintillationszähler, evtl. auch vom Gesamtorganismus (Lit. s. SCHEER 1959). Wird nach einer Jodgabe probeexcidiert, so kann man von Gewebsschnitten *Autoradiographien* anfertigen. Sie geben ein gutes Bild über die Aktivitätsverteilung innerhalb des Gewebes. Die Diagnose des Schilddrüsencarcinoms wurde u. a. auch mit radioaktivem Phosphor versucht (ACKERMAN u. a. 1960), doch sind auch bei dieser Tumorlokalisation Fehlergebnisse nicht selten.

Ist schon die diagnostische Ausbeute des theoretisch idealen J^{131} für die Diagnostik von Schilddrüsentumoren gering, so krankt die sonstige Tumordiagnostik mit radioaktiven Stoffen [Literatur bei J. H. MÜLLER (1953), VETTER (1960)] daran, daß es eine selektive Speicherung bestimmter chemischer Elemente in Tumorzellen nicht gibt. Es würde ja sonst auch längst schon einen krebsspezifischen, biochemischen Test geben. Wohl enthalten Tumorgewebe im allgemeinen mehr

Phosphor als ihre Muttergewebe, und sie speichern ihn auch länger, aber das trifft eben auch für schnell wachsende, normale und besonders für entzündliche Gewebe zu. Die effektive klinisch-diagnostische Ausbeute ist sehr gering, zumal in einschlägigen Fällen die sonstige Diagnostik der mittels Radioisotopen weit überlegen ist. Einzig bei sonstwie schon diagnostizierten Hirntumoren kann in geeigneten Fällen die *topische* Lokalisation nach vorherigen Gaben von P^{32} mit Spezialzählrohren (SELVERSTONE u. Mitarb. 1949) gefördert werden. Eine größere Verbreitung hat diese Diagnostik nicht gefunden. Die traditionelle Diagnostik reicht bei Hirntumoren fast immer aus, vor allem seit die Encephalo-, Ventrikulo- und die Serienangiographie auch die genaue Lokalisierung der Hirngeschwülste gewährleistet.

Zur Differentialdiagnostik der Nierenerkrankungen wird neuerdings das *Isotopen-Nephrogramm* angefertigt. Dabei wird nach intravenöser Applikation einer radioaktiv markierten nierenpflichtigen Substanz die Impulsrate 15—30 min lang über jede Niere mittels eines Szintillationszählers in fortlaufenden Kurven registriert (WINTER 1956, 1959, ZUM WINKEL u. a. 1960, 1961).

HUBBARD und MOORE (1949) und MOORE u. Mitarb. (1950/51) haben gezeigt, und SCHÜTZE und KLAR (1952) haben es in Arbeiten aus der Heidelberger Chirurgischen Klinik bestätigt, daß sich Hirntumoren dadurch „anfärben" lassen, daß man dem Organismus den Acridinfarbstoff[1] *Atebrin* (Malariamittel!) injiziert. Die Hirntumoren leuchten dann im UV-Licht auf und zeichnen sich gegenüber der Umgebung ab. Macht man nach dem Vorgang von MOORE u. Mitarb. einen anderen Farbstoff, das *Fluorescin*, mit **Radionatrium** radioaktiv (Übersicht bei CRAMER 1952), so kann man auf diese Weise vor allem Hirntumoren noch besser selektiv anfärben und sie so schon vor der Operation oder im UV-Licht bei der Operation genau lokalisieren. Bei MOORE u. Mitarb. (1951) erwiesen sich von 142 interkraniellen Tumoren bis auf 10 alle fluorescierend. Für die Lokalisierung von Hirntumoren schon vor der Operation verwendeten MOORE u. Mitarb. (1951) auch noch die i. v.-Injektion von radioaktivem *Dijodofluorescin*. Ci. $^1/_2$ Std. nach der Injektion kann mit Spezialzählrohren über den Hirntumoren durch den Schädel hindurch (γ-Strahlen!) eine stark erhöhte Zahl von Impulsen festgestellt werden. Es sei jedoch betont, daß diese Verfahren wegen des großen technischen Aufwandes mehr theoretisch-wissenschaftliches als praktisch-klinisches Interesse zu beanspruchen vermögen.

Ähnliches gilt für das *Tetracyclin* (MC LEAY u. a. 1960, DUNN u. a. 1960). Nach BECKER und STORCK (1952) sollen auch latente Tumoren durch eine verminderte Urinausscheidung solcher Stoffe diagnostizierbar sein. Diese Eigenschaften sind aber allesamt nicht für Tumorgewebe spezifisch (WINKEL 1957), frische Operationswunden zeigen entsprechende Eigenschaften.

Auch andere Anwendungen, so z. B. solche mit radioaktivem *Gallium* zur Darstellung osteoplastischer Knochensarkome oder mit J^{131} markiertem menschlichem *Albumin* (MOORE u. Mitarb. 1951) oder Fibrinogen (SCHMIDT u. a. 1961) (Speicherung in gewissen Tumoren) haben zu keiner diagnostischen Verbreitung geführt. Rein klinisch halten wir auch vom Nachweis von *Lebermetastasen* mit Hilfe von *Radiogold* nur wenig, denn entweder sind die Lebermetastasen z. B. beim Rectumcarcinom noch klein, dann ändern sie im Hinblick auf Stenosierung, Ileusgefahr usw. kaum etwas an der Indikation zur Radikaloperation. Sind sie aber groß, so sind sie meist palpabel, so daß sich ihre Strahlendarstellung auch deswegen erübrigt, weil ja die Prognose sowieso schon bald infaust ist.

Es erscheint sehr unwahrscheinlich, daß ein allgemein-gültiger *Isotopenkrebstest* im Sinne einer Alternative „krebskrank" oder „nicht krebskrank" gefunden

---

[1] Eine ausführliche Darstellung über die Affinität bestimmter Farbstoffe zum gesunden und neoplastischen Gewebe findet sich bei BRILMAYER u. Mitarb. (1953, 1955).

werden wird. Dafür stimmen die Tumorzellen mit ihren Mutterzellen in zu vielen biochemischen Qualitäten überein, als daß im Frühstadium chemisch-physikalische Unterschiede — darauf kommt es an — für die Markierung durch Isotope gefaßt werden könnten. Selbstverständlich bleibt dies ein Wunschziel, wäre ja eine solche frühzeitige Isotopendiagnostik zugleich die Brücke für eine adäquate Isotopentherapie. Wie jedoch der theoretisch ideale Fall des Radiojods (80% Bindung in der Schilddrüse!) zeigt, ist vom Ideal zu seiner Verwirklichung ein weiter Weg. Vor allem muß bedacht werden, daß bei den Risiken und *Gefahren der Isotopendiagnostik* nicht darauf gewartet werden darf, bis eine *Gefahr*, wie gesagt zu werden pflegt, „100% objektiv erwiesen ist". Im Umkreis diagnostischen Tuns hat der sich dem Arzt anvertrauende Kranke ein moralisches und ein „juristisches" Recht darauf, daß schon die begründete Möglichkeit einer *Gefährdung* ausreicht, die Isotopenanwendung, sofern nicht alles von ihr abhängt, kontraindiziert erscheinen zu lassen. Außerdem keine Anwendung ohne Einwilligung! Und keine Einwilligung ohne Aufklärung!

6. Operativ-diagnostische Methoden

Unter den diagnostischen Methoden, die eine, wenn auch nur minimale, Wundsetzung voraussetzen, steht die **Probepunktion** an erster Stelle. Sie wird in vielen Variationen geübt.

Die Sternaltrepanation (SEYFARTH 1923) oder *Sternalpunktion* (ARINKIND 1929, STORTI und BORGHETTI 1931, ROHR 1949, STREICHER und SANDKÜHLER 1953, HEILMEYER und BEGEMANN 1955, GIMM und KRÖNKE 1958) ergibt diagnostische Aufschlüsse über alles, was im Knochenmark vor sich geht, so vor allem über Störungen der Blutbildung, z. B. bei allen Haemablastomen, sodann über multiple Plasmocytome, Reticulome, Retothel- und Lymphosarkome und ganz besonders bei generalisierten Knochen- (in Wirklichkeit Knochen-*mark*-)metastasen, z. B. bei Mamma-, Prostata-, Magen- und Bronchialcarcinomen, malignen Strumen, Hypernephromen usw. Aus dem „Myelogramm" (MALLET 1942, HENNING 1960) der histologischen Darstellung des punktierten und aspirierten Knochenmarkgewebes lassen sich in manchen Fällen, besonders beim Mammacarcinom, Krebszellen im Knochenmark feststellen, wenn röntgenologisch noch nichts erkennbar ist. Nur muß man sich hüten, den Nachweis von Krebszellen im Sternalpunktat sofort mit dem Vorhandensein von Knochenmetastasen gleichzusetzen, gehen ja viele Krebszellemboli nicht an (vgl. auch GIMM und KRÖNKE 1958).

Die Wahrscheinlichkeit oder richtiger Unwahrscheinlichkeit einer positiven Diagnose ergibt sich aus Zahlen des Züricher Pathologischen Instituts (WALTHER 1939). In einer ersten Serie von 2112 Krebssektionen fanden sich 12,5% mit Skeletmetastasen. In einer zweiten speziell auf Metastasen untersuchten auslesefreien Serie von 485 Krebssektionen fanden sich 9,5% Skeletmetastasen, darunter 3,5% Sternummetastasen. Es sind also nur in 3,5% aller Krebsfälle positive Sternalbefunde zu erwarten. Wenn KREYBERG und POPPE (1940) 8% fanden, so liegt das sicher an der Auslese ihrer Fälle. SELBERG (1943) fand in 115 Leichen mit bösartigen Geschwülsten im Sternum nur 13mal Markmetastasen.

Nach den eben erwähnten Zahlen kann die „Treffererwartung" am Lebenden und gar in Frühfällen nicht groß sein. Stellt man dann noch die Schwierigkeiten der histologischen Diagnostik solcher kleiner Punktate in Rechnung, so kommt man zum Ergebnis, daß die Methode nur dann einen gewissen Wert hat, wenn schon sichere Knochenmetastasen bestehen. Dann sind etwa 40% Sternummetastasen zu erwarten. Wenn aber die Diagnose „Knochenmetastasen" sonst gesichert ist, dann ist die Sternalpunktion meist überflüssig. Es ist also klinisch für die Tumorzelldiagnostik nicht allzuviel davon zu halten. Anders liegen natürlich die Verhältnisse bei der Diagnostik der „malignen" Blutkrankheiten, der Kontrolle der Haematopoese, bei der Differentialdiagnose der Anämien, der hämorrhagischen Diathesen usw. (vgl. HENNING 1960). Hier leistet die Sternalpunktion auch indirekt für Tumordiagnostik und Therapie der Geschwulstkrankheiten Ausgezeichnetes.

Auch die *Drüsenpunktion* kann im Zweifelsfall zur differentialdiagnostischen Klärung beitragen. Liegt z. B. ein Lymphogranulom vor, so ergibt das Drüsenpunktat Lymphocyten, Lymphoblasten, Reticulumzellen, Sternbergsche Riesenzellen und Eosinophile (SCHULZ 1942). Beim metastatischen Befallensein einer Drüse findet man im Drüsenpunktat Hinweise auf die Art der Geschwulst, ihr primärer Sitz kann jedoch meist nicht daraus erkannt werden.

Vielfach wird außer beim Sternum auch sonst die *Knochenpunktion*, zum Teil mit rotierender Kanüle mit anschließender Aspiration, ausgeführt. SNYDER und COLEY (1945) berichten über 567 derartige Aspirationsbiopsien. 82% erbrachten genügend Material für die Diagnose des Tumors. Nur in 14,5% konnte die Typendiagnose nicht gestellt werden.

In manchen Fällen ist zur Sicherung der Diagnose eine *Tumor-* bzw. *Organpunktion* (monographische Darstellung LÜDIN 1955) mit nachfolgender cytologischer Untersuchung von Nutzen. Die Punktion bei Mediastinal-, Lungen- und Lebertumoren, ferner Knochenmarks- und Drüsenpunktionen ist gefahrlos, wenn sie vorsichtig ausgeführt wird. Vielfach wird statt der Probepunktion die Probebohrung mit anschließender Aspiration eines Gewebscylinders (*„Aspirationsbiopsie"*, z. B. bei Mammacarcinomen, vgl. ROBBINS u. Mitarb. 1954, PACK 1954, GUILLEMINET u. a. 1955) empfohlen.

Besonderer Beliebtheit erfreut sich die *„Nadelbiopsie der Leber"* (vgl. BOWDEN und KRAVITZ 1953, Geschichtliches bei HOAGLAND und GILL 1955), vor allem nach vorheriger laparoskopischer Lokalisation verdächtiger Leberpartien (KALK 1929, 1953). Der gewonnene Gewebscylinder ermöglicht eine der bloßen Cytologie weit überlegene histologische Auswertung. Wenn sie auch ihr Hauptanwendungsgebiet bei Erkrankungen der Leber selbst hat, so dient sie zugleich dem Nachweis und der Artdiagnose von Lebermetastasen. Besonders dankbar ist die „Aspirationsbiopsie der Leber", wenn ihre Befunde mit dem Hepatogramm, dem klinischen Befund und mit Leberfunktionsprüfungen in Vergleich gesetzt werden (BOCK u. Mitarb. 1952). Die Methodik ist auch für die Gewebsentnahme aus anderen Organen (Lymphdrüsen, Mamma-, Lungen-, Knochentumoren usw.) brauchbar (GÜNSEL 1954, LÜDIN 1955).

In dieses Gebiet gehören auch die *perineale Prostatapunktion* bei Verdacht auf Prostata-Ca (WILDEGANS 1951) und die *Punktion mediastinaler Tumoren* unterhalb der Bifurkation der Trachea nach bronchoskopischer Einstellung der Carina (Näheres bei SCHIEPATTI 1957). Im allgemeinen scheint es so, als ob mit diesen Mark-, Drüsen- und Organpunktionen die Internisten (vgl. z. B. FRANCKE 1942) freigebiger sind als die Chirurgen. Operierende Ärzte halten schon die bloße Möglichkeit einer Krebszellverschleppung in bisher krebszellfreie Gewebe für eine ausreichende Gegenindikation.

Die *Punktion der Liquorräume (Ventrikel-, Cysternen- und Lumbalpunktion)* dient a) mit der Liquorgewinnung und Liquoruntersuchung (makro- und mikroskopisch, Zellzählung, chemisch, serologisch und cytologisch, s. S. 603) und b) mit der Liquordruckmessung direkt und indirekt auch der Diagnostik von Tumoren des Zentralnervensystems. Komprimiert man z. B. bei der Lumbalpunktion während der Druckmessung die beiderseitigen Jugularvenen, so steigt normalerweise der Liquordruck an, um beim Loslassen wieder abzufallen *(Queckenstedtscher Versuch)*. Bleibt beides aus, so beweist das ein Passagehindernis für die Liquorzirkulation. Meist ist dies dann ein sog. Rückenmarkstumor. Sowohl die Ventrikel- wie die Suboccipital- und Lumbalpunktion werden zugleich dazu benutzt, um durch Lufteinblasung in die Ventrikel eine Ventrikulographie (s. oben S. 614) oder durch Injektion von Kontrastmitteln (Luft, Sauerstoff, Lipiodol, Jodipin) eine *Myelographie* auszuführen (Näheres S. 617).

Als sicherste Bestätigung der Verdachtsdiagnose führt der Chirurg, bevor er eine eingreifende Operation macht, in allen Zweifelsfällen eine **Probeexcision** aus. Er erwartet von ihr die letzte Entscheidung, ob es sich um einen bösartigen Tumor handelt und welcher Art er ist. Dabei ist sich der Operateur im klaren darüber, daß die Diagnostik des Pathologen keine hundertprozentige sein kann, gibt es ja schwierige Grenzfälle, bei denen sich auch mikroskopisch die Malignität nicht sicher entscheiden läßt (HUEBSCHMANN 1947). In solchen sehr seltenen Ausnahmefällen muß das histologische Ergebnis dann zusammen mit den klinischen Symptomen bewertet werden. Ja, es gibt Fälle, bei denen von vornherein die klinische und röntgenologische Diagnose sicherer ist, als die überaus schwierige histologische Untersuchung, wie dies vor allem beim Ewing-Sarkom, bei Seminomen, Lympho- und Reticulosarkomen der Fall sein kann. LEXER (1931) hat eindrucksvolle Beispiele dafür beigebracht, daß besonders bei Knochensarkomen aus histologischen Erkennungsfehlern schwere Folgen (unnötige bzw. unterlassene Amputationen!) entstehen können, und er folgert daraus, daß der klinische Verlauf und häufige Röntgenaufnahmen „stets im Vordergrund zu stehen haben". Speziell für *Knochengeschwülste* stellt COENEN (1932) einige besondere Forderungen auf: große Stücke, nicht vom Rand (Knochenregenerate!), Mitteilungen an den Pathologen über die Topographie der Stücke usw. COENEN weist besonders darauf hin, daß sich gerade bei den Knochengeschwülsten manche eingreifende Operation, z. B. bei Hypernephrommetastasen, vermeiden läßt, wenn vorher eine Probeexcision gemacht wird. Auch soll man trotz Probeexcision nach der Radikaloperation das Tumorpräparat zur endgültigen Diagnosestellung dem Pathologen zusenden. HELLNER (1948) geht in seinen Anforderungen an die Probeexcision bei Knochentumoren noch weiter. Er verlangt die Probeexcision „groß, breit und tief genug". An der zusammenhängenden Scheibe solle „außen", „innen", „oben" und „unten" markiert und der Pathologe durch genauen klinischen Bericht umgehend unterrichtet sein.

Bei kleinen, vor allem bei Mamma-, Hodentumoren, kleinen Naevi usw. empfiehlt es sich, von der Herausnahme kleiner Stücke abzusehen und statt der Probeexcision eine totale *Excision* zu machen. Wir haben es bei Mammacarcinomen oft erlebt, daß im nachher eingesandten Operationspräparat der Radikaloperation nichts mehr von Tumor gefunden wurde. Es bleibt aber in jedem Falle der große Vorteil, daß zwischen Probeexcision und Radikaloperation eine Zellverschleppung sehr viel unwahrscheinlicher geworden ist.

Besondere *Vorsicht mit Probeexcisionen* ist geboten bei *Verdacht auf ein malignes Melanom*. Besteht klinisch der geringste Verdacht auf maligne Entartung einer sog. melanotischen Praecancerose oder eines bis dahin „ruhenden" Melanoms (plötzliche Größenzunahme! Juckreiz! Entzündlicher Hof!), so ist eine *Teil-Probeexcision* ebenso *kontraindiziert* wie eine den Tumor belassende Bestrahlung, gleichviel welcher Art. Vielmehr ist dann — nach unserem Dafürhalten wenigstens — die sofortige elektrochirurgische Totalexstirpation, möglichst en bloc mit dem gesamten zugehörigen Lymphabflußgebiet, angezeigt.

Eine besondere Form der Probeexcision ist bei Verdacht auf malignes Prostataadenom bzw. Prostatacarcinom die *transurethrale Elektroresektion* oder bei Uterus-Ca-Verdacht die *Probeabrasio*. Letztere dient vor allem der Entscheidung, ob ein Uteruscarcinom vorliegt. So fand DOLFF (1936) unter 790 klinisch unverdächtigen Fällen nach Curettage 15mal (= 1,9%) einen Krebs, umgekehrt bei

32 verdächtigen Fällen 27mal (= 84,0%) keinen Krebs. Auch dabei kann es geschehen, daß der diagnostische Eingriff zugleich zum therapeutischen wird, denn es kommt vor, daß ein oberflächlich in der Schleimhaut gelegenes Carcinom dabei völlig ausgeräumt wird (HUEBSCHMANN 1947). Zur Sicherung oder Widerlegung der Diagnose Corpuscarcinom muß oft eine *Gesamtcurettage*, d. h. eine Gesamtabkratzung der Schleimhaut von der Uteruswand, ausgeführt werden. Eine „Strichcurettage" reicht nur aus, wenn die Diagnose schon aus wenig Schleimhaut möglich ist (Näheres bei LIMBURG 1950).

Es hat aber auch an Einschränkungen, ja sogar an *Ablehnung der Probeexcision* nicht gefehlt. BRAILSFORD (1947) z. B. weist darauf hin, daß sich in sehr malignen Knochentumoren Gewebsabschnitte finden können, die histologisch als gutartig imponieren. Es ist klar, daß dann die Probeexcision versagen muß. Umgekehrt werden gelegentlich Veränderungen für Sarkome gehalten, die keine sind. Sicher ist es, daß manche „sarkomgeheilte" Amputierte in Wirklichkeit Riesenzelltumorkranke waren. Oft entscheidet erst der *Verlauf* — klinisch *und* röntgenologisch. Es ist kein Zweifel, die Probeexcision kann schaden. So kann ein „anoperierter" Tumor, z. B. ein Melanom, plötzlich zu wuchern anfangen und zu einem sehr bösartigen Melanom ausarten. Auch bei osteogenen Sarkomen ist Zurückhaltung mit der Probeexcision geboten. Jede Probeexcision setzt eben mit der Wunde zugleich einen Regenerations- und damit Zellteilungsreiz. Außerdem eröffnet sie unvermeidbar Gewebsspalten, Blut- und Lymphgefäße. Sie beschwört damit die Gefahr der Propagierung des Geschwulstwachstums, der Implantation und der Metastasierung herauf. Wir selbst konnten die *instrumentelle Verschleppung von Tumorzellen* im Operationsbereich mehrmals sicher beweisen. In einem Falle war auswärts ein Mammatumor zur Diagnostik in toto excidiert worden. Bei der Radikaloperation 10 Tage nachher fanden sich im Wundgebiet durch das Messer des Operateurs verschleppte Ca-Zellnester. In einem zweiten Falle war bei einem 19jährigen Kranken ein Pleuratumor zur Klärung der Diagnose viermal punktiert worden. Bei der Brustwandresektion wurden die Punktionskanäle mit exstirpiert. Sie enthielten alle Tumorzellnester des Pleuraendothelioms. In einem dritten Falle von carcinomatösem Pleuraerguß entwickelte sich eine Implantationsmetastase in der Hautnarbe der Punktionsstelle. Eindrucksvoll ist eine Mitteilung von MARELLU u. Mitarb. (1940): anläßlich der Exstirpation eines ulcerierten Sarkoms kam es durch Tumorzell-überimpfung zu einer Sarkomimplanation im Bereich der Entnahmestelle eines Hauttransplantates. Daß solche Risiken nicht zu leugnen sind, ergibt sich aus den Untersuchungen von SAPHIR (1937). Er machte Abstriche von Messern, die zur Entnahme eines Probeschnittes gebraucht worden waren, und stellte massenhaft Geschwulstzellen fest, die mit Supravitalfärbung als lebend erkannt wurden. Daß diese Gefahren vorhanden sind, ist unbestreitbar, strittig ist nur, wie groß sie sind.

Große Vorsicht ist auch bei der Auswertung von *Probeexcisionen polypös wachsender Tumoren* geboten. Geschwulstpartikel von der Oberfläche oder vom Rande können Gutartigkeit vortäuschen, auch wenn an der Basis infiltrierend-malignes Wachstum vorliegt. Auch sollte immer die Regel: „Wo *ein* Polyp sich findet, ist stets nach dem zweiten und dritten zu fahnden" beherzigt werden. Denn oft ist gerade beim Rectumcarcinom der distale Rectumpolyp nur der „Vorbote" eines höher gelegenen, aus einem Polypen entstandenen ersten, manchmal sogar noch eines zweiten, noch höher gelegenen Adeno-Ca's des Rectums (vgl. Abb. 21, S. 62).

Erhebliche Bedenken haben wir auch bei der isolierten *Excision von Lymphdrüsenmetastasen zur diagnostischen Feststellung eines* bis dahin unbekannten *Primärtumors:* 1. läßt sich histologisch aus einer Drüsenmetastase, z. B. der Axilla, nicht ohne weiteres die Herkunft, ob aus einem Portio-, Bronchus- oder Mamma-Ca angeben, 2. besteht immer die Gefahr, daß die Anregung von Gewebsregeneration im Wundgebiet die Proliferation restierender anderer Metastasen stimuliert. Wir ziehen es daher bei sicherer Metastasierung vor, gleich den ganzen Fettkörper mitsamt dem ganzen betreffenden Lymphdrüsengebiet en bloc zu exstirpieren.

Eine ganze Reihe von Autoren wendet sich gegen die Einwände, die der Probeexcision gemacht werden. So weist ENGELBRETH-HOLM (1942) darauf hin, daß die Radiumstation in Kopenhagen, an der bei 95% der behandelten Geschwulstpatienten eine Probeexcision vorgenommen wurde, nicht mehr Metastasen (Zahlen?) hatte als andere Anstalten, die die Probeexcision selten ausführten. LAUBER und ULLEMEYER (1943) streiten ebenfalls die Gefahr der Wachstumsbeschleunigung und Metastasierung der Geschwülste, hervorgerufen durch die Probeexcision, ab. Natürlich schlägt der Einwand, es seien ja zweifelsfreie Schädigungen noch nie nachgewiesen, nicht durch, denn wer wollte entscheiden, ob eine „Verschlimmerung" Folge der Probeexcision oder Folge der Geschwulstausbreitung sei.

GOES (1953) findet bei insgesamt 302 Patienten mit Weichteilsarkomen keine erkennbare Zunahme der haematogenen oder lymphogenen Metastasierung durch Probeexcisionen. REISNER (1956) empfiehlt eine Röntgenvorbestrahlung zur Vermeidung (?) einer haematogenen Aussaat bei Probeentnahmen. Andere wie z. B. KÖHNE (1940) warnen dagegen vor der Röntgenvorbestrahlung von Mammatumoren. Diese könne gelegentlich derartige Gewebsveränderungen bedingen, daß die entscheidende Diagnose für den Histologen erschwert oder gar unmöglich ist.

Andere erkennen die Gefahren im Prinzip an, suchen sie aber durch besondere Sicherungen möglichst einzudämmen. DREYFUS und SCHEIDEGGER (1938) fordern die *Radikaloperation binnen 24—48 Std nach der Probeexcision*. Die Autoren warnen zugleich vor einer Überschätzung der sog. Schnellmethode, die nur eine begrenzte Zuverlässigkeit hat. Um die Gefahr der Zellverschleppung möglichst einzuschränken, wird vielfach mit dem elektrischen Messer (s. 13. Kapitel, S. 661) vorgegangen. Coagulation der Schnittflächen, Verschluß der Lymph- und Gewebsspalten und Asepsis sind die Vorteile dieser Methode.

Um die Zeit zwischen Excision und anschließender Operation möglichst zu verkürzen, wurden verschiedene Schnellmethoden (TERRY 1924, SCHULTZ-BRAUNS 1930, 1932) angegeben. Sie haben den Vorteil, daß die Diagnose gestellt wird, während der Operateur noch mit der Blutstillung beschäftigt ist, aber den Nachteil, daß ihr Ergebnis nicht hundertprozentig ist. HELLWIG (1942) berichtet von 4326 Biopsien, bei denen die Schnellmethode (1 min Untersuchungszeit) nach TERRY (vgl. auch CHRISTELLER 1928) ausgeführt wurde, wobei sich in 95,4% eine Übereinstimmung zwischen Schnellmethode und endgültiger Diagnose ergeben hat.

Auch darf nicht vergessen werden, daß gelegentlich — z. B. bei Verdacht auf Seminom oder Lymphosarkom — eine *Probebestrahlung* besser ist als eine Probeexcision mit unsicherer und schwieriger Diagnose des Pathologen. Die beiden genannten Tumoren sprechen auf Bestrahlung, wenigstens primär, gut an. Ihr Rückgang ist auch diagnostisch von Wert.

Schließlich ist auch nicht zu vergessen, daß gelegentlich einmal eine bloße Probeexcision oder Probeabrasio, besonders bei sekundärem Wundinfekt, erhebliche *Komplikationen* — auch tödliche (Peritonitis nach Abrasio) sind beschrieben — heraufbeschwört.

Der Standpunkt des Verfassers geht dahin, daß in jedem Einzelfall zwischen dem voraussichtlichen Nutzen und dem möglichen Schaden abgewogen werden muß. Sicher gibt es Ausnahmefälle, die ohne eine Probeexcision einfach nicht geklärt werden können. Wir selbst suchen in jedem Falle die Gefahren einer Probeexcision auf das letztausdenkbare Minimum herabzudrücken dadurch, daß wir a) kleine Tumoren stets „geschlossen" excidieren, b) alle Probeexcisionen grundsätzlich elektrochirurgisch durchführen, c) das gewonnene und telephonisch vorangekündigte Material sofort vom Pathologischen Institut untersuchen lassen und d) nach telephonischer Rückantwort die Radikaloperation dort, wo sie irgend möglich ist noch in der gleichen Narkose, sofort anschließen. Wir sind uns dabei bewußt, daß dieses Vorgehen größtmöglicher Sicherungen nur im Bereich großer Kliniken mit einem erfahrenen Pathologen auf dem gleichen Gelände durchführbar ist. Das kann aber an der Richtigkeit dieses Prinzips nichts ändern.

Die *histologische Untersuchung* probeexcidierten Materials ist heute überall die Domäne der Pathologen. Fachpathologe und nicht Gelegenheitsmikroskopiker! Diese Forderung muß scharf unterstrichen werden. Die „auswärtigen Einsendungen" machen einen erheblichen Anteil ihrer Institutsarbeit aus. Auf die speziellen pathologisch-histologischen Methoden, die *Schnellmethoden* (s. oben), die Versuche, den *Malignitätsgrad* zu bestimmen (vgl. MCCARTY 1937, WALTHER 1937, 1939), und andere Hilfsmittel kann in diesem Buch im einzelnen nicht eingegangen werden. Es wird auf die Spezialwerke von v. HANSEMANN (1897), BORST (1922) usw. verwiesen. Nur wegen der allgemeinbiologischen Bedeutung sei auf einige weitere Hilfsmethoden verwiesen. SANO und SMITH (1940) z. B. nehmen bei Versagen der histologischen Diagnostik die Gewebekultur zu Hilfe und konnten so z. B. einen histologisch amelanotischen Tumor durch den in der Gewebekultur geführten Nachweis stark pigmentierter Zellen als Melanosarkom identifizieren. In einem zweiten Fall zeigte das Explantat reticuläres Auswachsen der Kultur, so daß die Diagnose eines reticulären Lymphosarkoms gestellt werden konnte.

Wenn alle klinischen Untersuchungsmethoden diagnostisch nicht zum endgültigen Ziel führen und wenn eine bloße Probeexcision einen großen Eingriff bedeuten würde, so ist der Chirurg in seltenen Fällen einmal zum letzten Hilfsmittel, zur **Probeoperation** als diagnostischem Eingriff, gezwungen. Das klingt höchst unmodern. Tatsächlich dient heute eine *Probelaparotomie*, eine *Probethorakotomie* oder eine *Probetrepanation* fast immer nur der Frage der Operabilität und nur selten der Diagnose. Die rein diagnostischen Eingriffe kommen an einer mit allen Spezialuntersuchungsmethoden vertrauten modernen Klinik nur noch selten vor. Die Frage der Operabilität freilich ist oft genug buchstäblich erst bei der autopsia in vivo zu entscheiden und auch da gelegentlich erst im weiteren Verlauf der Operation. Wenn eine als Radikaloperation beabsichtigte Operation nach Feststellung des genauen anatomischen Befundes schließlich oft als „Laparotomia explorativa" endigt, so liegt das nicht an der Diagnostik schlechthin, sondern an dem aus anatomischen Gründen verständlichen Unvermögen, neben der Grunddiagnose auch den Grad des Übergreifens auf andere Organe oder den Umfang einer regionären Metastasierung im voraus zu bestimmen. In dem Breslauer Krankengut des Verfassers erwiesen sich z. B. von 1281 Magenkrebsfällen 6,9% als von vornherein und weitere 30,7% bei der Operation als inoperabel (vgl. Diss. STANJEK 1936). Es ist klar, das sind Probelaparotomien nicht der Diagnose wegen, sondern unfreiwillige Probelaparotomien der Inoperabilität wegen.

Die *Probethorakotomie* wird unumgänglich, sobald bei sonst gerechtfertigtem Verdacht auf Bronchial-Ca die Diagnose weder bronchoskopisch (peripherer Sitz! oder Lokalisation im Oberlappen!) noch ausreichend tomo- oder bronchographisch gesichert werden kann. Ist der Thorax jedoch erst eröffnet, dann erlaubt es meist schon die Inspektion und Palpation, notfalls die intraoperative Probeexcision, die Diagnose zu erzwingen und den je nach Befund indizierten Eingriff (Lob-, Bilob- oder Pneumonektomie) sofort anzuschließen.

Aber wer wollte solche Probeoperationen vermeiden, wenn sie, wie nicht selten, die letzte Chance der Heilung bedeuten?

Am Schluß der klinischen Diagnostik wird man fragen, wie hoch ist die *Treffsicherheit der Krebsdiagnose* oder, negativ ausgedrückt, der Prozentsatz der Fehldiagnosen? Die absolute Ziffer der richtigen Diagnosen ist unbekannt. Es hat sich ja auch nie jemand der Mühe unterzogen, sie wenigstens angenähert zu berechnen, obgleich die Ziffer als Maßstab der Leistung und als Motor des Fortschritts sehr wichtig wäre. Der Grund ist klar, die Schwierigkeiten der Ermittelung sind sehr große. Ein Teil der Krebskranken geht unter in dem zwar ständig kleiner werdenden Prozentsatz der Tarnungsgruppen (s. 2. Kapitel, S. 48). Er ist nur bei Sektionen faßbar, aber seziert wird nur ein kleiner, dazu einseitig ausgelesener Hundertsatz von etwa 5—6%. Die Zahlen der Pathologen über „richtige" und „falsche" Diagnosen des Klinikers geben natürlich ein ganz falsches Bild, denn an den Pathologen wird ja vielfach nur das zweifelhafte und diagnostisch unsichere Material eingesandt. Viele Kliniker beschränken die Probeexcision grundsätzlich nur auf unklare Fälle. So bliebe als einzige objektive Kontrolle der Prozentsatz der Fehldiagnosen, wie er bei den Sektionen von Krebskranken ermittelt wird. LUBARSCH und W. FISCHER geben ihn mit 20% an. Aber auch dieser Prozentsatz ist trügerisch, denn er erfaßt ja die Geheilten nicht mit, er stellt eine einseitige Auslese von Todesfällen an inneren Organkrebsen — diese suchen ja die großen Kliniken, in denen am meisten obduziert wird, bevorzugt auf — dar. Item, der Prozentsatz ist sicher noch ansehnlich, aber bei den verschiedenen Krebsformen sehr verschieden. Das Haut-, Mamma-, Lippen-, Zungen- und Uteruscarcinom wird zwar oft verspätet, aber so gut wie immer richtig diagnostiziert. Viele primär falsch beurteilte Krebse werden dann nachher doch noch, wenn auch meist oft zu spät, richtig erkannt. Am schlechtesten steht es wohl mit dem Bronchialcarcinom, welches stets besonders schleichend beginnt und sich so leicht hinter einer Bronchitis, Pneumonie, Absceß, Verdacht auf Lungentuberkulose u. ä. versteckt. JEUTHER, KOEPER und PIONTEK (1947), die die Prager Leichenöffnungen von 1894 bis 1943 bearbeiteten, fanden für das Lungencarcinom von 1894 bis 1899 100% Fehldiagnosen, für die Zeit von 1940 bis 1943 noch 37%. STAEHELIN (1942) wertete 115 gesicherte Fälle aus, bei denen in 37% eine nicht zutreffende Diagnose gestellt war. DE GRAAF WOODMAN (1948) schätzt sie auf Grund von 116 Fällen damals auf etwa 20%. Die Gießener Klinik (s. BECKER und KNOTHE 1958) ermittelte bei 443 wegen „Bronchialcarcinom" durchgeführten thoraxchirurgischen Eingriffen 22 intraoperative Fehldiagnosen (= 4,9%), die später teils als chronische Pneumonie, Lungenabsceß, Tuberkulose oder Hodgkin ausgewiesen wurden.

Es soll aber zum Schluß nochmals betont werden: So wichtig allgemeine Prinzipien auch sind, in der Krebsdiagnostik ist die abschließende Diagnostik immer eine spezielle Diagnostik des betreffenden Organs. Aber der Spezialist kann erst diagnostizieren, wenn der Kranke zu ihm kommt bzw. ihm vom Allgemeinpraktiker überwiesen wird. In diesem Punkte liegt eine hohe Gefahrenquelle, das Versäumnis der therapeutischen Stunde. Es bleibt also über alle spezielle Diagnostik, so hoch entwickelt sie auch ist, immer noch das Bedürfnis nach einem irgendwie gearteten *Test,* der auch vom praktischen Arzt etwa durch eine Bluteinsendung in Spezialaboratorien angestellt werden könnte, um schon bei entferntem Verdacht, ja vielleicht sogar als regelmäßige Kontrolle im „Krebsalter" die Alternative „krebskrank" oder „gesund" zu entscheiden. Seit langem sind alle Blicke auf die Serologie und Biochemie gerichtet.

7. Biochemische Krebsdiagnostik

Die bisher besprochene allgemeine Tumordiagnostik reicht so gut wie immer zur endgültigen Diagnose aus. Von den äußeren Krebsen abgesehen, ist diese

Diagnostik allerdings meist eine Diagnostik des bereits voll entwickelten, oft sogar fortgeschrittenen Krebses oder gar erst eine Diagnostik seiner Komplikationen. Die Sehnsucht geht in Richtung der Frühdiagnose, vor allem des vermuteten, aber noch verborgenen Krebses. Es ist daher nicht verwunderlich, wenn in einer Zeit, in der z. B. die Wassermannsche Reaktion bei der Erkennung der Lues zu großen diagnostischen Fortschritten geführt hat, auch *nach spezifischen* **Krebsreaktionen** intensiv *gesucht* worden ist. Tatsächlich hat auch die Serologie und Biochemie viel Neues zutage gefördert [vgl. HINSBERG 1940, 1941, 1942, v. EULER und SKARZYNSKI 1942, WOODHOUSE 1940, STERN und WILLHEIM 1943, DANNENBERG 1959, ausführliche Übersicht in J. nat. Cancer Inst. 18, 269 bis 339 (1957)]. Wenn diese Ergebnisse für die klinische Diagnostik noch nicht viel greifbare Erfolge zeitigten, so liegt dies in der Hauptsache daran, daß dem Kliniker mit einer 90-, ja sogar 95%igen Treffsicherheit noch nicht allzu viel geholfen ist, denn so weit kommt er ja im allgemeinen auch mit seinen primitiveren klinischen Hilfsmitteln. Auch hat er weniger Interesse an Tests, die erst bei fortgeschrittenen Tumoren positiv werden, da er auch hier allein zu einer Diagnose gelangt. Dagegen hätte er das größte Interesse an einem Test, der frühzeitig, d. h. noch bevor der Tumor überhaupt klinische Erscheinungen macht, 100%ig Krebs oder Nichtkrebs anzeigte. Eine solche Methode, die dieser Idealforderung angenäherte Werte ergäbe, ist bis jetzt noch nicht entdeckt. Die allgemein-biologischen Gründe dafür wurden oben (4. Kap. S. 168) auseinandergesetzt.

Speziell biochemisch kommt an Schwierigkeiten noch hinzu, daß im allgemeinen zuviel rein alternativ gearbeitet wird, d. h. man zieht entweder ganz sicher Krebskranke oder sicher Gesunde zur Austestung heran. Die Prozentzahlen werden auf diese Weise relativ günstig. Sobald man aber ein beliebiges Krankengut zur Kontrolle verwendet, zeigt sich sehr oft, daß die angepriesene Reaktion auch bei anderen Krankheitszuständen positiv, also nicht krebsspezifisch ist. Auch der naheliegende Gedanke, die Resultate durch mehrere gleichzeitige Proben zu verbessern, scheitert in praxi meist daran, daß schon eine Methode einen großen Aufwand zu erfordern pflegt.

Der Ausgangspunkt der biochemischen Krebsdiagnosen ist meist der Eiweiß-, Kohlenhydrat- und Fettstoffwechsel des Tumorträgers, vor allem im Bereich der Enzyme und Hormone, die ihn regulieren. Die Substrate, an denen die Untersuchungen angestellt werden, sind Blut, Harn oder Stuhl des zu untersuchenden Patienten.

Unter den „*Krebsfermentreaktionen*" steht die *Abderhaldensche Abwehrproteinasereaktion* an der Spitze. ABDERHALDEN stellte 1907 fest, daß nach parenteraler Zufuhr von Pepton im Serum Fermente zur Wirkung gelangen, die vorher nicht nachweisbar waren. Auffallend war eine große Spezifität der entdeckten Proteinasen. Einen großen Fortschritt bedeutete es, als sich die Abwehrproteinasen auch im Harn von Krebskranken nachweisen ließen. Damit entfiel die sonst häufig nötige Blutentnahme, außerdem stand das zu untersuchende Substrat in großer Menge zur Verfügung. Was leistet nun die Reaktion? An 196 Patienten fanden E. ABDERHALDEN und FABIAN (1944) folgendes: Wie die Tabelle erkennen läßt, schwankt die Richtigkeit der Diagnose zwischen 78,8 und

Tabelle 95

Sitz des Carcinoms	Zahl der Fälle	Richtige Diagnose in %	Korrigierte Diagnose in %
Magen	85	78,8	87,0
Darm.....	20	85	—
Leber und Gallenblase .	31	100	—
Pankreas ...	11	81,8	—
Lunge	34	70,6	77,4
Sonstige ...	15	86,7	92,8

86,7%. Zieht man die Fälle von schwerer Kachexie (1. Fehlerquelle) und diejenigen ab, bei denen ein adäquates Substrat fehlt (2. Fehlerquelle), so erhöht sich der Prozentsatz bis auf 92,8%. Nur bei Leber- und Gallenblasencarcinom kam man auf 100%. Für den groben Durchschnitt darf man in der Hand geübter Untersucher mit 80% positiv „richtiger" Diagnosen rechnen. Dieser Prozentsatz reicht für klinische Zwecke natürlich nicht aus. Eine Frühdiagnose eines lokalisatorisch noch unbekannten Tumors ist von vornherein ausgeschlossen. TETZNER (1940, 1951) fand bei 129 Krebskranken mit dieser Reaktion in 22% falsch negative Befunde.

Anhangsweise soll noch die *Reaktion nach* LEHMANN-FACIUS und WITTING (1934) erwähnt werden. Es handelt sich um eine Ninhydrinreaktion, bei der Patientensera auf ihren Gehalt an Tumoreiweiß geprüft werden, indem man sie mit Normalserum mischt, bei 37° digeriert, danach mit Alkohol enteiweißt und dann im Alkoholfiltrat auf ihren Gehalt an ninhydrinfähigen Substanzen untersucht. WEISS (1936, 1937) prüfte diese Methode und kam zu dem Ergebnis: 80% der Carcinomseren wurden richtig erkannt (vgl. auch BERNHARD 1939), 88% der klinisch Nichtcarcinomatösen ergaben ein negatives Resultat, 12% waren jedoch positiv (WEISS 1937). Damit muß auch dieser Methode eine klinische Brauchbarkeit abgesprochen werden.

Der *Bolen-Test* (1942, 1950, 1952) ist im Grunde ein Blutgerinnungstest. Man läßt 3 Bluttropfen langsam auf dem Objektträger eintrocknen und erhält zwei alternativ verschiedene Blutgerinnungsmuster (gute Abbildungen bei M. FRIEDRICH u. Mitarb. 1958): Im „negativen" Falle ein regelmäßiges netzartiges Muster von Fibrinfaserzügen mit eingeschlossenen Erythrocyten, im „positiven" Falle ein Wirrwarrmuster mit zerklumpten roten Blutkörperchen, „Plasmaseen" usw. BOLEN selbst gab für 198 Kranke mit nachgewiesenem Krebs in 96,5% ein „Malignitätsmuster" an. Aber was nutzen 95%, wenn man sowieso schon weiß, daß Krebs vorliegt. Worauf es immer ankommt, das ist ein positives Resultat, wenn man das noch nicht weiß, was man wissen möchte, nämlich, ob ein latenter Krebs oder ein Krebs im Frühstadium vorliegt oder nicht. Und in dieser Kernfrage versagt der Test und er muß für die Frühdiagnose versagen, weil er eben nicht für Krebs spezifisch, sondern nur spezifisch ist für die Höhe des Fibrinspiegels im Blutplasma. Liegt dieser unter 7,1—7,7%, so ist die Reaktion negativ, liegt er höher, so ist sie „positiv" (FRIEDRICH u. Mitarb. 1958). Positiv ist er aber auch während der Gravidität, bei aktiver Lungentuberkulose bei rheumatischen Erkrankungen usw. (FRIEDRICH u. Mitarb. 1958). Der Test hat viele Nachprüfungen erfahren (u. a. DOVIFAT 1953, SCHWARZL 1953, SCHMIDT-ÜBERREITER 1954, BAEUMER und VOIGT 1954, PASCHEN 1954, M. FRIEDRICH u. Mitarb. 1958). Sie sind sich im Grunde alle darüber einig, daß bei bereits sicherem Krebs, also „ex post" der Test in 90% positiv, daß er aber „ex ante" nicht zuverlässig genug darüber aussagt, ob ein Frühkrebs vorliegt oder nicht. Er erreicht somit nicht den Aussagewert der Blutsenkung.

Die cytolytische Reaktion von FREUND *und* KAMINER beruht auf einer Beobachtung, die NEUBERG in Berlin (1910) sowie FREUND und KAMINER in Wien (1910, 1925, 1933), im Jahre 1910 unabhängig voneinander machten. Danach soll das normale Serum des Menschen Carcinomzellen auflösen, dagegen die Krebszellen, sofern man sie ins Serum von Krebskranken einbringt, erhalten bleiben.

Auch diese „Krebsreaktion" reicht in der Praxis der Klinik nicht aus, um die Diagnose Krebs zu stützen. Schon die Schwierigkeit in der Grenzziehung zwischen „positiv" und „negativ", die technischen Schwierigkeiten bei der Zubereitung brauchbarer Krebszellaufschwemmungen aus Lebermetastasen, die etwa 15% positiven Resultate beim Freisein von Krebs und umgekehrt die etwa 15% krebsnegativen Resultate bei vorhandenem Krebs lassen, abgesehen von den Schwierigkeiten der Laboratoriumsarbeit, die Resultate für die Klinik zweifelhaft erscheinen. Eine ausführliche, die gesamte Literatur würdigende Darstellung findet sich bei STERN und WILLHEIM (1943).

Eine Reaktion, die zeitweise auch praktisch viel geübt wurde (vgl. BERNHARD und KÖHLER 1936, v. FALKENHAUSEN 1933), ist die *proteolytische Reaktion nach FUCHS*. Nach der Theorie soll Carcinomserum Fibrin aus normalem Plasma abbauen, nicht aber Fibrin aus Carcinomplasma.

Nach BERNHARD und KÖHLER (1936) hat sich die Fuchssche Reaktion bewährt. Die Reaktion ergab bei 247 Kranken mit Carcinomen oder Sarkomen in 129 Fällen = 92,6% ein carcinompositives Resultat, während bei 164 carcinomfreien Kranken das Resultat in 89,2% carcinomnegativ war. BRANDT (1936) erhielt bei der Untersuchung des Blutes durch FUCHS selbst in 92,5% der Fälle gleichsinnige Ergebnisse. Die Reaktion ist jedoch nicht spezifisch. Auch bei chronischen Entzündungen und bei praecancerösen Erkrankungen, wie Mastitis chronica, Ulcus ventriculi, Prostatahypertrophie und dergleichen wird ebenfalls häufig ein positives Ergebnis erzielt. Nach ROSENTHAL (1939) schwanken bei den verschiedenen Untersuchern die richtigen Diagnosen zwischen 36 und 96%, die unrichtigen zwischen 2 und 46%. Auch ROBINSON u. Mitarb. (1940) zeigten, daß der Reaktion enge Grenzen gezogen sind. So müsse der Tumor bereits mindestens schon $1/_2$ Jahr bestehen, er müsse aktiv fortschreiten, die Kranken dürften weder operiert noch bestrahlt sein usw. PEACOCK und HIGHSMITH (1957) erklären sogar die theoretische Basis für falsch und raten von weiterer Beschäftigung mit dem Test ab.

Die Bestimmung der *Serumlipase nach* BERNHARD und KÖHLER (1936). Die Lipasen gehören in die Gruppe der Hydrolasen und dort wieder zu den Esterasen. Die Lipase des Pankreassekrets spaltet vor allem die Glyceride höherer Fettsäuren und die Ester einwertiger Alkohole. Die Pankreaslipase unterscheidet sich von anderen Lipasen (z. B. der der Leber) durch ihre Resistenz gegen Atoxyl. Während sich die Angaben über Lipasen in Tumorgeweben widersprechen, fand BERNHARD (1933) die atoxylresistente Lipase im Serum Krebskranker sehr häufig vermehrt. Die Vermehrung geht nach radikaler Entfernung des Tumors zurück und tritt beim Auftreten eines Rezidivs wieder in Erscheinung. Die Lipasevermehrung wird durch das Carcinomgewebe verursacht, das reichlich Lipase enthält und ins Blut abgibt. Bei allen sonstigen Allgemeinschäden nimmt die atoxylresistente Lipase und Gesamtlipase ab.

Als Ergebnis der Untersuchungen von 313 sicheren Carcinomfällen wird von BERNHARD und KÖHLER (1936) mitgeteilt, daß in 219 Fällen (= 67,7%) eine Vermehrung, 62mal (= 19,8%) eine Verminderung und 32mal (= 10,2%) normale Werte für die atoxylresistente Lipase gefunden wurde. Die Bestimmung fällt auch bei 10% krebsfreien Menschen positiv aus. Auch bei dieser Methode scheitert ihre klinische Brauchbarkeit daran, daß sie auch bei nichtkrebsigen Erkrankungen positiv ausfällt und daß bei 10% der Krebskranken die Reaktion negativ verläuft.

Eine Übersicht über die Fermentdiagnostik und über Fermentanomalien bei malignen Tumoren findet sich bei HAUSS und RITTER (1959), LÜHRS (1961) und HEISE (1961), BARTHELHEIMER und MAURER (1962).

Es lag natürlich nahe, das von der einzelnen Methode nicht Erreichte von der *Kombination mehrerer Methoden* zu erwarten. Der erste, der 5 Reaktionen neben-

Tabelle 96. *Kombination von 5 Krebsreaktionen.* (Nach BERNHARD 1938.)

Verfahren	Sichere Carcinome			Carcinomfreie Fälle	
	Anzahl	+	—	Anzahl	+
FUCHS	406	89,1%	10,9%	481	25,9%
WALDSCHMIDT-LEITZ	169	87 %	13 %	553	22,5%
LEHMANN-FACIUS	38	71 %	29 %	124	37,9%
FREUND-KAMINER	42	71,2%	28,8%	63	38,1%
BERNHARD	466	84,8%	15,2%	713	30,5%

einander ausführte, war BERNHARD (1938) (Tab. 96). Es ließ sich zwar die Treffsicherheit erhöhen, aber trotz des riesigen Aufwandes gelang es auch damit nicht, das Bestehen eines Carcinoms sicher nachzuweisen. Die Hauptfehlerquelle, die krebspositive Reaktion bei krebsnegativen Fällen, konnte auch durch die Kombination von 5 Methoden nur teilweise beseitigt werden. Sie liefert also keine ausschlaggebende Vorteile.

BERNHARD betont, daß auch diese 5 Methoden das Vorhandensein eines Carcinoms nicht laboratoriumsmäßig festzustellen gestatten.

Zum praktisch gleich negativen Ergebnis gelangten HILL u. Mitarb. (1952) bei der gleichzeitigen *Anwendung von 4 verschiedenen serodiagnostischen Krebstests (Hitzecoagulation* vom Plasma Krebskranker nach BLACK u. Mitarb. 1950, ROFFOs *Neutralrotreaktion* 1925, *Methylenblaureduktionstest* nach BLACK 1947 und MUNROs *Schutzkolloidtest* 1944) bei 180 Gesunden, 220 anderweitig Kranken und 140 Krebskranken, 24—36% der Nichtkrebskranken hatten „positive", also irreführende Resultate. Bei Krebskranken waren nur 32—45% „positiv". Also, selbst die Kombination von 4 Tests sagt weniger aus als die Blutsenkung. Weitere kombinierte Reaktionen wurden von BÜCHNER und LICKINT (1954), BÜCHNER und GABSCH (1954), STEIGER und TRAUMANN (1959) u. a. untersucht.

Wegen ihrer großen Bedeutung für den Phosphatid-, Nucleoproteid- und für zahlreiche sonstige Stoffwechselformen erwartet man besondere Aufschlüsse von *Phosphatasereaktionen*. Man unterscheidet die *alkalische Phosphatase* (p_H-Optimum 8,4—10,0) und die *saure Phosphatase* (p_H-Optimum 4,5—5,0). Die *alkalische Phosphatase* ist vor allem bei chronischen Knochenprozessen erhöht. Hohe Werte finden sich bei der Ostitis deformans (einer Praesarkomatose!), bei der Recklinghausenschen Ostitis fibrosa generalisata und vor allem bei osteoblastischen Chondrosarkomen. Die *saure Phosphatase* zeigt eine charakteristische Erhöhung der Werte beim Prostatacarcinom. Es war schon im 4. Kapitel (S. 165) die Rede davon, daß die saure Phosphatase für die Prostata im geschlechtsreifen Alter etwas Spezifisches darstellt. Die hohen Werte beim Prostatacarcinom sind also nicht etwas für diesen Krebs Spezifisches, sondern sie sind nur spezifisch für das Gewebe, dem das Ca entstammte. Der klinische Wert der Reaktion wird dadurch sehr eingeschränkt, daß sie, solange der Krebs noch ein örtliches Leiden darstellt, negativ ist und daß sie erst positiv wird, wenn durch die Generalisierung der Knochenmetastasen so viel Phosphatase ans Blut abgegeben wird, daß sie dann im Serum nachweisbar wird. Dann allerdings kann sie für Differentialdiagnose und Prognose mit herangezogen werden (v. EULER und SKARZYNSKI 1942, HINSBERG 1942, STERN und WILLHEIM 1943, KRAUSS 1958, DETTMAR 1961). Bezüglich der Methodik der Phosphatasebestimmungen wird auf HENNING (1960) verwiesen.

Was bei diesen vielen biochemischen Krebsreaktionen auffällt, ist der Umstand, daß viele an 90% Treffsicherheit herankommen, ohne daß eine einzige, auch nicht durch Auslese des Materials, 100% erreicht. FUCHS und KOWARZYK (1936) diskutieren die Frage, ob die bei verschiedenen serologischen Methoden gleiche Parallelität der Fehldiagnosen nicht vielleicht auf eine gemeinsame Fehlerquelle schließen läßt. Man müßte daran denken, daß auch bei „denkbar höchster Verfeinerung der Methode ein *biologisch vorgeschriebener Grenzwert der Spezifität*" zukomme, da sich die Krebszelle von der Körperzelle „serologisch nicht scharf genug unterscheidet", so daß der endgültige Erfolg versagt bliebe. Auf Grund serologischer Untersuchungen mit embryonalen, normalen und malignen Zellen kommen die Autoren zu dem Ergebnis, daß die Tumorzelle — und zwar jede! — „als eine Embryonalzelle auf bestimmter ... stofflicher Differenzierungsstufe" mit Abstand sowohl von der ausdifferenzierten Körperzelle als auch von der Keimzelle anzusehen sei. Die Untersucher kommen also auf rein serologischem Wege zu demselben Ergebnis, zu dem auch Morphologie, Biochemie und alle anderen Wege geführt haben, nämlich zur Feststellung, daß die Tumorzelle nie die volle Differenzierungshöhe der Ausgangskörperzelle erreicht.

Unbeschadet ihrer in theoretischer Hinsicht nicht wegzuleugnenden Bedeutung haben all diese biochemisch-diagnostischen Methoden des Krebses sich im klinisch-praktischen Sinn für die Früherkennung des Krebses nicht durchzusetzen vermocht. Nicht zuletzt liegt das, abgesehen von den Fehlerquellen, auch daran, daß die Methoden „nicht in jedem beliebigen Laboratorium ausgeführt werden können", daß man sich „nie auf einzelne, nur einmal ausgeführte Reaktionen verlassen" darf und daß zu ihrer Durchführung „zur Zeit noch ein großer Stab von gut eingearbeiteten Mitarbeitern notwendig" ist, abgesehen von den „methodischen Vorbereitungen, die nur wenigen Laboratorien zur Verfügung stehen" (HINSBERG 1941).

Es erhebt sich natürlich die Frage: Hat es überhaupt einen Sinn, auf biochemisch-fermentative Methoden zu bauen, nachdem keine einzige über 90% positiver Werte hinausgekommen ist? Vom Standpunkt der Mutationstheorie aus muß der Sinn solcher Bemühungen trotz ihres bisherigen Scheiterns bejaht werden, denn es muß grundsätzlich mit der Möglichkeit 100% alternativ-sicherer Tests biochemischen Charakters gerechnet werden. Da die Krebszellen als mutierte Zellen in ihrem Zellerbgut irgendwie im Bereich ihrer Kernnucleoproteide von den Ausgangskörperzellen abweichen, ist gerade im Fermentgeschehen, welches ja allen Zellen gemeinsam ist, auch eine Fermentabweichung überaus wahrscheinlich. Die Frage dürfte nur sein, ob sie auch ausreichend früh biochemisch alternativ faßbar sein wird.

Der Bence-Jonessche Eiweißkörper, die Globulinabweichungen, die Tatsache der Abderhaldenschen spezifischen Abwehrproteinasen gegen andersartiges Eiweiß, der vermehrten Lipasen im Serum Krebskranker, der carcinolytischen Eigenschaften, alle diese Tatsachen rechtfertigen, trotz der vorläufigen Unvollkommenheiten ihrer Methoden, das Bestreben, auf fermentativem Wege nach Reaktionen zu suchen, die die Anwesenheit abgeänderter Proteine (als Ausdruck der biologischen Mutation an den Erbstrukturen der Ausgangszellen) auf dem Wege ihres fermentativen Abbaues oder ihrer Abbauprodukte nachweisen können.

Es ist heute bereits unmöglich und zugleich unnötig, alle *Krebsreaktionen* aufzuführen, da so gut wie durchweg für sie alle der Satz gilt: sie sind *unspezifische Proben für Krebsfolgen,* aber nicht für die primäre Wesensfunktion der betreffenden Tumorform selbst. Sie sind daher nur in fortgeschritteneren Fällen „positiv", wenn die Diagnose auch klinisch schon feststeht, sie sind bei positivem Krebs oft negativ und bei Nichtkrebs oft — irreführend! — positiv. Sie *beweisen bei Krebskranken nicht Krebs, sondern nur Krankheit als solche.* So hat keine von ihnen für die Entdeckung sonst nicht entdeckbarer Krebse, also keine für die Krebsfrühdiagnostik eine Bedeutung erlangt.

Dieses En bloc-Urteil trifft u. a. auch zu für die *papierchromatische Blutuntersuchung* auf Krebs nach KAUFMANN und LUDWIG (vgl. HARTL 1957, SIEBERTH 1960, HAUSS und RITTER 1961), für den „Sero-flocculation reaction test" nach PENN und HALL (1952, 1955, 1957, 1959) (Nachprüfung PEACOCK und WILLIAMS 1957), für den „*immunologischen*" *Krebstest* nach MAKARI (1955) (Nachprüfung BURROWS 1958, MC EWEN 1959, MAASS und SCHNIEWIND 1960, GOTTRON 1960). Für die verschiedenen *Intradermal- bzw. Intracutanreaktionen,* so nach GRUSKIN (1929) (Ablehnung als Krebstest durch WIEGENSTEIN und HAIN 1951, HOLMGREN u. Mitarb. 1951). Die Cutanreaktion entsprechend den Headschen Zonen der befallenen inneren Organe nach MAHNERT und MOSER (1950, 1951) (Kritik bei RUMMEL 1952), nach E. SCHNEIDER (1957, „Carcitest"-Diagnostik), nach HOFF und SCHWARTZ

(1924) (Nachprüfung durch WIEGENSTEIN und HAIN 1951) u. a. m. Auch für die *Bendiensche Ausflockungs-Reaktion* ist die Nichtbrauchbarkeit für klinische Zwecke nachgewiesen (HOGENAUER und GRÖBL 1935, ERIKSEN u. Mitarb. 1954). Entsprechendes gilt auch von der *Agarbindungsreaktion* (CSABA und TÖRÖ 1957, 1958) (Nachprüfung HACKL 1960). Groß ist die Zahl von „serologischen" Reaktionen, die einen im *Harn von Krebskranken* vermuteten Stoff als „Antigen" Tieren, meist Kaninchen, in oder unter die Haut, i. v. oder intraperitoneal spritzen, um „krebsspezifische" Reaktionen auszulösen. Hierher gehören z. B. die *Serumreaktionen* nach ARON (1933) (Näheres s. FONTAINE, ARON und BUCK 1949), nach DE NITO (1942), nach BEARD (1947, 1949), (Nachprüfung WILT und NICHOLSON 1950 und FARRINGER 1952), nach NITSCHE (1958, 1959) (Nachprüfung BAYERLE u. a. 1961).

Wir selbst haben zwei „Krebsreaktionen" eingehend nachgeprüft (Näheres K. H. BAUER 1957): Die *Fibrinabbaureaktion nach* NITSCHE war in Blindversuchen an 295 Fällen bei Krebsfällen in 87% „positiv". Sie war jedoch auch „positiv" bei 15% voll gesunder Kinder und in 66% bei Nichtkrebskranken. Es gilt also auch für diese Reaktion der Satz: Der Umstand, daß sie bei Krebskranken in einem hohen Prozentsatz „positiv" ist, beweist nicht Krebs, sondern nur Krankheit.

Auch für die als „Bluttest auf Krebs" deklarierte Methode der *Blutausstriche in Dunkelfeldbeleuchtung* konnte der Mitarbeiter des Verfassers, STREICHER, zeigen (Näheres, besonders auch Abbildungen bei K. H. BAUER 1957), daß der Test weder ein Krebstest, geschweige ein solcher auf Vorstufen des Krebses ist. Zu entsprechenden Resultaten kamen auch BAYERLE u. Mitarb. (1961).

Neuerdings hat die *Erhöhung der Aktivität bestimmter Fermente des Kohlenhydratstoffwechsels*, der Fructose-1,6-Diphosphat-Aldolase und der Milchsäuredehydrogenase, im Serum besondere Beachtung gefunden (Lit. s. REHN und KÖHNLEIN 1960, REHN 1960). Auch hier sind bislang keine zuverlässigen Aussagen möglich.

Während es bei den fermentativen Reaktionen von vornherein wahrscheinlich ist, daß sie bei der allgemeinen Bedeutung des Enzymstoffwechsels im Prinzip allen Tumorzellen zukommen können, ist die **hormonale Krebsdiagnostik** von vornherein beschränkt auf Geschwülste endokriner Organe und Geschwülste von Organen unter hormoneller Induktion. Bezüglich der Einwirkungen von Hormonen auf Krebsentstehung und Krebswachstum wird auf das 4. Kapitel (S. 171) verwiesen. Hier handelt es sich nur darum, inwieweit aus hormonaler Änderung im carcinomkranken Organismus diagnostische Schlüsse gezogen werden können. Man muß daher von vornherein einen Unterschied machen zwischen den Symptomen, die dann entstehen, wenn ein endokrines Organ von einem Tumor ergriffen und dadurch zu hormoneller Dysregulation gezwungen wird, und zwischen Symptomen, die infolge der Anwesenheit einer malignen Neubildung als allgemeine Regulationsstörungen des Stoffwechsels entstehen.

Das Musterbeispiel einer Geschwulst, die sich diagnostisch durch eine hormonelle Reaktion verrät, ist das maligne *Chorionepitheliom* (s. STÖCKL 1935). Bekanntlich vermag Schwangerenharn bei infantilen oder kastrierten Nagetierweibchen den Oestrus zu erregen *(Aschheim-Zondeksche Schwangerschaftsreaktion)*, (Treffsicherheit 98%!), und zwar genau in gleicher Weise, wie es sonst die Injektion von Prolan, dem gonadotropen Hormon aus dem Hypophysenvorderlappen, bewerkstelligt.

Dieselben Reaktionen werden nun auch durch Harn von Kranken ausgelöst, wenn sich bei der Placentabildung von den in die mütterliche Decidua eindringenden fetalen Chorionepithelien der Chorionzotten aus ein gutartiger (die sog. *Blasenmole*) oder ein bösartiger Tumor *(sog. malignes Chorionepitheliom)* entwickelt. Diese Aschheim-Zondeksche Reaktion wird nach radikaler Entfernung des Chorionepithelioms negativ, um bei Auftreten eines Rezidivs oder von Metastasen wiederzukehren. Es gibt auch Spätfälle, bei denen zwischen Schwangerschaft und Geschwulstbeginn eine lange Zwischenzeit gelegen ist, ebenso auch Fälle, in denen es sich auf dem Boden von Teratomen (vgl. FENSTER 1934) entwickelt.

Neben der Aschheim-Zondekschen Reaktion stehen heute (Näheres bei HENNING 1960) auch noch andere *„Schwangerschaftstests"* zur Verfügung, vor allem an männlichen Fröschen (Samenentleerung 2—3 Std. nach Injektion von Testharn in den dorsalen Lymphsack: *„Froschtest"* , an weiblichen Kröten 8—12 Std. nach der Injektion Eiablage: *„Krötentest"*).

Ist die „Schwangerschaftsreaktion" bei einer Geschwulst eines unter der gonadotropen Hormonwirkung stehenden weiblichen Organs, wie des Uterus, verständlich, so ist es auf den ersten Blick überraschend, daß es eine positive „Schwangerschaftsreaktion" auch bei Geschwülsten des Mannes gibt. Nun, dieses Paradoxon klärt sich auf, wenn man bedenkt, daß der „Schwangerschaftsreaktion" nicht die Schwangerschaft als solche, sondern die *vermehrte Ausschüttung des gonadotropen Hypophysenvorderlappenhormons* zugrunde liegt. Dieses den Keimdrüsen übergeordnete gonadotrope Hormon wird auch beim Manne schon physiologisch und vermehrt dann gebildet, wenn Keimdrüsengeschwülste vorhanden sind. Die vermehrte Prolanausscheidung beim Mann wird dadurch umgekehrt zu einem diagnostischen und prognostischen Hilfsmittel vor allem bei genitalen Krebsen des Mannes, vor allem beim *Seminom*, dieser eigenartigen großzelligen, teratomartigen Hodengeschwulst. Insbesondere ist die *Prolanreaktion*, wie man sie zweckdienlicher nennen sollte, für die fortlaufende Kontrolle solcher Kranker nach der Operation von großem Wert als Test für die Heilung bzw. für ein Rezidiv oder Metastasen. BLÜMEL (1935), ein Breslauer Mitarbeiter des Verfassers, hat darüber mehrfach berichtet (vgl. auch OBERNDORFER 1935, GUOIN 1938). Auch Metastasen lösen eine positive Reaktion aus, sie können dann an der Kontrolle der Reaktion erkannt und häufig erfolgreich mit Röntgenstrahlen behandelt werden. Wenn die Reaktion auch bei tuberkulöser Epididymitis und Orchitis bei Mumps, ferner auch in seltenen Fällen von Hirntumoren positiv ausfällt, so bereitet dies doch keine Schwierigkeiten, da die genannten Krankheiten differentialdiagnostisch leicht abgegrenzt werden können.

Für die Diagnostik von Tumoren endokriner Organe kommt heute *Steroiduntersuchungen* eine große Bedeutung zu. An erster Stelle ist hier die *Bestimmung der neutralen 17-Ketosteroide* in Körperflüssigkeiten, vor allem im Urin (meist nach der Methode von ZIMMERMANN 1935, 1955), zu nennen. Die Ausscheidung ist u. a. vermehrt bei Nebennierenrinden-, Hypophysen- und bei Hodentumoren. Wir selbst haben die Bestimmung der neutralen 17-Ketosteroide im Harn dazu benutzt, um vor allem bei unserer Methode der percutanen Hypophysenausschaltung (Näheres 13. Kapitel, S. 705) die Hypophysen-Nebennierenrindenfunktion zur Kontrolle heranzuziehen. Bezüglich aller einschlägigen chemischen Methoden im einzelnen sei auf ZIMMERMANN (1955) und HENNING (1960) verwiesen.

Der *ACTH-Test* zur Kontrolle des Hypophysenvorderlappen-Nebennierenrinden-Systems wurde bereits bei den blutmorphologischen Methoden (Eosinophilentest!) erwähnt.

Androgene und *oestrogene Hormone* können auf biologischem Wege (z. B. Kammwachstumstest bei jungen Kapaunen, Samenblasentest infantiler oder kastrierter Nagetiermännchen, bzw. Allen-Doisy-Test bei kastrierten weiblichen Ratten) oder durch chemischen Nachweis über die Gesamtcorticosteroide bestimmt werden. In unserem klinischen Krankengut wurden die Oestrogene bei Frauen mit Metastasen nach Mammacarcinom sowohl nach der Ovari-, wie nach der bilateralen Adrenalektomie, wie auch nach der Hypophysenausschaltung von

STAUDINGER (damals Mannheim) nach der von ihm angegebenen Methode (1948, 1954) bestimmt. Die Ergebnisse bei der doppelseitigen Adrenalektomie werden später gebracht werden (13. Kapitel, S. 702).

Die *hormonelle Schilddrüsendiagnostik* stützt sich entweder auf die Grundumsatzbestimmung oder auf die Bestimmung des eiweißgebundenen Jods im Serum und neuerdings vor allem auf die Verwendung radioaktiven Jods (Näheres im Abschnitt über die Diagnostik mit Hilfe radioaktiver Isotope).

Für die *Epithelkörperchen-Hyperfunktion* bei Adenomen derselben mit konsekutiver Recklinghausenscher Ostitis fibrosa generalisata gibt es keinen eigentlichen hormonellen Test im Sinne einer Parathormonbestimmung im Serum oder dergleichen. Es genügen für die Diagnose neben den Röntgenbefunden (s. 4. Kapitel, S. 191) die pathognomonisch hohen *Calciumwerte* im Serum (11 und mehr mg-%). Beim Hypofunktionszustand, bei der Tetanie sind die Werte im Serum erniedrigt (Grenzwert 9 mg-%).

Vereinzelt wurde auch über einen *Hyperkortikoidismus* bei malignen Tumoren, besonders bei kleinzelligem Bronchialkrebs und Pankreas-Ca (Lit. s. CAMBIER 1961) berichtet.

Der Erfolgstest für die hormonelle Hypersekretion beim *Inselzelladenom* des Pankreas ist die *Blutzuckerbestimmung*, vor allem im hypoglykämischen Anfall.

Gelegentlich bedingen Sarkome im Retroperitoneum oder im Abdomen *Hypoglykämien*. Der Wirkungsmechanismus ist bislang nicht geklärt (ZUKSCHWERDT 1961).

„In das Gebiet der hormonellen Geschwulstdiagnostik gehört auch die *Serotoninbestimmung im Blut* und die *5-Hydroxyindolessigsäure-Ausscheidung im Urin bei Carcinoiden*, vor allem (oder ausschließlich) im Stadium der Metastasierung (FEYRTER 1956, LEMBECK 1956, DAVIES 1959). Das Serotonin (5-Hydroxytryptamin-Kreatinsulfat) wird in den Tumorzellen in Stadien der Metastasierung in einem solchen Übermaße gebildet, daß umgekehrt die starke Konzentration im Tumorgewebe, und von da aus im Blut, als spezifische Reaktion auf Carcinoiderkrankung angesehen werden darf, auch wenn gelegentlich durch exogene Faktoren (hohe Reserpindosen!) oder durch ein anderes Krebsleiden (Gallenblasen-Ca im Falle von E. SCHMID u. Mitarb. 1959) Serotonin vermehrt abgebaut und ausgeschieden wird.

Diagnostische **Krebstests physikalischer Art** treten gegenüber den biochemischen an Zahl und Bedeutung zurück. Die *Infrarotspektroskopie* von kristallinem Albumin von krebskranken Menschen (KLOTZ u. Mitarb. 1957) konnte bei den Nachprüfungen von FONG u. Mitarb. (1957) an typischen Organkrebsen im Vergleich mit Serum normaler Kontrollpersonen keine wesentlichen Differenzen aufzeigen. Die *Urinfluorescenz* wurde 1949 von RABINOWITZ für die Krebsdiagnostik nutzbar zu machen versucht, und zwar solle bei Krebskranken die Rotfluorescenz zunehmen und mit einem niedrigeren Wert der Blau: Rot-Fluorescenz untergehen. Die Methodik wurde von HILL (1957) an 10 Gesunden, 35 Krebs- und 55 anderweitig Kranken nachgemessen. Es zeigte sich jedoch, daß keine Eigenschaft spezifisch für Krebs war.

Von sonstigen Methoden sei vor allem noch die „*polarographische Krebsdiagnostik*" nach WALDSCHMIDT-LEITZ (1938) kurz erwähnt. Sie beruht auf der Anwesenheit eines seiner chemischen Natur nach noch unbekannten Eiweißabbauproduktes, welches im Serum Carcinomkranker vermehrt vorkommt und dort polarographisch nachgewiesen werden kann. Eine ausführliche Darstellung findet sich bei v. EULER und SKARZYNSKI (1942). Die Methode wird auch von BERNHARD (1938) empfohlen. Er rühmt vor allem die kurvenmäßige Registrierung, die schnelle Durchführbarkeit der Reaktion (10 min) und die 87% (s. Tab. 16) positiven Resultate. Was aber auch ihrer Einbürgerung entgegensteht, ist die hohe Quote von 22,5% positiven Krebsreaktionen bei sicher krebsnegativen Fällen.

Der Nachweis von sog. *Elektrodermatompunkten* in bestimmten den erkrankten Organen zuzuordnenden Segmenten der Haut, die sich als Änderungen des Hautwiderstandes fassen lassen, sind weder krebsspezifisch noch regelmäßig anzutreffen (MIZUKAMI 1959). Dasselbe gilt für Untersuchungen viscerocutaner und kutiviszeraler Reflexe (DITTMAR und DOBNER 1961).

Zu erwähnen ist hier auch die *Elektroencephalographie* als wertvolle diagnostische Methode zum Nachweis und zur Lokalisation von Hirntumoren und Hirnmetastasen (HESS 1958).

Der Umstand, daß verschieden dichte Gewebe *Ultraschallwellen* in unterschiedlicher Weise reflektieren, wurde ebenfalls zur Krebsdiagnostik ausgewertet. Zahlreiche differentialdiagnosti-

sche Schwierigkeiten und eine zu niedrige Treffsicherheit bei geringer Tumorgröße stehen diesen Methoden entgegen (Lit. s. FRENCH, WILD u. NEAL 1951, HOWRY, STOTT und BLISS 1954).
Über die diagnostische Verwendbarkeit der *Endoradiosonde* in der Tumordiagnostik s. S. 602.

Die Liste der Carcinomreaktionen ist schier unerschöpflich. Vor allem zwischen 1910 und 1940 erschienen eine Fülle von Arbeiten, die alle den Drang nach einem Universaltest widerspiegeln. Da sich keine einzige dieser Reaktionen durchzusetzen vermocht hat, hat es keinen Sinn, im einzelnen auf sie einzugehen. Sie finden sich bei WILLHEIM und STERN (1943) eingehend gewürdigt.

8. Die Krebsfrühdiagnose aus der Sicht der Praxis

Endziel aller Krebsdiagnostik ist die *Carcinomfrühdiagnose*. Wer wollte ihre große Bedeutung übersehen oder verkleinern! Wie viel Menschenschicksale und Menschenleben hängen von ihr ab! Die Krebsheilziffer wird von ihr geradezu diktiert. Und doch muß man sich auf der einen Seite vor allzu großem Optimismus ebenso freihalten, wie von Schwarzseherei auf der anderen Seite. Beide Betrachtungsweisen befinden sich im Unrecht, weil beide sich in Extremen bewegen. Das nüchterne Urteil liegt nicht in den Extremen, sondern in deren Vermeidung. Es gilt die Frage objektiv zu prüfen: σκετ πειν bedeutet, eine Sache zu betrachten, wie sie ist. Nur ein gesunder Skeptizismus schützt vor Selbstbetrug und Schönfärberei.

Unbestreitbar bleibt der Satz: Alle *Krebsfrühdiagnostik* beginnt zunächst in der *Sprechstunde des Hausarztes*. Wie steht es dort um die Möglichkeiten und Gegebenheiten? Nun, wer *Bilanz* ziehen will, muß die Aktiva gegen die Passiva verrechnen.

Die *Passiva:* Krebs verläuft in Stadien. Im *Stadium I*, der Zeit von der ersten Krebszelle bis zum Krebskeim, bis zum Mikrocarcinom macht der Krebs noch *keine diagnostisch faßbaren Symptome*. Auch das *Stadium II*, das Heranwachsen des Kleinkrebses zu einer noch orts- oder organgebundenen Geschwulst, verläuft, vor allem bei allen inneren Krebsen, im Regelfalle noch *ohne jede Symptomatologie*. Immer aber braucht es wenigstens *ein* Symptom, will man die Krebsdiagnose daran aufhängen.

Erst im *Stadium III*, dem Stadium der Gewebsinvasion und Gewebszerstörung, bleibt der Krebs nicht mehr stumm, sondern läutet gewissermaßen erstmals im Gehirn des Kranken leise an. Ohne mindestens *ein* Mahnzeichen geht eben der Kranke nicht zum Arzt und der Arzt kann erst zu untersuchen anfangen, wenn der Kranke zu ihm kommt. Eine Krankheit ist eben immer erst diagnostizierbar, wenn sie wenigstens durch *ein* Symptom die Bewußtseinsschranke des Trägers erreicht: das Hypernephrom z. B., wenn es ins Nierenbecken einbricht und blutet, das Magencarcinom nicht eher, als bis es ulceriert oder stenosiert, das Glioblastom erst, wenn es Hirndruck erzeugt und das Knochensarkom nicht früher, als bis es das schmerzsensible Periost erreicht. Mit anderen Worten: Die frühestmögliche *Frühdiagnose* ist sehr *oft* erst eine *Diagnostik seiner Komplikationen*. Es ist das das *erste Negativum* in der Früherkennung eines Krebsleidens.

Das *zweite Negativum:* Auch wenn wir ihn rechtzeitig diagnostizieren, so werden wir doch bei manchem Krebs im Wettlauf mit ihm durch sein enormes *Wachstumstempo* überholt und überrollt. Jeder Krebs hat eben seinen eigenen biologischen Charakter, und jeder Krebs hat in allen seinen Zellen gewissermaßen seinen Zellteilungsregulator eingebaut. Handelt es sich z. B. um Carcinome, histologisch mit vielen Mitosen im Gesichtsfeld, so kommt alle Diagnostik, so früh sie auch einsetzt, fast immer schon zu spät.

Dafür *drei Beispiele:*

1. Ein klinisch völlig „stummes" *Bronchialcarcinom* wird rein zufällig bei einer Magendurchleuchtung entdeckt. Bei der Operation ist es wegen Fernmetastasen bereits inoperabel.

2. Eine 75jährige Frau, Mutter eines Arztes. Plötzlich Hämaturie. Im Pyelogramm ganz kleiner, noch zweifelhafter Füllungsdefekt. Trotzdem sofortige Nephrektomie: kleinstes, noch

nicht fingernagelgroßes *Nierenbeckencarcinom*. Alles erschien wie ein Wunder frühester Frühdiagnostik. Trotzdem schon im nächsten Jahr Tod an generalisierter Metastasierung.

3. Ein 54jähriger Industrieller, kleiner, aber zäher Pykniker, bekommt eine praemonitorische Haemorrhoidalblutung: Sofortige Rektoskopie: noch nicht fingernagelgroßes *Rectumcarcinom*, noch mitsamt der Schleimhaut gut verschieblich. Da histologisch reichlich Mitosen, sofortige sacro-abdominelle Rectumexstirpation. Frühester Frühfall! Trotzdem schon im 2. Jahr Lungenmetastasie und später Tod daran.

Besonders werden wir unseres diagnostischen Unvermögens bewußt, wenn wir — glücklicherweise ist das selten! — einen *Primärtumor nicht zu finden* vermögen, obwohl Metastasen sein Vorhandensein beweisen.

Beispiel: 19jähriger Junge. Ventrikulogramme zeigen eindeutigen *Hirntumor*. Trepanation. Tumorexstirpation. Histologisch Metastase eines epithelialen Tumors. Auch jetzt Primärtumor nicht auffindbar, bis sich schließlich eines Tages ein ganz kleines Melanom an der Nasenwurzel als Ausgangspunkt erwies.

Diese Beispiele repräsentieren eine ganze Gruppe von *Tumoren, bei denen, ihres rapiden Wachstums wegen,* selbst die *Frühdiagnose* noch *zu spät* kommt.

Aus dieser Diskrepanz zwischen unserem diagnostischen Wollen und unserem tatsächlichen Vollbringen erwächst das alte Verlangen nach einem *Allgemeintest*, nach einem krebsspezifischen Diagnosticum, das, wie die Wassermannsche Reaktion bei der Lues, alternativ aussagt: „Krebskrank — oder nicht krebskrank." Darin liegt *das ditte Negativum:* Hier sind alle Hoffnungen und Erwartungen bisher enttäuscht worden. So sehr, daß manche geneigt sind, zu sagen: Ein solcher Test wird nie gefunden werden. Aber man soll vorsichtig sein mit solchen Prophezeiungen: quam multa, priusquam facta sunt, fieri non posse iudicantur (PLINIUS).

Woher aber bezieht diese große Allgemeintestskepsis immer wieder neue Nahrung? Eben nicht nur aus der Enttäuschung, sondern vor allem aus dem grundsätzlichen *Unterschied zwischen* allen sonstigen *biochemischen, serologischen* u. a. *Tests* auf der einen Seite und den *Reaktionen auf Krebs* auf der anderen Seite. Alle Reaktionen auf Lues, auf Tuberkulose, Echinococcus usw. beruhen letzten Endes darauf, daß körperfremde Parasiten oder Bakterien sich entweder durch ihre Stoffwechselprodukte oder durch Abwehrreaktionen des Organismus verraten.

Die Krebszelle dagegen ist ja nicht körperfremd, sondern körpereigen. Wohl ist sie von ihrer Mutterzelle in irgend etwas verschieden, sonst wäre sie eben keine Krebszelle. Ganz gewiß aber hat sie die große Hauptmasse ihrer Eiweißbausteine, ihrer Zellfermente usw. mit den Zellen des Muttergewebes gemeinsam. Sie stimmt mit ihrem Zellerbgut ganz sicher noch in Tausenden von Erbfaktoren mit jenen der Mutterzelle überein, und sie ist mit ihrem ganzen Stoffwechsel in das Muttergewebe mit eingebaut. Insbesondere besitzt der *Körper* gegen Krebszellen, so sehr das auch immer wieder behauptet wird, de facto *keine Abwehrreaktionen* wie gegen Parasiten oder gegen Bakterien. Wie aber soll man einen krebsspezifischen Test finden, wenn bis heute noch nicht ein einziger krebsspezifischer Unterschied gegenüber den Mutterzellen gefunden worden ist, wenn schätzungsweise 98 oder 99% der Baustoffe und der Zellfermente zwischen Körper- und Krebszellen qualitativ identisch sind?

Die ganze Biochemie maligner Tumoren hat bis jetzt ein grundsätzliches Schlußergebnis: Wohl kennt man vielfache Unterschiede zwischen Körper- und Krebszellen, aber alle sind nur quantitativer, in keinem einzigen Fall qualitativ grundsätzlich verschiedener Art. So ist es verständlich: *Es gibt bislang noch keinen einzigen krebsspezifischen Allgemeintest.*

Gerade die besten „Krebsreaktionen" (s. S. 633) sind erst spezifisch positiv, wenn die Tumoren bereits Metastasen gesetzt haben und wenn die Masse des Tumorgewebes dafür sorgt, daß die biochemische Abartung diagnostisch faßbar wird. Es ist klar, wenn es soweit ist, braucht der Arzt den Test diagnostisch nicht mehr.

Bei allen nichtspezifischen Krebsreaktionen ist die Prozentzahl der fälschlich positiven Ausfälle so groß, daß ihre Anwendung diagnostisch gefährlicher sein kann, als ihre Nichtanwendung. Keine dieser Reaktionen hat sich durchgesetzt, geschweige denn in der klinischen Krebsdiagnostik eingebürgert. Es wäre Selbstbetrug, wollte man dies nicht unumwunden eingestehen.

Schließen wir damit die *Passiva zusammenfassend* ab. Es ist deutlich geworden: Unserer Diagnostik sind vielfache und oft unübersteigbare Schranken gesetzt. Der Arzt kann eben erst untersuchen, wenn der Kranke kommt, und der Kranke kommt immer erst, wenn ihn wenigstens *ein* erstes Symptom dazu zwingt. Zu diesem Zeitpunkt der ersten Diagnostik ist der Krebs aber schon meist im Stadium III, also im Stadium der Gewebsinvasion und klinisch im Stadium schon irgendwelcher Krebskomplikationen, sei es Blutung, Verdrängung, Stenose, Zerfall, Sekundärinfekt oder Metastasierung. Aber auch wenn die Diagnose früh gestellt wird, kommt sie in denjenigen Fällen zu spät, in denen das Wachstumstempo schneller ist als die Schnelligkeit unserer Diagnostik. Und endlich: Es gibt keinen krebsspezifischen Allgemeintest, nicht einmal in Spätstadien.

Wie steht es nun demgegenüber mit den *Aktiva* bezüglich der Krebsfrühdiagnose? Zunächst einmal gibt es gegenüber den Fällen mit früher und doch schon zu später Diagnose Fälle, bei denen dem Arzt *lange Zeit für seine Diagnostik* gewährt wird.

Hierfür zwei *Beispiele*:

1. Fall: Die Gattin eines Kollegen bekam eine Hämaturie. Pyelographie: nichts zureichend Verdächtiges. Vier Jahre später in einem neuen Pyelogramm ein lang ausgezogenes, tumorbeweisendes Nierenbecken mit Füllungsdefekt der mittleren Kelchgruppe. Nephrektomie: zentral sitzendes, in 4 Jahren erst zu Kleinapfelgröße herangewachsenes Hypernephrom.

Der *2. Fall* ist vielleicht ein Unikum: 53jähriger Patient. Bereits 1948 Magen-Ca röntgenologisch eindeutig nachgewiesen. 1953 — alle Zwischenbilder liegen vor — nahm das Carcinom fast den ganzen Magen ein. Jetzt erzwangen Stenoseerscheinungen die Operation. Das Ca war trotz 5jährigen Bestandes noch operabel. Erst zwei Jahre später ist der Patient Fernmetastasen erlegen.

Obgleich es sicher ist, daß dem Arzt oft Zeit für die Krebsdiagnose zur Verfügung steht, so sollte aber doch der Arzt auch in seinem eigenen Interesse sich als Faustregel an die *Richtschnur* halten: *Fordere nie Zeit für die Krebsdiagnose!* Die Krebskrankheit gewährt sie nie, und der Krebskranke, der sie zunächst gerne gewährt, verflucht später die „nutzlos vergeudete" Zeit, sobald die Krebskrankheit fortschreitet.

Wenn nun schon dem Kliniker ein Universaltest „krebskrank oder nicht krebskrank" als dokumentarischer Überführungsbeweis versagt ist, so bleibt für die Frühdiagnostik grundsätzlich nur die *lokalistische Diagnostik* übrig, und diese basiert fast durchweg auf der Summation von Verdachtsmomenten, also auf *Indizien*.

Für diese Frühdiagnostik ist nun aber nicht entscheidend das große Heer von Laboratoriumsmethoden, auch nicht die große Summe spezialistischer Verfahren, auch nicht ein Kollegium von Fachärzten, sondern immer und jedesmal die initiale *Verdachtsdiagnose der Praktiker*. Denn Facharzt und Kliniker können immer erst die Diagnose weiter vertiefen, wenn der Patient gekommen ist, und daß er kommt, gehört eben in den Verantwortungsbereich des Hausarztes. Stellt der Hausarzt die Verdachtsdiagnose — und das ist eben immer noch die früheste Frühdiagnose! —, so ist es dann für die Kliniken keine große Leistung, mit all ihren vielen Methoden die Verdachtsdiagnose zu bestätigen oder zu widerlegen.

Leider ist es unmöglich, den praktizierenden Kollegen gewissermaßen eine Zauberformel für die Verdachtsdiagnose an die Hand zu geben. Letzten Endes kommt alles darauf an, daß der Arzt beim ersten Symptom „daran denkt", ob nicht doch hinter den Beschwerden ein Krebs stecken könnte. *Der gesunde Argwohn ist immer noch, und beim Krebs erst recht, die beste Bürgschaft einer guten Diagnostik.*

Wie nun aber den Soupcon wecken? Das erste ist die richtige *Erhebung der Anamnese.* Hierin ist mancher gewitzte Praktiker Klinikern überlegen. Oft genug genügen für ihn schon ein oder zwei „charakteristische" Angaben. Wenn ein Fünfziger z. B. bis dahin „alles vertrug" und gerade deswegen seinen Magen über Gebühr maltraitierte und jetzt nun über Appetitlosigkeit über mehrere Wochen klagt, dann ist das eben ein Magen-Ca so lange, bis dies widerlegt wird. Oder wenn ein alter Bronchitiker Blutfäserchen in seinem ihm altvertrauten Auswurf beobachtet und dann womöglich auch noch eine atypische Bronchopneumonie bekommt, so ist das eben ein poststenotischer Infekt bei Bronchialcarcinom. Oder wenn ein Patient über Abgänge von Schleim mit dem Stuhl oder gar von Blut verbunden mit Tenesmen klagt, dann sind das eben keine Hämorrhoiden, sondern ein Rectumcarcinom. Kurzum, das vom Kranken geklagte *Erstsymptom* sollte für den Arzt immer zugleich das *Alarmsymptom* sein. Der Arzt darf eben nicht warten, bis das ganze Krankheitsbild „typisch wie im Lehrbuch" geworden ist, sündigen ja alle klinischen Lehrbücher darin, daß sie der besseren Bildhaftigkeit wegen meist nur fortgeschrittenere Fälle zur Darstellung bringen.

Nach der Erhebung typischer Anamnesen geben *Praecancerosen* wichtige Hinweise. Krebs entsteht eben nicht auf heiler Haut, und ebenso wenig auf heiler Schleimhaut, sondern fast durchweg auf praeblastomatösem Terrain. Und so wird umgekehrt eine sichere oder eine wahrscheinliche Praecancerose oft genug zum Fingerzeig für die Diagnose.

Hierfür vier *Beispiele:*

1. Bekommt ein Kranker mit einer an den Milchkaffeeflecken und weichen Fibromen der Haut leicht erkennbaren *Recklinghausenschen Neurofibromatose* irgendwo einen Tumor, sei es im Bereich der Weichteile, sei es in der Tiefe des Organismus, so ist das so gut wie immer ein *Fibrosarkom.*

2. *Polypen,* gleichviel ob gestielte oder beetförmige, gleichviel ob im Magen oder im Darm, in der Blase oder im Uterus. Sie sind nur zu oft Vorbote oder Begleiter eines Adenocarcinoms des gleichen Organs.

3. *Melanosen und Melanome.* Sie stellen nicht nur eine beliebige Praeblastomatose dar, sondern die gefährlichste. „Unmotiviert" plötzliches Wachstum, Juckreiz, Schmerzhaftigkeit und entzündliche Rötung der Umgebung sind Warnsymptome, lange bevor Labortests oder dergleichen diagnostisch verwertbar wären. Zudem beantwortet keine sonstige benigne Geschwulst jede Verletzung, Verätzung, jeden Infekt oder dergleichen so schnell mit Malignewerden, wie erhabene und zerklüftete Melanome.

4. Auch das *Bronchialcarcinom* entsteht so gut wie nie ohne eine praecanceröse Bronchitis und selten ohne Metaplasie des Cylinderepithels in Plattenepithel. Gleichviel, ob es sich um eine Labor- oder Fabrik-, um eine Staub- oder Ruß-, um eine Arsen- oder Raucherbronchitis handelt, selten wird wegen Bronchial-Ca pneumonektomiert, ohne daß in anderen Lungenabschnitten eine chronische Bronchitis oder ausgedehnte Plattenepithelmetaplasien nachweisbar wären.

Auch der *Beruf* muß gelegentlich bei der Frühdiagnostik mit einkalkuliert werden. Die Wahrscheinlichkeit, ein Bronchialcarcinom zu bekommen, ist beim Teerarbeiter 20mal so groß wie beim Landarbeiter und 100mal so groß wie bei geistigen Berufen. Bei Gaststättenberufen ist der Zungenkrebs 24mal, der Speiseröhrenkrebs 29mal so häufig wie z. B. bei geistigen Berufen. Wir selbst haben in 8 Fällen bei Winzern deren Bronchialcarcinom auf die jahrzehntelange Inhalation arsenhaltiger Schädlingsbekämpfungsmittel zurückführen können (Näheres 8. Kapitel).

Immer sollten vom Praktiker auch *Fiebermessungen* mit herangezogen werden. Natürlich besagt bei der Körpertemperatur der negative Befund nichts, der positive Befund ist aber oft verwertbar. So machen z. B. Knochensarkome fast immer eine örtliche Hyperthermie (daher auch die oft so tragische und häufige Verwechslung mit Osteomyelitis). Subfebrile Temperaturen finden sich besonders häufig bei Hypernephromen (wegen ihrer reichlichen Nekrosen), gar nicht so selten auch bei Magencarcinomen, häufig bei Colon- und Rectumcarcinom als Folge der praestenotischen Aufstaucolitis, bei Bronchialcarcinom bei poststenotischen Zerfallshöhlen. Die Diagnose einer Hodgkinschen Krankheit ist oft genug aus der charakteristischen febris undulans ablesbar.

Die *Blutsenkung* ist bei malignen Tumoren nur selten normal und fast immer auf mittlere Werte erhöht. Sehr hoch sind die Werte bei reichlichen zentralen Nekrosen, beim Morbus Hodgkin, bei der Waldenströmschen Makroglobulinämie, beim multiplen Plasmocytom und bei sekundärem Infekt.

Auch die Anwendung der *Cytodiagnostik* ist in der Praxis bis zu einem gewissen Grad möglich, z. B. durch Blutausstriche, durch Schleimhautabstriche (Rectum, Scheide), durch Sputumuntersuchungen, durch Punktion von Lymphknoten, Sternalmark, Pleuraexsudat usw. selbstverständlich mit entsprechender Technik der Entnahme und Konservierung. Da die Auswertung große Erfahrung erfordert, ist die Einsendung an entsprechende Laboratorien erforderlich.

Auch die *Probeexcision* kann für äußerlich zugängliche Krebse bei Berücksichtigung der auf S. 626 aufgeführten Risiken dem Praktiker anvertraut werden.

Selbstverständlich hat der Praktiker die *klinische Krebsdiagnostik* (Endoskopien, alle Sorten von Röntgenographien, Labortests usw.) einzuschalten, sobald seine diagnostischen Mittel erschöpft sind. Die klinische Medizin sollte aber immer daran festhalten: *Die erste Krebsberatungsstelle ist das Untersuchungszimmer des Hausarztes.* Vergessen wir nicht: Die klinische Diagnostik ist meist keine Frühdiagnostik mehr, sondern oft eine Spätdiagnostik und leider nur zu oft eine „Zu-spät-Diagnostik".

Was die Frühdiagnostik in der nüchternen *Gesamtbilanz* letztlich leistet oder nicht leistet, dafür gibt es einige eindeutige *Proben*. Es gibt eine Gruppe von Menschen, denen die Frühsymptome ebenso geläufig sind, wie die Möglichkeiten der Früherkennung und die Stätten der bestmöglichen Frühbehandlung. Das sind die Ärzte. Kein Zweifel, dem Fragenkomplex *Krebs bei Ärzten* kommt eine große Bedeutung für Fragen der Frühdiagnostik und der Absteckung ihrer Grenzen zu. Die Erfahrung lehrt: Ist der Arzt erst selber krebskrank, so ist er nicht Arzt, sondern nur Mensch und Patient, wie jeder andere. Auch er ist nur zu oft ein Opfer von Subjektivismen, von Wunschträumen und trügerischer Selbsttäuschung. Schon in der Krebsdiagnostik rangieren die Ärzte in der schlechten Hälfte der Berufsklassen, und bezüglich der Stadien wird jeder erfahrene Operator bestätigen, daß die Ärzte im allgemeinen nicht früher kommen als der Durchschnitt der anderen. Und wie oft ist auch bei Ärzten die selbst gestellte Diagnose schon eine Spät- oder Zu-spät-Diagnose.

Beispiele von Krebsdiagnostik bei Ärzten:
1. Ein weithin bekannter *Chirurg* bekam ohne jede Prodromalsymptome eines Tages plötzlich als erstes und einziges Symptom eine Hämaturie. Am nächsten Tag wurde cystoskopiert, am darauffolgenden Tag nephrektomiert. Die Niere war durch ein *Hypernephrom* schon zu drei Viertel zerstört. Die frühestmögliche Frühdiagnose war also bereits eine Spätdiagnose. Der Kranke ist bis zu seinem Tode 38 Jahre geheilt geblieben, ein ex post-Beweis dafür, daß das Schicksal des Kranken nicht an der Frühdiagnose hing, sondern am biologischen Charakter der Geschwulst, die trotz ausgedehnter Hiluszerstörung nicht metastasierte.

2. Ein anderer, zu seiner Zeit berühmter *Chirurg* bemerkte sein *Sigmacarcinom* erst, als es den ersten Ileusanfall auslöste. Gleich darauf kam es zur Operation, es fand sich ein kleines Scirrhus. Der Kranke erlag den Ileusfolgen.

3. Ein anderer, besonders als Krebsforscher weit bekannter *Chirurg* hatte, als sein *Sigma-Ca* entdeckt wurde, bereits ausgedehnte Metastasen. Bei der Obduktion reichten sie vom kleinen Becken bis zur Schädelbasis.

4. Bei einem *Internisten* in den mittleren Jahren entdeckte seine Frau, eine erfahrene Kinderärztin, bei mehrfachen Untersuchungen Erythrocyten im Urin. Im Pyelogramm ganz kleiner, kavernenähnlicher Defekt. Tuberkelbacillen waren negativ. Nephrektomie im frühesten Frühstadium: noch nicht kleinfingernagelgroßes *Nierenbeckencarcinom*. Histologisch viele Mitosen. $1^1/_2$ Jahre nach der Nierenexstirpation Tod an Lungenmetastasen.

Krebserkrankungen bei Ärzten sind ein unfreiwilliges, aber tatsächliches Experiment zur Demonstration der Tatsache, daß auch unter äußerlich idealen Bedingungen für die Früherkennung, Früherfassung und Frühbehandlung selbst beim Fachmann eben noch unübersteigbare Grenzen für die Frühdiagnostik bestehen können.

Eine andere Probe ist der *Prozentsatz der bereits inoperablen Fälle*. Natürlich schwanken die Hundertsätze der Inoperabilität je nach der Zusammensetzung des Krankengutes und je nach der Radikalität der betreffenden Operateure. Im Durchschnitt aber sind beim *Rectumcarcinom* 40%, beim *Magencarcinom* 40—50% und beim *Bronchialcarcinom* 70—75%, wenn sie endgültig diagnostiziert werden, bereits *inoperabel*.

Es ist billig, die Schuld auf die Indolenz der Patienten und auf die Säumigkeit der Ärzte zu schieben. Natürlich gibt es das, und sicher ist der prozentuale Anteil auch nicht außer acht zu lassen, und ganz gewiß muß immer und immer wieder daran gearbeitet werden, daß die Ärzte ihre Diagnosen nicht verfehlen. Aber wir müssen uns eingestehen: In Wirklichkeit ist der tiefste Grund oft genug im Krebsgeschehen selbst gelegen, und zwar einmal in der Symptomlosigkeit so vieler Krebse im Beginn, und sodann im rapiden Tempo des Wachstums als Ausdruck der hohen Malignität sehr vieler Geschwülste.

Auch dafür zwei *Beispiele:*

1. Ein intelligenter Kaufmann, der noch wenige Tage zuvor ausgeritten war, hatte, als er kam, nur Unbehagen im Leib, kein Erbrechen, keinen Gewichtsverlust. Allerdings war die Senkung auf 20/38 erhöht. Eine vorsichtshalber durchgeführte Passagedurchleuchtung ergab am Dünndarm ein einwandfreies Tumorrelief. Bei der Operation fanden sich 7 *Dünndarmsarkome* als primär multiple Tumoren hintereinander, synchron entstanden auf dem Boden einer schweren Ruhr (halbjähriges Krankheitslager) im ersten Weltkrieg.

2. 44jähriger Mann. Seit vier Wochen „Blähungsbeschwerden". Der Hausarzt fühlte glücklicherweise bei der ersten Untersuchung einen größeren Tumor. I. v. Pyelogramm: massiger Tumor der Niere. Die Nephrektomie förderte ein riesiges *Hypernephrom* zutage. Es wog 1940 g, hatte aber erst seit vier Wochen Symptome gemacht.

Was sind nun die *Folgerungen* aus dem Gesagten? Verfallen wir doch nicht in den Illusionismus, als seien alle Probleme zu lösen, sofern man eine Sache nur entsprechend organisiert. Es ist sicher richtig, die Ärzte *müssen* aufklären. Etwas anderes aber ist die sittliche Pflicht dazu, etwas anderes der tatsächliche Effekt. Wie schon erwähnt, zeigen die Ärzte, daß der Krebspropaganda Grenzen gesetzt sind. Bei den Ärzten ist ja weder eine Aufklärung, noch eine Propaganda nötig. Sie sind über Früherkennung, Früherfassung und Frühbehandlung ganz im Bilde. Trotzdem sind die Resultate bei Ärzten nicht besser als bei anderen Kranken. Man soll also in die „Krebspropaganda" meines Erachtens nicht mehr hineininvestieren, als sie verdient.

Die wahren *Krebsentdeckungsstellen* sind dort, wo am frühesten die Verdachtsdiagnose gestellt wird. Das sind die *Sprechzimmer der praktizierenden Ärzte*, und die wahre Fortbildung ist die immer wieder erfolgende Schärfung des Gewissens und die Vermittlung des neuesten Standes unseres Wissens.

Der *Arzt* soll in allen Dingen des Lebens Optimist, *in den Dingen der Diagnostik* aber ein *gesunder Skeptiker* sein. Er muß „Lunte riechen", und es riecht immer brenzlich nach Krebs bei *Unbeeinflußbarkeit der Symptome mit symptomatischen Mitteln*.

Zusammenfassung. In der Krebsbekämpfung kommt der *Krebsdiagnostik* große Bedeutung zu. Die richtige Grund-, Organ- und Stadiendiagnose ist die *Voraussetzung jeder Therapie*. Das Ziel aller Krebsdiagnostik ist die *Früherkennung*. Sie ist nur bei den äußerlich erkennbaren und den dem Auge oder Tastfinger leicht zugänglichen inneren Krebsen der oberen Luft- und Speisewege, des Genitaltraktes und des Mastdarmes erreichbar. Bei allen eigentlichen inneren Krebsen bleibt das Stadium des ersten Krebskeimes so gut wie immer längere Zeit latent und ist daher diagnostisch schwer faßbar.

Die große Mehrzahl der Krebse sind innere Krebse. Ihre ersten Symptome sind fast immer bereits Symptome des Umsichgreifens (Einbruch in die Nachbarschaft, Lichtungsverengerung, Schmerzen durch Infiltration schmerzsensibler Gewebe). So ist nur zu oft die Diagnostik innerer Krebse bereits eine *Diagnostik ihrer Komplikationen*.

Die Krebsdiagnostik wird noch ganz beherrscht von der *allgemein-klinischen Diagnostik* (Erhebung der Vorgeschichte, Inspektion, Palpation, indirekte Laboratoriumstests usw.) und von der speziellen Organdiagnostik, bei der die großen Fortschritte der letzten 50 Jahre hinsichtlich aller Methoden der Endoskopie, der zahllosen Röntgenverfahren zum Einsatz gelangen. In einem immer noch beachtlichen Teil der Fälle muß noch zu operativ-diagnostischen Methoden (Punktion, Excision) gegriffen werden, um sodann die histologischen und cytologischen Methoden das entscheidende Wort sprechen zu lassen.

Bei Krebserkrankungen innerhalb großer Körperhöhlen ist sogar manchmal die *Probeeröffnung* derselben (Probelaparotomie, -thorakotomie und -trepanation) nicht zu umgehen, soll die dann oft letzte Chance noch genutzt werden.

Es ist unbestreitbar, daß die *Trefferzahl richtiger Diagnosen* in ständigem Steigen begriffen ist und daß auch die Frühdiagnose, z. B. bei den praktisch so wichtigen Krebsen des Magens, des Uterus, des Darmkanals usw. erfreuliche Fortschritte aufzuweisen hat. Das Schwergewicht der Bemühungen um weitere und noch frühere Früherfassung wandert immer mehr hin zu den erstuntersuchenden Ärzten, den Praktikern und zur Aufklärung des Publikums über die Frühsymptome der häufigeren Krebserkrankungen.

Eine Art Probe aufs Exempel ist die in den Anfangsstadien immer schwierige *Diagnostik des Bronchialcarcinoms* geworden. Es wurde vor 1900 klinisch nie diagnostiziert (100% Fehldiagnosen!), auch heute ist die wirkliche Frühdiagnose noch sehr problematisch, immerhin ist der Prozentsatz der Fehldiagnosen bei den unter der Diagnose Bronchialkrebs operierten Fällen auf 5% i. D. herabgedrückt worden.

Immer aber wird ein Rest des Unbefriedigenden bleiben. So ist das Streben nach einem irgendwie gearteten *Allgemeintest*, der „krebskrank" oder „krebsfrei" alternativ entscheidet, groß und verständlich. Ein solcher Test würde voraussetzen, daß die Krebszellen irgend etwas Abweichendes produzieren oder etwas Normales nicht produzieren. Da die Krebszellen sehr, sehr viele Funktionen des Organismus „mitmachen", so werden bei der Billionenzahl von Körperzellen abweichend sich verhaltende Zellen erst „auffallen", wenn sie eine gewisse Mindestzahl erreicht haben. Mit anderen Worten, solche Tests werden erst positiv werden, wenn die Geschwulst eine gewisse Größe erreicht haben wird. Tatsächlich werden die bisher besten „Krebsproben", die Phosphatasereaktion beim Prostatakrebs, und der Serotonintest bei Carcinoiden, die Elektrophoresediagramme bei den Plasmocytomen erst verwendbar, wenn das Prostatacarcinom bzw. das Carcinoid bereits metastasiert und das Plasmocytom systematisiert geworden ist.

Sind schon diese besten und für die betreffende Tumorform wirklich spezifischen Krebsreaktionen nur Tests für die bereits erfolgte Ausbreitung der betreffenden Geschwülste, also nur Spätteste, so gilt für alle übrigen nichtspezifischen „Krebsreaktionen" der lapidare Satz: Sie sind allesamt nur *Reaktionen auf* Krebs*folgen*, also lediglich ex post-Weisheiten, die für die Bedürfnisse des ex ante, d. h. für die klinische Frühdiagnostik keine Bedeutung haben. Was sind hier immer und immer wieder, meist in bestem Glauben, manchmal aber aus weniger altruistischen Motiven heraus, nicht alles für Hoffnungen und Erwartungen erzeugt, künstlich genährt und überbewertet worden, gewissermaßen als ob Krebszellen ihre spezifisch biochemische Abartung preisgeben müßten! Das Mikrocarcinom läßt sich sein Geheimnis nicht abtrotzen, auch wenn wir alle Laboratoriumskünste mobilisieren.

Aber auch wenn wir einen biochemischen Test besitzen sollten, der den Krebs schon auf dem Stadium von erst ein paar Hundert Krebszellen diagnostizierbar machte, so bliebe immer noch das schwierige *Problem der lokalistischen Auffindung* des noch „stummen" Krebsleidens. Jeder erfahrene Kliniker kennt jene Fälle von bestätigten Metastasen, bei denen die Auffindung des Primärtumors manchmal die größten Schwierigkeiten bereitet. So kann der Kliniker angesichts der bisherigen Entwicklung der letzten 30 Jahre und im Hinblick auf die biologischen Voraussetzungen positiver Tests sich einer gewissen Skepsis nicht erwehren.

Soweit bis jetzt Methoden mit einer gewissen Treffsicherheit vorliegen, stützen sie sich alle auf die *Untersuchung von Enzymstörungen*, d. h. auf den Nachweis von Enzymen, die sonst im Blute nicht vorhanden sind oder quantitativ oder qualitativ abweichen. Eine biochemische oder serologische Methode, die mehr als 90% richtige Resultate ergibt, ist bis jetzt nicht gefunden. 90% Treffsicherheit reichen aber für den Kliniker nicht aus, denn so weit kommt er mit seiner bisherigen klinischen Diagnostik auch ohne Allgemeintest. Immerhin wären natürlich 90% einer bestätigenden Probe auch schon sehr nützlich. Was aber all diese Methoden an ihrer Allgemeinverbreitung gehindert hat, ist der Umstand, daß sie immer auch *positive Resultate bei krebsnegativen Fällen* ergeben, also den Arzt auch in die Irre führen können. Es kommt hinzu, daß zur Durchführung all der empfohlenen Methoden ein erfahrener Spezialistenstab, eine einwandfreie Substratgewinnung und große Erfahrung gehören.

Alle sog. *Krebsreaktionen* haben — unbeschadet ihres sonstigen Interesses — bisher für die klinische Diagnostik — und das ist eben die Krebsdiagnostik schlechthin — versagt. Es sind durchweg ex post-Reaktionen, das soll heißen, sie sind positiv erst verwertbar, wenn der Krebs schon eine gewisse Zeit bestanden, eine entsprechende Größe erreicht und zu sekundären Krebsfolgen geführt hat. Eine ex ante-Bedeutung in dem Sinne, daß die Reaktion der sonstigen Diagnostik vorausginge, kommt keiner der zahllosen „Krebsreaktionen" zu.

Aber trotz aller nur zu verständlichen Skepsis bleibt das Problem einer serologischen, biochemischen oder biophysikalischen Probe auf beginnenden Krebs weiterhin als eine große Aufgabe auf der Forschungstagesordnung für die Naturwissenschaften und für die Medizin.

Literatur

a) Lehrbücher, Monographien, zusammenfassende Darstellungen

ABDERHALDEN, E.: Abwehrfermente, 7. Aufl. Dresden u. Leipzig 1944. — Klinische Enzymologie. Stuttgart 1958. — ABDERHALDEN, R.: Vitamine, Hormone, Fermente. Berlin u. Wien 1943. — ACKERMAN, L. V., and J. A. DEL REGATO: Cancer, Diagnosis, Treatment, Prognosis. St. Louis 1947. — ALBERTINI, A. v.: Histologische Geschwulstdiagnostik. 1955. —

ANTWEILER, H. J.: Die quantitative Elektrophorese in der Medizin. Berlin 1957. — ASSMANN, H.: Die klinische Röntgendiagnostik der inneren Erkrankungen. 6. Aufl. 1949/50. — AULER, H., u. H. MARTIUS: Diagnostik der bösartigen Geschwülste. München 1941.
BARTHELHEIMER, H., u. H. J. MAURER: Diagnostik der Geschwulstkrankheiten. Stuttgart 1962. — BERG, H. H.: Die Röntgenuntersuchungen am Innenrelief des Verdauungskanals. Leipzig 1931. — BOLT, W., W. FORSSMANN u. H. RINK: Selektive Lungenangiographie. Stuttgart 1957. — BORST, M.: Pathologische Histologie. Leipzig 1922. — BRACHET, J.: Biochemical Cytology. New York 1957. — BRÜHL, W.: Leitfaden der Gastroskopie. 2. Aufl. 1962.
CARDOZO, P. L.: Clinical Cytology. 2 Bde. Leyden 1953. — COCCHI, U., u. P. THURN: Einführung in die Röntgendiagnostik 1959. — CRAMER, H.: Die Kolposkopie in der Praxis. 2. Aufl. 1962.
DITTMAR, A.: Papierelektrophorese. Grundlage, Methodik. Klinische Betrachtungen. Jena 1956.
EULER, H. V., u. B. SKARZYNSKI: Biochemie der Tumoren. Stuttgart 1942.
FRANKE, H.: Frühdiagnostik des Karzinoms in der Inneren Medizin. Berlin 1953.
GEBAUER, A., u. A. SCHAUEN: Das transversale Schichtverfahren. Stuttgart 1955. — GEBAUER, A.: Das diagnostische Pneumoperitoneum. Stuttgart 1959. — GEBAUER, A., E. MUNTEAU, E. STUTZ u. H. VIETEN: Das Röntgenschichtbild. Stuttgart 1959. — GRUNZE, H.: In BARTHELHEIMER u. MAURER 1962, S. 46.
HAENISCH, G. F., u. H. HOLTHUSEN: Einführung in die Röntgenologie. 5. Aufl. Stuttgart 1951. — HANSEMANN, D. V.: Die mikroskopische Diagnose der bösartigen Geschwülste. Berlin 1897. — HARTMANN, P.: Die Cytologie des Bronchialsekretes. Düsseldorf 1955. — HAUSS, W. H., u. S. RITTER: Über die Diagnostik maligner Tumoren mittels Untersuchung von Körpersäften. In A. LINKE (1961); Atlas der klinischen Haematologie und Cytologie. Berlin-Heidelberg 1955. — HENNING, N.: Lehrbuch der Gastroskopie. Leipzig 1935. — Lehrbuch der Verdauungskrankheiten. 2. Aufl. Stuttgart 1956. — Klinische Laboratoriumsdiagnostik. 2. Aufl. 1960. — HENNING, N., u. S. WITTE: Atlas der gastroenterologischen Cytodiagnostik. Stuttgart 1957.
KALK, H., u. W. BRÜHL: Leitfaden der Laparoskopie und Gastroskopie. Stuttgart 1951. — KÖNIG, F., u. E. SEIFERT: Wesen, Erkennung und Behandlung der Krebskrankheit. Stuttgart 1937. — KRAYENBÜHL, H., u. H. R. RICHTER: Die zerebrale Angiographie. Stuttgart 1952.
LIMBURG, H.: Die Frühdiagnose des Uteruscarcinoms. Stuttgart 1950. — LINKE, A.: Früherkennung des Krebses. Stuttgart 1962. — LÜDIN, H.: Die Organpunktion in der klinischen Diagnostik. Basel-New York 1955.
MERTENS, V. E.: Vermeidung von Irrtümern bei der Krebserkennung. München 1942. — MILETTI, M.: Die Differentialdiagnose der Gehirngeschwülste durch die Arteriographie. Acta neurochir. Suppl. I. Wien 1950.
OBERDALHOFF, H., H. VIETEN u. H. KARCHER: Klinische Röntgendiagnostik chirurgischer Erkrankungen. Berlin-Göttingen-Heidelberg 1959.
PAPANICOLAOU, G. N., and H. F. TRAUT: Diagnosis of Uterine Cancer by the Vaginal Smear. New York 1943. — PAPANICOLAOU, G. N.: Atlas of exfoliative Cytology. Cambridge-Mass. 1954.
RIECHERT, TR.: Die Arteriographie und Ventrikulographie. In Handbuch der Inneren Medizin. 4. Aufl. 5. Bd. Berlin-Göttingen-Heidelberg 1953. — ROHR, K.: Das menschliche Knochenmark. Stuttgart 1949.
SACK, H.: Das Phaeochromocytom. Stuttgart 1951. — SCHADE, R. O. K.: Gastric Cytology. Principles, Methods and Results. London 1960. — SCHIERSMANN, O.: Einführung in die Encephalographie. 2. Aufl. 1954. — SCHINZ-BAENSCH-FRIEDL-UEHLINGER: Lehrbuch der Röntgendiagnostik. 5. Aufl. Stuttgart 1950. — SCHMEISER, K.: Radioaktive Isotope. Berlin-Göttingen-Heidelberg 1957. — SCHUDEL, L.: Leitfaden der Blutmorphologie. 7. Aufl. Zürich 1951. — SCHULTE, G., u. F. KUHLMANN: Grundlagen der Röntgendiagnostik und Röntgentherapie. 3. Aufl. 1952. — SCHULTEN, H.: Lehrbuch der klinischen Hämatologie. 5. Aufl. Köln 1953. — SCHWIEGK, H.: Künstliche radioaktive Isotope in Physiologie, Diagnostik und Therapie. Berlin-Göttingen-Heidelberg 1953. — STERN, K., and R. WILLHEIM: The biochemistry of malignant tumors. Brooklyn 1943. — STREICHER, H. J., u. ST. SANDKÜHLER: Klinische Cytologie. Stuttgart 1953. — STUMPF, PL.: Cymographische Röntgendiagnostik zur Beurteilung des Herzens. 1951.
TESCHENDORF, W.: Lehrbuch der röntgenologischen Differentialdiagnostik. 2. Aufl. Stuttgart 1950. — TISCHENDORF, W.: Cytodiagnostik des Lymphknotenpunktates. Ergebn. inn. Med. 2, 183 (1951). — TREITE, P.: Die Frühdiagnose des Plattenepithelcarcinoms am Collum uteri. Stuttgart 1944.
VOGT, A.: Diagnostik und Strahlentherapie der Geschwulstkrankheiten. 1955.
WESPI, H. J.: Entstehung und Früherfassung des Portiocarcinoms. Basel 1946. — WUHRMANN, F. CH., u. CH. WUNDERLEY: Die Bluteiweißkörper des Menschen. Basel 1957.

ZIMMERMANN, W.: Chemische Bestimmungsmethoden von Steroidhormonen in Körperflüssigkeiten. Berlin 1955.

b) Einzelarbeiten

ABDERHALDEN, E.: Schweiz. med. Wschr. **1946**, Nr. 3, 47. — ABDERHALDEN, E., u. G. FABIAN: Fermentforsch. **17**, H. 4 (1944). — ACKERMAN, N. B., D. B. SHAHON and J. F. MARVIN: Surgery **47**, 615 (1960). — ADAIR, F. E.: Surg. etc. **62**, 406 (1936). — ALBERS, D. D., J. R. McDONALD and G. J. THOMPSON: Amer. med. Ass. **139**, 299 (1949). — ALBERS, H.: Z. ges. exper. Med. **104**, 146 (1938). — ALBERTINI, A.: Praxis **7** (1946). — Schweiz. Z. Path. **11**, 701 (1946). — ALBRECHT, K.: Zbl. Chir. **81**, 2107 (1956). — AMAKI, J.: Tôhoku J.-exp. Med. **59**, 283 (1954). — ANDERSEN, P. E.: Acta radiol. (Stockh.) **43**, 289 (1955). — ANTOINE, T.: Mikroskopie 3. Sonderbd. 74. Wien 1949. — APITZ, K.: Virchows Arch. **306**, 631 (1940). — ARINKIND, M. J.: Fol. haemat. (D.) **38**, 233 (1929). — ASCOLI, M.: Münch. med. Wschr. **1910**, 62. — AYRE, J. E., and B .G. OREN: Cancer (Philad.) **6**, 1177 (1953).

BACCAGLINI, G., e G. PRETO: Atipie di cellule del fegato in corso di carcinomi gastrici. Venedig 1960. — BADER, G. M., and G. N. PAPANICOLAOU: Cancer (Philad.) **5**, 307 (1952). — BAEUMER, J., u. E. VOIGT: Krebsarzt **9**, 161 (1954). — BALDUS, F.: Klin. Wschr. **38**, 845 (1960). — BAMFORTH, J.: Brit. J. Urol. **30**, 392 (1958). — BANSI, H. W.: In SCHWIEGK: Künstliche radioaktive Isotope in Physiologie, Diagnostik und Therapie. S. 391. Berlin-Göttingen-Heidelberg 1953. — BAUER, K. H.: Dtsch. med. Wschr. **1920** I. — Dtsch. Z. Chir. **162** (1921). — In KIRSCHNER-NORDMANN, Chirurgie, Bd. 1. 1925. — In BRUGSCH-LEWY, Biologie der Person, Bd. 3. 1927. — In JUSTS Handbuch der Erbbiologie des Menschen, Bd. 3, S. 105. 1940. Bd. 4, Teil 2, S. 1122. 1940. — Chirurg **15**, 204 (1943). — Langenbecks Arch. klin. Chir. **271**, 253 (1952). — Atom und Medizin. In „Vom Atom zum Weltsystem". Stuttgart 1954. — Langenbecks Arch. klin. Chir. **287**, 19 (1957). — BAYERLE, H., H. EBNER-PUTLAR u. CH. STROHM: Ärztl. Forsch. **15**, 287 u. 291 (1961). — BEARD, H. H., B. HALPERIN and S. A. LIBERT: Science **105**, 475 (1947). — BEARD, H. H.: Exp. Med. Surg. **7**, 187 (1949). — BECKER, W. H., u. W. KNOTHE: Thoraxchirurgie **3**, 498 (1956). — BECKER, T., u. F. W. STORCK: Zbl. Chir. **77**, 2384 (1952). — BEGEMANN, H.: Ärztl. Forsch. **2**, 146 (1948). — BEICKERT, P., u. CH. BECK: Arch. Ohr.-, Nas.- u. Kehlk.-Heilk. **166**, 7 (1954). — BENCZE, G.: Z. Krebsforsch. **63**, 259 (1959). — BENDIEN, S. G. T.: Spezifische Veränderungen des Blutserums. Jena 1931. — BERGER, S. M., H. INGLEBY and J. GERSHON-COHEN: Radiology **73**, 891 (1959). — BERNHARD, FR., u. K. KÖHLER: Z. Krebsforsch. **38**, 450 (1933). — Arch. klin. Chir. **193**, 543 (1938). — Dtsch. med. Wschr. **1939**, 1596. — BERTALANFFY, F. D.: Anat. Rec. **133**, 230 (1959); — Canad. med. Ass. J. **83**, 211 (1960). — BERTALANFFY, L. VON, M. MASIN and F. MASIN: Science **124**, 1024 (1956). — BESSEY, O. A., O. H. LOWRY and M. J. BROCK: J. biol. Chem. (Am.) **164**, 321 (1946). — BEUTIN, H., u. W. M. H. WEISSWANGE: Röntgenprax. **15**, 161 (1943). — BIERMAN, H. R., u. Mitarb.: J. nat. Cancer Inst. **12**, 107 (1959). — BLACK, M. M.: Cancer Res. **7**, 321 (1947). — BLACK, M. M., J. S. KLEINER and H. BOLKER: Cancer Res. **8**, 79 (1948). — BLÜMEL, P.: Zbl. Chir. **62**, 3019 (1935). — Med. Welt **1935**, Nr. 51. — BOCK, H. E., W. MASSHOFF u. H. F. OLDERSHAUSEN: Klin. Wschr. **30**, 217 (1952). — BODECHTEL, G., u. F. W. WICHMANN: Münch. med. Wschr. **1933**, 2012. — BOEMINGHAUS, H.: Medizinische **1959**, 1589. — BOLEN, H. L. J.: Laborat. clin. med. **27**, 1527 (1942). — Amer. J. Surg. **80**, 505 (1950). — Amer. J. dig. Dis. **19**, 127 (1952). — BOWDEN, L., and S. KRAVITZ: Cancer (Philad.) **6**, 1010 (1953). — BOYER, W. F.: J. Urol. (Baltimore) **63**, 334 (1950). — BRAILSFORD, J. F.: Proc. roy. Soc. Med. **40**, 787 (1947). — BRANDT, E.: Z. Krebsforsch. **43**, 376 (1936). — BRANSCHEID, F., u. A. SCHRÖDER: Beitr. klin. Tbk. **116**, 523 (1957). — BRILMAYER, CH.: Ärztl. Forsch. **7** I, 369 (1953). — BRILMAYER, C., A. KOHLER, A. MACK u. K. STORDEUR: Z. Krebsforsch. **60**, 334 (1955). — BROICHER, J., u. A. KOCH: Dtsch. Arch. klin. Med. **191**, 317 (1943). — BRUNNER, W.: Dtsch. Chir. **258**, 540 (1944). — BRYANT, H. C., W. R. CRAIG and H. M. POLLARD: J. nat. Cancer Inst. **10**, 459 (1949). — BUCHER, A.: Schweiz. med. Wschr. **1936**, 30. — BÜCHNER, M., u. H. GABSCH: Z. ärztl. Forsch. **14**, 490 (1954). — BÜCHNER, M., u. F. LICKINT: Z. ärztl. Forsch. **15**, 523 (1954). — BUNGE, G., and F. KRAUSHAAR: J. Urol. (Baltimore) **63**, 464 (1950). — BURROWS, D.: Brit. med. J. **1958**, 368.

CAMBIER, J.: Presse méd. **69**, 111 (1961). — CATHIE, J. A. B.: Schweiz. med. Wschr. **1945**, 15. — CHIEPPA, S., e T. MAREGA: Minerva ortop. (Torino) **10**, 454 (1959). — CHRISTELLER, E.: Klin. Wschr. **1928**, 449. — CHUTE, R., and D. W. WILLIAMS: J. Urol. (Baltimore) **59**, 604 (1948). — CLERICI, E.: Tumori **40**, 567 (1954). — COENEN, H.: Zbl. Chir. **1932**, 66. — COLOMBO, C., F. ROLFO e G. MAGGI: Minerva med. (Torino) **2**, 14 (1960). — COOPER, W. A., and G. N. PAPANICOLAOU: J. Amer. med. Ass. **151**, 10 (1953). — CRAMER, H.: Strahlentherapie **88**, 513 (1922). — CSABA, G., u. I. TÖRÖ: Orv. Hetil **45**, 1237 (1957); — Z. Krebsforsch. **62**, 481 (1958). — CURTH, H. O.: Arch. Surg. (Am.) **47**, 517 (1943).

DANNENBERG, H.: Der Stoffwechsel. Handb. d. Physiol. Chemie II/c. S. 342. Berlin-Göttingen-Heidelberg: Springer 1959; — Handb. d. allg. Pathologie. Büchner-Letterer-Roulet. Bd. 6/3. Berlin-Göttingen-Heidelberg: Springer 1959. — DAVIES, A.-J.: Ann. roy. Coll. Surg.

Engl. 25, 277 (1959). — DEDEN, C.: Acta radiol. (Stockh.) Suppl. 115 (1954). — DEGENRING, F. W.: Med. Welt 17, 921 (1961). — DEL BELLO, N., R. DOCIMO, A. SAVOIA e N. MISASI: Arch. ital. 1, 34 (1957). — DETTMAR, H.: Ärztl. Fortbild. 11, 255 (1961). — DIETHELM: Dtsch. med. Wschr. 78, 1578 (1953). — Z. Internat. Kongress f. Radiologie. Kopenhagen 1953. — DITTMAR, F., u. E. DOBNER: Die neurotopische Diagnose und Therapie innerer Krankheiten. Ulm 1961. — DOLFF, C.: Zbl. Gynäk. 1936, 1485. — DOVIFAT, B.: Z. Krebsforsch. 59, 496 (1953). — DUNN, A. L., C. D. ESKELSON, J. F. MC LEAY, R. E. OGBORN and B. R. WALSKE: Proc. Soc. exp. Biol. (N. Y.) 104, 12 (1960).

EHLERS, P. N., u. H. GRIMSEHL: Langenbecks Arch. Klin. Chir. 291, 271 (1959). — EMMRICH, R.: Das Bluteiweißbild. Stuttgart: Enke 1957. — ENGELBRETH-HOLM, J.: Ugeskr. Laeg. (Dän.) 1942, 1105. — ENGELL, H. C.: Acta chir. scand. Suppl. 109 (1955). — ERIKSEN, N.. H., L. D. ELLERBOOCK and ST. W. LIPPINCOTT: Cancer Res. 14, 145) 1954). — EULER, H. v., u. B. SKARZYNSKI: Biochemie der Tumoren. Stuttgart: F. Enke 1942.

FALKENHAUSEN, V.: Mschr. Krebsbekpf. 1933, H. 10. — FARRINGER, J. L.: J. nat. Cancer Inst. 12, 1225 (1952). — FASCHING, H.: Mschr. Krebsbekpf. 192 (1937). — FIEBELKORN, H. J.: Strahlentherapie 95, 587 (1954). — FLAKS, J., et A. C. BER: Soc. biol. Par. 77, 1066 (1938). — Bull. Assoc. franç. Etude Canc. 28 (1939). — FELDWEG, P.: Zbl. Gynäk. 58, 54 (1934). — FENSTER, E.: Frankf. Z. Path. 46, 403 (1934). — FEYRTER, F.: Dtsch.-med. Wschr. 81, 1073 (1956); — Wien. med. Wschr. 106, 515 (1956); — Zbl. allg. Path. path. Anat. 95, 151 (1956). — FLÜGEL, F.: Zbl. Neurochir. 15, 1336 (1955). — FONG, C. T. O., ST. W. LIPPINGCOTT and N. ERIKSEN: J. nat. Cancer Inst. 18, 271 (1957). — FONTAINE, R., M. ARON u. P. BUCK: Schweiz. med. Wschr. 79, 227 (1949). — FOOT, N. CH.: Amer. J. Path. 30, 661 (1954). — Cancer (Philad.) 11, 127 (1958). — FRANCKE, E.: Mschr. Krebsbekpf. 10, 171 (1942). — FRANKE, H.: Phasenkontrast-Hämatologie 1954. — FRANZEN, J.: Chirurg. 28, 346, 454 (1957). — FREEDBERG, A. ST., G. S. KURLAND and H. L. BLUMGART: Trans. Amer. Goiter Ass. (1952). — FRENCH, L., J. WILD and D. NEAL: J. Neurosurg. 8, 198 (1951). — FREUND, E., u. G. KAMINER: Biochem. Z. 26, 312 (1910). — Wien. klin. Wschr. 34, 378 (1910); 46, 1576 (1933). — FRIEDRICH, H. W.: Ärztl. Wschr., 1951, 629. — FRIEDRICH, M., E. KOPPERMANN u. K. PETRAN: Ärztl. Forsch. 12 I, 273 (1958). — FRITZE, E., u. H. O. STRUFE: Dtsch. med. Wschr. 76, 1076 (1951). — FUCHS, H. I.: Z. exper. Med. 98, 70 (1936). — Z. Krebsforsch. 44, 384 (1936). — FUCHS, H. I., u. H. KOWARZYK: Klin. Wschr. 1936, 289, 329. — FUCHS, W. A., A. RÜTTIMANN u. M. S. DEL BUONO: Fortschr. Röntgenstr. 92, 609 (1960).

GALLOWAY, CH. E.: Amer. J. Surg. 26, 281 (1934). — GARBAGNI, R.: Medicina 4, 51 (1954). — GARRET, M., H. RATH and C. PAREYMA: Cancer (Phil.) 13, 192 (1960). — GEHRIG, D., u. W. KAULBACH: Ärztl. Wschr. 13, 756 (1958). — GENTSCH, G.: Dtsch. med. Wschr. 74, 975 (1949). — GESSLER, A. E., and CL. E. GREY: Exp. Med. Surg. 4, 307 (1947); 6, 329 (1948); 7, 237 (1949); 7, 269 (1949). — GIMM, H., u. E. KRÖNKE: Zbl. Chir. 83, 127 (1958). — GLADSTONE, S. A.: Amer. J. Med. 5, 849 (1948). — Cancer 2, 604 (1949). — Amer. J. Surg. 83, 664 (1952). — GOES, M.: Bruns' Beitr. klin. Chir. 187, 477 (1953). — GOTTRON, H. A.: Landarzt 36, 714 (1960). — DE GRAAF WOODMAN: J. Med. 48, 1359 (1948). — GRAFE, E.: Mschr. Krebsbekpf. 4, 164 (1936). — GRAFE, E., u. E. WALLERSTEIN: Berl. klin. Wschr. 1914, 286. — GRAHAM, G., J. R. MCDONALD, O. T. CLAGETT and H. W. SCHMIDT: J. thorac. Surg. 25, 366 (1953). — GRIMSEHL, H. W. WENZ u. P. N. EHLERS: Chirurg. 31, 272 (1960). — GRUSKIN, B.: Amer. J. med. Sci. 177, 476 (1929). — GUILLEMINET, M., J. FEROLDI, P. MOREL et. D. GERMAIN: Rev. Chir. orthop. 41, 683 (1955). — GÜNSEL, E.: Strahlentherapie 93, 112 (1954). — GUOIN, P.: Rev. Med. 55, 62 (1938). — GÜTTER, W., u. H. HASCHEK: Mikroskopie 3. Sonderbd. S. 91 (1949). — Krebsarzt 4, 222 (1949). — GÜTTER, W., H. HASCHEK, u. H. MEUSER: Z. Urol. 43, 218 (1950). — GYL y GYL: Minerva med. (Torino) 1952 II, 957.

HACKL, H.: Z. Krebsforsch. 64, 96 (1961). — HÄUSSLER, H.: Fschr. Röntgenstr. 70, 95 (1944). — HALL, G. C., A. H. DOWDY, S. H. PENN and A. W. BELLAMY: J. nat. Cancer Inst. 16, 237 (1955). — HANHART, E.: Schweiz. med. Wschr. 1923, 26. — HANSEN, J. L., e P. MARASCHIO: Tumori 40, 126 (1954). — HARRISON, J. H., TH. W. BOTSFORD and M. R. TUKKER: Surg. 92, 129 (1951). — HARTL, H.: Dtsch. med. Wschr. 82, 1508 (1957). — HARTMANN, P.: Ther. Ber. 27, 240 (1955). — HAUBRICH, R.: Fortschr. Röntgenstr. 80, 242 (1954). — HAUSS, W. H., u. S. RITTER: Mitt. Dienst Ges. Bekämpf. Krebskrankh. Nordrh.-Westf. 3, H. 8 (1959). — HECKNER, F., u. E. GÖLTNER: Dtsch. med.Wschr. 79, 1693 (1954). — HEIDRICH, L., E. FELS u. E. MATTHIAS: Beitr. klin. Chir. 150, 349 (1930). — HEILMEYER, L.: Erg. inn. Med. 55, 320 (1938). — Verh. dtsch. Ges. inn. Med. 1956, 227. — HEILMEYER, L., u. H. BERGMANN: Blut und Blutkrankheiten. In Handbuch der inneren Medizin. Heidelberg-Berlin-Göttingen: Springer 1951. — HEILMEYER, L., H. KEIDERLING u. E. STÜWE: Kupfer und Eisen als körpereigene Stoffe. Jena: G. Fischer 1941. — HEINE, E.: Münch. med. Wschr. 1923, 1342. HEINKEL, K.: Krebsarzt 14, 413 (1959). — HEISE, E.: Regensburg. Jb. ärztl. Fortbild. Heft 3, 160 (1961). — HEITAN, H.: Krebsarzt 5, 316 (1954). — HELLNER, H.: Arch. klin. Chir. 183, 672 (1935); 193, 521 (1938). — Beitr. klin. Chir. 169, 240 (1939). — Chirurg 19 (1948). — Chirurg. 32, 151, 212 (1961). — Die Knochengeschwülste, 2. Aufl. Berlin-Göttingen-Heidelberg: Springer 1950; — Diagnostik und Therapie der Knochengeschwülste. In Strahlenforschung u. Krebsbehandlung. München-Berlin-Wien: Urban & Schwarzenberg 1959; — HELLWIG, C. A.: Arch. Surg. (Am.) **42**, 688 (1941). — Ref. Z. Krebsforsch. **52** (1942). — HENGSTMANN, H.: Med. Klin. **1953**, 1768 u. 1784. — HENNING, N., u. S. WITTE: Dtsch. med. Wschr. **77**, 1 (1952). — HERBUT, P. A., and E. N. LUBIN: J. Urol. (Baltimore) **57**, 542 (1947). — HESS, R.: Elektroencephalographische Studien bei Hirntumoren. Stuttgart 1958. — HILL, J. H.: J. nat. Cancer Inst. **18**, 335 (1957). — HILL, J. H., R. E. STOWELL and D. J. MULFORD: Cancer (Phil.) **5**, 13 (1952). — HINSBERG, K.: In Chemie und Krebs, S. 62. Berlin 1940. — Angew. Chem. **1940**, 365. — Wien. klin. Wschr. **1941**, 784. — HINSELMANN, H.: Klin. Wschr. **1934**, Nr. 44. — Schweiz. med. Wschr. **1936**, 200. — Dtsch. med. Wschr. **1938**, 40. — Ther. Gegenw. **84** (1943). — HIPP, E.: Die Angiographie bei Knochengeschülsten. Stuttgart: F. Enke 1961. — HOAGLAND, R. J., u. E. GILL: Ärztl. Wschr. **10**, 1101 (1955). — v. HOCK, E. F., F. W. WOOD and A. A. KOSINSKI: J. Urol. (Baltimore) **63**, 1081 (1950). — HÖDL, H.: Z. ärztl. Fortbild. **49**, 621 (1955). — HOFF, F., u. K. SCHWARTZ: Münch. med. Wschr. **71**, 816 (1924). — HOGENAUER, F., u. T. GRÖBL: Wien. klin. Wschr. **48**, 1320 (1935). — HOLDER, E.: Langenbecks Arch. klin. Chir. **272**, 281 (1952); **280**, 233 (1955). — HOLMGREN, N., R. W. DENTON, S. A. LEVINSON, A. C. IVY and L. E. GRUBGELD: J. nat. Cancer Inst. **11**, 689 (1951). — HOWRY, D. H., D. A. STOTT and W. R. BLISS: Cancer **7**, 354 (1954). — HRYNTSCHAK, TH.: Wien. klin. Wschr., **1949**, 276. — HUBBARD, T. B., and G. E. MOORE: J. nat. Cancer Inst. **10**, 303 (1949). — HUZLY, A.: Atlas der Bronchoskopie. Stuttgart: G. Thieme 1960.

JANKER, R.: Zbl. Chir. **64**, 826 (1937). — JEUTHER, A. H. KOEPER u. H. PIONTEK: Virchows Arch. **314**, 242 (1947). — JOSAM: Dtsch. med. Wschr. **1935**, 2097. — JÜNGLING, O.: Strahlentherapie **60**, 86 (1937).

KAHLAU, G.: Verh. dtsch. path. Ges. **35**, 162 (1952). — Dtsch. med. Wschr. **83**, 535 (1958). — KAHN, H.: Ergebn. inn. Med. **27**, 365 (1927). — KAINDL, F., E. MANNHEIMER, L. PFLEGER-SCHWARZ u. B. THURNHER: Lymangiographie und Lymphadenographie der Extremitäten. Stuttgart: G. Thieme 1960. — KALK, H.: Z. klin. Med. **1929**, 211. — Handbuch Innere Medizin. Bd. 3/II, 687 (1953). — KAMINER, G.: Die Biochemie des Carcinoms. Berlin u. Wien 1926. — KARCHER: Chirurg **1948**. — KATZSCHMANN, E.: Arch. ital. Mal. Trachea ecc. **1937**, Nr. 1. — KERN, G.: Z. Krebsforsch. **63**, 149 (1959). — KESSLER, R.: Dtsch. med. Wschr. **1936**, 258. — KINSELLA, D. L.: Cancer **12**, 463 (1959). — KLOTZ, J. M., P. GRISWOLD and M. G. DIETER: J. Amer. chem. Soc. **71**, 1615 (1949). — KÖHNE, G.: Klin. u. Prax. **8**, 136 (1946). — KONJETZNY, G. E.: Chirurg **12**, 192 (1940). — KORINTH, E.: Münch. med. Wschr. **1955**, 289. — KOSENOW: Dtsch. med. Wschr. (1958). — KRANZFELD, M.: Schweiz. med. Wschr. **1936**, 223. — KRATOCHVIL, K.: Ärztl. Forsch. **14**, 543 (1960). — KRAUSS, H.: Dtsch. med. Wschr. **83**, 1373 (1958). — KRAUS, R., u. F. STRNAD: Thoraxchirurgie **3**, 319 (1955). — KRETZ, J.: Zur cytologischen Krebsdiagnose. Aus „Mikroskopie" 3. Sonderbd. Wien 1949. — KREYBERG, L., u. E. POPPE: Lancet **1940**, 593. — Ref. Z. Krebsforsch. **51**, 48 (1941). — KÜRTEN, H.: Int. J. prophyl. Med. **3**, 69 (1959). — KUESKO, L., u. K. PORTELE: Krebsarzt **4**, 183 (1949). — Mikroskopie **3**, 83 (1949). — KUSE: Diss. Würzburg 1932.

LANG, N., u. H. G. NÖLLER: Klin. Wschr. **31**, 846 (1953). — LAUBER, H. J., u. K. ULLEMEYER: Arch. klin. Chir. **206** (1943). — LEIBETSEDER, F.: Krebsarzt **15**, 107 (1960). — LEHMANN, J. ST., W. M. LEMMON, R. A. BOYER and E. A. FITCH: Radiology **73**, 18 (1959). — LEHMANN-FACIUS, H., u. J. WITTING: Dtsch. med. Wschr. **1934**, 1714. — LEIP: Zbl. Gynäk. **1941**, 1306. — LEMBECK, F.: Nature (Lond.) **172**, 910 (1953). — LESZLER, A.: Klin. Wschr. **1932**, 506. — LEXER, E.: Zbl. Chir. **1931**, 2941. — LICKINT, F.: Med. Klin. **1928**, Nr. 34, 47. — LINDER, F.: Klin. Wschr. **1947**, H. 31/32, 498. — LINDER, FR., u. F. RUF: In SCHWIEGK s. unter a) S. 775 (1953). — LÖFGREN, F. O.: Acta radiol. (Stockh.) **50**, 108 (1958). — LÖHR, B., u. W. WENZ: Langenbecks Arch. klin. Chir. **281**, 207 (1955). — LÖHR, B., W. GNÜCHTEL u. W. WENZ: Langenbecks Arch. klin. Chir. **281**, 303 (1955). — LOOSE, K. E.: Langenbecks Arch. klin. Chir. **282**, 319 (1955). — LORENZ, W.: Strahlentherapie **86**, 389 (1952). — LÜDIN, H.: Schweiz. med. Wschr. **78**, 710 (1948). — LÜHRS, W.: Regensburg. Jb. ärztl. Fortbild. Heft 3, 156 (1961).

MAASS, H., u. H. SCHNIEWIND: Klin. Wschr. **38**, 1164 (1960). — MACCARTY, W. C.: Amer. J. Roentgenol. **37**, 365 (1937). — Amer. J. Canc. **35**, 275 (1939). — MAHNERT, A., u. H. MOSER: Med. Klin. **45**, 827 (1950). — Wien. klin. Wschr. **101**, 325 (1951). — MALLET, L.: Paris med. **1942 I**. — MARGGRAF, W.: Langenbecks Arch. klin. Chir. **273**, 608 (1953). — MARTIUS, H.: Med. Klin. **1935**, 1385. — McEWEN, L. M.: Brit. med. J. **1959**, 615. — McKAY, D. G., P. F. WARE, D. A. ATWOOD and D. E. HARKEN: Cancer (Phil.) **1**, 208 (1948). — MC LEAY, J. F., R. W. BENEDICT and R. E. OGBORN: Surg. Forum **11**, 79 (1960). — MC LEAY, J. F., and B. R. WALSKE: J. Bone Jt. Surg. A **42**, 940 (1960). — MERENYI: Dtsch. med. Wschr. **74**, 45 (1949). — MERTEN, R., u. W. SPIEGELHOFF: Z. klin. Med. **138**, 421 (1940). — MEYERDING, H. W., and J. E. VALLS: J. Amer. med. Ass. **117**, 237 (1941). — MIKULICZ, v.: Wien. med. Presse **1881**, 45. — MIZUKAMI, T.: Langenbecks Arch. klin. Chir. **291**, 568 (1959). — Langenbecks Arch. klin. Chir. **290**, 1 (1958); — **291**, 568 (1959). — MONIZ, E.: Rev. Neurol. **2**, 72 (1927). —

Fortschr. Röntgenstr. **48**, H. 4 (1933). — MONTORSI, W.: Minerva med. (Torino) **50**, 1673 (1959). — MOORE, G. E.: Science (N. Y.) **107**, 569 (1948). — MOORE, G. E., u. Mitarb.: J. Neurosurg. **5**, 392 (1948). — Radiology **55**, 344 (1950). — Amer. J. Roentgenol. **66**, 1 (1951). — MUCCHI, L.: Fortschr. Röntgenstr. **93** (1960). — MUCCHI, L., G. L. LORENZI u. J. F. GOIDANICH: Fortschr. Röntgenstr. **93**, 62 (1960). — MÜLLER, J. H.: In SCHWIEGK s. unter a) S. 584 (1953). — MUNRO, L. A.: J. Phys. Chem. **48**, 187 (1944). — MUNTEAN, E., u. F. KOCH: Fortschr. Röntgenstr. **61**, 323 (1940).

NEUBERG, C.: Biochem. Z. **26**, 344 (1910). — NEY, CH., and S. GLANZMAN: Geriatrics **13**, 733 (1958). — NITO, G. DE: Boll. Soc. ital. Biol. sper. **17**, 215 (1942). — NÖLLER, H. G.: Verh. dtsch. Ges. inn. Med. **65**, 727 (1959); — Dtsch. med. Wschr. **85**, 1707 (1960).

OBERDALHOFF, H.: In KIRSCHNER-NORDMANN, Die Chirurgie, 2. Aufl., Bd. 2, S. 177 (1940). — OBERLING, CH., u. W. BERNHARD: Verh. dtsch. path. Ges. **35**, 89 (1952). — OBERNDORFER: Schweiz. med. Wschr. **1935**, 204. — OTT, G., u. R. FREY: Ergebn. Chir. Orthop. **53**, 410 (1961).

PACK, G. T.: Tumors of the soft somatic tissues. New York 1958. — PÄSSLER, H. W.: Röntgenblätter **10**, 73 (1957). — PADIS, N.: Clinics **4**, 87 (1945). — PANICO, F. G.: Surg. Gynec. Obstet. **94**, 733 (1952). — PAPANICOLAOU, G. N.: J. amer. med. Assoc. **131**, 372(1946). — D. G. HOLMQUIST, G. M. BADER and E. A. FALK: Cancer (Philad.) **11**, 377 (1958). — PASCHEN, H. W.: Ärztl. Forsch. **8** I, 463 (1954). — PAYR, E., u. ZWEIFEL: Klinik der bösartigen Geschwülste. Leipzig 1924. — PEACOCK, A. C., u. G. Z. WILLIAMS: J. nat. Cancer Inst. **18**, 277 (1957). — PEIPER, H.: Fortschr. Röntgenstr. **51**, 113 (1935). — PENN, H. S.: J. nat. Cancer Inst. **12**, 1389 (1952). — J. nat. Cancer Inst. **16**, 225 (1955). — Soc. exp. Biol. Med. **95**, 24 (1957). — PETERMANN, M. L., and K. R. HOGNESS: Cancer **1**, 100 (1948). — D. A. KARNOFSKY and K. R. HOGNESS: Cancer **1**, 109 (1948). — PETERS, H.: Cancer (Philad.) **3**, 418 (1950). — J. Urol. (Baltimore) **66**, 770 (1951). — PETERS, H., and A. BENJAMIN: Surg. Gynec. Obstet. **91**, 660 (1950). — PIZZETTI, F., F. CHIEREGO e P. FABRIS: Tumori **40**, 490 (1954). — POPPE, H., J. LOHSTÖTER u. PH. LAUWERS: Technik der Röntgendiagnostik. Stuttgart: G. Thieme 1961.

RABINOWITZ, M.: Cancer Res. **9**, 672 (1949). — REDING: Münch. med. Wschr. **1939**, 44. — REHN, J.: Langenbecks Arch. klin. Chir. **295**, 779 (1960). — REHN, J., u. H. E. KÖHNLEIN: Med. Welt **1960**, 841. — REISNER, A.: Regensburg. Jb. ärztl. Fortbild. **5**, 218 (1957). — REITTER, I.: Langenbecks Arch. klin. Chir. **269**, 329 (1951). — RIABOFF, P. J.: J. Urol. (Baltimore) **72**, 62 (1954). — RICHARDSON, H. L.: J. nat. Cancer Inst. **10**, 467 (1949). — ROBBINS, G. F., J. BROTHERS III, W. F. EBERHART and ST. QUAN: Cancer (Philad.) **7**, 774 (1954). — ROBINSON, C., R. EVERS u. A. TRUEX: Arch. Surg. (Am.) **41**, 730 (1940). — ROESSLE, R.: Zbl. Path. **82**, 165 (1944). — ROFFO, A. H., y R. RIVAROLA: Bol. Inst. Med. exp. Cancer (B. Aires) **2**, 709 (1925). — ROHS, K.: Z. Kreislaufforsch. **34**, 638 (1942). — ROSENTHAL: Amer. J. Canc. **37**, 566 (1939). — RUMMEL, A.: Medizinische **1959**, 1062. — RUST, TH.: Schweiz. med. Wschr. **1947**, 903. — ROTH, O. A.: In STREICHER u. SANDKÜHLER (s. d.) 138ff. (1953). — RÜHL, R.: Langenbecks Arch. klin. Chir. **273**, 542 (1952). — RUGGIERO, G., A. THIBAUT u. J. BORIES: Acta radiol. (Stockh.) **50**, 365 (1958). — RUMMEL, A.: Med. Klin. **1951**, 836. — RUNGE, H.: Neue med. Welt 998 (1950).

SACHS, H.: Z. Krebsforsch. **35**, 275 (1932). — SALFELDER, K.: Z. Krebsforsch. **57**, 517 (1951). — SANDERS, D. E., D. C. STEELE, and N. C. DELARUE: Canad. J. Surg. **2**, 147 (1959). — SANO, M. E., and L. SMITH: Arch. Path. (Am.) **30**, 504 (1940). — SANTOS, DOS R.: J. Bone It. Surg. **32** B, 17 (1950). — SAPHIR, O.: Surg. etc. **63**, 775 (1936). — SAUTHOFF, R., u. CHR. LANDSCHÜTZ: Ärztl. Wschr. **6**, 1019 (1951). — SCHADE, R. O. K.: Dtsch. med. Wschr. **80**, 1651 (1955). — SCHENKEN, J. R., E. L. BURNS and P. J. KAHLE: J. Urol. (Baltimore) **48**, 99 (1942). — SCHERER, E.: Zbl. Chir. **1940**, 1477. — Dtsch. med. Wschr. **84**, 1338, 1351 (1959). — SCHIEFER, W., u. K. SCHMALBACH: Dtsch. Z. Nervenheilk. **177**, 618 (1958). — SCHIEPATTI, E.: Sem. Hôp. Paris **1957**, 1567. — SCHILLER: Mschr. Krebsbekpf. **1934**, 7. — SCHINDLER: Gastroskopie. München 1923. — SCHMID, E., S. WITTE u. J. STERN: Klin. Wschr. **37**, 1073 (1959). — SCHMIDLAPP, C. J., and V. F. MARSHALL: J. Urol. (Baltimore) **59**, 599 (1948). — SCHMIDT, F., E. LISS u. H. ERNST: Strahlentherapie **114**, 415 (1961). — SCHMIDT-ÜBERREITER: Med. Kl. **49**, 71 (1954). — SCHMIDT-ÜBERREITER, E.: Wien. med. Wschr., **1952**, 440. — SCHNEIDER, E.: Medizinische **1957**, 248. — SCHOBINGER, R., RU KAN and H. C. Moss: Cancer (Philad.) **11**, 315 (1958). — SCHOBINGER, R., R. K. LIN and H. C. Moss: Cancer (Phil.) **11**, 315 (1958). — SCHÖLZEL, P.: Fortschr. Röntgenstr. **89**, 659 (1958). — SCHOENECK, W., u. R. MERTEN: Z. Krebsforsch. **52**, 37 (1942). — SCHREIBER, H. W., W. M. BARTSCH u. W. DAUER: Bruns' Beitr. klin. Chir. **198**, 193 (1959). — SCHRIDDE, H.: Münch. med. Wschr. **1922**, 1565. — SCHULTZ-BRAUNS: Klin. Wschr. **1930**, 1002; **1931**, 113. — Zbl. Path. **1932**, 225. — SCHULZ, W.: Z. klin. Med. **141**, 10 (1942). — SCHÜTZE, R., u. E. KLAR: Chirurg. **22**, 166 (1952). — SCHÜTZER, R.: Strahlentherapie **88**, 520 (1952). — SCHWARZL, H.: Krebsarzt **8**, 157 (1953). — SEAL, S. H.: Cancer (Phil.) **12**, 590 (1959). — SELBERG, W.: Dtsch. Arch. klin. Med. **190**, 380 (1943). — SEMISCH, R., H. L. KÖLLING u. H. H. WITTIG:

Chirurg 29, 132 (1958). — SEMPLE, J. E.: Brit. med. J. 4717, 1238 (1950). — SEYFARDTH: Dtsch. med. Wschr. 1932, 180. — SHEKTER, J. A., E. M. KAGAN u. N. W. SUBTSCHUK: Chirurgia 33, 21 (1957). — SIEBERTH, E.: Krebsarzt 14, 11 (1959); — 15, 152 (1960). — SIEGERT, F.: Zbl. Gynäk. 1940, 41, 1715. — SIEGMUND, H.: Z. Krebsforsch. 59, 156 (1953). — SIMON, H.: Die Sarkome. Stuttgart: F. ENKE 1928. — SIRTORI, C.: Gazz. int. Med. Chir. 58, 3 (1953). — SNYDER and COLEY: Surg. etc. 80, 517 (1945). — SPILLER, U., u. A. REVETAS: Dtsch. med. Wschr. 1935, 1305. — SPRIGGS, A. I.: Thorax 9, 26 (1954). — STACHELIN, R.: Schweiz. med. Wschr. 1942. — STANJEK, R. U.: Diss. Breslau 1936. — STAUDINGER, H. J., u. M. SCHMEISSER: Z. physiol. Chem. 283, 54 (1948). — u. V. BAUER: Klin. Wschr. 330 (1954). — STEIGER, S., u. K. J. TRAUMANN: Ärztl. Lab. 5, 166 (1959). — STEINBERGER, F.: Strahlenther. 98, 382 (1955). — STOECKL, E.: Mschr. Geburtsh. 100, 33 (1935). — STOLL, P.: Acta Un. int. Cancr. 14, 314 (1958); — Dtsch. med. Wschr. 83, 146 (1958); — Zeiss-Mitt. 2, 33 (1960). — STORTI, E., u. U. BORGHETTI: Med. Internaz. 1939, 421. — STREICHER, H. J.: Langenbecks Arch. klin. Chir. 273, 535 (1952). — STRICKLAND, B.: Brit. J. Radiol. 32, 705 (1959). — STRUPLER, W.: Pract. otorhino-laryng. (Basel) 12, 257 (1950).

TAKAGI, F.: Amer. J. klin. Path. 24, 663 (1954). — TAYLOR, E. S., and P. F. McCALLIN: Amer. J. Obstet. Gynec. 63, 1009 (1952). — TERRY: Med. Klin. 1924, 1179. — TESCHENDORF, W.: Dtsch. med. Wschr. 84, 1330 (1959). — TETZNER, W.: Z. Krebsforsch. 50, 465 (1940); — 57, 637 (1951). — TISCHENDORF, W.: Klin. Wschr. 20, 398 (1941). — Ergebn. inn. Med. Kinderheilk. 2, 183 (1951). — TIWISINA, TH.: Fortschr. Röntgenstr. 87, 199 (1957). — TÖNNIS, W., u. W. SCHIEFER: Fortschr. Röntgenstr. 81, 616 (1954). — TRÖLL, A.: Langenbecks Arch. klin. Chir. 163, 2 (1930).

VERONESI, U., u. G. RABOTTI: Tumori 40, 204 (1954). — VETTER, H., u. N. VEALL: Radioisotopen. Technik in der klinischen Forschung und Diagnostik. München-Berlin: Urban & Schwarzenberg 1960. — v. VIALA, P. J., T. GROSZ, J. CHOME et R. DU BOISTESSELIN: Presse med. 1951, 1757.

WALDSCHMIDT-LEITZ: Angew. Chem. 51, 224, 916 (1938). — WALTHER, H. E.: Z. Krebsforsch. 48, 468 (1939). — Radiol. clin. 8, 69 (1939). — WEICKER, H., u. K. HUHNSTOCK: Klin. Wschr. 39, 471 (1961). — WEISS, O.: Wien. klin. Wschr. 1936, 493; 1937, 1416. — WENZ, W., W. BADER u. H. D. WERLICH: Langenbecks Arch. klin. Chir. 291, 432 (1959). — WERNER, K., W. BADER, D. BUTTENBERG u. H. ZEITZ: Fortschr. Röntgenstr. 90, 110 (1959). — WERNER, K., u. D. BUTTENBERG: In LINKE: Früherkennung des Krebses. 1961. — WHANG, J.: Z. Krebsforsch. 62, 397 (1958). — WIED, G. L.: Ärztl. Wschr. 80, 291, 432 (1951). — WIEGENSTEIN, L., and R. F. HAIN: J. nat. Cancer Inst. 11, 729, 733 (1951). — WIHMAN, G.: Nord. med. 50, 1331 (1953). — WILDEGANS, H.: Chirurg (1951). — WINKEL, K.: Krebsarzt 12, 67 (1957). — WINKEL, K. ZUM, u. K. E. SCHEER: Chirurg 31, 487 (1960). — WINKEL, K. ZUM, G. SCHÜTTERLE u. E. K. SCHEER: Dtsch. med. Wschr. 37, 1751 (1961). — WINTER, C. C.: J. Urol. (Baltimore) 76, 182 (1956); 82, 674 (1959). — WILT, H. C., and D. NICHOLSON: Cancer 3, 290 (1950). — WITTE, S., u. K. TH. SCHRICKER: Cytologie in HENNING, N.: Klin. Laboratoriumsdiagnostik. S. 628. München-Berlin 1960. — WOLF, F.: In N. HENNING: Klin. Laboratoriumsdiagnostik. 2. Aufl. S. 650ff. München-Berlin 1960. — WOLLUM, A., D. F. GLASER, H. C. BRYANT and H. M. POLLARD: J. nat. Cancer Inst. 12, 715 (1952). — WOODHOUSE, D. L.: Amer. J. Canc. 40, 359 (1940). — WOOLNER, L. B., and J. R. McDONALD: Proc. Mayo Clin. 22, 369 (1947). — J. Amer. med. Ass. 139, 497 (1949).

ZIERHUT, E.: Fortschr. Röntgenstr. 80, 591 (1954). — ZIMMERMANN, W.: Z. physiol. Chem. 233, 257 (1935). — ZÖLLNER, E. L.: Zbl. Chir. 38, 1442 (1923). — ZUKSCHWERDT, L.: Langenbecks Arch. klin. Chir. 298, 36 (1961). — ZUKSCHWERDT, L., M. KNEDEL u. H. ZETTEL: Dtsch. med. Wschr. 77, 640 (1952). — ZWICKER, M.: Dtsch. med. J. 195 (1955).

III. Krebsbehandlung und Krebsverhütung

*'Οκόσα φάρμακα οὐκ ἰῆται, σίδηρος ἰῆται,
ὅσα σίδηρος οὐκ ἰῆται, πῦρ ἰῆται,
ὅσα πῦρ οὐκ ἰῆται, ταῦτα χρὴ νομίξειν ἀνίατα.*

*Was Arzneimittel nicht heilen, heilt das Eisen,
Was das Eisen nicht heilt, heilt das Feuer,
Was das Feuer nicht heilt, das muß als unheilbar
angesehen werden.*

HIPPOKRATES, Aphorismen

Alles Wissen um den Krebs und alle Krebsforschung hat die Krebsverhütung und — ist Krebs erst einmal entstanden — die *Krebsheilung* zum Endziel. Illusionslos muß man den Satz an die Spitze stellen: *Eine natürliche Heilung gibt es beim Krebs nicht.* Immer wieder wird behauptet (s. 16. Kapitel), es gäbe beim Krebs aus eigenen Abwehrkräften des Organismus auch eine *Spontanheilung.* Sie ist aber in einwandfreier Form noch *nie bewiesen* worden. Aber selbst wenn eine Selbstheilung einmal vorkäme, so wäre das angesichts weniger Fälle solcher „Spontanheilungen" — bezogen auf die jährlich schätzungsweise 3 Millionen Krebskranker auf der Erde — höchstens eine Chance von 1 zu 1 Million. Krebs ist eben, wie schon GALEN sagte, ein morbus praeter naturam. Seit CELSUS' Zeiten zitiert man das Wort: natura sanat, medicus curat. Beim Krebs hat dieses Wort nie gegolten. Vom Krebs darf man uneingeschränkt sagen: solus medicus sanat, natura non sanat.

Heilt schon nicht die Natur, so kann die *Therapie beim Krebs* schon im Prinzip immer nur eine aggressive sein. Überspitzt ausgedrückt kann man sagen: Der Krebs ist ein Teufel, man kann ihn nur mit dem Beelzebub austreiben. Das will besagen, *Krebsheilung* wird nur erzielt *mit Waffen des Angriffs* und *nur um den Preis entsprechender Opfer.* Wo, wie beim Krebs, gleichviel auf welche Weise, so aber doch therapeutisch immer hart zugeschlagen werden muß, bleiben für die „körperliche Unversehrtheit" Funktionseinbußen, Defekte, Schädigungen und Verluste unvermeidbar. Man kann auch den Krebskranken nicht über alle Fragen vorher aufklären — wie oft verbietet dies sein eigenes Wohl —, man kann auch durchaus nicht immer alle möglichen Folgen voraussehen.

Bei der Krebstherapie gibt es, so abgewandelt sie auch im einzelnen sein mögen, im Grunde nur jene *3 Grundformen der Krebsbehandlung,* wie sie bereits HIPPOKRATES mit den 3 Grundmitteln σίδηρος (Eisen), πῦρ (Feuer) und φάρμακα (Arzneimittel) umrissen hat: die operative, die Strahlen- und die Chemotherapie.

Wohl mag der Organismus mit einzelnen Krebszellen, gelegentlich vielleicht sogar mit kleineren Krebszellverbänden fertig werden, mit einer Krebsgeschwulst selber aber niemals. Damit ist die *Ausrottung der Krebsgeschwulst* die *einzige Chance der Heilung* und zugleich das oberste Gebot der Behandlung. Es muß, um jede Illusion — auf dem Krebssektor sind Illusionen lebensgefährlich und lebensgefährdend! — zu zerstören, klar der Satz ausgesprochen werden: Nach dem heutigen Stande der Dinge gibt es eine *Krebsheilung nur durch Radikaloperation* oder durch die *strahlentherapeutische Krebsvernichtung,* selbstverständlich auch durch vernünftige Kombination beider.

Völlig neuartig sind die mancherlei *Möglichkeiten einer operativen Endokrinotherapie*. Sie spielen zwar nur auf dem engeren Sektor der Tumoren endokriner Organe und bei Carcinomen hormonell abhängiger Organe (Mamma, Prostata, Schilddrüse usw.) eine Rolle, doch erzielen sie gerade in der Kombination mit der Strahlen- und mit der Hormontherapie bislang unbekannte Wirkungen universeller Art (Näheres S. 693ff.).

Auch die moderne *Chemotherapie maligner Tumoren* leistet mancherlei, aber doch nur in Sonderfällen oder in Kombination mit anderen Methoden, zusätzlich und palliativ. Ausschließlich chemotherapeutisch bedingte endgültige Krebsheilungen sind bislang, einwandfrei wenigstens, noch nicht gesichert. Gleichwohl ist die *Chemotherapie* eine *dritte Waffe gegen den Krebs* geworden, vor allem hinsichtlich der Erzielung sehr beachtlicher Remmissionen und beträchtlicher Lebensverlängerungen. Soweit eine oft genug über die 5-Jahresgrenze hinaus *"unspezifische Krebstherapie"* angepriesen wird, hat sie, erweisbar wenigstens, noch keinen Krebskranken geheilt. Vieles dort ist Mystik und lebt nur davon, daß ernsthafte Leute Besseres zu tun haben, als die Wirkungslosigkeit zu beweisen.

Eine vielseitige *"Allgemeinbehandlung"* (Näheres S. 815) als zusätzliche Therapie haben alle Krebstherapeuten immer schon betrieben und sie stets sonst inkurablen Krebskranken zugute kommen lassen. Etwas anderes ist die Allgemeinbehandlung als "adjuvans" jeglicher Form der Krebstherapie (Näheres im 15. Kapitel), etwas anderes die Behauptung, als gäbe es eine "biologische Krebstherapie" oder eine "Ganzheitsbehandlung" als selbständiges Prinzip der Krebsbehandlung. Die gibt es nicht.

Dreizehntes Kapitel

Operative Krebsbehandlung

Ist schon jeder Krebs im Prinzip ein Test auf Krebsverursachung und Krebsentstehung, so ist *jede Krebsoperation* ein erzwungenes zwar, aber ein *de-facto-Experiment der Krebsbehandlung*. Man sollte die morphologische und klinische Krebspathologie mit ihren Riesenzahlen ebensowenig gering schätzen, wie eben auch die Krebsoperationen insgesamt. Sie stellen ja das gewichtigste Kapitel der tatsächlichen Krebsbekämpfung dar. Man übersehe nicht, daß hinter den Folgerungen der Chirurgen doch immer ein großes Krankengut steht. Beim Verfasser sind es allein in seiner Heidelberger Zeit mehr als 1100 Mamma-, über 1200 Bronchial-, an die 1400 Rectum- und über 1700 Magencarcinome.

Die operative Krebsbehandlung geht bis in frühgeschichtliche Zeiten zurück. Eine Stelle bei HERODOT (III, 133); Δαρείου τῇ γυναικὶ ἐπὶ τοῦ μαστοῦ ἔφυ φῦμα, μετὰ δὲ ἐκραγὲν ἐνέμετο πρόσω wird von W. CAPELLE dahin interpretiert, daß der griechische Chirurg DEMOKEDES des DARIUS Gemahlin ATOSSA, des KYROS Tochter, am Brustkrebs mit Erfolg operiert habe, um dann "in seine unvergessene Heimat als ebenso berühmter wie märchenhaft reicher Mann zurückzukehren"[1].

Die *Krebschirurgie* ist in den letzten 20 Jahren sehr viel umfassender, zugleich risikoärmer, dadurch wiederum sehr viel radikaler und alles in allem erfolgreicher geworden. Einen Krebs, einen malignen Tumor, der nicht radikalchirurgisch angehbar geworden wäre, gibt es kaum mehr. Auch die früher nicht möglichen Operationen wegen Bronchial-, Oesophagus- und Pankreascarcinom sind, wenn auch immer noch mit hoher Mortalität, standardisierte Eingriffe geworden.

---

[1] HIPPOKRATES: Fünf auserlesene Schriften. S. 9 und 181. Eingeleitet und übertragen von W. CAPELLE. Frankfurt und Hamburg 1959.

1. Allgemein-cancerologische Vorbemerkungen

a) **Örtlich-umschriebener Krebsbeginn als Voraussetzung radikal-operativer Krebstherapie.** Der zureichende Grund, Krebs auf operativem Wege zu entfernen, liegt in den operativen Heilziffern und in dem auch experimentell geführten Nachweis, daß Krebs zum mindesten primär und längere Zeit als örtliche Erkrankung anzusehen ist oder, negativ ausgedrückt, daß *Krebs keinesfalls ein Allgemeinleiden* darstellt.

Würden Genetiker auf Grund der Erfahrungen an Tumorstämmen Krebs als unentrinnbares Fatum ansehen, so wäre das vielleicht verständlich. Das Erstaunliche ist, daß es auch *Chirurgen* gegeben hat, die diesem Standpunkt, *Krebs* sei ein „*Allgemeinleiden*", huldigten.

„Darf der Chirurg den Krebs heute noch als rein örtliche Krankheit ansehen?" So lautet die Frage, die KÖNIG auf dem Chirurgen-Kongreß 1935 dahin beantwortete: „Die Heilung des Krebses ist kein rein operativ-mechanistisches Problem. Gewiß, der örtliche Krebsherd muß entfernt werden ... Aber das weitere Ergebnis hängt von dem Allgemeinfaktor ab — ob Krebsbereitschaft bleibt oder wieder auftritt, oder ob dauernd die Abwehrkräfte siegen." Auch SAUERBRUCH (1938) hat ausgerufen: „Die Chirurgie weiß heute, daß wir lediglich grobanatomisch den Geschwulstbezirk aus dem Körper entfernen, ohne dadurch die Krankheit an sich beeinflussen zu können."

Wir selbst stehen mit PERTHES (1928) auf dem Standpunkt: „*Die Bejahung der örtlich bedingten Krebsentstehung bildet die Voraussetzung aller operativen Krebsbehandlung.*" Dafür sprechen sehr viel klinische, morphologische und alle chemischen und physikalischen Erfahrungen mit der Krebserzeugung. Klinisch sehen wir den Krebs immer als ausschließlich örtliches Leiden beginnen. Der Lichtkrebs auf der Landmannshaut, der Lippenkrebs des Pfeifenrauchers, das Fistelcarcinom wie alle Reizkrebse überhaupt, entstehen örtlich im Bereich der schädigenden Einwirkung. Wo es morphologische Vorstadien gibt, wie den Polypen des Mastdarmes, das chronische Ulcus des Magens, den Naevus usw., immer sind es örtliche Anfänge der Krebsbildung. Aber selbst in den wenigen Beispielen erblicher Präcancerosen bildet sich wie beim Xeroderma pigmentosum der Krebs nur im Bezirk der Belichtung und dort meist am Ort zusätzlicher Schädigungen (Rhagaden der Lippe, Verbrennungen, Verletzungen). Alle Berufskrebse entstehen im Bereich der Wirksamkeit der Noxe bzw. ihrer Abbauprodukte. Kein Zweifel: „Der Krebs beginnt ausnahmslos und stets als ein örtlich begrenztes Leiden." So formulierte es REICHEL, ein Altmeister der Chirurgie, 1949.

Auch rein *morphologisch* ist der Krebs als eine primär unicelluläre und damit zunächst streng lokalistische Erkrankung aufzufassen. HADDOW (1947) geht sogar so weit, Krebs biologisch als rein örtliches Zellproblem, bei dem der übrige Organismus unwesentlich ist, zu betrachten. Alle Erfahrungen mit Frühcarcinomen im Bereich der Haut, des Magens usw. zeigen die grundsätzliche Abgrenzbarkeit, solange keine Metastasierung vorliegt. Die Metastasierung ist aber nicht der Ausdruck eines „Allgemeinfaktors", sondern nur die Folgerung aus der Tatsache, daß ein umschriebener Bezirk nach dem Prinzip der Koloniengründung einen zweiten dritten usw. Bezirk rein durch Zellauswanderung geschaffen hat.

Zudem spricht auch *experimentell* alles für die Entstehung der Tumoren ausschließlich an den Stellen der carcinogenen Einwirkung. Ob es sich um elektromagnetische oder um Corpuscularstrahlungen, um carcinogene Kohlenwasserstoffe oder um parasitäre Gifte handelt, stets ist Krebs die örtliche Folge örtlicher Noxen, lokalistisch faßbar und lokalistisch beeinflußbar. Soweit Krebs ausnahmsweise nicht am Ort der Einbringung selbst, sondern entfernt davon entsteht, wie z. B. beim Scharlachrot-Hepatom oder beim Radiosarkom der Knochen nach oraler Einbringung von Radiumsalzen, handelt es sich immer um Krebsentstehung am

Ort der Speicherung (Leber bzw. Knochenmark) oder auf den Wegen der Ausscheidung von Umwandlungsprodukten, wie z. B. beim Blasenkrebs der Anilinarbeiter. Ein experimenteller Krebs, der nicht örtlich, isoliert und circumscript entstanden wäre, ist bis heute unbekannt.

Wie endlich wollte man jene Tausende von Fällen (s. 15. Kapitel S. 872), die nach der Radikaloperation des Krebses 5, 10 und mehr Jahre geheilt — und gesund geblieben sind, erklären, wenn „dadurch die Krankheit" nicht beeinflußt worden wäre? *Krebs ist primär stets eine örtliche Erkrankung*, und daher ist, wo sie ausführbar ist, die operative Ausschneidung die im Prinzip rationellste Therapie. Daß sie nur in einem beschränkten Prozentsatz zum Ziele führt, hängt sehr wesentlich vom Zeitpunkt der Operation, d. h. vom Zeitverzug zwischen Symptombeginn und Behandlungsbeginn und vom biologischen Charakter der Geschwulst ab. Dies und anderes hat aber mit der Richtigkeit der Lehre vom anfänglich rein örtlichen Charakter des Krebses selbst nichts zu tun.

b) Die Sonderstellung der Krebsoperationen. *Krebsoperationen* unterscheiden sich in vielem von sonst gleichartigen Eingriffen am gleichen Organ aus nichtmalignen Anlässen!

1. Krebsoperationen sind überwiegend *Eingriffe an älteren und zugleich geschwächten Kranken*. Sie haben daher ein vergleichsweise sehr viel höheres Risiko (Näheres K. H. BAUER 1955). Das höhere *Operationsrisiko* hat seine Ursachen in Lokal- und in Allgemeinfaktoren: a) lokal und regionär durch die Ausdehnung des Tumors, durch die Parenchymzerstörung, Ulceration, Stenosierung, Sekundärinfektion usw., b) allgemein durch Alter, sekundäre Anämie, chronische Intoxikation, Hypo- bzw. Dysproteinämie, Störungen im Wasser- und Elektrolythaushalt usw. Es bedarf daher schon *vor* der Operation einer besonders hohen Sicherung der Diagnose (Sitz, Art, Typ und Charakter der Geschwulst) und einer speziellen Operationsvorbereitung. Bei der Operation sind hohes technisches Können und große Erfahrung des Operateurs unabdinglich nötig. Nach der Operation ist der volle Einsatz rationeller Nachbehandlungsmethoden erforderlich. Der Krebskranke gehört daher im allgemeinen nicht in die Hände des chirurgischen Allgemeinpraktikers, sondern in die erfahrener Spezialisten.

2. In der Hand des Spezialisten ist ceteris paribus *der radikalere Eingriff immer der bessere*. Wer z. B. bei Weichteilsarkomen die Geschwulst „vom Nerven abpräpariert", statt diesen zu opfern, wer bei Gesichtscarcinomen schon bei der Exstirpation auf die plastische Deckung des Defektes schielt, oder wer beim Rectumcarcinom der Kontinenz wegen den Sphincter erhält, mindert um den Preis eines kurzfristigen Scheinerfolges oft die Heilchance auf lange Sicht. Nicht das Ziel der Rekonstruktion, sondern das *Ziel der Dauerheilung* ist bestimmend.

3. Da die Geschwulstzellen mikroskopisch sehr viel weiter vorgedrungen zu sein pflegen, als das makroskopisch erkennbare Geschwulstgewebe vermuten läßt, muß stets *normales Gewebe* in großer Ausdehnung *mitgeopfert* werden.

4. Für den *gleichen Organkrebs* gibt es je nach Stadium, Ausbreitung und Gesamtsituation meist eine ganze *Serie konkurrierender Operationsmethoden*. Sie umfaßt z. B. beim *Blasenkrebs* vom ultraradikalen bis zum rein palliativen Eingriff allein 7 Möglichkeiten:

Evisceration des ganzen Beckens	transurethrale Elektroresektion
totale Blasenexstirpation	doppelseitige Ureterosigmoidostomie
partielle Blasenresektion	cutane Ureterfistel
Cystotomie und offene Elektroresektion	

5. Nirgends hat das Wort „*inoperabel*" die gleiche Schicksalsbedeutung wie beim Krebs. Fraglos gibt es eine 100%ige „Inoperabilität", aber wie oft ist diese Entscheidung subjektiv und relativ: was der eine noch operiert, erscheint dem

anderen bereits inoperabel, und was für den Magenkrebs gilt, gilt bei ceteris paribus gleichem Befund noch nicht für das Colon, Sigma, Rectum oder die Lunge.

6. Das *„An-operieren"* von Krebsgeschwulsten ist schlimmer als das Nichtoperieren. Besonders gilt dies bei Operationen bei Melanomen. Auch sonst kann das oft gehörte Wort „Der Hauptteil ist heraus" keine Befriedigung auslösen, denn die unvollständige Operation setzt einen Proliferationsreiz und löst damit auf breiter Front Wachstumsbeschleunigung aus. Eine Sekundäroperation ist selten noch möglich und noch seltener von Erfolg.

So werden *Krebsoperationen* immer einen *Test* für die Leistungshöhe einer Klinik abgeben, denn die großen Eingriffe wegen Krebserkrankungen innerer Organe sind stets funktionelle Belastungsproben für einen chirurgischen Betrieb in all seinen Sparten.

Da die Alternative des Nicht-Operierens fast immer in absehbarer Zeit eine 100%ige Todeserwartung bedeutet, so wird man nicht viel *Kontraindikationen gegen Krebsoperationen* aufstellen können. Selbstverständlich mahnen nicht völlig kompensierte Herzschäden, Coronarthrombosen, Apoplexien, schwere Leber- und Nierenstörungen und dergleichen zu entsprechender Reserve. Aber immer, wo es sich um Handeln dreht, kann die Entscheidung nur eine individuelle und internistisch mitbestimmte sein. Als *allgemeine Regel* kann man vielleicht sagen: eine Krebsoperation ist dann kontraindiziert, wenn die Lebensverkürzung durch die betreffende Operation in der Summe der Fälle größer ist als durch den Krebs.

c) **Operabilität bzw. Inoperabilität maligner Tumoren.** Die wichtigste Entscheidung, die nach der Feststellung einer malignen Neubildung gefällt werden muß, ist die der *Operabilität bzw. Inoperabilität*. Das Hamlet-Wort: To be or not to be, that is the question, ist nur zu oft für den Krebskranken die *Frage: operabel oder nicht-operabel*. Eine allgemeine "Definition of inoperability of cancer", wie PACK (1948) sie zur Diskussion stellte, gibt es nicht. Für den individuellen Fall kann gar nicht scharf genug betont werden, daß die Frage der Operabilität meist nur vom Operateur entschieden werden kann — und nicht vom Arzt und meist auch nicht vom Röntgenologen. Immer wieder trifft der Chirurg auf den unhaltbaren Standpunkt, die lange Zeitdauer oder die besondere *Größe* eines Tumors schlössen seine Operabilität aus. Beim Magenkrebs z. B. ist es sehr oft gerade umgekehrt. Die großen, expansiv wachsenden Tumoren sind meist operabel, gefährlich sind die nicht palpablen, infiltrierenden, vor allem die kleinzelligen Formen.

Auch die *Unverschieblichkeit* einer Krebsgeschwulst beweist durchaus nicht immer deren Inoperabilität. Beim Rectum-Ca z. B. ist eine völlige Unverschiebbarkeit derselben gegenüber dem Kreuzbein sehr oft nur durch ein entzündliches Verbackensein, jedoch nicht durch carcinomatöse Infiltration bedingt. Ist die Verlötung erst beseitigt, so ist das Rectum-Ca oft ausgezeichnet operabel.

Leider gibt es eine Fülle von Organkrebsen, bei denen die *Diagnose meist allein schon die anatomische Inoperabilität* bedeutet. Es trifft dies zu für die große Mehrzahl der Gallenblasencarcinome, für die meisten Glioblastome des Gehirns, für alle Carcinome des Inselzellorgans, für die meisten Carcinome des Pankreas (in Graz von 36 nur 3 operabel: SPATH und KÖLE 1954) u. a. m. Bei diesen anderen Beispielen sind alle diagnostischen Hilfsmittel erst verwertbar, wenn die betr. malignen Tumoren bereits inoperabel sind. In anderen Fällen, wie beim *Bronchialkrebs*, sind in unserem Heidelberger Krankengut (SPOHN, DAUM und BENZ 1958) bereits 44—56% inoperabel auf Grund klinischer Untersuchung, weitere 13—23% sind inoperabel, wenn sie probethorakotomiert werden und nur 29—30% können der Lob- bzw. Pneumonektomie zugeführt werden (s. auch Abb. 207, S. 846).

Wesentlich günstiger sind die Verhältnisse beim häufigsten aller Organkrebse, beim *Magencarcinom*.

In den Jahren 1947—1956 wurden an der Heidelberger Klinik wegen einer Magenerkrankung *operiert:* 2442 Kranke,
davon waren Magenkrebskranke 1027 = 42%.

Von diesen 1027 Magen-Carcinomen waren 630 = 61,3% „radikal" operabel:
Die „radikal" operierten Fälle verteilen sich wie folgt:

    117 Cardiaresektionen . . . . = 18,6% ⎫
     71 subtotale Magenresektionen. . . . . = 11,3% ⎬ ≈ 40% erweiterte
     60 totale Gastrektomien . . . . = 9,5% ⎭ Resektionen
    382 Magenresektionen nach B II . . . . = 60,6%

Auf die 5-Jahresüberlebensziffern kommen wir im 16. Kapitel zurück.

Besonders Röntgenologen und Internisten sollten mit der Feststellung „inoperabel" Zurückhaltung üben. Ungünstiger Sitz, große Ausdehnung, eine lange Vorgeschichte, Verwachsungen, Unverschieblichkeit und Penetration in die Nachbarorgane reichen oft nicht aus, um die Inoperabilität zu beweisen. Auf diese Weise werden manche Patienten dem Chirurgen vorenthalten, die durch eine Operation doch noch erfolgreich zu behandeln wären.

Was die lange *Zeitdauer* anlangt, so ist es sehr oft so, daß eine *„lange Anamnese"* eher langsames und relativ „gutartiges" Wachstum und daher eine höhere Chance der Operabilität anzeigt, als umgekehrt. Jeder erfahrene Arzt hat — neben dem Durchschnitt der Fälle — als Beweismittel extreme Grenzfälle zur Hand. Der Verfasser verfügt über die Beobachtung von einem Magenkrebs eines 54jähr. Mannes (R. J. Nr. 1715/53). Das Bewußtwerden des Magenkrebsleidens war für den Frühsommer 1948 auf den Tag (Richtfest!) angebbar. Vom Röntgenbild vom 23. 5. 1949 an (Abb. 175) liegt eine lückenlose Serie von Röntgenbildern vor, die das Fortschreiten des 1949 schon ausgedehnten Carcinoms dokumentarisch belegen. Der Kranke hatte die Operation bis dahin verweigert. Das Magencarcinom war 5 Jahre nach Beginn (Röntgenbild vom 25. 3. 53 Abb. 175) überaus fortgeschritten, aber noch operabel. Histologisch hatte es sich um ein weit ausgereiftes Adeno-Ca gehandelt. Vom Beginn der ersten Symptome an über 6½jährige, bei dem sehr langsamen Wachstum sicher insgesamt *über 7jährige Überlebensdauer* vom Anbeginn an gerechnet. Nun, was sehr selten ist, ereignet sich nach dem „Gesetz der Duplizität" der Fälle auch andernorts einmal — in diesem Falle bei unserem Antipoden: Aus der STRAUB-Clinic in Honolulu berichtete 1950 CHERRY über einen sehr ähnlichen Fall eines Magencarcinoms, bei dem 1949 ein Magengeschwür festgestellt, 1952 ein Magen-Ca reseziert und 1959 ein Magen-Ca-Rezidiv abdominothorakal) entfernt wurde. 7 Jahre symptomloser Verlauf!

Derartige Fälle sind zugleich ein wichtiger Beitrag zur These von der *„Konstanz des Krebswachstums"*, wie sie STELZNER (1956) anhand eines zufällig seriemäßig photographierten Fistelcarcinoms des Rectums genannt und dokumentarisch belegt hat.

Je größer der zu erwartende Eingriff, um so verständlicher das Bestreben, die *Operabilität* schon vorher, notfalls *operativ-diagnostisch* festzustellen. MCDONALD u. Mitarb. (1953) machen hierfür beim Mamma-Ca eine dreifache Probeexcision a) aus dem Mammatumor, b) aus den retrosternalen und c) aus supraclavicularen Lymphknoten (Operationsdauer 2—3 Std.!). DENK und WURNIG (1957) haben in 100 Fällen von Bronchial-Ca die bilaterale supraclaviculäre Probeexcision der Halslymphdrüsen durchgeführt und dabei in 5% der Fälle dem Kranken dadurch die Probethorakotomie erspart. Es ist aber doch die Frage, ob bei so großen diagnostischen Eingriffen das Ergebnis den relativ beträchtlichen Einsatz lohnt.

Selbstverständlich gibt es je nach Organ, Alter und Situation mancherlei *Kontraindikationen* gegen eine Krebsoperation. Immer aber gilt der Satz: die Frage der Operabilität kann endgültig meist erst durch die Operation entschieden werden. Die Probefreilegung zeitigt oft die größten Überraschungen. Man kann es schwer verantworten, dem Kranken diese Chance vorzuenthalten, denn wie oft ist die Probefreilegung zugleich die Voroperation für einen doch erforderlichen palliativen Eingriff. Daß der Grad des technischen Könnens des betreffenden

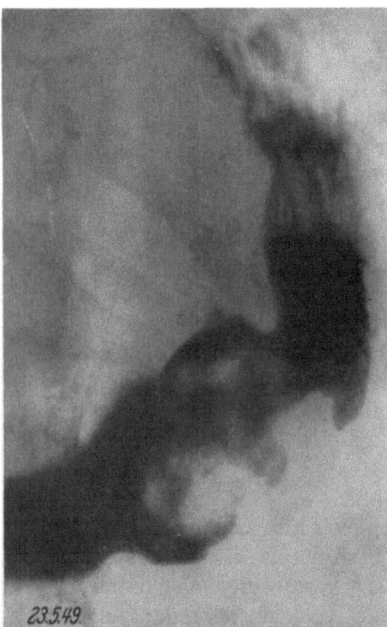 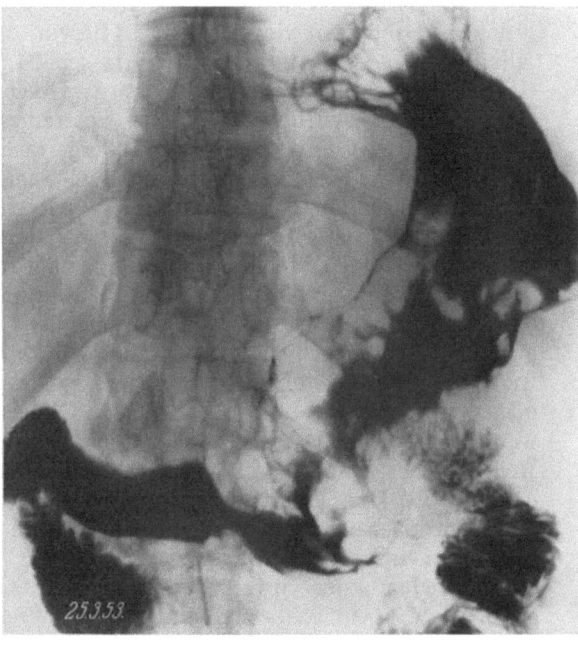

Abb. 175 links. Röntgenbild eines bereits fortgeschrittenen, der Anamnese nach schon 1 Jahr bestehenden Magencarcinoms bei einem 56jähr. Mann J. R. Nr. 1715/53 v. 23. 5. 49. Magen-Ca 4 Jahre später — 5 Jahre nach Beginn — noch operabel. Rechtes Bild: Röntgenbild des gleichen Falles vom 25. 3. 53, wenige Tage vor der Magenresektion. Überlebensdauer nach Krankheitsbeginn 6½ Jahre, nach der Resektion noch 18 Monate

Operateurs ebenfalls bei Entscheidung der Operabilität wesentlich mitspricht, versteht sich von selbst.

Alles kulminiert in der *Operabilitätsquote* der Zugänge mit Organkrebsen im Sinne deren Radikaloperation. Sie wechselt natürlich von Operateur zu Operateur, sie wechselt je nach dem Standard der Chirurgie, sie wechselt von Organ zu Organ (s. Tab. 97), von Land zu Land, immer aber ist sie ein *Test auf Krebsdiagnostik und Früherfassung der Krebskranken.*

Tabelle 97. *Operabilitätsquote bei verschiedenen Organkrebsen*

Organ	Prozent der Radikaloperierten	Autor
Magen	38%	K. H. Bauer (Arbeit Stanjek)
Lungen	35%	Churchill u. Mitarb. 1958
Mamma	94,4% (89,6%)	Schindler 1936
Rectum	63,9% 42,5%	K. H. Bauer (Schmincke 1937)
Blase	34% (früher 12 %)	Huggins u. Johnson 1947
Oesophagus/Cardia	37,9%	Nakayama 1960

Die Höhe der Operabilität ist Schwankungen unterworfen. So sehen viele Kliniken in Deutschland nach 1933 Abnahmen der Operabilitätsquote (SIMON 1936, HART 1941). Sie war vor allem durch das damals staatlich protegierte „Heilpraktiker"-wesen mitbedingt.

Diesen vereinzelten Angaben stehen andere Aussagen über *Steigerung* des Prozentsatzes *radikaloperierter Fälle* gegenüber. Der Verfasser selbst hat in der Breslauer Klinik (1933—1938) beim Rectumcarcinom den Prozentsatz der Radikaloperierten gegenüber der Zeit von 1922—1932 von damals 42,5% auf 63,9% ansteigen sehen. Wie stark große Kliniken durch Krebsoperationen in Anspruch genommen sind, geht vielleicht daraus hervor, daß in der Breslauer Chirurgischen Klinik während der Amtszeit des Verfassers 24,6%, also praktisch $1/4$ aller operativen Eingriffe solche wegen bösartiger Geschwülste gewesen sind. Aus dieser Zahl ist weiter zu entnehmen, daß das Schwergewicht der Krebsbekämpfung nach wie vor bei der Chirurgie und den anderen operierenden Disziplinen gelegen ist.

Immer wieder einmal ergibt sich für erfahrene Operateure die dann stets schwierige Situation, bei einer anderenorts ausgeführten ersten Operation autoptisch festgestellte „*Inoperabilität*" evtl. doch durch eine *Zweitoperation nachprüfen* zu müssen. PACK (1948) hat 7 einschlägige Fälle mitgeteilt, bei denen der 6 Wochen bis 30 Monate später ausgeführte zweite Eingriff doch noch die Radikaloperation erlaubte und damit zugleich die Erstdiagnose „inoperabel" desavouierte. Wo es aber um Menschenleben geht, kann die Zweitoperation verantwortet werden, wenn bei sorgfältigster Nachprüfung aller Umstände noch eine gute Heilchance oder wenigstens bei qualvollem Zustand eine entscheidende Besserung erzielt werden kann. Der Verfasser hat vor allem beim fortgeschrittenen Rectum-Ca eine Reihe solcher Zweitoperationen ausgeführt. Man sieht, die Frage „operabel/inoperabel" ist komplex, schwierig und nie völlig lösbar.

Operationen wegen Krebs gelten mit Recht zugleich als ein *Maßstab für die Leistungen einer Klinik*. Sie erfordern nicht nur — man denke an den Mastdarm-, den Bronchial-, den Speiseröhrenkrebs oder an die Hirn- und Rückenmarksgeschwülste — ein hohes Maß an operativer Technik, sondern sie stellen auch an die vorherige Diagnostik, an die Vorbereitung und Nachbehandlung große Anforderungen. Die Krebskranken sind ja meist nicht nur körperlich oft stark heruntergekommen, sondern meist auch noch alte Menschen, bei denen jeder Eingriff ein höheres Risiko bedeutet. Nirgends will Indikation und Kontraindikation (Herz, Kreislauf, Hochdruck, Wasser- und Elektrolythaushalt, Leberschäden usw.) vorsichtiger gegeneinander abgewogen sein, als bei Eingriffen wegen maligner Tumoren, besonders im Bereich der drei großen Körperhöhlen. Gilt auch sonst oft genug die These: es kommt ebenso auf die Operation, wie auf den Operateur an, so gilt sie bei Krebsoperationen in besonderem Maße.

Von großer Bedeutung sind die *Operationsvorbereitung* und die *Operationsnachbehandlung*. Diese Themen haben viele Variationen. Angefangen von der Bluttransfusion zur Bekämpfung der Anämie und Vergrößerung des Blutvolumens, der Zufuhr von Plasma oder Aminosäuren zur Behebung der Hypoproteinämie, der Darreichung von Vitamin K und Vitamin C, der Chloranreicherung und nicht zuletzt der Calorienzufuhr bis zur Vorbereitung durch entlastende und entgiftende *Voroperationen* (Cöcalfistel bei Colon-, Anus praeter bei Rectumcarcinom usw.) und mancher *Nachoperation* gibt es viele, für den Ausgang der Eingriffe wesentliche Methoden.

d) Fortschritte der allgemeinen Chirurgie und Krebsoperationen. Eine große Bedeutung für die *Krebschirurgie* haben die in den letzten 15—20 Jahren erzielten *Fortschritte der allgemeinen Chirurgie* erlangt. Es ist natürlich hier nicht der Ort, sie im einzelnen darzustellen. Nur mit wenigen Stichworten sei in diesem Zusammenhang auf die Schock-, die Thrombose- und Embolieprophylaxe, die Chemotherapie und Chemoprophylaxe der Wundinfektion durch Sulfonamide und Antibiotica, die Kontrolle und Beeinflussung des Wasser- und Elektrolythaushaltes, die künstliche Hypotension und künstliche Hypothermie und viele andere Fortschritte der Allgemeinen Chirurgie hingewiesen, die natürlich allesamt den Krebsoperierten zugute kommen.

Selbstverständlich spielt auch die *Anaesthesie* eine große Rolle. Die frühere Äthernarkose stellte immer eine zusätzliche Belastung dar! Wo sie vermieden werden kann, bedeutet es bei Krebsoperationen meist ein Gewinn. FINSTERER (1930) z. B. führt seine guten Resultate bei der Magenkrebsoperation (s. 16. Kapitel, S. 841 ff.) auf die von ihm immer angestrebte örtliche Betäubung zurück. Auch die Spinalanaesthesie hat bei den ja meist alten Leuten mancherlei Vorteile. Oft genügt aber Lokalanaesthesie mit nur geringem Zusatz von Evipan intravenös. Bei den meisten großen Operationen z. B. wegen Bronchial-, Oesophaguskrebs, bei vielen Hirntumoroperationen, ja man kann sagen, bei allen großen Krebsoperationen überhaupt, hat sich die intratracheale Intubationsnarkose als schlechthin unentbehrlich erwiesen. Die modernen Anaesthesieverfahren haben manche Carcinomoperation (Pneumonektomie, intrathorakale Oesophagusresektion, Duodenopankreatektomie usw.) überhaupt erst ermöglicht oder zum mindesten wesentlich erleichtert und ihre Mortalität erheblich gesenkt (Näheres SCHWARZ 1959).

Nur eines Fortschrittes sei besonders gedacht, da er gerade bei Krebsoperationen in mehrfacher Hinsicht besondere Vorteile zeitigt: der **Elektrochirurgie.** Das Verfahren besteht darin, daß man zur Durchtrennung der Gewebe statt scharf schneidender Instrumente, wie Skalpell, Schere usw., Operationselektroden benutzt, die ihre gewebstrennende Fähigkeit der thermischen Wirkung elektrischen Stromes verdanken. Leitet man (vgl. Abb. 176) hochfrequenten Wechselstrom über zwei ungefähr gleichgroße Elektroden durch einen Körperteil, so entsteht in

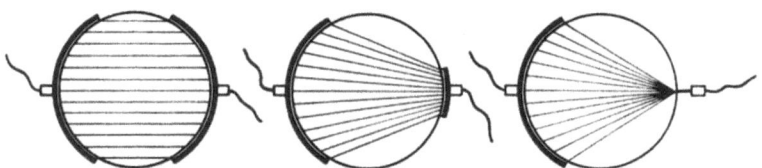

Abb. 176. Elektrochirurgisches Vorgehen schematisch:
I. Diathermie, II. Elektrocoagulation, III. Hochfrequenzschnitt

dem betreffenden Abschnitt wie in jeder Glühbirne u. dgl. die sog. Widerstands- oder JOULEsche Wärme. Die Gewebe werden gleichmäßig durchwärmt (Prinzip der *Diathermie*). Wählt man jedoch die eine Elektrode groß, die andere klein, so kommt es zu einer Zusammendrängung der Stromlinien unter der kleineren Elektrode und damit bei entsprechender Stromstärke zu einer hochgradigen Steigerung der Widerstandswärme, ausreichend zum Verkochen der Gewebe (Prinzip der sog. *Elektrocoagulation*). Treibt man das Mißverhältnis zwischen der zuführenden „inaktiven" und der kleinen „aktiven" oder Operationselektrode noch weiter und zwingt die Stromlinien gewissermaßen auf den Punkt einer Nadelspitze zusammen, so kann man mit Hilfe der unter dieser Nadel entstehenden starken Hitzeentwicklung die Gewebe durch die Mikro-Wasserdampfexplosionen in den Zellen in der Furche, die die Nadel vorzeichnet, thermisch durchtrennen (sog. *Hochfrequenzschnitt*).

Das thermoelektrische Operieren hat *bei der Krebsbehandlung* (v. CZERNY 1910, CLARK 1911, KEYSSER 1928, DYROFF 1929, HENSCHEN 1929, v. SEEMEN 1929, 1930, 1956, WUCHERPFENNIG 1929, 1930, K. H. BAUER 1931, SCHÜRCH 1941) mehrfache *Vorteile:*

a) Die Operationswunde wird durch die Gewebshitze ideal sterilisiert. Diese automatische Asepsis ist bei großen Weichteiloperationen ein Vorteil, besonders aber bei ulcerierten oder gar bei schwerer infizierten Tumoren wird eine *Antiseptik* so weit erreicht, als die Coagulation und die damit verbundene Hyperthermierung der Nachbarschaft reicht. So kann man auch jauchig zerfallene Geschwülste durch ausgiebige Verkochung noch keimfrei machen und sie anschließend exstirpieren und bei günstigen Verhältnissen sogar die Defekte primär decken.

b) Das elektrische Messer sorgt selbst für weitgehende *Blutstillung:* die Thermocoagulation verschließt die Capillaren und kleineren Gefäße automatisch, aber sogar kleine Arterien werden (über den Mechanismus der elektrischen Blutstillung vgl. K. H. BAUER 1931) durch Kontraktion und Retraktion des Gefäßendes und Bildung eines Coagulationssaumes abgedichtet. Bei Operationen wegen Krebs bedeutet das nicht nur Blutsparung, schnelleres Operieren, sondern vor allem auch wesentliche Erleichterung der Operationstechnik. Bei Zungen-, Oberkiefer- oder Gallenblasencarcinomen fällt dies gelegentlich entscheidend ins Gewicht. Hirntumoroperationen sind heute ohne elektrochirurgische Blutstillung überhaupt nicht mehr vorstellbar.

c) Ein dritter Vorteil ist der beim elektrischen Vorgehen stets auffallend geringe *Operationsschock:* die coagulierende Abdichtung der Gewebsspalten, Lymphgefäße, Capillaren usw. läßt die sonst für den Schock maßgebende Resorption von toxisch wirkenden Eiweißzerfallsprodukten überhaupt nicht oder jedenfalls sehr viel geringer und später auftreten. Auf diese Weise verlaufen z. B. die sonst mit schwerem Schock belasteten großen Operationen wegen Sarkomen der Extremitäten (Exartikulation im Hüftgelenk, Exarticulatio interthoracoscapularis bzw. interileoabdominalis) erstaunlich reaktionsarm. Auch sind die elektrisch gesetzten Operationswunden viel weniger schmerzhaft, da die durchtrennten Nervenenden coaguliert sind.

d) Für die Operationen bei Krebs entscheidend ist aber erst der Vorteil der *Abtötung jeder Geschwulstzelle* auch im weiteren Bereich der thermoelektrischen Einwirkung der Operationselektroden. Während das Skalpell bei Operationen wegen Krebs sich leicht mit Krebszellen belädt (vgl. 1. Kapitel, S. 22) und diese leicht weiter verimpft, vernichtet das elektrische Instrument jede Krebszelle, ja sogar noch solche jenseits der eigentlichen Coagulation in der Zone der angrenzenden Hyperthermierung.

Den großen Vorteilen stehen nur wenige *Nachteile* gegenüber. Eine gewisse Vorsicht und postoperative Überwachung ist geboten in der 1.—2. Woche. Es kann bei Abstoßung der Schorfe bzw. des Coagulationssaumes zu Nachblutungen aus kleineren bis mittleren Gefäßen — die größeren werden ja unterbunden — kommen. Es empfiehlt sich daher sorgfältige Überwachung, Bereitstellung der zur Blutstillung erforderlichen Hilfsmittel, manchmal sogar (Zunge, Oberkiefer!) vorbeugende Unterbindung der zuführenden Arterie. Trotzdem überwiegen die Vorteile der Methode bei weitem.

Aus den großen, zum Teil grundsätzlichen Vorteilen zieht die operative Chirurgie bei Krebserkrankungen vielfachen Nutzen: 1. Die elektrische *Probeexcision* (s. 12. Kapitel, S. 626) vermeidet die Gefahr der Zellverschleppung; 2. sonst sehr blutungsreiche Operationen, z. B. beim Zungen-, Oberkiefer-, Nasennebenhöhlen-, Gallenblasenkrebs, bei großen Operationen wegen Sarkoms der Gliedmaßen usw. werden abgekürzt, verlaufen ohne Blutverlust und ohne Operationsschock; 3. bei den aus anatomischen Gründen nicht radikal entfernbaren Geschwülsten kann durch ausgiebige *Coagulation des Geschwulstrestes* dieser noch reduziert, geschädigt oder in günstigen Fällen sogar noch vernichtet werden, z. B. bei Rectum-, Vulva-, Blasencarcinomen (vgl. KULENKAMPFF 1931, 1933, 1937, 1938); 4. das elektrische Vorgehen erlaubt als einzige Methode die *Auskolkung der Geschwülste* von innen heraus. Während man sonst bei Tumoren weit im Gesunden operieren muß, kann man unter dem Schutze der Thermocoagulation direkt auf und in die Geschwulst eindringen, sie dank der Gewähr gegen Zellverschleppung von innen verkleinern, aushöhlen und oft sogar dann den letzten Tumorrest, d. h. bei scharf abgegrenzten Tumoren seine äußere Kapsel schonlich herausnehmen. Dieses letztere Verfahren hat vor allem den Operationen wegen *Hirntumoren* ein völlig neues Gesicht (vgl. CUSHING 1927, OLIVECRONA 1930 u. a.) und damit der Hirnchirurgie den letzten entscheidenden Auftrieb gegeben.

So ist es sicher, daß das elektrische Vorgehen bei einer ganzen Zahl von Krebserkrankungen die Grenzen unseres therapeutischen Könnens erheblich hinausgerückt hat. Gerade auch bei sonst aussichtslosen Fällen ist damit noch manche neue Möglichkeit aktiven Vorgehens geschaffen, vor allem auch in der Kombination mit strahlentherapeutischen Maßnahmen (s. 14. Kapitel).

Ähnlich liegen die Verhältnisse bei der *Kombination von Endoskopie mit Elektrocoagulation.* Vor allem bei der Cystoskopie, aber auch bei der Laryngo-, Oesophago-, Rectoskopie usw. hat die Elektrocoagulation endoskopisch dem Auge zugänglich gemachter Geschwülste vor allem in palliativer und symptomatischer Hinsicht erhebliche Fortschritte gebracht. Entsprechend dem Grundsatz dieses Buches, nur die allgemeine Krebspathologie und -therapie zu behandeln, kann auf die spezielle Therapie der einzelnen Geschwulstlokalisationen nicht im einzelnen eingegangen werden. Nur beispielhaft sei harauf hingewiesen, daß der *Elektroresektion* bei der Behandlung der Blasenpapillome, des Blasenkrebses, des Prostatacarcinoms, gelegentlich auch beim Mastdarmkrebs (bei Inoperabilität, bei sehr alten Leuten, bei Blutungen aus dem Ca-Geschwürskrater usw.) erheblicher palliativer Nutzen zukommt.

Schließlich sei schon an dieser Stelle darauf hingewiesen, daß in der Krebsbehandlung auch der *Elektrocoagulation tiefgelegener Gebilde* (ohne deren operative Freilegung) eine Bedeutung zukommt, so z. B. bei der Elektrocoagulation des Ganglion Gasseri bei krebsbedingten Schmerzzuständen im Trigeminusgebiet und bei der Elektrocoagulation der Hypophyse als Hilfsmittel bei Hypophysentumoren (s. S. 693) und bei der operativen Endokrinotherapie sonst inkurabler Krebsfälle (s. S. 705).

Neuerdings setzen sich RICHTER (1950), GEISSENDÖRFER (1954) und MOHS (1957) für eine *kombinierte Chemo- und Elektrocoagulation*, vor allem bei Blasencarcinomen ein. RICHTER und GEISSENDÖRFER greifen auf die Josephsche Chemocoagulation mit Trichloressigsäure mit anschließender suprapubischer, offener Elektrocoagulation zurück. Umständlicher ist das chemochirurgische Verfahren von MOHS, der mit einer Zinkchlorid enthaltenden Paste die Gewebe ätzt, dann abträgt, histologisch kontrolliert, wieder abträgt usw. 1554 Hautcarcinome!

e) Die Indikation zu Krebsoperationen. Im Anfang aller Chirurgie stand — und steht! — die Traumatologie. Sie erteilt dem jungen Adepten den Grundunterricht über die natürliche Wundheilung, über die Behandlung akzidenteller Wunden und damit zugleich über die Grundvoraussetzungen der künstlichen Wundsetzung zum Zwecke der Heilung, d. h. über die Grundelemente allen Operierens. Die *hohe Schule der „Großen Chirurgie"* sind aber auch heute noch die *Operationen wegen maligner Tumoren,* besonders im Bereich der großen Körperhöhlen und der großen Organe.

Ist die Indikation in der Verletzungschirurgie weitgehend befundgebunden und meist einfach, so ist die *Indikation zu Operationen wegen Krebs* immer komplex, und nichts decouvriert Temperament, Charakter und Selbstbeherrschung des Chirurgen mehr als seine Anzeigestellung zur Krebsoperation, beinhaltet ja die Indikationsstellung die Entscheidung des Chirurgen darüber, *ob* etwas gemacht, *was* gemacht und *wie* es gemacht werden soll. So ist dann die Anzeigestellung das Privileg des letztlich Verantwortlichen und zugleich ein Spiegelbild seiner ärztlich-menschlichen Gesinnung. Jede Entscheidung zum Handeln aber braucht Normen eben dieses Handelns durch Regeln für ihre Ausführung und für die Orientierung nach Ziel und Zweck. Ziel aller Krebsoperationen ist die Krebsheilung durch die *Radikaloperation*, und wo diese nicht mehr möglich ist, die Zustandsbesserung und Lebensverlängerung durch *Palliativ-Operationen*, und wo auch diese nicht mehr möglich sind, die Leidenslinderung durch *symptomatische Eingriffe*.

Auf dem Wege zum Ziele der Krebsheilung liegt für den Chirurgen eine große Versuchung in dem Umstande, daß der betr. Krebs unoperiert sicher zum Tode führt. So ist es denn eine häufig gehörte Schlußfolgerung: der Kranke hat, beispielsweise bei einem hochsitzenden Speiseröhrenkrebs, nichts zu verlieren, aber vielleicht alles zu gewinnen und somit ist alles erlaubt. Das trügerische Glied in der Kette der Folgerungen ist der Satz „er hat nichts zu verlieren". Dieser Schluß ist primitiv und übersieht, daß der Kranke mit einem nichtoperierten Krebs noch eine Lebenserwartung hat. So hatten z. B. 100 inoperable Mamma-Carcinome i.D. noch eine Lebensdauer von 3,4 Jahren.

Aus diesem Dilemma gibt es nur einen Ausweg, die normative *Ausrichtung der Indikationsstellung* nicht nur am Einzelfalle, sondern zugleich *an der Summe der Fälle*. Hierzu ein *Beispiel* einer großen Operation aus nicht tumorbedingtem Anlaß: Bei der „massiven" Lungenembolie wird jedermann die gedankliche Kühnheit Trendlenburgs ebenso bewundern, wie die Leistung der ersten erfolgreichen Operateure wie Kirschner, A. W. Meyer u. a. Wer möchte aber heute noch bestreiten, daß in der Summe der Fälle die Bilanz der Operation eine negative ist! Nie ist die Diagnose völlig sicher. Die Zahl derer, die als „Lungenembolie" operiert wurden, ohne eine zu haben, dann aber an der Operation verstarben, ist größer als die Zahl derer, die gerettet wurden. Die Summe der Fälle also ist es, die entscheidet.

Übertragen wir diesen Gesichtspunkt auf eine Krebsoperation. Hat ein Eingriff, z. B. beim hochsitzenden Oesophagus-Carcinom, i.D. eine Mortalität von 35%, so ist damit von 100 Operierten 35 Kranken ihr Leben um je ein Jahr durchschnittlicher Lebenserwartung gekürzt, ohne daß aber bei den Überlebenden dieser Lebensverkürzung eine entsprechende Lebensverlängerung gegenüber stünde, ist ja auch die Prognose des scheinbar radikaloperierten Oesophagus-Carcinoms schlecht. M. a. W., wir müssen beim individuellen Kranken, der sich uns anvertraut, nicht nur die Prognose der Nichtoperation einkalkulieren, sondern auch die Lebenserwartung in der Summe der Fälle und bei anderen Formen der Behandlung (Strahlentherapie, Palliativeingriffe usw.). M. a. W.: *Der Ultraradikalismus hat* seine *Grenze dort, wo in der Summe der Fälle mehr Lebenszeit geopfert als gewonnen wird*.

2. Die Radikaloperation

Im Prinzip sollte jede *Krebsoperation* in des Wortes ursprünglicher und etymologischer Bedeutung eine *Radikaloperation* sein, d. h. die Operation soll die Krebsgeschwulst „mit der Wurzel" (radix), sowohl nach der Breite und Länge, wie Tiefe, allseits im Gesunden entfernen und damit den Körper wieder krebsfrei machen. Sofern nicht schon vor der Operation eine Metastasierung erfolgt ist, lehrt ja auch die Erfahrung: die *Radikaloperation,* wo sie anatomisch noch möglich ist, ist tatsächlich *gleichbedeutend mit Krebsheilung.* Wäre Krebs eine Allgemeinkrankheit, so wäre eine Radikaloperation im Prinzip unmöglich. Die operative Ausschneidung wäre nur eine symptomatische und palliative, nie eine ,,radikale" Therapie. Daß sie aber oft genug ,,radikal" ist, das beweist die teilweise fast 100%ige Heilung dort, wo eine Metastasierung noch nicht erfolgt und die anatomischen Grenzen des Primärorgans noch nicht überschritten waren, also bei allen Krebsoperationen im Stadium I, z. B. beim Haut-, Lippen- und Mammacarcinom oder beim Hypernephrom usw. Die Tatsache, daß solche Krebsheilungen über 10, 20 und 30 Jahre in großer Zahl beschrieben sind (s. 16. Kapitel, S. 874), beweist umgekehrt, daß der hypothetische ,,Allgemeinfaktor" nicht existiert, denn sonst müßte vor allem der an einem Krebs eines paarigen Organs radikal Operierte alsbald dem Fatum des Krebses der anderen Seite erliegen. Die von vielen Operateuren erreichte Heilziffer von nahezu 100% beim Mammacarcinom im wirklich gesicherten Stadium I ist ein Experimentalbeweis großen Stils für die Heilbarkeit des Krebses als eines primär rein örtlichen Leidens. Aus der Sicht des Chirurgen ist eine Krebsoperation dann und nur dann ,,*radikal*", wenn (theoretisch) auch *nicht eine einzige Krebszelle* im Organismus *zurückbleibt.*

Man sollte sich immer bewußt bleiben, daß der gleiche Kranke in 1—2% der Fälle an *zwei Neoplasmen zugleich* leidet. Vor allem trifft dies zu auf den Verdauungstrakt und hier wiederum besonders auf den Dickdarm. Die alte Chirurgenregel, bei offenem Abdomen die ganze Bauchhöhle abzutasten, findet darin ihren zureichenden Grund. Der Verfasser operierte z. B. ein Sigmacarcinom. Bei seiner Vorlagerung vor die Bauchdecken fand sich gut handbreit abwärts ein hochsitzendes Rectumcarcinom. Beide ließen sich ohne nennenswerte Verlängerung der Operationsdauer zusammen entfernen und der Darm durch End-zu-End-Naht wieder vereinigen. Im Schrifttum gibt es eine große Kasuistik von gleichzeitig oder nacheinander operierten Mehrfachkrebsen beim gleichen Kranken.

BRUNSCHWIG und SCHAFER teilten 1947 9 eigene Fälle mit, bei denen 2mal Mehrfachgeschwülste (gut- und bösartig) im Magen, 3mal im Colon, 1mal im Ösophagus und Magen, 1mal im Magen und Colon pelvinum, 1mal im Larynx und an der Kardia und 1mal an der Papilla Vateri und spätere im Colon ascendens gefunden und operiert wurden.

Selbstverständlich ist die praktische Durchführung dieses Prinzips der Radikaloperation je nach dem Organ und je nach der Art und Größenausdehnung der Geschwulst sehr verschieden. Jede Krebsoperation setzt beim Operateur genaue Kenntnis der Besonderheiten des speziellen Carcinoms, seiner besonderen Geschwulstform, seiner Ausbreitungseigentümlichkeiten usw. voraus. Die Krebsoperation verlangt Spezialisten. Nichts ist schlimmer, als das ,,Anoperieren" von malignen Tumoren und das ,,Nichtfertigwerden" mit der Situation. Die moderne Chirurgie der Krebskrankheiten stellt eine kaum übersehbare Zahl von operativen Variationen an allen speziellen Organen auf das gleiche Grundmotiv der Exstirpation einer Krebsgeschwulst im Gesunden dar. Selbstverständlich macht es einen großen Unterschied aus, ob man z. B. einen Hautkrebs oder Krebs der Unterlippe oder der Zunge durch Umschneidung im Gesunden einfach gewissermaßen aus den Geweben herausheben und den Defekt durch direkte Naht verschließen kann oder ob z. B. bei einem fortgeschrittenen Magenkrebs die Excision im Gesunden nicht nur die Entfernung von $^4/_5$ des Magens oder sogar seine Totalexstirpation erfordert, sondern auch anschließend einen noch größeren zweiten Operationsakt nötig macht, um die Kontinuität des Verdauungskanals wiederherzustellen (vgl. z. B. Abb. 177, S. 666, und Abb. 180, S. 684.)

Selbstverständlich kann in einem Buch, welches das Krebsproblem im ganzen zum Gegenstand hat, nicht auf die speziellen Operationsmethoden selbst eingegangen werden.

Es muß in dieser Hinsicht, abgesehen von den Werken der einzelnen Sonderdisziplinen, auf die großen Operationslehren, ferner auf HANDFIELD-JONES (1948), CUTLER und ZOLLINGER (1947), für die gynäkologischen Operationen auf MARTIUS (1937), TE LINDE (1947), CROSSEN und CROSSEN (1948), auf PAYR-ZWEIFEL (1924), PACK und LIVINGSTON (1940) und ACKERMAN und LEGATO (1947), NETTLESHIP (1952), PRUDENTE und MELEGA (1951) hingewiesen werden.

Wir können bei der Radikaloperation *5 Gradabstufungen* operativ technischen Vorgehens unterscheiden:

a) Die Exstirpation eines Tumors weit im Gesunden. Während bei gutartigen Geschwülsten, z. B. Fibroadenomen der Mamma, Adenomen der Prostata (bei der „Prostatahypertrophie"), bei Lipomen, solitären Uterusmyomen, Neurinomen bzw. Meningeomen im Spinalkanal (sog. Rückenmarkstumoren) und bei vielen anderen benignen Tumoren die bloße *Ausschälung* der gut abgekapselten Geschwulst ausreicht, ist bei allen, auch bei den scheinbar abgegrenzten malignen Tumoren die *Exstirpation* der betr. Geschwulst *fernab von der Geschwulstgrenze* weit im Gesunden erforderlich, und zwar sowohl der Fläche wie der Tiefe nach, oft unter Zuhilfenahme des elektrochirurgischen Vorgehens. Typische *Beispiele* sind die breiten Keilexcisionen bei Lippen- oder Zungencarcinomen, die Exstirpationen maligner Melanome, allseitig mindestens 1 cm vom Geschwulstrand entfernt, in gleicher Weise die Excisionen von Weichteilsarkomen, Penisamputationen beim Peniscarcinom, Exartikulationen kleiner Gliedmaßenabschnitte bei peripheren Sarkomen, größere Amputationen besonders bei nicht mehr in der Kontinuität resezierbaren Knochensarkomen, gelegentlich sogar Exartikulationen im Hüft- bzw. Schultergelenk u. a. m.

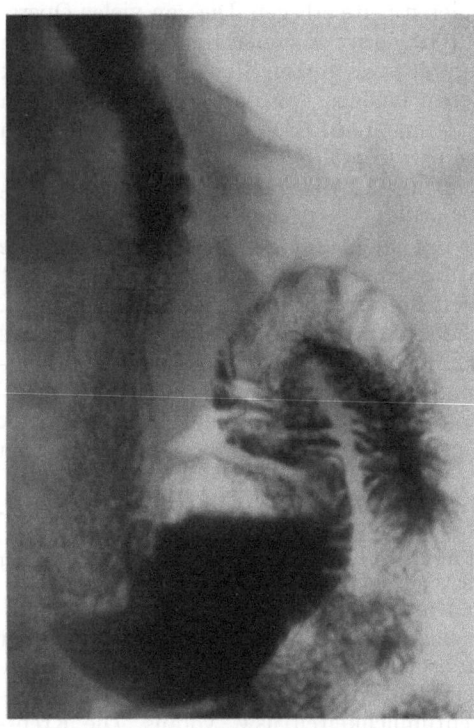

Abb. 177. Zustand nach totaler Magenexstirpation mit Überbrückung des Defektes durch anschließende Oesophagoduodenostomie

b) Die Totalexstirpation des tumortragenden Organs bzw. Organteiles. Dieses Prinzip findet bei vielen „semimalignen" und malignen Tumoren Anwendung, so als Pneumon- bzw. Lobektomie beim Bronchial-Ca, als Nephrektomie wegen maligner Tumoren der Nieren, als totale Thyreoidektomie bei malignen Strumen, als Cystektomie wegen Blasenkrebs, oder als Semicastratio bei Hodentumoren, als totale Kehlkopfexstirpation beim Larynxcarcinom, als Splenektomie bei Primärtumoren der Milz, als Lobektomie des li. bzw. re. Leberlappens bei solitären Tumoren derselben, totale oder subtotale Colektomie beim Dickdarmcarcinom auf dem Boden einer Polyposis, schließlich als Hemisphärektomie bei Glioblastomen oder als Exenteration der Orbita. Charakteristisch für diese erste Gruppe von Radikaloperation ist die Totalexstirpation des betr. Organs ohne zusätzlich weiteren Eingriff.

Natürlich kann der Einzelfall einmal zum Abweichen vom Prinzip der Totalexstirpation des krebsbefallenen Organs führen, so z. B., wenn (sehr selten!) sich ein *Hypernephrom in einer Solitärniere* entwickelt und dann zu nur partieller Nierenresektion zwingt (Kasuistik bei KERR u. Mitarb. 1959).

Eine Variante der Totalexstirpation des tumortragenden Organteils ist die *Kontinuitätsresektion von Hohlorganen* mit *End-zu-End- oder Seit-zu-Seitanastomosierung* zur Wiederherstellung der Kontinuität des Hohlorgantraktes. Als Beispiele seien alle Dünndarm- Dickdarm-, Rectum-, selten auch Trachealresektionen bei Carcinom der betr. Hohlorgane genannt.

Hierher gehört auch die heute mit der technischen Erweiterung typischer Radikaloperationen gegenüber früher sehr viel häufiger gewordene *totale Magenexstirpation* bei ausgedehnteren oder prognostisch besonders dubiösen Magencarcinomen. Unter unserem eigenen Krankengut (vom 1. 1. 1943 bis 1. 4. 1960: 1600 Magencarcinome) haben die erweiterten Magenresektionen stark zugenommen. Sie machen nach der letzten Zusammenstellung (HOLDER und GRIMSEHL 1960) 39,7% aller Magenkrebsoperationen aus. Darunter finden sich 117 subtotale Magenresektionen und bis dahin 77 totale Magenexstirpationen.

Alle diese Operationen haben ihre Chance der endgültigen Heilung nur dann, wenn der Primärtumor noch auf das entsprechende Organ bzw. Organteil beschränkt ist. Sie haben aber keine direkte Einwirkung auf die allenfallsige hämatogene oder lymphogene Ausbreitung.

c) Die Radikaloperation unter Mit-exstirpation des regionären Lymphabflußgebietes. Die Krebschirurgie ist leider kaum je zugleich eine Chirurgie der Blutabflußgebiete. Andererseits ist *alle radikale Krebschirurgie* — wo immer nur möglich — implicite eine *Chirurgie der Lymphabflußgebiete.*

Dieses Prinzip der Mitexstirpation der Lymphabflußwege findet seine Anwendung vor allem bei den von außen zugänglichen malignen Tumoren, sofern Verdacht oder die Gewißheit auf Metastasen im zugehörigen Lymphgefäßgebiet besteht. Anlaß für die großen Lymphdrüsenausräumungen geben vor allem

1. die *malignen Tumoren des Gesichtes* (Wange, Lippe, Lider, Auge, Ohr) und der *Kopfschwarte,*

2. die *malignen Tumoren des Mesopharynx* (Tonsillen, Zungengrund, Rachenwand, Gaumenbögen),

3. bösartige Geschwülste im *Halsbereich* (Pharynx-, Hals-, Oesophagus-, Kehlkopftumoren, gewisse maligne Strumen, besonders papillär wachsende Schilddrüsencarcinome),

4. die malignen *Tumoren der Anal-, Damm- und Genitalregion* (Anal-, Penis-, Vulvacarcinome usw.),

5. die *Carcinome* und malignen *Melanome der Gliedmaßen.*

Auch auf diesem Gebiete hat sich viel gewandelt. Man exstirpiert heute einzelne metastasenverdächtige Drüsen höchstens einmal aus diagnostischen Gründen. Die *isolierte „Lymphdrüsenexstirpation"* ist eben fast *immer gefährlich*, nicht nur weil sie geschlossene Lymphbahnen eröffnet, sondern auch weil sie andere tumorbefallene Lymphdrüsen zurückläßt und für diese zusätzlich noch einen Proliferationsreiz setzt. Sie sollte auf die diagnostische Erfassung beschränkt und im tumorpositiven Falle baldmöglichst von der radikalen Drüsenausräumung gefolgt sein.

Die eigentliche bei vielen Tumoren aus anatomischen Gründen getrennte *radikale Drüsenausräumung* ist keine „Drüsenausräumung" im engeren Sinne, sondern eine *anatomiegerechte en-bloc-Exstirpation des ganzen betr. Fettkörpers mitsamt allen in ihm eingeschlossenen Lymphbahnen und Lymphdrüsen.*

Typische Eingriffe sind die ein- oder beiderseitige *en-bloc-Exstirpation sämtlicher Halslymphdrüsen*, die *Ausräumung der Axilla*, der *Leistenbeugen*, erforderlichenfalls unter Ausdehnung des Eingriffs auf die *retroperitonealen Lymphabflußwege* entlang den großen Beckengefäßen, notfalls entlang der Aorta hoch hinauf bis zu den Nierengefäßen.

Am Hals z. B. umfaßt die *radikale Halsdrüsenausräumung, („neck-dissection")* (CRILE 1906, BROWN und MCDOWELL: Monographie, 1957) oder das *evidement ganglionaire totale du cou*, wie es die Franzosen nennen) den gesamten Fettkörper von der kranialen Kante der Clavicula bis zur Mandibula und zum Zungengrund einerseits und — medial — von der Mittellinie bis lateral zum M. trapecius. Auf der linken Seite sollte der Ductus thoracicus geschont oder bei Verletzung unterbunden werden. Kann das Platysma abpräpariert werden, so ist die kosmetische Beeinträchtigung erstaunlich gering.

Gute technische Anleitungen finden sich bei CRILE (1906), PRUDENTE und MELEGA (1951), BARCLAY u. Mitarb. (1951), bei WACHSMUTH-LANZ (1955).

Die *Totalausräumung der Axilla* betrifft den gesamten axillaren Fettkörper samt Fascienauskleidung und samt den eingeschlossenen Lymphbahnen und Lymphdrüsen. Die topographischen Grenzen sind medialwärts die fascienentblößte seitliche Thoraxwand mit freigelegtem M. pectoralis minor, M. serratus anterior, cranialwärts die V. axillaris und lateral die Subscapularmuskulatur.

Auch im Bereich der *Leistengegend* und des pelvinen Retroperitonealraumes ist es notwendig, den gesamten Fettkörper in toto zu exstirpieren, sofern man eine *Crural-Inguinal- und Iliacaldrüsenausräumung* bei malignen Tumoren der Anal-, Damm- und Genitalregion bzw. der unteren Gliedmaßen oder unteren Bauchwandpartien ausführen will.

Dafür, daß solche Radikaloperationen auch bei scheinbar infauster Situation doch noch „lohnen" können, ein spezielles Beispiel einer eigenen *Beobachtung:*

30jähr. Frau (U. R.) J. Nr. 842/56 *Malignes Melanom* der Wade. Durch Röntgennahbestrahlung (radiologische Nekrose) örtlich geheilt und mit pfenniggroßer Narbe epithelisiert. *Ausgedehnte Leisten-* und retroperitoneale Drüsenmetastasen. 17. 10. 56: Monobloc-Exstirpation des gesamten inguinalen Fettkörpers samt (bis pflaumengroßen) melanotischen Metastasen, nach Spaltung des Leistenbandes Mitexstirpation aller retroperitonealen Metastasen bis hinauf zu den Nierengefäßen. Alle Drüsen voll melanotischen Metastasen mit Ausnahme der 3 letzten obersten. Am 9. 11. 57 Exstirpation einer perakut (Schmerzen! Rötung der Umgebung!) aufgetretenen Metastase oberhalb der Kniekehle. Patientin bis Druckabschluß (1962) frei von allen Krankheitserscheinungen: fast 6 Jahre nach der großen Monobloc-Exstirpation aller Drüsenmetastasen klinisch geheilt.

Die Rechtfertigung solcher Radikaloperationen mit En-bloc-Exstirpation des zugehörigen Lymphabflußgebietes liegt in den dadurch erzielten Heilerfolgen, der Besserung der Fünf-Jahres-Überlebensziffer und — auch im Falle von Rezidiven — in den ausweisbaren Lebensverlängerungen. Der Hauptnachteil liegt darin, daß die z. B. beim Zungencarcinom oder bei peripheren Gliedmaßencarcinomen oder Melanomen bei der räumlich getrennten „Drüsenausräumung diskontinuierlich ein Lymphgefäßzwischengebiet bleibt, welches operativ nicht erfaßt ist. Dem Prinzip der Radikalität kommen daher die Verfahren am nächsten, bei denen der Primärtumor und sein gesamtes Lymphabflußgebiet in der lückenlosen Kontinuität der Gewebe exstirpiert wird.

d) Das Monobloc-Prinzip der Krebs-Radikaloperation, d. h. die Exstirpation des krebstragenden Organs samt seinem Lymphabflußgebiet in einem einzigen geschlossenen Gewebsblock.

Am leichtesten läßt sich dieses Prinzip am Beispiel des Mammacarcinoms ableiten. Beim *Krebs der Brustdrüse* bringt es die topographische Nachbarschaft von Mamma und Axilla mit sich, daß sich hier eine „*in-continuity operation*" von Primärtumor und erster Drüsenstation besonders gut bewerkstelligen läßt. Am Schluß der Operation enthält das große Operationspräparat das krebskranke Organ samt seinem (operativ unberührten) eingeschlossenen Krebs, alle Lymphzwischenbahnen und alle Lymphdrüsen der ersten Station in einem „Block". Wie das Mamma-Ca zur „Amme" der Geschwulstpathologie geworden ist, so ist die Rotter-Halstedsche Radikaloperation des Brustkrebses zum Modell der Monobloc-Operation beim Krebs überhaupt geworden.

Der Forderung LEIS (1959), *bei Mammacarcinom* der einen Seite stets auch die *andere Mamma* durch einfache Ablation *mitzuentfernen*, werden sich wohl nur wenige Chirurgen anschließen. Dazu ist der Prozentsatz des Mitbefallenseins der anderen Seite viel zu klein und die körperliche Verstümmelung mit ihrer seelischen Rückwirkung zu groß.

Ein anderes Musterbeispiel ist beim Gebärmutterkrebs die Wertheimsche *Exstirpation des Uterus* mitsamt Adnexen und Parametrien. Hier muß auf die Lehrbücher der operativen Gynäkologie verwiesen werden.

Was aber dem Mamma- und dem Uterus-Carcinom recht ist, sollte auch dem *Rectumcarcinom* billig sein. Der Mastdarmkrebs bietet sich geradezu selbst für das Monoblocverfahren an, liegen ja seine gesamten Lymphabflußbahnen geschlossen im Mesorectum. Während alle „sphincter- und damit kontinenzerhaltenden" Resektionen oder „Durchzugsamputationen" notwendigerweise die im Mesorectum verlaufenden Lymphgefäße eröffnen oder höher oben, gelegentlich aber auch tiefer gelegenen Lymphdrüsenmetastasen zurücklassen, bietet einzig die Totalexstirpation des krebstragenden Rectums samt seinem gesamten Lymphabflußgebiet in einem Stück die größtmögliche Gewähr der radikalen Entfernung allen Krebsgewebes. Was nutzt dem Kranken sein Sphincter, wenn er darüber sein Leben verliert? Und was hilft ihm die (nur in etwa 50%) erhaltene Kontinenz, wenn er ein Anastomosen- oder ein Rezidiv im kleinen Becken bekommt? So gut wie jedes Rezidiv ist beim Rectumcarcinom gleich Mortalität, sind je Rezidivoperationen (s. S. 677) gerade beim Mastdarmkrebs wenig aussichtsreich.

So hat denn der Verfasser, nachdem früher schon QUÉNU, SCHMIEDEN, A. W. FISCHER u. a. die Rectumexstirpation, wahlweise und oft zweizeitig als Methode empfohlen haben, die *totale Rectumexstirpation nach dem Monobloc-Prinzip* zum *Normalverfahren* entwickelt (K. H. BAUER 1954, 1960a, 1960b) und zwar *stets auf sakro-abdominellem Wege*. Die *Gründe* für dieses sakro-abdominelle, inzwischen an weit über 700 Operationen erprobte Vorgehen sind folgende:

a) der Eingriff läßt sich topographisch-anatomisch in jeder Phase *unter* voller *Kontrolle des Auges* durchführen,

b) die Operation verläuft vom Hautschnitt bis zur letzten Hautnaht 100%ig *aseptisch*,

c) am Schluß der Operation sind die *Wundverhältnisse optimal*: in der Bauchhöhle bleibt keinerlei Wundfläche zurück, da sich alles ideal peritonealisieren läßt und die sakrale Wundhöhle ist am tiefsten Punkt sehr gut drainiert.

d) Der Hauptvorteil liegt aber in der *größtmöglichen Radikalität* bei der Erfassung allen Krebsgewebes. Auch 15 cm vom Carcinom entfernte Drüsenmetastasen werden mitentfernt.

e) Endlich werden bei unserem Vorgehen gleichzeitige *Rectumpolypen* (Ursache gelegentlicher Pseudorezidive!) bis hinein ins Sigma, gelegentliche Doppel-, ja *Mehrfachcarcinome* (Beispiel Abb. 21, S. 62), in Sonderfällen auch der mitbetroffene *Uterus* samt Adnexen mit entfernt.

Die endgültige Rechtfertigung unseres Vorgehens liegt in der großen Seltenheit von Rezidiven (nur 2,3%) und in der höchstmöglichen *Fünf-Jahres-Überlebensziffer von 61% für alle* und *von 67,7% für alle oberhalb von 7* cm *gelegenen Rectumcarcinome* (Näheres LAQUA 1960 und 16. Kapitel S. 862).

Diese Fünf-Jahres-Ziffer ist um so höher zu veranschlagen, als bei den Gesamtfällen auch die, z. B. wegen einzelner Lebermetastasen, von vornherein nur *palliativ operierten Fälle miteingeschlossen* sind. Würden diese Fälle, wie dies mancherorts geschieht, ausgeschieden, so würde die „Heilziffer" noch wesentlich höher liegen.

Demgegenüber sind alle *weniger radikalen*, insbesondere die „kontinenzerhaltenden" *Eingriffe* vielfach *negativ belastet*: a) durch die *Insuffizienz* (bis zu 50%!) *des* kunstvoll erhaltenen *Sphincters*, b) durch *Stenosen* im Nahtbereich, c) durch *Kotfisteln*, die sehr viel lästiger sind, als ein leicht zu pflegender Anus iliacus, d) durch die sehr viel häufigeren „*Anastomosen-*", in Wirklichkeit vielfach *Implantationsrezidive*, und durch *Rezidive im kleinen Becken* und e) durch die i. D. *niedrigere Überlebensdauer*.

Umgekehrt halten wir beim Rectumcarcinom die Ausräumung aller Beckenorgane im Sinne der *Evisceration* (s. unten S. 671), wie sie BRUNSCHWIG (1948), MUIR (1955) u. a. bei fortgeschrittenen Fällen durchführen, für zu weitgehend, da sie, wenn sie indiziert wäre, doch zu spät kommt und dann nur palliativ wirkt, und weil sie als ultraradikaler Eingriff mit unverhältnismäßig hoher Mortalität durch andere kleinere palliative Eingriffe, so vor allem bei schweren Tenesmen und retrorectalen Abscessen usw. *durch die palliative Rectumexstirpation* und bei schweren Schmerzzuständen *durch die Chordotomie ersetzt* werden kann.

In gleicher Weise bewährt sich das Monobloc-Prinzip bei der Radikaloperation des *Uteruscarcinoms* nach WERTHEIM, bei der subtotalen oder totalen *Magenexstirpation* unter Mitnahme des kleinen und großen Netzes, sowie des lig. gastrocolicum, ferner bei bösartigen Tumoren am *Kopf und Hals*, im *Mesopharynxbereich*, bei malignen Tumoren des Zungengrundes, des Pharynx, teils ohne Spaltung des Unterkiefers, teils mit partieller oder halbseitiger Unterkieferresektion (Näheres b. MÜNDNICH 1960).

e) Die forciert-erweiterte bzw. ultraradikale Krebsoperation. Dank der großen Fortschritte der Allgemeinen Chirurgie (Prophylaxe und Therapie der Wundinfektion, moderne Anaesthesieverfahren, Schockvorbeugung und Schockbekämpfung usw.) hat die Krebschirurgie eine gewaltige Erweiterung ihrer operativen Möglichkeiten erfahren: eine Reihe von Organkrebsen (Bronchial-, Oesophagus-, Pankreas-Ca) wurden überhaupt erst der Entfernbarkeit zugeführt, bei anderen Krebsen konnte eine Erweiterung der Radikaloperation erzielt, die Mortalität gesenkt und die 5-Jahres-Überlebensziffer (s. 16. Kap.) wesentlich gebessert werden. Neben den zunehmend schweren, maschinell bedingten Verletzungen ist der *Krebs der große Lehrmeister der Chirurgie* geworden.

Die Versuchung lag nahe und liegt nahe, auch die *großen Krebsoperationen* noch *forciert zu erweitern* und *ultraradikale Eingriffe* mit dem Bestreben, dem Krebs noch weitere Opfer abzujagen, auszuführen.

Wir denken dabei weniger an *akzidentell erweiterte Radikaloperationen*, die gelegentlich jeder Operateur auszuführen gezwungen ist, wenn er z. B. bei einem Magen-Ca wegen dessen Übergreifen aufs Quercolon eine von Anfang der Operation darauf abgestellte *Magen-Colon-Resektion* oder bei einem Rectum-Carcinom eine kombinierte *Rectum-Uterus-Exstirpation* oder eine Mitresektion der hinteren Scheidewand vornehmen muß. Der Begriff der forciert-erweiterten Radikaloperation bezieht sich vielmehr vor allem auf jene Eingriffe, die darauf abzielen, auch fortgeschrittenste Krebse unter Mitnahme einbezogener *Nachbarorgane*, wenn auch nur palliativ, so aber möglichst doch noch *systematisch auszurotten*. Der Drang zum operativen Ultraradikalismus ist vornehmlich an die Namen BRUNSCHWIG, MEIGS, PRUDENTE u. a. geknüpft.

Die *Hauptbeispiele forciert-erweiterter Radikaloperation* sind folgende:

die erweiterte, einseitige *totale Duodenopankreatektomie* (W. HIPPLE, 1935) bei Pankreas-, Choledochus- und Duodenalcarcinomen (s. a. BRUNSCHWIG 1947),

die subtotale oder *totale Magenexstirpation* unter en-bloc-*Mitwegnahme von Milz, Pankreasschwanz* und evtl. noch von Teilen des Colons (BRUNSCHWIG 1948),

die *Mammaamputation* nach HALSTED, erweitert durch die *Mitexstirpation der retrosternalintrathorakalen Lymphknoten* (HANDLEY und THACKRAY 1947, 1949) und zusätzlich noch der *supraclavicularen Lymphdrüsen* (WANGENSTEEN 1949),

die *komplette Ausräumung aller Beckenorgane (Evisceration)*, vor allem bei fortgeschrittenen Fällen von Vulva-, Vagina-, Uterus- und Rectumcarcinom (BRUNSCHWIG 1948). (Überlebensdauer der ersten 22 Fälle zwischen 4 Tagen und maximal 8 Monaten),

die *Exenteratio orbitae* samt *Parotisexstirpation* und totaler cervico-facialer Drüsenausräumung (PRUDENTE und MELEGA 1951),

die *interscapulo-mamma-thorakale Amputation bei Mamma-Ca* mit axillaren und supraclavicularen Drüsenmetastasen und ausgedehnten Mamma-Ca-Rezidiven (PRUDENTE 1949),

die einseitige radikale *Resektion des cervicalen Oesophagus unter Mitentfernung von Kehlkopf, Pharynx* und der *seitlichen Halsdrüsen* mit sofort anschließender Rekonstruktion (CONLEY 1953),

die *en-bloc-Exstirpation von Prostata, Samenblasen und Blase* beim Prostata-Carcinom (WESTERBORN 1950).

die „*In-continuity*"-*Ausräumung der Axilla und Leiste* («Exérèse axillo-inguinale monobloc» (von einer Schnittführung aus, vor allem bei malignen Melanomen) (PACK u. Mitarb. 1945, PACK 1948), Technik auch bei PRUDENTE und MELEGA 1951).

Wie weit Einzelne in der Indikationsstellung gehen, dafür ein paar Beispiele:

Fall BRUNSCHWIG (1949): 37jähr. Mann mit Fibrosarkom des Pankreas und 2 Metastasen in der li. Lunge bei gleichzeitigem Hydropneumothorax. In einer Sitzung radikale *Pancreatektomie, Splenektomie* und linksseitige *Pneumonektomie*. Überlebensdauer nicht ganz 1 Jahr.

PRUDENTE und MELEGA 1951: 2 Fälle von ,,*Oesophago-gastroduodeno-spleno-pancreatektomie*" auf abdomino-thorakalem Wege bei Magenkrebs mit Übergreifen auf den Schwanz oder auf den Körper des Pankreas. Von dem einen Fall ist nichts über die Überlebensdauer ausgesagt, vom anderen Fall heißt es 10 Monate nach der Operation, er zeige «une digestion normale et un fonctionnement intestinal parfait» (!).

Die *Evisceration* bedeutet bei der Frau die Totalexstirpation von Uterus plus Adnexen, von Blase und Harnröhre, von Mastdarm und Scheide. Die Evisceration (bei den Franzosen ,,Evidement de la cavite pelvienne" genannt, zu deutsch wie bei einer Sektion ,,Ausweidung aller Beckenorgane") ist bei der Frau dann gleichbedeutend mit dem Verlust aller pelvinen Organe und zugleich aller drei physiologischen anogenitalen Köperöffnungen und ,,Ersatz" durch einen künstlichen After und zwei künstliche äußere Harnleiterfisteln und dies dann für immer.

Man kann dieser operativen Übersteigerung ins Extreme gegenüber viele *Einwände* vorbringen: 1. Wo solche ,,Marathon-Operationen" wie man sie genannt hat, in Betracht kommen, ist Radikalität längst nicht mehr gewährleistet. Diese *Operationen* sind also fast durchweg von vornherein *nur palliativ*. 2. ist vor allem bei der ,,Beckenausweidung" die *Verstümmelung* eine sehr schwere. Sie wird noch kompliziert durch mancherlei Beschwerden und vielerlei Komplikationen. Nach deutscher Rechtsprechung müßte auch der *Aufklärungspflicht* ausreichend entsprochen werden. Schwer wiegen auch die *Funktionsausfälle*, vor allem bei der totalen Pankreasexstirpation. Diese biochemische Verstümmelung macht den Operierten für den Rest des Lebens von der Kompensation und Substitution abhängig. Ausschlaggebend ist die immer relativ hohe *Mortalität* bei gleichzeitig niedriger Überlebensdauer. Seit WHIPPLES erster Duodenopankreatektomie 1935 sind bis 1958 nur 15 Fälle (!) mit einer Überlebensdauer von mehr als 15 Jahren beschrieben worden, sofern die Operation wegen Pankreaskrebs vorgenommen wurde (HUBBARD jr. 1958).

Bei der Duodenopankreatektomie betrug (HILST u. Mitarb. 1959) in der ersten Serie von 49 Fällen die Mortalität 47% (!). Bei der Beckenevisceration betrug die Mortalität im Krankengut von PARSONS und BELL (1950) 30%. Nur 7 von 24 Fällen lebten länger als 1 Jahr.

3. Der entscheidende Gesichtspunkt scheint uns die *Gewinn/Verlust-Rechnung hinsichtlich der Lebenszeit* zu sein. Die Mortalität ist immer hoch. Im Durchschnitt aller Fälle darf man sie auf 30—40% veranschlagen. Solche Operationen wären danach eben doch nur vertretbar, wenn — in der Summe der Fälle — der *Verlust an Lebenszeit*, bei denen, die an der Operation sterben, kompensiert und *überkompensiert* sein würde *durch* den *Gewinn an Lebenszeit* bei den *Überlebenden*.

Da solche „*heroische Operationen*" bei geringer Überlebenszeit hohe Operationsopfer fordern, erscheint es notwendig, folgenden *Grundsatz* herzustellen: die Tatsache, daß das Leben eines sonst nicht heilbaren Krebskranken ohne Operation doch verloren ist, ist noch keine *Rechtfertigung*, denn sie sind ja fast durchweg auch mit der Operation verloren. Jeder sonst inkurable Krebskranke hat noch eine (für den Durchschnitt der Fälle ermittelbare) *Lebenserwartung*.

Es sollte doch sehr zu denken geben, daß eine unserer Heidelberger Patientinnen mit einem Vaginalcarcinom und Ausmauerung des kleinen Beckens durch Tumormassen nach der als Konkurrenzoperation zu wertenden Chordotomie (Näheres S. 689) völlig schmerzfrei noch $6^1/_2$ Jahre lebte (KLAR und MLETZKO 1960). Ob sie auch die Beckenevisceration überlebt und danach noch so lange gelebt hätte — dazu noch von allen Schmerzen befreit?

Es muß doch ausgesprochen werden, daß uns dieser Beweis der wirklichen Lebensverlängerung für die Gesamtzahl der ultraradikal operierten Fälle bislang noch für keine dieser „Marathon-Operationen" erbracht zu sein scheint. Uns dünkt, es ist wie so oft auch hier so: *die Wahrheit liegt nicht in den Extremen, die Klugheit liegt in deren Vermeidung.* Sein Operieren kennzeichnet im Chirurgen den Techniker, seine Anzeigenstellung im Chirurgen den Arzt.

Mit den *Erweiterungen der Indikation bei der Standardradikaloperation des Mammacarcinoms* haben sich WANKE (1954) und der frühere Mitarbeiter des Verfassers M. SCHWAIGER (1958) eingehend auseinandergesetzt. Die oben erwähnte Forderung auf *Mitexstirpation der intrathorakal-parasternalen Lymphabflußgebiete entlang den Mammariagefäßen* hat ihre Begründung in dem relativ hohen Prozentsatz ihres Befalles auch in frühen Stadien des Brustkrebses.

Der Verfasser selbst ist allerdings höchst skeptisch gegenüber den Literaturangaben für das sog. Stadium I. Dieses wird nur zu oft fälschlich unterstellt. Das palpatorische Fehlen axillärer Metastasen ist ebenso irreführend, wie die isolierte histologische Prüfung von nur 1 oder 2 „verdächtigen Drüsen". Eine Gewähr für das wirkliche Stadium I ist nur gegeben, wenn wirklich alle, auch die unverdächtigen Drüsen, histologisch — möglichst sogar in Stufenschnitten — untersucht werden. Immer wieder finden sich dann doch vereinzelte Krebszellnester und überführen dann oft vermeintliche Stadium-I-Fälle ins Stadium II. Die Zahl der Stadium-I-Fälle schrumpft dann natürlich zusammen, dafür ergeben sich aber sehr viel sichere und höhere Werte endgültiger Heilung.

Der grundsätzlichen *Mitentfernung der Drüsenketten entlang den Mammariagefäßen* steht der Umstand entgegen, daß die Erweiterung der Operation unnötig ist, wenn sie nicht befallen sind, daß die Operation aber zu spät kommt, *wenn* sie befallen sind. Hinzu kommt, wie gerade auch das Material der Kieler Klinik erkennen läßt [WANKE (1954)], daß die Ausweitung des Eingriffs auch eine beträchtliche Ausweitung seiner Komplikationen (Pleuraergüsse, Wunddehiscenzen, Fisteln usw.) mit sich bringt. Hinzu kommt die Erhöhung der Mortalität. Zudem liegt kein schlüssiger Beweis für die zahlenmäßige Besserung der Heilergebnisse vor. Wahrscheinlich ist die sofortige Nachbestrahlung ebenso wirksam, wie die Erweiterung der operativen Indikation.

Ähnliches gilt auch für die *Miteinbeziehung der Supraclaviculardrüsen* in die Radikaloperation. Bei ihrem Befallensein kommt die Operation doch meist zu spät. Ebenso viel Lymphdrüsen wie entfernt werden, ebenso viel Lymphabflußwege werden neu eröffnet. Nur zu bald pflegt das ganze Operationsgebiet in eine harte

Tumorplatte umgewandelt zu sein. Außerdem vergrößert die Ausweitung des Eingriffs (Sternumspaltung: Teilresektion der 1. Rippe!! Temporäre Clavicularsektion!!) die Operationsmortalität (bei WANGENSTEEN selbst bis auf 12,5%!), ohne daß erwiesen wäre, daß die mächtige Ausweitung des Eingriffs wirksamer wäre als die postoperative Nachbestrahlung. Verfasser selbst hat deshalb diese von WANGENSTEEN selber als „ultraradikal" bezeichnete Erweiterung der Operation nach wenigen Stichproben wieder aufgegeben.

Der operative Ultra-Radikalismus steht beim Krebs immer vor dem gleichen *Dilemma:* entweder ist der Tumor doch noch herd- und umgebungsbeschränkt, dann kommt man auch mit relativ kleineren Eingriffen in Kombination mit der Strahlentherapie zum gleichen Endziel einer befriedigenden Heilquote oder der Tumor hat in der betr. Körperregion wirklich weitere Nachbargebilde ergriffen, dann kommt auch der radikalste Eingriff doch zu spät. Die einschlägigen Veröffentlichungen leiden unter dem Fehler der einseitigen Auslese der günstig verlaufenen Fälle. Worauf es ankommt, ist die Gesamtbilanz. Zieht man sie, so zeigt sich: der operative Maximalismus hat sich therapeutisch in der Summe der Fälle nie bezahlt gemacht.

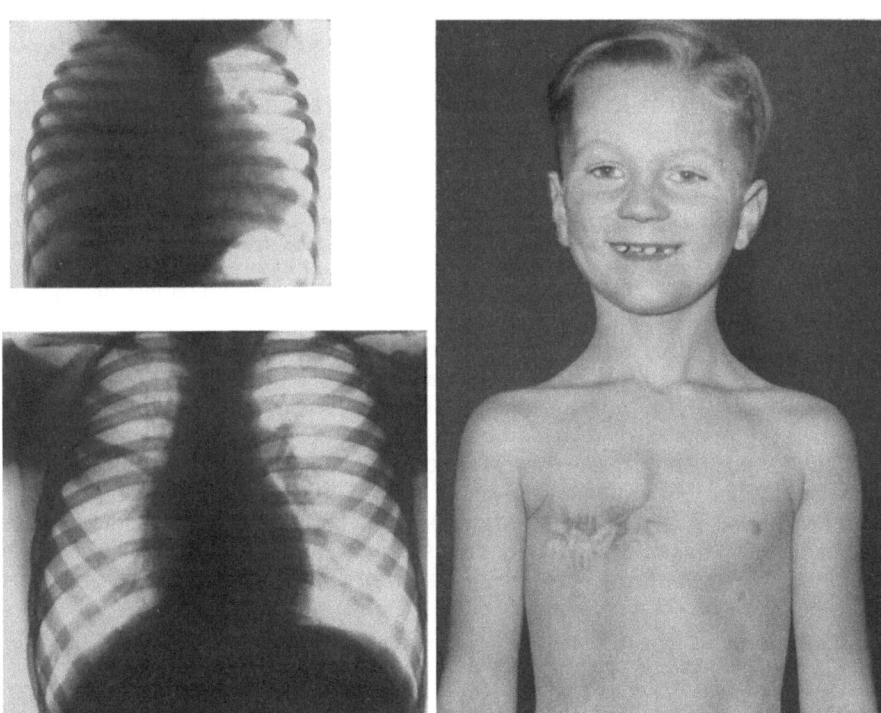

Abb. 178. Beispiel eines (damals 1943 noch) 3-zeitigen Vorgehens: Übergroßer Mediastinaltumor (Teratom) bei einem damals 1³/₄jähr. Jungen. (Bild links oben): Kompressionsatelektase der rechten Lunge, starke Verdrängung des Mediastinums samt Herz und großen Gefäßen nach links. Einflußstauung, Cyanose, Dyspnoe. 1. Operation: Thorakotomie, Einnähung der Teratomwand in die Brustwand und Punktionsentleerung cystischer Tumoranteile. Sofortiger Rückgang der Atelektase, der Cyanose und Dyspnoe. 2. Operation: Ausräumung des Teratoms. 3. Operation: Exstirpation des Teratomsackes. 5 Jahre später (Bild links unten) praktisch völlige restitutio ad integrum. Bild rechts: große Narbenplatte, jedoch keinerlei Deformität des Thorax, völlige und endgültige Heilung

f) Das zwei- und mehrzeitige Vorgehen. In der Krebschirurgie gibt es manche Situationen, in denen es möglich und angezeigt ist, ein ceteris paribus hohes Operationsrisiko durch *mehrzeitiges Operieren* erheblich zu senken.

Prototyp eines solchen zwei- bzw. dreizeitigen Vorgehens ist die *Vorlagerungsmethode nach* v. MIKULICZ *beim Coloncarcinom*. In der ersten Sitzung wird der Tumor unter Einnähung der zu- und abführenden Darmschlinge vor die Bauchdecken vorgelagert, in der 2. Sitzung abgetragen und in einen doppelläufigen Anus praeternaturalis umgewandelt, und dieser evtl. in einer 3. Sitzung operativ verschlossen. GORDON-TAYLOR (1930) z. B. hatte bei 138 solchen Vorlagerungsresektionen nur 7 Todesfälle, eine für die damalige Zeit niedrige Mortalität.

In der Zeit vor Einführung der Inkubationsnarkose empfahl sich *das mehrzeitige Vorgehen* auch *bei der Exstirpation intrathorakaler Tumoren*, vor allem solchen des vorderen und hinteren Mediastinums. Die Abb. 178 zeigt ein typisches Beispiel dieser Art bei einem riesigen Teratom des vorderen Mediastinums. Aber auch bei anderen Anlässen ermöglichte das mehrzeitige Operieren bereits in der vergangenen Ära oft erstaunliche Resultate.

In früherer Zeit wurde vor allem das *Rectumcarcinom* vielfach *„zweizeitig"* *operiert*. Vor allem hat GULEKE (1950) die Mortalität damit auf Ziffern gesenkt, die zuvor unbekannt waren. Auch SCHMIEDEN, A. W. FISCHER (1927) u. a. traten lange für das zweizeitige Operieren ein. Wenn es heute stiller mit der Empfehlung mehrzeitigen Operierens geworden ist, so liegt das weniger am Prinzip, sondern an der anderweitigen Senkung der Mortalität durch bessere Operationsvorbereitung und durch Nutzbarmachung der auf S. 660 geschilderten Fortschritte der Allgemeinen Chirurgie.

Daß sich aber auch heute noch sonst hohe Mortalitätsziffern durch *dreizeitiges Vorgehen* beträchtlich senken lassen, hat neuerdings NAKAYAMA (1960) am *Beispiel des Oesophaguscarcinoms* gezeigt.

1. Akt: Gastrostomie und Exstirpation der paracardialen und coeliacalen Lymphdrüsen. *2. Akt*: totale thorakale Oesophagusresektion, abschließend mit einer hohen äußeren Oesophagusfistel am Hals. Temporäre Überbrückung zwischen letzterer und der Gastromie durch Gummirohr. *3. Akt!* antethorakale Oesophagogastromie. NAKAYAMA sagte auf dem Deutschen Chirurgenkongreß 1960: „Bis jetzt habe ich solche Operationen etwa 50 mal durchgeführt und keine Operationsmortalität gehabt."

Eine Sonderform mehrzeitigen Operierens ist die *planmäßige Nachschauoperation nach primärer Radikaloperation*. Dieser "*second-look*" nach WANGENSTEEN (1949) basiert auf der Überlegung, daß auch bei scheinbar radikaler Operation die spätere operative Nachkontrolle, auch ohne daß ein greifbarer Verdacht auf Rezidiv oder Metastasen vorliegt, noch eine neue Chance der Heilung in sich schließen müßte. WANGENSTEEN selbst (1954) fand unter 103 einschlägigen Kranken bei 39 Magenkrebsoperierten sekundär 22 mit neuen Metastasen. Diese systematische Nachoperation hat inzwischen viele Nachprüfer bzw. Kritiker gefunden. Wir erwähnen MADL (1952), BRENIER (1955, 5 Operationen) und GUMMEL (1957).

Der Verfasser selbst hat, abgesehen von den unechten second-look-Fällen, bei denen gesicherte Rezidive zur Zweitoperation zwangen, ohne Anhaltspunkt für Rezidiv, also lediglich als Vorsichts- und Sicherungsmaßnahme nur zweimal solche "second-look-"Operationen durchgeführt. Beide Male handelte es sich um bereits 2 bzw. 3 wegen Weichteilsarkom vorgenommene Voroperationen. Beide Male ergab die Nachoperation keinen Anhalt für ein 3. bzw. 4. Rezidiv. Bei dem einen Kranken ist es aber inzwischen zuerst zu einer zunächst solitären Lungenmetastase (lobektomiert!), dann aber zu multiplen Metastasen gekommen. Auch bei dem anderen Kranken ist es ca. 1 Jahr nach der second-look-Operation zu einem örtlichen Rezidiv gekommen.

Im Prinzip ist gegen eine solche operative Nachschau eine Zeitlang nach der ersten Operation, auch wenn kein Verdacht auf Rezidiv oder Drüsenmetastasen vorliegt, nichts einzuwenden. Nur ist eben der 2. Eingriff unnötig, wenn der Kranke geheilt ist und wenn er nicht geheilt ist, so ist die Zweitoperation nur selten wirklich erfolgreich.

Wenn in Europa die Zahl der "second-look"-Operation sehr viel kleiner ist, als in den USA, so liegt das mit an psychologischen Ursachen. In den USA wird die Krebsdiagnose dem Kranken sehr viel häufiger mitgeteilt, als diesseits des Atlantik. Einem Kranken, der nichts von der Krebsnatur seines Leidens weiß, ist natürlich der Entschluß zu einer Zweitoperation schwerer abzugewinnen, als dem Kranken, der gewissermaßen in Angst vor dem Rezidiv oder vor Metastasen lebt, zu deren Vorsichtsnachkontrolle er sich natürlich sehr viel leichter entschließt, wenn er sie nicht sogar anfordert.

Für "second-look"-Operationen kommen in der Hauptsache in Betracht: Carcinome des Magens, Colons und Rectums (WANGENSTEEN) und solche des Uterus, der Ovarien und der Blase (BRENIER 1955) selbstverständlich selten einmal, wie in den beiden Fällen des Verfassers, auch Fälle von Weichteilsarkom u. a.

g) Wiederherstellungschirurgie nach Geschwulstoperation. Die Radikaloperation, sofern sie wirklich eine solche war, hat natürlich oft große *Substanzverluste, Weichteil- oder Knochendefekte, äußere Entstellungen* u. dgl. zur Folge. Während es bei Krebsoperationen in den Körperhöhlen oft nötig und möglich ist, entstandene Organdefekte sofort — den exstirpierten Magen z. B. durch eine Dünndarmschlinge — zu ersetzen oder die Kontinuität eines Hohlsystems durch direkte Vereinigung wieder herzustellen, sind bei vielen anderen Krebsformen sekundäre *plastische Operationen* als „*Wiederherstellungschirurgie*" im Sinne LEXERs erforderlich. Die größte Rolle spielt eine solche *rekonstruktive Chirurgie* bei Carcinomen im Bereich des Gesichtes (Lippen, Lider, Nase, Wange) und des Gesichtsschädels (Ober- und Unterkiefertumoren, Carcinome

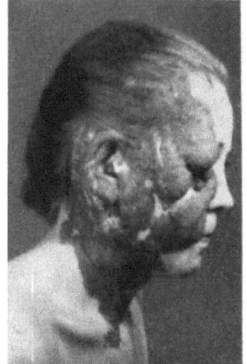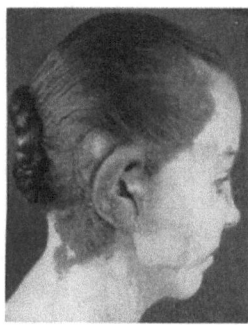

Abb. 179a u. b. a) 20jähr. Mädchen mit ausgedehntem und entstellendem *Hämangiocavernom* des Gesichts, des Halses und der Kopfhaut. b) Endzustand nach mehrfachen Teilexcisionen der tumorös veränderten Hautpartien und plastischer Deckung der Defekte durch wiederholte Epidermis-Transplantationen nach THIERSCH und durch einen Rundstiellappen aus der Halsregion, welche letztere seinerseits allein 3 Sitzungen beanspruchte (Beobachtung der Chir. Univ.-Klinik Heidelberg)

der Nebenhöhlen, der Orbita usw.); ferner ist sie erforderlich nach der Exstirpation von malignen Melanomen, Lupus- oder Röntgencarcinomen, von lappenförmig deformierenden Geschwülsten bei der Neurofibromatose, bei großen Hämangiomen und Angiocavernomen (vgl. Abb. 179), bei Naevi, beim Ersatz großer Knochendefekte nach Kontinuitätsresektionen wegen Osteosarkomen (vgl. Abb. 183, S. 692) und bei vielen anderen Anlässen mehr.

In dieses Gebiet gehören auch die großen plastischen Eingriffe, z. B. der sekundären antethorakalen Hautschlauchbildung nach Oesophagusexstirpation wegen Ca desselben, Weichteilplastiken aus kosmetischer Indikation, z. B. nach Mastektomie wegen Mammacarcinom, Blasenersatzoperationen nach Cystektomie u. dgl. mehr. Da alle diese sekundär plastischen Eingriffe im allgemeinen eine primäre Krebsheilung voraussetzen, gehören sie weniger zur eigentlichen operativen Krebstherapie, als vielmehr zur *Chirurgie von Operationsfolgen an bereits Krebsgeheilten.* Es kann daher dieses an sich wichtige Gebiet nur kurz gestreift werden, im Einzelnen muß auf die einschlägigen Werke der Plastischen Chirurgie und auf neuere einschlägige Einzelarbeiten, z. B. von MAY (1945), V. SEEMEN

(1956, 1957), SCHUCHARDT, BUFF (1959), WINKLER (1959), KRAGH u. Mitarb. (1960), VIERSNSTEIN (1960) verwiesen werden.

Hier nur noch soviel: es handelt sich meist um schwierige und komplizierte Eingriffe. Auf der anderen Seite nehmen gerade solche Kranke willig alles auf sich, auch wenn zumeist mehrere oder viele ,,Sitzungen" erforderlich sind. Was solche Operationen schließlich leisten und für den Kranken bedeuten, zeigen statt vieler Worte 2 Bilder von einer einschlägigen Kranken (Abb. 179).

3. Rezidivoperationen

a) Pseudorezidive. Zunächst muß davon ausgegangen werden: *nicht jedes ,,örtliche Rezidiv" ist ein echtes Rezidiv.* Immer wieder gibt es Fälle, bei denen ein ,,Rezidiv" im Narbenbereich, z. B. eines operierten und nachbestrahlten Mammacarcinoms in Wirklichkeit ein Röntgencarcinom darstellt. Ja, es gibt gelegentlich sogar Fälle — Verfasser verfügt über eine einschlägige Beobachtung — bei denen neben einem Röntgencarcinom im gleichen Bereich sich auch noch ein echtes Mamma-Ca-Rezidiv findet.

In einem anderen Falle einer eigenen Beobachtung wurde ein ,,*Plattenepithelcarcinom-Rezidiv*" der Nasolabialfalte, welches auf den Alveolarfortsatz des Unterkiefers und auf die Vorderwand der Oberkieferhöhle übergriff, elektrochirurgisch nachoperiert und der Defekt in einer Nachoperation durch Wangenrotation gedeckt. Ein neues ,,Rezidiv" im Narbenbereich ergab zur großen Überraschung des Operateurs und des Pathologen (Prof. RANDERATH) ein — Adamantinom.

Sehr oft werden — auch von erfahrenen Chirurgen — spätere *Prostatacarcinome nach früherer ,,Prostatektomie"* als maligne Rezidive von Prostataadenomen angesehen. Es trifft dies aber, zum mindesten für die Mehrzahl der Fälle, nicht zu. Die ,,Prostata" kennt eben 2 ,,Prostatacarcinome". Das eine ist das aus einer ,,Prostatahypertrophie" (in Wirklichkeit einem Adenom der periurethralen Drüsen) heraus sich entwickelnde Adenocarcinom. Das andere ist das von der eigentlichen Prostatadrüse selbst ausgehende ,,echte" Prostatacarcinom, meist von subcapsulär sitzenden kleinzelligen Herden ausgehend. Ein solches ,,Prostatacarcinom nach Prostatektomie" ist also kein echtes Rezidiv des früheren Adenoms, sondern nur eine im gleichen Organ, aber aus verschiedener matrix heraus sich entwickelnde Neuerkrankung.

Es erscheint dem Verfasser daher auch nicht richtig, daß man wegen solcher späterer echten Prostatacarcinome nach früherer Enucleation eines Prostataadenoms bei der ,,Prostatahypertrophie" die totale Prostatektomie fordert, wie dies SMITH und WOODRUFF (1950) tun. Das echte (sekundäre) Prostatacarcinom hat heute mit den Mitteln der operativen Endokrinotherapie in der Summe der Fälle eine sehr viel bessere Prognose und ganz wesentlich höhere Überlebensdauer als bei den früheren ,,Radikaloperationen" (Näheres dieses Kapitel S. 699).

Kurzum, spricht man von Rezidivoperationen, so muß die Identität des Rezidivs mit dem Primärtumor gesichert sein.

b) Operationen wegen echter Tumorrezidive. (Zusammenfassende Darstellung und ausführliche Literatur bei DICK 1958.) Im allgemeinen gibt man einen Kranken, bei dem ein Krebs nach seiner Entfernung rückfällig wurde, verloren. Für die große Mehrzahl der Fälle ist das auch richtig. Es gibt aber Fälle, bei denen die meist sehr viel schwierigere zweite Radikaloperation doch noch das Schicksal meistert. Vor allem trifft dies zu bei jenen Fällen, bei denen der Operateur zunächst noch vor einem sehr großen Eingriff zurückschreckt und sich dann erst beim Rezidiv zu der großen Radikaloperation entschließt.

Beispiel: Bei einem 71jährigen Kranken (TH.) mußte wegen eines Mundbodenkrebses ein großer Teil des Mundbodens und der Zunge geopfert werden. Das Carcinom reichte bis an die Mandibula, die aber geschont wurde. Alsbald kam ein Rezidiv. Bei der Rezidivoperation mußte, außer der beiderseitigen Drüsenausräumung die Herausnahme des ganzen Mittelstückes des Unterkiefers und eines großen Teiles des Mundbodens vorgenommen werden. Der Kranke war zunächst über die um den Preis des Lebens unvermeidbare Verstümmelung hinsichtlich Sprech- und Kaufunktion so niedergeschlagen, daß er längere Zeit wegen Selbstmordgefahr Tag und Nacht überwacht werden mußte. Nachdem aber die Heilung eingetreten war, wurde dieser Kranke im vollen Bewußtsein des Schicksals, dem er entgangen, nicht bloß einer der dankbarsten Kranken, sondern ein in jeder Hinsicht lebensbejahender und lebensfroher Mensch. Die Heilung nach der Rezidivoperation ist über 6 Jahre gesichert.

Daß es gerade bei Sarkomen lohnen kann, auch *Rezidive*, wenn nötig *mehrmals zu entfernen*, lehrt eine Beobachtung von HOFFMANN (1894). Er entfernte im Anschluß an eine Ablatio mammae wegen eines faustgroßen Fibrosarkoms hintereinander 12 Rezidive mit dem Erfolg, daß die Kranke nach der Exstirpation des 12. Rezidivs nahezu 4 Jahre rezidivfrei blieb, um dann erst einer allgemeinen Metastasierung zu erliegen. TOD und DAWSON (1936) berichten über folgenden Fall: 1910 Radikaloperation wegen Scirrhus mammae, 1922 Excision zweier Narbenrezidive, 1931 Drüsenmetastasen in der anderen Axilla und 3 Narbenrezidive, Radiumapplikation, später (1931) Achseldrüsenausräumung der anderen Mamma. Seitdem vollkommen gesund geblieben (noch 5 Jahre beobachtet). Also trotz mehrfacher Rezidive und Metastasen 26jährige Überlebensdauer.

SCHWAIGER und MÜLLER (1955) haben aus dem großen Krankengut der Heidelberger Chirurgischen Klinik die 10jährigen Ergebnisse der Rezidivoperationen ermittelt. Je nach Tumorart verhielten sich die 216 Eingriffe bei 153 Patienten sehr verschieden.

Das Hauptkontingent stellten *Mammacarcinomrezidive*. Die angeführten Rezidivoperationen reichten von lokalen Nachexcisionen bis zu ausgedehnten Brustwandresektionen unter Mitwegnahme von Rippen und z. T. auch Pleuraschwarte. Im 1. und 2. Jahr nach der 1. Rezidivoperation starben 19 Kranke, bei 8 Patienten betrug die Überlebenszeit 3—5 Jahre, und bei weiteren 8 bislang ohne Anhalt für Rezidiv oder Metastasen bis zu 5 Jahren, bezogen auf die Erstoperation 4—13 Jahre. Alles in allem also ein immerhin beachtliches Ergebnis, besonders wenn man bedenkt, daß die Kranken oft zugleich auch von besonders psychebelastenden jauchigen Krebszerfallsherden befreit wurden.

Ungleich ungünstiger waren — verständlicherweise — die *Ergebnisse bei Magenkrebsrezidiven*. Macht das Rezidiv Erscheinungen, so ist es so gut wie immer auch sekundär inoperabel. Es ist dies ja auch die Hauptrechtjertigung für die second-look-Operationen (s. S. 674). In unserem Material war unter 17 Fällen nur einmal eine Nachresektion möglich.

Anders verhalten sich *Colon- und Rectumcarcinomrezidive*. Hier wurde unter 17 Kranken bei 11 Patienten 1mal, bei 6 Kranken 2mal wegen Rezidivs nachoperiert. 5mal waren nur palliative Maßnahmen möglich (Anus praeter, Coecalfistel). Von den Nachresezierten lebte einer 4 Jahre, 3 bis zum Bericht ohne Anhalt für Rezidiv oder Metastasen. Ein Unikum ist vielleicht der vom Verfasser 3mal wegen Sigmacarcinom, darunter 2mal wegen Rezidivs mit Erfolg jedesmal in der Kontinuität resezierte bzw. nachresezierte Fall mit bislang 4jähriger Überlebensdauer nach der letzten Rezidiv-, und 17 Jahre seit der Erstoperation.

Bei *Gesichtsoperationen* wurden 13 Kranke erfaßt. Von den Lippen-Ca-Kranken überlebten drei Patienten vier, fünf, bzw. vierzehn Jahre, von Wangen-Ca-Kranken einer 7 Jahre ohne Rezidiv bzw. Metastasen. Bei einem Fall von Mundwinkelcarcinomen (auswärts voroperiert) konnte schließlich durch die 3. Rezidivoperation unter Halbseitenexartikulation des Unterkiefers und durch die 4. Rezidivoperation (Exstirpation eines Weichteilrezidivtumors und seiner Drüsenmetastasen) doch noch endgültige Heilung erzielt werden.

1958 widmete DICK in Erweiterung eines auf dem Chirurgenkongreß 1956 gehaltenen Referates den *Carcinom-Rezidiv-Operationen* (einschließlich solchen wegen Fernmetastasen) eine zusammenfassende Darstellung. DICK bezieht bei den

Einzelformen neben dem örtlichen Rezidiv noch die Kontakt-, Kanal- und Impfmetastasen, ferner die Ca-Aussaat in serösen Höhlen und Liquorräumen und die Ausbreitung auf dem Lymph- und Blutweg mit ein.

4. Operationen wegen hämatogener Geschwulstmetastasen

An sich sind Operationen wegen hämatogenen Fernmetastasen im Grunde ein Widerspruch in sich, denn hat die erfolgreiche Krebsoperation als solche die örtlich und (lymphogen) regionale radikale Entfernbarkeit „in einem Stück" zur Voraussetzung, so schließt die hämatogene Generalisierung des Leidens, im Prinzip wenigstens, die radikale Exstirpation aus.

Nun, etwas anderes ist die Theorie, etwas anderes ist die praktische Erfahrung. Die letztere besagt, daß es, zwar selten genug, aber doch gelegentlich einmal hämatogene *Fernmetastasen* gibt, die tatsächlich *solitär* sind und es auch längere Zeit bleiben, und zwar wird die *Wahrscheinlichkeit* dafür, daß eine als solitär angesprochene Metastase eine solitäre ist, *mit dem Zeitabstand von der Erstoperation immer größer.*

Gelegentlich kommt die **Entfernung von Solitärmetastasen** noch einer Radikaloperation gleich. Wenn, wie in dem im 1. Kapitel (S. 20) erwähnten Beispiel eine Hypernephrommetastase in der Lunge erst 9 Jahre nach der Nephrektomie auftritt, so ist man ziemlich sicher, daß die Metastase wirklich die einzige ist, da sich weitere Metastasen längst schon hätten bemerkbar machen müssen. In jenem Falle wurde die Metastase im rechten Unterlappen durch Lungenlappenexstirpation gleichfalls entfernt und der Kranke auf diese Weise zum zweiten Male von einem Krebs befreit.

In einem anderen Falle hat der Verfasser eine Frau behandelt, bei der früher ein Eierstockkrebs entfernt worden war. Es fand sich später eine faustgroße Metastase im Bereich des großen Netzes. Diese wurde operativ angegangen und radikal im Gesunden entfernt. Die Revision der Bauchhöhle bei dieser Operation ergab keine weitere Krebsabsiedlung. Aus Anlaß einer späteren Gallensteinoperation ergab sich erneut Gelegenheit, die Bauchhöhle in allen Winkeln zu revidieren, wobei die Bauchhöhle wieder frei von Metastasen befunden wurde. Die erste Operation lag 6, die Operation der Solitärmetastase liegt nunmehr 18 Jahre zurück. SCHÖNBAUER (1936) beschrieb ein Mammacarcinom, bei dem sich eine Metastase in der linken Kleinhirnhemisphäre entwickelte, welches nur durch Morcellement entfernt werden konnte, da schon Bewußtlosigkeit eingetreten war. Trotzdem lebte die Kranke 4 Jahre völlig symptomfrei, bis ein kleines Rezidiv auftrat, welches aber wieder mit Erfolg entfernt wurde. Auch PETIT-DUTAILLIS (1942) entfernte 5 Jahre nach einer Mammaoperation eine cerebrale Solitärmetastase mit Erfolg.

Es ist hier nicht der Ort, nochmals im einzelnen zu erörtern, wie man es sich vorstellen und erklären kann, daß bei einer Aussaat von Krebszellen auf dem Blutwege schließlich doch nur eine einzige Krebszellabsiedlung „angeht". Zur Rechtfertigung von Operationen bei hämatogenen Fernmetastasen sei nur so viel gesagt, daß es sich bei der cellulären Metastasierung eben nicht nur um ein hämodynamisches, sondern sehr viel mehr um ein biologisches Problem handelt. Wenn in der Muskulatur Krebszellen so gut wie nie Krebsmetastasen machen, wenn Krebszellen sicher in der Lunge, Leber, Milz, im Netz usw. absterben können (nicht „vernichtet" werden), ohne zu Tochtergeschwülsten „auszuwachsen", so ist es klar, daß die „Vitalität" der Krebszelle, die Empfänglichkeit bzw. „Resistenz" bestimmter Gewebe (gewissermaßen als Nährboden ihrer biochemischen Affinität), Zufälligkeiten der Ortsbedingungen und manches andere mit hereinspielen, wenn schließlich nur an einem Ort alle jenen Bedingungen realisiert sind, die das „Angehen" der hämatogenen Aussaat zulassen.

Neben der Tatsächlichkeit des Vorkommens solitär bleibender Metastasen, neben dem Zeitfaktor (Zwischenspanne seit Erstoperation) spielt weiter die *Tumorart* mit eine Rolle. Es ist eben nicht so, daß die Häufigkeit von Solitärmetastasen der Häufigkeit und „Rangordnung" der betr. Krebsart parallel ginge, vielmehr prävalieren jene Primärtumoren, bei denen uns besonders langsam wachsende Varianten geläufig sind, als da sind Hypernephrome, Uterus-, Mamma- bzw. Uteruscarcinome, Dick- bzw. Mastdarmkrebse u. a. m.

Im allgemeinen sollten zwei oder mehr Metastasen den Versuch einer Metastasenoperation ausschließen, denn wo 2 Metastasen sind, sind es okkult meist 20. Immerhin kann schon einmal die Versuchung gegeben sein, auch bei 2 Metastasen noch zu operieren, wenn sie z. B. im gleichen Lungenlappen liegen.

Der 4. Gesichtspunkt, der ins Gewicht fällt, ist die *Organlokalisation* der solitären Fernmetastasen. In Betracht kommen vor allem Lungen, Leber und Gehirn. Die Verhältnisse sind in diesen 3 Organen ganz verschieden.

a) Operationen bei Lungenmetastasen. Die *solitäre Lungenmetastase* hat eine relativ größere Chance, frühzeitig entdeckt zu werden, so z. B. bei Röntgenreihen- oder sonstigen zufälligen Röntgenuntersuchungen, bei denen der Thorax mit durchleuchtet wird. Auch der Entschluß zu thorakotomieren, wird erleichtert durch die ja nie sicher auszuschließende Möglichkeit, daß die supponierte Solitärmetastase vielleicht doch einen Primärtumor darstellt. Natürlich ist im Vergleich zur großen Häufigkeit multipler Lungenmetastasen die Möglichkeit einer solitären Metastase sehr gering.

Tabelle 98. *Operationen wegen solitärer Lungenmetastasen*

Autor	Primärtumor	Operation	Überlebensdauer
EDWARDS (1946)	Fibulasarkom	Lobektomie	18 Jahre
HOOD u. Mitarb. 1955	42 Fälle versch. Lokalisation	Lob- bzw. Pneumonektomie	30 Fälle länger als 1 Jahr
STRIEDER 1956	17 Carcinome 3 Sarkome		15 Fälle länger als 1 Jahr
ROBB 1948	Adeno-Ca Niere Hypernephrom	Lob- bzw. Pneumonektomie	2½ Jahre 14 Mon. + noch zu früh
DENK 1951	Adeno-Ca Niere Hypernephrom	Lob- bzw. Pneumonektomie	2½ Jahre 14 Mon. + noch zu früh
K. H. BAUER 1951	Osteosarkom Malignes Melanom	Lobektomie Lobektomie	† Hirnmetastasen
ZWICKER 1959	Adeno-Ca d. Colons	Segmentresekt. bzw. Keilexcis.	Zunächst 1½ Jahre später bislang 1 J
	Osteosarkom des Femur	13 Mo. später Lobektomie	nach 15 Mo. klin. ohne Symptome
KNOTHE 1959	10 Fälle, darunter 3 Knochensark. Ca Uterus, Rectum Lympho-Sa, Hypernephrom	4 mal Lobektomie 4 mal Pneumonektomie 1 Segmentresektion	bei 3 Fällen 5—7, in 1 Fall 10 Jahre

b) Operationen wegen Lebermetastasen. Bis vor kurzem galten *Lebermetastasen* als Vorboten eines nahen Todes und deswegen als Rechtfertigung für eine bloß symptomatische Behandlung. Selbstverständlich wird jeder Chirurg eine scheinbare oder wirkliche solitäre Lebermetastase, wenn er bei einer abdominellen Krebsoperation auf sie trifft, lokal elektrochirurgisch *excidieren*. Er wird auch bei einem

Gallenblasencarcinom die so häufig mitbefallene *Leber partiell mitresezieren* oder auch, wie der Verfasser z. B. bei einem faustgroßen *Leberzelladenom* die linksseitige *Lobektomie der Leber* — im eigenen Fall mit endgültiger Heilung — ausführen (K. H. BAUER 1936). Es werden also mehr oder minder zufällig entdeckte *solitäre Lebermetastasen*, gelegentlich einmal zur Heilung gebracht. MÖLLER (1935) z. B. teilt einen solchen Fall (Granulosazelltumor des Ovars) mit 6jähriger Überlebensdauer und SHAFFER und PRICE (1952) berichten über die partielle Leberresektion einer kleinen isolierten Lebermetastase eines Rectumcarcinoms. PACK (1958) allerdings hält es nicht für eine rationelle Chirurgie, kleine Metastasenknoten aus der Leber "like you would pick raisins out of a cake", wie die Rosinen aus dem Kuchen auszupicken.

Um die Excision einzelner Lebermetastasen geht es also ultraradikal eingestellten Chirurgen nicht. Es geht ihnen auch weniger um Leberresektionen nach der „Guillotine-Technik" — das Wort spricht für sich allein —, ihnen geht es um die „kontrollierte", das soll heißen, um die anatomiegerecht-präparatorische *Lobektomie* des linken wie des rechten Leberlappens, sobald die *Metastasen* (der Inspektion und Palpation nach) *einen Lappen* betreffen, auch wenn sie sich dort multipel finden.

Solche Operationen wegen Lebermetastasen (Näheres BRUNSCHWIG 1955, 1959, PACK u. MOLANDER 1960, VIARD u. MICHAUD 1960 u. a., REIFFERSCHEID 1957, PACK 1958, PETTINARI 1959) sind erst aktuell geworden, seit die Diagnostik mit Hilfe des Retropneumoperitoneums, der Aorto-, der Splenoportographie, der Laparoskopie, der Hepatographie mit Hilfe radioaktiver Isotopen (z. B. J^{131}) usw. eine frühere Erfassung als bisher ermöglicht, und seit der Ausbau der Leberresektionen auch operativ neue Möglichkeiten eröffnet hat. Ist es nicht wie symptomatisch, daß ein Vertreter der „Marathon-Chirurgie" zu einem Pleonasmus greift und von einer „aggressive surgical attack on cancers of the liver" (PACK 1958) spricht ?

PACK teilt die Lebermetastasen je nach dem Zeitpunkt ihres Auftretens nach dem Primärtumor in 3 Kategorien:

a) in die vorzeitigen (precocious) Metastasen (Lebermetastasen schon vor Primärtumor manifest)

b) in „synchrone", d. h. zu gleicher Zeit mit dem Primärtumor auftretende und

c) in „metachrone" — Lebermetastasen — je später, desto besser die Aussicht!

MILLER (1958) gibt als Zwischenzeit 6—8 Jahre (!) an. PACK erwähnt in diesem Zusammenhang kurz 2 Fälle von Lebermetastasen nach Melanom des Auges. die für 1—3 Jahre überlebten (Nähere Angaben fehlen). PETTINARI (1959) berichtete summarisch auf dem Deutschen Chirurgen-Kongreß 1959 über 7 Fälle „sekundär bösartiger" Lebertumoren, ohne auf die Fälle im Einzelnen einzugehen. Interessant ist eine Mitteilung WILSONs (1959) der bei einem Kranken mit 6 Carcinoiden des Ileums neben der Ileumresektion eine „massive" Leberresektion wegen Lebermetastasen (1182 g) durchführte und dadurch 40 Pfund Gewichtszunahme und Arbeitsfähigkeit erzielte. Die Ausscheidung von 5-Hydroxyindolessigsäure blieb zwar stark erhöht, war aber erheblich geringer als vor der Operation.

BRUNSCHWIG (1955) berichtete über 13 Fälle solitärer (10 nach primären Colon, 2 nach Pankreas- und 1 nach Ovarial-Ca) und 12 Fälle multipler Lebermetastasen (Primärtumor 1mal Uterus, 1mal Mamma, 4mal Magen und 6mal Colon). Die Schicksale der Metastasenfälle werden nicht beschrieben. Aus der Übersicht über die 12 Lobektomien des linken Leberlappens geht hervor, daß 6 Kranke von 7 Monaten bis zu 2 Jahren 3 Monaten lebten. Aus der langen Zwischenzeit von 10 Jahren zwischen Erstoperation und Lobektomie bei einem 67jähr. Mann mit früherem Magen-Ca darf geschlossen werden, daß es sich um ein extrem langsames Tumorwachstum gehandelt hat, so daß die Frage offen bleibt, wie lange er ohne Lobektomie noch gelebt haben würde.

Eindeutig negativ ist die *Bilanz bei* den 10 *rechtsseitigen Lobektomien*, von denen nur 2 Fälle Lebermetastasen betrafen. Von diesen starb der eine gegen Schluß der Operation, der andere nach 1 Monat. Von den rechtsseitigen Lobektomien überlebten nur 4 Kranke den Eingriff. Von diesen 4 betrafen 2 massive Angiome, 2 maligne Hepatome. Aber auch wenn man die sehr viel günstigeren, li.-seitigen Lobektomien dazu zählt, so hat BRUNSCHWIG (1955) eine Mortalität der Lobektomien von 27%.

Gegen Lobektomien bei Lebermetastasen — von seltenen späten solitären Metastasen abgesehen — sind mancherlei Einwände zu machen: a) es ist schwer einzusehen, daß multiple Metastasen des einen Lappens auf längere Dauer den anderen Leberlappen verschonen sollen, b) kommt es aber zu Metastasen im anderen Leberlappen, so fehlt dann das nicht-carcinombefallene Leberparenchym der lobektomierten Seite. Die vorausgegangene Lobektomie wirkt dann sekundär lebensverkürzend, d) die Operationsmortalität von 30% i. D. macht es sicher, daß in der Summe der Fälle die Lebensverkürzung durch die Operation nicht kompensiert wird durch die Lebensverlängerung bei den Überlebenden.

Besondere Zurückhaltung mit Leberlobektomien, besonders mit rechtsseitigen, scheint uns geboten, wenn es sich um Lebermetastasen handelt, die nicht aus dem Pfortadergebiet stammen, sondern wie z. B. beim Mammacarcinom nur auf dem Wege über den großen Kreislauf und über die A. hepatica eingeschleppt sein können. Diese Art von Lebermetastasen setzt im Regelfalle Lungenmetastasen als Vorbedingung für den Einbruch ins arterielle System voraus. Was aber soll noch eine rechtsseitige Lobektomie nutzen, wenn auch im linken Leberlappen Metastasen zu befürchten, Lungenmetastasen vorhanden und Knochenmetastasen zu erwarten sind?

c) **Operationen wegen Hirnmetastasen.** *Hirnmetastasen* spielen mit 3—4% unter den „Hirntumoren" in neurochirurgischen Kliniken eine nicht sehr große Rolle. An Hirnmetastasen erkrankten Fälle werden „von den Neurochirurgen nicht operiert" (ZÜLCH 1956). Jedoch wird nicht selten (in 3—5% der „Hirntumoren") eine Hirnmetastase als primärer Hirntumor operiert, ohne daß sich bis dahin der tatsächliche Primärtumor bemerkbar gemacht hätte. Aufschlußreich ist die Aufschlüsselung der Hirnmetastasen in ihrer Häufigkeit nach ihrem Primärtumor (Tab. 99). Die Tabelle bestätigt das auch anderwärts festgestellte Vorherrschen des Bronchial-Carcinoms (fast die Hälfte der Fälle!). Dann folgen in weitem Abstand erst das Mammacarcinom und das Hypernephrom. Dieses Vorherrschen hängt natürlich vor allem damit zusammen, daß diese Geschwulstformen eben per se sehr häufig sind.

Tabelle 99. *Die Verteilung von Hirnmetastasen je nach Sitz des Primärtumors* (nach GÖHRING 1960)

Primärtumor	♂	♀	Gesamtzahl	in %
Bronchial-Ca . .	50	17	67	46,2
Mamma-Ca . .	—	22	22	14,5
Hypernephrom .	13	4	17	11,8
Magen-Ca . . .	12	2	14	} 11,1
Rectum-Ca . .	1	1	2	
Schilddrüse . .	1	1	2	1,4
Melanosarkom .	5	4	9	6,2
Uterus-Ca . .	—	3	3	} 3,6
Ovarial-Ca . .	—	2	2	
Thymus. . . .	—	1	1	0,7
Gallen-Ca . . .	—	1	1	0,7
Sarkome . . .	2	3	5	3,5
	84	61	145	100%
	58%	42%	—	

Die Gegenprobe liefern an sich seltenere Tumoren, die ihrerseits aber wiederum besonders häufig Hirnmetastasen machen, so melanotische Tumoren in 45% und Chorionepitheliome in 65 % der obduzierten Fälle (HENSCHEN z. n. KLOSS 1960).

Wie bei den Lungenmetastasen sollten auch bei solchen des Gehirns multiple Metastasen jeden Eingriff als kontraindiziert erscheinen lassen. Bemerkenswerterweise ist bei Hirnmetastasen die solitäre Metastase gar nicht so selten: im Krankengut OLIVECRONAs $1/3$ der Fälle. Wenn der Anteil der solitären hoch ist, so kommt das wohl daher, daß viele Kranke der Grundkrankheit wegen, spätere multiple Metastasen nicht mehr erleben.

Immerhin ist es Chronistenpflicht, auf jene wenigen Glücksfälle hinzuweisen, bei denen die Metastasenoperation eine lange Überlebensziffer ergab. ZÜLCH (1956) stellt folgende Fälle zusammen: CUSHING 2- und 3jährige, ZAAIJER $2^1/_2$, $4^1/_2$ und 6jährige, OLIVECRONA eine 17jährige Überlebensdauer.

Selbstverständlich muß man bei solchen „erfolgreich" operierten Fällen immer fragen, wie lange die Überlebensdauer ohne Operation gewesen wäre. PERESE (1959) widmet dieser Frage eine Untersuchung anhand von 16 operierten und 162 obduzierten Fällen und kommt beim Vergleich der Lebenserwartungen mit und ohne Metastasenoperation zu dem Schluß, daß die Metastasenoperation am Gehirn keinerlei Gewinn an Lebenszeit gegenüber den nicht operierten Fällen brächte.

„*Rückenmarksmetastasen*" sind meist keine Metastasen „im" Rückenmark. Vielmehr werden darin alle metastatischen spinalen Processe rubriziert, die von Wirbelmetastasen ausgehend das Rückenmark nur sekundär in Mitleidenschaft ziehen. KLOSS (1960) fand nur 1 Metastase im Rückenmark selbst gegenüber 17 Fällen, die von der Wirbelsäule ausgingen.

d) Operationen wegen sonstiger hämatogener Metastasen. *Die Kasuistik* sonstiger Operationen wegen hämatogener Solitärmetastasen ist nicht allzu groß. Den Modellfall liefern die für Magen-, aber auch für Coloncarcinome typischen beiderseitigen *Ovarialmetastasen* („KRUKENBERG-Tumoren"). Bezüglich der diagnostischen Problematik der KRUKENBERG-Tumoren wird auf DIDDLE (1955) verwiesen. Immer wieder kommt es vor, daß erst die Metastasen-Operation zum Anlaß wird, nach dem Primärtumor zu suchen, und es sind Fälle bekannt geworden (z. B. TURNER 1943), bei denen die Metastasenoperation und dann die des Primärtumors zur endgültigen Heilung führten.

DICK (1958) berichtet über eine operativ entfernte Carcinommetastase der *Wirbelsäule* — Primärtumor nie gefunden! — die zu einer Querschnittslähmung geführt hat und bislang 15 Jahre seit der Metastasenoperation „klinisch geheilt" geblieben ist.

In seltenen Fällen wurden sogar *mehrfache Metastasenoperationen* sukzedaner „solitärer" Fernmetastasen ausgeführt. ZWICKER (1959) z. B. berichtet über ein Adeno-Ca der Flexura hepatica coli, bei dem es 5 Jahre nach der Ileocoecal-Resektion zu einer Metastase im Bereich der Lingula und einer zweiten im linken Unterlappen gekommen war. Nach der ersten Lungenresektion (Resektion der antero- und laterobasalen Unterlappensegmente und der beiden Lingulasegmente) kam es $1/_2$ Jahr später zu 2 neuen Metastasen, die beide durch Keilexcisionen aus dem gesunden Lungenparenchym entfernt wurden. Bis zum Bericht (5 Monate später) kein Anhalt für Lungen- oder sonstige Metastasen.

Ein Unikum ist vielleicht ein EWING-*Sarkom der Tibia* (HARRISON 1958). 3 Jahre nach der Amputation auftretende Lungenmetastasen wurden operativ entfernt, eine weitere, $4^1/_2$ Jahre später erscheinende Hilusmetastase wurde strahlentherapeutisch zum Rückgang gebracht. Die Kranke war 10 Jahre nach der Erstoperation klinisch völlig erscheinungsfrei. Die Überlebensdauer der Kranken mit EWING-Sarkom beträgt sonst im Durchschnitt höchstens 3 Jahre.

5. Palliativoperationen

Die operative Chirurgie ist beim Krebs nicht nur kurativ, sondern auch *palliativ* (lat. von pallium, der Mantel) wirksam, d. h. sie hilft, auch wenn sie die Ursache des Krankseins nicht mehr zu beheben und nicht mehr zu heilen vermag, doch noch durch Abwehr von Gefahren (z. B. Ileus bei Darmtumoren, Erblindung durch Hirntumor-Hirndruck, Inanition bei Oesophagus- oder Pylorusstenose) oder durch Leidlinderung, Schmerzbeseitigung und Lebensverlängerung.

Die Zahl und die Art der operativen Möglichkeiten variieren natürlich von Organ zu Organ und Gewebe zu Gewebe. Die operativen Maßnahmen lassen sich aber, wenn auch nicht ganz ohne Zwang, in 5 Kategorien einteilen:

a) **Palliativexstirpationen von Organkrebsen.** Ist ein Organkrebs, gleichviel ob beim Magen- oder Colon-, beim Rectum- oder Uterus-Ca oder dgl. anatomisch nicht mehr radikal entfernbar, so kann seine Exstirpation als *Palliativoperation* gleichwohl angezeigt sein, wenn der Kranke dadurch von Blutung oder Ileus bewahrt oder von Dauerschmerz oder ständig remittierenden Tenesmen (besonders beim Blasen- und Rectum-Ca) befreit werden kann.

Eine wichtige Rolle, vor allem in der Chirurgie der Krebse des Verdauungskanals, spielen die sog. *Palliativresektionen*. Man versteht darunter die Resektion des krebsig veränderten Organteiles z. B. des Magens aus seiner Kontinuität auch in den Fällen, bei denen man durch den Nachweis von Fernmetastasen sicher ist, daß die Operation nicht radikal ist. Die Palliativresektion wirkt in solchen Fällen meist ausgesprochen lebensverlängernd.

So lebten im Breslauer Magenkrebsmaterial des Verfassers (vgl. Diss. STANJEK 1936) die Fälle, bei denen nur eine Gastroenterostomie angelegt, aber an der Krebsgeschwulst nichts gemacht worden war, in 13,4%, diejenigen aber, bei denen eine nicht radikale Palliativresektion ausgeführt wurde, in 62,5% der Fälle länger als 1 Jahr. Also, auch der aus anatomischen Gründen unvollkommene Eingriff vermag noch eine gewisse Hilfe, d. h. Lebensverlängerung zu bringen.

Außerdem macht es einen großen Unterschied aus, ob jemand direkt an den Folgen z. B. seines Magenkrebses unter schweren Krankheitserscheinungen stirbt, oder ob er langsam ohne nennenswerte Erscheinungen an Fernmetastasen, z. B. der Leber oder des Bauchfells verlöscht. Es wird eben in solchen Fällen mit der Palliativresektion all die Fülle der Krankheitserscheinungen beseitigt, die durch die Verlegung der Lichtung des Hohlorgans oder durch Blutung nach innen usw. ausgelöst wurden.

Freilich sollte bei solchen bewußt nur palliativ ausgeführten Operationen die Größe des Eingriffs in vernünftiger Relation zu der zu erwartenden Mortalitätsziffer stehen. Wir selbst halten daher z. B. eine Mortalität von 27% bei palliativen Lobektomien der Leber für schwer tragbar. Bei der gleichfalls immer nur palliativen Evisceration kommt zu der hohen Mortalität die körperlich und seelisch stark belastende Verstümmelung noch hinzu.

Ein Sonderproblem palliativer Organexstirpationen ist die *Splenektomie* bei Leukämien und bei Leukosarkomen. Wir stimmen mit FISHER u. Mitarb. (1952) darin überein, daß bei Hypersplenie mit Pancytopenie, aber gelegentlich auch bei hämorrhagischen Anämien die Splenektomie ihrer oft langanhaltenden Besserung wegen in Erwägung gezogen werden darf.

b) **Die Umgehungsanastomosen.** Ihr Hauptanwendungsgebiet sind tumorbedingte, aber nicht radikal operable Passagehindernisse, die durch irgend eine Verbindung vom prästenotischen zum poststenotischen Organanteil ausgeschaltet oder richtiger gesagt, umgangen werden sollen.

Umgehungsanastomosen:	*Anwendungsgebiet:*
Gastroenterostomie	Pylorusstenosen
Enteroanastomose	Dünndarmtumoren
Colo-colostomie	Colon-Ca
Ileotransversostomie	Coecal-Ascendens-Carcinome
Uretersigmoidostomie	Blasen-Ca
Oesophago-Gastrostomie	Cardia-Ca
Hohe Oesophago-Gastrostomie	Oesophagus-Ca im mittleren Drittel (MOUCHET 1950)
Ventriculo-Cysternostomie	Tumoren der Pinealregion
Cholecysto- bzw. Choledocho-jejunostomie	Hepaticus-Ca

Anhand von 489 inoperablen Magencarcinomen rühmt z. B. KARITZKY (1950) der Gastroenterostomie eine Lebensverlängerung von 2,3 Monaten (bei unbehandelten) auf 7,9 Monate nach.

Der *Uretersigmoidostomie*, aber auch den cutanen Ureterfisteln (s. S. 685) werden bei inoperablen Blasencarcinomen als Folge der Urinableitung vielfach ein spontaner Rückgang auch histologisch gesicherter Blasenpapillome und -carcinome nachgerühmt [GIRONCOLI 1951, CRONE-MÜNZEBROCK und BÖMINGHAUS (1953)]. Experimentelle Untersuchungen stammen von BROSIG (1957). Es erscheint wenig wahrscheinlich, daß es sich dabei um eine echte Heilung handelt. Wir kennen ja auch von der operativen Endokrinotherapie her Fälle, bei denen mit Wegfall des Wachstumsstimulus eine langdauernde Carcinolatenz erzielt wird.

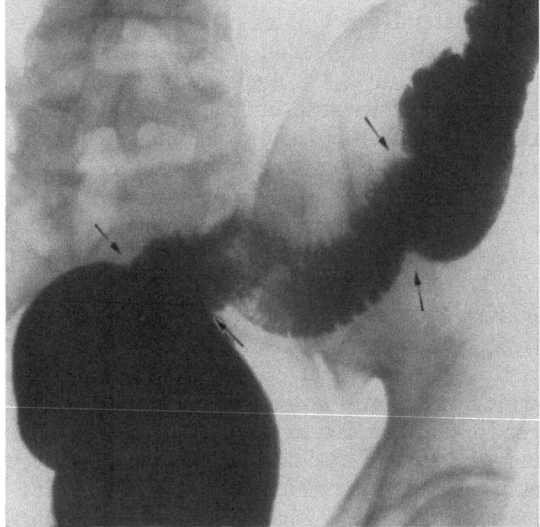

Abb. 180. Zwischenschaltung einer aus der Kontinuität des Dünndarmes ausgeschalteten Dünndarmschlinge (zwischen den 4 Pfeilen!) zwischen Colon descendens und unterstem Sigma bei inoperablem Sigmacarcinom (s. Text)

Sicher wird die *Oesophagogastromie* beim inoperablen Cardia-Ca zu selten angewandt. DENK (1949) rühmt ihr nach, daß eben nicht nur die Gastrostomie vermieden wird, sondern daß die Kranken wieder normal essen können und subjektiv das Gefühl der Befreiung von ihrem Leiden haben (vgl. auch GÜTGEMANN 1952).

Eine dankbare palliative Umgehungsoperation ist die *Zwischenschaltung einer Dünndarmschlinge* zwischen zu- und abführendem Hohlorgan, so z. B. erweitertem unteren Oesophagusende und Magen bei Cardia-Ca oder wie bei einem eigenen Fall die Zwischenschaltung einer Ileumschlinge zwischen Colon descendens und Colon sigmoideum bei einem wegen Einbruchs ins Retroperitoneum inoperablen Sigma-Ca-Rezidiv (Abb. 180).

Natürlich hat es nicht an Versuchen gefehlt, auch Umgehungsanastomosen zu umgehen und zwar vor allem dadurch, daß man die Tumorstenose durch einen eingelegten Tubus überbrückt. Vor allem war es BERMAN (1952), der die immer zeitraubende Oesophagusresektion mit anschließender Oesophagusgastrostomie dadurch wesentlich zu vereinfachen und abzukürzen suchte, daß er nur den tumortragenden Oesophagusabschnitt resezierte und den Defekt durch eine *Oesophagusprothese* aus Polyäthylen ersetzt. [BERMAN berichtet 1952 über 28 Fälle, 1954 über 60 von ihm gesammelte Fälle (Mortalität unter 10%)]. Wir selbst haben das Verfahren einige Male nachgeprüft. Es ist jedoch auf die Dauer nicht befriedigend, da sich die Prothese entweder abstößt oder entfernt werden muß. Die operativen Komplikationen sind nur durch postoperative ersetzt. Wenn schon nicht radikal operiert werden kann, erscheint dann eher eine „*palliative Intubation*" der carcinomatösen Oesophagusstenose ohne Oesophagusresektion angezeigt (COYAS und TRIBOULET-PITON 1955).

Bei Palliativoperationen ist der Operateur oft in einem *Dilemma*. Manche sind reich an Risiken, aber arm an wirklichem Erfolg. Richtschema ist in solchen

Fällen oft die zu erwartende Lebensverlängerung. So erscheint es z. B. nicht ohne weiteres vertretbar, wenn bei einem inoperablen Oesophaguscarcinom als Palliativoperation der große Zwei-Höhlen-Eingriff einer Oesophagojejunostomie ausgeführt wird. Er wirkt ja gegenüber der wesentlich risikoärmeren Gastrostomie nicht länger lebensverlängernd, hat aber eine sehr viel höhere Mortalität. Immer muß der Verlust an Lebenszeit durch eine hohe Operationssterblichkeit kompensiert werden durch den Gewinn an Lebenszeit bei denen, die den Palliativeingriff überleben.

c) Entlastungsoperationen. Der Prototyp einer Entlastungsoperation ist bei Hirndruck durch inoperable Hirntumoren die *subtemporale Entlastungstrepanation* (CUSHING). Uns selbst hat sich in Breslau und Heidelberg auch die *circuläre Craniotomie* (K. H. BAUER 1928) gut bewährt. Sie senkt den Hirndruck sofort, auf die Dauer und für den ganzen Schädelraum. Sie vermeidet zudem den umschriebenen Hirnprolaps völlig.

Ein Analogon ist die *Entlastungslaminektomie* bei Rückenmarkstumoren, vor allem bei intramedullären. Bei letzteren rühmten LANG und BRIDGE (1959) gleich gute Resultate wie beim Versuch der radikalen Exstirpation.

Eine echte Entlastungsoperation ist auch die *Sternumspaltung* bei Dyspnoe, Cyanose und Einflußstauung infolge von großen Mediastinaltumoren.

d) Fisteloperationen. Bei den Fisteloperationen handelt es sich immer darum, irgend ein „Stoma", eine künstliche Öffnung, anzulegen. Dabei muß man unterscheiden zwischen solchen, die wie z. B. bei der WITZELfistel unterhalb eines krebsigen Hindernisses der Einbringung von Flüssigkeit und Nahrung und solchen, die oberhalb tumorbedingter Stenosen ausschließlich der Ableitung von Körperflüssigkeiten, Luft, Gas usw. dienen sollen.

Die häufigste Form der Anwendung einer Stoma-Operation ist die Magenfistel als Ernährungsfistel, die *Gastrostomie*, dem Kranken gegenüber tröstlicherweise als „neuer Mageneingang" definiert. Sie hat ihr Hauptanwendungsgebiet beim inoperablen Oesophagus- und Cardia-Ca, muß aber als echter Samariterdienst gar nicht so selten auch bei Tumoren des Mesopharynx (Tonsillen, Zungengrund, Rachenwand und Gaumenbögen), aber auch bei malignen Strumen, ja sogar bei Bronchialcarcinomen mit Durchbruch ins Tracheo-Bronchial-System, selbst bei Mediastinaltumoren mit Oesophaguskompression ausgeführt werden. Und immer wieder gibt es einmal Fälle, bei denen sogar, besonders bei malignen Strumen, die Gastrostomie bei bereits Tracheotomierten angelegt werden muß. Freilich sollte sie — hier stimmen wir mit CLAY 1950 überein — nicht sub finem vitae angelegt werden.

Die Gastrostomie ist leider nicht immer anlegbar. Die Infiltration des ganzen Magens, die Einbeziehung von Antrum und Corpus ventriculi schließen sie oft genug aus. Will man solche Kranke nicht an Inanition sterben und nicht zu sehr an Durst leiden lassen, so bleibt als sehr dürftiger Ersatz für die Gastrostomie nur die hohe *Jejunostomie* als Ernährungsfistel übrig. Zur Rückstauvermeidung legen wir selbst sie stets mit zusätzlicher Enteroanastomose zwischen zu- und abführender Jejunumschlinge an.

Eine andere Variante einer Stomaoperation ist die *doppelseitige cutane Ureterfistel* zur Ableitung des Urins nach außen, sofern eine Uretersigmoidostomie nicht möglich oder nicht mehr zumutbar ist. HUMPHREYS (1956) berichtet bei nur 3% unmittelbarer Mortalität allein über 174 Fälle aus dem New York Hospital.

Auch die *Tracheotomie* als dauerndes Tracheostoma ist als Palliativoperation oft vital indiziert, so bei drohender Erstickung bei malignen Strumen, oft aber auch bei fortgeschrittenen Carcinomen des Mesopharynxbereiches.

Andere Beispiele sind die *Coecalfistel* (Coecostomie) bei weiter aboral lokalisierten Colon- bzw. Rectumcarcinomen zur Beseitigung akuter Ileuszustände und zugleich als Voroperation für spätere Darmresektionen bzw. Rectumexstirpationen.

Eine schwerwiegende Stoma-Operation ist die Anlegung eines *Anus praeter naturalis* im Colonbereich jeweils oralwärts von dem betr. inoperablen Dickdarm- bzw. Rectum-Ca oder als Abschluß einer abdomino-sakralen oder einer sakro-abdominellen Rectumexstirpation.

Schließlich dürfen in diesem Zusammenhang die *Blasenfistel* (auf die Dauer immer ungünstig: Cystitis, Schrumpfblase, Steinbildung) bei Blasen- oder Prostatacarcinomen und die äußere *Gallenfistel* bei Choledochus- und Hepaticus-carcinomen nicht unerwähnt bleiben.

Natürlich wird man, wo nur möglich, *Fisteloperationen durch Umgehungs-operationen oder andere Eingriffe zu ersetzen versuchen,* so z. B. durch die oben bereits erwähnte Oesophagogastrostomie, durch Colo-Colonanastomose, Ileo-transversostomie, durch Uretersigmoidostomie oder Choledocho-duodeno- bzw. -jejunostomie oder durch eine ober- und unterhalb des inoperablen Carcinoms implantierte und interponierte Dünndarmschlinge (vgl. z. B. Abb. 180).

Die früher so häufig angelegte *Blasenfistel bei Prostatakrebs* ist heute fast hinfällig geworden, seitdem man es gelernt hat, durch die Elektroresektion von der die Harnröhre einengenden Krebsgeschwulst so viel abzutragen, bis die Urinentleerung auf normalem Wege möglich ist. Dagegen läßt sich die Anlegung eines Anus praeternaturalis bei Krebsgeschwülsten des Mastdarms häufig nicht umgehen. Sobald ein Mastdarmkrebs inoperabel ist, er andererseits die Stuhlentleerung zunehmend unmöglich macht, dann ist die einzige Hilfe beim Darmverschluß nur der künstliche After oberhalb der Krebsgeschwulst. Aber auch bei den radikal entfernbaren Mastdarmkrebsen kommt man um die Anlegung eines Anus nicht herum, sobald wegen Sitz oder Ausdehnung der Geschwulst der Schließmuskelapparat mitentfernt werden muß.

Kurz sei noch darauf hingewiesen, daß bei allen größeren Radikal- und Palliativoperationen auch der *Nachbehandlung* eine erhebliche Bedeutung zukommt. Zwischen der Anästhesie und Krebsoperation einerseits und der Genesung andererseits liegt eine Zwischenzone hoher Gefährdung. Schutz gegen Abkühlung, Harnverhaltung, Decubitus sind ebenso nötig wie der Kampf gegen Kreislaufkollaps, gegen Austrocknung der Gewebe (Parotitis!), gegen Anämie, Darmatonie, Hypoproteinämie, Inanition, Vitaminmangel, Pneumonie- und Thrombosegefahr.

e) Versorgung tumorbedingter pathologischer Frakturen. Spontanfrakturen bei Knochensarkomen und bei Knochenmetastasen z. B. nach Mamma-, Prostata-Bronchial-Ca, aber auch nach Hypernephromen usw. verlangen, sobald sie, wie meist, lange Röhrenknochen betreffen, der orthopädisch-prothetischen oder wo angängig und nötig der palliativ-operativen Intervention, machen ja pathologische Frakturen der unteren Gliedmaßen die Kranken sofort bettlägerig und dann gleich für immer. Der Frakturenschmerz schwindet nicht wie bei einer traumatischen Fraktur, der Dauerschmerz zermürbt, die pathologische Fraktur heilt nie und bedeutet den Anfang vom Ende, subjektiv und objektiv.

Die „konservativen" Hilfsmittel kommen nur in Betracht, wo sich, wie bei pathologischen Wirbelfrakturen, Operationen verbieten oder wo sie, wie bei Frakturen kleiner Knochen, nicht notwendig sind. Bei pathologischen Frakturen langer Röhrenknochen scheitern Schienenlagerung, Stützapparate, Streckverbände am Dauerschmerz und am Zwang zur Wiedergewinnung von Statik und Dynamik der betr. Gliedabschnitte.

Nun, in solchen Fällen hat man seit langem, solange es die entsprechenden Methoden gibt, die pathologischen Frakturen gebolzt (Schenkelhals!) oder nach KÜNTSCHER, RUSH u. a. genagelt und dann nachbestrahlt.

Diese Kombination hat aber grundsätzliche Nachteile: der Krebsherd wird traumatisiert und aktiviert — und die Bestrahlung? Sie bringt nichts oder nicht

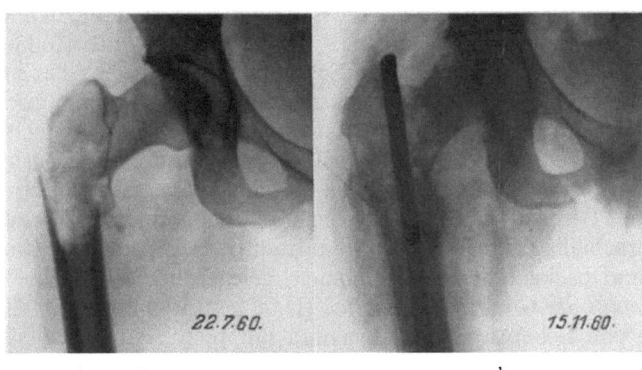

Abb. 181a u. b. a) Infratrochantere pathologische Femurfraktur nach Mammacarcinom bei 32jähr. Patientin. 22. 7. 1960 unmittelbar vor der Nagelung. Kranke fest bettlägerig und völlig bewegungsunfähig. b) Zustand nach Marknagelung und Implantation von radioaktivem Gold genau in Höhe und Ausdehnung der ausgedehnten Knochenmetastasen. Schon nach 4 Monaten Reossifikation und Recalcifizierung der destruierten Knochenpartie. Wiedergewinn der Gehfähigkeit

viel ein, denn der eigentliche intraossale Krebsherd bekommt nur relativ wenig an Strahlenwirkung ab und der gesunde Knochen der Umgebung, der die Knochenregeneration und Reossifikation in Gang setzen soll, wird sogar noch „devitalisiert", also geschädigt.

Wir sind deshalb — statt der problematischen Bestrahlung durch alle Weichteile hindurch — seit nunmehr 4 Jahren dazu übergegangen (K. H. BAUER 1960), den *Krebsherd selbst zum Zentrum der Bestrahlung* zu machen, und zwar durch *Einführung einer radioaktiven Strahlungsquelle* durch den Zentralkanal des Bolzens bzw. Nagels *mitten in den intraossalen Krebsherd* selber hinein (s. Abb. 182).

Als *Strahlungsquelle* haben wir in Zusammenarbeit mit SCHEER (Czernykrankenhaus Heidelberg), je nach Lage des Falles, radioaktives Tantalum, Radium, Kobalt oder meist radioaktive Goldstückchen verwendet und dabei palliativ Wiedergewinn der Gebrauchs- bzw. Belastungsfähigkeit der betr. Gliedmaßen erzielt (Näheres K. H. BAUER 1960). Selbstverständlich ist es klüger, der sicher kommenden „Spontanfraktur" zuvorzukommen, sie rechtzeitig prophylaktisch

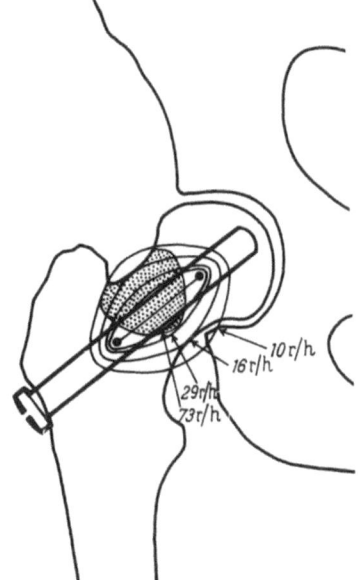

Abb. 182. Prophylaktische Schenkelhalsbolzung mit intrakanaliculärer Einführung von radioaktivem Tantalum bei drohender Spontanfraktur im Bereich einer Schenkelhalsmetastase nach Mammacarcinom. Die konzentrischen Linien und die Zahlen geben die jeweiligen Strahlendosen in r/h an

zu nageln bzw. zu bolzen, und dabei gleich, wie im Falle der Abb. 182 die Bolzung mit der Einführung der radioaktiven Strahlenquelle abzuschließen.

Alle palliativen Operationen sollen schon per definitionem (pallium — Schutzmantel) dem inkurablen Krebskranken nur zum Schutz (in des Wortes weitester

Bedeutung) dienen. In moribundo sind sie kontraindiziert. Nur das Leben zu verlängern, ist dem Arzt aufgegeben, nicht die Verlängerung des Sterbens.

f) Eingriffe bei krebsbedingten Schmerzzuständen. Bei vielen inkurablen Krebsen übertönt eines Tages der *Schmerz* die ganze sonstige Symptomatologie. Der größere Schmerz gewinnt Oberhand über den kleineren und der Dauerschmerz über den intermittierenden. Der Krebsschmerz läßt sich medikamentös nicht abschütteln. Nie mehr entläßt er den Kranken ganz aus der Hölle seiner Pein.

Der krebsbedingte Schmerz ist ein Schmerz sui generis. Er hat mit sonstigen Schmerzarten (entzündlichen, spastischen, traumatischen, neuralgischen, hypoxämischen u. a.) nichts zu tun. Nach Intensität und Dauer ist er noch am ehesten als kausalgiform zu bezeichnen. Bald ist es die Kompression sensibler Nerven, bald ist es die *perineurale Lymphangiosis carcinomatosa* z. B. von Hirnnerven bei Carcinomen im Bereich des Gesichtes, der Mundhöhle und des Mesopharynx, die des Plexus brachialis beim PANCOAST-Syndrom (s. S. 13) und die spinaler Nerven bei bauch- und beckeninneren Carcinomen, gelegentlich ist es eine *Ca-Metastasierung in Gefäße der Grenzstrangganglien* (DARGENT 1948), die dem Kranken den letzten Rest von Lebensfreude rauben und ihn nicht selten schließlich in den Freitod treiben. Mag sonst dem Schmerz mancherlei Warn- und Schutzfunktion zukommen, beim Krebs hat der Schmerz jeden „Sinn" verloren. Er ist nur noch Pein.

Es ist dann — wenn alle anderen Mittel einschließlich ultraradikaler Palliativexstirpationen erschöpft sind — die Stunde gekommen, den Kranken als echten ärztlichen Samariterdienst die *Schmerzausschaltung durch Leitungsunterbrechung zwischen dem Ort der Schmerzauslösung und den Schmerzbewußtseinszentren* auf operativem Wege zu vermitteln. Hierfür kommen letztlich nur *neurochirurgische Eingriffe* in Betracht. (Zusammenfassende Darstellungen bei O. FOERSTER 1935, OLIVECRONA 1947, HELLNER 1948, LERICHE 1949, SCHIFFRIN 1956). Wir können heute sagen, daß es kaum einen krebsbedingten Schmerzzustand, gleichviel welcher Lokalisation, mehr gibt, bei dem wir nicht doch noch eine neurochirurgische Waffe zur Hand hätten.

Beginnen wir mit dem relativ einfachsten Schmerzpalliativum, der *subrarachnoidalen Alkoholinjektion* nach DOGLIOTTI (1931, 1957) sei es im Caudabereich (DOGLIOTTI), sei es im Thoraxbereich (HAY u. Mitarb. 1959). Sie ist nicht sicher genug im Erfolg (etwa 50%), außerdem nicht ohne Schädigungen der Wurzeln, Spinalganglien und des Rückenmarks. Auch andere *„Blockaden"* zwischen Schmerzsitz und Weg zur Apperzeption wurden empfohlen, so von K. FAHRENKAMP (1951) die Grenzstrangblockade mit Symprocain als Daueranästhesie bei fortgeschrittenem Collumcarcinom (10 Fälle).

Eingreifender ist die *Nervendurchtrennung proximal* von der krebsbedingten *Schmerzauslösung*. Musterbeispiel hierfür ist die *Ausschaltung des Ganglion Gasseri* bei krebsbedingten Schmerzen im Gesichts- und Kieferbereich. Wir selbst halten bei diesen dann ja meist inkurablen Krebskranken (von Ausnahmefällen abgesehen) jeden größeren intrakraniellen Eingriff für unnötig, da ja praktisch ungefährliche percutane Verfahren zur Verfügung stehen.

Die *Durchtrennung des Plexus brachialis* vor allem bei Kompression der Nerven in der Achselhöhle, vor allem nach Mammacarcinomen, ist — von der völligen motorischen Lähmung ganz abgesehen — wenig befriedigend, vor allem dann, wenn die perineurale Lymphangiosis carcinomatosa sehr viel weiter hinaufreicht als das örtliche Krebsrezidiv.

Aus LERICHEs Annahme heraus, daß das autonome Nervensystem eine direkt schmerzleitende Funktion ausübe, hat man vielfach *Eingriffe* am *Sympathicus* empfohlen (Näheres BERNHARD 1948). FONTAINE (1957, 1960) billigt der *Splanchnicusresektion* bei Schmerzzuständen im kleinen Becken und bei rezidivierenden Magen-, Pankreas- und Lebercarcinomen „eine Monate dauernde Linderung" der Schmerzen zu.

Sonstige Beispiele für die Ausschaltung örtlich umschriebener Schmerzzustände sind die *Neurotomie* der Larynx-, Occipital-Intercostalnerven, des N. femoralis, des N. cutaneus lateralis, Blockade des N. phrenicus, des Ganglion stellatum usw. (Näheres DOGLIOTTI 1957).

Sehr viel sicherer im Erfolg sind Eingriffe am Rückenmark oder Zentralnervensystem. Die eine Laminektomie erforderlich machende *Förstersche Operation* (Durchschneidung der schmerzleitenden hinteren Wurzeln des Rückenmarks) hat nicht das gehalten, was man sich ursprünglich versprach. Einmal muß man sehr viele Wurzeln durchschneiden, um eine Analgesie zu erzielen, zum anderen ist der Effekt ungewiß, da einzelne Schmerzbahnen auch durch die vorderen Wurzeln laufen.

Gut begründet erscheint die *hintere Commissurotomie des Rückenmarks* nach LERICHE (1949). Sie durchtrennt die gleich nach ihrem Eintritt ins Rückenmark sich kreuzenden Schmerzbahnen. WERTHEIMER (1957) gibt bei 93 krebsbedingten Fällen in 65% erhebliche Besserungen an, jedoch um den hohen Preis einer Mortalität von 7%.

Die zuverlässigsten Erfolge zeitigt die *Chordotomie*, d. h. die Durchtrennung der Vorderseitenstrangbahnen des Rückenmarks. Sie wurde 1911 von FÖRSTER und TITZE, und unabhängig von ihnen von den amerikanischen Autoren SPILLER und MARTIN, angegeben und ausgeführt. Bei einseitiger Schnittführung wird die kontralaterale Körperpartie analgetisch und zugleich thermanästhetisch, dagegen bleibt die Sensibilität für Druck und Berührung erhalten. Die Chordotomie wird meist doppelseitig ausgeführt, am häufigsten bei Ausmauerung des kleinen Beckens durch Tumormassen, vor allem bei gynäkologischen Carcinomen.

FRENCH u. Mitarb. (1956) unternahmen den Versuch (Tierexperiment! 31 operierte Kranke!) durch eine differenzierte Durchtrennung des Vorderseitenstranges sogar eine relative Analgesie z. B. ausschließlich im Schulter-Arm-Thoraxbereich (Mamma-Ca-Rezidive!) oder nur im Bereich der Sakralsegmente zu erzielen. Entsprechend der topischen Gliederung innerhalb des Vorderseitenstranges selbst (Näheres in der Originalarbeit) wird je nach Höhe des auszuschaltenden Gebietes die Strangdurchtrennung modifiziert und so eine auf bestimmte Gegenden beschränkte Teilanalgesie erzielt.

Über gute Erfahrungen mit der Chordotomie bei 34 Fällen von Carcinommetastasen berichtet u. a. HÜBNER (1950) aus der Göttinger Chirurgischen Klinik. In der Klinik des Verfassers wurden in der Neurochirurgischen Abteilung (Näheres KLAR und MLETZKO 1960) 33 Chordotomien, darunter 30 wegen Schmerzzuständen bei malignen Tumoren durchgeführt und zwar stets doppelseitig mit einer Höhendifferenz von 2—4 cm der beiden Seiten. Aus der Verteilung der Heidelberger Fälle (Tab. 100) geht hervor, daß Schmerzen im Beckenbereich den Hauptanlaß gaben.

Tabelle 100. *Verteilung von 30 malignen Tumoren, die in der Heidelberger Chirurgischen Klinik wegen sonst unbeeinflußbarer Schmerzzustände chordotomiert wurden* (KLAR und MLETZKO 1960)

Uterus-Carcinom ..	11
Rectum-Carcinom ..	5
Blasen-Carcinom ...	3
Vaginal-Carcinom ..	1
Nieren-Carcinom ...	1
Carcinom der Gland. submandibularis ..	1
Becken-Sarkom ...	4
Melanosarkom	1
Retothelsarkom ...	1
Hypernephrom ...	1
Quercolon-Tumor ..	1
	30

Es erscheint recht bemerkenswert, daß alle Kranken buchstäblich „mit einem Schlage", d. h. mit der Durchtrennung der Vorderseitenstrangbahn, für den

Rest ihres Lebens von ihren qualvollen Schmerzen befreit waren. 18 Patienten benötigten nach der Chordotomie überhaupt keine Opiate und keine Analgetica mehr, 12 nur hin und wieder. Störungen der Blasenentleerung bildeten sich in 19 Fällen spätestens bis zum 4. Tag, bei den weiteren Fällen in 10—30 Tagen zurück. Selbstverständlich hängt die Überlebensdauer ausschließlich vom Stande des Krebsleidens ab. Gibt es aber nicht doch sehr zu bedenken, daß eine 51jähr. Patientin mit das ganze kleine Becken ausmauernden Krebsmassen nach Vaginalcarcinom die Chordotomie völlig schmerzfrei noch $6^1/_2$ Jahre überlebte ? Wer wollte den Segen dieses im Vergleich zur Evisceration sehr viel kleineren Eingriffs bestreiten!

Ein völlig neuer Gesichtspunkt kam in die Chirurgie des krebsbedingten Schmerzes, als MONIZ 1935 die *praefrontale Lobotomie* in die ,,Psychochirurgie" einführte. Mit der Durchtrennung der frontothalamischen Bahnen, gleichviel ob nach der Technik von FREEMAN und WATTS (über dem Jochbein) oder nach SCARFF und KALINOWSKY (offene Leukotomie) oder transorbital wird eine tiefgehende Änderung der Persönlichkeit des Kranken (,,Depersonalisation") ausgelöst. Bei inkurablen Krebskranken hat dies zur Folge, daß der Krebsschmerz zwar noch weiter gefühlt, aber nicht mehr empfunden wird. Der Schmerz verliert nicht seine Praesenz, aber seine Aggressivität. Morphinisten z. B. vertragen den Morphiumentzug ohne Ausfallerscheinungen.

Der Eingriff ist eher vertretbar, seit die Leitungsunterbrechung ohne eigentliche Trepanation durch Novocaininfiltration (Näheres bei MANDL u. Mitarb. 1951), durch Elektrocoagulation oder durch Lobokauterisation (SATTLER 1959) eingeführt und erprobt ist.

MANDL u. Mitarb. (1951) berichten über Stirnhirninfiltrationen bei 14 Kranken. In 7 Fällen wurde ein gutes, in 3 Fällen ,,ein partielles" Ergebnis erzielt. Bei 3 Fällen gab es keinen Erfolg.

Inwieweit *Operationen am Thalamus* (vgl. OBRADOR 1957) also gewissermaßen an der Endstation der frontothalamischen Bahnen, gleichviel ob offen oder ,,stereotaktisch-elektrochirurgisch" durchgeführt, praktische Bedeutung für die neurochirurgische Schmerzausschaltung bei Krebskranken gewinnen, kann erst die Zukunft lehren.

Aber auch hier sei betont, daß alle Eingriffe bei krebsbedingten Schmerzzuständen nur bei Dauerschmerz und bei noch längerer Lebenserwartung vertretbar erscheinen. Bei Schmerzzuständen sub finem vitae tritt die *zentralanalgetische Behandlung* (Näheres RÖTTGER u. Mitarb. (1954) mit Hilfe von Phenothiazinderivaten (z. B. Megaphen) in ihr Recht. Diese Mittel haben eine sedativ-hypnotische Wirkung, setzen den Stoffwechsel herab und haben zugleich einen potenzierenden Effekt hinsichtlich sonst benötigter Analgetica und Narkotica, d. h. sie ermöglichen deren Wirkung bei herabgesetzter Dosierung.

6. Sarkomoperationen

Entsprechend der Sonderstellung der Sarkome (s. 2. Kapitel, S. 73ff.) hat auch die **Sarkomoperation** ihre Besonderheiten.

Bei den Sarkomen besteht ein großer Unterschied, je nachdem es sich um Weichteil-, um Organ- oder Knochensarkome handelt. Für die ersten beiden Gruppen gelten die gleichen Prinzipien wie eben für die Carcinome ausgeführt. Bei den größeren Sarkomen der Gliedmaßen kommt neben der nur selten möglichen Excisionen im Gesunden häufig die Gliedabsetzung, sei es in Form von Amputationen oder Exartikulationen, in Betracht.

Bei *Knochentumoren* ist bei den gutartigen Formen (Herde von Ostitis fibrosa, Cysten, Enchondromen, Riesenzellgeschwülsten usw.) meist die radikale *Excochle-*

ation mit nachfolgender Ausfüllung der Knochenhöhle durch *autoplastische Knochenverpflanzung* — der Verfasser (vgl. KARCHER 1949) bevorzugt zur „Ausmauerung" Transplantate aus dem Beckenkamm — die gegebene Therapie. In einem Breslauer Falle (C. N. 17 J.) einer Riesenzellgeschwulst, die das ganze Femurende bis auf eine nur kleinfingerdicke Knochenspange zerstört hatte — die Kranke war in einem auswärtigen Krankenhaus bereits für die Amputation vorgesehen! — konnte auf diese Weise die volle Rekonstruktion des knöchernen Gelenkanteils sowie die volle Gebrauchsfähigkeit des Beines ohne „Wackelknie" bei voller Streckfähigkeit und freier Beugung bis über 90° erzielt werden (Beobachtungsdauer 17 Jahre). Später volle Berufsfähigkeit als Ärztin.

In anderen Fällen, bei denen die Geschwülste dem Knochen von außen breit aufsitzen, z. B. bei Exostosen, Ecchondromen, Osteomen kommt die *tangentiale Abmeißelung* im Gesunden in Betracht.

In Fällen von Osteosarkomen tritt die *Kontinuitätsresektion* mit anschließender oder sekundärer Knochentransplantation mit der Amputation oder Exartikulation in Konkurrenz. Man muß sich hüten, aus spiculaeartig in die Weichteile hineinragenden Knochenschatten oder aus der Zerstörung der Corticalis sofort auf Durchbruch in die Weichteile zu schließen und zu amputieren. Es ist immer wieder überraschend, wie häufig Knochentumoren bei der Freilegung sich als scharf gegen die Weichteile abgegrenzt erweisen und auf diese Weise noch ohne Opferung der Gliedmaßen durch Kontinuitätsresektion zu heilen sind. Zur Knochenersatzplastik eignen sich die Tibia, der Beckenkamm, Rippen und oft auch die Fibula. Es ist immer wieder erstaunlich, wie hervorragend sich Knochentransplantate ein- und umbauen.

Beispiel (Beobachtung des Verfassers 1943): Bei einem 17jähr. Jungen Sarkom der Tibia, histologisch durch den Pathologen E. KAUFMANN bestätigt. Kontinuitätsresektion eines 17 cm langen Stückes des Schienbeines, Transplantation der Fibula der anderen Seite. Das Wadenbein heilt oben ein, unten entwickelt sich ein rezidivverdächtiges Gewebe. Dasselbe wird nochmals reseziert: kein Rezidiv, sondern Pseudoarthrose, der entstandene Defekt wird diesmal durch Knochen aus dem Beckenkamm ersetzt. Der neue Knochen heilt diesmal distal ein, geht aber proximal keine Verbindung mit dem Wadenbein ein: Pseudarthrose zwischen 2 Transplantaten! Es wird deshalb erneut Knochen frei überpflanzt und zwar werden zwei Rippen, in einzelne Knochenstücke aufgesplittert, eingesetzt. Nunmehr tritt knöcherne Heilung ein. Das neue Schienbein besteht aus 5 verschiedenen Knochen: oben Schienbein, dann Wadenbein, dann Rippen, dann Beckenkamm, dann wieder Schienbein. Unter dem Reiz der Belastung wird der Knochen im Laufe der Zeit so dick wie die normale Tibia. Der Kranke ist wieder voll arbeitsfähig geworden. Resultat über mehr als 20 Jahre geheilt bestätigt (s. Abb. 183, S. 692).

HELLNER (1948) spricht sich mehr für die Gliedabsetzungen aus. Die Frage ist prinzipiell schwer zu entscheiden, da die Einzelfälle sehr verschieden liegen. Der Verfasser verfügt jedoch über eine ganze Reihe von genügend lange geheilten Fällen von Kontinuitätsresektion. Bei einem lokalen Rezidiv kann immer noch amputiert werden, bei Lungenmetastasen erspart sie die Verstümmelung eines dem Tode Geweihten.

Eine wichtige Sarkomgruppe stellen die *Fibrosarkome der Weichteile* dar. CARROL (1947) widmet ihnen auf Grund von 246 Fällen eine besondere Studie. Es geht daraus hervor, daß diese Sarkome trotz ihrer Neigung, eine Pseudokapsel zu bilden, und trotz der Exstirpation „in toto" in mindestens 62% der Fälle rezidivieren. Daß für die Rezidive die operative Tumorzell-Implantation eine Rolle spielt, beweist eine Beobachtung des Autors, der bei der Operation eines Fibrosarkoms der Ferse und dem Versuch einer Stiellappenplastik eine Übertragung des Tumors erlebte. CARROL fordert statt der Ausschälung des scheinbar gut abgekapselten Sarkoms eine Excision „en masse", bei der weit im Gesunden alles benachbarte Gewebe rücksichtslos mitentfernt werden soll.

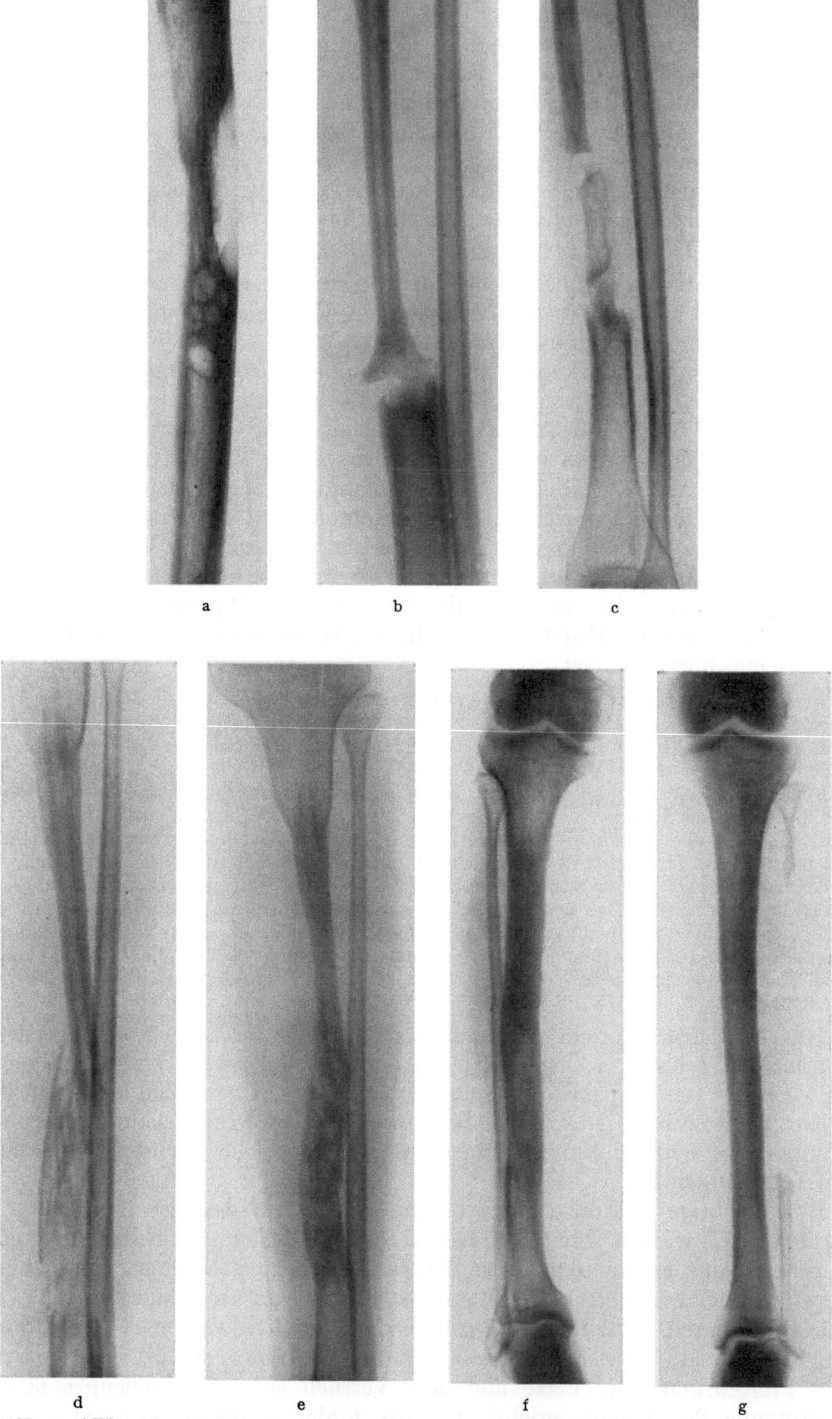

Abb. 183a—g. a) Fibrosarkom der Tibia, Kontinuitätsresektion derselben und Fibulatransplantation von der anderen Seite. b) Pseudoarthrose zwischen Fibulatransplantat distal und unterem Tibiaende. c) Nach der Resektion Beckenkammtransplantation, distal eingeheilt, fibulawärts nicht eingeheilt. d) Transplantation zweier Rippen in die Pseudoarthrose zwischen Beckenkamm- und Fibulatransplantat. e) Resultat mehrerer Jahre später. f) u. g) Endgültiges Resultat nach 20 Jahren

Beim 2. oder 3. Rezidiv soll die Amputation, wo noch durchführbar, in ihr Recht treten. Sonst sind die Heilchancen zu schlecht (nur 21% Drei-Jahrs-Heilungen!).

Diese Fibrosarkome der Weichteile sind aber nur eine Untergruppe der *Sarkome der mesenchymalen Gewebsreihe* überhaupt. Das gallertige und fibröse Bindegewebe, das Fett- und Knorpelgewebe liefern jene Fibrome, Myxome, Lipome und Chondrome, die lange gutartig verlaufen, aber besonders häufig sekundär maligne werden — „semimaligne Geschwülste" — besonders dann, wenn sie, wie so häufig, primär nicht radikal entfernt, Anlaß zu mehrfachen Nachoperationen geben. Die dann entstehenden *Fibro-, Myxo-, Lipo- und Chondrosarkome* sind aber noch einmal dadurch besonders ausgezeichnet, daß sie zwar lokal oder im Narbenbereich besonders häufig rezidivieren, aber selten und dann meist erst spät Metastasen setzen. Es sind das dann die Fälle, die schließlich 10, ja 12 und mehr Operationen in der Vorgeschichte aufweisen.

Daß bei solchen Sarkomen der spätere Operateur trotz mehrfacher Rezidive doch noch eine *Chance einer erfolgreichen Rezidivoperation* hat, zeigt nachstehende *eigene Beobachtung:*

Fall E. G., 28jähr. Mann (Krbl.-Nr. 2047/48 und 614/51). 1946 „Radikaloperation" eines Tumors im Bereich des re. dorsalen Oberschenkels nach vorangegangener Probeexcision, Juni 1947 1. Rezidivoperation, histologisch *Fibrosarkom*. Bereits im April 1948 Operation eines handtellergroßen 2. Rezidivs. November 1948 erneute Knotenbildung von etwa Pflaumengröße exstirpiert (3. Rezidiv). Januar 1951 *4. Rezidivoperation* eines faustgroßen harten Tumors dicht oberhalb des re. Trochanter, eines taubeneigroßen Tumorknotens über der Spina iliaca post. sowie eines hühnereigroßen Tumors dicht unterhalb der Spina iliaca ant. sup., April 1952 erneuter Tumor von etwa Kleinapfelgröße in der re. Gesäßfalte (5. Rezidiv) bei gleichzeitigem kirschgroßen „Tumor" in der Regio poplitea, bei der Freilegung fand sich hier jedoch kein Tumorgewebe mehr, histologisch lediglich hyperplastisches Narbengewebe. Der Pat. ist nunmehr über 10 Jahre seit der letzten Operation ohne erneutes Rezidiv. Nachdem das fibroplastische Sarkom zuvor in Abständen von 7—14 Monaten zu immer neuen Rezidivoperationen gezwungen hatte, nachdem histologisch stets der gleiche Befund erhoben worden war, berechtigt die jetzt *über 10 Jahre* reichende Symptomfreiheit zur Annahme einer *Dauerheilung*.

7. Operative Endokrinotherapie

Die operative Endokrinotherapie ist, wenn man so will, die Mutter der ganzen Endokrinologie. Sie beginnt, *geschichtlich* gesehen, mit der *Exstirpation von Tumoren endokriner Organe*, zunächst vor allem durch die in den 80er Jahren des vorigen Jahrhunderts neu aufgekommene *Totalexstirpation der Schilddrüse* bei der operativen Radikalbehandlung des Kropfes. Die „Kachexia thyreopriva" und die postoperative, auf den gleichzeitigen Verlust von Epithelkörperchen zurückgehende Tetanie führten — auf dem Umwege über schmerzlich-tragische Erfahrungen am Operationstisch — zu den ersten Erkenntnissen über den Ausfall von Hormonen und über deren Substituierbarkeit.

Es ist hier nicht der Ort, diesen geschichtlichen Zusammenhängen zwischen Chirurgie und Endokrinologie nachzugehen. Hier nur so viel: es zeigte sich bei der *Exstirpation von Tumoren endokriner Organe* sehr bald, daß diesem Zweig der operativen Chirurgie eine *Sonderstellung* zukommt, darin gipfelnd, daß — wie gleich an konkreten Beispielen zu zeigen sein wird — hormonell hochaktive Tumoren endokriner Organe während ihrer Exstirpation paroxysmal aus einem lebensbedrohlichen *Hyperzustand* perakut in einen ebenso bedrohlichen *Hypo-Zustand umzuschlagen* vermögen. Die Exstirpation mancher Tumoren endokriner Organe ist demzufolge weniger ein Problem operativer Technik als ein Problem intra- und postoperativer biochemischer Überwachung des Kranken und der Neueinregulierung seiner Funktionen. Die Endokrinologie hat auch von dieser Seite her neue Erkenntnisse aus der operativen Chirurgie zu gewinnen vermocht.

Es kann nun nicht die Aufgabe einer Allgemeinen Cancerologie sein, die Operationsmethoden der speziellen Chirurgie für die betr. endokrinen Organe im einzelnen zu bringen und zu würdigen. Es soll daher nur auf Verfahren eingegangen werden, die Rückwirkungen auf unser Wissen vom Krebs und auf allgemeine Grundsätze der Krebsbehandlung haben.

a) Operationen bei Tumoren endokriner Organe. Der Einfluß von Hormonen auf das Geschwulstgeschehen und umgekehrt die Auswirkungen hormonell aktiver Tumoren auf den Organismus sind im 4. Kapitel (Biochemie des Krebsgeschehens) auf S. 171 ff. ausführlich dargestellt worden. Vor allem war dort (S. 196 ff.) auch bereits die Rede davon, daß bei der operativen Entfernung von Tumoren endokriner Organe, vor allem beim Inselzelladenom, Phaeochromocytom (vgl. Abb. 184) sowie den Adenomen der Epithelkörperchen, der Schilddrüse und der

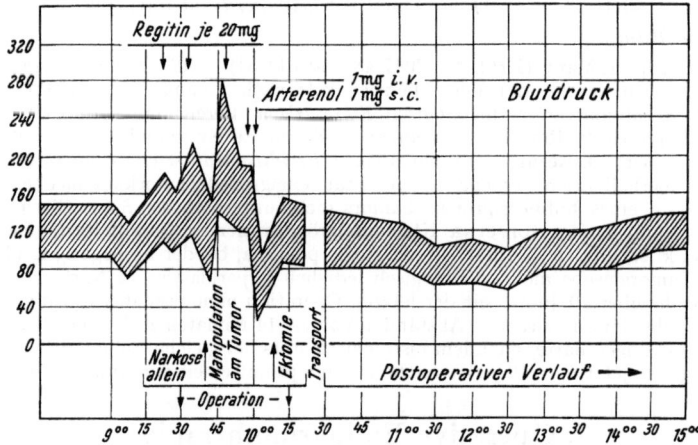

Abb. 184. Narkosebericht über eine Kranke mit Phaeochromocytom. Während der Operation wiederholte Anfälle paroxysmaler Hypertonie, Notwendigkeit der mehrfachen Blutdrucksenkung durch Regitin. Nach der Exstirpation mit dem Wegfall adrenergischer Substanzen Blutdruckabsturz. Schließlich Normalisierung des Blutdrucks durch Arterenol, Infusionen usw.

Hypophyse der während der Operation exacerbierende *Hyperfunktionszustand* perakut ins spiegelbildliche *Gegenteil* des paroxysmal entgegengesetzten *Hypofunktionszustandes* umschlagen kann, lebensgefährliche Zustände, die nur durch hellwache Beobachtung des Kranken und durch entsprechende Dosen des betr. Hormons (Insulin, Adrenalin und Arterenol, Calcium und Parathormon Thyroxin und Endojodin, sowie ACTH usw.) abgefangen zu werden vermögen.

Als typisches Beispiel hierfür sei das sog. *Phaeochromocytom* genannt. Im Vordergrund der klinischen Symptome (s. S. 188) steht die paroxysmale Blutdrucksteigerung bis auf Werte von 300 mm/Hg und darüber. Wie der „Narkosebericht" einer solchen Operation erkennen läßt (Abb. 184) steigt der Blutdruck während der Manipulation am Tumor bis auf 280 mm/Hg, immer wieder muß er durch Regitin auf erträgliche Werte gesenkt werden, bis dann im Augenblick der Ektomie des Tumors der Blutdruck durch den plötzlichen Wegfall der Hauptproduktionsstätte für Adrenalin bzw. Arterenol auf Kollapswerte abstürzt, um nunmehr durch Arterenol wieder auf die Norm gehoben zu werden. Über die bei Phaeochromocytom-Operationen sich ergebenden Anaesthesieprobleme hat OEHMIG (1959) Einschlägiges an der Heidelberger Chirurgischen Klinik ausführlich berichtet.

Was hier über die besonderen Gefahren bei der Exstirpation eines Phaeochromocytoms gesagt worden ist, gilt mutatis mutandis auch für die *Exstirpation von Nebennierenrindentumoren*, für die doppelseitige *Adrenalektomie* und für die *9/10-Reduktion* der Nebennieren (Gegenmittel: Cortison! ACTH!) in ähnlicher Weise für die *Exstirpation eines Epithelkörperchenadenoms* (Gefahr der akuten Tetanie! Gegenmittel: Parathormon und Calcium), für die *Inselzelladenome des Pankreas* (Gefahr des hypoglykämischen Schocks! Gegenmittel: Traubenzucker, Insulin), wie für die transkranielle *Hypophysektomie* (hypophysäres Coma!). Bei jeder dieser Operationen wegen hormonell aktiver Tumoren endokriner Organe ist die medikamentöse Vorbehandlung, die entsprechende Überwachung während der Operation und die Substitutionstherapie im Augenblick der Exstirpation des betr. Tumors und während der Nachbehandlung ebenso wichtig wie die Operation selbst. Befreit auch ausschließlich die Exstirpation des Tumors den Kranken von seiner Krankheit, so bewahrt ihn andererseits nur die Substitutionstherapie von durch die Operation heraufbeschworenen Gefahren für das Leben.

Die *operative Behandlung von* **Hypophysentumoren** gilt, wenigstens wenn Sehstörungen und Hirndruck bestehen, als eine Domäne der Neurochirurgie. Die heute meist geübte *transfrontale Hypophysektomie* setzt jedoch eine größere Trepanation, d. h. eine breite Schädelaufklappung durch einen großen Haut-Periost-Knochenlappen, eine Eröffnung der Dura und damit auch des Liquorraumes voraus. Das alles bedeutet zugleich eine Traumatisierung des Stirnhirnes durch Spateldruck, Gefährdung des N. olfactorius und opticus. Dies alles verschafft aber trotzdem in der großen Tiefe, zudem auf engstem Raume, nur einen beschränkten Zugang und gestattet schließlich doch nur eine nie radikale Excochleation ohne Kontrolle des Auges, dabei auch noch eine Gefährdung der A. carotis und des 3. Ventrikels, dessen Eröffnung stets tödlich ist. Kurzum, niemand kann sich des Eindruckes eines großen Mißverhältnisses zwischen dem großen operativen Aufwand und der Unvollkommenheit der Exstirpation des Hypophysentumors erwehren. Zudem ist die Mortalität im Verhältnis zu dem ja nur subtotal exstirpierten benignen Tumor hoch, mag sie nun 6% oder 7% (PEARSON u. Mitarb. 1958) oder 10% (z. B. nach BOHNDORF 1958) betragen.

Im Gegensatz zu dem relativ großen Eingriff der transfrontalen Trepanationsexstirpation der Hypophyse stellt unsere Heidelberger *Methode der perkutanen Elektrokoagulation von Hypophysentumoren* — erstmals ausgeführt am 12. 4. 1948 — bzw. später die *Behandlung von Hypophysentumoren durch die perkutane Implantation von radioaktivem Gold in den Hypophysentumor* ein technisch überaus einfaches, treffsicheres, im Vergleich mit der operativen Hypophysektomie gleich wirksames, dabei aber völlig ungefährliches (bis jetzt 0% Mortalität!) Verfahren dar (K. H. BAUER 1950, K. H. BAUER und KLAR 1961).

Außer unserem ersten Fall, bei dem wir das eosinophile Adenom bei einem Kranken mit Akromegalie transkraniell von oben her anpunktiert und dann, nach Röntgenkontrolle in 2 Ebenen, coaguliert haben, sind wir sonst auf einem Wege, den CHIARI 1912 für die *offene* Freilegung angegeben hatte, *perkutan, paranasal, transorbital, transethmoid-sphenoidal* vorgegangen, um die Sella turcica anzupunktieren (Abb. 187). Zur percutanen Elektrocoagulation eines Hypophysentumors braucht man instrumentell lediglich eine mit Celluloidüberzug versehene *Coagulationsnadel*, wie sie der Verfasser seit langem schon für die Elektrokoagulation des Ganglion GASSERI zur Behandlung der Trigeminusneuralgie (nur nebenbei: seit Übernahme der Heidelberger Klinik in über 1700 Fällen bewährt!) verwendet.

Die Einführung der Elektrocoagulationsnadel ist ungemein vereinfacht, seit der „*Bildverstärker*", ohne daß eine vorherige Dunkeladaptation erforderlich wäre, das Vorschieben der Nadel millimeterweise auf dem Röntgenschirm zu kontrollieren gestattet. Liegt die Nadel in beiden Ebenen gut, (vgl. Abb. 187), so kann die Elektrocoagulation sofort angeschlossen und am Ampèremeter kontrolliert werden. Das Verfahren hat dort, wo keine radioaktiven Stoffe zur Verfügung stehen, auch heute noch seine Berechtigung.

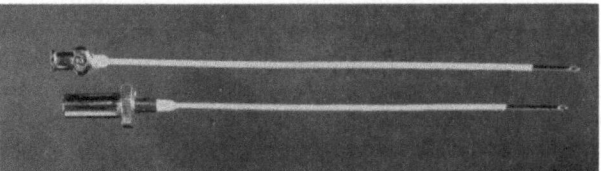

Abb. 185. Die bei der Elektrocoagulation von Hypophysentumoren und bei der elektrochirurgischen Ausschaltung der Hypophyse verwendeten Coagulationsnadeln (Schaft durch Celluloidüberzug isoliert, Nadelkopf und -spitze überzugsfrei) (Nadeln durch die Fa. Walb-Heidelberg beziehbar)

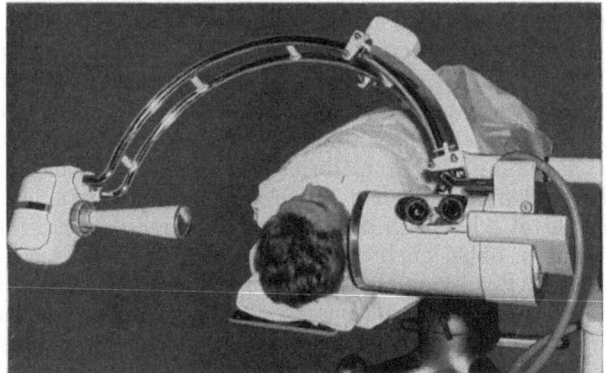

Abb. 186. Lage des Bildschirmverstärkers bei Beobachtung im Seitenbild

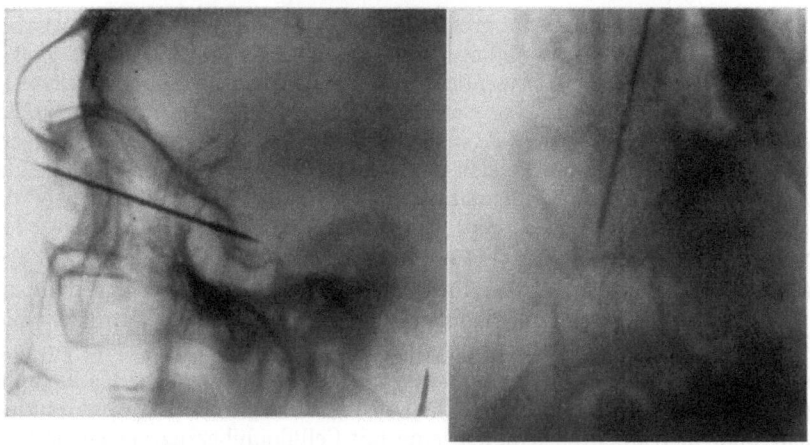

Abb. 187. Fall 3 (W. M.) Röntgenologischer Nachweis der intrasellär gelegenen Nadelspitze

Selbstverständlich schließen wir suprasellär entwickelte Hypophysentumoren von dem percutanen Verfahren aus und operieren sie durch transfrontale Trepanation. Sie stellen aber nur einen kleinen Prozentsatz dar.

Wenn wir später zur *Implantation von radioaktivem Gold in die Hypophysentumoren* übergegangen sind, so geschah das nicht wegen Unzulänglichkeiten der Coagulationsmethode, sondern nur, weil uns das inzwischen zur Verfügung stehende Radiogold besser dosierbar und seine Lage in der Sella auch später durch das Röntgenbild dokumentarisch belegbar ist. Das radioaktive Gold bot sich dem uns beratenden Isotopenspezialisten SCHEER vom Czernykrankenhaus Heidelberg und uns vor allem auch deswegen an, weil bei einer Halbwertszeit von 2,7 Tagen (— Radioaktivität nach 16 Tagen erloschen —) die Kranken hinsichtlich des Strahlenschutzes nicht über Gebühr lange überwachungsbedürftig sind.

Unser erster durch percutane Hypophysenausschaltung behandelter Kranker mit Akromegalie verlor seine durch Überproduktion von thyreotropem Hormon bedingte Struma diffusa, die Libido kehrte zurück, er war nach der Operation 10 Jahre als Schmied voll arbeitsfähig und ist inzwischen zum selbständigen Kaufmann aufgestiegen. Die volle Heilung ist inzwischen über 14 Jahre gesichert.

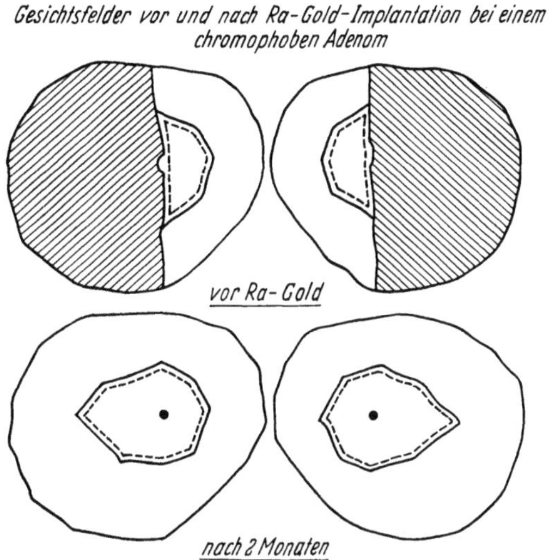

Der *Effekt der percutanen Hypophysenausschaltung* ist auf vielerlei Weise nachprüfbar. Der Mitarbeiter des Verfassers KLAR berichtete bereits nach den ersten 5 Fällen 1953 über die patho-physiologischen Auswirkungen der Elektrocoagulation von Hypophysentumoren, damals vor allem hinsichtlich des Blutdruckablaufes, und der Kurvenverläufe nach Zwischenhirnbelastungsproben (Adrenalin-, Traubenzucker- und Insulinbelastung), später auf Grund der inzwischen 72 behandelten Hypophysentumoren über die Nachprüfungen durch Corticoid- und Gonadotropinbestimmungen, durch den ACTH-Test usw.

Abb. 188. Normalisierung des Gesichtsfeldes nach bitemporaler Hemianopsie infolge Hypophysentumors 2 Monate nach percutaner Implantation von radioaktivem Gold

Am sichersten ist die Wirkung der Hypophysenausschaltung, sei es durch Elektrocoagulation, sei es durch Radiogoldimplantation in die Hypophysentumoren kontrollierbar durch die Visusprüfung und die Gesichtsfeldbestimmung (vgl. Abb. 188).

Ein wichtiger Test endlich ist der Wiedergewinn der *Arbeitsfähigkeit*. Wir haben an der Heidelberger Klinik (bis 1. 4. 1960) 72 *Hypophysentumoren* durch percutane Hypophysenausschaltung behandelt. Nach den Ermittlungen der Mitarbeiter des Verfassers KLAR und RICHTER wurden 34 Fälle wieder voll- und 30 beschränkt arbeitsfähig. Das sind 90% *gute Resultate*. Wir hatten *bei den 72 Fällen von Hypophysentumoren keinen einzigen Todesfall*. Zudem ist die Methode in jedem Alter und auch bei Rezidiv nach früherer Trepanationshypophysektomie anwendbar.

b) Orchi- bzw. Ovariektomie und „antihormonelle" Therapie bei Carcinomen sekundärer Geschlechtsorgane. Im Zusammenhang mit der Frage nach körpereigenen carcinogenen Substanzen war schon im 4. Kapitel (Biochemie des Krebsgeschehens) im Abschnitt „Geschwulstgeschehen und Hormone" (S. 171ff) die Rede davon, daß Keimdrüsenhormone im *Tierexperiment* unter natürlichen

Bedingungen nicht carcinogen sind, daß sie Einfluß auf die Krebsentstehung jedoch dort gewinnen, wo sie im Übermaß appliziert werden oder, wie z. B. bei der Follikelhormoneinbringung in Männchen brustkrebsbelasteter Mäusestämme, ein hormonell abhängiges, sonst aber indifferentes Gewebe wie das Brustdrüsengewebe der Männchen zu übermäßiger Gewebsproliferation bringen (vgl. S. 173). In diesem Abschnitt soll darüber berichtet werden, inwieweit umgekehrt Hormone unter bestimmten Bedingungen das *Krebswachstum hemmen* (Lit. bei RODEWALD 1942, STERN und WILLHELM 1943), WOLSTENHOLME und O'CONNOR 1958).

Der „antihormonelle" Grundversuch im Tierexperiment ist die *Kastration*. Ihre pathologisch-physiologische Auswirkung ist bekannt: der Kastratentyp des Kapauns, des Ochsen, des Wallachs usw. läßt ohne weiteres das Absinken des Stoffwechsels, die Anhäufung und abnorme Verteilung von Fett usw. erkennen. Es ist merkwürdig, daß einwandfreie veterinärmedizinische Statistiken darüber, ob die Frühkastration — ein seit Jahrtausenden geübter Eingriff — das Geschwulstwachstum in hormonell abhängigen Organen hemmt, nicht existieren. DOBBERSTEIN (1937) gibt zwar Zahlen aus dem Pariser Pferdeschlachthof an — danach fand sich Krebs am häufigsten bei Hengsten (1,55%), in zweiter Linie bei Stuten (0,43%) und am seltensten bei frühkastrierten Tieren (0,26%) —, solche Zahlen sind jedoch nur von Wert, wenn auch die Alters- und die Geschwulstverteilung bekannt ist.

Im allgemeinen ruft die Kastration bei Tieren eine erhebliche Wachstumsbeschränkung schon bestehender Geschwülste hervor. Solche Ergebnisse sind jedoch wertlos, wenn es sich um Impftumoren gehandelt hat, da diese ja schon spontan eine Tendenz zur Rückbildung aufweisen. Am sinnfälligsten kommt die Wirkung der Kastration zum Ausdruck bei einem Mäusestamm mit Mammacarcinom, den MURRAY (1936) bearbeitet hat. Aus der Abb. 52, S. 173 geht hervor, daß bei genetisch gleichen Weibchen mit Neigung zum Brustkrebs dann, wenn man im Alter von 8 Monaten die einen kastriert, die anderen durch Trennung von den Männchen von der Fortpflanzung ausschaltet und die dritten zur Zucht verwendet, die Krebserwartung bei den Zuchtweibchen bis zum Alter von 20 Monaten steil, bei den Nichtzuchtweibchen dagegen bis zum 25. Monat, aber schon wesentlich weniger steil, zunimmt, während bei den kastrierten Weibchen die Krebserwartung von 8—30 Monaten praktisch konstant niedrig bleibt. Die Kastration hat aber nicht nur den Effekt einer wesentlich geringeren Tumorquote und Verlängerung des Manifestationstermins, sondern auch einer erheblichen Verlängerung der mittleren Lebensdauer (35 Monate bei den kastrierten gegenüber 21 Monaten bei den Zuchtweibchen). Es muß jedoch ausdrücklich betont werden, daß diese Wirkung auf die Brustkrebse der Maus keinesfalls verallgemeinert werden darf. Sie beweist nur, daß bei diesen Brustkrebsmäusestämmen der hormonelle Faktor des Krebswachstums weitgehend ausgeschaltet zu werden vermag. Sehr viel wichtiger sind Versuche an spontanen Tumoren der Prostata. Bei den bei Hunden relativ häufigen Prostatacarcinomen hat HUGGINS (Näheres S. 178) die wachstumshemmende Wirkung der Kastration aufs Prostatacarcinom schon 1940 festgestellt. Wir kommen sogleich darauf zurück.

Der der Kastration entgegengesetzte Versuch ist die *Beeinflussung bestehender Tumoren* durch einen Überschuß von *Keimdrüsenhormon*. Im Prinzip war von solchen Versuchen schon im 4. Kapitel, S. 175 ff. die Rede bei der Frage, ob Follikelhormon carcinogen wirkte. Im jetzigen Zusammenhang kommt es in der Hauptsache auf die hormonale Beeinflussung an, wenn es sich um Tumoren in Organen handelt, die unter hormonellem Keimdrüseneinfluß stehen. Hier ist nun bemerkenswert, daß männliches Keimdrüsenhormon bei brustkrebsbelasteten Mäuseweibchen krebshemmend wirkt und die Tumorquote herabsetzt (LACASSAGNE

1939), wie ja umgekehrt beim Prostatakrebs des Hundes oestrogene Substanzen einen ausgesprochenen krebshemmenden Effekt aufweisen (s. 15. Kapitel, S. 763). Es ist damit erwiesen, daß es möglich ist, hormonell in das Krebsgeschehen einzugreifen, wenn auch bisher nur bei Krebsformen, deren hormonelle Abhängigkeit eindeutig feststeht, und hier in der Hauptsache durch Geschlechtshormone des entgegengesetzten Geschlechtes. LACASSAGNE (1939) erklärt den Effekt des männlichen Keimdrüsenhormons auf weibliches Brustkrebsgewebe nicht mit einer direkten Wirkung männlichen Hormons auf das Mammagewebe selbst, sondern nur durch die Wirkung auf dem Umweg über die Atrophie der Ovarien. Eine wirklich heilende Wirkung von Keimdrüsenhormonen allein ist bis jetzt bei bereits bestehendem Krebs noch bei keiner Tierart und keiner Tumorform beschrieben worden.

Hat er auch einige, weniger erfolgreiche Vorgänger (SCHINZINGER Chirurgenkongreß 1889! BEATESON 1896!) und sind auch an dem weiteren Ausbau der operativen Endokrinotherapie viele andere Autoren beteiligt, so erscheint es doch recht und billig, CHARLES HUGGINS (Chikago) als den eigentlichen *Vater der operativen Endokrinotherapie* besonders hervorzuheben. Die wichtigsten Etappen seines folgerichtigen Werdeganges sind zunächst seine Untersuchungen über die Physiologie der Prostatasekretion beim Hund (1939) und über das Versiegen derselben nach der Orchiektomie (bzw. Injektion oestrogener Substanzen). Es folgten Experimente über den antagonistischen Einfluß von antiandrogenen und androgenen Hormonen auf spontane Prostatatumoren des Hundes (1940), die Übertragung dieser experimentellen Erfahrungen auf das menschliche Prostatacarcinom und zwar einmal im Sinne der antiandrogenen Hormontherapie, und sodann durch die doppelseitige Orchiektomie (1941). In der Folgezeit haben HUGGINS und seine Mitarb. (1945, 1951) die bilaterale Adrenalektomie und die Substitutionstherapie nach Ausführung derselben in die operative Endokrinotherapie eingeführt. Eine zusammenfassende Darstellung über hormonabhängige Geschwülste überhaupt gab HUGGINS auf der 100. Naturforscher-Tagung in Wiesbaden 1958.

Die erste Stufe der Entwicklung stellen die sonst inkurablen Prostata- und Mammacarcinome dar. Die *beiderseitige Keimdrüsenexstirpation und antihormonelle Zusatztherapie* hat beachtenswerte Erfolge aufzuweisen.

Beim **Prostata-Carcinom** im Stadium generalisierter Metastasen kommt es nach der bilateralen *Orchiektomie und Progynonnachbehandlung* in einem beachtlichen Prozentsatz der Fälle zu einer ganz wesentlichen Besserung der unmittelbaren Folgen der Prostatacarcinome selbst und zu einer Besserung der generalisierten Knochenmetastasen. Die Kranken verlieren in günstig reagierenden Fällen schnell ihren Resturin, die Miktionsbeschwerden schwinden, palpatorisch läßt sich das Schwinden des harten Prostatatumors gut verfolgen. Die Kranken leben auf und werden insbesondere wieder leistungsfähig.

Besonders ins Gewicht fällt die Besserung der Knochenmetastasen. Bereits stark deformierte Knochen nehmen wieder ihre normale Form an, osteolytische Metastasen werden wieder resossifiziert und bei osteoklastischen Metastasen wird deren Knochenüberschußbildung wieder weitgehend normalisiert. Besonders deutlich läßt sich der Effekt an der *Überlebensdauer* der Prostatakrebskranken dartun. Vor Einführung unserer jetzigen Therapie lebten von 119 Prostata-Ca-Patienten unserer Klinik nach 3 Jahren nur noch 5. Das sind nur 4,2%! Nach Einführung derselben war die 3jährige Überlebensziffer bereits 60,7%. Das ist das 15fache (K. H. BAUER 1953). Inzwischen dürften die Ergebnisse noch weiter gebessert worden sein. Alle Chirurgen mit genügend langer Erfahrung verfügen über Fälle von 10jähriger Überlebenszeit und mehr, wobei der Wiedergewinn der Berufsfähigkeit oft schwer ins Gewicht fällt.

In einem unserer Fälle (P. S.) bestand bei einem 72jähr. Mann mit *Prostata-Ca* eine *osteolytische Metastase der Tibia* mit unmittelbar drohender Spontanfraktur. Nach Orchiektomie und Behandlung mit Progynon M kam es zu einer völligen, ja überschüssigen Reossifikation und zu voller Stabilität der Tibia. *7jährige Überlebensdauer* des zu Beginn bereits 72jähr. Mannes.

In einem anderen Falle eines zu Beginn erst 50jährigen Mannes (H. B.) bestand ein Prostata-Ca mit einer ausgedehnten *Metastasierung* im *Darmbein* und *Kreuzbein* beiderseits des Sacroiliacalgelenkes. Der Kranke suchte wegen „rheumatoider" Schmerzen ein Rheumabad auf und erhielt dort wegen zunehmender Schwäche zum „Aufputschen" Testoviron in hohen Dosen. Darauf wesentliche Verschlechterung. Jetzt erst Diagnose Prostata-Ca! Nach Orchiektomie und Progynon-M schnelle Besserung aller „Prostatabeschwerden", Reossifikation und überschüssige Recalcifikation (Sklerosierung) der vorher osteolytischen Metastasenherde. Wiedergewinn der vollen Arbeitsfähigkeit in gleichzeitig 2 Ämtern. Es handelte sich um einen Gelehrten, der $^1/_2$ Jahr lang in über 5000 m Höhe in den Hoch-Anden eine geographische Expedition leitete und noch eine Reihe von Werken vollendete. Er bekam schließlich nach vorher völlig „negativem" Rectaltastbefund die Erscheinungen, wie bei einer „Prostatahypertrophie" (durch langjährige Progynon-M-Behandlung induziert?). Tatsächlich konnten bei der suprapubischen „Prostatektomie" große Tumorknollen wie bei einem Prostataadenom enukleiert werden. Histologisch war es auch ein solches, nur eben malignes. Der Kranke erlag am 3. Tage post op. einem schnell rezidivierenden Coronarinfarkt (elektrokardiographisch gesichert). Über *11jährige Überlebensdauer* seit Krankheitsbeginn bei gleichzeitiger über *11jähriger voller Berufsausübung!*

Beim **Mammacarcinom** im Stadium der Metastasierung ins Knochensystem ist die *beiderseitige Ovariektomie plus Androgentherapie* in gleicher Weise erfolgreich. Zunächst einmal erscheint es bemerkenswert, daß mit der beiderseitigen Ovari-

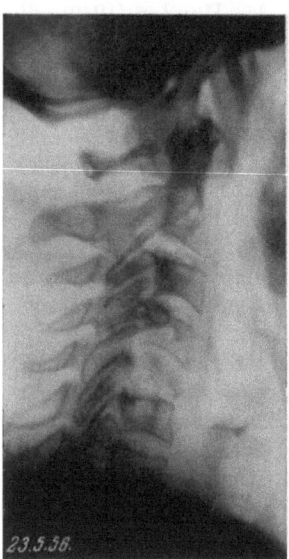
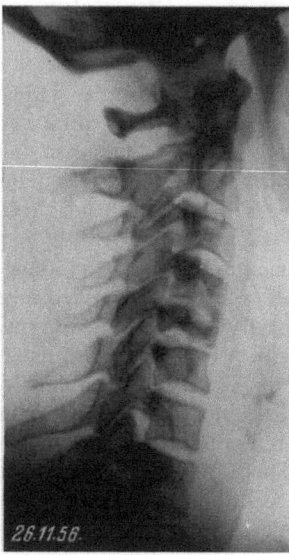

Abb. 189. M. M. 48jähr. Frau. Mamma-Carcinom mit generalisierter Metastasierung im Knochensystem. Gewichtszunahme von 34,2 Pfund nach Radiogoldausschaltung der Hypophyse

ektomie — bei Fällen mit Fernmetastasen bis zu 20% — gleichzeitig *Ovarialmetastasen* mitentfernt werden, während bei der Orchiektomie beim Prostata-Ca unseres Wissens noch nie Metastasen in den Tubes nachgewiesen worden sind. Sicher bedeutet die Ovariektomie bei Mamma-Ca-Fällen in manchen Fällen zugleich eine Prophylaxe gegenüber einer sonst drohenden Peritonealcarcinose. Wichtiger aber sind die sonstigen Rückwirkungen auf die Krebsabsiedelungen. Die Reossifikation osteolytischer Metastasen, die Rekalzifikation des ganzen Knochensystems und die Rekonstruktion der Knochenform ergibt oft ungemein eindrucksvolle Bilder (s. Abb. 189). Ja es kommt vor, daß ganze Knochenpartien wie ausradiert erscheinen (s. Abb. 190), die sich später wieder weitgehend regenerieren. Besonders erfreulich sind Erfolge bei Kranken, die nicht zuletzt wegen ihrer oft unerträglichen Knochenschmerzen manchmal schon über Monate hinweg bettlägerig waren und nach der Ovariektomie wieder geh- und leistungsfähig wurden. Gewichtszunahmen von 10—15 kg, ja sogar mehr, sind keine Seltenheit.

Wir möchten bei dieser Gelegenheit erneut darauf hinweisen, daß uns wie anderen (z. B. TREVES und FINKBEINER 1958) die „*Röntgenkastration*" der Ovariektomie weit unterlegen scheint. Die radiologische Ausschaltung der Ovarien schaltet zwar die Ovulation aus, aber die Hormonproduktion durchaus nicht sicher. Wir haben eine ganze Reihe von Ektomien röntgenbestrahlter Ovarien durchgeführt, sie aber meist makro- und mikroskopisch unverändert angetroffen.

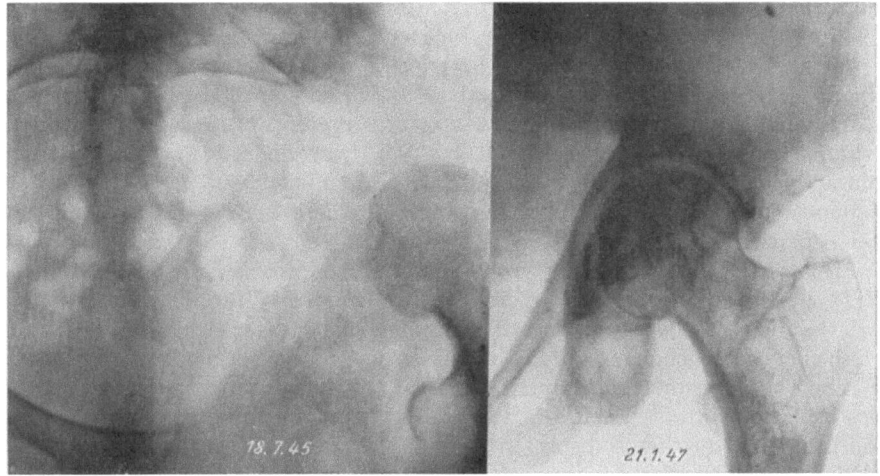

Abb. 190 a u. b. 37jähr. Frau. Generalisierte Knochenmetastasen nach Ablatio mammae wegen Mamma-Carcinom a) Beckenmetastasen, Darmbein größtenteils, ebenso Sitz- und Schambein so hochgradig zerstört, daß Schenkelkopf frei in den Weichteilen zu schweben scheint. Völlige Gehunfähigkeit. b) Weitestgehende Rekonstruktion von Darm-, Sitz- und Kreuzbein nach Ovariektomie, langdauernder Testovironbehandlung und Anwendung von Cytostatica

Es erscheint bemerkenswert, daß *die biochemischen Folgen der Ovariektomie* beim fortgeschrittenen Mammacarcinom zunächst rein empirisch aus dem Operationserfolg erschlossen werden. Es kommt dies auch mit daher, daß die Methoden der Hormonkontrollen im Urin oft recht ungenau, ja widersprechend waren. Inzwischen sind mehrere als zuverlässig angesehene Methoden ausgearbeitet worden. Aber auch neuere Untersuchungen (BAYER u. Mitarb. 1958, PORRIT 1958, TREVES 1959) ergeben keine einheitlichen Ergebnisse. Es kommt dies wohl mit daher, daß die Oestrogenwerte bei den Frauen stark variieren und daß die Werte außerdem durch Alter, Ovarialfunktion, Ausdehnung der Metastasen, Reife bzw. Unreife der Carcinome usw. stark beeinflußt werden. Sicher erscheint nur, daß Oestrogene auch noch im Klimakterium und auch noch nach Ovariektomie ausgeschieden werden, woraus zu schließen ist, daß die Nebennierenrinde als Produktionsstätte für die Oestrogene anzusehen ist.

Wenn nicht alle Carcinome in gleicher Weise positiv günstig reagieren, so liegt das wohl wesentlich mit daran, daß ein Teil der Carcinome so unreif geworden ist, daß sie mit der Entdifferenzierung die hormonelle Ansprechbarkeit verloren haben. Der Prozentsatz solcher nichtreagierender Fälle ist beim Mammacarcinom größer als beim Prostatacarcinom.

Aber auch von den Fällen, die zunächst günstig auf die Keimdrüsenentfernung und auf die antihormonelle Therapie ansprechen, bekommt ein erheblicher Teil schon nach 3—3$^{1}/_{2}$ Jahren eine Reaktivierung der Metastasen. Es hat den

Anschein, als ob in der Population der Keimzellen gewisse unreife Zellelemente überlebten, wegen ihrer Unreife nicht reagierten und dann Anlaß zur Reaktivierung der Metastasen hätten. Für diese Deutung spricht auch der Umstand, daß der klinische Krankheitsverlauf nach Reaktivierung der Metastasen andersartig und meist bösartiger zu sein scheint.

c) Die bilaterale Adrenalektomie. Für die eben geschilderten Fälle hat HUGGINS aus der Vorstellung heraus, daß die Nebennierenrinde nach Ausfall der Keimdrüsen vikariierend Hormone bildet, (1945 für das Prostata-, 1952 für das Mammacarcinom) die sekundäre *doppelseitige Nebennierenexstirpation* empfohlen und für diese die notwendige *Substitutionstherapie* ausgearbeitet (HUGGINS 1942, 1945, 1946, 1951/52/53/54 und 1959) (vgl. auch die Ausführungen S. 178).

Wir selbst haben 10 solche Fälle operiert. Der Verfasser hat darüber erstmals auf dem Deutschen Chirurgenkongreß 1954 berichtet (K. H. BAUER 1954), sein Mitarbeiter EHLERS (1956) widmete anhand unserer Erfahrungen der Adrenalektomie eine zusammenfassende Darstellung. Dort findet sich auch die bereits umfangreiche Literatur über die Adrenalektomie bei Mamma- und Prostatacarcinomen (nebenbei auch über die Adrenalektomie bei der Hypertonie, sowie bei Lebercirrhose mit Ascites).

Unsere 10 Fälle hatten alle generalisierte Metastasen, 5 Fälle davon in beiden Nebennieren. Interessant war es, daß der für die ja meist stark heruntergekommenen Kranken große Eingriff ganz verschieden vertragen wurde, je nachdem, ob die beiden Nebennieren durch Metastasen zerstört oder metastasenfrei waren. Wurden noch gesunde Nebennieren entfernt, so kam es durch die Mitentfernung des beiderseits intakten Markorgans und den dadurch bedingten plötzlichen Ausfall der adrenergischen Substanten zu kollapsartigem Blutdruckabsturz. Dagegen blieb — scheinbar paradoxerweise — bei den Kranken mit doppelseitigen Nebennierenmetastasen dieser paroxysmale Blutdruckabfall aus, offenbar, weil der Funktionsausfall des Markorgans längst schon vikariierend durch andere chromaffine Gewebe, besonders durch die Paraganglien, kompensiert worden war.

Hinsichtlich des Effektes sahen wir auch nach der beidseitigen Adrenalektomie im Grunde das gleiche, wie nach der doppelseitigen Keimdrüsenexstirpation, nämlich bei osteolytischen Metastasen gleichfalls eine Reossifikation und Rekalzifikation des vorher zerstörten Knochens, gelegentlich auch andere therapeutische Effekte, wie z. B. Rückgang einer carcinomatösen Pleuritis oder Pericarditis. Auch nach Adrenalektomie haben wir Gewichtszunahmen von 18 kg und mehr gesehen. Entsprechende Belege finden sich in der Arbeit von EHLERS (1956).

Aber vielleicht zeigt nichts den *Effekt der Adrenalektomie* so unmittelbar, wie die völlige Normalisierung eines durch Knochenmetastasen stark zerstörten Beckens bei einer Kranken mit Mamma-Ca [vgl. Fall aus der Heidelberger Klinik (EHLERS 1956)]. Noch ein zweiter Fall ist von besonderer Beweiskraft. Auch hier hatte es sich um eine Patientin mit Brustkrebs gehandelt. Zur Prophylaxe gegen eine drohende infratrochantere Oberschenkelfraktur war eine Marknagelung vorausgeschickt worden. Die Fraktur trat, gewissermaßen als Nebenwirkung der Adrenalektomie, nicht ein. Entscheidend beweisend für die Wirksamkeit der Adrenalektomie ist jedoch der Umstand, daß die pathologische Schenkelhalsfraktur während des regenerativen Wiederaufbaues des metastasenzerstörten Knochensystems ohne weiteres Zutun von selber wieder konsolidierte.

Beweisend für die Leistungsfähigkeit der Adrenalektomie sind vor allem jene sonst jeder Therapie gegenüber refraktären *Fälle von entzündlichem Mammacarcinom*, die mit Ödem der Mamma, Rötung und Ödem der Haut und meist auch mit Hautmetastasen einhergehen und vielfach unter der Bezeichnung

,,Erysipelas carcinomatosum" laufen. DAO und MCCARTHY (1957) behandelten von 13 einschlägigen Fällen 9 mit den üblichen Methoden und drei ausschließlich mit Adrenalektomie. Ein Fall zeigte Rückbildung, starb aber dann 22 Monate später an Lungenmetastasen. Dagegen wiesen 2 Fälle einen Rückgang aller entzündlichen Erscheinungen auf und waren zur Zeit des Berichtes 7 bzw. 29 Monate nach der Adrenalektomie noch am Leben.

Die doppelseitige *Adrenalektomie* ist natürlich ein schwerwiegender Eingriff. Da bei den meisten Kranken die bilaterale *Orchi- bzw. Ovariektomie* bereits *vorausgegangen* ist, so sind die Kranken mit der zusätzlichen Entfernung der Nebennierenrinden und der Markorgane *dreier wichtiger endokriner Systeme beraubt*. Dementsprechend interessieren natürlich *die biochemischen Rückwirkungen* hier ganz besonders. Die hormonelle Rechtfertigung des Eingriffes liegt vor allem darin, daß nach der Adrenalektomie die Oestrogenausscheidung im Urin bei der Frau praktisch auf Null absinkt (DAO 1953, SAEGESSER 1954).

Die Adrenalektomie mit ihrer Entfernung beider Nebennierenrindensysteme macht eine *Substitutionstherapie* unabdinglich notwendig, ist ja der Nebennierenrindenverlust unmittelbar lebensbedrohlich. Erforderlich sind eine prae- und postoperative Behandlung (ausführliche Darstellung bei EHLERS 1956), die letztlich auf eine Substitution mit *Cortison* (später dauernd 25—50 mg täglich peroral) Desoxycorticosteronacetat (DOCA) (später alle 4—6 Wochen ein Depot von *Percorten* in Kristallsuspension) und 3 g *Kochsalz* pro die hinausläuft. Daß Kranke nach der Adrenalektomie mit der Substitutionstherapie auszukommen vermögen, zeigen Fälle, die die Operation 5 Jahre

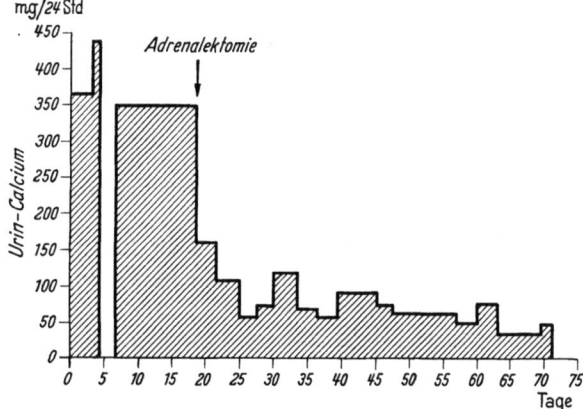

Abb. 191. Die Calciumausscheidung im Urin vor und nach der doppelseitigen Adrenalektomie bei einer Kranken mit osteolytischen Metastasen nach Mammacarcinom (aus der Chirurgischen Univ.-Klinik Heidelberg, Arbeit EHLERS 1956)

und länger überlebten. DAO und HUGGINS (1957) teilen sogar einen Fall mit bis dahin $5^1/_2$jähr. Überlebensdauer mit, ohne daß bis zum Zeitpunkt des Berichtes Anzeichen für ein Rezidiv bestanden.

Besonders wichtig der *Calciumhaushalt* vor und nach der Adrenalektomie. Beim Vorliegen osteolytischer Metastasen wird das Calcium im Urin im Übermaß ausgeschieden. Ist die Adrenalektomie von Erfolg, so wird das Calcium wieder im Körper retiniert und zur Recalcifikation und Reossifikation der zerstörten Knochenpartien verwendet. Demzufolge sinken die Urincalciumwerte schnell ab (Abb. 191). Ist dies der Fall, so kann mit Sicherheit auf einen guten Effekt der Adrenalektomie geschlossen werden. Die Urincalciumkontrolle ist also auch prognostisch von großem klinischen Wert.

Man hat statt der totalen Adrenalektomie auch die bloße *Nebennierenresektion beiderseits* ausgeführt (Näheres b. KENNEDY 1956). Es bleibt aber auch hierbei der Zwang zur Substitutionstherapie und zudem noch der Unsicherheitsfaktor der nicht kontrollierbaren Regeneration von Nebennierenrindengewebe.

Wie bei der Ovari- bzw. Orchiektomie reagieren auch bei der Adrenalektomie nur etwa 40% positiv auf die Operation. Leider ist es immer noch nicht möglich, die voraussichtlich günstigen Fälle schon vorher herauszufinden. Ganz allgemein ist nur zu sagen, daß die ausgereiften Tumorformen geeigneter erscheinen, als entdifferenzierte Carcinome. Sicher scheint nur, daß Fälle, die primär gut auf die Keimdrüsenexstirpation reagierten, voraussichtlich auch auf die spätere Adrenalektomie günstig ansprechen werden.

Alles in allem ist zu sagen: die Adrenalektomie ist ein theoretisch gut begründeter, praktisch vielfach bewährter, aber doch ein großer und auch in der Schutzzone der Substitutionstherapie ein auch spät noch gefahrenumlauerter Eingriff. Wenn er heute in der Praxis der palliativen Krebsbekämpfung erheblich in den Hintergrund getreten ist, so liegt das weniger am Prinzip seiner Anwendbarkeit, als vielmehr daran, daß uns heute in der *Hypophysenausschaltung* ein sehr viel *kleinerer*, ungefähr *gleich erfolgsicherer*, aber praktisch völlig *ungefährlicher Eingriff* zur Verfügung steht.

Die doppelseitige *Adrenalektomie* und besonders die ausgedehnte *Nebennierenresektion* (90% und mehr!) finden viel Verwendung bei der Behandlung des *Morbus Cushing* (Näheres und Abbildung S. 183). Gleichviel, ob dieses klinisch scheinbar so einheitliche Krankheitsbild hypophysär, thymogen, ovariell, von der Nebennierenrinde her oder durch Cortisongaben ausgelöst wird, immer ist es durch *Nebennierenreduktion* therapeutisch beeinflußbar.

Einschlägige Fälle sind in großer Zahl im Schrifttum mitgeteilt: THOMPSON und EISENHARDT 1943 (22 Fälle), GEBAUER und LINKE 1951 (4 Fälle), MORELL u. Mitarb. 1955 (4 Fälle), COPE und RAKER 1955 (46 Fälle), LINDER und WUNDERLICH 1956, GLENN u. Mitarb. 1958 (32 Fälle), BAYER 1959 (6 Fälle), HARTENBACH 1960 (13 Fälle).

So beeindruckend die postoperativen Regressionen der meisten Symptome bei diesem ja sowieso schon eindrucksvollen Krankheitsbild auch sind, so ist *nicht zu übersehen:*

a) die *Nebennieren-Operation* ist bei diesen ja immer hochgradig adipösen Patienten *technisch schwierig* und eingreifend,

b) die postoperative *Mortalität* ist trotz prä-, intra- und postoperativer Cortison- bzw. ACTH-Medikation in der Summe der Fälle relativ hoch; in der „Vor-Cortisonära" (BAYER u. Mitarb. 1960) starben 18 von 22 wegen Nebennierenrindentumoren operierten Kranken. THOMPSON und EISENHARDT (1943) berichteten von 56,3% Mortalität aller bis dahin Operierten. Die Mortalität ist heute sehr viel niedriger, aber durchaus nicht unter 5—8%!

c) die Nebennierenreduktion ist in einem beachtlichen Prozentsatz von *Hypophysenadenomen*, z. T. malignen, gefolgt: nach 14 Totalexstirpationen der Nebennieren 10 (!) Hypophysentumoren (GLENN u. Mitarb. 1958)!

Da zu erwarten steht, daß die Zahl der z. T. auch malignen Hypophysentumoren (manchmal sogar mit extrakranieller Metastasierung!) mit größerem Abstand von der massiven Nebennierenresektion oder radikalen Nebennierenexstirpation größer wird, da ferner auch die zunächst (scheinbar) geheilten Fälle wegen der drohenden Störungen ihres Elektrolythaushaltes und ihrer großen Infektanfälligkeit nachträglich noch erheblich gefährdet sind, scheint uns selbst die gleich zu besprechende primäre *perkutane Hypophysenausschaltung* mit Hilfe von Radiogold bei ceteris paribus gleichartigem Effekt den Vorteil des kleinstmöglichen Eingriffs zu haben. Man übersehe auch nicht, daß die primäre Hypophysenausschaltung eine sekundäre Nebennierenreduktion, wenn sie tatsächlich nötig werden sollte, nicht ausschließt. Ein entsprechender Fall aus der Heidelberger Klinik (KLAR 1960) ist auf S. 710 dieses Kapitels gebracht und abgebildet. Selbstverständlich bleiben auch hier erst größere Erfahrungen abzuwarten.

Wenn KNOWLTON u. Mitarb. (1954) bei einem Fall von *Cushing-Syndrom* infolge von metastasierenden *Nebennierenrindencarcinom* keinen Erfolg von der transkraniellen Hypophysektomie sahen, so besagt das natürlich nichts gegen die Hypophysenausschaltung beim Morbus Cushing aus *nicht*-malignem Anlaß.

Anhangsweise sei erwähnt, daß die perkutane Hypophysenausschaltung (anstelle der $^9/_{10}$ Nebennierenreduktionen oder doppelseitigen Adrenalektomie) vielleicht auch beim primären *Aldosteronismus* angezeigt ist. Bei diesem Krankheitsbild handelt es sich (Näheres bei BAYER 1961) um ein erstmals von CONN (1954) beschriebenes Syndrom, dem eine Überproduktion von Aldosteron in meist solitären (oder selten multiplen) Nebennierenrindenadenomen zugrunde liegt. Es äußert sich in *Hypertonie* und *Hypokaliämie*, anfallsweiser *Muskelschwäche* mit zeitweise *tetanischen Krämpfen* und *Paranästhesien*. Die genaueren biochemischen Daten des „Mineralocorticoideccesses" sind von BAYER ausführlich dargestellt. In unserem Zusammenhang ist wichtig, daß bislang die Exstirpation der betreffenden Nebennieren (in 70% einseitige Einzelknoten!) und die Reduktion der zweiten Niere als rationelle Therapie empfohlen wird. Bei der erheblichen Schwierigkeit der richtigen Seitendiagnostik möchte uns erscheinen, daß sich vielleicht auch die perkutane Hypophysenausschaltung anbietet.

d) Ausschaltung der Hypophyse bei inkurablen Krebskranken. Sie ist für uns in Heidelberg die Fortentwicklung unserer seit 1948 an 72 Hypophysentumoren (s. oben S. 695) erprobten und bestens bewährten percutanen, paranasaltranssphenoidalen Methodik (s. S. 696). Selbstverständlich ist die *Radiogoldausschaltung der Hypophyse* bei Krebskranken wegen der Kleinheit der normalen Sella turcica etwas schwieriger. Sie läßt sich aber mit Hilfe des „Bildverstärkers" (Abb. 186, S. 696) sicher und exakt durchführen. Eine neuere Spezialkanüle mit seitlicher Öffnung am Nadelende und korrespondierender Nute am äußeren Nadeltrichter gestattet es außerdem, die Golddrahtstückchen zuverlässig auf den Boden der Sella hinzudirigieren (Abb. 193). Auf diese Weise lassen sich Strahlenschäden der Optici sicher vermeiden.

Bei der Wahl und *Dosierung* des Radio-Isotops Au^{198} — i. D. 40 ml — wurde der Verfasser aufs beste durch SCHEER (Czerny-Klinik Heidelberg) beraten, wie überhaupt alle Radiogold-Hypophysenausschaltungen in steter, enger Zusammenarbeit ausgeführt werden. Die gemeinsamen Gesichtspunkte wurden in einer Arbeit von SCHEER und KLAR (1948), die mehr radiologischen in einer Veröffentlichung von SCHEER, GUDDEN und BEKERUS (1959) niedergelegt.

Über die Heidelberger *Technik der Hypophysenausschaltung* durch die paranasale, transethmoidale und transsphenoidale Implantation von radioaktivem Gold in die Hypophyse hat der Verfasser zusammen mit E. KLAR 1958 und im Einzelnen nochmals auf dem Chirurgenkongreß 1960 vorgetragen (K. H. BAUER 1960) und bei dieser Gelegenheit einen neuen, in Zusammenarbeit mit der Czernyklinik-Heidelberg angefertigten Operationsfilm vorgeführt.

Bei unserer Methode der percutanen Hypophysenausschaltung tritt der Hypophysenausschaltung, wie die über Monate absinkenden Kurven der Oestrogenausscheidung ausweisen, nicht, wie bei der Trepanationsexstirpation schlagartig, sondern langsam *protrahiert* ein. Bei unserem Verfahren ist es daher auch nicht erforderlich, eine Substitutionstherapie mit ACTH, Cortison u. dgl. zu betreiben. Uns selbst erscheint es wenig logisch, daß man die Hormone, die man auszuschalten bemüht ist, „substitutiv" erneut darreichen soll.

Der *Effekt der Hypophysenausschaltung* ist auf vielerlei Weise kontrollierbar, am einfachsten durch die *Grundumsatzbestimmung*. Die Heidelberger Czernyklinik verwendet gerne den *Schilddrüsentest mit* J^{131} (durch die Hypophysenausschaltung wird zugleich die Ausschüttung thyreotropen Hormons gebremst). Wir selbst verwenden den ACTH-*Test* (Näheres im 12. Kapitel, S. 637), die *Ausscheidung der 17-Ketosteroide* und der *Gonadotropine*. Bei osteolytischen Metastasen ist auch hier wie bei der Adrenalektomie (s. Abb. 191) die *Calciumausscheidung im Urin* ein ebenso diagnostisch, wie prognostisch zuverlässiges Kontrollmittel.

Bis zum 1. 4. 1960 hatten wir in Heidelberg (einschließlich der Hypophysentumoren) 456 Hypophysenausschaltungen durchgeführt. Bis zum Druckabschluß des Buches sind es 580 geworden. Die meisten Fälle betreffen Mammacarcinom-Kranke im Stadium generalisierter Metastasen. Die Behandlung von STEINTHAL II-Fällen oder gar die „prophylaktische" Radiogoldimplantation lehnen wir grundsätzlich ab. Wir hatten mit dieser Technik nur einen einzigen, aber nicht methodebedingten Todesfall (postoperativer Coronarinfarkt bei Ausmauerung des Beckens und teilweise des übrigen Abdomens durch Ovarial-Ca-Metastasen), also auch hier bei jetzt über 500 Fällen *praktisch 0% Mortalität!*

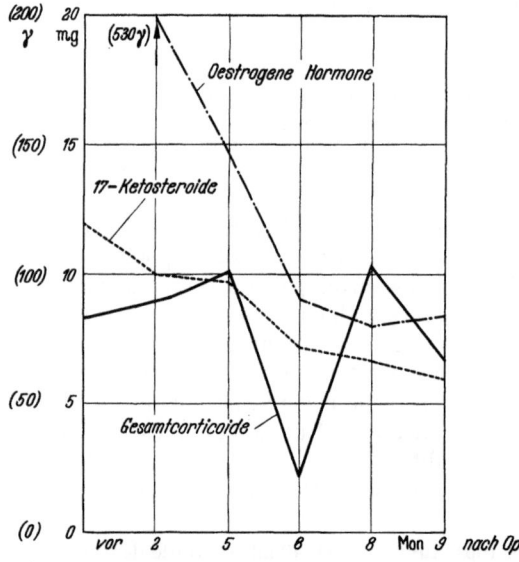

Abb. 192. Kurvenmäßiger Verlauf der Ausscheidung der 17-Ketosteroide und Oestrogene im Anschluß an eine Ausschaltung der Hypophyse durch Implantation von radioaktivem Gold. Oestrogene Hormone: Normal. 120—300 μ; Gesamtcorticoide: Normal. 7,5—12 mg; 17-Ketosteroide: Normal. 6,5—12 mg

Die *Erfolgsziffern* schwanken natürlich sehr je nach der Indikationsstellung. Wir operieren nur bei ausgedehnter Krebsmetastasierung. Trotzdem haben wir in 44,7% der Fälle Besserung erzielt. Die Rechtfertigung des Vorgehens liegt in der fast immer eintretenden Schmerzlinderung bei Knochenmetastasen, sodann in der ebenso häufigen, wie erfreulichen Euphorisierung und schließlich immer wieder in eindrucksvollen Einzelfällen früher unvorstellbarer Besserungen, Remissionen, Gewichtszunahmen und Lebensverlängerungen.

Als Beleg seien *3 Beispiele* angeführt. Im Falle der Abb. 194 hatte es sich um eine bei der 1. Aufnahme 39jährige Kranke im Stadium generalisierter *Knochenmetastasen* gehandelt. Die Ovariektomie und Testovironbehandlung war bereits vorausgegangen, zunächst mit längerdauernder Remission. Was uns für den Effekt der Hypophysenausschaltung durch Radiogold so beweisend erschien, ist der Umstand, daß sich — bei gleichzeitigen osteolytischen Metastasen im Humerus-

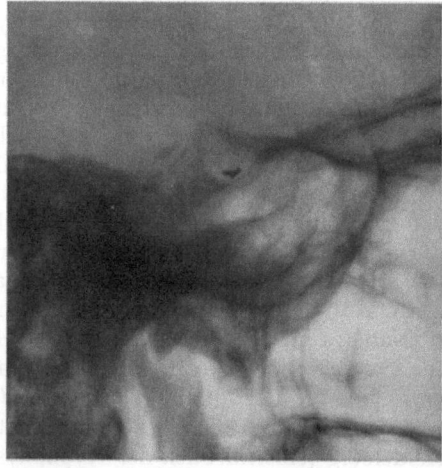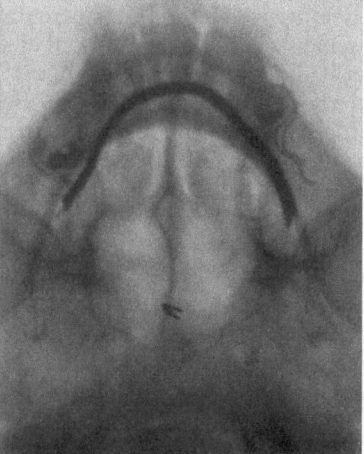

Abb. 193. Percutane Implantation von radioaktivem Gold in die Hypophyse bei einem Fall von generalisierten Metastasen nach Mammacarcinom. Röntgenbild der Sella in 2 Ebenen. Golddrahtstückchen am Boden der Sella und genau in der Medianlinie

kopf und im Schaftbereich — ein so großer isolierter *Destruktionsherd* entwikkelte, daß zum Schluß nur noch ein millimeterbreiter Corticalisstreifen übrigblieb, der schließlich auch noch eine *pathologische Fraktur* erlitt. Wie die Bilder b) und c) dokumentarisch ausweisen, haben sich nach der *Hypophysenausschaltung* nicht nur alle osteolytischen *Metastasen* im übrigen Humerus (und gleichzeitig natürlich im ganzen übrigen Körper) wieder *reossifiziert*, sondern es hat sich auch der große pathologische *Destruktionsherd* wieder *regeneriert* und die pathologische *Fraktur* wieder *konsolidiert*. Parallel damit ging eine Gesamterholung,

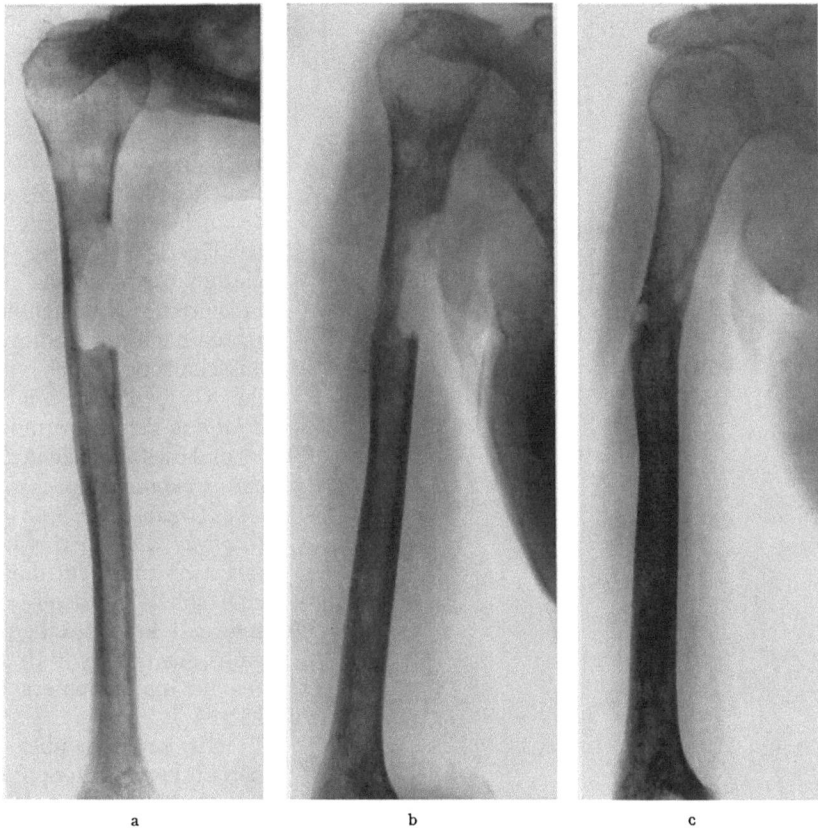

a   b   c

Abb. 194. Multiple osteolytische Metastasen in Humeruskopf und -schaft, großer Destruktionsherd im oberen Schaftbereich, pathologische Fraktur nach Mammacarcinom. Wiederauffüllung des Knochendefektes, Konsolidierung der Fraktur und Reossifikation der osteolytischen sonstigen Knochenmetastasen nach Radiogoldausschaltung der Hypophyse (Näheres s. Text)

ein Schwinden der Knochenschmerzen und insbesondere eine überaus im besten Sinne des Wortes erfreuliche Euphorisierung, wie wir sie in anhaltender Form von keiner anderen Maßnahme kennen.

Ähnlich eindrucksvoll ist der Wiederaufbau des ganzen Knochensystems durch osteolytische Metastasen weitgehend zerstörten Knochensystems im Falle der Abb. 195. Hier erscheint die ganze linke Beckenhälfte — ähnlich wie im Falle der Abb. 190, S. 701 — durch die Knochenmetastasen wie ausradiert. Wegen der Mitzerstörung des ganzen Pfannengebietes „schwebt" der nichtzerstörte Schenkelkopf gewissermaßen „in der Luft". Nach der Hypophysenausschaltung durch Radiogold ist es bereits in drei Monaten zu einem weitgehenden Wiederaufbau der Beckenhälfte und zu einem Wiedergewinn der Belastungs- und Gehfähigkeit gekommen.

Bei den Bildern, die die weitgehende Rekonstruktion durch Metastasen zerstörter Knochen ausweisen, darf nicht übersehen werden, daß dieser Regenerationsprozeß ja nicht nur die betr. aufgezeigten Knochen, sondern praktisch immer das ganze Knochensystem betrifft. Welch gewaltige biochemische, ja Stoffwechselleistung muß ein solcher krebsbefallender Organismus vollbringen, wenn er sein ganzes Knochensystem wieder aufbaut. Und dies aber nicht allein: der Regeneration des Knochensystems geht ja in solchen Fällen die Gesamterholung des ganzen Organismus parallel. Wie anders wäre es auch sonst zu deuten, wenn, wie im Falle der Abb. 196, eine 48jährige, bis dahin fest bettlägerige Kranke mit Mammacarcinom und generalisierten Knochenmetastasen nach der Radiogoldausschaltung auch noch ihr *Körpergewicht um 34,2 Pfund zu steigern* vermöchte — und dies alles allein *dank der percutanen Ausschaltung eines Organes von nur 0,6 g Gewicht!* Gestehen wir es uns doch ruhig ein, daß wir eine solche Leistung eines schwerst krebskranken Organismus noch vor 10 Jahren für unmöglich erachtet hätten.

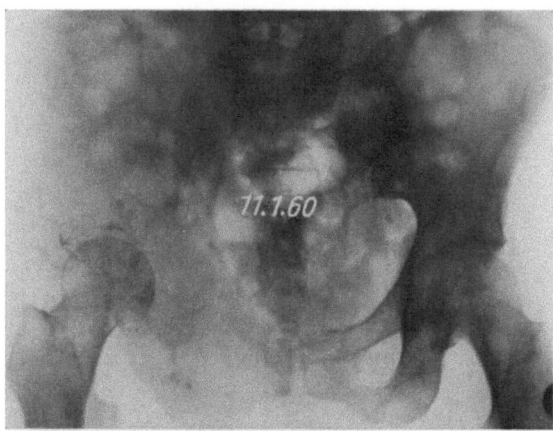

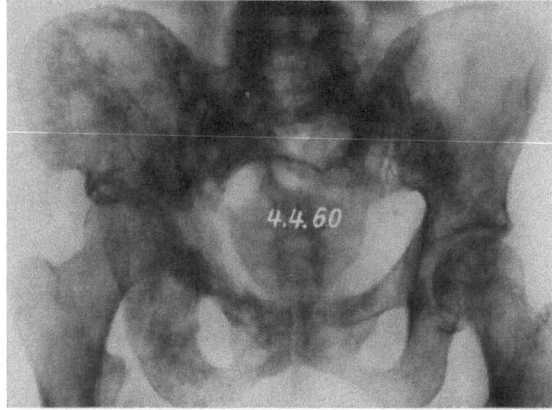

Abb. 195. Weitgehende Zerstörung der linken Beckenhälfte durch osteolytische Metastasen nach Mammacarcinom. Geh- und Belastungsunfähigkeit. Bettlägerig. Schlechter Allgemeinzustand. Nach Radiogoldausschaltung der Hypophyse in drei Monaten weitgehende Rekonstruktion von Darm-, Sitz- und Schambein. Wiedererlangung der Gehfähigkeit (Näheres s. Text)

Mit unseren über 500 percutanen Hypophysenausschaltungen bei Hypophysentumoren und bei metastasierenden Krebsfällen haben wir das bis heute größte einschlägige Krankengut. Wir können uns kaum vorstellen, daß unsere Methode an Einfachheit und Ungefährlichkeit noch übertroffen werden könnte. Um so mehr interessieren uns natürlich die *Varianten der Hypophysenausschaltung* sowohl hinsichtlich des technischen Vorgehens, wie bezüglich der Auswahl der Isotopen.

Wenn wir zunächst von der operativen Hypophysektomie absehen — wir kommen darauf gesondert zurück —, so müssen wir feststellen, daß *die technischen Varianten* die alten Zugangsoperationen für Hypophysentumoren widerspiegeln. Wir selbst haben schon 1948 den transethmoido-sphenoidalen Zugangsweg gewählt, wie ihn CHIARI 1912 für die offene Hypophysenoperation angegeben hatte. Uns schien die Verkürzung des paranasalen Zugangsweges, das Eingehen vom Gesichtsschädel her und die größere „Asepsis" gegenüber den nasalen Wegen die größtmögliche Sicherung gegen Nebenverletzungen und gegen Liquorfisteln zu gewährleisten. Der *transnasale Weg*, wie ihn FORREST u. Mitarb. (1956), vor allem aber TALAIRACH und TOURNOUX (1954, 1958) mit ihrer Zentrierung des Troikarts (!) haargenau «sur la ligne médiane du crâne» beschreiben (12 ausgezeichnete Abbildungen mit 23 Einzelbildern!), hat wohl den Nachteil eines höheren Prozentsatzes von Liquorfisteln und wohl auch von meningitischen Reizungen, wenn nicht von Meningitiden überhaupt aufzuweisen. Die Autoren haben auf diese Weise 34 Hypophysentumoren und 80 normale Hypophysen, davon 75mal wegen Krebs, mit Radiogold implantiert.

Mehrere Autoren verwenden für die Einbringung des radioaktiven Materials *stereotaktische Geräte*, und zwar transnasal TALAIRACH u. Mitarb. (1954, 1958), desgleichen FORREST u. Mitarb. (1955), intrakraniell RIECHERT (1957, 62 Fälle, RIECHERT und MUNDINGER 1957). Wir selbst hatten ein eigenes „*Zielgerät*" (Abb. bei K. H. BAUER 1958) verwendet, sind jedoch ganz davon abgegangen, seit uns der „Bildverstärker" bei voller optischer Kontrolle in jedem beliebigen Strahlengang die millimetergenaue Überwachung ermöglicht hat.

Die Hypophysenausschaltung bei sonst inkurablen Krebskranken hat natürlich auch hinsichtlich der Auswahl *verwendbarer Isotopen* viele Varianten. Wenig überzeugend sind *Strahleneinwirkungen von außen*, ist es ja immer eine Idealform der Bestrahlung, wenn der zu beeinflussende Herd selbst Sitz der Strahlung ist. Soll die normale Hypophyse z. B. durch *Röntgenstrahlen* ausreichend geschädigt werden, so sind dazu bekanntlich sehr hohe Dosen (10000 r und mehr) erforderlich, ganz abgesehen davon, daß die Nachbargebilde (Stammhirn!) unvermeidbar entsprechende Strahlen-

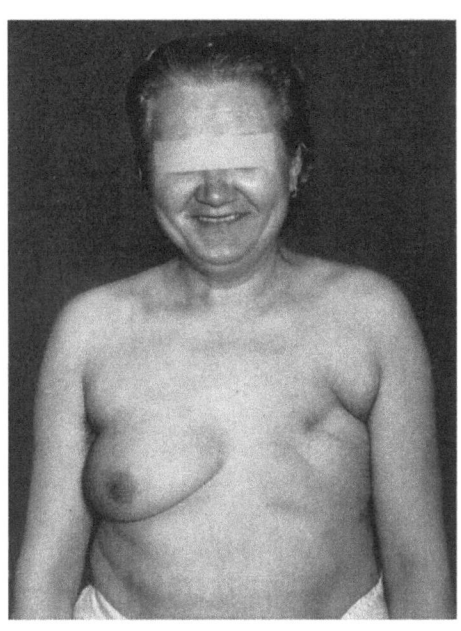

Abb. 196. M. M. 48jähr. Frau mit generalisierten Knochenmetastasen nach Mammacarcinom. Belastungs- und Gehunfähigkeit. Fest bettlägerig. Wiedergewinn der Berufsfähigkeit als Hausfrau und Gewichtszunahme von 34,2 Pfund nach Radiogoldausschaltung der Hypophyse

schädigungen mit abbekommen. Das gleiche scheint uns auch für die *Kobaltfernbestrahlung* (PLUNETT 1957) und die Protonenbestrahlung der Hypophyse von außen her (LAWRENCE 1957, TOBIAS u. Mitarb. 1958) zuzutreffen.

Von *radioaktiven Isotopen* ist neben dem *Radiogold* (Au^{198}) noch *Yttrium* (Y^{90}) viel im Gebrauch. Y^{90} ist, im Gegensatz zum γ-Strahler Au^{198}, ein β-Strahler. Es hat eine Halbwertszeit von 64 Std., also etwas mehr als $2^1/_2$ Tagen, aber nur sehr eng begrenzte Reichweite. Über Erfahrungen mit *Yttrium* berichten u. a. RASMUSSEN (1953), MALLARD u. Mitarb. (1956), DUDLEY u. Mitarb. (1957), HARPER u. Mitarb. (1958, dort ausführliche Literatur), IRONSIDE und MOSLEY (1958), EVANS u. Mitarb. (1959), FRASER (1959), FORREST u. Mitarb. (1959), NOTTER und WALINDER (1959), GOFERINI u. Mitarb. (1959).

SCHEER u. Mitarb. (1959) unterzogen den γ-Strahler Au^{198} und den β-Strahler Y^{90} hinsichtlich der Dosisverteilung innerhalb des Gewebes rechnerisch und mittels der Filmdosimetrie einer *vergleichenden Untersuchung* mit dem Ergebnis, daß der Dosisabfall bei Y^{90} mit der zunehmenden Entfernung von der Strahlenquelle erheblich rascher erfolgt, als beim Au^{198}, so daß beim Y^{90} in 5 mm Abstand nur noch weniger als 20% und in 7 mm Abstand nur mehr

2% der Dosis für 3 mm Abstand vorliegen. Bei Au^{198} sind die entsprechenden Zahlen 45% bzw. 25%. Da die normale Hypophyse ci 14 mm breit ist, müßten bei Y^{90} rechts und links von der Mittellinie mehrere Seeds implantiert werden, was eine wenigstens zweimalige Punktion der Hypophyse erforderlich machen würde. Andererseits verlangt der γ-Strahler Au^{198} einen erhöhten Strahlenschutz.

Ähnliche Dosismessungen an Y^{90}-Kugeln, wie sie im Radiumhemmet zur transnasalen Hypophysenausschaltung benutzt werden, ergaben gleichfalls (NOTTER und WALINDER 1959), daß die Tiefe der Nekrose nur 3 mm beträgt, was allerdings nach Ansicht dieser Autoren zur Ausschaltung ausreichen würde.

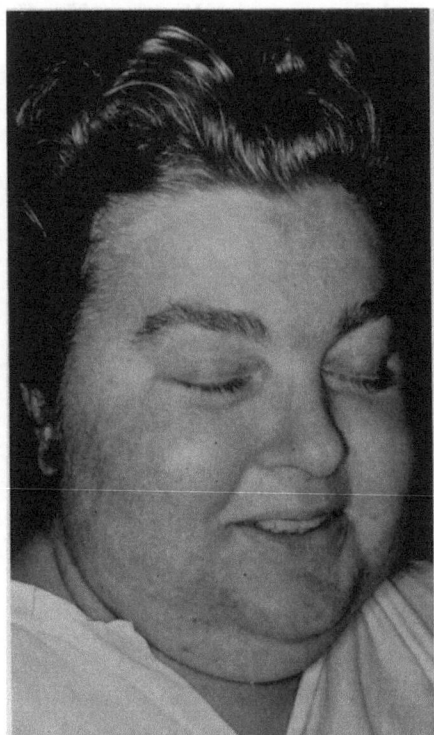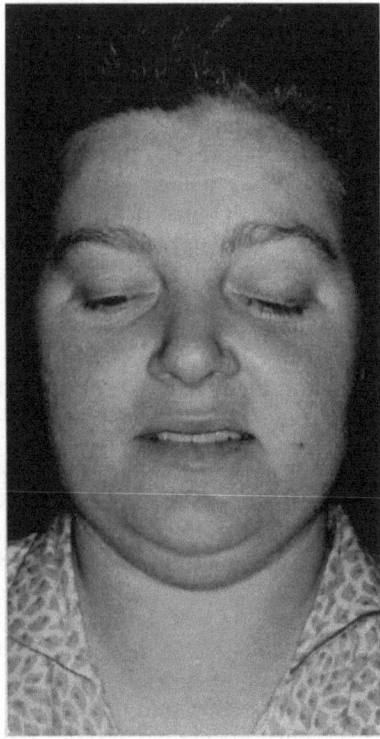

Abb. 197. Morbus Cushing vor und nach der Radio-Gold-Implantation in die Hypophyse

28jährige Patientin mit typischem *Cushing-Syndrom* (Adipositas, Vollmondgesicht, ausgedehnte Striae, Cortico-Steroid-Ausscheidung im Urin bedeutend erhöht. Gesamt-Corticoide 30,4/24 Std, 17-Ketosteroide 33,8 mg/24 Std. Nach Hypophysenausschaltung mit Radio-Gold (48 mC) sanken die Gesamtcorticoide auf 4,6 mg/24 Std, die 17-Ketosteroide auf 5,8 mg/24 Std. Die Nachuntersuchung über 1 Jahr später ergab eine Rückbildung des Vollmondgesichtes und der sonstigen „Cushing-Syndrome". Ebenso normalisierten sich die Gesamt-Corticoide (7,8 mg/24 Std) und die 17-Ketosteroide (17,7 mg/24 Std). (Beobachtung der Chir. Klinik Heidelberg, mitgeteilt von KLAR 1960).

Außer dem radioaktiven Gold und Yttrium werden noch verwendet: radioaktives *Chrom-Phosphat* (ROTHENBERGER u. Mitarb. 1955), *Radonimplantation* (FORREST u. Mitarb. 1956, 1959), P^{32} (in kleinsten Plexiglaskapseln) oder Radiogold-Graphit (RIECHERT und MUNDINGER 1957), *Radio-Kobalt*-Kapseln für 5 bis 20 Std. (CHESSEN und Mitarb. 1957, Tageszeitungen).

Es ist Chronistenpflicht, auch darüber zu berichten, daß bei Kranken mit Carcinomen im Stadium generalisierter Metastasen auch *die operative Hypo-*

physektomie in Gestalt der *Hypophysenexstirpation auf dem Wege einer transfrontalen Trepanation*, inauguriert von LUFT und OLIVECRONA (1952, 1955, 1956, 1958) ihre Anhänger und Verfechter hat. Wir nennen — außer LUFT, OLIVECRONA und Mitarb. — vor allem LE BEAU und PERRAULT (1953), DETRIE (1953 Übersichtsreferat), LE BEAU (1958, Monographie!), SMITH und Mitarb. (1959) (5 Fälle, 1 Todesfall). ROTH und ESCHER (1957), in einer späteren Arbeit, ESCHER u. Mitarb. (1958) (26 Fälle), COBB und SCOVILLE (1958), PEARSON u. Mitarb. (1958), DRIESEN (1955) führte bei 6 Kranken mit fortgeschrittenem Mamma-Ca die transfrontale Trepanationsexstirpation der Hypophyse aus. Von den drei obduzierten Fällen war bei einem die Hypophysektomie aus technischen Gründen nicht durchgeführt worden. In den beiden anderen Fällen war die Radikalität ungenügend. EVANS u. Mitarb. (1959) haben bei 95 Fällen eine transfrontale osteoplastische Trepanation ausgeführt, um — dann bei offenem Schädel mehrere Stückchen von radioaktivem Yttrium in die Sella einzubringen : — 18,1% operative Mortalität. Man fragt sich: warum offen? warum nicht percutan? und dann vielleicht nur 0% Mortalität! Offenbar scheiden sich hier die Geister. Der Verfasser, hinter dem schließlich die Erfahrung an mehr als 500 Hypophysenausschaltungen steht, kann nicht ohne weiteres verstehen, daß bei Operationen an einem Organ, welches selbst ja nicht krank ist, noch dazu an Schwerkranken mit generalisierter Metastasierung, ein im Prinzip ja immer nur palliativer Eingriff mit 10% Mortalität im Durchschnitt ausgeführt wird, wenn als *Konkurrenzmethode* ein Verfahren zur Verfügung steht, welches *das gleiche leistet* und dies *bei praktisch 0% Sterblichkeit!* Dabei handelt es sich auch bei „offener" Operation zugestandenermaßen niemals um eine wirklich „radikale" Total-Entfernung der Hypophyse. Nach dem Dafürhalten des Verfassers ist der Arzt gehalten, bei dem sich ihm anvertrauenden Kranken immer nach dem ökonomischen Prinzip zu handeln, d. h. stets zu versuchen, den zu erreichenden Zweck mit dem kleinstmöglichen Aufwand an Technik und mit dem kleinstmöglichen Risiko für den Kranken zu erreichen.

Ein *Rückblick* auf die *drei Grundtypen* von Eingriffen im Dienste der operativen Endokrinotherapie zeigt eine Reihe von Gemeinsamkeiten, Ähnlichkeiten, aber auch einige wichtige Verschiedenheiten, die zu wichtigen *Schlußfolgerungen* berechtigen, auf.

a) Es ist unverkennbar, daß die beiden Hauptrepräsentanten von Krebsen hormonabhängiger Organe, das *Mamma-* und *Prostatacarcinom bei* ihrer *Metastasierung* die *Keimdrüsen, Nebennieren* und die *Hypophyse besonders befallen:* bei unseren Ovariektomien bei Mamma-Ca trafen wir in über 20% doppelseitige Ovarialmetastasen an. Von unseren 10 adrenalektomierten brustkrebskranken Frauen hatten fünf doppelseitige Nebennierenmetastasen. DRIESEN (1955) schickte 5 exstirpierte Hypophysen zur histologischen Kontrolle ein, drei davon waren von Metastasen durchwachsen. HADFIELD (1959) sah bei Zerstörung der Hypophyse durch Mamma-Ca-Metastasen („Autohypophysektomie") längerdauernde Regression der Mammacarcinome selbst. Das alles verstärkt den Eindruck, daß *zwischen* den *Krebszellen hormonabhängiger Organe und den drei* funktionell eng zusammengehörigen *endokrinen Organen* eine *enge biochemische Affinität* besteht.

b) Beim Mammacarcinom gibt es bei allen drei Varianten der operativen Endokrinotherapie (Ovari-, Adrenal- und Hypophysektomie plus Androgenbehandlung) einen im ganzen ähnlichen Hundertsatz von Versagern (i. D. 40—45%). Es spricht einiges dafür, daß es die von EHLERS aus der Heidelberger Chirurgischen Klinik und HIENZ aus dem Heidelberger Pathologischen Institut nachgewiesenen *Fälle* von zellkernmorphologisch „*männlichem" Mammacarcinom der*

Frau es sind, die *hormonell nicht ansprechen*. Aus der Kieler Klinik teilen WANKE, GRAF und MARZOLI (1960) mit, daß bei 24 Frauen mit mehr als 5jähriger Überlebenszeit (vor dem 40. Lebensjahr ovariektomiert und antihormonell behandelt) die zellkernmorphologisch „weiblichen" Brustkrebse überwogen, während bei 21 Frauen der sonst gleichen Kategorie, die in den ersten 5 Jahren verstarben, die im „männlichen Sinne" determinierten Carcinome vorherrschten.

c) Bei vielen Ähnlichkeiten zwischen dem *Prostata- und Mammacarcinom* bestehen aber hinsichtlich der operativen Endokrinotherapie doch auch erhebliche *Verschiedenheiten*. So hat z.B. beim Prostatakrebs die Orchiektomie und Oestrogentherapie die Radikaloperation so gut wie überflüssig gemacht, während beim Mamma-Ca die Radikaloperation nach wie vor unabdingbar notwendig ist, da die Ovariektomie und Androgentherapie bei fortgeschrittenen Metastasenfällen nur 40—45% befriedigende Resultate ergibt. Umgekehrt ist die Adrenalektomie beim Prostatakrebs lange nicht so erfolgreich, wie beim Mamma-Ca. Auch sind beim Mammacarcinom im Stadium der Metastasen 10jährige Überlebenszeiten lange nicht so häufig wie beim Prostata-Ca. Umgekehrt spielt die Strahlentherapie beim Prostatakrebs nur eine geringe Rolle, beim Brustkrebs dagegen ist die Strahlentherapie an den Heilergebnissen stark beteiligt (Näheres darüber im 14. Kapitel).

d) *Krebszellen* bestimmter hormonabhängiger Organe (besonders der *Mamma* und der *Prostata*) sind *nicht* in vollem Maße *autonom*, sondern sie sind *abhängig von* einem bestimmten *hormonellen Milieu im Organismus* des Krebskranken.

e) Dieser *hormonelle Status* ist *durch operative Eingriffe* ins System der endokrinen Organe abänderbar.

f) Dabei ist es offenbar im Prinzip weitgehend *gleichgültig, ob die Keimdrüsen* oder die *Nebennieren* oder die *Hypophyse operativ entfernt* wird. Bei aller organbedingten Verschiedenheit sind die Auswirkungen im Gefolge der Exstirpation eines dieser endokrinen Organe im Grunde sehr ähnlich (Remissionen, Schmerzlinderung, Gewichtszunahmen, sonstige Besserungen des Allgemeinzustandes, Reossifikation osteolytischer Metastasen usw.). Die Wende im Krebsgeschehen tritt beim Mamma- und Prostatacarcinom offenbar immer dann ein, wenn *das funktionelle Zusammenspiel* von Keimdrüsen, Nebennieren und Hypophyse *an einer Stelle* des endokrinen Synergismus gestört oder *unterbrochen* wird.

g) Durch solche *Operationen an endokrinen Organen* — meist unter Heranziehung hormoneller Pharmakotherapie — können erstmals in der Geschichte der Krebsbehandlung — selbst *generalisierte Krebsabsiedlungen* zur *Regression*, ja sogar zu weitgehender Carcinolatenz gebracht werden.

h) Es sind auf solche Weise in günstigen Sonderfällen bei früher infausten Fällen noch über *10jährige Überlebenszeiten* erzielt worden, die die traditionell geforderte 5-Jahres-Überlebensziffer um über das Doppelte übertreffen.

Zusammenfassung

1. Die moderne *Krebsbehandlung* hat drei und bis heute nur *drei Methoden* zur Verfügung: die operative, die radiologische und die Chemotherapie. Mögen weitere Methoden einen gewissen symptomatischen Effekt haben, eine Heilwirkung haben sie nie unter Beweis gestellt, weder im Sinne von vorweisbaren geheilten Krebskranken, noch im Sinne einer zahlenmäßig ausweisbaren Besserung der Heilziffer bei der Kombination mit anderen Verfahren.

2. Ihren Heilergebnissen nach steht die *operative Krebsbehandlung* an erster Stelle. Sie hat die örtlich bedingte Krebsentstehung und die lange Zeit nur örtliche und höchstens regional beschränkte Krebsausbreitung zur Voraussetzung.

3. Operationen wegen Krebs haben eine *Sonderstellung:* ihre Planung, Anlegung und Durchführung stehen unter dem Diktat der vermutlichen Krebsausbreitung, d. h. es muß immer soweit als möglich *im Gesunden operiert,* also stets auch gesundes Gewebe mit geopfert werden. Krebsoperationen sind immer eingreifender als sonst vergleichbare Operationen aus benignen Anlässen. So ist — neben den ausgedehnten Verletzungen — die „Krebsoperation" zur Lehrmeisterin der „Großen Chirurgie" geworden.

4. Die Krebschirurgie hat ihre *Leistungen* in den letzten 20 Jahren wesentlich *gesteigert,* dies wohl auch durch größere „Radikalität", in der Hauptsache aber durch die eine größere Radikalität erst ermöglichende *Ausnutzung der Fortschritte der „Allgemeinen Chirurgie".* (Elektrochirurgie, moderne Anaesthesieverfahren, Chemotherapie und Chemoprophylaxe der Wundinfektion, Schockbehandlung, künstliche Hypothermie, künstliche Hypotension, bessere Operationsvor- und -nachbehandlung usw.).

5. Die im Prinzip optimale Methode ist die *Radikaloperation,* d. h. die Entfernung der Krebsgeschwulst allseits im Gesunden. Je nach Organ, Gewebe, Lokalisation und Ausbreitung kennt das Prinzip der Radikaloperation *viele Varianten.*

6. *Rezidivoperationen* beinhalten zwar das Eingeständnis einer primär nicht radikal ausgeführten Operation, sie finden aber ihre Rechtfertigung in (zahlenmäßig zwar erheblich niedrigeren) späteren Heilergebnissen. Sie sind fast stets schwieriger als die Erstoperation.

7. *Operationen wegen Metastasen* haben noch eine beschränkte Chance, wenn es sich um solitäre Spätmetastasen oder um Metastasen auf engem Raum wie in einem Lunge- oder Leberlappen handelt.

8. Sofern auch eine erweiterte oder forcierte Radikaloperation nicht mehr möglich ist, dienen *Palliativoperationen* der *Abwehr* unmittelbar drohender *Gefahren,* wie Darmverschluß, Erstickung, Erblindung durch Hirndruck u. dgl. Auch dieses Prinzip kennt je nach Lokalisation des nicht mehr beseitigbaren Krebsherdes sehr viele technische Varianten, vor allem auch wenn sonst unbeeinflußbare krebsbedingte Schmerzzustände rein symptomatisch zur *operativen Schmerzausschaltung* durch Leitungsunterbrechung zwischen dem Ort der Schmerzauslösung und dem Zentrum der Schmerzempfindung zwingen.

9. Unter den Operationen wegen Krebs nimmt die *operative Endokrinotherapie* eine Sonderstellung ein. Sieht man von den Operationen wegen Tumoren endokriner Organe (Hypophyse, Epithelkörperchen, Pankreas, Nebennieren usw.) ab, so stellen ihre Methoden die einzige Form einer Krebsoperation dar, bei der *nicht am Ort der Krebserkrankung,* sondern *krebsfern* an einem *normalen Organ des Endokriniums* (Keimdrüsen, Nebennieren, Hypophyse) operiert wird, sofern es feststeht, daß dessen *Exstirpation* (Orchi-, Ovarie- oder Adrenalektomie) oder *Ausschaltung* (z. B. der Hypophyse) das *Wachstum von Krebsen sekundärer Geschlechtsorgane* (Mamma, Prostata) besonders im Stadium der Metastasierung, stark *hemmt* oder gar zu weitgehender Latenz zwingt. Die Erfolgsquote ist zwar gering, in günstig reagierenden Einzelfällen kann der Erfolg jedoch ein höchst überzeugender und lang andauernder sein, vor allem wenn der Effekt der Operation noch durch eine zusätzliche „*antihormonelle*" *Therapie* wirksam ergänzt zu werden vermag.

10. Die moderne *operative Krebstherapie* ist noch dadurch ausgezeichnet, daß sie bei entsprechender Auswahl der Fälle oft und oft sehr gut mit *der Strahlen- und mit der Chemotherapie kombiniert* werden kann. Davon handelt das 14. und 15. Kapitel.

Literatur

a) Lehrbücher, Monographien und zusammenfassende Darstellungen

BAUER, K. H., u. J. STOFFREGEN: Geschwülste des Mediastinums. In DERRA, E.: Handbuch der Thoraxchirurgie Bd. 3, 796 (1958). — LE BEAU, J.: L'hypophysektomie dans le traitement du cancer. Paris 1958. — BROWN, J. B., and F. MCDOWELL: Neck Dissections. Washington 1957. — BRUNSCHWIG, A.: Radical Surgery in advanced abdominal cancer. Chicago 1947.

DERRA, E.: Handbuch der Thoraxchirurgie. 3 Bde. Berlin-Heidelberg: Springer-Verlag 1958. — DICK, W.: Carcinom-Recidivoperationen. Stuttgart 1958.

FOERSTER, O.: Der Schmerz und seine operative Bekämpfung. Halle 1935.

GULEKE, N., u. R. ZENKER: Allgemeine und spezielle Operationslehre. 2. Aufl. Berlin-Heidelberg: Springer-Verlag 1956 ff.

HARKINS, H. N., C. A. MOYER, J. E. RHOADS and J. G. ALLEN: Surgery, Principles and Practice. 2. Aufl. London 1961. — HELLNER, H.: Schmerz und Schmerzbekämpfung. Stuttgart 1948.

LERICHE, R.: La chirurgie de la douleur. 1949.

MÜNDNICH, K.: Die malignen Tumoren des Mesopharynx. Arch. Ohr.-, Nas.- u. Kehlk.-Heilk. **176**, 237 (1960).

NETTLESHIP, A.: Basic principles of cancer practice. Baltimore 1952.

OLIVECRONA, H.: The surgery of pain. Acta psychiat. Suppl. **46**, 268 (1947).

PETTINARI, V.: Leberrresektionen. Wien u. Innsbruck 1960. — PRUDENTE, A., u. H. MELEGA: Nouvelles techniques operatoires dans la chirurgie du Cancer. Paris 1951.

REIFFERSCHEID, M.: Chirurgie der Leber. Stuttgart 1957.

SCHIFFRIN, M. J.: Management of pain in cancer. Chicago 1956. — STICH, R., u. K. H. BAUER: Lehrbuch der Chirurgie. 16./17. Aufl. Berlin-Heidelberg: Springer-Verlag 1958.

WINKLER, E.: Hautersatz durch gestielte Lappenplastik und freie Hauttransplantation. Wien 1959. — WOLSTENHOLME, G. E. W., and M. O'CONNOR: Hormone production in endocrine tumours. London 1958.

b) Einzelarbeiten

BARCLAY, T. H. C., L. F. PELTIER and A. J. KREMEN: Ann. Surg. **134**, 828 (1951). — BAUER, K. H.: Fortschr. Ther. **7**, 705 (1931). — Langenbecks Arch. klin. Chir. **163**, 564 (1931). — **267**, 164 (1951); **270**, 213 (1951); **274**, 606 (1953). — Dtsch. med. Wschr. **1525** (1953). — Langenbecks Arch. klin. Chir. **279**, 111 (1954); **281**, 420 (1956); **284**, 438 (1956). — XVIe Congrès Internat. de Chir. Kopenhagen 1955. — Rev. méd. Suisse rom. **76**, 320 (1956). — Oncologia (Basel) **31**, 2/3 (1957). — Langenbecks Arch. klin. Chir. **287**, 19 (1957). — **295**, 54 (1960); **295**, 162 (1960). — u. E. KLAR: Bruns' Beitr. klin. Chir. **180**, H. 3 (1950). — Chirurg. **29**, 145 (1958). — 7. Symposion der Dtsch. Ges. Endokrinologie 1960, 51. — BAUER, K. H., E. KLAR u. E. SODER: Langenbecks Arch. klin. Chir. **281**, 420 (1956). — BAYER, J. M.: Langenbecks Arch. klin. Chir. **288**, 84 (1958); **291**, 531 (1959). — Chirurg **31**, 529 (1960); **32**, 519 (1961). — BEATESON, G. T.: Lancet **1896**, 104 u. 162. — BEAU, LE J., et M. PERRAULT: Sem. Hôp. klin. Chir. **1953**, 1096. — BERMAN, E. F.: J. int. Coll. **18**, 695 (1952). — Surgery **35**, 822 (1954). — BERNHARD, F.: Med. Klin. (1948). — BOHNDORF, W.: Dtsch. Gesundh.-Wes. **13**, 1515 (1958). — BRENIER, J. L.: Presse méd. **1955**, 751. — BROSIG, W.: Bruns' Beitr. klin. Chir. **194**, 278 (1957). — BRUNSCHWIG, A.: Surg. **85**, 161 (1947). — Cancer **1**, 177 u. 427 (1948); **2**, 576 (1949); **6**, 725 (1953); **8**, 1226 (1955). — Klin. Med. **14**, H. 10. 1959. — BUFF, H. U.: Praxis **48**, 286 (1959).

CADE, S.: Cancer **10**, 777 (1957). — CHERRY, J. W.: Amer. Surg. **26**, 393 (1960). — CHIARI, O.: Wien. klin. Wschr. **25**, 5 (1912). — CHURCHILL, E. D., R. H. SWEET, J. G. SCANNELL and E. W. WILKINS jr.: J. thorac. Surg. **36**, 301 u. 324 (1958). — CLAY, R. C.: Arch. Surg. (Chicago) **60**, 75 (1950). — COBB, N. L., and W. B. SCOVILLE: Calif. Med. **90**, 261 (1958). — CONLEY, J. J.: Arch. Otolaryng. (Chicago) **58**, 645 (1953). — COPE, O., u. J. W. RAKER: New Engl. J. Med. **253**, 119 u. 165 (1955). — COYAS, A., et J. TRIBOULET-PITON: Ann. Oto-laryng. (Chicago) **72**, 143 (1955). — CRILE, G.: J. Amer. med. Ass. **47**, 1780 (1906). — CRONE-MÜNZEBROCK, H., u. H. BOEMINGHAUS: Z. Urol. **46**, 386 (1953).

DAO, TH. L. Y.: Science **118**, 21 (1953). — and J. D. MCCARTHY: Surg. Gynec. Obstet. **105**, 289 (1957). — and CH. HUGGINS: J. Amer. med. Ass. **165**, 1793 (1957). — DARGENT, M.: Brit. med. J. **1948**, 440. — DAVIES, P. L., and P. H. BUXTON: Brit. J. Canc. **11**, 8 (1957). — DENK, H., u. P. WURNIG: Thoraxchirurgie **4**, 504 (1957). — DENK, W.: Krebsarzt **4**, 162 (1949). — Langenbecks Arch. klin. Chir. **270**, 207 (1951). — DETRIE, PH.: Presse méd. **1953**, 1209. — DIDDLE, A. W.: Cancer (Phil.) **8**, 1026 (1955). — DOGLIOTTI, A. M.: Bull. Soc. int. Chir. **16**, 283 (1957). — DRIESEN, W.: Schweiz. med. Wschr. S., 249 (1955). — DUDLEY, PH. D., J. GREENBERG and S. S. SARKISIAN: Amer. J. Roentgenol. **1957**, 852.

EDWARDS, T.: Thorax **1**, 1 (1946). — EHLERS, P. N.: Ergebn. Chir. Orthop. **40**, 1 (1956). — ESCHER, F., F. ROTH u. H. COTTIER: Schweiz. med. Wschr. **49**, (1958). — EVANS, J. P., W. FENGE, W. A. KELLY and P. V. HARPER jr.: Surg. Gynec. Obstet. **108**, 393 (1959).

Fahrenkamp, K.: Münch. med. Wschr. **93**, 1601 (1951). — Fisher, J. H., C. St. Welsch and W. Dameshek: New Engl. New J. Med. **246**, 477 (1952). — Fontaine, R.: Gaz. Hôp. (Paris) **129**, 1167 (1957). — Mkurse ärztl. Fortbild. **10**, 262 (1960). — Forrest, A. P. M., D. W. Blair, D. A. P. Brown, H. J. Stewart, A. T. Sandison, R. W. Harrington, J. M. Valentine and P. T. Carter: Brit. J. Surg. **47**, 61 (1959). — P. A. Brown, S. R. Morris and G. P. W. Illingworth: Lancet **1956**. — Fraser, R. et al.: Lancet **1959** I, 382. — Frey, E., u. U. Cocchi: Schweiz. med. Wschr. **89**, 652 (1959).

Gebauer, A., u. A. Linke: Verh. dtsch. Ges. inn. Med. **57**, 58 (1951). — Geissendörfer, R.: Med. Klin. **1954**, 584 u. 609. — Glenn, Fr., R. C. Karl and M. Horwith: Ann. Surg. **148**, 365 (1958). — Göhring, K.: Mkurse ärztl. Fortbild. **10**, 242 (1960). — Goferini, P., F. Fesani e A. Peracchia: Arch. ital. Chir. **85**, 269 (1959). — Gordon-Taylor, G.: Proc. roy. Soc. Med. **23**, 62 (1930). — Gütgemann, A.: Dtsch. med. Wschr. **77**, 497 (1952). — Guleke, N.: Arch. klin. Chir. **264** (1950). — Gummel, H.: Abh. Dtsch. Akad. Wiss. Kl., Med. Jg. **1957**, 147.

Hadfield, J.: Ann. roy. Coll. Surg. Engl. **25**, 1 (1959). — Halsted, W. S.: Johns Hopk. Hosp. Rep. **2**, 277 (1890). — Handley, R. S., and A. C. Thackray: Brit. J. Cancer **1**, 15 (1947). — Lancet **1949**, 276 II; — Harper, P. V., R. D. Moseley jr., W. A. Kelly, W. Fenge u. W. Devos: Radioaktive Isotope in Klinik und Forschung Bd. III. München u. Berlin 1958. — Harrison H. N.: Ann. Surg. **148**, 783 (1958), — Hart, A.: Mschr. Krebsbek. **9**, 227 (1941). — Hartenbach, W.: Langenbecks Arch. klin. Chir. **296**, 291 (1960). — Hay, R. C., T. Yonezawa and W. S. Derrick: J. Amer. med. Ass. **169**, 1315 (1959). — Hickey, R. C.: Amer. J. Roentgenol. **77**, 421 (1957). — Hilst, W. Ch. Koucky, L. Kaufman and G. S. Wilson: A. M. A. Arch. Surg. **78**, 738 (1959). — Hood, R. T., R. P. McBurney and O. Th. Clagett: J. thorac. Surg. **30**, 81 (1955). — Hubbard, T. B. jr.: Ann. Surg. **147**, 935 (1958). — Huber, P.: Langenbecks Arch. klin. Chir. **295** (1960). — Hübner, B.: Langenbecks Arch. klin. Chir., Kongreß-Ber. 1950. — Huggins, Ch.: Ann. Surg. **115**, 1192 (1942). — J. Urol. **68**, 875 (1952). — J. Nat. Cancer Inst. **15**, 1 (1954). — J. Amer. med. Ass. **131**, 576 (1946). World Med. J. **1**, 71 (1954). — Huggins, Ch. B., u. D. Bergenstal: Proc. nat. Acad. Sci. (Wash.) **38**, 73 (1952). — J. Amer. med. Ass. **147**, 101 (1951). — Huggins, Ch., u. Th. L.-Y. Dao: J. Amer. med. Ass. **151**, 1388 (1953). — Ann. Surg. **136**, 595 (1952). — Huggins, Ch., J. Bergenstal and J. L. Sommer: A. M. A. Arch. Surg. **69**, 904 (1954). — Huggins, Ch., and C. V. Hodges: Cancer Res. **1**, 293 (1942). — Huggins, Ch., and W. W. Scott: Ann. Surg. **122**, 1031 (1945). — Huggins, Ch.: Verh. Ges. dtsch. Naturforsch. u. Ärzte 100. Tagung, S. 195 (1959). — Humphreys, G. H.: Cancer **9**, 572 (1956).

Ironside, W. M. S., and R. D. Mosley jr.: Laryngoscope (St. Louis) **68**, 711 (1958).

Karitzky, B.: Zbl. Chir. **75**, 1011 (1950). — Kelly, C. R., and H. T. Langston: J. thorac. Surg. **31**, 298 (1956). — Kerr, W. K., S. Anthone, R. Anthone u. N. C. Carruthers: J. Urol. (Baltimore) **81**, 509 (1959). — Klar, E.: Langenbecks Arch. klin. Chir. **273**, 704 (1953); **289**, 450 (1958). — **294**, 497 (1960). — Kloss, K.: Landarzt **36**, 843 (1960). — Knothe, W.: Münch. med. Wschr. **101**, 2072 (1959). — Knowlton, A. J., J. L. Pool and J. W. Jailer: J. clin. Endocr. **14**, 205 (1954). — König, F.: Arch. klin. Chir. **183**, 23 u. 189 (1935). — Kragh, L. V., E. H. Soule and J. K. Masson: Plast.reconstr. Surg. **25**, 565 (1960). — Kricke, E.: Langenbecks Arch. klin. Chir. **293**, 745 (1960). — Kunz, H.: Mkurse ärztl. Fortbild. **10**, 330 (1960).

Lang, E. F. jr., and C. Bridge: Surg. Clin. N. Amer. **39**, 831 (1959). — Lawrence, J. H.: Cancer **10**, 795 (1957). — Leis, H. P., jr.: J. int. Coll. Surg. **31**, 329 (1959). — Lindemann, U. Chr.: Diss. Heidelberg 1959. — Linder, F., u. Wunderlich: Dtsch. med. Wschr. **81**, 450 (1956). — Lüdecke, H.: Langenbecks Arch. klin. Chir. **270**, 270, 212 (1951). — Luft, R., u. H. Olivecrona: Wien. Z. inn. Med. **36**, 49 (1955). — Schweiz. med. Wschr. **86**, 113 (1956). — Cancer **10**, 789 (1957). — u. B. Sjögren: Nord. Med. **47**, 351 (1952). — D. Ikkos, H. Olivecrona u. C. A. Gemzell: Dtsch. med. **9**, 456 (1958). — H. Olivecrona u. D. Ikkos: Dtsch. med. Wschr. **83**, 1349 (1958).

Mallard, J. H., A. M. Kinnel and P. E. Francis: Nature (Lond.) **178**, 1240 (1956). — Mandl, F., F. Paul, W. Gyri u. R. Jelinek: Wien. med. Wschr. **101**, 304 (1951). — Wien. klin. Wschr. **64**, 813 (1952). — May, H.: Clinics **4**, 53 (1945). — McDonald, J. J., C. D. Haagensen and A. P. Stout: Surgery **34**, 521 (1953). — Miller, Th. R.: J. S. Carol. med. Ass. **56**, 5 (1958). — Mohs, F. E.: Amer. J. Proctol. **8**, 273 (1957). — Monod, O., u. W. Schiessle: Thoraxchirurgie **2**, 39 (1954). — Morelle u. Mitarb.: Acta chir. belg. **54**, 668 (1955). — Mouchet, A.: Arch. Mal. Appar. dig. **39**, 674 (1950). — Muir, E. G.: Ann. roy. Coll. Surg. Engl. **17**, 48 (1955).

Nakayama, K.: Langenbecks Arch. klin. Chir. **295**, 81 (1960). — Notter, G., u. G. Walinder: Strahlentherapie **110**, 95 (1959).

Obrador, S.: Soc. Internat. Chir. 17. Kongreß 1957, S. 304.

Pack, G. T., J. Scharnagel and M. Morfit: Surgery **17**, 849 (1945). — in Biology of Melanomas. New York 1948. — Ann. Surg. **127**, 1105 (1948). — and R. D. Brasfield: Amer. J. Surg. **90**, 704 (1955). — Northw. Med. (Seattle) **57**, 881 (1958). — and D. W. Molander:

A. M. A. Arch. Surg. 80, 685 (1960). — PARSONS, L., and W. BELL: Cancer 3, 205 (1950). — PEARSON, O. H., B. S. RAY, M. B. LIPSETT, H. HOOD and E. GREENBERG: Arch. Surg. (Chicago) 77, 144 (1958). — PERESE, D. M.: Cancer 12, 609 (1959). — J. Chir. 65, 729 (1949). — PORRIT, A.: J. Fac. Radiol. (Lond.) (1958) 57.

RAPAPORT, E., M. B. GOLDBERG, G. S. GORDAN and F. HINMAN jr.: Postgrad. Med. 11, 325 (1952). — RASMUSSEN, T. B., P. V. HARPER u. T. KENNEDY: Surg. Forum 4, 601 (1953). — REICHEL, P.: Med. Mschr. 1949, S. 218. — RICHTER, S.: Acta chir. scand. 100, 471 (1950). — RIECHERT, T., u. F. MUNDINGER: Chirurg 28, 145 (1957). — ROBB, D.: Brit. J. Surg. 36, 200 (1948). — RÖTTGER, H., u. Mitarb.: Z. Geburtsh.- und Frauenheilk. 1954, 892. — ROTH, F., u. F. ESCHER: Helv. med. Acta 24, 476 (1957). — ROTHENBERGER, S. P., H. L. JAFFE, T. J. PUTNAM and B. SIMKIN: Arch. Neurol. Psychiat. (Chicago) 13, 193 (1955).

SAEGESSER, M.: Münch. med. Wschr. S. 41 (1954). — SATTLER, J.: Acta neurochir. (Wien) 7, 169 (1959). — SCHEER, K. E., F. GUDDEN u. M. BEKERUS: Nuclear-Med. 1, 91 (1959). SCHEER, K. E., u. E. KLAR: In K. FELLINGER u. H. VETTER: Radioaktive Isotope in Klinik u. Forschung. Bd. 3. S. 262 (1958). — SCHINZINGER, W.: Zbl. Chir. 29, 55 (1889). — SCHWAIGER, M., u. K. H. MÜLLER: Langenbecks Arch. klin. Chir. 280, 536 (1955). — SCHWAIGER, M.: Dtsch. med. Wschr. 83, 540 (1958). — SCHWARZ, R.: Z. ärztl. Fortbild. 53, 295 (1959). — SEEMEN, H. v.: Langenbecks Arch. klin. Chir. 284, 78 u. 536 (1956). — Fortschr. Kiefer- u. Gesichts-chir. 3, 48 (1957). — SHAFFER, J. O., and PH. B. PRICE: Arch. Surg. (Chicago) 65, 337 (1952). — SHIMKIN, M. B., E. B. BOLDREY, K. H. KELLEY, H. R. BIERMAN, P. ORTEGA and H. C. NAFFZIGER: J. clin. Endocr. 12, 439 (1952). — SIMON, L.: Mschr. Krebsbekämpf. 1936, 236. — SMITH, E. J. R., K. J. GURLING and D. N. BARON: Brit. J. Urol. 31, 181 (1959). — SMITH, G. G., and L. M. WOODRUFF: J. Urol. (Baltimore) 63, 1077 (1950). — SPATH, F., u. W. KÖLE: Langenbecks Arch. klin. Chir. 278, 272 (1954). — SPOHN, K., R. DAUM u. K. BENZ: Langenbecks Arch. klin. Chir. 294, 740 (1960). — STELZNER, F.: Zbl. Chir. 81, 2142 (1956). — STRIEDER, J. W.: New Engl. J. Med. 254, 1059 (1956).

TALAIRACH, J., J. ABOULKER, M. DADID and P. TOURNOUX: Rev. neurol., H. 5., 658 (1954). — et P. TOURNOUX: Probl. act. d'Endocrinologie et de nutrition. 2. Serie 1958. — TOBIAS, C. A., J. H. LAWRENCE, J. L. BORN, R. K. MCCOMBS, J. E. ROBERTS, H. O. ANGER, B. V. A. LOW-BEER and C. B. HUGGINS: Cancer Res. 18, 121 (1958). — TREVES, N., and J. A. FINKBEINER: Cancer 11, 421 (1958). — TREVES, N.: Cancer (Phil.) 12, 820 (1959). — TURUNEN, A.: Acta obstet. gynec. scand. (1943).

VIARD, H., et P. MICHAUD: Ann. Chir. 14, 297 (1960). — VIERNSTEIN, K.: Verh. dtsch. orthop. Ges. 1960, 239.

WANGENSTEEN, O. H.: Ann. Surg. 130, 315 (1949). — u. Mitarb.: Surg. Gynec. Obstet. 99, 257 (1944). — F. J. LEWIS and S. W. ARHELGER: Surg. Clin. N. Amer. 1956, 1051. — WANKE, R.: Langenbecks Arch. klin. Chir. 279, 85 (1954). — R. GRAF u. G. P. MARZOLI: Langenbecks Arch. klin. Chir. 295 (1960). — WESTERBORN, A.: Surg. 91, 751 (1950). — WILSON, H.: Amer. Surg. 25, 567 (1959).

ZÄNGL, A.: Langenbecks Arch. klin. Chir. (1960). — ZÜLCH, K. J.: In Handb. der Neurochirurgie 3. Bd., S. 589. — ZWICKER, M.: Thoraxchirurgie 7, 299 (1959).

Vierzehntes Kapitel

Strahlentherapie maligner Tumoren

Neben der Operation hat bis heute nur die *Strahlenbehandlung* verbürgte Dauerheilerfolge beim Krebs aufzuweisen. Sie verdient daher das ganze Interesse all derer, die mit Krebsbekämpfung zu tun haben. In praxi liegt die tatsächliche Arbeit in den Händen einer verhältnismäßig nicht sehr großen Zahl von Spezialisten, den Strahlentherapeuten unserer Strahlenabteilungen und Geschwulstkliniken (Näheres s. LAHM 1951). Entsprechend dem der Problematik des Krebsgeschehens gewidmeten Grundcharakter dieses Buches muß auf alles rein Spezialistische verzichtet werden. So bleiben von vornherein die Strahlenphysik und Strahlenchemie, die apparative Technik, die Dosimetrie, alle Einzelfragen der Methodik und die ganze spezielle Strahlentherapie der einzelnen Geschwulstformen außer Betracht. Dagegen sollen die Probleme, die mit der *Biologie der*

Strahlenwirkung zusammenhängen, ferner alle *Fragen der klinischen Krebsbekämpfung* und vor allem alle aktuellen Fragen der *Behandlung mit radioaktiven Isotopen* eingehender berücksichtigt werden.

Hinsichtlich der technischen und speziellen Probleme der Strahlentherapie sei auf die neuen zusammenfassenden *Darstellungen* von DELHERM (1951), HAENISCH und HOLTHUSEN (1951), KEPP (1952), OESER (1954), UHLMANN (1955), von DU MESNIL DE ROCHEMONT (1958), von SCHINZ, HOLTHUSEN, LANGENDORFF, RAJEWSKY und SCHUBERT (1959), MEYER und BECKER (1959), FRITZ-NIGGLI (1959), JANKER und ROSSMANN (1960), CARTELLIERI u. Mitarb. (1960) und BECKER und SCHUBERT (1961) verwiesen.

Es mag auf den ersten Blick vielleicht vermessen erscheinen, wenn ein Chirurg über Strahlentherapie schreibt. Auf der anderen Seite sind aber heute Strahlenheilkunde und Chirurgie so eng miteinander verknüpft, daß es vielleicht auch seinen Reiz hat, die *Radiotherapie aus der Sicht eines operierenden Klinikers*, der sich ständig zugleich als Nutznießer der Strahlenheilkunde fühlt, dargestellt zu sehen, vor allem wenn es, wie in diesem Buche, darum geht, die *Krebsbekämpfung als Ganzes* zu umreißen. Die Strahlentherapie und die Chirurgie sind, gleichviel ob es sich um Vor- oder Nachbestrahlung operativer Fälle oder um kombiniert operativ-strahlentherapeutische Methoden handelt — man denke an die Hypophysenausschaltung durch Radiogold! (s. 13. Kapitel, S. 693ff.) —, so völlig aufeinander angewiesen, daß beide Fächer einerseits aus der Arbeitsteilung und andererseits aus der Zusammenarbeit nur zu profitieren vermögen.

So verschieden *Operation und Bestrahlung* in ihren Methoden, Techniken und Indikationen auch sind, einiges ist beiden Hauptkampfmitteln gegen den Krebs doch *gemeinsam*:

1. Beides sind aggressive Methoden, d. h. sie stellen, gleichviel ob mechanisch (Operation) oder physikalisch (Bestrahlung) jedesmal *schwerwiegende Eingriffe in den Organismus* dar und haben beide mancherlei Risiken, Gefahren und Behandlungsfolgen gemeinsam.

2. Beide haben ein *beschränktes Anwendungsgebiet*, und zwar lokal im Geschwulstbereich und regional im Bereich des ersten (seltener eines entfernten) Lymphabflußgebietes. Alle Bestrahlung wirkt nur im Bestrahlungsgebiet.

Einer *Erweiterung der Indikation* über den lokal regionären Bereich hinaus stehen bei der Operation das Übermaß solcher Eingriffe, bei der Strahlenbehandlung die notwendige Begrenzung der an sich schon sehr hohen Strahlendosen entgegen.

3. Beide sind, von günstig gelagerten Sonderformen abgesehen, *weitgehend machtlos*, sobald aus dem örtlich-regionalen durch *Fernmetastasen* ein Allgemeinleiden geworden ist und sobald sich maligne Tumoren durch *Generalisierung* des Krebses der Operation und dem Strahlenzugriff entziehen.

4. Beide haben zahlenmäßig angebbare *Heilerfolge*, konventionell objektiviert in 5-Jahres-Überlebensziffern.

5. Beiden ist gemeinsam, daß sich ihre therapeutischen Möglichkeiten durch *völlig neue Methoden* seit Kriegsende ganz wesentlich erweitert haben.

Im großen Umbruch der Zeit hat auch die *Strahlentherapie* ihren *Umbruch* erfahren. Es geht ihr nicht mehr darum, einseitig alles (Maligne) mit nur einem Mittel, den herkömmlichen Röntgenstrahlen, und mit diesen maximal zu behandeln, vielmehr hat heute in der Strahlenheilkunde der einzelne Krebskranke Chance und Anrecht darauf, aus der Fülle neuer Methoden *individuell* das appliziert zu bekommen, was speziell für ihn als *optimal* anzusehen ist und ihm selbst die höchste Heilchance bietet.

Die moderne Strahlentherapie hat von verschiedenen Gebieten der *Naturwissenschaften* und der *Technik* her große Förderung erfahren. Wir nennen nur die *Physik* mit ihren großen Fortschritten auf dem Gebiete des Aufbaues der

Materie, die Fortschritte durch die radioaktiven Isotopen, die der Dosismessung, der *Strahlenchemie und -biochemie*, vor allem aber die der *Strahlengenetik*. Letztere hat uns ja überhaupt erst die Grunderkenntnisse über die Wechselwirkungen zwischen strahlender Energie einerseits und lebenden Zellen, Geweben und Organen andererseits vermittelt.

Des weiteren wären die großen Fortschritte der Strahlentherapie nicht denkbar ohne die hochspezialisierte *Technik*. In keinem Fach der klinischen Medizin spielt ja die Technik eine gleich große Rolle wie in der Strahlentherapie. Eine hochentwickelte Industrie stellt der Radiologie für ganz verschiedene Bestrahlungsmethoden immer wieder neue und leistungsfähigere Bestrahlungsapparate, Meßgeräte und vielerlei Hilfsinstrumente zur Verfügung. Es seien nur die Supervoltgeräte, Elektronenschleuder, ,,Radium-" und ,,Kobaltbomben", die vielen Applikatoren für radioaktive Stoffe usw. genannt.

Das Entscheidende für die Krebsbekämpfung ist aber bei neuen *Methoden* immer erst die Variabilität ihrer Anwendung bei einzelnen Kranken. Die alte *Röntgentherapie* gibt es kaum mehr in ihrer ursprünglichen Form der einfachen ,,Röntgentiefenbestrahlung". Letztere hat sich einerseits selbst ungemein differenziert, andererseits wird sie ergänzt oder verdrängt durch neue Formen der Strahlenapplikation.

Nur kurz seien die vielen *Varianten* der Strahlentherapie stichwortartig vorweggenommen. Mit JANKER und ROSSMANN (1958) unterscheiden wir

a) die *Bestrahlungsmethoden* hinsichtlich der *Strahlenqualität*: Oberflächentherapie, Nahbestrahlung, Halbtiefen-, Tiefen-, Hochvolttherapie und Bestrahlung mit ultraharten Strahlen,

b) *Bestrahlungsmethoden hinsichtlich zeitlicher Dosisverteilung:* Einzeitbestrahlung, Bestrahlung mit ,,Aufsättigung", Fraktionierung, Protrahierung,

c) *Bestrahlungsmethoden hinsichtlich der technischen Applikation:* ,,Stehfeldtherapie" (Einzel- und Kreuzfeuerbestrahlung), Sieb-, Fern-, Bewegungsbestrahlung in einer Raumrichtung (Rotations- und Pendelbestrahlung), Bewegungsbestrahlung in mehreren Raumrichtungen (Konvergenz- und Pendelkonvergenzbestrahlung).

Zu den Apparaturen und Methoden der eigentlichen Röntgentherapie kommt das ganze technische Rüstzeug der *Radiumtherapie* und das der *Strahlenbehandlung mit radioaktiven* Stoffen (,,Isotopotherapie") noch hinzu.

1. Theorie der therapeutischen Strahlenwirkung

Über die biologische Wirkung strahlender Energien gibt es eine sehr umfangreiche *Literatur* [Zusammenfassung des deutschen Schrifttums von 1939—1946 bei HOLTHUSEN und von 1947—1959 bei FRITZ-NIGGLI (1959)]. Die Frage wurde bald mit physikalischen, bald biochemischen Methoden, experimentell bald an Ascariseiern, Samenzellen, Embryonalgeweben usw., bald an Drosophila, Kleinlebewesen, bald histologisch, mikrochemisch oder in der Gewebekultur nach ganz verschiedenen Richtungen geprüft mit dem Endeffekt, daß FRITZ-NIGGLI (1959) ihr Buch ,,Strahlenbiologie" mit der Feststellung abschließt, daß immer noch ,,der Weg vom energetischen Elementarvorgang (der Strahleneinwirkung, d. Verf.) bis zur feststellbaren biologischen Änderung in Dunkel gehüllt ist". Es sei ,,weder etwas Genaueres über die zeitliche und räumliche Folge der Ereignisse bekannt, noch kennt man die Primärereignisse". Tatsächlich sei ,,die Deutung der strahlenbiologischen Wirkung noch gänzlich offen".

Gesichert ist nur eines, und dieses eine aber ist verbürgt: Es gibt *keine zellspezifische Wirkung strahlender Energien* auf Zellen schlechthin und *keine spezifisch krebsheilende Wirkung auf Tumorzellen.* Die Strahlenwirkung ist bei den verschiedenen Zell- und Gewebsarten eine verschiedene, und wenn bei diesen oder jenen Geschwulstformen eine indirekte Heilwirkung resultiert, so nur weil Tumorzellen als schnellwachsende und stoffwechselaktive Zellen durch strahlende Energien stärker als gesunde Zellen und bis zur Letalität geschädigt werden. Stets werden aber die mitbestrahlten normalen Gewebe mit geschädigt.

Ja, es gibt sogar Fälle, bei denen der Kranke seinen früher strahlentherapeutisch geheilten Krebs später noch mit einem strahleninduzierten Krebs im Bestrahlungsgebiet bezahlen muß (Näheres 10. Kapitel S. 443) und in wieder anderen Fällen verläuft der primäre strahlenbehandelte Krebs so protrahiert, daß sich im Bestrahlungsgebiet neben dem ersten Krebs noch ein Röntgenkrebs etabliert.

a) Strahlengenetik. Soweit wir heute einigermaßen klar sehen, ist es erst die *Strahlengenetik*, die den Schlüssel für das Verständnis der biologischen Wirkung unserer therapeutisch verwendeten Strahlenarten geliefert hat. Die Entwicklung beginnt mit der Wiederentdeckung (1900) der Mendelschen Vererbungsgesetze einerseits und der Aufstellung der Mutationstheorie von DE VRIES (1901) und der Quantentheorie (PLANCK 1901) andererseits. Sie wird fortgeführt durch die Aufklärung über die cytologischen Grundlagen der Vererbung (MORGAN) und mündet ein in die Röntgenmutationen (H. J. MULLER 1927), um vorläufig mit der auf der Strahlengenetik und ihrer physikalischen Interpretation beruhenden atomphysikalischen Modellvorstellung strahleninduzierter Mutationen [TIMOFEEFF-RESSOVSKY, ZIMMER und DELBRÜCK (1935)] zu endigen. Der Fortschritt liegt in der Synthese zwischen der Quantentheorie und Mutationstheorie.

Aus dem Blickwinkel der Mutationstheorie gehen wir aus von der grundlegenden Tatsache: *Röntgenstrahlen erzeugen in Keimzellen Mutationen, Röntgenstrahlen induzieren in Körperzellen Krebs, Röntgenstrahlen heilen Krebs.* Da die gleichen Röntgenstrahlen in den drei verschiedenen Zellsorten physikalisch gleich wirken, so leuchtet ein: *die Verschiedenheit des Effektes hängt nur ab von der Verschiedenheit des bestrahlten Zellmaterials.* Die Modellvorstellung liefern die strahleninduzierten Mutationen (TIMOFÉEFF, ZIMMER und DELBRÜCK 1935, MARQUARDT 1957).

Vergessen wir nicht, daß außer der Zelltötung die *Mutabilität* bzw. Steigerung der spontanen Mutationsquote *der einzige*, auch zahlenmäßig faßbare *biologische Test* der Strahlenwirkung ist. Ein exakt aussagendes biochemisches, serologisches, zellphysiologisches oder anderes Kriterium gibt es nicht. Bis heute ist daher H. J. MULLERs Mutationseffekt der Röntgenstrahlen *das* große Ereignis auch in der Theorie der Strahlenwirkung geblieben, und dies in der Hauptsache, weil es objektiv vergleichbare Zahlenwerte liefert.

Die strahlenden Energien der *Strahlenbehandlung* wirken auf dem Wege über die *Mutabilität der Soma- und der Krebszellen* genauso, wie sie bei der Bestrahlung von Keimzellen über die Mutabilität ihres Zellerbgutes, also ihres genetischen Substrates, wirken.

Wohl gibt es noch andere biologische *Strahlenteste* [Strahlenempfindlichkeit von Eiern, Spermien, Letaldosen von Bakterien, Inaktivierungsdosen von Viren (Näheres bei SCHUBERT 1953, FRITZ-NIGGLI 1959)], aber sie alle sagen nur etwas aus über die Schlußeffekte, aber nichts über den Mechanismus.

Versuche, die therapeutische *Strahlenwirkung mikroskopisch* an bestrahlten Carcinomen zu erfassen, sind ebenso alt, wie wichtig. Sie können im lichtmikroskopischen Bereich zwar viel über Bestrahlungs*folgen* aussagen, aber *nichts über* den entscheidenden intracellulären *Reaktionsablauf*, da dieser sich nur *im molekularen,* also auch elektronenmikroskopisch nicht faßbaren, *Bereich* abspielt.

Es ist davon auszugehen, daß alle Strahlenqualitäten von den Ultraviolettstrahlen bis zu den γ-Strahlen imstande sind, die Mutationsrate in Keimzellen zu erhöhen. Es ist von vornherein anzunehmen, daß auch die strahlentherapeutische Breite dieselben Strahlenqualitäten umfaßt. Von den weichen Röntgen- bis zu den harten γ-Strahlen ist dies erwiesen. Damit sind zugleich aber auch die Vorteile dieser Krebsbeeinflussung klar: die Bestrahlung ist physikalisch exakt dosierbar und sie gelangt sicher an die zu bestrahlenden *Zell*objekte. Von der Strahlengenetik dürfte auch die alte Streitfrage, ob die Krebszellen im Stadium der Mitose „radiosensibler" sind, dahin entschieden sein, daß, wie bei den Mutationen, die Strahlenwirkung nicht allein an die Zellteilung gebunden, sondern auch an ruhenden Zellen effektiv ist. Bedeutungsvoll ist der Nachweis, daß die Strahlenwirkung unabhängig von der Wellenlänge und unabhängig von der Zeit, aber direkt abhängig von der Dosis ist.

b) Treffertheorie. Zur Deutung des Vorganges bei der Strahlenwirkung hat man bei der Mutationserzeugung die *biophysikalische Treffertheorie* herangezogen. Im 11. Kapitel (S. 558) wurde dargetan, daß auch die Cancerisierung ihren statistischen Gesetzen folgt. Es ist die Frage, ob man auch die therapeutische Strahlenwirkung nach der Treffertheorie interpretieren darf. Der Strahlentherapeut und Kernphysiker SCHUBERT (1947) trägt keine Bedenken, den „Grundvorgang *jeder* biologischen Strahlenwirkung in dem *Getroffenwerden* des bestrahlten Stoffes durch die Strahlenquanten bzw. deren Sekundärelektronen" zu sehen. Selbstverständlich wirkt sich jener Grundvorgang in Organismen, in Organen und Geweben nicht immer quantitativ faßbar aus.

Nach ZIMMER (1938) kann an sich nicht entschieden werden, was schließlich ausschlaggebend für den biologischen Effekt ist, ob als Trefferereignis die Absorption eines eingestrahlten Quants oder der Durchgang eines von diesen ausgelösten Elektrons durch den empfindlichen Treffbereich oder die Erzeugung eines Ionenpaares bzw. Anregung in einem Treffbereich anzusehen ist. Dagegen wird als sicher angenommen, daß zur strahleninduzierten Mutationsauslösung ein Treffer ausreicht und daß dieser Treffer in der Bildung eines Ionenpaares oder einer Anregung besteht. Der biologische Vorgang liefe sonach also primär auf die Umwandlung eines einzigen Moleküls hinaus.

Die Treffertheorie hat sich heuristisch als besonders fruchtbar erwiesen. Der Fortentwicklung seit der grundlegenden Arbeit von TIMOFÉEFF-RESSOVSKY und ZIMMER sind eine Reihe von zusammenfassenden Darstellungen gewidmet, von denen die von GRAUL und SCHERER (1958) und die von SOMMERMEYER (1959) besonders hervorgehoben seien.

Die Fortentwicklung der Treffertheorie hat drei besondere Auswirkungen gezeitigt: a) es lassen sich mit ihrer Hilfe genaue, vor allem *mathematisch-physikalische Berechnungen* durchführen, b) sie gestattet es, die verschiedenen strahlenden Energien einheitlich unter dem *Gesichtspunkt einer ionisierenden Strahlung* zu betrachten, c) sie lehrt nachdrücklich, daß es nicht so sehr auf die Einwirkung auf die Zelle als solche, und nicht auf die Zelle als Ganzes ankommt, als vielmehr auf einen intracellulären *Mikrobezirk*, der getroffen sein muß, soll sich der „Treffer" biologisch als Strahlungseffekt manifestieren.

Hören wir zu unserer seit 1928 propagierten biologischen Betrachtungsweise der Strahlentherapie einen Fachgenetiker! KAPLAN (1950) vom Max Planck-Institut Voldagsen, Abt. Genetik/Mutationsforschung, sieht die *Wirksamkeit der ionisierenden Strahlen in der Krebstherapie* in der Strahlentötung bzw. Strahlenschädigung von lebenden Zellen. Die im durchstrahlten Gewebe stattfindenden Ionisationen und Atomanregungen finden „auch in mikro-physikalischen *Steuerungszentren des Zellgeschehens*" statt und rufen nach dem Trefferprinzip „Fehlsteuerungen" hervor, „die schließlich den Zelltod bewirken". Entsprechend der statistischen Natur wird immer nur ein gewisser Teil der Zellen „in einem bestimmten Steuerungsorgan getroffen und geschädigt, während der Rest, bei dem zufällig keine Ionisationen in dem empfindlichen Bereich stattfinden, unbeeinflußt bleibt". Als solche *Steuerungszentren* kommen nur die *Chromosomen* und ihre „molekülhaft reagierenden Gene" in Betracht. Bei einer Zelltötung durch Strahlen müßten *mehrere Treffer* zusammenwirken.

Die Wahrscheinlichkeit der Zelltötung ist — nach KAPLAN — *abhängig* von „der *zeitlichen Verteilung der Strahlendosis*, also von der Dauer und evtl. Unterbrechungen der Bestrahlung, ferner von der räumlichen Ionisationsverteilung", alles Eigenarten, wie sie dem Genetiker von strahleninduzierten *Chromosomenmutationen* durch Chromosomenbrühe geläufig sind. Der Tötungseffekt durch Trefferwirkung träte nicht sofort, sondern — je nach Eintritt der nächsten Zellteilung — verzögert auf. Selbst bei hohen Dosen würden „keineswegs alle Zellen letal mutiert". Daß die Zelltötung bei der Bestrahlung durch Chromosomenmutation geschieht, „zeigt ihre Mehrtreffernatur, ihre Zeitfaktorabhängigkeit und der Ionisationseinfluß auf Grund des Konzentrationseffektes". Nach KAPLAN beruht „die *therapeutische Wirkung der Röntgenstrahlen* auf die bösartigen Geschwülste im Angriff auf den Erbapparat der Zellkerne und in der Zerstörung desselben. Die *Auslösung von letalen Chromosomenmutationen* im schnell wachsenden Tumorgewebe" sei der Mechanismus, dem die „Strahlentherapie ihre Erfolge verdankt".

c) Die krebsheilende Wirkung strahlender Energien. Man kann sie sich so vorstellen, daß auch die Strahlenwirkung auf Geschwulstzellen einen *mutativen Vorgang* in diesen *auslöst*. Dieser hat *krebsheilende Wirkung*, sobald er Erbstrukturen trifft, bei denen die molekulare Umkonstruktion nicht mehr mit dem Zelleben vereinbar ist, also letal wirkt. Daß es solche Vitalfaktoren gibt, daran ist nicht zu zweifeln. Ihre durch Ionisation oder Anregung erzielte Mutation, die dann Lebensunfähigkeit der Zelle bedeutet, wird um so häufiger sein, je größer die Zahl solcher intracellulärer Vitalfaktoren ist, und um so wirksamer, je labiler eine Krebszelle ist. Die Wahrscheinlichkeit einer Krebsheilung bei Anwendung kurzwelliger Strahlen hängt also dann ab von der Zahl der Ionisationen je Raumeinheit, der Ionisationsdichte und von der Labilität der Krebszellen selbst. Die Heilwirkung wäre darnach proportional der Dosis und abhängig von der Labilität.

Diese Vorstellung, sich aufbauend auf dem cellulären Bild, wie es die Cytologie in Verbindung mit der Genetik geliefert hat, verlagert die Strahlenwirkung von dem „letzten Formelement aller lebendigen Erscheinung", wie VIRCHOW die Zelle auffaßte, hinein in die letzten Lebenseinheiten, in die Gene und Erbstrukturen überhaupt. Es wird darnach klar, warum alle Versuche, die Strahlenwirkung morphologisch oder rein biochemisch zu fassen, scheitern mußten. Es handelt sich um Vorgänge, die an den Zellen nicht erfaßbar sind, sondern nur an den Erbstrukturen und an diesen nur erschlossen werden können aus den Auswirkungen, die mutierte Erbfaktoren bedingen, also im genetischen Experiment. Erst die physikalische Analyse der genetischen Versuchsergebnisse liefert den Schlüssel für die Vorstellung der Strahlenwirkung auf Keim- und von da aus per analogiam auch auf Körper- und auf Krebszellen. Die Frage der Strahlenwirkung ist eben mit der Frage „Was ist Leben?" eng verknüpft. Die Antwort, die SCHRÖDINGER (1945) gegeben hat, stützt sich ganz wesentlich auf die biophysikalische Interpretation, die TIMOFEEFF, ZIMMER und DELBRÜCK den experimentellen Untersuchungen des Mutationsprozesses gegeben haben.

Was die *strahleninduzierte Mutation vitaler Faktoren* bei der Strahlentherapie an *sekundären Ereignissen* in den Krebszellen auslöst (Störungen der Zellteilung, Kernpyknose, Chromosomenabnormitäten, abnorme Chromosomenzahlen usw.), ist meist nur Ausdruck des alsbaldigen Zelltodes, denn wenn wir auch solche Zellen cytologisch noch als lebend ansprechen, so dürften aber die Mehrzahl solcher in ihrem innersten Gefüge schwer erschütterten *Zellen* z. B. *mit abnormen*

Zellteilungen, abnormen Chromosomenzahlen schon bei den nächsten Zellteilungen *nicht mehr lebensfähig* sein.

d) Grenzen der Bestrahlungsmöglichkeiten. Abgesehen vom agens der Strahlen, hängt die Wirkung natürlich ebenso ab vom re-agens, den Krebszellen und den Körperzellen. Es gäbe keine Strahlentherapie, wenn die Tumorzellen ceteris paribus nicht strahlenempfindlicher wären als die normalen Gewebe, bewegt sich ja jede Bestrahlungsbehandlung auf der schmalen Grenzzone: noch erträglich für Körperzellen, nicht mehr erträglich für Krebszellen. Ja, man kann ruhig sagen: Das ganze Streben aller Strahlentherapie und auch ihre ganze Entwicklung drehte sich jahrzentelang immer um dasselbe *zentrale Problem*, die Dosis *am Krebsherd zu erhöhen*, zugleich aber die *Schädigung der Haut* und der umgebenden Gewebe zu *vermindern* oder weitgehend zu *vermeiden*.

Die Schwierigkeiten liegen vor allem in der *Haut*. Da mehr als 96% der zu bestrahlenden Tumoren jenseits der Haut oder gar in der Tiefe des Körperinneren liegen, so müssen weitaus die meisten Bestrahlungen von außen zunächst die Haut belasten und sie durchdringen. Die *Haut setzt* also den meisten *Strahleneinwirkungen* von vornherein *eine Schranke*, sollen nicht schwere, schwerste, ja irreparable Strahlenschäden oder später sogar iatrogene Strahlenkrebse in Kauf genommen werden.

Die verschiedene Empfindlichkeit der verschiedenen Organe und Gewebe, ja selbst verschiedener Hautbezirke setzt natürlich den Röntgendosen eine *Grenze*. Wohl hat die Radiologie im verständlichen Streben nach Maximalismus mit immer neuen Variationen der Technik, der Applikationsform, der zeitlichen Unterteilung usw. die biologische d. h. die im lebenden Gewebe zulässige (unter Inkaufnahme erheblicher Hautreaktionen) „*Toleranzdosis*" der Haut je nach Feldgröße auf 3000—4000 r zu steigern vermocht, es bleibt aber eine weitere Grenze für die Bestrahlung, das ist die *Rücksicht auf die haematopoetischen Gewebssysteme* und auf den *Gesamtorganismus*. Wir werden bei der Frage der Ganzbestrahlung sehen, wie überraschend eng hierbei die Grenze gezogen ist, deren Überschreitung akute Lebensgefahr und bei eben darunter liegenden Dosen schwere Schädigungen setzt. Auch bei der Einverleibung radioaktiver Stoffe sind der „inneren Bestrahlung" Dosis enge Schranken gesetzt.

Überspitzt ausgedrückt könnte man sagen: Im Kampf gegen den Krebs ist die Haut der Hauptfeind des Radiotherapeuten und der Chirurg hier sein Hauptfreund, sofern dieser irreparabel strahlengeschädigte Haut plastisch ersetzt, bevor Röntgenulcus und Röntgencarcinom Weiterungen ergeben.

Die weiteren Schwierigkeiten liegen darin, daß auch bei der Haut selbst schon die verschiedenen Hautbezirke und daß auch die Zellen der normalen *Gewebe* ganz *verschieden strahlenempfindlich* sind. Die stärkste Empfindlichkeit haben Lymphgewebe, Knochenmark, Thymus und Keimdrüsen, und sodann folgen die Schleimhäute, dann die Speicheldrüsen, ferner die Haut und ihre Anhangsgebilde. Aber schon die parenchymatösen Organe, vor allem aber die Stützgewebe sind weitgehend unempfindlich, am meisten refraktär sind Ganglienzellen und Nerven.

e) Strahlenempfindlichkeit der Tumoren und Strahlenresistenz. Der oben aufgezeigten Empfindlichkeits-Skala der Gewebe folgen auch die von diesen Geweben ausgehenden *Geschwülste*. Bei den Tumoren gleicher Herkunft sind im allgemeinen die weniger ausgereiften Formen wesentlich empfindlicher als die weitgehend ausdifferenzierten und noch organoid wachsenden Geschwülste. Im allgemeinen sind Krebsgewebe um so strahlenempfindlicher, je geringer ihre Differenzierung und je größer die Wachstumsgeschwindigkeit ist. Beide stehen ja (vgl. 3. Kapitel, S. 96) in enger Korrelation. So sind beispielsweise Basalzellenkrebse strahlenempfindlicher als spino-celluläre Carcinome, unreife Plattenepithelcarcinome günstiger als verhornende und mitosenreiche Tumoren ceteris paribus sensitiver als solche ohne Kernteilungsfiguren.

Nicht alle Tumoren sind gleich strahlenzugänglich. *Strahlenempfindlich* sind die Lymphosarkome, Seminome, Granulosazelltumoren, die Basalzellencarcinome usw. *Strahlenresistent* sind so gut wie alle gutartigen Geschwülste (Ausnahme nur Hämangiome!), fast alle Adenocarcinome, die meisten Sarkome, Medullablastome und Gliome. Daneben hängen die *Erfolgsaussichten der Bestrahlung* noch ganz wesentlich ab von der biologischen Natur der Geschwulst, von ihrer Ausdehnung, ihrer Zugänglichkeit, von den Risiken von seiten der Nachbarorgane (Perforationsgefahr!) usw. Selbstverständlich sind die Chancen von vornherein bei oberflächlichen, besonders bei Hauttumoren sehr viel besser als bei tiefergelegenen, und bei diesen wiederum wesentlich günstiger, wenn sie, wie in der Mundhöhle, im weiblichen Genitalbereich oder im Mastdarm von innen her („intrakavitär") zugänglich sind, als bei den inneren Krebsen, die nur durch alle bedeckenden Gebilde hindurch radiologisch angegangen werden können.

Nach der *Strahlendosis*, die sie erfordern, teilt WARREN (1941) die Tumoren folgendermaßen ein: 1. Strahlenempfindliche Geschwülste, die mehr oder minder schlagartig auf eine Gesamtdosis von 2500 r oder weniger bei protrahierter Bestrahlung zurückgehen oder klinisch verschwinden. Dabei wird das Nachbargewebe nicht wesentlich geschädigt. Hierher gehören Lymphome, chronische Leukämien und das Ewing-Knochensarkom. 2. Geschwülste, die 2500—5000 r erfordern, um in ähnlichem Ausmaß zurückzugehen. Dabei bleibt das Nachbargewebe ohne starke Dauerschädigung. Es gehören dazu die Basalzellencarcinome der Haut, das Cervixcarcinom und Adenocarcinom der Schilddrüse. 3. Strahlenunempfindliche Geschwülste, die mehr als 5000 r brauchen, um anzusprechen. Dabei wird das Nachbargewebe ebenso stark oder noch mehr geschädigt als die Geschwulst selbst. In diese Gruppe gehören das Magen- und Mammacarcinom, das maligne Melanom und die osteogenen Sarkome. WARREN weist darauf hin, daß Strahlenempfindlichkeit und Heilbarkeit durch Strahlen nicht gleichbedeutend sind, denn strahlenempfindliche Geschwülste können trotz des örtlichen Rückganges den Tod noch durch Metastasierung herbeiführen. Ferner brauchen viele Geschwülste zur Dauerheilung eine größere Dosis als zum vorübergehenden Verschwinden. Die Strahlenempfindlichkeit ist auch keine unveränderliche Eigenschaft des betreffenden Gewächses. So können Metastasen beim Mammakrebs gut auf Bestrahlung ansprechen, während bei Rückfällen eine größere Strahlenresistenz besteht als die anfängliche Geschwulst hatte. Dies hat vielleicht seine Ursache in dem Überleben weniger strahlenempfindlicher Zellen und in einer Änderung des Geschwulstbettes und des Zustandes des Patienten. Bindegewebe oder Muskel mit normaler Blutversorgung stellen das günstigste Tumorbett für die Bestrahlung dar; dagegen sind Knochen, Knorpel und Fett ein ungünstiges Gewebslager für die Bestrahlung von Geschwulstzellen und ebenso das mit Gefäßen schlecht versorgte und hyalin umgewandelte Geschwulstbett nach vorangegangener Bestrahlung.

2. Indikationsstellung in der Strahlentherapie

Alle *Strahlenbehandlung* ist ipso facto eine aggressive Therapie. So gilt denn auch für sie der Satz *nulla therapia sine indicatione*. Nicht wenn man bestrahlen *kann*, soll bestrahlt werden, sondern nur, wenn man bestrahlen *muß*. Hierin wird viel gesündigt. Ganz verwerflich ist Kurzschlußindikation: „Tumor inoperabel, also Bestrahlung!" Die Bestrahlung ist ein Eingriff in die körperliche Unversehrtheit des Menschen oder vielleicht schärfer ausgedrückt ein Eingriff in die noch örtlich oder örtlich-regional krebsbedrohte Versehrtheit. Will man diese Versehrtheit strahlentherapeutisch wieder in eine Unversehrtheit zurückzuverwandeln versuchen, so muß

1. die radiotherapeutische Heilchance höher sein als bei anderen Behandlungsmethoden,
2. der zu erwartende Nutzen größer sein als der sichere Schaden,
3. bei eindeutig unheilbaren Krebsen mindestens Schmerzlinderung oder Lebensverlängerung den Strahleneingriff rechtfertigen,
4. die Strahlenbehandlung keine Leidensvergrößerung (Blasentenesmen, qualvolle Perforationen, wie Rectovaginalfisteln) und keine Leidens- oder Sterbensverlängerung bringen.

Ist ausnahmsweise einmal zur Vermeidung eines schweren psychischen Traumas eine sonst nicht indizierte Strahlentherapie nicht zu umgehen, so ist die pia fraus einer radiatio sub plumbo einer Schädigung durch Bestrahlung vorzuziehen. Denn, wie immer sonst, so gilt auch für die Strahlentherapie der alte hippokratische Satz: ὠφελέειν, οὐ μὴ βλάπτειν[1].

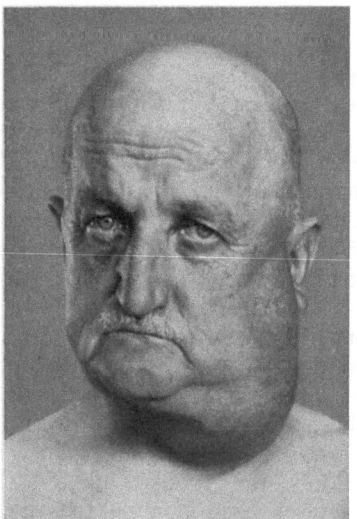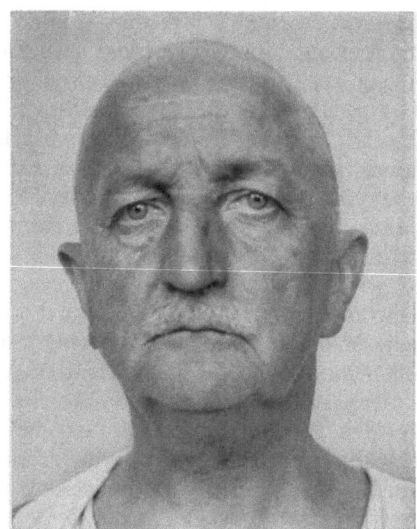

Abb. 198a u. b. Lymphosarkom der Submandibularregion, a) vor, b) nach der Röntgentiefenbestrahlung

Diese aus der Sicht des strahlentherapeutisch interessierten Chirurgen aufgestellten Richtlinien werden auch von maßgebenden *Strahlentherapeuten* geteilt. So schreibt z. B. FIEBELKORN in DE MESNIL DE ROCHEMONTS „Strahlenheilkunde" 1958: „Der Radiologe muß aus 2 Gründen *aussichtslose Behandlungen* im Interesse der Kranken *ablehnen*: 1. Bei hoffnungslosen Prognosen haben wir nicht das Recht, dem Kranken zu seinen Leiden noch eine unwirksame, ihn körperlich und psychisch, gelegentlich auch finanziell belastende Behandlung aufzubürden. 2. Die kritiklose Behandlung bringt sie in Mißkredit und führt zwangsweise dazu, daß ihr später auch Kranke, denen sie wesentlich helfen könnte, nicht mehr zugeführt werden."

Nun, zu den *Positiva der Indikationsstellung*. Die Strahlentherapie hat ihre Hauptdomäne bei den *Geschwulstkrankheiten der blutbildenden Gewebe* [Erythroblastosen, Leukämien, Reticulosen, Lymphosarkome (vgl. Abb. 198), Plasmocytome, Lymphogranulomatosen, Brill-Symmersche Krankheit usw.] alles Geschwulstkrankheiten, bei denen eine operative Intervention von vornherein ausscheidet oder, wie z. B. bei der Lymphogranulomatose, nur selten im noch lokalisierten Stadium rechtzeitig möglich ist.

---

[1] „Nützen, aber niemals schaden!"

Welche Form der Strahlentherapie (Milz-, Kleinfelder-, Ganzbestrahlung, radioaktive Stoffe usw.) dann zur Anwendung gebracht wird, ist Sache der hier nicht zu erörternden speziellen Strahlenheilkunde.

Am breitesten ist das Anwendungsgebiet der Strahlentherapie dort, wo sie, wie vor allem bei manchen gynäkologischen Carcinomen, ungefähr *gleiche Erfolgsaussichten* bietet, *wie die operative Behandlung*.

Einen wesentlichen Raum in der Indikationsstellung nimmt die *kombiniert operativ-strahlentherapeutische Behandlung*, die *prae-* oder *postoperative Bestrahlung* ein. Darauf soll später (S. 732/33) ausführlich eingegangen werden.

3. Röntgentherapie

Die *Strahlentherapie maligner Tumoren* beim Menschen stützt sich im Prinzip auf alle Strahlen, die die Mutationsforschung als Strahleninduktoren erprobt hat. Vom Ultraviolett bis zu den γ-Strahlen sind alle Strahlenqualitäten imstande, die Mutationsrate stark zu erhöhen, alle diese Strahlen sind prinzipiell als strahlentherapeutisch geeignet anzusehen. Welche Strahlenarten tatsächlich verwendet werden, hängt lediglich von den Bedürfnissen der praktischen Anwendung ab.

Vergessen wir in diesem Zusammenhang nicht, daß schon die *Lichtstrahlen* nicht nur Krebs erzeugen, sondern auch *Krebs heilen*, natürlich nur dort, wo sie zur Absorption zu gelangen vermögen, also nur im Bereich der Haut. WOLFFs Geschichte der Krebskrankheit (1914) ist zu entnehmen, daß die Lichtbehandlung bis auf den Chirurgen LE COMTE (1776) zurückverfolgt werden kann. LE COMTE selbst hatte diese Methode von einem anderen Chirurgen gelernt, der LE COMTEs Vater von einem Lippenkrebs mit Sonnenlicht geheilt hatte. Ein Auszug aus WOLFFs Darstellung läßt erkennen, daß die Entwicklung von dem durch die Linse konzentrierten Sonnenlicht folgerichtig zur Hochgebirgssonne, zum Finsen-Licht geht und schließlich bei dem ultravioletten Strahlen endigte. Alle Angaben stimmen darin überein, daß die Heilung von Haut- und Lippencarcinomen sicher gelingt, aber nur bei oberflächlich gelegenen, was jedoch nicht wunder nimmt, dringen ja die mutativ wirkenden Strahlen des Ultravioletts nur bis zur Epidermis und Cutis, wie dies der Abb. 126 (S. 434) und der Tab. 71 (S. 433) zu entnehmen ist.

Tabelle 101. *Heilung von Lippen- und Hautkrebsen durch Sonnenlicht*

LE COMTE (1776)	Sonnenlicht (Linse)	Heilung in Einzelfällen
V. BIE (1900)	„konzentriertes" Licht	16 Fälle, 7 geheilt, 5 wesentlich gebessert
C. WIDMER (1907)	Hochgebirgslicht	Handrücken- und Lidcarcinom geheilt
FINSEN (1898)	„Finsen-Licht" (blau, violett, ultraviolett)	16 Hautcarcinome, 7 geheilt
SCHLASBERG (1904)	Finsen-Licht	19 Hautcarcinome, 17 bis zu 2 Jahren geheilt

Daß diese natürlich nur beschränkt und nur bei Hautkrebs wirksame Therapie nach 1905 in Vergessenheit geraten ist, hat seinen einfachen Grund darin, daß zu dieser Zeit in den Röntgen- und Radiumstrahlen dem Arzt eindrucksvollere, besser dosierbare und tiefer reichende Mittel an die Hand gegeben worden sind. Es ändert dies aber nichts an der allgemein-krebstheoretisch wichtigen Feststellung, daß dieselben mutationsauslösenden und die gleichen krebserzeugenden Ultraviolettstrahlen auch Krebs heilen. Wir stoßen damit auch in der „Krebsbehandlung beim Menschen" auf das alte „similia similibus curentur" von S. HAHNEMANN (1797), welches jedoch nur in dem biologisch abgewandelten Sinne gilt, daß *alles, was Mutationen erzeugt, auch Krebs erzeugt, und alles, was Krebs erzeugt, auch Krebs heilen kann* (K. H. BAUER 1928).

In der modernen Praxis der Krebsbehandlung spielt sich die Strahlentherapie ausschließlich ab in dem Wellenbereich jenseits der ultravioletten Strahlen, vor allem dem der **Röntgenstrahlen.**

Wenn auch schon vor und gleich nach Beginn des Jahrhunderts einige Versuche, Krebs durch Röntgenstrahlen zu beeinflussen, gemacht worden sind (z. B. Bestrahlung von Hautkrebs durch SJÖGREN 1899, durch DELPHEY 1902, SUILLY 1903), so geht doch die *Röntgentherapie* der malignen Tumoren erst auf den Tübinger Chirurgen PERTHES (1903, 1904) zurück, der als erster durch Anwendung von Filtern die hautschädigenden weichen Röntgenstrahlen abzufangen lehrte und damit die *Tiefentherapie* inaugurierte. Die weiteren Fortschritte sind mit den Namen DESSAUER, KRÖNIG, GAUSS, FRIEDRICH, SEITZ und WINTZ, JÜNGLING, HOLTHUSEN, COUTARD, H. MEYER, MARTIUS, CHAOUL u. a. verknüpft.

Die für den Effekt der Röntgenbestrahlung maßgebenden Faktoren sind in der Hauptsache die Strahlendosis, das Volumen des Bestrahlungsobjektes und der Zeitfaktor. Die *Strahlendosis* hat wie bei der Mutationsauslösung als Maß die Energiezufuhr von außen und entspricht der Strahlenmenge, die im bestrahlten Gebiet absorbiert wird. Ceteris paribus ist die Heilwirkung eine Funktion der Dosis. Wir dürfen annehmen: Die Zahl letaler Zellmutationen steigt mit zunehmender Dosis, sie ist im Prinzip der Dosis direkt proportional. Aber nicht jede Ionisierung ist krebshemmend oder krebsheilend, sondern nur die, die einen vital notwendigen Bezirk außer Funktion setzt.

Was die *Wellenlänge* anlangt, so lehrt die Strahlengenetik (vgl. TIMOFEEFF-RESSOVSKY 1937) nachdrücklich, daß das Mutieren wellenlängenunabhängig ist (vgl. 11. Kapitel, S. 552). Ob sehr weiche Röntgenstrahlen (10 kV), mittelharte (50—150 kV) oder γ-Strahlen verwendet werden, die Mutationsrate in Prozent verläuft ohne Einfluß der Wellenlänge nur proportional der Bestrahlungsdosis in r (TIMOFEEFF-RESSOVSKY und ZIMMER 1935). Die Erfahrungen der Strahlentherapeuten scheinen gleichfalls die Wellenlängenunabhängigkeit der Strahlenwirkung darzutun. Es wäre dies zugleich ein weiterer Hinweis auf die Gleichartigkeit der physikalischen Strahlenwirkung, gleichviel ob sie Keimzellen oder Krebszellen betrifft.

Weiterhin spielt die *Raumdosis* eine Rolle. Sie ist das Produkt aus der in „r" ausdrückbaren absorbierten Strahlendosis und dem durchstrahlten Gewebsvolumen.

Von Bedeutung ist außer der Strahlen- und Raumdosis der *Zeitfaktor*. Die Strahlengenetik lehrt bezüglich der (kürzeren oder längeren) Zeit, in der die gleiche Strahlendosis, z. B. ob in einer Sitzung protrahiert oder fraktioniert verabreicht wird, daß die zeitliche Verteilung der Strahlung für die Steigerung der Mutationsquote ohne Bedeutung ist. Bei der Krebsbehandlung muß jedoch in Rechnung gestellt werden, daß bei intermittierender Bestrahlung die bestrahlten Gewebe bei der zweiten Bestrahlung nicht mehr genau die gleichen sind wie bei der ersten, da inzwischen vom Organismus Gewebsreaktionen in Gang gesetzt worden sind. Nicht bloß die Unterteilung der Dosis, auch der Zeitabstand, die Pause zwischen den Bestrahlungen spielt eine Rolle, denn der reaktive Status der Gewebe ist verschieden, je nach der Länge der Zwischenzeit seit der ersten Bestrahlung. Die gleiche Strahlendosis wird aber stets besser „vertragen", wenn sie über längere Zeit verteilt verabfolgt wird. Die Folgerung hieraus zieht die protrahiert-fraktionierte Bestrahlung (Näheres S. 727).

Generell tritt die *Strahlentherapie* überall dort selbständig in ihr Recht, wo sie bessere oder gleich günstige Resultate wie die *operative Therapie* aufzuweisen hat. *Die Entscheidung liegt bei der Statistik der Heilergebnisse.* Am günstigsten liegen die Verhältnisse für die Strahlentherapie bei den ausgesprochen strahlenempfindlichen Krebsgeschwülsten besonders der Lymphdrüsen, des Knochenmarks, der Thymus, ferner bei allen der Bestrahlung leicht zugänglichen und früh diagnostizierten Fällen, wie dies vor allem bei äußeren Krebsen, besonders der Haut, der Lippen usw. zutrifft. Die Heilerfolge sind hier doppelt erfreulich, da sie kosmetisch mit günstigen Narbenverhältnissen aufzuwarten vermögen. Aber schon wenn Drüsenmetastasen vorhanden sind, wie z. B. bei den Lippenkrebsen, ist die operative Entfernung der Geschwulst und in gleicher Sitzung die der Drüsenmetastasen hinsichtlich der Heilziffern der Strahlentherapie überlegen.

Die Röntgenstrahlen haben den Vorteil der technisch leichten Erzeug-, sowie Kontrollier- und Dosierbarkeit. Die verschiedenen *Methoden* streben eine räumlich homogene Durchstrahlung des Krebsgewebes an, vor allem durch Steigerung der Strahlenhärte (höhere Spannung), durch wirksame Filterung, Vergrößerung der Bestrahlungsabstände und Bestrahlung tiefgelegener Geschwülste von mehreren Seiten aus. Vor allem haben die Begriffe der Oberflächen-, Herd- und Raumdosis zu einer Reihe erprobter tiefentherapeutischer Arbeitsmethoden geführt. Der Weg führte schließlich zur einzeitigen hochdosierten Großfelderbestrahlung, beim Uteruscarcinom wegen des großen Eingriffes „Röntgen-WERTHEIM" genannt.

Die Methoden der Röntgentiefenbestrahlung (großer Röhrenabstand, möglichst harte Strahlung, große Eintrittsfelder, massive Dosen) haben die möglichst homogene Durchstrahlung großer Geschwulstvolumina zum Ziel. Sie haben aber den großen Nachteil der gleichzeitig intensiven Mitbestrahlung und Schädigung des für die Heilung unentbehrlichen normalen Gewebes der Umgebung. Man hat daher versucht, die Röntgenstrahlen der Radiumwirkung ähnlicher zu machen, zunächst durch *Änderung der zeitlichen Verteilung der Strahlendosis* oder wie man zu sagen pflegt, durch Einführung des sog. Zeitfaktors. Früher nahm man an, daß es für die biologische Wirkung praktisch allein auf die Höhe der Dosis ankommt. REGAUD u. a. zeigten, daß die Unterteilung einer Gesamtdosis in zahlreiche kleinere Teildosen und die Verteilung dieser Teildosen auf längere Zeit (4—16 Tage) gegenüber der einzeitigen Intensivbestrahlung einerseits die Toleranz der Haut vergrößert, andererseits die biologische Wirkung auf die Krebszellen noch erhöht. Aus dieser Erkenntnis heraus entwickelte COUTARD (1932, 1934) seine Bestrahlungsmethode im Sinne einer *protrahiert-fraktionierten* Bestrahlung. (Über Prinzip, praktische Anwendung usw. Näheres bei GRAUL und SCHERER 1958.) Die Bestrahlung nur mit Teilen der höchsten zulässigen Dosis, verteilt auf viele Tage, erlaubt eine Erhöhung der Gesamtdosis ohne dauernde Hautschädigung zugleich mit besserer biologischer Strahlenwirkung aufs Krebsgewebe. Es werden eben durch die Verteilung der Gesamtdosis auf lange Zeit mehr Krebszellen im Stadium der strahlenempfindlichen Zellteilung getroffen als bei der Einzelbestrahlung mit hoher Dosis. In neuerer Zeit freilich spielt die „*Langzeitbestrahlung*" nicht mehr die gleiche Rolle wie in den 30er und 40er Jahren, da nun konkurrierende Methoden immer geringeren Aufwand an Zeit und Technik erfordern.

Bei Bluterkrankungen (z. B. Polycythaemia vera, O. SIMON 1939, 13 Fälle) oder auch bei universellen Metastasierungen hat man auch *Ganzbestrahlungen* vorgeschlagen. Es sind ihnen aber wegen der Allgemeinwirkungen (Anämie, aleukämische Myelose, SIMON 1939) enge Grenzen gezogen. GUOIN (1938) riet besonders bei Seminommetastasen (mit Ausnahme der Gliedmaßen) zur Bestrahlung des ganzen übrigen Körpers. Später hat CRAVER (1947, 1948) mittels neuartiger Apparaturen vor allem bei Leukämien über Tag und Nacht fortlaufende Ganzbestrahlung des Kranken im Bett mit entsprechend wenig intensiver Bestrahlung empfohlen.

Aus der Ganzbestrahlung hat sich als Variante die „*Teleröntgentherapie*" (TESCHENDORF 1947) entwickelt. Sie kommt vor allem bei ausgedehnter Metastasierung und bei Geschwülsten, die wie die Lymphogranulomatose und das

Lymphosarkom zur Generalisation neigen, in Betracht. Die an sich geringen Dosen von höchstens 10 r, die bei einer rein lokalen Anwendung kaum eine Wirkung hervorbringen würden, erzielen jedoch bei der Abgabe aus großer Entfernung, vor allem bei der lymphatischen und myeloischen Leukämie, da sie den ganzen Körper erfassen, doch eine Wirkung.

SCHÄFER und WITTE (1929, 1932) hatten mit ihrem *Körperhöhlenrohr*, vor allem bei Gebärmutterkrebsen, versucht, die homogene Durchstrahlung großer Körperteile dadurch zu vermeiden, daß sie die Krebsgewebe möglichst allein in den Strahlenkegel brachten. Es wurde auf diese Weise das mit großer Dosis durchstrahlte Gewebsvolumen bis auf $1/60$ herabgesetzt und ebenso das gesunde Gewebe der Umgebung wie der Gesamtorganismus wesentlich geschont. Tatsächlich erzielten SCHÄFER und WITTE mit dem Körperhöhlenrohr Erfolge einer räumlichen Dosisverteilung ähnlich wie bei der Radiumintubation einer Radiumbestrahlung.

In Anpassung an die Radiumtherapie (s. S. 735) hat sich seit 1931 wenigstens für direkt zugängliche Krebsformen der Haut und der von außen her erreichbaren Schleimhäute (Vagina, Portio, Rectum) eine gewisse Abkehr von der durch Homogenisierung der Dosis, hohe Spannung, große Focus-Hautabstände, große Felder usw. gekennzeichneten Röntgentiefentherapie ergeben und im Ausschlag des Pendels nach der anderen Seite die **Nahbestrahlung** (CHAOUL 1933, 1944, dort Literatur, CHAOUL und WACHSMANN 1953) in Gang gesetzt. Sie ist durch eine niedrige Röhrenspannung, kurze („nahe") Focushautabstände, kleine Feldgrößen, fraktionierte Dosierung, steilen Tiefendosisabfall, aber große Herddosen ausgezeichnet. Die Nahbestrahlung hat ihr Anwendungsgebiet immer mehr verbreitert, besonders seit bestimmte Nahbestrahlungsröhren wie das Körperhöhlenrohr von SCHÄFER und WITTE (1929, 1932) zur Behandlung von Krebsherden im kleinen Becken von der Scheide aus oder vom Rectum aus (CHAOUL) ihre Methodik auszubauen gestatteten.

Ein weiterer Gesichtspunkt ist die *Dosishöhe*. Während die Herddosis bei der Radiumbehandlung einer Röntgendosis von 8000 r, also dem ungefähr 10fachen der einzeitig applizierten Massivdosis beim Röntgen entsprach, suchte CHAOUL die verabreichte Dosis auf die gleiche Höhe wie bei der Radiumbehandlung zu steigern. Mit Hilfe hochspannungsgeschützter Röhren, möglichst kleinem Bestrahlungsfeld, fraktioniert und über Tage sich erstreckender kleiner Dosis erzielte CHAOUL (1934, 1935, 1944) *Steigerung der Gesamtdosis bis zu 12000 r*, bei Einschaltung von Erholungspausen sogar bis zu 20000 r. Tatsächlich setzt die Rückbildung der Krebsgeschwülste alsbald ein, wenn auch die Behandlungsdauer im allgemeinen viele Wochen, gelegentlich sogar Monate beansprucht. Vor allem sind gerade wegen der Schonung der tiefer gelegenen, gesunden Gewebe die kosmetischen Erfolge günstig. Selbstverständlich eignet sich die Methode nur für unmittelbar dem Bestrahlungsrohr zugängliche Krebse nicht zu großer Ausdehnung. Bei den Krebsen, die zu Lymphdrüsenmetastasen neigen, muß die Methode häufig durch zusätzliche Exstirpation der Lymphdrüsen ergänzt werden.

Die *Nah- bzw. Kurzdistanzbestrahlung* nach CHAOUL (Lit. 1944) findet heute bei all den Krebsformen *Anwendung*, die direkt oder indirekt in nächste Nähe der Spezialröhren gebracht werden können: Haut-, Lippenkrebs (BODE 1937, 1938), bei allen Carcinomen der Mundhöhle und des mittleren Rachenraumes, des Epipharynx, der Oberkieferhöhle, des Rachens und Kehlkopfes (CHAOUL und GREINEDER 1943), sowie des Penis, der Vulva usw. Aber auch bei Krebsen tief gelegener Organe, wie beim Rectum-, Colon- und Magencarcinom hat man die Nahbestrahlung durchzuführen versucht, sei es beim Rectum z. B. durch peranale Nahbestrahlung mit Hilfe besonderer Tubusformen und Röntgenröhren, sei es durch operative Freilegung und Eröffnung des krebstragenden Darm- bzw.

Magenabschnittes (CHAOUL und SCHATTER 1943). Bei den Magen- und Darmtumoren hat sich die kombinierte Methode nicht durchzusetzen vermocht. Dagegen hat im Gegensatz zum Korpuscarcinom die Nahbestrahlung beim Collumcarcinom, sei es als primäre intravaginale Nahbestrahlung mit Hilfe des Körperhöhlenrohres von SCHÄFER und WITTE (1929, 1932), sei es als Zusatzbestrahlung (s. MARTIUS 1934, 1942, MARTIUS und KLEPP 1942), sei es als Kontaktbestrahlung (SCHÄFER 1937, 1941) oder als Mitbestrahlung der Parametrien ihre Berechtigung erwiesen.

Ja, man hat *Nahstrahlgeräte* konstruiert, die auf kürzeste Distanz in ein paar Sekunden mit sehr hoher Dosisleistung eine Bestrahlung aus freier Hand und so auch bei unruhigen Kranken oder ungebärdigen Säuglingen z. B. eine *Bestrahlung kleiner Hämangiome* gestatten.

Vor allem verlocken die *Melanome* zur *Nahbestrahlung*. Sie erfordern jedoch, da sie weitgehend strahlenrefraktär sind, sehr hohe Dosen: 10000 r und mehr. Es kommt dann leicht und häufig zu partieller Nekrose und zu Ulceration, zu reaktiver Hyperämie, Entzündung usw. und das ist es gerade, was speziell bei Melanomen in der dann immer langen Zwischenzeit einen Anreiz zu Zellproliferation, Zellabwanderung und Zellverschleppung und damit zur Metastasierung abgibt. Nicht die Bestrahlung als solche, sondern die Bestrahlungsfolgen regen zu stärkerem Wachstum an. Keine Geschwulst reagiert auf jegliche Form der Malträtierung so häufig mit Metastasierung, als gerade das maligne Melanom. Es ist schwer einzusehen, daß das Melanom erst intensiv bestrahlt und zur Ulceration mit ihren Folgen gebracht und dann Wochen später excidiert und plastisch gedeckt werden soll, wenn die *primäre Elektroexcision sowohl der Fläche, wie der Tiefe nach weit im Gesunden* jede Möglichkeit der Zellverschleppung ausschließt und den Organismus schlagartig von einem Melanom befreit, von dem die Bestrahlung bestenfalls erst nach Monaten und dann nur in einem beschränkten Prozentsatz zu befreien vermag.

Woher kommt denn nun die oft geradezu dogmenhaft anmutende Diskrepanz zwischen Strahlentherapeuten und Chirurgen? Alle Einwände gegen die Excision gelten unseres Erachtens nur für Probeexcisionen, für nicht radikale Exstirpationen und für Operationen ohne den Schutz des jede Zellverschleppung ausschließenden elektro-chirurgischen Vorgehens allseits im Gesunden. Weitverbreitet ist der Trugschluß, daß eine Metastasierung im Anschluß *an* eine Excision, *durch* die Excision ausgelöst sei: die alte Verwechslung von post hoc, propter hoc! In Wirklichkeit beweisen solche Fälle ja nur, daß die Metastasierung zum Zeitpunkt der Operation cellulär bereits erfolgt war. Der zweite Trugschluß besteht im Vorurteil „Operation gleich Operation". Was für unvollkommene Operationen gilt, gilt nicht für die *Elektroexstirpation weit im Gesunden mit en-bloc-Exstirpation des regionalen Lymphabflußgebietes!*

Die Heidelberger Chirurgische Klinik verfügt über ein Krankengut von 130 chirurgisch behandelten Fällen (SODER und OTT 1960). Obgleich 28% der Kranken mit Melanoblastomen — alle histologisch gesichert — bereits bei Behandlungsbeginn Metastasen hatten, konnten wir trotzdem bei den erfaßten Fällen *40% 5-Jahresüberlebensziffer* erzielen. Es sollte doch auch zu denken geben, daß PACK (1959) bei dem sich die Fälle gerade wegen seiner guten Resultate besonders konzentrieren (1190 Beobachtungen!), genau den gleichen Standpunkt einnimmt wie wir.

Schließlich gibt es immer auch eindrucksvolle *Einzelfälle*, die ohne Erfolg „an-" oder vorbestrahlt, dann operiert, und rezidiviert schließlich doch noch durch einen großen sekundären Eingriff geheilt werden.

Bei dem Bestreben, die Haut zu schonen und gleichzeitig die Tiefendosis zu erhöhen, spielt die *Bewegungsbestrahlung* (Näheres und Literatur bei BARTH 1959) eine wichtige Rolle. Man versteht darunter alle Formen von Strahlentherapie, bei denen entweder der Patient oder die Bestrahlungsapparatur fortlaufend, sei es durch einen Pendel- oder durch einen Drehmechanismus so bewegt werden, daß der Herd ein Maximum an Strahlendosis und die Haut nur ein Minimum an Strahlenbelastung erfährt. Die beiden Hauptvarianten der Bewegungsbestrahlung sind die *Rotationsbestrahlung* und die *Pendelbestrahlung*. Unter der ersteren versteht man die Methodik, bei der bei stehender Röhre der Patient um seine Längsachse gedreht und dabei bestrahlt wird. Bei der Pendelbestrahlung dagegen bleibt der Patient unbewegt, während die Röntgenröhre auf einem Kreissektor hin- und herbewegt wird. Im Gegensatz zur Rotationsbestrahlung gestattet die Pendelbestrahlung die Schonung strahlenempfindlicher innerer Organe. Das Prinzip der Bewegungsbestrahlung läßt sich auch bei der Therapie mit ultraharten Röntgenstrahlen und mit schnellen Elektronen (siehe dort) anwenden. Es ist in mehrfacher Hinsicht als positiver Fortschritt der Strahlentherapie zu werten.

Im Bestreben, die Herddosis in der Tiefe ohne größere Oberflächengefährdung zu erhöhen, hat man im Vertrauen auf die reparative Abheilung kleiner Schädigungsbereiche von gesunder Umgebung her rasterförmig eine „*Gitter-*" bzw. „*Siebbestrahlung*" (GRYNKRAUT 1945, GOLDFEDER 1950, MARKS 1952) in die Röntgentiefentherapie eingeführt. Diese Variante der Technik hat sich weitgehend durchgesetzt, da sie eine Dosiserhöhung gewährleistet ohne daß die bedeckenden Weichteile stärker belastet werden. Man pflegt heute das Bleisieb immer auf ganz genau gleiche Weise aufzulegen, um so die abgedeckten Hautbezirke weitestgehend zu entlasten. Freilich bleibt die „Gitter"-zeichnung auf der bestrahlten Haut sehr lange sichtbar. Das Verfahren erlaubt hinsichtlich Lochgröße, Loch-Steg-Verhältnis, Strahleneinfallsrichtung, Art der Bestrahlungstechnik viele Variationen.

Wie wertvoll die *Strahlentherapie bei Metastasen* für die Kranken zur Wiederherstellung ihrer Aktionsfähigkeit bei Fernmetastasen sein kann, zeigen Züricher Ergebnisse (DEUCHER 1940). In den Jahren 1930—1940 wurden 432 Kranke mit Knochen-, Lungen-, Haut- und anderen Metastasen bestrahlt. Der Autor kommt zu folgendem Ergebnis: unbedingt zu bestrahlen sind Lungenmetastasen bei Seminom, Struma maligna, Hilus-, Pleurametastasen bei Primärtumoren aller Art (außer bei Tumoren der Mundhöhle, des Pharynx und Oesophagus), ferner Knochenmetastasen bei Primärtumoren der Struma, Mamma, Hoden weiblichen Genitalien, endlich Hautmetastasen jeder Art bei Fehlen anderer Fernmetastasen. Aber auch bei solitären Lungenmetastasen von Tumoren der Haut, des Stützgewebes, der Struma, Mamma, Prostata lohnt sich ein Bestrahlungsversuch, desgleichen bei multiplen Metastasen der Geschwülste von Hoden, Struma, Mamma, bei schmerzhaften Knochenmetastasen aller Geschwülste — auch HELLNER (1940) tritt dafür ein —, bei Hautmetastasen der Mammatumoren, bei sonstigen Metastasen ausnahmsweise beim Bestehen starker Schmerzen. Wegen ihrer vielen interessanten Einzelheiten, Bilder und Tabellen sei auf die Arbeit nachdrücklich hingewiesen. Sie kommt zu dem Ergebnis, daß die *mittlere Lebensdauer* aller bestrahlten Kranken seit dem ersten Auftreten von Fernmetastasen gegenüber den unbestrahlten Vergleichsfällen mit 4,9 Monaten *auf 15,6 Monate verlängert* worden ist.

Die *Strahlentherapie der Sarkome* hat ganz verschiedene Ergebnisse je nach Matrix und Differenzierungshöhe der Tumoren und Metastasierung. Im allgemeinen ist die Strahlenempfindlichkeit um so größer, je unreifer das Sarkom und je strahlensensibler das Muttergewebe selbst ist. Immer wieder werden die ausgezeichneten Bestrahlungserfolge der Lymphosarkome, auch die des Knochens gerühmt, auch die Hoden- und EWING-Sarkome reagieren gut, solange sie nicht schon ausgedehnter metastasiert sind. Eingehende Auslassungen über die Strahlenbehandlung von Sarkomen finden sich bei SCHINZ und ZUPPINGER (1937), BAENSCH (1934), HOLTHUSEN (1947).

Besonders wichtig ist die Anzeigenstellung bei Knochengeschwülsten (Näheres und Literatur bei HELLNER 1959). Daß *die gutartigen Knochentumoren* so gut wie sämtlich (Fibrome, Myxome, Chondrome, Exostosen, Osteome, Osteoblastome) nicht auf Bestrahlung reagieren, ist bekannt, muß aber immer wieder betont werden, sollen nicht Strahlenschäden mehr schaden als nutzen. Große Vorsicht mit Bestrahlung ist auch bei den *semimalignen Knochentumoren*, vor allem bei den sog. Riesenzellgeschwülsten am Platze: 1. die Bestrahlung hilft nichts, 2. bei der nicht seltenen sekundären Malignisierung wird dann diese — im Einzelfall vielleicht sogar mit Recht — der Strahleninduktion in die Schuhe geschoben. 3. Die operative Therapie ist in jedem Falle überlegen. Bei den eigentlichen sog. *Knochensarkomen* sind die Ewing-Sarkome (undifferenzierte Rundzellsarkome) und die vielfach von ihnen abgetrennten Reticulosarkome der Knochen strahlenempfindlich und mit der Bestrahlung in der Summe der Fälle gleich günstig dran wie die operierten. Beim Reticulozellsarkom werden bis über 40% 5-Jahresüberlebensdauer erzielt. Bei allen übrigen Knochensarkomen stehen die Mehrzahl der Chirurgen auf dem Standpunkt, daß angesichts der an sich schon schlechten Prognose der Knochensarkome die primäre Amputation bzw. Exartikulation die immer noch relativ höchste Chance der Heilung verbürgt.

Dagegen ist HELLNER (1959) dabei, von der primären Amputation bzw. Exartikulation abzugehen, intensiv zu bestrahlen und erst sekundär zu amputieren, ,,wenn sich kein Erfolg der Bestrahlung einstellt". Sein Hauptgrund: nur 15% Überlebensziffer bei 119 eigenen gesicherten osteogenen Sarkomen! Demgegenüber seien die Resultate ,,bei Bestrahlung nicht schlechter". ,,Nur nach intensiver Vorbestrahlung", ,,scheide man allein aus, daß man schon zur Zeit von bereits vorhandenen Lungenmetastasen noch amputiert." Demgegenüber steht z. B. die Kieler Klinik, auch aus der Sicht des Strahlentherapeuten (DIETHELM 1959), auf dem Standpunkt, daß bei osteogenen Sarkomen die radikal-chirurgische Therapie ,,zum Einsatz kommen muß, wenn Dauererfolge erzielt werden sollen".

4. Wechselverhältnis von Strahlentherapie und operativer Behandlung

Es ist logisch und natürlich, daß man gegen einen so heimtückischen Feind wie den Krebs die beiden Hauptangriffswaffen, Operation und Bestrahlung, zusammen einsetzt, sei es gleichzeitig oder zeitlich verteilt oder in wechselnder Kombination.

a) Operation oder Bestrahlung. Diese Frage ist heute fast durchweg im Sinne von Operation *und* Bestrahlung entschieden. Operateur und Strahlentherapeut sind beide bemüht, sich in guter Zusammenarbeit über die Indikationsstellung Klarheit zu verschaffen. Vor allem ist die prä- und postoperative Bestrahlung bei vielen Krebserkrankungen heute aus der Krebsbekämpfung nicht mehr wegzudenken. Wohl haben sich für die Strahlentherapie und für die Chirurgie die technischen und methodischen Möglichkeiten erheblich geändert, gleichgeblieben sind aber die *3 Hauptgruppen* in die SCHMIEDEN bereits 1934 seitens der Chirurgie das operationsfähige Krebskrankengut einteilte:

1. Carcinome, bei denen auch im operablen Stadium die *Strahlentherapie der Operation überlegen* ist: Carcinome der Haut, des Gesichts und der Kopfschwarte sowie der Lippen, zum guten Teil auch diejenigen der Mundhöhle und der Schilddrüse.

2. Carcinome, bei denen die *Strahlentherapie* nur eine geringe oder *gar keine Wirkung* hat, Gebiete, auf denen die Chirurgie weitgehend das Feld behauptet hat.

Hierher gehören sämtliche Krebse im Gebiet der Bauchhöhle und des Retroperitoneums, also alle Krebse des Magens, des Darmes, der Leber, der Nieren, des Pankreas, der Blase und des Rectums. Wir fügen heute noch die Carcinome der Bronchien, des Pankreas und des Oesophagus hinzu.

3. Carcinome, welche der *kombinierten Operations- und Bestrahlungsbehandlung* zugeführt werden müssen: Krebse der Mamma, im Kehlkopf, am Kiefer, an der Zunge, alle Drüsencarcinome sowie die der äußeren Genitalien.

JÜNGLING (1939) verweist besonders noch auf die Fälle, bei denen die Bestrahlung die Hauptmethode und die chirurgische Coagulation oder Elektroexstirpation des Resttumors die Zusatzbehandlung liefert. Hierher gehören das Carcinom des Epipharynx, der Maxilla, der Mandibula, das branchiogene Carcinom und das maligne Melanom. In anderen Fällen sei die Bestrahlung als Hilfsmethode chirurgischer Radikaloperation anzusehen, so beim Carcinom der Mamma, bei der malignen Struma, bei Speicheldrüsencarcinomen und Drüsenmetastasen der verschiedenen, sonst nur bestrahlten Tumoren. Eine besonders große Bedeutung kommt den kombiniert chirurgisch-radiologischen Verfahren in der Hals-Nasen-Ohrenheilkunde zu (Näheres bei SCHWAB u. Mitarb. 1957, SCHWAB 1959).

Ein gutes Beispiel für sinnvolles Zusammenwirken des Chirurgen und Strahlentherapeuten ist das *Mammacarcinom*, letzter zusammenfassender Bericht von WANKE (1959). Die radikale Operation, ergänzt durch prä- bzw. postoperative Bestrahlung oder durch beides, hat sich in der Praxis bewährt und zur Folge gehabt, daß die Heilungschance dieses häufigen Krebses angestiegen ist (s. S. 854). Besonders in Frauenkliniken ist die Alternative „Operation oder Bestrahlung" längst dahin entschieden, daß man bei der Vereinigung beider therapeutischen Möglichkeiten meist „in einer Hand", mindestens „unter einem Dach", wie MARTIUS (1959) es ausdrückt *„nur noch von der Auswahl der richtigen Verbindung zwischen Operation und Bestrahlung sprechen kann"*, wobei ihm auch darin zugestimmt werden muß, daß die „Entscheidung im Einzelfall, nur nach klinischen Gesichtspunkten", also meist nur vom Fachkliniker getroffen werden kann.

b) Die postoperative Nachbestrahlung. In dieser Frage sind sich die Strahlentherapeuten und Chirurgen im allgemeinen darin einig, daß bei allen Operationen im *Stadium II* der Krebserkrankung (Mitbefall der regionären Lymphdrüsen) und auch in den *Stadien III und IV* die *Nachbestrahlung angezeigt* ist, sofern nicht die völlige Aussichtslosigkeit des betreffenden Falles eine zusätzliche Bestrahlungsbelastung verbietet.

Dagegen gehen die Meinungen beim *Stadium I* auch heute noch vielfach auseinander. Es ist dies nicht verwunderlich, werden ja an die Feststellung „Stadium I" bei den verschiedenen Chirurgen und Pathologen ganz verschieden strenge Anforderungen gestellt. Wer die Diagnose „Stadium I" als Kliniker auf dem Palpationsbefund aufbaut, ist ebenso auf dem Holzwege wie der Pathologe, der nur „verdächtige" Drüsen auf Ca-Befall untersucht. Eine weitgehende Gewähr für die Richtigkeit der Diagnose „Stadium I" ist nur gegeben, wenn alle erfaßbaren Drüsen genau genug histologisch untersucht werden. Der Verfasser hatte in Breslau das Glück, an der Klinik selbst einen ausgebildeten Pathologen als Mitarbeiter zu haben, der beim Mamma-Ca alle Drüsen herauspräparierte, um sie allesamt in Stufenschnitten histologisch zu untersuchen. Die Zahl der Stadium I-Fälle schrumpfte sehr zusammen, dafür aber war bei diesen größtmöglich gesicherten Fällen die 5-Jahresüberlebensquote 98%.

Es leuchtet danach ein, daß dort, *wo* wirklich und wahrhaftig das *Stadium I*, d. h. die Beschränkung des Carcinoms auf sein Entstehungsgebiet völlig *gesichert* ist, eine *Nachbestrahlung nicht* als *erforderlich* angesehen zu werden braucht, denn mehr als 98% sind in der Krebstherapie nicht erreichbar. Da aber zugegebenermaßen viele „Stadium I-Fälle" keine solche sein werden, kann also die Nachbestrahlung, sofern es sich um strahlenzugängliche Krebse handelt, auch im Stadium I vertreten werden. Dagegen halten wir von der Nachbestrahlung beim Magen- und Mastdarmkrebs nichts oder nicht sehr viel, zumal die betreffende Strahlenbehandlung die Kranken unverhältnismäßig stark belastet, jedenfalls oft stärker als die Nichtbestrahlung, d. h. als die Krankheit selbst.

Natürlich werden die Ansichten der Strahlentherapeuten und Chirurgen oft auseinandergehen. Jeder sieht eben seine eigene Therapie in einem günstigeren Licht als der andere. Jeder sieht vom andern zudem vorwiegend die negative Auslese, aber nicht die Serie der günstigen Fälle. Wenn aber ein so bewährter und erfahrener Strahlenkliniker wie DU MESNIL DE ROCHEMONT noch 1958 auf S. 534 seiner „Strahlenheilkunde" sagt, daß eine „vollständige operative Entfernung des Tumors leider nur in den seltensten Fällen möglich" sei, so wird diese These sehr eingeschränkt z. B. durch unsere Operationserfahrungen bei der sacro-abdominellen Rectumexstirpation wegen Mastdarmkrebs durch unsere 5-Jahres-Überlebensziffer von 66,7% für alle Rectumcarcinome höher als 7 cm (darunter viele Stadium II-Fälle) und durch unsere 98% 5-Jahresüberlebensziffer bei unseren Breslauer Mammacarcinomfällen, bei denen das Stadium I so gesichert war, wie es überhaupt denkbar ist.

So sind bei verständlicher Variation der Standpunkte im einzelnen Chirurgen und Strahlentherapeuten im Prinzip bezüglich der postoperativen Nachbestrahlung einig. Dagegen wird die präoperative Bestrahlung sehr verschieden beurteilt.

c) Die praeoperative Bestrahlung. Unbedingt notwendig erscheint es, gleich von vornherein zu betonen, daß die *Vor*bestrahlung u. E. überall dort sinnlos ist, wo die Bestrahlung selbst sinnlos erscheint. Es trifft dies vor allem zu für das so häufige Magencarcinom, für Carcinome des Dick- und Dünndarms, des Pankreas, der Leber, für alle Nieren- und für alle Hirntumoren. Für diese ganze Geschwulstgruppe ist eine Heilung ausschließlich durch Bestrahlung nie bewiesen, andererseits ist die Strahlenbelastung oft schlimmer als die Krankheit selbst. Auch beim Rectum- und Bronchial-Carcinom erscheint dem Verfasser selbst die Vorbestrahlung mehr als problematisch zu sein. So ist denn das Anwendungsgebiet für Vorbestrahlungen von vornherein sehr beschränkt. Das Hauptexerzierfeld ist das *Mamma- und* das *Uteruscarcinom*.

Die *Hauptargumente* der Strahlentherapeuten *zugunsten der Vorbestrahlung vor Krebsoperationen* sind folgende:

1. Es würden die Krebszellen so erheblich geschädigt — viel in Gebrauch ist der Wunschtraumausdruck „*devitalisiert*" — daß bei der Operation evtl. zurückgebliebene Tumorzellen in der Bildung von Rezidiven und besonders für das Angehen von Metastasen behindert würden.

2. Wegen der noch völlig intakten Haut gestatte die Vorbestrahlung *höhere Strahlendosen* als bei der durch Operation, Hautdesinfektion, Verbände, Wundstörungen usw. bereits geschädigten Haut.

3. In günstigen Fällen könnte ein zunächst „*inoperabler*" *Tumor* durch die Vorbestrahlung *operabel gemacht* werden.

Demgegenüber haben die operierenden Fächer mancherlei *Einwände* und Bedenken *gegen* die grundsätzliche *Vorbestrahlung* vorzubringen:

1. Die *Vorbestrahlung* ist *unnötig* und unnötig belastend, wenn es sich um *Stadium I-Fälle* handelt. Das weiß man aber immer erst nach der histologischen Untersuchung. Es erscheint daher logisch, diese Feststellung erst durch die Operation zu treffen und dann nur die Fälle nachzubestrahlen, die dies nötig haben.

2. Da die Vorbestrahlung und Behandlung der primären Strahlenreaktion der Haut längere Zeit in Anspruch nimmt, so ist *der vorbestrahlte Krebskranke* unvermeidbar im Durchschnitt *6—8 Wochen länger krebskrank* mit den weiteren Gefahren der Ausbreitung und Metastasierung in dieser Zeit.

3. Der ja oft lebensentscheidende *operative Eingriff* wird durch die Vorbestrahlung nicht nur erheblich hinausgezögert, sondern auch objektiv *erschwert*: Haut und Unterhautfettgewebe sind ödematös-sklerosiert, das ganze Operationsgebiet ist reaktiv-hyperämisch, in der Tiefe ist die bei Krebsoperationen so wichtige fein-präparatorische Darstellung der Gewebe erheblich beeinträchtigt.

Gerade der Operateur, der von früher sehr große Erfahrung mit Krebsoperationen im nicht-vorbestrahlten Gewebe hat und auf subtilste Anatomie Wert legt, operiert im vorbestrahlten Gebiet nur notgedrungen und mit Unlust. Es trifft das ebenso für die Brustkrebsoperation in der Chirurgie, wie für das Uteruscarcinom in der Gynäkologie zu.

4. Für den Krebskranken ist das *Warten* auf die in den Augen des Patienten allein „krebsbefreiende" Krebsoperation und das Bewußtsein, während der Vorbestrahlung „noch krebskrank" zu sein, oft ungemein *psychisch belastend*.

5. Handelt es sich, wie beim Mamma-, Uterus- oder Rectumcarcinom um relativ *großräumige Bestrahlungsgebiete*, so sind bei der Vorbestrahlung die eingestrahlten *Strahlendosen* in der „Gewebseinheit" so „*verdünnt*", daß ihnen morphologisch nicht die Strahlenschädigung anzusehen ist, wie wir sie bei der hochdosierten Kleinfelderbestrahlung oberflächlicher Carcinome zu sehen gewohnt sind.

Es stehen sich also auf beiden Seiten gewichtige Argumente einander gegenüber, und bei den Diskussionen ist es so, wie bei den Figuren in Shakespeareschen Dramen: jeder hat recht, so lange er auf der Bühne steht. Der Verfasser selbst hat genug Krebsoperationen in anderwärts vorbestrahltem Krebsgebiet vornehmen müssen, selbst aber bislang die grundsätzliche Vorbestrahlung nicht einzuführen vermocht, nicht nur aus den eben angegebenen 5 Hauptgründen, sondern letzten Endes aus der Überlegung heraus: wenn schon die Bestrahlung das alles leistet, was man ihr nachrühmt, so ist schwer einzusehen, warum sie nicht dasselbe noch leisten soll, wenn die Operation 6 oder 8 Wochen früher gemacht und alsbald nachbestrahlt wird. Es hat ja auch die lange Zwischenzeit ihre Gefahren der örtlichen Ausbreitung, der Krebszellverschleppung, schwerer Hautstörungen, die Gefahr von Erysipelen, von Zeitverlust usw.

Nun könnte man noch einwenden und sagen, die Verfechter der Vorbestrahlung haben ja bessere *Heilziffern*. Hier muß gesagt werden, daß die mitgeteilten Zahlen nicht — oder noch nicht — überzeugend sind, denn wie schwer ist objektiv vergleichbares Material zu beschaffen! Wie oft liegen die Differenzen noch innerhalb der Grenzwerte der Fehlerberechnung! Und wie oft sind auch sonst Heilziffern besser, wenn sich ein Autor erst einmal um eine besondere Therapie besonders bemüht!

Unbedingt zu verwerfen ist, nach unserem Dafürhalten wenigstens, die Zeitfolge *Probeexcision*, 2—3 Wochen Zwischenspanne, dann *Vorbestrahlung* und *Radikaloperation* erst 2—3 Monate nach Stellung der Verdachtsdiagnose. Bei diesem Vorgehen ist u. E. die Gefahr der örtlichen, regionären und hämatogenen Verschleppung größer als der nur schwer beweisbare Vorteil der „Vorbestrahlung um jeden Preis".

Die primär kombinierte operativ-strahlentherapeutische Krebsbehandlung hat bereits eine lange Vorgeschichte. Schon HOLFELDER (1927), später CHAOUL (1936), versuchten, im Banne eines therapeutischen Maximalismus, die Chancen der Bestrahlung dadurch hochzutreiben, daß sie vor allem das operativ freigelegte Magen- bzw. Rectumcarcinom nach Fortfall der Rücksicht auf Haut- und Weichteilbelastung mit höchstmöglichen Röntgen-Dosen direkt bestrahlten. Sie haben jedoch wenig Nachahmer gefunden, und alle derartigen Versuche sind inzwischen wohl überall aufgegeben.

Der an sich plausible Gedanke, Operation und Bestrahlung in einem Akt zu vereinigen, konnte für geeignete Geschwulstformen erst verwirklicht werden, seit mit dem Radium, Mesothorium usw. und künstlich radioaktiven Substanzen Strahlenquellen zur Verfügung stehen, die nicht nur von außen wirken, sondern direkt in die Tumoren und deren Umgebung eingebracht werden können. Der Strahlentherapie sind damit grundsätzlich neue Möglichkeiten eröffnet worden.

Ein Musterbeispiel kombiniert chirurgisch-strahlentherapeutischer Behandlung wurde schon im 13. Kapitel (operative Krebsbehandlung) im Teilabschnitt „operative Endokrinotherapie" bereits erwähnt, nämlich die *Hypophysenausschaltung durch percutane Implantation von radioaktivem Gold*, sei es in Hypophysentumoren, sei es in die normale Hypophyse bei Carcinomen der Mamma, bzw. Prostata im Stadium generalisierter Metastasen (Näheres S. 695 u. 704, s. vor allem Abb. 189, S. 700).

5. Geschwulsttherapie mit Radium und künstlich radioaktiven Isotopen

a) Radiumbestrahlung. In der Praxis der Krebsbekämpfung spielt nach der Operation und Röntgentherapie die Radium- und Mesothoriumbestrahlung die nächstwichtige Rolle. Bezüglich der physikalischen Daten sei auf Kapitel 9, S. 448 verwiesen. Biologisch besteht ein grundsätzlicher Unterschied gegenüber der Wirkung der Röntgenstrahlen nicht. Therapeutisch spielen die Kontakt-, die intrakavitäre (Binnenraum-) und die intratumorale Bestrahlung die Hauptrolle. Daneben kommt noch, sofern genügend große Radiummengen zur Verfügung stehen, die Fernbestrahlung mit der „*Radiumkanone*" in Betracht (SCHREINER u. Mitarb. 1935, MAIER 1941). Bezüglich der Technik sei auf die Spezialwerke von LACASSAGNE und GNICOUROFF (1941), MINDER (1941), SCHUBERT (1947), PATERSON (1948), GLAUNER (1948), DELARIO (1953), SCHMEISER (1957) u. a. verwiesen. Wir kommen später darauf zurück.

Die Radiumbestrahlung bietet manche *Vorteile*: die Strahlenquelle ist kompendiös, praktisch unerschöpflich, die Technik ist einfach, große Apparaturen sind nicht erforderlich, desgleichen kein besonders geschultes Hilfspersonal. Rein strahlentherapeutisch hat das Radium ferner den Vorteil einer Verteilung der Energiezufuhr auf lange Zeit, der Beschränkung der Strahlen auf die Geschwulst und deren Umgebung, sowie den Vorteil der Schonung der entfernteren, gesunden Gewebe, endlich noch den der genauen Meßbarkeit der tatsächlich zur Wirkung gelangenden Strahlenmenge. Das Radium hat weiter den Vorteil, daß es im Tumorgewebe selbst wirkt oder daß seine Strahlenquellen nur wenig entfernt zu sein brauchen. Sowohl bei der Kontaktbestrahlung, z. B. mittels Moulagen, wie bei der intrakavitären Intubation, wie bei der intratumoralen Radiumspickung kommt es rasch zu einer Abnahme der Strahlenintensität mit dem Quadrat der Entfernung, vor allem bleibt das gesunde, für die Krebsheilung wichtige, normale Gewebe der Umgebung weitgehend verschont.

So ist die Radiumbestrahlung der Röntgenbestrahlung vielfach überlegen, so vor allem beim Krebs der Lippe, der Zunge, der Wangenschleimhaut, des Mundbodens und der weiblichen Geschlechtsorgane, hier vor allem beim Korpuscarcinom des Uterus, also überall dort, wo die strahlende Energie auf kürzeste Entfernung unmittelbar an oder in das Krebsgewebe gebracht werden kann.

Über die strahlentherapeutische Anwendung von Radium liegt eine große Literatur vor. Die Hauptanwendungsgebiete sind die der Kontaktbehandlung leicht zugänglichen Carcinome der Haut, Lippe, Hautmetastasen bei Brustkrebs usw. Für die intrakavitäre Behandlung eignen sich vor allem die Krebse der Kieferhöhle, des Larynx, Oesophagus, zum Teil auch der Blase. Die Radiumspickung als Beispiel der intratumoralen Bestrahlung findet ihre Hauptanwendung beim Zungen-, Tonsillen-, Uterus- und Mastdarmcarcinom. Die Fernbestrahlung hat ihr Anwendungsgebiet bei Krebsen der Luftröhre, des Kehlkopfes, der Schilddrüse usw.

Der Hauptunterschied gegenüber der Röntgenbestrahlung liegt darin, daß diese meist von außen her aus mehreren Richtungen die Krebsgeschwulst konzentrisch durchflutet, während die Radiumbehandlung bei der intracavitären und intratumoralen Behandlungsform gewissermaßen exzentrisch aus dem Mittelpunkt der Geschwulstbildung heraus von innen nach außen wirkt.

Soweit bislang von der Radiumtherapie die Rede war, handelte es sich ausschließlich um Variationen der Nahbestrahlung (Spickung, Infiltration, intrakavitäre Einbringung usw.).

Jedoch ist mit Radium wie mit radioaktiven Stoffen überhaupt nicht nur eine Nahbestrahlung, sondern ist auch eine *Fernbestrahlung* (Näheres bei BECKER und SCHEER 1953) mit der sehr durchdringenden γ-Strahlung möglich, sofern die Intensität der Strahlenquelle groß genug ist, um auch bei größerem Abstand relativ höhere Tiefendosen zu erzielen, als mit den traditionellen 200 kV-Röntgenbestrahlungsgeräten. Wir kommen auf diese *„Telegammatherapie"* später im Abschnitt Supervolttherapie ausführlich zurück (s. S. 745).

b) Strahlentherapie mit Hilfe künstlich radioaktiver Isotope. Im Kapitel 10 „Krebs durch physikalische Einwirkungen" war im 6. Abschnitt über „Radioaktivität und Krebs" (S. 448ff.) bereits ausführlich von der *carcinogenen Wirkung radioaktiver Isotopen* die Rede. Im 11. Kapitel „Mutationstheorie der Geschwulstentstehung" wurde die strahlenbiologisch so wichtige *Parallelität mutationsauslösender und krebserzeugender Strahlung* (S. 550ff.) dargetan.

Nach der vom Verfasser 1928 und seitdem wiederholt vertretenen *Grundthese: was Mutationen in Keimzellen erzeugt, ist suspekt darauf, in Körperzellen Krebs* und *in Krebszellen Krebsheilung zu erzeugen*, sind auch die *radioaktiven Isotope* von vornherein als geeignet dafür anzusehen, *krebstherapeutisch* wirksam zu sein. Und das ist auch tatsächlich der Fall.

Die nachstehenden Angaben stützen sich, wo nicht anders angegeben, in der Hauptsache auf H. SCHWIEGK, Künstliche radioaktive Isotope in Physiologie, Diagnostik und Therapie (1953), auf K. SCHMEISER (1957), Radioaktive Isotope, ihre Herstellung und Anwendung und auf H. MARQUARDT und G. SCHUBERT, Die Strahlengefährdung des Menschen durch Atomenergie (1959).

Für die wissenschaftliche Verständigung sind ein paar *Grundbegriffe* erforderlich: Der Unterscheidung verschiedener radioaktiver Isotope dient der Begriff der *„Halbwertszeit"*. Es ist dies die Zeit, in der die Strahlungsintensität auf die Hälfte gesunken ist. Darnach unterscheidet man kurzlebige bzw. langlebige Isotope, je nachdem, ob die Halbwertszeit nur Stunden oder Tage oder Jahre beträgt. Unter *Aktivität* versteht man die Menge der Strahlung, d. h. die Zahl der je Zeiteinheit zerfallenden und Strahlung abgebenden radioaktiven Atome. Man mißt sie nach der Zerfallsrate von 1 g Radium in *„Curie"* (C) (1 C = $3{,}7 \cdot 10^{10}$ Zerfälle pro sec), *„Millicurie"* (mC = 1/1000 C) und *Mikrocurie* (μC = 1/1000000 C). Die *Art der Strahlen*, ob α-Teilchen, β- oder γ-Strahlen, wird physikalisch bestimmt, die *Energie* wird nach Elektron-Volt-Einheiten (eV) gemessen. Man versteht darunter diejenige Energiemenge, die ein Elektron beim Durchgang durch eine Spannungsdifferenz von 1 V aufnimmt. Gewöhnlich rechnet man mit Kilo-Elektronvolt (KeV) (= 1000 eV) oder mit Million-Elektronvolt (MeV) (= 1000000 eV).

Zum Vergleich sei darauf hingewiesen, daß „weiche" Röntgenstrahlen eine Energie von 20—60 KeV, „harte" eine solche von 100—250 KeV aufweisen. Die *Strahlendosis*, gleichviel ob von Röntgen- oder von γ-Strahlen wird in Röntgeneinheiten („r") angegeben.

Die hauptsächlichsten in der *Strahlentherapie* verwendeten radioaktiven *Isotope* sind folgende:

Tabelle 102

Element	radioaktives Isotop	Halbwertszeit	Strahlung
Phosphor	P 32	14,2 Tage	β-Strahlen
Kobalt......	Co^{60}	5,2 Jahre	β- und γ-Strahlen
Yttrium	Y^{90}	64,8 Std.	β- und γ-Strahlen
Jod	J^{131}	8 Tage	β- und γ-Strahlen
Gold	Au^{198}	2,7 Tage	β- und γ-Strahlen
Thorium	Th^{234}	24,1 Tage	β- und γ-Strahlen

Alle Strahlungen lösen, soweit sie im Gewebe zur *Absorption* gelangen, *Ionisationen* aus und wirken sich ihrerseits wiederum als „Primärereignis" im atomaren bzw. molekularen Bereiche aus. Dabei bedeutet es hinsichtlich des Ionisierungsvermögens einen großen Unterschied, ob z. B. β- und γ-Strahlen nur eine geringe, oder ob schnelle Neutronen oder α-Teilchen eine vieltausendfach höhere Ionisierungsdichte aufweisen. Was aber im lebenden Gewebe, was in der Zelle alles biophysikalisch und biochemisch „passiert", das ist allem Forscherfleiß zum Trotz noch unbekannt. Das, was wir indirekt erschließen können, ist in der Hauptsache ablesbar aus der Strahlengenetik, d. h. aus der Auswirkung in strahlenexponierten Keimzellen. Die Steigerung der spontanen Mutationsquote und die Induzierbarkeit von Mutationen durch ionisierende Strahlen ist immer noch das, worüber wir am meisten auszusagen vermögen. Sicher ist der Analogieschluß erlaubt, daß auch bei Bestrahlung von Körperzellen im Prinzip biochemisch und biophysikalisch nicht viel anderes „passiert", als die strahleninduzierte Auslösung von Mutationen am genetischen Substrat von Körperzellen, d. h. somatische Mutationen, von denen nach unserer Theorie diejenigen, die die zellregulatorischen Erbstrukturen betreffen, den strahleninduzierten Krebs auslösen und diejenigen, die in Krebszellen einen Vitalbezirk der Krebszellen zerstören, krebszell-letal, d. h. krebsheilend wirken. Die Strahlenwirkung am genetischen Material der Zellkerne ist gesichert, die am Cytoplasma, seinen Mitochondrien, Mikrosomen, sowie an den Enzymsystemen usw. sind noch völlig ungewiß.

Was die Krebsbehandlung mit radioaktiven Isotopen von allen sonstigen *von außen* her den Organismus durchstrahlenden Strahlentherapien unterscheidet, das sind die vielen Möglichkeiten der *Bestrahlung* gewissermaßen *von innen heraus*, sei es, daß *radioaktive Stoffe* im weitesten Sinne des Wortes „intrakavitär" eingebracht werden, sei es daß sie, vom Organismus selbst aufgenommen, im buchstäblichen Sinne des Wortes „einverleibt" (nach dem englischen Sprachgebrauch „inkorporiert") und allüberall mit dem Blut verteilt oder irgendwo spezifisch gespeichert werden, so daß das betreffende Organ selbst, ja sogar seine einzelnen organspezifischen Zellen gespeichert und so selber zur Quelle radioaktiver Strahlungen gemacht werden.

Fahren wir fort mit der ersteren Form der strahlentherapeutischen Anwendung radioaktiver Isotopen, mit der Einbringung in natürlich präformierte oder operativ vorbereitete Hohlräume!

α) Die intrakavitäre Isotopotherapie. Diese Form der Strahlenbehandlung (Näheres bei BECKER und SCHEER 1953, GAUWERKY 1959) hat sich aus der

Radiumapplikation vor allem bei gynäkologischen Carcinomen, solchen der Mundhöhle, der Nebenhöhlen usw. heraus entwickelt, mit Hilfe der Isotope jedoch eine große Bereicherung der Anwendungsmöglichkeiten erfahren. Dabei wirken sich die Vielzahl von Stoffen, die Formbarkeit des „Applikators" entsprechend der Form des Carcinoms, die günstigste Dosisverteilung, die hohe Strahlen- und die unmittelbare Kontaktwirkung vorteilhaft aus.

Ob man dieses oder jenes Isotop (Kobalt, Gold, Yttrium, Iridium, Natrium, Thorium X, Brom, Caesium) ob diese oder jene Form der Applikation (Röhrchen, Kugeln, Perlenketten, Einbettung in Knetmasse, Einführung als Makrosuspensien in Gummiballons für Hohlorgane) anwendet, ist im Prinzip weitgehend gleich. In der Praxis entscheiden die Halbwertzeiten, die speziellen Situationen und technischen Möglichkeiten.

Die *Hauptanwendungsgebiete* sind Tumoren der Nebenhöhlen, der Nase, des Pharynx, des Epi- und Hypopharynx der Vagina, der Blase. Die Heidelberger Chirurgische Klinik hat noch besondere Erfahrungen mit der von BECKER und SCHEER eingeführten Kobaltperlenbehandlung bei subtotal, jedoch nicht voll radikal entfernten Hirntumoren (KLAR, BECKER u. SCHEER 1954).

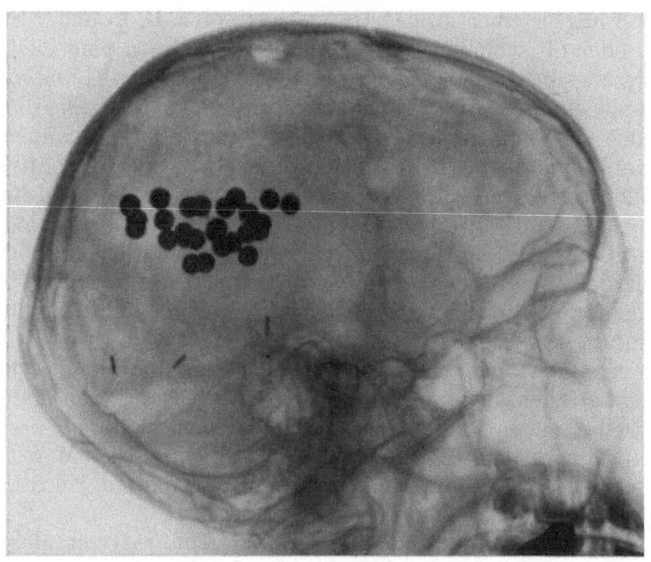

Abb. 199. Intrakavitäre Applikation von Radiokobaltperlen im Anschluß an die subtotale Exstirpation eines Glioblastoma multiforma (Chir. Klinik Heidelberg. Veröffentlichung KLAR u. Mitarb. 1955). (Näheres s. Text.)

Beim *Blasencarcinom* allerdings ist nach unseren Erfahrungen die intravesicale Isotopotherapie auf längere Sicht problematisch, weil der unvermeidbare Strahlenschaden bereits bestehende Cystitiden verschlimmert, so daß später schwere Blasentenesmen, Schrumpfblase, aufsteigende Harninfekte doch noch zu palliativen Eingriffen [z. B. zur Blasenexstirpation mit Ureterimplantation ins Rectosigmoid, zu letzterer allein oder gar (bei Ureterverlegung) zu cutanen Ureterostomien] zwingen.

Am meisten Verbreitung hat die *intrakavitäre CO^{60}-Bestrahlung* gefunden. Über die größten Erfahrungen verfügt die Heidelberger Czernyklinik. J. BECKER konnte 1958 bereits über 1564 Krankheitsfälle berichten, die sich auf Carcinome der Blase, des weiblichen Genitales, der Kieferhöhle, des Epipharynx, der Haut, des Rectumsigmoids und auf Glioblastome erstreckten.

Beim *Glioblastoma multiforme* ist nach den Erfahrungen der Heidelberger Chirurgischen Klinik und des Czerny-Krankenhauses die kombiniert chirurgisch-radiologische Behandlung angezeigt (KLAR, BECKER und SCHEER 1954): die Operation erscheint indiziert a) zur Verifizierung der Geschwulst, b) zur Druckentlastung nach subtotaler Exstirpation und c) zur Raumschaffung für die aufgefädelten Co^{60}-Perlen. Der Kobalt-Strahlentherapie kommen die hohe Herddosis (bis 6000 r), die gute Verträglichkeit, das Ausbleiben von Hirnödem und die leichte Entfernbarkeit zugute. Klinisch entscheidet die Druckentlastung und die Verlängerung der Überlebensdauer um 4 Monate im Durchschnitt.

Die vielleicht günstigste intrakavitäre Anwendungsform von Isotopen ist ihre *Einbringung in carcinomatöse Pleura- und Peritonealergüsse*. Die Isotopen werden dabei in (echter oder kolloidaler) Lösung oder in Suspension instilliert. Da sie nicht wieder entfernt werden können, kommen nur kurzlebige Isotope in Betracht. In der Anfangszeit war Thorium X und Radiozink in Gebrauch. Heute steht das kolloidale *Radiogold* im Vordergrund der Anwendung (J. H. MÜLLER 1947). Au^{198} hat den Vorteil einer kurzen Halbwertszeit ($2^{1}/_{2}$ Tage), der Verteilung auf große Flächen und (bei der Abwanderung) der Speicherung in den oft Cabefallenen regionalen Lymphdrüsen. Sehr oft schwindet der Pleuraerguß schnell, besonders nach Abpunktieren des Restexsudates, die Pleurablätter verlöten, und der Zwang zu den später immer schneller folgenden Punktionen mit ihrem hohen Eiweißverlust entfällt. Besonders hoch einzuschätzen sind für den Kranken die subjektive Entlastung (Schwinden von Dyspnoe und Hustenreiz und das Schöpfen neuer Hoffnung).

Der intrakavitären Isotopentherapie nahe verwandt ist die **intratumorale Implantation radioaktiver Substanzen.** Sie bedient sich noch aus der Anfangszeit der Radiumbehandlung sog. *Spick- und Infiltrationsmethoden*; d. h. es werden mit Radium oder Mesothorium oder Radon gefüllte Glas- oder Gold-Nadeln oder aus Kobalt bzw. Tantal gefertigte radioaktive Drahtstücke in den Tumor eingeführt und nach der Bestrahlung wieder entfernt. Bei den Infiltrationsmethoden werden kurzlebige radioaktive Isotope in gelöster Form oder als Suspensien unlöslicher Stoffe, z. B. kolloidales Radiogold, injiziert. Wo sie anwendbar ist, hat diese Methode den Vorteil, daß die kurzlebigen Strahler nicht wieder entfernt zu werden brauchen und daß die Stoffe, soweit sie aus dem Tumorgewebe abtransportiert werden, auch die regionären Lymphknoten erreichen. Voraussetzung für die Methode ist natürlich die technische Zugänglichkeit und das Fehlen größerer Gefäße in der Nachbarschaft.

Die *Hauptanwendungsgebiete* für diese Methoden sind Carcinome der Cervix, parametrane Infiltrationen, Tumoren der Blase, solche im Gesichts- und Mundhöhlenbereich, stenosierende oder obturierende Bronchialcarcinome, soweit sie bronchoskopisch gut zugänglich sind u. a. m. Wir selbst haben auch als solitär angesprochene Lungenmetastasen, bei denen sich die Lobektomie verbot, mit kolloidalem Radiogold infiltriert.

Eine Variante der intratumoralen Implantation radioaktiver Substanzen stellt die **kombiniert operativ-strahlentherapeutische Behandlung „maligner" pathologischer Frakturen.** dar. Betreffen diese statisch beanspruchte lange Röhrenknochen der unteren Gliedmaßen, so bedeuten sie für den Kranken die Verurteilung zur Bettlägerigkeit, und zwar für den ganzen Rest des Lebens und meist den Anfang vom Ende, subjektiv wie objektiv.

Verfasser (1960) hat die in solchen Fällen sowieso notwendige *Bolzung* bei pathologischen Schenkelhalsfrakturen bzw. *Marknagelung* vor allem bei Femurschaftfrakturen dazu *benutzt, um durch den zentralen Kanal* der Schenkelhalsbolzen bzw. Marknägel einen radioaktiven *Strahler in den Bereich des malignen Knochentumors* einzuführen. In Zusammenarbeit mit SCHEER, dem Leiter der Isotopenabteilung der Czernyklinik, haben wir je nach Lage des Falles und nach Vorhandensein eines Präparates in eine Plastikhülle eingebrachter Drahtstücke, sei es aus radioaktivem Gold, Kobalt oder Tantal, eingeführt und auf diese Weise den operativen Akt der stabilen Osteosynthese mit dem strahlentherapeutischen Akt der optimalen Bestrahlung von innen her vereinigt (Näheres 13. Kapitel, S. 686/87). Die Abb. 182 vermittelt ohne weiteren Kommentar eine Vorstellung von der Dosisverteilung und Leistungsfähigkeit dieser palliativ guten Methode. Die Abb. 181 bringt den dokumentarischen Beweis für die Rekonstruktion der Knochenstruktur, Wiederherstellung der Statik und für den Rückgewinn der vollen Belastungsfähigkeit im Falle einer pathologischen subtrochanteren Femurfraktur infolge einer Mamma-Ca-Metastase.

β) **Die Einbringung radioaktiver Stoffe in die Blutbahn zur Strahlenbehandlung maligner Blutkrankheiten.** Die Hämoblastosen sind weder chirurgisch, noch mit Ganzbestrahlung (Nachteile: Mitbestrahlung aller Gewebe und Organe) therapeutisch angehbar. So erscheinen sie von vornherein das gegebene Versuchsfeld für den therapeutischen Angriff unmittelbar von der Blutbahn aus. Es leuchtet ein, daß hierfür nur solche radioaktiven Stoffe in Betracht kommen, die mit dem Blut und der Lymphe allüberallhin transportiert werden und ihrer chemischen Natur nach überall als chemische Elemente aller Zellen und Gewebe im blutbildenden Gewebe abgefangen und gespeichert werden. Es sind dies vor allem die radioaktiven Isotopen der Elemente Kohlenstoff (C^{14}), Natrium (N^{24}) und Phosphor (P^{32}). Da auch noch die Halbwertszeiten zu berücksichtigen sind, hat sich für die Isotopotherapie der Hämoblastosen von den theoretisch in Betracht kommenden Isotopen praktisch nur der **Radiophosphor** therapeutisch bewährt (Näheres über Isotopotherapie bei Hämoblastosen bei HEILMEYER und ODENTHAL 1953). P^{32} (Näheres und Literatur bei ABBATT 1953) kann oral oder intravenös gegeben werden. Die Halbwertszeit beträgt 11,8 Tage. P^{32} ist ein $β$-Strahler und wird großteils durch die Niere, sonst noch durch den Stuhl ausgeschieden.

Für die *Behandlung von Leukämien* empfiehlt sich P^{32} vor allem deshalb, weil im allgemeinen die P-Retention außer im Knochen gerade in denjenigen Organen eine relative Konzentration erfährt, die auch die Hauptlokalisation leukämischer Herde darstellen, nämlich im Bereich des RES, also der Lymphknoten, Leber, Milz und Nieren (ABBATT 1953). Zudem enthält gerade bei Kranken mit chronischen Leukämien das Knochenmark eine größere Menge P^{32} als alle übrigen Organe (HEILMEYER u. ODENTHAL 1953).

Die *Hauptanwendungsgebiete* sind die *Polycythaemia vera* (Neoplasie der erythropoetischen Knochenmarkselemente, klinisch stark erhöhte Erythrocytenzahlen), ferner die *Leukosen* (Neoplasien der leukopoetischen Knochenmarkselemente, klinisch stark erhöhte weiße Blutzellen) in ihren Hauptvarianten der chronisch-myeloischen, der chronisch-lymphatischen und der akuten (stark entdifferenziertzelligen) *Leukämien*, sowie die *Lymphosarkomatosen*, und die *Hämoblastosen des RES* (Morbus Hodgkin, Plasmocytom und die großfollikuläre Lymphoblastomatose, der Morbus BRILL-SYMMERS).

Rein grundsätzlich leuchtet ein, daß die Isotopotherapie solcher Hämoblastosen theoretisch eine Art Idealfall der Krebsbehandlung darstellt, läßt sich ja verlaufsmäßig das Entscheidende cytologisch aus Blutausstrichen usw. aufs beste kontrollieren.

Der wesentliche *Effekt* der Therapie mit P^{32} ist die Senkung der neoplastischen Zellelemente im Blut durch Hemmung ihrer Produktion, sei es im Knochenmark, sei es im RES. Dieser Primäreffekt hat dann je nach Art der Haemoblastose weitere sekundäre Wirkungen wie Verschwinden des Hautjuckens bei der Polycythämie, Rückbildung von Milztumoren bei Leukämien usw.

Der *Hauptnachteil* dieser Isotopotherapie besteht darin, daß mit der erwünschten Senkung der neoplastischen Zellelemente meist auch eine *unerwünschte Senkung der normalen Blutzellen* in deren gesamten Produktionsstätten erfolgt, so daß bei zu hoher Dosis sogar die Gefahr der akuten Thrombocytoponie bzw. Agranulocytose entsteht. Hinzu kommt, daß nicht nur die gesunden blutbildenden Zellen, sondern auch *alle* übrigen *Körperzellen*, besonders in allen zellproliferativen Bezirken, *mitgeschädigt* werden. Es ist eben auch hier wie immer in der Strahlen- und in der Chemotherapie: die Rücksicht auf die gesunden Gewebe und auf den Gesamtorganismus setzt allen diesen chemisch-physikalischen Einwirkungen klare Grenzen. Es ist deswegen auch falsch, immer wieder die Beeinflussung von Zellen in der Gewebekultur gewissermaßen als Idealmethode hinzustellen, weil dabei „Zellen ohne Organismus" behandelt werden. In der klinischen Therapie ist genau umgekehrt die Rücksicht auf den Gesamtorganismus die Schranke, die nicht ungestraft überschritten werden darf. Krebszellen in der Gewebekultur können also aus der Sicht der praktischen Therapie immer nur Vortestobjekte sein.

Die Isotopotherapie der Hämoblastosen führt eben gerade deshalb, weil der Dosierung Grenzen gesetzt sind, nie zur Heilung, doch können die erzielten *Remissionen* gelegentlich Jahre andauern, wobei aber immer zu berücksichtigen ist, daß die Überlebensdauer auch bei unbehandelten Fällen sehr verschieden ist. Sie kann bei der Polycythaemia vera bis zu 10—15, bei Leukämien bis zu 3—4, ja 5 Jahre dauern. Immerhin schätzt SCHERER (1958) bei „Einsatz aller therapeutischen Mittel" die Steigerung der Lebenserwartung auf 50% im Durchschnitt.

Schwerwiegend ist die Frage, ob — bei langdauerndem Krankheitsverlauf — die Strahlen-„*therapie*" mit P^{32} nicht selbst in Einzelfällen strahlen-„*induzierte*" maligne Blutkrankheiten auslöst, eine P^{32}-Behandlung einer Polycythämie z. B. evtl. eine sekundär strahleninduzierte Leukämie. Die Frage ist unseres Erachtens noch nicht entschieden. Man muß bei einer späteren Leukämie nach einer sehr früh begonnenen Polycythämie auch daran denken, daß blastogene Noxen, die dasselbe Knochenmark erythropoetisch schädigten, mit längerer Latenzzeit auch das leukopoetische System geschädigt haben könnten. Auch handelt es sich um eine mehr krebstheoretisch als um eine praktisch wichtige Frage. Immerhin bringt uns das Problem der blastogenen Wirkung von P^{32} zum Bewußtsein, daß alle wirklich wirksame Strahlentherapie eine aggressive, um nicht zu sagen eine „Teufel-Beelzebub"-therapie darstellt.

Die *Dosierung* nach der Faustregel 0,1 ml P^{32} je kg Körpergewicht bedarf der Anpassung an den betreffenden Fall (Thrombocytenwert!) und der laufenden Kontrolle im Blutbild. Andere Isotope, wie Thorium X, Strontium, Yttrium, Arsen haben sich, da sie zu wenig elektiv gespeichert werden, nicht durchgesetzt.

Wir müssen auf die Probleme nochmals bei der Konkurrenzbehandlung der Hämoblastosen, bei der Chemotherapie und der Frage der Kombinierbarkeit zurückkommen, zumal die P^{32}-Therapie bei den Hämoblastosen des RES (Morbus Hodgkin, Plasmocytomkrankheit, Morbus Brill-Symmer) gegenüber der örtlichen Bestrahlung und der Kombination mit der Chemotherapie mehr in den Hintergrund tritt.

γ) Strahlentherapie mit Hilfe organspezifisch gespeicherter radioaktiver Isotopen. Nirgends wird der grundsätzliche Unterschied zwischen radioaktiven Isotopen der unbelebten und der belebten Welt offenkundiger, als bei jener Gruppe von Stoffen, die in der unbelebten Welt in den betreffenden Medien (Luft, Wasser,

Boden) mehr oder minder diffus verteilt sind, während Pflanze und Tier gewisse Isotope in bestimmten Organen und Geweben speichern, anreichern und konzentrieren. Diese Anreicherung in Pflanzen und Tieren ist deswegen so bedeutungsvoll, weil diese wiederum als Nahrung weiteren Lebewesen, besonders aber auch dem Menschen einverleibt werden. Das Verhängnisvolle dabei ist, daß der Organismus radioaktive und nichtradioaktive Elemente überhaupt nicht zu unterscheiden vermag und daß er auch ihm sonst fremde Stoffe, wie Strontium, aufnimmt, um es wie Calcium einzubauen.

Solche Anreicherungspotenzen besitzt z. B. der *Knochen* für Phosphor[32], Strontium [40], Yttrium[90] und Thorium[234]. P[32] wird besonders dicht abgelagert in den verkalkenden Zonen des Knochens, also vor allem im Epiphysen- und im Callusbereich. Es sei in diesem Zusammenhang an die Speicherung des „Heilmittels" „Peteosthor" in den Knochen an Knochentuberkulose erkrankter Jugendlicher und an die dadurch induzierten Peteosthor-Knochensarkome (Näheres S. 465) erinnert.

Die *Leber* speichert Kobalt[60] und Gold[198], ferner Thorotrast, letzteres zusammen mit dem ganzen reticulo-endothelialen System (zugleich Fremdkörperspeicherung von Milz, Lymphdrüse usw.). Die *Muskulatur* reichert Caesium[137] und Barium[137] an und vor allem die *Schilddrüse* Jod[131].

Im Prinzip sollte man meinen, daß es die schlechthin ideale Strahlentherapie sein müßte, wenn Krebsgeschwülste bestimmter Organe dasjenige radioaktive Isotop angeboten bekommen, das ihr Mutterorgan spezifisch speichert. Dieser theoretische Idealfall ist praktisch nur bei der **Radiojodbehandlung maligner Strumen** gegeben.

Die Erfahrungen der Heidelberger Chirurgischen Klinik hierüber sind in Arbeiten von EICHLER u. Mitarb. (1951), LINDER (1951, 1953, dort ausführliche Literatur bis 1952) niedergelegt.

Die Isotopen J[130] und J[131] haben eine Halbwertzeit von 12,6 Std. bzw. 8 Tagen. Wie Kontrollen mit dem Geiger-Müller-Zählrohr zeigen, werden 80% des zugeführten Radiojods in der Schilddrüse gespeichert. Es wird daher und wird leider auch heute noch zum Studium der Schilddrüsenphysiologie verwendet (HERTZ und ROBERT 1946). Kröpfe mit Erscheinungen des Hyperthyreoidismus sprechen auf Radiojod gut an (vgl. CHAPMAN und EVANS 1946), doch erscheint diese Therapie wegen der späteren Myxödem- und besonders Krebsgefahr unseres Erachtens schwer vertretbar. Bei dem Krebs der Schilddrüse hängt der strahlentherapeutische Effekt ganz davon ab, ob das Krebsgewebe so hoch differenziert ist, daß es die Fähigkeit der Jodspeicherung noch besitzt. In diesen allerdings seltenen Fällen bringt die Radiojodtherapie erstaunliche Erfolge.

So berichten als erste SEIDLIN u. Mitarb. (1946) über einen Fall eines metastasierenden Schilddrüsencarcinoms: 1932 war die totale Strumektomie ausgeführt worden, ohne daß Hypothyreoidismus auftrat. 15 Jahre später mußte eine extradurale, histologisch gut ausdifferenzierte Metastase durch Laminektomie entfernt werden. In den beiden folgenden Jahren kam es zu Metastasen in verschiedenen Knochen und in beiden Lungen. Röntgentherapie blieb erfolglos. Auf Radiojod (Jod in allen Metastasen röntgenologisch nachweisbar!) anhaltende Besserung, Gewichtszunahme und Umwandlung des Hyper- in einen Hypothyreoidismus unter Rückbildung der Metastasen im Röntgenbild. Keine nachteiligen Folgen! Aus einem solchen Beispiel erhellt der grundsätzliche Vorteil, daß Primär- oder Rezidivtumor *und* Metastasen zu gleicher Zeit angegangen werden.

FOOTE und seine Mitarbeiter (1947) machten bei 19 Fällen von Schilddrüsencarcinom nach oraler Verabfolgung von J[131] Gewebsschnitte und „Radioautogramme" (Gewebsstücke auf Röntgenfilm aufgelegt). In 10 Fällen (5 metastasierende Strumen und 5 follikuläre Adenocarcinome) waren die Autogramme positiv als Beweis, daß J wirklich gespeichert war. Es zeigte sich auch hier (wie zu erwarten!), daß zwischen der Höhe der Differenzierung und der Speicherung des Jods eine enge Korrelation bestand. FOOTE und seine Mitarbeiter glauben, daß vermutlich nur etwa 15% aller malignen Strumen Radio-Jod speichern werden.

Ob nun ein Fall anspricht oder nicht, läßt sich ziemlich sicher dadurch testen, daß man die *Jodspeicherung* maligner Strumen und ihrer Metastasen durch eine *Tracerdosis* am einfachsten mit Hilfe eines Zählrohrs oder eines Szintillationszählers mißt. Es zeigt sich dann, daß die verschiedenen Formen maligner Strumen je nach ihrer Ausdifferenzierung ganz verschieden speichern, reife Formen, wie z. B. metastasierende Schilddrüsenadenome bis zu 75% und unreife Formen oft genug überhaupt nicht. So wird es verständlich, daß alles in allem *nur 10—15% der malignen Strumen auf Radiojod ansprechen.*

Nun lassen sich allerdings primär nicht-speichernde *Schilddrüsencarcinome* bis zu einem gewissen Grade *zwingen*, doch noch *zu speichern*, wenn man zunächst noch vorhandenes normales *Schilddrüsen-*, bzw. *Strumagewebe* oder die maligne Struma so radikal wie möglich *operativ entfernt*. Es wird dann mit dem Wegfall des Hauptspeicherorgans das restierende Ca-Gewebe dazu gebracht, nun doch noch Jod, jedenfalls mehr als zuvor, aufzunehmen und so die Krebszellen zum Hauptsitz und zugleich Wirkungsort der Strahlenwirkung werden zu lassen. Eine andere weniger erfolgssichere Methode besteht in der primär weitgehenden Ausschaltung der Schilddrüsenfunktion durch vorherige *Thiouracilbehandlung*. Man erwartet von ihr eine Jodverarmung in dem noch vorhandenen Schilddrüsengewebe und dadurch, wenn erst die Schilddrüse für Jod weitgehend blockiert ist, eine erhöhte Aufnahme von Radiojod in der malignen Struma. Auch durch *thyreotropes Hormon* hat man die Speicherung von radioaktivem Jod im Ca-Gewebe der Schilddrüse zu steigern versucht.

Fälle von Rückbildung maligner Strumen, die einer klinischen Heilung nahekommt, d. h. *remissionsfreier langer Überlebensdauer*, sind vielfach beschrieben worden. Der bereits zitierte Fall von SEIDLIN u. Mitarb. war noch 17 Jahre nach der Strumektomie am Leben. Der Verfasser verfügt über einen noch dramatischer verlaufenen Fall, bei dem die klinisch erscheinungsfreie *Überlebensdauer* inzwischen *über 15 Jahre* hinweg gesichert ist.

P. W., damals 40jähriger Schreiner, 1946 Strumektomie. Der Kropf war in Jahresfrist gewachsen. 1948 Rezidivoperation. Histologisch: Adenocarcinom der Schilddrüse, teils solid, teils alveolär gebaut. 1950 erneutes Rezidiv. Röntgenbestrahlung ohne Effekt. Wegen Erstickungsgefahr Tracheotomie. Am 9. 7. 1950 stationäre Aufnahme. 20 kg Gewichtsabnahme. Körpergewicht 47,2 kg bei 1,65 m Körpergröße. Rezidiv der malignen Struma steinhart, Haut darüber nicht verschieblich. Tracerdosis: Jodspeicherung des Rezidivs. Kein Anhaltspunkt für Metastasen. Nunmehr in 10 Einzeldosen insgesamt 116 mC J^{131}. Innerhalb von 7 Monaten 16 kg Gewichtszunahme. Wieder arbeitsfähig. In einer 2. Serie in 11 Einzeldosen 314 mC J^{131}, Gewichtszunahme insgesamt von 47,2 auf 66,8 kg. Kein Myxödem (Schilddrüsenrest speichert noch Jod!). Später Dekanülierung! Bis Anfang 1962 klinisch frei von Krankheitserscheinungen — über 15 Jahre nach der primären Resektion der sicher damals schon (als maligne verifiziertes Rezidiv innerhalb eines Jahres!) malignen Struma.

Solche Remissionen werden verständlich, wenn man in den günstig reagierenden Fällen sieht, wie durch die innere Bestrahlung von den radiojodspeichernden Zellen aus das Tumorgewebe weitgehend zugrunde geht bzw. degeneriert und wie das ganze Organ in eine derbe schwielige-fibröse Masse umgewandelt wird (Abb. 200).

Bei dieser Gelegenheit eine kleine Randbemerkung: Chirurgie und Strahlenheilkunde stehen fortgesetzt in wechselseitiger Konkurrenz und unter gegenseitiger Kontrolle. Das ist natürlich nur gut, sofern man wenigstens das Prinzip der Arbeitsteilung einerseits und Zusammenarbeit andererseits als verpflichtend anerkennt. Zu der *Kritik*, die der Chirurg an der Fachsprache der Strahlenheilkunde übt, gehört die nach seiner Ansicht nicht immer gerechtfertigte Übernahme chirurgischer Termini in den Sprachgebrauch. So bestehen Zweifel, ob es sinnvoll ist, von einer „*Röntgenkastration*" zu sprechen. Abgesehen davon, daß man den Ausdruck auf „Kastration" wegen der biologischen Folgen auf die operative Keimdrüsenentfernung in der Jugend beschränken sollte, ist es direkt zweifelhaft, daß eine „Kastrationröntgenbestrahlung" biologisch einer „Kastration" gleichkommt. Sie schaltet zwar die Ovulation aus, eine dauernde Hormonausschaltung erscheint uns aber nicht bewiesen und — das Organ bleibt! Der

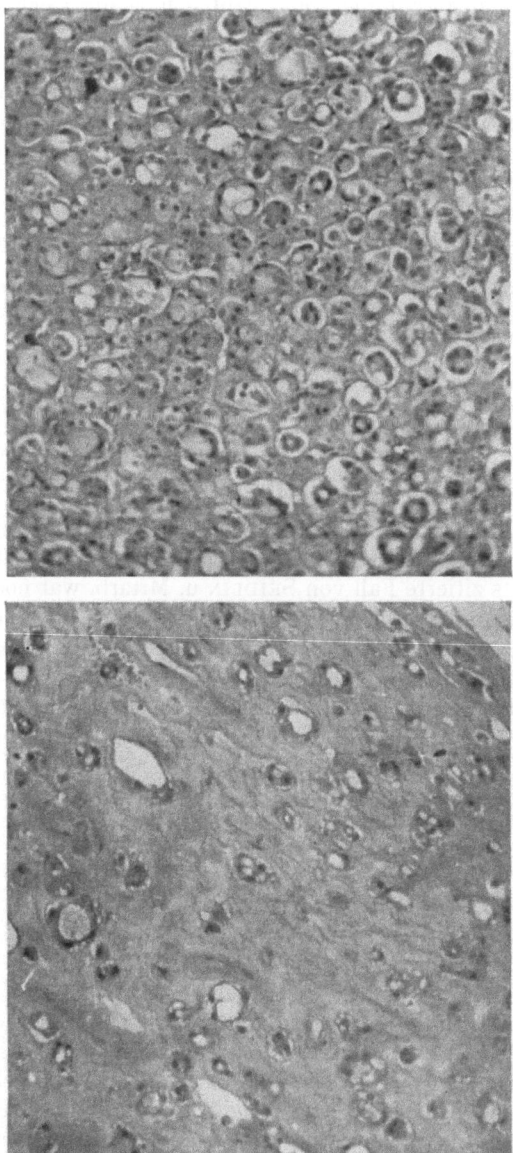

Abb. 200. Histologische Veränderungen einer malignen Struma („metastasierendes Adenom") nach Radiojodbehandlung (insgesamt 225 mC J[131]). Oben: vor der Behandlung. Unten: Follikeluntergang. Kernpygnose, interstitielle Fibrose (Beobachtung der Chir. Univ. Klinik Heidelberg. Veröffentlicht von O. EICHLER u. Mitarb. 1951)

Ausdruck Ovarialausschaltung durch Bestrahlung würde unseres Erachtens der Tatsächlichkeit besser entsprechen. Auch die Termini *„Radiostrumaresektion"*, *„Röntgen-WERTHEIM", „Strahlenhypophysektomie"* scheinen uns unangebracht. Die betreffenden Organe bleiben ja im Organismus drin.

6. Supervolttherapie

Unter *Super-* (synonym: *Mega-*) *Volttherapie* versteht man alle Strahlungen mit mehr als 1 Million Volt Quantenenergie, gleichviel ob diese strahlende Energie ultraharten Röntgen-, γ-, Elektronenstrahlen, Protonen oder Neutronen entstammt. Durch die Steigerung der Strahlenenergie — wir folgen in der Darstellung hauptsächlich dem neuesten Werk von BECKER und SCHUBERT (1961) — werden noch höhere Tiefendosen, größere Haut- und Gewebeschonung und eine bessere Gesamtverträglichkeit angestrebt. In der Praxis der Strahlenbehandlung ist die Supervolttherapie an hochkomplizierte und kostspielige *Apparaturen* gebunden. Über die Entwicklung dieser modernen Art der Strahlenbehandlung, über ihre Geräte und deren Konstruktionsmerkmale berichtet zusammenfassend SCHEER (1961).

Die praktisch wichtigste Rolle spielen heute sog. *Telegammageräte*. Eine Telegammatherapie wird ermöglicht durch Apparaturen, die man — des notwendigen Strahlenschutzes wegen — so monströs bauen muß, daß es verständlich erscheint, daß man dafür die Begriffe der „*Radium-* bzw. *Kobalt-, Caesium-* oder *Iridiumkanone*" bzw. „*-bombe*" geprägt hat. Heute arbeitet man aus wirtschaftlichen Gründen meist mit der *Telekobaltanlage* — wegen der durchdringenden γ-Strahlung auch *Gammatron* genannt. Ein solches Gerät entwickelt Aktivitäten bis zu 2000 (!!) Curie. Das entspricht etwa 2 kg (!!!) Radium.

Solche Telecuriegeräte haben den *Vorteil*, daß sie, wenn sie erst einmal beschafft sind, keiner weiteren Energiezufuhr, daher keinerlei weiteren Betriebs- und insbesondere auch keiner weiteren Reparaturkosten bedürfen, andererseits den Nachteil, daß sie nicht abgeschaltet zu werden vermögen und demzufolge auch bei der Einstellung auf den zu bestrahlenden Herd und auch bei Nichtbetrieb sehr umfangreicher und sehr teurer Strahlen-Schutzmaßnahmen bedürfen. Das ist eben das Besondere jedes Telegammageräts: es „strahlt" auch, auch wenn es nicht „bestrahlt"! Es strahlt in Permanenz. Nicht auszudenken, was passierte, wenn etwas passierte!

Nicht immer wird es so sein, wie bei der 2000-Curie (!!)-Telekobaltanlage in Moabit (BIRKNER 1959), bei der die 2 m dicken Betonwände und die 2,5 m dicke Betondecke eines ehemaligen Operationsbunkers von vornherein einen vorzüglichen Strahlenschutz abgeben. (Näheres BIRKNER und KOSSEL 1960.)

Ein solches ferngesteuertes, serienmäßig lieferbares *kanadisches Telecurie-Gerät* leistet 20 r/min bei 1 m Focus-Haut-Distanz. Über ein *deutsches Kobalt-Fernbestrahlungsgerät* sowie über die zur Verbilligung notwendige Typisierung und Standardisierung solcher Apparaturen sowie über ihre Strahlenschutzprobleme sprach WALTER (1959) auf dem Deutschen Röntgenkongreß 1958. SCHEER berichtet 1961, daß bis Anfang 1959 nach den Ermittlungen der Internationalen Atomenergie-Organisation (IAEO) 708 Fernbestrahlungsgeräte mit künstlichen radioaktiven Strahlenquellen in Betrieb waren. Davon waren 689 mit Kobalt^{60}, 18 mit Caesium ^{137} und eine mit Iridium^{192} betrieben. Die neuesten deutschen Kobalt^{60}-Telegeräte entwickeln eine Stärke bis zu 3000 Curie.

Für die Auswahl dieser Isotopen ist ihre γ-Strahlung hoher Quantenenergie, ihre lange Halbwertszeit, die Herstellung hoher Aktivitäten und ihre Preisgünstigkeit entscheidend. Technisch spielen bei diesen Apparaturen die Abschirmgehäuse gegen eine allseitige Ausstrahlung, die Verschlüsse für die Freigabe und für den Abschluß der Bestrahlung und die Blenden für die Begrenzung der Bestrahlungsfelder eine wichtige Rolle.

Diesen Telegammageräten gegenüber kommt heute den „*Hochspannungsbeschleunigern*" — sie erzeugen Röntgenstrahlen bis zu einer Energie von 2 MeV — kaum mehr eine Bedeutung zu.

Dagegen sind Geräte, welche Elektronen auf einer Kreisbahn beschleunigen („*Umlaufbeschleuniger*"), wie vor allem das *Betatron* und (vereinzelt) auch „*Linearbeschleuniger*", (bis zu 45 MeV Energie!) vielfach in Gebrauch. Vor allem ist es das *Betatron*, welches zu Leistungssteigerungen der Strahlentherapie geführt hat (Näheres über sein Prinzip s. bei DU MESNIL DE ROCHEMONT 1958, über Physik und Technik bei WIDERÖE 1959 sowie bei SCHEER 1961).

Nach der Darstellung von WIDERÖE werden Elektronen durch magnetische Führungsfelder gesteuert, zu einer fortlaufenden Kreisbewegung mit sehr vielen Umläufen gebracht. Sie gewinnen bei jedem Umlauf Energie, um schließlich bei millionenfachen Umläufen (fast Lichtgeschwindigkeit!) eine sehr große Energie (bei der Apparatur WIDERÖE z. B. 35 MeV = Millionen Elektronen-Volt) zu erreichen. Nach beendigter Beschleunigung werden die hochenergetischen Elektronen entweder in einer Antikathode abgebremst und erzeugen dabei eine ultraharte Röntgenstrahlung, oder sie werden aus der Vakuumröhre herausgebracht und treten als tiefentherapeutisch verwendbare β-Strahlen aus. Ein solches Gerät liefert also ultraharte Röntgenstrahlen *und* „schnelle Elektronen", die beide wahlweise verwendet werden können.

SCHINZ (1957) und COCCHI rühmen dem *Betatron* nach, daß es bei mäßiger Allgemeinreaktion möglich ist, bei geringer Belastung der Körperoberfläche eine relativ hohe und homogene Strahlenmenge an einen tiefgelegenen Tumor heranzubringen. Vor allem absorbiert Knochen nur so viel wie die Weichteile, während er bei der „konventionellen" Röntgenbestrahlung das $2^1/_2$fache wie die Weichteile absorbiert. Die Hauptanwendungsgebiete umfassen tiefliegende Tumoren (Oesophagus, Magen-Darm-Trakt, Lungen, Nieren, Uterus, Ovar, Vagina, Harnblase) und knochenbedeckte Tumoren (Nebenhöhlen, Epi- und Mesopharynx und intrakranielle Tumoren) und solche der Knochen selbst.

BECKER u. Mitarb. (1959) haben an Hand der mit der Heidelberger *15-MeV-Elektronenschleuder* gemachten Erfahrungen zur Beeinflussung der Dosisverteilung noch zusätzliche Spezialmethoden (Gitterbestrahlung, Metallfolienbestrahlung für intracutane Herde größerer Ausdehnung und zur Schonung oberflächlich gesunder Bezirke, Bewegungsbestrahlung, Kombination mit Röntgentiefentherapie) erweitert. Es werden viele spezielle Beispiele für die Oberflächen-, „Halbtiefen-" und Tiefentherapie gebracht. Mitteilungen über *klinische Erfahrungen mit dem Betatron* liegen vor von BODE u. Mitarb. (1950), von SCHUBERT (1950), von SCHUBERT und OBERHEUSER (1959, Mamma-Ca), von SCHUBERT, SCHMERMUND und OBERHEUSER (1960 gynäkologische Carcinome), von SCHINZ (1954, 1958), von SCHINZ, FRITZ-NIGGLI und SCHÄRER (1955) u. a.

Im Prinzip gleichartige Betatron-Anlagen finden sich u. a. in Erlangen, Tübingen, Heidelberg, Zürich, Karlsruhe, Hamburg.

Gleichviel ob nun ultraharte Röntgenstrahlen, schnelle Elektronen oder andere energiereiche Corpuscularstrahlen zur Anwendung kommen, die *biophysikalische Wirkung der Supervolttherapie* (Näheres DITTRICH u. Mitarb. 1961) ist gegenüber der konventionellen Röntgentherapie im letzten Grunde nicht allzu verschieden. Das Wichtigste ist, daß mit der Zunahme der relativen Tiefendosis bei der Behandlung bösartiger Geschwülste *höhere Tumordosen* erreicht zu werden vermögen. Ob damit freilich eine Umwälzung der Strahlentherapie verknüpft ist, erscheint vorläufig wenigstens noch fraglich.

Den Chirurgen interessieren natürlich vor allem die *Bestrahlungsergebnisse* bei denjenigen Krebsformen, bei denen auch die operative Behandlung nur dürftige Heilergebnisse aufzuweisen hat, also besonders beim Bronchialkrebs. Das *Czernykrankenhaus* in Heidelberg hat die kurative Supervolttherapie bei 119 Bronchialcarcinomen durchgeführt. Die einjährige Überlebensziffer betrug bei den „kurativ bestrahlten" Fällen 42,6% gegenüber 30,9% bei der Röntgenbewegungs- und 35% bei der Röntgensiebbestrahlung.

7. Strahlenschäden

Bei den Strahlenschäden muß man zwischen Früh- und Spätschäden unterscheiden. Die *Erfahrungen mit dem akuten Strahlensyndrom* stammen von Atombombenexplosionen in Hiroshima, Nagasaki, vom Bikini-Atoll und von den Exponierten auf den Marshall-Inseln ferner von Reaktorunfällen in Los Alamos, im Argonne National Laboratory, in Jugoslawien, Oak Ridge und kürzlich in Idaho Falls. Im akuten Stadium stehen Symptome von seiten des vegetativen Nervensystems, des hämatopoetischen Apparates (Leuko-, Thrombo- und Lymphocytopenie), vom Magen-Darm-Kanal und von seiten der Keimdrüsen im Vordergrunde. Solche Frühschäden spielen in der Strahlenbehandlung maligner Tumoren kaum eine Rolle.

Vom Standpunkt der Cancerologie interessieren natürlich besonders die *Spätschäden* und hier — neben den genetischen (s. MARQUARDT und SCHUBERT 1959) und hämatologischen Schädigungen sowie der Minderung der Lebenserwartung — vor allem die *Fruchtschäden* (Zunahme angeborener Mißbildungen und angeborener Mißbildungstumoren) und sodann die spätere *Tumorinduktion* (Test Leukämien!).

Doch gehören diese Fragen teils ins Kapitel 6 (angeborene und frühkindliche Tumoren) teils ins Kapitel 10 (Krebs durch physikalische Schädigungen) und sind dort bereits abgehandelt worden. Auch ist hier nicht der Ort, auf die *Strahlengefährdung des Menschen* und auf den *Strahlenschutz* als solchen einzugehen. Davon wird im 17. Kapitel über „Krebsverhütung" zu sprechen sein.

An dieser Stelle handelt es sich nur um *Strahlenschäden im* unmittelbaren *Zusammenhang mit der Strahlentherapie*. Ist die Krebsoperation belastet durch postoperative Funktionsausfälle, manchen Organverlust und durch die Operationsmortalität, so die Strahlentherapie durch vielerlei **Strahlenschäden:** nil prodest, quod non possit laedere idem.

Im Vordergrund stehen natürlich *Schädigungen der Haut und ihrer Anhangsgebilde*. Aber wie überall, so auch hier: „Schaden macht klug". Erinnern wir uns in diesem Augenblick, daß es die erstbeobachtete Röntgen-Dermatitis war, die erstmals auf den biologischen Röntgen-Effekt hinwies. So gering hinsichtlich der Strahlenempfindlichkeit die interindividuellen Unterschiede sind, so beachtlich sind die regionalen Unterschiede beim gleichen Menschen. So ist z. B. die sehr viel dünnere Haut der Leisten und der Achselhöhlen sehr viel empfindlicher als die jeweils angrenzender Hautpartien. Auch sonst bestehen erhebliche Unterschiede je nach Feldgröße, Strahlenqualität (hart oder weich) ein- oder mehrzeitiger Bestrahlung, vorausgegangener Operation, Narbenverhältnissen usw. Allgemeinkrebspathologisch interessiert aber weniger die Früh-Hautreaktion (Dermatitis exfoliativa bullosa, Haarausfall usw.), als der *Spätschaden der Haut* (Induration, Trockenheit, Rissigkeit der Haut, Haarverlust, Pigmentverschiebungen, Teleangiektasien, fibröse Umwandlung der subcutanen Bindegewebe, Sklerosierung der Gefäße usw.).

Alle diese Veränderungen hinterlassen aber nicht nur einen locus minoris resistentiae der Haut, und zwar in vielfacher Hinsicht, sondern sie betreffen auch vielfach *tiefer gelegene Gewebe* und Organe. Wir übergehen an dieser Stelle die Rückwirkungen auf das lymphatische System und auf die blutbildenden Gewebe (Näheres 9. Kapitel, S. 466), müssen jedoch darauf hinweisen, daß jeweils im Strahlenbereich selbst *nicht erkrankte Organe*, wie z. B. die *Speicheldrüsen*, mit Funktionseinbuße, die *Mamma* bei Bestrahlung in der Jugend mit Hypoplasie, die *Lungen* mit „Strahlenfibrose", der *Dünndarm* mit Atrophie seines lymphatischen Gewebes, *Knochen* mit strahleninduzierter Osteoporose und erhöhter Spontanfrakturgefahr, *Knorpel* mit Knorpelnekrose und *Keimdrüsen* je nach Dosis mit Störungen der Keimzellenreifung, Drüsenatrophie, Sterilität reagieren und während der Gravidität zu *Abort* oder schweren *strahleninduzierten Mißbildungen* Anlaß geben können.

Der schwerstwiegende Spätschaden ist das *Röntgenulcus* und das häufig daraus sich entwickelnde *Röntgencarcinom*. Letzteres ist zugleich das Musterbeispiel auch für andere strahleninduzierte maligne Tumoren. Nun sind das Röntgencarcinom und sarkom-, sowohl der Haut, wie das innerer Organe, ebenso wie der Radiumkrebs nach therapeutischer Radiumanwendung, ebenso wie sonstige *strahleninduzierte maligne Tumoren* (Knochensarkome bei Leuchtzifferblattmalerinnen, Schneeberger Lungenkrebs, Thorotrasttumoren, Peteosthorsarkome, Leukämien usw.) bereits im 9. Kapitel (S. 456ff.) so ausführlich besprochen worden, daß hier nur ein summarischer Hinweis nötig ist.

An dieser Stelle nur eine kurze Bemerkung über die *Behandlung von Röntgencarcinomen der äußeren Weichteile*. Da unseres Erachtens bei jedem strahleninduzierten Ca jede weitere Strahlentherapie ausscheidet, kommt nur die möglichst frühzeitige *Elektroexcision breit im Gesunden mit* sofort anschließender *plastischer Deckung* in Betracht.

Erst kürzlich hat der frühere Mitarbeiter des Verfassers R. GEISSENDÖRFER (1960) eindrucksvolle Fälle operativ behandelter Röntgenulcera und -carcinome veröffentlicht.

Die Forderung auf operative Frühbehandlung gilt natürlich auch für die *Röntgenulcera*. Doch kommen wir darauf im 17. Kapitel über „Krebsverhütung" ausführlicher zu sprechen.

Nur nebenbei: Wer allem Spät-Schaden früh begegnet, kommt damit zugleich meist auch dem Spät-Anspruch auf Haftung zuvor. Solche *Haftpflichtansprüche* können auf dem Krebssektor wenigstens im allgemeinen nur Krebsgeheilte stellen. Nicht-Geheilte klagen nicht. Ein Kranker mit Spätschaden hat ex post immer den Vorwurf zur Hand, der Strahlentherapeut hätte (10 oder 20 Jahre zuvor!) „aufklären" müssen. Die „Aufklärungspflicht" ist ein Haken, an den man malignerweise den Radiologen „aufhängen" kann, auch wenn er das Leben gerettet hat.

Zusammenfassung. Stellt man die *Strahlentherapie* hinein in den weiteren Rahmen der allgemeinen Cancerologie, der klinischen Medizin und der allgemeinen Biologie, so muß man davon ausgehen, daß vom *Haupttherapeutikum* der Radiologie, *den strahlenden Energien* biologisch nur bekannt ist, womit die Wirkung physikalisch beginnt — das ist die Ionisation —, während alles, was im lebenden und im Geschwulstgewebe an *atomaren und molekularen Vorgängen* (wahrscheinlich in langen Kettenreaktionen) in Gang gesetzt wird, noch so gut wie völlig *in Dunkel gehüllt* ist. Es ist dies jedoch nicht zu verwundern, spielen sich ja die Strahlen-Wirkungen an elementaren Lebensvorgängen ab, die solange rätselhaft sein werden, als die Prinzipien des Lebens selbst noch rätselhaft sind.

Es muß biologisch aber wohl einen tiefreichenden Grund haben, wenn der Hauptrepräsentant strahlender Energien, wenn die gleichen *Röntgenstrahlen*, die *Krebszellen* zu *letalisieren*, *Körperzellen* zu *cancerisieren* und *Keimzellen* zu *mutieren*, d. h. Änderungen im genetischen Substrat derselben auszulösen vermögen.

Die vom Verfasser seit 1928 vertretene *unitarische These* geht dahin, daß nur das Ausgangszellmaterial (Keim-, Körper- oder Krebszellen) verschieden ist, während *der intracelluläre* bzw. intranucleare *Vorgang* im Prinzip *ein einheitlich gleicher*, nämlich ein chromosomal- oder genisch-mutierender sein muß, wenn anders man die Dreiheit von Röntgeneffekten einheitlich interpretieren will.

Nach der im 11. Kapitel entwickelten *Mutationstheorie* beruht die Strahlentherapie darauf, daß die ionisierenden Strahlen durch mehrere Treffer ins Steuerungszentrum der Krebszellen deren schwere Schädigung oder Tötung bewirken. Selbstverständlich sagt eine solche *Theorie der Strahlentherapie* nichts aus über die biochemische Kettenreaktion, die von der Ionisation eines bestimmten Zellareals zur irreversiblen Zellschädigung führt, sie stellt aber arbeitshypothetisch die Strahlenwirkung hinein in den Rahmen, der wohl allein die schließliche Endaufklärung bringen wird. Eine solche Theorie der Strahlentherapie ist um so werbender, als sich alle strahlenphysikalischen Tatsachen, wie Dosisabhängigkeit, Zeitfaktor, Ionendichte je Gewebsvolumen usw. ohne weiteres mit den Tatsachen der Strahlengenetik in Einklang bringen lassen.

Die *Grundvoraussetzung aller Strahlentherapie* ist die naturgegebene, ihrem Wesen nach ungeklärte *Verschiedenheit in der Strahlenempfindlichkeit der Krebszellen und der der Körperzellen*. Wären die Krebszellen nicht „von Natur aus" strahlensensibler, gäb's auch keine Strahlentherapie. Würde Krebs zerstört, würde auch das gesunde Gewebe mitzerstört. So ist der Strahlentherapeut, wenn man ein Bild gebrauchen darf, dem Wanderer auf einem Grat vergleichbar. Auf der einen Seite droht die Mitzerstörung gesunden Gewebes, auf der anderen die Nichtzerstörung des Krebsgewebes. Daß die „Gratwanderung" überhaupt möglich ist, ist das Werk der Wissenschaft, und daß die „Gratwanderung" erfolgreich bewältigt wird, diese Ausnutzung und Anwendung der Wissenschaft, das ist eben die Kunst der Strahlentherapeuten.

Wie in der operativen Krebstherapie, so hat sich auch in der Strahlenheilkunde der starre Schematismus, der Radikalismus und der *Ultraradikalismus* nicht bewährt. Wenn auch ohne weiteres zuzugeben ist, daß es der Methodik gelungen ist, im Laufe der Zeit die Herddosen wirksam zu erhöhen, so ist aber doch die „*Carcinomvernichtungsdosis*" im Sinne einer in jedem Falle erzielbaren Strahlenvernichtung aller Krebszellen ein Wunschtraum geblieben. Sind sie auch hinausgerückt, so sind doch die *Grenzen* geblieben, die die Rücksicht auf die Haut und auf die gesunden Gewebe auch der Strahlentherapie gezogen hat und weiterhin zieht.

Wie die operative Behandlung seit Kriegsende, so hat auch die Strahlentherapie in den letzten 15—20 Jahren eine völlige *Neuorientierung* erfahren. In der alten Röntgen- und Radiumtherapie sind große Fortschritte im Apparatebau, vor allem bei der Supervolttherapie und bei Bestrahlung mit ultraharten Strahlen, neue Methoden hinsichtlich der technischen Applikation und vor allem der Ausbau der Isotopentherapie neu hinzugekommen.

Sehr viel Förderung hat die Strahlentherapie von der *Strahlengenetik* her erfahren. Freilich ist der Übergang vom physikalischen Elementarvorgang der Ionisation bis zum biologischen Effekt immer noch in Dunkel gehüllt. Sicher ist nur: eine *spezifisch krebsheilende Wirkung strahlender Energien auf Tumorzellen in vivo gibt es nicht*.

Rein empirisch basiert die Strahlentherapie maligner Tumoren darauf, daß die immer weniger hoch differenzierten Tumorzellen im allgemeinen strahlenempfindlicher sind als die voll ausgereiften Somazellen. Bei der „Bestrahlung von innen", wie sie vor allem bei der intrakavitären Radiumbestrahlung und der Applikation radioaktiver Isotopen, sei es intrakavitär, interstitiell oder von der Blutbahn aus wirksam wird, ist es die Rücksicht auf *die physiologisch stark proliferierenden Gewebe* (besonders des hämatopoetischen Apparates) und die Rücksicht auf den *Gesamtorganismus*, die der Strahlentherapie Schranken aufrichtet, die durchaus nicht immer zu überwinden sind.

Die Erfolgsaussichten der Strahlenbehandlung sind aber nicht nur durch die Rücksicht auf die Haut, auf die umgebenden Gewebe, auf die physiologisch stark proliferierenden Gewebe (vor allem des hämatopoetischen Apparates) und auf den Gesamtorganismus begrenzt, sie finden auch noch in der biologischen Natur der Geschwülste, ihrer Ausdehnung, Zugänglichkeit und in den Risiken von seiten der Nachbarorgane ihre Grenzen.

So nimmt es nicht wunder, daß auch die Strahlentherapie, genau so wie die operative, klarer und strenger *Indikationsstellung* bedarf, soll sie nicht in Mißkredit geraten und evtl. sogar mehr Schaden stiften als die Geschwulstkrankheit selbst.

Alle diese Gründe machen es verständlich, daß sich die *operative und die Strahlentherapie* unter Arbeitsteilung hinsichtlich ihrer spezifischen Methoden andererseits zur Zusammenarbeit *zusammenfinden* müssen, sollen im Interesse der Kranken, evtl. auch noch unter Zuhilfenahme der Chemotherapie, das jeweils Bestmögliche geleistet werden.

Innerhalb der Strahlentherapie gehört die alte Röntgen- und Radiumtherapie noch lange nicht „zum alten Eisen", vielmehr hat die Fortentwicklung je nach dem betreffenden Fall nicht die früher angestrebte maximale, sondern die jeweils optimale Anwendungsform zu suchen und auszuwählen.

Die Möglichkeiten der Methodenwahl sind sehr viel größer geworden, seit die Varianten hinsichtlich Strahlungsqualität, bezüglich der zeitlichen Dosisverteilung und hinsichtlich der technischen Applikation so zahlreich geworden sind. Freilich muß zugegeben werden, daß sich die anfänglich überschwenglichen Hoffnungen auf die *Isotopentherapie* doch nur zum Teil erfüllt haben. Auch in scheinbar ideal gelagerten Situationen, wie z. B. bei der Isotopentherapie der malignen Haemoblastosen, oder bei der elektiven Speicherung eines Isotops im tumorbefallenen Organ, wie beim Schilddrüsencarcinom, sind (unbeschadet bestechend eindrucksvoller Einzelfälle) — summa summarum — die Ergebnisse enttäuschend.

„Der Gedanke, daß, wie z. B. beim Radiojod in der Behandlung des Schilddrüsenkrebses, die Krebszellen selbst Sitz und Wirkungsort einer Strahlenwirkung beschränkter und dosierbarer Höhe sein könnten, hat etwas Umwälzendes an sich." Dieser Gedanke (1. Aufl., S. 683) hat leider nicht das gehalten, was man sich damals versprechen zu dürfen glaubte.

Nirgends anders bestätigt sich das vor 30 Jahren ausgesprochene Wort des großen Geschwulstmorphologen BORST (1931) so treffend, wie in der Isotopentherapie maligner Tumoren: „An isolierten, im Glase gezüchteten Zellen wird das (in unserem Zusammenhang therapeutische) Krebsrätsel nicht gelöst werden, sondern am geschwulstkranken *Organismus*": Die Rücksicht auf den Gesamtorganismus setzt der Strahlentherapie ihre klaren Grenzen.

Auf der anderen Seite ist es völlig zweifelsfrei, daß sie eigene *Heilziffern* aufweist und daß sie an der Gesamtleistung der Krebsbekämpfung sich ihren beachtlichen Anteil gesichert hat.

Ein so aggressives Therapeuticum, wie die strahlenden Energien der Radiologen haben natürlich ihre spezifischen *Folgen, Risiken und Gefahren*. Die schwerstwiegende Auswirkung ist *das strahleninduzierte Carcinom bzw. Sarkom*. Allerdings ist die Zahl der durch Bestrahlung selbst ausgelösten malignen Tumoren gering. Sie kann nicht groß sein, weil einerseits die Quote der ausschließlich strahlentherapeutisch geheilten Krebskranken relativ beschränkt ist und weil andererseits die Lebenserwartung der endgültig Geheilten im Durchschnitt geringer ist, als die Latenzzeit der durch die Bestrahlung ausgelösten Krebse.

Die letztlich zahlenmäßig geringe Bedeutung ändert prinzipiell nichts an der *Sonderstellung der Strahlentherapie* nach der Richtung, daß ihr Mittel der Heilung, ihr „Heil-Mittel", nämlich die ionisierende Strahlung, gerade bei den Krebsgeheilten (beschränkt auf ihren therapeutischen Wirkungsbereich), neuen Krebs zu verursachen vermag, daß also — überspitzt formuliert — die Strahlentherapie die Krankheit, die sie bekämpft, in seltenen Ausnahmefällen in anderer Form bei den Geheilten als „Strahlenkrebs" neu zu erzeugen vermag.

Nicht prinzipiell, sondern realistisch gesehen, ändert das natürlich nichts an der Tatsache, daß in der Krebsbekämpfung nach der operativen Behandlung die Strahlentherapie bald in Zusammenarbeit mit ersterer, bald unabhängig von ihr, direkt und indirekt an der Heilquote aller Krebsformen und aller Stadien in einem erheblichen Maße beteiligt ist.

Sie ist eine wichtige Waffe im Kampf gegen den Krebs, aber es ist klar, wir müssen nach weiteren Waffen Ausschau halten.

Literatur
a) Lehrbücher, Monographien, zusammenfassende Darstellungen

BAUER, K. H.: Mutationstheorie der Geschwulstentstehung. Berlin 1928. — Aktuelle Krebsfragen. Langenbecks Arch. klin. Chir. 287, 19 (1957). — Fortschritte der klinischen Krebspathologie. Langenbecks Arch. klin. Chir. 295, 54 (1960). — BECKER, J., u. K. E. SCHEER: Betatron und Telekobalttherapie. Berlin, Göttingen, Heidelberg, Springer 1958. — BECKER, J., u. G. SCHUBERT: Die Supervolttherapie. Stuttgart 1961. — BUSCHKE, F., S. T. CANTRILL and H. M. PARKER: Supervoltage Roentgentherapy. Springfield 1950.

CARTELLIERI, W., A. HOCKER, A. WEBER u. W. SCHNURR: Taschenbuch für Atomfragen. Bonn 1960. — CHAOUL, H.: Die Nahbestrahlung. Leipzig 1944. — CHAOUL, H., u. F. WACHSMANN: Die Nahbestrahlung. 2. Aufl. Stuttgart 1953.

DELARIO, A. J.: Roentgen, radium and radioisotope therapy. Washington-London 1953. — DELHERM, L.: Nouveau Traité d'Electroradiothérapie. Paris 1951.

FAIRES, R. A., and B. H. PARKS: Radioisotope Laboratory Techniques. London 1958. — FINKELNBURG, W.: Einführung in die Atomphysik. Berlin, Göttingen, Heidelberg: Springer 1951. — FRIEDRICH, W., u. H. SCHREIBER: Probleme und Ergebnisse aus Biophysik und Strahlenbiologie. Leipzig 1956. — FRITZ-NIGGLI, H.: Strahlenbiologie. Grundlagen und Ergebnisse. Stuttgart 1959. — FUCHS, G.: Röntgentherapie. München u. Berlin 1958.

GLAUNER, R.: Die Indikationen zur Röntgen- und Radiumbehandlung. Stuttgart 1948. — GRAUL, E. H.: Fortschritte der angewandten Radioisotopie und Grenzgebiete. Heidelberg 1957. — GUILBERT, C.: Technique d'irradiation des tumeurs malignes. Paris 1947.

HAENISCH, G. F., u. H. HOLTHUSEN: Einführung in die Röntgenologie. 5. Aufl. 1951. — HILLER, J., u. A. JAKOB: Die Radio-Isotope. Nürnberg 1952. — HOLFELDER, H.: Die Röntgentherapie. Stuttgart 1938. — HOLTHUSEN, H.: Radiologie, Diagnostik und Therapie. Fiat-Review. Wiesbaden 1947.

JANKER, R., u. K. ROSSMANN: Grundriß der Röntgentherapie. Berlin-Göttingen-Heidelberg: Springer 1958. — JOLLES, B.: X-Ray Sieve Therapy in Cancer. A Connective Tissue Problem. London 1953. — JÜNGLING, O.: Allgemeine Strahlentherapie. Licht, Röntgenstrahlen, Radium. Stuttgart 1938.

KAPLAN, J. J.: Clinical radiation therapy. New York 1949. — KEPP, R. K.: Gynäkologische Strahlentherapie. Göttingen 1952. — Grundlagen der Strahlentherapie. Stuttgart 1952.

LACASSAGNE, A., et F. GNICOUROFF: Action des radiations sur les tissues. Paris 1941. — LANGENDORFF, H., W. K. LELBACH, R. JANKER u. K. ROSSMANN: Grundlagen und Praxis der Bewegungsbestrahlung. Wuppertal 1955.

MARCHIONINI, A.: Handbuch der Haut- und Geschlechtskrankheiten. Bd. 5. Teil 2. Berlin, Göttingen, Heidelberg: Springer 1959. — MARQUARDT, H.: Natürliche und künstliche Erbänderungen. Probleme der Mutationsforschung. Hamburg 1957. — MARQUARDT, H., u. G. SCHUBERT: Die Strahlengefährdung des Menschen durch Atomenergie. Hamburg 1959. — MEYER, H.: Strahlenforschung und Strahlenbehandlung. Sonderband 35 der Strahlentherapie. München–Berlin 1956. — MEYER, H., u. J. BECKER: Strahlenforschung und Krebsbehandlung (40. Röntgenkongreß). München-Berlin 1959.

OESER, H.: Strahlenbehandlung der Geschwülste. München-Berlin 1954.

PATERSON, R.: The treatment of malignant disease by radium and X-rays. London 1948.

RAJEWSKY, B.: Strahlendosis und Strahlenwirkung. Stuttgart 1956. — RIESSBECK, K. H.: Zur Methodik der Röntgenstrahlen-Behandlung bösartiger Geschwülste. Leipzig 1959. — DU MESNIL DE ROCHEMONT, R.: Lehrbuch der Strahlenheilkunde. Stuttgart 1958.

SCHAEFER, W.: Die Röntgentherapie des Uteruscarcinoms mit dem Körperhöhlenrohr. Leipzig 1941. 2. Aufl. 1950. — SCHINZ, H. R.: Sechzig Jahre medizinische Radiologie. Stuttgart 1959. — SCHINZ, H. R., H. HOLTHUSEN, H. LANGENDORFF, B. RAJEWSKY u. G. SCHUBERT: Strahlenbiologie, Strahlentherapie, Nuklearmedizin u. Krebsforschung. Ergebnisse 1952–1958. Stuttgart 1959. — SCHINZ, H. R., u. A. ZUPPINGER: Siebzehn Jahre Strahlentherapie der Krebse. Leipzig 1937. — SCHMEISER, K.: Radioaktive Isotope. Berlin, Göttingen, Heidelberg: Springer 1957. — SCHRÖDINGER, E.: What is life? New York 1945. Dtsch. Übersetzung

L. MAZURCZEK. Bern 1946. — SCHUBERT, G.: Kernphysik und Medizin. Göttingen 1947. — SCHWIEGK, H., u. Mitarb.: Künstliche radioaktive Isotope in Physiologie, Diagnostik und Therapie. Berlin, Göttingen, Heidelberg: Springer 1953.
TESCHENDORF, W.: Die Teleröntgentherapie. Stuttgart 1953. — TIMOFÉEFF-RESSOVSKY, N. W.: Mutationsforschung in der Vererbungslehre. Dresden und Leipzig 1937. — TIMOFÉEFF-RESSOVSKY, N. W., u. K. G. ZIMMER: Das Trefferprinzip in der Biologie. Biophysik 1. Leipzig 1947.
UHLMANN, E. M.: Radiation therapy of malignapr tumors. Principles and methods. 1955.
WACHSMANN, F., u. G. BARTH: Die Bewegungsbestrahlung. Stuttgart 1953. — WOLFF, J. Die Lehre von der Krebskrankheit, IV. Teil: Nicht operative Behandlungsmethoden. Jena 1914.

b) Einzelarbeiten

ABBATT, J. D.: In SCHWIEGK, Künstl. radioaktive Isotope etc. (s. d.) S. 275—297 (1953). — ANDREWS, G. A., S. W. ROOT and R. M. KNISELEY: Cancer 6, 294 (1953). — ANSCHÜTZ, W., u. W. SIEMENS: Zbl. Chir. 16, 923 (1933). — ARIEL, I. M., J. R. HEAD, H. T. LANGSTON and E. A. AVERY: Cancer 2, 581 (1949).
BACHMANN, A. L., and K. MACKEN: Radiology 72, 699 (1959). — BAENSCH, W.: Strahlentherapie 50, 278 (1934). — BARTH, G.: Krebsarzt 5, 152 (1950). — Radiol. austriaca 4, 27 (1951). — Strahlentherapie 87, 233 (1952), 87, 243 (1952); 91, 481 (1953). — BARTH, G., W. BRICHZY, W. FRIK u. V. PITAS: Strahlentherapie 104, 355 (1957). — BARTH, G., H. HAUSSLER u. K. H. SPIEGEL: Dtsch. med. Wschr. 76, 410 (1951). — BARTH, G., u. F. MEINEL: Strahlentherapie 109, 386 (1959). — BARTH, G., F. RÖMMERT u. W. SCHNEIDER: Strahlentherapie 95, 66 (1954). — BARTH, G., u. W. SCHNEIDER: Strahlentherapie 87, 77 (1952). — BARTH, G., u. K. H. SPIEGEL: Strahlentherapie 81, 305 (1950). — BARTH, G., u. F. WACHSMANN: Strahlentherapie 93, 395 (1954). — BAUER, R., u. H. HARTWEG: Dtsch. med. Wschr. 1953, 1389. — BECK, J., u. G. BARTH: Arch. Ohr.-, Nas.- u. Kehlk.-Heilk. 155, 396 (1949). — Strahlentherapie 78, 385 (1947). — BECKER, J.: 2. Internationale Conferenz Atom.-Energie S. 173 (1958). — BECKER, J., K. H. KÄRCHER u. G. WEITZEL: In SCHINZ u. Mitarb. S. 431 (1959). — BECKER, J., u. H. KUTTIG: Strahlentherapie, 101, 253 (1956). — BECKER, J., u. K. E. SCHEER: Strahlentherapie 86, 4 (1952). — Z. Urol. 46, 161 (1953) u. in SCHWIEGK, H.: Künstliche radioaktive Isotope (s. d.) 641 (1953). — BECKER, J., u. G. WEITZEL: Strahlentherapie 101, 167 (1956). — BENDER, M., u. A. KOHLER: Strahlentherapie 65, 468 (1939). — BIE, V.: Derm. Z. 7, 630 (1900). — BIRKNER, R.: Strahlentherapie 43, 120 (1959). — BIRKNER, R., u. F. KOSSEL: Atompraxis 6, 91 (1960). — BLÜMEL, P.: Bruns' Beitr. Klin. Chir. 159, 227 (1934). — BODE, H. G.: Derm. Z. 75, 313 (1937). — Med. Welt 235 (1938). — BODE, H. G., W. PAUL u. G. SCHUBERT: Strahlentherapie 81, 251 (1950). — BODE, H. G., D. HAMPEL u. B. MARKUS: Strahlentherapie 92, 563 (1953). — BONTE, G., R. CORDIER, C. VOISIN, G. GIAUX and E. SPY: J. Radiol. Electrol. 38, 488 (1957). — BOTSTEIN, CH., u. W. HARRIS: Fortschr. Röntgenstr. 75, 26 (1951). — BRANDT, H. J., u. W. SCHLUNGBAUM: Strahlentherapie 105, 207 (1958). — BREED, J. E.: Radiology 69, 214 (1957). — BREITLING, G., u. K. PETERS: Naturwissenschaften 44, 643 (1957). — BRUZELIUS, S., E. CEDERQUIST, E. LINELL and F. BERGMANN: Acta chir. scand. 114, 1 (1957). — BURAGGI, G. L., G. CARNEVALI, U. FELCI e L. RONCORONI: Tumori 45, 251 (1959); 45, 273 (1959). — BUSCHKE, F., and S. T. CANTRILL: Cancer 2, 293 (1949). — BUSCHKE, F.: Oncologia 6, 225 (1953). — BUSHY, S. M.: Canad. med. Ass. J. 73, 872 (1955).
CHAOUL, H., u. K. GREINEDER: Strahlentherapie 56, 40 (1936); 73, 4 (1943). — CHAOUL, H., u. T. SCHATTER: Strahlentherapie 73, 554 (1943). — CHU, F. C. H.: Surg. Gynec. Obstet. 104, 45 (1957). — COCCHI, U.: Acta neurochir. (Wien) Suppl. 6, 63 (1959). — Dtsch. med. Wschr. 84, 1333 (1959). — In SCHINZ u. Mitarb. (s. unter a) S. 361 (1959). — COCCHI, U., u. E. MEIER: Oncologia (Basel) 3, 1 (1950). — COMTE, LE: Mém. Acad. roy. Méd. Belg. 1, 298 (1776). — COUTARD, H.: Amer. J. Roentgenol. 28, 313 (1932). — Lancet 1934 II, 1. — CRAVER, L. F.: Bull. N. Y. Acad. Med. 23, 79 (1947). — J. Amer. med. Ass. 136, 244 (1948). — CRILE, G., and D. H. WILSON: Surg. Gynec. Obstet. 108, 357 (1959). — CUCCIA, C. A., S. JONES and C. M. CRIGLER: J. Urol. (Baltimore) 79, 99 (1958).
DAHL, O., R. THORAEUS u. K. J. VIKTERLÖF: Strahlentherapie 99, 196 (1956). — DECH, H.: Zbl. Gynäk. 80, 569 (1958). — DELPHEY, L.: Ann. Gynaec. Pediat. 16 (1903). — DIETHELM, L.: Strahlentherapie 83, 327 (1950). — In MEYER, H., u. J. BECKER (s. d.) S. 47 (1959). — DITTRICH, W., T. M. FLIEDNER, H. HENKE, G. HÖHNE u. K. H. KÄRCHER: In BECKER, J., u. G. SCHUBERT (s. unt. a) 1961. S. 109. — DOERING, P.: Klin. Wschr. 34, 1165 (1956). — DOMANIG, E.: Arch. klin. Chir. 279, 119 (1954). — DUBOVOJ, E. D.: Chirurgija H. 5, 50 (1951).
EHRENBERG, L., u. K. G. ZIMMER: Hereditas (Lund) 42, 515 (1956). — EICHLER, O., H. HESS, F. LINDER u. K. SCHMEISER: Langenbecks Arch. klin. Chir. 269, 19 (1951). — EICHLER, P.: Med. Klin. 42, 1 (1947). — ENGSTEDT, L., S. FRANZEN, L. JONSON and L. G.

LARSSON: Radiology **49**, 66 (1958). — EYMER, H.: Zbl. Gynäk. **73**, 414 (1951). — Strahlentherapie **86**, 320 (1952). — In SEITZ, L.: Handbuch (s. d.) S. 269 (1952).

FEDUSHIN, M. P.: Vop. Onol. **2**, 711 (1956). — FINSEN: Mitt. Finsens Lichtinst. (1898). — FOOTE, F. W., R. F. HILL, A. F. HOCKER and L. D. MARINELLI: Amer. J. Roentgenol. **58**, 17 (1947). — FREITAG, J.: Zbl. Chir. **84**, 1813 (1959). — FRIMANN-DAHL, J.: Acta chir. scand. **103**, 421 (1952).

GARAVAGLIA, C.: Soc. Lomb. Scien. Med. Biol. **7**, 1 (1952). — GAUWERKY, F.: Dtsch. med. Wschr. **83**, 2307 (1958). — In Ergebnisse Strahlenbiologie, Strahlentherapie. Nuklearmedizin und Krebsforschung S. 709 (1959). — GEISSENDÖRFER, R.: Langenbecks Arch. klin. Chir. **294**, 450 (1960). — GERMANN, W.: Helv. chir. Acta **25**, 155 (1958). — GIRAUDEAU, R.: Bull. Soc. franç. Derm. **48**, 183 (1941). — GOLDFEDER, A.: Radiology **54**, 93 (1950). — GRAUL, E. H., u. E. SCHERER: In R. DU MESNIL DE ROCHEMONT (s. unter a) S. 244 (1958). — GREINEDER, K., u. W. NEUMANN: Strahlentherapie **66**, 89 (1939). — GRILL, W.: Langenbecks Arch. klin. Chir. **281**, 101 (1955). — GROESBECK, H. P.: Cancer **12**, 1 (1959). — GROSS, R. E., S. FARBER and L. W. MARTIN: Pédiatrie **23**, 1159 (1959). — GRYNKRAUT, B.: Amer. J. Roentgenol. **53**, 491 (1945). — GUOIN, P.: Rev. Méd. **55**, 62 (1938). — GYNNING, I.: Acta radiol. (Stockh.) **35**, 428 (1951).

HAGEN, U.: Naturwissenschaften **45**, 168 (1958). — HALL, B. E.: Acta Un. intern. Cancr. **6**, 1239 (1950). — HALNAN, K. E.: Nuclear-Med. **1**, 1 (1959). — HARPER, P. V.: Ann. Surg. **148**, 606 (1958). — HEILMEYER, L., u. F. ODENTHAL: In SCHWIEGK: Künstliche radioaktive Isotope etc. (s. d.) S. 704 (1953). — HEINRICHS, O.: Zbl. Gynäk. **78**, 1 (1956). — HELLNER, H.: In MEYER, H., u. J. BECKER (s. d.) S. 81 (1959). — HENRY, J. A., et W. JOHNER: J. belge Radiol. **32**, 276 (1949). — HENSCHKE, U. K.: Amer. J. Roentgenol. **79**, 981 (1958). — HERINK, M., u. R. DOHRMANN: Chirurg **30**, 209 (1959). — HIRSCHAUER, A.: Strahlentherapie **87**, 209 (1952). — HOFMANN-CREDNER, D.: Wien. klin. Wschr. **1957**, 183. — HORST, W., u. H. SAUER: Dtsch. med. Wschr. **76**, 1237 (1951). — HORST, W., I. PETERSEN u. L. ZUKSCHWERDT: Med. Klin. **54**, 549 (1959). — HUBER, H.: Z. Geburtsh. Gynäk. **133**, 1 (1950).

JAFFE, H. L., and D. A. GAZZANIGA: J. int. Coll. Surg. **30**, 349 (1958). — JANKER, R.: Ärztl. Wschr. **13**, 697 (1958).

KÄRCHER, K. H., H. KUTTIG, W. OBERHEUSER, H. J. SCHMERMUND u. G. WEITZEL: In BECKER, J., u. G. SCHUBERT (s. unt. a) 1961. S. 315. — KAHR, E.: Radiol. austriaca **9**, 183 (1957). — KAHR, E., u. F. HEPPNER: Radiol. austriaca **10**, 55 (1958). — KALBITZER, H. W.: Med. Klin. 1626 (1953). — KAPLAN, R. W.: Ärztl. Forsch. **4**, I/105 (1950). — KEPP, R. K.: Dtsch. med. Wschr. **77**, 1213 (1952). — KIMBROUGH, J. C.: Surg. **94**, 535 (1952). — KINDLER, K.: Z. Krebsforsch. **54**, 153 (1942). — KLAR, E., J. BECKER u. K. E. SCHEER: Langenbecks Arch. klin. Chir. **280**, 55 (1954). — KNISELEY, R. M., and G. A. ANDREWS: Cancer **6**, 303 (1953). — KÖRBLER, J.: Krebsarzt **14**, 4 (1959). — KOHLER, A.: Mschr. Krebsbekämpf. **7** (1939). — Ärztl. Fortbild. **7**, 301 (1958). — KOPFERMANN, H.: Ergebn. exakt. Naturwiss. **22** (1949). — KRAUTZUN, K.: Strahlentherapie **101**, 466 (1956). — KREBS, C.: Acta radiol. (Stockh.) **32**, 304 (1949). — KUTZ, E. R.: Radiology **71**, 327 (1958). — KUTZIM, H., u. P. KLESSE: Strahlentherapie **93**, 299 (1954).

LACASSAGNE, A.: Fortschr. Röntgenstr. **75**, 98 (1951). — LAHM, W.: (über Geschwulstklin.) in MEYER, H., u. J. BECKER (s. d.) S. 3 (1959). — LAWRENCE, J. H., R. L. DOBSON, B. V. A. LOW-BEER and B. R. BROWN: J. Amer. med. Ass. **136**, 672 (1948). — LEB, A.: Krebsarzt **55**, 12 (1955). — LEICHER, H., u. O. MÜLLER: Z. Laryng. **30**, 158 (1951). — LEWIN, R., H. E. HART, J. GREENBERG, H. SPENCER, K. G. STERN and D. LASZLO: J. nat. Cancer Inst. **15**, 131 (1954). — LINDER, FR.: Chirurg. **22**, 97 (1951). — LOTT, J. S., and I. H. SMITH: Radiology **71**, 312 (1958). — LÜDIN, M.: Schweiz. med. Wschr. (1942).

MAIER, E.: Wien. klin. Wschr. **1941**, 249. — MARKS, H.: Radiology **58**, 338 (1952). — MARQUES, P., u. J. CANIHAC: Krebsarzt **4**, 234 (1949). — MARTIUS, H.: Strahlentherapie **51**, 477 (1934). — Röntgenpraxis **14**, 68 (1942). — Dtsch. med. Wschr. **75**, 1113 (1950). — (Elektive Krebstherapie in der Gynäkologie) in MEYER u. J. BECKER (s. d.) S. 10 (1959). — MARTIUS, H., u. R. H. KLEPP: Strahlentherapie **71** (1942). — McKAY, N.: Lancet **1957 II**, 761. — McWHIRTHER, R.: Lancet **1947**, 872. — MEYER-BURGDORFF, H., u. R. HESSE: Bruns' Beitr. klin. Chir. **192**, 364 (1956). — MEYNARD, G.: Krebsarzt **4**, 235 (1949). — MILLER, TH. R., and L. M. FULLER: Amer. J. Roentgenol. **80**, 787 (1958). — MÜLLER, J. H.: Schweiz. med. Wschr. **77**, 236 (1947); **79**, 547 (1949). — Geburtsh. u. Frauenheilk. **15**, 973 (1955).

NADOLNY, G.: Strahlentherapie **101**, 458 (1956).

OELSSNER, W.: Strahlentherapie **87**, 49 (1952). — OLMSTED, L. W., and W. H. BEIERWALTES: Cancer **8**, 336 (1955).

PACK, G. T.: In M. GORDON: Pigment cell growth. New York 1953. — PAPALOUCAS, A. C.: Nuclear-Med. **1**, 62 (1959). — PAUL, E., u. G. SCHUBERT: Z. Naturforsch. **5b**, 390 (1950). —

PERTHES, G.: Langenbecks Arch. klin. Chir. 71, 955 (1903). — Dtsch. med. Wschr. 1904, 632. — Zbl. Chir. 25, 1538 (1928). — PFAHLER, G. E., and G. P. KEEFER: Surgery 85, 35 (1947). — PIRNER, F.: Zbl. Chir. 76, 1220 (1951). — PLAATS, G. J. VAN DER: Strahlentherapie 61, 84 (1938). — PÖSCHL, M.: Strahlentherapie 87, 162 (1952). — POPPE, H., u. G. FRÄDRICH: Langenbecks Arch. klin. Chir. 278, 50 (1954). — PRIESCHING, A., u. H. WASL: Chirurg 31, 257 (1960). — PROPST, A.: Strahlentherapie 103, 224 (1957). — Verh. dtsch. Ges. Path. 42, 384 (1958). — PULVERMACHER, E.: Strahlentherapie 83, 351 (1950).

RAJEWSKY, B., O. HEUSE u. K. AURAND: Naturforsch. 8, 157 (1953). — RAWSON, R. W., B. N. SKANSE, L. D. MARINELLI and R. G. FLUHARTY: Cancer 2, 279 (1949). — RENFER, H. R.: Schweiz. med. Wschr. 1955, 258. — RICCABONA, A.: Krebsarzt 14, 4 (1959). — RICHARDS, R. A., J. D. PALMER and S. J. MARTIN: Surg. 104, 451 (1957). — RINGLEB, D., u. E. SCHERER: Medizinische 1959, 1839 u. 1867. — DU MESNIL DE ROCHEMONT, R., u. H. J. FIEBELKORN: Strahlentherapie 88, 198 (1952). — ROOT, S. W., G. A. ANDREWS, R. M. KNISELEY and M. P. TYOR: Cancer 7, 856 (1954). — ROSSMANN, K.: Fortschr. Röntgenstr. 80, 366 (1954). — RUCKENSTEINER, E.: Strahlentherapie 93, 540 (1954); 109, 179 (1959). — RUF, F.: In SCHWIEGK, H. (s. d.). S. 775 (1953).

SCHAEFER, W., u. E. WITTE: Strahlentherapie 33 (1929); 44, 283 (1932). — SCHEER, K. E.: Strahlentherapie 103, 283 (1956). — SCHEER, K. E., W. SCHWAB u. W. EY: Strahlentherapie 104, 398 (1957). — SCHEER, K. E.: Supervolttherapie. Geräte und Konstruktionsmerkmale. In BECKER, J., u. G. SCHUBERT (s. unt. a) 1961. S. 45. — SCHERER, E.: In R. DU MESNIL DE ROCHEMONT: Lehrbuch der Strahlenheilkunde, S. 423 (1958). — Chirurg. 29, 55 (1958). — SCHINZ, H. R.: Fortschr. Röntgenstr. 80, 1 (1954). — SCHIRREN, C. G., u. F. SCHEDEL: Dtsch. med. Wschr. 82, 781 (1957). — SCHLASBERG, H. J.: Mitt. Finsens Lichtinst. 7 (1904). — SCHMID, G.: Krebsarzt 5, 189 (1950). — SCHNEIDRZIK, W. E. J., C. WINKLER u. A. KUSKE: Langenbecks Arch. klin. Chir. 274, 538 (1953). — SCHÖNBAUER, L.: Wien. med. Wschr. 100, 713 (1950). — SCHREINER, B. F., M. C. REINHARD and W. H. WEHR: Amer. J. Cancer 24, 386 (1935). — SCHUBERT, G.: Dtsch. Gesundh.-Wes. 5, 580 (1950). — SCHUBERT, G.: Wien. med. Wschr. 100, 70 (1950). — SCHUBERT, G., u. F. OBERHEUSER: Acta Union cancr. 15, 1165 (1959). — SCHUBERT, G., H. J. SCHMERMUND u. F. OBERHEUSER: Strahlentherapie 112, 4 (1960). — Strahlentherapie 90, 59 (1953). — SCHWAB, W., W. EY, K. WERNER u. K. E. SCHEER: Strahlentherapie 104, 36 (1957). — SCHWAB, W., u. H. KAESS: Krebsarzt 11, 1 (1956). — SCHWAB, W., K. WERNER u. H. KAESS: Strahlentherapie 101, 227 (1956). — SCHWAB, W.: Z. Hals-, Nas.- u. Ohrenheilk. 175, 232 (1959). — SEAL, S. H., S. CROSIGNANI, G. VALVASSORI, J. J. NICKSON and D. AGOSTINO: Amer. J. Obstet. Gynec. 75, 1027 (1958). — SIECKEL, L.: Strahlentherapie 98, 447 (1955). — Dtsch. med. Wschr. 81, 970 (1956). — SIMON, O.: Strahlentherapie 65, 424 (1939). — SODER, E., u. G. OTT: Langenbecks Arch. klin. Chir. 294, 582 (1960). — SOMMERMEYER, K.: In SCHINZ u. Mitarb. (s. unter a) S. 1 (1959). — SPATH, F.: Krebsarzt 5, 146 (1950). — STEARNS, M. W., M. R. DEDDISH and ST. H. Q. QUANN: Surg. Gynec. Obstet. 109, 225 (1959). — STECH, H.: Wien. med. Wschr. 461 (1952). — STEED, P. R., A. D. O'CONNOR, L. LAMERTON, J. G. WINTERNITZ, W. V. MAYNEORD and D. W. SMITHERS: Brit. J. Radiol. 22, 185 (1949). — STEINGRÄBER, M.: Bruns Beitr. klin. Chir. 179, 305 (1950). — STENGER, E.: Chirurg 21 (1950); 25, 487 (1954)—STOLL, H. G.: Bruns Beitr. klin. Chir. 182, 401 (1951). — Strahlentherapie 85, 310 (1951). — STROEBEL, CH. F.: Proc. Mayo Clin. 29, 1 (1954). — SUILLY, S.: N. Y. med. News (1903).

TAUBER, K.: Chirurg 20, 370 (1940). — TENTSCHOV, G.: Med. Klin. 54, 1710 (1959). — TESCHENDORF, W.: Chirurg 17/18, 596 (1947). — TIMOFEEFF-RESSOVSKY, N. W., K. G. ZIMMER u. M. DELBRÜCK: Nachr. biol. Ges. Wiss. Gött. 1, 189 (1935). — TÖNNIS, W., u. W. WALTER: Acta neurochir. (Wien) Suppl. 6, 40 (1959).

VIETEN, H.: Langenbecks Arch. klin. Chir. 274, 357 (1953).

WACHSMANN, F.: Strahlentherapie 76, 371 (1947). — WALTER, E.: In MEYER, H., u. J. BECKER (s. d.) S. 435 (1959). — WANG, C. C., and M. D. SCHULZ: New Engl. J. Med. 248, 571 (1953). — WANKE, R.: In MEYER, H., u. J. BECKER (s. d.) S. 29 (1959). — WARREN, S.: Amer. J. Roentgenol. 45, 641 (1941). — WERNER, K., K. E. SCHEER, W. SCHWAB u. W. EY: Krebsarzt 13, 261 (1958). — WHALLEY, N.: Brit. J. Surg. 45, 364 (1958). — WIDERÖE, R.: Z. angew. Physik. 5, 187 (1953). — WIDERÖE, R.: In SCHINZ u. Mitarb. (s. unter a) S. 289 (1959). — WIDMER, C.: Münch. med. Wschr. 1907. — WIDOW, W.: Strahlentherapie 110, 133 (1959). — WIDOW, W., u. R. HUBER: Chirurg 31, 451 (1960). — WIDOW, W., u. P. F. MAHNKE: Langenbecks Arch. klin. Chir. 285, 601 (1957). — WIMHÖFER, H.: Arch. Gynäk. 171, 28 (1941).

ZIMMER, K. G.: Strahlentherapie 63, 517 (1938).

Fünfzehntes Kapitel

Chemotherapie maligner Tumoren

1. Allgemeine Vorbemerkungen

Die operative und die Strahlentherapie greift den Krebs lediglich im Bereich der direkten Einwirkung, also nur lokal und regional an. Ihr Effekt hängt entscheidend ab vom Stadium der Krebskrankheit im Augenblick des Therapiebeginns. Die *dritte Waffe gegen den Krebs* ist die *Chemotherapie*, d. h. die innere Anwendung chemisch genau definierbarer Stoffe. Sie setzt sich das Ziel, das *Geschwulstwachstum* nicht nur rein örtlich und regional, sondern fern vom Ort des Primärtumors auch *im ganzen Organismus zu hemmen* und gegebenenfalls die Operation und die Strahlentherapie wirksam zu ergänzen.

Als Sammelbezeichnung für die vielen „Krebs-chemotherapeutica" verwendet man nach dem Vorschlag von HEILMEYER (1946) am meisten den Begriff *Cytostatica*. Nach Analogie der Bacteriostatica wollte HEILMEYER (1954) darunter alle diejenigen Stoffe subsumiert wissen, die „in vivo die Fähigkeit haben, ohne größerer Schädigung des Organismus neoplastisch wucherndes Gewebe im Wachstum zu hemmen". Die Bezeichnung pflegt im allgemeinen Sprachgebrauch nur auf Tumorzellen bezogen zu werden, für sich allein besagt der Ausdruck „Cytostatica" natürlich nur eine zell-toxische, aber noch keine spezifisch krebszelltoxische Wirkung. Es erscheint daher vielleicht richtiger, den eigentlichen Zweck der Cytostatica gleich im Terminus mit zu verankern und von *Carcinostatica* oder besser noch von *Carcinokolytika* (von καρκινσ und κολύειν = hemmen, K. H. BAUER 1949) zu sprechen, wobei die Sprachwurzel „carcinom" als pars pro toto, d. h. für alle malignen Tumoren zugleich zu gelten hat.

Demgegenüber erscheint uns der Ausdruck „*cytocid*" weniger angebracht. Die Endung „-cid" täuscht eine Krebszellabtötung vor, während im allgemeinen nur eine Wachstumshemmung zu erzielen ist, ohne daß damit gesagt ist, daß ihr der Zelltod folgen muß. Auch das Wort „*canceretoxisch*" leistet der Vorstellung Vorschub, als gäbe es Substanzen, die auf Krebszellen spezifisch toxisch wirken würden.

Der *Grundgedanke* der Chemotherapie, mit „inneren" Mitteln spezifisch auf die Krebszellen, auf diese allüberall und auf alle zugleich einzuwirken, hat natürlich etwas Faszinierendes an sich. Wie wollte man denn überhaupt alle Geschwulstzellen anders als chemotherapeutisch erreichen, wenn sie, wie z. B. bei den Hämoblastosen, größtenteils mit dem Blut im ganzen Organismus zirkulieren oder — wie bei den generalisierten Metastasen an zahllosen Körperstellen zugleich angesiedelt sind! Vor allem sind es die glänzenden Erfolge der Chemotherapie der bakteriellen Infektion, die besonders in den ersten Jahren nach dem 2. Weltkrieg jener Faszination neue Nahrung gaben. Der Wunschtraum ist verständlich! Die Frage ist nur: wie steht es mit der Wirklichkeit?

a) Zur Geschichte der medikamentösen Behandlung des Krebses

Sie reicht in die ältesten Dokumente der Heilkunde (Papyrus EBERS 1500 v. Chr.!) zurück. WOLFF (1914) widmete ihr allein 272 Seiten seines 3 bändigen Werkes über die Geschichte der Krebskrankheit. Wie viele einst mit großer Hoffnung aufgenommene Behandlungsmethoden sind wieder völlig in Vergessenheit geraten, andererseits wieder, wie viele „modernen" Behandlungsmethoden haben in alten, oft sogar uralten Verfahren ihre wohlbezeugten Vorläufer. In der medikamentösen Krebstherapie ist die ärztliche Empirie dem Experiment jahrhundertelang vorausgegangen. Es sind heute noch Mittel im Gebrauch, wie z. B. das Arsen, dessen Anwendung bei Krebs schon vor 2 Jahrtausenden verbürgt ist. BEN AKIBAS „alles schon dagewesen" sollte manchen veranlassen, beim großen Kompilator WOLFF Umschau zu halten. Von den vielen chemischen Mitteln, die zur Krebstherapie herangezogen wurden, werden Arsen,

Ätzmittel, Blei, Antimon, Wismut, Selen, Gold, Eisen, Kobalt, Thallium, Jod, Magnesium und viele andere mit aufgezählt. Danach sind fast alle Elemente des periodischen Systems in der Krebstherapie verwendet worden. Aus jüngster Zeit stammt eine geschichtliche Übersicht über die Entwicklung der Chemotherapie des Krebses aus der Feder von LÜHRS (1957).

Eine *neue Ära* neuer Hoffnungen begann mit WARBURGs Entdeckung des Gärstoffwechsels der Tumorzellen (1923). Es haben aber alle therapeutischen Versuche, *Krebsgeschwülste vom Gärungsstoffwechsel her* direkt zu *schädigen*, bislang ebensowenig eine praktische Bedeutung erlangt, wie bis jetzt alle *Versuche mit Kernfarbstoffen*, also mit Stoffen, die eine spezifische Affinität zu den Chromosomen haben, gescheitert sind.

Lag nach der Entdeckung des Gärungsstoffwechsels der Tumorzellen die gezielte Chemotherapie des Krebses gewissermaßen in der Luft, so ist die heutige Chemotherapie in ihren Anfängen ein Kind der Empirie, d. h. die beinahe zufällige Folgerung aus Untersuchungen, die zunächst mit dem Krebs nicht das Geringste zu tun hatten. Beim Studium von „Grünkreuz" und „Gelbkreuz", Kampfgasen des 1. Weltkrieges, stieß man beim Schwefellost und beim *Stickstofflost* auf deren *cytotoxische Wirkung* auf alle physiologisch proliferierenden Gewebe, und von da aus sodann auf die pathologisch proliferierenden Gewebe in Tumoren.

Die zweite Entdeckung (1946) nahm ihren Anfang von Untersuchungen an Pflanzen mit Hilfe des *Urethan*, welches sich SEXTON und HADDOW als Hemmungsstoff für verschiedene tierische Tumoren auswies. Es gibt Einzelautoren, welche 5000 Präparate, Institute, welche 50000 Verbindungen auf ihre chemotherapeutische Wirkung getestet haben, ja in neuester Zeit ist man sogar dazu übergegangen, jede neu in Gebrauch kommende chemische Substanz auf ihre allenfalsige carcinostatische Wirkung zu prüfen. Es ist aber a priori höchst fraglich, ob je auf bloß summarisch-empirischem Wege das „Zaubermittel gegen Krebs" gefunden wird.

b) Experimentelle Chemotherapie maligner Tumoren

Es muß von vornherein sehr zu denken geben, daß auch dem modernen *Massenexperiment bislang* ein durchschlagender *Erfolg versagt* geblieben ist, obgleich Zehntausende von verschiedenen Stoffen an Millionen von Versuchstieren untersucht worden sind. Das muß natürlich viele *Gründe* haben. Zunächst steht fest, daß alle *experimentellen Testmethoden* zusammengenommen *keine oder nur eine sehr beschränkte Vorhersage* auf die Wirkung beim menschlichen Krebs erlauben.

Es liegt dies vor allem an den großen und grundsätzlichen *Schwierigkeiten* für die experimentelle Krebsbeeinflussung überhaupt. Direkt vergleichbare Resultate liegen kaum vor. Es werden ja nicht nur die allerverschiedensten Reagentien erprobt, sondern zugleich auch unter sehr verschiedenen Bedingungen und an ganz verschiedenen Versuchsobjekten. Viele Arbeiten sind von vornherein vorbelastet durch den Fehler, daß die großen genetischen Verschiedenheiten der Rassen, Stämme und Individuen nicht in Rechnung gestellt sind. Wie oft wird ein Erfolg auf ein angewandtes Mittel bezogen, wo es sich nur um Zufälligkeiten des Tiermaterials handelt, reagieren ja bei der gleichen Tierart verschiedene Stämme und innerhalb gleicher Stämme verschiedene Individuen oft ganz verschieden. Die experimentelle Chemotherapie arbeitet seit Jahren mit einer kaum vorstellbar großen Zahl von chemischen Agentien, einem riesigen Aufwand an Tiermaterial und einer Vielzahl von Tests.

Gleichviel, ob die Agentien mit Krebszellen im Reagenzglas oder im Dottersack von Hühnerembryonen oder in Gewebekulturen des Labors oder in wandelnden Gewebekulturen von Ascitestumoren zusammengebracht werden, stets besteht ein *grundsätzlicher Unterschied* gegenüber den Verhältnissen bei Krebskranken: Dort Heranbringung der Stoffe direkt an die nackten Krebszellen (zugleich in optimaler Konzentration), beim Menschen nur indirekte Fernbeeinflussung der Krebszellen und in Dosen, die durch die Rücksicht auf die physiologisch proliferierenden Gewebe begrenzt sind.

Tabelle 103. *Experimentelle Austestung von Krebschemotherapeutica*

1. In-vitro-Teste	
2. Gewebekultur	Agentien zu Kulturen normaler und blastomatöser Zellen
3. Hühnerembryonen . . .	Injektion von Tumorsuspensionen und Agentien in den Dottersack
4. Implantationsteste . . .	Intramuskuläre Implantation von Tumormaterial und subcutane Injektion des Testagens. Cytologische Kontolle
5. Mäuseleukämien	Überlebenszeit nach Anwendung eines Testagens
6. ,,Ascitestumoren'' . . .	a) subcutane Injektion des Testagens b) intraperitoneale Injektion des Testagens
7. Impftumoren	a) orale Zufuhr b) intraperitoneale Injektion } des Testagens c) subcutane Injektion d) intratumorale Injektion
8. ,,Tumorspektren'' . . .	Prüfung an mehreren oder vielen Tumorarten

Tabelle 104. *Die chemotherapeutisch am meisten verwandten Impftumoren*

Mäusetumoren	Crocker Sarkom 180 Sarkom 37 Sarkom L 946 Myeloische Leukämie Linie 15, 686, X 765 Lymphatische Leukämie Linie 875, 926, 974, 100 Patterson Lymphsarkom Harding-Passey-Melanom Ridgway osteogenes Sarkom Ehrlich-Carcinom
Kaninchentumoren	Brown-Pearce-Carcinom
Rattentumoren	Walker-Carcinom 256 Jensen-Sarkom Flexner-Jobling-Carcinom Murphy-Lympho-Sarkom
Hühnergeschwülste	Rous-Sarkom Leukose RPL-12

(Unter teilweiser Benutzung von Tabellen von KARNOFSKY 1953, vgl. auch K. H. SCHMIDT 1955.)

Von den in Ascitesform verimpfbaren Tiertumoren erfreut sich das ,,*Yoshida-Ascites-Sarkom*'' besonderer experimentell chemotherapeutischer Beliebtheit (YOSHIDA 1950, DRUCKREY 1955): Es ist durch eine einzige Zelle überimpfbar, geht fast 100%ig an, verläuft in 6,5 Tagen letal und ist cytologisch leicht kontrollierbar.

In der experimentellen *Chemotherapie mit Impftumoren* geht man 3 verschiedene Wege: Man läßt a) eine Substanz auf zahlreiche Tumorformen, b) ganze Substanzreihen auf den gleichen Tumor oder c) man läßt eine ganze Reihe verschiedener, im einzelnen aber erprobter Carcinostatica auf eine ganze Reihe ganz verschiedener Tiertumoren, also auf ein ganzes ,,*Tumorspektrum*'' (SUGIURA und STOCH 1954) einwirken. Alle Arbeiten mit großen ,,Tumorspektren'' sind nur aussichtsreich um den Preis eines riesigen technischen und finanziellen Aufwandes, vor allem auch hinsichtlich des Tiermaterials.

LETTRÉ (1960) bringt eine Übersicht über das bislang wahrscheinlich *größte* derartige *Massenexperiment* der American Cancer Society (veröffentlicht von GELLHORN und HIRSCHBERG 1955). Zur Testung ließ man *28 Substanzen* (darunter bekannte Stoffe wie N-Lost,

Urethan, Colchicin, Hydrocortison, 6-Mercaptopurin, Chloramphenicol, Myleran, Stilboestrol usw.) auf *15 verschiedene Tiertumoren* einwirken, mit dem Ergebnis, „daß keine der 27 Verbindungen auf alle Tumoren gleich stark wirkt und umgekehrt keiner der 15 Tumoren von allen Verbindungen gleichmäßig beeinflußt wird"(LETTRÉ 1960).

Sonst sind es vor allem die chemotherapeutischen Laboratorien großer chemischer Werke, die sich großer „Tumor-" bzw. „Gewebsspektren" bedienen (vgl. z. B. HILWIG 1958). Gegenüber der Austestung von Substanzen in *Gewebekulturen* besteht der grundsätzliche Einwand, daß in vitro-Versuche niemals in-vivo-Verhältnissen entsprechen. In der Gewebekultur handelt es sich zwar auch um lebende Zellen, aber um Zellen ohne Organismus, und damit ohne Zwang zur Rücksicht auf lebendes Gewebe. Die Mittel erreichen die Krebszellen durch direkten Kontakt. Bei der Krebstherapie des Menschen ist es umgekehrt gerade die Rücksicht auf den Organismus (Toxicität!), die der Dosierung Grenzen setzt. Im Organismus wirken alle Mittel nur indirekt, meist biochemisch abgewandelt. Die therapeutisch notwendige Konzentration am Geschwulstort ist oft nur um den Preis schwerer Intoxikation des ganzen Organismus erzielbar.

Die *Ascitesformen* von Tumoren sind den Gewebekulturen weitgehend gleichzusetzen, da die Substanzen direkt an die Tumorzellen gelangen. Der Unterschied ist nur der: in den Gewebekulturen handelt es sich um eine gleichmäßige und gleichbleibende Konzentration der zu testenden Substanzen, bei den Ascitesformen nimmt die Konzentration proportional der Ausscheidung progressiv ab.

Aus der Sicht des in therapeutischen Fragen ja letztlich maßgebenden Klinikers sind den „Heilerfolgen" bei *Impftumoren* gegenüber folgende *Einwände* zu machen: Die Impfgeschwülste haben eine ausgesprochene Sonderstellung. Impfgeschwülste werden ja durch Zellen fremder Tiere eingeimpft, sind aber nicht aus Körperzellen des kranken Tieres selbst entstanden. Viele, wie das Ehrlich-Carcinom, das Jensen-Sarkom und der Flexner-Jobling-Tumor sind relativ gutartig. Sie wachsen in der Hauptsache expansiv, nicht gewebszerstörend und metastasieren nur selten. Wohl liegt im Brown-Pearce-Tumor ein besonders bösartiger Tumor vor, aber auch er ist mit menschlichen Krebsformen nicht zu vergleichen. Schon allein seine hohe Verbreitungsgeschwindigkeit kommt bei menschlichen Tumoren nicht vor. Die Impftumoren sind für die Testung von Carcinostatica auch noch deswegen problematisch, als es *Stämme* gibt, die von Natur aus gegen solche Mittel *therapieresistent* sind, oder es bei länger dauernder Behandlung werden. SCHMÄHL und RIESEBERG haben 1956 wieder einen neuen solchen von vornherein gegen die am häufigsten verwendeten Krebs-Chemotherapeutica resistenten Stamm von Wistar-Ratten mit transplantablem Plattenepithel-Ca des Gehörgangs beschrieben. Auch die *Immunisierungsmöglichkeit* (s. S. 820), etwas, was es beim Menschen überhaupt nicht gibt, mahnt zur Vorsicht bei der Übertragung der Resultate. Demjenigen, der trotzdem den Wert therapeutischer Experimente an solchen Impftumoren hoch einschätzt, muß man außerdem entgegenhalten, daß tatsächlich bei solchen Impfgeschwülsten auf mancherlei Weise Heilung möglich ist. Sie bilden sich ja oft genug spontan zurück. Kein einziges dort „heilendes Mittel" hat beim Menschen eine endgültige krebsheilende Wirkung erwiesen. Nicht nur, weil der Mensch anders reagiert, sondern weil es vergleichbare Impfgeschwülste beim Menschen nicht gibt. Erfolgs- und Heilziffern bei Impftumoren können nicht per analogiam auf den menschlichen Krebs angewandt werden. Was einen Impftumor „heilt", heilt noch lange keinen Krebs beim Menschen.

Noch weniger besagen Erfolge bei *Virustumoren*. Bei ihnen sind ja die „carcinogenen" Noxen übertragbare Krankheitserreger. Für den Menschen besagen solche therapeutischen „Erfolge" im Tierexperiment nichts, spielt ja diese ganze Geschwulstklasse beim Menschen keine Rolle (vgl. 7. Kap. S. 318).

Auch gegenüber der dritten Quelle krebskranker Tiere, den *Tumorerbstämmen*, bestehen krebstherapeutisch große Vorbehalte. Im Prinzip möchten diese Tumoren, da sie aus körpereigenen Zellen entstehen, als Testobjekt geeignet erscheinen. Aber es darf nicht übersehen werden, daß sie nur unter ganz extremen Bedingungen, durch extreme Auslese und durch extreme Inzucht gewonnen sind, was einen unmittelbaren Vergleich mit dem Menschen hinfällig sein läßt.

Besonders problematisch sind Beeinflussungsversuche bei den Mammatumoren der Maus. Allein die Weggabe der Frischgeborenen an Ammen anderer Stämme ergibt sofort völlig geänderte Zahlen, also eine starke Krebsbeeinflussung, noch bevor irgendein chemisches Mittel eingesetzt ist.

So halten eigentlich nur die Beeinflussungsversuche bei den durch carcinogene Stoffe und durch Strahlenwirkung erzeugten Krebsen der Kritik stand. Aber gerade „*provozierte Krebse*" sind bei den Experimentatoren unbeliebt. Die Gründe dafür sind klar. Es dauert erst lange Monate, bis durch solche Mittel Krebs erzielt wird. Der Prozentsatz ist schwankend, und wenn dann schließlich Krebs erzeugt ist, sind die Tiere sehr anfällig und haben nur noch eine kurze Lebenserwartung. So ist es verständlich, daß die anderen der drei Tumorarten den Vorzug erhalten. Sie haben eben den Vorteil, daß der Tumor schon nach kurzer Zeit entsteht, langsam wächst, eine lange Zeit für weitere Experimente verbürgt und die Vitalität des Tieres erst später schädigt.

Noch ein Gesichtspunkt muß berücksichtigt werden: Krebsgeschehen ist Lebensgeschehen. Es ist klar, daß alle Einflüsse, die das Lebensgeschehen stark verändern, auch das Krebsgeschehen ändern. Es ist dehalb immer schwierig, den Allgemeineffekt vom Tumoreffekt zu trennen. Wachstumsänderungen am Tumor, die nur *Wachstumsänderungen am ganzen Organismus parallel gehen*, beweisen nichts. Noch immer liegt der letzte Beweis nur beim Menschen und die Schlußurteile werden nur in der Klinik gefällt. Bis jetzt sind ja auch nahezu alle wirklichen Krebsbeeinflussungen in der Klinik gefunden und von der Klinik aus nach allen Richtungen des Indikationsbereiches und der Technik ausgebaut worden. Es muß deshalb noch einmal betont werden: Wohl wird experimentell viel Krebs zur Heilung gebracht, jedoch sind mit einer ausschließlich an Tiergeschwülsten gefundenen Methode bis jetzt, bis auf ganz wenige Ausnahmen an günstig gelegenen Krebsen (die dazu die klinische Medizin leichter und sicherer heilt) wirklich auf die Dauer *geschwulstheilende Chemotherapeutica noch nicht gefunden*. Damit soll weder etwas über den Wert oder Unwert solcher "screening procedures" ausgesagt, sondern nur die Tatsache festgestellt werden, daß — wie der besonders erfolgreiche experimentelle Chemotherapeut LETTRÉ es erst kürzlich (1960) ausgedrückt hat — „keine der in der experimentellen Forschung angewendeten Testmethoden mit Sicherheit die Voraussage gestattet, ob eine Verbindung für die Therapie der Tumoren am Menschen bedeutsam ist."

Hat die Chemotherapie des Krebses überhaupt *Aussichten?* Man muß sich von vornherein klar darüber sein, daß eine *Analogisierung von der Chemotherapie der parasitären und bakteriellen Infektion auf die Chemotherapie von Krebsgewebe abwegig* ist: a) Parasiten, Bakterien und Viren sind selbständige körperfremde Lebewesen, Krebszellen sind körpereigene Zellen, b) die Infektionserreger weichen in allem, ihrem Bau, ihrem Zelleiweiß, ihren biochemischen Funktionen, ihrem Stoffwechsel völlig von den Zellen des befallenen Organismus ab, die Krebszellen haben mit den Ausgangskörperzellen noch sehr vieles, sicher das meiste gemeinsam. Es sind zwar „aus der Art geschlagene" Geschwister, aber Geschwister mit weitgehend gleichem Erbgut. So hat die Chemotherapie des Krebses von vornherein nur eine sehr schmale Angriffsfläche. Umgekehrt ist die Wahrscheinlichkeit, daß die normalen Körpergewebe erheblich mitgeschädigt werden, von vornherein groß. Endlich muß bedacht werden: Wenn Bacteriostatica eingesetzt werden, werden die körperfremden Bakterien des gleichen Stammes alle und alle zugleich so schwer geschädigt, daß die *Abwehrkräfte* des Organismus mit ihnen fertig werden. Werden Carcinostatica gegen Tumorzellen eingesetzt, so kommt ihnen kein Abwehrmechanismus gegen die körpereigenen Tumorzellen zu Hilfe.

So fragt man sich: gibt es theoretisch überhaupt eine Angriffsmöglichkeit? Die „ideale" Chemotherapie des Krebses bestünde in der endgültigen Krebszellvernichtung bei Intaktbleiben der normalen Gewebe. Ein Chemotherapeuticum, welches beide Forderungen erfüllte, gibt es bis heute nicht. Krebszellen haben mit den Mutter- und Geschwisterzellen das meiste gemeinsam, aber sie sind stets niedriger differenziert als diese. Dies bedeutet, daß einige, wahrscheinlich aber nur wenige biochemische Unterschiede und Abwegigkeiten im Stoffwechsel gegenüber den Mutterzellen bestehen werden. Hier und nur hier liegt die Einwirkungsmöglichkeit für chemische Mittel, denn beide Eigenschaften, niedrigere Differenzierung und gleichzeitige Wachstumsbeschleunigung bedeuten immer eine *größere Labilität der Krebszellen* im Vergleich mit den Geschwisterkörperzellen. Die Chance der Chemotherapie liegt darin, daß spezifisch differenzierte Zellen bestimmte chemische Verbindungen *selektiv binden* und in der Möglichkeit, das Geschwulstwachstum auf dem Wege über die Zellteilung und deren Regulation zu beeinflussen. Wie bei der Strahlenwirkung ist aber Vorbedingung, daß die Substanz in ausreichender Konzentration auch wirklich an die Krebszellen heran- und in sie hineingelangt, und daß die schädigende Wirkung auf die normalen Gewebe und Organe sich in tragbaren Grenzen hält.

Die klinisch aussichtsreichsten Anwendungsgebiete für chemische Mittel sind theoretisch die *Hämoblastosen* (Leukämien, Retothelsarkomatosen, Plasmocytome, Lymphosarkomatosen, Morbus Brill-Symmers) und die carcinomatösen *Ergüsse seröser Höhlen*. Die Blutzellenneoplasien sind es deswegen, weil sie zum Zeitpunkt ihrer Diagnostizierbarkeit längst vom Primärherd aus mehr oder minder sich generalisiert ausgebreitet haben, die krebsigen Exsudate aus dem einfachen Grunde, weil hier die betr. Substanzen direkt an die Tumorzellen herangebracht werden können, dazu in Dosen, die bei keiner „Fernbehandlung" zu erreichen sind.

Vom Standpunkt der Mutationstheorie aus gesehen gibt es *6 Wege* der Krebszellhemmung bzw. -vernichtung:

a) bei Krebsen hormonell stimulierter *Organe* durch Entzug des für die betreffenden Krebszellen spezifischen Wachstumsimpulses *(Hormontherapie)*,

b) biochemischer Eingriff in den Zellteilungsmechanismus der Tumorzellen (*Krebstherapie durch Mitosegifte*),

c) *Krebshemmung durch mutagene*, d. h. unmittelbar an den Erbstrukturen der Krebszellen angreifende *Stoffe* mit dem Effekt einer letal-mutativen Wirkung auf die Regulationszentren der Zellen,

d) Geschwulsthemmung durch celluläre Stoffwechselantagonisten (*Antimetaboliten*) bei der *Nucleinsäuresynthese* (z. B. Antagonisten der Folsäure, des Glutamins, der Purinkörper und Pyrimidine),

e) Zellwachstumsstörung durch gewisse *Antibiotica*,

f) Schädigungen der Krebszellen durch mehrere gleichzeitig oder aufeinanderfolgende Einwirkungen (Prinzip der *Syncarcinokolyse*, s. S. 808).

Damit sind zugleich auch die *Unterschiede zwischen der Strahlen- und der Chemotherapie des Krebses* aufgezeigt. Bei der Strahlentherapie hat man es letztlich nur mit einem einzigen Faktor, dem Eindringen ionisierender Strahlen und ihrem biologischen Primärnachweis einer intracellulären Ionisation zu tun, bei der Chemotherapie dagegen geht die Zahl der Stoffe heute schon in die Tausende, ohne daß man von einem einzigen Stoff sagen könnte, welches das biochemische Primärereignis ist, und wie die weitere Kettenreaktion abläuft. So kann man es verstehen, wenn HADDOW die Chemotherapie maligner Tumoren als biologisches Analogon zur Quadratur des Kreises bezeichnete. Bei der Strahlentherapie ist es sicher, daß die ionisierenden Strahlen im Strahlenbereich auf die Krebszellen treffen, bei der Chemotherapie ist dies theoretisch auch wahrscheinlich, in praxi ist es aber nicht ausgemacht, daß sie in die Krebszellen eindringen. Zudem ist die Verdünnung im Gesamtorganismus so groß, daß die Konzentration am Ort der Einwirkung oft nicht mehr effektiv sein wird.

Das, was andererseits Strahlen- und Chemotherapie verbindet, ist der Umstand, daß vor allem N-Lost und Urethan, cytologisch betrachtet, sich in ähnlichen Effekten ausprägen wie ionisierende Strahlen (Chromosomenbrüche, Kernpyknosen usw.), weshalb man solche Stoffe auch *radiomimetische*, d. h. die Strahlenwirkung nachahmende *Stoffe* genannt hat.

Theoretisch wäre auch noch der Weg über *Steigerung der Abwehrkräfte* der Körpergewebe denkbar. Wir kommen bei der Frage einer ,,Unspezifischen Therapie" (S. 815) noch darauf zurück. Grundsätzlich aber ist klar, daß hier kaum naturwissenschaftlich begründete Möglichkeiten vorhanden sind, denn bis jetzt ist noch kein direkt gegen den Krebs gerichteter Abwehrmechanismus im Körper entdeckt worden.

Inzwischen sind Tausende von *Carcinostatica* ausgetestet, aber nur ganz wenige haben sich beim menschlichen Krebs bewährt. Aber auch diese haben noch in keinem Falle voll verbürgte endgültige Heilung gebracht, sondern nur temporäre Remissionen, Symptomlinderungen und Lebensverlängerungen. Soweit sie wirken, wirken sie auf vielerlei Tumoren, aber gerade nicht auf diejenigen Formen, auf die es zahlenmäßig ankäme, sie *wirken nicht auf* die hauptsächlichen *Organkrebse*, die das Gros menschlicher Krebse ausmachen, so gut wie nicht auf den Magen-, Bronchial-, Dickdarm- und Mastdarmkrebs. Damit ist implicite schon gesagt, daß sie gegen alle epithelialen Tumoren von vornherein so gut wie wirkungslos sind. Diese sind eben weniger empfindlich, als die proliferierenden Gewebe des Organismus selbst. Es hat hier also a priori wenig Sinn, sie gegen die genannten Hauptkrebsformen des Menschen anzuwenden, wenn sie dem Krebs kaum schaden, den Organismus aber schädigen.

Diese im ganzen pessimistische Beurteilung der Krebschemotherapeutica trifft jedoch nicht in vollem Maße zu auf die biochemische Behandlung von Carcinomen, die schon in der Entstehung eine Sonderstellung einnehmen. Es sind das die hormonell induzierten und auch ,,antihormonell" beeinflußbaren Carcinome hormonabhängiger Organe, wie die der Mamma und der Prostata. Diesen wenden wir uns nun zu.

2. ,,Antihormonelle Therapie" bei Carcinomen hormonabhängiger Organe

Die ,,antihormonelle" Therapie hat eine lange und aufschlußreiche *Vorgeschichte*. Immer schon wußte man einerseits, daß — entsprechend dem Anstieg der Oestrogenausscheidung auf das 100fache gegenüber dem Graviditätsbeginn — das *Mammacarcinom* der Frau *in der Schwangerschaft* schneller und bösartiger verläuft und andererseits, daß — gleichviel aus welchem Grunde — *ovariektomierte Frauen* sehr viel *seltener* (10%?) *Mammacarcinome* bekommen als gleichaltrige Vergleichsfälle. Auch wird angegeben, daß in früher Jugend *kastrierte Männer*, wie ehedem Eunuchen in der Türkei oder in China, praktisch nie *Prostatakrebs* bekamen.

Ein *krebshemmender Einfluß* der Schwangerschaft wurde demgegenüber bereits von A. MAYER (1931), SMITH (1937), v. EULER, SÄBERG und v. EULER (1941) u. a. bei verschiedenen Tumoren festgestellt.

Auch *Brustkrebsstämme der Maus* weisen für Zuchtweibchen in 68%, für kastrierte Weibchen nur in 10%, für Männchen in 0,0% Brustkrebs (Näheres 4. Kap. S. 173) auf. Umgekehrt ist speziell beim Brustkrebs — wir betonen nachdrücklich nach der therapeutischen (!) Seite hin — das *Tierexperiment* bemerkenswert wenig ergiebig gewesen. Hören wir einen besonders erfolgreichen Experimentator: „Es ist ein peinliches Eingeständnis für den Experimentator, daß bis jetzt nichts von namhaftem therapeutischen Wert aus den Laboratoriumsstudien des Brustkrebses hervorgegangen ist" (HUGGINS 1959). — An anderer Stelle sagt er: „Die Studien über den Brustkrebs der Maus trugen nichts zur Behandlung des Krebses beim Menschen bei."

Auch ein anderer, gerade auf dem Gebiete der Hormonbehandlung von Carcinomen besonders erfahrener Kliniker — (RUNGE 1959) — sagt: „Die Probleme werden geradezu unübersehbar, wenn man sich in den Irrgarten der tierexperimentellen Literatur begibt."

Aus diesen und anderen Erfahrungen zog man das *Fazit: Hormone greifen in das Krebsgeschehen ein, aber nur bei Organen, die schon normalerweise hormonell gesteuert werden.* Sie wirken krebsbegünstigend, sobald — überdosiert — das Wachstum und die Proliferation hormonell gesteigert wird, ohne selbst cancerogene Eigenschaften zu haben (FRIEDRICH-FREKSA 1940). Umgekehrt wirkt der Ausfall von Sexualhormon „anticarcinogen", d. h. einem potentiellen Krebs entgegen.

Es wirkt wie ein Paradoxon, es ist aber so: die *Chemotherapie* des Krebses hat, geschichtlich betrachtet, von einer Operation, nämlich von der *Keimdrüsenexstirpation*, ihren *Ausgangspunkt* genommen. 1889 hatte SCHINZINGER vorgeschlagen, Frauen mit Mammacarcinom die Eierstöcke zu entfernen. Er wollte ein schnelleres Altern, und auf diese Weise eine rasche Atrophie der Mamma und eine Abkapselung der Krebsknoten erreichen. Der Vorschlag fand keine Beachtung und geriet lange in Vergessenheit. Mit der Ausführung der Ovariektomie war alsbald der für die weitere Entwicklung grundlegende *Beweis* erbracht, daß ein *operativer Eingriff*, der wie man heute gerne sagt, das *„hormonelle Milieu"* entscheidend ändert, auch Carcinome *hormonabhängiger Organe entscheidend zu hemmen vermag*.

Als noch wirksamer als beim Mammacarcinom erwies sich die Keimdrüsenexstirpation beim *Prostatacarcinom*. Doch soll auf die *Orchie-*, bzw. *Ovariektomie zur Behandlung von Carcinomen sekundärer Geschlechtsorgane* an dieser Stelle nicht eingegangen werden, da sie im Abschnitt „operative Endokrinotherapie" bereits im 13. Kap. (S. 697ff.) ausführlich besprochen wurde. Dort wurde auch bereits erwähnt, daß die bis auf das Jahr 1899 zurückgehende Ovariektomie beim Mammacarcinom erst wieder ausgeführt wurde, als die Orchiektomie beim Prostatacarcinom ihre stark krebshemmende Wirkung erwiesen hatte. Aber auch beim Prostatakrebs war es zunächst weniger die Orchiektomie allein, welche die neue Ära der Chemotherapie des Krebses einleitet, sondern erst die *Kombination* Orchiektomie plus Oestrogenbehandlung. Beides zusammen ist das, was man als „paradoxe" oder als *„antihormonelle Therapie"* zu bezeichnen pflegt.

Die *Wirkung des Follikelhormons auf* den menschlichen *Hoden* ist eine histologisch augenfällige. Nach Untersuchungen eines Mitarbeiters des Verfassers kommt es schnell zu einem Sistieren der Spermiogenese, einer Schädigung auch der Sertoli-Zellen und schließlich zu einer Fibrosis testis (W. SCHÜTZ 1952). Im Biologischen ist es aber sicher, daß die Hemmwirkung der Oestrogene auf dem Umweg über die Produktion gonadotroper Hormone im Hypophysenvorderlappen erfolgt. Wegen der dadurch bedingten Minderung der Androgene in den Hoden hat man die antihormonelle Wirkung der Oestrogene auch als *„hormonelle Kastration"* bezeichnet. Dieser Ausdruck ist jedoch ebenso abzulehnen wie derjenige der sog. „Röntgenkastration" (vgl. S. 172). Der Prostatakrebs hat seinen Häufigkeitsgipfel jenseits des 70. Lebensjahres. Die Orchiektomie hat in diesem Alter keinerlei biologischen Kastrationseffekt mehr. Auch verleitet der Ausdruck zur völlig irrigen Annahme, als sei der antiandrogene Effekt — durch weibliches Sexualhormon — einer Orchiektomie gleichzusetzen. Davon kann keine Rede sein. Es kommt hinzu, daß alle Rückwirkungen auf Wohlbefinden, Leistungsfähigkeit durch das „gegengeschlechtliche" Hormon gut abgefangen zu werden vermögen. Die doppelseitige Orchiektomie mit der nachfolgenden antiandrogenen Hormontherapie ergänzen und kumulieren sich wechselseitig, aber keine ist ein Substitut der anderen.

Unwillkürlich fragt man sich natürlich: *Wie können* Hormone, also für *das eine Geschlecht physiologische Stoffe Krebszellen* in einem *andersgeschlechtlichen Organismus* im Sinne einer Hemmwirkung beeinflussen? Es ist klar, man muß hier auf die biochemische Wirkungsweise der Hormone zurückgreifen. KARLSON, der diese Frage erst kürzlich (1961) umfassend untersuchte, geht davon aus, daß „die *Hormone* als chemische Substanzen nur chemisch wirken können". Sie müssen „mit irgend welchen anderen Stoffen in den Zellen des Erfolgsorgans reagieren", sei es durch Permeabilitätsveränderungen der Zellmembran, oder enzymatisch oder durch *Gen-Beeinflussung*. Es bedarf keiner längeren Begründung, daß diese letztere Arbeitshypothese im Rahmen der Mutationstheorie des Geschwulstgeschehens unser besonderes Interesse beanspruchen muß. KARLSON entwickelt folgende *Modellvorstellung*: Die chemische Substanz der in den Chromosomen lokalisierten Gene ist die Desoxyribonucleinsäure (DNS). Bei Untersuchungen mit einem Insektenhormon zeigte sich, daß seine Zufuhr ein ganz bestimmtes Gen in einem bestimmten Chromosom zu einer Synthetisierung von Ribonucleinsäure zu aktivieren (kenntlich an der „Aufblähung" am Gen-Ort) vermag. Diese RNS ihrerseits ist als Bestandteil der Ribonucleoproteid-partikel an der Proteinsynthese, speziell auch der von Enzymen, beteiligt. Der Gedanke an eine Reaktionskette Hormon-Gen-Ribonucleinsäure-Enzymprotein findet für das Verständnis der Wirkung gegengeschlechtlicher Hormone bei Krebsen hormonabhängiger Organe noch darin eine besondere Stütze, als bei der *Wirkung des Oestrogens* auf das Uteruswachstum die Neubildung von Nucleinsäure und von Protein eine der frühesten Wirkungen darstellt. KARLSON verweist in diesem Zusammenhang auch auf neue Untersuchungen von BUTENANDT u. Mitarb. (1960), wonach auch die *Wirkung des Testosterons* auf die Samenblasendrüsen primär als eine solche der Proteinsynthese aufgefaßt wird. Im Rahmen dieser neuen „Lehrsätze" bekäme die Wirkung gegengeschlechtlicher Hormone bei Krebsen hormonabhängiger Organe ihre Erklärung dahingehend, daß diese *Hormone* „antihormonell" unmittelbar *hemmend auf die Gene der Tumorzellen einwirken*, diese an der Synthetisierung der Ribonucleinsäure und damit an der Proteinsynthese (auch der Enzyme) hindern und so die *Ca-Zellen an der weiteren Proliferation hindern* würden.

a) Die „antiandrogene" Therapie beim Prostatacarcinom

Die grundlegenden Untersuchungen stammen von HUGGINS, Chicago. HUGGINS u. Mitarb. (1939, 1940, 1941) untersuchten an Hunden die Prostatasekretion, nachdem sie die Prostata operativ isoliert und so die Gewinnung reinen Prostatasekretes ermöglicht hatten. Nach der Kastration hörte die Prostatasekretion bei den Versuchstieren (Hunden) zwischen dem 7. und 23. Tage auf. Sie läßt sich aber durch regelmäßige Testosteronzufuhr wieder in Gang bringen. Bei alten Hunden mit Prostatahypertrophie zeigten sie, daß das Cylinderepithel in den prostatischen Drüsen alsbald eine Abplattung erfährt. Umgekehrt stellt das Testosteron den alten histologischen und Sekretionszustand wieder her. Diese Experimente sind ein schlüssiger Beweis dafür, daß das *Testosteron der spezifische biochemische Reiz für die Prostatasekretion* ist. Die Frage trat in ein neues Stadium, als die Chemotherapie mit Sexualhormonen des anderen Geschlechtes entdeckt wurde. 1941 teilt HERBST mit, daß Oestradiol, das Follikelhormon der Frau, beim Prostatakrebs des Mannes erstaunliche Besserungen erzielt. Im gleichen Jahre berichtete HERROLD bei 12 Fällen über auffällig gute Resultate nach Diäthylstilboestrol, also einem nicht natürlichen, chemisch völlig differenten, aber oestrogen wirkenden Stoff, und wieder im gleichen Jahr 1941 zeigten HUGGINS u. Mitarb., daß die *Orchiektomie* mit dem Wegfall männlichen Hormons *in Kombination mit der Zufuhr oestrogener Stoffe* das Prostatacarcinom im Sinne eines Doppeleffektes günstig beeinflußt.

HUGGINS (vgl. 1959) hat diese Therapie durch seine klassischen Versuche über die Physiologie der Hundeprostata, vor allem durch den Nachweis, daß die Prostatasekretion sowohl durch die Orchiektomie wie durch Oestrogene zum Versiegen gebracht, andererseits durch Testosteron bei kastrierten Hunden wieder in Gang gebracht werden kann, vorzüglich untermauert. Vor allem zeigte er auch an Hunden mit großen Prostatatumoren, wie sie auf antiandrogene Maßnahmen hin sich zurückbilden, umgekehrt auf Testosteron beschleunigt wachsen.

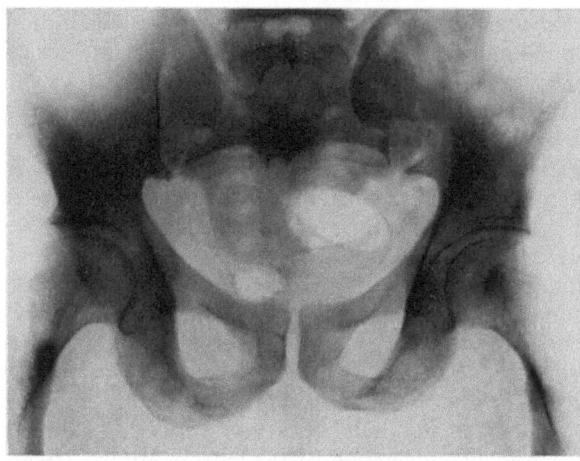

a
Abb. 201 a u. b G. F., 67 Jahre. a) Knochenmetastasen bei Prostatacarcinom im Röntgenbild (18. 7. 1945)

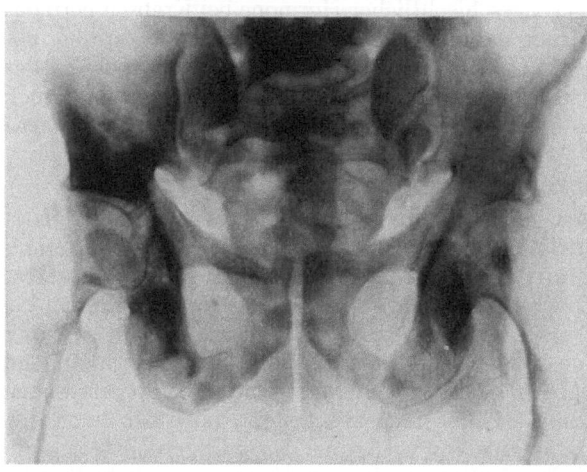

b
b) Röntgenbild des gleichen Kranken wie in Abb. 201a vom 2. 11. 1945 nach insgesamt 32 Injektionen von Cyren B „forte" (25. 7. bis 27. 8. 1945) und Ovocyclin (27. 8. bis 2. 11. 1945). (Beobachtung der Chir. Univ.-Klinik Heidelberg)

Es muß kurz darauf hingewiesen werden, daß alles, was fortan über die „antihormonelle" Therapie beim Prostatacarcinom gesagt wird, sich nur auf die echten, d. h. vom Organ „Prostata" ausgehenden Carcinome, aber *nicht* auf die von den periurethralen Drüsen ausgehenden „*Prostata*"-*adenome mit sekundär* (5—10%!) *maligner Entartung* bezieht.

Der *klinische Erfolg* dieser „antiandrogenen" Therapie des Prostatacarcinoms wurde alsbald von KEARNS (1942), KAHLE u. Mitarb. (1942), DEAN (1944), NESBIT u. Mitarb. (1944), WILDBOLZ (1945), STAEHLER (1947) aus der Klinik des Verfassers von GEISSENDÖRFER (1947) u. a. bestätigt. In günstig reagierenden Fällen bildet sich, durch die rectale Untersuchung kontrollierbar, der Palpationsbefund des Prostatacarcinoms schrittweise zurück. Der Resturin nimmt ab. Sehr schnell, oft schon in wenigen Tagen schwinden die von den so häufigen Knochenmetastasen ausgehenden „rheumatoiden" und „ischiasartigen" Knochenschmerzen. Die Blasenbeschwerden bessern sich. Die Blutsenkung geht zurück, und die saure Phosphatase im Serum wird wieder normal. Die Kranken nehmen an Gewicht zu, werden wieder leistungs- und oft genug auf lange Zeit erneut berufsfähig. Auch die lebensverlängernde Wirkung steht heute außer Zweifel. Während wir früher mit nur wenig Prozent von Kranken, die den ersten Jahrestag ihrer Operation überlebten, rechneten, beträgt heute die 3-Jahres-Überlebensdauer über 66,6%.

Besonders eindrucksvoll ist die *Rückbildung* vor allem *der Knochenmetastasen*, dokumentarisch in den Röntgenbildern (vgl. Abb. 201, a u. b) belegbar. Die durch osteolytische Prozesse wie angenagt bzw. ausradiert erscheinenden Knochenpartien füllen sich wieder mit gut strukturiertem Knochen auf, so daß sich die Bilder weitgehend der Norm annähern. Es muß schon „etwas dran" sein an einer Therapie, die — durch Serien von Röntgenbildern erweisbar — selbst schwerste Knochenzerstörungen wieder weitgehend zu recalcificieren und zu reossificieren vermag!

In einem Falle von MIDDLETON (1944) wurde eine *pathologische Fraktur* (Femurmetastase) nach der Orchiektomie wieder fest. Auch wir sahen einen 61jähr. Friseurmeister, der wegen einer pathologischen Schenkelhalsfraktur bereits über $^1/_2$ J. bettlägerig gewesen war, nach Schenkelhalsnagelung, Orchiektomie und Ovocyclin- bzw. Progynontherapie bei wieder konsolidierter Schenkelhalsfraktur bei nur stehender Berufsbetätigung, wieder für über 1 Jahr voll berufsfähig werden. In einem Falle von NESBIT und CUMMINGS (1942) ging sogar eine durch eine Wirbelmetastase bedingte Querschnittslähmung des Rückenmarks nach der Behandlung wieder zurück. Auch wir sahen einen entsprechenden Fall. In einem Falle von ROB und ROEMELE (1954) verschwand eine komplette Paraplegie bereits 3 Wochen nach Behandlungsbeginn. Der Patient war 4 Jahre später noch völlig beschwerdefrei.

Morphologisch läßt sich die Wirkung der antiandrogenen Therapie an regressiven Veränderungen des Tumorparenchyms erkennen, während das Stroma mehr und mehr überwiegt (HEUSCH 1952, RUPPERT 1953 u. a.).

Die Frage, in welcher Reihenfolge die Orchiektomie und die oestrogene Behandlung einander folgen sollen, ist heute dahin entschieden, daß man schon (vgl. z. B. HUGGINS) die *primäre Orchiektomie* ausführen soll, sobald die Diagnose feststeht. Es hat dies den Vorteil größter Einfachheit, meist schlagartiger Wirkung und sehr viel besserer Resultate, vor allem wenn sie noch vor dem Auftreten von Metastasen ausgeführt wird (NESBIT u. Mitarb. 1944). Die *Oestrogentherapie* soll dann sofort angeschlossen werden, da sie, besonders bei relativ jüngeren Kranken, das plötzliche Klimakterium verhütet. Wir selbst verwenden nach der Orchiektomie zunächst *Oestradiolmonobenzoat* (Fabrikname *Ovocyclin*) anfangs tgl. 5 mg i. m. 10 Tage lang und gehen dann zu Äthinyl-Oestradiol (Fabrikname „*Progynon-M*") über (Dauerdosis 1 Tabl. zu 0,2 mg pro Tag). Die Grenzdosis ist erreicht, sobald der Spannungsschmerz der Brustdrüse die (zu vermeidende!) Proliferation des Mammagewebes anzeigt.

Statt des peroral verwendbaren „*Progynon-M*" werden vielfach auch sublingual verwendbare Präparate, wie *Eticyclin* (Äthinyl-Oestradiol) (Tabl. zu 0,01 mg) (vgl. z. B. WEBER 1952), Progynon zur Implantation (1 Implantat zu 20 mg) und viele andere Präparate verwendet.

Wie ja auch sonst immer bei Carcinomen bestehen auch beim Prostatakrebs große Unterschiede im Effekt. Wahrscheinlich hängt die verschiedene Wirkung von der Androgenausgangslage und von den verschiedenen Typen der Carcinome ab. Der verschiedene Verlauf ist ja schon von den hormonell nicht behandelten Fällen bekannt. Im ganzen scheinen etwa 20% der Fälle (die nicht genügend hoch differenzierten Formen!) nicht anzusprechen. Auch sind die Erfolge natürlich beschränkt auf die von der eigentlichen Prostatadrüse ausgehenden wirklichen Prostatacarcinome, während die Orchiektomie bei der Prostatahypertrophie, also bei den von periurethralen Drüsen ausgehenden sog. Prostataadenomen, sofern diese carcinomatös entarten, unwirksam ist.

Unter den Oestrogenen, die für die Therapie viel gebraucht werden, befindet sich das *Diäthylstilboestrol*. Es gehört zu den Stilbenabkömmlingen (s. S. 174) und anderen Stoffen, die, ohne strukturell etwas mit dem Follikelhormon zu tun zu haben, trotzdem die Brunstwirkung der Follikelhormone, also oestrogene

Wirkung — das ist das Entscheidende — besitzen. Es handelt sich bei all diesen Substanzen nicht um natürliche Stoffe, sondern um Produkte der Laboratoriumssynthese. Immerhin: ,,Diäthylstilboestrol war, historisch gesehen, die erste Substanz, die ein disseminiertes Carcinom beim Menschen einer Besserung zuführte" (HUGGINS 1959).

$$HO-\underset{}{\bigcirc}-\underset{C_2H_5}{\overset{C_2H_5}{C}}=C-\bigcirc-OH$$

Diaethylstilboestrol

Wie die oestrogene Wirkung dieser Stoffklasse zustande kommt, ist letztlich noch unbekannt. Wahrscheinlich geht sie über die Hypophyse, jedenfalls bleibt die oestrogene Wirkung bei hypophysektomierten Tieren aus. Praktisch-klinisch ist es wichtig zu wissen, daß Steigerung der Dosis über einen gewissen, nur am individuellen Fall zu testenden Wert hinaus keine Steigerung der biologischen Wirkung bedeutet. Andererseits ist eine Steigerung der Dosis nicht gleichgültig, da es neben der oestrogenen zusätzlich auch noch eine *cytostatische Wirkung* besitzt. Es sind toxische Wirkungen im Experiment (BURROWS und HORNING 1947) und schwere *Rückwirkungen*, bis zu bedrohlicher Hepatitis, auch beim Menschen bekannt, so Verschwinden der Spermatogenese und Hodendegeneration (HEROLD 1941), schwere Hypophysenveränderungen nach 3400 mg Stilboestrol oral und 18500 mg parenteral in 5 Monaten (KULLANDER 1948).

Was *übergroße Dosen* anrichten, schildern BIRKE u. Mitarb. (1955): Nach 30 mg Stilboestrol tägl. erlischt die Androgenausscheidung in 5 Tagen völlig, nach 10 mg in 30 Tagen. Demgegenüber ist die Orchiektomie einfacher und sicherer und ohne Spätnebenwirkung. ,,Excessive" Oestrogen-Dosen (NIEBURGS 1953: 500 mg Diaethylstilboestrol täglich (!!), besonders solche von langer Dauer induzieren höchst unerwünschte Folgeerscheinungen an endokrin stimulierbaren Organen. So sah MASCHIO (1954) nach tgl. 6 mg Oestrogen nach 41 Monaten ein chromophobes Adenom des Hypophysenvorderlappens. Besonders schwerwiegend ist die proliferative Wirkung auf die Brustdrüse oestrogen behandelter Prostata-Ca-Kranker.

Diaethyl-dioxystilben-diphosphat als Dinatriumsalz

Statt des Diaethylstilboestrol wird wegen seiner guten Wasserlöslichkeit, seiner i.v.-Injizierbarkeit und guten Verträglichkeit vielfach der *Phosphorsäureester des Dioxy-diaethylstilbens* (Fabrikname ST 52-Asta, ,,Honvan" oder ,,Cytonal") angewandt (DRUCKREY und RAABE 1952). Die Autoren rühmen dem Stilboestrolphosphat nach, daß es aus der inaktiven ,,Transportform" erst in den Metastasen dank deren hohen Werten von Serumphosphatasen als unverestertes Diaethylstilboestrol in die ,,Wirkform" überführt, angereichert und so spezifisch lokalisiert, also elektiv organspezifisch cytostatisch wirken würde. Dem Präparat wird eine Überlegenheit gegenüber dem Diaethylstilboestrol nachgerühmt. Die Wirkung setze schneller ein, sei auch bei Prostatacarcinomen, die gegen andere Stoffe resistent geworden sind, noch anwendbar und habe eine geringere Wirkung auf das Brustdrüsengewebe. Berichte stammen u. a. von WILMANNS 1954, RAABE 1954, W. SCHAEFER 1954, HASCHE-KLÜNDER und WILMANNS 1957, DÖRNER und KNAPPE 1960, KRAUSS 1960.

Vielgeübt sind *subcutane Implantationen* von Cyren A (vgl. z. B. STAEHLER 1947, KUNSTMANN und LOHMÜLLER 1952), von *Cyren B-forte* oder intramuskuläre Injektionen von ,,*Depot-oestromon*" (Dimethyläther des Diaethylstilboestrols, 1 Ampulle = 2 cm³ enthalten 12 mg Dimethoxy-diaethylstilben), die perorale Medikation von ,,*Oestromon*"-*Tabletten* (zu 1 mg). Unter Umständen ist die perorale

$$\text{Transportform:} \quad NaHO_3P-O-\underset{C_2H_5}{\underset{|}{\bigcirc}}-C=C-\underset{C_2H_5}{\underset{|}{\bigcirc}}-O-PO_3HNa$$

Stilboestrol-diphosphat (,,Honvan")

Aufspaltung durch die saure Phosphatase des Prostatacarcinoms zu

$$\text{Wirkform:} \quad HO-\underset{C_2H_5}{\underset{|}{\bigcirc}}-C=C-\underset{C_2H_5}{\underset{|}{\bigcirc}}-OH$$

Stilboestrol

Progynon M-Medikation (1 Tabl. pro Tag als Dauertherapie) einfacher, sicherer und ausreichend. Von weiteren synthetischen Oestrogenpräparaten seien noch das *Chlortrianisol* (lange Wirkungsdauer, Speicherung im Fett, keine Stimulierung der Hypophyse, CARROLL und BRENNAN 1955) erwähnt.

$$CH_3\ O-\underset{}{\bigcirc}-\underset{C_2H_5}{\underset{|}{C}}=\underset{}{\underset{|}{C}}-\underset{}{\bigcirc}-O\ CH_3$$

Di-methoxy-diaethylstilben als Beispiel eines bei Prostata-carcinomkranken injizierbaren oestrogen wirkenden Depotpräparates (Die beiden schwer abspaltbaren Methylgruppen sollen die protrahierte Wirkung des ,,Depot-Oestromon" [Merck] bedingen.)

Eine zu *hohe Dosierung von Oestrogenen* führt Gefahren herauf. Es ist ein Trugschluß, anzunehmen, eine doppelte Dosis garantiere therapeutisch einen doppelten Erfolg. Je nach der Androgenausgangslage hat jeder Fall seine eigene Effektdosis. Die saure Phosphatase ist hierbei ein ausreichender Labortest zur Kontrolle.

Verständlicherweise kommt es durch die weiblichen Sexualhormone bzw. durch die synthetisch-oestrogen wirkenden Substanzen, wie das Diaethylstilboestrol oder besonders regelmäßig nach Cyren A-Implantation zu einer Drüsenwucherung in der männlichen Brustdrüse *(Gynäkomastie)*, zu Minderung der Libido, Verkleinerung der Hoden, Fettansammlung an den Hüften usw. Eine schwerwiegende Komplikation ist die aus der Praecancerose ,,Gynäkomastie" sich entwickelnde stilboestrolinduzierte *Mamma-Ca-Entwicklung bei Kranken mit Prostatakrebs* (Näheres 8. Kap. S. 412). Handelt es sich auch nur um Einzelfälle, so sind diese aber Experimenten gleichzusetzen und doppelt bedauerlich, weil es sich um iatrogene Carcinome handelt.

Im Falle von REIMANN-HUNZIKER (1948) hatte sich das doppelseitige, letal verlaufene Mamma-Ca bei einem 68jähr. Kranken mit Prostata-Ca bereits im Anschluß an die 2. Implantation von 100 mg Ovocyclin entwickelt. Der von LIEBEGOTT (1949) veröffentlichte Fall hatte gleichfalls Hormonimplantationen bekommen: 6 Monate nach der 2. Einpflanzung bereits Mamma-Ca-Metastasen. Der Fall von ABRAMSON und WARSHAWSKY (1948) hatte in 489 Tagen 1097 mg Diaethylstilboestrol erhalten. Weitere Beobachtungen wurden von GRAVES und HARRIS (1952) mitgeteilt.

Außer dem Röntgenbild des Beckens, der Wirbelsäule usw. geben auch die *Werte der sauren Serumphosphatase* (GUTMAN 1940, 1942, HUGGINS und HODGES 1941, HERGER und SAUER 1942) (Näheres 4. Kap., S. 165) einen zuverlässigen

Test für die Dosierung und einen guten Maßstab für den Erfolg der Orchiektomie bzw. Follikelhormontherapie ab. Die saure Serumphosphatase geht mit dem klinischen Verlauf parallel, sie kommt im Prostata-Epithel sehr reichlich vor (KUTSCHER und WOLBERGS 1935) und ist fast ausschließlich bei Prostatacarcinommetastasen erhöht. Diese Bestimmung ist um so wertvoller, als das Prostatacarcinom mit Knochenmetastasen das einzige Leiden darstellt, welches so extrem hohe Werte erzeugt. Die Reaktion ist also für Prostata-Ca-Metastasen spezifisch.

Einen anderen, scheinbar wenig exakten, klinisch aber zuverlässigen Test liefert die *Selbstkontrolle der Kranken*. Sie lernen es bald, die gerade ausreichende Dosis Progynon-M an sich selbst zu ermitteln und sich auf eine Erhaltungsdosis (i. D. 1 Tabl. tgl.) selbst einzustellen. Die Medikation darf weder unterbrochen, noch beendet werden. Laborkontrollen liefern — außer der sauren Serumphosphatase — die Harnsäureausscheidung (Kernzerfall!), Blutsenkung, Blutbild usw.

Diese Therapie des Prostatacarcinoms ist um so erfreulicher, als die *Prognose* dieses Leidens *früher* so ganz besonders ungünstig und das Leiden schrecklich in seinen Folgen war. Eine Radikaloperation war selten möglich. Der frühzeitige Kapseleinbruch, das meist hohe Alter, der Blaseninfekt und die Nierenschädigung verboten fast durchweg den bei alten Prostatakrebskranken großen Eingriff der perinealen Prostataektomie. Im Durchschnitt aller Fälle dürften noch keine 3% radikal operiert worden sein. Bei den Operierten war die Mortalität zumeist hoch. Bei den Überlebenden war die Wahrscheinlichkeit alsbaldiger Knochenmetastasen sehr groß. So kam es, daß die meisten Chirurgen die Radikaloperation überhaupt ablehnten. Es blieb nur die Elektroresektion und die im Alter terrible Palliativoperation der Blasenfistel. Dazu kamen die dauernden Schmerzen der Knochenmetastasen besonders des Nachts. Der Ausklang solchen Lebens war ein Martyrium. Dieses trübe *Bild* hat sich *jetzt* völlig *gewandelt*. Die Entleerungsstörungen der Blase, der ständige Harndrang, die Blasentenesmen, der Infekt der Harnwege, der Zwang, den Katheter zu gebrauchen, kurz alle örtlichen Beschwerden schwinden meist alsbald nach der Orchiektomie. Nur ganz selten noch ist eine transurethrale Elektroresektion erforderlich. Die Allgemeinerscheinungen und die Knochenschmerzen sind durch die Orchiektomie und oestrogene Therapie so weit in Zaum zu halten, daß die meisten alten Männer bei gutem Allgemeinbefinden keine sehr viel geringere Lebenserwartung als ihre Altersgenossen haben.

Den unanfechtbaren Beweis für die Wirksamkeit der kombinierten Prostata-Ca-Therapie liefert die *Überlebensdauer*. Über *5-Jahres-Ergebnisse* nach Orchiektomie berichtet HUGGINS (1946). Von seinen 20 Fällen waren 4 Fälle nach über 12 Jahren noch am Leben, obwohl sie alle vor der Orchiektomie bereits Knochenmetastasen und hohe Phosphatasewerte im Serum gehabt hatten. Jene 4 Fälle (= 20%) sieht HUGGINS als klinisch geheilt an. Von 119 Prostata-Ca-Kranken der Heidelberger Chirurg. Klinik vor Einführung der modernen Therapie lebten nach 3 Jahren nur noch 5 = 4,2%, nach Einführung derselben waren nach 3 Jahren noch 60,7% am Leben, das ist das 15fache. In dem 1554 Fälle umfassenden Sammelkrankengut von NESBIT und BAUM (1950) betrug bei der kombinierten Behandlung die 3-Jahres-Überlebensziffer sogar 66%. Die *5-Jahres-Überlebensdauer* bei 1818 durch Fragebogen erfaßten Sammelfällen betrug bei 504 unbehandelten Fällen 9,1%, bei kombiniert behandelten 36,3%.

Ebenso beweisend sind ,,alles beweisende" *Einzelfälle* mit teilweise über 10 Jahre andauernder klinischer Symtomfreiheit und voller Erhaltung der beruflichen Leistungsfähigkeit.

Als *Beispiel* hierfür sei eine *eigene Beobachtung* angeführt. Ein damals 52 jähr. Mann sucht wegen ,,rheumatischer" Knochenschmerzen ein bekanntes Rheumabad auf. Kein Behandlungserfolg. Wegen allgemeiner Schlappheit bekommt der Kranke ,,zum Aufputschen" mehrfach Testoviron. Darauf wesentliche Verschlechterung. Jetzt erst Diagnose: bereits fortgeschrittener Prostatakrebs mit schon ausgedehnter osteolytischer Metastasierung des Kreuzbeins und des Beckenkamms. Nach Orchiektomie und Progynonbehandlung *über volle 11 Jahre hinweg volle Berufsfähigkeit* in 2 Berufen zugleich. Dabei wurde auch körperlich eine so weitgehende Wiederherstellung erzielt, daß der Betreffende über lange Monate hinweg eine Expedition in über 4000 m Höhe zu leiten imstande war.

In einem Falle von SIMONS und RANDERATH (1950) waren bei einem 75jähr. Manne mit Prostatacarcinom Lymphdrüsenmetastasen der Leisten auf einer Seite vor der Hormonbehandlung exstirpiert worden. Nach der Hormonbehandlung war es histologisch auf der erst sekundär operierten Seite zu einer so weitgehenden *Rückbildung* des Carcinoms gekommen, daß nur noch Reste in Narbenbezirken nachweisbar waren.

RAABE (1954) berichtet über den Fall eines aus anderen Gründen verstorbenen 74jähr. Mannes, bei dem bei der *Sektion* das *Prostata-Ca* völlig *verschwunden* war. Auch an den Stellen der früheren (aus den Phosphatasewerten auf mindestens 0,7 kg Gesamtgewicht geschätzten) lebensfähigen Metastasen konnten auch histologisch „nirgends mehr Krebszellen" nachgewiesen werden. Wir selbst verfügen über eine analoge Beobachtung bei einem Mamma-Ca mit generalisierten Metastasen.

Von verschiedenen Seiten (MILLER und HINMAN 1954), PECHERSTORFER und ULLRICH (1957) wird beim Prostatacarcinom gleichzeitig oder zusätzlich eine *Cortisonbehandlung* empfohlen. Als Antagonist von ACTH hemme Cortison die Bildung von Nebennierenrindenhormonen. So könnten hohe Cortisongaben sich als „medikamentöse Adrenalektomie" auswirken. Nun, wir halten von dieser Wortschöpfung ebensowenig wie von der „hormonellen oder Röntgenkastration", doch erscheint eine Cortisonbehandlung bei ausgedehnten Metastasen wegen der günstigen Rückwirkung auf den Allgemeinzustand, auf das Körpergewicht, auf die Euphorisierung und wegen ihres entzündungshemmenden Effektes für gerechtfertigt. Sie hat nur den großen Nachteil, daß sie klinisch überwacht werden muß (Natrium-, Kaliumhaushalt usw.).

Natürlich gibt es Fälle, bei denen die Orchiektomie und Oestrogentherapie nicht ausreichen bzw. von *Reaktivierung von Metastasen* gefolgt sind. In solchen Fällen tritt die Hypophysenbestrahlung (s. b. MURPHY und SCHWIPPERT, 1951) oder besser die percutane *Hypophysenausschaltung* nach der von uns angegebenen Methode (Näheres 13. Kap., S. 705) in ihr Recht. Sie ist auch der sonst empfohlenen (KITTREDGE 1954) Cortisontherapie (Vorsicht! Überwachung erforderlich!!) überlegen. Auch beim *Carcinom der männlichen Brustdrüse* tritt nach der Orchiektomie dieselbe Wirkung ein wie beim Prostatakrebs (ADAIR und SCHARNAGL 1945), nicht so bei Sarkomen (OTT und RUEF 1961).

Dagegen ist bei *anderen malignen Tumoren* mit einer generalisierten *Metastasierung* eine hemmende Wirkung durch die Orchiektomie usw. nicht zu erwarten! HADDOW (1944) z. B. behandelte 33 solcher Fälle von anderweitigen malignen Tumoren mit oestrogenen Stoffen (Diaethylstilboestrol, Triphenylchloräthylen und Triphenylmethyläthylen). Jedoch zeigten nur 2 Fälle eine teilweise Rückbildung. Ähnlich negativ verliefen Versuche, inoperable Bronchial- und Rectumcarcinome durch „Hormontherapie" zu bessern (ERLSBACHER u. Mitarb. 1953).

b) Die „anti-oestrogene" Behandlung des Mammacarcinoms

Das Pendant zum Prostata-Ca beim Manne ist das *Mamma-Ca der Frau im Stadium der Metastasierung*. [Übersicht s. CURRIE und ILLINGWORTH (1958).] Gerade für den Brustkrebs der Frau gilt HUGGINS' Satz (1959): „Die Hormone laufen wie ein roter Faden durch den Gobelin des Krebses." Daß die *Ausschaltung der weiblichen Keimdrüsen* beim Brustkrebs der Frau krebshemmend wirkt, ist seit langem bekannt und wurde schon mehrfach erwähnt. Neu ist der Vorschlag, zu der schon vor 1900 vorgenommenen *Ovariektomie* als eine Art von „Antihormon" auch noch *Testosteron* als gegengeschlechtliches *männliches Keimdrüsenhormon* zur Behandlung weiblichen Brustkrebses zu verwenden.

Die ersten, die das *Testosteron* in die Behandlung des Mammacarcinoms einführten, waren LOESER (1939) und ULRICH (1939). Man ging von dem Gedanken aus (LOESER 1939), daß das Cervixcarcinom während der Gravidität einen Wachstumsstillstand hat und erst nach der

Geburt, wenn die Hypophyse stark in Funktion tritt, einen heftigen Wachstumsimpuls erhält. Testosteronpropionat sollte zwecks Ruhigstellung der Hypophyse angewendet werden, und zwar in hohen Dosen (Gesamtdosis 500—1500 mg).

Auch ULRICH (1939) wendete in einem Fall von Brustkrebs, als nach der Operation einer Seite ein Tumor auf der zweiten Seite auftrat, anstelle der 2. Operation hohe Dosen von Testosteronacetat an. Das Resultat war sehr befriedigend, die Geschwulst bildete sich zurück, das Körpergewicht stieg um 13 kg an. In einem zweiten inoperablen Fall (1939) von Brustkrebs wurde wegen eines Myoms die Totalexstirpation des Uterus und der Adnexe ausgeführt, dazu Testosteron gegeben, und so eine Rückbildung des Tumors erreicht.

Anstelle des Testosteron wurden eine Reihe von sublingual, peroral oder in Depotform verwendbarer synthetischer *Testikelhormonpräparate* in die Praxis eingeführt, so *Testoviron* (Testosteronpropionat), als Ampullen, zur Implantation, ferner die *Perandren-Lingualtabletten* (zu 50 mg Testosteronprovionat), ferner die peroral verwendbaren *Ultandrentabletten* (zu 1 und zu 5 mg).

Bemerkenswerterweise läßt sich bei fortgeschrittenen metastasierenden Mammacarcinomen ein positiver Effekt auch mit *Progesteron* erzielen (LINDER 1948, GORDON u. Mitarb. 1952). Es fehlt aber die günstige Allgemeinwirkung des Testosterons und auch die sonstigen Besserungen (z. B. Reossifikation osteolytischer Metastasen) halten nur kurz an.

Über gute *Erfolge* bei der Behandlung inoperabler Krebsfälle, bei Fällen mit Metastasen, Rezidiven usw. berichten FARROW und WOODARD (1942), FELS (1944), PRUDENTE (1945), HERMANN und ADAIR (1946), EICHLER (1946), HALBERSTÄDTER und HOCHMANN (1046), SCHWANDER und MARVIN (1947), HERMANN, ADAIR und WOODARD (1947), CUTLER und SCHLEMENSON (1948). Über die Anfangserfahrungen der Heidelberger Chirurg. Klinik berichtete LINDNER 1950. Seitdem ist das Schrifttum so angewachsen, daß es keinen Sinn mehr hat, die immer neuen Bestätigungen im einzelnen anzuführen und zu belegen.

Auch tierexperimentell läßt sich die Wirkung der Ovariektomie und Testikelhormongaben augenfällig zeigen. HUGGINS u. Mitarb. (1959) gelang es mittels 3-Methylcholanthren in 100% bei weiblichen Ratten binnen 60 Tagen Mammatumoren zu erzeugen. Diese Tumoren bilden sich teilweise nach Ovariektomie oder Dihydrotestosterongaben zurück, bei einem Teil der Tiere bleibt aber diese Behandlung ohne jeglichen therapeutischen Effekt.

Immerhin, es kann nicht behauptet werden, daß sich überall eine einheitliche Therapie durchgesetzt hätte. Es erscheint daher angezeigt, zunächst das an über 1000 Fällen geübte eigene Vorgehen kurz zu skizzieren. Unser *Standardvorgehen* ist folgendes: Im *Stadium I* führen wir die — soweit als möglich elektrochirurgische — *Monobloc-Exstirpation* der Mamma mit anatomiegerechter präparatorischer Totalausräumung des Fettkörpers der Axilla und des gesamten Raumes zwischen Scapula und Thoraxwand durch. Leider herrscht bei der Stadiumeinteilung beim Mamma-Ca eine große Verwirrung. Es kann nicht scharf genug gesagt werden: es gibt keine klinische Stadiumeinteilung für das Stadium I, sondern nur eine ex-post-Entscheidung durch die mikroskopische Untersuchung möglichst aller axillaren Drüsen. Viele „klinische" Stadium I-Fälle wandern dann in die Gruppe II. Die Zahl der Fälle wird dann klein, die Heilziffer reicht dann aber nahe an 100% (s. 16. Kap., S. 855). Ist das Stadium I auch histologisch durch Untersuchung aller axillaren Lymphdrüsen gesichert, wird weder bestrahlt, noch Testoviron gegeben.

Im *Stadium II* wird gleichfalls radikal operiert, aber mit Röntgen nachbestrahlt und prophylaktisch sofort Testoviron (250 mg als Depot) und anschließend Ultandren peroral (anfangs tägl. 1 Tabl. zu 1 mg, später 3, noch später 2 Tabl. pro Woche) gegeben.

Im *Stadium III und IV*, vor allem bei generalisierten Metastasen, führen wir die *Ovariektomie* mit sofort anschließender i.m. Testoviron- und nachfolgender peroraler Ultandrenbehandlung durch. Die *Ovariektomie* bekommt — abgesehen von ihrer antihormonellen Indikation — eine zusätzliche Rechtfertigung noch in dem hohen Prozentsatz entfernter, bis dahin völlig symptomloser *Ovarialmetastasen*. In den ersten 45 Fällen von Ovariektomie bei Mammacarcinomen der

Heidelberger Chirurgischen Klinik fand der Mitarbeiter des Verfassers W. SCHÜTZ bei Fehlen von Fernmetastasen in 33,3%, bei Vorhandensein von Fernmetastasen in 16,6% der Ovariektomien Ovarialmetastasen. Bei 5 Frauen war vor unserer Ovariektomie eine „Röntgenkastration" vorausgegangen. 4 davon wiesen eindeutige Krebszellnester ohne degenerative Veränderungen der Krebszellen auf. Kommt es nach anfänglicher Besserung später zu einer Reaktivierung von Metastasen, so führen wir die im Abschnitt „operative Endokrinotherapie" (13. Kap., S. 705) geschilderte *percutane Implantation radioaktiven Goldes* in die *Hypophyse* nach der von uns bereits 1948 in die Therapie eingeführten und später ausgebauten paranasal-transethmoidal- und transsphenoidalen Methodik durch.

Bei der *kombinierten Behandlung* der Metastasenfälle *(Ovariektomie plus Anti-Oestrogentherapie)* ist der Erfolg häufig ein eklatanter. Dafür gibt es eine Reihe von *Proben*. Sehr zuverlässig — wenn positiv — ist die Krankheitswende in den Symptomen der Kranken. Die „rheumatoiden" *Knochenschmerzen* lassen schon nach 5—6 Tagen deutlich nach, der *Allgemeinzustand* bessert sich, das *Körpergewicht* beginnt zu steigen, die Stimmung bessert sich und der Kranke gewinnt neue Hoffnung. Parallel damit gehen *Rückgang der Blutsenkung, Anstieg des Hämoglobins, Senkung des Oestrogenspiegels* im Blut, *des Calciums im Serum und im Urin*. *Osteolytische Metastasen* erfahren eine Neueinlagerung von Kalksalzen, ja die *Reossifikation* kann sogar in eine mehr oder minder dichte Osteosklerosierung übergehen. Oft werden im Röntgenbild durch Recalcifikation Knochenmetastasen sichtbar, die zuvor nicht erkennbar waren. Testosteron verhütet die sonst auftretenden klimakterischen Ausfallserscheinungen, wie dies auch vom Follikelhormon bei der Orchiektomie bei Prostatakrebs beobachtet wird.

Einer besonderen Beachtung bedarf die bei ausgedehnten osteolytischen Metastasen häufige *Hypercalciaemie*. Die generalisierte Knochenzerstörung setzt aus dem Knochensystem als Kalkdepot in kurzer Frist große Calciummengen frei, die den Serumcalciumspiegel auf 12, ja 15 und 20 mg-% hinauftreiben und die Calciumausscheidung im Urin stark erhöhen. Bei exzessiv hohen Werten kann sich ein schweres Krankheitsbild (Näheres bei SWYER u. Mitarb. 1950) entwickeln: gastrointestinale Störungen, Nausea, Erbrechen, Rest-N-Anstieg und Niereninsuffizienz. Es ist prognostisch von guter Bedeutung, wenn unter der kombinierten Behandlung die osteolytische Calciumeinschwemmung ins Blut sistiert und gleichzeitig damit die Serum- und Urinwerte sinken, Calcium erneut im zerstörten Knochengewebe gebunden wird, letzteres als Voraussetzung der Recalci- und Reossifikation des Knochensystems.

Ein besonders beweisender Test ist *Heilung einer Spontanfraktur* in einer Mamma-Ca-Metastase, z. B. einer subtrochanteren Femurfraktur [Testosteron in 11 Wochen 1200 mg injiziert bzw. 200 mg implantiert (SCHMAUS 1951)]. Wir sahen eine gleiche Heilung bei einem großen Knochendefekt des Humerus mit Spontanfraktur unter völliger Knochenrekonstruktion nach Hypophysenausschaltung (s. S. 707, Abb. 194).

Dagegen ist beim Brustkrebs der Frau vor der *Anwendung von Oestrogenen* dringend abzuraten. Sie stimulieren normales Brustdrüsengewebe und stimulieren notwendigerweise auch das von diesem stammende Krebsgewebe, besonders wenn es noch höher differenziert ist. Kein Wunder, daß vor allem bei Frauen vor der Menopause mehrfach Verschlimmerungen der Mammacarcinome nach Oestrogenen beschrieben sind (NATHANSON 1952). Aber auch nach der Menopause erscheint uns eher Vorsicht am Platze, auch wenn LANG (1950) bei zwei 75jährigen Frauen nach *Cyren* (Gesamtdosis nur 70 bzw. 85 mg) zu einer Reossifikation im Bereich der Knochenmetastasen gekommen war.

Ebenso sind auch *überhohe Dosen von Testosteron* zu widerraten, wie allzu große Dosen von Oestrogen beim Prostata-Ca (s. o. S. 412). Exzessive Testosterondosen können zu gefährlicher *Hypercalcämie* (Nierenschädigung!) führen. Auch ist der Masculinisierungseffekt bei zu hohen Testosterondosen ebenso unnötig, wie für die Frauen lästig.

Wegen der bei hohen Testosterondosen unangenehmen *Virilisierung* ist man vielfach zu abgewandelten Steroidhormonen, die weniger androgen aber (fast) gleich stark cytostatisch wirken, übergegangen. So wird dem *Methyl-androstendiol* (Fabrikname „*Notandron*") [am besten in Form einer Kristallsuspension (50 mg)] eine gute anabole, eine gute krebshemmende Wirkung bei sehr viel geringerer Virilisierung nachgerühmt (vgl. KASDON u. Mitarb. 1952, SEGALOFF u. Mitarb. 1952). Ein entsprechendes Präparat ist das *Nortestosteron-phenylpropionat* (Fabrikname „*Durabolin*").

Testosteron   Methyl-Testosteron   Methyl-Androstendiol (Notandron)

Ein anderes Steroidderivat des Methyltestosterons ist das *9α-Fluor-11β-hydroxy-17α-methyltestosteron* Fabrikname *Ultandren*), welches peroral gegeben, die Wirkung des Methyltestovirons steigert und mit gutem Erfolg in die Praxis der antioestrogenen Therapie der Mammacarcinome eingeführt ist (Näheres und Literatur bei SCHEIFFARTH und ZICHA 1959). Dem Ultandren kommt die gleiche Beeinflussung der Knochenmetastasen, Normalisierung der Blutsenkung, Hebung des Allgemeinzustandes und Euphorisierung wie beim Testosteron zu. Nebenbei: SCHEIFFARTH und ZICHA sahen mit Ultandren auch günstige Resultate bei 2 Fällen mit Schilddrüsen- und einem Patienten mit Pancreascarcinom.

„*Ultandren*", Halogenderivat des Methyltestosteron

Es gibt aber etwa *20—30% Kranke*, die auf diese Therapie überhaupt *nicht*, auch nicht vorübergehend, *reagieren*. Man fragt sich natürlich: Warum nicht? Gewiß ist ein Teil der Mammacarcinome so unreif und ihre Zellen sind so stark entdifferenziert, daß sie biochemisch auf eine hormonelle Hemmung nicht mehr reagieren können. Diese Deutung ist sicher für einen Teil der Fälle zutreffend, sie erklärt aber nicht, warum ein gewisser Prozentsatz der Mammacarcinome, der auf männliches Hormon nicht anspricht, paradoxerweise gelegentlich auf Oestrogene reagiert. Schon immer war einzelnen Beobachtern (z. B. SANTY und DARGENT 1948) aufgefallen, daß gelegentlich gerade beginnende oder kleine Mammacarcinome auf Testosteron mit Verschlimmerung reagierten. Mit allem Vorbehalt wird die Deutung zur Diskussion gestellt, daß daran die vom Mitarbeiter des Verfassers EHLERS und vom Pathologen HIENZ (1957, 1958) gefundene Tatsache, daß *beim Mamma-Ca* zwar die überwiegende Mehrzahl der Krebszellen *zellkernmorphologisch* „*weiblich*", *in einem kleinen Prozentsatz* das „*Tumorgeschlecht*" „*männlich*" konstituiert ist. Die Nachkontrolle ergab, daß gerade die *Frauen mit zellkernmorphologisch „männlichem" Mamma-Ca* es waren, die auf *Testoviron* nicht reagierten. Es erscheint also durchaus möglich, daß die Unterschiede in der Reaktion auf männliches bzw. weibliches Hormon in cytologischen Unterschieden der betr. Mammacarcinome ihre genetische Grundlage haben.

Die von HUGGINS für früher ovariektomierte Frauen mit Brustkrebs angegebene *doppelseitige Nebennierenexstirpation* (Näheres im 13. Kap. S. 702) haben auch wir in 10 Fällen ausgeführt. Es handelt sich dabei um einen großen Eingriff, zugleich mit dem Dauerverlust dreier endokriner Organe (Ovarien, Nebennierenmark, Nebennierenrinde) und mit dem Zwang zu einer lebenslänglichen Substitutionstherapie. Wir selbst haben daher den Eingriff durch die percutane Hypophysenausschaltung (s. 13. Kap., S. 705) ersetzt.

c) Die antihormonelle Therapie bei späterer Reaktivierung von Carcinomen hormonabhängiger Organe

Sowohl beim Prostata-, wie beim Mamma-Ca kommt es auch bei anfänglich günstigem Verlauf, im Durchschnitt nach $2^1/_2$—3 Jahren zu einer Remission des Krebsleidens, beim Prostata-Ca auch zu einem örtlichen Rezidiv des meist ja nicht (wie beim Mamma-Ca) exstirpierten Primärtumors und bei beiden zu einer Reaktivierung der Metastasen.

Für diese immer wieder bestätigte Erfahrung bieten sich mehrere *Erklärungen* an: Entweder *mutieren* einzelne *Krebszellen* gerade unter der Therapie, erneut *zu* noch weiter entdifferenzierten und damit dann *hormonell nicht mehr ansprechenden neuen Krebszelltypen*, oder aber es werden in der Population der unter sich (durch immer neue Mutationen) ja verschiedenen Zellformen *oestrogen-resistente Zellen selektioniert*, die sich dann zu einem neuen Geschwulsttyp heranentwickeln. Neben diesen biologischen ist noch eine dritte endokrinologische Deutung möglich: Wir wissen, das endokrine System ist in einem hohen Maße befähigt, *Hormonausfälle* in einer endokrinen Drüse andernorts *vikariierend zu kompensieren*. Aus der Ausscheidung der Gesamtcorticoide, der 17-Ketosteroide und der Andro- bzw. Oestrogene im Urin weiß man, daß der Ausfall von Sexualhormonen von Hormonen der Nebennierenrinde kompensiert zu werden vermag. Sobald dies eintritt, geben die von den Nebennieren gebildeten „Neohormone" wieder einen neuen Wachstumsimpuls für die Metastasen ab. Für diese Deutung spricht der Umstand, daß bei solchen Kranken wenigstens in einem Teil der Fälle die Bildung heterotoper Sexualhormone zu unterdrücken und die reaktivierten Metastasen nochmals durch die doppelseitige Adrenalektomie bzw. Hypophysenausschaltung zu beeinflussen sind (Näheres 13. Kap. S. 702 u. 705).

Damit ist zugleich die *Behandlung bei Reaktivierung* eines „antihormonell" behandelten Carcinoms angegeben: es ist der Versuch, erneut ein abgeändertes endokrines Milieu zu schaffen. An Methoden wurde vieles versucht.

Bei Reaktivierung eines Prostata-Ca's nach Stilboestrolphosphat-Behandlung (s. oben) empfahl KRAUSS (1960) durch 2—3 mal 25 mg *Testoviron* einen neuen Wachstumsschub des Carcinoms auszulösen und dann erneut das oestrogen-wirksame Präparat zu geben. Wir halten es nicht für unbedenklich, ein Ca bewußt hormonell zu stimulieren. Andere Autoren treten für eine *Cortisontherapie* zur Ausschaltung der adreno-corticotropen „Neuhormone" (Näheres S. 777) ein. Diese Behandlung ist nicht ungefährlich, sondern erfordert stationäre Überwachung. Sie ist zeitlich begrenzt. Wir selbst halten gerade bei der Reaktivierung eines „antihormonell" primär gut ansprechbaren Carcinoms die von uns geübte *Hypophysenausschaltung* durch percutane Implantation mit radioaktivem Gold (Näheres 13. Kap. S. 705) für das einfachste und zugleich sicherste, weil „zentral" angreifende Verfahren.

In Fällen, welche auf eine Hormontherapie nicht mehr reagierten, konnte ABOUL-NASR (1959) noch mit *chemotherapeutischen Mitteln* Remissionen erzielen, auch LINKE (1961) sah gute Erfolge beim Mammacarcinom nach Trenimon-Behandlung.

Zusammenfassend ist zu sagen: In den Auswirkungen der antihormonellen Therapie von Krebsen hormonabhängiger Organe ist noch Manches ungeklärt. Kein Wunder, schon normalerweise sind ja die Wechselwirkungen der endokrinen Organe ungemein komplex, wie erst recht unter den wechselnden Bedingungen ganz verschieden hoch differenzierter Tumorformen. Ein *Generalnenner* aber scheint sich abzuzeichnen: bei genügend ausgereiften Carcinomen hormonabhängiger Organe wirkt der Ausfall des physiologisch stimulierenden Geschlechtshormons an sich schon krebshemmend, eine Wirkung, die durch das gleichzeitig gegebene gegengeschlechtliche Sexualhormon verstärkt und oft bis zu dramatischer Wirkung gesteigert wird. Dabei kommt zu der antihormonellen Therapie die für den Zellstoffwechsel des Organismus *anabole Wirkung der Sexualhormone* noch hinzu.

Unbestreitbar ist die zusätzliche Hilfe zu Operation und Bestrahlung im Sinne einer palliativen *Symptombesserung, Besserung der Heilziffern, und Verlängerung der Lebensdauer.*

Die „*antihormonelle*" *Therapie* des Prostata- bzw. Mamma-Carcinoms hat das *Tor zu einer rationellen Chemotherapie des Krebses* aufgestoßen, freilich nur in dem kleinen Sonderbereich der Krebse sekundärer Geschlechtsorgane. Wie die Entwicklung und Morphogenese der Sexualorgane bereits normalerweise von den Keimdrüsenhormonen gesteuert wird, so werden auch deren Krebse durch gleichgeschlechtliche Sexualhormone zum Wachstum angeregt, durch gegengeschlechtliche gehemmt. Dies zeigt, daß das allgemeine *Grundgesetz der Anatomie aller Geschwulstzellen* im speziellen (eben nur in diesem) Bereich nur mit Einschränkung gilt, ist es ja hier offenkundig, daß diese Krebszellen das Gesetz ihres Wachstums nicht nur in sich tragen, sondern auch von außen her beeinflußbar sind. Bei der Therapie jener Krebse handelt es sich um einen *Eingriff in die Biochemie ihrer Zellen* auf dem Wege über Wirkstoffe, die bereits ihre Matrix beeinflussen, also um einen *Eingriff in ihren hormonellen Status*. Die Wirkung läuft darauf hinaus: sowohl der Hormonausfall, als auch das gegengeschlechtliche Hormon entzieht den betreffenden Krebszellen den wichtigsten Stimulus ihres proliferativen Wachstums. Die Krebszellen werden nicht einfach durch den Hormonausfall oder durch das gegengeschlechtliche Hormon vernichtet, vielmehr werden sie lediglich ihres weiteren Wachstumsimpulses beraubt. Sie werden gewissermaßen inaktiviert, sie teilen sich seltener oder nicht mehr, und so kommt es mindestens zur Wachstumsverlangsamung, in günstigen Fällen zum Wachstumsstillstand und damit zur weitgehenden Latenz der Krebskrankheit selbst, was zwar klinisch meist keine endgültige Heilung, für den Kranken aber ein Schwinden der Krankheitserscheinungen und oft erhebliche Lebensverlängerung bedeutet, gelegentlich bis zu 10 Jahren und mehr.

In den seltenen, auf die Dauer günstig reagierenden Fällen muß man sogar annehmen, daß die ihres Wachstumsreizes beraubten Krebszellen nicht nur *latent* im Gewebe liegen, sondern dann sogar nach ausbleibender weiterer Zellteilung *absterben*. Nur so läßt es sich erklären, daß der Pathologe in Fällen, in denen Knochenmetastasen wieder reossifiziert waren, alle Zeichen einer gesteigerten Knochenregeneration, dagegen keine Krebszellen mehr findet. Auch bei den seltenen Fällen von mehr als 10 jähriger Überlebensdauer muß man an einen solchen „patho-physiologischen" Alterstod der sich dann nicht mehr teilenden Krebszellen als Grundlage der klinischen Krebsheilung denken.

Diese Therapie setzt voraus, daß die betr. Krebszellen mit den spezifischen Drüsenzellen ihrer Muttergewebe die Ansprechbarkeit auf die Geschlechtshormone wenigstens bis zu einem gewissen Grad noch gemeinsam haben. Tatsächlich bestätigt die Erfahrung, daß zwischen der *Reaktion auf die Hormone* und der *Höhe der Differenzierung* eine enge *Korrelation* besteht: das hochdifferenzierte Adenocarcinom spricht sehr viel günstiger an, als das niedriger differenzierte Carcinoma solidum oder scirrhosum. Auch das Gegenargument ist schlüssig: die an sich schon seltenen Sarkome sprechen, da sie nicht von den spezifischen Drüsenelementen abstammen, verständlicherweise überhaupt nicht an.

Man hat aus der „antihormonellen" Hemmwirkung auf hormonabhängige Tumoren postuliert, daß „es möglich sein müßte, *maligne Zellen aller Arten* (von Geschwülsten) durch dieselben Prinzipien zur Atrophie zu bringen" (HUGGINS 1959). Wir selbst halten diesen Analogieschluß noch nicht für zwingend, da uns eben doch gegenüber allen anderen Krebsformen ein grundlegender Unterschied nach der Richtung zu bestehen scheint, daß uns bei allen sonstigen Tumoren nichts bekannt geworden zu sein scheint, was eine Krebshemmung durch Änderung des inneren Milieus bewiese.

Nun verhalten sich aber die *Metastasen in verschiedenen Organen verschieden*. Am günstigsten reagieren die Metastasen im *Knochensystem*. In der *Leber* ist eine hormonelle Wirkung auf die Metastasen nicht erweisbar. Wahrscheinlich werden die gegengeschlechtlichen Hormone in der Leber, noch bevor sie auf die Krebszellen der Metastasen einzuwirken vermögen, inaktiviert und abgebaut. Es geht dies daraus hervor, daß bei Rückgang aller Metastasen, besonders im Knochensystem, die Metastasen der Leber sich ungehemmt weiter entwickeln und damit den sonstigen Erfolg der „Hormontherapie" zunichte machen, wenn es erst einmal zu Lebermetastasen gekommen ist.

Im Nachweis, daß bestimmte Organkrebse biochemisch von ganz bestimmten Wirkstoffen, sofern sie zu unphysiologischer Wirkung gebracht werden, weitgehend gehemmt werden können, liegt — ganz abgesehen von der günstigen Beeinflussung dieser ja häufigen menschlichen Krebse — eine grundsätzliche Bedeutung für das ganze Krebsproblem. So unvollkommen die Heilergebnisse auch noch sind, so ist aber doch hier in der antihormonellen Behandlung das *Ideal einer Chemotherapie*, im Prinzip wenigstens, beispielhaft verwirklicht: 1. wird die Krebsgeschwulst — nicht wie bei der Operation und bei der Bestrahlung — nur rein lokal angegriffen, sondern es werden alle Krebszellen, wo nur immer sie sich finden, zu gleicher Zeit und allüberall getroffen. 2. Das therapeutische Agens wirkt — dank seiner biochemischen Affinität zu ihrer Matrix — elektiv auf die Krebszellen, ohne andere Organe und Gewebe zu schädigen.

Speziell für die hormonabhängigen Geschwülste sekundärer Geschlechtsorgane gilt der Satz HUGGINS (1959) „Der Krebs hat seine Gesetze und ist gezwungen, diesen zu gehorchen".

d) Hormontherapie bei Genital-Carcinomen und anderen malignen Tumoren

Angesichts der guten Resultate beim Mamma- und Prostatacarcinom lag es nahe, *Keimdrüsenhormone bei Genitalkrebsen* zu versuchen. MERZ (1948) berichtet über die Wirkung von *Testosteron* bei 25 Fällen von Portio-, bzw. 4 Ovarialcarcinomen, davon bei 3 mit Carcinosis peritonei. Die Dosis schwankte zwischen 600 und 4100 mg und betrug im Durchschnitt 1200 mg Testosteronpropionat. In $4/5$ der Fälle kam es zu einer Hebung des Allgemeinzustandes, Besserung des Appetits, Gewichtszunahme, Schmerzlinderung usw. Im Gegensatz zu den Erfolgen beim Mammacarcinom vermochte die massive Hormontherapie (mit Ausnahme eines Falles) weder Ovarial-, noch Uterus-, noch Cervixcarcinomrezidive eindeutig zu hemmen.

Weitere Erfahrungen mit der gegengeschlechtlichen Hormontherapie bei weiblichen Genitalcarcinomen sind u. a. von PREDIGER (1951), BURGER und DRESCHER (1950), VASTERLING (1952), RUNGE und LINDENSCHMIDT (1960) mitgeteilt worden. Alles in allem ist die Androgentherapie weiblicher Genitalcarcinome, selbst wenn sie bewußt bis zur Virilisierung getrieben wurde, nicht als zusätzlich effektiv anzusehen. MILLER u. Mitarb. (1951) sahen bei 91 bisher unbehandelten, sonst bestrahlten Genitalcarcinomen durch die zusätzliche Testosterontherapie weder eine Hemmung des Geschwulstwachstums, noch eine Verlängerung der Lebenserwartung. RUNGE und LINDENSCHMIDT (1960) allerdings geben bei 21 androgenbehandelten und bis zu 32 Monaten beobachteten Ovarial-Carcinomen 14mal nur Besserung des Allgemeinzustandes und 11mal Gewichtszunahmen an. Auch der entgegengesetzte Versuch, fortgeschrittene Cervixcarcinome mit starken Dosen *Diaethyl-stilboestrol* zu behandeln (MCINNES 1954) ist gemacht worden. RUNGE und LINDENSCHMIDT (1960) verwendeten *Stilbene* und zwar *Cyren B forte (700—1000 mg) bei 22 strahlenrefraktären Collum-Carcinomen* als Vorbehandlung zur Radikaloperation. Sie geben an, daß Cyren durch Erzielung einer starken Hyperämie und bessere „Durchsaftung des Bindegewebes" die Strahlensklerosierung des Bindegewebes bessern und dadurch eine nachträgliche Operation ermögliche. In einer alternierenden Reihe von 66 *mit* und 60 *ohne* Oestrogen behandelten Fällen von Collum-Carcinom (II und III) betrug die 5-Jahres-Heilung mit Oestrogen (etwa 100 mg Cyren) 37,9% gegenüber 25% ohne Oestrogen.

Wie immer, so bestätigen aber oft erst die Ausnahmen die Regel und immer wieder geben *Einzelbeispiele* neue Probleme auf (vgl. Tab. 105).

Tabelle 105

Autoren	Art des Tumors	Art der Therapie	Resultat
REED, J., u. Mitarb. 1951	Corpus-Ca des Uterus mit multiplen, darunter Lungenmetastasen	Androgene Therapie	Völlige Regression der Lungenmetastasen. Tibiametastase (path. Frakt.) unbeeinflußt
ROBERTO (1946)	Lungenmetastasen nach Endotheliom der Schulter	Stilboestrol (injiz. und peroral)	Klinisch und röntgenologisch völliger Rückgang
SCHIVERS u. Mitarb. 1952	Metastasen nach Hodencarcinom	Oestrogenbehandlung	Rückgang

Versuche, z. B. das *Inselzellcarcinom* und seine Metastasen mit *Alloxan* (hohe Dosen über 50 Tage!) zu beeinflussen, blieben ohne Ergebnis (CONN und HINERMANN 1948).

Sonst sind durch *Änderungen des hormonellen Status* auch *Schilddrüsencarcinome* beeinflußbar. Doch gehört die „antihormonelle" Therapie mit J^{131} nur insofern hierher, als das Jod bei der Hormonsynthese in der Schilddrüse nur die Rolle eines Transportmittels zum Organ trägt, während die zellschädigende Wirkung eine strahlenphysikalische ist.

Immerhin ist in der Entwicklung der Hormontherapie einiges auffällig: Während sich das Hauptinteresse auf die Sexualhormone und alles was mit ihnen (Hypophyse, Nebennieren) zusammenhängt konzentriert, ist beispielsweise die (von dem übrigen Endokrinium unabhängige!) *Hormonbildung der Placenta* (Choriongonatotropin, Oestrogene, Gestagene) soweit wir übersehen, krebstherapeutisch noch nicht eingesetzt.

Neben der antihormonellen Therapie bei Carcinomen hormonabhängiger Organe gibt es auch noch eine symptomatisch und palliativ wichtige *hormonelle Therapie bei malignen Tumoren als Zusatztherapie* vor allem bei krebs-kachektischen Zuständen. Diese Art einer hormonellen Therapie soll jedoch erst im *Anhang* dieses Abschnittes besprochen werden.

Wie aller Fortschritt, so hat auch die *Hormontherapie* ihre *Schattenseiten* (vgl. z. B. FASSBENDER 1953). Schwerwiegend sind die hormoninduzierten Gynäkomastien und männlichen Brustdrüsencarcinome bei Prostatakrebskranken. Von ihnen war schon die Rede (s. S. 412). Immerhin handelt es sich um einen neuen Krebs bei bereits anderweitig Krebskranken, die ohne die betr. „Hormontherapie" den hormoninduzierten Zweitkrebs nicht erlebt haben würden. Ganz anders ist aber die Situation, wenn Hormone aus nicht malignem Anlaß gegeben werden (z. B. „Follikelhormon bei Ulcus ventriculi!) und dann von hormoninduziertem Krebs eines gesunden Organes gefolgt sind. Auf diese schwerwiegende Frage kommen wir im übernächsten Kapitel (Krebsverhütung) gesondert zurück.

e) Die Behandlung maligner Tumoren mit Cortison und mit ACTH

Es erscheint logisch, das adrenocorticotrope Hormon des Hypophysenvorderlappens *(ACTH)* und *Cortison* bei der Behandlung maligner Tumoren zusammen zu besprechen, da a) eine ACTH-Behandlung durch die Cortison stimulierende Wirkung des ACTH auf die Nebennierenrinde der Wirkung nach einer Cortisontherapie entspricht, und da b) die Anzeigenbereiche ungefähr gleich und da c) beide kombinierbar sind.

Bekanntlich ist der Anwendungsbereich beider Hormone ein ungemein vielseitiger. Was sie für die *Behandlung von Geschwulstkrankheiten* empfiehlt, ist — abgesehen von der Substitutionstherapie bei bilateraler Adrenalektomie und ihrer wohltuenden Wirkung auf *Strahlenfrühschäden* (vgl. BESSERER 1956, RUNGE und LINDENSCHMIDT 1960) und ihrer Schockprophylaxe bei erweiterten Krebsoperationen (RUNGE 1959) — vor allem die Anwendbarkeit von *Prednison* und *Prednisolon*, der beiden Δ^1-Dehydroderivate des Cortisons bzw. Hydrocortisons, zur *zusätzlichen Behandlung von Geschwulstkrankheiten*, besonders bei Lymphogranulomatosen, Sarkomatosen, lymphatischen Leukämien usw., vor allem wenn sie noch mit irgendwelchen Cytostatica (s. 4. Abschnitt dieses Kapitels) kombiniert werden.

Tierexperimentell, aber auch klinisch wurden gute Behandlungserfolge mit hohen Dosen dieser Hormone erzielt (HEILMEYER u. a. 1950, LANNEK 1952, UPTON und FURTH 1954, OEHME 1954 u. a.); PIGUET (1958) sah Remissionen der Knochenmetastasen beim Brustkrebs. BARTH, ENDISCH und GRAEBER (1961) sahen bei paratumoralen Injektionen von Cortison eine Wachstumshemmung bei Impftumoren der Mäuse. Die Überlebenszeit der Tiere wurde bei parenchymaler Applikation nur anfänglich verbessert, später sogar verschlechtert gegenüber Kontrolltieren.

Die entsprechenden Präparate laufen unter den Fabriknamen *Decortin, Percorten (Desoxycorticosteronacetat), Di-Adreson, Hostacortin, Ultracorten, Deltacorten, Deltacortril, Meticorten, Meticortelon, Percorten M* (Desoxycorticosteron-trimethylacetat).

11-Desoxy-corticosteron

Δ1,4-Pregnadien-17α,21-diol-3, 11,20-trion (= Δ^1-Dehydrocortison) „Prednison"

Δ 1,4-Pregnadien-11β,17α,21-triol-3,20-dion (= Δ^1-Dehydrohydrocortison) „Prednisolon"

Vom Hydrocortison gibt es auch noch halogenierte Derivate, Stoffe, bei denen am C-Atom 9 das H-Atom durch Fluor bzw. Chlor substituiert ist: *9α-Fluor- bzw. 9α-Chlorhydrocortison*. Ihre therapeutische Aktivität soll z. B. bei akuten Leukämien (vgl. HILL und VINCENT 1955) wesentlich höher sein als die des Cortisons selbst, doch ist wegen einen starker Kochsalzretention Vorsicht geboten.

Das *Hauptanzeigegebiet* ist aber weniger die Wachstumshemmung der Geschwülste als vielmehr die günstige Beeinflussung von Begleitsymptomen und Komplikationen maligner Tumoren, insbesondere die Schmerzlinderung, Besserung des Allgemeinzustandes und die Euphorisierung. Wir kommen auf diese mehr symptomatisch-zusätzliche Krebsbehandlung durch Cortisonpräparate gesondert im Anhang dieses Kapitels zurück. Schon hier aber sei darauf hingewiesen, daß die Anwendung von Cortisonpräparaten wegen ihrer vielfachen Nebenwirkungen und Gefahren (Ulcus ventriculi! Elektrolythaushalt! Gefährdung bei Tuberkulose, Osteoporose, Diabetes usw.) klinische Überwachung der Kranken voraussetzt.

Zusammenfassung. Es ist unbestreitbar: die „antihormonelle" d. h. kombinierte operative (Keimdrüsenexstirpation) plus Hormontherapie von Krebsen hormonabhängiger Organe stellt den *größten Fortschritt in der Krebstherapie seit Einführung der Strahlentherapie* dar.

Der Entwicklungsgang erfolgte in *4 Etappen*:

1. Mit der operativen Entfernung von Keimdrüsen *(Orchi- bzw. Ovariektomie)* war erstmals gezeigt, daß eine entscheidende *Änderung des hormonellen Status* durch eine entscheidende und langdauernde *Wachstumshemmung* von Krebsen hormonabhängiger Organe *(Prostata, Brustdrüse)* ausgelöst werden kann.

2. Der Entzug des Wachstumsstimulus für Krebszellen der Prostata und Brustdrüse kann durch *gegengeschlechtliche Hormone* in seinem Effekt gesteigert werden, so daß in positiv reagierenden Fällen temporärer Wachstumsstillstand, Regression und Wiederaufbau zerstörter Gewebe möglich ist, während die gleichen Hormone substitutiv den Keimdrüsenausfall weitgehend kompensieren. Daß es sich bei diesen gegengeschlechtlichen Hormonen um *Eigenprodukte der Natur* und um körpereigene (für das andere Geschlecht) *physiologische Stoffe* handelt, verleiht der Hormontherapie dieser Krebse ihren grundsätzlichen Charakter. *Physiologische Stoffe* werden zu *Krebstherapeutica* und im Prinzip damit zum *Ideal einer Chemotherapie des Krebses.*

3. Die von der Natur gebildeten körpereigenen Stoffe sind in der Folgezeit in ihrer molekularen Struktur von der Biochemie so abgeändert und neu synthetisiert worden, daß aus Naturprodukten *Produkte des Labors* wurden, die krebstherapeutisch oft stärker wirken, geringere Nebenwirkungen (wie Virilisierung) aufweisen oder bei Ausnutzung ihrer Nebenwirkungen zu sinnvoller Zusatzwirkung verwendet werden können. *Pharmaka wurden zu Abwandlungsprodukten* bestimmter Hormone bestimmter Krebse.

4. Im Zuge dieser neuen *Pharmakotherapie des Krebses* wurden auch Hormonpräparate entwickelt, die, wie Cortison, Hydrocortison usw., auch bei Krebsen nicht hormonabhängiger Organe und Gewebe wirken, und andere, wie Prednison und Prednisolon, die zugleich durch ihre Hemmwirkung auf mesenchymale Gewebsreaktionen (Entzündung usw.) einen hemmenden Einfluß auf Folgeerscheinungen und Komplikationen der Krebskrankheiten und zugleich einen fördernden Einfluß auf Stoffwechsel, Appetitanregung, Gewichtszunahme, Euphorie ausüben. Aus *Pharmaka* gegen *bestimmte Krebse* wurden *Pharmaka* gegen Folgeerscheinungen und Komplikationen vieler oder aller Krebse.

Auch in der *Applikationsform* hat die *Pharmakotherapie* des Krebses Neues gebracht. Während die Hormone selbst (außer der Schilddrüse) nur von der Blutbahn aus wirken und so in irgendwelcher Form die Injektion erforderten, ist heute für viele Medikamente der „Hormontherapie" auch die *perorale Zufuhr* (und damit die sehr einfachere zeitliche Verteilung) möglich geworden. Endlich sind spezifisch *hormonell wirksame Stoffe* auch noch *mit cytostatisch wirksamen Substanzen kombinierbar.*

3. Antimitotica in der Krebstherapie

Die empirische Beobachtung der Kliniker und Pathologen sagt ihnen, daß es — ohne daß sie es schlüssig beweisen können — *mitoseanregende Stoffe* gibt und geben muß. Die ganze Wundheilung, Gewebe- und Organregeneration, die Callusbildung, die Blutmauserung usw. sind alles Vorgänge, die auf den Reiz zugrunde gehenden gleichen Gewebes mit fortgesetzten *Zellteilungen* intakt gebliebener gleichartiger Geschwisterzellen reagieren. Es erscheint aus der tatsächlichen Beobachtung heraus denknotwendig, daß die Vermittler der Zellvermehrung, daß die *Mitosen* als Vorgänge höchster cellulärer Aktivität irgendwie *biochemisch gesteuert* werden. Man hat denn auch solche Stoffe immer schon postuliert und, ohne daß man sie kennt, mit Namen („Wundhormone" u. dgl.) belegt. Charakteristisch für solche hypothetischen *Mitotica* scheint zu sein, daß sie die angeregten Tochterzellen zur gleichen Leistung stimulieren, die den Mutterzellen eigen ist, und daß die *Zellteilungsrate* vom Genotypus der Somamutterzellen bestimmt ist.

a) **Antimitotica im Experiment.** Gäbe es noch Zweifel an solchen Mitotica, so wird ihre Existenz weitgehend bewiesen durch das Vorhandensein einer hohen Zahl von *Antimitotica*, d. h. von Stoffen, die als Antagonisten die Wirkung jener postulierten mitosefördernden Stoffe verzögern oder aufheben. Es handelt sich hierbei um Stoffe, welche die Entstehung der Teilungsspindel im Zellkern unterdrücken und die Teilung der Zelle in der Metaphase verhindern, sie werden daher auch als *Kerngifte* bezeichnet im Gegensatz zu den besonders den Stoffwechsel des Cytoplasmas beeinflussenden Tumorhemmstoffen.

Es ist vor allem das Verdienst von DUSTIN (1907, 1934, 1936, 1938), in systematischen Untersuchungen, ausgehend von der Pathophysiologie der Thymus, eine Reihe exogener Gifte aufgezeigt zu haben, welche Störungen der Mitose zu verursachen in der Lage sind. DUSTIN bezeichnete als „*karyoklasische Substanzen*" solche, die, in entsprechender Dosis einverleibt, in den folgenden 4—24 Std eine intensive Störung des Zellteilungsvorganges hervorrufen. Diese Wirkung ist eine elektive. Sie zeigt sich nur in den Zellen, die sich zu teilen im Begriff sind.

Nach der Definition des besten Kenners dieses Gebietes (H. LETTRÉ 1956) bezeichnet man als *Mitosegifte* „Substanzen, die hemmend in den Mechanismus der Zellteilung, insbesondere der Mitose, eingreifen". Dabei sollte „angestrebt werden, den Angriffspunkt einer Hemmsubstanz zu finden und als Mitosegifte nur solche zu bezeichnen, die mit für den Mitoseablauf charakteristischen Fermentsystemen oder Strukturen reagieren". Alle diese Stoffe wirken sich im Organismus natürlich am stärksten an den schnellproliferierenden Geweben, wie Knochenmark (MERKEL 1951), an den Leberzellen und Drüsenepithelien der Schleimhäute aus.

Die *Beziehungen zum Tumorproblem* ergeben sich einmal aus der Tatsache, daß für das spezifische *Geschwulstwachstum* nicht die Volumen- und Größenzunahme der einzelnen Geschwulstzellen, sondern eine *gewaltige zahlenmäßige Vermehrung der Geschwulstzellen* und für diese wiederum fortgesetzte Zellteilungen, d. h. eine exzessive Mitosetätigkeit und hohe Mitoseraten, Voraussetzung sind, und zum anderen daraus, daß sich die *Mitosegiftwirkung gerade an Tumorzellen* besonders gut testen läßt.

Die wichtigste *Methode* zur Prüfung von Substanzen hinsichtlich ihres Einflusses auf den Mitosenablauf und auf die Zellteilungsrate liefert die *Gewebezüchtung*. Vor allem ist es v. MÖLLENDORFF (1941), der die Beziehungen zwischen Mitosenschädigungen und Geschwulstproblem an Hand seiner Gewebskulturen von Kaninchenfibrocyten geprüft und z. B. festgestellt hat, daß gewisse Geschlechtshormone (Oestron, Testosteron) mit den carcinogenen Kohlenwasserstoffen wie Benzpyren und Methylcholanthren eine charakteristische Form der Mitosenstörung gemeinsam haben. v. MÖLLENDORF dehnte seine Untersuchungen auch auf Gewebskulturen des Brown-Pearce-Tumors beim Kaninchen, auf Scharlachrot, Arsenik, auf Progesteron, Desoxycorticosteron, Diaethylstilboestrol u. a. aus.

Die *Gewebekultur* ist auch wichtig als *Nachweismethode* für Mitosegifte, vor allem für das Colchicin (s. u.). Da Colchicin sehr giftig ist und kleinen Tieren nur in Dosen von 100 γ zugeführt werden kann, muß die Nachweismethode noch Bruchteile von 1 γ festzustellen gestatten. Dafür ist die biologisch wichtigste Eigenschaft des Colchicins, seine Mitosegiftwirkung, durch welche man in der Gewebekultur noch 0,01—0,04 γ/cm^3 nachweisen kann (LETTRÉ und LUTZE 1944), am besten geeignet.

Vor allem bekam die Methodik der Mitosegifte neuen Antrieb, als es BRODERSEN (1943) gelang, den *Mäuseascitestumor* (Ehrlich-Carcinom) als Test in den Dienst der Krebsforschung zu stellen. Dieser Impftumor zeigt im Punktat eine konstante Zahl von Kernteilungen, so daß jede Änderung der Kernteilungszahl auf chemische Einwirkungen hin genau prozentual und zeitlich registriert werden kann. Die Methode gestattet vor allem auch die zeitlich verschiedene Änderung der Zahl der Mitosen, z. B. nach Anwendung verschiedener Mitosegifte, auch im Vergleich beispielsweise mit Röntgenstrahlen, kurvenmäßig festzulegen und so die *antimitotische Wirkung* von Substanzen zu *testen*. Die Methode ist vor allem von H. und R. LETTRÉ (1946, 1956, 1960) weiter ausgebaut und ausgiebig verwendet worden.

H. LETTRÉ (1956) unterscheidet folgende „*Mitosegifttypen*": 1. *Colchicin* und seine Derivate, 2. *Podophyllotoxin* (Wirkstoff des Podophyllenharzes, Näheres bei LEITER u. Mitarb. 1950), 3. *Trypaflavin* (ein Acridinfarbstoff, Wirkung auf Mäuseascitestumor, H. LETTRÉ 1941), 4. *metallographische Verbindungen* (gemischt organisch-anorganische Verbindungen von Quecksilber, Blei, Wismut, Zinn, Arsen und Antimon), 5. *Chinone* (wie Benzochinon, Naphthochinon, Phenanthrenchinon) (vgl. darüber u. a. auch FRIEDMANN 1948).

Zu diesen Haupttypen kommen aber auch noch *Stoffe*, die neben ihrer antimitotischen auch noch *carcinostatische Wirkung* haben, wie Aethylurethan, N-Lost, Aethyleniminderivate u. dgl., alles Stoffe, auf die wir im nächsten Abschnitt zurückkommen werden.

Alles in allem gibt es heute bereits viele Dutzende von Stoffen, denen eine Mitosegiftwirkung zukommt. Zudem gibt es von den Grundtypen viele Abkömmlinge. Vom Colchicin selbst seien nur das *Demecolcin* (Lit. s. MOESCHLIN, MEYER und LICHTMAN 1953, BOCK und GROSS 1953, SCHÄR, LOUSTALOT und GROSS 1954), das *N-Methylcolchicomid* (LETTRÉ und BERGDOLT 1953) genannt. Einige 20 Derivate sind allein bei LEITER u. Mitarb. (1952) aufgeführt, andere finden sich bei H. LETTRÉ (1956), dort auch Strukturformeln.

Strukturformel des Colchicins
nach DEWAR-COOK-TARBELL
(Zit. n. J. LEITER u. Mitarb. 1952)

Bezüglich der *Literatur* über *Mitosegifte* sei vor allem auf die Arbeiten von BAUCH (1941, 1942), DUSTIN (1948), DYER (1949), D'AMATO (1948, 1954), H. LETTRÉ (1950, 1951, 1954, 1956, 1960), LEITER (1953, 1958), BIESELE (1958), VON EULER (1962) verwiesen.

H. LETTRÉ verdanken wir auf diesem Gebiet — neben vielem anderen — vor allem Untersuchungen über die *Abhängigkeit der Mitosegiftwirkung von der Konstitution der betr. chemischen Stoffe* und insbesondere die Auffindung von *Antagonisten der Mitosegifte*, was sich wiederum für die Deutung der Angriffspunkte dieser Stoffe während der Zellteilung und über den Chemismus der Zellteilung selbst als wichtig erwies.

Bereits der Entdecker der Mitosegiftwirkung des Colchicins, DUSTIN, wies auf die zu erwartende *Hemmung des Tumorwachstums* als möglichen krebstherapeutischen Effekt der Mitosegifte hin. Der erste, der Colchicin zur Behandlung maligner Tumoren im *Experiment* anwandte, war AMOROSO (1935). Er erzielte bei Mäusekrebsen Rückgang bis Heilung. In der Folge brachten PEYRON u. Mitarb. (1936, 1937) den Shope-Tumor beim Kaninchen mit Colchicininjektionen und Colchicinsalben zur Rückbildung. Die Autoren brachten insbesondere einen schlüssigen Beweis für die rein lokale Wirkung des Colchicins, indem sie bei einer Reihe von Kaninchen die Tumorverpflanzung rechts und links am Körper vornahmen, aber nur auf einer Seite mit Colchicin behandelten. Der behandelte Tumor ging stets zurück, der nicht behandelte blieb meist gleichgroß und wuchs auch manchmal weiter. Nur in wenigen Fällen gingen die Tumoren auch der nichtbehandelten Seite zurück, was die Autoren auf resorptiv in den Kreislauf gelangtes Colchicin beziehen.

Tabelle 106. *Antagonisten der Mitosegifte* (nach H. LETTRÉ 1960)

Mitosegifte	Antagonisten
Trypaflavin	Ribonucleinsäure
	Thymonucleinsäure
Metallorganische Verbindungen, Chinone	Cystein
	HS-R
Colchicin	Adenosintriphosphorsäure
	pflanzliche Herzgifte
Stilbylamine	Corhormon

Untersuchungen über die geschwulsthemmende Wirkung des Colchicins stellten ferner LITS, KIRSCHBAUM und STRONG (1938) am C_3H-Mäusestamm an. Entsprechend der besonderen Empfindlichkeit aller lymphatischen Gewebe für Colchicin testeten die Autoren das Colchicin an einem transplantablen *Lymphosarkom*. Implantiert man ein Stück leukämischen Lymphgewebes den Mäusen in die Axilla, so bildet sich dort vor dem Auftreten einer Systemleukämie eine in 14 Tagen bereits bohnengroße Geschwulst. Wird zu dieser Zeit Colchicin fernab vom Tumor subcutan gespritzt, so verschwindet die örtliche Geschwulst, und die Überlebenszeit der Tiere ist auf 50,5 Tage (gegenüber 31,5 Tagen bei den Kontrollen) verlängert. Bemerkenswert ist das histologische Verhalten: Während schon nach der dritten Injektion fast alle lymphoiden Zellen des Tumors pyknotisch wurden und abstarben, blieben die Reticulumzellen des Lymphosarkoms erhalten. Stets blieben aber auch *Inseln resistenter Tumorzellen* am Leben. Daraus erklärt es sich, daß ein völliger Rückgang der Tumoren ohne Rezidiv nicht beobachtet wurde.

An Hühnerherzfibroblasten ließ sich eine Aufhebung der Mitosegiftwirkung des Colchicins durch herzwirksame Glykoside nachweisen (LANDSCHÜTZ 1949).

In diesem Zusammenhang erscheint es bemerkenswert, daß WRBA (1960) beim syrischen *Goldhamster*, der *gegen Colchicin* und auch gegen die Hemmwirkung des Colchicins auf die Mitose *resistent* ist, bei einem heterolog auf Goldhamster in Ascitesform gut zu haltenden Walker-Carcinom der Ratte nach Colchicinbehandlung (Methylcolchicamid bzw. Demecolcin) keine Veränderung der Zahl und Gestalt der Tumorzellen fand. Es gibt also nicht nur eine natürliche *Resistenz* gegen *Colchicin*, eine solche ist auch *auf Tumorzellen anderer Herkunft* im Wirtstier *induzierbar*. Nebenbei: auch vom *Mäuseascitestumor* ist seit längerem eine gegen Colchicin *resistente Abart* bekannt (H. LETTRÉ und KRAMER 1952).

Eine Mitosegiftwirkung soll auch dem *Thiocyanat* (Rhodamid) zukommen (Lit. s. BEICKERT und SIERING 1952), einem normalen Bestandteil des intermediären Eiweißstoffwechsels, das somit ein körpereigenes Mitosegift repräsentieren würde.

Zusammenfassend ist von den Mitosegiften also zu sagen, daß sie vorläufig als nur lokal wirksam angesehen werden dürfen. Ihrer Anwendung bei inneren Tumoren steht, wenigstens bei ausreichenden Dosen, ihre schwertoxische Allgemeinwirkung hinderlich im Wege. Ein *Antimitoticum*, welches *nur auf Tumorzellen* wirkte, *nicht* aber *auf proliferierende Körperzellen*, ist *noch nicht gefunden*.

b) Mitosegifte in der Therapie menschlicher Tumoren. Es ist hier nicht der Ort, das ganze Problem der *Mitosegifte* im einzelnen aufzurollen. Wir beschränken uns auf die chemotherapeutische Anwendung auf Tumorzellen, auf experimentelle Tumoren und auf Krebsgeschwülste beim Menschen. Angesichts der grundlegenden Bedeutung der enthemmten, fortgesetzt übersteigerten und pathologischen Zellteilungen für das Geschwulstwachstum lag es natürlich nahe, *Mitosegifte in den Dienst der Krebstherapie* zu stellen.

Ist die schnelle Zellteilung als Grundlage der Zellvermehrung eines der Charakteristica für die Tumorzellen, so muß jedoch stets bedacht werden, daß der *Mechanismus* der Zellteilung bei den Krebszellen *der gleiche* ist wie bei den normalen Körperzellen. *Spezifisch* für Krebszellen ist lediglich die hohe, z. T. *excessiv hohe Zellteilungsrate* und der Reichtum an entgleisten Zellteilungen, histo- und cytologisch in pathologischen Mitosen sich manifestierend. Das therapeutische Problem der Antimitotica liegt bei der erstrebten Mitoseschädigung der Tumorzellen bei Nichtschädigung der physiologischen Mitosen. Die Hoffnung auf eine *therapeutische Wirksamkeit* der Antimitotica gründet sich in der Hauptsache darauf, daß die Einwirkung, z. B. von Colchicin, auf die Tumorzelle „einen stärkeren Effekt" haben wird, „da sie schon auf eine an sich schwache Stelle der Tumorzelle (gemeint ist die Verschiebung der Dauer der Teilungsphase) trifft, und möglicherweise liegt hier ganz allgemein die Ursache für die relativ größere Empfindlichkeit der Tumorzelle gegen solche Stoffe" (H. LETTRÉ 1960).

Wie schon erwähnt, wirken die meisten *Mitosegifte* stark *toxisch*. Sie sind daher beim Menschen, wenn man von kombinierten Methoden (s. später S. 808) absieht, bis jetzt in der Hauptsache *lokal angewandt* worden. Die ersten Versuche gehen auf OUGHTERSON u. Mitarb. (1937), SEED u. Mitarb. (1940), BRODERSEN (1943) zurück. SEED und Mitarb. (1940) verwendeten Colchicin bei 4 Kranken mit fortgeschrittenen Carcinomen in toxischen Dosen. 2 Kranke starben an der Colchicinvergiftung unter den Erscheinungen hohen Fiebers, schwerer agranulocytärer Leukopenie und Anämie. Bei den anderen 2 Kranken kam es nach einer primären, durch gute Bilder erwiesenen Regression später zu beschleunigtem Wachstum.

Es kam also darauf an, die allgemeintoxische Wirkung zu vermeiden. Seit 1941 erreichte dies BRODERSEN durch *Einbringung des Colchicins direkt in den Tumor* ohne Belastung des übrigen Organismus, und zwar durch *Colchicinsalbenbehandlung* und durch Einführung durch die Haut mittels *Iontophorese*.

Bei LETTRÉ (1946) findet sich ein *Mammacarcinomrezidiv* abgebildet, welches nach Behandlung mit N-Aethylcolchicamid (als Salbe aufgetragen und durch Iontophorese eingeführt) klinisch zur Heilung gebracht wurde. BRODERSEN behandelte beim Menschen *Vulvapapillome* mit Colchicinsalbe, war aber dabei zur Fortsetzung mit anderen therapeutischen Methoden gezwungen. Von menschlichen Carcinomen behandelte er ein Brustkrebsrezidiv und erzielte dabei eine wesentliche Besserung. Bei einem zweiten Mammacarcinom, bei dem das Colchicin durch Iontophorese eingebracht wurde, wurde soweit Besserung erzielt, daß die Patientin als „nach 3 Monaten symptomfrei" bezeichnet wird, doch ist das Endresultat unbekannt. In einem dritten Fall wurde ein *Basalzellencarcinom* der Stirn zur vorläufigen symptomfreien Heilung gebracht. Auch hier ist das Endresultat unbekannt. In 2 Fällen wurde die Colchicinsalbe mit Nachbestrahlung kombiniert. Ein *Plattenepithelcarcinom nach Ulcus cruris* blieb nach Salbenbehandlung durch 3 Wochen unbeeinflußt. Es wurde dann eine Kombination mit Nahbestrahlung (Gesamtdosis 10000 r) durchgeführt, doch erwies sich das Carcinom gegen beide Einwirkungen als refraktär. Dagegen wurde ein *Plattenepithelcarcinom des Handrückens* durch die Kombination beider Methoden symptomfrei. Auch CRAMER (1946) bildet ein mit Colchicin behandeltes *Basalzellencarcinom der Stirngegend*, welches $1^{1}/_{2}$ Jahre rezidivfrei blieb, dann aber aus der Beobachtung verlorenging, ab.

Als besonders geeignetes Objekt erschienen längere Zeit die *Leukämien*. BRODERSEN (1943) sah Leukämien auf intravenöse Trypaflavin- oder Colchicinbehandlung mit Abfall der Zellproduktion (wenn auch nur vorübergehend) reagieren. KNEEDLER (1945) verwandte Colchicin bei akuter myeloischer Leukämie beim Menschen. Die Behandlung wurde bis zu dem $13^{1}/_{2}$ Monate später eintretenden Tode fortgeführt. Es ging zwar 8 Monate lang bergab, doch schloß sich dann eine 3monatige Periode der Erholung mit einer Gewichtszunahme von 7 kg an.

Die *klinische Anwendung* hat sich bezüglich der Allgemeinbehandlung in der Hauptsache auf Lymphogranulomatosen, Reticulosarkome und einige Carcinome (PIETRO 1955) beschränkt.

Unbeschadet ihrer hohen Bedeutung für die Biochemie und Zellforschung ist von den *Antimitotica abschließend* zu sagen, daß sie in der *Krebstherapie* dort einsetzbar sind, wo durch *lokale Anwendung* eine genügende Konzentration im Tumorgewebe zu erzielen ist, ohne daß durch Mitosehemmung auf physiologisch zellteilungsfreudige Gewebe eine toxische Wirkung entsteht. In diesem lokalbeschränkten Anwendungsgebiet werden sie allerdings immer unter der Konkurrenz der lokalen Excision (wo sie noch möglich ist) und der felderbegrenzten Strahlenbehandlung stehen.

Eine *Allgemeinbehandlung* der Geschwulstkranken ausschließlich mit Antimitotica erscheint kurativ ausgeschlossen, da die am Ort der Geschwulst wirksamen Dosen nur um den Preis schwerer toxischer Allgemeinschädigung anwendbar wären. Trotzdem behalten die Antimitotica ihre Berechtigung, da sie, wie im 8. Abschnitt dieses Kapitels gezeigt werden wird, *kombiniert mit anderen Therapeutica* eingesetzt zu werden vermögen, indem es zellteilungsreiche Geschwulstformen für andere Carcinostatica oder für strahlende Energien vorbereitend zu sensibilisieren und dadurch die Wirkung zu steigern vermag.

Immer noch bewegt sich der Arzt bei den Carcinostatica zwischen der *Scylla* zu kleiner, dann unwirksamer und der *Charybdis* zu hoher kumulativ-toxischer Dosen. In der täglichen Praxis kommt aber noch die große Schwierigkeit hinzu, daß scheinbar *gleichartige*, ja sogar histologisch übereinstimmende *Tumorformen* auf gleiche Mittel *verschieden reagieren. Biochemisch-molekular bedingte Unterschiede sind eben auch mit dem Elektronenmikroskop nicht zu fassen.* Dem Arzt bleibt eben immer nur das uralte-ewig junge Prinzip der empirischen Beobachtung des individuellen Verlaufs, natürlich stets unter Einschluß aller Laborkontrollen.

4. Chemotherapie maligner Tumoren mit mutagen wirkenden Stoffen

Wenn die gleichen *Röntgenstrahlen*, auf Keimzellen einwirkend, *Keimzellmutationen*, auf Körperzellen angewandt, *Krebszellumwandlung* und in Krebszellen eingestrahlt Krebshemmung oder sogar *Krebsheilung* bedingen, so wird niemand auf den Gedanken kommen, jedesmal einen physikalisch verschiedenen Wirkungs-*Mechanismus* anzunehmen. Wenn sie biologisch einen verschiedenen Wirkungs-*Effekt* haben, so liegt das nicht am Agens, sondern an der Verschiedenheit des Reagens, an der verschiedenen Auswirkung der Bestrahlung.

Diesen drei verschiedenen Effekten ist eines *gemeinsam*: die *mutagene Wirkung*. Sie bringt alles auf einen Generalnenner: bei den Keimzellen ist die Wirkung germinativ-mutagen, bei der Carcinogenese der Körperzellen somatisch-mutagen und bei den Krebszellen mutagen-letal. Werden in den Krebszellen deren wachstumsregulierende Erbstrukturen getroffen, so ist der Effekt der der Krebszellhemmung bzw. Krebszellvernichtung. Dieses *Prinzip der mutagenen Carcinokolyse*, d. h. der Krebshemmung durch erbstrukturen-abändernde Stoffe, wurde vom Verfasser schon 1931 dahin interpretiert, daß ,,jedes neue Mittel, mit dem der Biologe Mutationen erzeugt, darauf zu prüfen" sei, ,,ob nicht das gleiche Mittel, auf Krebszellen angewandt, auch Krebs zerstört". Auf dem Gebiete der Strahlentherapie hat dieses Prinzip der mutativen Carcinokolyse seine Gültigkeit längst bewiesen; alle strahlenden Energien mit Wellenlängen kürzer als das sichtbare Licht erzeugen in Keimzellen Mutationen, erzeugen in Körperzellen Krebs und bringen Krebszellen zum Zelluntergang und damit zur Heilung.

a) Arsen. *Chemische Mittel* verhalten sich nicht anders! Das älteste Beispiel einer chemisch-mutagenen Substanz ist das Arsen. Es ist das gleiche Mittel, das verschiedene Formen von Krebs erzeugt: Arsenberufskrebs, Arsenkrebs durch Arsennoxen der Nahrung und des Trinkwassers, medikamentöser Arsenkrebs usw. (Näheres 8. Kap. S. 931). *Arsen* ist zugleich *das älteste chemische ,,Krebsheilmittel"*.

In WOLFFs Darstellung (1914) umfaßt die Geschichte der „Arsenikbehandlung des Krebses" allein 67 Seiten. Sie zeigt, daß Arsen, angefangen von den alten Ägyptern und Indern über HIPPOKRATES, CELSUS, GALEN, PARACELSUS bis herauf zu CHELIUS, BILLROTH, CZERNY niemals aus dem Arzneischatz des Arztes bei der Krebsbehandlung verschwunden ist. In der Unzahl von Geheimmitteln des Altertums, in den Krebspasten des Mittelalters, stets war Arsen das Hauptmittel der meist streng geheimgehaltenen Zusammensetzung. Was für die Lues das Quecksilber, das war Arsen für den Krebs (WOLFF 1914). Wurde es früher in der Hauptsache bei äußeren Krebsen angewandt — die inneren wurden ja selten diagnostiziert —, so trat mit der Erfindung der *Sol. Kalii arsenicosi* FOWLERI (1785) auch die innerliche Darreichung auf den Plan. In der Therapie der Leukämie hat sie sich bis auf den heutigen Tag behauptet. Es ist klar, das Mittel würde sich nicht mit solcher Hartnäckigkeit durch die Jahrtausende gehalten haben, wenn nicht „etwas dran" wäre.

b) Benzol. Ein weiteres Beispiel einer einerseits carcinogenen, andererseits carcinokolytischen Substanz ist das Benzol. Bekannt sind die Leukämien bei Menschen nach *Benzolvergiftung* (DELORÉ und BERGOMANO 1928, HAMILTON 1932, WEIL 1932, HEUPER 1942).

Auch im *Tierexperiment* ist die carcinogene Wirkung des Benzols erwiesen. LIGNAC (1928, 1932, 1933) gelang es, in einer Serie von 33 Mäusen durch thiophenfreies Benzol (0,001 cm^3 in 0,1 cm^3 Olivenöl gelöst je Woche) in 8 Fällen eine „Benzolleukämie" zu erzeugen. Die isolierte Prüfung des Benzols auf seine Carcinogenität ist auch deswegen wichtig, weil ja viele Versuche mit carcinogenen Kohlenwasserstoffen mit Benzol als Lösungsmittel der Carcinogene angestellt worden sind. BURDETTE und STRONG (1941) verglichen Methylsalicylat und Benzol als Lösungsmittel für Methylcholanthren an 8 Inzuchtstämmen. Mit beiden Lösungsmitteln wurde die gleiche Zahl von Methylcholanthrentumoren erzielt. MORTON und MIDER (1941) hatten dagegen gefunden, daß die cancerogenen Kohlenwasserstoffe stärker wirkten, wenn sie in Benzol, als wenn sie in Aceton gelöst waren. Auch in Sesamöl gelöstes und subcutan injiziertes Benzol beschleunigt das Auftreten von Leukämie. KIRSCHBAUM und STRONG (1942) stellten Versuche an einem Stamm mit hoher Leukämieempfänglichkeit an, um den Einfluß der Carcinogene auf den Zeitpunkt des Auftretens der Leukämie zu untersuchen. Sie verwendeten dabei Benzol, und zwar entweder als Lösungsmittel für drei carcinogene Kohlenwasserstoffe, oder Benzol percutan oder Benzol in Sesamöl subcutan. Während Benzol percutan das Auftreten von Leukämie bei F-Mäusen nicht bedeutend veränderte, war es augenscheinlich, daß Benzol als Vehikel für die Carcinogene die präleukämische Latenzperiode verkürzt und das Auftreten von Leukämie im dba-Stamm vermehrte.

Dieses gleiche, nach den Erfahrungen am Menschen und in Tierversuchen carcinogene Benzol hat sich *bei Leukämien* des Menschen als *carcinokolytisch* erwiesen. Nachdem SELLING (1911) bei Arbeiterinnen mit Benzolvergiftung unter anderem eine hochgradige Verringerung der Leukocyten festgestellt hatte, empfahl KORANYI (1912) Benzol zur Behandlung der menschlichen Leukämien, und es kann kein Zweifel sein, daß es ähnliches leistet wie die Röntgentherapie (vgl. auch KALAPOS 1935).

Im *Tierexperiment* prüften FLORY u. Mitarb. (1943, 1945) die *Wirkung des Benzols auf Mäuse mit verimpfter Leukämie*. Die verschiedenen Stämme verhielten sich verschieden. Während ein Stamm nicht reagierte, wurde bei einem Stamm mit myeloischer Leukämie die Überlebenszeit verlängert. Bei einem dritten Stamm mit myeloischer Chloro-Leukämie überlebten die behandelten Tiere 2—6mal so lange wie die unbehandelten. Bei einigen Tieren entwickelte sich die Krankheit überhaupt nicht. Benzol erwies sich als das erfolgreichste Mittel bei der Behandlung dieser Form der Leukämie.

c) Carcinogene Kohlenwasserstoffe. Die nächste Gruppe mutativ wirkender Substanzen umfaßt carcinogene Kohlenwasserstoffe (Näheres 8. Kap.). Daß die Hauptrepräsentanten dieser carcinogenen Kohlenwasserstoffe auf Keimzellen *mutagen* wirken, haben STRONG (s. S. 547) am Methylcholanthren und DEMEREC (1948) am 1:2:5:6-Dibenzanthracen, 20-Methylcholanthren, am 3:4-Benzpyren und 1:2-Benzanthracen nachgewiesen.

Nun sind alle carcinogenen Kohlenwasserstoffe Benzolderivate und als solche letztlich *Ruß- oder Teerprodukte*. Es gehört schon zu den nachdenklichsten Dingen der ganzen Cancerologie, daß *Ruß- und Teerprodukte zu den ältesten Krebstherapeutica der Menschheit* gehören.

Schon 1784 hat DAVID — wir folgen hierin WOLFF (1914) — bei äußeren Krebsgeschwüren *Teer*, die Muttersubstanz aller carcinogenen Kohlenwasserstoffe, angewandt. Ja, in Algier soll nach Mitteilungen von RECLUS Teer, besonders der vom Wacholder, ein schon seit Jahrhunderten viel gebrauchtes Volksmittel gegen den Krebs gewesen sein. Auch die zum Ätzen von Krebsgeschwüren von dem schwedischen Leibarzt WESTRING (1817) angegebene Goldsalbe enthielt neben den Gallensteinen des indischen Stachelschweines (!) zum größten Teil Teer. In einem Bericht vor der Pariser Académie de Médicine bestätigte LEGRAIN, daß er in Algier selbst Krebsheilungen durch Teer, wie ihn die arabischen Ärzte angewendet hätten, gesehen habe.

Ja, die andere Muttersubstanz carcinogener Stoffe, der *Ruß* — man erinnere sich des Schornsteinfegerkrebses (s. S. 30) — geht als Krebstherapeuticum sogar bis auf GALEN zurück. WOLFF bringt eine ganze Reihe von Belegen aus der ältesten und mittelalterlichen Literatur als Beweis dafür, wie ausgedehnt und vielgepriesen Ruß zur Krebsbehandlung herangezogen wurde. Und WOLFF schließt seine Übersicht über den Ruß mit den Worten: „Wir haben hier denselben Vorgang wie beim Arsen, daß dasselbe Mittel den Krebs hervorrufen und auch heilen kann."

Es ist einleuchtend, daß auch chemische Stoffe, die auf Somazellen carcinogen wirken, *auf Tumorzellen irgendeine biologische Wirkung haben müssen*, ein Postulat, welches der Verfasser bereits seit 1928 mehrfach ausgesprochen und 1934 zum erstenmal nach Vorversuchen an unheilbaren Krebskranken auch an Fällen äußerer Krebse in die Tat umgesetzt hat (K. H. BAUER 1937, 1938, 1943).

Es wurde als sicher angesehen, daß die Stoffe in den Krebszellen auf deren Zellerbmasse einwirken würden, und es schien zum mindesten wahrscheinlich, daß *die Krebszellen* auf die gleiche mutative Einwirkung nicht mit einer neuen „Krebsmutation", sondern *mit einer letalmutagenen Reaktion antworten* würden. Denn das ist sicher: Krebszellen sind weniger anpassungsfähig und wesentlich empfindlicher. Die Gedankengänge, die für diese Überlegung maßgebend waren, sind wiederholt in Aufsätzen (1928, 1931, 1937, 1943) niedergelegt worden. Sie lassen sich am Beispiel der Röntgenstrahlen auf folgende kurze Formel bringen:

Röntgenstrahlen wirken auf Keimzellen mutagen,
Röntgenstrahlen wirken auf Körperzellen carcinogen,
Röntgenstrahlen wirken auf Krebszellen mutagen letal.

Letale Mutationen in Krebszellen würden aber Krebshemmung bedeuten. Die ganze Bestrahlungstherapie beruht ja darauf.

Was aber den Röntgen- und Radiumstrahlen recht ist, das schien auch den chemischen Krebsnoxen billig. So hat denn der Verfasser, nicht zuletzt nach der Analogie: *Röntgen erzeugt Mutationen, Röntgen erzeugt Krebs, Röntgen heilt Krebs*, als Modellversuch den stärkst krebserzeugenden und später von DEMEREC (1948) an Drosophila als mutagen erwiesenen Stoff, das *3:4-Benzpyren* (nach Vorversuchen an moribunden Krebskranken und selbstverständlich unter allen Vorsichtsmaßregeln gegenüber den gesunden Geweben) — erstmals am *4. Juli 1934* — daraufhin untersucht, was es denn ausrichtet, wenn man ihn, den in Körperzellen somatisch-mutagen krebserzeugenden Stoff, isoliert auf spontan entstandenes Krebsgewebe selbst einwirken läßt.

Wie auf dem Deutschen Chirurgenkongreß 1937 gezeigt, gelang es, nach entsprechenden Vorversuchen mit Benzpyren in 0,5%iger ätherischer Lösung unter 22 teilweise weit fortgeschrittenen Fällen 7 Fälle günstigst gelegener Hautkrebse zur klinischen Heilung zu bringen, und zwar mit vorsichtigster und minimaler intratumoraler Injektion oder besonders bei flachen, krebsigen Geschwüren mit bloßen Aufträufelungen der $^1/_2$%igen Lösung. Von den 7 Fällen sind 5 Fälle in je 3 Abbildungen in dem Kongreßbericht auf Tafel I—III abgebildet. Nach $3^3/_4$jähriger Beobachtungszeit wurde 1938 erneut — sie waren geheilt geblieben — und abschließend berichtet.

Es zeigte sich also, daß unter günstigsten Bedingungen spontan entstandene Krebsgewebe auf Stoffe mit chemisch „cancerogener" Wirkung für Körpergewebe genauso reagieren können wie auf die physikalisch „cancerogene" Einwirkung der Röntgenstrahlen: Ein Teil der Geschwülste ist schwer beeinflußbar, ein anderer Teil verträgt aber den für Körperzellen mutativen Stoff nicht und bildet sich so weit zurück, daß klinisch Heilung entsteht.

Da gleichartige oberflächliche Hautkrebse mit operativer oder Strahlenbehandlung einfacher und sicherer geheilt werden, so wurden, nachdem die Fragestellung selbst positiv entschieden war, diese Versuche eingestellt, zumal die Gefahr einer sekundären Krebserzeugung nicht sicher genug ausgeschaltet werden kann. Mit diesen Fällen aus dem Jahre 1934 war erstmals erwiesen, daß neben den physikalisch auf Keimzellen mutagen, auf Körperzellen carcinogen und auf Krebszellen krebsheilend wirkenden Röntgen- und Radiumstrahlen auch chemische Stoffe, die, wie inzwischen erwiesen, für Keimzellen gleichfalls mutagen und für Körperzellen carcinogen sind, auf Krebszellen carcinokolytisch, d. h. krebshemmend wirken oder wenigstens wirken können.

Mit diesem ersten Nachweis einer chemisch-mutagenen Carcinokolyse ist erneut die erstmals 1928 und besonders 1931 ausgesprochene Frage nach der krebshemmenden Wirkung chemischer Mutagene zur Diskussion gestellt worden.

Carcinokolyse durch Carcinogene, das bedeutet *Krebstherapie mit* „radiomimetisch" *selbst krebserzeugenden Stoffen,* wurde in der Folge vielfach experimentell studiert.

HADDOW (1935) untersuchte eine Reihe von polycyclischen Kohlenwasserstoffen in ihrer Tumorhemmung beim Jensen-Sarkom der Ratte. HADDOW und ROBINSON (1937) behandelten Tiere mit Walker-Carcinomen mit dem cancerogenen 1:2:5:6-Dibenzanthracen, später ELSON und HADDOW (1947)mit 1:2:5:6-Dibenzanthracen das Walker-Carcinom 256 der Ratte, HADDOW u. Mitarb. (1948) das Walker-Rattensarkom 256 mit 4-Aminostilben und 4-Dimethylaminostilben, ENGELBRETH-HOLM und STAMER (1947) Leukämien mit 9:10-Dimethyl-1:2-Benzanthracen, HILL u. Mitarb. (1952) sahen eine Hemmung der Wirkung von Hautcarcinogenen durch Gemische starkwirksamer Carcinogene.

Am *Menschen* sahen HUGGINS und McCARTHY (1957) in 6 Fällen von *Mammacarcinom der Frau* (5 mal nach vorausgegangener Ovari- und Adrenalektomie) nach intramuskulärer Injektion von *3-Methylcholanthren* 5 mal eine subjektiv und objektiv beachtliche Hemmung des malignen Prozesses und in einem Falle einer 49 jährigen Frau den Rückgang von Lymphdrüsen- und Hautmetastasen und eines carcinomatösen Pleuraergusses bei Wiedergewinn der Arbeitsfähigkeit als Hausfrau.

Im Gedankengang der Mutationstheorie ist dieses Junktim: für Körperzellen carcinogen, für Krebszellen carcinokolytisch nicht verwunderlich. Denn wenn die betreffenden Kohlenwasserstoffe auf gesunde Körperzellen cancerogen wirken, so auf dem Wege über eine somatische Mutation zellregulatorischer Erbstrukturen. Wenn die gleichen Stoffe auf Krebszellen treffen, treffen sie auf weniger differenzierte, zugleich labilere Zellen. Die cancerogenen Substanzen erzeugen gewissermaßen wieder „somatische Mutationen", nur sind diese dann nicht mehr mit dem Zelleben vereinbar, sie wirken also letal. Es ist also im Gedankengang der Mutationstheorie geradezu zu erwarten, daß eine Substanz, die für Körperzellen carcinogen ist, aus dieser ihrer somatisch mutagenen Kraft heraus für Krebszellen wachstumshemmend sein *muß.* Die Mutationstheorie fordert also arbeitshypothetisch für keimzell-mutagene und für körperzell-cancerogene Stoffe, daß sie zugleich krebszellhemmend wirken müssen. Es ist dies ja auch bei den Röntgenstrahlen so, die Strahlen, die durch Ionisation der Körperzellen die Krebsmutation induzieren, ionisieren in gleicher Weise Krebszellen, deren zellregulatorischen Bezirk dann oft genug endgültig vernichtend.

d) N-Lostverbindungen und andere Mutagene. Ein weiteres Beispiel zugleich mutationsauslösender, zugleich krebserzeugender und krebshemmender Stoffe ist das *Stickstoff-Lost* (mustard-nitrogen, Senfgas) samt Derivaten.

Es handelt sich bei diesem $\beta \cdot \beta'$-*Dichlordiaethylsulfid* $(ClCH_2 \cdot CH_2)_2S$ und verwandten Stoffen um Gifte, die vor allem im Krieg 1914—1918 als Kampfstoffe (Gelbkreuz, Yperit) Verwendung fanden.

$$H_2C \overset{H_2CCl}{\underset{\underset{\underset{H}{\overset{|}{C}}}{|}}{\underset{H}{|}}{\underset{H}{|}}} \overset{ClCH_2}{\underset{N}{|}} CH_2$$

Stickstofflost

Die Substitution des Schwefelatoms durch ein Stickstoffatom nahm dem Schwefel-Lost (Dichlor-diaethylsulfid) einen Teil seiner Toxicität, seine Flüchtigkeit und machte es wasserlöslich. Das *Stickstoff-Lost* („Nitrogen-Mustard") kam zunächst als *Dichlor-Diaethylamin* und als *Trichlor-Triaethylamin-Chlorhydrat* in den pharmakologischen und klinischen Gebrauch.

$$HN \diagup_{CH_2 \cdot CH_2Cl}^{CH_2 \cdot CH_2Cl}$$

Dichlor-Diaethylamin

$$\overset{H}{\underset{Cl}{\diagdown}} N \diagup_{CH_2-CH_2Cl}^{CH_2-CH_2Cl}_{CH_2-CH_2Cl}$$

Das Trichlor-Triaethylamin-Chlorhydrat

Sie haben eine spezifische Affinität zu den Kernsubstanzen und zu Geweben mit aktiver Proliferation (vgl. GILMAN 1946, HADDOW 1947). Am stärksten ist die zellschädigende Wirkung bei den Zellen des Magen-Darm-Kanals und der Blutbildung. Lympho-, Granulo- und Thrombocytopenie sind daher die gegebenen Tests gegenüber der Überdosierung. Cytologisch finden sich alle Kennzeichen schwerer Mitosestörungen (Kernpyknose, Kernfragmentation, Störungen der Chromosomenverteilung, Chromosomenbrüche usw.). Die Mitosehemmung wird bereits mit kleinen Dosen erreicht, ohne daß andere Zeichen einer Schädigung nachweisbar sind (FRIEDENWALD u. Mitarb. 1947). Die Dauer der Hemmung steigt mit der Dosis und kann durch wiederholte Applikation über Wochen erhalten werden. Die in Gang befindliche Mitose läuft noch ab, sogar mit fast normaler Geschwindigkeit. Die Zellen werden jedoch durch das Senfgas gehindert, in die Mitose einzutreten (FRIEDENWALD u. Mitarb. 1947).

Die mutationsauslösende Wirkung wurde zuerst von AUERBACH (1943, 1946) und AUERBACH und ROBSEN (1944, 1946) bei der Drosophila-Fliege nachgewiesen. Es kommt zu Mutationen, Chromosomenbrüchen, Chromosomenaberrationen usw. und bei Drosophilalarven zu Mosaiktieren, Gynandromorphismus, also zu gleichen Folgeerscheinungen, wie sie auch nach Bestrahlung bekannt sind.

AUERBACH (1948) sagt geradezu, daß der Ausgangspunkt für ihre genetischen Untersuchungen mit N-Lost die Ähnlichkeit zwischen den Senfgas- und den Röntgenverbrennungen gewesen sei. Dies habe ihr den Gedanken an die Möglichkeit einer Wirkung von Senfgas in dem Zellkern eingegeben. Die Senfgasmutationen als das erste Beispiel einer rein chemischen Mutationserzeugung sind in vielem den Röntgenmutationen vergleichbar. Der gleich hohe Grad mutagener Wirkung findet sich auch bei einigen anderen Senfgasen vom Schwefel- und vom Stickstofftyp. AUERBACH steht nicht in Übereinstimmung mit CARR, das Senfgas als „Treffergift" im Sinne JORDANs zu bezeichnen, es übertrage seine Reaktionsenergie auf die Gen-Loci in den Chromosomen. Es entstünden lokalisierte Unstabilitäten, die übertragene Aktivierungsenergie reiche nur dazu aus, um das Gen von seinem stabilen normalen Zustand in einen unstabilen Zustand und dann in ein neues stabiles Gen zu überführen. Diese Anschauung trifft sich völlig mit den Genmodellvorstellungen, wie sie von TIMOFEEFF, ZIMMER und DELBRÜCK (s. S. 559) entwickelt worden sind.

Vielfach werden das *N-Lost und seine Derivate* ihrem wahrscheinlichen Angriffspunkt nach auch als sog. *alkylierende Substanzen* geführt. Man versteht darunter chemisch recht verschiedene Stoffe, denen das eine gemeinsam ist, daß sie während des Zellteilungscyclus in die Synthese der Desoxyribonucleinsäure eingreifen. Der Mechanismus dieser Störung ist noch unbekannt. Bekannt ist jedoch für das N-Lost bei den Keimzellen der mutagene Effekt. Es wäre biologisch unlogisch, für die Tumorzelle einen anderen Angriffspunkt anzunehmen als die gleichen Gen-Strukturen der Geschwulstzellen.

Mit der *Pharmakologie der N-Lost-Substanzen* befaßten sich viele Biochemiker und Pharmakologen, u. a. auch BOYLAND 1946, 1948, letzterer zusammen mit CLEGG u. Mitarb. (1948) auch im Hinblick auf die Wirkung auf das Bronchial-Carcinom. Sie stellten bei Mäusen ähnliche Effekte fest, wie sie durch Röntgenstrahlen verursacht werden, einschließlich des Ergrauens der Haare auf der Seite der Injektion. Vor allem ließ sich eine temporäre Hemmung des Geschwulstwachstums, einhergehend mit einer Reduktion der Gewebsglykolyse, feststellen. Die Substanzen zeigten kerntoxische Wirkungen, vor allem Chromosomenfragmentationen, die vom Zelltod der geschädigten Zellen gefolgt waren. Bei 41 Fällen von Bronchial-Carcinom freilich konnte, wenn man von kurzdauernden (2 Wochen bis 3 Monate!) symptomatischen Besserungen absieht, keine ernsthafte Gegenwirkung gegen das Krebswachstum festgestellt werden.

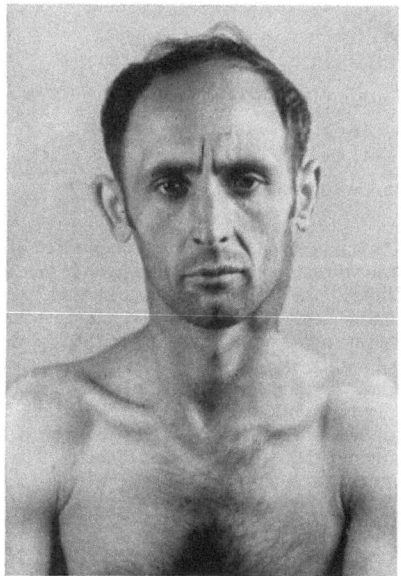 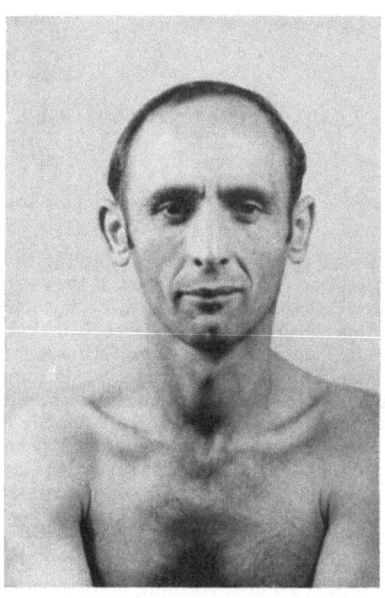

Abb. 202 a u. b. Mit Stickstofflost behandelter Fall von Lymphogranulomatose (J. St., 35 Jahre,) Diagnose histologisch gesichert. a) Vor der Behandlung, b) 2 Monate später

Dieselben *Senfgase* (vgl. HADDOW 1947) haben auf Geschwulstzellen eine *carcinokolytische Wirkung*. Sie greifen die Zentren der Proliferation selektiv an. So werden bei Zellen im Ruhestadium die Mitosen aufgehalten, und bei stärkeren Dosen werden die Kerne ähnlich wie bei Röntgenstrahlen und UV-Licht zur Fragmentation gebracht (PHILIPS u. GILMAN 1947).

Die ersten, die *Stickstoff-Lost* in die *Behandlung menschlicher Tumoren* einführten, waren GILMAN (1942), GILMAN und PHILIPS (1946), GOODMAN u. a. (1946). Auch beim Menschen beeinflussen sie vor allem die proliferierenden Gewebe, vor allem die Schleimhäute des Magen-Darm-Kanals und die Blutbildungsstätten. Bei hohen Dosen kommt es zu erheblichen Veränderungen in den Schleimhäuteepithelien (Vacuolisierung, Kernschwellung, Epitheldesquamation, Hämorrhagien usw.) In den blutbildenden Organen stehen die Hemmungen und Störungen der Zellteilung im Vordergrund.

Im Knochenmark führt Senfgas zu einem Stop der mitotischen Aktivität und infolgedessen zu einer fortschreitenden Entleerung des Markes mit schließlich fast völliger Markaplasie. Auch in den Hoden kommt es als Folge der Mitosehemmung zu schweren Störungen der Spermiogenese (LANDING 1949, JACOBI und ZUR VERTH 1950). Todesfälle an Panmyelophthise nach N-Lost-Behandlung sind mehrfach beschrieben (GAENSLER u. Mitarb. 1948, JACOBI und ZUR VERTH 1950, GOLDECK 1950).

Klinisch findet *Stickstoff-Lost („N-Lost")* seine Anwendung entweder in Form des Chlorhydrates des Methyl- bis β-chloraethylamins (Fabrikname „*Dichloren*") oder als Trichlor-diaethylamin-chlorhydrat (Werkname „*Sinolost*")

„Sinolost" Strukturformel:

$$\begin{array}{c} H \\ \diagdown \\ Cl \end{array} N \begin{array}{c} CH_2-CH_2\ Cl \\ CH_2-CH_2\ Cl \\ CH_2-CH_2\ Cl \end{array}$$

heute meist in Form des von STAHMAN und BERGMANN (1946) hergestellten „*N-Oxyd-Lost*" (Methyl-bis β-chloraethylamino-N-Oxyd) [Fabrikbezeichnung „*Mitomen*" (deutsch) oder „*Nitromin*" (japanisch)]. Dem *N-oxyd-Lost* rühmen DRUCKREY u. Mitarb. (1958) nach, daß es wie das Stilboestrol-Diphosphat zu den Mitteln gehöre, deren „neues Prinzip für die Therapie" darin bestünde, „die wirksame Substanz nicht selbst anzuwenden, sondern in einer durch chemische

$$\begin{array}{c} Cl-CH_2-CH_2 \quad CH_2-CH_2-Cl \\ \diagdown N \diagup \\ H_3C \diagup \quad \diagdown O \end{array}$$

(Methyl-bis-β-chloräthylamino-N-oxyd)
„*Mitomen*" oder „*Nitromin*"

Bindung kachierten ‚Transportform' (gut resorbierbar, aber zunächst unwirksam), aus der dann im Körper und bevorzugt durch die Krebszellen die eigentliche ‚Wirkform' in Freiheit gesetzt" würde. N-oxyd-Lost stelle eine solche „Transportform" dar, „die erst bei 37° zur „Wirkform" „gegiftet" würde, „und zwar um mehr als das 3000fache" gegenüber seiner Wirkung bei 5° C. Dabei müsse die Giftung durch die Tumorzellen erheblich stärker sein als durch normale Zellen. Beim N-oxyd-Lost wäre es so, daß die „lebenswichtigen normalen Zellen der Ratte" es „etwa 40mal weniger" giften würden als die des Yoshida-Sarkoms. Auf solche Weise behandelte, durch subcutane Impfung von Yoshida-Sarkom-ascites ausgelöste Tumoren der Ratte wurden auch noch, als sie ein Gewicht von 40 g erreicht hatten, durch N-oxyd-Lost (20 mg/kg an 4 Tagen) — 5mal unter 9 Tieren — „endgültig geheilt", d. h. die Tumoren bildeten sich zurück, die Reste trockneten nach 1 Woche ein und wurden abgestoßen. Die Erscheinungen ließen sich mehrfach reproduzieren. Zuvor hatte FROHBERGK auf der Krebstagung in Pyrmont die gute Wirksamkeit von N-oxyd-Lost für das Yoshida-Sarkom und Walker-Ca. bestätigt, während beim Jensen-Sarkom, Ehrlich-Sa. und dem Mäuse-Sa. S_2 kein Effekt zu erzielen war.

Dosierung nach GROSS und BROCK (1957): Anfangsdosis 25 mg i.v., Tagesdosis 50—100 mg, Gesamtdosis 500—700 mg. Wiederholung nach 1—2 Monaten.

N-oxyd-Lost (Mitomen) ist *am Menschen* viel erprobt worden. So berichten HENNE und MARGGRAF (1957) über 120 (darunter 35 wegen Bronchial-Ca.) radikal operierte Patienten. Es ergaben sich starke Verschiebungen in den Eiweißfraktionen des Serums, Erhöhung im Serum-Eiweißspiegel u. v. a. Von 35 operierten Bronchial-Ca.-Kranken waren nach ausschließlicher Mitomenbehandlung nach 1 Jahr noch 11 am Leben. HILLEMANNS berichtete auf der Krebstagung in Pyrmont über Carcinostatica bei weiblichen Genitalcarcinomen. In 5 Fällen war nach und trotz Mitomenzufuhr eine frische lympho- und hämatogene Aussaat erfolgt.

Man hat *N-Lost-Präparate* auch *bei benignen Krankheiten* (Polyarthritis, Asthma bronchiale, Psoriasis, Tbc-Lymphadenitis, Keloidbildung usw.) angewandt. Nicht nur wegen seiner toxischen Nebenwirkungen, auch wegen der mutagenen und carcinogenen Wirkung kann diese „Therapie" unseres Erachtens bei nicht-malignen Krankheiten kaum vertreten werden.

Ein *Nachteil* der N-Lost-Präparate ist der Zwang, sie nur frisch zubereitet benutzen zu können, sie haben ihre Gefahren für Haut, Schleimhäute, Bindehaut, Cornea, Venenwände usw. Über die Gefahren für Arzt und Pflegepersonal berichtet J. FUCHS (1949) vom Standpunkt des Ophthalmologen. *Kontraindiziert* sind die Präparate bei akuten Leukämien, bei aleukämischen Myelosen (Gefahr der Agranulocytose oder Panmyelophthise).

Die *Hauptanwendungsgebiete* für Stickstoff-Lost-Präparate betreffen den Morbus Hodgkin (GOODMAN u. Mitarb. 1946, WINTROBE und HUGULEY 1948, ZANES u. Mitarb. 1948, MERK 1948), chronische Leukämien (MOESER 1950, GOODMAN u. Mitarb. 1946, BURCHENAL u. Mitarb. 1949), Bronchialcarcinome (BOYLAND u. Mitarb. 1948, SKINNER u. Mitarb. 1948, BEN-ASHER 1949, LYNCH u. Mitarb. 1950), Lymphosarkome (GOODMAN u. Mitarb. 1946), Reticulosarkome (JACOBI und ZUR VERTH 1950, NABARRO 1951), fortgeschrittene Mammacarcinome (WINKLER 1951), Collum- und Mamma-Ca.-Recidive, Knochen- und Lungenmetastasen (REMOLD und SIEGERT 1951), Blasen- und Harnröhrentumoren (BRETTLER 1951), Plasmocytome, metastatische Chorionepitheliome der Lungen (ANDERSON u. Mitarb. 1954), Polycythaemia vera (SPERLICH 1949, LINKE und LASCH 1953).

Größere *Übersichten* über die N-Lost-Therapie bei ausgesuchten neoplastischen Erkrankungen stammen von RHOADS (1946), JACOBSON u. Mitarb. (1946), SPURR u. Mitarb. (1947), KARNOFSKY u. Mitarb. (1947), CRAVER (1948), FALOON und GORHAM (1948), DITTRICH (1952). Soweit einzelne Autoren gewissermaßen alle Formen von malignen Tumoren (auch Oesophagus-, Magen-, Kehlkopfcarcinome, Hypernephrome, maligne Strumen usw.) behandelten, wie z. B. GRAULICH (1950), konnten sie bei eigentlichen Carcinomen wirkliche Beeinflussungen nicht feststellen. Nur beim Bronchialkrebs werden „klinische Wirkungen" mitgeteilt, so z. B. von BOYLAND u. Mitarb. (1948). Auch wir sahen mehrfach Wiederbelüftung vorher tumorbedingter Atelektasen. Doch ist gerade beim Bronchialcarcinom vorsichtige Skepsis geboten, da es bei ihm durch Tumorzerfall auch spontan einmal zu vorübergehender Besserung kommen kann.

Bei den oben geschilderten Hauptanwendungsgebieten haben sich grundsätzliche *Vorteile* oder gar Überlegenheiten *gegenüber* der *Röntgentherapie* noch *nicht herausgestellt*, doch bedeutet es einen Fortschritt, daß man die Senfgase mit der Röntgenbehandlung kombinieren kann (KARNOFSKY u. Mitarb. 1947) und insbesondere, daß strahlenresistent gewordene Hodgkin-Fälle nach der Senfgasbehandlung wieder strahlenempfindlich werden (GOODMAN u. Mitarb. 1947, WINTROBE u. Mitarb. 1947).

Über Sengaserfahrungen speziell bei Geschwulsterkrankungen der *Haut* berichten KIERLAND u. Mitarb. (1947). Gut reagieren besonders Fälle von Lymphosarkom der Haut, dagegen nicht ein mit Hodgkin vergesellschaftetes Kaposi-Sarkom.

„Dramatische" Besserungen nach N-Lost bei 2 Fällen mit fortgeschrittener Mycosis fungoides und bei einem Fall von Lymphosarkomatose der Haut beschrieben OSBORNE u. Mitarb. (1947). Ferner beschrieb HEIM (1950) eine 50jährige Frau in „völlig kachektischem Zustand" mit etwa 30 über die ganze Körperoberfläche verteilten kirsch- bis pflaumengroßen Hautmetastasen nach Mamma-Ca., die auf 50 mg Dichloren, ohne daß gleichzeitig antihormonell oder sonstwie carcinostatisch behandelt wurde, bei gleichzeitiger Besserung des Allgemeinzustandes völlig schwanden.

Auch sind sich alle Beobachter darin einig, daß alle akuten *Leukämien* so gut wie nicht ansprechen (GOODMAN u. Mitarb. 1947, WINTROBE u. Mitarb. 1947 u. a.). Fraglos reagiert die Hodgkinsche Krankheit am günstigsten. Doch sind endgültige Heilungen nicht beschrieben.

An *Gefahren* müssen bei der Senfgasbehandlung die Leuko- und Thrombocytopenien, Anämien und Atrophie lymphatischer Organe in Rechnung gestellt werden (Näheres bei

PHILIPS und GILMAN 1942, HADDOW 1947). Besondere Vorsicht ist mit *N-Lost-Schäden am Auge* (Narbenschäden im Lidspaltbereich, ,,Senfgasvaricen", Hornhauttrübungen) geboten (FRIEMANN 1949).

Zu den N-Lost-Präparaten gehört auch das D,L-n-di(2-chloro-äthyl)-aminophenylamin ,,*Sarcolysin*", das sich bei mehreren Impftumoren als wirksam erwies (LARIONOV und PEREVODCHIKOVA 1956).

Eines der über 1000 N-Lost-Derivate, die speziell in der Absicht synthetisiert wurden, die Lostgruppe an Phosphorsäure zu binden, um als ,,Transportform" unter Freisetzung des aktiven Amins als ,,Wirkform" gespalten zu werden (ARNOLD, BOURSEAUX und BROCK 1961), ist das *Endoxan* (Cyclophosphamid, s. hierzu auch S. 371). Es ist ein hexacyclischer N-Lost-Phosphamidester und hat die Formel

$$\begin{array}{c} Cl-CH_2CH_2 \\ \diagdown \\ N-P=O \\ \diagup \\ Cl-CH_2CH_2 \end{array} \begin{array}{c} NH-CH_2 \\ \diagup \\ \diagdown CH_2 + H_2O \\ \diagup \\ O-CH_2 \end{array}$$

Endoxan = N, N-Bis-(β-chloraethyl)-N',
O-propylenphosphorsäureesterdiamid.

Ein Verzeichnis der gesamten bis zum 1. 1. 1961 erschienenen *Literatur* (133 Arbeiten) findet sich in ,,Arzneimittel-Forschung" 11, H. 2a (1961). Weitere Literatur noch bei GERHARTZ u. Mitarb. 1960.

Charakteristisch für das Endoxan scheint zu sein, daß es in vitro kaum, sondern erst in vivo und dann relativ stärker auf Tumorgewebe wirkt (Näheres bei GERHARTZ u. Mitarb. 1960). Es soll sich daher bei geringerer Schädigung der Hämopoese vor allem für eine Langzeit- bzw. Dauertherapie eignen.

Endoxan zählt wie andere Lostderivate zu den ,,*alkylierenden Substanzen*". Man versteht darunter nach GERHARTZ u. Mitarb. (1960) Agentien, die im lebenden Gewebe durch Bildung von Radikalen mit den Carboxyl-, Hydroxyl- oder Sulfhydryl-Gruppen der Zellproteine und -fermente zu reagieren vermögen, wobei sie durch brückenartige Vernetzungen zu Veränderungen in der Viscosität des Zelleiweißes führen. Die (vermutliche) Aufspaltung von Endoxan zu seiner carcinostatisch aktiven Wirkform ist bei GERHARTZ u. Mitarb. (1960) dargestellt.

Was für die *Endoxanwirkung bei menschlichen Tumoren* zu sprechen scheint, ist der von BOLT u. Mitarb. (1961) an 3 moribunden Bronchial-Ca.-Kranken mit Hilfe von radioaktivem Tritium nach der Sektion erbrachte Nachweis, daß sich die weitaus höchste Aktivität im Primärtumor und dessen Metastasen fand.

Tierexperimentelle Untersuchungen mit Endoxan stammen u. a. von BROCK und WILMANNS (1958), HASTRUP (1961) (mit Cysteamin kombinierte Behandlung verschiedener Mäusetumoren), PLIESS und FASSBENDER (1961) (Hämopoese der Ratte), KESSLER und BLUMENBERG (1961) (Verhalten der Lactat-Dehydrogenase-Aktivität im Serum), DUBOIS-FERRIÈRE (1961) (Kombination von Endoxan und Hypothalamusextrakt). Eine Zusammenstellung über die kurative Wirksamkeit des Endoxans auf Tiertumoren findet sich bei GERHARTZ u. Mitarb. (1960).

An normalem explantierten *Knochenmark* läßt Endoxan noch in einer Verdünnung von 10^{-6} Mol regressive Veränderungen, also eine volle Wirkung erkennen, während es in explantierten Zellen lymphatischer Leukämien hinter N-Lost, aber vor N-oxyd-Lost rangiert (GROSS und WULF 1959).

Klinisch wird dem Endoxan eine große therapeutische Breite bei relativ guter örtlicher und allgemeiner Verträglichkeit nachgerühmt. Die besten Resultate werden bei Lymphogranulomatose und anderen malignen Erkrankungen des lymphoreticulären Systems, vor allem bei Retothelsarkomen, aber auch Plasmocytomen (GERHARTZ 1960), bei Lymphosarkomen, Reticulosen (Näheres bei KÜHBÖCK u. Mitarb. 1957, 1960, 1961), und bei chronischer lymphatischer Leukämie (BRAUN 1961) erzielt. Sonstige klinische Erfahrungsberichte mit Endoxan stammen von GROSS u. Mitarb. (1960), aus den USA (dort "Cytoxan" genannt) von

GOGGINS u. Mitarb. (1960), ferner von SCHWENKENBECHER (1960), MÜLLER (1960), BAUMANN (1960), GERHARTZ u. Mitarb. (1960). Speziell bei malignen Hirntumoren sah SIMON (1960) zwar einen klinisch nachweisbaren, aber zeitlich doch nur begrenzten Effekt. Dazu kommt, daß meist erst eine operative Beseitigung des Hirndrucks vorausgegangen sein muß.

Bei eigentlichen und besonders bei ausgereiften Carcinomen ist der Effekt — unbeschadet mancher Einzelerfolge — zweifelhaft oder bescheiden (DITTRICH 1961). Auf Begleitsymptome, wie Fieber, Dysproteinämie usw. haben Prednison bzw. Prednisolon bei Leukämien einen guten Effekt (GOLDECK 1960). Vielfach wird *Endoxan bei* der sog. *postoperativen Rezidivprophylaxe* (s. d.) verwendet. Ausführliche klinische Berichte liegen ferner vor von KOHOUT (1961), PRCIC (1961), HAAS (1959, 1960, 1961).

Mehrfach wird empfohlen, die Endoxanbehandlung mit kurzfristigen Kuren von *Prednison* in hoher Dosis zu kombinieren (DUBOIS-FERRIÈRE 1957, 1959, 1961). Allerdings muß zugegeben werden, daß meist nur inoperable und fortgeschrittene Metastasenfälle behandelt wurden (DITTRICH 1961, MOLIN 1961). Immerhin sah GERHARTZ (1960) gewisse Erfolge bei kleinzelligen Bronchialcarcinomen, Seminomen, Ovarial- und Mammacarcinomen. Auf die *kombiniert strahlentherapeutisch-carcinokolytische Therapie* kommen wir im 8. Abschnitt dieses Kapitels und auf die intraarterielle Perfusionstherapie im 7. Abschnitt gesondert zu sprechen.

Über *Nebenwirkungen* der Endoxantherapie beim Menschen unterrichtet eine Übersicht von GERHARTZ u. Mitarb. (1960) (Tab. 107). Die Autoren sind geneigt, die Symptome der Endoxan-Intoxikation mit denen sekundärer Vitamin B-Mangelzustände, insbesondere des Nicotinsäureamides, welches einen dosisabhängigen antagonistischen Effekt auf die Wirkung von Carcinostatica habe, zu erklären.

Tabelle 107. *Nebenwirkungen bei der Endoxanbehandlung* (253 Fälle) (nach GERHARTZ u. Mitarb. 1960)

	Fallzahl	%
Übelkeit — Brechreiz	89	35
Erbrechen	21	8
Haarausfall	72	28
Leukopenie (< 2000)	35	14
Harnblasenblutungen	8	3
Allergisches Ekzem	6	2,4
Hämorrhagische Diathese	1	0,4

Als *Gesamtbilanz* wird von ihnen registriert: „Vollremission" in knapp 2%, weitgehende Remission mit erheblicher Tumorrückbildung in 46% der Fälle. Bei 20% blieb die Therapie „ohne jeden Erfolg". Ein Krebstest besonderer Art ist immer das Bronchialcarcinom: „objektivierbare Remissionen" in 21%, kurzfristiges Stationärbleiben in weiteren fast 50% der Fälle. Bei Leukämien war Endoxan anderen Carcinokolytika unterlegen.

Aethyl-imino-Verbindungen. Den N-Lost-substanzen strukturell ähnlich, leiten sich die in dieser Gruppe zusammengefaßten Stoffe von einem im Kriege in der deutschen Textilindustrie zur Erzielung der Knitterfestigkeit entwickelten Stoff Triaethylen-imino-triazin = *Triaethylen-melamin (TEM)* und dem schwächer wirkenden *Triaethylenphosphorsäureamid (TEPA)* (Lit. u. Klinik s. FABER u. Mitarb. 1953) ab. Tierexperimentelle Untersuchungen stammen u. a. von KARNOFSKY u. Mitarb. (1951), von LÜHRS und WILLIG (1952), K. H. SCHMIDT-RUPPIN (1958).

Die genannten Verbindungen finden ihre Hauptanwendung (KARNOFSKY u. Mitarb. 1951) bei malignen Erkrankungen der blutbildenden Organe und des lymphatischen Systems. Als Vorteil gegenüber N-Lost wird angegeben, daß man

TEPA auch intramuskulär injizieren (SKYES u. Mitarb. 1953) und oral (PRIBILLA 1953 u. a.) geben kann. TEM soll gegen die gleichen Tumoren wie Stickstoff-Lost wirksam sein (RHOADS u. a. 1950), zugleich soll seine Wirkung derjenigen von Röntgenstrahlen gleichen. Tierexperimentell werden sowohl bei Ehrlich-Ascites-Tumoren wie auch bei soliden Geschwülsten Wirkungen festgestellt (SUGIURA und STOCK 1952).

| Tri-aethylen-melamin (TEM) | Tri-aethylen-phosphorsäureamid (TEPA) | Tri-aethylen-thiophosphorsäureamid (Thio-TEPA) |

Angaben im Schrifttum über die Toxicität von TEM und TEPA sowie über ihre therapeutische Wirkung auf Impftumoren finden sich bei K. H. SCHMIDT (1954), desgl. eine Übersicht über die Wirkung bei menschlichen malignen Erkrankungen. Weitere Literatur über Ergebnisse beim Menschen findet sich u. a. bei WRIGHT u. Mitarb. (1950), HENDRY u. a. (1951), PATERSON und BOLAND (1961), SHIMKIN u. Mitarb. (1951), NEUMANN (1952), L. und I. HEILMEYER (1952), EICHLER u. a. (1952, 1953), LINKE und LASCH (1953), HEILMEYER (1954) (drei einschlägige Abbildungen!), PRIBILLA (1953, 1954), SYKES u. Mitarb. (1955).

Ein chemisch verwandter Stoff ist *Triaethylen-thiophosphoramid* (Thio-TEPA oder TSPA) (Lit. bei GRECO 1957, CONWAY und GRIFFITH 1958, KRAMER und SMITH 1958). Dem TEM steht strukturell nahe eine Substanz Tris-dioxymethyl-amino-triazin (= Hexamethyl-melamin). Sie ist unter der Bezeichnung *Cilag 61* im Handel.

Auffällig erscheint, daß im Schrifttum mehrfach speziell bei *Ovarialcarcinomen* über beachtliche Besserungen und Lebensverlängerungen berichtet wird (durch Thio-TEPA ULTMANN u. Mitarb. 1957), mehrfach auch beim Mamma-Ca. (Thio-TEPA SHAY u. Mitarb. 1954) oder bei beiden Carcinomformen (SHAY u. Mitarb. 1955, BATEMAN 1955). Über Rückbildung von Metastasen nach Magen-Ca. nach Thio-TEPA berichten ROSS und RODRIGUEZ (1960).

Die *Nebenwirkungen* sind im allgemeinen geringer als bei N-Lost-Präparaten. Jedoch wird mehrfach betont (KRAVITZ u. Mitarb. 1952, MEYER u. Mitarb. 1952), daß das Ausmaß der Knochenmarksschädigung nicht voraussehbar sei. MARTIN (1953) sah eine tödliche Urämie und eine tödliche hämorrhagische Diathese (Tod 38 Tage nach Absetzung des Mittels) nach TEM bei chronisch lymphatischer Leukämie.

Urethan. Das Prinzip, daß für Keimzellen mutagene, für Körperzellen krebserregende, also somatisch-mutagene Stoffe auf Krebszellen krebshemmend wirken, hat sich auch bei dem Carbaminsäureaethylester ($C_2H_5O \cdot CO \cdot NH_2$), dem seit SCHMIEDEBERG als Schlaf- und Narkosemittel bekannten *Urethan*, bestätigt. Dieser Stoff hat eine ausgesprochen wachstumshemmende Wirkung erwiesen. Urethan wirkt nebenbei auch mitosehemmend (LEFÈVRE 1939, BROCK u. Mitarb. 1939), LETTRÉ 1946, KÜSTER 1947, DUSTIN 1947). Diese mitosehemmende Wirkung des Urethans ist aber nicht das Primäre und Entscheidende! Vor allem hat sich BOCK (1948) dagegen ausgesprochen, das Urethan nur als Mitosegift anzusprechen, es sei „nicht einmal vorzugsweise ein solches", es habe vielmehr als „*Proliferationsgift* hauptsächlich Kernangriffspunkte".

Diese Wirkung auf den Zellkern wurde bewiesen, als 1948 KOLLER und OEHLKERS über Keimzellmutationen bei Oenothera, ausgelöst durch Urethan, berichteten und damit die *mutagene Wirkung des Urethans* erwiesen. Interessant ist dabei die Tatsache, daß OEHLKERS nachwies, daß *die durch Urethan ausgelösten Mutationen qualitativ denen durch Röntgenstrahlen völlig gleichen*. Der gleiche Effekt wie durch 150 r wurde chemisch nach Einwirkung von 1/20 M Äthylurethan + 1/200 M KCl erzielt. In gleicher Weise wie bei Oenothera wurde alsbald auch bei Drosophila die Mutationsauslösung durch Urethan bewiesen (M. VOGT 1950).

Ist damit seine mutagene Wirkung erwiesen, so ist für Urethan auch seine *Carcinogenität* sichergestellt. Im 8. Kapitel (S. 371) war die Rede davon, daß Urethan zu den potentiell carcinogenen Substanzen zu zählen ist, und zwar erhöht es die Zahl spontaner Lungentumoren (NETTLESHIP und HENSHAW 1943) bzw. es induziert elektiv Lungentumoren. JAFFÉ (1944) fand, daß alle Tiere in einem Stamm, der spontan keine Lungentumoren zeigte, *Lungenadenome* bekamen, und zwar 157 Tage nach der ersten von 15 Injektionen einer 10%igen Lösung oder nach 119 Tagen bei einer Kost, die 0,2% Urethan enthielt. Das in gleicher Weise mutagene und carcinogene *Urethan* ist zugleich für Tumorzellen *carcinokolytisch*.

HADDOW und SEXTON (1946) haben an experimentellen Tiertumoren die cancer-inhibitorische Wirkung des Urethans nachgewiesen. Sie verwendeten Phenylurethan (Strukturformel S. 371) beim spontanen Mammakrebs der Mäuse. Es wirkte ausgesprochen wachstumshemmend, jedoch nur so lange, als die Injektionen fortgesetzt wurden. Beim Walker-Rattencarcinom 256 bewirkten Urethan, Aethyl- und Isopropylphenylcarbonat eine ähnliche Wachstumsverlangsamung. Das Tumorgewicht der behandelten Tiere — am wirksamsten war Urethan selbst — betrug nach 16 Tagen durchschnittlich 4 g, das der Kontrolltiere 30 g.

Urethan wurde seit 1943 zunächst *bei fortgeschrittenen Tumoren* und dann *bei Leukämien des Menschen* verwandt (PATERSON, HADDOW, THOMAS und WATKINSON 1946). Bei 32 Fällen von Leukämie (19 myeloische und 13 lymphatische) wurden günstige, der Röntgenbestrahlung ähnliche Erfolge erzielt.

Im deutschsprachigen Schrifttum liegen eingehendere *Mitteilungen* von KARTAGENER (1946), MARINGER (1947), SCHULZE (1947), SCHÖN (1947), HEILMEYER (1947), HAUSMANN (1947), MUNK und BOYENS (1947), BOCK und GROSS (1947) u. a. vor. SCHÖN ließ fast alle Fälle von Leukämie, 5 chronische Lymphadenosen, 2 Polycythämien mit Übergang in Myelose und vergleichsweise einen Fall von Kahlerschem Myelom ausschließlich mit Urethan behandeln. Der Erfolg ging teilweise so weit, daß bei chronischen Myelosen ein völlig ausgereiftes normales Differentialblutbild, aus dem die Diagnose Leukämie nicht mehr zu stellen war, erzielt wurde. Hinzu kam noch eine Besserung der Anämie, Rückgang der Milztumoren, Schwinden der myeloischen extramedullären Metaplasien in Milz und Leber neben erheblicher subjektiver Besserung. Diese Erfolge halten aber nicht auf die Dauer an.

Die Urethanwirkung wird vielfach mit der Röntgenwirkung verglichen. Es bestehen aber doch wichtige Unterschiede. Gegenüber der Röntgentherapie hat das Urethan den Vorteil, daß alle Zellen für das Medikament über den Blutstrom erreichbar sind, während es sich bei der Röntgenbehandlung doch immer mehr oder minder um eine Herdtherapie handelt (BOCK und GROSS 1947). Ein weiterer Vorteil liegt darin, daß auch aleukämische Lymphadenosen, thrombopenische und auch strahlenrefraktäre Fälle der Urethanbehandlung noch zugänglich sind.

Ähnlich wie das Senfgas, so ist auch das Urethan gegenüber den akuten und subakuten Leukämien ohne nennenswerten Einfluß. Auch beim Hodgkin pflegt es ohne durchschlagenden Erfolg zu sein (HIRSCHBOECK u. Mitarb. 1948).

Während seit den Mitteilungen von PATERSON u. Mitarb. sich die Urethanbehandlung auf die Leukämien beschränkte, behandelt HEILMEYER (1947) auch einen großen im Retroperitoneum fest verwachsenen Abdominaltumor, den er wegen seines Gehaltes (Tumorpunktat) an großen Retothelzellen als *Retothelsarkom* ansprach, mit Urethan mit dem Erfolg, daß der Tumor in knapp 6 Wochen klinisch weitgehend zurückging, so daß HEILMEYER den Fall als den „bisher größten Erfolg einer Tumorbehandlung ohne Anwendung von Röntgenbestrahlung oder Radium" in Anspruch nahm. Wie er jedoch später mitteilte, rezidivierte der Tumor nach einem halben Jahr. Bei Hypernephromen und anderen Tumoren wurden mit Urethan keine, dagegen bei Lymphogranulomatose und bei Lymphosarkom gute Erfolge erzielt (BOCK 1947).

Daß eine so eingreifende Chemotherapie nicht ohne *Gefahren* ist, leuchtet ein. Die Hauptgefahren sind die Leukopenien bzw. Agranulocytosen und evtl. die sekundäre Krebsgefahr. Die Schädigung des leukocytären Apparates bedeutet eine schwere Gefährdung gegenüber Infektionen. LETTERER sah nach Urethanbehandlung 4 Todesfälle, die durch eine schwere, sich nicht lösende Pneumonie bedingt waren. Diese zeigte ein agranulocytäres Bild. Die Lungenalveolen waren zwar mit Fibrin ausgefüllt, es fehlte aber die zur Lösung der Pneumonie erforderliche Einwanderung von Leukocyten völlig.

Vom Standpunkt der Mutationstheorie aus ist das Urethanbeispiel wichtig, zeigt sich doch auch an diesem Beispiel, daß das, was für Keimzellen mutagen, was somatisch cancerogen ist, im Krebsgewebe carcinokolytisch wirkt, gleichviel, ob es sich um eine physikalische (Röntgen) oder um eine chemische (Urethan) Einwirkung handelt.

Aethyleniminobenzochinone. Mit ihnen wurde 1954 von DOMAGK und den Chemikern PETERSEN und GAUSS eine neue Wirkstoffgruppe carcinokolytisch wirkender Substanzen in die Therapie eingeführt. Die ersten Substanzen waren das *„E 39"* (DOMAGK 1957), später folgte das *„E 39 solubile"*. Als wichtigstes Produkt dieser Reihe hat sich inzwischen das *Trenimon* erwiesen (Lit. bei LINKE und FREUDENBERGER 1960).

„Trenimon" (chemisch: Triaethyleniminobenzochinon) (DOMAGK 1954, Entdeckung, Fortentwicklung, Klinik usw. s. bei MEYTHALER 1960) stellt als *„Bayer 3231"* eine Fortentwicklung der Präparatreihe *„Bayer E 39"* dar.

DOMAGK (1960) selbst rühmt am Trenimon (bei experimentellen Tumoren) eine etwa 100mal stärkere Wirkung als die z. B. des Endoxans, eine Dosierung von nicht höher als 1 mg beim Menschen und (wahrscheinlich) eine Zerstörung der „Produktionszentren der Nucleinsäuren". Aus den gleichen Laboratorien stammen Untersuchungen von PÜTTER (1960, 1961) über Stoffwechselwirkungen, besonders Atmung und Glykolyse von Tumorzellen betreffend, sowie Untersuchungen an Gewebekulturen von BIERLING (1960).

Klinisch wurde Trenimon vor allem von WOLF und GERLICH (1958), GERLICH (1960), dann von LINKE und FREUDENBERGER (1960), von letzteren bis dahin an 400 Patienten, erprobt.

Die Fälle verteilten sich vornehmlich auf 15 Fälle von Morbus Boeck, 33 myeloische, 32 lymphatische und 23 Myeloblasten-Leukämien, 84 Fälle von M. Hodgkin und andere „Hämoblastosen". Die Carcinome (108 Fälle) verteilten sich auf solche der Ovarien, der Mamma, solche des Magens, der Bronchien, der Prostata, des Uterus und Pankreas. In der Übersichtstabelle werden auch für 28 Patienten eine „prae- und postoperative Behandlung" von Carcinomen aufgeführt, die Ergebnisse werden allerdings in allen 3 Rubriken mit „ ?" versehen. „Ergebnis gut" wird u. a. vermerkt für 24 unter 33 myeloischen, für 22 unter 32 lymphatischen und für 4 unter 24 Myeloblasten-Leukämien, ferner für 56 unter 84 Fällen von Lymphogranulomatose und für 21 unter 33 Mammacarcinomen. Über weitere klinische Erfahrungen mit Trenimon berichten MEYTHALER und WEILER (1960) (105 Fälle, 77 abgeschlossen).

Für 59 Fälle maligner Tumoren werden 16 als verstorben, 34 als unbeeinflußt und 9 als gebessert (2 davon durch Bestrahlung) gemeldet. „Die befriedigendsten Ergebnisse wurden bei den Leukämien erzielt" (11 Fälle).

RITTER (1960) behandelte 74 Carcinome überwiegend des Magens, Pankreas, Rectums, Uterus, des Ovars und der Mamma, sonst 5 Sarkome, 3 Melanoblastome, 4 Lymphogranulomatosen und 10 maligne Tumoren verschiedener Herkunft. „Einer Mehrzahl nicht wesentlich gebesserter Tumorpatienten können günstige Einzelergebnisse entgegengesetzt werden." Hervorgehoben werden das oft schnelle Schwinden von den heftigen Schmerzen im Metastasenbereich und die günstige Beeinflussung von Ascites. Die Klinik HEILMEYER behandelte nur 11 Fälle (OBRECHT 1960): „Keine therapeutischen Effekte". Die cytostatische Wirksamkeit erstreckte sich vorwiegend auf das blutbildende System.

GERHARTZ u. Mitarb. (1960), Autoren mit großer Erfahrung mit Endoxan, testeten Trenimon zunächst an Kulturen menschlichen Knochenmarks — der Mitoseindex wurde auf etwa $^1/_4$ der Kontrollwerte gesenkt —, dann toxikologisch an Ratten (Blutzellgehalt usw.) und an Kranken bei der klinischen Behandlung. Bei 29 Kranken, darunter 8 Carcinomen, wurden Besserungen nur bei Hämoblastosen erzielt. Trenimon wurde als rasch wirksames Carcinokolyticum besonders „zur Stoßtherapie bei akuten Krisenzuständen und als geeignet für die lokale Behandlung" angesehen.

Die beste therapeutische Wirksamkeit verspricht Trenimon bei lokaler Applikation, gleichermaßen bei intratumoraler, intraperitonealer und intrapleuraler Applikation. Carcinomatöse Pleura- und Peritonealergüsse schwanden entsprechend der Radiogold-Therapie nach intrapleuraler bzw. intraperitonealer Trenimoninjektion (LINKE 1960, FRANZ 1961, GERLICH 1960).

Speziell über gynäkologische Tumoren berichten KRATZSCH (1960) und KNAUS (1961) und für solche im Körper- und Gesichtsbereich SPIESSL (1960). Letzterer verwandte Trenimon auch im Zusammenhang mit der Operation. Wir kommen im 8. Abschnitt darauf zurück.

Am meisten Beachtung fanden Erfolge, die PILLAT (1957) mit E 39 bei malignen Augenlid- und Conjunctival-Tumoren (etwa 50 Fälle) erzielte.

Insbesondere bei myeloischen Leukämien erwies sich 1,4-(Dimethyl-sulfanyl-dioxy)-butan (Handelsname *Myleran*) besonders wirksam (GALTON 1953, 1956, ELSON 1955, K. H. BAUER 1957 u. a.). Tierexperimentell ließ sich die stark tumorhemmende Wirkung von HADDOW und TIMMIS (1953) am Walker-Carcinom nachweisen.

$$\begin{array}{l} CH_2 \cdot CH_2 \cdot O \cdot SO_2 \cdot CH_3 \\ | \\ CH_2 \cdot CH_2 \cdot O \cdot SO_2 \cdot CH_3 \end{array}$$

1,4-(Dimethyl-sulfanyl-dioxy)-butan *(Myleran)*

Einer der Gründe, weswegen auch beim Krebs des Menschen eine anfänglich oft (relativ) erfolgreiche Chemotherapie später meist versagt und sogar oft von einer *Reaktivierung des Tumorwachstums* gefolgt ist, liegt darin, daß eben nicht nur scheinbar gleichartige Tumoren sich biologisch sehr verschieden verhalten können, sondern daß sich auch innerhalb der gleichen Krebsgeschwulst mancherlei Variationen des Hauptzelltyps finden. Ein menschlicher Tumor ist eben nicht wie eine Gewebskultur eine Anhäufung unter sich völlig gleicher Zellen, sondern stellt eine *Zellpopulation* verschiedener Unterlinien von Zelltypen dar. Sind erst Tumorzellen aus Körperzellen hervorgegangen, so ist ihre Mutabilität wesentlich größer als die ihrer normalen Ausgangszellen, und gerade chemisch so aggressive Stoffe, wie die Carcinostatica, werden neben ihrer letal-mutagenen Wirkung oft auch lebensfähige Mutanten, außerdem Tumorzellen auslösen, von denen die bevorzugt selektioniert werden, die gerade durch neue Mutationen gegen das betreffende Agens resistent geworden sind. Der Idealfall, daß alle Tumorzellen unter sich praktisch genotypisch gleich und dadurch alle gegen das gleiche Mittel empfänglich bleiben, wird wohl nur selten gegeben sein. Das *Resistentwerden* von

Tumorzellen gegen anfänglich wirksame Einwirkungen gilt also nicht nur für die Strahlen-, sondern auch für die Chemotherapie. Wichtig ist, daß sich die Resistenz immer nur gegen das betreffende Carcinostaticum entwickelt, das angewandt wurde, nicht aber gegen andere Stoffe mit einem anderen chemotherapeutischen Angriffspunkt.

Dieses beim Menschen, z. B. von der Strahlentherapie der Lymphogranulomatose her, schon lange bekannte Phänomen des *Resistentwerdens* von Tumoren ist später auch *im Tierexperiment* beobachtet und vor allem durch Einzelzellübertragung und Weiterzüchtung noch genauer analysiert worden. LETTRÉ (1960) gibt eine einschlägige Übersicht über 7 verschiedene Tiertumoren (darunter dem Ehrlich-Ascitestumor, dem Sarkom 180 der Maus, dem Walker-Tumor und Yoshida-Tumor der Ratte), bei denen sich eine Resistenz gegen bestimmte Substanzen (darunter gegen 6-Mercaptopurin, Colchicin, Triäthylenmelanin, N-Oxyd-Lost u. a.) entwickelt hatte.

Von dieser erst durch das betreffende Carcinokolyticum erworbenen sekundären Resistenz bei Impftumorstämmen ist jene Art von Resistenz gegen eine krebshemmende Substanz zu trennen, bei der die betreffenden Impftumorstämme schon von Natur aus gegen ein oder mehrere Chemotherapeutica resistent sind. Hierbei handelt es sich aber manchmal, wie SCHMÄHL und RIESEBERG (1956) an dem durch 4-Dimethyl-amino-stilben erzeugten und dann weiter transplantierten Gehörgangscarcinom von Wistar-Ratten gezeigt haben, insofern um quantitative Ursachen, als die Dosen der Substanzen, die in vitro zur Abtötung der Tumorzellen führten, „in vivo schon weit im letalen Bereich" lägen.

Um Begriffsverwechslungen vorzubeugen, sei ausdrücklich darauf hingewiesen, daß das *Resistentwerden* von Tumorzellen beim gleichen Tumor des gleichen Tumorträgers gegenüber dem gleichen Carcinokolyticum nichts zu tun hat mit der Erzeugung einer „*Tumor-Resistenz*" *gegenüber Impftumoren* bei nichttumorkranken Versuchstieren der gleichen Art. Im ersteren Falle handelt es sich bei den Tumorzellen (mit ihrer erhöhten Mutabilität) um Zell-Mutanten, die gegen ein chemisches Agens resistent geworden sind und dadurch biologisch erhöhten Selektionswert bei der Zellvermehrung erhalten, im zweiten Falle handelt es sich um die Einbringung gewebs- und individual-fremder Zellen in bisher nicht erkrankte Tiere. Erforderlich sind „mindestens 100000 Zellen pro 150 g Ratte" (H. v. EULER 1960). Hier sind es Zellen, auf die der Körper mit Abwehrfermenten und mit der Bildung von Antikörpern reagiert. Nebenbei: „Die Chemie des Vorganges, durch den die Resistenz (in dieser Form, d. Verf.) zustande kommt, ist ein noch ungelöstes Problem." H. v. EULER (1959).

5. Antimetaboliten in der Krebstherapie

Gut begründet — in der Theorie! — ist die *Krebstherapie mit* sog. *Antimetaboliten*. Nach der Mutationstheorie der Geschwulstentstehung ist die Krebszelle gegenüber ihrer Mutterzelle in ihrem genetischen Substrat, d. h. in ihrem chromosomalen und in ihrem Gen-bestand, abgeändert. Als chemisches Substrat sind hierfür vornehmlich die Nucleinsäuren in Anspruch zu nehmen. Ist nun das Wachstum und der intermediäre Stoffwechsel der Tumorzellen abnorm determiniert, so liegt es nahe, die Synthese der Nucleinsäuren in den Krebszellen durch „*Antiwuchsstoffe*" jeglicher Art, und zwar vornehmlich die Purinsynthese, zu stören und zu hemmen.

Als Stoffe bieten sich Substanzen an (LICHTENBERGER u. Mitarb. 1944, 1951, LÜHRS 1953, RHOADS 1955, BECKER 1957, KUHLMANN und BIRTH 1957, WOOLLEY 1959, SOMOGYI 1960, zusammenfassende Literatur hierzu bei HARRIS 1961), die *auf* physiologische *Bausteine des Nucleinstoffwechsels* im Zellkern *antagonistisch* einwirken. So hemmt z. B.

2,6-Di-aminopterin als Antagonist des *Adenin*
8-Azaguanin (Guanazolo) als Antagonist des *Guanin*
4-Amino-pteroyl-glutaminsäure („4-Aminopterin") als Antagonist der *Folsäure*
4-Desoxypyridoxin als Antagonist des *Vitamin* B_6
Teroyl-γ-glutamyl-glutaminsäure („*Teropterin*") als Antagonist der *Folsäure*
6-Mercapto-2-Aminopaxin als Antagonist der *Purine*
6-Mercaptopurin als Antagonist der *Purine*
d-l-Aethionin als Antagonist des *Methionin*

Als Modell dient die *Folsäure* (Näheres bei WEYGAND 1953). Sie ist ein lebensnotwendiger Wuchsstoff für den Streptococcus faecalis, aber auch für viele andere Bakterien und sonstige Lebewesen. Sie ist zugleich der Repräsentant für eine ganze Gruppe natürlich vorkommender und nahe verwandter Verbindungen, die den Pterinen, also Pigmentfarbstoffen zugehören. In unserem Zusammenhang interessiert die Frage nach „antagonistischen" Stoffen, die die Wuchsstoffwirkung der Folsäure unterdrücken können (auch Näheres bei WEYGAND 1953). Der Hauptrepräsentant dieser Antiwuchsstoffe der Folsäure ist das *Aminopterin* (SEEGER u. Mitarb. 1947).

Die *Wirkungsweise* im einzelnen ist letztlich meist noch ungeklärt. Vieles spricht dafür, daß die Antimetaboliten in die Zellen aufgenommen werden, dann aber den Nucleinsäurestoffwechsel blockieren. Ähnlich wie bei der Chemotherapie der bakteriellen Infektion bei der Verdrängung der p-Aminobenzoesäure durch das Sulfan der Sulfonamide, werden bei den Antimetaboliten bestimmte Purinbausteine der Nucleinsäure als Folge ihrer ähnlichen chemischen Konstitution „konkurrierend" verdrängt. Solche „Antipurine" sind beispielsweise das 2,6-Di-Aminopterin, das 8-Azoguanin und das 6-Mercaptopurin. In letzterem z. B. wird

Tabelle 108. *Beispiele von Antiwuchsstoffen*

Substanz	Antagonist des Physiol. Stoff
(2,6-Diaminopurin)	Adenin = (6-Amino-Purin)
8-Azoguanin (Guanazol)	Guanin = (2-Amino-6-oxypurin)
4-Desoxy-Pyridoxin	Vitamin B_6 = Pyridoxin (Adermin)
Aminopterin Antagonist zur Folsäure	Folsäure

die NH$_2$-Gruppe des Adenins (= 6-Aminopurin) durch eine —SH-Gruppe substituiert. Die Zelle nimmt den Antagonisten, wenn er ihr angeboten wird, auf, kann ihn aber nicht nur nicht verwerten, vielmehr stört er den Purinstoffwechsel unmittelbar.

Es zeigte sich, daß *Aminopterin* das Wachstum des Rous-Sarkoms beim Huhn verhindert (LITTLE u. Mitarb. 1948) und eine ganze Reihe anderer Impf- und spontaner Tumoren stark hemmt. Beim Menschen wurde Aminopterin vornehmlich bei akuten kindlichen Leukämien (FARBER u. Mitarb. 1948, BURGSTEDT 1952) zur Anwendung gebracht. Doch sprechen Rezidive nicht mehr an, und der letale Ausgang ist nicht aufzuhalten (HEILMEYER 1953).

Außer *Aminopterin* sind noch folgende *Folsäurederivate* im Gebrauch: *Amethopterin* (4-Amino-N-10-methylpteroylglutaminsäure), *Amino-an-fol* (4-Amino-pteroyl-asparaginsäure), *Adenopterin* (4-Amino-9,10-dimethyl-pteroyl-glutaminsäure), *A-Ninopterin* (4-Amino-9-methyl-pteroyl-glutaminsäure), die Pteroyl-triglutaminsäure *Teropterin* und Pteroyldiglutaminsäure *Diopterin*.

Tierexperimentell wurden die Stoffe vielfach an Impftumoren, vor allem im Sloan-Kettering-Institut getestet, so das *6-Mercaptopurin* von CLARKE u. Mitarb. 1953, PHILIPS u. Mitarb. 1953, SUGIURA (1953), *Aminopterin* von GOLDIN u. Mitarb. (1950), SKIPPER u. Mitarb. (1950), *8-Azaguanin* von GELLHORN u. Mitarb. (1954), *Amethopterin* von BURCHENAL u. Mitarb. (1949) und BENNETTE (1952).

Bei Einwirkung von Aminopterin bzw. Teropterin auf menschliches Knochenmark *in vitro* zeigt sich bei verschiedenen Hämoblastosen eine Verminderung des Mitoseindex auf mindestens ein Drittel gegenüber den Kontrollkulturen (ALBRECHT und BOLL 1951, BOLL und SCHLAG 1951). Weitere Antiwuchsstoffstudien am Knochenmark in vitro s. bei TOTTER 1955.

In der *Behandlung menschlicher Tumoren* wurden vor allem das *6-Mercaptopurin* und das *4-Aminopterin* viel verwendet. Die Hauptanwendungsgebiete sind die Leukosen, vor allem akute und subakute im Kindesalter.

6-Mercaptopurin

Die Therapie mit Antiwuchsstoffen wurde häufig *kombiniert* angewandt, vor allem Folsäureantagonisten in Kombination mit Cortison bzw. ACTH (KARPINSKI 1953, KASS 1953, SELIGER 1956, MAGGI 1959). Die *Hauptrisiken* sind die Rückwirkungen nicht nur auf proliferierende Tumorzellen, sondern auch auf physiologisch proliferierende Körpergewebe, Leuko-Thrombocytopenie, Anämien, Azospermie, Amenorrhoe, Haarausfall, Enteritiden, Resistenzerscheinungen und schnelle Rückfälle. In therapeutisch wirksamen Dosen sind alle Antimetabolitiden zugleich stark toxisch. Die Hauptanwendungsgebiete sind die Leukosen, vor allem akute und subakute im Kindesalter, chronische Myelose u. ä. Bei Carcinomen, Sarkomen, Hodgkin usw. werden keine Erfolge erzielt.

Über *klinische Erfahrungen* liegen zahlreiche Publikationen vor, so über *8-Azaguanin* (Guanozolo) von COLSKY u. Mitarb. (1952), über *Aminopterin* FARBER u. Mitarb. (1948), FARBER (1949), TAYLOR u. Mitarb. (1950), SKIPPER u. Mitarb. (1950), SCHOENBACH u. Mitarb. (1952), SAWITZSKY u. Mitarb. (1952), Sammelreferat: Die Medizinische 1952 (S. 1442) GASSER und CRAMER (1953), über *6-Mercaptopurin* von LOUIS u. Mitarb. (1958), über *Teropterin* von LEHV (1948), PRICOLO (1949), WEINTRAUB u. Mitarb. (1951), über *Amethopterin* von CONDIT (1960).

In der Geschichte der Krebsforschung gilt WARBURGs Entdeckung, daß Tumorzellen in vitro auch in Gegenwart von Sauerstoff Milchsäure bilden (aerobe Gärung), mit Recht als bahnbrechend. Um so erstaunlicher ist es, daß alle früheren Arbeiten zur Chemotherapie des Krebses, nach den Worten eines Schülers WARBURGs, „bisher ohne besondere Beobachtung der Stoffwechseleigenheiten der Krebszelle selbst ausgeführt worden", und daß die „Unterschiede zwischen Normal- und Krebszellen bisher noch keine Anwendung auf die Begründung einer sinnvollen Chemotherapie gefunden haben" (DEAN BURK 1957).

Eine ausgesprochen von der Warburgschen aeroben Gärung der Tumorzellen ausgehende *Chemotherapie* des Krebses auf der Grundlage einer primären *Hemmung der Glucosephosphorylierung* durch Beeinflussung von Substrat (Glucose), Coenzym (ATP) und Enzym (Hexokinase) (DEAN BURK 1957) ist in der Theorie an einer Reihe von Stoffen entwickelt. Die „Weiterentwicklung und Anwendungen" ... bleiben aber „als Herausforderung für die Zukunft offen". Von tatsächlichen Erprobungen im Experiment oder in der Klinik ist dem Verfasser nichts bekannt geworden.

Die *Krebstherapie mit Antiwuchsstoffen* wurde mit großen Hoffnungen aufgegriffen, weil so zum ersten Male in der Chemotherapie maligner Tumoren der Stoffwechsel der Tumorzellen zum direkten Angriffspunkt chemischer Substanzen gemacht wurde im Bestreben, vor allem die Nucleinsäuresynthese zu stören und so das Krebswachstum zu hemmen.

Was diese Therapie von aller sonstigen Chemotherapie des Krebses unterscheidet, ist der Umstand, daß die Wirkung vieler solcher Metaboliten durch Absetzen der Therapie und durch Gaben entsprechender physiologischer Stoffe aufgehoben werden kann, so z. B. die des 6-Mercaptopurins durch Adenin, Guanin, Xanthin und Hypoxanthin, beim Aminopterin durch Leukovorin (Citrovorumfaktor). Doch haben diese physiologischen Antidota wiederum den Nachteil, daß sie ihrerseits dann wiederum das maligne Wachstum beschleunigen.

Die *Antimetabolitentherapie* hat sich bislang nicht durchgesetzt, da entweder die carcinokolytische zu eng mit der toxischen Wirkung gekoppelt ist oder weil Gewöhnung eintritt, wie z. B. beim wenig giftigen 6-Mercaptopurin. Immer kommt es zu Rückfällen.

6. Antibiotika in der Krebstherapie

In der praktisch-klinischen Medizin spielen Antibiotika bei der Behandlung von Krebskrankheiten überall dort eine Rolle, wo sekundäre Infektionen bekämpft werden müssen. Doch gehört dies in die indirekt wirksame „Zusatztherapie der Krebskrankheiten", von der hier jedoch nicht die Rede sein soll. Wenn wir von *Antibiotika in der Krebstherapie* sprechen, so ist damit die Chemotherapie maligner Tumoren, bei der die Tumorzellen direkt durch Antibiotika gehemmt werden, gemeint. Das Modell liefert das *Actinomycin „C"*. Es gehört zu den von WAKSMAN aus Bakterien isolierten Actinomycinen, unter denen BROCKMANN (1954) aus Streptomyces chrysomalus das Actinomycin C darstellte. Dieses Antibioticum (im Handel als „*Sanamycin*", über seine Entstehungsgeschichte s. bei BROCKMANN u. Mitarb. 1954) hat sich HACKMANN (1952, 1953) am Ehrlichschen Mäuseascitestumor, am Mäusesarkom S 37 und am Walkersarkom der Ratte als stark hemmend auf Wachstum und Verimpfbarkeit der Tumorzellen erwiesen. Zu entsprechenden tierexperimentellen Ergebnissen kam FARBER (1955). Es ist sehr toxisch, seine letale Dosis für die Maus beträgt 1 γ (v. EULER 1962).

Actinomycin C

Beim *Menschen* hat es sich vor allem bei frischen Fällen von Lymphogranulomatose (SCHULTEN und LINGS 1953, MARTIN 1953, 1954, OSTEN und ZADEMACK 1955, SCHMIDT, LOOSEN und HEINEN 1955) und bei anderen Neoplasien, vor allem des lymphatischen Systems (RAVINA 1954, RITTER 1954), als wirksam erwiesen. Doch hält es einen Vergleich mit anderen Carcinostatica nicht aus (BOLLAG und ESSELLIER 1954, SCHULTE und PRIBILLA 1955). Bemerkenswert ist der Bericht von SCHMIDT und WATRIN (1954) über ein metastasierendes Hypernephrom, dessen Lungenmetastasen nach 9monatiger Sanamycinbehandlung völlig schwanden.

Günstig ist es, daß schwere Schädigungen der Blutbildung usw. ausbleiben, doch sind die sonstigen Nebenwirkungen (vielfach Schleimhautreizungen, Haarausfall und Hauterscheinungen (MARTIN 1954) oder auch von neurologischen Symptomen (MÜHLER 1959) um so lästiger. Klinisch dürfte besondere Beachtung verdienen, daß auch strahlenrefraktäre Fälle mit Lymphogranulomatosen einer Therapie zugeführt werden können, und daß die Kombination von Bestrahlung und Sanamycin die Anwendung kleinerer Strahlendosen erlaubt (v. EULER 1962).

Ein anderer aus Streptomycinarten gewonnener Stoff, *Azaserin*, wird meist als tumorhemmendes Antibioticum geführt. GROSS und BOCK (1957) sind geneigt, es den Antimetaboliten zuzurechnen, da es den Einbau von Stickstoff in das Purinskelet verhindert. ELLISON u. Mitarb. (1954) zählen es aber zu den tumorhemmenden Antibiotika, da der Angriffspunkt in den Zellen sich von den anderen Antimetaboliten unterscheide. Bei klinischen Versuchen (49 Erwachsene und 15 Kinder mit Tumoren ganz verschiedener Art) ergaben die Carcinome und Sarkome keine Besserung , dagegen kam es in Fällen von HODGKIN, Leukämie usw. zu Remissionen. Die Toxicität ist erheblich.

Auch von einem anderen aus „Streptomyces sachari" isolierten Stoff (HATA 1954), „*Carcinophilin*" genannt, wird gesagt, daß es als „Antibioticum mit spezifisch cytostatischer Wirkung" zu betrachten sei. Die antiblastische Wirkung ist am Yoshida-Sarkom, Ehrlichschen Mäuseascitestumor und anderen Tiertumoren getestet. Über *klinische Erfahrungen* berichten KATSURA und TAKAHASHI (1959) (21 inoperable Fälle), RAVINA und ELOY (1960) (etwa 2000 Krebsfälle!), STOLL (1960) (12 Fälle). Es wurde bei den verschiedensten Tumoren angewandt. Einzelne vorübergehende Besserungen wurden erzielt, aber keine Heilungen.

Ein unter dem Namen *Sarkomycin* laufendes von „Streptomyces erythrochromogenes" produziertes Antibioticum (Näheres bei MAGILL u. Mitarb. 1956) und ein weiteres, von „Streptomyces albo-niger" geliefertes *Puromycin* (Stylomycin) (Näheres bei WRIGHT u. Mitarb. 1955) sind am Menschen noch zu wenig erprobt, um ausführlicher gewürdigt zu werden. Beide haben unangenehme Nebenwirkungen.

Podophyllin wird aus den Wurzeln einer Staude (Podophyllum peltatum) extrahiert und zeigt eine markante antitumorale Wirkung (LEITER, HARTWELL und SHEAR 1953).

Bislang konnten Tumordestruktionen nach Infizierung mit *Viren* lediglich tierexperimentell erzielt werden; so gelang es z. B. MOORE (1949) mit einem Encephalitisvirus, eine Wachstumshemmung bei Mäusesarkomen zu erzielen.

7. Kombination operativer Maßnahmen mit carcinokolytischer Chemotherapie

Was liegt näher, als zwei therapeutische Methoden am gleichen Kranken zu kombinieren, um die Effekte beider wechselseitig zu steigern. Das Prinzip der Kombination hat jedoch viele *Varianten*. Das *Musterbeispiel* ist der Vorschlag SCHINZINGERs (1889!), mit einer Operation fern vom Brustkrebs *(Ovariektomie)*, dazu an einem Organ, welches selbst nicht krank war, krebshemmend zu wirken und in der späteren Kombination solcher Keimdrüsenexstirpationen mit der *Darreichung gegengeschlechtlicher Keimdrüsenhormone* (HUGGINS) als Mittel zur Steigerung des Effektes. Doch soll von diesem ins Gebiet der antihormonellen Therapie gehörenden Prinzip um so weniger die Rede sein, als es im 2. Abschnitt dieses Kapitels ausführlich behandelt wurde.

Wir besprechen in diesem Abschnitt nur die Kombinationstherapie, bei der entweder die sonst indizierte *Krebsoperation durch* die *Chemotherapie vorbereitet* oder ergänzt oder nicht lokal-krebsbedingte operative Eingriffe ausgeführt werden, um der Chemotherapie die günstigste Applikationsform zu gewährleisten.

a) „Chemotherapeutische Rezidivprophylaxe" nach Krebsoperationen

Im Zeitalter der Chemotherapie der bakteriellen Infektion führen die Chirurgen septische Operationen häufig oder meist unter der Verwendung von Sulfonamiden oder Antibiotika durch. In Analogie hierzu hat man auch eine „chemotherapeutische Rezidivprophylaxe" vor, bei und nach Krebsoperationen versucht. In diesem Punkt gehen jedoch die Ansichten der Experimentatoren und der Kliniker weit auseinander. *Experimentatoren* haben z. B. gefordert, daß sich die Chirurgen „schon vor der Operation zu einer Schutztherapie entschließen" sollten (DRUCKREY 1961). DOMAGK (1960) geht so weit, chemotherapeutisch „eine lokale Umspritzung und Vernichtung der Tumorzellen am Rand" der Tumoren, und wenn dies nicht möglich ist, vor der Operation „eine Allgemeinbehandlung" zu fordern, „und zwar $1/2$ oder 1 Jahr lang, solange es nur möglich ist und solange der Tumorpatient nicht durch Schmerzen usw. zur Operation gezwungen wird".

Demgegenüber halten sich die operierenden *Kliniker* mit einer „Chemotherapie" vor und einer Chemotherapie nach Operationen sehr zurück. Zunächst einmal hinkt natürlich der Vergleich der chemotherapeutisch zu beeinflussenden Krebszellen mit den vorbeugend zu vernichtenden Bakterien an allen Enden, denn Bakterien sind biochemisch völlig andere, körperfremde Lebewesen, Krebszellen dagegen sind körpereigene Zellelemente und biochemisch den Körperzellen sehr ähnlich.

Experimentell haben vor allem DRUCKREY (1955), DRUCKREY u. Mitarb. (1958) der Frage eigene Untersuchungen gewidmet. DRUCKEY ließ subcutan verimpfte Yoshida-„Ascites"-Sarkome nach Erreichen einer Größe von 20—25 g „radikal" exstirpieren und als „chemotherapeutischen Schutz" an 4 Tagen je 0,5 mg N-oxyd-Lost („*Mitomen*") i. v. injizieren. Während 70% der nicht behandelten Tiere starben, blieben alle behandelten frei von Rezidiven oder Metastasen. Auch DOMAGK (1959) stellte ausgedehnte „experimentelle Untersuchungen zu einer wirksamen Operationsprophylaxe" an. Er geht davon aus, daß nach Operationen experimenteller Tumoren (Yoshida-Sarkome) im Blut und Knochenmark der Ratten vermehrt Tumorzellen nachzuweisen sind. Bei Operationen „unter chemotherapeutischem Schutz" von „*Bayer E 39*" und „Bayer 3231" (s. S. 795) war die Zahl der Tumorzellen im Blutausstrich wesentlich niedriger (bei 6 nur operierten Tieren 23, bei 5 mit „Bayer E 39" behandelten Tieren 12, bei 4 mit „Bayer 3231" behandelten Ratten nur 4 Tumorzellen). Wurden die Mittel schon 24 Std *vor* der Impfung einmalig subcutan gegeben, so ergab sich ein eindeutiger „Schutzeffekt", wobei aber nicht alle Carcinostatica in gleicher Weise geeignet erscheinen. Am besten schnitt „Bayer E 39" ab.

Andere Versuche stammen von KARRER (1959) an etwa 2600 Inzuchtratten, die mit Yoshida-Sarkom oder mit Walker-Carcinosarkom mit Tumorascites i. v. beimpft und dann mit *Mitomen* (s. d.) i. v. oder intraperitoneal in 5 Variationen behandelt wurden: Der höchste Prozentsatz geheilter Tiere betrug 72%. Als entscheidend werden angesehen die Zeit zwischen Impfung und Behandlungsbeginn und die Höhe der Dosis bei der ersten Behandlung. Es darf aber nicht unerwähnt bleiben, daß „in vielen Versuchsgruppen der Prozentsatz der Tiere mit Tumorbefall (trotz Chemotherapie, d. Verf.) größer war als die Tumor-Angehrate in der entsprechenden unbehandelten Kontrollgruppe". Im Prinzip ähnliche Experimente stammen von Lo (1957) (Mitomen bei Yoshida-Sarkom) und SCHMIDT-RUPPIN (1959) (Äthyleniminderivate bei Spontantumoren der Maus).

Uns selbst scheint mit diesen Tierversuchen ein „chemotherapeutischer Schutz" bei Krebsoperationen am Menschen noch nicht ausreichend begründet zu sein, denn wenn Impftumoren „geheilt" wurden, so ist es nicht a priori verwunderlich, wenn vorher „radikal operiert" wurde. Zudem heilen ja Impftumoren gelegentlich spontan. Die Impftumorzellen sind eben doch keine körpereigenen, sondern körperfremde, von außen her eingebrachte Zellen. Außerdem sind im Gegensatz zu anderen Versuchen in den Experimenten von DENK und KARRER (1955, 1961) die Heilziffer-Unterschiede zwischen behandelten und Kontrolltieren wesentlich geringer.

Beim *Menschen* sind einschlägige Versuche einer chemotherapeutischen Rezidivprophylaxe zunächst von KRAUSS (1954), vor allem von BIBUS (1957), HENNE (1957), CRAMER und SCHATTEN (1958), BLIXENKRONE-MØLLER (1959), SCHEUBA und WURNIG (1959), ALELBERGER (1960), HAAS (1960), vor allem aber von DENK u. Mitarb. unternommen worden.

KRAUSS gab bei Brustkrebsoperationen im Praeklimakterium 3 g bismutum subgallicum und 1000 mg Androgene in Kristallsuspension in die Operationswunde. Spätergebnisse sind nicht mitgeteilt. Auf breiter Basis haben DENK und KARRER (1956) seit 1955 *radikal operierte Bronchialcarcinome* mit „Mitomen" (N-oxyd-Lost) nachbehandelt.

Die erste Mitteilung (1956) ließ noch kein eindeutiges Urteil zu. In einer zweiten Mitteilung berichtete DENK (1958) über die Erhebungen WURNIGS (1958), wonach die Zahl der an Rezidiven und Metastasen Verstorbenen nach $1/2$ Jahr um 20%, nach einem Jahr aber nur mehr um 10% niedriger war als bei den Kontrollfällen. Nach einer späteren Mitteilung von DENK und KARRER (1959) wurde neben Mitomen auch noch *Endoxan* (s. dieses Kap. S. 791) in Anwendung gebracht. DENK hat 3 Schemen (I-Mitomen, abwechselnd mit Endoxan, II und III nur Endoxan) herausgegeben. Vorgesehen ist 1. eine Kur mit Beginn der Operation (Endoxan 6000—8000 mg, Tageshöchstdosis 200 mg), und 2. eine Dauertherapie durch 2 Jahre (Endoxan 4—1 Tabletten pro Tag). Leukocytenkontrolle 1mal je Woche. Die Schemen enthalten entsprechende Vorschriften im einzelnen.

In einer Arbeit „Zur Frage der chemotherapeutischen Rezidivprophylaxe nach Carcinomoperationen" geben DENK und KARRER (1961) für *Lungenresektionen wegen Bronchuscarcinom* (Stadium I und II, Serie 2: 1959/60) folgende Zahlen an: *Überlebensziffer 1 Jahr nach der Radikaloperation:*

von 70 operierten und behandelten Fällen nach 1 Jahr 60 überlebend
von 60 operierten und nichtbehandelten Fällen nach 1 Jahr 37 überlebend

Überlebensziffer $1^1/_2$ Jahre nach der Radikaloperation:

von 42 operierten und behandelten Fällen nach $1^1/_2$ Jahren 34 überlebend
von 60 operierten und nichtbehandelten Fällen nach $1^1/_2$ Jahren 25 überlebend

Die Zahlen beziehen sich auf das Krankengut von 17 operativen Abteilungen Wiens und Umgebung. Sie enthalten alle Kranken, „gleichgültig, ob die Kur vorzeitig abgebrochen oder zu spät begonnen wurde".

Die Autoren sagen selbst, daß die Behandlungsergebnisse „noch kein absoluter Beweis für eine rezidivverhindernde Wirkung der Chemotherapie" sind. Die Zahlen seien noch zu klein und die Beobachtungszeit noch zu kurz. Immerhin sei ein positiver Effekt offensichtlich. Sie betonen jedoch ausdrücklich, daß „die postoperative Chemotherapie eine zusätzliche Maßnahme" darstelle und daß „an der Radikalität des chirurgischen Eingriffs nichts geändert werden" dürfe.

SPIESSL (1960) benutzte bei malignen Tumoren im Kiefer-Gesichtsbereich *Trenimon* (s. o.) intratumoral, zur „peritumoralen Abriegelung mit percutanen Matratzennähten und schließlich zur Oberflächenbehandlung des Operationsfeldes mit Trenimonkompressen, sowie zur Besprühung des Wundgebietes mit einer Ringer-Trenimonlösung, ja SPIESSL spricht sogar von einem „Trenimon-Schutz", unter dem die Radikaloperation eines fortgeschrittenen Melanoms gewagt werden kann". SPIESSL schließt seine Ausführungen mit den Worten: „Wir sehen in der *routinemäßigen* Anwendung des prä- und postoperativen Trenimonschutzes überhaupt erst die reale Möglichkeit einer zielbewußten Cytostaticatherapie innerhalb der Tumorchirurgie".

Nach ADELBERGER (1960) überleben beim inoperablen Bronchialcarcinom nur 5% der Patienten die Probethorakotomie länger als 1 Jahr, 10% dagegen, wenn zusätzlich eine Behandlung mit Trenimon oder Bayer E 39 durchgeführt wurde. Bei den resezierten Patienten sollen die Heilerfolge durch diese zusätzliche Behandlung fast verdoppelt werden.

Es kann nicht verschwiegen werden, daß sich auch bei der Kombination von Operation und Chemotherapie manche „Wunschtraumbegriffe" in die Terminologie der Krebsbekämpfung eingeschlichen haben. Unseres Erachtens ist es (vorläufig) ebensowenig erlaubt, von einer „Schutztherapie nach Krebsoperationen" wie von „Rückfallverhütung" durch Chemotherapie o. ä. zu sprechen. Wohl ist der Versuch, die operativen Resultate durch zusätzliche Mittel der Chemotherapie zu bessern, ein legitimes Unterfangen der Krebsbekämpfung. Es kann aber noch nicht behauptet werden, daß diese, wenn sie wirksam sein soll, eingreifende Therapie bislang zu einer objektiv ausweisbaren Besserung der Heilresultate geführt hat.

Es darf auch nicht übersehen werden, daß dieser Versuch mit notwendigerweise relativ hohen oder lange applizierten Dosen auch *Schäden der „Prophylaxe"* nach sich zieht. So sehen z. B. GRIESSMANN und WARLITZ (1960) „bei fast allen Patienten" Leukopenien, 3mal „schwerste Psychosen", 3mal „schwere allgemeine Blutbildschädigungen" „im Sinne einer Panmyelopathie" und 3mal als „sehr bedrohliche Komplikationen" generalisierte petechiale Blutungen am ganzen Körper.

Auch muß in diesem Zusammenhang darauf hingewiesen werden, daß die Chemoprophylaxe, auch wenn sie „vertragen" wird, dank des „aggressiven" Charakters all dieser Mittel *Organschädigungen* und — dank der Mutagenität ihrer Wirkung — auch *Erbschäden* setzt.

So spitzt sich das Problem wesentlich zu auf die Frage nach der *Auswahl der Fälle*. Es ist klar, Fälle, die wirklich radikal operiert worden sind, bedürfen der Chemoprophylaxe nicht, vielleicht bürdet sie ihnen sogar unnötige Gefahren und Folgen auf. Umgekehrt ist es bei den noch nicht radikal operierten Fällen sehr die Frage, ob ihnen eine 2 und 3 Jahre dauernde Chemoprophylaxe in der Summe der Fälle wirklich nutzt. Und diese Frage ist eben noch nicht entschieden, schon allein, weil die Auswahl der Gruppen „Behandelte" und „Nicht-Behandelte" auf direkte Vergleichbarkeit schwer zu kontrollieren ist. So stellt sich für den Kliniker die immer wieder alte und immer wieder neue Frage: Ist der meist problematische Nutzen wirklich größer als der immer sichere Schaden?

Alles in allem wird man die Frage vorläufig abschließen dürfen mit einem Satz des für die klinische Chemotherapie besonders aufgeschlossenen Experimentators DOMAGK, den er am 15. 5. 1959 auf der 7. Österreichischen Krebstagung in Salzburg prägte. DOMAGK sagte: „Die genaue Bewertung (der Chemotherapie) für menschliche Tumoren steht für fast alle heute verfügbare Cytostatica noch aus, besonders auch ihr praktischer Wert für die Operationsprophylaxe."

b) Operative Eingriffe als Hilfsmittel örtlicher oder regionaler Carcinokolyse

Für gewöhnlich werden die Carcinostatica als Telepharmaka intravenös oder peroral dargereicht. Man erwartet, daß sie die Krebszellen auf dem Wege über die Blutbahn in ausreichender Konzentration erreichen. Dabei muß man natürlich die Verdünnung im Organismus in Kauf nehmen. Der Gedanke liegt nahe, mit weniger toxischer Substanz einen höheren Grad der wirksamen Konzentration dadurch zu erreichen, daß man dort, wo es die lokalisierte Ausbreitung noch ermöglicht, das Mittel mit operativen Mitteln nur regional wirksam werden zu lassen.

Das einfachste Beispiel ist die *Punktion carcinomatöser Ergüsse* mit anschließender *Instillation von Carcinostatica*. Krebsbedingte Exsudate seröser Höhlen sind eine crux patientium und eine crux medicorum. Einer Gewebekultur vergleichbar sind solche Ergüsse, eine Brutstätte für Krebszellen. Sie nehmen quantitativ schnell zu und führen so zu Raumbeengung, sei es im Abdomen oder in der Pleurahöhle. Nur zu früh zwingen sie alsbald zur Punktionsentlastung. Diese aber fördert ihrerseits wieder das Hämorrhagischwerden und muß dann erst immer häufiger punktiert werden, so bringen die Eiweiß-, Säfte- und Blutzellverluste den Kranken schnell herunter, ein circulus vitiosus, der früher immer erst mit dem Tode endigte.

Die Strahlen- und die Chemotherapie haben hier palliativ Wandel geschaffen. Die Punktionsentleerung gibt die Möglichkeit, in der betreffenden Körperhöhle Carcinokolytika oder radioaktive Stoffe zu instillieren und so die Tumorzellen oder die flachen Tumorplaques der serösen Wände mit dem Mittel in direkten Kontakt zu bringen. Eigentlich ist dies der Idealfall einer Chemotherapie, zumal sich der Effekt cytologisch gut kontrollieren läßt. Wir selbst haben, so lange uns noch kein radioaktives Goldsol zur Verfügung stand, alle 4—5 Tage punktiert und je 5—10 mg *Stickstoff-Lost* (in Form von „Dichloren" s. dieses Kap. S. 789) injiziert und unter cytologischer Kontrolle (STREICHER 1950) in etwa zwei Drittel der Fälle das Exsudat zum Schwinden und die Pleuren zur Verschwartung bringen können (K. H. BAUER, LAU 1953). Ähnliche Erfahrungen werden u. a. auch mitgeteilt von WEISGERBER u. Mitarb. (1955), GERLICH (1960), FRANZ (1961) und H. J. WOLF (1961). WOLF sah bei 18 carcinomatösen Pleuraergüssen nach mehrfachen Instillationen von 40—60 mg *E 39* oder von *Trenimon* (in Abständen von 5 bis 7 Tagen) 16mal den Erguß unter Schwartenbildung völlig ausheilen.

Chemotherapie maligner Tumoren mit regionaler Perfusion. Die Chemotherapie maligner Tumoren bedient sich vorwiegend der intravenösen Applikation der Carcinostatica. Die Substanzen verteilen sich dabei, unter Verschwinden aus dem Kreislauf, schließlich im ganzen Organismus und man erwartet von ihnen, daß sie die Tumorzellen in allen Geweben und Organen allüberall erreichen und schädigen. Nun gibt es aber mancherlei Geschwulstkrankheiten (Knochensarkome, Melanome der Gliedmaßen, Hirntumoren usw.), deren nur regionale Ausbreitung eine nur *isoliert-regionale Chemotherapie* wünschenswert erscheinen läßt. Man verspricht sich dabei eine höhere Konzentration des Mittels am Ort der Geschwulst und eine niedrigere Toxizität für den gesamten übrigen Organismus, besonders für die blutbildenden Gewebe.

Beim Perfusionsgedanken wird allerdings leicht übersehen, daß es ja immer schon eine bevorzugte intravasale *Organ-Perfusion* für Carcinokolytika gegeben hat: das ist die intravenöse Infusion z. B. von N-Lost- oder anderen Präparaten bei Lungenmetastasen und beim Bronchialcarcinom. Hier sind die Lungengefäße von der Pulmonalis aus das erste Capillarsystem, das nach i.v.-Injektion vom Carcinostaticum durchflutet wird.

Spricht man von Perfusionstherapie, so meint man zumeist die *gezielt-intra-arterielle Chemotherapie*, d. h. Einbringung des Mittels (meist N-Lost) ausschließlich in die den Tumorherd versorgende Arterie. Die ersten, die diesen Weg der Injektion in die a. brachialis bzw. femoralis (z. T. in Kombination mit intravenösen Injektionen) zunächst bei 17 hoffnungslosen, inkurablen Kranken mit weit fortgeschrittenen Tumorerkrankungen im Bereich der Haut, der Gliedmaßen (Mycosis fungoides, verschiedene Formen von Hautmetastasen) beschritten, waren BIERHAN u. Mitarb. (1950, 1951). "Prompt and dramatic" war der Effekt bei Mycosis fungoides. Bei Hautmetastasen war die Wirkung wechselnd oder fehlend.

Die Autoren verwendeten damals schon die arterielle Katheterung (z. B. der re. a. mammaria interna oder der li. a. femoralis!).

In der Folge wurde die intraarterielle Einbringung vielfach variiert. BIERMAN u. Mitarb. (1951) führten auch die arterielle Katheterung menschlicher Organe ein. ELLIS machte bei Lebermetastasen nach Rectumcarcinoid eine *Katheterung der a. hepatica* von der li. a. brachialis aus: (weitere $4^1/_2$ Jahre Überlebenszeit!). Später wurde die intraarterielle und intravenöse Katheterung nach temporärer zentraler Ligatur von Arterie und Vene zur echten Perfusionstherapie fortentwickelt (HICKEY u. Mitarb. 1959, KREMENTZ u. Mitarb. 1959, STEHLIN u. Mitarb. 1960), z. T. unter Zuhilfenahme extrakorporaler Pumpen bzw. von Herz-Lungen-Maschinen (SAEGESSER u. Mitarb. 1960).

Die *extrakorporale Pumpe* wird bei der Gliedmaßenperfusion so eingesetzt, daß in Blutleere in die a. und v. femoralis Kunststoff-Katheter eingeführt und dann zur Durchströmung mit dem mit einer heparinisierten isotonischen Elektrolytlösung des Carcinokolyticums angefüllten Pumpsystems verbunden werden.

In den USA sind bereits mehrere *Sondergeräte* für die arterielle *Perfusion* zur Tumorbehandlung in den Handel gebracht (Beispiele: Barron-Pump, Bowman Infusion-Pump, Pump-Oxygenator for tumor-perfusion Sigmamotor).

Am einleuchtendsten ist die Anwendung einer *Herz-Lungen-Maschine bei malignen Melanomen*, die, wie in den beiden Fällen von P. F. SAEGESSER u. Mitarb. (1960), mit ihren Metastasen *auf eine untere Extremität beschränkt* sind. SAEGESSER schaltete die Herz-Lungen-Maschine (Modell von RYGG-KYVSGAARD) ein zwischen a. und v. iliaca nach proximaler Abklemmung derselben und durchströmte unter Zusatz von PAM mittels 3—4 l heparisierten Blutes für 30 min mit 500—2500 cm³/min. Trotz der auf nur eine Gliedmaße beschränkten Perfusion kam es doch über 18—20 Tage zu einem starken Leukocytenabfall. Überlebensdauer $4^1/_2$ Monate in einem, bislang 6 Monate im andern Falle, hier jedoch inzwischen mit Metastasen im Bereich der Laparotomie.

SHINGLETON u. Mitarb. (1960) kombinierten die abdominale Perfusion mittels eines teilweise extrakorporalen Kreislaufs mit der generalisierten Hypothermie. Eine Stellungnahme zu dem erreichten palliativen Effekt ist bislang nicht möglich.

Die arterielle Perfusion hat auch ihre in der Methodik selbst gelegenen *Gefahren*. Bei 49 arteriellen Katheterungen sahen SULLIVAN u. Mitarb. (1953) je 1 mal eine partielle *Thrombose* der a. femoralis bzw. a. brachialis, je 1 mal eine Verschlußthrombose der a. femoralis bzw. der Bauchaorta (in letzterem Falle mit tödlichem Ausgang). Eine „konservative" Methode sollte aber nie gefährlicher sein als die Krankheit, um derentwillen man sie ausführt. Liegen *Schleimhäute* im arteriellen Versorgungsgebiet, so kommt es stets zu Ulcerationen, gelegentlich sogar zu Nekrosen (z. B. bei 4 Kranken in der Vagina nach intraaortaler N-Lost-Injektion bei Cervix- bzw. Vaginalcarcinom (ROMER u. Mitarb. 1952). JORNS und PAULUS (1954) sahen in einem Falle von N-Lost-intraarteriell eine erhebliche *Zunahme von Metastasen*. Sie führen dies auf eine vermehrte Ausschwemmung von Geschwulstzellen als Folge des Tumorzerfalles zurück.

Dabei sind *lange Überlebensdauern* (7 Jahre im Falle von ELLIS (1957) *nicht ohne weiteres Folge einer intraarteriellen N-Lostanwendung* (im Falle von ELLIS mittels eines in die a. hepatica vorgeschobenen Aortenkatheters!). Es hat sich um Lebermetastasen nach einem Carcinoid des Rectums gehandelt. Carcinoide haben aber, auch bei Lebermetastasen, oft eine ganz erstaunlich lange Lebensdauer.

GRIESSMANN und WARLITZ (1957, 1960) führten zur Vermeidung von Armvenenthrombosen bei 5 Fällen mit *Lungenmetastasen* einen *Herzkatheter* von der v. jugularis anterior re. bis an den Übergang der v. cava superior zum re. Vorhof ein und ließen ihn bis zu 12 Tagen liegen, um tgl. 100 mg *Mitomen* „laufend" und

„in möglichst konzentrierter Form" an Lungentumoren oder -metastasen „heranzubringen". Fernresultate fehlen noch.

Die Tab. 109 orientiert über einschlägige Versuche bzw. Beobachtungen.

Es ist verständlich, daß man für die extrakorporale Pumpenperfusion *N-Lost* auch noch *mit radioaktiven Isotopen* (s. Tab. 109) kombiniert hat (HICKEY u. Mitarb. 1959). Trotzdem wurden keine überzeugenden Erfolge erzielt, obwohl die Perfusion auf ihre günstigste Anwendung, auf primäre oder metastatische Tumoren der unteren Gliedmaßen (Hämangioendothelio-Sa, Neurofibro-Sa, Melanom und Metastasen nach Hypernephrom und Rectum-Ca) beschränkt waren. Dabei blieb es sogar noch ungewiß, ob das Tumorgewebe radioaktives Material aufgenommen hatte.

Tabelle 109. *Chemotherapie mit regionaler Perfusion*

Autoren	Methodik	Substanz	Tumorart
KLOPP u. Mitarb. 1950	Intraarteriell-fraktioniert	N-Lost	versch. Tumoren
BIERMAN u. Mitarb. 1950, 1951	intraarteriell u. intravenös	N-Lost	Hauttumoren
CROMER u. Mitarb. 1952	transaortal, intraarteriell	N-Lost	Cervix- und Vaginalcarcinome
SULLIVAN u. Mitarb. 1953a	Katheter, intraarteriell	N-Lost	verschiedene Carcinome, darunter Bronchial-Ca
SULLIVAN u. Mitarb. 1953b	Katheter, intraarteriell	N-Lost	Carcinome
JORNS u. PAULUS 1954	intraarteriell nach Entfernung des Tumors	N-Lost	verschiedene Tumoren
ELLIS 1957	transaortale Katheterung der A. hepatica	N-Lost	Lebermetastasen n. Carcinoid des Rectums
CREECH u. Mitarb. 1958	extracorporaler Kreislauf mit Herz-Lungen-Maschine	verschiedene Carcinostatica	verschiedene Tumoren
HICKEY u. Mitarb. 1959	extracorporale Pumpe	radioaktive Stoffe (Co^{60}, P^{32}, Au^{198}) plus N-Lost	5 verschiedene Tumorformen
KREMENTZ u. Mitarb. 1959	temporäre zentrale Ligatur v. Arterie u. Vena u. periphere Perfusion mit zusätzl. Oxygenator	verschiedene Carcinostatica	Knochentumoren
SAEGESSER, P. F., u. Mitarb. 1960	regionale Perfusion mit Hilfe der Herz-Lungen-Maschine	verschiedene Carcinostatica	verschiedene Tumoren
GRIESSMANN u. WARLITZ 1960	Herzkatheter von der v. jugul. ext. bis Einmündung der V. cava sup.	N-oxyd-Lost „Mitomen"	Lungenmetastasen
SIMON, G. 1960	intraarteriell	Endoxan	Glioblastome
STEHLIN u. Mitarb. 1960	Katheter, Perfusion arteriell u. intravenös	PAM (p-di(β-chloraethyl-)amino-phenyl alanine	maligne Melanome d. unteren Gliedmaßen
HURLEY u. Mitarb. 1960	isolierte Perfusion mit einem Pumpenoxygenerator	Senfgasderivate	Kopf- u. Halsmalignome

Epikritisch ist zu all diesen Bemühungen zu sagen, daß der Grundgedanke — regionale Tumorausbreitung mit bevorzugt regionaler Chemotherapie zu bekämpfen — an sich richtig erscheint. In praxi hat die höhere Konzentration der Carcinokolytika natürlich auch eine *höhere Gefährdung der normalen Gewebe* zur

Folge (vgl. darüber R. D. SULLIVAN u. Mitarb. 1953). Die Rechnung möchte noch aufgehen, wenn die Tumorgewebe eine stärkere Aufnahme der chemischen Stoffe aufwiesen als die normalen Gewebe. Das aber ist gerade, wenn man die Aufnahme radioaktiven Materials als Test benutzt, nicht der Fall. In der Abwägung des „pro" und „contra" darf auch nicht übersehen werden, daß an der Haut Ulcerationen, Schädigungen der Talgdrüsen, Haarschäfte, an Schleimhäuten, z. B. der Vagina, Ulcerationen und Nekrosen beobachtet wurden. Es kommt hinzu, daß nur kurzdauernde, nie aber Dauerbehandlungen möglich sind. Die Endprognose wird nicht beeinflußt. Überzeugende Besserungen sind jedenfalls — außer bei der Mycosis fungoides — nicht bekannt geworden. Auch sind, wenn eine scheinbar nur regionale Krebsausbreitung besteht, meist auch andere Körperabschnitte mitbetroffen. Die Gesamtbilanz ist also noch nicht positiv.

Die Amputation bei Gliedmaßentumoren, die Bestrahlung bei noch lokalregionaler Ausbreitung, die kombiniert elektrochirurgisch-lokalstrahlentherapeutische Behandlung werden als Konkurrenzmethoden ihre Berechtigung behalten.

8. Das therapeutische Prinzip der Syncarcinokolyse

Während sich der Experimentator bei der Krebserzeugung befleißigt, im Regelfalle mit nur einem Kausalfaktor, d. h. mit nur einer carcinogenen Einwirkung zu arbeiten, um zu eindeutigen Resultaten zu gelangen, ist es bei der menschlichen Krebsentstehung umgekehrt meist erst die *Aufeinanderfolge und das Zusammenwirken mehrerer oder vieler krebsbegünstigender oder krebsauslösender Faktoren*, die das Krebsgeschehen diktiert. Für die terminologische Festlegung dieses Tatbestandes, des Zusammenwirkens vieler Noxen (griechische Sprachwurzel = $\sigma v v$) hat der Verfasser den Begriff der *Syncarcinogenese* vorgeschlagen (K. H. BAUER 1948) (Näheres 10. Kap. S. 486ff.).

In Analogie zum meist plurikausalen Geschehen bei der Krebsentstehung, ist es auch bei der Behandlung maligner Tumoren beim Menschen meist so, daß der Arzt gleichzeitig oder nacheinander verschiedene Waffen gegen den Krebs einsetzt, um durch ihr Zusammenwirken die Erfolgschancen zu verbessern. Dafür bietet sich gerade die Chemotherapie besonders an, haben ja die verschiedenen *Carcinostatica* cellulär oft ganz *verschiedene Angriffspunkte*. Die einen sind Kern-, die anderen Plasma-, die dritten Spindel- und die vierten Chromosomen-Enzymgifte usw. Es leuchtet ein, daß eine Tumorzelle, die bereits auf die eine Weise geschädigt ist, einem 2. und 3. Carcinostaticum leichter erliegen wird als nur der Solitärwirkung eines Einzelagens. Für dieses Behandlungsprinzip, welches gleichzeitig oder nacheinander mehrere Krebstherapeutica zum Zusammenwirken bringt, hat der Verfasser den Terminus *Syncarcinokolyse* (von $\sigma v v$ = zusammen, $\varkappa \alpha \varrho \varkappa \iota v o \varsigma$ = Krebs, und $\varkappa \omega \lambda v \varepsilon \iota v$ = hemmen) vorgeschlagen (K. H. BAUER 1948).

Diese Definition zeigt zugleich, daß man das Prinzip der Syncarcinokolyse *nicht* einfach mit dem Begriff einer einfachen *"kombinierten Therapie"* gleichsetzen darf. Bei der letzteren werden 2 oder mehrere Mittel gegen verschiedene Symptome einer Krankheit angesetzt, bei der Syncarcinokolyse werden Mittel appliziert, die am gleichen Substrat, aber an verschiedenen Stellen desselben angreifen und dadurch ihre Wirkung kumulieren und potenzieren sollen.

Eine umfassende Übersicht über den *"therapeutic synergism"* verschiedener Carcinostatica im *Experiment* stammt von GOLDIN und MANTEL (1957). Die Arbeit berücksichtigt 84 einschlägige (ausschließlich angelsächsische) Veröffentlichungen. In der Zusammenfassung werden als Testobjekte einzig und allein *Impftumoren* verwendet (Sarkome 180, Carcinome 755 und E 0771, Brown-Pearce-Tumor, Leukämie L 1210, L 4946 und AK 4, Chloroleukämie 1394 und Lymphoma II).

Von den einzeln angeführten 24 Untersuchungen seien auszugsweise deren Fragestellung, Art und Zahl der verwendeten Agentien, die Testung und Schlußfolgerung darstellt. Unter den vielen und wechselseitig angewandten Mitteln finden sich neben eigentlichen Carcinostatica vor allem Metaboliten, Antibiotica, Hormone, synthetische Oestrogene, Antimitotica usw. Als Maßstab für den Effekt werden Tumorgröße, Gewichtkurven und Überlebenszeiten verwendet. Die eigenen Untersuchungen von GOLDIN u. Mitarb. betreffen vor allem die „antileukämische Potenz" des Antimetaboliten Aminopterin, allein für sich oder in Kombination mit dem Citrovorumfaktor oder mit Folinsäure (mit dem Effekt einer erheblichen Erhöhung der Überlebenszeiten) in linearer Abhängigkeit von steigenden Dosen zum Aminopterin. Beziehungen zu klinisch-therapeutischen Fragen sind nicht erkennbar.

Uns scheint die Überlegung maßgebend, daß ebenso, wie nur selten ein Faktor Krebs erzeugt, aber viele aufeinanderfolgende Faktoren die Krebswahrscheinlichkeit steigern, umgekehrt auch bei der Heilung die Krebszelle erst durch den Angriff bald von der einen, bald von der anderen Seite schließlich für die endgültige Krebszellvernichtung reif gemacht wird. Dieses Prinzip der allmählichen Krebszellzermürbung auf dem Wege immer neuer an ihren Erbstrukturen oder Enzymen angreifenden Einwirkungen ist ebenso experimentell unterbaut wie klinisch gestützt. Hierbei sind Kombinationen z. B. von Inhibitoren des Tumorstoffwechsels mit zellteilungshemmenden Stoffen wegen ihres verschiedenen Angriffspunktes besonders bemerkenswert. Eine bedeutende Rolle dürfte hier auch Stoffen mit erweisbar *bifunktionalen Eigenschaften* zukommen (V. EULER 1962).

Der Idealfall ist natürlich das wechselseitige Zusammenspiel chemischer, d. h. carcinostatischer und physikalischer, d. h. strahlentherapeutischer Einwirkungen. Gerade hierzu liefert die *experimentelle Mutationsforschung* viele Beispiele einer sich potenzierenden Wirkung auf das genetische Substrat der Zellen. Das ursprünglich in der Hauptsache aus der Sicht der Mutationstheorie an klinischen Fällen entwickelte „Prinzip der Syncarcinokolyse" (K. H. BAUER 1948) ist in der Folge vielfach aus der *Genetik* und tierexperimentell untermauert worden. In erster Linie muß daran erinnert werden, daß man die Mutationsauslösung nicht mehr wie ursprünglich entweder nur als Effekt kurzwelliger Strahlen oder nur als Effekt chemischer Einwirkungen ansieht, sondern daß die Entstehung chemischer Reaktionsprodukte der Strahlung eine kombinierte Betrachtung des Mutationsgeschehens nahelegt (Näheres SOBELS 1961).

Der Autor berichtet über Versuche bei Drosophila, bei denen die durch Röntgenstrahlung ausgelöste Mutationsrate durch die chemische Vorbehandlung von Spermatiden (z. B. mit Cyanid, Formaldehyd und Dihydroxydimethylperoxyd) erhöht werden konnte. Umgekehrt führt auch die Nachbehandlung mit Blausäure zu einer Erhöhung der Mutationsrate in Spermatiden, die hohen Dosen von Röntgenstrahlen ausgesetzt waren. Es ist in unserem Zusammenhang aufschlußreich zu lesen, daß die *Mutationsrate* von Aspergillus terreus-Sporen, wenn sie *nach N-Lost-Vorbehandlung mit UV-Licht* bestrahlt waren, gegenüber UV allein von 16,2 auf 23,1% erhöht wird (McELROY 1952).

Und wie wir von der Syncarcinogenese wissen, können bei dem Zusammenspiel ursächlicher Faktoren neben echten krebserzeugenden auch nicht eigentlich krebserzeugende Wirkungen — z. B. chronische Bronchitiden beim Bronchialkrebs — gewissermaßen den Boden für die schließliche Krebsentstehung vorbereiten. In ähnlicher Weise können auch bei der *Syncarcinokolyse nichtcarcinostatische* Stoffe, ja sogar physiologische Stoffe, wie bestimmte Hormone, die therapeutische Wirkung der *Carcinostatica* vorbereiten bzw. *unterstützen*.

Hier ist es vor allem H. LETTRÉ gewesen, der schon 1950 zeigte, daß z. B. die *Wirkung des Colchicins* durch Zusatz eines an sich nicht schädigenden Stoffes „im Sinne eines Synergisten des Colchicins auf das Mehrfache gesteigert werden kann". H. LETTRÉ steht dabei nicht an, folgende Schlußfolgerung daraus zu ziehen: „Das von K. H. BAUER angeregte Problem der Wirkung mehrerer Hemmstoffe erfährt durch diese Befunde eine Erweiterung, daß ein Hemmstoff auch durch einen an sich wirkungslosen Stoff eine Verstärkung erfahren kann".

Wir selbst haben *Colchicin*, wenngleich es für sich allein keine allgemeintherapeutische Krebsheilwirkung erkennen läßt, immer als vorbereitendes Adjuvans verwendet. Aus der gleichen Einstellung heraus haben auch KEIBL und LÖTSCH (1950) bei Leukämien gleichfalls Colchicin angewandt, ist es doch infolge seiner spezifisch-selektiven Wirkung in der Lage, die Zellen der Leukämie gegen die Röntgenstrahlen empfindlicher zu machen. Auf Grund ihrer günstigen Erfahrungen sprechen sie dem Colchicin die Fähigkeit zu, ,,einerseits die Wirkung einer Röntgenbestrahlung zu steigern, andererseits bei strahlenrefraktären Fällen überhaupt eine therapeutische Wirkung zu ermöglichen."

Die klinischen *Testobjekte* dafür sind sonst aussichtslose Fälle von *Leukämie* und solche mit ausgedehnten *Metastasen*. Bei den Leukämien sind laufende Kontrollen sowohl der antiblastischen Wirkung wie die einer stärkeren Störung der Hämatopoese möglich. Fälle mit hochgradiger Metastasierung haben den Vorteil einer leichten Dokumentation des Erfolgs.

So haben wir denn auf Grund dieser Gedankengänge zunächst bei einem 63jährigen Mann und bei einer 50jährigen Krankenschwester, ersterer mit einer chronischen myeloischen, letztere mit einer lymphatischen Leukämie, anfangs gleichzeitig, später nacheinander Arsen, Colchicin, Urethan, Senfgas, Röntgenbestrahlungen usw. gegeben. Andere Fälle betrafen a) ausgedehnteste Metastasen am Hals, in beiden Supra- und Infraclaviculargruben, sowie Hautmetastasen auf der Brust usw. nach einem unbekannten Primärtumor und b) massive Lungen- und Hilusmetastasen nach einem Mammacarcinom.

Fall I. (A. O., 63 J. ♂ J. Nr. 466/47). Seit 3 Jahren chronisch myeloische Leukämie. Aufnahme unter der Verdachtsdiagnose Appendicitis. Es handelte sich um eine doppelseitige Nephrolithiasis (Uratsteine). Ihr Bildung war im Anschluß an eine Urethanbehandlung wegen einer Leukämie aufgetreten. Nachdem 18 Uratsteine abgegangen waren — der Harnsäurespiegel war bis zu 11,2 mg-% angestiegen gewesen! —, wurde die Behandlung mit 3 Carcinostatica: Arsen, Colchicin und Urethan zugleich eingeleitet und durchgeführt. Die Leukocyten, die maximal 272000 erreicht hatten, gingen unter dieser kombinierten Behandlung bis auf 7200 herunter, während gleichzeitig das Hämoglobin von 50 auf dauernd 90 und darüber heraufging. Entlassung nach 2 Monaten, berufsfähig, bei gutem Allgemeinzustand. Späteres Schicksal unbekannt.

Fall II. (M. E. 50 J. ♀ J. Nr. 499/47). Seit 1944 chronisch lymphatische Leukämie mit leukämischer Lymphadenose. Riesiger, bis an die Symphyse reichender Milztumor. Leber derb, handbreit vergrößert, bis zum Nabel reichend. Seit Mai 1947 rapide Verschlechterung und Gewichtssturz bis auf 45,5 kg (—12 kg). Hochgradig reduzierter Allgemeinzustand, starke Blässe der Haut und der Schleimhäute, strohgelbe Hautfarbe, fahles Aussehen. Hämoglobin schwankend, dazwischen bis 38 abgesunken. Erythrocyten zwischen 2,7 und 3,7 Mill. Leukocyten bis 250000. Im Differentialblutbild bis zu 97% Lymphocyten. BKS bei der Aufnahme 25/50. Unter vorsichtiger Röntgenbestrahlung der Milz, Urethan-, Colchicin- und Arsenbehandlung geht der Milztumor ein erhebliches Stück zurück, desgleichen die Leberschwellung (nur noch 2 Querfinger verbreitert), der Leib wird wesentlich dünner, insbesondere hebt sich der Allgemeinzustand, und die weißen Blutkörperchen halten sich zwischen 3200 und 8000. Unter mehrmaligen Bluttransfusionen steigt sich auch das Hämoglobin bis 80. Anhalten der Besserung auch nach Aussetzen der Behandlung. Entlassung für 5 Monate ohne spezifische Behandlung. Trotzdem blieben der Allgemeinzustand und die BKS unverändert. Die Leukocyten waren auf 10000 stehengeblieben. Fortdauer der Besserung ohne Behandlung über 9 Monate gesichert.

Epikrise. Bei einer schweren lymphatischen Leukämie mit Leukocytenwerten bis 250000 wird durch die kombinierte Therapie mit 4 verschiedenen Carcinokolytica eine lang anhaltende Remission erzielt, die bei fehlender Verschlechterungstendenz des Differentialblutbildes und unverändert niedrigen Leukocytenwerten ein ³/₄ Jahr ohne Behandlung bleiben kann.

Fall III. (E. T., 40 J. ♂ Aufnahme 2. 1. 1948). Seit 1 Jahr Geschwulst im Halsbereich. Vor 8 Wochen Aufnahme in die Med. Klinik, dort nach einer Punktion Diagnose ,,Halsdrüsentuberkulose". Nach der Punktion schnelle Zunahme der Geschwulst. Bei der Aufnahme bereits faustgroße Geschwulst von derber Konsistenz und noch leidlicher Verschieblichkeit. Keine Schmerzhaftigkeit. BKS 110/160. Leukocyten 10500. Linksseitige Zwerchfellähmung. Mehrfache Röntgenbestrahlung (in der Annahme einer Drüsen-Tbc). Geschwulst nimmt weiter an Größe zu. Leukocyten 14200. Histologisch (Prof. SCHMINCKE, Pathol. Institut): „....diffuse krebsige Infiltration. Teilweise ist das Krebsgewebe nekrotisch. Weitgehende Polymorphie der Krebszellen". Weitere Probeexcision von unterhalb der Mamille: „Lymphknoten mit krebsiger Infiltration". 4. 3. Halsumfang 61 cm, Leukocyten 13200. Kombinierte Behandlung mit Stickstofflost, Arsen, Colchicin und täglich Urethan. Ab. 7. 3. erneute Röntgenbestrahlung. Keinerlei Erfolg. Im Gegenteil weitere Zunahme des Halsumfanges. Gewichtsabnahme, Erscheinungen von Druckgefühl und Atemnot. Kopf sitzt unbeweglich auf den beiderseitigen Tumormassen. Halsumfang 64 cm (24. 3.) (Abb. 203a). Nach weiteren Lostgaben und Fortdauer von Arsen, Colchicin und Urethan zwischen 25. 3. und 1. 4. Umkehr des Krankheitsbildes: Halsumfang hat um 12 cm (!) abgenommen, Rückkehr des Appetits, Gewichtszunahme, klinisch völliges Verschwinden aller Tumorsymptome und aller Hautmetastasen (s. Abb. 203b). Wiedergewinn der Berufsfähigkeit als Ingenieur. Über 1 Jahr später Tod an plötzlicher Tetraplegie (Halswirbelmetastase).

Epikrise. Bei einem Kranken mit histologisch dreimal bestätigten Carcinommetastasen und ausgedehnten Hautmetastasen der Hals- und Brustgegend tritt nach einer rapiden, klinisch ständig beobachteten Größenzunahme auf die teils gleichzeitige, teils sich folgende Therapie mit mutagen wirkenden Stoffen ein so erheblicher Rückgang ein, daß der Halsumfang von 64 cm bis auf die normale 42 cm (normale Kragenweite des Kranken) zurückgeht. Hand in Hand damit schwinden Spannungsdruckgefühl und Atemnot. Alle Tumoren und alle Hautmetastasen sind „wie weggeschmolzen" (Abb. 203b).

Fall IV. (E. B., 39 Jahre, aufgenommen 31. 5. 1948). Im Mai 1944 Ablatio mammae mit Drüsenausräumung der Axilla (auswärts). Histologisch: großalveoläres Carcinom (Prof. LAUCHE, Frankfurt a. M.). Keine Nachbestrahlung. Seit Herbst 1947 einschnürendes Druckgefühl auf der Brust. Im Frühjahr 1948 Feststellung ausgedehnter Lungen- und Hilusmetastasen. Lungenübersichtsaufnahme 1. 6. 1948 (Abb. 204). Riesige Lungenmetastase rechts von 10,1 : 7,2 cm Durchmesser, darunter die erstere teilweise überschneidende 2. Metastase von

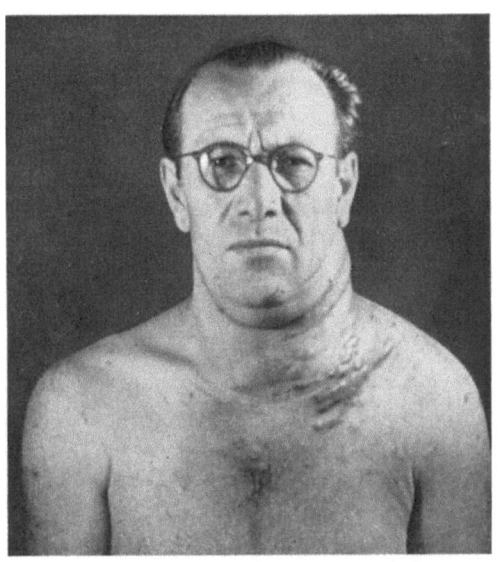

a

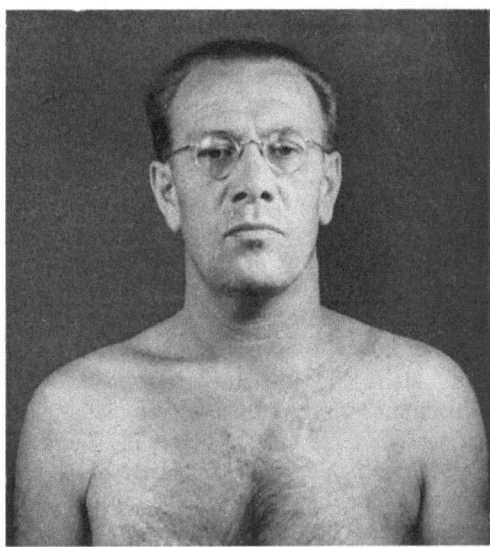

b

Abb. 203 a u. b. 40jähriger Kranker (E. T., aufgenommen 2. 1. 1948) mit ausgedehnten Drüsenmetastasen eines unbekannten Primärcarcinoms sowie mit massigen Hautmetastasen der Brust- und Halshaut. a) am 24. 3. 1948 (Halsumfang 64 cm), b) am 7. 6. 1948 nach einer intensiven Behandlung mit 6 verschiedenen Mutativa

2,4 : 3,0 cm Größe, 3. Metastase links von 7,0 : 5,9 cm, 4. Metastase hilusnah 3,4 : 2,5 cm, ausgedehnte beiderseitige Hilusdrüsenmetastasen. Am 3. 6. 1948 doppelseitige Ovariektomie. In beiden Implantation von 50 mg Perandren. In beiden Ovarien histologisch Metastase eines

Cylinderzellencarcinoms. Unter kombinierter Behandlung von Perandren, Urethan, Colchicin, Arsen, Stickstofflost, Chinin gingen die Metastasen von einem Röntgenbild zum anderen zurück, um schließlich völlig zu schwinden (Abb. 205). Die Leukocyten fielen mehrmals auf niedrige Werte, doch erholte sich die Hämatopoese jedesmal wieder ohne besondere Therapie, nur unter vorübergehender Absetzung jeglicher Zufuhr von Carcinostatica. Die BKS betrug am 1. 6. 20/29, am 28. 7. 6/14. Insgesamt erhielt die Kranke in der Zeit vom 1. 6.—15. 8. 1948: Perandren 50 mg implantiert, 600 mg injiziert (in Einzeldosen von 50 mg, ferner 56 g Urethan, 4mal 5 mg = 20 mg Stickstofflost sowie 1698 Tropfen Sol. Fowleri. Parallel mit dem Rückgang der Metastasen ging die Erholung des Allgemeinzustandes. Die Kranke war 3 Jahre lang klinisch „vollgesund", bis sie nach $3^{1}/_{4}$ Jahren verstarb.

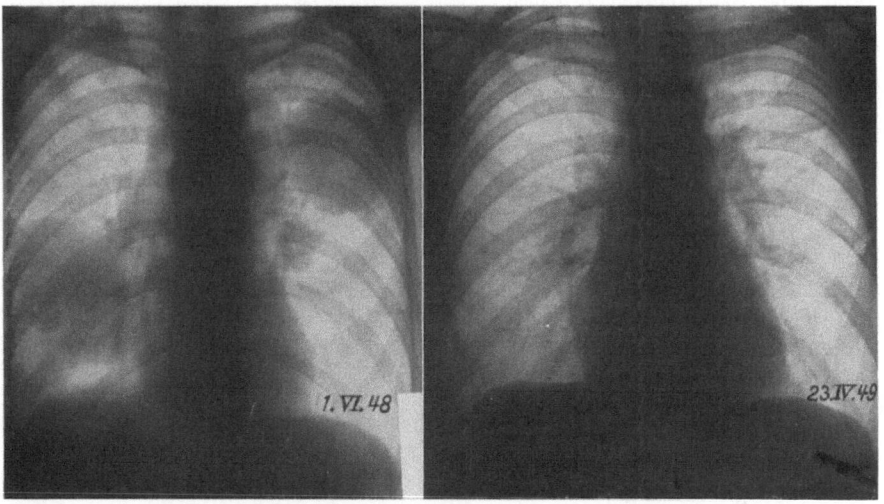

Abb. 204. Ausgedehnte Lungenmetastasen bei einem Falle von Brustkrebs
(E. B., 39 Jahre, aufgenommen 31. 5. 1948) Zustand am 1. 6. 1948

Epikrise. Bei einem Fall eines Mammacarcinoms mit ausgedehnten Lungen-, Hilus-, Mediastinal- und beiderseitigen Ovarialmetastasen gehen nach der Ovariektomie und der antioestrogenen Therapie alle Metastasen unter der gleichzeitigen Behandlung mit verschiedenen Carcinostatica fortschreitend und schließlich vollständig zurück, ohne daß der Allgemeinzustand auch nur im geringsten nachteilig beeinflußt worden wäre. Auch die Erythro- und Leukopoese hielt sich in jederzeit durch vorübergehendes Absetzen der Mittel leicht beeinflußbaren Grenzen der Toleranz. $3^{1}/_{4}$jährige Überlebensdauer.

Um dem Einwand zu begegnen, der schließliche Erfolg sei eben doch nur ein Bestrahlungserfolg, haben wir zunächst das „Carcinokolyticum" Röntgen nicht eingesetzt. So wurden z. B. die Fälle 3 und 4 (massige Halsdrüsen- mit ausgedehntesten Hautmetastasen und riesige Lungenmetastasen) nicht bestrahlt. Wir glauben aber, daß dieser, das physikalisch „mutagene Agens ausschließende Standpunkt nicht richtig ist, denn der Beweis für die Richtigkeit des Prinzips der Syncarcinokolyse wird ja sowieso nicht am Einzelfalle erbracht, sondern nur a) aus der Summe der Fälle mit ihren entsprechenden Ziffern der Überlebensdauer und b) durch Einzelfälle von solcher Schwere, die wie z. B. Fall 3 und 4 als kurzfristig infaust angesehen werden müssen. Es erscheint uns also richtig und notwendig, die chemisch mutativ wirkenden Mittel auch durch physikalische zu ergänzen, und zwar in der Erwartung, daß die immer wieder geschädigten Krebzellen in ihrem genetischen Apparat so weit zermürbt werden müssen, bis die schließlich krebsheilende Letalmutation bei allen Zellen eintritt. Außerdem hat die sukzedane

Verabfolgung von Carcinostatica den Vorteil, daß z. B. die chemische mutagene Substanz die vorher schon verlorengegangene Strahlenempfindlichkeit wiederherstellen kann, wie dies bei der Urethanbehandlung von Leukämien wiederholt beobachtet worden ist. Natürlich ist auch das Umgekehrte ohne weiteres möglich.

Zum Prinzip der Syncarcinokolyse bekennt sich PILLER (1958) für die Behandlung des *Pleuracarcinoms*. Die Behandlung nur mit einem Cancerostaticum (er verwendet Trimethylolmelanin „Cealysin") hat den Nachteil, daß nur die oberflächlichen Pleuratumorzellen erreicht werden, während die zusätzliche Röntgentiefenbestrahlung der Pleura auch tiefer

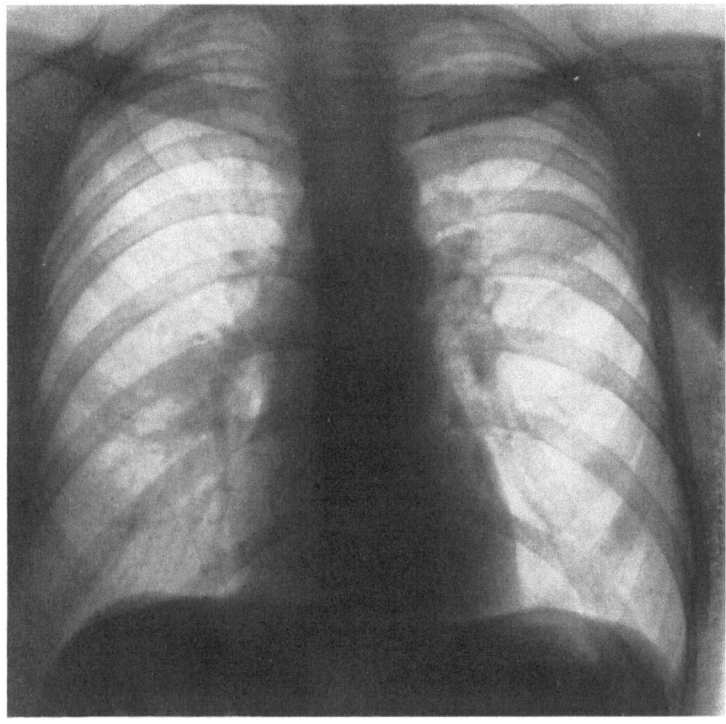

Abb. 205. Die gleiche Kranke wie in Abb. 204. Rückgang der großen Lungenmetastasen nach Ovariektomie (Ovarialmetastasen), Perandrenimplantation (100 mg) bei der Operation und nachfolgender Perandrenbehandlung und gleichzeitiger Therapie mit Carcinokolytica („Syncarcinokolyse" Text). Zustand vom 15. 11. 1948 (168 Tage nach Beginn der Behandlung)

reichende Pleuraknoten erreicht. PILLER erzielte auf solche Weise Verschwinden der Tumorzellen im Punktat und in 10 von 13 Fällen erhebliche Besserungen und eine Steigerung der Überlebenszeit gegenüber früher 4—6 Monate von 13,4 Monaten. Über beachtliche Erfolge durch Kombination verschiedener Cytostatica bei fortgeschrittenen Fällen von Hodentumoren berichten LI, WHITMORE, COLBEY und GRABSTALD (1960), aus der Chirurgischen Universitätsklinik Heidelberg EHLERS, OTT und SODER (1960).

Die Syncarcinokolyse stellt auch noch aus einem weiteren Grunde ein neues Prinzip dar. Wir müssen immer damit rechnen — die Strahlenwirkungen beweisen es ja! —, daß Krebszellen eine *Resistenz* gegen eine chemische Einwirkung haben, ohne daß diese Resistenz auch gegen eine andere Einwirkung zu bestehen braucht. Ja, es ist manchmal sogar auf einen neuen Stoff hin mit einer Resistenzänderung zu rechnen, wie dies die nach Urethanbehandlung wiedergewonnene Strahlenempfindlichkeit von Leukämien beweist. Bei der Resistenz von Tumoren gegen bestimmte Krebs-Chemotherapeutica eröffnet das Prinzip *der Syncarcinokolyse* insofern völlig neue Perspektiven, als es die natürliche wie die erworbene *Resistenz wieder* zu *durchbrechen* vermag. Dieses vom Verfasser bereits 1948 entwickelte Prinzip hat inzwischen Neuentdecker gefunden. Man kann natürlich Einwände machen und sagen: eine Syncarcinokolyse führe notwendigerweise zu einer Polypragmasie. Gegen eine Polypragmasie ist jedoch dann nichts einzuwenden, wenn sie als kombinierte Therapie sachlich begründet, rationell durchgeführt und von Erfolg ist.

Tabelle 110. *Kombiniert chemisch-strahlenphysikalische Krebstherapie*

Autoren	Tumorart	chemisches Mittel	strahlenphysik. Einwirkung
KEIBL u. LÖTSCH 1950	Leukämien	Colchicin	Röntgenbestrahlung
ÜBELHÖR 1950	Wilmstumoren, Hodentumoren, Lokalrezidiv von Hypernephromen	N-Lost	Röntgenstrahlen
RALL u. Mitarb. 1951	Metastasen malign. Strumen	Thiouracil	Radiojod
ROSWIT u. KAPLAN 1951	Bronchial-Ca.	N-Lost	Röntgenstrahlen
MARTIN u. KAUFMANN 1953	Seminommetastasen	Cholinester, Sulfathiazol, z. T. zusätzl. N-Lost und Urethan	Röntgenstrahlen
TRUHAUT u. SARACINO 1953		β-trichloraethylamin	Röntgenstrahlen
BLACK u. Mitarb. 1954	HODGKIN, Lympho-Sa. Carcinom der Mamma, Lungen, Ovarien u. Magen		
BEECHAM u. Mitarb. 1955	Chorionepitheliommetastasen	N-Lost	Röntgenstrahlen
REESE u. Mitarb. 1955	Retinoblastom	Triaethylenmelanin („TEM")	Röntgenstrahlen
HEILMEYER u. Mitarb. 1957	Lymphogranulomatose (200 Fälle)	N-Lost	Röntgenstrahlen
BÖHNEL u. STACHER 1958	maligne Lymphdrüsentumoren	TEM (neben Prednison)	Röntgenstrahlen
LÜHRS 1958	100 inop. Bronchialcarcinome	TEM, 6-Mercaptopurin, Aminopturin, Mitomen, E 39	Röntgenstrahlen
PILLER 1958	Pleuracarcinose (13 Fälle)	Trimethylolmelanin („Cealysin")	Röntgentiefenbestrahlung d. Pleura
KNOCK 1961	—	Perfusion mit SH-Inhibitoren	Röntgenstrahlen

Der dritte *Einwand* ist der der späteren Krebsgefahr. Selbstverständlich muß eine spätere relative *Krebsgefahr* in Kauf genommen werden. Wir tun dies ja auch längst schon bei jeder Röntgentherapie, ohne freilich uns dessen im allgemeinen noch bewußt zu werden. Wenn es sich jedoch wie beim Krebs um eine Krankheit handelt, die in über 80% meist kurzfristig zum Tode führt, so dreht es sich nicht um die Gefahr als solche, sondern nur um ihr Ausmaß und um den Zeitpunkt. Niemand wird die Strahlentherapie aufgeben, nur weil im Strahlenbereich später einmal ein Krebs mit der Wahrscheinlichkeit von 1 : 10000 entstehen kann. So wird sich auch niemand zu scheuen brauchen, einem Kranken mit 60 Jahren eine mutativ wirkende Substanz zu geben, wenn er zunächst dadurch gesund wird und wenn das Ende der Latenzzeit eines möglichen Neoplasmas sicher jenseits seiner Lebenserwartungsgrenze fällt. Jeder

Kranke wird auch seine Einwilligung geben, sofern er eine Chance auf Genesung von einem Krebsleiden erhält.

Die *Chemotherapie maligner Tumoren* hat natürlich auch ihre *Risiken* und *Gefahren*. Kein Wunder, es handelt sich ja stets um biologisch „aggressive" Substanzen, sei es daß sie die Zellteilung, das Plasma, den Kern, die Chromosomen oder die Gene usw., jedenfalls das Krebszellwachstum stören und stören sollen. Ihr Ziel ist ja letztlich die Krebszellvernichtung. Diese „Teufel-Belzebub"-Methode trifft natürlich „Gerechte und Ungerechte", d. h. normale Zellen ebenso wie Krebszellen. Komplizierend kommt hinzu, daß immer „hohe", d. h. bis hart an die Grenze des Toxischen gehende Dosen gegeben werden müssen. Verständlich ist auch, daß bei ausbleibendem Effekt die Versuchung entsteht, mit höheren Dosen einen höheren Effekt zu erzielen. Bei dieser immer wieder gleichen Lage können höchst unerwünschte Nebenwirkungen, Rückwirkungen auf den Gesamtorganismus, ja schwere Schädigungen, Komplikationen und auch akute und chronische Gefahren nicht ausbleiben.

Im Vordergrund stehen die *toxischen Einflüsse auf alle physiologisch proliferierenden Gewebe*, vor allem auf die bei der fortgesetzten Gewebsmauserung ständig in Zellteilung und in Regeration befindlichen Gewebe. Es sind dies in erster Linie die Muttergewebe der Blutbildung, die Dünndarmepithelien und die Keimzellen. So werden umgekehrt die *Leukocytenzahlen* im Blut zum *Haupttest* für die Kontrolle der Schädigung durch die Carcinostatika. Wird der toxische Effekt nicht oder nicht rechtzeitig abgefangen, so droht die Gefahr der Agranulocytose mit ihren evtl. tödlichen Komplikationen.

Auch der *mutagene Effekt* so gut wie aller Carcinokolytica darf nicht außer acht gelassen werden. Selbstverständlich spielt die „radiomimetrische" Wirkung solcher Mittel kaum eine Rolle, wenn es sich um schwer kranke Krebspatienten handelt mit weitgehend infauster Prognose. Befinden sich aber Kranke noch im zeugungsfähigen Zustande, so ist die mutagene, evtl. auch die teratogene Wirkung wohl in Rechnung zu stellen. In Würdigung solcher Aspekte hat der Verfasser zur Prophylaxe gegenüber solchen Folgerungen mehrfach — selbstverständlich mit Zustimmung der Betroffenen — doppelseitige Ductusligaturen oder Tubenresektionen, besonders bei sonst gegebener Indikation zu einem Eingriff, ausgeführt. Schwerwiegend sind die Risiken, vor allem der Syncarcinokolyse (s. d.), bei Krebskranken im mittleren oder jugendlichen Alter, sofern sie mit guter Aussicht auf Erfolg operiert und nur zur „chemotherapeutischen Prophylaxe" gegen Rezidiv oder Metastasen mit Carcinokolytica behandelt werden. Hier gilt es, im Einzelfalle möglichen Nutzen und (im Falle der Heilung) sicheren Schaden sehr genau gegeneinander abzuwägen.

Endlich ist, besonders bei jüngeren Individuen mit ceteris paribus günstiger Prognose, der auf lange Sicht sichere *carcinogene Effekt* der meisten (oder aller) *Carcinolytica* zu bedenken. Wie bei den Röntgenstrahlen und bei den radioaktiven Therapeutica, so muß man sich auch bei den „radiomimetischen" chemischen Substanzen der späteren krebserzeugenden Potenz bewußt bleiben. Es ist richtig, daß bei den Carcinostatica noch entsprechende Erfahrungen fehlen. Sie werden aber kommen, wenn erst darauf geachtet und wenn genügend lange Zeit verstrichen sein wird. Ein Krebs-Chemotherapeuticum ist eben keine Wunderdroge, sondern stellt immer „ein zweischneidiges Schwert" dar.

Anhang: Unspezifische Behandlung Krebskranker

Die *operative* und die *Strahlentherapie* des Krebses richten sich in erster Linie gegen die primäre Krebsgeschwulst und die regionalen Metastasen. Sie allein gewährleisten die von Krebsform zu Krebsform verschiedenen, in der Summe der

Fälle aber doch beachtlichen Heilziffern (Näheres nächstes Kapitel). Die *Chemo-* und die *Isotopentherapie* suchen ihrerseits auch die Fernmetastasen zu beeinflussen. Über ausschließlich chemotherapeutisch erzielte Heilziffern ist nichts bekannt, sicher aber sind sie sehr, sehr bescheiden.

Neben Operation und Bestrahlung wendet man vielfach — vor allem die Gynäkologen, führend hierin ist KIRCHHOFF (1953, 1958, 1959) — im Sinne einer *„nachgehenden Fürsorge"* mancherlei *unterstützende Maßnahmen* an: Strahlentherapie nur unter stationärer Betreuung, systematische Vorbehandlung durch Sulfonamide und Antibiotica bei Zerfallsprozessen, Roborantien, Verschickung krebskranker Frauen in Müttergenesungsheime usw.

Darüber hinaus besteht noch das *Streben nach einer unspezifischen Krebstherapie.* Wenn auch ein spezifischer Abwehrmechanismus gegen Krebszellen noch nie erwiesen ist, so bleibt doch die Tatsache, daß im Organismus fern von der Primärgeschwulst einzelne Krebszellen nicht „angehen", sondern offenbar zugrunde gehen (Näheres S. 510). Daraus leitet sich der Wunsch (-traum?) ab, das Geschwulstwachstum durch eine unspezifische Therapie zum Stillstand zu bringen. Heilerfolge im Sinne (in Prozenten) angebbarer Heilziffern hat die unspezifische Therapie bislang nicht aufzuweisen. Es kommt ihr also von vornherein nur der Charakter einer *Hilfsmethode für* die nur *palliativ* oder gar nur *symptomatische Therapie,* vor allem bei sog. inkurablen Krebsfällen, zu.

a) Fragen der Ernährung von Krebskranken. Viel Aufhebens wird gemacht mit allen möglichen Formen einer „krebsfeindlichen" Diät. Selbstverständlich gibt es *Ernährungsprobleme beim Krebskranken* wie bei anderen Schwerkranken. Sie gehören in das Gebiet der symptomatischen Diätbehandlung als Zusatzmethode bei der Betreuung von Krebskranken und brauchen hier nicht berücksichtigt zu werden. Worum es hier geht, ist der Anspruch, bei bestehendem Krebs durch eine „*Heilkost*" oder durch eine „*krebsfeindliche Diät*" *therapeutisch* Einfluß auf Remissionen, Lebensverlängerung und auf die Krebsheilung selbst oder auf die Prophylaxe gegenüber Rezidiven und Metastasen zu gewinnen.

Noch eine zweite Begriffsverwechslung unterläuft leicht. Es hat sich gezeigt, daß es im Tierexperiment bei bestimmten Krebsnoxen (z. B. beim Buttergelb) möglich ist, auf das Krebsgeschehen im Sinne der Verhinderung der Krebsentstehung Einfluß zu gewinnen. Hier muß aber scharf unterschieden werden zwischen Nahrungspflege als Krebsprophylaxe und *Diät als Krebstherapie.* Hierin ist alles grobe Empirie. Nur zu oft wird eine Wissenschaftlichkeit vorgetäuscht, die in Wirklichkeit nicht existiert. Wunschträume werden als Arbeitshypothesen frisiert. Auch der Aufwand an Einzelbegründungen steht im umgekehrten Verhältnis zur ernährungsphysiologischen Fundierbarkeit. Manches ist reine Scharlatanerie nach dem Rezept: mundus vult decipi...

Bezüglich der *Vorschläge für eine „krebsfeindliche Diät"* bis 1949 sei auf die erste Auflage dieses Buches verwiesen. Hinsichtlich neuerer Veröffentlichungen wird auf die Broschüren und Aufsätze von KRETZ (1949, 1958) Bezug genommen.

Vielfache Versuche, das Tumorwachstum durch *Ernährung* zu beeinflussen, sind im *Tierexperiment* gemacht worden. Sie haben den Vorteil, daß die Tumorformen ebenso bekannt sind wie die Prinzipien der gewählten Ernährungsform. Vor allem hat HOEPKE basierend auf früheren Arbeiten über das Lymphgewebe und dessen Reaktion auf *basische und saure Ernährung* (1935, 1938, 1939) sich der Frage der „antiblastischen Wirkung der Milz" bei bestimmten Impftumoren (1952, 1953) zugewandt und später (1960) außer an Impftumoren auch an Benzpyrentumoren bei einer ausreichend großen Zahl von Ratten die Beeinflussung des Tumorwachstums durch basische (Zusatz zum 1% Natriumbicarbonat zum Trinkwasser) und saure (Zusatz von 1% Ammoniumchlorid) Ernährung untersucht. Die Entwicklung der Benzpyrentumoren erwies sich bei den sauer ernährten Ratten als deutlich verzögert. HOEPKE (1960) schließt daraus — mit Recht — auf einen tumorhemmenden Einfluß der sauren Ernährung. Histologisch reagierten Milz und Thymus kräftiger als bei basischer Ernährung. Besonders waren in diesen Organen die großen Zellformen und Plasmazellen viel häufiger vertreten. Offenkundig ist die Tätigkeit der Milz und des RES vom p_H des Blutes abhängig. Diese Untersuchungen sind wichtig, doch erscheint es danach noch nicht sicher, ob der gesicherte Effekt auf die Tumor-Entstehung sich auch auf das schon entstandene Tumorgewebe erstreckt.

Die Hauptbegründung für eine „Krebsheilkost" ist immer dieselbe These: *Krebs sei eine Allgemeinerkrankung.* Diese These entbehrt jeglicher wissenschaftlichen Fundierung. Die Gegengründe sind zahlreich: Wäre Krebs eine Allgemeinerkrankung, so müßte bei eineiigen Zwillingen, wenn ein Zwilling an Krebs erkrankt, stets auch der zweite Zwilling Krebs bekommen. Er hat ja die gleiche Erbkonstitution und reagiert daher auf alle Einflüsse von außen in gleicher Weise. Auch wären die Krebsheilerfolge über 5, 10 und mehr Jahre unmöglich, wenn der lokale Krebs nur ein lokales Symptom wäre, nach dessen Ausrottung die Allgemeinerkrankung fortbestünde. *Krebs entsteht primär immer rein lokal,* sei es z. B. am Ort der Einwirkung von Röntgenstrahlen (Röntgencarcinom), sei es am Ort der Einbringung carcinogener Noxen (Brandnarbenkrebs, Carcinom in alten Ulcera cruris), am Ort der stärksten Konzentration radioaktiver Strahlen (Schilddrüsenkrebs durch radioaktives Jod) oder am Ort der stärksten Ablagerung (Thorotrasttumoren der Leber). Als primär lokales Leiden wird *Krebs zur „Allgemeinkrankheit" nur sekundär,* wenn Metastasen den Gesamtorganismus belasten oder wenn Zerfall und Sekundär-Effekt zu allgemein-toxischen Erscheinungen führen oder wenn sekundäre Komplikationen, wie Darmstenose und Subileus bei Darmtumoren, oder wenn z. B. beim Bronchial-Ca. Atelektasen, Pneumonie, Tumorzerfall, Abszeßbildung usw. den Gesamtorganismus schädigen. Ist der Krebs durch seine Fortentwicklung und durch seine Metastasen erst sekundär zum „Krebsleiden" geworden, so hat eine Krebs-Diät keinerlei therapeutischen Wert mehr. Vor allem bei Änderungen im Blutchemismus (Blutdrucksenkung! Elektrophorese! im Elektrolythaushalt usw.) treten die therapeutischen Methoden der Inneren Medizin (vgl. z. B. HEUPKE 1959) in ihr Recht. Die „Diät bei Krebskranken" ist keine „Krebsdiät"!

Mancherlei Aufhebens wurde mit der *Krebsbehandlung nach* LEUPOLD gemacht. Der Pathologe LEUPOLD schrieb 1945 ein Buch „Der Zellstoffwechsel als innere Krankheitsbedingung". Der Verfasser hat in der 1. Auflage dieses Buches eingehend die Tatsachen gewürdigt, die zu „vorsichtiger Skepsis" mahnen. In einem späteren Buch (1954) über „Blutchemismus, besonders in Beziehung zu Tumorbildung und Tumorabbau", hat LEUPOLD eine „Krebstherapie" entwickelt, die vor allem durch eine bestimmte Diät auf eine Umkehrung im Blutchemismus hinausläuft. Der, der die Behandlung am meisten ausgeübt hat, war er selber — der Pathologe. Die Methode krankt (vgl. E. SCHNEIDER 1960) zunächst einmal an zahlreichen technischen Schwierigkeiten: kaum zählbare, immerzu zu wiederholende Laboruntersuchungen (Blutzucker siebenmal Doppelbestimmung! Gesamtcholesterin, Cholesterinester, Lipoidphosphor usw.), strenge Diät, fortgesetzte Wiedervorstellungen, immer neue Kuren, Verbot weiterer Medikamente usw. Neben der Diäteinhaltung werden bestimmte Cholesterin-Lecithin-Präparate in verschiedenen Lösungsmitteln gegeben. Wohl haben LEUPOLD selbst (1956, 1958), E. SCHNEIDER (1960) u. a. über Erfolge berichtet, doch sind sie im einzelnen nicht so belegt, als daß sie Anerkennung gefunden hätten. Aus der Klinik Geißendörfer haben WEBER u. BROMIG [Münch. med. Wschr. 104, 743 (1962)] die Erfolglosigkeit der Therapie eingehend dargetan.

Für die *Vitaminzufuhr bei Krebskranken* liegen ausreichende Unterlagen vor. Schon im 1. Kapitel (S. 26) war die Rede davon, daß die Krebskrankheit meist zu einem hohen Vitamin C-Defizit und im Gefolge davon zu einer abnormen Vitamin A-Ausscheidung führt (SCHNEIDER, 1956; PICHA und WEGHAUPT, 1956). Außerdem besteht meist auch noch eine B_1-Hypovitaminose (E. SCHNEIDER, 1937, 1938). Im 4. Kapitel (S. 170) wurde auch noch auf die Bedeutung der Vitamine für den Aufbau der Fermente und damit für den Zellstoffwechsel hingewiesen. Therapeutisch steht die Vitamin C-Zufuhr im Vordergrunde. Das C-Defizit ist so groß, daß perorale und intramuskuläre *Vitamin C-Gaben* bis zu 300 mg täglich verbraucht werden, ohne daß als Zeichen der Sättigung eine Ausscheidung im Urin auftritt. Im Beginn der Krebskrankheit sind Gaben bis 1000 mg tgl. intravenös vertretbar (E. SCHNEIDER 1937, 1938, 1954). Die perorale Zufuhr setzt allerdings eine normale Magen-Darm-Funktion voraus. Falls diese gestört ist, muß intravenös injiziert werden. Die Vitamin C-Zufuhr ist auch bei der Strahlenbehandlung angezeigt. Da es bei Vitamin C-Defizit, besonders bei gleichzeitigen Infektionen (Leberschädigung!) auch zu einer abnormen Vitamin A-Ausschüttung kommt, können auch *Vitamin A-Gaben* nützlich sein.

Ein Vitamin B_1-Defizit erfordert schließlich auch B_1-*Präparate*, sofern sie nicht ausreichend mit der Nahrung (Weizen-, Roggenkeimlinge, Vollkornbrot) zugeführt werden. Die Vitamintherapie ist eine unterstützende, symptomatische und zur Hebung des Allgemeinzustandes wichtige „Zusatzbehandlung" Krebskranker. Bedenken, daß die „Hypervitaminisierung" ein gesteigertes Geschwulstwachstum auslösen könnte, bestehen nicht. Nach ausgedehnten operativen Eingriffen, insbesondere nach totalen Magenresektionen, ist stets auch an eine Substitution mit Vitamin B_{12}, Folsäure und Folinsäure zu denken, sollen Folgezustände bis zu den Gefahren einer perniziösen Anämie vermieden werden.

Zur zusätzlichen Krebstherapie gehören u. v. a. auch *Hormone* und synthetische *Hormonderivate*. Wir sehen hier völlig ab von der „antihormonellen Therapie beim Prostata- und Brustkrebs, sondern beschränken uns auf jene krebstherapeutisch wirksamen Hormonabkömmlinge, welche die synthetische Pharmakotherapie in die Behandlung von sekundären Folgeerscheinungen und Komplikationen des Krebsgeschehens, vor allem zur symptomatischen *Bekämpfung der Krebskachexie*, eingeführt hat. An erster Stelle rangieren hier vom Biochemiker neu synthetisierte Steroide, die, wie das *Prednison* und *Prednisolon*, das Krebswachstum selbst nicht hemmen, dafür aber einerseits hemmend alle mesenchymalen Krebs-Gewebsreaktionen, wie sekundäre Entzündungserscheinungen, abbremsen, allen hyperergischen und allergischen Sensibilisierungsreaktionen entgegenwirken und andererseits den Stoffwechsel *fördernd* beeinflussen: Steigerung der Umwandlung von Eiweiß in Zucker („Gluconeogenese"), substitutiver Effekt für krebsbedingten Hormonausfall (Nebenniereninsuffizienz), Erhaltung einer positiven Stickstoffbilanz usw. Hierzu kommt ein protektiver Einfluß gegenüber schweren Rückwirkungen durch aggressive Cytostatica, wie N-Lost und dgl. Freilich dürfen die so stark wirksamen Medikamente nie plötzlich abgesetzt werden. Neben dem langsamen „Ausschleichen" kommt vorübergehende, ausgleichende überbrükkende *ACTH-Medikation* in Betracht.

Das bei Krebskranken, insbesondere bei der Lymphogranulomatose, häufiger zu beobachtende „*Fieber*" läßt sich durch Antibiotica nicht beeinflussen, zumal während der Medikation häufig interkurrente Infektionen auftreten und die normale Bakterienflora des Magen-Darm-Kanals ungünstig beeinflußt wird (BOGGS u. a. 1960). Hier zeigen Pyrazolidinabkömmlinge, wie das Irgapyrin, eher eine Wirkung, weil sie zugleich auch noch analgetisch helfen.

Unbestritten ist die gute Wirkung von *Bluttransfusionen*. In der Operationsvorbereitung und -nachbehandlung spielt sie eine nicht wegdenkbare Rolle. Nicht nur, daß bei den so häufigen sekundären Anämien Blut, soweit es durch Blutungen zu Verlust gegangen ist, ersetzt und der Hämoglobingehalt wieder gehoben, nicht nur, daß die Blutbildung angeregt wird, auch als parenterale Eiweiß-, Hormon- und Vitaminzufuhr ist die Bluttransfusion günstig, von der sonstigen Hebung des Allgemeinzustandes und der Stimmung ganz zu schweigen.

Zu den Mitteln, die die Bluttransfusion in ihrer Wirkung unterstützen, gehören alle *Roborantia*, vor allem Eisen-, Arsen- und Leberpräparate. Aber auch Traubenzucker-Insulinkuren zur Anreicherung der Leber mit Glykogen und Gaben von ACTH oder Cortison können zur Hebung des Allgemeinzustandes oft von guter symptomatischer Wirkung sein, besonders während der Bestrahlungszeit. Auch der *Proteinkörpertherapie* bei Krebskranken wird man Beachtung schenken müssen.

Zur Ernährungsbehandlung gehören auch *Fermentpräparate* als Substitutionstherapie, vor allem nach ausgedehnten Magenresektionen, Gastrektomien, bei Achylia gastrica, Pankreascarcinomen, Lebermetastasen usw.

Auch dort, wo bei Krebskranken, z. B. mit inoperablen Oesophagus- oder Magencarcinom, bei Oesophago-trachealfistel z. B. beim Kehlkopf- oder Bronchialkrebs, mit Hilfe einer Gastro- oder Jejunostomie *künstliche Ernährung* durchgeführt werden muß, handelt es sich nur um den Samariterdienst der Nahrungszufuhr, sofern der natürliche Weg ungangbar geworden ist. Eine irgendwie geartete Chemotherapie oder „Krebsdiät" läßt sich nicht damit verbinden.

Über *Erfahrungen mit der „Zusatztherapie"* berichteten KIRCHHOFF und GELLER (1958) anhand von 294 Frauen mit Collumcarcinom, darunter 208, die einen Kuraufenthalt in Anspruch nehmen konnten. Diesen Patientinnen wurden 404 Kranke, die keine Zusatztherapie erhalten hatten, gegenübergestellt. Zum Vergleich wurden die Absterbeordnungen herangezogen. Bei der Auswertung ergaben sich jedoch mancherlei Schwierigkeiten, z. B. günstigere Stadienverteilung bei den Fällen mit Zusatztherapie. Die Autoren sind jedoch der Meinung, daß der 1—3jährige Vergleich „einen Weg zur Verbesserung der Heilungsergebnisse zeigt". 5-Jahres-Zahlen liegen noch nicht vor.

Vielfach tritt man, vor allem bei Kranken mit günstiger Prognose, z. B. in Niedersachsen, Nordrhein-Westfalen, in der DDR für *Genesungskrankenhäuser* zur Fortsetzung der klinischen Behandlung Krebskranker und zur Durchführung der „Zusatztherapie" ein (Näheres z. B. bei KIRCHHOFF, 1958). „Reine Pflegefälle ohne Aufsicht auf Besserung" sollen nicht in Betracht gezogen werden.

b) „Unspezifische Reizkörpertherapie". Sehr viel Propaganda wird mit vielerlei Behandlungsmethoden gemacht, die man als *unspezifische Reizkörpertherapie* zusammenfassen kann. Muß die Vitaminbehandlung als rationell angesprochen werden, so sind alle Versuche, das *reticuloendotheliale System* (*RES*) im Kampf gegen den Krebs zu „aktivieren", sowohl in der Begründung wie im Erfolg zweifelhaft. Daß das RES gewebsmäßig den Abwehrkampf führt, ist nie bewiesen worden. Jedenfalls ist es ein Trugschluß, von der Abwehr bakterieller, parasitärer, toxischer und anderer Schädlichkeiten auch auf eine „Abwehr" von Krebszellen zu schließen, denn Krebszellen sind zwar abgeänderte, aber doch letzten Endes körpereigene Zellen ohne Fremdkörpercharakter. Wenn verschleppte Krebszellen gelegentlich keine Metastasen bilden, so beweist das nur, daß sie oft „nicht angehen", d. h. keine Stroma zu induzieren vermögen. Es beweist aber nicht, daß sie durch Zellen des RES „vernichtet" werden. Wenn es schon keinen gegen den Krebs gerichteten spezifischen Abwehrmechanismus gibt, so kann man ihn auch wohl nicht aktivieren. Weder mit der Milzexstirpation, als dem einfachsten Eingriff in das RES, noch mit Milz- oder anderen Präparaten aus Geweben des RES ist je ein experimenteller Einfluß auf die Rückbildung spontaner oder provozierter Tierkrebse nachgewiesen worden, wenigstens nicht auf die Dauer.

Auch am *Menschen* sind bisher alle Versuche, das *Krebswachstum* vom *RES* her zu beeinflussen, gleichviel, ob sie durch Speicherung mit Fremd- oder Farbstoffen, durch Bestrahlung oder künstliche Infektionen oder — wie die „biologische Therapie" von FICHERA (1934) — durch Überpflanzung, durch Extrakte oder durch sonstwie gewonnene Präparate von Organen des RES ausgeführt wurden, als gescheitert anzusehen. Auch von menschlicher *Placenta* hat man Extrakte i.m. injiziert aus der Überlegung heraus, daß die Placenta so gut wie alles an Vitaminen, Hormonen und Enzymen enthalte, was für die Zellfunktion erforderlich sei (KRÜGER 1953). Auch die Versuche, mit Hilfe von *Eigen- oder Fremdblutinjektionen*, mit einem „antireticulären cytotoxischen Serum" (gewonnen aus Pferdeserum nach Injektion von menschlicher Leber, Milz, Knochenmark usw.) das

Bindegewebe in seinem „Kampf gegen den Krebs" zu reizen (BOGOMOLETZ 1939), haben nie einen Dauer-Heilerfolg unter Beweis zu stellen vermocht.

Es soll nicht bestritten werden, daß solchen Mitteln (wie Acinin, AF 2, Iscador, beliebigem Impfserum usw.) gelegentlich zeitweise Besserungen im Allgemeinzustand und dgl. zuzuschreiben sind, doch kann keine Rede davon sein, daß ihnen keine rebstherapeutische Wirkung zukommt. Ihr gelegentlicher Effekt ist mit einer unspezifischen Reizwirkung bei Zufuhr körperfremder Proteine ausreichend erklärt.

Auch von der *Frischzellentherapie* gilt Ähnliches. Ihre Begründung erscheint wenig schlüssig, der Wirkungsmechanismus stark hypothetisch. U. E. sind bei der „Frischzellentherapie" die Zellen weder „frisch" noch sind es lebende Zellen, die eingebracht werden, noch handelt es sich (beim Krebs wenigstens) um eine erweisbare Therapie im Sinne eines objektivierten Heileffektes. Zudem ist die Therapie nicht ohne Gefahren (BENNHOLD, 1954; BETHCKE, 1954). Einen unbefangenen Kritiker muß es stutzig machen, was alles für Voraussetzungen erfüllt sein müssen, sofern sie wirksam sein soll. Bezüglich des sehr umfangreichen Schrifttums sei auf WEISSBECKER (1954), K. F. BAUER (1955), KMENT („Revitalisierung" 1963)[1], NEUMANN (1963)[1] verwiesen.

HOEPKE hat kürzlich (1960) nochmals zur *Cellulartherapie* an Tiergeschwülsten, darunter auch Benzpyrentumoren, Stellung genommen. Der beste Versuch ergab: Benzpyrenbehandelte Ratten blieben nach 10maliger Injektion von Thymus-Frischzellen zu 84% frei von Tumor, während alle Kontrolltiere starben. Andere Versuche ergaben demgegenüber magere Resultate. HOEPKE steht daher — auch auf Grund früherer Versuche (s. oben) — auf dem Standpunkt, daß Injektionen von Milz- und Thymuszellen (frisch oder getrocknet) das reticuloendotheliale System tumorprophylaktisch aktivieren, sofern zum richtigen Zeitpunkt injiziert wird.

c) **„Immunotherapie" bei Krebs.** Schon seit langem ist bekannt, daß für Impfgeschwülste empfängliche Tierarten durch Vorbehandlung mit Tumormaterial der betreffenden Geschwulst gegen eine spätere Geschwulstübertragung unempfänglich gemacht werden können. Eine solche *Resistenz gegen Impftumoren* läßt sich auf verschiedene Weise, z. B. durch intradermale Zellimpfung, Injektion zellfreier Filtrate, d. h. durch aktive Immunisierung, erreichen (Lit. s. VON EULER 1949, 1959). Die Breslauer Mitarbeiter des Verfassers FUHRMANN (1936) und BLÜMEL (1938) zeigten, daß beim Brown-Pearce-Tumor des Kaninchens auch die strahlentherapeutische Heilung eines zunächst angegangenen Tumors stets eine Immunität gegen eine erneute Impfung mit dem gleichen Impftumor hinterläßt. Darüber hinaus ist sogar durch Überimpfung von Mäusesarkom auf Ratten, also auch durch heterologe Transplantation ein fast völliger Impfschutz der Ratten erzielt worden (KLEIN und KLINKE 1936). FISCHER und RUDALI (1960) untersuchten die Frage einer Hemmung der spontanen Tumorentstehung nach verschiedener Implantation von Krebsgewebe bei Mäusen.

Beim *Menschen* spielt die Frage der Resistenz bzw. der aktiven Immunisierung keine Rolle. Jede Analogisierung von den Impfgeschwülsten scheidet aus, denn bei den Impftumoren handelt es sich um Geschwülste, die es beim Menschen überhaupt nicht gibt und der ganzen Sachlage nach auch nie geben wird. Denn wie sollte je die Situation entstehen, daß spontan entstandene Geschwülste von einem krebskranken Menschen auf einen anderen Menschen übertragen würden? Der an sich denkbare Fall, daß ungewollt bei Operationen an krebskranken Menschen durch eine Verletzung einem der an der Operation Beteiligten Geschwulstpartikeln homoioplastisch überimpft würden, ist, abgesehen davon, daß schon die Geschwulstverimpfung am gleichen Kranken („Impfmetastasen" s. 3. Kap., S. 109) etwas Seltenes ist, äußerst unwahrscheinlich. Aber auch tierexperimentell ist daran festzuhalten, daß die erzielte „Immunität" sich nicht gegen Geschwülste ganz allgemein, sondern nur gegen die spezielle Geschwulst richtet, deren Zell-

---

[1] NIEHANS-Festschrift (1963), Verlag Huber-Bern.

oder Extraktmaterial zur Behandlung benutzt worden ist. Also selbst experimentell kommt der immunotherapeutischen Behandlung keine krebstherapeutische Bedeutung zu. Noch nie ist eine erfolgreiche Immunisierung einzig und allein bei Spontantumoren und noch nie bei provozierten Krebsen mitgeteilt worden. Auch bei den so viel benutzten Mammatumoren der Mäuse ist es bisher noch nicht gelungen, durch Vorbehandlung einen sicheren Schutz zu erzielen (DOMAGK 1948).

Man hat *Immunisierungsversuche* auch *am Menschen* unternommen. KURTZAHN (1926) hat drei Übertragungen von frischem menschlichen Carcinomgewebe auf sich selbst subcutan ausgeführt. Die Geschwulstprobe verfiel der Nekrose und Resorption, und die Übertragung von Serum (5—10 cm³) auf Krebskranke blieb ohne Effekt. Der Pariser Chirurg MARTEL (zit. nach OBERLING 1942) hat bei Brustkrebskranken Geschwulststücke entnommen, sie an anderer Stelle in die Haut verpflanzt und dort strahlentherapeutisch zum Verschwinden gebracht. Auch hier waren die Ergebnisse hinsichtlich der erwarteten Immunisierung völlig negativ. JAROTZKY (1941) hat Ähnliches gemacht, indem er bei Magenkrebskranken intracutane Geschwulstverimpfungen vornahm und sich von der Resorption der Tumorzellen eine Immunität erhoffte. GRAHAM und GRAHAM (1959) untersuchten die Wirkung von Vaccinen, die aus dem Carcinom des betreffenden Patienten in verschiedener Weise bereitet wurden. SCHLÜREN und CORCILIUS stellten aus Serum und Urin Krebskranker „antigenhaltige Präparate" her, eine Krebsheilung ist hiermit bisher nicht festgestellt worden. Alle Versuche, Immunsera gegen Krebs zu erzeugen, sind gescheitert. Sie mußten scheitern, weil es — außer bei den Virustumoren — krebsspezifische Proteinkörper, gegen die man Antikörper provozieren könnte, nicht gibt.

Bis in diese Tage sucht die Immunologie nach einer *„Schutzimpfung gegen Krebs"*, wie z. B. jetzt unter großem Geldaufwand in Schweden. Erst vor kurzem sollen sich 120 Personen im Alter zwischen 60 und 70 Jahren einer freiwilligen „Schutzimpfung" gegen den Krebs unterzogen haben.

Vom Standpunkt der Mutationstheorie aus sind solche Versuche wenig aussichtsvoll. Bei den Krebszellen handelt es sich ja nicht um körperfremde Mikroben oder gänzlich heterogene Proteine, sondern um körpereigene Zellen, die mit den gesunden Geschwisterzellen den größten Teil ihrer Proteine gemeinsam haben und sich wahrscheinlich nur in wenigen chemischen Bausteinen unterscheiden. Aber auch wenn man Antikörper gegen solche abweichende Proteine erzeugen könnte, so wäre damit noch nicht gesagt, daß sie die Krebszellen vernichten und die Ausgangszellen verschonen würden. Wir halten daher diese ganze Richtung für ein utopisches Beginnen. 70 Jahre Serologie ohne Krebsserum sprechen ja auch nicht gerade für einen aussichtsreichen Charakter solcher Bemühungen.

d) Nicht operative Schmerzbekämpfung. Einen breiten Raum in der palliativen Behandlung von Krebskranken (Übersichten s. DALAND 1948, PERESE 1961 und HOMBURGER 1961) nimmt die *medikamentöse Schmerzbekämpfung* ein. Der Schmerz gehört nicht zu den eigentlichen Krebssymptomen, um so mehr zu den Symptomen seiner Komplikationen. Vor allem kommt es dazu, sobald eine perineurale Lymphangiosis carcinomatose zentralwärts fortschreitet (Trigeminusneuralgie bei Gesichtscarcinomen!) oder sobald Krebsmassen, wie besonders häufig im kleinen Becken, Nerven umklammern oder, wie bei Knochenmetastasen, eine Reizwirkung auf die Knochenhaut ausüben oder durch Spannungsgefühl gestauter Organe oder durch schmerzhafte Spasmen verengter Hohlorgane intermittierende oder dauernde Schmerzzustände unterhalten. Sobald das Krebsleiden dieses Stadium erreicht hat, sind *Analgetica* wie Gelonida antineuralgica (Morphiumersatz! mit Morphium dessen Wirkung verlängernd), Algaphan und Dolviran, später Codein, Dicodid, Dilaudid, Cliradon, Polamidon, Dibenamin, Morphin usw. (stets Gewöhnungsgefahr!!), meist auch *Schlafmittel*, nicht zu umgehen und in der Dosierung meist fortgesetzt steigerungsbedürftig. *Alkohol* ist immer gut: Euphorisierung, Calorienzufuhr, analgesierend. Bei Nausea *Phenothiazinpräparate!* Wegen seiner Eigenschaft, Analgetica potenziert zur Wirkung zu bringen, ist besonders das *Megaphen* zu empfehlen (MEIER 1954). Ein ähnlicher Effekt kommt auch dem Mistelextrakt *Plenosol* zu. Es spart Analgetica und hebt gelegentlich auch noch den Allgemeinzustand (RUPP und SIEGERT 1952).

e) **Versuche einer „Krebstherapie mit physikalischen Methoden".** Auch mit physikalischen Mitteln (Hyper- und Hypothermierung, lokaler Kälteanwendung, Ultraschall) erstrebte man Krebsrückgang.

So versuchte GOETZE (1928) die **Hyperthermierung** bei der Behandlung eines inoperablen Melanosarkoms des Fußes auszunutzen. Er legte Blutleere für das Bein an, erzeugte hohe Temperaturen im Wasserbad und brachte so den Tumor zum Schwinden, ohne daß an der der Hyperthermierung ausgesetzten Stelle ein Rezidiv auftrat. Die Metastasen blieben unbeeinflußt. Bei der Paralysebehandlung mit Überwärmung erzielte LAMPERT beim Menschen durch heiße Bäder „ohne jeden Schaden" Körpertemperaturen bis 43,2° (!). LAMPERT behandelte dann auch geschwulstkranke Menschen mit Überwärmungsbädern.

LETTRÉ, MAYER und SCHLEICH (1951) untersuchten den Einfluß der Überwärmung auf das Wachstum des Mäuse-Ascites-Tumors. — BARTH und GARKISCH (1960) gelang in tierexperimentellen Versuchen nach Erzeugung von Hauttumoren mittels 9,10-Dimethyl-1,2-Benzanthracen bei Mäusen durch Injektionen von Hyaluronidase in das den Tumor umgebende Gewebe und nachfolgender Hyperthermie mittels eines Kurzwellen-Apparates eine teilweise Tumorrückbildung und eine längere Überlebenszeit zu erzielen.

Zur „Krebstherapie" mit Hyperthermierung gehört auch die *künstliche Fiebererzeugung*, gleichviel ob medikamentös z. B. durch Pyrifer, Pyrexal oder durch Injektion von Eiweißstoffen (Milch-, Eigenblut-, Fremdblut-, Vaccine- oder Seruminjektionen) oder durch Pflanzenextrakt, wie Plenosol i.v. Alle diese Mittel machen großen Eindruck auf den Kranken, auf seinen Krebs machen sie keinen Eindruck.

Aber auch das Gegenteil, die künstliche **Hypothermie** wurde zur Tumorbeeinflussung im Tierexperiment und am krebskranken Menschen versucht. SMITH und FAY (1939, 1940) setzten Krebskranke einer allgemeinen Unterkühlung auf 81—90° F (rectal) bis zu einer Zeitdauer von 3 Tagen aus und sahen in einer Reihe von Fällen Rückgang der Tumorgröße, ja sogar Verschwinden von Tumor und Metastasen. Die Kälte hatte Anämie mit Minderung der Erythrocytenzahl, Leukocytose, Verminderung der Harnstoff- und Blutzuckerwerte zur Folge. Auch bei lokaler, länger andauernder Kälteapplikation (40—50° F) sahen sie bei Krebsen des Menschen Schmerzlinderung und Rückgang der Tumorgröße. Diese Ergebnisse lösten eine Reihe von Nachprüfungen aus. Andere Autoren, wie z. B. JONES u. Mitarb. (1941), sowie ELTORN (1942), sahen keine überzeugenden Erfolge.

Vielfach angewandt wurde *die lokale Unterkühlung*. Zum Beispiel bei Genitalkrebsen wird ihr eine bemerkenswerte Änderung des Tumorgewebes und ein geringer Rückgang sowie Schmerzlinderung nachgerühmt (GORDON und CRESCI 1941). In 4 Fällen folgte jedoch tödliches Koma. Die Autoren sind der Ansicht, daß die lokale Unterkühlung den Tod beschleunigte. Auch ELTORN (1942) stellt fest, daß gewisse schmerzbehebende Wirkungen zu erzielen sind, die allerdings nicht sehr eindrucksvoll waren. Da 6 Patienten unmittelbar nach der Behandlung an Kreislaufinsuffizienz starben, hält er diese Therapie für zu gewagt und nicht zu verantworten.

Eine oberflächliche Behandlung von Hautkrebsen mit *Kohlensäureschnee* halten MOROZOV und CHUDJAKOV (1929) für eine einfache, ambulant leicht ausführbare Methode, die keine Spätschäden, wie sie nach Strahlentherapie möglich sind, hinterläßt. 15 Patienten mit Hautkrebs wurden behandelt, 13 geheilt, 2 weitgehend gebessert. Die Methode ist alt (vgl. SAUERBRUCH 1909, NYSTRÖM 1912). Noch älter ist die *Gefrierung durch Chloräthylspray* (HOROWITZ 1902).

Krebsbehandlung durch Ultraschall. Im Bereich der elektromagnetischen Wellen (vgl. Tab. 71, S. 433) registriert das menschliche Ohr den Bereich von 16000 bis 20000 Schwingungen je Sekunde. Darüber hinaus, für uns nicht mehr vernehmbar, beginnt das Gebiet des Ultraschalls. Nachdem Japaner schon 1934 den

Einfluß von *Ultraschallwellen* auf maligne Tiertumoren festgestellt hatten, zeigten AULER und WOITE (1942), daß Ultraschallwellen Zellen vom Ascitescarcinom der Maus in vitro zerstören.

Auch *beim Menschen* liegen zahlreiche Versuche einer *Ultraschallbehandlung* maligner Geschwülste vor. Es hat sich aber gezeigt, daß vor allem bei der Behandlung tiefer gelegener Tumoren große Schwierigkeiten auftreten. Die Verschiedenheiten der Schallwiderstände verschiedener Schichten machen eine „gezielte" Focusierung sehr problematisch, bei pathologisch veränderten Zwischenschichten gegebenenfalls sogar gefährliche Coagulationsnekrosen an nicht beabsichtigter und fehlende Wirkung an beabsichtigter Stelle.

Nachdrücklich muß darauf hingewiesen werden, daß mannigfache *Gefahren* entstehen, wenn *Ultraschall* am Menschen ohne genügende physikalische Kenntnisse angewandt und wenn insbesondere die eingestrahlte Energie nicht genügend berücksichtigt wird. Mancherlei chemische, katalytische, chemoelektrische Funktionen des Ultraschalls sind noch unbekannt. Schon bei geringen Dichteunterschieden (Plasma, Kernmembran, Kern!) treten große Kräfte auf. Vielleicht beruht der bei Tumorzellen behauptete Effekt darauf, daß bei jungen Zellen mit ihrem wasserreichen Plasma der Dichteunterschied gegenüber dem Kern größer ist als bei alten Zellen. Bei hohen Intensitäten kann es schon während der Bestrahlung zu völliger Zertrümmerung sämtlicher Zell- und Kernmembranen kommen. Es erscheint klar, daß für die Ultraschalltherapie des Krebses, besonders in der Tiefe, die grundlegenden Fragen der Dosierung, der Wirkung auf Nachbargewebe erst noch der biophysikalischen Klärung bedürfen. Vorerst erscheint es noch zweifelhaft, ob mit Ultraschall überhaupt eine Tiefentherapie möglich ist. Jedenfalls ist hier, wie auch bei oberflächlich gelegenen Carcinomen, die Strahlentherapie weit überlegen (Lit. s. HORVATH 1944, 1947, DYROFF und HORVATH 1944, WALTHER 1947, NÖDL 1949, BERGMANN 1949, SCHMIDT 1950).

Auf keinem Sektor der Therapie ist so viel in falscher *Polypragmasie* versucht worden wie bei der zusätzlichen Behandlung unheilbar Krebskranker. So scheint uns selbst der Satz: „Beim inkurablen Krebskranken ist *alles erlaubt, was nicht schadet*" schwer vertretbar. Damit würde der unheilbare Krebspatient unseres Erachtens zum Versuchsobjekt degradiert. Auch der inkurable Krebskranke hat im Zeitalter einer naturwissenschaftlich untermauerten Medizin ein Anrecht darauf, daß auch bei der nur symptomatischen und palliativen Therapie ausschließlich das zur Anwendung kommt, was naturwissenschaftlich in seiner Wirkung begründet und einleuchtend ist. Nirgends ist es wichtiger, die *Grenze zwischen Arzt und Kurpfuscher* schärfer zu ziehen als bei der Behandlung nicht mehr heilbarer Krebskranker.

So müssen große Fragezeichen hinter gewisse „*Therapien*" gesetzt werden, bis sie ihre Berechtigung unter Beweis gestellt haben. Wir vermeiden es, Autoren mit Namen zu zitieren, fragen aber, ob es auch der fortgeschrittene Charakter von Krebsleiden gerechtfertigt erscheinen läßt, solche Schwerkranke z. B. künstlich auch noch mit *Viren* zu infizieren und sie so zusätzlich noch weiter krank zu machen, wie dies z. B. mit Dengue-, Mumps- und Kuhpockenvirus geschah. Auch eine *Therapie mit Stoffgemischen*, die aus vielen Substanzen (Na-Ionen, einem kolloidalen Metall, einem Antimitoticum, einer organischen Säure und „Alpha-Beta-Gamma-Speziallösungen") (welchen?) bestehen, begegnet großer Skepsis, zumal wenn die Lösungen auf 9erlei Weise appliziert werden können. Und wenn wir schon von einer „*Ganzheitsbehandlung*" der Krebskrankheiten hören, so müssen wir schon fragen, wo ist der Beweis dafür, daß mit einer solchen „Therapie" auch nur 1‰ Besserung der Krebs-Heilziffern erreicht worden ist?

Was sind insbesondere innerhalb der *„Ganzheitstherapie"* nicht alles an Maßnahmen empfohlen und an Kranken „erprobt" worden! Gleichviel, ob es sich um „Herdsanierung" (Extraktion „toter" Zähne, Exstirpation der Mandeln), um „Entgiftungs- oder Umstimmungskuren", um „Blutwäsche" oder um „Änderung der Darmflora" handelt, eine naturwissenschaftlich überzeugende Begründung geht ihnen samt und sonders ab, insbesondere haben sie nie einen „Heileffekt" an nachprüfbaren Fällen unter Beweis zu stellen vermocht. Und wenn von einer *„Cellulartherapie"* gesagt wird, daß die „Zellen im Kampf gegen den Krebs" wirkten, ebenso aber gegen manche andere Erkrankung oder ein „polyvalentes" Serum ebenso gegen Störungen der Frakturheilung, gegen den Rheumatismus, gegen vegetative Dystonien, gegen Myokard- und Coronarschäden wirkt, gleichzeitig aber auch „im Kampf gegen den Krebs" eingesetzt werden soll, so ist das zuviel der Wunder, als daß man an sie glauben könnte.

Alle diese Methoden sind dadurch ausgezeichnet, daß ihnen bei einfacher Anwendung, guter Verträglichkeit vielfach „tumorhemmende Wirkung" nachgerühmt wird, daß andererseits objektiv ausweisbare Besserungen auf einigermaßen längere Sicht niemals erwiesen werden; vor allem kann gesagt werden, daß sie allein für sich auch nicht 0,1% Krebsheilung ausweisen und auch die mit anderen Methoden erweisbaren Heilziffern nicht um $1^0/_{00}$ zu bessern vermögen. Wieviel werden andererseits falsche Hoffnungen erweckt, schwerste Enttäuschungen erzeugt und nur zu oft sekundäre Störungen erzeugt, die den Kranken mehr belasten als ihm nutzen und das Ansehen des Arztes diskreditieren.

f) Die pflegerische und seelische Betreuung unheilbarer Krebskranker. Im nächsten Kapitel wird gezeigt werden, daß unbeschadet aller tatsächlichen Dauer- und vieler beachtenswerter temporärer Erfolge nach dem jetzigen Stande der Dinge immer noch die Mehrzahl der Krebskranken nicht auf die Dauer geheilt wird. Die *Betreuung der* von vornherein oder sekundär durch Rezidiv oder Metastasen schließlich *unheilbar Krebskranken* stellt soweit ein großes Problem dar, nicht nur in ärztlich-palliativer Hinsicht, sondern auch pflegerisch, sozial und psychologisch (Lit. s. KARITZKY 1954, 1956; HERBERGER 1960). *Am unheilbar Krebskranken findet echtes Arzttum seine letzte Bewährung*, denn im Gegensatz zu vielen anderen Krankheitszuständen ist der unheilbar Krebskranke vom Tage der offenkundigen Unheilbarkeit an meist noch lange, oft sogar sehr *lange Zeit noch schwer krank*, er leidet zudem fast immer unter zermürbenden *Schmerzen* und hat als Folge des Krebsleidens fast stets auch noch unter schwerwiegenden *Dauerfolgen* des Krebses selbst zu leiden. So stellen zunehmende Atemnot beim Kehlkopf- oder Bronchialkrebs, Anorexie bei Krebsen im Magen-Darm-Trakt, Tenesmen bei Blasen- und Mastdarmkrebs, Körperbehinderungen bei Spontanfrakturen und vieles andere schwere körperliche und seelische Belastungen für den Krebskranken dar. Hierzu kommen gelegentlich noch Geruchsbelästigungen durch exulcerierte Tumoren und große Nöte als Folge von künstlichen Öffnungen (Luftröhrenschnitt, Magenfistel, Anus praeternaturalis, Blasenfistel usw.) zu allem anderen noch hinzu. Selbstverständlich braucht auch ein unheilbarer Kranker noch *ärztliche Hilfe.* Dafür hat jedoch die symptomatische und palliative Therapie der modernen Pharmakologie vielseitige und wohlerprobte Hilfsmittel zur Verfügung, ganz abgesehen von den z. T. schlagartig und dauernd wirksamen Eingriffen der palliativen Chirurgie der Schmerzbetäubung, Druckentlastung, Umgehungsanastomosen, operativ gesetzten Fisteln usw. Für den Arzt ergeben sich aus dieser Situation viele Probleme. Natürlich muß er alle Register der Linderung ziehen und alle palliativen Möglichkeiten erschöpfen.

Es liegt nahe, besondere *Krankenanstalten für inkurable Krebskranke* („reine Pflegefälle") zu fordern und sie evtl. besonders zu fördern, vor allem, um solchen Kranken ihren letzten Lebensabschnitt so erträglich wie möglich zu machen und sie auf ihr Lebensende vorzubereiten. Bis zu einem gewissen Grade geschieht dies auch, besonders in Italien. Nur trügt, wie auch sonst häufig, die scheinbare Augenscheinlichkeit für die Notwendigkeit solcher Häuser sehr. Ihre hypothetischen Vorteile werden weitgehend aufgewogen durch die Unmöglichkeit, aussichtslos kranke Menschen in ein Haus der Hoffnungslosigkeit einzuweisen und sie ausschließlich mit anderen „Todeskandidaten" zu konfrontieren. Bei der allenfallsigen gleichzeitigen Einweisung therapeutisch aussichtsreicher Fälle besteht umgekehrt die Unmöglichkeit, ihnen das allenfalls drohende Schicksal aufzuzeigen.

Der schwer Krebskranke will sich an Genesenden aufrichten, aber der noch in Behandlung Stehende will nicht sehen, was ihm evtl. bevorsteht. So ist die Unterbringung inkurabler Fälle in allgemeinen Krankenhäusern noch die Methode der Wahl.

In der psychischen Betreuung des Krebskranken ist *eine* Pflicht eben unabdinglich, die Pflicht, dem Kranken die *Hoffnung auf Genesung* zu belassen. Es ist in der Welt viel die Rede von der *Aufklärungspflicht des Arztes*, auch dem Krebskranken gegenüber*. Alle jene, die diese Forderung erheben, übersehen zweierlei: Die Psychologie des Kranken ist eine völlig andere als die des Gesunden, und zum anderen: Die Psychologie auch des „Stärksten" schlägt sofort um, wenn ihm die Ausweglosigkeit seiner Krankheit gesagt wird. In solchen Fragen kann nicht der Richter „Richter" sein, sondern nur der Arzt. Nur er kennt die Kurzschlußreaktionen des Kranken, die reaktiven Psychosen, die Selbstmorddrohungen und den Selbstmord selbst. Nur der Arzt hört den Fluch auf den Arzt, der dem Kranken die letzte Hoffnung raubte. Die Einsicht, daß man dem Menschen die Hoffnung belassen muß, ist uralt. Schon in der griechischen Sage ließ aus der Büchse PANDORA, als sie den Deckel lupfte, alle Laster der Welt entweichen, einzig die „Hoffnung" hielt sie für den Menschen zurück. Die alten Römer sagten: dum spiro spero. Und bei SCHILLER (Gedicht „Hoffnung") heißt es:

„Beschließt er im Grabe den müden Lauf,
Noch am Grabe pflanzt er die Hoffnung auf."

Die Forderung, die Hoffnung zu belassen, führt die Frage im Schlepptau: Ist der Arzt in solcher Situation gezwungen, dem Kranken die *Unwahrheit* zu sagen? Selbstverständlich muß der Arzt, wenn die Frage der Aufklärung an ihn unausweichlich gestellt wird, wahrheitsgemäß „aufklären". Diese Frage wird erfahrungsgemäß aber nur selten „unausweichlich" gestellt. Kann er aber ausweichen, so muß der Arzt auch ausweichen. Hier hilft die Maxime: Alles, was der Arzt sagt, muß wahr sein, aber nicht alles, was wahr ist, muß er auch sagen! So gut wie immer kann der Arzt ausweichen auf einen Tatbestand, der wahr ist, aber nicht die ganze Wahrheit beinhaltet. Wie oft fragt ein Kranker: Ist die „Magenausgangsverengerung" krebsig? Auf die Antwort: „Das entscheidet erst die mikroskopische Untersuchung", kommt er, wenn es ihm erst besser geht, zumeist nicht mehr zurück. Der Kranke hat nur insoweit Anspruch auf die Wahrheit, als er die Kraft hat, sie zu ertragen (JASPERS). Der Krebskranke will alles hören, nur nicht die Krebswahrheit. Das Verschweigen der vollen Wahrheit ist nicht falsche Vogel-Strauß-Politik, sondern ein Teil palliativer Therapie.

---

* Die Bundestagsvorlage des Entwurfes im StGB (E 1962) entlastet den Arzt, wenn „eine volle Aufklärung den Betroffenen seelisch so schwer belasten würde, daß dadurch der Behandlungserfolg voraussichtlich erheblich beeinträchtigt würde". [Näheres G. SCHWALM: Mon.schr. Dtsch. Recht **16**, 689 (1962)].

Oft aber stellt sich, nicht selten durch Angehörige, die Frage nach der *Verlängerung des Lebens durch Verlängerung des Leidens*. Der Arzt kann sich hier nicht auf die Argumente der Euthanasie und auch nicht auf die Gegeneinwände einlassen. Für den Arzt als Arzt gibt es zum ethischen Gebot der Lebenserhaltung um jeden Preis keine Alternative. Nicht weil morgen das „Kräutlein gegen den Krebs" gefunden sein könnte, sondern weil die hippokratische Ehrfurcht vor dem Leben das Leben zu erhalten gebietet.

Die Pflicht, das Leben zu verlängern, beinhaltet aber *nicht die Pflicht, das Sterben zu verlängern*. Ist es offenkundig, daß — allen Symptomen nach — die Agonie begonnen hat, so sind Excitantien und Weckmittel, Infusionen und „Herzmittel" nicht mehr angezeigt. Sub finem hören alle Indikationen auf. Ganz sicherlich darf der Arzt dem Sterbenden das Bewußtsein des Sterbens nehmen. Die Natur zeigt ja selbst das Vorbild: In der großen Mehrzahl der Krankheiten beschert der Tod selber dem Sterbenden die Ahnungslosigkeit des Schlafes. In solcher Stunde wird der Arzt des Kranken letzter Freund. Beim Krebstod naht der Tod fast stets mit der Geste des Erlösers.

Schlußbetrachtung über die Chemotherapie maligner Tumoren

Nirgends waren die Hoffnungen auf einen großen Fortschritt in der Krebsbekämpfung so groß wie beim Aufkommen der Chemotherapie maligner Tumoren. Nirgends war die *Enttäuschung* tiefer als hier. Und doch darf — gemessen an dem noch nicht 1 Promille von „Heilziffern" — das Symptomatische, das Palliative und das Grundsätzliche nicht gering geschätzt werden.

Die Enttäuschung hat ihre Wurzel in dem — wie immer — fehlerhaften *Analogieschluß* von den Erfolgen der *Chemotherapie der bakteriellen Infektion* auf zu erwartende Erfolge der Chemotherapie maligner Tumoren. Vergegenwärtigen wir uns immer wieder den fundamentalen Unterschied: bei den *Bakterien* *körperfremde* Lebewesen mit völlig anderem Stoffwechsel, anderem Biochemismus überhaupt, bei den *Krebszellen* körper-*eigene* Zellen mit Übereinstimmung in tausenderlei Eiweißstoffen, Enzymen usw. *Chemotherapeutisch angreifbar sind immer nur biochemische Unterschiede*. Diese aber sind bei den Krebszellen nur quantitativer, nie grundlegend qualitativer Natur.

Die zweite Wurzel der Enttäuschung liegt darin, daß man anfangs glaubte, *temporäre Effekte bei einer Tumorart* auch bei vielen anderen Tumorformen erzwingen zu können.

Die Enttäuschung hat noch eine dritte Wurzel in der ungeheuren *Diskrepanz zwischen experimentellem Aufgebot* — es sind ja sicher mehr als 100000 Verbindungen getestet und Hekatomben von Versuchstieren geopfert und Tausende von experimentellen Arbeiten veröffentlicht worden — und dem tatsächlich sehr mageren Ergebnis für die Krebsbekämpfung. Es hat sich aber auch hierin wieder gezeigt: Wie sonst beim Krebsgeschehen, so ist eben auch hier bei der Krebsbekämpfung *immer noch der Mensch Krebsversuchsobjekt Nr. 1*.

Aber gerade wenn man nüchtern *Bilanz* zieht, so wird man das Neue und Positive nicht verkleinern. Die große *Ermutigung* geht aus von der antihormonellen Behandlung von Krebsen hormonell abhängiger Organe im weitesten Sinne des Wortes. Hätte jemand noch 1940 vorhergesagt, es würde einst möglich sein, bestimmte Krebse durch eine einfache Operation fern vom Krebs, dazu an einem Organ, welches selbst gar nicht krank ist, schlagartig günstig zu beeinflussen, dazu noch den Effekt mit natureigenen physiologischen Stoffen steigern zu können und damit zugleich Hunderte von Metastasen gewissermaßen auf einen Schlag zur Regression, ein weitgehend krebszerstörtes Knochensystem wieder zur Reossifikation und Gewichtszunahmen von 15 kg und mehr erzielen und Lebensverlängerung auf viele Jahre, ja über 10 Jahre hinaus erreichen zu können — wirklich und wahrhaftig, man hätte einen solchen Mann für einen wissenschaftlich nicht ernst zu nehmenden Utopisten angesehen. Aber das, was 1940 als unmöglich angesehen werden mußte, ist 1960 möglich geworden. So klein der Sektor dieses Krebsgeschehens auch ist, so gibt es doch wenigstens ein paar Krebsformen, bei denen die durch kleine Eingriffe erzwungene biochemische Umstellung des Gesamtorganismus es physiologischen Stoffen ermöglicht, Krebszellen zum Wachstumsstillstand, in günstigen Fällen sogar zur Carcinolatenz, ja sogar zum Absterben der Krebszellen zu zwingen. Aber so erfreulich die betreffenden Fälle auch sind, im großen Krebsgeschehen schlagen sie wenig zu Buche.

Die Erfolge der antihormonellen Therapie von Krebsen hormonabhängiger Organe legen natürlich die Frage nahe: Wird es vielleicht auch bei anderen Organkrebsen in *Zukunft* einmal möglich sein, biochemisch mit einer völligen „Änderung des inneren Milieus" Bedingungen zu schaffen, die den Krebszellen der betr. Organe ihren Wachstumsstimulus entziehen und sie zum Wachstumsstillstand und gewissermaßen zum vorzeitigen Zelltod zwingen? Es ist dies — jedes Organ hat ja seine eigene Biochemie! — in der Sprache des heutigen Tages vielleicht die gegebene Formulierung für unsere Hoffnung auf die Zukunft. Reale Unterlagen für eine solche Erwartung zeichnen sich heute noch nicht ab.

Nun gibt es aber über die antihormonelle Chemotherapie hinaus eine grundsätzlich andere Form echt pharmakologischer Chemotherapie mit Stoffen, denen allesamt der Giftcharakter nicht abgesprochen werden kann. Hier zeigt sich schon bei ihrer ersten Herleitung von Gaskampfstoffen des ersten Weltkrieges der *aggressive Charakter* dieser Therapie. Hier gilt wirklich der Satz: *Krebs ist ein Teufel, den man nur mit dem Beelzebub austreiben kann.*

Alle diese Stoffe haben, soweit sie darauf getestet wurden, die Eigenschaft, daß sie an der Substanz *angreifen*, die als Lebenssubstanz schlechthin angesehen wird, *am genetischen Substrat der Zellen*, und zwar am genetischen Substrat der Keimzellen, manifestiert an den ausgelösten Mutationen, am genetischen Substrat der Somazellen, manifestiert an der Krebsinduktion, und schließlich manifestiert am genetischen Substrat der Krebszellen durch ihre letal-mutative Auswirkung.

Ein Gesichtspunkt scheint wichtig zu sein: alle sog. *Carcinostatica* haben, cellulär gesehen, ganz *verschiedene Angriffspunkte*. Bald sind es Plasma-, bald Ruhekern-, bald Spindel-, bald Chromosomengifte usw. Es erscheint logisch, sie in geeigneten Fällen nicht einzeln, sondern *zusammen*, sei es synchron, sei es sukzedan, zu geben. Von diesem *Prinzip der Syncarcinokolyse* darf man sich noch Erfolge erhoffen, wo einzelne Mittel für sich nicht zum Ziele führen.

In der Empfindlichkeit gegenüber Carcinostatica besteht eine *Art von Rangliste der Tumoren*. Relativ am besten reagiert die Gruppe der Lympho-, Reticulo- und Hämoblastosen, also die Lymphoblastome, Lymphosarkome, Reticulosen, Reticulosarkome, Lymphogranulomatosen, Leukämien, Polycythämien usw. Hier gibt es objektivierbare Besserungen, Tumorrückbildungen und Lebensverlängerungen, aber keine Dauerheilungen.

Ganz schlecht reagiert die große Gruppe der Carcinome. Schon die Zellteilungsrate und Proliferationsquote ihrer Muttergewebe ist gering, die ihrer Carcinome ist meist so niedrig, daß bei Anwendung der Carcinostatica die physiologisch proliferierenden Gewebe früher und schwerer geschädigt werden, als die Carcinome selbst. Man muß es sich also immer doppelt überlegen, ob man Carcinome und ihre Metastasen überhaupt mit Carcinostatica behandelt, da gerade hier der Schaden leicht größer ist als der Nutzen.

Auf dem Sektor der Chemotherapie des Krebses wird also Krebsaggression nur erzielt mit Waffen des Angriffs und demzufolge nur um den Preis entsprechender Opfer. Eine wirksame Chemotherapie des Krebses mit im Prinzip mutagen, d. h. am genetischen Substrat der Zellkerne angreifenden Stoffen ist nicht denkbar ohne chemische Eingriffe in die „körperliche Unversehrtheit", nicht ohne Defekte und Verluste. Mit anderen Worten, die Erfolge der Chemotherapie werden mit großen *Gefahren* und erheblichen *Risiken* erkauft. Sie in Kauf zu nehmen, ist aber nur vertretbar, wenn irgendeine objektive Besserung, Linderung oder Lebensverlängerung überwiegend wahrscheinlich ist. *Für Leidensverlängerungen und für Sterbensverlängerungen sind die Krebs-Chemotherapeutica nicht da!*

In der Rangliste und Reihenfolge der Mittel des Kampfes gegen den Krebs ist freilich die *Chemotherapie* erst die *dritte Waffe* gegen den Krebs: Erst $\sigma i\delta\eta\varrho o\varsigma$, dann $\pi\tilde{v}\varrho$, dann $\varphi\acute{a}\varrho\mu\alpha\varkappa\alpha$! Wie oft aber — ein Signum der Zeit! — werden alle drei Waffen kombiniert eingesetzt. Ich erinnere an die operative Endokrinotherapie, zum Beispiel bei der Hypophysenausschaltung durch radioaktive Stoffe.

Schließlich: in summa sterben mehr Menschen an Krebs, als von ihm geheilt werden. Es bleibt stets *das Problem der* mit den Methoden der naturwissenschaftlichen Medizin *nicht mehr heilbaren Krebskranken*. Es kann aber gar keine Rede davon sein, daß am unheilbaren Krebskranken „alles erlaubt sei, was nicht schadet". Damit würde der unheilbare Krebskranke zum „Versuchskaninchen" degradiert. Für den unheilbar Krebskranken gibt es noch eine umfassende und vielseitig palliative und symptomatische Therapie mit den verschiedensten Mitteln der Pharmako- und physikalischen Therapie, vielen Möglichkeiten der Schmerzchirurgie und der menschlich-pflegerischen Fürsorge, mit Hilfe deren sich — immer im Rahmen vieler naturwissenschaftlicher Möglichkeiten — wahres Arzttum zu bewähren vermag. Wie oft wird der gute Arzt gerade solcher Kranken letzter Freund!

Immer wieder hört man den banalen Einwand: „Noch ist kein Kranker chemotherapeutisch geheilt worden". Solche sarkastischen Zyniker übersehen geflissentlich, daß die Chemotherapie in der Summe der Fälle ja erst eingesetzt zu werden pflegt, wenn Operation und Bestrahlung zuvor überhaupt nicht möglich waren (Hämoblastosen!) oder keine Heilung erbrachten. Und wenn wir Kranke mit über 10jähriger Überlebensdauer auch nicht als chemotherapeutisch geheilt bezeichnen, so haben eben doch glückliche Einzelfälle schon 12 Jahre Überlebenszeit erreicht, immerhin die doppelt so lange Überlebenszeit gegenüber der konventionell geforderten Fünfjahresziffer post operationem. Es muß also, im Prinzip wenigstens, schon „etwas dran" sein an der Chemotherapie, auch wenn im Gesamteffekt noch alle Wünsche offen sind.

Mit der Chemotherapie und den Richtlinien für eine unspezifische zusätzliche Behandlung Krebskranker schließen wir die Bekämpfung der individuellen Krebskrankheit, sofern sie erst mal eingetreten ist, ab. Wir fragen uns natürlich: Was erreicht die Krebsbekämpfung unter den heutigen Bedingungen an tatsächlicher *Krebsheilung?* Weiter: Ist nicht Krebs irgendwie zu verhüten? Und endlich: Wie kann die Öffentlichkeit im weitesten Sinne des Wortes im Kampfe gegen den Krebs mobilisiert werden? Das soll der Inhalt der 3 Schlußkapitel dieses Buches sein.

Literatur

a) Lehrbücher, Monographien und zusammenfassende Darstellungen

BIESELE, J. J.: Mitotic poisons and the cancer problem. Amsterdam-New York 1958.

CURRIE, A. R., and C. F. W. ILLINGWORTH: Endocrine aspects of breast cancer. Edinburgh und London 1958.

DAMESHEK, W.: Chemotherapy of Leukemia and Leukosarcoma. 1950. — DOERR, W.: Pathomorphose durch chemische Therapie. Verh. dtsch. Ges. Path. 39, 17 (1956); — DOERR, W., zus. m. K. KÖHN u. H. H. JANSEN: Gestaltwandel klassischer Krankheitsbilder. Berlin-Göttingen-Heidelberg: Springer 1957. — DOMAGK, G.: Die experimentelle Geschwulstforschung. Handbuch der Allgemeinen Pathologie. 6. Bd. 3. Teil. S. 242 (1956). — DOMAGK, G., L. JÜHLING u. J. PÜTTER: Probleme der Chemotherapie der Tumoren. In Medizinische Grundlagenforsch. Bd. 2. 4. Teil (1959).

ENGELBRETH-HOLM, J., and S. STAMER: In F. R. MOULTON "Approaches to Tumor Chemotherapy". S. 419. Washington 1947. — EULER, H. VON: Chemotherapie und Prophylaxe des Krebses. Thieme. Stuttgart 1962.
GELLHORN, A., and L. O. JONES: Chemotherapy of Malignant Disease. Amer. J. Med. 6, 188 (1949). — GROSS, R., u. H. E. BOCK: Die Chemotherapie der Tumorleiden. In „Klinik der Gegenwart". Bd. 5. S. 235. München-Berlin 1957.
HARRIS, R. J. C.: Biological Approaches to Cancer, Chemotherapy. Academic Press, London and New York 1961. — HEILMEYER, L.: Chemische Krebsbehandlung. In PIRWITZ „Grundlagen und Praxis chemischer Tumorbehandlung". 2. Freiburger Symposion. S. 204. Berlin-Göttingen-Heidelberg: Springer 1954. — HEUPKE, W.: Diätetik. Die Ernährung des Gesunden und des Kranken. 7. Aufl. Dresden 1959. — HOFFMANN, F.: Die Sexualhormontherapie in der Gynäkologie. 3. Aufl. Leipzig 1959.
KRAUSS, H.: In Dr. PIRWITZ „Grundlagen und Praxis chemischer Tumorbehandlung". 2. Freiburger Symposion. S. 236 (1954). — KRETZ, J.: Krebsvorbeugung und interne Krebsbehandlung, Therapie und Praxis. 3. Aufl. H. 27. **1958**.
LETTRE, H.: Über Mitosegifte. Erg. Physiol., biol. Chemie und exp. Pharmak. **46,** 379 (1950). — Mitosegifte. Biochemisches Taschenbuch. Springer 1956. — LEUPOLD, E.: Der Zell- und Gewebsstoffwechsel als innere Krankheitsbedingung. Leipzig 1945. — Die Bedeutung des Blutchemismus bes. in Beziehung zu Tumorbildung und Tumorabbau. Stuttgart 1954. — LINKE, A., u. B. FREUDENBERGER: Über die Chemotherapie der Hämoblastosen und malignen Tumoren. Symposien aktueller therapeutischer Probleme. H. 3. Stuttgart 1960.
MEYTHALER, F.: Chemotherapeutische Probleme maligner Tumoren. Symposien aktueller therapeutischer Probleme. H. 3. Stuttgart 1960.
PIRWITZ, J.: Grundlagen und Praxis chemischer Tumorbehandlung. 2. Freiburger Symposion. Berlin-Göttingen-Heidelberg: Springer 1954.
RAABE, S.: In J. PIRWITZ „Grundlagen und Praxis chemischer Tumorbehandlung. S. 243 (1954). — RHOADS, C. P.: Antimetabolites and Cancer. Washington 1955.
SCHNEIDER, E.: Die Chemotherapie der Krebskrankheit und ihre operativen Folgerungen. H. 47. Stuttgart 1956. — SIRTORI, C.: La terapia medica dei tumori. Mailand 1953. — SOMOGYI, J. C.: Metaboliten und Antimetaboliten. Med. Grundlagenforsch. Bd. 3, 8. Teil. Zürich 1960. — STOCK, C. CH.: Experimental Cancer Chemotherapy. Advanc. Cancer Res. **2,** 425 (1954).
UFER, J.: Hormontherapie in der Frauenheilkunde. Grundlage und Praxis. Berlin 1959.
WILMANNS, H.: Chemotherapie maligner Tumoren. 2. Bielefelder Symposion. Stuttgart 1960.

b) Einzelarbeiten

ABOUL-NASR, A. L.: Acta Un. int. Cancer **15,** 1015 (1959). — ABRAMSON, W., and H. WARSHAWSKY: J. Urol. (Baltimore) **59,** 76 (1948). — ALBRECHT, M., u. I. BOLL: Z. Krebsforsch. **57,** 495 (1951). — D'AMATO, F.: Hereditas **34,** 83 (1948); — Caryologia **6,** 160 (1954). — ANTOINE, T.: Wien. klin. Wschr. **1951,** 807.
BARTH, G., H. ENDISCH u. H. GRAEBER: Strahlentherapie **116,** 550 (1961). — BARTH, G., u. H. GARKISCH: Ärztl. Forsch. **14,** I/55 (1960). — BATEMAN, J. C.: J. Med. **252,** 879 (1955). — BAUCH, R.: Naturwissenschaft **29,** 503 u. 687 (1941); **30,** 263 u. 420 (1942). — BAUER, K. FR.: Dtsch. med. Wschr. **79,** 246 (1954); **80,** 228 (1955). — BAUER, K. H.: Klin. Wschr. **27,** 118 u. 159 (1949); — Verh. dtsch. Ges. inn. Med. (Kongr. ber.) **55,** 365 (1950); — Langenbecks Arch. klin. Chir. **271,** 253 (1952); — Sci. Med. Biol. **11,** 369 (1956). — Langenbeck's Arch. klin. Chir. **287,** 119 (1957). — BAUER, R.: Dtsch. med. Wschr. **76,** 821 (1951). — BECKER, V.: Dtsch. med. Wschr. **82,** 221 (1957). — BECKER, W., u. E. HAAS: Fortschr. Hals-, Nas.-, Ohrenheilk. **6,** 126 (1960). — BEECHAM, C. T., A. R. PEALE and R. ROBBINS: Amer. J. Obstet. **69,** 510 (1955). — BEICKERT, A., u. H. SIERING: Z. Krebsforsch. **58,** 614 (1952). — BENNETTE, J. G.: Brit. J. Cancer **6,** 377 (1952). — BENNHOLD, H.: Dtsch. med. Wschr. **79,** 704 (1954). — BERGER, C., R. LEWINSOHN, D. LASZLO and R. LEUCHTENBERGER: Biol. Bull. **101,** 95 (1951). — BERGMANN, L.: Der Ultraschall. Stuttgart: Hirzel 1949. — BETHCKE, H. H.: Dtsch. med. Wschr. **79,** 1673 (1954). — BIBUS, B.: Z. Urol. **50,** 692 (1957). — BIERMAN, H. R., M. B. SHIMKIN, S. R. METTIER, J. WEAVER, W. C. BERRY and S. WISE: Calif. Med. **71,** 1 (1949). — BIERMAN, H. R., R. L. BYRON, E. R. MILLER and M. B. SHIMBIN: Abstract. Ann. J. Med. **8,** 535 (1950); — Internat. Cancer Congress Paris. S. 186 (1950). — BIERMAN, H. R., K. H. KELLY, R. L. BYRON, K. S. DOD and M. B. SHIMKIN: J. Nat. Cancer Inst. **11,** 891 (1951). — BIRKE, G., C. FRANKSSON and L. O. PLANTIN: Acta chir. scand. **109,** 1 (1955) und **129** (1955). — BLACK, M. N., and Mitarb.: N. Y. St. J. Med. **54,** 1477 (1954). — BLIXENKRONE-MØLLER, N.: Acta. chir. scand. **117,** 189 (1959). — BOCK, H. E.: Ärztl. Fortbild. **11,** 229 (1961). — BÖHNEL, J., u. A. STACHER: Med. Klinik **21,** 871 (1958). — BOGGS, D. R., E. FREI and C. H. ZIERDT: Ann. intern. Med. **53,** 754 (1961). — BOCK, H. E., u. R. GROSS: Klin. Wschr. **31,** 816 (1953). — BOLL, I., u. H. SCHLAG: Z. Krebsforsch. **57,** 643 (1951). — BOLLAG, W., u. A. F. ESSELLIER: Schweiz. med. Wschr. **84,** 1174 (1954). — BONNER, C. D., A. THURMAN

and F. HOMBURGER: Ann. Surg. 136, 912 (1952). — BOYLAND, E.: Brit. J. Pharmacol. 1, 247 (1946); — Biochem. Soc. Symp. 2, 61 (1948). — BOYLAND, E., J. W. CLEGG, P. C. KOLLER, E. RHODEN and O. H. WARWICK: Brit. J. Cancer 2, 17 (1948). — BROCK, N., u. H. WILMANNS: Dtsch. med. Wschr. 1958, 453. — BROCKMANN, H.: Angew. Chem. 66, 1 (1954). — BROCKMANN, H., A. BOHNE u. H. FRIEDRICH: Dtsch. med. Wschr. 79, 437 (1954). — BRODERSEN, H.: Strahlentherapie 73, 196 (1943). — BURCHENAL, J. H., J. R. BURCHENAL, M. N. KUSHIDA, S. F. JOHNSTON and B. S. WILLIAMS: Cancer (Philad.) 2, 113 (1949). — BURCHENAL, J. H., W. P. L. MYERS, L. F. CRAVER and D. A. KARNOFSKY: Cancer (Philad.) 2, 1 (1949). — BURGER, H., u. H. DRESCHER: Dtsch. med. Wschr. 75, 835 (1950). — BURGSTEDT, J.: Münch. med. Wschr. 29, 1468 (1952). — BURK, D.: Klin. Wschr. 35, 1102 (1957).

CARROLL, G., and R. V. BRENNAN: J. Amer. med. Ass. 157, 581 (1955). — CLARKE, D. A., F. S. PHILIPS, ST. S. STERNBERG, C. C. STOCK and G. B. ELION: Cancer Res. 13, 9 (1953). — CLARKE, D. A., F. S. PHILIPS, ST. S. STERNBERG, C. CH. STOCK, G. B. ELION and G. H. HITCHINGS: Cancer Res. 13, 593 (1953). — COGGINS, P. R., R. G. RAVDIN and S. H. EISMAN: Cancer (Philad.) 13, 1254 (1960). — COLSKY, J., E. M. GREENSPAN and E. B. SCHOENBACH: Cancer (Philad.) 5, 1221 (1952). — CONDIT, P. T.: Cancer (Philad.) 13, 222 (1960). — CONWAY, H., and B. H. GRIFFITH: Amer. J. Surg. 95, 994 (1958). — CRAVER, L. F.: Radiology 50, 486 (1948). — CREECH, O. jr., E. T. KREMENTZ, R. F. RYAN and J. N. WINBLAD: Ann. Surg. 148, 616 (1958). — CROMER, J. K., J. C. BAREMAN, N. C. BERRY, J. M. KENNELLY, C. T. KLOPP and L. I. PLATT: Amer. J. Obstet. Gynec. 63, 538 (1952). — CUTLER, M., and M. SCHLEMENSON: J. Amer. med. Ass. 138, 187 (1948).

DALAND, E. M.: J. Amer. med. Ass. 136, 391 (1948). — DENK, W.: Klin. Med. 13, 426 (1958). — DENK, W., u. K. KARRER: Wien. klin. Wschr. 67, 986 (1955); 68, 977 (1956); — Krebsarzt 14, 81 (1959).; — Cancer 14, 1197 (1961). — DÖRNER, G., u. G. KNAPPE: Klin. Wschr. 38, 67 (1960). — DOERR, W., u. F. STEIN: Münch. med. Wschr. 96, 660 (1954). — DOMAGK, G.: Krebsarzt 12, 1 (1957); 14, 437 (1959); — Ärztl. Prax. 12, 241, 273 (1960); — Wien. med. Wschr. 110, 131 (1960); — Ärztl. Prax. 13, 557, 581 (1961). — DOMAGK, G., S. PETERSEN u. W. GAUSS: Z. Krebsforsch. 59, 617 (1954). — DRUCKREY, H.: Dtsch. med. Wschr. 1667 (1954); — Klin. Wschr. 33, 784 (1955); — Diskuss. in WILMANNS (l. c.) S. 89 (1960). — DRUCKREY, H., B. T. KUK, D. SCHMÄHL u. D. STEINHOFF: Münch. med. Wschr. 100, 1913 (1958). — DRUCKREY, H., u. S. RAABE: Klin. Wschr. 30, 882 (1952). — DRUCKREY, H., D. SCHMÄHL u. W. DISCHLER: Dtsch. med. Wschr. 13, 489 (1958). — DUBOIS-FERRIERE, H.: Schweiz. med. Wschr. 87, 1228 (1957). — DUSTIN, P.: Nature (Lond.) 161, 527 (1948). — DYER, H. M.: An index of tumor chemotherapy. U. S. Public Health Service. Washington, National Cancer Institute 1949. — DYROFF, R., u. J. HORVATH: Strahlentherapie 75, 126 (1944).

EHLERS, P. N., u. H. A. HIENZ: Langenbecks Arch. klin. Chir. 288, 485 (1958). — EHLERS, P. N., G. OTT u. E. SODER: Langenbecks Arch. klin. Chir. 294, 511 (1960). — EICHLER, O., u. W. PLEWA: Arzneimittel-Forsch. 2, 350 (1952/53). — EICHLER, O., u. I. STAIB: Sonderdruck aus Arzneimittel-Forsch. 3, 355 (1953). — ELLIS, F. W.: Cancer (Philad.) 10, 138 (1957). — ELLISON, R. R., D. A. KARNOFSKY, ST. S. STERNBERG, M. L. MURPHY and J. H. BURCHENAL: Cancer (Philad.) 7, 801 (1954). — ELSON, L. A.: Brit. J. Haemat. 1, 104 (1955). — ELSON, L. A., and A. HADDOW: Brit. J. Cancer 1, 97 (1947). — ELTROM, H.: Krebsforsch. 54, 192 (1944). — ERLSBACHER, O., F. KOPECEK u. R. KOVACSEVICH: Wien. med. Wschr. 76 (1953). — EULER, H. V.: Krebsarzt 14, 343 (1959); — Arkiv. Kemi 4, 18 (1949). — Kemiska Arbeten. Ny följd B. 19, I/1 (1959); — Arkiv Kemi 15, 223 (1960). — EULER, H. V., H. HASSELQUIST u. B. V. EULER: Arkiv Kemi 9, 583 (1956).

FALOON, W. W., and L. W. GORHAM: N. Y. St. J. Med. 48, 612 (1948). — FARBER, S.: Blood 4, 160 (1949); — Amer. J. Path. 31, 582 (1955). — FARBER, S., L. K. DIAMOND, R. D. MERCER, R. F. SYLVESTER and J. A. WOLFF: New Engl. J. Med. 238, 787 (1948). — FARBER, S., R. APPLETON, V. DOWNING, F. HEALD, J. KING and R. TOCH: Cancer (Philad.) 6, 135 (1953). — FASSBENDER, H. G.: Dtsch. med. Wschr. 78, 803 (1953). — FISCHER, R., u. G. RUDALI: Experientia (Basel) 16, 33 (1960); — FISCHER-WASELS, B.: Klin. Wschr. 1930, 1153, 1201. — FORKNER, C. E., and T. F. SCOTT: J. Amer. med. Ass. 97, 3 (1931). — FREED, J., E. P. PENDERGRASS and J. W. GARNWATH: Amer. J. Roentgenol. 65, 596 (1951). — FRIEDMANN, E., u. a.: Brit. Pharmacol. 3, 263 (1948). — FRIEMANN, W.: Verh. dtsch. Ophthal. Ges., 330 (1949).

GALTON, D. A. G.: Lancet 1953 I, 208; Advanc. Cancer Res. 4, 73 (1956). — GASSER, C., u. R. CRAMER: Arch. Kinderheilk. 147, 292 (1953). — GEISSENDÖRFER, R.: Chirurg 17/18, 334 (1947); — Ärztl. Forsch. 1, 297 (1947); — Med. Mschr. 1, 514 (1947). — GELLHORN, A., and E. HIRSCHBERG: Cancer Res. 3, Suppl. (1955). — GELLHORN, A., E. HIRSCHBERG and A. KELLS: J. nat. Cancer Inst. 14, 935 (1954). — GERHARTZ, H.: In H. WILMANNS (l. c.) S. 61 (1960). — GERHARTZ, H., D. ALGENSTAEDT u. I. KESSEL: Internist 1, 279 (1960). — GERHARTZ, H., u. P. G. STÄUBER: Acta haemat. (Basel) 25, 273 (1961). — GERLICH, N.: In H. WILMANNS (l. c.) S. 80 (1960). — GILMAN, A.: Fed. Proc. 5, 285 (1946). — GILMAN, A., and

F. S. PHILIPS: Science 103, 409 (1946). — GIRGENSOHN, H., H. KELLNER u. H. SÜDHOF: Klin. Wschr. 32, 49 (1954). — GÖTZE, O.: Zentr.-Org. ges. Chir. 42, 146 (1928). — GOLDIN, A., E. M. GRENNSPAN, B. GOLDBERG and E. SCHOENBACH: Cancer (Philad.) 3, 847 (1950). — GOLDIN, A., and N. MANTEL: Cancer Res. 17, 635 (1957). — GOODMAN, L. S., M. M. WINTROBE, W. DAMESHEK, M. J. GOODMAN, A. GILMAN and M. T. McLENNAN: J. Amer. med. Ass. 132, 126 (1946). — GORDON, D., B. N. HORWITT, A. SEGALOFF, P. J. MURISON and J. SCHLOSSER: Cancer (Philad.) 5, 275 (1952). — GRAHAM, J. B., and R. M. GRAHAM: Surg. Gynec. Obstet. 109, 131 (1959). — GRAVES, G. Y., and H. S. HARRIS: Ann. Surg. 135, 411 (1952). — GRECO, T.: Boll. Oncol. 31, 717 (1957). — GRIESSMANN, H., u. H. WARLITZ: Chirurg 28, 200 (1957); 31, 193 (1960). — GROSS, R., u. G. WULF: In WILMANNS (l. c.) S. 56 (1960). — GROSS, R., G. WULF u. K. LAMBERS: In WILMANNS (l. c.) S. 95 (1960). — GWYNNE, J. F., and E. O. DAWSON: Austr. N. Z. J. Surg. 26, 235 (1957).

HAAS, E.: Z. Laryng. Rhinol. 39, 22 (1960). — HACKMANN, CH.: Z. Krebsforsch. 58, 607 (1952); — Strahlentherapie 90, 296 (1953); — Therap. Ber. 4, 106 (1959). — HADDOW, A.: Nature (Lond.) 136, 868 (1935). — HADDOW, A., R. J. C. HARRIS, G. A. R. KON, F. R. S. and E. M. F. ROE: Phil. Trans. A. 241, 147 (1948). — HADDOW, A., C. M. and J. D. SCOTT: Proc. roy. Soc. Lond. 122, 477 (1937). — HADDOW, W., and A. M. ROBINSON: Proc. roy. Soc. Lond. 122, 442 (1937). — HADDOW, A., and G. M. TIMMIS: Lancet 1953I, 207. — HAEHNER, E.: Dtsch. med. Wschr. 75, 580 (1950). — HASCHE-KLÜNDER, R., and H. WILMANNS: Brit. J. Urol. 29, 20 (1957). — HATA, T.: Antibiot. Ser. A. 7, 107 (1954). — HEILMEYER, L.: Krebs-Symp. Freiburg (Juli 1953). — HEILMEYER, L., u. I. HEILMEYER: Klin. Wschr. 40, 537 (1952). — HEILMEYER, L., G. MÖSSNER u. W. HUNSTEIN: Dtsch. med. Wschr. 1957, 1046. — HEILMEYER, L., J. FREY, L. WEISSBECKER, G. BUCHEGGER, H. KILCHLING u. H. BEGEMANN: Dtsch. med. Wschr. 75, 1124 (1950). — HEIM, W.: Berl. Med. 1 (1950). — HENDRY, J. A., F. L. ROSE and A. L. WALPOLE: Brit. J. Pharmacol. 6, 201 (1951). — HENNE, H. F.: Langenbecks Arch. klin. Chir. 286, 291 (1957)). — HENNE, H. F., u. W. MARGGRAF: Strahlentherapie 37, 281 (1957). — HERBERGER, W.: Behandlung und Pflege inoperabler Geschwulstkrankheiten. Dresden u. Leipzig: Th. Steinkopf 1960. — HERTZ, R., D. M. BERGENSTAL, M. B. LIPSETT, E. B. PRICE and TH. F. HILBISH: J. Amer. med. Ass. 168, 845 (1958). — HEUSCH, R.: Z. Urol. 45, 618 (1952). — 45, 10 (1952). — HICKEY, R. C., CH. A. JOHNSON, T. C. EVANS and D. ALFTINE: Amer. med. Ass. Arch. Surg. 79, 416 (1959). — HILL, J. M., and L. VINCENT: J. Amer. med. Ass. 158, 1314 (1955). — HILL, W. T., D. W. STANGER and A. PIZZO: Cancer Res. 12, 270 (1952). — HILWIG, J.: Med. u. Chem. 6, 496 (1958). — HOEPKE, H.: Klin. Wschr. 172, 1644 (1938); — Dtsch. med. J. 3, 469 (1952); — Z. Kinderheilk. 58, 378 (1952); — Verh. anat. Ges. (Jena) 51, 235 (1953). — HOEPKE, H., u. W. GRUNING: Z. Hals-, Nas.- u. Ohrenheilk. 37, 396 (1934). — HOEPKE, H., u. H. J. GRUNDIES: Z. Anat. Entwickl.-Gesch. 104, 207 (1935). — HOEPKE, H., W. HEMPFING u. H. DESAGA: Z. Anat. Entwickl.-Gesch. 108, 644 (1938). — HOEPKE, H., u. F. SCHEPELMANN: Dtsch. med. J. 11, 33 (1960). — HOEPKE, H., u. TH. SPANIER: Z. mikr.-anat. Forsch. 46, 542 (1939). — HOHLWEG, W., u. K. A. GROOT-WASSINK: Dtsch. Gesundh.-Wes. 14, 152 (1959). — HOMBURGER, F.: Dtsch. med. Wschr. 86, 1169 (1961). — HORVATH, J.: Strahlentherapie 75, 120 (1944); — Klin. u. Prax. 1, 108 (1946). — Ärztl. Forsch. 1, 357 (1947). — HUGGINS, CH.: Science 97, 2529 (1943); — Canad. med. Ass. J. 50, 301 (1944); — J. Amer. med. Ass. 131, 576 (1946); 141, 750 (1949); — J. nat. Cancer Inst. 15, 1 (1954); — Verh. Ges. Dtsch. Naturforsch. u. Ärzte 100, 195 (1959); — J. roy. Coll. Surg. Edinb. 4, 191 (1959); — Acta Un. int. Cancr 15, 50 (1959). — HUGGINS, CH., and P. J. CLARK: J. exp. Med. 72, 747 (1940). — HUGGINS, CH., and C. V. HODGES: Cancer Res. 1, 293 (1941). — HUGGINS, CH., M. H. MASINA, L. EICHELBERGER and J. D. WHARTON: J. exp. Med. 70, 543 (1939). — HUGGINS, CH., and J. D. McCARTHY: Cancer Res. 17, 1028 (1957). — HUGGINS, C., G. BRIZARELLI and H. SUTTON: J. exp. Med. 109, 25 (1959). — HURLEY, D., L. W. WORMAN, J. RIESCH, F. HALL, TH. WALL and L. MUELLER jr.: Plast. reconstr. Surg. 26, 521 (1960). — HUSSEIN, H., u. E. SCHÜLLER: Arch. Gynäk. 187, 20 (1955).

JACOBI, J., u. C. ZUR VERTH: Med. Klin. 45, 761 (1950). — JACOBSON, L. O., C. L. SPURR, E. S. G. BARRON, T. SMITH, C. LUSHBAUGH and G. F. DICK: J. Amer. med. Ass. 132, 263 (1946). — JORNS, G., u. H. J. PAULUS: Zbl. Path. 92, 81 (1954).

KALAPOS, I.: Klin. Wschr. 14, 864 (1935). — KANTNER, M.: Sonderdruck aus Anat. Anz. 98, 266 (1951). — KARITZKY, B.: Langenbecks Arch. Klin. Chir. 279, 204 (1954); — Die Symptomatische Behandlung der Krebskrankheit. Vorträge a. d. prakt. Chirurgie. H. 45. Stuttgart: F. Enke 1956. — KARNOFSKY, D. A., J. H. BURCHENAL, G. C. ARMISTEAD jr., C. M. SOUTHAM, J. L. BERNSTEIN, L. F. CRAVER and C. P. RHOADS: Arch. intern. Med. 87, 477 (1951). — KARNOFSKY, D. A., L. F. CRAVER, C. P. RHOADS and J. C. ABELS: Chemother. 319 (1947). — KARPINSKI, W.: Wien. med. Wschr. 14, 269 (1953). — KARRER, K.: Wien. klin. Wschr. 69, 205 (1957); — Oncologia (Basel) 11, 244 (1958); — Krebsforsch. Krebsbekämpf. 3, 392 (1959). — KARRER, K., u. P. WURNIG: Klin. Med. 13, 196 (1958). — KASDON, S. C., W. H. FISHMAN, R. M. DART, C. D. BONNER and F. HOMBURGER: J. Amer. med. Ass. 148, 1212 (1952). — KASS, A.: Nord. Med. 50, 1032 (1953). — KATSURA, SH., u.

H. TAKAHASHI: Med. Klin. **54**, 1699 (1959). — KAUFMANN, C.: Verh. Ges. Dtsch. Naturforsch. u. Ärzte **100**, 200 (1959). — KEIBL, E., u. A. LÖTSCH: Schweiz. med. Wschr. **80**, 228 (1950). — KIRCHHOFF, H.: Sonderbände/Strahlentherapie. Bd. **29**, 94 (1953); **41**, 231 (1959); — Gesundheitsfürsorge **8**, H. 2 (1958). — KIRCHHOFF, H., u. H. F. GELLER: Strahlentherapie **105**, 353 (1958). — KITTREDGE, W. E.: J. int. Coll. Surg. **21**, 218 (1954). — KLOPP, C. T., A. T. C. BATEMAN, G. N. BERRY and T. WINSHIP: Ann. Surg. **132**, 811 (1950). — KNOCK, F. E.: Surg. Gynec. Obstet. **113**, 73 (1961). — KOLLER, P. C.: J. nat. Cancer Inst. **15**, 1237 (1955). — KORANYI, A. v.: Berl. klin. Wschr. **49**, 1357 (1912). — KRAMER, W. M., R. V. ECK and R. R. SMITH: Cancer (Philad.) **11**, 999 (1958). — KRAMER, W. M., and W. E. SCHATTEN: Cancer (Philad.) **11**, 463 (1958). — KRAUSS, H.: Zbl. Chir. **85**, 2016 (1960). — KREMENTZ, E. T., O. CREECH jr., R. F. RYAN and J. WICKSTROM: J. Bone Jt. Surg. **41**, 977 (1959). — KRETZ, J.: Dtsch. med. Wschr. **68**, 1198 (1942). — Krebsvorbeugung und Krebsbehandlung. Therapie und Praxis. H. 27 (1958). — KRÜGER, L.: Ärztl. Wschr. **35**, 843 (1953). — KÜHBÖCK, J., u. E. E. REIMER: Wien. Z. inn. Med. **38**, 454 (1957). — KÜHBÖCK, J., E. E. REIMER u. T. STOIBER: Krebsarzt **15**, 49 (1960). — KUHLMANN, F., u. L. BIRTH: Med. Klin. **1957**, 556. — KUNSTMANN, H., u. W. LOHMÜLLER: Z. Urol. **45**, 85 (1952). — KUNZ, H.: Ärztl. Fortb. **10**, 218 (1960).

LANDING, B. H.: Cancer (Philad.) **2**, 1075 (1949). — LANDSCHÜTZ, CH.: Naturwissenschaften **36**, 379 (1949). — LANG, H.: Ärztl. Wschr. **1950**, 813. — LANNEK, N.: Brit. J. Cancer **6**, 369 (1952). — LARIONOV, L. Z., and N. I. PEREVODCHIKOVA: Symp. on Chemotherapy of Cancer. Oslo 1956. — LAU, H.: Diss. Heidelberg (1953). — LEHV, S. P., L. T. WRIGHT, S. WEINTRAUB and I. ARONS: N. Y. Acad. Sci. **10**, 75 (1948). — LEITER, J.: in Cancer Chemotherapy Screening Data, Cancerchemotherapy National Service Center: The University of Chicago Press 1958. — LEITER, J., V. DOWNING, J. L. HARTWELL and M. J. SHEAR: J. nat. Cancer Inst. **10**, 1273 (1950); **13**, 379 (1952). — LEITER, J., J. L. HARTWELL, G. E. ULLYOT and J. J. SHEAR: J. Mat. Cancer Inst. **13**, 1201 (1953). — LETTRÉ, H.: Hoppe-Seylers Z. physiol. Chem. **271**, 192 (1941); — Angew. Chemie **62**, 174 (1950); — Strahlentherapie **83**, 1 (1950); — Ergebn. Physiol. **46**, 379 (1950); — Sonderdruck aus: Fortschr. Med. **23**, 301 (1951); — In PIRWITZ, J. (siehe a) S. 153 (1954); — Ann. N. Y. Acad. Sci. **58**, 1264 (1954); — In RAUEN: Biochem. Taschenbuch, S. 1074 (1956); — Antibiot. and Chemother. **8**, 166 (1960). — LETTRÉ, H., u. H. BERGDOLT: Z. Krebsforsch. **59**, 68 (1953). — LETTRÉ, H., u. W. KRAMER: Naturwissenschaften **39**, 117 (1952). — LETTRÉ, H., A. MAYER u. A. SCHLEICH: Z. Krebsforsch. **57**, 665 (1951). — LEUPOLD, E.: Hippokrates **1956**, 401. — Chirurg **1958**, 7. — LI, M. C., W. F. WHITMORE, R. COLBEY and H. GRABSTALD: J. Amer. med. Ass. **174**, 1291 (1960). — LIEBEGOTT, G.: Klin. Wschr. **27**, 109 (1949). — LINDNER, F.: Chirurg **19**, 500 (1948); — Ärztl. Wschr. **5**, 318 (1950). — LINKE, A., u. H. G. LASCH: Dtsch. med. Wschr. **78**, 911 (1953). — LITS, F. J., A. KIRSCHBAUM and L. C. STRONG: Proc. Soc. exp. Biol. (N. Y.) **38**, 555 (1938). — LITTLE, P. A., J. H. OLESON and Y. SUBBAROW: J. Lab. clin. Med. **33**, 1143 (1948). — LO, H. W.: Z. Krebsforsch. **61**, 621 (1957). — LOESER, A.: Acta Un. int. Cancr. **4**, 375 (1939). — LOUIS, J., H. N. SANFORD and L. R. LIMARZI: J. Amer. med. Ass. **167**, 1913 (1958). — LÜHRS, W.: Abh. Dtsch. Akad. Wissensch. Berlin, S. 214 (1957); — Arch. Geschwulstforsch. **12**, 226 (1958). — LÜHRS, W., u. H. WILLIG: Dtsch. Gesundh.-Wes. **7**, 1537 (1952). — LYNCH, J. P., P. F. WARE and E. A. GÄNSLER: Surgery **27**, 368 (1950).

MAGGI, R., u. a.: Rev. cubana Pediat. **31**, 391 (1959). — MAGILL, G. B., R. B. GOLBEY, D. A. KARNOFSKY, J. H. BURCHENAL, C. C. STOCK and C. P. RHOADS: Cancer Res. **16**, 960 (1956). — MARQUARDT, H.: In J. PIRWITZ (siehe a)) S. 117 (1954). — MARTIN, H.: Klin. Wschr. **31**, 263 (1953); **32**, 518 (1954). — MARTIN, H., u. A. KAUFMANN: Strahlentherapie **92**, 402 (1953). — MASCHIO, C.: Riv. Anat. pat. **8**, 675 (1954). — MAYER, A.: Zbl. Gynäk. **18**, 629 (1921). — McELROY, W. D.: Science **115**, 623 (1952). — McINNES, G. F.: Cancer (Philad.) **7**, 1029 (1954). — MEIER, I.: Med. Mschr. **8**, 397 (1954). — MERKEL, H.: Zbl. allg. Path. path. Anat. **1951**, 84. — MILLER, G. M., u. F. HINMAN: J. Urol. **72**, 485 (1954). — MILLER, N. F., G. THOMPSON and W. JOHNSON: Amer. J. Obstet. Gynec. **61**, 582 (1951). — MOESCHLIN, S., H. MEYER u. A. LICHTMAN: Schweiz. med. Wschr. **83**, 990 (1953). — MOORE, A. E.: Cancer (Philad.) **2**, 525 (1949). — MOROZOV, N., i M. CHUDJAKOV: Vrac. Gaz. **1929**, 2399. — MURPHY, W. T., and H. SCHWIPPERT: Radiology **56**, 376 (1951).

NATHANSON, I. T.: Cancer (Philad.) **5**, 754 (1952). — NESBIT, R. M., and W. C. BAUM: J. Amer. med. Ass. **143**, 1317 (1950). — NEUMANN, CH.: Klin. Wschr. **30**, 1105 (1952). — NIEBURGS, H. E.: Obstet. and Gynec. **2**, 213 (1953). — NÖDL, F.: Strahlentherapie **79**, 2 (1949).

OEHME, J.: Dtsch. med. Wschr. **79**, 923 (1954). — OSBORNE, D., J. W. JORDON, F. C. HOAK and F. J. PSCHIERER: J. Amer. med. Ass. **135**, 17 (1947). — OSTEN, W., u. W. ZADEMACK: Medizinische **1955**, 687. — OVERGAARD, K., u. H. OKKELS: Nord. Med. (1940).

PATERSON, E., and J. BOLAND: Brit. J. Cancer **5**, 28 (1951). — PECHERSTORFER, M., u. G. ULLRICH: Krebsarzt **12**, 8 (1957). — PERESE, D. M.: J. Amer. med. Ass. **175**, 75 (1961). — PHILIPS, F. S., ST. S. STERNBERG, D. A. CLARKE and G. H. HITCHINGS: Cancer Res. **1**, 42 (1953). — PICHA u. WEGHAUPT: Wien. med. Wschr. **1956**, 391. — PIETRO, S. DI:

Tumori **41**, 747 (1955). — Piguet, B.: Clin. Rhumatol. (Paris) **99**, 106 (1958); — Vie méd. **99**, 106 (1958). — Pillat, A.: Therap. Ber. **29**, 264 (1957). — Piller, S.: Fortschr. Röntgenstr. **88**, 76 (1958). — Poulsen, O.: Sdbd. Strahlentherapie **41**, 355 (1959). — Prediger, F.: Dtsch. med. Wschr. **76**, 1078 (1951). — Pribilla, W.: Dtsch. med. Wschr. **78**, 95 (1953); — Münch. med. Wschr. **96**, 999 (1954). — Pribilla, W., u. G. Stollberg: Münch. med. Wschr. **96**, 1189 (1954). — Pricolo, V.: Tumori **23**, 143 (1949).

Rall, J. E., W. N. Miller, C. G. Forster, W. Peacock and R. W. J. Rawson: J. clin. Endocr. **11**, 1273 (1951). — Ravina, A.: Presse méd. **62**, 743 (1954). — Ravina, A., et Ph. Eloy: Presse méd. **68**, 1624 (1960). — Reese, A. B., G. A. Hyman, G. R. Merriam jr., A. W. Forrest and M. M. Kligerman: Arch. Ophthal. (Chicago) **53**, 505 (1955). — Reimann-Hunziker, G.: Helv. chir. Acta **15**, 242 (1948). — Reynolds, L. R., T. L. Schulte and H. I. Hammer: Arch. Surg. (Chicago) **61**, 441 (1950). — Rhoads, C. P.: J. Amer. med. Ass. **131**, 656 (1946). — Rhoads, C. P., u. a.: Trans. Ass. Amer. Phycns **63**, 136 (1950). — Ritter, L.: Münch. med. Wschr. **96**, 1484 (1954). — Rob, W. A. T., and P. M. Roemele: Brit. J. Urol. **26**, 84 (1954). — Roberto, J. G.: Brit. med. J. **1946**, 4479. — Rockstroh, H., K. Hasselbacher u. F. Barth: Bruns' Beitr. klin. Chir. **199**, 355 (1959). — Ross, Ch. A., and J. A. Rodriguez: Cancer (Philad.) **13**, 118 (1960). — Roswit, B., and G. Kaplan: Radiology **57**, 384 (1951). — Runge, H.: Ärztl. Prax. **37**, 1231 (1959); — Ärztl. Forsch. **14**, 65 (1960). — Rupp, L., u. A. Siegert: Ther. d. Gegenw. **1952**, 251. — Ruppert, H.: Z. Urol. **46**, 444 (1953).

Saegesser, P. F., Ch. Hahn, J. Pettavel u. J. J. Livio: Schweiz. med. Wschr. **90**, 11 (1960). — Salaman, M. H., and F. J. C. Roe: Brit. J. Cancer **7**, 472 (1953). — Santy, P., et M. Dargent: Presse méd. 626 (1948). — Sawitzsky, A., N. D. Ritz, J. Jacobson, L. M. Meyer, St. O. Schwartz, M. Krim, G. Bock and C. Brahin: Cancer (Philad.) **5**, 344 (1952). — Schaefer, W.: Dtsch. med. Wschr. **79**, 221 (1954). — Schär, B., P. Loustalot u. F. Gross: Klin. Wschr. **32**, 4 (1954). — Scheiffarth, F., u. L. Zicha: Dtsch. med. Wschr. **84**, 1373 (1959). — Scherer, E., u. D. Ringleb: In H. Wilmanns (l. c.) S. 71 (1960). — Scheuba, G., u. P. Wurnig: Wien. klin. Wschr. **71**, 161 (1959). — Schlüren, E., u. F. Corcilius: Ärztl. Forsch. **14**, I/88 (1960). — Schmähl, D., u. Th. Rieseberg: Naturwissenschaften **43**, 475 (1956).— Schmaus, A. K.: Bruns' Beitr. klin. Chir. **181**, 611 (1951).— Schmidt, H.W.: Z. Krebsforsch. **56**, 143 u. 580 (1950). — Schmidt, H., H. Loosen u. W. Heinen: Dtsch. med. Wschr. **80**, 140 (1955). — Schmidt, H., u. H. Watrin: Med. Klin. **49**, 1369 (1954). — Schmidt, K. H.: Arzneimittel-Forsch. **4**, 146 (1954). — Schmidt-Ruppin, K. H.: Med. u. Chemie **6**, 478 (1958). — Strahlentherapie **41**, 395 (1959). — Schneider, E.: Arch. klin. Chir. **190**, 397 (1937); **192**, 462 (1938); — Dtsch. med. Wschr. **1954**, 584; — Med. Welt **1960**, 826. — Schneider, J.: Medizinische I **5**, 183 (1956). — Schoenbach, E. B., J. Colsky and E. M. Greenspan: Cancer (Philad.) **5**, 1201 (1952). — Scholtissek, Ch.: Krebsforsch. **62**, 109 (1957). — Schütz, W.: Langenbecks Arch. klin. Chir. **271**, 65 (1952); **273**, 596 (1952). — Schulte, G., u. H. Lings: Strahlentherapie **90**, 301 (1953). — Schulten, H., u. W. Pribilla: Med. Klin. **50**, 1631 (1955). — Seeger, D. R., I. M. Smith and M. E. Hultquist: J. Amer. chem. Soc. **69**, 2567 (1947). — Segaloff, A., D. Gordon, B. N. Horwitt, J. V. Schlosser and P. J. Murison: Cancer (Philad.) **5**, 271 (1952). — Seliger, H.: Krebsarzt **11**, 159 (1956). — Shay, H., and D. C. H. Sun: Cancer (Philad.) **8**, 498 (1955). — Shay, H., Ch. Zarafonetis, N. Smith, I. Woldem and D. C. H. Sun: Amer. med. Ass. Arch. int. Med. **92**, 628 (1954). — Shimkin, M. B., H. R. Bierman, K. H. Kelly, E. Lowenhaupt and A. Furst: Calif. Med. **75**, 26 (1951). — Shingleton, W. W., R. T. Parker and St. Mahaley: Ann. Surg. **152**, 583 (1960). — Simons, B., u. E. Randerath: Chirurg **21**, 129 (1950). — Skipper, H. E., J. B. Chapman and M. Bell: Cancer (Philad.) **3**, 871 (1950). — Skipper, H. E., P. C. Edwards, C. E. Bryan, J. B. Chapman, M. Bell and S. O. Hutchison: Cancer (Philad.) **3**, 348 (1950). — Skyes, M. P., D. A. Karnofsky, Fr. S. Philips and J. H. Burchenal: Cancer (Philad.) **6**, 142 (1953). — Sobels, F. H.: Naturwissenschaften **48**, 146 (1961). — Sorensen, B.: Ugeskr. Laeger (Kbh.) **121**, 1241 (1959). — Staehler, W.: Med. Klin. (1947) 628. — Staemmler, J.: Med. Klin. **23**, 1026 (1958). — Stahman and Bergmann: J. org. Chem. **11**, 568 (1946). — Stehlin, J. S. jr., R. L. Clark jr., J. L. Smith jr. and E. C. White: Cancer (Philad.) **13**, 55 (1960). — Stock, C. C., C. P. Reilly and S. M. Büchley: Nature (Lond.) **173**, 71 (1954). — Stoll, B. A.: Cancer (Philad.) **13**, 439 (1960). — Streicher, H. J.: Langenbecks Arch. klin. Chir. **266**, 55 (1950). — Sugiura, K.: Cancer Res. (Abstr.) **13**, 55 (1953). — Sugiura, K., and C. Ch. Stock: Cancer (Philad.) **5**, 382, 979 (1952). — Sullivan, R. D., R. Jones jr., T. G. Schnabel jr. and J. McC. Shorey: Cancer (Philad.) **6**, 121 (1953).— Sullivan, R. D., H. Mescon and R. Jones: Cancer (Philad.) **6**, 288 (1953). — Swyer, A. J., J. S. Berger, H. M. Gordon and D. Laszlo: Amer. J. Med. **8**, 724 (1950). — Sykes, M. P., R. W. Rundles, V. K. Pierce and D. A. Karnofsky: Surg. Gynec. Obstet. **101**, 133 (1955).

Taylor, S. G., G. M. Hass, J. L. Crumrine and D. P. Slaughter: Cancer (Philad.) **3**, 493 (1950). — Thiessen, P.: Medizinische **1953**, 1573. — Totter, J. R.: In Rhoads (l. c. siehe unter a) S. 153 (1955). — Truhaut, R., u. R. Saracino: Dtsch. med. Wschr. **78**, 1380 (1953).

ÜBELHÖR, R.: Krebsarzt **5**, 163 (1950). — ULRICH, P.: Acta Un. int. Cancr. (Philad.) **4** (1939). — ULTMANN, J. E., G. A. HYMAN, C. CRANDALL, H. NAUJOKS and A. GELLHORN: Cancer (Philad.) **10**, 902 (1957). — UPTON, A. C., and J. FURTH: Blood **9**, 686 (1954).
VASTERLING, H. W.: Z. Geburtsh. Gynäk. **136** (1952); — Dtsch. med. Wschr. **77**, 1222 (1952). — VOGT, M.: Experientia (Basel) **68** (1948); — Z. indukt. Abstamm.- u. Vererb.-Lehre **83**, 324 (1950); — Pubbl. Staz. Zool. Napoli **22** (1950); — Z. indukt. Abstamm.- u. Vererb.-Lehre **83**, 341 (1950).
WALTHER, H.: Dtsch. med. Wschr. **41**, 603 (1947). — WEBER, F. J.: Krebsarzt **7**, 110 (1952). — WEINTRAUB, S., I. ARONS, L. T. WRIGHT and Mitarb.: N. Y. St. J. Med. **51**, 2159 (1951). — WEISSBECKER, W.: Dtsch. med. Wschr. **79**, 990 (1954). — WEISBERGER, A. S., u. a.: J. Amer. med. Ass. **159**, 1704 (1955). — WEYGAND, F.: Österr. Chem.-Ztg. **54**, 5 (1953). — WILMANNS, H.: Medizinische **17** (1954). — WOLF, H. J., u. N. GERLICH: Dtsch. med. Wschr. **1956**, 806. — WOOLLEY, D. W.: Science **129**, 615 (1959). — WRBA, H.: Klin. Wschr. **38**, 770 (1960). — WRIGHT, J. C., V. B. DOLGOPOL, M. LOGAN, A. PRIGOP and L. T. WRIGHT: Arch. intern. Med. **96**, 61 (1955). — WRIGHT, L. T., J. C. WRIGHT, A. PRIGOT and S. WEINTRAUB: J. nat. med. Ass. (N. Y.) **42**, 343 (1950). — WURNIG, P.: Wien. klin. Wschr. **70**, 63 (1958); — Krebsarzt **14**, 178 (1959).

Sechzehntes Kapitel

Krebsheilung — Krebsprognostik

Krebs ist die einzige Krankheit, bei der es *keine natürliche Heilung* gibt. Immer wieder wird behauptet, es gäbe eine *Spontanheilung bei Krebs*. Sie ist aber — vollschlüssig! — nie bewiesen. Wo gäbe es schon noch einen einerseits eindeutig gesicherten Krebs, der andererseits trotz gesicherter Diagnose unbehandelt bliebe? Ist aber ein Krebs erst behandelt, so ist die „Spontanheilung", auch wenn die Behandlung vielleicht unvollkommen schiene, bereits problematisch. Und selbst — wäre sie einmal bewiesen — was bedeutete schon eine spontane Heilquote — sagen wir — von 1 : 1 000 000!

1. Spontanheilung maligner Tumoren?

Prüfen wir unvoreingenommen alles, was an Beobachtungen und Gründen dafür ins Feld geführt zu werden vermag, daß die *Natur* selbst einen bereits entstandenen oder gar schon metastasierenden *Krebs zu heilen* vermöchte.

Eine *Spontanheilung beim Krebs* ist immer wieder behauptet worden. Man muß dabei aber streng unterscheiden zwischen dem *Untergang metastatisch verschleppter Krebszellen* und der Selbstheilung eines Primärtumors. Die Pathologen — als erster M. B. SCHMIDT (1897, 1903) — haben tatsächlich gezeigt, daß der Organismus, wenn auch nur in sehr beschränktem Umfang, Krebszellen und kleine Krebszellverbände, vor allem bei der Metastasierung in die Lunge, aber auch ins Netz (KONJETZNY 1918) und in die Leber (SCHAIRER 1938) abzufangen vermag. Die *Frage* ist: werden bei der behaupteten Spontanheilung voll lebensfähige, verschleppte *Krebszellen* wirklich aktiv *vernichtet?* Oder aber können beim „Nichtangehen" von Metastasen verschleppte Krebszellen lediglich *nicht auskeimen*, um dann schließlich passiv abzusterben?

Es sollte zu denken geben, daß die Krebspathologie in dieser Frage immer schon das Gleichnis der „*Krebszellaussaat*" gebrauchte. In der Tat trifft diese Parabel den Nagel auf den Kopf, und sicherlich ist es nicht allzu profan, wenn wir in diesem Zusammenhang das biblische Gleichnis vom Sämann zitieren, von dem es heißt, daß er auszog, um zu säen. Seine Samenkörner fielen auf den Weg, unter die Dornen und auf felsige Erde. Was aber auf gutes Land fiel, brachte vielfältige Frucht, „als es aufging und wuchs, eines dreißigfältig, eines sechzigfältig, eines hundertfältig" (Markus 4, 3—8). In gleicher Weise kommt es auch bei der „Krebszellaussaat" entscheidend auf den „Saatgrund" an. Das beweisen jene Fälle von universeller Metastasierung nach Gefäßeinbruch, bei denen die Krebszellen eben nur in bestimmten Gewebssystemen, z. B. im Knochensystem, „angehen", in anderen Geweben jedoch nicht. Es wird doch niemand im Ernste behaupten wollen, bei einer hämatogenen Aussaat würden z. B. in der Muskulatur alle Krebszellen „vernichtet". Sie werden dort nicht „vernichtet", sondern sie keimen nicht aus.

Gerade bei der Metastasierung ist in der Tat ein Nichtangehen der Aussaat leicht verständlich, haben ja die verschleppten Zellen am neuen Ort zunächst kein Stroma und keine Gefäße. Oft werden abgesiedelte Krebszellen am neuen Ort gar nicht die Nähr- und Baustoffe, deren sie bedürfen, vorfinden. Daß es an Stellen stets fehlender Metastasen „antiblastische" Stoffe mit der Zielstrebigkeit, Krebszellen zu „vernichten", gäbe, ist nie bewiesen worden. Auch MEYTHALER und TRUCKENBRODT (1958) kommen in einer kritischen Auswertung aller Beobachtungen und Befunde schließlich zu dem Ergebnis, daß sie „bisher keinen exakten Nachweis für das Vorkommen einer körpereigenen Abwehr bei Krebs" führen. Es genügt ja völlig, wenn man annimmt, daß Krebszellen, z. B. in der Milz, einfach nicht die matrix antreffen, um Metastasen auskeimen zu lassen. Wir glauben also durchaus an den Untergang vieler Krebszellen, sofern sie erst von ihrem Muttergewebe abgewandert sind, nur nicht daran, daß sie am Zweitort aktiv „vernichtet" werden.

Das eigentliche Problem betrifft auch mehr die Frage einer *Selbstheilung* von Krebsgeschwülsten *am Ort der primären Entstehung*. Dafür, daß Krebse in ihren Anfangsstadien gelegentlich einmal heilen, werden diejenigen Fälle angeführt, bei denen der Pathologe bei der Obduktion wohl Metastasen, aber keinen Primärtumor findet. Die Frage ist nur, wie häufig ist dieses Ereignis? Und wie ist es zu erklären?

ROTHENBURG (1918) und FRAUCHIGER (1929) haben das *Weltschrifttum* über Fälle von angeblicher Selbstheilung eines Krebses zusammengestellt. ROTHENBURG sammelte 302 Fälle, jedoch war nur in $1/3$ der Fälle die Diagnose histologisch gesichert. Damit scheiden $2/3$ aus. Aber 100 sichere Fälle wären ja auch noch beachtlich. FRAUCHIGER stellte bis 1929 42 Fälle von „Spontanheilung" teils ohne Eingriff, teils nach palliativen oder unvollkommenen Eingriffen und 24 Fälle von Rückbildung primärer Carcinome oder von Metastasen zusammen. FRAUCHIGER fordert für die Anerkennung: Übereinstimmung des klinischen und histologischen Befundes, Sicherung des Fernresultates und zum Schluß Sektionsbefund. Bei Anlegung dieses Maßstabes fand sich *kein Fall*, bei dem ohne jeden Eingriff eine *Spontanheilung sichergestellt* war.

Vielfach wird eine *Regression* bei Fällen behauptet, bei denen eine hinzukommende, *schwerste Zweitkrankheit* (Pneumonie, Sepsis, Erysipel oder dgl.) die Krebszellen im Organismus schwer zu schädigen vermocht hätte. HUTH (Z. Krebsforschung 1953) stellt aus dem Schrifttum seit 1878 *67 Leukosen* zusammen, bei denen jeweils eine längere Remission vor allem durch Typhus, Sepsis, multiple Abscesse, Puerperalsepsis, Pneumonie usw. oder durch Bluttransfusion, Arsenmedikation, Humanserum oder dgl. ausgelöst wurde. Ferner hat HUTH von 1866 (!) an 26 Fälle von *Sarkom* und 30 Fälle von *Carcinom* zusammengestellt, bei denen nach einem *Erysipel* teilweise oder völlige Rückbildungen beobachtet wurden. Der letzte Fall stammt aus dem Jahr 1910 bzw. 1921! Man fragt sich: Warum keine solche Wunderheilungen zwischen 1921 und 1952? Oder verhüten gar die Antibiotica die Sarkomheilung durch „antagonistische" Streptokokken? Immerhin, HUTH zitiert 4 „Todesfälle nach absichtlich übertragenem Erysipel"!! Was ist das für eine „konservative Therapie", die selbst gefährlicher ist als das Leiden? Beachtenswert auch, daß der betr. Autor von keinem einzigen selbstbeobachteten Fall zu berichten vermag!

Neuerdings haben EVERSON und COLE in einem Guest Editorial des J. Amer. med. Ass. (1959) die Frage einer spontanen Rückbildung bösartiger Geschwülste neu überprüft. Sie gehen in der Hauptsache von den Fällen aus, bei denen die Operation oder Bestrahlung als nicht ausreichend für die Erklärung der späteren Heilung angesehen wurden. Ihre Erhebung erstreckte sich auf „Hunderte von Fällen" im Weltschrifttum seit 1900 und auf unveröffentlichte Berichte von Kollegen. Die Mehrzahl der Fälle sind zu „ärmlich dokumentiert", um als beweisend angesehen zu werden. Meist fehlt die mikroskopische Bestätigung der Malignität. Schließlich bleiben 112 prüfenswerte, aber nur 67 histologisch gesicherte Fälle. Die hauptsächlich behaupteten Fälle von „Spontanregression" betrafen Neuroblastome (25 Fälle), Choriocarcinome (14 Fälle), „Nierencarcinom" (11 Fälle), maligne Melanome (10 Fälle), Weichteilsarkome (9), Blasencarcinome (7 Fälle). Demgegenüber traten Krebse, die das Gros der Carcinome beim Menschen ausmachen (Mamma-, Magen-, Colon-, Rectum- und Uteruscarcinome) ganz zurück. Bei den Metastasenfällen waren die Metastasen nicht histologisch gesichert.

Nun ist die „Spontanheilung maligner Tumoren" eines jener Probleme, bei dem große Übersichten über Fälle aus dritter Hand, vor allem über „anbehandelte" Fälle, nicht viel nutzen. Wenn irgendwo, gilt hier der Satz: *ein Fall zählt nur für hundert, wenn er wirklich zwingend bewiesen ist.* Kurzum, hier wäre eine *Kasuistik* gerechtfertigt. Einige Beispiele:

Fall 1 (SIRTORI u. Mitarb. 1954). 2j. Mädchen. Laterocervicale Lymphdrüsenvergrößerung re., mediastinale Verbreiterung der gleichen Seite. Histologisch: Lymphdrüsenmetastase eines *Neuroblastoms*. Spontanheilung. Nach 6 Jahren seitlich am Hals nichts mehr palpabel.

Fall 2 (SIRTORI und PIZETTI 1956). Mehrere Monate alter Junge (Arztkind!), gleichfalls mit Lymphdrüsenvergrößerung laterocervical. Erste histologische Diagnose: Lymphosarkom. Später: *Neuroblastom*. Keine Therapie. Rückbildung. Nach 2 Jahren erneute Biopsie: „Alterazione regressive, picnosi e citolisi degli elementi tumorali". Völlige Regression der „Tumormasse" am Hals 4 Jahre nach Beginn der Krankheit.

Fall 3 (SUMMER und FORAKER 1960). 30j. Mann 1949 (!). Disseminiertes *malignes Melanom* (Brust, Bauchdecken, Rücken, Primärtumor nicht eindeutig feststellbar. Diagnose "confirmed by numerous pathologists" (Namen nicht angegeben. Bilder fehlen). Einige Herde excidiert, die anderen verschwanden spontan, depigmentierte Zonen hinterlassend. Später excidierte Knoten zeigten "degeneration of tumor and fibrosis". Kein Tumor mehr seit 1950. Letzte Mitteilung 1960.

Fall 4 (SUMMER und FORAKER 1960). 26j. Patient, seit 1952 in Beobachtung „Disseminiertes Melanom" "pigmented lesion" über der re. Scapularegion, vom Hausarzt entfernt. 1 Jahr später multiple Metastasen im Rücken, Nackenregion, Axilla, Brust- und Bauchwand. Biopsie von den gleichen Pathologen, wie Fall 1 untersucht: *"metastatic melanoma"*. Später multiple weitere Herde. Der Kranke erhielt 250 cm³ Blut von Fall 1 transfundiert. 6 Wochen später Beginn der Rückbildung der Metastasen, weitere 3 Monate später waren alle Herde verschwunden, bis im Nov. 1955 eine kleine Metastase in der Phalanx des re. Ringfingers auftrat. Fingeramputation. Histol.: metast. Melanom mit zentraler Nekrose und Fibrom. Seitdem frei von Krankheitserscheinungen. Im National Cancer Institute: "no virus activitiy was found". Kein Hemmeffekt des Serums auf Melanom-Zellkulturen.

Welches sind denn die hauptsächlichen *Quellen des Irrtums* bei der Fehldeutung einer *Spontan*heilung des Krebses? Wir zählen — ohne Anspruch auf Vollständigkeit — einige *Fehlerquellen* auf:

1. *Präparateverwechslung* in der Klinik oder beim Pathologen,
2. *Fehldeutung bei Operationen*.

Am wenigsten glaubwürdig sind die Mitteilungen von „Spontanheilung" intraabdomineller Krebse nach bloßer Probelaparotomie.

Der Verfasser operierte ein „weit fortgeschrittenes, breit auf das kleine Netz übergreifendes Magencarcinom mit Ascites". Die Bauchhöhle wurde sofort wieder geschlossen. Der Kranke hatte nach der Operation noch mehrfaches Blutbrechen und wurde „in aussichtslosem Zustande" nach Hause abtransportiert. Einige Monate nachher kam ein Dankesbrief für die „ausgezeichnete Hilfe". Die neue Röntgenkontrolle ergab eine — Ulcusnische. Wegen neuer Blutung Magenresektion, histologisch: chronisches Ulcus, kein Carcinom.

Oft genug wird es auch anderswo ähnlich sein: einer der Hauptgründe für die Annahme einer „Selbstheilung" bei einem Krebskranken ist die *Fehldiagnose* bei seinem Arzt.

3. *Annahme einer Selbstheilung bei sehr langsamem Verlauf*. Oft wird bei nachgewiesenem Krebs, besonders in der Tiefe, Selbstheilung angenommen, auch wenn sie nicht besteht. Man vergesse nicht, daß *Spätrezidive* und Spätmetastasen auch nach 20—40 Jahren noch einwandfrei beobachtet worden sind.

4. *Fehldeutung eines besonders schwierigen histologischen Befundes. Fall* LEVIN (1960). 29j. Frau. Seit Juni 1952 Beschwerden in der li. Schulter. Kein Trauma. 12. 8. 1952 Spontanfraktur li. Humerus. 1. Röntgenbild 22. 8. 1952 Spontanfraktur infolge ausgedehnter Knochendestruktion vom collum chirurgicum bis li. Schaftmitte. Histol.: „oesteogenes Sarkom" (maligner Riesenzelltumor nicht auszuschließen). Jede Form einer "definitive therapy" verweigert. 2. Röntgenbild 29. 9. 1952 zeigt Zunahme der Destruktion. Keine periostale Reaktion! Vom 15. 10. 1952—25. 1. 1955 war Patientin außer Behandlung und außer Kontrolle! Bestes Befinden. Keine Beschwerden! 3. Röntgenbild 25. 1. 1955 „komplette Heilung des humerus, außer einer leichten Restdeformität und Sklerosierung". 24. 1. 1957: erscheint endgültig spontan geheilt.

Eigene Epikrise. Wir halten den Fall nicht für beweisend für eine Spontanheilung eines osteogenen Sarkoms. Dagegen spricht das Fehlen von Metastasen, wie sie bei osteolytischen Metastasen bei 5 jährigem Verlauf die Regel sind. Dagegen spricht das Fehlen jeglicher periostalen Reaktion, ferner die Frakturkonsolidation durch ausschließlich innere Reossifikation, der hohe Gehalt an Riesenzellen bei sonst völlig regulären Zellzügen. Unseres Erachtens gehört der Fall in die Reihe der früher oft amputierten und dann „geheilten Knochensarkome", die in Wirklichkeit „braune Tumoren", also *Osteoklastome* darstellen, bei denen gerade die Fraktur keine Verschlechterung, sondern eine Besserung einleitet, da unter dem Reiz der Fraktur als Änderung des inneren Milieus die Osteoblasten das Übergewicht bekommen und die endostale Konsolidation (ohne jeden periostalen Callus) bewerkstelligen. Es handelt sich u. E. nicht um eine Spontanheilung eines osteolytischen Sarkoms, sondern um eine Fehldeutung des histologischen Bildes und des klinischen Verlaufs.

5. *Irrige Annahme einer Malignität wegen destruktiven Wachstums.* So beweisen Wirbelusuren z. B. bei *Sympathicoblastom* des hinteren Mediastinums ebensowenig Malignität, wie z. B. Bronchialwanddurchwachsung und -zerstörung durch ein *Bronchuscarcinoid*.

6. Fehldeutung einer *Malignität wegen Metastasierung.* So kann gelegentlich eine auch histologisch unverdächtige *Struma nodosa colloides* metastasieren, ohne daß Malignität angenommen zu werden braucht (gute Prognose bei radikaler Entfernung einer Solitärmetastase!). Hierher gehören auch Fälle von *Metastasen nach Chorionepitheliom.* So kann z. B. ein Fall von SIRTORI und PIZZETTI (1956) u. E. nicht als Spontanheilung gebucht werden, da bei einem *Chorionepitheliom* des Uterus nach einem Abort im 5. Monat die subcutanen, submukösen (Vagina) und die pulmonalen *Metastasen* sich nicht spontan, sondern im Anschluß an eine Kur mit 200 mg *Testoviron* zurückgebildet hatten. Solche Chorionepitheliome bilden sich ja auch spontan zurück (s. später).

7. Schließlich sind — selten genug! — einmal extreme *Ausnahmefälle* mit *spontaner Rückbildung aus natürlicher Ursache* denkbar.

Hierher gehören u. E. die mehrfach mitgeteilten Fälle von *Blasenpapillomen* (und Blasen-Ca's?), die nach Ableitung des (carcinogene Endprodukte enthaltenden) Urins sich spontan zurückbildeten. Wird eine *Ostitis fibrosa,* oder ein *Osteoblastom* (s.o. Fall LEVIN) von einer Spontanfraktur getroffen, so kann leicht eine Spontanheilung eines malignen Tumors vorgetäuscht werden. Die wichtigsten Beispiele sind *Fälle von metastasierender Blasenmole* bzw. *Chorionepitheliom* (vgl. auch SPIELMAN 1958). Es handelt sich bei ihnen nicht um körpereigene Tumorzellen des Geschwulstträgers, sondern um eine Art von Transplantationstumoren von Feten auf die Mutter. Sie sind als „körperfremde" Tumorzellen der spontanen oder der Rückbildung nach Änderung des hormonellen Milieus (Testoviron!) zugänglich, auch in den Fällen von „extrauteriner" Entwicklung z. B. in einem Teratom des Hodens (vgl. Fall ROTH 1950) oder Eierstocks. Mit „*Spontanheilung bei Krebs*" hat *das nichts zu tun!*

Wer von Spontanheilung bei Krebs spricht, sollte logischerweise auch plausibel machen, *wie* Krebs heilt. Es werden ja doch jahraus, jahrein Hunderttausende von malignen Tumoren histologisch untersucht. *Wo aber sind Beweise für "Heilungsvorgänge"?* Überall, wo es wirkliche Heilung gibt, kennen wir auch die entsprechenden Heilungsvorgänge, gleichviel, ob es sich um die primäre oder sekundäre Wundheilung, um Regeneration, Transplantation, Abkapselung von Fremdkörpern, Frakturkonsolidation oder dgl. handelt. Beim Krebs gibt es keine "Heilvorgänge". Es gibt auch keine "spontane" Heilung.

Immer wieder wird weiterhin von "Abwehrvorgängen" gesprochen, aber wo sind denn je Vorgänge zum Zweck der *Krebsabwehr* schlüssig nachgewiesen worden? Selbstverständlich gibt es in der Umgebung vieler Tumoren (vgl. darüber W. FISCHER 1954) allerhand *Gewebsreaktionen* (Exsudation, Zellinfiltrate, Gewebseosinophilie, in Knochennähe periostitische Veränderungen usw.), aber das sind doch keine Abwehrreaktionen gegen den Krebs, sondern nur Reaktionen auf Tumorzerfall, Gewebsnekrosen, Begleitentzündung sekundär ulcerierter und infizierter Carcinome usw. Jedenfalls sind es *keine spezifisch "gegen" den Krebs gerichteten Vorgänge!* Und bei wie vielen völlig "aseptischen" Tumoren fehlt jegliche Reaktion der Umgebung im Sinne einer "Abwehrreaktion"! "Krebs-Abwehr" ist kein naturwissenschaftlich erwiesener Naturvorgang, sondern ein aus teleologischem Mysticismus abgeleitetes *Wunschtraumpostulat*.

Aber was sind schließlich in 60 Jahren ein paar Dutzend umstrittener Fälle von Spontanheilung gegenüber den vielen Millionen Krebskranker der gleichen Zeit! Gibt es also praktisch *keine sanatio naturalis*, so ist jeder Fall, der geheilt wird, zugleich Beweis für die *sanatio curativa medici*.

2. Therapeutische Krebsheilung

Wenn man von therapeutischer Krebsheilung spricht, so muß man sich klar darüber sein, daß das meist nur relativ gemeint sein kann. Spätrezidive und Spätmetastasen kommen ja (s. 1. Kap., S. 19 und 20) noch nach 10 und mehr Jahren vor. Wenn wir also von Krebsheilung sprechen, so geschieht dies immer nur mit einer an Sicherheit grenzenden Wahrscheinlichkeit, nie mit voller Sicherheit. Andererseits kann man nicht jedesmal, wenn man von Heilung spricht, diese Einschränkung erneut wiederholen. Man hat daher mit der Methode des consensus omnium willkürlich zwar, aber praktisch gut brauchbar die *Fünfjahresgrenze* festgesetzt, d. h. man darf, ohne wissenschaftlich auf Kritik zu stoßen, von klinischer Heilung sprechen, wenn ein Krebskranker 5 Jahre nach Abschluß der Heilbehandlung ohne nachweisbares Rezidiv und ohne Metastasen geblieben ist. Es gehört nicht viel Klugheit dazu, Kritik an dieser ja künstlich aufgestellten Grenze zu üben. Das allgemein praktische Bedürfnis fordert aber eine Grenzziehung. Will man streng formulieren, so ist es richtiger, von *5jähriger krebsfreier Überlebenszeit* zu sprechen.

Es ist klar, der Weg zu einem zuverlässigen Urteil kann nur über die *Statistik* gehen. Einer exakten Analyse stehen aber große Hindernisse im Wege: das Quellen-Material ist uneinheitlich zusammengesetzt und wird auch noch uneinheitlich bearbeitet. Sehr oft werden die erstmals von WINTER erhobenen Grundforderungen für eine Carcinomstatistik ungenügend berücksichtigt. Mit Recht gab WINTER die Vorschrift, daß der Heilzifferberechnung das ganze Krebskrankengut, gleichviel, ob es sich um operable oder inoperable Fälle handelt, zugrunde gelegt wird. Besonders irreführend sind die Heilziffern ausschließlich der Behandelten. Wenn einer z. B. beim Mastdarmkrebs nur die günstigsten Fälle operiert und nur für die operierten die Heilziffer berechnet, so kann er eine glänzende Ziffer aufweisen.

Als Maßstab der Leistung kommt es aber immer auch darauf an, wieviel Fälle nicht operiert worden sind. Ein wirklicher *Heilfortschritt* ist dann gegeben, *wenn zugleich der Prozentsatz der Behandelten* und *zugleich der Prozentsatz der Geheilten steigt.*

Leider sind alle Aussagen über Krebsheilung, 5-Jahresüberlebensziffern, Absterbekurven usw. nur relativ gültig, da sie durch eine erhebliche *Fehlerbreite* beeinträchtigt werden. Der Mitarbeiter des Verfassers OTT hat dies beispielhaft auch für andere Tumorformen an 780 Sarkompatienten der Heidelberger Chirurgischen Klinik dargetan (OTT und FREY 1960). Nimmt man (vgl. Abb. 206), die beiden großen Alternativgruppen „sicher an Sarkom verstorben" und „sicher noch lebend" als Grundlage der Ermittlung, so bleibt eine Zwischenzone von Fällen, die weder der einen, noch der anderen Alternativgruppe zugehören, aber doch zu berücksichtigen sind: die Verschollenen, die postoperativ, aber aus nicht sarkombedingter Ursache oder später anderweitig, aber aus unbekannter Ursache Verstorbenen usw.

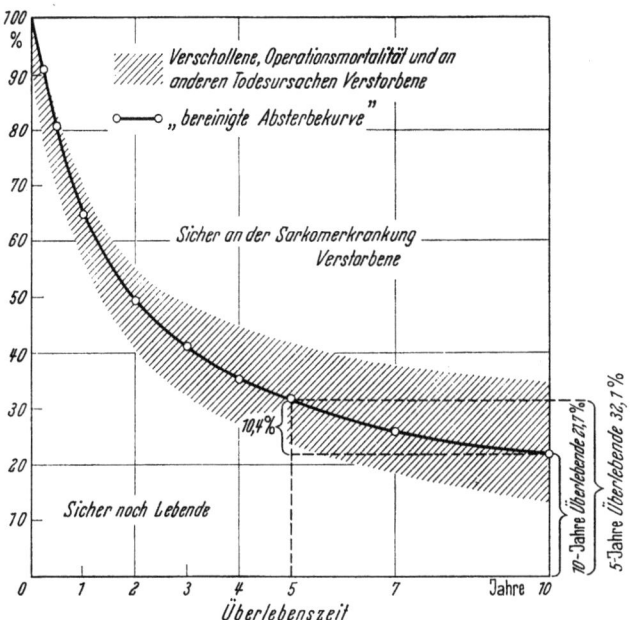

Abb. 206. Fehlerbreite bei der Gegenüberstellung der Verstorbenen (oben) und noch Lebenden (unten) bei 780 Sarkompatienten der Chirurgischen Klinik Heidelberg. Die stark ausgezogene Linie kennzeichnet die „bereinigte Absterbekurve" (OTT und FREY 1961)

Wie die Abb. 206 erkennen läßt, nimmt — verständlicherweise! — die in der Abb. schräg schraffierte Zone der ungewissen Fälle mit der Zahl der Jahre zu und erreicht bei der 5-Jahresheilziffer den sehr beachtlichen Hundertsatz von etwa 20% Differenz. Man kann jedoch, um der Wirklichkeit möglichst nahe zu kommen, eine „*bereinigte Absterbekurve*" (stark ausgezogene Linie der Abb. 206) festlegen, die oben der oberen und unten der unteren Grenzlinie angenähert, Vergleichsberechnungen ermöglicht. Man beachte, daß bei den Sarkomen — zum Unterschied zu den Carcinomen — einer 5-Jahresziffer von 32,1%, immerhin noch eine 10-Jahresquote von 21,7% gegenübersteht.

Die Erfolge und Mißerfolge der Krebsbekämpfung spiegeln sich in den jeweiligen Krebsheilziffern wider. Der Laie macht sich hier leicht ein unzutreffendes Bild. Er erfährt aus seiner Umgebung jeden Krebstodesfall, er erfährt aber nur selten, wenn ein Krebs geheilt wird, da ja der Kranke die Krebsnatur seines Leidens nicht zu erfahren pflegt. So weiß der Laie meist nicht, daß *von den der jeweils besten Behandlung noch zugänglichen und geheilt entlassenen Fällen* über 5 Jahre und damit meist endgültig *geheilt* werden:

beim Magenkrebs	25% i. D.
beim Mastdarmkrebs	60% i. D.
beim Gebärmutterkrebs	60% i. D.
beim Brustkrebs	65% i. D.
beim Brustkrebs im (gesichert) 1. Stadium	98% i. D.
beim Hautkrebs	98% i. D.

Diese Zahlen sind aber nur relativ, da ja ein bei verschiedenen Krebsen wechselnder Prozentsatz der jeweils besten Behandlungsmethode nicht mehr zugänglich ist. Um die tatsächliche Krebsheilung zu ermitteln, muß *die absolute Zahl* aller in Behandlung gekommener Krebsfälle als Ausgangspunkt genommen werden. Aber auch diese Zahl bleibt hinter der Wirklichkeit zurück, bleiben ja manche Kranke, die unbehandelten oder die ausschließlich vom praktischen Arzt behandelten Fälle, was die Heilstatistik anlangt, jenseits der statistischen Erfaßbarkeit. Mit der Einbeziehung aller inoperablen und inkurablen Fälle werden die Heilziffern sehr viel ungünstiger. Es kommen eben viele Kranke erst im fortgeschrittenen Stadium, außerdem erliegen viele solche Kranke den dann am geschwächten und alten Organismus besonders großen Eingriffen oder irgendwelchen aus dem Grundleiden oder der Kachexie sich ergebenden Komplikationen. Es ist darnach klar: den besten Maßstab liefert die *absolute Heilziffer*, d. h. der Prozentsatz aller über 5 Jahre hinaus krebsfrei ermittelten Fälle, bezogen auf die Gesamtzahl aller beobachteten Fälle.

Wenn die Erfassung der Krebsfälle in ihrem therapeutischen Endergebnis in den meisten Ländern noch so unbefriedigend ist, so liegt dies entscheidend daran, daß die meisten Länder noch keine *gesetzliche Meldepflicht für Krebskranke* und damit *keinerlei Morbiditätsstatistik* haben. Dort, wo eine solche besteht, und wo auch die zahlenmäßige *Aufarbeitung in krebsstatistischen Zentren* nach Lokalisation, Stadium, histologischem Befund, Art der Therapie usw. gewährleistet ist, können die *Endergebnisse der Krebsbehandlung* natürlich nicht nur en bloc ermittelt werden, sondern es können auch Angaben darüber gemacht werden, an welchen Behandlungszentren die besten und wo umgekehrt die schlechtesten Heilergebnisse erzielt werden. Überall dort, wo — wie z. B. in der Bundesrepublik — diese Voraussetzungen nicht erfüllt sind, können sich die Aussagen praktisch nur auf die Repräsentativstatistiken großer Kliniken und gut ausgestatteter Bestrahlungsabteilungen stützen.

Die Krebsheilziffern zeigen besonders sinnfällig die *Bedeutung des Stadiums*. Beim *Lippenkrebs* z. B. ist bei der operativen Behandlung die allgemeine Heilziffer 71%. Unterteilt man je nach der Ausdehnung in Stadien, so ergaben sich im Breslauer Krankengut des Verfassers folgende Heilziffern:

    im 1. Stadium (d. h. bis $1/_3$ der Lippe betroffen) 95%
    im 2. Stadium (mehr als $1/_3$ befallen) 71%
    im 3. Stadium (Wange und Kiefer mitbetroffen) . . . . 9,9%.

Beim *Brustkrebs der Frau* waren die Heilziffern des Verfassers in seinem *Breslauer Krankengut*:

    im 1. Stadium (nur Mamma betroffen) 98%
    im 2. Stadium (Mamma und Achseldrüsen betroffen) . 49,1%
    im 3. Stadium (inoperabel) . . . . 4,5%.

Bei gleicher Indikationsstellung, gleicher Stadieneinteilung und gleicher Operationstechnik betrugen die Heilziffern des Verfassers im *Heidelberger Krankengut* (1943—1955 bei 471 nachuntersuchten Fällen):

Stadium	%-Satz aller Fälle	5-Jahresheilziffer
I	30,8%	86,8%
II	58,6%	37,1%
III	10,6%	2,0%
operiert insges.:	100 %	47,4%

Auffällig ist vor allem der *Unterschied* beim 1. Stadium *(Breslau 98%, Heidelberg 86,8%)*. Der *Grund* für diese Differenz liegt nicht etwa in der Verschiedenheit des Krankengutes — in Breslau i. D. fortgeschrittenere Fälle! —, sondern in der Hauptsache darin, daß in Breslau in der Klinik selbst am Operationspräparat alle auffindbaren Drüsen der Axilla ausnahmslos histologisch untersucht wurden, z.T. in Stufenschnitten, während in Heidelberg die axillaren Drüsen nur wahlweise untersucht werden. Auf diese Weise war der Anteil der Fälle mit „Steinthal I" sehr viel geringer, da eben mit jedem kleinsten Krebszellennachweis in den Lymphknoten die Fälle automatisch in die Gruppe II hinüberwechselten. Die Zahl der Stadium-I-Fälle wurde klein, die Heilziffer der Stadium-I-gesicherten Fälle stieg dafür praktisch auf 98%.

Es leuchtet ohne weiteres ein, daß mit zunehmender lokaler und regionaler Ausbreitung und mit dem Übergreifen auf weitere Organe die Heilchance sinkt. Weitere Beispiele werden die überragende Bedeutung der Krankheitsstadien für die Heilziffer noch eingehender dartun. Natürlich muß man sich klar bleiben, daß außer dem Stadium der Krebskrankheit *viele Einflüsse* hereinspielen, nicht nur das *Alter*, die *Lokalisation* (z. B. schlechtere Prognose der tiefen, bessere der 7 cm und höhergelegenen Rectumcarcinome!), nicht nur der *histologische Befund* hinsichtlich Tumorform, Reifegrad, Mitosenreichtum usw., sondern vor allem auch die *Art der Therapie*. Selbstverständlich werden Bestrahlungsinstitute „schlechtere" Heilziffern haben, weil ihnen ja i. D. fortgeschrittene Leiden, ungünstige Lokalisationen, „anoperierte" und besonders ausgedehnte Fälle bevorzugt zugewiesen werden. Von einer Einheitlichkeit in der Erfassung des Krankengutes sind wir eben für die Mehrzahl der Geschwulstformen noch weit entfernt. Damit fehlt natürlich auch eine wichtige Voraussetzung für die Beurteilung verschiedener Operationsverfahren, des Nutzens zusätzlicher Behandlungen, wie Strahlen- oder Chemotherapie. Ein Wandel ist hier erst zu erwarten, wenn eine *Meldepflicht der Krebskranken* die Voraussetzungen für eine vernünftige Aufschlüsselung und statistische Aufarbeitung schafft.

3. Heilziffern bei den häufigsten Organkrebsen

Für die Gesamtleistung der Krebsbekämpfung sind die *Organkrebse*, die das Gros der Krebskrankheiten ausmachen, ausschlaggebend. Es ist auf den ersten Blick ganz erstaunlich, wie weit die *5-Jahresheilziffern* bei den häufigsten Organkrebsen auseinandergehen. Die Gründe dafür werden am Schluß dieses Abschnittes zu würdigen sein. Behandeln wir die Organkrebse nach ihrem Häufigkeitsanteil am gesamten Krebsanfall.

a) Heilziffern beim Magenkrebs

Gehen wir, um die Hauptmasse der Krebse zu erfassen und um zu allgemeinen Schlußfolgerungen zu gelangen, von den Krebsen (vgl. 2. Kap., S. 51) ihrer Häufigkeit nach (Magen-, Bronchial-, Brust-, Gebärmutter- und Mastdarmkrebs) aus und stellen ihnen den therapeutisch günstigsten, den Hautkrebs, gegenüber.

Nehmen wir als erstes Beispiel den *Magenkrebs*. Er ist mit rund 25% aller Krebstodesfälle der häufigste, zugleich praktisch nur operativ heilbar und prognostisch ein besonders ungünstiger Krebs. Er steht somit unter den häufigen Krebsformen mit allem Negativen an der Spitze. Dies ist um so auffälliger, als die Diagnose Magenkrebs mit sehr hoher Sicherheit gestellt wird. Im Breslauer Krankengut des Verfassers (s. STANJEK 1936) war bei 1328 Magenkrebsdiagnosen (in $14^{3}/_{4}$ Jahren) die Erkrankung nur 47mal, das sind in weniger als 4% fälschlich als Magenkrebs gedeutet worden. Der Magenkrebs wird aber nicht nur *in über 96% richtig*, sondern auch, sobald der Kranke klinisch untersucht wird, auch *meist alsbald diagnostiziert*. Die Schwierigkeit liegt darin, daß der Arzt, da die anfänglichen Erscheinungen oft sehr geringfügig sind, meist erst spät aufgesucht und daß auch beim Arzt oft noch wertvolle Zeit versäumt wird. In unserem

Breslauer Material war die mittlere *praeoperative Krankheitsdauer* aller 1281 Fälle von Magenkrebs *13,2 Monate*. Der Hebelarm zur Besserung hat also seinen Angriffspunkt außerhalb der Klinik. Not tut, 1. daß folgender, den Argwohn weckender Grundsatz ins Bewußtsein aller Praktiker, Internisten und Chirurgen eingeht: ein bis dahin magengesunder Kranker, besonders jenseits des 40. Lebensjahres, geht, sobald er über unklare Magenbeschwerden klagt, so lange unter der Diagnose Magencarcinom, bis sie objektiv widerlegt ist. Not tut 2. Aufklärung in der Öffentlichkeit (davon s. S. 961).

Wie sieht es nun mit der *Heilbarkeit* des Magenkrebses aus? Es liegen darüber sehr viele Berichte vor. Aus früherer Zeit stammen die wichtigsten von ANSCHÜTZ (1936), FINSTERER (1931), GATEWOOD (1932), STANJEK (1936), KONJETZNY (1938), WEESE (1940), WALTERS u. Mitarb. (1942), aus neuerer Zeit u. a. von PENITSCHKA (1950), THOMAS u. Mitarb. (1951), FINSTERER (1952), DENK und HELMER (1958), TRAPEZNIKOV (1959). Es besteht unter den Chirurgen Einmütigkeit darüber, daß der Magenkrebs ausschließlich strahlentherapeutisch überhaupt nicht, also nur operativ heilbar ist.

Nach feststehender Diagnose hängt die Heilziffer (ausführliche Tabellen s. bei KONJETZNY 1938) primär ab von der *Operabilität* des Magenkrebses. Wenn auch seine Diagnose heute mit über 96% Sicherheit gestellt werden kann, so ist aber doch der Zeitpunkt der Diagnose oft schon gleichbedeutend mit dem Zeitpunkt der Inoperabilität. In unserem Breslauer Material wurden insgesamt von 1281 Magenkrebsen 11,9% wegen primärer Aussichtslosigkeit (carcinomatöser Ascites u. dgl.) überhaupt nicht operiert. Nur *34,1%* waren *radikal operabel*. Im Wiener Material der Klinik v. EISELSBERG-RANZI war die Resektionsquote 36,7% (v. OPPOLZER 1938). Das Wort inoperabel bedeutet beim Magenkrebs für fast $^2/_3$ der Fälle zugleich von vornherein unheilbar. Dabei ist diese Breslauer Zahl trotz der Schwere des schlesischen Materials noch relativ günstig. In dem großen Material der Mayo-Klinik war der Prozentsatz der resezierten Fälle zwischen 1907 und 1938 nur 25% (WALTERS u. Mitarb. 1942).

Fragt man nach den Ursachen für diese erschreckende Quote primär unheilbarer Fälle, so ergibt sich zunächst überraschenderweise, daß die *praeoperative Krankheitsdauer* keinen Maßstab für die Operabilität angibt.

Tabelle 111.
Durchschnittliche praeoperative Krankheitsdauer bei radikal operablen Magenkrebsfällen

SCHÖNHOLZER	6 Monate
DANEEL	6,5 Monate
FINSTERER	7,7 Monate
GATEWOOD	8,3 Monate
Eigenes Material	17,5 Monate

Die Tabelle zeigt, daß auch bei langer Vorgeschichte Krebse des Magens noch resezierbar sein können. Es erscheint dies auf den ersten Blick paradox, ist es aber beim näheren Zusehen nicht. Tatsächlich sind eben die Magenkrebse mit längerer Vorgeschichte zugleich die von vornherein relativ gutartig verlaufenden. Die 34,1% radikal operabler Fälle stellen also eine Auslese der relativ günstig verlaufenden Fälle dar. Auch bei kurzer praeoperativer Krankheitsdauer (1—3 Monate) ist — auch nach den Erfahrungen von OPPOLZER (859 Fälle) — die Resektionsquote nicht wesentlich höher.

Auch die *Größe des Krebses* ist für die Frage, ob operabel oder nichtoperabel, nicht entscheidend. Viele Ärzte neigen dazu, bei einem großen Magentumor Inoperabilität anzunehmen. In Wirklichkeit ist es meist umgekehrt: die großen Krebse, die man gut tasten kann, sind gewöhnlich die günstigeren; die Magenkrebse, bei denen nichts oder wenig zu palpieren ist, haben eine schlechtere Aussicht. Bei näherem Zusehen ist der Grund ein einleuchtender: Krebse, die expansiv wachsen und große Geschwülste bilden, sind prognostisch günstiger als die Krebse, die von vornherein nur infiltrativ wachsen und auf diese Weise schnell die Grenzen der Operabilität überschreiten, andererseits aber nicht tastbar zu sein pflegen.

Die Gründe für den überall durchschnittlich ähnlich hohen Prozentsatz inoperabler Magenkrebse liegen in der *Symptomarmut des Krankheitsbeginns*, in dem vielfach frühzeitigen Übergreifen auf andere Organe und in der häufigen Härte der Kranken gegen sich selbst. Geringe Beschwerden werden im Alter oft mißdeutet. Sie werden eher auf irgendwelche nicht verträgliche Speisen, als auf ein ernstes Leiden bezogen. Fortbildung der Ärzte und Laienaufklärung haben hier kaum etwas gegenüber der Zeit vor 25 Jahren geändert.

Die endgültige Heilziffer wird ferner ungünstig beeinflußt durch die beim Magenkrebs früher unverhältnismäßig hohe *Operationssterblichkeit*. Sie betrug nach

WALTERS u. Mitarb. (1942)	16%
GATEWOOD, SIMON, SCHÖNBAUER	18%
SEIFERT	23%
BIRGFELD und KASPAR	25%
STANJEK (Krankengut der Breslauer Klinik)	26,8%
GULEKE	33%

Die Höhe der Mortalität hängt nicht ab von der Technik der Operation, denn die gleichen Operateure haben in der gleichen Zeit bei der gleichen Operation an Magengeschwürskranken nur eine Mortalität von noch nicht 3% (gegenüber 26,8% bei Krebs), sondern wesentlich vom Alter, Anämie, Hypoproteinämie, mangelnder Säurebildung im Carcinommagen und von der Indikation. Wer nur 20—25% der Fälle, also nur die günstigsten operiert, hat natürlich eine geringere Mortalität als derjenige, der auch bei der sonstigen Aussichtslosigkeit des Leidens komplizierte Fälle mit einbezieht.

Was beim Magenkrebs — unter dem Schutz der großen Fortschritte der Allgemeinchirurgie — seit 1945 neu hinzugekommen ist, das ist die erhebliche *Erweiterung der Magenresektionen*. Sie äußert sich gegenüber früher vor allem in dem sehr viel höheren Prozentsatz von *Kardiaresektionen*, subtotalen und totalen *Magenexstirpationen*. In unserem Heidelberger Krankengut (1943—1959) (s. HOLDER und GRIMSEHL 1960) machen die *Magen-Carcinome* insgesamt *1672 Fälle* aus. Die *Quote der Radikaloperierten* betrug also *44,3%* (zum Vergleich Weltschrifttum 34%, am sehr schweren Breslauer Krankengut des Verfassers 34,1%, FINSTERER (1952) 42,7%, Bonner Klinik 43%, PENITSCHKA 1950).

Die *endgültige Heilziffer* wird aber nicht nur durch die primär inoperablen Fälle (fast $^2/_3$), nicht nur durch die hohe Operationssterblichkeit, sondern auch noch durch interkurrente Erkrankungen entsprechend der natürlichen Absterbeordnung der Menschen höheren Alters und auch noch durch die bei Magenkrebs häufigen Rezidive und Metastasierungen ungünstig beeinflußt. Man kann alle diese Faktoren zusammenfassen, wenn man die *Überlebensdauer* der nach der Radikaloperation *geheilt Entlassenen* ermittelt. In dem Breslauer Krankengut des Verfassers mit 34,9% radikal Operierten lebten von den geheilt Entlassenen:

nach 3 Jahren noch 29,1%
nach 5 Jahren noch 20,2%
nach 10 Jahren noch 17,9%.

Tabelle 112. (Nach HOLDER u. GRIMSEHL 1960)

Art der Radikaloperation	Zahl der Fälle	5-Jahresheilziffer in %
Billroth-II-Resektionen	449	24,7
subtotale Magenresektionen	77	26,6
totale Magenexstirpationen	73	28,0
Kardiaresektionen	143	13,8
	742	

Im klinisch wesentlich günstigeren Heidelberger Krankengut war die *Resektionsquote mit 44,3%* um fast 10% höher und zugleich auch die *5-Jahresüberlebensziffer der Billroth-II-Resezierten* mit *24,7%* und die der *totalen Magenexstirpationen* mit *28%* günstiger. Aus diesen Zahlen geht hervor, daß die Sterbewahrscheinlichkeit der günstigen Fälle, nämlich der radikal operablen und die Operation überlebenden Fälle in den zweiten 5 Jahren relativ gering ist. Die Absterbekurve der Fälle jenseits 5 Jahren ergibt einen parallelen Verlauf mit der Absterbekurve der Gleichaltrigen. Das bedeutet, daß ein Kranker, der *5 Jahre nach der Radikaloperation wegen Magenkrebs noch lebt, fast die gleiche Lebenserwartung wie seine Altersgenossen hat.* Es geht dies auch daraus hervor, daß der Prozentsatz der Überlebenden zwischen 5 und 10 Jahren von 20,6 nur auf 17,9% in unserem Krankengut absinkt.

Immerhin ist die *Resektion* auch *bei den Nichtgeheilten* nicht ohne Bedeutung, ist ja die *Überlebensdauer* der später noch ihrem Krebs erliegenden im Material des Verfassers *eine wesentlich längere*. Sie betrug bei der Gruppe der gut operablen Fälle durchschnittlich 20 Monate und 29 Tage, also fast 1³/₄ *Jahre*, und bei der Gruppe der fortgeschrittenen operablen Fälle noch 18 Monate 23 Tage, also über 1¹/₂ Jahre, gegenüber nur *4 Monate und 11 Tage* Überlebensdauer bei den bloß probelaparotomierten Fällen.

Die 5jährige Überlebenszeit, die so gut wie gleichbedeutend mit Heilung ist, betrifft nun aber bloß die günstigsten Fälle, die radikal operierten, soweit sie die Operation überstanden. Die *absolute Heilziffer* wird natürlich nur ermittelt, wenn man alle in Zugang gekommenen Magenkrebskranken, also auch die nicht mehr operierten, die inoperablen und nur palliativ operierten, mit einbezieht. Im Krankengut des Verfassers lebten von allen in Zugang gekommenen Magenkrebskranken der Breslauer Klinik

nach 3 Jahren noch 7,42%
nach 5 Jahren noch 6,52%
nach 10 Jahren noch 4,07%.

Im Heidelberger Krankengut des Verfassers lebten von sämtlichen in Zugang gekommenen (operierten und nichtoperierten) Fällen von Magen-Ca nach 5 Jahren noch *5,8%* im Gegensatz zu durchschnittlich 25% bei den noch operierten.

Symptomatische Eingriffe, wie z. B. *Gastroenterostomie* bei der Pylorusstenose durch Krebs haben nur eine Linderung der Krankheitserscheinungen, jedoch *keine nennenswerte Verlängerung der Lebensdauer* zur Folge. Es lebten

bis zu ¹/₂ Jahr 55,4%
bis zu 1 Jahr 24,8%
bis zu 1¹/₂ Jahren. 8,9%
bis zu 2 Jahren . . . . . . 2,6%.

Die *Überlebensdauer* aller mit Gastroenterostomie behandelten Fälle betrug nur 6 Monate 23 Tage, sie übersteigt die der bloß Probelaparotomierten (4 Monate 11 Tage) nur um 2 Monate und 12 Tage.

SPATH und CESNIK (1962) berichten über 947 Magencarcinome, von denen 816 (= 85,6%) operiert, aber nur 401 (= 42,1%) reseziert werden konnten. Bei den BILLROTH II-Fällen betrug die 5-Jahresüberlebensrate 21,1% (bei den subtotalen Magenexstirpationen jedoch nur 4,6%, bei allen Gastrektomiearten 17%.

Auf den ersten Blick ist die in den verschiedenen *Altersklassen* verschiedene Krebsheilziffer auffällig. Man sollte annehmen, daß die Magenresektion bei Magenkrebskranken in jüngeren Jahren wegen der günstigeren Widerstandskraft usw. günstiger und in höherem Alter wegen der Komplikationen der Alterserscheinungen ungünstiger sein würde. In Wirklichkeit ist es jedoch so, daß der *Magenkrebs* in der Summe der Fälle *um so gefährlicher* ist, *je frühzeitiger* er auftritt, lebten ja von Magenkrebskranken bis zu 40 Jahren nur 5%, zwischen 40 und 60 Jahren 18% und bei über 60 Jahren 28% 5 Jahre und länger (ANSCHÜTZ 1936). Die Heilaussichten nehmen also mit dem Alter relativ zu. Selbstverständlich bedeuten diese Prozentzahlen immer Massenzahlen. Es wäre ganz verkehrt, wegen der bei jugendlichen Personen schlechteren Prognose nichts zu unternehmen. Im Schrifttum, auch in unserem Krankengut, finden sich viele Magenkrebse Jugendlicher, die rückfallfrei und voll arbeitsfähig geblieben sind.

Wesentlich hängt, wie immer, die Operationsprognose auch des Magenkrebses ab von seinem *biologischen Charakter*. Auch beim Magenkrebs hat sich gezeigt (SALTZMANN 1913, MCLARTY u. Mitarb. 1921, KONJETZNY 1928, TUOMIKOSKI 1936), daß die Heilziffer bei dem am besten ausdifferenzierten Carcinoma adenomatosum am höchsten ist.

So schmerzlich die Zahl der Unheilbaren auch ist, die Chirurgen werden sich immer wieder aufrichten an der Zahl derer, die von diesem schwerstwiegenden aller Krebse geheilt und wieder voll gesund ihr Leben fortführten. Zudem steigt die Resektionsquote so gut wie in allen großen Kliniken ständig an. Obgleich 65% unserer Kranken über 50 Jahre alt waren, so haben wir doch *unter unseren endgültig Geheilten:*

4 Fälle, die länger als 10 Jahre lebten,
3 Fälle, die länger als 11 Jahre lebten,
1 Fall, der länger als 12 Jahre lebte,
3 Fälle, die länger als 13 Jahre lebten,
1 Fall, der länger als 14 Jahre lebte,
2 Fälle, die länger als 15 Jahre lebten,
2 Fälle, die länger als 16 Jahre lebten.

Die Fälle, die über 10 und mehr Jahre geheilt geblieben sind, sind zugleich auch eine weitgehende Widerlegung der Anschauung von der hohen Bedeutung der erblichen Krebsveranlagung. Spielte diese eine so große Rolle, so müßten solche Kranke oft genug neue Krebse auch anderer histologischer Struktur am gleichen oder anderen Organ bekommen. Auch mit der Virustheorie der Krebsentstehung sind solche über 10 Jahre und länger geheilten Magenkrebskranken schwer vereinbar. Wie sollte eine Magenresektion alle Viren mitentfernen?

Die *Röntgenbestrahlung* des Magenkrebses hat — bis auf die seltenen Lymphosarkome — enttäuscht. Es sind zwar vielfach Heilungen nach bloßer Bestrahlung behauptet worden, aber erfahrene Kliniker bezweifeln dies, soweit die Fälle nicht durch Probeexcision, sehr exakte Röntgenserien und die Heilung selbst über genügend lange Zeit gesichert ist. Was die Nachbestrahlung nach der Radikaloperation anlangt, so lebten in dem Breslauer Material des Verfassers die nachbestrahlten Fälle durchschnittlich 6 Monate und 19 Tage kürzer als die nur operierten Fälle. Das bedeutet natürlich nicht, daß die Bestrahlung sich lebensverkürzend auswirkt, da vornehmlich die ungünstig resezierten Fälle bestrahlt wurden, aber es beweist mindestens eines, daß die Nachbestrahlung einen greifbaren Effekt nicht besitzt, abgesehen davon, daß sie die Kranken sehr mitnimmt. Auch die Radiumfernbestrahlung (GOSSET u. Mitarb. 1933) und die intracavitäre Radiumbestrahlung (vgl. PACK und SCHARNAGEL 1936) hat, abgesehen von der fehlenden Wirkung auf Metastasen und abgesehen von ihren Gefahren (Perforation, Blutung usw.), positive Erfolge noch nicht aufzuweisen. Ob die Hochvolttherapie oder die Behandlung mit radioaktiven Substanzen eine Änderung gebracht hat, steht bislang nicht fest.

Die *Magensarkome* stellen zwar nur rund 1% aller Magenkrebsfälle, es scheint relativ lange auf den Primärtumor beschränkt zu bleiben. Jedenfalls ergibt eine Gesamtübersicht von 675 unbehandelten Fällen von GÜTGEMANN und SCHREIBER (1959) eine 5jährige Überlebensquote von 18,3%. Grundsätzlich scheint die Prognose nicht ungünstiger als beim Magencarcinom, die Strahlentherapie zeigt hier zum Teil eine gute Wirkung.

b) Heilziffern beim Bronchialkrebs

Wie in den meisten Kliniken, stehen auch im Krankengut der Heidelberger Chirurgischen Klinik die *Bronchialcarcinome an 2. Stelle* in der Häufigkeit der malignen Tumoren. *Von 2947 Carcinomen* der Jahre 1955—1958 kamen allein 666 = *21,7%* auf das *Bronchial-Ca* gegenüber 692 Magencarcinomen (= 22,8%). Von 1943—1959 sind es *1331 Bronchialcarcinome* (1284 Männer, nur 47(!) Frauen = 27:1(!) (Sammelerhebung SPOHN, DAUM und BENZ 1960). Das Bronchialcarcinom ist zum Sonderproblem Nr. 1 des Krebsgeschehens beim Menschen geworden, nicht nur wegen seiner sprunghaften Zunahme seit 1900, nicht nur wegen der weiter zu erwartenden Zunahme bis mindestens zum Jahre 2000, sondern auch wegen seiner so ungünstigen Heilziffern. Kein Krebs belastet die absolute Heilziffer aller Krebskrankheiten so stark wie der Bronchialkrebs.

Die *schlechte Heilziffer* hat ihre wichtigste Ursache in der *Symptomarmut des ersten Stadiums*. Wie oft marschiert der Bronchialkrebs unter der Maske der „Raucherbronchitis". Oft genug wird er rein zufällig entdeckt — bei uns 77mal (!)

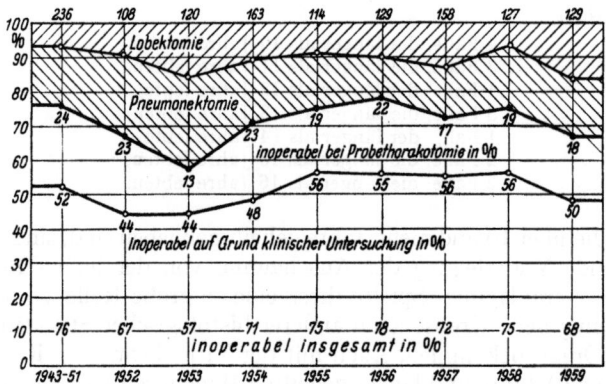

Abb. 207. Operabilität und Inoperabilität der stationär behandelten Bronchuscarcinomträger. 1284 Fälle der Jahre 1943 bis 1959 (Chirurgische Univ.-Klinik Heidelberg) (SPOHN, DAUM und BENZ 1960)

unter 1284 Fällen! — und ist dann oft doch schon inoperabel und nur zu oft sind die ersten Symptome bereits Symptome von Komplikationen und zugleich Beweise für seine Inoperabilität (z. B. Heiserkeit als Folge einer Recurrensparese).

Der zweite Grund für die schlechte Heilziffer liegt in der ex post gesehen unselig langen Zeit zwischen ersten Krankheitserscheinungen und der ersten Konsultation, der weiteren Zeit bis zur Stellung der Diagnose, dann schließlich bis zu der allein Heilung ermöglichenden Lungenresektion. In unserem Krankengut verstrichen *vom Beginn der ersten Beschwerden bis zur Operation* im Durchschnitt

in der Zeit von 1943—1950   11,9 Monate
im Jahre 1954 . . . . . .   8,0 Monate
von 1955—1958 . . . . . .   5,6 Monate.

Hat sich auch einiges gebessert, so sind *5,6 Monate praeoperative Krankheitsdauer* bei der Mehrzahl der Fälle verantwortlich für die Inoperabilität.

Was liegt für eine menschliche und ärztliche Tragik in der *Relation Operabilität/Inoperabilität* im Krankengut einer großen Klinik gerade beim Bronchialkrebs (Abb. 207)!

Die *Quote der bereits primär Inoperablen* allein schon auf Grund der klinischen Untersuchung betrug in der Klinik des Verfassers i. D. bereits *49,7%!* Hierzu kommt die *sekundäre Inoperabilität*, festgestellt bei der Probethorakotomie, sie betrug i. D. *21,0%.* Die *Gesamtresektionsquote* betrug 29,3% (davon Pneumonektomien 17,6%, Lobektomien 11,7%) (vgl. Abb. 207).

Dabei nehmen die zur Operation kommenden Fälle ab, je besser die präoperative Diagnostik vorangetrieben wird, BIGNALL (1955) z. B. berichtet über nur 25% Operationen bei allen diagnostizierten Bronchialcarcinomen, auch hierbei wurden noch 30—36% als Probethorakotomie beendet.

Die Heilziffer ist aber nicht nur belastet durch die geschilderte Spätdiagnostik und Spätoperation, sondern weiterhin durch die verständlicherweise relativ hohe *Mortalität* der Lungenresektionen. Sie ging bei uns zwar mit zunehmender Erfahrung von Jahr zu Jahr zurück, um 1959 auf 9,2% abzusinken, in der Summe der Fälle belastet sie natürlich die spätere Gesamtheilziffer ganz erheblich.

Tabelle 113. *5-Jahresüberlebensziffer der radikal operierten Bronchialcarcinome*

Autor	Gesamtzahl der Fälle	Resezierte Fälle	5-Jahresheilziffer der resezierten Fälle in %
GIBBON, u. a. 1953	532	205	22
OCHSNER, 1954	1457	469	13,5
BOYD, u. a. 1954	403	104	37,8
KIRKLIN, u. a. 1955	767	184	37
SØRENSEN, 1955	555	181	41,3
SALZER, 1955	2902	539	25
OVERHOLT, u. a. 1956	670	234	21,7
GIFFORD, u. a. 1957	2156	464	28
LINDER, 1958	1128	227	28
DANIELENKO, 1959	612	543	16,9
HUWE, 1959	373	108	5,1
GRÜNERT, u. a. 1960	275	119	11,1
K. H. BAUER, (SPOHN u. Mitarb., 1960)	455	103	29,1

Natürlich hat man versucht, der Misere der hohen Inoperabilitätsquote dadurch abzuhelfen, daß man (den üblichen Kriterien nach) „inoperable" Fälle doch noch operiert, d. h. die *Lungenresektion technisch erweitert und forciert* hat. So werden mitbefallene Partien des Perikards, Stücke der Carina und Trachea mitreseziert, der unbedingten Mitentfernung perihilärer Drüsenmetastasen wegen die großen Lungengefäße intraperikardial ligiert, ja sogar partielle Brustwandresektionen hinzugefügt. Es ist aber bis jetzt keinem der Ultraradikalen gelungen, nachzuweisen, daß die forcierte Erweiterung der Operationstechnik auch eine Erhöhung der Überlebensziffern forciert hätte. Ein fragliches kleines Plus an Heilung wird „weggeschluckt" durch ein sicher größeres Plus an Mortalität. Der „Radikalismus" im etymologischen Sinne des Wortes ist in der Chirurgie eine gute Sache. Der Ultraradikalismus macht sich nicht „bezahlt".

Gerade beim Bronchialcarcinom muß sich der Operateur immer vor Augen halten, daß es sich *beim Lungenkrebs* um eine ganz grundsätzlich *andere Situation handelt, als z. B. beim Magenkrebs.* Während eine forcierte Gastrektomie den Kranken eines Organes beraubt, dessen Funktion weitgehend substituiert werden kann, bedeutet eine forcierte, aber nicht-radikale Pneumonektomie eine schlechtere Situation, als eine bloße Probethorakotomie, ist ja eine alsbald krebsbefallene „leere" Thoraxhöhle ohne Lunge für den Kranken eine größere Bedrohung, als eine wenigstens teilweise noch mitatmende Lunge nach Probethorakotomie.

Natürlich gibt es auch beim *Bronchial-Carcinom* Anzeigen für *palliative Eingriffe*, so z. B. bei irgendwie kontraindizierter Lungenresektion die *Incision großer poststenotischer Zerfallshöhlen* mit Absceßbildung, die *palliative Lobektomie* bei rezidivierenden oder massiven *Arrosionsblutungen* im Tumorbereich, bei *Begleitempyemen* usw.

Die endgültige Heilziffer wird weiter negativ belastet durch die hohe *Absterbeziffer* der zunächst erfolgreich Lungenresezierten in den ersten 5 Jahren. Die *Überlebensquoten* betrugen in unserem Krankengut

	bei den Lungenresezierten	bei den Inoperablen
nach 1 Jahr	68,9%	17,6%
nach 2 Jahren	53,4%	6,3%
nach 3 Jahren	38,4%	4,5%
nach 4 Jahren	33,9%	1,9%
nach 5 Jahren	29,1%	1,7%.

Zum Vergleich mit unseren Zahlen einige *anderweitige Ergebnisse:* Die Mayo-Clinic (VANCE u. Mitarb. 1959) gibt für „die nachbeobachteten" Bronchialcarcinome nach Lungenresektion (94 Fälle) als 3jährige Überlebensziffer 36,6% an (bei uns 38,4%).

So erfreulich die *5-Jahres-Überlebensziffer* von *29,1% bei den Radikaloperierten* auch ist, das entscheidende Kriterium ist die *5-Jahresüberlebensziffer aller stationär aufgenommenen Kranken mit Bronchial-Ca: 7,91%*. Das ist immerhin mehr als beim Magenkrebs. Und doch beeinflußt diese niedrige 5-Jahresziffer die absolute Heilziffer aller Krebskranken dadurch sehr negativ, weil eben das Bronchialcarcinom so sehr häufig geworden ist. Das Betrübliche ist dabei, daß wenig Aussicht besteht, daß diese 5-Jahresheilziffer aller Bronchialkrebsfälle wesentlich gebessert werden kann. Jedenfalls sind die Überlebenszeiten der noch chemotherapeutisch nachbehandelten Fälle z. B. im Krankengut von DENK u. Mitarb. (s. XV. Kap., 7. Abschn.) nicht sehr viel höher.

Tabelle 114. *5-Jahresüberlebensziffer aller in Zugang gekommenen Bronchialcarcinome*

Autor	Gesamtzahl der Fälle	davon primär inoperabel in %	resezierte Fälle	5-Jahresheilziffer insgesamt in %
CHURCHILL u. a., 1950	1130	—	171	3,7
GIBBON u. a., 1953	532	—	205	8,5
OCHSNER, 1954	1457	—	469	4,7
BOYD u. a., 1954	403	46	104	9,4
SØRENSEN, 1955	555	—	181	13,2
KIRKLIN u. a., 1955	767	51,8	184	8,9
OVERHOLT u. a., 1956	670	64,9	234	7,6
SALZER, 1956	2902	—	675	4,6
NICHOLSON u. a., 1957	910	—	340	6,0
SIFFORD, 1957	2156	—	464	6,0
REITTER, 1960	2000	51,6	—	5,2
K. H. BAUER, (SPOHN u. Mitarb., 1960)	1284	49,7	376	7,9
LINDER, 1961	1500	70,8	321	5,6

Die *Spätfolgen nach Lungenresektionen* (vgl. darüber bes. SEMISCH 1960) wegen Bronchial-Ca pflegen recht erhebliche zu sein: Die Minderung der Atemleistung ist gefolgt von einer pulmonalen Hypertension (Anpassungsphänomen?) mit einem echten Cor pulmonale und der Gefahr sekundärer Rechtsinsuffizienz, die Verschwartung der Thoraxresthöhle nach Pneumonektomie („Fibrothorax") führt zu Verziehungen des Mediastinums mit all seinen Gebilden (Aorta, Oesophagus, ja selbst des Zwerchfells der anderen Seite usw.).

Die *Wiederherstellung der Arbeitsfähigkeit* nach Lungenresektionen wegen Bronchial-Ca ist natürlich sehr verschieden, je nachdem ob lob-, bilob- oder pneumonektomiert wurde. Bei den Lobektomierten ist es oft erstaunlich, wie wenig die Arbeitsfähigkeit im gewohnten Arbeitsmilieu — guten Willen vorausgesetzt — beeinträchtigt ist. Bei den Pneumonektomierten bedeutet die Reduktion der Atemleistung auf etwa $^1/_2$ selbstverständlich häufig Invalidität. Man ist aber auch bei solchen „Menschen mit nur einer Lunge" oft überrascht, was solche Kranke bei Innehaltung ihrer neuen Leistungsgrenzen doch noch an Produktivität wiedergewinnen. Jede große Klinik verfügt über solche erhebende Beispiele menschlicher Neuanpassung und neuer Leistungssteigerung, Fälle, die den Arzt für viel Enttäuschung, großen Aufwand und Aufopferung „entschädigen".

Die *Bestrahlungsbehandlung des Bronchialkrebses* hat allein für sich keine ermutigenden Heilerfolge, insbesondere auch keine ins Gewicht fallenden Lebensverlängerungen. Länger überlebende Einzelfälle sind nicht beweisend, da es auch bei völlig unbehandelten und inoperablen Fällen immer wieder Einzelfälle mit erstaunlich langer Überlebensdauer gibt (Lit. s. BAUER und HARTWEG 1952, JAKOBS u. a. 1960, HACKENTHAL 1960). Wir selbst sahen von 92 histologisch gesicherten Inoperablen einen noch nach 2, je einen nach 6 und 7, und einen nach 11 Jahren noch am Leben.

Die prä- und postoperative *cytostatische Behandlung* beim Bronchialcarcinom konnte bislang keine eindeutige Verbesserung der Prognose ausweisen (s. hierzu S. 803).

Die *Prognostik beim Bronchial-Ca* hängt wesentlich ab vom Alter, Allgemeinzustand, praeoperativer Krankheitsdauer, vom Ergebnis der Lungenfunktionsprüfung, vor allem vom histologischen Befund. Die relativ günstigste Prognose haben die Plattenepithelcarcinome (Anteil an der Gesamtzahl 51,8%, davon 19,4% mit und 32,4% ohne Verhornung). Es folgen die Adenocarcinome (7,7%), am schlechtesten sind die Aussichten bei den kleinzelligen Carcinomen (12,9%), welch letztere andererseits wieder relativ günstig auf Bestrahlung ansprechen.

c) Heilziffern bei den Genitalkrebsen der Frau

Während sie beim Magen- und Bronchialkrebs keine erweisbare Heilwirkung hat, spielt neben der *Operation* die *Bestrahlungsbehandlung* bei vielen anderen Krebserkrankungen eine entscheidende, wesentliche oder eine die operative Behandlung unterstützende Rolle. Beispielhaft läßt sich dies an den *Genitalkrebsen der Frau* (Collum-, Corpus-, Vulva-, Ovarialcarcinom und Chorionepitheliom) dartun. Das Gesamtbild ist hier wesentlich erfreulicher: die Operabilitätsquote ist sehr viel höher, die Bestrahlung hat schon für sich allein sehr beachtenswerte Resultate und auch die inoperablen Fälle sind nicht völlig aussichtslos. Eine übersichtliche Darstellung ist jedoch nicht ganz einfach, da die Therapieformen in verschiedenen Zeiträumeu sehr verschieden waren und da auch heute noch an verschiedenen Kliniken noch recht verschieden vorgegangen wird, ja sogar an der gleichen Klinik ändern sich die Methoden fortgesetzt. Unverkennbar ist die fortschreitende Besserung der Resultate.

Ein großer Vorteil für die Beurteilung liegt darin, daß sich die Gynäkologen in der Stadieneinteilung und in der Festlegung auf die Begriffe der relativen und absoluten Heilungs- und Leistungsziffer weitgehend geeinigt haben. Unter relativer *Heilungsziffer* verstehen sie die Zahl aller beobachteten, unter relativer *Leistungsziffer* die Zahl aller behandelten jeweils im Verhältnis zu den geheilten Fällen. Da bei den gynäkologischen Krebsen die Zahl der beobachteten mit der Zahl der behandelten Fälle weitgehend übereinstimmt, so genügt im allgemeinen die Heilzifferberechnung. Die Leistungsziffer ist meist nur um ein geringes höher, da die Zahl der unbehandelten Fälle gering zu sein pflegt.

Auch in der Gynäkologie hat sich die *5-Jahresheilziffer* als Maßstab der Leistung bewährt. Es dürfte auch kein zwingender Grund vorhanden sein, von ihr abzugehen. Die Hauptsache ist ja, sie vermittelt Vergleichswerte.

Tabelle 115

	Zahl der Fälle	In %	Heilziffer in %
Gruppe I	466	30,8	57,9
Gruppe II	747	49,9	40,3
Gruppe III	223	14,8	24,6
Gruppe IV	69	4,5	11,5
	1505	100	

Die *operative Therapie* hat in der Zeit, in der die Strahlentherapie noch unentwickelt war, ihre Leistungsfähigkeit unter Beweis gestellt. So berichtet AMREICH (1943) über 1505 vaginale Totalexstirpationen wegen *Uteruscarcinom*. Die Fälle gliederten sich den *Stadien* nach wie folgt (Tab. 115).

Das große Material von 1505 Fällen gestattet eine Unterteilung in Zeitperioden:

1901—1906 5-Jahresheilziffer 16,5%
1907—1911 5-Jahresheilziffer 20,9%
1912—1916 5-Jahresheilziffer 22,5%
1917—1920 5-Jahresheilziffer 23,8%
1921—1925 5-Jahresheilziffer 25,4%
1926—1934 5-Jahresheilziffer 25,0%.

Diese Zahlenreihe zeigt: die Heilziffern steigen bereits bis 1934 fortgesetzt an.

Einer durchschnittlichen Heilziffer von damals 25% stand aber eine erheblich ins Gewicht fallende *Operationsmortalität* gegenüber: auf 1505 Operationen kamen 100 Todesfälle = 6,6%. Die Mortalität war je nach Stadium sehr verschieden:

im Stadium I Operationsmortalität 3,4%
im Stadium II Operationsmortalität 15,5%
im Stadium III Operationsmortalität 12,6%
im Stadium IV Operationsmortalität 32,1%

Begreiflicherweise hat man daraus die *Folgerung* gezogen, die Fälle vor allem der Gruppe IV von der Operation auszuschließen und die zu operierenden Fälle bewußt *auszuwählen*. KNAUS gibt 1942 einen Bericht über 1000 Fälle von Collumcarcinom. Er operierte von den 484 operablen Fällen 266, also nur 26,6% aller Fälle, hatte aber bei diesen ausgewählten Fällen eine bemerkenswert niedrige postoperative Mortalität, nämlich nur 1,5%. Davon kamen 2,6% Mortalität bei der Wertheimschen Operation (113 Fälle) und 0,6% bei der Schautaschen Operation (115 Fälle). Die operative Mortalität war nicht höher als die Strahlenmortalität mit 1,1%. Bei einer Gruppe von 98 Frauen (74 operiert, 24 bestrahlt), die zur Gruppe I gehörten, erzielte KNAUS eine 5-Jahresheilung von 75,5%, von 95 Kranken, die 1935/36 operiert wurden, blieben 70,4% dauernd geheilt. Es ist verständlich, daß bei solchen Resultaten KNAUS der operativen Therapie für streng ausgewählte Fälle treu blieb. Es wurden alle Operierten zusätzlich bestrahlt. Einschließlich der bestrahlten Fälle erzielte KNAUS insgesamt eine absolute Heilungsziffer von 35,3%. Das war 1942!

In der Therapie der Genitalcarcinome war das Jahr 1913 von wesentlicher Bedeutung. Auf dem Gynäkologenkongreß in Halle empfahlen DÖDERLEIN, BUMM, KRÖNIG u. a. die *Strahlenbehandlung gynäkologischer Carcinome*. DÖDERLEIN und MENGE führten an ihren Kliniken sogar die ausschließliche Strahlentherapie der Genitalcarcinome ein (Näheres s. EYMER 1936).

Am besten spiegelt sich der *Wandel der Therapie* in einer Tübinger Statistik (REICHENMILLER 1942) wider. In den 4 Jahren 1931—1934 kamen 515 Fälle von Gebärmutterkrebs in Behandlung. Davon waren 407 Collumcarcinome und 108 Corpuscarcinome. Bei ungefähr gleichbleibendem Krankengut kann an der gleichen Klinik eine Zeitperiode „rein operativer Behandlung" einer späteren „vorwiegend operativen Behandlung" und in den Berichtsjahren 1931—1934 einer „vorwiegenden Bestrahlungsbehandlung" gegenübergestellt werden.

Tabelle 116. *Operabilitäts- und Heilziffern, sowie Behandlungssterblichkeit der Frauenklinik Tübingen bei 1561 Fällen von Krebs des Gebärmutterhalses in 4 verschiedenen Zeitabschnitten* (nach REICHENMILLER 1942)

	1902—1912 „reine Operation"	1918—1926 „fakultative Vorbestrahlung und Operation"	1927—1930 „obligate Vorbestrahlung und Operation"	1931—1934 „vorwiegende Bestrahlung"
Zahl der Beobachteten	545	351	278	387
Operabilitätsziffer	64,8%	52,4%	45,7%	49,9%
5jährige Heilung aller Beobachteten	19,6%	18,2%	23,7%	32,6%
5jährige Heilung der Operierten	31,2%	37,9%	44,4%	40%
5jährige Heilung der Bestrahlten	—	4,6%	16,6%	32,2%
Behandlungssterblichkeit	19,8%	5,6%	2,2%	2,3%

Für das *Collumcarcinom* ergab sich für alle beobachteten Fälle eine absolute *Heilziffer* zwischen 18,2 und 32,6%, bei den Operierten zwischen 31,2 und 44,4%.

Aus der Tabelle geht ferner die Tatsache hervor, daß die *Behandlungssterblichkeit* von 19,8% von 1902—1912 bis 1931—1934 auf 2,3% gesenkt werden konnte. Es ist nur natürlich, daß die Statistik zum Ausgangspunkt der Anzeigenstellung wurde und daß die Krebse des Gebärmutterhalses in der Regel bestrahlt und nur ausnahmsweise operiert wurden.

Interessant ist die Gegenüberstellung mit dem *Corpuscarcinom* (Tab. 117).

Tabelle 117. *Operabilitäts- und Heilziffern, sowie Behandlungssterblichkeit der Frauenklinik Tübingen bei 399 Fällen von Corpuscarcinom in 3 verschiedenen Zeitabschnitten* (nach REICHENMILLER 1942)

	1902—1912 „nur Operation"	1918—1930 „vorwiegend Operation"	1931—1934 „vorwiegend Bestrahlung"
Zahl der Beobachteten	132	164	103
Operabilitätsziffer	80,3%	81,1%	83,5%
5jährige Heilung aller Beobachteten	42,4%	36,6%	46,6%
5jährige Heilung der Operierten	54,9%	47,4%	66,0%
5jährige Heilung der Bestrahlten	—	11,1%	32,7%
Behandlungssterblichkeit	7,9%	9,3%	7,1%

Aus der Tab. 117 geht hervor, daß beim Krebs des Gebärmutterkörpers die absolute und relative Heilung der Operierten die der Bestrahlten weit übertraf, später sogar um mehr als das Doppelte. So ist es verständlich, daß man dazu überging, das Corpuscarcinom möglichst sofort zu operieren und erst hinterher zu bestrahlen.

Das ausführlich gebrachte Beispiel zeigt, daß die Entscheidung selbst beim gleichen Organ nicht von grundsätzlichen Einstellungen, sondern nur von der klinischen Erfahrung entschieden werden kann und daß es jeweils hohen Wissens und großer Verantwortlichkeit bedarf, die endgültige Entscheidung zu treffen.

Als Vorteil der Strahlenbehandlung erwies sich besonders auch die „primäre Heilungsleistung" in der *Gruppe der inoperablen Collumcarcinome*. Die Heidelberger Frauenklinik erzielte schon 1948 fast 30% einjährige und knapp 25%

zweijährige „Sterilisation" des Krebsgewebes unter Erlangung der Arbeitsfähigkeit und 15% 5-Jahresheilung (RUNGE 1948). Beim *inoperablen Corpuscarcinom* wurden nur 5—8% Dauerheilungen erzielt. Die „Strahlenmortalität" betrug i. D. 2—3%. Sie war niedriger als die durchschnittliche operative Mortalität (6—8%).

Wie beim Magenkrebs, so beweisen auch beim Uteruscarcinom schon damals viele *über lange Jahre geheilte Fälle*, daß die Vererbung keine Rolle spielen kann. Sonst müßten „geheilte Fälle" auf Grund ihrer fortbestehenden erblichen Krebsneigung längst einen zweiten oder dritten Krebs bekommen haben. Im Krankengut von WINTZ lebten von den Patientinnen mit *Collumcarcinom* gesund und ihrem Alter entsprechend leistungsfähig:

> 42 Kranke geheilt seit 12—15 Jahren
> 27 „ „ „ 15—19 „
> 21 „ „ „ 20—25 „

Auch die *Rezidive des Uteruscarcinoms* nach früherer Operation haben noch eine beachtliche *Heilziffer*. Es lebten

> 182 Kranke, davon symptomfrei und arbeitsfähig nach 3 Jahren 18%
> 172 Kranke, „ „ „ „ „ 5 „ 12%
> 157 Kranke, „ „ „ „ „ 8 „ 8%.

Es ist aufschlußreich, der Ära vor 1945 die *Epoche von 1945—1960* gegenüberzustellen. Völlig neu hinzugekommen ist der Begriff, die Diagnostik, Therapie und die Heilziffer beim *Oberflächencarcinom der Portio*. Da es sich bei diesen praeinvasiven Formen von Carcinoma in situ durchweg um Anfangsstadien („Stadium 0"!) handelt, liegt die *Heilziffer* in der Summe der Fälle nahe bei 100%. Die einzelnen Kliniken haben natürlich jeweils nur wenige Fälle. Neu hinzugekommen sind ferner die Auswirkungen der Sulfonamide, Antibiotica, der Bluttransfusionen und sonstigen Fortschritte der allgemein-klinischen Medizin.

Der Vorsprung der Gynäkologen vor allen anderen Spezialisten der Krebsbehandlung zeigt sich vor allem in den großen Statistiken, wie sie vom Radiumhemmet Stockholm z. B. im 9. Jahresbericht über die *Behandlungsergebnisse von 93541 Uteruscarcinomen*, darunter 87424 Cervixcarcinomen aus dem Krankengut von 7 nationalen Krebsgesellschaften (nach strengen Leitsätzen ausgewertet von 72 Kliniken) zusammengestellt worden sind (PAHL 1956).

Das erfaßte Krankengut ist gewaltig, zeigt aber andererseits die Problematik solcher riesiger Sammelerhebungen. Eine Einheitlichkeit der Erhebung, eine gleichmäßige Stadiumeinteilung usw. ist dabei eben nicht erreichbar. So schwanken z. B. die Zahlen über das Stadium I beim Cervixcarcinom zwischen 4,7% und 47,5% — das ist das 10fache! Die Vergleichbarkeit der Werte ist natürlich nur eine relative. Es ist eben immer die alte Misere: was zählt man noch zu Stadium I? Zählt man aber Stadium I und II zusammen, so verringert sich die Fehlerquote. Wir geben daher die mitgeteilten Werte nur mit dem Vorbehalt der sicher uneinheitlichen Erfassung.

Relative 5-Jahresheilziffer / Cervixcarcinome (I und II)

> Zürich . . . . 78% davon etwa 25% hysterektomiert
> Paris . . . . . 78%   „   „   0%   „
> Heidelberg . . 74%   „   „ 17%   „
> Kopenhagen. . 67%   „   „   0%   „
> Stockholm . . 66%   „   „   1%   „

Für 81576 behandelte Cervixcarcinome insgesamt und für **29731** der Jahre 1943 bis 1947 gibt PAHL (1960) folgende *relative 5-Jahresheilung* an

	Stadium I	II	III	IV	Fälle
insgesamt	60,6%	41,7%	23,3%	6,8%	81576
1943—1947	63,1%	44,0%	24,3%	8,3%	29731

Dabei ist es bemerkenswert, daß einzelne Kliniken bei ausschließlicher Bestrahlungsbehandlung ohne primäre Hysterektomie *53,1—56,8% relative 5-Jahresheilung* der Cervixcarcinome für die Stadien I und II erzielten. Die Werte liegen um einige Prozent über den primär operativ erzielten Resultaten. Die *absolute 5-Jahresheilung* ergab für die Jahre 1943—1947 i. D. 42% (Stockholm 41%, Kopenhagen 45,1%, Göteborg 45,6%). Bei dem sehr viel selteneren *Corpuscarcinom* wurde für die berichtenden Kliniken eine *relative 5-Jahresheilung i. D. von 53,0%* (Göttingen 58,6%, Stockholm 61,5%) und eine *absolute 5-Jahresheilung von 51,3% i. D.* ermittelt.

Von besonderem Interesse ist die Entwicklung der *5-Jahresheilziffer* für das häufigste gynäkologische Carcinom, das *Collum-Ca* (Tab. 118) einer einzelnen führenden Klinik.

Tabelle 118. *Die 5-Jahresheilziffern beim Collum-Ca* in Abhängigkeit vom Stadium der Krankheit und Art der Behandlung 1913—1955 (Univ.-Frauenklinik Heidelberg) (RUNGE und ZEITZ 1961)

1913—1935 Stadium I—IV *Bestrahlung* (1250 Fälle), absolute 5-Jahresheilung 28,7%

Stadium I *Radikaloperation* 74,8%,	Stadium I *Bestrahlung* 74,9%
Stadium II *Radikaloperation* 54,7%,	Stadium II *Bestrahlung* 47,9%
Stadium III *Radikaloperation* 11,1%,	Stadium III *Bestrahlung* 22,5%
	Stadium IV *Bestrahlung* 2,6%
Stad. I—III *Radikalop.* (208 Fälle) 65,9%	Stad. I—IV *Bestrahlg.* (1280 F.) 43,8%

1935—1950 Stadium I—IV (1527 Fälle), 45,7% absolute 5-Jahresheilung

Stadium I *Radikaloperation* 88,9%,	Stadium I *Bestrahlung* 74,1%
Stadium II *Radikaloperation* 72,7%,	Stadium II *Bestrahlung* 58,5%
Stadium III *Radikaloperation* 25,0%,	Stadium III *Bestrahlung* 28,6%
	Stadium IV *Bestrahlung* 17,6%
Stad. I—III *Radikalop.* (120 Fälle) 80,8%	Stadium I—IV *Bestrahl.* (578 F.) 52,9%

1951—1955 Stadium I—IV = 56,8% absolute 5-Jahresheilung

Aus vorstehender Tabelle geht hervor, daß sich in der gleichen, stets fortschrittlich geleiteten Klinik die *absolute Heilziffer* von *28,7%* (1913—1935) auf *45,7%* (1935—1950) und im letzten auswertbaren Jahrfünft (1951—1955) auf 56,8%, also gegenüber der Zeit vor dem 2. Weltkrieg praktisch hat verdoppeln lassen. Es ist dabei eindrucksvoll zu sehen, wie die ganz erhebliche Steigerung der Heilziffern in Wechselwirkung zur Senkung der primären Mortalität steht (Tab. 119).

Tabelle 119. *Abnehmende primäre Mortalität und steigende 5-Jahresheilziffern beim Collum-Ca in der Zeit von 1901—1959*

Zeitabschnitt	Zahl der Fälle	Primäre Mortalität	5-Jahresheilziffer
1901—1906	477	11,4	16,5
1907—1901	433	6,4	20,9
1912—1916	487	4,3	22,5
1917—1920	396	3,5	23,8
1935—1950	1488	1,9	45,7
1951—1959	1321	0,7	56,8[1]

Univ.-Frauenklinik Heidelberg [AMREICH 1943 (1901—1920), GRUNER 1961, RUNGE und ZEITZ 1961].

Die moderne Gynäkologie darf es als stolzen Erfolg eines konsequent geführten Kampfes gegen den Genitalkrebs der Frau buchen, daß die relative Krebsabnahme unter den Todesursachen des weiblichen Geschlechtes als Auswirkung der erhöhten Krebsheilziffer gewertet werden darf und muß. Dieser Rückgang bei den Todesursachen zeigt aber zugleich, wie problematisch und unvollkommen eine Krebsstatistik ist, die sich nur auf die Totenscheine stützt und der Korrektur durch die Krebs-Krankenstatistik und Krebs-Geheiltenstatistik entbehren muß. Die niedrigeren Mortalitätsziffern könnten in diesem Fall zum Trugschluß verleiten, daß die Genitalcarcinome der Frau seltener geworden seien, während sie nur Ausdruck der steigenden Heilerfolge sind.

Tabelle 120. *5-Jahresheilziffern bei Genital-Carcinomen* (Krankengut der Univ.-Frauenklinik Heidelberg 1935—55) (RUNGE und ZEITZ 1961)

Zahl der Aufnahmen		absolute Heilung
Ca colli	2236	1101 : 49,2%
Ca corporis	709	439 : 61,9%
Ca ovarii	284	56 : 19,7%
Ca vaginae	123	45 : 36,6%
Ca vulvae	95	38 : 40,0%
Gesamtzahl	3447	1679 : 48,8%
Zahl der Behandelten		Leistungsziffer
Ca colli	2186	1101 : 50,3%
Ca corporis	691	439 : 63,5%
Ca ovarii	194	56 : 28,8%
Ca vaginae	117	45 : 38,4%
Ca vulvae	92	38 : 41,3%
Gesamtzahl	3280	1679 : 51,2%

Zum Abschluß noch eine Übersicht über die *5-Jahresheilziffer aller Genitalcarcinome* der gleichen Univ. Frauenklinik Heidelberg (Tab. 120): praktisch 50% Heilung beim Collumcarcinom und Heilung von nahezu $^2/_3$ aller behandelten Corpuscarcinome. Was widerlegen allein zwei solcher Leistungsnachweise alle Angriffe gegen die „Krebsbekämpfung der Schulmedizin", besonders noch, wenn sie vorgebracht werden von „modern" sich gebärdenden „Therapien", die selber noch nicht 1% Heilziffer ihrer „Methoden" unter Beweis gestellt haben!

Gerade wegen ihrer vorzüglichen Auswertung geben die Heilziffern bei gynäkologischen Carcinomen die willkommene Gelegenheit eines Vergleichs zwischen der *Ära vor und nach 1945*, d. h. vor und nach der Einführung der Antibiotica, Schockprophylaxe, Schlafmittel- und Intubationsnarkosen usw.

Überblickt man die Heilziffern bei den gynäkologischen Carcinomen, so muß man sagen, hier wird wirklich folgerichtige Krebsbekämpfung getrieben. Die Heilziffern steigen ständig weiter an. Der Wettkampf zwischen Operation und Bestrahlung ist weitgehend abgeklärt. Auch bei der Frage der Früherfassung, Reihenuntersuchungen, Laienaufklärung (s. 18. Kapitel, S. 938ff.) werden wir wegweisende Lehren der Krebsbekämpfung im Bereich der weiblichen Genitalkrebse entnehmen können.

d) Heilziffern beim Brustkrebs

Beim *Mammacarcinom* liegen die Verhältnisse für die Erfassung der Heilziffern an sich günstig. Die Sorgfalt der Ermittlungen bleibt jedoch hinter der bei den Genitalkrebsen der Frau zurück. Altbewährt ist die Stadieneinteilung nach STEINTHAL. I. Stadium: Brustdrüse allein befallen (sehr gut operabel). II. Stadium: Axillare Lymphdrüsen mitbefallen, aber noch gut operabel. III. Stadium: inoperabel, sei es wegen Einwachsens in die Brustwand, sei es wegen Fernmetastasen oder dgl.

Bei der Beurteilung der Heilerfolge darf man nicht übersehen, daß der *Brustkrebs* auch *ohne Behandlung* eine längere Überlebensdauer hat als andere Krebse. Da es heute kaum „unbehandelte" Fälle mehr gibt, muß man im Schrifttum weit zurückgehen. Nach DALAND (1927) lebten von 100 unbehandelten Fällen

nach 3 Jahren noch 40%   nach 7 Jahren noch 9%
„ 5 „ „ 22%   „ 10 „ „ 5%

Das Breslauer Krankengut des Verfassers und seines Vorgängers umfaßte von 1929—1937 583 Fälle (HANUS 1944), davon waren

255 Erstbehandelte der Klinik,
183 auswärts Operierte (zur Nachbestrahlung überwiesen).
145 auswärts Operierte (wegen Rezidiven oder Fernmetastasen überwiesen),

Das schlesische Krankengut war wie beim Magenkrebs ungünstig und schwer. Als Maßstab dient die *praeoperative Krankheitsdauer*. Sie betrug im Durchschnitt 13,7 Monate zwischen der ersten eigenen Feststellung der Kranken bis zur ersten Konsultation. Im einzelnen verteilten sich die Fälle wie unten folgt.

Die Länge der praeoperativen Zeit prägt sich objektiv darin aus, daß sich von 12 Monaten an kein Fall mehr im I. Stadium befindet. Die besondere Schwere des fast nur ländlichen Krankengutes geht auch daraus hervor, daß von vornherein 19,6% inoperabel, weitere 9,1% nur palliativ und nur 71,3% *radikal operabel* waren, während die meisten Statistiken 90% und mehr radikal operable Fälle aufweisen. Die Operationsmortalität der 186 Radikaloperierten betrug 3 Fälle = 1,6% (Kreislaufinsuffizienz bei einer 84jährigen Kranken, 2 Embolien). Vergleichszahlen finden sich bei MEIER

Tabelle 121

Präoperative Krankheitsdauer	Zahl der Fälle
bis 1 Monat	13
1—3 Monate	30
4—6 Monate	36
7—12 Mon.	66
1—2 Jahre	64
2—3 Jahre	31
über 3 Jahre	15

(1927): 5,3%, BAATZ (1935): 4,0%, DERRA und BLITTERSDORF (1940): 4,4%. Die Nachuntersuchung erfaßte (bis auf eine ausgewanderte Patientin) alle Kranken. Alle Todesfälle sind als Krebstodesfälle gerechnet. Bei der 5-Jahre-Überlebenszeit wird in rezidivfreie Überlebensdauer und solche mit Rezidiv unterschieden. Viele Statistiken sind hinsichtlich der Leistung unbrauchbar, wenn bei der 5-Jahres-Überlebensdauer die noch mit Rezidiven lebenden mitgezählt sind. Krebsstatistiken sind nur einwandfrei, wenn sie die mit Krebs noch Lebenden aus der „5-Jahresheilziffer" ausscheiden.

Tabelle 122. *Absolute Leistungsziffer aller wegen Mammacarcinom aufgenommenen Kranken der Breslauer Klinik*

	Zahl der Fälle	In %	Mittlerer Fehler	Nach 5 Jahren überlebend	Rezidivfrei	Mit Rezidiv
Stadium I...	38	14,9	± 5,81	38 = 100%	37 = 97,4%	1 = 2,6%
Stadium II..	99	38,8	± 4,96	54 = 54,5%	42 = 42,4%	12 = 12,1%
Stadium III..	118	46,3	± 4,59	6 = 5,1%	5 = 4,2%	1 = 0,9%
	255	100,0	—	98 = 38,4%	84 = 32,9%	14 = 5,5%

Bei der Unterteilung des Krankengutes in 2 Teile 1929—1932 und 1933—1937 mit Stichtag 1. 4. 1933 ergab sich, wie in den meisten Statistiken, für die spätere Zeitperiode eine Besserung der Resultate.

Tabelle 123

	1. 4. 1929—31. 3. 1933		1. 4. 1933—31. 3. 1037	
	Zahl der Fälle	Überlebensdauer rezidivfrei 5 Jahre in %	Zahl der Fälle	Überlebensdauer rezidivfrei 5 Jahre in %
Stadium I.....	17	94,1	21	100
Stadium II....	44	34,0	55	49,1
Stadium III....	51	3,9	67	4,5

Die Heilziffer stellt sich natürlich günstiger dar, wenn man, wie dies irreführenderweise öfter geschieht, nur die radikal und palliativ operierten Fälle auswertet. Für das Krankengut des Verfassers (1933—1937) ergibt sich dann *für die radikal und palliativ operierten und nachbestrahlten Fälle* eine *Heilziffer von 71,0% 5-Jahres-Überlebensdauer.*

Aufschlußreich ist der *Vergleich* zwischen dem *Breslauer* und dem *Heidelberger Krankengut* (1943—1959). Eine Zusammenstellung der Ergebnisse von 1 200 Mammacarcinomen stammt von RUEF 1960. Trotz gleicher Indikationsstellung und gleicher Operationstechnik bestehen große Unterschiede im Krankengut und in den Ergebnissen. Sie sind auf 2 besondere Umstände zurückzuführen: 1. In Heidelberg ist die Quote der Steinthal-I-Fälle relativ höher, die 5-Jahresheilziffer aber niedriger (Breslau 97,4%, Heidelberg 86,8%). (Die Gründe wurden oben (S. 840) auseinandergesetzt). 2. Im Heidelberger Krankengut ist bei den primär Behandelten die praeoperative Krankheitsdauer mit 7,1 Monaten günstiger als die in Breslau mit 13,7 Monaten i. D. 3. Im Heidelberger Krankengut hat sich seit der Einführung unserer Methode der Hypophysenausschaltung 1955 (s. 13. Kap. S. 705) die Zahl der weit fortgeschrittenen Steinthal-III-Fälle sehr stark erhöht (bis jetzt 580 Fälle!!) und damit speziell in Heidelberg die Häufigkeitsquote der einzelnen Stadien sehr zu Ungunsten der Stadien I und II verschoben. Es entfällt andererseits für Heidelberg jene Zahl von auswärts operierten und in Breslau der Bestrahlungs-Abteilung der Chirurgischen Klinik überwiesenen Fälle, da diese in Heidelberg in der Czerny-Klinik für Strahlentherapie behandelt werden.

Man ersieht daraus, daß selbst beim gleichen Arzt, bei gleicher Indikationsstellung und bei völlig gleicher Operationstechnik, ja gleicher Operations-Mortalität (Breslau 1,6%, Heidelberg 1,6%) große Krebskrankenreihen ganz verschieden beurteilt werden und ganz verschiedene Resultate zeitigen müssen. Auf dem Krebssektor sind eben alle Ziffern nur relativ, d. h. nur interpretierbar bei Berücksichtigung möglichst vieler Faktoren

Die 5-Jahresheilziffer	Stad. I	Stad. II	Stad. I + II	Stad. III
Breslau (1. 4. 1933—31. 3. 1937 . .	97,4%	49,1%	53,1%	4,5%
Heidelberg	86,8%	37,1%	55,5%	2%

Die *5-Jahresüberlebensziffer* aller operierten Fälle von Mamma-Ca beträgt in Heidelberg *47,4%.*

Unser Heidelberger Krankengut bestätigt zunächst die immer wieder umstrittene Tatsache, daß das *Alter wichtig für die Prognose* ist. In unserem primär behandelten Krankengut erlebten von den Patientinnen im 3. Lebensjahrzehnt (20—29 J.) nur 17% die 3-Jahresgrenze und keine einzige die 5-Jahresgrenze. Im 6. Lebensjahrzehnt (50—59) erreichten dagegen 54,1% die 5-Jahresgrenze. Es ist dies auch nach den tiefen Einblicken, die uns die „antihormonelle" Behandlung der Mammacarcinome in die hormonellen Zusammenhänge gebracht hat, verständlich: in der Zeit der höchsten hormonellen Aktivität werden Mammacarcinome am stärksten, jenseits der Menopause am wenigsten stimuliert.

Tabelle 124. *5jährige Überlebensdauer beim Mammacarcinom*

	Unter 45 Jahren in %	Über 45 Jahren in %
Stadium I	100	100
Stadium II . . .	44,7	63,4
Stadium III . . .	—	6,8

Im ersten Augenblick erscheint es überraschend, daß in der Prognostik ein *Unterschied* zwischen *rechter und linker Seite* besteht: links erreichten 58,8%, rechts nur 43,8% die 5-Jahresgrenze. Der Mitarbeiter des Verfassers RUEF (1960) ist geneigt, die Erklärung darin zu suchen,

„daß die meisten Menschen als Rechtshänder einen Knoten in der linken Brust eher bemerken".

Daß die *Prognose* ganz wesentlich abhängt vom *histologischen Typ* ist bekannt. Die Reihe verläuft vom Milchgangscarcinom über das Adeno-Ca, dem Scirrhus, das Carcinoma solidum zur prognostisch ungünstigsten Form, dem medullären Krebs (nur 34,9% 5-Jahresheilung). Bei der Propagationsform des „Erysipelas carcinomatosum" und des „Cancer en cuirasse" ist die Prognose stets infaust. Die Überlebenszeit beträgt i. D. 1$^{1}/_{2}$ Jahre.

Natürlich hängt die *Prognose* auch noch ab von der *Radikalität* und Folgerichtigkeit der Operationstechnik. Wir halten die elektrochirurgische Durchführung, soweit dies nicht technisch unmöglich ist (Nähe des Plexus axillaris und der großen Gefäße,) für den relativ sichersten Schutz gegen lokale und axilläre Rezidive, die wohl manchmal einer operativen Implantation zuzuschreiben sind. Immerhin ist auch unser Prozentsatz solcher lokaler Rezidive mit 5,8% noch relativ hoch, er liegt aber wesentlich niedriger als die im Schrifttum angegebenen Zahlen von 7—12,9%! Selbstverständlich sind lokale oder axilläre Rezidive so gut wie stets noch sekundär exstirpierbar. Wir haben auch bei bereits sehr ausgedehnten Rezidiven noch endgültige Heilung erzielt.

Sicherlich ist die Prognose wesentlich mit abhängig vom *biologischen Charakter* der Geschwulst. Maßstäbe sind die Verlaufsgeschwindigkeit und der histologische Befund. Im Breslauer Material des Verfassers (1933—1937) kamen

auf das Carcinoma solidum 28,7%
„   „   Carcinoma scirrhosum 25,2%
„   „   Carcinoma adenomatosum 23,5%
„   „   Carcinoma medullare 13,9%
„   den Paget-Krebs 7,8%
„   Mischformen . . . . 7,8%.

Am günstigsten schneidet der Gallertkrebs ab. Er ist aber die seltenste Form.

Die deutlichen Fortschritte der letzten 30 Jahre spiegeln sich wider in einer Zusammenstellung von HARRINGTON (1946) für die radikal operierten Fälle bei dem (prognostisch relativ günstigen) Adenocarcinom der Mamma:

Eine *10-Jahres-Überlebensziffer* stammt von GORDON-TAYLOR (1947). Von seinen 644 radikal operierten Fällen lagen 363 weiter als 10 Jahre zurück. Es lebten noch in Gruppe I: 84,07%, in Gruppe II: 29,4% und in Gruppe III: 6,5%.

Bemerkenswert erscheint, daß der *Brustkrebs bei Männern* nicht die üble Prognose hat, die man ihm gewöhnlich zuspricht. SACHS (1941) ermittelte die Heilziffer von 205 Fällen. Sie betrug für Operation und Bestrahlung 52,2% rezidivfrei Lebende nach 5 Jahren.

Tabelle 125

Zeitabschnitt	5jährige Überlebensdauer in %
1910—1914	39,8
1915—1919	41,7
1920—1924	40,5
1925—1929	48,0
1930—1934	53,5
1935—1938	59,3

Die Wirkung der *Nachbestrahlung* ist statistisch schwer exakt ausweisbar. Der Vergleich zweier Perioden ohne und mit Bestrahlung ist nicht beweisend, wenn nicht die Differenz über die allgemeine Besserung der Resultate (s. vorstehende Tabelle) erheblich hinausgeht und außerdem durch den dreifachen mittleren Fehler statistisch gesichert ist. Auch die Ableitung des Erfolges nur bei bestimmten Stadien ist bedenklich. Immerhin wird man nicht daran vorbeikommen, daß Autoren, wie ANSCHÜTZ und SIEMENS (1938), HINTZE (1937), GANZ (1936) u. a., Besserungen der Heilziffern errechneten.

Im Breslauer Krankengut wurden 145 Frauen *wegen Rezidiven und Metastasen* behandelt. Das längste *Intervall* zwischen Operation und Rezidiv betrug 15 Jahre, das kürzeste 4 Wochen, die Durchschnittszeit war *22,3 Monate*. Sie wurden alle nachbestrahlt. Abgesehen von den oft überaus erfreulichen subjektiven Besserungen ergab sich bei den nur bestrahlten Rezidiven eine 5jährige Überlebensdauer von 21,5%. Man darf aber nicht vergessen, daß nach DALAND (1927) auch von den völlig unbehandelten Brustkrebsfällen nach 3 Jahren noch 40% und nach 5 Jahren noch 22% lebten. So sehr man dazu neigt, ,,um alles getan zu haben", noch zu bestrahlen, so ist aber doch die Heilwirkung der Bestrahlung in der großen Summe der Fälle noch nicht zweifelsfrei erwiesen. Auch DERRA und BLITTERSDORF (1940) kamen zu dem Ergebnis, daß in keinem Stadium sich durch die Bestrahlung eine sichere Verbesserung der Bestrahlungserfolge hat nachweisen lassen.

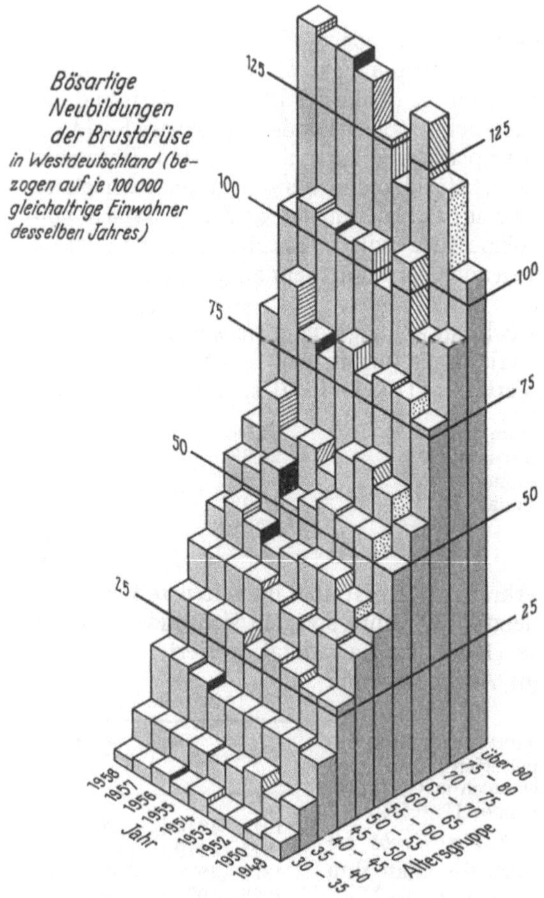

Bösartige Neubildungen der Brustdrüse in Westdeutschland (bezogen auf je 100 000 gleichaltrige Einwohner desselben Jahres)

Abb. 208. Bereinigte Krebssterbeziffern an bösartigen Neubildungen der Brustdrüse bei Frauen in der Bundesrepublik Deutschland 1952—1958. Die Sterbeziffern in Altersgruppen von je 5 Jahren sind jeweils auf 100000 weibliche Einwohner desselben Alters im gleichen Beobachtungsjahr bezogen.
(Nach Angaben des Statistischen Bundesamtes Wiesbaden)

Unwillkürlich fragt man nach dem *Einfluß der ,,antihormonellen" Therapie* (Ovariektomie und antioestrogene Behandlung) (s. 15. Kap. S. 769) liegen genaue Ermittlungen noch nicht vor. Begreiflicherweise, denn ihr Hauptanwendungsgebiet sind ja die Fälle mit Fernmetastasen. Hier stehen die subjektiven Besserungen, die Euphorisierung, die Gewichtszunahme, die Reossifikation osteolytischer Metastasen und die Lebensverlängerung im Vordergrund. Gerade diese Werte sind aber an einem ausreichend großen Krankengut gruppenmäßig schwer statistisch faßbar. Eindrucksvolle Einzelfälle dominieren als Beweismittel. Einen brauchbaren Test würden aber jene Steinthal-II-Fälle liefern, die ohne Fernmetastasen aufzuweisen antioestrogen behandelt wurden.

Nach dem derzeitigen Stand der Dinge geht die tatsächliche Heilziffer, wie beim Magencarcinom, hauptsächlich auf das Konto der Radikaloperation. Das Mammacarcinom ist jedoch früher zu diagnostizieren, es verläuft langsamer, die Heilerfolge haben sich an sich auch gebessert und ergeben *bei den Radikaloperierten nach 5 Jahren 47,4% rezidivfrei Lebende* und bei allen Behandelten eine *absolute Heilziffer von 33—35%.* Immerhin können wir nicht an der Tatsache vorbeigehen, daß in der Bundesrepublik Deutschland *die bereinigten Brustkrebssterbeziffern* der Frau im letzten Jahrzehnt weitgehend konstant geblieben sind (Abb. 208). Die Brustkrebsgefährdung der Frau nimmt unabhängig vom Klimakterium stetig mit dem Alter zu, die bereinigten Sterbeziffern am Brustkrebs nehmen trotz aller neu hinzugekommenen Therapiemöglichkeiten bislang jedoch nicht ab. Die weitere Besserung der Heilergebnisse hängt ganz davon ab, ob Maßnahmen der Aufklärung usw. (s. 18. Kapitel) eine frühere Erfassung und eine frühere Behandlung ermöglichen werden. Es muß immer wieder darauf hingewiesen werden, daß die 5-Jahresheilziffer beim wirklich gesicherten Stadium I nahe an 100% heranrückt.

e) Heilziffern beim Dickdarm- und Mastdarmkrebs

Auf den ersten Blick mag es überraschend erscheinen, daß im Bereich des gesamten Verdauungstraktes die Heilchancen in den einzelnen Abschnitten recht verschieden sind: am schlechtesten im Bereich des oberen Oesophagus, besser in dessen unterem Drittel, mäßig (bei uns 17,8% 5-Jahresziffer) bei den Cardiaresektionen, und am günstigsten beim Mastdarmkrebs. Dazwischen liegen die Heilergebnisse beim Dickdarmkrebs. Die erheblichen Verschiedenheiten haben ihre Ursache in anatomischen (Ausbreitungswege) und in operativ-technischen Gegebenheiten.

Beim *Dickdarmkrebs* hat die Heidelberger Klinik von 1945—1959 unter 882 Dickdarmkranken allein *446 Colon- und Sigmacarcinome* behandelt (Näheres HOLDER u. LAQUA 1960). Die Zahl tritt zwar gegenüber 1.305 Rectumcarcinomen in der gleichen Zeit etwas zurück, doch liegt bei den Rectumcarcinomen eine gewisse Auslese vor, insofern, als der an der Klinik bei Mastdarmkrebs geübten sacroabdominellen Rectumexstirpation Kranke bevorzugt zugewiesen werden. Die *Dickdarmcarcinome* betrafen

    das Coecum 13,25%
    die Flexura hepatica 3,59%
    das Colon transversum . . . . 9,1 %
    die Flexura sinistra . . . . 3,3 %
    das Colon descendens . . . . 6,7 %
    das Colon sigmoideum . . . . 51,0 %

Doppelcarcinome fanden sich in 0,9%. *Histologisch* handelte es sich in 79% um Adeno-, in 13% um scirrhöse und in 8% um Gallertcarcinome. Von den 446 Coloncarcinomen kamen 25,5% im Ileusstadium, 296 = 66,5% konnten (einschließlich „Verlagerungsoperation") radikal operiert werden. Die Operationsmortalität betrug in den letzten 5 Jahren bei 126 Resektionen 7,2%.

Die *5-Jahresüberlebensziffer* beträgt *45,8%*. In 12 Fällen wurden *Rezidivoperationen* ausgeführt, bei 2 Fällen sogar 2 Rezidiv-, im ganzen also 3 Carcinom-Operationen. Einer davon überlebte das 1. Carcinom 15 Jahre (77 Jahre alt verstorben), ein anderer überlebt nach 2 Rezidivoperationen das 1. Carcinom bis jetzt um 17 Jahre.

Aller Voraussicht nach lassen sich bei Coloncarcinomen die Heilergebnisse noch steigern, wenn man — der größeren Radikalität wegen — statt der, wenn auch ausgiebigen, Kontinuitätsresektionen mit anschließender End-zu-Endnaht, immer mehr zur *Hemicolektomie* rechts oder auch links (hier dann mit End-zu-Endnaht zwischen der linken Flexur und dem Rectum) übergeht. Jedenfalls erzielten ROSI u. Mitarb. (1962) mit der „Segmentresektion" ähnlich wie wir 47%, dagegen mit diesem gegenüber früher erweiterten Vorgehen der Hemicolektomie 58,3% 5-Jahresüberlebensquote.

Weitaus am günstigsten im Magendarmkanal liegen die Verhältnisse beim *Rectumcarcinom*. Die Frühsymptome sind deutlicher, bei Tenesmen oftmals frühzeitig „imperativ", die Operabilitätsquote ist wesentlich höher und der klinische Verlauf langsamer. Die 5-Jahres-Überlebensziffer und die absolute Heilziffer sind demgemäß wesentlich besser.

Der Hauptgrund für die gegenüber dem Magen- und Bronchialkrebs sehr viel günstigere Prognose beim Rectumcarcinom liegt aber letzlich darin, daß der *Metastasenweg* weitgehend auf das *Mesorectum* beschränkt ist. Damit eröffnet sich die grundsätzlich wichtige Chance, mit der *Totalexstirpation des ganzen krebstragenden Organs unter en-bloc-Mitexstirpation des gesamten Mesorectums* eine Heilquote zu erzielen, die bei sonst vergleichbaren Organkrebsen ausgeschlossen erscheint.

Noch ein 2. Gesichtspunkt hat sich uns als wesentlich erwiesen: die *Unverschieblichkeit* eines Rectumcarcinoms *gegenüber dem Kreuzbein* ist noch *kein Beweis für Inoperabilität*. Es hat sich uns gezeigt, daß das Rectumcarcinom oft genug — auch histologisch bestätigt! — nur schwartig-entzündlich dem Sacrum wie „aufgemauert" ist: Ist es beim sacralen Akt der vom Verfasser inaugurierten und ausgebauten sacroabdominellen Rectumexstirpation erst stumpf (meist mit dem Zeigefinger) von der Kreuzbeininnenfläche „abgestemmt", so ist dann das scheinbar inoperable Rectumcarcinom plötzlich gut operabel. Seit wir diesen einen Faktor der scheinbaren Inoperabilität für viele (natürlich nicht für alle) Fälle erkannt und durch Forcieren der inneren sacralen Ablösung ausgeschaltet haben, hat sich — und das ist für die Gesamtheilziffer ein ganz wesentlicher Gesichtspunkt! — die *Operabilitätsquote von früher* (Breslau) *46,4% auf 80,4%* (Heidelberg) *steigern* lassen.

Überhaupt setzt uns die *Gegenüberstellung des Breslauer und des Heidelberger Krankengutes* in die Lage, wichtige *Vergleiche und Schlußfolgerungen* zu ziehen. Während der Verfasser beim Mammacarcinom in Breslau und Heidelberg hinsichtlich Indikationsstellung und Operationstechnik mit Ausnahme der Metastasenfälle völlig gleich vorgegangen ist, wurde beim *Rectumcarcinom* die Rectumamputation und tiefe Rectumresektion und das „Durchzugsverfahren" völlig aufgegeben und durch die *radikale En-bloc-Exstirpation von Rectum samt Mesorectum auf sacroabdominellem Wege* ersetzt.

Das Krankengut der *Breslauer Klinik* umfaßte von 1921—1937 472 Kranke mit Mastdarmkrebs (SCHMINCKE 1941). Nach der Einteilung von GULEKE entsprachen dem

Stadium I	18,6%
„ II	38,6%
„ III	38,9%
„ IV	3,9%.

Die *praeoperative Beschwerdedauer* betrug i. D. 10 Monate. Die *Radikaloperation* wurde in 46,4% ausgeführt, und zwar in 27,8% als sacrale Amputation, 10,8% sacrale Resektion, 6,4% als abdomino-sacrale oder sacro-abdominelle Rectumexstirpation und in 1,5% als kombinierte Resektion. Die Operationsmortalität betrug für alle Operationsverfahren 20,6% und führte bei den „geheilt Entlassenen" zu einer 5jährigen rezidivfreien *Heilziffer von 27,9%*. Im Stadium I war die Mortalität der sacralen Amputation 13,9% mit einer 5jährigen Heilziffer von *38,5%*. Im günstigen Krankengut der Privatklinik betrug letztere 42,9%. Zugleich wurde eine Operations-Quote von 63,9% erreicht. Im gesamten Krankengut fanden sich 12 Fälle, die bei der Nachprüfung seit der Operation 12 Jahre und länger lebten.

Die *5jährige Überlebensdauer* bei der sacralen Amputation betrug in verschiedenen Kliniken (Zahlen großenteils nach GULEKE 1942):

Wien (v. EISELSBERG 1930)	16,5%
Wien (FINSTERER 1941)	24,6%
Freiburg (KRASKE, LEXER 1928)	25,0%
Heidelberg (KIRSCHNER 1935)	35,0%
Jena (GULEKE 1936)	38,0%
Breslau (K. H. BAUER 1941)	38,5%
Breslau (Privatklinik K. H. BAUER 1941)	42,9%.

Bessere Resultate zeigte das kombiniert abdomino-sacrale Vorgehen. Bei den meisten Operateuren ist dies Verfahren jedoch durch eine hohe Mortalität belastet. Über besonders gute Resultate berichtete GULEKE (1936, 1941, 1942). Er ging zweizeitig vor, legte zunächst einen ein- oder doppelläufigen Anus praeter an und führte die Radikaloperation erst dann aus, wenn sich der Kranke von dem chronischen Subileus erholt hatte, meist nach 8—12 Wochen. GULEKE entfernte den krebsigen Darmabschnitt auch noch bei Lebermetastasen. Bei einer Operations-Mortalität von nur 3% betrug die 5-Jahres-Überlebensziffer 41%. 5 der Operierten und zunächst „Geheilten" starben später noch an örtlichem Rezidiv oder an Metastasen. Es bleiben aber dann immer noch 40% Dauerheilung der zweizeitig radikal Operierten.

Das Heidelberger Krankengut umfaßt vom 1. 1. 1943 bis Mai 1960 *1 305 stationär behandelte Kranke mit Rectumcarcinom*. Davon wurden 672 — inzwischen sind es weit über 700 — der *sacro-abdominellen Rectumestirpation* unterworfen. Über die ersten 200 Fälle berichtete der Verfasser auf dem Chirurgen-Kongreß 1954. Die Technik wurde 1952 ausführlich dargestellt (K. H. BAUER 1952) und 1953 in einem fertigen Operationsfilm demonstriert. Die ersten 672 Fälle wurden vom Mitarbeiter des Verfassers LAQUA 1960 zusammengestellt und ausgewertet. Die nachstehend gebrachten Zahlen sind seiner Arbeit entnommen.

Das große Krankengut gestattet vor allem durch den Vergleich mit dem Breslauer Krankengut des Verfassers weitgehende Schlußfolgerungen. Die Gründe für das ebenso — im besten Sinne des Wortes — „radikale", wie folgerichtige Vorgehen der Rectumexstirpation und alle seine *Vorteile* sind im 13. Kap. S. 669 ausführlich dargestellt. Sie gipfeln in der größtmöglichen Radikalität bei gleichzeitig von Anfang bis Ende des Eingriffs voll gewahrter Asepsis.

Natürlich ist unsere Anzeigenstellung keine doktrinäre. Auch wir haben, wenn aus irgendeinem Grunde mit der Laparotomie begonnen werden mußte, in 46 Fällen die Rectumexstirpation abdomino-sacral ausgeführt oder aber auch — der vollen Asepsis wegen — in Ausnahmefällen auch einmal abdomino-sacro-abdominell — die doppelte Umlagerung spielt bei eingespieltem Personal keine Rolle! — operiert.

Die *praeoperative Krankheitsdauer* betrug i. D. *4,2 Monate*, doch haben wir auch noch Fälle mit über 2jähriger Vorgeschichte noch radikal zu operieren vermocht. Die wie immer anfänglich höhere *Operationsmortalität* konnte bei den letzten 238 Eingriffen auf *7,6%* gesenkt werden.

Wir selbst halten nicht viel von der intrapelvinen Kontinuitätsresektion. Wer End-zu-End nähen will, muß auf die Möglichkeit der Direktvereinigung „schielen". Das geht unvermeidbar zu Lasten der Radikalität. Will man eine Sphincterfunktion erhalten, so müssen 5 cm Enddarm erhalten bleiben, 5 cm (mindestens) muß man vom Tumorrand aboral entfernt bleiben. Das sind zusammen schon 10 cm. Bei einem Teil der erhaltenen Sphincter bleibt die Sphincterfunktion nicht erhalten. Bei einem anderen Teil gibt es Stenosen oder Fisteln. Und was nutzt der erhaltene Sphincter, wenn der Kranke durch ein intrapelvines Rezidiv sein Leben verliert, denn beim Rectum-Ca ist Rezidiv (so gut wie) gleich Mortalität. Daß bei der Kontinuitätsresektion sehr oft nicht radikal operiert wird, beweisen die hohen Rezidivquoten: 15%, 18%, ja 38% sind angegeben. Wir haben nur 2,26% intrapelvine Rezidive, obgleich wir auch „festgemauerte" Rectumcarcinome noch operieren.

Immer wieder wird gegen die sacro-abdominelle Rectumexstirpation eingewendet, es würden bei ihr *Lebermetastasen* nicht erkannt. Dieser Einwand ist völlig abwegig. Bestehen ausgedehnte Lebermetastasen, so verraten sie sich schon vorher. Bestehen aber nur kleinere Lebermetastasen, so sind sie, was auch schon GULEKE betonte, keine Gegenindikation, denn im Gegensatz zum Bronchial-Ca (s. dort!) ist die Rectumexstirpation die beste Palliativmethode, bewahrt sie ja den Kranken vor den qualvollen Komplikationen des belassenen Carcinoms (fast pausenlose

Tenesmen, Blasendurchbruch, peinigende Neuralgien der sacralen Wurzeln usw.). Nach unserem Dafürhalten entspricht nur die sacro-abdominelle Rectumexstirpation den Idealforderungen der Krebschirurgie. Und bedürfte es noch eines Beweises, die Heilziffer beweist es.

Obwohl LAQUA die 8 nicht auffindbaren Fälle den Verstorbenen zurechnete, ergab sich für alle erfaßten länger als 5 Jahre zurückliegenden 221 Fälle folgende *5-Jahres-Überlebensziffer* nach sacro-abdomineller Rectumexstirpation:

Tabelle 126

	Zahl	5-Jahresziffer
bis 7 cm oberhalb des Anus	28 Fälle	= 46,0%
höher als 7 cm oberhalb des Anus	108 Fälle	= 67,5%
alle überlebenden Fälle zusammen	137 Fälle	= 61,7%.

Zieht man bei dieser 5-Jahres-Überlebensziffer in Betracht, daß sie bei einer *Operationsquote* von jetzt *80,4%* auch ungünstige, anderwärts als inoperabel angesehene Fälle mit einbeziehen, und daß auch alle „erweiterten" Eingriffe (Mitresektion von Blasendach bzw. hinterer Vaginalwand, Mitexstirpation des Uterus und alle 38 Doppelcarcinome = 5,56%) mitgerechnet sind, ebenso wie die verschollenen Fälle als Todesfälle (plus 3,5%!) gerechnet sind, so muß man die für einen Organkrebs sehr hohe *5-Jahresheilziffer* von *61,7%* als Hauptrechtfertigung für die Totalexstirpation des ganzen krebstragenden Organs mitsamt seinem ganzen Lymphabflußgebiet und als eine besonders hohe Heilziffer für einen jeder anderen Therapie trotzenden Organkrebs ansehen.

Die günstigen Heilresultate, wie wir sie bei Rectumcarcinomen mit der sacroabdominellen Rectumexstirpation erzielten, werden beim *Coloncarcinom* nicht erreicht. Es liegt dies wesentlich mit daran, daß beim Coloncarcinom eben doch nicht so radikal operiert zu werden pflegt. Gerade bei den Kontinuitätsresektionen im Bereich des Sigmas und Quercolons wird der spannungslosen End-zu-Endnaht wegen das Lymphabflußgebiet nicht im gleichen Maße mit entfernt, wie bei der Totalexstirpation des Rectums samt Mesorectum in einem Stück. So kamen wir an der Heidelberger Chirurgischen Klinik (HOLDER und LAQUA 1960) bei 296 Coloncarcinomen bei einer *Operabilitätsquote von 45,1%* bei den Operierten nur auf eine *5-Jahresüberlebensziffer von 45,8%*. Diese Zahl liegt im gleichen Erfolgsbereich wie bei FINSTERER (1948 47,3%), SIMON (1950 47,9%), ALLEN (1955 46,8%). Nur GULEKE (1943) brachte es auf 57,5%, allerdings bei Auslese günstiger Fälle (40% Operabilitätsquote!) und einer für damals (1943!) noch angängigen Operationsmortalität von 23%.

f) Sonstige Heilziffern

Mit den Magen-, Bronchial-, Mastdarm-, Mamma- und Genitalkrebsen ist das Gros der Krebse erfaßt. Betrachten wir noch einige *kleine Gruppen*. Schwierig zu ermitteln sind die *Heilziffern bei malignen Hirngeschwülsten*. Es liegt dies daran, daß unter dem Sammelbegriff „Hirntumor" eben nicht nur Tumoren des Gehirns selbst, sondern auch viele intrakranielle Tumoren mitgezählt werden, deren Entfernung heute ein dankbares Gebiet der operativen Neurochirurgie darstellt. Bei den wirklich malignen Hirntumoren ist die Prognose schlecht. Bei den *Medulloblastomen* des Kindesalters beträgt die durchschnittliche *Überlebensdauer* im Anschluß an die Behandlung nur 8—16 Monate. „Bei einer Überlebensdauer über viele Jahre handelt es sich meist um Fehldiagnosen" (ZÜLCH 1951). Beim *Glioblastoma multiforme* beträgt die Krankheitsdauer der unbehandelten Fälle meist weniger als 1 Jahr (ZÜLCH 1959), die Operationsmortalität schwankt je nach Lokalisation und Ausdehnung des Eingriffs zwischen 29,2 und 62,2% (TÖNNIS und

WALTER 1959). Im Krankengut der Chirurgischen Klinik Heidelberg konnte KLAR (1959) in Zusammenarbeit mit der Czerny-Klinik für Strahlenheilkunde die Überlebensdauer, die bei 40 nur operierten Fällen i. D. nur 145 Tage betragen hatte, bei der Kombination Operation + Behandlung mit radioaktiven Kobaltperlen bei 68 Kranken auf 438 Tage i. D. erhöhen. 4 von diesen 68 kombiniert behandelten Kranken überlebten bislang sogar die 5-Jahresgrenze.

Beim *Zungenkrebs* hängt die 5-Jahresüberlebensziffer wesentlich von der Größe des Carcinoms zum Zeitpunkt der Operation, von der Metastasierung und von der Lokalisation ab. Von 260 Fällen der Mayoklinik war die Heilquote bei Lokalisation an der Zungenspitze 45,4%, an der Zungenbasis 35,2%. Bei einer Größe unter 2 cm überlebten 57%, bei größeren Tumoren nur 29% die ersten 5 Jahre. Bei Metastasen überlebten 28,8%. *Insgesamt betrug die 5-Jahresüberlebensziffer 40,4%* (LASH u. Mitarb. 1961).

Bemerkenswert, um nicht zu sagen auffällig hoch, werden die *5-Jahresheilquoten bei operierten malignen Strumen angegeben* (s. Tab. 127). Dabei ist jedoch zu berücksichtigen, daß gerade die operierten bösartigen Strumen eine Auslese günstiger Fälle darzustellen pflegen. Absolute Heilziffern (aller in Zugang gekommenen Fälle) sind uns nicht bekannt geworden.

Beim *Oesophaguscarcinom* ist die absolute Heilziffer nach 5 Jahren immer noch praktisch gleich Null (GÜTGEMANN 1953). ROOST (1947) gibt zwar für die Oesophagusresektion mit nachfolgender Oesophagogastrostomie bei 350 Fällen 8,6%

Tabelle 127. *5-Jahresheilziffern bei Struma maligna*

Autor	Jahr	Zahl der Fälle (op.)	5-Jahresheilung %
JUDE u. a.	1958	139	62
FRAZELL	1958	254	82
BEAHRS u. a.	1959	136	97
CRILE u. a.	1959	107	86
BLOCK u. a.	1959	132	79

3-Jahresheilungen an, doch sind diese Fälle, so erfreulich sie sind, vom Standpunkt der Heilziffern aus gesehen — davon handeln wir ja hier! — natürlich nur eine Auslese der Auslese, denn von der Summe der Fälle mit Speiseröhrenkrebs gelangt ja nur ein kleiner Prozentsatz in Spezialkliniken, aber auch dort wird von diesem schon kleinen Prozentsatz wieder nur ein kleiner Bruchteil (10—15%) wirklich radikal operiert. Von diesen entfallen für die Heilziffer die postoperativ Verstorbenen. Von den „geheilt Entlassenen" leben nach 3 Jahren noch 8,6% und nach 5 Jahren — wenn wir richtig unterrichtet sind — noch einer. Es wird also noch richtig sein, wenn man beim Speiseröhrenkrebs die absolute Heilziffer vorläufig noch als minimal bezeichnet. Nach NAKAYAMA (1960) sind bislang im Weltschrifttum insgesamt nur 121 5-Jahresheilungen mitgeteilt worden.

Auch bei dem bei der Frau häufigeren *Gallenblasencarcinom* sind die endgültigen Heilziffern nur gering. Für die *Hodentumoren* werden 20% (BLOOM 1936) bzw. 42% 5-Jahresheilung angegeben (PENDERGRAS u. Mitarb. 1946). An der Chirurgischen Universitätsklinik Heidelberg konnten wir bei 70 malignen Hodentumoren immerhin eine 5-Jahresheilziffer von 45% erzielen (EHLERS, OTT u. SODER 1960). Sie ist bei den Seminomen durchweg erheblich höher als bei den malignen Teratomen (vgl. Tab. 128).

Bei der *Struma maligna* hat DE QUERVAIN (1941) 200 Fälle der Schweiz erfaßt, davon wurden 185 behandelt (Operation und Nachbestrahlung), von 162 liegen verwertbare Unterlagen vor. Es lebten nach 5 Jahren noch *21,6%*. Dabei macht die histologische Art der Tumoren sehr viel aus. Bei der Gruppe der wuchernden und metastasierenden Adenome usw. war die 5jährige Überlebensquote 29,2%, bei der Gruppe der Carcinome, Sarkome, Hämangioendotheliome nur 12,3%. Von 22 Carcinomfällen waren 9, von 32 Sarkom- und Carcinomsarkomfällen waren

31 (!) im ersten Jahr gestorben. Inzwischen haben sich die „Heilchancen" insbesondere auch nach Einführung des Radiojods in die Therapie der Struma maligna doch markant verbessert (s. Tab. 127).

Tabelle 128: *5-Jahresüberlebensziffern bei Seminomen und bei malignen Teratomen des Hodens*

Autor	Seminome		maligne Teratome	
	Zahl	5-Jahresheilz. %	Zahl	5-Jahresheilz. %
STAUBITZ u. a. 1948	22	64	37	41
NOTTER 1956 ...	107	70	106	31
MASCH 1960 ...	71	55	19	56
PATTON u. a. 1960 .	138	92	228	40
BODEN u. a. 1951 .	96	57	17	35

Aus dem Bereich der *Urologischen Chirurgie* interessieren am meisten die *malignen Nierentumoren* (Tab. 129). Die *5-Jahresheilziffer* der Heidelberger Chirurgischen Klinik beträgt *39,3%* (v. DROSTE 1952). Sie liegt mit am oberen Ende der zwischen 17 und 45% liegenden Heilquoten. Schlecht sind die Resultate bei Wilms-Tumoren. Im eigenen Krankengut (BÖLL, Diss. Heidelberg 1962) überlebte von 13 Operierten nur 1 die 5-Jahresgrenze. Die meisten Autoren verfügen nur über 1—3 geheilte Fälle. In der Sammelstatistik von HARVEY (1952) wurden 716 Fälle des Weltschrifttums erfaßt. Insgesamt sind 53 5-Jahresheilungen mitgeteilt. Sicher handelt es sich dabei um eine „Erfolgsauslese". Autoren, die keinen dauergeheilten Fall aufzuweisen haben, haben wenig Anlaß, ihr Krankengut zu veröffentlichen. Eine Sammelstatistik über 1351 Fälle findet sich bei KLAPPROTH (1959).

Bei den *Nierenbeckentumoren* (Tab. 130) sind die Zahlen hoch (bis 70%). Es kommt dies daher, daß unter den Nephrektomierten eben viele Nierenbeckenpapillome mit erfaßt sind.

Tabelle 129. *5-Jahresziffern bei malignen Nierentumoren*

Autor	Zahl der Operierten	5-Jahresheilung der Operierten in %
LJUNGREEN, 1930 ..	49	45
WALTERS, 1933	256	43
MACDONALD u. a., 1944	500	38
DEMING, 1946 ...	82	20
GRAHAM, 1947 ...	195	17
HELLWIG, 1948 ...	64	28
FOOTH u. a., 1951 ..	85	38
K. H. BAUER, 1952 .	46	39,3
ROYCE, 1955	47	36
BRINKMANN u. a., 1957	142	40
STAEHLER, 1959 ...	102	26

Tabelle 130. *5-Jahresheilziffern bei Nierenbeckentumoren*

Autor	Zahl der Operierten	5-Jahresheilung der Operierten in %
GÜTGEMANN, 1949 ..	10	70
MACDONALD u. a., 1944	43	41
BERN, 1955	16	12,5
CIBERT u.a., 1955 ..	43	41
O'CONOR, 1956 ...	12	41
BRINKMANN u. a., 1947	16	60

Bemerkenswert ungünstig sind die Ergebnisse beim *Blasencarcinom*. Hier konkurrieren die operative und die Strahlentherapie. Meist wird kombiniert behandelt. Im eigenen Krankengut war die *5-Jahresheilziffer* bei insgesamt 104 Behandelten nur *6,7%*. Bei ausschließlich „radikal" Operierten schwanken die Zahlen von Autor zu Autor sehr. Für die Strahlenbehandlung wurde von KLIGGERMANN u. Mitarb. (1952) 38% (!) 5-Jahresheilerfolg angegeben. Dabei sind offenbar papilläre Tumoren mitgerechnet.

Beim radikal operierten *Prostatacarcinom* werden hohe 5-Jahresheilziffern angegeben. Es liegt dies in der Natur dieser ja oft erst im Metastasenstadium diagnostizierten Krebsform, daß die radikal Operierten eine kleine Auslese günstigster Fälle darstellen. Die mitgeteilten Krankenzahlen sind daher im Verhältnis zur Häufigkeit des Leidens klein: HINMAN (1948) gibt für 23 radikal operierte Fälle *56,5%* (!), COLBY (1953) für 79 Fälle *55,2%*, KIMBROUGH (1956) für 56 Fälle sogar *64,3%* 5-Jahres-Überlebensziffer an. Bei rein *anti-oestrogen behandelten Prostatacarcinomen* liegt die bisherige Rekordziffer von ANDERSEN (1959) bei *43%* 5-Jahres-Überlebensziffer bei 182 Fällen. Wir selbst verfügen über eine Beobachtung einer 12jährigen Überlebensdauer bei einem Kranken, der bei Eintritt der Behandlung bereits mehrfache Knochenmetastasen hatte.

In der Frankfurter Klinik wurden bei 301 Kranken mit Prostata-Ca 9 verschiedene Therapieformen durchgeführt. Von 291 Fällen konnte das weitere Schicksal erfaßt werden [(EISENBACH u. JÖTTEN (1961)]. Insgesamt wurden *23,1% 5-Jahresheilungen* erzielt, und zwar nach alleiniger Hormonbehandlung in 26,01%, nach Prostatektomie und Hormonbehandlung in 30,43%.

Beim *Peniscarcinom* erzielten wir (v. DROSTE 1952) bei insgesamt 36 Fällen *58% 5-Jahresheilziffer* der Behandelten. EKSTRÖM und EDSMYR (1958) kamen bei den metastasenfreien Fällen auf 90%, bei den Fällen mit Metastasen auf 38%.

Die günstigste Prognose aller ,,inneren" Krebse hat der *Kehlkopfkrebs*. Vor allem verrät sich seine häufigste Form, der Stimmlippenkrebs bereits früh durch das sofort alarmierende Frühsymptom der durch kein ,,Hausmittel" beeinflußbaren Heiserkeit. Er ist laryngoskopisch schon im Anfangsstadium leicht erkennbar, und in diesem Stadium mittels Laryngofissur durch eine einfache Excision des carcinomatösen Stimmbandes in *über 90%* der Fälle auf die Dauer *heilbar*.

Ist jedoch beim Stimmbandkrebs die ,,therapeutische Stunde" erst versäumt, so ist zwar immer noch die *Kehlkopfexstirpation* möglich. Sie stellt aber für den Kranken einen großen und folgenschweren (Verlust der Kehlkopfstimme!) Eingriff dar und zeitigt nur noch *30—35% 5-Jahresheilung*. Eine neuere Statistik aus 7 Kliniken (R. R. SMITH u. Mitarb. 1961) umfaßt *600 Kehlkopfcarcinome*. Bei Stimmbandkrebs wurden 82%, bei supraglottischen Kehlkopfkrebsen jedoch nur 48% 5-Jahresrate erzielt. 89% der Patienten mit regionalen Drüsenmetastasen hatten supraglottische Carcinome. Bei ihnen beträgt die 5-Jahresüberlebensquote nur 29%.

Wenn speziell bei einem Stimmbandkrebs gesagt wird, kein Gutachter könne für den Einzelfall voraussagen, ob der betreffende Kranke durch die Operation für immer geheilt gilt, so ist das unseres Erachtens nichts beweisend und nichts widerlegend. Worauf es ankommt, ist die Aussage, daß ein Kranker mit Stimmbandkrebs, dem ärztlich nicht dringlich genug zur Operation geraten wird, um seine individuelle, mindestens 80%ige Heilchance gebracht wird.

Ausführliche Behandlungsergebnisse bei malignen Tumoren des *Mesopharynx* (Tonsillen, Zungengrund, Rachenwand und Gaumenbogen) sind von MÜNDNICH (1960), solche bei *Larynx-* und *Hypopharynxtumoren* von FENDEL u. Mitarb. (1962) und von LEICHER (1962) mitgeteilt werden.

Erfreulich sind die Heilziffern beim *Lippen- und Hautkrebs*. Aus dem Behandlungsgut des Verfassers (Tab. 131) geht hervor, daß der Lippenkrebs in fast $^3/_4$ der Fälle, im ersten Stadium sogar fast zu 100%, heilbar ist. Mit späteren Rezidiven oder späteren Todesfällen an Metastasen braucht kaum gerechnet zu werden.

Diese Heilziffern liegen über den bei SCHÖNBAUER (1939) aus dem Weltschrifttum mitgeteilten Zahlen (zwischen 25% und 68%), vielleicht deswegen, weil Operation und Strahlentherapie in Breslau in der gleichen Klinik vereinigt gewesen sind. Neuere Angaben finden sich bei BUSTOS 1950, DROSTE 1952, LAMPE 1959, WOOKEY 1959.

Tabelle 131. *Heilerfolge beim Lippencarcinom* (Chirurgische Universitätsklinik Breslau).
Männer 87%, Frauen 13%

Gruppe I kleiner als ⅓ der Lippe	46,4%
Gruppe II größer als ⅓ der Lippe	42,8%
Gruppe III auf Wangen und Knochen übergreifend	10,8%

Heilerfolge der nur Operierten (151 Fälle):

Gruppe I	nach 3 Jahren	97,6%,	nach	5	Jahren	96,8%
Gruppe II	„ 3 „	75,6%,	„	5	„	74,4%
Gruppe III	„ 3 „	9,9%,	„	5	„	8,5%

Absolute Heilziffer (aller Behandelten):

nach 2 Jahren	71,8%
„ 3 „	71,8%
„ 5 „	71,3%

Die günstigsten Resultate aller Krebse finden sich beim *Hautkrebs*. Seine Lokalisation fast nur an belichteten und damit sichtbaren Körperstellen, die früheste aller Krebsfrühdiagnosen, die kosmetische Beeinträchtigung, das Drängen der Angehörigen, die Heilbarkeit ohne Operation nur durch Bestrahlung, alle günstigen Faktoren kommen hier zusammen und gewährleisten sonst nirgends erreichte Heilziffern. Die Hautkrebse liefern daher auch einen wesentlichen Anteil an den Krebsheilungen überhaupt. Besonders deutlich illustrieren die Hautkrebse die These: jede Krebsform hat ihre besondere Therapie und ihre gesonderte Prognose. Das Hauptkontingent der Heilungen liefern die Basalzellcarcinome, während die ja auch klinisch anders verlaufenden Stachelzellkrebse deutlich ungünstiger abschneiden. Im allgemeinen ist, wie wir schon beim Lippenkrebs sahen, auch beim Hautkrebs die 3jährige Heilung eine fast völlige Gewähr für Dauerheilung. Oft ist dabei wegen der häufigen Multiplizität der Hautcarcinome die Zahl der Krebse größer als die Zahl der Kranken. Gezählt wurde immer die Zahl der Kranken, da es sich ja um die Ermittlung der Zahl von Menschen, die vom Krebs befreit sind, handelt.

Dabei ist es sicher, daß die Röntgennahbestrahlung (CHAOUL 1933, 1944, WENDLBERGER 1941) die Resultate weiter noch verbessert hat. MIESCHER (1941)

Tabelle 132. *Heilziffer beim Hautkrebs*

Anstalt	Autor	5jährige Heilziffer			
		Basalzellcarcinom		Epidermoidcarcinom	
		absolut	in %	absolut	in %
Holt Radium-Institute Manchester	PETERSON u. Mitarb. (1946)	1033	96	511	80
			3jährige	Heilziffer	
Ellis Fischel State Cancer Hospital	EBERHARD (1946)	367	87	154	75
Royal Cancer Hospital London	SMITHERS (1946)	174	91	84	80

variiert die Bestrahlungstechnik je nach Größe und greift in etwa 10% der Fälle noch zu operativen Maßnahmen, bei ausgedehnten Krebsen zu gleichzeitiger Anwendung von Radium und Elektrocoagulation. Bei 928 Basalzellcarcinomen der Züricher Dermatologischen Klinik betrug die

Heilungsziffer bei einem Durchmesser bis 2 cm	99,8%
„ „ „ „ von 3—5 cm	87,0%
„ „ „ „ von mehr als 5 cm	70,0%

Beim spinocellulären Carcinom betrug die 5-Jahresheilung

> bei einer Größe von 1—2 cm 96,5%
> „ „ „ „ 3—5 cm 87,0%
> „ „ „ „ mehr als 5 cm . . . . . . 53,0%.

Der bekannte Statistiker S. PELLER (1940) widmet der Lebenserwartung und Sterblichkeit beim Haut- und Lippenkrebs eine Studie. Nach Beginn der Behandlung sind von 695 Kranken

> im ersten Jahrfünft 78 Kranke gestorben, 617 = 88,7% blieben überlebend
> im zweiten „ 53 Kranke „ , 564 = 81,1% „ „
> im dritten „ 29 Kranke „ , 535 = 76,9% „ „

GROS u.a. (1959) berichtet bei insgesamt 510 Patienten mit Hautcarcinomen über 82% 5-Jahresheilungen im Stadium I gegenüber 0% bei generalisierter Metastasierung.

Eine besondere Aufmerksamkeit erfordern die *Heilziffern bei malignen Melanomen*. Wir betonen vorweg, daß in unserem Krankengut (SODER und OTT 1960, OTT und FREY 1961), Melanome nur dann diagnostiziert und nur dann als maligne geführt werden, wenn diese Diagnose unabhängig vom klinischen Befund, vom Pathologischen Institut histologisch bestätigt ist. Es war bereits an mehreren Stellen dieses Buches die Rede davon, daß die Kontroverse Nur-Operation und Nur-Bestrahlung ebenso heftig geführt, wie unfruchtbar ist. Jedenfalls können die Heilergebnisse der Chirurgischen Klinik Heidelberg in jeder Hinsicht als vollschlüssiger Beweis dafür angesehen werden, daß unsere im 13. Kap. S. 667 begründeten Behandlungsgrundsätze (prinzipielle elektrochirurgische Radikalexstirpation breit im Gesunden (sowohl nach der Breite wie nach der Tiefe), mit en-bloc-Exstirpation des gesamten Lymphabflußgebietes) durch die 5-Jahresheilziffer gedeckt und bestätigt werden. Während die mittlere Krankheitsdauer der ungeheilt Verstorbenen bei malignen Melanomen 27,7 Monate beträgt (vgl. Abb. 209, S. 869), beträgt in unserem Krankengut von 73 vor 1955 behandelten Fällen von malignen Melanomen die *5-Jahresüberlebensziffer* bei 60 erfaßbaren Fällen 40%. Obgleich 28% aller Kranken bereits bei Beginn der Behandlung Metastasen hatten. Nimmt man hierzu noch jene „verzweifelten" Einzelfälle von scheinbar sicherer Unheilbarkeit, die doch noch nach den S. 664ff entwickelten Grundsätzen behandelt wurden, so wird man zugeben müssen, daß bei gleicher Sicherung der Diagnose gleiche 5-Jahres-Ergebnisse auf ausschließlich strahlen- bzw. chemo-therapeutischem Wege nicht erzielt worden sind.

Das größte bislang einheitlich erfaßte Krankengut von malignen Melanomen stammt von PACK. Er veröffentlichte 1952 die *Endresultate von 1190 Fällen*, die im Memorial Center for Cancer New York zwischen 1917 und 1950 behandelt worden sind, allerdings ohne die nur untersuchten, aber nicht behandelten Fälle. Die *Gesamtheilziffer* betrug für die ausgelesen erfaßten Fälle 21,4%. Was die Erhebung PACKs aber bedeutungsvoll macht, ist die durch seine großen Zahlen ermöglichte *Differenzierung der Heilziffer je nach der Lokalisation* der malignen Melanome (Tab. 133).

Tabelle 133. *5-Jahres-Endresultate bei der Behandlung maligner Melanome je nach Lokalisation* [(1917—1945) nach PACK (1959)]

Lokalisation	Zahl der Fälle	5-Jahresheilquote
Oro-nasal	17	9,1%
Stamm	162	13,7 „
Genitalien . . .	31	16,0 „
Arm	58	17,4 „
Kopf und Nacken	173	18,0 „
Auge	47	25,7 „
Bein	125	30,6 „
Fußsohle	59	31,2 „
Subungual . . .	24	38,9 „
Handfläche . . .	11	87,5 „
Gesamtzahl . . .	744	21,4 „

Demnach hängt die *Prognose* der malignen Melanome in einem auffallend hohen Grade von der *Lokalisation* ab. Weitere Faktoren sind das *Alter* (vor, während der Pubertät, geschlechtsreifes Alter, Klimakterium), das *Geschlecht* (bei Frauen i. D. etwas günstiger, Gravidität ungünstig!), die *Größe*, die *Kombination* mit zahlreichen *Pigmentnaevi* und die Exposition gegenüber lokaler *Traumatisierung* (Nacken, Fußsohle, Gürtelgegend usw.).

Tabelle 134. *5-Jahresheilziffern und Operationsmortalität beim Pankreas-Carcinom*

Autor	Zahl der Operationen		Zahl der Duodeno-Pankreatektomien		5-Jahresheilziffer	
	Palliativop.	mort. %	Zahl der Fälle	Op. mort. %	Zahl der Fälle	aller zu gek. Fälle %
Stritzko 1958	—	—	11	62,7	0	0
Nuboer 1958	68	10,3	34	60—13,6	—	—
Craighead 1958	—	—	78	53	2	2,5
Millbourn 1958	—	—	15	20	—	—
Lojacono 1959	12	8,3	—	—	0	0
Pena u. Mitarb. 1960	11	10	1	0	—	—
Salembier 1958/1960	33+22	—	—	—	0	0
Hughes und Brown 1960	41	—	6	80	1	1,1
Polak u. Mitarb. 1960	—	—	20	40	—	—
Aureggi 1960	35	23	14	50	0	0
Ehlers u. Mitarb. 1961	50	6	2	—	0	0

Das *Pankreascarcinom* bietet auch bei ,,ultraradikalen" Eingriffen nur eine sehr geringe Heilchance. Näheres aus der Chir. Klinik Heidelberg bei Ehlers, Grözinger u. Grimsehl (1961). Die Operationsmortalität, z. B. der Duodeno-Pankreatektomie ist noch so hoch (bis zu 50%!), daß der Verlust an Lebenszeit bei den Radikaloperierten u. E. nicht kompensiert wird durch den Gewinn an Lebenszeit bei denen, die die Operation überleben (s. Tab. 134). Die übergroßen Eingriffe sollten daher auf die nur wirklich günstig gelagerten Fälle beschränkt werden. Gerade beim Pankreascarcinom haben palliative Eingriffe, wie die Choledocho-Duodeno- oder die Cholecystojejunostomie nach wie vor ihre Berechtigung (vgl. Ehlers u. Mitarb., Chir. Klinik Heidelberg 1961).

4. Heilergebnisse bei Sarkomen

Wie stets sonst, so bietet das *Sarkomproblem* auch hinsichtlich der *Heilergebnisse und Prognostik* seinen besonderen Aspekt. Bemerkenswerterweise wird schon die ,,*Spontanheilung*" *bei Sarkomen* nur dort behauptet, wo die Fehldeutung des histologischen Befundes von vornherein sehr viel wahrscheinlicher ist, als die Annahme einer Selbstheilung. Wie viel Knochensarkome galten früher als operativ oder spontan (vgl. oben Fall Levin) geheilt, die in Wirklichkeit ,,braune Tumoren", d. h. Osteoklastome waren! Gerade die Sarkome sind auch ein Beweis dafür, daß es eine spezifisch gegen maligne Tumoren gerichtete ,,Gewebsabwehr" nicht gibt. Keiner hat sie je im histologischen Bild gesehen! Ja, es gibt bei den Sarkomen nicht einmal die Behauptung einer gegen Sarkome gerichteten ,,Abwehr", aus dem einfachen Grunde, weil es eben bei Sarkomen nicht die Komplikationen gibt, die bei Carcinomen durch Ulceration, Sekundärinfekte, Mischinfektionen usw. Reaktionen auslösen, die wie z. B. beim Magen-, Darm-, Rectum-, Bronchialcarcinom fälschlicherweise als Abwehrreaktion ,,gegen Krebs" gedeutet werden, während es Abwehrreaktionen gegen Infekt usw. sind.

Noch etwas anderes charakterisiert die Sarkome aus der Sicht ihrer Heilergebnisse: Ein Teil der Sarkome ist schon aus anatomischen Gründen (Wirbelsäule, Schädelbasis, Kreuzbein, Becken) von vornherein nicht operabel, während ein anderer großer Teil aus Gründen frühzeitiger Metastasierung, vor allem in die Lungen als inoperabel anzusehen ist. Selbst bei den für eine Radikaloperation (Amputation, Exartikulation) scheinbar so günstigen Gliedmaßensarkomen kommt die Operation oft zu spät. Trotzdem wäre es ganz verkehrt, der Behandlung der Sarkome die Heilwirkung abzusprechen.

Hinsichtlich der *Heilergebnisse bei Sarkomen* sind wir auch hier in der Lage, das *Material* der Heidelberger Chirurgischen Klinik *aus früherer Zeit* 195 [Sarkomfälle, FREY (1948)] dem *Krankengut aus jüngster Zeit* (OTT und FREY (1961) *gegenüberstellen* zu können.

Tabelle 135

Nur operiert	Operiert und bestrahlt	Nur bestrahlt	Unbehandelt
64 Fälle = 32,8%	68 Fälle = 34,8%	48 Fälle = 24,6%	15 Fälle = 7,8%
davon geheilt: 10 „ = 15,6%	21 „ = 30,8%	2 „ = 4,1%	0 „ = 0%

Zum Vergleich! Im Heidelberger Czerny-Krankenhaus für *Strahlenbehandlung* wurden 360 Sarkome ausschließlich bestrahlt. Die 5jährige Heilziffer betrug *9,4%*, wobei natürlich gegenüber dem Krankengut der Chirurgischen Klinik bedacht werden muß, daß im Czerny-Haus die inoperablen, also schweren Fälle überwiegen. In dem von SIMON (1928) erfaßten Material *Breslauer Kliniken* (1900—1922) wurden von 740 Sarkomfällen (bei einer Operationsmortalität von 6,5%) 22,0% 5-Jahresheilungen erzielt. An der Mayo-Clinic (MEYERDING) war die Heilziffer der von 1909—1934 beobachteten Einzelgruppe der Knochensarkome 21,2%. Für die relativ häufigen, lange gut abgekapselten Sondergruppen der *Fibrosarkome der Weichteile* gab CARROL (1947) 23% 3-Jahresheilungen an.

Die Neubearbeitung des großen Krankengutes der Heidelberger Chirurgischen Klinik (780 Sarkompatienten) durch die Mitarbeiter des Verfassers OTT und FREY (1961) hat eine Reihe neuer Gesichtspunkte in die Frage der *Heilziffern und der Prognose der Sarkome* gebracht.

Teilt man die Sarkompatienten zunächst einmal in die beiden großen *Alternativgruppen der Geheilten* und der an der Sarkomkrankheit *Verstorbenen* ein, so ist es prognostisch aufschlußreich, daß die *mittlere Krankheitsdauer* der Ungeheilten, d. h. die Zeit vom ersten Krankheitsbeginn bis zum Tode, bei den verschiedenen Sarkomformen eine sehr verschiedene ist. Am günstigsten oberen Ende stehen die Angiosarkome mit 33,1 Monaten, am schlechtesten unteren Ende stehen die WILMS-Tumoren mit 6,0 Monaten.

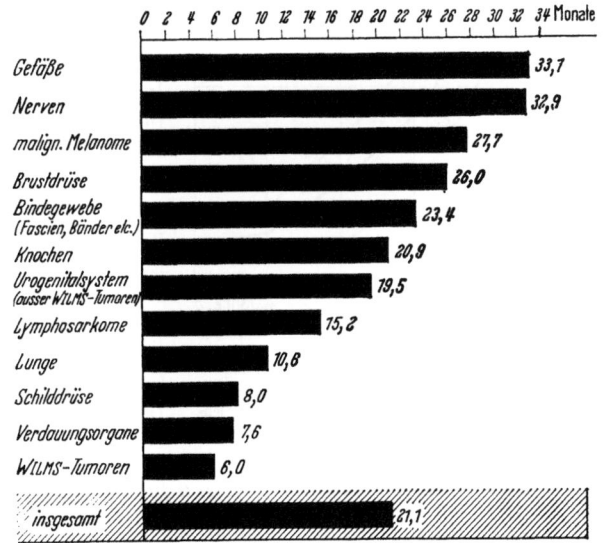

Abb. 209. Mittlere Krankheitsdauer aller verstorbenen Sarkomkranken je nach Gewebssystem und Organ (Heidelberger Chirurgische Klinik, OTT und FREY 1961)

Die *mittlere Krankheitsdauer* aller (ungeheilten) Sarkome beträgt *21,1 Monate*.

Unsere *5-Jahres-Überlebensziffer* wurde an den insgesamt zu 89% erfaßten Sarkompatienten (vor 1955) ermittelt. Sie ist mit *31,4%* um so erfreulicher, als die letzte große Sammelerhebung von ROUKKULA (1959) für Finnland für 568 Sarkomkranke nur 13,7% ergeben hatte, wobei allerdings berücksichtigt werden muß, daß bei uns (von früher her) die malignen Melanome mit einbezogen sind.

Aufschlußreich ist die Differenzierung nach Sarkomgruppen. Es überrascht nicht, daß die *Sarkome der Fascien und Bänder* besonders gut abschneiden. Meist sind es Fibrosarkome, die zwar leicht rezidivieren, aber selten metastasieren (35,9% 5-Jahresziffer). Es überrascht jedoch, daß die *Sarkome des lymphatischen Gewebes* mit *11,4%* unter den großen Gruppen am schlechtesten abschneiden. Man geht wohl nicht fehl in der Annahme, daß hier zugleich die selbständige Leistungsgrenze der reinen Strahlentherapie (nicht der zusätzlichen!) der Sarkome aufgezeigt wird, werden ja die Sarkome des lymphatischen Gewebes gerade wegen ihrer relativen Strahlenempfindlichkeit ganz überwiegend bestrahlt, zumal sie der Chirurg im Stadium eines noch streng lokalisierten Tumors nur selten in Behandlung bekommt.

Immer wieder wird der *Chemotherapie* der subjektiv voreingenommene, gänzlich schiefe Einwand gemacht, die Chemotherapie maligner Tumoren habe noch keinen Krebsfall geheilt. Dem muß entgegengehalten werden, sie hat ja auch noch kaum je einen (sonstiger Therapie zugänglichen) Frühfall zur Behandlung bekommen. Sie ist nach der historischen Entwicklung ja nur Adjuvans, nur „Zusatz" oder Ergänzung, wenn schon andere Therapien vorausgegangen waren. Es geht eben de facto nur um Besserung der sonstigen Resultate, um Lebensverlängerung, Symptombesserung usw.

Wir möchten glauben, daß es für die Chemotherapie als Zusatzbehandlung positiv zu werten ist, daß im Krankengut der Heidelberger Chirurgischen Klinik die *Sarkome der lymphatischen Gewebe* bei 50 Fällen insgesamt bei 26 Patienten ohne carcinostatische Behandlung eine 5-Jahresüberlebensziffer von nur 5,9% hatten, während bei 24 Kranken *mit* zusätzlich Carcinostatica *16,6%* erreicht wurden (OTT und FREY 1961). Vor allem kommt der Unterschied in den bereinigten Absterbekurven (s. Abb. 210) zum Ausdruck.

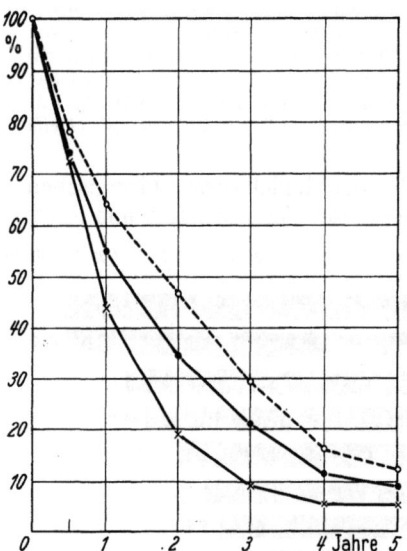

Abb. 210. Bereinigte Absterbekurve der Sarkome des lymphatischen Gewebes insgesamt, mit oder ohne zusätzliche cytostatische Behandlung
●———● insgesamt, ×———× Patienten ohne zusätzliche cytostatische Behandlung, o----o Patienten mit zusätzlicher cytostatischer Behandlung

Umgekehrt beweist wiederum keine andere Sarkomgruppe in gleicher Weise den Wert der Carcinostatica, wie gerade die für „radiomimetische" N-Lost-Präparate besonders zugänglichen Sarkome der lymphatischen Gewebsreihe.

Tabelle 136. *Die 5-Jahres-Überlebensziffer der Sarkome* (Chirurgische Universitätsklinik Heidelberg) OTT und FREY (1961)

	Sarkome der Fascien und Bänder	Knochensarkome	Maligne Melanome	Sarkome des lymphatischen Gewebes	Rest	Insgesamt
Zahl der Patienten vor 1955	158	132	73	50	97	510
Verschollen	20	8	11	14	3	56
Andere Todesursachen	10	2	2	1	8	23
verbleiben	128	122	60	35	86	431
Sterbefälle binnen 5 Jahren	82	83	36	31	64	296
5-Jahres-Heilung (%)	*35,9*	*31,9*	*40,0*	*11,4*	*25,6*	*31,4*

Bei den *Knochensarkomen* möchte man meinen, daß gerade bei den so häufigen Sarkomen der Extremitätenknochen die Amputation oder Exartikulation ein Höchstmaß an Radikalität und Höchstmaß an Heilaussicht bedingen müßte. Dem ist aber nicht so. Die Knochensarkome werden eben doch oft lange verkannt und viele werden erst amputiert, wenn schon die hämatogene Aussaat erfolgt ist.

Überraschend ist fernerhin, daß — im Gegensatz zu den Carcinomen — bei den Sarkomen — in unserem Krankengut noch *10,4%* — *zwischen dem 6. und 10. Jahr* nach Krankheitsbeginn *am Sarkom versterben*. Die sog. 5-Jahresgrenze bietet also bei den Sarkomen eine relativ geringere Gewähr auf endgültige Heilung als bei den Carcinomen.

Natürlich interessiert der *Anteil der Behandlungsmethoden am Heilergebnis*. Nehmen wir als Beispiel die *158 Fälle von Sarkomen der Bindegewebsreihe* (Tab. 137).

Tabelle 137. *5-Jahres-Heilziffern der Bindegewebssarkome bei verschiedenen Behandlungsverfahren*

	A Radikaloperation	B Radikaloperation + Bestrahlung	A + B Alle Radikaloperationen	C Strahlenbehandlung	D Fälle mit klinisch nachweisbaren Metastasen und andere inoperable Fälle	C + D Alle nicht primär radikal operierten Fälle	Insgesamt
Zahl der Fälle	60	32	92	16	50	66	158
davon verschollen	5	3	8	4	8	12	20
Andere Todesursachen	5	1	6	1	3	4	10
verbleiben	50	28	78	11	39	50	128
Überlebende über mehr als 5 J.	26	15	41	0	5	5	46
nach mehr als 5 Jahren noch am Sarkom verstorben	8	1	9	—	1	1	10
5-Jahres-Heilung in Prozent	52,0	53,4	52,5	0	12,8	10,0	35,9%

Natürlich werden der ausschließlichen Strahlenbehandlung im allgemeinen nur die bereits inoperablen oder metastasierten oder besonders ungünstig lokalisierten Fälle zugeführt. Trotzdem ist beachtenswert, daß von den 16 ausschließlich strahlenbehandelten Fällen nach 5 Jahren keiner mehr überlebte, während von den noch metastasenfrei der Radikaloperation zugeführten 60 Fällen 52,0% immerhin die 5-Jahresgrenze überschritten.

Vergleicht man die Gesamtheilziffer bei den Sarkomen mit denen der Carcinome, so beweisen unsere *31,4% 5-Jahresüberlebensziffer*, daß die *allgemeine Sarkomprognose* i. D. aller Fälle *nicht schlechter* ist als die Prognose aller malignen Tumoren[1], die ja zu 88—90% Carcinome umfassen.

Sind die *Knochensarkome* schon an sich bedeutungsvoll, so ist aufschlußreich, daß die Fälle mit bereits bestehenden Fernmetastasen die 5-Jahresgrenze nur zu 2,5% erleben, während die noch metastasenfrei operierten Fälle immerhin die 5-Jahresgrenze zu 48,3% erreichen.

Völlig ungeklärt erscheint es, warum Tibiakopfsarkome bei der Oberschenkelamputation nur 14,3% 5-Jahresziffer erreichen, während distal gelegene, gleichfalls durch Oberschenkelamputation behandelte Oberschenkelsarkome 53,8% Heilziffer erreichen. Vielleicht ist es nur die Malignität des Zufalls, die eine größere Malignität der Tibiakopfsarkome vortäuscht. Die Zahlen (13 bzw. 7 Fälle) sind eben doch sehr klein. Die *Gesamtheilziffer aller Knochensarkome* ist mit *31,9%* angesichts der so häufigen Spätdiagnose der Knochensarkome höher als erwartet.

---

[1] (Siehe Abb. 211 S. 875).

Tabelle 138. *5-Jahres-Heilziffern von 132 Knochensarkomen je nach Lokalisation und operativem Vorgehen* (Chirurgische Klinik Heidelberg) (OTT und FREY 1961)

	A Resektion (mit und ohne Knochentransplantat)	B Proximale Exartikulation	C Distales Femursarkom — Oberschenkel amputiert	D Tibiakopf-Sarkom — Oberschenkel amputiert	E Inoperable Fälle (meist mit Fernmetastasen)	A—D Operierte metastasenfreie Fälle insgesamt	A + C Resektion oder Amputation im selben Knochen	B + D Proximale Exartikulation oder Amputation im weiter proximal gelegenen Knochen	A—E Insgesamt
Zahl der Fälle vor 1955	49	17	14	8	44	88	63	25	132
Verschollen	2	—	1	1	4	4	3	1	8
Sterbefälle	1	1	—	—	—	2	1	1	2
verbleiben	46	16	13	7	40	82	59	23	122
5-Jahres-Überlebende	23	7	7	1	1	38	30	8	39
5-Jahres-Heilung (%)	50,0	43,7	53,8	14,3	2,5	48,3	50,8	34,8	31,9

5. Absolute Heilziffern aller Krebserkrankungen

Nicht nur durch die Heilziffern für alle speziellen Krebsarten, auch durch *Sammelerhebungen* hat man sich ein Bild von den Leistungen der Krebsbehandlung zu machen versucht.

Eine Übersicht über das gesamte Krebskrankengut einer einzelnen Klinik stammt aus der Chirurgischen Klinik Göttingen. In den Jahren 1912—1931 wurde bei den wegen Krebs radikal Operierten eine 5-Jahres-Überlebensziffer von 28,3% erzielt (FEENDERS 1938). Eine solche Sammelerfassung sagt jedoch nichts aus über die Heilergebnisse bei den Inoperablen, Nur-Bestrahlten und lediglich Palliativ-Behandelten.

Eine andere Sammelstatistik „bösartige Geschwülste — alle Gruppen" stammt von HINTZE (1937). Sie umfaßt bei 4112 behandelten Krebsfällen 1366 mit 5- und mehrjähriger Lebensdauer und damit „*Behandlungserfolge*" von *33,2%*. Diese Heilziffer kann aber der Natur des zugrunde liegenden Materials nach nur als Erfolgsstatistik für ausgelesene Gruppen, aber nicht als repräsentativ für die Erfolge der Krebsbehandlung überhaupt gelten, da sie einmal nur die behandelten Fälle und sodann nur die Haut-, Schleimhaut-, Mammacarcinome und Sarkome, aber z. B. nicht die Gesamtbilanz so schwer belastenden und zugleich häufigen Carcinome des Magendarmtraktes und andere ungünstige Tumorformen mitumfaßt.

So dankenswert Sammelerhebungen auch sind, so geben sie doch, da sie immer nur die behandelten Fälle als Grundlage haben, keinen ausreichenden Maßstab für die wirkliche Heilleistung. Es wäre selbstverständlich von großer Wichtigkeit, sagen zu können: im Jahre 1900 wurden von 100000 Krebskranken so und so viele endgültig geheilt, 25 Jahre später so viele und heute so und so viele. Warum ist es nun so schwer, die *absolute Heilziffer aller Krebse* zu ermitteln? Die Schwierigkeiten liegen zunächst in der mangelnden Zuverlässigkeit der Totenscheine (20% Fehldiagnosen), im Absterben Krebsbehandelter an interkurrenten Erkrankungen vor Sicherung der Krebsheilung und in der Unmöglichkeit, alle behandelten Fälle zu erfassen. Aber auch den bloßen Schätzungen stellen sich Hemmnisse entgegen. Die Erfolgsberichte stammen meist aus Anstalten mit guten Erfolgen. Sie stellen also eine therapeutische Interessantheitsauslese dar und sagen nichts aus über den Querschnitt aller Krankenhäuser. Außerdem sind die Berichte oft aus verschiedenen Zeitperioden mit verschiedenen Behandlungsmethoden, und meist geben sie nur Erfolgsziffern der Behandelten und bei der operativen Therapie die der „geheilt Entlassenen", also die Fälle nach Abzug der Operationsmortalität an.

Ein anderer Weg, Krebsheilziffern zu ermitteln ist der Weg der begründeten *Schätzung* unter Berücksichtigung der möglichen Fehlerquellen. Als Ziel schwebt vor die *5jährige absolute Heilziffer*, also der Prozentsatz der rezidivfrei nach 5 Jahren Lebenden, bezogen auf die Gesamtzahl aller zur Beobachtung gekommenen Fälle.

Um diesem Ziel so nahe als möglich zu kommen, nahm der Verfasser in der 1. Auflage dieses Buches (Druckabschluß 1948!) für die letztauswertbare 5-Jahres-Ära 1934 die prozentuale Häufigkeit aller 1% und mehr ausmachenden Krebsformen als Ausgangspunkt, ermittelte für alle beobachteten Fälle deren rezidivfreie Überlebensdauer und berechnete deren 5-Jahres-Heilziffer, bezogen auf jeweils 10000 Krebskranke. Die Ermittlung stützte sich auf die Erfolgsstatistiken großer Kliniken für die betreffenden Krebsformen. Dabei wurden jedoch die Erfolgszahlen erheblich herabgesetzt, da ja die Veröffentlichungen meist auf Spitzen- und nicht auf Durchschnittsleistungen basieren.

Unter Berücksichtigung aller damals ausdenkbaren Fehlerquellen wurde schließlich für die zurückliegenden Kriegsjahre die *absolute Heilziffer* für alle Krebsarten und alle Krebskranken für 1948 auf *17,9%* geschätzt. Keine Zahl aus der 1. Auflage dieses Buches wurde so viel „zitiert" wie diese Ziffer, und keine Zahl wurde mit so viel Gehässigkeit zu Angriffen auf die „Schulmedizin" benutzt wie diese. Zumeist erfolgten diese von Vertretern der „Ganzheits-" oder sonstiger „interner" oder „biologischer Krebstherapie", die allesamt leider versäumt haben, unter Beweis zu stellen, wieviele Promille Krebskranker sie selbst heilen oder mehr heilen als mit den bewährten Mitteln der Operation, der strahlen- und der chemotherapeutischen Krebsbehandlung. Es muß mit aller Schärfe der Satz ausgesprochen werden: *Bis jetzt ist außerhalb der Schulmedizin eine einwandfreie Krebsheilung auch noch nicht in einem einzigen Falle unter Beweis gestellt worden.*

Jene Zahl von *17,9%* Heilziffer aller Krebse ist heute als weit *überholt* anzusehen, und zwar aus folgenden Gründen:

a) Die Erfolgszahlen stammten aus der Vorkriegs- und Kriegszeit und waren damals erklärtermaßen (s. S. 635 der 1. Aufl.) *„erheblich herabgesetzt"* gewesen.

b) Seit Kriegsende ist dank der großen Fortschritte der Allgemeinen Chirurgie *eine Reihe von Krebsformen der operativen Heilbehandlung zugeführt* worden, die bis dahin überhaupt nicht operiert werden konnten, wie z. B. der so häufige Bronchial-, der Speiseröhrenkrebs und das Carcinom der Bauchspeicheldrüse.

c) Auch bei früher schon operierten Krebsen anderer Organe wurden dank der großen Fortschritte der Allgemeinen Chirurgie viele *Operationsverfahren so erheblich erweitert*, daß die Quote der operierten Krebse erheblich anstieg. Verfasser selbst hat z. B. im eigenen Krankengut die Operationsquote beim Mastdarmkrebs von früher 46,4% auf 80,4% erhöht. Es bekommen jetzt also mehr Kranke die Chance der operativen Heilung als je früher.

d) Die *Operationsmortalität* wurde erheblich *gesenkt*, dadurch kommt ein ansehnlicher Prozentsatz von Krebskranken aus der Gruppe der an der Krankheit bzw. Operation Verstorbenen in die Gruppe der Geheilten.

e) Vor allem werden allüberall unter der Auswirkung aller Fortschritte die *Heilziffern* ganz *erheblich gebessert*, beim Mastdarmkrebs im Krankengut des Verfassers z. B. *von früher 29,4% auf 61,4%* 5-Jahres-Überlebensziffer im Jahre 1960.

f) Auch die selbständige und zusätzliche *Strahlentherapie* hat inzwischen viele *Heilziffern* von sich aus oder in der Zusammenarbeit mit den operativen Fächern wesentlich *gebessert*. Was sind der Strahlentherapie allein durch die Hochvolttherapie, die Anwendung radioaktiver Isotope usw. für neue Heilmöglichkeiten zugewachsen!

Kurzum, man kann im Jahre 1963 nicht mit einer absoluten Heilziffer argumentieren, die 1948 für die Kriegs- und Vorkriegszeit galt und damals schon eher ultravorsichtig geschätzt und zu niedrig angesetzt war.

Es bleibt aber doch ein Rest des Unbehagens und des Mißlichen zurück, wenn man zwar viele Argumente zugunsten besserer Heilergebnisse angeben, diese selbst aber nicht genau beziffern kann. An sich gäbe es natürlich *Möglichkeiten einer exakten Erfassung aller Krebsheilungen*. Diese hätten aber eine freiwillige oder gesetzliche Meldepflicht aller Krebskranken, die nachsorgende Kontrolle ihrer weiteren Schicksale bis zur Heilung oder bis zum Tode zur Voraussetzung. In den europäischen Ländern sind dank der durch die Kriegs- und Nachkriegszeit bedingten Verhältnisse ausreichend exakte Vergleichserhebungen aus verschiedenen Zeitabschnitten nicht möglich.

Besonders aufschlußreich ist ein neuester zusammenfassender Bericht des Medical Director der North American Reassurance Company HIGGINS (1962). Ermittlungen aus der Lebensversicherungsmedizin sind ebenso wichtig wie zuverlässig: Wichtig — weil sie sich nicht bevorzugt auf die Spitzenleistungen führender Kliniken, sondern auf die Krebstherapie aller Krankenhäuser beziehen, zuverlässig — haben ja die Lebensversicherungsgesellschaften alles Interesse an einer exakten Verfolgung der Heilziffern aller Krebsarten, denn von ihr hängt ja die individuelle Versicherungsprämie ab.

Unabhängig von der in Abb. 211 gezeigten Besserung der Heilresultate von 1935—1951 zeigt auch der von HIGGINS zitierte National Cancer Institute Report, daß — immer je 100000 der Bevölkerung — die Krebsverbreitung um 10%, die Zahl der diagnostizierten Fälle um 14%, die Zahl der Todesfälle aber nur um 3% zunahm, was wiederum eine fortschreitende Besserung der Heilergebnisse beweist.

Am wichtigsten ist natürlich die von HIGGINS ermittelte *5-Jahresüberlebensziffer*. Sie ist sowohl nach dem Geschlecht der Kranken als auch dem Sitz des Krebses sehr verschieden. Der Tab. 139 liegen über 70000 Krebsfälle des Connecticut Cancer Register zugrunde. Für die Zeit von 1947—1951 ergeben sich für die *Hauptkrebslokalisationen aller Stadien* nebenstehende Zahlen.

Tabelle 139. *5-Jahresüberlebenszeit in % aller Patienten mit malignen Tumoren aller Stadien*

	Männer %	Frauen %
Alle Krebslokalisationen	25	38
Pankreas	1	1
Oesophagus	2	8
Bronchien	3	8
Magen	5	7
Ovarien	—	24
Hirn u. Nervensystem	20	25
Prostata	21	—
Rectum	21	31
Dünndarm	24	33
Nieren	27	16
Blase	28	36
Knochen	28	32
Mundhöhle, Rachen	35	44
Kehlkopf	37	—
Mamma	51	46
Cervix uteri	—	53
Corpus uteri	—	62
Haut	67	68

Um so wichtiger ist es, daß aus den USA eine große *Sammelerhebung* aus dem Connecticut State Department of Health, die 1959 auch dem US Congress durch eine Denkschrift der USA-Regierung zugänglich gemacht wurde, für ein ganzes Land Auskunft gibt über die Fortschritte der Krebstherapie in 3 verschiedenen Zeitabschnitten.

Aber auch zu dieser bislang besten absoluten Heilziffer für alle Krebskrankheiten ist zu sagen, daß sie zwar die faktische, aber nicht die *optimal mögliche Heilziffer* darstellt. Man übersehe bei aller Kritik an der „Schulmedizin" doch nicht: Der Arzt kann nur den Kranken heilen, der zu ihm kommt, und erst heilen, wenn er zum erstenmal ihn aufsucht. Mit anderen Worten: Der Heilziffer der Schulmedizin sind Grenzen gesetzt durch Besonderheiten der Krebskrankheit selbst, aber auch durch Grenzen, die im Kranken selber gelegen sind.

Dafür, daß die *Prognostik* bei bestimmten Krebsen bereits gut fundiert ist, gibt es einen zuverlässigen Beweis: Das Verhalten der *Lebensversicherungsgesellschaften* bei operierten Krebskranken. Schon in den 30er Jahren nahm eine Münchener Versicherungsgesellschaft Personen, die wegen Krebs operiert worden sind, selbstverständlich unter besonderen Bedingungen, in die Lebensversicherung auf und hat nach HECKER (1939) gute Erfahrungen damit gemacht. Daß der Kampf gegen den Krebs nicht vergeblich geführt wird, beweisen auch die Erfahrungen amerikanischer Lebensversicherungsgesellschaften[1]. Sie stellten für die Dekade 1934—1944 für die lebensversicherten weißen Frauen zwischen 1 und 74 Jahren einen *Rückgang der Krebstodesrate um 29%* fest. In der Saturday Evening Post vom 5. 6. 1948 heißt es, daß die *Krebstodesrate* bei Frauen (bei Berücksichtigung der Alters-

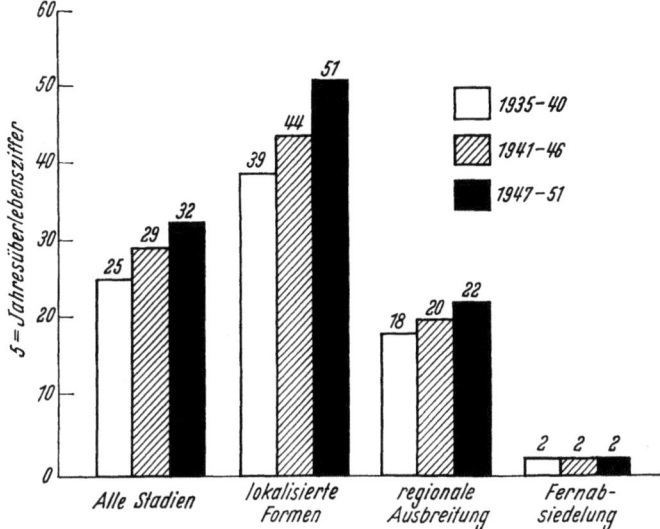

Abb. 211. Fortschritte der Krebsdiagnostik und Krebstherapie, ausgedrückt in den 5-Jahresüberlebensziffern dreier Zeitabschnitte an über 70000 Krebsfällen (Division of Cancer in the Connecticut Department of Health) (GRISWOLD 1951)

zusammensetzung) in den letzten 10 Jahren *von 90 auf 79 je 100000 gefallen* ist, und zwar in Übereinstimmung mit den Berichten der Metropolitan Life Insurance Company bei deren versicherten Industriellen.

Die Tabelle zeigt nicht nur das Spektrum der Chancen für die Krebsheilung aller Stadien, je nach Krebslokalisation, sondern auch eindrucksvoll die ceteris paribus erheblich höhere Krebsheilchance des weiblichen Geschlechts, natürlich vor allem als Folge der hohen Heilziffern bei den Uteruscarcinomen. Aber auch sonst sind höhere Überlebensziffern bei den Frauen bemerkenswert.

Von großer Beweiskraft ist eine auf mehr als 75000 Krebsfälle aller Krebslokalisationen beruhende kurvenmäßige *Gegenüberstellung der normalen Lebenserwartung mit der Lebenserwartung der Krebsfälle*. Wohl zeigt die Kurve der Krebsfälle zunächst einen starken Abfall (besonders im 1. Jahr), nach dem 5. Jahr gehen jedoch die weiteren Kurven mit den Kurven bei normaler Lebenserwartung weitgehend parallel, ein Beweis dafür, daß die konventionelle 5-Jahresüberlebensziffer tatsächlich eine sehr weitgehende Gewähr dafür bietet, daß die *nach 5 Jahren noch Überlebenden* praktisch *die gleiche Lebenserwartung haben wie ihre Altersgenossen*.

Aufschlußreich ist auch folgende Erhebung HIGGINS': 970 Krebskranke, die der Versicherung im 3. Jahr nach einer Krebsoperation beitraten, hatten im

---

[1] Siehe J. amer. med. Assoc. **128**, 218 (1945).

Vergleich mit Nichtkrebskranken eine Sterblichkeit von 148%. Dagegen waren die Werte von Kranken, die *10 Jahre nach einer Krebsoperation* sich versichern ließen, den Werten bei Nichtoperierten Gesunden gleich.

Da es ja wohl kaum kritischere Rechner geben wird als die Berufsstatistiker bei Lebensversicherungsgesellschaften, so erscheint es ebenso eindrucksvoll wie beweiskräftig, daß man der Versicherung von Krebskranken für die Zeit *vor und nach 1950* die von der 4. Amerikanischen Nationalen Krebskonferenz im September 1960 ermittelten Endresultate der *5-Jahres-Überlebensziffern* nach operativer und Strahlenbehandlung *bei noch lokalisierten Krebsen* zugrunde legte (Tab. 140).

Tabelle 140. *Prozentuale 5-Jahres-Überlebensziffer nach Operation und Strahlenbehandlung bei lokalisierten Krebsen* (nach HIGGINS 1962)

	Männer		Frauen	
	vor 1950	nach 1950	vor 1950	nach 1950
Magen	40%	50%	34%	48%
Dünndarm	56	70	43	77
Mastdarm	51	72	59	73
Brustdrüse	—	—	84	85
Gebärmutter (Cervix)	—	—	85	92
Gebärmutter (Corpus uteri) .	—	—	87	91
Eierstöcke	—	—	64	68
Vorsteherdrüse (Prostata) . .	49	60	—	—
Hoden	64	70	—	—
Maligne Melanome	65	65	72	76
Schilddrüse	80	88	87	98

Der Bericht HIGGINS' aus einer Rückversicherungsgesellschaft erkennt ausdrücklich an: "The major means of cancer treatment, surgical excission, has undergone tremendious improvement in the past ten to fifteen years." Hinzu komme, daß jetzt immer mehr von der Bevölkerung begriffen werde, daß ungefähr 80% der Krebse der Frühdiagnose zugänglich sind.

Zusammenfassung. Krebs ist die einzige Krankheit, bei der es eine Spontanheilung nicht gibt. Selbst bei Pest und Cholera gibt es spontan Überlebende. Beim Krebs gibt es keine sanatio naturalis, sondern nur eine *sanatio curativa medici*.

Die einzigen Waffen gegen den Krebs liefern die *Operation*, die *Bestrahlung* und die *Chemotherapie*, sei es einzeln, sei es in wechselnder Kombination.

Die *operativ radikale Herausnahme* eines krebstragenden Organs bzw. Organ- oder Gewebsbezirks stellt bislang die einzige Krebstherapie dar, die einen krebskranken Menschen, buchstäblich von einer Stunde zur anderen, wieder krebsfrei zu machen vermag. Demzufolge sind auch die operativen Heilergebnisse bei der relativ größten Zahl von Krebsarten mit Abstand die besten.

Speziell die Ergebnisse bei Uterus-, aber auch bei Hautcarcinomen usw. zeigen jedoch, daß auch die *Strahlentherapie* Heilquoten, die bei speziellen Krebsarten durchaus mit der operativen Krebstherapie in Konkurrenz zu treten vermögen, aufzuweisen hat.

Die *Chemotherapie* ist bislang keine selbständig und allein für sich krebsheilende Therapie. Die Berechtigung und Auswirkung ihrer Anwendung liegt in der ergänzenden Kombination mit den „traditionellen", das bedeutet millionenfach bewährten Krebstherapien.

Als Maßstab der Krebsheilung dient die konventionelle *5-Jahres-Überlebensziffer*. Es liegt in der biologischen Verschiedenheit der malignen Tumoren, daß sie keinen Idealmaßstab darstellen *kann*. In praxi aber liefert sie naturwissenschaftlich völlig ausreichend exakte Vergleichsmöglichkeiten zwischen den Krebsarten, den verschiedenen Prinzipien der Krebsbehandlung und den verschiedenen Methoden. Daß sie zuverlässige Ergebnisse vermittelt, lehrt der vielfältig geführte Nachweis, daß ab 5 Jahren nach Stellung der Diagnose die Kurven der weiteren Lebensdauer bei ehemaligen Krebskranken mit der Kurve der Nichtkrebskranken praktisch parallel verlaufen.

Die bei gleicher Krebsart in verschiedenen Stadien sehr verschiedene 5-Jahres-Ziffer zeigt, daß die *Zeit alles entscheidet*.

In dem therapeutisch so aussichtsreich gewordenen *Stadium I* werden heute bei den praktisch so wichtigen Organkrebsen, wie denen der Brustdrüse, der Gebärmutter, des Magens, des Dünn-, Dick- und Mastdarmkrebses *5-Jahresüberlebensziffern* von 50 bis teilweise über 90% erreicht, Heilquoten, die es andererseits rein ärztlich als *nicht verantwortbar* erscheinen lassen, wenn Kranke über diese Realität der Heilchance *nicht voll aufgeklärt* und ihnen dadurch direkt oder indirekt diese Heilchance vorenthalten wird.

Wenn die Heilziffern im *Stadium II und III* schnell und erheblich absinken, so ist das nicht Schuld der millionenfach erprobten Therapiemethoden, sondern ihrer — gleichviel aus welchen Gründen — verschleppten oder verspäteten Anwendung.

Die Erfolge der *Krebsheilung* werden in der *Öffentlichkeit* stets unterschätzt. Wohl erfährt die Allgemeinheit in jedem Fall die Krebsnatur einer Krankheit, sofern der Betreffende schließlich „unheilbar" wird und an Krebs stirbt, sie erfährt aber nur sehr, sehr wenig von den krebsgeheilten Fällen, denn oft wissen die Kranken ja selbst nicht, daß ihre Krankheit Krebs war, und wie viele verheimlichen, wenn sie davon wissen, den eigenen Krebs oder täuschen bewußt ein anderes Leiden vor, nur um nicht als krebskrank „abgestempelt" zu sein.

Daß die *Heilziffern bei den verschiedenen Organkrebsen* so sehr *verschieden* sind, hängt von vielen *Faktoren* ab. Von we entlicher Bedeutung sind: der biologische Charakter der Geschwulst (Schnelligkeit des Wachstums, Fähigkeit zu früher Penetration in die Umgebung, „Metastasenfreudigkeit" usw.), Zeitdauer der Krebsentwicklung bis zur ersten klinischen Manifestation, Stadium zum Zeitpunkt der ersten Diagnose, die Operationszugänglichkeit, die Operabilitäts-/Inoperabilitätsquote, die Strahlenempfindlichkeit, Alter und Zustand des Kranken und manches andere mehr.

Die *Sarkome* weisen mit *31,4% 5-Jahresüberlebensziffer* eine noch relativ niedrige, speziell die Knochensarkome mit 31,9% eine angesichts der so häufigen Spätdiagnosen eine höhere Heilquote auf, als theoretisch erwartet.

Das wichtigste Heilergebnis zeitigt die *„absolute Heilziffer"*: man versteht darunter den Prozentsatz der nach 5 Jahren noch rezidiv- und metastasenfrei Lebenden, bezogen auf die Gesamtzahl aller zur Beobachtung gekommenen Fälle. Sie ist am besten bei den *Genitalkrebsen* der Frau ermittelt. Sie ergibt 1961 z. B. in der Heidelberger Frauenklinik für alle Behandelten eine *51,2%* und für das *Collum-Carcinom 56,8%* absolute 5-Jahresheilung.

Nach den Ermittlungen für ein ganzes Land wurde im Staate Connecticut von 1935—1951 eine *Steigerung der 5-Jahresüberlebensziffer* für die Fälle mit regionaler Ausbreitung von 18 auf 22 %, in allen Stadien von 25 auf 32% und in den lokalisierten Formen von 39 auf 51% festgestellt. Kein Zweifel, daß die Zahlen für 1963 noch merklich besser sein werden.

Die kritischsten Zahlen darf man von den *Lebensversicherungsgesellschaften* erwarten. Die Heilziffer, die sie ihren Versicherungsprämien von Krebspatienten zugrunde legen, dürften als unanfechtbar anzusehen sein. Wenn von dieser Seite für die *lokalisierten Formen* nach 1950 *5-Jahresüberlebensziffern* nach Operation und Strahlenbehandlung beim *Mann* u. a. für Magen, Dünndarm, Mastdarm, Prostata, Hodentumoren und Schilddrüsencarcinomen *Heilquoten zwischen 50 und 88%*, bei der *Frau* u. a. für die Eierstöcke, Brustdrüse, Gebärmutter und die Schilddrüse *Heilquoten zwischen 68 und 98%* veröffentlicht wurden, so kann man daraus nur folgern:

a) diese *Methoden* haben sich millionenfach *bewährt*,
b) für das Ausmaß ihrer Bewährung ist die *Zeit entscheidend*.

Heilziffern mit anderen Methoden haben bislang noch nicht 1% Dauerheilung unter Beweis gestellt.

Literatur

a) Lehrbücher, Monographien und zusammenfassende Darstellungen

COLBY, F. H.: Essential Urology. Baltimore 1953.
GRISWOLD, M. H., u. Mitarb.: Cancer in Connecticut (1935—1951) 1955.
HIGGINS, E. V.: Cancer — the challenger. Ann. life insurance Med. 1, 145 (1962).
MARTINI, P.: Methodenlehre der therap.-klin. Forschung. 3. Aufl. Heidelberg 1953. — MÜNDNICH, K.: Die malignen Tumoren der Mesopharynx. Arch. Ohr.-, Nas.- u. Kehlk.-Heilk. 176, 237—412 (1960).
OCHSNER, A.: Smoking and cancer. London 1955.
RUNGE, H., u. H. ZEITZ: Vortrag 3. Weltkongreß der internationalen Föderation für Gynäkologie und Geburtshilfe. Wien 1961.
SALZER, G., M. WENZEL, R. H. JENNY u. A. STANGL: Wien 1952. — STAEHLER, W.: Klinik und Praxis der Urologie. Stuttgart 1959.
ZÜLCH, K. J.: Die Hirngeschwülste. Leipzig 1951.

b) Einzelarbeiten

ABEL, W.: Z. Krebsforsch. 56, 36 (1948). — AHLBOM, H.: Acta radiol. (Stockh.) 28, 669 (1947). — ALBERTINI, A. v.: Schweiz. med. Wschr. 1954, 471. — ANDERSEN, R.: Acta chir. scand. Supp. 246, 1 (1959). — ANSCHÜTZ, W.: Mschr. Krebsbekämpf. 6, 161 (1936).
BAUER, K. H.: Langenbecks Arch. klin. Chir. 279, 350 (1954). — BAUER, K. H., u. F. HESSE: Z. Urol. 51, 595 (1958). — BAUER, R., u. H. HARTWEG: Strahlentherapie 88, 8 (1952). — BEAHRS, O. H., L. B. WOOLNER: Surg. Gynec. Obstet. 108, 43 (1959). — BELOT, G., et H. HEBRARD: J. Urol. med. chir. 6, 480 (1957). — BERNER, F.: Strahlentherapie 83, 199 (1950). — BERTELSEN, A., E. CHRISTENSEN u. S. V. ESKELUND: Acta chir. scand. 99, 205 (1949). — BERSON, J., ST. W. HARRINGTON, O. T. CLAGETT, J. W. KIRKLIN, M. B. DOCKERTY and J. R. M. DONALD: Proc. Mayo Clin. 32, 645 (1957). — BIGNALL, J. R.: Lancet 1955 I, 786. — BLOCK, M. A., J. M. MILLER and B. E. BROCK: Arch. Surg. 78, 706 (1959). — BODEN, G., and R. GIBB: Lancet 1951 II, 1195. — BOYD, D. P., M. J. SMEDAL, H. B. KIRTLAND, G. H. KELLEY and J. G. TRUMP: J. thorac. Surg. 28, 392 (1954). — BRINKMANN, W., u. L. FILDE: Langenbecks Arch. klin. Chir. 285, 258 (1957). — BROOKS, W. D. W., M. DAVIDSON, C. P. THOMAS, K. ROBSON and D. W. SMITHERS: Thorax 6, 1 (1951). — BUSTOS u. a.: Acad. argent. Chir. 34, Nr. 7 (1950).
CAMPBELL, D.: J. Pediat. 15, 340 (1939). — CAVICCHI, L.: Ann. ital. Chir. 33, 135 (1956). — CHURCHILL, E. D., R. H. SWEET, L. SOUTTER and J. G. SCANELL: J. thorac. Surg. 20, 349 (1950). — CHURCHILL, E. D., R. H. SWEET, J. G. SCANELL and E. W. WILKINS: J. thorac. Surg. 36, 308 u. 324 (1958). — CIBERT, J., L. DURAND and G. MILLET: J. Urol. (Baltimore) 71, 465 (1955). — CRAIGHEAD, C. C.: Ann. Surg. 147, 931 (1958). — CRILE, G., J. M. MCNAMARA nd J. B. HAZARD: Surg. Gynec. Obstet. 109, 27 (1959). — CULP, D. A.: J. Urol. (Baltimore) a0, 282 (1953).
DANIELENKO, S.: Chirurgija (Mosk.) 35, 79 (1959). — DEMING, C.: J. Urol. (Baltimore) 55, 571 (1946). — DOMANIG, E.: Langenbecks Arch. klin. Chir. 279, 115 (1954). — v. DROSTE, W.: Ergebn. Chir. Orthop. 37, 342 (1952).
EHLERS, P. N., G. OTT u. E. SODER: Langenbecks Arch. klin. Chir. 294, 511 (1960). — EHLERS, P. N., K. H. GRÖZINGER u. H. GRIMSEHL: Langenbecks Arch. klin. Chir. 297, 461 (1961). — EISENBACH, J., u. J. JÖTTEN: Bruns' Beitr. klin. Chir. 203, 404 (1961). — EKSTRÖM, T., and F. EDSMYR: Acta chir. scand. 115, 25 (1958). — EVERSON, T. E., and H. C. WARREN: J. Amer. Ass., (1959) 1758.
FENDEL u. Mitarb.: Z. Laryng. Rhinol. 41, Nr. 5 (1962). — FINSTER, H.: Praxis 1948 833. — FISCHER, W.: Zbl. allg. Path. path. Anat. 91, 301 (1954). — FOOT, N. C., HUMPHREYS and WHITMORE: J. Urol. (Baltimore) 66, 190 (1951).
GIBBON, J. H., F. F. ALBRITTEN, J. Y. TEMPLETON and TH. F. NEALON: Ann. Surg. 138, 489 (1953). — GIFFORD, J. G., and J. K. B. WADDINGTON: Brit. med. J. 5021, 723 (1957). — GORDON-TAYLOR, G., and N. R. WYNDHAM: Brit. J. Surg. 35, 6 (1947). — GRAHAM, A. P.: J. Urol. (Baltimore) 58, 10 (1947). — GROS, C. M., R. KREILING, J. BLOCH et J. P.

VILLAIN: Ann. Radiol. **2**, 557 (1959). — GRÜNERT, R. D., u. B. LIMSUWAN: Med. Welt **317**, (1960). — GRUNET, FR., and S. MACMAHON: Cancer (Philad.) **11**, 790 (1958). — GÜTGEMANN, A.: Chirurg **20**, 1 (1949); — Dtsch. Z. Chir. **276**, 357 (1953). — GÜTGEMANN, A., u. H. SCHREIBER: Bruns' Beitr. klin. Chir. **198**, 332 (1959).

HACKENTHAL, P.: Strahlentherapie **11**, 190 (1960). — HARVEY, R. M.: Radiology **54**, 689 (1950). — HELLRIEGEL, W.: Fortschr. Med. **76**, 9 (1958). — HELLWIG, J.: Chirurg **230** (1948). — HINMAN, F.: Calif. Med. **68**, 1 (1948). — HOHL, K.: Zbl. allg. Path. path. Anat. **42**, 146 (1954). — HOLDER, E., u. H. GRIMSEHL: Langenbecks Arch. klin. Chir. **294**, 565 (1960). — HOLDER, E., u. H. LAQUA: Langenbecks Arch. klin. Chir. **294**, 645 (1960). — HUGHES, E. S.R., and G. BROWN: Med. J. Aust. **47**, 11, 7 (1960). — HUWE, W.: Ärztl. Wschr. **14**, 586 (1959).

JAKOBS, L. G., J. YEE and J. A. MAY: Cancer (Philad.) **13**, 362 (1960). — JUDE, J. R., J. M. ZIMMERMANN and G. E. WARD: Arch. Surg. **77**, 757 (1958).

KIMBROUGH, J. C.: J. Urol. (Baltimore) **76**, 287 (1956). — KIRKLIN, J. W., J. R. MCDONALD, O. T. CLAGETT, H. J. MOERSCH and R. P. GAGE: Surg. Gynec. Obstet. **100**, 429 (1955). — KLAPPROTH, H. J.: J. Urol. (Baltimore) **81**, 633 (1959). — KLAR, E.: Acta neurochir. (Wien) Supp. **6**, 165 (1959). — KLIGGERMANN, M. M., R. FISH and C. DAVID: J. Urol. (Baltimore) **68**, 706 (1952).

LAMPE, I.: Plast. reconstr. Surg. **24**, 34 (1959). — LANE, N., R. LATTES and J. MALM: Cancer **11**, 1025 (1958). — LAQUA, H.: Langenbecks Arch. klin. Chir. **294**, 552 (1960). — LASH, H., J. B. ERICH and M. B. DOCKERTY: Amer. J. Surg. **102**, 620 (1961). — LEADBETTER, W. F.: Amer. J. Surg. **95**, 341 (1948). — LEICHER, H.: Z. Laryng. Rhinol. **41**, Nr. 5 (1962). — LEVIN, E. J.: Cancer **10**, 377 (1957). — LINDER, F.: Krebsforsch. Krebsbekämpf. **3**, 51, 59 (1959); — Dtsch. med. J. **12**, 464 (1961). — LOJACONO, F.: Minerva chir. **19**, 89 (1959). — LZUNGREN, E.: Acta chir. scand. Suppl. **16**, (1930).

MCDONALD, and PRIESTLEY: J. Urol. (Baltimore) **51**, 245 (1944). — MEURON, D. D.: J. Urol. (Baltimore) **65**, 128 (1951). — MEYTHALER, FR., u. H. TRUCKENBRODT: Ärztl. Forsch. **12**, I. 217 (1958). — MILLBOURN, E.: Acta chir. scand. **116**, 12 (1958).

NAKAYAMA, K.: Dtsch. Z. Chir. **295**, 81 (1960). — NICHOLSON, F., M. FOX and G. BRYCE: Lancet **1957**, 296. — NOTTER, G.: Acta radiol. (Stockh.) **45**, 483 (1956). — NUBOER, J. F.: Dtsch. med. J. **10**, 97 (1959).

O'CONOR, V. J.: J. Urol. (Baltimore) **75**, 614 (1956). — OTT, G., u. R. FREY: Ergebn. Chir. Orthop. **43**, 410 (1961). — OTT, G., u. J. RUEF: Langenbecks Arch. klin. Chir. **297**, 557 (1961). — OVERHOLT, R. H., and J. A. BOUGAS: J. Amer. med. Ass. **161**, 961 (1956).

PACK, G. T.: Surgery **46**, 447 (1959). — PACK, G. T., D. M. GERBER and J. M. SCHARNAGEL: Ann. Surg. **136**, 905 (1952). — PAHL, R.: Strahlentherapie **99**, 107 (1956). — PATERSON, R.: J. Fac. Radiol (Lond.) **3**, 270 (1952). — PATTON, D. J. F., D. N. SEITZMAN and R. A. ZONE: Amer. J. Surg. **99**, 525 (1960). — PELOT, G., et H. HEBRARD: J. Urol. Néphrol. **57**, 480 (1951). — PENA DE LA PENA, E. E. TREVINO, C. A. CARRIZOSA y R. GARCIA: Cirug. y Ciruj. **1960**, 453. — PENITSCHKA, W.: Langenbecks Arch. klin. Chir. **266**, 582 (1950). — POLAK, E., B. SKAMENOVA et J. KUDRMAN: Lyon chir. **56**, 38 (1960). — PRIESCHING, A., and H. WASL: Chirurg **31**, 257 (1960).

RAINES, S. L., and TG. HURDLE: J. Urol. (Baltimore) **73**, 363 (1959). — REITTER, H.: Langenbecks Arch. klin. Chir. **295**, 943 (1960). — RENNER, W.: Fortschr. Röntgenstr. **75**, 578 (1951). — **75**, 755 (1951). — ROSI, T. A., W. J. CAHILL and J. CAREY: Surg. Gynec. Obstet. **114**, 15 (1962). — ROTH, F.: Zbl. Krebsforsch. **57**, 21 (1950). — ROYCE, R. K., u. a.: J. Urol. (Baltimore) **74**, 23 (1955). — RUEF, J.: Langenbecks Arch. klin. Chir. **294**, 483 (1960).

SALEMBIER, Y. A.: Ann. Chir. **12**, 37 (1958). — SALZER, G.: Thoraxchirurgie **8**, 215 (1960).— SCHINK, W., A. MEYER u. U. MANRITZ: Ergebn. Chir. Orthop. **44**, 1 (1962). — SIMON, L.: Bruns' Beitr. klin. Chir. **180**, 281 (1950). — SIRTORI, C., e F. PIZZETTI: G. ital. Chemioter. **3**, 176 (1956). — SIRTORI, C., T. ROCK e U. VERONESI: Tumori **6**, 513 (1953). — SMITH, R. R., R. M. CAULK, W. O. RUSSEL and C. L. JACKSON: Surg. Gynec. Obstet. **113**, 435 (1961). — SODER, E., u. G. OTT: Langenbecks Arch. klin. Chir. **294**, 582 (1960). — SPATH, F., u. H. Cesnik: Langenbecks Arch. klin. Chir. **299**, 461 (1962). — SPIELMAN, F.: N. Y. St. J. Med. **58**, 1483 (1958). — SPOHN, K., R. DAUM u. K. BENZ: Langenbecks Arch. klin. Chir. **294**, 740 (1960). — SRENSEN, H. R., and F. THERKELSEN: Acta chir. scand. **108**, 375 (1955). — STAUBITZ, W. J., I. V. MAGOSS, O. J. OBERKIRCHER, M. H. LENT, F. D. MITCHELL and W. T. MURPHY: J. Amer. med. Ass. **166**, 751 (1958). — STRITZKO, O.: Wien. med. Wschr. **108**, 986 (1958). — SUMMER, W. C., and A. G. FORAKER: Cancer (Philad.) **13**, 79 (1960).

TÖNNIS, W., and W. WALTER: Acta neurochir. (Wien) Supp. **6**, 2 (1959).

VANCE, J. W., C. A. GOOD, C. HODGSON and J. W. KIRKLIN: Dis. Chest. **36**, 231 (1959).

WALTERS: Surgery **56**, 445 (1933). — WANKE, R.: In MEYER, H., u. J. BECKER: Strahlenforschung — Krebsbehandlung, S. 29. München-Berlin 1959. — WEESE, K.: Langenbecks Arch. klin. Chir. **198**, 202 (1940). — WILDERMUTH, O.: Cancer (Philad.) **56**, 599 (1955). — WOOKEY, H., C. ASH, W. K. WELSH and R. A. MUSTARD: Ann. Surg. **134**, 529 (1951).

ZÜLCH, K. J.: Acta neurochir. (Wien) Suppl. **6**, 2 (1959).

Siebzehntes Kapitel

Krebsverhütung

Gesundheit erflehen die Menschen von den Göttern, aber sie denken nicht daran, daß es in ihrer eigenen Hand liegt, sie zu bewahren.

DEMOKRIT (460—350 v. Chr.)

1. Krebsverhütung als Problem

Es wird sich zeigen, daß es — unbewußt und nur auf grob-empirischer Basis — eine *Krebsverhütung* großen Maßstabs längst schon, bevor man Exaktes über die *Krebsentstehung* wußte, gegeben hat. Naturwissenschaftlich fundiert ist eine aktive Krebsverhütung jedoch erst, seit konkrete *Krebsursachen* ganz verschiedener Art bekannt geworden und dann in großer Zahl im einzelnen erforscht worden sind. So stehen heute Krebsverursachung und Krebsverhütung in einer fortgesetzten *Wechselwirkung*, aber doch nicht in dem Sinne, als ob beide (Erzeugung und Verhütung), nur entgegengesetzt, sonst aber äquivalent wären. Davon kann keine Rede sein. Vielmehr gebührt das Primat der Wechselwirkung der Krebsverursachung, setzt ja eine rationelle Krebsverhütung in jedem Falle einen genaueren Einblick in die *Kausalität des Krebsgeschehens* voraus. Die Kapitel 5—9 haben gezeigt, welch eine Fülle ganz verschiedener Krebsursachen zu berücksichtigen sind. Daraus gilt es nun die Folgerungen für die Geschwulstprophylaxe zu ziehen.

Krebsverhütung — gestern ein Phantasiegebilde (ein Krebsforscher 1935!), heute ein Problem — wird morgen ein Hauptanliegen der Krebsbekämpfung sein, und zwar aus drei Gründen. Krebsverhütung tut not:

1. die *Krebsbekämpfung* allein schafft es nicht: auch im günstigsten *Stadium I* aller Krebskrankheiten bleiben auch heute noch 48%, im Stadium II 67% der Krebskranken — unbeschadet aller guten temporären Erfolge — auf die Dauer wenigstens *ungeheilt* (vgl. Abb. 211). Krebsverhütung tut weiterhin not,

2. weil *Krebs* aller Krebsbekämpfung zum Trotz *weiter zunimmt*, zum mindesten im jährlichen prozentualen Anteil an den Todesfällen. Das ist im Zeitalter des unbedingten Glaubens an den Fortschritt eine bittere Feststellung, aber noch nie hat es sich bezahlt gemacht, einer Wahrheit aus dem Wege zu gehen, nur weil sie unbequem ist.

Es leuchtet a priori ein, daß einer wirksamen *Krebsverhütung* zwei große *Hindernisse* im Wege stehen: a) der *Altersfaktor* gewissermaßen als eine Art „Syn-carcinogen", b) die *Zunahme carcinogener Noxen* in unserer industrialisierten Umwelt.

a) Krebsprophylaxe und „Altersfaktor". Der „Altersfaktor" spielt seine Hauptrolle bei dem schwierigen und umstrittenen Problem der Krebszunahme. Wir sind uns bewußt, daß die Statistiker eine echte Krebszunahme leugnen und unter Berücksichtigung der Fehldiagnosen, der veränderten Alterszusammensetzung und der höheren Lebenserwartung für eine „standardisierte" Bevölkerung eine Stabilität der Krebszahlen, wenn nicht sogar eine relative Krebsabnahme annehmen (KOLLER 1960).

Eine „standardisierte Bevölkerung" statistisch zu konstruieren, scheint uns jedoch nirgends schwieriger zu sein als in der Bundesrepublik Deutschland. Die Kriegsverluste der Dienstfähigen, die Bombengetöteten auch bei Frauen und Kindern, die Geburtenverluste, die Umschichtung der Bevölkerung durch die Städte- und später durch die Landflucht, die Rückwirkungen der Rückwanderer, die ständige Umgruppierung durch die „Zonenflüchtlinge", durch Auswanderung und viele andere Faktoren stellen Standardberechnungen größte Schwierigkeiten entgegen.

Berechnungen der „*standardisierten Sterbeziffern*" sind auch noch aus einem weiteren Grunde mit Vorsicht zu beurteilen: Bei diesen Berechnungen werden nämlich die Sterbeziffern je 100000 gleichaltrige Einwohner desselben Geschlechts auf die bereinigten Sterbeziffern eines bestimmten Jahres = 100 bezogen. Bei dieser Art der Berechnung wird der Anstieg der Krebsgefährdung geringer, wenn man als Bezugsjahr ein Jahr mit relativ hohen Sterbeziffern wählt. Zudem verwischt die Standardisierung eine nachweisbare Änderung deshalb, weil auch noch die Änderung, ausgedrückt in Prozenten bei Werten über 100, geringer erscheint gegenüber nicht standardisierten bereinigten Sterbeziffern.

Warum wir in dieser speziellen Frage der Krebszunahme auch weiterhin skeptisch sind gegenüber den Statistikern, das ist der Umstand, daß ihnen nur eine gesicherte Quelle für ihre Ermittlungen zur Verfügung steht, das ist die amtliche Todesursachenstatistik, mit anderen Worten, die Mortalitätsstatistik. Diese Quelle ist aber an sich immer schon mit Fehlerquellen belastet; sie mag auch heute noch für die Krebs-*Toten* einigermaßen ausreichen, sie reicht aber nicht aus für die Krebs-*Kranken*, denn die *Frage der Krebszunahme* ist nicht eigentlich eine Frage der an Krebs Verstorbenen, sondern eine *Frage der an Krebs Erkrankten*. Eine *Morbiditätsstatistik* steht aber den Statistikern — wenigstens in der Bundesrepublik — nicht zur Verfügung, noch weniger eine ausreichende *Statistik der von Krebs Geheilten*. Wir haben im letzten Kapitel über Krebsheilung an vielen Beispielen gesehen, wie z. B. der Magenkrebs dank besserer Frühdiagnostik durch Erweiterung der Eingriffe auf früher inoperable Fälle (Kardiaresektion! Magenexstirpation), durch Senkung der Operationsmortalität dank der großen Fortschritte der Allgemeinen Chirurgie, in einem höheren Prozentsatz der in Zugang kommenden Magenkrebsfälle geheilt wird. Wenn also bei den Krebs-*Toten* der Magenkrebs „abnimmt", so mit zum Teil, weil die Zahl der Geheilten zunimmt.

Am eklatantesten ist dies bei den *Genitalkrebsen der Frau*. Die Abb. 27 auf S. 70 zeigt für die Altersgruppe der 45—60jährigen Frauen einen eindeutigen Rückgang der Krebssterbeziffer der Frauen (immer je 100000 des gleichen Jahres!), nicht weil die Frauen seltener an Krebs *erkranken*, sondern weil sie in zunehmendem Maße von ihrem Krebs *geheilt* werden. MARTIUS (1959) zitiert auf dem Deutschen Röntgenkongreß 1958 für die *Collumcarcinome* von 1952 für die Münchner, Hamburger und Kieler Frauenklinik *5-Jahres-Ziffern* von 60 bzw. 71%!

Aber auch bei den *Rectumcarcinomen* wurde gezeigt, daß wir selbst bei einer Erhöhung der Operabilitätsquote von 60% auf 80,4% gegenüber früher 29,4% jetzt 61,3% 5-Jahres-Heilung der Radikaloperierten auszuweisen vermögen.

Ja, selbst bei dem so ungünstigen Bronchialkrebs erscheinen heute viele Kranke nicht in der Statistik, weil immerhin ein bescheidener Prozentsatz geheilt wird. Früher waren es 0,0%, heute sind es 28% der Operierten und 7,8% der „in Zugang" Kommenden.

Tabelle 141. *Zahl der Todesfälle insgesamt an bösartigen Neubildungen (einschließlich Leukämien) und prozentualer Anteil der Krebssterbefälle an der Gesamtsterblichkeit im Deutschen Reich bzw. in der Bundesrepublik Deutschland*

Jahr	Zahl der Todesfälle insgesamt	Zahl d. Todesfälle an bösartigen Neubildungen (einschließlich Leukämien)	Anteil der Krebstoten in Prozent der Gesamtsterblichkeit
1935	792018	107356	13,5
1936	795793	109205	13,7
1937	794367	111751	14,0
1938	799220	112638	14,1
1948	476738	73530	15,4
1949	479931	82360	17,2
1950	493416	88411	17,9
1951	507587	91404	18,0
1952	508053	94097	18,5
1955	541324	99467	18,4
1956	556897	103404	18,6
1957	570595	106939	18,7
1958	563910	109484	19,4
1959	570952	112808	19,7

Danach ist klar, daß dem Statistiker, dem nur die Krebs-*Toten* zur Verfügung stehen, Grenzen der Beurteilung gesetzt sind, zumal wenn er weder die Krebs-*Kranken*, noch die Krebs-*Geheilten* zu erfassen vermag.

Kurzum, es leuchtet ein, daß dem Problem der Krebszunahme auch mit der Errechnung standardisierter Sterbeziffern nicht voll beizukommen ist. Aber Krebszunahme hin, Krebszunahme her, statistisch nicht zu erschüttern (siehe Tab. 141) ist der Satz: *von den Menschen, die sterben, stirbt ein immer höherer Prozentsatz an Krebs.*

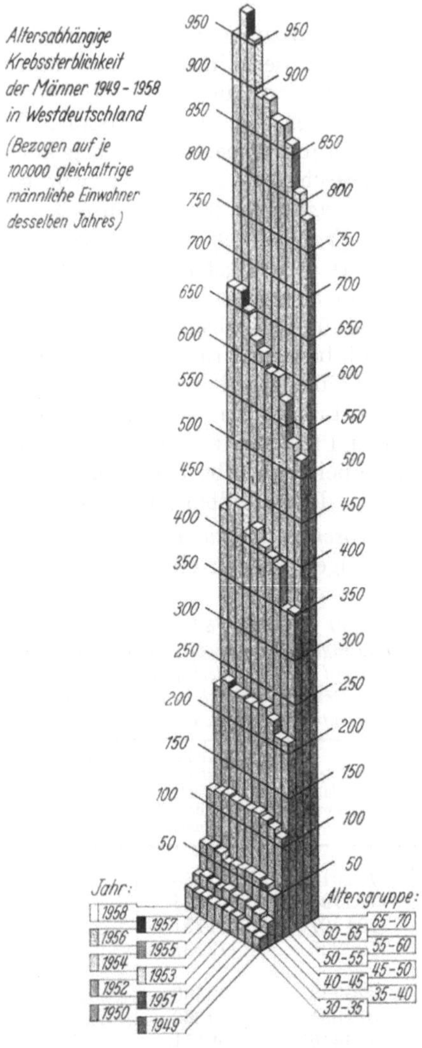

1959 waren 19,7% aller Verstorbenen an Krebs gestorben. Bedenkt man, daß dieser Prozentsatz 1922 noch 6,5% betrug (s. Abb. 14, S. 52) und daß andererseits zu den 19,7% des Jahres 1959 noch die 2,3% Krebsverstorbenen hinzuzuzählen sind, die in der Todesursachenstatistik als Tod durch „Altersschwäche" figurieren, in Wirklichkeit aber Krebsverstorbene darstellen, so kommt man zu dem Ergebnis: *heute stirbt* eben *jeder 5. Mensch an Krebs*, während 1920 erst jeder 15. und *1900 erst jeder 30. Verstorbene ein Krebstoter* gewesen ist (Näheres S. 52).

Wer wollte bestreiten, daß hierin ein großes Problem beschlossen liegt, denn wenn man auch das meiste mit dem *Alter* erklären kann, so erklärt man das meiste eben mit etwas, *was es ja selbst erst zu erklären gilt.*

Aber man kann ja den Faktor Alter als rein statistische Größe nicht allein durch Berechnung einer „standardisierten" Bevölkerung, sondern auch noch auf andere Weise ausschalten. Legt man, wie dies der Mitarbeiter des Verfassers G. OTT (vgl. Abb. 212) getan hat, die „bereinigten", d. h. die auf je 100000 gleichaltrige männliche Einwohner desselben Jahres bezogenen Krebssterbeziffern zugrunde, so zeigt diese parallel-perspektivische Darstellung: Für die männliche Bevölkerung nimmt die *Gefährdung, an Krebs zu sterben*, in der Bundesrepublik in allen Altersgruppen fortgesetzt zu. Bei

Abb. 212. Altersabhängige Krebssterblichkeit der Männer 1949—1958 in Westdeutschland

dieser Berechnung ist der Faktor „zunehmende Überalterung" ausgeschaltet, da sich alle Zahlen ja immer auf je 100000 Gleichaltrige desselben Jahres beziehen. Die Abbildung zeigt darüber hinaus aber erneut, daß die Gefahr, an Krebs zu sterben, mit höherem Alter immer stärker zunimmt.

Den „*Faktor Alter*" gibt es nun aber eben nicht nur als statistisches Phänomen, vielmehr gilt es, ihn *pathogenetisch* zu erfassen. Das Alter ist eben nicht einfach eine Art von endogenem Syncarcinogen, das *Alter* ist vielmehr *zur Exogenese des*

Krebses in Beziehung zu setzen: Alter ist durchlebte Zeit, und das bedeutet *beim Krebs durchlebte Latenzzeit*, also die Zeit vom Beginn carcinogener Einwirkung bis zu deren Auswirkung als Krebs. Bei den Carcinogenen sind Art, Dosis und Ort der Einwirkung entscheidend. Besonders gefährlich sind jene Chemo- und jene Strahlennoxen, die regelmäßig und über lange Zeit einwirken und sich solange zu *summieren* und zu kumulieren vermögen, bis die *Gesamtdosis* erreicht, die den endgültigen Krebs auszulösen in der Lage ist. In der Exogenese des Krebses wirkt sich das Alter also dadurch aus, daß mit zunehmendem Alter mit zunehmender Wahrscheinlichkeit das Ende der Latenzzeiten carcinogener Noxen erlebt wird, das früher Verstorbene nicht mehr erlebten.

Danach ist klar: wir können den Faktor Alter aus der Carcinogenese nicht ausschalten. Daraus ergibt sich aber zugleich, daß die Krebsverhütung im Prinzip steht und fällt mit der Frage, ob es möglich ist, die *Carcinogene in unserer Umwelt zu vermindern* oder, teilweise wenigstens, ganz *auszuschalten*.

b) Krebsverhütung und Krebsnoxen. Vor allem im 7. und 8. Kapitel war ausführlich die Rede davon, daß heute bereits an die 600 Chemo- und Strahlennoxen bekannt sind, die — entsprechende Dosis und genügend lange Einwirkungsdauer vorausgesetzt — nach variabler, aber dosisabhängiger Latenzzeit maligne Tumoren zu induzieren vermögen. Viele dieser Carcinogene sind reine Produkte des Labors und kommen mit dem Menschen nur unter ganz besonderen Bedingungen in Kontakt. Andere dagegen sind in der heutigen industrialisierten Umwelt des Menschen so verbreitet, daß jedermann unausweichlich mit ihnen in Berührung kommt. Ja, es kann keinem Zweifel unterliegen, daß manche Fremdstoffe in der atmosphärischen Luft, im Wasser, in Nahrungs- und Genußmitteln carcinogen oder syncarcinogen sich auszuwirken vermögen. Ihrer summativen Wirkung wegen sind offenbar jene Stoffe besonders gefährlich, die, wie Rauch- oder Rußpartikel, als Abgase oder Staube, als Dunste, Aerosole o. dgl. nicht nur inhaliert, sondern als Beschläge der Schleimhäute in den oberen Speisewegen auch verschluckt und auf solche Weise dem Organismus einverleibt werden.

Gerade nach dieser Richtung scheint uns noch der Satz zu gelten: *Krebs nimmt zu, weil die Ursachen zunehmen, die ihn bedingen!* Daß die Ursachen zunehmen, zeigt sinnfällig die Zunahme all der Produkte, deren krebsbegünstigende und krebsauslösende Wirkung außer allem Zweifel steht, nämlich die Zunahme der Produktion an Kohle, Briketts, Petroleum, Asphalt usw., wie dies statistisch in Abb. 213 zur Darstellung kommt.

Unter den Lebensbedingungen des Menschen sind *für die große Vielgestaltigkeit der Krebsformen die große Vielgestaltigkeit der exogenen Krebsnoxen und die Vielgestaltigkeit ihrer Einverleibung* entscheidend. Die Zunahme des Krebses in den letzten 70 Jahren hat ihre Ursache a) in der Verlängerung der Lebensdauer des Menschen auf heute durchschnittlich 69 Jahre, b) in der Zunahme der Krebsnoxen seit dem Übergang der Agrarvölker in moderne Industriestaaten, seit der Umgestaltung unserer Lebensverhältnisse durch die Einwirkungen der Technik und der Industrialisierung. Sicher werden in Zukunft noch weiter exogene Krebsnoxen gefunden werden, aber heute schon ist klar: gleichviel, ob es sich um Derivate und Produkte aus dem Rohstoffkreis der Kohle, des Teers oder Pechs oder um Strahlenwirkungen aus dem Wellenbereich der Röntgen-, Radium- und der Strahlungen künstlich-radioaktiver Stoffe handelt, alle diese chemischen und physikalischen Noxen sind einerseits für unseren Organismus naturfremd und andererseits irgendwie für den Menschen umweltändernd. Alle diese Noxen sind zugleich solche, die der Mensch Kräften verdankt, die er selbst entfesselte, chemische Einwirkungen aus Stoffen aus der Tiefe der Erde, physikalische Einwirkungen aus Stoffen, die in der Natur im direkten Umkreis des Menschen kaum vorkommen. Was weiterhin wichtig ist: Gegenüber diesen chemischen Stoffen, die der Mensch selbst synthetisierte, und gegenüber diesen von ihm selbst erzeugten Strahlungen besitzt der Mensch keinerlei natürliche Schutzinstinkte und keine physiologischen Abwehrreaktionen. So ist Krebs letzten Endes im wesentlichen ein Tribut an die immer stärkere technische Umwandlung unserer Umwelt und an die Chemisierung vieler unserer Lebensfaktoren, vor allem seit der Jahrhundertwende.

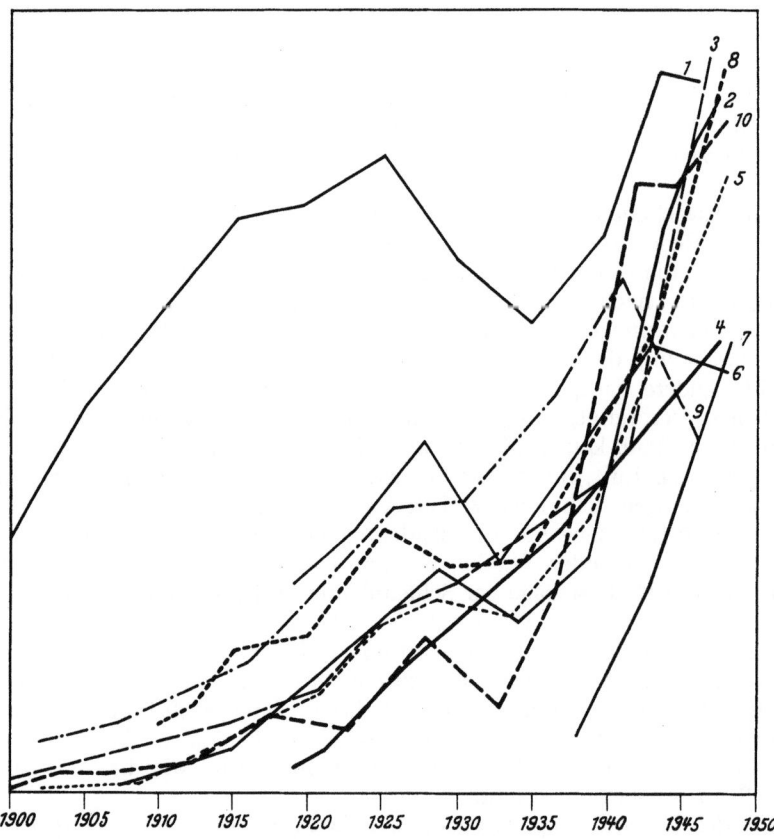

Abb. 213. Zunahme in der Produktion krebserzeugender bzw. krebsbegünstigender Chemikalien in den USA von 1900—1950
(Minerals Yearbook, z. n. HUEPER 1956)

1. Steinkohle — Millionen t.
2. Briketts — 1 000 t.
3. Braunkohle — Millionen engl. Pfund
4. Petroleum — Rohöl/Millionen Barrels
5. Asphalt — 1 000 t.
6. Kohlenteer — 1 000 Gallonen
7. Isopropanol — 1 000 engl. Pfund
8. Asbest — 1 000 t.
9. Arsen — 1 000 t.
10. Chrom — 1 000 t.

Ist nun wirklich Krebs die Antwort der Natur auf so mancherlei Unnatur unserer künstlichen Umweltänderung, so ist umgekehrt natürlich die *Folgerung* klar: Der Aufklärung exogener Krebsursachen muß die Vermeidung dieser Ursachen folgen, und zu der Krebstherapie muß die *Krebsprophylaxe* entscheidend hinzukommen. Es erscheint dies um so notwendiger, als 70 Jahre operativer und 50 Jahre strahlentherapeutischer Krebstherapie trotz ihrer großen Fortschritte nicht ausreichen, um einen Wiederabstieg der Krebskurve zu erzwingen. So erfreulich die Fortschritte beispielsweise beim Bronchial-, Rectum- und Uteruscarcinom im einzelnen auch sind, in der Masse bringen sie immer noch nicht genug. Alle unsere Fortschritte der Krebsheilung hinken hinter den Fortschritten, die der Krebs selbst macht, ständig hinterdrein. Im Wettlauf zwischen seiner Bekämpfung und seiner Verursachung ist der Krebs stets ein Stück vorneweg, ja er vergrößert vorläufig wenigstens seinen Vorsprung immer noch weiter.

Niemand kann bestreiten, daß das Problem „Krebsverhütung" ein allgemeinmenschliches und öffentliches Problem besonderer Größenordnung ist — von jeweils 100 Millionen Menschen sterben über 20 Millionen an Krebs! —, es kann aber auch niemand bestreiten, daß es zu den großen Problemen des Krebsgeschehens gehört, zu denen das Tierexperiment — direkt wenigstens — nur wenig beigetragen hat. Die großen Experimente stammen auch hier vom Menschen und reichen vom modernen „Modellversuch" der Bronchialcarcinom-Prophylaxe bis in die graue Vorzeit der Peniskrebs-Verhütung durch die rituelle Beschneidung zurück.

2. Geschwulstverhütung im Tierexperiment

Bei den zahlreichen Geschwulstexperimenten an Tieren sind natürlich auch viele Versuche, die als *Experiment zur Geschwulstverhütung* gewertet werden können, gemacht worden. Wir können sie im Rahmen dieses Buches jedoch nur insoweit auswerten, als sie eine Beziehung zum Krebsproblem beim Menschen erkennen lassen.

a) **Immunisierung gegen Krebs?** Eine große Rolle spielt im Schrifttum die *Immunisierung gegen Impftumoren*. Nun stellen aber Impfgeschwülste ja keine den menschlichen Krebsen vergleichbaren Spontantumoren dar. Sie sind Kunstprodukte des Labors, die viele Probleme aufwerfen und für mancherlei Teilfragen von Belang sind. Für die Frage einer Krebsvorbeugung beim Menschen sind sie ohne Bedeutung. Auch dürfen alle Versuche einer passiv prophylaktischen Immunisierung beim Tier als für den Menschen nicht in Betracht kommend angesehen werden. Ähnliches gilt unseres Erachtens für die Bemühungen, im Tierversuch *Resistenzsteigerungen* oder gar eine „*Krebsabwehr*" auszulösen.

Vom Standpunkt der menschlichen Krebspathologie spielt die *Frage der Resistenz* bzw. der aktiven und passiven Immunisierung *keine Rolle*, denn bei den Impftumoren handelt es sich um eine Kategorie von Geschwülsten, die es beim Menschen überhaupt nicht gibt und der ganzen Sachlage nach voraussichtlich auch nie geben wird. Denn wie sollte je die Situation entstehen, daß spontan entstandene Geschwülste von einem krebskranken Menschen auf andere Menschen übertragen würden? Der an sich denkbare Fall, daß ungewollt bei Operationen an krebskranken Menschen durch eine Verletzung einem der an der Operation Beteiligten Geschwulstpartikeln homoioplastisch überimpft würden, ist, abgesehen davon, daß schon die Geschwulstverimpfung am gleichen Kranken („Impfmetastasen" s. 3. Kapitel, S. 109) etwas relativ Seltenes ist, äußerst unwahrscheinlich. Aber auch tierexperimentell ist daran festzuhalten, daß die erzielte Immunität sich nicht gegen eine Geschwulstverimpfung ganz allgemein, sondern ausschließlich gegen die spezielle Geschwulst richtet, deren Zell- oder Zellextraktmaterial zur Behandlung benutzt worden ist.

Es scheint uns von grundsätzlicher Bedeutung zu sein, daß *noch nie* erfolgreiche *Immunisierungen* bei *Spontantumoren und* noch nie bei *provozierten Krebsen* mitgeteilt worden sind.

Man hat *Immunisierungsversuche* auch *am Menschen* unternommen. KURTZAHN (1926) hat drei Übertragungen von frischem menschlichen Carcinomgewebe auf sich selbst subcutan ausgeführt. Die Geschwulstprobe verfiel der Nekrose und Resorption, und die Übertragung von Serum (5—10 cm³) auf Krebskranke blieb ohne Effekt. Anders ging der Pariser Chirurg MARTEL (zit. nach OBERLING 1942) vor. Er hat bei Brustkrebskranken Geschwulststücke entnommen, sie an anderer Stelle in die Haut verpflanzt und dort strahlentherapeutisch zum Verschwinden gebracht. Die Ergebnisse hinsichtlich der erwarteten Immunisierung waren völlig negativ. In den letzten Jahren haben ähnliche Versuche an Strafgefangenen in den USA in sensationeller Form die Runde durch die Weltpresse gemacht. Aber alle Versuche, *Immunsera gegen Krebs* zu erzeugen, sind gescheitert. Sie mußten scheitern, weil es — außer bei den Virustumoren — krebsspezifische Proteinkörper, gegen die der Mensch Antikörper produzieren könnte, nicht gibt.

b) Tumorprophylaxe durch Anticarcinogenese. Im 10. Kapitel (S. 509 ff.) war ausführlich von Experimenten die Rede, die eine Gegenwirkung gegen die Geschwulstentstehung und damit zugleich eine Geschwulstverteilung zum Ziele haben.

Zahlreich sind auch die Versuche, die Entstehung von „Spontangeschwülsten" in „Tumorstämmen" durch die *Kostform* zu vermindern oder gar zu unterdrücken. Auch hier halten wir nicht viel von der Übertragbarkeit der Resultate auf Probleme der Krebsverhütung beim Menschen, denn die Tumorstämme sind alle entstanden durch rücksichtslose Auslese tumortragender Tiere von Generation zu Generation und zugleich durch extreme Inzucht, durch Bruder-Schwester-Kreuzungen über 50, 100 und mehr Generationen. Aber trotz der Gunst extremer Versuchsbedingungen ist u. E. ein zwingender Beweis für die effektive Verhütbarkeit solcher Tumoren durch bestimmte Kostformen noch nicht erbracht worden.

Tatsächlich sind die Tumorstämme bei Tieren das direkte Gegenteil zu den Verhältnissen beim Menschen, und zwar in allen wesentlichen Punkten. Man könnte sie als richtiges Antipodenexperiment bezeichnen. Wollte man die Verhältnisse beim Menschen tierexperimentell kopieren, so müßte man zunächst einmal alle Mäusestämme sich wahllos durcheinander kreuzen lassen, denn beim Menschen besteht hinsichtlich des Tumorbefalles weder Auslese noch Inzucht, vielmehr herrscht hier planlose Panmixie.

Im Gegensatz zu den verschiedenen Formen von *Krebsdiät* bei Spontantumoren reinerbiger Tumorstämme machten HOEPKE und SCHEPELMANN (1960) im Anschluß an frühere Experimente (unter Kontrolle durch den Lymphocytentest) *Versuche mit saurer* (Fleisch, Eigelb, Käse usw.) *oder basischer* (Milch, Gemüse, Kartoffeln und Natronbicarbonat usw.) *Ernährung*, und zwar an Benzpyrengeschwulsttieren. Bei sauer ernährten Tieren kam es zu einer Wachstumshemmung der Geschwülste. HOEPKE schließt aus seinen Versuchen, daß ein saures Milieu das Angehen der Geschwülste hemmt und das Leben der Tiere verlängert.

Eine andere Arbeitsrichtung verwendet im Tierexperiment *Trockenzellen* (aus Milz, Thymus und Placenta), um bei transplantierten oder bei mit benzpyreninduzierten Tumoren entweder das Wachstum zu hemmen oder ihrer Entstehung vorzubeugen. HOEPKE (1960, dort weitere Literatur), der Hauptvertreter auch dieser Methodik, sah nach Benzpyren (subcutan) bei Ratten bei Thymus-Trockenzellinjektion 1 Woche nachher, wie die Tumoren zwar kleiner blieben, dafür aber der Tod früher ein. In einer anderen Versuchsreihe erhielten Ratten eine Ganzbestrahlung mit 10 r, 13 Tage nach Benzpyren (subcutan) beginnend, 8 mal im Abstand von mindestens 14 Tagen aus den nach 10 Tagen entfernten Milzen Trockenzellen. Das Ergebnis war „sehr mager und widerspruchsvoll". HOEPKE ist geneigt, das schlechte Ergebnis auf die zu frühe Injektion von Trockenzellen zurückzuführen, und empfiehlt, sie erst nach mindestens 4 Wochen zu geben. Sein therapeutisches und prophylaktisches Vorgehen ist beherrscht von der „Auffassung, daß durch Injektion von Milz- und Thymuszellen das RES zur Bildung von Abwehrzellen gegen Geschwülste angeregt wird".

Viele Experimente betreffen die tierexperimentelle *Geschwulstverhütung durch Antiwuchsstoffe* (Antimetaboliten). Es braucht hier auf diese Stoffklasse nicht eingegangen zu werden, da ihnen in der menschlichen Krebsbekämpfung weniger eine krebsprophylaktische als vielmehr eine krebstherapeutische Bedeutung zukommt, davon aber war schon im 15. Kap., S. 797 die Rede.

Dagegen haben Versuche, *exogen induzierte Tumoren* in ihrer Entstehung zu verhüten, beim „*Buttergelbhepatom der Ratte* (s. 8. Kap., S. 348) zu wichtigen Feststellungen geführt. Doch gehören jene Experimente im strengen Sinne nicht zur Krebsprophylaxe durch bestimmte Kostformen, sondern ins Gebiet geschwulstprotektiver Vitamine. Im 8. Kap. (S. 348) war ausführlicher die Rede davon, daß Buttergelbhepatome nicht bei x-beliebigen Versuchstieren, sondern nur bei Ratten erzeugbar sind und auch bei Ratten nur bei einer einseitigen Ernährung der Tiere, z. B. mit geschältem, aber unpoliertem und ungewaschenem Reis.

Als erster fand OKADA (1938), daß gleichzeitige Verabreichung von Reiskleieöl, Hefe und getrockneter Rinderleber die Buttergelbhepatome verhütet. MORI (1941) fand das gleiche bei Leber und etwas weniger ausgeprägt auch bei Niere. MORIGAMI und KASIWABARA (1941) bestätigten dies auch für Hirse, später kam auch der Nachweis für Hefe, Reiskleieöl u. a. Nahrungsmittel noch hinzu. Auch MAISIN (1939) berichtete über die Verhütung des Scharlachrot-Leberkrebses der Ratte durch Ernährung mit Brei aus Roggenvollkornmehl, dazu gekeimten Roggenkörnern und gehacktem Rindfleisch. Auch bei Buttergelbversuchen zeigte sich, daß im Vollkornmehl des Roggens eine Substanz anzunehmen ist, die diese durch Azofarbstoffe hervorgerufenen Tumoren verhindert.

Bei der Frage, welche Stoffe in diesen Nahrungsmitteln die Krebsentwicklung verhindern, fanden SUGIURA und RHOADS (1941) zunächst negativ, daß Vitamin A (in Mohrrüben) die Carcinomentstehung nicht zu unterdrücken vermag. Wichtige Hinweise gab die Bierhefe. Mit 15% Bierhefe in der sonst krebserzeugenden Nahrung entstand zwischen 164 und 284 Tagen kein Lebertumor. In den Hefeextrakten, mit denen Krebs verhütet wurde, waren 14,5 mg *Riboflavin* enthalten, das als das entscheidende „anticarcinogene" Agens anzusehen ist.

Wir übergehen die vielen anderen, an sich hier einschlägigen älteren Versuche z. B. von MAISIN und POURBAIX (1935), KENSLER und RHOADS (1945), HADDOW (1947) u. a. Das *Grundsätzliche an der Hepatomverhütung durch Riboflavin* scheint uns zu sein, daß in dem von GYÖRGY u. R. KUHN erstmals 1933 rein dargestellten Riboflavin als wasserlöslichem *Vitamin B_2* ein biochemisch und enzymatisch (Funktion eines Co-enzyms!) genau definierter Faktor vorliegt, dessen Mangel einerseits die Entstehung einer bestimmten chemisch induzierbaren Tumorform überhaupt erst ermöglicht, dessen Zufuhr (in der Form verschiedener Nahrungsmittel) die Entstehung verhindert.

Nur muß man sich unseres Erachtens davor hüten, aus einem solchen Beispiel zu folgern, es verursache das Riboflavin gewissermaßen eine „spezifische Resistenz" gegen einen bestimmten Krebs bei einem bestimmten Tier. Diese Folgerung wäre vielleicht noch vertretbar, wenn ein Riboflavinmangel als solcher Krebs begünstigte. Davon ist jedoch keine Rede. Riboflavinmangel induziert *Mangelzustände* (Hauterscheinungen, Wachstumsstörungen usw.), aber nicht Krebs. Umgekehrt ist Riboflavin — bei der Buttergelbschädigung der Rattenleber — kein spezifischer „Resistenzfaktor" gegen Hepatombildung, vielmehr entfaltet es seine Wirkung nur in einem speziellen Reaktionsablauf in der Leber, dessen biochemischen Charakter wir nicht kennen. Jedenfalls dürfen aus diesem Sonderfall einer bestimmten Geschwulst bei einer und *nur* bei einer Tierart und nur bei einer bestimmten Mangelnahrung keine verallgemeinernden Schlüsse etwa gar auf den Menschen gezogen werden.

Wie vorsichtig man mit der Verallgemeinerung von Ergebnissen bei einer Art der Tumorerzeugung sein muß, zeigen Versuche von STRONG und FIGGE (1946), welche die *Methylcholanthren-Carcinogenese* bei Darreichung von reichlich Milch, Leber, Riboflavin und Xanthin untersuchten und dabei fanden, daß eine solche *Kost keinen Einfluß* auf die Latenzperiode und auf das Wachstum von Tumoren hatte, die in C_3H-Stämmen durch subcutane Injektion von 1 mg Methylcholanthren induziert wurden. Was also z. B. für Buttergelbtumoren gilt, gilt noch nicht für Methylcholanthrengeschwülste.

Immer wieder wird der *Milz* eine geschwulstprophylaktische Rolle zugeschrieben. Wir übergehen in diesem Zusammenhang die nichts beweisenden Milzversuche bei Impftumoren, gleichviel ob man mit Milzexstirpationen oder mit Milzüberpflanzungen einen Einfluß zu gewinnen versuchte. Schon 1938 hat DRUCKREY die Frage der Milzfütterung und die Wirkung von Milzextrakten an Ratten mit Jensen-Sarkom und Flexner-Jobling-Carcinom erprobt, aber trotz sehr langer Versuchsdauer „nicht die geringste Wirkung auf das Angehen oder Wachstum der Geschwulst festzustellen" vermocht. Er fügt hinzu: „Das gleiche gilt von der Exstirpation der Milz". Auch eine Blockade des reticulo-endothelialen Systems ist wirkungslos. Es sieht fast so aus, als wirke bei all diesen Milzversuchen die Anschauung fort, als müßte die Milz besondere antiblastische Fähigkeiten besitzen, da sie angeblich weitgehend resistent gegen Metastasen sei. Aber diese Ansicht ist durch WALTHER als irrig erwiesen (s. Kapitel, S. 110). Es ist jedenfalls auffällig, daß in dieser seit fast 40 Jahren bearbeiteten Frage noch keinerlei schlüssiger Beweis vorliegt, weder für die krebsbegünstigende Wirkung der Milzentfernung, noch für die krebshemmende Wirkung der Milzüberpflanzung, Milzfütterung, Zufuhr von Milzextrakten u. dgl.

Es wurde früher bereits (S. 511) darauf hingewiesen, daß die Häufigkeit der Milzsarkome (0,25%) genau dem entspricht, was bei der Milz mit ihrem durchschnittlichen Gewicht von 150 g (0,2—0,3% des Körpergewichtes) statistisch zu erwarten ist. Von einer „Resistenz" der Milz gegen eine Geschwulstentstehung ist also auch nach dieser Richtung keine Rede.

Zusammenfassend ist zu sagen, daß das *Tierexperiment* — wir mußten uns auf ein paar Beispiele beschränken — direkt nur *wenig Positives über Krebsverhütung* auszusagen vermag. Aber man muß gerechterweise zugeben, die Krebsverhütung gehört zu den Fragen, die ganz überwiegend auf menschenspezifische Krebsursachen orientiert sind und deswegen schon aus Prinzip kaum im Tierexperiment nachahmbar erscheinen. Um so wichtiger sind die großen Massenexperimente der Krebsverhütung am Menschen. Ist die direkte Bedeutung der Tierexperimente auf dem Sektor „Krebsverhütung" klein, so ist seine indirekte Bedeutung um so größer, wenn es sich bei noch unklaren Berufskrebsen darum handelt, sie experimentell zu reproduzieren und die betreffende Noxe als carcinogen zu überführen. Doch gehört diese „Kehrseite" der Krebsverhütung im Experiment ins Gebiet der Krebsverursachung. Es wurde derselben im 8. Kapitel gebührend Raum gewährt.

Dabei muß man sich immer bewußt bleiben, daß sich im Tierversuch *die carcinogenen Berufsnoxen nicht* bei allen Tierarten in gleicherWeise *in entsprechende experimentelle Krebse* „umsetzen" lassen, ist ja die Applikationsform beim Menschen nicht immer in gleicher Weise beim Tier nachahmbar. Die Tierarten verhalten sich hierin sehr verschieden. Was hat es alles für Schwierigkeiten bereitet, den „Blasenkrebs der Anilinarbeiter" durch aromatische Amine beim Tier zu kopieren! Beim Arsenkrebs ist die Reproduktion am Versuchstier unseres Wissens überhaupt noch nicht gelungen, so zweifelsfrei der Arsenkrebs beim Menschen ist. HUEPER (1948) erwähnt noch eine ganze Serie weiterer Beispiele von carcinogenen Berufsnoxen (Chromatsalze, Asbest, Nickelcarbonyl, Benzidin, Benzol, Teerprodukte, rohe Mineralöle bei abweichender Gewinnungsart usw.), bei denen die experimentelle Ausbeute mit der offenkundig carcinogenen Wirkung beim Menschen nicht übereinstimmt. Gerade auf dem Gebiete der aus den Laborsynthesen und Industriefabrikationen stammenden Chemonoxen kann man nicht immer mit dem billigen Gegenargument „im Experiment negativ" kommen. Hier ist eben letztlich immer noch der *Mensch selbst Versuchsobjekt Nr. 1.*

3. Massenexperimente der Krebsverhütung beim Menschen

In der experimentellen Krebsforschung wird nur zu oft übersehen, daß es beim Menschen Grundtatsachen der empirischen Beobachtung und seit Jahrtausenden laufende Massenkrebsexperimente gibt, die aufschlußreicher sind als das größte Tierexperiment, die insbesondere noch manche Krebshypothese ad absurdum führen, wenn sie eben unvereinbar ist mit völlig gesicherten „Krebstatsachen" beim Menschen. Krebsverhütung in großem Stil kennen wir a) auf operativem, b) auf chemischem und c) auf organisatorischem Wege.

a) Modell einer operativen Krebsprophylaxe: Die rituelle Beschneidung. Sicher ist es erlaubt, zur Demonstration des Modells einer Krebsvorbeugung durch einen geringfügigen operativen Eingriff einen kleinen Kunstgriff anzuwenden, indem wir uns der Fiktion bedienen, als ob es eine Art Übermenschen — nennen wir ihn „Mister X" — gäbe, der mit dem Menschen als Versuchsobjekt für Krebsfragen zu experimentieren vermöchte, wie der Mensch mit seinen Versuchstieren experimentiert.

Was würde nun dieser Mr. X. tun, um in Krebsfragen Experimente anzustellen zu dem Zweck, Krebsursachen aufzuspüren, um sie nachher zu verhüten? Mr. X. verachtet das Tierexperiment. Was wären ihm schon 100 oder 1000 Versuchstiere? Es gibt ja Milliarden Menschen. So arbeitet er also mit Millionenzahlen, mit vielen Millionen Menschen als Versuchs- und gleich viel anderen Millionen als Vergleichsobjekten. Man wird das vielleicht für eine nicht erlaubte, möglicherweise sogar für eine absurde Fiktion halten. Die Wirklichkeit übertrifft jedoch solche Annahmen bei weitem.

Schon vor 5000 Jahren sagte sich dieser Mr. X.: „Es gibt Krebs! Also muß es auch Krebsursachen geben. Ich frage als erstes: *Gibt es Krebsursachen körpereigener oder sind sie stets körperfremder Natur?*" Zur Entscheidung dieser Frage macht Mr. X. ein erstes großes Experiment. Er erstreckt es auf mehrere tausend Jahre, nimmt dazu viele Millionen Menschen und wählt zur alternativen Entscheidung einen ganz kleinen operativen Eingriff. Er läßt Millionen Männern das Praeputium wegoperieren, und gleich viel anderen Millionen Männern beläßt er es.

Was besagt nun dieses *Massenexperiment der rituellen Beschneidung zahlenmäßig?* Es läßt sich mit vielen Zahlen belegen; das Peniscarcinom ist bei Juden vollkommen unbekannt. Umgekehrt kommt es bei allen Völkern ohne Circumcision in wechselnder Häufigkeit — im Orient bis zu über 20% der obduzierten Krebsfälle — vor. Schlußfolgerung: Es ist durch Jahrtausende hindurch an vielen Millionen Menschen erwiesen: Das Praeputium liefert irgendein krebsförderndes Agens.

WOLBARST (1932) sammelte von 1925—1930 aus 179 amerikanischen Hospitälern mit durchschnittlich 4,4% jüdischen Patienten 830 Fälle von Peniscarcinom. Alle Fälle betrafen Nichtjuden. Umgekehrt fand sich in 26 jüdischen Krankenhäusern mit durchschnittlich 73% jüdischer Kranken nur ein jüdischer Kranker mit Peniscarcinom — aber bei diesem war die Circumcision nicht ausgeführt gewesen.

Mr. X. möchte aber noch mehr wissen. Er sagt sich: Nachdem es millionenfach erwiesen ist, daß die Circumcision schützt, die Nichtcircumcision gefährdet, mache ich ein zweites Experiment großen Stils unter *Hinzunahme* eines *Zeitfaktors*. Ich lasse die Circumcision in einer Gruppe, bei den Juden, gleich nach der Geburt, also beim Neugeborenen, und in einer anderen Religionsgemeinschaft, bei den Moslems, erst in der Kindheit (3.—14. Lebensjahr) ausführen. Wieder stehen sich Millionen Menschen in diesen zwei Religionsgruppen gegenüber. Und das *Ergebnis?* 0% bei den Juden, 2,9% bei den Moslems! Schlußfolgerung: Schon der temporäre Besitz des Praeputiums genügt, um eine relative Krebsgefährdung zuzulassen.

Man könnte natürlich einwenden, Juden in Palästina und die Moslems beispielsweise in Ägypten lebten ja unter verschiedenem Himmel und sonst unter verschiedenen Bedingungen. Mr. X. macht daher ein *drittes Experiment*. Er nimmt in *Indien*, also im gleichen Lande, auf gleichem Boden, bei gleichem Klima, gleicher Ernährung usw. einesteils Hunderte Millionen *Moslems* mit Beschneidung, andererseits ebensoviel Millionen *Hindus* ohne Beschneidung.

Bei einer Gesamtzahl von 2260 Krebskranken (NATH und GREWAL 1935) machte das Peniscarcinom bei den Hindus 25,6%, bei den Moslems 2,9% ihrer Carcinome aus.

Ergebnis: Bei den Moslems mit der Circumcision bedingt das Peniscarcinom 2,9% aller Krebse, bei den Hindus 25,6% aller obduzierten Krebse, das ist über 9mal soviel. Hinter diesen Zahlen stehen Hunderte von Millionen Menschen.

Mr. X. macht ein *viertes Experiment*. Bei den Juden erfolgt die Beschneidung beim Neugeborenen, bei den Moslems in der Kindheit. Wie verhalten sich größere Gruppen, wenn die Circumcision statt beim Säugling und statt in der Kindheit erst im *Mannesalter* durchgeführt wird? Bei einer Gruppe von Moslems (Näheres DERN 1935), die aus irgendwelchen Gründen die Beschneidung erst mit durchschnittlich 24,4 Jahren durchmachten, kam der Krebs durchschnittlich erst mit 46,6, also erst nach einer Zwischenzeit von 22,2 Jahren zur endgültigen Manifestation. Es gibt also Krebsursachen, die schon in der Kindheit einwirken, sich aber erst im „Krebsalter" manifestieren. Ferner hat Krebs so gut wie immer eine charakteristische *Latenzzeit*.

Ist nun dem Praeputium unmöglich eine Rolle abzusprechen, so sträubt sich aber doch unsere Vorstellung von der Physiologie unserer Organe dagegen, daß das Praeputium als normales Organ cancerogene Stoffe liefern sollte.

Das Peniscarcinom ist immer ein Carcinom der Glans penis oder des Praeputiums. Daß der Bedingungskomplex im Praeputium und seinen Eigentümlichkeiten (Smegma, Praeputialdrüsen, Balanitis) gelegen ist, beweist die Tatsache, daß die *Phimose* die Entstehung des Peniskrebses entscheidend begünstigt: KÜTTNER (1900) fand bei 60 Fällen in 54,5%, BARNEY (1907) bei 100 Fällen in 70% eine Phimose. Sicher sind das Mindestzahlen, denn wie oft wird nicht darauf geachtet oder nicht darüber berichtet.

Halten wir kurz inne mit einigen *Schlußfolgerungen*: a) Das Praeputium liefert irgendein körpereigenes normales Sekret. b) Die Wegnahme bei Neugeborenen schützt so gut wie absolut. c) Die Wegnahme in der Kindheit schützt noch relativ. d) Bei Belassung liegt zwischen möglicher Krebsverursachung und Krebsmanifestation eine längere Latenzzeit. e) Nicht das normale Organ liefert krebserregende Stoffe, sondern nur das Organ, bei dem bei einer Phimose chronisch entzündliche Prozesse (Sekretzersetzung, Infektion, Erosion, Balanitis usw.) die entscheidende Rolle spielen. Es müssen also auch bei körpereigenen Stoffen exogene Momente zusätzlich noch mit hereinspielen. Denkbar wäre auch, daß bei Phimose im Praeputialsack Harnreste retiniert und cancerogene Stoffe im Urin dabei durch Wasserverdunstung konzentriert würden. Wir sind uns bewußt: Es handelt sich hier um Massenexperimente jeweils mit Hunderten von Millionen Menschen als Hintergrund.

Mr. X. gibt sich jedoch mit dieser fünffachen Versuchsserie nicht zufrieden. Er fragt folgerichtig weiter: Mit dem Praeputialsekret kommt ja nicht nur die Glans penis in Kontakt, sondern — per cohabitationem — auch die *Cervix uteri*. Neue Frage: Gibt es beim Cervixcarcinom einen alternativen Unterschied je nach praesentia aut absentia praeputii beim Manne?

Mr. X. wählt Millionen Jüdinnen und stellt ihnen Millionen Nichtjüdinnen gegenüber. Ergebnis: Das *Cervixcarcinom* ist bei Frauen aller Völker *ohne rituelle Circumcision der Männer 5mal häufiger* als bei Jüdinnen!

Es gibt heute noch Lehrbücher, die von einer „*Immunität* der Jüdinnen gegen das Cervixcarcinom" sprechen. Natürlich handelt es sich nicht um eine Organimmunität der Jüdinnen, sondern um eine gegen Noxen höhere Exposition der Nichtjüdinnen.

Entsprechende Untersuchungen über das *Cervixcarcinom* bei Jüdinnen und Nicht-Jüdinnen aus verschiedenen Teilen Europas und Amerikas stammen von SORSBY (1931), SMITH (1941), KAPLAN und RASH (1947). HANDLEY (1936) fand einen Unterschied von 9:1 bei den Eingeborenen der *Fidschi-Inseln* (Circumcision in der Pubertät) im Vergleich mit eingewanderten Indern, die die Beschneidung nicht ausführen. Ein ähnliches Verhältnis gibt TJOKRONEGORO (1950) für die eingeborenen *Indonesier* (Moslems! 70 Millionen, Beschneidung in der Kindheit) im Vergleich zu den eingewanderten Chinesen (etwa 1 Million, keine Beschneidung) an.

Man könnte einwenden, die Differenzen seien rassischer Natur. Mr. X. sucht daher eine noch radikalere Alternative. Er sondert innerhalb der gleichen Rasse und des gleichen Volkes eine große Gruppe von Frauen aus, bei denen nach sozialer Stellung und Lebensführung alle Ursachen für Cervixnoxen ausscheiden, das sind die *Nonnen*. GAGNON führte eine große Erhebung durch. Er nahm Klosterarchive, Krankenkarteien, Bestrahlungsjournale usw. zur Hilfe und erfaßte über 13000 Nonnen über 20 Jahre hinweg: Er fand nicht einen einzigen Fall von Cervixcarcinom.

Selbstverständlich spielen hier nun noch andere Faktoren wesentlich mit herein. Es bleibt aber die extreme Seltenheit der Cervixcarcinome bei Nonnen und bei Jüdinnen. Die Smegmatheorie ist bei Männern aus der Genese des Peniscarcinoms nicht wegdenkbar, bei Frauen ist sie eine wichtige Tatsache.

Das alles würde man in der experimentellen Krebsforschung als eine Versuchsserie am gleichen Objekt mit wechselnden Versuchsbedingungen bezeichnen. Beim Menschen erstreckt sich das Experiment über Tausende von Jahren, umfaßt viele Millionen Menschen und ist hinsichtlich der Krebsprophylaxe völlig eindeutig in den Schlußfolgerungen.

Was ist gegenüber diesem Massen-Experiment am Menschen das schließlich nur nachahmende Experiment am Versuchstier, welches dann tatsächlich die carcinogene Wirkung menschlichen Smegmas (bakteriell zersetzt?) nachgewiesen hat?

PLAUT und KOHN-STEYER (1947) erhielten bei Mäusen, denen Smegma subcutan injiziert war, maligne Tumoren.

Angesichts der großen Häufigkeit des Peniscarcinoms im Orient und des Cervixcarcinoms in aller Welt kann man es verstehen, daß es Autoren gibt, die, wie A. und A. R. RAVICH (1951), eine allgemein durchgeführte Beschneidung als „Routinemaßnahme" bei allen Jungen in der Kindheit, ja sogar als "a public health measure" fordern. Es ist kein Wort darüber zu verlieren, daß — ganz sicherlich unter den eindrucksvollen Beispielen des im Orient so häufigen Peniskrebses — die *mosaische Gesetzgebung die erste gesetzliche Maßnahme der Geschichte zur weitgehenden Verhütung zweier ganz bestimmter Krebse* gewesen ist. Natürlich wäre heute wohl nicht die radikale Prophylaxe der Circumcision die gegebene Folgerung — peinliche Hygiene erreicht wahrscheinlich das gleiche —, an dem „anticarcinogenetischen" Effekt der Beschneidung ist jedoch nicht zu zweifeln.

Interessant ist in diesem Zusammenhang, daß man der rituellen *Beschneidung* auch bei der *Verhütung des Prostatacarcinoms* eine Bedeutung zugesprochen hat (RAVICH 1942, A. u. R. A. RAVICH 1951). Diese Autoren ermittelten das Vorkommen von Prostatakrebs bei 1407 wegen "prostatic obstruction" operierten Kranken. 1275 waren Juden mit Beschneidung in früher Kindheit, davon hatten 23 = 1,8%, von den 132 Nicht-Juden hatten 25 = 19% ein Prostata-Ca. Wir selbst möchten die Zusammenhangsfrage zwischen Smegma und Prostatadrüse (per viam urethrae oder Lymphweg?) in Anbetracht der kleinen Zahl der Nicht-Juden offenlassen. Es sollte aber an Stellen, wo es möglich ist, Vergleichsgruppen aufzustellen, nachgeprüft werden, ob sich auch anderswo eine ähnliche Zahlenrelation nachweisen läßt.

Daß auch eine andere Operation, die *Kastration* bei Kindern und Jugendlichen, gleichviel aus welchem Grunde sie ausgeführt wurde, gewissermaßen als Nebeneffekt eine *krebsverhütende Wirkung* hat, wurde schon mehrfach (4. Kap .S. 172 und S. 512) erwähnt. Früher ovariektomierte Frauen bekommen nur $^1/_{10}$ mal so häufig Brustkrebs, und von den *Eunuchen* wird behauptet (HOVENIAN und DEMING 1948), daß sie *nie* an Prostatakrebs erkranken.

b) Jodprophylaxe des Kropfes und der malignen Struma. Ein Musterbeispiel einer planmäßigen „Anticarcinogenese" im großen und zugleich der Modellfall einer chemischen Krebsverhütung ist die Einführung des Jodsalzes (5—10 mg Jodkali je Kilogramm Kochsalz) zur Kropfverhütung in der Schweiz seit 1922. Daß die *Kropf-Prophylaxe* zugleich eine *Kropf-Krebs-Prophylaxe* darstellt, beweisen vielfache Erhebungen aus verschiedenen Kantonen der Eidgenossenschaft.

Im Kanton Bern ist seit 1936 das jodierte Kochsalz obligatorisch, jodfreies Salz gibt es seitdem nur noch auf Wunsch. Seit 1924 gab es hier bereits das jodierte Salz allerdings nicht obligatorisch, bereits 1921 wurden Jodostearintabletten hier den Schulkindern gegeben (WALTHARD 1962).

Die *Jodmangeltheorie der Kropfentstehung* (vgl. S. 193) hat ein ehrwürdiges Alter (A. CHATIN: Mitte des vorigen Jahrhunderts!). Es kann nicht im einzelnen darauf eingegangen werden. Hier interessiert nur die Auswirkung des Jodsalzzusatzes zum Kochsalz der Nahrung auf die Kropf- und via „Praecancerose" Kropf auf die Kropfkrebsprophylaxe. Die prophylaktische Jodzufuhr wirkte sich in der Schweiz (vgl. u. a. B. FRÄNKEL 1951, RICHARD 1951, WALTHARD 1952, 1955, 1957) zunächst in einer starken Abnahme der übergewichtigen Schilddrüse und erheblichen Erhöhung des Prozentsatzes normaler Schilddrüsen bei Neugeborenen und in einem Schwinden der Struma nodosa im Kindesalter aus. WALTHARD (1952) nennt die Jodprophylaxe „eine der wirksamsten Therapien, die je zur Bekämpfung einer Noxe zur Anwendung gekommen sind".

Hat nun die Kropfprophylaxe auch einen Wert als *Kropfkrebsprophylaxe?* Nach THALMANN (1954) war bei den im Pathologischen Institut Bern untersuchten und operierten Strumen der Anteil an malignen Strumen von 6,94% (1917—1927) nur auf 5,44% (1940—1950) zurückgegangen. Man darf dabei aber nicht übersehen, daß es sich um eine Bezogenheit auf gutartige Strumen handelt. Hat ein Kranker erst eine Struma, so ist natürlich die maligne Umwandlung in ähnlicher Häufigkeit wie früher möglich. Das Vergleichsmaterial ist also bei den operierten Fällen von vornherein selektioniert. Demgegenüber betonte DE QUERVAIN (1941), daß im Autopsiematerial WEGELINs Schilddrüsenkrebs von 1,31% (1897) später auf 0,63% zurückgegangen sei. Auch seien in dem von ihm untersuchten Operationsmaterial die malignen Strumen (im Verhältnis zu den benignen) von 9% auf 5,7% zurückgegangen. Hinter dem relativen Rückgang von 1,31% auf 0,63% stehen natürlich bezogen auf die Bevölkerung der kropffreien Schweiz hohe Zahlen von kropfkrebsgefährdeten Menschen.

WALTHARD (1962) gibt eine aufschlußreiche Übersicht über die Verhältnisse im Kanton Bern. Das Kropfvorkommen bei 15jährigen Berner Schülern sank von 79% (1920) auf 17%. Die übergewichtigen Schilddrüsen bei Neugeborenen sind inzwischen gänzlich geschwunden, ebenso wie der Kretinismus. Reduziert, jedoch nicht behoben ist die Kropfbildung vom 30. Lebensjahr an, sie ging um etwa 50% zurück, wobei sich das mittlere Alter der operierten Patienten von 30 Jahren vor der Jodprophylaxe auf nunmehr 50 Jahre verschoben hat. Die Häufigkeit der Geschwulstformen hatte sich geändert. Proliferierende Strumen sind z. B. von 8,4% auf 21% gestiegen. Weitgehend konstant blieben die malignen Strumen wahrscheinlich nur deshalb, weil die Patienten mit malignen Strumen bereits seit über 20 Jahren, vor Beginn der Jodprophylaxe, Kropfträger sind.

Weitgehend identische Ergebnisse liegen auch aus mehreren endemischen Kropfgebieten in nordamerikanischen Staaten vor, nachdem hier ebenfalls das jodierte Kochsalz eingeführt worden war (BROCK, BRUSH u. ATLAND 1952).

Der Kropfkrebsvorbeuge steht neben der Jodprophylaxe des Kropfes noch eine *zweite Waffe* zur Verfügung: die *Resektion potentiell praeneoplastischer Strumen*. Diese zweite Möglichkeit, dem Kropfkrebs vorzubeugen, wird im nächsten Abschnitt (Vermeidung eines Cancers durch Beseitigung seines Praecancers) besprochen werden.

Der Vollständigkeit halber sei kurz erwähnt, daß nach Analogie des Jodes als Kropf- auch *Arsen als chemisches Krebsprophylacticum* diskutiert worden ist (Näheres BAYARD 1949). In diesem Buche wird Arsen oft erwähnt: a) als Mutagen (S. 546), b) als Carcinogen (S. 67, 68, 73, 131, 252), c) als Carcinokolyticum (15. Kap. S. 783). Die eine Wirkung braucht der anderen natürlich nicht zu widersprechen, da es ja a) auf die Dosis, b) auf die Substanz, c) auf die Applikationsform und d) vor allem auf das reagierende Zellmaterial (Keim- oder Körper- oder Krebszellen) ankommt. Was BAYARD bestimmt, Arsen als anticarcinogenetisch anzusehen, ist einmal seine in kleinsten Dosen bekannte pharmakologische Wirkung (Zellstoffwechsel), dann seine anticarcinogene Wirkung bei gleichzeitiger Anwendung mit sicheren Carcinogenen — mehrfache Tierversuchsreihen werden zitiert —. BAYARD propagiert „einen Massenversuch am Menschen".

c) Verhütung von Berufskrebsen durch Vermeidung carcinogener Berufsnoxen.

Dem Massenexperiment der *Krebsprophylaxe auf operativem Wege* (Circumcision als Vorbeuge gegen Penis- und Cervix-Ca.), dem Modell der *chemischen Prophylaxe* (Jodsalz als Kropfprophylaxe) entspricht als *drittes Massenexperiment* sehr vielgestaltiger, im Grunde aber einheitlicher Art eine ganz überwiegende *organisatorische Prophylaxe*, nämlich die *Vermeidung von Berufskrebsen durch Vermeidung carcinogener Berufsnoxen*.

Im 8. und 9. Kapitel war ausführlich die Rede davon, welch großer Zahl von chemischen *Krebsnoxen* und wieviel physikalischen krebsinduzierenden Einflüssen der moderne *Industriearbeiter ausgesetzt* ist bzw. war. Das Spektrum reicht vom Berufskrebs durch Mineralien und Metalle (Arsen-, Asbest-, Chromat-, „Metallkrebs" verschiedener Art) über maligne Tumoren durch die vielen Anilin-, Benzolderivate, Kunststoffe bis hinein in chemische Krebsnoxen in Nahrungs-, Genuß- und Arzneimitteln. Hinzu kommen — vielfach berufsgekoppelt — die tumorinduzierenden physikalischen Noxen, vor allem strahlender Energien (Licht-, Röntgen-, Radiumstrahlen, radioaktive Isotope). Sie können und sollen hier nicht noch einmal im einzelnen aufgeführt werden.

Die Pionierarbeit auf diesem Gebiet wird — nach mancher wichtiger Vorarbeit auch in Deutschland (TEUTSCHLÄNDER 1928, 1929, BAADER 1937, GROSS 1940 u. a.), in den USA vor allem von HUEPER (1942, 1946, 1948; 408 Literaturangaben! 1956) geleistet, besonders auch organisatorisch, seit er Leiter der "Cancerogenic Studies Section" im National Cancer Institute der USA ist.

Die *Gegenmaßnahmen gegen Berufskrebs* sind innerbetrieblicher, gewerbehygienischer, gesundheitspolitischer, also summa summarum *organisatorischer* und *gesetzgeberischer Natur*. Die Bedeutung aller Gegenmaßnahmen wird sofort klar, wenn wir nach den Wegen fragen, auf denen Krebsnoxen in den Organismus gelangen. Grundsätzlich wichtig ist: *Alle chemischen Carcinogene wirken durch Kontakt*. Und wie man Typhus verhütet, indem man den Kontakt mit Typhuskranken und Typhusbacillen verhütet, so wird chemogener Krebs verhütet durch Kontaktvermeidung mit entsprechenden Chemikalien.

Für das Eindringen von *Cancerogenen* in den menschlichen Körper kennen wir fünf Wege. Den relativ geringsten Effekt hat:

1. die *Einstrahlung kurzwelliger Strahlen*, wie Röntgen-, Radium-, kosmische Strahlen, letztere vielleicht mit die Ursache „spontaner" Sarkome;

2. die *direkte Einbringung* cancerogener Stoffe unmittelbar in die Gewebe oder Organe, so z. B. — von iatrogenen Krebsen (Beispiel Thorotrast!) abgesehen — bei tieferen Verletzungen mit teergetränkten Gegenständen, gelegentlich bei Geschoßsplittern im Zentrum von Carcinomen, beim Schusterdaumenkrebs durch Schusterpech und dergleichen;

3. das *Eindringen von Cancerogenen* durch die *äußere Haut*, wie z. B. bei den vielen Ruß-, Teer-, Pechcarcinomen. Diese ersten drei Eintrittspforten für Carcinogene spielen in der täglichen Krebsbekämpfung nur eine ganz untergeordnete Rolle. Für die Hauptmasse klinisch behandlungsbedürftiger Krebse sind — neben den Genitalorganen — die Carcinome von Magen, Dickdarm, Rectum und Bronchien entscheidend. Hier fungieren als Eintrittswege:

4. die *Inhalation von Carcinogenen*,

5. die *perorale Zufuhr*.

Der 6., *der transplacentare Weg* spielt zwar für die Berufskrebse und für die Fülle menschlicher Krebse sicher nur eine geringe Rolle, um so wichtiger ist er jedoch für die Blastogenese angeborener und frühkindlicher maligner Tumoren (Näheres S. 279ff.). Die transplacentare Induzierbarkeit von Geschwulsten ist hier experimentell vielfach, für den Menschen durch PRIBILLA u. Mitarb. 1962 nachgewiesen.

Zu dem direkten primären Kontakt mit Carcinogenen kommt indirekt noch der Ablagerungs- und der Ausscheidungsweg hinzu. Die *Ablagerung* von *Carcinogenen* spielt eine Rolle, z. B. bei der Affinität von *Arsen* und Arsenderivaten zu der *Haut* und deren Anhangsgebilden (Arsendermatosen usw.), ferner vor allem beim *Einbau radioaktiver Stoffe* in den *Knochen* und ins *Knochenmark* (Radiothor, Strontium usw.).

Die einfachste Methode ist die *Ausschaltung von Krebsnoxen* durch *Berufsschutz*, d. h. die völlige Beseitigung oder wenigstens die *Überwachung* der Berufscarcinogene. Sie setzt natürlich die Kenntnis der betreffenden Carcinogene voraus (s. Kapitel 8).

Als weitgehend durchführbar hat sich dies bei dem *Röntgenkrebs* der Röntgenologen, beim *Knochenkrebs der Leuchtzifferblattmalerinnen*, beim *Blasenkrebs der Anilinarbeiter* und beim *Pechkrebs* der Brikettarbeiter erwiesen. Die Schutzmaßnahmen in Röntgenbetrieben sind bekannt. Die Prophylaxe des Röntgencarcinoms ist eine Prophylaxe der Röntgenschädigung, und diese läuft auf einen Schutz gegen Röntgenstrahlen (Bleiwände, Bleischürzen, Bleihandschuhe usw.) hinaus. Die radioaktiven Knochensarkome bei der Arbeit mit Leuchtfarben sind weitgehend verschwunden, seitdem der Kausalzusammenhang erkannt war. Beim Pechkrebs der Brikettarbeiter, den TEUTSCHLÄNDER (1928, 1929) besonders bearbeitet hat, läßt sich das Pech, welches bei der Steinkohlen-(nicht Braunkohlen-)Brikettfabrikation als Bindemittel für den Kohlenschrot gebraucht wird, durch das FohrKleinschmidt-Verfahren, welches den Pechstaub vom Arbeiter maschinell fernhält, weitgehend ausschalten. Beim sog. Anilinkrebs (vgl. SIEBEN 1931) hat sich die Verarbeitung in dichtgeschlossenen Kessel- und Rohrsystemen, Absaugung der bei der Fabrikation entstehenden Dämpfe, Gase und Staubschwaden als entscheidend erwiesen.

Für die *Wirksamkeit* solcher Maßnahmen ein Urteil eines Klinikers: SIMON, damals Chirurg in Ludwigshafen/Rh., am Sitz einer der größten Anilinfabriken, schrieb 1951: „... Die Fabrikationsapparatur wurde wesentlich geändert, die Respirationsluft von schädlichen Stoffen freigehalten und dadurch erreicht, daß bei *Arbeiten an der neuen Apparatur keine* (Blasen-)*Tumoren mehr* auftraten".

Auch können Carcinogene durch *Schutzkleidung*, Gesichtsmasken, Atemschutzgeräte usw. vom Kontakt mit exponierten Arbeitern ferngehalten werden. Wichtig sind ferner die Aufbewahrung der Straßenkleider in Räumen, die frei von Dämpfen sind, Bäder nach der Arbeit zur Entfernung haftender Reste, Kleiderwechsel usw.

Besondere Probleme bringen die *Berufskrebsrisiken in der Nuclearindustrie* mit sich. Es ist dabei in unserem Zusammenhang weniger an den akuten „Reaktorunfall" oder an sonstige plötzliche Strahlenschäden gedacht als vielmehr an jene chronischen Strahlenwirkungen, die vor allem eine höhere Leukämiegefahr, die Möglichkeit einer Induktion von Knochensarkomen o. dgl. mit sich bringt. Daß die gesetzgeberischen, innerbetrieblichen und vor allem technischen Schutzmaßnahmen ausreichen, geht wohl eindeutig daraus hervor, daß bei der Kontrolle in der amerikanischen Nuclearindustrie das ganze Personal zu 99 % weniger als 5 rem je Jahr exponiert war (Näheres bei PAOLINO und RESEGOTTI 1959).

Die Hauptrisiken tragen *Arbeiter in Urangruben*. Hier kommen mehrere Faktoren zusammen: Inhalation von Staub (arsenhaltig!), von Radon, Exposition gegenüber γ-Strahlen, Erkältungskrankheiten der Atemwege u. v. a. Es ist uns nichts Authentisches darüber bekannt geworden, inwieweit in den Urangruben von Joachimsthal und Schneeberg im Erzgebirge in den letzten 20 Jahren durch wirksame Maßnahmen der Grubenhygiene die früher hohe Sterblichkeit am „Schneeberger Lungenkrebs" herabgedrückt zu werden vermochte.

Von großer Bedeutung sind ferner laufende ärztliche *Vorsichtsuntersuchungen* der betreffenden Arbeiter (regelmäßige Urinkontrollen auf Erythrocyten, Blutstatus, Wägungen), Maßregeln, die für alle Berufskrebse mit höherer Krebsnoxe erforderlich sind, ist ja oft genug sogar im Zustand des Praecancers der endgültige Cancer therapeutisch noch vermeidbar (s. S. 897). In anderen Fällen gehören regelmäßige Röntgenuntersuchungen der Lungen (bei Arsen-, Asbest-, Chromat- und Radiumgrubenarbeitern) zum Rüstzeug der Reihenuntersuchungen. Bei den Arbeitern in „Anilinbetrieben" sind, soweit sie mit aromatischen Aminen (siehe Kapitel 8, S. 341) in Kontakt kommen, cytologische Sediment-, spektographische Urinuntersuchungen auf Stoffwechselprodukte solcher Stoffe, bei den ersten verdächtigen Symptomen auch Cystoskopien, angezeigt. Bei Menschen, die Nickelcarbonyldämpfen ausgesetzt sind, sind auch Röntgen- und sonstige Untersuchungen der Nebenhöhlen der Nase erforderlich. Besonders wichtig ist die ständige *ärztliche Überwachung* der exponierten Arbeiter, insbesondere auch über die Beschäftigungszeit im Betriebe hinaus, manifestieren sich ja viele Berufskrebse oft erst nach 20- und 25jähriger Latenzzeit. Da vermehrte Berufsrisiken gesundheitsgefährdender Art anzunehmen sind, ist auch vermehrter Urlaub gerechtfertigt.

Ein anderes, allerdings oft zu spät eingesetztes Mittel ist der *Berufswechsel* (oder sogar die Berufsaufgabe). Man sollte diese Maßnahme bei beginnender Praecancerose frühzeitig ergreifen und immer bedenken, daß die Betreffenden ja auch noch nach Ausscheiden aus dem gefährlichen Betrieb erhöht krebsgefährdet sind. Dem Einwand, der Platzwechsel oder das Ausscheiden komme doch zu spät, ist entgegenzuhalten, daß die Dosis wesentlich ist. Das Ausscheiden schützt nicht völlig, mindert aber die Gefahr.

Ja, man hat sogar zur Prophylaxe mancher Berufskrebse eine „*Zwei-Beruflichkeit*" gefordert (LICHTENSTEIN 1954), nicht im Sinne einer Doppel- oder Nebenberuflichkeit, sondern in der Absicht, Arbeiter, die in einem Betrieb mit carcinogener Exposition tätig sind, zeitweise aus diesem Betrieb zu nehmen, um sie abwechselnd in einem zuweilen völlig anderen Betrieb (Land-, Forstwirtschaft, Gärtnerei, Schiffahrt oder dergleichen) zu beschäftigen, in dem sie nicht krebsgefährdet sind. Die „Reizdauer" würde erheblich verkürzt, die geschädigten Gewebe könnten sich erholen.

In anderen Fällen, bei denen ein bestimmter Fabrikationsstoff unvermeidbar ist, besteht der Berufsschutz im *Ersatz der stark schädigenden Substanz* durch eine wesentlich ungefährlichere. Der Krebs der Baumwollspinner (s. Kapitel 1, S. 31) ist weitgehend verhütet, seit die ursprünglichen unraffinierten, an den Maschinen verwendeten Mineralöle abgeändert und durch (physikalisch kontrolliert) unschädliche Öle ersetzt und die Arbeiter durch Schutzsalben aus Lanolin-Olivenöl gegen die direkte Benetzung weitgehend geschützt worden sind.

Eine große Rolle spielt die *Körperhygiene*. In vielen Fällen läßt sich die Berührung mit schädlichen Stoffen nicht sicher genug vermeiden, sie lassen sich jedoch durch Waschprozeduren wieder beseitigen. Vor allem ist dies bei allen Arbeiten, die mit Ruß, Pech, Teer, Anilinstoffen usw. zu tun haben, von großer Wichtigkeit. Schon bei der ersten Beschreibung des Teer- und Paraffinkrebses weist VOLKMANN (1875) darauf hin, daß „Reinlichkeit und Hautkultur, besonders regelmäßige Waschungen, die Entstehung der schweren Formen fast immer zu verhüten imstande sind und die erfolgten Eruptionen bis auf leichte Residuen beseitigen". Es klingt banal, aber solche Berufsnoxen beweisen es, Warmwasser, Fettseife, Bürste und fette Hautschutzmittel haben unter bestimmten Bedingungen eine krebsverhütende Wirkung. Vor allem trifft dies auch zu für die sog. Lichtkrebse der Seeleute und Ackerbauern. Bei ihnen ist zwar das ultraviolette Licht die Hauptnoxe, daneben spielen aber Staub, Schmutz, Fremdkörper eine syncarcinogenetische Rolle.

Auf andere notwendige Maßnahmen der öffentlichen Hand (Gesetze, Verordnungen, Genehmigungspflicht, Überwachungsbeamte für bestimmte Betriebe, Berufsaufklärung, Forschungsaufträge usw.) kommen wir im 18. Kapitel zurück.

Zahlenmäßig ist das Ausmaß der *Massenexperimente der Berufskrebse* und ihrer *Verhütung* wohl kaum zu umreißen. Nur HUEPER (1956) macht Zahlenangaben. Sie betreffen natürlich nur „gemeldete" Fälle. Bis 1952 waren es 8400. Die Zahl der Hautberufskrebse gibt er für Großbritannien für 1911—1949 einschließlich mit 4624 an. Doch bleiben alle diese Zahlen hinter der Wirklichkeit weit zurück. Es würde aber zu weit führen, dies im einzelnen zu belegen. Es ist dies wohl auch eher eine technische, sozialhygienische und sozialwirtschaftliche als eine rein medizinische Aufgabe. Wir können nur sagen, daß die Vermeidung von Berufskrebsen sehr viele Berufe angeht.

Man hat umgekehrt vielfach den Schluß gezogen, daß *bestimmte Berufe selbst krebsvorbeugend* wirkten, daß Imker z. B. durch ihre häufigen Bienenstiche oder Fleischer durch den reichlichen Genuß rohen Fleisches „resistenter" gegen Krebs würden. Es handelt sich hier, soweit überhaupt die notwendigerweise relativ kleinen Zahlen statistisch ausreichen, um einen Trugschluß: Berufe, die durch einen unterdurchschnittlichen Krebsbefall ausgezeichnet sind, sind *nicht* etwa „*spezifisch resistent* gegen Krebs" — das gibt es eben nicht, wenigstens ist es nie bewiesen —, vielmehr sind die betreffenden Berufe nur *weniger exponiert* gegenüber Carcinogenen des Berufes bzw. der ständigen Umwelt.

4. Verhütung eines Krebses durch Beseitigung seines Vorkrebses

Kein Zweifel, die Hauptdomäne der rein ärztlichen Krebsprophylaxe liegt auf dem weiten Gebiet der vielen, vielen *Vorkrebskrankheiten*. Immer klingt dem Arzt der dreifache Mahnruf „Früh! Früh! Früh!" (Früherfassung, Früherkennung, Frühbehandlung) in den Ohren. Bei den Praeblastomatosen hat man nicht den Frühkrebs, sondern den Vorkrebs direkt vor sich. Die Praeneoplasien wurden im 1. Kapitel (S. 36ff.) klinisch, im 3. Kapitel (S. 115ff.) hinsichtlich ihrer Morphologie und später bei den chemisch und physikalisch induzierten Tumoren so ausführlich gewürdigt, daß in diesem Kapitel nur das berücksichtigt werden soll, was sich Grundsätzliches über ärztliche Maßnahmen zur *Verhütung der endgültigen*

Cancerisierung aussagen läßt. Eine *anticarcinogenetische Therapie* kann — im weitesten Sinne des Wortes — konservativer oder operativer Art sein:

a) Konservative Behandlung praecanceröser Krankheitszustände. Für alle Arten von praecancerösen *Dermatosen* (Licht-, Röntgen-, Teer-, Arsendermatosen, „Pechkrätze", Bowensche Krankheit, Xeroderma pigmentosum, Kondylome, Leukoplakien usw.) ist natürlich die Dermatologie zuständig. Ihr Bemühen richtet sich in erster Linie gegen die causa peccans, in zweiter Hinsicht gegen das Hautleiden als solches. Es muß hierin auf die Lehrbücher der Dermatologie verwiesen werden.

Große Bedeutung kommt der konservativen Therapie von *Praecancerosen in der Gynäkologie* zu. Die Leukoplakien, die Craurosis vulvae als Vorstufe zu dem so ungünstigen Vulvacarcinom, der Cervixpolyp, die Portioerosionen, die Cervixmetaplasien, die chronischen Cervicitiden und Endometritiden, das praeinvasive Carcinom u. v. a. sind durchweg einer konservativen Behandlung zugänglich. Das "principiis obsta!" gilt auch hier, wie überall sonst. Die vaginale und uterine Cytologie, die Kolposkopie und Kolpomikroskopie, die Biopsie usw. haben viele neue Möglichkeiten der Früherkennung vermittelt. Doch handelt es sich hier um fachgynäkologische Fragen, die in den einschlägigen Lehrbüchern nachzulesen sind.

Im weiten Gebiet der *Inneren Medizin* stellen die chronischen praecancerösen Schleimhautkatarrhe (Bronchitis, Gastritis, Cholecystitis usw.), die chronischen Entzündungen (Bronchiektasen, Kavernen), die praecancerösen Zustände an den Lungen (Asbest, Chrom, Silikose, Bronchialadenome, Bronchuscarcinoide), am Magen (polypöse Gastritis, multiple Polyposis, atrophische Gastritis bei Perniciosa), an der Leber die Lebercirrhose, die Thorotrastleber und vieles andere, Praeblastomatosen dar, die der therapeutischen Besserung oder Beseitigung im Sinne der Krebsprophylaxe viele Probleme aufgeben.

Greifen wir ein besonderes *Beispiel* heraus: das Problem *perniziöse Anämie und Magenkrebs*. Beim Perniciosakranken entwickelt sich eine pathogenetische Kette. Sie beginnt mit der Achlorhydrie des Magensaftes, führt zur Achylie, schließlich funktionell zur histaminrefraktären Achylie mit der morphologischen Ausprägung einer atrophischen oder pseudopolypösen Gastritis. Ist es erst soweit, so ist der Magen für den Perniciosa-Kranken kein Digestionsorgan mehr, er wird zum bloßen Durchschleusorgan für die Ingesta. Seine Schleimhaut ist allen Insulten des Speisebreis ausgesetzt. Auf dem Boden dieser ausgesprochenen Praecancerose kommt es schließlich zum Magencarcinom. Da die Achylie am Anfang, das Magencarcinom am Schluß steht, wäre der Schluß, beide hätten, weil die Achylie häufiger sei als der Magenkrebs, nichts miteinander zu tun, ein Trugschluß. Es kommt nicht darauf an, wieviel Achylien prospektiv zum Magenkrebs werden, sondern wieviel Magenkrebsfälle retrospektiv gesehen aus der Achylie hervorgingen.

In die Kettenreaktion Achlorhydrie bei Perniciosa → Magenkrebs ist nun die interne Therapie in einer eigenartigen Weise eingeschaltet. Der Internist behandelt mit der *Leber-, Substitutions- und Vitamintherapie* den Perniciosa-Kranken mit solchem Erfolg, daß via Lebensverlängerung der Kranke das (gastritische) Magen-Ca. erlebt, welches er ohne Lebertherapie usw. früher nicht erlebt haben würde. Die Lebertherapie ist also nicht carcinogen, wie man schon behauptet hatte (Böttner 1947), die Lebertherapie *schafft* lediglich die zeitliche *Voraussetzung, daß sich das Magen-Carcinom überhaupt zu entwickeln vermag*.

Leider wird der Magenkrebs bei Perniciosa-Kranken meist spät diagnostiziert, weil die Kranken ja mit ihren Magenbeschwerden längst gewissermaßen „auf du und du" stehen. Wird die pseudopolypöse Gastritis oder das Magen-Ca im atrophisch-gastritischen Magen aber erst diagnostiziert, dann sollte auch der Chirurg seine praktischen Folgerungen aus dem Schicksalsablauf des Geschehens ziehen und sogleich die *totale Magenexstirpation* ausführen, 1. weil der Kranke sonst sicher sein Stumpfrezidiv bekäme, 2. weil der Kranke mit histaminrefraktärer Achylie ohne Magen besser dran ist als mit einem Restmagen als bloßem Durchlaufrohr. Auf die Substitutionstherapie ist er ja sowieso angewiesen. Das Paradoxe an dem Beispiel ist also der Umstand, daß der Internist durch seine 100%ig indizierte und höchst erfolgreiche Therapie Trägern einer bestimmten Krankheit zu einem Krebs als Zweitkrankheit „verhilft", während der Chirurg seinerseits durch die Exstirpation des ganzen sowieso völlig funktionsuntüchtigen krebstragenden Organs den Träger zu einem Zustand „verhilft", der besser ist, als wenn er das Organ besäße.

b) Krebsverhütung durch operative Beseitigung von Praecancerosen. Für die operative Entfernung fakultativer Praecancerosen ist die Organgebundenheit (z. B. Magengeschwür, Gallensteinkrankheit o. dgl.) oder ein örtlich umschriebener Charakter der Praecancerose (solitäre Polypen, semimaligne Geschwülste, Papillome usw.) die Voraussetzung für den vorbeugenden Erfolg.

Die *krebsprophylaktische Wirkung von Operationen* (zusammenfassende Darstellungen GEISSENDÖRFER 1952 und 1960) wird vielfach unterschätzt. Verständlich, denn die statistische Erwartung einer malignen Umwandlung ist nicht leicht zu berechnen. Man fragt sich, wie es überhaupt kommt, daß bei den Angaben über die Cancerisierung von Praecancern die Prozentzahlen oft so weit auseinandergehen. In einer Tabelle GEISSENDÖRFERs (1952) z. B. werden für die Häufigkeit des Ulcuscarcinoms Prozentzahlen zwischen 0,9 und 54% (Mayo-Clinic!) angegeben, während in der gleichen Arbeit für das Zusammentreffen Gallenblasenkrebs — Gallensteine Werte zwischen 65 und 95,4% angegeben werden oder für die Koincidenz Peniscarcinom — Phimose Zahlen zwischen 54,5% (KÜTTNER 1900) und (BARNEY 1907) 70%, für das Zusammentreffen Mastopathia cystica — Mamma-Ca Werte zwischen 0,5% und 62,5% genannt werden (KONJETZNY 1942). Es ist klar, so große Differenzen, wie oben beim Ulcuscarcinom angegeben, können nicht Differenzen des Vorkommens, sondern nur Differenzen der Ermittlung sein. So ist es z. B. falsch, die Quote der Malignisierung durch Nachuntersuchungen, die sich auf kurze Fristen (z. B. für 10 Jahre) erstrecken, festlegen zu wollen.

Wie hoch die Wahrscheinlichkeit des Malignewerdens zu veranschlagen ist, kann nur *ex post*, d. h. am zeitlichen Ende einer möglichen Krebsumwandlung ausgesagt werden. Das bedeutet entweder am Leidensende durch Untersuchung des betreffenden exstirpierten Organs oder am Lebensende durch die Sektion. Für beides gibt es beweisende Beispiele.

Viele auf andere Weise ermittelten Zahlen sind — da prospektiv gesehen — meist nur Mindestzahlen. Wenn z. B. für eine Polypenbildung im Colon und für die Colitis ulcerosa der Prozentsatz der malignen Umwandlung auf 3,4% bzw. 3,5% angegeben wurde (REIFFERSCHEID 1960), so sind diese Zahlen vom Leidensbeginn her gesehen zutreffend. Der retrospektive Prozentsatz der später — auf lange Sicht — maligne gewordenen Fälle ist natürlich sicher sehr viel größer, bleibt ja auf Lebenszeit berechnet wohl kaum je ein Dickdarm- oder Rectumpolyp usque ad finem benigne.

1. *Die Gefahr des Carcinoma ex ulcere ventriculi.* Der Verfasser hat in Breslau zusammen mit dem Pathologen STAEMMLER einen optimal gesicherten Weg der Erfassung zu gehen versucht. STAEMMLER untersuchte eine Serie von 500 an der

Klinik des Verfassers resezierten Mägen jeweils mit Ulcus im Resektionspräparat. Der Aussagewert der Ermittlungen erscheint zwingend, denn a) die lückenlose Serie schloß eine Interessantheitsauslese aus, b) wurden alle Ulcera nicht durch irgendeinen, oft zufälligen Probeschnitt aus dem Ulcusrand, sondern sie wurden in Stufenschnitten aus der ganzen Circumferenz des Ulcus untersucht. Ein solches, zu 100% histologisch kontrolliertes Material von 500 auslesefreien Fällen ist natürlich groß genug, um als repräsentativ zu gelten. Wenn nun STAEMMLER *Malignität in 14% der Ulcera* in resezierten Mägen gefunden hat, so ist das wohl der höchste, er ist aber zugleich auch der am meisten „gesicherte" Wert. Er besagt: Das operationsbedürftige Ulcus ventriculi hat eine Wahrscheinlichkeit von wenigstens 14%, d. h. von 1:7, ein Ulcuscarcinom zu werden. Diese hohe Malignitätsquote berechtigt andererseits zur Schlußfolgerung, daß in unseren Fällen *mit der Ulcusresektion* implicite auch eine weitgehende *krebsprophylaktische Operation* durchgeführt worden ist.

Freilich wird die Freude am krebsvorbeugenden Effekt der Magenresektion beim „chirurgischen" Ulcus ventriculi auf den ersten Blick dadurch getrübt, daß ein — glücklicherweise sehr kleiner — Prozentsatz Magenresezierter nachträglich ein *Carcinom im Resektionsmagen bekommt*. Daraus ergibt sich ein Sonderproblem besonderer, auch kausaler Art. Allein aus dem großen Krankengut des Verfassers haben dessen Mitarbeiter HEINZEL und LAQUA (1954) bei 1319 wegen Ulcus Magenresezierten zunächst 5 und 1960 (zusammen mit HESS, weitere Lit. b. VAJDA u. Mitarb. LIAVAAG 1962) *bei 2150 Magenresezierten 23 Fälle von Magenstumpfcarcinomen* (davon 21 Männer!) mitgeteilt. Die Latenzzeit schwankte zwischen 1½ (primäre Ulcuscarcinome?) und 38 Jahren. Immerhin beträgt die *Häufigkeit des Stumpfcarcinoms* bei uns *nur 1,35% der Magenresezierten*, gegenüber 15% beim „chirurgischen" Ulcus des Magens. Die krebsprophylaktische Bedeutung der Magenresektion beim operationsbedürftigen Ulcus wird also im Grunde nicht geschmälert. Ursächlich ist man natürlich zunächst geneigt, das Stumpfcarcinom auf die obligate „Stumpfgastritis" zu beziehen. Die Gegenfrage liegt jedoch nahe: warum bekommen, wenn die (Anpassungs-?)Gastritis im Restmagen eine praktisch 100%ige Folge der Magenresektion darstellt, die anderen 98,65% kein Stumpfcarcinom? Zur Beantwortung dieser Frage muß man von der allgemeinen Häufigkeit des Todes an *Magenkrebs bei Männern* ausgehen. In der Bundesrepublik[1] starben 1959 247349 Männer, davon 13528 an Magenkrebs. Das sind *5,46% aller Todesfälle* beim Manne. Unterstellt man, daß von unseren 2150 Magenresezierten der Jahre 1943—1959 nach Abschluß der Erhebung noch weitere in ihrem späteren Leben an Magenkrebs erkranken werden, so bleibt aber der bisher ermittelte Prozentsatz von 1,35% immer noch soweit unter dem Gesamtdurchschnitt der an Magenkrebs Verstorbenen, daß man sagen kann: das Risiko eines wegen Ulcus Magenresezierten, ein Magenstumpfcarcinom zu bekommen, ist sicher geringer als das Risiko eines Mannes ohne Magenresektion im allgemeinen Bevölkerungsdurchschnitt. Auf die Hilfshypothese der „Stumpfgastritis" als „Ursache" des Magenstumpfcarcinoms braucht also nicht zurückgegriffen zu werden.

2. *Die Gefahr des Gallenblasencarcinoms bei Cholelithiasis*. Wir gehen bei diesem Beispiel nicht vom Leidens-, sondern vom Lebensende aus. Im Sektionsgut von STERNBERG (1935) traf in *78,3% der Fälle der Gallenblasenkrebs mit Gallensteinen* zusammen. Danach kann — ex post gesehen — am ursächlichen Zusammenhang zwischen Gallensteinen (oft kombiniert mit chronischem Infekt der Gallenblase) und Gallenblasenkrebs kein Zweifel sein. Umgekehrt fand STERNBERG

---

[1] Statist. Bundesamt, Reihe 7. Gesundheitswesen 1959. Stuttgart und Mainz.

unter *1546 Gallensteinträgern* 90 Fälle (= *5,8%*) mit Gallenblasenkrebs. Ein Gallensteinkranker hat also auf lange Sicht ein *Risiko von 1 : 17*, einen Gallenblasenkrebs zu bekommen. Das Risiko einer Gallensteinoperation ist mit höchstens 1 : 50 zu veranschlagen. Es ist also wesentlich niedriger als das Risiko der Krebsentwicklung, wenn die Steingallenblase belassen wird.

Wir können also auch aus diesem zweiten Beispiel folgern: Der Cholecystektomie bei Gallensteinen, vor allem solchen mit chronischem Infekt, kommt auf längere Sicht eine *krebsprophylaktische Bedeutung* zu. Die so gut wie stets schon sowieso funktionsuntüchtige und nebenbei auch sonst komplikationsschwangere Gallenblase kann, wenn sie entfernt ist, keinen Krebs mehr produzieren.

3. Zu den Operationen mit krebsprophylaktischem Effekt zählt auch die *Strumaresektion*. Man mag darüber streiten, wie hoch — ex ante gesehen! — der Prozentsatz benigner Kröpfe ist, die sich später in maligne umwandeln, entscheidend ist umgekehrt, daß es — ex post gesehen — im strengen Sinne des Wortes keinen Schilddrüsenkrebs, d. h. keinen Krebs der normalen Schilddrüse gibt, sondern nur verschiedene Formen maligner Strumen, die aus den verschiedenen Formen benigner Strumen hervorgegangen sind. Uneingeschränkt gilt: *Ohne Struma keine Struma maligna!* Selbstverständlich wird und muß gelegentlich auch noch einmal aus den Resten einer resezierten Struma sich eine maligne Struma entwickeln, das Risiko ist aber um so kleiner, je kleiner der Strumarest gegenüber der entfernten Struma ist. Mit anderen Worten, es handelt sich bei den an sich seltenen malignen Strumen nach früherer Strumektomie um ein quantitatives Problem. Beim Kernproblem dreht es sich darum, a) daß die *Strumaresektion*, wenn nachher histologisch genau untersucht wird, unvermutet auch *okkulte maligne Herde* mit entfernt — entsprechende Mitteilungen stammen von DE PEMBERTON (1939) und von CATTELL u. COLCOCK (1953) —, b) daß die Strumaresektion praeneoplastische Strumaherde verschiedener Form mit entfernt, bevor sie maligne werden.

In diesem Sinne äußerte sich auch DE QUERVAIN (1941), einer der besten Kenner des Kropfproblems. Er schreibt: „Viele Kröpfe, welche Kandidaten für spätere Bösartigkeit waren, wurden bei uns seit Jahrzehnten von KOCHER und seinen Schülern im Stadium der Gutartigkeit entfernt." Er beruft sich darauf, daß auch in dem von WEGELIN untersuchten Operationsmaterial die bösartigen Strumen, den gutartigen gegenüber, in 10 Jahren von 9% auf 5,7% zurückgegangen sind.

Noch radikaler in ihren Ansichten sind amerikanische Autoren, die vielfach die prophylaktische Resektion aller ein- und mehrknotigen Strumen fordern und dies im Hinblick darauf, daß 4,8—11% aller resezierten nodösen Strumen histologisch Zeichen der Malignität aufwiesen (WARD 1949, CATTELL u. COLOCK 1953, CRILE JR., G. 1950, BEAHRS u. Mitarb. 1951). Die von WARD gestellte Frage: "When is malignant goiter malignant?" umschließt ein echtes Problem operativer Krebsprophylaxe. Ganz verkehrt jedenfalls ist die prospektive Betrachtung, wieviel Strumen maligne werden könnten. Wer will das im vorhinein voraussagen? Entscheidend ist die Tatsache, daß bei Autopsien in völlig unverdächtigen Schilddrüsen, noch mehr als bei resezierten Strumen bei genauer Untersuchung, Prozentzahlen okkulter Malignität gefunden wurden, die dazu berechtigen, die Strumaresektion als operative Krebsprophylaxe anzusehen.

4. *Maligne Melanome* stellen eine tragische Erkrankung dar. Sie befallen bis dahin kerngesunde Menschen. Fast durchweg gehen sie aus von der Haut. Wie bei wenig anderen Krankheiten sehen die Kranken die Krankheit selbst und deren tägliche Fortschritte, und sie gehen meistens dem Tode bewußt entgegen. Nie

fehlt es bei schlimmem Ausgang an Vorwürfen gegen Dritte und nie an Selbstvorwürfen. Alles, was zur Tragik einer Krankheit gehört — bei den malignen Melanomen ist es verwirklicht.

Die Frage der *Malignitätsverhütung* ist hier aktueller als irgendwo, handelt es sich ja um äußerlich erkennbare Anfänge, um stets auffällige „Farbgeschwülste", um Naevuszell-naevi, um (selten) blaue Naevi oder um lokalisierte Melanosen usw. Immer stellt sich die Frage nach den Zusammenhängen mit den Muttermalen, besonders mit den „Pigmentnaevi". Die Forderung nach grundsätzlicher prophylaktischer Excision aller „Farbtumoren" scheitert an ihrer Zahl. Es gibt kaum einen Menschen ohne 1 oder 2 Dutzend solcher Male, und oft gehen sie in die Hunderte auf einer einzigen Körperoberfläche. Und doch gibt es *Anhaltspunkte für eine Prophylaxe:*

a) Es macht einen großen Unterschied aus, ob solche *Naevi* schon *angeboren* und schon bei der Geburt manifest oder (vielleicht auch auf angeborener Grundlage?) erst im *späteren Leben in Erscheinung* treten. Die später erst „erworbenen" sind durchweg ernster zu nehmen, vor allem solche mit Wachstumstendenz.

b) Wichtig ist das *Alter*. Kritisch ist der Eintritt der *Pubertät* mit ihrer hormonellen Pigmentstimulation. Gibt es nicht zu denken, daß vor der Pubertät kaum je eine Metastasierung beobachtet ist und daß gerade in der Schwangerschaft die Malignität zunimmt? Man wird also nach dem Pubertätseintritt mit der Indikation zur Elektroexcision freigiebiger sein, vor allem wenn ein „Naevus" flächenhaft oder gar in die Höhe wächst.

c) Weiterhin spielt der *Pigmentgehalt der Haut* bei den Trägern von Naevi eine Rolle. Bekanntlich gibt es bei den Negern i. D. sehr viel weniger maligne Melanome. Umgekehrt sind gerade Menschen mit auffallend „weißer" Haut, Menschen, die nicht „bräunen" oder hell- oder rotblond sind, besonders gefährdet, wenn Farbgeschwülste auftreten. Unebene oder gar zerklüftete beetartige Naevi sollten bei solchen Menschen excidiert werden, auch wenn sie sonst noch nicht verdächtig sind.

d) Den vierten Anhaltspunkt liefert die *Lokalisation*. Am Fuß z. B. sind eben Naevi selten; zeigt sich dort besonders an der Fußsohle eine Farbgeschwulst, so „ist" es eben, als wäre schon ein malignes Melanom prophylaktisch zu exstirpieren.

e) Auch die *Größe* ist wichtig. Nach LANE u. Mitarb. (1958) haben Melanome unter 2 cm Durchmesser in 61% eine 5-Jahres-Heilung, größere nur in 16%.

f) Keine Zeit ist mehr zu verlieren, wenn „erhabene" Naevi anfangen zu *schmerzen* oder gar noch einen hyperämischen Hof bekommen. Es ist zuzugeben, daß es ein untrügliches Zeichen für die prophylaktische Elektroexcision von Naevi nicht gibt. Treffen aber mehrere Faktoren zusammen, so ist „Vorbeugen besser als Heilen". Es ist ja meist nichts zu verlieren als ein mehr als überflüssiger Pigmentherd, aber vielleicht eine wirksame Vorbeuge zu gewinnen. Jedenfalls wird es den Chirurgen immer wieder beeindrucken, daß gerade Ärzte selbst am eigenen Leib weitherzig in der Indikationsstellung sind.

Wenig halten wir von der *„prophylaktischen"* Bestrahlung. Ist der betr. melanotische Herd noch gutartig, so nutzt sie nichts, ist er bereits bösartig, so ist ihr Nutzen („Devitalisierung"??) problematisch und es geht oft nur unnötige Zeit bis zu der dann doch fälligen Excision verloren.

Freilich ist die *Excision*, wenn sie gemacht wird, *breit im Gesunden* zu machen, sowohl nach der Fläche wie nach der Tiefe. Wenn, wie z. B. im Krankengut von PRIESCHING und WASL (1960), bei 68 Fällen 29mal lokale Rezidive auftraten, so ist primär nicht radikal genug operiert worden. Solche lokalen Rezidive sind Wasser auf die Mühlen der Operationsgegner. Sie sind in Wirklichkeit aber nicht gegen das Prinzip der „dreidimensionalen, radikalen" Elektroexcision ins Feld zu führen, sondern nur gegen dessen technisch unvollkommene Ausführung. Kein naturwissenschaftlich denkender Arzt wird glauben machen können, eine wirklich im Gesunden durchgeführte Elektroexcision fördere das Rezidiv oder die Metastasierung, denn wenn die Operations-Elektrode das Gebilde wirklich in allen Richtungen breit im Gesunden circumcidiert, dann ist gegen den Hitzetod bei 250° auch für Melanomzellen „kein Kraut gewachsen". Wir befinden uns mit dieser unserer Einstellung in voller Übereinstimmung mit PACK (1959), der schließlich das größte einschlägige Krankengut überblickt.

Nun wird auch noch gegenüber der von anderen und uns geübten *En-bloc-Mitexstirpation des regionalen Lymphdrüsengebietes* eingewendet, sie fördere die Metastasierung. Wie soll sie das? Denn ist „nichts" in den Drüsen, so kann sie nicht schaden! Ist aber etwas „drin", so kann sie prophylaktisch nur nutzen. Auch LANE u. Mitarb. (1958) teilen hierin unseren seit eh und je vertretenen Standpunkt, daß Fälle, bei denen der Primärtumor ohne prophylaktische Mitentfernung der Lymphknoten excidiert wurde, später häufiger Metastasen zeigen. LANE vertritt die Überzeugung, daß die prophylaktische Lymphknotenentfernung diese Metastasen wahrscheinlich rechtzeitig entfernt hätte. LANE belegt diese Ansicht noch durch den grundsätzlich wichtigen Nachweis, daß in den prophylaktisch mitentfernten Lymphknoten eben doch mikroskopisch kleinste Metastasen nachzuweisen sind, wenn jene Drüsen erst einmal sorgfältigst in Stufenschnitten untersucht werden.

Die Rechtfertigung für die prophylaktische, praktisch dann aber in Wirklichkeit oft therapeutische en bloc-Exstirpation des gesamten regionalen Lymphabflußgebietes liegt einmal in der Tatsache, daß maligne Melanome — im Gegensatz zu vielen anderen Geschwülsten — in über 80% der Fälle zunächst rein lymphogen metastasieren und sodann in der von uns, trotz Ungunst der oft fortgeschrittenen Fälle, erzielten *5-Jahres-Überlebensziffer* von 40% der erfaßbaren Fälle (SODER 1960).

Nach den ausführlichen Darstellungen von vier praktisch besonders wichtigen Beispielen können *sonstige* operativ angehbare *Gruppen typischer Praecancerosen* nur summarisch aufgeführt werden. Wie mehrfach erwähnt, sind *chronische Ulcera der Haut* (Krampfadergeschwüre, Ulcera auf alten Verbrennungsnarben, Röntgenulcera, exulcerierte Lupusherde, Decubitalgeschwüre z. B. bei Rückenmarksgeschädigten, Stumpfulcera bei Amputierten) sowie *chronische Ulcera der Schleimhäute* (Zunge, Gaumen, Larynx) *fakultative Praecancerosen*. Sie haben zwar fast durchweg eine lange Latenzzeit, die Wahrscheinlichkeit steigt jedoch mit zunehmender Dauer. Auch spielen gerade hier „therapeutische" Einflüsse (Ätzmittel, differente Salben, Röntgenbestrahlungen usw.) eine syncarcinogenetisch wichtige Rolle. Im Zeitalter der Rundstiellappen und der großen Plastiken erscheint es nicht mehr zeitgemäß, alte Krampfadergeschwüre, Verbrennungsulcera, Röntgenschädigungen usw. über Jahre und Jahrzehnte mit immer wieder neuen reizenden, ätzenden oder „epithelisierenden" Salben zu traktieren und zu konservieren. Zeitgemäß ist es, sie in toto zu excidieren und plastisch zu decken, um so nicht nur therapeutisch, sondern auch krebsprophylaktisch zu wirken.

Besonders dankbar sind in dieser Hinsicht die *Röntgenulcera*. Sie liefern schließlich so gut wie alle *Röntgencarcinome*, wenn der Betreffende nur lange genug lebt. Dann ist auch die Indikation um so früher gegeben, je früher der betreffende Strahlenschaden gesetzt wurde. Der Verfasser selbst und seine Mitarbeiter (GEISSENDÖRFER 1952 u. 1960, KARCHER und GEHRIG 1955) stehen auf dem Standpunkt, daß jeder Röntgenschaden im Stadium beginnender Reizzustände oder Röntgenulcus per se die Indikation zur radikalen Excision und plastischer Deckung der Defekte abgibt. Daß sich die aktive Anticarcinogenese bei Strahlenulcera immer mehr durchsetzt, zeigt die steigende Zahl einschlägiger Veröffentlichungen [POHL 1940, PFÄHLER 1941, KRATOCHVIL 1950, GEISSENDÖRFER 1960, v. SEEMEN 1961, HELD 1961). Geht ein Röntgenulcus, langes Bestehen vorausgesetzt, schließlich in einem sehr hohen Prozentsatz in ein Röntgencarcinom über, so verbürgt die rechtzeitige Excision und plastische Deckung praktisch 100% Erfolg. Ins gleiche Gebiet der fakultativen Praecancerosen wie die chronischen Ulcera gehören auch *alle Arten chronischer Fisteln* (mediane und laterale Halsfisteln, Knochenfisteln nach Osteomyelitis, nichtheilende Mastdarmfisteln usw.) Sie geben immer einmal wieder zu sog. *Fistelcarcinomen* Anlaß. Auch hier spielt das mal-traitement mit allen Sorten ätzender „epithelisierender" Medikamente, Traumatisierungen (Fistelfüllungen, Excochleationen) eine gleich große, syncarcinogenetische Rolle.

Ein anderes wichtiges Kapitel betrifft *die semimalignen Tumoren* („Braune Tumoren des Knochens, Epulitiden, Ostitis fibrosa usw.). Wir halten den Terminus für wenig glücklich, denn entweder ist etwas maligne oder benigne, eine halbe Malignität gibt es nicht. Im Zusammenhang mit der Krebsverhütung hat der Ausdruck aber den — vielleicht einzigen — Vorteil, daß er im Begriff selbst schon an die hohe Gefahr der Malignisierung erinnert. Die Beziehung zur operativen Chirurgie wird noch dadurch besonders deutlich, daß diese Malignisierung durch nichts stärker gefördert wird als durch das sog. „Anoperieren", d. h. durch das primär unvollständige Operieren, bzw. durch die auch sekundär nicht ausreichend radikale Operation.

Musterbeispiele sind der *Speicheldrüsen*-Mischtumor und das *Chondrom*. Beim Parotismischtumor ist es die (an sich berechtigte) Sorge um den N. facialis, die zu primär unradikalem Operieren verleitet und dann zu Rezidivoperationen Anlaß gibt. Bei den ja meist zum Zeitpunkt der Operation schon großen Chondromen ist es die Tumorzellimplantation auf dem Zugangsweg, die zu immer neuen Rezidiven mit immer höherer Gefahr des Malignewerdens führt.

Zur Krebsprophylaxe muß man hier wohl auch die Behandlung des für die Frauen ja völlig symptomlosen „*Carcinoma in situ*" der Portio uteri rechnen, handelt es sich ja hier um eine „praeinvasive" Geschwulstform, die — ganz oberflächlich gelegen! — noch kein Ca ist, aber eines zu werden droht. Da alles auf ein atypisches Epithel hinausläuft, nutzen kleine Teilexcisionen auch diagnostisch nicht viel, da sie ja nichts über das verbliebene Epithel aussagen. Vielmehr muß alles verdächtige Gewebe unter kolposkopischer Kontrolle „deskalpiert" werden, dann kann nicht nur alles histologisch untersucht werden, sondern es ist auch der Fortentwicklung zum echten Carcinom vorgebeugt.

Von unbestreitbarer krebsprophylaktischer Bedeutung ist ferner die *Beseitigung von Papillomen und Polypen*. Gleichviel, ob Polypen solitär oder multipel, polytopisch oder (für das betreffende Organ, besonders Colon, Rectum) generalisiert auftreten, immer stellen sie eine vielhundertfältige Vergrößerung der betreffenden Oberfläche von Schleimhautepithelien dar, immer sind sie als Wegehindernis ständig Traumatisierungen, immer sind sie allen chemischen und digestiven Einflüssen des Magen-Darm-Inhaltes, immer sind sie partiellen Nekrosen, Ulcerationen und Infekten ausgesetzt. Kein Wunder, daß es letzlich nur eine Frage der Zeit ist, wann sie unter dem Einfluß vielgestaltig syncarcinogenetischer Faktoren endgültig malignisieren.

Gerade am Beispiel der Polypenbildung zeigt es sich, wie falsch es ist, aus primär nachgewiesenen Polypen die sekundäre Quote der Krebsumwandlung berechnen zu wollen. Der umgekehrte Weg ist der richtige, nämlich zu fragen, wieviel von den Carcinomen des betreffenden Organs in vorausgegangenen Polypen ihre Praecancerose haben. Dieser Prozentsatz ist eben so hoch, daß sich aus der Häufigkeit dieser Umwandlung das Gebot ergibt, alle Polypen, wo nur immer durchführbar, zu beseitigen, um den polypösen Carcinomen vorzubeugen. Ja, bei der systematisierten Polyposis recti ist schon der Nachweis vitale Indikation zur Exstirpation des ganzen Organs, gingen ansonsten die Träger schließlich ja alle an Darmcarcinomen zugrunde, wenn diese Folgerung nicht gezogen würde.

Ceteris paribus gilt das gleiche auch für die *Papillome* der Harnwege (Blase, Harnleiter, Nierenbecken). Die diffuse Papillomatose eines ganzen Organs oder großer Teile desselben ist immer eine Indikation für die Totalexstirpation. Die frühzeitige Entfernung von Polypen und Papillomen stellt einen echten Akt chirurgischer Anticarcinogenese und echter Krebsverhütung dar. Stets ist die radikale Exstirpation die beste Prophylaxe, da sie zugleich die einzige ist.

Die Übersicht wäre unvollständig, würde nicht der Zustände gedacht, für die vielfach aktiv-operatives Vorgehen gefordert wird, ohne daß die Endquote „Krebs" dies ausreichend rechtfertigt. Hierher gehört unseres Erachtens die Mastopathia chronica cystica und die „blutende Mamma". Die *Mastopathia chronica cystica* wurde früher häufig mit unter die Praeneoplasien gezählt. Seit sich aber ihre hormonelle Bedingtheit und endokrine Abhängigkeit bestätigt hat, ist man in neuerer Zeit immer mehr dazu übergegangen, sie zunächst wenigstens „antihormonell" mit kleinen Dosen von Testosteronpräparaten (s. Kapitel 4, S. 178) zu behandeln. Der schnelle Erfolg des Schwindens der praemenstruellen Schmerzhaftigkeit und des Spannungsgefühles spricht für hormonelle Zusammenhänge.

Die *„blutende Mamma"* ist eine reine Symptombezeichnung. Der Blutung aus der Mamma können ganz verschiedene Krankheitszustände zugrunde liegen: Haemangiom, Milchgangspapillom, Mastopathia cystica, ein Milchgangscarcinom usw. Ist ein Mamma-Ca palpatorisch auszuschließen, eine Milchgangsaffektion nach Kontrastdarstellung des Milchgangssystems unwahrscheinlich und sonst (andere Mamma!) eine Mastopathia cystica als Ursache anzunehmen, so schreiten einzelne (ROTHE 1949) zur Ablatio mammae. Daß jedoch bei der häufig mit der Mastopathie kombinierten sog. *„blutenden Mamma"* Zurückhaltung geboten ist, hat GULEKE (1948) nachgewiesen. Er sah in 25 Jahren 32 Fälle. Wären alle radikal operiert worden, so wären von 30 Frauen, die keinen Krebs bekamen, 29 unnötigerweise ihrer Brust beraubt worden. Nur bei einer einzigen Frau entwickelte sich nach 8 Jahre lang bestehender „blutender Mamma" ein Carcinom, das jedoch — rechtzeitig operiert — seit 6 Jahren geblieben ist. Man kann also — abgesehen von der Therapie — nur eines empfehlen: argwöhnische Wachsamkeit und regelmäßige Kontrolle. Schwierig ist die Entscheidung beim *Kryptorchismus*. Von der Gefahr des Malignewerdens war mehrfach die Rede (S. 38, S. 288 ff.). Ein vorsichtiges Zuwarten ist vertretbar, wenn der dystrophische Hoden, z. B. als Leistenhoden oder bei dem (operativ „heruntergeholten"), eben noch vor dem Eintritt ins Scrotom gelegenen Hoden der direkten Beobachtung und Betastung zugänglich ist. Auch wird man sich zur einseitigen *Orchiektomie* relativ leicht entschließen, wenn der andere Hoden an normaler Stelle sitzt und normal groß ist. Dagegen ist die Situation ausgesprochen prekär, wenn es sich um „Bauchhoden" handelt. Man muß hier dem Arzt empfehlen, den Patienten voll aufzuklären und ihm zur Operation zu raten.

Etwas anders liegen die Verhältnisse bei der Frage der *Milzexstirpation* bei der *Thorotrastose* (Näheres S. 457 ff.). Wohl ist die Milz ein Hauptorgan der Thorotrastspeicherung, bislang ist jedoch noch kein maligner Thorotrast-Milztumor bekannt geworden (vgl. Tab. 78,

S. 464). Man wird also (vgl. auch STREICHER 1962) die Splenektomie nicht deswegen fordern, weil die Milz speichert und leicht exstirpierbar ist. Wenn man sie jedoch ausführt, dann sollte man die besonders stark vollgepfropften periportalen und die Thorotrast-Lymphknoten entlang der kleinen Kurvatur des Magens mitentfernen.

Zur Krebsverhütung im weiteren Sinne gehört auch die *Rezidivprophylaxe nach Krebsoperation*. Sie gehört jedoch im wesentlichen ins Gebiet der örtlichen und regionalen Nachbestrahlung (Näheres 14. Kap., S. 732ff.) und zur chemotherapeutischen Nachbehandlung (Näheres 15. Kap., S. 802ff.) nach Radikaloperation wegen Krebs.

Ein Sonderproblem einer „medikamentösen" Rezidivprophylaxe stellen die *Carcinome hormonabhängiger Organe* (Mamma-, Prostata- und Schilddrüsen-Ca-) dar. Die prophylaktische Medikation ist in diesem Falle weitgehend mit der antihormonellen Therapie bei diesen Krebsformen identisch. Es wird deshalb auf die entsprechenden Abschnitte im 15. Kapitel (S. 761—775) verwiesen.

5. Vermeidung carcinogener Noxen in der Atemluft

Carcinogene der Atemluft gefährden in erster Linie die Luftwege. Die malignen *Geschwülste der Luftwege* sind fast durchweg Carcinome, solche der Nase, der Nebenhöhlen der Nase, des Nasenrachenraumes, der Luftröhre, des Kehlkopfes, der Bronchien und (selten) der eigentlichen Lungen selbst.

a) Bronchialkrebsprophylaxe allgemein. Der Hauptrepräsentant für die Carcinome der Luftwege ist der Bronchialkrebs. Das *Bronchialcarcinom* ist „ein *Produkt inhalierter Carcinogene*" (K. H. BAUER 1954). Es ist das Massenkrebsexperiment unserer Tage. Seine Häufigkeit hat seit der Jahrhundertwende ständig zugenommen. Seine Zunahme seit den 30er Jahren ist ein Spiegelbild in den Veränderungen der Lebensbedingungen 30 Jahre zuvor. Es ist noch nicht abzusehen, wann seine steile Aufwärtskurve ihren Höhepunkt erreicht. Der *Bronchialkrebs* ist die *Probe aufs Exempel für die Krebsverhütung*, ganz besonders für Öffentlichkeit und Gesetzgeber, nicht minder aber für Folgerungen von seiten des einzelnen Individuums.

Nach Angaben des Statistischen Bundesamtes[1] kamen in der Bundesrepublik Deutschland (außer Berlin) im Jahre *1958* auf 52 140 700 Einwohner insgesamt 563 910, davon *109 484 an bösartigen Neubildungen Verstorbene*. Auf 24 515 100 Einwohner männlichen Geschlechtes kamen *53 608 Krebstodesfälle*. Davon waren *11 230, das sind 20,9%*, also mehr als $1/_5$, an „bösartigen Neubildungen der Atemorgane" verstorben. Das bedeutet: *Von den heute* (Ende 1962) *lebenden* (über 26 Millionen) *Einwohnern männlichen Geschlechts* werden — bei gleichbleibender Häufigkeit für die Krebse der Atmungsorgane (in Wirklichkeit sind sie weiter zunehmend!) — mehr als $1/_5$ der zu erwartenden Krebssterbefälle, also *mehr als 1 Million Männer an Krebs der Atemwege*, zum allergrößten Teil an Bronchialkrebs, sterben. Diese *Million Krebstote der statistischen Erwartung* sind also der statistische *Hintergrund der Situation*, vor der wir stehen, wenn wir das Wort „Krebsverhütung" in bezug auf den Krebs der Atemwege in den Mund nehmen.

Der Bronchialkrebs, in früherer Zeit meist erst bei der Obduktion festgestellt, ist heute ausgezeichnet diagnostizierbar geworden. Aber was nutzt die sichere *Diagnose*, wenn der Kranke zumeist (vgl. Abb. 207, S. 846) erst zu einem Zeitpunkt, in dem die Diagnose schon zu spät kommt, den Arzt aufsucht. Die Schuld liegt hier nur zum geringen Teil bei den Ärzten — sie sind heute hellhörig geworden —,

---

[1] Statistik der Bundesrepublik Deutschland, Bd. 255 (Gesundheitswesen 1958).

die Kranken sind es zumeist selbst, die mit ihrer Vorkrebskrankheit, meist einer chronischen Bronchitis, seit Jahr und Tag vertraut, die ersten Symptome nicht ernst nehmen und den Arzt erst spät aufsuchen.

Aber auch zwischen der ersten Konsultation und der endgültigen Diagnose vergeht meist noch wertvolle Zeit. So bekommt der Operateur, der einzige, der den früher immer unheilbaren Bronchialkrebs heute zu heilen vermag, den Bronchialkrebskranken — buchstäblich! — erst „in die Hand", wenn bereits etwa 70% inoperabel geworden sind. Die Radikaloperation fordert ihrerseits nochmals 8—10% Mortalität. So kommt es, daß trotz der 29,1% 5-Jahres-Heilung bei unseren radikal Operierten von allen in Zugang gekommen Bronchialkrebskranken schließlich doch nur 7,8% geheilt werden.

Aus dieser Situation ergibt sich mit großer Eindringlichkeit die Frage: *Gibt es beim Bronchialkrebs irgendwelche Möglichkeiten der Krebsverhütung?*

Wir schicken voraus, das *Tierexperiment* hat uns in der Frage der Bronchialkrebsentstehung nicht weiter gebracht. Was wir wissen — und wir wissen sehr viel —, wissen wir von den unfreiwilligen, aber tatsächlichen Massenexperimenten am Menschen. Und gerade das Problem der Bronchialkrebsverhütung führt uns eindringlich vor Augen, wie sehr die Cancerologie auf die am Menschen selbst ermittelten Tatsachen angewiesen ist.

Acht elementare Tatsachen sind es, an die die Frage der Krebsverhütung anknüpfen muß:

1. Der *Bronchialkrebs* ist in seiner Häufigkeit ein *Produkt* unseres Zeitalters der *Industrialisierung*, d. h. zugleich der *Technisierung, Chemisierung, Denaturierung* und *Urbanisierung* unserer Lebensbedingungen.

2. Der *Bronchialkrebs nimmt ständig weiter zu.*

3. Der Bronchialkrebs betrifft i. D. *10—15mal so viel Männer* als Frauen.

4. Der Bronchialkrebs ist in unserem Krankengut zu 71% ein Plattenepithelcarcinom (SCHWAIGER 1953, SPOHN u. a. 1961), d. h. er setzt vor seiner Entstehung eine *Metaplasie* des Cylinderepithels der Bronchien *in Plattenepithel* und damit eine langdauernde *chronische Bronchitis als Praecancerose* voraus (Lit. s. WITTEKIND und STRUDER 1953).

5. Bei den *Frauen ist der Bronchialkrebs* histologisch abweichend.

6. Der Bronchialkrebs ist *in Industriestädten häufiger* als in Landgebieten und in Städten häufiger als auf dem Land.

7. Daß Bronchialkrebs das Produkt inhalierter Carcinogene ist, beweisen eine *Reihe von Berufskrebsen*, bei denen die inhalierte carcinogene Noxe, gleichviel ob chemischer oder physikalischer Natur, ebenso bekannt ist wie die durchschnittliche Latenzzeit zu Beginn der Einwirkung und Beginn der Manifestation.

8. Unbestreitbar ist die *Rolle des Tabakrauches*, sind ja in ihm carcinogene Kohlenwasserstoffe, darunter 3,4-Benzpyren, Arsen (aus der Schädlingsbekämpfung), ferner Phenole, Kreosole usw. nachgewiesen (s. Kapitel 8, S. 405).

Diese und andere Tatsachen schließen von vornherein eine *Virusbedingtheit des Bronchialkrebses* aus. Will wirklich jemand ernsthaft glauben, die Menschheit sei heute 20mal stärker virusdurchseucht als 1900? Kann man sich vorstellen, daß ein Virus in einem bei beiden Geschlechtern gleich gebauten und gleich funktionierenden Organ das eine 15mal so häufig befällt als das andere? Oder soll einer gar glauben, daß mit einer erfolgreichen Pneumonektomie die virusbeschickte Lunge entfernt und die andere Lunge virusinfektfrei sei? Der Bronchialkrebs als ein Massenexperiment beim Menschen ist mit einer Virusgenese unvereinbar. Die Prophylaxe kann daher nur dort einhaken, wo objektivierte Ursachen greifbar sind. Und das sind eben die in der atmosphärischen Luft gelösten oder in ihr suspendierten *Fremdbeimischungen unserer Atemluft.*

Die naheliegende Frage nach dem Verhalten des zweiten Repräsentanten der Luftwege-Carcinome, nach dem *Kehlkopfkrebs*, ist statistisch nicht leicht zu beantworten, da der letztere bis 1952 in der Bundesrepublik nicht gesondert aufgeführt, sondern in der Sammelrubrik „Gewächse der Atmungsorgane" mit enthalten war. Frühere Erhebungen von N. M. u. E. L. KENNAWAY (1936, 1947) spiegeln die heutigen Verhältnisse nicht ausreichend wider. BLÜMLEIN (1955) unterzog das Krankengut (434 histologisch gesicherte Fälle) der Erlanger HNO-Klinik von 1925—1954 einer Erfassung und verglich die eigentlichen Larynx-Ca-Fälle mit den Siebbein- bzw. Kieferhöhlen-Carcinomen (208 Fälle). Während letztere in der Berichtzeit nur ganz langsam anstiegen, erfuhren die Kehlkopfcarcinome eine *Zunahme* von 3 bzw. 5 Fällen in dem Zeitraum 1928/30 bzw. 1931/33 auf 114 Fälle i. J. 1949/51. Man darf also auch beim Kehlkopfkrebs mit einer gleichsinnigen Zunahme wie beim Bronchialkrebs rechnen.

Weist schon diese Zunahme auf die Parallelität zum Bronchial-Ca hin, so noch mehr die *Geschlechtsrelation:* Unter den 438 Fällen von Kehlkopf-Ca waren nur 19 Frauen, d. s. *95,8% Männer:* 4,2% *Frauen!* Um die Analogie voll zu machen: Wie beim Bronchial-Ca hat sich auch beim Larynx-Ca das *Geschlechtsverhältnis* in den letzten 50 Jahren *immer mehr nach der Seite der Männer verschoben!* Man braucht sich angesichts dieser Parallelitäten nicht lange dabei aufzuhalten, daß für den den Bronchien vorgeschalteten Kehlkopf die gleichen carcinogenen Einflüsse zuzuordnen sind wie dem Bronchialcarcinom. Vor allem sind es die Stimmbänder, die, wie BLÜMLEIN es ausdrückt, „exogenen Krebsnoxen optimale Einwirkungsmöglichkeiten" bieten. Nach ihren Raucheranamnesen waren von 241 männlichen Kehlkopf-Ca-Kranken nur 2 (=0,8%) Nichtraucher, 230 (=95,5%) waren „*starke* bzw. (79,3%) *sehr starke Raucher*".

b) Industriebedingte Gefährdung und Möglichkeiten ihrer Verhütung. Der *Transportweg* für inhalierte Carcinogene sind die *Luftwege* von der Mund- und Nasenöffnung bis zu den Lungenalveolen. Nur muß man sich klar sein, daß von den Fremdbeimischungen der Luft durch den Niederschlag auf den Schleimhäuten des Mundes, der Zunge und des Rachens z. T., vor allem durch Vermischung mit den Speisen und Getränken und durch den ständig verschluckten Speichel dieselben auch in den *Magen-Darm-Kanal* gelangen. Das Männer-Plus an Carcinomen der Speiseröhre, des Magens, des Colons und Rectums, aber auch der ableitenden Harnwege (vgl. Abb. 23, S. 66) geht zum erheblichen Teil auf die perorale Zufuhr solcher zugleich inhalierter Carcinogene.

Die *Transportform* inhalierter Carcinogene umfaßt die allerverschiedensten Inhalate:

Dunst	Rauch
Stäube	Rauchnebel ("smog")
Gase	Tröpfchen
Dämpfe	radioaktive Partikelchen
Ruß	Ölverstäubungen
Qualm	Aerosole

Stäube, besonders solche industrieller Herkunft, gibt es sehr verschiedene Arten: Flugasche, Zemente, Pigmente, gemahlene Erze, Talkum, Flußspat, kristalline Kieselsäure (Silikose!), Stäube geteerter Straßen. Das Standford Research Institute Menlo Park, Californien, hat eigens eine Sammlung definierter Stäube geschaffen. Selbst durch Getreidestaub kann eine Pneumokoniose mit konsekutiver Verkieselung der Pflanzenstaubteilchen hervorgerufen werden (DOERR 1953). Bei staub-exponierten Handarbeitern ist Lungenkrebs häufiger als bei allen anderen Fachgruppen (GROSSE 1953). Für Messungen der Staubkonzentration in der Arbeitsluft stehen eigene Meßgeräte (Näheres bei GÜNTHER

1954) zur Verfügung. Sie spielen bei der Staubbekämpfung, möglichst am Ort der Staubentwicklung, eine wichtige Rolle.

Daß die *Auspuffgase* von Benzin- und Dieselmotoren carcinogene Stoffe, darunter Benzpyren, liefern, ist durch besonders darauf gerichtete Untersuchungen (z. B. durch KOTIN u. Mitarb 1952, 1954, 1955, KÜHN 1961) erwiesen. Wahrscheinlich darf auch der Gehalt der Autotreibstoffe an *Bleitetraäthyl* nicht außer acht gelassen werden, zumal die Bleidämpfe in den Auspuffgasen in feinstverteilter Form (Spülzusätze!) in die Straßenluft, vor allem der Großstädte (Straßenschluchten, Straßenkreuzungen, Stop-Stellen!) gejagt und unvermeidbar auch von Menschen mit der Atemluft mit inhaliert werden.

Eine besondere Rolle spielt der „*Rauchnebel*" ("*smog*") (Wortkombination aus "smoke" = Rauch und "fog" = Nebel). In seiner akut-toxischen Form wurde er bei einer Reihe von Nebelkatastrophen offenbar. In London starben im Dezember 1952, in der Zeit des schlimmsten „Londoner Nebels" in einer einzigen Woche etwa 4000 Menschen mehr, als nach dem jahrelangen Wochendurchschnitt zu erwarten gewesen wäre. Schuld daran war der aus Nebel, Rauch und Ruß der Atemluft beigemischte "smog". Was hier an den zusätzlichen 4000 Todesfällen an Noxen akut-toxisch erkennbar geworden ist, ist in verdünnter Form dauernd vorhanden. Als carcinogene Noxe direkt chemisch greifbar ist das in englischen Großstädten in der atmosphärischen Luft dieser Städte nachgewiesene 3,4-Benzpyren (7,2—32,8 mg je 100 cm³ Luft! HUEPER 1952).

Die *Schädlichkeit* der industriebedingten Luftverunreinigung — "air pollution" — ist — wie zur Vorwarnung! — an vielen biologischen Objekten erwiesen. Wir erwähnen das Absterben von Nadelwäldern (Verbrennung schwefelhaltiger Kohlen, SO_2!), Rauchschäden an Weidetieren und Bienenstöcken durch industrielle Fluorrauchschäden usw. Ist es nicht wie ein Kennzeichen unseres chemisierten Zeitalters, daß man ein eigenes *Maß für die Schädlichkeit*, z. B. *von Gasen* eingeführt hat: ppm (parts per million), d. h. die Volumteile in einer Million (z. B. 1 cm³ in 1 m³), die zur Schadensauslösung ausreichen, und daß man um des menschlichen Schutzes wegen „Gasspurenschreiber" konstruierte, um schädliche Gasbeimischungen in der atmosphärischen Luft unter Kontrolle zu halten?

Am leichtesten gelingt letzteres noch bei *radioaktiven Substanzen* z. B. aus Atombombenversuchen, die dank ihrer Strahlung auch noch in billionenhafter Verdünnung nachzuweisen sind. Was das bedeutet, haben HAXEL und SCHUMANN (1953) mit Luftuntersuchungen auf dem Königstuhl bei Heidelberg dargetan. Sie stellten dabei Gemische von Spaltprodukten aus Atombombenexplosionen fest. Ja, sie konnten sogar rückläufig den Tag der Explosion bestimmen und berechnen, daß die radioaktiven Spaltprodukte von Las Vegas (USA) Heidelberg in weniger als 7 Tagen erreicht hatten. Die Luftverdünnung über viele Tausend Kilometer hatte also nicht ausgereicht, um die radioaktiven Stoffe der Nachweisbarkeit zu entziehen.

Bei der zunehmenden Verbreitung radioaktiver Isotope in Forschung, Medizin und Technik gibt es heute bereits (vgl. BÖNIG und HOLZ 1959) zahlreiche *radioaktiv gefährdete Betriebe*.

Uranerzbergbau	Industrie (Strukturprüfungen, Fertigungs-
Uranerzaufbereitung	kontrolle, Flüssigkeits- und Gasmessun-
Krankenhäuser	gen)
Forschungsinstitute	Leuchtzifferblattherstellung.

Zu den vielen Schädlichkeiten der atmosphärischen Luft, denen jedermann ausgesetzt ist, kommen viele Noxen, denen nur Menschen in bestimmten Betrieben, Fabriken oder bei gewissen handwerklichen Beschäftigungen ausgesetzt sind.

Die *Berufe*, die als besonders *exponiert für Bronchialkrebs* angesehen werden müssen, umfassen:

Arsenverarbeiter	Kranarbeiter
Asbestarbeiter	Kupferschmiede
Asphaltarbeiter	Metallarbeiter
Baumwollspinner	Metallbergleute (Kupfer, Blei, Zink)
Bohrer — Ölbau	Maler, Lackierer
Brikettarbeiter	Arbeiter in Nickelraffinerien
Chemiearbeiter	Paraffinarbeiter
Chromatarbeiter	Pecharbeiter
Druckereiarbeiter	Schweißer, Schmiede
Eisenminenarbeiter	Tankstellenangestellte
Gas-stocher	Teerarbeiter
Gaststättenberufe	Uranbergleute
Generatorgasarbeiter	Verkehrsschutzleute
Heizer, Lokführer	Werftarbeiter
Kraftfahrer	Winzer

Mit den *Berufsfaktoren beim Lungenkrebs* befassen sich viele Arbeiten. Wir nennen vornehmlich HUEPER 1956, BRESLOW 1953, SYMANSKI 1957, WYNDER u. GRAHAM 1951. Eine Übersicht über die Berufsarten bei Kehlkopfkrebskranken findet sich bei BLÜMLEIN (1955).

Die *Wirkform inhalierter Fremdstoffe* umfaßt ein großes *Spektrum* ganz heterogener *chemischer Stoffe* und *physikalischer Einwirkungen*. Ohne auf Vollständigkeit Anspruch erheben zu können, seien als weitgehend gesichert genannt:

Aerosole	Insecticide
Arsen und Arsenderivate	Isopropylöl
Asbest	carcinogene Kohlenwasserstoffe
Auspuffgase	radioaktive Luftbeimischungen
Benzol	Metalldämpfe
Beryllium	Metallgase
Blei	Nickel
Cadmium	Petroleum
Chromatsalze	Schwefeldioxyd (SO_2)
Eisenoxyd	Teer und Teerstoffe
Generatorgase (heiße Teerdämpfe mit 0,7% Teer)	

Dabei muß man sich von dem Gedanken freihalten, als sei immer nur eine bestimmte Noxe allein maßgebend oder als müßte in jedem Falle die Carcinogenität des betreffenden Stoffs im Experiment gesichert sein. Es ist sicher, daß auch nichtcarcinogene Stoffe, soweit sie die Schleimhäute der Atemwege zu schädigen vermögen, im Sinne der *Syncarcinogenese* indirekt mitzuwirken und carcinogenen Einwirkungen den Weg des Eindringens in die tieferen Schichten der Gewebe vorzubereiten vermögen. Gerade bei inhalierten Schädlichkeiten ist das Zusammentreffen zweier Noxen besonders häufig, so z. B. von SO_2-Gas und Staub aus Koksfeuer (vgl. DÜNNER 1952). Wieviel Arbeiter haben alle mit Koksfeuer zu tun (Gasarbeiter, Schmiede, Kupferschmiede, Kesselheizer, Werftarbeiter usw.; Näheres DÜNNER 1952)! Auch SYMANSKI (1957) bejaht gerade für Bronchialkrebs, z. B. bei Generatorgasarbeitern, eine synchrone Syncarcinogenese, da Hitze, Staub, Teer, Pech und Kohlepartikelchen zusammenwirken. Wie oft wird bei Arbeitern, die per inhalationem im Betrieb durch carcinogene Noxen der „Arbeitsluft" ihre „Berufsbronchitis" als Praecancerose erworben haben, inner- und außerbetrieblich *Rauchen syncarcinogenetisch* „private" Ruß- und Rauchpartikel des Tabakrauches der gefährdeten Bronchien zuführen!

Natürlich sind *nicht alle* inhalierten *Fremdbeimischungen* der Atemluft direkt *carcinogen*. Vom Gesteinsstaub in Bergwerken behauptet man sogar, daß die geschädigten Bergarbeiter eher weniger, jedenfalls nicht mehr Bronchialkrebs bekämen als Nichtbergleute. Mit den Beziehungen zwischen *Silikose und Bronchialkrebs* befassen sich viele Arbeiten (SCHULTE 1942, EHRHARDT 1949, RÜTTNER 1949, KENNAWAY u. KENNAWAY 1953, JÖTTEN 1954, WORTH u. SCHILLER 1954). Zwischen der als Berufskrankheit so besonders bedeutungsvollen Silikose der Lungen und dem Bronchialkrebs besteht offenbar an sich kein direkter Kausalzusammenhang. Es ist ziemlich sicher, daß der Gesteinsstaub selbst nicht-carcinogen wirkt. Wie der Verfasser jedoch auf dem Unfallkongreß 1962 in seinem Referat über „Berufsschädigungen und Krebs" ausführte (K. H. BAUER 1963), wird aber oft übersehen, daß Kranke mit schwerer Silikose eine verkürzte Lebenserwartung haben, daß sie also oftmals den Bronchialkrebs nicht erleben können, den sie sonst doch noch bekommen hätten. Auch dürften die Silikotiker wegen ihrer silikotischen Bronchitis sehr viel weniger rauchen als andere. Ferner ist die Diagnostik ihrer Bronchialkrebse meist eine Zuspätdiagnostik, da die Silikose den Bronchialkrebs verdeckt. Endlich beraubt die Silikose den Bronchialkrebskranken so gut wie jeder Chance, durch Lungenresektion geheilt zu werden. Mag auch in der Summe der Fälle, ganz allgemein also, die Heilchance bei den operablen Fällen (mit 29,1% in unserem Krankengut) nicht hoch sein, im individuellen Falle ist diese Chance jedoch gleich Null. Das Vorkommen von Bronchialkrebs bei einem Silikotiker gehört also zu jenen Fällen, bei denen es in einem Sozialstaat billig erscheint, daß zur Vermeidung von subjektiven und objektiven Härten gutachtlich und rentenmäßig ein anderer Maßstab angelegt wird, als ob der betreffende Bronchialkrebskranke keine Silikose gehabt hätte. Man kann sich natürlich nicht auf den Standpunkt stellen, daß, wenn ein Silikotiker Bronchialkrebs bekommt, die jahrelange Einatmung schädigender Stäube für den Bronchialkrebs als Produkt inhalierter schädlicher Stoffe gewissermaßen völlig belanglos wäre. Mit anderen Worten: jeder zu begutachtende Fall will unvoreingenommen individuell und nach allen Richtungen seiner Besonderheit geprüft werden.

Bei den *Inhalaten schädigender Fremdstoffe* muß man *drei Gruppen* unterscheiden: a) solche unvermeidbar allgemeiner Gefährdung durch die *Luftverunreinigung* unserer Atemluft; hierher gehören die für den einzelnen im allgemeinen unausweichlichen Fremdstoffe der atmosphärischen Luft, besonders in Industriegebieten, Großstädten, in Autokolonnen, an Straßenkreuzungen, in den Straßenschluchten von Wolkenkratzerstädten usw., b) die unfreiwillige *berufliche Exposition* und c) die freiwillige *individuelle Exposition*. Hierher gehören vor allem die inhalierten Stoffe aus dem *Tabakverbrauch*, sei es beim Aktivrauchen durch Anreicherung der Privatatmosphäre durch Rauchpartikeln, sei es beim Passivrauchen, z. B. in Gaststätten, Raucherabteilen, auf manchen Tagungen usw.

Der *Kampf gegen* alle Arten von *Luftverunreinigung* ist ein für alle Industriestaaten, vor allem aber für die großen Industriestädte gleich brennendes Problem. So viel auch Naturwissenschaften und Medizin an Forschungsergebnissen, Methoden, Argumenten usw. beizutragen vermögen, so bedarf es dazu letztlich öffentlicher Anstrengungen, städtischer Verordnungen und staatlicher Gesetze. Wir kommen daher im 18. Kapitel auf diese wichtige Frage einer organisatorisch zu führenden Krebsverhütung zurück.

Die Vermeidung inhalierbarer Industrienoxen gehört teils ins Gebiet der Gewerbehygiene, teils in das der Technologie und Fabrikorganisation. *Chemogener Krebs wird nur verhütet durch Kontaktvermeidung mit entsprechenden Chemikalien.*

Im Vordergrund der *Prophylaxe* steht die *Vermeidung anfallender Noxen*, z. B. die Ausschaltung inhalierbarer Stäube möglichst bereits am Ort ihrer Entstehung. Man hat vorgeschlagen, Staubgefährdete auch „Schutzstoffe" mitatmen zu lassen (calciumhaltige oder Aluminiumpulver!). Wer aber wollte ernsthaft glauben, daß zwei Stäube sich neutralisierten? Man hat ferner Aerosolgeräte eingesetzt, um durch feinste Tröpfchen „bis in die tiefsten Lungenabschnitte einzudringen". Wie aber soll — von subjektiver Erleichterung abgesehen — die Noxe dadurch gemindert werden? Man hat versucht, die Stäube mit inhalierten Präparaten „unschädlich zu machen". Bei aller Anerkennung solcher Bemühungen — das Problem bleibt immer das gleiche: *Für die Vermeidung inhalierter Noxen ist die Vermeidung ihrer Entstehung oder die ihrer Inhalation* entscheidend.

Die ganze *Misere mit den Abgasen*, besonders der „Verbrennungsmotoren" rührt daher, daß in ihnen die Brennstoffe eben nicht bis zu gasförmigen Endprodukten verbrannt werden, sondern daß mit den Endgasen noch *unvollständig verbrannte ölige und feste Bestandteile* mit abgeblasen werden.

Bei den *Motorabgasen* ist in den Ölnebeln und auch im Qualm der Dieselmotoren u. a. auch *Benzpyren* enthalten. Ein besonderes Problem stellt — wir folgen hierin dem technischen Chemiker KÜHN (1961) — die *Qualmbildung bei Zweitaktmotoren* dar, da diese in Treibstoff gelöstes Öl verwenden, welches nur zum kleinsten Teil mit dem Kraftstoff verbrennt und, feinst vernebelt, als Aerosol ausgeblasen und der Luft als Verunreinigung beigemischt wird.

In unserem Zusammenhang interessiert die Frage, ob diese besondere *Gefährdung vermindert* oder ausgeschaltet zu werden vermöchte. KÜHN berichtet über verschiedene Möglichkeiten, unter Benutzung bestimmter Schmierstoffe den Ölanteil von 1:25 oder gar von 1:15 zu verringern oder das Öl durch feste Gleitstoffe, wie z. B. Graphit, zu ersetzen. KÜHN rechnet damit, daß vor allem der Zweitakt-Vergaser-Motor als Quelle der Luftverunreinigung ausgeschaltet zu werden vermöchte.

Ein anderes Mittel der Prophylaxe wären sog. „*Nachbrennkammern*", die hinter den Motoren die im Motor unvollkommen verbrannten Stoffe vollständig verbrennen sollen. Ihre allgemeine Verwendung scheitert vorläufig an den hohen Kosten. Das Problem scheint ungelöst, solange es nicht gelingt, den Kraftstoff im Motor selbst völlig zu verbrennen.

Bei den *Feuerungsabgasen* bei der Verbrennung fester Brennstoffe (Kohle, Briketts) (wir folgen auch hierin dem Fachmann KÜHN 1961), stellen die im *Rauch* („Dispersion feiner fester Teilchen in der Luft") enthaltenen festen Schwebstoffteilchen die Hauptmasse der Luftverunreinigung dar. Sie enthalten Kohlenstoffe (daher die dunkle Farbe des Rauches), anorganische Bestandteile (aus dem Aschegehalt der verbrannten Kohle), teerige Einschlüsse, Ruß, schweflige Säure und adsorbierte Schwefelsäure. Daneben entweichen gasförmig — neben Kohlenmonoxyd und Kohlendioxyd — u. a. das so besonders schädliche und gefährliche Schwefeldioxyd. Die am schwersten flüchtigen Anteile des Teers — darunter Benzpyren — bleiben auf unverbrannten Koksteilen adsorbiert und gelangen so mit dem Rauch in die atmosphärische Luft.

Auch bei den Aerosolen durch die *Ölfeuerungen* entstehen durch unvollständige Verbrennung schädliche Öltropfen, die sich durch die Luftfeuchtigkeit zu schwefelhaltigen Nebeltröpfchen verdichten und wahrscheinlich gleichfalls polyzyklische Kohlenwasserstoffe enthalten.

Bezüglich der *Vermeidung solcher Luftverunreinigung* ist es interessant zu lesen, daß es nach KÜHN (1961) „schon heute durchaus im Bereich der technischen Möglichkeiten" läge, bei den Vergaser- und Dieselmotoren „die Qualmbildung so weit zu verringern, daß sie nicht einmal mehr als Belästigung in Erscheinung zu treten brauchte (!)". Dadurch käme der Frage nach der Möglichkeit der Auslösung von Lungenkrebserkrankungen durch die Motor-Aerosole nur noch theoretische Bedeutung zu. Eine gewichtige Aussage eines Fachmannes, welche fortwirken wird, bis sie widerlegt oder bestätigt ist, und im letzteren Falle Grundlage auch gesetzgeberischer Maßnahmen werden würde. KÜHN stellt auch die *Abschaffung des Feuerungsrußes* zur Diskussion. Ersatz der Kohle durch Koks bzw. durch Gas, evtl. auch Erdgas böten technische Lösungsmöglichkeiten.

Alle Schädlichkeiten summieren, kumulieren und potenzieren sich über großen Industriegebieten, wie in der Bundesrepublik über dem *Ruhrgebiet*. Dort sorgen — neben den Hausbrandöfen — Zentralheizungen, Fernheizwerke, dampfgetriebene Lokomotiven, Stahlwerke, Zechen- und anderen Kohlekraftwerke, Ölraffinerien, Hochöfen, Zementwerke usw. für anderswo unvorstellbare in die Luft geblasene Hunderttausende und Millionen Tonnen von Staub, Flugasche, Ruß, Rauch usw. Der krebsprophylaktische Hintergrund all dieser gewaltigen Luftverunreinigungen ist die der industriellen Mehrproduktion an krebsbegünstigenden Fabrikaten (i. D. 25 Jahre später) parallellaufende Mehrentstehung von Carcinomen der betreffenden exponierten Organe und Gewebe mit dem großen Unterschied zwischen Stadt und Land und in Industriegebieten zwischen Zonen verschiedener Luftvermischung.

Die *Berufskrebsprophylaxe* darf es als großen *Erfolg* buchen, daß die Berufskrebse durchaus nicht im gleichen Maße angestiegen sind, wie die industrielle Produktion krebsbegünstigender oder krebsauslösender Chemikalien und daß vor allem eine ganze Reihe von Berufskrebsen bereits weitgehend der Vergangenheit angehört und als Warnung gewissermaßen nur noch in Lehrbüchern fortexistiert.

Wie bei der Beseitigung anderer Verunreinigungen ist man auch bei der *Reinhaltung der Luft* als Arzt überrascht, wie viel *technisch zu tun möglich* ist, z. B. durch Einbau von Elektrofiltern, um vor allem den Staubausstoß, aber auch Abgase, besonders das Schwefeldioxyd, größtenteils abzufangen. Es ist klar, daß solche Anlagen wirtschaftlich erheblich ins Gewicht fallen und die Konkurrenzfähigkeit berühren. Sollte es aber gerade im „Zeitalter der europäischen Integration" nicht möglich sein, alle Industriestaaten ungefähr zu gleicher Zeit zu gleichen Maßnahmen zur Reinhaltung der Luft zu veranlassen, wenn es um die Gesundheit aller europäischen Menschen geht? Es ist klar, in vielen dieser Fragen hat heute der Gesetzgeber das Wort (s. 18. Kapitel).

c) **Individuelle Bronchialkrebsprophylaxe.** Die *individuelle Gefährdung* ist, wenn man von den Berufskrebsen absieht, beim Kehlkopf- und Bronchialkrebs zumeist durch den *Tabak*verbrauch bestimmt. Schon die Tatsache, daß Männer 10—15mal so häufig Bronchialkrebs bekommen wie Frauen, weist zwingend auf den Tabakverbrauch hin, dessen *Quantum* eben beim Mann in der Regel mindestens 10mal so hoch ist als bei der Frau. Das zweite Indicium ist die *Lokalisation* der beim Mann so sehr häufigen Krebse im Bereich der „*Rauchstraße*". Das dritte Beweismaterial ist der *Steilanstieg der Bronchialkrebse parallel mit dem Steilanstieg des Zigarettenkonsums*, jeweils etwa 20 Jahre später (Latenzzeit! vgl. Abb. 121, S. 404). Es braucht hier aber nicht noch einmal auf alle weiteren Indizienbeweise für die Zusammenhänge zwischen Rauchen und Bronchialkrebs eingegangen zu werden, da alles Einschlägige im 8. Kapitel dargestellt ist. Letztlich entscheidend ist der Umstand, daß mit der Zunahme der individuellen Menge die Bronchialkrebsquote zunimmt und daß sich der Bronchialkrebs verzehnfacht hat, nachdem sich in der Schweiz z. B. der Zigarettenkonsum verelffacht hat (GSELL 1953).

Die *Literatur* über die Beziehungen zwischen Rauchen und Bronchialkrebs ist heute bereits kaum mehr übersehbar. Die einschlägigen Veröffentlichungen stammen von LICKINT (1953, 1956), ROFFO (1937), OCHSNER (1952, 1955), BLÜMLEIN (Kehlkopfkrebs 1955), WYNDER (1952, 1953), DOLL (1953), DENK (1953), GSELL (1951), BRESLOW (1951) u. v. a.

Für die Beurteilung der Prophylaxeaussichten ist es wichtig, sich daran zu erinnern, daß der Raucherkrebs nicht nur ein Massenexperiment ersten Ranges überhaupt darstellt, sondern auch daß im verschiedenen Befall der beiden Geschlechter dem Bronchialkrebsexperiment beim Mann das *Gegenexperiment des Bronchialkrebses bei der Frau* gegenübersteht. Da Bronchien und Lungen bei beiden Geschlechtern gleich gebaut sind und gleiche Funktionen besitzen, können alle Unterschiede praktisch nur auf den bei beiden Geschlechtern verschiedenen Expositionen gegenüber inhalierten Carcinogenen beruhen.

Für *Dresden* hat sich die *Geschlechtsrelation beim Bronchialkrebs* in den letzten 100 Jahren ständig verschoben (GROSSE 1953), und zwar im Sinne einer immer stärkeren Belastung des männlichen Geschlechtes:

Für die Jahre 1850—1899 ergibt sich die Zahl 1,8 : 1
„ „ „ 1900—1914 „ „ „ „ 3,1 : 1
„ „ „ 1920—1939 „ „ „ „ 3,8 : 1
„ „ „ 1940—1949 „ „ „ „ 5,4 : 1
und endlich 1950—1952 „ „ „ „ 7,8 : 1

Im Heidelberger Krankengut des Verfassers beträgt die *Geschlechtsrelation beim Bronchialkrebs* für die Jahre 1943—1959 nach den Ermittlungen seiner Mitarbeiter SPOHN, DAUM und BENZ (1960) bei insgesamt 1284 Bronchialcarcinomen 1237 Fälle bei Männern und 47 Fälle bei Frauen, was nach dem Dresdener Muster einer Geschlechts*proportion von 26,3 ♂ : 1 ♀* ergibt.

Für die Bundesrepublik Deutschland haben die Mitarbeiter des Verfassers OTT, KAULBACH und TERZIDES (1962) *die bereinigten Sterbeziffern für alle bösartigen Geschwülste der Atemwege* für die Jahre 1952—1959 in eine parallel-perspektivische Darstellung gebracht (vgl. Abb. 213). Die Abbildung läßt die in so vieler Hinsicht bedeutungsvolle Geschlechtsdifferenz bei den Krebsen der Atemwege ebenso in einmaliger Weise mit einem Blick erfassen wie die Differenzen in der Zunahme in der kurzen Zeitspanne zwischen 1952—1959.

Sehr auffällig ist der *Geschlechtsunterschied bei den operierten und bei den obduzierten Fällen*, worauf erstmals W. FISCHER (1953) hinwies. Während

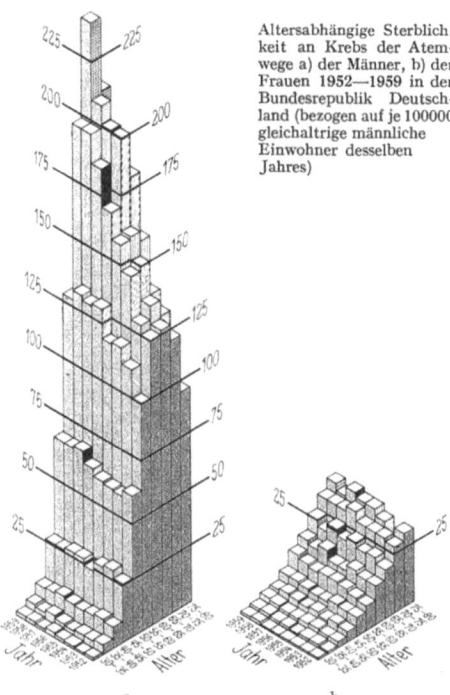

Abb. 214 a u. b. Parallelperspektive Darstellung bereinigter Sterbeziffern a) der Männer und b) der Frauen an bösartigen Neubildungen der Luftröhre, Bronchien und Lunge in der Bundesrepublik Deutschland 1952—1959. (Berechnet nach Angaben des Statistischen Bundesamtes). (Ermittlung und Berechnung vom Mitarbeiter des Verfassers G. OTT, zus. mit KAULBACH und TERSIDES 1962)

bei den obduzierten Fällen von Bronchialkrebs auf etwa 10 Männer eine Frau entfällt, ist das bei den operierten Fällen im eigenen Krankengut des Verfassers z. B. 20:1, in einer Statistik einer mitteldeutschen Klinik nach W. FISCHER sogar 49 : 1 (!). W. FISCHER führt das darauf zurück, daß man bei der Frau wegen der relativen Seltenheit des Bronchialkrebses „oft gar nicht an die Möglichkeit denkt, daß ein Lungenkrebs vorliegt".

Bei der Frau ist der Lungenkrebs nicht nur sehr viel seltener, er ist auch *histologisch abweichend* und weist außerdem noch viele Besonderheiten auf (Näheres bei W. FISCHER 1954). Histologisch ist bei der Frau das *Adenocarcinom* sehr viel häufiger. Wo die Zahlen für den histologischen Bau für beide Geschlechter getrennt angegeben werden, werden für die Adenocarcinome bis zu 41% bei der Frau vermerkt. OCHSNER (1955) begründet die These, daß für die Adenocarcinome der Frau das Rauchen ursächlich keine Rolle spiele. WYNDER (1952) fand bei 689 Männern mit Bronchialkrebs nur 39 Adenocarcinome ($=5,6\%$), bei 40 Frauen 15 ($=37,5\%$). Demgegenüber fanden sich unter den Bronchialcarcinomen des Mannes an der Heidelberger Chirurgischen Universitätsklinik über 70% Plattenepithelcarcinome (SPOHN u. a. 1961). Wichtig ist in diesem Zusammenhang auch, daß der *Bronchialkrebs bei Nichtrauchern* bei Männern und Frauen etwa gleich selten ist (DOLL 1953).

Ganz verkehrt wäre es, den *Tabak* als solchen als carcinogen anzuschuldigen. Wir kennen keine Pflanze, die von sich aus carcinogene Stoffe lieferte. Auch das Nicotin ist es nicht. Nicotin ist ein Naturprodukt, ein toxisches zwar, wie manche anderen pflanzlichen Stoffe, aber kein carcinogenes. Anzuschuldigen sind vielmehr einzig und allein die Tabakteerderivate, die erst im *Rauch-Prozeß* (physikalisch einer trockenen *Destillation*) entstehen und im Rauch — daher hat ja die Genußprozedur ihren Namen — die Rauchpartikelchen und Rauchteilchen. 1 cm^3 Tabakrauch enthält davon etwa 60 000. Diese *Rauch- und Rußpartikelchen enthalten* eben eine ganze *Reihe von carcinogenen Kohlenwasserstoffen*, darunter auch *3,4 Benzpyren* — neben den Stoffen, die noch, wie z. B. Arsen, aus der Schädlingsbekämpfung auf die Tabakpflanzen und dadurch in den Tabak gelangt sind.

Es lag nahe, die krebsbegünstigenden Rauchprodukte des Tabakrauches wenigstens teilweise durch *Filter* abzufangen und so industriell-technisch eine relative Krebsverhütung zu betreiben. Es ist nicht zu leugnen, daß der „Filterzigarette" insofern eine psychologisch-krebsprophylaktische Wirkung zukommt, als sie den Konsumenten daran erinnert, daß der Konsum auch seine Schattenseiten hat. Der faktische Wert der Filter wird verschieden beurteilt. Eine wirkliche „Entgiftung" durch Filter ist nicht möglich. So fragt man sich, wird wenigstens ein Teil der carcinogenen Kohlenwasserstoffe durch Filter absorbiert? SCHMÄHL, CONSBRUCH und DRUCKREY (1954) stellten durch Fluorescenzmessungen an Zigarettenrauch einerseits fest, daß 98% der fluorescierenden Stoffe in den Lungen zurückgehalten werden, während die Filter gerade die carcinogenen Kohlenwasserstoffe kaum oder nicht retinieren. Übersehen wir nicht: In USA entstand eines Tages eine „Lungenkrebspanik". Laut New York Times haben die Filterzigaretten den Rückgang der Verkaufsziffern ausgeglichen. Es mußten in den Fabriken Überstunden gemacht werden, um die unerwartet starke Nachfrage nach Filterzigaretten zu befriedigen. Selbstverständlich „nützt" die an sich schon problematische Filterwirkung nichts, wenn sie im Vertrauen auf deren Effekt durch höheren Tabakverbrauch „kompensiert" oder gar überkompensiert wird.

Natürlich bekommt nicht jeder Raucher einen Bronchialkrebs, aber jeder Bronchialkrebs ist suspekt darauf, daß ein Raucher ihn produziert hat. Damit ist die wirksame Prophylaxe in erster Linie eine *individuelle Prophylaxe*.

Die persönliche Vorbeuge stellt eine *progressiv wirksame Reihe* dar. Sie beginnt mit der *Vermeidung des Inhalierens*, setzt sich fort mit dem Rat, höchstens drei Viertel der Zigaretten- oder Zigarrenlänge zu rauchen und den „Stummel" mit seiner Anreicherung der beim Rauchprozeß entstandenen carcinogenen Stoffe wegzuwerfen. Sie führt weiter zur *Filterempfehlung*, zum Ersatz der Zigarette durch Zigarre und Pfeife, *Reduzierung des täglichen Verbrauchs*, um schließlich bei dem *Gebot des Nichtrauchens* zu endigen. Kein Zweifel, der Bronchialkrebs wäre, soweit er durch Tabakkonsum ausgelöst ist, verhütbar, wenigstens in allen nicht adenocarcinomatösen Formen, und das wäre immerhin beachtlich viel. Vor allem sollte hier der *Arzt*, für den die Indizienkette voll beweiskräftig ist, mit dem guten Beispiel der Tabakabstinenz vorangehen. Selbstverständlich ist jedermann seine eigene voluntas als summa lex sogar gesetzlich verbürgt — in den meisten Ländern ist ja auch der Selbstmord nicht strafbar —, man möchte aber als Arzt an der inneren Ethik der Krebsverhütung verzweifeln, wenn auf einer Krebstagung den Teilnehmern von einem Pharmakologen mit Recht der übermäßige Zigarettenkonsum attestiert und vorgehalten wurde.

Es sollte doch zu denken geben, daß eigens und nur auf Ärzte sich erstreckende Erhebungen in USA und England über *Lungenkrebs bei Ärzten* (WYNDER u. Mitarb. 1952, 1953), eine eindeutige Korrelation zwischen Tabakkonsum und Bronchialkrebs ergaben: die Gefährdung, an Lungenkrebs zu sterben, war bei stärker rauchenden Ärzten 13,5mal so hoch als bei nichtrauchenden Ärzten. Die Ärzte, die an *Bronchialkrebs starben, waren durchweg starke Raucher.* In einer englischen Erhebung von HILL und DOLL soll einer englischen Tageszeitung zufolge die Bronchialkrebsrate bei Raucher-Ärzten sogar 40mal so hoch sein wie bei nichtrauchenden Kollegen.

Spätere Ärztegenerationen werden es nicht verstehen, daß in der entscheidenden Aera der Bronchialkrebsdämmerung Ärzte *Schein-Argumente* gegen den Kausalzusammenhang anführen. So hat man gesagt, es sei ungeklärt, warum nicht jeder, sondern nur jeder zehnte Gewohnheitsraucher Bronchialkrebs bekomme. Hiergegen ist zu sagen: 1. mancher „Anwärter" auf den „Raucherkrebs" erlebt ihn nicht, weil er vorher dem Nicotinherztod erlegen ist (Näheres Abb. 29, S. 71). 2. Die Krebsentstehung folgt nicht einfach dem Kausalgesetz von einfacher Ursache und notwendiger Wirkung, sondern statistischen Gesetzen, nach denen eine Wirkung immer nur mit einer gewissen Wahrscheinlichkeit eintritt. Der Raucherkrebs macht hier keine Ausnahme, vielmehr ist es cancerologisch (s. Kap. 11, S. 560) geradezu ein Gesetz, daß von allen Exponierten immer nur ein Teil erkrankt. 3. Und wenn schon „nur jeder zehnte Gewohnheitsraucher" einen Bronchialkrebs bekommt, ist nicht allein schon das Risiko 1 : 10 groß genug, um sich gegen ein so hohes Risiko zu sichern?

Ein anderer ärztlicher Einwand geht dahin, daß *nach Entfernung eines Lungenkrebses* im verbleibenden Lungengewebe *kaum je ein neuer* Bronchialkrebs entstünde, auch wenn das Rauchen nicht aufgegeben würde. Dieser Einwand ist wirklichkeitsfremd. Die meisten Raucher haben ja das Rauchen schon aufgegeben, wenn sie wegen ihres Raucherkrebses zur Operation kommen. Die wenigsten werden, wenn ihnen der Kausalzusammenhang klar geworden ist, wieder anfangen zu rauchen. Von den „geheilten Entlassenen" erleben ja drei Viertel die 5-Jahres-Grenze nicht. Wie sollen statistisch ausreichende Vergleichsgruppen zwischen operierten Nicht-mehr-Rauchern und operierten Wieder-Rauchern zustande kommen?

Übersehen wir nicht, was beim „*Tabakraucher-Lungenkrebs*" seiner *Prophylaxe entgegensteht!* Es sind der Hang des Menschen zum Genuß, die mit allen Mitteln einer geschäftskundigen Reklame unterhaltene „Magie des Rauchens", die auch bei „Raucher"-Ärzten nicht seltene Bagatellisierung der Gefährdung neben den handfesten Propagandamitteln der Interessenten. Der Fragenkomplex ist längst *Streitobjekt der öffentlichen Meinung* geworden. Das Spektrum der Argumente reicht einerseits von der suggestiven Verherrlichung der „geheimnisvollen Droge, aus der Flamme geboren" durch alle Hilfsmittel der Reklame- und Publizität, von der Mobilisierung von „Dichtern und Denkern", großen Staatsmännern usw. bis andererseits hinüber zu Kursstürzen an der Börse, Schadenersatzprozessen wegen Gesundheitsschädigung usw. Man mag dazu stehen, wie man will, die Kontroversen in der Öffentlichkeit haben einen Vorteil: *Jedermann ist aufgeklärt.* Jeder einzelne wird konfrontiert seinerseits mit der Verantwortung vor sich selber: Hier ist Krebsverhütung eine verdammt individuelle Sache! Aber es ist wohl immer Usus gewesen, eher dem Staat gegenüber auf das Grundgesetz-*Recht* auf „körperliche Unversehrtheit" zu pochen, als selbst die *Pflicht* zur Unversehrt-Erhaltung ernst zu nehmen.

Daß der *Staat* keine „Anticarcinogenese" treibt, ist bei den enormen Steuereinkünften aus der Tabaksteuer nicht verwunderlich, steht ihm ja kein anderes „Laster" zur Verfügung, welches er mit gleich hohen Milliardenbeträgen belasten könnte. Ja, wir werden im 18. Kapitel sogar hören, daß der Staat selbst indirekt den Tabakkonsum förderte. Er betreibt de facto also nicht nur keine Krebsverhütung, sondern selber mittelbar Krebsbegünstigung.

Nach Feststellungen der „Deutschen Hauptstelle gegen die Suchtgefahren"[1] betrugen die *Gesamtausgaben für Alkohol und Tabak* im Bundesgebiet und in Berlin-West im Jahre 1961 *21 868 Millionen DM*. Davon entfielen 7 838 Millionen DM auf *Tabakwaren*. Die Zunahme der Ausgaben für alle Tabakwaren im Jahre 1961 betrug + 7,8% gegenüber dem Jahre 1960. Die *Tabaksteuer-Einnahmen* betrugen 1960 3537 Mill. DM, im Jahre 1961 3892 Mill. DM. Der jährliche *Zigarettenverbrauch* je Kopf der Bevölkerung stieg von 480 Stück im Jahre 1932/33 auf 1 389 Stück im Jahre 1961.

Wir werden im 18. Kapitel sehen, was man in der Öffentlichkeit z. B. in den USA, in England, Italien usw. angesichts der Lungenkrebszunahmen in Zusammenhang mit der Zunahme des Tabakkonsums getan und erreicht bzw. nicht erreicht hat.

Skeptiker werden natürlich sagen: wie es mit der Krebsprophylaxe beim Raucherkrebs steht, so wird es wohl mit *Krebsverhütung überhaupt* bestellt sein. Der erstere ist jedoch nicht das Modell des letzteren, denn *beim Tabak-Raucher-Lungen-Krebs* ist es eben die *Koppelung von Genuß* mit *Auto- und Fremdsuggestion*, mit *Reklame* und *Geschäftsinteressen, die eine wirksame Verhütungspolitik verhindern.* Anders steht es mit jenen allgemeinen krebsbegünstigenden Faktoren, wie *Rauch, Ruß, Stäube, Auspuffgase* usw., die selbst schon, umgekehrt wie beim Rauchen, *von Jedermann auch subjektiv als lästig und unmittelbar abstoßend* empfunden werden. Freilich sind diese letzten Faktoren von einer Größenordnung, daß nur die öffentliche Meinung, der Gesetzgeber, der Staat als Exekutive, Städteverwaltungen, Industrien, soziale Organisationen usw. Abhilfe zu schaffen vermögen. Wir kommen darauf im Kapitel 18 zurück.

Man fragt natürlich mit Recht, *welche Quote* der Kehlkopf- und Bronchialcarcinome geht *zu Lasten der Luftverunreinigung*, welche auf *Konto des Rauchens?* Wir möchten mit BLÜMLEIN (1955) sagen, daß der naheliegende Versuch „als Hauptursache die industrielle Luftverunreinigung der Großstädte anzuprangern, schon dadurch widerlegt wird, daß von der Zunahme an Krebsen des Respirationstraktes heute noch praktisch allein das männliche Geschlecht betroffen ist, obwohl doch beide Geschlechter diesen Schädigungen der Atemluft in annähernd gleichem Maße ausgesetzt sind".

Allenthalben werden die *geringen Strahlendosen*, welche durch die stete Zufuhr *radioaktiver Isotope* mit der Atemluft, dem Wasser und mit der Nahrung in den menschlichen Körper gelangen, für unbedenklich gehalten. Die ermittelten Dosen sollen die Krebsgefährdung nicht wesentlich erhöhen. Ja, es wurde sogar berechnet, daß für einen Menschen, der einer dauernden Strahlenintensität von

---

[1] Jahrbuch z. Alkohol- und Tabakfrage. Hamburg 1963. S. 43 ff.

jährlich 25 Milliröntgen ausgesetzt ist, sich die Wahrscheinlichkeit, an Leukämie zu erkranken, nur um etwa 0,5% erhöhen würde. Solche Angaben sind aus der Sicht der Cancerologie vorsichtig zu bewerten: a) Bislang liegen langdauernde Versuche mit solch kleinen Isotopendosen nicht vor, b) die Erfahrungen am Menschen, (Thorotrast, Peteosthor) erlauben keine quantitativen Analysen. c) Solchen Berechnungen liegen meist Erfahrungen mit Röntgenstrahlen zugrunde. Bei ihnen handelt es sich je Zelle um sehr kleine Dosen. Anders liegen die Dinge bei der Einverleibung von Isotopen. Hier ist die Konzentration in einzelnen Zellen möglich. Dann treffen z. T. höhere Dosen auf lange Zeit relativ wenige Zellen. Dasselbe gilt besonders auch für die Inhalation radioaktiver sog. „heißer Partikel". Am schwerstwiegenden sind jene radioaktiven Stoffe, die, wie im 9. Kapitel S. 469ff. ausgeführt, durch Ablagerung, Speicherung und Anreicherung in bestimmten Organen und Geweben eine besonders gefährlicher Konzentration erfahren, wie es z. B. für das Radiojod in der Schilddrüse oder für das radioaktive Strontium im Knochengewebe, besonders im jugendlichen (vgl. Abb. 136, S. 470) zutrifft.

Die einzig wirksame *Vermeidung radioaktiver Beimengungen* zur atmosphärischen Luft wäre die Vermeidung von Atomexplosionen. Sie ist ein Weltpolitikum allerersten Ranges und gehört daher nur insoweit hierher, als jeder Naturwissenschaftler und Arzt aus Wissen und Gewissen jede Forderung in Richtung eines Atomwaffenverbotes zu unterstützen verpflichtet ist. Eine andere Frage ist, ob man im Falle eines Kernwaffenkrieges *radioaktive Rückstände* von Atombombenexplosionen *entfernen* kann. Nach einer Notiz (ohne nähere Literaturangabe) in der Zeitschrift „Ärztliche Praxis" 13, 1690 (1961) wird in Beltsville/USA eine Versuchsanlage zur Entfernung von *Strontium 90* aus der Milch erprobt. Würde Milch, die das Strontium über das Kuhfutter aufnähme, durch Röhren geleitet, die mit bestimmten Chemikalien („Ionenaustauschern") ausgekleidet sind, so ließen sich, wenn die Säure der Milch während des Prozesses erhöht würde, annähernd 98% des Strontium 90 entfernen, was einen gefahrlosen Milchvorrat zu schaffen gestatten würde. Die Strontiumablagerung im Knochen läßt sich, wie Tierexperimente beweisen, durch zusätzliches Überangebot von Calcium vermindern.

6. Vermeidung einer peroralen Zufuhr carcinogener Noxen

Wenn man — gleichviel ob mit Recht oder mit Unrecht (s. später) — davon ausgeht, daß der Krebsbefall eines Organes oder Organsystems die exogene Exposition gegenüber krebsbegünstigenden Einwirkungen widerspiegelt, so spielt unter den Wegen, auf denen Carcinogene in den menschlichen Organismus gelangen, die *perorale Zufuhr* auf dem *Speisewege* die wichtigste Rolle.

Machen wir uns erst ein Bild von der *Größenordnung der Krebse im Bereich der Verdauungsorgane* (Speiseröhre, Magen, Dünndarm, Dickdarm, Mastdarm, Gallenwege, Leber und der Bauchspeicheldrüse): Von den 109 484 in der Bundesrepublik[1] im Jahre 1958 an *bösartigen Neubildungen Verstorbenen* kamen 50 148 Tote = *45,8%* auf *Krebse der Verdauungsorgane* und von ihnen wiederum 24 358 = *22,2%* auf den *Magenkrebs*, das sind mehr als ein Fünftel aller an Krebs und fast die Hälfte aller an Krebs der Verdauungsorgane Verstorbenen.

Wenn die Verdauungsorgane mit 45,8% Anteil mit weitem Abstand das Hauptkontingent menschlicher Krebse lieferten, so ergibt sich das große Problem: Können dem menschlichen Organismus auf peroralem Wege a) mit dem *Wasser*, b) mit den *Lebensmitteln* und c) mit *Genußmitteln* Fremdbeimischungen chemischer und radioaktiver Natur solcher Art zugeführt werden, daß sie eine indirekte syncarcinogenetische oder direkte carcinogene Wirkung entfalten können?

---

[1] Statistik der Bundesrepublik Deutschland Bd. 255 (Gesundheitswesen 1958) S. 54.

Daß es eine *perorale Zufuhr carcinogener Chemonoxen* gibt, beweisen die Fälle von *Blasenkrebs* bei Verarbeitern von aromatischen Aminen, in Sonderheit von β-Naphthylamin, Benzidin usw. Es gilt heute als sicher, daß das Carcinogen nicht inhaliert wird, sondern in kleinsten Mengen in die Mundhöhle, mit dem Speichel in den Magen-Darm-Kanal gelangt und daß erst das Stoffwechselendprodukt carcinogen für die Blasenschleimhaut wirkt. Es ist richtig, daß heute Schutzmaßnahmen wirksam sind (WINGLER 1957), es ändert aber nichts an der Tatsache, daß der „Fall β-Naphthylamin" beweist, daß stärkst carcinogen wirkende Chemikalien peroral, darunter auch mit der Nahrung selbst, in den Organismus gelangen.

a) **Chemonoxen aus dem Wasser.** In seiner Bedeutung für Leben und Gesundheit des Menschen rangiert das *Trink- und Gebrauchswasser* noch vor den Lebensmitteln. Im 8. Kapitel (S. 387/88) wurde aufgezeigt, was alles an Chemonoxen ins Wasser hineingelangt. Es ist nicht irgendein „Naturapostel", sondern der damals für die „Wasserwirtschaft" zuständige Bundesminister BALKE gewesen, der, der FAZ vom 4.11.1959 zufolge, auf der Tagung der „Vereinigung Deutscher Gewässerschutz" wörtlich gesagt hat: „Die heutige Situation der Wasserwirtschaft ist unhaltbar... Von den ‚Exkrementen der Zivilisation' zu sprechen, ist wahrscheinlich unfein, aber unvermeidlich." Im ewigen Kreislauf des Wassers spielen im Wechselspiel zwischen Abwasserableitung und Wassergewinnung *Fremdbeimischungen* aller Art eine große Rolle. Was fließt nicht alles an industriellen Abwässern, an Öl-, Teer-, Petrolprodukten, an Chemikalien, Waschmitteln, an Chemikalien aus Landwirtschaft, jetzt auch noch an radioaktiven Abfällen ins Wasser! Wasser ist das Vehikel für alles, was der Industrie unnütz und lästig ist. Wieviel aber kehrt wieder zum Menschen zurück, sei es angereichert in Pflanzen als pflanzliche bzw. tierische Nahrung, sei es (als nicht in Kläranlagen zurückhaltbar) bei der Wassergewinnung!

Aus der Sicht der Cancerologie sind zwei Gesichtspunkte maßgebend: a) ein Teil der Abwässer-Fremdstoffe ist *biologisch nichts abbaubar*, b) es gelangen vor allem aus den unvollkommen verbrannten Rückständen aus Feuerungen aller Art, aus Explosions-, Dieselmotoren usw. *cancerogene Kohlenwasserstoffe* auch ins Grundwasser, diesem wichtigsten Reservoir des Trinkwassers.

Die wichtigsten Untersuchungen stammen von den Hygienikern BORNEFF und FISCHER (1962). Sie wiesen die *Anwesenheit carcinogener Kohlenwasserstoffe im Trinkwasser* nach. Bei der Suche nach der Herkunft derselben fanden sie „Verbindungen dieser Stoffgruppe im uferfiltrierten Wasser des Mittelrheins sowie im aufbereiteten Wasser des Bodensees" — selbstverständlich nur in Spuren (1 mg/m^3 im Uferfiltrat), aber es kommt ja bei carcinogenen Stoffen nicht nur auf die Höhe der Dosis, sondern auch auf die Dauer der Einwirkung (Summationseffekt!) an. Im weiteren Ausbau ihrer Untersuchungen prüften die Autoren auch getrocknetes Phytoplankton aus dem Überlingersee und fanden auch darin die gleichen 13 fluorescierenden Substanzen wie im Filterschlamm (hier 15 mg/kg!): u. a. *1,2 Benzanthracen* (Strukturformel Abb. 96—99, S. 358ff). *3,4-Benzpyren* (Formel Abb. 98, S. 361). Die Verfasser schließen aus ihren Ergebnissen, daß die Kohlenwasserstoffe „nur z. T. mit dem Plankton in den Filterschlamm kommen, die größere Menge jedoch von den übrigen Schlammpartikelchen transportiert wird" (Nachweis solchen Verbindungen auch im Erdboden!).

Als *Quellen* für die carcinogenen Kohlenwasserstoffe werden „Schmieröl- und Treibstoffverluste der Schiffe, die Abgase der Kraftfahrzeuge, eingeschwemmter Straßenabrieb sowie Ruß- und Verbrennungsrückstände der Haushalte und besonders der Industrie" angesehen.

So kompliziert die Fragen der *Industrieabwässer* hinsichtlich der Kosten, der Rückwirkungen auf die Rentabilität, rechtlich, kommunal, betriebswirtschaftlich, polizeilich usw. auch sind, *technisch* sind die Probleme sehr viel weiter gefördert, als man gewöhnlich glaubt. Wohl hat das *Wasserhaushaltsgesetz* v. 27.7.1957 klare Rechtsverhältnisse angebahnt, besonders auch in straf- und zivilrechtlicher Hinsicht (Näheres bei WÜSTHOFF 1958), leider ist es noch nicht in Kraft (Näheres 18. Kap., S. 978). Bei genauerem Studium der *technischen Möglichkeiten* ist man überrascht, welch eine Fülle von „Anlagen zur Füllung, Flockung, Klärung, Filtration, Entsinterung, Entölung, Entgiftung und Entphenolung", ferner zur „Beseitigung von Radioaktivität aus Industrieabwässern" entwickelt sind und den einschlägigen Betrieben zur Verfügung stehen. Von speziellen technischen Problemen größten Ausmaßes in „wasserintensiven Industriegruppen" seien nur genannt die Abwasserbehandlung und Abwasserverwendung im *Steinkohlenbergbau* (Einzelheiten bei REINMUTH 1958), die Unschädlichmachung von *Beizereiabwässern* (vgl. MATHESIUS 1958) und die „*Entphenolung*".

Phenolhaltige Abwässer ganz verschiedener Zusammensetzung fallen u. a. an in Gaswerken, Kokereien, Schwelereien, Hydrierwerken, Teerdestillationen, Gasgeneratoranlagen usw. Bei der Entphenolung ist es aufschlußreich, daß dabei aus den Abwässern Phenole zurückgewonnen und der chemischen Industrie als wichtige Rohstoffe wieder zugeführt werden. Die Abwasserphenole sind in der Bundesrepublik an der Gesamtphenolerzeugung zu 15% beteiligt (Weiteres bei BISCHOFSBERGER 1958).

Vor besonders schwierigen Problemen steht die Behandlung von *Sulfitzellstoffabwässern* (Näheres bei PEGGAU 1958). Vom Gesamtaufwand eines neuen Zellstoffwerkes (etwa 16 Millionen DM) gingen 3,5 Millionen DM auf Kosten der Abwasser- und Luftreinigung. Andererseits konnte durch die Verbrennung der eingedickten Ablauge 70% des Kohlebedarfs ersetzt werden. Man sieht, es geht zugleich wirtschaftlich um hohe Posten. Ähnliche Probleme ergeben sich bei der Reinigung von Abwässern der *Textil-, Leder-, Zuckerindustrie* usw. Diese Beispiele zeigen, daß der Wasser-, Boden- und Lufthygiene für die Minderung der Gefährdung des Menschen durch Fremdbeimischungen, vor allem für das hier zur Diskussion stehende Wasser, eine große praktische Bedeutung zukommt.

Chemische Verunreinigungen der Oberwässer können auch indirekt für den Menschen gefährlich werden, da sie sich z. T. in Pflanzen und Tieren anzureichern vermögen. So konnten BORNEFF und FISCHER (1962) in getrocknetem Phytoplankton aus dem Bodensee zahlreiche cancerogene Kohlenwasserstoffe nachweisen.

Medizinisch und krebsprophylaktisch beanspruchen *radioaktive Abwässer* ihrer Strahlung wegen besonderes Interesse. Ihre Sonderstellung liegt darin, daß eine *Zerstörung der Radioaktivität technisch nicht möglich ist*. Es können also grundsätzlich nur ihre Trägersubstanzen isoliert, konzentriert und solange strahlensicher gespeichert werden, bis die Radioaktivität von selbst erloschen ist. Potentielle Lieferanten für radioaktive Abwässer sind Atomreaktoren, Isotopen-Labors und Ausscheidungen von isotopotherapeutisch behandelten Kranken.

Mit der Behandlung des radioaktiven Abwassers aus einem *Isotopenlabor* befaßt sich eine Arbeit von PLÖTZE (1958) aus dem Radiolog. Institut Freiburg/Brsg. Die Behandlung läuft darauf hinaus, die radioaktiven Bestandteile der Abwässer in einem Konzentrat abzutrennen, und zwar durch 1. chemische Fällung, 2. Absorption, 3. „Ionenaustausch" und 4. Eindämpfung. Bezüglich Einzelheiten muß auf die Arbeit selbst verwiesen werden.

Abschließend ist zu sagen, daß sich in der berechtigten großen Sorge hinsichtlich der vielerlei Beimischungen chemischer Stoffe zum Trink- und Gebrauchswasser ein wesentliches neues Moment dadurch ergeben hat, daß „das Gesetz zur Ordnung des Wasserhaushaltes", das über das alte preußische Wassergesetz (1912/13) weit hinausgeht, einschneidende Maßnahmen zur Verhütung von Wasserverschmutzung ermöglichen wird, wenn es erst in Kraft gesetzt sein wird.

b) Minderung von Fremdstoffen in Nahrungs- und Genußmitteln. Daß neben dem Trink- und Gebrauchswasser auch Nahrungs- und Genußmittel als Bringer carcinogener Schädlichkeiten anzuschuldigen sind, dafür spricht eben von vornherein das Indiz der großen Zahl, die hohe Krebsbefallsquote — 45,8% aller Krebse! — im Bereich der Verdauungsorgane (Zahlen von 1958!) und von 22,2% aller Krebse im Zentralorgan der Nahrungszufuhr, im Magen.

Auch die sehr großen *Unterschiede im Krebsbefall der beiden Geschlechter* bei Unterorganen des Verdauungstraktes, die bei beiden Geschlechtern gleichen Bau und gleiche Funktion haben, weisen nachdrücklich auf *exogene Bedingtheit* jener Geschlechtsunterschiede hin, und zwar in mehrfacher Hinsicht. RUSSEL (1954) z. B. wertete 2139 Zungen-, Mund- und Rachenkrebse statistisch aus. Das Verhältnis Männer:Frauen betrug 5:1. Auch die ferneren Prognosen (Rezidive, 10-Jahres-Heilungen usw.) waren bei Frauen wesentlich günstiger.

Wie wollte man mit endogenen (oder gar mit virogenen!) Faktoren erklären, daß bei den Krebstoten im Jahre 1958 beim *Krebs der Speiseröhre* das *männliche Geschlecht* mit 72% vor dem weiblichen Geschlecht praevaliert? Solche Geschlechtsdifferenzen sind unmöglich mit endogenen Faktoren zu erklären, sondern nur mit Noxen, die das männliche Geschlecht i. D. 3mal so stark schädigen wie das weibliche.

Der dritte Umweltfaktor, auf den der Mensch nach dem Wasser und nach der Luft gewaltigen Einfluß hat, das ist seine *Ernährung*. Ernährung ist gleichbedeutend mit Existenz. Übersehen wir nicht die Ausdruckskraft des deutschen Wortes „Lebensmittel", buchstäblich die Mittel zum Leben. Die Lebensmittel sind die wesentliche Grundlage unseres Energie- und Stoffumsatzes. Aller Stoffwechsel — ein großartiges deutsches Wort! — ist an ewige chemische Naturgesetze und Naturstoffe gebunden.

Diese Naturstoffe sind die Voraussetzungen unserer Existenz, sie sind aber zugleich die *Hauptkrebsgefahr*, wenn sie allzu sehr *denaturiert* und *mit Fremdstoffen versehen* sind. Denn wo greifen beim Menschen die meisten krebserzeugenden Noxen an? Kein Zweifel, am Magen-Darm-Kanal auf dem Wege über die Nahrung. So kann es kein Zufall sein, daß Menschen, die ihrem Nahrungsweg professionell viele Noxen zumuten müssen, wie Schankwirte und Kellner, eine erheblich höhere Krebssterblichkeit aufweisen als die sonstige Bevölkerung. Es kann auch kein Zweifel sein, daß die gleichen Kellner und Wirte vielfach häufiger Krebs der Speiseröhre und viel häufiger Zungenkrebs bekommen als beispielsweise Geistliche. Es kann auch kein Zufall sein, daß der Magen-Darm-Kanal, gewichtsmäßig noch nicht 2% unseres Körpers ausmachend, fast die Hälfte aller krebsigen Geschwülste liefert, im Erwachsenenalter sogar mehr als zwei Drittel.

Es kann noch weniger Zufall sein, daß dasjenige Organ, welches alle Schädlichkeiten zuerst aufnimmt und am längsten verarbeitet, daß der *Magen* allein über 20% aller Krebsgeschwülste aufweist, bei Männern jenseits von 40 Jahren sogar mehr als 40%. Beim Magen kommt eben alles zusammen. Umgekehrt kann es kein Zufall sein, daß bei den reisverzehrenden Völkern mit ihrer zwar primitiven, aber nur wenig denaturierten Nahrung der Magen nur 3,5% aller Krebse liefert. Der Magen-Darm-Krebs unserer Breiten ist ebenso ein Tribut an die Luxuskonsumption wie an die Konsumption unkontrollierter chemischer Zusätze.

Was gibt es alles an chemischen Noxen der Feldbestellung, der Düngung, der Lebensmittelverarbeitung, der Lagerung, der Konservierung, der Zutaten und Zubereitung! Was alles an Noxen der Bleichung, der künstlichen Färbung und der sonstigen Verarbeitung der Nahrungs- und Genußmittel! Heute sind 842 chemische Verbindungen bekannt, die für Nahrungsmittel verwendet wurden oder werden. 704 sind im Gebrauch. Erst von 428 ist ihre Unschädlichkeit bewiesen. Hierbei sind die Genußmittel, z. B. die Teerprodukte aller Tabakwaren, noch nicht berücksichtigt. Wer unterstützte sie nicht, die Forderung an Industrie und Gesetzgeber, daß nichts dem Menschen einverleibt wird, was nicht in langdauerndem Versuch ausdrücklich auf krebserregende Wirkung untersucht ist, eine Prüfungspflicht, für die es heute überhaupt noch keine Vorschriften, geschweige denn eine Praxis gibt. Hier liegt die große Verantwortung der Wissenschaft.

Was alles an Fremdstoffen in der Nahrung in Betracht zu ziehen, was aber auch heute noch alles erlaubt ist, davon war im 8. Kapitel (S. 388ff.) ausführlich die Rede. Darüber hinaus hat wohl niemand die Verantwortlichkeit der Wissenschaft klarer herausgestellt als EICHHOLTZ (1955, 1956, 1958, 1959). Vor allem interessieren hier die *Fremdstoffe in Lebensmitteln*. Diese so überaus wichtige Frage braucht heute nicht mehr in aller Ausführlichkeit aufgerollt zu werden, nachdem — als wichtigster Schritt einer gesetzgeberischen Krebsverhütung — ein neues Lebensmittelgesetz (s. nächstes Kapitel) völlig neue Verhältnisse geschaffen hat. EICHHOLTZ widmete jedoch gerade den Zusammenhängen zwischen Lebensmittelzusätzen und Krebs besondere Ausführungen. Er geht, gestützt auf HUEPER, davon aus, daß eben nicht nur gewollt und planmäßig, sondern besonders von Schädlingsbekämpfungsmitteln her auch *unabsichtlich* Fremdsubstanzen in die Lebensmittel geraten können:

Pesticide: Bactericide, Insecticide, Ascaricide, Rodenticide, Molluskicide, Fungicide, Hercicide, Nematocide, *Defoliantien*. *Stoffe zur Tiermast* (besonders Hormone), *Antibiotica*. Einfettungs-, Desinfektions- und Reinigungsmittel für Apparaturen (Silicone, Mineralöle), *Waschmittel*, *Packmaterialien*, *Röstprodukte* durch Überhitzen von Lebensmitteln, *Überzugsmittel* für Früchte, Eier usw.

EICHHOLTZ weist in diesem Zusammenhang weiter auf die gerade für Carcinogene wichtige Lehre DRUCKREYs von den Summationsgiften hin (vgl. S. 505), wonach auch kleinste Dosen als einerseits irreversibel in ihrer Wirkung, andererseits als summationsfähig angesehen werden müssen.

Eine ausführliche *Übersicht* über alle beabsichtigten und zufälligen *Lebensmittelzusätze* findet sich in einer Druckschrift der *"Food Protection Committee"* ("The use of Chemicals in Foodproduction, Processing, Storage and Distribution"), veröffentlicht als Publication 887 der National Academy of Sciences — National Research Council (Washington 1961).

Wie hoch die *Bedeutung von Rückständen von Schädlingsbekämpfungsmitteln* und anderer *Fremdchemikalien* eingeschätzt wird, zeigt die soeben erfolgte Neugründung der 3 sprachigen Zeitschrift *"Residue Reviews"* („Rückstände von Pesticiden und anderen Fremdstoffen in Nahrungs- und Futtermitteln") (1. Bd. 1962).

Von den *Genußmitteln* steht der *Alkohol* im Geruch einer krebsfördernden Wirkung. Sicher ist der Alkohol als solcher in den „alkoholischen" Getränken nicht carcinogen. Es ist andererseits aber wahrscheinlich, daß er die Krebsentstehung unter gewissen Bedingungen indirekt zu begünstigen vermag. So sei in diesem Zusammenhang an KENNAWAYs Erhebung über den Krebs der Zunge und der Speiseröhre bei Angehörigen der Gaststättenberufe erinnert.

GSELL und LÖFFLER (Basel 1962) stellten bei 120 Patienten mit *Oesophaguscarcinom* (114 Männern und 6 Frauen) Erhebungen über die Bedeutung von *Alkohol- und Tabakabusus* an. Der *Alkoholkonsum* lag über dem der Durchschnittsbevölkerung. 65% der Männer und 45% der Frauen wiesen starken chronischen Alkoholabusus auf. 25% aller Fälle hatten *gleichzeitig* eine *Lebercirrhose*. Auch der Tabakkonsum lag beträchtlich höher als sonst im Durchschnitt. Namentlich der (so häufigen) *Kombination beider* kommt eine ursächliche Bedeutung zu. Nebenbei: im ganzen nimmt der Speiseröhrenkrebs in der Schweiz bei Männern langsam ab!

Es liegt nahe, den Alkohol mit in den Kreis begünstigender Faktoren einzubeziehen, einmal im Sinne eines Lösungsmittels für Carcinogene, die auf den Schleimhäuten niedergeschlagen sind, sodann als Wegbereiter chronischer Schleimhautkatarrhe (Oesophagitis, Gastritis), vielleicht auch thermisch, hat ja Hitze z. B. fast stets syncarcinogenetische Wirkung. Schließlich mögen in den vielen „Essenzen", Farb- und Geschmackstoffen auch alkoholgelöste Substanzen sein, die im jahrzehntelangen Spiel der Noxen eine Rolle spielen. Wie betrügerisch es in alcoholicis zugehen kann, haben in jüngster Zeit *Weinfälschungen* großen Ausmaßes in Italien und in Nordrhein-Westfalen („mehrere Millionen Liter Kunstwein") gezeigt. Daß dabei auch mit chemisch differenten Fremdstoffen gearbeitet wird, zeigen die Zusätze u. a. von gelbem Blutlaugensalz (Ferrocyankalium!).

Wenn, wie später noch darzutun sein wird, die Magenkrebshäufigkeit abnimmt (vgl. FREUDENBERG 1955, KOLLER 1962), so ist das ein höchst erfreuliches Zeichen dafür, daß die Heilziffer bei Magenkrebs steigt und daß sich das Bewußtsein um nahrungsfremde Schädigungen durchzusetzen beginnt.

Wenn z. B. ein Experimentator die Annahme eines Zusammenhangs zwischen peroral zugeführten Noxen und Magenkrebs als „oft einem gedanklichen Kurzschluß entspringend" bezeichnet, so hat er leider versäumt, anzugeben, auf welche andere Weise denn der Magen zum höchsten Krebsbefall aller Organe kommt. Etwa gar ererbt? Das widerlegen die Zwillingsuntersuchungen und die Erhebungen an Nachkommenschaften mit Krebs beider Eltern. Oder gar virusbedingt? Das widerlegen die fast 30% dauergeheilten Operierten. Soll das nebulöse Virus nur den Magen befallen und den gesamten übrigen Organismus verschonen? Oder wie soll, da 50 Jahre Krebsforschung keinerlei endogene Magenkrebsfaktoren haben erkennen lassen, der Magenkrebs auf einem anderen Wege als durch perorale Noxen induziert sein? Und warum nimmt der Magenkrebs zu, je weiter man in nordische Länder kommt? Wer anderen „gedanklichen Kurzschluß" vorwirft, muß eine bessere Deutung besitzen als die, die den Zusammenhang zwischen Hunderten von natur-, körper- und nahrungsmittelfremden chemischen Beimischungen bejahen.

Daß nicht nur Zufuhr schädigender Stoffe, sondern auch *Mangel an Nährstoffen* bei einseitiger, besonders Eiweißmangel-Ernährung Krebs begünstigen kann, ist sicher. Jedenfalls hat der in Afrika bei Negern so häufige primäre Leberkrebs bislang keine andere Erklärung gefunden. Mit der Nahrung zugeführte Carcinogene sind beim Leberkrebs bislang noch nicht nachgewiesen.

Anhangsweise seien die *Kosmetica* erwähnt. Eine perorale Einbringung von Farbstoffen kommt wohl nur für Lippenstifte in Betracht. Im übrigen liegt die Hauptbedeutung der Kosmetica auf dermatologischem Gebiet. Alle mit „Pigmenten und Farbstoffen für Cosmetica" zusammenhängenden Fragen sind von einer besonderen „Arbeitsgruppe der Farbstoffkommision der Deutschen Forschungsgemeinschaft" bearbeitet und in einer „Mitteilung 3" (2. Aufl., Wiesbaden 1959) veröffentlicht worden. Die Arbeitsgruppe hat eine „vorläufige positive *Liste von Farbmitteln*" aufgestellt, soweit sie „als duldbar erscheinen". Vom Standpunkt der Cancerologie erscheint es wichtig, daß von den in der Liste enthaltenen Färbemitteln auch die Verlackungen mit Aluminium, Barium, Calcium, Strontium, Mangan usw. zugelassen wurden, während in der Liste der komplexbildenden Metalle Nickel-, Cobalt- und Chromkomplexe ausgeschlossen sind. Als Färbemittel wurden nur solche aufgenommen, deren Konstitution bekannt ist. Solche, die allein ihrer Kombination nach krebsverdächtig erscheinen, wurden gestrichen. Alle Lebensmittelfarbstoffe sind auch für Kosmetica, Mundwässer und Zahnpasten zugelassen.

Eine Reihe chemischer Substanzen gelangt in den menschlichen Organismus auf dem Wege über die *Konservierung von Nahrungsmitteln* (umfassende Übersicht bei SOUCI u. MERGENTHALER 1958). Ahnungslos vertraute der Konsument z. B. der großartigen Natur-Verpackung aller Citrusfrüchte in Form ihrer undurchlässigen Schale, bis er erfuhr, daß auch sie für die oft weite Reise vom Pflanzer bis zum

Verbraucher „gespritzt" werden, so z. B. mit *Thioharnstoff* und *Thiocetamid*. Beide induzieren jedoch im Tierversuch *Lebertumoren!*

Das ist es eben, was die Human-Cancerologie als Quintessenz der schmerzlichen Erfahrungen der Vergangenheit fordern muß: die — *ex ante* — *Prüfung neuer Chemikalien auf Carcinogenität*, bevor sie überhaupt in Kontakt mit dem Menschen kommen, und nicht erst das ex-post-Verbot, wenn die carcinogene Wirkung bewiesen ist. Ist es nicht eine Paradoxie, daß man 50000 neue chemische Stoffe daraufhin untersucht, ob sie nicht doch eine chemo-*therapeutische* Wirkung haben könnten, statt von Staats wegen der chemischen Industrie aufzuerlegen, alle neuen chemischen Stoffe erst auf ihre potentiell chemo-*carcinogene* Wirkung zu testen, falls sie in Kontakt mit dem Menschen zu kommen vermögen? Das erstere ist eine Testung mit einer therapeutischen Wahrscheinlichkeit von vielleicht 1 : 50000, also von noch nicht $1^0/_{00}$ Verbesserung der Heilergebnisse — nach den bisherigen Erfahrungen wenigstens! —, das letztere wäre Krebsprophylaxe im größten Stil. Die Aussicht, daß von je 100 Millionen jetzt lebender Menschen 20 Millionen den Krebstod sterben werden, sollte eine solche Forderung nicht als utopisch, sondern human-cancerologisch als selbstverständlich erscheinen lassen.

Auch aus der chemischen *Konservierung von Nahrungsstoffen* (Näheres HIRSCH 1952) resultieren viele Fremdstoffe, die peroral zugeführt, den Magen und Magen-Darmkanal passieren und z. T. direkt oder indirekt auch von den Anhangsdrüsen des Verdauungskanals (Leber, Pankreas usw.) verarbeitet werden müssen.

An *Chemikalien* aus früherer Zeit seien genannt: die Ameisen-, die Benzoë-, die p-Chlorbenzoë-, die p-Oxybenzoë-, die Zimtsäure, Formaldehyd (Formalin!), Hydrochinin, Borsäure, Fluorwasserstoff, Wasserstoffperoxyd, schweflige Säure usw. Alle diese Stoffe waren hauptsächlich auf ihre *„keimtötende Kraft"* abgestellt. Wohl mußten diese Stoffe gewissen Anforderungen entsprechen, es ändert dies aber nichts daran, daß sie als *Fremdstoffe* dem Organismus peroral zugeführt wurden und werden.

Zu diesen einzeln verwendeten *„Desinfektionsmitteln"* kam und kommen „Kombinate", das sind zusammengesetzte Konservierungsmittel, die sich in ihrer Einzelwirkung steigern, seltener vermindern sollen. Der Gedanke der „Sterilisierung" beherrschte das Denken, niemand kam der Gedanke, daß die „Konservierungsmittel" als Fremdstoffe auch carcinogen wirken könnten. Die Prüfung chemischer Konservierungsmittel erstreckte sich so gut wie nie auf ihre chronische (Lebenszeit!), geschweige denn auf ihre auf die Dauer carcinogene Wirkung.

Ebenso schwerwiegend wie die eigentlichen Chemikalien zum Zweck der Sterilisierung wirken die alten *Konservierungsverfahren*, das *Einsalzen, Pökeln* und *Räuchern*. Man braucht in diesem Zusammenhang mit dem Pökeln nur an die Nitrit-Skandale, Nitritprozesse zu denken, um sich klar zu werden, mit welcher Leichtfertigkeit von den Metzgern „nur der Erhaltung der schönen roten Farbe wegen" den Verbrauchern Chemikalien zugeführt wurden, die schon akut zu schwer toxischen, ja sogar tödlichen Erscheinungen führten. Was nutzt ein „Nitrit-Gesetz", wenn es „gesetzlich" Zusätze erlaubt, die zum Mißbrauch geradezu verlocken und schon in kleinen Dosen große Vergiftungen anrichten können?

Kurzum, es war eben typisch für die Einstellung bis heute: um der „Schönung" wegen wurden Chemikalien — Natriumnitrit ($NaNO_2$) —, nicht harmlose, sondern schon ab $^1/_2$ g schwer toxische Stoffe der Nahrung zugegeben; der Gesetzgeber setzt die „erlaubte" Einzelgabe fest. Als ob „erlaubte" Dosen nötig wären und auch auf die Dauer nichts schadeten!

Ein uraltes Konservierungsmittel ist das *Räuchern*. Es steht im unmittelbaren Verdacht, die Krebsentstehung zu begünstigen; kein Wunder, besteht ja das ursprüngliche und gerade wegen der Besonderheiten des Geschmacks auch heute noch viel geübte Verfahren darin, daß Schinken, Fleischstücke, Würste, Fische usw. direkt in den „Rauchfang" gehängt und so z. T. über Wochen dem Rauch von Holz oder Sägespänen ausgesetzt werden. Cancerologisch bedeutet das nicht nur eine Imprägnierung der Oberfläche mit Ruß, sondern auch zugleich ein Eindringen der Hitzeprodukte von Rauch und Ruß in die Speckschichten unter der Oberfläche. Nun lösen sich gerade die carcinogenen Kohlenwasserstoffe kaum in etwas günstiger als in Speck und Fett. Es kann wohl kein Zweifel bestehen, daß mit dem reichlichen Genuß von Räucherwaren Rauch-, Ruß- und Teerprodukte in den Magen-Darmkanal gelangen. Wahrscheinlich findet die vielfach diskutierte tumorbegünstigende Wirkung einer fettreichen Nahrung so zumindest eine teilweise Erklärung (Lit. PARK 1962). Jedenfalls sind 3.4-Benzpyren und andere polycyklische Kohlenwasserstoffe wiederholt, neuerdings wieder von PROKOFIEVA (1962) in geräuchertem Fisch und Fleisch nachgewiesen worden.

Die Frage ist nur: Schlagen sie sich dort irgendwo nieder oder passieren sie einfach den Verdauungstrakt? Dafür, daß geräucherte Nahrungsmittel die Krebsentwicklung im „Nahrungskanal" fördern, spricht vor allem die überall bestätigte Tatsache, daß der *Magenkrebs gerade in ländlichen Gegenden häufiger ist als* in Städten. Wer die Ernährungsverhältnisse auf dem Dorf kennt, wundert sich nicht; der Bauer ißt eben über viele Wochen im Winter nicht frisches, sondern geräuchertes oder gepökeltes Fleisch. Wohl wird die Rußschicht durch „Waschen" entfernt, aber doch nur unvollkommen, und insbesondere werden die mitgeräucherten nächsten Schichten nicht etwa geopfert, im Gegenteil, gerade sie vermitteln ja den so beliebten Rauchgeruch und Rauchgeschmack.

Damit nicht genug; die zu räuchernden Stücke werden zur Beschleunigung des Räucherverfahrens oftmals dadurch besonders chemisch traktiert, daß das Fleisch usw. mit Chemikalien, wie rohem Holzessig oder gar Rußabkochungen bestrichen wird. Allerdings hat PROKOFIEVA (1962) in anderen zum Räuchern verwendeten Flüssigkeiten cancerogen wirkende Stoffe nicht nachweisen können.

Für einen Zusammenhang zwischen Magenkrebs und Räuchern spricht besonders noch der Umstand, daß der Magenkrebs in den nördlichen Ländern wesentlich häufiger ist als in Mittel- oder gar Südeuropa und schließlich die Erfahrung mit *Island*. Dieses Land hat nicht nur die höchste Magenkrebsquote, sondern weist auch noch einen auffälligen Unterschied zwischen Küsten- und Inlandsbevölkerung auf. Verständlicherweise spielt in Island bei der Ernährung der Fisch eine überragende Rolle. Während die Küstengebiete mit ihrem sehr viel höheren Genuß frischen Fischs weniger Krebsfälle aufweisen, ist die Landbevölkerung wegen der Abgelegenheit ihrer Gehöfte auf den Bezug geräucherter Fische angewiesen und durch den höchsten, überhaupt bekannten Magenkrebsbefall (z. T. über 50% der Krebstodesfälle) ausgezeichnet.

Man fragt natürlich nach dem *Tierexperiment*. Das „Räucherproblem" ist am Versuchstier schwer zu entscheiden. Herbivoren scheiden aus, fleischfressende Tiere, besonders Hunde, haben eine relativ viel zu lange Lebensdauer, als daß solche Versuche, die auf die Lebenszeit der Tiere abgestellt werden müßten, Aussicht auf Durchführung hätten, von der Kostspieligkeit solcher Experimente ganz abgesehen.

Auf der 5. amerikanischen Magendarmcarcinomtagung (Bericht von BARETT 1953) wurde über umfangreiche *Fütterungsversuche mit überhitztem Fett* berichtet. Nach über 400 Tagen traten an Mäusen Papillome und Hepatome, aber auch Adenome und Carcinome der Magenschleimhaut auf. Syncarcinogenetisch hätte dabei das aus dem Kochgefäß herausgelöste Eisen eine große Rolle als Katalysator gespielt.

Eine aktuelle Bedeutung kommt der *Konservierung durch Antibiotica*, z. B. von Frauenmilch durch Streptomycin, zu. Dem Gedanken der Keimabtötung durch ausreichende Anreicherung mit antibiotisch wirksamen Präparaten steht das große Bedenken entgegen, daß die Menschen gegen solche, evtl. später einmal zur Lebensrettung notwendigen Antibiotica allergisiert werden.

Rechnet man hierzu noch die vielen *sonstigen Chemikalien* zur Verhinderung einer Oxydation der Fette (*„Antioxygene"*), die *Oberflächendesinfizienten* für Obst und Gemüse, die *künstlichen Zusätze* z. B. für das „Grünen" von Gemüsen, für *Abdichtung von Konserven*, Konservierung durch *chemische Überzüge* usw., so erkennt man, daß die täglichen Möglichkeiten, *chemische Fremdstoffe* mit der Nahrung aufzunehmen, in die vielen Dutzende, wenn nicht Hunderte gehen. Auch muß von dieser Stelle noch einmal darauf hingewiesen werden, daß beim Rauchen *Tabakteerstoffe* nicht nur inhaliert werden, sondern auch — als Niederschlag auf den Schleimhäuten des Mundes, der Zunge, des Gaumens — mit dem Speichel verschluckt, über den Oesophagus in den *Magendarmkanal* gelangen.

7. Krebsprophylaxe in Diagnostik und Therapie

Was liegt für eine tiefe Tragik in dem Wort *„iatrogener Krebs"!* Man denke sich hinein: Der helfende und heilende Arzt — unbewußt, aber de facto — als Bringer maligner Geschwülste! Mag auch früher schon dann und wann einmal eine übertriebene Medikation, z. B. mit Arsenpräparaten, eine Krebsentstehung begünstigt haben, die eigentliche Geschichte iatrogener Krebse beginnt erst mit dem „Röntgenkrebs" nach der anfangs ja nur diagnostischen Applikation der Röntgenstrahlen. Das Wissen um ihre biologische Wirkung erwuchs erst aus der Beobachtung offenkundiger Strahlenschädigungen. Die ersten Opfer waren Röntgenologen und ihre Helfer. Waren sie einerseits Pioniere der jungen Röntgenologie, so wurden sie andererseits die ersten Kämpfer für die Prophylaxe iatrogener Krebse überhaupt (Übersicht b. OLBERT 1962).

a) Vermeidung krebsbegünstigender Medikamente. Im 8. Kapitel (S. 410ff.) ist eine große Liste all der *Arzneimittel und Kosmetika*, die als potentiell *krebsbegünstigend* anzusehen sind, aufgeführt. Ihr Spektrum reicht von therapeutisch verwendeten Teerderivaten über Paraffine und Schieferöle, über implantierte Kunststoffe, über antikonzeptionelle Mittel, überdosierte Hormonpräparate bis zu den Thyreostatika und Carcinokolytica (Näheres S. 412/413). Die letzten beiden sind ja meist zugleich auch potentielle Carcinogene. Im Grunde sind die iatrogenen Praeblastomatosen und Tumoren nur ein Sonderkapitel der *Therapieschäden* überhaupt. Was hier alles zur „therapeutisch bedingten Pathomorphose "von Krankheiten gehört, hat DOERR (1957) aus der Sicht des Pathologen in seinem Buch „Gestaltwandel klassischer Krankheitsbilder" umfassend dargestellt. Während die für die cytologische und histologische Kontrolle so besonders günstige Leukämie unter der cytostatischen Therapie keinen Gestaltswandel erkennen läßt, wird u. a. vor allem auf die Erzeugung von Praecancerosen, z. B. von Gynäkomastie nach Hormonbehandlung, sowie auf Fälle von Mammacarcinom beim Mann nach Oestrogenbehandlung (s. u.), auf die Proliferation von Schilddrüsengewebe und dessen spätere maligne Umwandlung nach Thiourazilbehandlung (Näheres S. 412) hingewiesen.

In diesem Zusammenhang muß auch darauf hingewiesen werden, daß der *Verbrauch an Medikamenten* in der Nachkriegszeit ganz erheblich *zugenommen* hat. Dabei spielen Vitamin-, Hormon- und Abmagerungspräparate, Antibiotica, Beruhigungs- und Schlafmittel, schmerzlindernde, aber auch „Aufputsch"-Medikamente die Hauptrolle. Gerade bei häufigem Gebrauch sind viele dieser Mittel *chemisch* durchaus *nicht indifferent*.

Schwierig ist die Frage der *Vermeidung von Sarkomen nach Implantation von Kunststoffen aus chirurgischer Indikation* (Beispiele Tab. 61, S. 280). Wie im 8. Kap., S. 379 ff. dargetan wurde, ist nach den Ergebnissen vieler Tierexperimente die blastogene Potenz der in der Chirurgie gebräuchlichen Kunststoffe, gleichviel welcher Art, unbestritten (vgl. Tab. 62, S. 382). Dabei ist es chirurgisch und prognostisch irrelevant, ob es sich bei den Kunststoffsarkomen um eine chemische Carcinogenität oder, „physikalisch" bedingt, um „Fremdkörpersarkome" handelt. Wohl mögen auch die Porösität, der Schwammcharakter, das Wasserbindungsvermögen, die Abreibfestigkeit und sonstige materialtechnische Voraussetzungen (Näheres darüber b. CONTZEN 1962) eine wichtige Rolle spielen, der entscheidende Gesichtspunkt ist die *Latenzzeit*. Nach den bisher vorliegenden, bereits sehr umfangreichen Tierversuchen muß sie für den Menschen auf voraussichtlich 20 bis 25 Jahre i. D. veranschlagt werden. Damit entfallen stärkere Bedenken bei alten Leuten, bei denen, wie z. B. bei der Implantation von Kunststoffarterien bei schweren arteriellen Durchblutungsstörungen, die Lebenserwartung niedriger ist, als die Sarkom-Erwartung. Auch wird man bei jüngeren Personen Bedenken zurückstellen können, wenn es sich, wie z. B. bei schwierigsten Fällen von Aortenisthmusstenosen, um eine vitale Indikation bei sonst in Kürze infauster Prognose handelt.

In allen übrigen Situationen ist jedoch große Zurückhaltung und *strenge Indikationsstellung* am Platze, sollen nicht allenfallsige spätere Sarkome die Kranken in unmittelbare Lebensgefahr und den betr. Arzt und die Medizin überhaupt in den Anklagezustand bringen. Immer wieder wird der Einwand gemacht, man kannte ja vor 30 Jahren versenkte Fremdkörper, die keine Sarkome induziert hätten. Der Einwand ist töricht. Die Blastogenese folgt ja nicht den einfachen Kausalgesetzen von gegebener· Ursache und notwendiger Folge, vielmehr folgt die Malignisierung statistischen, d. h. immer nur mit einer gewissen Wahrscheinlichkeit eintretenden Gesetzen.

Wenn auch Form und Größe der Implantate eine wichtige Rolle spielen (Näheres Kap. 8, S. 383), so nimmt andererseits die Gefahr auch dadurch zu, daß mit einer Vielzahl von Kunststoff-Fremdkörpern beim gleichen Kranken, wie z. B. bei Kunststoff-Nahtmaterial (vgl. z. B. Ärztl. Praxis **22**, 1280 1962) ein u. E. auf lange Sicht höheres Sarkomrisiko eingegangen wird. So bleibt auch heute noch die Situation so, wie sie der Verfasser auf dem Chirurgen-Kongreß 1957 dargestellt hat: „Wir sind wieder einmal stolz auf einen neuen Fortschritt und leben zugleich in Furcht vor ihm." Von verantwortbaren Ausnahmeindikationen abgesehen, gilt u. E. nach wie vor der Satz: „*Das einzige Mittel, Kunststoffsarkome sicher zu vermeiden, ist die Vermeidung der Kunststoffe selbst*" (K. H. BAUER 1957).

Nur mit Sorge sieht der cancerologisch geschulte Kliniker, wie hochmolekulare *Kunststoffe* von Chirurgen implantiert werden, um, wie ein Autor schreibt, bei der *Knochenbruchbehandlung* „die Bruchfragmente (welche Tautologie!) sozusagen wieder aneinanderzuleimen". Der Autor schreibt zwar weiter, bei einem solchen „Knochenleim als Wegbereiter für den Callus" dürften „toxische oder cancerogene Eigenschaften nicht vorhanden sein", es ist aber nicht erkennbar, ob überhaupt entsprechende Experimente angestellt worden sind. Überdies wurden „die anfangs guten Ergebnisse" später „wieder zunichte gemacht". Welch ein Irrweg der Chirurgie! Seit Hunderttausenden von Jahren marschiert der Mensch über diese Erde und vertraut die Knochenbruch-Konsolidation dem von der Natur gelieferten „Knochenleim", dem natürlichen Callus an, und nun soll es ein Fortschritt sein, die Bruchstücke mit einem hochpolymeren Kunststoff „aneinanderzuleimen", der seinerseits die Callusbildung stört und noch dazu potentiell blastogen ist.

Auch bei anderen therapeutischen *Fremdkörper-Implantationen* ist prophylaktisch-kritische Einstellung angezeigt. Es ist richtig, daß das Massenexperiment der Schenkelhals- und der Küntscher-Nagelung nachdrücklich gegen eine Sarkomgefahr spricht. Trotzdem hat der Verfasser immer den Standpunkt vertreten: Fremdkörper bleibt Fremdkörper, und ein sehr großer Fremdkörper (Marknagel!) heilt wohl mechanisch, aber nicht biologisch ein: es bleibt ein ihn umscheidendes Granulationsgewebe (daher die leichte Extrahierbarkeit!). Man sollte also die *Marknägel wieder entfernen*, sobald sie ihre Aufgabe erfüllt haben, besonders bei Jugendlichen und Kindern. Wie berechtigt dieser theoretisch-chirurgische Standpunkt ist, zeigt eine erstmals kurz auf dem Unfallkongreß 1962 vorgetragene Beobachtung des Verfassers an einem Schäferhund, der genau 7 Jahre *nach* einer *Marknagelung* wegen einer bei einem Verkehrsunfall erlittenen Humerusfraktur ein von DOERR histologisch bestätigtes *Osteosarkom* am distalen Marknagelende[1] bekam, dort wo sich einige Metallstückchen abgesplittert hatten (K. H. BAUER 1963). In diesem Zusammenhang ist vielleicht auch beachtenswert, daß HUEPER (1952, 1955) bei seinen vielen Experimenten über den „Metallkrebs" durch subcutan implantiertes Nickelpulver Fibrosarkome und bei intraossaler Implantation Osteosarkome des Femurs bekam.

Praktisch besonders wichtig ist die *Krebsprophylaxe bei der Hormontherapie*, vor allem bei der Medikation von Sexualhormonen. Was wird nicht alles „mit Geschlechtshormonen therapiert", bei beiden Geschlechtern mit gleichgeschlechtlichen und bei beiden Geschlechtern mit „gegengeschlechtlichen". So gilt bei der Frau männliches Keimdrüsenhormon bei folgenden Anlässen für erlaubt, wenn nicht für „indiziert" (vgl. VENZMER 1953): Myome, Praeklimakterium, uterine Blutungen im Klimakterium, Mastkuren, Frigidität, und Mastodynie. Auf die Behandlung des Ulcus ventriculi mit Follikelhormon (auch bei Frauen) kommen wir gleich zurück. Auch beim Manne werden (abgesehen vom Prostata-Ca) Follikelhormone, sehr viel mehr aber noch (im männlichen „Klimakterium", bei präsenilen Depressionen) Testoviron- und ähnliche Hormonpräparate gegeben.

Ihre Gefahren sind nicht gering, erhöht ja deren proliferationssteigernde Wirkung auf hormonabhängige Organe, wie Uterus, Mamma und Prostata, besonders *bei Überdosierung*, fraglos die *Ca-Gefahr*, auch wenn die Hormone selbst nicht carcinogen sind.

Einige *Beispiele* zur Warnung: 1948 berichtete LIEBEGOTT über einen Kranken mit *Prostata-Ca*, der nach *Follikelhormon- bzw. Stilboestrolbehandlung* eine doppelseitige *Gynäkomastie* (vgl. Abb. 124, S. 412) und auf deren Basis ein *doppelseitiges Mamma-Carcinom* bekam.

HOWARD u. Mitarb. (1949) berichten über einen gleichen Fall eines Patienten mit *Prostata-Ca* mit Knochenmetastasen. Er erhielt in 4½ Jahren 40280 mg (!!) *Diaethylstilboestrol*. Er bekam zu seinem metastasierenden Prostata-Ca noch ein oestrogen induziertes *doppelseitiges* scirrhöses *Mamma-Ca*. Ein einschlägiger 3. Fall wurde bereits S. 412 erwähnt.

Um beim Prostata-Ca der präcancerösen Gynäkomastie und damit auch dem Mamma-Ca vorzukommen, empfahl AMELAR (1962) die prophylaktische "*subareolar mastectomy*".

Viel verwendet wurden (und werden?) *Follikelhormone* zur Behandlung des *Ulcus ventriculi* und duodeni. VÁNDORY (1962) berichtet allein über 150 mit Oestron, Oestradiol und Stilben behandelte Frauen (133 davon in der Menopause). In 52 Fällen war die Hormonbehandlung wirkungslos, auch in den anderen Fällen

---
[1] Wird ausführlich veröffentlicht.

bestand keine direkte Wirkung auf die Ulcuskrankheit. Es werden günstige Rückwirkungen auf die vegetative Dystonie und Neurose gerühmt.

LIEBESKIND (1955) beschreibt einen Fall von *Ulcus duodeni*, der einmal 4 Monate lang, dann noch einmal 6 Wochen lang *Cyren B* bzw. *Progynon* verordnet bekommen hatte. Er bekam ½ Jahr nach Beginn der Behandlung eine beiderseitige hochgradige *Gynäkomastie*, die 5 Jahre später auf der einen Seite zu einer *Fibrosis mammae virilis*, auf der anderen zu einem *Mamma-Ca mit Lymphdrüsenmetastasen* führte.

BAIER (1953) sah nach *Follikelhormon-Behandlung* eines Kranken mit *Ulcus ventriculi* 4 Jahre später ein *Mamma-Carcinom* mit Drüsenmetastasen. Der Verfasser zitierte 1953 zwei eindrucksvolle Fälle: 1. Eine Mutter mit *Handekzem* verwendete 300 g einer 1%igen *Stilboestrolsalbe*. Ihr *Säugling* bekam eine *Gynäkomastie* und alle Erscheinungen einer *Pubertas praecox*. Nach Absetzen des Mittels gingen die Erscheinungen zurück. Ein 2. Säugling zeigte den gleichen Effekt schon nach 14 Tagen. 2. Eine andere Frau bekam nur *zur Hebung ihrer Gesundheit* über 2 Jahre hindurch täglich 1 Tabl. *Stilboestrol* verordnet. Nach 3 Jahren bekam sie ein *Mammacarcinom*. Sie verklagte den Arzt mit der Begründung, er habe durch Überdosierung eines Oestrogens den Brustkrebs induziert. Die Berufungsinstanz bejahte die Fahrlässigkeit und verurteilte den Arzt.

Umgekehrt kann es auch einmal vorkommen, daß eine *Therapie zu Unrecht verdächtigt* wird, *carcinogen* zu sein, wie dies z. B. gegenüber der *Lebertherapie bei der Perniciosa* der Fall war. Es ist richtig, daß ein erhöhter Prozentsatz dieser Kranken, seit es eine Lebertherapie gibt, *Magenkrebs* bekommt. Das post hoc ist wie so oft auch hier kein propter hoc. In Wirklichkeit verschafft die Leber- und die B_{12}-Therapie dem Perniciosa-Kranken so viel zusätzliche Lebensjahre, daß er heute das auf der Basis der histaminrefraktären Anacidität-Gastritis sich entwickelnde Magen-Ca erlebt, das früher die Kranken wegen ihres Todes an der Perniciosa nur selten erlebten. Die gemeinsame Wurzel der beiden scheinbar selbständigen Krankheiten ist darin zu suchen, daß die gleiche atrophisch-entdifferenzierte Magenschleimhaut die Perniciosa erzeugt und unterhält und zugleich aber auch (cytologisch erweisbar STREICHER aus der Heidelberger Chirurg. Klinik 1962) den Boden abgibt für die Entdifferenzierung, Zellatypie und immer wieder gestörte Regeneration des Epithels.

Das große *Unbehagen in der Medizin* ob der vielen verführerisch wirksamen neuen *Arzneimittel*, wie es durch den Mißbrauch von vielerlei Hormonpräparaten eingeleitet, durch die Antikoagulantien und andere Mittel, die in die großen Naturkonstanten der Organismen eingreifen, weitergeführt, durch potentiell carcinogene hochmolekulare Kunststoffe zusätzlich verstärkt wurde, wird schließlich z. Z. durch „nebenher" Mißbildungen bei Feten auslösende Mittel auf den Höhepunkt gebracht. Unsere Zeit ist reich an Geschehnissen ohne jeden Vergleich in der bisherigen Geschichte der Menschheit. Hierzu gehört auch die *teratogene Wirkung* des Medikamentes *Thalidomid* („Contergan", Softenon). Man schätzt die Zahl der durch das von schwangeren Frauen (besonders gefährlich sind die ersten Monate der Gravidität) eingenommene „Beruhigungsmittel" induzierten Fälle mit *Amelie* (Fehlen von Armen und Beinen) auf einige 20000. Ins grelle Lampenlicht der Weltöffentlichkeit rückte die furchtbare Tragik solcher iatrogen ausgelöster Mißbildungen durch das Dilemma einer Mutter (SUZANNE VANDEPUT) aus Lüttich, die im Widerstreit der Gefühle den einzigen Ausweg aus dem Dilemma in der Schlafmitteltötung ihres mißbildeten Kindes sah. Wenn ein Mittel, wie *Contergan* biologisch so aggressiv wirkt, daß es in foeto schwere Mißbildungen auslöst, dann ist es als Teratogen zugleich suspekt, für Körperzellen ein Carcinogen zu sein. Die Zahl der in kurzer Frist „zurückgezogenen Pharmaka" zeigt, daß viele ungenügend geprüft, zu früh auf den Markt geworfen wurden. Bei all diesen Mitteln ist die Frage der Carcinogenität völlig offen, denn sie wurde bislang nie geprüft.

Auch sollte bei Arzneimitteln deren nicht seltene Mutagenität nicht außer Acht gelassen werden. So werden *Mutationen* von folgenden therapeutisch verwendeten Stoffen ausgelöst: *Urethan* (ÖHLKERS, M. VOGT 1950) (ursprünglich Schlafmittelnarkotikum), *N-Lost-präparate* (zugleich besonders wirksames Carcinokolyticum, AUERBACH 1946, 1947), das in der Chemotherapie maligner Tumoren viel verwandte *TEM* (Triäthylenmelamin) (FAHMY u. FAHMY 1956), *Äthylenimine* (H. LUERS 1953, 1956), *Chinon I* (2,5-Bisäthyleniminobenzochinon — 1,4) (BELITZ 1957, 1959) und *Myleran* (1,4-Dimethansulfonoxybutan) (RÖHRBORN 1959).

b) Vermeidung von Strahlenschäden. Die tumorinduzierende Wirkung von ultravioletten, von Röntgenstrahlen und von radioaktiven Stoffen wurde im 9. Kapitel „über Krebs durch physikalische Einwirkungen", ferner im 12. Kapitel im Abschnitt über Röntgendiagnostik und „über radioaktive Isotope im Dienste der Tumordiagnostik" ausführlich dargetan (Übersicht b. ZDANSKY 1961). Ihre krebsbegünstigende Auswirkung spielt sich fast ausschließlich in den Kliniken und nur in geringem Maße bei Fachärzten ab. Daß hier viel gesündigt worden ist und auch noch gesündigt wird, steht außer Zweifel. Zwar verschwinden die beiden verhängnisvollen radioaktiven Präparate, das *Thorotrast* (näheres S. 457 ff.) und das *Peteosthor* (s. S. 465 ff.) (neuester Bericht über Knochentumoren nach Peteosthor von SPIESS u. Mitarb. 1962) aus dem Arzneischatz der Ärzte, leider wirken sich jedoch beide Mittel dank ihrer langen Latenzzeit an den in den 30er und 40er Jahren injizierten Kranken auch heute noch aus. Immerhin geht die tragische Opferreihe aus diesen beiden Mitteln einmal zu Ende.

Die allgemeine *Gefahr iatrogen strahleninduzierter maligner Tumoren* ist jedoch seit der vielgestaltigen Verwendung radioaktiver Isotope in Diagnostik und Therapie summa summarum sehr viel größer geworden. Der Verfasser hat 1943 vor dem Thorotrast gewarnt und anfangs viel Ablehnung, ja sogar Spott geerntet. Er kann auch jetzt *vor der indikationslosen* oder nicht ausreichend indizierten *Isotopenanwendung am Menschen* nur erneut und immer wieder *warnen*, wie er dies schon oft und eindringlich getan hat (K. H. BAUER 1951).

Eine große Warnung stellen die *Schilddrüsencarcinome bei Kindern* dar. Sie haben bereits im 6. Kapitel über angeborene Geschwülste (S. 283) ihre erste Würdigung gefunden. Nachgetragen sei, daß einer neuen Arbeit von WINSHIP und ROSVOLL (1962) zufolge 80% der Schilddrüsencarcinome bei Kranken unter 15 Jahren aus den USA und davon wiederum 80% der Fälle eine Röntgenbestrahlung des Kopfes oder Halses in ihrer Vorgeschichte aufweisen. Die Mayo-Clinic allein verfügte bereits 1955 über ein Krankengut von 41 Schilddrüsencarcinomen bei Kindern unter 15 Jahren (HAYLES u. Mitarb. 1955).

Trotz der Warnung durch die röntgeninduzierten Schilddrüsencarcinome bei Kindern wird *Radiojod* sehr, sehr viel für die Schilddrüsendiagnostik – auch bei Kindern!! (vgl. S. 622) – und viel für die Behandlung von Hyperthyreosen, von Basedowscher Krankheit usw. verwendet. LEVY u. Mitarb. (1960) berichten allein über 250 einschlägige Fälle. Sie lassen als Kontraindikation nur die Schwangerschaft gelten. Ja, es wird sogar die Kombination mit Thyreostatica empfohlen (therapeutische Syncarcinogenese! d. Verf.). Man darf nicht vergessen, daß nach der Mutationstheorie der Geschwulstentstehung (11. Kap. S. 550) eine Tumorinduktion bis herunter zu kleinen und kleinsten Strahlendosen möglich ist. Wie seinerzeit beim Thorotrast, wird nur das augenblicklich Gute gesehen, an das „ac respice finem" wird kaum gedacht. Es gehört keine Prophetengabe dazu, um vorauszusagen, daß später die Quittung auf die Rechnung gelegentliche maligne

Strumen sein werden, die ihrerseits bei Kröpfen durch eine rechtzeitige und praktisch ungefährliche Strumaresektion hätten verhütet werden können.

Wie J^{131} aber *auch in der Chirurgie* in Diagnostik und Therapie benigner Schilddrüsenerkrankungen verwendet wird, zeigen das Einleitungsreferat von ZUKSCHWERDT und HORST auf dem Chirurgenkongreß 1962 und die sich anschließenden Vorträge von FUCHSIG und HÖFER, Wien, HUBER und RICCABONA, Innsbruck, sowie von WINKLER, Bonn. Allen diesen Vorträgen ist das Eine gemeinsam, daß die betr. Autoren keine Bedenken gegen die „Isotopenuntersuchung" haben, ja sie, auf Grund von Hunderten von Fällen, gegenüber der Grundumsatzbestimmung für überlegen und gelegentlich als „unentbehrliche Hilfe" ansehen (FUCHSIG und HÖFER). Durch das „Thyreogramm" sei die „gezielte" Operation, nämlich die einseitige Resektion, vor allem aber die Enukleation wieder zu ihrem Recht gekommen. HUBER und RICCABONA, die in 15 Monaten mit J^{131} 918 Szintigramme angefertigt haben, sind auch den „Fehlbeurteilungen und Widersprüchen" nachgegangen. Die Autoren verwahren sich jedoch ausdrücklich dagegen, daß ja nicht der Eindruck entstehe, „als würde man den Wert der Methode... gering achten". ZUKSCHWERDT und HORST rühmen der Radiojoddiagnostik nach, daß sie unter 226 solitären „kalten", d. h. wenig speichernden Knoten 32 Carcinome, 2 Sarkome und 125 „potentiell maligne Adenome" gefunden haben. Es sei dadurch eine Frühoperation der malignen Struma möglich geworden. Uns scheint sich trotzdem die Frage zu stellen, ob die *nach* dem Isotopentest operierten Fälle nicht auch *ohne* ihn operiert worden wären. FUCHSIG und HÖFER führen jedenfalls 185 Fälle an, „bei denen die Indikation durch den Isotopentest unbeeinflußt geblieben ist". Von der Gefahr einer späteren Strahleninduktion einer malignen Struma ist mit keiner Silbe die Rede. Sicher ist diese Gefahr auch nicht groß, aber ebenso sicher ist sie auch nicht gleich Null, zumal es sich ja gerade im chirurgischen Krankengut meist um „Knotenkröpfe" handelt, die ja selber schon eine fakultative Praecancerose darstellen. Eine einmal applizierte Strahlendosis ist eben irreversibel und wiederholte Dosen summieren sich! Es geht uns nur um die Indikationsstellung, steht ja, wie HUBER selber sagt, „die grundsätzliche Operationsindikation außer Zweifel". Ist schon eine Funktionsprüfung erforderlich, von der Grundumsatzbestimmung ist es sicher: sie ist in jeder Hinsicht ungefährlich. Bis auf die S. 622 angeführten 2 Ausnahmen (Tumormetastasen unbekannter Herkunft und Suche nach latenten Metastasen bei operierter maligner Struma) halten wir es besonders bei Kindern und Jugendlichen, mit dem bereits S. 283 zitierten Pädiater NÖLLER (1959), der der Sorge Ausdruck gibt, „daß die Beobachtung von Schilddrüsencarcinomen nach Radiojodtesten uns noch bevorsteht".

Dabei sehen wir noch ganz ab von der *Möglichkeit* in den Keimdrüsen Jugendlicher *strahleninduzierter Mutationen*. In dieser Hinsicht sei auf das Buch des Genetikers BARTHELMESS (1959) verwiesen, welches unter dem Titel „Gefährliche Dosis?" in den Abschnitten „Die Absorption der Strahlen in der lebenden Zelle" und über die Strahlen als „Quelle des Mutationszuflusses" eine eindrucksvolle Überschau über alle Gefahren für die „Erbgesundheit im technischen Zeitalter" gibt. Daraus und aus der Sicht der Krebsprophylaxe ergibt sich natürlich die Frage nach irgendwelchen „Strahlenschutzstoffen".

c) Strahlenschutz und Strahlenschutzstoffe. Es sei gleich vorweggenommen, daß die Möglichkeiten, die Schädigungen der Strahlen, wenn sie erst einmal eingetreten sind, nachträglich wiedergutzumachen, gering sind. Aber schon eine Minderung der Carcinogenität von Strahlen wäre krebsprophylaktisch von großem Wert, würde ja schon eine Hinausschiebung der Latenzzeit über die Lebenserwartung hinaus positive Krebsverhütung bedeuten. Bezüglich der

Theorie des Strahlenschutzes sei auf die zusammenfassenden Arbeiten der Genetiker MARQUARDT (1957), BARTHELMESS (1959) usw. und auf das Buch von MARQUARDT und SCHUBERT (1959) verwiesen.

Die wichtigste Rolle spielt das *Cystin*, besonders, wenn es noch vor der Strahlenschädigung gegeben wird. BARTHELMESS interpretiert die *Wirksamkeit* folgendermaßen: Bei der Bestrahlung einer Lösung einer Aminosäure könne es einerseits zu einer Spaltung (mit dem Spaltprodukt Aminoniak), aber auch — vgl. Strukturformeln der Abb. 215 — zu einer Verknüpfung von Aminosäuren, z. B. zweier (schwefelhaltiger) Cystein-Moleküle, mit Hilfe von Radikalen des zersetzten Wassers zu einem Cystinmolekül kommen. Die Strahlenwirkung auf Aminosäuren mit der SH-Gruppe sei besonders wichtig, schütze ja diese Gruppe — gerade nach Bestrahlung — andere Stoffe der Zellen vor der Zerstörung bzw. vor der Inaktivierung durch Oxydation. Gerade diese Reaktion spiele für den vorbeugenden (aber auch heilenden) Strahlenschutz eine wichtige Rolle.

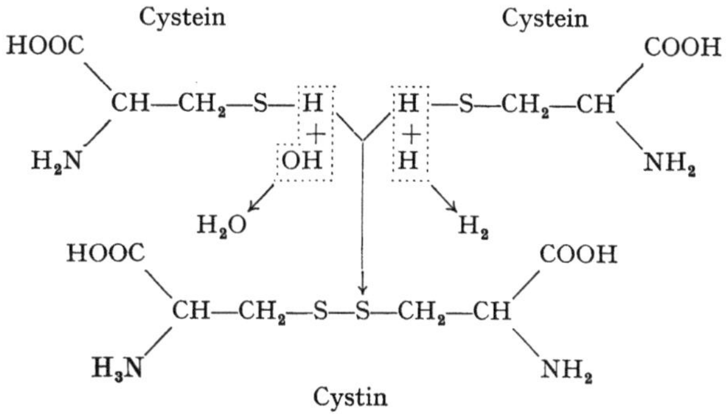

Abb. 215. Strukturformeln von Cystin und Cystein zur Erklärung der Wirkung des Strahlenschutzstoffes Cystin (nach BARTHELMESS 1959)

Eine große Schwierigkeit, gerade bei Schädigung durch radioaktive Stoffe, besteht darin, solche Strahlenschutzstoffe, bezogen auf das Körpergewicht, in genügender Konzentration an die bedrohten oder geschädigten Zellen, Gewebe und Organe heranzubringen. Wird aber die erwünschte Konzentration erreicht, so ergibt sich andererseits wieder das Problem der Toxicität. Daß die eigentliche Strahlenschutzforschung noch ganz in den Anfängen steht, geht aus den Veröffentlichungen der dafür spezialisierten Strahlenbiologen deutlich hervor (vgl. z. B. HUG 1962).

Von sonstigen chemischen Strahlenschutzstoffen sagen MARQUARDT und SCHUBERT (1959), daß sie sehr unterschiedlichen Klassen chemischer Verbindungen angehören, ohne daß sie sich heute auf einen gemeinsamen Nenner bringen ließen. Sie berichten zugleich aber über das eigenartige Phänomen, daß sich die akuten Strahlenschäden durch den physiologischen *Winterschlaf* bestimmter Tiere (z. B. Siebenschläfer, Murmeltiere usw.) und durch die den modernen Chirurgen bestens vertraute *künstliche Hypothermie* zeitlich hinausschieben, aber beim Wiedererwachen nicht weiter aufhalten lassen.

Es leuchtet ein, daß es bei dem heutigen Ausmaß der Anwendung von Röntgenstrahlen und radioaktiven Stoffen in Diagnostik und Therapie nicht mehr in die Entscheidungsfreiheit des einzelnen Arztes und der einzelnen Krankenanstalt gelegt bleiben darf, was für strahlende Energien zur Anwendung gebracht werden und in welcher Dosierung. So ist der Strahlenschutz mit Recht weitgehend in den Bereich der Gesetzgebung gerückt. Es wird darauf im 18. Kapitel „Krebs und

Öffentlichkeit" ausführlich zurückzukommen sein. Daß der jetzige Zustand noch durchaus unbefriedigend ist, haben die Ausführungen am Modellbeispiel der Radiojodbehandlung in der Schilddrüsendiagnostik gezeigt. Bei der Krebsverhütung geht es eben nicht nur um den Strahlenschutz der Ärzte und ihres Hilfspersonals, sondern mindestens ebenso um den Schutz der Kranken und völlig unbeteiligter Dritter.

Zusammenfassung. *Krebsverhütung* ist das *Gegenstück zur Krebsverursachung*. Was auch die Forschung über die Kausalität des Krebsgeschehens Neues lehrt, in praktische Folgerungen wird alles erst in der Krebsprophylaxe umgemünzt.

Fraglos wird die Krebsverhütung *in Zukunft* ein *Hauptanliegen der Krebsbekämpfung* werden, und dies schon allein deswegen, weil der rein therapeutischen Krebsbekämpfung (dank der bekannten Schwierigkeiten der Früherfassung der Krebsfälle) immer bestimmte Grenzen gezogen bleiben werden.

Der Zwang zu aktiven Maßnahmen einer praktischen Krebsverhütung hat seine Hauptquelle in der Tatsache, daß *von den Menschen, die sterben*, ein *immer höherer Prozentsatz* — heute sind es bereits über 20% — *dem Krebs erliegen*. Mit der Erklärung der Statistiker, daß das *Alter* die Hauptschuld daran trägt, ist in praxi nicht viel anzufangen, da man ja wohl die immer länger werdende Lebensdauer weder zurückkurbeln will noch kann. Wer alles mit dem Faktor „Alter" erklärt, erklärt alles mit etwas, was es erst zu erklären gilt.

Sicher ist der Faktor „Alter" in seinen Auswirkungen sehr vielschichtig und sicher spielt die *endogene Alterung der Gewebe und Organe* erheblich mit herein. Krebsprophylaktisch kommt man jedoch am weitesten, wenn man in die Interpretation der Altersbedeutung die *Latenzzeit* einführt, d. h. die Zeit, die bei der Carcinogenese zwischen Ursache und Wirkung zwischengeschaltet ist. *Alter* ist eben in erster Linie *durchlebte Zeit* und schafft als solches erst die *Voraussetzung* dafür, daß *carcinogene Noxen die Krebsinduktion zu vollenden vermögen*.

Unter den *Carcinogenen unserer Umwelt* spielen offenbar diejenigen die wichtigste Rolle, die, wie z. B. die *carcinogenen Kohlenwasserstoffe* unserer industrialisierten Umwelt, zwar nur *in kleinen Dosen*, dafür aber *regelmäßig und lange* auf die immer gleichen Organe und Gewebe einwirken. Gerade diese Carcinogene aber sind weitgehend *summationsfähig*, um dann bei Erreichung einer für jedes Carcinogen spezifischen *Gesamtdosis* die Krebsentstehung auszulösen. Das Alter ist also weniger eine mehr oder minder mysteriöse endogene Krebsursache als vielmehr der Ausdruck dafür, daß mit zunehmendem *Alter* in schnell zunehmendem Maße das *Ende von Latenzzeiten exogener Krebsnoxen erlebt* wird, das in früherer Zeit Verstorbene eben nicht mehr zu erleben vermochten.

In diesen Kausalnexus einzugreifen, ist der *Krebsprophylaxe* prinzipiell *auf zweierlei Weise möglich*: a) auf dem Wege über die Beseitigung der „causae proximae", d. h. über die *Beseitigung von Praeblastomatosen* überall dort, wo dies durchführbar ist, und b) durch Ausschaltung der „causae remotae", d. h. durch *Ausschaltung der Carcinogene aus unserer Umwelt* selbst.

Was die *Praeblastomatosen* betrifft, so haben das Massenexperiment der rituellen *Beschneidung* (Peniskrebsverhütung! Minderung der Collum-Ca-Quote!), das der *Jodprophylaxe des Kropfes* (und damit z. T. des Kropf-Krebses) und das der *Ausschaltung carcinogener Berufsnoxen* gezeigt, daß es eine effektive Krebsverhütung zahlenmäßig großen Ausmaßes gibt. Auch in der klinischen Medizin ist mit der Beseitigung präceneröser Zustände vielgestaltiger Art eine echte individuelle Krebsvorbeugung möglich.

Die wichtigsten Maßnahmen betreffen jedoch erst die *Krebsverhütung durch* möglichst weitgehende *Vermeidung carcinogener Noxen* in der Atemluft, im

Wasser, in den Lebens- und Genußmitteln sowie in Medikamenten und in der medizinischen Strahlenanwendung.

Freilich ist aber gerade bei der „Entseuchung" unserer Umwelt die Medizin bei der Krebsverhütung überfordert. Wohl liefert sie, zusammen mit den Naturwissenschaften und mit der Technik, die grundlegenden Erkenntnisse, die praktischen Methoden und die technischen Hilfsmittel, sie aber alle wirksam einzusetzen, dazu bedarf es der *Gesetzgebung*, greifen ja die notwendigen Maßnahmen tief ins private, wirtschaftliche und industrielle Leben ein.

Daß ein solcher Einsatz nicht utopisch ist, beweist der eindeutige *Rückgang des Magenkrebses*. Sollen aber auch andere Organkrebse zum Rückgang gebracht und der Krebs als Hauptgeißel der jetzigen Menschheit eingedämmt werden, so nutzt nur ein Angriff auf breitester Front. Letztlich geht es um die *Sanierung unserer Umwelt* von all jenen chemischen und physikalischen Schädlichkeiten, die die Technisierung, Chemisierung und Strahlenverseuchung unserer industrialisierten Epoche in unsere ganzen Lebensbedingungen eingeschleust und eingeschmuggelt hat.

Es ist also eine *Planung großen Stiles* erforderlich. Sie hat ein großes Vorbild in dem, was man als erste „sanitäre Revolution" bezeichnet hat. In der Ausnutzung großer Entdeckungen und Fortschritte der Bakteriologie, Serologie, Virologie, Immunitätsforschung, Chemotherapie usw. (Näheres K. H. BAUER, Eröffnungsansprache 100. Naturforscher-Tagung 1958) haben es zwei Generationen fertig gebracht, unsere damals größten *Umweltfeinde* (Parasiten, Bakterien, Viren, Krankheitserreger übertragende Lebewesen usw.) *auszurotten* bzw. weitgehend vom Menschen *fernzuhalten* oder zu *beherrschen*. Antisepsis und Asepsis, Desinfektion, Immunisierung (z. B. gegen Pocken, Cholera, Typhus, Diphtherie, Wundstarrkrampf, Keuchhusten, Poliomyelitis usw.), Chemotherapie der parasitären (Syphilis!) und der bakteriellen Infektion (Pneumonie, Tuberkulose usw.), Schädlingsbekämpfung durch Abtötung von Seuchenerregern (z. B. Fleckfieber, Malaria, Gelbfieber usw.), Prophylaxe durch chemotherapeutische Heilung Erkrankter (Syphilis, Malaria, Schlafkrankheit), das sind die stolzen Stichworte, die den Erfolgsweg der ersten sanitären Revolution charakterisieren. Es war der große *Sieg über die Feinde des Menschen aus seiner belebten Umwelt*.

Die *Feinde des Menschen aus seiner unbelebten Umwelt* — das sind Nebenprodukte, Abfall- und Ausscheidungsstoffe seiner industriellen Produktion in vielen ihrer Auswirkungen. Durchaus *nicht alle* sind *carcinogen, was aber carcinogen ist, stammt zum erheblichen Teil aus jenen Quellen*.

So stehen wir vor einer bemerkenswerten *Paradoxie*: Aus dem Sieg über die belebten Feinde des Menschen ist die „*technische Revolution*" nicht wegdenkbar. Sie ist einerseits eine wesentliche Mitursache jenes Sieges, sie ist zugleich andererseits die wesentliche Ursache für die erhebliche Lebensverlängerung des Menschen, als einer wesentlichen Voraussetzung der Krebsentstehung und Krebszunahme und zugleich die Ursache für die zunehmende Carcinogenität unserer Umwelt. Endlich aber ist die gleiche Technik in abgewandelter Form wiederum die Voraussetzung, dafür daß unsere Umwelt wieder von allen Schädlichkeiten dieser Technik gereinigt wird.

Selbstverständlich bleibe man sich bewußt, daß viele, *viele Probleme* noch völlig *ungeklärt* sind. Bei der Krebsverhütung steht die Krebsbekämpfung ja erst im Anfang.

Die Folgerung aus den gegebenen Tatbeständen ist jedoch heute bereits klar: *Krebsverhütung tut not!* Krebsverhütung durch *Maßnahmen einer zweiten sanitären Revolution*, Maßnahmen mit dem *Ziel*, die *unbelebte Umwelt des Menschen* von den in sie eingebrachten *Krebsnoxen zu sanieren*.

Ein Anfang ist gemacht: die Öffentlichkeit beginnt zu reagieren, und der Gesetzgeber hat die ersten Folgerungen gezogen. Davon handelt das Schlußkapitel.

Literatur

a) Lehrbücher, Monographien und zusammenfassende Darstellungen

BARTHELMESS, A.: Gefährliche Dosis ? Erbgesundheit im technischen Zeitalter. Freiburg/Br. 1959. — BAUER, K. H.: Berufsschäden und Krebs (Kongreßbericht). Verh. dtsch. path. Ges. 30, 239 (1937).; — Thorotrast und Krebsgefahr. Chirurg 15, 104 (1943); — Über Thorotrastschäden und Thorotrastsarkomgefahr. Chirurg 19, 387 (1948); — Über Chemie und Krebs dargestellt am „Anilinkrebs" (Kongreßreferat), Langenbecks Arch. klin. Chir. 264, 21 (1949); — Über Probleme der Krebsverhütung. Krebsarzt 6, 1 (1951); — Exogene Krebsursachen und die Grundlagen der Krebsprophylaxe. 2. Freiburger Symposion, S. 249. Berlin-Göttingen-Heidelberg: Springer-Verlag 1953; — Der Bronchialkrebs — als Produkt inhalierter Karzinogene. Dtsch. med. Wschr. 79, 615 (1954); — Über Krebsverhütung. Oncologia (Basel) 10, 187 (1957); — Berufsschädigungen und Krebs. Hefte z. Unfallheilkunde, im Druck (1963). —
BAUER, M.: Die entschädigungspflichtigen Berufskrankheiten. Hrsg. im Auftrage des Bundesministeriums für Arbeit 1953. — BLUMRICH, K., H. SCHWARZ u. A. WINGLER: Unfallverhütung im chemischen Laboratorium Cancerogene Substanzen. Stuttgart 1961. — BRESLOW, L.: Berufsfaktoren beim Lungenkrebs. Publ. Hlth. Rep. (Wash.) 68, 286 (1953).
CHIURCO, G. A.: Precancerogenesi e tumori professionali. Bd. 1, Mailand 1955; Bd. 2 1956. — CRAMER, W.: Prevention of cancer. Lancet 1934 I, 1.
DIEMAIR, W.: Die Haltbarmachung von Lebensmitteln und ihre Grundlagen. 2. Aufl. Stuttgart 1946. — DOERR, W.: Gestaltwandel klassischer Krankheitsbilder. Berlin-Göttingen-Heidelberg: Springer 1957.
EICHHOLTZ, FR.: Die toxische Gesamtsituation auf dem Gebiet der menschlichen Ernährung. Umrisse einer unbekannten Wissenschaft. Berlin-Göttingen-Heidelberg: Springer 1956; — Lehrbuch der Pharmakologie im Rahmen einer allgemeinen Krankheitslehre. 9. Aufl. Berlin-Göttingen-Heidelberg: Springer 1958; — Biologische Existenz des Menschen in der Hochzivilisation, 2. Aufl. der Schrift „Vom Streit der Gelehrten". Karlsruhe 1959. — EULER, H. VON: Chemotherapie und Prophylaxe des Krebses. Stuttgart 1962. — EWING, J.: Prevention of cancer. Surg. Gynec. Obstet. 44, 165 (1927).
GÜNTHER, K.: Praxis der Staubmessung. Leipzig 1954.
HIRSCH, P.: Chemische Konservierung von Lebensmitteln. Dresden und Leipzig 1952. — HUEPER, W. C.: Occupational tumors and allied Discases. Springfield, Ill. 1942; — Environmental and occupational cancer. Publ. Hlth Rep. (Wash.) Suppl. 209 (1948).
JÖTTEN, K. W.: Staublungenerkrankungen, Bd. 2 (1954).
KAHLAU, G.: Der Lungenkrebs. Ergebn. allg. Path. path. Anat. 37 (1954).
LICKINT, FR.: Ätiologie und Prophylaxe des Lungenkrebses. Dresden 1953.
MARQUARDT, H.: Natürliche und künstliche Erbänderungen. Hamburg 1957. — MARQUARDT, H., u. G. SCHUBERT: Die Strahlengefährdung des Menschen durch Atomenergie. Hamburg 1959.
SALZER, G., M. WENZL, R. H. JENNY u. A. STANGL (und einem Beitrag von O. MAYRHOFER): Das Bronchuscarcinom. Wien 1952. — SOUCI, S. W., u. E. MERGENTHALER: Fremdstoffe in Lebensmitteln mit bes. Berücks. der Konservierung. — München 1958. — STREICHER, H. J.: Chirurgie der Milz. Berlin-Göttingen-Heidelberg: Springer 1961.
TROCH, P.: Peteosthor, neue Wege des Heilens. Braunschweig 1949.
WORTH, G., u. E. SCHILLER: Staublungen 1962.

b) Einzelarbeiten

AMELAR, R. D.: J. Urol. (Baltimore) 87, 479 (1962). — ANTZE, H.: Bundesgesundheitsblatt 5, 345 (1962). — ASK-UPMARK, E.: Bronchial carcinoma in printing workers. Med. Dep. of Royal Acad. Hosp., Upsala, Schweden. Dis. Chest 27, 427 (1955).
BAIER, W.: Med. klin. 1953, 1284. — BARETT, M. K.: Ref. Krebsarzt 8, 231 (1953). — BAUER, K. H.: Langenbecks Arch. klin. Chir. 287, 19 (1957). — Klin. Wschr. 36, 1089 (1958);— Universitas 13, 1121 (1958). — BAYARD, O.: Oncologia (Basel) 2, 193 (1949). — BEAHRS, O. H., J. DE PEMBERTON and B. M. BLACK: J. clin. Endocr. 11, 1157 (1951). — BISCHOFSBERGER, W.: Industrieabwässer, S. 24, Düsseldorf. — BLÜMLEIN, H.: Münch. med. Wschr. 95, 144 (1953); — Arch. Hyg. (Berl.) 139, 349 (1955). — BORNEFF, J., u. R. FISCHER: Arch. Hyg. (Berl.) 146, 183, 334 (1962). — BÖTTNER, H.: Med. Klin. 42, 1 (1947). — BRESLOW, L.: Calif. Hlth. 9, 1 (1951). — BROCK, E., L. BRUSH and J. K. ATLAND: Trans. Amer. Goiter Ass. (1952).
CATTELL, R. B., and B. P. COLCOCK: J. clin. Endocr. 13, 1408 (1953). — CLEMMESEN, J.: J. nat. Cancer Inst. 12, 1 (1951). — CONTZEN, H.: Bruns Beitr. klin. Chir. 204, 179 (1962). — CRILE JR., G.: J. clin. Endocr. 10, 1152 (1950).

Denk, W.: Krebsarzt **7**, 263 (1952); — Bruns' Beitr. klin. Chir. **186** (1953). — Doerr, W.: Virchows Arch. Path. Anat. **324**, 263 (1953). — Doll, R.: Brit. J. Cancer **7**, 303 (1953). — Dünner, L.: Dtsch. med. Wschr. **77**, 1636 (1952).

Ehrhardt, P.: Z. ärztl. Fortbild. **43** (1949).

Fark, G.: Arzneimittel-Forsch. **12**, 1036 (1962). — Fischer, W.: Zbl. allg. Path. **85**, 193 (1949); — Arch. Geschwulstforsch. **4**, 215 (1952); — Wiss. Z. Jena **4**, 21 (1954/55). — Flemming, K.: Naturwissenschaften **48**, 555 (1961). — Fränkel, B.: Inaug. Diss. Bern (1951). — Freudenberg, K.: Ärztl. Mitt. **40**, 38 (1955). — Fuchsig, P., u. R. Höfer: Langenbecks Arch. klin. Chir. **301**, 496 (1962).

Gagnon, F.: Amer. J. Obstet Gynec. **60**, 516 (1950). — Geissendörfer, R.: Langenbecks Arch. klin. Chir. **273**, 566 (1952); **294**, 450 (1960. — Grosse, H.: Arch. Geschwulstforsch. **5**, 318 (1953). — Gsell, O.: Schweiz. med. Wschr. **1951**, 662. — Gsell, O., u. A. Löffler: Dtsch. med. Wschr. **87**, 2173 (1962).

Handley, W. S.: Lancet **1936 I**, 987. — Haxel, O., u. G. Schumann: Naturwissenschaften **40**, 458 (1953). — Hayles, A. B., R. L. Kennedy, O. H. Beahrs and L. B. Woolner: Amer. J. Dis. Childr. **90**, 705 (1955). — Heinzel, J., H. Hess u. H. Laqua: Bruns Beitr. klin. Chir. **201**, 156 (1960). — Held, L.: Chirurg **32**, 363 (1961). — Hess, H.: Dtsch. Z. Chir. **283**, 274 (1954). — Hinman, F.: J. Amer. med. Ass. **135**, 136 (1947). — Hoepke, H., u. E. Schepelmann: Dtsch. med. J. **11** (1960); — Hoepke, H.: Strahlentherapie **93** (1954). — Med. Welt Nr. **35**, S. 1738 (1960). — Howard, R. R., and W. A. Grosjean: Surgery **25**, 300 (1949). — Huber, B.: Ärztl. Prax. **11**, 197 (1959). — Huber, P., u. G. Riccabona: Langenbecks Arch. klin. Chir. **301**, 501 (1962). — Hueper, W. C.: J. Amer. med. Ass. **131**, 738 (1946). — Med. Ann. D. C. **10**, 19, 59 (1950); — Tex. Rep. Biol. Med. **10**, 167 (1952); — J. Nat. Cancer Instit. **16**, 55 (1955); — Diseases of the Chest **30**, Nr. 2. 1956; — J. Nat. Cancer Inst. **26**, 229 (1961). — Hug, O.: Ärztl. Forsch. **16**, I/258 (1962).

Kahlau, G.: Ergebn. allg. Path. path. Anat. **37** (1954). — Kaplan, J. J., and R. Rash: Amer. J. Roentgenol. **57**, 659 (1947). — Karcher, H., u. D. Gehring: Langenbecks Arch. klin. Chir. **280**, 577 (1955). — Kennaway, N. M., and E. L. Kennaway: J. Hyg. (Lond.) **36**, 236 (1936); — Brit. J. Cancer **1**, 260 (1947). — Kennaway, E. L., and N. M. Kennaway: Cancer Res. **6**, 49 (1946); — Brit. J. Cancer **7**, 10 (1953). — Khanolkar, L.: Acta Univ. int. Cancer **15**, 67 (1959). — Koller, S.: Therapiewoche **2** (1960). — Kotin, P., H. L. Falk and M. Thomas: A. M. A. Arch. industr. Hyg. **5**, 548 (1952); **9**, 153 (1954); **9**, 164 (1954); — A. M. A. Arch. industr. Hlth **11**, 113 (1955). — Kratochvil, K.: Krebsarzt **5**, 157 (1950). — Kühn, M.: Zbl. biol. Aerosol-Forsch. **9**, 431 (1961).

Levy, A., P. Barjon, H. Pourquier, J. Garybobo et E. Thibaud: Sem. Hôp. **36**, 2426 (1960). — Liavaag, K.: Ann. Surg. **155**, 103 (1962). — Lichtenstein, F.: Zbl. Gynäk. **76**, 21 (1954). — Lickint, F.: Lungenkr. Vers. Med. **3**, 51 (1956). — Liebegott, G.: Klin. Wschr. **26**, 599 (1948). — Liebeskind, R.: Zbl. Chir. **80**, 586 (1955). — Lindemann, K., u. F. W. Rathke: Z. Orthop. **82**, 262 (1952).

Mathesius, K.: Industrieabwässer, S. 20. Düsseldorf 1958. — Moore, G. E.: Surg. Gynec. Obstet. **114**, 209 (1962). — Moshman, J., and A. H. Holland: Cancer **1**, 567 (1941). — Ngai, S. K.: Amer. J. Cancer **19**, 259 (1933).

Ochsner, A.: Amer. Surg. **21**, 517 (1955). — Ochsner, A., P. de Camp and R. de Bakey: J. Amer. med. Ass. **148**, 691 (1952). — Olbert, Th.: Krebsarzt **17**, 154 (1962). — Ott, G., W. Kaulbach u. G. Tersides: Langenbecks Arch. klin. Chir. **300**, 324 (1962).

Paolino, W., and L. Resegotti: Panminerva Med. **1**, 283 (1959). — Peggau, A.: Industrieabwässer, S. 32, Düsseldorf 1958. — de Pemberton, J. J.: Surg. Gynec. Obstet. **69**, 417 (1939). — Plaut, A., and A. C. Kohn-Speyer: Science **105**, 391 (1947). — Plötze, E.: Industrieabwässer, S. 55, Düsseldorf 1958. — Pribilla, O., D. Merten u. Mutschke: Naturwissenschaften **49**, 18 (1962). — Prokofieva, O. G.: Vop. Onkol.' **8** 95 (1962).

de Quervain, Fr.: Neue Deutsche Chirurgie, Bd. **64**, Stuttgart 1941.

Rathke, F. W.: Münch. med. Wschr. **97**, 952 (1955). — Rausch, H.: Landarzt **36**, 355 (1960). — Ravich, A., and R. A. Ravich: N. Y. St. J. Med. **51**, 1519 (1951). — Rehn, L.: Langenbecks Arch. klin. Chir. **50**, 588 (1895). — Reinmuth, W.: Industrieabwässer, S. 16, Düsseldorf 1958. — Richard, M.: Schweiz. med. Wschr. **81**, 37, 48 (1951). — Roffo, A. H.: Dtsch. med. Wschr. **63**, 1267 (1937). — Roth, F.: Z. Krebsforsch. **61**, 287 (1956). — Rothe, G.: Chirurg **20**, 497 (1949). — Rüttner, R.: Oncologia (Basel) **2**, H. 2 (1949). — Russel, M. H.: Brit. med. J. **4859**, 430 (1954).

Schmähl, D., U. Consbruch u. H. Druckrey: Arzneimittel-Forsch. **4**, 71 (1954). — Schulte, G.: Fortschr. Röntgenstr. **41**, H. 3 (1942). — Schwaiger, M.: Chirurg **24**, 97 (1951). — Seemen, H. v.: Langenbecks Arch. klin. Chir. **270**, 363 (1951). — Simon, L.: Brun's Beitr. klin. Chir. **181**, 515 (1951). — Smith, F. R.: Amer. J. Obstet. Gynec. **41**, 424 (1941). — Sorsby, M.: Cancer and Race: A Study of the Incidence of Cancer Among Jews. New York 1931. — Spiess, H.: Dtsch. med. Wschr. **81**, 1053 (1956). — Spiess, J., H. Poppe u. H. Schoen: Mschr. Kinderheilk. **10**, 198 (1962). — Spohn, K., R. Daum u. K. Benz: Langenbecks Arch.

klin. Chir. **294**, 740 (1960). — STREICHER, H. J.: Langenbecks Arch. klin. Chir. **299**, 423 (1962). — SYMANSKI, H.: Ärztl. Prax. **9**, H. 6 (1957).
THALMANN, A.: Inaug. Diss. Bern 1954. — THOENEN, H.: Inaug. Diss. Bern 1957.
VAJDA, D., E. NAGY u. G. MOLNAR: Fortschr. Röntgenstr. **92**, 653 (1960). — VANDORY, J.: Acta med. Acad. Sci. hung. **18**, 49 (1962). — VENZMER, G.: Landarzt **29**, H. 12, 281 (1953). — VERSCHUER, O. v.: Dtsch. med. Wschr. **81**, 1465 (1956).
WALLER, R. F.: A. R. Brit. Emp. Cancer Campgn **28**, 99 (1950). — WALTHARD, B.: Schweiz. med. Wschr. **82**, 423 (1952); — Schweiz. Rdsch. Med. **46**, 1025 (1957); — Praxis **46**, 1025 (1957); — Sonderbände zur Strahlentherapie **34**, 69 (1955); — Wien. med. Wschr. **112**, 389 (1962). — WARD, R.: J. clin. Endocr. **9**, 1031 (1949). — WHIT-FIELD, H. J.: J. Urol. (Baltimore) **64**, 106 (1950). — WINGLER, A.: Arzneimittel-Forsch. **7**, 391 (1957). — WINKLER, C.: Langenbecks Arch. klin. Chir. **301**, 507 (1962). — WINSHIP, TH., and R. V. ROSVOLL: Amer. J. Surg. **102**, 747 (1961). — WITTEKIND, D., u. R. STRUDER: Frankfurt. Z. Path. **64**, 405 (1953). — WOOD, E. M.: Arch. Path. **71**, 471 (1961). — WÜSTHOFF, H.: Industrieabwässer, S. 2, Düsseldorf 1958. — WYNDER, E. L.: New Engl. J. Med. **246**, 492 (1952); — A. M. A. Arch. industr. Hyg. **5**, 185 (1952). — WYNDER, E. L., and J. CORNFIELD: New Engl. J. Med. **248**, 441 (1953). — WYNDER, E. L., and H. GEGHERS: Cancer Res. **12**, 311 (1952). — WYNDER, E. L., and E. A. GRAHAM: A. M. A. Arch. industr. Hyg. **4**, 221 (1951). — WYNDER, E. L., and D. HOFFMANN: New Engl. J. Med. **262**, 540 (1960).
ZDANSKY, E.: Dtsch. med. Wschr. **86**, 1289 (1961). — ZUKSCHWERDT, L., u. W. HORST: Langenbecks Arch. klin. Chir. **301**, 486 (1962).

18. Kapitel

Krebs und Öffentlichkeit

Alle Zeitgenossen sind Zeugen einer eigenartigen Paradoxie: Wir leben in einer Zeit, in der sich alles wandelt, *gewandelt* haben sich auch die *Waffen des Todes*. Im gleichen Maße jedoch, in dem der Mensch seine größten Feinde aus der belebten Umwelt, die wilden Tiere, todbringende Reptilien und Insekten, Parasiten und seuchenerregende Bakterien größtenteils besiegt und damit dem *Tod* seine *alten Waffen aus der Hand geschlagen* hat, im selben Maße gibt der Mensch, seit er sich die „Erde untertan" gemacht hat, aus der unbelebten Welt dem Tod *neue Waffen* in die Hand:

beim *gewaltsamen Tod* — in der Bundesrepublik: 106 gewaltsam Verstorbene pro Tag! — durch die Mechanisierung, Motorisierung und Technisierung jeglicher Art,

bei vielen *Krankheiten durch Abnutzung* und Materialverschleiß (Herz-, Gefäß-, Stoffwechselkrankheiten usw.),

beim *Krebs durch Carcinogene*, die großenteils der Mensch selbst durch die Technisierung und Chemisierung — unbewußt, aber de facto — in seine neuen Lebensbedingungen eingeführt hat.

Vornehmlich sind es neben der Lebensverlängerung die *Carcinogene seiner technisiert umgewandelten Umwelt*, denen der Mensch es verdankt, daß ein immer höherer Prozentsatz an Menschen dem Krebs erliegt.

Die ganzen bisherigen Kapitel dieses Buches waren den überwiegenden ärztlichen Aspekten des Krebsproblems gewidmet. Sie handelten vom Krebs als Krankheit, von seiner Entstehung, Erkennung und Bekämpfung. Unbeschadet aller Fortschritte der Krebstherapie und unbeschadet aller Besserung der Heilziffern, zeigte es sich, daß die *Krebsentstehung* summa summarum Schritt hält mit der *Krebsbekämpfung*.

1. Aufgabe und Ziel einer öffentlichen Krebsbekämpfung

Schon lange — die ganze 1. Auflage dieses Buches zeugte bereits davon — ist klar geworden: So sehr der erst einmal entstandene Krebs ganz überwiegend ein Problem des Ärztestandes ist, so sehr ist das *Problem der Krebsbedrohung* über die dem Ärztestand gegebenen Möglichkeiten längst hinausgewachsen. *Im Sinne der Krebsgefährdung* ist *das Krebsproblem ein öffentliches Problem geworden.* Es läuft letzten Endes vieles darauf hinaus, die im Zeitalter der Industrialisierung in die Umwelt des Menschen eingeschmuggelten *Fremdstoffe* und *Fremdeinwirkungen* der allerverschiedensten Art wieder aus unserer Umwelt zu entfernen und künftig fernzuhalten. *Die künstlich denaturierte* und durch *chemische Fremdstoffe verseuchte Umwelt des Menschen muß saniert werden.* Natürlich nicht im Sinne eines primitiven „Zurück zur Natur"! Dieser Ruf wurde nie befolgt. Es wäre auch sinnlos angesichts einer 3-Milliarden-Bevölkerung der Erde. Sanierung der Umwelt bedeutet nicht Ent-technisierung der Umwelt, sondern gerade mit Hilfe der Technik Freihalten der Umwelt von naturwidrigen, biologisch nicht abbau- und einbaufähigen Stoffen und von spontan nicht abwehrbaren strahlenden Energien.

Selbstverständlich gibt sich niemand der Illusion hin, Krebs würde auf solche Weise zum Verschwinden gebracht. Krebs hat es immer gegeben, Krebs wird es immer auch weiter geben, allein schon den aus den (sehr viel selteneren) körpereigenen Ursachen heraus entstehenden Krebs. *Es geht heute* nicht um die Krebsausrottung schlechthin, sondern *um* den Versuch, einen *Wiederabstieg der Krebskurve* in Gang zu setzen. Hierzu bedarf es eines *Krebsverhütungsfeldzuges großen Ausmaßes*, und dazu wiederum einer Aufrüttelung und Mitwirkung der breiten Öffentlichkeit, d. h. es bedarf dazu *ärztlich-sozialer, gesellschaftlich-erzieherischer, organisatorischer* und insbesondere *gesetzgeberischer Maßnahmen* großen Stils.

Insbesondere muß die *Gesundheit der Menschen Vorrang* haben *vor wirtschaftlichen Interessen*. Sub specie humanitatis geht es hier um ein neues Zuordnungsverhältnis von Gesellschaft, Staat und Wirtschaft! Nicht als ob wir übersähen, daß die gleiche Epoche, die uns die Carcinogene gebracht hat, auch die Lebensvoraussetzungen für viele Hunderte von Millionen Menschen und auch die Lebensverlängerung gebracht hätte. Darum geht es hier nicht. Hier geht es darum, die Gefahr eines grausamen Todes für Millionen von Menschen zurückzudämmen, um Unheilverhütung und damit um eine *neue sanitäre Revolution*. Die erste große sanitäre Revolution der bakteriologischen Ära bescherte der Menschheit eine große neue Erkenntnis: man vermeidet Seuchen und Infektionskrankheiten am sichersten dadurch, daß man den Kontakt mit ihren belebten Erregern vermeidet. Wir sind aufgerufen zu einem neuen Kampf nach dem im Grunde gleichen Prinzip: *Man bekämpft den Krebs am besten, indem man ihn verhütet, und man verhütet Krebs am besten, indem man den Kontakt vermeidet mit seinen unbelebten Erregern, den Carcinogenen.*

Für diese neue sanitäre Revolution, für diese Campagne gegen den Krebs stellen die Naturwissenschaftler und Ärzte die Experten, während Gesellschaft, Wirtschaft und Staat die Legislative und Exekutive zu betreiben haben. Wenn irgendwo, so ist es hier angebracht, die bald 2500 Jahre alte Weisheit des *Protagoras* zu zitieren: „Das Maß aller Dinge ist der Mensch" — nicht die Maschine und nicht das Materielle!

Dieser Kampf für den Menschen und gegen seine Krebsbedrohung muß von der Allgemeinheit getragen und im einzelnen auf verschiedenen Ebenen durchgeführt und ausgetragen werden: auf *ärztlich-sozialer* Ebene, im Dienste der Früherkennung, Früherfassung und Frühbehandlung der Krebskranken, auf der Ebene der *Erziehung* (Unterricht, Aufklärung, Propaganda), sodann durch *organisatorische*

Maßnahmen kultureller Prägung und endlich auf höchster Ebene durch *Gesetze und Verordnungen von seiten des Staates.*

2. Ärztlich-soziale Maßnahmen im Dienste der Krebsbekämpfung

Alle ärztlichen Maßnahmen, die über die Betreuung der individuellen Krebsfälle hinausgehen, drehen sich um die Besserung der Heilresultate, in erster Linie um die bekannten drei „Früh's", um die *Früherkennung, Früherfassung* und *Frühbehandlung der Krebskranken.* Die Krebsheilung ist an die Kliniken gebunden. Der Kliniker kann jedoch einen Krebskranken erst behandeln, wenn er in die Klinik gekommen ist. Für seine Heilungsziffer ist das Krankheitsstadium schlechthin entscheidend. Eine weitere, erhebliche Steigerung der Heilziffern wäre klinisch therapeutisch ohne weiteres möglich, jedoch nur, wenn der Krebs außerhalb der Klinik früher erkannt und früher erfaßt würde. Vergessen wir nicht, der so häufige Brustkrebs der Frau ist durch Operation im (wirklichen) I. Stadium bis zu 98%, der Kehlkopfkrebs, sofern er bereits als Stimmbandcarcinom diagnostiziert wird, zu etwa 95% heilbar. Die Tragik für den Kranken und Arzt liegt aber gerade darin, daß die Stadium-I-Fälle eine von Krebs zu Krebs wechselnde Minderheit darstellen. Hier setzt der Kampf gegen die Verschleppung der Diagnose in Form vielfacher ärztlich-sozialer Maßnahmen der Früherfassung der Krebskranken ein.

a) Vorsichts- und Reihenuntersuchungen. Solche *Untersuchungen der* Nochnicht-Kranken, aber *potentiell Gefährdeten* sind heute eine Selbstverständlichkeit bei denjenigen Berufsarten, die dem Kontakt mit Carcinogenen besonders ausgesetzt sind. Davon war schon bei der Krebsprophylaxe gegenüber Berufskrebsen im letzten Kapitel ausführlich die Rede (s. S. 893).

In ärztlich-sozialer Hinsicht geht es um die sehr viel breitere Erfassung möglichst vieler Menschen, vor allem in der Zeit erhöhter Krebsgefährdung. Die größten Verdienste mit solchen Vorsichtsuntersuchungen haben sich die *Gynäkologen* erworben. Sie fordern schon seit langen Jahren, daß sich die Frauen schon in der Zeit, in der sie sich noch gesund fühlen, in regelmäßigen Zeitabständen untersuchen lassen sollen. An der Richtigkeit des Prinzips ist nicht der geringste Zweifel. Die Frage ist nur, wie groß ist der tatsächliche Effekt solcher vornehmlich auf *Uterus* und *Mamma* sich erstreckenden Vorsichts- und Reihenuntersuchungen bei der Frau.

Ein wichtiges Hilfsmittel zur Entdeckung eines praeinvasiven oder latenten Portiocarcinoms ist die *Kolposkopie* in allen Varianten ihrer Fortentwicklung. Die Hauptverdienste hierin hat HINSELMAN. Wie hoch er den Wert der Kolposkopie einschätzte, zeigt seine Äußerung bereits im Jahre 1936, „daß bei sorgfältig ausgebauter Organisation dieser Bekämpfungseinrichtung eine fast restlose Herabsetzung der Sterblichkeitsziffer erreicht" werden könne. Er entdeckte je 125 Untersuchte i. D. ein latentes Portio-Ca. Die Zahl der Gynäkologen, die für solche Vorsichtsuntersuchungen eintreten, ist groß. Die *Entdeckungsquote* ist jedoch bei anderen Untersuchern nicht so hoch wie bei HINSELMAN.

MIKULICZ (1939) fand bei 5282 Untersuchungen 6 Collum- und 1 Rectumcarcinom. Das ist 1 entdecktes Portio-Ca auf 880 untersuchte Frauen. Bei Reihenuntersuchungen der *Mamma* fanden sich 8 Carcinome auf 4500 untersuchte Frauen (LÅWEN 1939).

Die *Kosten* solcher gynäkologischer Untersuchungen freilich sind erheblich, soweit sie nicht, wie seinerzeit in Ostpreußen, freiwillig — und ehrenamtlich durchgeführt werden. Müßten sie honoriert werden, so errechnet LASCH (1938) für eine jährlich zweimalige kolposkopische Untersuchung sämtlicher Frauen einen Bedarf an 5760 Ärzten und Kosten in Höhe von etwa 35 Millionen Mark.

Die *Treffsicherheit* solcher Vorsichtsuntersuchungen wird auf etwa 1 : 750 bis 1 : 1000 geschätzt. Es ergibt sich natürlich die Frage, ob nicht der gleiche Effekt mit einem geringeren Aufwand an Zeit, Geld und Umständen erzielt werden kann. Davon später.

Aufschlußreich ist die *Entdeckungsquote von Bronchialcarcinomen* aus Anlaß obligatorischer *Röntgenschirmbilduntersuchungen der Lungen* wegen evtl. Lungentuberkulose (Tab. 142).

Tabelle 142. *Häufigkeit der erstmalig bei Schirmbilduntersuchungen diagnostizierten Bronchialcarcinome* (ergänzt nach HONOLD 1954)

Autor	Gesamtzahl der Schirmbilder	davon tumorverdächtig	Bronchial-Ca nachgewiesen	Häufigkeit
GUIS, 1952	1 867 201	3500	144	1 : 14 000
SCAMMANN, 1951	536 012	398	45	1 : 12 000
GOWEN, 1953	156 724	307	10	1 : 15 000
HONOLD, 1954	230 000		12	1 : 19 000
LIEBSCHNER u. a. 1954	146 315	20	11	1 : 13 000
MAISCH, zit. n. SPOHN 1960)	59 400	20	7	1 : 8 000

Wie die Tab. 142 erkennen läßt, ist das Ergebnis relativ mager: nur 1 diagnostiziertes Bronchial-Ca auf 8000—19000 ausgewertete Schirmbilder. Ebenso wichtig ist die nächste Frage: wie vielen auf solche Weise entdeckten Bronchialkrebskranken hat denn diese Frühestdiagnose etwas genutzt? Hier schwanken die Erfolgsquoten sehr stark. Kein Wunder, die Serien der einzelnen Autoren sind notwendigerweise klein; von den bei der Schirmbilduntersuchung zufällig, also noch im präsymptomatischen Stadium entdeckten Bronchialcarcinomen waren oft überhaupt kein Fall mehr operabel, in anderen Fällen nicht mehr als bei den sonst „regulär" auf Grund von Erstsymptomen diagnostizierten Fällen, nämlich im Gesamtdurchschnitt aller im Schrifttum erfaßten Fälle nur 33,7%.

Die *Einzelarbeiten* ergeben folgendes Bild:

Von den 11 Bronchial-Ca, die nach LIEBSCHNER (1954) anläßlich von Röntgenreihenuntersuchungen diagnostiziert wurden, war nur noch 1 operabel.

BECKER und KNOTHE (1956) beobachteten 24 Bronchial-Ca, die auf Grund einer Röntgenreihenuntersuchung diagnostiziert wurden, nur 4 (16,6%) waren noch operabel, auch diese sind innerhalb eines Jahres nach der Operation ihrem Krebsleiden erlegen.

WINTER (1959) fand unter 512 Bronchialcarcinomen 63 (12,3%) sog. Zufallsfunde, 33% derselben waren primär, 23,5% nach Probethorakotomie inoperabel.

Unter 200 Lungenkrebspatienten von PRÉVOT (1959) fanden sich 15, die durch das Schirmbildverfahren diagnostiziert wurden, davon waren nur 7 operabel.

An der Heidelberger Chirurgischen Klinik wurden 77 (5,9%) von 1284 Lungenkrebsfällen anläßlich einer Reihenuntersuchung oder Lungendurchleuchtung zufällig diagnostiziert. Davon kamen 43 zur Operation, 8 waren bei der Probethorakotomie inoperabel. Bei 35 Fällen (45,4%) konnte eine Radikaloperation durchgeführt werden (SPOHN u. Mitarb. 1960).

Die Erfahrungen mit den bei den Röntgenschirmbilduntersuchungen zufällig entdeckten Bronchialcarcinomen sind von grundsätzlicher Bedeutung, zeigen sie ja, daß gerade bei diesem, wegen seiner primären Symptomlosigkeit besonders heimtückischen Krebsleiden auch der *Frühest-Erfassung wirkliche Erfolge versagt* und schmerzliche Grenzen gesetzt sind, denn noch früher als „zufällig" könnten auch systematische Vorsichtsuntersuchungen die Krebsfälle nicht erfassen. Beobachtungen, wie die von BECKER und KNOTHE (1956), demonstrieren aber auch die besondere Tragik der Bronchialcarcinom-Kranken und die übergroße Bedeutung der Bronchialkrebsverhütung.

Naheliegend wäre es, den immer noch häufigsten Krebs überhaupt, den *Magenkrebs*, in solche Vorsichts- und Reihenuntersuchungen einzubeziehen. In der Bundesrepublik allein sterben jährlich i. D. 25000 Menschen an Magenkrebs. Bis jetzt sind Versuche großen Stiles nicht bekannt geworden.

Wohl hat TAYLOR (1948) aus Anlaß der Verwirklichung des BEVERIDGE-Planes die Frage im Zusammenhang mit den in England kostenlosen ärztlichen Untersuchungen näher untersucht, kommt aber zum Ergebnis, daß zusätzliche Röntgenärzte, -personal und -einrichtungen beschafft werden müßten und daß der Effekt (im Verhältnis zum Aufwand — jährlich 50000 Röntgenuntersuchungen mit mindestens je 3 Aufnahmen) problematisch wäre, zumal TAYLOR selbst die Prognose des Magencarcinoms noch düsterer ausmalt, als sie es in Wirklichkeit ist.

Die Frage der *Reihenuntersuchungen* im Dienste der Früherfassung der Krebskranken ist nach wie vor offen. Der Gesamtaspekt ist wenig ermutigend. Psychologisch hat das Bestreben mit dem Widerstreben der Gesunden, die sich, weil sie sich gesund fühlen, nicht gerne, geschweige denn regelmäßig, untersuchen lassen, zu rechnen. Aber auch bei denen, die sich bereit finden, braucht es auf der einen Seite einen großen Aufwand, auf der anderen Seite ist das Ergebnis sehr mager. Von vornherein ist ein bescheidener Effekt nur bei den Krebsformen, die einer einfachen Feststellbarkeit zugänglich sind, zu erwarten. Es sind das lediglich die Carcinome der Haut, der Lippen, der Mundhöhle, der Mamma, der Genitalorgane der Frau und des Rectums. Entscheidend scheint uns zu sein, daß alle bisherigen Großversuche nicht wiederholt wurden. Kleinere Erhebungsreihen wurden abgebrochen. Bei den durch die Suche entdeckten Krebsfällen ist die Prognose, wie gerade die zufällig bei den Röntgenreihenuntersuchungen entdeckten Bronchialcarcinome zeigen, nicht günstiger. Bei den häufigen Krebsen des Verdauungstraktes sind solche Erhebungen von Anfang an wenig aussichtsreich. Item, es drängt sich die Frage auf: Ist das zahlenmäßig sehr geringfügige Resultat nicht doch durch andere Mittel erreichbar, vor allem durch eine breit organisierte Aufklärung über die Allererst-Symptome? (Näheres S. 958.)

b) Krebsberatungsstellen. Vorsichts- und Reihenuntersuchungen werden organisatorisch am einfachsten in Krebsberatungsstellen vorgenommen. Fast durchweg werden sie als Teil ihrer Betätigung von größeren Krebsgesellschaften, Hilfsorganisationen u. dgl. (s. später S. 955) betreut und betrieben. Die Frage ist, ob sie — unbeschadet ihrer sonstigen Aufgaben (Fürsorge, Nachsorge usw.) — in der Funktion der Früherkennung usw. mehr leisten, als die Konkurrenzmethode: Hausarzt→ Facharzt → Fachklinik.

Die Bestrebungen gehen weit zurück. In der ersten Auflage dieses Buches (s. S. 643) wurden die entsprechenden Anfänge in Hamburg, Hannover, Gotha, Mannheim usw. gewürdigt. Der umfassendste Versuch in der Bundesrepublik wurde in der Nachkriegszeit im Lande Nordrhein-Westfalen unternommen (s. S. 956).

Straff organisiert ist die *Erfassung der Geschwulstkranken in der DDR*. Die Handhabe dafür bietet das später (S. 963) näher zu besprechende *DDR-Gesetz* über die Geschwulsterkrankungen vom 24. Juli 1952. Die darin verankerte *Meldepflicht* schafft, abgesehen von ihrer Bedeutung für die Hauptformen der Krebsstatistik, die Voraussetzung für eine bis in die Peripherie reichende *Organisation zur Erfassung der Krebskranken*. Sie hat als Basis *165 Betreuungsstellen für Geschwulstkranke* (1 auf etwa 110000 Einwohner) mit Sitz in der betreffenden Kreisstadt. Die einzelnen Betreuungsstellen unterstehen einem „*Kreisbeauftragten*" und sind mit einem Facharzt, einer Fürsorgerin und einer Sachbearbeiterin (zugleich statistische Hilfskraft) besetzt. Die Betreuungsstellen mehrerer Kreise unterstehen einem *Bezirksbeauftragten* (Leitung ein anerkannter Wissenschaftler) mit Sitz in einer der Bezirkshauptstädte. Die Zahl der Bezirksbeauftragten beträgt 14 plus 1 für Berlin = 15. Die Bezirksbeauftragten unterstehen am Ort ihrer Tätigkeit dem betr. Amtsarzt („Bezirksarzt"). In ihrer Tätigkeit für die Krebsbekämpfung (Statistik usw.) sind sie dem *Ministerium für Gesundheitswesen* unterstellt. Für alle Fragen der Statistischen Erfassung ist eine „*Zentrale Abteilung für die Statistik der Geschwulstkrankheiten*" (Leiter Dr. G. P. WILDNER) errichtet. Sie untersteht ihrerseits dem „Institut für Organisation des Gesundheitsschutzes". Dieses wiederum ist ein Teilinstitut der „Akademie für Sozialhygiene". Letztere wiederum ist dem Ministerium für Gesundheitswesen unterstellt.

Im Wechselspiel von Kritik und Gegenkritik wird darauf hingewiesen, daß im allgemeinen die natürliche Form der Krebsberatung der *Hausarzt* sei. Von ihm geht die Ersterfassung aus, er setzt die Diagnostik in Gang, gelangt in den Besitz aller Unterlagen, und auch die Nachsorge ist bei ihm — selbstverständlich in Zusammenarbeit mit entsprechenden sozialen Einrichtungen — in guten Händen. Das persönliche Verhältnis ist gewährleistet. Wo die Voraussetzungen für diesen Idealfall erfüllt sind, ist diese Form der Krebsberatung natürlich nicht zu beanstanden.

Die nächste Stufe der *Krebsberatung* ist die der Krebskranke betreuenden *Kliniken*. Am besten ist dies in den Frauenkliniken organisiert. Es geht viel Fürsorge und viel Segen von den Einrichtungen solcher Kliniken aus, und manche chirurgische Klinik ahmt dies, wenn auch bislang in bescheidener Form, nach. Der *Nachkontrolle* operierter und bestrahlter Krebspatienten kommt eine große Bedeutung zu. Wie oft entdeckt erst der Arzt ein Rezidiv oder eine Metastase, und wie oft sind diese noch einer Heilung zugänglich!

c) Invalidisierung von Krebskranken nach abgeschlossener Behandlung. Um Mißverständnisse auszuschließen, sei zunächst betont, daß selbstverständlich jeder, seiner Krankheit oder seiner Operationsfolgen wegen, im Sinne des Gesetzes invalide Krebskranke auch de jure zu invalidisieren ist. Darüber gibt es keine Meinungsverschiedenheiten.

Die Streitfrage geht nur darum: soll man behandelte Krebskranke, wenn sie völlig *krebsfrei* erscheinen, der Besserung ihrer Heilaussichten wegen, „routinemäßig" temporär invalidisieren? Auf den ersten Blick erscheint das, sozial und menschlich gesehen, voll gerechtfertigt. Als Hauptargument wird angeführt, (KIRCHHOFF, briefliche Mitteilung) daß die 5 jährige Heilziffer bei sozial und wirtschaftlich besser gestellten Kranken günstiger und daß dies u. a. mit darauf zurückzuführen sei, daß Frauen, „die sich pflegen und behüten lassen können", mit „Krebszellresten" oder verschleppten Zellgruppen dank einer „Steigerung ihrer Abwehrkräfte" leichter fertig würden, daß also „äußere Hilfe diesen Kampf unterstützen" könnte.

Demgegenüber hat der Verfasser auf dem Deutschen Chirurgenkongreß 1960 seinen abweichenden Standpunkt wie folgt vertreten: Selbstverständlich sollte man jeden Krebsoperierten, z. B. nach einer Pneumonektomie, invalidisieren, wenn er invalide ist. Soll man aber jeden Krebspatienten nach Abschluß seiner Behandlung von vornherein gewissermaßen routinemäßig auf 1 oder 2 Jahre oder für immer invalidisieren? Soll man wirklich, wie es in einer Invalidisierungsakte zu lesen war, „eine Krebsoperierte bis zur völligen Heilung, d. h. bis 5 Jahre nach der Operation für berufsunfähig erklären" bzw. invalidisieren?

Im Satz „... bis 5 Jahre nach der Operation" liegt eben eine echte Begriffsverwechslung. Die 5-Jahres-Grenze ist ja ein willkürlicher und nur statistischer Behelf, um durch Übereinkommen zu Vergleichsziffern zu gelangen. Die 5-Jahres-Überlebensziffer der Massenstatistik hat natürlich mit der Heilung des Einzelnen nicht das Geringste zu tun, denn *wer nach 5 Jahren geheilt ist*, ist ja *schon von Anfang an geheilt*. Ein Geheilter braucht aber nicht invalidisiert zu werden, und ein auf die Dauer Nicht-Geheilter kann ja beim Auftreten der ersten Symptome von Rezidiv oder Metastasen immer noch zeitig genug invalidisiert werden. Mit der Invalidisierung selber wird unseres Erachtens die individuelle Heilchance nicht um $1/2\%$ verbessert! Und wie oft — wir hatten solche Fälle zu begutachten — machte es große Schwierigkeiten, einen Krebsgeheilten wieder zu des-invalidisieren oder, richtiger gesagt zu re-validisieren. Wenn er erst einmal, ohne invalide zu sein, Invalidenrente bekommen hat, wird er sich nur zu oft gegen den Rentenentzug sperren, denn für ihn selber hat sich ja nichts geändert.

Der Mitarbeiter des Verfassers E. GÖGLER (1961) hat sich in einer Arbeit über die Messung der M. d. E. bei bösartigen Geschwülsten auch gegen die grundsätzliche Invalidisierung und gegen einen längeren *Sanatoriumsaufenthalt nach Krebsoperationen* ausgesprochen mit der Begründung, daß die ,,Arbeitsruhe im Rentnerstand Rezidive und Metastasen weder zu vermeiden noch in ihrem zeitlichen Ablauf zu verzögern vermag, aber andererseits das Selbstwertgefühl des Menschen und den Glauben an Gesundung untergräbt und mit der Resignation vor dem persönlichen Existenzrisiko auf den Versorgungsstaat zusteuert".

Die Verschiedenheiten des Standpunktes erklären sich leicht aus der Verschiedenheit in der Bewertung der ,,*Krebsabwehr*", deren Problematik im Kapitel 16, S. 838 dargestellt worden ist, und in der Verschiedenheit in den Erfahrungen mit der Des-Invalidisierung. Während KIRCHHOFF schreibt, ,,selten Reklamationen gehört" zu haben, hat der Verfasser mehrfach Fälle zu begutachten gehabt, bei denen gerade eindeutig und endgültig geheilte Kranke — aus völlig falscher Beurteilung der statistischen 5-Jahres-Heilung heraus — in allen Instanzen alles in Bewegung setzten, um eine Des-Invalidisierung zu verhindern.

Für den Verfasser selbst sind für seine Skepsis gegenüber einer ,,routinemäßigen" Invalidisierung zwei Gesichtspunkte ausschlaggebend: a) Die *Invalidisierung* liegt, besonders auch psychologisch, im allgemeinen *nicht im Interesse des Kranken* selber. Sie stempelt den erfolgreich Krebsbehandelten bürokratisch als ,,krebskrank", ohne daß er es ist. Für den Krebskranken gilt, wie für kaum einen anderen Operierten, der Satz: ,,Tätig zu sein, ist des Menschen erste Bestimmung". Tätig sein ist zugleich der beste Trost! Für den Krebsoperierten ist es wohl immer das beste, wenn er, sobald es geht, wieder in die Familie, an die Arbeit und in den Beruf zurückkehrt.

Der zweite Gesichtspunkt betrifft den Grundsatz ,,vor dem Gesetz sind *alle gleich*". Bei der Invalidisierung wäre dieses Prinzip nicht für alle gleich durchführbar. So gibt es eben z. B. für eine von ihrem Brustkrebs geheilte Bäuerin de facto keine ,,vorübergehende Herausnahme aus dem Arbeitsprozeß", also auch keine mehrjährige Invalidisierung. Und welcher erfolgreich krebsbehandelte Arzt ließe sich, wenn er von seiner Heilung überzeugt ist, 1—2 Jahre ,,aus dem Beruf herausnehmen"! Es steht eben schon in der Bibel: ,,Was Du nicht willst, daß man Dir tu'" — in diesem Falle: invalidisieren! —, ,,das füg' auch keinem andern zu". Wir halten es auch nicht für richtig, gewissermaßen eine neue und ,,umgekehrte Privilegisierung" einzuführen. Aber selbstverständlich wird man andererseits den Grundsatz einer ,,individuellen" Entscheidung anerkennen müssen.

d) Begutachtung bei Krebserkrankungen. Es kann nicht ausbleiben, daß im heutigen weitdifferenzierten Sozialstaat der *Krebskranke* oft in den Bereich der ärztlichen *Begutachtung* gerät, insbesondere bei Fragen über den *Zusammenhang zwischen Krebs und Unfällen, Berufsschäden, bzw. Kriegsdienstbeschädigungen*. Grundsätzlich gesehen, ist der sozial Versicherte primär im Nachteil, da er weitgehend selbst beweispflichtig ist, ohne selber die Zusammenhänge und Beweismittel ausreichend übersehen zu können. Um so mehr setzen Nachforschungen und behördliche Erhebungen, sowie die ärztlichen Begutachtungen ein vertieftes Wissen über Krebsfragen ganz allgemein und speziell über Krebsnoxen, Praecancerosen, syncarcinogenetische Faktoren usw. voraus.

Jede sozialmedizinische Entscheidung erfolgt letztlich durch irgendwelche, die vollziehende Staatsgewalt repräsentierende Richter. Auch in Krebsgutachten ist der *Arzt im Prinzip nur Helfer* für die Wahrheitsfindung. Er hat letztlich für sie nur sein Fachwissen zur Verfügung zu stellen. Das aber sollte in der Regel ein auch in Krebsfragen besonders erfahrener Sachverständiger sein. Er sollte allerdings auch noch befähigt sein, seine Ausführungen in eine dem Richter und auch dem Laien verständliche Sprache zu übersetzen. Selbstverständlich ist auch der Krebsgutachter an das Gesetz gebunden und hat sich an die für die betreffende Versicherungsart (Unfall-, Kranken-, Renten-, Arbeitslosenversicherung, Kriegsopferversorgung, Fürsorge usw.) gebräuchlichen Rechtsbegriffe (Arbeitsunfähigkeit, Invalidität usw.) zu halten.

Nirgends sind alte *Vorurteile* so fest verwurzelt wie bei der Begutachtung maligner Tumoren. Wohl wird meist davon ausgegangen, daß bei der Krebsentstehung exogene Faktoren, mindestens beim Gros der Krebse, praevalieren; kaum geht es aber um die *Anerkennung im Einzelfalle*, schon werden längst überholte, ja widerlegte alte Argumente von der „Schicksalsbedingtheit", „Erbkonstitution", der „Krebsveranlagung" usw. hervorgeholt, um mit Leitsätzen von „anno dazumal" Erkenntnisse aus den letzten 20 Jahren abzuwehren.

Ein „*Krebsgutachten*" stellt besondere und höhere Anforderungen an den Sachverständigen, als die sonst geläufigen Gutachten. Insbesondere muß es wissenschaftlich begründet sein und den neuesten Stand der Erkenntnis widerspiegeln. Wer Krebszusammenhänge begutachten will, muß eine Vorstellung besitzen vom Umkreis der Krebsnoxen, soweit sie bekannt sind! Dieser Umkreis möglicher Krebsnoxen konkretisiert uns zugleich den „Krebs als menschliches Schicksal" in einer neuen Form: Wir alle tragen das *Schicksal, hineingeboren zu sein in das Zeitalter der Technik und ins Zeitalter der Chemisierung*, in eine Welt zahlloser neuer, größtenteils aber naturfremder Stoffe. Soweit ist Krebsschicksal erworbenes Schicksal, und dieses zeitbedingte Schicksal bedeutet für jeden ein *allgemeines Risiko, an Krebs zu erkranken*, ein Risiko *derzeitig von* 1:5. Gegen dieses allgemeine Krebsrisiko gibt es weder einen Versicherungs-, noch einen Versorgungsschutz, noch eine Entschädigungspflicht. Dagegen wird das *Krebsrisiko entschädigungspflichtig, sobald* versicherte *Schäden der sozialen Arbeit die Wahrscheinlichkeit der Krebsentstehung wesentlich erhöhen* oder die *Krebslokalisation* entscheidend bestimmen.

Was damit gemeint ist, wird sofort an einem konkreten *Beispiel* klar: Bei 362 Nichtbergleuten von Schneeberg fand man bei der Obduktion keinen, bei 154 obduzierten Uranbergleuten in 62% Lungenkrebs. Es sind dies zwei alternative Vergleichsreihen von wahrhaft experimenteller Beweiskraft. Die Berufsnoxe, die Radiumemanation im Uranbergbau, bedingt a) hundertfältig höheres Krebsrisiko gegenüber der übrigen Bevölkerung und bestimmt b) die Lokalisation des Krebses im hauptsächlich exponierten Organ. Es ist klar, hier kommt zum allgemeinen ein genau definierbares und höchst spezielles Krebsrisiko noch hinzu, welches dann im individuellen Erkrankungsfalle eine Versorgungspflicht in sich schließt.

Für die Begutachtung ist noch ein weiterer Gesichtspunkt von oft ausschlaggebender Bedeutung: Ist *Krebs* sicher *kein erbkonstitutionelles Leiden* und ist Krebs sehr, sehr oft erworben, so ist *Krebs* weiterhin — wieder grundsätzlich wichtig für alle Fragen der Begutachtung — *in der Phase seiner Entstehung* stets *ein primär örtliches Leiden*.

Das beweisen zunächst wiederum am besten die *Berufskrebse*. Gleichviel, ob die Schornsteinfeger, Teerarbeiter, Fischer, Pecharbeiter, Seiler, Heizer, Baumwollspinner oder Asbest- oder Anilinarbeiter usw.: Ganz gleich, ob das Skrotum, ob Hände, Lippen, Fußsohlen oder die Ohren oder wie bei Chromat- oder Asbestarbeitern die Lungen oder ob bei Schustern der Daumen oder bei Lokomotivheizern das Schienbein betroffen werden, immer ist die *Krebslokalisation identisch* mit dem *Ort der stärksten Exposition*.

Wenn aber schon Krebs beim Menschen stets eine primär örtliche Erkrankung am Ort der Einwirkung carcinogener Noxen ist, dann muß auch mit der Möglichkeit gerechnet werden, daß gelegentlich einmal *Traumen oder Verletzungen* die Entwicklung begünstigen oder als Verschlimmerung wirken. So wird die häufig zu begutachtende Frage: *Trauma und Tumor* zum Modell für Zusammenhangsfragen beim Krebs. Traditionell werden drei Massenexperimente ins Feld geführt, welche a priori gegen eine Geschwulstentstehung durch Unfall zu sprechen scheinen. Es sind die Sportverletzungen, die Betriebsunfälle und die Kriegsverletzungen. 1950 hat DIETRICH alle Geschwulsterkrankungen aus beiden Weltkriegen mit nur 73 Fällen erfaßt. Grobschlächtig wäre das noch nicht einmal eine Häufigkeit von 1 : 100000. Immerhin haben wir selbst bei fünf malignen Tumoren aus dem letzten Weltkrieg den Zusammenhang mit Kriegsverletzungen bejahen müssen (K. H. BAUER 1952).

Bei der großen Seltenheit posttraumatischer Tumoren nimmt es nicht Wunder, wenn man allgemein zu der Schlußfolgerung gelangte: die *Voraussetzungen für die Anerkennung einer Geschwulst als Unfallfolge* sind extrem selten und nur dann gegeben, wenn 1. ein ausreichend schwerer Unfall als solcher gesichert ist; 2. wenn der Ort der Gewalt und der Ort der Geschwulst übereinstimmen; 3. wenn die Zwischenzeit zwischen Unfall und Geschwulstentstehung mit den allgemeinen Erfahrungen der Krebsforschung in Einklang zu bringen ist, und 4. wenn die Latenzzeit durch irgendwelche lokale Zwischensymptome überbrückt wird.

Der *Hauptirrtum* vieler Gutachter besteht nun darin, daß sie, weil in der Summe der Fälle posttraumatische Tumoren extrem selten sind, auch im Einzelfalle a priori einen Zusammenhang als extrem unwahrscheinlich ansehen. Wie gefährlich dieser Trugschluß ist, dafür ein Beispiel: Die Wahrscheinlichkeit, daß ein Laparotomierter ein Sarkom in der Laparotomienarbe bekommt, ist sicher kleiner als 1 : 100000. Nun sind aber doch 8 solcher Narbensarkome im Weltschrifttum beschrieben. Kein Gutachter kann behaupten, der betreffende Fall sei reiner Zufall. Vielmehr spricht der Prima-facie-Beweis entschieden dafür, daß in dem betreffenden Einzelfall bei der Operation, vielleicht mit dem Nahtmaterial, doch etwas eingebracht wurde, was carcinogen wirkte. Jedenfalls ist in einem solchen Falle die Laparotomie aus dem Laparotomienarbensarkom nicht wegdenkbar. Solche Beispiele zeigen, daß der Gutachter nicht aus der Summe der Fälle mit dem Vorurteil einer niedrigen statistischen Erwartung an die Beurteilung herangehen darf, sondern daß jeder Einzelfall in all seinen individuellen Gegebenheiten zu prüfen ist. Sonst bedürfte es ja für viele, viele Anlässe überhaupt keines Gutachtens.

Nun, was selten ist, kommt trotzdem vor. Machen wir nur eine Probe: Die gutachtlich posttraumatisch anzusehenden *Hirntumoren* schätzten wir der Häufigkeit nach auf höchstens 1 : 100000; so ist (OSTERTAG und BUSCHMANN; zit. n. SIMON 1951) die *Tumor-Quote bei den Hirnverletzten* — von 14400 überlebenden Hirnverletzten des 1. Weltkrieges bekamen acht Hirntumoren (Gliome!) — 1 : 1750.

Auch im Frieden sind *Hirngeschwülste* nach Hirntraumen beschrieben [Fall STAEMMLER (1948)]: Hirntrauma in der Kindheit, Jackson-Epilepsie mit 45 Jahren, Glioblastom des Gehirns. Sektion: bds. Kontusionsherde mit Glianarbe bis weit ins Marklager sich erstreckend. Glioblastom im unmittelbaren Zusammenhang mit den Narben. Auf der anderen Seite inmitten der Narbe zellreiche Geschwulst im Entstehen. Zwei Fälle stammen von HALLERVORDEN (1948): a) Frau 41 jähr., im 3. Lebensjahr Hirntrauma am Hinterhaupt mit offener Hirnverletzung, nach 38 Jahren am Ort der Gewalt Oligodendrogliom. b) 13 jähr., ein Hirntrauma mit $3^{1}/_{2}$ Jahren, gedeckte Verletzung (contrecoup im Splenium), nach $9^{1}/_{2}$ Jahren gleichfalls Oligodendrogliom.

Die zweite Gruppe von Krebsen, bei denen der Gutachter vor die *Zusammenhangsfrage* gestellt wird, sind die Berufskrebse. Die Begutachtung ist einfach, wenn es sich um anerkannte Berufsnoxen, um genügend lange Exposition, entsprechende Lokalisation und um eine mit den allgemeinen Erfahrungen mit der Cancerologie zu vereinbarenden Latenzzeit handelt. Dies trifft vor allem zu für die im Kapitel 8 und 9 besprochenen Berufskrebse durch Arsen, Chromat, Asbest, Teer und Teerprodukte, Pech, Ruß, Asphalt, Mineralöle, Anthrazen, sonstige Anilin- und Benzolderivate, Strahleneinwirkungen (Licht-, Röntgen-, Schneeberger Lungenkrebs) u. dgl.

Später wird ausführlich davon die Rede sein (s. S. 979), daß die „Deutsche Forschungsgemeinschaft", vor allem zur Beratung der Regierung in Fragen, für deren Beantwortung die Kenntnis wissenschaftlicher Ergebnisse Voraussetzung ist, besondere wissenschaftliche Kommissionen einberufen hat. So hat sie 1953 auch für den *Berufskrebs*, einem Gebiet, auf dem sehr viele wissenschaftliche Vorarbeit gerade auch im berufsgenossenschaftlichen Schrifttum geleistet worden ist, eine *Sonderkommission für den Berufskrebs* (Vorsitz: E. GROSS) eingesetzt. Die erste (und bisher einzige) Mitteilung befaßt sich aus der großen Reihe der Berufskrebse nur mit dem „beruflichen Blasenkrebs" (vornehmlich durch β-Naphthylamin und Benzidin), dem Chromat- und Asbest-Lungenkrebs, sowie dem Teer- und dem Arsenkrebs. Über das an anderen Stellen dieses Buches Gebrachte hinaus ist zu vermerken, daß die Kommission das Gesetz von 1942, welches *arsenhaltige Spritzmittel* im Weinbau verbietet, auch auf den *Obstbau* auszudehnen empfiehlt. Weiter wird empfohlen, in „Betrieben mit Krebsgefährdung", im Hinblick auf die stärkere Gefährdung Jugendlicher (längere Latenzzeit!), „darauf zu achten, ob das Einstellungsalter mindestens 35 Jahre beträgt". Es erscheint zweifelhaft, daß sich diese Empfehlung durchsetzen wird, denn menschlich, sozial und cancerologisch ist es richtiger, die Noxen lieber ganz auszuschalten, als darauf zu spekulieren, daß erst im späteren Alter eingestellte Arbeiter das Ende der Latenzzeit nicht erleben werden. Eine gesetzliche Handhabe bietet für solche Anlässe der § 1 II der mehrfach geänderten Verordnung zur Ausführung der *Verordnung über die Schädlingsbekämpfung mit hochgiftigen Stoffen* vom 17. Juli 1934 (RGBl. I. S. 712) in der Fassung der Änderungs-Verordnung vom 26. Februar 1942 (RGBl. I. S. 116).

Nach der primären Zusammenhangsfrage (Krebsentstehung durch Berufsschäden) spielen die Praecancerosen *bei den Berufskrebsen* eine nicht wegdenkbare Rolle: Die weitaus meisten gewerblichen und beruflichen Krebsnoxen erzeugen *Krebs* seltener direkt, sondern meistens *auf dem Umweg* über Vorkrebsveränderungen, *über sog. Praeblastomatosen*.

Gleichviel ob es sich um eine berufsbedingte Landmanns- oder Seemannshaut, um infektbedingte, nichtheilende Brandnarbengeschwüre oder Pechwarzen, um Arsendermatosen oder Röntgenulcera, um Blasenpapillome bei Anilinarbeitern oder Skrotalekzeme von Schornsteinfegern, um Asbestbronchitiden oder Chromatschleimhautulcera handelt, im Regelfalle entsteht Krebs, gerade bei Berufsschäden, nicht auf heiler Haut und auch nicht auf gesunden Schleimhäuten und nicht in gesunden Organen oder intakten Geweben, sondern meist erst auf dem Boden irgendeiner vorbereitenden Praeblastomatose.

Diese Praecancerosen haben ein Janusgesicht. Auf der einen Seite werden sie sehr oft durch *gewerbliche und berufliche krebsspezifische Schäden* hervorgerufen, auf der anderen Seite können sie, wenn sie sonstwie entstanden sind, relativ leicht *durch nicht krebsspezifische zusätzliche Schädigungen im Sinne der Verschlimmerung endgültig in Krebs umgewandelt* werden.

Unter solchen an sich nicht direkt krebserzeugenden Faktoren können gelegentlich auch einmal *Unfälle und Verletzungen* ein wichtiges Glied in der Kausalkette sein. Schon der Begriff *Callus-Sarkom* (vgl. WEILAND 1949) zeigt, daß selten genug, aber doch gelegentlich Fraktur, Frakturheilung und Sarkomentstehung aufeinander folgen können. In solchen Fällen muß dann die Zusammenhangsfrage mit Wahrscheinlichkeit bejaht werden, sind ja der örtliche und zeitliche Zusammenhang und das Faktum der Überbrückungssymptome nicht abzustreiten. Der Verfasser hatte in relativ kurzer Zeit 3 einschlägige Fälle zu begutachten.

Es gibt eine ausgedehnte Literatur darüber, wonach im chemisch praecancerös gemachten Gewebe einmalige Verletzungen, wie Skarifikationen, Stanzverletzungen, Verbrennungen usw., den Krebsbeginn unmittelbar auslösen und die

Krebslokalisation am Ort der Verletzung bestimmen (s. Tab. 80, S. 495). Das beste Beispiel stammt von HELLNER (1939). Er führte am Kaninchen Radiumbestrahlungen der Kniegegend durch. Ein Tier, welches in $3^3/_4$ Jahren noch kein Sarkom bekommen hatte, bekam sofort ein Knochensarkom, als er im Betrahlungsgebiet eine Fraktur setzte, und zwar an der Frakturstelle selbst. Auch vom Menschen ist Ähnliches bekannt. Die Ostitis deformans Paget ist eine fakultative Praesarkomatose. Es sind eine Reihe von Fällen mitgeteilt, wo sich die Sarkomumwandlung zeitlich und örtlich an eine Spontanfraktur anschloß.

Unfälle, Verletzungen und Operationen können mit der Wundheilung, ihren Zellteilungen und Gewebsdegenerationen mitosefördernde Stoffe frei machen, die im Praecancer endgültige Cancerisierung im Sinne einer echten Verschlimmerung auszulösen vermögen. Wie eine Uhr, die aufgezogen, aber noch nicht angelassen ist, so stellt besonders der Praecancer eine potentielle Energie dar, die oft genug nur darauf „wartet", mit einer traumatisch bedingten Auslösung von Zellteilungen endgültig als Zellteilung ohne Ende, d. h. als nunmehr schrankenloses Wachstum in Gang gesetzt zu werden. Kurzum, es ist kein Zweifel, daß ein einmaliges *Trauma* oder eine einmalige Schädigung gelegentlich eine bis dahin bestehende *Praecancerose* im Sinne einer Verschlimmerung in einen endgültigen *Cancer umzuwandeln* vermögen.

In der Gutachterpraxis muß unbedingt auch der Tatsacheninhalt der sog. *Syncarcinogenese* (K. H. BAUER 1949) eingebaut werden. Wir Ärzte haben uns zu sehr daran gewöhnt, vom Laboratoriumsexperiment mit nur *einem* kausalen Faktor auf den Menschen rückzuschließen und auch beim Menschen Krebs als Folge nur *einer* Ursache anzusehen. In Wirklichkeit verdankt der Krebs seine Entstehung zumeist einer Syncarcinogenese, d. h. der Aufeinanderfolge und dem Zusammenwirken mehrerer oder gar vieler krebsbegünstigender Faktoren. Was mit dem Begriff der Syncarcinogenese gemeint ist, wurde im Kapitel 10 (S. 486ff.) ausführlich dargestellt.

Es kann dabei völlig offenbleiben, welche Noxe die endgültige Cancerisierung ausgelöst hat; sicher ist, daß ein solcher maligner Tumor nicht aus heiler Haut entsteht, und Krebs ist nicht — wie der Blitz aus heiterem Himmel — eine plötzliche Naturkatastrophe, sondern meist nur das schließliche Ende eines langen plurikausalen Geschehens. Unter diesen succedanen Faktoren können gelegentlich auch einmal *Unfälle* oder sonstige entschädigungspflichtige Ursachen eine Rolle spielen. Schwierig ist die gutachtliche Beurteilung der *Mehrfachschädigung* bei den malignen Melanomen.

Beispiel. Eigene Beobachtung: Ein junger Amtsgerichtsrat hat einen ulcerierten Naevus am Ohr. Diese Naevi stellen eine Praecancerose dar. Dem Betreffenden hat im Feld ein Sanitätsunteroffizier, sein Freund, den Naevus wochenlang geätzt, dann, als das nichts half, den Naevus mit einem Zwirnsfaden abgebunden — also wahrscheinlich nicht völlig entfernt — und dann die Wunde wieder geätzt. Der Patient bekam Halsdrüsenmetastasen, sie wurden ohne lokales Rezidiv entfernt. Der Verfasser machte bei dem Kranken wegen einer Solitärmetastase eine Lungenlappenexstirpation. TÖNNIS operierte dann eine Melanommetastase im Gehirn, bis der Kranke später an weiteren Metastasen starb.

Am sinnfälligsten wird die Syncarcinogenese bei der *unfallsweisen Einbringung von Fremdkörpern*. Hier kommen oft chemische, thermische und physikalische Noxen zusammen, vor allem, wenn der Fremdkörper selbst ein „Carcinogen" darstellt. Man braucht nur die Zusammenstellung von DIETRICH (1950) durchzusehen, um sogleich zu ermessen, welch hohe Bedeutung den eingebrachten Fremdkörpern und den durch sie unterhaltenen Fisteleiterungen usw. zukommt. Dafür ein Beispiel:

Eigene Beobachtung: 61j. ♂ (E. M.). 1914 Schrapnellschuß linkes Bein, 1916 Bauchschuß, 1918 wurde der linke Unterschenkel amputiert, gleichzeitig multiple Granatsplitterverletzungen an der linken Hüfte. Behandlung mit großen Mengen Ichthyol. Die Wunde brach immer wieder auf, deshalb 1919 Wundrandumschneidung und Versuch der Sekundärnaht. Sie heilte immer wieder zu, aber 1948 brach sie noch einmal auf, ohne wieder zuzuheilen. Wie früher, so jetzt wieder langdauernde Silbernitratsalben-, sodann Bestrahlungsbehandlung (48mal 100 r). Die Wunde wurde schließlich handtellergroß. 1949 erneute Bestrahlung und Radiumbehandlung. 1949 Elektroexcision der Wundränder. Mikroskopisch verhornendes Plattenepithelcarcinom. Versuch der Exstirpation weit im Gesunden. Rezidiv. Tod.

Wer wollte in einem solchen Falle den Zusammenhang des Carcinoms mit den eingebrachten Fremdkörpern leugnen, obwohl 31 Jahre dazwischen liegen? Syncarcinogenetische Faktoren sind 1. die Verletzung als solche, 2. die jahrelange Infektion, 3. die Fremdkörper in der Wunde in Form von Granatsplittern, 4. die zahlreichen Strahleneinwirkungen durch die vielen Durchleuchtungen, Röntgenaufnahmen, 5. alle Sorten chemischer Einwirkungen wie Ichthyol, Silbernitrat, Pellidol usw., 6. die immer wieder neuen Störungen der Zellregeneration und Wundheilung durch vielfache Operationen, 7. die auf diese praecancerösen Gewebe applizierten „therapeutischen" Röntgenstrahlen in hohen Dosen, die späteren Radiumstrahlen und 8. endlich noch die akute thermische Schädigung in Form der Elektroexcision. Die kausale Kette beginnt also mit der Verletzung. Die spätere Geschwulst setzt ein am Ort der Gewalteinwirkung. Die Zwischenzeit wird überbrückt mit einer Fülle von krebsbegünstigenden Noxen. Der Unfallzusammenhang ist mit überwiegender Wahrscheinlichkeit zu bejahen. Die Syncarcinogenese ist völlig evident.

Ferner sind eine ganze Reihe von Fällen bekannt (Zusammenstellung K. H. BAUER 1949), bei denen *Verbrennungen* durch brennende Zigaretten, Zigarren oder Verbrennungen durch heiße Teerspritzer und dgl. erfolgten. In solchen Fällen kommen syncarcinogenetisch die Verletzung, die thermische Schädigung und die direkte Einbringung carcinogener Stoffe in die Wunde zusammen.

Auch hier eine *eigene Beobachtung:* 44j., ♂ (P. K. Gutachten vom 22. 12. 49). Lokomotivheizer. Beim Ausschlacken der Lokomotive am 21. 6. 48 Verletzung mit einem Werkzeug am re. Nasen-Augenwinkel. Zunächst Abheilung, nach 6 Wochen Wiederaufbrechen der Wunde (Fremdkörper?), Schwellung. Zweimal Röntgenbestrahlung! Nichtheilendes, nässendes Geschwür. Januar 1949 neue Röntgenbestrahlungen (angeblich zweimal 1000 r). Frühjahr 1949 Probeexcision: Hautcarcinom. Zusammenhang bejaht, da die Einbringung von Kohlenstaub oder Ruß unterstellt werden darf und nach dem Wiederaufbrechen und der Nichtheilung angenommen werden muß. Latenzzeit nur ein Jahr!

Es ist daher auch kein Zufall, daß die schnell entstandenen Krebse — die Franzosen nennen sie *cancer aigu* — solche nach derartigen Verbrennungen mit Fremdkörpermaterial sind.

Krebsgutachten sind aber nicht nur schwierig bei der Frage „Trauma und Tumor" und nicht nur bei der an sich nicht-krebsspezifischen, aber doch die Krebsumwandlung indirekt begünstigenden Schädigungen im Bereich von Praecancerosen, sondern es kommt noch eine *dritte gutachterliche Frage* hinzu, bei den Fällen, bei denen rein *wissenschaftlich* die *Grundlagen für die Anerkennung eines Krebsleidens* noch nicht vorliegen, während andererseits, aus allgemeinen Erfahrungen heraus, die Nichtanerkennung das Gewissen des Gutachters (und des Richters) erheblich zu belasten vermag. Wenn z. B. ein Rußlandheimkehrer 10 Jahre in Gefangenschaft und dort ganz einseitiger Lagerkost ausgesetzt war, wenn er als Beweis dafür einen Eiweißmangelschaden mit heimbrachte, diesen anerkannt bekam und dann vielleicht nach 2—3 Jahren an einem Magenkrebs erkrankte, so reichen die wissenschaftlichen Unterlagen für die Anerkennung des Krebsleidens als Kriegsdienstfolge (mangels entsprechend systematischer Erhebungen) bislang nicht aus. Soll aber andererseits der Kranke, der ja nichts für den Rückstand der wissenschaftlichen Erkenntnis in dieser Frage kann, durch Nichtanerkennung für das, was er durchgemacht und entbehrt hat, gewissermaßen noch „gestraft" werden, falls nun doch ein nur noch nicht erweisbarer

Zusammenhang besteht? Es leuchtet ein, daß der Gesetzgeber oder der Staat auf dem Verordnungswege für einen *Härteausgleich* sorgen und in solchen und ähnlichen Fällen Rente gewähren sollte.

Ähnliche Schwierigkeiten entstehen gelegentlich auch dann, wenn es sich um seltenere Fälle von Berufskrebsen handelt, die vom Gesetzgeber nicht, oder besser noch nicht anerkannt, andererseits aber wissenschaftlich als Berufskrebs zu bestätigen sind.

Beispiel (eigene Beobachtung). Ein Artist trat im Zirkus als „*Doppelnummer*" auf: einerseits war er „*Feuerschlucker*" (er brachte brennende Fackeln in seinem Mund zum Erlöschen), andererseits stellte er eine „*lebende Fackel*" dar. Er nahm draußen ein Benzin-Petroleumgemisch in den Mund und brachte es in der Manege durch Exhalieren an einer vorgehaltenen glimmenden Fackel zu einer meterlangen Flammenwirkung). Er starb an einem Bronchialcarcinom. Der Verfasser bejaht den ursächlichen Zusammenhang mit seinem Beruf, da es offenkundig ist, daß er bei beiden Berufsbetätigungen zwangsläufig mit den unvollkommenen Verbrennungsprodukten jahrzehntelang carcinogene Stoffe inhalieren mußte. Die Gerichte oder Instanzen lehnten die Hinterbliebenenrente ab, mit der formal-juristisch zutreffenden, sozialmedizinisch aber nicht haltbaren Begründung, daß weder der Beruf, noch die Berufsbetätigung, noch die Inhalation solcher Stoffe im Gesetz und in den Verordnungen enthalten seien. Es bedurfte heftiger Bemühungen, bis die Rente „gnadenweise" gewährt wurde.

Ein anderes Beispiel einer rechtlich abzulehnenden, aber gutachtlich anzuerkennenden Krebsform ist der *Bronchialkrebs bei Winzern*. Stets anerkannt ist der *Arsenkrebs der Haut* bei Arsenarbeitern, Zinngießern, Feuerwerkern usw. Wir selbst (HESS 1956) haben jedoch bei 8 Winzern aus der Rheinpfalz [Ähnliches berichtete F. ROTH (1956) für die Moselwinzer] auch *Bronchialkrebs als Arsenkrebs* gesehen. Es handelte sich durchweg um Leute, die bei der Rebschädlingsbekämpfung Jahre hindurch Kupfer- oder Bleiarsen versprüht oder verstäubt inhalierten. Stets war die Arseneinverleibung durch Arsenmelanose, plantopalmare Hyperkeratosen usw. objektiv erwiesen. Die Dauer der Inhalation erstreckte sich auf 3 bis 8, die praecanceröse Bronchitis auf 8 bis 16, und die Latenzzeit auf 17 bis 24 Jahre. Dies Beispiel ist wichtig, weil diese Leute Arsenstoffe bei der Arbeit nicht nur inhalieren, sondern Arsen sonst auch noch peroral sich zuführen, und zwar in Form des sog. Haustrunkes (1,5—3 l pro Tag), bereitet aus den stets arsenhaltigen Tresterrückständen. Ein wichtiges Beispiel zugleich also auch dafür, daß — ähnlich wie beim Zigarettenrauchen — das carcinogene Agens sowohl per inhalationem als auch peroral einverleibt werden kann.

Vor allem verlangen jene, nicht sehr seltenen Fälle nach einem Härteausgleich, bei denen irgendein *chronisches Leiden*, z. B. eine anacide Gastritis oder eine Bronchitis beispielsweise durch Cadmium — im Tierexperiment ist Cadmium ein Carcinogen! — *als Schädigungsfolge anerkannt* und viele Jahre lang *berentet* war, Fälle, bei denen dann *im gleichen „geschädigten" Organ ein Krebs* sich entwickelte. Will man in solchen Situationen, obgleich der örtliche und zeitliche Zusammenhang und die Tatsache der Brückensymptome gegeben sind, den ursächlichen Zusammenhang verneinen, nur weil die Frage wissenschaftlich umstritten ist?

Leitsätze für die Krebs-Begutachtung. 1. Die *Zusammenhangsfrage* bei bösartigen Geschwülsten kann *nicht dahin abgelenkt* werden, daß der Krebs „anlagebedingt" oder nur die örtliche Manifestation einer „allgemeinen Krebsbereitschaft" oder „erbkonstitutionell" sei. *Schicksalsbedingt* ist der Krebs nur insofern, als unser aller Schicksal, ins Zeitalter der Chemisierung und Technisierung unserer Lebensbedingungen hineingeboren zu sein, als Tribut für viele Fortschritte heute ein *Krebsrisiko von 1 : 5* beinhaltet. Gegen dieses *allgemeine Risiko* gibt es keinen Versicherungs-, keinen Versorgungsschutz und keine Entschädigungspflicht.

2. Dagegen ist ein *Zusammenhang* über die alten, auch heute noch gültigen, in vielem aber erweiterten vier Grundvoraussetzungen (1. gesicherte Schädigung,

2. örtlicher, 3. zeitlicher Zusammenhang, 4. Überbrückungssymptome) hinaus dann *anzuerkennen*, wenn das allgemeine *Krebsrisiko unzweideutig individuell wesentlich erhöht* worden ist. Doch sind hier *objektive Beweise* erforderlich,

a) daß *Unfälle oder Verletzungen*, sei es z. B. durch hinzukommende Infektionen, sei es durch Störungen der Gewebsregeneration oder durch Einbringung von Fremdkörpern, eine *Kettenreaktion syncarcinogenetischer Faktoren auslösten,* die über nachweisbare Brückensymptome hinweg schließlich zu *Krebs* führten,

b) daß gewerbliche oder berufliche *Krebsnoxen* nach Zeit, Intensität und Lokalisation den betreffenen Haut-, Lungen-, Knochen- oder sonstigen *Krebs auszulösen in der Lage waren,*

c) daß *nichtkrebsspezifische* Noxen der Arbeit einen latent *praecancerösen Zustand* im Sinne der Verschlimmerung zur *Krebsumwandlung* veranlaßten.

3. Nicht nur wegen der oft langen Latenzzeiten im Krebsgeschehen muß der Nachweis der *Wahrscheinlichkeit* ausreichen. Wahrscheinlich ist der Zusammenhang immer dann, wenn die *Gründe für den Zusammenhang stärker sind als die Gegengründe.* Als *Faustregel* kann gelten: ein *Zusammenhang ist dann zu bejahen,* wenn das betreffende *Trauma* bzw. die *Schädigung unmöglich aus der kausalen Reihe weggedacht* werden kann.

Fehlen in Ausnahmefällen *die wissenschaftlichen Voraussetzungen für die Bejahung eines* wahrscheinlichen *Zusammenhangs*, ist dieser aber trotzdem aus allgemeinen Erfahrungsgründen billigerweise schwer zu verneinen, so soll der Gutachter bei der Sozialbehörde als *Härteausgleich* für eine Berentung eintreten, wenn der angeschuldigte Ursachenkomplex sehr schwerwiegend und lange Zeit wirksam war.

e) Krebskrankheit und Versicherungsschutz. Hier muß unterschieden werden zwischen *Krankheitsversicherung*, die selbstverständlich in jedem Falle auch eine Erkrankung an Krebs in sich schließt, zwischen *Lebensversicherung* und ihren Ermittlungen über krebsverstorbene Versicherte und dem *Versicherungsschutz* (vermutlich oder sicher) *Krebsgeheilter*.

Daß man die *Feststellungen von Lebensversicherungsgesellschaften* über ihre an Krebs verstorbenen Versicherten nicht einfach mit der allgemeinen Krebssterblichkeit zusammenwerfen darf, leuchtet ein, stellen ja die Versicherten in der Summe der Fälle eine weitgehende soziale, intellektuelle und wirtschaftliche „Auslese" dar. Wie weit die verschiedenen Formen der Erfassung auseinandergehen können, dafür gibt die Abb. 10, S. 48 ausreichend Anhaltspunkte.

Aufschlußreich sind statistische Feststellungen aus den USA über *Krebssterblichkeit an 3 Gruppen von Versicherten* (SCHWEISHEIMER 1961).

Es handelte sich a) um *industriell Versicherte*, im wesentlichen Stadtbewohner! (leichterer Zugang zu diagnostisch-therapeutischen Möglichkeiten) (etwa 20 Millionen erwachsene Männer); b) um *versicherte Angestellte* großer industrieller Gesellschaften und Wirtschaftsbetriebe (Personenkreis etwa 36 Millionen!) und c) um „*gewöhnlich Lebensversicherte*" (Personenkreis 60 Millionen „in der Mehrzahl Männer der Mittelklasse in nicht gefährdeten Beschäftigungsarten").

Es ergaben sich u. a. folgende *Feststellungen: Zunahme der Sterblichkeit an Leukämie* in der 15-Jahr-Periode der Metropolitan Life Insurance Company bei Weißen um *mehr als 50%* bei nicht-weißen Männern um 77% und bei nicht-weißen Frauen um 24%, ferner eine überdurchschnittliche Häufigkeit an Krebs-Todesfällen bei Kupfer- und Zinnschmieden, Malern und Lackierern (Farben!), aber auch bei Maschinisten, Lokomotivführern, Klempnern usw. Bei den „gewöhnlich Lebensversicherten" war die Krebssterblichkeit relativ hoch bei Kellnern,

Köchen und Hotelbesitzern (vgl. auch S. 400). Bei den eigenen Angestellten der großen Lebensversicherungsgesellschaften war die Krebssterblichkeit „genau die rechnungsmäßig erwartete Todesziffer an Krebs", eben entsprechend dem Durchschnitt der Bevölkerung.

Im Falle einer vom Arzt nach bestem Wissen und Gewissen bestätigten Krebsheilung kommt dem *Versicherungsschutz* für *„Personen mit einer Vorerkrankung an Krebs"* eine erhebliche Bedeutung zu, und zwar nicht nur aus sozialen Gründen (Sicherung bei evtl. verkürzter Lebenserwartung), sondern vor allem auch wegen der psychologisch günstigen Rückwirkung für Krebsgeheilte. Nach Abschluß seiner Behandlung sieht der Kranke, auch wenn er eine Sperrfrist abwarten und eine höhere Prämie zahlen muß, in der Tatsache des Versichertseins einen Vertrauensbeweis für seine Lebenserwartung und eine Sicherung für seine Familie.

Die neuere (ausschließlich amerikanische) Literatur über *Krebs und Lebensversicherung* findet sich in einem Artikel von HIGGINS (1962) "Cancer — the challenger" in der von der *Swiss Reinsurance Company Zürich* neu herausgegebenen Zeitschrift "Annals of Life Insurance Medicine" (Bd. 1 1962). Der Artikel von HIGGINS bringt zahlreiche Tabellen und Abbildungen, die sich vor allem mit dem Krebsvorkommen, der Krebssterblichkeit (je nach Geschlecht und Sitz), mit den 5-Jahres-Überlebensziffern, den 15jährigen Überlebenskurven bei normaler Lebenserwartung, bei lokalisierten Krebsen, bei regionalen und bei Fernmetastasen, mit den Versicherungsrisiken nach Krebsoperationen oder Bestrahlungsbehandlung bei noch lokalisierten Krebsformen vor und nach 1950 u. a. befassen.

Für die Chirurgen und Strahlentherapeuten, aber auch für die breitere Öffentlichkeit ist es sicher von Bedeutung, aus der Feder eines Medical Directors einer Versicherungsgesellschaft (North American Reassurance Company), also aus einer ebenso sachverständigen, wie „unverdächtigen" Quelle zu hören, wie heute für die 5-*Jahres-Überlebensziffer* der Prozentsatz für *noch lokalisierte Krebse* (Stadium I) einzuschätzen ist (Tab. 143).

Die Tabelle ist in vieler Hinsicht aufschlußreich, nicht nur weil sie zeigt, was die immer wieder angegriffenen traditionellen Methoden der Krebsbehandlung leisten, wenn — ja, wenn! — die Kranken im I. Stadium in Behandlung genommen zu werden vermögen, sie zeigt aber auch — die Zahlen nach 1950 liegen durchweg (um 2% in minimo bis zu maximal 34%) höher als vor 1950 — welche *großen Fortschritte* die *Krebsbehandlung* in der letzten Ära der Medizin gemacht hat, vor allem seit radikalere Operations- und bessere Bestrahlungsmethoden angewandt werden, insbesondere auch seit die großen Fortschritte der allgemeinen Chirurgie (Näheres im 13. Kapitel, S. 660) für die Krebsoperationen nutzbar gemacht worden sind.

Tabelle 143. *Überlebenserwartung von Kranken mit malignen Tumoren (Public Health Service of the USA-Departement of Health, Education and Welfare)* nach HIGGINS (1962). 5-Jahres-Überlebensziffer in % nach chirurgischer oder Strahlenbehandlung für noch lokalisierte Krebse nach 1950

	Männer	Frauen
Magen	50	48
Dickdarm	70	77
Rectum	72	73
Mamma	—	85
Cervix	—	92
Corpus uteri	—	91
Ovarien	—	68
Prostata	60	—
Hoden	70	—
Maligne Melanome	65	76
Maligne Strumen	88	98
Lymphosarkom	49	47
Hodgkin	25	40

Der Einwand liegt nahe: ,,amerikanische Zahlen!" Es ist keine Rede davon, daß die gleichen Resultate im Stadium I nicht auch in den europäischen Kliniken erreicht und nicht teilweise sogar übertroffen würden.

Anhangsweise ein Wort über die *Soziallasten durch die Krebskrankheiten.* Sie sind ihrer Höhe nach für die Bundesrepublik Deutschland unseres Wissens noch nicht ermittelt worden.

Für *Schweden* hat der Statistiker QUENSEL (zit. n. BERVEN 1956) entsprechende Untersuchungen für das Jahr 1951 gemacht. Dabei wurde bei einer Bevölkerungszahl von 7 Millionen von etwa 15000 Neuzugängen, 25400 Krebskranken und etwa 12000 Krebstoten je Jahr ausgegangen. Die Ausgaben für Krankenhauspflege (pro Tag 35,9 Kronen!), Pflege in den ,,chronischen Anstalten" (pro Tag 15,2 Kronen) und Reisekosten wurden auf 25 Millionen, der ,,verlorene Arbeitsverdienst" auf 52,3 Millionen und der ,,Wert des Produktionsausfalles durch vorzeitigen Tod" an Krebs auf 30 Millionen Kronen errechnet. Hierzu kommen die weiteren Kosten für häusliche Pflege, verlorenes Arbeitseinkommen, für privates Pflegepersonal usw. Insgesamt kamen — bei einem Nationaleinkommen von 36 Milliarden Kronen — die jährlichen Ausgaben und Ausfälle auf 107,3 Millionen Kronen.

Sicher ist es nicht ohne weiteres erlaubt, die für Schweden angegebenen Zahlen auf die Bundesrepublik Deutschland zu übertragen. Will man aber überhaupt eine grob überschlägige — unseres Erachtens zu niedrige — Zahl gewinnen, so würde bei der etwa 10mal höheren Zahl an Krebstoten, ein Betrag von etwa 1 Milliarde DM jährlich resultieren.

3. Organisation der Krebsbekämpfung und Krebsverhütung

Stand früher die Krebsbekämpfung und Krebsforschung ganz im Zeichen der Leistungen einzelner Persönlichkeiten, so wird heute in einer Zeit, in der ,,alles organisiert" wird und in der man alle Problematik durch Organisation und Organisationen zu lösen bestrebt ist, auch in der Krebsbekämpfung vieles kleinen und großen Organisationen anvertraut. Den ,,*Kampf gegen den Krebs*" führen:

a) auf dem *klinischen Sektor:* Krankenhäuser, Kliniken, Bestrahlungsabteilungen, Spezial-Genesungsheime, Anstalten für inkurable Krebskranke usw.,

b) auf *experimentell-wissenschaftlicher Basis:* klinische und besonders theoretische Institute, spezielle Krebsinstitute, Forschungsabteilungen,

c) auf *Länderebene* kleinere Krebsgesellschaften und nationale Krebsorganisationen und schließlich

d) *Weltorganisationen.*

a) Die Krebsbekämpfung und Krebsverhütung in Kliniken, Bestrahlungsabteilungen usw. Der Kliniker kann nicht umhin, seiner Überzeugung Ausdruck zu geben, daß die *effektive Krebsbekämpfung fast ausschließlich in den Kliniken, Krankenhäusern, Bestrahlungsabteilungen* usw. geleistet wird, sowohl in diagnostischer, wie in therapeutischer Hinsicht. Die Tätigkeit des Klinikers kann aber erst einsetzen, wenn der Kranke die Schwelle seiner Klinik überschritten hat. Nur die prae-klinische Krankheitsphase des Krebskranken ist der Aufklärung und Fortbildung der Ärzte (Abkürzung der Verschleppungszeit durch diese), der Laienaufklärung (Abkürzung der Verschleppungszeit durch die Kranken) zugänglich. Davon wird im nächsten Abschnitt über erzieherische Maßnahmen in der Krebsbekämpfung zu sprechen sein.

Die *Krebsbehandlung* in den Kliniken selbst *obliegt* praktisch ausschließlich den für die betreffende Krebslokalisation zuständigen operativen *Fachärzten* (für Chirurgie, Gynäkologie, Neurochirurgie, Urologie, Augen-, Hals-Nasen-Ohrenheilkunde usw.) *und den Fachärzten für Strahlenheilkunde.* Die Chemo- und die zusätzliche Therapie wird von diesen selbst oder, besonders bei Haemoblastosen, von Fachärzten für innere Medizin ausgeübt.

Im Laufe der Zeit haben sich in den verschiedenen Ländern *Spezialkliniken* praktisch ausschließlich für *Krebsbehandlung* entwickelt. Die älteste Institution dieser Art ist das 1884 gegründete *Memorial Hospital* in New York. Es folgten 1897 das Morosoffsche Krebsspital in Moskau und 1901 das Krebsinstitut in Buffalo. Die einzige Klinik in Deutschland, die ganz überwiegend zu etwa 80% der Betten für die Behandlung und Betreuung Geschwulstkranker bestimmt ist, ist die *Robert-Roessle-Klinik in Berlin-Buch*. Wir kommen auf sie in mehreren Zusammenhängen noch zurück. Auch haben sich einzelne *strahlentherapeutische Krebsbehandlungszentren* entwickelt, so z. B. für Schweden in Stockholm das „Radiumhemmet", in Heidelberg die „*Czerny-Klinik für Strahlenbehandlung*", in Paris das *Radium-Institut* des Institut Pasteur usw.

Eines der ältesten, zugleich der Forschung und der Therapie dienenden Institute ist das von dem Chirurgen CZERNY (1906) in Heidelberg gegründete frühere Samariterhaus, jetzt die — dem Gründer zu Ehren — Czerny-Krankenhaus für Strahlenbehandlung genannte Klinik, der seit 1907 ein „Institut für experimentelle Krebsforschung" angegliedert ist. An ihm haben CZERNY selbst, v. DUNGERN, WERNER, HIRSCHFELD, O. WARBURG, SACHS, TEUTSCHLÄNDER u. a. gewirkt. 1948 wurde der Chemiker, Mitosegift- und Krebsforscher LETTRÉ als Leiter berufen.

Ein von einem Reeder gestiftetes „*Krebsinstitut*" in *Hamburg-Eppendorf* (Leiter: R. BIERICH) wurde 1920 in Betrieb genommen und 1943 nach dem Vorbild des Amsterdamer Instituts durch ein zweites Gebäude erweitert. Die beiden Gebäude wurden im Juli 1943 bei einem Fliegerangriff völlig zerstört. Die Fortsetzung der Arbeit scheiterte an Nachkriegsschwierigkeiten. Die Tätigkeit wurde am 1. 10. 1948 eingestellt.

Das *Radiumhemmet* (1910 von G. FORSSELL gegründet, bis 1918 finanziert vom „Cancerverein" in Stockholm, seitdem von Staat und kommunalen Behörden), wurde zum Zentrum der Krebskrankenstatistik und Strahlenbehandlung für ganz Schweden. Später wurden radiotherapeutische Kliniken auch in Lund und Göteborg errichtet.

Inzwischen sind in der ganzen Welt Krebsbehandlungszentren in so großer Zahl erstanden, daß es nicht mehr möglich erscheint, sie lückenlos aufzuzählen.

b) Institute für experimentelle Krebsforschung. Kleinere Institute für Krebsforschung waren schon in früherer Zeit gegründet worden, so in *Berlin* an der Charité, am Virchow-Krankenhaus und in Hamburg (s. oben). Stets waren *die pathologischen Institute* der Universitäten implicite Forschungsanstalten für Probleme der malignen Tumoren, die z. B. in Deutschland unter VIRCHOW, ORTH, COHNHEIM, BORST, RIBBERT, FISCHER-WASELS, neuerdings besonders unter ALTMANN, BÜCHNER, BÜNGELER, DOERR, HAMPERL u. a., z. T. Hervorragendes für die Krebspathologie und Krebsforschung leisteten und nicht zuletzt auch die großen Hand- und Lehrbücher der Krebskrankheiten lieferten.

In neuerer Zeit sind viele selbständige *Institute für Krebsforschung* gegründet worden. Eines der ältesten, das von dem Chirurgen CZERNY 1907 gegründete „*Institut für experimentelle Krebsforschung*" in Heidelberg, wurde eben schon erwähnt.

Ein modernes *Institut für Krebsforschung* wurde in *Berlin-Buch* errichtet. Es nennt sich *Institut für Medizin und Biologie* (Leiter: A. GRAFFI). Als Krebsinstitut entwickelte es sich seit 1947 aus dem ehemaligen „Kaiser-Wilhelm-Institut für Hirnforschung" (Prof. H. VOGT). Als Zentrum für Krebsforschung und Krebsbekämpfung ist es in „8 Bereiche" eingeteilt: Biophysik, Biochemie, Biologie (einschließlich Genetik), Mikrobiologie, Experimentelle Pharmakologie (einschließlich Elektronenmikroskopie), Klinik, Angewandte Isotopen, Zentral-Anlage und Verwaltung. Für das *Gesamtinstitut* und seine „8 Bereiche" standen Ende 1959 *133 wissenschaftliche Mitarbeiter und 870 Angestellte und Personal* zur Verfügung. Aus der klinischen Abteilung des Instituts entwickelte sich die

Robert-Rössle-Klinik (Leitung: H. GUMMEL), in der überwiegend Geschwulstkranke (240 Betten!) behandelt werden.

Eine Übersicht über den Aufbau und die Durchführung der *Krebsbekämpfung im Ausland* gibt STENDEL (1957). In *Österreich* wurde nach dem Kriege in

Tabelle 144. *Krebsinstitute in Europa*

Land		Institut	Leiter
Belgien	Brüssel	Laboratoire de Cancerologie experimentale	CLAUDE
	Löwen	Institut du Cancer	MAISIN
Deutschland	Heidelberg[1]	Institut für experimentelle Krebsforschung	H. LETTRÉ
	Berlin-Buch	Institut für Medizin u. Biologie Robert Rössle-Klinik	A. GRAFFI H. GUMMEL
Frankreich	Paris	Institut du Radium (Service de l'Institut Pasteur)	A. LACASSAGNE
	Villejuif	Institut du Cancer (Institut Gustave Roussy)	HUGUENIN
	Lille	Institut de Recherches contre le Cancer	
Großbritannien	London	Chester Beatty Research Institut/Royal Cancer Hospital	A. HADDOW (Biochemie: BOYLAND)
	Glasgow	Glasgow Royal Cancer Hospital	Research: PEACOCK
Israel	Rehovoth	Weizmann Institute of Science	BERENBLUM
Italien	Rom	Instituto del Cancro di Roma	MARGOTTINI
	Rom	Instituto del Cancro "Regina Elena"	PENTIMALLI
	Mailand	Instituto Nazionale per lo studio la cura dei Tumori	BUCALOSSI SIRTORI (path. anat. Abt.)
	Neapel	Instituto Nazionale per lo Studio e Cura dei tumori	VERGA
Niederlande	Amsterdam	Antoni van Leeuwenhoek-Huis	MÜHLBOCK
Österreich	Wien	Österreichisches Krebsforschungsinstitut	W. DENK
Polen	Breslau	Onkologisches Institut	ALBERT
Portugal	Lissabon	Instituto Portugués de oncologia	FR. GENTIL
Rumänien	Bukarest	Onkologisches Institut	
Rußland	Moskau	Institut für experimentelle und klinische Onkologie	L. SCHABAD
Spanien	Madrid	Instituto Nacional de Oncologia	SANZ-IBANEZ
Tschechoslowakei	Preßburg	Onkologisches Forschungsinstitut	V. THURZO
Ungarn	Budapest	Onkopathol. Forschungsinstitut	B. KELLNER

Wien ein „Österreichisches Krebsforschungsinstitut" (Leiter: W. DENK) errichtet und 1958/59 erweitert. Sein Aufgabenbereich umfaßt u. a. die Verbesserung chemotherapeutischer Methoden, die Rezidivprophylaxe nach Tumoroperationen, den Reaktionsmechanismus der Strahlenwirkung, die Erweiterung diagnostischer Methoden, den Tumorstoffwechsel, das Problem der Spontanheilung von Tumoren, Berufskrebsermittlungen usw. Über die sonstigen Krebsinstitute in *Europa* orientiert die Tab. 144, die allerdings keinen Anspruch darauf erhebt, vollständig zu sein.

Die größte Zahl von Krebsinstituten haben die USA aufzuweisen (Näheres H. LETTRÉ 1953). Im Gegensatz zu den meisten anderen Ländern sind in den Vereinigten Staaten viele Institute durch private Mittel entstanden und werden dann auch meist aus privaten Stiftungen laufend finanziert. Ein Teil der Institute sind Medical Schools angegliedert, andere Institute sind staatlich.

---

[1] Das an der Universität Heidelberg zu errichtende (überregionale) *Krebsforschungszentrum* wurde durch Beschluß des Ministerrates des Landes Baden-Württemberg vom 4. Dez. 1962 genehmigt.

Das größte Institut jener Art ist das *National Cancer Institute* bei Bethesda (Maryland) (vgl. L. HEKTOEN 1940). Es ist 1937 als eine Abteilung des Public Health Service gegründet worden. Der National Advisory Cancer Council, bestehend aus 6 Mitgliedern, ist eine Art Beirat des Surgeon General of the Public Health Service in allen Fragen, die Krebs betreffen. 1947 ist das Institut für die Durchführung eines wesentlich erweiterten Programmes [veröffentlicht in Publ. Health Rep. 63, 501 (1948)] reorganisiert worden. Die Geldbewilligung für 1948 belief sich auf 14 Millionen Dollar. Ein Bericht über die ersten 20 Jahre Tätigkeit dieses Institutes stammt von HELLER (1957).

1957 erschien ein 20-Jahres-Rückblick (HELLER 1957). In die Zeit des Berichtes fällt die Gründung eines klinischen Krebszentrums am US-Marinehospital in Baltimore. 1957 standen 48 Millionen Dollar (!) zur Verfügung. Das Institut widmet sich besonders der Ausbildung von Krebsspezialisten, betreibt Radiumverleih, führt Untersuchungen über die Krebsepidemiologie durch, unterstützt die Krebsbekämpfungsmaßnahmen der Einzelstaaten, unterhält ein klinisches Forschungszentrum in Bethesda und treibt Forschung auf den Teilgebieten, besonders aber auf dem Gebiete der Chemotherapie (eigene Abteilung).

Ein weiteres großes Forschungsinstitut der USA ist das *Sloan-Kettering-Institute for Cancer Research* in New York. Das Institut wurde am 16. 4. 1948 eröffnet[1]. Es verdankt seine Gründung einer Stiftung von A. P. SLOAN JR. (General Motors, über $4^1/_2$ Millionen Dollar). Das Institut steht mit "the worlds biggest Cancer Hospital", dem *Memorial Hospital*, der Clinic-Strang-Prevention und mit dem Ewing-City-Cancer-Hospital in Verbindung. Das Institut widmet sich in seinem großen "Screening-Program" vor allem der Austestung chemischer Substanzen auf ihre allenfallsige chemotherapeutische Verwendbarkeit.

Andere bekannte *amerikanische Krebsinstitute* sind u. a. das *Lankenau Cancer Research Institute* in Philadelphia, das *Cancer Research Departement am Michael Reese-Hospital* in Chicago, das *McArdle Memorial Laboratory* for Cancer Research in Wisconsin/Madison und das *Ben May Laboratory for Cancer Research* an der University of Chicago (unter CHARLES HUGGINS), das *Roswell Park Institute* (Leiter MOORE) in Buffalo u. a. mit L. C. STRONG als Tumorgenetiker, endlich das *Anderson Hospital for Cancer Research* (Leiter: R. L. CLARK) in Texas.

Die hauptsächlichsten Krebsinstitute in *Südamerika* sind das Instituto de Medicina experimental Angel H. ROFFO (Leiter: früher CANONICO) in Buenos Aires *(Argentinien)*, das Instituto Central da Associacao Paulista de Combate ao Cancer (Direktor: A. PRUDENTE) in Sao Paulo *(Brasilien)*, in *Mexiko* das Instituto Nacional de Cancerologia (Leiter: ORTEGA), in *Peru* das Instituto Nacional de Enfermedades Neoplasicas (Leiter: CACERER) in Lima und in *Venezuela* das Instituto Radiologico y de Oncologia del Estado in Valencia/Venezuela.

Die erste *Krebsklinik* wurde *1740* in St. Louis/Miss. gegründet. *1851* folgte das *Royal Cancer Hospital* in London, 1884 das *Memorial Center* in New York und 1892 in *Manchester* das „*Christie Hospital*" (Näheres bei STENDEL 1957).

Krebsforschungsinstitute brauchen unbedingt den *Rückhalt an Kliniken* mit einem großen Krankengut an Krebspatienten. Es ist zunächst die tatsächliche Entwicklung, die diese Forderung unterstreicht.

Sie ist, um nur einige *Beispiele* zu bringen, verwirklicht in London am Krebsinstitut durch die Verbindung mit dem Royal Cancer Hospital, am National Cancer-Institute Bethesda, am Sloan-Kettering-Institute in New York, hier durch die Tür-an-Tür-Verbindung mit dem Memorial Hospital, in Berlin-Buch durch die Kombination mit der Robert Rössle-Klinik, in Lissabon durch die Vereinigung von Institut und Klinik „unter einem Dach", in Wien durch die enge Zusammenarbeit zwischen dem „Österreichischen Institut für Krebsforschung" mit fast allen Wiener Kliniken.

Die Frage ist nur: soll man eine eigene operative „*Krebsklinik*" als Sonderklinik einrichten oder bietet es mehr Vorteile, die Krebskranken in den großen Fachkliniken zu belassen? Für Kliniken des deutschen Sprachbereiches ist das letztere vorzuziehen. Die Krebschirurgie hat die Beherrschung der Hilfsmittel der allgemeinen Chirurgie zur Voraussetzung, die Krebsoperation selbst ist aber immer eine Spezialoperation des betreffenden engeren Fachgebietes, denn gerade die Krebsoperation setzt volle Beherrschung des Spezialgebietes voraus, und so ist der wegen Krebs zu Operierende dort am besten betreut, wo die „Große Chirurgie" des betreffenden Gebietes in jeder Hinsicht zu Hause ist. Freilich sollte *der zwischenklinische Kontakt* der verschiedenen Fachkliniken mit Krebsoperierten

---

[1] Siehe Science (N. Y.) **107, 467** (1948).

enger sein, als er bislang ist. Man hört oft das Schlagwort von den "rotating assignments". Was aber nutzt die „Forderung", wenn sie selten realisiert wird. Daß die Bestrahlungs-Abteilungen und Kliniken der *Strahlenbehandlung* ihren eigenen Weg gegangen sind, ist bei der Fortentwicklung der hier ganz besonders bedeutungsvollen Technik nur zu begrüßen. Nur sollte — im ausschlaggebenden Interesse der Krebskranken — der ständige und enge Kontakt mit den operierenden Fächern immer gewährleistet sein.

c) Das wissenschaftliche Schrifttum über Tumoren. Es ist größtenteils auf *naturwissenschaftliche und medizinische Zeitschriften* aller Kulturländer *verstreut*. Das mag als bedauerlich empfunden werden, es wird aber bis zu einem erheblichen Ausmaß wohl immer so bleiben, da tatsächlich viele Arbeiten z. B. aus dem Gebiete der Pathologie, Pharmakologie, Biochemie, Biophysik, Chirurgie, Gynäkologie, Strahlentherapie usw. ihrem Inhalt nach den betreffenden Fachzeitschriften näherstehen als eigentlichen Krebszeitschriften. Man wird sich also, solange es keine umfassende *Dokumentationszentrale* für das gesamte Wissen um den Krebs gibt, damit abfinden müssen, daß das Schrifttum für spezielle Tumorfragen mühsam zusammengesucht werden muß. Man hat versucht, letztere Arbeit durch *Referierorgane* über Geschwulstfragen zu erleichtern („Geschwulstforschungshefte" als Sonderhefte der „Berichte über die Allgemeine und Spezielle Pathologie", "Selected Cancer Abstracts" im "Cancer"), Excerpta medica (Section Cancer), doch ist natürlich auf solche Weise eine Vollständigkeit nicht zu erreichen.

Bezüglich der *Hand- und Lehrbücher*, *Monographien* und *zusammenfassenden Darstellungen* wichtiger Sonderkapitel der *Lehre vom Krebs* wird auf das Literaturverzeichnis des 1. Kapitels „Krebs als Krankheit" und auf die Literaturangaben der einzelnen Kapitel verwiesen.

Die wichtigste Fundgrube für alle Gebiete der Geschwulstforschung sind heute die großen „*Krebszeitschriften*" der verschiedenen Kulturländer (s. Tab. 145).

d) Nationale Krebsorganisationen. Die Krebsbekämpfung und die Krebsverhütung ist nicht bloß eine Angelegenheit interessierter Fachleute. Allgemein ist das Bestreben nach einer Organisation und Zentralisierung aller Maßnahmen vor allem aus der Einsicht heraus, daß erst eine sinnvoll geordnete Gemeinschaftsarbeit den Bemühungen aller Beteiligten zu einem Erfolg verhelfen kann.

Die Geschichte der Krebsgesellschaften beginnt mit der Gründung der "*Society for Investigating the Nature and Cure of Cancer*" (London 1802!). In *Frankreich* wurde bereits 1892 eine «Ligue contre le cancer» mit DUPLAY als erstem Präsidenten gegründet. In *England* liegt das Schwergewicht bei dem British Empire Cancer Campaign, der seine Cancer Control Organisations über die Länder des Empire verteilt hat und besonders an den Universitäten Research Centres unterhält bzw. unterstützt. In *USA* wurde 1913 die American Society for the Control of Cancer in New York gegründet und 1929 neu organisiert. Die zweite große Organisation ist die American Cancer Society (Arbeitsprogramm s. bei OUGHTERSON 1947). Sie stellt die organisatorische Zusammenfassung der Untergesellschaften der einzelnen Staaten und deren zahlreichen örtlichen Verbände her. Sie zählt über 1 Million Mitglieder und sammelt jährlich an die 25 Millionen Dollar und verteilt die Gelder für Aufklärung, Forschung, Krankenbetreuung usw. Für die Forschung allein warf sie von 1945—1954 über 33 Millionen Dollar aus (Näheres STENDEL).

In *Deutschland* (vgl. AULER 1939) gab es ein „Deutsches Zentralkomitee zur Erforschung und Bekämpfung der Krebskrankheit", ab 1930 den „Reichsausschuß für Krebsbekämpfung", ein gemeinnütziges Unternehmen mit Unterstützung durch den Staat. 1933 wurde dieser Reichsausschuß in den „Reichsausschuß für Volksgesundheitsdienst" eingegliedert, also „gleichgeschaltet". Später hat man dann noch eine zentrale „Reichsarbeitsgemeinschaft für Krebsbekämpfung" mit Bezirksarbeitsgemeinschaften, Landes- und Provinzialausschüssen für Krebsbekämpfung als Unterorganisationen gegründet. Nach dem Zusammenbruch

Tabelle 145. *Krebszeitschriften*

Land	Name der Zeitschrift	Erscheinungsort
Algier	Bulletin Algérien de Carcinologie	Algier
Belgien	Acta Unio internationalis contra Cancrum	Löwen
Cuba	Archivos cubanos de Cancerologia	Havanna
Deutschland	Archiv für Geschwulstforschung	Dresden-Leipzig
	Berichte über die Allg. und Spez. Pathologie (Geschwulstforschungshefte)	Berlin-Heidelberg
	Mitteilungsdienst, Gesellschaft zur Krebsbekämpfung Nordrhein-Westfalen	Düsseldorf
	Zeitschrift für Krebsforschung	Berlin-Heidelberg
Frankreich	Association française pour l'Etude du Cancer	Paris
	Néoplasmes	Paris
	Revue annuelle de Chimiothérapie et de Prophylaxie du Cancer	Sceaux
Großbritannien	British Journal of Cancer	London
	Cancer Review	Bristol
	Imperial Cancer Research Fund	London
Italien	Archivio Italiano di Pathologia e Clinica dei Tumori	Modena
	Atti della Societá Ital. di Cancerologia	Assisi
	Bollettino di Oncologia	Rom
	Il cancro	Turin
	Tumori	Mailand
Japan	Research Cancer	Tokio
Kanada	Annual Report/National Cancer Institute of Canada	Ottawa
	Canadian Cancer Conference Rep.	New York
Niederlande	Excerpta medica (Section 16 Cancer)	Amsterdam
Österreich	Krebsarzt	Wien
Schweiz	Oncologia	Basel
Spanien	Acta Iberica Radiologica-Cancerologica	Madrid
Sowjetunion	Sovremennije Problemi Onkologii	Moskau
Tschechoslowakei	Acta Radiologica et Cancerologica Bohemoslovenica	Prag
Ungarn	Acta Cancrologica	Budapest
USA	Advances in Cancer Research	New York
	American Association for Cancer Research	Chicago
	American Cancer Society	Washington
	American Journal of Cancer	New York
	Cancer	Philadelphia
	Cancer Bulletin	Houston
	Cancer Current Literature	New York
	Cancer News	New York
	Cancer Research	Chicago
	Journal of Cancer Research	New York
	Journal of the National Cancer Institute	Washington

schlossen sich am 16. 3. 1951 die Landes-Arbeitsgemeinschaften für Krebsbekämpfung zusammen. Nachfolger der früheren Reichsorganisation wurde der *„Deutsche Zentralausschuß für Krebsbekämpfung und Krebsforschung"* (erster Vorsitzender A. DIETRICH, dann H. MARTIUS, jetzt H. GOTTRON, Mainz, Generalsekretär H. BÜNGELER, München).

Die größte Aktivität unter den Landesverbänden entfaltet die *„Gesellschaft zur Bekämpfung der Krebskrankheiten Nordrhein-Westfalen"*. Sie wurde am 13. 4. 1951 gegründet. Angegliedert ist ihr die *„Arbeitsgemeinschaft für Krebsbekämpfung im Lande Nordrhein-Westfalen"*. Letztere dient dem Zusammenschluß aller Dienststellen, Krankenanstalten usw., soweit sie „unmittelbar oder mittelbar an der Bekämpfung der Krebskrankheiten beteiligt oder interessiert sind". Sie gliedert sich weiter in Arbeitsausschüsse und Ortsverbände. Ein besonderes Anliegen stellen die *171 Krebsberatungsstellen* mit durchschnittlich jährlich 60 000 Untersuchungen (1% Krebsfeststellungen). Nach einer brieflichen Mitteilung von GERFELDT betrugen die jährlichen Kosten für „jede festgestellte Erkrankung" etwa 570 DM im Jahr. Am 1. 6. 1953 wurde eine „*Zentralstelle für Krebsbekämpfung*" mit Außenstationen an einer Reihe von Krankenhäusern errichtet. Die Gesellschaft gibt eine eigene Zeitschrift „Mitteilungsdienst der Gesellschaft zur Bekämpfung der Krebskrankheiten" heraus und veranstaltet wissenschaftliche Arbeitstagungen, zuletzt eine solche über „Ärztliche Nachsorgeprobleme bei Krebskranken" am 1. und 2. Dez. 1962 in Düsseldorf. Der jährliche Zuschuß des Landes beträgt über 2 Millionen DM. Die Arbeitsgemeinschaft ihrerseits versendet eine Druckschrift „Kampf dem Krebs". Das Heft 3 vom Dezember 1962 befaßte sich vor allem mit der Leupoldschen Krebsbehandlung (s. 15. Kap. S. 817) (Übersicht von HUMPERDINCK, Bericht von ROTTER, WEBER und BROMIG. Endergebnis „einstimmige Ablehnung" [DOMAGK]).

Auch in *Niedersachsen* wurde eine „*Arbeitsgemeinschaft für Krebsbekämpfung des Landes Niedersachsen* gegründet (1950), die dann ab 1952 eine „*Aktion zur Krebsbekämpfung*" durchführte (Näheres KEPP 1954). In Abweichung von den Grundsätzen, wie sie in Nordrhein-Westfalen durchgeführt werden, wird in Niedersachsen die Ansicht vertreten, daß die Aufgabe der Krebsfahndung nicht aus der Hand der praktischen Ärzte und Fachärzte gelöst werden kann und darf, und daß es *unzweckmäßig sei*, den *Arzt des Vertrauens durch Krebsberatungsstellen zu ersetzen* (im Original gesperrt). Letzterer wird der „Nachteil der Anonymität" nachgesagt, auch würden sie „im allgemeinen nur wenig aufgesucht", während demgegenüber „durch die Praxen der praktischen Ärzte ein wesentlich größerer Teil der Bevölkerung erfaßt" würde. In Niedersachsen wurden im Gegensatz zu den 171 in Nordrhein-Westfalen nur 13 Beratungsstellen (bis auf eine alle aufs gynäkologische Fachgebiet beschränkt) eingerichtet.

In der *Schweiz* ist es die „Schweizerische Nationalliga für Krebsbekämpfung und Krebsforschung", in *Österreich* die „Österreichische Gesellschaft zur Erforschung und Bekämpfung der Geschwulstkrankheiten", die in ihren Ländern die öffentliche Krebsbekämpfung repräsentieren.

Die einzelnen Cancer Societies der verschiedenen Dominien, wie z. B. die Canadian Cancer Society sind im *British Empire Cancer Campaign* vereinigt.

Alle nationalen Krebsgesellschaften sind in der *Unio Internationalis contra Cancrum* (Geschäftsführung in Brüssel) zusammengeschlossen. Die *Weltgesundheitsorganisation* unterhält eine eigene Krebs-Sektion (Leiter Dr. CHAKLIN).

e) Genesungskrankenhäuser für Krebskranke nach abgeschlossener Behandlung. Jeder vernünftige Operateur und jeder Strahlentherapeut trägt Sorge, daß die Kranken nach einer eingreifenden Krebsbehandlung bis zur Wiederherstellung ihrer vollen Leistungsfähigkeit einer *Nachkur* teilwerden. Dazu sollen natürlich Heilanstalten, Sanatorien, Kurhäuser usw. herangezogen werden. Die Frage ist nur: soll der Kranke als Rekonvaleszent in allgemeinen Anstalten oder in Spezialkrankenhäusern für Krebskranke untergebracht werden. Es leuchtet ohne weiteres ein, daß das letztere den mehrfach großen Nachteil des als krebskrank „Abgestempeltseins" hat. Auch gibt es zu denken, daß in einem besonders hoch differenzierten Land wie Schweden, in dem außerdem die Organisation der Krebsbekämpfung sehr weit getrieben ist (vgl. BERVEN 1956), nur „chronische Krankenhäuser", aber keine Spezialkliniken genannt sind.

Die Arbeitsgemeinschaft für Krebsbekämpfung im Lande Nordrhein-Westfalen legt die Krebskranken (1961) in 19 „*Nachkurheime*" (Sanatorien) in verschiedenen Gegenden der Bundesrepublik, offenbar am meisten zur Nachbehandlung nach Operationen, darunter auch solche „die keiner und solche die einer besonderen Krankenpflege oder Betreuung bedürfen".

Eine besondere Fürsorge sollte der *Pflege inkurabler Krebskranker* gelten. Der Verfasser selbst hat stets den Standpunkt vertreten, daß vor allem der Operateur die Krebskranken, die er operiert hat, nicht weiter überweisen sollte, auch wenn sie inkurabel geworden sind, es sei, daß diese Kranken selbst eine Verlegung wünschen. Wem sich ein Krebskranker zur Krebsoperation anvertraut hat, dem vertraut er sich auch am liebsten an, wenn er „weiterbehandelt" werden muß. Oft bringt erst das „Abschieben" dem Krebskranken die „Inkurabilität" zum Bewußtsein, während er doch noch symptomatisch „kurabel" ist. Wo das rein naturwissenschaftliche Helfen zu Ende ist, beginnt in solchen Fällen das Arzttum.

4. Maßnahmen der Krebs-Aufklärung

a) Laienaufklärung. An der Spitze aller „Propaganda" steht die *Laienaufklärung*. Sie soll der Verschleppung der Diagnose durch den Kranken selbst vorbeugen. Zunächst erstreckt sie sich auf die Aufklärung über Erstsymptome der Krebskrankheiten. Allerdings muß einschränkend gesagt werden, daß die für den Laien erkennbaren ersten Erscheinungen meist bereits Symptome von Komplikationen sind. Sehr viel mehr soll die Aufklärung zu Vorsichtsuntersuchungen (s. dort) ermahnen, wobei aber wiederum nur einzelne Krebslokalisationen in Routineuntersuchungen im Frühstadium ohne eingreifende diagnostische Maßnahmen faßbar sind. Auch hier gilt die Einschränkung, daß die Aufklärung sachlich-nüchtern sein muß, soll sie nicht, besonders bei ängstlichen Naturen, Krebsangst oder gar eine Krebspsychose auslösen.

Eine Aufklärung der Bevölkerung (Filme, Briefmarken, Vorträge in Frauenorganisationen, Volkshochschulen usw.) gibt es schon seit Jahrzehnten. „Ein größerer Widerhall in der Öffentlichkeit blieb ihr aber versagt" (KEPP 1954). Ähnliches gilt für die „Flüsterpropaganda" durch Gemeindeschwestern, Fürsorgerinnen, Hebammen und Wohlfahrtspflegerinnen usw. Niedersachsen darf sich rühmen, bei seiner „Aktion zur Krebsbekämpfung" mit *Hilfe eines Werbeberaters*[1] auch die *Mittel der modernen Werbung und Publizistik* eingesetzt zu haben (KEPP 1954). Als Maßstab des Erfolges wird die Zahl der durch und nur durch die Aktion entdeckten Krebsfälle angegeben, doch wird, wie es heißt, „eine genauere Übersicht erst im Laufe der Zeit möglich sein". Nach einem Vortrag von GERFELDT wurde in Nordrhein-Westfalen ein besonderes „Krebsschauspiel" etwa 400mal aufgeführt.

Das *Ziel* aller *Laienaufklärung* ist die individuelle *Frühdiagnose*. Es war aber bereits im 12. Kapitel (S. 639) ausführlich die Rede davon, wieviel sich der Krebsfrühdiagnose für Hindernisse entgegenstellen und gerade die Erfahrungen mit Krebs in Arztfamilien, bei Schwestern und anderen Personen, bei denen eine Laienaufklärung nicht erforderlich ist, weil sie selbst Sachverständige sind, zeigen, daß der Aufklärung hinsichtlich der früheren Erfassung der Kranken Grenzen gesetzt sind.

Ganz anders ist jedoch die Situation, wenn es sich um *Aufklärung im Dienste der Krebsverhütung* handelt. Hier ist es die Aufklärung über Krebsursachen, die immer Interesse findet. Zwar werden im allgemeinen keine großen Folgerungen für die eigene Lebensführung (Genußmittel! usw.) gezogen, doch ist der Einzelne sofort bereit, Forderungen an andere, vor allem an Behörden und an den Gesetzgeber zu stellen oder mitzuvertreten. Aber auch diese Form der Laienaufklärung erfolgt weniger wirksam durch Veranstaltungen oder dgl., als durch unaufdringliche Mittel der Publizistik.

b) Aufklärung des Krebskranken. In der Frage: soll man den *Krebskranken* selbst über die Krebsdiagnose, über Art und Ausdehnung seiner Krebsgeschwulst, über das Stadium und die Prognose seines Leidens, also „*voll aufklären*", gehen die Meinungen in den verschiedenen Ländern, bei den verschiedenen Ärzten und bei den verschiedenen Menschen weit auseinander. Es ist schwer, wenn nicht sogar unmöglich, hier allgemeine Regeln aufstellen oder gar richterliche Vorschriften erlassen zu wollen. Es liegt eben jeder Fall anders, und es ist ja gerade die Aufgabe des Arztes, unter Berücksichtigung aller Faktoren im Einzelfall das (voraussichtlich) Richtige zu tun. Was nutzt es, wenn die „Wahrheit" über den Krebs gesagt wird

---

[1] Plakatierung, Vorträge, Werkvorträge, 400000 (!) Aufklärungshefte, 700000 Handzettel, Aushang, Presseinformationen, Wochenschau.

und die betreffende Kranke begeht Selbstmord. Erst kürzlich ging ein solcher „Fall" durch alle Zeitungen, weil es sich um eine Frau großen Namens handelte. Eine *Regel* scheint immer Geltung zu besitzen: *Alles, was der Arzt sagt, muß wahr sein, aber es muß nicht alles, was wahr ist, auch gesagt werden.* Wie oft ist der Kranke mit dem, was wahr, aber nicht vollständig wahr ist, zufrieden: „Magenausgangsverengung" statt Pylorus-Ca, „Knotenbildung" in der Brust statt Brustkrebs usw.

Diese Frage aus der Intimsphäre zwischen Patient und Arzt hat in letzter Zeit dadurch Aktualität bekommen, daß wegen der *Aufklärungspflicht bei Krebskranken* Entscheidungen des Bundesgerichtshofes ergangen sind, die von der Ärzteschaft als Schock empfunden wurden. Vor allem trifft dies zu auf das sog. *Strahlenurteil*.

Juristischer Standpunkt (Bundesrichter KLEINEWEFERS 1962): „Die Patientin, die wegen des Gebärmutterhalskrebses ersten Grades mit einer Totaloperation einverstanden war, wurde nicht operiert, sondern bestrahlt. Hierdurch erlitt sie erhebliche Schäden. Der ... Zivilsenat hat angenommen, daß die typischen Folgen der Strahlenbehandlung eine Unterrichtung erforderten. Es ist dabei davon ausgegangen, daß die aufgetretenen Schäden, die zu einer Verpflanzung der beiden Harnleiter in den Mastdarm führten, in 5—6% der Fälle dieser Bestrahlung, wenn nicht häufiger, auftreten."

Eigener Standpunkt aus der Sicht der Krebsbehandlung: Die Kranke gilt als endgültig geheilt. Sie hat primär gegen die Ärzte, denen sie Heilung und Leben verdankt, zunächst auf Kunstfehler (Strahlenschaden) geklagt. Erst nach Abweisung dieser Klage erhob sie die 2. Klage auf Schadenersatz wegen nicht genügender Aufklärung. Der Schaden bestand in einer strahlenbedingten narbigen *Ureterstenose beiderseits*. Ist es u. E. immer schon prekär, wenn der Lebensretter vom Erretteten beklagt und dann vom Gericht für einen bei der Lebensrettung entstandenen Schaden verurteilt wird, so scheint dem Verfasser der BGH nicht ausreichend berücksichtigt zu haben, daß der Klägerin im Falle der Nicht-Heilung die *gleiche Ureterstenose* auch *gedroht* hätte, und statt strahlenbedingt dann *krebsbedingt*, und statt mit 5—6% Wahrscheinlichkeit mit 50—60% Gewißheit. Zudem ist die strahlenbedingte Wahrscheinlichkeit einer doppelseitigen Ureterstenose nicht 5—6%, sondern nur ungefähr 1%. Sie würde also außerhalb der von der Rechtsprechung geforderten „Komplikationsdichte" fallen.

Bei dem „*Myomurteil*" [vom 28. Nov. 1957 (BGHSt 11, 111)] hatte es sich darum gehandelt, daß ein Chefarzt bei einer Patientin „eine doppeltfaustgroße Geschwulst (Myom)" feststellte, „zu deren operativer Entfernung er riet".

KLEINEWEFERS (1962) schreibt weiter: „Während der Operation erkannte der Arzt, daß das Myom mit der Gebärmutter fest verwachsen war. Da die Entfernung des Myom nur gleichzeitig mit der Gebärmutter zusammen möglich war, entfernte der Operateur den ganzen Gebärmutterkörper, ein Eingriff, mit dem die Patientin nicht einverstanden war". Die Fahrlässigkeit wurde darin gesehen, daß der Arzt „vor der Operation versäumt habe, sich der Zustimmung zu der erst während der Operation offenbar werdenden Notwendigkeit der Entfernung der Gebärmutter zu vergewissern".

Aus der *Sicht des Arztes* ist dazu zu sagen, daß die Kranke nach der Operation offenkundig sehr viel gesünder war, als vorher, daß ihr, falls nur die vorher angenommenen isolierten Myome ausgeschält worden wären, eine spätere 2. Operation erspart wurde, und endlich, daß das Vorgehen des Arztes ganz sicher dem Wohle der Kranken gedient hat, zumal bei doppeltfaustgroßen Myomen so wie so mit einer Gebärfähigkeit nicht zu rechnen ist. Auch ist ein solches Urteil dazu angetan, Ärzten in Zukunft in gleichartigen Situationen sehr den Entschluß zu erschweren, das zu tun, was sie früher, im ausschließlichen Interesse des Kranken, zu tun sich für berechtigt, ja sogar verpflichtet fühlten. Im ärztlichen Beruf läßt sich eben sehr vieles ex ante nicht voraussehen, was ex post von ihm gefordert wird, daß er es hätte voraussehen sollen.

Angesichts dieser Sachlage und der lebhaften Diskussion, vor allem in juristischen Arbeiten (BOCKELMANN 1960, 1961, SCHWALM 1961, 1962, WEITNAUER 1961, STAMMBERGER 1962, STEINDORFF 1961, RÖMER 1961, GRÜNWALD 1961, NIESE 1961, KLEINEWEFERS 1962), faßte der *Deutsche Chirurgenkongreß* im Anschluß an die Referate von K. H. BAUER und BOCKELMANN auf der Generalversammlung am 7. 4. 1961 nachstehende *Resolution:*

„Die Strafbestimmung über eigenmächtige Heilbehandlung findet keine Anwendung, wenn die Einwilligung den Umständen nach nicht eingeholt werden kann, und wenn ein

Aufschub der Behandlung oder wenn die zur Einwilligung nötige Aufklärung Leben oder Gesundheit des Kranken ernstlich gefährden würde."

Die Generalversammlung beschloß daraufhin einstimmig, die Abänderungserklärung zu § 168 Abs. 2 des Strafgesetzentwurfes 1960 einzureichen. Inzwischen hat das *Problem der ärztlichen Aufklärungspflicht*, vor allem dank der Initiative von Ministerialrat Prof. Dr. SCHWALM, Bonn, Bundesjustizministerium (vgl. dessen Artikel in der Monatsschrift für Deutsches Recht, 1962 689), eine kräftige *Fortentwicklung* erfahren, insbesondere war das Problem auch Gegenstand der Verhandlungen des 44. Deutschen Juristentages in Hannover (12.–15. 9. 1962). Inzwischen hat der Problemkreis, von dem hier insbesondere die Aufklärung bei Krebskranken interessiert, seinen Niederschlag im *Regierungsentwurf*[1] [Entwurf eines Strafgesetzbuches (StGB) E 1962 mit Begründung] gefunden.

Die entsprechenden §§ lauten: § 161. *Heilbehandlung:* Eingriffe und andere Behandlungen, die nach den Erkenntnissen und Erfahrungen der Heilkunde und den Grundsätzen eines gewissenhaften Arztes zu dem Zweck angezeigt sind und vorgenommen werden, Krankheiten, Leiden, Körperschäden, körperliche Beschwerden oder seelische Störungen zu verhüten, zu erkennen, zu heilen, oder zu lindern, sind nicht als Körperverletzung strafbar."

„§ 162 *Eigenmächtige Behandlung zu Heilzwecken:* (1) Wer an einem anderen ohne dessen Einwilligung einen Eingriff oder eine andere Behandlung vornimmt, um Krankheiten, Leiden, Körperschäden, körperliche Beschwerden oder seelische Störungen zu verhüten, zu erkennen, zu heilen und zu lindern, wird mit Gefängnis bis zu 3 Jahren, mit Strafhaft oder mit Geldstrafe bestraft.

(2) Die Tat ist nicht nach Abs. 1 strafbar, wenn die Einwilligung nur bei einem Aufschub der Behandlung eingeholt werden könnte, der den Betroffenen in die Gefahr des Todes oder einer schweren Schädigung an Körper oder Gesundheit (§ 147 Abs. 2) brächte und die Umstände nicht zu der Annahme zwingen, daß er die Einwilligung versagen würde.

(3) Die Tat ist auch dann nicht nach Abs. 1 strafbar, wenn ein Arzt eine Heilbehandlung (§ 161) an einem anderen vornimmt, ohne daß dieser im Sinne des Abs. 1 eingewilligt hat, weil er vorher nicht über die für die Einwilligung wesentlichen Umstände voll aufgeklärt worden ist, aber

1. der Betroffene wenigstens eingewilligt hat, daß der Arzt ihn überhaupt in Behandlung nimmt und, wenn ein Eingriff vorgenommen werden soll, überhaupt einen Eingriff vornimmt,

2. die Behandlung nach den Erkenntnissen und Erfahrungen der Heilkunde erforderlich ist, die Gefahr des Todes oder einer schweren Schädigung an Körper und Gesundheit (§ 147 Abs. 2) von ihm abzuwenden,

3. eine volle Aufklärung den Betroffenen seelisch so schwer belasten würde, daß dadurch der Behandlungserfolg voraussichtlich erheblich beeinträchtigt würde, und

4. die Umstände nicht zu der Annahme zwingen, daß er bei voller Aufklärung die Einwilligung versagen würde."

Mit dieser Formulierung, besonders der Ziffer 3 des Absatzes 3, wäre der ärztlichen Aufklärung bei Krebskranken ausreichend Rechnung getragen. Man möchte nur hoffen, daß die Bundestagsvorlage recht bald durch den Gesetzesbeschluß eine Änderung des bisherigen Strafgesetzbuches herbeiführt, und daß bis dahin in der Rechtssprechung bereits dem Gedankengut Rechnung getragen wird, welches in der eben zitierten Formulierung zum Ausdruck gebracht worden ist.

c) **Aufklärung der Ärzte.** Eine regelmäßig wiederkehrende Fortbildung der Ärzte, vor allem in der Frühdiagnostik, ist erforderlich, soll die Verschleppung der Erstdiagnose durch den ersten Arzt vermindert werden. Dieser Aufklärung dienen der klinische Unterricht, Fortbildungskurse, Tagungen und Kongresse, die medizinischen Wochenschriften und die wissenschaftlichen Zeitschriften. Die *Verschleppungszeit* bei Krebskranken ist eine Crux der Krebskrankenbetreuung, und es ist GUMMEL und WILDNER (1951) sowie BOHLIG (1953) darin voll zuzustimmen, daß sie als „ein Gradmaß der Krebsbekämpfung" anzusehen ist. Nur muß man sich darüber klar bleiben, daß beiden Formen der Aufklärung Grenzen gesetzt sind; denn auch bei ihnen, bei denen keine Aufklärung nötig ist, nämlich bei den

---

[1] Bundestagsdrucksache IV/650.

Ärzten selbst, ist gleichfalls oft eine Verschleppungszeit festzustellen, wenn sie erst selber krebskrank geworden sind.

Die *verbesserte Krebsdiagnostik* wirkt sich weniger dadurch aus, daß in den Krebszentren der Prozentsatz richtiger Diagnosen sich erhöht, als vor allem dadurch, daß die Zahl der Krankenhäuser und Fachärzte, denen diese neue Diagnostik zur Verfügung steht, immer größer wird und dadurch in der Peripherie immer weitere Gruppen von Menschen erfaßt.

In den USA, dem Lande der Tests, hat man auch das *Krebswissen der Praktiker getestet*, und zwar im Vergleich "with national student norms" (BIERMAN u. Mitarb. 1951). Die Ärzte schnitten dabei mit 61% richtigen Antworten ebensogut ab, wie die älteren Studenten (60%).

Große Anstrengungen mit einem "National Cancer Teaching Program" macht man in den USA (vgl. KAISER 1950, LAWRENCE 1951, STEINER 1951), vor allem findet die "University Cancer Clinic" in WANGENSTEEN (1937), TAFFEL (1948), BURDETTE (1952) warmherzige Fürsprecher.

Daß die zunehmende Fortbildung der Ärzte und das bessere Aufgeklärtsein der Bevölkerung *zunehmende Quoten an Frühstadien* zur Folge hat, wird vielfach bestätigt. WANKE (1959) gibt z. B. für Kiel folgenden Anstieg des Stadiums I bei Mamma-Ca an:

im Jahre 1928   5% der Fälle Stadium I
          1939   14% ,, ,, ,, ,,
          1950 20,9% ,, ,, ,, ,,
          1958 40,8% ,, ,, ,, ,,

Allerdings gehen in der Frage der Definition des Stadiums I die Meinungen auseinander. Verf. selbst beschränkt die Bezeichnung Stadium I auf die Fälle, bei denen bei histologischer Untersuchung möglichst aller Lymphdrüsen Freisein derselben bestätigt. Wir selbst würden, wie WANKE es tut, Fälle, bei denen „Mammaria-Lymphknoten" in einem kleinen Prozentsatz auch im Stadium I bereits erkrankt sind, nicht unter Stadium I registrieren.

Einen anderen Erfolgstest liefert die *Häufigkeit axillärer Metastasen*. Sie nimmt infolge der früheren Diagnose nach einer großen Mamma-Ca-Statistik der Mayo-Klinik über 9649 Fälle stetig ab (BERKSON u. a. 1957).

Periode 1   (1910—1924)   66,6%
,,   2   (1925—1934)   66,4%
,,   3   (1935—1944)   57,0%
,,   4   (1945—1949)   51,0%
,,   5   (1950—1954)   47,0%

Dieser erfreulichen Senkung der Metastasenquote ging gleichzeitig eine *Steigerung der 5-Jahres-Überlebensziffer* von 40,1% in Periode 1 auf 65,1% in der Periode 5 parallel.

d) Krebsaufklärung durch Organe der Publizistik. Der Abschnitt über die Bedeutung der Aufklärung wäre unvollständig, würde nicht auch der *Rolle der Presse* gedacht. Selbstverständlich ist die Presse das natürlichste und legitime Organ einer Aufklärung mit dem weitesten Wirkungsradius, und es steht auch Wissenschaftlern gut an, wenn sie sich dieses hervorragenden Aufklärungshilfsmittels im Dienste der Öffentlichkeit bedienen. Leider hat das Problem auch seine *Kehrseite*. Hören wir dazu den damaligen Präsidenten des „Deutschen Zentralausschusses für Krebsbekämpfung und Krebsforschung", den hochverdienten Krebspathologen DIETRICH (1953). Er schreibt: „Wissenschaft braucht keine Sensation, sie bedarf vielmehr kritischer Überprüfung. Unverantwortlich ist es, über neue Krebsursachen oder überraschende Behandlungserfolge in bilderreicher

Aufmachung zu berichten, die von der Fachwissenschaft noch nicht erprobt, oft schon längst von ihr abgelehnt sind. Die Krebsfurcht auszunützen und Kranke zu täuschen, ist leicht. Ebenso verwerflich, wie die Hoffnung eines Schwerkranken zu täuschen und zu mißbrauchen, ist es, einen vertrauensvollen Mitmenschen durch eine vorgetäuschte Diagnose in Krebsangst zu versetzen und sie in einer überflüssigen Behandlung auszubeuten."

Der eigene *Standpunkt* zum Thema „*Presse und Krebs*" — „Presse" stellvertretend für alle Formen der Publizistik! — ist folgender: Die Bedeutung der Publizistik für die Meinungsbildung der Allgemeinheit ist zu groß, als daß sich der Wissenschaftler dem legitimen Verlangen des Journalisten nach Unterrichtung der Öffentlichkeit versagen könnte. Im Konflikt ihrer Interessen müssen sich jedoch beide Seiten immer bewußt bleiben, daß sie in vieler Hinsicht polar verschieden, andererseits aber — wie bei allem Polaren — wechselseitig aufeinander angewiesen sind. Die *Polarität* ist im Wesen beider Berufe begründet: Auf der einen Seite ist der *Arzt* aufs Individuelle ausgerichtet, an diskrete Zurückhaltung gewöhnt, zu Verschwiegenheit verpflichtet und von Natur aus aller persönlichen „Publizität" abhold. Umgekehrt hat der *Journalist* den Drang nach Publikumswirkung, er ist für die Allgemeinheit da, Zurückhaltung rangiert hinter der Aktualität, die Öffentlichkeit ist sein Element.

In dieser natürlichen Spannung gibt es nur einen *Spannungsausgleich:* das Bewußtwerden, daß beide nur dann profitieren, wenn sie, wie alles Polare, sich komplementär ergänzen. Dazu braucht es Verständnis, aber auch Achtung auf beiden Seiten. Dieses Wechselverhältnis wird fruchtbar — „was fruchtbar ist, allein ist wahr"! —, wenn von seiten der *Wissenschaft* der Presse das Neue, Positive und Gesicherte über den Krebs in allgemeinverständlicher Form für die Verankerung im Bewußtsein der Öffentlichkeit zur Verfügung gestellt wird. Dieser „Leistung" auf der einen Seite müssen natürlich „*Gegenleistungen*" auf Seite der Presse gegenüberstehen: genügend Druckraum für die Verständlichmachung verwickelter Tatbestände, eine gute Plazierung und eine Form der Wiedergabe, die dem Geist und Inhalt des Dargebotenen entspricht, d. h. keine Verquickung mit sensationellen Schlagzeilen, inhaltsfremden Bildern usw. Beim Krebs sollte das ernste Wort „Verantwortung" groß geschrieben sein — nicht nur beim Arzt.

5. Gesetzgeberische Maßnahmen zur Minderung der Krebsgefahr

a) Vorbemerkungen. Spricht man bei der Krebsbekämpfung und Krebsverhütung von gesetzgeberischen Maßnahmen, so möchte man meinen, es wäre das Einfachste, der Staat selber erließe ein „*Gesetz zur Bekämpfung der Geschwulstkrankheiten*". Tatsächlich fehlt es nicht an einschlägigen Versuchen.

Schon in den 30er Jahren machte der Gynäkologe LÖNNE (1933, 1934, 1936) große Anstrengungen, zunächst in *Danzig* ein Gesetz vor allem im Hinblick auf die Krebskrankheiten der weiblichen Geschlechtsorgane durchzubringen. Er legte 1933 einen *Gesetzentwurf* vor, der die Krebsbehandlung ausschließlich durch erprobte Ärzte vorsah. Fernbehandlung oder Propaganda für Selbstbehandlung sollten verboten sein. Das Gesetz sollte alle Versicherungsträger verpflichten, ihren weiblichen Mitgliedern spätestens vom 30. Lebensj. an die Möglichkeit zu geben, sich mindestens einmal jährlich auf krebsverdächtige Veränderungen der Geschlechtsorgane und der Brüste untersuchen zu lassen. Die ärztliche und fachärztliche Untersuchung sollte hauptsächlich auf die Kolposkopie, Befundniederlegung usw. abgestellt sein. Der Gesetzentwurf litt in der Hauptsache daran, daß er ganz auf die Krebserkrankungen bei der Frau ausgerichtet war und alle anderen Krebslokalisationen gewissermaßen ausklammerte. Es bleiben aber die Bemühungen, alle Fehl- und Zu-spät-Behandlungen auszuschalten, nach wie vor anerkennenswert.

Schon 1952 hat die *DDR* ein *Gesetz über die Geschwulsterkrankungen* (vom 24. 7. 1952) erlassen. Sein Kernpunkt ist die gesetzliche *Meldepflicht* für die Geschwulstkrankheiten und die dadurch ermöglichte *statistische Erfassung aller Geschwulstkranken* sowie ihre Betreuung und Überwachung. Für die statistische und wissenschaftlich-klinische Auswertung werden *Krankenblattvordrucke, Fragebögen, Diagnostik-Einlegeblätter* je nach Krankheitskategorie ausgefüllt und ergänzt, so daß für jeden Fall eine mindestens 20 Seiten umfassende *Krankenakte* entsteht, die nach dem Lochkartensystem weiter verarbeitet werden kann. Für Einzelformen des Krebses, z. B. für den Brustdrüsenkrebs ist für die hollerithstatistische Bearbeitung noch ein „*epikritischer Fragebogen*" gedruckt, der auf 31 Druckseiten jeden Gesichtspunkt enthält, der für die klinisch-statistische Auswertung angedacht werden kann. Während andere amtliche Statistiken nur die Geschwulst-*Todes*fälle erfassen (Mortalitätsstatistik), und somit z. B. alle Geheilten, die Zeitdauer, Behandlungsergebnisse usw. unberücksichtigt läßt, setzt die Krebs-*Kranken*-Statistik (Morbiditätsstatistik) die Aufsichtsbehörden, die wissenschaftlichen Statistiker, die Sozialhygieniker usw. in die Lage, das ganze endemiologische Krebsgeschehen nach regionalen Verschiedenheiten, Berufsabhängigkeiten, nach sozialen Gegebenheiten, nach der Organverteilung, den Behandlungsmethoden und den Heilergebnissen zu erfassen und auszuwerten und damit neben der Krebs-*Toten*-, der Krebs-*Kranken*- auch eine Krebs-*Geheilten*-Statistik aufzubauen. Es leuchtet ein, daß mit zunehmender Erfassung eines möglichst hohen Prozentsatzes Krebskranker der Wert eines solches Gesetzes steigen muß.

Auf der anderen Seite ist jedoch klar, daß die Vorteile eines solchen Gesetzes in der Hauptsache auf der statistischen Erfassung und ärztlichen Betreuung zu suchen sind, *solche Gesetze* greifen jedoch das Krebsübel nicht an der Wurzel an: sie *bekämpfen nicht die Krebsverursachung selber*.

Unbeschadet aller Verfeinerung der Krebs-Diagnostik, trotz aller Fortschritte der Krebs-Therapie und trotz aller Besserung der Krebs-Heilziffer bleibt das Faktum: *Von den Menschen, die sterben, stirbt ein immer höherer Prozentsatz an Krebs*, heute jeder Fünfte (s. Tab. 141, S. 881). Es wurde aber auch gezeigt, daß trotz aller Massenorganisationen für Krebsbekämpfung mit Aufklärung und Propaganda bei der Früherfassung der Krebskranken wenig Effekt erzielt zu werden vermag. Gibt es denn dann überhaupt eine Berechtigung, mit einem *Wiederabstieg der Krebskurve* zu rechnen? Nun, alle Hoffnung auf die Zukunft steht und fällt mit der *Frage, ob* der ständige *Anstieg der an Krebs Verstorbenen* seit der Jahrhundertwende — neben dem Altersfaktor — *auf* den ständigen *Anstieg exogener Krebsnoxen zurückzuführen* ist oder nicht.

Ganze Kapitel dieses Buches sind dem differenzierten Nachweis gewidmet, daß der Krebsanstieg dem in der industriellen Produktion von Produkten, die carcinogene Substanzen liefern, parallelgeht (vgl. Abb. 213, S. 884). Insbesondere sind es die vielen, vom Organismus weder assimilierbaren, noch biologisch abbaubaren *Fremdstoffe aus unserer künstlich abgeänderten Umwelt*, die, — dem Wasser, der atmosphärischen Luft und den Lebens- und Genußmitteln beigemengt — *krebsbegünstigend* und in ihrer Summation und Kumulation auch krebsauslösend wirken.

So gehen im Kernstück alle *Bemühungen* um eine auf lange Sicht *wirksame Krebsverhütung* dahin, den *Kontakt mit Krebsnoxen* wieder zu *vermindern* und, wo es möglich ist, ganz zu *beseitigen*.

Fällt das Wort „*Kontakt*", so liegt die Frage nahe: Gibt es Gesetze zur Bekämpfung von Seuchen, die ganz wesentlich auf die Kontaktverhütung mit Seuchenerregern hinauslaufen, warum gibt es nicht auch *Gesetze zur Bekämpfung des Krebses*, die eine *Kontaktverhütung mit Carcinogenen* bezwecken?

Nun, das tertium comparationis ist nur der Kontakt, dort mit lebenden Krankheitserregern, hier mit toten chemischen und physikalischen Krankheitserregern. Sonst sind die Unterschiede groß und grundsätzlich: Bei den Seuchen sind die Kranken für andere gefährlich, Krebs ist jedoch nicht ansteckend, er bedeutet keine Gefahr für Dritte. Die Seuchen werden übertragen, der Krebs wird individuell immer wieder neu erworben. *Es gibt keine Krebsepidemie, es gibt nur eine Endemie von Carcinogenen.*

Ein Gesetz zur Bekämpfung des Krebses hätte also den Menschen nur indirekt zum Gegenstand. Wohl kann man Gesetze erlassen (vgl. oben, S. 963) mit dem Zweck und Effekt einer statistischen Erfassung und Überwachung der Krebskranken, *wirksam* sind *Gesetze gegen den Krebs* jedoch *nur, wenn sie (indirekt) carcinogene Noxen der Umwelt des Menschen bannen helfen.*

Solche *Gesetze mit indirekter krebsverhütender Wirkung* gibt es seit altersher. Voll wirksam sind sie, wenn sie durch religiöse Gebote als unumstößlich im Bewußtsein der Gläubigen verankert sind. Es trifft dies zu auf die praktisch 100%ige Penis-Ca-Prophylaxe durch die *rituelle Beschneidung* bei den Juden und Moslems (Näheres Kapitel 17, S. 889). Auch das *Rauchverbot* bei dem 7 Millionen zählenden Stamme der *Sikhs* im Staate Pandschab im Norden von Indien dürfte sich in mehrfacher Hinsicht anticarcinogen auswirken, wenn auch Untersuchungen darüber noch nicht vorzuliegen scheinen. Ebenso kommt dem Schweizer *Jodsalz-Gesetz* nicht nur eine weitgehende Kropf-, sondern damit zugleich auch eine kropfkrebsverhütende (ohne Kropf kein Kropfkrebs!) Wirkung zu (s. 17. Kap., S. 892).

Daß auch im technischen Zeitalter das Bemühen um eine Krebsverhütung nicht utopisch ist, dafür haben die *Berufskrebse das Modell der Krebsverhütung* geliefert. Wie viele von ihnen, wie z. B. der Schornsteinfeger-, der Pechkrebs usw., sind ausgeschaltet, seit die betreffenden Carcinogene ausgeschaltet worden sind. Dabei ist es gleich, ob dies durch gewerbehygienische Vorschriften, durch Betriebsumstellungen oder neue technische Einrichtungen bewerkstelligt wurde, immer ist es die *Kontaktvermeidung*, auf die es ankommt.

Man wird es dem Chirurgen wohl nicht verübeln, wenn er an dieser Stelle desjenigen Chirurgen — LUDWIG REHNs — gedenkt, der 1895 mit „dem *Blasenkrebs der Anilinarbeiter*" nicht nur den ersten Krebs eines inneren Organs, der durch äußere, chemische Noxen hervorgerufen wird, entdeckte, der nicht nur durch den Nachweis von Krebsnoxen chemisch genau bekannter Konstitution ein neues Kapitel der Krebsforschung eröffnete, sondern der zugleich *zum ersten Male* in der Geschichte der Krebsbekämpfung zu einer planmäßigen *Krebsverhütung* aufrief, indem er die betreffende Fabrik zur Ausschaltung der betreffenden Krebsnoxen veranlaßte.

Was in kleineren Betriebsgruppen bei den Berufskrebsen in kleinem, was in einzelnen Fabriken oder Fabrikstädten in größerem Rahmen, kann bei der *Masse der Bevölkerung* im Großen schließlich nur durch einschneidende, umfassende und kostspielige Großmaßnahmen von seiten der *Gesetzgebung* bewerkstelligt werden. Es geht dabei *nicht* darum, ein „Zurück zur Natur!" predigen zu wollen. Im Gegenteil! *Es geht nur darum, die irreversible industrielle Entwicklung dahin fortzuentwickeln, daß die Industrie* selbst — gezwungen durch eine gesundheitspolitisch orientierte Gesetzgebung — mit ihren eigenen Mitteln der Technik die *Abfall- und Schadensprodukte* möglichst schon an ihrer Entstehung verhindert, oder *selber* wieder *beseitigt* bzw. wenigstens unschädlich macht, bevor jene Verunreinigungen in einen breiten Kontakt mit Pflanze, Tier und Mensch zu gelangen vermögen. Mit anderen Worten: Wie es bei der ersten sanitären Revolution einer Seuchengesetzgebung bedurfte, um die Menschen vom Kontakt mit Seuchenerregern zu bewahren, so bedarf es jetzt zur *Durchführung einer zweiten sanitären Revolution* einer *Gesetzgebung*, die die Menschen der Industrieländer vor dem Kontakt mit potentiellen Carcinogenen soweit als möglich schützt.

Nun kann der Gesetzgeber natürlich unmöglich alle Quellen für carcinogene Noxen verstopfen, er muß sich vielmehr — mindestens zunächst — auf diejenigen Lebenselemente konzentrieren, die der Mensch kaum einen Tag, bei der atmosphärischen Luft nicht einmal 2 min zu entbehren vermag, nämlich auf die *Reinhaltung von Wasser, Luft und Lebensmitteln. Solche Gesetze zur Fernhaltung von carcinogenen Noxen* sind natürlich ihrer ganzen Natur nach *Gesetze auf lange*

Sicht. Die meist lange Latenzzeit zwischen carcinogener Einwirkung und Krebsmanifestation bringt es mit sich, daß sich die Ausschaltung von Krebsnoxen in der Statistik immer erst 2—3 Jahrzehnte später auszuwirken vermag. Nüchterner Grundsatz kann hier nur sein: Das Maß aller Dinge ist der Mensch. Seine Gesundheit muß Vorrang haben vor wirtschaftlichen Interessen.

b) Gesetzliche Maßnahmen zur Reinhaltung der Luft. Zu den Zwangsläufigkeiten des Lebens gehört das *Atmen*. Während der menschliche Organismus vieles speichern kann, den Sauerstoff der Luft kann er überhaupt nicht „bevorraten". Der Mensch *muß* die atmosphärische Luft, in der er sich gerade befindet, atmen, ob er will oder nicht. Aber die atmosphärische Luft, die wir einatmen, ist nicht mehr die unserer Großväter. Luftbeimischungen der allerverschiedensten Art *(Gase, Dünste, Stäube, Nebel, Dämpfe, Rauch- und Rußpartikelchen, Flugasche, Schwebestoffe aller Art, Bleispuren, Gummiabrieb, Öltröpfchen, radioaktive Spaltpartikel usw.)* haben zu einer permanenten *Luftverunreinigung* geführt, der niemand zu entgehen vermag.

Physikalisch gesehen (GRANDJEAN 1959) ist die *Luft*, in der wir leben, „ein *Aerosol*, in welchem die disperse Phase aus den verschiedensten flüssigen oder festen Partikelchen besteht. Wir sprechen dabei von *Staub*, wenn die schwebenden Teilchen aus festem Material, von *Nebel*, wenn sie aus flüssigen Stoffen, und von *Dunst*, wenn sie aus einem Gemisch von flüssigen und festen Teilchen bestehen".

Nun kommt es aber nicht nur darauf an, was in der Außenluft alles an Verunreinigung enthalten ist, sondern auch darauf, wie es evtl. wieder herauskommt. GRANDJEAN schreibt:

„Während die *Gase* und *Dämpfe* den physikalischen Gesetzen der Diffusion gehorchen und sich innerhalb gewisser Grenzen relativ gleichmäßig in der Luft verteilen, sedimentieren bei *Stäuben* und *Rauch* die festen Partikeln um so schneller und verschwinden aus der Außenluft, je schwerer sie sind. Teilchen, die größer sind als 10 μ, sedimentieren in verhältnismäßig kurzer Zeit; Teilchen zwischen 1 und 10 μ haben eine Sedimentationsgeschwindigkeit von 5—10 m pro Stunde, Teilchen von 0,01—1 μ eine solche von einigen Zentimetern pro Stunde". Je kleiner die Staubteilchen sind, um so weniger sichtbar werden sie. „Ist der größte Teil der Staubpartikeln kleiner als einige μ, dann sind diese nur noch bei größten Konzentrationen sichtbar, wie etwa beim Austritt aus einem Fabrikkamin. Eine klare Luft kann aus diesen Gründen nur scheinbar rein sein und dabei möglicherweise noch sehr viel Luftverunreinigungen enthalten".

Diese Luftverunreinigung — man braucht sie nicht zu beweisen, denn niemand bestreitet sie! — geht *der industriellen Entwicklung aller Industriestaaten* völlig parallel. Was für groteske Mengen an Fremdstoffen werden jahraus, jahrein, Tag für Tag und Sekunde für Sekunde in die Atmosphäre geschleudert!

In einem offenkundig auf exakte Unterlagen sich stützenden Artikel (gez. OKUM) der FAZ vom 21. 11. 1959 werden allein für die *Auspuffgase* der in den USA verkehrenden 70 Millionen *Kraftwagen* folgende *Mengen* angegeben: Kohlenoxyd 75 Millionen Tonnen, Kohlenwasserstoff 9,5 Millionen Tonnen, Stickoxyde 1,8 Millionen Tonnen, dazu enorme Mengen von Schwefelverbindungen, organischen Säuren, Aldehyden und Metalloxyden verschiedener Art. In Los Angeles würden die Autoabgase 69% der die Luft verseuchenden organischen Stoffe liefern.

Wohl sorgen die kilometerhohen Luftmassen und die Luftbewegungen für eine gewaltige *Verdünnung*, aber irgendwo und irgendwie kommt mindestens alles Corpusculäre wieder herunter und kehrt über das Wasser, die Wasserpflanzen, die Fische und über die Grünpflanzen der Erdoberfläche in den Kreislauf alles Anorganischen und alles Organischen wieder zurück.

Und hätte man es nicht schon gewußt, die ungemein feinen Nachweismethoden der Radioaktivität haben es bis in die billionste Verdünnung bewiesen, wie weltweit (im vollsten Sinne des Wortes) die der Luft beigemischten radioaktiven Partikelchen getragen werden, bis sie entweder auf die Ozeane oder auf die

Erdoberfläche abgesunken von pflanzlichen oder tierischen Lebewesen aufgenommen, dort in bestimmten Geweben oder Organen resorbiert und angereichert werden und auf dem Wege über pflanzliche und tierische Nahrung auch in den menschlichen Körper gelangen.

Einen unfreiwilligen, stummen, aber eindrucksvollen *Warnungs-Test* für die biologisch schädliche Wirkung der Großstadtluft liefern die *Pflanzen.* Wir sehen ab von dem plötzlichen Absterben z. B. von Obstbäumen als Folge von Ascheregen, Abgasen, Schwefeldioxyden u. a. Giftstoffen, wir übergehen auch die Tatsache, daß Pflanzenzüchter, da andere die Schädigungen nicht aushalten würden, „rauchharte Gehölze und Koniferen" anbieten, verweisen aber auf die so anspruchslosen „Flechten" auf der Rinde der Bäume (Näheres bei MÄGDEFRAU 1960). Sie werden vom Menschen kaum beachtet, sind sogar gegen Austrocknung resistent und fehlen nicht einmal in Steppen und Wüsten. Der schädigenden Wirkung der Großstadtluft, insbesondere der in ihr enthaltenen schwefligen Säure, sind sie nicht gewachsen. Die „Flechtenwüsten", „höchst empfindliche Gesundheitsmesser", in den Stadtzentren fehlen sie.

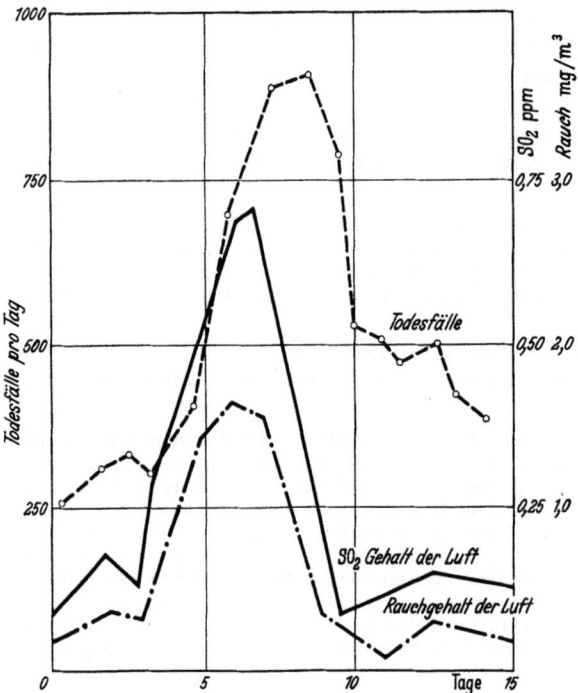

Abb. 216. Die Nebelkatastrophe in London im Dezember 1952. Die Mortalität verlief — gemessen am SO₂- und Rauchgehalt der Luft — nahezu parallel mit den Verunreinigungen der Außenluft (nach GRANDJEAN 1959, umgezeichnet)

Selbstverständlich hat die Luftverunreinigung in vielfacher Hinsicht ihre *schädigenden Einflüsse auf die Gesundheit der Menschen.* Doch sollen solche Untersuchungen an größeren Bevölkerungsgruppen, vor allem an Kindern, z. B. vom Ruhrgebiet, wie sie verdienstvollerweise FAERBER u. Mitarb. (1959) anstellten, hier nur angedeutet, aber nicht im einzelnen berücksichtigt werden.

Kurzum, die Luftverunreinigung im allgemeinen, die unverhältnismäßig große in Industriebezirken im besonderen, nimmt in Industrieländern seit der Jahrhundertwende in steigendem Maße zu. Natürlich interessiert besonders die Frage der schädigenden *Wirkung auf die Atemwege* des Menschen.

In diesem Zusammenhang sei nochmals kurz auf die „*Nebelkatastrophen*" in einzelnen Industrie- und Großstädten hingewiesen. Wie ein Experiment im Großen lassen sie die Zusammenhänge zwischen industrieller Verschmutzung und Krankheitsentstehung besonders sinnfällig erkennen. Das bekannteste Beispiel ist die Nebelkatastrophe von *London* im Winter 1952 (Näheres GRANDJEAN). Nicht abziehender dichter Nebel, vermischt mit dem Rauch aus unzähligen Kaminen der Fabriken, Häuser, Lokomotiven usw. brachte eine Vermehrung des Rauchgehaltes der Luft von 0,4 auf 1,5 mg/m³ und einen Anstieg der Schwefeldioxydkonzentration von 0,2 auf fast 0,7 ppm. Dazu kamen, wie immer als „Reizstoffe", Fluoride, Chloride, Stickoxyde, Wasserstoffsulfid, Cadmiumoxyd usw. noch hinzu.

Parallel mit dem Anstieg der Verunreinigung ging der Anstieg der Todesfälle. In den dem Nebel folgenden Wochen stiegen die Todesfälle an Erkrankungen der Atemwege von 121 in der Woche vorher auf 872, die an Herz-Kreislauf-Erkrankungen von 318 auf 801. Insgesamt starben an den Folgen des "smog" etwa 4000 Menschen mehr als in den Vergleichszeiten zuvor und nachher.

Was hier perakut an der starken Konzentration des "smog" erkennbar ist, ist natürlich bei weniger starker Konzentration für die Atemwege im Prinzip gleichschädlich nur in protrahierter oder chronischer Form.

Die Frage „*Bleistaub* aus den Auspuffgasen und *Lungenkrebs*" wurde von JECKLIN (1956) zum Gegenstand einer Untersuchung gemacht. Vom Benzinimport in die Schweiz 1955 (= 540978 t) seien mindestens 200000—290000 kg Blei als feinster Bleistaub (vorwiegend Bleibromid) in die Luft ausgestoßen worden. Er untersuchte je 5 Lungenstücke (frisch 10 g) von an Lungenkrebs und von anderweitig Verstorbenen. Die colorimetrische Bleibestimmung ergab keine Unterschiede im Bleigehalt von normalen und von Krebs-Lungen (0,012 mg i. D.). JECKLIN schließt daraus: „Wäre Bleistaub krebserregend, so müßten sich im Bleigehalt deutliche Unterschiede nachweisen lassen". So begrüßenswert solche Untersuchungen sind, so würden sie die carcinogene Wirkung nur widerlegen, wenn Bleistaub die einzige Krebsnoxe für Bronchialcarcinome wäre. Es ist ja nicht erwiesen, daß die 5 an Bronchial-Ca Verstorbenen überhaupt nennenswert Bleistaub ausgesetzt waren. Ihr Krebs könnte ja auch ein „Raucherkrebs" gewesen sein. Auch wäre es ja denkbar, daß der Bleistaub wohl auf der Schleimhaut haftet, vielleicht auch syncarcinogenetisch mitwirkt, aber durch das Flimmerepithel wieder herausbefördert wird. Daß inhalierter Bleibromidstaub aus den Auspuffgasen zusammen mit den sonstigen Auspuff-Noxen gesundheitlich gleichgültig für die Bronchien wäre, ist nicht anzunehmen.

Bezüglich der Wirkung auf die Luftwege sagt GRANDJEAN (1959): „Wegen der *Filterwirkung der Nase und der Luftwege* kommt dem *Durchmesser* der eingeatmeten Staubpartikeln eine *entscheidende Bedeutung* zu. *Teilchen größer als 3—5 μ* werden nahezu zu *100%* von den Schleimhäuten der Nase und der Luftröhre *abgefangen*. Dagegen gelangen Teilchen zwischen *0,3 und 2 μ* in sehr großer Zahl in die *Alveolen*, während noch kleinere Teilchen in überwiegendem Maße wieder ausgeatmet werden. Die in den Alveolen abgeschiedenen Teilchen gelangen entweder als gelöste Stoffe direkt in die Capillaren oder sie werden phagozytiert, zu den Lymphdrüsen transportiert und, wenn sie löslich sind, ebenfalls allmählich ins Blut abgegeben. Die in den *Bronchien* aufgefangenen Verunreinigungen werden z. T. dort *resorbiert*". GRANDJEAN nimmt an, daß der größere Teil, dank dem Flimmerepithel, mit dem Schleim in den Rachen befördert und verschluckt wird. Dies trifft jedoch für das gesunde Flimmerepithel zu. Auf der Bronchialschleimhaut eines alten Rauchers leistet das dies Flimmerepithel längst nicht mehr.

Im gleichen Maße und in der gleichen Zeit, wie die *Verunreinigung der zu inhalierenden Luft* angestiegen ist, *im gleichen Maße* ist — als Produkt inhalierter Carcinogene — auch der *Bronchialkrebs* angestiegen. Ist also, so fragt man sich, der Bronchialkrebs ein Tribut an die Luftverunreinigung und an die Anreicherung unserer Atemluft mit Carcinogenen? Der Beweisring hat sich längst geschlossen, seit *in der atmosphärischen Luft* eben nicht nur die altvertrauten Krebsnoxen Ruß, Teer, Rauch usw. in kaum vorstellbaren Zahlen von Mikropartikeln, sondern — immer als Test der Carcinogenität — auch *Benzpyren und andere carcinogene Kohlenwasserstoffe*, und zwar in direkter Abhängigkeit von der industriellen Dichte, nachgewiesen sind.

Da auch der *Indizienbeweis* für den Zusammenhang *Bronchialkrebs und Tabakrauch* heute *lückenlos* ist, so ist es klar: der *Bronchialkrebs verdankt seinen* in der Geschichte der Menschheit beispiellosen *Anstieg seit der Jahrhundertwende dem Anstieg der Carcinogene* in unserer industriell verseuchten Allgemeinatmosphäre und der individuell chemisch verunreinigten Privatatmosphäre durch den eigenen Konsum an Rauchtabak, gleichviel welcher Form, am meisten natürlich in Form des Zigarettenkonsums.

Selbstverständlich kommen bei ganzen Gruppen von Berufen und auch im Einzelfalle noch manche *zusätzliche Faktoren* hinzu. In der großen Summe der Fälle — nur um diese kann sich der Gesetzgeber kümmern! — sind jene zwei großen Faktorengruppen für den Bronchialkrebs-Anstieg verantwortlich. Die Frage ist nur, können hier *gesetzgeberische Maßnahmen* eine Besserung bringen?

Relativ am einfachsten liegen die Verhältnisse bei der *Prophylaxe gegen inhalierbare Berufsnoxen am Arbeitsplatz*. Die 1955 gegründete „*Kommission zur Prüfung gesundheitsschädlicher Arbeitsstoffe*" (Vorsitz: W. NEUMANN) darf das Verdienst für sich in Anspruch nehmen, nicht nur eine große Aufstellung solcher gesundheitsschädlicher und z. T. auch potentiell carcinogener „Arbeitsstoffe" geliefert, sondern für diese Stoffe auch noch folgendes angegeben zu haben:

a) Die jeweilige *maximale Arbeitsplatzkonzentration* (Grenzwerte für den durchschnittlichen Gehalt an Luftverunreinigung am Arbeitsplatz während etwa 8stündiger Arbeit) (in cm³ Gas je Kubikmeter Luft).

b) Die *maximale Immissions-Konzentration* (Grenzwerte für den durchschnittlichen Gehalt an Luftverunreinigung in der freien Atmosphäre).

c) Die Grenzwerte für die *Einwirkungsdauer* und für den *Gehalt* an Luftverunreinigungen, die vorübergehend in höherer Konzentration am Arbeitsplatz (Unfälle!) oder in der freien Atmosphäre auftreten.

Diese Erhebungen, 1. für Gase und Dämpfe und 2. für Schwebestoffe, sind um so wichtiger, als es sich um Stoffe handelt, die eben nicht nur in Industriebetrieben eine Rolle spielen, sondern „z. T. auch in weiten Kreisen der Bevölkerung benutzt werden" oder „bei Vorgängen des täglichen Lebens unbeabsichtigt entstehen"!

Wohl werden in der Zusammenstellung potentiell carcinogene Stoffe wie Benzidin, Beryllium und β-Naphthylamin nicht gebracht, da es natürlich für sie eine als unbedenklich anzusehende Minimalkonzentration nicht gibt. Es wäre aber ganz verkehrt, den *Einwand* zu machen und zu sagen, *gesundheitsschädliche Stoffe* seien so lange *cancerologisch ohne Bedeutung*, solange ihre Carcinogenität nicht erwiesen ist. Darauf kommt es nicht entscheidend an. Worauf es ankommt, ist die chemische Schädigung, denn Stoffe, für die dies zutrifft, bedingen nicht nur leicht Praecancerosen und bereiten auf diese Weise Carcinogenen den Boden, sondern sie treten ja sehr oft in Gemischen auf oder enthalten Begleitstoffe, die cancerologisch wichtiger sind als die betreffenden Substanzen selbst. Es kommt immer darauf an, was sie biologisch für einen Schaden anrichten. Manche dieser gesundheitsschädlichen Arbeitsstoffe können zudem auf drei Wegen in den Organismus gelangen: a) per inhalationem, b) durch Kontakt mit und durch Resorption durch die *Haut* und c) durch Verschlucken auf den Schleimhäuten des Mundes usw. niedergeschlagener Stoffe.

Die *Zusammenstellung* der Kommission umfaßt *264 Stoffe*, wobei zu bedenken ist, daß viele dieser Stoffe zugleich Repräsentanten für eine ganze Zahl von Derivaten darstellen.

Eine Zusammenstellung gesundheitsschädlicher Chemikalien überhaupt (nicht nur der „Arbeitsstoffe") findet sich außerdem bei EBERT (1956) im „Biochemischen Taschenbuch". Dort werden auch „Eigenschaften und Wirkung", „Schutzmaßnahmen" und „Erste Hilfe" dargestellt.

Aus der Zusammenstellung der Kommission der DFG kann im Rahmen dieses Buches nur eine kleine *Auswahl* von Stoffen gebracht werden, die auch außerhalb von Industriebetrieben in Kontakt mit dem Menschen zu gelangen vermögen.

Tabelle 146. *Gesundheitsschädliche Arbeitsstoffe mit Angabe der maximalen Arbeitsplatzkonzentration*

Stoff	Formel	Maximale Arbeitsplatzkonzentration		Gefahr der Hautresorption = H
		cm³/m³	mg/m³	
a) Gase und Dämpfe				
Acetaldehyd	$CH_3 \cdot CHO$	200	300	
Aceton	$CH_3 \cdot CO \cdot CH_3$	1000	2400	
Äthylalkohol	$C_2H_5 \cdot OH$	1000	1900	
Ammoniak	NH_3	100	70	
Anilin	$C_6H_5NH_2$	5	19	H
Benzol	C_6H_6	25	80	
Formaldehyd	HCHO	5	6	
Kohlendioxyd	CO_2	5000	9000	
Methylmercaptan	$CH_3 \cdot SH$	50	100	
Phenol	C_6H_5OH	5	19	H
Schwefeldioxyd	SO_2	5	13	
b) Schwebestoffe				
DDT	Dichlordiphenyltrichloräthan			
E 605	Thiophosphorsäure-p-nitrophenyl-diäthylester		0,1	H
Eisenoxyd (Rauch)			15	
Zinkoxyd (Rauch)			15	

Daß aber auch gegen die *Luftverseuchung* in Industriestädten durch Übereinkunft, behördliche Anordnungen, örtliche Gesetze viel zu tun möglich ist, haben Städte wie London, Pittsburg, Los Angeles, Manchester längst bewiesen. Was aber not tut — und zwar in möglichst vielen Industrieländern ungefähr zur gleichen Zeit —, das sind *Gesetze zur Reinhaltung der Luft*, und zwar möglichst an den Produktionsstätten der Verunreinigung selbst.

Befaßt man sich erst einmal eine Zeitlang als Arzt mit den *technischen Möglichkeiten*, so ist man überrascht, was tatsächlich zu tun möglich wäre, wenn in systematischer Fortentwicklung des Kampfes gegen alle Formen von giftigen Abgasen, Rauchentwicklungen, Staubausschleuderungen usw., die z. T. erst in jüngster Zeit entwickelten Verfahren durch gesetzlichen Druck — der Appell an die Vernunft reicht selten aus! — in die Tat umgesetzt würden. Selbstverständlich können wir keine Gewähr für die Richtigkeit oder Durchführbarkeit solcher technischer Verfahren übernehmen, der Leser soll andererseits aber wissen, daß viele Vorschläge Ausblicke für die Zukunft öffnen (Tab. 147).

Tabelle 147. *Technische Vorschläge für den Kampf gegen Luftverunreinigungen verschiedener Art*

Geg	Technische Vorschläge bzw. Anlagen
Bleihaltige Autoabgase	Oxydationskatalysatoren
Zementstaub aus den Schornsteinen von Zementwerken	Entstaubungsanlagen
Auspuffgase von Verbrennungsmotoren	„Nachbrenner" ("after burners")
,, ,, ,, ,, ,, ,,	„Oxy-Catalyst" (verwandelt Kohlenoxyd und Kohlenwasserstoff in Kohlensäure und Wasserdampf)
Rauchentwicklung in Fabrikschloten und bei Hausbrand	Rauchabscheider

Fraglos gehen in diesen Fragen die *USA* und *England* besonders aktiv vor. In England z. B. gibt es schon seit über 60 Jahren eine National Society for Clean

Air. Schon vor einer gesetzlichen Regelung gab es bereits „rauchlose Zonen", und bereits seit 1956 ist *The Clean Air Act* als Staatsgesetz mit weiteren Zusatzverordnungen Rechtsgrundlage für den Kampf gegen die *air pollution*.

Es hat den Anschein, als ob die Zeit nicht mehr allzu fern ist, in der es „*technische Ausreden*" für die industrielle Luftverunreinigung kaum mehr gibt. In London, Manchester, Pittsburg sind die Probleme schon so weit vorangetrieben, daß neue „Nebelkatastrophen" wie die von London im Winter 1952/53 mit 4000 Toten mehr in einer Woche als im Durchschnitt früherer Jahre wegen der „rauchlosen" und „rauchkontrollierten Zonen" im Umkreis der City nicht mehr befürchtet werden.

Für *behördliche Maßnahmen zur Reinhaltung der Luft* bieten hauptsächlich § 16 der *Gewerbeordnung* (s. Literaturverzeichnis) i. d. F[1]. des Gesetzes zur Änderung der Gewerbeordnung und Ergänzung des Bürgerlichen Gesetzbuches vom 22. Dezember 1959 (BGBl. I. S. 781) und die auf Grund dieser Vorschrift von der Bundesregierung erlassene *Verordnung über genehmigungsbedürftige Anlagen* nach § 16 der Gewerbeordnung vom 4. VIII. 1960 (BGBl. I. S. 690) eine Handhabe.

Gemäß § 16 der Gewerbeordnung bedarf die *Errichtung von Anlagen*, „welche durch die örtliche Lage oder die Beschaffenheit der Betriebsstätte für die Besitzer oder Bewohner der benachbarten Grundstücke oder für das Publikum überhaupt erhebliche Nachteile, Gefahren oder Belästigungen herbeiführen können", der *behördlichen Genehmigung*.

Vor dem 23. V. 1949 errichtete, nunmehr genehmigungspflichtige *Anlagen*, für welche Genehmigungsurkunden nicht vorgelegt werden konnten, waren bis zum 30. VI. 1960 *anzuzeigen*. Ebenso waren Anlagen, welche durch die Neufassung des Gesetzes nunmehr genehmigungspflichtig geworden waren, bis zum 1. X. 1960 der Behörde anzuzeigen.

Veränderungen der Betriebsstätte oder wesentliche Veränderungen in dem Betrieb einer genehmigten Anlage sind gleichfalls *genehmigungspflichtig* (§ 25 I. GewO n. F.). Die Behörde kann auch dem Unternehmer die *Messung* bestimmter Emissionen der genehmigten Anlage durch eine dazu von der obersten Landesbehörde bestimmte Stelle *aufgeben* (§ 25 II GewO n. F.), desgleichen den Einbau von Meßgeräten zur laufenden Kontrolle. Von großer Bedeutung ist auch die Befugnis, erst nach der Genehmigung auftretenden Gefahren durch nachträgliche Anordnungen zu begegnen (§ 25 III GewO n. F.).

Das *Gesetz* ordnet die Genehmigungspflicht und ein Erlaubnisverfahren für die Errichtung von Anlagen an, welche für die Nachbarn „oder für das Publikum überhaupt erhebliche Nachteile, Gefahren oder Belästigungen herbeiführen können". Rückwirkend wird eine Anzeigepflicht für die vor dem 23. Mai 1949 errichteten Anlagen eingeführt. Der Behörde wird eine Anordnungsbefugnis zugesprochen, wonach „der Unternehmer Art und Ausmaß von Rauch, Ruß, Staub, Gasen, Dämpfen, Gerüchen, Erschütterungen, Geräuschen, Wärme, Energie, Strahlen und Schwingungen, die von der Anlage ausgehen, durch eine von der obersten Landesbehörde bestimmten Stelle feststellen" zu lassen hat. Auch kann die Behörde zur laufenden Kontrolle den Einbau von geeigneten Meßgeräten anordnen.

In der „*Verordnung über genehmigungsbedürftige Anlagen* nach § 16 der *Gewerbeordnung*" vom 4. August 1960 sind in 52 Nummern einzeln die Feuerungsanlagen, Gießereien, Fabriken usw. aufgeführt, deren Errichtung genehmigungsbedürftig ist, „soweit sie gewerblichen Zwecken oder Zwecken des Bergwesens dienen oder sofern sie im Rahmen wirtschaftlicher Unternehmungen Verwendung finden". Aus der Reihe der 52 Anlagen usw. seien einige *Beispiele* angeführt:

---

[1] i. d. F. bedeutet (auch in der Folge): in der Fassung (des Gesetzes...)

Feuerungsanlagen für feste und flüssige Brennstoffe mit einer Leistung von 800000 Calorien und mehr pro Stunde
Anlagen zur Gewinnung von Roheisen und rohen Nichteisenmetallen
Anlagen zur Stahlerzeugung
Gießereien
Prüfstände für Verbrennungsmotoren
Chemische Fabriken
Gasbereitungs- und *Gasbewahranstalten*
Gerbereien für Häute und Felle
Asphaltschmelzen
Brikettfabriken

Diese kleine Auslese von 10 aus 52 aufgeführten Anlagen vermittelt eine Vorstellung davon, daß es behördlich möglich ist, bei der Errichtung neuer Fabriken usw. die Genehmigung der Anlagen vom Einbau entsprechender *Verhütungsanlagen für Rauch, Ruß, Staub, Gase* usw. abhängig zu machen und bestehende Fabriken rückwirkend unter Kontrolle zu nehmen.

Was aber würde ein „Luftreinhaltegesetz" nutzen, wenn es nicht die Männer und Organisationen gäbe, die einerseits den Gesetzgeber[1] vor dem Erlaß seiner Gesetze sachverständig beraten, und die andererseits in der Lage sind, auf Grund ihres Fachwissens die technischen Maßnahmen, die dem Gesetz erst seine praktische Durchführbarkeit sichern, vorzubereiten und zu verwirklichen. Auf dem Gebiete der Reinhaltung der Luft gebührt in der Bundesrepublik dem „Verein Deutscher Ingenieure" das Verdienst, durch eine besondere „*VDI*"-*Kommission* „*Reinhaltung der Luft*" die technischen Sachverständigen zu stellen, die in der die Luft verunreinigenden Industrie durch neue technische Einrichtungen die Reinhaltung der Luft in Gang zu setzen und zu unterhalten vermögen.

Vor allem sei auf ihre *Tagungsberichte*, z. B. von der VDI-Tagung Wiesbaden 1960 (VDI-Berichte 1961 Nr. 53, Sonderdruck aus STAUB 21, S. 37, 1961), hingewiesen. Es ist für den Nicht-Techniker ganz erstaunlich, welch eine Fülle von technischen Erkenntnissen und Erfahrungen gesammelt worden sind, die nicht nur die hohe Gefährdung, sondern zugleich auch die vielen Möglichkeiten, die Gefahren abzuwehren, erkennen lassen. So ist eine ganze Vortragsgruppe den Wirkungen der Luftverunreinigung, vor allem der Schwefeldioxydwirkung auf Pflanzen und auf die Vegetation überhaupt gewidmet, eine 2. Vortragsgruppe betrifft den Auswurf von Staub und Gasen, eine 3. die Ausbreitung von Staub und Gasen, und eine 4. die Gas- und Staubmeßtechnik.

Die VDI-Kommission „Reinhaltung der Luft" ist offenbar ausgezeichnet durchorganisiert. Sie steht mit einer Reihe von „mitwirkenden Verbänden" in Verbindung, darunter auch mit der „Deutschen Gesellschaft für Hygiene und Mikrobiologie". Sie unterhält 11 Forschungsstellen, die von der Kommission eingeschaltet wurden. Sie unterrichtet ebenso über die Rechtsverhältnisse bei der Reinhaltung der Luft, wie z. B. über den Lungenkrebs als „zivilisatorischer Dauerschaden". Sie läßt insbesondere auch die technischen Möglichkeiten erkennen, die z. B. den Auswurf von Staub und Gasen auf ein gesundheitlich erträgliches Maß zurückzuführen in der Lage wären. Die Arbeiten und Vorträge lassen erkennen, daß wir uns *im Beginn einer völlig neuen Ära bezüglich der Reinhaltung der Luft* befinden.

Besonders muß in diesem Zusammenhang auch das „*Staubforschungsinstitut des Hauptverbandes der gewerblichen Berufsgenossenschaften*", Bonn, genannt werden. Das Institut ist zugleich Herausgeber der schon in 22 Bänden vorliegenden *Zeitschrift* „*Staub*", für den der Verein Deutscher Ingenieure (VDI-Fachgruppe „Staubtechnik" und VDI-Kommission „Reinhaltung der Luft") mit zeichnen. Gerade eines der jüngsten Hefte der Zeitschrift „Staub" (**22, 433**, 1962) mit seinem Bericht von der Gemeinschaftstagung der VDI-Fachgruppe „Staubtechnik" und des Königlichen Institutes der Ingenieure — Abteilung für

---
[1] Besondere Verdienste hat die „Interparlamentarische Arbeitsgemeinschaft" (aus Regierungsmitgliedern und Parlamentariern)

Gesundheitstechnik – in Den Haag vom 16.–18. 5. 1962 zeigt, wie wichtig alle diese Untersuchungen und Ergebnisse gerade für das Kapitel der menschlichen Berufskrankheiten und damit indirekt auch für den Bronchialkrebs als Berufskrebs sind.

Die Frage gesetzgeberischer Maßnahmen zur Reinhaltung der Luft wäre nur unvollständig besprochen, wenn die Darstellung nicht auch die *Luftverunreinigung durch Tabakrauch* mit in den Bereich der Erörterungen einbezöge.

Es atmet aber der Mensch nicht nur die *allgemeine atmosphärische Luft* seiner zufälligen oder ständigen Umgebung ein, sondern er schafft sich selber freiwillig oder unfreiwillig, bewußt oder unbewußt, auch noch seine zusätzliche *Privat- oder Individuell-Atmosphäre*, sei es durch die atmosphärische Luft in den Räumen seiner Berufsarbeit oder im eigenen Heim dadurch, daß er durch eigenen *Tabakkonsum* der schon verunreinigten Luft auch selber noch Wolken von Rauch, beladen mit Rußpartikelchen aller Art und beladen mit Benzpyren u. a. carcinogenen Kohlenwasserstoffen, hinzufügt.

Nach Angaben des Statistischen Bundesamtes wurden *1960* in der Bundesrepublik Deutschland (mit Berlin, ohne Saar) für *Tabakerzeugnisse 7,1 Milliarden DM* (37% mehr als 1955!) ausgegeben. Die *Tabaksteuer* erbrachte dem Fiskus *3,5 Milliarden DM*. Im Jahre 1960 wurden *70,3 Milliarden Zigaretten* (55% mehr als 1955!) geraucht. Das sind *1630 Zigaretten je „Vollperson"* (über 15 Jahre). Der *Zigarrenkonsum* betrug *4,3 Milliarden Stück* (102 je „Vollperson" gegen 111 im Jahre 1955).

Durch eine lange Kette sich gegenseitig ergänzender und wechselseitig stützender Beweisgründe ist der *Indizienbeweis* für den *Zusammenhang zwischen Bronchialkrebs und Tabakrauch* lückenlos *erbracht*, selbstverständlich nicht im unikausalen Sinne einer alleinigen Verantwortlichkeit des „Rauchens", aber doch in dem Sinn, daß der Tabakkonsum ganz allgemein weder aus dem Anstieg der Bronchialkrebshäufigkeit seit der Jahrhundertwende, noch individuell aus der Pathogenese des Lungenkrebses beim schweren Raucher weggedacht zu werden vermag. Natürlich wird es auch beim Bronchialkrebs oft so sein, daß beim Zustandekommen „eines zum anderen kommt", nicht nur Dosis und Zeit, nicht nur „Inhalieren" und „Heißpaffen", sondern — im Sinne einer echten Syncarcinogenese — auch die Inhalation anderer Carcinogene, besonders aus der verseuchten allgemeinen Atmosphäre oder aus der Betriebs- oder Büroluft, auch die Mitwirkung akuter, rezidivierender und chronischer Bronchitiden und andere akzidentelle Faktoren mehr.

Will man aber gegenüber dem heute so schwerwiegenden *Bronchialkrebs aktive Krebsverhütung* zu treiben versuchen, so kann man selbstverständlich das „Rauchen" nicht ausklammern. Wegen der Notwendigkeit, die Forderung nach gesetzlichen Maßnahmen zu begründen, seien die *Hauptindizien für den ursächlichen Zusammenhang zwischen Bronchialkrebs und Rauchen* nochmals, wenigstens in Kurzsätzen, wiederholt. Es sind dies:

1. Das *Überwiegen des männlichen Geschlechtes* (etwa 10:1!) entsprechend dem Überwiegen des Tabakkonsums bei den Männern vor 20—40 Jahren (Abb. 120, S. 403).
2. Das starke *Überwiegen der Carcinome* im Bereich der *„Rauchstraße" bei Rauchern* im Vergleich zu den Nichtrauchern (Abb. 122, S. 404).
3. Die *Abhängigkeit der Häufigkeitsquote von der Quantität des täglichen Tabakverbrauches* (Tab. 68, S. 402).
4. Das *Ansteigen der Bronchialkrebshäufigkeit* in völliger *Parallelität* mit dem *Anstieg des Tabak- und besonders des Zigarettenkonsums* (Abb. 120, S. 403).
5. Die derzeitige *länderweise verschiedene Todesquote* an Bronchialkrebs *in direkter Abhängigkeit vom jährlichen Tabakverbrauch* je Kopf der Bevölkerung 24 Jahre zuvor (Abb. 121, S. 404).
6. Der von allen Untersuchern bestätigte *Gehalt des Tabakrauches an carcinogenen polyzyklischen Kohlenwasserstoffen*, darunter an *3,4-Benzpyren* (Näheres S. 405).

Wäre der Tabakrauch eine einzelne Person und wegen „Gesundheitsschädigung" angeklagt, kein Gericht würde zögern, ihn auf Grund der vielen Überführungsbeweise schuldig zu sprechen und zu verurteilen. Wenn der Tabak nicht auch „von Staats wegen" verurteilt wird, so nur weil er fiskalisch unter die höchst einträglichen Genußmittel (3,3 Milliarden DM jährlich an Tabaksteuer) fällt und weil das „Rauchen" von vornherein durch die im Grundgesetz garantierte Freiheit der Person und Freiheit der Entscheidung geschützt ist.

Trotzdem kann der Gesetzgeber nicht völlig tatenlos zusehen, wie sich eine in ca. 93% der Fälle tödliche Krankheit zunehmend in den Vordergrund der Todesursachen schiebt. Selbst wenn man sich auf den extrem individualistischen Standpunkt stellen und sagen würde „voluntas hominis suprema lex", so bleibt immer noch die *Verantwortlichkeit des Staates* in zweierlei Hinsicht:

a) gegenüber der *Jugend* mit ihrer noch fehlenden Einsicht in ursächliche Zusammenhänge (z. B. beim freien Verkauf in Automaten),

b) er muß *gewerbehygienisch* diejenigen schützen, die gezwungen sind, den Tabakrauch, den andere produzieren, berufsmäßig unfreiwillig, aber tatsächlich zu inhalieren. Das sind viele *Angestellte in Gaststättenberufen*, die mit der Binnenluft ihrer Betriebsstätte als „Passivraucher" den Rauch der Gäste mit einatmen müssen, und zwar solange sie im Betrieb tätig sind. Es darf in diesem Zusammenhang nicht verschwiegen werden, daß die Angehörigen der *Gaststättenberufe* schon nach den Erhebungen KENNAWAYs eine höhere Krebstodesrate haben als der Bevölkerungsdurchschnitt. Es muß weiterhin auch darauf hingewiesen werden, daß auch im eigenen Krankengut des Verfassers nach einer Erhebung seines Mitarbeiters SPOHN (1956) die Gaststättenberufe auch beim Bronchialkrebs an der Spitze aller Berufe rangierten (Tab. 20, S. 79).

c) Die Verantwortlichkeit des Staates ist aber noch in einer zweiten Hinsicht gegeben, nämlich bei der *Tabaksteuer*[1]. Es gehört zu den vielen Paradoxien der Zeit, daß der Deutsche Bundestag — zu einer Zeit, als der Bronchialkrebsanstieg bereits jedermann bekannt und der Tabak als Mitschuldiger schon längst bekannt war — eine *Senkung der Tabaksteuer* beschloß, und zwar in der gar nicht verhüllten Erwartung, daß der Steuerausfall durch die Steuersenkung mehr als wettgemacht würde durch den zu erwartenden Mehrkonsum. So kam es auch. Der Cancerologe, der die Krebsverhütung gewissens- und berufsmäßig zu vertreten hat, kann nicht daran vorbeigehen, daß das *Gesetz zur Senkung der Tabaksteuer re vera ein krebsförderndes Gesetz gewesen ist*.

Natürlich drängt sich theoretisch die Frage auf: „Rauchverbot?" Nun, die kriegerischen *Sikhs* haben es (durch religiöse Vorschrift verankert), ein meines Wissens noch nicht ausgewertetes Massenexperiment an 7 Millionen Menschen! Und die Begründung? Rauchen schwäche die Kampfeskraft (!). Nun, der größte „Tobackgegner" aller Zeiten war ein König: *Jakob VI.* von England. Der Gewährsmann des Verfassers Samuel *Schaarschmidt*, „Mitglied der Königlich Preußischen Societät der Wissenschaften" schreibt (1740):

„Kein Kraut hat zwar jemahls die Ehre gehabt, daß selbst eine königliche Person davon geschrieben, als der Toback; indem Jacobus der Sechste, König in Engelland, ein ganzes Buch davon verfertiget, welches er *Misocapnum* nennet. Keiner aber hat auch den Toback mehr verfolget, und verdammet, als eben dieser König, sogar, daß er benanntes Buch mit folgenden Worten beschliesset: Tandem igitur, o cives, si quis pudor . . ." SCHAARSCHMIDT liefert auch gleich die (nebenbei sehr freie und pointierte) *Übersetzung*: „O ihr meine Unterthanen, wenn ihr noch die geringste Schaam habt, so enthaltet euch doch einmahl von dem unbesonnenen Gebrauch des Tobacks, dessen Ursprung schimpflich ist, dessen man sich aus blossem Irrthum, und endlich aus einer puren Narrheit bedienet hat, wodurch man sich den Zorn GOTTes auf den Hals ziehet, die Gesundheit verdirbet, das Hauß-Wesen in Unordnung

---

[1] Das mehrfach geänderte *Tabaksteuergesetz* vom 6. Mai 1953 (BGBl I S. 169) i. d. F. des 6. Gesetzes zur Änderung des Tabaksteuergesetzes vom 17. Jan. 1963 (BGBl I S.54)

bringet und den Ruhm des ganzen Landes verletzet. Enthaltet Euch des Gebrauches einer Sache, das heßlich anzusehen ist, die schändlich riechet, die dem Gehirn, und denen Lungen höchst schädlich, und deren Rauch, wenn man die Wahrheit bekennen soll, den abscheulichen Qualm des höllischen Feuers vorstellt".

Schaarschmidt berichtet zwar noch „von einigen Völckern . . ." mit „öffentlichem Verbot" und „Abschneidung derer Nasen und Ohren . . ." und davon, daß man „an manchen Orten sogar eine Lebens-Straffe darauf gesetzet" habe, schreibt aber dann als lebenserfahrener Arzt:

„Alles dieses strenge Verfahren hat gleichwohl nicht verhindern können, daß sich der Toback dennoch nicht hätte in die Höhe schwingen, und so ausbreiten sollen, daß er heutiges Tages bey den meisten Menschen von allen Ständen gebräuchlich, angenehm und werth gehalten wird, und daß daher viele kaum Lob-Sprüche genug finden können, die sie dem edlen Kraute beylegen wollen".

Und so wie „anno Toback" wird es wohl immer bleiben. Aber etwas anderes ist die Duldung, etwas anderes die *Steuer*. Die Bedeutung dieser Frage wird einem erst klar, wenn man ausrechnet, wie viel von den jetzt lebenden Männern eines Landes am Ende ihres Lebens einer bösartigen Neubildung der Atmungsorgane erliegen werden. In der Bundesrepublik *Deutschland* lebten *1960* (von 53389000 Einwohnern insgesamt) *25117000 Personen männlichen Geschlechtes*. Auf diese Bevölkerungsziffer kamen *1960* 315511 Verstorbene männlichen Geschlechtes. Von ihnen wiederum waren 57349 bösartigen Geschwülsten aller Art, darunter *12735 bösartigen Neubildungen der Atmungsorgane erlegen*. Legt man diesen %-Anteil an der Gesamtsterblichkeit seiner Fernprognostik zugrunde — in Wirklichkeit werden die späteren Zahlen wegen der weiter steigenden Bronchialkrebsquote höher sein! —, so kommt man zu dem *Ergebnis: von den heute lebenden Männern der Bundesrepublik* (25117000) werden dereinst — bei weiter zunehmender Bevölkerungszahl — *über 1000000 bösartigen Neubildungen der Atmungsorgane*, also in der Hauptsache dem *Bronchialkrebs erliegen*.

Niemand kann sagen, wie viel davon auf Konto des Tabakrauchens kommen — wir selbst halten das Zusammenwirken vieler Faktoren für entscheidend! —, niemand wird andererseits sagen, daß die Mitverursachung gering wäre, jedenfalls sollte der *Staat*, solange er keine anderen Steuerausgleichs-Laster entdeckt hat, die Tabaksteuer erheblich erhöhen, soll der Konsum sich senken. Der „wahre" Raucher läßt sich auch das kleinere Quantum gerne etwas kosten. Denn die Erfahrung lehrt, den Raucher schreckt es auch nicht, daß, nach SCHAARSCHMIDT,

„einige Auctores schlechterdings schreiben, daß man bey denen, die in ihrem Leben viel Toback gerauchet, nach dem Tode allemahl eine schwarz überzogene Lunge antreffen würde weil nähmlich der Rauch in der Lunge, gleich als in einem Schornstein seinen Rust ansetzte ..",

vielmehr wird der wahre Raucher, gegenwartsgebunden und dem Genuß verhaftet, wie nun der Mensch einmal ist, zwar kritisieren und mehr Steuer zahlen, aber doch wahrscheinlich weniger rauchen nach der Maxime des 2. Juni 1739!:

„das Toback-Rauchen ist ein *Malum necessarium*, ein nothwendiges Übel oder eine üble Notwendigkeit, welche deswegen nützlich, nöthig, und unentbehrlich ist, weil man sich daran gewöhnet hat".

Item! Nun sind gewissermaßen beide Parteien zu Worte gekommen. Auch in weiteren 200 Jahren werden die Argumente und Gegenargumente die gleichen sein, aber eines ist klar: man kann *für* das Rauchen noch so *viele* Argumente ins Feld führen, *ein Gegen-Argument* bleibt *ewig unumstößlich wahr: Nicht-Rauchen ist unschädlich!* Daraus folgt zugleich: die Tabaksteuer gehört u. E. vom Gesetzgeber empfindlich erhöht, nicht nur aus krebsprophylaktischen, sondern auch aus allgemeinen gesundheitspolitischen Gründen.

Wie weit juristisches und ärztliches Denken auseinandergehen, zeigt die für den Arzt zunächst völlig unverständliche *rechtliche Gleichsetzung der Tabak-*

erzeugnisse mit Lebensmitteln. In § 1 Ziff. 2 des Lebensmittelgesetzes (s. später S. 978) heißt es: ,,Den Lebensmitteln stehen gleich: Tabak, tabakhaltige und tabakähnliche Erzeugnisse, die zum Rauchen, Kauen oder Schnupfen bestimmt sind." In den ,,Erläuterungen" allerdings wird ,,die notwendig andere Zweckbestimmung dieser Erzeugnisse" anerkannt, und zwar in dem Sinne, daß sie ,,hinsichtlich ihrer besonderer Eigenschaften nicht den gleichen Beurteilungsmaßstäben, wie sie für den Verkehr mit Lebensmitteln gelten, unterliegen".

Gesetzgeberisch unterliegt der *Tabak* (außer dem Tabaksteuergesetz vom 6. 5. 1953) dem *Lebensmittelgesetz,* ferner einer *Verordnung über nikotinarmen und nikotinfreien Tabak* vom 12. 5. 1939 (RGBl. I. S. 912) und neuerdings vor allem einer ,,*Verordnung über Tabak und Tabakerzeugnisse*" vom 19. 12. 1959 (BGBl. I. S. 730).

Letztere regelt (,,mit Beschränkungen") die *Zulassung von Fremdstoffen,* deren Gehalt je nach Art des Tabakerzeugnisses z. T. kenntlich zu machen ist, z. B. auf den Packungen usw. (von Kau-, schwarzem Roll- und Schnupftabak durch Aufdruck ,,mit Konservierungsstoff" u. dgl.). Ferner behandelt die Verordnung die (tabakhaltigen) ,,Kunststoffblätter und Tabakfolien".

c) Gesetzliche Maßnahmen zur Reinhaltung des Wassers. Schon in einer nahen Zukunft wird es kein Mensch mehr verstehen können, daß ein so ,,aufgeklärtes" und ,,fortschrittliches" Zeitalter, wie das der letzten 100 Jahre, es zuließ, daß von den 4 Elementen der alten Griechen (Wasser, Luft, Feuer und Erde) die beiden Lebenselemente aller Organismen Luft und Wasser vom Menschen des technischen Zeitalters in der Weise durch ,,Abgase", ,,Abwässer" und ,,Zusätze" verunreinigt wurden, wie es tatsächlich geschah und geschieht.

Ist der Sauerstoff der Luft die Voraussetzung alles Lebens hinsichtlich aller Energieprozesse in den Organismen, so ist *Wasser* als Lösungs- und Transportmittel aller anorganischen und organischen Stoffe ebenso unentbehrlich für die Existenz aller Lebewesen wie für jeglichen Stoffwechsel, so für ihren Elektrolythaushalt, für die Osmose der Gewebe und Organe, für alle Diffusionsvorgänge, für die Regulation der Körpertemperatur, für die Diurese usw. Und brauchte es nur eines einzigen Argumentes, um das Wasser als Lebenselement zu charakterisieren: die *60—70% Wassergehalt des menschlichen Körpers* ,,beweisen alles". Halten wir ruhig im ductus der Ausführungen einen Augenblick inne, um uns am Beispiel des Elementes *Wasser* bewußt zu werden, wie ethisch arm wir in unserer entmythologisierten Welt geworden sind. Solange der Mythos zurückreicht, war die *Quelle* irgendwie den Menschen heilig. Meist war sie Göttern geweiht und oft als Kultstätte Mittelpunkt eines Heiligtums. Das Geringste war, daß man jungfräulichen Quellgöttinen Quellopfer darbrachte angesichts des Wunders: ,,Ewig fließen die Quellen"[1]. Jahrtausende hindurch wäre ihre Verunreinigung unvorstellbar gewesen. Wer aber kennt schon heute noch eine Quelle ?

An diesem Lebenselement hat sich keine Zeit in gleicher Weise versündigt wie unser ,,Zeitalter der Technik und Industrie". Es gehört nicht zu den Aufgaben dieses Buches, im einzelnen aufzuführen, wie es zu der katastrophalen Verschmutzung aller Flüsse und Seen, zu der Verschlechterung und Gefährdung des Grundwassers und zu chemischen Beimengungen zum Gebrauchswasser gekommen ist. Zum Aufgabenbereich dieses Kapitels gehört lediglich die *Frage,* inwieweit die *Wasserverunreinigung* durch Fremdstoffe direkt und indirekt mit *zur Krebsgefährdung* des Menschen *beiträgt* und wie durch gesetzliche Maßnahmen der Faktor Wasserverunreinigung gebessert oder weitgehend ausgeschaltet werden kann. Ein früher völlig unbekanntes, heute für Flüsse und Grundwasser gleich gefährliches Ereignis ist der *Ölausfluß* bzw. *Öleinbruch,* sei es bei Verkehrsunfällen von Tank-

---

[1] Inschrift über der Bühne des Großen Kursaales in Wiesbaden.

wagen, sei es durch Leckwerden von Ölleitungen oder von Öltanks in Häusern oder Betrieben. Es ist bekannt, welch eine Kettenreaktion von Maßnahmen ausgelöst wird, wenn Öl ausgeflossen ist und in den Boden eindringt.

Ein Sonderproblem der Wasserverschmutzung ist der *Öleinbruch in Flüsse* (Hamburg! vgl. STEHR 1961). Seine *Entfernung* beruht entweder auf Ölabbau durch Bakterien, durch niedrige Pilze (sehr lange dauernd) oder durch Öladsorption an Pulver, Filtererden, Schaumkunststoffe u. dgl. (sehr teuer!) oder durch Emulgation (auf die Ölfläche versprizte oberflächenaktive Flüssigkeit). Aber Öl bleibt dabei Öl und es kommen noch neue Gifte hinzu. Am einfachsten und ungefährlichsten sind Ölabschöpfgeräte (Näheres STEHR 1961), am besten in Kombination mit einer Preßluftölsperre, die das Öl an der Ausbreitung hindert.

Nicht zu unterschätzen ist in diesem Zusammenhang die Bedrohung, die neuerdings durch den *Anfall radioaktiver Abwässer* aus Technik, Forschung und Medizin kommt. In den USA entwässern derzeit etwa 40% der Verbraucher von radioaktiven Isotopen in die Kanalisation (BUCKSTEEG 1958). Immer besteht hierbei die Möglichkeit, daß sich solche Stoffe z. B. im Klärschlamm oder in Pflanzen und in Tieren anreichern. Die Kosten der Abwasseraufbereitung sind z. T. immens hoch. Nach amerikanischen Angaben kommen in einem Isotopenlabor etwa 500 l Wasserverbrauch pro Wissenschaftler und Tag. Die Kosten für die Aufbereitung von 1 m^3 Abwasser belaufen sich, je nach Methode zwischen 9 und 67 DM. Für die strahlensichere Lagerung von 1 m^3 radioaktiver Rückstände sind einige Tausend DM zu veranschlagen (DIETERICH 1958).

Für die Frage einer Gesundheitsschädigung oder Begünstigung der Krebsentstehung durch Fremdstoffe im Wasser ist die Frage der *Trinkwasserreinigung* von entscheidender Bedeutung. Wohl wird das Trinkwasser durch mechanische Verfahren des Absetzenlassens von Sink- und Schwebestoffen (mit und ohne Zusatz von chemischen Fällungsmitteln) befreit, ferner belüftet, erforderlichenfalls mechanisch oder chemisch entsäuert (einschl. Entmanganung und Enteisenung), gefiltert und entkeimt (besonders durch Chlorung!). Man ist als Arzt aber doch sehr überrascht, mit wieviel Chemikalien das Wasser in Kontakt kommt und kommen muß, bis es als „Trinkwasser" gelten darf.

Es ist aber weniger das Problem, mit welchen chemischen Stoffen das Wasser auf dem Weg zum Trinkwasser in Berührung und in Reaktion kam, als was für *Fremdstoffe* gelöst, suspendiert oder beigemischt sind. Diese Frage ist um so bedeutungsvoller, als der *Wasserbedarf des modernen Menschen* sehr unterschätzt zu werden pflegt. Als Durchschnittsbedarf werden gerechnet:

> Trinkwasser . . . . je Kopf und Tag 2,5— 4 l
> Wasser für Kochen und Reinigen „   „   „   „ 20—25 l
> Wasser für Wäsche . . . . „   „   „   „ 10—15 l
> Zusammen mit allem sonstigen Wasserbedarf (Spülklosett, Baden, Reinigung im weitesten Sinne) rechnet man i. D. 400 l Wasser je Kopf und Tag.

Die alle Wasserfragen betreffenden gesetzlichen Bestimmungen sind im *„Wasserrecht"* zusammengefaßt. Unglückseligerweise sind (im Gegensatz z. B. zu Österreich) in der Bundesrepublik Deutschland die Rechtsverhältnisse der Binnengewässer durch Landesrecht geregelt. Nur die großen Flüsse („Wasserläufe erster Ordnung") sind als „Bundeswasserstraßen" Eigentum des Bundes. Wir werden sehen, daß die Doppelzuständigkeit Bund/Länder dann ihre Nachteile hat, wenn es gilt, notwendige Bestimmungen im Interesse der Allgemeinheit schnell durchzusetzen.

Ausgangspunkt des Wasserrechtes ist noch immer das *Preußische Wassergesetz vom 7. April 1913* und das *Wasserverbandsgesetz* vom 10. Februar 1937, welches für die „Wasserläufe 2. Ordnung" die Bildung von „Wassergenossenschaften" aus Grundstückseigentümern, Kommunalverbänden und Einzelpersonen regelt. Immer geht es dabei auch um die Ableitung von Abwässern und um die Reinigung derselben.

Das „Gesetz zur Ordnung des Wasserhaushalts *(Wasserhaushaltsgesetz)* vom 27. Juli 1957" (BGBl. I. S. 1110) in der Fassung des Gesetzes vom 19. Februar 1959 (BGBl. I. S. 37) betont den *Zweck* einer *Verhütung* oder des Ausgleichs *einer* „mit der Benutzung verbundenen *Beeinträchtigung des Wohls der Allgemeinheit*". Es geht vom Grundsatz aus, daß eine Benutzung der Gewässer der behördlichen Erlaubnis oder Bewilligung bedarf. Das Gesetz ist ein Rahmengesetz des Bundes. Zur Ausführung des durch das Wasserhaushaltsgesetz gesteckten Rahmens haben die einzelnen *Länder* eigene *Wassergesetze* erlassen. (Sie sind im Literaturverzeichnis dieses Kapitels einzeln aufgeführt.) Hierzu kommen noch das *Wasserverbandgesetz* vom 10. Februar 1937 (RGBl. I. S. 188) und die auf Grund dieses Gesetzes erlassenen Verordnungen.

Gemäß § 2 bedürfen Benutzungen der Gewässer (oberirdischer Gewässer und des Grundwassers) der Erlaubnis oder Bewilligung. Benutzungen sind das Einbringen von Stoffen und Einlaufen in Gewässer, sowie „Maßnahmen, die geeignet sind, dauernd oder in einem nicht nur unerheblichen Ausmaß *schädliche Veränderungen der physikalischen, chemischen oder biologischen Beschaffenheit des Wassers herbeizuführen*". Feste Stoffe dürfen in ein oberirdisches Gewässer nicht zu dem Zwecke eingebracht werden, um sich ihrer zu entledigen. Andere (flüssige und schlammige) Stoffe dürfen bei Erlaubnis oder Bewilligung, die unter den Voraussetzungen von § 6 des Gesetzes zu versagen ist, eingebracht werden. Das Einleiten von Stoffen (festen, flüssigen oder schlammigen) in Grundwasser ist demgegenüber nicht verboten, sondern erlaubnis- oder bewilligungspflichtig. Die Erlaubnis oder Bewilligung ist unter den Voraussetzungen von § 34 des Gesetzes zu versagen. Schlammige Stoffe rechnen nicht zu den festen Stoffen, werden also wie flüssige Stoffe behandelt. Bei der Lagerung von Stoffen an einem oberirdischen Gewässer darf eine Verunreinigung des Wassers nicht zu befürchten sein. Die „*Reinhalteordnungen*" auf Grund des § 27 des Wasserhaushaltsgesetzes werden, sobald sie erlassen sind, eine Handhabe geben, um eine Zufuhr bestimmter Stoffe auszuschließen. Das Gesetz sieht in §§ 39 und 40 bei „Gefährdung des Lebens oder der Gesundheit" Strafen vor.

Vom gesundheitlichen Standpunkt aus muß das Gesetz warmherzig begrüßt werden, weil es der Wasserverschmutzung mit „großräumigen Maßnahmen", wie es in den „Erläuterungen" heißt, einen Riegel vorschiebt, vor allem auch für die „Abwehr der Gefahren aus der Lagerung und Beförderung brennbarer Flüssigkeiten" (Versickerungsgefahr! Grundwasser!).

Für die Reinhaltung von Wasser ist vor allem die „*Trinkwasser-Aufbereitungs-Verordnung*" vom 19. 12. 1959 (BGBl. I S. 76) von großer Bedeutung. Zugelassen werden — jeweils unter Höchstmengenfestsetzung — zur Aufbereitung von Trinkwasser: Chlor, Natrium- und Calcium- und Magnesiumhypochlorid, Chlorkalk, Chlordioxyd, Ammoniak und Ammoniumsalze, Ozon, Kalium-, Natrium- und Calciumsalze der Mono- und Polyphosphorsäuren, Kieselsäure und ihre Natriumverbindungen, Silber und Silbersalze.

Zur *Bindung von Kohlensäure im Trinkwasser* werden zugelassen: Calcium-, Magnesium- und Natriumcarbonat, halbgebrannter Dolomit, Calcium- und Magnesiumoxyd, Natrium-, Calcium- und Magnesiumhydroxyd.

Ferner werden „zur *Herabsetzung einer erhöhten Alkalität* oder zur Einstellung eines bestimmten p_H-Wertes im Trinkwasser" zugelassen: Schwefelsäure, saure Salze der Schwefel- und der Salzsäure.

Die nach abgeschlossener Aufbereitung von Trinkwasser noch zugelassenen *Reste* werden nach den jeweiligen *Höchstmengen* festgelegt für Eisensalze, Kaliumpermanganat, Aluminiumsalze, Schwefeldioxyd, Natrium- und Calciumsulfit, Natriumthiosulfat sowie für Tone und Aktivkohle.

So bedeutungsvoll diese gesetzlichen Maßnahmen und Verordnungen gewissermaßen für die Peripherie des Wasserkreislaufs (Trinkwasser!) auch sind, das zentrale Problem liegt bei der Verseuchung der großen Wasserreservoirs, bei der Verschmutzung der Flüsse und Seen. Die Größenordnung des Problems wird klar, wenn Pressenachrichten zufolge täglich 20 Millionen m^3 (!) Abwässer in die „Bundeswasserstraßen" geleitet und pro Tag 42 Millionen m^3 Wasser aus ihrem Wasser „abgezapft" werden.

Auch hier ist es begrüßenswert, daß der 3. Bundestag ein „*Gesetz zur Reinhaltung der Bundeswasserstraßen*" vom *17. August 1960* beschlossen und seinerseits auch verabschiedet hat. Das bis in alle Einzelheiten ausführliche (47 §§!) *Gesetz* (WStrRG) vom 17. August 1960 (BGBl. II S. 2125) *stellt* schon im § 2 („Reinhaltungsordnungen") die *Zuführung von Fremdstoffen*, die das Wasser der Bundeswasserstraßen „in ihrer physikalischen, chemischen oder biologischen Beschaffenheit in erheblichem Maße schädlich" verändern könnten, und deren Abwehr im Interesse des Gemeinwohles *in den Vordergrund*. Paragraphen über „Erlaubnis" (§ 6) und Bewilligung (§ 7) gibt den Behörden alle Rechte des Einschreitens gegen die unberechtigte Einbringung oder Einleitung von Fremdstoffen schädlicher Art und sieht auch bei schädlicher Verunreinigung entsprechende Strafbarkeit vor.

Der neugeprägte Begriff „*Reinhalteordnungen*" enthält den „Erläuterungen" zufolge die Festlegung eines gewissen Gütezustandes für das Wasser eines Gewässers und Vorschriften über die Mindestanforderungen, denen in den Wasserlauf eingeleitetes Abwasser genügen muß (Sauerstoffgehalt, Sauerstoffzehrung eines Gewässers, höchstzulässiger Gehalt an Chloriden, an Phenolen, Eisen u. dgl.). Auch soll ein Verbot, völlig ungereinigtes Wasser einzuleiten, ausgesprochen werden.

Leider ist dieses von der Öffentlichkeit so ersehnte Gesetz zuerst am Einspruch des Bundesrates gescheitert, sodann hat die Klage der Länder beim Bundesverfassungsgericht insofern Erfolg gehabt, als dieser das Gesetz zur Reinhaltung durch Urteil vom 30. Oktober 1962 als nicht mit dem Artikel 70 des Grundgesetzes vereinbar und somit für nichtig erklärt hat (BVerfG. 2 Brf. 2/60, 1, 2, 3/61, s. Neue Juristische Wochenschrift 1962, S. 2243). Danach haben nun die Länder das Recht (in den Augen der Öffentlichkeit die Pflicht!) zur Ländergesetzgebung innerhalb des Rahmens, den bereits das „Gesetz zur Ordnung des Wasserhaushalts vom 27. Juli 1957" gesteckt hat. Der Bund ist nämlich auf den großen Wasserstraßen nur für den Verkehr, für deren Wasser sind die Länder[1] „zuständig".

d) Lebensmittelgesetzgebung. Allgemeine Vorbemerkungen. Nach der *Atemluft* und nach dem *Wasser* ist die *Ernährung der dritte Umweltfaktor*, auf den der Mensch — von der Feuererzeugung an — gewaltigen Einfluß gewonnen hat. Ernährung ist gleichbedeutend mit Existenz. Übersehen wir nicht die große Ausdruckskraft des deutschen Wortes „*Lebensmittel*", buchstäblich die Mittel zum Leben. Wie viel ausdrucksschwächer sind demgegenüber die Begriffe «nourriture» oder "food". Die Lebensmittel sind die wesentliche Grundlage unseres ganzen Energie- und Stoffumsatzes. Aller „*Stoff-Wechsel*" — wieder ein besonders ausdrucksvolles deutsches Wort! — ist an ewig gleiche Naturgesetze und an Naturstoffe gebunden.

Diese *Naturstoffe* sind die Voraussetzungen unserer Existenz, sie sind aber zugleich eine *Hauptkrebsgefahr*, wenn sie allzusehr *denaturiert* oder *mit* nichtabbaubaren und nicht-assimilierbaren *Fremdstoffen vermischt* sind.

---

[1] Die *Wassergesetze der Länder* sind im Literaturverzeichnis aufgeführt.

So trägt denn die *Wissenschaft*, gerade wenn es sich um die *Verwendung von Lebensmittelzusätzen* handelt, der Öffentlichkeit gegenüber eine besonders große *Verantwortung*.

Vor allem hat sich in den theoretischen Fächern allmählich immer mehr die *Forderung nach sehr langdauernden Tierversuchen*, möglichst über die ganze Lebenszeit der Versuchstiere hinweg, durchgesetzt. Sie war auf Grund der langen Latenzzeit zwischen Krebsentstehung und erster Krebsmanifestation von der klinischen Krebspathologie immer schon gefordert worden, denn die gewöhnlichen toxikologischen Versuche lassen eine carcinogene Wirkung der in Frage stehenden Stoffe nicht erkennen.

In kaum etwas anderem kommt die weltweite Bedeutung des Krebsproblems sinnfälliger zum Ausdruck als in der *Vielzahl nationaler* und internationaler *Organisationen*, die sich, neben sonstigen Problemen, gerade mit der gesetzgeberischen Seite der *Lebensmittelzusätze* besonders intensiv befassen. In *England* ist es ein Food Standard Committee (Suppl. Rep./17. 11. 55.), in der *Schweiz* eine Verordnung über die Revision eidgenössischer Lebensmittel, in den *Niederlanden* die Directiv Volksgezondheit v. 25. 9. 56, die auf nationaler Basis die entsprechenden Bestimmungen liefert. Bezüglich der Prinzipien und Verfahren bei Lebensmittelzusätzen in den *USA* und des amerikanischen Pure Food Law sei auf die Publication 750 der National Academy of Sciences (1960) und auf eine Darstellung des Lebensmittel- und Arzneimittelgesetzes, auch auf die zusammenfassende Darstellung von DUNN, dem Präsidenten des Food Law Institutes New York, hingewiesen.

An *internationalen Gremien* führt die Mitteilung der „Deutschen Forschungsgemeinschaft" folgende auf: die *„Weltgesundheitsorganisation"* (WHO), die *"Food and Agriculture Organisation"* (FAO) der *„Vereinigten Nationen"*, die *„Unio Internationalis contra Cancrem"* (U.I.C.C.). Endlich sind auch im Rahmen der „Westeuropäischen Union" (W.E.U.) neue internationale Organisationen geschaffen worden. Wie man sieht, an Organisationen fehlt es nicht. Diese Organisationen haben ihrerseits wiederum gemeinsame Veranstaltungen inszeniert und sich auf gewisse Grundprinzipien geeinigt.

In der *Bundesrepublik Deutschland* trägt die *„Deutsche Forschungsgemeinschaft"* ihrer Satzung nach die Verantwortung gegenüber der Öffentlichkeit. Sie kommt ihrer Aufgabe dadurch nach, daß sie freie Wissenschaftler aus Forschung, Gesundheitsbehörden und aus der Industrie in eine Reihe von *Kommissionen* beruft und diese beauftragt, Untersuchungen der in Frage kommenden Fragenkreise zu übernehmen, Grundsätze aufzustellen und Empfehlungen „für die Beratung der deutschen Regierungsstellen in allen Fragen, in denen die Gesetzgebung auf wissenschaftliche Erkenntnisse gestützt werden muß", auszuarbeiten.

Die älteste der von der „Deutschen Forschungsgemeinschaft" einberufenen Kommissionen ist die 1949 gegründete *„Farbstoffkommission"* (erster Vorsitzender: BUTENANDT, jetziger Vorsitzender: DRUCKREY). Diese Kommission hat frühzeitig die internationale Zusammenarbeit aufgegriffen und dabei — unbeschadet ihrer Arbeit auf dem Sektor der Lebensmittelfärbung — das *Problem der Lebensmittelzusätze* mit vorangetrieben. Sie verkündete 1950 eine Reihe von Grundsätzen, die später durch eine westeuropäische Forschungsgruppe und 1956 auf einer Internationalen Konferenz über Lebensmittelzusätze in Rom noch erweitert wurde. Abschließend wurden folgende *Grundsätze* übernommen:

„I. Verwendung von Lebensmittelzusätzen:

a) Lebensmittel dürfen grundsätzlich keine nahrungsfremden Zusätze erhalten, sofern sie nicht ausdrücklich durch die Gesetzgebung erlaubt sind.

b) Die beste Sicherheit wird durch die Einführung von Listen mit Substanzen gewährleistet, die sowohl in toxikologischer als auch in cancerologischer Hinsicht erlaubt werden können. Diese Listen sollen im Lichte neuer Erkenntnis und Erfahrung ständig überprüft werden. Revisionen der Listen sollen in der kürzestmöglichen Zeit durchführbar sein.

2. Ein Lebensmittelzusatz darf nur dann erlaubt werden, wenn er folgende Anforderungen erfüllt:

a) Durch ausreichende wissenschaftliche Belege muß nachgewiesen sein, daß seine Anwendung ungefährlich für den Verbraucher ist.

b) Seine Anwendung muß einem anerkannten Bedürfnis entsprechen und im Interesse des Verbrauchers liegen.

c) Er muß amtlichen Bestimmungen entsprechen.

3. Für die Anwendung erlaubter Zusätze:

a) Die zugesetzte Menge muß so gering wie möglich sein.

b) Der Verbraucher darf über den wahren Wert des Lebensmittels nicht getäuscht werden.

4. Unbeabsichtigte Beimengungen:

a) Lebensmittel dürfen keine Fremdstoffe, Rückstände, Beimengungen oder Verunreinigungen in Mengen enthalten, die eine Gefahr für den Verbraucher darstellen können.

b) Dem Zusatz fremder Stoffe steht gleich das Vorhandensein von Fremdstoffen in einem Lebensmittel aus der Behandlung der Pflanze oder des lebenden Tieres, aus dem Herstellungs- oder Behandlungsverfahren, aus der Bestrahlung von Lebensmitteln mit ionisierenden Strahlen sowie aus der Verwendung von Geräten in der Weise, daß von ihnen Fremdstoffe auf Lebensmittel oder ihre Oberfläche übergehen können in einer Menge, die für den Verbraucher gefährlich ist."

Es gehört zu den erfreulichen Feststellungen der letzten Jahre, daß der *3. Deutsche Bundestag* auf Vorlagen des Bundesinnenministeriums (Gesundheitsabteilung: Min. Direktor Dr. STRALAU) *zur* **Fortentwicklung der Lebensmittelgesetzgebung** eine Reihe von Gesetzen erlassen hat, von denen man sich eine wesentliche Verminderung von *Fremdstoffbeimischungen zur menschlichen Nahrung* versprechen darf. Als besonders erfolgverheißend für die Zukunft darf es angesehen werden, daß sich der Bundestag nicht bloß darauf beschränkt hat, Regierungsentwürfe zu bearbeiten, sondern daß er unter weitgehender Ausschaltung von Parteienstreit gesundheitspolitisch vielfach selbst initiativ geworden ist und unter Zurückdrängung der wirtschaftlichen Interessenvertretung manches an den Regierungsvorlagen wesentlich verbessert hat.

Grundlage und Ausgangspunkt aller Rechtsnormen, Verordnungen usw. ist das Gesetz über den Verkehr mit Lebensmitteln und Bedarfsgegenständen *(Lebensmittelgesetz)* i. d. F. vom 17. 1. 1936, geändert durch das *Gesetz zur Änderung und Ergänzung des Lebensmittelgesetzes* vom 21. Dezember 1958. (BGBl. I. S. 950)[1]. In seiner endgültigen Fassung trägt das Gesetz den Titel „*Gesetz über den Verkehr mit Lebensmitteln und Bedarfsgegenständen*". Auf Grund des Lebensmittelgesetzes in seiner geänderten Form wurden *11 Verordnungen* (fortan VO) *zum Lebensmittelgesetz* — allesamt vom 19. Dezember 1959 — erlassen:

1. *Fleisch-VO* (BGBl I. S. 726.

2. *Tabak-VO* (BGBl I. S. 730), geändert durch VO zur Änderung von Fremdstoffverordnungen vom 22. Dezember 1960 (BGBl S. 1073).

3. *Konservierungsstoff-VO* (BGBl I. S. 735), geändert durch VO zur Änderung der Konservierungsstoff-VO vom 19. Dezember 1961 BGBl S. 2008).

4. *Allgemeine Fremdstoff-VO* (BGBl. S. 741), geändert durch VO zur Änderung der Allgemeinen Fremdstoff-VO vom 15. Dezember 1960 (BGBl. S. 1004) und 19. Dez. 1961 (BGBl. I S. 2006).

5. *Diät-Fremdstoff-VO* (BGBl. S. 744), geändert durch VO zur Änderung der Diät-Fremdstoff-VO vom 19. Dez. 1961 (BGBl. S. 2007). verlängert bis 31. März 1963.

---

[1] Bezüglich seiner Vorgeschichte und der Geschichte der deutschen Lebensmittelgesetzgebung sei auf ROESSLER (1960) verwiesen.

6. *Essenzen-VO* (BGBl. S. 747), geändert durch VO vom 22. Dez. 1960 BGBl. I S. 1073 und durch VO vom 15. März 1961 (BGBl. 277).

7. *Fruchtbehandlungs-VO* (BGBl. S. 751), geändert durch VO zur Änderung der Fruchtbehandlungs-VO vom 22. Dez. 1960 (BGBl. I S. 1073 und vom 28. Juli 1961 (BGBl. I. S. 1114) und vom 3. Jan. 1963 (BGBl. I S. 5).

8. *Kaugummi-VO* (BGBl. S. 754).

9. *Farbstoff-VO* (BGBl. S. 756), geändert durch VO zur Änderung von Fremdstoffverordnungen vom 22. Dezember 1960 (BGBl. S. 1073).

10. *Lebensmittelbestrahlungs-VO* (BGBl. S. 761).

11. *Trinkwasseraufbereitungs-VO* (BGBl. S. 762), geändert durch VO vom 27. Juni 1960 (BGBl. I S. 479).

Diese 11 Verordnungen sind alle ergangen auf Grund des Lebensmittelgesetzes. Auf Grund des Fleischbeschaugesetzes erging die *Verordnung über unzulässige Zusätze und Behandlungsverfahren bei Fleisch* vom 18. Dezember 1959 (BGBl. I. S. 725), geändert durch VO vom 12. April 1961 (BGBl. I. S. 423).

Für die ganzen, mit den Fremdstoffen in der Nahrung zusammenhängenden Probleme hat das „*Lebensmittelgesetz*" („Gesetz über den Verkehr mit Lebensmitteln und Bedarfsgegenständen"), in der Fassung des „Gesetzes zur Änderung und Ergänzung des Lebensmittelgesetzes vom 21. Dezember 1958" (BGBl. I. S. 950), vor allem im Zusammenhang mit einer Fülle von „*Verordnungen*" eine völlig *neue Rechtsbasis* geschaffen. Insbesondere kommen die allgemeinen Fremdstoff-, die Farbstoff- und die Konservierungsstoff-Verordnungen den gesundheitlichen Forderungen nach tunlicher Reinhaltung der Lebensmittel in völlig neuartiger Form entgegen.

Seinem *Zweck* nach soll das Gesetz den *Verbraucher* vor gesundheitlichen Schädigungen und vor Übervorteilungen (Täuschung oder Irreführung) *schützen*. Der Zweck soll durch eine große *Reihe von Verboten* erreicht werden. Die Liste der Verbote beginnt mit dem *General-Verbot* der Gewinnung, Herstellung usw. von Lebensmitteln, deren „Genuß die *menschliche Gesundheit* zu *schädigen* geeignet ist". Es folgen weitere Verbote betreffs möglicher Gesundheitsschädigungen, Verfälschungen, irreführender Bezeichnungen usw.

Im Sinne des Gesetzes sind *Lebensmittel* alle „die Stoffe, die dazu bestimmt sind, in unverändertem oder zubereitetem oder verarbeitetem Zustand vom Menschen gegessen, gekaut oder getrunken zu werden."

Als „*fremde Stoffe*" werden die Stoffe bezeichnet, die „zu Lebensmitteln werden und die keinen Gehalt an verdaulichen Kohlenhydraten, verdaulichen Fetten, verdaulichem Eiweiß oder keinen natürlichen Gehalt an Vitaminen, Provitaminen, Geruchs- und Geschmacksstoffen haben oder bei denen ein solcher Gehalt nicht dafür maßgebend ist, daß sie als Lebensmittel verwendet werden."

Vom ärztlichen Standpunkt aus sind die §§ 4a („Zusatz von Fremdstoffen"), § 4b („technische Behandlung") und § 4c („Strahlenbehandlung") die wichtigsten. *Fremdstoffe dürfen nur zugesetzt werden*, „*wenn sie hierfür ausdrücklich zugelassen sind*". Gesetzlich verboten ist es, Schlachttieren *Antibiotica* zu verabfolgen, um die Haltbarkeit des Fleisches zu beeinflussen. Medizinisch aufschlußreich ist es zu lesen: die *Implantation oder Injektion von Stoffen mit oestrogener oder thyreostatischer Wirkung* (zur Beeinflussung des Fleisch- und Fettansatzes) ist untersagt.

Der *Katalog der Verbote* umfaßt ferner Lebensmittel, sofern sie „*technische Hilfsstoffe* in Anteilen enthalten, die *technisch vermeidbar* sind *oder* die festgesetzten *Höchstmengen überschreiten*". Auch die *Bestrahlung von Lebensmitteln* mit ionisierenden oder ultravioletten Strahlen ist (unter Kennzeichnungspflicht mit der Möglichkeit der Zulassung von Ausnahmen) nur insoweit erlaubt, „soweit dies ausdrücklich zugelassen ist".

In § 4d (Rechtsverordnung über Verbot von Behandlungsverfahren) sind Verbote von Behandlungsverfahren vorgesehen, „soweit sie den Lebensmitteln eine für die menschliche Gesundheit bedenkliche Beschaffenheit verleihen". Eine weitere Verbotsreihe des § 4e befaßt sich mit dem „Inverkehrbringen, der Aufmachung und Bezeichnung" von Lebensmitteln. Von besonderer Wichtigkeit ist § 5a: „Zulassung von Fremdstoffen". Wir kommen darauf bei den einzelnen „Verordnungen" zurück. Weitere Paragraphen regeln die Ausnahmen für den Fall einer Versorgungsgefährdung, die Rechte der Überwachungsorgane und die vorläufigen polizeilichen Maßnahmen usw.

α) Die künstliche Färbung von Lebensmitteln[1]. Unter allen Teilfragen künstlicher Lebensmittelzusätze war das *Problem*, an dem sich das Interesse der Öffentlichkeit am frühesten und lebhaftesten entzündete, das *der künstlichen Färbung von Lebensmitteln*. Besonders ist es der „*Fall Buttergelb*" gewesen, der einerseits alarmierend für die Allgemeinheit wirkte, der andererseits aber die Wissenschaftler, die chemische Industrie und die Presse auf den Plan rief und gesetzliche Maßnahmen fordern ließ.

Die „*Deutsche Gesellschaft für Chirurgie*" darf es wohl für sich in Anspruch nehmen, als erste große wissenschaftliche Gesellschaft das Problem der *Lebensmittelzusätze* im allgemeinen und das der *Lebensmittelfärbung* im speziellen, auf dem Deutschen Chirurgenkongreß 1949 im Anschluß an die Referate des Verfassers über „Chemie und Krebs" von K. H. BAUER 1949 und von DRUCKREY über Krebserzeugung mit Anilin und Anilin-Derivaten in der Öffentlichkeit aufgegriffen und am 8. 6. 1949 in einer „*Resolution*" des Kongresses zu Forderungen an den Gesetzgeber aufgerufen zu haben:

„*Resolution zur Vorbereitung eines zu erlassenden Gesetzes über Lebensmittelfarben*"[2]:

Als Vertreter der Ärztegruppe, die in der Krebsbekämpfung in vorderster Linie steht, hält es die *Deutsche Gesellschaft für Chirurgie* für ihre Pflicht, die Länderregierungen und die künftige Bundesregierung auf die großen Gefahren hinzuweisen, die der Volksgesundheit aus dem Fehlen eines zeitgemäßen Gesetzes über Lebensmittelfarben erwachsen.

Die wissenschaftliche Forschung hat erwiesen, daß eine ganze Reihe von synthetischen Farbstoffen, besonders solchen, die aus Abkömmlingen des Benzols und Anilins gewonnen sind, krebserzeugende Wirkung besitzen. Die bisherigen Gesetze reichten nicht aus, um zu verhüten, daß z. B. der Azo-Farbstoff „Buttergelb" nicht doch noch bis vor kurzem der Butter, Margarine usw. zugefügt wurde. Auch andere ähnliche Farbstoffe finden noch zur „Verschönerung" von Lebens-, Genuß- und kosmetischen Mitteln Verwendung, ohne speziell auf ihre krebsbegünstigende Wirkung untersucht worden zu sein.

Die auf dem Deutschen Chirurgenkongreß 1949 versammelten Ärzte fordern daher ein neues *Gesetz über Lebensmittelfarben*, welches folgendes bringen müßte:

1. Eine Liste der Lebens- und Genußmittel, für die jegliche Färbung mit künstlichen Farbstoffen überhaupt verboten ist.

Hierunter sollten Fleisch, Fisch, Butter, Eier, Käse, Speisefette, Speiseöle, Getreide, Kartoffeln, Hülsenfrüchte und alle aus ihnen hergestellten Erzeugnisse wie Teigwaren, Graupen usw., Wein, Bier usw. fallen.

2. Eine Liste von höchstens 20 der für sonstige Zwecke erlaubten künstlichen Farbstoffe. Bei den letzteren wären nur solche Farben zuzulassen, die nicht nur im gewöhnlichen pharmakologischen Versuch als ungiftig, sondern auch bei langdauernder Aufnahme als sicher nicht krebsbegünstigend erwiesen sind.

3. Soweit Lebens- und Genußmittel gefärbt werden dürfen, Verpflichtung zur Deklaration als „gefärbt" (Packungen, Behältnisse usw.) und Pflicht zur Bezeichnung des Farbstoffes nach seiner chemischen Bezeichnungsform, nicht nach zweckbestimmten Phantasienamen.

4. Eine Genehmigungspflicht und eine Überwachung für Lebensmittelfarbenfabriken und Verarbeitungsbetriebe.

5. Strenge Vorschriften für die Herstellung (Reinheitsgrad!) und den Verkehr mit Lebensmittelfarben.

6. Hohe Strafen für verbotene Färbungen, Verfälschungen und irreführende Angaben im Hinblick auf die allgemeine Volksgesundheit.

---

[1] Ein Verzeichnis der einschlägigen Übersichts- und Einzelarbeiten findet sich bei HECHT (Mitteilung 6 der Farbstoffkommission, 2. Aufl. 1957).

[2] LANGENBECKs Arch. klin. Chir. **264**, 56 (1950).

In der *Diskussion* zum Vortrag von K. H. BAUER nahm als Vertreter der Industriechemie WURZSCHMIDT-Ludwigshafen das Wort, um ,,zum Ausdruck zu bringen, daß die deutsche Farbenindustrie die Forderungen der Deutschen Gesellschaft für Chirurgie, wie sie in der Resolution zum Ausdruck gekommen sind, aufs wärmste begrüßt und bereit ist, aktiv an der Lösung der damit verbundenen Aufgaben mitzuwirken". Noch während des Kongresses traf ein Telegramm von BUTENANDT ein, welches mitteilt, daß der eben neu gegründete ,,Deutsche Forschungsrat" im Sinne der Resolution initiativ werde. Er rief noch 1949 eine ,,Wissenschaftliche Kommission zur Bearbeitung des Lebensmittelfarbstoffproblems" ins Leben. Die erste ,,Resolution" ging im April 1950 hinaus. Die weitere Bearbeitung ging auf die ,,Deutsche Forschungsgemeinschaft" über (Näheres S. 979).

Immerhin hat es in der Bundesrepublik Deutschland bis 1959 gedauert, bis die erste Farbstoffverordnung erlassen wurde.

Die *Grundsätze, Beschlüsse* und *Listen* der ,,Farbstoffkommission" sind in *9 Mitteilungen* niedergelegt. Die Mitteilung 9 enthält neben der Liste der erlaubten Lebensmittelfarbstoffe gleichzeitig eine Zusammenfassung der Mitteilungen 1, 2, 4, 5 und 7. Die Mitteilung 3 enthält Listen der Pigmente und Farbstoffe für *Kosmetika*, die Mitteilung 6 toxikologische Daten von Farbstoffen, die Mitteilung 8 Vergleichsmuster der von der Kommission vorgeschlagenen synthetischen Lebensmittelfarbstoffe, zugleich mit Papierchromato- und Absorptionsspektrogrammen im sichtbaren und im infraroten Bereich.

Die Arbeit der Farbstoff-Kommission gipfelt in den von ihr der Bundesregierung vorgelegten *Farbstoff-Listen*, die dann vom Bundestagsausschuß für Gesundheitswesen (Vorsitz: MdB Dr. STAMMBERGER, Coburg) weiterbearbeitet und schließlich im neuen Lebensmittelgesetz und den 11 dazugehörigen Verordnungen beschlossen und vom Bundestag verabschiedet wurden. Es ergibt sich so die einzigartige Gelegenheit, die *Arbeit von wissenschaftlichen Kommissionen* direkt in Beziehung und *in Vergleich zu setzen mit* den schließlich entstandenen *Lebensmittelgesetzen und Verordnungen*.

Zunächst ist eine Liste derjenigen Lebensmittelfarbstoffe aufgestellt, die als Naturfarbstoffe überhaupt und nach ihrer Prüfung zur Schönung und Färbung von Lebensmitteln zugelassen sind (Tab. 148).

Praktisch und auch grundsätzlich sehr viel wichtiger sind *synthetische Lebensmittelfarben*. Die *Liste I* (erlaubte Lebensmittelfarbstoffe) der Farbkommission umfaßt insgesamt 25 solcher Laboratoriumsfarbstoffe, davon 7 Gelb-, 4 Orange-, 9 Rot-, 2 Blau-, 2 Grün-Farbstoffe und Brillantschwarz. Für alle Lebensmittelfarbstoffe sind die Handelsnamen, die Nummern nach den Farbstofftabellen von SCHULTZ (1931), die Colour-Index-Ziffern nach ROWE (1924) und die Nummern nach HECHT (Mitteilung 6, 1957) und die chemische Bezeichnung samt Strukturformel angegeben (vgl. Tab. 149). Alle Farbstoffe sind 5fach zu identifizieren.

Tabelle 148. *Liste der ,,Naturfarbstoffe" für Lebensmittel, die als unbedenklich angesehen werden*[1]

Nr.	Farbton	Schultz Nr.	Colour Index Nr.	Wissenschaftliche Bezeichnung
1	gelb	1387	1241	Carotin und Carotinoide
		1403	1249a	
2	grün	1403	1249a	Chlorophyll und Chlorophyllin-Kupfer Komplex
3	rot	1381	1239	Natürlicher Cochenille-Farbstoff (Karminsäure)
4	gelb			Lactoflavin
5		1394		Anthocyane aus gebräuchlichen Lebensmitteln

Außerdem stehen (nach Mitteilung 8) Vergleichsmuster zur Verfügung. Wir bringen zur Veranschaulichung *3 Beispiele solcher* inzwischen vom Gesetzgeber zugelassenen *synthetischen Lebensmittelfarben* (Tab. 149).

---

[1] Der Gehalt an ionogenem Kupfer darf 0,03% nicht übersteigen. Maximale Konzentration an Chlorophyllin-Kupfer Komplex im Lebensmittel 250 mg-% = 20 mg-% Cu.

Tabelle 149. *3 Beispiele synthetischer Lebensmittelfarbstoffe*[1] (aus Liste I, „erlaubte Farbstoffe")

Farbton	Handelsnamen	Schultz Nr.	Colour Index Nr.	Wissenschaftliche Bezeichnung und Strukturformel
gelb	Echtgelb Echtgelb extra Acid Yellow Fast Yellow Säuregelb	172	16	4-Aminoazobenzol-3,4'-disulfosäure (Natriumsalz) mit nicht mehr als 3% 4-Aminoazobenzol-4'-sulfosäure (Natriumsalz) $NaO_3S-\bigcirc-N=N-\bigcirc(SO_3Na)-NH_2$
rot	Cochenillerot A Viktoriascharlach 4 R ex. Neucoccin Ponceau 4 R	213	185	1-Aminonaphthalin-4-sulfosäure → 2-Oxynaphthalin-6,8-disulfosäure (Natriumsalz) $NaO_3S-\text{naphth}-N=N-\text{naphth}(HO)(NaO_3S)(SO_3Na)$
blau	Indigotin Ia Indigotin I Indigo-Karmin FD. & C. Blue Nr. 2	1309	1180	Indigodisulfosäure (Natriumsalz) $NaO_3S-\text{ring}(CO)(NH)C=C(CO)(NH)\text{ring}-SO_3Na$

Zu der Hauptliste I der Farbkommissionen kommen noch „*spezielle Farbstofflisten*" für beschränkte bzw. besondere Anwendungszwecke hinzu, so zur Färbung ganzer Früchte, zur Oberflächenbehandlung von Süßwaren und von Arzneimitteln, zur Färbung von Gelbwursthüllen, zum Anfärben von Käsewachs, von Ostereierschalen sowie zum Stempeln von Fleisch, Käserinde und von Wursthüllen.

Schließlich bringt die *Mitteilung 9* der Farbstoffkommission auch noch eine „*Zusammenstellung von Farbstoffen, die für Lebensmittel nicht duldbar sind*", weil sie als „gesundheitlich unzuträglich oder potential gefährlich anzusehen sind". Unter diesen Farbstoffen finden sich u. a. Fuchsin, Fluorescein, Eosin, Buttergelb, Lichtgrün SF, Trypanblau usw.

Bei den *Reinheitsforderungen* ist wichtig, daß *Lebensmittelfarbstoffe nicht enthalten dürfen*: Chromate, Quecksilber, Selen, keine freien aromatischen Amine und keine höheren aromatischen Kohlenwasserstoffe. Ferner dürfen sie nicht mehr als 5 mg/kg Arsen, nicht mehr als 200 mg/kg Antimon, Barium, Blei, Chrom, Cadmium, Kupfer, Thallium, Zink, Cyan-Verbindungen und Nitrite einzeln oder zusammen enthalten.

Soweit die wissenschaftliche Vorarbeit der Farbstoffkommission! Und nun die *gesetzgeberische Auswirkung*, nachdem natürlich noch andere Sachverständige, Gesundheitsbehörden, Vertreter der beteiligten Ministerien, der Lebensmittelindustrie usw. gehört worden waren.

Die „*Farbstoff-Verordnung*" vom 19. 12. 59 (BGBl. I, S. 756) bekam als Folge der Verordnung zur Änderung von Fremdstoffverordnungen eine Neufassung vom 22. 12. 1960 (BGBl. I, S. 1073). In einer *Liste A* werden die Lebensmittelfarbstoffe bei der Herstellung und Zubereitung von Lebensmitteln, in einer *Liste B*

---

[1] Aus „Ergebnisse einer Tagung westeuropäischer Wissenschaftler zur Prophylaxe des Krebses" (1. 5. 1954) (Oktober, Forschungsgemeinschaft, Bad Godesberg).

die zum Färben von Käse und der Hüllen von Gelbwurst und in einer *Liste C* die Farben zum Stempeln der Oberfläche von Lebensmitteln und von Verpackungsmitteln aufgeführt. Die Pflicht zur Kenntlichmachung und die Vornahme der letzteren werden im einzelnen geregelt.

β) **Sonstige Lebensmittelzusätze.** Gehen wir zunächst aus von der oben (S. 979) auf der Rom-Konferenz beschlossenen und auch in die „Deutschen Forschungsgemeinschaft" übernommenen Grundsätzen für die Verwendung von Lebensmittelzusätzen. Sie gehen aus von dem Prinzip, daß alle Zusätze verboten sind, die nicht ausdrücklich vom Gesetzgeber erlaubt sind, daß sie ungefährlich für den Verbraucher und im Interesse desselben gelegen sind und den amtlichen Bestimmungen entsprechen müssen usw.

Diese Grundsätze werden *gesetzgeberisch* in verpflichtendes Recht umgesetzt, durch die *„Allgemeine Fremdstoff-Verordnung"* vom 19. 12. 1959 (BGBl. I, S. 742). Sie umfaßt zugelassene Fremdstoffe ohne Verpflichtung zur Kenntlichmachung, jedoch mit Reinheitsanforderungen. Sie gelten u. a. nicht für Fleisch, Milch und Erzeugnissen aus diesen.

Zugelassen werden: Lecithine, Verbindungen der Vitamine C und E mit Essigsäure und bestimmten höheren Fettsäuren, Natrium-, Kalium- und Calciumverbindungen der Essig-, Milch-, Wein- und Citronensäure, Natrium-, Kalium-, Calcium- und Magnesiumverbindungen der Kohlensäure, Natrium-, Kalium- und Calciumverbindungen der Ortho- und Pyrophosphorsäure, Kalium- und Calciumverbindungen der Salzsäure, neutrale Natrium- und Calciumverbindungen der Schwefelsäure, Glycerin, Blattsilber und Blattgold, Obstpektine, Agar-Agar, Traganth, Gummi arabicum usw. Ferner werden „mit Beschränkungen" (je nach Verwendungszweck! Höchstmengenfestsetzung!) zugelassen: Wasserglas (für eingelegte Eier), Bienenwachs, kolloide Kieselsäure, Ortho-Phosphorsäure, Salpeter, Schellack usw.

Ergänzt wird diese Allgemeine Fremdstoffverordnung durch die *„Diät-Fremdstoff-Verordnung"* vom 19. 12. 1959 (BGBl. I, S. 744). Sie läßt für diätetische Lebensmittel zu:

Phosphatide, Calciumverbindungen der Apfel-, Glucose-, Glucuron-, Glycerinphosphorsäure, Magnesiumverbindungen der gleichen Säure und zusätzlich der Milch-, Ortho- und Pyrophosphor-, Salz-, Schwefel-, Wein- und Citronensäure, dazu jeweils Aminosäuren. An Eisenverbindungen werden solche der Milch-, Citronen-, Glucose-, Glucuron-, Glycerinphosphorsäure, ferner ferrum pyrophosphoricum cum Ammonio citrico, ferrum phosphoricum oxydulatum, Eisen(II)-sulfat und Eisensaccharat zugelassen. Ferner werden die Bestandteile für jodiertes Speisesalz, Kochsalzersatz usw. geregelt.

γ) **Lebensmittelkonservierung.** Auch hier ist für Gesetzgeber und Regierung, aber auch für die Industrie, Gewerbe und Landwirtschaft, die maßgebliche wissenschaftliche Vorarbeit durch eine von der „Deutschen Forschungsgemeinschaft" eingesetzte *„Kommission zur Prüfung der Lebensmittelkonservierung"* (Vorsitz: SOUZI) geleistet worden. Die nachstehenden Ausführungen stützen sich auf ihre Mitteilungen I—V. Die Prüfung erstreckt sich auf die Konservierungsstoffe, auf physikalische und biologische Verfahren zur Haltbarmachung von Lebensmitteln.

Vom Gesetzgeber (s. später) werden als *„Konservierungsstoffe"* solche Stoffe angesehen, „die dazu bestimmt sind oder dazu dienen, nachteilige Veränderungen von Lebensmitteln zu verzögern oder zu verhindern, sofern sie selbst Bestandteile der Lebensmittel werden". Die leitenden *Grundsätze* sind: Freihaltung frischer Lebensmittel von Konservierungsstoffen, sonst Verwendung von Konservierungsstoffen nur, wenn die Haltbarkeit nicht durch andere Verfahren erzielt werden kann, wenn die Verwendung im Interesse der Volksernährung unerläßlich erscheint und wenn ihre gesundheitliche Unbedenklichkeit nachgewiesen ist. Im übrigen Verwendung nur in Minimalmengen, Reinheitsanforderungen, Täuschungsausschluß, Kleinhaltung der Zahl und Kenntlichmachung des Zusatzes von Konservierungsstoffen zu Lebensmitteln.

Von *bisher gebräuchlichen Konservierungsstoffen* werden Formaldehyd, Salicyl-, Borsäure, Wasserstoffsuperoxyd und Thioharnstoff *abgelehnt* (Mitteilung II).
Nach der Neufassung in Mitteilung V vom 13. 1. 1961 wurden folgende *Stoffe zur Konservierung* anerkannt, ohne daß sie unter obige Definition fallen:
a) Zucker, Speisefette und Speiseöle.
b) Kochsalz, Äthanol, Kohlendioxyd (Kohlensäure), Essig und Essigsäure, Milch-, Wein-, Citronen-, Orthophosphor- und Diphosphorsäure.
Für „*Konservierungsstoffe gegen mikrobiell bedingten Verderb*" wurden *zwei Listen* aufgestellt (Tab. 150 u. 151).

Tabelle 150. *Liste I der als duldbar angesehenen Konservierungsstoffe*

Bezeichnung	Chemische Formel
Propionsäure und ihre Natrium- und Calciumverbindungen	$CH_3 \cdot CH_2 \cdot COOH \left(Na, \frac{Ca}{2}\right)$
Sorbinsäure und ihre Natrium-, Kalium- und Calciumverbindungen	$CH_3-CH=CH-CH=CH-COOH$ $\left(Na, K, \frac{Ca}{2}\right)$
Benzoesäure und ihre Natriumverbindung	⬡—COOH(Na)

Tabelle 151. *Liste II der als vorläufig duldbar angesehenen Konservierungsstoffe*

Bezeichnung	Chemische Formel
p-Hydroxybenzoesäure und ihre Natriumverbindung	HO—⬡—COOH(Na)
p-Hydroxybenzoesäureäthylester und seine Natriumverbindung	(Na)HO—⬡—COO $\cdot C_3H_5$
p-Hydroxybenzoesäurepropylester und seine Natriumverbindung	(Na)HO—⬡—COO $\cdot C_2H_7$
Ameisensäure und ihre Natrium-, Kalium- und Calciumverbindungen	$H \cdot COOH \left(Na, K, \frac{Ca}{2}\right)$
Schwefeldioxyd	SO_2
schweflige Säure	H_2SO_3
Natriumsulfit	Na_2SO_3
Natriumhydrogensulfit	$NaHSO_3$
Kaliumhydrogensulfit	$KHSO_3$
Natriumdisulfit	$Na_2S_2O_5$
Kaliumdisulfit	$K_2S_2O_5$

In weitgehender Übereinstimmung mit den Empfehlungen des "Joint FAO/WHO Expert Committee on Food Additives" (1958) wurden für die wichtigsten Stoffe der beiden Listen „soweit wie deren Einhaltung technisch möglich ist", auch verschärfte „*Reinheitsanforderungen*" empfohlen. Sie umfassen von Arsen und Blei Maximalmengen zu je kg Konservierungsstoff und Einzelanforderungen für die besonders wichtige Stoffe, wie Benzoe-, Ameisensäure, Natrium- und Calciumformiat, Schwefeldioxyd, Sorbinsäure usw.

Zu den beiden Listen der Tab. 150 u. 151 kommt eine *3. Liste* der „*Antioxydantien und Synergisten*". Nach dem „derzeitigen Wissensstand" für die Lebensmittelkonservierung als duldbar angesehen":

1. *Tokopherole* (soweit sie auch in Speiseölen pflanzlicher Herkunft von Natur aus vorkommen) einschließlich ihrer Racemate".
2. L-*Ascorbinsäure* (und ihre Natriumverbindung).
3. L-*Ascorbylpalmitat*.
4. *Citronensäure* und ihre Natrium- und Calciumverbindungen.
5. D-*Weinsäure* und ihre Natrium- und Calciumverbindungen.

Die *4. Liste* umfaßt die *Emulgatoren und Stabilisatoren* (Tab. 152), soweit sie nach dem derzeitigen Wissensstand als Zusatzstoffe für Lebensmittel als vorläufig duldbar angesehen werden:

Tabelle 152. *Liste der voläufig duldbaren Emulgatoren und Stabilisatoren*

Bezeichnung
Monoglyceride natürlicher unverzweigter Fettsäuren.
Diglyceride natürlicher unverzweigter Fettsäuren
Lecithine, aus Sojabohnen oder Eigelb, ungebleicht, Peroxidzahl unter 10
Speisegelatine
native Stärke
Dextrine
Agar-Agar
Traganth gemäß Deutschem Arzneibuch (neueste Auflage)
Pektine, hochverestert (Mindest-Veresterungsgrad folgt später)
Pektinsäure und ihre Natriumverbindungen
Johannisbrotkernmehl
Alginsäure und ihre Natriumverbindungen
Carrageen
Gummi arabicum

Die gesetzliche Zulassung von Fremdstoffen als Konservierungsmittel für die Nahrung wird durch die „*Konservierungsstoff-Verordnung*" vom 19. 12. 1959 (BGBl. I. S. 735) geregelt. Unter den Bezeichnungen „*Sorbinsäure*" (Kenn-Nr. 1), „*Benzoesäure*" (Kenn-Nr. 2), „*PHB*-Ester"[1] (Kenn-Nr. 3) und „*Ameisensäure*" (Kenn-Nr. 4) und gewisse Verbindungen derselben werden unter Festsetzung von Höchstmengen eine Reihe von Fremdstoffen für bestimmte Lebensmittel unvermischt oder in Vermischung untereinander „zum Schutz gegen den mikrobiellen Verderb von Lebensmitteln" (unter Kenntlichmachung des Gehaltes an fremden Stoffen) zugelassen. Das *Hexamethylentetramin* wird unter Höchstmengenfestsetzung nur im Gemisch mit einem oder mehreren zugelassenen Fremdstoffen erlaubt.

δ) **Die Bleichung von Lebensmitteln.** Auch hier hat die „Deutsche Forschungsgemeinschaft" eine *Kommission* von Sachverständigen (unter dem Vorsitz von K. LANG, Mainz) eingesetzt und ihr den Auftrag erteilt, für die Bleichung von Lebensmitteln und für die *Behandlung von Mehl* (zwecks Beeinflussung der Backeigenschaften) Grundsätze aufzustellen und Empfehlungen auszuarbeiten. Ihren Beschlüssen zufolge ist: das Bleichen der Mehlarten „überflüssig und zu verbieten". Den Hauptlebensmitteln sollen weder Chemikalien zugesetzt, noch sollen sie mit solchen behandelt werden. Letzteres gilt auch für Roggen- und Weizenmehl. (Nur ist dies beim Weizenmehl nicht sogleich durchführbar). Als unbedenklich wird Ascorbinsäure angegeben. Für eine Übergangszeit kann Kaliumbromat für die Behandlung von gewissen Weizenmehlen (bis zu 2 mg-%) „geduldet werden" (Deklarierungspflicht!). Die Bleichung von Lebensmitteln mit Wasserstoffsuperoxyd u. a. Oxydationsmitteln wird als „nicht duldbar" bezeichnet. Das „Bläuen" des Zuckers wird nach Übereinkunft der Hersteller unterlassen.

Für die *Bleichung von Ölen und Fetten* werden die heutigen technischen Verfahren („Läuterung — Entschleimung und Entwässerung — und Raffination) als unbedenklich angesehen, wenn bei der Bleichung Temperaturen von 100°C und bei der Desodorierung solche von 210° nicht überschritten werden. Chemische

---

[1] para-Hydroxybenzoesäure-Äthylester, para-Hydroxybenzoesäure-Propylester und deren Natriumverbindungen.

Bleichmittel werden abgelehnt. Bei der Fetthärtung mit Wasserstoff an Nickelkontakten wird gefordert, „daß der Nickelgehalt in der Größenordnung des natürlichen Vorkommens von Nickel in Lebensmitteln liegt".

a) Die „Fleischverordnung" vom 19. 12. 1959 (BGBl. I. S. 726) läßt zu:

1. „zum *Räuchern* von Fleisch und Fleischerzeugnissen" den frisch entwickelten Rauch, aus naturbelassenen Hölzern und Zweigen, Heidekraut und Nadelholzsamenständen, auch unter Verwendung von Gewürzen",

2. zum *Pökeln* oder Röten Natrium- und Kaliumverbindungen der *Salpetersäure* (in einer Höchstmenge von 0,05% bezogen auf die Fleischmenge),

3. als Schutzmittel gegen *Ranzigwerden tierischer Fette* Natriumverbindungen der Citronensäure und Verbindungen der Vitamine C und E mit Essigsäure und bestimmten Fettsäuren,

4. zur *Herstellung von Sülzen* usw. Natrium- und Calciumverbindungen der Essig-, Milch-, Wein- und Citronensäure,

5. als *Kuttelhilfsmittel* Natriumverbindungen der eben genannten Säuren (mit Höchstbegrenzung", p_H-Vorschrift),

6. zur *Verhinderung der Gerinnung* des Blutes von Rindern und Schweinen Natriumverbindungen der Citronensäure ferner Glycerin als Weichhaltemittel in Gelatineüberzügen und Glyoxal zur Härtung von Kunstdärmen usw.

Als „*verfälschte Fleischerzeugnisse*" gelten Zusätze von emulgiertem Talg, emulgiertem Knochenmark, Blutplasma, aus Tierteilen, Milch oder Eiern gewonnene Trockenprodukte, wie Fleisch- oder Milchpulver, Trockeneigelb usw., quellfähige Stoffe pflanzlicher Herkunft, wie Alginate, Pektine, Agar-Agar usw.

b) Die „*Essenzen-Verordnung*" vom 19. 12. 59 (BGBl. I, S. 747) bezeichnet als Essenzen oder Aromen konzentrierte Zubereitungen von Geruchstoffen oder Geschmackstoffen und regelt erstmalig und bundeseinheitlich die Herstellung und das Inverkehrbringen von Essenzen und sog. Grundstoffen.

Nicht unter die Verordnung fallen durch Brennverfahren gewonnene alkoholische Getränke, Weindestillate, Punschextrakte, Extrakte von Pilzen, Ersatzgewürze usw. Die zugelassenen Fremdstoffe sind teilweise die gleichen, wie in der Allgemeinen Fremdverordnung aufgeführt. Außerdem werden u. a. für die Herstellung von Schokolade Äthylvanillin, für Lakritzwaren Ammoniumchlorid zugelassen. Besondere Paragraphen regeln die Pflicht der Kenntlichmachung der Zulassung der Bezeichnung „natürlich", das Inverkehrbringen usw.

c) Die „*Fruchtbehandlungs-Verordnung*" vom 19. 12. 1959 (BGBl. I, S. 751) regelt den Zusatz fremder Stoffe bei der Behandlung von Früchten und Fruchterzeugnissen.

Zugelassen werden als „Zusatz zur Oberfläche der Schale von Citrusfrüchten" Diphenyl, Orthopenylphenol, Bienenwachs, Walrat, Schellack usw., für getrocknete Weinbeeren flüssiges Paraffin, als Zusatz für eine ganze Reihe von Fruchterzeugnissen Schwefeldioxyd, schweflige Säure, Natriumsulfit, Natriumhydrogensulfit, Natrium- und Kaliumpyrosulfit. Für alle Fremdstoffe sind die zugelassenen Höchstmengen und die Formen der Kenntlichmachung des Gehaltes an Zusatzstoffen festgelegt.

Zeitgemäß darf sich auch der *Kaugummi* einer besonderen Verordnung über die Zulassung fremder Stoffe erfreuen (Kaugummi-Verordnung vom 19. 12. 1959, BGBl. I. S. 754).

d) Auf die „*Verordnung über Speiseeis*" vom 15. 7. 1933, geändert durch Verordnung vom 15.3.1961 (BGBl. III, F. 20. S. 36) braucht hier nicht näher eingegangen zu werden, da alle einschlägigen Erzeugnisse nicht regelmäßig und nur in kleinen Mengen genossen zu werden pflegen. Für die „Verbesserung der Bindung, des Gefüges oder des Geschmackes" sind eine Reihe näher bezeichneter Stoffe zur Verwendung zugelassen. Verboten ist ein Gehalt an Arsen, Blei, Zink, oder „mehr als technisch nicht vermeidbare Mengen Antimon, Kadmium oder Kupfer".

Zu den auf dem Wege über die Lebensmittel in den Menschen gelangenden chemischen Mitteln gehören auch noch *Pflanzenschutz-, Pflanzenbehandlungs- sowie Vorratsschutzmittel*. Eine speziell für die Frage eingesetzte *Kommission* der „Deutschen Forschungsgesellschaft" geht von der Feststellung aus, daß die Anwendung chemischer Mittel „bei der derzeitigen Lage nicht zu umgehen" sei. Die Anwendung solcher Mittel „sollte" jedoch „nur insoweit erfolgen, als andere wirksame Maßnahmen nicht ergriffen werden können". Die Prüfung solcher Mittel geschieht bislang nur auf freiwilliger Basis. Gefordert wird die amtliche Zulassung und Deklarierung solcher Stoffe nach vorheriger Prüfung derselben, vor allem auch in ihrer Wirkung auf Menschen, Nutztiere, Wild und Fisch und hinsichtlich ihrer Rückstände auf und in Lebens- und Futtermitteln und Überwachung in dieser Hinsicht (?) bei der Lebensmittelkontrolle.

Die „Lebensmittel-Bestrahlungs-Verordnung" vom 19. 12. 1959 (BGBl. I, S. 761) regelt die Behandlung von Lebensmitteln mit Elektronen-, Gamma- und Röntgenstrahlen. Sie sind zu Kontroll- und Meßzwecken zugelassen. Offene radioaktive Stoffe dürfen dabei überhaupt nicht verwendet werden, „umschlossene" dürfen nicht mit den Lebensmitteln in Kontakt kommen. Die von dem Lebensmittel absorbierte Strahlendosis darf 10 rad nicht überschreiten. UV-Bestrahlung wird zugelassen zur Entkeimung von Trinkwasser, der Oberflächen von Obst und Gemüse und von Hartkäse bei der Lagerung.

Auch auf *weitere Gesetze und Verordnungen* als Auswirkung des Lebensmittelgesetzes kann nur verwiesen, aber nicht näher eingegangen werden, da auch mittelbare Beziehungen zum Krebsproblem nicht vorzuliegen scheinen. Es sind dies die „Verordnung über vorübergehende Erleichterungen für die Kenntlichmachung von verpackten Lebensmitteln und einem Gehalt an fremden Stoffen" vom 22. 12. 1960 (BGBl. I, S. 1075)*, das Fleischbeschaugesetz vom 29. Oktober 1940 (RGBl. I, S. 1463), geändert durch das „Gesetz zur Änderung des Fleischbeschaugesetzes" vom 15. 3. 1960 (BGBl. I, S. 186), die Verordnung über unzulässige Zusätze und Behandlungsverfahren bei Fleisch" vom 18. 12. 1959 (BGBl. I, S. 725) in der Fassung vom 12. 4. 1961 (BGBl. I, S. 423), und die Verordnung über Behandlungsverfahren, nach deren Anwendung Fleisch nicht mehr als frisch anzusehen ist (Behandlungsverfahren-Verordnung — BVV — vom 10. 2. 1961) (BGBl. I, S. 72).

In der Öffentlichkeit wird oft auf die Gefahr hingewiesen, die evtl. von *Düngemitteln* als möglicher Quelle von chemischen Fremdstoffen in den Nahrungsmitteln ausgehen könnte. Das Problem ist nicht unwichtig, zum mindesten psychologisch. Sollten begründete Anhaltspunkte für Gesundheitsstörungen gefunden werden, so würde das *Düngemittelgesetz* vom 14. August 1962 (BGBl. I, S. 558) eine Handhabe bieten. Es findet sich darin eine Ermächtigung zum Erlaß einer Verordnung, auf Grund derer dann gewisse Giftstoffe ausgeschaltet werden könnten. Die Verordnung war allerdings bis zum Druckabschluß des Buches noch nicht erlassen.

Epikrise. Es war zu erwarten, daß das neue *Lebensmittelgesetz* schon während seiner Entstehung hart umkämpft sein würde (Näheres bei ROESSLER 1960). Kein Wunder, müssen ja bei einem so vielschichtigen Problem die Ansichten der Lebensmittelchemiker, Pharma- und Toxikologen, der Vertreter der Lebensmittelindustrie, der Krebsforscher, Juristen usw. weit auseinandergehen. Schließlich bleibt aber unbestritten, daß das Gesetz eine Modernisierung des Lebensmittelrechtes gebracht hat.

Vom Standpunkt gesetzgeberischer Maßnahmen zur *Krebsbekämpfung* muß dem Gesetz nachgerühmt werden, daß es eines der Kernprobleme der Krebsentstehung, die *Einverleibung von Fremdstoffen mit der Nahrung*, erfolgreich aufgegriffen und einen ersten Anfang in Gang gesetzt hat. Das Gesetz geht hierin sogar soweit, daß es Fremdstoffe auch dadurch auszuschalten sich bemüht, daß auch der Oberfläche von Lebensmitteln tunlichst keine Fremdstoffe, die in die Lebensmittel eindringen könnten, zugesetzt werden dürfen. Selbst noch für die Verpackung, Beförderung und Lagerung ist Vorsorge getroffen.

Was auf diesem Sektor der Fremdstoffe erreicht werden wird, dankt die Allgemeinheit der Abkehr vom bisherigen Mißbrauchprinzip und der Hinwendung zum Verbotsprinzip. Oder anders ausgedrückt: *bislang war alles erlaubt, was nicht verboten war, jetzt ist alles verboten, was nicht ausdrücklich erlaubt ist.*

In der ersten Begeisterung über die gesetzlichen Bestimmungen zur Lebensmittelkonservierung wird leicht übersehen, daß — unbeschadet des großen

---

*) Außer Kraft getreten am 1. Juli 1961.

Fortschrittes — die Gesetzgebung doch nur einen Kompromiß, der vom Ideal überhaupt fremdstofffreier Lebensmittel weit entfernt ist, darstellt. Die Zwangslage für Sachverständige, Gesetzgeber und Regierung liegt eben darin, daß die betreffenden Stoffe und Verfahren zwar *unerwünscht*, andererseits *aber* für die moderne Massenbevölkerung *unentbehrlich* sind. Eine Überraschung bedeutet für den Laien auch *die Fülle der vielen chemischen Stoffe*, die doch noch erforderlich sind, soll die Ernährung besonders der Großstädte sichergestellt werden.

Der wunde Punkt in dieser Hinsicht sind die vielen, noch zugelassenen *Konservierungsstoffe*. Ihre Zulassung ist eine Funktion der notwendigen Massenversorgung großer Bevölkerungszahlen. Viele Konservierungsstoffe ermöglichen überhaupt erst den Versand oder die Lagerung und Verteilung gewisser Lebensmittel. Möchte in baldiger Zukunft die Technik der Tiefkühlung noch manchen, heute nur unter großen Bedenken zugelassenen Konservierungsstoff entbehrlich machen!

Eine weitere große Schwierigkeit bedingen *die importierten Lebensmittel* (z. Z. im Gesamtwert von etwa 12 Milliarden DM!). Ihre Erzeuger und Verarbeiter unterstehen nicht dem Deutschen Lebensmittelgesetz und die Kontrolle an den Übergangsstellen des Imports begegnet mancherlei Schwierigkeiten. Eine gesetzliche Handhabe besteht bis jetzt nur beim Fleischimport (Verordnung über amtstierärztliche Gesundheitszeugnisse bei der *Einfuhr von Fleisch* (Gesundheitszeugnis-Verordnung – GZV) vom 10. 2. 1961 (BGBl. I. S. 73) und Verordnung über die *Untersuchung* des in das Zollinland eingehenden *Fleisches* (Auslandsfleischbeschau-VO – AFV) vom 8. 3. 1961 (BGBl. I. S. 143)].

Auch überrascht es, daß in der Mitteilung II, in der Reihe der als „unbedenklich" angesehenen konservierenden Stoffe auch „der beim *Räuchern* entstehende Rauch" aufgeführt wird. Eine gewisse, aber doch nur relative Einschränkung findet sich in Mitteilung V, wo das Räuchern nur „als vorläufig duldbar" angesehen wird, sofern der „Rauch zum Räuchern von Lebensmitteln" aus „sauberen, nicht chemisch behandelten und nicht mit Anstrichen über Überzügen versehenem Holz frisch hergestellt" ist. Daß das Problem des „Räucherns" nicht als ganz propre angesehen wird, dafür spricht noch ein Umstand, daß eine besondere Arbeitsgruppe zur weiteren Prüfung des Fragenkomplexes eingesetzt wurde.

Auch der Zusatz zu den Stoffen der Liste „vorläufig duldbar ... bis die Ergebnisse ergänzender wissenschaftlicher Untersuchungen vorliegen", zeigt, wie viel offenbar früher auf dem Sektor der Lebensmittel versäumt worden und wie viel (Tageshöchstmengen in der Gesamtnahrung! Höchstkonzentrationen im einzelnen Lebensmittel) noch zu erarbeiten ist.

Vom Standpunkt der Krebsbekämpfung aus ist man andererseits aber doch sehr überrascht, mit wie viel Chemikalien und physikalischen Einwirkungen die Lebensmittel in Kontakt kommen, bevor sie vom Menschen im buchstäblichen Sinne „einverleibt" werden. Es sind eben doch viele Fremdstoffe gewissermaßen uneingeschränkt als „unbedenkliche" Zusätze von Lebensmitteln ohne Kennzeichnungspflicht usw. „zugelassen". Man fragt sich, ob sie wirklich alle erforderlich sind, denn schließlich ist ein Fremdstoff immer bedenklich, wenn er dauernd, oft genug auf Lebenszeit „inkorporiert" wird.

Viele *Fragen* der Lebensmittelzusätze sind noch *offen*. Nichts zeigt dies deutlicher, als daß die von der Deutschen Forschungsgemeinschaft eingesetzte Kommission u. a. noch für folgende Einzelaufgaben besondere Arbeitsgruppen eingesetzt hat: Antibiotica, Antioxydantien, Emulgatoren und Stabilisatoren, Ameisensäure, Hexamethylentetramin, Räucherung, Benzoesäurederivate, Nitrat, Nitrit, Nitritpökelsalz, schweflige Säure, Strahlenkonservierung und Reinheitsanforderungen.

Trotz dieser, wenn man so will, „Schönheitsfehler" muß die Allgemeinheit tief dankbar sein, daß hier auf dem so wichtigen Gebiet der Lebensmittelkonservierung durch die Zusammenarbeit von Toxikologen, Lebensmittelchemikern, Vertretern der Lebensmittelverarbeitung, Ärzten und Industriechemikern, der ja immer entscheidende Anfang gemacht worden ist.

Ohne Frage ist der *23. 12. 1959*, an dem die 11 Lebensmittelverordnungen in Kraft getreten sind, ein *Markstein in der Geschichte gesetzgeberischer Maßnahmen* im Dienste des Allgemeinwohles und der Volksgesundheit, soweit die Lebensmittel in Betracht kommen. Es galt einerseits die Forderung des Gesetzgebers nach der Vereinbarkeit mit dem Schutz des Verbrauchers in Einklang zu bringen mit den Erkenntnissen der Wissenschaft (Lebensmittelchemie, Pharma- und Toxikologie, Ernährungsphysiologie usw.) und andererseits mit den realen Interessen und Bedürfnissen der Lebensmittelindustrie. Alle Verordnungen sind natürlich letztlich das Ergebnis von Kompromissen des guten Willens auf allen Seiten.

Erfreulich sind die Festlegung der Verwendungszwecke, die Höchstmengen für den Gehalt an Fremdstoffen, die Vorschriften über Kenntlichmachung vieler Stoffe, die Reinheitsanforderung und die Bemühungen, den Verbrauch von Täuschung und Irreführung zu bewahren.

Auch ist zu sagen, daß wohl zum ersten Mal in der deutschen Lebensmittelgesetzgebung dem Umstand Rechnung getragen wurde, daß es Stoffe gibt, die, wie es in den „Erläuterungen" heißt, eine „spontane gesundheitliche Schädigung nicht in Erscheinung treten" lassen, jedoch „die menschliche Gesundheit durch ihr Verhalten im menschlichen Organismus dauernd (!) zu schädigen" vermögen. Damit ist erstmals der potentiellen Carcinogenität von Stoffen gesetzgeberisch Rechnung getragen, denn gerade die carcinogenen Stoffe sind ja dadurch ausgezeichnet, daß sie akut keine toxischen Erscheinungen machen, sondern erst nach langer Zwischenzeit Krebs begünstigen oder erzeugen.

Neu ist auch die Einführung des Begriffes *„Oberfläche der Lebensmittel"*, ferner das Verbot von Stoffen wie der Antibioticaanwendung bei Schlachttieren, nur um zu vermeiden, daß sie auf dem Wege über das Fleisch der Schlachttiere auch dem menschlichen Körper einverleibt werden könnten, ähnlich wie oestrogene oder thyreostatische Stoffe und radioaktive Stoffe, die als „Fremdstoffe" Verboten unterliegen.

Auch erscheint es neu, daß nicht nur „schädliche" sondern schon „bedenkliche" Stoffe den Verboten unterworfen werden können.

Erfreulich und bemerkenswert ist ferner der Grundgedanke des ganzen Gesetzes, daß Fremdstoffe, auch wenn sie unbedenklich und duldbar erscheinen, trotzdem als in Lebensmitteln stets unerwünscht anzusehen sind.

Alles in allem, ist also die *Gesamtbilanz positiv* und erfreulich. Niemand wird dies mehr begrüßen, als diejenigen, die seit vielen, vielen Jahren in der Krebsverhütung die einzige Möglichkeit einer Lösung des Krebsproblems sehen. Ruhig und sachlich darf heute ex post festgestellt werden, daß wohl nichts die *gesetzgeberischen Maßnahmen* in gleicher Weise in Gang gesetzt und *vorwärtsgetrieben* hat, als der große, große *Warner* und *Mahner* „*Krebs*".

e) **Arzneimittelgesetzgebung.** Die Erfahrungen der klinischen Medizin mit cancerogenen Präparaten, wie z. B. mit *Thorotrast* oder *Peteosthor*, ferner die jüngsten Erfahrungen mit *Contergan*, mit einer ganzen *Reihe zurückgezogener Pharmaka* und manches andere haben immer schon die Forderungen z. B. der Deutschen Apothekerschaft auf Erlaß eines Arzneimittelgesetzes als gerechtfertigt erscheinen lassen.

Nach vielerlei Streit der widerstreitenden Interessengruppen ist das lange umstrittene Gesetz **1961** verabschiedet worden: der Bundestag hat mit Zustimmung des Bundesrates unter dem 16. 5. 1961 (BGBl. I. S. 533) das *„Gesetz über den Verkehr mit Arzneimitteln" (Arzneimittelgesetz)* erlassen. Mit seinem Inkrafttreten wird nach den Worten der Berichterstatterin im Bundestag, Frau Dr. HUBERT „dem seit 60 Jahren bestehenden grotesken Zustand ein Ende bereitet, daß zwar für die Herstellung von Arzneimitteln in Apotheken sehr strenge Vorschriften bestehen, aber außerhalb der Apotheke jedermann Arzneimittel herstellen kann".

Das Gesetz bringt zunächst im 1. Abschnitt eine bis dahin noch völlig fehlende gesetzliche *Definition des Begriffes Arzneimittel:*

„§ 1 lautet: Arzneimittel im Sinne dieses Gesetzes sind Stoffe und Zubereitungen aus Stoffen, die vom Hersteller oder demjenigen, der sie sonst in den Verkehr bringt, dazu bestimmt sind, durch Anwendung am oder im menschlichen oder tierischen Körper
1. die Beschaffenheit, den Zustand oder die Funktion des Körpers oder seelische Zustände erkennen zu lassen oder zu beeinflussen,
2. vom menschlichen oder tierischen Körper erzeugte Wirkstoffe oder Körperflüssigkeiten zu ersetzen oder
3. Krankheitserreger, Parasiten oder körperfremde Stoffe zu beseitigen oder unschädlich zu machen".

Mit dieser neuen Definition werden nicht nur Heilmittel im alten Sinne der Linderung und Heilung von Krankheiten erfaßt, sondern auch stark wirkende Drogen, die heute für viele andere Zwecke verwendet werden.

Aus der Sicht der Cancerologie erscheint es wichtig, daß (vgl. den Kommentar KLÖSEL-CYRAN) es auch diagnostische Mittel wie *Röntgenkontrastmittel* und auch für diagnostische Zwecke verwendete *radioaktiv markierte Stoffe* erfaßt.

In seinem 2. Abschnitt regelt das Gesetz die *Anforderungen an Arzneimittel*, ermächtigt zugleich den Bundesminister des Innern, durch Rechtsverordnungen (mit Zustimmung des Bundesrats) das *Deutsche Arzneibuch* nach den jeweiligen wissenschaftlichen Erkenntnissen zu ändern und zu ergänzen, soweit dies im Interesse der Arzneimittelversorgung erforderlich ist.

Aus der Sicht der Cancerologie sind die wichtigsten Paragraphen der § 6, 7 und 8. Sie regeln die *Verbotsfrage*.

Nach § 6 ist es *verboten:* „1. Arzneimittel ... in den Verkehr zu bringen, wenn sie geeignet sind, bei bestimmungsgemäßem Gebrauch schädliche Wirkungen, die über ein nach den Erkenntnissen der medizinischen Wissenschaft vertretbares Maß hinausgehen und nicht die Folge von bestimmten Umständen des Einzelfalles sind, hervorzurufen,
3. Arzneimittel ... in den Verkehr zu bringen, wenn sie geeignet sind, bei bestimmungsgemäßem Gebrauch durch ihre Beschaffenheit die Gesundheit von Mensch oder Tier zu schädigen".

Damit ist ohne weiteres die Handhabe gegeben, Mittel, die im Verdacht stehen, cancerogen zu wirken, gesetzlich zu verbieten.

Durch die *VO* über die *Zulassung von Arzneimitteln, die mit ionisierenden Strahlen behandelt* worden sind vom 29. Juni 1962 (BGBl I S. 739) ist es „(1)".

„(1) Es ist verboten, *Arzneimittel* ... in den Verkehr zu bringen, die bei der Gewinnung und Herstellung, Zubereitung oder Aufbewahrung *mit ionisierenden Strahlen behandelt* worden sind, oder die *radioaktive Stoffe enthalten*.

(2) Der Bundesminister des Innern wird ermächtigt, im Einvernehmen mit dem Bundesminister für Atomkernenergie und Wasserwirtschaft durch Rechtsverordnungen mit Zustimmung des Bundesrats Behandlungsverfahren oder die Beimengung radioaktiver Stoffe zu Arzneimitteln ... allgemein oder für bestimmte Arzneimittel oder für bestimmte Zwecke zuzulassen, sofern sie bei bestimmungsgemäßem Gebrauch keine schädlichen Wirkungen haben, die über ein nach den Erkenntnissen der medizinischen Wissenschaft vertretbares Maß hinausgehen und nicht die Folge von besonderen Umständen des Einzelfalles sind."

Danach ist klar, daß Behandlungsverfahren, die ionisierende Strahlen verwenden, wie es in der amtlichen Begründung heißt, „erst nach eingehenden Forschungsarbeiten durch Rechtsverordnung zugelassen werden" sollen. Mit diesen Paragraphen ist zugleich auch die Brücke geschlagen zur *1. Strahlenschutzverordnung* vom 24. 6. 1960, auf die wir im nächsten Abschnitt zurückkommen werden.

Weiterhin ist durch § 8 *verboten*,

„Arzneimittel zum Zwecke der Täuschung im Verkehr zu verfälschen, verdorbene oder verfälschte Arzneimittel oder Arzneimittel, deren Verfalldatum abgelaufen ist, oder Arzneimittel unter irreführenden Bezeichnungen, Angabe oder Aufmachung zum Verkauf vorrätig zu halten, feilzuhalten, zu verkaufen oder sonst in den Verkehr zu bringen".

Durch diesen Paragraphen sollen als verboten anzusehende Arzneimittel ausgeschaltet werden.

Im 3. Abschnitt „Herstellung von Arzneimitteln" regelt § 12 die *Erlaubnispflicht* für gewerbsmäßige Arzneimittelherstellung.

Der 7. Abschnitt „*Überwachung*" regelt die Besichtigung durch hauptberuflich Tätige und besonders beauftragte Personen.

Das Gesetz geht auf sehr viele Einzelheiten ein und umfaßt 65 Paragraphen. Die Durcharbeitung übermittelt den überzeugenden Eindruck, daß es die notwendige Handhabe zum Eingreifen bietet, sobald Arzneimittel in den begründeten Verdacht kommen, direkt oder indirekt carcinogen zu wirken. Es besteht auch die Aussicht, daß durch die Überwachungsmöglichkeit der ungesetzliche Arzneihandel unterbunden werden kann. Abzuwarten bleibt, ob sich der übersteigerte Verbrauch von berauschenden, schmerzstillenden, betäubenden, Beruhigungs- und Schlafmitteln, sowie umgekehrt von „leistungssteigernden", stimulierenden usw. Wirkstoffen wird eindämmen lassen.

Mit dem Arzneimittelgesetz hängen eng zusammen *Verordnungen über den „Verkehr mit Giften und giftigen Pflanzenschutzmitteln"*. Sie sind länderweise, z. B. in Baden-Württemberg durch Polizeiverordnung des Innenministeriums über den Verkehr mit Giften (Giftverordnung) vom 28. 3. 1957 GBl. S. 39, bereinigt S. 76 in der Fassung der Verordnungen vom 22. 12. 1960 GBl. 1961, S. 1 und vom 21. 5. 1962 GBl. S. 45 geregelt.

Die letztere Verordnung z. B. regelt den gewerbsmäßigen Handel mit Giften, insbesondere führt sie eine Pflicht zur Ablegung einer *Giftprüfung* ein, regelt ferner die Aufbewahrung von Giften, den für die Abgabe berechtigten Personenkreis, die Führung von Giftbüchern, die Abgabe gegen „Giftschein", vor allem von Giften als Arzneien und Giften als Schädlingsbekämpfungs- und Holzschutzmittel. Sie enthält auch Bestimmungen über mit Giften behandeltes Saatgut usw. Besonders wichtig erscheint das 12 Druckseiten umfassende *Verzeichnis der Gifte*, welches u. a. Arsen und seine Verbindungen, die Fülle von Insecticiden und chlorierten Kohlenwasserstoffen, Cadmium und seine Verbindungen, Urethan u. a. und damit direkt oder indirekt potential carcinogene Stoffe enthält. Auch dürften manche der auf Grund des § 120e der Gewerbeordnung erlassenen Rechtsverordnungen eine krebsverhütende Bedeutung haben. Bezüglich der vielen und wichtigen Einzelheiten wird auf den Kommentar von CYRAN (1962) verwiesen. Der *Handel mit giftigen Pflanzenschutzmitteln* ist in Baden-Württemberg durch Polizeiverordnung des Innenministeriums vom 13. 7. 1960 in der Fassung der Verordnung vom 16. 5. 1962 geregelt. Das Verzeichnis der giftigen Pflanzenschutzmittel (z. .T identisch mit dem Verzeichnis der Gifte) umfaßt 6 Druckseiten. Man ist überrascht, wie groß die Fülle der chemischen Verbindungen ist, die auf dem Wege über Pflanzen möglicherweise in Kontakt mit dem Menschen zu gelangen vermögen. Die Brücke vom Arzneimittelgesetz zur Strahlenschutzverordnung schlägt die *Verordnung über die Zulassung von Arzneimitteln, die mit ionisierenden Strahlen behandelt* worden sind oder die *radioaktive Stoffe* enthalten vom 29. Juni 1962 (BGBl. I. S. 439).

f) Strahlenschutzverordnungen. Die großen Fortschritte der *Kernphysik* in und nach dem 2. Weltkriege, die schnelle Entwicklung der friedlichen Anwendung der Kernenergie (*Atomreaktoren, Isotopenlaboratorien* usw.), die große Zahl von

Atombombenexplosionen, der Aufbau ganzer *Industrien*, die mit Strahlenenergien arbeiten, die Zunahme der Betriebe, die *strahlende Energien zu Materialprüfungszwecken* industriell verwenden, die geradezu explosionsartige Anwendung von *Isotopen in Physik und Chemie*, besonders aber auch *in der experimentellen und klinischen Medizin* haben zu einer *Strahlenexposition des Menschen* und zu Gefahren durch Strahlenschäden geführt, wie sie noch vor 20 Jahren unvorstellbar gewesen wären.

Die besondere *Gefahr der Geschwulstauslösung durch ionisierende Strahlen* ist im 8. Kapitel (S. 442ff.), im 11. Kapitel im Abschnitt über die Parallelität mutationsauslösender und krebserzeugender Strahlung (S. 550ff.), im 12. Kapitel über die Anwendung der Röntgenstrahlen für die Krebsdiagnostik und der radioaktiven Isotopen im Dienste der Tumordiagnostik (S. 611ff.), ferner im 14. Kapitel über die Strahlentherapie der malignen Tumoren, sowie im 17. Kapitel über Krebsverhütung durch Vermeidung strahlender Energien (S. 916) so ausführlich dargestellt, daß nach dieser naturwissenschaftlich-medizinischen Seite auf die betr. ausführlichen Abschnitte verwiesen werden muß.

Es ist verständlich, daß sich angesichts der immer noch ständig zunehmenden Gefahren durch strahlende Energien die *Gesetzgebung* relativ früh bemüht hat, zum Schutz der Menschen, ja der Menschheit selbst, protektiv und prophylaktisch einzugreifen. Vor allem ist es die Europäische Atomkommission (EURATOM), die frühzeitig schon *Grundnormen des Strahlenschutzes* erarbeitet hat. Bei der gerade durch die Gefahren der technisch zivilisatorischen Bestrahlungen erzeugten Schicksalsverbundenheit der Völker ist es verständlich, daß sich hier stärker als irgendwo anders schnell die internationale Zusammenarbeit angebahnt und zu einem erheblichen Teile auch schon verwirklicht hat. Da sich bei der Anwendung der Kernenergie auch um ein Politikum ersten Ranges handelt, haben die internationalen Bestrebungen in allen Ländern der Welt ihr entsprechendes Echo gefunden.

Aus der Sicht der Krebsverhütung kann die Erarbeitung von Grundnormen des Strahlenschutzes nur auf das wärmste begrüßt werden, denn *nirgends* ist die *Gefahr der Carcinogenität so evident, wie* gerade *bei der Auswirkung ionisierender Strahlen*, gleichviel welcher Herkunft.

Gerade in der Medizin ist die *Verantwortung* eine ganz besonders große, sind ja viel zu viel Ärzte viel zu sorglos, vor allem unter der Einwirkung der Suggestion, daß wenn etwas gesetzlich geregelt ist, dann auch nicht mehr viel passieren könne. Die Verantwortung wiegt doppelt schwer, weil die Strahlengefährdung nicht nur das eigene, jedoch über Strahlengefährdung stets aufgeklärte Personal, sondern vor allem Menschen betrifft, die sich dem Arzt blindgläubig anvertrauen und selber hinsichtlich der Strahlengefahren meist völlig ahnungslos sind. Merkwürdigerweise führt allein schon der Begriff „*höchstzulässige Dosen*" viele Ärzte zu der Vorstellung, als ob höchstzulässige Dosen völlig ungefährlich seien. Davon kann keine Rede sein. Die Regel der Summation gilt auch für strahlende Energien. Wenn aber schon einer die potentielle Carcinogenität gering einschätzen sollte, so sollte er sich doch wenigstens der mutagenen Bedeutung bewußt sein. Wer Aspirintabletten verordnet, kann dessen gewiß sein, daß ihre Wirkung nach Stunden beendet ist; wer als Arzt „Strahlen verordnet" und appliziert, muß sich bewußt bleiben, daß er deren Spätauswirkungen selber natürlich nicht mehr erlebt. Nil sine indicatione strictissima!

In der Bundesrepublik Deutschland basieren alle neueren Verordnungen auf der *1. Strahlenschutzverordnung (1. Verordnung über den Schutz vor Schäden durch Strahlen radioaktiver Stoffe, vom 24. 6. 1960)* BGBl. I, S. 430. Sie hat ihre gesetzliche Grundlage im „Gesetz über die friedliche Verwendung der Kernenergie und den Schutz gegen ihre Gefahren *(Atomgesetz)* vom 23. 12. 1959 (BGBl. I. S. 814).

Die Strahlenschutzverordnungen haben inzwischen bereits eine ganze Reihe von Bearbeitungen und Würdigungen erfahren. Die eigenen Ausführungen stützen sich in der Hauptsache auf H. R. BECK (1961) und H. LOSSEN (1962). Hinsichtlich der genetischen Seite des Problems der Strahlenschäden sei auf H. MARQUARDT (1957), BARTHELMESS (1959) und MARQUARDT und SCHUBERT (1959) verwiesen.

Ohne Zweifel setzt sich die Strahlenschutzgebung hohe Ziele. Ob sie sie und inwieweit sie sie auf dem Gebiete der strahleninduzierten Krebsverhütung erreicht, bleibt abzuwarten. Wohl setzt sich das Atomgesetz das Ziel: ,,Leben, Gesundheit und Sachgüter vor den Gefahren der Kernenergie und der schädlichen Wirkung ionisierender Strahlen zu schützen und durch Kernenergie oder ionisierende Strahlen verursachte Schäden auszugleichen." Hierin wäre die Krebsverhütung eingeschlossen, ebenso wie der Schadenausgleich bei nachweisbar durch Kernenergie oder ionisierende Strahlen entstandenen malignen Tumoren.

Über die *zivilisatorische Strahlenbelastung* in der Bundesrepublik unterrichtet nachstehende Tabelle (Tab. Nr. 153).

Tabelle 153. *Nutzung von Radioisotopen in der Bundesrepublik* (nach BECK 1962)

Jahr	Großstrahlenquellen (Curie)	Sonst. Strahlenquellen (Curie)	Strahlenquellen insgesamt (Curie)	Isotopenverwender	
				Medizin und Forschung (Institute)	Industrie (Firmen)
1956	1670	679	2349	306	136
1957	3285	1159	4444	351	206
1958	9711	1380	11091	450	278
1959	8300	2557	10857	579	540
1960	9897	2060	11957	664	752

Aus der Tabelle geht hervor, daß die *Anwendung von Isotopen* sich *in den 5 Jahren* in der Bundesrepublik von 1956 bis einschließlich 1960 insgesamt mehr als *vervierfacht* hat. Bemerkenswert erscheint auch, daß sich die naturwissenschaftliche und medizinische Verwendung in diesen 5 Jahren nur etwas mehr als verdoppelt, während die *industrielle Verwendung* sich fast *versechsfacht* hat.

Die Zahl der in der Bundesrepublik *in Strahlenbetrieben Berufstätigen* steht noch nicht fest, für 1960 wird sie auf *80000 Personen* geschätzt (BECK 1962). Für Angehörige industrieller Strahlenbetriebe gilt die auf Grund von § 120e der *Gewerbeordnung* erlassene *Verordnung zum Schutze gegen Schädigungen durch Röntgenstrahlen und radioaktive Stoffe in nicht-medizinischen Betrieben (Röntgenverordnung)* vom 7. Februar 1941 (RGBl. I. S. 88 und 162), geändert durch Verordnung vom 17. Januar 1942 (RGBl. I. S. 31)

Für die Cancerologie kommt es jedoch mehr noch auf die *Strahlenbelastung der Bevölkerung* durch ärztliche Maßnahmen an. In Großbritannien stieg die Zahl der *Röntgenuntersuchungen* von 7738398 im Jahr 1951 auf 12189801 im Jahr 1955 an (zit. n. BECK 1962). Man hat auch Berechnungen über die *Strahlenbelastung der Bevölkerung durch natürliche Einstrahlung* und zivilisatorische Strahlungseinflüsse (Näheres s. BECK 1962) angestellt. Diese Angaben sind jedoch nur wenig verwertbar, da sie innerhalb sehr weiter Grenzen schwanken und insbesondere nur die Strahlenbelastung durch äußere Einstrahlung, aber nicht die Einverleibung von radioaktiven Partikelchen aus der atmosphärischen Luft und auch die aus pflanzlicher und tierischer Nahrung mit einschließen.

Daß *Strahlenschutzmaßnahmen* ausreichen, beweisen insbesondere die Ermittlungen über die Strahlenbelastung von Personal *in Atomenergieanlagen* in den USA. Es hat sich gezeigt, daß ihre Strahlenbelastung geringer ist, als die Strahlenbelastung in anderen sog. Strahlenbetrieben. Daß die Strahlenschutzmaßnahmen dort, wo die Strahlengefährdung besonders hoch erscheint, wie z. B. in der *Oak Ridge*, der Hauptstadt amerikanischer Kernenergieanlagen, tatsächlich effektiv sind, beweist der *Test auf Krebshäufigkeit* in der Bevölkerung (MOSHMAN und HOLLAND 1949). Sie betrug nur 123/100000 Einwohner gegenüber 230/100000 für die USA im ganzen. Freilich sind dabei die besonderen Bevölkerungsverhältnisse mit in Rechnung zu stellen. Es bleibt aber die Tatsache, daß die Krebsgefährdung nicht den allgemeinen Durchschnitt erreicht.

Nur der Vollständigkeit halber seien die *durch Strahlenschäden* ausgelösten bzw. *erzeugten malignen Tumoren* noch einmal aufgezählt: Es sind das die *Röntgencarcinome* im Bereich der geschädigten Haut, die *Röntgencarcinome in der Tiefe* des Organismus im Bestrahlungsbereich, der strahleninduzierte *Schneeberger und Johannistaler Lungenkrebs*, die wahrscheinliche Mitwirkung radioaktiver Partikelchen in der atmosphärischen Luft bei der *Bronchialkrebsentstehung*, die malignen Tumoren durch *Thorotrast* und *Peteosthor*, die *Knochensarkome bei Leuchtzifferblattmalerinnen*, die strahleninduzierten *Leukämien*, und vor allem verschiedene Formen von *Knochensarkomen*, die durch Röntgen- und Radiumapplikationen, teils durch Ablagerung radioaktiver Partikelchen im Knochenmark entstehen. Schließlich muß auch noch mit *Schilddrüsencarcinomen* nach Röntgenbestrahlung in der Umgebung und mit der Gefahr der Induktion von *malignen Strumen durch* einverleibtes *radioaktives Jod* gerechnet werden. Von der Zunahme der *Leukämien* bei den Opfern von Hiroshima war schon im 9. Kapitel (S. 469) die Rede. Noch nicht erwähnt wurden neue Mitteilungen von STEWARD und WEBB (1958), wonach sich die Gefahr der kindlichen *Leukämie* wesentlich erhöht, wenn die Kinder in der Fetalzeit einer *Bestrahlung in utero* ausgesetzt gewesen sind.

Die *Gesetzgebung*, den *Strahlenschutz* betreffend, ist heute bereits überaus umfangreich. Im Kommentar von BECK (1962) erfordert allein die 1. Strahlenschutzverordnung in Text und Erläuterungen 240 Druckseiten noch ohne die Vorschriften über den Strahlenschutz beim Umgang mit radioaktiven Stoffen. Sie erfordert als Anhang nochmals 34 Druckseiten. Die Gesetzgebung und die Rechtsprechung sind bereits so kompliziert, daß sie nur noch von Spezialisten beherrscht zu werden vermag.

Aus der Sicht der Cancerologie ergibt sich natürlich die Frage: *Ist* denn diese ganze *Strahlenschutzgesetzgebung* nun auch wirklich *effektiv*? Fraglos ist gesetzlich alles Erdenkliche geschehen. Es besteht aber die Sorge, daß manches zunächst noch verlangt ist, was schwer durchführbar und noch weniger überwachbar ist. Die entscheidende Schwierigkeit liegt in der Peripherie: Der Gesetzgeber mag noch so viel regeln, es kommt eben nicht nur auf die Herstellung, die Lagerung, die Beförderung, die Aufbewahrung, die Kennzeichnung, die Abschirmung, nicht nur auf Schutzkleidung, Vertrieb, Überwachung, auf die Beseitigung von Atommüll, auf die Überwachung der radioaktiven Abfälle (Luft und Wasser) und vieles einzelne, besonders technischer Art, an — letzlich kulminiert alles in der *Anwendung* solcher strahlender Energien *am lebenden Menschen*, besonders am sonst *gesunden* und vor allem am *jugendlichen* oder gar *kindlichen Organismus!*

Hier liegt auch bei strenger Gesetzgebung und selbst bei genügender Überwachung die *Hauptgefahr* in der ärztlichen *Indikationsstellung* bei der *Einverleibung* — man beachte die Sprachkraft dieses Wortes! — Einverleibung radioaktiver Stoffe in einem Menschen, d. h. letztlich in der Verantwortlichkeit des Arztes, gegenüber dem sich ihm anvertrauenden Kranken hinsichtlich seiner eventuellen somatischen Schädigung und möglicherweise auch der Schädigung seines Erbgutes.

Ist die *Verantwortung des Arztes* in der Anwendung differenter Mittel z. B. bei Medikamenten bereits sehr groß, so ist sie bei der Anwendung von radioaktiven

Medikamenten, Stoffen und strahlenden Energien schier unträgbar hoch. Wirken solche Anwendungen ja nicht wie eine Schmerztablette nur für eine Anzahl von Stunden, vielmehr reichen ihre Auswirkungen — man denke an das Thorotrast und Peteosthor — über das ganze restierende Leben des betr. Kranken hinweg; in extremen Fällen, z. B. beim Thorotrast, ist der Mensch sogar noch im Grabe radioaktiv. Nun lehrt aber die Erfahrung, daß theoretische Mahnungen und Warnungen wenig nützen, der Schwerpunkt der Erziehung liegt im untadeligen Vorbild der Laboratorien und Krankenanstalten, die die große Verantwortung auf sich nahmen und nehmen, strahlende Energien am Menschen zur Anwendung zu bringen, die eine, gleichviel wie hohe, so aber tatsächliche Krebsgefährdung in sich schließen und auch noch das Erbgut der nächsten Generation zu bedrohen vermögen.

Zusammenfassung. Die *Öffentlichkeit* ist am *Krebsproblem* in vielfacher Hinsicht interessiert. Drei Grundtatsachen sind es, die als besonders *alarmierend* anzusehen sind:

1. die Tatsache, daß *von den Menschen, die sterben*, ein *immer höherer Prozentsatz an Krebs* verstirbt,

2. der Umstand, daß die *industrielle Produktion anerkannt krebsbegünstigender* und krebsauslösender *Stoffe* jener *Zunahme des prozentualen Krebsanteils an der Gesamtsterblichkeit parallel* verläuft,

3. daß in der industrialisierten *Umwelt* des Menschen, wenn auch nur in Spuren, so aber doch *ständig carcinogene Kohlenwasserstoffe* aus der Teer-Ruß-Reihe nachzuweisen sind, und zwar sowohl im Wasser, wie im Boden, wie in der Luft, wie teilweise auch in Nahrungs- und Genußmitteln.

Die *Ärzteschaft* hat auf diese und andere Tatsachen des Krebsgeschehens schon seit langer Zeit mit vielerlei Maßnahmen reagiert. Zum Zwecke der Früherfassung der Krebskranken als Voraussetzung der i. D. prognostisch sehr viel günstigeren Frühbehandlung wurden *Vorsichts- und Reihenuntersuchungen* großer Bevölkerungsteile durchgeführt, *Krebsberatungsstellen* eingerichtet und *Aufklärungsfeldzüge* unternommen. Unbeschadet ausweisbarer Teilerfolge haben diese Maßnahmen in der Summe der Fälle nicht so viel Gewinn erbracht, wie man theoretisch erwartet bzw. erhofft hatte.

Andererseits haben *sozialmedizinische Krebsfragen*, wie z. B. ärztliche Begutachtungen über den Zusammenhang zwischen Krebs und Berufskrankheiten oder über Krebs als Schädigungsfolge aus Krieg bzw. Gefangenschaft, Fragen der Invalidisierung wegen Krebs u. v. a. dem heutigen Wohlfahrts- und Versorgungsstaat mancherlei praktische Bedeutung erlangt und vielfach auch das Allgemeininteresse an Krebsfragen geweckt. Die rein organisatorischen Maßnahmen sind in den verschiedenen Ländern sehr verschieden.

Speziell die Versicherungsmedizin hat in Zusammenarbeit mit Gesundheitsbehörden *bei noch lokalisierten Krebsen hohe 5-Jahres-Heilziffern* ermittelt. Sie spiegeln einerseits die großen *Fortschritte der traditionellen Krebstherapie* (Operation und Strahlentherapie) wieder, andererseits überschreiten sie meistens 50% Heilungen und reichen bei einzelnen Organkrebsen bis nahezu an 100%, Heilziffern, die großenteils noch vor 20 Jahren als unerreichbar gegolten haben.

Die Fortschritte sind wesentlich den vielen neugegründeten wissenschaftlichen *Krebsinstituten, Krebskliniken* und *Krebsbehandlungszentren* mit zu verdanken. *Krebszeitschriften* und international zusammengeschlossene *Krebsgesellschaften* dienen ebenso dem Austausch wissenschaftlicher Erfahrungen, wie der *Krebsaufklärung* in allen Variationen ihrer praktischen Durchführbarkeit. Daß ihre Gesamtauswirkung nicht ohne Erfolg ist, zeigt der Prozentsatz noch lokalisierter

Krebse, der im Ansteigen begriffen ist. Das große öffentliche Interesse spiegelt sich vor allem auch darin wider, daß sich des schwierigen Problems der *Aufklärung bei Krebskranken* auch die Rechtswissenschaft und Rechtsprechung angenommen hat.

Gesetzgeberisch nützen „direkte" Gesetze zur Bekämpfung der Geschwulstkrankheiten in der Hauptsache der Krebsstatistik und der Überwachung der Krebskranken, sie bekämpfen das Krebsübel jedoch nicht an der Wurzel. Das ist die Krebsverursachung. *Krebsgefahrmindernd* sind alle diejenigen *Gesetze*, die neben sonstigen unmittelbaren Auswirkungen für die Volksgesundheit „nebenbei" den *Kontakt mit* den vielen *Carcinogenen* unserer industrialisierten Umwelt *mindern oder verhüten*. Es gibt keine Krebsgesetze nach Art der Seuchengesetze, gibt es ja *keine Krebsepidemie*, sondern *nur eine Endemie von Carcinogenen*.

Die heutigen *Carcinogene* haben das Besondere, daß ihre hauptsächlichen Repräsentanten jeweils zwar immer *nur in Spuren*, dafür aber gewissermaßen *überall vorhanden* sind, vor allem in der Atemluft, im Wasser, im Boden, in manchen Genuß- und u. U. auch Nahrungsmitteln, daß ferner ihre *Einzeldosen sich summieren* und schließlich – das ist wesentlich mitentscheidend –, daß sie *ständig* dem lebenden Organismus *einverleibt* werden.

Angesichts der Aussicht, daß *von je 100 Millionen* in industrialisierten Ländern lebenden *Menschen mindestens 20 Millionen* am Ende des Lebens *dem Krebs erliegen* werden, erscheint es mehr als verständlich, daß sich auch die *Gesetzgebung* mit einer Reihe von Gesetzen indirekt in die Krebsbekämpfung und besonders in die Krebsverhütung eingeschaltet hat.

Es muß der Bundesregierung, insbesondere dem Leiter ihrer Gesundheitsabteilung (Min.-Direktor Dr. STRALAU) und dem *3. Bundestag* bestätigt werden, daß beide, um mit einem der Mitgestalter dieser Gesetze ((MdB DITTRICH 1962) zu sprechen, „eine in der deutschen Rechtsgeschichte einmalige *Fülle von grundlegenden Gesetzen auf dem Gebiete des Gesundheitswesens* erlassen haben, die erst allmählich voll zur Auswirkung kommen werden". Es mindert den Wert dieser gesetzgeberischen Arbeit nicht, wenn man sagt, daß es in der Zweckbestimmung allgemein gesundheitspolitische Gründe gewesen sind, die die Gesetze auslösten. Es ist zugleich aber zu erwarten, daß sie sich implicite indirekt durch eine Minderung von *Fremdstoffbeimischungen* in Luft, Wasser, Boden, Lebens- und Genußmitteln und durch Minderung der industriellen *Umwelt-Carcinogene* krebsverhütend auswirken werden.

Greift man von den vielen chemischen Carcinogenen der Teerreihe als wichtigsten Repräsentanten das heute schon weitgehend ubiquitäre *3,4-Benzpyren* heraus, so kann man ohne allzu große Übertreibung behaupten: *die Ent-benzpyrenisierung unserer alltäglichen Umwelt ist im Begriff, effektiv zu werden*. Selbstverständlich ist das nur ein Anfang, und es bleibt mehr zu tun, als bislang getan ist.

Im einzelnen sind es die vielen aus der *Gewerbeordnung* heraus entwickelten Verordnungen, die auf *Luftreinhaltungsmaßnahmen* hinauslaufen: das *Wasserhaushaltsgesetz*, die *Lebensmittelgesetzgebung*, das *Arzneimittelgesetz*, die Verordnungen über den *Verkehr mit Giften* und *giftigen Pflanzenschutzmitteln*, das *Atomgesetz* und die *Strahlenschutzverordnungen*, alles gesetzgeberische Taten, die die begründete Hoffnung rechtfertigen, daß sie sich neben ihrem sonstigen, voraussichtlich vielfältigen Nutzen für die menschliche Gesundheit zugleich weitgehend auch *krebsprophylaktisch* auswirken werden.

Selbstverständlich bringen auf die Dauer nur die Gesetze positiven Gewinn, die *im Bewußtsein eines Volkes* als notwendig und gerecht empfunden werden und *verankert* sind, in ihrer Durchführung von der Öffentlichkeit mit überwacht und von der hohen ethischen Verantwortung aller mitgetragen werden.

Literatur

a) Lehrbücher, Monographien, zusammenfassende Darstellungen

BARTHELMESS, A.: Gefährliche Dosis? Erbgesundheit im technischen Zeitalter. Freiburg 1959. — Bauer, K. H.: Das Krebsproblem. 1. Aufl. Berlin-Göttingen-Heidelberg: Springer Verlag 1949. — Über den Zusammenhang zwischen malignen Tumoren und Unfällen bzw. Berufsschäden. Hefte zur Unfallheilkunde, H. 43, S. 76 (1952). — BAUER, K. H., u. R. FREY: Geschwulst und Trauma. Handbuch für Unfallkunde, 2. Bd., S. 1—78. Stuttgart 1955. — BAUER, K. H.: Über Fortschritte der klinischen Krebspathologie. Langenbecks Arch. klin. Chir. **295**, 54 (1060). — Aktuelle Rechtsfragen in der Chirurgie. Langenbecks Arch. klin. Chir. **298**, 281 (1961). — BERVEN, E.: Organisation der Krebsbekämpfung in Schweden. Oncologia (Basel) **9**, 135 (1956).

DIETRICH, A.: Krebs im Gefolge des Krieges. Stuttgart 1950. — DUNN, CH. W.: Das Lebensmittel- und Arzneimittel-Gesetz in den Vereinigten Staaten (Sonderdruck).

FENSTER, E.: Tumor und Unfall. Vorträge prakt. Chir., H. 14 (1937).

LOSSEN, H.: Aufgaben und Verantwortung der Radiologie in der Gegenwart. Stuttgart 1961. — Ausübung der Heilkunde mit radioaktiven Stoffen. Texte von Gesetzen und Rechtsverordnungen der Bundesrepublik Deutschland (Stand 1. 4. 1962). Stuttgart 1962.

MARQUARDT, H.: Natürliche und künstliche Erbänderungen. Hamburg 1957.— MARQUARDT, H., u. G. SCHUBERT: Die Strahlengefährdung des Menschen durch Atomenergie. Hamburg 1959.

ROWE, F. M.: Colour-Index. Society of Dyes and Colorists. Yorkshire 1924.

Principles and Procedures for Evaluating the Safety of Food Additives. Publicatien 750. National Academy of Sciences-National Research Council. Washington 1960.

SCHULTZ, G.: Farbstofftabellen. 7. Aufl. Leipzig 1951.

b) Veröffentlichungen der Kommissionen der Deutschen Forschungsgemeinschaft

Mitt. d. Farbstoffkommission Nr. 3. Liste der Färbemittel für Kosmetika. 2. Aufl. (1960).— Nr. 6. Toxikologische Daten von Farbstoffen und ihre Zulassung für Lebensmittel in verschiedenen Ländern. G. HECHT, 2. Aufl. (1957). — Nr. 8. Vergleichsmuster der synthetischen Lebensmittelfarbstoffe (1957). — Nr. 9. Zusammenfassung der Mitteilungen 1, 2, 4, 5 und 7 (1957). — Mitteilungen I—V der Kommission zur Prüfung der Lebensmittelkonservierung. Bad Godesberg 1954, 1956—1961. — Mitteilungen 1—3 der Kommission zur Untersuchung des Bleichens von Lebensmitteln. 1955, 1958, 1961. — Mitteilung 1 der Kommission für Berufskrebs 1958. — Ergebnisse einer Tagung westeuropäischer Wissenschaftler zur Prophylaxe des Krebses. Bad Godesberg 1954. — Mitteilungen I und II der Kommission zur Prüfung gesundheitsschädlicher Arbeitsstoffe. Bad Godesberg 1959. — Mitteilungen I und II der Kommission für Pflanzenschutz-. Pflanzenbehandlungs- und Vorratsschutzmittel. Bad Godesberg 1960.

b) Wassergesetze des Bundes und der Länder

Wasserhaushaltsgesetz (WHG) vom 27. VII. 1957 i. d. F. d. G. v. 19. II. 1959 (BGBl. I. S. 37). — Wassergesetz für Baden-Württemberg vom 25. II. 1960 (GBl. S. 17). — Hamburgisches Wassergesetz vom 20. VI. 1960 (GVBl. S. 335). — Berliner Wassergesetz (BWG) vom 23. II. 1960 (GVBl. S. 133). — Saarländisches Wassergesetz (SWG) Gesetz Nr. 714 vom 28. VI. 1960 (ABl. Saar S. 511). — Hessisches Wassergesetz vom 6. VII. 1960 (GVBl. S. 69). — Niedersächsisches Wassergesetz (NWG) vom 7. VII. 1960 (GVBl. S. 105). — Landeswassergesetz (LWG) von Rheinland-Pfalz vom 1. VIII. 1960 (GVBl. S. 153). — Wassergesetz des Landes Schleswig-Holstein vom 25. II. 1960 (GVBl. S. 39). — Bremisches Wassergesetz (BrWG) vom 13. III. 1962 (GBl. S. 59). — Wassergesetz für das Land Nordrhein-Westfalen (LWG) vom 22. V. 1962 (GVBl. S. 235). — Bayerisches Wassergesetz (BayWG) vom 26. VII. 1962 (GVBl. S. 143).

c) Gesetzessammlungen und Gesetzeskommentare

1. *Gewerberecht:* (einschließlich Luftreinhaltegesetz)

Gewerbeordnung für das Deutsche Reich vom 21. Juni 1900 (RGBl. S. 811ff). Viertes *Bundesgesetz zur Änderung der Gewerbeordnung* vom 5. Februar 1960 (BGBl. I. S. 61) samt späteren Verordnungen und weiteren Gesetzen s. „Das Deutsche Bundesrecht, Wirtschaftsrecht III A—III F", Stand August 1962. 177. Lieferung III B/10 usw. Baden-Baden.

BOLDT, G.: Gewerberecht. 3. Auflage. Münster 1961.

DÜRIG, G.: Gesetze des Landes Baden-Württemberg. 2. Auflage. (Stand vom 1. Oktober 1962) München und Berlin 1962.

FUHR, E.: Kommentar zur Gewerbeordnung. Loseblattausgabe. Band I, 1960f.

ROHLFING, KISKALT, WOLFF: Handkommentar zur Gewerbeordnung. 3. Auflage. Berlin, Frankfurt. 1961.

2. *Wasserrecht:*

BURGHARTZ, FR. J.: Wasserhaushaltsgesetz und Wassergesetz für das Land Nordrhein-Westfalen. Beck: München und Berlin 1962.

WÜSTHOFF, A.: Handbuch des Deutschen Wasserrechts. Loseblatt-Textsammlung und Kommentare. Fortgeführt von W. KUMPF. 2 Bände. 1958f.
WITZEL, G.: Wasserhaushaltsgesetz. 4. Auflage. Berlin 1962.

3. Lebensmittelrecht:

Lebensmittelrechtliche Verordnungen zu § 5a des Lebensmittelgesetzes, Textausgabe mit Anmerkungen von NUSE. 2. Auflage 1961.
HIERONIMI, H.: Lebensmittelgesetz. Kommentar. 2. Auflage. München 1959.
HOLTHÖFER, JUCKENACK, NÜSE: Deutsches Lebensmittelrecht, Band I (Lebensmittelgesetz). 4. Auflage 1961. Berlin, Köln, München, Bonn.
KLEIN, G., H. J. RABE u. H. WEISS: Lebensmittelgesetz und lebensmittelrechtliche Verordnungen. Kommentar. Loseblattausgabe. 2. Auflage. 1960f.
ZIPFEL, W.: Lebensmittelrecht. Kommentar. Loseblattausgabe. 1962f.
Principles and Procedures for Evaluating the Safety of Food Additives. Public. 750. Nat. Acad. of Sciences. Nat. Research Council. Washington 1960. — The Use of Chemicals in Food Production, Processing, Storage and Distribution. Nat. J. Acad. of Sciences. Public. 887. Washington 1961.

4. Arzneimittelrecht:

BERNHARDT, F.: Arzneimittelgesetz. Kommentar. Berlin und Frankfurt a. M. 1961.
DUNN, CH. W.: Das Lebensmittel- und Arzneimittelgesetz in den Vereinigten Staaten. (Food Law Institute New York) (Sonderdruck).
ETMER, F. u. J. BOLCK: Arzneimittelgesetz. Kommentar. Loseblattausgabe. 1961f.
KLÖSEL, A., u. W. CYRAN: Arzneimittelgesetz. Kommentar. Stuttgart 1961.

5. Atomrecht:

BALLERSTEDT, K. (ed.): Atomrecht (Sammlung von Vorträgen). Veröffentlichungen des Instituts für Energierecht an der Universität Bonn, Band 3/4. Düsseldorf o. J. (1961).
BECK, H. R.: Die Strahlenschutzverordnungen. Kommentar. Band I. Berlin, Frankfurt 1961.
FISCHERHOF, H.: Deutsches Atomgesetz und Strahlenschutzrecht. Kommentar. Baden-Baden, Bonn 1962.
KRUSE, H.: Atomenergierecht. Kommentar zum Atomgesetz. Herne, Berlin 1961.
MATTERN, K. H., u. P. RAISCH: Atomgesetz. Kommentar. Berlin, Frankfurt a. M. 1961.

d) Einzelarbeiten

BAUER, K. H.: Klin. Wschr. **27**, 1 (1949); — Wien. klin. Wschr. **63**, 451 (1951); — Verh. dtsch. ophthalm. Ges. **55.** Kongreß (1919); — Krebsarzt **6**, 1 (1951). — BECKER, W. H., u. W. KNOTHE: Thoraxchirurgie **3**, 498 (1956). — BERNDT, H.: Langenbecks Arch. klin. Chir. (1961) **298**, 685. — BIERMAN, H. R., J. N. McCLELLAND and D. W. GALOWAY: Cancer, **4**, 913 (1951). — BOCKELMANN, P.: Internist **1**, H. 8 (1960); — Langenbecks Arch. klin. Chir. **298**, 852 (1961). — BOHLIG, H.: Dtsch. Gesundh.-Wes. **8**, 1174 (1953). — BUCKSTEEG, W.: Industrieabwässer **10** (1958). — BOUCOT, K.: Amer. Rev. Tuberc **62**, 501 (1950). — BURDETTE, W. J.: J. med. Educ. **1**, 267 (1952).
CRIMMANN, H.: Tuberk.-Arzt **7**, 154 (1953).
DIETERICH, B.: Industrieabwässer **52** (1958). — DIETRICH, A.: Strahlentherapie **90**, 165 (1953). — DIEZEL, P.: Frankfurt. Z. Path. **60**, 316 (1949). — DITTRICH, ST.: Ärztl. Mitt. **59**, 1953 (1962). —
EICHLER, P.: Gesundheitsfürsorge **2**, 57 (1952).
FAERBER, K. P., A. HOFFMANN u. G. SCHMITZ: Öff. Gesundh.-Dienst **20**, 493 (1959). — FENSTER, E.: Frankfurt. Z. Path. **48**, 128 (1935). — FISCHER-WASELS, B., u. BÜNGELER: Münch. med. Wschr. (1928) 73; — Mschr. Unfallheilk. **39**, 489 (1932); — Klin. Wschr. **1932**, 1937, 1977. — FREY, R., u. W. KNAUER: Langenbecks Arch. klin. Chir. **263**, 59 (1948). — FRITZSCHE, H.: Z. Krebsforsch. **54**, 77 (1943); — 1 Diss. Zürich 1943. — FUNK, K.: Bl. Vertrauensärzte Nr. 3 (1938).
GÖGLER, E.: Med. Sachverst. **57**, 73 (1961). — GRANDJEAN, E.: Universitas **14**, 1195 (1959). — GRÜNWALD, G.: Strahlentherapie **114**, 165 (1961). — GUIS, L. W.: Cancer, **5**, 1055 (1952). — GUMMEL, H., u. G. P. WILDNER: Dtsch. Gesundh.-Wes. **6**, 619 (1951).
HALLERVORDEN, J.: Nervenarzt **19**, 163 (1948). — HARTWELL, J. L.: U. S. Public Health Service (1941). — HAUBOLD, H.: Mschr. Krebsbekämpf. **4**, 353 (1936). — HELLER, J. R.: J. nat. Cancer Inst. **19**, 147 (1957). — HELLNER, H.: Bruns Beitr. klin. Chir. **168**, 538 (1938). — HESS, H.: Langenbecks Arch. klin. Chir. **283**, 274 (1956). — HIGGINS, E. V.: Anm. Life Insur. Med. **1**, 145 (1962). — HONOLD, R.: Schweiz. med. Wschr. **84**, 16 u. 431 (1954). — HORN, J.: Tuberk. **100**, 36 (1952).
JECKLIN, L.: Schweiz. med. Wschr. **86**, 891 (1956).
KÄHLER, H. J., u. H. MERKER: Dtsch. med. Wschr. **86**, 1135 (1961). — KAISER, R. F.: Publ. Hlth. Rep. (Wash.) **65**, 1397 (1950). — KAISER, R. F., and R. J. PETERSON: J. Nat.

Cancer Inst. **19**, 259 (1957). — KALTHOFEN, A.: Ned. T. Geneesk. **99**, 197 (1955). — KEPP, R. K.: M.kurse ärztl. Fortbild. **4**, 254 (1954). — KLEINEWEFERS, H.: Aufklärungspflicht des Arztes. S. 33. Köln, Berlin 1962. — KÖRBLER, J.: Krebsarzt **3**, 102 (1948). — KONJETZNY, G. E.: Mschr. Unfallheilk. **46**, 572 (1939).
LAWRENCE, E. A.: J. med. Edit. **26**, 44 (1951). — LEICHER, H.: Z. Laryng. Rhinol. **29**, 557 (1950). — LETTRE, H.: Z. Krebsforsch. **59**, 594 (1953). — LIEBKNECHT, L. W.: Tuberk.-Arzt **9**, 72 (1955). — LIEBSCHNER, K., H. VIETEN u. K. H. WILLMANN: Fortschr. Röntgenstr. **80**, 302 (1954). — LINELL, F.: Acta path. microbiol. scand. **71**, 1 (1947). — LÔNNE, FR.: Münch. med. Wschr. **1933**, 1551; **1934**, 253 u. 1964. — Arch. Gynäk. **156**, 3 (1933); — Med. Welt **1936**, Nr. 42.
MACKENZIE, J., and P. ROUS: J. exp. Med. **73**, 391 (1941). — MÄGDEFRAU, K.: Naturwiss. Rdsch. H. **6**, 210 (1960). — MARQUES, J. F.: Ann. Derm. Syph. (Paris) **7**, 1004 (1936). — MEYENBURG, H. v.: Schweiz. med. Wschr. (1943) 201. — MOSHMAN, J., and A. H. HOLLAND: Cancer **1**, 567 (1949).
NEUFFER, H.: Ärztl. Mitt. **40**, 581 (1959). — NIESE, W.: Festschr. EBERH. SCHMIDT, S. 364, Göttingen 1961.
ORTH, O.: Zbl. Chir. **68**, 1790 (1941). — OVERHOLT, R. H., and F. M. WOODS: New Engl. J. Med. **245**, 555 (1951).
POLETTINI, B.: Med. sper. **8**, 65 (1941). — PRÉVOT, R.: Strahlentherapie **41**, 64 (1959). — PROUST, A.: Med. J. Austr. **2**, 5 (1953).
RÖMER, H.: Med. Welt **1961**, Nr. 20, S. 1059. — ROESSLER, B.: Jahrbuch 1960, Akad. f. Staatsmedizin Düsseldorf **1960**, S. 41. — RONDONI, P., e CORBELLINI: Tumori **10**, 106 (1936).
SCAMMANN, C. L.: New Engl. J. Med. **244**, 541 (1951). — SCHRÖDER, J.: Med. Dok. **4**, 45 (1960). — SCHWALM, G.: Jurist. Studiengesellschaft Karlsruhe, H. 50/51. 1961. Mschr. Dtsch. Recht **16**, 689 (1962). — SCHWEISHEIMER, W.: Lebensvers.-Med. **13**, 23 (1961). — SIMON, H.: Med. Welt **20**, 624 (1951). — SPITZBARTH, H.: Dtsch. med. Rdsch. **3**, 953 (1949). — STAEMMLER, M.: Nervenarzt **19**, 427 (1948). — STAMMBERGER, W.: Ärztl. Mitt. **1962**, 700. — STEINDORFF, W.: Therapiewoche **11**, 12 B 8 (1961). — STEINER, P. E.: J. med. Educ. **26**, 3 (1951). — STENDEL, F.: Diss. Erlangen. 1957. — STEWART, A., and J. WEBB: Brit. med. J. **9**, 1495 (1958).
TAFFEL, M.: Conn. med. J. **12**, 532 (1948).
WANGENSTEEN, O. H.: Surg. Gynec. Obstet. **64**, 502 (1937). — WANKE, R.: In MEYER, H., u. J. BECKER: Strahlenforschung. Krebsbehandlung München, Berlin. S. 29 (1959). — WEILAND, H.: Z. Laryng. Rhinol. **28**, 281 (1949). — WEITNAUE: Der Betrieb. Beil. Nr. 21 im H. 51/52, **1961**. — WILDNER, G. P.: Probleme der Krebsforschung und Krebsbekämpfung (1954) 139; — Probleme der Krebskrankenstatistik. Dtsch. Gesundh.-Wes. **13**, 1618 (1958). — WINTER, G.: Langenbecks Arch. klin. Chir. **291**, 143 (1959).

Schlußzusammenfassung. Gesamtbilanz

Der *Krebs* ist heute mehr denn je zuvor *das vordringlichste Problem der Medizin* und der Naturwissenschaften überhaupt geworden: von den Menschen, die sterben, stirbt ein immer höherer Prozentsatz an Krebs. Heute sind es schon über 21%, d. h. jeder 5. Mensch stirbt an Krebs. 1900 war es erst jeder 30.

So wirkt der Krebs von heute wie eine „Anklage" gegen das „Gestern" und wie eine Herausforderung an das „Morgen", denn „morgen" das bedeutet: von den z. Z. 56,6 Millionen Einwohnern der Bundesrepublik werden über *12 Millionen* dereinst dem *Krebs erliegen.*

Krebs ist eben eine zwar nicht ausschließlich, im letzten Grunde aber doch *menschenspezifische Erkrankung,* die einzige Erkrankung zugleich, die nie spontan heilt und unbehandelt stets zum Tode führt.

Der Kampf gegen den Krebs setzt *Wissenschaft* voraus. Nach wie vor ist die *Geschwulstmorphologie* das Fundament aller Wissenschaft vom Krebs. Sie gibt Auskunft über die Zellnatur des Krebses, über die geweblichen Anfänge, über den Aufbau, die Ausbreitung und über die Formen der Krebsgeschwülste. Sie liefert die Grundlagen für die Klassifizierung, für die Nomenklatur, und für die Diagnostik aller Tumoren. Die krebsspezifischen Phänomene, wie die Eigengesetzlichkeit ihres Wachstums, ihre Fähigkeit zur aktiven Gewebszerstörung und ihre Verschleppung (Metastasierung) in nahegelegene oder ferne Stellen des Körpers sind am besten morphologisch erfaßbar. Mit Hilfe jeglicher Form von Mikroskopie und ihren Vergrößerungen bis zum 100000fachen und mehr dringt die Geschwulstmorphologie bis zu den letzten Bauelementen der Krebszellen vor und findet erst im molekularen Bereich des Lebensgeschehens ihre Begrenzung.

Fortgeführt und vertieft wird die Morphologie durch die *Biochemie des Krebsgeschehens*. Sie dringt auch in den molekularen und atomaren Bereich der elementaren Lebensvorgänge ein. Vor allem macht uns die Biochemie der Tumoren mit dem *Stoffwechsel der Krebszellen*, und hier besonders mit den Rückwirkungen der *Wirkstoffe* (Vitamine, Enzyme, Hormone usw.) auf das Krebsgeschehen bekannt. Die Biochemie ist zugleich die Domäne für sog. *endogene Carcinogene*, d. h. für körpereigene, krebsbegünstigende oder krebserzeugende Stoffe. Endlich liefert sie auch *biologische Krebs-Tests*, wenn auch diese im allgemeinen erst in vorgerückten Krebsstadien klinisch verwertbar sind.

Die Frage: „Ist das Krebsproblem wenigstens in dem Sinne lösbar, daß der prozentuale Anteil des Krebses an der Gesamtsterblichkeit wieder abnimmt?", diese Frage hängt letztlich ab von der Aufklärung der *Krebsverursachung*. In dieser Hinsicht kommt zunächst dem Fragenkreis „*Krebs und Vererbung*" eine grundsätzliche Bedeutung zu. Unbeschadet vieler tierexperimenteller Teilprobleme, kann, von einigen vererbbaren Vorkrebskrankheiten abgesehen, gerade vom Menschen gesagt werden: *Krebs* ist *keine Erbkrankheit, Krebs* wird *weder ererbt, noch* ist Krebs beim Menschen *weiter erblich übertragbar*.

Umgekehrt kann aber gerade nach den Erfahrungen mit den vielen Arten von *Berufskrebs* beim Menschen und entsprechend dem hundertfältigen *Nachweis carcinogener Fremdstoffe* aus der chemisierten und technisierten Umwelt des Menschen ausgesagt werden: *Krebs wird von jedem Neuerkrankenden immer wieder neu exogen erworben*.

Einen wichtigen weiteren Beweis dafür liefert die *Organverteilung der Krebse* beim Menschen. Sie ist de facto ein Spiegelbild für die Exposition des Menschen gegenüber Krebsnoxen seiner Umwelt. Es kann wohl kein Zufall sein, daß etwa 50% aller Krebse den Nahrungs- und Verdauungstrakt (samt deren Anhangsorganen) betreffen. (25% gehen auf das Konto der Gesamtheit der Geschlechtsorgane, 12,5% auf die Atemwege. Der Rest verteilt sich auf Harnwege, Blut, Stützorgane, Haut usw.) Wenn der *Magenkrebs* mit 23,5% an der Spitze aller Krebse steht, so ist das nur der zahlenmäßige Ausdruck dafür, daß der Magen das durch die Nahrung am meisten beanspruchte und zugleich das durch Fremdstoffe und Zusätze zu den Nahrungs- und Genußmitteln carcinogen am meisten geschädigte Organ darstellt. Beim Magen kommt eben noch hinzu, daß auch inhalierbare Stoffe der Atemluft zum Teil auf den oberen Luft- und Nahrungswegen niedergeschlagen und mit Speisen, dem Speichel usw. mit verschluckt werden.

Neben der Organverteilung gibt es ein zweites, die exogene Bedingtheit des Krebses beweisendes Massenexperiment größten Stiles: die *Geschlechtsdifferenz von Krebsen* in Organen, die bei Mann und Frau anatomisch gleich gebaut sind und gleich funktionieren. So ist z. B. der Krebs der Zunge bei Männern 3mal, der der Speiseröhre 4mal, der der Lungen 10mal und der des Kehlkopfs i. D. 20mal so häufig beim Mann wie bei der Frau. Diese großen Unterschiede haben nichts zu tun mit dem Geschlecht als solchem, sondern nur mit Unterschieden in der Exposition gegenüber exogenen Carcinogenen, wie sie z. B. durch Schädigungen im Beruf, durch Verschiedenheiten hinsichtlich Lebensgewohnheiten, Genußmitteln usw., also exogen bedingt sind.

Ein Sonderproblem stellen *angeborene Geschwülste* und Tumoren des Jugendalters dar. Sie haben häufig Mißbildungscharakter. Gelegentlich sind der terato- und tumorgenetische Zeitpunkt identisch. Dies legt die Vermutung nahe, daß teratogene Substanzen gelegentlich auch blastogen wirken können und umgekehrt. An der Möglichkeit einer transplacentaren Übertragung potentiell krebserzeugender Stoffe ist kein Zweifel mehr.

Wohl spielen beim *Zusammenwirken* mehrerer oder gar vieler „*syncarcinogenetischer" Faktoren* auch *Infektionen*, besonders chronischer Art, bei der Krebsentstehung eine gewisse Rolle, doch gibt es keinen monokausal wirkenden Krebserreger, weder einen „Krebsparasiten", noch einen „Krebsbacillus" und, beim Menschen wenigstens, bislang noch kein „Krebsvirus". *Krebs ist weder ansteckend, noch durch Infektion weiter übertragbar.* Zwar gibt es bei einigen Tierarten virusbedingte Geschwulstreaktionen, beim Menschen sind jedoch virusbedingte Krebsformen noch nicht nachgewiesen worden.

Den *Hauptbeweis* für die (zum mindesten ganz überwiegend) *exogene Bedingtheit* des Krebses liefert die *Chemie der carcinogenen Substanzen*. Die wichtigsten Carcinogene sind Umwandlungsprodukte und insbesondere Produkte der unvollkommenen Verbrennung technisch so wichtiger Rohstoffe wie Kohle, Öl, Teer, Ruß, Pech, Asphalt usw. Die chemische Analyse jener komplexen Stoffe, insbesondere des Teers, hat ergeben, daß es vornehmlich wohlcharakterisierte *Anilin- und Benzolderivate* sind, die sich als carcinogen erweisen lassen. Unter den zahlreichen Stoffklassen chemischer Carcinogene haben vor allem viele *polycyclische Kohlenwasserstoffe* und unter ihnen wiederum das Teerderivat *3,4-Benzpyren* eine besondere Bedeutung erlangt. Dieser Stoff, meist mit anderen Kohlenwasserstoffen vergesellschaftet, ist repräsentativ für die ganze Stoffklasse, er ist zugleich eine wahre Schicksalssubstanz der modernen industrialisierten Gesellschaft geworden. Benzpyren ist eben nicht nur der wirksamste Bestandteil im Teer, Pech, Asphalt usw., es findet sich auch im Rauch der Fabrikschlote, ebenso dem der Ölfeuerung, ebenso im Tabakrauch, wie in der atmosphärischen Luft, vor allem industriereicher Großstädte. Es findet sich in Spuren auch in den Auspuffgasen von Verbrennungsmotoren, im Bodenschlamm von Seen und im Grundwasser an den Ufern vielbefahrener Wasserstraßen.

Nun darf man jedoch nicht meinen, die Chemonoxen seien auf die große Familie der Teerderivate — alle Teerarten sind carcinogen, darunter auch der Tabakteer — beschränkt. Der Arsenberufskrebs, der Lungenkrebs der Asbest- und Chromatarbeiter, die mancherlei experimentellen „Metallkrebse", maligne Tumoren durch gewisse Azofarbstoffe, durch hochpolymere Kunststoffe, durch Derivate einiger Kampfgase und durch scheinbar so harmlose Stoffe, wie durch das Narcoticum Urethan und viele andere mehr zeigen, daß das *Spektrum chemischer Carcinogene* eine *große Streubreite* hat.

Endogene Carcinogene werden vermutet und postuliert. Trotz jahrzehntelanger Suche sind „spontan" entstandene, körpereigene krebserzeugende Stoffe noch nicht erwiesen.

Zu den chemischen kommen *physikalische Krebsursachen* hinzu. Alle *Strahlungen* mit Wellenlängen kürzer als das sichtbare Licht, sind, soweit sie im Organismus zur Absorption gelangen — entsprechende Intensität vorausgesetzt — ausnahmslos carcinogen. Gegen ionisierende, wie Röntgen-, Radium-Strahlen, sowie gegen strahlende Energien aus radioaktiven Stoffen besitzt der Körper keinerlei Anpassungs- und Abwehrmechanismen. Die geschwulstauslösende Wirkung hängt vornehmlich von der *Strahlenquantität* ab. Also auch hier entscheidet die Dosis.

Was aber ist nun allen *chemischen und physikalischen Krebsnoxen gemeinsam?* Sie sind allesamt *Neben- und Abfallprodukte der industriellen Technik*, sie sind demzufolge zugleich in irgendeiner Form *natur- und körperfremd*, und der Mensch besitzt gegen sie *keinerlei Schutzinstinkte und keine natürlichen Abwehrreaktionen*.

Allen Krebsnoxen sind endlich noch in der *Carcinogenese* für den Krebs und nur für den *Krebs typische Besonderheiten* gemeinsam. Das ist einmal die stets jahre-, oft jahrzehntelange Zwischenzeit zwischen dem Beginn der carcinogenen Einwirkung und der ersten Krebsmanifestation — die sog. *Latenzzeit* — und die Überbrückung der Latenzzeit durch mehr oder minder charakteristische *Praecancerosen*. Auch hierin ist Krebs mit keiner anderen Krankheit vergleichbar. Gerade von den Berufskrebsen wissen wir: Krebs tritt auch noch ein, wenn die schädigende Noxe selbst längst nicht mehr einwirkt: *cessante causa non cessat cancer*. Auch ohne weitere Carcinogene kann der Praecancer sich zum Cancer fortentwickeln.

Welche Krebsnoxen es aber auch sind, entscheidend sind *Dosis und Zeit*. Bei einer Reihe von chemischen Carcinogenen hat sich zeigen lassen, daß die *Latenzzeit* eine *Funktion der täglichen Dosis* ist und daß es bei der erforderlichen Gesamtdosis gleichgültig ist, wie verteilt sie zugeführt wird. Auch kleine Dosen sind schädlich, wenn sie dauernd einwirken. Selbst kleinste Dosen können über die ganze Lebensdauer voll summationsfähig erhalten bleiben.

Man denke in diesem Zusammenhang nur an die täglichen γ-Werte mit der Atemluft inhalierter carcinogener Stoffe, um die große Bedeutung dieser Zusammenhänge für die Entstehung der Carcinome der Luftwege zu ermessen.

Mit der Summationsfähigkeit auch kleiner Dosen carcinogener Stoffe bekommt auch eine der Grundtatsachen des Krebsgeschehens beim Menschen, nämlich der *Altersfaktor* eine völlig *neue Interpretation*. Oberflächlich besehen sieht es so aus, als sei der Krebs eine reine Alterserkrankung. Tatsächlich sterben auch von den Menschen über 70 Jahre 5mal soviel an Krebs wie zwischen 45 und 60 Jahren, 13mal soviel wie zwischen 30 und 45 Jahren und 185mal soviel wie zwischen 15 und 30 Jahren. Die Alterskurve des Krebses steigt nicht proportional der Zahl durchlebter Jahre stetig, sondern schnell zunehmend steil an. Man schließt daraus meistens voreilig, aber irrig, das Alter sei eine Hauptkrebsursache und gewissermaßen so eine Art endogenes Carcinogen. In Wirklichkeit ist beim Faktor „Alter" maßgebend, daß sich die carcinogenen Stoffe in ihren täglichen Einzeldosen addieren, summieren und kumulieren, bis schließlich mit zunehmendem Alter durch den Summationseffekt jene Gesamtdosis einverleibter Krebsnoxen erreicht ist, die dann die endgültige Krebsentstehung der meist schon jahrelang geschädigten Gewebe und Organe einleitet. Der Steilanstieg der Krebskurve im Alter ist im wesentlichen darauf zurückzuführen, daß mit zunehmendem Alter immer häufiger das Ende der Latenzzeiten zahlreicher Krebsnoxen der früheren Lebenszeit erlebt und dadurch die Wahrscheinlichkeit, an Krebs zu erkranken, im Alter schnell gesteigert wird. Die Krebszunahme im Alter ist also erst im Zusammenhang mit der Summationsfähigkeit carcinogener Einzeldosen und mit der Latenzzeit verständlich gemacht.

So vielgestaltiger Art *kausal* die Krebsnoxen auch sind, so *einheitlich* ist letztlich der *formale Endeffekt* „Krebs". Angesichts so viel einheitlicher Gemeinsamkeiten fragt man sich natürlich nach einer *Krebstheorie*, die das, was allen Tumoren schließlich doch gemeinsam ist, einheitlich zu interpretieren in der Lage wäre. *Was zwingt unter der Einwirkung carcinogener Noxen eine Körperzelle*, sich in eine *Krebszelle umzuwandeln* und fortan weitere Krebszellen zu liefern?

Die *Virustheorie der Geschwulstentstehung* sieht das Wesen der Blastogenese darin, daß die Tumoren durch ubiquitäre, endocelluläre Viren bedingt seien. Für gewöhnlich seien diese Viren inaktiv und latent, sie würden aber aktiviert und pathogen, sobald äußere Noxen den trügerischen Frieden zwischen Wirt und Virus störten. Der Virustheorie stehen gerade beim Menschen viele Tatsachen entgegen. Wohl erscheint es gesichert, daß Tumorviren bei gewissen Tieren geschwulstartige Erkrankungen hervorrufen können, doch handelt es sich hier um eine Geschwulstklasse völlig eigener Art. Speziell die tierischen Tumorviren wirken ja nicht nur gewebs-, sondern auch tumorspezifisch, d. h. sie erzeugen immer nur ein und dieselbe Tumorform. Beim Menschen ist genau umgekehrt gerade die große Variabilität der Tumorformen eines ihrer Hauptcharakteristica. Ferner liegt die Sonderstellung der Virustumoren bei Tieren darin, daß es zur Bildung von Antikörpern kommt, daß man eine prophylaktische Immunisierung durchführen kann, daß keine Latenzzeit besteht, daß die Krankheit mit dem Infekt beginnt, schnellsten Verlauf aufweist und innerhalb von relativ sehr kurzer Zeit tödlich endigt. Wollte man die Virustheorie akzeptieren, so müßte man mehrere Hilfsannahmen machen, so z. B., daß Tumorviren im Menschen durch viele Jahre, ja sogar durch Virusinfektion von Keimzellen, über Generationen latent verblieben, ohne Krebs auszulösen, bis schließlich chemische Carcinogene die latenten Viren aktivierten. Gerade aus der Sicht der klinischen Krebspathologie sind viele Gegenargumente anzuführen: Tierische Virusgeschwülste metastasieren nicht im Sinne einer Verschleppung neoplastischer Zellen, sie metastasieren vielmehr nur durch die Verschleppung des Erregers an den Ort seiner Neuansiedlung. Sie haben auch keine gerade beim Menschen so charakteristische, ja krebsspezifische Latenzzeit. Ihre Ausbildung schließt sich an den Infekt direkt an. Auch gibt es bei den Virustumoren keine Praeblastomatosen, wie sie für die menschlichen Carcinome so charakteristisch sind. Auch ist mit der Annahme eines carcinogenen Virus die Tatsache unvereinbar, daß von den Menschen, die sterben, ein immer höherer Prozentsatz an Krebs verstirbt. Völlig unvereinbar mit der Virusbedingtheit sind auch der Steilanstieg mit dem Alter und die Geschlechtsrelation z. B. beim Bronchialkrebs (bei uns 96,4% Bronchialkrebse bei Männern, nur 3,6% bei Frauen). Wer an die Virustheorie glaubt, müßte endlich krebsgeheilte Patienten dazu anhalten, so viel Blut als möglich zu spenden, um andere Menschen gegen Krebs zu „immunisieren". Nach dem jetzigen Stand der Dinge erscheint es nicht möglich, den menschlichen Krebs durch die Virustheorie tatsachenadäquat interpretiert zu sehen.

Demgegenüber geht die *Mutationstheorie der Geschwulstentstehung* von 2 Grundtatsachen des Krebsgeschehens aus: 1. Unbeschadet ihrer verschiedenen Differenzierung sind alle *Körperzellen* von der befruchteten Eizelle her *genetisch identisch*, d. h. sie besitzen dasselbe Zellerbgut, also das gleiche genetische Material. Andererseits stellen 2. die *Krebszellen* gegenüber ihren Mutterzellen eine „*neue Zellrasse*" dar, d. h. sie sind *von ihren Mutterzellen in ihrem genetischen Substrat verschieden*, ihrerseits aber wiederum *unter sich genetisch gleich*, und sie übertragen ihre Krebsspezifität auf alle ihre krebsigen Tochter- und weiteren Nachkommenzellen.

Diese empirisch gesicherten Tatsachen legen den biologisch zwingenden Schluß nahe, daß die *Cancerisierung* einer Körperzelle darauf zurückzuführen ist, daß ihre *Zellerbmasse* beim Übergang von der letzten Körperzelle in die erste Krebszelle an einer für das Zellwachstum entscheidenden Stelle in spezifischer Weise *abgeändert* wird, d. h. biologisch ausgedrückt, eine *somatische Mutation* erfährt. Diese Abänderung im genetischen Substrat wird wie ein *neuer Code für die cellulare Verhaltensweise* allen weiteren Krebszellen zuerteilt. Eine solche somatische Mutation ist einerseits irreversibel, andererseits ist sie jedoch mit dem Weiterleben der mutierten Zelle vereinbar, gleichzeitig aber um den *Preis eines zellbiologischen Defektes:* alle Krebszellen sind stigmatisiert durch ihre niedrigere Differenzierung, die ihrerseits stets mit einem pathologisch gesteigerten Wachstum gekoppelt ist. Eine Krebszelle resultiert also immer nur dann, wenn dasjenige genetische Substrat abgeändert wird, welches Zelldifferenzierung und Zellteilung steuert und determiniert. Das mutierte genetische Substrat für die Zellteilungsregulation ist die letzte stoffliche Grundlage der Malignisierung. Es spricht alles dafür, daß sich *die Cancerisierung im molekularen Bereich abspielt*. Eine solche somatische Mutation am Regulationszentrum für die Zellteilung ist der biologische Vorgang, der es verständlich macht, daß Krebszellen tatsächlich eine neue Zellrasse darstellen, daß sie sich von den Mutterzellen genetisch unterscheiden, sich selber nicht mehr in die Ordnung einfügen, sondern autonom und damit zerstörerisch wachsen und wuchern. Man kann natürlich den molekularen Vorgang nur erschließen, aber nicht sichtbar machen. Die Zahl der *Indizienbeweise* für die Richtigkeit der Mutationstheorie der Geschwulstentstehung ist jedoch groß.

Der Hauptbeweis liegt in der Parallelität (für Keimzellen) mutagener und (für Körperzellen) carcinogener Wirkungen. Die Mutagene und Carcinogene haben vor allem die Defektnatur und die Auslösbarkeit durch exogene Faktoren gemeinsam. Es gibt eine Mutationsauslösung in Keimzellen und in somatischen Zellen durch gleiche chemische Mittel und durch gleiche ionisierende Strahlungen. Wie die Mutationsrate in Keimzellen durch Röntgenstrahlen abhängig ist von der Bestrahlungsdosis in „r", genauso ist die Röntgen-Krebsquote abhängig von der Quantität der gesamten Dosis. Es fehlt auch nicht der Gegenbeweis: Strahlen mit Wellenlängen, die keine Mutation erzeugen, erzeugen auch keinen Krebs.

Die Mutationstheorie erklärt die Plötzlichkeit der Krebsentstehung, die Bildung einer wirklich neuen Zellrasse, die innere Wesensänderung der Körperzellen beim Übergang in Krebszellen, den Erwerb neuer Eigenschaften neben dem Fortbestand alter Eigenschaften, vor allem aber das fortan autonome Wachstum, die Irreversibilität des Krebsgeschehens und die wesensmäßige Übereinstimmung der Metastasen mit dem Primärtumor. De facto gibt es im Krebsgeschehen nichts, das sich nicht mit dieser Theorie erklären ließe. Auf der anderen Seite sind keine Tatsachen bekannt geworden, die ihr widersprächen. So dürfte die Mutationstheorie nach dem heutigen Stand unseres Wissens die biologisch allein befriedigende Interpretation des Krebsgeschehens darstellen.

Bei der Auseinandersetzung zwischen Virustheorie und Mutationstheorie der Geschwulstentstehung handelt es sich nun nicht etwa um einen müßigen „Streit der Gelehrten", vielmehr geht es um Grundsätzliches, z. B. hinsichtlich der Krebstherapie und hinsichtlich der Krebsverhütung. Wie wollte man es z. B. erklären, daß bei einem Bronchialkrebs, wenn er virusbedingt wäre, die andere Lunge von Bronchialkrebs für dauernd verschont bleibt, wenn die erste krebsige und (hypothetisch) virusinfizierte Lunge exstirpiert wird? Oder wie wollte man gar eine rationelle Krebsprophylaxe betreiben, wenn beim Menschen alle Krebse latenten Tumorviren (sogar durch Keimzellen übertragenen) ihre Entstehung verdankten? Etwa durch „Immunisierung gegen Krebs" oder durch „Krebsseren"? Die Frage stellen, heißt sie verneinen.

Wäre Krebs virusbedingt, so müßte es ferner längst eine serologische Krebsdiagnostik geben. In Wirklichkeit haben 70 Jahre Serologie auf dem „Krebssektor" keinerlei Diagnosticum geliefert. Die *Krebsdiagnostik* ist nach wie vor eine klinische Diagnostik der betr. Organerkrankung. Ihre Treffsicherheit ist im fortwährenden Steigen begriffen. Sie erreicht bei dem früher kaum je richtig diagnostizierten Bronchialkrebs heute bei den unter der Diagnose „Bronchialkrebs" operierten Fällen 95%.

Leider ist ein über die klinische Krebsdiagnostik hinausgehender *Allgemeintest*, der „krebskrank" oder „krebsfrei" alternativ anzeigen würde, bislang nicht gefunden. Auch bei den noch besten biochemischen Krebsproben ist die Aussage im allgemeinen erst positiv, wenn die betr. Geschwulst eine beträchtliche Größe erreicht hat und so auch rein klinisch diagnostiziert werden kann. Eine Krebsreaktion, die aller sonstigen Krebsdiagnostik vorausginge, gibt es heute noch bei keiner der vielen sog. Krebsreaktionen.

Die moderne *Krebsbehandlung* stützt sich nach wie vor auf die operative und strahlentherapeutische Behandlung. Die Chemotherapie zeitigt noch wenig positive Ergebnisse. Die *Krebschirurgie* hat große Fortschritte gemacht, in der Hauptsache durch die eine größere Radikalität erst ermöglichende Ausnutzung der Fortschritte der Allgemeinchirurgie (moderne Anästhesie-Verfahren, Chemoprophylaxe und Chemotherapie der bakteriellen Wundinfektion, Schockbehandlung, Elektrochirurgie, künstliche Hypothermie und Hypotension, bessere Operationsvor- und -nachbehandlung usw.). Völlig neu sind die vielen Möglichkeiten einer operativen Endokrinotherapie bei Geschwülsten von Organen, die schon von Haus aus unter hormoneller Kontrolle stehen. Der Krebschirurgie kommt neben den Leistungen der Radikaloperation noch eine große Bedeutung bei Rezidivoperationen, Operationen wegen Metastasen, bei palliativen und symptomatischen Eingriffen, vor allem bei der operativen Schmerzausschaltung zu.

Auch die *Strahlentherapie* hat selbständige Heilerfolge aufzuweisen. Die Voraussetzung ihrer Wirksamkeit ist die Verschiedenheit in der Strahlenempfindlichkeit der Krebszellen und der Körperzellen. Eine spezifisch krebsheilende Wirkung strahlender Energien auf Krebszellen in vivo gibt es jedoch nicht. Die Möglichkeiten der Strahlentherapie haben durch die großen Fortschritte im Bau neuer Apparaturen und in der Hinzuziehung der Isotopentherapie große Fortschritte gemacht, doch sind ihr durch die Rücksicht auf die Haut und vor allem auch auf die gesunden Gewebe bestimmte Grenzen gezogen. Grundsätzlich wichtig erscheint es, daß die Strahlentherapie mit der operativen und der Chemotherapie in vielgestaltiger Form kombiniert werden kann.

Die *Chemotherapie* maligner Tumoren hat leider nicht das gehalten, was man sich in ihren ersten Anfängen von ihr versprach. So eindrucksvoll günstig reagierende Einzelfälle auch sind, in Prozentzahlen von Heilziffern ist ihr Effekt kaum angebbar. Die Enttäuschung hat ihre Wurzel vor allem in dem fehlerhaften Analogieschluß von den Erfolgen der Chemotherapie der bakteriellen Infektion auf zu erwartende Erfolge der Chemotherapie beim Krebs. Am eindrucksvollsten ist die „antihormonelle Behandlung" bei Krebsen sekundärer Geschlechtsorgane, vor allem Mamma und Prostata. Hier werden sehr beachtliche Remissionen, Symptombesserungen und Lebensverlängerungen erzielt. Am meisten wird noch erreicht, wenn nach dem Prinzip der *Syncarcinokolyse* Krebschemotherapeutika mit ganz verschiedenem Angriffspunkt gleichzeitig oder nacheinander gegeben werden. Ähnlich wie bei der Strahlentherapie hat auch die Chemotherapie ihre Risiken und Gefahren, vor allem durch ihre Rückwirkungen auf stark proliferierende Gewebe, und hier besonders auf die Blutbildung. In die Chemotherapie maligner Tumoren wird ein unverhältnismäßig großer Aufwand investiert. Die Zahl der wissenschaftlichen Publikationen geht in die Tausende, die Zahl der probierten Stoffe in die Zehntausende. Bislang steht der große Aufwand im umgekehrten Verhältnis zu den erzielten Ergebnissen. Einen ausschließlich chemotherapeutisch auf die Dauer krebsgeheilten Fall gibt es bislang noch nicht. Es ändert dies jedoch nichts an dem prinzipiellen Fortschritt, daß die Chemotherapie einen zusätzlichen Weg zur Krebsbekämpfung aufgezeigt hat.

Die Probe aufs Exempel für alle Krebsbehandlung sind die *Krebsheilziffern*. Sie sind in den letzten 20 Jahren unstreitig und fortgesetzt verbessert worden. Vor allem sind in dem therapeutisch so aussichtsreichen *Stadium I* höchst beachtliche *5-Jahres-Überlebensziffern* von *50%* bis teilweise *über 90%* erreicht worden. Auch die Heilziffer der Sarkome mit 31,4% 5-Jahres-Überlebenszeit stellt einen Fortschritt dar. Die mit Abstand besten Heilergebnisse haben die Gynäkologen bei den Genitalkrebsen der Frau erzielt. Hier werden absolute Heilziffern von über 50% und für das so häufige Collum-Ca an die 60% absolute 5-Jahres-Heilung angegeben. Den Haupttest für die erzielten Fortschritte liefert die *Steigerung der 5-Jahres-Überlebensziffer* beim Vergleich zwischen den 30er Jahren und der Zeit um 1950. Die Steigerung dieser Ziffer für alle Stadien von 25% auf 32% und die Steigerung bei den noch lokalisierten Formen von 39 auf 51% zeigt an, daß wirklich mit Recht von großen Fortschritten der klinischen Krebsbehandlung gesprochen werden darf. Den untrüglichen Test dafür und für das unter günstigen Bedingungen z. Z. überhaupt Erreichbare liefern die Lebensversicherungsgesellschaften. Sie legen ihren Versicherungsprämien die Heilziffern klinisch behandelter Krebspatienten zugrunde. Wenn hier für die Zeit nach 1950 *für* noch *lokalisierte Krebsformen 5-Jahres-Heilquoten zwischen 50 und 88% beim Manne* und *bei der Frau Heilquoten zwischen 68—98%* angegeben werden, so beweist dies, daß die traditionellen Behandlungsarten beim Krebs sich millionenfach bewährt haben. Sie zeigen aber zugleich, daß für das Ausmaß der Bewährung das Stadium zum Zeitpunkt des Behandlungsbeginns ausschlaggebend ist. Man sieht: Die Zeit entscheidet alles. Wer beim Krebs Zeit verschwendet, vergeudet Heilaussicht. Mit den in der Öffentlichkeit so viel gerühmten „biologischen" und anderen „Außenseiter-Methoden" sind bislang noch nicht 1% Dauerheilungen bewiesen.

So erfreulich die Fortschritte in der Krebsbekämpfung, vor allem in den ersten zwei Stadien auch sind, so ist andererseits die große Krebsnot unserer Tage auf dem Wege über die Behandlung des bereits entstandenen Krebses allein nicht entscheidend zu wenden. Es muß unter allen Umständen die *Verhütung drohenden Krebses* noch hinzukommen. Die Krebsprophylaxe hat zweierlei Aufgaben zu erfüllen. Sie muß a) im Rahmen des irgend Möglichen *Vorkrebskrankheiten beseitigen*, bevor sie in Krebs übergegangen sind, und sie muß insbesondere b) mit allen Hilfsmitteln moderner Technik die *Vielzahl der Carcinogene aus unserer Umwelt* wieder *auszuschalten* versuchen. Massenexperimente effektiver Krebsverhütung gibt es bereits. So verhindert z. B. die rituelle Beschneidung das Peniscarcinom so gut wie sicher und sie mindert die Quote des Collumcarcinoms bei der Frau erheblich. Von der Jodprophylaxe des Kropfes, wie sie die Schweiz durchführt, darf man annehmen, daß sie die Kropfumwandlung in den Kropfkrebs zahlenmäßig herabdrückt. Vor allem gibt es in der Klinik viele Möglichkeiten, Vorkrebskrankheiten zu heilen, und so der Krebsumwandlung in einem erheblichen Ausmaße zuvorzukommen. Worauf es aber entscheidend ankommt, das ist eine Planung und eine *Aktion großen Stiles*, die die vielen Nebenprodukte, Abfall- und Ausscheidungsstoffe der industriellen Produktion, soweit sie carcinogen sind, ausschalten. Sind diese Stoffe einerseits vielfach Produkte dessen, was wir die „technische Revolution" nennen, so ist es andererseits klar, daß es eine tiefgreifende „*sanitäre Revolution*" sein muß, die die Voraussetzungen dafür schafft, daß unsere Umwelt in schnell zunehmendem Maße von carcinogenen Schädlichkeiten soweit wie technisch möglich wieder gereinigt wird. Daß hier erste erfolgreiche Ansätze gemacht worden sind, hat die *Krebsverhütung durch gewerbehygienische Maßnahmen* mit ihrer weitgehenden Ausschaltung carcinogener Berufsnoxen und mit der Sanierung vieler Betriebe von Qualm, Ruß, Dünsten, Gasen, Dämpfen und Stäuben bewiesen. Im letzten Kapitel war die Rede davon, daß in der Bundesrepublik die Bundesregierung und der Bundestag eine *Reihe von Gesetzen mit krebsgefahrmindernder Wirkung* erlassen hat. Es sind dies vor allem das Gesetz zur Reinhaltung der Luft, das Wasserhaushalts-, das Lebensmittel- und das Atomgesetz mit der 1. Strahlenschutzverordnung. Selbstverständlich ist damit nur ein Anfang gemacht, und ganz gewiß bleibt mehr zu tun, als bereits getan ist.

Unwillkürlich fragt man sich zum Schluß nach den Rückwirkungen des Krebsgeschehens auf die *gesundheitliche Gesamtbilanz* moderner Völker. Diese Frage drängt sich allein schon deswegen auf, weil ja mehr als ein Fünftel der Todesfälle zu Lasten des Krebses gehen. Zudem liegt das Durchschnittsalter der Krebsverstorbenen mit 54 Lebensjahren erheblich unter dem Durchschnitt der Gesamtbevölkerung. Fraglos geht der Hauptschock, den das Krebsgeschehen auslöst, von der Erkenntnis aus, daß es seine Entstehung weder einer „Krebsveranlagung" noch körpereigenen endogenen Carcinogenen noch irgend einem infektiösen Agens verdankt, sondern daß *Krebs von jedem Neuerkrankenden immer wieder exogen neu erworben* wird und daß dabei Carcinogene aus der Umwelt des Menschen in des Wortes weitester Bedeutung die entscheidende Rolle spielen.

Nimmt man nun *alle chemischen und physikalischen Krebsnoxen zusammen,* so ist man auf den ersten Blick überrascht, ja bestürzt über die verwirrend große Zahl von Stoffen und Strahlungen, die mit Sicherheit Krebs bewirken. Heute sind bereits an die *600* solcher „Krebsschäden" bekannt und erforscht. Man darf dabei jedoch über diesen „Passiva" die Seite der „Aktiva" nicht übersehen, stehen ja den 600 carcinogenen Chemo- und Strahlennoxen über *600 000 neu synthetisierte organische Stoffe* gegenüber, die der *Gesundheit* des Menschen auf tausenderlei Weise helfen und *nützen,* so z. B. die neu synthetisierten Vitamine, Hormone, Enzyme, die Sulfonamide, Antibiotica und sonstigen Heilmittel. Millionen von Menschen verdanken ferner synthetisierten Düngemitteln, Mitteln der Schädlingsbekämpfung, der Seuchenausrottung und Mitteln der Seuchenprophylaxe ihr Leben und ihre Existenz. Bei Hunderten von Millionen Menschen, vor allem der industrialisierten Völker, hat sich der Lebensstandard gewaltig gehoben. Schließlich gibt es einen untrüglichen *Test:* so tiefbedauerlich die Opfer durch den Krebs auch sind, dieser ständig große Aderlaß hat es nicht zu verhindern vermocht, daß die durchschnittliche *Lebenserwartung eines Neugeborenen* sich *fortgesetzt erhöht hat* und in Deutschland heute von 44,8 Lebensjahren beim Manne im Jahre 1900 für *1957/58 für den Mann auf 66,3* und für die Frau (von damals 48,3) jetzt *auf 71,4 Lebensjahre gestiegen* ist. Die *Gesamtbilanz* ist also trotz Krebs letztlich durchaus *positiv.*

Für die weitere Zukunft sind schließlich drei *Ermutigungen* entscheidend, die sich heute als Silberstreif am düsteren Horizont des Krebsgeschehens abzuzeichnen beginnen:

Die erste große Ermutigung liegt in der fortschreitenden *Besserung der Krebsheilziffern.*

Die zweite Ermutigung ist in der Tatsache zu sehen, daß sich bei den meisten Kulturvölkern — neben einigen anderen Krebsformen — der *Magenkrebs,* bislang immer noch der häufigste aller Organkrebse, eindeutig *auf dem Rückzug* befindet.

Die dritte Ermutigung liegt in der tröstlichen Gewißheit: Noch immer ist in der Geschichte der Medizin der *Ursachen-Aufklärung* die *Ursachen-Verhütung gefolgt.* Fraglos haben in dieser Hinsicht vor allem die neuen gesundheitspolitischen Gesetze die Ausschaltung vieler carcinogener Noxen — nehmen wir pars pro toto — die *Ent-benzpyren-isierung* unserer Umwelt in Gang gesetzt.

Mögen doch diese drei großen Ermutigungen als *Ausblick in die Zukunft* den Satz rechtfertigen:

Die Anti-Krebs-Zukunft hat bereits begonnen!

Namenverzeichnis

Die *kursiven* Zahlen bezeichnen die Seiten, auf denen der betreffende Autor im Literaturverzeichnis zu finden ist.

Abbatt, J. A. s. Court, Brown, W. M. *477*
Abbatt, J. D. 740, *752*
— u. A. J. Lea 445, *476*
Abbatucci, J. s. Harel, J. 451, *478*, 501, *520*
Abderhalden, E. 631, *646*, *648*
— u. G. Fabian 631, *648*
Abderhalden, R. 168, *201*, *646*
Abecassis, J. s. Duvoir, M. 4, *477*, *491*
Abel, W. *878*
Abels, J. C. s. Karnofsky, D. A. 790, *831*
Aboul-Nasr, A. L. 773, *829*
Aboulker, J. s. Talairach, J. 709, *716*
Abrahamson, L., M. H. O'Connor u. M. L. Abrahamson 464, *476*
Abrahamson, M. L. s. Abrahamson, L. 464, *476*
Abramson, W., u. H. Warshawsky 767, *829*
Ackerman u. Legato 666
Ackerman, L. V. 17, *43*, 265, *296*
— u. J. A. del Regato *42*, *92*, 591, *646*
Ackerman, N. B., D. B. Shahon u. J. F. Marvin 622, *648*
Acree, P. W. s. Ochsner, A. *426*
Adair u. Scharnagl 769
Adair s. Hermann 770
Adam, C., u. Auler *42*, *92*, *245*
Addink, N. W. H., u. L. J. P. Frank 150, *202*, *421*
Ade 265
Adelberger 803, 804
Aderhold, K., u. H. Siering 125, *145*
Adlersberg, D. 236, *245*
Adrian, C. 238, *245*
Aebly, J. *245*
Afiv 222
Agostino, D. s. Seal, S. H. *754*
Agricola 30, 32
Ahlbom, H. *878*
Ahlbohm, H. E. 389, *421*

Ahlendorf 339
Aichel, O. 525, *586*
Aitken, R. *421*
Albers, D. D., J. R. McDonald u. G. J. Thompson 608, *648*
Albers, H. *648*
Albert 953
Alberti, G. P. s. Lura, A. 298
Albertini, A. v. 94, 97, 98, 104, 113, 122, 125, *144*, 145, 258, 276, *296*, 604, 607, *646*, *648*, *878*
Albrecht, E. 43, 129, 135, *145*, 256, 257, *296*
Albrecht, H. s. Kleinsasser, O. 265, *298*
Albrecht, K. 612, 614, *648*
Albrecht, M., u. I. Boll 799, *829*
Albrecht, P., u. G. Joannovics 140, *145*
Albritten, F. F. s. Gibbon, J. H. 847, 848, *878*
Aelberger 803
Alexander, F. W. 266, *296*
Alexander, P. s. Bacu, Z. M. 475
Alfenburg 550
Alftine, D. s. Hickey, R. C. 806, 807, *831*
Algenstaedt, D. s. Gerhartz, H. 791, 792, 796, *830*
Aliferis 332, *421*
Alison, F. *296*
Alius 443
Alius, H. I. 487, *519*
Alken, C. E., J. C. Roucayrol, E. Oberhausen, A. Taupitz u. H. Ueberberg 463, *476*
Allen 862
— s. Gardner, W. U. 175, *203*
— s. Kreyberg, L. *247*
— s. Smith, G. 205
Allen, A. s. Weinhouse, S. 151, *205*
Allen, A. C. 265, *296*
— u. S. Spitz 265, 266, 267, *296*
Allen, E. P. 268, *296*

Allen, J. G. s. Harkins, H. N. *714*
Allen, M. J., E. Boyland, C. E. Dukes, E. S. Horning u. J. G. Watson 353, *421*
Allmark, M. G. s. Graham, R. C. B. *424*
Allsopp, C. B. 501, *519*
Almasy, F. s. Miescher, G. 361, 362, *426*
Alslev, J., u. H. Reinwein *586*
Alt, E. 416, *421*
Altenburg s. Muller, H. J. 528, 551, *588*
Altmann 952
Alvarez, R. R. de 29, *43*
Alvizouri, M. s. Warren, S. 283, *300*
Alvord, E. T., u. S. Z. Cardon *421*
Alvord, E. T. s. Cardon, S. Z. *423*
Alwens, W., E. Bauke u. W. Jonas 335, *421*
Amaki, J. 607, *648*
D'Amato, F. 780, *829*
Ambrus, C. M., u. J. W. E. Harrisson 316, *327*
Amelar, R. D. 927, *934*
Amies, C., J. Carr u. W. Purdy 145, *421*
Amoroso 781
Amreich 850, 853
Andersch, H. 263, *296*
Andersen, P. E. 615, *648*
Andersen, R. 865, *878*
Anderson u. Mitarb. 790
Anderson, B. F. s. Malmgren, R. A. 316, *329*
Anderson, R. s. Mercer, R. D. 279, *298*
Anderson, S. s. Friedewald, W. 328
Anderson, T. F. s. Green, R. H. *329*
Anderson, W. A. D., u. G. E. Zander 451, *476*
Andervont s. Kreyberg, L. *247*
Andervont, H. B. 316, *327*, 360, 369, *421*, 494, *519*

Andervont, H. B., u. E. Lorenz *421*
— s. Lorenz, E. 360, *425*
Anderwond s. Nathanson 513
Andre, J. J. L. s. Mondon, H. 359, *426*
Andreassen, A. K. 189, *202*
Andres, A. H. 145, *586*
Andrewes, C. H. *327*
Andrews, G. A., S. W. Root u. R. M. Kniseley 752
— s. Kniseley, R. M. 753
— s. Root, S. W. 754
Anger, H. O. s. Tobias, C. A. 709, *716*
Anglem, T. J. s. Pack, G. T. *298*
Anissimova, V. 338, *421*
Anissimova, V. V. s. Falin, L. I. 341, *423*
Annamunthodo, H., u. R. F. Hutchings 262, *296*
Anschütz, W. 842, 845, *878*
— u. W. Siemens 752, *857*
Anthone, R. s. Kerr, W. K. 667, *715*
Anthone, S. s. Kerr, W. K. 667, *715*
Antoine u. Grünberger 607
Antoine, T. 604, *648, 829*
Antweiler, H. J. *647*
Antze, H. *934*
Anziulewicz, J. A., H. J. Dick u. E. E. Chiarulli 280, *296*
Aoki, T. s. Hamazaki, Y. *329*
Apitz 154, *202*
Apitz, K. *586,* 601, *648*
Appleton, R. s. Farber, S. *830*
Arffmann, E. 399, *421*
Arhelger, S. W. s. Wangensteen, O. H. *716*
Ariel, I. M., J. R. Head, H. T. Langston u. E. A. Avery 752
— u. G. T. Pack 251, *296*
— s. Pack, G. T. 251, 254, *298, 299*
Arinkind, M. J. 624, *648*
Armistead, G. C. jr. s. Karnofsky, D. A. 792, *831*
Armitage, P., u. R. Doll 519
Arndt, G. 436, *476*
Arnold, Bourseaux u. Brock 791
Arnold, W., u. A. Oesch 202
Arnsperger 22, *43*
Aron 636
Aron, M. s. Fontaine, R. 636, *649*
Arons, I. s. Lehv, S. P. *832*
— s. Weintraub, S. 799, *834*
Asboe-Hansen, G. s. Engelbreth-Holm, J. 515, *519*
Aschner, B. 238, *245*
Aschoff, L. 36, *43, 586*
Ascoli, M. 202, *648*

Ash, C. s. Wookey, H. *879*
Ashley, D. J. B. s. Theiss, E. A. 185, 186, *205*
Ask-Upmark, E. *421, 934*
Askanazy u. Carrel 119
Askanazy, A. 10, 28, 31, 33, 36, *43,* 135, *145,* 302, *327,* 333, *421*
Assmann, H. 612, *647*
Astbury, W. T. s. Passey, R. D. 317, *330*
Atanasiu, P. 317, *327*
— s. Habel, K. *329*
Atanasoff, D. *327*
Atland, J. K. s. Brock, E. 893, *934*
Attinger, E. 306, *327*
Atwood, D. A. s. McKay, D. G. 606, *650*
Aub, J. C. s. Glinos, A. D. *587*
Aubertin, Ch. 443, *476*
Auerbach 413, 787, *929*
— u. Robsen 787
Auerbach, Ch. 546, 547, 556, 578, *587*
— u. J. M. Robson 547, *587*
Auerbach, C., J. M. Robson u. J. G. Carr 547, *587*
Auler 955
— s. Adam, C. 42, *92, 245*
— u. Woite 823
Auler, H., u. H. Martius 591, *647*
— u. W. Schilling 519
Aurand, K. s. Rajewsky, B. *754*
Aureggi 868
Avery, A. s. Ariel, I. M. 752
Axelrad, A. A., u. C. P. Leblond 484, *519*
— s. Leblond, C. P. *425*
Axelrod, D. J. s. Hamilton, J. G. *478*
Ayre, J. E., u. B. G. Oren 606, *648*
Ayrton 331
Ayrton, J. 31

Baader 893
Baader, E. W. 30, *43,* 355, *421,* 490
— G. Lehmann, H. Symanski u. H. Wittgens *421*
Baar, H. S. 295, *296*
Baatz 855
Baatz, H. 180, *202*
Babcock, E. B., u. J. L. Collins 473, *476*
Babcock, R. S. s. Suntzeff, Y. 372, *427*
Babes, A. *422*
Baccaglini, G., u. G. Preto 607, *648*
Bachem, A., u. C. I. Reed *476*
Bachmann, A. L., u. K. Macken 752

Back, R. 122, *145*
Bacon, R. L. 174, *202*
— s. Matthews, V. S. 174, *204*
Bacu, Z. M., u. P. Alexander *475*
Bade, H. 22, *43,* 578, 579, *587*
Bader, G. M., u. G. N. Papanicolaou 608, *648*
— s. Papanicolaou, G. N. 608, 609, *651*
Bader, W. s. Wenz, W. 620, *652*
— s. Werner, K. *652*
Badger u. Mitarb. 362, *422*
Badger, G. M. *421*
— u. G. E. Lewis 348, *422*
Badile, P., u. E. Maurizio *422*
Badke, G. 242, *246*
Baensch s. Schinz, H. R. 612, *647*
Baensch, W. 20, *43,* 731, *752*
Baetjer, A. M., C. M. Damron, J. H. Clark u. V. Budacz 335, *422*
Baeumer, J., u. E. Voigt 632, *648*
Bagg, H. J. 338, 372, *422*
Baier, W. 928, *934*
Baikie, A. G. s. Jakobs, P. A. *588*
Bailey, E. J., u. N. Dungal 400, *422*
— E. L. Kennaway u. M. E. Urquhart *422*
Bailey, P. 110, *144, 296*
— u. H. Cushing 102, 238, *144*
— s. Cushing, H. 253, *246*
Baissonas, R. A., R. A. Turner u. V. du Vigneaud *422*
Bajardi, F., u. E. Burghardt 122, *145*
Bakey, R. de s. Ochsner, A. *935*
Baldi, U., u. D. Bigardi 275, *296*
Baldridge, O. L., u. C. A. Waldron 266, *296*
Baldus, F. 605, *648*
Balke 918
Ballerstedt, K. *1000*
Ballestra, G. s. Cirio, L. 356, *423, 477*
Baló, J. s. Juhász, J. 307, *329,* 411, *425*
Balogh, E. de *145*
Bamberger-Marie 612
Bamforth, J. 608, *648*
Bang, F. 354, *422,* 437, *476*
— s. Hamburger, Ch. 182, *203*
Bang, F. B., u. R. Haley *327*
Bang, O. s. Ellermann, V. 308, 311, *328*
Bansi, H. W. *648*
Barbaglia, V. *476*
Barban, S., u. H. O. Schulze 164, *202*

Barclay, T. H. C., L. F. Peltier u. A. J. Kremen 668, *714*
Bard, L., u. A. Pic *43*
Bareman, J. C. s. Cromer, J. K. 807, *830*
Barett, M. K. 924, *934*
Bargmann, W., V. Becker, J. Berberich u. a. *245*
Barington s. Stooks 230
Barjon, P. s. Levy, A. 929, *935*
Barnard, W. G., u. A. H. T. Robb-Smith *296*
Barnes u. Mitarb. 337, *422*, 500
Barnes, J. M. s. Magee, P. N. 502, 506, *520*
Barnett 337
Barnewitz, J. 354, *422*, 476, 487
Barney 890, 898
Baron, D. N. s. Smith, E. J. R. 711, *716*
Barr, M. L. 130, *145*
— u. E. G. Bertram 129, *145*
— L. F. Bertram u. H. A. Lindsay 129, 130, *145*
— u. G. E. Hobbs *145*
— s. Moore, K. L. 130, 131, *147*
Barrel 361
Barret, M. K., A. J. Dalton, J. E. Edwards u. J. P. Greenstein 166, *202*
Barron, E. S. G. s. Jacobcon, L. O. 790, *831*
Barry, G., J. W. Cook, G. Haslewood, C. Hewett, J. Hieger u. E. Kennaway 365, *422*
Barth, F. s. Rockstroh, H.*833*
Barth, G. 730, *752*
— W. Brichzy, W. Frik u. V. Pitas *752*
— H. Endisch u. H. Graeber 777, *829*
— u. H. Garkisch 822, *829*
— H. Haussler u. K. H. Spiegel *752*
— u. F. Meinel *752*
— F. Römmert u. W. Schneider *752*
— u. W. Schneider *752*
— u. K. H. Spiegel *752*
— u. H. Staudacher 437, *476*
— u. F. Wachsmann *752*
— s. Beck, J. *752*
— s. Wachsmann, F. *752*
Barthelheimer, H., u. H. J. Maurer 591, 633, *647*
Barthelmess, A. 391, *421*, 445, *475*, 534, 550, 572, *586*, 587, 930, 931, *934*, 995, *999*

Barthelmess, A. u. H. Lück *422*, 587
— s. Lück, H. 547, *588*
Barthels, C. 194, *202*
Barton, A. D. s. Laird, A. K. 155, *204*
Bartsch, W. M. s. Schreiber, H. W. *651*
Bary, de 435, *476*
Bashford, E. F. 225, *246*
Bateman, A. T. C. s. Klopp, C. T. 807, *832*
Bateman, J. C. 793, *829*
Bates, M. I. s. MacMahon, H. E. 462, 464, *478*
Bather, R. 312, *327*
Batzenschläger, Roberts u. Carlson 464
Batzenschläger, A., u. E. Wilhelm *476*
— M. Dorner u. M. Weill-Boussen 457
Batzenschlager, A., M. Dorner u. M. Weill-Boussen 457
— s. Fruhling, L. 464, *477*
Bauch, R. 364, *422*, 547, *587*, 780, *829*
Bauer, A. s. Bernhard, W. 313, *327, 328*
Bauer, H. s. Heitz, E. 157, *203*, 525
Bauer, J. 166, *202*, 245, *246*
Bauer, K. F. 139, 142, *144*, *145*
Bauer, K. Fr. 820, *829*
Bauer, K. H. 18, 30, *42, 43*, 62, 81, *92*, 145, 172, 177, 184, 196, *202*, 218, 220, 223, 233, 235, 237, 243, 245, *246*, 338, 367, 379, 391, 413, 415, *421, 422*, 432, 463, 464, *475, 476*, 484, 486, 489, 492, 496, 518, *519*, 523, 524, 553, 555, 556, 563, *586*, 602, 607, 636, *648*, 656, 659, 662, 669, 679, 680, 685, 687, 695, 699, 702, 705, 709, 714, 725, *751*, 755, 785, 796, 805, 808, 809, *829*, 847, 848, 860, 861, 864, *878*, 905, 910, 926, 927, 929, 933, *934*, 944, 946, 947, 959, 982, 983, *999, 1000*
— u. K. Deckner *145*, *327*
— u. R. Frey 429, *476*, *999*
— u. F. Hesse *878*
— u. E. Klar 172, 184, *202*, 695, *714*
— — u. E. Soder *714*
— B. Rarei u. H. Gummel 362, *422*
— u. J. Stoffregen *714*

Bauer, K. H. s. Stich, R. 618, *714*
Bauer, M. *934*
Bauer, R. 829
— u. H. Hartweg 752, 849, *878*
Bauer, V. s. Staudinger, H. J. *652*
Bauer, W. C. s. Pitcock, J. A. 254, *299*
Bauke, E. s. Alwens, W. 335, *421*
Baum, W. C. s. Nésbit, R. M. 768, *832*
Baumann 792
Baumann, A. s. Kandutsch, A. A. 497, *520*
Baumann, C. s. Jacobi, H. 500, *520*
Baumann, C. A., u. H. P. Rusch 500, *519*
— s. Rush, H. P. 439, 440, 496, *521*, 553, *589*
Baumgartner, C. J., u. J. L. Reynolds 191, *202*
Baur, E. 546, *587*
Bayard, O. 893, *934*
Bayer u. Mitarb. 701, 704
— u. Spiegelhoff 484
Bayer, J. 431, *476*
Bayer, J. M. 183, 184, 190, *202*, 484, *519*, 704, 705, *714*
Bayerle, H., H. Ebner-Putlar u. Ch. Strohm 636, *648*
— u. F. Podloucky *202*
Bayreuther, K. *587*
Beadle, G. W. 527, *587*
Beahrs, O. H., J. de Pemberten u. B. M. Black 900, *934*
— u. L. B. Woolner 863, *878*
— s. Devine, K. D. 272, *297*
— s. Hayles, A. B. 283, *298*, 929, *935*
Bear, H. H. 202
Beard, Green, Eckert u. Sharp 311
— s. Rous, P. 313, 323, *330*
Beard, D. s. Beard, J. W. *327*
— s. Eckert, E. A. *328*
— s. Mommaerts, E. B. *329*
— s. Sharp, D. G. *330*
Beard, H. H. 636, *648*
— B. Halperin u. S. A. Libert *648*
Beard, J. W., A. R. Taylor, D. G. Sharo u. D. Beard *327*
— u. R. W. G. Wyckoff 313, *327*
— s. Beaudreau, G. S. *327*
— s. Eckert, E. A. *328*
— s. Green, I. *329*
— s. Mommaerts, E. B. *329*
— s. Sharp, D. G. 313, *330*

Beard, J. W. s. Wyckoff, R. W. G. *330*
Beateson, G. T. 699, *714*
Beau, J. le 711, *714*
— u. M. Perrault 711, *714*
Beaudreau, G. S., C. Becker, D. G. Sharp, J. C. Painter u. J. W. Beard *327*
Beck, A. 444, 448, *476*
Beck, Ch. s. Beickert, P. *648*
Beck, H. R. 995, 996, *1000*
Beck, J., u. G. Barth *752*
Becker 62
Becker, A., u. J. Matzker *476*
Becker, C. s. Beaudreau, G. S. *327*
Becker, E. *92*
Becker, F. *476*
Becker, J. *92*, 188, *202*, 378, *422*, 738, *752*
— K. H. Kärcher u. G. Weitzel 746, *752*
— u. H. Kuttig *752*
— u. K. E. Scheer 736, 737, 738, *751, 752*
— u. G. Schubert 717, 745, *751*
— u. G. Weitzel *752*
— s. Klar, E. 738, 739, *753*
— s. Meyer, H. 717, *751*
Becker, T., u. F. W. Storck 623, *648*
Becker, V. 797, *829*
— s. Bargmann, W. *245*
Becker, W. *476*
— u. E. Haas *829*
Becker, W. H., u. W. Knothe 612, 630, *648*, 939, *1000*
Béclere, A. *327*
Becquerel, u. P. Curie 453
Beecham, C. T., A. R. Peale u. R. Robbins 814, *829*
Beerenblum s. Bonser 354
Begemann, H. 444, 445, 598, 599, 600, *648*
— s. Heilmeyer, L. 252, 280, *296*, 591, 597, 603, 624, 777, *831*
Begg, A. M. 311, 316, *327*
Behan, R. *476*
Behounek, F., u. M. Fort 455, 456, *476*, 488, *519*
Behrens, O. K., F. Lipmann, M. Cohn u. D. Burk 155, *202*
Beickert, A., u. H. Siering 781, *829*
Beickert, P., u. Ch. Beck *648*
Beierwaltes, W. H. s. Olmsted, L. W. *753*
Beinert, H. s. Kuhn, R. 350, 351, *425*
Bekerus, M. s. Scheer, K. E. 705, 709, *716*

Belding, T. C. s. Burmester, B. R. 311, *328*
Belitz 929
Belitz, H. J. 413, *422*, 547, 587
Bell, E. T. s. Hitchcock, C. R. 303, *329*
Bell, M. s. Skipper, H. E. 799, *833*
Bell, W. s. Parsons, L. 671, *716*
Bellamy, A. W. s. Hall, G. C. *649*
Belot, G., u. H. Hebrard *878*
Beltrani, W. *422*
Ben-Asher 790
Benaygnes s. Ducuing, J. 187, *203*
Bencze, G. 609, *648*
Benda 132
Bender, M., u. A. Kohler *752*
Bendien, S. G. T. *648*
Benedetti, P. 246
Benedict, R. W. s. McLeay, J. F. 623, *650*
Benedict, W. L. 231, 232, *246*
Benjamin 608
Benjamin, A. s. Peters, H. *651*
Bennet, W. A. s. Minno, A. M. 188, *204*
Bennett, J. G. s. Stewart, H. L. 215, *248*
Bennette, J. G. 799, *829*
Bennhold, H. 820, *829*
Bennison, B. F. s. Malmgren, R. A. 316, *329*
Benz, K. s. Spohn, K. 657, *716*, 846, 847, 848, *879*, 906, 913, 914, *935*
Bequerel, H., u. P. Curie *476*
Ber, A. C. s. Flaks, J. *649*
Beranek, Z. *202*
Berberich, J. s. Bargmann, W. *245*
Berblinger *92*
Berdel, W. *519*
Berenblum u. Kendal 363
Berenblum, I. 361, 369, 410, *422*, 496, 497, 498, 509, 515, *519*, 953
— u. G. M. Bonser 343, *422*
— D. Crowfoot, F. R. Holiday u. R. Schoental *422*
— u. Haran 498
— E. R. Holiday u. E. M. Jope 358, *422*
— u. R. Schöntal 357, 361, 363, *422*
— u. P. Shubik 496, 497, 498, *519*
Berg 239
Berg, H. H. 612, *647*
Bergdolt s. Lettré, H. 780
Bergemann, H. *476*

Bergenstal, D. s. Huggins, Ch. B. 699, *715*
Bergenstal, D. M. s. Hertz, R. *831*
Bergenstal, J. s. Huggins, Ch. *715*
Berger, C., R. Lewinsohn, D. Laszlo u. R. Leuchtenberger *829*
Berger, J. S. s. Swyer, A. J. 771, *833*
Berger, R. E. s. Selby, C. C. *147*
Berger, S. M., H. Ingleby u. J. Gershon-Cohen *648*
Berger, W. *92*
Bergmann s. Stahman 789, *833*
Bergmann, F. s. Bruzelius, S. *752*
Bergmann, H. s. Heilmeyer, L. 597, *649*
Bergmann, L. 823, *829*
Bergmann, R. Th. s. Hirst, A. E. 96, *146*
Bergmann, W. s. Stavey, H. E. *480*
Bergold, G. s. Schramm, G. *330*
Bergomano s. Deloré 784
Bering, E. A., u. A. J. Handler 382, *422*
Berkson 961
Berkson, J. *422*
Berman, C. 3, *43*, *519*
Berman, E. F. 684, *714*
Bern 864
Bernard, L. J., A. M. Dutton u. M. Radakovich *476*
Berndt, H. *1000*
Berner, F. *878*
Bernhard, F. 689, *714*
— u. E. Fenster *422*
Bernhard 166, 373, *422*, 632, 633, 634, 638
Bernhard, Fr., u. K. Köhler 166, 633, *648*
Bernhard, W. 125, *145*, 314
— A. Bauer, J. Harel u. Ch. Oberling 313, *327, 328*
— H. L. Febre u. R. Cramer 317, *328*
— Ch. Oberling u P. Vigier *328*
— s. Oberling, Ch. *651*
— s. Wessel, W. 125, *148*
Bernhardt, H. *1000*
Bernhardt, Fr. 168, *202*
Bernheim, M., P. Wertheimer, P. Guinet, R. Francois u. J. Sutet 297
Bernick, Sol, Ch. Hyman u. R. L. Paldino *476*
Bernstein, J. L. s. Karnofsky, D. A. 792, *831*
Berry, G. N. s. Klopp, C. T. 807, *832*

Berry, G. P. s. Syverton, J. 330
Berry, N. C. s. Cromer, J. K. 807, *830*
Berry, W. s. Syverton, J. *330*
Berry, W. C. s. Bierman, H. R. *829*
Berson, J., St. W. Harrington, O. T. Clagett, J. W. Kirklin, M. B. Dockerty u. J. R. M. Donald *878*
Bertalanffy, F. D. 604, *648*
Bertalanffy, L. v., M. Masin u. F. Masin 604, *648*
Bertelsen, A., E. Christensen u. S. V. Eskelund *878*
Bertram, E. G. s. Barr, M. L. 129, *145*
Bertram, L. F. s. Barr, M. L. 129, 130, *145*
Berven, E. 951, 957, *999*
Bessemans, A. u. J. Maisin 302, *328, 476*
Besserer 777
Bessey, O. A., O. H. Lowry u. M. J. Brock *648*
Bethcke, H. H. 820, *829*
Bethge, J. s. Jörn, F. 104, *146*
Bethge, J. F. J. 254, *297*
Betke 31, *43*, 335
Betzler, H. J., u. J. Leonhardt 414, *422, 429, 476*
Beutel, A., u. A. Woldrich *476*
Beutin, H., u. W. M. H. Weisswange 619, *648*
Beveridge 940
Bibus, B. 803, *829*
Bichel, J. s. Hansen, P. B. 413, *424*
Bichler, H. *476*
Bichler, V. s. Franceschetti, A. 242, *246*
Bickenbach, W. 281, 284, *297*
Bie, V. 725, *752*
Biebl, M. 109, *145*
Bieling, R. 318, *327*
— u. H. Heinlein *328*
Bielka, H. 501, *519*
— u. A. Graffi 312, *328*
— F. Fey, W. Krischke u. A. Graffi *328*
— A. Graffi u. F. Fey *328*
— s. Fey, F. *328*
— s. Graffi, A. 42, 314, *327, 329, 481, 497, 518*
— s. Kraatz, H. *518*
Bielschowsky, F. 345, 359, 370, *422, 519*
— u. W. S. Bullough *519*
— u. W. H. Hall 345, *422*, 515, *519*
— u. E. S. Horning 172, 174, 184, *202*
— s. Bielschowsky, M. *246*
— s. Hall, W. H. 501, *520*

Bielschowsky, M., F. Bielschowsky u. D. Lindsay *246*
Bierhan u. Mitarb. 805
Bierich, R. 952
— u. K. Lang 152, *202*
Bierling 795
Bierman, E. s. Kensler, C. J. *425*
Bierman, H. R. u. Mitarb. 617, *648*
— R. L. Byron, E. R. Miller u. M. B. Shimkin 807, *829*
— K. H. Kelly, R. L. Byron, K. S. Dod u. M. B. Shimkin 806, 807, *829*
— J. N. McClelland u. D. W. Galoway 961, *1000*
— M. B. Shimkin, S. R. Mettier, J. Weaver, W. C. Berry u. S. Wise *829*
— s. Shimkin, M. B. *716, 793, 833*
Biese, A., G. Irmscher u. H. Simon 463, *476*
Biesele, J. J. 780, *828*
— s. Levan, A. *588*
Bigardi, D. s. Baldi, U. 275, *296*
Bigelow, N. H., u. A. M. Wright 254, *297*
Bignall, J. R. 847, *878*
Bilharz 31, 301
Billroth 21, 136, 784, 844
Billroth, Th. 58, *92*
Biltris, R. 455, *477*
— s. Daels, F. 455, *477*
Binet, J. P. s. Schweisguth, O, 254, *299*
Binhammer, R. T. s. Finerty, J. C. *477*
Binkley s. Harp, S. 60
Birgfeld u. Kaspar 843
Birke, G., C. Franksson u. L. O. Plantin 766, *829*
Birkenfeld, W. 230, *246*
Birkner, R. *477, 745, 752*
— u. F. Kossel 745, *752*
Birth, L. s. Kuhlmann, F. 797, *832*
Bisceglie 141, 362, 364
Bisceglie, V., u. A. di Grazia *422*
Bischoff, F. 399, *422*, 498, 501, *519*
— M. L. Long u. J. J. Rupp 338, *422*
— u. I. I. Rupp 375, *422*
Bischofsberger, W. 919, *934*
Bishop, F. W. s. Favata, B. V. 125, *145*
Bittner, J. J. 210, 211, 212, 213, *246*, 315, 316, 317, *328*, 569, *587*
— u. D. T. Imigawa *328*

Bittner, J. J., u. C. C. Little *246*
— s. Green, R. G. 315, *329*
Bivings, L. 271, *297*
Black, B. M. s. Beahrs, O. H. 900, *934*
Black, L. M. *327*
Black, M. M. 634, *648*
— J. S. Kleiner u. H. Bolker 634, *648*
Black, M. N., u. Mitarb. 814, *829*
Blair, D. W. s. Forrest, A. P. M. 709, 710, *715*
Blewett, G. L. s. Lynch, M. J. 277, *298*
Bleyert s. Doerr *328*
Blickenstaff, D. s. Lane, A. 399, *425*
Bliss, W. R. s. Howry, D. H. 639, *650*
Blittersdorf, F. s. Derra, E. 22, *43*, 855, 858
Blixenkrone-Møller, N. 803, *829*
Bloch 552, 579
Bloch, B., u. W. Dreyfuß 358, *422*
Bloch, Br. 447, 448, *477*
Bloch J. s. Gros, C. M. 867, *878*
Block, M. A., J. M. Miller u. B. E. Brock 863, *878*
Blome, K. s. Lasch *93*
Bloom 863
Bloom, W. *202*
Blühbaum, T., K. Frick u. H. Kalkbrenner 457, *477*
Blümel 820
Blümel, P. 182, *202, 328*, 637, *648, 752*
Blümlein, H. *422*, 430, 431, *477*, 907, 909, 912, 916, *934*
Bluhm, A. 587
Blumenberg s. Kessler 791
Blumgart, H. L. s. Freedberg, A. St. *649*
Blumrich, K., H. Schwarz u. A. Wingler *934*
Boccabella, R. A. s. Bradbury, J. T. *587*
Bock, F. G. s. Moore, G. E. 413, *426*
Bock, G. s. Sawitzsky, A. 799, *833*
Bock, H. E. 793, 794, *829*
— u. R. Gross 780, 794, *829*
— W. Masshoff u. H. F. Oldershausen 625, *648*
— s. Gross, R. 789, 801, *829*
Bockelmann, P. 959, *1000*
Bode, H. G. 728, *752*
— D. Hampel u. B. Markus *752*

Bode, H. G., W. Paul u. G. Schubert 746, *752*
Bodechtel, G., u. F. W. Wichmann 616, *648*
Boden, G., u. R. Gibb 864, *878*
Bodian, M. 254, *297*
— u. L. L. White 254, *297*
Böhmig, R. 114, 122, *145*, 263, *296*
Böhnel, J., u. A. Stacher 814, *829*
Böll 864
Boeminghaus, H. 202, *648*
— s. Crone-Münzebrock, H. 684, *714*
Boemke, Fr. 463, *477*
Bönig u. Holz 33, *43*, 331, 332, 334, 335, 342, 355, 357, 359, 449, 908
Boes 602
Boesch 15, *43*
Böttger 197
Böttiger, W. F. 374, *422*
Böttner, H. 897, *934*
Boggs, D. R., E. Frei u. C. H. Zierdt 818, *829*
Bogomoletz 820
Bogomoletz, A. *519*
Bohlig, H. 59, 62, 960, *1000*
— u. G. Jacob 335, *422*
Bohndorf, W. 695, *714*
Bohne, A. s. Brockmann, H. 800, *830*
Bohnenkamp 331, *422*
Boissonas, Turner u. du Vigneaud 350
Boistesselin, R. du s. Viala, P. J. v. 608, *652*
Boland, J. s. Paterson, E. 793, *832*
Bolck, J. s. Etmer, F. *1000*
Boldrey, E. B. s. Naffziger, H. C. 147
— s. Shimkin, M. B. 716
Boldt, G. 999
Bolen, H. L. J. *648*
Bolker, H. s. Black, M. M. 634, *648*
— s. Shapiro, A. L. 93
Boll, I., u. H. Schlag 799, *829*
— s. Albrecht, M. 799, *829*
Bollag, W., u. A. F. Essellier 801, *829*
Bolt u. Mitarb. 791
Bolt, R. J. s. Neel, J. V. 241, 247
Bolt, W., W. Forssmann u. H. Rink 616, *647*
Bomze, E. J. s. Carleton, R. L. 338, *423*
Boncabeille s. Laborde, S. 425
Bong 272, *297*
Bonne, C. 222, *246*, 356, *422*
— u. J. H. Sandground 304, *328*

Bonner, C. D., A. Thurman u. F. Homburger 829
— s. Kasdon, S. C. 772, *831*
Bonsdorff 154, *202*
Bonser 354
— u. Beerenblum 354
Bonser, G. *422*
Bonser, G. M. 175, *202*, 342, 343, *422*, 494, *519*
— D. B. Clayson u. J. W. Jull 376, *422*, 504, *519*
— — — u. L. N. Pyrah 376, *422*
— s. Berenblum, I. 343, *422*
Bonte, F. J. s. Koletzky, S. 452, *478*
Bonte, G., R. Cordier, C. Voisin, G. Giaux u. E. Spy *752*
Bontke, E. s. Gropp, A. 141, *146*
Book, J. A., M. Fracarro u. G. Lindsten 587
Borberg, A. 239, *246*
Bordier, H. 454, *477*
Borghetti, U. s. Storti, E. 624, *652*
Bories, J. s. Ruggiero, G. 616, *651*
Born, J. L. s. Tobias, C. A. 709, *716*
Borneff, J., u. R. Fischer 918, 919, *934*
Borreau, J. s. Loeper, M. 358, 425
Borrel, A. 303, 321, *328*
Borrmann, R. *518*
Borst s. Hansemann, v. 127
Borst, M. 2, 6, 7, 36, 39, *42*, *43*, *92*, 94, 95, 96, 101, 110, 123, 124, *144*, *145*, 178, *202*, *245*, 256, 257, 259, 276, *296*, 300, 301, 323, *328*, *422*, 481, *518*, 523, 580, *586*, 587, 629, *647*, 750, 952
Borstel, R. C. v., u. R. W. Rogers 559, *587*
Bosc, F. J. 321, *328*
Bosch, L. s. Mühlbock, O. 185, *204*
Bostick, W. L., u. H. Lavelle 328
Bothe, A. E., A. J. Dalton, W. S. Hastings u. F. O. Zillesen 127, *145*
Botsford, Th, W. s. Harrison, J. H. 608, *649*
Botstein, Ch., u. W. Harris 752
Boucot, K. *1000*
Bougas, J. A. s. Overholt, R. H. 847, 848, *878*
Bourseaux s. Arnold 791
Boutselis, J. G. s. Holzapfel, J. H. *520*

Boveri, Th. 128, *145*, 541, 557, 581, *586*
Bowden, L., u. S. Kravitz 625, *648*
— s. Smith, F. R. 445, *479*
Bowler, R. G. s. Kenneth, P. 425
Boyd, D. P., M. J. Smedal, H. B. Kirtland, G. H. Kelley u. J. G. Trump 847, 848, *878*
Boyd, J. T., u. R. Doll 411, *422*
Boyd-Wilson, J. S. 272, *297*
Boyens s. Munk 794
Boyer, R. A. s. Lehmann, J. St. 650
Boyer, W. F. 608, *648*
Boyland 953
— u. Horning 556
— u. McClean 106, *145*
Boyland, E. 184, *202*, 344, *421*, *422*, 505, *519*, 788, *830*
— u. A. M. Brues 343, *422*
— J. W. Clegg, P. C. Koller, E. Rhoden u. O. H. Warwick 788, 790, *830*
— u. D. Manson 505, *519*
— u. F. L. Warren 494, *519*
— u. G. Watson *422*
— u. D. C. Williams 377, *422*
— — u. Wallace *422*
— s. Allen, M. J. 353, *421*
— s. Haddow, A. 518
Brabec, F. 587
Brachet, J. 603, 604, *647*
Brachfeldova, J. s. Houstek, J. 252, 280, *298*
Brackney, E. L. s. Moore, G. E. 413, *426*
Bradbury, J. T., R. G. Bunge u. R. A. Boccabella 587
Bradford, J. s. Koch, K. 254, *298*
Brahin, C. s. Sawitzsky, A. 799, *833*
Brailsford, J. F. 627, *648*
Branch, C. F. 494, *519*
Brandes u. Mitarb. 21
Brandt, Knodel u. Rochat 238
Brandt, E. 633, *648*
Brandt, E. L. s. Griffin, A. C. 516, *520*
Brandt, H. v., u. G. Höhne 547, *587*
Brandt, H. J., u. W. Schlungbaum *752*
Brandt, L. 467, *477*
Branscheid, F., u. A. Schröder 612, *648*
Brasfield, R. D. s. Pack, G. T. 715
Brauer, E. 219, *246*
Brault 152

Braun 791
Braun, S. 501, *519*
Braunstein, A. E. 167, *202*
Braunsteiner, H., F. Mlczoch u. Pakesch 267, *297*
Breed, J. E. *752*
Brehmer 304
Breider, H. *246*
— u. R. Seeliger *246*
Breitling, G., u. K. Peters *752*
Brenier, J. L. 674, 675, *714*
Brennan, R. V. s. Carroll, G. 767, *830*
Brenner 354, *422*
Brent, R. L. s. Wilson, J. G. 281, *300*
Breslow, L. 909, 912, *934, 935*
— s. Kupka, E. 307, *329*
Brettler 790
Brian, C. E. s. Skipper, H. E. 799, *833*
Brichzy, W. s. Barth, G. *752*
Bridge, C. s. Lang jr., E. F. 685, *715*
Briggs, F. s. Hueper, W. C. 343, *425*
Brillantes, F. P. s. Huggins, Ch. *425*
Brilmayer, Ch. 623, *648*
Brilmayer, C., A. Kohler, A. Mack u. K. Stordeur 623, *648*
Brinkmann, W., u. Filde 864, *878*
Brinkmann, W. H. 261, *297*
Briziarelli, G. s. Huggins, Ch. 370, *425*, 770, *831*
Brobeck, O. 228, *246*
Brock u. Mitarb. 793
— s. Arnold 791
Brock, B. E. s. Block, M. A. 863, *878*
Brock, E., L. Brush u. J. K. Atland 893, *934*
Brock, M. J. s. Bessey, O. A. *648*
Brock, N., H. Druckrey u. H. Hamperl 349, 362, 364, 368, *422, 587*
— u. H. Wilmanns 791, *830*
Brockmann, H. 800, *830*
— A. Bohne u. H. Friedrich 800, *830*
Broda, E., O. Hromatka, W. Ziscka u. K. Karrer 350, *422*
— s. Hromatka, O. 350, *424*
— s. Karrer, K. 350, *425*
— s. Zischka, W. 350, *428*
Broders s. Hurt 59
Broders A. C. 112, *145*
Brodersen, H. 780, 782, *830*
Broghammer, H. 29, *43*
Broicher, J., u. A. Koch *648*
Bromig 957
Bromig s. Weber 817

Bronstein, J., u. D. Wolkensohn 152, *202*
Brooke, R., u. C. J. Rooke 357, *422*
Brooks, W. D. W., M. Davidson, C. P. Thomas, K. Robson u. D. W. Smithers 878
Brosig, W. 684, *714*
Bross, I. J. s. Wynder, E. L. 405, 407, *428*
Bross, J. J. s. Wynder, E. L. 408, *428*
Broster 292
Brothers III, J. s. Robbins, G. F. 625, *651*
Brower, B. D. s. Hayward, M. D. 542, 543, *588*
Brown, B. R. s. Lawrence, J. H. *753*
Brown, D. A. P. s. Forrest, A. P. M. 709, 710, *715*
Brown, G. s. Hughes, E. S. R. 868, *879*
Brown, G. W. s. Chapman, D. D. 151, *202*
Brown, J. B., u. F. McDowell 668, *714*
Brown, M. S. s. Kaplan, H. S. 448, *478*
Brown, P. A. s. Forrest, A. P. M. 709, 710, *715*
Browning, C. H. 370, *422*
— J. B. Cohen, K. F. Cooper, S. Fellingworth u. R. Gulbransen 370, *422*
— R. Gulbransen u. J. S. F. Niven 370, *422*
Brühl, W. 610, *647*
— s. Kalk, H. 610, 611, *647*
Brüning, E. 131, *145*
Brues, A. M. s. Boyland, E. 343, *422*
Bruhl, A., u. A. Woldrich 477, *519*
Brunner 382
Brunner, W. 104, *145*, 613, *648*
Brunschwig u. Schafer 665
Brunschwig, A. 670, 671, 680, 681, *714*
Brush, L. s. Brock, E. 893, *934*
Bruzelius, S., E. Cederquist, E. Linell u. F. Bergmann *752*
Bryan, W. R., J. B. Moloney u. D. Calnan 312, *328*
— s. Sanford, K. K. 312, *330*
Bryant, H. C., W. R. Craig u. H. M. Pollard 606, *648*
— s. Wollum, A. 606, *652*
Bryce, G. s. Nicholson, F. 848, *879*
Brynjolfsson, G. s. Keeley, J. L. 266, *298*

Bucalossi 953
Bucalossi, P., u. U. Veronesi 227, 228, *246*
Buchegger, G. s. Heilmeyer, L. 777, *831*
Bucher 59
Bucher, A. 610, *648*
Bucher, O. 139, *145*
Buchner, N. s. Glinos, A. D. 587
Buck, P. s. Fontaine, R. 636, *649*
Buckell, E. W. C., u. T. K. Owen 279, *297*
Buckell, H. M. s. Kenneth, P. *425*
Bucksteeg, W. 976, *1000*
Bucksteg 388
Budacz, V. s. Baetjer, A. M. 335, *422*
Budin, E., u. J. Gershon-Cohen 463, *477*
Büchley, S. M. s. Stock, C. C. *833*
Büchner 97, 952
Büchner, Fr. 279, 280, *296, 297*, 323, *328*, 502, 503, 504
— u. E. Grundmann 506
— u. W. Oehlert 502, 503, *519*
— E. Letterer u. R. Roulet 42
— Rehn u. Rübsaamen 279
Büchner, M., u. H. Gabsch 634, *648*
— u. F. Lickint 634, *648*
Büngeler, W. s. Fischer-Wasels, B. *1000*
Büngeler, H. 952, 956
Büngeler, W. 4, *43*, 94, 97, 121, *145*, 280, *297, 422, 477*, 483, 490, 495, *519*
— u. W. Dontenwill 122, 123, *145, 483, 519*
Bürger u. Plötner 152
Bürgers, J., H. Schoen u. H. Spiess 465, *477*
Büttner, W. 344, *422*
Buff, H. U. *714*
Buffoni, L. s. Sansone, G. 254, *299*
Bulkey, I. D. *246*
Bullock, F. D. 587
— u. M. R. Curtis 89, *92, 328*
— u. W. F. Dunning 303, *328, 422, 477*
— s. Curtis, M. R. 303, *328, 587*
— s. Dunning, W. F. 363, *423*
Bullock, W. K., H. L. Thompson u. G. Gregory 266, *297*
Bullough, W. S. s. Bielschowsky, F. *519*
Bumm 850

Bumm, H. 444, *477*
Bunge, G., u. F. Kraushaar 608, *648*
Bunge, R. G., u. R. I. Stein 140, *145*
— s. Bradbury, J. T. *587*
Buraczewski, J., u. W. Rudowski 263, *297*
Buraggi, G. L., G. Carnevali, U. Felci u. L. Roncoroni *752*
Burchenal, J. H., J. R. Burchenal, M. N. Kushida, S. F. Johnston u. B. S. Williams 790, 799, *830*
— W. P. L. Myers, L. F. Craver u. D. A. Karnofsky 790, 799, *830*
— u. C. P. Rhoads 515, *519*
— s. Ellison, R. R. 801, *830*
— s. Karnofsky, D. A. 792, *831*
— s. Magill, G. B. 801, *832*
— s. Skyes, M. P. 793, *833*
Burchenal, J. R. s. Burchenal, J. H. 790, 799, *830*
Burckhardt, H., u. W. Müller 437, *477*
Burdette, W. J. 88, *92*, 208, *246*, 548, 549, *587*, 961, 1000
— u. L. C. Strong 494, *519*, 784
Burger s. Schneider, E. *44*, 205
Burger, H., u. H. Drescher 775, *830*
Burghardt, E. s. Bajardi, F. 122, *145*
Burghartz, Fr. J. *999*
Burgstedt, H. J. *297*
Burgstedt, J. 799, *830*
Burk, D. 800, *830*
— s. Behrens, O. K. 155, *202*
Burkard, H. 230, *246*
Burke, M. *92, 246*
Burmester, B. R., C. O. Prickett u. T. C. Belding 311, *328*
— s. Eckert, E. A. *328*
Burnett jr., W. T. s. Upton, A. C. 451, *480*
Burns, E. L. s. Schenken, J. R. 608, *651*
Burns, M. J. s. Salmon, W. D. 500, *521*
Burroughs, G. s. Mider 366, *426*
Burrows u. Horning 766
— s. Carrel 139, 140, 141, *145*
Burrows, D. 635, *648*
Burrows, H. 217, *246*, 360
— J. Hieger u. E. Kennaway 360, 398, *422*

Burrows, H., I. Hieger u. F. L. Kennaway 399, *422*
— u. E. S. Horning 422
— u. N. Kennaway 176, *202*
— W. V. Mayneord u. I. E. Roberts 477
Bursian, K. s. Windaus, A. 480
Burstone, M. S., u. J. E. Folk 202
Busby s. Epperson 122, *145*
Buschbeck *92*
Buschke, A., u. L. Löwenstein 319, *328*
Buschke, F. *752*
— u. S. T. Cantril *752*
— — u. H. M. Parker *751*
Buschke, Fr. s. Schinz, H. R. 245
Buschmann, H. s. Ostertag, B. 431, *479*, *944*
Bushy, S. M. *752*
Busk, T., J. Clemmesen u. A. Nielsen 230, 234, *246*
Busse, A. 29, *43*, 411, *422*
Busse, K. A. 22, *43*
Bustad, L. K. s. Marks, S. 451, *478*
Bustos u. a. 865, *878*
Butenandt u. Mitarb. 763
Butenandt, A. 148, 156, 161, *162*, 175, 176, *202*, *246*, 308, *328*, 375, 377, 378, *422*, 489, 499, 526, 572, *587*, *979*, *983*
— u. H. Dannenberg 164, 165, *201*, *202*, 375
— W. Friedrich u. L. Poschmann 477
— u. H. Friedrich-Freska 176, *202*, 219, *246*, 375
— — St. Hartwig u. G. Scheibe *328*
— u. L. A. Suranyi 202
— s. Kaufmann, C. *520*
Butenandt, H. *328*
Buttenberg, D. s. Werner, K. 613, *652*
Buu-Hoi, N. P. s. Lacassagne, A. 515, *520*
Buu-Hoi, R. s. Lacassagne, A. 515, 516, *520*
Buxton, P. H. s. Davies, P. L. 714
Bydlowski s. Klotz, H. P. 287, *298*
Byrne, J. J. 357, *422*
Byron, R. L. s. Bierman, H. R. 806, 807, *829*

Cacerer *954*
Cade, S. *297*, 714
Cagniant, P. s. Lacassagne, A. 515, *520*
Cahan, W. G. 59

Cahan, W. G., H. R. Woodard, N. L.Higinbotham, F. W. Stewart u. B. L. Coley 444, *477*
Cahill, W. J. s. Rosi, T. A. 859, *879*
Calcutt, G. 364, 368, *422*
— u. S. Payne 364, *422*
Caligaris, E. *422*
Calmette u. Guérin 310
Calnan, D. s. Bryan, W. R. 312, *328*
Calvery, H. O. s. Nelson, A. A. *426*
Camaron, G. s. Goldblatt, H. 142, *146*
Cambier, J. 638, *648*
Cameron, A. H. s. Edwardsi, H. *587*
Cameron, A. T., u. S. Meltzer 356, *422*
Camp, P. de s. Ochsner, A. *935*
Campagna, M. J. s. Dodge jr., H. W. 253, *297*
Campanacci, M., u. I. F. Goidanich 272, *297*
Campbell, D. *878*
Campbell, J. 30, *43*
Campbell, J. M. 337, 345, 357, *422*
— u. J. Clemmesen *423*
— u. L. Kreyberg *423*
— u. A. J. Lindsay *423*
— s. Stocks, P. *427*
Campbell, T. W. s. Schinz, H. R. 345, *427*
Campbell, W. P. s. Fieser, L. F. *424*
Candreviotis, N. s. Randerath, E. 102, *147*, 488, *520*
Canihac, J. s. Marques, P. *753*
Canlorbe, P. s. Lelong, M. *298*
Cantarow s. Stasney 321
Cantarow, A., K. E. Paschkis u. R. J. Rutman 413, *423*
— J. Stasney u. K. E. Paschkis 370, *423*
— s. Paschkis, K. E. 515, 516, *520*
Cantrill, S. T. s. Buschke, F. *751*, *752*
Caraffa, G. 254, *297*
Carballo s. Gumpell 242
Carballo, J. D. s. Gimpell, R. C. *246*
Cardon, S. Z. *423*
— E. T. Alvord, H. J. Rand u. R. Hitchcock *423*
— s. Alvord, E. T. *421*
Cardozo, P. L. 603, *647*
Carey, J. s. Rosi, T. A. 859, *879*
Carleton, R. L., N. B. Friedmann u. E. J. Bomze 338, *423*

Carlson s. Batzenschläger 464
Carlson, K. E. s. Roberts, J. C. 479
Carnevali, G. s. Buraggi, G. L. 752
Caroli 464
Caroli, I., I. Etéré u. R. Platteborse 477
Caroll, R. E., J. T. Godwin u. W. L. Watson 444, 477
Carozzi, L. 30, 43
Carpentier 291
Carr 548, 787
Carr, E. H. Y., u. N. H. Giles 587
Carr, J. s. Amies, C. 145, 421
Carr, J. G. 311, 328
— u. R. C. Harris 312, 328
— s. Auerbach, C. 547, 587
Carrel s. Askanazy 119
— u. Burrows 139, 140, 141, 145
Carrel, A. 1, 43, 140, 141, 145, 312, 321, 328, 423
Carrizosa, C. A. s. Pena de la Pena E. E. Trevino 868, 879
Carrol 691, 869
Carroll, G., u. R. V. Brennan 767, 830
Carruthers, C., u. V. Suntzeff 338, 423
— s. Miller, H. 153, 204
Carruthers, Chr., u. V. Suntzeff 442, 477
Carruthers, N. C. s. Kerr, W. K. 667, 715
Cartellieri, W., A. Hocker, A. Weber u. W. Schnurr 717, 751
Carter, P. T. s. Forrest, A. P. M. 709, 710, 715
Carter, T. C. s. Waddington, C. H. 282, 300
Carter, W. E. s. Porter, L. 262, 299
Casey, A. E. 145
Casperson 442
Caspersson 132, 364
Caspersson, T. 157, 158, 202
— Cl. Nyström u. L. Santesson 157, 202
— Torbjörn u. Santersson 201
Castlemann, B. s. Cope, O. 191, 202
Catania, V. C., E. Gallico u. M. Magri 238, 246
Cathie, J. A. B. 611, 648
Cattell, R. B., u. B. P. Colcock 900, 934
Caulk, R. M. s. Smith, R. R. 865, 879
Cavicchi, L. 878

Ceccaldi, P. J. s. Grossiord, A. 464, 477
Cederquist, E. s. Bruzelius, S. 752
Center, E. s. Danforth, C. H. 282, 297
Cerutti, P. s. Truffi, M. 480
Cesnik, H. s. Spath, F. 844, 879
Cesterman, F. C. s. Franks, L. M. 519
Ceulemans, G. s. Maisin, J. 478, 500, 520
Chahovtch, X. M., u. J. Ignjatchew 423
Chaikoff, s. Jones 478
Chaikoff, J. L. s. Chapman, D. D. 151, 202
Chaiyawatana, D. 461, 477
Chaklin 957
Chamness, J. T. s. Decker, A. M. 268, 297
Champlin, H. W. 231, 232, 246
Chaoul 866
Chaoul, H. 726, 728, 734, 751
— u. K. Greineder 728, 752
— u. T. Schatter 729, 752
— u. F. Wachsmann 728, 751
Chapman, D. D., G. W. Brown, J. L. Chaikoff, W. G. Dauben u. N. O. Fansah 151, 202
Chapman, J. B. s. Skipper, H. E. 799, 833
Chapmann u. Evans 471, 477, 742
Charache, H. 233, 246
Chargaff, E. s. Vischer, E. 156, 205
Chase, H. C. 35, 43
Chatin, A. 892
Chauvet, M. 306, 328, 334, 423
Chelius 784
Chen, D. W. 297
Chen, H. P. 297
Cheng 281
Cherry, J. W. 658, 714
Chessen u. Mitarb. 710
Chevrement, M., u. H. Firket 337, 423
Chiari, H. H. 263, 297
Chiari, O. 695, 708, 714
Chiarulli, E. E. s. Anziulewicz, J. A. 280, 296
Chields s. Warren 366, 427, 461, 480
Chieppa, S., u. T. Marega 648
Chierego, F. s. Pizzetti, F. 608, 651
Chikamatsu u. Roffo 354
Chiurco, G. A. 30, 43, 83, 92, 339, 340, 481, 518, 934
Cholewa, J. 228, 229, 246, 333, 334, 423
Chome, J. s.Viala, P.J. v. 608, 652

Christeller, E. 303, 328, 628, 648
Christensen, E. s. Bertelsen, A. 878
— s. Zülch, K. J. 148
Christensen, W. R. s. Guimaraes, J. P. 477
Christian s. Warburg, O. 155, 161, 168, 205
Christian, W. s. Warburg, O. 323, 330
Christiani, A. v. 202
Chu, F. C. H. 752
Chudjakov, M. s. Morozov, N. 822, 832
Churchill, E. D., R. H. Sweet, J. G. Scanell u. E. W. Wilkins 659, 714, 878
— — L. Soutter u. J. G. Scanell 848, 878
Chute, R., u. D. W.Williams 608, 648
Cibert, J., L. Durand u. G. Millet 864, 878
Ciccone, E. F. s. Dorrance, G. M. 423
Cierciura, St. J. s. Puck, T. T. 141, 147
Cirio, L., u. G. Ballestra 356, 423, 477
Clagett, O. T. s. Berson, J. 878
— s. Gentry, R. W. 275, 297
— s. Graham, G. 603, 607, 649
— s. Hood, R. T. 679, 715
— s. Kirklin, J. W. 847, 848, 879
Clar, E. 359, 366, 421, 423
Clara, M. 101, 144, 271, 296
Claret-Corominas, J. s. Gubern Salisachs, L. 254, 297
Clark 662
Clark, D. F. 283, 297
Clark, E. E. s. Huggins Ch. 520
Clark, H. H. s. McKay, E. R. 275, 298
Clark, J. H. s. Baetjer, A. M. 335, 422
Clark, L. s. Huggins, Ch. 172, 178, 204, 517
Clark jr., L. C. s. Sobel, E. H. 299
Clark, P. J. s. Huggins, Ch. 763, 831
Clark, R. L. 954
Clark jr., R. L. s. Stehlin jr., J. S. 806, 807, 833
Clark, W. R. s. Shrigley, E. W. 312, 330
Clarke, D. A., F. S. Philips, St. S. Sternberg, C. C. Stock u. G. B. Elion 799, 830
— — C. Ch. Stock, G. B. Elion u. G. H. Hitchings 799, 830

Clarke, D. A. s. Philips, F. S. 799, *832*
Claude 953
Claude, A., u. E. F. Fullam 125, *145*
— u. J. B. Murphy *328*
Clay, R. C. 685, *714*
Clayson, D. B. s. Bonser, G. M. 376, *422*, 504, *519*
Clegg, J. W. s. Boyland, E. 788, 790, *830*
Clemensen, J. s. Nielsen, A. *426*
Clément, R., u. Debain *202*
Clemmesen, J. 29, *43*, 77, 83, 84, *92*, 246, *934*
— u. E. Jensen *423*
— u. A. Nielsen 77, 84, *92*
— u. J. Sørensen 398, *423*
— s. Busk, T. 230, 234, *246*
— s. Campbell, J. M. *423*
— s. Nielsen, A. *93*, *248*
Clemo, G. R., E. W. Miller u. F. C. Pybus *423*
Clerici, E. 608, *648*
Clever, U. 527, *587*
Clifton, K. H. s. Furth, J. 184, *203*
Cloudman, A. M. *92*
Clowes, C. s. Helmer, O. 500, *520*
Clunet, J. s. Marie, P. 447, *478*
Cobb, N. L., u. W. B. Scoville 711, *714*
Coblentz, W. W. 439, *477*
Cocchi, U. 28, 29, *43*, *92*, 251, *297*, 746, *752*
— u. E. Meier *752*
— u. P. Thurn 612, *647*
— s. Frey, E. *715*
— s. Schinz, H. R. 226, *245*, *248*
Coenen, H. *42*, 263, *297*, *587*, 626, *648*
Coffman, W. D. s. Gey, G. O. 141, *146*
Cogan u. a. 382
Coggins, P. R., R. G. Ravdin u. S. H. Eisman *830*
Cohart 77
Cohen, E. A., u. C. Hyman 283, *297*
Cohen, J. B. s. Browning, C. H. 370, *422*
Cohen, R. B. *202*
Cohn, M. s. Behrens, O. K. 155, *202*
Cohnheim 119, 134, 278
Cohnheim, J. 256, *296*
Colbey, R. s. Li, M. C. 813, *832*
Colby, F. H. 865, *878*
Colcock, B. P. s. Cattell, R. B. 900, *934*
— s. Warren, S. 283, *300*
Cole s. Everson 835

Coley s. Snyder 625, *652*
Coley, B. L. s. Cahan, W. G. 444, *477*
— s. Cruz, M. 444, *477*
Collins 238
Collins, J. L. s. Babcock, E. B. 473, *476*
Colombo, C., F. Rolfo u. G. Maggi 605, *648*
Colsky, J., E. M. Greenspan u. E. B. Schoenbach 799, *830*
— s. Schoenbach, E. B. 799, *833*
Coman, D. R. *145*
— s. Enterline, H. T. 140, *145*
— s. Long, R. P. 150, *204*
Commins, B. T., R. L. Cooper u. A. J. Lindsey 405, *423*
— u. A. J. Lindsey *423*
Comte, le 725, *752*
Condit, P. T. 799, *830*
Condouris, G. s. Kensler, C. J. *425*
Conheim 952
Conley, J. J. 671, *714*
Conn 705
— u. Hinermann 776
Consbruch, U. s. Schmähl, D. 914, *935*
Conte, A. J. s. Watson, W. L. *428*
Contzen, H. 926, *934*
Conway, H., u. B. H. Griffith 793, *830*
Cook 499
— u. Hewett 361, *556*
— u. Mitarb. 362, 365
Cook jr., F. E. s. Kimbrough, J. C. 289, *298*
Cook, J. W. 365, *423*
— u. E. Dodds 359, *423*
— E. Duffy u. R. Schoental *423*
— u. G. A. D. Haslewood 359, 373, *423*, 556, *587*
— G. Haslewood, C. Hewett, J. Hieger, E. Kennaway u. W. Mayneord 359, 371, 372, *423*
— C. Hewett u. J. Hieger 359, *423*
— J. Hieger, E. Kennaway u. W. Mayneord 359, *423*
— u. E. L. Kennaway 359, 362, 366, 371, 375, *423*
— — u. N. M. Kennaway 359, *423*
— s. Barry, G. 365, *422*
Cooke 252
Cooke, J. V. 231, *246*
Coolen s. Maisin 370
Cooper, A. G. S., u. A. W. Steinbeck 281, *297*

Cooper, K. F. s. Browning, C. H. 370, *422*
Cooper, R. L., J. A. S. Gilbert u. A. J. Lindsey *423*
— s. Commins, B. T. 405, *423*
Cooper, W. A., u. G. N. Papanicolaou 606, *648*
Cooper, Z. K. s. Taussig, J. 480, 501, *521*
Cooray, G. H., u. N. D. G. Leslie 418, *423*
Cope, O., G. L. Nardi u. B. Castlemann 191, *202*
— u. J. W. Raker 704, *714*
— s. Dermott jr., W. V. *203*
Copeland, D. H. s. Engel, R. W. 500, *519*
— s. Salmon, W. D. 500, *521*
Copeland, M. M., u. C. F. Geschickter 104, *145*
Copp, D. H. s. Hamilton, J. G. *478*
Corbellini, E. s. Rondoni, P. 495, *520*, *1001*
Corboz, R. 27, *42*
Corcilius, F. s. Schlüren, E. 821, *833*
Cordes, F. 219, *246*
Cordier, R. s. Bonte, G. *752*
Cornfield, J. s. Wynder, E. L. 915, *936*
Correns, Tschermak u. de Vries 525
Corten, M. H. 272, *297*
Cottier, H. 277, *297*
— s. Escher, F. 711, *714*
Coulson, C. A. 561, *587*
Court-Brown, W. M., u. J. A. Abbatt *477*
— s. Jakobs, P. A. *588*
Courtial, J. s. Lavedan, J. 461, *478*
Coutard s. Kreyberg, L. 247
Coutard, H. 726, 727, *752*
Coutts, W. E., E. Silva-Inzunza u. W. R. Coutts 131, *145*
Coutts, W. R. s. Coutts, W. E. 131, *145*
Coventry, M. B., F. T. Maher, J. M. Janes u. D. C. Dahlin *519*
Cowen, P. N. 494, *519*
Cowen, R. 258, *297*
Cox, A. J. s. Wilson, R. W. 345, 370, *428*
Coyas, A., u. J. Triboulet-Piton 684, *714*
Crabtree, H. G. 515, *519*
Craig 620
Craig, W. M., u. G. Horrax 238, *246*
Craig, W. R. s. Bryant, H. C. 606, *648*
Craighead, C. C. 868, *878*

Cram, E. B. s. Shimkin, M. B. 301, *330*
Cramer 302, *328*, 782
— u. Schatten 803
Cramer, H. 123, *145*, *202*, 573, 587, 610, 623, *647*, *648*
— u. G. Wildner *202*
Cramer, R. s. Bernhard, W. 317, *328*
— s. Gasser, C. 799, *830*
Cramer, W. 44, 80, *92*, *145*, 222, *246*, *934*
— u. E. S. Horning *202*
Crampa u. a. *464*
Crandall, C. s. Ultmann, J. E. 793, *834*
Crane s. Peine 412, *426*
Craver, L. F. 727, *752*, 790, *830*
— s. Burchenal, J. H. 790, 799, *830*
— s. Karnofsky, D. A. 790, 792, *831*
— s. Rosenberg, S. A. 254, *299*
Creech jr., O., E. T. Krementz, R. F. Ryan u. J. N. Winblad 807, *830*
— s. Krementz, E. T. 806, 807, *832*
Cresci s. Gordon 822
Crigler, C. M. s. Cuccia, C. A. 752
Crile jr., G. 900, *934*
Crile, G. 668, *714*
— J. M. McNamara u. J. B. Hazard 863, *878*
— u. D. H. Wilson 752
Crimmann, H. *1000*
Cromer, J. K., J. C. Bareman, N. C. Berry, J. M. Kennelly, C. T. Klopp u. L. I. Platt 807, *830*
Crone-Münzebrock, H., u. H. Boeminghaus 684, *714*
Crosignani, S. s. Seal, S. H. 754
Cross, F. S. 252, 280, *297*
Crossen u. Crossen 666
— s. Crossen 666
Crowe, Schull u. Neel 238
Crowfoot, D. s. Berenblum, I. *422*
Cruickshank, C. N. D., u. J. R. Squire 33, *43*
Cruishank, D. B. 131, *145*
Crumrine, J. L. s. Taylor, S. G. 799, *833*
Cruveilhier, L., Haguenau, Thieulin u. Viala *328*
Cruz, M., B. L. Coley u. F. W. Stewart 444, *477*
Csaba, G., u. I. Törö 636, *648*
Cseh, O. *202*
Cubicek, M. T. s. Gey, G. O. 141, *146*

Cuccia, C. A., S. Jones u. C. M. Crigler 752
Culp, D. A. *878*
Culp, O. S., u. F. W. Hartmann 261, *297*
Cummings s. Nesbit 765
Cunningham, A. W. B. s. Finerty, J. C. *477*
Curie, P. s. Becquerel 453
— s. Bequerel, H. *476*
Curran, R. C. s. Wilson, G. M. 283, *300*
Currie, A. N. 331, 332, *423*
Currie, A. R., u. C. F. W. Illingworth 769, *828*
Curth, H. O. 120, *145*, 239, *246*, 571, 587, 593, *648*
Curtis, H. jr. *477*
Curtis, M. R. 587
— W. F. Dunning u. F. D. Bullock 303, *328*, 587
— s. Bullock, F. D. 89, *92*, *328*, *422*, *477*
— s. Dunning, W. F. 363, *423*
Curtius, P. *246*
Cushing 663, 682, 685
Cushing, H. 183, *202*
— u. P. Bailey 253, *246*
— s. Bailey, P. 102, *144*, 238
Cushing, H. W. 42, 43, 102
Cushmann, D. s. Haagensen 360, *424*
Cutier, S. J. *423*
— u. D. B. Loveland *423*
Cutler u. Zollinger 666
Cutler, M., u. M. Schlemenson 770, *830*
Cyran 993
Cyran, W. s. Klösel, A. 992, *1000*
Czerny, v. *519*, 662, 784, 952

Dadid, M. s. Talairach, J. 709, *716*
Daels, F. *477*
— u. R. Biltris 455, *477*
Daff, M. E., u. E. L. Kennaway 334, *423*
Dahl, O., R. Thoraeus u. K. J. Vikterlöf 752
Dahlin, D. C. s. Coventry, M. B. *519*
— s. Sabanas, A. O. 444, *479*
Dahlmann, J. 432, *477*
Dahm, K. *297*
Dailey, M. E., St. Lindsay u. R. Skahen 194, *203*
Daland 854, *858*
Daland, E. M. 821, *830*
— s. Holmes, G. W. 42
Dalton, A. J., H. Kahlers, M. G. Kelly, B. J. Lloyd u. M. J. Striebich 125, *145*
— s. Barret, M. K. 166, *202*
— s. Bothe, A. E. 127, *145*

Dam, J. van 229, *246*
Dameshek, W. *828*
— s. Fisher, J. H. 683, *715*
— s. Goodman, L. S. 788, 790, *831*
Damron, C. M. s. Baetjer, A. M. 335, *422*
— s. Dyer, H. M. *519*
Dane, E. s. Wieland, H. *428*
Dandy 271
Dane 373
Daneel 842
Danforth, C. H., u. E. Center 282, *297*
Danielenko, S. 847, *878*
Danneel, R. 313, *328*, 525, *587*
Danneberg 508
Danneberg, P., u. H. A. Nieper 378, *423*, 548, *587*
Dannenberg, H. 150, 152, 153, 155, 164, 167, 174, *201*, *203*, 373, 374, 375, 376, 377, *421*, *423*, 440, 441, *477*, 549, *586*, 631, *648*
— s. Butenandt, A. 164, 165, *201*, *202*, *375*
Danysz, S. s. Lacassagne, A. 214, *247*
Dao, Th. L. Y. 703, *714*
— u. Ch. Huggins 703, *714*
— u. J. D. McCarthy 703, *714*
— s. Huggins, Ch. *715*
Daranyi, J. v. 321, *328*
Dargent, M. 688, *714*
— s. Santy, P. 772, *833*
Dargeon, H. s. Rosenberg, S. A. 254, *299*
Dargeon, H. W., J. W. Eversole u. V. del Duca 279, *297*
Daroczi, G. s. Metzl, J. 263, *298*
Dart, R. M. s. Kasdon, S. C. 772, *831*
Daube *246*
Dauben, W. G. s. Chapman, D. D. 151, *202*
Daudel, R. s. Lacassagne, A. 515, 516, *520*
Dauer, W. s. Schreiber, H. W. *651*
Daum, R. s. Hess, H. 102, *146*
— s. Spohn, K. 657, *716*, 846, 847, 848, *879*, 906, 913, 914, *935*
Davenport, R. C. 242, *246*
David 785
David, C. s. Kliggermann, M. M. 864, *879*
Davidson, M. s. Brocoks, W. D. W. *878*
Davidson, W. M., u. D. R. Smith 130, *145*
Davies, A.-J. 638, *648*

Davies, E. R., u. I. S. Stewart 301, *328*
Davies, P. L., u. P. H. Buxton 714
Davis, C. H. 15, *43*
Davis, J. 270, *297*
Davis, L. J., u. W. Forbes 280, *297*
Dawson s. Tod 677
Dawson, E. O. s. Gwynne, J. F. *831*
Dean 764
Debain s. Clément, R. *202*
De Bary 288, 289
Dech, H. *752*
Decker, A. M., u. J. T. Chamness 268, *297*
Deckner, K. 129, *145, 587*
— s. Bauer, K. H. *145, 327*
Deddish, M. R. s. Stearns, M. W. *754*
Deden, C. 608, *649*
Deelmann, H. T. 477, 494, 495, *519*
— u. J. P. van Erp *519*
Degenhardt, K. H., u. E. Knoche 281, *297*
Degenring, F. W. 599, *649*
Delaney, J. J. 412, *423*
Delario, A. J. 735, *751*
Delarue, J. *42*
— u. J. Paillas 307, *328*
Delarue, N. C. s. Sanders, D. E. 616, *651*
Del Bello, N., R. Docimo, A. Savoia u. N. Misasi 612, *649*
Delbert-Robinet 86
Delbet, P. 150, *203*
— G. P. Depeyre u. H. Heinemann *203*
Delbrück, M. s. Timofeeff-Ressovsky, N. W. 561, 565, 719, 721, *754, 787*
Del Buono, M. S. s. Fuchs, W. A. *649*
Delherm, L. 717, *751*
Deloré u. Bergomano 784
Delphey, L. 726, *752*
Demerec 784, 785
Demerec, M. 546, 554, 556, 578, *587*
— u. R. Latarjet *587*
Deming s. Hovenian 892
Deming, C. 864, *878*
Demole, V. 171, *203*
Denck, H. s. Wenzl, M. 112, *148*
Dengler 197, *203*
Denk u. Mitarb. 848
— u. Helmer 842
Denk, H., u. P. Wurnig 658, *714*
Denk, W. 246, 679, 684, *714*, 803, *830*, 912, *935*, 953
— u. K. Karrer 803, *830*

Denton, R. W. s. Holmgren, N. 635, *650*
Denver 526
Deome, K. B. 246
Depenthal 443, *477*
Depeyre, G. P. s. Delbet, P. *203*
Deringer, M. K. s. Heston, W. E. 216, 360, *424*
Derlath, S. *145*
Derlatin, S. 130, *145*
Dermott jr., W. V., W. S. Morgan, E. Hamlin jr. u. O. Cope *203*
Dern 890
Derom, F. 437, *477*
Derra, E. *714*
— u. F. Blittersdorf 22, *43*, 855, 858
Derrick, W. S. s. Hay, R. C. 688, *715*
Derville, M. s. Menetrier, P. *426*
Desaga, H. s. Hoepke, H. *831*
Desaive u. Grüneberger 59
Dessauer 726
Dessauer, F. 559, *587*
Dessauer, Fr. *586*
Detrie, Ph. 711, *714*
Dettmar, H. 634, *649*
Deucher 730
Deucher, W. 170, *203*
Devine, K. D., O. H. Beahrs, St. A. Lovestedt u. J. B. Erich 272, *297*
Devos, W. s. Harper, P. V. 709, *715*
Dewar-Cook-Tarbell 780
Dexter, S. O. s. Kensler, C. J. 350, 351, *425*
Diamantis, A. 301, *328*
Diamond, H. D. s. Rosenberg, S. A. 254, *299*
Diamond, L. K. s. Farber, S. 799, *830*
Diamond, H. D. s. Farber, E. 515, *519*
Dick, G. F. s. Jacobson, L. O. 790, *831*
Dick, H. J. s. Anziulewicz, J. A. 280, *296*
Dick, W. 109, *145*, 676, 677, 682, *714*
Dickson, J. A., u. Ch. A. Lamb 263, *297*
Diddle, A. W. 682, *714*
Diehl, H. 336, *423*
Diehl, J. C., u. S. W. Tromp 86
— s. Tromp, S. W. 86, *93*
Diemair, W. *934*
Dienst, A. 262, *297*
Dierkes, Cl., u. R. Wagner 477
Dietel, H. s. Habs, H. 247, 378, *424*

Dieter, M. G. s. Klotz, J. M. 638, *650*
Dieterich 388
Dieterich, B. 976, *1000*
Diethelm 616, 619, *649*
Diethelm, L. 731, *752*
Dietrich 97, *145*
Dietrich, A. *43*, 430, 431, 476, 477, 944, 946, 956, 961, *999, 1000*
Dietrich, D. *587*
Dietrich, W. 431, *477*
Diezel, P. 304, *328, 1000*
Dirkes u. Wagner 463
Dischler, W. s. Druckrey, H. 519, 789, *830*
Disl u. S. W. Tromp 92
Dittmar, A. *647*
Dittmar, C. 155, *203, 328*, 344, 370
Dittmar, F., u. E. Dobner 638, *649*
Dittrich 790, 792
Dittrich, St. 998, *1000*
Dittrich, W., T. M. Fliedner, H. Henke, G. Höhne u. K. H. Kärcher 746, *752*
Dixon 61
Dixon, C. F., u. G. L. Kratzer 22, *43*
Dixon, F. J., u. R. A. Moore 185, *201*
— s. Pierce, G. B. 260, 289, *299*
Dmochowski, L. 210, *246*, 315, 320, *328*
— u. J. W. Orr 494, *519*
— s. Foulds, L. *424*
— s. Horning 366, *424*
— s. Passey, R. D. 317, *330*
Doan, C. A. s. Sabin, F. R. *479*
Dobberstein 400, 698
Dobberstein, H. 88, *92*
Dobbertin, H. *246*
Dobner, E. s. Dittmar, F. 638, *649*
Dobriner s. Stevenson 350, 351
Dobrovolskaja, N., u. F. Garrido *246*
— u. F. Simisilevich *423*
Dobrovolskaja-Zavadskaja, N. 210, 217, *246, 423*
— u. F. Garrido *423*
— u. J. Olch *423*
Dobson, R. L. s. Lawrence, J. H. *753*
Doca 703
Docimo, R. s. Del Bello, N. 612, *649*
Dockerty, M. B. s. Berson, J. *878*
— s. Lash, H. 863, *879*
Dockerty, R. B. s. Gentry, R. W. 275, *297*

Dod, K. S. s. Bierman, H. R. 806, 807, *829*
Dodds, E. s. Cook, J. W. 359, *423*
Dodds, E. C., W. Lawson u. P. C. Williams 174, *203*
Dodge jr., H. W., H. M. Keith u. M. J. Campagna 253, *297*
Döderlein 850
— u. Menge 850
Döring 572
Döring, G. 102, *145*
Doering, P. 752
Dörner, G., u. G. Knappe 766, *830*
Doerr 952
— Bleyert u. Schmidt *328*
Dörr, D., u. G. Ott *297*
Doerr, R., u. C. Hallauer 308 *327*
Doerr, W. *828*, 907, 925, 927, *934*, *935*
— K. Köhn u. H. H. Jansen *828*
— u. F. Stein *830*
Dogliotti, A. M. 688, 689, *714*
Dohrmann, R. s. Herink, M. 753
Dolff, C. 626, *649*
Dolgopol, V. B. s. Wright, J. C. 801, *834*
Doljanski, L., u. L. Halberstaedter 364, *423*
— s. Halberstädter, L. 312, *329*
— s. Pikowsky, M. 312, *330*
Doll, R. 338, *423*, 912, 914, *935*
— u. A. B. Hill 406, *423*
— s. Armitage, P. *519*
— s. Boyd, J. T. 411, *422*
Doll s. Hill 915
Domagk, G. 94, 132, *144*, *145*, 201, 398, 411, *423*, *477*, *519*, 795, 802, 804, 821, *828*, *830*
— u. Chr. Hackmann *328*
— L. Jühling u. J. Pütter *828*
— S. Petersen u. W. Gauss 795, *830*
Domanig, E. 752, 878
Dominguez, O. V., L. T. Samuels u. R. A. Huseby 186, *203*
Domrich, H. 231, *246*, 289, *297*, *435*
Donald, J. R. M. s. Berson, J. *878*
Donner, M. M. s. Fruhling, L. *477*
Dontenwill, W. 178, *203*
— u. R. Graf *477*
— u. U. Mohr 506, *519*
— — u. Zagel 506, *519*

Dontenwill, W. s. Büngeler, W. 122, 123, *145*, 483, *519*
O'Donovan, W. J. *423*
Dorfman, R. J. 176, *203*
Dormans, E. 45, 46, 57, *92*,
Dormanns, E. *423*
Dormanns, E. A. *246*
Dormich, H. *477*
Dorner, M. s. Batzenschlager, A. 457
Dorrance, G. M., u. E. F. Ciccone *423*
Dovifat, B. 632, *649*
Dowdy, A. H. s. Hall, G. C. *649*
Downing, V. s. Farber, S. *830*
— s. Leiter, J. 780, *832*
Doyle, J. C. 19, *43*
Drescher 59
Drescher, H. s. Burger, H. 775, *830*
Dressel, H. *92*
Drewes, J., u. H. Gremmel 264, *297*
Dreyfus u. Scheidegger 628
Dreyfus, J. 29, *43*, 337, *423*
Dreyfuss, W. s. Bloch, B. 358, *422*
Driesch 136
Driesen 711
Driesen, W. 711, *714*
Driessens, J. s. Nuytten, J. *479*
Drinker, K. R., P. K. Thompson u. M. Marsh 338, *423*
Drocker 62
Droschl, H. 454, *477*
Droste, W. v. 70, *92*, 864, 865, *878*
Droste, V., u. E. Soder 445, *477*
Druckrey, H. *203*, 349, 364, *423*, 505, 506, 508, *519*, 547, 579, *587*, 757, 802, *830*, 888, 921, 979
— H. Hamperl u. D. Schmähl 337, *423*
— B. T. Kuk, D. Schmähl u. D. Steinhoff 789, 802, *830*
— u. K. Küpfmüller 349, 352, *421*, *423*, 481, 505, *518*, *519*, *587*
— R. Preussmann u. D. Schmähl 354, *423*
— u. S. Raabe 166, *203*, 766, *830*
— u. D. Schmähl 359, 382, *423*, 506, *519*, *587*
— — u. W. Dischler *519*, 789, *830*
— s. Brock, N. 349, 362, 364, 368, *422*, *587*
— s. Schmähl, D. 914, *935*

Druett, H. A. s. Kenneth, P. *425*
Drummond, J. A. s. Patter, H. T. van 240, *248*
Dubois-Ferrière, H. 791, 792, *830*
Dubovoj, E. D. 752
Dubranszky s. Massenbach, v. 186, *204*
Dubreuilh, W. 32, 36, *43*, 438, *477*
Duca, V. del s. Dargeon, H. W. 279, *297*
Ducuing, J., u. Benaygnes 187, *203*
Dudley, Ph. D., J. Greenberg u. S. S. Sarkisian 709, *714*
Dünner, L. 909, *935*
Dürig, G. 999
Dütschke 354, *423*
Duffy, B. J., u. P. J. Fitzgerald 283, *297*
Duffy, B. J. jr., u. P. J. Fitzgerald *477*
Duffy, E. s. Cook, J. W. *423*
Dukes, C. 241, *246*
Dukes, C. E. s. Allen, M. J. 353, *421*
Dungal 83
Dungal, N. s. Bailey, E. J. 400, *422*
Dungern, v. 952
Dunn, A. L., C. D. Eskelson, J. F. McLeay, R. E. Ogborn u. B. R. Walske 623, *649*
Dunn, Ch. W. 979, *999*, *1000*
Dunn, H. L. 72, *92*
Dunn, W. J. s. Mann, I. 317, *329*
Dunning, W. F. 587
— M. R. Curtis u. F. D. Bullock 363, *423*
— s. Bullock, F. D. 303, *328*, *422*, *477*
— s. Curtis, M. R. 303, *328*, *587*
Duperrat, B. s. Grossiord, A. 464, *477*
Duplan, J. F. s. Rudali, G. *330*
Duplay 955
Dupont *203*
Duran-Reynals, F. 312, 317, *328*, 502, *519*
— u. J. W. King *328*
— u. F. Shrigley *328*
— s. Shrigley, E. W. 312, *330*
Durand, L. s. Cibert, J. 864, *878*
Durham, M. W. 241, *246*
Dustin, P. 779, 780, 793, *830*
Dutra, R. F., E. J. Largend u. J. L. Roth 337, *423*

Dutton, A. M. s. Bernard, L. J. *476*
Duvoir, M., u. J. Abecassis *477*, 491
Dyer, H. M. 780, *830*
— Ch. M. Damron u. H. P. Morris *519*
Dyroff 662
Dyroff, R., u. J. Horvath 823, *830*

Earl 138
Eagle 140
Earle 142, 312
Earle, W. R. s. Sanford, K. K. 312, *330*
— s. Waltz, H. K. 140, *148*
Ebbing, H. C. s. Verschuer, O. v. 529, *589*
Eberhard 866
Eberhart, W. F. s. Robbins, G. F. 625, *651*
Ebert 968
Ebert, G. 429, 432, *477*
Ebhart, Kl. 203
Ebner-Putlar, H. s. Bayerle, H. 636, *648*
Eck, R. V. s. Kramer, W. M. *832*
Eckert s. Beard 311
Eckert, E. A., D. Beard u. J. W. Beard *328*
— I. Green, D. G. Sharp, D. Beard u. J. W. Beard *328*
— D. G. Sharp, E. B. Mommaerts, R. H. Reeve, D. Beard u. J. W. Beard *328*
— N. F. Waters, B. R. Burmester, D. Beard u. J. W. Beard *328*
— s. Mommaerts, E. B. *329*
— s. Sharp, D. G. *330*
Eckert, H. s. Wilson, G. M. 283, *300*
Economou, S. G., H. W. Southwick u. D. P. Slaughter 253, *297*
Eddy, B. E. s. Stewart, S. E. *330*
Edlbacher, S., u. W. Gerlach 150, *203*
— u. W. Kutscher 165, *203*
— u. K. W. Merz 167, *203*
Edlinger, E. 312, *328*
Eds, F. de s. Wilson, R. W. 345, 370, *428*
Edsmyr, F. s. Ekström, T. 865, *878*
Edwards, J. E. s. Barret, M. K. 166, *202*
Edwards, P. C. s. Skipper, H. E. 799, *833*
Edwards, T. 679, *714*

Edwardsi, H., D. G. Harnden, A. H. Cameron, V. M. Grosse u. O. H. Wolff *587*
Egli 92
Ehlers, P. N. 702, 703, 711, *714*
— u. H. Grimsehl 258, 270, *297*, 618, 619, *649*
— K. H. Grözinger u. H. Grimsehl 868, *878*
— u. H. A. Hienz 130, 131, *145*, 772, *830*
— G. Ott u. E. Soder *297*, 435, *477*, 813, *830*, 863, *878*
— s. Grimsehl, H. 615, *649*
— s. Hienz, H. A. 131, *146*
Ehrenberg, L., G. v. Ehrenstein u. A. Hedgran 551, *587*
— u. K. G. Zimmer *752*
Ehrenstein, G. v. s. Ehrenberg, L. 551, *587*
Ehrhard 339
Ehrhardt, P. 910, *935*
Ehrich 127
Ehrlich 137
Eichelberger, L. s. Huggins, Ch. 172, 178, *204*, 763, *831*
Eichholtz, F. 390, *421*, *423*, 921, *934*
— u. K. Kanderer 150, *203*
Eichler 770
— u. Vollmar 410
Eichler, O. 550, 557, 561, *586*
— H. Hess, F. Lindner u. K. Schmeiser 742, 744, *752*
— u. W. Plewa 793, *830*
— u. I. Staib 793, *830*
Eichler, P. *752*, *1000*
Eicken, v. 444
Eiken 303, 348
Einfalt, W. s. Emminger, E. 46, 50
Eiselsberg, A. v. 21, *43*, 195, *203*, 860
Eisenbach, J., u. J. Jötten 865, *878*
Eisenhardt s. Thompson 704
Eisman, S. H. s. Coggins, P. R. *830*
Eitel, H. 203
Eitel, M. 416, *423*
Ekström, T., u. F. Edsmyr 865, *878*
Elbaz, Cl. s. Ferrand, J. 266, *297*
Elion, G. B. s. Clarke, D. A. 799, *830*
Ellerboock, L. D. s. Eriksen, N. H. 636, *649*
Ellermann, V., u. O. Bang 308, 311, *328*
Ellinger 240
Elliot, M. A., G. J. Nebel u. F. G. Rounds 416, *423*

Ellis, F. W. 806, 807, *830*
Ellison, R. R., D. A. Karnofsky, St. S. Sternberg, M. L. Murphy u. J. H. Burchenal 801, *830*
Ellmann, Ph., u. L. W. Price 238, *246*
Eloy, Ph. s. Ravina, A. 801, *833*
Elson, L. A. 353, *423*, *519*, 796, *830*
— u. A. Haddow 786, *830*
Eltorn 822
Eltrom, H. *830*
Embrey 62
Emden-Meyerhof 163
Emerson, R. A. *587*
Emery, J. L. 279, *297*
— u. M. McMillan 130, *145*
Emile-Weil, P., u. A. Lacassagne 454, *477*
Emminger, E., u. W. Einfalt 46, 50
Emmrich, R. 600, *649*
Ende, N. 233, *246*
Enders, J. F. 327
Endisch, H. s. Barth, G. 777, *829*
Engel, G. 61, 92
Engel, R. W., D. H. Copeland u. W. D. Salmon 500, *519*
Engelbreth-Holm, J. *328*, 494, *519*, 628, *649*
— u. G. Asboe-Hansen 515, *519*
— u. S. Stamer 786, *829*
— s. Iversen, S. *520*
Engell, H. C. 605, *649*
Engelmann, K. s. Holthusen, H. 442, *478*
Engels s. Maurer 280, *298*
Engert, W. *423*
Engstedt, L., S. Franzen, L. Jonson u. L. G. Larsson *752*
Engster, J., u. V. F. Hess *587*
Enns, P. 185, *203*
Enterline, H. T., u. D. R. Coman 140, *145*
Epperson, Hellmann, Galvin u. Busby 122, *145*
Epple, S. 263, *297*
Epstein, E. 150, *203*
Epstein, M. A. 312, *328*
Erdmann, Rh. 139, *145*
Erhardt, L. 488
Erhardt, W. s. Müller, E. 337, *426*
Erich, J. B. s. Devine, K. D. 272, *297*
— s. Lash, H. 863, *879*
Eriksen, N. s. Fong, C. T. O. 638, *649*

Eriksen, N. H., L. D. Ellerboock u. St. W. Lippincott 636, *649*
Erlsbacher, O., F. Kopecek u. R. Kovacsevich 769, *830*
Ernst, H. s. Schmidt, F. 623, *651*
Erp, J. P. van s. Deelmann, H. T. *519*
Erspamer, V. 197, *203*
Erxleben, H. s. Herken, H. *203*
— s. Kögl, F. *204*
Esch, G. J. v., H. v. Genderen u. H. H. Vink *519*
Escher, F., F. Roth u. H. Cottier 711, *714*
— s. Roth, F. 711, *716*
Eschweiler, R. *519*
Escomel 185
Eskelson, C. D. s. Dunn, A. L. 623, *649*
Eskelund, S. V. s. Bertelsen, A. *878*
Esmarch, O. 366, *423*
Esselborn, V. M. s. Sobel, E. H. *299*
Essellier, A. F. s. Bollag, W. 801, *829*
Etéré, I. s. Caroli, I. *477*
Etmer, F., u. J. Bolck *1000*
Eugster u. Hess 473
Eugster, J. 472, 473, *476*
Euler, B. v. s. Euler, H. v. 180, *203*, 761, *830*
Euler, H. v. 164, 165, 168, *203*, *328*, *519*, 566, *587*, 780, 797, 800, 801, 809, 820, *829*, *830*, *934*
— B. v. Euler u. Saeberg 180, *203*
— H. Hasselquist u. B. v. Euler *830*
— u. G. v. Hevesy 158, *203*, *477*
— Säberg u. B. v. Euler 761
— u. B. Skarzynski 42, 158, 166, 172, 176, *201*, *203*, 308, *328*, *586*, 631, 634, 638, *647*, *649*
Evans s. Chapmann 471, *477*, 742
— s. Green *329*
Evans, J. P., W. Fenge, W. A. Kelly u. P. V. Harper jr. 709, 711, *714*
Evans, T. C. s. Hickey, R. C. 806, 807, *831*
Evans, V. J. s. Waltz, H. K. 140, *148*
Evers, R. s. Robinson, C. 633, *651*
Eversole, J. W. s. Dargeon, H. W. 279, *297*
Everson u. Cole 835

Everson, T. E., u. H. C. Warren *878*
Ewald, F. K. 182, *203*
Ewing s. Kreyberg, L. 247
Ewing, J. 42, 94, 103, *145*, 254, *297*, *934*
Ey, W. s. Scheer, K. E. *754*
— s. Schwab, W. 732, *754*
— s. Werner, K. *754*
Eymer 850
Eymer, H. *753*

Faber u. Mitarb. 792
Fabian, G. s. Abderhalden, E. 631, *648*
Fabris, P. s. Pizzetti, F. 608, *651*
Fabry, H. 96, *145*
Faerber, K. P., A. Hoffmann u. G. Schmitz 966, *1000*
Fahmy, M. J. s. Fahmy, O. G. 413, *423*, 929
Fahmy, O. G., u. M. J. Fahmy 413, *423*, 929
Fahrenkamp, K. 688, *715*
Failla s. Kreyberg, L. 247
Faires, R. A., u. B. H. Parks 751
Falin, L. I., u. V. V. Anissimova 341, *423*
Faling 338
Falk, E. A. s. Papanicolaou, G. N. 608, 609, *651*
Falk, H. L., P. Kotin u. I. Markul 394, 416, *423*
— s. Kotin, P. 416, *425*, 908, *935*
Falkenhausen, v. 633, *649*
Falls 242, *246*
Falls, H. F. s. Neel, J. V. 242, *247*
— s. Reed, T. E. 539, *589*
Faloon, W. W., u. L. W. Gorham 790, *830*
Fanconi, A. 266, 273, *297*
Fanfani, M., G. Marconi u. E. Pieragnoli *297*
Fansah, N. O. s. Chapman, D. D. 151, *202*
Farbe, R. s. Loeper, M. 358, *425*
Farber, E. u. H. D. Diamond u. a. 515, *519*
Farber, S. 799, 800, *830*
— R. Appleton, V. Downing, F. Heald, J. King u. R. Toch *830*
— L. K. Diamond, R. D. Mercer, R. F. Sylvester u. J. A. Wolff 799, *830*
— s. Gross, R. E. *753*
Farinacci, C. F. s. Roth, D. 254, *299*
Fark, G. 400, *423*, *935*
Farnham, A. E. 309, *328*

Farrell, D. M. s. Hoffmann, J. 123, *146*
Farringer, J. L. 636, *649*
Farrow u. Woodard 770
Fasching, H. 596, *649*
Fassbender s. Pliess 791
Fassbender, H. G. 776, *830*
Fassrainer, S. 332, *423*
Faure, C., u. B. Gruson 253, *297*
Favata, B. V. 140, *145*
— u. F. W. Bishop 125, *145*
Fawcett, D. W. 315, *328*
Fawzy, R. M. 86, *92*
Fay s. Smith 822
Febre, H. L. s. Bernhard, W. 317, *328*
Federley, H. 534, *587*
Federlin 464
Federlin, K., u. H. Scior *477*
— s. Schwenzer, A. W. 463, *479*
Fedushin, M. P. *753*
Feenders 872
Fegeler, F., J. Holtschmidt u. S. Kohrs 274, *297*
Feine, U., u. J. Leonhardt 463, *477*
Feitelberg, S. s. Quimby, E. H. *476*
Felci, U. s. Buraggi, G. L. *752*
Feldman, R. M. s. Wynder, E. L. 405, 407, *428*
Feldweg, P. *649*
Felix, K. 159
Fellingworth, S. s. Browning, C. H. 370, *422*
Felmus, L. B. s. Pedowitz, P. 185, *204*
Fels 770
Fels, E. s. Heidrich, L. *649*
Fendel u. Mitarb. 865, *878*
Fenge, W. s. Evans, J. P. 709, 711, *714*
— s. Harper, P. V. 709, *715*
Fenner, Fr. 314, *328*
Fenster, E. 182, *203*, *423*, 429, 430, 432, *477*, 637, *649*, *999*, *1000*
— s. Bernhard, F. *422*
Ferguson, G. S. 344, *423*
Feroldi, J. s. Guilleminet, M. 625, *649*
Ferrand, J., u. Cl. Elbaz 266, *297*
Ferreira-Marques, J. 85
Fesani, F. s. Goffrini, P. 709, *715*
Fetscher, R. 246
Feulgen 132
Fèvre, M., u. R. Huguenin 250, 265, 279, *296*
Fey, F. 314, *328*
— H. Bielka u. A. Graffi *328*

Fey F., u. A. Graffi *328*
— — u. H. Bielka *328*
— s. Bielka, H. *328*
— s. Graffi, A. 314, *329*
Feyrter 122
Feyrter, F. 197, *203*, 638, *649*
Fibiger, J. 302, 303, *328*
Fichera 819
Fiebelkorn, H. J. 608, *649*
— s. Rochemont, R. du Mesnil de 724, *754*
Fieser, L., u. M. Newman 362, *424*
Fieser, L. F. 365, *424*
— u. W. P. Campbell *424*
— M. Fieser u. E. B. Hershberg *424*
— — — M. S. Newman, A. M. Seligman u. M. J. Shear *424*
— u. E. B. Hershberg *424*
— — L. Long u. M. S. Newman *424*
— s. Sandin, R. B. 362, *427*
Fieser, M. s. Fieser L. F. *424*
Figge s. Strong 887
Figge, F. H. J., L. C. Strong, L. C. Strong jr. u. A. Shanbrom 246
— —*203, 246*
Filde s. Brinkmann, W. 864, *878*
Findlay, G. M. 439, *477*, 501, *519*
Finerty 448
Finerty, J. C., R. T. Binhammer, M. Schneider u. A. W. B. Cunningham 477
Finkbeiner 606
Finkbeiner, J. A. s. Treves, N. 701, *716*
Finkel u. Mitarb. 469
Finkelnburg, W. *476, 751*
Finsen 725, *753*
Finster, H. *878*
Finsterer 661, 842, 843, 860, 862
Fior, R. 228, *246*
Firket, H. s. Chevrement, M. 337, *423*
Firminger, H. I. s. Morris, H. P. 181, *204*
Fischer s. Puck 532
Fischer, A. 139, 140, 141, *145*, 312, 321, *328*, *424*, 556, *587*
— s. Goldschmidt, R. 141, *146*
Fischer, A. W. 669, 674
Fischer, B. 265, *297*, *424*
Fischer, I. 139, 141
Fischer, J. 315, *328*
Fischer, R. *203*
— u. G. Rudali 820, *830*
— s. Borneff, J. 918, 919, *934*

Fischer, W. 6, 7, *42, 43*, 46, 47, 84, *92*, 94, 97, 113, 116, 129, *145*, 221, 222, 239, 246, 254 297, 323, *328*, *424, 519*, 838, *878*, 913, 914, *935*
— u. I. Kühl *92, 245*
— s. Lubarsch 630
Fischer-Tropsch 463
Fischer-Wasels, B. 10, 36, 39, *42, 92*, 94, 95, 117, *144, 145*, 227, *245, 246*, 304, 320, 323, *328*, 333, 347, 372, 429, 430, 437, *477*, 481, 490, 495, 501, *519*, 522, *587*, *830*, 952
— u. W. Büngeler *1000*
Fischerhof, H. *1000*
Fish, R. s. Kliggermann, M. M. 864, *879*
Fisher, E. R., u. R. B. Turnbull 112, *146*
Fisher, H. W. s. Puck, T. T. 141, *147*
Fisher, J. H., C. St. Welsch u. W. Dameshek 683, *715*
Fishman, W. H. 167, *203*
— s. Homburger, F. *42*, 202
— s. Kasdon, S. C. 772, *831*
Fishman, W. W. s. Haddow, A. *518*
Fitch, E. A. s. Lehmann, J. St. 650
Fitzgerald, P. J. s. Duffy, B. J. 283, *297, 477*
Fitzhugh, O. G., L. F. Knudsen u. A. A. Nelson 393, *424*
— u. A. A. Nelson 395, *424*
— s. Nelson, A. A. *426*
Fitzpatrick, Th. B., u. A. B. Lerner 265, *297*
Flaks, J. 370, *424*
— u. A. C. Ber *649*
Flanagan, M. B. *246, 297*
Flemming, K. *935*
Flexner 137
Flick, H. 290, *297*
Fliedner, T. M. s. Dittrich, W. 746, *752*
Flock, E. V. s. Stickler, G. B. *521*
Flörcken, H. 116, *146*
Flory u. Mitarb. 784
Flügel, F. 614, *649*
Fluharty, R. G. s. Rawson, R. W. *754*
Fluhman, C. F. 122, *146*
Fölger, A. F. *92*
Förster u. Titze 689
Foerster, O. 688, *714*
Fogh, J., u. K. A. Hok *146*
Folk, J. E. s. Burstone, M. S. *202*

Fong, C. T. O., St. W. Lippingcott u. N. Eriksen 638, *649*
Fonio, A. 477
Fonlupt, M. s. Metzger, H. 15, 44
Fontaine, R. 689, *715*
— M. Aron u. P. Buck 636,*649*
Foote, F. W., R. F. Hill, A. F. Hocker u. L. D. Marinelli 742, 743, *753*
— s. Wozenkraft, P. 263, *300*
Foot, N. Ch. 607, 608, *649*
Foot, N. C., Humphreys u. Whitmore 864, *878*
Foraker, A. G. s. Sunner, W. C. 836, *879*
Forbes, W. s. Davis, L. J. 280, *297*
Ford 287
Ford, C. E. 542, 544, *587*
— u. J. L. Hamerton 286, *297*
— K. W. Jones, O. J. Miller U. Mittwoch, L. S. Penrose, M. Kidler u. A. Shapiro 286, 287, *297*, 542, *587*
— — Polani u. a. 286
Forkner, C. E. 252, *297*
— u. T. F. Scott *830*
— s. Sabin, F. R. 479
Forrest, A. P. M., D. W. Blair, D. A. P. Brown, H. J. Stewart, A. T. Sandison, R. W. Harrington, J. M. Valentine u. P. T. Carter 709, 710, *715*
— P. A. Brown, S. R. Morris u. G. P. W. Illingworth 709, 710, *715*
Forrest, A. W. s. Reese, A. B. 814, *833*
Forssell, G. 952
Forssmann, W. s. Bolt, W. 616, *647*
Forster, C. G. s. Rall, J. E. 814, *833*
Fort, M. s. Behounek, F. 455, 456, *476*, 488, *519*
Foulds, L. 345, *424*, 461
— u. L. Dmochowski *424*
Fowler, M., u. H. D. Sutherland 266, *297*
Fowleri 784
Fox, M. s. Nicholson, F. 848, *879*
Fracarro, M., Kaijser u. G. Lindstein *587*
— s. Book, J. A. *587*
Frädrich, G. s. Poppe, H. 265, 268, *754*
Fraenkel, A. *246*
Fränkel, B. 892, *935*
Franceschetti, A., u. V. Bichler 242, *246*

Francis, P. E. s. Mallard, J. H. 709, *715*
Francke, E. 625, *649*
Francois, R. s. Bernheim, M. 297
Frangenheim 443
Frank, L. J. P. s. Addink, N. W. H. 150, *202*, *421*
Frank, P. s. Körbler, J. 34, *43*
Franke, H. 647, *649*
Franks, L. M., u. F. C. Cesterman *519*
Franksson, C. s. Birke, G. 766, *829*
Franqué, O. v. 179, *203*
Franseen, C. C., u. R. McLean 166, *203*
Franz 796, 805
Franzen, J. 615, *649*
Franzen, S. s. Engstedt, L. *752*
Fraser, F. C. 281, *297*
Fraser, R. 709, *715*
Frauchiger 835
Frazell 863
Frazell, E. L. s. Wozenkraft, P. 263, *300*
Freed, J., E. P. Pendergrass u. J. W. Garnwath *830*
Freedberg, A. St., G. S. Kurland u. H. L. Blumgart *649*
Freeman u. Watts 690
Frei, E. s. Boggs, D. R. 818, *829*
Freitag, J. *753*
French u. Mitarb. 689
French, L., J. Wild u. D. Neal 639, *649*
Freudenberg 400
Freudenberg, K. 48, 55, *92*, 922, *935*
Freudenberger, B. s. Linke, A. 795, *829*
Freund, E., u. G. Kaminer 632, 633, *649*
Frey 869
— u. Ott 534
Frey, E., u. U. Cocchi *715*
Frey, J. s. Heilmeyer, L. 777, *831*
Frey, R. 75
— u. W. Knauer 431, *477*, *1000*
— s. Bauer, K. H. 429, *476*, *999*
— s. Ott, G. 58, 68, 74, 75, 76, 81, *93*, 110, *147*, 470, *479*, 511, *520*, 589, 598, 600, 602, *651*, 839, 867, 869, 870, 872, *879*
Frick, K. s. Blühbaum, T. 457, *477*
Frieben 3, 32, *43*, 442, *477*, 553
Frieboes, W. 246

Friedell, H. L., u. L. M. Rosenthal 407, *424*
— s. Koletsky, S. 452, *478*
Friedenwald u. Mitarb. 787
Friedewald, W., u. S. Anderson 328
Friedewald, W. F. 313, *329*
— u. J. G. Kidd *329*
— u. P. Rous 369, *424*, 498, *519*
— s. Rous, P. 330, 385, *427*, *479*, 502, *520*
Friedl s. Schinz, H. R. 612, *647*
Friedman, B. s. Shay, H. 282, *299*
Friedman, F., M. H. Harnly u. E. Goldsmith 208, *246*
Friedmann, E. u. a. 780, *830*
Friedmann, N. B. s. Carleton, R. L. 338, *423*
Friedmann, O. M. 358, *424*
Friedrich 726
Friedrich, H. s. Brockmann, H. 800, *830*
Friedrich, H. W. 606, *649*
Friedrich, M., E. Koppermann u. K. Petran 632, *649*
Friedrich, W. 464, *477*
— u. H. Schreiber *751*
— s. Butenandt, A. *477*
Friedrich-Freska, H. 176, *203*, 310, *329*, 377, *424*, 501, *519*, 587, 762
— u. F. Kaudewitz 578, *587*
— s. Butenandt, A. 176, *202*, 219, *246*, *328*, 375
— s. Kaufmann, C. *520*
— s. Mercier, L. C. *329*
Friemann, W. 791, *830*
Friesen, St. R. 15, 22, *43*
Frietzsche, H. *519*
Frik, W. s. Barth, G. *752*
Frimann-Dahl, J. *753*
Fritz-Niggli, H. 296, 433, *476*, 529, 549, 550, *586*, *587*, 717, 718, 719, *751*
— s. Schinz, H. R. 345, *427*, 746
Fritze, E., u. H. O. Strufe 604, *649*
Fritzsche u. v. Meyenburg 495
Fritzsche, H. 477, *1000*
Frohbergk 789
Fromme, A. 136, *146*, 511, *519*
Frommer, B. *424*
Fruhling, L., Ch. M. Gros u. A. Batzenschlager 464, *477*
— — u. M. M. Donner *477*
— s. Gros, Ch. M. 463, *477*
Fuchs, G. *751*

Fuchs, H. I. 633, *649*
— u. H. Kowarzyk 634, *649*
Fuchs, J. 790
Fuchs, W. A., A. Rüttimann u. M. S. Del Buono *649*
Fuchsig, P., u. R. Höfer 930, *935*
Fürmaier, A. 465, *477*
Fuhr, E. *999*
Fuhrmann 820
Fujinami 311
Fujinami, A., u. J. Inamoto 308, 311, *329*
Fullam, E. F. s. Claude, A. 125, *145*
Fuller, L. s. Simpson, C. L. *479*
Fuller, L. M. s. Miller, Th. R. *753*
Fulton s. Twort 354, 357
Funk 169
Funk, K. *1000*
Furst, A. s. Shimkin, M. B. 793, *833*
Furth, J., u. K. H. Clifton 184, *203*
— s. Upton, A. C. 451, *480*, 777, *834*

Gabsch s. Büchner, M. 634, *648*
Gade, F. G. 587
Gaehtgens, G. 265, *297*
Gaensler u. Mitarb. 789
Gänsler, E. A. s. Lynch, J. P. 790, *832*
de Gaetani, G. F. 364, *424*
Gage, R. P. s. Kirklin, J. W. 847, 848, *879*
Gagel, O. 238, *246*
Gagnon, F. 77, *92*, 891, *935*
Gaillard, J.-A. 289, *297*
Gaines, J. A. s. Sohval, A. R. 131, *147*
Galli-Valerio, B. *329*
Gallico, E. s. Catania, V. C. 238, *246*
Galloway, Ch. E. 610, *649*
Galloway, J. s. Lacassagne, A. 313, *329*
Galoway, D. W. s. Bierman, H. R. 961, *1000*
Galton, D. A. G. 796, *830*
Galvin s. Epperson 122, *145*
Galvin, G. A. s. Jones, H. W. 123, *146*
Gandolfi, C. u. B. Tanzi *424*
Ganz 857
Garavaglia, C. *753*
Garbagni, R. 606, *649*
Garcia, R. s. Pena de la Pena, E. E. Trevino 868, *879*
Gardener u. Mitarb. 513
Gardiol 60
Gardner 340

Gardner s. Smith, G. 205
Gardner, E. J. 241, 246
— u. R. C. Richards 241, 246
Gardner, L. J. s. Greenberg, R. E. 227, 246
Gardner, W. J. s. Turner, O. 238, 248
Gardner, W. U. 185, 186, 203
— u. J. Rygaard 448, 477
— Smith, Allen u. Strong 175, 203
Garkisch, H. s. Barth, G. 822, 829
Garnwath, J. W. s. Freed, J. 830
Garret, F. C. s. Harrison, J. W. 546, 588
Garret, M., H. Rath u. C. Pareyma 606, 649
Garrido, F. s. Dobrovolskaja, N. 246
— s. Dobrovolskaja-Zavadskaja, N. 423
Garrod, A. E. 528, 586
Garybobo, J. s. Levy, A. 929, 935
Gasser, C. u. R. Cramer 799, 830
Gasser, F. 432, 477
— s. Spreng, M. 432, 480
Gasseri 695
Gaté, J. 491, 519
Gates, O. s. Warren 366, 427, 461, 480
— s. Warren, S. 59, 60, 93, 248
Gatewood 842, 843
Gauss 726
Gauss, W. s. Domagk, G. 795, 830
Gautier, G. s. Turpin, R. 285, 286, 299
Gautier, M. s. Lejeune, J. 542, 588
— s. Lejeune, L. 285, 286, 298
Gauwerky, F. 737, 753
Gawein, K. s. Warburg, O. 205
Gaylord u. Marsh 193, 203
Gaynor, E. P. 177, 203
Gazzaniga, D. A. s. Jaffe, H. L. 753
Gebauer, A. 615, 647
— u. A. Linke 704, 715
— E. Munteau, E. Stutz u. H. Vieten 619, 647
— u. A. Schauen 619, 647
Gedda, L. 587
Geghers, H. s. Wynder, E. L. 915, 936
Gehrig, D., u. W. Kaulbach 13, 43, 612, 649
Gehring, D. s. Karcher, H. 902, 935

Geissendörfer, R. 177, 189, 191, 203, 663, 715, 748, 753, 764, 830, 898, 902, 903, 935
Geissler, A. W. s. Warburg, O. 205
Geller, H. F. s. Kirchhoff, H. 819, 832
Gellhorn, A., u. E. Hirschberg 757, 830
— — u. A. Kells 799, 830
— u. L. O. Jones 829
— s. Ultmann, J. E. 793, 834
Gelzer, I., u. S. Scheidegger 477
Gemzell, C. A. s. Luft, R. 711, 715
Genderen, H. v. s. Esch, G. J. v. 519
Gentil, Fr. 953
Gentry, R. W., R. B. Dockerty u. O. T. Clagett 275, 297
Gentsch, G. 607, 649
Gerber, D. M. s. Pack, G. T. 265, 268, 299, 879
Gerfeldt 956, 958
Gerhardt, R. s. Levin, M. L. 425
Gerhartz, H. 791, 792, 830
— D. Algenstaedt u. I. Kessel 791, 792, 796, 830
— u. P. G. Stäuber 830
Gerkardt, F. W. 237, 246
Gerlach, G. s. Loewe, G. 62, 93
Gerlach, W. s. Edlbacher, S. 150, 203
Gerlich, N. 795, 796, 805, 830
— s. Wolf, H. J. 795, 834
Germain, D. s. Guilleminet, M. 625, 649
German, W., u. McKee 246
Germann, W. 753
Gersfeld, E. 52, 53
Gershon-Cohen, J. s. Berger, S. M. 648
— s. Budin, E. 463, 477
Gerstel G., u. R. Janker 118, 146
Geschickter, C. F. s. Copeland, M. M. 104, 145
Gesenius, H. 432, 477
Gessler, A. E., u. Cl. E. Grey 649
Gessner 339
Gey 140
Gey, G. O., W. D. Coffman u. M. T. Cubicek 141, 146
— s. Scherer, W. F. 141, 147
Geyer u. Mitarb. 370
Geyer, H. s. Pedersen, O. 233, 248
Ghadially, F. N., u. H. N. Green 515, 519
Giaux, G. s. Bonte, G. 752

Gibb, R. s. Boden, G. 864, 878
Gibbon, J. H., F. F. Albritten, J. Y. Templeton u. Th. F. Nealon 847, 848, 878
Gielzer u. a. 463
Gieseking, R., u. N. Schümmelfeder 125, 126, 146
Giesel, F. 453, 477
Gifford, J. G., u. J. K. B. Waddington 847, 878
Gigl, J. 62, 92
Gilbert, J. A. S., u. A. J. Lindsey 400, 405, 424
— s. Cooper, R. L. 423
Gilbert, J. B. 254, 265, 297
— u. J. B. Hamilton 59, 92
Giles, N. H. s. Carr, E. H. Y. 587
Giliberti, P. 496, 501, 519
Gill, E. s. Hoagland, R. J. 625, 650
Gillespie, S. R. s. Martinson. L. F. 116, 147
Gillman 389
— u. Mitarb. 389
Gilman u. Mitarb. 556
— s. Philips 788, 791
Gilman, A. 787, 788, 830
— u. F. S. Philips 788, 830
— s. Goodman, L. S. 788, 790, 831
Gilman, J. 280, 297
Gilston, R. J. 265, 297
Gimm, H., u. E. Krönke 112, 146, 624, 649
Gimmy, J. 497, 519
— s. Graffi, A. 314, 315, 329
Gimpell, R. C., u. J. D. Carballo 246
Giori, G. s. Pasinetti, A. 479
Giraudeau, R. 753
Girgensohn, H., H. Kellner u. H. Südhof 831
Gironcoli 684
Gladially, F. N., u. H. N. Green 497, 519
Gladstone, S. A. 608, 611, 649
Gläss, E. 527, 544, 587
— s. Marquardt, H. 544, 588
Glanzman, S. s. Ney, Ch. 615, 651
Glanzmann, E. 254, 297
Glaser, D. F. s. Wollum, A. 606, 652
Glauner, R. 735, 751
Glenn, Fr., R. C. Karl u. M. Horwith 704, 715
Gley, P., u. P. Laur 203
Glinos, A. D., N. Buchner u. J. C. Aub 587
Gloine 31, 43
Gloor, R. s. Hedinger, Chr. 203

65*

Gloudman 89
Gloyne, S. R. 334, *424*
Gluckmann s. Gross 216
Gnicouroff, F. s. Lacassagne, A. 735, *751*
Gnüchtel, W. s. Löhr, B. *650*
Godwin, J. T. s. Caroll, R. E. 444, *477*
Göbel 33, *43*
Gögler, E. 942, *1000*
Göhring, K. 681, *715*
Göltner, E. s. Heckner, F. 607, *649*
Göpel, H. 59, *92*
Goes, M. 628, *649*
Götting 62, *92*
Goettler, P. J. s. Southam, C. M. 140, *147*
Götze 241
Goetze, O. 59, 62, *92*, 822, *831*
Goffrini, P., F. Fesani u. A. Peracchia 709, *715*
Gogev, Cz. D. s. Metzl, J. 263, *298*
Goggins u. Mitarb. 792
Goidanich, I. F. s. Campanacci, M. 272, *297*
Goidanich, J. F. s. Mucchi, L. 616, *651*
Goldblatt, H., u. G. Camaron 142, *146*
Goldberg, B. s. Goldin, A. 799, 809, *831*
Goldberg, I. D. s. Levin, M. L. *425*
Goldberg, M. B. s. Rapaport, E. *716*
Golbey, R. s. Li, M. C. 813, *832*
Goldeck 789, 792
Goldenberg 413
Goldfeder, A. 730, *753*
Goldin, A., E. M. Greenspan, B. Goldberg u. E. Schoenbach 799, 809, *831*
— u. N. Mantel 808, *831*
Goldmann, H. 236, *246*
Goldschmidt, R. 245, *587*
— u. A. Fischer 141, *146*
Goldsmith, E. s. Friedman, F. 208, *246*
Gonnert, R. 327
Good, C. A. s. Vance, J. W. 848, *879*
Goodlow s. Green *329*
Goodman u. Mitarb. 790
Goodman, H., u. Ch. W. Price 446, *477*
Goodman, L. S., M. M. Wintrobe, W. Dameshek, M. J. Goodman, A. Gilman u. M. T. McLennan 788, 790, *831*

Goodman, M. J. s. Goodman, L. S. 788, 790, *831*
Gordan, G. S. s. Rapaport, E. 716
Gordon 169
— u. Cresci 822
Gordon, D., B. N. Horwitt, A. Segaloff, P. J. Murison u. J. Schlosser 770, *831*
— s. Segaloff, A. 772, *833*
Gordon, H. M. s. Swyer, A. J. 771, *833*
Gordon-Taylor, G. 22, *43*, 674, *715*, 857
— u. N. R. Wyndham 878
Gorham, L. W. s. Faloon, W. W. 790, *830*
Gosset u. Mitarb. 845
Gottlieb, G. s. Taschner, E. 427, 501, *521*
Gottron 956
Gottron, H. A. 635, *649*
Gougerot, H., u. J. Meyer 491, *519*
Goulden, F., E. L. Kennaway u. Urquhart 417, *424*
Gouvea, H. de 246
Gowen 939
de Graaf Woodman 611, 630, *649*
Grabstald, H. s. Li, M. C. 813, *832*
Grady, H. s. Shimkin, M. 378, *427*
Graeber, H. s. Barth, G. 777, *829*
Graf, R. s. Dontenwill, W. *477*
— s. Wanke, R. 712, *716*
Grafe, E. 24, 25, *43*, 595, 599, *649*
— u. E. Wallerstein 649
Graff u. Mitarb. 316
Graffi, A. 314, 315, 317, 320, 321, 323, *329*, 364, 368, *424*, 481, 496, 497, *518*, *519*, 952, 953
— u. H. Bielka 42, 314, 327, 481, 497, *518*
— — F. Fey u. U. Heine *329*
— — — F. Scharsach u. R. Weiss 314, *329*
— u. F. Fey *329*
— — u. H. Bielka 314, *329*
— — U. Heine u. F. Hoffmann 314, *329*
— u. J. Gimmy 314, *329*
— — u. L. Krause 314, 315, *329*
— u. M. Graffi *519*
— u. U. Heine 520
— u. F. Hoffmann 500, *520*
— E. J. Schneider u. G. Sydow 314, *329*

Graffi, A., E. Vlamynck, F. Hofmann u. I. Schulz 520
— s. Bielka, H. 312, *328*
— s. Fey, F. 328
— s. Hamperl, H. *424*
— s. Heine, U. 320, *329*
— s. Kraatz, H. *518*
— s. Reissig, G. *520*
Graffi, M. s. Graffi, A. *519*
Graham, A. P. 864, *878*
Graham, E. A. s. Wynder, E. L. *428*, 909, *936*
Graham, G., J. R. McDonald, O. T. Clagett u. H. W. Schmidt 603, 607, *649*
Graham, J. B. ,u. R. M. Graham 821, *831*
Graham. R. C. B. u. M. G. Allmark *424*
Graham, R. M. s. Graham, J. B. 821, *831*
Grall 525
Grampa, G., u. A. Tommasini-Degna 477
Grand, C. G. 320, *329*
Grand, L. C. s. Huggins, Ch. *425*
Grandjean, E. 965, 966, 967, *1000*
Graul, E. H. *751*
— u. E. Scherer 720, *727*, *753*
Graulich 790
Graves, G. Y., u. H. S. Harris 412, 767, *831*
Graves, R. W. s. Youngstrom, K. A. 167, *205*
Gray, G. W. 5
Grazia, A. di s. Bisceglie, V. *422*
Greco, T. 793, *831*
Green, Goodlow, Evans, Peyton u. Titrud *329*
— s. Beard 311
Green, E. U. s. Miller, G. L. 155, *204*
Green, H. N. 520
— s. Ghadially, F. N. 515, *519*
— s. Gladially, F. N. 497, *519*
Green, I., u. J. W. Beard *329*
— s. Eckert, E. A. *328*
Green, R. G. 315
— M. M. Mosey u. J. J. Bittner 315, *329*
Green, R. H., T. F. Anderson u. J. E. Smadel *329*
Greenberg, E. s. Pearson, O. H. 695, 711, *716*
Greenberg, J. s. Dudley, Ph. D. 709, *714*
— s. Lewin, R. *753*
Greenberg, R. E., u. L. J. Gardner 227, *246*

Greenblatt, R. B., J. M. Manautou, A. M. Zimmerman u. W. T. Lucas 297
Greene, H. S. N. 142, 146
Greene, H. S. N. s. Shrigley, E. W. 312, 330
Greenough, R. B. 112, 146
Greenspan, E. M. s. Colsky, J. 799, 830
— s. Goldin, A. 799, 809, 831
— s. Schoenbach, E. B. 799, 833
Greenstein, J. F. 164, 166, 168, 203
Greenstein, J. P. 167, 201, 203
— u. A. Haddow 42
— s. Barret, M. K. 166, 202
Greer, S. s. Zamenhof, St. 551, 590
Greggs 278
Gregory, G. s. Bullock, W. K. 266, 297
Greineder, K., u. W. Neumann 753
— s. Chaoul, H. 728, 752
Greither, A., u. H. Tritsch 104, 296
Gremmel, H. s. Drewes, J. 264, 297
Grener, C. s. Wynder, E. L. 428
Greuel s. Schaefer 466, 479
Grewal s. Nath 890
Grey, Cl. E. s. Gessler, A. E. 649
Griep, K. 444, 477
Grier, R. S. s. Hoagland, M. B. 337, 424
Griesbach, W. E. s. Purves, H. D. 398, 426
Griessmann, H., u. H. Warlitz 804, 806, 807, 831
Griffin u. Mitarb. 181
Griffin, A. C. 203
— E. L. Brandt u. V. Setter 516, 520
— s. Robertson, C. H. 514, 520
Griffith, A. H. 238, 246
Griffith, B. H. s. Conway, H. 793, 830
Grill, W. 753
Grimsehl, H., u. W. Wenz 99, 146
— — u. P. N. Ehlers 615, 649
— s. Ehlers, P. N. 258, 270, 297, 618, 619, 649, 868, 878
— s. Holder, E. 667, 843, 879
Griswold 875
Griswold, M. H., u. Mitarb. 878
Griswold, P. s. Klotz, J. M. 638, 650

Gröbl, T. s. Hogenauer, F. 636, 650
Gröber, K. 532, 587
Groesbeck, H. P. 753
Grözinger, K. H. s. Ehlers, P. N. 868, 878
Grohmann, H. 230, 238, 246, 571, 587
Groninger, A. B. s. Wynder, E. L. 428
Groot-Wassink, K. A. s. Hohlweg, W. 831
Gropp, A. 141, 146, 153, 203
— E. Bontke u. K. Hupe 141, 146
Gros, Ch. M., L. Fruhling u. R. Kreiling 463, 477
— s. Fruhling, L. 464, 477
Gros, C. M., R. Kreiling, J. Bloch u. J. P. Villain 867, 878
Grosch, D. S. s. Sullivan, R. L. 549, 589
Grosjean, W. A. s. Howard, R. R. 927, 935
Gross 893
— Gluckmann u. Kershaw 216
Gross, E. 30, 43, 395, 424, 477, 945
— u. F. Koelsch 335, 424
Gross, F. s. Schär, B. 780, 833
Gross, H. 281, 297
Gross, L. 314, 316, 317, 320, 322, 324, 329
Gross, R., u. H. E. Bock 789, 801, 829
— u. G. Wulf 791, 831
— — u. K. Lambers 791, 831
— s. Bock, H. E. 780, 794, 829
Gross, R. E., S. Farber u. L. W. Martin 753
Grosse, H. 907, 913, 935
Grosse, V. M. s. Edwardsi, H. 587
Grossiord, A., J. C. Roucaryol, B. Duperrat, P. J. Ceccaldi u. L. Meeus-Bith 464, 477
Grosz, T. s. Viala, P. J.v. 608, 652
Growe, F. W., W. J. Schull u. J. V. Nell 245
Gruber, G. B. 431, 477
Gruber, Gg. B. 297
Grubgeld, L. E. s. Holmgren, N. 635, 650
Gruchalski, W., M. Kobuszweska u. S. Michniewicz 182, 203
Grünberger s. Antoine 607
Grüneberger s. Desaive 59
Grünert, R. D., u. B. Limsuwan 847, 879

Gruenstein, M. s. Shay, H. 282, 299, 502, 521
Grünwald, G. 959, 1000
Grützmacher, K. Th. 442, 445, 446, 477
Grundies, H. J. s. Hoepke, H. 831
Grundmann, E. 503, 504, 520
— s. Büchner, Fr. 502, 503, 506, 519
Gruner 853
Grunet, Fr., u. S. MacMahon 879
Gruning, W. s. Hoepke, H. 831
Grunze, H. 603, 604, 647
Gruskin, B. 635, 649
Gruson, B. s. Faure, C. 253, 297
Grynkraut, B. 730, 753
Gsell, O. 402, 424, 912, 935
— u. A. Löffler 921, 935
Guasch, J. 246
Gubern Salisachs, L., R. de Vinyals u. J. Claret-Corominas 254, 297
Gudden, F. s. Scheer, K. E. 705, 709, 716
Günsel, E. 625, 649
Günther, H. 92
Günther, K. 907, 908, 934
Günther, W. 364, 424
Guérin s. Calmette 310
Guérin, M. 89, 90, 92, 245, 281, 297
— s. Harel, J. 451, 478, 501, 520
— s. Oberling, Ch. 137, 147, 175, 204, 311, 321, 329, 330, 362, 363, 426
— s. Roussy, G. 363, 427, 460, 479
— s. Sannié, Ch. 375, 427
Guérin, P. s. Oberling, Ch. 137, 147, 175, 204, 362, 363, 426
— s. Roussy, G. 363, 427
— s. Sannié, Ch. 375, 427
Gütgemann, A. 684, 715, 863, 864, 879
— u. H. Schreiber 845, 879
Güthert 10
Gütter, W., u. H. Haschek 608, 649
— — u. H. Meuser 608, 649
Gugumus, J. 48, 92
Guilbert, C. 751
Guilleminet, M., J. Feroldi, P. Morel u. D. Germain 625, 649
Guimaraes, J. P., u. L. F. Lamerton 477
— — u. W. R. Christensen 477
Guinet, P. s. Bernheim, M. 297

Guis, L. W. 939, *1000*
Gulbransen, R. s. Browning, C. H. 370, *422*
Guleke 843, 860, 861, 862, 904
Guleke, N. 19, *43*, 47, 674, *715*
— u. R. Zenker 714
Gummel s. Rarei 555
Gummel, H. 375, *424*, 499, 501, 674, *715*, 953
— u. G. P. Wildner 960, *1000*
— R. Zahnert, J. Oloffs u. R. Schopf 203
— s. Bauer, K. H. 362, *422*
— s. Kraatz, H. *518*
Gumpell u. Carballo 242
Guoin, P. 637, *649*, 727, *753*
Gupta, D. N. 398, *424*
Gurling, K. J. s. Smith, E. J. R. 711, *716*
Gustafson, G. E. s. Koletzky, S. 448, *478*
Gutman 767
Gutman, A. B. 203
— E. B. Gutman u. J. M. Robinson 203
— s. GUTMAN, E. B. 165, *203*
Gutman, E. B. s. Gutman, A. B. 203
— E. F. Sproul u. A. B. Gutman 165, *203*
Gutmann, C. 122, *146*
Guttmann, G. 254, *297*
Guzauskas, A. C. s. Keeley, J. L. 266, *298*
Gwynn, R. H., u. M. H. Salaman 520
— s. Salaman, M. H. *521*
Gwynne, J. F., u. E. O. Dawson *831*
Gye, E. E. 313, 315, 317, 321, *329*
Gye, W. E. *424*
Gyl y Gyl *649*
Gynning, I. *753*
György u. R. Kuhn 887
Gyri, W. s. Mandl, F. 690, *715*
Gyureck-Vágó, E., u. M. Scherrer 37, *43*, 492, *520*

Haagen, E. 321, *329*
— u. P. G. Seeger 142, *146*
Haagensen, C. D. 454, *478*
— s. McDonald, J. J. 658, *715*
Haagensen, D. Cushmann u. O. Krehbiel 360, *424*
Haagensen, L. D. 112, *146*
Haam, E. v. s. Hoster, H. A. *329*
Haas, E. 792, 803, *831*
— s. Becker, W. *829*
Habedank, M. 254, *297*
Habel, K., u. P. Atanasiu *329*

Habs, H. 224, 225, 230, 231, 232, 233, 234, 243, *247*
— u. H. Dietel *247*, 378, *424*
Hackenthal, P. 463, *478*, 849, *879*
Hackl, H. 636, *649*
Hackmann, Ch. 89, 800, *831*
Hackmann, Chr. s. Domagk, G. *328*
Hadda, S. 54, *92*
Haddow s. Paterson 794
— u. Sexton 794
— s. Sexton 756
Haddow, A. 304, *329*, 346, 353, 367, 368, *424*, 476, 481, *518*, 524, 555, *587*, 655, 761, 769, 786, 787, 788, 791, *831*, 887, 953
— E. Boyland u. Mitarb. *518*
— u. W. W. Fishman *518*
— R. J. C. Harris u. G. A. R. Kon 353, *424*
— — — u. E. M. Roe 506, *520*
— — — F. R. S. Roe u. E. M. F. Roe 786, *831*
— u. G. A. R. Kon 30, *43*, 362, 366, 371
— H. J. Kohn u. E. M. F. Roe 353, *424*
— u. A. M. Robinson 368, *424*
— C. M. Scott u. J. D. Scott 368, *424*, *831*
— u. G. M. Timmis 796, *831*
— s. Elson, L. A. 786, *830*
— s. Greenstein, J. P. *42*
Haddow, W., u. A. M. Robinson 786, *831*
Haden, R. 443, *478*
Hadfield, J. 711, *715*
Hadorn, E. 242, *245*, 586
Haebler, C. *43*
Haehner, E. *831*
Händel u. Uhlenhuth 589
Haenisch, G. F., u. H. Holthusen 612, *647*, 717, *751*
Haenszel, W. 57, *92*
Häussler, G. 614, *649*
Haetmann, H. *424*
Hagen u. Schürmeyer 413, *424*
Hagen, U. *753*
Haguenau s. Cruveilhier, L. *328*
Hahn, A. s. Hoffmann, J. 123, *146*
Hahn, Ch. s. Saegesser, P. F. 806, 807, *833*
Hain, R. F. s. Wiegenstein, L. 635, 636, *652*
Hakahara, W., u. F. Tadashi 348, *424*
Hakim, A. A. 163, 164, *203*
Halban, J. *203*, 219, *247*
Halberstädter u. Hochmann 770

Halberstaedter, L. 364, *424*, 442, 443, *478*
— u. L. Doljanski 312, *329*
— s. Doljanski, L. 364, *423*
Haldane, J. B. 528, *587*
Haley, R. s. Bang, F. B. 327
Hall, B. E. 753
Hall, F. s. Hurley, D. 807, *831*
Hall, G. C., A. H. Dowdy, H. S. Penn u. A. W. Bellamy *649*
Hall, W. H., u. F. Bielschowsky 501, *520*
— s. Bielschowsky, F. 345, *422*, 515, *519*
Hallauer, C. s. Doerr, R. 308, *327*
Hallenbeck, G. S. s. Stickler, G. B. *521*
Haller, Albrecht, v. 263
Hallermann, W. *92*
Hallervorden, J. 430, *478*, 944, *1000*
Halliday-Croom, J. 231, 232, *247*
Halnan, K. E. 452, *478*, *753*
Halperin, B. s. Beard, H. H. *648*
Halsted, W. S. 671, *715*
Halter, C. V. s. Kensler, C. J. 350, 351, *425*
Hamazaki, Y., J. Sato, M. Takahashi, H. Tani, T. Aoki, T. Sasaki u. I. Murakami *329*
Hamburger 282
Hamburger, Ch. 186, *203*
— F. Bang u. J. Nielsen 182, *203*
Hamburgh, M. *297*
Hamerton, J. L. s. Ford, C. E. 286, *297*
Hamilton 784
Hamilton, J. B. s. Gilbert, J. B. 59, *92*
Hamilton, J. G., D. H. Copp u. D. J. Axelrod *478*
Hamilton-Paterson, J. L. 358, 359, *424*
Hamlin jr., E. s. Dermott jr., W. V. *203*
Hammer, H. I. s. Reynolds, L. R. *833*
Hammond, E. C. 404, 405, *424*
— u. D. Horn 408, *424*
Hampel, D. s. Bode, H. G. *752*
Hamperl, H. 6, 36, *43*, 94, 97, 98, 116, 122, *146*, 350, 368, *424*, *478*, *587*, 952
— u. A. Graffi *424*
— C. Kaufmann u. K. G. Ober 122, *146*
— s. Brock, N. 349, 362, 364, 368, *422*, *587*

Hamperl, H. s. Druckrey, H. 337, *423*
— s. Ribbert, H. 4, *42*
Hanau 136
Hanbury, W. J. 255, *297*
Handfield-Jones 666
Handler, A. J. s. Bering, E. A. 382, *422*
Handley, R. S., u. A. C. Thackray 671, *715*
Handley, W. S. 891, *935*
Hanhart, E. 227, 229, *247*, 579, *588*, 612, *649*
Hanke, H. 171, *202*
Hanlon, F. R. *92*
Hano, J. s. Supniewski, J. W. 362, *427*
Hansemann, v. 94, 128
— u. Borst 127
Hansemann, D. v. 541, 576, 581, *587*, 629, *647*
Hansen, J. L., u. P. Maraschio 606, *649*
Hansen, P. B., u. J. Bichel 413, *424*
Hanser, R., u. L. Simon 331, *424*
Hanson, F. B. *588*
— u. F. Heys 550
— — u. E. Stanton *588*
Hanus 855
Haran s. Berenblum, I. 498
Harbers, E. 314, 323, *327*
Harbitz 59
Hardtl, L. s. Martius, H. *426*
Hare, W. V. s. Stewart, H. L. 215, *248*
Harel, J., M. Guérin, M. Tubiana u. J. Abbatucci 451, *478*, 501, *520*
— s. Bernhard, W. 313, *327*, *328*
Haring 116, *146*
Harken, D. E. s. McKay, D. G. 606, *650*
Harkins, H. N., C. A. Moyer, J. E. Rhoads u. J. G. Allen *714*
Harkins, W. D. *478*
Harm, H. 282, *297*
Harnack, G. A. v. *298*
Harnden, D. G. s. Edwardsi, H. *587*
Harnly, M. H. s. Friedman, F. 208, *246*
Harp, S., u. Binkley 60
Harper, K. H. 377, *424*
Harper, P. V. *753*
— R. D. Mosley jr., W. A. Kelly, W. Fenge u. W. Devos 709, *715*
Harper jr., P. V. s. Evans, J. P. 709, 711, *714*
Harper, P. V. s. Rasmussen, T. B. *716*

Harren u. Heinlein 333
Harrington 857
Harrington, R. W. s. Forrest, A. P. M. 709, 710, *715*
Harrington, St. W. s. Berson, J. *878*
Harris, Ch. s. Shay, H. 502, *521*
Harris, H. S. s. Graves, G. Y. 412, 767, *831*
Harris, J. C. 312, *329*
Harris, P. N. *424*
Harris, R. C. s. Carr, J. G. 312, *328*
Harris, R. J. C. 797, *829*
— s. Haddow, A. 353, *424*, 506, *520*, 786, *831*
Harris, W. s. Botstein, Ch. *752*
Harrison, H. N. 682, *715*
Harrison, J. H., Th. W. Botsford u. M. R. Tucker 608, *649*
Harrison, R. G. 139, *146*, 265
Harrison, J. W., u. F. C. Garret 546, *588*
Harrisson, J. W. E. s. Ambrus, C. M. 316, *327*
Hart 19, *43*
Hart, A. 660, *715*
Hart, H. E. s. Lewin, R. *753*
Hartenbach, W. 704, *715*
Hartl, H. 635, *649*
Hartmann, F. W. s. Culp, O. S. 261, *297*
Hartmann, H. 14, 22, *43*, 596
Hartmann, Max 566
Hartmann, P. 606, *647*, *649*
Hartoch, W. s. Zondek, H. 590
Hartvigsen, Fr. B. 180, *203*
Hartweg, H. s. Bauer, R. *752*, 849, *878*
Hartwell, J. L. 348, *424*, *1000*
— s. Leiter, J. 780, 801, *832*
Hartwig, St. s. Butenandt, A. *328*
Harvard, B., u. M. Hauge 242, *247*
Harvey, R. M. 864, *879*
Hasche-Klünder, G. 437, *478*
Hasche-Klünder, R., u. H. Wilmanns 766, *831*
Haschek, H. s. Gütter, W. 608, *649*
Hashida, M. *424*, *520*
Hashimoto, T. 347, 350, *424*
Haskins, C. P. *588*
Haslewood, G. s. Barry, G. 365, *422*
— s. Cook, J. W. 359, 371, 372, *423*
Haslewood, G. A. D. s. Cook, J. W. 359, 373, *423*, 556, *587*

Hass, G. M. s. Taylor, S. G. 799, *833*
Hasselbacher, K. s. Rockstroh, H. *833*
Hasselquist, H. s. Euler, H. v. *830*
Hastings, W. S. s. Bothe, A. E. 127, *145*
Hastrup 791
Hata, T. 801, *831*
Hatschek s. Waldschmidt-Leitz, E. 205
Hatscher, C. H. 444, 454, *478*
Hattemer, A. J. 382, *424*
Haube 219
Haubold, H. 55, *92*, *1000*
Haubrich, R. 615, *649*
Hauff, W. v. *92*
Hauge, M. s. Harvard, B. 242, *247*
Hauschka 138
Hauser, G. 524, 541, 576, 581, *588*
Hauser, G. A., H. P. Klinger u. R. Wenner 131, *146*
Hauser, S. J. u. C. Weller 226, *247*
Hausmann 794
Hauss, W. H., u. S. Ritter 633, 635, *647*, *649*
Haussler, H. s. Barth, G. *752*
Haviland, de 86
Haxel, O., u. G. Schumann 908, *935*
Hay, R. C., T. Yonezawa u. W. S. Derrick 688, *715*
Hayles, A. B., R. L. Kennedy, O. H. Beahrs u. L. B. Woolner 283, *298*, 929, *935*
— s. Phelan, J. T. 289, *299*
Hayward 347, *424*
Hayward, M. D., u. B. D. Brower 542, 543, *588*
Hazard, J. B. s. Crile, G. 863, *878*
— s. Mercer, R. D. 279, *298*
Hazard, P. 206, *247*, *521*
Head, J. R. s. Ariel, I. M. *752*
Head, M. A. s. Schöntal, R. 379, *427*
Heald, F. s. Farber, S. *830*
Hearne, E. M. s. Huskins, C. L. *588*
Heath, J. C. 336, *424*
Hebrard, H. s. Belot, J. *878*
— s. Pelot, G. *879*
Hecht 982, 983
Hecht, G. 338, 396, 421, *424*, 457, *478*
Heckel, G. P. 251, *298*
Hecker 875
Hecker, H. v. *43*
Hecker, R. *92*
Heckner, F. 413, *424*
— u. E. Göltner 607, *649*

Hedgran, A. s. Ehrenberg, L. 551, *587*
Hedinger *203*
Hedinger, Chr. 197, *203*
— u. R. Gloor *203*
— s. Isler, P. 197, *204*
Hedinger, E. 92, 227, *247*
Heermann, H. 233, *247*, 406, *424*
Heiberg *92*
Heiberg, K. A. 127, *146*
— u. T. Kemp *146*
Heiberg, V. A. *588*
Heide, F., u. H. Moenke *424*
Heidelberger u. Mitarb. 500, 501
Heidenhain, L. *146*, 321, *329*
Heidrich, L., E. Fels u. E. Matthias *649*
Heilmeyer, I. s. Heilmeyer, L. 793, *831*
Heilmeyer, L. 597, 598, *649*, 755, 793, 794, 799, *829*, *831*
— u. H. Begemann 252, 280, *296*, 591, 597, 603, *624*
— u. H. Bergmann 597, *649*
— J. Frey, L. Weissbecker, G. Buchegger, H. Kilchling u. H. Begemann 777, *831*
— u. I. Heilmeyer 793, *831*
— H. Keiderling u. E. Stüwe 598, *649*
— G. Mössner u. W. Hunstein 814, *831*
— u. F. Odenthal 740, *753*
Heim, K. 109, 140, *146*
Heim, W. 790, *831*
Heine, J. *649*
Heine, U., A. Krautwald, J. G. Helmcke u. A. Graffi 320, *329*
— s. Graffi, A. 314, *329*, *520*
Heinemann, H. s. Delbet, P. *203*
Heinen, W. s. Schmidt, H. 801, *833*
Heinkel, K. 610, *649*
Heinlein s. Harren 333
Heinlein, H. *203*
— s. Bieling, R. *328*
Heinrichs, O. *753*
Heinsohn 45, *92*
Heinze, R. *421*
Heinzel, J., H. Hess u. H. Laqua *935*
— u. H. Laqua 899
Heise, E. 633, *649*
Heisenberg, W. 476, 550, 565, *586*
Heitan, H. 605, *649*
Heitmann, H. 463
Heitmann, W. *478*
Heitz, E. *203*, *588*

Heitz, E., u. H. Bauer 157, *203*, *525*
Hektoen, L. 954
Helbig, D. s. Lutzeyer, W. 289, *298*
Held, L. 903, *935*
Hellendall 59
Heller, J. *43*
Heller, J. R. 954, *1000*
Hellmann s. Epperson 122, *145*
Hellner, E. 483, 495, *520*
Hellner, H. 104, 118, *146*, 254, *298*, 306, *329*, 429, 430, 432, 444, 446, 455, *478*, *588*, 612, 613, 626, *649*, 688, 691, *714*, 730, 731, *753*, 946, *1000*
Hellriegel, W. *879*
Hellwig, C. A. 628, *650*
Hellwig, J. 864, *879*
Helmcke, J. G. s. Heine, U. 320, *329*
Helmer s. Denk 842
Helmer, O., u. C. Clowes 500, *520*
Hemberger, H. 58, *92*
Hempelmann, L. H. s. Simpson, C. L. 283, *299*, *479*
Hempfing, W. s. Hoepke, H. *831*
Hendricks, R. C. 268, *298*
Hendry, J. A., F. L. Rose u. A. L. Walpole 793, *831*
Hengstmann, H. 606, *650*
Henke, H. s. Dittrich, W. 746, *752*
Henke, K., u. H. J. Pohley 578, *588*
— u. W. Marggraf 789, *831*
Henning, N. 600, 603, 610, 611, 624, 625, 634, 637, *647*
— u. S. Witte, 603, 606, *647*, *650*
Henry, G. W. s. Thomas, S. F. 464, *480*
Henry, J. A., u. W. Johner *753*
Henry, S. A. 30, 32, *43*, 355, 357, *424*
Henschen 662, 681
Henschen, F. 82, *92*, 94, 253, 268, *296*
Henschke, U. *588*
Henschke, U. K. *753*
Henshaw s. Nettleship 794
Henshaw, P. S. Y. s. Nettleship, A. 371, *426*, 556
Heppner, F. s. Kahr, E. *753*
Herberger, W. 824, *831*
Herbich u. Neuhold 79, 84
Herbst 763
Herbut, P. A., u. E. N. Lubin 608, *650*

Herger, u. Sauer 767
Hering, E. s. Wagner, R. 205
Herink, M., u. R. Dohrmann *753*
Herken, H. 167, *203*
— u. H. Erxleben *203*
Herlitz, C., J. Jundell u. F. Wahlgren 440, *478*
Hermann, u. Adair 770
— Adair u. Woodard 770
Hermann, E. 413, *424*
Herold, L. 180, *203*
Herrel 173
Herrold 763, 766
Hershberg, E. B. s. Fieser, L. F. *424*
Hertig, A. T., u. P. A. Younge 123, *146*
Hertwig, P. *476*
Hertz, u. Robert 471, *478*, 742
Hertz, J. 195, *203*
Hertz, R. 517, *520*
— D. M. Bergenstal, M. B. Lipsett, E. B. Price u. Th. F. Hilbish *831*
— s. Waltz, H. K. 140, *148*
Herzog, G. *43*, 136, *146*
Herzog, H., u. A. Pletscher *424*
Hess *472*
— s. Eugster 473
Hess, H. 331, 333, *424*, 899, *935*, 948, *1000*
— u. R. Daum 102, *146*
— s. Eichler, O. 742, 744, *752*
— s. Heinzel, J. *935*
Hess, R. 638, *650*
Hess, V. F. s. Engster, J. *587*
Hesse, F. s. Bauer, K. H. *878*
Hesse, O. 442, *478*
Hesse, R. s. Meyer-Burgdorff, H. *753*
Heston, W. E. 209, 216, 245, *247*
— u. M. K. Deringer 216, 360, *424*
— s. Larsen, C. D. *425*
Hettche, O. 414, 416, *424*
Heuper 784
Heupke, W. 817, *829*
Heusch, R. 765, *831*
Heuse, O. s. Rajewsky, B. *754*
Heuss, A. s. Knapp, E. 158, *204*, 442, *478*, *588*
Hevesy, G. v. s. Euler, H. v. 158, *203*, *477*
Hewett, s. Cook 556
Hewett, C. s. Barry, G. 365, *422*
— s. Cook, J. W. 359, 371, 372, *423*
Hewett, C. L. 362, 366, *424*
Heyer, H. s. Menk, K. F. *204*
Heys, F. s. Hanson, F. B. 550, *588*

Hickey, R. C. *715*
— Ch. A. Johnson, T. C. Evans u. D. Alftine 806, 807, *831*
Hieger, I. 360, 362, 376, *424*
— u. S. F. D. Orr 375, *424*
— s. Burrows, H. 399, *422*
— s. Kennaway, F. L. 358, *425*
Hieger, J. *424*, 481, *518*
— s. Barry, G. 365, *422*
— s. Burrows, H. 360, 398, *422*
— s. Cook, J. W. 359, 371, 372, *423*
Hienz 711
Hienz, H. A. 130, 131, *144*, *146*, 259, *296*
— u. P. N. Ehlers 131, *146*
— s. Ehlers, P. N. 130, 131, *145*, 772, *830*
Hieronimi, H. *1000*
Hieronymi, G. 203, 464, *478*
Higgins, E. V. 874, 875, 876, 878, 950, *1000*
Higginson, J. 304, *329*
Highsmith s. Peacock 633
Higinbotham, N. L. s. Cahan, W. G. 444, *477*
Hilbish, Th. F. s. Hertz, R. *831*
Hilgert 59
Hill, u. Doll 915
Hill, A., u. E. Lewis 31, *43*
Hill, A. B. s. Doll, R. 406, *423*
Hill, J. H. 638, *650*
— R. E. Stowell u. D. J. Mulford 634, *650*
Hill, J. M., u. L. Vincent 777, *831*
Hill, R. F. s. Foote, F. W. 742, 743, *753*
Hill, W. T., D. W. Stanger u. A. Pizzo 786, *831*
Hillemann, H. G. s. Kneer, M. 122, *146*
Hillemanns 790
Hiller, J., u. A. Jakob *751*
Hilst, W., Ch. Koucky, L. Kaufman u. G. S. Wilson 671, *715*
Hiltz, J. E. s. Shane, S. J. 307, *330*
Hilwig, J. 758, *831*
Himmelmann, u. Lehmann 179, *203*
Hinermann s. Conn 776
Hinman, F. 185, *203*, 865, *879*, *935*
— s. Miller, G. M. 769, *832*
Hinman jr., F. s. Rapaport, E. *716*
Hinsberg, K. 24, 25, *42*, 150, 166, 167, 173, *202*, 588, 631, 634, 635, *650*

Hinselman 938
Hinselmann, H. 609, 610, *650*
Hintze 857, 872
Hipp, E. 616, *650*
Hippel, E. v. *92*, 238, *247*, 273
Hipple, W. 671
Hirsch, P. 923, *934*
Hirschauer, A. *753*
Hirschberg, E. s. Gellhorn, A. 757, 799, *830*
Hirschboeck u. Mitarb. 794
Hirschfeld 952
Hirschfeld, H., u. E. Klee-Rawidowicz *146*
Hirst, A. E., u. R. Th. Bergmann 96, *146*
Hirtzler, R. 111, *146*
Hitchchock, C. 520
Hitchcock, C, R, u. E. T. Bell 303, *329*
Hitchcock, R. s. Cardon, S. Z. *423*
Hitchings, G. H. s. Clarke, D. A. 799, *830*
— s. Philips, F. S. 799, *832*
Hittner, I., u. J. Rosta 258, *298*
Hoagland, M. B., R. S. Grier u. M. B. Hood 337, *424*
Hoagland, R. J., u. E. Gill 625, *650*
Hoak, F. C. s. Osborne, D. 790, *832*
Hobbs, G. E. s. Barr, M. L. *145*
Hochenegg, J. v. *247*
Hochmann s. Halberstädter 770
Hock, E. F. v., F. W. Wood u. A. A. Kosinski 608, *650*
Hocker, v. 15
Hocker, A. s. Cartellieri, W. 717, *751*
Hocker, A. F. s. Foote, F. W. 742, 743, *753*
Hodges, C. V. s. Huggins, Ch. 715, 763, 767, *831*
Hodgkin 150, 801, 814
Hodgson, C. s. Vance, J. W. 848, *879*
Hödl, H. 604, *650*
Höfer, K. 140, *146*
Höfer, R. s. Fuchsig, P. 930, *935*
Högger 339
Höhne, G. s. Brandt, H. v. 547, *587*
— s. Dittrich, W. 746, *752*
Höltkemeier, H. 491, *520*
Hoepke, H. *520*, 816, 820, *831*, 886
— u. W. Gruning *831*
— u. H. J. Grundies *831*
— W. Hempfing u. H. Desaga *831*

Hoepke, H., u. E. Schepelmann *831*, 886, *935*
— u. Th. Spanier *831*
Hörmann, G. s. Huber, H. 276, 277, *298*
Hoeve, van der 273
Hofer, A. 463, *478*
Hoff, F., u. K. Schwartz 635, *650*
Hoffmann 677
Hoffmann, A. 22, *43*
— s. Faerber, K. P. 966, *1000*
Hoffmann, D. s. Wynder, E. L. *936*
Hoffmann, E. 329, *588*
Hoffmann, F. 829
— s. Graffi, A. 314, *329*, 500, *520*
Hoffmann, F. L. 227, *247*
Hoffmann, J., D. M. Farrell u. A. Hahn 123, *146*
Hoffmann, Jr. M. v. *247*
Hofmann, F. s. Graffi, A. *520*
Hofmann-Credner, D. *753*
Hogenauer, F., u. T. Gröbl 636, *650*
Hogness, K. R. s. Petermann, M. L. 600, *651*
Hogreffe, G. 228, *247*
Hohl, K. 879
Hohlweg, W., u. K. A. Groot-Wassink *831*
Hohmann, W. 332, *424*
Hok, K. A. s. Fogh, J. *146*
Holder, E. 272, 273, *298*, 616, 618, *650*
— u. H. Grimsehl 667, 843, *879*
— u. H. Laqua 859, 862, *879*
Holfelder, H. 734, *751*
Holiday, E. R. s. Berenblum, J. 358, *422*
Holiday, F. R. s. Berenblum, I. *422*
Holland, A. H. s. Moshman, J. 469, *479*, 935, 996, *1001*
Holland, E. 279, *298*
Holmes, G. W., Sh. Warren, E. M. Daland u. Ch. C. Simmons 42
Holmes, S. J. *247*
Holmgren, N., R. W. Denton, S. A. Levinson, A. C. Ivy u. L. E. Grubgeld 635, *650*
Holmquist, D. G. s. Papanicolaou, G. N. 608, 609, *651*
Holmquist, J., u. A. Nelson *247*
Holthöfer, Juckenack u. Nüse *1000*
Holthusen, H. 478, *588*, 718, 726, 731, *751*
— u. K. Engelmann 442, *478*
— s. Haenisch, G. F. 612, *647*, 717, *751*

Holthusen, H. s. Schinz, H. R. 476, 717, 751
Holtschmidt, J. s. Fegeler, F. 274, 297
Holtz, F. 439, 478
— u. W. Putschar 439, 478
— s. Putschar, W. 439, 479
Holub, K., u. L. Schönbauer 231, 247
Holz s. Bönig, 33, 43, 331, 332, 334, 335, 342, 355, 357, 359, 449, 908
Holzapfel, J. H., u. J. G. Boutselis 520
Homburger, F. 821, 831
— u. W. H. Fishman 42, 202
— s. Bonner, C. D. 829
— s. Kasdon, S. C. 772, 831
— s. Shen, S. Ch. 24, 44
Honold, R. 939, 1000
Hood, H. s. Pearson, O. H. 695, 711, 716
Hood, M. B. s. Hoagland, M. D. 337, 424
Hood, R. T., R. P. McBurney u. O. Th. Clagett 679, 715
Hook, A. E. s. Sharp, D. G. 313, 330
Hooker, J. W. s. Powell jr., L. W. 299
Horbach, L. 82, 83, 85, 92
Horn, D. s. Hammond, E. C. 408, 424
Horn, J. 1000
Horn jr., R. C. s. Morris jr., G. C. 267, 298
Horning, u. L. Dmochowski 366, 424
— s. Boyland 556
— s. Burrows 766
Horning, E. S. 178, 203, 520
— s. Allen, M. J. 353, 421
— s. Bielschowsky, F. 172, 174, 184, 202
— s. Burrows, H. 422
— s. Cramer, W. 202
Horowitz 822
Horrax, G. s. Craig, W. M. 238, 246
Horst, N. v. d. 247
Horst, W., I. Petersen u. L. Zukschwerdt 753
— u. H. Sauer 753
— s. Zukschwerdt, L. 930, 936
Horvath, J. 823, 831
— s. Dyroff, R. 823, 830
Horwith, M. s. Glenn, Fr. 704, 715
Horwitt, B. N. s. Gordon, D. 770, 831
— s. Segaloff, A. 772, 833
Hoshiya, H. 432, 478
Hoster, H. A., R. P. Zanrs u. E. v. Haam 329

Houstek, J., u. J. Brachfeldova 252, 280, 298
Hovenian, u. Deming 892
Howard, R. s. Webster, R. 263, 300
Howard, R. R., u. W. A. Grosjean 927, 935
Howry, D. H., D. A. Stott u. W. R. Bliss 639, 650
Hromatka, O., L. Petzelbauer u. E. Broda 350, 424
— u. L. H. Schlager 350, 424
— L. Stentzel u. E. Broda 350, 424
— s. Broda, E. 350, 422
— s. Karrer, K. 350, 425
— s. Zischka, W. 350, 428
Hryntschak, Th. 608, 650
Hubbard jr., T. B. 671, 715
Hubbard, T. B., u. G. E. Moore 623, 650
Hubble 188
Huber 59
Huber, B. 930, 935
Huber, H. 60, 92, 753
— u. G. Hörmann 276, 277, 298
Huber, P. 23, 43, 715
— u. G. Riccabona 930, 935
Huber, R. s. Widow, W. 754
Hubert 992
Hübner, B. 689, 715
Hübschmann 588, 626, 627
Hueck, W. 7, 8, 43, 136, 146, 456, 478, 520
Hueckel, W. 561, 562, 586, 588
Hueper, W. C. 30, 34, 43, 83, 92, 333, 334, 336, 337, 338, 339, 342, 411, 418, 424, 884, 888, 893, 896, 908, 909, 921, 927, 934, 935
— u. Mitarb. 337
— F. Briggs u. R. D. Wolfe 343, 425
— J. H. Zuefle, A. M. Link u. M. G. Johnson 478
— s. Kuratsune, M. 410, 425
— s. Mancuso, T. F. 335, 426
Hufschmidt, G., u. V. Nessmann 236, 247
Hug, O. 931, 935
— u. Johnson 659
Huggins, C. B. s. Tobias, C. A. 709, 716
Huggins, Ch. 172, 177, 178, 199, 203, 204, 370, 502, 512, 518, 520, 556, 698, 699, 702, 715, 762, 763, 764, 765, 766, 768, 769, 773, 775, 802, 831, 954
— J. Bergenstal u. J. L. Sommer 715

Huggins, Ch., G. Briziarelli u. H. Sutton 370, 425, 770, 831
Huggins, CH. u. E. E. Clark 520
— u. L. Clark 172, 178, 204, 517
— u. P. J. Clark 763, 831
— u. Th. L.-Y. Dao 715
— L. C. Grand u. F. P. Brillantes 425
— u. C. V. Hodges 715, 763, 767, 831
— u. E. V. Jensen 172, 178, 204
— M. H. Masina, L. Eichelberger u. J. Wharton 172, 178, 204, 763, 831
— u. J. D. McCarthy 786, 831
— u. P. V. Moulder 172, 178, 186, 204
— u. W. W. Scott 699, 715
— s. Dao, Th. L. Y. 703, 714
Huggins, Ch. B., u. D. Bergenstal 699, 715
Hughes, E. S. R., u. G. Brown 868, 879
Huguenin 953
Huguenin, R. 30, 43
— s. Fèvre, M. 250, 265, 279, 296
— s. Laborde, S. 425
Huguley s. Wintrobe 790
Huhnstock, K. s. Weicker, H. 601, 652
Huldschinsky, K. 440, 478
Hultberg, S. 180, 204
Hultquist, M. E. s. Seeger, D. R. 798, 833
Humperdinck 957
Humphreys s. Foot, N. C. 864, 878
Humphreys, G. H. 685, 715
Humphries s. Martland, H. S. 44
Hunstein, W. s. Heilmeyer, L. 814, 831
Hunter, A. s. Martinson, L. F. 116, 147
Hunter, D. 81, 92, 337, 425
Hunter, W. F., u. B. Lennox 131, 146, 259
Hunzinger, W. A., u. P. G. Waser 450, 478
Hupe, K. s. Gropp, A. 141, 146
Hurdle, Tg. s. Raines, S. L. 879
Hurley, D., L. W. Worman, J. Riesch, F. Hall, Th. Wall u. J. Mueller jr. 807, 831
Hurst, L. s. Lacassagne, A. 502, 520
Hurt, u. Broders 59
Huseby, R. A. s. Dominguez, O. V. 186, 203

Huskins, C. L., u. E. M. Hearne 588
Hussein, H., u. E. Schüller 831
Hutchings, R. F. s. Annamunthodo, H. 262, 296
Hutchinson, S. O. s. Skipper, H. E. 799, 833
Huth 835
Huth, E. F. 251, 298
Huwe, W. 847, 879
Huxley, J. 5, 42, 208, 209, 212, 245, 586
Huzly, A. 611, 650
Hyman, C. s. Cohen, E. A. 283, 297
Hyman, Ch. s. Bernick, Sol 476
Hyman, G. A. s. Reese, A. B. 814, 833
— s. Ultmann, J. E. 793, 834

Ibrahim, A. 301, 329
Ibrahim Pascha, A. 33, 43, 146
Ibrahim, H. 301, 329
Ickert, F., u. Kreutzer 51
Idelberger, K. 281, 298
Ieeg, H. s. Twort, C. 357, 427
Ignjatchew, J. s. Chahovtch, X. M. 423
Ikkos, D. s. Luft, R. 711, 715
Ilfeld, F. 360, 366, 425
Illingworth, C. F. W. s. Currie, A. R. 769, 828
Illingworth, G. P. W. s. Forrest, A. P. M. 709, 710, 715
Imbert, L. 42
Imigawa, D. T. s. Bittner, J. J. 328
Inamoto, J. s. Fujinami, A. 308, 311, 329
Ingle, D. J. 181, 204
Ingleby, H. s. Berger, S. M. 648
Inhoorn, S. L. s. Patau, K. 589
Irmscher, G. s. Biese, A. 463, 476
Ironside, W. M. S., u. R. D. Mosley jr. 709, 715
Irvine, E. D. 354, 357, 425
Iselin, H. 429, 478
Ishihara, T. s. Makino, S. 588
Isler, H. s. Leblond, C. P. 425
Isler, P., u. Chr. Hedinger 197, 204
Itschikawa, K. s. Yamagiva, K. 356, 428
Iversen, S., J. Engelbreth-Holm u. O. Noring 520
Iverson, P. C. s. Moore, C. 240, 247
Ivins, J. C. s. Sabanas, A. O. 444, 479

Ivy, A. C. s. Holmgren, N. 635, 650
— s. Lane, A. 399, 425

Jacinto-Simoes, J. 298
Jackson, C. L. s. Smith, R. R. 865, 879
Jacob, F. 553, 588
Jacob, G. s. Bohlig, H. 335, 422
Jacob, H., u. P. Schostok 478
Jacobi, H., u. C. Baumann 500, 520
Jacobi, J., u. C. zur Verth 789, 790, 831
Jacobj, W. 588
Jacobson, J. s. Sawitzsky, A. 799, 833
Jacobson, L. O., C. L. Spurr, E. S. G. Barron, T. Smith, C. Lushbaugh u. G. F. Dick 790, 831
Jacoby 127
Jadassohn, W. 239, 247
Jaffé 794
Jaffe, H. L., u. D. A. Gazzaniga 753
— s. Rothenberger, S. P. 710, 716
Jaffé, W. 371, 425
Jagie, V. N., G. Schwarz u. L. Siebenrock 443, 478
Jailer, J. W. s. Knowlton, A. J. 704, 715
Jakob, A., u. F. Wachsmann 458, 463, 478
— s. Hiller, J. 751
Jakobi, W. 146
Jakobs, E. 30, 43
Jakobs, L. G., J. Yee u. J. A. May 849, 879
Jakobs, P. A., A. G. Baikie, W. M. Court-Brown u. J. A. Strong 588
— u. J. A. Strong 286, 298
Jamain u. Mitarb. 180
James, W. R. L. 425
Janes, J. M. s. Coventry, M. B. 519
Janker, R. 20, 43, 619, 650, 753
— u. K. Rossmann 717, 718, 751
— s. Gerstel, G. 118, 146
— s. Langendorff, H. 751
Jansen, H. H. s. Doerr, W. 828
Jarotzky 821
Jayne, W. A. s. Morgan, A. O. 464, 479
Jecklin, L. 417, 425, 967, 1000
Jeghers, H., V. A. McCusick u. K. H. Katz 43, 242, 247
Jelinek, R. 9, 43
— s. Mandl, F. 690, 715

Jelke, H. 247
Jenny, R. H. s. Salzer, G. 878, 934
Jensen 137
Jensen, E. s. Clemmesen, J. 423
Jensen, E. V. s. Huggins, Ch. 172, 178, 204
Jentzer, A. 478
Jerchel s. Kuhn, R. 132, 146
Jeuther, A., H. Koeper u. H. Piontek 630, 650
Jikubo, T. 425
Joannovic 372
Joannovics, G. s. Albrecht, P. 140, 145
Jochmann, H. 62
Jörn, F., u. J. Bethge 104, 146
Jötten u. Reploh 356, 398, 400, 425
Jötten, J. s. Eisenbach, J. 865, 878
Jötten, K. W. 910, 934
Johansen, Ch. 461, 478
Johne, K., J. Kleiss u. A. Reuter 416, 478
Johner, W. s. Henry, J. A. 753
Johnson s. Huggins 659
Johnson, Ch. A. s. Hickey, R. C. 806, 807, 831
Johnson, M. G. s. Hueper, W. C. 478
Johnson, W. s. Miller, N. F. 776, 832
Johnston, S. F. s. Burchenal, J. H. 790, 799, 830
Joliot, F. s. Lacassagne, A. 449, 478, 550
Jolkerw, W. W. 93
Jolkwer, W. J. 247
Jolles, B. 751
Jonas 335
Jonas, W. s. Alwens, W. 335, 421
Jonasch, A. 305, 329
Jones u. Mitarb. 822
— Chaikoff u. Lawrence 478
Jones, H. W., G. A. Galvin u. R. W. te Linde 123, 146
Jones, K. W. s. Ford, C. E. 286, 287, 297, 542, 587
Jones, L. O. s. Gellhorn, A. 829
Jones, R. s. Sullivan, R. D. 806, 807, 808, 833
Jones jr., R. s. Sullivan, R. D. 806, 807, 808, 833
Jones, S. s. Cuccia, C. A. 752
Jonkheere, F., u. M. Votguenne 59, 93
Jonkhoff, A. R. 448, 478
Jonson, L. s. Engstedt, L. 752
Jope, E. M. s. Berenblum, J. 358, 422

Jordan 787
Jordan, Ch. H. s. Wilson, J. G. 281, *300*
Jordan, P. *476*, 550, 559, 561, 565, *586*
Jordon, J. W. s. Osborne, D. 790, *832*
Jores, A. 183, *204*, 292, *298*
Jorns, G., u. H. J. Paulus 806, 807, *831*
Josam 598, *650*
Joseph, H. 588
Joseph, R. s. Lelong, M. *298*
Joughin, I. L. 231, 232, *247*
Jowett 152, *204*
Joynt, G. H. C., u. W. E. Ortved 109, *146*
Juckenack s. Holthöfer *1000*
Jude, J. R., J. M. Zimmermann u. G. E. Ward 863, *879*
Jühling, L. s. Domagk, G. *828*
Jüngling, O. 27, *43*, 182, *204*, 241, *247*, *650*, 726, 732, *751*
Juhász, J., J. Baló u. G. Kendrey 307, *329*, 411, *425*
Jull, J. W. s. Bonser, G. M. 376, *422*, 504, *519*
Jullien, G., E. Vallecalle u. M. Leandri 335, *425*
Jundell, J. s. Herlitz, C. 440, *478*
Junkmann, K. 137, 138, *146*
Junod, J. M. *204*
Jura, V. *204*
Jurriel u. Muras 272

Kaatz, A. s. Zondek, H. *300*
Kade, H. 37, *42*
Kähler, H. J., u. H. Merker 359, *1000*
Kärcher, K. H., H. Kuttig, W. Oberheuser, H. J. Schmermund u. G. Weitzel 753
— s. Becker, J. 746, *752*
— s. Dittrich, W. 746, *752*
Kaess, H. s. Schwab, W. *754*
Kagan, E. M. s. Shekter, J. A. 619, *652*
Kahlau 338, 339, 341
Kahlau, G. 606, *650*, *934*, 935
— s. Rajewsky, B. 456, *479*
— s. Schraub, A. *479*, *521*
Kahle u. Mitarb. 764
Kahle, P. J. s. Schenken, J. R. 608, *651*
Kahler, J. s. Kotin, P. *520*
Kahlers, H. s. Dalton, A. J. 125, *145*
Kahn, D. S. s. Skoryna, S. C. 452, *479*
Kahn, H. *650*

Kahr, E. *753*
— u. F. Heppner *753*
Kaijser s. Fracarro, M. 587
Kaindl, F., E. Mannheimer, L. Pfleger-Schwarz u. B. Thurnher *650*
Kaiser, J. H. *247*
Kaiser, K. 378, *425*
Kaiser, R. F. 961, *1000*
— u. R. J. Peterson *1000*
Kalapos, I. 784, *831*
Kalbfleisch, H. H. 432, *478*
Kalbitzer, H. W. *753*
Kaliampetsos, G. 228, *247*
Kalinowsky s. Scarff 690
Kalk, H. *247*, 625, *650*
— u. W. Brühl 610, 611, *647*
Kalkbrenner, H. s. Blühbaum, T. 457, *477*
Kalthofen, A. *1001*
Kaminer, G. *650*
— s. Freund, E. 632, 633, *649*
Kanderer, K. s. Eichholtz, F. 150, *203*
Kandutsch, A. A., u. A. Baumann 497, *520*
Kano, K. s. Makino, S. 588
Kantner, M. *831*
Kaplan, G. s. Roswit, B. 814, *833*
Kaplan, H. S. 448, 468, *478*
— u. M. B. Brown 448, *478*
— s. Thomas, S. F. 464, *480*
Kaplan, J. J. 233, *247*, *751*
— u. R. Rash 891, *935*
Kaplan, R. W. *478*, 547, 553, 588, 720, 721, *753*
Karcher, 619, *650*, 691
Karcher, H. 460, *478*, 484, *520*
— u. D. Gehring 902, *935*
— s. Oberdalhoff, H. 612, *647*
Karger, J. s. Wagner, L. 59
Karitzky, B. 25, *43*, 684, *715*, 824, *831*
Karl, R. C. s. Glenn, Fr. 704, *715*
Karlson 763
Karnofsky, D. A. 282, *298*, 757
— J. H. Burchenal, G. C. Armistead jr., C. M. Southam, J. L. Bernstein, L. F. Craver u. C. P. Rhoads 792, *831*
— L. F. Craver, C. P. Rhoads u. J. C. Abels 790, *831*
— s. Burchenal, J. H. 790, 799, *830*
— s. Ellison, R. R. 801, *830*
— s. Magill, G. B. 801, *832*
— s. Petermann, M. L. 600, *651*
— s. Skyes, M. P. 793, *833*
— s. Sykes, M. P. 793, *833*

Karpinski, W. 799, *831*
Karrer, K. 802, *831*
— E. Broda, R. Stark, O. Hromatka u. W. Zischka 350, *425*
— u. P. Wurnig *831*
— s. Broda, E. 350, *422*
— s. Denk, W. 803, *830*
— s. Zischka, W. 350, *428*
Kartagener 794
Kasdon, S. C., W. H. Fishman, R. M. Dart, C. D. Bonner u. F. Homburger 772, *831*
Kasiwabara, N. s. Morigami, S. 351, *426*, 516, 887
Kaspar s. Birgfeld 843
Kass, A. 799, *831*
Kathe, J. 332, *425*
Katsura, Sh., u. H. Takahashi 801, *831*
Katz, K. *478*
Katz, K. H. s. Jeghers, H. *43*, 242, *247*
Katzschmann, E. 610, *650*
Kaudewitz, F. s. Friedrich-Freska, H. 578, *587*
Kaufman, L. s. Hilst, W. 671, *715*
Kaufman, S. L., u. A. P. Stout 271, *298*
Kaufmann u. Ludwig 635
— u. Müller 377
Kaufmann, A. s. Martin, H. 814, *832*
Kaufmann, C. 122, *146*, 178, 377, *425*, *832*
— H. A. Müller, A. Butenandt u. H. Friedrich-Freska 520
— s. Hamperl, H. 122, *146*
Kaufmann, E. 691
Kaufmann, H. J. 284, *298*
Kaulbach, W. s. Gehrig, D. 13, *43*, 612, *649*
— s. Ott, G. 407, 408, 913, *935*
Kausche, G. A., u. H. Stubbe 588
— s. Landschütz, Ch. 125, *146*
— s. Ruska, H. 330
— s. Werner, K. 330
Kawahata, K. *425*
— s. Kuroda, S. 31, *44*, 354, *425*
Kay, H. D. *329*
Kazama 374
Kearns 764
Keefer, G. P. s. Pfahler, G. E. *754*
Keeley, J. L., J. A. Rooney, A. C. Guzauskas u. G. Brynjolfsson 266, *298*
Keeling, J. H., u. A. Ochsner 264, *298*

Kehrer, F., u. H. O. Neumann 254, *298*
Keibl, E., u. A. Lötsch 810, 814, *832*
Keiderling, H. s. Heilmeyer, L. 598, *649*
Keiderling, W., u. H. Scharpf 150, *204*
Keith, H. M. s. Dodge jr., H. W. 253, *297*
Kellenberger 308
Keller 30
Keller jr., E. B. s. Reimann, St. P. *204*
Keller, P. J. *478*
Keller, R. 219, *247*
Kelley, G. H. s. Boyd, D. P. 847, 848, *878*
Kelley, K. H. s. Shimkin, M. B. 716, 793, *833*
Kelling 611
Kellner, B. 953
Kellner, H. s. Girgensohn, H. *831*
Kells, A. s. Gellhorn, A. 799, *830*
Kelly, C. R., u. H. T. Langston *715*
Kelly, K. H. s. Bierman, H. R. 806, 807, *829*
Kelly, M. G. s. Dalton, A. J. 125, *145*
Kelly, W. A. s. Evans, J. P. 709, 711, *714*
— s. Harper, P. V. 709, *715*
Kemp, T. 212, *245*
— s. Heiberg, K. A. *146*
Kempt, T. *247*
Kendal s. Berenblum 363
Kendrey, G. s. Juhász, J. 307, *329*, 411, *425*
Kennaway 973
Kennaway, E. 358, 360, *425*
— s. Barry, C. 365, *422*
— s. Burrows, H. 360, 398, *422*
— s. Cook, J. W. 359, 371, 372, *423*
Kennaway, E. I. s. Leitch, A. 333, 411, *425*
Kennaway, E. L. 77, 78, 80, 93, 389, *425*
— u. N. M. Kennaway 32, *43*, 78, 80, 84, 85, *93, 146*, 481, 573, *588*, 910, 921, *935*
— s. Bailey, E. J. *422*
— s. Cook, J. W. 359, 362, 366, 371, 375, *423*
— s. Daff, M. E. 334, *423*
— s. Goulden, F. 417, *424*
— s. Kennaway, N. M. 907, 921, *935*
Kennaway, F. L., u. I. Hieger 358, *425*

Kennaway, F. L., u. N. M. Kennaway 368, 401, *425*
— s. Burrows, H. 399, *422*
Kennaway, N. s. Burrows, H. 176, *202*
Kennaway, N. M., u. E. L. Kennaway 907, 921, *935*
— s. Cook, J. W. 359, *423*
— s. Kennaway, E. L. 32, *43*, 78, 80, 84, 85, *93, 146*, 481, 573, *588*, 910, 921, *935*
— s. Kennaway, F. L. 368, 401, *425*
Kennedy 703
Kennedy, E. P. s. William-Ashman, H. G. 164, *205*
Kennedy, F. *43*
Kennedy, R. L. s. Hayles, A. B. 283, *298*, 929, *935*
Kennedy, T. s. Rasmussen, T. B. 716
Kennelly, J. M. s. Cromer, J. K. 807, *830*
Kenneth, P., R. G. Bowler, H. M. Buckell, H. A. Druett u. R. S. F. Schilling *425*
Kenneth, W. A. P. *425*
Kensler, C. J., E. Bierman u. G. Condouris *425*
— S. O. Dexter u. C. P. Rhoads 350, 351, *425*
— u. C. P. Rhoads 350, 351, *425*, 887
— K. Sugiura u. C. P. Rhoads 350, 351, *425*
— K. Sugiura, N. F. Young, C. V. Halter u. C. P. Rhoads 350, 351, *425*
Kepp, R. K. 717, *751, 753*, 957, 958, *1001*
Kern, G. *650*
Kerr, W. K., S. Anthone, R. Anthone u. N. C. Carruthers 667, *715*
Kershaw s. Gross 216
Kessel, F. K. 183, *204*
Kessel, I. s. Gerhartz, H. 791, 792, 796, *830*
Kessler u. Blumenberg 791
Kessler, R. *650*
Keutzer s. Ickert, F. 51
Keutzer, A. *425*
Keysser 662
Khanolkar, L. *935*
Khanolkar, V. R. 77, 80, 84, 86, *93*
— s. Sanghvi, L. D. *427*
Kidd, J. G. *329*
— u. P. Rous 313, *329*, 385, *425*, 502, *520*, 588
— s. Friedewald, W. F. *329*
— s. Parsons, R. J. 314, *330*
Kidd, J. G. s. Rous, P. *330*, 385, *427*, 479, 495

Kidler, M. s. Ford, C. E. 286, 287, *297*, 542, *587*
Kienle 154
Kierland u. Mitarb. 790
Kikuchi, S. *146*
Kilchling, H. s. Heilmeyer, L. 777, *831*
Kilham, L. 316, *329*
Kilpatrick, R. s. Wilson, G. M. 283, *300*
Kimbrough, J. C. 753, 865, *879*
— u. F. E. Cook jr. 289, *298*
Kimel, V. M. 131, *146*
Kimmig, J. 122, *146*
Kindler, K. 444, *478, 753*
— s. Parade, G. W. 190, *204*
King, J. s. Farber, S. *830*
King, J. W. s. Duran-Reynals, F. 328
Kingreen 612
Kinnel, A. M. s. Mallard, J. H. 709, *715*
Kinosita, R. 342, 349, 351, *425*
Kinsella, D. L. 606, *650*
Kirby, A. H. M. 345, *425*
Kirchhoff, 940, 942
Kirchhoff, H. 520, 816, 819, *832*
— u. H. F. Geller 819, *832*
— u. R. H. Ridgon *425*
— u. H. J. Witt 122, *146*
Kirklin, J. W., J. R. McDonald, O. T. Clagett, H. J. Moersch u. R. P. Gage 847, 848, *879*
— s. Berson, J. *878*
— s. Vance, J. W. 848, *879*
Kirkman, H. s. Matthews, V. S. 174, *204*
Kirschbaum, A., u. L. C. Strong *247*, 494, *520*, 784
— s. Lits, F. J. 781, *832*
— s. Mixer, H. W. 501, *520*
Kirschner 664, 860
Kirtland, H. B. s. Boyd, D. P. 847, 848, *878*
Kis-Várday, G. *298*
Kiskalt s. Rohlfing 999
Kitchen, R. s. Sandin, R. B. 362, *427*
Kittredge, W. E. 769, *832*
Kläni, K. s. Miescher, G. 361, 362, *426*
Klapproth, H. J. 261, *298*, 864, *879*
Klar, E. 697, 704, 705, 710, *715*, 863, *879*
— u. Mitarb. 738
— J. Becker u. K. E. Scheer 738, 739, *753*
— u. Mletzko 672, 689
— u. Richter 697
— s. Bauer, K. H. 172, 184, *202*, 695, *714*

Klar, E. s. Scheer, K. E. 705, *716*
— s. Schütze, R. 623, *651*
Klebs 525, *588*
Klee-Rawidowicz, E. s. Hirschfeld, H. *146*
Klein *146*
— u. Klinke 820
— s. Schautz 339, 341
Klein, E. s. Klein, G. 138, *146*
Klein, G., H. J. Rabe u. H. Weiss *1000*
— L. Revesz u. E. Klein 138, *146*
Klein, M. 280, *298*, 497, *520*
Klein, M. R. 253, *298*
Kleiner, J. S. s. Black, M. M. 634, *648*
Kleinewefers, H. 959, *1001*
Kleinsasser, O., u. H. Albrecht 265, *298*
Kleinschmidt, K. 430, *478*
Kleiss, J. s. Johne, K. 416, *425*
KLEPP, R. H. s. MARTIUS, H. 729, *753*
Klesse, P. s. Kutzim, H. *753*
Kligerman, M. M. s. Reese, A. B. 814, *833*
— R. Fish u. C. David 864, *879*
Klimpel, K. 189, *204*
Kline u. Rush 508
Kline, B. E. s. Rush, H. P. 440, 496, *521*, 553, *589*
Klinge, Fr. s. Wegelin, L. *205*
Klinger, H. P. s. Hauser, G. A. 131, *146*
Klinke s. Klein 820
Klinke, J. 364, *425*
Klippel, M., u. P. Trénaunay 274, *298*
Klösel, A., u. W. Cyran 992, *1000*
Klopp, C. T., A. T. C. Bateman, G. N. Berry u. T. Winship 807, *832*
— s. Cromer, J. K. 807, *830*
Kloos, K., u. R. Ness 131, *146*, *588*
Kloss, K. 681, 682, *715*
Klostermann, G. F. 242, *247*
Klotz, H. P., C. Sors u. Bydlowski 287, *298*
Klotz, J. M., P. Griswold u. M. G. Dieter 638, *650*
Klüver 610
KMENT 820
Knake, E. *204*, *425*
— s. Sauerbruch, F. *427*
Knapp, E. *588*
— A. Heuss, O. Risse u. H. Schreiber 158, *204*, 442, *478*, *588*
Knappe, G. s. Dörner, F. 766, *830*
Knauer, W. s. Frey, R. 431, *477*, *1000*

Knaus 796, 850
Knedel, M. s. Zukschwerdt, L. 600, *652*
Kneedler 782
Kneer, M., u. H. G. Hillemann 122, *146*
Kniseley, R. M., u. G. A. Andrews *753*
— s. Andrews, G. A. *752*
— s. Root, S. W. *754*
Knoche, E. s. Degenhardt, K. H. 281, *297*
Knock, F. E. 814, *832*
Knodel s. Brandt 238
Knorre, D. s. Werner, W. 302, *330*
Knoth, W. 139, *146*
Knothe, W. 679, *715*
— s. Becker, W. H. 612, 630, *648*, 939, *1000*
Knowlton, A. J., J. L. Pool u. J. W. Jailer 704, *715*
Knox, J. L. s. Passey, R. D. 302, *330*
Knox, W. E. 528, *588*
Knudsen, L. F. s. Fitzhugh, O. G. 393, *424*
Kober, E. s. Verschuer, O. 230, 233, 234, 243, *248*
Kobozieff, N. U. s. Peyron, A. 230, 238, *248*
Kobuszewska, M. s. Gruchalski, W. 182, *203*
Koch, A. s. Broicher, J. *648*
Koch, F. 445, *478*
Koch, Fr. E. *146*
Koch, F. s. Muntean, E. 619, *651*
Koch, G. 228, 233, *247*, 274, 275, *298*
— J. Krischek u. T. Tiwisina 230, *247*
Koch, K., u. J. Bradford 254, *298*
Koch, O. 56
Koch, W. 280, 430, 465, 466, *478*
Kocher 900
Kögl, F. 155, 166, *204*
— u. H. Erxleben *204*
Köhler, K. 165, 166, *204*
— s. Bernhard, Fr. 166, 633, *648*
Koehler, O. 566, *588*
Köhn, K. *421*
— s. Doerr, W. *828*
Köhne, G. 628, *650*
Köhnlein, E. H. s. Rehn, J. 636, *651*
Köle, W. s. Spath, F. 657, *716*
Kölling, H. L. s. Semisch, R. 616, *651*
Koelsch 443
Koelsch, F. 30, *43*
— s. Gross, E. 335, *424*

König 59
König, F. 247, 655, *715*
— u. W. Sassen *247*
— u. E. Seifert *42*, *146*, 591, 592, *647*
König, Fr. 14, 22, *43*
Koeper, H. s. Jeuther, A. 630, *650*
Körbler, J. 228, 229, *247*, 431, *478*, *753*, *1001*
— u. P. Frank 34, *43*
Körbler, K., u. H. Weyhbrecht 268, *298*
Koettnitz, A. 236, *247*
Kohler, A. *753*
— s. Bender, M. *752*
— s. Brilmayer, C. 623, *648*
Kohlhaas, F. 254, *298*
Kohn, E. s. Siemens, H. W. 240, *248*
Kohn-Speyer, A. C. s. Plaut, A. 891, *935*
Kohout 792
Kohrs, S. s. Fegeler, F. 274, *297*
Kolb, J. J. s. Miller, G. L. 155, *204*
Koletzky, S., F. J. Bonte u. H. L. Friedell 452, *478*
— u. G. E. Gustafson 448, *478*
Kolle, P. 261, *298*
Koller u. Oehlkers 794
Koller, P. C. 240, *247*, 794, *832*
— s. Boyland, E. 788, 790, *830*
Koller, S. 93, 401, 403, *421*, 880, 922, *935*
Kon, G. A. R. s. Haddow, A. 30, *43*, 362, 366, 371, 506, *520*, 786, *831*
Kon, H. J. s. Haddow, A. 353, *424*
Konjetzny 491, 834, 842, 845, *898*
Konjetzny, C. E. 116, *146*
Konjetzny, G. 122, *146*
Konjetzny, G. E. 615, *650*, *1001*
Konsuloff, St. 26, *43*, *588*
Kopecek, F. s. Erlsbacher, O. 769, *830*
Kopf, P. s. Wynder, E. L. 405, 407, *428*
Kopfermann, H. *753*
Kopp 86
Koppermann, E. s. Friedrich, M. 632, *649*
Koranyi, A. v. 784, *832*
Korenyi, A. 491, *520*
Korinth, E. 605, *650*
Kornyansky, G. P. 253, *298*
Korpela, A. s. Saxén, E. 45, *93*
Korteweg, R. *425*

Kosan 383
Kosenow *650*
Kosenow, W. 130, *146*
— u. H. Schönenberg 130, 131, *146*
— u. R. Scupin 130, *146*
Kosinski, A. A. s. Hock, E. F. v. 608, *650*
Košir, A. *520*
Kossel, F. s. Birkner, R. 745, *752*
Kosswig, C. 247
Kotin, P., H. L. Falk, P. Mader u. M. Thomas 416, *425*
— — u. M. Thomas 908, *935*
— u. J. Kahler *520*
— s. Falk, H. L. 394, 416, *423*
Kottmeier 122
Koucky, Ch. s. Hilst, W. 671, *715*
Kouvenaar 80
Kovacsevich, R. s. Erlsbacher O. 769, *830*
Kowarzyk, H. s. Fuchs, H. I. 634, *649*
Kraatz, H., A. Graffi, H. Gummel u. H. Bielka *518*
Kracht, J. 269, *298*
Kraeht, J. s. Nielson, G. *479*
Kraft 269
Kragh, L. V., E. H. Soule u. J. K. Masson 676, *715*
Kramann, H. 319, *329*
Kramer, W. s. Lettré, H. 781, *832*
Kramer, W. M., R. V. Eck u. R. R. Smith *832*
— u. W. E. Schatten *832*
— u. R. R. Smith 793
Kranz, H. 230, 231, 232, 233, 247
Kranzfeld, M. 609, 610, *650*
Kraske 860
Kratochvil, K. 613, *650*, 903, *935*
Kratzer, G. L. s. Dixon, C. F. 22, *43*
Kratzsch 796
Kraus, A. S. s Levin, M. L. *425*
Kraus, R., u. F. Strnad 620, *650*
Krause, L. s. Graffi, A. 314, 315, *329*
Krause, P. *478*
Kraushaar, F. s. Bunge, G. 608, *648*
Krauss, H. 634, *650*, 766, 773, 803, *829*, *832*
Krauth, H. 204
Krautwald, A. s. Heine, U. 320, *329*
Krautzun, K. *753*
Kravitz u. Mitarb. 793
Kravitz, S. s. Bowden, L. 625, *648*

Krayenbühl, H., u. H. R. Richter 615, 616, *647*
— G. Yasargil u. E. Uehlinger 273, *298*
Krebs, C. 753
Krehbiel, O. s. Haagensen 360, *424*
Krehbiel, O. F. s. Rohdenburg, G. L. 150, *205*
Kreide, U., u. H. Kudicke 320, *329*
Kreiling, R. s. Gros, Ch. M. 463, 477, 867, *878*
Kreiner, A. 487, 488, *520*
Kremen, A. J. s. Barclay, T. H. C. 668, *714*
Krementz, E. T., O. Creech jr., R. F. Ryan u. J. Wickstrom 806, 807, *832*
— s. Creech jr., O. 807, *830*
Kretz, J. 84, *93*, 412, *425*, 603, *650*, 816, *829*, *832*
— u. W. Ossadick 55
Kreyberg, L. 84, *93*, 417, *425*
— Little, Macklin, Allen, Andervont, Ewing, Failla, Coutard, Lewis, Reimann, Murphy u. Novak 247
— u. E. Poppe 605, 624, *650*
— s. Campbell, J. M. *423*
Kricke, E. *715*
Krim, M. s. Sawitzsky, A. 799, *833*
Krischek, J. s. Koch, G. 230, 247
Krischke, W. s. Bielka, H. *328*
Krönig 726, 850
Kröning, F. 23, 44, *93*, 113, *146*, 173
— u. R. Sigmund 448, *478*
— s. Seulenberger, P. *147*
Kröning, Fr. 208, 212, *245*, 247, *586*, *588*
— u. W. Wepler 209, *247*
Krönke. E. s. Gimm, H. 112, *146*, 624, *649*
Krotkina, N. s. Petrov, N. 455, *479*
Kruchen 444, *478*
Krückemeyer, K. s. Plenge, K. 463, *479*
Krüger, L. 819, *832*
Krug, G. *298*
Krukenberg 682
Krus 258
Kruse, H. *1000*
Kuchrick, v. 279
Kudicke, H. s. Kreide, U. 320, *329*
Kudrman, J. s. Polak, E. 868, *879*
Kühböck, J., u. E. E. Reimer 791, *832*
— — u. T. Stoiber 791, *832*
Kühl, I. s. Fischer, W. 92, *245*

Kühn, A. 204, 245
Kühn, M. 908, 911, 912, *935*
Kühne, W. s. Pickrodt, W. 371, *426*
Künkel u. Mitarb. 469
Künkel, H. A., H. Schniewind u. K. Thomsen 281, *298*
— s. Schubert, G. 469, *479*
Küntscher 687
Küpfmüller, K. s. Druckrey, H. 349, 352, *421*, *423*, 481, 505, *518*, *519*, 587
Kürten, H. *650*
Kuesko, L., u. K. Portele 606, 607, *650*
Küster 793
Küttner 890, 898
Küttner, H. 444, *478*
Kugelmaier 598
Kuhlendahl, H. *478*
Kuhlmann, F., u. L. Birth 797, *832*
— s. Schulte, G. *647*
Kuhn, u. Quadbeck 350
Kuhn, R. 163, *204*, 350, 511, 516, *518*
— u. H. Beinert 350, 351, *425*
— u. Jerchel 132, *146*
— C. Weygand u. F. F. Möller *425*
— s. György 887
Kuhni, K. 140
Kuhr s. Windaus 362
Kuk, B. T. s. Druckrey, H. 789, 802, *830*
Kulenkampf 458, 663
Kulenkampff, D. 25, *44*
Kullander 766
Kummer, A. 290, *298*
Kunstmann, H., u. W. Lohmüller 767, *832*
Kunz, H. *715*, *832*
Kupfmüller 349
Kupka, E., u. L. Breslow 307, *329*
Kuratsune, M. 361, *425*
— u. W. C. Huepper 410, *425*
Kurland, G. S. s. Freedberg, A. St. *649*
Kuroda, S., u. K. Kawahata 31, *44*, 354, *425*
Kurtzahn 62, *93*, 821, 885
Kushida, M. N. s. Burchenal, J. H. 790, 799, *830*
Kuske, A. s. Schneidrzik, W. E. J. 754
Kutscher, W., u. H. Wolbergs 165, *204*, 768
— s. Edlbacher, S. 165, *203*
Kuttig, H. s. Becker, J. *752*
— s. Kärcher, K. H. *753*
Kutz, E. R. 753
Kutzim, H., u. P. Klesse *753*
Kvale, W. F. s. Minno, A. M. 188, *204*

Laberge, M. Y., W. G. Sauer u. Ch. W. Mayo 241, *247*
Laborde *42*
Laborde, S. 454, *478*, *588*
— R. Huguenin u. Boncabeille *425*
Lacassagne, A. 175, *204*, 214, *247*, 306, 313, *329*, 375, 377, *421*, *425*, 434, 446, 454, *476*, 499, *520*, 524, *588*, 698, 699, *753*, 953
— N. P. Buu-Hoi u. P. Cagniant 515, *520*
— R. Buu-Hoi, R. Daudel u. G. Rutali 515, 516, *520*
— u. S. Danysz 214, *247*
— u. F. Gnicouroff 735, *751*
— L. Hurst u. M. A. Rosenberg 502, *520*
— u. F. Joliot 449, *478*, 550
— u. J. Lattes *478*
— u. J. S. Lattes *478*
— C. Levaditi u. J. Galloway 313, *329*
— Loiseleur u. Nyka *204*
— u. W. Nyka 183, 385, *425*
— u. R. Vinzent 306, *329*, 499
— s. Emile-Weil, P. 454, *477*
Lacroix, L. s. Segale, G. C. *427*
Lacson, P. S. s. Stransky, E. 254, *299*
Ladenheim, J. s. Olivecrona, H. 271, *296*
Lafourcade, J. s. Turpin, R. 285, 286, *299*
Lahm, W. 716, *753*
Laird, A. K., u. A. D. Barton 155, *204*
Laker 136
Laler, H. *146*
Lamb, Ch. A. s. Dickson, J. A. 263, *297*
Lambers, K. s. Gross, R. *791*, *831*
Lamerton, L. s. Steed, P. R. *754*
Lamerton, L. F. s. Guimaraes, J. P. *477*
Lammert, A. C. s. Mercer, R. D. 279, *298*
Lampe, I. 865, *879*
Lampert 822
Lampert, H. *520*
— s. Vollmar, H. *589*
Landing, B. H. 789, *832*
Landschütz, Ch. 781, *832*
— u. G. A. Kausche 125, *146*
Landschütz, Chr. s. Sauthoff, R. *651*
Landschütz, Ch. s. Werner, K. *330*
Lane u. Mitarb. 901, 902
Lane, A., D. Blickenstaff u. A. C. Ivy 399, *425*

Lane, N., R. Lattes u. J. Malm 879
Lane-Clayton u. Wainwright 228
Lang, A. *204*
— u. A. Rosenbohm *204*
Lang jr., E. F., u. C. Bridge 685, *715*
Lang, H. 771, *832*
Lang, K. 987
— s. Bierich, R. 152, *202*
Lang, N., u. H. G. Nöller 650
Lange, E. 238, *245*, 270
Lange, L. B. 311, *329*
— s. Rous, P. 311, *330*
Lange, R. D., W. G. Moloney u. T. Yamawaki 468, 469, *478*
Lange, W. A. *298*
Lange-Cosack, H. 239, *247*
Langenbeck 982
Langendorff, H., W. K. Lelbach, R. Janker u. K. Rossmann *751*
— s. Schinz, H. R. *476*, 717, *751*
Langer, E. 350, *425*
Langhans 194, 195, *204*, 413
Langhof, H. s. Müting, D. 241, *247*
Langston, H. T. s. Ariel, I. M. *752*
— s. Kelly, C. R. *715*
Lannek, N. 777, *832*
Laqua 670
Laqua, H. 861, 862, *879*
— s. Heinzel, J. 899, *935*
— s. Holder, E. 859, 862, *879*
Largend, E. J. s. Dutra, R. F. 337, *423*
Larionov, L. Z., u. N. I. Perevodchikova 791, *832*
Larsen, C. D., u. W. E. Heston *425*
— L. L. Weed u. P. B. Rhoads jr. 280, *298*
Larsson, L. G. s. Engstedt, L. *752*
Lasch 938
— u. K. Blome *93*
Lasch, C. H. 45, *93*
Lasch, H. G. s. Linke, A. 790, 793, *832*
Laser 141
Laser, H. *425*
Lash, H., J. B. Erich u. M. B. Dockerty 863, *879*
Laskin u. a. 382
Laskin, J. C. *478*
Laszlo, D. s. Berger, C. *829*
— s. Lewin, R. *753*
— s. Swyer, A. J. 771, *833*
Latarjet, R. s. Demerec, M. *587*
— s. Rudali, G. *330*

Lattes, J. s. Lacassagne, A. *478*
Lattes, J. S. s. Lacassagne, A. *478*
Lattes, R., u. J. G. Waltner 190, *204*
— s. Lane, N. 879
Lattimer, J. K., M. M. Melicow u. A. C. Uson 261, *298*
Lau, H. 805, *832*
Lauber, H. J., u. K. Ullemeyer 628, *650*
Lauche 140, *146*, 811
Lauche, A. 464, *478*
— s. Nägeli, Th. 459, *479*
Laur, P. s. Gley, P. *203*
Lausecker, H. 275, *298*
Lautenburg 279
Lauterborn 52, *93*
Lauwers, Ph. s. Poppe, H. 612, *651*
Lavedan 85
Lavedan, J., u. J. Courtial 461, *478*
Lavelle, H. s. Bostick, W. L. *328*
Law, L. W. 348, 365, *425*
Lâwen 938
Lawrence s. Jones *478*
Lawrence, E. A. 961, *1001*
Lawrence, J. H. 709, *715*
— R. L. Dobson, B. V. A. Low-Beer u. B. R. Brown *753*
— s. Tobias, C. A. 709, *716*
Lawson, W. s. Dodds, E. C. 174, *203*
Lazar, D. s. Taschner, E. *427*
Lea, A. J. s. Abbatt, J. D. 445, *476*
Leadbetter, W. F. *879*
Leandri, M. s. Jullien, G. 335, *425*
Leathem, J. H. 193, *204*
Leavitt, F. H. 231, 232, *247*
Leb, A. *753*
Leber, Th. *247*
Leblond, C. P., H. Isler u. A. Axelrad *425*
— s. Axelrad, A. A. 484, *519*
Lee jr., C. M. s. Sobel, E. H. *299*
Leemann, H. 170, *204*
Leemann-Geymüller 395
Leers, H. 230, 238, *247*
Leese, A. s. Passey, R. D. 302, *330*
Lefèvre 793
Legato s. Ackerman 666
Legrain 785
Lehmann s. Himmelmann 179, *203*
Lehmann, G. s. Baader, E. W. *421*

Lehmann, J. St., W. M. Lemmon, R. A. Boyer u. E. A. Fitch *650*
Lehmann-Facius, H. 633
— u. J. Witting 632, *650*
Lehnartz, E. *202*
Lehninger, A. L. s. Sibley, J. A. 164, *205*
Lehv 799
Lehv, S. P., L. T. Wright, S. Weintraub u. I. Arons *832*
Leibetseder, F. 598, *650*
Leicher, F. 335, 339, 417, *425*
Leicher, H. 865, *879, 1001*
— u. O. Müller *753*
Leichert, F. *425*
Leip 609, *650*
Leis jr., H. P. 669, *715*
Leitch, A., u. E. I. Kennaway 333, 411, *425*
Leiter, J. 780, *832*
— V. Downing, J. L. Hartwell u. M. J. Shear 780, *832*
— J. L. Hartwell u. M. J. Shear 801, *832*
— — G. E. Ullyot u. J. J. Shear 780, *832*
Leitsch-Sequira 32
Lejeune, J., M. Gautier u. R. Turpin 542, *588*
— s. Turpin, R. 285, 286, *299*
Lejeune, L., M. Gautier u. R. Turpin 285, 286, *298*
Lelbach, W. K. s. Langendorff, H. *751*
Lelong, M., R. Joseph, J. Vialatte le Tan Vinh u. P. Canlorbe *298*
Lembeck, F. 638, *650*
— s. Ratzenhofer, M. 197, *204*
Lemmon, W. M. s. Lehmann, J. St. *650*
Lemon, F. R. s. Wynder, E. L. 408, *428*
Lennox, B. s. Hunter, W. F. 131, *146*, 259
Lent, M. H. s. Staubitz, W. J. 864, *879*
Lentz, O. *245*
Lenz, W. 287, 288, *298*, 542, *588*
Leonhardt, J. s. Betzler, H. J. 414, 422, 429, *476*
— s. Feine, U. 463, *477*
Leonhardt, O. 228, *247*
Lepintre, J., u. a. 253, *298*
Leriche, R. 688, 689, *714*
Lerner u. Mitarb. 269
Lerner, A. B. s. Fitzpatrick, Th. B. 265, *297*
Les Bouyries 89
Leschcziner 227
Leslie, N. D. G. s. Cooray, G. H. 418, *423*
Leszler, A. 598, *650*

Letterer 794
Letterer, E. s. Büchner, Fr. 42
Lettré, H. 139, 140, *146*, 158, 162, *204*, 321, 405, *425*, 588, 757, 758, 759, 779, 780, 781, 782, 793, 797, 809, *829, 832*, 952, 953, *1001*
— u. Bergdolt 780
— u. W. Kramer 781, *832*
— u. R. Lettré 158, *204*, 586, 780
— u. Lutze 780
— A. Mayer u. A. Schleich 822, *832*
Lettré, R. s. Lettré, H. 158, *204*, 586, 780
Leube 491
Leuchtenberger, R. s. Berger, C. 829
Leupold, E. 817, *829, 832*
Leutz 59
Levaditi 310
Levaditi, C. s. Lacassagne, A. 313, *329*
Levan, A., u. J. J. Biesele *588*
— s. Tjio, H. H. 286, *299*
— s. Tjio, H. J. 525, 542, *589*
Leven 227, 236, *247*
Levin, A. *247*
Levin, E. J. 837, 868, *879*
Levin, M. L., A. S. Kraus, I. D. Goldberg u. P. R. Gerhardt *425*
Levinson, S. A. s. Holmgren, N. 635, *650*
Levit, S. 227, 236, *247*
Levy, A., P. Barjon, H. Pourquier, J. Garybobo u. E. Thibaud 929, *935*
Levy, F. *588*
Lewin, C. 42
Lewin, R., H. E. Hart, J. Greenberg, H. Spencer, K. G. Stern u. D. Laszlo *753*
Lewinsohn, R. s. Berger, C. 829
Lewis s. Kreyberg, L. *247*
Lewis, E. s. Hill, A. 31, *43*
Lewis, F. J., u. L. F. Pelter 237, *247*
— s. Wangensteen, H. O. *716*
Lewis, G. E. s. Badger, G. M. 348, *422*
Lewis, M. *425*
Lexer 675, 860
Lexer, E. 612, 626, *650*
Li 279
Li, M. C., W. F. Whitmore, R. Colbey u. H. Grabstald 813, *832*
Liavaag, K. 899, *935*
Libby, R. L., u. C. R. Madison *478*

Libert, S. A. s. Beard, H. H. 648
Liberti, V. 364, *425*
Lichtenberger u. Mitarb. 797
Lichtenstein, F. 895, *935*
Lichtman, A. s. Moeschlin, S. 780, *832*
Lickint, F. 57, 72, *93*, 403, 404, 405, *421, 425*, 650, 912, *934, 935*
— s. Büchner, M. 634, *648*
Liebegott, G. *425*, 767, *832*, 927, *935*
Liebeskind, R. 928, *935*
Liebig, J. v. 522, *588*
Liebknecht, L. W. *1001*
Liebschner, K., H. Vieten u. K. H. Willmann 939, *1001*
Liégeois, P. s. Maisin, J. 360, 363, *426*
Liek, E. *93*
Lignac 784
Ligneris, des 321, *329*
Ligneris, K. des 141, *146*
Ligneris, M. des 329
Likely, G. D. s. Sanford, K. K. 312, *330*
Limarzi, L. R. s. Louis, J. 799, *832*
Limburg, H. 122, 123, *146*, 627, *647*
Limsuwan, B. s. Grünert, R. D. 847, *879*
Lin, R. K. s. Schobinger, R. 616, *651*
Lindau, A. *93*, 238, *247*, 273
Linde, R. W. te s. Jones, H. W. 123, *146*
Lindemann 466
Lindemann, K., u. F. W. Rathke 465, *478, 935*
Lindemann, U. Chr. *715*
Lindenschmidt s. Runge, H. 775, 776, 777
Lindenschmidt, Th. O. 9, *44, 202*
Lindenschmidt, W. 142, *147*
Linder 770
Linder, F. 115, *147*, 597, *650*, 770, *832*, 847, 848, *879*
— u. Wunderlich 704, *715*
— s. Eichler, O. 742, 744, *752*
Linder, Fr. 189, 190, *204*, 742, *753*
— u. F. Ruf 622, *650*
Linder, H. s. Munford, S. A. 231, *247*
Lindgren 616
Lindgren, M. 18, *44*
Lindsay, A. J. s. Campbell, J. M. *423*
Lindsay, D. s. Bielschowsky, M. *246*
Lindsay, H. A. s. Barr, M. L. 129, 130, *145*

Lindsay, St. s. Dailey, M. E. 194, *203*
Lindsey, A. J. s. Commins, B. T. 405, *423*
— s. Cooper, R. L. *423*
— s. Gilbert, J. A. S. 400, 405, *424*
Lindstein, G. s. Fracarro, M. *587*
Lindsten, G. s. Book, J. A. *587*
Linell, E. s. Bruzelius, S. *752*
Linell, F. *1001*
Linger, H. T. s. Rones, B. 266, *299*
Lings, H. s. Schulte, G. 801, *833*
Link, A. M. s. Hueper, W. C. *478*
Linke 773, *796*
Linke u. a. *591*
Linke, A. *647*
— u. B. Freudenberger 795, *829*
— u. H. G. Lasch 790, 793, *832*
— s. Gebauer, A. 704, *715*
Lipmann *329*
Lipmann, F. s. Behrens, O. K. 155, *202*
Lippincott, St. W. s. Eriksen, N. H. 636, *649*
Lippingcott, St. W. s. Fong, C. T. O. 638, *649*
Lipschütz, B. 175, *147*
Lipsett, M. B. s. Hertz, R. *831*
— s. Pearson, O. H. 695, 711, *716*
Liss, E. s. Schmidt, F. 623, *651*
Lits, F. J., A. Kirschbaum u. L. C. Strong 781, *832*
Little s. Kreyberg, L. *247*
Little, C. C. 210, 211, 216, 217, *247*, 315, *329*, 570, *588*
— u. B. M. McPheters *247*
— s. Bittner, J. J. *246*
Little, P. A., J. H. Oleson u. Y. Subbarow 799, *832*
Livingstone s. Pack *666*
Livio, J. J. s. Saegesser, P. F. 806, 807, *833*
Ljungreen *864*
Ljvraga, P. *425*
Lloyd, B. J. s. Dalton, A. J. 125, *145*
Lo, H. W. 802, *832*
Lochmann, H. 277, *298*
Lockhart, H. A. 254, *298*
Lockhart-Mummery, P. 241, *247*
Lockhead s. Perry *183*
Lockwood, K. *425*
Loder, E. *298*

Loeb, L. 173, 175, *204*, 213, *247*
— s. Suntzeff, Y. 372, *427*
Löffler, A. s. Gsell, O. 921, *935*
Löffler, Fr. 308, *339*
Löfgren, F. O. 616, *650*
Löhr, B., W. Gnüchtel u. W. Wenz *650*
— u. W. Wenz *650*
— u. A. Zagner *425*
Loeper, M., R. Farbe u. J. Borreau 358, *425*
Loeser, A. 769. *832*
Lötsch, A. s. Keibl, E. 810, 814, *832*
Loewe, G., u. G. Gerlach 62, *93*
Löwenberg, E. L., u. A. R. McKoy 275, *298*
Löwenstein, L. s. Buschke, A. 319, *328*
Löwenthal, K. *425*
Loewenthal, S., u. H. Probst 150, *204*
Löwy *455*
Logan, M. s. Wright, J. C. 801, *834*
Lohmann s. Meyerhof *163*
Lohmüller, W. s. Kunstmann, H. 767, *832*
Lohstöter, J. s. Poppe, H. 612, *651*
Loiseleur s. Lacassagne, A. *204*
Loiseleur, J. *204*
Lojacono, F. 868, *879*
Lombard s. Snesireff *331*
Long, L. s. Fieser, L. F. *424*
Long, M. L. s. Bischoff, F. 338, *422*
Long, R. P., D. R. Coman u. I. Zeidman 150, *204*
Lônne, Fr. 962, *1001*
Looney, W. B. 464, *478*
Loose, K. E. 617, *650*
Loosen, H. s. Schmidt, H. 801, *833*
Lorenz, E., u. H. B. Andervont 360, *425*
— u. Shear 360, *425*
— s. Andervont, H. B. *421*
— s. Stewart, H. L. 215, *248*
Lorenz, W. 606, *650*
Lorenzi, G. L. s. Mucchi, L. 616, *651*
Lossen, H. 995, *999*
Lott, J. S., u. I. H. Smith *753*
Loubatieres, R. s. Roux, G. 188, *205*
Louis, J., H. N. Sanford u. L. R. Limarzi 799, *832*
Loustalot, P. s. Schär, B. 780, *833*
Loveland, D. B. s. Cutier, S. J. *423*

Lovestedt, St. A. s. Devine, K. D. 272, *297*
Low-Beer, B. V. A. s. Lawrence, J. H. *753*
— s. Tobias, C. A. 709, *716*
Lowenhaupt, E. s. Shimkin, M. B. 793, *833*
Lowry, O. H. s. Bessey, O. A. *648*
Lubarsch 581, *588*
— u. W. Fischer *630*
Lubarsch, O. 44, 46, 110, 117, *147*
Lubin, E. N. s. Herbut, P. A. 608, *650*
Lubinus, H. H. 265, *298*
Lucas, W. T. s. Greenblatt, R. B. *297*
Luce-Clausen s. Morton, J. 479, *520*
Lucké, B. 315, *329*
Lucke, B., u. H. Schlumberger 437, *478*
Lucke, H. *247*
Luda u. Mitarb. *258*
Ludford, J. R. *588*
Ludford, R. J. 142, *147*, *329*
Ludwig *170*
— s. Kaufmann *635*
Lück, H., u. A. Barthelmess 547, *588*
— s. Barthelmess, A. 422, *587*
Lüdecke, H. *715*
Lüdeke, H. s. Parenti, G. C. 118, 119, *147*
Lüders, C. J. s. Themel, K. G. 306, *330*
Lüdin, H. 604, 625, *647*, *650*
Lüdin, M. 444, 448, *478*, *753*
Lüdin jr., M. 464, *478*
Lüers, H. 547, 551, *558*
Lüers, Th. 525, 526, 542, *588*
Lührs, W. 106, *147*, 633, *650*, 756, 797, 814, *832*
— u. H. Willig 792, *832*
Luers, H. 413, *425*, *929*
Luft, R., D. Ikkos, H. Olivecrona u. C. A. Gemzell 711, *715*
— u. H. Olivecrona 711, *715*
— — u. D. Ikkos 711, *715*
— u. B. Sjögren 711, *715*
Lumb, G. 142, *147*
Lumière, A. 224, 225, 229, *247*
Lundsgaard-Hansen, P. 413, *426*
Lupatkin, M., u. Prader 130, *147*
Lupberger, A. s. Wynder, E. L. *428*
Lura, A., G. P. Alberti u. C. Montanelli *298*
Luria, S. E. 308, *327*, *329*
Lushbaugh, C. s. Jacobson, L. O. 790, *831*

Luther, H. 416, *426*
Lutze s. Lettré, H. 780
Lutzeyer, W., u. D. Helbig 289, *298*
Lynch, Cl. 210, *247*, 494
Lynch, J. P., P. F. Ware u. E. A. Gänsler 790, *832*
Lynch, M. J., u. G. L. Blewett 277, *298*
Lynn jr., A. G. s. Marks, S. 451, *478*
Lyvraga 338
Lzungren, E. *879*

Maass, H., u. H. Schniewind 635, *650*
Macavei, J. 320, *329*
MacCarty, W. C. *147*, 629, *650*
MacDougall 550
MacFarlane 77
Mack, A. s. Brilmayer, C. 623, *648*
Macken, K. s. Bachmann, A. L. *752*
MacKenzie, J., u. P. Rous 495, *520*, *1001*
Mackles, A. s. Pedowitz, P. 185, *204*
Macklin s. Kreyberg, L. 247
Macklin, M. Th. 228, *247*
MacMahon, H. E., A. S. Murphy u. M. I. Bates 462, *464*, *478*
MacMahon, S. s. Grunet, Fr. *879*
Mader, P. s. Kotin, P. 416, *425*
Madison, C. R. s. Libby, R. L. *478*
Madl 674
Mägdefrau, K. 966, *1001*
Magee, P. N., u. J. M. Barnes 502, 506, *520*
Maggi, G. s. Colombo, C. 605, *648*
Maggi, R. u. a. 799, *832*
Magill, G. B., R. B. Golbey, D. A. Karnofsky, J. H. Burchenal, C. C. Stock u. C. P. Rhoads 801, *832*
Magoss, I. V. s. Staubitz, W. J. 864, *879*
Magri, M. s. Catania, V. C. 238, *246*
Mahaley, St. s. Shingleton, W. W. 806, *833*
Maher, F. T. s. Coventry, M. B. *519*
Mahnert, A., u. H. Moser 635, *650*
Mahnke, P. F. s. Widow, W. *754*
Mahoney, E. s. Morton, J. *479*, *520*
Maier, E. 735, *753*
Maier-Leibnitz, H. s. Schmeiser, K. *479*

Maisch 939
Maisin 887, 953
— u. Coolen 370
— u. Pourbaix 887
Maisin, J. 42
— u. P. Liégeois 360, 363, *426*
— Y. Pourbaix u. G. Ceulemans *478*, 500, *520*
— u. F. Robert 515, *520*
— s. Bessemans, A. 302, *328*, *476*
Makari 635
Makino, S., T. Ishihara u. A. Tonomura 588
— u. K. Kano 588
— u. H. Rakahara 588
— u. M. Sasaki 588
Mallard, J. H., A. M. Kinnel u. P. E. Francis 709, *715*
Mallet, L. 624, *650*
Mallis, N. s. Patton, J. F. 185, *204*
Malm, J. s. Lane, N. *879*
Malmgren, H. s. Sylven, B. 166, *205*
Malmgren, R. A., B. F. Bennison, B. F. Anderson u. C. C. Risley 316, *329*
Manauton, J. M. s. Greenblatt, R. B. 297
Mancini, A. M. 131, *147*
Mancuso, M., u. D. Sorvillo 254, *298*
Mancuso, T. F., u. W. C. Hueper 335, *426*
Mandl 191
Mandl F., F. Paul, W. Gyri u. R. Jelinek 690, *715*
Mann 317
Mann, I., u. W. J. Dunn 317, *329*
Mannheimer, E. s. Kaindl, F. *650*
Manovrier 31
Manritz, U. s. Schink, W. *879*
Manson, D. s. Boyland, E. 505, *519*
Mantel, N. s. Goldin, A. 808, *831*
Manzanilla jr., M. A. 268, *298*
Maraschio, P. s. Hansen, J. L. 606, *649*
Marberger, E., u. W. O. Nelson 130, *147*
March, E. *478*
Marchal, G. s. Roux, G. 188, *205*
Marchant, J. 502, *520*
Marchionini, A. 751
Marconi, G. s. Fanfani, M. 297
Marcus, P. I. s. Puck, T. T. 141, *147*
Marega, T. s. Chieppa, S. *648*

Marellu u. Mitarb. 627
Mareux 61
Marggraf, W. 600, *650*
— s. Henne, H. F. 789, *831*
Margottini 953
Marie, Pierre 184
Marie, P., J. Clunet u. G. Raulot-Lapointe 447, *478*
Marinelli, L. D. s. Foote, F. W. 742, 743, *753*
— s. Rawson, R. W. *754*
Maringer 794
Mark, Th. s. Wuketich, St. *464*, *480*
Marks, H. 730, *753*
Marks, S., A. G. Lynn jr. u. L. K. Bustad 451 *478*
Markul, I. s. Falk, H. L. 394, 416, *423*
Markus, B. s. Bode, H. G. *752*
Marquardt 283
Marquardt, H. 527, 532, 534, 544, 545, 547, 548, 550, 572, 577, 579, *586*, *588*, 719, *751*, *832*, 931, *934*, 995, *999*
— u. E. Gläss 544, *588*
— u. G. Schubert 445, 450, 457, 468, 472, *476*, 550, *586*, 736, 747, *751*, 931, *934*, 995, *999*
Marques, J. F. *1001*
Marques, P., u. J. Canihac *753*
Marrack, D. s. Morgan, A. O. *464*, *479*
Marren, M. s. Weston, S. D. 266, *300*
Marsch 444
Marsh, s. Gaylord, 193, *203*
Marsh, M. s. Drinker, K. R. 338, *423*
Marshall, V. F. s. Schmidlapp, C. J. 608, *651*
Marshall Lee jr., C. 231, *247*
Martel 821, 886
Martenstein 439, *478*
Martenstein, H. 240, *247*
Marterstock, R., u. A. Reuter 416, *426*
Martin 362
— s. Spiller 689
— s. Turner 340
Martin, H. 793, 801, *832*
— u. A. Kaufmann 814, *832*
Martin, L. W. s. Gross, R. E. *753*
Martin, S. J. s. Richards, R. A. *754*
Martini, P. 878
Martinson, L. F., S. R. Gillespie u. A. Hunter 116, *147*
Martius 666, 881

66*

Martius, H. 609, *650*, 726, 729, 732, *753*, *956*
— u. L. Hardtl *426*
— u. R. H. Klepp 729, *753*
— s. Auler, H. 591, *647*
Martland 32
Martland, H. S. 456, 457, *478*
— u. Humphries *44*
Marvin s. Schwander 770
Marvin, J. F. s. Ackerman, N. B. 622, *648*
Marx, H. E. s. Shay, H. 282 *299*
Marzoli, G. P. s. Wanke, R. 712, *716*
Masch 864
Maschio, C. 766, *832*
Maschmann, E. *204*
Masin, F. s. Bertalanffy, L. v. 604, *648*
Masin, M. s. Bertalanffy, L. v. 604, *648*
Masina, M. H. s. Huggins, Ch. 172, 178, *204*, 763, *831*
Mason, M. L., u. F. B. Queen 357, *426*
Mason, R. 481, *520*
Massenbach, v., u. Dubranszky 186, *204*
Masshoff, W. s. Bock, H. E. 625, *648*
Masson, J. K. s. Kragh, L. V. 676, *715*
Masson, P. 42, 197, *204*
Mathesius, K. 919, *935*
Mathey, J. s. Schweisguth, O. 254, *299*
Mathias, E. 26, *44*
Mattern, K. H., u. P. Raisch *1000*
Matthes, A. 275, *298*
Matthes, T. 464, *478*
Matthes, Th. 464, *478*
Matthews, V. S., H. Kirkman u. R. L. Bacon 174, *204*
Matthias, E. s. Heidrich, L. *649*
Matzker, J. s. Becker, A. *476*
Mauer, G. 311, *329*, 364, 369, *426*
Mauren-Owen, H. A. Sisson u. J. Vaughan 470, *478*
Maurer, Niklas u. Engels 280, *298*
Maurer, H. J. s. Barthelheimer, H. 591, 633, *647*
Maurer, M. s. Weissbecker, L. 336, *428*
Maurizio, E. s. Badile, P. *422*
May, H. 675, *715*
May, J. A. s. Jakobs, L. G. 849, *879*
May, O. 430, *478*
Mayer s. Waldschmidt-Leitz, E. *205*

Mayer, A. 179, 761, *832*
Mayer, A. s. Lettré, H. 822, *832*
Mayneord 358, 362
Mayneord, W. s. Cook, J. W. 359, 371, 372, *423*
Mayneord, W. V. 559, *588*
— u. L. D. Parsons 501, *520*
— s. Burrows, H. *477*
— s. Steed, P. R. *754*
Mayo, Ch. W. s. Laberge, M. Y. 241, *247*
Mazar, S. A., u. B. B. Straus 320, *329*
McBurney, R. P. s. Hood, R. T. 679, *715*
McCallin, P. F. s. Taylor, E. S. *652*
McCarthy, J. D. s. Dao, Th. L. Y. 703, *714*
— s. Huggins, Ch. 786, *831*
McClean s. Boyland 106, *145*
McClelland, J. N. s. Bierman, H. R. 961, *1000*
McCombs, R. K. s. Tobias, C. A. 709, *716*
McCusick, V. A. s. Jeghers, H. 43, 242, *247*
McDermott jr u. Mitarb. 194
McDonald, u. Priestley 864, *879*
McDonald, J. J., C. D. Haagensen u. A. P. Stout 658, *715*
McDonald, J. R. s. Albers, D. D. 608, *648*
— s. Graham, G. 603, 607, *649*
— s. Kirklin, J. W. 847, 848 *879*
— s. Woolner, L. B. 606, *652*
McDougall 383
McDowell, F. s. Brown, J. B. 668, *714*
McElroy, W. D. 809, *832*
McEwen, L. M. 635, *650*
McFarland, J., u. T. St. Meade 231, *247*
McGavran, M. H. s. Pitcock, J. A. 254, *299*
McInnes, G. F. 776, *832*
McIntosch 321
McIntosh, J. *426*, *588*
— u. F. R. Selbie *426*, *588*
McKay, D. G., P. F. Ware, D. A. Atwood u. D. E. Harken 606, *650*
McKay, E. R., u. H. H. Clark 275, *298*
McKay, N. *753*
McKee s. German, W. *246*
McKenney, D. C. 241, *247*
McKenzie, A. D. s. Moore, K. L. 283, *298*
McKoy, A. R. s. Löwenberg, E. L. 275, *298*
McLarty u. Mitarb. 845

McLean, R. s. Franseen, C. C. 166, *203*
McLeay, J. F., R. W. Benedict u. R. E. Ogborn 623, *650*
— u. B. R. Walske 623, *650*
— s. Dunn, A. L. 623, *649*
McLennan, M. T. s. Goodman, L. S. 788, 790, *831*
McMillan, M. s. Emery, J. L. 130, *145*
McNamara, J. M. s. Crile, G. 863, *878*
McNeer, G. s. Tobah, E. 122, *148*
McPheters, B. M. s. Little, C. C. *247*
McWhirther, R. *753*
McWhorter, H. E., u. L. B. Woolner 265, 268, *298*
Meade, T. St. s. McFarland, J. 231, *247*
Mechelke, F. 547, *588*
Mecke, R. s. Schmähl, D. 506, *521*
Medes, G. *478*
Meessen, H. 466, *478*
— u. H. Schulz 319, *329*
Meeus-Bith, L. s. Grossiord, A. 464, *477*
Mehl, H. s. Rübe, W. *479*
Meier 855
Meier, E. s. Cocchi, U. *752*
Meier, I. 822, *832*
Meigs 670
Meigs, J. V. *44*
Meinel, F. s. Barth, G. *752*
Melega, H. s. Prudente, A. 666, 668, 671, *714*
Melicow, M. M., u. A. C. Uson 265, 288, *298*
— s. Lattimer, J. K. 261, *298*
Melchers, G. 310, *329*, *588*
— u. G. Schramm 309, *329*
— — u. H. Trurnit 329
Mellors, R. C. 132, *144*
Meltzer, S. s. Cameron, A. T. 356, *422*
Mendel, Gregor 525
Menetrier, P., u. M Derville. *426*
Menge s. Döderlein 850
Menk, K. F., u. H. Heyer *204*
Mercer, R. D., A. C. Lammert, R. Anderson u. J. B. Hazard 279, *298*
— s. Farber, S. 799, *830*
Mercier, L. *329*
Mercier, L. C., u. H. Friedrich-Freska *329*
Mercier-Parot, L. s. Tuchmann-Duplessis, H. *299*
Merenyi, 607, *650*
Mergenthaler, E. s. Souci, S. W. 390, 392, 393, 394, 395, *421*, 922, *934*

Merk 790
Merkel, H. 779, *832*
Merker, H. s. Kähler, H. J. 359, *1000*
Merlier, M. s. Sauvage, R. 112, *147*
Merriam jr., G. R. s. Reese, A. B. 814, *833*
Merten, D., u. O. Pribilla 470, *478*
— s. Pribilla, O. 894, *935*
Merten, R., u. W. Spiegelhoff *650*
— s. Schoeneck, W. *651*
Mertens, V. E. *647*
Merz 775
Merz, K. W. s. Edlbacher, S. 167, *203*
Mescon, H. s. Sullivan, R. D. 806, 807, 808, *833*
Mettier, S. R. s. Bierman, H. R. *829*
Metzger, H., J. Ohlmann u. M. Fonlupt 15, *44*
Metzl, J., G. Daroczi u. Cz. D. Gogev 263, *298*
Meuron, D. D. *879*
Meuser, H. s. Gütter, W. 608, *649*
Meyenburg, v., s. Fritzsche *495*
Meyenburg, H. v. 37, *44*, 118, *147*, *479*, *495*, *1001*
Meyer u. Mitarb. 793
— u. Seitz 440
Meyer, A. s. Schink, W. *879*
Meyer, A. W. 664
Meyer, C. 45, *93*
Meyer, H. 726, *751*
— u. J. Becker 717, *751*
Meyer, H. s. Moeschlin, S. 780, *832*
Meyer, J. s. Gougerot, H. 491, *519*
Meyer, L. M. s. Sawitzky, A. 799, *833*
Meyer, R. 100, *147*, 291, *298*
Meyer, Robert 219, *247*
Meyer, W. *147*
Meyer-Burgdorff, H., u. R. Hesse *753*
Meyer-Hürlimann, u. Oswald 195, 196, *204*
Meyerding 869
Meyerding, H. W., u. J. E. Valls 594, *650*
Meyerhof u. Lohmann 163
Meynard, G. *753*
Meythaler u. Weiler 796
Meythaler, F. 795, *829*
— u. H. Truckenbrodt *518*, *520*, 835, *879*
Michaelis, A. s. Rieger, R. 547, *589*
Michaelis, P. *588*

Michalowsky 338, 372
Michaud, P. s. Viard, H. 680, *716*
Michniewicz, S. s. Gruchalski, W. 182, *203*
Micke, Fr. 247
Middleton 765
Mider 59
— s. Morton 784
— G. Burroughs u. J. Morton 366, *426*
Miescher 866
Miescher, G. 209, 239, *247*, 360, *426*, 439, *479*
— F. Almasy u. K. Kläni 361, 362, *426*
— — u. F. Zehender 361, *426*
Mikat, B. 47, 64, 83, *93*
Mikulicz v. 610, *650*, 674, 938
Miles, Ch. P. 259, *298*, *588*
Miletti, M. 615, *647*
Militzer, R. E. 231, *247*
Millbourn, E. 868, *879*
Miller u. Pybus 216, *247*
Miller, E. C., u. J. A. Miller *329*, *520*
Miller, E. E. s. Miller, G. L. 155, *204*
Miller, E. R. s. Bierman, H. R. 807, *829*
Miller, E. W. s. Clemo, G. R. *423*
— s. Pybus, F. C. 210, *248*
Miller, G. L., E. U. Green, J. J. Kolb u. E. E. Miller 155, *204*
Miller, G. M., u. F. Hinman 769, *832*
Miller, H., u. C. Carruthers 153, *204*
Miller, J. A. s. Miller, E. C. *329*, *520*
Miller, J. M. s. Block, M. A. *863*, *878*
Miller, N. F., G. Thompson u. W. Johnson 776, *832*
Miller, O. J. s. Ford, C. E. 286, 287, *297*, 542, *587*
Miller, Th. R. 680, *715*
— u. L. M. Fuller *753*
Miller, T. R. s. Pack, G. T. 270, *297*
Miller, W. N. s. Rall, J. E. 814, *833*
Millet, G. s. Cibert, J. 864, *878*
Millington, R. H. s. Weinhouse, S. 151, *205*
Minder 735
Minno, A. M., W. A. Bennet u. W. F. Kvale 188, *204*
Misasi, N. s. Del Bello, N. 612, *649*
Misgeld, E. M. 465, *479*
Missenard 433

Mitchell, F. D. s. Staubitz, W. J. 864, *879*
Mitchell, J. S. *479*
Mittmann, O. 418, *426*
Mittwoch, U. s. Ford, C. E. 286, 287, *297*, 542, *587*
Miura, K. 347, *426*
Mixer, H. W., u. A. Kirschbaum 501, *520*
Mizukami, T. 606, 638, *650*
Mlczoch, F. s. Braunsteiner, H. 267, *297*
Mletzko s. Klar, E. 672, 689
Möhler, K. 166
Möllendorff, W. v. *204*, 364, 370, 412, *426*, 779
Möller 680
— s. Rochat 238
Möller, B. 452, *479*
Möller, F. F. s. Kuhn, R. *425*
Moenke, H. s. Heide, F. *424*
Moersch, H. J. s. Kirklin, J. W. 847, 848, *879*
Moertel, Ch. G. u. Mitarb. *93*
Moeschlin, S., H. Meyer u. A. Lichtman 780, *832*
Moeser 790
Mössner, G. s. Heilmeyer, L. 814, *831*
Mohr 603
Mohr, H. J. 382, *426*
— u. H. Nothdurft 384, *426*
— s. Nothdurft, H. *426*
Mohr, U. s. Dontenwill, W. 506, *519*
Mohs, F. E. 663, *715*
Molander, D. W. s. Pack, G. T. 680, *715*
Molin 792
Molnar, G. s. Vajda, D. 899, *936*
Moloney, J. B. s. Bryan, W. R. 312, *328*
Moloney, W. C. 468, *479*
— s. Lange, R. D. 468, 469, *478*
Mommaerts, E. B., D. G. Sharp, E. A. Eckert, D. Beard u. J. W. Beard *329*
— s. Eckert, E. A. *328*
— s. Sharp, D. G. *330*
Mondon, H., u. J. J. L. Andre 359, *426*
Moniz 690
Moniz, E. 615, *650*
Monnier, X. *479*
Monod, O., u. W. Schiessle *715*
Montanelli, C. s. Lura, A. *288*
Montorsi u. Mitarb. 606
Montorsi, W. *651*
Montpellier, J. M. *42*
Moore 954
Moore, A. E. *588*, 801, *832*
Moore, C., u. P. C. Iverson 240, *247*

Moore, D. H. 315, *329*
Moore, G. E. *651*, *935*
— u. Mitarb. 623, *651*
— E. L. Brackney u. F. G. Bock 413, *426*
— s. Hubbard, T. B. 623, *650*
Moore, K. L. 284, *298*
— u. M. L. Barr 130, 131, *147*
— u. A. D. McKenzie 283, *298*
Moore, R. A. s. Dixon, F. J. 185, *201*
Morari, M., u. R. Strametz 122, 123, *147*
Moravek, V. 150, *204*
Morch 572
Morel, P. s. Guilleminet, M. 625, *649*
Morell u. Mitarb. 704, *715*
Morelli, E. 363, *426*
Morfit, M. s. Pack, G. T. 671, *715*
Morgagni 17
Morgan 88, 533, 719
Morgan, A. O., W. A. Jayne u. D. Marrack 464, *479*
Morgan, W. S. s. Dermott jr., W. V. *203*
Mori 887
Mori, K. 351, *426*, 516
Mori-Chavez, P. s. Symenoidis, A. 282, *299*
Morigami, S. 141, *147*,
— u. N. Kasiwabara 351, *426*, 516, 887
— u. I. Nishimura 342, *426*
Morimoto, S. *520*
Morozov, N., u. M. Chudjakov 822, *832*
Morris u. Nickerson 473
Morris jr., G. C., u. R. C. Horn jr. 267, *298*
Morris, H. P., u. H. I. Firminger 181, *204*
— s. Dyer, H. M. *519*
Morris, S. R. s. Forrest, A. P. M. 709, 710, *715*
Morton u. Mider 784
Morton, J. 349, 368, 399, *426*
— Luce-Clausen u. E. Mahony *479*, *520*
— s. Mider 366, *426*
— s. Ironside, W. M. 709, *715*
Moser, H. s. Mahnert, A. 635, *650*
Mosey, M. M. s. Green, R. G. 315, *329*
Moshman, J., u. A. H. Holland 469, *479*, *935*, *996*, *1001*
Moskowicz 219, *247*
Mosley jr., R. D. s. Harper, P. V. 709, *715*
Moss, H. C. s. Schobinger, R. 616, *651*

Mostofi, F. K. s. Theiss, E. A. 185, 186, *205*
Mottram, J. C. 455, *479*, 489, 496, 498, *520*, 547, 548, *588*
Mouchet, A. 683, *715*
Moulder, P. V. s. Huggins, Ch. 172, 178, 186, *204*
Moyer, C. A. s. Harkins, H. N. 714
Mucchi, L. 616, *651*
— G. L. Lorenzi u. J. F. Goidanich 616, *651*
Mühlbock 953
Mühlbock, O. 204, 214, *247* *426*, 493, 500
— R. van Nie u. L. Bosch 185, *204*
Mühler 801
Müller 47, 444, 792
— s. Kaufmann 377
Müller, A. 342, 344, *426*
Müller, E., u. W. Erhardt 337, *426*
Müller, F. v. 25, *44*
Müller, H. s. Schramm, G. *330*
Müller, H. A. s. Kaufmann, C. *520*
Müller, J. 44, 94, 96
Müller, J. H. 622, *651*, 739, 753
Müller, K. H. s. Schwaiger, M. 677, *716*
Müller, O. 266, *298*
— s. Leicher, H. 753
Müller, R. Fr. 247
Müller, W. s. Burckhardt, H. 437, *477*
Mueller jr., J. s. Hurley, D. 807, *831*
Mündnich, K. 670, *714*, 865, *878*
Müting, D. 241, *247*
— u. H. Langhof 241, *247*
Muir, E. G. 670, *715*
Mulay, A. S. s. Symeonidis, A. 500, *521*
Mulford, D. J. s. Hill, J. H. 634, *650*
Muller, H. J. 523, 545, 550, 551, 553, 566, *588*, 719
— u. Altenburg 528, 551, *588*
— s. Patterson, J. T. *589*
Mulligan 42
Mundinger, F. s. Riechert, T. 709, 710, *716*
Munford, S. A., u. H. Linder 231, *247*
Munk u. Boyens 794
Munro, L. A. 634, *651*
Muntean, E., u. F. Koch 619, *651*
Munteau, E. s. Gebauer, A. 619, *647*

Murakami, I. s. Hamazaki, Y. *329*
Muras s. Jurriel 272
Muras, O. s. Purriel, P. *299*
Murison, P. J. s. Gordon, D. 770, *831*
— s. Segaloff, A. 772, *833*
Murphy s. Kreyberg, L. 247
Murphy, A. I. s. Ortega, G. 122, *147*
Murphy, A. S. s. MacMahon, H. E. 462, 464, *478*
Murphy, D. P. 228, *247*
Murphy, J. B., u. E. Sturm 356, *426*
— s. Claude, A. *328*
Murphy, M. L. s. Ellison, R. R. 801, *830*
Murphy, W. T., u. H. Schwippert 769, *832*
— s. Staubitz, W. J. 864, *879*
Murray 173, 698
Murray, M. R., u A. P. Stout 140, *147*
— s. Stout, A. P. 102, *148*
Murray, W. 513, *520*
Murray, W. C. 214, *247*
Mustacchi, P. O. s. Shimkin, M. B. 301, *330*
Mustard, R. A. s. Wookey, H. *879*
Muth, H. 559, *588*
Mutschke, U. s. Pribilla, O. 894, *935*
Myers, W. P. L. s. Burchenal, J. H. 790, 799, *830*
Myhre, E. 185, *204*

Nabarro 790
Nachtsheim 281, 284
Nachtsheim, H. 529, 542, 546, 550, *588*
— F. Vogel u. G. G. Wendt *588*
Nadolny, G. 753
Nägeli, Th., u. A. Lauche 459, *479*
Naffziger, H. C., u. E. B. Boldrey *147*
— s. Shimkin, M. B. *716*
Nagao, s. Otsuka 348, *426*
Nagayo, M. 222, *247*
Nagy, E. s. Vajda, D. 899, *936*
Nakayama, K. 659, 674, *715*, 863, *879*
Narat, J. K. 372, *426*
Nardi, G. L. s. Cope, O. 191, *202*
Nassauer 342, 344
Nassauer, M. *426*
Nath u. Grewal 890
Nathanson u. Anderwond 513
Nathanson, I. T. 172, *204*, 771, *832*
Naujoks, H. 279, *298*

Naujoks, H. s. Ultmann, J. E. 793, *834*
Neal, D. s. French, L. 639, *649*
Nealon, Th .F. s. Gibbon, J. H. 847, 848, *878*
Nebel, G. J. s. Elliot, M. A. 416, *423*
Neel, s. Crowe 238
Neel, J. V., R. J. Bolt u. H. M. Pollard 241, *247*
— u. H. F. Falls 242, *247*
— u. W. J. Shull 468, *476*
— s. Reed, T. E. 241, *248*, 529, *589*
Negelein, E. s. Warburg, O. 153, *205*
Neigus, J. 277, *298*
Neish, W. J. P. 352, *426*
Neitzel 456
Nell, J. V. s. Growe, F. W. *245*
Nelson s. Troll 505
Nelson, A. s. Holmquist, J. *247*
Nelson, A. A., O. G. Fitzhugh u. H. O. Calvery *426*
— s. Fitzhugh, O. G. 393, 395, *424*
Nelson, D. H. et al. 184, *204*
Nelson, W. O. s. Marberger, E. 130, *147*
Nesbit u. Mitarb. 764, 765
— u. Cummings 765
Nesbit, R. M., u. W. C. Baum 768, *832*
Ness, R. s. Kloos, K. 131, *146*, *588*
Nessmann, V. s. Hufschmidt, G. 236, *247*
Nettleship u. Henshaw 794,
Nettleship, A. 666, *714*
— u. P. S. Y. Henshaw 371, *426*, 556
Neuberg, C. 632, *651*
Neuffer, H. *1001*
Neuhaus, J. s. Schinz, H. R. 226, *245*, *248*
Neuhold s. Herbich 79, 84
Neukomm, S. 405, *426*
Neumann 820
Neumann, Ch. 793, *832*
Neumann, H. O. s. Kehrer, F. 254, *298*
Neumann, W. 968
— s. Greineder, K. *753*
Neumeyer, G. 110, *147*
Neve, E. F. 435, *479*
Newcombe, H. B. 578, *589*
— u. G. M. Scott *589*
Newcombe, H. B., u. H. Whitehead *589*
Newett s. Cook 361
Newman, M. s. Fieser, L. 362, *424*
Newman, M. S. s. Fieser, L. F. *424*

Newman, S. s. Powall jr. L. W. *299*
Newton, D. R.E. 248
Ney, Ch., u. S. Glanzman 615, *651*
Ngai, S. K. *935*
Nicholson, D. s. Wilt, H. C. 636, *652*
Nicholson, F., M. Fox u. G. Bryce 848, *879*
Nickerson s. Morris 473
Nickson, J. J. s. Seal, S. H. *754*
Nicolau, St. S. 323, *329*
Nida 68
Nie, R. van s. Mühlbock, O. 185, *204*
Nieburgs, H. E. 766, *832*
Niehans 820
Niehl, N. s. Wolf, P. M. *480*
Nielsen, A., u. J. Clemensen *426*
— u. J. Clemmesen 93, *248*
Nielsen, A. s. Busk, T. 230, 234, *246*
— s. Clemmesen, J. 77, 84, 92
Nielsen, J. s. Hamburger, Ch. 182, *203*
Nielson 463, 464
Nielson, G., u. J. Kraeht *479*
Niemöller, H. K. 337, *426*
Nieper, H. A. s. Danneberg, P. 378, *423*, 548, *587*
Niese, W. 959, *1001*
Nihsiyama 347
Niklas s. Maurer 280, *298*
Nishimura, I. s. Morigami, S. 342, *426*
Nito, G. de 636, *651*
Nitsche 636
Niven, J. S. F. s. Browning, C. H. 370, *422*
Nödl, F. 823, *832*
Noelle, R. 103, *147*, *204*
Nöller 930
Nöller, H. G. 283, 284, *298*. 602, *651*
— u. Vollmar 602
— s. Lang, N. *650*
Noethling, W., u. H. Stubbe 553, *589*
Nokes, J. M. s. Thornton, W. N. jr. 122, *148*
Nordin, W. A. s. Tesluk, H. *480*
Nordmann, M. 334, *426*
— u. A. Sorge 335, *426*
Nordmann, O. *426*
Norgaard, F. 454, *479*
Noring, O. s. Iversen, S. *520*
Norrenbrock s. Schürmann 265, *299*
Nothdurft, H. 333, 338, 380, 381, 382, 383, 384, *426*, *589*
— u. H. J. Mohr *426*
— s. Mohr, H. J. 384, *426*

Notter, G. 864, *879*
— u. G. Walinder 709, 710, *715*
Novak, s. Kreyberg L. 247
Novak, E. 122, *147*
Nowell u. Mitarb. 544
Nuboer, J. F. 868, *879*
Nüse s. Holthöfer *1000*
Nuytten, J., u. J. Driessens *479*
Nyka, W. s. Lacassagne, A. 183, *204*, 385, *425*
Nyström 822
Nyström, Cl. s. Caspersson, T. 157, *202*

Ober, u. Reiner 77
Ober, K. G. s. Hamperl, H. 122, *146*
Oberdalhoff, H. 612, *651*
— u. W. Schütz 102, *147*, 539, *589*
— H. Vieten u. H. Karcher 612, *647*
Oberhausen, E. s. Alken, C. E. 463, *476*
Oberheuser, F. s. Schubert, G. 746, *754*
Oberheuser, W. s. Kärcher, K. H. *753*
Oberkircher, O. J. s. Staubitz, W. J. 864, *879*
Oberling 821, 886
— s. Sannié 427
Oberling, Ch. 42, 278, *296*, 302, 310, 317, 321, 322, *327*, *329*, 461
— u. W. Bernhard *651*
— u. M. Guérin 311, 321, *329*, *330*
— — u. P. Guérin 137, *147*, 175, *204*
— u. L. Railéanou 104, *147*, 254, *298*
— Ch. Sannié, M. Guérin u. P. Guérin 362, 363, *426*
— s. Bernhard, W. 313, *327*, *328*
— s. Roussy, G. *427*, 460, *479*
Oberndorfer 637, *651*
Oberndorfer, S. 185, *202*
Obiditsch, R. A. 107, *147*
Obrador, S. 690, *715*
Obrecht 796
Obrecht u. Mitarb. 291
Ochsner, A. *426*, 847, 848, *878*, 912, 914, *935*
— P. de Camp u. R. de Bakey *935*
— C. J. Ray u. P. W. Acree *426*
— s. Keeling, J. H. 264, *298*
O'Connor, A. D. s. Steed, P. R. *754*

O'Connor, M. s. Wolstenholme, G. E. W. 202
— s. Wolstenholme, G. E. W. 698, 714
O'Connor, M. H. s. Abrahamson, L. 464, 476
O'Conor, V. J. 864, 879
Odenthal, F. s. Heilmeyer, L. 740, 753
O'Donovan, W. J. 31, 44
Oehler, F. 248
Oehlert 504
Oehlert, W. s. Büchner, Fr. 502, 503, 519
Oehlkers 413, 794, 929
— s. Koller 794
Oehlkers, F. 546, 556, 589
Oehme, J. 777, 832
Oehmig 694
Oehmig, H. 196, 204
Oelssner, W. 573
Oertel, H. 106, 147
Oesch, A. s. Arnold, W. 202
Oeser, H. 51, 57, 93, 264, 298, 717, 751
Oesterlin 371
Oesterlin, M. 589
Oettel, H. 384, 426
Ogborn, R. E. s. Dunn, A. L. 623, 649
— s. McLeay, J. F. 623, 650
Oheim, L. 15, 44
Ohlmann, J. s. Metzger, H. 15, 44
Ohnacker, H. 237, 248
Okada 351, 516, 887
Okkels, H. s. Overgaard, K. 832
Okloff, T. L. 479
Okum 965
Olbert, Th. 925, 935
Olch, J. s. Dobrovolskaja-Zavadskaja, N. 423
Oldershausen, H. F. s. Bock, H. E. 625, 648
Oleson, J. H. s. Little, P. A. 799, 832
Olivecrona, H. 663, 682, 688, 714
— u. J. Ladenheim 271, 296
— s. Luft, R. 711, 715
Ollier 536
Ollier, L. 44
Ollinger, P. 118, 147
Olmsted, L. W., u. W. H. Beierwaltes 573
Oloffs, J. s. Gummel, H. 203
O'Neal, M. A. s. Robertson, C. H. 514, 520
Onsy Bey, A. 301, 330
Opitz 252
Oppenheim 411
Oppenheimer u. Mitarb. 382
Oppenheimer, R. 342, 344, 381, 426

Oppikofer, E. s. Spreng, M. 432, 480
Oppolzer, v. 842
Oren, B. G. s. Ayre, J. E. 606, 648
Orr, J. W. 520
— u. L. H. Stickland 153, 204
— s. Dmochowski, L. 494, 519
Orr, S. F. D. s. Hieger, I. 375, 424
Orr, Th. G. s. Robinson, D. W. 230, 231, 248
Ortega 954
Ortega, G., W. F. Whitmore u. A. I. Murphy 122, 147
Ortega, P. s. Shimkin, M. B. 716
Orth, J. 36, 44, 94, 116, 117
Orth, O. 952, 1001
Ortiz Picon, J. M. 147
Ortved, W. E. s. Joynt, G. H. C. 109, 146
Osborne, D., J. W. Jordon, F. C. Hoak u. F. J. Pschierer 790, 832
Ossadick, W. s. Kretz, J. 55
Ostberg, s. Rennaes 57
Osten, W., u. W. Zademack 801, 832
Ostertag, B., u. H. Buschmann 431, 479, 944
Ostrowski, L. 289, 298
Oswald s. Meyer-Hürlimann 195, 196, 204
Otsuka, u. Nagao 348, 426
Ott, G. 131, 452, 839, 882
— u. R. Frey 58, 68, 74, 75, 76, 81, 93, 110, 147, 470, 479, 511, 520, 589, 598, 600, 602, 651, 839, 867, 869, 870, 872, 879
— W. Kaulbach u. G. Terzides 407, 408, 913, 935
— u. J. Ruef 769, 879
— s. Dörr, D. 297
— s. Ehlers, P. 297, 435, 477, 813, 830, 863, 878
— s. Frey, R. 534
— s. Soder, E. 268, 299, 729, 754, 867, 879
— s. Vollmar, J. 380, 381, 382, 501, 508, 509, 521
Oughterson 955
— u. Mitarb. 782
Oughterson, A. W. 52, 93
— u. S. Warren 468, 476
Overbeck, L. s. Schubert, G. 469, 479
Overgaard, K., u. H. Okkels 832
Overholt, R. H., u. J. A. Bougas 847, 848 879
— u. F. Woods 1001
Overzier 288
Owen u. Mitarb. 469

Owen, H. W., u. Mitarb. 18, 44
Owen, L. J. 59, 93
Owen, S. A. 248
Owen, T. K. s. Buckell, E. W. C. 279, 297
Oyerzier, C. 298

Pack 902
— u. Livingston 666
Pack, G. T. 267, 298, 625, 651, 657, 660, 671, 680, 715, 729, 753, 867, 879
— u. T. J. Anglem 298
— u. I. M. Ariel 251, 254, 298, 299
— u. R. D. Brasfield 715
— D. M. Gerber u. I. M. Scharnagel 265, 268, 299, 879
— u. T. R. Miller 270, 299
— u. D. W. Molander 680, 715
— u. I. M. Scharnagel 265, 269, 299, 845
— J. Scharnagel u. M. Morfit 671, 715
— s. Ariel, I. M. 251, 296
Padis, N. 651
Pässler, H. W. 617, 651
LePage, G. A. 153, 204
Page, H. G. s. Truax, K. F. 268, 299
Paget 118
Paget, I. 30, 263
Pahl, R. 852, 879
Paillas, J. s. Delarue, J. 307, 328
Painter, J. C. s. Beaudreau, G. S. 327
Painter, Th. S. 147, 204
Pakesch s. Braunsteiner, H. 267, 297
Paldino, R. L. s. Bernick, Sol 476
Palmer, J. D. s. Richards, R. A. 754
Palmer, J. P., u. D. W. Spratt 445, 479
Palotti, A. 204
Pancoast, H. K. 42
Panico, F. G. 651
Paolino, W., u. L. Resegotti 895, 935
Papaloucas, A. C. 753
Papanicolaou, G. N. 145, 603, 606, 607, 608, 647, 651
— D. G. Holmquist, G. M. Bader u. E. A. Falk 608, 609, 651
— u. H. F. Traut 603, 607, 647
— s. Bader, G. M. 608, 648
— s. Cooper, W. A. 606, 648
Parade, G. W., u. K. Kindler 190, 204

Parenti, G. C., u. H. Lüdeke 118, 119, *147*
Pareyma, C. s. Garret, M. 606, *649*
Park 924
Parker, H. M. s. Buschke, F. *751*
Parker, R. T. s. Shingleton, W. W. 806, *833*
Parks, B. H. s. Faires, R. A. *751*
Parson, L. D. 321, *330, 426*
Parsons, L., u. W. Bell 671, *716*
Parsons, L. D. s. Mayneord, W. V. 501, *520*
Parsons, R. J., u. J. G. Kidd 314, *330*
Paschen, H. W. 632, *651*
Paschkis s. Stasney 321
Paschkis, K. E., A. Canterow u. J. Stasney 515, 516, *520*
— s. Cantarow, A. 370, 413, *423*
Pasinetti 464
Pasinetti, A., u. G. Giori *479*
Passey 356, *426*
Passey, R. D., L. Dmochowski, W. T. Astbury u. R. Reed 317, *330*
— A. Leese u. J. L. Knox 302, *330*
Passoneau u. Mitarb. 469
Pasteur *589*
Patau, K., D. Smith, E. Therman, S. L. Inhoorn u. H. P. Wagner *589*
Paterson u. Mitarb. 556
— Haddow, Thomas u. Watkinson 794
Paterson, E., u. J. Boland 793, *832*
Paterson, R. 735, *751, 879*
Patter, H. T. van, u. J. A. Drummond 240, *248*
Patterson, J. T. 532, *589*
— u. H. J. Muller *589*
Patton, D. J. F., D. N. Seitzman u. R. A. Zone 864, *879*
Patton, J. F., u. N. Mallis 185, *204*
Paul, E., u. G. Schubert *753*
Paul, F., s. Mandl, F. 690, *715*
Paul, W., s. Bode, H. G. 746 *752*
Paulsen, J. 228, *248*
Paulus, H. J. s. Jorns, G. 806, 807, *831*
Paymaster 86
Payne, S. s. Calcutt, G. 364, *422*
Payr s. Zweifel 591

Payr, E., u. Zweifel *651*, 666
Peacock 953
— u. Highsmith 633
Peacock, A. C., u. G. Z. Williams 635, *651*
Peacock, P. R. 399, *426*
— s. Schöntal, R. 379, *427*
Peacock, W. s. Rall, J. E. 814, *833*
Peale, A. R. s. Beecham, C. T. 814, *829*
Pearle, L. N. s. Thornton, W. N. jr. 122, *148*
Pearson, O. H., B. S. Ray. M. B. Lipsett, H. Hood u, E. Greenberg 695, 711, *716*
Pecherstorfer, M., u. G. Ullrich 769, *832*
Peck, S., s. Schwarz, L. T. 30 44
Peckholz, J. 112, *147*
Pedersen, O., u. H. Geyer 233, *248*
Pedowitz, P., L. B. Felmus u. A. Mackles 185, *204*
Peggau, A. 919, *935*
Pein, H. v. 331, 334, *426*
Peine, Crane u. Price 412, *426*
Peiper, H. 614, *651*
Peller 222, *248*
Peller. S. 54, 61, *93, 147, 867*
Pelot, G., u. H. Hebrard 879
Pelter, L. F. s. Barclay, T. H. C. 668, *714*
— s. Lewis, F. J. 237, *247*
Pemberton, J. J. de 900, *935*
Pemberton, J. de J., u. P. H. Seefeld *93*
Pemberton, J. de s. Beahrs, O. H. 900, *934*
Pena de la Pena, E. E. Trevino, C. A. Carrizosa u. R. Garcia 868, *879*
Pendergras u. Mitarb. 863
Pendergrass, E. P. s. Freed, J. *830*
Penitschka, W. 842, 843, *879*
Penn, H. S. 635, *651*
— s. Hall, G. C. *649*
Penrose, L. S. s. Ford, C. E. 286, 287, 297, 542, *587*
Pentimalli 432, *479, 953*
Peracchia, A. s. Goffrini, P. 709, *715*
Peräsalo, O. 290, *299*
Perese, D. M. 20, *44*, 682, *716*, 821, *832*
Perevodchikova, N. I. s. Larionov, L. Z. 791, *832*
Perez, G. *147*
Perkin u. a. 464
Perlmann, S., u. W. Staehler 342, 343, 344, *426*
Perrault, M. s. Beau, J. le 711, *714*

Perry u. Mitarb. 331
— u. Lockhead 183
Perthes 655
Perthes, G. 444, *479*, 557, 558, 581, *589*, 726, *754*
Pescock 360
Peterman, A. F., u. M. L. Peterman 273, *299*
Peterman, M. L. s. Peterman, A. F. 273, *299*
Petermann, M. L., u. K. R. Hogness 600, *651*
— D. A. Karnofsky u. K. R. Hogness 600, *651*
Peters *93, 136, 195, 204*
— s. Wegelin, L. 205
Peters, H. 608, *651*
— u. A. Benjamin *651*
Peters, K. s. Breitling, G. *752*
Petersen, I. s. Horst, W. *753*
Petersen, S. s. Domagk, G. 795, *830*
Peterson u. Mitarb. 866
Peterson, R. J. s. Kaiser, R. F. *1000*
Petit-Dutaillis 678
Petran, K. s. Friedrich, M. 632, *649*
Petrov, N. u. N. Krotkina 455, *479*
Pettavel, J. s. Saegesser, P. F. 806, 807, *833*
Pettinari, V. 680, *714*
Petzelbauer, L. s. Hromatka, O. 350, *424*
Peutz, J. L. A. 42
Peyron u. Mitarb. 781
Peyron, A., N. U. Kobozieff u. L. Zimmer 230, 238, *248*
Peyton s. Green *329*
Pfähler 903
Pfahler, G. E., u. G. P. Keefer *754*
Pfleger-Schwarz, L. s. Kaindl F. *650*
Pförringer, S. 444, *479*
Pflüger s. Schürmann 265, *299*
Phelan, J. T., L. B. Woolner u. A. B. Hayles 289, *299*
Philipp s. Ruf 458
Philipp, E. 44
— H. J. Stämmler u. H. H. Stange 291, *299*
Philippides, D. *479*
Philips u. Gilman 788, 791
Philips, F. S., St. S. Sternberg, D. A. Clarke u. G. H. Hitchings 799, *832*
— s. Clarke, D. A. 799, *830*
— s. Gilman, A. 788, *830*
Philips, Fr. S. s. Skyes, M. P. 793, *833*
Philips, I. R. *204*

Piacentini, L. 263, *299*
Pic, A. s. Bard, L. *43*
Picha u. Weghaupt 817, *832*
Pick 185
Pick, L. 219, *248*
Pickmann 62
Pickrodt, W., u. W. Kühne 371, *426*
Picon, J. M. O. *589*
Pieragnoli, E. s. Fanfani, M. *297*
Pierce, G. B., u. F. J. Dixon 260, 289, *299*
Pierce, V. K. s. Sykes, M. P. 793, *833*
Pierson, H. *426, 479*
Pietro, S. di 782, *832*
Pietrusky, F. 248, 256, *299*
Piguet, B. 777, *833*
Pikowsky, M., u. L. Doljansky 312, *330*
Pillat, A. 796, *833*
Piller, S. 813, 814, *833*
Piquet, J., u. Tison 401, *426*
Piontek, H. s. Jeuther, A. 630, *650*
Pirchan, A., u. H. Sikl 93, *147, 479, 520*
Pirner, F. *754*
Pirwitz, J. *829*
Pitas, V. s. Barth, G. *752*
Pitcock, J. A., W. C. Bauer u. M. H. McGavran 254, *299*
Pitzen, P. *479*
Pizzetti, F., F. Chierego u. P. Fabris 608, *651*
— s. Sirtori, C. 836, 837, *879*
Pizzo, A. s. Hill, W. T. 786, *831*
Plaats, G. J. van der *754*
Planck, M. 80, *93*, 586, *589*, 719
Plantin, L. O. s. Birke, G. 766, *829*
Platner, D. J. Z. *44*
Platt, L. I. s. Cromer, J. K. 807, *830*
Platt, W. R. s. Wolff, J. J. *480*
Platteborse, R. s. Caroli, I. *477*
Plaut, A., u. A. C. Kohn-Speyer 891, *935*
Plenge 463
Plenge, K., u. K. Krückemeyer 463, *479*
Pletscher, A. s. Herzog, H. *424*
Plewa, W. s. Eichler, O. 793, *830*
Pliess u. Fassbender 791
Plinius 640
Plötner s. Bürger 152
Plötze, E. 919, *935*

Plunett 709
Poche, R. 466, *479*
Podloucky, F. H. s. Bayerle, H. *202*
Pöschl, M. *754*
Poglayen, C. 237, *248*
Pohl 903
Pohl, W. 443, *479*
Pohley, H. J. s. Henke, K. 578, *588*
Pol, 219, *248*
Polak, E., B. Skamenova u. J. Kudrman 868, *879*
Polani s. Ford, C. E. 286
Polettini, B. *426, 479*, 495, 520, *1001*
Politzer, G., u. J. Zeitlhofer 288, *299*
Poll, H. 219, *248*
Pollack 239, *248*
Pollard, H. M. s. Bryant, H. C. 606, *648*
— s. Neel, J. V. 241, *247*
— s. Wollum, A. 606, *652*
Pomerat, C. M. s. Rose, G. G. 140, *147*
Poncher 252
Pool, J. L. s. Knowlton, A. J. 704, *715*
Poppe 465, *479*
Poppe, E. s. Kreyberg, L. 605, 624, *650*
Poppe, H., u. G. Frädrich 265, 268, *754*
— J. Lohstöter u. Ph. Lauwers 612, *651*
— s. Spiess, J. 929, *935*
Porrit. A. 701, *716*
Portele, K. s. Kuesko, L. 606, 607, *650*
Porter u. Thompson 316
— u. Wolbach 443
Porter, L., u. W. E. Carter 262, *299*
Portheine, F. 331, 406, 414, 417, *426*
Portmann, J. 27, *44*, 277, *299*
Poschmann, L. s. Butenandt, A. *477*
Poth 60
Pott, P. 3, 30, 31, *44*, 206, *426, 480*
Potter, A. 57, *93*
Potter, V. R. *202*
Potts, W. J. s. Ricker, W. 258, *299*
Poulsen, O. *833*
Pourbaix, Y. s. Maisin, J. *478*, 500, *520*
Pourbaix s. Maisin 887
Pourquier, H. s. Levy, A. 929, *935*
Powell jr., L. W., S. Newman u. J. W. Hooker *299*

Prader s. Lupatkin, M. 130, *147*
Prcic 792
Prediger, F. 775, *833*
Preto, G. s. Baccaglini, G. 607, *648*
Preussmann, R. s. Druckrey, H. 354, *423*
— s. Schmähl, D. 502, *521*
Prévot, R. 939, *1001*
Pribilla, O., D. Merten u. U. Mutschke 894, *935*
— s. Merten, D. 470, *478*
Pribilla, W. 793, *833*
— u. G. Stollberg *833*
— s. Schulten, H. 801, *833*
Price, s. Peine 412, *426*
Price, Ch. W. s. Goodman, H. 446, *477*
Price, E. B. s. Hertz, R. *831*
Price, L. W. s. Ellmann, Ph. 238, *246*
Price, Ph. B. s. Shaffer, J. O. 680, *716*
Prickett, C. O. s. Burmester, B. R. 311, *328*
Pricolo, V. 799, *833*
Priesching, A., u. H. Wasl *754, 879*, 901
Priestley s. McDonald 864, *879*
Prigop, A. s. Wright, J. C. 801, *834*
Prigot A. s. Wright, L. T. 793, *834*
Prinzing, Fr. 47, *93*
Probst, H. s. Loewenthal, S. 150, *204*
Prokofieva, O. G. 924, *935*
Propst, A. *754*
Proust, A. *1001*
Prudente, A. 670, 671, 770, 954
— u. H. Melega 666, 668, 671, *714*
Pschierer, F. J. s. Osborne, D. 790, *832*
Puck u. Fischer 532
Puck, T. T., u. H. W. Fisher 141, *147*
— u. P. I. Marcus 141, *147*
— — u. St. J. Cierciura 141, *147*
Pütter 795
Pütter, J. s. Domagk, G. *828*
Puhl, H. 118, *147*
Puhr 59
Pullinger, B. D. 248, 448, *479*
Pullman 565
Pullman, A., u. B. Pullman 561, *586*
— s. Pullman, B. 563, 564, *589*
Pulman, B., u. A. Pullman 563, 564. *589*
— s. Pullman, A. 561, *586*

Pulvermacher, E. 430, *479*, *754*
Purdy, W. s. Amies, C. *145*, *421*
Purr, A. 204
Purriel, P., u. O. Muras 299
Purves, H. D., u. W. E. Griesbach 398, *426*
Putnam, T. J. s. Rothenberger, S. P. 710, *716*
Putnoky, J. 147
Putschar, W. *93*
— u. F. Holtz 439, *479*
— s. Holtz, F. 439, *478*
Pybus, s. Miller 216, *247*
Pybus, F. C., u. E. W. Miller 210, *248*
— s. Clemo, G. R. *423*
Pyke, D. A. *426*
Pyrah, L. N. s. Bonser, G. M. 376, *422*

Quadbeck s. Kuhn 350
Quan, St. s. Robbins, G. F. 625, *651*
Quann, St. H. Q. s. Stearns, M. W. *754*
Queen, F. B. s. Mason, M. L. 357, *426*
Quensel, U. 127, *147*, 951
Quénu 669
Quervain, Fr. de 194, *204*, 863, 892, 900, *935*
Quimby, E. H., S. Feitelberg u. S. Silver *476*
— s. Speert, H. 281, *299*
Quoss, H. *421*

Raabe, S. 165, *204*, 766, 769, *829*
— s. Druckrey, H. 166, *203*, 766, *830*
Raamsdonk, C. Ph. van s. Wassink, W. F. *249*
Rabe, H. J. s. Klein, G. *1000*
Rabinovitch 76
Rabinowitz, M. 638, *651*
Rabotti, G. s. Veronesi, U. 609, *652*
Radakovich, M. s. Bernard, L. J. *476*
Raeburn, C. s. Spencer, H. 122, *147*
Raglioni, T. *426*
Rahnivar, B. 45, *93*
Railéanou, L. s. Oberling, Ch. 104, *147*, 254, *298*
Raines, S. L., u. Tg. Hurdle *879*
Raisch, P. s. Mattern, K. H. *1000*
Rajewsky, B. *479*, *520*, 559, *589*, *751*
— O. Heuse u. K. Aurand *754*

Rajewsky, B. A. Schraub u. G. Kahlau 456, *479*, *520*
— — u. E. Schraub *479*, *520*
— s. Schinz, H. R. *476*, *717*, *751*
Rák, K. s. Szarvas, F. 445, *480*
Rakahara, H. s. Makino, S. *588*
Raker, J. W. s. Cope, O. 704, *714*
Rall, J. E., W. N. Miller, C. G. Forster, W. Peacock u. R. W. J. Rawson 814, *833*
Rand, H. J. s. Cardon, S. Z. *423*
Randerath 676
Randerath, E., u. N. Candreviotis 102, *147*, 488, *520*
— u. H. Ulbricht 299
— s. Simons, B. 769, *833*
Randig, K. *426*
Rao, K. C. M. s. Sanghvi, L. D. *427*
Rapaport, E., M. B. Goldberg, G. S. Gordan u. F. Hinman jr. *716*
Rapaport, J. A. 547, *589*
Rapetti, L. *426*
Raposo, L. S. 333, *426*
Rarei, u. Gummel 555
Rarei, B. s. Bauer, K. H. 362, *422*
Rash, R. s. Kaplan, J. J. 891, *935*
Rasmussen 709
Rasmussen, T. B., P. V. Harper u. T. Kennedy *716*
Ratcliffe, H. L. 88, *93*
Rath, H. s. Garret, M. 606, *649*
Rathke, F. W. 466, *479*, *935*
— s. Lindemann, K. 465, *478*, *935*
Ratzenhofer, M. 197, *204*
— u. F. Lembeck 197, *204*
Rauch, S. 299
Raulot-Lapointe, G. s. Marie, P. 447, *478*
Raurich, J. M. L. *520*
Rausch, H. *935*
Ravdin, R. G. s. Coggins, P. R. *830*
Raven, R. W. *248*
Ravich, A., u. R. A. Ravich 891, *935*
Ravich, R. A. s. Ravich, A. 891, *935*
Ravina, A. 801, *833*
— u. Ph. Eloy 801, *833*
Rawson, R. W., B. N. Skanse, L. D. Marinelli u. R. G. Fluharty *754*
Rawson, R. W. J. s. Rall, J. E. 814, *833*

Ray, B. S. s. Pearson, O. H. 695, 711, *716*
Ray, C. J. s. Ochsner, A. *426*
Rayos jr., B. O. s. Swersie, A. K. 264, *299*
Rech, E. 48, *93*
— s. Schinz, H. R. *93*
Recklinghausen, F. D. v. *42*, 191, 237, 238
Reclus 785
Reding *651*
Reding, R. 36, *44*, 204, 377, 412, *426*
Reed, C. I. s. Bachem, A. *476*
Reed, J. u. Mitarb. 776
Reed, R. s. Passey, R. D. 317, *330*
Reed, T. E., u. H. F. Falls 539, *589*
— u. J. V. Neel 241, *248*, 529, *589*
Reese, A. B. 242, *248*
— G. A. Hyman, G. R. Merriam jr., A. W. Forrest u. M. M. Kligerman 814, *833*
Reeve, R. H. s. Eckert, E. A. *328*
Regato, J. A. Del s. Ackerman, L. V. *42*, *92*, 591, *646*
Regaud 59
Regaud u. a. 727
Regaud, Cl. *589*
Regel, R. 280, *299*
Rehn s. Büchner, Fr. 279
Rehn, J. 636, *651*
— u. H. E. Köhnlein 636, *651*
Rehn, L. 3, 30, 31, *44*, 206, 341, 342, *426*, 480, 507, *520*, *935*, *994*
Reichel, P. 655, *716*
Reichenmiller 850, 851
Reid, E. 353, *426*
Reifferscheid, M. *147*, 680, *714*, *898*
Reilly, C. P. s. Stock, C. C. *833*
Reimann, s. Kreyberg, L. *247*
Reimann, St. P. 199, *204*, *426*, *589*
— u. E. B. Keller jr. *204*
Reimann-Hunziker, G. 767, *833*
Reimer, E. E. s. Kühböck, J. 791, *832*
Reiner s. Ober 77
Reinhard, M. C. s. Schreiner, B. F. 735, *754*
Reinmuth, W. 919, *935*
Reinig, W. F. *589*
Reinwein, H. s. Alslev, J. *586*
Reisner, A. 628, *651*
Reissig, G., u. A. Graffi *520*
Reiter, A. s. Schmähl, D. 400, *427*
Reitter, H. 848, *879*

Reitter, I. 125, *147*, 604, *651*
Remak 278
Remmelt 222, *248*
Remold, u. Siegert 790
Renault, P. s. Schweisguth, O. 254, *299*
Renfer, H. R. *754*
Rennaes, u. Ostberg 57
Rennak s. Windaus 362
Renner, W. *879*
Reploh, s. Jötten 356, 398, 400, *425*
Resegotti, L. s. Paolino, W. 895, *935*
Reuss, A. *589*
Reuter, A. s. Johne, K. 416 *425*
Reuter, A. s. Marterstock, R. 416, *426*
Revesz, L. s. Klein, G. 138, *146*
Revetas, A. s. Spiller, U. 598, *652*
Reynolds, A. G. 279, *299*
Reynolds, J. L. s. Baumgartner, C. J. 191, *202*
Reynolds, L. R., T. L. Schulte u. H. I. Hammer *833*
Rezzesi, F. *204*
Rhamy 252
Rhoads s. Stevenson 350, 351
Rhoads, C. P. *520*, 790, 797, *829*, *833*
— u. a. *793*, *833*
— s. Burchenal, J. H. 515, *519*
— s. Karnofsky, D. A. 790, 792, *831*
— s. Kensler, C. J. 350, 351, *425*, 887
— s. Magill, G. B. 801, *832*
Rhoads, J. E. s. Harkins, H. N. *714*
Rhoads jr., P. B. s. Larsen, C. D. 280, *298*
Rhodes, A. J. s. Rooyen, C. E. v. *327*
Rhoden, E. s. Boyland, E. 788, 790, *830*
Riaboff, P. J. 608, *651*
Ribbert 952
Ribbert, H. 259, 278, *297*, 522
— u. H. Hamperl 4, *42*
Ribbert, W. 19, *42*, 94, 119, *145*
Riccabona, A. *754*
Riccabona, G. s. Huber, P. 930, *935*
Richard, M. 892, *935*
Richards, R. A., J. D. Palmer u. S. J. Martin *754*
Richards, R. C. s. Gardner, E. J. 241, *246*

Richardson, H. L. 606, *651*
— s. Robertson, C. H. 514, *520*
Richter s. Klar, E. 697
Richter, H. R. s. Krayenbühl, H. 615, 616, *647*
Richter, L. J. 354, *426*
Richter, S. 663, *716*
Ricker, W., u. W. J. Potts 258, *299*
Ridgon, R. H. s. Kirchhoff, H. *425*
Riechert, T. 709
— u. F. Mundinger 709, 710, *716*
Riechert, Tr. 616, *647*
Rieder 578
Rieder, W. 19, *44*, 61, *93*, *248*
Rieger, R., u. A. Michaelis 547, *589*
Riehl, N., N. W. Timofèeff-Ressovsky u. K. G. Zimmer 550, 559, *580*
Riemann, U. s. Windaus, A. *480*
Ries, E. *589*
Riesch, J. s. Hurley, D. 807, *831*
Riesco, A. 176, *204*
Rieseberg, Th. s. Schmähl, D. 758, 797, *833*
Riessbeck, K. H. *751*
Ringertz, N. *426*
Ringleb, D., u. E. Scherer *754*
— s. Scherer, E. *833*
Rink, H. s. Bolt, W. 616, *647*
Ris, H. 158, *204*
Risley, C. C. s. Malmgren, R. A. 316, *329*
Risse, O. s. Knapp, E. 158, *204*, 442, *478*, *588*
Ritchie, A. C. 498, *520*
— s. Shubik, P. *521*
Ritschel, E., u. B. S. Schultze-Jena 44
Ritter, L. 796, 801, *833*
Ritter, S. s. Hauss, W. H. 633, 635, *647*, 649
Ritz, N. D. s. Sawitzsky, A. 799, *833*
Rivarola, R. s. Roffo, A. H. *651*
Rizzisi 170
Roads, C. P. s. Sugiura, K. 351, *427*, 516, 887
Rob, W. A. T., u. P. M. Roemele 765, *833*
Robb, D. 679, *716*
Robbins, G. F., J. Brothers III, W. F. Eberhart u. St. Quan 625, *651*
Robbins, R. s. Beecham, C. T. 814, *829*

Robb-Smith, A. H. T. s. Barnard, W. G. *296*
Robert s. Hertz 471, *478*, *742*
Robert, F. s. Maisin, J. 515, *520*
Roberti, A. 255, *299*
Roberto, J. G. 776, *833*
Roberts s. Batzenschläger 464
Roberts, I. E. s. Burrows, H. *477*
Roberts, J. C., u. K. E. Carlson *479*
Roberts, J. E. s. Tobias, C. A. 709, *716*
Robertson, C. H., M. A. O'Neal, H. L. Richardson u. C. A. Griffin 514, *520*
Robinson 555
Robinson, A. M. s. Haddow, A. 368, *424*, 506, *520*, 786, *831*
Robinson, C., R. Evers u. A. Truex 633, *651*
Robinson, D. W., u Th. G. Orr 230, 231, *248*
Robinson, J. M. s. Gutman, A. B. *203*
Robsen s. Auerbach 787
Robson, J. M. s. Auerbach, Ch. 547, *587*
Robson, K. s. Brooks, W. D. W. *878*
Rochat u. Möller 238
— s. Brandt 238
Rochat, G. F. *93*, *248*
Rochemont, R. du Mesnil de 717, 733, 746, *751*
— u. H. J. Fiebelkorn 724, *754*
Rock, T. s. Sirtori, C. 836, *879*
Rockstroh, H. 338, *426*
— K. Hasselbacher u. F. Barth *833*
Rodermund, O. E. 131, *147*
Rodewald 698
Rodewald, W. 172, *204*, *299*
Rodriguez, J. A. s. Ross, Ch. A. *793*, *833*
Roe, E. M. F. s. Haddow, A. 353, *424*, 506, *520*, 786, *831*
Roe, F. J. C. *520*
— u. M. H. Salaman 498, *520*, 547, *589*
— s. Salaman, M. H. 489, 498, *521*, *833*
Roe, F. R. S. s. Haddow, A. 786, *831*
Röhrborn, G. 413, *426*, 929
Röhrer 308
Römer, H. 959, *1001*
Roemele, P. M. s. Rob, W. A. T. 765, *833*
Römmert, F. s. Barth, G. *752*
Roentgen, W. C. 442, *479*
Roesch, H. 62, *93*, 116, *147*, 354, *426*, 576, *589*

Rössle *330*
Rössle, R. 6, *44*, 59, *93*, 138, *147*, 207, *248*, *589*, 615, *651*
Roessler, B. 980, *1001*
Röttger, H., u. Mitarb. 690, 716
Roffo 634
— s. Chikamatsu 354
Roffo, A. H. 354, 375, 399, 404, 410, *426*, 439, 440, *479*, 912, *935*
— u. R. Rivarola *651*
Roffo, H. 954
Rogers, R. W. s. Borstel, R. C. v. 559, *587*
Rohdenburg, G. L., u. O. F. Krehbiel 150, *205*
Rohlfing, Kiskalt u. Wolff *999*
Roholm, K., u. Teilum *205*
Rohr, K. 605, 624, *647*
Rohs, K. *651*
Rokitansky 306
Rolfo, F. s. Colombo, C. 605, *648*
Romer u. Mitarb. 806
Rona 166
Ronchese, F. 271, *299*
Roncoroni, L. s. Buraggi, G. L. *752*
Rondoni, P. *205*, *330*, 369, *427*, *589*
Rondoni, P. u. E. Corbellini 495, *520*, *1001*
Rones, B., u. H. T. Linger 266, *299*
Ronnie, H. M. *427*
Rook, A. J. 410, *427*
Rooke, C. J. s. Brooke, R. 357, *422*
Rooney, J. A. s. Keeley, J. L. 266, *298*
Roost 863
Root, S. W., G. A. Andrews, R. M. Kniseley u. M. P. Tyor *754*
— s. Andrews, G. A. *752*
Rooyen, C. E. v., u. A. J. Rhodes *327*
Rosanoff 231
Rose, F. L. s. Hendry, J. A. 793, *831*
Rose, G. G., F. M. Townsend u. C. M. Pomerat 140, *147*
Rosenbaum 464
Rosenberg, M. A. s. Lacassagne, A. 502, *520*
Rosenberg, S. A., H. D. Diamond, H. Dargeon u. L. F. Craver 254, *299*
Rosenbohm, A. s. Lang, A. *204*
Rosenthal 633, *651*
Rosenthal, L. M. s. Friedell, H. L. 407, *424*
Rosenwasser, H. 190, *205*

Rosi, T. A., W. J. Cahill u. J. Carey 859, *879*
Rosin, S. s. Schinz, H. R. 57, *93*
Ross, Ch. A., u. J. A. Rodriguez 793, *833*
Ross, J. M. 454, *479*
Ross, W. C. J. 371, *421*
Rossberg, A. 237, *248*
Rossmann, K. *754*
— s. Janker, R. 717, 718, *751*
— s. Langendorff, H. *751*
Rosta, J. s. Hittner, I. 258, *298*
Rostoski, Saupe u. Schmorl 455, *479*, *520*
Rosvoll, R. V. s. Winship, Th. 929, *936*
Roswit, B., u. G. Kaplan 814, *833*
Roth 86, 87
Roth, D., u. C. F. Farinacci 254, *299*
Roth, F. 331, 333, 334, *427*, 463, *479*, 837, *879*, *935*, 948
— u. F. Escher 711, *716*
— s. Escher, F. 711, *714*
Roth, J. L. s. Dutra, R. F. 337, *423*
Roth, O. A. 607, *651*
Rothe, G. 904, *935*
Rothenberger, S. P., H. L. Jaffe, T. J. Putnam u. B. Simkin 710, *716*
Rothenburg 835
Rotter 957
Rotter, Wg., u. L. Wagner 101, *147*
Roucayrol, J. C. s. Alken, C. E. 463, *476*
Roukaryol, J. C. s. Grossiord, A. 464, *477*
Roukkula 869
Roulet, R. s. Büchner, Fr. *42*
Rounds, F. G. s. Elliot, M. A. 416, *423*
Rous, P. 308, 311, 312, 321, 322, 326, *330*, *427*, *520*, *589*
— u. Beard 313, 323, *330*
— u. W. F. Friedewald *330*, 385, *427*, *479*, 502, *520*
— u. J. G. Kidd *330*, 385, *427*, *479*, 495
— u. L. B. Lange 311, *330*
— u. W. E. Smith *427*
— s. Friedewald, W. F. 369, *424*, 498, *519*
— s. Kidd, J. G. 313, *329*, 385, *425*, 502, *520*, *588*
— s. MacKenzie, J. 495, *520*, *1001*
— s. Smith, W. 280, *299*
Roussy, G. *42*, 90
— u. M. Guérin 460, *479*

Roussy, G., P. Guérin u. M. Guérin 363, *427*
— u. Ch. Oberling *427*
— — u. M. Guérin 460, *479*
Roux, G., G. Marchal u. R. Loubatieres 188, *205*
Roux, W. 134
Rouzaud s. Touraine, A. 10, *44*
Rowe, F. M. 983, *999*
Royce, R. K., u. a. 864, *879*
Rubin, C. E. 122, *147*
Ruckensteiner, E. *754*
Rudali 317
Rudali, G., J. F. Duplan u. R. Latarjet *330*
Rudali, G. s. Fischer, R. 820, *830*
Rudder, B. de 80, *93*, 299
Rudolphi, H. 463
Rudowski, W. s. Buraczewski, J. 263, *297*
Rübe, W. 443, *479*
— u. H. Mehl *479*
Rübsaamen s. Büchner, Fr. *279*
Ruef, J. 856, *879*
— s. Ott, G. 769, *879*
Rühl, R. 606, *651*
Rüttimann, A. s. Fuchs, W. A. *649*
Rüttner, R. 910, *935*
Ruf u. Philipp 458
Ruf, F. *754*
— s. Linder, Fr. 622, *650*
Ruffer 301
Ruffili, D. 364, *427*
Ruggiero, G., A. Thibaut u. J. Bories 616, *651*
Ruhrmann, E. 258, *299*
Ru Kan s. Schobinger, R. 616, *651*
Ruland 457, 461
Ruland, L. *479*
Rummel, A. 598, 635, *651*
Rumphorst, K. s. Staemmler, H.-J. 291, *299*
Rundles, R. W. s. Sykes, M. P. 793, *833*
Runge, H. 123, *147*, 604, *651*, 762, 777, *833*, 852
— u. Lindenschmidt 775, 776, 777
— u. H. Seitz 77, *93*, 179, *205*
— u. P. Stoll 122, 123, *147*
— u. H. Zeitz 853, 854, *878*
Rupp, I. I. s. Bischoff, F. 375, *422*
Rupp, J. J. s. Bischoff, F. 338, *422*
Rupp, L., u. A. Siegert 822, *833*
Ruppert, H. 765, *833*
Rush 687
— u. Mitarb. 439, 440

Rush s. Kline 508
Rush, H. P., u. C. A. Baumann 439, 496, *521*
— u. B. E. Kline 496, *521*
— — u. C. A. Baumann 440, 553, *589*
— s. Baumann, C. A. 500, *519*
Ruska 310
Ruska, H., u. G. A. Kausche 330
Russel u. a. 382
Russel, L. W. 431, *479*
Russel, M. H. 920, *935*
Russel, W. O. s. Smith, R. R. 865, *879*
— s. Stowell, R. E. 277, *299*
Rust, Th. *651*
Rutali, G. s. Lacassagne, A. 515, 516, *520*
Rutishauser 258
Rutman, R. J. s. Cantarow A., 413, *423*
Ryan, R. F. s. Creech jr., O. 807, *830*
— s. Krementz, E. T. 806, 807, *832*
Rygaard, J. s. Gardner, W. U. 448, *477*
Rygg-Kyvsgaard 806

Sabanas, A. O., D. C. Dahlin u. J. C. Ivins 444, *479*
Sabin, F. R., C. A. Doan u. C. E. Forkner *479*
Sachs 857, 952
Sachs, E. s. Stowell, R. E. 277, *299*
Sachs, H. *651*
Sachs, M. D. *479*
Sack, H. 597, *647*
Saeberg s. Euler, H. v. 180, 203, 761
Saegesser, M. 703, *716*
Saegesser, P. F. 806
— Ch. Hahn, J. Pettavel u. J. J. Livio 806, 807, *833*
Saffiotti, U., u. P. Shubik 437, *479*
Sakula, A. 306, *330*
Salaman, M. H. 496, 498, *521*
— u. R. H. Gwynn *521*
— u. F. J. C. Roe 489, 498, *521*, *833*
— s. Gwynn, R. H. *520*
— s. Roe, F. J. C. 498, *520*, 547, *589*
Salembier, Y. A. 868, *879*
Salfelder, K. 125, *147*, 604, *651*
Salmon, W. D., D. H. Copeland u. M. J. Burns 500, *521*
Salmon, W. D. s. Engel, R. W. 500, *519*
Saltzmann 845
Salzer, G. 847, 848, *879*

Salzer, G., M. Wenzel, R. H. Jenny u. A. Stangl. 878, *934*
Salzer, H. *589*
Salzstein 61
Samuels, L. T. s. Dominguez, O. V. 186, *203*
Sanarelli, G. 314, *330*
Sanders, D. E., D. C. Steele u. N. C. Delarue 616, *651*
Sandground, J. H. s. Bonne, C. 304, *328*
Sandin, R. B., R. Kitchen u. L. F. Fieser 362, *427*
Sandison, A. T. s. Forrest, A. P. M. 709, 710, *715*
Sandkühler, St. 154, *205*
— s. Streicher, H. J. 128, 145, *148*, 603, 605, 606, 624, *647*
Sandritter, W. 156, *205*
Sanford, H. N. s. Louis, J. 799, *832*
Sanford, K. K., G. D. Likely, W. R. Bryan u. W. R. Earle 312, *330*
Sanghvi, L. D., K. C. M. Rao u. V. R. Khanokar *427*
— s. Strong, L. C. 215, *248*
Sannié, Oberling, M. Guérin u. P. Guérin *427*
Sannié, Ch., R. Truhaut, P. Guérin u. M. Guérin 375, *427*
— s. Oberling, Ch. 362, 363, *426*
Sano, M. E., u. L. Smith 629, *651*
Sansone, G., u. L. Buffoni 254, *299*
Santersson s. Caspersson, T. *201*
Santesson, L. s. Caspersson, T. 157, *202*
Santos, Dos, R. 616, *651*
Santy, P., u. M. Dargent 772, *833*
Sanz-Ibanez 953
Saphir, O. 627, *651*
Saracino, R. s. Truhaut, R. 814, *833*
Sarkisian, S. S. s. Dudley, Ph. D. 709, *714*
Sasaki, M. s. Makino, S. *588*
Sasaki, T., u. T. Yoshida 347, 348, *427*
— s. Hamazaki, Y. *329*
Sassen, W. s. König, F. *247*
Sato, J. s. Hamazaki, Y. *329*
Sattler, J. 690, *716*
Sauer s. Herger 767
Sauer, H. s. Horst, W. *753*
Sauer, W. G. s. Laberge, M. Y. 241, *247*

Sauerbruch, F. 248, 444, *479*, 655, 822
— u. E Knake *427*
Saupe s. Rostoski 455, *479*, *520*
Sauthoff, R., u. Chr. Landschütz *651*
Sauvage, R., u. M. Merlier 112, *147*
Savoia, A. s. Del Bello, N. 612, *649*
Sawitzsky A., N. D. Ritz, J. Jacobson, L. M. Meyer, St. O. Schwartz, M. Krim, G. Bock u. C. Brahin 799, *833*
Saxen 216
Saxén, E., u. A. Korpela 45, *93*
Saxen, E. A. 501, *521*
Scammann, C. L. 939, *1001*
Scannell, J. G. s. Churchill, E. D. 659, *714*, 848, *878*
Scarff u. Kalinowsky 690
Schaarschmidt, S. 257, 973
Schabad 354, 369
Schabad, L. 953
Schabad, L. M. *589*
Schade, R. O. K. 607, *647*, *651*
Schäfer 308
Schaefer u. Greuel 466, *479*
Schäfer, G. 248
Schaefer, W. 729, *751*, 766, *833*
— u. E. Witte 728, 729, *754*
Schär, B., P. Loustalot u. F. Gross 780, *833*
Schär, W. 342, 343, 344, *427*
Schärer s. Schinz, H. R. 746
Schäuble, J. s. Thelen, A. 230, *248*
Schafer s. Brunschwig 665
Schafft, W. *93*
Schairer, E. 127, *147*, *427*, 430, *479*, 834
— u. E. Schöniger *427*
Schapiro, V. S. 278, *299*
Scharnagl s. Adair 769
Scharnagel, I. M. s. Pack, G. T 265, 268, 269, *299*, *879*
Scharnagel, J. s. Pack G. T. 671, *715*, 845
Scharpf, H. s. Keiderling, W. 150, *204*
Scharrer, K. 194, *202*, 331, *421*
Scharsach, F. s. Graffi, A. 314, *329*
Schatten s. Cramer 803
Schatten, W. E. s. Kramer, W. M. *832*
Schatter, T. s. Chaoul, H. 729, *752*
Schaudinn 304
Schauen, A. s. Gebauer, A. 619, *647*

Schauenstein, W. *147*
Schaumkell, K. W. s. Stange, H.-H *299*
Schautz. u. Klein 339, *341*
Schedel, F. s. Schirren, C. G. *754*
Scheel 62
Scheer 622, 687, 697, 705
Scheer, K. E. 740, 745, 746, *754*
— F. Gudden u. M. Bekerus 705, 709, *716*
— u. E. Klar 705, *716*
— W. Schwab u. W. Ey *754*
— s. Becker, J. 736, 737, 738, *751, 752*
— s. Klar, E. 738, 739, *753*
— s. Schwab, W. 732· *754*
— s. Werner, K. *754*
— s. Winkel, K. zum 623, *652*
Scheibe, G. 463
— s. Butenandt, A. *328*
Scheible, G. 479
Scheid, P. 490, *521*
Scheidegger s. Dreyfus 628
Scheidegger, S. s. Gelzer, I. 477
Scheiffarth, F., u. L. Zicha 772, *833*
Schenken, J. R., E. L. Burns u. P. J. Kahle 608, *651*
Schepelmann, E. s. Hoepke, H. 831, 886, *935*
Scherer, E. *951*, 741, *754*
— u. D. Ringleb *833*
— s. Graul, E. H. 720, 727, *753*
— s. Ringleb, D. *754*
Scherer, W. F., J. T. Syverton u. G. O. Gey 141, *147*
Scherrer, M. s. Gyureck-Vágó, E. 37, *43*, 492, *520*
Scheuba, G., u. P. Wurnig 803, *833*
Schiefer, W., u. K. Schmalbach 616, *651*
— s. Tönnis, W. 616, *652*
Schiepatti, E. 625, *651*
Schiersmann, O. 614, *647*
Schiessle, W. s. Monod, O. *715*
Schiffrin, M. J. 688, *714*
Schiller 610, *651*
Schiller, E. s. Worth, G. 339, 910, *934*
Schiller, W. *205*
Schilling, R. S. F. s. Kenneth, P. *425*
Schilling, W. s. Auler, H. *519*
Schindler 610, *651*, 659
Schink, W., A. Meyer u. U. Manritz *879*
Schinz, H. R. 55, *93*, 228, 230, *248*, *427*, *476, 479, 572, 589*, 746, *751, 754*
— Baensch, Friedl u. E. Uehlinger 612, *647*

Schinz, H. R. u. Fr. Buschke *245*
— U. Cocchi u. J. Neuhaus 226, *245, 248*
— H. Fritz-Niggli, T. W. Campbell u. H. Schmid 345, *427*
— Fritz-Niggli u. Schärer 746
— H. Holthusen, H. Langendorff, B. Rajewsky u. G. Schubert 476, 717, *751*
— u. E. Rech *93*
— S. Rosin u. A. Senti 57, *93*
— u. A. Senti 55, *248*
— u. E. Uehlinger 19, *44*, 333, 336, *427*
— u. A. Zuppinger 731, *751*
Schinzinger 762, *801*
Schinzinger, W. 699, *716*
Schirren, C. G., u. F. Schedel *754*
Schivers u. Mitarb. 776
Schlag, H. s. Boll, I. 799, *829*
Schlager, L. H. s. Hromatka, O. 350, *424*
Schlasberg, H. J. 725, *754*
Schleich 525
Schleich, A. s. Lettré, H. 822, *832*
Schleiden 94
Schleifenstein, J. 122, *147*
Schlemenson, M. s. Cutler, M. 770, *830*
Schlesinger, M. s. Sears, J. 254, *299*
Schlierer, A. *521*
Schlosser, J. s. Gordon, D. 770, *831*
Schlosser, J. V. s. Segaloff, A. 772, *833*
Schlüren, E., u. F. Corcilius 821, *833*
Schlumberger, H. s. Lucke, B. 437, *478*
Schlungbaum, W. s. Brandt, H. J. *752*
Schmähl, D. 335, *427*, 506, *521, 579*
— U. Consbruch u. H. Druckrey 914, *935*
— u. R. Mecke 506, *521*
— u. R. Preussmann 502, *521*
— u. A. Reiter 400, *427*
— u. Th. Rieseberg 758, 797, *833*
— u. D. Steinhoff 338, *427*
— s. Druckrey, H. 337, 354, 359, 382, *423*, 506, *519*, 587, 789, 802, *830*
Schmalbach, K. s. Schiefer,W. 616, *651*
Schmaus, A. K. 771, *833*
Schmeider, O. *427*

Schmeiser, K. 132, *147*, 622, *647*, 735, 736, *751*
— M. Schwaiger u. H. Maier-Leibnitz 479
— s. Eichler, O. 742, 744, *752*
Schmeisser, M. s. Staudinger, H. J. *652*
Schmermund, H. J. s. Kärcher, K. H. *753*
— s. Schubert, G. 746, *754*
Schmid, E., S. Witte u. J. Stern 638, *651*
Schmid, G. *754*
Schmid, H. s. Schinz, H. R. 345, *427*
Schmid, H. J. 339, 340
Schmid, M. 205
Schmidlapp, C. J., u. V. F. Marshall 608, *651*
Schmidt s. Doerr *328*
Schmidt, F., E. Liss u. H. Ernst 623, *651*
— u. W. Tessenow 138, *147*
Schmidt, H., H. Loosen u. W. Heinen 801, *833*
— u. H. Watrin 801, *833*
Schmidt, H. W. 227, *248*, 823, *833*
— s. Graham, G. 603, 607, *649*
Schmidt, K. H. 757, 793, *833*
Schmidt, M. 191
Schmidt, M. B. 17, *42*, 112, 347, 372, *427*, 429, 430, *479, 834*
Schmidt, O. 365, *427*, 561, 562, 563, 565, *589*
Schmidt, R. 19, *44*
Schmidt, W. s. Seulenberger, P. *147*
Schmidt-Ruppin, K. H. 792, 802, *833*
Schmidt-Überreiter, E. 608, 632, *651*
Schmidtmann, P. *521*
Schmidtmann, Z. 479
Schmiedeberg 793
Schmieden 248, 669, 674, 731
Schmieden, V. 44
— u. H. Westhues 44, 241, *248*
Schmincke 581, *589*, 659, 811, 860
Schmitz, G. s. Faerber, K. P. 966, *1000*
Schmorl 455
— s. Rostoski 455, *479*, *520*
Schnabel jr., T. G. s. Sullivan, R. D. 806, 807, 808, *833*
Schneider, E. 26, *44*, 170, 202, 205, 635, *651*, 817, 818, *829, 833*
— u. Burger *44*, 205
Schneider, E. J. s. Graffi, A. 314, *329*
Schneider, H. 236, *248*

Schneider, J. *833*
Schneider, M. s. Finerty, J. C. 477
Schneider, P. 410, *427*
Schneider, W. s. Barth, G. 752
Schneidrzik, W. E. J., C. Winkler u. A. Kuske 754
Schniewind, H. s. Künkel, H. A. 281, *298*
— s. Maass, H. 635, *650*
Schnurr, W. s. Cartellieri, W. 717, *751*
Schobad 383
Schobinger, R., Ru Kan u. H. C. Moss 616, *651*
— R. K. Lin u. H. C. Moss 616, *651*
Schoch, H. 339, 340, 411, 412, 418, *427*
Schock, E. O. *427*
Schölzel, P. 616, *651*
Schömig, E. 77, *93*
Schön 701
Schoen, H. s. Bürgers, J. 465, 477
— s. Spiess, J. 929, *935*
Schoen, R., u. W. Tischendorf 145
Schoenbach, E. s. Goldin, A. 799, 809, *831*
Schoenbach, E. B., J. Colsky u. E. M. Greenspan 799, *833*
— s. Colsky, J. 799, *830*
Schönbauer 678, 843, *865*
Schönbauer, L. 228, *248*, 754
— s. Holub, K. 231, *247*
Schoeneck, W., u. R. Merten 651
Schönenberg, H. s. Kosenow, W. 130, 131, *146*
Schönholzer 842
Schöniger, E. s. Schairer, E. 427
Schöntal, R., u. M. A. Head 379, *427*
— — u. P. R. Peacock 379, *427*
— s. Berenblum, I. 357, 361, 363, *422*
Schoental, R. s. Cook, J. W. 423
Scholtissek, Ch. *833*
Schopf, R. s. Gummel, H. 203
Schopper, E. *479*
Schopper, W. *147*
Schostok, P. s. Jacob, H. *478*
Schramm, G. 308, 309, 327, *330*
— u. G. Bergold *330*
— u. H. Müller *330*
— s. Melchers, G. 309, *329*
Schrapf, J. 335, *427*

Schraub, A., u. G. Kahlau *479, 521*
— s. Rajewsky, B. 456, *479, 520*
Schraub, E. s. Rajewsky, B. *479, 520*
Schreiber, H. s. Friedrich, W. 751
— s. Gütgemann, A. 845, *879*
— s. Knapp, E. 158, *204*, 442, *478, 588*
Schreiber, H. W., W. M. Bartsch u. W. Dauer 651
Schreier, K. 165, *205*
Schreiner 464
— u. Wehr 59
Schreiner, B. F., M. C. Reinhard u. W. H. Wehr 735, *754*
Schreiner, L. *479*
Schricker, K. Th. s. Witte, S. 603, *652*
Schridde, H. *651*
Schröder s. Stepp 26, *44*, 170, *205*
Schröder, A. s. Branscheid, F. 612, *648*
Schroeder, C. H. 238, *248*
Schröder, J. *1001*
Schrödinger, E. 721, *751*
Schrödinger, F. 550, 557, 561, 565, *586*
Schrumpf-Pierron 222
Schuback, A. 248
Schubert 283, 382, 550
Schubert, G. 122, 123, *147*, 719, 720, 735, 746, 751, 754
— H. A. Künkel, L. Overbeck u. G. Uhlmann 469, *479*
— u. F. Oberheuser 746, *754*
— H. J. Schmermund u. F. Oberheuser 746, *754*
— s. Becker, J. 717, 745, *751*
— s. Bode, H. G. 746, *752*
— s. Marquardt, H. 445, 450, 457, 468, 472, 476, 550, *586*, 736, 747, *751*, 931, 934, 995, *999*
— s. Paul, E. *753*
— s. Schinz, H. R. *476*, 717, *751*
Schubert, K. 65
Schubert, R. 54
Schuchardt, Buff 676
Schudel, L. 647
Schüller, E. s. Hussein, H. *831*
Schümmelfeder, N. s. Gieseking, R. 125, 126, *146*
Schürch 662
Schürch, O. 31, *44*, 427, 448, *479*
— u. E. Uehlinger *479*
— u. A. Winterstein 354, 361, 363, *427*
— s. Uehlinger, E. *480*

Schueren, G. van der 439, *479*
Schürmann, Pflüger u. Norrenbrock 265, *299*
Schürmeyer s. Hagen 413, *424*
Schütterle, G. s. Winkel, K. zum 623, *652*
Schütz, W. 762, 771, *833*
— u. F. Stein 432, *479*
— s. Oberdalhoff, H. 102, *147*, 539, *589*
Schütze, R., u. E. Klar 623, *651*
Schützer, R. *651*
Schull s. Crowe 238
Schull, W. J. s. Growe, F. W. 245
Schulte, G. 910, *935*
— u. F. Kuhlmann *647*
— u. H. Lings 801, *833*
Schulte, T. L. s. Reynolds, L. R. *833*
Schulten, H. *647*
— u. W. Pribilla 801, *833*
Schultz, G. 983, *999*
Schultz, J. 532, 533, 567, *589*
Schultz-Brauns 628, *651*
Schultze-Jena, B. S. s. Ritschel, E. 44
Schulz, A., u. G. Zehrer 110, *147*
Schulz, H. 330
— s. Meessen, H. 319, *329*
Schulz, I. s. Graffi, A. *520*
Schulz, M. D. s. Wang, C. C. 754
Schulz, W. 625, *651*
Schulze 794
Schulze, H. O. s. Barban, S. 164, *202*
Schumann, G. s. Haxel, O. 908, *935*
Schwab, W. 732, *754*
— W. Ey, K. Werner u. K. E. Scheer 732, *754*
— u. H. Kaess 754
— K. Werner u. H. Kaess 754
— s. Scheer, K. E. 754
— s. Werner, K. 754
Schwaiger, M. 581, *589*, 672, 716, 906, *935*
— u. K. H. Müller 677, *716*
— s. Schmeiser, K. *479*
Schwalm, G. 825, 959, 960, *1001*
Schwander u. Marvin 770
Schwanke, W. 45, *93*
Schwann 94
Schwartz, J. 432, *479*
Schwartz, K. s. Hoff, F. 635, *650*
Schwartz, St. O. s. Sawitzsky, A. 799, *833*
Schwarz, E. *589*
Schwarz, G. *589*
— s. Jagic, V. N. 443, *478*

Schwarz, H. *93*
— s. Blumrich, K. *934*
Schwarz, L. T., u. S. Peck 30, *44*
Schwarz, R. 194, *205*, 331, 339, *427*, 661, *716*
Schwarzhoff, E. 187, 190, *205*
Schwarzl, H. 632, *651*
Schwarzwald 454
Schwarzwald, M. 488, *521*
Schweisguth, O., J. Mathey, P. Renault u. J. P. Binet 254, *299*
Schweisheimer, W. 949, *1001*
Schweitzer, L. A. s. Wenz, W. 108, *148*
Schwenkenbecher 792
Schwenzer, A. W., u. K. Federlin 463, *479*
Schwiegk, H. *476*, 622, *647*
— u. Mitarb. 736, *752*
Schwippert, H. s. Murphy, W. T. 769, *832*
Schwyter, M. 248, 256, 257, *299*
Scior, H. s. Federlin, K. *477*
Scipiades, E., u. K. S. Stevensen 123, *147*
Scott, C. M. s. Haddow, A. 368, *424*, *831*
Scott, G. M. s. Newcombe, H. B. *589*
Scott, J. D. s. Haddow, A. 368, *424*, *831*
Scott, L. S. 261, *299*
Scott, T. F. s. Forkner, C. E. *830*
Scott, W. W. s. Huggins, Ch. 699, *715*
Scoville, W. B. s. Cobb, N. L. 711, *714*
Scupin, R. s. Kosenow, W. 130, *146*
Seal, S. H. 605, *651*
— S. Crosignani, G. Valvassori, J. J. Nickson u. D. Agostino 754
Sears, J., u. M. Schlesinger 254, *299*
Sedginidse, G. A. 448, *479*, 501, *521*
Seed u. Mitarb. 782
Seefeld, P. H. s. Pemberton, J. de J. *93*
Seeger, D. R., I. M. Smith u. M. E. Hultquist 798, *833*
Seeger, P. G. s. Haagen, E. 142, *146*
Seelig, M. s. Taussig, J. *480*
Seelig, M. G. s. Taussig, J. 501, *521*
Seeliger, R. s. Breider, H. *246*
Seemen, H. v. 662, 675, 676, *716*, 903, *935*

Segale, G. C., u. L. Lacroix *427*
Segaloff, A., D. Gordon, B. N. Horwitt, J. V. Schlosser u. P. J. Murison 772, *833*
— s. Gordon, D. 770, *831*
Segi, M. 83, *93*
Seidel 227, 238
Seidlin u. Mitarb. 622, 742, 743
Seifert 843
— s. Uhlenhuth *589*
Seifert, E. s. König, F. *42*, *146*, 591, 592, *647*
Seifert, J. 429, *479*
Seitz u. Wintz 726
— s. Meyer 440
Seitz, H. s. Runge, H. 77, *93*, 179, *205*
Seitzman, D. N. s. Patton, D. J. F. 864, *879*
Selberg, W. 624, *651*
Selbie, F. R. 460, *479*
— s. McIntosh, J. *426*, *588*
Selby, C. C., u. R. E. Berger *147*
Seliger, H. 799, *833*
Seligman, A. M. s. Fieser, L. F. *424*
Selling 784
Selverstone u. Mitarb. 623
Selye, H. 497, *521*
Semb, O. 262, *299*
Semisch 108, 848
Semisch, R., H. L. Kölling u. H. H. Wittig 616, *651*
Semple, J. E. 608, *652*
Senti, A. s. Schinz, H. R. 55, 57, *93*, 248
Sequeira, I. H. 122, *147*
Setter, V. s. Griffin, A. C. 516, *520*
Seulenberger, P., W. Schmidt u. F. Kröning *147*
Sexton u. Haddow 756
— s. Haddow 794
Seyfarth 624, *652*
Shabad, L. M. 356, 360, 375, 376, *427*
Shaffer, J. O., u. Ph. B. Price 680, *716*
Shahon, D. B. s. Ackerman, N. B. 622, *648*
Shambaugh, Ph. 31, *44*, 490, *521*
Shanbrom, A. s. Figge, F. H. J. *246*
Shane, S. J., u. J. E. Hiltz 307, *330*
Shapiro 84
Shapiro, A. L., u. H. Bolker *93*
Shapiro, A. s. Ford, C. E. 286, 287, 297, 542, *587*

Sharo, D. G. s. Beard, J. W. *327*
Sharp s. Beard 311
Sharp, D. G., E. B. Mommaerts, E. A. Eckert, D. Beard u. J. W. Beard *330*
— A. R. Taylor, D. Beard u. J. W. Beard *330*
— A. E. Hook u. J. W. Beard 313, *330*
— s. Beaudreau, G. S. *327*
— s. Eckert, E. A. *328*
— s. Mommaerts, E. B. *329*
Shay, H., M. Gruenstein u. H. Weinberger 282, *299*
— — S. Weinhouse, H. E. Marx u. B. Friedman 282, *299*
— Ch. Harris u. M. Gruenstein 502, *521*
— u. D. C. H. Sun 793, *833*
— Ch. Zarafonetis, N. Smith, I. Woldow u. D. C. H. Sun 793, *833*
Shear s. Lorenz, E. 360, *425*
Shear, J. J. s. Leiter, J. 780, *832*
Shear, M. J. 347, 359, 360, 362, *427*, 496, 501, *521*
— s. Fieser, L. F. *424*
— s. Leiter, J. 780, 801, *832*
Shekter, J. A., E. M. Kagan u. N. W. Subtschuk 619, *652*
Shen, S. Ch., u. F. Homburger 24, *44*
Shepherd, J. A. 241, *248*
Shimkin s. Wood 55
Shimkin, Andervont 299
Shimkin, M., u. H. Grady 378, *427*
Shimkin, M. B., H. R. Bierman, K. H. Kelly, E. Lowenhaupt u. A. Furst 793, *833*
— E. B. Boldrey, K. H. Kelley, H. R. Bierman, P. Ortega u. H. C. Naffziger *716*
— P. O. Mustacchi, E, B, Cram u. W. H. Wright 301, *330*
— s. Bierman, H. R. 806, 807, *829*
Shingleton, W. W., R. T. Parker u. St. Mahaley 806, *833*
Shope, R. E. 313, *330*
Shorey, J. McC. s. Sullivan, R. D. 806, 807, 808, *833*
Shrigley, E. W., u. W. R. Clark 312, *330*
— H. S. N. Greene u. F. Duran-Reynals 312, *330*
Shrigley, F. s. Duran-Reynals, F. *328*

Shubik, P. *521*
— u. A. C. Ritchie *521*
— s. Berenblum, I. 496, 497, 498, *519*
— s. Saffiotti, U. 437, *479*
Shull, W. J. s. Neel, J. V. 468, *476*
Sibley, J. A., u. A. L. Lehninger 164, *205*
Sick, L. 442, *479*
Sieben 894
Siebenrock, L. s. Jagie, V. N. 443, *478*
Sieber, E. 261, *299*
Siebert, G. 159, *205*, 533, 535, *586*
Sieberth, E. 600, 635, *652*
Siebke, H. 59, 60, *93*
Siebmanns, E. 205
Sieckel, L. 754
Siegenthaler, W. 196, *205*
Siegert s. Remold 790
Siegert, A. s. Rupp, L. 822, *833*
Siegert, F. 610, *652*
Siegmund 6, 97
Siegmund, H. 135, 136, *147*, 276, *299*, 589, 603, *652*
Siemens, H. W. 248
— u. E. Kohn 240, *248*
Siemens, W. s. Anschütz, W. 752, 857
Siering, H. s. Aderhold, K. 125, *145*
— s. Beickert, A. 781, *829*
Sifford 848
Sigmund, R. s. Kröning, F. 448, *478*
Sikl, H. *479*, *521*
— s. Pirchan, A. *93*, *147*, *479*, *520*
Silva-Horta, J. da 464, *479*
Silva-Inzunza, E. s. Coutts, W. E. 131, *145*
Silver, S. s. Quimby, E. H. *476*
Silverstone, H. s. Tannenbaum, A. *421*
Simeonidis 138
Simisilevich, F. s. Dobrovolskaja, N. *423*
Simkin, B. s. Rothenberger, S. P. 710, *716*
Simmons, Ch. C. s. Holmes, G. W. *42*
Simmross, E. 56, *93*
Simon 792, 944
Simon, G. 807
Simon, H. 596, *652*
— s. Biese, A. 463, *476*
Simon, L. 342, 344, *427*, 660, *716*, 843, 862, 869, *879*, *894*, *935*
— s. Hanser, R. 331, *424*
Simon, O. 727, *754*

Simons, B., u. E. Randerath 769, *833*
Simpson, C. L., u. L. H. Hempelmann 283, *299*
— — u. L. Fuller *479*
Sinner, W. 265, *299*
Sippel, A. 227, *248*
Sirsat, M. V. 254, *299*
Sirtori, C. 122, *147*, 606, *652*, *829*, 953
— u. F. Pizzetti 836, 837, *879*
— T. Rock u. U. Veronesi 836, *879*
Sisson, H. A. s. Mauren-Owen 470, *478*
Sjögren 726
Sjögren, B. s. Luft, R. 711, *715*
Skahen, R. s. Dailey, M. E. 194, *203*
Skamenova, B. s. Polak, E. 868, *879*
Skanse, B. N. s. Rawson, R. W. 754
Skarzynski, B. s. Euler, H. v. *42*, 158, 166, 172, 176, *201*, *203*, 308, *328*, *586*, 631, 634, 638, *647*, 649
Skinner u. Mitarb. 790
Skipper, H. E., P. C. Edwards, C. E. Brian, J. B. Chapman, M. Bell u. S. O. Hutchinson 799, *833*
— J. B. Chapman u. M. Bell 799, *833*
Skoryna, S. C., u. D. S. Kahn 452, *479*
Skyes, M. P., D. A. Karnofsky, Fr. S. Philips u. J. H. Burchenal 793, *833*
Slaughter u. Mitarb. 60
Slaughter, D. P. 59. 61, *93*
— s. Economou, S. G. 253, *297*
— s. Taylor, S. G. 799, *833*
Slisynska, H., u. B. M. Slisynski *589*
Slisynski, B. M. s. Slisynska, H. *589*
Sloan jr., A. P. 954
Slotkin, G. E. 342, *427*
Sloutzkaia, S.-R. 258, *299*
Slye, M. 248
Slye, Maud 89, 570
Smadel, J. E. 260, *299*
— s. Green, R. H. *329*
Smedal, M. J. s. Boyd, D. P. 847, 848, *878*
Smith 761
Smith, u. Fay 822
— s. Gardner, W. U. 175, *203*
Smith, D. s. Patau, K. *589*
Smith, D. R. s. Davidson, W. M. 130, *145*

Smith, E. J. R., K. J. Gurling u. D. N. Baron 711, *716*
Smith, F. R. 891, *935*
— u. L. Bowden 445, *479*
Smith, G., Allen, Strong u. Gardner 205
Smith, G. G., u. L. M. Woodruff 676, *716*
Smith, I. H. s. Lott, J. S. 753
Smith, I. M. s. Seeger, D. R. 798, *833*
Smith jr., J. L. s. Stehlin jr., J. S. 806, 807, *833*
Smith, K. H. 261, 262, *299*
Smith, L. s. Sano, M. E. 629, *651*
Smith, N. s. Shay, H. 793, *833*
Smith, R. R., R. M. Caulk, W. O. Russel u. C. L. Jackson 865, *879*
— s. Kramer, W. M. 793, *832*
Smith, T. s. Jacobson, L. O. 790, *831*
Smith, W. *147*
— u. P. Rous 280, *299*
Smith, W. E. 427
— s. Rous, P. *427*
Smith, W. G. 241, *248*
Smithers 866
Smithers, D. W. s. Brooks, W. D. W. 878
— s. Steed, P. R. 754
Snegireff, L. S. 283, *299*, *427*
Snell, G. D. 212, *248*
Snesireff u. Lombard 331
Snijders u. Straub 84
Snyder u. Coley 625, *652*
Sobel, E. H., C. M. Lee jr., V. M. Esselborn u. L. C. Clark jr. *299*
Sobels, F. H. 809, *833*
Soder, E. 483, *521*, 902
— u. G. Ott 268, *299*, 729, *754*, 867, *879*
— s. Bauer, K. H. *714*
— s. Droste, v. 445, *477*
— s. Ehlers, P. *297*, 435, *477*, 813, *830*, 863, *878*
Sørensen 847, 848
Sørensen, J. s. Clemmesen, J. 398, *423*
Sohval, A. R., u. J. A. Gaines 131, *147*
Solomon, C. s. Swersie, A. K. 264, *299*
Sommacal, D. 271, *299*
Sommer 339
Sommer, J. L. s. Huggins, Ch. *715*
Sommermeyer 559
Sommermeyer, K. 720, *754*
Somogyi, J. C. 797, *829*
Sooy, F. A. 266, *299*
Sorensen, B. *833*

Sorge, A. s. Nordmann, M. 335, *426*
Sors, C. s. Klotz, H. P. 287, *298*
Sorsby, M. 93, 891, *935*
Sorvillo, D. s. Mancuso, M. 254, *298*
Souci, S. W. 390
— u. E. Mergenthaler 390, 392, 393, 394, 395, *421*, 922, *934*
Soule, E. H. s. Kragh, L. V. 676, *715*
Southam u. Wilson 31
Southam, C. M. 140
— u. P. J. Goettler 140, *147*
— s. Karnofsky, D. A. 792, *831*
Southwick, H. W. s. Economou, S. G. 253, *297*
Soutter, L. s. Churchill, E. D. 848, *878*
Souzi 985
Spanier, Th. s. Hoepke, H. *831*
Spannagel, H. 335, *421*
Spannocki, T. 230, *248*
Spath, F. *754*
— u. H. Cesnik 844, *879*
— u. W. Köle 657, *716*
Speert, H. 445, *479*
— E. H. Quimby u. S. C. Werner 281, *299*
Speezt u. Mitarb. 467
Speiser, P. s. Zeitlhofer, J. 461, *480*
Spemann 486
Spemann, H. *93*, 133, 135, *147*, 567, *589*
Spencer, H. 190, *205*
— u. C. Raeburn 122, *147*
— s. Lewin, R. *753*
Sperlich 790
Spiegel, K. H. s. Barth, G. *752*
Spiegelhoff s. Bayer 484
Spiegelhoff, W. s. Merten, R. *650*
Spielman, F. 837, *879*
Spiess, H. 466, *479*, *935*
— s. Bürgers, J. 465, *477*
Spiess, J., H. Poppe u. H. Schoen 929, *935*
Spiessl 796, 803
Spiller u. Martin 689
Spiller, U., u. A. Revetas 598, *652*
Spindler, H. v. 443, *480*
Spinelli, A. 366, *427*
Spitz, S. 265, 266, *299*
— s. Allen, A. C. 265, 266, 267, *296*
Spitzbarth, H. *1001*
Spörlein, S. *521*
Spohn u. Mitarb. 939

Spohn, K. 78, 79, 415, 939, 973
— R. Daum u. K. Benz 657, *716*, 846, 847, 848, *869*, 906, 913, 914, *935*
Spranger, H. 93
Spratt, D. W. s. Palmer, J. P. 445, *479*
Spreng, M., F. Gasser u. E. Oppikofer 432, *480*
Spriggs, A. I. 607, *652*
Springorum 59
Spritzer, M. s. Taschner, E. 427, 501, *521*
Sproul, E. F. s. Gutman, E. B. 165, *203*
Spurr u. Mitarb. 790
Spurr, C. L. s. Jacobson, L. O. 790, *831*
Spy, E. s. Bonte, G. *752*
Squire, J. R. s. Cruickshank, C. N. D. 33, *43*
Srensen, H. R., u. F. Therkelsen *879*
Stachelin, R. *652*
Stacher, A. s. Böhnel, J. 814, *829*
Staehelin 630
Staehler, W. *480*, 764, 767, *833*, 864, *878*
— s. Perlmann, S. 342, 343, 344, *426*
Staemmler 898, 899
Staemmler, H.-J. 291, *299*
— H.-H. Stange u. K. Rumphorst 291, *299*
— s. Philipp, E. 291, *299*
Staemmler, J. *833*
Staemmler, M. 30, 36, *44*, 115, 116, 117, *147*, 189, *205*, 220, 240, *248*, 430, *480*, 944, *1001*
Stäuber, P. G. s. Gerhartz, H. *830*
Stahman u. Bergmann 789, *833*
Stahr, H. 31, *44*, 431, 435, *480*
Staib, I. s. Eichler, O. 793, *830*
Stamer, S. s. Engelbreth-Holm, J. 786, *829*
Stammberger, W. 959, 983, *1001*
Stange, H.-H. 291, *299*
— u. K. W. Schaumkell *299*
— s. Philipp, E. 291, *299*
— s. Staemmler, H.-J. 291, *299*
Stanger, D. W. s. Hill, W. T. 786, *831*
Stangl, A. s. Salzer, G. *878*, *934*
Stanjeck, U. *248*
Stanjek, R. U. 629, *652*

Stanjek 659, 683, 841, 842, 843
Stanley 384
— u. R. W. G. Wyckoff 309, *330*
Stanley, W. M. 308, 309, 322, 324, 325, *327*, *330*, 589
Stanton, E. s. Hanson, F. B. 588
Stark, R. s. Karrer, K. 350, *425*
Stasney, Paschkis u. Cantarow 321
Stasney, J. s. Cantarow, A. 370, *423*
— s. Paschkis, K. E. 515, 516, *520*
Stassi, M. 430, *480*
Staub, H., G. Viollier u. A. Werthemann 500, *521*
Staubitz, W. J., I. V Magoss, O. J. Oberkircher, M. H. Lent, F. D. Mitchell u. W. T. Murphy 864, *879*
Staudacher, H. s. Barth, G. 437, *476*
Staudinger 638
Staudinger, H. J. *330*
— u. V. Bauer *652*
— u. M. Schmeisser *652*
Stavey, H. E., u. W. Bergmann *480*
Stearns, M. W., M. R. Deddish u. St. H. Q. Quann *754*
Stech, H. *754*
Steed, P. R., A. D. O'Connor, L. Lamerton, J. G. Winternitz, W. V. Mayneord u. D. W. Smithers *754*
Steele, D. C. s. Sanders, D. E. 616, *651*
Steenbeck 553
Steffen, D. s. Weinberger, H. A. 18, *44*
Steffenhagen s. Uhlenhuth *589*
Stehlin jr., J. S., R. L. Clark jr., J. L. Smith jr. u. E. C. White 806, 807, *833*
Stehr 976
Steiger, S., u. K. J. Traumann 634, *652*
Steigerwaldt, F. 169, *205*
Stein, F. s. Doerr, W. *830*
— s. Schütz, W. 432, *479*
Stein, R. I. s. Bunge, R. G. 140, *145*
Steinbeck, A. W. s. Cooper, A. G. S. 281, *297*
Steinberger, F. 621, *652*
Steindorff, W. 959, *1001*
Steiner, P. E. 82, 84, *93*, 376, *427*, 961, *1001*
Steingräber, M. *754*

Steinhaus, J. 248
Steinhoff, D. s. Druckrey, H. 789, 802, *830*
— s. Schmähl, D. 338, *427*
Steinthal 705, *854*
Stelzner, F. 658, *716*
Stelzner, Fr. 147
Stelzner, L. 93
Stendel, F. 953, 954, 955, *1001*
Stenger, E. 754
Stentzel, L. s. Hromatka, O. 350, *424*
Stepp u. Schröder 26, *44*, 170, 205
Stepp, W. 205
Stern, C. 245
Stern, J. s. Schmid, E. 638, *651*
Stern, K., u. R. Willheim 42, 150, 172, *202*, 631, 632, 634, 639, *647*, 698
Stern, K. G. s. Lewin, R. *753*
Sternberg 899, 900
Sternberg, A. 356, *427*
Sternberg, C. 36, 42, 44, 117, *145*
Sternberg, St. S. s. Clarke, D. A. 799, *830*
— s. Ellison, R. R. 801, *830*
— s. Philips, F. S. 799, *832*
Sterzi, G. 461, *480*
Steudel, 237, *248*
Steuter s. Struwe 248
Stevensen, K. S. s. Scipiades, E. 123, *147*
Stevenson, Dobriner u. Rhoads 350, 351
Stewart, A., u. J. Webb 996, *1001*
Stewart, F. W. s. Cahan, W. G. 444, *477*
— s. Cruz, M. 444, *477*
Stewart, H. 366, *427*
Stewart, H. J. s. Forrest, A. P. M. 709, 710, *715*
Stewart, H. L., W. V. Hare, E. Lorenz u. J. G. Bennett 215, *248*
Stewart, I. S. s. Davies, E. R. 301, *328*
Stewart, S. E. 317, *330*
— B. E. Eddy u. a. *330*
Steyn, D. G. 280, *299*
Stich, R., u. K. H. Bauer 618, *714*
Stickland, L. H. s. Orr, J. W. 153, *204*
Stickler, G. B., G. A. Hallenbeck u. E. V. Flock *521*
Stock, C. C., C. P. Reilly u. S. M. Büchley *833*
— s. Clarke, D. A. 799, *830*
— s. Magill, G. B. 801, *832*
Stock, C. Ch. 829
— s. Clarke, D. A. 799, *830*

Stock, C. Ch. s. Sugiura, K. 757, 793, *833*
Stocking, B. W. 231, *248*
Stocks 87
Stocks, P., u. J. M. Campbell *427*
Stoeckl, E. 636, *652*
Stoermer, J. 589
Stoffregen, J. s. Bauer, K. H. *714*
Stoiber, T. s. Kühböck, J. 791, *832*
Stoll, B. A. 801, *833*
Stoll, H. G. *754*
Stoll, P. 121, *147*, 604, 606, 610, *652*
— s. Runge, H. 122, 123, *147*
— s. Wimhöfer, H. 276, *300*
Stollberg, G. s. Pribilla, W. *833*
Stooks u. Barington 230
Storck, F. W. s. Becker, T. 623, *648*
Stordeur, K. s. Brilmayer, C. 623, *648*
Storti, E., u. U. Borghetti 624, *652*
Stott, D. A. s. Howry, D. H. 639, *650*
Stout, A. P. 102, 112, *148*
— u. M. R. Murray 102, *148*
— s. Kaufman, S. L. 271, *298*
— s. McDonald, J. J. 658, *715*
— s. Murray, M. R. 140, *147*
Stowell, R. E. 156, *205*
— E. Sachs u. W. O. Russel 277, *299*
— s. Hill, J. H. 634, *650*
Strachau, A. S. 222, *248*
Sträuli, P. 429, 430, *476*, *480*, 490, *521*
Stralau 980, 998
Strametz, R. s. Morari, M. 122, 123, *147*
Stransky, E. 252, 280, *299*
— u. P. S. Lacson 254, *299*
Straub s. Snijders 84
Straus, B. B. s. Mazar, S. A. 320, *329*
Strauss, G. 122, *148*
Strauss, O. 248
Streicher, H. J. 127, *148*, 607, 636, *652*, 805, *833*, 905, 928, *934*, *936*
— u. St. Sandkühler 128, *145*, *148*, 603, 605, 606, 624, *647*
Strickland, B. 616, *652*
Striebich, M. J. s. Dalton, A. J. 125, *145*
Strieder, J. W. 679, *716*
Stringa, U. 263, *299*
Stritzko, O. 868, *879*
Strobel, D., u. Fr. Vogel 528, *589*
Stroebel, Ch. F. *754*

Strohm, Ch. s. Bayerle, H. 636, *648*
Strong 784
— u. Figge 887
— s. Gardner, W. U. 175, *203*
— s. Smith, G. 205
Strong, J. A. s. Jakobs, P. A. 286, *298*, *588*
Strong, L. C. 209, 211, 212, 215, *245*, *248*, 299, 366, 367, *427*, 494, *521*, 547, 548, 549, 556, 566, 569, 570, 571, *586*, *589*, 954
— u. L. D. Sanghvi 215, *248*
— u. W. L. Williams *521*
— s. Burdette, W. J. 494, *519*, 784
— s. Figge, F. H. J. *203*, *246*
— s. Kirschbaum, A. 247, 494, *520*, 784
— s. Lits, F. J. 781, *832*
Strong, L. C. jr. s. Figge, F. H. J. *246*
Strnad, F. s. Kraus, R. 620, *650*
Struder, R. s. Wittekind, D. 906, *936*
Strufe, H. O. s. Fritze, E. 604, *649*
Strupler, W. 606, *652*
Struppler, A. 463, *480*
Struwe u. Steuter 248
Stubbe 532, 546, 556, 572
Stubbe, H. *480*
— s. Kausche, G. A. 588
— s. Noethling, W. 553, *589*
Stüwe, E. s. Heilmeyer, L. 598, *649*
Stumpf, Pl. 620, *647*
Stupening 55
Sturge, W. A. *299*
Sturge-Weber 103
Sturm, E. s. Murphy, J. B. 356, *426*
Stutz, E. s. Gebauer, A. 619, *647*
Subbarow, Y. s. Little, P. A. 799, *832*
Subtschuk, N. W. s. Shekter, J. A. 619, *652*
Südhof, H. s. Girgensohn, H. 831
Sugimoto, S. s. Watanabe, F. 413, *427*
Sugiura, K. 351, 516, 799, *833*
— u. C. P. Roads 351, *427*, 516, 887
— u. C. Ch. Stock 757, 793, *833*
— s. Kensler, C. J. 350, 351, *425*
Suilly, S. 726, *754*
Sullivan, R. D., R. Jones jr., T. G. Schnabel jr. u. J. McC. Shorey 806, 807, 808, *833*
— H. Mescon u. R. Jones 806, 807, 808, *833*

Sullivan, R. L., u. D. S. Grosch 549, *589*
Sumner, W. C. 269, *299*
Sun, D. C. H. s. Shay, H. 793, *833*
Sunner, W. C., u. A. G. Foraker 836, *879*
Suntzeff, V. s. Carruthers, C. 338, *423*, 442, *477*
Suntzeff, Y., R. S. Babcock u. L. Loeb 372, *427*
Supniewski, J. W., E. Taschner u. J. Hano 362, *427*
Suranyi, L. A. s. Butenandt, A. *202*
Sutet, J. s. Bernheim, M. *297*
Sutherland, H. D. s. Fowler, M. 266, *297*
Sutow, W. W. 254, *299*
Sutton, H. s. Huggins, Ch. 370, *425*, 770, *831*
Svec u. Mitarb. 315
Sweet, R. H. s. Churchill, E. D. 659, *714*, 848, *878*
Swersie, A. K., C. Solomon u. B. O. Rayos jr. 264, *299*
Swyer, A. J., J. S. Berger, H. M. Gordon u. D. Laszlo 771, *833*
Sydow, G. s. Graffi, A. 314, *329*
Sykes, M. P., R. W. Rundles, V. K. Pierce u. D. A. Karnofsky 793, *833*
Sylven, B. 265, *299*
Sylvester, R. F. s. Farber, S. 799, *830*
Sylven, B., u. H. Malmgren 166, *205*
Symanski, H. 909, *936*
— s. Baader, E. W. *421*
Symenoides 77
Symeonidis, A., u. A. S. Mulay 500, *521*
Symenoidis, A. 148, *282*, *299*
— u. P. Mori-Chavez 282, *299*
Syth, R. s. Twort, C. 357, *427*
Syverton, J., u. G. P. Berry 330
— u. W. Berry 330
Syverton, J. T. s. Scherer, W. F. 141, *147*
Szabo, K. H. L. *330*
Szarvas, F., u. K. Rák 445, *480*
Szontagh, E. v. 230, *248*

Tadaki, Y. *427*
Tadashi, F. s. Hakahara, W. 348, *424*
Taffel, M. 961, *1001*
Takagi, F. 607, *652*
Takahara 163
Takahashi, H. s. Katsura, Sh. 801, *831*

Takahashi, M. s. Hamazaki, Y. *329*
Takizawa 351
Talairach, J., J. Aboulker, M. Dadid u. P. Tournoux 709, *716*
— u. P. Tournoux 709, *716*
Tannenbaum, A. 388, *427*
— u. H. Silverstone *421*
le Tan Vinh s. Lelong, M. *298*
Tani, H. s. Hamazaki, Y. *329*
Tanzi, B. s. Gandolfi, C. *424*
Taschner, E., G. Gottlieb u. M. Spritzer 501, *521*
— M. Spritzer, G. Gottlieb u. D. Lazar *427*
— s. Supniewski, J. W. 362, *427*
Taub, J. 289, *299*
Tauber, K. *754*
Taupitz, A. s. Alken, C. E. 463, *476*
Taussig, J., Z. K. Cooper u. M. G. Seelig 501, *521*
— K. Zola, Cooper u. M. Seelig *480*
Tavares, A. S. 131, *148*, 259
Taylor 377, *940*
Taylor, A. 315, *330*
Taylor, A. R. s. Beard, J. W. *327*
— s. Sharp, D. G. 313, *330*
Taylor, E. S., u. P. F. McCallin *652*
Taylor, S. G., G. M. Hass, J. L. Crumrine u. D. P. Slaughter 799, *833*
Tedeschi, C. G. 515, *521*
Teilhaber 248
Teilum s. Roholm, K. *205*
Teilum, G. *299*
Te Linde 666
Templeton, J. Y. s. Gibbon, J. H. 847, *848*, *878*
Tentschov, G. *754*
Terbrüggen, A. 190, *205*
Terry 628, *652*
Terzides, G. s. Ott, G. 407, 408, 913, *935*
Teschendorf, W. 612, 619, *647*, *652*, 727, *752*, *754*
Tesluk, H. 464
— u. W. A. Nordin *480*
Tessenow, W. s. Schmidt, F. 138, *147*
Tetzner, W. 632, *652*
Teutschländer 30, 44, 311, *330*, 355, 356, *427*, *521*, 893, 894, 952
Thackray, A. C. s. Handley, R. S. 671, *715*
Thalmann, A. 892, *936*
Theiss, E. A., D. J. B. Ashley u. F. K. Mostofi 185, 186, *205*

Theissing, G. *480*
Thelen, A., u. J. Schäuble 230, *248*
Themel, K. G., u. C. J. Lüders 306, *330*
Therkelsen, F. s. Srensen, H. R. *879*
Therman, E. s. Patau, K. *589*
Thibaud, E. s. Levy, A. 929, *935*
Thibaut, A. s. Ruggiero, G. 616, *651*
Thiersch 21, 136, 675
Thiery, G. *330*
Thiery, J. P. s. Thomas, J. A. 336, 338, *427*
Thies, O. 490, *521*
Thiessen, P. *833*
Thieulin s. Cruveilhier, L. *328*
Thoenen, H. *936*
Thomas u. Mitarb. 842
— s. Paterson 794
Thomas, C. P. s. Brooks, W. D. W. *878*
Thomas, J. *427*
Thomas, J. A., u. J. P. Thiery 336, 338, *427*
Thomas, M. s. Kotin, P. 416, *425*, 908, *935*
Thomas, S. F., G. W. Henry u. H. S. Kaplan 464, *480*
Thompson u. Eisenhardt 704
— s. Porter 316
Thompson, G. s. Miller, N. F. 776, *832*
Thompson, G. J. s. Albers, D. D. 608, *648*
Thompson, H. L. s. Bullock, W. K. 266, *297*
Thompson, P. K. s. Drinker, K. R. 338, *423*
Thomsen, K. s. Künkel, H. A. 281, *298*
Thomsen, O. 302, 308, *330*
Thoraeus, R. s. Dahl, O. *752*
Thorbake 248
Thornton jr., W. N., L. N. Pearle, L. A. Wilson jr. u. J. M. Nokes 122, *148*
Thums, K. 235, *248*
Thurman, A. s. Bonner, C. D. *829*
Thurn, P. s. Cocchi, U. 612, *647*
Thurnher, B. s. Kaindl, F. *650*
Thurzo, V. *953*
Tieser 369
— u. Mitarb. 369
Timmis, G. M. s. Haddow, A. 796, *831*
Timoféeff-Ressovsky, N. W. 540, 550, 551, 552, 559, 560, 726, *752*

Timoféeff-Ressovsky, N. W. u. K. G. Zimmer 550, 559, *586*, 720, 726, *752*
— u. M. Delbrück 561, 565, 719, 721, *754*, *787*
— s. Riehl, N. 550, 559, *589*
— s. Zimmer, K. G. *590*
Tischendorf, W. 148, 603, 647, *652*
— s. Schoen, R. *145*
Tison s. Piquet, J. 401, *426*
Titrud s. Green *329*
Titze s. Förster 689
Tiwisina, Th. 536, *589*, 617, *652*
Tiwisina, T. s. Koch, G. 230, *247*
Tjio, H. H., u. A. Levan 286, *299*
Tjio, H. J., u. A. Levan 525, 542, *589*
Tjokronegoro 891
Tobah, E., u. G. McNeer 122, *148*
Tobeck, A. *480*
Tobias, C. A., J. H. Lawrence, J. L. Born, R. K. McCombs, J. E. Roberts, H. O. Anger, B. V. A. Low-Beer u. C. B. Huggins 709, *716*
Toch, R. s. Farber, S. *830*
Tod u. Dawson 677
Tönnis, W., u. W. Schiefer 616, *652*
— u. W. Walter 754, 862, 863, *879*
Törö, I. s. Csaba, G. 636, *648*
Tommasini-Degna, A. s. Grampa, G. 477
Tompkins, V. N. 14, 44, 267, *299*
Tonomura, A. s. Makino, S. *588*
Toolan, H. W. 142, *148*
Torbjörn s. Caspersson, T. *201*
Torchi, M. 491, *521*
Totter, J. R. 799, *833*
Touraine, A., u. Rouzaud 10, *44*
Tournoux, P. s. Talairach, J. 709, *716*
Towbin, A. 142, *148*
Town 77
Townsend, F. M. s. Rose, G. G. 140, *147*
Trapeznikov 842
Trappe, W. 158, *205*
Traumann, K. J. s. Steiger, S. 634, *652*
Traut, H. F. s. Papanicolaou, G. N. 603, 607, *647*
Treite, P. 319, *330*, 609, *647*
Trénaunay, P. s. Klippel, M. 274, *298*

Trendlenburg 664
Treves, N. 701, *716*
— u. J. A. Finkbeiner 701, *716*
Triboulet-Piton, J. s. Coyas, A. 684, *714*
Trippenbach, B. v. 240, *248*
Tritsch, H. s. Greither, A. 104, *296*
Troch, P. *934*
Troch, P. Ch. 465, *480*
Tröll, A. 480, 594, *652*
Troll u. Nelson 505
Tromp, S. W. 86
— u. J. C. Diehl 86, *93*
— s. Diehl, J. C. 86
— s. Disl *92*
Trotter, W. *42*
Truax, K. F., u. H. G. Page 268, *299*
Truckenbrodt, H. s. Meythaler, F. 518, *520*, 835, *879*
Truex, A. s. Robinson, C. 633, *651*
Truffi, M., u. P. Cerutti *480*
Truhaut, R., u. R. Saracino 814, *833*
— s. Sannié, Ch. 375, *427*
Trump, J. G. s. Boyd, D. P. 847, 848, *878*
Trurnit, H. s. Melchers, G. *329*
Trums 230
Tschermak s. Correns 525
Tscherning 598
Tubiana, M. s. Harel, J. 451, *478*, 501, *520*
Tuchmann-Duplessis, H., u. L. Mercier-Parot *299*
Tucker, M. R. s. Harrison, J. H. 608, *649*
Tullner, W. W. s. Waltz, H. K. 140, *148*
Tunoda, K. 480, *521*
Tuomikoski 845
Turnbull, R. B. s. Fisher, E. R. 112, *146*
Turner 382, *682*
— u. Martin 340
— s. Boissonas 350
Turner, O. 238, *248*
— u. W. J. Gardner 238, *248*
Turner, R. A. s. Baissonas, R. A. *422*
Turner, R. B. *589*
Turpin u. Mitarb. 543
Turpin, R., J. Lejeune, J. Lafourcade u. G. Gautier 285, 286, *299*
— s. Lejeune, L. 285, *286*, *298*, 542, *588*
Turunen, A. *716*
Twombly, G. H. 214, *248*
Twort 354

Twort u. Fulton 354, 357
Twort, C., u. H. Ieeg 357, *427*
— u. R. Syth 357, *427*
Twort, C. A., u. J. M. Twort 364, *427*
Twort, C. C. *427*
— u. J. M. Twort 357, *427*
— s. Twort, J. M. 496, *521*
Twort, J. M., u. C. C. Twort 496, *521*
— s. Twort, C. A. 364, *427*
— s. Twort, C. C. 357, *427*
Tyor, M. P. s. Root, S. W. *754*
Tyrone, C., u. J. Weed 454, *480*
Tytler, W. H. 311, *330*
Tyzzer 211

Übelhör, R. 814, *834*
Ueberberg, H. s. Alken, C. E. 463, *476*
Uehlinger, E. 339, 454, *180*, 537
— u. O. Schürch *480*
— s. Krayenbühl, H. 273, *298*
— s. Schinz, H. R. 19, 44, 333, 336, *427*, 612, *647*
— s. Schürch, O. *479*
Ufer, J. 829
Uher, V. 205
Uhlenhuth, Händel u. Steffenhagen *589*
— u. Seifert *589*
Uhlig, M. 480, *521*
Uhlmann, E. M. 283, *300*, 717, *752*
Uhlmann, G. s. Schubert, G. 469, *479*
Ulbricht, H. s. Randerath, E. *299*
Ullemeyer, K. s. Lauber, H. J. 628, *650*
Ullmann *148*
Ullrich, G. s. Pecherstorfer, M. 769, *832*
Ullyot, G. E. s. Leiter, J. 780, *832*
Ulm, R. 122, *148*
Ulrich, H. 578, *589*
Ulrich, P. 769, 770, *834*
Ultmann, J. E., G. A. Hyman, C. Crandall, H. Naujoks u. A. Gellhorn 793, *834*
Ungar, H. 241, *248*
Unger, H. s. Zondek, H. *300*
Unna, P. G. 32, 36, 44, 438, *480*
Uno, Sh. *427*
Upton, A. C., u. J. Furth 777, *834*
— — u. W. T. Burnett jr. 451, *480*
Urquhart s. Goulden, F. 417, *424*

Urquhart, M. E. s. Bailey, E. J. *422*
Uson, A. C. s. Lattimer, J. K. 261, *298*
— s. Melicow, M. M. 265, 288, *298*
Utler 57

Vaarama, A. *589*
Vaegthin, C. *589*
Vajda, D., E. Nagy u. G. Molnar 899, *936*
Valade, P. *427*
Valentine, E. H. 492, *521*
Valentine, J. M. s. Forrest, A. P. M. 709, 710, *715*
Vallecalle, E. s. Jullien, G. 335, *425*
Valls, J. E. s. Meyerding, H. W. 594, *650*
Valvassori, G. s. Seal, S. H. *754*
Vance, J. W., C. A. Good, C. Hodgson u. J. W. Kirklin 848, *879*
Vandeput, S. 928
Vandory, J. 927, *936*
Vasterling, H. W. 775, *834*
Vaughan, J. s. Mauren-Owen 470, *478*
Veall, N. s. Vetter, H. *562*
Velhagen, C. 240, *248*
Venzmer, G. 927, *936*
Verga 953
Veronesi, U., u. G. Rabotti 609, *652*
— s. Sirtori, C. 836, *879*
— s. Bucalossi, P. 227, 228, *246*
Verschuer, O. v. 230, 231, 232, 233, 234, 235, 242, 245, 248, 586, 589, *936*
— u. H. C. Ebbing 529, *589*
Verschuer, O., u. E. Kober 230, 233, 234, 243, *248*
Versé 437
Versluys, J. J. 233, *248*
Verth, C. zur s. Jacobi, J. 789, 790, *831*
Vest, M. *300*
Vetter 622
Vetter, H., u. N. Veall *652*
— s. Winterstein, A. 362, *428*
Viala s. Cruveilhier, L. *328*
Viala, P. J. v., T. Grosz, J. Chome u. R. du Boistesselin 608, *652*
Vialatte, J. s. Lelong, M. *298*
Viard, H., u. P. Michaud 680, *716*
Viernstein, K. 676, *716*
Vierordt, 73, *93*, 574
Vieten, H. *754*
— s. Gebauer, A. 619, *647*
— s. Liebschner, K. 939, *1001*

Vieten, H. s. Oberdalhoff, H. 612, *647*
Vieweg, R. 379, *427*
Vigdortschick 443, *480*
Vigier, P. s. Bernhard, W. *328*
Vigneaud du s. Boissonas 350
Vigneaud, V. du s. Baissonas, R. A. *422*
Vikterlöf, K. J. s. Dahl, O. *752*
Villata, I. 122, *148*
Villain, J. P. s. Gros, C. M. 867, *878*
Vincent, L. s. Hill, J. M. 777, *831*
Vink, H. H. s. Esch, G. J. v. *519*
Vinyals, R. de s. Gubern Salisachs, L. 254, *297*
Vinzent, R. s. Lacassagne, A. 306, *329*, 499
Viollier, G. s. Staub, H. 500, *521*
Virchow, R. 39, *42*, 94, 95, 96, 126, *145*, 278, 318, 721, 952
Vischer, E., u. E. Chargaff 156, *205*
Vlamynck, E. s. Graffi, A. *520*
Voegtlin, J. 463
Vogel, F. 242, *248*, 589
— s. Nachtsheim, H. *588*
Vogel, Fr. 529, 572, *586*
— s. Strobel, D. 528, *589*
Vogt, A. 612, *647*
Vogt, E. 444, 445, *480*
Vogt, H. 952
Vogt, M. 413, 794, *834*, 929
Voigt, E. s. Baeumer, J. 632, *648*
Voigtmann, S. 337, *427*
Voisin, C. s. Bonte, G. *752*
Volhardt, F. *205*
Volkmann 264, 896
Volkmann, R. v. 58, *93*
Volkmann, R. 3, 30, 31, *44*, 206, 353, 354, 427, 480
Vollmar s. Eichler 410
— s. Nöller, H. G. 602
Vollmar, J. 273, 274, 275, *300*, 537, 543, 586, *589*
— u. G. Ott 380, 381, 382, 501, 508, 509, *521*
Vollmar, H., u. H. Lampert *589*
Vollmer, H. *589*
Vorländer, K. *589*
Voss 332
Voss, R. *480*
Votguenne, M. s. Jonkheere, F. 59, *93*
Vries, de 525, 586, 719
— s. Correns 525

Waaler, G. H. M. 224, 231, 233, *248*
Waardenburg, P. D. 238, 239, *248*
Wachsmann, F. *754*
— u. G. Barth *752*
— s. Barth, G. *752*
— s. Chaoul, H. 728, *751*
— s. Jakob, A. 458, 463, *478*
Wachsmuth, W. 227, *248*, 458, *480*
Wachsmuth-Lanz 668
Wachtel, H. 227, *248*
Wachter, F. 468, *480*
Waddington, C. H. 136, *148*
— u. T. C. Carter 282, *300*
Waddington, J. K. B. s. Gifford, J. G. 847, *878*
Waehneldt, N. 231, *248*
Wätjen 39
Wagner s. Dirkes 463
Wagner, A. 454, *480*
Wagner, H. P. s. Patau, K. *589*
Wagner, L., u. J. Karger 59
— s. Rotter, Wg. 101, *147*
Wagner, R., u. E. Hering 205
— s. Dierkes, Cl. 477
Wahlgreen, F. *480*
Wahlgren, F. s. Herlitz, C. 440, *478*
Wainwright 228
— s. Lane-Clayton 228
Wakeley, G. P. G. 454, *480*
Waksman 800
Waldenström 601
Waldeyer 6
Waldron, C. A. s. Baldridge, O. L. 266, *296*
Waldschmidt-Leitz, E. 167, *205*, 633, 638, *652*
— Mayer u. Hatschek 205
Walinder, G. s. Notter, G. 709, 710, *715*
Walker 137
Walkoff 453, *480*
Wall, Th. s. Hurley, D. 807, *831*
Wallace s. Boyland, E. *422*
Waller, R. E. 417, *427*
Waller, R. F. *936*
Wallerstein, E. s. Grafe, E. *649*
Walpole u. Mitarb. 343
Walpole, A. L. s. Hendry, J. A. 793, *831*
Walske, B. R. s. Dunn, A. L. 623, *649*
— s. McLeay, J. F. 623, *650*
Walter, E. 745, *754*
Walter, W. s. Tönnis, W. *754*, 862, 863, *879*
Walter-Büel, H. 27, *43*
Walters 864, *879*
— u. Mitarb. 842, 843

Walters, W. 184, *205*
Walthard 412
Walthard, B. 892, *936*
Walthard, H. *480*
Walther 511, 888
Walther, H. 823, *834*
Walther, H. E. 11, 17, 19, *43*, 44, 107, 108, 110, 111, 112, 113, *148*, 589, 614, 624, 629, *652*
Waltner, J. G. s. Lattes, R. 190, *204*
Walton 188
Waltz, H. K., W. W. Tullner, V. J. Evans, R. Hertz u. W. R. Earle 140, *148*
Wanckwardt s. Wilder 231
Wang, C. C., u. M. D. Schulz 754
Wangensteen, O. H. 671, 673, 674, 675, 716, 961, *1001*
— F. J. Lewis u. S. W. Arhelger 716
Wanke 188
Wanke, R. 672, 716, 732, *754*, 879, 961, *1001*
— R. Graf u. G. P. Marzoli 712, *716*
Wanser, R. 116, *148*
Warburg 756, 799, 800
Warburg, O. *43*, 155, 161, 162, 163, 168, 200, *202*, *205*, 511, 952
— u. Christian 155, 161, 168, *205*
— u. W. Christian 323, *330*
— K. Gawein u. A. W. Geissler *205*
— F. Wind u. E. Negelein 153, *205*
Ward, G. E. s. Jude, J. R. 863, *879*
Ward, R. 283, *300*, 900, *936*
Ware, P. F. s. Lynch, J. P. 790, *832*
— s. McKay, D. G. 606, *650*
Warlitz, H. s. Griessmann, H. 804, 806, 807, *831*
Warren, Chields u. O. Gates 366, *427*, 461, *480*
Warren, F. L. s. Boyland, E. 494, *519*
Warren, H. C. s. Everson, T. E. *878*
Warren, R. P. 180, *205*
Warren, S. 723, *754*
— M. Alvizouri u. B. P. Colcock 283, *300*
— u. O. Gates 59, 60, *93*, *248*
— s. Oughterson, A. W. 468, *476*
Warren, Sh. s. Holmes, G. W. 42
Warres, H. L. 289, *300*

Warshawsky, H. s. Abramson, W. 767, *829*
Warthin, A. S. 226, *248*
Warwick, O. H. s. Boyland, E. 788, 790, *830*
Waser, P. G. *480*, 495, *521*
— s. Hunzinger, W. A. 450, *478*
Wasl, H. s. Priesching, A. 754, *879*, 901
Wassink, W. F. 226, 227, *248*
— u. C. Ph. van Raamsdonk *249*
Watanabe, F., u. S. Sugimoto 413, *427*
Watanabe, S. 451, 468, *480*
Waterman, N. 362, 363, 364, 399, *427*, *428*
Waters, N. F. s. Eckert, E. A. *328*
Watkinson s. Paterson 794
Watrin, H. s. Schmidt, H. 801, *833*
Watson, A. F. *480*
Watson, G. s. Boyland, E. *422*
Watson, J. G. s. Allen, M. J. 353, *421*
Watson, W. L., u. A. J. Conte *428*
— s. Caroll, R. E. 444, *477*
Wattenwyl, H. v. 175, *202*
Watts s. Freeman 690
Weaver, J. s. Bierman, H. R. *829*
Webb, J. s. Stewart, A. 996, *1001*
Weber 957
Weber u. Bromig 817
Weber, A. s. Cartellieri, W. 717, *751*
Weber, F. J. 765, *834*
Weber, F. P. 274, *300*
Webster, R., u. R. Howard 263, *300*
Wedler, H. W. 334, *428*
Weed, J. s. Tyrone, C. 454, *480*
Weed, L. L. s. Larsen, C. D. 280, *298*
Weese, K. 842, *879*
Wegelin 892, 900
Wegelin, C. 406, *428*
Wegelin, L. 194, 195, *205*
— Fr. Klinge u. Peters *205*
Weghaupt s. Picha 817, *832*
Wegner, W. *480*
Wehr s. Schreiner 59
Wehr, W. H. s. Schreiner, B. F. 735, *754*
Weicker, H., u. K. Huhnstock 601, *652*
Weidel, W. 308, 309, 310, *327*
Weigert 262, *300*
Weil 784
Weil, P. E. *589*
Weiler s. Meythaler 796

Weiland, H. 945, *1001*
Weill-Boussen, M. s. Batzenschlager, A. 457
Weinberger, H. s. Shay, H. 282, *299*
Weinberger, H. A., u. D. Steffen 18, *44*
Weinhouse, S., A. Allen u. R. H. Millington 151, *205*
— s. Shay, H. 282, *299*
Weintraub, S. s. Lehv, S. P. *832*
— I. Arons, L. T. Wright u. Mitarb. 799, *834*
— s. Wright, L. T. 793, *834*
Weisberger, A. S. u. a. 805, *834*
Weiser 463
Weiss, H. s. Klein, G. *1000*
Weiss, O. 632, *652*
Weiss, R. s. Graffi, A. 314, *329*
Weissbecker, L., u. M. Maurer 336, *428*
— s. Heilmeyer, L. 777, *831*
Weissbecker, W. 820, *834*
Weisswange, W. M. H. s. Beutin, H. 619, *648*
Weitnauer 959, *1001*
Weitz, W. 230, 231, 232, 233, *245*, *249*, 443, *480*
Weitzel, G. s. Becker, J. 746, *752*
— s. Kärcher, K. H. *753*
Weller, C. s. Hauser, S. J. 226, *247*
Wells, H. G. 242, *249*, 254, 272, *300*
Welsch, C. St. s. Fisher, J. H. 683, *715*
Welsh, W. K. s. Wookey, H. *879*
Welz, A. 336, *428*
Wendlberger 866
Wendt, G. G. *589*
— u. B. E. Wolf 525, *589*
— s. Nachtsheim, H. *588*
Wenner, R. s. Hauser, G. A. 131, *146*
Wenusch, A. *421*
Wenz 461, 507
Wenz, W. 50, *93*
— W. Bader u. H. D. Werlich 620, *652*
— u. L. A. Schweitzer 108, *148*
— s. Grimsehl, H. 99, *146*, 615, *649*
— s. Löhr, B. *650*
Wenzel, M. s. Salzer, G. *878*, *934*
Wenzl, M., H. Denck u. P. Wurnig 112, *148*
Wepler, W. s. Kröning, Fr. 209, *247*

Werhemann, A. s. Staub, H. 500, *521*
Werlich, H. D. s. Wenz, W. 620, *652*
Werner 620, 952
Werner, K., W. Bader, D. Buttenberg u. H. Zeitz *652*
— u. D. Buttenberg 613, *652*
— Ch. Landschütz u. G. A. Kausche *330*
— K. E. Scheer, W. Schwab u. W. Ey *754*
— s. Schwab, W. 732, *754*
Werner, P. 444, *480*
Werner, S. C. s. Speert, H. 281, *299*
Werner, W. 50
— u. D. Knorre 302, *330*
Wertheim 670
Wertheimer 689
Wertheimer, E. 153, *205*
Wertheimer, P. s. Bernheim, M. 297
Werthemann, A. *480*
Werthmann 464
Wesener, H. 521
Wespi, H. J. 610, *647*
Wessel, W. 125
— u. W. Bernhard 125, *148*
West, Ph. M. 44
Westerborn, A. 671, *716*
Westergreen 599
Westermeyer, J. 17, *44*
Westhues, H. 116, *148*
— s. Schmieden, V. *44*, *241*, *248*
Weston, S. D., u. M. Marren 266, *300*
Westphal, W. H. *476*
Westring 785
Weygand, C. s. Kuhn, R. *425*
Weygand, F. 798, *834*
Weyhbrecht, H. s. Körbler, K. 268, *298*
Whalley, N. *754*
Whang, J. 605, *652*
Wharton, J. s. Huggins, Ch. 172, 178, *204*, 763, *831*
Whipple 671
Whit-Field, H. J. *936*
White, Ch. S. 9, *44*
White, E. C. s. Stehlin jr., J. S. 806, 807, *833*
White, L. L. s. Bodian, M, 254, *297*
White, Th. T. 179, 180, *205*
Whitehead, H. s. Newcombe, H. B. 589
Whitmore s. Foot, N. C. 864, *878*
Whitmore, W. F. s. Li, M. C. 813, *832*
— s. Ortega, G. 122, *147*
Wichmann, F. W. s. Bodechtel, G. 616, *648*

Wickstrom, J. s. Krementz, E. T. 806, 807, *832*
Wideröe, R. 746, *754*
Widmer, C. 725, *754*
Widow, W. *754*
— u. R. Huber *754*
— u. P. F. Mahnke *754*
Wiechmann, R. *480*
Wied, G. L. 608, *652*
Wiedemann s. Wuhrmann, F. Ch. 601
Wiegenstein, L., u. R. F. Hain 635, 636, *652*
Wieland 373
Wieland, H., u. E. Dane *428*
Wihman, G. 608, *652*
Wild, J. s. French, L. 639, *649*
Wildbolz, E. 254, *300*, 764
Wilde, R. *480*
Wildegans, H. 625, *652*
Wilder u. Wanckwardt 231
Wildermuth, O. 879
Wildner, G. s. Cramer, H. 202
Wildner, G. P. 45, *93*, 940, *1001*
— s. Gummel, H. 960, *1000*
Wiley, F. H. 505, *521*
Wilhelm, E. s. Batzenschläger, A. *476*
Wilkins, E. W. s. Churchill, E. D. 659, *714*, 878
Wilkins, L. 292, *296*
Willheim, R. s. Stern, K. 42, 150, 172, *202*, 631, 632, 634, 639, *647*, 698
Willi, H. *300*
William-Ashman, H. G., u. E. P. Kennedy 164, *205*
Williams 279
Williams, B. S. s. Burchenal, J. H. 790, 799, *830*
Williams, D. C. s. Boyland, E. 377, *422*
Williams, D. W. s. Chute, R. 608, *648*
Williams, G. Z. s. Peacock, A. C. 635, *651*
Williams, H. F. 268, *300*
Williams, J. G. 357, *428*
Williams, P. C. s. Dodds, E. C. 174, *203*
Williams, W. L. s. Strong, L. C. *521*
Willig, H. s. Lührs, W. 792, *832*
Willis 252, 262
Willis, R. A. 43, 94, 97, 102, *148*
Willmann, K. H. s. Liebschner, K. 939, *1001*
Wilmanns, H. 766, 829, *834*
— s. Brock, N. 791, *830*
— s. Hasche-Klünder, R. 766, *831*
Wilms, M. *296*

Wilson s. Southam 31
Wilson, C. P. 264, *300*
Wilson, D. H. s. Crile, G. 752
Wilson, G. M., R. Kilpatrick, H. Eckert u. R. C. Curran u. a. 283, *300*
Wilson, G. S. s. Hilst, W. 671, *715*
Wilson, H. 680, *716*
Wilson, J. G., R. L. Brent u. Ch. H. Jordan 281, *300*
Wilson jr., L. A. s. Thornton, W. N. jr. 122, *148*
Wilson, R. W., F. de Eds u. A. J. Cox 345, 370, *428*
Wilt, H. C., u. D. Nicholson 636, *652*
Wimhöfer, H. *754*
— u. P. Stoll 276, *300*
Winblad, J. N. s. Creech jr., O. 807, *830*
Wind, F. s. Warburg, O. 153, *205*
Windaus u. Kuhr 362
— u. Rennhak 362
Windaus, A., K. Bursian u. U. Riemann *480*
Winge, Ö. *148*
Wingler, A. *428*, 918, *936*
— s. Blumrich, K. *934*
Winkel, K. zum 623, *652*
Winkel, K. zum, u. K. E. Scheer 623, *652*
— G. Schütterle u. E. K. Scheer 623, *652*
Winkler 790
Winkler, C. 930, *936*
— s. Schneidrzik, W. E. J. *754*
Winkler, E. 676, *714*
Winship, T. s. Klopp, C. T. 807, *832*
Winship, Th., u. R. V. Rosvoll 929, *936*
Winsler 337, 342, 343, 347
Winter 838
Winter, C. C. 623, *652*
Winter, G. 939, *1001*
Winternitz, J. G. s. Steed, P. R. *754*
Winterstein, A. 361, 363, 365, 366, 368, 377, *428*
— u. H. Vetter 362, *428*
— s. Schürch, O. 354, 361, 363, *427*
Wintrobe 790
— u. Huguley 790
Wintrobe, M. M. s. Goodman, L. S. 788, 790, *831*
Wintz 852
— s. Seitz 726
Wise, S. s. Bierman, H. R. 829
Witt, H. J. 268, *300*
— s. Kirchhoff, H. 122, *146*

Witt Andrus, M. 258
Witte, E. s. Schaefer, W. 728, 729, *754*
Witte, S., u. K. Th. Schricker 603, *652*
— s. Henning, N. 603, 606, 647, *650*
— s. Schmid, E. 638, *651*
Wittekind, D., u. R. Struder 906, *936*
Wittgens, H. s. Baader, E. W. *421*
Wittig, H. H. s. Semisch, R. 616, *651*
Witting, J. s. Lehmann-Facius, H. 632, *650*
Wittman, H. G. 527, 528, *589*
Witzel, G. *1000*
Woeber, K. 150, *205*
Woernley, D. L. 561, *586*
Woglom, W. *428*
Wohlwill 26, *44*
Woite s. Auler 823
Wolbach s. Porter 443
Wolbarst 514, 889
Wolbergs, H. s. Kutscher, W. 165, *204*, 768
Woldow, I. s. Shay, H. 793, *833*
Woldrich, A. s. Beutel, A. 476
— s. Bruhl, A. 477, *519*
Wolf, A. 361, 362, 366, *428*
Wolf, B. E. s. Wendt, G. G. 525, *589*
Wolf, F. 622, *652*
Wolf, H. J. 805
— u. N. Gerlich 795, *834*
Wolf, P. M., u. N. Niehl 480
Wolfe, R. D. s. Hueper, W. C. 343, *425*
Wolf-Heidegger 131
Wolfe u. a. 444
Wolff 55, 755, 784, 785
— s. Rohlfing *999*
Wolff, A. 480
Wolff, G. *93*, 222, 249
Wolff, J. *43*, 88, *93*, 725, *752*
Wolff, J. A. s. Farber, S. 799, *830*
Wolff, J. J., u. W. R. Platt 480
Wolff, O. H. s. Edwardsi, H. 587
Wolffheim *589*
Wolkensohn, D. s. Bronstein, J. 152, *202*
Wolley, G. W. 187, *205*
Wollmann, S. H. 481, *521*
Wollum, A., D. F. Glaser, H. C. Bryant u. H. M. Pollard 606, *652*
Wolman, W. *428*
Wolstenholme, G. E. W., u. M. O'Connor *202*

Wolstenholme, G. E. W., u. M. O'Connor 698, *714*
Wood u. Shimkin 55
Wood, E. M. *936*
Wood, F. W. s. Hock, E. F. v. 608, *650*
Wood, H. 354, *428*
Woodard s. Farrow 770
— s. Hermann 770
Woodard, H. Q. 457, *480*
Woodard, H. R. s. Cahan, W. G. 444, *477*
Woodhall, B. s. Youngstrom, K. A. 167, *205*
Woodhouse, D. L. 631, *652*
Woodruff, L. M. s. Smith, G. G. 676, *716*
Woods, F. M. s. Overholt, R. H. *1001*
Wookey 865
Wookey, H., C. Ash, W. K. Welsh u. R. A. Mustard 879
Woolley, D. W. 797, *834*
Woolner, L. B., u. J. R. McDonald 606, *652*
— s. Beahrs, O. H. 863, *878*
— s. Hayles, A. B. 283, *298*, 929, *935*
— s. McWhorter, H. E. 265, 268, *298*
— s. Phelan, J. T. 289, *299*
Worman, L. W. s. Hurley, D. 807, *831*
Worth, G., u. E. Schiller 339, 910, *934*
Wozenkraft, P., F. W. Foote u. E. L. Frazell 263, *300*
Wrba, H. 781, *834*
Wright, A. M. s. Bigelow, N. H. 254, *297*
Wright, J. C., V. B. Dolgopol, M. Logan, A. Prigop u. L. T. Wright 801, *834*
— s. Wright, L. T. 793, *834*
Wright, L. T., J. C. Wright, A. Prigot u. S. Weintraub 793, *834*
— s. Lehv, S. P. *832*
— s. Weintraub, S. 799, *834*
— s. Wright, J. C. 801, *834*
Wright, W. H. s. Shimkin, M. B. 301, *330*
Wucherpfennig 662
Wüsthoff, A. *1000*
Wüsthoff, H. 919, *936*
Wüstner *428*
Wuhrmann, F., u. Ch. Wunderly *202*
Wuhrmann, F. Ch., u. Ch. Wunderley 600, 601, *647*
— u. Wiedemann 601
Wuketich, St., u. Th. Mark 464, *480*
Wulf, G. s. Gross, R. 791, *831*

Wunderlich s. Linder, F. 704, *715*
Wunderly, Ch. s. Wuhrmann, F. *202*
Wunderley, Ch. s. Wuhrmann, F. Ch. 600, 601, *647*
Wurnig, P. 803, *834*
— s. Denk, H. 658, *714*
— s. Karrer, K. *831*
— s. Scheuba, G. 803, *833*
— s. Wenzl, M. 112, *148*
Wurster, C. 378, 395, 397, *421*, *428*
Wurzschmidt 983
Wyckoff, R. W. G. 330
— u. J. W. Beard 330
— s. Beard, J. W. 313, *327*
— s. Stanley 309, *330*
Wylegschanin, A. J. *589*
Wynder 85
Wynder, E. L. 407, *421*, *428*, 912, 914, *936*
— I. J. Bross u. R. M. Feldman 405, 407, *428*
— u. J. Cornfield 915, *936*
— u. H. Geghers 915, *936*
— u. E. A. Graham 909, *936*
— E. A. Graham u. A. B. Groninger *428*
— u. D. Hoffmann *936*
— P. Kopf u. H. Ziegler 405, 407, *428*
— A. Lupberger u. C. Grener *428*
— F. R. Lemon u. J. J. Bross 408, *428*
Wyndham, N. R. s. Gordon-Taylor, G. 878
Wyss, O. *93*, 442, *480*

Yamagiva, K. 354, *589*
— u. K. Itschikawa 356, *428*
Yamawaki, T. s. Lange, R. D. 468, 469, *478*
Yasargil, G. s. Krayenbühl, H. 273, *298*
Yee, J. s. Jakobs, L. G. 849, *879*
Yonezawa, T. s. Hay, R. C. 688, *715*
Yoshida 303, 757
Yoshida, T. 138, *148*, 342, 347, 348, *428*, 501, *521*
— s. Sasaki, T. 347, 348, *427*
Young, N. F. s. Kensler, C. J. 350, 351, *425*
Young, R. S. 336, *428*
Younge, P. A. 123, *148*
— s. Hertig, A. T. 123, *146*
Youngstrom, K. A., B. Woodhall u. R. W. Graves 167, *205*

Zaaijer 682
Zacherl, H. 122, *148*
Zacharias, E. 236, *249*
Zacharias, P. 219, *249*
Zademack, W. s. Osten, W. 801, *832*
Zängl, A. 716
Zagel s. Dontenwill, W. 506, *519*
Zagner, A. s. Löhr, B. *425*
Zahnert, R. s. Gummel, H. 203
Zakrzewski, Z. 590
Zamenhof, St., u. S. Greer 551, *590*
Zander, G. E. s. Anderson, W. A. D. 451, *476*
Zanes u. Mitarb. 790
Zanrs, R. P. s. Hoster, H. A. 329
Zarafonetis, Ch. s. Shay, H. 793, *833*
Zdansky, E. 929, *936*
Zehender, F. s. Miescher, G. 361, *426*
Zehrer, G. s. Schulz, A. 110, *147*
Zeidman, I. s. Long, R. P. 150, *204*
Zeitler, E. 74, *93*
Zeitlhofer, J., u. P. Speiser 461, *480*
— s. Politzer, G. 288, *299*
Zeitz, H. 77, *93*
— s. Runge, H. 853, 854, *878*
— s. Werner, K. *652*
Zemskaja, A. G. 253, *300*
Zenker, R. *428*
— s. Guleke, N. 714

Zettel, H. s. Zukschwerdt, L. 600, *652*
Zicha, L. s. Scheiffarth, F. 772, *833*
Ziegler, H. 61, 62, *93*, *249*
— s. Wynder, E. L. 405, 407, *428*
Zierdt, C. H. s. Boggs, D. R. 818, *829*
Zierhut, E. 615, *652*
Zillesen, F. O. s. Bothe, A. E. 127, *145*
Zimen, K. E. 476
Zimmer, K. G. *480*, 559, *586*, *590*, 720, 754
— u. N. W. Timoféeff-Ressovsky 590
— s. Ehrenberg, L. *752*
— s. Riehl, N. 550, 559, *589*
— s. Timoféeff-Ressovsky, N. W. 550, 559, 561, 565, *586*, 719, 720, 721, 726, *752*, *754*, 787
Zimmer, L. s. Peyron, A. 230, 238, *248*
Zimmerman, A. M. s. Greenblatt, R. B. *297*
Zimmermann, J. M. s. Jude, J. R. 863, *879*
Zimmermann, K. W. 102, *148*
Zimmermann, W. 637, 648, *652*
Zipfel, W. *1000*
Zischka, W., K. Karrer, O. Hromatka u. E. Broda 350, *428*
— s. Karrer, K. 350, *425*
— s. Broda, E. 350, *422*
Zöllner, E. L. *652*

Zola, K. s. Taussig, J. *480*
Zollinger 382
— s. Cutler 666
Zollinger, H. U. 129, *148*, 337, 339, *428*, 463, *480*
Zollinger, H. W. 6, *44*
Zondek, B. 183, *205*
— s. Zondek, H. *590*
Zondek, H. 182, 202, 205, 277
— A. Kaatz u. H. Unger 300
— B. Zondek u. W. Hartoch 590
Zone, R. A. s. Patton, D. J. F. 864, *879*
Zuckermann, C. 180, *205*
Zuefle, J. H. s. Hueper, W. C. *478*
Zülch, K. J. 17, *43*, 70, 89, *93*, 94, 102, 132, *145*, *148*, 253, 263, *296*, 430, *480*, 681, 682, *716*, 862, *878*, *879*
— u. E. Christensen *148*
Zukschwerdt, L. 638, *652*
— u. W. Horst 930, *936*
— M. Knedel u. H. Zettel 600, *652*
— s. Horst, W. *753*
Zuppinger, A. 447, *480*
— s. Schinz, H. R. 731, *751*
Zurhelle, E. 372, *428*, *480*
Zuschneid, K. *428*
Zuspan, F. P. 445, *480*
Zweifel u. Payr 591
— s. Payr, E. *651*, 666
Zwicker, M. 607, *652*, 679, 682, *716*

Sachverzeichnis

Die *kursiv* gedruckten Seitenzahlen zeigen die Stellen an, an denen jeweils die Hauptbehandlung eines Stichwortes erfolgt.

Abderhaldensche Abwehrproteinasereaktion 631
aberrierende Organe 263
Abführmittel paraffinhaltige 411
Abgase 911
absolute Heilziffer 840
— — aller Krebserkrankungen 872
— — bei Magenkrebs 844
Absorption von Strahlen *434*, 737
Absterbekurven, bereinigte 839
Abstriche von Schleimhäuten 603
Abwässerverschmutzung *918*, 978
—, industrielle 387, 919
—, radioaktive 976
Abwehrkräfte des Organismus *510*, 640, 760, 942
— gegen carcinogene Noxen 509
— Steigerung 761
Acanthosis nigricans 119, *239*, 571
Acaricide 394
Acatalasaemia 163
2-Acetylaminofluoren *345*, 370, 515, 516
—, Ausscheidung durch die Muttermilch 282
4-Acetylamino-fluoren 345
N-acetyl-p-aminophenol 351
Acridine 391, 392, 623
ACTH-Behandlung maligner Tumoren *777*, 818
ACTH-Test 597, 637, 705
ACTH-Überproduktion 293
Actinomycin C 800
Acusticustumor 13
Adamantinome 8, 263
Adam-Stokes-Kragen 13
Adenin 797, 798
Adenocarcinom 8, *98*, 114
— beim Leopardfrosch 315
Adenocarcinome innersekretorischer Drüsen 198
Adenofibrom des Nebennierenmarks 257
Adenoma tubulare testiculare ovarii 291
Adenome *98*, 482
—, Ätiologie 198
— der Hypophyse 183
— der Nebennierenrinde 186
— der Schilddrüse 191
— endokriner Organe 197
—, hormonell abhängige 97
— und Epithelkörperchen 191
— von Hormondrüsen 183
Adenosarkome der Nieren 101
Adenosin-diphosphorsäure 164

Adenosin-triphosphorsäure 164
Adrenalektomie beim Prostatakrebs 712
—, bilaterale 702
—, medikamentöse 769
adrenocorticotropes Hormon s. ACTH
adrenogenitales Syndrom 187
Adventisten 408
A-Elektronen 561
aerobe Glykolyse 161
Ärzte, Lungenkrebs 915
—, Rauchgewohnheiten 406
— und Krebs 643
ärztliche Überwachung von Krebskranken 895
ärztlich-soziale Maßnahmen der Krebsbekämpfung 938
Äthylen 392
Äthylenimine 413, 780, *792*, 929
Aethyleniminobenzochinone 795
Äthylenoxyd 392
Aethylurethan 780
Agarbindungsreaktion 636
Akromegalie 184, 697
akute Verbrennungscarcinome 436
akzessorische Organe 263
Aldolase 163
Alizarin 346
alkalische Phosphatase 166, 634
Alkalität 977
Alkaloide 547
Alkohol *400*, 822, 916, *921*
alkylierende Substanzen 371, 787, *791*
Allen-Doisy-Test 637
Allgemeinbehandlung 654
Allgemeinerkrankung, Krebs 816
Allgemeintest für Krebs 590
Allgemeinzustand bei Krebs 593
Alloplastik *380*, 384
Alloxan und Inselzellcarcinome 776
Allyl-isothiocyanat 392
Alter und Sarkome 74
— der Virusinfektionen 317
Altern der Gewebe 572
Altersabhängigkeit bei Krebs 63, *67*, 90, 507, 572, 579, 585, *882*
— der Heilziffern 844
Altersfaktor und Krebsprophylaxe 880
Alterskurven der Carcinome 575
Altersschwäche *48*, 50, 882
Altersverteilung der Hodentumoren 250
Krebs im kindlichen Alter 255
— der Wilms-Tumoren 261

Alterszusammensetzung der Bevölkerung 54
Ambigonadismus 291
Ameisensäure 392, 987
amelanotische Melanome 267
Amelie 928
o-Amidoazotoluol 411
p-Aminobenzoesäure 798
4-Aminodiphenyl und Derivate *342*, 343, *344*
2-Aminofluoren *345*, 515
2-Amino-1-naphtholhydrochlorid 376
2-Amino-1-naphthyl-glucuronsäure 505
(2-Amino-1-Naphthyl)-phosphat 505
2-Amino-1-naphthylschwefelsäure 505
o-Aminophenole 505
Aminopterin 798, 799
—, antileukämische Potenz 809
4-amino-pteroyl-glutaminsäure 797
Aminosäuren 153
—, abnorme 155
4-Amino-stilben *345*, 786
Amitose 126
Ammoniak 392
Amöbenruhr und Sarkomentwicklung 307
Amputation bei Extremitätengeschwülsten 691
anabole Wirkung der Sexualhormone 774
Anämien bei Krebskranken 24, *597*
— beim Magenkrebs 598, *897*
anaerobe Glykolyse 161, 756
Anaerobiose von Fibroblasten 142
Anaesthesie 661
Anaesthesieprobleme beim Phaeochromocytom 694
Analgetica 690, *821*
Analtumoren 667
Anamnese 9, 10, *592*, 642, 658
Anaphase 127
Anaplasie 541
androgene Therapie 700, 776
Aneuploidie 527
Aneuploidiemutation 544
Aneurysma racemosum 271
Angeborene Geschwülste *249*, 265, 747, 894
Angeborene Tumoren, Blastogenese 277
— — im Licht des Mutationsgeschehens 535
— — nach Virusinfektion der Mutter 278
Angiographie 615
Angiomatosis retinae 238
Angiome thorotrastinduzierte 485
Angiosarkom 616
Angström-Einheit 433
anguläres Steranthren 374
Anilinarbeiter und Blasenkrebs 3, *342*, 504, 894
Anilin-azo-β-Naphthol 343
Anilinderivate und Krebs 341
Anionen der Tumoren 150
„Anoperieren" 657, 665
anorganische Stoffe im Krebsgewebe 149
anoxämische Fettsucht 26
Antagonisten der Mitosegifte 781
Anthocyanine 346
Anthracen 33, 355, *358*, 359, 405, 562
Anthracenarbeiter 355
Anthrakose 339, 416, 418

antiandrogene Therapie beim Prostatacarcinom 763
Antibiotica 392, 547, 760, *800*, 921, 981
—, Konservierung 925
antiblastische Stoffe 835
Antiblastogenese der Milz 511
—, hormonelle 172, 512
— mittels chemischer Substanzen 515
Anticarcinogenese 509, 514
—, Definition 5
—, Tierversuche 512, 515
—, Tumorprophylaxe 886
Antigene organspezifischer Tumoren 155
antihormonelle Therapie 762, 858
— — bei Carcinomen hormonabhängiger Organe 697, 761
— — bei Reaktivierung von Krebsgeschwülsten 773
antikonzeptionelle Mittel 411
Antimetabolite, Geschwulstverhütung 886
Antimetabolitentherapie *797*, 800
antimikrobielle Stoffe 392
Antimitotica in der Krebstherapie 779
Antimon 451
Antioxydantien *393*, 986
Antioxygene 925
Antipurine 798
Antiseptik 662
Antiwuchsstoffe *797*, 800
—, Geschwulstverhütung 886
Anus praeter naturalis 686
Aortographie retroabdominelle 617
Appendix, Carcinome 264
Arbeitsfähigkeit nach Lungenresektion 849
Arginasegehalt der Geschwülste 167
aromatische Amine 33, 341
aromatische Kohlenwasserstoffe des Teers 358
Arrhenoblastome 185, 291
Arrosionsblutungen 29
Arsen 31, 33, 38, 86, 119, *331*, 391, 450, 501, 556, 909
— als Krebsheilmittel 755, 783
— als Krebsprophylacticum 893
— bei Lues 302
— in der Luft 417
— Gehalt in der Zigarette 406
Arsenjodid 546
Arsenkrebs bei Winzern *86*, 333, *331*, 401
— der Haut 948
—, medikamentöser 332, 410
Arsenpentoxyd, Tumoren durch zellfreie Filtrate 321
Artdiagnose von Tumoren 614
Art. hepatica, Katheterung 806
arterielle Metastasierung 108
arterielles Rankenangiom 271
Arteriographie 616
— retroabdominelle 617
arteriovenöse Angiome der Lungen 271, 272
— Angiosarkom 272
Arzneimittelgesetzgebung 991

Arzneimittel, krebsbegünstigende 386, *410*, *925*, 928
Asbest 30, 33, *334*, 339, 909
Aschheim-Zondeksche Reaktion 637
— — beim Chorionepitheliom 276
— — beim Hodenteratom 258
Ascitestumoren 137, 161, 757
Ascorbinsäure 170
Asphalt 33, *355*
Asphaltarbeiter 355
Aspirationsbiopsie 625
Astrocytome 253
Aszendenzuntersuchungen 224
Atebrin 623
Atelektase 614
Atemluft 81, *415*, *905*, 906
Atherome, multiple 236
Atmung der Zelle 161
Atombombenexplosionen Überlebende 468
Atombombenversuche 469
Atomwaffenverbot 917
Atomzerfall 448, 449
atoxylresistente Lipase 166
Atoxyl und Arsenkrebs 332
atypisches Epithel 121
Au[198] siehe Gold, radioaktives
Aufbereitung von Trinkwasser 978
Aufklärung bei Krebs 958
— der Ärzte 960
Aufklärungspflicht 671, 748, *825*, *959*, 960
Augenkammer vordere Transplantation von Tumoren 142
Auskochung der Geschwülste 663
auslesefreie Zwillingsserien 233
Auspuffgase 357, 415, 907, *965*
Ausräumung der Axilla 668
Ausschälen von Tumoren 666
Ausscheidungscarcinom 334
Ausscheidungspyelographie 617
autochthone Teratome 259
autonomes Wachstum 9, 105, 139
autoplastische Überpflanzung von Zellen 139
Autoradiographie 132, *459*, 622
Autoreduplikation von Nieren 309
Autosomen 543
Avitaminose und Krebs 169
Axerophthol, Mangel an Vitamin A 169
8-Azaguanin 797
Azaserin 801
Azobenzol 395
Azofarbstoffe *346*, 395, 516
8-Azoguanin 798
Azonaphthaline 353
2:3-Azotoluol 348

Bakelit 380, *382*
Bantuneger, Lebercarcinome 389
Barium 451
— zur Darstellung des Magen-Darm-Kanals 615
Barrscher Zellkernkörper (s. a. Geschlechtschromatin) *130*, 284
— bei Hodentumoren 186
— beim Mamma-Ca 772
Basalzellcarcinom der Haut 8, 10

Basalzellcarcinom, Heilungsziffern 866
Basedowsche Krankheit 192
basophile Adenome des Hypophysenvorderlappens 183
Bastarde, Tumoren 219
Bastardierung einer Körperzelle 525
Bauchhoden und Orchiektomie 904
—, unphysiologisch hohe Körpertemperaturen 435
Baumwollspinnerkrebs 354, 356
Bayer E 39 *795*, 804
Beckennieren, Carcinome 265
Begutachtung, Leitsätze 948
— bei Silikose 340, 341
—, Trauma und Krebs 430
Behandlung siehe Therapie
Beizereiabwässer 919
B-Elektronen 561
Bence-Jonesscher Eiweißkörper 154, *600*, 602
Bendiensche Ausflockungs-Reaktion 636
1.2-Benzanthracen 358, 359, 361, 365, 405, 784, 918
Benzidin 342, 343
Benzin, Bleipartikelchen 417
— im Grundwasser 387
p-Benzochinon 351
Benzodioxantest 597
Benzoesäure 986, 987
Benzol 33, 562, *784*, 909
—, Betriebe 358, 359
— im Grundwasser 387
— und Leukämie 359
Benzol-Säure 392
3.4-Benzphenanthren 361
1,2-Benzpyren 405
3,4-Benzpyren 33, 361, 400, 410, 494, 495, 499, 547, *554*, 556, 784, 911, 918
— im Auspuffgas 416
— Behandlung 554
— und Crotonölapplikation 496
— Hydroxy-Form 377
— intratumorale Injektion 785
— intracelluläre Verteilung *364*, 367
— im Tabakrauch 914
Benzpyrenmenge in der Luft 416, 417
Benzpyrensarkome 303
Beratungsstellen 940
bereinigte Absterbekurve 839
— — für Brustkrebs 858
bereinigte Krebssterbeziffern 882
bereinigte Sterbeziffern für Bronchial-Ca 913
Bergmannskrankheit von Joachimsthal 455
Berufsbronchitis 909
Berufsfaktoren beim Lungenkrebs 909
Berufskrankheit durch Radium 454, 455
Berufskrebs *30*, 40, *78*, 91, 113, 220, 339, 367, 507, 642, 943, *945*
— durch aromatische Amine 344
— durch Arsen *331*, 333
— durch Asbest 334
— bei Chromat 335
— bei Frauen 220
— durch Mineralöle 357
— durch physikalische Noxen 32

Berufskrebs Praecancerosen 116
—, Prophylaxe 912
—, durch radioaktive Stoffe 456
—, Röntgencarcinom 442
—, Teerkrebs 353, 355
Berufsnoxen 33
Berufsschäden 592
—, Begutachtungen 942
Berufswechsel 895
Beryllium 451, 909
Beschneidung, rituelle 514
—, Krebsprophylaxe 889
— und Peniscarcinom 85
— und Prostatacarcinom 891
Bestrahlung, Erfolgsaussichten 723
—, Methoden 718
— und Operation, Indikationen 717
Bestrahlungsbehandlung des Bronchialkrebses 849
Bestrahlungsmöglichkeiten, Grenzen 722
Betatron 449, 730, 745, 746
Betelnußkauen 85, 410
Betreuungsstellen für Geschwulstkranke 940
Betreuung unheilbarer Krebskranker 824
Betriebe, radioaktiv gefährdete 908
Bevölkerungszunahme 85
Bewegungsbestrahlung 730
B_1-Hypovitaminose 818
Bichromate 336
bilaterale Tumoren 59, 235
Bildschirmverstärker 620, 696
Bilharziakrebs 30, 33, 86, 301
— der Harnwege 222
Bilirubinbestimmung im Serum 601
Billroth II-Resektionen 843
Bindegewebsgeschwülste (s. a. Sarkome) 7
Bindegewebssarkome 5-Jahres-Heilziffern 871
Bindegewebstumoren bei Polyposis intestini 241
Biochemie der Cancerisierung 148, 504
— der UV-Strahlen 440
— des Zellkerns 156
Biochemische Diagnostik 630
Biologie beim Mamma-Ca 857
— der Tumoren 567
Biophysik 549
— der UV-Strahlen 440
Bittner-Faktor 112, 315, 493
Blase beim Pankreas-Ca 408
Blasencarcinom, Diagnostik 618
—, Isotopentherapie 738
—, 5-Jahres-Heilziffer 864
Blasenersatzoperation 675
Blasenfistel 686
Blasengeschwülste bei Fuchsinarbeitern 341
Blasenkrebs 659
— der Anilinarbeiter 3, 30, 79, 376, 504, 894
— bei Bilharzia 30, 33, 86, 222, 301
—, β-Naphthylamin 918
— operativer Eingriff 656
Blasenmole 95, 181, 276
Blasenpapillom 610

Blastogenese angeborener Tumoren 277, 483
— aus embryonalen Zellen 134
—, endokrine 172
— in früher Kindheit 282
— maligner Tumoren 480
—, quantitative Analyse 505
Blastomatosen des lymphatischen und reticuloendothelialen Gewebssystems 252
Blastom, Definition 6
Blattgoldfolien 338
blauer Naevus 104, 270, 901
Blei 337, 339, 451, 909
— in der Luft 417
Bleiarsen 333
Bleistaub aus Auspuffgasen 967
Bleitetraäthyl 417, 908
Bleichung von Lebensmitteln 987
— von Ölen und Fetten 987
,,Blockaden" 688
Blutbild der Krebskranken 24
blutbildende Gewebe, maligne Tumoren 103
Blutdrucksteigerungen bei Wilms-Tumoren 262
blutende Mamma 609, 904
Bluterkrankheit 218
Blutkörperchensenkungsgeschwindigkeit bei Krebs 24 599, 634, 643
Blutsenkungswerte bei Sarkomerkrankungen und bei malignen Melanomen 600
Blutstillung 662
Bluttest auf Krebs 636
Bluttransfusion und Geschwulstvirusübertragung 324
— bei Krebskranken 818
Blutungen 14
Blutuntersuchungen 597
Blutwäsche 824
Blutzuckerbestimmung 638
Bolen-Test 632
Borsäure 392
Bourmevillesches Syndrom 275
Bowensche Dermatose und Hautcarcinom 38
Bowensche Krankheit, konservative Behandlung 897
Brandnarbenkrebs (s. auch Verbrennungen und Krebs) 435, 436
braune Tumoren 8, 97, 118, 135, 837, 903
Braunkohlenteer 353
Brikettarbeiter 355
Brill-Simmerssche Krankheit 38
British-Anti-Lewisite 515
Brom 451
Bronchialcarcinome 8, 15, 37, 402, 614, 619, 659
— bei Ärzten 915
— und Alter 71, 72
— bei Asbestarbeitern 334
— und Beruf 78, 79, 80, 398, 414, 973
—, Bestrahlungsbehandlung 849
— und Bronchitis chronische 37
—, Cadmiumexposition 338
— bei Chromarbeitern 335
—, Cytodiagnostik 606
— nach Eisenoxydinhalation 337

Bronchialcarcinome, Endoxanwirkung bei 791
—, Fehldiagnosen 630
— bei Frauen 66, 906, *913*
—, Früherfassung 612
— und Gaststättenberufe 415
—, Gefährdung 72
— bei Generatorgasarbeitern 354
—, geographische Unterschiede 83
—, Geschlechtsverhältnis 403, *913*
—, Häufigkeit 404, 905, *913*, *974*
—, Heilziffern *803*, *846*, 881
— und Herzerkrankungen 407
— und Hirnmetastasen 17
—, inoperable 644
— bei Kindern 254
— und Lungenmißbildungen 257
— bei Mäusen 209, 406
—, Metastasierung 112, 681
—, Mitomenbehandlung 789, 803
— als Narbenkrebs 341
—, Operabilität 657
—, periphere 13
—, praeblastogene Noxen 492
—, Prophylaxe 905, 912
—, Röntgenbildschirmuntersuchungen 939
— und Silikose 339, 910
—, Statistik 50, 51, 83, *403*, 574, *913*, *974*
— und Staubinhalation 339
—, stumme 639
— und Tabakrauch 305, 401, 967, 972
—, thoriumhaltigen Staubes, Inhalation 463
— und Tuberkulose 306
— nach Urethangaben 371
—, Virusbedingtheit 906
— bei Winzern 86, 948
—, Zunahme *56*, 81, 91, 574, *913*
Bronchialkrebse als Arsenkrebs 333
— durch Benzpyrenlösungen (tierexperim.) 369
Bronchialsekret, Cytodiagnostik 606
Bronchitis, chronische 37, 417
— bei Silikose 339
Bronchuslavage 611
—, gezielte 606
Brown-Pearce-Tumor 302, 320
Bruchband-Hautcarcinom 430
Brustdrüse siehe Mamma
Bundeswasserstraßen 978
Butadien-diepoxyd 371
Buttergelb (s. auch 4-Dimethylaminoazobenzol 343, *348*, 351, 395, 493, *505*, 508, 515, 516, *545*, 577, 887, 982
Buttergelbhepatome durch zellfreie Filtrate 321
Butyloxyanisol 393
Butyloxytoluol 393
B-Vitamine und Krebs 170

Cachexia thyreopriva 195, 693
Cadmium 417, 909
Caesiumkanone 745
Café-au-lait-Flecke 238
Calcipherol 170
Calciumausscheidung 705, 706
— nach doppelseitiger Adrenalektomie 703

Calciumbestimmungen im Urin 602
Calciumgehalt der Krebszellen 150
Calciumhydroxyd 393
Calciumlactat 393
Calciumlactophosphat 393
Callusbildung 926
Callus-Sarkom 945
Cancer aigu 947
Cancer en cuirasse 111
Cancer a deux 228
Cancer, Definition 5
Cancerisierung 5, 37, 39, *40*, 143, *481*, 489, 564
— und Biochemie 504
—, Morphologie 502
— und Mutation Parallelitäten 545
— als Mutation wachstumsregulatorischer Erbstrukturen somatischer Zellen 557
— Regenerationstheorie 117
Cancer in situ s. Carcinoma in situ
— in vitro 141
Cancerogene während der Gravidität 280
— Kohlenwasserstoffe im Grundwasser 918
— Noxen s. Carcinogene
Cancerologie, Definition 5
Cancerophobie, Definition 5
cancerotoxisch 755
Caprinsäure 392
Carbaminsäureäthylester 793
Carbonylverbindungen 547
Carboxylasehemmung durch Chinon 351
Carcinogene 5, *30*, 489, *884*
— Anilinderivate 376
—, diaplacentarer Transport 81
—, inhalierte und Bronchialkrebs (s. a. Bronchialcarcinom) 402
—, intermediärer Stoffwechsel 376
—, körpereigene 373
— Kohlenwasserstoffe als Cytostatika 784, 786
—, strukturelle Verwandtschaft mit körpereigenen Substanzen 373
—, mutagene 582
— und Naturstoffe 378
— Stoffe und Tumorviren 386
— Substanzen in der Muttermilch 282
— — in der Wirtschaft 33
— im Teer 354
Carcinogenese bei Abbruch blastogener Einwirkungen 507
— durch Kohlenwasserstoffe 369
Carcinokolyse 5, 553, 555, *755*
— durch Carcinogene 786
—, Kombination mit operativen Maßnahmen 801
—, regionale 804
Carcinoide 5, 8, *638*
Carcinoidsyndrom 196
— bei Pankreas-Ca 197
Carcinoma in situ 15, 36, *121*, 123, 903
—, cytologische Methodik 606
— der Prostata 177
Carcinoma simplex *8*, 99
— ex ulcere 38, *593*, 899

Carcinome *5, 41*, 98, *99*, 257
—, Differenzierungshöhe 8
—, Entstehung 385
—, Klassifizierung 6
— -Rezidiv-Operationen 677
— der Mundhöhle 410
— bei Säuglingen und Kindern 254
— und Sarkome 73
carcinomatöse Ergüsse, Punktion 805
Carcinomtiere 209
Carcinophilin 801
Carcinophobie 27
Carcinostatica s. Cytostatica
Carcitest-Diagnostik 635
Cardiakrebs 659
Cardiaresektionen 658
Carotin 170, 983
Carotinoide 346
Carotisdrüse, Tumoren 189
Carotissinussyndrom 190
cartilaginäre Exostose bei Sarkomen 237
Cavernencarcinome 306
Cealysin 813, 814
Cellophan 380, 382
celluläre Variation, Krebszellentstehung 524
Cellularpathologie der malignen Tumoren 95
Cellulartherapie 824
cerebrale Angiographie, Fehler und Gefahren 616
Cervixcarcinom 77
— bei Circumcision der Männer 890
— und Diäthyl-Stilboestrol 776
— und Geburtenzahl 179
—, Häufigkeit in Stadt und Land 84
— bei Juden und Moslems 85, *891*
— bei Kindern 254
— 5-Jahres-Heilziffer *851*, 852, 853, *881*
— -Rezidive Hormontherapie 775
—, Stadieneinteilung 15
Cervix uteri, cytologische Methodik 606
— und Oberflächencarcinome 122
Chaini-Krebs 80
Chalicosis 339
Chemiearbeiter und Lungenkrebs 31, 415
Chemie des Krebses 884
chemisch-physikalische Krebstherapie 814
Chemisierung unserer Umwelt 428, *884*
Chemogenetik *391*, 545
Chemotherapie s. Cytostatica
Chiasmasyndrom 12
Chinesen, Krebshäufigkeit 222
Chinon 413, 780, 929
— Carboxylasehemmung 351
Chinosol 393
Chirurgie bei Krebs 654
— der Lymphabflußgebiete 667
Chloräthylspray, Gefrierung 822
Chlordioxyd 392
5-Chloro-o-toluidin 343
Chlorophyll 346
Chlorpikrin 393
Chlortoluidin 342
Chlortrianisol 767
Cholangiome 485
Cholanthren 365, 366

Cholecystektomie und Krebs 373, *900*
Cholecysto- bzw. Choledochojejunostomie 683
Cholelithiasis und Gallenblasenkrebs 304
Δ^4-Cholestendion-(3,6) 441
Cholesterin 373, 374, 498
—, Beziehungen zu carcinogenen Wasserstoffen 374
— im Krebsgewebe 151
—, Oxydationsprodukte 375
Cholesteringehalt der Haut und Einwirkung von UV-Licht 440
α-Cholesterinoxyd 441
Cholesterinstoffwechsel der Gewebe 375
Cholinesterase 167
Chondrodystrophie 572
Chondromatose 536
—, Sarkombildung 118
Chondrome *263*, 482, 903
Chondrosarkom 99, 114, *578*
Chordotomie 670, 672, *689*
Chorioidea, Melanome 266
Chorionepitheliom *95*, 181, *276*, 579, 636, 837
— und Hirnmetastasen 17
— beim Manne 27, 182, 277
Chrom 33, *336*
Chromat 30, *335*
Chromatin 126, 127
Chromatinbestand, abnormer 541
Chromatsalze 909
Chromocystoskopie 611
Chromomeren 157, 159
Chromosomen 126
— -Aberrationen 281
—, somatische 539
Chromosomenabweichung, Polydysspondylie 285
Chromosomen und Erbfaktoren 525
Chromosomengarnitur 526
Chromosomenkarten *156*, 525
Chromosomenkrankheiten *284*, 542
Chromosomenmutationen 527, *540*, 721
Chromosomenstudien bei Krebszellen 128, 129
Chromosomentopographie 525
Chromosomenzahl des Menschen 218
Chrom-Phosphat radioaktives, 710
Chrysen 361, 374
Chrysoidin 396
CILAG 61, 793
Circumcision s. Beschneidung
Citracon 392
Citraconsäure 393
Citronensäure 393
Citronensäurecyclus 164
Citrovorumfaktor 800
Coagulation des Geschwulstrestes 663
Coagulationsnadel 695
Cochenille 346, *983*, 984
Coecalfistel 686
Cohnheimsche Krebstheorie *119*, 134, 278
Colchicin *780*, 810, 814
— -Vergiftung 782
Colitis ulcerosa 38, 307
—, maligne Umwandlung 899

Collumcarcinom s. Cervixcarcinom
Co-carcinogenese s. Syncarcinogenese
Colo-colostomie 683
Colonkrebs und Bilharziacarcinome 301
—, Heilziffern 859, 862
— bei Polyposis 241
—, Vorlagerungsmethode nach v. MIKULICZ 674
Colonrezidive 677
Condylomata acuminata 319
Condylome 385
congenitale Leukämien 252
congenitaler Krebs *81, 249, 535*
Contergan *928*, 991
Coronarerkrankungen beim Bronchialcarcinom 407
Corpuscarcinom s. Uteruscarcinom
Corpus-luteum-tumor 291
Cortison 497, 515, 517, 769, *777*
Courvoisiersches Symptom 595
Courvoisier-Terrier Syndrom 13
Craurosis vulvae und Vulvacarcinom 38
crossing over 527
Crotonöl 496
—, Syncarcinogenese 437
Crotonsäuren 392
Cumarin 393
Cumarinderivate 393
Curettage 627
Cushing-Syndrom *12*, 13, *183*, 292, 703
—, Hypophysenausschaltung 704, 710
Cutanreaktion entsprechend den Headschen Zonen 635
Cylindrome 8
Cyren A 767
Cysternen 625
Cysticercusinfektion *303*, 501
Cysticercussarkome 303
Cystin, Strahlenschutzstoffe 931
Cystogramm 618
Cystoskopie 610
Cytochemie bei Krebs 94, *132*
—, topographische 157
— der Zellteilung 158
Cytochromsystem 164
Cytocid 755
Cytogenetik 157
Cytologie bei Krebs 94, *123*, 130, 144, *603*, 607, 643
cytologische Veränderungen nach Einwirkung carcinogener Stoffe 369
Cytonal 766
Cytoplasma 127
Cytostatica 547, *654*, 755, 761
—, Cancerogenität 413
—, experimentell 756, 757
—, lokale Anwendung *555*, 782
—, Rezidivprophylaxe 802
Cytoxan 791
Cytotropismus von Viren 310
Czerny-Klinik 952

Dachpappenarbeiter 355
Dacron 382

Dammtumoren 667
Darmkrebs bei Polyposis intestini (s. auch Colon) 241
Darmschleimhautkatarrhe und Sarkomentwicklung 307
Dauertraumen 432
DDT 394, *510*
Deckzellentumor des Peritoneums und Asbestnachweis 335
Decortin 777
Defektmutationen 552
Definition der Geschwülste 96
— des Krebses 4
Defolianten 921
Dehydracetonsäure 392
Dehydronorcholen 373
Deltacorten 777
Deltacortril 777
Demecolcin 780
Depersonalisation 690
Depot-oestromon 767
Dermoide 265
Descensus testiculorum 180
Desinfektionsmittel 923
Desmoide 482
Desoxycholsäure 373, 499, 501
4-Desoxypyridoxin 797, 798
Desoxyribonuclease 167
Desoxyribonucleinsäure 156, 527
—, Färbung nach Feulgen 132
destruierendes Wachstum 96, 106
Deszendenzuntersuchungen 22
Deuteronen 449
Devitalisierung *733*, 901
Dhoti-Krebs 80
Di-Adreson 777
Diäthyldioxystilben 174
— -diphosphat 766
Diäthylnitrosamin 502, 506
Diäthylstilböstrol *378*, 397, *765*, 766, 927
— und Cervixcarcinome 776
Diagnostik 590, 591, *630*, *925*
—, chemische 151
—, cytologische 603
— und Endoskopie 609
—, Fehler 47, 630
—, hormonale und fermentative 633, 636
— mit radioaktiven Isotopen 621
—, röntgenologische 611
2,6-Diaminopterin 797
2,6-Diaminopurin 798
Diät, krebsfeindliche 816
— als Krebstherapie *816*, 886
— -Fremdstoff-Verordnung 985
Diaphorese 164
Diathermie *435*, 661
Diazoverbindungen 347
Dibenzacridin *353*, 495, *515*, 516
1,2,5,6-Dibenzanthracen 360, 361, 515, 516, 562, 563, 784, 786
— als mutagener Stoff 547
— im Paraffinwachs 394

Dibenzanthracen, Tumoren durch zellfreie Filtrate 321
Dibenzcarbazole *343*, 353
1,2,5,6-Dibenzfluoren 515, 516
Dichlor-Diäthylamin 787
Dichloren *789*, 805
Dickdarm s. Colon
Differenzierung einer Krebszelle 7, 143, 774
— der Somazellen 533
—, Wachstumsenergie 114
Dihydrotestosteron 770
Dijodofluorescin radioaktives 623
Dilute-brown-Stamm 210, 211, 216
2:3-Dimercaptopropan 515
Di-methoxy-diäthylstilben 767
9,10-Dimethyl-Anthracen 359
4-Dimethylaminoazobenzol (s. auch Buttergelb) 342, *348*, 351, 493, 505, 508
4-Dimethylaminostilben 346, 349, *353*, 506, 786
—, Variabilität der Krebsformen 570
4,10-Dimethyl-1:2-benzanthracen 498
7,12-Dimethylbenz-α-anthracen 370
9:10-Dimethyl-1:2-Benzanthracen *365*, 437, 498, 515, 786
—, Crotonölapplikation 496
3,4-Dimethyl-1,2-Cyclopentenophenanthren 375
Dimethyldichlorbernstein 392
Dimethylnitrosamin 506
N-Dimethyl-p-phenylendiamin 351
Dimethyl-steranthren 374
1,4(Dimethyl-sulfanyl-dioxy)butan 796
Dinaphthylamine 343
Dinatriummonophosphat 393
Dinitrophenol 501
Dioxy-diäthylstilben 766
Dipeptidasen 166
Diphenyl 392, 393
diploid 533, 544
Diskordanz maligner Tumoren bei Zwillingen 232
Disposition zum Krebs 570
Distomum japonicum, Leberkrebs 302
DNS-Matrize 528
Doppelcarcinome *58*, 60, 106, 665, 669
—, Mammacarcinom 613
Dosis, Abhängigkeit bei der Krebsentstehung (s. auch Summation) *505*, 561, 579, 728
— und Latenzzeit 349, *505*, 883
— minima 360, 363
— beim Tabakkonsum 405
— bei Thorotrast 460
Drainagenbronchus-Carcinom 306
Dreifachkrebse 61, 62
dreizeitiges Vorgehen beim Rectum-Ca 674
Drosophila melanogaster 208, 525, 532
— — mit melanotischen Tumoren 88
Drüsen-Ausräumung 667
— -Punktion 625
drumstics 130
Ductus thyreoglossus, Carcinome 264
Düngemittel 989
Dünndarmkrebs 875
Dünndarmsarkome 62

Duodenalcarcinome bei gleichzeitiger Polyposis 241
Duodeno-Pankreatektomien 670, 868
Durchdringungsvermögen von Strahlen 434
Durchschnittsalter der Krebskranken 219
Durchzugsamputationen 669
Dysembryo 289
Dysenterie und Sarkomentwicklung 307
dysgenetische Gonadome 277, 288
dysontogenetische Tumoren 262
Dystrophie 389

E-39 *795*, 804
Echtgelb 350, 984
Edelmetalle 338
egg-borne-Virus 322
Ehrlich-Carcinom 137, 757
— und Mitosegifte 780
Eigenblutinjektionen 819
Einflußstauung 594
Einreibemittel mit Teer 410
Einteilung der Tumoren 98
Eintrittspforten krebsbegünstigender Noxen 35
Eiseninhalation und Lungenkrebs 337
Eisenmangel, Krebs der oberen Speisewege 389
Eisenoxydstaub und Lungenkrebs 28, *337*, 909
Eisenresorption 598
Eiweißfäulnis im Dickdarm und Krebs 378
Eiweißstoffe, Enzyme 166
Eiweißfraktionen des Serums 600
Eiweißkörper im Krebsgewebe, Gehalt 154
Eiweißmangelernährung 922
Eiweißmangelschaden 389
EKG-Befunde beim Bronchialcarcinom 407
elastogene Wirkung der UV-Strahlen 440
Elektronenmikroskopie 125
Elektrochirurgie 661, 662
Elektrocoagulation und Endoskopie 663
— des Ganglion Gasseri 695
— von Hypophysentumoren 695, 696
Elektroexcision von Melanomen 729
Elektrodermatompunkte 638
Elektroencephalographie 638
elektromagnetische Wellenstrahlungen, Spektrum 433
Elektronenaffinität 563
Elektronenmikroskopie 502
Elektronenschleuder 449, 730, 745, *746*
Elektronentheorie 563
Elektrophorese 500, 601
Elektroresektion 626, 663
Elfenbein 383
Embryome 257
embryonale Gewebe, experimentelle Verpflanzungen 134
— Tumoren 249
— Zelleigenschaften 134
embryonales Adenosarkom 260
Embryopathien 324
Emulgatoren 394
—, vorläufig duldbare 987

en-bloc-Exstirpation 667
— des Mesorectums 860
— von Prostata, Samenblase und Blase 671
— des regionalen Lymphdrüsengebietes bei malignen Melanomen 904
Enchondrome 237, 530
—, multiple 528
Endemiologie (s. a. Geographie des Krebses) 82, 998
endogene Carcinogene 35, 41, *372*, 377
endokrine Organe, Tumoren 284
endokrines Drüsensystem 171, 182
Endokrinotherapie, operative 172, *693*, 762
— —, Geschichte 699
Endometriose 109
Endo-Prothesen 411
Endoradiosonde 602, 639
Endoskopie und Elektrocoagulation 663
— und Krebsdiagnostik 609
Endotheliom 98
Endoxan 791, 803
—, Nebenwirkung 792
Entdifferenzierung 162
Enteroanastomosen 683, 685
Enterocolitis und Sarkomentwicklung 307
Entlastungsoperationen 685
Entphenolung 919
Entstehung des Krebs 3, *206*, 481, 486
—, analoge Vorgänge bei der Mutationserzeugung 545
— bei gestörter Regeneration 117
— und Infektion *300*, 304, *320*
— Mutationstheorie 521, 590, 748
— als Problem der Genetik 523
— und Viren 89, 320, 522
— und Vitamine 169
Entwicklungsmechanik 133, 144
Entwicklungsphysiologie 133
Enzyme und Gene 526
Enzymnachweise cytochemisch 132
Enzymologie der Tumoren *160*, 167
Enzymsystem der Zellatmung 164
eosinophile Adenome des Hypophysenvorderlappens 184
Ependymome 253, 263
Epidermoide 265
Epipharynxtumor 13
Epithelgewebe, Geschwülste 98
Epitheliome 98
—, cystische 236
Epithelkörperchenadenome *191*, 484, 638, 694
—, Exstirpation 695
Epuliden 8, 135
Erbeinflüsse und Krebsstatistik 217
Erbeinheiten 525
Erbfaktoren 207
—, Chromosomen 525
— bei Tumorstämmen 211
Erbgutschädigung durch Isotope 472
erbliche Praeblastomatosen 236
Erdstrahlen 81, 86
Erfassung der Geschwulstkranken 940
Erfrierung und Carcinomentstehung 437
Ergastoplasma 503
Erholungsfaktor 506

Erkrankungsalter, durchschnittliches 219
Ernährungseinflüsse bei Leberkrebsentstehung durch Buttergelb 351
Ernährungsfaktoren 80, 387, *398*, 493, 886, *920*
Ernährung von Krebskranken 816
—, künstliche 819
— und Mammacarcinom der Maus 215
Ernährungsfaktoren bei Mißbildungen 282
Erosion s. Portioerosion
Erreger des Krebs *300*, 302, 320
Erstsymptom 642
Erysipel bei Carcinomrückbildungen 835
Erysipelas carcinomatosum 111, 596
— — „Adrenalektomie 703
Erythrocytenzählung 597
Erythromyeloblastose bei Hühnern 311
Erythroplasie 38, 122
Essenzen-Verordnung 988
Essigsäure 392
Eticyclin 765
Euchromatin 157
Eunuchen und Prostatakrebs 173, *892*
Euthanasie 825
Evidement ganglionaire du cou 668
Evisceration (aller Beckenorgane) 670, 671
Evolution der Lebewesen 207
Ewing-Sarkom *104*, *254*, 596, 613, 682
— und Fieber 14
—, Gefäßarchitektonik 616
— nach Kriegstrauma 431
—, Strahlenbehandlung 731
Exarticulation bei Extremitätengeschwülsten 691
Excochleation-Operationen 690
Exérèse axillo-inguinale monobloc 671
Exostosen 119, *237*, 528, *529*
— und Ecchondrome 38
Explantation von Tumorzellen 141
Exstirpation eines Tumors 666
extrakorporale Pumpe 806

Fabrikrauch 416
Färbung von Arzneimitteln 411
— von Lebensmitteln 982
Familienanamnese 224, *592*
Familienforschung 223
Farben, synthetische 346
Farbmittel, duldbare 922
Farbstoffkommission 396, 979, 983
Farbstoffkrebs 347
Farbstoff-Listen 983
— -Verordnung 984
Farmerhaut 438
Fasciensarkome s. Fibrosarkome
Fehldiagnose 836
Feminisierung 185, 187, 292
Fensterglas 382
Fermente, Diagnostik 633
— des Stoffwechsels 636
— als Substitutionstherapie 819
Fernbestrahlung 736
Fernkrebse 33
Fernmetastasen 717
—, Operationen 678
Ferrocyankalium 922

Fette 389, *398*, 924
Fettantioxydantien 393
Fette, Überhitzen 399
fettreiche Kost 574
Fettsäuren 392
—, Abbau 151
Fettstoffwechsel, Enzyme 166
Fettsucht, paradoxe 26
Feulgen-Färbung 132
Feuerungsabgase 911
Fibrinabbaureaktion nach NITSCHE 636
Fibroadenom, transplantables 137
Fibroepitheliome 9
Fibrom 7, 482
Fibromatose, mesenteriale 242
Fibrosarkom 7, *76*, 99, 114, 375, 691, 870
— bei Fibromatose 242
—, thorotrastinduziertes 485
Fibrosis mammae virilis 928
Fibrothorax 848
Fieber bei Krebs 14, *595*, 642, 818
Fiebererzeugung, künstliche 822
Filterschlamm 918
Filterzigarette 914
Finsen-Licht 725
Fistelkrebs 38, 116, 430, 484, 490, 903
Fisteloperationen 685
fissurale Geschwülste 262
Flexner-Carcinom 137
Flüssigkeitsspiegel 614
Flugasche 912
fluktuierende Modifikabilität 524
Fluor 450
Fluorescenzmikroskopie 604
Fluorescenzspektrum der Kohlenwasserstoffe 358
— von 3,4-Benzpyren 362
Fluorescin 623
flush 197
Förstersche Operation 689
Follikelhormon-Behandlung 35, 174, 175, *762*, 928
Follikelhormone beim Mammacarcinom der Maus 214, 377
— beim Prostata-Ca 927
Folsäure 797, 798
—, Antagonisten 515
Formabhängigkeit der Blastogenese bei Fremdkörpern 383
Formaldehyd 393, 547
Forschungsinstitute 954
Fowlersche Lösung 784
— — und Arsenkrebs 332
Fraktur und Sarkom 430
Frauen und Krebs *63*, 91, 219, 592
Frauenüberschuß 69
Fremdblutinjektionen 819
Fremdkörper bei der Krebsentstehung *380*, 383, 491, 927, 946, 509
Fremdstoffe in Nahrungs- und Genußmitteln 35, *386*, 921
Fremdbeimischungen in der Atemluft 909
Frischzellentherapie 820
frontothalamische Bahnen 690
Froschtest 637

Fruchtbehandlungs-Verordnung 988
Fruchtschäden 747
Fructose-1,6-Diphosphat-Aldolase 636
Frühbehandlung 644, 938
Frühdiagnostik 56, 609, 635, 638, *639*
Frühstadien, Quoten 961
Fuchsinarbeiter 30, *341*
Fuchssche Reaktion 633
Füllungsdefekt 615
Fünfjahresgrenze (s. a. Heilziffern) 838
—, Bronchialcarcinome *803*, *846*, 847, 881
—, Brustkrebs 839, 854, 857
— beim Collum-Ca 852, 853
—, Gebärmutterkrebs 839
—, Hautkrebs 839
— beim Magenkrebs 839, *841*, 844, 875
— bei Organkrebsen 841, *950*
— beim Rectum-Ca 669, 733, 839, *859*, 860, 875
Fumarsäure 393
Fungicide 394
Fußsohle, Melanome 268

Gärungsstoffwechsel 161, 756
Gallenblasenkrebs 37, 38
— bei Cholelithiasis 899
— nach chronischen Infekten 305
— und Geburtenzahl 378
— 5-Jahresheilung 863
Gallenfistel 686
Gallengangskrebs 33
— bei Fischern des Kurischen Haffs 302
— nach Thorotrast 577
Gallensäuren, Überführung in Methylcholanthren 373
Gallensteine mit Gallenblasenkrebs 899
Gallensteinoperierte, Krebshäufigkeit 373
Gallertcarcinome 114, 115
Gallium 451
—, radioaktives 623
Gammastrahlen 433
Ganglien der Gelenke 135
Ganglioneurom 253, 483
Ganglion Gasseri Ausschaltung 688
Ganzbestrahlungen 727
— bei Kernwaffenexplosionen 468
Ganzheitsbehandlung 823
gastric brush 606
Gastritis und Magenkrebs 38, *116*, 491
gastroenterologische Cytodiagnostik 606
Gastroenterostomie 683, 844
Gastroskopie 610
Gastrostomie 685
Gaststättenberufe, Krebssterblichkeit *80*, *398*, 414, *973*
Gaswerkteer 357
Gebärmutterkrebs s. Collum-Carcinom und Uterus-Carcinom
Geburtenzahl und Krebsquote *179*, 378
Gefährdung an Krebs 882
—, Anstieg 56
— nach Lebensgewohnheiten 592
Gefäßersatz 380, 384
Gefäßtumoren, maligne bei der Geburt 272
Geflügelpocken 502
gegengeschlechtliche Hormone 778

Gehörgangscarcinome 506
Gelbkörperhormone 174, 178
Gelbkreuz *491, 547, 787*
—, cytotoxische Wirkung 756
Gene 526
Generatorgasarbeiter und Krebs *354*, 490, 909
—, Latenzzeit 79
Genesungskrankenhäuser 819, 957
Genetik 156, *207, 208,* 209, 391, *523,* 809
—, experimentelle 211, 366, 532
— des Neuroblastoma retinae 242
— bei Tiertumoren 208
Genetische Faktoren, Geschlecht und Rasse 217
— — bei Symblastogenese 494
— Information 527
Genitalcarcinome 65, 69, 667, *849*
— 5-Jahresheilziffern 854
— Keimdrüsenhormone 775
— Rückgang der Sterbeziffer 881
—, Statistik 65
Genkarten 311
Gen-Mutationen 527
Genom 527
Genußmittel, krebsfördernde *386, 400,* 920
Geographie des Krebses 75, *82,* 91, 222, 890, 998
Gesamtcholesterin, Beziehung zur Bösartigkeit 152
Gesamteiweißgehalt des Serums 597
Gesamtlipoide, Gehalt in Tumoren 151
Geschlechtschromatin beim Mamma-Ca 772
— bei Teratomen 259
— bei Tumoren 100, 129
Geschlechtschromosomen 63, 218
—, Abweichungen 218, 542
—, Mutation 573
Geschlechtsentwicklung, Anomalien 573
Geschlechtserkennung zellkernmorphologische 131
Geschlecht und Krebs *63,* 67, *218,* 219, 220, *573*
— beim Bronchial-Ca 403, *907,* 913
— der Sarkomen 75
Geschwister und Geschwülste 227
Geschwülste, angeborene (s. a. Tumoren) 37
—, Definition 6
— auf embryonaler Grundlage 134, 135
Geschwulstentstehung, Mechanismus 502
—, Mutationstheorie 521
Geschwülste, erblich bedingte 249
—, generalisierte 528
— bei Geschwistern 227
—, gutartige, Strahlenempfindlichkeit 723
—, hormonbildende 182
Geschwulstkeim *95,* 533, 568
Geschwulstkrankheiten als soziales Problem 76
Geschwulst-Syndrom 12
—, Thromben 605
—, Transplantation mit einer Zelle 138
— als Unfallfolge 944
—, Verimpfung 21
—, Zellennachweis im Blut 602

Geschwürsbildung (s. a. Ulceration) 4, 14, 267
Geschwürskrebs 38, 484, 899, 901
Gesellschaften zur Krebsbekämpfung 940, *955,* 956
gesetzgeberische Maßnahmen zur Minderung der Krebsgefahr 962
Gesetz zur Änderung des Fleischbeschaugesetzes 989
— zur Reinhaltung der Bundeswasserstraßen 978
— zur Reinhaltung der Luft 969
gesetzliche Meldepflicht 840, *963*
Gesichtscarcinome *554,* 667
Gesichtsoperationen wegen Rezidive 677
Gesichtsfelder vor und nach Ra-Gold-Implantation 697
Gewebekultur 94, 139, 140, 144, 604, 757, *758*
— mit carcinogenen Wasserstoffen 364, 369
— und Geschlechtschromatin 259
—, Kombination mit Cytologie 609
—, Methode zur Prüfung von Substanzen 779
Gewebeverträglichkeits-Gene 112
Gewebsdifferenzierung (s. Differenzierung)
Gewebsinvasion der Krebszellen 105
Gewebsmißbildungen 37
Gewebsproliferation 533
Gewebsreaktionen in der Umgebung von Tumoren 838
Gewerbehygiene 973
— beim Anilinkrebs 344
Gewerbeordnung 970, 993
Ghuttakrebs 551
Gigasformen bei Hefezellen 367
Gitterbestrahlung 730
Glaß 382
Glioblastoma multiforme 102, 862
— —, Behandlung 739
Glioma retinae 242
— und Hirnverletzungen 431
Globulinabweichungen 601
Glomus caroticum Tumor 445
Glomustumor 97, 101, 488
—, multiple 102, 538
Glomustumoren, maligne 102, 539
Gluconeogenese 818
Glucose 153
—, Phosphorylierung 800
β-Glucuronidase im Harn, Aktivität 376
Glucuronidase 167
Glykole 392
Glykolyse in malignen Tumoren 153, *161*
Glykogengehalt bei Tumoren 152
Gold 338, 383, 451, 453, 737
Goldhamster und Krebstumoren 209
Goldsol 805
Gonadenschädigung durch Isotope 472
gonadotrope Hormone 180, *637*
Gonadotropine nach Hypophysenauschaltung 705, 706
granuloma pouch Technik 497
Granulosazelltumoren 185, 292
Grawitz-Tumor 278
Grenzstrangganglien, Ca-Metastasierung 688
Großfolliculäres Lymphoblastom 38

Grünkreuz cytotoxische Wirkung 756
Grundumsatz bei Krebs 25
— nach Hypophysenausschaltung 705
Grundwasser 977
—, cancerogene Kohlenwasserstoffe im 918
Guanin 797, 798
Guajakharzprodukte 393
,,Guillotine-Technik" 680
Gutachten bei Krebs 430, 943, *948*
gutartige Geschwülste bei Geschwistern 227
— —, Vererbung 237
— — bei Zwillingen 230
Gynäkomastie 38, 77, 292, *412*, *767*, 776, 927

Haarfarbe 439
Hämangiocavernom des Gesichts 675
Hämangioendotheliome, Lebertumoren bei Arsen 333
Hämangiomatose 271
Hämangiome 270
—, Bestrahlung 729
Haemangiopericytome 102, *271*
Hämangiosarkom 99
— thorotrastinduziertes 485, 577
hämatogene Metastasierung 108
Haematokritwerte 597
haematopoetisches Gewebssystem, Bestrahlung 722
Hämoblastosen 597, *760*
—, Isotopentherapie 740
Hämoglobinbestimmung 597
— bei Sarkomen 599
Hämo-lymphangiom 270
Härteausgleich 390, *948*
Häufigkeit bei Krebs (s. a. Zunahme) *49*, 73, 77, 90, *222*
— angeborener Geschwülste 250
— bei Organkrebsen 57
Hafnium 451
Haftpflichtansprüche 748
halbseitiger Riesenwuchs *537*, 543
Halbwertzeit 452, 736
— radioaktives Strontium 469
— Radium 455
Hamartome 135, *257*
haploid 544, 533
Harn von Krebskranken 636
Harnwege, Röntgendarstellung 617
—, Tumorenausstriche 608
Hausarzt, Krebsberatung 941
Haustiere, Krebshäufigkeit 88
Haustrunk, arsenhaltiger 86
Haut und Arsenkrebs 332, 333
Hautfarbe 439
Hautkrebs 18, 33, 38, 51, 99, *114*, *164*, 455
— der Bauchhaut 221
— der Baumwollspinner 356
— von Benzpyren 362, 363
—, geograph. Unterschiede 84
—, Heilziffern 865, 866
— bei Ofenarbeitern 435
— als Röntgenschädigung 443
— des Scrotums 353

Hautkrebs durch Sonnenlicht 725
—, Spätrezidive 23
— bei Teerarbeitern 3
— nach Verbrennungen 10
— bei verschiedener Hautfarbe 221
— beim Xeroderma 240, 241
Hautmetastasen 16, *18*, 110
Hauttemperatur-Erhöhung 596
Haut-Toleranzdosis 722
Heilerfolge bei Impftumoren 758
Heilkost 816
Heilung bei Krebs *653*, 665, *834*, *874*
—, Erfassung 874
—, natürliche 653
Heilziffer, absolute (s. a. Fünfjahresheilz.) 44, *834*, 840
—, Brustkrebs 854
— bei Krebs *841*, 950
— bei Vorbestrahlung 734
,,heiße Partikel" 917
Heizöl im Grundwasser 387
He-LA-Zellstamm *141*, 164
Helle-Zellen-Organ 197
Hemi-Chondromatose 536
Hemicolektomie 859
Hemmungswachstum mit krebserzeugenden Stoffen 367
Hepatolienographie 458
Hepatome nach Monocrotalin 379
—, Verhütung durch Riboflavin 887
Herbicide 392, 395
Herdsanierung 824
Hermaphroditismus 131
Herzkreislauf-Todesfälle und Bronchial-Ca 72
Herz-Lungen-Maschine 806
Heterochromatin 157
heterologe Transplantation von Geschwulstmaterial 142
heterotope Geschwülste 264
Heterotransplantation menschlicher Krebsgeschwülste 142
— des Tumorgewebes 609
Hexamethylentetramin *393*, 413, 547, 987
Hexamethyl-melanin 793
Hialuronidase 167
hintere Commissurotomie 689
v. Hippel-Lindausche Krankheit *237*, *238*, 275, 528
Hirngeschwülste *102*, 430, 618, 640
—, Alterskurven 70
—, Diagnostik 615
—, Druckerscheinungen 15
—, Heilziffern 862
— bei Kindern 253
—, Kobaltperlenbehandlung 738
—, Metastasierung 17
—, Operation 663
—, posttraumatisch 944
—, Systematik 103
— nach vorherigen Gaben von P^{32} 623
Hirngliome bei Neuroblastoma retinae 242
Hirnmetastasen 621
—, Operationen 681

Hirnmetastasen, Verteilung je nach Sitz des Primärtumors 681
Histamintest 597
Histochemie 132
Histogenese der Geschwülste 96, 123
Histologie bei Krebs *94*, 123, *603*
— und Prognose beim Mamma-Ca 857
histologische Malignogramme 112
histologisch-histogenetisches Prinzip 98
Histon 159
Hitzecoagulation von Plasma 634
Hitze, Experimentell 437
Hitzekrebs 33, *435*, 551
Hochfrequenzschnitt 661
Hochofenarbeiter 355
Hochspannungsbeschleuniger 745
Hodenkrebs 18, 33, 182, 257, *290*
— bilateraler 59, *290*
—, endokrin-aktiver *185*, 277
—, 5-Jahresheilziffern 853
—, 17-Ketosteroide 637
— bei Kindern 289
— bei Klinefelter-Syndrom 287
— bei Kryptorchismus 181, *288*, 435, 512
—, Metastasen Oestrogenbehandlung 776
Hodensarkome 59
Hodenteratome nach Injektionen von Zinklösungen 338
Hoden, Zwischenzellgeschwülste 219
Hodgkin s. auch Lymphogranulomatose 877
— bei Kindern 254
— und Schwangerschaft 180
— und Stickstoff-Lost-Präparate 790
—, Virusbedingtheit 320
höchstzulässige Dosen 994
Höhensonnenbestrahlung 439
Holzteer 354
Horizontaltomographie 619
hormonbildende Geschwülste 182
Hormone und Antiblastogenese 172
— und Cytologie *605*, 636
—, Einwirkung auf die Gene der Tumorzellen 763
— und Geschwulstgeschehen 171
— heterosexuelle 412
hormonelle Einflüsse beim Brustkrebs der Maus 213
Hormontherapie *760*, 818, 927
— beim Genital-Carcinom 775
—, Schattenseiten 776
Hormonzufuhr, syncarcinogenetischer Effekt *173*, 502
Hostacortin 777
Hovan 766
Hühnchen Leukosis, Virusnatur 308, *311*
— und Osteochondrosarkom 315
Hühnerauge 411
Hühnersarkome *308*, 310
Hund, Häufigkeit der Organkrebse 88
—, Magenkrebs 400
Hyaluronidase bei Krebs 106
Hydratisierung der Krebsgewebe 149
Hydrochinon 393
Δ^4-6 β-Hydroperoxy-cholestenon-(3) 441

3-Hydroxyanthranilsäure 376, *505*
Δ^4-6 β-Hydroxy-cholestenon-(3) 441
5-Hydroxyindolessigsäure 197
— -Ausscheidung 638
3-Hydroxy-kynurenin 376, *505*
1-Hydroxy-2-Naphthylamin 376
Hypercalciämie bei ausgedehnten osteolytischen Metastasen 771
Hypercholesterinämie 373
Hypercorticoidismus 293, 638
Hyperinsulinismus 190
Hypernephrom 14
— und Blutdruckwerte 115
—, Diagnostik 618
— und Hirnmetastasen 17
—, sarkomatöse Entartung 580
— in Solitärniere 667
Hyperplasien als Vorstufe maligner Geschwülste 483
Hyperthermie örtliche 643
Hyperthyreose *192*, 622
—, Bestrahlung 283
Hyperthyreoidismus, Behandlung mit radioaktivem Jod 471
— bei maligner Struma 195
Hypertonie 596
—, paroxysmale 188
Hypoglykämie 638
— bei Hyperinsulinismus 190
Hypogonadismus 291
Hypopharynxtumoren, Heilziffern 865
hypophysäres Coma 695
Hypophyse, Elektrocoagulation 663
—, Funktionskreis 180
Hypophysen Adenome 183
— und Cushing-S. 293
—, Nebennierenreduktion 704
Hypophysenausschaltung beim Chorionepitheliom 277
— beim Cushing-Syndrom 710
— im Experiment 180
—, perkutane 184, *705*, 769
—, Varianten 708
Hypophysenexstirpation 711
Hypophysentumoren 597
— und Hypophysektomie 695
Hypophyse, Sonderstellung 171
Hypotalamus 502
Hypothermie, künstliche 822, 931
Hyperthermierung in der Behandlung 822
Hypotonie 596
hypovitaminotische Zustände bei Krebs 26

Iatrogener Krebs *410*, 925
Ileocolitiden 414
Iliacaldrüsenausräumung 668
Iliotransversostomie 683
Immissions-Konzentration 968
Immunisierung gegen Krebs 512, 759, 821, 885
Immunität bei Jüdinnen 891
— bei Krebs 324, *510*
immunologischer Krebstest 635
Immunotherapie bei Krebs 820

Impfmetastasen 109, 627, 662, *678*, 820
— durch Probepunktion 21
Impftumoren 89, 112, 136, *144*, 566, *757*
—, Einwirkung krebserzeugender Stoffe 367
—, genetische Experimente 211
—, Heilerfolge 759
—, Immunisierung 885
Implantation von radioaktivem Gold in Hypophysentumoren 697
Implantatform bei implantierten Fremdkörpern 383
Imprägnierung mit Fremdkörpermaterial 436
Indanthrenfarbstoffe 346
Indifferenzzonen 503
Indigo 346
Indikation beim Mamma-Ca 672
Indikation zur Operation 663
— zur Strahlentherapie 723
Indol und Krebs 378
Industrieabwässer 387, 919
Infekte und Tumorgenese *300*, 304, 320
Infektion bakterielle der Krebsgeschwulst 24
Infektionskrankheiten, Todesfälle 50
Infiltrationsmethoden 739
infiltratives Wachstum 96
Informationsübertragung zelluläre 528
Infrarotspektroskopie 638
inhalierte Carcinogene *415*, 894, 907
— — bei Lungentuberkulose 307
Initial- und Realisationsphase 486
initiating agents 489
inkomplette Carcinogene 489
Inkorporierung carcinogener Stoffe 35, 457
innatus 249
Inoperabilität 644, 656, *657*, 842
Insecticide 394
— mit Arsen 333
Inselzelladenom *190*, 638
Inselzellcarcinome 190
— und Alloxan 776
Inspektion bei Krebs 593
Instillation von Carcinostatica 805
Institute der Krebsforschung 952
— in Europa 953
Interessantheitsauslese bei Familien mit gehäuften Krebsfällen 225
interossäre Bestrahlung 686
Intersexualität 131
— bei Keimdrüsengeschwülsten 265
— und Krebsvorkommen 218
Intoxikation bei Krebs 23
intraarterielle Chemotherapie 805
Intracutanreaktionen 635
intradermaler Naevus 266
intraepitheliales Carcinom 121
intrakavitäre CO^{60}-Bestrahlung 738
— Isotopotherapie *737*, 739
intrakranielle Tumoren 102
intrathorakale Tumoren, mehrzeitiges Vorgehen 674
intratumorale Implantation radioaktiver Substanzen 739
Invalidisierung von Krebskranken 941, 942

Inzucht bei Mäusetumoren 209, 210
ionisierende Strahlen *507*, 737, 994
Iontophorese Colchicinsalbenbehandlung 782
Iridiumkanone 745
Irreversibilität des Krebsgeschehens *115*, 507, *567*
Isatidin 379
Island Magen-Darm-Krebs 399
Isonicotinsäurehydrazid 411
Isopropylöl 33, *909*
Isopropylphenylcarbonat und Urethan 794
Isotope in der Medizin 452, 448, 737, *929*
Isotope für die Diagnostik *621*, 623, 930
Isotopenlaboratorien 993
Isotopenlabor, radioaktive Abwässer 919
Isotopennephrogramm 623
Isotope Organaffinität 450, 452
Isotopentherapie 718, 720, *750*, 816
— bei Hämoblastosen 740
—, intrakavitäre 737

5-Jahresheilung (s. a. Heilziffer) 20
— beim Melanoblastom 729
— beim Prostata-Ca 764
Jakobskreuzkraut 379
Janusgrün 501
Jeghers-Syndrom 12, 242, 594
Jejunostomie 685
Jensen-Sarkom 137, 164
Joachimsthaler Lungenkrebs 32, *455*
Jod 131, 193, 450, 453, 622, 737
—, diaplacentar 280
Jodmangel und Struma 193
Jodprobe 610
— beim Portio-Ca 152
Jodprophylaxe und maligne Struma 892
Jod, radioaktive, Krebsinduktion 193
Jodsalz-Gesetz 964
Jodspeicherung maligner Strumen 742
Jodstoffwechsel bei Schilddrüsentumoren 194
jugendliche Krebsfälle 68, *249*
junctional nevus 266
juveniles Melanom 266

Kachexie, Behandlung 818
— bei Krebs 23, 25, 593
Kälteschäden, Krebsentstehung 437
Kaffee 354, 409
Kahlersche Krankheit (s. Plasmocytom)
Kalilauge nach Verätzung 372
Kaliumgehalt der Tumorzellen 150
Kalium und Krebs 86
Kaliumpolyphosphat 394
Kanalmetastasen 109
Kangrikrebs 32, 35, 435, *551*
Kaninchenmyxomatose 314
Kaninchen und Krebstumoren 209
— und Mundpapillomatose 313, 314
Kardiaresektionen 843
Karminsäure 983
Karyokinese 126
karyoklasische Substanzen 779
Kastration 698, 744
— und Brustkrebsentwicklung 513

Kastration bei Haustieren 173
— und Krebsentstehung 172
—, krebsverhütende Wirkung 892
Katalase 163, 511
Kathepsin 166
Katheterung der A. hepatica 806
Kationen der Tumoren 150
Kaugummi 988
Kautabak bei Krebsen der Mundhöhle und Speiseröhre 407
Kauterisation 487
Kehlkopfkrebs, Jahresheilziffern 865
—, Zunahme 907
Keimausschaltung und Geschwulstbildung 119, 133, 522
Keimblatt-Theorie der Geschwulstentstehung 136
Keimdrüsenexstirpation beim Mammacarcinom 762
Keimdrüsengeschwülste, Chorionepitheliome 277
— bei Intersexualität 265
— bei Zwittern 288
Keimdrüsenhormon beim Brustkrebs 378, 513
—, proliferative Wirkung 172
— beim Prostata-Ca 698
Keimdrüsentumoren, angeborene und frühkindliche 284
—, genetisch bedingte 287
— bei Zwittern 187
Keimversprengung 278
Keimzellmutationen 525, 528
—, Geschwulstbildungen 528
Kennedy-Syndrom 13
Keratoma senile 59
Kernfarbstoffe 756
Kerngifte 779
Kerngröße von Tumorzellen 127
Kernkörperchen-Kern-Relation 127
kernmorphologisches Geschlecht 130, 185, 284, 772
Kern somatischer Zellen 159
Kernteilung 126
Ketosäuren 153
17-Ketosteroide 637
— nach Hypophysenausschaltung 705, 706
Kieferhöhlenkrebs 305
Kienteer 354
Kieselsäure-Verbindungen 382
kindliche Tumoren 249
— Hirntumorfälle 253
Klassifikation der Geschwülste 4, 96
Klinefelter-Syndrom 286, 287, 542
— —, Kernmorphologie 131
Kliniken für Krebskranke 954
klinische Statistik 951
Klippel-Trenaunaysches Syndrom 272, 274, 543
Klonen 140
Knochenbruchbehandlung mit Kunststoffen 926
Knochenchondrome, polyostotische Erblichkeit 237
Knochencystenausmauerung 691

Knochenmarksausstriche 603
Knochenmarksfibrose als Präblastomatose 467
Knochenmetastasen 16, 108, 109, 624, 775
— und Anämien 24
— bei Carcinomen endokriner Organe 17
—, Effekt der Hypophysenausschaltung 706
—, Rückbildung 765
Knochenpunktion 625
Knochensarkome 114, 115, 534, 595, 599, 623, 731
—, Induktion 457
—, 5-Jahres-Heilziffern 871
—, jugendliche 254, 470
— bei Leuchtzifferblattmalerinnen 33, 456
—, mittleres Erkrankungsalter 75
— nach Peteosthorbehandlung 466
— nach Radiumbestrahlung 454
—, Schmerzhaftigkeit 11
—, spontane bei Mäusen 210
Knochensarkomstatistik 68
Knochensarkome mit Strontium 90 469
Knochen in Teratomen 100
Knochentumor 739
—, Carcinostatica 807
—, Diagnostik 616
—, Fehldiagnosen 612
—, gutartige 731
— bei Ostitis fibrosa 690
—, Probeexcision 626
Knochenveränderungen bei Ostitis fibrosa 192
Knochenverpflanzung, autoplastische 691
Knotenkropf 192
Kobalt 60 336, 450, 452, 737
Kobalt-Fernbestrahlung 745
— der Hypophyse 709
Kobaltkanone 454, 745
Kobaltperlen bei Hirntumoren 738, 863
körpereigene Stoffe und Krebs 372
Körperhöhlenrohr 728
Körperhygiene 896
Körpertemperatur 595
Kohle 33
Kohlenhydrate der Tumoren 152
Kohlenhydratabbau bei Transplantationstumoren 153
Kohlenhydratstoffwechsel, Enzyme 160
Kohlensäure im Trinkwasser 977
Kohlensäureschnee, Behandlung von Hautkrebsen 822
Kohlenwasserstoffe, cancerogene 563
— des Teers carcinogene 358
—, Wirkungsweise 367
Kollagenase bei Krebs 106
Kollisionstumoren 100
Kolpoprojektor 610
Kolposkopie 609, 938
Kommission zur Prüfung der Lebensmittelkonservierung 985
Kompositionstumoren 100
Kondylome 319
—, konservative Behandlung 897
kongenitale Tumoren 81, 249, 254, 535
konjugaler Krebs 229

konkordante Geschwülste bei Zwillingen 230, 232
Konservierung, *390*, 392, 393, 547, 920, 922, 923, 990
Konservierungstoffe, duldbare 986
Konservierungstoff-VO 980
Konstitution 592
— organisch-chemischer Krebsnoxen 561
Kontaktmetastasen 109
Kontinuitätsresektion von Hohlorganen 667
Kontrastmittel, Röntgendiagnostik 614, 615
Konzentration der Carcinogene 506
Kopfteratome 259
Korksteinarbeiter 354, 355
Korpuskularstrahlen 449
Kosmetica, krebsbegünstigende *110*, 922, 925, 983
kosmische Strahlen und Krebs 472, 473
Kostformen 500, 886
— zur Krebsprophylaxe 887
Kraftwagen 965, 969
Kraniopharyngeome 263
— bei Kindern 253
Krankenanstalten für inkurable Krebskranke 825
Krankenhausstatistiken 46
Krankenzahlen bei Krebs 51
Krankheitsdauer, durchschnittliche präoperative 842
— bei Krebs 27
Krankheitsstatistik 45
Krebshärte 594
Krebshäuser 80, 86
„Krebsheilkost" 816
Krebs-Karten 83
Krebskeim 590
Krebskrankheit Symptomatologie 9, 11
—, Wesen der 1
— bei Zwillingen 229
Krebsnoxen 883
—, Definition 29
—, exogene 206
Krebspathologie, allgemeine 94
—, vergleichende 82
Krebstests physikalischer Art 638
—, serologische 590
Krebswachstum 96
—, Kennzeichen 105
—, Konstanz 658
Krebszellen 524
— in vitro 141
—, Zellstoffwechsel 161
K-Region 563
Kreislaufkrankheiten als Todesursache 49
Kreosol 501
Kreosot 33
— in Arzneimitteln 410
Kreuzungsexperiment bei Krebstierstämmen 210
Kriegsdienstbeschädigungen, Begutachtungen 384, 431, 490, *942*
Kriegsgefangenschaft, Mangelkost 389
Kristallsoda 372, 429

Krötentest 637
Kropf s. a. Struma 900
kropfbegünstigende Noxen 193
Kropfentstehung, Jodmangeltheorie 892
Kropfkrebsprophylaxe 892
Krukenbergtumoren 18
—, Operation 682
Kryptorchismus *288*, 435, 904
künstliche Ernährung 819
Kukirol 29
Kunstfehler 959
Kunststoffe *379*, 411, 501, 509, 926
Kunststoffendoprothesen 384
Kupfer 450
Kupferspiegel bei Krebspatienten 598
Kurpfuscher 823
Kurzdistanzbestrahlung 728
Kurzwellenbehandlung 435, *437*
Kymographie 620

Lachgas 394
Lactoflavin *170*, 346, 351, 511, *517*
Laienaufklärung 958
Laktation und Brustkrebs 180
Landesstatistiken für Krebs 45
Landmannshaut *34*, 438, 446
Langzeitbestrahlung 727
Laparoskopie *611*, 615
Laparotomia explorative 629
Larynx-Ca 907
—, Heilziffern 865
Latent Tumor Cell Theory 498
latente Metastasen 622
— Tumorzellen 498
Latenzzeit 9, 10, 41, 81, 117, 386, 576
—, Altersabhängigkeit 250, *579*, 580
— bei Arsen 333
— bei Asbestose 334
— bei Berufskrebs 79
— bei Bilharziosis 301
— beim Bronchial-Ca *72*, 403
— bei Dibenzanthracen 360
— und Dosis *349*, 505
— bei Fremdkörpern 926
— bei Ganzkörperbestrahlung 468
— beim Milchfaktor 316
— beim Peniskrebs 514
— beim Radiumkrebs 454
— beim Röntgenkrebs 447
— bei Spätrezidiven 113
— für Thorotrastsarkome *460*, 462
— bei Virustumoren 323
Laugen, Krebsauslösung 371
Laurinsäure 392
Lebenserwartung 53
— bei Impftumoren 137
—, Krebskranker 672, *875*, 950
—, Silikotiker 340
Lebensmittel 981
— -Bestrahlungs-Verordnung 989
Lebensmittelfärbungen 395, 922, *982*
Lebensmittel, Fremdstoffe 390, 921, 979, *985*
Lebensmittelgesetzgebung 975, *978*, 979, 989
Lebensmittelkonservierung 390

Lebensversicherung bei Krebs 874, 949
Leberarteriographie 617
Leberextrakte Krebskranker 375
Leberfleck 266
Leberkrebs *38*, 454
—, Arsenkrebs 333
— nach Distomiasis 302, 304
—, Gallenbildung 114
—, geogr. Unterschiede *84*, 389
—, hepatocelluläre 502
— bei Kindern 254
—, Leucocytose 598
Leber, Lobektomie 680
Lebermetastasen *108*, 601, 775
—, Nachweis 623
—, Operationen *679*, 680
— beim Rectum-Ca 861
— beim Pankreas-Ca 408
Lebersarkom 333
—, Arsenkrebs 333
— mit Mixtur aus Jacobaea-Alkaloiden 379
— der Ratte durch den Cysticercus fasciolaris 303
— bei Thorotrast 577
—, Thorotrastanreicherung 459
Lebercirrhose 921
Leeraufnahmen 614
Leichenschein 45, 71
—, internationaler *45*, 48
Leiomyome der Nieren 264
Leiomyosarkom 99
Leistenhoden-Ca bei Kryptorchismus
Leontiasis ossea 38
Leopardfrosch und Adenocarcinom 315
Letalmutationen in bestrahlten Tumorzellen 556
Leuchtfarben 507
Leuchtgasfabrikarbeiter 355
Leuchtzifferblattmalerinnen und Knochensarkome 30, 32 456, 457, *894*
Leukämien 103, 597
—, angeborene 280
— mit Benzol 359, *784*
—, Behandlung mit Colchicin 782
—, — mit P^{32}
—, — mit Ce^{144} *452*
—, Chemotherapie 810
—, Chromosomenzahlmutation 544
—, elektrophoretische Untersuchungen 600
— mit der ersten Lebensperiode 252
— nach Ganzkörperbestrahlungen 447
— nach J^{131} 452
— nach Kernwaffenexplosionen 468
—, kindliche, *252* 996
— bei Mäusen 212, *314*
— beim Pankreas-Ca 408
— nach Peteosthorbehandlung 466
— nach Röntgenstrahlen *281*, 443, 444
— bei Schwangerschaft 279
Statistik 53
— und Urethan 794
—, Virusbedingtheit 320
—, Zunahme 81 *949*
leukämisches Agens 314

Leukocyten 597
—, chromatinreiche Anhänge an den Kernen 130
—, eosinophile 597
— bei Sarkomen 599
Leukometastasen bei malignen Melanomen 268
Leukoplakie 38, *104*
—, konservative Behandlung 897
— luischer Genese 302
Leukotomie 690
Leupoldsche Krebsbehandlung 817
Leydig-Zwischenzell-Tumoren 290
Lichen ruber und Arsenkrebs 332
Lichtdermatosen 37
Lichtgrün, SF 395
Lichtkrebs 3, 32, 33, 37, 38, *438*, 499
—, Latenzzeit 79
— beim Xeroderma 240
Lichtmikroskop 125
Linearbeschleuniger 745
Lipasen 166
Lipoide, Gehalt in Tumoren 151
Lipomatose des Mesenteriums 99
Lipome der Pia und des Gehirns 264
—, symmetrische 236
Liposarkom 99
— nach subcutaner Injektion von Zink 338
Lippencarcinom 372, *594*
— bei Fischern 490
—, Heilziffern 840
— der Pfeifenraucher 35
— durch Sonnenlicht 725
Little-Adenocarcinom der Mamma (Maus) 210
Lobektomie der Leber 680
Lobotomie, praefrontale 690
Lösungsmittel Crotonöleffekt 497
Logetronographie 620
Lokalisation der kindlichen und jugendlichen Tumoren 255
— maligner Melanome 900
— — —, 5-Jahresendresultate 867
— und Prognose 28
lokalistische Diagnostik 641
Louis-Barsche Krankheit 275
L-Region 563
Lues und Krebs *302*, 332
Luftencephalographie 614
Luft, erhöhte Radioaktivität 468
— als Konstrastmittel 614
Luftreinhaltegesetz 971
Luftverunreinigung 414, 415, 416, 417, 910, 916, 965. 969
—, Vermeidung 911
Lumbalpunktion 625
Lungenangiographie, selektive 616
Lungenembolie 664
Lungenfibrose als Präblastomatose 467
Lungenkrebs s. a. Bronchialkrebs 57, 334
—, Schneeberger 488
— in Stadt und Land 84
Lungenmetastasen *108*, 806

Lungenmetastesen, Operationen 679
Lungenmißbildungen und Tumoren 256
Lungenresektionen 848
Lungensarkome 599
Lungentuberkulose und Krebs 306
— und Leukämiegefährdung 444
Lupuskrebs 38, 444, 454, 487
Lymphangiome, angeborene 270
Lymphangioma carcinomatosa, perineurale 688
Lymphangiosarkom 99
Lymphangitis carcinomatosa *107*, 594
— der Hautlymphgefäße 18
— der Lungen 107
lymphatisches Gewebe, Sarkome 870
Lymphdrüsenausräumung 667
Lymphdrüsenmetastasen 16, *667*
Lymphdrüsenpunktate 603, 606
Lymphdrüsen, regionäre 595
Lymphogranulomatose s. a. HODGKIN 801
— und Endoxan 791
—, Stickstofflostbehandlung 788
—, Virogenese 320
Lymphosarkome 75
—, Bestrahlungserfolge 730
— und Colchicin 781
—, elektrophoretische Untersuchungen 600
— bei Hühnern 311
— nach Röntgenbestrahlung 724
—, Therapie mit P³² 740
— nach Zink 338
Lysogenie 310

Mäuseascitestumor und Mitosegifte 780
Mäuseleukämien 314
Mäusetumoren 209
Magenbiopsie 607, 610
Magen-Colon-Resektion 670
Magenexstirpation, totale 671, *898*
Magenkrebs 304, 659, *842*, *898*, *917*
— bei Acanthosis nigricans, 239 571
—, Anamnese 9, 13
—, Diagnostik 600, 606, *615*
—, Fieberschübe 14, 595
—, geograph. Unterschiede *83*, 920
—, Heilziffern *841*, 875
—, Leukocytose 598
—, Operabilität 644, *657*, 658, 842
— Operationen, Magenexstirpation 666
— Palliativresektionen 683
—, perniciöse Leukämie 598, 897
—, Probelaparotomien 629
— und Rauchen 407
—, Reihenuntersuchungen 939
— Rezidive 677
—, Röntgenbestrahlung 845
—, Sterblichkeit, unterschiedliche Häufigkeit in Stadt u. Land 84, *399*, 924
—, Syncarcinogenese 491
— u. Vererbung 228
Magenpraeneoplasien 116
Magenresektionen, Erweiterungen 843
—, subtotale 658

Magensaftuntersuchung 602
Magensarkome 845
—, Statistik (Häufigkeit) 50, 57, 65, *71*, 77, *80*, 89, 573, 881, 917, 922
Magenstumpfcarcinome 899
Magnesium 150, 222
Magnesium-Eisen-Silicat 334
Makrocheilie 270
Makroglobulinämie WALDENSTRÖM 154, 601
Makroglossie 270
Maleinsäure 393
Melaninprobe 602
Melanogenese 269
Melanome, gutartige (s. Naevus)
maligne Melanome (s. Melanome)
maligne Struma (s. Struma)
Malignität *6*, 41, 97, 105, 143, 568, 603
Malignitätsgrade 19, 112, 113, *628*
Mammaamputation nach HALSTED 671
Mammacarcinom 31, 38, 56, 69, 113, 659, 664, 668, 698, *854*, 927, 928, *961*
— in aberranten Brustdrüsen 263
—, anti-oestrogene Behandlung 769
—, Behandlung 700, 711, 732, *854*
— ohne Behandlung 854
— und Diagnostik 608
— und Erblichkeit 227
— und Geburtenzahl 35, *179*, 378
—, Häufigkeit 57, *858*
—, Heilziffern 840, *854*, 857
— und Kastration 173, *698*, 761
—, kernmorphologisches Geschlecht 131, 772
— durch Kohlenwasserstoffe, carcinogene 370
—, Lungenmetastasen 812
— beim Manne 412, *711*
— —, Prognose 857
— der Maus 173, 209, *315*, 377, 493
— —, Vererbung 213
—, oestrogen induziert 412, *927*
—, operative Endokrinotherapie (s. auch Hypophyse) 711
—, Ovariektomie 700
— bei Prostatakrebs *412*, 767, 776
— bei Ratten 90
— Rezidive 677
— als Röntgencarcinom 443
—, soziale Faktoren 77
—, Spätrezidive 23
—, Stadien 770
—, Strahlentherapie 732
— mit Trenimon 773
Mammasarkome 75, *599*
Mammographie 613
Mangan 86, 450
Mangeldiät 389, *493*, 887
Marknagelung 927
— bei pathologischen Schenkelhalsfrakturen 739
maskulinisierende Tumoren *187*, 291, 292
Mastdarm s. Rectum
Mastfettsucht bei Inselzellcarcinom 26
Mastopathia cystica 38, 178, 512, 904

Mastopathie, Medikation weiblicher Sexualhormone 412
Maus Spontantumoren 89
Meckelsches Divertikel, Tumoren 263
Mediastinaltumoren 13, 263, *673*
—, Punktion 625
Mediastinum, Pneumoradiographie 615
Medikamente, krebsbegünstigende (s. Arzneimittel)
medizinische Zeitschriften 955
Medulloblastome 101, *102*, 253
—, Überlebensdauer 862
Meerschweinchen, Krebstumoren 209
— mit Methylcholanthren 366
Megaphen 822
Mehl-Veredelung 392, 987
Mehrfachcarcinome (s. a. multipler Krebs) 58, 60, 106, 665, 669
Meigs-Syndrom 13, 185
Melanome, Bestrahlungsbehandlung 723, *729*
— bei Drosophila melanogaster 88
—, bei Negern 267
—, maligne 99, *265*, 270, 598, 599, 668, 806, 900, 946
—, —, der Gliedmaßen 667
—, —, Heilziffern 867
—, —, Probeexcision 626
—, —, bei Schimmelpferden 89
—, —, beim Xeroderma 240
Melanommetastasen in der Placenta 279
Melanomproblem im Kindesalter 265
Melanophorenhormon der Hypophyse 269
melanotische Tumoren bei Hunden 89
Meldepflicht, gesetzliche 840, *963*
Melorheostose 538
Memorial Hospital 954
mendelnde Faktoren 525
Meningeom bei Schwerhirnverletzungen 431
Meningitis carcinomatosa 109
6-Mercaptopurin 797, 799
mesenchymale Geschwülste s. Sarkome
mesenchymale Gewebe, Abwehrreaktion 136, 511
Mesopharynxtumoren 667
—, Heilziffern 865
Mesothorium (s. auch Thorium) 453, *456*
Mesothoriumbestrahlung 735
Metallkrebs *331*, 336, 383, 432, 927
metallographische Verbindungen 780
Metaphase 127
Metastasen, axilläre 961
— eines nicht diagnostizierten Primärtumors 264
—, Hormontherapie 769, 775
— maligner Teratome 260
—, Operationen 20, *678*, 682
—, Quote beim Mamma-Ca 961
—, Reaktivierung 769
—, Rückbildung, spontane 20
—, Strahlentherapie 730
—, Therapie 810
metastasierendes Adenom 744
metastasierende Kolloidstruma 195
Metastasierung 9, *16*, 17, 41, 107, 108, *143*, 510, *576*, 655, *678*, 835, 860

Metastasierung, latente 107
— bei malignen Strumen 195
— der Melanome 267
— durch Operation 112, 628
—, Probeexisionen, diagnostische 21
— beim Prostata-Ca 700
—, retrograde 107
— bei Sarkomen 112
— bei Vorbestrahlung 734
Methämoglobinämie durch Buttergelb 352
Methionin 797
Methyl-androstendiol 772
10-Methyl-1,2-benzanthracen 365
9-Methyl-1:2-benzfluoren 346
2-Methyl-3.4-benzphenanthren 362
Methylcholanthren 33, 216, 365, *366*, *373*, 385, 494, 499, 502, 504, 507, 515, 516, 549, 556, 570, 571, 784
—, Carcinogenese 887
—, Derivate 373
—, Deuteronenbeschuß 500
—, Injektion in den Magen 215
— beim Mamma Ca der Frau 786
— in der Milch 282
—, mutagene Wirkung 547
—, Wirkung auf Fibroblasten 142
—, zellfreie Filtrate der Tumoren 321
— und Zinkgehalt der Haut 338
2-Methyl-Chrysen 375
Methylenblaureduktionstest 634
Methyl-Testosteron 772
Methylthiouracil 501
Meticortelon 777
Mikrocancer *121*, 504, 544, 510
— der Prostata 177
Milchfaktor (s. a. Bittner-Faktor) *212*, 282, 315, 377, 570
Milchsäure 24, 153, *161*, 392
Milchsäuredehydrogenase 636
Milch, Übertragung tumorauslösender Substanzen 282
Milieufaktoren 500
Milz, antiblastische Fähigkeiten 110, 511, 888
Milzmetastasen 109
Milzsklerose 485
Milzthorotrastose 458, *904*
Milztumoren 109, 511
Mineralien und Krebs 331
Mineralöl 33
—, carcinogene Substanzen 356
—, Verbrennungsrückstände 357
—, Gehalt der Krebszellen 150
Mischgeschwülste *8*, 100, 258, 482, 580
— und Entwicklungsphysiologie 135
— der Niere s. Wilms-Tumoren
— der Speicheldrüsen (s. auch Parotis) 101
Mißbildungen *256*, 258, 284, 287
—, angeborene, Möglichkeiten ihrer Verursachung 281
— bei Anomalien der Chromosomen 543
Mißbildungstumoren 256
— der Kinder nach Virusinfektionen der Mütter 279

Mitochondrien 127
Mitomen 789, *802*, 806, 807
Mitose 126
mitoseanregende Stoffe 779
Mitosegifte 760
—, Antagonisten 781
—, Definition 779
Mitosen, abnorme 128, 129, 541
Mitoserate 127, *129*, 781
Mittellinienlokalisation von Hirntumoren 253
Mittelohr und Paragangliome 190
mittlere Lebenserwartung 53, 54
mittleres Erkrankungsalter 69, 68, *70*, 91
— — bei den Sarkomen 75
mittlere Krankheitsdauer bei Sarkomen 869
— — nach Fernmetastasen 730
molekulares Diagramm 563
molekulare Struktur, Bedeutung 364
molekularphysikalische Betrachtungsweise 561
Molluscum contgiosum 319
Molybdän 451
Mongolenfleck 270
Mongoloider mit Klinefelter-Syndrom 287
Mongolismus 285, *286*, 287, 542
Monobloc-Prinzip der Krebs-Radikaloperation *668*, 770
Monocrotalin 379
5-Monomethyl-1.2-benzanthracen 360
Morbidität bei Männern und Frauen bei Krebs 65
Morbiditätsstatistik *44*, *45*, 840, 881, 963
— bei Jugendlichen 250
Morbus Bechterew und Thorium X 467
Morbus Bowen 122
Morphologie des Krebses *94*, 105, 133
— — — bei Mann und Frau 220
— der Praecancerosen 115
Mortalität bei der Hypophysenausschaltung 706
— der Lungenresektionen 847
— bei Nebennierenoperationen 703
Mortalitätsstatistik *44*, 52, 671, 881
Mosaiktiere 539
Moselwinzer und Bronchialkrebs 86
Motorabgase 911
M-Region 563
Müller-Geigersches Zählrohr 621
multiple Exostosen 482
multipler Krebs *58*, 116, 445, 569, 575, 576, 613, 665, 669
Multiplizität, sekundäre 61
multizentrische Tumoren 96
Mundhöhlencarcinome 410
— nach Betelnußkauen *35*, 85
— und Rauchen 407
Mundpapillomatose bei Kaninchen 314
Muskelmetastasen 16
Mutabilität und Alter 572
— bei Krebs 572
— der Somazellen 719
Mutagene, Carcinogene 582
mutagene Carcinokolyse 783

Mutation 207, *525*, 527, 561
— und Carcinogenese, Parallelitäten 545, 546
Mutationen in vitro 141
— durch Isotope 472
— durch Methylcholanthren
—, strahleninduzierte 552, 719, 721, 930
Mutationsraten 528, *548*
—, Abhängigkeit von der Bestrahlungsdosis 552
— für das Neuroblastoma retinae 242
— nach N-Lost, Vorbehandlung 809
— bei Polyposis retinae 241
Mutationstheorie der Geschwulstentstehung *521*, 567, 590, 748
Mutationsverzögerung 578
Muttermal s. Naevus
Myelographie 617, 626
Myelome *103*, 154, 600
myeloische Leukämien bei der Maus 314
Myokarderkrankungen beim Bronchialcarcinom 407
Myleran 413, 929
— teratogene und cancerogene Wirkung 282
Myomurteil 959
Myxödem 195
Myxosarkom 99

Nabelgeschwülste 263
Nachbestrahlung, postoperative 732
nachgehende Fürsorge 816, 941
Nachkommenschaften bei Krebs beider Eltern 228
Nachkur 957
Nachschauoperation 660, *674*
Nachverbrenner 416, 911
Nadelbiopsie der Leber 625
Naevus 10, 38, *119*, 265, *266*, 270, 483, 868, 900
— der Fußsohle 269
—, mesenchymale 270
Naevuszellen-Naevi 267, *900*
Nahbestrahlung 728, 732
Nahrung, erhöhte Radioaktivität 468
—, Verunreinigung 386, 387, 417, *920*
Naphthalin 358, 562
—, transplacentar 280
β-Naphtylamin 342, 343, 376, 486, 504, 577, 918, 968
1.5-Naphthylendiamin 344
Narbenkrebs 38, 305, *306*
Narkotica 690
Nasenhöhlenkrebs durch Nickel 337
Nasenkrebs 305
National Cancer Institute 954
Natriumalginat 393
Natriumcarbonat 393
Natrium, Gehalt der Krebszellen 150
Natriumnitrit 392
Natriumpektat 393
Natrium-p-phenylphenolat 393
Natriumpolyphosphat 394
Natrium, radioaktives 623
Naturfarbstoffe für Lebensmittel 983
Naturstoffe als Carcinogene 378

Nebelkatastrophen *416*, 966, 970
Nebenhodentumoren bei Goldhamstern nach Diäthylstilboestrol und Testosteron 174
Nebennierenexstirpation, doppelseitige *702*, 703, 773
Nebennierenmetastasen 18
Nebennierenrinde, Adenocarcinome 187
— und Adenome 186
Nebennierenrindenhyperplasie 183
Nebennierenrindentumoren, Exstirpation 695
— und Pubertas praecox 292
Nebennieren, Sonderstellung 171
"neck-dissection" 668
Neger und Krebs 222
Nematode Nochtia nochti 304
Neoplasma 5
neoplastische Bakterien 304
Nervendurchtrennung bei krebsbedingter Schmerzauslösung 688
Nervenversorgung der Geschwülste 96
Neurinome 483
Neuroblastoma retinae 242
neurocutane Melanoblastose 266
neuroektodermale Geschwulstsyndrome 273, 543
Neuroepitheliome 101
Neurofibromatose (v. RECKLINGHAUSEN) 38, 39, 59, 237, *238*, 482, 528, 571
Neurofibrome 119, 483
Neurofibrosarkome von Hirnnerven 253
neurogene Tumoren der Lunge 264
Neuropathen und Krebs 27
Neurotomie 689
Neutralrotreaktion 634
Neutronen 449
—, mutations- u. krebserzeug. Wirkung 550
Nichtraucher und Bronchialkrebs 914
— und Lungenkrebs 402
Nickel 909, 927
Nicotin als Herz-Gefäßgift 407
Nierenbeckencarcinom 640
—, 5-Jahresheilziffer 864
Nierenkrebs (s. a. Hypernephrom) 115
— mit Bleiphosphat 339
— bei Frauen mit Mißbildungen ihrer Genitalien 256
— nach Stilboestrolinjektion 174
— bei tuberöser Hirnsklerose 238
Nierenrindenadenom 115
Nierenschädigungen mit Thorotrast 461
Nierensteine und Nierenkrebs 305
Ninhydrinreaktion 632
Nitrit 923
Nitromin 789
Nitrosylchlorid 392
Nitsche Reaktion 636
N-Lost siehe auch Stickstoff-Lost
N-Lost 413, *548*, 556, 761, 780, 787, 792, *807*, 929
— bei benignen Krankheiten 790
Nonnen und Cervixcarcinome 891
Nor-dihydro-guajaretsäure 393
N-oxyd-Lost 789
Nuclearindustrie, Berufskrebsrisiken 895
Nucleinsäuren, cytochemisch 132

Nucleinsäurestoffwechselenzyme 167
Nucleinsäuren bei Viren 310
Nucleohiston 159
Nucleolus 126, 127, *159*
Nucleolus-Nucleus Relation *127*, 603
Nucleoproteide 155, 156, 526
—, enzymatischer Abbau 158
Nylon 380, 382

Oberflächendesinfizienten 925, *991*
Oberflächenkrebs *36*, 121, 607, 852
Oberkieferkrebs 613
Oberwässer, chemische Verunreinigung *919*, 977
obligate Praecancerosen 240
Obstbau 945
Öffentlichkeit und Krebs 936
Ölfeuerungen 911
Ölpest 387, *975*, 976
„Oesophago-gastroduodeno-spleno-pankreatektomie" 671
Oesophagogastrostomie 683, 684
Oesophagojejunostomie 685
Oesophagoskopie 610
Oesophagus-Carcinom 659, *664*, 921
— und Alkoholkonsum 921
—, Heilziffern 863
Oesophaguskymographie 620
Oesophagusprothese aus Polyäthylen 684
Oestradiol 174, 370
Oestradiolbenzoat 183
Oestradiolmonobenzoat 765
Oestrogene beim Brustkrebs der Frau 771
Oestrogen, zu hohe Dosierung 767
oestrogene Substanzen *174*, 637
— — beim Prostatakrebs 699
Oestrogentherapie 765
okkulte Metastasen 112
okkulter Krebs 18, 513
okkultes Blut 602
Oligodendrogliome 253
Olivenöl 398
Olliersche Wachstumsstörung 536
Omoblastome 104
Onkogenese Definition 6
onkotrop 481
Operabilität 657
— der Bronchuscarcinomträger 846
— des Magenkrebses 842
Operabilitätsquote bei verschiedenen Organkrebsen 659
Operation *654*, 656
— oder Bestrahlung 717, 731
—, chemotherapeutischer Schutz 802
—, Indikation 663
—, Kontraindikation 657
Operationsmortalität 872
— bei Magenkrebs 843
— beim Uterus-Ca 850
Operationsnachbehandlung 660
Operationsnarbensarkombildung 429
Operationsprophylaxe *802*, 899
Operationsrisiko 656
Operationsschock 662
Operationsvorbereitung 660

operativ-diagnostische Methoden 624
operative Endokrinotherapie 654, *693*, 735
— Krebsprophylaxe, Beschneidung 889
Operieren, mehrzeitiges 673
Opisthorchis felineus 302
Orchiektomie bei Bauchhoden 904
—, primäre 765
— und Progynonnachbehandlung 699
Organaffinität der Isotope 452
Organdiagnostik 591
Organisation der Krebsbekämpfung und der Krebsverhütung *951*, 955
Organisatoren bei Mischtumoren 136
Organkrebs, Operationsmethoden 656
—, Palliativoperationen von 683
—, Statistik *50*, 51, 66, 70, 71, 77, 84, 91, 119, 220, 573
Organmetastasierung, bevorzugte 109
organoide Proliferationen 135
Organoidlehre 135
Organ-Perfusion für Carcinokolytica 805
Organpunktate 607
Organtropismus 347, 350, *351*, 352, 549, 570
Organverkleinerung bei Krebs 11
Osteoarthropathie hyperthrophiante pneumique (BAMBERGER-MARIE) 13, 612
Osteochondrom solitäres 530
Osteochondrosarkom beim Huhn 315
Osteodysplasia exostotica 237
Osteodystrophia fibrosa, maligne Entartung 118
Osteofibrosis deformans juvenilis UEHLINGER 537
Osteoklastom *537*, 538, 837, 868
Osteombildungen der Schädelbasis 538
Osteosarkom 38, 455, 578, *691*
— durch Berylliumoxyd 337
— nach Marknagelung 927
— bei Osteomyelitis 38
— nach Peteosthor 283
—, Strahlenempfindlichkeit 723
Ostitis deformans Paget 38, 117
Ostitis fibrosa generalisata 119, 191
— — localisata 8, 38, *135*
o-Toluen-Thiol 515
o-Toluidin 342
Ovarialcarcinome 292
— und Thio-TEPA 793
Ovarialcystome 292
Ovarialmetastasen *700*, 770
—, Operationen 682
Ovarialtumoren 291
—, Hormonüberproduktion *185*, 292
Ovariektomie 769, 770, *813*
— und Anti-Oestrogentherapie 771
— biochemische Folgen 701
— bei Carcinomen sekundärer Geschlechtsorgane *173*, 697, 762
Ovar-Struma 260
Ovarteratome 260
Oxydation, Enzyme 160
1-Oxy-2-Naphthylamin 344
5-Oxytryptamin 197

paarige Organe, maligne Tumoren 235
Paget der Brusthaut 104
palliative Intubation 684
Palliativoperationen 664, *682*
Palpation bei Krebs 593, 594, *595*
Pancoast-Syndrom 13, 15, *688*
Pankreasadenom, metastasierendes 191
Pankreas-Ca und Carcinoidsyndrom 197
Pankreasfunktionsdiagnostik 602
Papanicolaou-Färbung 603
papierchromatische Blutuntersuchung 635
Papilla Vateri, Carcinom der 13, 595
Papillome 98, *319*, 482
—, Beseitigung 903
— der Harnwege 904
Parabenzochinon 516
Paraffin 33, 355, 380, *394*, 576
Paraffinarbeiter 355
Paraffin in Arzneimitteln 410
Paraffinfabriken 353
Paraffinkrebs 116, *354*, 394
—, Latenzzeit 79
Paraffinome 411
Paraformaldehyd 547
Paragangliome 188
— des Mittelohres 190
Paraproteinämie beim Plasmocytom 154
Parasiten und Tumorgenese 301
parasternale Lymphabflußgebiete 672
Parathormon 191
Parenchym der Geschwülste 95
Parotismischtumoren *8*, 136
paroxysmale Hypertonie 188
Pasten mit Teer 410
Pasteur-Effekt 161
Patentblau AE 395
Pathogenese maligner Tumoren 480
pathologische Fraktur siehe Spontanfraktur
Pechkrätze, konservative Behandlung 897
Pechkrebs 33, 354, 355, 431, *487*
Pellidol 347, 411, *488*
Pendelbestrahlung 730
Peniscarcinom 514
—, geographische Verschiedenheiten 85
—, 5-Jahresheilziffer 865
— und Praeputium 890
Peptidase 167
Perandren-Lingualtabletten 770
percutane Hypophysenausschaltung siehe Hypophyse
Percorten M 777
Perforation in Nachbarorgane 15
Perfusionstherapie 805
Periston N 411
Peritonealcarcinose 109, *607*, 739
periurethrale Drüsen 176
Perlon 380
perniziöse Anämie 116, 598
Perniciosa, Lebertherapie 928
perorale Zufuhr carcinogener Noxen, Vermeidung 917
Pessare 432
Pesticide 921
Peteosthor 283, 451, *465*, 466, 507, 742, 991
Petroleumderivate 909

Petroleumderivate in Arzneimitteln 410
Peutz-Jeghers-Syndrom 12, 242, 594
Pferd, Häufigkeit der Organkrebse 88
Pflanzenschutzmittel 547, 988, 993
Pflege inkurabler Patienten 824, 825, 957
Phaenogenese 578
Phaeochromocytom 187, 694
—, Anaesthesie 196, 694
—, Blutdruckkrisen 596
—, malignes 189
Phakomatosen 266, 273
Phasenkontrastmikroskopie 125, 604, 607
2-Phasen-Prozeß der Malignisierung 498, 577
PHB-Ester 987
pH-Bestimmungen am Tumorgewebe 151
Phenolderivate 391
Phenole 392
— in Abwässern 919
Phenothiazinpräparate 822
Phenylphenolate 392
Phenylurethan 794
Phimose und Peniscarcinom 38, 890
Phlebektasien 594
Phosphatase, alkalische 166
—, saure 178
Phosphatasen 165
Phosphatasereaktionen 634
Phosphatide, Gehalt in Tumoren 151
Phosphatverbindungen, energiereiche 164
Phosphor (P^{32}) 452, 469, 623, 737
— bei Hämoblastosen 740
Phosphorsäure 393
Photooxydation von Cholesterin 440, 441
Phthalsäure 392
physikalische Noxen und Berufskrebs 32, 428
Pic-Syndrom 13
Pigmentfleckenpolypose 242
Pigmentgehalt der Haut bei Trägern von Naevi 900
Pigmentnaevi siehe Naevi
Pinealome 253
Placenta 819
—, Hormonbildung 776
Placentametastasen 279
Placenta, Tumoren 276
plasmatische Vererbung 127, 213
Plasmocytome 103, 118, 154
—, Blutsenkung 599
Plasmocytomkrankheit, Elektrophorese 600
plastische Operationen 675
Platin 383
Plattenepithelcarcinom 8, 99
— beim Lungenkrebs 407
— im Vormagen der Ratte 302
Plenosol 822
Pleuracarcinose 109, 607, 615, 805
—, Asbestnachweis 335
—, Behandlung 813
— —, Anwendung von Isotopen 739
Plexus brachialis, Durchtrennung des 688
Ploidiemutationen 527, 544
Plummer-Vinson-Syndrom 389
Plutonium 453
Pneumokoniose und Lungenkrebs 339
Pneumonektomie 671

Pneumoperitoneum, diagnostisches 615
Pneumoradiographie des Mediastinums 615
— des Retroperitoneums 615
Pneumothorax, diagnostischer 615
Podophyllin 801
Podophyllotoxin 780
Pökeln 988
polarographische Krebsdiagnostik 638, 391
Polonium 210, 451, 453
Polyäthylen 380, 382
Polyamide 379
polycyclische Kohlenwasserstoffe 358
Polycythaemia vera Therapie mit P^{32} 740
Polydysspondylie 285, 286, 543
Polymethacrylat 380
Polymethylmetharylat 382
polymorphzelliges Sarkom 99
Polynucleotidasen 167
Polyoma-Virus und Tumoren 317
Polyoxyäthylen 394
Polyoxydverbindungen 392
Polyploide 527
Polyposis intestini 37, 59, 116, 119, 241, 182, 528, 576, 899
Polypropylen 380, 382, 508
Polystan 380
Polystyrol 382, 383
Polyvinylalkohol 380, 394
Polyvinylpyrrolidon 380, 381, 411
Portio-Ca (s. a. Collum-Ca) 607, 938
—, Jodprobe 152
Portioerosion 121, 484, 610, 852
Positronen 449
postoperative Nachbestrahlung 732
— Rezidivprophylaxe 792
praeblastogen 489
Praecancerose bei Arsen 332
—, Beseitigung 896, 897, 898
— des Bronchialepithels 407, 417, 906
—, Cancerisierung 482, 486
—, Erkennung 593
—, Gynäkomastie 767
— der Haut 104
—, infektiöse 304
—, Leukoplakie alter Syphilitiker 302
—, melanotische 267
— der Prostata 412
— nach Strahleneinwirkung 446, 467
— bei Thorotrastdepots 460
— und Trauma 946
praefrontale Lobotomie 690
praeinvasives Carcinom 101
praenatale Geschlechtsbestimmung 131
— Störungen 281
Präneoplasie (s. a. Praecancerose) 5, 36, 39, 41, 61, 98, 113, 143, 484, 495, 516, 530, 536, 561, 564, 580, 592, 642
— auf angeborener Grundlage 119, 275
— bei Systemerkrankungen 117
— bei Teer 356
Praeoperative Behandlungsdauer bei Magenkrebs 842
— Bestrahlung 733
— Krankheitsdauer 855

Praesarkomatose *117*, 946
Praktiker 961
Prednison 777, 818
— mit Endoxanbehandlung 792
Prednisolon 777, 818
Presse, Krebsaufklärung 961
Preußisches Wassergesetz 976
Probeabrasio transurethrale 626
Probebestrahlung 613, *628*
Probeexcision 610, *626*, 643, 662, 734
— bei Melanomen 10
Probefreilegung 659
Probelaparotomie 629
Probeoperation 629
Probepunktion 624
Probethorakotomie 629
Probetrepanation 629
Progesteron *174*, 178, 370, 770
Prognose 15, *834*
— und Anamnese 10
— angeborener Geschwülste 262
— beim Bronchial-Ca 849
— maligner Melanome 867
—, Prostatacarcinom 768
— bei Sarkomen *869*, 871
Progynon-M 699, 765
Prolan 181
Prolanreaktion 182, *637*
Proliferationsgeschwindigkeit 534
Proliferationsgift 793
promoting agents 489
Prophase 126
Prophylaxe bei Krebs 2, 34, *880*, 968
— mit Arsen 893
Propionsäure 392, 986
Prostatahypertrophie 135, 176, *666*
—, sekundär maligne Entartung 764
Prostatakrebs 65, 73, 96, 177, 412, 626, 671, 676, 698, *699*
—, Endokrinotherapie *176*, 712, 761, 762, 763
—, 5-Jahresheilziffern 768, *864*
— bei Mäusen 366
—, Phosphatasereaktionen *114*, 165
—, Prognose 768
— nach Prostatektomie 676
—, zellkernmorphologisches Geschlecht 131
—, Zunahme 57
—, Überlebensdauer 699
Prostatapunktion, perineale 625
Prostatasekret, Krebszellen 608
prosthetische Gruppen 155
Proteide 155
Proteine 153
—, cytochemisch 132
Proteinkörpertherapie 819
Protonen 449
Protonenbestrahlung der Hypophyse 709
protrahiert-fraktionierte Bestrahlung 727
Pseudohermaphroditismus und Hodentumoren 289
Pseudorezidive 676
Psoriasis 445
— und Arsenkrebs 332
Psychiatrie bei Krebs 27

Pubertas praecox *185*, 928
— — bei Hodentumoren 290
— — bei Nebennierenrindentumoren 292
Publizistik, Krebsaufklärung 961
Puder mit Teer 410
Punktionsmaterial aus dem Sternum 607
Purine 797
Puromycin 801
Purpur 346
Putrescin 548
Pyren *361*, 405
Pyrogallol 487

Qualmbildung 911
Quantenbiologie 564
Quarz 339, *382*
Queckenstedtscher Versuch 625
Quecksilber *337*, 451
— in der Luft 417

Radikaloperation *654*, 656, 664
— und Prognose bei Mamma-Ca 857
radioaktive Abwässer 469, 919
— Isotope 33, *451*, 550, 717
— — in der Atemluft 469, 908, 916
— — in der Diagnostik 621
— — für extra-korporale Pumpenperfusion 807
— — zur Therapie bei Krebs 735, 736
— Metalle 341
— Niederschläge *469*, 908
— Stoffe, Affinitäten zu bestimmten Organen 450, 451
— — diaplacentarer Übergang 280
— — in der Medizin 414
— — gefährdete Betriebe *449*, 908
Radioaktivität und Krebs 448
—, natürliche 448
Radioautogramme 742
Radio-Dibenzanthracen 500
Radiogold 451, 709
Radiogoldausschaltung der Hypophyse 705
Radiogold bei Hypophysentumor 695
—, kolloidales 739
Radiojodbehandlung maligner Strumen 742
Radiojoddiagnostik 622
Radiojodresektionen der Schilddrüse 193, 744
Radiojodtest bei Kindern 283
— bei Schilddrüsencarcinomen 930
Radiojod, therapeutische Syncarcinogenese 929
Radio-Kobalt Radonimlanpation 710
radiomimetische Stoffe 413, 761, 815
Radiumbehandlung 718, 728, 734, *735*
Radiumberufskrebs 454
Radiumbestrahlungen während der Gravidität 281
Radiumchlorid 454
Radiumemanation 455, 488
—, Mutationserzeugung 552
radiumhaltige Präparate 453, 454
Radiumkanone 453, 735, 745
Radium und Krebs 32, 451, *453*, 455
Radon 453
Räuchern 399, 923, 988, 990

Rasse und Krebs *82*, 84, 221
Rauchen, syncarcingenetischer Effekt 909
Raucherbronchitis 592, 846
Raucherkrebs *72*, 79, 305, *402*, 492, 907, *913*, 967, 972
Raucher, Zeitfaktor 509
Raucherzellen 604
Rauchgehalt der Luft 908, 966
Rauchgewohnheiten bei Ärzten 406
Rauchschäden 908
Rauchstraße 404, 912
Rauchverbot 964
Raumdosis in der Strahlengenetik 726
Reaktion, cytolytische von FREUD und KAMINER 632
—, Kombination 633
— auf Krebs 114, *631*, 640
— nach LEHMANN-FACIUS und WITTIG 632
—, proteolytische nach FUCHS 633
Reaktivierung von Carcinomen hormonabhängiger Organe, antihormonelle Therapie 773
— des Tumorwachstums 796
Recklinghausen s. Neurofibromatose
Recklinghausensche Ostitis fibrosa generalisata 638
Rectoskopie 611
Rectum-Carcinom 25, 180, 595, 640, 659, *733*, *859*, 861, 881
— und Cytodiagnostik 608
—, Heilziffern 669, 733, *859*, 875
—, inoperable 644
—, Lymphabflußbahnen 669
—, mehrzeitiges Vorgehen 674
—, Multiplizität 859
—, Operabilität 660
Rectumexstirpationen auf sacro-abdominellem Wege 669
Rectumpolypen 122, 669
Rectumrezidive 677
Referierorgane 955
Regeneration, gestörte 120
Regenerations-Mitosemuster 545
Regenerationstheorie der Geschwulstentstehung *117*, 522, 534
regionale Perfusion 807
Registrierungsstelle für Krebs, zentrale 45
Regitin 597
Regression 835
Regulationszentrum in den Zellen 558, 557
Reichensteiner Krankheit 332, 546
Reihenuntersuchungen 895, *938*, 940
Reinhalteordnungen 978
Reinhaltung der Luft 912, *964*, 965, 970
— des Wasserhaushalts *964*, 975, 977
Reinheitsanforderungen 986
Reisschnaps, Oesophaguscarcinom 401
Reizbestrahlungen 437, 499
Reizgastritis bei Kaffee 409
Reizkörpertherapie, unspezifische 819
Reizkrebse 305, 489, 655
Reizpraeneoplasien 37, 115, *484*
Reiztheorie *39*, 522
rekonstruktive Chirurgie 675
Relation Sarkom: Carcinom 574

relative 5-Jahresheilungen 853
Reossifikation 703, 708, 771
Repräsentativstatistiken 47
Resektionsmagen-Carcinom 892
Resistenz *510*, 511, 570, 885
— gegen blastogene Einwirkungen 509
— gegen Impftumore 820
—, künstlich erzeugte 512
Retentionshoden, Tumorrate 38, 289
Reticulosarkome 99
— des Knochens 104, 254
retikuloendotheliales System 819
Retinoblastome 242, 528
retrograde Pyelographie 611
retroperitonale Lymphabflußwege 668
— Sarkome 25
— Tumoren 618
Retroperitoneum, Pneumoradiographie 615
Retrorsin 379
Rezidivbildung 9, *22*, 41, 113, 143, 569
— beim Mamma-Ca 857
Rezidivoperation bei Sarkomen 693
Rezidivprophylaxe, chemotherapeutische *802*, 904, 905
Rhabdomyosarkom 99, 155, 262
—, Gehalt an Myosin und Aktomyosin 155
Rhodanid 781
Ribbertsche Krebstheorie 119
Riboflavin 511
—, Hepatomverhütung 887
Ribonuclease 167
Ribonucleinsäure 155
Ribosenucleotidsystem 157
Riesenchromosomen 157, 525
Riesenwuchs 274
—, halbseitiger 537
—, partieller 270
Riesenzellepuliden 97
Riesenzellgeschwülste, Bestrahlung 731
— des Knochensystems 118
—, Operationen 691
Rind, Häufigkeit der Organkrebse 88
Roborantien 818
Röntgenberufskrebs 442, 443
— innerer Organe 443, 444
Röntgendermatitis 446
Röntgendiagnostik 611
Röntgendosis 728
Röntgen-Ganzbestrahlung 447
Röntgen während der Gravidität 281
Röntgenkastration 172, 701, *743*
Röntgenkrebs 3, 32, 38, 283, *442*, 443, 444, 446, *447*, 748
—, Latenzzeit 79
Röntgenmutationen 448, *545*, 553
Röntgenologen und Leukämie 443
Röntgenpraecancerose 446
Röntgenschirmbilduntersuchungen, Bronchialcarcinom 939
Röntgenstrahlen 33, *442*, 447, 501, 553, 785
— und Katalasegehalt 163
—, Strahlensyndrom 577
—, syncarcinolytische 814
— und Virustumoren 313
—, Wellenlängen 433

Röntgenbestrahlung entzündlicher Herde 499
— des Magenkrebses 845
— beim Schilddrüsencarcinom 283
Röntgentherapie 556, *725*
—, Methoden 718
Röntgentiefenbestrahlung 727
Röntgenulcus *446*, 748, 901
Röntgenwertheim 727, 744
Röstprozeß 409
Roh-Lecithine 393
Rotationsbestrahlung 730
Rous Sarkom 127, 309, 311, 757
rudimentäre Organe, Geschwulstbildung 263
Rückenmarksgeschwülste 15
—, Diagnostik 617
— bei Kindern 253
Rückenmarksmetastasen 682
Rückfallverhütung durch Chemotherapie 804
Rückwirkungen bei Krebs 23
Ruhekern 534
Rundzellensarkom 99
Ruß 31, 33, *354*, 356, 414, 491, 912
—, ältestes Krebstherapeuticum 784

Saatbeizmittel 394
sacro-abdominelle Rectumexstirpation 733, 859, 861, 881
Säuren, Krebsauslösung 371
sacrococcygeale Dermoidfisteln 264
Salicylsäure 392
Salvarsan und Arsenkrebs 332
Salzsäure 372
Sanamycin 800, 801
Sanatoriumsaufenthalt nach Krebsoperationen 942
Sanduhrgeschwulst 13
Saponine 394
Sarkombildung in Operationsnarben 429
Sarkome 41, *75*, 627, 677, 839
— und Alter 74
—, antihormonelle Therapie 775
— mit Benzpyren 362
—, Carcinom-Relation 76, 88, *574*
— bei cartilaginärer Exostose 237
—, congenitale 254
—, Definition und Einteilung 99
— und Fraktur 430
—, Geschlechtsverteilung 75
—, Hämoglobin- und Leukocytenwerte 598, 599
—, Häufigkeit 91
—, Heilergebnisse *868*, 870
— bei Hypernephromen 581
— nach Isotopen 453
— der Kindheit und des Jugendalters 254
— und kosmische Strahlen 473
— nach Kriegsverwundung 431
—, Kunststoffsarkome 384
—, Metastasierung 111
Sarkomentstehung bei Chondromatose 536
Sarkomentwicklung aus Osteochondromen 531
Sarkome nach PETEOSTHOR 466
— nach Radiumtherapie 454
— durch Röntgenstrahlen 443, *448*

Sarkome, spontane 893
—, Statistik *73*, 534
— nach Thorotrast 462
— bei Tieren 209, 382
— des Verdauungstraktes 75
Sarkomklassifizierung 6
Sarkomoperationen 690, 693
Sarkomrate bei verschiedenen Völkern 507, *575*, 222, 223
Sarkomycin 801
Sauerstoffmangel, vermehrte Mißbildungen 279
saure Ernährung 816
— Phosphatase 165, 178, 634
Scarifizierung geteerter Haut 494, 495
Schädlingsbekämpfungsmittel 394, 921, 945
Schankwirte siehe Gaststättenberufe
Scharlachrot 305, *343*, 347, 395, 501
Scharlachrot-Salbe 411
Schenkelhalsbolzung mit intrakanalikulärer Einführung von radioaktivem Tantalum (Radioakt. Isotopen) 687
Schichtung beim Röntgen 619
Schieferöl 33, *354*, *357*, 411
Schienbeinkrebs 32
Schilddrüsen, maligne Strumen in aberrierenden — 263
—, — —, 5-Jahresheilziffern 863
—, — — und Jodprophylaxe 892
—, — —, Radiojodbehandlung 742
—, — —, Spätrezidive 23
—, Totalexstirpation 693
Schilddrüsenadenome 191
Schilddrüsencarcinome 114, 622, *996*
—, Änderung des hormonellen Status 776
— bei Kindern 103, 283, 929
— nach Radiojodtesten 283
— nach Röntgenbestrahlung 444
— nach Thiouracilbehandlung 412
— nach vorheriger Struma 192
Schilddrüsendiagnostik, hormonelle 638
Schilddrüsensarkome 196
Schillersche Jodprobe 153
Schirmbildverfahren 612
Schistosomum haematobium 301
Schlafmittel 822
Schmalz 398
Schmerz bei Krebs 593, *688*
Schmerzausschaltung, neurochirurgische Eingriffe 688
Schmerzbekämpfung, nicht operative Behandlung 821
Schmier- und Dieselöle 357
Schneeberger Lungenkrebs 30, 227, 455, *488*
schnelle Elektronen 746
Schornsteinfegerkrebs 3, *30*, 354
Schrifttum über Tumoren 955
Schusterdaumenkrebs 431
Schutzkleidung 894
Schutzkolloidtest MONROS 634
Schutzimpfung gegen Krebs 821
Schutztherapie nach Krebsoperationen 804
Schwangerschaft und Krebs 178, 761
—, Epithelveränderungen der Portio 122
— beim Mammacarcinom 378

Schwangerschaft und radioaktives Jod *194*, 467
Schwangerschaftstests 637
Schwammbiopsie 611
Schwannome 483
Schwarzpulver-Imprägnierung 432, 487
Schwebestoffe 969
Schwefeldioxyd 393, 909, 911, 966
—, Schäden an Kulturpflanzen 414
Schwefelkohlenstoff 372
— in der Luft 414
Schwefelwasserstoff in der Luft 414
schweflige Säure 392, 393
Scirrhus mammae 15
Scrotalkrebs 353
— der Schornsteinfeger 206
— in verschiedenen Berufsklassen 78
"second-look" nach WANGENSTEEN 674
seelische Betreuung Krebskranker 824
seelische Rückwirkungen der Krebskrankheit 26
Seemannshaut 438
Seifen mit Teer 410
Sektionsstatistiken 44, 46, 50
Sekundäroperation 657
Sekundärstrahlung 472
— bei Thorotrast 458
Selbstheilung siehe Spontanheilung
semimaligne Geschwülste 8, *41*, 98, 445, 693, 731, 903
Seminome 182, *290*, 637
—, Altersverteilung 260
—, Heilziffern 864
— der Ovarien 291
Senecio Jacobaea 379
Senfgas (siehe auch Stickstoff-Lost) 515, 516, 546, 786, 787, 788
—, mutationsauslösende Wirkung 787
Senfgasbehandlung, Gefahren 790
Senfgasderivate 807
Senföl 392
Serienangiographie 275, 616, 620
serologische Krebsteste 590, 634, 635, *636*
Serosametastasen 109
Serotoninbestimmung im Blut 638
Serotoninsyndrom 196
Serum, Gesamteiweißgehalt 597
Serumlipase nach BERNHARD und KÖHLER 633
Serumphosphatase, saure 767
Sesamöl. 413, 498
Sexualhormone 174, 176
—, anabole Wirkung 774
— in Cosmetica 412
Shopesches Kaninchenpapillom 313
Shope-Virus 385, 502
Siderosen 337, 339
Siebbestrahlung 730
Sigmacarcinome Heilziffern 859
Silber 338, 383, 451
Silbernitratsalbe 305
Silicium und Krebs 86, 450
Silikon-Kautschuke (Silastik) 382
Silikose 416
— und Bronchialkrebs 339, 418, 910
— mit Lungentuberkulose *339*, 340, 488

Sinolost 789
Siphonospora polymorpha 304
Skeletmetastasen 108
Skelet, teratoides 258
Sloan-Kettering Institute 954
Smegma 891
smog 416, 908
Society for Investigating the Nature and Cure of Cancer 955
Solitärmetastasen, Entfernung von 678
Solitärniere, Hypernephrom 667
somatische Genetik 532
— Mutabilität 571
— Mutation 531, *557*, 561, 583, 786
Somazellen genotypischer Identität 533
Sonnenlicht 439, 725
Sorbinsäure 392, 986, 987
Sorbitan-Fettsäureester 394
soziale Krebsverbreitung 76, 77, 91
Soziallasten durch Krebskrankheiten 951
Spätmetastasen *19*, 112, 114, 268, *525*, 578, 579, 836
Spätrezidive 22, 143, *525*, *578*, 579, 836
Spätschäden der Haut 747
— bei Strahlenbehandlung maligner Tumoren 747
Speicheldrüsencarcinome bei Mäusen 314
Speicheldrüsenmischtumoren 100, 482, *903*
—, heterotope 264
Speicherung 656
Speisen, heiße 436
Speiseröhrenkrebs 594, 664, *920*
—, Alkoholgenuß 401
—, Diagnose 610
— bei Schankwirten 80
Spezialkliniken 952
Spindelöl 33
Spindelzellsarkom 7, 99
Spinocellärcarcinome, Heilziffern 867
Spiroptera neoplastica 302
Splanchnicusresektion 689
Splenektomie bei Leukämien 683
spontane Sarkome 893
Spontanfrakturen 18, *686*, 765
—, Behandlung *686*, 739
— mit der Einführung der radioaktiven Strahlenquelle 687
—, Hypophysenausschaltung 707
— und Marknagelung 687
— bei Morbus Paget 118
Spontanheilung maligner Tumore 510, 653, *834*, 835
— bei Sarkomen 868
Spontankrebs 1, 372, 571, *885*
— bei Laboratoriumstieren 88
— bei reinrassigen Mäusestämmen 211
— bei Tieren 209
Spritzmittel, arsenhaltige 945
Spurenelemente, lebensnotwendige 336
Sputumuntersuchung bei Krebserkrankungen 602, 606
Stabilisatoren, vorläufig duldbare 987
Stadien, 5-Jahresüberlebenszeiten 874
— bei Krebs 497, 840
Städtestatistiken 48

Stammbaumforschung 80, 224, 225, 226
standardisierte Bevölkerung 64, 880
— Sterbeziffer *55*, 64, 881
Statistik bei Krebs *44*, 881
— und Erbeinflüsse 217
—, Fehlerquellen 84
— im Lichte der Mutationstheorie 572
Staub 912, 965
—, industrieller Herkunft 907
— und Bronchialkrebs 339
Steinkohlenteer 354
—, Tumoren durch zellfreie Filtrate 321
Steinthal-Einteilung, Heilziffern 856
Steißteratome 257, 259
Stenosierung innerer Hohlsysteme 14, 619
Sterblichkeit bei Krebs 51, *55*, 90
— kindlicher und jugendlicher Krebsfälle 251
— der Männer 65
—, Rückgang 875
—, standardisierte 55, *64*, 881
— der Todesursachenstatistik 48
—, Vergleich mit anderen Todesursachen 49
stereotaktisch-elektrochirurgische Schmerzausschaltung 690
stereotaktische Geräte zur Hypophysenausschaltung 709
Sterinhaushalt 375
sterische Hinderung 562
Sternalpunktion 624
—, Tumorzellnachweis 605
Sternbergsche Riesenzellen 320
Steroidhormone, Beziehungen zu carcinogenen Kohlenwasserstoffen 374
Steroiduntersuchungen 637
— im Harn 602
Sternumspaltung 685
Steuer 974
Steuerungszentrum der Zelle *558*, 559, 564, 720
Stickoxydul 394
Stickstoff-Lost (siehe auch Senfgas) *371*, 391, 805
—, Behandlung menschlicher Tumoren 788
—, cytotoxische Wirkung 756
—, teratogene und cancerogene Wirkung 282
Stickstofftrichlorid 391, 392
Stilben 174
Stilboestrol 378, *548*, 766, *767*, 776
— beim Prostata-Ca 927
Stilboestrol-diphosphat (HOVAN) 767
Stilboestrolinjektion bei Goldhamstern mit Nierentumoren 174
Stilboestrolpräparate 412
Stilboestrolsalbe und Gynäkomastie 292, 928
Stilbylamine und Corhormon 781
Stillen und Brustkrebs 35, 214, *513*
Stippchengallenblase 373
Stoffwechsel und Krebsgeschehen 160
Strafgesetzbuch 960
Strahlen, mutationserzeugende 550
—, Parallelität mutationsauslösender und krebsinduzierender Wirkung 550
Strahlenabsorption 434
Strahlenarten, blastogene 449, 718
Strahlenbehandlung 116, *717*

Strahlenbehandlung gynäkologischer Carcinome 850
—, Heilziffern 873, 875
— maligner Blutkrankheiten 740
— bei Sarkomen 869
Strahlenbelastung 68, *468*, 995
Strahlenbiologie 453, 550
Strahlenchemie 718
Strahlendosis 723, 726, 734, 737
—, zeitliche Verteilung 727
Strahlenempfindlichkeit 722, 749
Strahlenfibrose der Lungen 747
Strahlengefährdung des Menschen 428, 747
Strahlengenetik 719, 749
Strahlenhypophysektomie 744
Strahleninduktion von Tumoren bei Atombombenüberlebenden 468
Strahlenkrebs 474, *556*, 748
Strahlenqualität 718
Strahlenresistenz 722
Strahlenschäden 746, 747
—, intrauterine 281
—, Vermeidung 929
Strahlenschutz 747, *930*, 994
—, medikamentöser 930
Strahlenschutz-Verordnungen 475, *993*
Strahlensyndrom 577, 746
Strahlentherapie, diagnostische Bedeutung 621
—, Gefahren 471
—, Indikationstellung 723
— und operative Behandlung, Wechselverhältnis 731
— mit radioaktiven Isotopen 741
—, Theorie der 748
Strahlenurteil 959
Strahlenwirkung, Theorie 718
Streptobacillus cariae 306
Strippingfilm 132
Stroma 96
Strontium (90) 451, *452*, 457, 468, 917
— in der Milch 917
—, radioaktives im fetalen Knochen 280
Struma 192, 837
— bei Akromegalie 184, 484
— Hashimoto 194
— nodosa und Struma maligna 38
—, krebsprophylaktischer Effekt 900
— -Resektion 893
Stuhluntersuchungen 602
Stumpfcarcinom des Magens 899
Stumpfgastritis 37
Stumpfulcera bei Amputierten 901
Sturge-Weber-Syndrom 273, 543
Stylomycin 801
,,Styryl 430" 353, 370, 547
subarachnoidale Alkoholinjektion 688
subepidermaler Naevus 266
Substitutionstherapie bei Adrenalektomie 703
subtotale Magenresektionen 658, 843
Sudan I 396
Sulfanilamid 393
Sulfite 393
Sulfitzellstoffabwässer 919

Sulfonamide 392
—, tumorproduzierender Effekt 413
—, Wirkungsmechanismus 515
Summantionseffekt 349, 352, *506*, 573, 883, 921
Superfemales 543
Supervolttherapie 745, 746
Supraclaviculardrüsen, Miteinbeziehung in die Operation 672
symmetrische Tumoren, bilateral 278
Sympathicoblastom 254
Sympathicogoniom 190, 254
Symptomatik bei Krebs 9, 13, *41*, 590, 639
symptomatische Eingriffe 664, 844
Symptome bei Magenkrebs 843
Syncarcinogenese 5, 31, 301, 307, 372, 386, 432, 436, *486*, 487, 489, *493*, *496*, 909, 946
— bei Benzpyrenlösungen 369
—, Definition 5
— und genetische Faktoren 494
—, synchrone 490
syncarcinogenetischer Effekt durch Hormonzufuhr 173
Syncarcinokolyse 760, 808
Syncytioma malignum 276
Syndrome bei Krebs 12
Synovialiom 98, 482
Systemanomalien, angeborene 59
Systematik der Tumoren 98
Systemcarcinome am weiblichen Genitale 60
Szintigramm der Schilddrüse 930
Szintillationszähler 743

Tabak und Arsen 334
Tabakmosaikvirus 308, 309
Tabakrauch und Bronchialcarcinom *72*, 79, 401, *402*, 906, 910, 912, *913*, 914, 967, 972
—, carcinogene Kohlenwasserstoffe 405
Tabaksteuer 916, 972, 973
Takata-Reaktion 601
Talkum-Granulome 383
Teer 33, 501
Teerabkömmling in Salben 410, 491
—, Benpyerngehalt 361
Teerberufskrebs 354, 361
Teerdämpfe 909
Teerkrätze 353, 356
Teerkrebs 3, 30, 31, 32, 38, *353*
—, experimentell 356
— innerer Organe 356
Teerpapillom 321, 385
Teerprodukte als älteste Krebstherapeutica 784
Teerung 495
— plus Scarifikation der Haut 494
Teerverbrennungscarcinom 490
Teerwarzen 356
Teflon 382
Teleangiektasia hereditaria 272
Telecurieapparatur 453, 745
Telegammatherapie 736, 745
Telekobaltanlage 745
Teleröntgentherapie 727
Tellur 451

tellurische Faktoren beim Krebsgeschehen 86
Telophase 127
TEM 814, 929
Temperatur und Hodentumoren 289
Temperaturerhöhung als mutationsauslösender Faktor 551
Teratogene während der Gravidität 280
teratogenetischer Zeitpunkt 250
Teratoma 131, 182, *257*, 259, 482, 483
Teratoma adultum 100, 259
Teratome, Altersverteilung 260
— co-aetaneum 259
—, embryonale 100, 291, 260
— des Hodens *182*, 257, 258, 259
—, Mediastinaltumor 673
—, zellkernmorphologisches Geschlecht 100
Teropterin 797
Teroyl-y-glutamyl-glutaninsäure 797
testikuläre Adenome der Ovarien 185
Testosteron 174, 772
— beim weiblichen Brustkrebs 131, 769
—, Wirkung 763
Tetracyclin 623
1.2.9.10-Tetramethylanthracen 362
Tetramethylphenanthren 362
Thalamus, Operationen 690
Thalidomid, teratogene Wirkung 928
Thecazellgeschwülste 185
Theorien der Krebsentstehung 522
—, infektiös-parasitäre 304
—, Ribbertsche 119
—, somatische Mutation 531
— nach Warburg 161
Therapie beim Krebs 653, 734
—, Antimitotica 779
—, eigenmächtige 960
—, kombinierte operativ-strahlentherapeutische 734
— der Krebsprophylaxe 925
— nach Leupold 817
Therapie, unspezifische 654, 816
Therapieschäden 925
thermische Noxen Tumorinduktion 433, 437
Thermokaustik 436
Thioacetamid 397, 398, 923
Thiocyanat 781
Thioharnstoff 193, *397*, 923, 986
Thio-TEPA 793
2-Thiouracil 515
— diaplacentar tumorinduzierend bei Schwangeren 280
Thiouracilbehandlung und Schilddrüsencarcinome 412
Thorakoskopie 611
Thorium 451, 453, *456*, 457, 737
Thoriumdioxyd 457, 485
Thorium-Ionen, diaplacentar 280
Thorium X 453, 465
Thoron 463
Thorotrast *457*, 485, 507, 511, 577, 619, 929, 991
—, experimentell 460
Thorotrastdepots, paravasale 460
Thorotrastkrankheit 458
—, Mizexstirpation 904

Thorotrastleber 459
Thorotrasttumoren am Ort der Applikation 462
— am Ort der Speicherung 464
Thüringer Morbiditätsstatistik 47, 51
Thymusbestrahlungen, frühkindliche und Schilddrüsencarcinom 283, 444
Thyreogramm 930
Thyreoidcarcinome, s. Schilddrüsen-Ca
Thyreoidektomie 515
thyreotropes Hormon 193
Tiefentherapie 726
Tiere und Tumoren *87*, 302
Tierexperiment und Krebsforschung 3
Tierfellnaevi 265
Tiermast 921
Tinkturen mit Teer 410
Todesursachenstatistik 1, 28, *47*, 67, 881
— bei Jugendlichen 250
Tokopherol 171, 393
Toleranzdosis der Haut 722
Toluol 359
Tomographie 615, 619
totale Magenextirpation 658, 667
Totalextirpation des tumortragenden Organs bzw. Organteiles 666
toxisches Adenom 622
Toxoplasmose Mißbildungen 281
Tracer-Methode 621, 743
Trachea, Bifurkations-Carcinom 13
Trachealstenosen-Syndrom 13
Tracheotomie 685
transplacentare Tumorinduktion durch carcinogene Stoffe *279*, *280*, 467, 894
Transplantationstumoren 137, 139
—, gutartige 137
Transportform 789
— inhalierter Carcinogene 907
Transurane 337
Trauma und Krebs *429*, 431, 432, 943
— — — im Experiment 432
Traumen und Hodentumoren 289
Traumatisierung bei Melanomen 268, 868
Treffbereichstheorie 559
Trefferquote 605
Treffertheorie *558*, 561, 563, 584, 720
Trenimon *795*, 803, 805
— beim Mamma-Ca. 773
Triäthylenmelamin 413, 792, 948
Triaethylenphosphorsäureamid 792
Trichloräthylen 392
Trichlornitromethan 393
Trichlor-Triaethylamin-Chlorhydrat 787
Tridermone 257
Trigeminusneuralgie, Behandlung 695
— bei Gesichtstumoren 821
Trinkwasser 86, 386
— und Arsen 332
Trinkwasser-Aufbereitungs-Verordnung 977
Triphenylen 361
Trisomie 285, 542, 543
Trotter-Syndrom 13
Trypaflavin 780
Trypanblau, teratogene und cancerogene Wirkung 282

Tryptophan 376
Tuberkulose und Krebs 306
Tuberkulostatica 411
tubuläre Adenome 291
tuberöse Hirnsklerose und Krebs 237, *238*, 275, 571
Tumorbanken 138
Tumoren 6, 11
—, angeborene 249
— endokriner Organe 12, 115, 196
—, Gegengeschlechtlichkeit *129*, *131*, 772
—, gutartige, Malignisierung 113, 482
— bei Intersexualität 219, 287
—, Klassifizierung 6
—, semimaligne 8
— bei Tieren 302
Tumorauslösung durch Bestrahlungen in der Schwangerschaft 281
Tumorfiltrate 308, 314, 315, *321*
Tumorgeschehen bei Chromosomenabweichungen 288
Tumorinduktion in der Kindheit 282
Tumorprophylaxe und Anticarcinogenese 886
Tumorpunktion 625
Tumor-Resistenz gegenüber Impftumoren 797
Tumorrückbildung, spontane 510
Tumorstämme 89, *209*, 759
— bei chemischer Induktion von Tumoren 215
Tumorviren und carcinogene Stoffe 384, 386
Tumorwachstum 95
Tumorzellen im strömenden Blut 605
— im Sternalmark 605
Turner-Syndrom 286, 287

Überernährung 387
Überlebensdauer bei intraarterieller Lostanwendung 806
— Prostatakrebskranker 699
Übertragbarkeit bei Krebs 324
Überzugsmittel 394, 921
Ulcera als Praecancerosen 484, 901
Ulceration 4
— bei Melanomen 267
Ulcus pepticum jejuni 414
Ulcuscarcinom 38, 899
Ulcusresektion, krebsprophylaktische Operation 899
Ulcustherapie Polypragmasie 414
Ullrich-Turner-Syndrom 131, 542
Ultandren 770, 772
Ultracorten 777
ultraradikale Eingriffe 670
Ultraschall, Krebsbehandlung 822
Ultraschallwellen zur Krebsdiagnostik 638
ultraviolette Strahlen *33*, 508, 559
Ultraviolettmikroskopie 157
UV-Strahlen, Abtötung von Bakterien 441
— Carcinogenität im Tierexperiment 438
—, Mutation und Krebs 553
— Wellenlängen 433
Umgehungsanastomosen 683
Umlaufbeschleuniger 745
umschriebener Riesenwuchs 543
Umstimmungskuren 824

Unfälle, Begutachtungen 429, *942*, 945
Unkrautvertilgungsmittel 395
unspezifische Krebstherapie 654, 815
Untergewicht, Krebshäufigkeit 389
Unterkühlung, lokale 822
Unterlippenkrebs, Spätrezidive 23
Urachuscarcinome 264
Uran *337*, 451, 453
Urangrubenarbeiter und Lungenkrebs 79, 895
Uranin A 396
Ureter und Bilharziacarcinome 301
Ureterfistel, doppelseitige cutane 685
Uretersigmoidostomie 684
Urethan 292, 371, 391, 413, 498, 546, 556, 756, 761, *793*, 794
— diaplacentar 280
Urinfluorescenz 638
Urinsediment, Ausstriche 602, 608
Urinuntersuchung bei Krebserkrankungen 602
Urtumorzelle 568
Uterus-Carcinom, Frühdiagnose 14, 609
— und Geburtenzahl 378
—, Heilziffern 849, 851, 852
—, Hormontherapie 775
— bei Kindern 254
— und Portiocarcinome 607
—, Radikaloperation 670
—, Rückgang 57
—, Spätrezidive 23
— —, Heilziffern 852
—, Strahlentherapie 725

Valenzelektronen 561
Vanillinsäureester 392
Varicen beim Klippel-Trenaunay-Syndrom 274
Vaseline 411
Venenstauungen 594
Ventrikeltumoren des Herzens 238
Ventrikulographie 614
Ventrikulo-Cysternostomie 683
Ventrikuloskopie 611
Verätzungen und Krebsentstehungen 371
Veratmungsbilder 620
Verbrennungen und Krebs 33, 221, *436*, 495
—, innere 436
— mit carcinogenen Substanzen 490
—, Syncarcinogenese 947
—, unvollständige 416
Verdachtsdiagnose 641
Verdauungsorgane, Krebsstatistik 50
Vererbbarkeit des Krebses *207*, 570, 582
—, plasmatische 213
Verhütung von Krebs 2, 4, 342, 653, *880*, 889, 896
— von Berufskrebsen 893
— beim Bronchialkrebs 905
— von carcinogenen Noxen 893
— im Tierexperiment 885
Verkalkungen 613
Verordnung über genehmigungsbedürftige Anlagen 970
— über Speiseeis 988
— über Tabak und Tabakerzeugnisse 975

Verpackungsmaterial 394
Verriesung 543
Verrucae 319
Verschleppungszeit 960
Verschlimmerung bei Krebs 945
Verschmutzung der Flüsse und Seen 978
Versicherungsschutz bei Krebskrankheit 949
Vertebralisangiographie 616
vertikale Epidemie 316, 324
Verwundung und Tumorauslösung 430, 431
Vierhügelsyndrom 12
Virchowsche Drüse 17
Virilismus 189
— bei hohen Testosterondosen 772
Virus 309
— Erkrankungen beim Menschen 318
— und Geschwülste beim Menschen 318
—, Größe 319
Virusinfektion und Alter 317
— der Mutter und Mißbildungen 278
Virustheorie 320, 522
Virustumoren *89*, 311, 314, 758, 801, 823
—, Einwirkung carcinogener Stoffe 385
Vitallium 380
Vitamine und Krebs 168
Vitamin B 798
Vitamin C-Defizit bei Krebs 26, 170
Vitamin D 170
Vitamin E 171
Vitaminhunger der Krebszelle 171, 817
Vitaminüberschuß und Krebsentstehung 169
Vorbestrahlung 733
— osteogener Sarkome 731
Vorgeschichte der Krebskranken 9
Vorkrebs siehe Praecancerose
Vorlagerungsmethode nach MIKULICZ beim Coloncarcinom 674
Voroperationen 660
Vorratsschutzmittel 988
Vorsichtsuntersuchungen 895, 938

Wachstumseigenschaften von Tumoren 15, 96, 97, 105, 639, 658
Wachstumsschäden nach Peteosthor 465
Waldenströmsche Myelose, Blutsenkungsgeschwindigkeiten 599
Walker-Carcinom 137
Walzer, inhalierter Eisenoxydstaub 337
WARBURG'sche Krebstheorie 161
Warzen 319
Waschmittel 921
Wassergehalt der Krebsgeschwülste 149
— des menschlichen Körpers 975
Wasserhaushaltsgesetz 919, 977
Wasserrecht 976
Wasserstoffionenkonzentration 151
— im krebskranken Organismus 25
Wasserstoffsuperoxyd und Katalasemangel 163
Wasserverunreinigung *387*, 417, 468, 918, 975
Weichteilsarkom 628, *656*, 666, 691
—, Diagnostik 616
— bei Säuglingen und Kindern 254
Wein 401
Weinfälschungen 922

Weinsäure 393
Wellenlänge 726
— und Krebserzeugung 553
Weltgesundheitsorganisation (WHO) 951, 957, 979
Weltraumstrahlung 472
Wertheimsche Extirpation des Uterus 669
Wiederherstellungschirurgie nach Geschwulstoperationen 675
Wilms Tumor 100, 255, *260*
— bei Erwachsenen 261
— und N-Lost-Therapie 814
— bei Tieren 262
Winterschlaf 931
Winzer und Arsenkrebs 333, 331, 401
Wirkform 789
Wirkstoffe und Krebsgeschehen 159
Wismut, bei Darstellung des Magen-Darm-Kanals 615
Witzelfistel 685
wuchernde Struma LANGHANS 195
Wundhormone 779
Wunde und Tumorauslösung 429

Xanthofibrome 482
Xanthome 17, 236
—, multiple 236
X-Chromosmen 573
Xeroderma pigmentosum 39, 61, 120, 239, 240, 438, *493*, 528, 576, 897
Xylol 359

Y-Chromosomen 220, 573
Yoshida-Ascites-Sarkom 757
Yperit 787
Yttrium 90, 451, 452, 709, 737

Zahnprothesen 432
Zeitfaktor 562, 889
— in der Strahlengenetik 726

Zeitschriften für Krebs 955, 956
Zellatmung, Enzymsystem 164
Zellbastardierung 525
zellfreie Tumorübertragung 314, 315, *321*
Zellkern, Biochemie 156
Zellkulturen 140
Zellmodifikationen 524
Zellnatur der Geschwülste 94, 143
Zellorganellen 127
Zellpopulation 796
Zellteilung 126, 534
Zellteilungsrate 782
Zelltupfsonde 603
Zellulartherapie 820
Zellzüchtung in vivo 142
Zentralnervensystem, Geschwülste 102
Zentrifugierung, fraktionierte 502
Zephirol 392
Zigarettenkonsum 72, *402*, 406, 912, *913*, 916, 972
— und Herzerkrankungen 407
Zink 260, 338, 372, 450
—, Gehalt verschiedener Gewebe 150
— — von Krebskranken 150
Zivilisation und Krebshäufigkeit 85
Zivilisationsschäden 2
Zitronensäure 153
Zugpflaster mit Teer 410
Zunahme des Krebses 1, *51*, 52, 90, *882*
— im Kindesalter 68, 251
Zungenkrebs, Heilziffern 863
—, Spätrezidive 23
Zungenstruma 263
„Zusatzbehandlung" Krebskranker 818, 819
Zweiberuflichkeit 895
Zweitaktmotor 911
Zweitoperation 660
Zwillingsforschung und Geschwulstvererbung 229, 234

MIX
Papier aus verantwortungsvollen Quellen
Paper from responsible sources
FSC® C105338

If you have any concerns about our products,
you can contact us on
ProductSafety@springernature.com

In case Publisher is established outside the EU,
the EU authorized representative is:
**Springer Nature Customer Service Center GmbH
Europaplatz 3, 69115 Heidelberg, Germany**

Printed by Libri Plureos GmbH
in Hamburg, Germany